新编药物大全

（第四版）

主　编　傅宏义

副主编　孙　艳　郭代红　王　瑾

编　委（以姓氏笔画为序）

马　玉	马先林	王　瑾	王丽华
王宝新	王晓春	冯端浩	刘丽萍
刘皈阳	刘振华	孙　伟	孙　迎
孙　艳	任浩洋	许保海	李国辉
吴　禾	吴久鸿	陆　进	谷　今
谷　清	何大馨	张　沂	张立新
张福成	张翠莲	杨毅恒	赵奎君
姜　红	谈代明	战寒秋	郭代红
韩　晋	傅宏义	程尉新	裴保香
魏国义	谭　玲		

中国医药科技出版社

内 容 提 要

《新编药物大全（第 4 版）》收载药品 3900 多种，是目前国内收载药品品种数量最多的药学工具书。本书由国内 20 多家医院的 30 多位知名药学专家编写而成，共 28 章，第 28 章为中成药。本书更加重视临床使用药品的安全性、实用性。每类药品前先概述同类药物的特点、应用原则，让读者对本类药有个大致的了解，每个品种再详述作用用途、用法用量、注意事项等内容。为便于读者查询使用，本书设置总目录、目录（通用名、英文名、别名）、中文药名索引、英文药名索引 4 种查询检索途径。本书供临床医师、药师和医药生产、经营企业等相关人员参考使用。

图书在版编目（CIP）数据

新编药物大全／傅宏义主编. —4 版. —北京：中国医药科技出版社，2017.7
ISBN 978-7-5067-8559-4

Ⅰ.①新…　Ⅱ.①傅…　Ⅲ.①药物–基本知识　Ⅳ.①R97

中国版本图书馆 CIP 数据核字（2016）第 156023 号

美术编辑　陈君杞
版式设计　郭小平

出版　中国医药科技出版社
地址　北京市海淀区文慧园北路甲 22 号
邮编　100082
电话　发行：010-62227427　邮购：010-62236938
网址　www.cmstp.com
规格　889×1194mm ¹⁄₁₆
印张　83¼
字数　2805 千字
初版　1999 年 7 月第 1 版
版次　2017 年 7 月第 4 版
印次　2017 年 7 月第 1 次印刷
印刷　三河市万龙印装有限公司
经销　全国各地新华书店
书号　ISBN 978-7-5067-8559-4
定价　**289.00 元**

主编简介

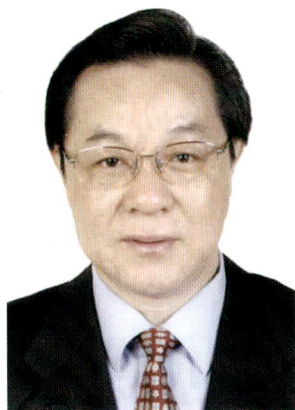

　　傅宏义，山东青岛人，主任药师。1967年毕业于第二军医大学药学系，毕业后被分配到北京中国人民解放军总医院（301医院）药材处工作。历任该院门诊药局主任、药物研究室主任、制剂室主任、临床药局主任等。现任国家食品药品监督管理总局药品审评专家、《国家基本医疗保险药品目录》和《工伤保险药品目录》调整咨询专家、国家发改委药品价格评审专家、中国中西医结合学会北京分会药学专业委员会名誉主任委员（曾任中华医学会临床药物评价专家委员会委员、中国药学会药剂专业委员会委员、总后勤部卫生专业高级技术职务评审委员会委员、全军卫生技术资格考试命题委员会委员、中国中西医结合学会北京分会常务理事兼药学专业委员会主任委员、《中国药学杂志》编委、《解放军药学学报》常务编委等职）。开展药学研究工作20余项，发表论文90余篇，获"军队科技进步三等奖"2次。曾受原卫生部和原国家药品监督管理局邀请参与编写《中国医院制剂规范》（第二版）和起草、制定我国《医疗机构制剂配制质量管理规范》和《制剂许可证验收标准》等工作。编写著作19部，其中任主编6部、任副主编5部。由于工作成绩显著，共授嘉奖17次，荣立三等功1次。

第四版 前言 *Forward*

　　《新编药物大全》自1999年（第一版）问世以来，已有18年时间。第三版于2010年出版后，由于全书收载药品品种多、内容丰富、实用性强、查阅方便，深受广大读者青睐，为此曾2次印刷。应广大读者的要求，我们进行了第四次修订。编委得到了进一步充实，汇聚了解放军301医院、解放军302医院、解放军306医院、海军总医院、空军总医院、北京协和医院、北京友谊医院、北京医院、中日友好医院、北京朝阳医院、中国医学科学院肿瘤医院等20多家医院的30多位知名医药学专家。本版仍沿用第三版按临床药理理论和医院临床科别设置分章，全书共28章。本版更加重视内容的正确性和实用性，对部分章节的标题进行了修改，使之更加准确。每类药品前增加了概述，让读者先对该类药物的应用、特点有大致的了解。常用中成药一章除保留原有的项目外，新增［注意事项］，以提示读者在用药时应注意的问题，确保用药安全。本版收载了《国家基本药物目录》和《国家基本医疗保险药品目录》的全部品种和近年来国内研制和进口的新药。本版删去了数种临床已不使用的药品，增加了330多种新药，收载中、西药品种高达3900多种，是目前国内收载药品品种数量最多的药学工具书。

　　通过对国内临床资料的不断研究，本版药品仍沿用前版的栏目设置。本版目录化学药不仅列出中、英文通用名，同时还列有常用的中、英文别名，以方便读者从临床药理和医院临床科别设置查找药品。由于本版收载信息量大、药品品种多，我们编写了总目录，介绍各章节的题目和起始页码，以方便读者快速查阅。用法用量栏目按成人、儿童、特殊人群不同给药途径和不同治疗方案进行了叙述。随着药物在临床的广泛应用，药物的适应证和用法用量等也在不断更新和修订。本书所述用法用量仅供参考，具体应用时请以药品说明书为准。

　　本书收载药品很多，为方便查询，我们精心设计了四条轻松、便捷的查询检索途径：途径1：总目录查询检索，介绍了本书各章节题目及起始页码；途径2：目录查询检索—药品通用名、英文名或汉语拼音名、别名。途经3：药名汉语拼音索引查询检索；途径4：英文药名索引查询检索。

　　本书的编写得到了国内药学界多位老前辈的指导和支持，也得到了国内药学界同行的关心和帮助，在此向他们表示诚挚的谢意！

　　《新编药物大全》（第四版）难免还存在疏漏和不足，欢迎广大读者提出宝贵意见，以期不断改进和完善。

傅宏义

2017年2月

序一 *Preface one*

　　药物的临床选用，体现着防病治病保健的科学水平和经济价值。若药品选用不当或不慎则损及医疗效果，甚至危及患者生命。为此，医务工作者在选用药品前都应针对患者病情尽量把药品了解清楚，包括其用法、作用与不良反应的防范。

　　我国改革开放后，医院中的中西药物日趋繁多。进口的药品越来越多而且各有特点，复方制剂也多出现于市场，致使选用药品的人耗费大量时间去观察研究。这是目前医疗上出现的一个突出问题。

　　中国人民解放军总医院（下称该院）是我国水平最高的综合性医院之一。是集医疗、保健、教学、科研为一体的权威性单位。全国各地的许多疑难病症患者都到该院寻求治疗，故该院储备的药品比较齐全。本书中着重介绍了2030多种中西药品，特别是进口新药的存、用知识，例如药品的汉英名称，剂型、用法与用量，注意事项（包括不良反应、禁忌证、配伍禁忌、贮存方法等）等。

　　本书是由该院药局傅宏义主任药师等13位医院药学专家，根据多年积累的经验和专业知识，经过一年多的时间编写的。全书按照医疗应用分为24章，基本反映了该院用药的水平与贡献，颇有参考价值。

　　本书是第一次编写，难免有不妥或错误之处，深望读者不吝赐教，以备再版时更正和提高。

中国药学会药剂专业委员会名誉主任委员

中国药科大学药剂学教授

刘国杰

1997年11月25日于南京

　　国家科学的快速发展促进了治疗学的进步。尽管当前一些不同的疗法都得到了发展，但药物仍是最主要的医疗手段。如同其他所有的事物一样，药物也具有两重性；使用得当可以治愈或减轻病痛；而使用不当则会加重患者的痛苦，甚至造成严重的事故。因此，合理用药乃是药物疗法的核心问题。

　　近年来，新药的不断涌现给患者的疾病治疗带来了新的希望，但同时也存在着如何掌握新药物性能和合理的问题，应予注意。

　　中国人民解放军总医院临床药局凭藉该院药物品种多、进口药品较全的优势，收集了医院常用的 2030 多种西药和中成药的资料，编写成《新编医院药物大全》一书，反映了当前大型医院用药的趋势，对药物的合理应用有详细的介绍，适合于临床及家庭用药查询，是一本有实用价格的药物使用参考书。

　　祝本书的出版获得成功！

中国药学会医院药学专业委员会主任委员

北 京 友 谊 医 院 主 任 药 师

汤 光

1997 年 11 月

总目录 *Contents*

目　录

第一章　抗微生物药

第一节　抗生素

第二节　合成抗菌药

第五节　抗结核病药和抗麻风病药

第六节　抗感染植物成分药

第二章　抗寄生虫药

第一节　抗疟药

第二节　抗阿米巴病药

第三节　抗滴虫病和抗吸虫病药

第四节　驱肠虫药

第五节　其他抗寄生虫药

第三章　神经系统用药

第一节　中枢兴奋药及抗抑郁症药

目录

第二节　镇静、催眠及抗惊厥药

第三节　抗精神失常药

❖ 二、抗焦虑药 …………………………………………………………………………………… 157

目录

第六节　改善大脑功能药和益智药

目录

第四章 镇痛药及抗炎、抗痛风药

第一节 镇痛药

第二节　解热镇痛药

第三节　抗炎镇痛药

第五章　作用于自主神经系统药

第一节　拟胆碱药

第二节　抗胆碱药

第三节　拟肾上腺素药

第四节　抗肾上腺素药

第六章　麻醉药及其辅助药

第一节　全身麻醉药

第二节　局部麻醉药

第三节　骨骼肌松弛药

第七章　心血管、脑血管用药

第一节　抗心力衰竭药

第二节　抗心律失常药

第三节　抗心绞痛药

第四节　降血脂、防动脉粥样硬化药

目录

第五节 降血压药

目录

第六节　脑血管用药

第七节　抗休克药

第八章　呼吸系统用药

第一节　镇咳药

第二节　祛痰药

第三节 平 喘 药

目录

第四节　复方制剂及其他药

第九章 消化系统用药

第一节 抗酸药及治疗溃疡药

目录

第二节　胃肠解痉药

目录

第三节　助消化药及微生态药

第四节　促胃动力药、止吐药及催吐药

第七节　肝脏疾病用药

第十章　泌尿系统用药

第一节　利 尿 药

第四节　治尿崩症药

第十一章 生殖系统用药

第一节 子宫收缩药及引产药

第二节 促子宫成熟药

第三节 抗早产药

第四节 退 奶 药

第五节 妇科调经活血、抗炎等用药

第六节 避 孕 药

目录

第七节　增强性功能药物

第十二章　影响血液及造血系统药

第一节　促凝血药

第二节　抗凝血药

目录

第三节　抗贫血药

目
录

第十三章　抗变态反应药

第一节　抗组胺药

第二节　其他抗过敏药

第十四章　激素、胰岛素、口服降血糖药及调节钙代谢药

第一节　肾上腺皮质激素及促肾上腺皮质激素

目录

第二节　性激素和同化激素

第三节　胰岛素和口服降血糖药

第四节　甲状腺激素及抗甲状腺药

第五节　调节钙代射药

第六节　其　他　药

第十五章　维生素类药

第一节　维生素 A、D 属药

第二节　维生素 B 属药

第三节　维生素 C 及其他药

第四节　多种维生素药

目
录

第十六章　氨基酸类及脂肪乳类药

第一节　氨基酸类药

第十七章　微量元素类药、钙制剂及营养药

第一节　微量元素类药

第二节　钙制剂

目录

第三节　营　养　药

第十八章　减　肥　药

第十九章　生物制品、酶类及其他生化药

第一节　生物制品

第二十章 调节水、电解质及酸碱平衡药

第一节 电解质平衡调节药

第二节　酸碱平衡调节药

第三节　葡萄糖及其他药

第二十一章　抗肿瘤药

第一节　烷化剂

第二节　抗代谢药

第三节　抗肿瘤抗生素

第四节　抗肿瘤动、植物成分药及其衍生物

第五节　其他抗肿瘤药

目录

第二十二章　调节免疫功能药

第一节　免疫功能抑制剂

第二节　免疫功能增强剂

第二十三章 解毒药及消毒、防腐药

第一节 解 毒 药

第二节　消毒防腐药

目录

第二十四章 眼科用药

第一节 滴 眼 剂

第二节　眼膏剂

第三节　其他药

第二十五章　耳鼻喉科及口腔科用药

第一节　耳科用药

第二节　鼻科用药

❖ 二、其他鼻科用药 895

第三节　喉科及口腔科用药

目录

第二十六章　皮肤科及外用药

第一节　溶液剂

第二节　醇溶液、酊剂及醑剂

第三节　洗　剂

第四节　软膏剂、乳膏剂及霜剂

第五节　凝胶剂及糊剂

第六节　其他外用药

目录

第七节　皮肤科用口服药

第二十七章　诊断用药及防治放射病药

第一节　X 线造影剂

第二节　器官功能检查及其他诊断剂

第三节　药用放射性核素

第二十八章　常用中成药

第一节　解表剂

第二节　清 热 剂

第三节 泻 下 剂

第九节　补益剂

第十节　理血剂

第十一节 安 神 剂

第十二节 固 涩 剂

第十三节 祛痰剂

第十四节 止咳平喘剂

第十五节　消导化积剂

第十六节　开 窍 剂

目
录

第十九节 治 燥 剂

第二十节 祛 湿 剂

目录

第二十一节 杀虫剂

第二十二节 治疮剂

附录 1048

索引 1060

第一章　抗微生物药

抗微生物药物包括治疗细菌、真菌、病毒、衣原体、支原体、立克次体、螺旋体等所致感染的各种药物。我们通常所讲的抗菌药物或抗生素，均属抗微生物药物。但一般讲，抗微生物药物不包括抗蠕虫药物。抗感染药物的含义较广，是指以治疗各种病原体（其中包括抗蠕虫药物）所致感染的各种药物。

第一节　抗生素

一、概述

（一）抗生素的定义

抗生素（antibiotics）是指由细菌、真菌或者其他微生物在生活过程中所产生的具有抗病原体或其他活性的一类物质。

（二）抗生素的分类

（1）青霉素类　青霉素、苯氧青霉素、耐酶青霉素、广谱青霉素等。

（2）头孢菌素类　目前分为第一代头孢菌素、第二代头孢菌素、第三代头孢菌素、第四代头孢菌素。

（3）其他β-内酰胺类　碳青霉烯类、头霉素类、氧头孢烯类、单环β-内酰胺类、β-内酰胺酶抑制剂等。

（4）大环内酯类　红霉素、罗红霉素、阿奇霉素、克拉霉素、地红霉素等。

（5）氨基糖苷类　庆大霉素、卡那霉素、阿奇霉素、奈替米星、依替米星、小诺米星等。

（6）肽类　万古霉素、去甲万古霉素、替考拉宁、多黏菌素 B 等。

（7）四环素类　四环素、土霉素、金霉素、多西霉素、米诺环素等。

（8）氯霉素类　氯霉素、甲砜霉素、棕榈氯霉素、琥珀氯霉素等。

（9）林可霉素类　林可霉素、克林霉素。

（10）利福霉素类　利福霉素、利福平等。

（11）抗真菌抗生素　制霉菌素、两性霉素 B 等。

（12）抗肿瘤抗生素　丝裂霉素、阿霉素等。

（三）抗生素与抗菌药物

现在有不少人把抗生素与抗菌药物混为一谈，认为抗生素和抗菌药物是同一含义的不同叫法，这是错误的。

抗生素的来源目前主要有两个途径：①由微生物生物合成，如青霉素、红霉素、庆大霉素等。②以微生物合成为基础，对其进行结构改造后所得的新化合物，称为半合成抗生素。如头孢唑林、氨苄西林、阿米卡星、罗红霉素等。

抗菌药物：是具有杀菌或抑菌活性的药物。抗菌药物既包括抗生素，也包括完全由人工合成的抗菌药物。其中，完全由人工合成的抗菌药物有：喹诺酮类、磺胺类、咪唑类、硝咪唑类、呋喃类等。因此，喹诺酮类、磺胺类等由人工合成的抗菌药物并不是抗生素。

（四）抗菌药物临床应用的基本原则

正确合理应用抗菌药物是提高疗效、降低不良反应发生率和减缓细菌耐药性发生的关键。因此，在临床应用时必须首先考虑：①有无指征使用抗菌药物。②选用的品种及给药的方案是否正确、合理。

1. 抗菌药物治疗应用时应遵循的基本原则

（1）诊断为细菌性感染者，方有指征应用抗菌药物。

（2）尽早查明感染病原体，根据病原种类及细菌药物敏感试验结果选用抗菌药物。

（3）按照药物的抗菌作用特点及体内过程特点选用药物。

（4）抗菌药物治疗方案应综合患者病情、病原菌种类及抗菌药物特点制订。

- 根据病原菌种类及药敏结果选用适宜的抗菌药物。
- 根据不同症状给予合理的治疗剂量。
- 根据患者病情确定正确的给药途径。
- 抗菌药物的联合应用要有明确指征：单一药物可有效治疗的感染，不需联合用药，仅在有下列应用指征时联合用药：①病原菌尚未查明的严重感染，包括免疫缺陷者的严重感染；②单一抗菌药物不能控制的需氧菌及厌氧菌混合感染，两种或两种以上病原菌感染；③单一抗菌药物不能有效控制的感染性心内膜炎或败血症等重症感染；④需长程治疗，但病原菌易对某些抗菌药物产生耐药性的感染，如结核病、深部真菌病；⑤由于药物的协同抗菌作用，联合用药时应将毒性大的抗菌药物的剂量减少。联合用药时宜选用具有协同或相加抗菌作用的药物联合。联合用药通常采用 2 种药物联合，3 种或 3 种以上药物联合，仅适用于个别情况，如结核病的治疗。另外，必须注意观察联合用药后药物的不良反应。

2. 其他

抗菌药物预防性应用和在特殊病理、生理状况患者的应用，也必须遵照抗菌药物临床应用的基本原则。

二、青霉素类

青霉素类是一类重要的 β-内酰胺类抗生素，它是由微生物发酵后提取、生产或采用半合成方法生产的。按抗菌谱和耐药性可分为：窄谱青霉素类、广谱青霉素类、耐酸青霉素类、抗铜绿假单胞菌广谱青霉素类、抗革兰阴性菌青霉素类。

1. 抗菌作用

青霉素类药物能干扰细菌细胞壁的合成，使新生的细胞壁产生缺陷而发生溶菌。β-内酰胺类抗生素与细菌细胞膜上的青霉素结合蛋白（PBP）结合，而阻止细菌细胞壁黏肽的合成，使之不能交联而导致细胞壁的缺损，细菌细胞破裂而死亡。因这一过程发生在细菌细胞的繁殖期，因此本类药物称为繁殖期杀菌药。

2. 临床应用注意事项

青霉素类的主要不良反应是过敏反应，如皮疹、哮喘、药物热、血管神经性水肿、血清病型反应、过敏性休克等。因此，在使用青霉素时应注意以下几点。

（1）用药前要询问病人有无过敏史，是否是过敏体质，要慎重用药。

（2）用药前应做皮试，皮试阳性者不能使用。

（3）皮试阴性者可用药，肌内注射后应观察病人，待 20 分钟无反应时方可离去。

（4）皮试前应备好必要的急救药物，皮试期间密切观察。如皮试发生过敏性休克，应立即肌内或皮下注射 0.1% 肾上腺素注射液 0.5~1ml（小儿酌减），必要时可数分钟重复注射一次或进行静脉或心内注射。根据病情的需要，也可进行输液、给氧、静脉滴注氢化可的松或地塞米松，使用升压药或其他急救措施。

（5）口服青霉素类（氨苄西林、阿莫西林等）与其他青霉素有交叉过敏反应，对青霉素过敏者禁用。皮试方法与注射用青霉素相同。

青霉素

Benzylpenicillin

别名 苄青霉素，青霉素 G，青霉素钾，青霉素钠，Penicillin G，Penicillin Potassium，Penicillin Sodium

作用用途 本品是由青霉菌等的培养液中提取制得，是一种有机酸，能与金属离子如钠离子、钾离子或与有机碱结合成盐，常用的有钠盐、钾盐等。本品对繁殖期细菌有杀菌作用，对革兰阳性球菌和革兰阴性球菌的抗菌作用较强，而且对革兰阳性杆菌、螺旋体、梭状芽孢杆菌、放线菌及部分拟杆菌有抑菌作用。临床上主要用于治疗由以上敏感菌引起的各类感染。

用法用量 注射用：青霉素钠盐多用于肌内注射和静脉滴注，静脉滴注适用于重症患者。

成人 ①肌内注射：每日 80 万~320 万单位，分 2~4 次给药。②静脉滴注：每日 240 万~2000 万单位，分 4~6 次给药。

儿童 ①肌内注射：每日 3 万~5 万单位/kg 体重，分 2~4 次给药。②静脉滴注：每日 20 万~40 万单位/kg 体重，分 4~6 次加至少量输液中作间歇快速静脉滴注。

注意事项 ①本品可致过敏性休克，用前必须进行过敏试验，阳性患者禁用。②不宜作鞘内注射。本品钾盐多用于肌内注射，如需静脉滴注，应注意患者体内的血钾浓度和输液的钾含量，并注意滴注速度不可太快。③大剂量应用本品时可出现神经精神症状，如反射亢进、知觉障碍、幻觉、昏迷等，也可致短暂的精神失常，停药或降低剂量可恢复正常。少数有血凝功能缺陷的患者，大剂量应用本品可扰乱血凝机制，而导致出血倾向。④本品勿置于冰箱内，以免瓶装品内药物吸潮变质，应置干燥凉暗处保存。本品钾盐或钠盐的水溶液均不稳定，应现配现用。配制液应于 24 小时内用完。⑤发生青霉素过敏性休克时的抢救原则和方法：A. 分秒必争，就地抢救，立即使病人头低位躺下。B. 立即上臂皮下注射 0.1% 肾上腺素 0.5ml。C. 迅速准备好静脉输液。D. 如皮下注射肾上腺素尚未见效应重复皮下注射一次或输液内加入肾上腺素。E. 静脉注射氢化可的松 25~100mg。F. 有呼吸困难或呼吸窘迫现象时可缓慢静脉注射氨茶碱 0.25~0.5g，同时做人工呼吸。G. 出现血管神经性水肿、荨麻疹，应给抗组胺药物，肌内注射或静脉给药。H. 保温，注意维持呼吸及循环功能。

剂型规格 注射剂：①注射用青霉素钠，每支 0.24g（40 万单位）；0.48g（80 万单位）；0.6g（100 万单位）；0.96g（160 万单位）；2.4g（400 万单位）。本品 0.6μg 为 1 单位，1mg 相当于 1670 单位。②注射用青霉素钾，每支 0.25g（40 万单位）；0.5g（80 万单位）；0.625g（100 万单位）。本品 0.625μg 为 1 单位，1mg 相当于 1598 单位。

青霉素皮试剂

Penicillin for Skin Test

作用用途 本品为青霉素钠的无菌冻干制剂，主要成分为青霉素。本品供做青霉素皮内敏感试验用。

用法用量 皮内注射：将 0.9% 氯化钠注射液 5ml 移入青霉素皮试剂瓶内使其溶解稀释（供分次使用），皮内注射 0.1ml，通常注入前臂屈侧皮内，如 20 分钟后局部出现红肿并有伪足出现，皮丘直径超过 1cm 者，或出现头晕、胸闷及全身发痒等症状，均为阳性。本品稀释后在 24 小时内使用。

注意事项 ①本品可致过敏性休克：其发生最急骤，危险性大，通常在注射后数秒内发生，也有在数分钟至半小时后发生。②使用青霉素前应知悉发生青霉素过敏性休克时应采取的抢救原则和方法，一旦发生休克时可及时进行抢救。

剂型规格 注射剂：每瓶含 2500 单位。

普鲁卡因青霉素
Procaine Benzylpenicillin

别名 普鲁卡因苄青霉素，普鲁卡因青霉素 G，青霉素普鲁卡因，Penicillin G Procaine

作用用途 本品为青霉素与普鲁卡因结合的盐，制品为一水合物。抗菌作用和作用机制同青霉素钠（钾）。肌内注射后药物在体内局部缓慢吸收，并在体内水解产生青霉素。药物的达峰时间为 1~4 小时，有效浓度可维持 12~24 小时，但血药浓度较低。临床主要用于对青霉素高度敏感的病原体，如 A 组溶血性链球菌所致的扁桃体炎、猩红热，肺炎球菌引起的肺炎，青霉素敏感金葡菌所致的皮肤软组织感染、奋森咽峡炎等。

用法用量 肌内注射：每次 40 万~80 万单位，加适量注射用水，振摇成混悬液，用粗针头注入深部臀肌内，每日 1~2 次。

注意事项 ①对青霉素和普鲁卡因过敏的患者禁用。②个别患者应用本品后可出现自觉心里难受、眩晕、耳鸣、心悸、血压升高、幻觉，甚至发热、抽搐、昏迷等。

剂型规格 注射剂：每支 40 万单位，内含青霉素钠或钾 10 万单位，普鲁卡因青霉素 30 万单位；每支 80 万单位，内含青霉素钠或钾 20 万单位，普鲁卡因青霉素 60 万单位。

苄星青霉素
Benzathine Benzylpenicillin

别名 比西林，长效青霉素，长效西林，青霉素苄星盐，Diamine Penicillin

作用用途 本品肌内注射后，在局部缓慢水解释放青霉素，而起到长效作用。抗菌用途同青霉素，主要作用于革兰阳性球菌，如肺炎球菌、链球菌和敏感的葡萄球菌；革兰阴性球菌，如脑膜炎双球菌、淋病双球菌。此外对部分革兰阳性杆菌、螺旋体、梭状芽孢杆菌、放线菌及部分拟杆菌也有抗菌活性。还适用于需长期使用青霉素的患者，用来预防链球菌引起的传染病、风湿热复发、性病及心瓣膜患者行外科手术预防并发症等，也用于预防风湿热及控制链球菌感染的流行。

用法用量 成人 肌内注射：每次 60 万~120 万单位，每 2~4 周 1 次。

小儿 肌内注射：每次 30 万~60 万单位，每 2~4 周 1 次。

注意事项 ①本品的不良反应同青霉素，主要有过敏反应，用前必须进行过敏试验。由于用药间隔时间长，所以用药时间超过一周后需再做过敏试验。②本品应作深部肌内注射，不宜鞘内注射。③本品勿置于冰箱内，以免瓶装品内药物吸潮变质。

剂型规格 注射剂：每支 30 万单位；60 万单位；120 万单位。

青霉素 V
Phenoxymethylpenicillin

别名 苯甲氧基青霉素钾，6-苯氧乙酰胺基青霉烷酸钾，美格西，青霉素 V 钾，Penicillin V Potassium

作用用途 本品药理作用及作用机制同青霉素钠（钾），抗菌谱主要包括一些革兰阳性菌、革兰阴性菌、螺旋体和放线菌等，常用其钾盐。本品口服在胃中不分解，与食物同服时极易被吸收，与血浆蛋白的结合率为 80%，并能较好地分布于体内各组织中。$t_{1/2}$ 为 30~60 分钟，经肾脏排泄。本品主要用于治疗因链球菌、肺炎链球菌引起的呼吸道感染、猩红热及不产酶金葡萄引起的轻症感染，也可用于心内膜炎或风湿热的预防治疗。

用法用量 成人 口服：每次 125~500mg，每 6~8 小时 1 次。

儿童 口服：每次 2.5~9.3mg/kg 体重，每 4 小时 1 次；每次 3.75~14mg/kg 体重，每 6 小时 1 次；每次 5~18.7mg/kg 体重，每 8 小时 1 次。

注意事项 ①对青霉素过敏患者及过敏体质患者禁用。②服药过程中可见腹痛、恶心、呕吐、腹泻等消化道症状。偶见口腔炎、荨麻疹、血象变化、急性肾炎等。③丙磺舒、吲哚美辛、保泰松、水杨酸等可能延长其排泄时间。

剂型规格 ①片剂：每片 125mg（相当于 20 万单位）；250mg（40 万单位）；500mg（80 万单位）。②胶囊剂：每粒 0.125g（20 万单位）；0.25g（40 万单位）。③颗粒剂：每袋 0.05g；0.125g；0.25g。④干糖浆剂：每瓶（支）0.125g（5ml）；0.25g（5ml）。

甲氧西林
Methicillin

作用用途 本品对产青霉素酶金葡菌的 MIC 为 2mg/L（1~4mg/L），对 A 组溶血性链球菌、肺炎球菌、草绿色链球菌、脑膜炎球菌和对青霉素敏感葡萄球菌的抗菌活性明显较青霉素为差。肠球菌属和革兰阴性杆菌对本品耐药。

本品不耐酸，口服吸收甚差。肌内注射 1g，0.5 小时达血药峰浓度，为 17.6mg/L，5 分钟内静脉注射本品 1g 的血药峰浓度为 60mg/L。在肾和肝中浓度较血中为高，在浆膜炎症、关节积液和急性骨髓炎患者的骨和脓液中也能获得较高浓度。前列腺液中也有一定含量。本品可渗透至胎儿体内，不易透过血脑屏障。血清蛋白结合率为 33%~43%。约 70% 的给药量通过肾脏以原型排出体外，2%~3% 的注射量自胆汁排出，余者在肝中灭活。丙磺舒可使血浆浓度显著提高，持续时间明显延长。临床上本品用于产青霉素酶金葡菌所致的败血症、心内膜炎、肺炎、肝脓肿、骨髓炎、皮肤软组织感染等。

用法用量 给药时将药物溶于 10~20ml 生理盐水中于 5 分钟内作徐缓静脉注射，肌内注射少用，静脉滴注一般不用。**成人**，每日 4~6g，严重感染可增至每日 12g。**儿童**，每日 100~250mg/kg 体重，分 4 次给药。

注意事项 ①对青霉素过敏者禁用。②用前须做青霉素过敏试验。大剂量静脉给药可出现间质性肾炎。③肌内注射疼痛明显，可见药疹、粒细胞缺乏症、血小板减少症，可恢复的白细胞减少较常见，少见急性出血性膀胱炎。④由于本品抗菌活性不强，不良反应较多，临床疗效不理想，我国已不再生产该药，国外临床上也很少应用。

剂型规格 注射剂：每支 1g。

苯唑西林
Oxacillin

别名 苯唑青霉素钠，苯唑西林钠，新青霉素 II

作用用途 本品为半合成的异噁唑类抗葡萄球菌的青霉素类，对青霉素酶稳定，并有耐酸性。此外，本品对不产生 β-内酰胺酶的链球菌属、消化球菌、消化链球菌、脑膜炎球菌、梭状芽孢杆菌属、口腔拟杆菌等也有抗菌作用。

本品肌内注射 500mg，0.5 小时后血中浓度可达 15μg/ml，剂量加倍时，血中浓度也相应扩大 1 倍。蛋白结合率为 93%。有 20%~40% 以原型或代谢物形式从尿中排泄。

临床主要用于治疗耐青霉素葡萄球菌所致的各类感染，包括败血症、呼吸道感染、脑膜炎、软组织感染等，也可用于化脓性链球菌或肺炎球菌与耐青霉素葡萄球菌所致的混合感染。

用法用量 ①口服：每次 0.5~1g，每日 4 次。②肌内注射：每次 1g，每日 3~4 次。③静脉滴注：成人，每次 1~2g，溶于 100ml 输液内，30~60 分钟内滴完，每日 3~4 次。小儿，每日 50~100mg/kg 体重，分次给药。

注意事项 ①本品用前需做过敏试验，阳性反应患者禁用。②口服给药，宜空腹时服。③大剂量给药，可致肝、肾功能损害。④可致胃肠道不适，个别患者可见神经系统反应，亦可出现粒细胞减少等症，个别特异体质患者可致出血倾向。⑤少数患者可见药疹、药物热等过敏反应，甚至出现继发性白色念珠菌感染。⑥本品不宜与四环素类、氨基糖苷类、丙磺舒合用。

剂型规格 ①胶囊剂：每粒 0.25g；0.5g。②注射剂：每支 0.5g；1.0g。

萘夫西林
Nafcillin

别名 新青 III，乙氧萘青霉素

作用用途 本品对耐青霉素葡萄球菌的活性与苯唑西林相仿，口服吸收不规则，肌内注射 1g 的血药浓度达峰时间为 1 小时，峰浓度约为 8mg/L，15 分钟内静脉滴注 0.5g 的血药浓度可达 11mg/L。由于本品在体内分布容积

较大，在肝内灭活较快，其血药浓度一般低于苯唑西林。人血清蛋白结合率为 80%~85%，肌内注射后约 30% 经肾排出，其中 19% 具有活性；少量药物（约 8%）自胆汁排出。丙磺舒可使尿路排泄减少，血浆浓度升高，持续时间延长。本品用于金葡菌（尤其产酶金葡菌）所致的败血症、心内膜炎、脑膜炎、骨髓炎等和医院内发生的表皮葡萄球菌感染。

用法用量 成人 ①口服：每 4~6 小时 0.25~1g；②肌内注射或静脉滴注：每 4~6 小时 0.25~1g。

儿童 ①口服：每日 6.25~12.5mg/kg 体重，分 4 次给药。②肌内注射或静脉滴注：每日 25mg/kg 体重，分 2 次给药。

新生儿 ①口服：每日 10mg/kg 体重，分 3~4 次给药。②肌内注射或静脉滴注：每日 10mg/kg 体重，分 2 次给药。

注意事项 ①青霉素过敏者禁用。②用前须做本品或青霉素钠过敏试验，方法同青霉素。本品作用受血清影响，现已较少应用。③本品和其他青霉素一样可发生变态反应，偶有过敏性肾炎、中性粒细胞减少、出血时间延长等。

剂型规格 ①胶囊剂：每粒 0.25g。②注射剂：每支 0.25g。

氯唑西林
Cloxacillin

别名 邻氯青霉素钠，氯苯唑青霉素钠

作用用途 本品为半合成的异噁唑类抗葡萄球菌青霉素，其抗菌作用及作用机制同苯唑西林。但本品不易透过血脑屏障，故很少用于治疗脑膜炎。本品经肌内注射 0.5g 后 30 分钟，血药浓度可达 18μg/ml，当剂量加倍时，血药浓度也相应加倍。血浆蛋白结合率为 95%。体内部分代谢，35% 以原型和代谢物形式自尿中排出，10% 自胆汁排出。临床应用同苯唑西林，主要用于耐青霉素葡萄球菌所致的各种感染，但不包括脑膜感染。

用法用量 成人 ①口服：每次 0.5g，每日 4 次。②肌内注射：剂量同口服给药。③静脉注射：每日 4~6g，分 2~4 次给药，缓慢静脉注射（一般为 5 分钟）。④静脉滴注：一般剂量同静脉注射，严重感染可一日 16g，分 4 次快速静脉滴注。

儿童 ①口服：每日 0.025~0.05g/kg 体重，分 4 次给药。②肌内注射：同口服给药。③静脉注射：每日 0.05~0.1g/kg 体重，分 2~4 次给药。

注意事项 ①用前应做过敏试验，阳性反应患者禁用。有黄疸的新生儿慎用。②本品的不良反应见青霉素。③本品可引起晶状体混浊，并可降低胆红素结合能力。

剂型规格 ①胶囊剂：每粒 0.125g；0.25g；0.5g。②颗粒剂：每袋 50mg；125mg；500mg。③注射剂：每支 0.25g；0.5g；1.0g。

双氯西林
Dicloxacillin

别名 双氯青霉素，Diclocil，Dycill，Veracillin

作用用途 本品的抗菌作用与氯唑西林相似。钠盐口服易吸收，但如胃及小肠中贮有食物则吸收能力降低。口服 500mg 剂量 1 小时后，血浆浓度为 9.5～19.5mg/ml，可持续 4 小时。剂量加大一倍，血浆浓度也可加大一倍，血浆蛋白结合率较高，近 97%。口服剂量的约 70% 从尿中排出。用于耐青霉素的葡萄球菌或其他葡萄球菌所致的败血症、肺炎、心内膜炎、骨髓炎或皮肤软组织等感染。

用法用量 口服：根据感染程度每 4～6 小时 250～500mg，饭前 1 小时服用。

注意事项 ①对本品过敏者禁用，肝功能不全者慎用。②与青霉素有交叉过敏反应，用药前须做过敏试验。③不良反应以胃肠道反应较多，主要有恶心、呕吐、腹胀或轻度腹痛、食欲减退。偶见皮疹、腹泻、转氨酶升高等。

剂型规格 胶囊剂：每粒 250mg。

氟氯西林
Flucloxacillin

别名 氟氯青霉素，奥佛林，Flodacillin

作用用途 本品为半合成的青霉素类。有耐葡萄球菌所产生的 β-内酰胺酶能力，对葡萄球菌产酶株以及链球菌属、部分梭状芽孢杆菌等有抗菌作用。主要用于葡萄球菌产酶株及链球菌等敏感菌株所致的各种部位的感染以及菌血症等，但对耐甲氧西林的金黄色葡萄球菌感染无效。常用本品钠盐。

用法用量 ①口服：每次 250mg，每日 3 次。重症每次 500mg，每日 4 次。饭前 0.5～1 小时服用。②肌内注射：每次 250mg，每日 3 次。重症每次 500mg，每日 4 次。③静脉注射：将本品溶于 10～20ml 注射用水或葡萄糖注射液中应用，每次 500mg，每日 4 次。每日量不超过 8g。儿童按每日 25～50mg/kg 体重，分次给予。

注意事项 ①对青霉素过敏者禁用。②注射时勿与血液、血浆、水解蛋白、氨基酸及脂肪乳配伍。③本品可使氨基糖苷类药的药效降低，不可与之配伍。

剂型规格 ①片剂（游离酸）：每片 125mg。②胶囊剂：每粒 250mg；500mg。③糖浆剂：每支 125mg（5ml）。④注射剂：每支 250mg；500mg；1000mg。

氨苄西林
Ampicillin

别名 安比西林，安比先，安必林，氨苄青霉素，恩必欣，欧倍林，伊西德

作用用途 本品为半合成广谱青霉素，对革兰阳性菌的作用与青霉素相近，对草绿色链球菌和肠球菌的作用较强，但对耐青霉素 G 的金黄色葡萄球菌无效。临床主要用于治疗敏感菌所致的泌尿系统、呼吸系统、胆道、肠道感染以及脑膜炎、心内膜炎等。本品钠盐供注射用。

用法用量 ①口服：每日 50～100mg/kg 体重，分 4 次空腹服用。②肌内注射：每次 0.5～1.0g，每日 4 次。③静脉滴注：成人，每次 1～2g（必要时可用到 3g），每日 1～4 次，溶于 100ml 输液中，于 30～60 分钟缓慢注入。儿童，每日 100～150mg/kg 体重，分次给药。

注意事项 ①本品可致过敏性休克，用前必须进行过敏试验。②本品不良反应与青霉素近似，注射给药时可出现皮疹。③本品溶解后应立即使用，放置过程中过敏性物质可增多。④在葡萄糖等酸性溶液中，易加快分解，故宜用中性液体作溶剂。

剂型规格 ①胶囊剂（片剂）：每粒（片）0.25g；0.5g。②注射剂：每支 0.5g；1.0g。

巴氨西林
Bacampicillin

别名 氨苄青霉素甲戊酯，氨苄青霉素碳酯，巴卡西林，美洛平，盐酸巴坎西林，Albaxin

作用用途 本品为一种氨苄西林前体药物，口服至体内后水解成为活性的氨苄西林而起抗菌作用。本品的抗菌谱和抗菌活性同氨苄西林。对革兰阳性菌的绝大多数细菌包括 α 和 β-溶血性链球菌、肺炎双球菌、葡萄球菌及肠球菌等非常敏感，对某些革兰阴性菌包括流感嗜血杆菌、大肠埃希菌、奇异变形杆菌等也有较高的抗菌活性。但对假单胞菌株、克雷伯杆菌等不敏感。主要用于治疗对氨苄西林敏感的革兰阴性菌和阳性菌所致的呼吸系统感染、泌尿系统感染、皮肤和软组织感染等。

用法用量 口服：每次 400mg，每日 2 次。严重感染可增至每次 600～800mg。

注意事项 ①对本品过敏患者禁用。②本品与别嘌呤醇合用，可使皮疹的发生率增加，合用时应注意。

剂型规格 ①片剂：每片 400mg。②胶囊剂：每粒 0.2g；0.4g。

氨氯西林
Ampicloxacillin

别名 爱罗苏

作用用途 本品为氨苄西林和氯唑西林的混合制剂。本品既具有氨苄西林抗菌谱广、抗菌活性强、毒性反应低的特点，又具有氯唑西林耐青霉素酶、对产酶金葡菌敏感（MIC≤0.28mg/L）的特点。两药合用可加强作用，弥补各自单独应用的不足。用于敏感细菌所致的各种感染。

用法用量 成人 ①肌内注射：每次 0.5～1g，每日 3～4 次，以灭菌注射用水 2～4ml 溶解后深部肌内注射。②静脉滴注：每日 2～4g，分 2～4 次给药。

儿童　静脉滴注：每日 20～40mg/kg 体重，分次给药。

注意事项 ①青霉素过敏者禁用。②用前须做青霉素过敏试验。静脉滴注一次用量应在 0.5～1 小时内滴完，以防溶液配制后存放过久而效价降低。③不良反应与氨苄西林和氯唑西林相同。

剂型规格 注射剂：每支 0.5g（含氨苄西林和氯唑西林各 0.25g）；1g。

海他西林
Hetacillin

别名 缩酮氨苄青霉素，Phenazacillin，Versapen

作用用途 本品为氨苄西林的衍生物，耐酸，口服或注射给药后可迅速转变为氨苄西林而产生药理作用。口服后血药浓度较同剂量氨苄西林为高。本品适用范围同氨苄西林。用于敏感细菌所致的呼吸系统感染、泌尿系统感染以及肠道感染等。

用法用量 成人 ①口服：每日 2～4g，分 2～3 次服用；②肌内注射或静脉注射：每日 2～4g，分 2～4 次。

儿童 ①口服：每日 50～100mg/kg 体重，分 2～4 次服用。②肌内注射或静脉注射：剂量同口服。

注意事项 ①对本品过敏者禁用。②肠道反应较轻，肌肉疼痛明显，多与利多卡因合用，可以减轻疼痛。③皮疹较多见，严重过敏性反应，如过敏性休克有可能发生，胃肠道反应，如恶心、呕吐、腹泻等较轻。

剂型规格 ①胶囊剂：每粒 0.25g。②注射剂：每支 0.5g；1g。

仑氨西林
Lenampicillin

别名 仑氨卡西林，珍欣

作用用途 本品为氨苄西林的酯化物，口服后在肠壁和体内分解，生成氨苄西林而起抗菌作用。其药理作用和作用机制同氨苄西林。成人口服 250mg 后，45 分钟血药浓度达 6.6μg/ml，远高于氨苄西林。临床应用同氨苄西林。

用法用量 成人 口服：每次 500mg，每日 3～4 次，重症可适当增加。

儿童 口服：每日 25～30mg/kg 体重，分 2～4 次给药；25kg 以上儿童给药剂量同成人。本品宜空腹给药，因易于吸收。

注意事项 ①禁用于对青霉素过敏的患者，有过敏史的患者应慎用。②其他不良反应见氨苄西林。

剂型规格 片剂：每片 250mg。

酞氨西林
Talampicillin

作用用途 本品为氨苄西林酞酯，本身无抗菌活性，

在体内可迅速被酯酶水解，释放出氨苄西林，发挥抗菌作用。抗菌谱同氨苄西林。口服本品 375mg（相当于氨苄西林 250mg）1 小时，其血药峰浓度为 6.25mg/L，相当于氨苄西林 2～3 倍。食物可延缓其达峰时间，但不影响其吸收率。本品口服量的 83% 自尿液排出，其中 69% 为氨苄西林。适应证与氨苄西林相同。

用法用量 成人 口服：每日 750～1000mg，分 3～4 次服用。

儿童 口服：每日 15～40mg/kg 体重，分 3～4 次服用。

注意事项 ①青霉素过敏者禁用。②不良反应同氨苄西林。

剂型规格 片剂：每片 375mg。

阿莫西林
Amoxicillin

别名 阿莫仙，安福喜，弗莱莫星，广林，摩林，千安倍，羟氨苄青霉素，强必林，新达贝宁，益萨林，再灵，Amolin，Bristamox

作用用途 本品为半合成广谱青霉素。抗菌谱与氨苄西林相似，抗菌作用略强于氨苄西林。但对肠球菌和沙门菌的作用较氨苄西林强。不耐青霉素酶，故对易产生青霉素酶的细菌无效。微生物对本品和氨苄西林有完全的交叉耐药性。本品用于治疗敏感菌引起的呼吸道、泌尿道、软组织等感染。

用法用量 成人 （1）口服：①一般感染，每次 0.5～1g，每 6～8 小时 1 次，一日剂量不超过 4g。②治疗无并发症的急性尿路感染，单次 3g，也可于 10～12 小时后再增加 3g。③淋病，单次 3g。④预防感染性心内膜炎，单次 3g，于手术前 1 小时给予。（2）肌内注射：每次 0.5～1g，每 6～8 小时 1 次。（3）静脉滴注：每次 0.5～1g，每 6～8 小时 1 次。

儿童 （1）口服：①3 个月以上小儿，每日 20～40mg/kg，每 8 小时 1 次。②3 个月以下婴儿，每日 30mg/kg，每 12 小时 1 次。（2）肌内注射：每日 50～100mg/kg，分 3～4 次给药。（3）静脉滴注：同肌内注射给药。

注意事项 ①对青霉素类和头孢菌素类抗生素过敏者禁用。妊娠期妇女，肝、肾功能障碍者慎用。②本品长期使用，可出现二重感染。③可有胃肠道反应。某些患者可出现过敏性皮疹、药物热、哮喘、疲倦、头痛等。个别患者有嗜酸性粒细胞增多、白细胞减少等。④有报道口服阿莫西林后发生过严重过敏性反应，故口服本品前应做皮内敏感试验。

剂型规格 ①片剂：每片 0.125g；0.25g。②胶囊剂：每粒 0.125g；0.25g。③颗粒剂：每袋 0.05g；0.125g；0.25g。④干混悬剂：每袋 0.125g；0.25g。⑤注射剂：每支 0.5g；2g。

阿莫西林-氟氯西林
Amoxicillin-Flucloxacillin

别名 氟羟西林，新灭菌，Biflocin，Flumox

作用用途 本品是由氟氯西林和阿莫西林按1:1比例组成的复合抗生素。氟氯西林主要杀灭耐β-内酰胺酶金黄色葡萄球菌和其他阳性菌，而阿莫西林则对革兰阳性菌和阴性菌都有高效杀菌作用，由于氟氯西林竞争性抑制了β-内酰胺酶，它帮助了阿莫西林杀灭其他耐药的革兰阴性和阳性菌，两者的结合增强了杀菌力，扩大了抗菌谱。同时，氟氯西林在体内分布广，在组织体液中有很高的浓度，治疗各种细菌感染有较高的疗效。本品可用于治疗敏感菌所致的呼吸道、骨关节、口腔、耳鼻喉、皮肤、软组织、消化道、泌尿道感染。

用法用量 成人 ①口服：每次500mg，每日4次。②静脉滴注：每日4~6g，分两次静脉滴注，病情严重时可以增加剂量，最大量可至每日12g。

儿童 ①口服：每次250mg，每日4次。②静脉滴注：每日50~200mg/kg体重，分两次静脉滴注。

静脉滴注时，可用10ml静脉注射用水作为本品的稀释液。在粉末溶解时，含药溶液会显示出一过性粉红色，但在5分钟内溶液会变成淡黄色，此种情况为正常现象。

注意事项 ①对青霉素过敏的患者禁用。②少数患者会有恶心、呕吐、腹泻和腹胀。③偶有过敏现象，如皮疹、荨麻疹、药物热。

剂型规格 ①胶囊剂：每粒250mg；500mg。②注射剂：每支0.5g；1g；2g；

羧苄西林
Carbenicillin

别名 羧苄青霉素

作用用途 本品对革兰阳性菌的作用类似氨苄西林，但稍弱，对革兰阴性菌的抗菌谱却较其广，包括铜绿假单胞菌、吲哚阳性变形杆菌、部分沙雷杆菌、肠杆菌及部分拟杆菌等。口服不吸收。静脉注射5g，血清药物浓度≥300μg/ml，但迅速下降，$t_{1/2}$约1小时。肌内注射1g，尿药浓度于2小时达峰值，对尿路感染有利。主要用于铜绿假单胞菌引起的系统感染，对变形杆菌和肠杆菌属的感染也可以应用。常用本品钠盐。

用法用量 成人 静脉注射或静脉滴注：①铜绿假单胞菌引起的尿路感染或其他敏感菌所致的各种感染，每次1~2g，每6小时1次。②铜绿假单胞菌所致的败血症、肺部感染、脑膜炎等严重感染，每日20~30g，分4~6次给药。

儿童 静脉注射或静脉滴注：①铜绿假单胞菌引起的尿路感染或其他敏感菌所致的各种感染，每次12.5~50mg/kg体重，每6小时1次。②铜绿假单胞菌所致的败血症、肺部感染、脑膜炎等严重感染，每日100~300mg/kg体重，分4~6次给药。

注意事项 ①用前应做青霉素皮试，阳性患者禁用。②本品为二钠盐，使用时应考虑钠输入量。③冰箱中（10℃以下）避光保存。④与庆大霉素（或妥布霉素、阿米卡星）联合应用有一定的协同作用，可用于铜绿假单胞菌感染，但若两者置于同一容器中，则可致效价降低。

剂型规格 注射剂（钠盐）：每支1g；2g（效价）。

卡茚西林
Carindacillin

别名 卡丹青霉素，羧茚苄青霉素酯钠，茚满酯羧苄青霉素，治平霉素，Carindapen，Geocillin

作用用途 本品为羧苄西林茚满酯的钠盐，口服后水解为羧苄西林而显示其抗菌作用。抗菌作用与羧苄西林相似，对大肠埃希菌、普通变形杆菌、奇异变形杆菌、铜绿假单胞菌、摩根变形杆菌、肠杆菌、肠球菌的抗菌作用最强，此外葡萄球菌和链球菌对本品也有一定的敏感性。主要用于敏感菌引起的急性和慢性尿路感染，也可用于大肠埃希菌、肠球菌、奇异变形杆菌等引起的前列腺炎。常用本品钠盐。

用法用量 口服：每次0.5~1.0g，每日4次。

注意事项 ①对青霉素和头孢菌素类抗生素过敏者禁用。②长期用药应定期检查肝、肾功能和血象。③本品长期应用可能引起二重感染。④本品与丙磺舒合用可提高血药浓度。

剂型规格 片剂：每片0.5g。

磺苄西林
Sulbenicillin

别名 格达西林，磺苄青霉素，卡达西林，卡他西林，里拉西林，Lilacillin，Sulfocillin

作用用途 本品为广谱半合成青霉素，对铜绿假单胞菌、变形杆菌等革兰阴性菌和革兰阳性菌有较强的抗菌作用。对耐药的金黄色葡萄球菌的抗菌作用明显优于氨苄西林，对β-内酰胺类抗生素的作用比氨苄西林和羧苄西林更为稳定。用于铜绿假单胞菌、大肠埃希菌、变形杆菌、克勒菌等革兰阴性菌引起的一般化脓性感染、尿路感染、胆道感染、烧伤及鼻窦炎等。

用法用量 静脉注射或静脉滴注：每日4~8g，对铜绿假单胞菌引起的败血症可用到每日16~20g，分2~4次给药。

注意事项 ①本品用前需进行过敏试验，阳性者禁用；肝、肾功能严重损害者慎用。②本品含钠量为4.37mmol/g，故心脏和肾脏疾病患者和高血压患者慎用。②大剂量应用可致出血倾向。④与氨基糖苷类合用时，应分开给予，以免互相影响效价。

剂型规格 注射剂：每支0.5g；1.0g；2.0g；4.0g；5.0g。

哌拉西林
Piperacillin

别名 哌氨苄青霉素，氧哌嗪青霉素，Orocin，Pipril

作用用途 本品为广谱半合成青霉素，对大肠埃希菌，变形杆菌属，肺炎杆菌，铜绿假单胞菌，淋球菌等有较好的抗菌作用。不产 β-内酰胺酶的沙门菌对本品敏感。本品口服不吸收，肌内注射 2g，血清药物浓度于 0.5 小时达峰值，约为 36μg/ml。$t_{1/2}$ 约为 1 小时，主要经肾排泄。主要用于治疗由敏感菌引起的败血症，腹腔、胆道、尿路及皮肤软组织感染。

用法用量 成人 ①肌内注射或静脉注射：尿路感染，每次 1g，每日 4 次。②静脉注射或静脉滴注：其他部位感染，每日 4~12g，分 3~4 次给药。严重感染每日 10~24g。

儿童 静脉滴注：每日 100~300mg/kg 体重，分 4 次给药。

注意事项 ①使用本品前需进行青霉素皮肤过敏试验，阳性患者禁用。②本品含钠量为 46mg/g，应用时应防止出现低钾血症。③可能出现胃肠道反应、皮疹、皮肤瘙痒、药物热等过敏性反应。少数患者可出现 SGPT 或血尿素氮升高。注射部位偶见静脉炎。

剂型规格 注射剂：每支 0.5g；1.0g；2.0g。

哌拉西林钠-舒巴坦钠
Piperacillin Sodium-Sulbactam Sodium

别名 苏哌，一君，特灭菌，Sulperacillin

作用用途 本品为哌拉西林钠和舒巴坦钠的复方制剂，哌拉西林为广谱抗生素，主要通过干扰细菌细胞壁的合成而起到抗菌作用。用于铜绿假单胞菌及多种敏感革兰阴性菌所致的感染。舒巴坦对奈瑟菌科和不动杆菌有抗菌活性，且对多种耐药菌株产生的 β-内酰胺酶有不可逆的抑制作用，可保护哌拉西林不被 β-内酰胺酶水解，从而增强后者的抗菌活性。临床用于产酶耐酶菌引起的感染。①呼吸系统感染（如急性支气管炎、肺炎、慢性支气管炎急性发作、支气管扩张伴感染等）。②泌尿生殖系统感染（如单纯性泌尿系统感染、复杂型泌尿系统感染等）。

用法用量 静脉滴注：成人，常用量，每次 2.5~5g，每 12 小时 1 次；严重或难治性感染时 8 小时 1 次。每日最大用量不得超过 20g（舒巴坦最大剂量为 1 日 4g）。疗程通常为 7~14 日。肾功能不全者应酌情调整剂量。65 岁以上老年患者，剂量酌减。

注意事项 ①对青霉素类药、头孢菌素或其他 β-内酰胺类药物过敏者或有过敏史者禁用。②肾功能不全者慎用。③儿童、孕妇、哺乳期妇女慎用。④可出现注射部位刺激反应（疼痛）、血栓性静脉炎及水肿等。⑤可引起过敏性反应，出现皮疹或皮肤瘙痒等。

剂型规格 注射剂：每支 2.5g（含哌拉西林 2g，舒巴坦 0.5g）。

阿帕西林钠
Apalcillin Sodium

别名 阿帕西林，萘啶西林，萘啶青霉素钠，Elumota，Lumota，Palcin

作用用途 本品为广谱的半合成青霉素。抗菌谱比氨苄西林和羧苄西林钠宽，且作用强。它的作用谱包括革兰阳性菌、沙门菌属、志贺菌属、梭状芽孢杆菌属、奈瑟菌属、梭杆菌属、大肠埃希菌、肺炎杆菌、奇异变形杆菌和铜绿假单胞菌。对本品的耐药菌有脆弱拟杆菌和耐氨苄西林的流感嗜血杆菌。

本品口服不吸收，与血清蛋白结合率高。在体内分布以肝、肾、血清中的含量较高，脑中最低。排泄途径主要是以原型通过胆汁排出。用于对本品敏感的革兰阳性菌、革兰阴性菌引起的感染，包括呼吸道感染、泌尿生殖道感染、胆管感染、妇科感染、腹部感染和手术后感染。

用法用量 成人和 10 岁以上儿童 肌内注射或静脉滴注：每次 2~3g，每日 3 次。

10 岁以下儿童 肌内注射或静脉滴注：每日 60~220mg/kg 体重，分 3~4 次使用。

注意事项 ①对青霉素过敏者禁用。因对妊娠和哺乳期妇女使用尚无足够经验，故也应慎用。②过敏反应比其他青霉素出现得多。使用时肝酶浓度必须控制。Coomb's 试验会出现假阳性结果。③可出现面部潮红、发热、头痛、过敏、腹泻、恶心、血压下降、碱性磷酸酶和转氨酶增高等不良反应。

剂型规格 注射剂：每支 1g；3g。

替卡西林
Tecarcillin

别名 羧噻吩青霉素，铁卡霉素，替卡钠，Aerugipen，Monapen

作用用途 本品为半合成青霉素，抗菌谱与羧苄西林相似，但对铜绿假单胞菌的作用比羧苄西林约强 2~4 倍。对大肠埃希菌、变形杆菌、脑膜炎双球菌、流感杆菌等也有较好的抗菌作用。对革兰阳性菌的作用较弱。临床主要用于铜绿假单胞菌引起的感染，亦可用于其他敏感菌引起的败血症、呼吸道感染、泌尿道感染和胆道感染等。常用本品钠盐。

用法用量 成人 ①肌内注射：泌尿系统感染，每次 1g，每日 4 次。②静脉注射或静脉滴注：每次 3g，每隔 3、4 或 6 小时 1 次；或每日 200~300mg/kg 体重，分次给药。缓慢静脉注射或于 0.5~1 小时内静脉滴注。

儿童 静脉注射或静脉滴注：①小儿：每日 200~300mg/kg 体重。②婴儿：每日 225mg/kg 体重。③7 日龄以下新生儿：每日 150mg/kg 体重。均分次给药。

注意事项 ①使用本品前需进行皮肤过敏试验，阳性者禁用。妊娠期妇女，肝、肾功能障碍者慎用。②可能引起肾损伤、红斑性皮疹，亦可出现过敏性休克。③丙磺舒可提高本品的血药浓度，合用有协同作用。

剂型规格 注射剂：每支 0.5g；1.0g；3.0g；6.0g。

美洛西林
Mezlocillin

别名 阿乐欣，拜明，磺苯咪唑青霉素，磺唑氨苄青霉素，Alocin，Baypen，Mezlin

作用用途 本品为苯咪唑青霉素类的一种，对铜绿假单胞菌、大肠埃希菌、肺炎杆菌、变形杆菌、肠杆菌属、柠檬酸杆菌、沙雷菌、不动杆菌属以及对青霉素敏感的革兰阳性球菌均有抑菌作用。大剂量有杀菌作用。但本品对 β-内酰胺酶不稳定，主要用于铜绿假单胞菌所致的各类感染。也可用于敏感菌引起的败血症、呼吸道感染、尿路感染、妇科生殖系统感染和脑膜炎等。常用本品钠盐。

用法用量 成人 肌内注射和静脉注射或静脉滴注：①一般感染：每日 150～200mg/kg 体重；或每次 2～3g，每日 4 次。②重症感染：每日 200～300mg/kg 体重；或每次 3g，每日 6 次。③极重感染：可增至每日 24g，分 6 次给药。④淋球菌尿道炎：单次 1～2g。

儿童 静脉注射或静脉滴注：每次 75mg/kg 体重。1 岁以内：每日 2 次。1 岁以上：每日 3～4 次。

注意事项 ①本品用前需进行过敏性试验，阳性者禁用。②肾功能不全患者给药间隔时间应大于 12 小时。③需严格掌握静脉注射时间，0.5g 剂量的注射时间为 15～20 分钟。早产儿和新生儿要延长输入时间。④本品稀释剩余溶液冰箱内保存不得超过 24 小时。⑤本品的不良反应同其他青霉素类，但变态反应较明显，个别患者可出现胃肠道反应或血清转氨酶升高及白细胞减少等。⑥本品与庆大霉素、卡那霉素等氨基糖苷类抗生素联合应用有显著的协同作用，与酸性物质（pH4.5 以下）联合应用会有沉淀产生。与碱性物质（pH8.0 以上）配伍，抗菌效价很快下降。

剂型规格 注射剂：每支 0.5g；1.0g；2.0g。

阿洛西林
Azlocillin

别名 苯咪唑青霉素，唑酮氨苄青霉素，Azlin，Securopen

作用用途 本品为苯咪唑青霉素类的一种，抗菌谱与羧苄西林相似，作用于大多数革兰阴性菌（包括铜绿假单胞菌）、革兰阳性菌和厌氧菌等。主要用于铜绿假单胞菌所致的各类感染，也可用于敏感菌引起的败血症、呼吸道感染、尿路感染、妇科生殖系统感染和脑膜炎等。常用本品钠盐。

用法用量 成人 肌内注射或静脉注射或静脉滴注：每日 6～12g，分 3～4 次给药。

儿童 剂量酌减。

注意事项 ①本品用前需进行过敏性试验，对青霉素过敏者禁用。②当肌酐清除率低于每分钟 30ml，患者必须间隔 12 小时给药。③本品的变态反应较明显，个别患者可出现胃肠道反应或血清转氨酶升高及白细胞减少等。

剂型规格 注射剂：每支 0.5g；1.0g；2.0g。

呋苄西林
Furbenicillin

别名 呋胺西林，呋苄青霉素，呋布西林，呋喃酰脲苄青霉素，呋脲苄青霉素，Furbucillin

作用用途 本品为广谱半合成青霉素，抗菌作用类似氨苄西林，能抑制革兰阳性和阴性菌，其中对铜绿假单胞菌、大肠埃希菌、变形杆菌等阴性杆菌的作用较强。主要用于铜绿假单胞菌引起的各类感染，也可用于脑膜炎球菌、链球菌、肺炎球菌以及对青霉素敏感的金黄色葡萄球菌、大肠埃希菌、伤寒杆菌、变形杆菌、流感杆菌等引起的肺部感染、脑膜炎和尿路感染。常用本品钾（钠）盐。

用法用量 成人 静脉滴注：①一般剂量，每日 2～8g，分 2～4 次给药。②极重感染，剂量可增至每日 12g，分 4 次给药。

儿童 静脉滴注：每日 50～150mg/kg 体重，分 2～4 次给药。

注意事项 ①本品用前需进行过敏试验，阳性患者禁用。②本品用于肝、肾功能不全或造血系统受抑制的患者，应定期检查肝、肾功能和血常规。③部分患者可能产生恶心、食欲下降等消化道不良反应，口周、面部和四肢皮肤麻木感；严重时会出现肌颤等。④浓度过高时，可引起注射部位疼痛。

剂型规格 注射剂：每支 0.25；0.5g。

匹氨西林
Pivampicillin

别名 氨苄西林吡呋酸酯，匹氨青霉素，匹呋氨苄西林，吡呋西林，Alphacillin，Pender，Pondocillin

作用用途 本品的耐酸性较氨苄西林强，是氨苄西林的可水解的酯化合物，吸收后在血和组织中被酯酶水解而发挥作用，因此其抗菌作用和氨苄西林近似。微生物对本品和氨苄西林有完全的交叉耐药性。本品对酸稳定性高，口服后可经胃肠道很快吸收，并几乎完全水解成氨苄西林，在胃中损失甚少，且不受食物影响；口服后血药浓度较相同剂量的氨苄西林为高，抗菌作用也相应较强。主要从尿液中排泄。

本品应用范围与氨苄西林相同，特别适用于尿路感染、呼吸道感染、皮肤软组织感染等，也可用于治疗伤寒、败血症、化脓性脑膜炎、肝脓肿等。

用法用量 成人 口服：①轻症感染，每日 1.5～2g，分 2~3 次服用；②重症感染，可按每日 3~4g，分 3~4 次服用。

儿童 口服：每日 40~80mg/kg 体重，分 4 次给药。

注意事项 ①对青霉素类过敏者禁用。②胃肠道反应较为普遍，饭后服用可减轻消化道反应。③常见副作用为腹部不适、腹痛、食欲减退、恶心、呕吐、腹泻和药疹。个别患者可有转氨酶升高，停药可恢复。

剂型规格 ①片剂：每片 0.25g。②胶囊剂：每粒 0.25g。

阿扑西林
Aspoxicillin

别名 ASPC

作用用途 本品抗菌谱广，除耐青霉素金葡菌和肠球菌外，其他革兰阳性球菌和杆菌均对本品敏感。本品对革兰阴性球菌及多数阴性杆菌有较强抗菌作用，少数肺炎杆菌、铜绿假单胞菌、摩根菌敏感性较差，对类杆菌属也有抗菌活性。本品与氨基糖苷类抗生素合用可有协同作用。于 1~2 小时内滴本品 0.5g、1g 和 4g，在静脉滴注终了时迅速达到血药峰浓度，分别为 20.5mg/L、59.9mg/L 和 22.4mg/L。$t_{1/2}$ 为 1.41~2.10 小时，较氨苄西林、羧苄西林、哌拉西林、阿帕西林等为长。本品在组织体液中分布良好，胆汁、腹水、痰液、胆囊组织等皆有较高浓度，脑脊液中浓度为血液浓度的 14.0%~38%。本品主要经肾排泄，静脉滴注给药尿中回收率为 59.0%~88.6%。肌内注射时尿回收率 74%，静脉注射时尿回收率为 74.3%~79.2%。以肾脏排泄为主。用于治疗呼吸道感染、败血症、心内膜炎、胆管感染、腹膜炎、脑膜炎、妇科感染、口腔感染等。

用法用量 **成人** 静脉给药：每日 2~4g。

儿童 静脉给药：每日 40~80mg/kg 体重，分 2~4 次给药，重症感染每日剂量加至 8g 或 160mg/kg 体重。

注意事项 可见皮疹、腹泻、发热、瘙痒感、恶心、嗜酸性粒细胞增多、转氨酶升高、碱性磷酸酶上升等。

剂型规格 注射剂：每支 0.5g。

美西林
Mecillinam

别名 甲氧胺青霉素，氮䓬脒青霉素，Amdinocillin，Coactin，Selexidin

作用用途 本品为半合成青霉素。对革兰阴性菌的抗菌作用较强，对大肠埃希菌的作用最强，其次是沙门菌、痢疾杆菌、肺炎杆菌及变形杆菌。但对铜绿假单胞菌、流感杆菌、脆弱拟杆菌及吲哚阳性变形杆菌不敏感。主要用于革兰阴性菌、肠杆菌、沙门菌、志贺菌引起的各种尿路感染，膀胱炎，肾盂肾炎以及菌痢和伤寒等。

用法用量 **成人** 肌内注射或静脉注射：每日 60mg/kg 体重，分 4~6 次给药。

儿童 静脉注射：每日 30~60mg/kg 体重，分 2~4

次给药。

肌内注射时每支用 2ml 注射用水溶解，静脉注射时每支用 5% 或 10% 葡萄糖注射液 20ml 溶解后缓慢注入（5~10 分钟）。

注意事项 ①使用本品前需进行青霉素皮肤过敏试验，阳性者禁用。②严重肝肾功能损害者，妊娠头 3 个月的孕妇禁用。③长期用药者应定期检查肝肾功能。④少数患者可出现嗜酸性粒细胞增多、皮疹、头晕以及二重感染等。

剂型规格 注射剂：每支 0.4g；0.5g；1g。

匹美西林
Pivmecillinam

别名 美西林吡呋酸酯，氮䓬脒青霉素双酯，Amdinocillin Pivoxi，Pivamdinocillin

作用用途 本品为美西林的吡呋酸酯，可口服，在体内为酯酶水解后释放出美西林而发挥作用，其抗菌作用与美西林相同。口服吸收完全，不受食物影响，口服 400mg 本品，1~2 小时后美西林血浆浓度可达到 5mg/L，剂量加倍至 800mg，血浆浓度也接近倍数。$t_{1/2}$ 约 1~1.4 小时，服药 6 小时内，约 45% 以美西林形式从尿液排出。临床应用范围与美西林相同，适用于泌尿道感染、肠道感染和呼吸道感染以及伤寒。

用法用量 **成人** 口服：①用于呼吸道或泌尿道感染，每次 0.25g，每日 2 次，重症感染可按上述量加倍。②伤寒，每次 0.25g，每日 4 次，连用 14 日。每片药应用 50ml 以上液体送服，食物不影响本品吸收，宜在饭后用药。

儿童 口服：每日 20~40mg/kg 体重。

注意事项 ①对青霉素类或头孢菌素类过敏患者禁用。已知有变态反应史的患者慎用。②可发生过敏性反应，如皮疹、荨麻疹等；胃肠道紊乱，如恶心、呕吐、腹泻、腹部不适等。③丙磺舒可使本品血药浓度升高且持久。

剂型规格 ①片剂：每片 200mg。②混悬剂：每袋 100mg。

替莫西林
Temocillin

别名 羧噻吩甲氧青霉素

作用用途 本品为半合成青霉素，对肠杆菌和某些革兰阴性菌具有较好的抗菌活性。对多种 β-内酰胺酶高度稳定。主要用于沙门菌属、志贺菌属、大肠埃希菌、枸橼酸杆菌属、肠杆菌属、淋病奈瑟菌等所致的各类感染。常用本品钠盐。

用法用量 **成人** 口服：每日 1~2g，分 1~2 次给药。

儿童 口服：每日 50~150mg/kg 体重，分 1~2 次给药。

注意事项 ①本品用前需进行过敏试验，阳性者禁用。妊娠和哺乳期妇女慎用。②肾功能不全者需降低用药剂量。③可出现胃肠道反应。大剂量给药时可出现神经系统反应。个别患者可见中性粒细胞减少或转氨酶升高。

剂型规格 注射剂：每支 0.5g；1.0g。

舒他西林
Sultamicillin

别名 贝隆，倍宗，博德，甲苯磺酸舒他西林，丽泰，施利静，舒氨，思海能，苏克，垠舒，Bacimex，Bethacil，Bode，Loricin，Unacid，Unasin

作用用途 本品对金葡菌、表皮葡萄球菌、肺炎球菌、粪链球菌、流感嗜血杆菌、副流感杆菌、卡他莫拉菌、厌氧菌、大肠埃希菌、克雷伯杆菌、变形杆菌等有较好抗菌活性。对铜绿假单胞菌、枸橼酸杆菌、肠杆菌、莫银菌属和沙雷菌属等不敏感。本品用于治疗敏感菌所致的下列感染：①呼吸系统感染：如鼻炎、中耳炎、扁桃体炎、支气管炎、肺炎等。②泌尿系统感染：如肾盂肾炎等。③皮肤软组织感染。④淋病。

用法用量 成人　口服：①一般感染，每次 375 ~ 750mg，每日 2 次，疗程一般为 5 ~ 14 日，必要时可延长。②溶血性链球菌所致感染，每次 375 ~ 750mg，每日 2 次，至少用药 10 日（以防止急性风湿热或肾小球肾炎）。③淋病：单剂量 2250mg，宜加服丙磺舒 1000mg。

儿童　口服：①一般感染，< 30kg 儿童，每次 25mg/kg，每日 2 次；≥30kg 儿童，用量同成人，疗程一般为 5 ~ 14 日，必要时可延长。②溶血性链球菌所致感染，疗程最少 10 日，以防止急性风湿热或肾小球肾炎。

注意事项 ①对本品或青霉素类药及舒巴坦过敏者禁用。②下列情况慎用：孕妇、哺乳期妇女、肾功能不全者、有哮喘、湿疹、花粉症、荨麻疹、对头孢菌素类过敏者等。③用药前应做青霉素皮试，阳性者不能使用。④本品宜空腹口服（普通片）以利吸收。⑤不良反应：镇静、嗜睡、头痛、抑郁、Hb 及 WBC 减少、假膜性肠炎、恶心、呕吐、腹痛、腹泻、血清 ALT 或 AST 暂时性升高、鼻黏膜出血、皮疹、皮肤瘙痒、面部水肿、红斑、胸痛、喉部紧张感等过敏反应、二重感染等。

剂型规格 ①片剂：每片 375mg。②分散片（甲苯磺酸盐）：每片 125mg；375mg（均以舒他西林计）。③胶囊剂（甲苯磺酸盐）：每粒 125mg；187.5mg；375mg（均以舒他西林计）。④干混悬剂：每袋 250mg。

三、头孢菌素类

头孢菌素（cephalosporins）是由冠头孢菌的培养液中分离出的头孢菌素 C，经半合成制得的一类具有头孢烯母核的 β-内酰胺类抗生素。根据开发年代和抗菌性能，头孢菌素类目前分为四代：

（1）第一代头孢菌素　是 1962 ~ 1970 年开发的。该类头孢菌素主要用于产青霉素金葡菌、其他敏感革兰阳性球菌和某些革兰阴性杆菌感染，但对革兰阴性菌作用弱，对铜绿假单胞菌、厌氧菌无效。对青霉素酶较稳定，但对各种 β-内酰胺酶稳定性比第二代、第三代和第四代差。组织穿透力差，脑脊液浓度低。本类主要用于耐药金葡菌及敏感菌所致轻、中度感染，如尿路感染、呼吸道感染和皮肤、软组织感染等。第一代常用药物有：头孢氨苄、头孢唑林、头孢拉定等。

（2）第二代头孢菌素　是 1970 ~ 1976 年开发的。该类头孢菌素对革兰阴性菌作用比第一代强，抗菌谱比第一代扩大，包括枸橼酸杆菌、肠杆菌等。对多数 β-内酰胺酶比较稳定。但对革兰阳性菌作用与第一代比相近或稍弱。第二代常用药物有：头孢呋辛、头孢替安、头孢丙烯、头孢孟多等。

（3）第三代头孢菌素　对革兰阴性菌的抗菌作用和抗菌谱明显超过第一代和第二代，对铜绿假单胞菌、肠杆菌和厌氧杆菌等均有作用。对多种 β-内酰胺酶特别对革兰阳性杆菌产生的广谱 β-内酰胺酶高度稳定，体内分布广、组织穿透力强，可透过血脑屏障。适用于敏感菌所致脑膜炎和重症耐药革兰阴性菌感染。第三代常用药物有：头孢曲松、头孢他啶、头孢哌酮、头孢唑肟等。

（4）第四代头孢菌素　对多数耐药菌株的活性超过第三代，对金黄色葡萄球菌等革兰阴性球菌的作用较第三代强，对产头孢菌素酶的稳定性优于第三代。对铜绿假单胞菌的活性与头孢他啶相似或略差。主要用于重症耐药革兰阴性杆菌感染，特别是威胁生命的严重革兰阴性菌感染及免疫功能低下的重症感染。第四代常用药物有：头孢吡肟、头孢匹罗、头孢克定等。

（一）第一代头孢菌素

头孢噻啶
Cefaloridine

别名 先锋霉素Ⅱ，Cephaloridine

作用用途 本品为第一代头孢菌素，对革兰阳性菌作用较强。本品经注射给药，$t_{1/2}$ 为 1.2 ~ 1.5 小时，血清中药物浓度也维持较久，在体内分布良好，但不易透过正常的血脑屏障，脑膜炎时，脑脊液的浓度可为血清浓度的 25% ~ 50%，因此对中枢系统感染也有效。用于敏感细菌引起的呼吸道、皮肤、软组织、泌尿生殖系统、胆道感染以及腹膜炎、胸膜炎、败血症，也可用于脑膜炎。

用法用量 成人　肌内注射或静脉注射：每次 0.5 ~ 1g，每日 3 ~ 4 次，每日剂量不可超过 4g。

儿童　肌内注射或静脉注射：每日剂量 25 ~ 50mg/kg 体重，分 3 ~ 4 次给予。

注意事项 ①对青霉素过敏者及过敏体质者、肾功能不全者禁用。②本品有明显的肾毒性，剂量不可加大，疗程不宜过长，用药期间观察肾功能变化。③每日用 6g，尿中有透明管型出现，停药后消失。每日 8g，可造成肾小管坏死，情况严重者可出现少尿或急性肾功能衰竭。④不可与氨基糖苷类合用。

剂型规格 注射剂：每支 0.5g。

头孢噻吩钠
Cefalotin Sodium

别名 长龙风，锋赛星，弘威雷，力芬，噻吩头孢霉素，头孢 1 号，头孢金素，先锋霉素 I 号，中诺嘉林，Cefalothin, Cefalotin, Cefalotinum, Cefatothin Sodium, Cephalothin

作用用途 本品为第一代头孢菌素，适用于治疗耐青霉素金黄色葡萄球菌（甲氧西林耐药者除外）和敏感革兰阴性杆菌所致的呼吸道感染、软组织感染、尿路感染、败血症等。

用法用量 成人 肌内注射：每日最高剂量不能超过 12g。一般用量：每次 0.5~1g，每 6 小时 1 次；严重感染者，一日剂量可增加至 6~8g；单纯性肺炎、疖肿（伴蜂窝织炎）和敏感菌所致的尿路感染：每次 0.5g，每 6 小时 1 次；预防术后感染：术前 0.5~1 小时给予 1~2g；手术时间超过 3 小时者可于手术期间给予 1~2g；术后可酌情每 6 小时给药 1 次，至术后 24 小时内停药。如为心脏手术、人工关节成形术等，预防性应用可于术后维持 2 日。

注意事项 ①对本品或其他头孢菌素类药过敏者及有青霉素过敏性休克或即刻反应史者禁用。②下列情况慎用：对青霉素类药过敏者；肝、肾功能不全者；有胃肠道疾病史者，特别是溃疡性结肠炎、克罗恩病或假膜性肠炎患者；过敏性体质者；高龄体弱者。③较常见皮疹、药物热、嗜酸性粒细胞增多、血清病样反应等过敏反应；少见恶心、呕吐等胃肠道反应；偶见由艰难梭菌所致的腹泻和假膜性肠炎。

剂型规格 注射剂：每支 0.5g；1g。

头孢来星
Cefaloglycine

别名 头孢甘酸，先锋 III

作用用途 本品为第一代头孢菌素，其抗菌谱与头孢噻吩钠相似，口服后由肾排泄较多。临床适应证类似头孢噻吩钠，适用于尿路感染等。

用法用量 口服：每次 0.25~0.5g，每日 4 次，空腹服。

注意事项 ①少数患者有腹泻，停药后即可恢复。②其他注意事项类似头孢氨苄。

剂型规格 片剂：每片 0.25g。

头孢氨苄
Cefalexin

别名 苯苷孢霉素，福林，申嘉，斯宝力克，头孢菌

素 IV，先锋霉素 IV

作用用途 本品为半合成的第一代口服头孢菌素。对葡萄球菌（包括产青霉素酶株），链球菌，肺炎链球菌，白喉杆菌，炭疽杆菌，脑膜炎球菌和淋球菌等具有高度的敏感性。对大肠埃希菌，克雷伯菌，沙门杆菌，痢疾杆菌，奇异变形杆菌等也有中度敏感性。口服本品 0.5g，1 小时后可以达峰，血药浓度为 18μg/ml，剂量加倍，血药浓度亦加倍。$t_{1/2}$ 为 0.5~2 小时，80% 的药物于服药后 6 小时内进入尿液。临床主要用于以上敏感菌所致的呼吸道感染、尿路感染和软组织感染。

用法用量 成人 口服：每次 250~500mg，每 6 小时 1 次。每日最高剂量为 4g。

儿童 口服：每日 25~50mg/kg 体重，每 6 小时 1 次。

注意事项 ①用药期间可能出现直接 Coomb's 试验阳性反应和尿糖假阳性反应。②可见恶心，呕吐，腹泻和腹部不适等胃肠道反应。③少数患者的碱性磷酸酶、血清丙氨酸氨基转移酶和门冬氨酸氨基转移酶升高。

剂型规格 ①片剂：每片 125mg；250mg。②胶囊剂：每粒 0.125g；0.25g。③颗粒剂：每袋 50mg；125mg；250mg。④干混悬剂：每袋 500mg；1.5g。

头孢西酮
Cefazedone

别名 舒美社复，Refosporin

作用用途 本品为第一代头孢菌素。对金黄色葡萄球菌、凝固酶阴性葡萄球菌、肺炎链球菌、β-溶血性链球菌等革兰阳性菌具有良好的抗菌活性。对革兰阴性菌的作用与头孢唑林相似。用于敏感菌所致的呼吸系统、消化系统（胆道感染，腹膜炎）、泌尿系统、生殖系统、皮肤与软组织、骨与关节感染；本品也可作为外科手术前的预防用药。

用法用量 静脉注射或静脉滴注：成人，一日 1~4g，分 2~3 次。可随年龄和症状的不同适当增减用量，严重感染时可增加至一日 6g。4 周以上儿童，一日 50mg/kg，分 2~3 次。

静脉注射：将 1g 本品溶解于 5ml 注射用水中，在 2~3 分钟内缓慢注射。

静脉滴注：用适量注射用水、生理盐水或 5% 葡萄糖注射液溶解本品后静脉滴注，滴注时间最少持续 30 分钟。

肾功能异常者根据肾功能程度适当调整用药量及用药间隔。如同时伴有肝功能损伤者更应加以注意，适当调整剂量。

注意事项 ①以下患者禁用：对本品或对头孢菌素类抗生素有过敏史者；早产儿及新生儿。②以下患者慎用：对青霉素类抗生素有过敏既往史者；本人或父母易引起变态反应性疾病体质者；肾、肝功能障碍者；血友病、血小板减少者；胃肠道溃疡者；经口摄取不良的患

者或采取非经口营养的患者、高龄者、全身状态不佳者因可能出现维生素K缺乏症，要充分进行观察。③由于有发生休克的可能，最好用药前进行皮肤敏感试验。应事先做好发生休克的急救处置准备，应让用药患者保持安静状态，充分观察。④为防止耐药菌的产生，建议进行细菌敏感性试验。⑤过敏反应：主要表现为发热、皮疹、红斑等过敏反应，如出现应立刻停药，并注意观察，罕见休克发生，应于给药后注意观察，若发生舌头喉咙肿胀，支气管痉挛，呼吸困难，低血压等症状，应立即停药，必要时抢救。⑥消化系统：偶见恶心、呕吐、食欲不振等症状。注射速度过快可引起恶心，通过减慢注射速度可以避免。罕见发生伪膜性肠炎等伴有血便的重症肠炎，若因应用本品而出现腹痛或频繁腹泻时，应立即停药并做适当处置。偶见碱性磷酸酶、门冬氨酸氨基转移酶、丙氨酸氨基转移酶升高，罕见胆汁淤积性黄疸型肝炎。⑦神经系统：偶见头痛，头晕等症状。⑧血液循环系统：偶见凝血功能障碍，有致出血的报道。极少数情况下可出现白细胞、血小板和中性粒细胞减少，贫血。⑨泌尿生殖系统：偶见血清肌酐和血尿素氮一过性升高，罕见间质性肾炎。⑩局部反应：偶可引起注射部位瘀血红肿。极个别情况下，可以引起血栓。⑪其他：长期用药可致菌群失调，发生二重感染；也有引起维生素缺乏的报道。

剂型规格 注射剂：每支 0.5g；1.0g。

头孢沙定
Cefroxadine

别名 Oraspor

作用用途 本品为第一代头孢菌素，其抗菌作用比头孢氨苄强，对葡萄球菌、大肠埃希菌、流感杆菌、克雷伯杆菌等有杀菌作用。临床作用与头孢氨苄相似。

用法用量 成人 口服：每次 250mg，每日 2~3 次。

儿童 口服：干糖浆剂，每日 30mg/kg 体重，分 3 次服用。

注意事项 参见头孢氨苄。

剂型规格 ①胶囊剂：每粒 250mg。②干糖浆剂；100mg（1g）。

复方头孢氨苄
Compound Cefalexin

别名 新达宝

作用用途 本品为第一代头孢菌素，是头孢氨苄和甲氧苄胺嘧啶复合制剂。通过阻止细菌细胞壁的合成，抑制或杀灭细菌，两者配伍，提高了杀菌能力，延缓了耐药性产生，降低了口服剂量。本品口服吸收迅速，约1小时达到峰浓度，血清浓度为18mg/L，蛋白结合率为13%~19%，$t_{1/2}$约为1.5小时。吸收后迅速分布到肺、肾、肝等组织中，也可通过胎盘屏障和脑屏障，体内不被代谢，8小时后，75%~100%以原型自尿中排出。用于敏感细菌所致的肺炎、扁桃体炎、急慢性支气管炎等呼吸道感染，肾盂肾炎、尿道炎、膀胱炎、淋病等泌尿道感染，急慢性中耳炎、鼻窦炎等耳、口、鼻、喉感染，妇科感染，皮肤软组织感染，脑膜炎、心内膜炎等其他感染。

用法用量 成人 口服：每次 1~2 片，每日 4 次，空腹服用。

儿童 口服：用量酌减。

注意事项 ①对头孢菌素类抗生素过敏者、孕妇禁用。对青霉素过敏及严重肾功能障碍者慎用。②偶有食欲减退、皮疹、瘙痒、药物热，停药后即可消失。

剂型规格 片剂：每片含头孢氨苄 125mg，甲氧苄胺嘧啶 25mg。

头孢唑林钠
Cefazolin Sodium

别名 赛福宁，使力安，先锋霉素Ⅴ

作用用途 本品为半合成的第一代头孢菌素。对葡萄球菌（包括产青霉素酶株），β-溶血性链球菌 A 组，肺炎链球菌，大肠埃希菌，奇异变形杆菌，克雷伯杆菌，产气肠杆菌和流感嗜血杆菌等均有较强的抗菌作用。口服不吸收，肌内注射0.5g后，0.5~2小时内达峰浓度为37μg/ml，静脉注射1g，5分钟时达峰浓度为188μg/ml。本品几乎全部以原型由尿排泄。体内分布广，可达体内各脏器，但不能透过血脑屏障。临床主要用于敏感菌所致的呼吸道、尿路、皮肤软组织、胆道、骨及关节、生殖系统等的感染。也可用于败血症和心内膜炎及手术预防感染等。

用法用量 成人 肌内注射或静脉注射：每次 0.5~1.0g，每日 2~4 次。

儿童 肌内注射或静脉注射：每日 40~80mg/kg 体重，分 3~4 次给药。

注意事项 ①有休克病史者禁用。②对青霉素类及头孢菌素类药物过敏者、肾功能不全者慎用。③偶有嗜酸性粒细胞增多症伴皮疹、发热、恶心、呕吐、头痛、腹泻。少数患者可见血清转氨酶升高，白细胞中血小板减少等反应。④本品与氨基糖苷类抗生素合用，效价可下降。

剂型规格 注射剂：每支 0.5g；1.0g；2.0g；3.0g。

头孢拉定
Cefradine

别名 泛捷复，环烯头孢菌素，环乙酰胺头孢菌素，克必力，瑞恩克，赛福定，君必青，头孢环己烯，头孢环烯，头孢雷定，头孢霉素Ⅵ，新达德雷，Velosef

作用用途 本品为第一代头孢菌素，抗菌谱与头孢氨苄相似，对耐药金黄色葡萄球菌和耐其他一些广谱抗菌药的肺炎克雷伯杆菌有较强的杀菌作用。对溶血性链球菌、肺炎球菌、白喉杆菌、梭状芽孢杆菌、炭疽杆菌、大肠埃希菌、产气杆菌、变形杆菌、流感杆菌、奈瑟菌等均有一定的抗菌作用。但对肠球菌和沙雷菌的作用较差。对铜绿假单胞菌几乎无作用。主要用于泌尿系统、呼吸系统、软组织感染，也可用于猩红热、肠炎和痢疾以及心血管系统（包括败血症、心内膜炎等）等感染和由脑膜炎双球菌引起的脑膜炎等。

用法用量 成人 ①口服：每日 1.0~4.0g，分 2~4 次给药。②肌内注射或静脉注射或静脉滴注：每次 0.5~1.0g，每日 4 次。

儿童 ①口服：每日 25~100mg/kg 体重，每日 2~4 次，不得超过每日 4g。②肌内注射或静脉注射或静脉滴注：每日 50~100mg/kg 体重，分 4 次给药。

注意事项 ①对头孢菌素类和青霉素类过敏者禁用，孕妇慎用。②用药期间患者可能出现糖尿假阳性反应。③本品注射液需现配现用。④可见恶心、腹泻、呕吐等胃肠道反应。偶见药疹，少数患者有嗜酸性粒细胞增多，暂时性白细胞下降，中性粒细胞减少等。本品对肾脏无毒性，但可出现尿素氮和转氨酶升高等。⑤本品不得与乳酸林格液配伍，因本品制剂中的碳酸钠可与乳酸林格液中的钙离子产生碳酸钙沉淀。

剂型规格 ①片剂：每片 0.25g；0.5g。②胶囊剂：每粒 0.25g；0.5g。③混悬剂：每袋 125mg。④颗粒剂：每袋 0.125g；0.25g。⑤注射剂：每支 0.5g；1.0g；1.5g；2.0g。

头孢乙腈
Cefacetrile

别名 头孢菌素 Ⅶ，头孢氰甲，头孢赛曲，Cephacetrile

作用用途 本品为第一代头孢菌素，作用与头孢噻吩近似。本品对金黄色葡萄球菌、溶血性链球菌和肺炎球菌有较高敏感性，对大肠埃希菌、肺炎杆菌、奇异变形杆菌、伤寒杆菌、某些沙门菌和肠球菌也较敏感。口服极少吸收，肌内注射 1g，1 小时内血浆浓度为 13~23mg/L，血浆蛋白结合率为 30%~40%。$t_{1/2}$ 为 0.5~1.5 小时，可进入骨及脑脊液。主要通过肾小球滤过及肾小管分泌随尿液排泄，25% 以上以脱乙酰方式代谢，肌内注射量的 70% 在 6 小时内排出。主要用于肾盂肾炎、泌尿道感染、呼吸道感染等，大剂量用于治疗肺炎球菌和脑膜炎球菌。

用法用量 成人 肌内注射或静脉注射：轻症每日 2~6g，重症每日 6~12g，分 2~4 次。

儿童 静脉注射：每日 40~80mg/kg 体重。疗程为 5 日。

静脉注射时将 1g 药物溶于 10ml 生理盐水或 5% 葡萄糖注射液中，注射宜缓慢（至少 3 分钟）。肌内注射时 1g 药物加入 0.5% 利多卡因。

注意事项 ①肾功能不全者慎用。②少数出现嗜酸性粒细胞增多，血清转氨酶升高，血小板减少及胃肠道反应，静脉注射可能出现血栓静脉炎。

剂型规格 注射剂：每支 0.5g；1g。

头孢匹林钠
Cefapirin Sodium

别名 头孢吡硫，先锋Ⅷ

作用用途 本品为第一代头孢菌素，临床作用与适应证与头孢噻吩相似。

用法用量 注射用：每日 2~6g，重症可用到 12g，分 2~4 次肌内注射或静脉注射，也可静脉滴注。

注意事项 ①有轻度刺激，注射疼痛及局部反应较轻。②其他注意事项与头孢噻吩相似。

剂型规格 注射剂：每支 5g；1g。

头孢硫脒
Cefathiamidine

别名 仙力素

作用用途 本品为第一代头孢菌素，主要对革兰阳性菌及部分革兰阴性菌有抗菌作用，对草绿色链球菌、肺炎链球菌的作用较强，对肠球菌有独特的抗菌活性。本品肌内注射后血药峰浓度于 0.5~1 小时到达，注射后在体内组织中分布广泛，以胆汁、肝脏、肺等处含量为高。本品不会透过血脑屏障，在机体内几乎不代谢，主要从尿中排出，12 小时从尿排出为给药量的 90% 以上。肾功能减退患者，肌内注射后血清 $t_{1/2}$ 延长到 13.2 小时，24 小时从尿仅排出给药量的 3.2%。用于敏感革兰阳性菌和革兰阴性菌引起的呼吸系统、肝胆系统、五官、尿路感染和心内膜炎、败血症。

用法用量 成人 ①肌内注射：每次 0.5~1.0g，每日 4 次。②静脉滴注：每日 2~8g，分 2~4 次给药，先用生理盐水或注射用水溶解后，再用生理盐水或 5% 葡萄糖注射液 250ml 稀释。

儿童 ①肌内注射：每日 50~150mg/kg 体重，分 2~4 次给药。②静脉滴注：剂量方式同肌内注射，先用生理盐水或注射用水溶解后，再用生理盐水或 5% 葡萄糖注射液 250ml 稀释。

注意事项 ①对青霉素过敏者慎用。②偶有过敏反应发生，症状为哮喘、皮肤瘙痒、寒战高热、血管神经性水肿等。偶见治疗后非蛋白氮和丙氨酸氨基转移酶升高。

剂型规格 注射剂：每支 0.5g；1.0g。

头孢替唑钠
Ceftezole

别名 特子社复，Tezacef

作用用途 本品为第一代头孢菌素。对革兰阳性菌，尤其是球菌，包括产青霉素酶和不产青霉素酶的金黄色葡萄球菌、化脓性链球菌、肺炎球菌、B 组溶血性链球菌、草绿色链球菌、表皮葡萄球菌、白喉杆菌、炭疽杆菌对本品相当敏感。某些革兰阴性菌对本品中度敏感，如大肠埃希菌、克雷伯菌属、沙门菌属、志贺菌属、奇异变形杆菌等。吲哚阳性变形杆菌、沙雷菌、肠杆菌以及铜绿假单胞菌对本品耐药。

本品口服吸收较差，肌内注射1g后，血药峰浓度时间为2小时，最大血药浓度为22.5mg/L，$t_{1/2}$为1.5小时。静脉注射1g，15分钟后血药浓度可达30mg/L，主要在肝脏代谢，给药量的80%以上由尿排出。用于敏感细菌所致的感染，尤其是葡萄球菌所致的感染，如呼吸道、软组织、泌尿道等的感染以及败血症等。

用法用量 成人 ①**肌内注射**：每日0.5~4g，分1~2次给药。②**静脉给药**：同肌内注射。

儿童 ①**肌内注射**：每日20~80mg/kg体重，分1~2次给药。②**静脉给药**：同肌内注射。

注意事项 ①对青霉素类过敏者、有消化道疾病史者慎用。②肾功能不良者酌情减量。③最常见的不良反应为血栓性静脉炎。少数有过敏反应，出现皮疹或荨麻疹、嗜酸性粒细胞增多、药物热以及过敏性休克。④勿与肾毒性药物合用。与下列药物有配伍禁忌：盐酸金霉素、氨茶碱、氯化钙、普鲁卡因、维生素C、B族维生素等。

剂型规格 注射剂：每支0.5g；1g。

头孢羟氨苄
Cefadroxil

别名 欧意，羟氨苄头孢菌素，赛锋，仙逢久，Cefadril，Ultracef

作用用途 本品为第一代头孢菌素，其抗菌活性与头孢氨苄相似，主要对葡萄球菌、肺炎链球菌，A组溶血性链球菌、痢疾杆菌、沙门菌、大肠埃希菌、奇异变形杆菌、流感嗜血杆菌以及产青霉素酶的其他细菌具有较好的抗菌活性。主要用于敏感菌所致的呼吸系统感染，泌尿系统感染，皮肤和软组织感染，中耳炎，伤口并发感染等。

用法用量 成人 **口服**：每次0.5~1g，每日2次。

儿童 **口服**：每次15~20mg/kg体重，每日2次。

注意事项 ①对本品或其他头孢菌素类和青霉素类过敏者禁用；孕妇和幼儿最好不用。②肾功能不全患者，需视肾功能的具体情况调整用药间隔时间和剂量。③少数患者可出现胃肠道和皮肤反应。

剂型规格 ①片剂：每片0.125g；0.25g。②胶囊剂：每粒0.125g；0.25g。③颗粒剂：每袋2g（0.125g）。④混悬剂：每匙125mg（5ml）；250mg（5ml）；500mg（5ml）。

（二）第二代头孢菌素

头孢克洛
Cefaclor

别名 单水头孢氯氨苄，可福乐，史达功，头孢氯氨苄，希刻劳，喜福来，新达罗，欣可诺，Ceclor

作用用途 本品为半合成的第二代头孢菌素类抗生素。对革兰阳性菌，如金黄色葡萄球菌，表皮葡萄球菌，溶血性和草绿色链球菌、肺炎链球菌等均有较好的抗菌活性；对革兰阴性菌如沙门菌属、志贺菌属、大肠埃希菌、肺炎克雷伯杆菌、奇异变形杆菌等也有较强的抗菌活性。口服吸收好，血清$t_{1/2}$为0.6~0.9小时。肾功能衰退的患者，半衰期会稍有延长。主要经尿排出，少量从胆汁中排出。主要用于对本品敏感菌引起的上呼吸道感染，泌尿道感染，五官科和皮肤、软组织感染。

用法用量 成人 **口服**：每次250~375mg，每日2~3次；重症可加倍，但一日总量不超过4g。

儿童 **口服**：常用量每日20mg/kg体重，重症40mg/kg体重，但一日总量不超过1g，分3~4次给药。

注意事项 ①本品与β-内酰胺类抗生素有交叉过敏现象，故对青霉素和头孢菌素过敏者慎用。②食物可影响本品的吸收，宜空腹给药。③不良反应常有恶心、呕吐等胃肠道反应，亦可见皮疹。④丙磺舒能抑制本品的肝脏代谢。本品还可使口服抗凝血药的作用增强。

剂型规格 ①片剂（缓释、分散、咀嚼）：每片0.125g；0.25g；0.375g。②胶囊剂：每粒0.25g；0.375g。③颗粒剂：每袋0.1g；0.25g。④混悬液：每瓶0.75g（30ml）；1.5g（60ml）。⑤干混悬剂：每袋0.125g；1.5g。

头孢孟多
Cefamandole

别名 猛多力，猛利，羟苄四唑头孢菌素，羟苄唑头孢菌素，头孢羟唑，先锋羟苄唑，Kefadol，Mandokef，Mandol，Neocefal

作用用途 本品为半合成的第二代头孢菌素。杀菌力强，抗菌谱广。对革兰阳性菌的作用与头孢噻唑、头孢唑啉相近，而对革兰阴性菌的作用优于第一代头孢菌素但不及第三代头孢菌素。尤其对产青霉素酶的金黄色葡萄球菌作用比较好。本品经肌内注射和静脉注射给药，$t_{1/2}$分别为1小时左右，体内分布良好。65%~85%的药物经尿排出。临床主要用于敏感菌所致的尿路感染，也可用于呼吸系统、消化道、骨和关节、皮肤和软组织、胆道、腹腔等部位的感染。

用法用量 成人 ①**肌内注射**：每日2~8g，分3~4次给药，1日最高剂量不超过12g。②**静脉给药**：同肌内注射，静脉滴注或缓慢静脉注射（3~5分钟）。

儿童 ①**肌内注射**：1个月以上患儿，每日50~100mg/kg体重，分3~4次给药。②**静脉给药**：1个月以上患儿，同肌内注射，静脉滴注或缓慢静脉注射（3~5分钟）。

注意事项 ①对头孢菌素类药过敏者禁用。孕妇和3个月以内婴儿不宜使用。肾功能不全者应根据病情调整剂量。②不良反应可见药疹、药物热等过敏反应。少患者可出现嗜酸性粒细胞增多，血小板和中性粒细胞减少等，某些患者可出现谷草转氨酶、谷丙转氨酶和碱性磷酸酶升高等。③大剂量使用本品可致出血倾向。④本品与氨基糖苷类抗生素合用，有相加和协同作用，但同时也可使肾毒性增加。与强效利尿药合用，亦可使肾毒性增加。

剂型规格 注射剂：每支 0.5g；1.0g。

头孢西丁钠
Cefoxitin Sodium

别名 噻吩甲氧头孢菌素，甲氧头霉噻吩，美福仙，头孢甲氧噻吩，头孢甲氧霉素，头孢西丁，先锋美吩，Mefoxin

作用用途 本品为第二代头孢菌素。对革兰阴性杆菌的作用比较强，而对革兰阳性菌的作用较差。其敏感菌有大肠埃希菌、克雷伯杆菌、流感嗜血杆菌、奇异变形杆菌、吲哚阳性变形杆菌等。本品口服不吸收。肌内注射或静脉注射可广泛分布于体内各组织，尤以炎性脑脊液中的浓度最高。血浆蛋白结合率为 20%。$t_{1/2}$ 为 50 分钟左右。在体内很少被代谢，约有用药量的 90% 以原型从尿中排出。主要用于对敏感菌引起的各类感染，特别对需氧菌和厌氧菌混合存在的腹腔内感染、妇科生殖系统感染、细菌性脑膜炎、细菌性心内膜炎和术前预防感染给药的效果较好。

用法用量 成人 （1）肌内注射：轻度感染，每 6~8 小时 1g，每日总量 3~4g。（2）静脉滴注：①常用量，每次 1~2g，每 6~8 小时 1 次。②中、重度感染，每 4 小时 1g 或每 6~8 小时 2g，1 日总量 6~8g。③严重感染，每 4 小时 2g 或每 6 小时 3g，1 日总量 12g。④术前预防，每次 2.0g。（3）静脉注射：同静脉滴注。

儿童 静脉给药：3 个月以上患儿，每次 13.3~26.7mg/kg 体重，每 6 小时 1 次。

肌内注射通常用注射用水和 0.5% 或 1.0% 的利多卡因作为溶剂。静脉给药可用生理盐水和 5% 葡萄糖注射液作为溶剂。

注意事项 ①对头孢菌素类抗生素过敏者禁用。对青霉素类抗生素过敏者慎用。②可见以皮疹为主要特征的过敏反应。少数患者可出现注射部位疼痛和血栓性静脉炎。个别患者可能引起肾损伤、蛋白尿或血尿。可出现 Coomb's 试验阳性和转氨酶升高。③与丙磺酸合用，可使本品的血药浓度和脑药浓度升高。

剂型规格 注射剂：每支 1.0g；2.0g。

头孢呋辛钠
Cefuroxime Sodium

别名 安可欣，伏乐新，呋肟头孢菌素，呋肟霉素，凯帝欣，力复乐，舒贝洛，舒贝波，司佩定，头孢氨肟呋钠，头孢呋肟，头孢呋新钠，新福欣，西力达，西力欣，亚星，Axetine，Furex，Kesint，Supero，Zinacef

作用用途 本品为第二代广谱半合成头孢菌素，对金黄色葡萄球菌，包括耐青霉素酶的菌株、表皮葡萄球菌，以及大多数革兰阴性菌，包括流感杆菌、肠杆菌、克雷伯菌属、化脓性链球菌、大肠埃希菌、梭状芽孢杆菌属、奇异变形杆菌、沙门菌、志贺菌等均有较强的抗菌活性。本品有较好的耐 β-内酰胺酶的性能，对上述菌中耐氨苄西林或耐第一代头孢菌素的菌株也有效。但对铜绿假单胞菌、弯曲杆菌、不动杆菌、沙雷杆菌等无效。主要用于敏感菌引起的呼吸道感染，五官、骨和软组织感染，女性生殖系统等的感染，并对败血症和上述细菌引起的脑膜炎及尿路感染等有效。

用法用量 成人 ①肌内注射：每次 0.75~1.5g，每日 3~4 次。每 8 小时不超过 3g。②缓慢静脉注射或静脉滴注：一般感染同肌内注射；预防手术感染于手术前给药 1.5g，以后每 8 小时给药 0.75g 或每 12 小时给药 1.5g，总量为 6g。

儿童 ①肌内注射：一般感染，每日 50~100mg/kg 体重，分 3~4 次给药。重症或脑膜炎，每日用量 > 0.1g/kg 体重，但不超过成人最高剂量。②缓慢静脉注射或静脉滴注：同肌内注射。

注意事项 ①对头孢菌素类抗生素过敏者禁用；妊娠早期患者慎用；本品与青霉素类抗生素之间可能发生交叉过敏反应，故也应慎用。②肾功能不全患者应减少剂量。③本品与氨基糖苷类抗生素合用时，应分别注射在不同的部位。④少数患者注射部位局部疼痛、静脉注射后出现静脉炎；血清转氨酶轻度升高；亦可出现胃肠道不良反应和过敏反应，严重者可致伪膜性肠炎。⑤合并使用强效利尿药可导致肾损害。与氨基糖苷类抗生素之间会产生配伍变化。

剂型规格 注射剂：每支 0.75g；1.5g。

头孢呋辛酯
Cefuroxime Axetil

别名 头孢呋肟酯，头孢呋辛乙酰氧乙酯，新菌灵，Ceplus，Zinnat

作用用途 本品为第二代头孢菌素，是头孢呋辛的酯化制剂。口服后能很快被非特异性酯酶水解释放出头孢呋辛起作用。抗菌谱和抗菌活性同头孢呋辛，对大多数革兰阴性菌、革兰阳性菌和厌氧菌均有较强的抗菌作用。对产生 β-内酰胺酶的淋球菌也有效。但对铜绿假单胞菌无效。主要用于敏感菌引起的呼吸道感染，五官、骨和软组织感染，女性生殖系统感染，并对败血症和上述细菌引起的脑膜炎及尿路感染等有效。本品口服易吸收。

用法用量 成人 口服：每次 250mg，每日 2 次，餐后服用。①单纯性尿道感染，每次 125mg。②单纯性淋病，每次 1.0g，每日 2 次。③重症感染，最大量为每次 500mg。

儿童 口服：每次 10~30mg/kg 体重，每日 2 次。

本品疗程一般为 7 日。

注意事项 ①常期服用者应防止发生伪膜性肠炎。②因本品不可压碎给药，故 5 岁以下儿童不宜使用。③各别服药者可见胃肠道反应。④其他注意事项同头孢呋辛。

剂型规格 ①片剂：每片 125mg；250mg；500mg。②胶囊剂：每粒 125mg。③干混悬剂：每袋 125mg；250mg。

头孢美唑
Cefmetazole

别名 氰唑甲氧头孢菌素，头孢美他唑，头孢美唑钠，先锋美他醇，Cefmetazon，Cemetol

作用用途 本品为第二代头孢菌素，对 β-内酰胺酶具有很强的抵抗力，对产酶和不产酶的细菌具有同样的抗菌活性。其抗革兰阴性菌和厌氧菌的抗菌谱比第一代头孢菌素广。敏感菌有金黄色葡萄球菌，大肠埃希菌，肺炎克雷伯菌，吲哚阳性变形杆菌，消化球菌，消化链球菌，拟杆菌属等。主要经静脉给药。可广泛分布于体内各组织，但药物浓度均低于血清浓度。在体内几不代谢，24 小时后 80% 以原形从肾脏排出体外。常用本品钠盐。主要用于敏感菌所致的败血症，呼吸系统感染，胆道感染，腹膜炎，泌尿系统感染，子宫感染等。亦可用于对青霉素、头孢菌素和氨基糖苷类无效的感染。

用法用量 成人 静脉注射或静脉滴注：每日 1.0 ~ 2.0g，分 2 次给药，重症 1 日 4g，分 2~4 次给药。

儿童 静脉注射或静脉滴注：每日 25 ~ 100mg/kg 体重，重症可至 1 日 150mg/kg 体重，分 2 次给药。静脉注射时每 1.0g 用 10ml 灭菌注射用水、葡萄糖注射液或生理盐水溶解后缓慢推入；静脉滴注时用 5% 葡萄糖注射液或生理盐水溶解稀释后滴入。

注意事项 ①对头孢菌素类抗生素过敏者禁用。对青霉素类抗生素过敏者慎用。②高敏患者及亲属中有过敏体质者，严重肾功能损害者慎用。③药物溶解后室温保存不得超过 24 小时。④长期应用可出现菌群失调。大剂量应用可引起血管疼痛。个别患者有可能发生溶血性贫血。⑤本品与强效利尿药合用可引起肾衰。

剂型规格 注射剂：每支（钠盐）0.25g；0.5g；1.0g；2.0g。

头孢雷特赖氨酸盐
Ceforanide Lysinate

作用用途 本品的抗菌作用与第二代头孢菌素相似，临床主要用于革兰阴性菌感染。

用法用量 静脉滴注：轻度感染每日 1g，重症可用 2g，分 2 次给药。

注意事项 参见头孢噻肟。

剂型规格 注射剂：每支 1g。

头孢拉宗钠
Cefbuperazone Sodium

别名 头孢布宗钠，头孢拉宗，乙氧哌甲氧头孢菌素，CBPZ，Cefobutazine，Keiperazon，Tomiporan

作用用途 本品为第二代头孢菌素。特别是对大肠埃希菌、克雷伯菌属、柠檬酸菌属、肠杆菌属、沙雷菌属和吲哚阳性变形杆菌有较强的抗菌活性。对 β-内酰胺酶稳定性良好，特别对脆弱拟杆菌产生的 β-内酰胺酶的稳定性比其他头孢菌素高。本品通过抑制细菌细胞壁的合成而起杀菌作用。静脉注射时血药浓度 $t_{1/2}$ 为 86~97 分钟，最高血药浓度在静脉滴注 1 小时达到，血药浓度 $t_{1/2}$ 约为 90 分钟。

用于败血症、心内膜炎、慢性支气管炎、支气管扩张症感染、肺炎、肺化脓性疾病、膀胱炎、胆囊炎、胆管炎、腹膜炎、子宫附件炎、子宫内感染、前庭腺炎等。

用法用量 成人 静脉注射或滴注：每日 1 ~ 2g，分 2 次给药，顽固或重症可增至每日 4g。

儿童 静脉注射或滴注，每日 40 ~ 80mg/kg 体重，分 2~4 次给药，必要时可增加至 120mg/kg 体重。大剂量静脉注射要缓慢。

注意事项 ①禁用于对本品有休克史者。慎用于对青霉素类或头孢菌素类有过敏史的患者、本人及双亲或兄弟有易发生变态反应体质的患者、严重肾病患者、胃肠道吸收不良或依靠输液补给营养的患者，以及高龄者、严重虚弱者。②孕妇以及早产儿、新生儿及婴儿用药的安全性尚未确立，不宜用于早产儿、新生儿及婴儿。③不良反应以皮肤变态反应为最多，其次为腹泻等胃肠道症状。④给药期间与给药后至少 1 周内避免饮酒；与呋塞米等利尿药并用应当慎重。

剂型规格 注射剂：每支 0.5g；1g。

罗拉碳头孢
Loracarbef

别名 罗纳卡比，洛拉碳头孢，洛拉卡比，Lorabid

作用用途 本品为第二代头孢菌素，是通过与细菌细胞壁某些靶蛋白结合起杀菌作用，其结合部位为青霉素结合蛋白。本品也可和某些负责交叉连结的合成酶结合并使之失活，阻止细菌细胞壁的合成与生长，最终可使细菌溶解。本品的抗菌活性与头孢克洛、头孢普尔及头孢呋辛酯相似。口服本品 90% 可被吸收，其生物利用度较少受食物和年龄的影响。本品体内不被代谢，口服剂量约 90% 从尿中排出。由于口服吸收较好，故对肠道正常菌群影响较小。本品的 $t_{1/2}$ 为 1 小时，肾功能不良患者的半衰期明显延长，适用于由敏感菌所致呼吸系统、皮肤和尿路感染。

用法用量 成人 口服：①咽炎及扁桃体炎，每次 200mg，每日 2 次，共服 10 日。②急性支气管炎继发性感染，每次 200 ~ 400mg，每 12 小时 1 次，共服 7 日。

③慢性支气管炎急性发作，每次400mg，每12小时1次，共服7日。④肺炎，每次300mg，每12小时1次，共服14日。⑤单纯性尿路感染，每次200mg，每12小时1次，共服7日。⑥肾炎，每次400mg，每12小时1次。⑦皮肤及皮肤软组织感染，每次200mg，每12小时1次。共服7日。

6个月~12岁儿童 口服：脓疱病，每次7.5mg/kg体重，每12小时1次，共服7日。本品对6个月至12岁儿童的适应证为咽炎、扁桃体炎及脓疱病。

注意事项 ①本品与青霉素类抗生素有交叉过敏反应。②不良反应常见有腹泻。

剂型规格 ①胶囊剂：每粒200mg。②儿童混悬剂：100mg（5ml）；200mg（5ml）。

头孢替安
Cefotiam

别名 泛司博林，头孢噻四唑，头孢噻乙胺唑，头孢噻乙唑，Ceftiazole，Pansporin

作用用途 本品为第二代头孢菌素，抗菌谱与头孢唑林相似。对革兰阳性菌如葡萄球菌属、链球菌属、肺炎球菌的抗菌作用与头孢唑林相似。对革兰阴性菌如流感嗜血杆菌、大肠埃希菌、变形杆菌、克雷伯杆菌等的抗菌作用也比较好。对肠杆菌、柠檬酸杆菌、吲哚阳性变形杆菌等有抗菌作用。用于敏感菌引起的各类感染，如败血症、术后及烧伤后感染，痈疖，骨髓炎，肾盂肾炎，化脓性关节炎，支气管炎，肺炎，胆道炎，胆囊炎，腹膜炎，膀胱炎，前列腺炎等。常用其盐酸盐。

用法用量 成人 静脉注射或静脉滴注：每日1.0~2.0g，分2~4次给药。严重患者剂量可增至每日4.0g。

儿童 静脉注射或静脉滴注：每日40~80mg/kg体重，分3~4次缓慢给药，重症可增至每日160mg/kg体重。

本品可用注射用水、生理盐水或5%葡萄糖注射液作溶剂，也可将本品0.25~2.0g加入5%葡萄糖、电解质或氨基酸等输液中于0.5~2小时内静脉滴注。

注意事项 ①对头孢菌素类抗生素过敏者禁用，对青霉素类抗生素以及卡波卡因过敏者慎用。②肾功能不全者应根据情况适当调整剂量。③本品溶解后应立即应用，否则药液色泽变深，效价降低。④使用本品期间，用碱性酒石酸酮试液进行尿糖试验时，可得假阳性结果。直接抗人球蛋白试验也可得假阳性结果。⑤偶有皮疹，瘙痒，发热，胃肠道反应和血象改变，一过性转氨酶升高。长期应用可致肠道菌群失调，造成维生素B和维生素K缺乏，偶见继发感染。⑥本品与呋塞米等利尿药合用可加大对肾脏的毒性。⑦与氨基糖苷类抗生素合用有协同作用，但可加重肾毒性，同置一容器中可使效价降低。

剂型规格 注射剂：每支0.5g；1.0g。

头孢替坦二钠
Cefotetan Disodium

作用用途 本品为第二代头孢菌素，是头霉素类药，作用与第三代头孢菌素相似，对产酶革兰阴性菌和厌氧菌有较好作用。

用法用量 静脉注射或静脉滴注：每日2g，分1次或2次给药。

注意事项 ①本品对铜绿假单胞菌感染无效。②其他注意事项参见头孢美唑。

剂型规格 注射剂：每支1g。

头孢尼西钠
Cefonicid Sodium

别名 铭乐希，羟苄磺唑头孢菌素，Monocid

作用用途 本品为第二代头孢菌素类抗生素，对革兰阴性杆菌的抗菌谱比第一代头孢菌素类抗生素广，包括大肠埃希菌、肺炎杆菌、奇异变形杆菌、枸橼酸菌属及肠杆菌属。尤其对流感杆菌和淋球菌，包括产生的β-内酰胺酶有较强的作用。对金葡菌的活性类似头孢西丁，但低于头孢孟多。大多数链球菌，包括肺炎链球菌、化脓性链球菌和乙型链球菌对本品也敏感。但假单胞菌属、沙雷菌属、不动杆菌属对本品不敏感。表皮葡萄球菌属、脆弱拟杆菌对本品耐药。本品主要用于尿路感染，下呼吸道感染，淋病，皮肤及软组织感染，骨感染及手术感染的预防。

用法用量 肌内注射或静脉注射：每日1.0g，分1~2次给药。单纯尿路感染，每次0.5g，每日1次。预防感染，术前单次给药1g。严重者可增至每日2.0g。

注意事项 ①对头孢菌素类和青霉素类过敏者禁用。早产儿，新生儿，肝、肾功能不全患者，全身状况差的患者及孕妇慎用。②可见皮疹、瘙痒、发热等过敏反应，偶见恶心、腹泻、呕吐等胃肠道反应。

剂型规格 注射剂：每支0.5g；1.0g；2.0g。

头孢丙烯
Cefprozil

别名 施复捷，头孢齐尔，Cefzil

作用用途 本品为第二代口服头孢菌素。主要抗菌谱包括：金黄色葡萄球菌（包括产酶菌株）、肺炎链球菌、化脓链球菌、卡他莫拉菌、流感嗜血杆菌（包括产酶菌株）。空腹口服500mg本品，药物的95%可被吸收，1.5小时平均血药峰浓度为10.5mg/L，蛋白结合率约36%，平均$t_{1/2}$为1.3小时。肾功能不全者，$t_{1/2}$延长，严重者可达5小时，完全丧失肾功能者，$t_{1/2}$为6小时，老年人（大于65岁）的平均AUC比青年人高35%~60%。女性比男性高15%~20%。本品用于治疗敏感菌所致上呼吸道感染（咽炎、扁桃体炎）、下呼吸道感染（急性支气管炎、慢性支气管炎急性发作、肺炎）、无合并症的皮肤及软组织感染等。

用法用量 成人 口服：轻症，每次 500mg，每日 1 次；重症，每次 500mg，每日 2 次。

儿童 口服：每日 7.5～15mg/kg 体重，每日 2 次，宜空腹服用。

注意事项 ①对头孢菌素类过敏者禁用。青霉素过敏者、严重肝功能损害者、有胃肠道疾病史者特别是结肠炎的患者慎用。②不良反应发生率低，症状轻，主要表现为胃肠道不适感，食欲不振、软便、腹泻。可有皮疹、瘙痒等过敏反应，一过性血清转氨酶升高及血小板减少等。

剂型规格 ①片剂：每片 250mg；500mg。②干混悬剂：每袋 1.5g（31.5g）。③混悬液：每瓶（支）125mg（5ml）；250mg（5ml）。

（三）第三代头孢菌素

头孢噻肟钠
Cefotaxime Sodium

别名 安得治，安塞隆，氨噻肟头孢菌素，凯帝龙，凯福隆，普泰，赛福隆，泰可欣，头孢氨噻肟，西孢克拉瑞，喜福德，先锋噻肟钠，Cephotaxime，Claforan

作用用途 本品为第三代头孢菌素，是一种广谱抗生素，具有杀菌作用。对革兰阴性菌的作用明显优于第一、二代头孢菌素，尤其对流感杆菌、大肠埃希菌、肠杆菌、枸橼酸菌属、沙雷菌属、克雷伯杆菌属及产 β-内酰胺酶的耐药大肠埃希菌均比头孢哌酮作用强，特别对产青霉素酶的嗜血杆菌的作用最强。同时本品在进入脑脊液治疗革兰阴性杆菌引起的脑膜炎的作用也强于头孢哌酮。本品对革兰阳性菌的作用与第一代头孢菌素相似或稍弱。对铜绿假单胞菌有一定作用，但对粪链球菌、阴沟产气菌和脆弱拟杆菌等不敏感。用于敏感菌所致的呼吸系统感染，泌尿系统感染，败血症，细菌性心内膜炎，脑膜炎，骨和关节感染，腹腔感染，生殖系统感染等。

用法用量 成人 ①肌内注射：每次 0.5～1g，每日 1～2 次。②静脉注射或静脉滴注：每日 2～6g，分 2～3 次给药；重症每 6～8 小时 2～3g，每日最高剂量为 12g。手术预防用药，均为术前给 1g，术中给 1g，术后每 6～8 小时给 1g，直至 24 小时为止。

儿童 静脉注射或静脉滴注：①新生儿，每次 25mg/kg 体重，每日 2～3 次。②28 日以上患儿，每日 50～500mg/kg 体重，重症 1 日 150～200mg/kg 体重。

本品用生理盐水和葡萄糖注射液稀释后给药。

注意事项 ①对头孢菌素类抗生素过敏者禁用，对青霉素类抗生素过敏者、孕妇及新生儿慎用。②肾功能衰竭患者，应根据情况适当调整剂量，通常为正常用药量的 1/4～1/2。③本品的稀溶液为无色或微黄色，浓溶液为灰黄色，若溶液变深黄或棕色即不能用，故本品应现配现用。④本品长期应用可致二重感染。⑤服药者偶有皮疹，瘙痒，发热，胃肠道反应和血象变化，暂时性转氨酶升高等。其他还有头重感，静脉炎，肌内注射局部疼痛。部分患者在继续用药过程中可自行消失，有的则在停药后恢复正常，长期应用可致肠道菌群失调，造成维生素 B 和维生素 K 缺乏。⑥与氨基糖苷类合用，如用同一注射器可致沉淀或效价降低。与强效利尿药合用，可致肾损害。与碳酸钠混合，产生配伍变化。

剂型规格 注射剂：每支 0.5g；1.0g；2.0g；3.0g。

头孢米诺钠
Cefminox Sodium

别名 氨羧甲氧头孢菌素，美士灵，头孢咪诺，立健诺，Meicelin

作用用途 本品为第三代头孢菌素，是头霉素的衍生物。对革兰阴性菌和革兰阳性菌均有广谱抗菌作用。由于本品对细菌细胞壁中肽聚糖生成的脂蛋白有阻碍作用，故对革兰阴性菌的作用较其他药物强。主要敏感菌有大肠埃希菌、克雷伯菌、流感杆菌、变形杆菌属、脆弱拟杆菌等。本品对大肠埃希菌、变形杆菌和脆弱拟杆菌等细菌产生的 β-内酰胺酶稳定；对链球菌（肠球菌除外）有一定的敏感性。尿中的排泄率约 80% 左右。主要用于敏感菌所致的败血症，呼吸系统感染以及慢性呼吸系统疾病的继发感染，肾盂肾炎，膀胱炎，胆管炎，胆囊炎，腹膜炎，盆腔炎，盆腔腹膜炎，子宫附件炎，子宫内膜炎等，尤可用于下腹部手术后感染。

用法用量 成人 静脉注射或静脉滴注：每日 2g，分 2 次给药。

儿童 静脉注射或静脉滴注：每日 20mg/kg 体重，分 3～4 次给药。重症患者可用到每日 6g，分 3～4 次给药。静脉注射给药需将本品 1g 溶于 20ml 注射用水、葡萄糖注射液或电解质溶液中缓慢注射。静脉滴注时，将本品 1g 溶于 100～500ml 葡萄糖注射液或电解质溶液中，1～2 小时滴完。

注意事项 ①对本品有过敏史者禁用。对青霉素类或头孢菌素类药物有过敏史患者、患者本人或直系亲属有哮喘等变态反应者、严重肾功能不全者、老年患者、维生素 K 缺乏症患者、孕妇及新生儿、早产儿等慎用。②用药期间和用药后至少 1 周内禁止饮酒。③本品溶解后应立即用完，室温保存不得超过 12 小时，冰箱内保存不得超过 24 小时。④可有皮疹、发红、瘙痒等反应和恶心、呕吐、食欲不振、腹泻等胃肠道反应。偶尔出现假膜性肠炎。少数患者可出现血尿素氮（BUN）上升，血肌酐上升，少尿，蛋白尿，红细胞减少，血细胞比容降低，红细胞、血小板减少，嗜酸性粒细胞增多；偶见 SGOT、SGPT、碱性磷酸酶、谷丙转氨酶（γ-GPT）、亮氨酸氨酰酶（LAP）、乳酸脱氢酶（LDH）、胆红素等上升；罕见黄疸，念珠菌病，维生素 K 和维生素 B 族缺乏症等；静脉大量给药，可引起血管疼，静脉炎。⑤本品与氨茶碱、磷酸吡多醛混合，可降低效价并变色。⑥与呋塞米等利尿药合用，可增强肾毒性。

剂型规格 注射剂：每支 0.5g；1.0g。

头孢克肟
Cefixime

别名 氨噻肟烯头孢菌素，世福素，Cefnixime，Cefspar，Cefteram Pivoxil，CFIX

作用用途 本品是一种口服的第三代广谱头孢菌素。主要作用于革兰阳性菌中的链球菌属、肺炎球菌，以及革兰阴性菌中的淋球菌、黏膜炎布拉汉球菌、大肠埃希菌、克雷伯菌属、沙雷菌属、变形杆菌属、流感杆菌等。本品对各种细菌产生的 β-内酰胺酶稳定。但对金葡菌、粪链球菌、铜绿假单胞菌无效。用于敏感菌引起的支气管炎，支气管扩张，慢性呼吸道继发感染，肺炎，肾盂肾炎，膀胱炎，淋菌性尿道炎，胆管炎，胆囊炎，中耳炎，副鼻窦炎，猩红热等。

用法用量 成人 口服：每次 50~100mg，每日 2 次；严重感染，可增至每次 200mg，每日 2 次。

儿童 口服：每次 1.5~3mg/kg 体重，每日 2 次；严重感染，可增至 6mg/kg 体重。

注意事项 ①对本品有过敏史者禁用。对青霉素类或头孢菌素类药物有过敏史患者，本人或直系亲属有哮喘等变态反应者，严重肝、肾功能不全者，老年患者，孕妇及新生儿，早产儿，口服吸收不良者等慎用。②用药期间可有呕吐，食欲不振，腹泻，腹痛等胃肠道反应。偶尔出现恶心、便秘或皮疹，发红，瘙痒等反应。少数患者可有粒细胞、血小板减少，嗜酸性粒细胞增多等。以及 SGOT、SGPT、碱性磷酸酶升高，维生素 K 和维生素 B 族缺乏症等。个别患者还可出现口内炎和念珠菌病。

剂型规格 ①胶囊剂：每粒 50mg；100mg。②颗粒剂：每袋中含本品 50mg（效价）。

头孢哌酮钠
Cefoperazone Sodium

别名 达诺欣，君派同，利君派舒，麦道必，羟哌唑头孢菌素，赛必新，赛福必，施乐欣，头孢必，头孢氧哌唑，先锋必，先锋松，氧哌羟苯唑头孢，先锋必素，Cefobid，Medocef，Tomabef

作用用途 本品为第三代头孢菌素。抗菌谱和抗菌活性与头孢噻肟相似。对部分革兰阳性菌，如金黄色葡萄球菌、表皮葡萄球菌、肺炎双球菌、β-溶血性链球菌、粪链球菌，革兰阴性菌，如大肠埃希菌、克雷伯杆菌属、肠杆菌属、枸橼酸菌属、流感杆菌、奇异变形杆菌、沙雷菌属、沙门菌属、志贺菌属、铜绿假单胞菌、淋球菌、脑膜炎球菌，以及一些革兰阳性和阴性的厌氧菌，如消化链球菌、韦氏球菌属、梭状芽孢杆菌属，多种拟杆菌和其他类杆菌等均有较好的抗菌活性。主要用

于敏感菌所致的败血症，脑膜炎，胆囊炎，腹膜炎，淋病，皮肤和软组织感染，骨和关节感染，以及尿路感染，呼吸系统感染等。

用法用量 成人 肌内注射或静脉注射或静脉滴注：每次 1~2g，每日 2 次，严重患者可增至每次 2~3g，每 8 小时给药 1 次，免疫缺陷症伴严重感染可达每日 12g，单纯淋球菌尿道炎，单次 0.5g。

儿童 静脉注射或静脉滴注：每日 50~150mg/kg 体重，分 2 次给药。

本品肌内注射时可用注射用水或 0.5% 利多卡因溶解；静脉滴注可用生理盐水或 5% 葡萄糖液 50~100ml 溶解后滴注；静脉注射应稀释至 100mg/ml，缓慢注入。

注意事项 ①对头孢菌素类过敏者禁用，对青霉素类过敏者慎用。本品可在新生儿体内蓄积，故 6 个月以内的婴儿慎用。肝病和胆道阻塞者慎用。②本品结构中有一个四氮唑硫甲基侧链可干扰维生素 K 的代谢，造成出血倾向，大剂量用药时尤其要注意，必要时可适当补充维生素 B 和维生素 K。③服药过程可能出现斑疹，发热，腹泻，偶有血清转氨酶升高和暂时性嗜酸性粒细胞增多等。个别患者可导致肝、肾损害。④合并使用氨基糖苷类抗生素和其他头孢菌素类，可使本品的肾毒性增高。用药期间不可与含乙醇制剂同用。

剂型规格 注射剂：每支 0.25g；0.5g；1.0g；2.0g。

头孢他啶
Ceftazidime

别名 安赛定，复达欣，凯复定，噻甲羧肟头孢菌素，头孢噻甲羧肟，头孢塔齐定，新天欣，Cefortam，Eposerin，Fortum，Kefadim

作用用途 本品为第三代广谱头孢菌素，能够抑制细菌细胞壁的合成而起到杀菌作用。本品的抗菌谱与头孢噻肟相似，对革兰阳性菌的作用与第一代头孢菌素类相近或较弱，但对革兰阴性菌的作用较强。对铜绿假单胞菌的作用明显优于头孢磺吡啶和氨基糖苷类抗生素，此外，金黄色葡萄球菌、表皮葡萄球菌、化脓性链球菌、肺炎球菌等革兰阳性菌，大肠埃希菌、肺炎杆菌、克雷伯菌属、流感杆菌、副流感杆菌、脑膜炎球菌、淋球菌等革兰阴性菌，以及某些厌氧菌，如消化球菌属、消化链球菌属、梭状杆菌属、拟杆菌属等，对本品也很敏感。临床上主要用于敏感菌或革兰阴性菌引起的严重感染，如败血症，腹膜炎，以及白血病或恶性肿瘤引起的免疫抑制性合并感染，皮肤和软组织感染，骨和关节感染，尿路感染。

用法用量 成人 肌内注射或静脉注射或静脉滴注：每日 1~3g，分 2~3 次给药；严重患者可用到每次 2g，每日 2~3 次。

儿童 静脉滴注：每日 30~100mg/kg 体重，分 2~3 次给药。

本品可加入氯化钠注射液、5%或10%葡萄糖注射液、右旋糖酐输液中应用。

注意事项 ①对青霉素过敏或过敏体质者慎用。妊娠早期及婴幼儿慎用。②少数患者在用药过程中可见斑丘疹，荨麻疹，瘙痒及哮喘等过敏反应。偶见胃肠道反应，泌尿系统念珠菌病；阴道炎，头痛、眩晕及暂时性嗜酸性粒细胞增多，碱性磷酸酶、谷草及谷丙转氨酶可逆性升高等。③碳酸氢钠可影响本品的稳定性，故不可配伍。

剂型规格 注射剂：每支 0.25g；0.5g；1.0g；1.5g；2.0g；3.0g。

头孢曲松钠
Ceftriaxone Sodium

别名 安迪，泛生舒复，果复每，菌必治，菌得治，丽康可松，丽珠芬，罗塞秦，罗氏芬，三嗪噻肟头孢菌素，头孢曲松，头孢三嗪，头孢三嗪噻肟，头孢泰可松，亚松，Rocephin

作用用途 本品为第三代半合成广谱头孢菌素，抗菌活性同头孢噻肟。对革兰阴性菌，包括脑膜炎双球菌、淋病双球菌、副流感杆菌、大肠埃希菌、克雷伯杆菌、柠檬酸杆菌、伤寒杆菌、痢疾杆菌、消化链球菌以及梭状芽孢杆菌等，作用较强；对铜绿假单胞菌、肠杆菌属也敏感。对革兰阳性菌，包括肺炎球菌、链球菌等，有中度的抗菌作用；对第一代头孢菌素耐药的革兰阴性菌也有一定的效果；对大多数β-内酰胺酶稳定。解脲拟杆菌、支原体属、分枝杆菌属、霉菌、粪链球菌和耐新青霉素的葡萄球菌等对本品均耐药。主要用于敏感菌所致的呼吸系统感染，泌尿系统感染，骨和关节感染，皮肤和软组织感染以及耳鼻喉科感染，脓毒症，脑膜炎，创伤感染，腹部感染，生殖系统感染，免疫机能减退者感染等。

用法用量 成人和12岁以上儿童 肌内注射或静脉注射或静脉滴注：每次 1.0~2.0g，每日 1 次。严重感染，每日 1 次，剂量可增至4g。疗程通常 4~14 日。淋病，单次用药250mg。

儿童 静脉注射或静脉滴注：①14 日以内，每次 20~50mg/kg，每日 1 次。②15 日至 12 岁，每次 20~80mg/kg，每日 1 次。

肌内注射时将一次药量溶于适量 0.5% 盐酸利多卡因注射液中，做深部肌内注射。静脉注射时按 1g 药物用 10ml 灭菌注射用水溶解，于 2~4 分钟内缓缓注入。静脉滴注时 1 次量1g 或 2 次量2g，溶于等渗氯化钠注射液、5% 或 10% 葡萄糖注射液中，缓慢滴入。

注意事项 ①对其他头孢菌素类抗生素过敏者禁用，对青霉素类抗生素过敏者慎用。②用药时，严防发生过敏性休克。③本品不能加入哈特曼及林格等含钙的溶液中使用。本品与含钙产品合并用药有可能导致致死性不良事件。④严重肝、肾功能衰竭者，应用本品应定期监

测血药浓度。⑤本品应现配现用，新配溶液室温下可保存 6 小时，50℃以下可保存 24 小时。⑥可见胃肠道系统反应，血液系统反应，过敏反应，以及头痛，眩晕，肝酶升高，少尿，血清肌酐增高，生殖系统霉菌病，少数患者静脉注射后可能发生静脉炎。⑦本品与氨基糖苷类抗生素联用有相加或协同作用。但二者必须分开给药。

剂型规格 注射剂：每支 0.25g；0.5g；0.75g；1.0g；1.5g；2g。

头孢唑肟
Ceftizoxime

别名 安保速灵，安普西林，益保世灵，去甲氨噻肟头孢菌素，去甲酰氧甲基唑肟头孢菌素，施福泽，头孢去甲噻肟，Cefizox，CZX，Epocelin

作用用途 本品为第三代头孢菌素，抗菌谱和抗菌活性与头孢噻肟相似。对革兰阳性菌有中度抗菌作用，对革兰阴性菌的抗菌作用较强。对多种头孢菌素类耐药的枸橼酸杆菌属，肠杆菌属，沙雷菌属和包括拟杆菌属的厌氧菌也有很强的抗菌活性。对铜绿假单胞菌作用差，其他假单胞菌和肠球菌对本品耐药。本品对β-内酰胺酶稳定。主要用于敏感菌所致的败血症，细菌性心内膜炎，脑膜炎，骨和关节感染，腹腔感染，生殖系统感染，肺化脓症，脓胸以及创伤和烧伤的继发感染等。常用其钠盐。

用法用量 成人 肌内注射或静脉注射或静脉滴注：每日 2~4g，分 2~4 次给药，严重感染可增至每日 4g。

儿童 静脉注射或静脉滴注：每次 50mg/kg 体重，每6~8 小时 1 次。

注意事项 ①对头孢菌素类过敏者禁用；对青霉素类过敏者慎用。②肾功能衰竭患者，应根据情况适当调整剂量。③使用本品期间，若出现不适感如口内异常感、眩晕、出汗等症状，应立即停药。④静脉给药时，为防止血管疼痛和血栓性静脉炎，宜缓慢注射。⑤本品配制成溶液后应立即使用，室温保存不得超过 7 小时，冰箱保存不得超过 48 小时。⑥可见过敏反应；胃肠道反应；少数患者注射部位局部疼痛，静脉注射后出现静脉炎；血清转氨酶轻度升高等。⑦可与氨基糖苷类抗生素合用，但必须分开给药。

剂型规格 注射剂：每支 0.5g；1.0g。

拉氧头孢钠
Latamoxef Sodium

别名 拉他头孢，拉塔头孢，那塔莫噻，羟羧氧酰胺菌素，噻码灵，噻吗氧，噻吗氧酰胺霉素，双钠羟羧氧酰胺霉素，头孢羟羧氧，氧杂头霉素二钠，Festamoxin，Moxalactam Sodium，Shiomarin Vial

作用用途 本品为第三代头孢菌素，是半合成的氧头孢烯类抗生素。对大肠埃希菌，流感杆菌，克雷伯杆

菌，各种变形杆菌，肠杆菌属，枸橼酸杆菌，沙雷杆菌等革兰阴性菌和某些厌氧菌（如拟杆菌）均有高度的敏感性。此外本品能耐β-内酰胺酶，不易产生耐药性。本品经注射给药后生物利用度较高。可广泛分布于痰液、腹水、羊水、妇科生殖器官、脑脊液中，在尿液和胆汁中的浓度最高。$t_{1/2}$ 为 1.8~2.4 小时。主要经肾脏和肝脏排泄。为革兰阴性菌脑膜炎的首选药，亦可用于敏感菌所致的败血症，呼吸系统感染，泌尿系统感染，胆道感染，腹膜炎，生殖器官感染等。

用法用量 成人 ①**肌内注射**：每次 0.5~1.0g，每日 2 次，用 0.5% 利多卡因注射液溶解，深部肌内注射。②**静脉注射或静脉滴注**：每日 1.0~2.0g，每 12 小时给药 1 次。

儿童 静脉注射或静脉滴注，每日 40~80mg/kg 体重，每 12~24 小时给药 1 次。严重感染可加倍。

注意事项 ①对头孢菌素类抗生素过敏者禁用。对青霉素类抗生素过敏者慎用。高敏患者及亲属中有过敏体质者、严重肾功能损害者慎用。曾对利多卡因等局部麻醉剂有过敏史者忌用。②药物应现配现用，溶解后室温保存不得超过 12 小时，冰箱内保存不得超过 24 小时。③因本品能够干扰维生素 K 的代谢，致维生素 K 缺乏，故长期用药，应加服维生素 K。④注射速度应缓慢。⑤与强效利尿药合用，可使肾毒性增加。

剂型规格 注射剂：每支 0.25g；0.5g；1.0g。

氟氧头孢
Flomoxef

别名 氟吗宁，氟莫克西钠，Flumarin

作用用途 本品为第三代头孢菌素，是半合成广谱氧杂头孢烯，属头霉素类抗生素。抗菌谱与抗菌活性均与拉氧头孢相似，但对金黄色葡萄球菌，尤其是 MRSA 作用较强。静脉滴注 1g 和 2g，1 小时血药浓度分别为 44mg/L 和 89.5mg/L，$t_{1/2}$ 为 49 分钟和 40 分钟，在痰液、腹腔内渗出液、骨盆渗出液、胆囊、子宫、子宫附属器官、中耳黏膜及肺组织转移性良好。小部分以原型从尿中排出。肾功能障碍者 $t_{1/2}$ 延长。本品用于大肠埃希菌、肺炎杆菌、沙雷菌等革兰阴性菌引起的败血症、脑膜炎、呼吸系统感染、肝胆系统感染、腹膜炎、泌尿系统严重感染、生殖系统严重感染等。

用法用量 成人 静脉注射或静脉滴注：每日 1~2g，每日 2 次；重症每日 4g，分 3~4 次给药。

儿童 静脉注射或静脉滴注：每日 20~80mg/kg 体重，每日 2~4 次。病情严重者剂量可加倍。

注意事项 ①对本品过敏者禁用。对其他 β-内酰胺类抗生素过敏者慎用。②定期检查血象和肝功能。③可发生过敏性休克、皮疹、蛋白尿、血尿。偶见红细胞减少、血小板减少、白细胞减少和嗜酸性粒细胞增多、肝功能损害、胃肠道反应、头痛、倦怠等不良反应。

剂型规格 注射剂：每支 0.5g；1g；2g。

头孢地嗪
Cefodizime

别名 莫迪，莫敌威，Modivid，Timcef

作用用途 本品为第三代头孢菌素，是第一个具有免疫功能的头孢菌素类药物。主要通过阻止细菌细胞壁的合成而发挥杀菌作用。对包括厌氧菌和需氧菌在内的大多数革兰阳性菌和阴性菌，如金葡菌、肺炎球菌、链球菌属、奈瑟淋球菌、脑膜炎奈瑟菌、大肠埃希菌、志贺菌属、沙门菌属、卡他布兰汉菌、克雷伯杆菌属、流感嗜血杆菌等，均具有抗菌作用。本品对 β-内酰胺酶稳定。主要用于敏感菌引起的各类感染，包括妇女无并发症的下泌尿道感染，其他上、下泌尿道感染，下呼吸道感染，淋病等。

用法用量 ①**静脉注射**：将 1.0g 头孢地嗪钠溶于 4.0ml 或 2.0g 头孢地嗪钠溶于 10ml 注射用水中，溶解并混匀后于 3~5 分钟内注射。②**静脉滴注**：将 1.0g 或 2.0g 头孢地嗪钠溶于 40ml 注射用水；生理盐水或林格液中，溶解并混匀后于 20~30 分钟内输注。③**肌内注射**：将 1.0g 头孢地嗪钠溶于 4.0ml 或 2.0g 头孢地嗪钠溶于 10ml 注射用水中，溶解并混匀后注入深部臀肌。妇女无并发症的下泌尿道感染，每次 1.0~2.0g，单次给药。其他上、下泌尿道感染，每次 1.0~2.0g，每日 1 次。下呼吸道感染，每次 1.0g，每 12 小时 1 次。淋病，0.25g 或 0.5g，单次给药。

注意事项 ①对头孢菌素类和青霉素类过敏者慎用。肝、肾功能不全者慎用。孕妇、哺乳期妇女忌用。②本品在葡萄糖注射液中的稳定性只有较短的时间，故如用葡萄糖注射液作为溶剂，须立即输注完毕，且一般不赞成与其他抗生素在同一个容器内使用。肌内注射时可用 1% 利多卡因防止注射部位疼痛，但切忌不可注入血管。③长期用药过程中，少数患者可能出现 Coomb's 实验假阳性结果，非酶测定尿糖也可能出现假阳性结果。④可见过敏反应，注射部位的炎性反应和疼痛，胃肠道反应，严重时可致伪膜性肠炎。可能出现血清肝酶及胆红素升高。个别患者血小板计数减少或嗜酸性粒细胞计数增加。长期使用可引起白细胞减少或少见的粒细胞缺乏症。⑤与丙磺舒合用时可以延长本品的排泄。与氨基糖苷类、两性霉素、环孢素、顺铂、万古霉素、多黏菌素 B 等具潜在肾毒性的药物合用，可使肾毒性增加。与强效利尿剂如呋塞米合用，可造成肾脏损害。

剂型规格 注射剂：每支 0.25g；1.0g；2.0g。

头孢甲肟
Cefmenoxime

别名 氨噻肟唑头孢菌素，倍司特克，噻肟唑头孢，头孢噻肟四唑，头孢噻肟唑，Bestcall，Cephmenoxime

作用用途 本品为第三代头孢菌素，具有较强的杀菌性。对革兰阴性和革兰阳性需氧菌和厌氧菌均有抗菌作用。尤其对大肠埃希菌、克雷伯杆菌属、变形杆菌、奇异变形杆菌、流感杆菌以及肺炎杆菌等的抗菌作用较强。对链球菌属和肺炎球菌等革兰阳性菌的作用也很好。对吲哚阳性变形杆菌属、肠道菌属、枸橼酸菌属、沙雷菌属等革兰阴性杆菌以及类杆菌属等厌氧菌也有广泛的抗菌作用。用于敏感菌所致的败血症，呼吸系统感染，烫伤，手术后感染，肾盂肾炎，胆管炎，胆囊炎，腹膜炎，肝脓肿，子宫附件炎，子宫内膜炎等。

用法用量 肌内注射或静脉注射或静脉滴注：每日1~2g，分2次给药，严重感染可增至每日4g，分2~4次给药。也可将一次用量0.5~2.0g加入到葡萄糖注射液、电解质或氨基酸液等输液中，在0.5~2小时内滴完。

注意事项 ①对本品有过敏史者禁用，对青霉素类或头孢菌素类药物有过敏史患者，严重肝、肾功能不全者，孕妇及新生儿、早产儿等慎用。②用药期间应定期检查肝、肾功能和血象。③静脉注射速度应缓慢，以免引起血管胀痛，血栓性静脉炎。④本品溶解后应立即使用，最长不得超过12小时。⑤用药期间如出现口内感觉异常、喘息、耳鸣、发汗等应立即停药。⑥偶尔出现休克症状。⑦有皮疹，红斑，瘙痒，发热，淋巴结肿胀，关节痛等症状。⑧可见腹痛，腹泻，呕吐，黏液便血等胃肠道反应。⑨偶见少尿，蛋白尿，SGOT，SGPT，酸性磷酸酶（ACP），BUN升高，粒细胞、红细胞减少，嗜酸性粒细胞增多。⑩用药期间饮酒易引起恶心，脉搏加快，多汗，头痛等症状。

剂型规格 注射剂：每支0.5g；1.0g。

头孢泊肟酯
Cefpodoxime Proxetil

别名 搏拿，施博，头孢氨噻醚酯，头孢泊肟普赛酯，头孢泊肟匹酯，Banan，Vantin

作用用途 本品为第三代头孢菌素，是头孢泊肟的前体药物。口服后被肠道吸收，经肠壁酯酶水解产生活性代谢物头孢泊肟显示抗菌活性。本品对葡萄球菌属、链球菌属、肺炎球菌、大肠埃希菌、克雷伯杆菌、变形杆菌、流感嗜血杆菌、奈瑟菌、淋病双球菌等革兰阳性和阴性菌均有很强的抗菌活性。其活性优于其他β-内酰胺类抗生素，对革兰阳性厌氧菌敏感，而对革兰阴性厌氧菌如脆弱拟杆菌其最低抑菌浓度为3.13~200μg/ml。本品对各种细菌产生的β-内酰胺酶稳定。肠杆菌、假单胞菌属、沙雷菌属、肠球菌对本品有抗药性。本品口服经胃肠吸收，进食情况下服用本品，吸收率达50%，与食物同服可增加其吸收。本品服后2~3小时可达峰浓度，80%的药物以原型从尿中排泄。肾功能衰退的患者其消除半衰期延长1.5~2小时。本品主要用于链球菌引起的上呼吸道感染及由肺炎球菌、流感杆菌引起的中耳炎、下呼吸道感染、皮肤及皮肤结构感染、尿路感染和性传播疾病。

用法用量 口服：一般按每日4~8mg/kg体重，分2次服。①上呼吸道感染，每12小时服100mg，共服10日。②下呼吸道感染，每12小时服200mg，共服14日。③皮肤及皮肤结构感染，每12小时服400mg，共服7~14日。④尿路感染，每12小时服100mg，共服7日。⑤性传播疾病，单剂量200mg。

注意事项 ①哺乳期妇女忌用。②有时可见腹泻、恶心、腹痛、呕吐、阴道真菌感染、尿布疹、头痛等。

剂型规格 ①片剂：每片100mg；200mg。②混悬剂：每袋50mg（5ml）；100mg（5ml）。

头孢磺啶钠
Cefsulodin Sodium

别名 达克舒林，磺吡苄头孢菌素，头孢磺吡苄，头孢磺苄啶，Sulcephalosposin，Tilmapos

作用用途 本品为第三代头孢菌素，是第一个抗铜绿假单胞菌的头孢菌素类抗生素。由于对铜绿假单胞菌细胞壁外层具有良好的通透性，故对铜绿假单胞菌有特异性的杀菌作用，MIC为1.56μg/ml，并且对其产生的β-内酰胺酶具有很高的稳定性。本品对革兰阳性菌的抗菌活性比磺苄西林强10倍左右，比羧苄西林强16~32倍。其抗菌作用与庆大霉素、双去氧卡那霉素等氨基糖苷类抗生素相似，但由于本品与氨基糖苷类抗生素的作用机制不同，故二者间无交叉耐药性。主要用于对本品敏感的铜绿假单胞菌引起的败血症，肺炎，支气管炎，创伤和烧伤继发感染，肾盂肾炎，膀胱炎，腹膜炎，角膜溃疡等。尤可用于青霉素或庆大霉素治疗无效的铜绿假单胞菌感染。

用法用量 成人 肌内注射或静脉注射或静脉滴注：每日2.0~4.0g，分2次给药。重患者可增至每日2.0g，败血症可增至每日4.0g。静脉滴注可用生理盐水或5%葡萄糖注射液溶解，分2~4次给药。

注意事项 ①对头孢菌素类抗生素过敏者禁用；对青霉素类抗生素过敏者慎用。有严重肝肾功能障碍者、支气管哮喘及皮疹等过敏体质者、孕妇慎用。②用药期间应定期检查肝、肾功能及血象。③使用本品期间，若出现不适感如口内异常感，眩晕，出汗等症状应立即停药。④服药过程中可见过敏反应；胃肠道反应；少数患者注射部位局部疼痛，静脉注射后出现静脉炎；血清转氨酶轻度升高，少尿，蛋白尿；亦可见血小板减少，嗜酸性粒细胞增多；偶见血清谷草转氨酶（SGOT），血清谷丙转氨酶（SGPT），碱性磷酸酶（ALP）上升；罕见念珠菌病，维生素缺乏症等。

剂型规格 注射剂：每支0.5；1.0g。

头孢唑喃钠
Cefuzonam Sodium

别名 Cosmosin，CZON

作用用途 本品为第三代头孢菌素，对葡萄球菌属、链球菌属、甲氧西林和对头孢烯类耐药的金葡菌等革兰阳性菌有良好的抗菌作用。对大肠埃希菌、克雷伯菌属、变形杆菌属及流感杆菌具较强的抗菌作用。对肠杆菌属、沙雷菌属及拟杆菌属等革兰阴性菌也有良好的抗菌作用。本品对β-内酰胺酶稳定。适用于敏感菌引起的败血症、呼吸道感染、扁桃体炎、肝胆感染、腹膜炎、脑膜炎、骨髓炎、关节炎、子宫旁结缔组织炎、肛周脓肿以及外伤、手术创口的继发感染。

用法用量 成人 静脉注射或静脉滴注：每日1～2g，分2次使用。重症可增至4g，分2～4次使用。

儿童 静脉注射或静脉滴注：每日40～80mg/kg体重，重症每日可增至200mg/kg体重，分3～4次使用。静脉滴注时，每日1次，每次加入100ml输液中滴注0.5～2小时。

注意事项 ①孕妇、早产儿及新生儿忌用。对青霉素、头孢菌素有过敏史者禁用，肾功能不全者慎用。与其他头孢菌素及呋塞米等利尿药并用时可增加肾毒性，应慎用。②用药期间应定期检查肝肾功能和血象。本品仅供静脉注射，速度宜慢。③可见皮疹、瘙痒、发热等过敏反应，偶见恶心、呕吐、食欲不振、腹痛、腹泻、中性粒细胞减少、嗜酸性粒细胞增多、肝肾功能异常。罕见有休克、血小板减少、红细胞减少、伪膜性结肠炎、痉挛、全身倦怠感、面部潮红、心律失常、口炎、念珠菌菌群交替症及维生素B、维生素K族缺乏症。

剂型规格 注射剂：每支0.25g；0.5g；1g。

头孢他美酯
Cefetamet Pivoxil

别名 高保息，康迈欣，头孢他美匹酯，头孢他美新戊酰氧甲酯，代宁，联邦赛福美，华仙美，珍良，Globecef

作用用途 本品系口服第三代头孢菌素，口服后经肠壁酯酶脱酯而释放出具有抗菌活性的头孢菌素，对革兰阳性及革兰阴性菌均有广谱抗菌作用。尤其对革兰阴性菌抗菌活力强。本品具有广谱抗肠杆菌活性，对变形杆菌属、克雷伯杆菌属、普鲁威登杆菌属和结肠耶氏菌具有显著活性。对流感嗜血杆菌和卡他摩拉克菌属有活性，即使在β-内酰胺酶存在下仍有活性。对淋球菌非常有效（MIC$_{90}$≤0.125mg/L），本品可能对梅毒螺旋体有一些作用，但对厌氧菌几无作用。大多数的假单胞菌属和其他革兰阴性非发酵杆菌对本品耐药。适用于上呼吸道感染，如慢性中耳炎、鼻窦炎、咽炎、扁桃体炎。也用于支气管炎、肺炎、尿路感染、淋病、皮肤和软组织感染、产科和妇科感染等。

用法用量 成人 口服：①一般用量，每次500mg，每日2次。②呼吸道感染，每次250～1500mg，每日2次。③耳、鼻、喉感染，每次250～1000mg，每日2次。④泌尿系统感染，单次给药1500～2000mg，饭后1小时服用。

儿童 口服（12岁以下）：①体重低于15kg，每次10mg/kg干混悬剂。②体重为16～30kg，每次250mg，每日2次。③体重为31～40kg，每次250～500mg，每日2次。④体重大于40kg，每次500mg，每日2次。

注意事项 ①对青霉素类和头孢菌素类药物过敏者禁用。②连续使用本品，可能出现维生素B族和维生素K缺乏。③常有胃肠道紊乱、腹泻、恶心、呕吐、荨麻疹、皮疹、湿疹等。罕见有头痛、疲乏、心动过速、震颤、冷汗、皮肤溃疡等。

剂型规格 ①片剂：每片250mg。②胶囊剂：每粒250mg；500mg。③干混悬剂：每袋250mg。

头孢妥仑匹酯
Cefditoren Pivoxil

别名 富山龙，富山龙尼，头孢克肟，头孢特仑，头孢特仑匹酯，头孢特仑新戊酰氧甲酯，头孢妥仑酯，托米仑，美爱克，Cefteram，Cefteramum，Melact，Tomiron

作用用途 本品为第三代头孢菌素。口服吸收后，被肠管壁酯酶水解代谢成活性的头孢妥仑而发挥抗菌作用。本品抗菌谱包括：金黄色葡萄球菌（耐甲氧西林菌株除外）、肺炎链球菌属等革兰阳性菌；大肠埃希菌、卡他布兰汉球菌、克雷伯杆菌、柠檬酸杆菌属、沙雷菌属、变形杆菌属（奇异变形杆菌、普通变形杆菌）、流感嗜血杆菌、摩根杆菌属、普罗威登斯菌属、拟杆菌属。临床用于敏感菌引起的皮肤感染、毛囊炎、传染性脓疱疮、丹毒、皮下脓肿、乳腺炎、肛周脓肿、咽喉炎、扁桃体炎、急性支气管炎、慢性支气管炎、肺炎等呼吸道感染、胆囊炎、胆管炎、肾盂肾炎、子宫附件炎、子宫内感染、前庭大腺炎、中耳炎、副鼻窦炎、牙周炎、牙冠周炎、颌炎、眼睑炎、泪囊炎等。

用法用量 口服 成人：每次200～400mg，每日2次，连续用药10～14天。肾功能不全者：肌酐清除率小于30ml/min者，每次用量不应超过200mg，每日1次。肌酐清除率为30～49ml/min者，每次用量不应超过200mg，每日2次。

注意事项 ①对本品和其他头孢菌素类药过敏者禁用。②先天性肉毒碱缺陷患者或存在可能导致肉素碱缺陷的代谢障碍者禁用。③对酪蛋白过敏者禁用。④对青霉素过敏者、高度过敏体质者、严重肾功能不全者、慢性胃肠道疾病病史者，特别是溃疡性结肠炎、克罗恩病或伪膜性肠炎者慎用。⑤孕妇和哺乳期妇女、12岁以下儿童慎用。⑥不良反应：有皮疹、瘙痒、荨麻疹、恶心、呕吐、腹泻、消化不良、嗜酸性粒细胞增多症、白细胞减少。偶见尿素氮及血清肌酐值升高。长期用药可降低血清中肉毒碱浓度。

剂型规格 片剂：每片100mg；200mg。

头孢布烯
Ceftibuten

别名 头孢噻腾，先力腾，Cedax

作用用途 本品为第三代头孢菌素，主要抗菌谱包括肺炎链球菌、化脓性链球菌、流感嗜血杆菌、卡他莫拉菌。在体外对弯曲杆菌、肠杆菌、肠球菌、葡萄球菌、假单胞菌等无抗菌作用。口服吸收良好。可用于敏感细菌所致慢性支气管炎急性发作、急性中耳炎、咽炎、扁桃体炎。

用法用量 成人　口服：每次 400mg，每日 1 次，疗程约为 10 日。

　儿童（**45kg 以下患儿**）　口服：9mg/kg 体重，每日 1 次。药物最好在饮食前 1 小时或饮食后 2 小时服用。

注意事项 ①对本品任何成分过敏者禁用。②肾功能不良者应减量。③常见恶心、腹泻、头痛等不良反应。

剂型规格 ①片剂：每片 400mg。②胶囊剂：每粒 200mg；400mg。③混悬剂：540mg（30ml）；1.08g（30ml）；1.08g（60ml）；2.16g（60ml）。

头孢地尼
Cefdinir

别名 全泽复，头孢狄尼，世扶尼，世富盛，Cefzon，CPDN，FK-482

作用用途 本品为第三代头孢菌素，对多种 β-内酰胺酶稳定，对革兰阳性、阴性的需氧菌和厌氧菌有广谱抗菌活性，与现有的口服头孢菌素类抗生素相比，本品对葡萄球菌、链球菌、消化链球菌、丙酸杆菌的抗菌活性强，但是对变形杆菌属中的普通变形杆菌及摩根菌的抗菌活性较弱。对肟基头孢菌素酶的稳定性较青霉素酶、头孢菌素酶差。与青霉素结合蛋白具有很强的亲和力。

空腹口服本品，约 4 小时后达血药峰浓度，饮食可影响其吸收。高龄患者的药动学结果与健康成年男子相比无明显差异。肾功能障碍患者血浆浓度半衰期延长。本品可向痰液、扁桃体组织、尿道分泌物、女性生殖器官、中耳分泌物、皮肤组织、泪液等转移分布，但不向乳汁转移。$t_{1/2}$ 为 1.6～1.8 小时，24 小时药物以原型从尿中排泄率约为 26%～33%。尿及粪便中未见本品以外的活性代谢物。

用于敏感细菌所致的下列感染：毛囊炎、疖、疖肿、传染性脓疱病、丹毒、蜂窝织炎、淋巴结炎、化脓性甲沟炎、皮下脓肿、感染性粉瘤、慢性脓皮病、乳腺炎、肛门周围脓肿、外伤及手术创伤的浅表性继发感染、咽喉炎、膀胱炎、淋球菌性尿道炎、子宫附件炎、宫内感染、前列腺炎、眼睑炎、麦粒肿、外耳炎、中耳炎、副鼻窦炎。

用法用量 成人　口服：每次 100mg，每日 3 次。可视年龄及症状酌情增减。

　儿童　口服：每次 7mg/kg 体重，每日 2 次；或每次 14mg/kg 体重，每日 1 次。

注意事项 ①对头孢菌素类有过敏史者禁用。对青霉素有过敏史者慎用。②维生素 K 合成障碍或维生素储备不足（如慢性肝脏疾病、营养不良）等患者，需要监

测凝血酶原时间，适当补充维生素 K。③有皮疹、红斑、瘙痒、发烧等过敏现象，罕见休克；可见中性粒细胞减少、嗜酸性粒细胞增多、溶血性贫血；偶见 SAST、SALT、ALP，BUN 上升，罕见急性肾功能不全等严重肾功能障碍；偶见恶心、腹泻、腹痛、胃部不适、胸闷、食欲不振；罕见便秘、发烧、咳嗽、呼吸困难。④与铁剂并用，可致吸收减少而降低效果。

剂型规格 ①片剂：每片 100mg；300mg。②胶囊剂：每粒 50mg；100mg；300mg。③混悬剂：125mg（5ml）。

头孢匹胺钠
Cefpiramide Sodium

别名 头孢吡四唑，头孢匹胺，先锋吡兰，先福吡兰，泰吡信，Cefpiramide，CPM，Sepatren

作用用途 本品为第三代头孢菌素类抗生素。对革兰阳性菌如葡萄球菌，链球菌，消化球菌，脑膜炎球菌，淋球菌等具有很强的抗菌作用。对铜绿假单胞菌、多数肠杆菌属细菌、流感嗜血杆菌等革兰阴性杆菌也有较强的作用。对 β-内酰胺酶稳定。用于敏感菌引起的肺炎，呼吸道感染，胆道感染，妇产科感染，尿路感染，脑膜炎，腹膜炎，败血症及口腔外部感染等。

用法用量 成人　肌内注射或静脉注射或静脉滴注：每日 1～4g，分 2～3 次给药。

　儿童及新生儿　肌内注射或静脉注射或静脉滴注：一般每日 20～80mg/kg 体重，重症可增至日 150mg/kg 体重，分 2～3 次给药。

注意事项 ①对头孢菌素类和青霉素类过敏者禁用。早产儿、新生儿以及对利多卡因或酰苯胺类局部麻醉药过敏的患者禁用。②肝、肾功能不全，全身状况差的患者，孕妇慎用。③用药期间及用药后 1 周内禁止饮酒。④可见皮疹、瘙痒、发热等过敏反应，偶见恶心、腹泻、呕吐等胃肠道反应。少数患者有嗜酸性粒细胞增多，暂时性白细胞下降，中性粒细胞减少，肝功能改变，少尿，蛋白尿等。罕见头痛，休克，肠道菌群改变，维生素 B、维生素 K 缺乏等。此外，肌内注射可引起局部疼痛、硬结，静脉注射可出现血管疼痛和血栓性静脉炎等。本品对肾脏无毒性，但可出现尿素氮和转氨酶升高等。

剂型规格 注射剂：每支 0.25g；0.5g；1.0g。

头孢咪唑钠
Cefpimizole Sodium

别名 SPIZ

作用用途 本品为第三代头孢菌素，对革兰阳性菌、革兰阴性菌及厌氧菌显示广谱抗菌作用。特别是对铜绿假单胞菌的抗菌作用比原有头孢烯类强。用于敏感细菌引起的败血症、急性支气管炎、扁桃体炎、肾盂肾炎、膀胱炎、胆囊炎、腹膜炎、肺炎、子宫附件炎、子宫内感染等。

用法用量 静脉注射或静脉滴注：每日 1～2g，分 2

次给药。重症感染可增加至每日 4g。静脉注射时 1g 溶于注射用水、生理盐水或葡萄糖注射液 10~20ml 中缓慢注射，静脉滴注时可溶于糖、电解质、氨基酸等补液，需要 30~120 分钟滴完。

注意事项 ①对本品过敏者禁用。对头孢烯类、青霉素类有过敏史者，肾功能严重不足者，本人或双亲、兄弟易发生支气管哮喘、皮疹、荨麻疹等变态反应的体质者，摄食困难或不经口营养者、老年人、全身状况差者慎用。②孕妇以及小儿用药的安全性尚未确立。本品仅供静脉内给药。③静脉内大量给药时可发生血管痛、血栓性静脉炎。罕见休克；可见皮疹、荨麻疹、红斑、发热等过敏现象；偶见 BUN、SGOT、SGPT、ALT 等肝肾功能指标升高，粒细胞减少、嗜酸性粒细胞增多，罕见血小板减少、红细胞减少；偶见恶心、呕吐、食欲不振、腹泻等胃肠道反应；偶见口炎、念珠菌病等；罕见维生素 K、维生素 B 缺乏症等不良反应。

剂型规格 注射剂：每支 0.5g；1g。

（四）第四代头孢菌素

头孢克定
Cefclidin

别名 头孢立定，CFCL

作用用途 本品为第四代头孢菌素，对细菌细胞壁的穿透性增强，对革兰阴性杆菌高度敏感，对铜绿假单胞菌的作用较头孢他啶强 4~16 倍，对其他假单胞菌也具良好抗菌作用。对大多数肠杆菌科细菌的抗菌活性较第三代头孢菌素为强，某些耐第三代头孢菌素的枸橼酸杆菌属、肠球菌属以及葡萄糖非发酵菌对本品也敏感。对各种 β-内酰胺酶高度稳定。静脉滴注本品 0.5~2g 后血药浓度为 29.2~116.0mg/L，血清半衰期为 1.92 小时，给药后 24 小时内尿中排出给药量的 82%~86%，血浆蛋白结合率为 4.0%。本品治疗各种感染的临床总有效率为 82.6%~91.1%，对革兰阴性菌和肠杆菌科细菌等革兰阴性菌的清除率分别为 84.1% 和 84.7%，对铜绿假单胞菌的细菌清除率达 78.4%。

用法用量 注射用：成人，每日 2g，分 2 次静脉给药。

注意事项 对头孢菌素类过敏者禁用。

剂型规格 注射剂：每支 0.5g；1g。

头孢吡肟
Cefepime

别名 卡洛欣，马斯平，头孢泊姆，头孢匹美，头孢匹姆，立健泰，Maxipine

作用用途 本品为第四代头孢菌素。抗菌谱和对 β-内酰胺酶的稳定性明显优于第三代头孢菌素。本品对诸多革兰阳性和革兰阴性细菌包括肠杆菌属、铜绿假单胞菌和其他非发酵性革兰阴性杆菌、嗜血杆菌、奈瑟球菌属、葡萄球菌及链球菌等均有较强的抗菌活性。本品对耐第三代头孢菌素的革兰阴性杆菌仍显示出良好的抗菌活性。本品可经静脉或肌内注射，静脉注射时，通常要求在 30 分钟内以恒定的速率注入体内。本品消除半衰期为 2 小时左右。肌内注射剂量为 250~2000mg 的范围时，1~1.6 小时后的血药峰值为 8~60μg/ml，约为同等剂量静脉注射后血药峰值的 1/2。肌内注射后的清除半衰期为 2 小时左右，与剂量不相关。其绝对生物利用度为 100%。临床用于呼吸道感染（如支气管炎、肺炎）、泌尿系感染（如单纯性下尿路感染、复杂性尿路感染）、非复杂性皮肤或皮肤软组织感染、复杂性腹腔内感染、妇产科感染、败血症、儿童脑脊髓膜炎等。

用法用量 成人 ①肌内注射：每次 0.5~1g，每日 2 次。②静脉滴注：一般症状每次 0.5~1g，每日 2 次，重症每次 2g，每日 2~3 次。

儿童 静脉滴注：每次 30~50mg/kg 体重，每日 2~3 次。

注意事项 本品引起不良反应的报道目前尚少。

剂型规格 注射剂：每支 0.5g；1g；2g。

头孢匹罗
Cefpirome

别名 氨噻吡戊头孢，派新，头孢吡隆，Cefrom，CPR

作用用途 本品为第四代头孢菌素，尤其对耐药金葡菌、铜绿假单胞菌、肠杆菌及柠檬酸菌等感染均有较好疗效。成人，静脉注射本品 1g，$t_{1/2}$ 为 1.67±0.26 小时。儿童，20mg/kg 体重，静脉注射 15 分钟后最大浓度为 70.5μg/ml，$t_{1/2}$ 1.39 小时，尿排泄 66.0%。在家兔金葡菌性脑膜炎模型中，本品能很好地透入脑脊液中，静脉注射 100mg/kg 体重，15 分钟后血清最大浓度为 36.2±6.63μg/ml，60 分钟后脑脊液中最大浓度为 14.6±2.85μg/ml。化脓性脑膜炎患儿静脉注射 40~80mg/kg 体重，45~60 分钟后脑脊液中可达 1.85~24.2μg/ml。可广泛用于呼吸、泌尿、妇产科感染等。有资料表明，本品对多种感染的有效率为：化脓性脑膜炎 94.1%；败血症及菌血症 100%；肺炎及脓胸 94.8%；支气管炎 93.3%；扁桃体及咽喉炎 96.7%；尿路感染 96.3%；皮肤及软组织感染 92.3%；蜂窝织炎 91.7%；中、外耳炎 100%；骨髓炎、烫伤皮肤金葡菌综合征、肾脓肿、急性膀胱炎、百日咳、猩红热、肠炎及化脓性甲状腺炎等为 100%。

用法用量 成人 肌内注射或静脉注射或静脉滴注：每日 2.0~4.0g，分 2 次给药。

注意事项 ①对头孢菌素类过敏者禁用。②下列情况慎用：对青霉素过敏者、肾功能不全者、有慢性胃肠道疾病者、孕妇和哺乳期妇女、12 岁以下儿童。③不良反应：皮疹、瘙痒，偶见血管神经性水肿、支气管痉挛、恶心、腹泻等。

剂型规格 注射剂：每支 1g。

头孢司利
Cefoselissulfate

别名 头孢噻利，Wincef

作用用途 本品为第四代头孢菌素。具有广谱抗菌活性，对葡萄球菌活性比第三代头孢菌素更有效。对假单胞菌属也有效。对细菌的 β-内酰胺酶有非常高的稳定性，在人体几乎完全未被代谢而排出，对抗甲氧西林的金黄色葡萄球菌（MRSA）有很强的活性。用于敏感细菌引起的各种感染，包括呼吸道和泌尿道感染。

用法用量 成人　静脉滴注：每次 0.5～2.0g，每日 2 次，加入生理盐水或葡萄糖注射液中稀释后给药。

小儿　静脉滴注：每次 20mg/kg 体重，每日 2 次。

注意事项 ①本品虽未见过敏反应，但仍需注意观察。②仅见轻微的皮疹、瘙痒和轻度的实验室数据结果异常。

剂型规格 注射剂：每支 0.5g；1.0g。

头孢洛林
Ceftaroline

别名 头孢洛林酯，Teflaro

作用用途 本品为第四代头孢菌素，治疗成人社区获得性细菌性肺炎（CABP）和急性细菌性皮肤和皮肤结构感染（ABSSSI），包括耐甲氧西林金黄色葡萄球菌（MRSA）。β-内酰胺类抗生素可与细菌细胞壁上的青霉素结合蛋白（PBPs）结合从而抑制细菌肽聚糖的合成。而肽聚糖是细菌细胞壁的结构成分之一，缺少肽聚糖将会导致细胞壁结构的异常，包括细胞壁延展，泄漏，丧失选择通透性等，最终导致细菌死亡或者溶解。除此之外，头孢洛林还可以有效的与 PBP-2a 结合，这种蛋白通常由 MRSA 产生而且不易与现在临床广泛使用的 β-内酰胺类抗生素结合。头孢洛林对于包括耐甲氧西林金黄色葡萄球菌（MRSA）在内的革兰阳性菌具有强大的抗菌作用，同时保持了相当的抗革兰阴性菌活性，用于治疗社区获得性肺炎以及急性细菌性皮肤感染。

用法用量 静脉滴注：推荐剂量，年龄≥8 岁，一次 600mg，每 12 小时给药，滴注时间 1 小时。治疗的持续时间应依据感染的患者临床和细菌学进展的严重程度。ABSSSI 感染推荐的治疗持续时间是 5～14 天，CABP 感染推荐的治疗持续时间是 5～7 天。

肾功能不全患者　用法用量：

肌酐清除率（ml/min）	推荐剂量
>50	无需调整剂量
30～50	400mg iv（超过 1 小时）每 12 小时
15～30	300mg iv（超过 1 小时）每 12 小时
终末期肾脏疾病	200mg iv（超过 1 小时）每 12 小时

注意事项 ①禁忌证：已知的对头孢洛林或其他头孢菌素过敏患者；曾经发生过对头孢菌素过敏的患者。②过敏反应：在对曾有对头孢菌素类抗生素过敏史的患者使用头孢洛林前，推荐进行过敏皮肤试验。并且要详细询问患者对头孢菌素类、青霉素类以及碳青霉素类抗生素的过敏史，因为头孢菌素类及青霉素之间存在交叉过敏现象，需慎用。如果出现过敏反应需要立刻停药，并采取注射肾上腺素及其他抢救措施，包括气道管理，吸氧，静脉补液，抗组胺药物，皮质醇，血管加压素等。③艰难梭菌相关性腹泻：几乎在所有使用抗生素的病例中有报道，包括头孢洛林。④特殊人群用药：妊娠和哺乳期妇女，仅在评估其利益大于可能潜在的对胎儿或婴儿的危害时才可应用。对于小儿的用药安全及效果尚未有实验研究。65 岁及以上病人，因其肾功能有所下降，而头孢洛林绝大部分通过肾脏排泄，因此对于这些病人的用药剂量应当仔细调整。对于中度（清除率 30～50ml/min）和重度（清除率<30ml/min）肾功能损害患者需要调整用药剂量。对于肝脏损害的病人使用头孢洛林的研究尚未确立。⑤不良反应可见呕吐、恶心、皮疹等。

剂型规格 注射剂：每支 400mg；600mg。

头孢吡普
Ceftobiprole

别名 Zeftera

作用用途 本品为第四代头孢菌素类抗生素（也有将其归入第五代），具有广泛的抗菌谱，该药对包括 MRSA（耐甲氧西林金黄色葡萄球菌）在内的革兰阳性菌和革兰阴性菌均具有强大的抗菌活性。与青霉素结合蛋白 2a 具有极强的结合力，其对 MRSA 的 MIC（最小抑菌浓度）不受该菌对苯唑西林、头孢西丁或万古霉素敏感或耐药的影响，也不受细菌 SCCmec 型别的影响。

注意事项 常见不良事件包括恶心、味觉障碍、腹泻和呕吐。

2010 年美国与欧洲监管部门未批准皮肤病药物 Ceftobiprole 上市申请。

四、碳青霉烯类

碳青酶烯类（carbopenems）是一类由链霉菌培养液中提取的硫霉素经半合成而制取的一类含碳青酶烯环的抗生素。

1. 抗菌作用

本类药物抗菌谱与第三代头孢菌素相似。其抗菌谱广，抗菌活性强，对多数革兰阳性菌和革兰阴性菌、厌氧菌及需氧菌均有较好抗菌作用。临床特别适用于多种细菌联合感染和厌氧菌及需氧菌的混合感染。如下呼吸道感染、腹膜炎、腹腔内脓肿、败血症、肝胆感染、妇科感染、尿路感染等。

2. 临床应用注意事项

（1）本类药物可抑制中枢 GABA 受体而引起中枢兴奋症状。如出现中枢症状时，应停止用药，并给予地西泮类药物对症治疗。

（2）对青霉素类过敏者、孕妇、哺乳期妇女、癫痫患者慎用。

（3）本类药不应作为一般感染的首选药，应用于那些常见抗菌药已耐药或临床用其他药已无效的严重感染及危重患者。

亚胺培南-西拉司丁钠
Imipenem-Cilastatin Sodium

别名 泰能，泰宁，亚胺硫霉素-西拉司丁钠，伊米配能-西司他丁钠，Tienam

作用用途 本品为亚胺培南和西拉司丁钠的复合物，二者的比例为1∶1。亚胺培南为β-内酰胺类抗生素，能够特异性地抑制细菌细胞壁肽聚糖的合成，从而达到广谱高效的抗菌作用。但本品单独使用能被肾脏脱氢肽酶Ⅰ代谢失活。而西拉司丁能够抑制脱氢肽酶的活性，阻断亚胺培南在肾内的代谢，既增加了亚胺培南在泌尿道的浓度，又减少了亚胺培南的肾毒性。本品对革兰阳性及阴性菌和厌氧菌均有抗菌活性，特别对金葡菌、粪链球菌、铜绿假单胞菌、大肠埃希菌、肺炎克雷伯菌、脆弱拟杆菌、消化球菌属等具有很强的抗菌活性。本品经静脉给药，两药的血药浓度均呈剂量相关性。血浆蛋白结合率为20%。体内分布广，并有部分可以进入脑脊液中。主要从肾脏排泄，尿中排泄量为血浆清除的70%。血浆 $t_{1/2}$ 为1小时。肾功能减退时，尿中排泄量减少，血浆 $t_{1/2}$ 延长。

临床用于敏感菌引起的各类感染。尤其适用于多种菌混合感染和需氧/厌氧菌的混合感染，如败血症，感染性心内膜炎，腹腔感染，下呼吸道感染，泌尿生殖器感染，全眼炎，中枢神经系统感染以及其他的外科严重感染等。

用法用量 成人 肌内注射或静脉滴注：常用量每次 0.25~1.0g，每 8~12 小时 1 次，严重感染，可增至 0.5~1.0g，每 6 小时 1 次，最大剂量可用至每日 4.0g。

儿童 肌内注射或静脉滴注：每日 30~80mg/kg 体重；严重感染，每日 100mg/kg 体重，每 6~8 小时 1 次，一日总量不超过 2g。

注意事项 ①对头孢菌素类抗生素过敏者禁用。对青霉素类抗生素过敏者慎用。高敏患者及亲属中有过敏体质者、孕妇和哺乳期妇女慎用。严重肾功能损害者慎用。②有癫痫病的患者在应用本品期间应继续采用抗惊厥疗法。一旦出现局部性震颤，则应减量或停药。③本品静脉滴注时不能与其他抗生素混合使用，且应现用现配，用生理盐水溶解的药液只能保存 12 小时，用葡萄糖注射液溶解的药液只能保存 4 小时。④常见不良反应为静脉滴注局部出现红斑、疼痛和硬结、血栓性静脉炎；

全身不良反应表现为胃肠道反应，少见发热、低血压、癫痫发作、头晕、嗜睡等，罕见精神紊乱、肌痉挛、呼吸困难、心悸、少尿、甚至无尿、肝肾功能改变等。⑤丙磺舒可使本品的血药浓度和半衰期延长，故不推荐并用。与乳酸钠制剂产生配伍变化。

剂型规格 注射剂：每支含亚胺培南-西拉司丁钠各 0.25g；0.5g；1g。

美洛培南
Meropenem

别名 倍能，海正美特，麦罗派南，美罗培南三水化合物，美平，Mepem，Meronem，Merrem，Optinem

作用用途 本品为广谱抗生素，对革兰阳性菌、革兰阴性菌、厌氧菌都很敏感，尤其对革兰阴性菌的抗菌作用强。成人静脉滴注时，血浆药物浓度随剂量而变动，$t_{1/2}$ 约 1 小时。连续给药时的药效动力学与一次给药时几乎相同，无蓄积性，本品主要从肾脏排泄。健康成人经 30 分钟静脉滴注后 8 小时以内的尿中排泄率为 60%~65%。本品用于慢性支气管炎、肺炎、肺脓肿、脓胸；胆囊炎、胆管炎、肝脓肿、腹膜炎、肾盂肾炎、复杂性尿路感染、子宫附件炎、子宫内感染、盆腔炎、子宫结缔组织炎、关节与皮肤和软组织感染，如肛门周围脓肿、骨髓炎、关节炎、外伤创口感染、烧伤创面感染、手术切口感染、颌骨及颌骨周围蜂窝组织炎、眼及耳鼻喉感染、脑膜炎、败血症等。

用法用量 注射用：给药后第三天应判断是否有必要继续给药、停药或改用其他适宜药物。本品的使用期限为 14 日。

成人 静脉滴注：常用量为每日 0.5~1.0g，分 2~3 次给药，经 30 分钟以上静脉滴注。脑膜炎，每次 2g，每日 3 次。

儿童 静脉滴注：常用量每次 10~20mg/kg 体重，脑膜炎每次 40mg/kg 体重，每日 3 次。通常 250mg 或 500mg 用 100ml 以上的生理盐水等溶解后使用。注射用水因属非等渗溶液而不得使用。

注意事项 ①对本品过敏者禁用。妊娠妇女、早产儿、新生儿、婴儿禁用。②对青霉素、头孢菌素类抗生素过敏者慎用。③有严重肝、肾功能障碍者和老年人慎用。④进食不良或非经口给予营养注射剂的患者或全身状况不良的患者慎用。⑤连续给药 1 周以上时，应进行肝功能检查，有时会出现 GOT、GPT 升高。⑥溶解后应立即使用。本品溶解后为无色和微黄溶液、颜色浓淡不影响药效。应用等渗生理盐水溶解后，在室温下 6 小时以内使用，应在 5℃下 24 小时以内使用。⑦偶见过敏性休克、急性肾衰竭等严重肾功能障碍、伪膜性结肠炎伴有血便的严重结肠炎、间质性肺炎、痉挛、意识障碍等中枢神经症状。⑧偶见中毒性表皮坏死症、溶血性贫血、血栓性静脉炎。⑨哺乳期妇女用药时应停止哺乳。

剂型规格 注射剂：每支 250mg；500mg。

厄他培南
Ertapenem

别名 力伟持，万之，Invanz

作用用途 本品为碳青霉烯类抗生素，临床用于敏感菌株所致成人下列中、重度感染：①由大肠埃希菌、梭状芽孢杆菌、迟缓真杆菌、消化链球菌属、脆弱拟杆菌、吉氏拟杆菌、卵形拟杆菌、多形拟杆菌或单形拟杆菌所致继发性腹腔感染。②由化脓性链球菌、大肠埃希菌或消化链球菌属以及MSSA所致复杂性皮肤及附属器感染。③社区获得性肺炎：由卡他莫拉球菌、对青霉素敏感的肺炎链球菌、β-内酰胺酶阴性的流感嗜血杆菌所致社区获得性肺炎。④大肠埃希菌或肺炎克雷伯杆菌所致复杂性尿道感染（包括肾盂肾炎）。⑤无乳链球菌、大肠埃希菌、脆弱拟杆菌、不解糖卟啉单胞菌、消化链球菌属或双路普雷沃氏菌属所致急性盆腔感染（包括产后子宫内膜炎、流产感染和妇科术后感染）。⑥菌血症。

用法用量 静脉滴注、肌内注射：①一般用法：每次1g，每日1次。静脉滴注最长可用14日，且每次滴注时间应大于30分钟；肌内注射最长7日。②继发性腹腔感染：抗菌药物使用总疗程为5~14日。③复杂性皮肤及附属器感染：抗菌药物使用总疗程为7~14日。④社区获得性肺炎、复杂性尿路感染：抗菌药物使用总疗程为10~14日（包括肠外途径给药至少3日后，临床症状得到改善改为口服抗菌药治疗的时间）。⑤急性盆腔感染：抗菌药物使用总疗程为3~10日。

注意事项 ①对本品和头孢菌素类药过敏者禁用。②孕妇、哺乳期妇女慎用。③已知或怀疑有中枢系统疾病（如有癫痫病史）者慎用。④本品不要与其他药物混合，或与其他药物一起输注。不得使用葡萄糖注射液稀释。⑤本品可用10ml注射用水、生理盐水溶解本品1g，再用50ml生理盐水稀释。⑥肌内注射时，用1%利多卡因注射液3.2ml溶解本品1g。肌内注射不能用于静脉给药。⑦不良反应：静脉炎或血栓性静脉炎、低血压、头痛、头晕、癫痫发作、幻觉、腹泻、恶心、口腔念珠菌病、口干、消化不良、便秘、呼吸困难、阴道瘙痒、红斑、疼痛、过敏样反应等。

剂型规格 注射剂：每支1g（以厄他培南计）。

比阿培南
Biapenem

作用用途 本品为碳青霉烯类抗生素，对革兰阴性菌、革兰阳性菌、厌氧菌均有良好抗菌活性。对革兰阴性菌（包括耐其他药物的铜绿假单胞菌）的抗菌作用比亚胺培南强，但对革兰阳性菌的作用较弱。对不动杆菌和厌氧菌的抗菌作用强于头孢他啶。本品的肾毒性和中枢神经毒性较低，不诱发癫痫发作。临床主要用于假单胞属、肠杆菌属、不动杆菌属、脆弱杆菌、枸橼酸杆菌

所致的慢性呼吸道感染急性发作、肺炎、肺脓肿、腹膜炎、肾盂肾炎、复杂性膀胱炎、女性生殖器感染。对某些革兰阳性菌也有效。本品半衰期为1.1小时。

用法用量 静脉滴注：每次0.3g，每日2次。可根据病情增减，但每日用量不能超过1.2g。可用0.9%氯化钠注射液或5%葡萄糖注射液作溶剂。

注意事项 ①对本品过敏者禁用。②主要不良反应有过敏反应和消化道反应。③临床检验可见AST和ALT值升高、嗜酸性粒细胞增多。

剂型规格 注射剂：每支300mg。

法罗培南
Faropenem

别名 君迪

作用用途 本品为具青霉烯基本骨架的青霉烯类口服抗生素。它经由阻止细菌细胞壁合成而显现抗菌、杀菌作用。对各种青霉素结合蛋白（PBP）具有高亲和性，特别是对细菌增殖所必需的高分子PBP呈现高亲和性。体外试验表明法罗培南钠对需氧革兰阳性菌、需氧革兰阴性菌及厌氧菌具广泛抗菌谱。适用于敏感菌所致的下列感染性疾病：①泌尿系统感染：肾盂肾炎、膀胱炎、前列腺炎、睾丸炎；②呼吸系统感染：咽喉炎、扁桃体炎、急慢性支气管炎、肺炎、肺脓肿（肺脓疡病）；③子宫附件炎、子宫内感染、前庭大腺；④浅表性皮肤感染症、深层皮肤感染症，痤疮（伴有化脓性炎症）；⑤淋巴管炎、淋巴结炎、乳腺炎、肛周脓肿、外伤、烫伤和手术创伤等继发性感染；⑥泪囊炎、麦粒肿，睑板腺炎、角膜炎（含角膜溃疡）；⑦外耳炎、中耳炎、鼻窦炎；⑧牙周组织炎、牙周炎、颌炎。

用法用量 口服：浅表性皮肤感染症、深层皮肤感染症、淋巴结炎；慢性脓皮病，乳腺炎，肛周脓肿，外伤，烫伤和手术创伤等（浅表性）二次感染，咽喉炎、急慢性支气管炎、扁桃体炎，子宫附件炎、子宫内感染、前庭大腺炎，眼睑炎、睑腺炎、泪囊炎、睑板腺炎、角膜炎、角膜溃疡，外耳炎、牙周组织炎、牙周炎等，法罗培南钠片，成人一次150~200mg，一日3次。对肺炎、肺脓肿，肾盂肾炎、膀胱炎（除单纯性膀胱炎外）、前列腺炎、睾丸炎、中耳炎、鼻窦炎等，成人一次200~300mg，一日3次。

注意事项 ①对本品过敏者禁用。②对青霉素类、头孢菌素类或碳青霉烯类药物有过敏史者慎用；本人或亲属为易于发生支气管哮喘、发疹、荨麻疹等变态反应症状体质患者慎用；经口摄取不良的患者或正接受非口服营养疗法患者、全身状态不良患者（有时会出现维生素K缺乏症，故需充分观察）慎用。③服用本品可能发生休克，应予充分诊察。④本药不良反应发生率最高的是腹泻和稀便。出现腹泻和稀便时应立即采取中止用药等适当处置措施。尤其是老年患者。⑤服用本品可能存在的严重不良反应：如：休克（0.1%不到）、过敏性样症

状；急性肾功能不全；伴有假性伪膜性肠炎等便血之严重结肠炎；史-约综合征（Stevens-Johnson 综合征）、中毒性表皮坏死症（Lyell 综合征）；间质性肺炎；肝功能不全；粒细胞缺乏症；横纹肌溶解症等。

剂型规格 片剂：每片 0.2g

多尼培南
Doripenem

别名 Doribax，inibax

作用用途 本品为碳青霉烯类抗生素，作用机制与其他 β-内酰胺类抗生素相同，主要是与细菌青霉素结合蛋白（penicillin binding proteins，PBPs）结合，抑制细菌细胞壁的合成。本品抗菌谱广，对各种需氧性、厌氧性革兰阳性和革兰阴性菌都有很强的抗菌活性。并且对绝大多数 β-内酰胺酶稳定强。主要治疗由特定敏感菌所致的下列感染：①复杂性腹腔内感染，主要由大肠埃希菌、肺炎克雷伯菌，铜绿假单胞菌、多形拟杆菌、脆弱拟杆菌等所致；②复杂性尿路感染，包括由大肠埃希菌引起并发菌血症的肾盂肾炎，菌血症由肺炎克雷伯菌，奇异变形杆菌，铜绿假单胞菌和鲍曼不动杆菌所致。

用法用量 静脉滴注：成人，一次 500mg，每 8 小时 1 次，滴注时间 1 小时。疗程 5~14 日。

肾损伤患者

肌酐清除率（ml/min）	推荐的给药方案
>50	无需调整剂量
30~50	250mg/8h，静脉输注（>1h）
10~30	250mg/12h，静脉输注（>1h）

注意事项 对多尼培南或其他同类型药物产生严重过敏的患者禁用；对 β-内酰胺类药物有过敏反应的患者禁用。②哺乳妇女慎用。③孕妇仅在确有必要时方可使用。美国食品药品管理局对本药的妊娠安全性分级为 B 级。④老年患者和中至重度肾功能损害者应定期检查肾功能。⑤不良反应：可见过敏反应，史-约综合征、中毒性表皮坏死松解症、间质性肺炎、癫痫发作。临床试验中出现以下不良反应：常见静脉炎；可见外阴真菌感染、肾损害、肾衰竭；神经系统常见头痛；可见丙氨酸氨基转移酶升高、天门冬氨酸氨基转移酶升高；胃肠道常见恶心、腹泻，还可见口腔念珠菌病、艰难梭状芽孢杆菌相关的腹泻；可见贫血；皮肤常见皮疹，可见瘙痒、斑疹、丘疹、荨麻疹、过敏性皮炎和；其他可见耐药菌的出现。

剂型规格 注射剂：每支 250mg；500mg。

替比培南
Tebipenem

别名 替比培南酯，泰比培南

作用用途 本品为碳青霉烯类抗生素，作用机制是

抑制胞壁黏肽合成酶，即青霉素结合蛋白（PBPs），从而阻碍细胞壁黏肽合成，使细菌胞壁缺损，菌体膨胀致使细菌胞浆渗透压改变和细胞溶解而杀灭细菌。替比培南对肺炎球菌和流感嗜血杆菌的 PBP 具有较高的亲和力，对耐药肺炎球菌和流感嗜血杆菌具有强效的抗菌作用。主要用于耳鼻喉感染、上呼吸道感染、细菌性肺炎。

用法用量 口服：儿童，4mg/kg 体重，饭后口服，每日 2 次。根据情况可以提高到 6mg/kg 体重。

注意事项 ①禁忌证：对本药或对其他 β-内酰胺类抗生素过敏者。②尚不明确本药是否分泌入乳汁中，哺乳妇女应慎用。③与 β-内酰胺类抗生素之间有交叉过敏。④本药在老年人中的暴露量增加，且老年人易出现肾功能减退或肾前性氮血症，不良反应的发生风险高于其他人群。

剂型规格 颗粒剂：每袋重 0.5g，含替比培南 50mg。

帕尼培南-倍他米隆
Panipenen-Betamipron

别名 克倍宁，康彼灵，康彼宁，Carbenin，Papmlbp

作用用途 本品对以金葡菌、肠球菌为代表的革兰阳性菌，肠杆菌、铜绿假单胞菌为代表的革兰阴性菌及拟杆菌属等均有抗菌作用。本品对细菌的增殖期影响极小，但对以往的 β-内酰胺类药物杀菌力弱的稳定期早期具有杀菌作用。本品适用于敏感菌引起的各种感染性疾病，如败血症、感染性心内膜炎、丹毒、蜂窝织炎、淋巴管炎、肛周炎、骨髓炎、关节炎、咽喉炎、急慢性支气管炎、肺炎、肺脓肿、肾盂肾炎、前列腺炎、副睾炎、胆囊炎、腹膜炎、肝脓肿、宫内感染、角膜溃疡、全眼球炎、中耳炎、副鼻窦炎等。

用法用量 成人 静脉滴注：每日 1.0g，分 2 次用，30 分钟滴完；可根据年龄及症状适当增减，重症或顽固性感染疾病，可增至每日 2.0g，分 2 次静脉滴注，但成人 1 次 1.0g 以上静脉滴注时，须 1 小时以上滴完。

儿童 静脉滴注：一般每日 30~60mg/kg 体重，分 3 次使用，每次用 30 分钟滴完；可根据年龄和症状适当增减，重症或顽固性感染时可增至每日 0.1g/kg 体重，分 3~4 次给药。

注意事项 ①本品静脉滴注前用 100ml 以上生理盐水或 5% 葡萄糖注射液等溶解后使用。②有时有皮疹、嗳气、呕吐或谷丙转氨酶和谷草转氨酶升高及嗜酸性粒细胞增多等。

剂型规格 注射剂：每支 0.25g；0.5g。

法罗培南钠
Faropenem Sodium

别名 氟罗培南，Farom

作用用途 本品对需氧革兰阳性菌、厌氧菌等各种

细菌都有抗菌作用。作用机制是与青霉素结合蛋白质结合，抑制细菌细胞壁的形成而产生抗菌效果。本品具有青霉素类和头孢菌素类抗生素强效和广谱的抗菌作用，亦是对各种 β-内酰胺酶有高度稳定性的新型可以口服的抗菌药物，而且对青霉素耐药的肺炎球菌及对氧氟沙星耐药的葡萄球菌也都有良好的抗菌效果。口服本品 150mg、300mg、600mg，血浆峰值为 2.36mg/L、6.24mg/L、7.37mg/L，吸收率约为 20%。饭后给药，达峰时间约延长 1 小时，而峰值、AUC 未见改变。用于葡萄球菌属、链球菌属、肺炎球菌、肠球菌、摩拉克菌属、大肠埃希菌、枸橼酸杆菌属、变形杆菌属、流感杆菌、丙酸杆菌属等对本品敏感的细菌引起的毛囊炎、丹毒、蜂窝织炎、淋巴管（结）炎、皮下脓肿、汗腺炎、咽峡炎、急性支气管炎、扁桃体炎、单纯性膀胱炎、子宫附件炎、宫内感染、眼睑炎、麦粒肿、泪囊炎、角膜炎、角膜溃疡、外耳炎、牙周炎、上颌窦炎以及外伤、烧伤、手术切口等继发感染。

用法用量 成人 口服：每次 150～200mg，每日 3 次。可按年龄、症状适当增减。

注意事项 ①对青霉素类、头孢菌素类药物有过敏史者，重症肾功能障碍者禁用。可能发生维生素 B 及维生素 K 缺乏者慎用。②老年人生理功能降低，致血中药物浓度升高，应减量。妊娠期及小儿应用本品的安全性还未确定。③极少发生过敏性休克，但遇有不适、口内异常感、哮喘、眩晕、便意、耳鸣、出汗等，应停药，采取适当措施。④与丙磺舒合用可使本品的肾毒性增强。本品可使抗癫痫药丙戊酸浓度降低，而易使癫痫复发。

剂型规格 片剂：每片 150mg；200mg。

五、β-内酰胺酶抑制剂及其复合制剂

1. β-内酰胺酶抑制剂是能与 β-内酰胺酶较紧密结合，使酶不与 β-内酰胺酶类抗生素作用，防止 β-内酰胺环被水解而失活。它是一类新的 β-内酰胺类药物。本类药物单独使用几乎无抗菌作用，但与一些 β-内酰胺类药物合用时，就可使这些药的疗效增加几倍或数十倍，并使产酶菌株对药物恢复敏感性。常用 β-内酰胺酶抑制剂有：舒巴坦、克拉维酸钾、他唑巴坦。

2. β-内酰胺酶抑制剂复合制剂，常用药物有：阿莫西林克拉维酸钾、头孢哌酮舒巴坦、哌拉西林钠他唑巴坦等。

克拉维酸钾
Potassium Clavulanate

别名 棒酸，棒酸钾，克拉维酸，Clavulanic Acid

作用用途 本品仅有微弱的抗菌作用，但可与多数 β-内酰胺酶如葡萄球菌酶和多数革兰阴性菌产生的酶牢固结合，形成不可逆的结合物，具有强力而广泛的抑制 β-内酰胺酶的作用，且细胞穿透力很强。通过抑酶作用，可使半合成青霉素类抗生素如氨苄西林、阿莫西林

及第一代头孢菌素类抗生素的抗菌作用明显增强。本品经口服给药 1 小时可达最高血药浓度。血清 $t_{1/2}$ 为 1 小时左右。除脑组织和脑脊液中外，体内各组织均有较广泛的分布。尿中可排出给药量的 40%。临床主要与半合成青霉素合用治疗由大肠埃希菌、变形杆菌、阴沟肠杆菌、流感杆菌、肺炎双球菌等引起的各类感染。

用法用量 本品与阿莫西林或替卡西林组成复方制剂应用。具体用法用量参见各药项下。

注意事项 ①本品常与青霉素类药伍用，因此用前需按规定做皮试，阳性禁用。孕妇、哺乳期妇女慎用。②本品溶液不稳定，故药物溶解后需及时使用。③不良反应主要有胃肠道不适。个别患者可出现皮疹。偶见 SGPT、SGOT 及尿素氮升高。

剂型规格 ①阿莫西林-克拉维酸钾片：每片含阿莫西林 250mg 和克拉维酸钾 125mg，即称 2∶1 片；每片含阿莫西林 500mg 和克拉维酸钾 125mg，即称 4∶1 片。一般感染用 2∶1 片，每次 1 片；重症用 4∶1 片。②替卡西林钠-克拉维酸钾注射剂：每瓶含替卡西林钠 3g 和克拉维酸钾 0.1g 或 0.2g。

有关本品的剂型规格及应用，参见阿莫西林、克拉维酸钾。

舒巴坦
Sulbactam

别名 青霉烷砜，青霉烷砜钠，舒巴克坦，苏泰

作用用途 本品为一种竞争性的，不可逆的 β-内酰胺酶抑制剂。对普通变形杆菌、铜绿假单胞菌、大肠埃希菌、奇异变形杆菌、流感嗜血杆菌以及奈瑟球菌等产生的 β-内酰胺酶有较强的抑制作用，亦有抑制金黄色葡萄球菌和类杆菌属的 β-内酰胺酶的作用。此外，舒巴坦在体内与一些微生物的青霉素结合蛋白相结合，对淋病奈瑟球菌、脑膜炎奈瑟球菌，以及某些不动杆菌属也有抗菌作用。本品与不耐酶青霉素、头孢菌素等合用可产生协同作用。但对多种耐药的肠杆菌科致病菌及铜绿假单胞菌则无协同抗菌作用。口服吸收差，静脉注射可较好的分布到多种组织内，并达到有效浓度。$t_{1/2}$ 为 1.4 小时，主要经尿排出。常用本品钠盐。临床主要与不耐酶的 β-内酰胺类抗生素联合应用治疗常见致病菌引起的呼吸系统、泌尿系统感染。

用法用量 肌内注射或静脉注射或静脉滴注：本品与氨苄西林以 1∶2（效价）的比例联合应用，即每克本品需要与氨苄西林 2.0g 联合注射应用，单独应用本品无效。轻症，每次 0.5g，每日 2 次，肌内注射或静脉注射。重症，每次 1.0g，每日 3～4 次。静脉滴注时用 0.9% 氯化钠注射液或注射用水溶解，滴注时间为 0.5～1 小时。

注意事项 ①对青霉素过敏者禁用，孕妇、哺乳期妇女慎用。②用药期间可见过敏反应、胃肠道反应，偶见白细胞减少或肝功能改变。③与丙磺舒合用，可延长本

品的 $t_{1/2}$。

剂型规格 注射剂：每支 0.5g；1.0g。

哌拉西林钠-他唑巴坦
Piperacillin Sodium-Tazobacta

别名 邦达，锋泰灵，海他欣，凯伦，哌拉西林钠-三唑巴坦，索顺，特治星，氧哌嗪西林钠-他唑巴坦，Zosyn

作用用途 本品能抑制大多数已确定的 β-内酰胺酶，比其他两种药物对 β-内酰胺酶具有更强和更广谱的抑制作用。他唑巴坦是一种青霉素酸砜，为 β-内酰胺酶的抑制药。它自身几乎没有抗菌活性，但具有强效广谱抑酶作用。当与哌拉西林复合在一起时，他唑巴坦抑制 β-内酰胺酶，导致协同作用，扩大哌拉西林的抗菌谱，包括对单用哌拉西林不敏感的某些细菌。因本品具有广谱抗菌作用，因此，对怀疑有多种细菌感染的患者，它也可能有效。适用于腹腔内、妇科、皮肤科和下呼吸道等的感染。它的适应证类似于氨苄西林-舒巴坦。本品还适用于军团获得性肺炎。

用法用量 成人 静脉滴注：一般每次 3.375g（8∶1），每日 4 次，肺炎增至每日 6 次。

12 岁以上儿童 静脉滴注：剂量同成人。

注意事项 ①对青霉素或头孢菌素及 β-内酰胺酶抑制剂有过敏史的患者禁用。②肾功能障碍的患者应减量。③本品可用约 5ml 的稀释剂如灭菌注射用水、生理盐水或 5% 葡萄糖注射液，但不能用乳酸林格溶液。④常见不良反应为腹泻、便秘、恶心、头痛、失眠、食欲降低、皮疹、瘙痒、静脉炎等。⑤本品与氨基糖苷类合用，可能使后者失去活性。

剂型规格 注射剂：每支 2.25g；3.375g；4.0g。其中含哌拉西林钠分别相当于 2.0g；3.0g 和 4.0g；含他唑巴坦分别相当于 0.25g；0.375g 和 0.5g。

哌拉西林钠-舒巴坦钠
Piperacillin Sodium-Sulbactam Sodium

别名 苏哌，一君，特灭菌，Sulperacillin

作用用途 本品为哌拉西林钠和舒巴坦钠的复方制剂，哌拉西林为广谱抗生素，主要通过干扰细菌细胞壁的合成而起到抗菌作用。用于铜绿假单胞菌及多种敏感革兰阴性菌所致的感染。舒巴坦钠对奈瑟菌科和不动杆菌有抗菌活性，且对多种耐药菌株产生的 β-内酰胺酶有不可逆的抑制作用，可保护哌拉西林不被 β-内酰胺酶水解，从而增强后者的抗菌活性。临床用于产酶耐酶菌引起的感染，如呼吸系统感染（如急性支气管炎、肺炎、慢性支气管炎急性发作、支气管扩张伴感染等）、泌尿生殖系统感染（如单纯性泌尿系统感染、复杂型泌尿系统感染等）。

用法用量 成人 静脉滴注：常用量每次 2.5～5g，每 12 小时 1 次；严重或难治性感染时每 8 小时 1 次。每

日最大用量不得超过 20g（舒巴坦钠最大剂量为每日 4g）。疗程通常为 7～14 日。肾功能不全者应酌情调整剂量。

65 岁以上老年患者剂量酌减。

注意事项 ①对青霉素类、头孢菌素类或其他 β-内酰胺类药物过敏者或有过敏史者禁用。②肾功能不全者慎用。③儿童、孕妇、哺乳期妇女慎用。④可出现注射部位刺激反应（疼痛）、血栓性静脉炎及水肿等。⑤可引起过敏反应，出现皮疹或皮肤瘙痒等。

剂型规格 注射剂：每支 2.5g（含哌拉西林钠 2g，舒巴坦钠 0.5g）。

阿莫西林-克拉维酸钾
Amoxicillin-Potassium Clavulanate

别名 阿莫克拉，艾克尔，奥格门汀，安克，安美汀，安灭菌，君尔清，力百汀，洛得，元欣，中诺克林，Augmentin

作用用途 本品为克拉维酸钾与阿莫西林的复合制剂，其中克拉维酸为酶抑制剂，可使阿莫西林免受 β-内酰胺酶的破坏而降低其抗菌活性，同时由于二者的协同作用还可增加阿莫西林的抗菌活性和抗菌谱，可使葡萄球菌、流感杆菌、大肠埃希菌、奈瑟菌、变形杆菌、伤寒杆菌、痢疾杆菌和脆弱拟杆菌等产酶株恢复对阿莫西林的敏感性。本品口服和静脉注射吸收良好，口服 1 小时后，阿莫西林和克拉维酸均可达最高血药浓度。本品可迅速分布到全身各组织，血清蛋白结合率低，约 70% 以游离状态存在于血清中。血清 $t_{1/2}$ 为 1 小时。主要从尿中排泄。临床主要用于敏感菌所致的呼吸系统感染、泌尿生殖系统感染以及皮肤和软组织感染等。

用法用量 ①口服：每次 375mg（2∶1）～625mg（4∶1），每 8 小时 1 次，②静脉滴注：每次 1.2g（5∶1），每 8 小时 1 次。严重感染者，每 6 小时 1 次。静脉滴注时先将药品溶于 10ml 注射用水或 5% 葡萄糖注射液中，再用输注液稀释至适量，于 30～40 分钟缓慢输入。

注意事项 ①青霉素过敏患者禁用，本人或家属有遗传过敏体质者、严重肾功能障碍和孕妇慎用。②本品稀释后溶液的稳定性为 3～4 小时。②本品静脉注射时每 1.2g 用 20ml 生理盐水稀释后于 20 分钟内用完；静脉滴注每 1.2g 用 50～100ml 生理盐水稀释，静脉滴注 30 分钟。④本品的不良反应同阿莫西林，常见胃肠道反应；偶见皮疹和荨麻疹；少数患者可见可逆性肝功能异常；个别患者注射部位出现静脉炎。⑤本品与含葡萄糖、葡聚糖、酸性碳酸盐类的制剂可发生配伍变化。⑥不宜与血浆和血液制剂配伍。

剂型规格 ①片（胶囊）剂：每片（粒）228.5mg（2∶1）（每片含阿莫西林 250mg，克拉维酸钾 125mg）；457mg（7∶1）；625mg（4∶1）；1g（8∶1）。②颗粒剂：每袋 156.25mg（4∶1）；187.5mg（2∶1）；228.5mg（7∶1）。③干混悬剂：每袋 1g：156.25mg（4∶1）；

1g：228.5mg（7∶1）；2g：156.25mg（4∶1）。④混悬液：每支5ml：156.25mg（4∶1）；5ml：312.5mg（4∶1）。⑤注射剂：每支1.2g（每瓶含阿莫西林1.0g，克拉维酸钾200mg）；0.6g（5∶1）。

替卡西林钠-克拉维酸钾
Ticarcillin Sodium-Potassium Clavulanate

别名 羧噻吩青霉素钠-克拉维酸钾，泰门汀，特泯菌，特美汀，替漫汀，Timemin，Augpenin，Betabactyl，Ticarclav

作用用途 本品为克拉维酸钾与替卡西林钠的复合制剂，两者比例为1∶15。二者的合用不但可以克服细菌对替卡西林的耐药性而扩大抗菌谱和增加抗菌活性。静脉给药后二者均能迅速达到最高血药浓度。平均血清$t_{1/2}$为1小时。二者的血清蛋白结合率分别为给药量的45%和9%。肾功能正常者给药6小时后，约有60%~70%的替卡西林和35%~45%的克拉维酸以原型从尿中排出。用于由敏感菌引起的疾病，如败血症，下呼吸道感染，泌尿系统感染，骨和关节感染，皮肤和软组织感染等。

用法用量 静脉滴注 ①成人：每次1.6~3.2g，每6~8小时1次。②儿童：每次80mg/kg体重，每8小时1次。③婴儿：每次80mg/kg体重，每12小时1次。中度和严重肾功能障碍者应减量。静脉滴注时先将药品溶于10ml注射用水中，再用注射液稀释，每次滴注时间为30~40分钟。

注意事项 ①对青霉素过敏者禁用。肝肾功能障碍者及孕妇慎用。②当大剂量使用本品时可能引起出血，此时应停药。③本品的不良反应与替卡西林同。④本品不能与血液、血浆制品等配伍。⑤丙磺舒可以增强替卡西林的血药浓度，对克拉维酸钾的血药浓度影响较小。

剂型规格 注射剂：每支1.0g（15∶1）；3.2g（15∶1）。

阿莫西林-舒巴坦
Amoxicillin-Sulbactam

别名 泰霸猛IBL，威奇达，Sulbactam-Amoxicillin，Trihydate，Trifamox IBL

作用用途 本品为复合制剂，主要成分为阿莫西林和舒巴坦。舒巴坦能抑制大部分细菌所产生的β-内酰胺酶，能迅速穿透细菌细胞壁并不可逆地破坏β-内酰胺酶，使产酶细菌株对阿莫西林恢复敏感性而有效地杀菌。本品对金黄色葡萄球菌、肺炎链球菌、表皮葡萄球菌、绿色链球菌、酿脓链球菌、粪链球菌、炭疽杆菌、李斯特菌属、棒状杆菌属、梭形芽孢杆菌属、消化链球菌属、消化球菌属、大肠埃希菌、布鲁氏菌属、奇异变形杆菌、脑膜炎奈瑟球菌、普通变形杆菌、奈瑟淋球菌、克雷伯杆菌属、卡他布兰汉球菌、沙门菌属、流感嗜血杆菌、志贺菌属、杜克雷嗜血杆菌、百日咳杆菌、出血败血性巴斯德菌、小肠结肠炎那尔森菌、空肠弯曲杆菌、阴道佳能菌、霍乱弧菌、拟杆菌属包括脆弱拟杆菌等有效。主要用于上呼吸道感染：鼻窦炎、扁桃体炎、中耳炎、喉炎和咽炎。下呼吸道感染：急性和慢性支气管炎、支气管扩张、脓胸、肺脓肿。皮肤及软组织感染：蜂窝织炎和伤口感染。性病：淋病。盆腔感染：妇科感染、产后脓毒症、脓毒性流产。尿道感染：菌尿症、肾盂肾炎和膀胱炎。口腔脓肿：手术用药。严重系统感染：脑膜炎、细菌性心内膜炎、败血症、腹膜炎、腹内脓毒症、骨髓炎、伤寒和副伤寒。预防心内膜炎等。

用法用量 成人 ①口服：阿莫西林-舒巴坦匹酯片，每次0.5~1g，每日3次。②静脉滴注：阿莫西林-舒巴坦钠，每日4.5~6g，分2~3次给药；严重感染时每日用量可增加至9g或150mg/kg体重。疗程一般为7~14日。③肌内注射：用法用量见静脉滴注。

儿童 口服：①9个月~2岁，每次0.125g，每日3次。②2~6岁，每次0.25g，每日3次。③6~12岁，每次0.5g，每日3次。④12岁以上患儿，每次0.5~1g，每日3次。肌内注射或静脉给药：将注射用药溶于至少3.5ml无菌注射用水中，溶液在配制60分钟内必须使用。

注意事项 ①青霉素或头孢菌素过敏者禁用。②怀孕及哺乳期内不推荐使用本品。③易敏感的患者会出现胃肠道反应（恶心、呕吐、腹泻）或轻微皮肤反应（红斑性斑丘疹损伤，荨麻疹）。

剂型规格 ①片剂：每片500mg，含阿莫西林250mg和舒巴坦250mg；每片1000mg，含阿莫西林500mg和舒巴坦500mg。②注射剂：每支750mg（含阿莫西林500mg和舒巴坦250mg）；1500mg（含阿莫西林1000mg和舒巴坦500mg）。

美洛西林钠-舒巴坦钠
Mezlocillin Sodium-Sulbactam Sodium

别名 佳洛坦，开林，凯韦可，美洛巴坦，萨洛

作用用途 本品是美洛西林钠和舒巴坦钠组成的复方制剂，对革兰阳性菌和革兰阴性菌（包括有氧菌和厌氧菌）均有杀菌作用。临床用于产酶耐药菌引起的下列感染：①呼吸系统感染，如中耳炎、鼻窦炎、扁桃体炎、咽炎、肺炎、急性支气管炎、慢性支气管炎急性发作、支气管扩张、脓胸、肺脓肿等。②泌尿生殖系统感染，如肾盂肾炎、膀胱炎、尿道炎、妇科感染、产后感染、淋病等。③腹腔内感染，如胆道感染、腹膜炎等。④皮肤及软组织感染，如蜂窝织炎、伤口感染、疖、脓性皮肤、脓疱病等。⑤其他严重感染，如脑膜炎、细菌性心内膜炎、败血症等。

用法用量 静脉滴注 ①成人：每次2.5~3.75g（美洛西林2~3g，舒巴坦0.5~0.75g），每8小时或12小时1次，7~14日为一疗程。最大用量每日应小于15g（美洛西林12g、舒巴坦3g）。②儿童：1~14岁或体重>3kg

的婴儿：每次 75mg/kg，每日 2～3 次；体重<3kg 的婴儿，每次 75mg/kg，每日 2 次。

注意事项 ①对青霉素或舒巴坦过敏者禁用。②下列情况慎用：孕妇、哺乳期妇女、肝功能不全者、过敏体质者。③不良反应：肌肉痉挛、惊厥、焦虑、低钾血症、WBC 减少、贫血、粒细胞缺乏症、PLT 功能紊乱、紫癜或黏膜出血、恶心、呕吐、腹泻、肌酐升高、BUN 升高、急性间质性肾炎、注射部位疼痛、脉管炎、皮疹、瘙痒等。

剂型规格 注射剂：每支 0.625g（美洛西林 0.5g、舒巴坦 0.125g）；1.25g（美洛西林 1g、舒巴坦 0.25g）；2.5g（美洛西林 2g、舒巴坦 0.5g）；3.75g（美洛西林 3g、舒巴坦 0.75g）。

氨苄西林钠-舒巴坦钠
Ampicillin Sodium-Sulbactam Sodium

别名 凯德林，强力安必仙，肝安西林，舒氨新，舒他西林，施坦宁，优立新，Sultamicillin，SBTPC，Unasyn

作用用途 本品为舒巴坦钠和氨苄西林钠的复方制剂，其中舒巴坦作为酶抑制剂能保护氨苄西林不被 β-内酰胺酶所水解，从而发挥更强的抗菌作用。本品对大肠埃希菌、肺炎克雷伯杆菌的抗菌作用比单用氨苄西林有所提高，一些葡萄球菌，流感杆菌，链球菌，脆弱拟杆菌和某些肠杆菌等耐药株，由于舒巴坦的合用，敏感性亦增加。此外，本品使氨苄西林对产酶或不产酶的流感杆菌的抗菌活性也大大加强。舒巴坦不干扰氨苄西林的体内过程，二者的药代动力学过程基本相同，组织穿透性也相类似。本品的血清 $t_{1/2}$ 为 1 小时。用药后在腹膜、脓液及肠黏膜中均有较高的分布，脑膜炎时有利于本品通过血脑屏障。70%以原型从尿排出。临床主要用于呼吸系统、泌尿系统的一般感染。也可用于鼻窦炎，中耳炎，腹膜炎，胆囊炎，子宫内膜炎，脑膜炎，以及皮肤和软组织感染等。

用法用量 成人 ①深部肌内注射：每次 0.75～1.5g，每 6 小时 1 次。每日最大剂量不超过 6g。②静脉注射或静脉滴注：每次 1.5～3g，每 6 小时 1 次，每日最大剂量不超过 12g。

儿童 静脉注射或静脉滴注：每日 0.1～0.2g/kg 体重，分 4 次给药。

注意事项 ①青霉素过敏患者禁用。新生儿和早产儿慎用。②延长治疗时应定期检查肝、肾及造血系统功能。③单核细胞增多症患者应用本品容易出现皮肤过敏现象。④本品配成溶液后必须及时使用，不宜久存。⑤本品不良反应可见皮疹等皮肤系统反应、胃肠道反应、血小板减少、红细胞增多或白细胞减少；极少数患者出现转氨酶升高、注射部位疼痛或静脉炎等。⑥与别嘌呤醇或双硫醇合用，会使本品的疗效降低。与氨基糖苷类抗生素合用对多种微生物包括假单胞菌有协同作用。

剂型规格 ①注射剂：每支 0.75g（氨苄西林钠 0.5g，舒巴坦钠 0.25g）；1.5g（氨苄西林钠 1g，舒巴坦钠 0.5g）；2.25g（氨苄西林钠 1.5g，舒巴坦钠 0.75g）；3g（氨苄西林钠 2g，舒巴坦钠 1g）。

头孢哌酮钠-舒巴坦钠
Cefoperazone Sodium-Sulbactam Sodium

别名 锋派新，海舒必，铃兰欣，瑞普欣，舒普探，新快欣，新瑞普欣，Sulperazon

作用用途 本品为一种复合制剂。舒巴坦钠为合成的 β-内酰胺酶抑制剂，能保护头孢哌酮不被 β-内酰胺酶所水解，而发挥抗菌作用。本品对流感嗜血杆菌、产气肠杆菌、类杆菌属、大肠埃希菌、葡萄球菌属、奇异变形杆菌、阴沟肠杆菌、肺炎克雷伯杆菌等的抗菌作用明显强于单用头孢哌酮钠。用药后可广泛分布于全身各组织体液中，可保持其协同作用的血清浓度达 6 小时，且具有明显的剂量相关性。尿中浓度长达 24 小时。舒巴坦钠的 $t_{1/2}$ 为 1 小时，头孢哌酮钠的 $t_{1/2}$ 为 1.7 小时，两者的药代动力学互不影响。儿童的药动学参数与成人无明显差异。主要从肾脏排泄，头孢哌酮钠为胆汁-肾脏双重排泄。临床用于治疗由敏感菌引起的感染，如上、下呼吸道感染，上、下泌尿道感染，腹腔内感染，败血症，皮肤和软组织感染，骨髓及关节、生殖系统感染，并可预防腹内、妇科及心血管手术引起的术后感染等。

用法用量 成人 静脉滴注：①一般感染，每日 2～4g（1：1），分 2 次给药；或每日 1.5～3g（2：1），分 2 次给药。②重症感染，可增至每日 8g（1：1）或 12g（2：1）。③舒巴坦钠，每日最大剂量不得超过 4g。

儿童 静脉滴注：①一般感染，每日 40～80mg/kg 体重（1：1），每日 2～4 次或每日 30～60mg/kg 体重（2：1），每日 2～4 次。②重症感染可增至每日 160mg/kg 体重（1：1）或每日 240mg/kg 体重（2：1），每日 2～4 次。③1 周内新生儿，每 12 小时给药 1 次。④舒巴坦钠，每日最大剂量不得超过 80mg/kg 体重。

注意事项 ①对青霉素和头孢菌素类抗生素过敏者禁用。肝功能障碍和肾功能损害者慎用。妊娠期和哺乳期妇女慎用。本品使用过程中个别患者可出现维生素 K 缺乏症，故必要时应加用维生素 K。②本品的不良反应可有皮肤过敏反应、腹泻等胃肠道反应。偶见可逆性中性粒细胞减少，血红蛋白和红细胞压积降低，一过性嗜酸性粒细胞增多，血小板减少现象和低凝血酶原血症。个别患者可出现谷草转氨酶、谷丙转氨酶、碱性磷酸酶或血胆红素一过性的升高。③应用头孢哌酮 24～48 小时内饮酒的患者可出现双硫仑样反应。④与异丙嗪同用一输液管静脉注射时，可产生化学配伍变化；与氨基糖苷类抗生素合用，在某种程度上可使氨基糖苷类抗生素灭活，故一般不合用，若必须合用，则应尽量延长两药的间隔时间。本品直接与乳酸林格液和高浓度的利多卡因配伍，可使效价降低。

剂型规格 注射剂：每支 0.5g（1：1）（头孢哌酮钠

0.25g，舒巴坦钠 0.25g）；1.0g（1：1）；1.5g（2：1）；3g（2：1）。

头孢哌酮-他唑巴坦
Cefoperazone-Tazobacta

别名 艾尔力康

作用用途 本品为头孢哌酮和他唑巴坦的复方制剂。在用于治疗由对头孢哌酮单药敏感菌与对头孢哌酮单药耐药、对本品敏感的产 β-内酰胺酶引起的混合感染时，不需要其他抗生素。本品可用于下呼吸感染（如肺炎、慢性支气管炎、急性支气管炎、肺脓肿和其他肺部感染）、泌尿生殖器感染（急性肾盂肾炎、慢性肾盂肾炎急性发炎、复杂性尿路感染、子宫内膜炎、淋病和其他生殖道感染）、腹腔及盆腔感染（腹膜炎、胆囊炎、胆管炎和其他腹腔内感染、盆腔炎等）、其他感染（败血症、脑膜炎、重症皮肤和软组织感染等）。

用法用量 静脉滴注：先用氯化钠注射液或灭菌注射用水适量（5~10ml）溶解，然后再加 5% 葡萄糖注射或氯化钠注射液 150~250ml 稀释，滴注时间为 30~60 分钟。疗程一般为 7~10 日（重症感染可以适当延长）。**成人**，每次 1.125~2.25g，每 8 小时或 12 小时 1 次。严重肾功能不全的患者（肌酐清除率<30ml/min），每 12 小时他唑巴坦钠的剂量不超过 0.5g。

注意事项 ①对本品或其他 β-内酰胺类抗菌药物过敏者禁用。②治疗中，如发生过敏反应，应立即停药。严重过敏反应者，应立即给予肾上腺素急救，给氧、静脉注射皮质激素类药物。③孕妇、哺乳期妇女慎用。④老年人或肾、肝功能减退者应慎用并需调整剂量。⑤不良反应：稀便、腹泻、恶心、呕吐、斑丘疹、荨麻疹、血小板减少、谷丙转氨酶一过性增高、头痛、寒战发热，输注部位疼痛和静脉炎等。

剂型规格 注射剂：每支 1g（头孢哌酮 0.8g、他唑巴坦 0.2g）；1.125g（头孢哌酮 1g，他唑巴坦 0.125g）。

头孢曲松钠-舒巴坦钠
Ceftriaxone Sodium-Sulbactam Sodium

别名 新菌必治，New Ceftrixon

作用用途 本品为头孢曲松钠和舒巴坦钠的混合制剂，头孢曲松为第三代头孢菌素，有广谱抗菌作用，对许多革兰阳性菌和革兰阴性菌有效。舒巴坦为 β-内酰胺酶抑制剂，能抑制耐药阴性杆菌产生 β-内酰胺酶，确保头孢曲松的抗菌作用。本品对耐氨苄西林的流感嗜血杆菌及第一代头孢菌素并耐青霉素的金黄色葡萄球菌也有良好的抗菌作用。用于治疗敏感菌所致的下呼吸道、泌尿道、皮肤及软组织、腹腔、骨和关节、耳内等部位感染，也用于败血症和脑膜炎。

用法用量 **成人及 12 岁以下儿童** **静脉滴注**：每日 1.5~3g，分 1~2 次给予。

幼儿 **静脉滴注**：每次 25~37.5mg/kg 体重，每 12 小时 1 次（脑膜炎可加量至 50mg/kg 体重），最高总量不超过 3g（脑膜炎则不能超过 6g）。每次药物静脉滴注时间为 0.5~1 小时。

注意事项 ①头孢曲松可透过胎盘进入乳汁，孕妇和哺乳期妇女应慎用。新生儿有黄疸症状者不宜用本品。②老年患者，除虚弱、营养不良和肾功能衰退者外，一般不需调整剂量。轻度至中度肾、肝功能不足者可不调整剂量，重度患者需根据监测调整剂量。对一种头孢菌素或对青霉素过敏者也可能对本品过敏，应注意。③可引起胃肠道不适、腹泻、嗜酸性粒细胞增多症、血小板增多症及过敏反应，如皮疹、药物热，偶见过敏性休克。

剂型规格 注射剂：每支 1.5g（含头孢曲松钠 1g，舒巴坦钠 0.5g）。

匹氨西林-溴巴坦
Pivampicillin-Brobactam

别名 匹呋青霉素，匹呋西林，吡呋氨卡西林

作用用途 本品用于大肠埃希菌、肠杆菌属、变形杆菌等革兰阴性杆菌中敏感菌株所致的呼吸系统、泌尿系统、消化系统、妇科和生殖器官等感染，如败血症、化脓性脑膜炎、腹膜炎、骨髓炎、皮肤及软组织感染及眼、耳、鼻、喉科感染。

用法用量 **肌内注射、静脉注射或静脉滴注**：肌内注射临用前加灭菌注射用水溶解，静脉注射通常加入 5% 葡萄糖氯化钠注射液或 5%~10% 葡萄糖注射液溶解后使用。成人一日 2~6g，严重感染者可增至 8~12g，最大可增至 15g。**儿童**，按体重一日 0.1~0.2g/kg，严重感染者可增至 0.3g/kg；肌内注射一日 2~4 次，静脉滴注按需要每 6~8 小时一次，其剂量根据病情而定，严重者可每 4~6 小时静脉注射一次。

注意事项 ①用药前须做青霉素皮肤试验，阳性者禁用。②交叉过敏反应：对一种青霉素类抗生素过敏者可能对其他青霉素类抗生素也过敏。也可对青霉胺或头孢菌素类过敏。③肾功能减退患者应适当降低用量。④下列情况应慎用：有哮喘、湿疹、枯草热、荨麻疹等过敏性疾病史者。⑤对诊断的干扰：用药期间，以硫酸铜法进行尿糖测定时可出现假阳性，用葡萄糖酶法者则不受影响；大剂量注射给药可出现高钠血症；可使血清丙氨酸氨基转移酶或门冬氨酸氨基转移酶升高。⑥应用大剂量时应定期检测血清钠。

剂型规格 ①片剂：每片 0.25g。②胶囊剂：每粒 0.25g。

六、氨基糖苷类

氨基糖苷类是一类由氨基糖与氨基环醇或其他基团以苷链相结合的碱性抗生素，是由链霉菌或小单胞菌产生或半合成而制取的。

（一）抗菌作用

1. 氨基糖苷类的抗菌谱主要有革兰阴性杆菌，包括

大肠埃希菌、克雷伯杆菌、沙雷杆菌、不动杆菌、变形杆菌、志贺菌等。有些药物对铜绿假单胞菌、金黄色葡萄球菌、结核杆菌也有抗菌作用。链球菌和厌氧菌对本类药物不敏感。

2. 本类药物对细菌静止期细胞的杀菌作用较强，其杀菌作用的特点是：①杀菌作用呈浓度依赖性。②具有明显抗生素后效应。③具有初次接触效应。④在碱性环境中抗菌活性增强。

（二）临床应用注意事项

1. 本类药物有耳毒性，能致前庭功能障碍和耳蜗神经损伤。故孕妇禁用、幼童要慎用。

2. 本类药物有肾毒性，主要损害近端肾曲小管，可出现蛋白尿、管型尿等。故老年人和肾功能减退者要慎用。

3. 本类药物有神经肌肉阻滞，能引起心肌抑制、呼吸衰竭等。故患有肌无力症或已接受肌肉松弛药者更易发生，一般应禁用。

4. 应用本类药物时，应定期检查尿常规、肾功能，注意观察听力和前庭功能改变，疗程一般不超过2周。

链霉素
Streptomycin

别名 硫酸链霉素，牛磺酸链霉素，Extreptomicin

作用用途 本品对布氏杆菌、鼠疫杆菌、小螺菌、结核杆菌等均有较好疗效。肌内注射0.5g或1g后，30分钟血药浓度达高峰，分别为15~20μg/ml或30~40μg/ml，有效血药浓度维持12小时。本品的蛋白结合率约为35%。本品的$t_{1/2}$随年龄而延长，青年人$t_{1/2}$为2~3小时，40岁以上可延长到9小时或更长，无尿者的$t_{1/2}$为50~100小时。临床主要用于结核杆菌感染，也可用于布氏杆菌病，鼠疫以及其他敏感菌所致的感染。常用本品硫酸盐。

用法用量 成人 肌内注射：①结核病，常与其他抗结核病药联合应用，每次0.5g，每12小时1次；或每次0.75g，每日1次。②草绿色链球菌或肠球菌所致的心内膜炎，与青霉素G联用，每次1g，每12小时1次，连续用1~2周；然后每次0.5g，每12小时1次，连用1周和4周。

儿童 肌内注射：①结核病，常与其他抗结核病药联用，每次20mg/kg，每日1次，每日最大剂量不超过1g。②其他感染，每日15~25mg/kg，分2次给药，每日最大剂量不超过1g。

注意事项 ①本品应在皮试阴性后方可使用，但本品的阳性率较低，与临床发生过敏反应的发生率不完全相符。②本品可引起口麻、四肢麻木等一时性症状，一般与药品的质量有关。③对第八对颅神经有损害作用，可引起前庭功能障碍和听觉丧失。④对肾脏有轻度损害作用。⑤可引起过敏性出血性紫癜，应立即停药，并给予大量维生素C治疗。⑥偶引起过敏性休克。

剂型规格 注射剂：每支500mg；1000mg。

庆大霉素
Gentamycin Sulfate

别名 宝乐，瑞贝克，小儿利宝，Gentamicin

作用用途 本品对大肠埃希菌、产气杆菌、克雷伯杆菌、奇异变形杆菌、某些吲哚阳性变形杆菌、铜绿假单胞菌、奈瑟菌、无色素沙雷杆菌和志贺菌等革兰阴性菌，以及某些革兰阳性菌如金黄色葡萄球菌等均有抗菌作用。主要用于大肠埃希菌、痢疾杆菌、肺炎克雷伯杆菌、变形杆菌、铜绿假单胞菌等革兰阴性菌引起的系统或局部感染。常用本品硫酸盐。

用法用量 ①口服：成人，每日240~640mg，分4次给药。儿童，每日10~15mg/kg体重，分4次给药。②肌内注射或静脉滴注：体重<60kg，每次1.5mg/kg体重，每日1次，体重大于60kg，每次160mg，每日1次，或每次1.5mg/kg体重，每日2次。革兰阴性杆菌所致重症感染或铜绿假单胞菌所致全身感染，每日剂量可用到5mg/kg体重。静脉滴注时，可将一次量（80mg），用100ml输液稀释后，于30分钟左右滴入，每日给药3次。③鞘内或脑室内注射：每次4~8mg，每2~3日1次。④经眼给药：每次1~2滴，每日3~5次。

注意事项 ①本品血药峰浓度超过12μg/ml，谷浓度超过2μg/ml时可出现毒性反应。故对于肾功能障碍患者和长期用药患者应进行药物监测。②本品有抑制呼吸的作用，不可静脉推注。③本品对链球菌无效，不可用于由链球菌引起的上呼吸道感染。④若用量过大或疗程延长，仍可发生耳、肾损害，应予注意。

剂型规格 ①片剂：每片20mg；40mg。②缓释片剂：每片40mg。③颗粒剂：每袋10mg；20mg。④注射剂：每支20mg（1ml）；40mg（1ml）；80mg（2ml）。⑤滴眼剂：4万U（8ml）。

卡那霉素
Kanamycin

别名 卡那素，康纳，康得静，硫酸卡那霉素，Kanabiotic，Kantrex，Kanamycin Sulfate

作用用途 本品对大肠埃希菌、克雷伯杆菌、肠杆菌、变形杆菌、结核杆菌和金黄色葡萄球菌等均有较好的抗菌作用，但铜绿假单胞菌、革兰阳性菌（除金黄色葡萄球菌外）、厌氧菌、非典型性分枝杆菌、立克次体、真菌、病毒等均对本菌耐药。与其他氨基糖苷类抗生素间存在交叉耐药性。本品口服用于治疗敏感菌所致的肠道感染，还可用作肠道手术前准备。肌内注射用于敏感菌所致的系统感染，如肺炎、败血症以及尿路感染等。常用本品硫酸盐。

用法用量 成人 ①口服：每次0.75~1.25g，每日3~4次。②肌内注射：每次0.5g，每日2次或每次5mg/kg体重，每8小时1次。每日用量不超过1.5g。

③**静脉滴注**：同肌内注射。④**经眼给药**：每次 1~2 滴，每日 3~5 次。⑤**吸入给药**：0.1%硫酸卡那霉素注射液可用于气雾吸入给药。⑥**冲洗给药**：0.25% 硫酸卡那霉素注射液可用于病灶冲洗。⑦**腹腔内给药**：25% 硫酸卡那霉素注射液可用于腹腔内给药。

儿童 ①**口服**：每日 25~50mg/kg 体重，分 4 次给药。②**肌内注射**：每日 15~25mg/kg 体重，分 2 次给药。③**静脉滴注**：同肌内注射。④**经眼给药**：每次 1~2 滴，每日 3~5 次。

注意事项 ①孕妇不宜用，哺乳期妇女慎用。②本品的毒性与血药浓度有关，为防止血药浓度过高，本品严禁静脉注射。③本品引起耳毒性，使前庭功能失调，还引起肾毒性等，应用时应注意。

剂型规格 ①片剂：125mg。②胶囊剂：每粒 125mg；250mg。③注射剂：每支 500mg；1000mg。④滴眼剂：40mg（8ml）。

妥布霉素
Tobramycin

别名 硫酸妥布霉素，乃柏欣，泰星，托百士，托霉素，妥布拉霉素，Nebcin，Nebramycin，Tobradistin

作用用途 本品的抗菌谱与庆大霉素相似。主要作用于革兰阴性杆菌，如铜绿假单胞菌、大肠埃希菌、克雷伯杆菌、肠杆菌属、吲哚变形杆菌、枸橼酸杆菌和普鲁威登菌等。但对肠球菌、厌氧菌和多数链球菌无效。与庆大霉素间有交叉耐药性。主要用于革兰阴性杆菌包括铜绿假单胞菌引起的脑膜炎、败血症、呼吸道、泌尿道、胆道感染以及烧伤。也可用于革兰阴性和阳性菌引起的混合感染，但不用于单纯金葡菌感染。与青霉素或头孢菌素合用，治疗混合性感染，免疫功能低下患者的感染及各种难治性感染。常用本品硫酸盐。

用法用量 **成人** **肌内注射或静脉滴注**：每次 1~1.7mg/kg，每 8 小时 1 次，疗程 7~14 日。每日剂量不得超过 5mg/kg 体重。静脉滴注时一次量用 100ml 输液稀释，于 30 分钟左右滴入，每日给药 3 次。

儿童 **肌内注射**：早产儿或 0~7 日小儿，每次 2mg/kg，每 12~24 小时 1 次；大于 7 日小儿，每次 2mg/kg，每 8 小时 1 次。

注意事项 ①对本品或氨基糖苷类抗生素过敏者禁用。②本品的血药峰浓度和谷浓度分别超过 12μg/ml 或 2μg/ml 时易出现毒性反应。③肾功能减退者应调整用药剂量或用药间隔。长期用药时，应定期检查肝功能和血常规。④本品主要对听力和肾脏毒性较大，但较庆大霉素为低。此外，可见恶心、呕吐、头痛、皮疹、转氨酶升高，粒细胞减少，血小板下降等。

剂型规格 注射剂：每支 80mg（2ml）。

阿米卡星
Amikacin

别名 安乐卡星，丁胺卡那霉素，硫酸阿米卡霉素，Amiklin，Biklin，Briclin，Fabianol，Likacin

作用用途 本品为半合成的氨基糖苷类抗生素。抗菌谱与庆大霉素相似。对大肠埃希菌、铜绿假单胞菌、吲哚阴性和阳性变形杆菌、克雷伯杆菌、不动杆菌、枸橼酸杆菌以及沙雷杆菌和肠杆菌的部分菌株具有很好的抗菌作用。对结核杆菌、非典型性分枝杆菌、金黄色葡萄球菌（产酶和不产酶菌株）也有良好的抗菌作用。主要用于对庆大霉素或卡那霉素耐药的革兰阴性杆菌所致的尿道，下呼吸道，腹腔，软组织，骨和关节，生殖系统等感染，以及由铜绿假单胞菌和变形杆菌等所致的败血症。

用法用量 **成人** **肌内注射或静脉滴注**：一般感染，每日 0.2~0.4g，分 1~2 次给药。肾功能不全患者，首次用量为 7.5mg/kg 体重，维持剂量掌握在血药峰浓度为 25μg/ml，谷浓度为 3~5μg/ml。

儿童 **肌内注射或静脉滴注**：首剂 10mg/kg 体重，然后每 12 小时 7.5mg/kg 体重。

注意事项 ①对氨基糖苷类抗生素或本品过敏者禁用。肾功能减退、脱水患者和老年患者应慎用。②不宜与其他可引起神经或肾毒性的药物合用。③本品可干扰正常菌群，长期应用可导致非敏感菌过度生长。④抗铜绿假单胞菌感染，常与青霉素类抗生素合用，应注意两者不能置于同一个容器中，以免造成效价下降。⑤本品的肾毒性与耳毒性与卡那霉素相似。腹腔和大剂量给药后易引起神经肌接头的阻滞作用。个别患者对本品过敏，少数患者可出现胃肠道反应、肝功能异常、麻木和贫血等。

剂型规格 注射剂：每支 0.2g（2ml）；0.2g（100ml）。

小诺米星
Micronomicin

别名 沙加霉素，小单孢菌素，相模霉素，小诺霉素，Sagamicin

作用用途 本品对革兰阴性菌和革兰阳性菌有广谱抗菌作用。主要用于敏感菌引起的呼吸系统，泌尿系统，腹腔以及外伤感染的治疗。眼用制剂可用于敏感菌引起的眼睑炎，麦粒肿，泪囊炎，角膜炎等细菌感染。常用本品硫酸盐。

用法用量 **成人** ①**肌内注射**：泌尿道感染，每次 120mg，每日 2 次；一般感染，每次 60~120mg，每日 2~3 次。②**滴眼**：每次 1~2 滴，每日 3~4 次。用药疗程一般不超过 2 周。

儿童 **肌内注射**：每日 3~4mg/kg 体重，分 2~3 次给药。

注意事项 ①对氨基糖苷类抗生素和杆菌肽过敏者禁用。有肝肾功能障碍者、老年患者、孕妇等慎用。②使用时间一般不得超过 14 日。③本品注射剂仅供肌内注射，不宜静脉给药。④可见耳毒性、肾毒性、神经肌肉组织阻滞、血象变化、肝功能改变、消化道反应和注射部位疼痛。③本品与右旋糖酐等血液代用品、依地尼酸和呋塞米合用，可增加肾毒性和耳毒性。与羧苄西林和磺苄西林合用，使本品的抗菌活性降低。

剂型规格 ①注射剂：每支 60mg（2ml）；120mg（2ml）。②滴眼剂：每支 20 万 IU（4ml）。

核糖霉素
Ribostamycin

别名 核糖斯太霉素，威他霉素，维生霉素，Ibistacin，Landamycine，Vistamycin

作用用途 本品的抗菌谱与卡那霉素相似，但抗菌作用比卡那霉素低。对大肠埃希菌、肺炎杆菌和部分变形杆菌等革兰阴性菌的作用较强，对葡萄球菌、链球菌、肺炎球菌也有效。对铜绿假单胞菌、结核杆菌无效，细菌对本品与卡那霉素有交叉耐药性。本品的最大特点是毒性较低。主要用于由敏感菌所致的呼吸系统、泌尿系统感染、化脓性感染、骨髓炎和腹膜炎。

用法用量 成人　肌内注射：每次 1~2g，每日 1~2 次。

注意事项 ①肾功能不全者慎用。②本品水溶液的 pH 为 2~8 时，放置 48 小时以上，抗菌效价可全部丧失。③偶尔也可引起耳神经损害，故长期应用时，应进行听力检查。④用药期间偶见皮疹，注射部位疼痛，头痛，麻木，胸压感，耳鸣，转氨酶升高等。⑤本品与右旋糖酐类药物合用，可加强对肾脏的损害。与卡那霉素、新霉素有交叉耐药性。

剂型规格 注射剂：每支 0.5g；1.0g。

奈替米星
Netilmicin

别名 爱宏，安捷星，安特新，奥广素，凯保敏，立克菌星，力确兴，乃迪，奈康，奈替霉素，瑞明，深康，乙基紫苏霉素，乙基西梭霉素，Netromycin，Zetamicin

作用用途 本品为西梭霉素的半合成衍生物，抗菌谱与庆大霉素相似，对革兰阴性菌如大肠埃希菌、变形杆菌、肺炎杆菌等有较强的抗菌活性。本品对氨基糖苷乙酰转移酶 AAG（3）稳定，致使由此酶而产生耐药的某些菌株变得敏感。此外，本品对金葡菌、表皮葡萄球菌等革兰阳性菌也有效，但对铜绿假单胞菌的作用较妥布霉素弱。主要用于敏感菌所致的呼吸系统、泌尿系统、生殖系统以及皮肤软组织、骨、关节、创伤等部位感染的治疗。常用本品硫酸盐。

用法用量 成人　肌内注射或静脉滴注：每 8 小时给药 1 次，每次 1.3~2.2mg/kg，或每 12 小时 1 次，2~3.25mg/kg。

儿童　肌内注射：①6 周以内婴儿，每次 2~3.25mg/kg，每 12 小时 1 次；②6 周以上~12 岁以下儿童，每次 1.8~2.7mg/kg，每 8 小时 1 次。静脉滴注用量同肌内注射。

注意事项 ①对氨基糖苷类抗生素及杆菌肽过敏者禁用。肝肾功能障碍、老年患者、重症肌无力和震颤麻痹者慎用。②静脉滴注给药，每次药量需用 50~100ml 生理盐水或 5% 葡萄糖注射液稀释，并于 1.5~2 小时滴完。③用药期间可出现过敏反应，如皮疹、瘙痒，偶见过敏性休克。耳毒性较低，偶见眩晕耳鸣，听力下降，停药后可恢复。

剂型规格 注射剂：每支 50mg；100mg；150mg；200mg。

西索米星
Sisomicin

别名 西梭霉素，西梭米星，西索霉素，紫苏霉素，莱赛，洛利，Rickamiycin，Sisolline

作用用途 本品为庆大霉素衍生物，抗菌谱近似庆大霉素，对肺炎杆菌、大肠埃希菌、沙雷菌、变形杆菌、金黄色葡萄球菌和铜绿假单胞菌等的抗菌活性较庆大霉素强，其中大多数对庆大霉素的耐药菌株仍较敏感。对肠球菌、普鲁威登菌、假单胞菌的作用较差。主要用于大肠埃希菌、痢疾志贺菌、克雷伯菌、变形菌属等的革兰阴性菌引起的全身性感染，也可用于尿路感染。常用本品硫酸盐。

用法用量 成人　肌内注射或静脉滴注：每日 100~150mg，分 2~3 次给药，也可每日 3mg/kg 体重，分 3 次给药，疗程不宜超过 7~10 日。

儿童　肌内注射或静脉滴注：每日 2~3mg/kg 体重，分 2~3 次给药，疗程不宜超过 7~10 日。

注意事项 ①与其他氨基糖苷类抗生素相似，本品可在肾脏中积蓄，肾功能不全者，老年患者，儿童应慎用。或尽量减少剂量和增大用药间隔。本品可穿过胎盘进入羊水，有可能导致胎儿听力损害。②血药浓度超过 10μg/ml 时，可出现毒性。用药期间应定期检查血常规、尿常规及密切观察前庭功能和听力改变，如有指征，应立即停药。③本品与羧苄西林、哌拉西林和头孢菌素合用，对许多革兰阴性菌有协同作用。应尽量避免本品与其他肾毒性药物或利尿剂合用。本品与神经肌肉阻滞剂合用，可加重神经阻滞作用，导致呼吸抑制。

剂型规格 注射剂：每支 10mg；50mg；75mg（1.5ml）；100mg（2ml）。

依替米星
Etimicin

别名 爱大霉素，硫酸依替米星，悉能，ETA，Etimicin Sulfate

作用用途 本品为氨基糖苷类抗生素，作用机制是抑制敏感细菌正常的蛋白质合成。对大肠埃希菌、肺炎克雷伯杆菌、沙门菌属、流感嗜血杆菌以及葡萄菌属有抗菌作用。部分铜绿假单胞菌、不动杆菌对本品也敏感。

用于治疗敏感细菌所致呼吸道、泌尿生殖道、皮肤及软组织等部位的感染。

用法用量 成人 **静脉滴注**：每次 100～150mg，每日 2 次，一般疗程为 5～10 日。可根据实际情况调整。

注意事项 ①对本品或其他氨基糖苷类抗生素过敏者禁用。②对肾功能衰退、脱水患者以及老人应加强毒性观察，防止耳毒性、肾毒性发生。本品可发生神经肌肉阻滞反应，严重可危及生命。③当本品与中枢麻醉药、肌松药及其他具有肌松作用的药物（地西泮类、奎尼丁等）联用或输入含枸橼酸钠的血液时较易发生神经肌肉阻断现象。可用静脉注射钙盐拮抗。

剂型规格 注射剂：每支 50mg（5 万 IU）；100mg（10 万 IU）。

地贝卡星
Dibekacin

别名 达苄霉素，双去氧卡那霉素，Dideoxykanamycin，Panimycin

作用用途 本品为卡那霉素的衍生物，抗菌谱与庆大霉素相似，但活性稍弱于庆大霉素，对革兰阴性菌和革兰阳性菌均有较好的杀菌作用，尤其对铜绿假单胞菌、变形杆菌及大肠埃希菌、肺炎杆菌、葡萄球菌具有很强的抗菌作用。主要用于以上敏感菌所致的败血症，皮肤科、五官科、呼吸系统和手术后等的感染。

用法用量 成人 ①**肌内注射**：每日 0.1～0.2g，每日 1～2 次。②**静脉注射**：每日 0.1g，分 2 次分别溶于 100～300ml 输液中，0.5～1 小时滴完。

注意事项 ①本品与庆大霉素有交叉耐药性。②毒性较卡那霉素强，严重时可致休克。③可加重葡聚糖和海藻酸钠等血液代用品引起的肾毒性。④可加剧麻醉剂和肌松剂的呼吸抑制作用。⑤与利尿剂合用，可增强耳、肾毒性。⑥有报道，哌拉西林、羧苄西林、磺苄西林等可降低本品的抗菌活性。

剂型规格 注射剂：每支 100mg。

大观霉素
Spectinomycin

别名 放线状霉素，奇放线菌素，奇霉素，曲必星，壮观霉素，卓青，眺霉素，厅异霉素，淋必治，治淋炎，Delspectin，Spectam，Trobicin

作用用途 本品对革兰阳性菌和阴性菌有抗菌作用，但一般作用均较弱。主要对淋球菌有特效。作用机制是抑制细菌细胞壁蛋白质的合成，单剂量肌内注射，1 周内有效率可达 90%～96%。主要用于治疗由奈瑟淋球菌感染引起的急性淋球菌性尿道炎、直肠炎和急性子宫颈炎。以及用于与淋病患者有过接触者的预防治疗。

用法用量 成人 **肌内注射**：每次 2g，每日 1～2 次，连用 3 日。

儿童 **肌内注射**：体重 45kg 以下，单次 40mg/kg 体重；体重 45kg 以上，单次 2g。

注意事项 ①肾衰患者以及对本品有过敏史者禁用。②孕妇、新生儿慎用。③不宜用于梅毒治疗，否则会掩盖和推迟潜伏期梅毒症状。④本品易产生耐药性，一旦产生，应加大剂量。⑤本品为一混悬液，故只能肌内注射，不能静脉注射。⑥少见注射部位疼痛等副作用，有时发生食欲不振，恶心，呕吐，头痛，发烧，失眠和轻微的瘙痒等。偶见肝、肾功能病变，血红蛋白或血细胞减少等。⑦本品与锂剂合用时可引起锂剂中毒。

剂型规格 注射剂：每支 2.0g（盐酸盐），附 5ml 稀释液。

巴龙霉素
Paromomycin

别名 巴母霉素，Hunatin

作用用途 本品的抗菌谱与卡那霉素基本相似，对革兰阴性菌和阳性菌均有较强的抗菌作用，对痢疾杆菌和金葡菌的作用最强，对结核杆菌的作用也较好。此外，本品还有较强的抑制阿米巴原虫的作用，比依米丁强 2 倍。其作用机制是通过抑制大肠埃希菌，破坏阿米巴的生长环境，同时还有直接杀死阿米巴滋养体的作用。主要用于急性阿米巴痢疾，绦虫病，细菌性痢疾和其他肠道细菌感染。

用法用量 成人 ①**口服**：每次 0.5～0.75g，每日 3 次。②**肌内注射**：每次 50mg，每日 2 次。

儿童 **口服**：每日 30mg/kg 体重，分 3 次给药。

注意事项 ①听力损害者禁用，肝功能不良、听力下降、肠道溃疡者、孕妇、老年者慎用。②本品毒性较大，故不宜全身性用药。肾功能损害时可有蓄积。②用药期间可出现胃肠道反应如腹泻、厌食等；此外，还有皮疹等不良反应。注射可致听力损害或肾功能障碍。长期应用可导致呼吸不良综合征，表现为脂痢和腹泻。亦可引起金黄色葡萄球菌肠炎或难辨梭状芽孢杆菌肠炎等二重感染。④与右旋糖酐、肌松剂合用，可使二者的毒性增加。阿司匹林与肝素可降低本品的抗菌作用。与咖啡因和茶碱合用可加强本品的抗菌作用。

剂型规格 ①片剂：每片 100mg；250mg（硫酸盐）。②胶囊剂：每粒 250mg（硫酸盐）。③注射剂：每支 350mg（硫酸盐）。

异帕米星
Isepamicin

别名 硫酸异帕米星，依克沙，依克沙霉素，异帕霉素，异帕沙星，Exacin，Isepaline

作用用途 本品为半合成的氨基糖苷类抗生素。对大肠埃希菌、柠檬酸菌属、克雷伯菌属、肠菌属、变形杆菌属、铜绿假单胞菌、沙雷菌等革兰阴性杆菌的抗菌活性高。对葡萄球菌包括部分甲氧西林耐药菌株也有良好的抗菌作用。本品的作用机制是抑制细菌蛋白质的合成。此外，本品对多数氨基糖苷钝化酶也较稳定。主要用于敏感菌引起的败血症，外伤，烧伤，术后伤口表皮的二次感染，慢性支气管炎，支气管扩张，肺炎，肾盂肾炎，膀胱炎，腹膜炎。

用法用量 成人　肌内注射或静脉滴注：每日400mg，分2次给药。静脉滴注时间通常为30～60分钟。

注意事项 ①对氨基糖苷类抗生素或枯草杆菌过敏者禁用。肝、肾功能不良者、老年患者、孕妇慎用。用药时间超过14日时，应检查肝肾功能和听力。②少见注射部位疼痛，有时发生食欲不振，恶心，呕吐，头痛，发烧，失眠和轻微的瘙痒等。偶见听力下降，手足麻木和下肢无力感。个别患者可出现肝肾功能方面的改变。③本品不宜与葡聚糖、海藻酸钠等易引起肾功能不良的血浆代用品及利尿药合用。

剂型规格 注射剂：每支200mg（硫酸盐）；400mg。

阿司米星
Astromicin

别名 阿司霉素，福提霉素，福提米星，强壮霉素，武夷霉素，Fortimicin

作用用途 本品是由单胞菌培养液中分离出来的一种氨基糖苷类抗生素。主要作用于革兰阴性杆菌如沙雷菌属、变形杆菌属，枸橼酸杆菌属，肠杆菌属，克雷伯菌属、大肠埃希菌以及金黄色葡萄球菌等。同时对多种氨基糖苷类钝化酶稳定，有较好的抗酶性能。本品与其他氨基糖苷类抗生素无交叉耐药性，故对氨基糖苷类已耐药的菌株，本品仍具活性。主要用于由敏感菌引起的支气管炎，肺炎，肾盂肾炎，腹膜炎，膀胱炎和中耳炎等。常用本品硫酸盐。

用法用量 成人　肌内注射：每次200mg，每12小时1次，以灭菌注射用水或生理盐水为溶剂。

注意事项 ①对氨基糖苷类抗生素或杆菌肽过敏者禁用。②与其他氨基糖苷类抗生素相比耳毒性和肾毒性较低，但因链霉素而重听者、肝肾功能障碍者、全身状况差者、老年患者、小儿、孕妇慎用。③用药期间可见注射部位疼痛或硬结。长期应用本品可出现维生素B或维生素K缺乏。④本品与强效利尿剂合用可增加耳、肾毒性。与右旋糖酐等血浆代用品联用可加重肾损害。与肌松剂如地西泮合用可加重神经-肌肉阻滞作用，甚至引起呼吸骤停。避免与麻醉药合用。⑤其他不良反应见其他氨基糖苷类抗生素项下。

剂型规格 注射剂：每支0.2g（内含碳酸氢钠用以调节pH）。

利维霉素
Lividomycin

别名 里杜霉素，青紫霉素

作用用途 本品抗菌谱与卡那霉素同，对铜绿假单胞菌的作用较强，而对革兰阳性菌的作用弱。与卡那霉素可能有交叉耐药性。

用法用量 肌内注射：每次0.5g，每日2次。

注意事项 耳毒性和肾毒性较卡那霉素为大，控制疗程不超2周。

剂型规格 注射剂：每支0.5g。

七、大环内酯类

大环内酯类是一类由链霉素产生或经半合成而制得的一类有14～16元内酯环的抗生素。

1. 抗菌作用

本类药物主要抗革兰阳性菌，包括葡萄球菌、肺炎链球菌、粪链球菌、化脓性和草绿色链球菌、脑膜炎球菌、淋球菌、白喉杆菌、肺炎支原体、立克次体、衣原体等。

2. 临床应用注意事项

（1）本类药物长期大量应用可引起胆汁淤积、肝酶升高等，停药后可恢复。酯化红霉素对肝脏有一定毒性，故只宜短期少量应用。

（2）本类药不宜用于肌内注射。静脉滴注时应稀释至0.1%以下，且静滴速度不宜过快，以防引起血栓性静脉炎。

红霉素
Erythromycin

别名 福爱力，艾狄密新，新红康，CEPA，Eryc，Erymax，Loderm，Wyamycin

作用用途 本品为由链霉菌产生的大环内酯类抗生素。抗菌谱与青霉素相似，对革兰阳性菌包括葡萄球菌、化脓性链球菌、绿色链球菌、肺炎链球菌、粪链球菌、白喉杆菌、梭状芽孢杆菌等具有很强的抗菌作用。对革兰阴性菌包括淋球菌、螺旋杆菌、百日咳杆菌、布氏杆菌、军团菌、流感嗜血杆菌、拟杆菌等以及支原体、衣原体、螺旋体、立克次体、阿米巴原虫具有抑制作用。但金黄色葡萄球菌对本品易产生耐药。

本品口服血药浓度较低，食物或碱性药物可阻滞本品的吸收，注射给药1小时后血药浓度为10μg/ml。体内分布较广，但不易透过正常脑膜，$t_{1/2}$约为1.5小时，大部分在体内代谢，5%以原型由尿排泄。

临床主要用于敏感菌引起的扁桃体炎，中耳炎，猩红热。白喉及带菌者，下呼吸道感染。对于军团菌肺炎和支原体肺炎，本品为首选药。尚可用于衣原体引起的泌尿生殖系统感染、梅毒和肠道阿米巴病的治疗。

用法用量 成人　①口服：每日1～2g，分3～4次服用。②静脉滴注：每日1～2g，分3～4次滴注。③外用：涂于眼睑内，每晚1次。

儿童　①口服：每日30～50mg/kg，分3～4次服用。②静脉滴注：每日30～50mg/kg，分3～4次滴注。

注意事项 ①本品片剂为抗酸包衣片，应整片吞服。②本品有潜在肝毒性，长期服用可引起肝损害。③本品可致耳鸣及听觉减退，注射时有局部刺激性。④本品可干扰茶碱代谢；可降低口服避孕药的正常作用。

剂型规格 ①片剂：每片 0.1g。②微丸胶囊剂：125mg（12.5万U）；250mg（25万U）。③散剂：100mg（1g）。④注射剂：每支 250mg；300mg。⑤眼膏剂：0.5%，每支 2g。

依托红霉素
Erythromycin Estolate

别名 无味红霉素，红霉素月桂酸酯，Erimec Eromycin

作用用途 本品为红霉素丙酸酯的十二烷基硫酸盐。抗菌谱和药效同红霉素，本品口服吸收良好，耐酸，不易被胃酸破坏。同时服用油脂食物可帮助本品的吸收。血药浓度明显高于红霉素。临床应用参见红霉素。

用法用量 成人 口服：每日 500~2000mg，分 3~4 次服用，严重者可增至每日 2.0g。

儿童 口服：每日 20~50mg/kg 体重，分多次服药。本品吸收不受食物干扰。

注意事项 ①肝功能不全者禁用，孕妇慎用。②本品对肝脏的干扰作用较红霉素强，严重者可出现胆汁瘀滞性肝炎及肝酶升高等。本品不可长期服用，一般服用掌握在 10~14 日以下。③油脂性食物可促进本品吸收。④服后可引起腹痛、腹泻、恶心等。

剂型规格 ①片剂：每片 125mg。②颗粒剂（干糖浆）：每袋 200mg。③胶囊剂：每粒 50mg；125mg。④混悬剂：125g（10ml）。

琥乙红霉素
Erythromycin Ethylsuccinate

别名 利菌沙，利君沙，龙力，赛能莎，Abboticine，Dumotricin，Troxillin

作用用途 本品为红霉素的琥珀酸乙酯。抗菌谱和药效同红霉素。在胃液中稳定，口服容易吸收，在体内逐渐释放出红霉素而起抗菌作用。临床应用参见红霉素。

用法用量 成人 口服：每次 0.25~1g，每日 3~4 次。

儿童 口服：每日 30~50mg/kg 体重，分 3~4 次给药。

注意事项 ①肝功能不全者、孕妇及哺乳期妇女慎用。②其他注意事项同依托红霉素。

剂型规格 ①片剂：每片 0.1g。②颗粒剂（干糖浆）：每袋 0.25g。③胶囊剂：每粒 100mg（10万U）；125mg（12.5万U）；250mg（25万U）。

麦白霉素
Meleumycin

别名 Meleumycinum

作用用途 本品系从链霉菌培养液中制取的一种多组分大环内酯抗生素，含麦迪霉素 A_1、吉他霉素 A_6 及其他小组分。抗菌谱与红霉素近似，敏感菌主要包括葡萄球菌、链球菌、百日咳杆菌、白喉杆菌、军团菌、流感嗜血杆菌及支原体等。临床主要用于敏感菌所致的扁桃体炎、咽炎、中耳炎、轻症肺炎、皮肤及软组织感染、泌尿生殖系统感染等。

用法用量 成人 口服：每日 0.8~1.2g，分 3~4 次给药。

儿童 口服：每日 30mg/kg 体重，分 3~4 次给药。

注意事项 ①本品宜空腹给药。②其他参见吉他霉素。

剂型规格 ①片剂：每片 0.1g。②胶囊剂：每粒 0.1g。③颗粒剂：每袋 0.1g（效价）。

麦迪霉素
Midecamycin

别名 美地加霉素，美地霉素，米地霉素，美他霉素，Medemycin，Macw-Dil

作用用途 本品的抗菌谱与红霉素相似，对革兰阳性菌如葡萄球菌属、链球菌属、白喉杆菌、肺炎链球菌、百日咳杆菌及支原体等显示较强的抗菌活性，对部分革兰阴性菌如脑膜炎球菌、淋球菌等也有一定的疗效。口服后可广泛分布于各器官中，以肝、脾、胆汁中浓度最高，但在尿中的浓度很低，血清 $t_{1/2}$ 约为 3.5 小时。24 小时尿中排出给药量的 2%~3%，部分在肝内代谢。临床上主要用于金黄色葡萄球菌、溶血性链球菌、肺炎球菌等敏感菌所致的口咽部、呼吸道、皮肤和软组织、胆道等部位的感染，也可用于支原体感染。

用法用量 成人 口服：每日 0.8~1.2g，分 3~4 次给药。

儿童 口服：每日 30~40mg/kg 体重，分 3~4 次给药。

注意事项 ①对大环内酯类药物有过敏史者、肝功能不全者、孕妇及新生儿慎用。②本品与其他大环内酯类抗生素之间存在严重的交叉耐药性。③少数患者可有食欲不振、恶心、呕吐等胃肠道反应和皮疹。

剂型规格 ①片剂：每片 100mg。②胶囊剂：每粒 100mg。③干混悬剂：每袋 100mg（500mg）。④干糖浆剂：每袋 200mg（2g）。

乙酰麦迪霉素
Acetylmidecamycin

别名 醋酸麦迪霉素，醋酸米地加霉素，麦迪霉素二醋酸酯，麦加霉素，美加欣，美力泰，美欧卡霉素，米卡霉素，Midecamycin Acetate，Miocamycin

作用用途 本品抗菌作用与麦迪霉素相似，但抗菌谱较麦迪霉素广。对革兰阳性球菌、杆菌和部分革兰阴性菌，如葡萄球菌属，溶血性链球菌，肺炎球菌，流感杆菌，肺炎支原体等均有抗菌作用。口服吸收好，体内组织和体液中的浓度高，扁桃体中的浓度高于血中浓度。主要由肝脏代谢，24 小时尿中排泄率为 4% ~ 5%。主要用于敏感菌引起的感染，如毛囊炎，疖肿，蜂窝织炎，皮下脓肿，感染性粉瘤，喉炎，咽炎，扁桃体炎，支气管炎，肺炎，中耳炎等，以及螺旋体、立克次体等引发的呼吸道感染和皮肤及软组织感染等。

用法用量 成人 口服：每日 0.8 ~ 1.2g，分 3 ~ 4 次给药。

儿童 口服：每日 15 ~ 30mg/kg 体重，分 3 ~ 4 次给药。

注意事项 ①本品应用过程偶见食欲不振，恶心，呕吐，胃部不适，腹痛，腹泻等胃肠道反应。②个别患者可有转氨酶及碱性磷酸酶升高，嗜酸性粒细胞增高，皮疹等过敏反应。少数患者可见步态不稳，口角炎或口炎等。

剂型规格 ①片剂：每片 200mg。②胶囊剂：每粒 100mg（10 万 U）；200mg（20 万 U）。

交沙霉素
Josamycin

别名 妙莎，娇莎，交沙咪，角沙霉素，Josaxin，Jomybel，Josalid

作用用途 本品为大环内酯类抗生素，具有广谱抗菌性。抗菌谱与麦迪霉素相似，抗菌活性略低。对葡萄球菌，链球菌，肺炎球菌等革兰阳性菌，淋菌等部分革兰阴性菌，厌氧菌中的消化链球菌、脆弱拟杆菌、丙酸杆菌等，支原菌属均有抗菌活性。口服易吸收，能广泛分布于体内各组织，尤其在肺和皮肤中的浓度最高。主要用于对本品敏感的葡萄球菌、链球菌、肺炎球菌、痢疾杆菌及支原体所致的呼吸系统感染、化脓性皮肤病、术后感染等。

用法用量 成人 口服：每次 200 ~ 400mg，每日 3 ~ 4 次。

儿童 口服：每日 30mg/kg 体重，分次给药。

注意事项 ①12 岁以下儿童、孕妇、哺乳期妇女慎用。②宜整片吞服，以免接触胃酸损失效价，但丙酸交沙霉素属酯化物，不受胃酸影响，可制成颗粒剂供儿童使用。③不良反应有过敏症状，有的出现药疹，偶见过敏性肝功能障碍、胃肠道反应、口腔炎等。④与麦角胺制剂合用，有可能引起四肢缺血。可抑制溴隐停在肝中的代谢。

剂型规格 ①片剂：每片 50mg；100mg；200mg。②胶囊剂：每粒 200mg。③散剂：每袋 100mg（效价）。

吉他霉素
Kitasamycin

别名 白霉素，酒石酸吉他霉素，田草，柱晶白霉素，Ayermicina，Ayerst，Leucomycin

作用用途 本品是由链霉菌产生的一种多组分的大环内酯类抗生素。抗菌谱同红霉素，主要作用于革兰阳性菌，对葡萄球菌、链球菌、脑膜炎双球菌及肺炎双球菌、白喉杆菌、淋病双球菌和支原体及梅毒螺旋体等有效。静脉注射本品 15 分钟后可达最高血药浓度，并可维持 8 小时以上。$t_{1/2}$ 为 2 小时左右。可广泛分布于内脏器官，特别在肝脏和胆汁中的浓度最高，主要从胆汁排泄。临床主要用于治疗耐青霉素金葡菌及革兰阳性菌引起的感染，亦可用于百日咳，胆道感染，支原体肺炎，淋病，败血症等。

用法用量 成人 ①静脉注射：每日 600 ~ 800mg，分 2 ~ 3 次缓缓静脉注射。②口服：每次 300 ~ 400mg，每日 3 ~ 4 次。静脉注射的每次用量可溶于 20ml 生理盐水或葡萄糖注射液中。

儿童 静脉注射：每日 10 ~ 20mg/kg 体重，分 2 ~ 4 次给药。

注意事项 ①肝功能不全者禁用。②静脉注射时应缓慢，以免引起血栓性静脉炎。③本品与红霉素间有交叉耐药性。④偶会发生胃肠道不适。个别患者可出现过敏反应。

剂型规格 ①片剂：每片 100mg（柱晶白霉素乙酯）。②胶囊剂：每粒 250mg。③注射剂：每支 200mg。

磷酸竹桃霉素
Oleandomycin Phosphate

别名 Amimycin，L-Andomycin，Matromycin，Romicil

作用用途 本品对支原体、链球菌、肺炎球菌、髓膜炎菌和淋菌敏感。成人口服本品 250mg 和 500mg，2 ~ 3 小时后血中浓度达最高值，为 1.38mg/L 和 3.39mg/L 左右。成人静脉滴注本品 500mg，溶于生理盐水 250ml，静脉滴注 60 分钟，结束时的血中浓度达最高值，以后逐渐下降，6 ~ 9 小时后已测不到。9 小时为止，尿中排泄量为给药量的 24%。用于痈疖、瘰疬、丹毒、扁桃体炎、蜂窝织炎、乳腺炎、支气管炎、淋巴节炎、外耳病、腹股沟淋巴肉芽肿、支气管扩张感染、肺炎、肺化脓症、脓胸、百日咳、创伤、烫伤以及术后二次感染、骨髓炎、腹膜炎、细菌性心内膜炎、败血症、猩红热、胆囊炎、中耳炎、尿道炎、膀胱炎、麦粒肿、淋病、宫内感染等。

用法用量 ①口服：每次 0.25g，每日 4 次。②肌内注射：每次 0.2g，每日 4 次。③静脉滴注：每次 0.4g，每日 2 次。

注意事项 ①注射时偶有血管痛、血栓或静脉炎出现，因此要注意注射部位及注射方法，要尽量缓慢的注入。②偶有休克、胃肠道及过敏反应。

剂型规格 ①片剂：每片 100mg；250mg。②注射剂：每支 500mg。

乙酰螺旋霉素
Acetylspiramycin

别名 醋酸螺旋霉素，法罗，欧亿罗，罗华密新，螺旋霉素，Spiramycin

作用用途 本品为螺旋霉素的乙酰化物。抗菌谱和抗菌作用与螺旋霉素相似，但比红霉素弱。在内脏（尤其在肺部）具有较高的血药浓度。用于敏感菌所致的呼吸系统感染和皮肤软组织感染，包括：咽炎、扁桃体炎、急性和慢性支气管炎、肺炎、脓皮病、丹毒、中耳炎、牙周炎、急性鼻窦炎等。

用法用量 成人 口服：每日 0.8~1.2g，分 3~4 次给药。重症每日可用至 1.6~2g。

儿童 口服：每日 30mg/kg 体重，分 3~4 次给药。

注意事项 ①肝、肾功能不全者慎用。②其他同螺旋霉素。

剂型规格 片剂：每片 0.1g。

罗红霉素
Roxithromycin

别名 朗素，罗力得，罗迈新，丽珠星，蓓克，浦虹，Claramid，Rulide Romycin，Surlid

作用用途 本品的抗菌谱和抗菌作用与红霉素相似。对金葡菌（耐甲氧西林青霉素金葡菌除外），链球菌（包括 A，B，C 型链球菌和肺炎球菌），化脓性链球菌，蜡状菌，棒状杆菌属等均具有高度敏感性。对李氏单核胞浆菌，弯曲杆菌，耐青霉素链球菌，脑膜炎双球菌，口腔拟杆菌，产黑色素拟杆菌，真菌，肽球菌，肽链球菌等也有一定的抗菌作用。本品不受胃酸破坏，口服吸收好，血浆蛋白结合率为 15.6%~26.7%。平均 $t_{1/2}$ 为 8.4~15.5 小时。肾功能不全患者口服本品后血药浓度峰值升高，消除半衰期延长。主要以原型从尿和粪便中排出。主要用于敏感菌所致的呼吸道感染，泌尿系统感染，皮肤和软组织感染以及身体和其他部位的感染。

用法用量 成人 口服：每次 150mg，每 12 小时 1 次，饭前服用。

儿童 口服：每次 2.5~3.8mg/kg 体重，每 12 小时 1 次。

注意事项 ①对本品或其他大环内酯类抗生素过敏者禁用。②肝功能减退患者、肾功能严重损害的患者慎用。③严重酒精性肝硬化患者消除半衰期延长 2 倍，故对此类患者应适当调整剂量。④不良反应发生率低，少数患者有胃肠道反应，偶见肝功能异常。

剂型规格 ①片剂：每片 150mg。②胶囊剂：每粒 150mg；③颗粒剂：每袋 25mg；50mg；75mg；150mg；④干混悬剂：每袋 25mg；50mg。

地红霉素
Dirithromycin

别名 百舒，迪红，怡力昕，地利兹霉素，Diritross，Nortron

作用用途 本品具有类似红霉素的抗菌谱。对大多数革兰阳性菌的最低有效抑菌浓度为 0.3~2μg/ml，低于红霉素 2~4 倍。对百日咳杆菌，本品的活性比红霉素强

4 倍。一般本品活性比红霉素大 2~4 倍。适用于急性支气管炎、慢性气管炎急性发作及对本品敏感菌引起的感染。

用法用量 成人 口服：每次 500mg，每日 1 次。

注意事项 ①由于大环内酯类抗生素能与糖蛋白广泛结合，故能与糖蛋白结合的其他药物可导致本品游离浓度升高。②本品可加快茶碱消除，降低茶碱血药浓度 18%，降低峰浓度 26%。

剂型规格 ①片剂：每片 250mg；500mg。②胶囊剂：每粒 250mg。

罗他霉素
Rokitamycin

别名 Rocamycin

作用用途 本品为半合成的大环内酯类抗生素。抗菌谱与红霉素相似，敏感菌包括葡萄球菌属、链球菌属（肠球菌除外）、消化链球菌、部分拟杆菌、支原体、衣原体等。正常情况下口服易吸收。儿童口服 10mg/kg 体重，30 分钟后达血药浓度为 0.55μg/ml。$t_{1/2}$ 为 2 小时左右。胃酸不足者吸收不好。可广泛分布于各组织器官。不通过胎盘，但可进入乳汁。临床主要用于敏感菌所致的咽炎、急性支气管炎、扁桃体炎、肺炎（由细菌、支原体及衣原体引起）、中耳炎、牙龈炎、鼻窦炎、皮肤及软组织感染等。

用法用量 成人 口服：每次 200mg，每日 3 次。

儿童 口服：每日 20~30mg/kg 体重，分 3 次给药。

注意事项 ①肝功能不全者慎用。②孕妇、早产儿、新生儿不宜用。②不良反应可见消化道症状、肝功能改变、皮疹，罕见视物朦胧感。

剂型规格 片剂：每片 0.1g。

克拉霉素
Clarithromycin

别名 百红忧，卡斯迈欣，卡碧士，克红霉素，克拉仙，甲红霉素，甲力，利迈先，莫欣，6-氧甲基红霉素，Claricin，Clarith，Klacid，Klaricid，6-*O*-Methylerthromycin

作用用途 本品主要对革兰阳性、阴性需氧菌及部分厌氧菌呈现较强的抗菌活性，尤其对流感嗜血杆菌的活性较强、对军团菌属、淋球菌、卡他布兰汉菌、肺炎支原体、沙眼衣原体等也有很好的抗菌作用。与红霉素相比，本品对胃酸稳定，口服吸收好，血药浓度高，达峰时间快，$t_{1/2}$ 长。主要用于对本品敏感的病原菌引起的感染，如鼻咽炎、副鼻窦炎、下呼吸道感染、皮肤感染和伤口感染等。

用法用量 成人 口服：每次 250mg，每 12 小时 1 次，严重感染可增至每 12 小时 500mg。根据感染的程度，连续服用 6~14 日。

儿童 口服：每次 62.5~250mg，每日 2 次。

注意事项 ①对本品或其他大环内酯类抗生素过敏者禁用。②肝功能减退患者、肾功能严重损害的患者慎用。③可能发生胃肠道反应，头痛，皮疹，过敏反应和中枢神经系统反应。偶见胆汁性肝炎和真菌感染。④能干扰卡马西平的血药浓度，延长清除半衰期，使药理作用增强。⑤与茶碱合用，可使茶碱的血药浓度升高。⑥可能与华法林或环孢素等有相互作用。

剂型规格 ①片剂：每片 50mg；100mg；125mg；250mg。②胶囊剂：每粒 50mg；125mg；250mg。③颗粒剂：每袋含 125mg（600mg）；50mg（1g）。④混悬剂：125mg（5ml），每瓶 50ml 或 100ml。⑤干混悬剂：125mg（1g）；125mg（2g）。

阿奇霉素
Azitromycin

别名 阿红霉素，阿齐红霉素，阿泽红霉素，芙琦星，氮红霉素，派奇，浦乐齐，舒美特，顺峰康奇，泰力特，维宏，希舒美，欣匹特，Sumamed，Zithromax

作用用途 本品为半合成的大环内酯类抗生素，对革兰阳性菌的抗菌作用与红霉素近似，对革兰阴性菌的抗菌谱比红霉素广而强，如对流感嗜血杆菌及一些厌氧菌也有抗菌作用。对沙眼衣原体、肺炎支原体等均有抗菌作用。本品在胃酸中的稳定性优于红霉素，口服吸收很好，能迅速分布于各种组织及器官，分布容积很高，蛋白结合率为 7%～50%。半衰期很长，每日仅需口服 1 次。给药后能长时间保持抗菌作用。主要以原型经胆汁排除，极少部分经肾脏排除。主要用于由敏感菌引起的上、下呼吸道感染、性传播疾病以及皮肤和软组织感染等。

用法用量 成人　口服：每次 250～500mg，每日 1 次。静脉滴注：每次 0.5g，每日 1 次。
儿童　口服：10mg/kg 体重，每日 1 次，连用 3 日。

注意事项 ①孕妇、哺乳期妇女及新生儿禁用。对大环内酯类抗生素过敏者禁用。肝肾功能不全者慎用。②本品很少引起不良反应，常见的有胃肠道反应。偶有皮疹。少数患者可出现转氨酶升高和白细胞、中性粒细胞减少等。③本品与抗酸药同用时，其间隔时间至少 2 小时。

剂型规格 ①片剂：每片 250mg。②颗粒剂：每袋稀释后浓度为 100mg（5ml）或 200mg（5ml）。③干混悬剂：100mg（效价）。④糖浆剂：500mg（25ml）。⑤混悬剂：100mg（5ml）。⑥注射剂：每支 250mg；500mg。

泰利霉素
Telithromycin

别名 Ketek
作用用途 本品为大环内酯类抗生素。抗菌谱类似红霉素，但本品对野生型细菌核糖体的结合力较红霉素与克拉霉素强，分别为 10 倍及 6 倍；抗菌作用比阿奇霉素强。临床主要用于敏感菌所致的呼吸道感染，包括社区获得性肺炎、急性上颌窦咽炎、扁桃体炎、慢性支气管炎。

用法用量 口服：每次 800mg，每日 1 次，5～10 天为一疗程。

注意事项 ①有恶心、呕吐、腹泻、头痛等轻、中度症状。②伊曲康唑、酮康唑等可使本品血药浓度和 AUC 明显增加。

剂型规格 片剂：每片 400mg；800mg。

八、四环素类

四环素类是由链霉素培养液中提得或半合成而得的一类碱性抗生素。它是一类广谱抗生素，对革兰阳性菌、革兰阴性菌、立克次体、支原体、衣原体、螺旋体和阿米巴原虫均有抗菌活性。

1. 四环素的制备方法
①由细菌发酵液中提得的天然品：如四环素、土霉素、地美环素、金霉素等。②人工半合成品：如多西环素、米诺环素、美他环素等。

2. 临床应用注意事项
（1）四环素类药物可沉积于牙和骨中，造成儿童牙齿黄染、牙釉质发育不良和影响骨骼发育。因此，8 岁以下儿童禁用。本类药物可透过胎盘影响胎儿，故孕妇禁用，哺乳期妇女慎用。

（2）四环素类对肝脏有损害，可致呕吐、肝酶升高、呕血、便血等，严重者可致昏迷或死亡。

（3）四环素类对肾有损害，可导致血尿素氮，肌酐值升高等。

（4）应避免与抗酸药、钙盐、铁盐等同服。

四环素
Tetracycline

别名 金晶康，四环素碱，盐酸四环素，Tetracyclinum

作用用途 本品为抑菌性抗菌药物，为广谱抗生素，对大多数革兰阳性菌和阴性菌，立克次体，支原体，衣原体，放线菌等都有抗菌作用。本品口服吸收不完全，需每 6 小时给药 500mg，经 5 次给药后，方可达到稳态血药浓度。临床上主要用于立克次体病、布氏杆菌病、淋巴肉芽肿、支原体肺炎、螺旋体病、衣原体病等。常用本品盐酸盐。

用法用量 成人　①口服：每次 500mg，每日 3～4 次。②静脉滴注：每日 1g，分 1～2 次给药，加入到 5%～10% 葡萄糖注射液中滴注。

8 岁以上儿童　口服：每日 30～40mg/kg，分 3～4 次服用。

注意事项 ①鉴于本品同四环素类药物一样，服用后可沉积于牙齿和骨中，造成儿童牙齿黄染（称为四环素牙）和影响骨骼发育，同时本品可透过胎盘影响胎儿，故 8 岁以下儿童、孕妇和哺乳期妇女禁用。②食物可阻止本品的吸收,一般宜空腹给药。③四环素盐酸盐的水溶性和生物利用度虽较四环素好,但本品对消化道的刺激性较前者大,故服用本品应多饮水,并避免卧床服药,以免药物滞留食管,形成溃疡。

剂型规格 ①片剂:每片 250mg。②胶囊剂:每粒 250mg。③注射剂:每支 500mg。

米诺环素
Minocycline

别名 二甲胺四环素,美满霉素,米诺星,Minocin,Minomax,Ultramycin

作用用途 本品为长效、高效的半合成抗生素,抗菌谱与四环素相似,对革兰阳性菌和阴性菌都有广泛的抗菌作用,但抗菌作用在四环素族内属于最强者。特别对耐药菌包括对四环素类、青霉素类耐药的金葡菌、链球菌、大肠埃希菌等,以及甲氧西林耐药菌、多西环素耐药菌均具有很强的抗菌作用,口服吸收后能广泛分布于肝、肾、肺、脑、甲状腺等组织和体液中。血清蛋白结合率为 76% ~ 83%。主要从肾和胆道排泄。用于由耐药金葡菌引起的泌尿系统、呼吸系统以及软组织感染、支气管炎、支原体肺炎、胆囊炎、乳腺炎、淋病、立克次体引起的感染等。

用法用量 成人 口服:每次 100mg,每 12 小时 1 次。首次加倍,饭前半小时或饭后 2 小时服用。

8 岁以上儿童 口服:每次 50mg,每 12 小时 1 次。

注意事项 ①儿童及妊娠后期感染患者慎用。②本品应避免卧床服药,以免药物滞留食管,形成溃疡。食物可阻止本品的吸收,一般宜空腹给药。③可有过敏反应,甚至过敏性休克。另有报道本品可引起良性颅压升高和皮肤色素沉着,较易引起光感性皮炎。④钙及其他重金属离子对本品吸收的影响较其他四环素类抗生素大。

剂型规格 ①片剂:每片 100mg。②胶囊剂:每粒 100mg。③软膏剂:每支 10mg(500mg)。

土霉素
Oxytetracycline

别名 地霉素,氧四环素,Terramycin

作用用途 本品的抗菌谱和抗菌作用同四环素。口服吸收不良,仅为 58% 左右,若饭后服用吸收量明显下降。蛋白结合率较低(约为 20% ~ 25%),$t_{1/2}$ 为 6 ~ 10 小时,常用本品盐酸盐。临床主要用于肠道感染,包括阿米巴痢疾,疗效略强于四环素。

用法用量 成人 口服:每次 0.5g,每日 4 次。

8 岁以上儿童 口服:每日 30 ~ 40mg/kg 体重,分 3~4 次给药。

注意事项 ①8 岁以下儿童禁用。②其他见四环素项下。

剂型规格 片剂:每片 125mg;250mg。

多西环素
Doxycycline

别名 多西霉素,福多力,利尔诺,强力霉素,去氧土霉素,脱氧土霉素,伟霸霉素,Doxitard,Doxy,Doxymycin,Vibramycin

作用用途 本品的抗菌谱与四环素、土霉素相似。但抗菌作用较四环素强 2 ~ 4 倍。主要对立克次体、支原体、衣原体敏感。对革兰阳性菌如肺炎链球菌、链球菌属、葡萄球菌属、破伤风杆菌和炭疽杆菌等,革兰阴性菌如脑膜炎奈瑟菌、大肠埃希菌、产气肠杆菌、肺炎克雷伯菌、流感嗜血杆菌、百日咳杆菌、布氏杆菌、痢疾杆菌等以及阿米巴原虫、螺旋体、放线菌等均有一定的效果。本品的蛋白结合率为 80% ~ 93%。血浆 $t_{1/2}$ 为 12 ~ 20 小时。临床上主要用于敏感菌所致的上呼吸道感染,老年慢性支气管炎,肺部和尿路感染等。也可用于对青霉素过敏的患者。对治疗伴有肾功能损害的肾外感染,以及斑疹伤寒等立克次体感染和支原体肺炎。

用法用量 成人 口服:第一次 200mg,以后每次 100mg,每日 1~2 次。

8 岁以上儿童 口服:首剂 4mg/kg 体重,以后每次 2~4mg/kg 体重,每日 1~2 次。疗程一般为 3~7 日。

注意事项 ①孕妇、哺乳期妇女、8 岁以下儿童禁用。肝、肾功能不全者慎用。②大部分金葡菌菌株对本品耐药。③较易引起光感性皮炎,且比四环素和金霉素的发生率高,用药后应避免日晒。长期用药可以引起颅内压升高。④含钙、镁、铝、铁等金属离子的药品,可影响本品的吸收。但饭后或与食物同服不影响吸收,反而可以减少药物对胃的刺激。与 TMP 合用,可增强本品的抗菌活性。与青霉素合用,可干扰青霉素的杀菌作用。

剂型规格 ①片剂:每片 50mg;100mg。②胶囊剂:每粒 100mg。③微丸胶囊剂:每粒 100mg。

金霉素
Chlortetracycline

别名 盐酸金霉素,氯四环素,Aureomycin,Chlortetracyclinum

作用用途 本品抗菌谱广,除对革兰阴性菌及阳性菌大部分有较好作用外,对于立克次体和沙眼病毒也有较好疗效。对耐青霉素金葡菌感染的疗效比土霉素及四环素好。主要用于沙眼、结膜炎、角膜炎等。

用法用量 外用:①眼膏,涂于眼睑内,每次适量,每日 1~2 次,或遵医嘱。②外用软膏,每次适量,每日 1~2 次,涂于患处,或遵医嘱。

注意事项 ①本品口服后多引起胃肠道反应,如恶心、呕吐、腹泻等。②静脉注射本品可损伤肝脏引起肝脂肪量增高及细小脂肪性变。③本品能影响胎儿骨骼的生长及乳齿的发育。④因本品的水溶液极易失效,另因本品口服或注射用副作用较大，故现在临床仅用其眼膏和软膏。

剂型规格 ①眼膏剂：0.5%，每支 2.5g；4g。②软膏剂：0.5%，每支 5g。

地美环素
Demeclocycline

别名 去甲金霉素

作用用途 本品抗菌活性较四环素强，吸收较好，作用同四环素。

用法用量 口服：每次 0.15g，每日 4 次。

注意事项 ①多见光过敏性皮炎。②其他副作用与四环素相似。

剂型规格 片剂：每片 0.15g。

美他环素
Metacycline

别名 甲烯土霉素，美瑞尼，佐本能，Rondomycin

作用用途 本品抗菌谱和抗菌活性与四环素相近，但对四环素和土霉素的耐药菌仍有抗菌活性。口服吸收好。临床上主要用于敏感菌所致的呼吸道感染、泌尿道感染、痢疾、肠炎等。

用法用量 成人 口服：每日 600mg，分 2~3 次给药。

儿童 口服：每日 10~15mg/kg 体重，分 3~4 次给药。

注意事项 ①孕妇、哺乳期妇女禁用。②本品宜在饭前或饭后 2 小时服用。③有与四环素相同的副作用。④避免与制酸剂，含钙、镁、铝等金属离子药物合用。

剂型规格 胶囊剂：每粒 200mg。

替格环素
Tigecycline

作用用途 本品对革兰阳性菌如金黄色葡萄球菌（MSSA 和 MRSA）、粪球菌（万古霉素敏感菌株）、无乳链球菌、咽峡炎链球菌属、化脓链球菌等有较好抗菌活性。对革兰阴性菌（阴沟杆菌、大肠埃希菌、弗氏枸橼酸杆菌、肺炎克雷伯菌、产酸克雷伯菌）及厌氧菌（脆弱拟杆菌及其他拟杆菌、产气荚膜梭菌、小消化链球菌）等也有较好抗菌活性。本品对以下细菌的抗菌活性尚不明确：肠球菌属、表皮葡萄球菌（MSSE 和 MRSE）、溶血葡萄球菌、单核细胞增多性李斯特菌、鲍曼不动杆菌、嗜水气单胞菌、枸橼酸杆菌 Koseri 种、产气肠杆菌、嗜麦芽窄食单胞菌、拟杆菌、消化链球菌、紫单胞菌属、脓肿分枝杆菌等。本品适用于由大肠埃希菌、粪肠球菌、金黄色葡萄球菌（MSSA 和 MRSA 株）、无乳链球菌、咽峡炎链球菌属、化脓链球菌和脆弱拟杆菌所致的皮肤或皮肤组织的合并感染。也适用于由弗氏枸橼酸杆菌、阴

沟肠杆菌、大肠埃希菌、肺炎克雷伯菌、粪肠球菌、金黄色葡萄球菌（MSSA 株）、咽峡炎链球菌、脆弱拟杆菌及一些其他杆菌、产气荚膜梭菌和小消化链球菌所致的合并性腹腔感染。本品半衰期为 27.1~42.4 小时。

用法用量 成人 静脉滴注：首次剂量为 100mg，以后每 12 小时 50mg，一次剂量应滴注 30~60 分钟。可根据病情应用 5~14 日。本品可用 0.9% 氯化钠注射液或 5% 葡萄糖注射液配伍。

注意事项 ①孕妇和 8 岁以下儿童禁用。②轻、中度肝功不良者不需调整剂量，重度肝功能不良者慎用。③肾功能不全进行透析疗法者，不需调整剂量。④不良反应：恶心、呕吐、血栓性静脉炎、心动过缓、心动过速、血管扩张、厌食、口干、黄疸、粪便不正常、低钠血症、低钙血症、低血糖、肌酐值升高、失眠、P-T 延长、阴道炎、阴道念珠菌病等。

剂型规格 注射剂：每支 50mg。

胍甲环素
Guamecycline

别名 胍美沙林

作用用途 本品为半合成四环素，抗菌性与四环素相同。具趋器官性能，在支气管、肺组织有较高浓度。主要用于呼吸系统感染：各型肺炎、急性支气管炎及齿龈炎等。

用法用量 口服：每日 1.2g，分 3~4 次给药。

注意事项 ①8 岁以下儿童、孕妇、哺乳期妇女和肝、肾功能不全者禁用。②主要有消化道不良反应，如恶心、呕吐、腹胀、食欲减退、腹泻等，其他同四环素。

剂型规格 胶囊剂：每粒 0.1g。

九、氯霉素类

氯霉素类又称酰胺醇类。目前临床常用的药有：氯霉素和甲砜霉素等。

1. 抗菌作用

氯霉素类对伤寒杆菌、霍乱弧菌感染、化脓性脑膜炎、流感杆菌脑膜炎及病原菌不明的化脓性脑膜炎、脑脓肿等，均有较好抗菌作用。

2. 临床应用注意事项

（1）氯霉素有可逆性骨髓抑制，产生再障性贫血、血小板减少、粒细胞缺乏等有致命危险。

（2）新生儿和早产儿应用氯霉素，易导致灰婴综合征，故禁用。

氯霉素
Chloromycetin

别名 氯胺苯醇，Chloramphenicol

作用用途 本品的敏感菌主要有肺炎链球菌、化脓

性链球菌、绿色链球菌、淋球菌、脑膜炎球菌、流感嗜血杆菌、布氏杆菌、巴斯德杆菌、白喉杆菌、支原体、衣原体、立克次体、螺旋体和一些厌氧菌等。但目前耐药菌已日见增多。临床上主要用于伤寒、副伤寒和其他沙门菌、脆弱拟杆菌感染。并多与青霉素类抗菌药物联合应用治疗流感嗜血杆菌性脑膜炎。或外用治疗沙眼及化脓性感染。

用法用量 成人 ①口服：每日 1.5~3g，分 3~4 次给药。②静脉滴注：每次 0.5g~1g，每日 2 次。本品 250mg 至少用大输注 100ml 稀释。③滴入眼睑内：每次 1~2 滴，每日 3~5 次。

儿童 ①口服：每日 25~50mg/kg，分 3~4 次给药。②静脉滴注：每日 25~50mg/kg，分 3 次给药。

注意事项 ①因本品能引起循环衰竭，故新生儿和早产儿应禁用。精神病患者应用本品因能引起严重失眠、幻想、幻觉、狂躁、忧郁等精神症状，故应禁用。②本品 1 支（250mg）至少用 100ml 输液稀释。宜用干燥注射器抽取，并应边抽边振摇，以免析出结晶。③本品长期应用可能引起视神经炎、共济失调，以及由于菌群失调所致的维生素缺乏和二重感染，消化道不良反应以及严重的粒细胞、血小板减少及再生障碍性贫血等不良反应。

剂型规格 ①片剂：每片 250mg。②注射剂：每支 250mg。③滴眼剂：每支 0.25%（8ml）。④滴耳液：0.25g（10ml）。⑤眼膏剂：1%；3%。

甲砜霉素
Thiamphenicol

别名 甲砜氯霉素，硫霉素，赛美欣，Acephenicol，Dcxtrosulfenidol，Thiocymetin

作用用途 本品为合成的广谱抗生素，抗菌谱及抗菌作用与氯霉素相似。但对金葡菌，沙门菌，大肠埃希菌，肺炎杆菌等革兰阴性杆菌的作用较氯霉素稍差。本品在体内不与葡萄糖醛酸结合，故血中游离的活性型甲砜霉素含量较高，因而有较强的抗菌活力。口服或注射给药吸收完全。口服后 2 小时，肌内注射后 1 小时达最高血药浓度。血清 $t_{1/2}$ 约为 1~2 小时。主要用于呼吸道感染，伤寒，泌尿道，胆道，肠道感染，亦可用于慢性支气管炎等肺部继发性细菌感染。

用法用量 成人 ①口服：每次 250~500mg，每日 4 次。②气雾吸入，或胸、腹腔、膀胱内注入：5%~10% 甲砜霉素溶液，每次用量 0.5~1g。

儿童 口服：每日 25~30mg/kg 体重，分 4 次服用。

注意事项 ①早产儿、新生儿、孕妇及哺乳期妇女禁用。②用药期间应检查血象，如发现白细胞减少，应立即停药。②不良反应较氯霉素少，主要有胃肠道反应，偶见皮疹。本品也可引起白细胞和血小板减少，但未见再障的报道。用药后产生的可逆性红细胞生成抑制较氯霉素多且显著。

剂型规格 ①片剂：每片 250mg。②胶囊剂：每粒 250mg。③注射剂（甲砜霉素甘氨酸盐）：每支 250mg；1000mg。

棕榈氯霉素
Chloramphenicol Palmitate

别名 无味氯霉素

作用用途 本品作用与氯霉素相似，主要用于伤寒、副伤寒和其他沙门菌、脆弱拟杆菌感染。

用法用量 成人 口服：按氯霉素计算，每次 0.15~0.5g，每日 3~4 次。

小儿 口服：每日 25~50mg/kg 体重，分 3~4 次服用。

注意事项 与氯霉素相似。

剂型规格 ①片剂（B 型）：每片 50mg（按氯霉素计）。②颗粒剂（B 型）：0.1g（按氯霉素计）。③混悬液：25mg（1ml）（按氯霉素计）。

琥珀氯霉素
Chloramphenicol Succinate

作用用途 本品为氯霉素酯，用药后在体内分解生成氯霉素起作用。作用类似氯霉素。

用法用量 肌内注射或静脉滴注：每次 0.5~1g，每日 1~2g。

注意事项 与氯霉素相似。

剂型规格 注射剂：每支 0.125g；0.25g；0.5g。

十、其他类

氨曲南
Aztreonam

别名 单酰胺菌素，菌科单，菌克单，噻肟单酰胺菌素，Azactam

作用用途 本品为第一个全合成的单环 β-内酰胺类抗生素。对革兰阴性菌包括铜绿假单胞菌、大肠埃希菌、克雷伯杆菌、沙雷杆菌、奇异变形杆菌、吲哚阳性变形杆菌、枸橼酸杆菌、流感嗜血杆菌以及某些肠杆菌、淋球菌等具有强大的抗菌作用。对革兰阳性杆菌产生的 β-内酰胺酶稳定，但对革兰阳性菌和厌氧菌几乎没有活性。与大多数 β-内酰胺类抗生素不同，本品不诱导 β-内酰胺酶的活性，故不宜与某些能诱导 β-内酰胺酶的抗革兰阴性需氧菌的 β-内酰胺酶抗生素合用。本品静脉给药后 1 小时达最高血药浓度，$t_{1/2}$ 为 1.5 小时。可透过血脑屏障，达到抗菌浓度。主要以原型从肾脏排泄。临床主要用于革兰阴性需氧菌引起的下呼吸道感染，复杂性泌尿道感染，败血症，皮肤以及软组织感染。亦可与其他非 β-内酰胺抗生素合用，治疗某些混合感染。尤其对外科感染，如泌尿系统感染、败血症等效果更为理想。

用法用量 成人 肌内注射或静脉滴注或静脉注射：一般感染，每次 0.5~1.0g；中度感染，每次 1.0~1.0g；严重感染，每次 2.0g；均为每 8~12 小时 1 次。

2 岁以上儿童 肌内注射或静脉滴注或静脉注射：30mg/kg 体重，每 6~8 小时 1 次。

注意事项 ①本品与青霉素类抗生素之间无交叉过敏反应，但对 β-内酰胺类抗生素过敏的患者慎用。肝功能已受损害的患者、孕妇及哺乳期妇女应慎用。②不能与其他 β-内酰胺类抗生素合用。③用药期间有过敏反应、胃肠道反应、造血系统反应，如罕见凝血酶原时间延长，血小板减少；偶见碱性磷酸酶（AKP）、SGPT、SGOT 升高；个别患者可见注射部位静脉炎或血栓性静脉炎、精神错乱和肌肉骨骼酸痛。④与氨基糖苷类抗生素联合使用，对铜绿假单胞菌，不动杆菌，沙雷杆菌，克雷伯杆菌，普鲁威登菌、肠杆菌属、大肠埃希菌等有协同抗菌作用。与头孢西丁在体外、体内有拮抗作用。

剂型规格 注射剂：每支 0.5g；1.0g。

卡芦莫南
Carumonam

别名 肟单酰胺菌素，Amasulin

作用用途 本品抗菌谱和抗菌作用与氨曲南相似，对铜绿假单胞菌、黏质沙雷菌及需氧性革兰阴性杆菌有强的抗菌活性。临床主要用于大肠埃希菌、枸橼酸杆菌属、克雷伯菌属、肠杆菌属、沙雷菌属、变形杆菌属、铜绿假单胞菌及嗜血流感杆菌等引起的感染、呼吸道感染、泌尿系统感染、胆管炎、胆囊炎、腹膜炎及败血症等。

用法用量 肌内注射（深部）、静脉注射或静滴：成人 每日 1~2g，每日 2 次。重症可增至每日 4~6g。可加入生理盐水或等渗葡萄糖注射液溶解稀释。滴注时间为 30 分钟至 2 小时。

注意事项 ①过敏者禁用。②对青霉素过敏者及过敏体质者慎用。严重肾功能不全者及老年人慎用。孕妇、哺乳期妇女及少儿、全身状态差者慎用。③肾功能衰竭时须调整剂量。④主要不良反应有：皮疹、药物热、荨麻疹等变态反应，恶心、腹泻等胃肠道反应。偶见嗜酸粒细胞增多症、粒细胞减少、红细胞减少等，血清转氨酶升高，血尿素氮，蛋白尿或念珠菌症等。

剂型规格 注射剂：每支 0.5g。

磷霉素
Fosfomycin

别名 复安欣，磷霉素钙，磷霉素钠，林欣之，新亚迈林，Fosmicin，Phosphonomycin

作用用途 本品可阻碍细菌细胞壁的早期合成过程，从而起到抗菌作用。本品具有广谱抗菌活性，对葡萄球菌，大肠埃希菌，沙雷菌，痢疾杆菌具有较好的抗菌作用，对铜绿假单胞菌，变形杆菌，产气杆菌，肺炎杆菌，也有抗菌作用。本品经口服或注射给药吸收良好，在体内多种体液和组织中均有分布，且可进入脑脊液。本品的血清 $t_{1/2}$ 为 1.5 小时。主要自肾脏以原型排出。常用本品钙盐或二钠盐。临床用于由敏感菌引起的各类感染，如呼吸道，肠道，尿道和皮肤及软组织感染。对败血症，脑膜炎，腹膜炎等重度感染也有效。

用法用量 成人 ①口服：用磷霉素钙，每日 2~4g，分 3~4 次服用。②静脉滴注或静脉注射：用磷霉素钠，每日 4~12g，严重感染可增至 16g，分 2~3 次静脉滴注或缓慢静脉注射。③肌内注射：用磷霉素钠，每日 2~8g，分 3~4 次给药。

儿童 ①口服：用磷霉素钙，每日 0.05~0.1g/kg，分 3~4 次服用。②静脉滴注：用磷霉素钠，每日 0.1~0.3g/kg，分 2~3 次给药。③肌内注射：用磷霉素钠，每日 0.05~0.2g/kg，分 3~4 次给药。

注意事项 ①本品钠盐的钠含量较高，肝肾功能不全及高血压患者慎用，孕妇慎用。②不良反应可有皮疹，嗜酸性粒细胞增多，血清转氨酶升高等反应。口服可出现胃肠道反应。肌内注射可出现局部疼痛与硬节。静脉给药过快可致血栓性静脉炎等。

剂型规格 ①胶囊剂（钙盐）：每粒 100mg；250mg。②注射剂（钠盐）：每支 1.0g；2.0g；4.0g。

磷霉素氨基丁三醇
Fosfomycin Tromethamine

别名 美乐力，Monurol

作用用途 本品是一种磷酸衍生物，具有广谱杀菌作用，对大肠埃希菌、枸橼酸杆菌、克雷伯杆菌、沙雷杆菌和肠球菌特别有效。本品与磷霉素和其他抗生素之间很少有交叉耐药性。作用机制主要抑制细胞壁肽糖的合成。本品口服生物利用度为 34%~41%，平均消除 $t_{1/2}$ 为 5.7 小时，主要以原型由尿中排出。用于急性单纯性尿路感染。

用法用量 口服：成人，每次 3g；5 岁以上儿童，每次 2g；老年患者，不需调整剂量。

注意事项 ①5 岁以下儿童不宜服用本品。②本品为妊娠安全性分级的 B 类药。③单次口服本品一般具有良好的耐受性，不良反应率低，而且轻微和短暂，通常不超过 1~2 日，主要是胃肠道症状，如恶心呕吐、腹泻、消化不良，其次是头痛、头昏和少见的感觉异常。④严重不良反应少见，但有发生血管神经性水肿、再生障碍性贫血、哮喘加重、胆汁淤积性黄疸、肝坏死、中毒性巨结肠症。

剂型规格 散剂：每袋 3g。

杆菌肽
Bacitracin

作用用途 本品对大多数革兰阳性菌和奈瑟球菌有抗菌作用，现作外用抗菌药，局部应用，也可口含治疗咽部感染。

用法用量 外用：500～1000IU/ml，溶于等渗氯化钠注射液，注入脓腔或外用，干粉也可撒布于感染局部。

注意事项 因毒性强，现已不作注射用。

剂型规格 ①口含片剂：每片 500IU。②灭菌粉剂：供外用。③软膏剂：8g（400IU）。④眼膏剂：2g（1000IU）。

新生霉素
Novobiocin

别名 新生霉素钠，Novobiocinum

作用用途 本品的抗菌谱和青霉素相似，主要用于耐药金黄色葡萄球菌引起的感染，如肺炎、败血症等，对严重感染疗效较差。易引起细菌耐药性，故宜和其他抗菌药配伍应用。

用法用量 成人 ①口服：每次 0.5g，每日 4 次。②静脉滴注：每次 0.5～1g，每日 2 次。③肌内注射：可加局麻药以减痛。

儿童 肌内注射或静脉滴注：每日 20～30mg/kg 体重，分 3~4 次给药。

注意事项 ①溶解须用生理盐水或注射用水，勿用葡萄糖注射液。②有腹泻、恶心、呕吐，过敏性皮疹等，偶见黄疸、白细胞减少。

剂型规格 ①胶囊剂：每粒 0.25g。②注射剂：每支 0.5g。

林可霉素
Lincomycin

别名 洁霉素，丽可胜，Albiotic，Cillininmycin，Jiemycin，Lincocin

作用用途 本品为窄谱抗生素，对革兰阳性菌如葡萄球菌、链球菌和肺炎球菌，尤其是厌氧菌具有较强的抗菌活性，对革兰阴性菌，大多数肠球菌，结核杆菌，真菌不敏感。口服可被胃肠道吸收，并广泛迅速的分布于体液的组织内，尤其在骨髓、胆汁和尿液中，但在脑脊液中浓度极低。本品消除 $t_{1/2}$ 为 8 小时，口服后主要从胆汁和粪便排出，注射后从尿中排出 30%～60%。常用本品盐酸盐。主要用于敏感菌引起的各类感染，如呼吸系统感染，软组织感染，骨髓炎等。对于慢性骨髓炎尤其是凝固酶阳性葡萄球菌引起的慢性骨髓炎，本品有独特疗效。

用法用量 成人 ①口服：每日 1.5～2g，分 3~4 次服用。②静脉滴注：严重感染时每次 0.6～1g，每 8～12 小时 1 次。危及生命时剂量每日可增加至 8g，每日极量不超过 8g。③肌内注射：每日 0.6～1.2g，分 2~3 次给药。

儿童 ①口服：每日 30～60mg/kg，分 3~4 次给药。②静脉滴注：每日 10～20mg/kg，分 2～3 次给药。③肌内注射：每日 10~20mg/kg，分 2~3 次给药。

注意事项 ①新生儿、孕妇、肝功能不全者、深部真菌感染者禁用。严重肾功能不全者，应减量应用。②应用本品易发生二重感染者（如未完全控制的糖尿病患者，免疫功能低下和恶性肿瘤患者）、白色念珠菌阴道炎和鹅口疮患者慎用。③不可直接静脉注射，进药过快可造成心搏暂停和低血压。④长期应用可引起伪膜性肠炎。不良反应可有消化道反应，过敏反应，少数患者可出现多形性红斑，偶见周围血象下降、转氨酶升高，黄疸等。⑤与吸入性麻醉药同用，可导致骨骼肌软弱、呼吸抑制或麻痹；与抗蠕动止泻药、含白陶土的止泻药同用，可能引起伴有严重水样腹泻的伪膜性肠炎；与抗肌无力药合用，可使后者对骨骼肌的作用减弱；可加强阿片类的中枢呼吸抑制作用；与新生霉素、卡那霉素等在同瓶静脉滴注时可有配伍禁忌。

剂型规格 ①片剂：每片（粒）250mg；500mg。②胶囊剂：每粒 250mg，500mg。③注射剂（盐酸盐）：每支 0.6g（2ml）。

克林霉素磷酸酯葡萄糖
Clindamycin Phosphate and Glucose

别名 隆格新，天方力泰

作用用途 本品用于革兰阳性菌或厌氧菌引起的扁桃体炎、化脓性中耳炎、鼻窦炎、急性支气管炎、慢性支气管炎、肺炎、皮肤和软组织感染、泌尿系统感染、骨髓炎、败血症、腹膜炎和口腔感染等。

用法用量 成人 静脉滴注或肌内注射：中度感染，每日 0.6～1.2g，分 2~3 次给药；严重感染，每日 1.2～2.7g，分 2~3 次给药或遵医嘱。

儿童 静脉滴注或肌内注射：中度感染，每日 15～25mg/kg 体重，分 3~4 次给药；严重感染，每日 25～40mg/kg 体重，分 3~4 次给药或遵医嘱。

注意事项 ①对本品或克林霉素或林可霉素过敏者禁用。肝、肾功能损害者慎用。②可与克林霉素或林可霉素发生交叉耐药性。③偶见恶心、呕吐、腹痛、腹泻、皮疹、中性粒细胞减少，嗜酸性粒细胞增多、血小板减少、血清转氨酶升高等不良反应。极少数可引起伪膜性肠炎。长期静脉滴注可引起静脉炎。④本品与氨苄西林、氨茶碱、葡萄糖酸钙、硫酸镁可产生配伍禁忌；与红霉素呈拮抗作用。

剂型规格 注射剂：每瓶 100ml（含克林霉素 0.3g，葡萄糖 5g；克林霉素 0.6g，葡萄糖 5g）。

克林霉素
Clindamycin

别名 博乐，孚帮，恒新，金格多那，克林霉素磷酸酯，克林美，莱美特宁，力派，林大霉素，氯洁霉素，氯林可霉素，氯林霉素，索宁，汤尼威，特丽仙，欣弗，Cleocin，Dalaoin

作用用途 本品为林可霉素的衍生物，抗菌谱和作用机制同林可霉素。对大多数革兰阳性菌和某些厌氧性革兰阴性菌有抗菌作用，其中包括肺炎链球菌，化脓性链球菌，绿色链球菌，金黄色葡萄球菌，白喉杆菌，以及拟杆菌属，梭杆菌，真杆菌，双歧杆菌，消化链球菌，破伤风杆菌等。本品口服吸收快，体内分布广，可进入机体大多数组织和器官中，但不易进入脑脊液。体内的部分代谢物仍可保持抗菌活性，成人的 $t_{1/2}$ 为 2.4~3 小时，儿童为 2~2.5 小时，肾功能衰退时延长到 3~5 小时。主要从尿中排出。主要用于厌氧菌引起的各类感染，尤其对骨髓炎效果显著，常用本品盐酸盐、棕榈酸酯盐酸盐（供口服用）、磷酸酯盐（供注射用）。

用法用量 成人　①口服：每次 150mg，每 6 小时 1 次。②肌内注射（磷酸盐）：每日 600~1200mg，分 3~4 次应用。③静脉注射：不超过 1200mg，分 3~4 次应用。

儿童　肌内注射或静脉注射：每日 8~16mg/kg 体重，重度感染可增至每日 17~20mg/kg，分 3~4 次给药。

注意事项 ①孕妇及新生儿禁用，肝功能衰退者慎用。②本品不能透过血脑屏障，故不能用于脑膜炎。与林可霉素有交叉耐药性。长期应用，可引起伪膜性肠炎。③可见胃肠道反应，造血系统、肾、肝、神经系统反应，但比林可霉素轻。少数患者有过敏反应，转氨酶和碱性磷酸酶短期轻度升高。偶有注射部位疼痛。④本品与红霉素有拮抗作用，不宜联合给药；与庆大霉素合用，可增强抗链球菌的作用。含有糖精的药品可明显降低本品在胃肠道的吸收。

剂型规格 ①胶囊剂：每粒 75mg；150mg。②溶液剂：10mg（1ml）。③注射剂：每支 600mg（4ml）。④凝胶剂：100mg（10g）。

万古霉素
Vancomycin

别名 凡可霉素，万可霉素，万刻林，稳可信，Vancocin CP

作用用途 本品作用机制与青霉素类抗生素相似，主要抑制细菌细胞壁的合成。对革兰阳性菌的作用强，尤其对耐青霉素金葡菌和溶血性链球菌，肺炎球菌等的作用较强。口服吸收差，静脉注射 0.5g，1 小时达峰值，$t_{1/2}$ 为 6 小时。分布于各组织和体液中，主要经肾脏排泄。常用本品盐酸盐。临床主要用于敏感菌引起的败血症，肺炎，心内膜炎等。

用法用量 成人　①口服：每日 0.5~2g，分 3~4 次给药。②静脉滴注：每次 0.5g，每日 4 次；或每次 1g，每 12 小时 1 次，可根据年龄、症状、体重而增减。

儿童　①口服：每次 10mg/kg 体重，每日 4 次。②静脉滴注：**0~7 日婴儿**，先用 15mg/kg，然后用 10mg/kg，每 12 小时给药 1 次。**7 日~1 月婴儿**，先用 15mg/kg，然后用 10mg/kg，每 8 小时给药 1 次。儿童，每次 10mg/kg，每 6 小时 1 次；或每次 20mg/kg，每 12 小时给药 1 次。

注意事项 ①新生儿禁用。②本品应以稀释液静脉滴注，快速给药可能引起血压变化，个别可能出现心脏停跳。②本品长期给药可产生蓄积。用药过量可能引起不可逆性耳聋甚至肾脏损害。④用药期间亦可能出现药物热、寒战、皮疹以及胃肠道不适等不良反应。

剂型规格 ①胶囊剂：每粒 120mg；250mg。②注射剂：每支 500mg；1000mg。

去甲万古霉素
Norvancomycin

别名 万迅，Antibiotic Diatracin

作用用途 本品为窄谱抗生素，对革兰阳性球菌具有良好的抗菌活性，对耐甲氧西林的金黄色葡萄球菌和表皮葡萄球菌，链球菌，肠球菌，肺炎球菌，破伤风杆菌，淋球菌，白喉杆菌，以及梭状芽孢杆菌等均有较好的效果。但对革兰阴性菌几乎无效。口服不易吸收，静脉滴注血清 $t_{1/2}$ 为 6 小时。在体内广泛分布于组织和体液，但不易透过血脑屏障。主要经肾脏排泄。临床主要用于耐甲氧西林金黄色葡萄球菌或表皮葡萄球菌所致的系统感染，链球菌心内膜炎，伪膜性肠炎以及用其他抗菌药物治疗无效或对青霉素过敏的疾病。

用法用量 成人　①口服：治疗伪膜性肠炎，每次 0.4g，每 6 小时 1 次。②静脉滴注：每日 800~1600mg，分 2~3 次给药。

儿童　①口服：酌减剂量。②静脉滴注：每日 16~24mg/kg 体重，可分 1~3 次给药。用 5% 葡萄糖或氯化钠注射液稀释成 0.5% 的浓度后缓慢滴入。

注意事项 ①本品应缓慢静脉滴注，每次时间不得少于 60 分钟，肾功能不全者应减量。孕妇和哺乳期妇女禁用。②本品对肾脏和听神经有损害作用，可引起肾功能障碍和听力减退。此外，本品还可引起红颈综合征，血栓性静脉炎，中性粒细胞减少，血小板减少，药物热以及胃肠道反应等。③本品不宜与肾、耳毒性的药物合用。抗组胺药可掩盖本品的耳毒性症状。④本品不宜肌内注射，因可致剧烈疼痛。

剂型规格 注射剂（盐酸盐）：每支 400mg；800mg。

替考拉宁
Teicoplanin

别名 壁霉素，他格适，肽可霉素，Targocid

作用用途 本品系多组分糖肽类非肠道给药抗生素，结构与万古霉素相似，干扰肽聚糖中新的部分的合成过程。抗菌性质亦极为相似，仅对革兰阳性菌有效，包括对甲氧西林敏感和耐药的金黄色葡萄球菌及表皮葡萄球菌、肺炎双球菌、化脓链球菌、绿色链球菌、肠球菌（如粪肠球菌）、类白喉杆菌族、产单核细胞李斯特菌、难辨梭菌等。体外实验表明本品抗菌作用与万古霉素相当或稍强。但凝固酶阴性葡萄球菌尤其是溶血性葡萄球菌中部分菌株对本品敏感性差。本品很少发生耐药性。

本品口服不吸收，肌内注射后生物利用度为94%，与血浆蛋白结合率为90%～95%，几乎全部所给予的本品以原型从尿中排出。用于包括耐青霉素、头孢菌素菌（如耐甲氧西林金黄色葡萄球菌及表皮葡萄球菌，棒状杆菌）及青霉素过敏患者发生的严重革兰阳性细菌感染。如皮肤及软组织感染、呼吸道感染、泌尿道感染、败血症、心内膜炎等。也可作为预防用药。

用法用量 成人 ①静脉滴注：中度感染，第1日给药400mg；维持量，每次200mg，每日1次。严重感染，每次400mg，每12小时1次，共给药3次；维持量，每次400mg，每日1次。②肌内注射：剂量同静脉滴注。③口服：每次100～500mg，每日2～4次，10日为1个疗程。

儿童 ①静脉滴注：中度感染，每次10mg/kg，前3次剂量每12小时给药1次，随后维持量为6mg/kg，每日1次。严重感染，每次10mg/kg，前3次剂量，按每12小时给药1次，随后维持量每次10mg/kg，每日1次。②肌内注射：剂量同静脉滴注。

注意事项 ①对本品过敏者禁用。对万古霉素过敏者慎用。②肾功能不全者长期用本品治疗，需监测肾脏功能和听力。③尚未明确与本品是否有关的不良反应有：轻度听力下降、耳鸣、前庭功能紊乱。④可见红斑、局部疼痛、血栓性静脉炎等局部反应，恶心、呕吐等胃肠道反应，皮疹、瘙痒等变态反应，血小板减少、血小板增多、白细胞减少、转氨酶升高等不良反应。

剂型规格 注射剂：每支0.2g。

达巴万星
Dalbavancin

别名 道古霉素；Dalvance

作用用途 一种新型半合成糖肽抗生素，为替考拉宁类似物A40926的衍生物。达巴万星作用机制与万古霉素和替考拉宁相同，抑制革兰阳性菌细胞壁的生物合成，被广泛用作治疗皮肤和软组织感染的药物。体内、外试验表明，达巴万星对于革兰阳性菌包括耐甲氧西林金葡球菌（MRSA）、甲氧西林敏感金葡球菌（MSSA）、凝固酶阴性葡萄球菌（CoNS）、链球菌等具有抗菌活性。对耐革兰阳性病原菌包括耐青霉素和头孢曲松肺炎链球菌、替考拉宁不敏感CoNS、非vanA型肠球菌具有活性；对革兰阴性厌氧菌也具有活性。适用为革兰阳性微生物敏感株所致的急性细菌性皮肤和皮肤软组织感染。

用法用量 静脉滴注：可每周间隔用药，1000mg，接着一周后500mg。静脉输注历时30分钟。

肌酐清除率小于30 ml/min和不接受常规时间表血液透析患者调整剂量：750mg，接着一周后375mg。

注意事项 ①禁忌证：对达巴万星超敏性。②常见不良反应：恶心（5.5%），头痛（4.7%），腹泻（4.4%）；皮肤反应；难辨梭状芽孢杆菌关联腹泻。③输注相关反应：迅速静脉输注可能致红人综合征，包括上身发红、

荨麻疹、瘙痒和（或）皮疹。停止或减慢输注可能导致这些反应停止。输注时间30分钟以减少输注相关反应的风险。

剂型规格 注射剂：每支500mg。

泰拉万星
Telavancin

别名 Vibativ

作用用途 本品是一种半合成脂肽抗菌药，通过干扰肽聚糖的聚合和交联抑制细菌细胞壁合成。特拉万星结合至细菌膜，破坏膜屏障功能。适用于革兰阳性菌的敏感分离株引起的皮肤和皮肤软组织感染成年患者的治疗：金黄色葡萄球菌（包括甲氧西林敏感和耐药分离株），化脓性链球菌，无乳链球菌，咽峡炎链球菌（包括咽峡炎链球菌、中间链球菌和群集链球菌），粪肠球菌（只是万古霉素敏感分离株）。

用法用量 静脉滴注：10mg/kg，静脉输注（>1小时，每隔24小时），周期7～14天。治疗周期随着感染的严重程度和面积以及病人在临床和细菌学上的发展而有所调整。

肾功能损伤患者

肌酐清除率（ml/min）	使用剂量	频率
>50	10mg/kg	24 小时
30～50	7.5mg/kg	24 小时
10～30	10mg/kg	48 小时

注意事项 ①妊娠期妇女（除非对胎儿潜在利益胜过潜在的风险），应避免使用。②可见输注相关反应，建议缓慢滴注至少超过60分钟，以减低输注反应的风险。迅速静脉输注糖肽类抗微生物药物可能引起"红人综合征"，即停止或减慢输注速度观察。③常见不良反应（≥10%）包括：味觉障碍，恶心，呕吐，泡沫尿。④本品妊娠安全性分级为C；妊娠妇女避免使用，除非权衡对患者获益大于对胎儿潜在风险时。

剂型规格 注射剂：每支250mg；750mg。

利奈唑胺
Linezolid

别名 莱勒咪利，利奈唑德，Zyvox

作用用途 本品为噁唑酮类抗菌药，对葡萄球菌和肠球菌有抑制作用，对链球菌的多数菌株有杀菌作用。临床主要用于控制耐万古霉素肠球菌所致的系统感染，包括肺炎、败血症等。也可用于耐甲氧西林金黄色葡萄球菌经用万古霉素（或去甲万古霉素）治疗无效的病例。

用法用量 口服、静脉滴注：口服和静脉滴注剂量相同，每次600mg，每12小时1次，根据病情连用10～28日。空腹或饭后服用，应避开高脂性饮食。

注意事项 ①孕妇和哺乳期妇女慎用。②使用本品

要严格掌握适应证，避免滥用，严防耐药菌株的产生（耐万古霉素肠球菌对其他抗生素均耐药，本品是目前唯一有效药物）。③高血压患者使用本品应注意观察。④常见有失眠、头痛、消化道反应、皮疹等。⑤本品禁忌与拟肾上腺素类药物和5-HT再摄取抑制剂合用，禁用含酪胺食物（奶酪、肉干等）和含醇饮料（啤酒、红酒等），以免引起血压异常升高。

剂型规格 ①片剂：每片200mg。②混悬剂：每支100mg（5ml）。③注射剂：每支200mg。

黏菌素
Colistin

别名 抗敌素，多黏菌素E，可利迈仙，Colmycin，Polymyxin E

作用用途 本品是由多粘芽孢杆菌变种所产生的一种碱性多肽类抗生素，主要对革兰阴性杆菌（不包括变形杆菌）具有抗菌作用。其敏感菌包括有铜绿假单胞菌，流感嗜血杆菌，大肠埃希菌，产气杆菌，肺炎克雷伯杆菌等。本品口服不吸收，仅在肠道作用。注射进入血液但因血清对本品的灭活，故血药浓度较低。但在儿童体内的药物浓度较高。反复注射可蓄积。主要经肾脏排泄。常用本品硫酸盐。临床主要用于口服治疗因大肠埃希菌、痢疾杆菌引起的肠道感染，亦可外用治疗因外伤引起的铜绿假单胞菌感染及耳、眼等部位敏感菌所致的感染。

用法用量 成人 ①口服：每次50万~100万IU，每日3~4次。②肌内注射或静脉滴注：每日100万~150万IU。③外用：溶液剂，每毫升1万~5万IU，用氯化钠注射液溶解后应用。

儿童 ①口服：每日2万~3万IU/kg体重，分2~3次服用；②肌内注射或静脉滴注：每日2万~3万IU/kg体重。

注意事项 ①注射给药因易引起肾脏损害和神经系统的毒性，故一般少用。②大量口服可引起食欲不振、恶心、呕吐、腹泻等。

剂型规格 ①片剂：每片25万IU；50万IU。②灭菌粉剂（供外用）：每支100IU。③注射剂：100万IU（1mg相当于6500IU）。

多黏菌素B
Polymyxun B

别名 阿罗多粘，硫酸多黏菌素B，Aerosporin

作用用途 本品对多数革兰阴性杆菌有抗菌作用，抗菌谱主要包括铜绿假单胞菌、流感嗜血杆菌、大肠埃希菌、产气杆菌、肺炎克雷伯杆菌等。主要用于铜绿假单胞菌及其他假单胞菌引起的创面、尿路以及眼、耳、气管等部位感染，也可用于败血症、腹膜炎。滴眼剂用于铜绿假单胞菌引起的眼部感染。常用本品硫酸盐。

用法用量 成人 ①静脉滴注：本品50mg溶于5%葡萄糖注射液500ml中，每日1.5~2.5mg/kg体重，分2

次给予。②肌内注射：每日2.5~3mg/kg体重，每4~6小时1次。③鞘内注射（用于铜绿假单胞菌引起的脑膜炎）：以氯化钠注射液制备5mg/ml药液。④滴眼用：最初5~10分钟1次，每次1~2滴，以后逐渐减少。滴眼剂浓度为1~2.5mg/ml。

成人与2岁以上儿童 每日5mg，3~4日后改为隔日1次，直至脑脊液培养阴性，检验糖量正常。

2岁以下儿童 鞘内注射：每日1次，每次2mg，用3~4日，每次1~2滴，以后隔日1次，每次1.5mg，直到检查指标正常。

注意事项 ①肾功能不全者应减量。②鞘内注射每次不超过5mg，以防引起对脑膜或神经组织的刺激。③不应与其他有肾毒性或神经肌肉阻滞作用的药物联合应用。

剂型规格 ①注射剂：每支50mg（每毫克含多黏菌素B 1万U）。②滴眼剂：每支1~2.5mg（1ml）。

利托菌素
Ristocetin

别名 瑞斯托菌素

作用用途 本品抗菌谱与万古霉素相似，主要对革兰阳性菌如肺炎球菌、溶血性链球菌、草绿色链球菌、产气杆菌、破伤风杆菌有效，对金黄色葡萄球菌、肠球菌也有效，并具杀菌作用。作用机制是抑制病原菌的细胞壁合成。与其他抗生素无交叉耐药性。口服不吸收，肌内注射后在胸水中浓度和血中浓度接近，不进入脑脊液，24小时由尿液排出给药量的50%。用于对其他抗生素耐药的金黄色葡萄球菌及肠球菌引起的严重感染，如心内膜炎、肺炎、肺脓肿、败血症、骨髓炎以及葡萄球菌性脑膜炎等，因毒性大，现已很少应用。

用法用量 静脉注射：每次0.5~1g，每日2次，重症每8小时1次，或每日21~28mg/kg体重。

注意事项 ①本品毒性为抑制骨髓。②利托菌素B的毒性比A大2~3倍，常见有血液系统反应，可有白细胞减少、中性粒细胞减少、血小板减少和嗜酸性粒细胞减少，发生率约为7%~8%，但停药后可消失。③其他过敏反应如斑丘疹、剥脱性皮炎、药物热以及胃肠道功能紊乱等。

剂型规格 注射剂：每支0.5g。

达托霉素
Daptomycin

别名 Cidecin，Cubicin

作用用途 本品抗菌谱为：对敏感革兰阳性菌，如糖肽敏感葡萄球菌、耐甲氧西林肠球菌、甲氧西林敏感和耐药的金葡菌、凝固酶阴性葡萄球菌、苯唑西林耐药的金葡菌和表皮葡萄球菌、青霉素敏感和耐药的肺炎链球菌、草绿色链球菌、化脓性链球菌、无乳链球菌、C族或G族链球菌、嗜酸性乳酸杆菌、嗜酪蛋白乳酸杆菌鼠李糖亚种，万古霉素敏感和耐药的粪肠球菌。本品对单核细胞增多性李斯特杆菌效果差，对革兰阴性病原体无效。临床主要用于复杂性皮肤及软组织感染、革兰阳性病原体感染。有报道对骨髓移植患者的白色念珠菌血症有效。

用法用量 静脉滴注：①复杂性皮肤软组织感染：每次 4mg/kg 体重，每日 1 次，连用 7~14 日。②革兰阳性病原体感染：每次 4~6mg/kg，每日 1 次。骨髓移植患者的白色念珠菌血症：每次 6mg/kg 体重，每日 1 次。据国外资料，中度肝功能不全者不需调整剂量，严重者用药安全性尚无研究，应将本品稀释于 0.9%氯化钠注射液中，持续 30 分钟用药。

注意事项 ①对本品过敏者禁用。②孕妇、哺乳期妇女、儿童慎用。③肾功能不全者、有肌肉骨骼病史者慎用。④用药后定期检查血常规、肾功能、血生化、CPK。⑤本品组织穿透性弱，即使高剂量对深层感染（如心内膜炎、骨感染）疗效也可能不佳。⑥不良反应：低血压、高血压、水肿、心衰、室上性心律失常、头昏、头痛、失眠、意识紊乱、低血钾、低血镁、高血糖、电解质紊乱、恶心、呕吐、腹泻、便秘、呼吸困难、肾衰竭、关节痛、肌痛、肌痉挛、骨髓炎、皮疹、湿疹、过敏反应等。

剂型规格 注射剂：每支 250mg；500mg。

夫西地酸钠
Fusidate Sodium

别名 褐霉素，褐霉酸钠，立思丁，梭链孢酸钠，甾酸霉素钠，Fucidin

作用用途 本品是一种具有甾体骨架的抗生素，因抑制细胞蛋白质合成，而起抑菌或杀菌作用。对葡萄球菌（包括耐甲氧西林株或耐其他抗生素株）有强的抗菌作用，对链球菌、肠球菌、白喉杆菌及结核杆菌有一定的抗菌作用，对脆弱拟杆菌作用较弱。口服易吸收，空腹服用 500mg，2~3 小时血药浓度可达 30mg/L，在体内分布广泛，不易透过血脑屏障，但可进入胎儿循环或乳汁中。血浆蛋白结合率高达 97%。主要由胆汁浓缩和排泄，肾脏排泄量甚微（不足 1%），$t_{1/2}$ 为 5~6 小时。用于耐药性金葡菌感染，如肺炎、骨髓炎、败血症等。外用治疗皮肤、创面的感染。

用法用量 成人 ①口服：每次 500mg，每日 3 次，重症感染可加倍服用。②外用：每日 2~3 次，涂于患处，疗程为 7 日。

儿童 口服：**1 岁以下**，每日 50mg/kg 体重，分次给予；**1~5 岁**，每次 250mg，每日 3 次；**5~11 岁**，可按成人量给予。

注意事项 ①肝病患者禁用。②可产生轻微胃肠道反应，偶见皮疹、黄疸、肝功能改变和静脉炎等。

剂型规格 ①片剂：每片 250mg。②混悬液：每支 250mg（5ml）。③注射剂：每支 500mg（钠盐）；580mg

（二乙醇胺盐）。④乳膏剂：含 2%，每支 5g；15g。

美帕曲星
Mepartricin

别名 甲帕霉素，甲帕霉素月桂硫酸钠，克霉灵，敏达思，Ipertrofan，Montricin

作用用途 本品是一种半合成多烯类抗生素，是从金色链霉菌株培养基中分离得到的，具有明显的抑制真菌和原虫的作用，尤其对白色念珠菌有特效。机制是干扰念珠菌细胞外层的甾醇部分，改变细胞的周围结构，造成细胞浆的不可逆性变化，使丝状菌细胞的繁殖受到抑制。近年来，本品也用于前列腺增生症的治疗，机制是由于其不被肠黏膜吸收，在肠中腔水平与甾醇类成分不可逆的结合，从而减轻了甾醇类激素对增生前列腺的刺激作用。本制品中的月桂硫酸钠为助吸收剂，可使美帕曲星口服后迅速被吸收，使血药浓度达到峰值，并维持高于 MIC 的水平。本品在肾脏中的分布浓度最高，在肝脏和肺中的浓度则较低。主要从粪便排出，停药后 30 小时即可从体内完全消除，无蓄积。临床主要用于生殖道及生殖道以外的真菌感染，如白色念珠菌性阴道炎、念珠菌混合滴虫性子宫阴道炎、小肠念珠菌病、滴虫感染、前列腺增生症。

用法用量 ①口服：每日 10 万 IU，分 2 次服用，3 日为一疗程。对复杂性、顽固性或抗药性患者，可酌情延长或重复疗程。②外用：适量涂患处。③阴道给药。

注意事项 ①对本品过敏者、孕妇（尤其是妊娠期的前三个月）及儿童禁用，为避免胃肠道反应，应在饭后服用。②可有胃肠道反应，如恶心和胃部不适，但发生率极低。

剂型规格 ①肠溶片剂：每片 5 万 IU。②阴道片剂：每片 2.5 万 IU。③乳膏剂。

喹奴普丁-达福普丁
Quinupristin-Dafopristin

作用用途 本品为喹奴普丁和达福普丁按 3:7 配比组成的复合制剂。两者均为链霉菌产生的链霉素类抗生素。本品的抗菌谱只包括革兰阳性菌，主要含金黄色葡萄球菌、化脓链球菌、肠球菌属。本品主要用于万古霉素耐药屎肠球菌菌血症和金黄色葡萄球菌、化脓链球菌所致皮肤及软组织混合感染。本品半衰期为 1.3~1.5 小时。

用法用量 静脉滴注 ①万古霉素耐药屎肠球菌菌血症：每次 7.5mg/kg，每 8 小时 1 次。②金黄色葡萄球菌和化脓链球菌所致皮肤或软组织混合感染：每次 7.5mg/kg，每 12 小时 1 次。本品可用 5ml 5%葡萄糖注射液或灭菌注射用水溶化，切勿用力振摇以防形成泡沫，加入 250ml 输液中，稀释成 2mg/ml 的滴注液，如发现局部刺激，则可进一步稀释至 500ml 或 750ml（中心静脉导管给药，药液体积可为 100ml）。

注意事项 ①不良反应：恶心（4.6%）、呕吐、腹泻、高胆血红素（25%）、血清氨基转移酶和碱性磷酸酶升高（均为可逆性）、关节痛和肌痛、头痛、低钠血症、注射局部疼痛并引起水肿（5%）。②本品与阿司咪唑、特非那定、西沙必利、匹莫齐特（引起 Q-T 间期延长、尖端扭转性心律失常、心搏停跳），故应禁用。

剂型规格 注射剂：每支 300mg。

利福昔明
Rifaximin

别名 欧克双，威利宁，Ritaxidin

作用用途 本品系利福霉素衍生物，是第一个非氨基糖苷类肠道抗生素。本品作用强，抗菌谱广。对革兰阳性需氧菌中的金黄色葡萄球菌、表皮葡萄球菌及粪链球菌，对革兰阴性需氧菌中的沙门菌属、大肠埃希菌、志贺菌属、小肠、结肠炎耶尔森菌有良好抗菌活性。对变形杆菌属、革兰阳性厌氧菌中的艰难梭菌、革兰阴性厌氧菌中的拟杆菌属，本品都有高度抗菌活性。用于革兰阳性及阴性、需氧及厌氧细菌所致急、慢性肠道感染，腹泻综合征，肠道菌群改变所致腹泻（小肠结肠炎，抗生素所致小肠结肠炎，旅行者腹泻），术前及术后肠道预防用药，血氨过多，肝昏迷。

用法用量 口服：成人及 12 岁以上儿童，每次 200mg，每日 3~4 次。6~12 岁儿童，混悬液，每次 1~2 匙，每日 3~4 次。2~6 岁儿童，每次 1 匙，每日 3~4 次。

注意事项 ①本品实际上无禁忌证，因并不吸收。②贮存于室温。此溶液在 7 日内稳定。③本品优于新霉素、链霉素及其他氨基糖苷类抗生素的特点：本品不损伤听觉功能；不会引起肾功能损害；寄生的正常菌群，特别是肠道非致病菌、大肠埃希菌很快即重新定居于肠道而避免重复感染；肠道黏膜炎症会趋于消失。黏膜炎症是使用局部用氨基糖苷类的禁忌证，因用药后可加重炎症。

剂型规格 ①片剂：每片 200mg。②口服混悬剂：每调剂勺含 100mg（5ml），每瓶 60ml。

第二节　合成抗菌药

一、喹诺酮类

喹诺酮类是有苯并吡啶酮酸或类似的母核结构，是一类合成的抗菌药。

1. 喹诺酮类药物分类

根据时间的先后和抗菌活性特点，可分为四代。

（1）第一代喹诺酮类　抗菌谱较窄，只对大肠埃希菌、痢疾杆菌、克雷伯杆菌等有效。代表药物有：萘啶酸、吡咯米酸，因疗效不佳、细菌易产生耐药，现已很少应用。

（2）第二代喹诺酮类　抗菌谱扩大，对肠杆菌属、铜绿假单胞菌、沙雷杆菌、枸橼酸杆菌也有一定抗菌作用。代表药物有：吡哌酸、西诺沙星、米洛沙星等。

（3）第三代喹诺酮类　因本类药物在分子中引入了氟原子，使抗菌谱进一步扩大，对葡萄球菌等革兰阳性菌有抗菌作用，对革兰阴性菌的作用也进一步加强。代表药物有：诺氟沙星、氧氟沙星、环丙沙星、依诺沙星、氟罗沙星等。

（4）第四代喹诺酮类　本类药物在结构中有新型 8-甲氧基，加强了抗厌氧菌的活性，而 C-7 位上的氮双环结构则加强了抗革兰阳性菌活性，也保持了原有的抗革兰阴性菌的活性，对军团菌、衣原体、支原体、厌氧菌均有较强的抗菌作用。代表药物有：加替沙星、莫西沙星等。

2. 抗菌作用

喹诺酮类为广谱抗菌药，对大多数革兰阳性菌如金黄色葡萄球菌和革兰阴性菌如大肠埃希菌、变形杆菌、痢疾杆菌、流感杆菌、伤寒杆菌、淋球菌等均有抗菌活性。广泛用于敏感致病菌所致的呼吸道、消化道、泌尿生殖感染及关节炎、软组织感染、烧伤、外伤等感染。

3. 临床应用注意事项

（1）本类药物影响儿童及胎儿软骨发育，故孕妇、哺乳期妇女、幼儿禁用，18 岁以下慎用。

（2）本类药物可产生肌肉骨骼系统不良反应，用药后可发生关节炎、肌腱炎或肌腱断裂等。故用药时要注意观察不良反应。

（3）用药时可能发生皮疹、恶心、腹痛、头痛、头晕，还可致神经症状和诱发癫痫。

（4）为了防止细菌耐药率的不断升高，原卫生部规定：氟喹诺酮类药物，应参照药敏试验结果，应用于消化和泌尿系统外的其他系统感染；除泌尿系统外，不得作为其他系统的外科围手术期预防用药。

吡哌酸
Pipemidic Acid

别名 吡卡酸、吡哌酸锌，沃泰欣，PPA，Deblaston，Diperpen，Nuril

作用用途 本品为第二代喹诺酮类药物。对大肠埃希菌、变形杆菌、克雷伯杆菌、枸橼酸杆菌、沙雷杆菌、痢疾杆菌等有较好的抗菌作用；对肠杆菌属、铜绿假单胞菌及金黄色葡萄球菌等需较高浓度才有抗菌作用；但对链球菌（包括肠球菌）无效。本品口服吸收，主要经肾脏排泄，$t_{1/2}$ 为 3 小时左右。肾功能不全者 $t_{1/2}$ 可明显延长。临床主要用于敏感革兰阴性杆菌和葡萄球菌所致的尿道、肠道和耳道感染，如尿道炎、膀胱炎、菌痢、肠炎、中耳炎等。

用法用量 成人 ①口服：每次 500mg，每日 2 次。一般疗程不超时 10 日。②经耳给药：每次 4~8mg，每日 1 次。③外用：将适量软膏涂于患处（于消创后），每日 1 次，每次用药量为每 1% 体表面积不超过 10g，总量不超过 60g。

注意事项 ①幼儿禁用。②如疗程大于 10 日，应采取相应的利尿措施。③有时有食欲不振、恶心、呕吐、胃痛、腹泻、便秘等胃肠道症状。也可致发疹、发热，偶可引起休克反应。④与庆大霉素、羧苄西林、青霉素等有协同的抗菌作用。

剂型规格 ①片剂：每片 0.25g；0.5g。②胶囊剂：每粒 0.25g。③滴丸剂：每粒 4mg。④吡哌酸锌软膏：3%，每支 20g。

西诺沙星
Cinoxacin

作用用途 本品为第二代喹诺酮类药物，在体外对许多革兰阴性需氧菌在尿液的 pH 范围内都能显示抗菌作用。细菌对本品与萘啶酸显示交叉耐药性。本品在体内与体外对肠杆菌属、大肠埃希菌、克雷伯菌属、奇异变形杆菌及普通变形杆菌的多数菌株都显示抗菌作用。但肠球菌属、假单胞菌属和葡萄球菌属对本品耐药。临床用于大肠埃希菌、奇异变形杆菌、普通变形杆菌、克雷伯菌属、肠杆菌属所致初发或复发性尿路感染。

用法用量 口服：每日 1g，分 2 次或 4 次服用（可每次 0.25g，每日 4 次或每次 0.5g，每日 2 次）。服用 7~14 日为一疗程。虽然用药后细菌已清除，但要注意继续服完疗程。预防妇女尿路感染反复发作，每晚服 0.25g，用药可持续数月。

注意事项 ①妊娠和哺乳期妇女和未成年人禁用。②不良反应：少数服药者可见恶心、厌食、呕吐、腹部不适、腹泻、头痛、头晕、会阴烧灼感、畏光、耳鸣、血小板减少等毒性反应。尚可见：皮疹、水肿、血管水肿等；罕见过敏性休克、中毒性表皮坏死、多形性红斑等过敏反应。

剂型规格 片剂：每片 0.25g；0.5g。

诺氟沙星
Norfloxacin

别名 氟哌酸，力醇罗，淋克星，哌克利，金娅捷，Noroxin，Uroxacin，Baccidal，Bamzam

作用用途 本品为第三代喹诺酮类广谱抗生素。对铜绿假单胞菌、奇异变形杆菌和大肠埃希菌等革兰阴性菌均有较强的抗菌活性；对金葡菌也有抗菌活性；对耐庆大霉素等的细菌也有一定的抗菌作用。沙雷菌、支原体及不动杆菌等对本品不敏感，厌氧菌对本品耐药。本品生物利用度较低。消除 $t_{1/2}$ 约为 3~4 小时。本品体内分布广，8 小时后仍能保持有效血药浓度，尿药浓度超过

尿路感染时大多数致病菌最低有效抑菌浓度的数倍以上。本品几乎不被代谢，给药 6 小时，80% 以原型从尿中排出。主要用于治疗泌尿系统和胃肠道系统的细菌感染，亦可用于咽喉炎、扁桃体炎、中耳炎、毛囊炎、痈、疖、蜂窝织炎、皮下囊肿等以及敏感菌所致的其他感染和淋病的治疗。本品的软膏剂可用于脓疱病、湿疹感染、足疣感染、毛囊炎、疖肿等。也可用于控制烧伤肉芽创面感染。

用法用量 成人 ①口服（空腹）：每次 100~200mg，每日 3~4 次，重症加量，每日 1600mg，分 4 次服用。一般性感染，每次 300~400mg，每日 2~3 次；单纯性淋菌性尿路感染，单剂口服 800~1200mg。②静脉滴注：常用量为 200mg 溶于 250ml（15%）葡萄糖注射液中 1.5~2 小时滴完，重症加倍，并于 3~4 小时滴完。③经眼给药：滴眼剂，每次 1~2 滴，每日 3~6 次；眼膏剂，每晚 1 次；注射液，结膜下注射 1~2mg/0.5ml，每 1~2 日 1 次。④外用：涂于患处，每日 2 次。小面积烧伤，涂于无菌纱布，敷于创面。⑤阴道给药：栓剂，每次 200mg，每晚 1 次；药膜，每次 20~40mg（1~2 片），早晚各 1 次。

儿童 口服：本药糖粉，每日 300mg，分 3 次服用。

注意事项 ①对喹诺酮类过敏者禁用。孕妇和哺乳期妇女禁用。严重肾功能不全患者慎用；一般不用于幼儿。②少数患者可出现周围神经刺激症状，加用维生素 B_1 或维生素 B_{12}，可使症状减轻。③本品的不良反应同氧氟沙星。④少数患者服药后可能引起转氨酶升高，停药后，能自行消失。⑤本品与环孢素合用，可使环孢素的血药浓度升高。

剂型规格 ①片剂：每片 100mg；200mg；400mg。②胶囊剂：每粒 100mg；200mg。③小儿糖粉剂。④注射剂：每瓶 200mg（100ml）。⑤软膏剂：1%，每支 10g；50g。⑥栓剂：每枚 200mg。⑦滴眼剂：每支 24mg（8ml）。⑧膜剂：20mg。

谷氨酸诺氟沙星
Norfloxacin Glutamate

作用用途 本品为氟喹诺酮类药，具有广谱抗菌作用，尤其对需氧革兰阴性杆菌的抗菌活性高。对肠科的大部分细菌在体外具有良好抗菌作用。适用于敏感菌所致的呼吸道、尿路感染、淋病、前列腺炎、肠道感染和伤寒及沙门菌感染。

用法用量 静脉滴注：成人，每次 0.2~0.4g，每日 2 次，以每分钟 30~40 滴的速度静脉滴注，每 7~14 日为一疗程。

注意事项 ①对喹诺酮类药过敏者禁用。②孕妇、哺乳期妇女及 18 岁以下患者禁用。③本品不宜静脉注射，静脉滴注速度不宜过快。④肾功能不全或无尿患者慎用。⑤原有中枢神经系统疾病患者，包括脑动脉硬化或癫痫及癫痫病史者应避免应用。

剂型规格 注射剂：每支 0.2g（2ml）。

依诺沙星
Enoxacin

别名 氟啶酸，复克，久诺，洛克迪，Enx，Flumark，Gyramid

作用用途 本品为广谱抗菌药物，体外抗菌作用与诺氟沙星相仿，对金黄色葡萄球菌、肺炎球菌等革兰阴性菌的抗菌活性优于诺氟沙星，而稍弱于氧氟沙星和环丙沙星。对一些革兰阴性菌如大肠埃希菌，变形杆菌，产气杆菌，肺炎杆菌，痢疾杆菌，伤寒杆菌，沙门杆菌，流感杆菌，淋球菌，枸橼酸杆菌，铜绿假单胞菌等也有较强的抗菌活性，此外，对弯曲杆菌也有良好的抗菌作用。链球菌属对本品不敏感或耐药。厌氧菌对本品耐药。口服吸收良好。$t_{1/2}$ 为 4~6 小时。体内分布广。本品主要由肾排泄，少量以原型经胆汁排泄，约有 53%~59% 的原型药物在 24 小时内经尿排出。主要用于泌尿系统急慢性感染，肠道感染，亦可用于呼吸系统感染，皮肤及软组织感染，以及耳、鼻、咽喉部的感染等。

用法用量 ①口服：每日 300~600mg，分 2 次给药。亦可根据病情适量增减。②静脉滴注：每次 200mg，每日 2 次，重症每日总量不超过 600mg。③外用：适量涂于患处，每日 2~4 次。④经眼给药：每次 1~2 滴，每日 4~6 次。

注意事项 ①肾病患者、曾患过癫痫等痉挛性疾病的患者、严重脑血管硬化和其他中枢神经系统疾病患者应慎用。②不良反应同氧氟沙星。偶见周围神经刺激现象。③相互作用：与芬布芬合用偶可发生痉挛反应。碱性药物、抗胆碱药物、H_2 受体阻断剂均可使本品的吸收减少，茶碱与本品合用，会使茶碱的血药浓度升高，并会产生茶碱毒性反应。

剂型规格 ①片剂：每片 100mg；200mg；400mg。②胶囊剂：每粒 100mg；200mg；400mg。③注射液：200mg（5ml）。④软膏剂：100mg（10g）。⑤滴眼液：24mg（8ml）。

氧氟沙星
Ofloxacin

别名 奥氟哌酸，奥复星，迪可罗，氟嗪酸，盖洛仙，康泰必妥，泰利必妥，优利克，赞诺欣，竹安新，Tarivid，Zonocin

作用用途 本品为第三代喹诺酮类药物，具有此类药物的抗菌活性。对革兰阳性菌和革兰阴性菌均有确切的体外抗菌活性，尤其对革兰阴性杆菌的作用要大于革兰阳性菌。对耐氨噻肟头孢菌素、氨噻三嗪头孢菌素的需氧菌的活性最强。多数厌氧菌对本品不敏感或耐药。口服制剂吸收完全。吸收 $t_{1/2}$ 为 0.24~0.31 小时。静脉滴注后的血药峰浓度值较口服者约可增高 50%~100%。但下降较快。本品在全身组织和体液中均可达有效抗菌浓

度，胆汁中药物浓度约可达血药浓度的 5 倍或更高；在肺和肾组织中亦可达 3 倍以上。本品尚可穿过胎盘到达胎儿体内，也可通过乳汁分泌。还可进入细胞内，尤其是淋巴细胞和巨噬细胞，对于细胞内病原微生物所致感染的治疗具有重要意义。本品体内代谢较少，主要以原型从尿中排出。24 小时内排出给药量的 70%~80%。用于敏感菌所致的呼吸、泌尿、消化系统、生殖系统和皮肤软组织等急慢性细菌感染，毛囊炎、丹毒、蜂窝织炎、痈、疖、肿、外伤、烧伤、手术伤口等的表面性二次感染。用于中耳炎、副鼻窦炎、眼睑炎、泪囊炎、睑板腺炎、牙周组织炎、牙冠周炎等的治疗。还可用于结核病的治疗。

用法用量 成人 ①口服或静脉滴注：一般感染，每日 200~600mg，分 3 次服用。重症感染，每日 400~600mg，分 2~3 次静脉滴注（每 200mg 至少 30 分钟，于生理盐水、林格溶液、5% 葡萄糖注射液中输注）。抗结核，每日 300mg，顿服。控制伤寒反复感染，每日 50mg，连用 3~6 个月。②滴眼用：每次 1~2 滴，每日 3 次。③滴耳用：每次 2~3 滴，每日 2 次。④阴道给药：早晚各 1 次，每次 1 枚。

注意事项 ①禁用于对本品有过敏史者、孕妇、哺乳期妇女及儿童；慎用于严重肾病患者或曾患过癫痫等痉挛性疾病的患者。严重脑血管硬化和其他中枢神经系统疾病患者也应慎用。②本品静脉滴注时间应不少于 60 分钟，以防产生低血压。③治疗性病时，应对患者进行梅毒血清学检查，以免耽误对梅毒的治疗。④偶见谷草转氨酶、谷丙转氨酶、血清尿素氮、肌酐升高。⑤本品与联苯丁酮酸等苯酮酸类化合物及丙酸非甾体抗炎药合用时，偶有痉挛的报道。本品的静脉滴注液与降压药、巴比妥类麻醉剂同时使用时，可能出现血压突然下降。

剂型规格 ①片剂：每片 100mg；200mg。②注射剂：每支 200mg。③滴眼剂：每支 5ml（3mg/ml）。④滴耳剂：每支 5ml（3mg/ml）。

左氧氟沙星
Levofloxacin

别名 德宁，海力健，恒奥，金诺尔曼，可乐必妥，来弗斯，来立信，莱沃幸，利复星，丽珠强派，清康，诺普伦，沙严隆，特夫比克，妥佳，优普罗康，左氟沙星，左旋氟嗪酸，左旋氧氟沙星

作用用途 左氧氟沙星为氧氟沙星的左旋体，主要对需氧性革兰阳性菌和阴性菌及厌氧菌均具有抗菌作用，此外，对军团菌属、支原体、衣原体及 Ureaplasma 也可显示抗菌作用。本品对各种细菌的最低杀菌浓度和最低抑菌浓度（MIC）的差别较小，主要呈现为杀菌性。其抗菌作用是氧氟沙星的 1 倍。但对肠球菌属及铜绿假单胞菌的抗菌作用较环丙沙星稍弱。本品血药浓度-时间曲线下面积呈剂量相关性。反复给药无蓄积性。主要以原型从尿中排出。临床用于敏感菌所致的皮肤及软组织感

染、外伤、呼吸道感染、生殖泌尿道感染以及感染性肠炎、沙门肠炎、胆道、胆囊炎、结膜炎、外耳炎、中耳炎、牙周炎等。

用法用量 成人 ①口服：常用量每日 300～400mg，分 2～3 次服用，重症可增至每日 600mg，分 3 次服用。②静脉滴注：常用量每次 100～200mg，每日 2 次；重症感染可增至每日 600mg。③经眼给药：每次 1～2 滴，每日 3～5 次。④外用：脓疱炎，每日 3 次。毛囊炎及其他化脓性皮肤病，每日 1 次。

注意事项 ①对本品或其他喹诺酮类药物过敏者、孕妇及哺乳期妇女禁用。②肾功能障碍、有癫痫等痉挛性疾病者、高龄患者慎用。③不良反应可有皮疹、瘙痒，偶有红斑等过敏现象；也可见失眠、眩晕、头疼等精神症状。个别患者可出现 BUN、GOT、GPT、ALP、γ-GTP、总胆红素上升等；或白细胞、红细胞、血红蛋白、血细胞比容减少，嗜酸性红细胞增多等。有时还可出现恶心、呕吐、腹部不适、食欲不振等症状。

剂型规格 ①片剂：每片 100mg。②胶囊剂：每粒 100mg；200g。③颗粒剂：每袋 1g，含本品 100mg。④注射剂：每支 100mg；200mg（效价）。⑤滴眼剂：每支 15mg（15ml）。⑥软膏剂：3%，每支 15g。

环丙沙星
Ciprofloxacin

别名 奔克，环丙氟哌酸，健宝灵，适普灵，特美力，西普乐，希昔欣，悉复欢，Cifran，Cipro，Ciprobay，Ciprolet，Ciproxin

作用用途 本品为第三代氟喹诺酮类广谱抗菌药，抗菌活性强，对大多数革兰阳性菌和阴性菌如葡萄球菌、溶血性链球菌、大肠埃希菌、肺炎克雷伯杆菌、变形杆菌、铜绿假单胞菌、流感杆菌和产酶淋球菌致病菌均具有较强的抗菌活性。本品与其他抗生素如青霉素类、头孢菌素类、氨基糖苷类、大环内酯类等均无交叉耐药性。多数厌氧菌对本品不敏感。口服吸收良好。生物利用度为 49%～70%。可广泛分布于机体各部位。除脑脊液外，在其他所有组织和体液中的浓度均可达到对大部分细菌 MIC 的几倍之高。主要从尿中以原型排泄，少量从粪便和胆汁中以活性形式排出。临床主要用于敏感菌所致的呼吸、泌尿、消化系统和皮肤软组织等急、慢性感染；以及中耳炎、鼻窦炎、淋病和败血症等。

用法用量 成人 ①口服：一般感染，每次 250～500mg，每日 2～3 次。重症感染，每次 750mg，每 12 小时 1 次。②静脉滴注：常用量每次 0.1～0.2g，每日 2 次。重症感染加大至每次 0.4g，每日 2～3 次。静脉滴注时间应掌握在 45～60 分钟内。肾功能不良者（肌酐清除率小于 20ml/min），剂量减半或给药间隔延长 1 倍。肝功能不良者，一般无需调整剂量。③经眼给药：滴眼液，每次 1～2 滴，每日 3～6 次；眼膏剂，每次约 0.1g，每日 2 次。④外用：涂患处，每日 2～3 次。⑤阴道给药：每晚 1 次，每次 1 枚，或泡腾片，每晚 1 片，放入阴道后穹隆处。

注意事项 ①对喹诺酮类药物过敏者、妊娠和哺乳期妇女以及癫痫患者忌用。儿童及发育期青少年不宜使用。重度肾功能不全、严重脑血管硬化患者及其他中枢神经系统疾病患者慎用。②避免与非甾体镇痛消炎药、抗酸药等联用。③静脉滴注速度不宜太快。应用本品应多喝水，以免尿液中形成结晶，并应避免过度碱化尿液。④不良反应主要有恶心，呕吐，腹泻，腹部不适，头痛，头昏，失眠，疲倦，皮疹等，发生率不高。极少数患者出现焦虑不安，复视，心动过速，白细胞和血小板减少等，偶能引起肝功能异常，个别患者可出现中枢神经系统反应。上述不良反应均与剂量成正比。⑤本品可以抑制肝脏对茶碱的代谢，从而导致茶碱的血药浓度升高及半衰期延长。同时使用环丙沙星和茶碱时，应监测茶碱并调整剂量。丙磺舒可以减慢本品的排泄。含钙、镁、铝的抗酸剂，二价和三价的铁离子，以及含锌的多种复合维生素等与本品合用时，由于形成了螯合物而可能影响本品的吸收。致使血中、尿中的药物浓度降低。本品与环孢素合用，可能引起后者的血药浓度升高。

剂型规格 ①片剂：每片 200mg；250mg。②胶囊剂：每粒 200mg；250mg。③颗粒剂：每袋 0.2g。④注射剂（乳酸盐）：每瓶 100mg（50ml）；200mg（100ml）。⑤滴眼剂：24mg（8ml）。⑥滴耳剂：15mg（5ml）。⑦软膏剂：20mg（10g）。⑧栓剂：每枚 0.2g。⑨阴道泡腾片：每片 0.1g。

培氟沙星
Pefloxacin

别名 达福明，多米特定，甲氟哌酸，培氟根，培氟哌酸，培福新，培洛克，透星，威力克，维宁佳，Peflacine，Pefloxacinum，Pelox

作用用途 本品为第三代喹诺酮类广谱抗菌药物，有很强的抗菌活性。对肠道细菌的活性与第三代头孢菌素相近，对金葡菌的抗菌活性明显高于诺氟沙星。本品与青霉素、头孢菌素、氨基糖苷类等不显示交叉耐药。链球菌属，厌氧菌对本品不敏感。体内吸收良好，可广泛分布于脑脊液，扁桃体，支气管，甲状腺，唾液腺，皮肤，肌肉，骨骼，腹膜液，特别在心肌组织里的浓度比血清中浓度高 1～4 倍。作用时间长达 12 小时。本品中相当部分在体内代谢，部分代谢产物仍有活性。24 小时由尿中排出 39%。主要用于敏感菌所致的呼吸、泌尿、消化系统和皮肤软组织等急、慢性感染，以及中耳炎、鼻窦炎、淋病和败血症等。

用法用量 成人 ①口服：一般感染，每日 400～800mg，分早晚 2 次。②静脉滴注：每次 400mg 用 5% 葡萄糖注射液 250ml 稀释后，缓缓静脉滴注，每日 2 次。③外用：涂于患处，每日 2～3 次。

注意事项 ①对本品有过敏史者、孕妇、哺乳期妇女及儿童禁用。慎用于肝功能严重不全者，必要时可延长用药间隔。②因胃肠道反应较大，故口服制剂应在进餐时服用。当细菌学检查结果未明确之前，不应作为呼吸道感染的一线药物。③不良反应同其他喹诺酮类药物。④忌与氯化钠或其他含氯离子的溶液配伍。西咪替丁可减缓本品的排泄，机制可能与西咪替丁使肠道的 pH 发生改变有关。

剂型规格 ①片剂：每片 200mg；400mg。②胶囊剂：每粒 200mg。③注射剂：每支 400mg（5ml，为无色水溶液）。④软膏剂：75mg（10g）。

氟罗沙星
Fleroxacin

别名 安谱克，多氟沙星，芙璐星，菊菲，麦佳乐杏，Megalocin，Qunodis

作用用途 本品为一种口服的长效喹诺酮类抗菌药物。对葡萄球菌属、链球菌属、肠球菌属、肺炎双球菌属、卡他莫拉菌、淋病双球菌、大肠埃希菌、枸橼酸杆菌、克雷伯杆菌属、沙雷菌属、变形菌属、摩根变形菌、铜绿假单胞菌、流感嗜血杆菌等均有较好的疗效。主要用于以上敏感菌所致的上、下呼吸道感染，泌尿系统感染、生殖系统感染以及乳腺、肛门周围脓肿、外伤、手术后继发感染、痤疮、毛囊炎、疖肿、中耳炎、副鼻窦炎、眼部感染、齿周组织炎、齿冠周围炎等。

用法用量 成人 ①口服：每次 200~300mg，每日 1~2 次。也可以每日 400mg 顿服，疗程视感染程度不同而定。②静脉滴注：每次 200~400mg，加入 5% 葡萄糖注射液 250ml 中避光缓慢滴注，每日 1 次。

注意事项 ①对本品有过敏史的患者、孕妇、小儿禁用。严重肾功能损害患者、有痉挛性疾病和癫痫病史者、高龄患者慎用。②本品不良反应可有恶心、呕吐、食欲不振、腹泻、腹痛、腹部胀满感等消化道症状；呼吸困难、心悸、冷感、浮肿、荨麻疹、瘙痒感等过敏症状；睡意、头晕、失眠头痛、麻木等精神症状。偶可见休克、痉挛、BUN 和肌酐增高，GOT、GPT、ALP 增高，白细胞、血小板减少，嗜酸性粒细胞和单核细胞增多以及间质性肺炎、低血糖等。

剂型规格 ①片剂：每片 100mg。②胶囊剂：每粒 100mg；200mg。③注射剂：每支 50mg；100mg；200mg。

洛美沙星
Lomefloxacin

别名 乐贝新，罗氟酸，洛威，美西肯，欣立威，宇力，Bareon，Maxaquin，Uniquin

作用用途 本品为一种较长效的喹诺酮类药物。对革兰阳性和阴性细菌的抗菌活性与诺氟沙星、氧氟沙星相似；对金葡菌、铜绿假单胞菌、大肠埃希菌的抗菌活性为氧氟沙星的 1~3 倍，为诺氟沙星的 2~4 倍；对大多

数厌氧菌的活性稍弱于氧氟沙星，但明显优于诺氟沙星。与同类品种可存在部分交叉耐药，但与其他抗菌药物间无交叉耐药性。口服吸收良好，服药 1 小时后血药浓度达峰值。组织体液分布广，在皮肤、肌肉、肝、肾、前列腺、扁桃体以及唾液、泪液、痰液中的药物浓度明显高于血药浓度；其他组织（除脑组织外）药物浓度与血药浓度相似。血中 $t_{1/2}$ 为 7~8 小时。体内几不被代谢，48 小时内约有 70%~80% 的药物以原型从尿中排出。临床主要用于上述敏感菌引起的尿路和下呼吸道感染。临床应用参见环丙沙星。

用法用量 成人 ①口服：一般性感染，每日 300mg，每日 2 次。严重感染，每日 400mg，每日 2 次。单纯性尿道感染，每日 400mg，每日 1 次。单纯性淋病，每日 300mg，每日 2 次。②静脉滴注：每次 200mg，每日 2 次。③经耳给药：每次 6~10 滴，每日 2 次，点耳 10 分钟后耳浴。④经眼给药：每次 1~2 滴，每日 3~5 次。⑤外用：取适量涂于患处，每日 3~5 次。

注意事项 ①对喹诺酮类药物过敏者、妊娠和哺乳期妇女以及癫痫患者忌用。儿童及发育期青少年不宜使用。重度肾功能不全、严重脑血管硬化患者及其他中枢神经系统疾病患者慎用。②不良反应可见消化系统的不适，也可见轻至中度的眩晕、失眠，发疹等，停药后可自行消失。偶见肝胆系统酶值升高，血细胞增多。③本品与雷尼替丁合用，可使吸收减少。与西咪替丁合用，可使本品的 AUC 升高，而产生毒性。

剂型规格 ①片剂：每片 100mg；200mg。②胶囊剂（盐酸盐）：每粒 100mg；400mg。③颗粒剂：每袋 100mg。④溶液剂：110.4mg（10ml）。⑤注射剂：每支 100mg。⑥滴眼剂：每支 18mg（6ml）。⑦眼用凝胶剂：15mg（5g）。⑧软膏剂：每支 30mg（10g）。

司帕沙星
Sparfloxacin

别名 海正立特，帕氟沙星，司巴沙星，司巴乐，斯帕哌酸，施帕沙星，苏柏沙星，Sparca，Spartioxacin，SPFX

作用用途 本品为广谱抗菌药，对革兰阳性菌，包括金黄色葡萄球菌、表皮葡萄球菌、化脓性链球菌、肺炎链球菌、粪肠球菌等有明显抗菌作用。对革兰阴性菌如大肠埃希菌、克雷伯菌属、沙门菌属、志贺菌属、变形杆菌属等及对衣原体、支原体、厌氧菌等均有很好的抗菌作用，成人空腹单次口服 200mg 本品时，服药后约 4 小时左右，血浆药物浓度达峰值，其值为 0.58μg/ml，消除半衰期较长，约为 16 小时左右，本品口服主要在小肠吸收，胃几乎不吸收。本品血浆蛋白结合率为 42%~44%。本品用于由敏感菌引起的轻、中度感染，包括：急性咽炎、急性扁桃体炎、中耳炎、副鼻窦炎、支气管炎、支气管扩张并感染、肺炎等；细菌性痢疾、伤寒、感染性肠炎、沙门菌肠炎等；胆囊炎、胆管炎等、膀胱

炎、肾盂肾炎、前列腺炎、淋菌性尿道炎、非淋菌性尿道炎、子宫附件炎等。皮肤及软组织感染和脓疱疮、毛囊炎、疖、疖肿、痈、丹毒、淋巴结炎、淋巴管炎、乳腺炎、外伤及手术伤口感染等；牙周组织炎、颚炎等。

用法用量 成人 口服：一般首剂 200~400mg，以后每次 200mg，每日 1 次。肺炎、皮肤感染、尿道炎，每次 100~300mg，每日 1 次。

注意事项 ①对喹诺酮类药物过敏者及孕妇、哺乳期妇女、18 岁以下患者禁用。光过敏患者慎用或禁用。②用药期间应尽量避免接触日光、曝晒，如有皮疹、瘙痒等，应立即停药，并给予适当治疗。③肝、肾功能异常者或有癫痫史及中枢神经疾病者慎用。④有心律不齐、缺血性心脏病、低钾血症、低镁血症、服用抗心律失常药物者应慎用。⑤高龄者应慎用。⑥有时会有恶心、呕吐、食欲不振、上腹部不适、软便、腹泻、腹胀、便秘、血便、皮疹、水肿、瘙痒、红斑、头痛、头昏、失眠、痉挛等。⑦偶见肌腱炎、伪膜性肠炎、间质性肺炎、休克、过敏综合征、低血糖等。

剂型规格 片剂：每片 50mg；100mg；200mg。

芦氟沙星
Rufloxacin

别名 卡力，赛孚，Monos，Qari，Rufloxacin

作用用途 本品为第一个带有噻嗪环的口服氟喹诺酮类抗菌药物。对需氧的革兰阳性菌、阴性菌，特别是引起尿道和呼吸道感染的细菌具有很强的抗菌作用。口服能很好吸收，并能很快在血浆及组织内达到很高的药物浓度，而在组织中的浓度比血浆浓度高 2~3 倍。在肺泡液中的浓度是血浆浓度的 2~20 倍。血浆蛋白结合率是 60%。血浆 $t_{1/2}$ 为 35 小时。本品经肾脏和消化道排泄。在肝内的代谢较低，主要代谢产物为脱甲基的衍生物。主要用于敏感菌引起的下呼吸道感染和尿路感染。

用法用量 口服：首剂 400mg，以后每日 200mg。疗程可根据感染的严重程度、病情等酌减，一般 5~10 日。

注意事项 ①本品禁用于对氟喹诺酮类药物有过敏史的患者，禁用于癫痫或有抽搐病史的患者，同时不用于孕妇、哺乳期妇女及小儿。②用药期间若发生肌腱炎或跟腱损伤及疼痛，应停药并就诊。③可见胃肠道及神经系统的不良反应。亦可出现过敏反应，如皮肤过敏反应，严重的舌及声门水肿、呼吸困难、低血压等较严重的过敏反应。少数病例可见口干、气胀、感觉异常、精神混乱、幻觉、耳鸣、出汗、肌肉痛及光敏性增多等。④氢氧化铝及氢氧化镁等解酸剂可以影响本品生物利用度。

剂型规格 ①片剂：每片 200mg。②胶囊剂：每粒 200mg。

妥舒沙星
Tosufloxacin

别名 赐尔泰

作用用途 本品为喹诺酮类广谱抗生素，作用机制是通过强力抑制脱氧核酸转录酶阻止细菌的 DNA 复制，达到杀菌作用。对革兰阴性菌、革兰阳性菌及厌氧菌均有很强的抗菌活性。对葡萄菌属、链球菌属、肺炎球菌、大肠埃希菌、流感菌、沙门菌、铜绿假单胞菌、弯曲菌属等有效。健康成人饭后单次口服本品 150mg、300mg 时，最高血药浓度在 1.5~3 小时后出现，$t_{1/2}$ 为 3.3~3.6 小时，24 小时内尿中排出的药物为服药量的 25%~48%。本品用于治疗敏感细菌所致的下列感染：咽喉炎、扁桃体炎、急性支气管炎、慢性气管炎、肺炎、膀胱炎、前列腺炎、子宫附件炎、胆管炎、细菌性痢疾、感染性肠炎、外耳炎、牙周炎、麦粒肿等。

用法用量 成人 口服：中度感染，每日 300~450mg，分 2~3 次服用；严重感染，每日 600mg，分 2~3 次服用。

注意事项 ①儿童、孕妇、对本品及喹诺酮类药物过敏者禁用。②严重肾功能障碍者慎用。③偶有过敏反应，可见胃肠道不适，偶见尿素氮、GPT、GOT、胆红素升高，白细胞、血小板减少等不良反应。④避免与非甾体消炎镇痛药，含钙、镁的制酸制剂同时服用（可减弱本品效果）。

剂型规格 片剂：每片 150mg。

曲伐沙星
Trovafloxacin

别名 超威沙星，曲氟沙星，Trovan Trovafloxacin Mesylate

作用用途 本品为喹诺酮类药物，对革兰阴性菌及阳性菌抗菌活性优于氧氟沙星、环丙沙星、青霉素、氨基糖苷类抗生素。尤其抗肺炎球菌作用更显著。本品对大肠埃希菌和金葡菌的杀菌机制不足参与蛋白质或 RNA 的合成，而对非分裂菌有活性。对肺炎球菌的杀菌机制是参与细菌的复制过程和蛋白质或 RNA 的合成。口服迅速吸收，约 1 小时后达血浆峰浓度。生物利用度约为 90%。主要经肝脏代谢，约 5% 以药物原型经尿排出，消除 $t_{1/2}$ 约为 10 小时。用于肺炎、慢性支气管炎发作、皮肤感染、尿路感染、前列腺炎等感染性疾病以及外科手术的预防用药。

用法用量 成人 ①口服：根据病情每次 100~300mg，每日 1 次，连用 5~14 日。对于无并发症的淋病，可单次服用 50mg。②**静脉滴注**：一般用于口服给药前，静脉给药 200mg。

注意事项 ①肝功能障碍者必要时需要调整剂量。睡前服用可减少不良反应发生率。②可产生头晕、头痛、嗜睡、恶心等不良反应。偶见光敏反应，③与含铝、镁的抗酸剂合用或注射吗啡均可降低胃肠道对本品的吸收。

剂型规格 ①片剂：每片 100mg；200mg。②注射剂：每支 200mg（40ml）；30mg（60ml）。

莫西沙星
Moxifloxacin

别名 莫昔沙星，拜复乐，天欣，威匹星，Avelox，Moxifloxacin，Hydrochloride

作用用途 本品为第三代半合成喹诺酮类抗菌药物，抗菌谱更广，几乎包括引起呼吸道的病原体。对革兰阳性球菌，如肺炎链球菌、金黄色葡萄球菌、A组溶血性链球菌，革兰阴性菌如肠杆菌、流感嗜血杆菌等具有强大的抗菌活性。此外，对非典型病原体如肺炎衣原体、支原体及军团菌属也具有较强抗菌活性。但对铜绿假单胞菌几乎无效。口服后完全吸收，约为90%。口服400mg后达峰时间为1~2小时，血浆 $t_{1/2}$ 为8~16小时，血浆蛋白结合率低，约为39%，其代谢产物主要经胆道和肾脏代谢。能透过胎盘和血脑屏障，在呼吸道分泌物中浓度高于其他喹诺酮类药物。用于敏感细菌引起的各种呼吸系统、消化系统、泌尿生殖系统、败血症等。

用法用量 成人 ①口服：每次400mg，每日1次，疗程7~14日。②静脉滴注：每次0.4g，每日1次，滴注时间为90分钟。

注意事项 ①对有QT间期延长的患者或同时应用可延长QT间期药物的患者慎用。②常见胃肠道不适、恶心、腹泻，可有光敏反应。偶见QT间期延长。③与抗酸药合用可减少本品的吸收。

剂型规格 ①片剂：每片400mg。②注射剂：每支250ml。

加替沙星
Gatifloxacin

别名 先喹沙，奎泰，奎尔泰，百科沙，必致，格替沙星，盖替沙星，莱迪，莱美清，罗欣严达，Tequin

作用用途 本品为第四代氟喹诺酮类广谱抗菌药，它能同时抑制细菌DNA旋转酶和拓扑异构酶Ⅳ，从而抑制细菌DNA复制、转录和修复过程，导致细菌死亡。它对部分多重耐药菌株仍然显示高度抗菌活性，对革兰阳性菌和阴性菌、非典型病原体、厌氧菌均有较好疗效。平均半衰期7~14小时。用于社区获得性肺炎、慢性支气管炎、急性鼻窦炎、泌尿系统感染、淋病、急性肾盂肾炎等。

用法用量 成人 ①口服：每次400mg，每日1次，一般7~14日为一疗程。②静脉滴注：每次200~400mg，每日1次。

注意事项 ①对本品过敏者、儿童禁用。②曾有报道，加替沙星能引起严重低血糖和高血糖的不良反应，故糖尿病患者禁用。③肾功能不全、伴有Q-T间期延长或正在服用延长Q-T间期药物、低钾血症患者、患有中枢神经系统疾病者慎用。④孕妇、哺乳期妇女、老年人慎用。⑤用本品可能致肌痛、关节炎、甚至肌腱断裂，故应警惕和注意，在用药时如有疼痛感，出现炎症反应，

应停用本品。

剂型规格 ①片剂：每片200mg；400mg。②注射剂：每支0.1g（5ml）；0.2g（10ml）；0.4g（40ml）。

帕珠沙星
Pazufloxacin

别名 奥尔曼，巴红，博信，法多球木，菲迅奇，锋珠新，伏立特，恒沐，君克多，帕迪星，帕苏沙星，派斯欣，派佐沙星，威利仙，亚征利，Maxalt，Rizalief，Rizaliv，Rizalt

作用用途 本品为第三代喹诺酮类抗菌药，主要作用于细菌DNA使之无法形成超螺旋结构，导致细菌无法分裂增殖而死亡。对葡萄球菌、链球菌、肠球菌等革兰阳性菌，大肠埃希菌、奇异变形杆菌、克雷伯菌、阴沟肠杆菌、柠檬酸杆菌、醋酸钙不动杆菌、流感嗜血杆菌、卡他莫拉菌、铜绿假单胞菌等革兰阴性菌具有良好抗菌活性，对产气荚膜梭状芽孢杆菌、核粒梭形杆菌、痤疮丙酸杆菌、卟啉单胞菌、部分消化链球菌、脆弱拟杆菌及普雷沃菌等厌氧菌也有良好的抗菌活性。主要用于呼吸道、泌尿道感染；烧伤创面及外科伤口感染；胆囊炎、胆管炎、肝脓肿；腹腔内脓肿、腹膜炎；妇产科感染及皮肤软组织感染。

用法用量 （1）口服：①尿路感染，如产科感染、呼吸道感染、耳鼻喉感染及胆道感染等，每日200~600mg，分2~3次给药。②急性单纯性膀胱炎，每次100~200mg，每日3次，服用3日。③慢性复杂性尿路感染，每次100~200mg，每日3次，服用5日。（2）静脉滴注：每次300mg（在30~60分钟内滴完），每日2次，每个疗程7~14日。根据患者病情和年龄来调整剂量。

注意事项 ①对本品或喹诺酮类过敏者禁用。②孕妇、儿童禁用。③哺乳期妇女用药时应停止哺乳。④肝肾功能不全者慎用。⑤有哮喘、皮疹、荨麻疹等过敏性疾病家族史者和抽搐或癫痫等中枢神经系统疾病患者慎用。⑥心脏或循环功能异常者慎用。⑦本品可能致休克，在用药前应进行皮试，用药后患者应卧床休息、密切观察。⑧本品不宜与其他药物混合输注。⑨不良反应：静脉给药易患静脉炎、头痛头晕、精神异常、低血糖、电解质紊乱、粒细胞及血小板减少、贫血、口干、舌炎、恶心、腹泻、肝功能异常、间质性肺炎、血尿、尿蛋白、横纹肌溶解、跟腱炎、肌腱断裂、过敏反应，有引起休克等严重不良反应的报道。

剂型规格 ①片剂。②注射剂：A甲磺酸盐注射液：100mg（10ml）；150mg（10ml）；200mg（100ml）；300mg（100ml）。B甲磺酸盐氯化钠注射液：每100ml含帕珠沙星300mg、氯化钠900mg。③滴眼剂。

巴洛沙星
Balofloxacin

别名 贝罗沙星

作用用途 本品为氟喹诺酮类药，是一种 DNA 旋转酶抑制剂，具有广谱抗菌活性。本品对革兰阳性菌、革兰阴性菌及厌氧菌具有广谱抗菌活性，尤其对葡萄球菌（包括对甲氧西林敏感的金黄色葡萄球菌、表皮葡萄球菌和化脓性葡萄球菌、耐甲氧西林的金黄色葡萄球菌）、肺炎链球菌、肠球菌（粪肠球菌、淀粉肠球菌等）有良好的抗菌活性。对支原体、衣原体也有较好的抗菌活性。对肠杆菌属、流感嗜血杆菌、脆弱拟杆菌的抗菌活性较低，对铜绿假单胞菌不敏感。可用于敏感菌所致的肠道感染、妇产科感染、呼吸道感染以及尿路感染等。

用法用量 **成人** **口服：**①呼吸道感染、尿路感染（单纯性或复杂性）和妇产科感染：每日 1~2 次，每次 100~400mg，呼吸道感染及尿路感染用药 3~14 日，妇产科感染用药 3~9 日。②肠道感染（主要是沙门菌、志贺菌和大肠埃希菌感染）：每次 200mg，每日 2 次，疗程为 5 日，伤寒疗程为 7 日。

注意事项 ①对本品过敏者禁用。②对其他喹诺酮类过敏者、有中枢神经系统疾病者、肾功能不全者、正在使用含铝的抗酸药者慎用。③儿童慎用。④老年人用药应调整剂量。

剂型规格 片剂：每片 100mg。

那氟沙星
Nadifloxacin

别名 那的沙星，Acuatim，Nadixa

作用用途 本品对金黄色葡萄球菌、表皮葡萄球菌、链球菌、大肠埃希菌、铜绿假单胞菌等需氧菌及痤疮丙酸杆菌、脆弱拟杆菌等厌氧菌有良好的抗菌活性。用于治疗痤疮及细菌性皮肤感染。

用法用量 **外用：**每日 2 次，将适量药物涂于患处。痤疮疗程不超过 12 周，皮肤感染疗程 1~2 周。

注意事项 ①对本品过敏者禁用。②对其他喹诺酮类药物过敏者慎用。③部分患者可出现局部瘙痒、红斑、肿胀。④尚缺少全身不良反应的研究资料。⑤使用本品治疗痤疮 4 周或毛囊炎 1 周无效者应停用本品。⑥皮疹范围较大的痤疮，仍需口服抗菌药物治疗。

剂型规格 ① 软膏剂：每支 10g（含 100mg）②洗剂。

卡德沙星
Caderofloxaxin

作用用途 本品为氟喹诺酮类药，其作用机制与其他氟喹诺酮类药一样，通过抑制细菌 DNA 拓扑异构酶的活性，抑制细菌 DNA 合成，产生抗菌作用。对耐药金色葡萄球菌及革兰阴性菌的抗菌活性优于左氧氟沙星、司帕沙星等；对厌氧菌的活性优于环丙沙星和左氧氟沙星。适用于治疗肺炎链球菌、金黄色葡萄球菌、肺炎支原体、肺炎衣原体等引起的传染性肺炎；由大肠埃希菌、肺炎克雷伯菌等引起的单纯性尿路感染；由大肠埃希菌引起的肾盂肾炎；由淋病奈瑟球菌引起的单纯性尿道和宫颈淋病及女性急性直肠感染。

用法用量 ①口服：每次 200mg，每日 2 次。②静脉滴注：每次 200mg，每日 2 次。

注意事项 可参阅氟喹诺酮类其他药物的不良反应和注意事项。

剂型规格 ①片剂：每片 200mg。②注射剂：每支 200mg。

吉米沙星
Gemifloxacin

别名 甲磺酸吉米沙星，Factive

作用用途 本品主要通过抑制 DNA 旋转酶而起杀菌作用，有研究认为，本品对 DNA 旋转酶的抑制作用是环丙沙星的 9 倍，对革兰阳性球菌（耐甲氧西林金黄色葡萄球菌、耐甲氧西林表皮葡萄球菌、耐青霉素肺炎链球菌）有良好的抗菌活性，对革兰阴性需氧菌（肠球菌、流感嗜血杆菌、卡他莫拉菌等）敏感，对脆弱拟杆菌及其他厌氧菌的活性低于曲伐沙星。主要用于慢性支气管炎急性发作期及社区获得性肺炎。

用法用量 **口服：**①慢性支气管炎急性发作期，每次 320mg，每日 1 次，疗程 5 日。②社区获得性肺炎，每次 320mg，每日 1 次，疗程 7 日。肾功能不全时剂量：肌酐清除率大于 40ml/min 的患者，不需调整剂量；肌酐清除率小于 40ml/min 的患者，每次 160mg，每日 1 次。肝功能不全时剂量：肝功能不全者（包括 Child-Pugh 分级为 B、C 级者），不需调整剂量。③透析时剂量，接受血液透析或腹膜透析的患者，每次 160mg，每日 1 次。

注意事项 ①对本品及其他氟喹诺酮类药物过敏者禁用。②Q-T 间期延长、心动过缓、急性心肌缺血等心脏疾病患者、葡萄糖-6-磷酸脱氢酶缺乏症患者、中枢神经系统疾病患者（如癫痫）、低钾血症及低镁血症者慎用。③可引起头痛、眩晕、肝酶升高、腹泻、恶心、腹痛、呕吐等不良反应。④葡萄糖-6-磷酸脱氢酶缺乏症患者使用本品时发生溶血的危险增加。

剂型规格 片剂：每片 320mg。

普卢利沙星
Prulifloxacin

别名 普利沙星，普鲁沙星，Quisnon

作用用途 本品主要作用于细菌 DNA，通过阻碍 DNA 拓扑异构酶使细菌 DNA 无法形成超螺旋，造成染色体的不可逆损害，导致细菌无法分裂繁殖，对革兰阴性菌和阳性菌均有良好的抗菌活性。对革兰阳性菌的抗菌活性与氧氟沙星和环丙沙星相同，比托氟沙星和司氟沙星稍低，对甲氧西林敏感的金黄色葡萄球菌、表皮葡萄球菌、化脓性链球菌和粪肠球菌有一定的抗菌活性，对革兰阴性菌的活性与托氟沙星和环丙沙星相当，大于司氟沙星和氧氟沙星，对喹诺酮类敏感的铜绿假单胞菌、沙雷菌属、肠杆菌属等革兰阴性菌具有较强的抗菌活性，抗厌氧菌的活性与环丙沙星相同，对致病性分枝杆菌的抗菌活性比氧氟沙星稍低。主要用于胆道、肠道、呼吸道感染及中耳炎。

用法用量 口服：每次 100～200mg，每日 2～3 次，疗程一般为 1 周。

注意事项 ①对本品或其他氟喹诺酮类药物过敏者禁用。②肾功能不全者、有中枢神经系统疾病者、肝病患者、葡萄糖-6-磷酸脱氢酶缺乏症患者慎用。③偶有胃肠道症状，如腹痛、腹泻、呃逆等不良反应。

剂型规格 片剂：每片 100mg。

安妥沙星
Antofloxacin

别名 盐酸安妥沙星，优朋

作用用途 本品为新一代喹诺酮类药物，用于治疗由敏感菌引起的下列感染：①慢性支气管炎急性发作：由肺炎克雷伯菌引起的慢性支气管炎急性发作；②急性肾盂肾炎：由大肠埃希菌引起的急性肾盂肾炎；③急性膀胱炎：由大肠埃希菌引起的急性膀胱炎；④伤口感染：由金黄色葡萄球菌及凝固酶阴性葡萄球菌引起的伤口感染；⑤多发性毛囊炎：由金黄色葡萄球菌及凝固酶阴性葡萄球菌引起的多发性毛囊炎。

用法用量 口服：成人首剂一次 0.4g，以后 0.2g，一日 1 次，疗程 7～14 天。

注意事项 ①禁忌证：禁用于对安妥沙星或喹诺酮类药物过敏者；癫痫患者；孕妇及哺乳期妇女；18 岁以下患者；有潜在的心律失常或 Q-T 间期延长患者，如严重的心动过缓或急性心肌缺血患者。②不良反应：全身反应：乏力、双下肢水肿；心血管系统：心慌、室性早搏；消化系统：口干、纳差、呕吐、腹痛、大便干，谷草转氨酶（AST）升高、谷氨酰转肽酶（GGT）升高、总胆红素（TBIL）升高；泌尿系统：尿频；神经系统：头痛、失眠、嗜睡、眩晕；皮肤和附件：皮疹；血液系统：白细胞减少、中性粒细胞降低；代谢和营养：血糖升高、乳酸脱氢酶（LDH）升高。上述不良反应发生率低，患者一般均能耐受。

剂型规格 片剂：每片 100mg。

托氟沙星
Tosufloxacin

别名 托磺沙星，妥舒沙星，妥磺沙星，诺力思，赐尔泰，托苏沙星

作用用途 本品药理作用同氧氟沙星。通过强力抑制脱氧核酸转录酶阻止细菌的 DNA 复制，达到杀菌作用。本品对革兰阳性和革兰阴性菌具强大的抗菌作用，对革兰阴性菌作用在喹诺酮类药物中最强，对厌氧菌也有抗菌作用。对大肠埃希菌、肺炎杆菌、伤寒杆菌、流感杆菌和淋球菌的抗菌作用尤强，对铜绿假单胞菌 MIC

为 4μg/ml，对流感杆菌的 MIC 为 0.016μg/ml，对肺炎杆菌的 MIC 为 0.06μg/ml，对伤寒杆菌的 MIC 为 0.016μg/ml。对大部分耐环丙沙星的革兰阳性杆菌仍具良好的抗菌活性。本品抗金黄色葡萄球菌作用为诺氟沙星、环丙沙星和氧氟沙星的 4～8 倍，抗支原体、衣原体和淋球菌的作用为环丙沙星和氧氟沙星的 8～10 倍。

用于呼吸系统、泌尿系统、生殖系统、妇科、皮肤与软组织、耳鼻喉科及骨髓等感染的治疗。

用法用量 口服：每次 150～200mg，每天 2～3 次。对严重感染每天 600mg。

注意事项 ①禁忌证：对本品过敏者禁用；16 岁以下儿童、孕妇和哺乳妇女禁用。②重症肾功能不全者慎用。③不良反应：常见胃部不适、恶心、呕吐、腹泻、腹痛、软便、便秘、食欲缺乏、轻至中度眩晕、倦怠、头痛、失眠、瘙痒、皮疹等，停药或适当处理均可恢复。④临床检验可见 AST 和 ALT、胆红素、尿素氮、碱性磷酸酶升高，罕见白细胞、血小板减少及嗜酸粒细胞增多，反应为一过性。

剂型规格 片剂：每片 150mg。

格帕沙星
Grepafloxacin

别名 格雷沙星，OPC-17116

作用用途 本品为新一代喹诺酮类药物，用于治疗由肺炎链球菌、流感嗜血杆菌或卡他摩拉菌所致的急性支气管炎、慢性支气管炎、上呼吸道感染，肺炎衣原体引起的社区获得性肺炎，淋球菌或衣原体所致的无并发症淋病、非特异性尿道炎（子宫颈炎）、尿道炎，也用于尿道、生殖系统、消化系统、皮肤和软组织感染。

用法用量 口服：每次 200～400mg，每天 1 次，连续 5～7 天。对急性、慢性支气管炎，每次 400～600mg，每天 1 次，连续 10 天。用于单纯性淋病，单剂量 400mg 顿服，用于非淋球菌性尿道炎，每次 400mg，每天 1 次，连续 7 天。老年患者不需要调整剂量。

注意事项 ①对本品过敏者禁用；妊娠期和哺乳期妇女禁用。②老年人和严重肝肾功能不全者慎用或减量。③常见不良反应：为恶心、味觉失常、腹泻、头晕、头痛、皮疹。偶见 Q-T 间期延长。少见过敏反应，AST、ALT 升高。④鉴于部分患者服用后出现严重的心血管问题，有 7 例可能因心律失常而死亡，死因不排除与本品有关。1999 年 10 月，葛兰素-威康公司紧急宣布，立即撤消全球市场上的口服制剂。

剂型规格 片剂：每片 200mg。

淋沙星
Linxacin

作用用途 本品用于急性无合并症的淋球感染及对青霉素耐药的淋病患者。

用法用量 口服：成人，一次性口服 800mg。儿童，一次性口服 400mg。

注意事项 ①严重肾功能不全者慎用。②有过敏史者慎用。

剂型规格 片剂：每片 100mg；800mg。

西他沙星
Sitafloxacin

别名 DU-6859a

作用用途 本品具有广谱抗菌作用，不仅对革兰阴性菌有抗菌活性，对革兰阳性菌（包括 MRSA、MRSE）、厌氧菌以及支原体、衣原体等也具有较强的活性，对许多临床常见耐氟喹诺酮类菌株也具有良好杀菌作用。本品可望成为治疗呼吸道、泌尿生殖道、腹腔及皮肤组织等单一或混合细菌感染的重要药物。

注意事项 与其他氟喹诺酮类药相同。

奥拉沙星
Olamufloxacin

别名 奥鲁沙星，欧拉沙星

作用用途 本品结构与西他沙星相似，抗菌活性亦相同。

注意事项 与西他沙星相同。

二、磺胺类

磺胺类均含有氨苯磺酰胺的基本结构，是一类化学合成的广谱抗菌药物。按药物在体内有效浓度持续时间可分为三类：①短效磺胺，药物浓度可维持 4~8 小时。药物有：磺胺异噁唑、磺胺噻唑等。②中效磺胺，药物浓度可维持 10~24 小时。药物有：磺胺甲噁唑、磺胺嘧啶等。③长效磺胺，药物浓度可维持 24 小时以上。药物有：磺胺甲氧嗪、磺胺地索辛等。

1. 抗菌作用

磺胺类为广谱抗菌药，它通过干扰细菌的叶酸代谢而抑制细菌的生长繁殖，对多种革兰阳性菌和革兰阴性菌均有抗菌作用。

2. 临床应用注意事项

（1）用药后可引起结晶尿、血尿和管型尿，偶有发生间质性肾炎或肾小管坏死，在失水休克或老年患者中尤易发生。在用药期间应多饮水，以防结晶尿的发生；必要时可服用碱化尿液的药物。

（2）用药后可发生黄疸、血清转氨酶升高，严重者可发生急性重型肝炎。

（3）用药后常见药疹，严重者可发生渗出性多型性红斑、剥脱性皮炎等。

（4）鉴于磺胺类药物所致的严重不良反应，虽然有些反应少见，但可致人命。故在用药时要严密观察，当出现不良反应时要立即停药，对症治疗。

磺胺嘧啶
Sulfadiazine

别名 大力克，地亚净，磺胺达嗪，SD，Sulfadiazinum

作用用途 本品有抑制细胞生长繁殖的作用，对脑膜炎双球菌、肺炎链球菌、淋球菌、溶血性链球菌的抑制作用较强。本品的 $t_{1/2}$ 为 17 小时。蛋白结合率较低，脑脊液内的浓度可达血清的 70%，因此本品为治疗流脑的首选药。本品易产生耐药性，临床主要用于流脑和敏感菌引起的感染。本品尚可与磺胺甲噁唑联合应用，以治疗一些细菌感染性疾病。

用法用量 成人 ①口服：首剂 2g，以后每次 1g，每日 2~4 次。②缓慢静脉注射或静脉滴注：一般每次 1~1.5g，每日 3 次，治疗流行性脑膜炎时首剂为 50mg/kg 体重，维持量为 100mg/kg 体重，分 3~4 次给药。

儿童 ①口服：一般首剂为 50~60mg/kg 体重，以后 25~30mg/kg 体重，每日 2 次。②静脉滴注或缓慢静脉注射：治疗流行性脑膜炎，每日 100~150mg/kg 体重，分 3~4 次给药。

注意事项 ①本品注射液遇酸类物质可析出不溶性的结晶。如遇葡萄糖注射液则可能析出结晶。②本品禁止与碳酸氢钠配伍。③其他注意事项同磺胺甲基异噁唑。

剂型规格 ①片剂：每片 0.5g。②混悬剂：10%（9ml）；③注射剂：每支 0.4g（2ml）；1g（5ml）。④软膏剂：5%；10%。⑤眼膏剂：5%。

磺胺嘧啶银
Sulfadiazine Silver

别名 烧伤宁，烧烫宁，Deltargil，Flamazine，SD-Ag

作用用途 本品为应用于烧伤创面的磺胺药，有收敛作用，对铜绿假单胞菌具有强大的抑制作用。其特点为：①保持了磺胺嘧啶和硝酸银二者的抗菌作用；②局部应用除有一过性疼痛外，无其他副作用。现用于治疗烧烫伤创面感染，除能控制感染外，还可促使创面干燥、结痂和愈合。涂药后，遇光渐变成深棕色。

用法用量 外用：对 Ⅰ°、Ⅱ°烧烫伤，用 1%~2% 乳膏涂敷创面，1~2 日换药 1 次；对Ⅲ°烧烫伤，用 1%~2% 软膏涂敷创面。本品一日极量为 30g。

剂型规格 ①软膏剂：1%。②乳膏剂：1%。

磺胺嘧啶锌
Sulfadiazine Zinc

别名 SD-Zn

作用用途 本品有促进创口愈合和抗菌、收敛作用，可代替磺胺嘧啶银作用。

用法用量 外用：制成软膏或直接撒布，每次用量不超过 50g，一日量不超过 500g。

注意事项 对磺胺类药过敏者禁用。

剂型规格 ①软膏剂：50%。②散剂：50%（20g）。

甲氧苄啶
Trimethoprim

别名 甲氧苄胺嘧啶，抗菌增效剂，TMP

作用用途 本品可以抑制二氢叶酸还原酶，阻碍细菌四氢叶酸的正常合成，而磺胺类药则抑制二氢叶酸合成酶，二者合用达到双重阻断，从而提高抑菌作用。抗菌谱包括大肠埃希菌、奇异变形杆菌、肺炎克雷伯杆菌、肠杆菌属、金黄色葡萄球菌等。与磺胺类药物合用可增加抗菌作用。但本品容易产生耐药性。口服易吸收。口服 0.1g，1~4 小时平均血药浓度可达到 $1\mu g/ml$，具有剂量相关性。体内蛋白结合率为 44% 左右，主要以原型从尿中排泄。$t_{1/2}$ 为 8~10 小时。肾功能不足者，$t_{1/2}$ 可明显延长。临床单独应用于因敏感菌引起的单纯性尿路感染，或与磺胺类药物合用治疗其他感染。

用法用量 **成人** 口服：每次 0.1g，每日 2 次，或每次 0.2g，每日 1 次。肾功能不全者，肌酐清除率为 15~30ml/min 者按上量减半；<15ml/min 者不建议用。

注意事项 ①孕妇禁用，肝、肾功能不全者及哺乳期妇女等慎用；早产儿、新生儿避免使用。②本品可引起消化道不良反应、过敏性反应以及血清转氨酶和胆红素值升高，BUN 及血清肌酐值升高，史蒂文斯-约翰逊综合征（Stevens-Johnson Syndrome），赖尔综合征（Lyell Synd-rome），药物热，无菌性脑炎，少数患者可致骨髓抑制，引起血小板、白细胞、中性粒细胞减少及巨幼红细胞性贫血等。③可使苯妥英的代谢清除率减低 30%，$t_{1/2}$ 延长 51%。

剂型规格 片剂：每片 0.1g。

溴莫普林
Brodimoprim

别名 BMP，Clafalix，Hyprim

作用用途 本品是一种新的甲氧苄胺嘧啶类二氢叶酸还原酶（DHFR）抑制剂，抑菌机制与 TMP 相似，抗菌谱比 TMP 广。本品消除 $t_{1/2}$ 长，约为 34 小时，口服生物利用度为 90%，组织穿透性好、分布容积大。用于上、下呼吸道感染和尿路感染，并可用于抗麻风病。

用法用量 **成人** 口服：首次剂量 400mg，每日 1 次，以后每日 200mg。

儿童 口服：首次 10mg/kg 体重，以后每日 5mg/kg 体重。

注意事项 ①妊娠早期、新生儿避免使用。血液病、严重肝肾疾病不宜使用。②长期大剂量使用须注意血象变化。③不良反应主要是胃肠道反应（包括恶心和呕吐），胃功能失调，如中上腹灼热感、腹痛、腹泻、头痛、眩晕、疲劳、皮疹、便秘、焦虑、失眠、食欲不振等。

剂型规格 片剂：每片 200mg。

磺胺异噁唑
Sulfafurazole

别名 磺胺二甲基异噁唑，净尿磺，菌得清，SIZ，Sulfafurazolum

作用用途 短效磺胺药，$t_{1/2}$ 6~7 小时。乙酰化率高，尿中不易出现结晶。血浆蛋白结合率高，但渗入脑脊液的药物浓度仍不低（30%~50%）。用于尿路感染，亦可用于流脑、菌痢。

用法用量 **成人** 口服：首次剂量 2g，以后每次 1g，每日 4 次。

儿童（2 个月以上） 口服：每日 50~100mg/kg 体重，分 4 次服用，首剂加倍。

注意事项 ①肝、肾功能不全者慎用。②胃肠道反应较多见。不需同服碳酸氢钠。

剂型规格 片剂：每片 0.5g。

磺胺甲噁唑
Sulfamethoxazole

别名 磺胺甲基异噁唑，新明磺，新诺明，SMZ，Sinomin

作用用途 本品有抑制细菌生长繁殖的作用，对脑膜炎双球菌、肺炎链球菌、淋球菌、溶血性链球菌的抑制作用较强，但对葡萄球菌的作用较弱。本品的 $t_{1/2}$ 为 11 小时。在尿中的乙酰化作用高。临床上主要用于尿路感染，呼吸道感染，皮肤化脓性感染，扁桃体炎等。

用法用量 **成人** 口服：首剂 2g，以后每日 2g，分 2 次服用。

儿童 口服：首剂 50~60mg/kg 体重，以后每日 50~60mg/kg 体重，分 2 次服用。

注意事项 ①磺胺类药物可能致畸胎，故孕妇不宜应用。②肾功能有损害时，慎用本品。③本品在尿中的乙酰化作用高，且溶解度较低，故较易出现结晶尿，血尿等。大剂量长期用药时，需与碳酸氢钠同服。④本品可有过敏反应产生，且与其他磺胺类药物有交叉过敏性。⑤本品使用期间可能出现恶心，呕吐，眩晕等不良反应，严重时甚至可能引起血液系统的不良反应。

剂型规格 片剂：每片 0.5g。

复方磺胺甲噁唑
Sulfamethoxazole Compound

别名 复方新诺明，抗菌优片，奎建分散片，抗菌优，Bactrim，Septra

作用用途 本品为磺胺甲噁唑（SMZ）和甲氧苄啶（TMP）的复方制剂。SMZ 的作用同磺胺嘧啶。但作用较其强，为中效磺胺药。TMP 的加入可使细菌的叶酸合成受到双重阻断，从而加强抗菌作用并减少耐药菌株的出现。SMZ 的血清 $t_{1/2}$ 为 $10 \sim 12$ 小时，TMP 的血清 $t_{1/2}$ 为 $12 \sim 16$ 小时，两者相近。用于治疗呼吸、消化、泌尿系统感染等。

用法用量 口服：每次 2 片，每日 2 次。长期服用应加碳酸氢钠。

注意事项 ①本品可产生肾脏毒性，其乙酰化率高，尿中溶解度低，易在尿中析出结晶。②可产生皮疹、药物热等过敏反应，严重者可出现剥脱性皮炎。③偶可引起粒细胞、血小板减少及再生障碍性贫血等。

剂型规格 ①片剂：每片含磺胺甲噁唑 400mg，甲氧苄啶 80mg。②注射剂：5ml（磺胺甲噁唑 400mg，甲氧苄啶 800mg）；2ml（磺胺甲噁唑 400mg；甲氧苄啶 80mg）

枸磺新啶
Juhuangxinding

别名 消刻，小儿消刻

作用用途 本品为复方制剂，具有镇咳、祛痰、消炎等作用。其中枸橼酸喷托维林为非成瘾性中枢性镇咳药，对咳嗽中枢有选择性抑制作用，具有较好的镇咳作用。盐酸溴己新为祛痰药，可使痰液黏度降低，痰液变薄，易于咳出。磺胺甲噁唑是目前应用较广的磺胺类药物，其抗菌作用较强，与磺胺增效药甲氧苄啶联合使用，可增强抗菌作用。以上四种成分协同作用，达到镇咳、祛痰、消炎的作用。用于急、慢性呼吸道感染，肺部感染等。

用法用量 成人 口服：首剂服用 4 片，以后每日 1 次，每次 2 片。

儿童 用量应酌减。

注意事项 ①对磺胺类药物过敏者禁用。②肝、肾功能不全者慎用。③其他不良反应可参见磺胺甲噁唑、甲氧苄啶、枸橼酸喷托维林、盐酸溴己新相关内容。

剂型规格 片剂：每片含磺胺甲噁唑 200mg、甲氧苄啶 40mg、枸橼酸喷托维林 6.25mg、盐酸溴己新 4mg。

琥磺胺噻唑
Succinylsulfathiazole

别名 Sulfasuxidine，SST

作用用途 本品在肠内分解产生磺胺噻唑而起抗菌作用。临床用于肠炎、细菌性痢疾和预防肠道手术感染等。

用法用量 口服 每次 1g，每日 4 ~ 6 次，连服 5 ~ 7 日。

注意事项 对磺胺类药物过敏者禁用。

剂型规格 片剂：每片 0.5g。

增效联磺
Synergic Sulfonamides Compound

作用用途 本品含有磺胺甲基异噁唑，磺胺嘧啶，甲

氧苄胺嘧啶。甲氧苄胺嘧啶为抗菌增强剂，与磺胺类联合使用，可使细菌的叶酸代谢受到双重阻碍，从而提高磺胺类药物的抗菌作用。用于呼吸道感染，如咽炎、扁桃体炎、细菌性肺炎等；肠道感染，如肠炎、痢疾、伤寒、副伤寒；急慢性泌尿系统感染，如肾盂肾炎、膀胱炎等，流行性脑膜炎，败血症，骨髓炎及化脓性感染等。

用法用量 成人 口服：每次 2 片，每日 2 次。

注意事项 ①对磺胺过敏者、严重肝肾功能损害者、巨幼细胞贫血者、妊娠及哺乳期妇女禁用。②可见胃肠道不适。偶见肝炎及伪膜性肠炎。

剂型规格 片剂：每片含磺胺甲基异噁唑 200mg，磺胺嘧啶 200mg，甲氧苄胺嘧啶 80mg。

磺胺间甲氧嘧啶
Sulfamonomethoxine

别名 制菌磺，SMM

作用用途 本品为长效磺胺药，$t_{1/2}$ 36 ~ 48 小时。血浆蛋白结合率比磺胺嘧啶高，比磺胺多辛低，其乙酰化率低。不易引起尿结晶。可用于细菌性痢疾、肠炎、扁桃体炎、尿路感染、蜂窝织炎等。

用法用量 口服：首次 1g，以后每次 0.5g，每日 1 次。

注意事项 偶见食欲不振，恶心，排尿不畅，过敏性皮疹，中性粒细胞减少等。

剂型规格 片剂：每片 0.5g。

磺胺对甲氧嘧啶
Sulfamethxydiazine

别名 消炎磺，SMD

作用用途 本品为长效磺胺药，$t_{1/2}$ 37 小时。对尿路感染疗效显著，对生殖、呼吸系统及皮肤感染亦有效，用于膀胱炎，前列腺炎，尿道炎，阴道炎，肾盂肾炎，喉炎，支气管炎，扁桃体炎，鼻炎，耳炎，蜂窝织炎，疮疖等。与 TMP 合用，疗效可增强。

用法用量 口服：首剂 1g，以后每次 0.5g，每日 1 次。

注意事项 ①肾功能损害者慎用。②偶有恶心、轻微呕吐、口干、食欲减退。③亦可能出现过敏性皮炎，嗜酸粒白细胞增多。

剂型规格 片剂：每片 0.5g。

磺胺多辛
Sulfadoxine

别名 磺胺邻二甲氧嘧啶，周效磺胺，SDM，Sulfadimoxine，Fanasil

作用用途 本品为长效磺胺药，维持血中有效浓度时间最长，$t_{1/2}$ 150 小时。抗菌作用稍弱于磺胺嘧啶，用于皮肤及软组织感染、气管炎及肺炎、急性扁桃体炎、

咽喉炎、鼻炎、急性菌痢、尿路感染等。

用法用量 成人 口服：首次剂量 1~1.5g，以后每次 0.5g，每 4~7 日 1 次。

儿童 口服：首剂为 30~40mg/kg 体重，以后每次 15~30mg/kg 体重。

注意事项 ①严重肝肾疾病、早产儿、新生儿禁用。②偶见恶心、头晕、头疼、药疹等，个别可有白细胞减少。

剂型规格 片剂：每片 0.5g。

柳氮磺吡啶
Sulfasalazine

别名 水杨酰偶氮磺胺吡啶，Salicylazosulfapyridine，SASP

作用用途 本品为水杨酸和磺胺吡啶的偶氮化合物。对肠壁结缔组织有特殊的亲合力，并且有抗菌、抗炎和免疫抑制作用。本品口服不易吸收，在肠道内被分解为 5-氨基水杨酸和磺胺吡啶而起效。后者可被吸收。主要从尿和粪便中排泄。临床主要用于治疗慢性非特异性溃疡性结肠炎和直肠炎。也可与糖皮质激素合用治疗急性溃疡性结肠炎。

用法用量 成人 ①口服：每次 0.5~1.0g，每日 3~4 次；维持剂量，每次 0.5g，每日 3 次。②直肠给药：栓剂，每次 1 枚，每日 1 次。③灌肠：每次将本品 2g 与白及 3g 制成混悬剂，每日 1 次，1 周为一疗程。治疗类风湿性关节炎和溃疡性结肠炎，肠溶片，每次 1g（4片），每日 2 次。

儿童 口服：每日 0.1g/kg 体重，分 4 次给药。

注意事项 ①对磺胺类过敏者忌用。肾功能不全者慎用。②服用本品时，尿液呈橘红色。③不良反应可有轻微恶心、腹泻、皮疹、药物热等。少数患者可出现粒细胞减少，黄疸，贫血等。

剂型规格 ①片剂：每片 0.25g；0.5g。②栓剂：每枚 0.5g。

三、其他合成抗菌药

甲硝唑
Metronidazole

别名 夫纳捷，弗来格，甲硝达唑，甲硝基羟乙唑，甲硝咪乙醇，咪唑呢达，灭滴灵，灭滴唑，耐瑞，Clont，Danizol，Flagyl

作用用途 本品作用于厌氧菌细胞的 DNA，为阴道滴虫病的首选药。对肠道及组织内阿米巴原虫也有很好的杀灭作用。疗效与依米丁相仿。此外，本品对厌氧菌包括革兰阴性厌氧杆菌，如类杆菌属和核形杆菌属等，和革兰阳性菌包括梭状芽孢杆菌和敏感的真菌属，具有显著的抗菌作用；对一些革兰阳性厌氧球菌如消化球菌、消化链球菌等也有一定的活性。当本品的浓度小于

8μg/ml 时即有抑菌作用。且最小抑菌浓度与杀菌浓度几乎相同。本品口服后，迅速由胃肠道、直肠黏膜和全身组织吸收，生物利用度可达 90%~100%，1~2 小时后可达血药浓度峰值。蛋白结合率为 10%~20%。有效血药浓度可维持 12 小时。大约有 60%~80% 由肾排泄，14% 从皮肤排泄。与其他抗菌药物合用预防妇科手术、胃肠道手术时的厌氧菌感染，或用于厌氧菌引起的产后盆腔炎、牙周炎、败血症、骨髓炎等。亦可用于肠道和肠外阿米巴病、阴道滴虫病、小袋虫病和皮肤利什曼病、麦地那龙线虫感染等。

用法用量 成人 （1）口服：①厌氧菌感染，每次 200~400mg，每 8 小时 1 次。②滴虫病，每次 200mg，每 8 小时 1 次。③阿米巴病等，每次 400~800mg，每 8 小时 1 次，疗程为 5 日。（2）静脉滴注：厌氧菌感染，每次 200~400mg，每 8 小时 1 次。（3）外用：①酒渣鼻红斑、炎症性丘疹，毛囊虫皮炎，凝胶剂、乳膏剂，取适量涂于患处，早、晚各 1 次。②牙龈、牙周炎，口颊片，每次 3mg，每日 3 次；口腔黏附片，每次 5mg，每日 3 次；口含片，每次连续含 3~4 片，每日 3~4 次。胶浆含漱液，每次 10 滴，每日 3 次。③滴虫病，阴道栓剂，每晚 200mg，连用 7~10 日。

儿童 口服：每日 15~50mg/kg 体重，分 3 次给药。

注意事项 ①孕妇、哺乳期妇女、中枢神经系统疾病、血液病患者禁用。②注射液静脉滴注前需先用 5% 葡萄糖或盐水稀释成 2~5mg/ml，且静脉滴注速度应小于 2.5ml/min。③用药期间不应饮酒和含醇的饮料。④用药期间若出现运动失调及其他中枢神经系统症状，应立即停药。⑤不良反应可有胃肠道反应，如口腔异味、恶心、腹痛等。大剂量用药可见神经系统不良反应，如头痛、眩晕，偶有感觉异常、肢体麻木等。少见荨麻疹、瘙痒、排尿困难及血细胞减少等。⑥本品能增强华法林等抗凝药物的作用；与土霉素合用可干扰甲硝唑清除阴道滴虫的作用；与碳酸锂合用可增加血清锂的浓度。泼尼松龙能加速甲硝唑从体内的排泄。双硫仑与本品合用可发生急性精神病或精神错乱。

剂型规格 ①片剂：每片 200mg；250mg；500mg。②泡腾片剂：每片 0.2g。③口嗽片剂：3mg。④口含片剂：2.5mg。⑤口腔黏附片：5mg。⑥胶囊剂：每粒 0.2g。⑦胶浆含嗽剂：10mg（2ml）。⑧注射剂：每瓶 50mg（10ml）；100mg（20ml）；500mg（100ml）。⑨栓剂：每枚 500mg。⑩阴道用凝胶剂：75mg（10g）。⑪乳膏剂：0.3g（10g）。⑫溶液剂：0.2g（100ml）。

甲硝唑磷酸二钠
Metronidazole Disodium Phosphate

别名 佳尔纳，注射用甲硝唑磷酸二钠
作用用途 本品主要用于由厌氧菌所致的各种感染性疾病，如败血症、心内膜炎、脓胸、肺脓肿、腹腔感染、盆腔感染、妇科感染、骨和关节感染、脑膜炎、脑

脓肿、皮肤软组织感染等。

用法用量 **静脉滴注**：每次 0.915g，溶于 100ml 氯化钠注射液或葡萄糖注射液中，在 1 小时内缓慢滴注，每 8 小时 1 次，7 日为一疗程。

注意事项 ①对本品或吡咯类药物过敏患者以及有活动性中枢神经疾病和血液病患者禁用。②孕妇、哺乳期妇女禁用。③使用本品不应饮酒，否则会出现腹部痉挛、恶心、呕吐、头痛、面部潮红等症状。④儿童应慎用。⑤老年人慎用。

剂型规格 注射剂：每支含 0.915g（相当于无水物 0.862g）。

甲硝唑维 B_6
Metronidazole and Vitamin B_6

别名 复方甲硝唑，Metronidazole Compound

作用用途 本品为甲硝唑与维生素 B_6 的复合制剂。作用与适应证可参见甲硝唑。

用法用量 **口服**：治疗厌氧菌，每次 0.2~0.4g，每日 3~4 次。

注意事项 ①孕妇禁用。②肝脏、肾脏功能不良者慎用。

剂型规格 片剂：每片含甲硝唑 0.2g，维生素 B_6 0.02g。

苯酰甲硝唑
Benzoylmetronidazole

别名 本希利尔

作用用途 本品为甲硝唑的衍生物，在体内释放甲硝唑而起作用。主要用于厌氧菌引起的系统感染。也可用于治疗滴虫病和阿米巴痢疾。

用法用量 **口服**：每次 5~10ml，每日 3 次，饭后 1 小时服用，7 日为一疗程或遵医嘱。

注意事项 参见甲硝唑。

剂型规格 混悬剂：每支 10ml。

硝呋太尔
Nfuratel

别名 麦咪诺，硝呋拉太，Nacmiror

作用用途 本品为硝基呋喃衍生物，对革兰阳性及阴性菌有体外抗菌活性，对阴性菌的作用更强，大肠埃希菌、肺炎杆菌、粪链球菌均对本品敏感。白色念珠菌、滴虫也可被本品杀灭。作用机制是干扰细菌的酶系统。用于敏感细菌引起的阴道及外阴炎、男性尿路感染及非淋球菌性尿道炎。

用法用量 **口服**：**女性**，每次 0.6g，每日 3 次，同时每晚加用阴道栓剂；**男性**，每次 0.6g，每日 3 次。疗程 7 日。

注意事项 ①可见胃肠道不适、恶心、呕吐或消化不良。偶见皮疹、皮痒。②用药期间禁止饮酒及饮含酒精的饮料。

剂型规格 ①片剂：每片 200mg。②栓剂：每枚 250mg。②软膏剂：10%，每盒 30g。

替硝唑
Tinidazole

别名 比适，砜硝唑，服净，甲硝米乙砜，康多利，快服净，乐净，双鹤获达，驽马厌克，希普宁，Amplium，Fasigyn，Login，Sorguetan

作用用途 本品为抗厌氧菌和抗原虫感染药。作用机制同甲硝唑，但体内外抗滴虫和厌氧菌的活性较前者高，起效时间快，且毒副作用比甲硝唑低，半衰期明显长于甲硝唑。口服后吸收完全、迅速，2 小时内可达最高血药浓度，然后慢慢下降，消除 $t_{1/2}$ 为 12~24 小时，临床用于术后厌氧菌感染的预防和治疗，非特异性阴道炎、急性溃疡性齿龈炎、生殖道毛滴虫病以及毛滴虫和念珠菌混合感染等的治疗；用于贾第虫病、肠阿米巴病和肝阿米巴病的治疗。

用法用量 **成人** ①预防感染，术前 12 小时单次口服 2g 或静脉滴注总剂量 1.6g，1 次或分术前、术后 2 次给药。②厌氧菌感染，口服，每日 1g，分 2 次给药，首日加倍。或静脉滴注 800~1600mg，每 12 小时给药 1 次。③非特异性阴道炎，每日 2g，连服 2 日。④急性溃疡性齿龈炎，口服，每次 2g。⑤泌尿生殖道毛滴虫病，单次 2g，只用 1 次或每次 150mg，每日 3 次，连用 3 日，男女双方同治。⑥肝阿米巴病，每次 2g，每日 1 次，连用 3 日，必要时可延长至 5 日，或每次 600mg，每日 2 次，连用 5 日，必要时可延至 10 日。⑦肠阿米巴病，每次 2g，每日 1 次，连用 2~3 日，或每次 600mg，每日 2 次，连用 5 日，必要时可延长至 10 日。

儿童 **口服**：①阴道滴虫病、贾第鞭毛虫病：每次 0.05g/kg，一次服用。②肠道阿米巴病：每日 0.05g/kg，每日 1 次，连用 3 日。③厌氧菌感染：12 岁以上儿童，每次 1g，每日 1 次。

注意事项 ①孕妇、哺乳期妇女、神经性疾病、血液病患者和对本品或一般性硝基咪唑类药物过敏者禁用。②口服本品应在饭前或饭后服用。③不良反应有胃肠道反应、过敏反应、头痛、疲倦、深色尿等，偶见各种神经障碍。④与酒精类制剂合用可出现腹部痉挛，面部潮湿或呕吐。西咪替丁可减少替硝唑从体内的排泄。利福平可加快本品从体内的排泄。

剂型规格 ①片剂：每片 150mg；500mg。②口含片剂：每片 2.5mg。③胶囊剂：每粒 0.2g；0.25g。④含漱剂：0.2g（100ml）。⑤阴道泡腾片：每片 0.2g。⑥栓剂：每枚 0.2g。⑦替硝唑葡萄糖注射剂：每支 400mg（100ml）；400mg（200ml）；1600（800ml）。

奥硝唑
Ornidazole

别名 奥博林，博威，滴比露，衡博来，甲硝咪氯丙醇，氯丙硝唑，奥诺星，固特，圣诺安，潇然，Betiral，Danubial，Invigan，Mebaxol，Oniz，Tiberal，Tinerol

作用用途 本品为第三代硝基咪唑类衍生物，对脆弱拟杆菌、狄氏拟杆菌、卵圆拟杆菌、多形拟杆菌、普通拟杆菌、梭状芽孢杆菌、真杆菌、消化球菌和消化链球菌、幽门螺杆菌、黑色素拟杆菌、梭杆菌、CO_2噬织维菌、牙龈类杆菌、厌氧菌有效。用于由厌氧菌感染引起的多种疾病；男女泌尿生殖道毛滴虫、贾第鞭毛虫感染引起的疾病（如阴道滴虫病）；肠、肝阿米巴病（如阿米巴痢疾、阿米巴肝脓肿）；手术前预防感染和手术后厌氧菌感染的治疗。

用法用量 成人 （1）口服：①厌氧菌感染：预防术后感染，手术前12小时服用1500mg，以后每次500mg，每日2次，直至术后3~5日。治疗厌氧菌引起的感染，每次500mg，每日2次。②毛滴虫病：急性毛滴虫病，于夜间单次服用1500mg。慢性毛滴虫病，每次500mg，每日2次，共计5日。患者的性伙伴应接受同样的治疗，以避免重复感染。③阿米巴病：阿米巴痢疾，于夜间顿服1500mg，共计3日。其他阿米巴病，每次500mg，每日2次。（2）静脉滴注：①厌氧菌感染：手术前后预防感染，术前1~2小时滴注1000mg，术后12小时滴注500mg，术后24小时滴注500mg。治疗厌氧菌引起的感染，初始剂量为500~1000mg。然后每12小时滴注500mg，连用3~6日。如病人症状改善，建议改用口服制剂。②治疗严重阿米巴病，初始剂量为500~1000mg，以后每12小时滴注500mg，连用3~6日。

儿童 （1）口服：①厌氧菌感染：超过35kg者，每次500mg，每日2次。不足35kg者，每日20mg/kg，分2次服用。②急性毛滴虫病，一日顿服25mg/kg。③阿米巴病：阿米巴痢疾，超过60kg者，于餐后服用1000mg，每日2次，连服3日；超过35kg者，于晚间顿服1500mg，共计3日；低于35kg者，饭后顿服40mg/kg，连服3日。其他阿米巴病，超过35kg者，每次500mg，每日2次；不足35kg者，每日顿服25mg/kg，连服5~10日。（2）静脉滴注：①治疗厌氧菌感染：每次10mg/kg，每12小时滴注1次。②严重肠阿米巴病或阿米巴肝脓肿：每日20~30mg，共用3~6日。

注意事项 ①对本品或对硝基咪唑类药物过敏者；各种器官硬化症、造血功能低下、慢性酒精中毒患者；有脑和脊髓病变的患者禁用。②有中枢神经系统疾病（如癫痫、多毛性硬化症）的患者，有肝脏疾病的患者慎用。③可见头痛、疲劳、强直、困倦、眩晕、颤抖、四肢麻木、痉挛、癫痫发作、运动失调和神经错乱、意识短暂消失等中枢神经系统症状；轻度胃部不适（如恶心、呕吐）、胃痛、口腔异味、肝功能异常等消化系统症状；白细胞减少；皮疹、瘙痒等不良反应。

剂型规格 ①片剂：每片250mg。②胶囊剂：每粒250mg。③注射剂：每瓶250mg。④奥硝唑氯化钠注射液：250mg（100ml）（奥硝唑）–860mg（氯化钠）。500mg（100ml）（奥硝唑）–830mg（氯化钠）。500mg（100ml）（奥硝唑）–850mg（氯化钠）。

塞克硝唑
Secnidazole

别名 甲硝乙醇米唑，甲硝唑丙醇，噻克硝唑

作用用途 本品为硝基咪唑类化合物，与甲硝唑、替硝唑具有相似的化学结构，生理活性也相似。本品进入易感的微生物细胞后，在无氧或少氧环境和较低的氧化还原电位下，其硝基易被电子传递蛋白还原成具细胞毒作用的氨基，抑制细胞DNA的合成，并使已合成的DNA降解，破坏DNA的双螺旋结构或阻断其转录复制，从而使病原体细胞死亡。主要用于阿米巴虫病、贾第虫病、毛滴虫病和细菌性阴道炎的治疗。

用法用量 成人 口服：①治疗肠道阿米巴病、贾第鞭毛虫病、阴道毛滴虫病、细菌性阴道炎：每次2g，单次给药。②治疗肝阿米巴病：每次1.5g，每日1次，连用5天。

儿童 口服：①治疗儿童肠道阿米巴病、贾第鞭毛虫病：每次30mg/kg，单次给药。②治疗肝阿米巴病：每次30mg/kg，每日1次，连用5天。

注意事项 ①禁忌证：对硝基咪唑类过敏者禁用；妊娠初期（前3个月）及哺乳期妇女禁用；中枢神经系统疾病患者禁用。②3岁以下儿童慎用或遵医嘱。③少数饮酒患者服用本品后可出现头痛、潮红、呕吐和腹痛等症状，服用本品应避免接触酒精。在给予塞克硝唑治疗后，至少24h内应避免饮酒，以免出现戒酒硫样反应。④阴道炎及滴虫病患者服药期间应注意更换内裤，性伴侣应同时服药治疗并注意洗涤用品的消毒。⑤出现运动失调及其他中枢神经系统症状时应停药。⑥晚上服用本品可减少胃肠道不良反应。⑦本品耐受性好，不良反应发生率较低，且一般较轻微。有2%~12%的患者使用本品后可出现头痛、头昏和眩晕，罕见感觉异常和共济失调。其发生率与甲硝唑和替硝唑相同。泌尿生殖系统：使用本品治疗慢性阿米巴病患者，偶尔可发生血尿素氮（BUN）显著升高。胃肠道：常见恶心、呕吐、上腹痛、食欲缺乏、口内金属或苦味、舌炎，发生率约为2%~29%，反应一般轻微，不需要停药。血液：偶见嗜酸性红细胞增多症和白细胞增多症，也有发生白细胞减少的报道。皮肤：少数可见红斑、瘙痒、眼睑水肿和荨麻疹。

剂型规格 ①片剂：每片0.5g。②颗粒剂：每袋500mg；750mg。

呋喃妥因
Nitrofurantoin

别名 呋喃坦啶，硝呋妥因，Furandantin，Ivadanfin

作用用途 本品为合成的具有硝基呋喃结构的抗菌药物，对葡萄球菌、肠球菌、大肠埃希菌、链球菌、痢疾杆菌、伤寒杆菌等具有较好的抗菌作用，但易产生耐药性。口服吸收，血药浓度较低，但尿中有较高的浓度，主要经肾脏排泄。临床主要用于敏感菌所致的尿道感染。

用法用量 成人　口服：每次 0.1g，每日 3～4 次。

儿童　口服：每日 5～7mg/kg 体重，分 4 次服用。

注意事项 ①本品肠溶衣片应在饭前空腹服用。②可有周围神经炎、过敏反应、消化道反应、神经精神症状等不良反应，个别患者甚至可以出现溶血性贫血、黄疸、肺纤维化等。③本品与 TMP 合用可提高疗效，与喹诺酮类合用有拮抗作用。

剂型规格 ①片剂（肠溶衣片）：每片 50mg。②胶囊剂：每粒 50mg。

乌洛托品
Methenamine

别名 Urotropine

作用用途 本品遇酸性尿而分解释放甲醛起到杀菌、消毒作用。临床口服用于尿道感染。也可静脉注射。外用可治癣、止汗、治腋臭。

用法用量 ①口服：每次 0.5g～1g，每日 1～3g。②静脉注射：每次 2g（5ml），宜慢速注射。③外用：根据病症，将药粉涂于患处。

注意事项 服用本品时，应加服氯化铵，每次 1g，以酸化尿液。

剂型规格 ①片剂：每片 0.3g。②注射剂：每支 2g（5ml）。③粉剂。

马尿酸乌洛托品
Methenamine Hippurate

作用用途 本品为乌洛托品与马尿酸结合的盐，作用与乌洛托品相似，主要用于尿道感染。

用法用量 口服：每次 0.5g，每日 4 次。

注意事项 服用本品时应加服氯化铵，每次 1g，使尿液呈酸性而起到杀菌作用。

剂型规格 片剂：每片 0.5g。

杏仁酸乌洛托品
Methenamine Mandelate

别名 孟德立胺，孟德立酸乌洛托品

作用用途 本品口服后，遇酸性尿液分解释放出甲醛而产生杀菌、消毒作用。临床用于尿道感染。

用法用量 口服：每次 1g，每日 4 次。

注意事项 服用本品应加服氯化铵，每次 1g，使尿呈酸性，而起到杀菌作用。

剂型规格 片剂：每片 0.5g。

呋喃唑酮
Furazolidone

别名 痢特灵，Nifurazolidone，Furoxon

作用用途 本品为半合成的硝基呋喃类抗菌药物，主要在肠道起作用，抗菌谱与呋喃妥因相似，尚对多种革兰阴性菌，如沙门菌、志贺菌、变形杆菌也有较好的抗菌作用。梨形鞭毛虫和滴虫也有抑制作用。口服吸收较少，主要由粪便排出，少量部分由尿排泄。临床主要用于敏感菌引起的肠炎、菌痢和梨形鞭毛虫病。

用法用量 口服：成人，每次 0.1g，每日 3～4 次。症状消失后再服 2 日，梨形鞭毛虫病服 7～10 日。儿童，每日剂量不得超过 10mg/kg 体重。

注意事项 ①服用本品剂量过大或时间过长可致周围多发性神经炎。②用药期间可出现过敏反应。③本品可抑制苯丙胺等药物的正常代谢，并可引起血压骤升。与乙醇制剂合用可致双硫仑反应。

剂型规格 片剂：每片 10mg；30mg；100mg。

第三节　抗真菌药

真菌是一种真核生物，分为单细胞真菌和多细胞真菌两大类。

1. 抗真菌药分类

（1）抗真菌抗生素　①多烯类：药物有两性霉素 B、制霉菌素、美帕曲星、那他霉素等。②非多烯类：药物有灰黄霉素等。

（2）唑类　①咪唑类：药物有克霉唑、酮康唑、咪康唑、益康唑等。②三唑类：药物有伊曲康唑、氟康唑、伏立康唑、泊沙康唑等。

（3）嘧啶类　药物有氟胞嘧啶等。

（4）烯丙胺类　药物有特比萘芬、萘替芬等。

（5）棘白菌素类　药物有卡泊芬净、阿尼芬净、米卡芬净等。

（6）其他　大蒜素、环吡酮胺、阿莫罗芬等。

2. 抗菌作用

真菌感染分为两类：①浅部真菌感染，如头癣、体癣、手足癣、花斑癣等。药物有：阿莫罗芬、环吡酮胺、萘替芬、特比萘芬等。②深部真菌感染，由隐球菌、念球菌、球孢子菌、毛霉菌等引起的严重真菌感染。药物有：两性霉素 B、伏立康唑等。

3. 临床应用注意事项

由于抗真菌药物的广泛使用，其药物的耐药率也在不断增加。因此，在抗真菌药物感染的治疗中，不论预防性治疗或经验性治疗，都要合理选用抗真菌药物。一般经验推荐：伊曲康唑、氟康唑、两性霉素 B 为一线用药；伏立康唑、卡泊芬净为二线用药。

灰黄霉素
Griseofulvis

别名 Grivulfin

作用用途 本品对各种皮肤癣菌如小孢子菌属、红色癣菌、黄癣菌等都有抑制作用。本品吸收后沉积在上皮的角蛋白层中，并渗透入毛囊，从而能消除真菌感染。临床上主要用于头癣、严重体股癣、叠瓦癣、手足甲癣等，对头癣疗效较明显。有患者用本品治疗复发的报道，但再用其治疗仍奏效。对指甲癣常需服药数月方能见效，故以采用其他药物治疗为宜，对带状疱疹也有一定的治疗作用。

用法用量 成人 口服：每次 0.1～0.25g，每日 0.8～1g。通常，初始可用大剂量，1 日量为 1g，显效后减为每日 250～500mg，饭后服，疗程 20～30 日，同时合并外用杀真菌药。

儿童 口服：每日 15～20mg/kg 体重，分 3～4 次服用。

注意事项 ①不良反应较多，常见有食欲不振、恶心、呕吐、腹泻、头痛、嗜睡、疲倦、皮肤瘙痒、皮疹、荨麻疹，尚有色素沉着、药物热、蛋白尿、氨基转移酶活性升高、BSP 排泄时间延长、光敏性皮炎、心动过速等。还可出现神经精神系统症状，如抑郁、失眠、精神错乱、周围神经炎，以及味觉失常、耳鸣、视力障碍、男子乳房女性化等。②宜在饭后服用，油类食品有助于本品吸收。③应用本品期间忌饮酒，因本品可使乙醇作用加强。④有酶促作用，可使华法林的抗凝血作用减弱。⑤与巴比妥类联用，本品的作用减弱。⑥有较强的肝毒性，应用期间定期检查肝、肾功能和血象。肝功能不全者慎用，孕妇禁用。

剂型规格 ①片剂：每片 0.1g；0.25g。②软膏剂：每支 10g。

球红霉素
Globlrubermycin

作用用途 本品为七烯族抗生素，对深部真菌有抗菌作用，试管内证明对白色念珠菌、新型隐球菌、曲菌、镰刀菌、癣菌等有抑制作用，对细菌无作用。作用机制可能与敏感真菌胞浆膜固醇类物质结合，改变了胞浆膜的通透性，导致细胞内容物外漏而死亡。口服不吸收，静脉给药后血药浓度较高，正常人静脉滴注本品 1.5mg/kg 体重后，即刻平均血药浓度为 7.9mg/L。体内分布以胆汁、肝、脾、肾和肺浓度较高，少量可透过血

脑屏障进入脑脊液和脑组织中，部分由肾排出体外。临床用于新型隐球菌脑膜炎、肺念珠菌病、泌尿系统真菌感染和孢子丝菌病等。全身及局部应用对各种真菌感染均有较好疗效，对念珠菌和新型隐球菌等引起的全身性真菌感染效果尤为显著。

用法用量 ①静脉滴注：本品注射液溶于 5%～10% 葡萄糖注射液内应用。首次 100IU/kg 体重，渐增至每日 600～800IU/kg 体重，疗程 1～2 个月。真菌性脑膜炎时可加鞘内注射。②口服：对肠道菌有效，每日 2000IU/kg 体重，分 3 次服用。

注意事项 ①不良反应与两性霉素 B 相似，但程度较轻。②局部应用时有刺激和痛感。全身给药开始时有寒战发热，个别病例有皮肤发白和静脉炎。③应用抗组胺药或皮质激素可使发热减轻。

剂型规格 注射剂：每支 10000IU。

两性霉素 B
Amphotericin B

别名 庐山霉素，二性霉素，两性霉素乙，Ampho-moronal

作用用途 本品为结节链霉菌产生的一种多烯类抗真菌药。对隐球菌、北美芽生菌、播散性念珠菌、球孢子菌、组织胞浆菌、油毛霉菌、酒曲菌属、犁头霉菌属、内胞霉属、蛙粪霉属以及中克孢子丝菌和烟曲菌等具有较好的疗效。本品经静脉给药，在血浆中与蛋白质高度结合，不易透析；在局部发炎时，胸水、腹水、滑膜液、房水等液中的浓度可达血浆的 2/3，但脑脊液浓度较低。临床主要用于以上敏感菌所致的深部真菌感染。

用法用量 成人 ①静脉滴注：开始小剂量，每日 0.1～0.25mg/kg 体重，逐渐增加到每日 1mg/kg 体重，每日 1 次。用灭菌注射用水溶解后，加到 5% 葡萄糖注射液中，浓度不超过 0.1mg/ml，静脉滴注速度通常为每分钟 1.0～1.5ml。疗程总量：白色念珠菌感染约 1g，隐球菌脑膜炎约 3g。②鞘内注射：首次剂量 0.05～0.1mg，以后逐渐增至每次 0.5mg，最大量不超过每次 1mg，每周给药 2～3 次，总量 15mg 左右。鞘内给药时宜同时给予小剂量地塞米松或氢化可的松琥珀酸钠，并需用脑脊液反复稀释药液，边稀释边注入，以减少不良反应。③雾化吸入：以 5～10mg 配成 0.2～0.3mg/ml 溶液，每日分 2 次喷雾。④局部病灶注射：以 1～3mg/ml 溶液加适量普鲁卡因，病灶内部注射，每周 1～2 次或抽脓后注入 5～10mg，每周 1～2 次。⑤局部外用：皮肤灼烧后真菌感染，以 0.1% 外涂。真菌性角膜溃疡，用 1% 眼膏或 0.1% 溶液外涂，每日 2 次。

儿童 ①静脉滴注：每次 0.5～1mg。②鞘内注射：每次 0.5～1mg。

注意事项 ①本品使用期间可能出现低钾血症，应高度重视，及时补钾。②用药期间应使用抗组胺药以减少某些不良反应。反应较严重的患者可使用皮质激素，

以减轻某些反应作用的程度。③本品毒性较大，可引起发热，寒战，头痛，食欲不振，恶心，呕吐等，鞘内用药时还可出现背部或下肢疼痛。严重者可引起肾损害，个别患者还可出现白细胞下降、贫血、血压下降或升高、肝损害、复视、周围神经炎、皮疹等。④本品在酸性较强的溶液中易降解，所用葡萄糖注射液的 pH 不应低于4.2。⑤本品与咪唑类抗真菌药联合应用可致抗菌效力降低。与氟胞嘧啶联合应用可有协同抗真菌作用。

剂型规格 注射剂：每支 10mg；25mg；50mg（每50mg 两性霉素 B 含 41mg 去氧胆酸钠和 20.2mg 磷酸钠）。

两性霉素 B 脂质体
Amphotericin B Liposome

别名 安浮特克，锋克松，两性霉素脂质体复合物，ABCD，ABLC，Abelcet

作用用途 本品的有效成分为两性霉素 B，临床主要用于以下几种疾病：①用于敏感真菌所致全身性深部真菌感染的治疗。包括隐球菌性脑膜炎，念珠菌病，球孢子菌病播撒性脑膜炎或慢性球孢子菌病等。②用于治疗组织胞浆菌病、曲霉菌、皮炎芽生菌病和内脏利什曼原虫病等。③用于对普通两性霉素 B 无效或产生毒副反应的真菌感染。

用法用量 静脉滴注：①成人，系统性真菌感染，起始剂量为每日 0.1mg/kg，第 2 日开始剂量增加 0.25 ~ 0.5mg/kg，再逐日递增至每日 1 ~ 3mg/kg 的维持量。对中枢神经系统感染，最大剂量为每日 1mg/kg。②儿童，系统性真菌感染，经验性治疗，对 1 个月至 16 岁儿童，每日 3mg/kg。确诊的系统真菌感染，每日 3 ~ 5mg/kg。艾滋病患儿的隐球菌性脑膜炎，每日 6mg/kg。内脏利什曼原虫病，用法用量同成人。

注意事项 ①禁忌证：对本品过敏者、严重肝脏疾病患者。②慎用：肝肾功能不全者、电解质紊乱者。③对老年人长期应用可能有一定肾毒性，应密切监测肌酐清除率，并酌情调整剂量。④用药中应定期监测肝肾功能、电解质、血尿常规。⑤本品不良反应低于两性霉素 B，大多为轻度或中度反应，对症治疗后可耐受。

剂型规格 注射剂：每支 2mg（2000U）；10mg（10000U）。

氟胞嘧啶
Flucytosine

别名 安确治，5-氟胞嘧啶，Alcobon，Ancotil，5-FC，5-Fluorouracilum

作用用途 本品是一种抗代谢药物，抗真菌谱较窄，仅对念珠菌、曲霉菌和新型隐球菌有效，且对新型隐球菌和白色念珠菌极易产生耐药性，对其他真菌作用较差。本品的作用机制是抑制念珠菌和隐球菌对嘌呤及嘧啶的摄取。口服吸收快而完全，肾功能正常的成人单剂口服本品 2g 后，血药峰浓度为 30±2.8mg/L，口服本品的生物利用度达 80% 以上，以本品 2g 单剂静脉滴注后，血药峰浓度为 50mg/L。体内分布较广，可进入脑脊液和房水中，脑膜炎患者脑脊液中的浓度可达血浆浓度的 50% ~ 99%。本品 90% 以原型由肾排出。尿中浓度高，消除半衰期为 3 ~ 8 小时，肾功能不全时 $t_{1/2}$ 可延长。主要用于由隐球菌和念珠菌引起的全身、尿道、胃肠道和呼吸道感染，以及念珠菌性败血症，或与两性霉素 B 合用增强抗真菌的强度。

用法用量 成人 ①口服：每日 50 ~ 150mg/kg 体重，分 4 次服用，间隔为 6 小时，疗程一般 2 ~ 4 周。②静脉注射：药量同口服，静脉注射的间隔时间为 6 小时以上。③静脉滴注：一日 100 ~ 150mg/kg 体重，分 2 ~ 3 次给药，静脉滴注速度为 4 ~ 10ml/min。④鞘内注射：每次 10ml（100mg），每周 2 次。⑤外用：软膏剂，局部涂布，每日 3 ~ 4 次。滴眼液，每日数次。

注意事项 ①肝病患者、孕妇和对本品过敏者禁用。用药期间注意检查血液学和肝、肾功能，如有改变立即停药。②本品几乎全部由肾脏排泄，所有抑制肾小球滤过的药均会延长本品的半衰期。③本品一般不推荐静脉注射和鞘内注射，仅在必需时才采用。④不良反应可有胃肠道反应、皮疹，偶见白细胞和血小板减少。少见肝、肾功能轻微损害，视力减退、听力下降、运动障碍以及过敏反应。⑤本品与两性霉素 B 合用有协同作用，但后者亦可增加本品的毒性，故如需联合，应分开使用。与骨髓抑制剂合用可增加药物的毒性反应。阿糖胞苷可能会降低本品的活性。

剂型规格 ①片剂：每片 250mg；500mg。②胶囊剂：每粒 250mg；500mg。③注射剂：每支 2.5g（250ml）。④软膏剂：每支 1g（10g）。⑤滴眼剂：每支 100mg（10ml）。

制霉菌素
Nystatin

别名 米可定，耐丝菌素，Fungicidin

作用用途 本品是一种四烯类多组分抗真菌药，制霉菌素 A 为其主要组分。制霉菌素为国产品，为一种含有制霉菌素 A_1、A_3 和多真菌素 B（Polyfungin）等组分的混合物。本品可与真菌细胞膜上的麦角甾醇相结合，妨碍其渗透性，从而起到抗真菌的作用。对念珠菌、隐球菌和滴虫均有较强的抑制作用。由于口服不吸收，故主要用于肠道及其黏膜部位以及皮肤的白色念珠菌感染。

用法用量 成人 ①口服：肠道感染，每次 50 万 ~ 100 万 IU，每日 3 ~ 4 次。口腔念珠菌病，锭剂，每次 20 万 ~ 40 万 IU，每日 4 ~ 5 次；混悬液，每次 40 万 ~ 60 万 IU，每日 4 次。②外用：软膏剂，每日 2 ~ 3 次，适量涂患处。③阴道给药：阴道片或栓剂，每次 10 万 IU，每晚 1 ~ 2 次。④滴耳：每日 2 ~ 3 次。⑤膀胱冲洗：每次 5 万 U，每日 2 次。

儿童 ①口服：每日 5 万 ~ 10 万 IU/kg 体重，分 3 ~

4 次服用。②局部给药：每次 10 万~20 万 IU，每日 4 次。

注意事项 ①本品口服可能引起恶心，呕吐等。②对深部霉菌病无效。

剂型规格 ①片剂：每片 10 万 IU；25 万 IU；50 万 IU。②栓剂：每枚 10 万 IU。③滴眼剂：每毫升混悬液含 10 万 IU。④阴道片剂：10 万 IU。⑤阴道泡腾片剂：10 万 IU。⑥混悬剂：10 万 IU（1ml）。⑦滴眼剂：2 万 IU（1ml）。⑧滴耳剂：5 万 IU（1ml）。⑨漱口剂：10 万 IU（1ml）。⑩软膏剂：10 万 IU（1g）。

咪康唑
Miconazole

别名 达克宁，可宁，霉康唑，霉可乃除，霉可唑，双氯苯咪唑，益氯康唑，硝酸咪康唑，Albistat，Daktarin，Monistat

作用用途 本品为广谱抗真菌药，作用机制同酮康唑。本品对多种深部真菌（如白色念珠菌、曲菌、新生隐球菌、芽生菌、球孢子菌）、某些表皮真菌及酵母菌等均具有良好的抗菌作用。此外，本品对金葡菌、链球菌等革兰阳性球菌也有一定的作用。本品口服吸收差，但静脉给药吸收较好，消除 $t_{1/2}$ 为 20 小时。本品能广泛分布于肝、肺、肾及肾上腺等组织中，但不易透过血脑屏障，与血浆蛋白结合率约为 90%。本品静脉给药的 25% 以代谢产物形式自尿中排泄。主要用于全身性白色念珠菌等敏感真菌引起的感染，如败血症，呼吸系统感染，肾和尿道感染，消化系统感染等。鞘内注射可以治疗隐球菌性脑膜炎。

用法用量 成人 ①口服：每次 250~500mg，每日 2 次。疗程视病情而定。②静脉滴注：全身性感染，每日 600mg，分 3 次服用，根据患者情况可增至每日 1800mg。将本品用生理盐水或其他静脉注射液稀释，分数次间隔 8 小时给药，24 小时内滴完，也可采用静脉导管给药。③膀胱灌注：每次用未经稀释的药液 20ml（200mg），每日 2~4 次。④窦道灌注：每次用未经稀释的药液 20ml，每日 2 次。⑤支气管滴注或气雾剂吸入：用本品 20ml 稀释成 60ml，每次 5ml，每日 4~8 次。⑥鞘内给药：每日用未稀释液 2ml（200mg），每日 1 次。⑦气管吸入：注射液，每次 100mg，用 3 倍量的等渗氯化钠注射液稀释后滴入或喷雾吸入。⑧外用：手足体癣、股癣，洗剂、乳膏剂，早晚各 1 次；皮肤念珠菌病，乳膏剂，早晚各 1 次；花斑癣，乳膏剂，每日 1 次；指间癣、尿布疹，散剂，每日 2 次；感染创口，注射液，每日 1~2 次。⑨阴道给药：阴道片、栓剂，每次 100mg，每晚 1 次。

儿童 ①口服：初始剂量，每日 30~60mg/kg 体重，以后减为每日 10~20mg/kg 体重。②静脉滴注，每日 20~40mg/kg 体重，分次给药。

注意事项 ①禁用于对本品过敏患者以及孕妇和幼儿。长期用药应进行肝功能检查。②本品使用前必须稀释，且滴注速度不宜太快，以免引起心律失常。③避免同时使用其他抗真菌药。④用药期间可发生恶心、呕吐、腹泻、食欲减退等。静脉给药常发生血栓性静脉炎。偶见皮疹、头晕、发冷、发热等过敏反应和低血钾、红细胞性贫血、白细胞以及血小板减少。静脉滴注过快（少于 15 分钟）可发生暂时性心动过速和心律失常。鞘内注射偶然出现蛛网膜炎。⑤本品全身应用可增强抗凝剂华法林的作用，使患者凝血酶原过低，忌合用。与两性霉素合用抗真菌作用降低。与降糖药合用，可造成严重低血糖。与环孢素合用可升高后者的血药浓度。利福平可使本品的血药浓度降低。与苯妥英合用可能会抑制苯妥英在肝脏的代谢和清除，导致苯妥英在体内蓄积。与妥布霉素合用可能降低妥布霉素的血药浓度。本品抑制代谢苯巴比妥的肝酶活性，使苯巴比妥清除率减少，血药浓度升高。

剂型规格 ①片剂：每片 125mg；200mg；250mg。②胶囊剂：每粒 250mg。③霜剂：每支 200mg（10g）。④栓剂：每枚 100mg。⑤阴道片剂：每片 100mg。⑥散剂：2%。⑦注射剂：每支 100mg（5ml）；100mg（10ml）；200mg（20ml）。⑧灭菌溶液剂：200mg（20ml）。⑨洗剂：2%。

克霉唑
Clotrimazole

别名 凯妮汀，抗真菌一号，氯曲马唑，氯三苯甲咪唑，三苯甲咪唑，Canesten，Empecid，Gynelotrimin

作用用途 本品为广谱抗真菌药，对敏感菌的 MIC 一般在 $2\mu g/ml$ 以下。对皮肤念珠菌属、曲菌、藻菌、隐球菌、癣菌等均有较好的抑制作用。对申克孢子丝菌、皮炎芽生菌、组织胞浆菌等也有一定疗效，此外对奴卡菌和部分细菌也有某些抗菌作用。口服吸收极差，连续给药数日后，血药浓度反而下降，因为本品是肝脏微粒体酶的强诱导剂，随着用药时间的延长，药物在肝内的代谢加速，故血药浓度下降。本品在体内分部广泛，肝和脂肪中的浓度最高。少量以原形自尿中排泄，大部分在肝内灭活，自胆汁排出。局部应用治疗皮肤癣菌和念珠菌所致的皮肤感染，也可用于阴道念珠菌感染等。口服治疗曾用于眼部曲菌、念珠菌感染，角膜真菌感染以及念珠菌血症。此外也用于肺部和尿道感染。

用法用量 成人 ①口服：每次 500~1000mg，每日 3 次；锭剂，每次 0.01g，每日 3~5 次。②外用：软膏、霜剂、滴眼剂等，分别用于患处，每日 3~4 次。阴道片或栓剂，每日 1~2 次。

儿童 口服：每日 20~60mg/kg 体重，分 3 次服用。

注意事项 ①肝病、白细胞减少、肾上腺皮质功能减退者慎用。本品因毒性较大且吸收不规则，应尽量避免口服。②不良反应多见胃肠道反应，偶有肝毒性发生，可见胆红素、碱性磷酸脂酶和转氨酶升高；亦可见神经精神异常，如定向障碍和幻觉；阴道片偶可产生局部灼烧感。

剂型规格 ①片剂：每片 250mg。②外用药膜剂：每片含克霉唑 50mg。③阴道泡腾片剂：每片含克霉唑 50mg。④软膏剂：每支含克霉唑 30g。⑤栓剂：每枚 150mg。⑥喷雾剂：每支含克霉唑 15mg。⑦霜剂：1%；3%。

益康唑
Econazole

别名 氯苯甲氧咪唑，氯苯咪唑硝酸盐，双氧苯咪唑硝酸盐，Ecostatin，Pevaryl，Skilar，Spectazole

作用用途 本品为咪唑类广谱抗真菌药。药理作用同酮康唑，对皮肤癣菌、酵母菌、双相型真菌、曲菌等均有杀菌和抑制作用，尤其对阴道白色念珠菌有较高的疗效，但对新型隐球菌和念珠菌的活性较差。此外，本品对一些细菌如葡萄球菌、念珠菌、破伤风杆菌等也有一定的作用。外用不被全身吸收（<0.1%），阴道给药吸收约 3%~7%，局部应用皮肤吸收也极少，但皮肤和角质层的浓度超过 MIC。局部应用治疗皮肤和黏膜真菌感染，如体癣、股癣、足癣、花斑癣、耳道霉菌感染、皮肤念珠菌病和妇科念珠菌阴道感染等。常用本品硝酸盐。

用法用量 外用：①念珠菌性阴道炎，栓剂，塞入阴道，每次 50mg，每晚 1 次，15 日为一疗程；每次 150mg，每晚 1 次，3 日为一疗程。②体癣、股癣、足癣、耳道霉菌病，酊剂、霜剂涂患处，每日 2~3 次。霜剂，用于阴道感染，每晚适量涂于感染部位。③喷雾剂，每日 2 次，2~4 周为一疗程。

注意事项 ①孕妇禁用。一般不赞成静脉给药。本品过量可引起食欲减退、恶心、呕吐。长期大剂量给药还可能引起转氨酶升高。②局部应用可能发生皮肤瘙痒、灼烧、刺痛和红肿。③本品制剂只供外用。

剂型规格 ①阴道栓剂：每枚 50mg；150mg。②酊剂：每瓶 150mg（15ml）；300mg（20ml）。③霜剂：每支 100mg（10g）；800mg（80g）。④喷雾剂：1%。

酮康唑
Ketoconazole

别名 采乐，里素劳，霉康灵，尼唑啦，酮哌噁咪唑，Nizoral，Zizoral

作用用途 本品为合成的口服咪唑类广谱抗真菌药。作用机制主要是抑制真菌细胞膜麦角甾醇的生物合成，影响细胞膜的通透性，抑制真菌细胞的生长，抑制真菌孢子转变为菌丝体，可防止进一步感染。本品的致敏菌有皮肤真菌、酵母菌、红色发癣菌、须发癣菌、断发癣菌、大小孢子菌、羊毛小孢子菌、沃杜安小孢子菌、石膏样小孢子菌、絮状表皮癣菌等，同时对白色念珠菌、皮炎芽生菌、粗球孢子菌等也有抗菌活性。本品口服吸收良好，血浆消除呈两相，初始相 $t_{1/2}$ 为 12 小时，终末相 $t_{1/2}$ 为 8 小时。结合型药物约占 99%，其中 15% 分布到

血细胞，84% 与血浆蛋白质结合，只有 1% 在血中呈游离状态。体内组织渗透不均匀，如脑脊液中的含量极少。本品主要通过氧化代谢成为无抗真菌活性的代谢产物，随尿和粪便排出体外。本品局部应用时不被全身吸收。主要用于浅表和深部真菌感染，如由皮肤真菌和酵母菌引起的皮肤癣、甲癣、花斑癣等；慢性黏膜和皮肤念珠菌感染；酵母菌引起的口腔感染；胃肠道感染及尿布疹；粪球孢子菌病、组织胞浆菌病、网状内皮细胞真菌病、全身性念珠菌病、全身性真菌感染；阴道念珠菌病。此外，本品也可预防全身真菌病和慢性黏膜、皮肤念珠菌复发的维持治疗。且可作为免疫机能减退患者的预防真菌感染用药。

用法用量 外用：每日于患处涂敷 1 次或 2 次。为防止复发，症状消失后需维持治疗：真菌性口炎，可用 10 日；皮肤、毛发真菌感染及曲霉菌感染、全身性真菌感染，至少使用 1~2 个月；粪球孢子菌和网状内皮细菌真菌病，需使用 2~6 个月；甲癣和慢性黏膜与皮肤念珠菌病，可使用 6~12 个月。阴道念珠菌病，于每日睡前置于洗净的阴道内 1 枚，3~5 日为一疗程。

注意事项 对咪唑类抗真菌药过敏的患者、孕妇、有肝病史和肝功能试验明显异常的患者禁用。哺乳期妇女应用本品时，应停止哺乳。

剂型规格 ①阴道栓剂：每枚 100mg；200mg。②霜剂（1%，2%）：每支 2g。③乳膏剂：2%（10g）。④洗剂：10mg（1g）；20mg（1g）。⑤混悬液：2g（100ml）。

氟康唑
Fluconazole

别名 大扶康，大氟康，麦道氟康，三维康，维可衡，吴康，Biozolene，Diflucan，Elazor，Medoflucon

作用用途 本品为三唑类广谱抗真菌药，对真菌细胞色素 P450、甾醇 C-14α 去甲基化酶有高度选择性。对念珠菌属、新型隐球菌、小孢子菌属及毛癣菌属等引起的感染有效。

本品的血药浓度与给药剂量成正比。生物利用度可达口服或静脉给药的 90% 以上，达峰时间为 0.5~1.0 小时。血浆消除 $t_{1/2}$ 约为 30 小时。能良好的透入全身体液，表现分布容积接近于体内水的总量，在唾液和痰中的浓度接近血药浓度，在真菌性脑膜炎患者脑脊液中的浓度约为血药浓度的 80%。血浆蛋白结合率为 11%~12%。本品大部分经肾脏排出，所给剂量的 80% 以原形随尿排出。临床主要用于敏感菌所致的各种真菌感染和全身性念珠菌病、念珠菌血症、黏膜感染；急性或复发性阴道念珠菌感染；隐球菌病和隐球菌性脑膜炎。

用法用量 成人 （1）口服，静脉滴注：口服给药与注射给药的用量相同。①隐球菌感染：每日 200~400mg，疗程为 6~8 周。②念珠菌黏膜感染：每日 50mg，疗程 7~14 日。③难治性念珠菌黏膜病：每日 100mg。④全身性念珠菌播散和念珠菌血症：首剂 400mg，以后

每日 200mg。（2）**喷雾吸入**：口咽部真菌感染或真菌性气管及支气管炎，每次 4 揿，每日 3~5 次。（3）**经眼给药**：滴眼液，每次 1~2 滴，每 2~4 小时 1 次，重症则每 1~2 小时 1 次。

儿童 ①口服：每次 3~12mg/kg 体重，1~3 日 1 次。②静脉滴注：浅表念珠菌感染，每日 1~2mg/kg 体重；全身性念珠菌感染，每日 3~6mg/kg 体重。

注意事项 ①禁用于孕妇、哺乳期妇女、1 周岁以下婴儿及对三环类药物过敏者。②静脉滴注时间一般掌握在 30~40 分钟。③肾功能不全者应根据肌酐清除率调整用药间隔和剂量。长期用药（两周以上）者，用药前应先进行肝功能检查，治疗期间每两周需进行一次肝功能检查，如有肝功能改变应立即停药。静脉滴注时，对必须限制钠和液体的患者，应考虑本品生理盐水输液的滴注速度。④不良反应主要有胃肠道不适，如恶心、腹痛、腹泻、皮疹。偶见肝、肾及造血系统功能的损害。⑤本品可延长华法林抗凝血酶原的时间。与口服避孕药合用可引起妇女月经期出血。与环孢素合用，可使后者的血药浓度升高。本品还可使苯妥英的血药浓度迅速升高，可加速利福平的代谢。

剂型规格 ①片剂：每片 100mg；150mg；200mg。②胶囊剂：每粒 100mg。③口服糖浆剂：5mg（1ml）。④颗粒剂：500mg（1g）；100mg（2g）。⑤注射剂：每瓶 2mg（1ml）；100mg（50ml）；200mg（100ml）。⑥滴眼剂：25mg（5ml）。

伊曲康唑
Itraconazole

别名 斯皮仁诺，亚特那唑，伊康唑，依康唑，依他康唑，易启康，Oyiconazole，Sporal，Sporanox

作用用途 本品为合成的三唑类广谱口服抗真菌药。体外抗菌谱与酮康唑相似，且抗菌活性略强于酮康唑。主要对皮肤真菌如小孢子菌属、发癣菌属、表皮癣菌属，酵母菌如念珠菌属、糠疹癣菌属、新型隐球菌，组织胞浆菌属、巴西芽生菌、皮炎芽生菌、申克孢子丝菌、引起着色真菌病的各种真菌以及烟曲霉等有效。$t_{1/2}$ 为 17~24 小时。吸收随个体而异，但用餐时服用可改善吸收。给药 14 日后可达稳态血药浓度。本品在体内的分布广泛，在某些组织中的浓度甚至比相应的血药浓度高 10 倍左右，在停止治疗 4 周后角质层中仍可检出本品。本品 95% 与蛋白质结合，约有 0.2% 在血中以游离状态存在。本品在肝脏中被广泛代谢，然后以无活性形式随尿和胆汁排泄。主要用于表浅皮肤真菌和酵母菌所致的感染；对慢性复发性阴道念珠菌感染，获得性免疫缺陷病患者的黏膜和皮肤念珠菌病可有预防作用。

用法用量 **成人** 口服：①浅表真菌感染，每日 100mg，1 次用餐时服用，其中体癣、股癣用药 15 日；足癣，手癣用药 30 日，头癣用药 30~50 日；甲癣用药 3~6 个月。②花斑糠疹、阴道念珠菌病及真菌性角膜炎，

每日 200mg，1 次口服，分别给药 5 日、3 日或 15 日。③全身性真菌病，每日 200~400mg，1 次或分 2 次给药，治疗时间根据病情确定。**静脉滴注**：先滴注一次 200mg，每日 2 次，共 4 次；以后一次 200mg，每日一次。

儿童 口服：建议剂量为每日 3~5mg/kg 体重。**静脉滴注**：第 1、2 天，2.5mg/kg，每日 2 次，以后改为每日 1 次。最大剂量不超过一日 200mg。疗程不超过 14 天。

注意事项 ①儿童和肝功能异常者不宜使用本品。②用药过程中如出现食欲不振、恶心、呕吐、疲劳、腹痛或尿色加深时应检查肝功，如出现异常应立即停药。当发生神经系统症状时应终止治疗。③对肾功能不全的患者，本品的生物利用度可能降低，故应监测患者的血药浓度。④不良反应有胃肠道反应。个别患者可见体内电解质失衡，血细胞减少和暂时性肝酶升高。高剂量时偶见男子乳房发育。⑤同环孢素并用可使后者的血药浓度升高，而造成肾毒性。

剂型规格 ①片剂：每片 50mg；100mg。②胶囊剂：每粒 200mg。③注射剂：每支 250mg（25ml）。

硫康唑
Sulconazole

别名 Exeldrem Crean，SCZ

作用用途 本品为咪唑类外用广谱抗真菌药，对发癣菌、深红色发癣菌、白色念珠菌等有较好的抗菌作用，对曲霉菌、青霉菌属、蜘网霉菌属也有一定的抗菌活性。本品的作用机制是损伤真菌的细胞膜。皮肤吸收率为 8.7%。临床主要用于体癣、股癣、脚癣、花斑癣和念珠菌病等。常用本品硝酸盐。

用法用量 外用：适量，涂于患处，每日 2~3 次。

注意事项 ①对本品和咪唑类过敏的患者禁用。明显糜烂部位忌用。妊娠头 3 个月妇女慎用。②偶见皮肤瘙痒，刺激感，少数患者可能出现接触性皮炎、肿胀丘疹等过敏现象。③用药期间如发生过敏和有刺激感，应立即停药。本品切勿入眼。

剂型规格 ①霜剂：1%，每支 10g。②溶液剂：1%。

布康唑
Butoconazole

别名 氯苯硫丁唑，Femstat，RS-35887

作用用途 本品体外对念珠菌属，毛癣菌属、小孢子菌属、表皮癣菌属有抑制作用；体外试验对一些革兰阳性细菌亦有活性。临床上对白色念珠菌、热带念珠菌和该属其他种引起的阴道感染有高效。咪唑类的主要作用部位似为细胞膜。细胞膜通透性的改变导致渗透阻力和真菌活力减小。阴道给药后平均有 5.5% 的剂量被吸收，本品及代谢物的血药浓度峰值在 2~4 小时后到达，血浆 $t_{1/2}$ 约为 21~24 小时。在肝脏内代谢，经尿、粪排出体外。用于由念珠菌引起的外阴、阴道感染，用药前应用 KOH 涂片或细菌培养进行确诊。

用法用量 外用：非孕妇睡前阴道内涂药 1 次，连用 3 日，如需要可延长用药 3 日。孕妇睡前阴道内涂药 1 次，连用 6 日。

注意事项 ①在怀孕前三个月不能使用。②可见外阴或阴道烧灼感，外阴瘙痒，溢液增多、溃疡、肿胀、手指瘙痒等不良反应。

剂型规格 ①霜剂：2%。②栓剂：每粒 100mg。

优立康唑
Voriconazole

别名 威凡，Vfend

作用用途 本品能抑制真菌中由细胞色素 P450 介导的 14α-甾醇的去甲基化，从而抑制真菌细胞膜必需的甾醇合成，具有广谱抗真菌作用，对曲菌属、念珠菌属、足放线病菌属和镰刀菌属有效。临床用于侵袭性曲菌病、对氟康唑耐药的念珠菌引起的严重侵袭性感染（包括克柔念珠菌）、足放线病菌属和镰刀菌属引起的严重感染，主要用于治疗免疫缺陷患者中进行性可能威胁生命的感染。

用法用量 成人 ①口服：用药第一天的负荷剂量为每次 400mg，每日 2 次，24 小时后改用维持剂量，每次 200mg，每日 2 次，若反应欠佳可增至每次 300mg，每日 2 次；体重小于 40kg 患者以上给药量减半。②静脉滴注：治疗剂量，6mg/kg 体重，每日 2 次，适用于第 1 天。维持剂量，4mg/kg 体重，每日 2 次。静脉滴注前，每支用 20ml 注射用水溶解，溶液浓度为 10mg/ml，给药时再用 100~500ml 注射用生理盐水或 5% 葡萄糖注射液稀释后分早、晚两次静脉滴注，每次滴注时间≥2 小时。不能立即使用的稀释液，应放在 2~8℃冰箱内保存不超过 24 小时。

儿童 口服、静脉滴注：第一日，负荷剂量，每次 6mg/kg 体重，每日 2 次；24 小时后改用维持剂量，每次 4mg/kg 体重，每日 2 次。

注意事项 ①对本品过敏者或孕妇、2 岁以下儿童禁用。②本品禁止与利福平、苯妥英、卡马西平、苯巴比妥合用。③本品不能与肠道外营养剂合用，不得用碳酸氢钠稀释。④常见不良反应有：发热、皮疹、头痛、腹痛、恶心、呕吐、腹泻、周围性水肿、肝功能异常增高等。⑤本品应单独静脉滴注，不宜静脉注射。

剂型规格 ①片剂：每片 200mg；500mg。②注射剂：每支 20mg。

芬替康唑
Fenticonazole

别名 Lomexin

作用用途 本品为广谱抗真菌药，对皮肤真菌、酵母菌以及引起皮肤病的其他真菌均有效。本品作用于羊毛甾醇脱甲基酶，这是一种微粒体酶，以细胞色素 P450 为辅酶。由于羊毛甾醇脱甲基酶受抑制，羊毛甾醇和其他的 14-甲基甾醇取代生理性麦角甾醇沉着在细胞质膜里。其结果是，真菌细胞壳多糖的合成、脂肪酸和磷脂的代谢受到破坏，从而真菌细胞的生长被阻断。本品局部使用，血浆中几乎不显示浓度。用于皮肤真菌病，特别是花斑糠疹、体癣以及皮真菌、酵母菌和其他真菌引起的感染。

用法用量 ①外用：轻涂在皮肤感染部位，每日 1~2 次。②阴道给药：每晚 1 枚。

注意事项 ①对本制剂中成分过敏者禁用。②孕妇和婴幼儿无用药经验。分娩期不要敷涂在胸部。③局部应用可出现灼烧感和瘙痒感。

剂型规格 ①溶液剂：2%，每瓶 100ml。②乳膏剂：2%。③栓剂：每枚 200mg

噻康唑
Tioconazole

别名 的康唑，噻苯乙咪唑，噻庚唑，替可那唑，妥善，Trosyd，Trosyl，Tralen

作用用途 本品为合成的咪唑类广谱抗真菌药，对白色念珠菌显示强的杀菌活性。对发癣菌病、花斑糠疹和皮肤念珠菌病等的病原菌与咪康唑、克霉唑有相等或更大的作用。对阴道毛滴虫也有效。本品对正常及损伤皮肤未见蓄积性。向体内的移行量健康皮肤 24 小时后达 16.1%，损伤皮肤达 36.7%。主要由尿排泄。临床主要用于发癣病、念珠菌病、花斑糠疹以及阴道酵母菌感染和毛滴虫病等患者的局部治疗。

用法用量 外用：①霜剂，2%，外涂患处，每日 2 次；软膏剂，6.5%，涂阴道，每晚睡前 1 次，单次用药即可有效。②栓剂，治疗念珠菌感染，阴道给药，每日 100mg，连续 3~6 或单剂 300mg。

注意事项 ①对咪唑类过敏者禁用，有眼疾、水痘、溃疡及冻伤者禁用。治疗妊娠期阴道念珠菌有效，但在妊娠期头三个月时应慎用。②大约有 2.9% 的患者出现局部刺激感，以及瘙痒，发红，浮肿，丘疹，小水泡等。

剂型规格 ①乳膏剂：每支 1.3g（6.5%，20g）。②栓剂：每枚 100mg。③霜剂：1%，2%。④软膏剂：2%，每盒 20g。⑤溶液剂：28%。

舍他康唑
Sertaconazole

别名 寿大康唑，Ertaczo

作用用途 本品为唑类抗真菌药，抑制真菌细胞色素P450介导 14α-羊毛甾醇脱甲基酶。这种酶可抑制羊毛甾醇转化为麦角甾醇。麦角甾醇是真菌细胞膜和缺乏此组件由关键成分从细胞细胞质的泄漏导致真菌细胞损伤的一个重要组成部分。舍他康唑乳膏主要用于 12 岁及以上具有免疫能力的患者由红色毛癣菌、须毛癣菌、絮状表皮癣菌等所致脚癣的局部治疗。对浅部真菌感染的病原菌均有抗菌作用，高浓度有杀菌作用。对酵母菌、白色念珠菌、其他念珠菌、皮肤真菌曲霉菌、毛孢子菌、组织胞浆菌、球拟酵母菌、某些镰刀菌等具有高度抗菌活性。对革兰阳性球菌和毛滴虫也有抗菌作用。对白色念珠菌的抗菌活性与咪康唑、克霉唑相似，比联苯苄唑、酮康唑及其他抗真菌药物强。用于皮肤真菌感染如股癣、脚癣、手癣、须癣、体癣、腹股沟癣、阴道念珠菌感染、花斑癣（花斑糠疹）等。

用法用量 外用：阴道栓剂，1次500mg，每晚1枚，塞入阴道或2%凝胶剂涂敷阴道，每天1~2次，连续7~14天为1个疗程。2%霜剂或溶液剂用于皮肤，涂敷患处，每天2~3次，连续7天。

注意事项 ①禁忌证：对本品过敏者禁用。②妊娠妇女、肝功能不全者慎用。本品不可用于眼部结膜。③不良反应：常见局部刺激或过敏反应、疼痛、红肿、皮疹等反应。

剂型规格 ①栓剂：每枚500mg。②乳剂：2%。③凝胶剂：2%。④霜剂：2%。⑤溶液剂：2%。

特康唑
Terconazole

作用用途 本品属三唑类抗真菌药，作用机制同酮康唑，本品体外对念珠菌、许多表皮癣菌和其他真菌有抗菌作用。对某些细菌也有抗菌作用。但对阴道微生物如乳酸杆菌等无活性。主要用于治疗阴道念珠菌病。主要用于治疗阴道念珠菌病。

用法用量 含本品80mg的阴道栓剂，睡前应用，连续3天，或0.4%的阴道霜剂5g，睡前应用，连续7天。

注意事项 ①对特康唑、十六烷醇、丙二醇或2（3）－叔丁基－4－甲氧基苯酚过敏者禁用。在使用过程中，如出现过敏、严重刺激、发热、发冷、类似流感症状时停止使用本品。③由于乳膏剂处方中的基质可与某些橡胶或植物乳胶反应，因此不推荐与阴道避孕套同时使用。④不良反应：阴道给药局部有灼烧感和痒感，阴道栓剂量大于80mg后，阴道栓剂中的基质可与避孕隔膜等其中的胶乳物质发生反应，故可采用栓剂与霜剂交替使用。

剂型规格 ①栓剂：每枚40mg；80mg。②霜剂：40mg/5g。

泊沙康唑
Posaconazole

别名 Noxafil

作用用途 本品为唑类抗真菌药，抗菌谱广，对于念珠菌属、荚膜组织胞浆菌、塞多孢子菌、双极菌接合菌、镰刀菌、酵母菌，包括耐氟康唑的非白色念珠菌株、新型隐球菌和曲霉菌都有强大的抑制活性；尤其是对比较罕见但威胁生命的真菌疾病（接合菌病、镰刀菌病和球孢子菌病等）也有效。本品适用于多种对两性霉素不能耐受或难治性成人侵袭性真菌感染的治疗；对高危患者

预防用药，用于13岁以上、免疫功能低下的患者，特别是患有移植物抗宿主病（graft versus host disease, GVHD）的造血干细胞移植者、白血病患者和由于化疗而长期白细胞减少的患者。本品比对照药物氟康唑和伊曲康唑，能更有效预防侵袭性曲霉菌感染并可降低侵袭性真菌感染相关的病死率。

适应证：①预防侵袭性曲霉菌和念珠菌感染。本品适用于13岁和13岁以上因重度免疫缺陷而导致这些感染风险增加的患者。这些患者包括接受造血干细胞移植（HSCT）后发生移植物抗宿主病（GVHD）的患者或化疗导致长时间中性粒细胞减少症的血液系统恶性肿瘤患者。②适用于治疗口咽念珠菌病，包括伊曲康唑和（或）氟康唑难治性口咽念珠菌病。

用法用量

用量见下表。

适应证	剂量和治疗持续时间
预防侵袭性真菌感染	200mg（5ml），每日3次。疗程根据中性粒细胞减少症或免疫抑制的恢复程度而定
口咽念珠菌病	第1天的负荷剂量100mg（2.5ml），每日2次，之后100mg（2.5ml），每日1次，为期13天
伊曲康唑和（或）氟康唑难治性口咽念珠菌病	400mg（10ml），每日2次。疗程根据患者基础疾病的严重程度和临床应答而定

口服：用前充分振摇。在每次给药后和储存前用水清洗量匙。必须在进餐期间或进餐后立即（20分钟内）服用，对于无法进餐的患者，可以伴随营养液或碳酸饮料（如姜汁汽水）服用。

轻度至中度肾功能受损者中，不需要调整剂量。重度肾功能不全患者［Clcr：<20ml/（min·1.73m^2）］中，AUC估计值范围存在较高的变异性（变异系数＝96%），必须对重度肾功能受损患者出现的突破性真菌感染进行密切监测。

轻度至重度肝功能不全（Child－Pugh A、B和C级）患者中，不建议对本品进行剂量调整。

注意事项 ①对泊沙康唑和泊沙康唑成分以及其他唑类抗真菌剂有过敏反应的患者禁用。②可能发生药物性心律失常状况的患者应慎用。在出现过心律失常状况的患者须慎用，例如：先天性或获得性 Q-Tc 间期延长；心肌病、尤其是心力衰竭、窦性心动过缓、已出现症状性心律失常、联合使用已知可导致 Q-Tc 间期延长的药品（除了在禁忌中提到的药物）。③在泊沙康唑治疗前和治疗过程中，必要时应对电解质紊乱，特别是钾离子、镁离子或钙离子水平进行监测和纠正。④药物相互作用：禁止本品与西罗莫司联合使用。本品与西罗莫司联合用药可导致西罗莫司血液浓度约升高9倍，从而会导致西罗莫司中毒。与 CYP3A4 底物联用药可导致 Q-T 间期延长，禁止本品与 CYP3A4 底物联合使用。禁止本品与

主要通过 CYP3A4 代谢的 HMG-CoA 还原酶抑制剂联合使用，例如：阿托伐他汀、洛伐他汀和辛伐他汀。由于联合使用后这些药物的血药浓度会增加，从而会导致横纹肌溶解。禁止本品与麦角生物碱联合使用。泊沙康唑会导致麦角生物碱（麦角胺和双氢麦角胺）血浆浓度升高，可能导致麦角中毒。本品与咪达唑仑联合用药会导致咪达唑仑血浆浓度约升高 5 倍。而咪达唑仑血浆浓度升高则会增强并且延长催眠和镇静作用。必须密切监测，并且必须备有苯二氮䓬受体拮抗剂用于逆转这些反应。⑤主要不良反应：肝毒性，在开始泊沙康唑治疗和治疗期间，必须对肝功能检查进行评估。胃肠功能紊乱，有关重度胃肠功能紊乱（如重度腹泻）患者中的药代动力学数据有限。在重度腹泻或呕吐患者中，必须对突破性真菌感染进行密切监测。其他有过敏反应、心律失常和Q-T 间期延长。

剂型规格 混悬剂：每毫升口服混悬液含有 40mg 泊沙康唑。

拉诺康唑
Lanoconazole

别名 诺康唑，Latoconazole

作用用途 本品咪唑类强效局部抗真菌药，对许多致病真菌都有效，包括多种皮肤真菌病；对多种发癣尤为有效，最低抑菌浓度 $0.02 \sim 3.1\mu g/ml$。其作用机制为抑制真菌麦角甾醇合成。作用强度比联苯苄唑强 25 倍以上；抗丝状真菌（包括皮肤真菌类）的作用较克霉唑强 64 倍。用于脚癣（足癣）、体癣、股癣、念珠菌病如擦烂、指（趾）间糜烂、甲周炎及花斑癣（花斑糠疹）。

用法用量 局部外用：每天 1 次，足癣连用 4 周，体癣、念珠菌病和花斑癣患者连用 2 周。

注意事项 ①本品不可用于严重的糜烂创面，慎用于皲裂创面，不可用于结膜和角膜感染。②用药期间患部及鞋袜衣物应保持清洁卫生。③不良反应主要为皮炎、皲裂、干燥、小水疱、肿胀、刺激感及瘙痒等。

剂型规格 ①溶液剂：每瓶 10ml/1%；②乳膏剂：每支 10g/1%、20g/1%。

奥昔康唑
Oxiconazole

别名 盰康唑

作用用途 本品为唑类抗真菌药，在体外有广谱抑真菌作用，尤其对白色念珠菌、革兰阳性菌及须发癣菌具有杀菌活性，疗效与咪康唑、益康唑相似。其作用机制为抑制麦角甾醇合成中 14α-甲基羊毛甾醇的脱 14α-甲基阶段。本品皮肤吸收极少，涂敷的大部分活性成分仍留在上皮的角质层。用于各种真菌感染，以及真菌和革兰阳性（如金黄色葡萄球菌）的混合感染；对引起红癣的棒球杆菌也有效；还用于四肢、躯干、头皮、生殖器部位以及皮肤皱褶处的细菌性疾病。

注意事项 ①孕妇慎用。②偶有皮肤轻度烧灼感或显著瘙痒。③勿将本品接触于黏膜。

用法用量 外涂：每天 1 次，疗程不少于 3 周。

剂型规格 ①溶液剂（1%）：每瓶 30ml。②霜剂：1%，每支 10g；20g。

氯康唑
Croconazole

别名 盐酸克罗可唑

作用用途 本品为咪唑类抗真菌药，具有体外广谱抗真菌作用，对革兰阳性需氧菌及大部分厌氧菌有抗菌活性。作用机制与其他咪唑类抗真菌药一样，通过抑制细胞膜和抑制麦角甾醇合成而发挥抗真菌作用。难以透皮吸收。

适应证 用于手癣、脚癣、股癣、体癣及念珠菌病。

注意事项 ①对本品有过敏史者禁用。②避免用于角膜、结膜等作眼科用药。③不可用于明显糜烂部位。④偶见局部刺激感等，出现过敏症状者应停药。

用法用量 外涂：每天 2~3 次。

剂型规格 ①霜剂：每支 100mg（10g）。②凝胶剂：每支 100mg（10g）。

卡泊芬净
Caspofungin

别名 醋酸卡泊芬净，科赛斯，Cancidas，Caspofungin Acetate

作用用途 本品为棘白菌素类抗真菌药物，在体外表现出良好的抗曲霉菌属、念珠菌属和组织胞浆菌属活性，但对其他真菌的活性不稳定，尤其曲霉菌属、镰刀霉菌属、新生隐球菌对本品敏感性更差。本品用于治疗念珠菌所致的食管炎、菌血症、腹腔内脓肿、腹膜炎及胸膜腔感染以及对其他药物治疗无效或不能耐受的侵袭性曲霉菌病。

用法用量 静脉滴注：①首日给予单次 70mg 的负荷剂量，之后给予每日 50mg 的维持剂量。②剂量调整：对于疗效欠佳且对本品耐受性较好的患者可将维持剂量加至每日 70mg。本品与药物清除诱导剂和（或）混合诱导剂（抑制剂）合用时，应将维持剂量加至每日 70mg。

注意事项 ①对本品过敏者禁用。②肝功能不全或肝脏疾病患者、骨髓抑制患者、肾功能不全患者慎用。③可产生头痛；低白蛋白、低钾、低钠、低钙；恶心、腹泻、呕吐；皮疹、瘙痒等不良反应。

剂型规格 注射剂：每支 50mg；70mg。

环吡酮胺
Ciclopirox Olamine

别名 环吡司胺，环吡酮，巴特芬，环利，Ciclopirox，Fungiderm，Loprox

作用用途 本品浓度 4~8μg/ml 时可抑制多数皮肤真菌和酵母菌，较高浓度（16~78μg/ml）时对大肠埃希菌、变形杆菌、假单胞菌、金黄色葡萄球菌、溶血性链球菌等有抑制作用。主要用于手癣、足癣、体癣、股癣、花斑癣及甲真菌病等，以及皮肤及外阴阴道念珠菌感染。

用法用量 成人 外用：①一般用法：每日 2 次均匀涂于患处，4 周为一疗程。②治疗甲真菌病：先用温水泡软甲板，尽可能把病甲削薄，将药膏用胶布包扎固定在患处，每日 1 次，连用 3~6 个月。将溶液剂外涂于病甲表面，第 1 个月，隔日 1 次，第 2 个月，每周 2 次，第 3 个月开始 1 周 1 次，一般需 3~6 个月。

注意事项 ①对本品过敏者、儿童禁用。②孕妇、哺乳期妇女慎用。③偶见局部发红、刺痛、瘙痒、烧灼感等，一般停药后可自行消失。

剂型规格 ①溶液剂：1%。②乳膏剂：1%。③栓剂（阴道）：每枚含药 50mg；100mg。

特比萘芬
Terbinafine

别名 丁克，兰美抒，疗霉舒，三并萘芬，Lamisl，Afongil

作用用途 本品为丙烯胺类抗菌药物，具有广谱抗真菌活性。抗菌谱有皮肤真菌、丛霉真菌、丝状真菌、双型真菌、酵母真菌等，尤其对皮肤真菌的作用显著，包括曲霉菌、皮肤芽生菌等。其中低浓度时对皮肤癣菌、霉菌、双相真菌有杀灭作用，对酵母菌属可根据菌种的不同显示出杀菌或抑菌作用。本品的作用机制是干扰真菌细胞早期的生物合成，从而导致麦角甾醇的缺乏及细胞内角鲨烯的聚积，使真菌细胞死亡。口服吸收良好，吸收 $t_{1/2}$ 为 0.8 小时，分布 $t_{1/2}$ 为 4.6 小时。本品口服后能很快分散于真皮内，并集中于亲脂性的角质层内。此外，本品能从皮脂内排出，因此在毛囊、毛发和皮肤中具有较高的浓度，在甲板内也有较高的浓度。本品的代谢产物没有生物活性，主要从尿中排出。临床主要用于治疗由皮肤癣菌引起的皮肤和指甲的感染、各种癣病、皮肤酵母菌感染和甲癣。外用主要治疗体癣、股癣、足癣、皮肤念珠菌病以及花斑癣。常用本品盐酸盐。

用法用量 （1）口服：①足癣和股体癣，每日 250mg，疗程 1 周。②皮肤念珠菌病，每日 250mg，疗程 1~2 周。③指甲癣，每日 250mg，疗程 4~6 周。④趾甲癣，每日 250mg，疗程 12 周。（2）外用：体癣、股癣、花斑癣等，霜剂，外涂，每日 1~2 次，疗程酌定（1~2 周）；凝胶、溶液剂，每日 2 次，连用 1~2 周；喷雾剂，每日 2~3 次。

注意事项 ①对本品过敏者、哺乳期妇女不宜使用。肾功能不全者慎用。肝功能不全者，应适当减少剂量。②不良反应有胃肠道反应和皮肤反应，偶见味觉改变，包括味觉消失。③肝药酶抑制剂如西咪替丁等使本品的清除率减慢，血浆半衰期延长。肝药酶诱导剂如利福平

能加快本品的排泄，使血浆清除率加快一倍，排泄减少一半以上。故与上述药物合用时应适当调整本品的剂量。

剂型规格 ①片剂：每片 125mg；250mg。②胶囊剂：250mg。③霜剂：每克含本品 10mg。④乳膏剂：50mg（5g）；100mg（10g）。⑤凝胶剂：100mg（10g）。⑥搽剂：100mg（10g）。⑦溶液剂：100mg（10ml）。⑧散剂：100mg（10g）。⑨喷雾剂：150mg（15ml）。

联苯苄唑
Bifonazole

别名 比佛拉唑，白呋唑，孚琪，霉克，Mycospor，Mycosporan

作用用途 本品为广谱抗真菌药，对皮肤丝状菌、二相性真菌、酵母状真菌、白色念珠菌等均有较强的抗菌作用。对其他真菌如微小棒状杆菌也有作用。此外，对革兰阳性球菌等也有抑制作用。体外试验 MIC 均小于 5μg/ml。本品作用迅速，且在皮肤内的活性维持时间较长，每日仅需用药一次就可达到有效的治疗浓度。主要用于皮肤真菌病，指间真菌病，皮肤或皮肤皱褶真菌病，花斑糠疹，皮肤浅表念珠菌病，包括念珠菌性龟头炎以及肛周围、会阴周围念珠菌病。

用法用量 外用：外涂，取适量涂于患处，每日 1 次，2~4 周为一疗程。

注意事项 ①对本品过敏者、哺乳期妇女禁用。②为保证疗效，使用本品应有足够的时间。③少数患者在治疗初期可见轻微的皮肤刺激症状，表现为皮肤发红，灼烧感，偶见个别患者出现灼痛或脱皮。

剂型规格 ①霜剂：1%。②溶液剂：1%。③凝胶剂：1%。④散剂：1%。

阿莫罗芬
Amorolfine

别名 罗每乐，阿莫洛芬，高德美，Loceryl，Pekiron

作用用途 本品为局部抗真菌药物，其作用机制是抑制真菌细胞膜麦角固醇的合成导致真菌死亡。本品对皮肤真菌、隐球菌、念珠菌属菌株均有效。本品对阴道白色念珠菌病、甲癣及各种皮肤真菌病都显示出很高活性，但对器官真菌无作用。用于治疗皮肤黏膜浅表真菌感染，如体癣、手癣、足癣、甲真菌病等。

用法用量 外用：①皮癣菌、酵母菌和真菌引起的甲癣，5% 溶液剂，每日涂于手或脚指甲，必须连续治疗，不得中断，直到指甲重新生长出来并完全治愈。一般治疗所需时间，手指甲真菌感染为 6 个月，脚趾甲真菌感染为 9~12 个月。②皮肤浅部真菌感染，用 0.25% 的乳膏剂局部外涂，每日 1 次，至临床症状消失后，继续治疗 3~5 日。阴道给药，将 1 枚栓剂置入阴道深处。

注意事项 ①小儿、孕妇及哺乳期妇女禁用。②使用时避免与眼、耳、口腔黏膜接触。③不良反应的发生率

为 1.1%，主要为轻微、一过性和局部影响，如赤热、瘙痒、刺痛或皮肤红疹。

剂型规格 ① 溶液剂：5%。② 乳膏剂：0.25%。③栓剂：每枚 10mg；25mg；50mg；100mg。

布替萘芬
Butenafine

作用用途 本品为烯丙胺类衍生物，对一些浅表真菌，如须癣毛癣菌、红色毛癣菌、絮状表皮癣菌、犬小孢子菌、石膏样小孢子菌等有较好抗菌活性。用于敏感真菌所致的手癣、足癣、体癣、股癣、花斑癣等体表感染。

用法用量 外用：涂于患处，每日 1 次，2~4 周为一疗程。

剂型规格 乳膏剂：1%。

萘替芬
Naftifine

别名 Exoderl

作用用途 本品为烯丙胺类广谱抗真菌药，与咪唑类抗真菌药不同，它选择性地作用于真菌的甾醇合成，即使达高浓度，也不影响肝的药物代谢。体外试验，本品对发癣菌、小孢子菌和絮状表皮癣菌的最低抑制浓度 ≤0.2mg/ml。本品对曲霉菌、孢子丝菌和念珠菌属有中等抑制活性。本品约 2%~6% 的用量经皮肤吸收。用于局部皮肤真菌感染，如脚癣、体癣等。

用法用量 外用：涂于感染部位，每日 1~2 次。

注意事项 ①本品耐受性好，全身性副作用未见报道。②偶见局部刺激症状和接触性皮炎。

剂型规格 乳剂：1%。

托萘酯
Tolnaftate

别名 发癣退，杀癣灵

作用用途 本品为抗霉菌药。主要用于浅表皮肤霉菌感染，包括体癣，股癣，手足癣，花斑癣。

用法用量 外用：涂于患处，每日 1~2 次。

注意事项 本品对毛发部及指甲的霉菌无效。

剂型规格 ①软膏剂：每支 100mg（10g）。②外用溶液剂、散剂、霜剂：1%。

西卡宁
Siccanin

别名 癣可宁

作用用途 本品能抑制皮肤癣菌类，外用于浅表真菌感染，疗效大致和灰黄霉素相等。治脚癣、股癣有效。

用法用量 外用：涂于患处，每日 2~3 次。

剂型规格 ①油剂：1%。②酊剂：10%。

复方土槿皮酊
Fufang Tujinpi Ding

作用用途 本品为外用杀真菌药，多用于脚癣、体癣、股癣。

用法用量 外用：涂于患处，每日 1~2 次。

注意事项 有强烈刺激性，勿用于面部，勿使进入体腔、眼部。

剂型规格 酊剂：含土槿皮 10%、水杨酸 6%、苯甲酸 10%。

保菌清
Polygynax

作用用途 本品是一种复方制剂，其剂型和配方是依据治疗阴道炎的原则设计的。配方中含有新霉素和多黏菌素 B，对大肠埃希菌、克雷伯杆菌、肠杆菌、金葡萄、铜绿假单胞菌、嗜血杆菌、沙门菌、志贺菌等阴道腔内常见致病菌有较好疗效。配方中另有制霉菌素，对白色念珠菌敏感。另含乙酰胂胺，对阴道滴虫及阿米巴原虫有较强的杀灭作用。本品赋型剂为双甲基多硅氧烷，在体温下融解，并将携带的药物迅速均匀地扩散覆盖整个阴道腔及宫颈黏膜的任何部分，可抵达深部病灶。适用于霉菌性阴道炎、滴虫性阴道炎、普通菌感染性阴道炎、混合感染性阴道炎、老年性阴道炎、下生殖道手术前准备及预防感染、人工流产前预防感染、产前准备及预防感染等。

用法用量 阴道给药：每晚 1 粒，可同时配合用卫生巾，以免可能出现的药物外溢现象。6~12 日为一疗程。检查前、手术前准备，连用三晚即可。

注意事项 ①用药后偶有外阴道烧灼感，休息 1 日后再用药其烧灼感即消失。②应在 35℃ 下保存。

剂型规格 胶囊剂：每粒 2.5g，每粒含新霉素 3.5 万 IU，多黏菌素 B 3.5 万 IU、制霉菌素 10 万 IU、乙酰胂胺 150mg、双甲基多硅氧烷。

大蒜素
Allitrid

别名 大蒜新素，Allicin，Allitricin

作用用途 本品对革兰阳性和阴性菌，如金黄色葡萄球菌、链球菌、肺炎球菌、大肠埃希菌、伤寒杆菌、百日咳杆菌、痢疾杆菌、白喉杆菌、结核分枝杆菌以及真菌、病毒、阿米巴原虫，阴道滴虫、蛲虫等有抑制杀灭作用。此外还有降低血胆固醇、甘油三酯和脂蛋白的作用。用于肺部和消化道的真菌感染、隐球菌性脑膜炎、急慢性菌痢和肠炎、百日咳、肺结核等。

用法用量 ①口服：每次 20~60mg，每日 3 次，饭后服。②**静脉滴注**：每次 90~150mg，用 5%~10% 葡萄糖注射液 1000ml 稀释后缓缓静脉滴注 4~5 小时。

注意事项 ①静脉滴注对局部有刺激性，高浓度可引起红细胞溶解，故用稀溶液。②与氨茶碱联用可引起茶碱血药浓度升高而致中毒。

剂型规格 ①胶囊剂：每粒 20mg。②注射剂：每支 30mg（2ml）。

依巴康唑硝酸酯
Eberconazole Nitrate

作用用途 本品为咪唑类衍生物，局部抗真菌药。能有效拮抗绝大多数类型的真菌感染，如酵母菌、念珠菌、皮肤真菌，而且局部耐受性好。其 MIC 为 0.078~1.2mg/L。抗酵母菌的作用与联苯苄唑同等，但拮抗须发癣菌的疗效优于后者。其抗真菌活性与克霉唑一样，能抑制白色念珠菌细胞膜原生质中的不同成分，尤其是磷脂部分的合成。用于皮肤真菌感染。

用法用量 外用：涂于患处，每日 1~2 次。
注意事项 主要不良反应为局部刺激症状。
剂型规格 乳剂：1%；2%。

第四节　抗病毒药

病毒是细胞内寄生的微生物，利用宿主细胞代谢系统进行增殖复制，按病毒基因提供的遗传信息合成病毒的核酸与蛋白质，然后再装配并从细胞内释放出来。病毒是病原微生物中最小的一种，其核心是核酸，外壳是蛋白质，不具有细胞结构。

抗病毒药（antivirals）按其应用如下分类

（1）主要用于抗流感病毒的药物　如金刚烷胺、扎那米韦、奥司米韦等。

（2）主要用于抗肝炎病毒的药物　如拉米夫定、恩替卡韦、阿德福韦等。

（3）主要用于抗疱疹病毒的药物　如阿糖腺苷、阿昔洛韦、曲氟尿苷等。

（4）用于抗艾滋病（AIDS）的药物　如拉米夫定、齐多夫定、司他夫定、去羟肌苷、扎西他滨、奈非那韦、沙奎那韦、安普那韦、依法韦仑、奈韦拉平、地拉韦啶等。

（5）其他　许多中草药，如板蓝根、穿心莲、大青叶、金银花等可用于某些病毒感染性疾病的防治。双嘧达莫也可用于抗病毒感染，对小儿病毒性上呼吸道感染和小儿疱疹性咽喉炎有治疗作用。

吗啉胍
Moroxydine

别名 病毒灵，吗啉咪胍，Broxine，ABOB
作用用途 本品为广谱抗病毒药。对流感病毒、副流感病毒、鼻病毒、呼吸道合胞体病毒等 RNA 型病毒和 DNA 型的某些腺病毒均有作用。临床用于流感、流行性腮腺炎、水痘、疱疹等的防治。
用法用量 成人　①口服：每次 0.1~0.2g，每日 3 次。②肌内注射：每次 100mg，每日 1~2 次。③滴眼：每次 1~2 滴，每 2 小时 1 次。

儿童　口服：每日 10mg/kg 体重，分 3 次服。
注意事项 个别患者有出汗和轻度食欲不振、低血糖等症状。

剂型规格 ①片剂：每片 0.1g。②注射剂：每支 50mg（1ml）；100mg（2ml）。③滴眼剂：每支 4%（8ml）。

金刚烷胺
Amantadine

别名 金刚胺，三环癸胺，Symmetrel
作用用途 本品可用于亚洲 A-Ⅲ型流感及病毒性感染发热患者。对该型流感接触者保护率约 70%。对多种炎症、败血症、病毒性肺炎等与抗生素合用退热作用比单用抗生素好。尚有抗震颤麻痹作用。
用法用量 成人　口服：流感、病毒感染，每次 0.1g，每日 2 次；震颤麻痹，每次 0.1g，每日 1~2 次；最大剂量，每日 0.4g。

小儿　口服：每日 3mg/kg 体重。
注意事项 ①用量过大可导致中枢症状。②孕妇和哺乳期妇女禁用。③服药期间避免驾车和操纵机器。
剂型规格 ①片剂：每片 0.1g。②胶囊剂：每粒 0.1g。

金刚乙胺
Rimantadine

别名 金迪纳，津彤，立安，盐酸金刚乙胺，EXP-126，Flumadine，Meradan
作用用途 本品为抗病毒药，用于防治成人 A 型流感病毒感染，预防儿童 A 型流感病毒感染。
用法用量 成人　口服：用于预防时，每次 100mg，每日 2 次；用于治疗时，每次 100mg，每日 2 次，7 日为一疗程。

老年人　口服：每日 100mg。

儿童　口服：小于 10 岁，每次 5mg/kg，每日 1 次；每日最大剂量不超过 150mg。10 岁以上儿童按成人剂量给予。疗程 5~7 日。

严重肝功能不全者　每日 100mg。

肾功能不全者 Ccr≤10ml/min 时，每日 100mg。

注意事项 ①对金刚烷类药物过敏者禁用。②孕妇、哺乳期妇女用药时应权衡利弊。③有癫痫病史、肝肾功不全者慎用。④不良反应：心悸、高血压、脑功能紊乱、心衰竭、下肢水肿、心动过速、失眠、头痛、惊厥、急躁不安、发热、出汗、恶心、呕吐、呼吸困难、支气管痉挛、咳嗽、吞咽困难、便秘、皮疹、眼痛等。

剂型规格 ①片剂：每片 100mg。②溶液剂：1g（100ml）。③糖浆剂：0.5g（50ml）；1g（100ml）。

曲金刚胺
Tromantadine

别名 威怡芝，Virumerz

作用用途 本品能使 DNA 和 RNA 病毒失活，尤其能抑制Ⅰ型、Ⅱ型单纯疱疹病毒。凝胶基质具有很好的黏附性，可以增加药物与皮肤之间接触时间并提高疗效。用于原发性和复发性皮肤和黏膜单纯疱疹，包括唇、面部单纯疱疹及生殖器疱疹，单纯疱疹病毒引起的疱疹性湿疹、带状疱疹。

用法用量 外用：在皮肤受损部位外涂足够量的凝胶，覆盖整个疱疹区域，并轻揉使药物吸收，每日 3~5 次。

注意事项 ①对本品过敏者禁用。单纯疱疹水泡已破的患者不宜使用。②本品用于单纯疱疹早期，即表现为刺麻感、刺痛、痒等。外用本品 2 日没有任何好转应停药。③可能会引起皮肤过敏反应（接触过敏），表现为病情加剧、皮肤更红和形成结节。

剂型规格 凝胶剂：1%，每支 5g；10g。

阿糖腺苷
Vidarabine

别名 单磷酸阿糖胞苷，腺嘌呤阿糖苷，Adena-A，ICA-A，Arabinoside

作用用途 本品为一嘌呤核苷类抗病毒药。磷酸化后及其代谢产物 6-氧嘌呤阿糖苷能抑制病毒 DNA 的合成，其作用机制可能是本品的磷酸化形式或其代谢物能够抑制 DNA 聚合酶。对疱疹病毒、水痘、带状疱疹病毒、腺病毒、伪狂犬病毒等均有抑制作用。此外本品对少数 RNA 病毒也有抑制作用。对疱疹病毒Ⅰ、Ⅱ型，均有显著抑制作用。静脉滴注后的本品能迅速脱氢成为阿糖次黄嘌呤核苷，并分布于各脏器组织，且能透过血脑屏障。脑脊液与血浆药物浓度的比是 1∶3。血清 $t_{1/2}$ 为 3.3 小时。药物大部分以 6-氧嘌呤阿糖苷的形式经肾脏排泄。临床上主要用于疱疹性角膜炎，疱疹性脑炎，带状疱疹，慢性乙型肝炎等。也可用于乙型病毒性肝炎的辅助治疗。

用法用量 成人 ①静脉滴注：每日 10~15mg/kg 体重，10 日为一疗程，剂量不能超过每日 20mg/kg 体重。②经眼给药：将 3%阿糖腺苷眼膏涂于结膜囊内，每 3 小时 1 次。

儿童 静脉滴注：新生儿疱疹感染，15mg/kg 体重，连用 4~5 日，其他用法用量同成人。

注意事项 ①孕妇及对本品过敏者禁用。肝功能不全及哺乳期妇女慎用。脑水肿、肾功能不全时，剂量及静脉滴注速度需监测。②本品应缓慢静脉滴注，严禁静脉注射。③用药期间应检查血象。④静脉滴注液不得冷藏，以免析出结晶。⑤常见不良反应有恶心、呕吐、食欲不振等胃肠道反应。偶见中枢神经系统的反应，如精神错乱，肌肉疼痛等。少数患者可出现血清转氨酶升高、血小板减少、血细胞减少等血象变化。⑥别嘌呤醇有黄嘌呤氧化酶抑制作用，与本品合用后可使本品的代谢产物消除减慢而引起蓄积。本品还不宜与肾上腺皮质激素等免疫抑制剂合用。

剂型规格 ①注射剂（磷酸盐）：每支 200mg（1ml）；1000mg（5ml）。②眼膏剂：3%。

聚肌胞
Polyinosinic Acid-Polycytidylic Acid

别名 聚肌胞苷酸

作用用途 本品为一合成的广谱抗病毒药，可以特异性的与病毒聚合酶结合，从而抑制病毒的复制。此外，本品还具有抗肿瘤和免疫增强作用。主要用于慢性乙型肝炎、流行性出血热、流行性乙型脑炎、病毒性角膜炎、病毒性肝炎、病毒性脑炎和带状疱疹、各种疣类和呼吸道感染、预防流感等。

用法用量 ①肌内注射：每次 2~4mg，隔日 1 次。②静脉注射：每次 100mg，每 2 周 1 次。疗程为数日或数周。③滴眼、滴鼻、喷雾吸入：适量。

注意事项 ①对本品过敏者慎用，孕妇忌用。注射后若有低烧，2 日内不能自行消失，应立即停药。②可见发热反应，个别患者可见注射部位疼痛、过敏等。

剂型规格 注射剂：每支 1mg（2ml）；2mg（2ml）；5mg（2ml）。

碘苷
Idoxuridine

别名 疱疹净，碘甘，IDU，IDUR

作用用途 本品临床用于治疗疱疹性角膜炎及其他疱疹性眼病。

用法用量 滴眼：每 2 小时 1 次。

注意事项 ①长期应用可出现角膜浑浊或染色小点，不易消失。②避光凉处保存。

剂型规格 滴眼剂：0.1%。

酞丁安
Ftibamzone

别名 增光素，Phthiobuzone

作用用途 本品是一种人工合成的抗病毒药，用于抗沙眼衣原体。对单纯疱疹病毒和带状疱疹病毒也有很强的活性；对复发性单纯疱疹病毒的治愈率可达70%。对人乳头瘤病毒引起的尖锐湿疣也有较好的作用；本品0.5～1μg/ml对眼病原体的作用比金霉素强10倍。主要用于病毒性角膜炎，各型沙眼，带状疱疹，尖锐湿疣和扁平疣。

用法用量 滴眼：每日3～6次；搽剂，涂于患部。

剂型规格 ①滴眼剂：0.1%。②眼膏剂：0.1%。③搽剂：0.25%；0.5%；0.75%。

阿昔洛韦
Aciclovir

别名 艾韦达，邦纳，甘泰，沽罗维，开糖环鸟苷，克疱片，丽珠克毒星，适患疗，舒维疗，输维疗静，无环鸟苷，无环鸟嘌呤，Acyclovir，Zovirax，Poviral，Viprel

作用用途 本品为化学合成的一种广谱抗病毒药，能选择性地抑制病毒去氧核糖核酸聚合酶，阻止去氧核糖核酸链的延伸而不影响正常细胞的活动。在体外，本品对单纯疱疹病毒Ⅰ、Ⅱ型作用最强，对水痘带状疱疹病毒、巨细胞病毒、E-B病毒和乙型肝炎病毒也有抑制作用。但对牛痘病毒、腺病毒以及RNA病毒无效。对单纯疱疹的无胸腺嘧啶脱氧核苷酸腺酶的变种和处在非繁殖期的病毒均无效。成人经静脉注射后的终末血浆浓度为2.9小时。慢性肾衰患者的终末血浆浓度为18小时。血浆蛋白结合率较低，约为9%～33%。大部分以原型从尿中排出。适用于免疫功能受损患者的黏膜和皮肤初发或复发的单纯疱疹病毒，水痘带状疱疹感染，免疫功能正常患者的带状疱疹和生殖器疱疹，单纯疱疹性脑炎，疱疹性结膜炎等。也可用于预防严重免疫受损的单纯疱疹感染。常用本品钠盐。

用法用量 成人 ①口服：每次200～800mg，每日4～5次。②静脉滴注：每次5～10mg/kg体重，每日3～5次，每日最大剂量不超过30mg/kg体重。③结膜下注射：0.5～1mg/0.5ml，1～2日1次。④外用：取适量涂于患处，每日4～6次。⑤经眼给药：滴眼液，每2小时1次；眼膏剂，每日4～6次。

儿童 ①口服：每次20～40mg/kg体重，每日2～4次。②静脉滴注：每次250mg/m²体表面积，每日3次；或每次10mg/kg体重，每日3次。③外用。④经眼给药：同成人。

注意事项 ①肾功能异常及对本品过敏者禁用。孕妇、哺乳期妇女慎用。②本品不能作肌内注射，静脉滴注时应缓慢，且应用少量的注射用水稀释后方可输入，以防本品的结晶在肾小管内积存而影响肾功能。稀释后的药液不得保存后再用。③偶有药疹、出汗、恶心、头痛、低血压、腹痛等。少数患者可出现可逆性神经反应，如幻觉、震颤、昏迷等。也有报道出现一过性肾功能障碍和坏死或静脉炎。④与丙磺舒合用能延长本品的半衰期和增加全身性使用本品的血浆浓度曲线下的面积。

剂型规格 ①片剂：每片200mg。②胶囊剂：每粒200mg。③滴眼剂：0.1%。④眼膏剂：3%。⑤霜剂：5%。⑥凝胶剂：300mg（10g）。⑦注射剂：每支（瓶）250mg；500mg。

更昔洛韦
Ganciclovir

别名 甘昔洛韦，丽科伟，羟甲基无环鸟苷，赛美维，Gyclocytidine Gymevan，Gytovene

作用用途 本品为阿昔洛韦的衍生物，但比阿昔洛韦有更强更广谱的抗病毒作用。本品进入巨细胞病毒感染的细胞内先被转化成单磷酸盐，继尔被代谢为三磷酸盐（GPT）。后者可以竞争性地抑制脱氧鸟苷与DNA聚合酶的结合，从而抑制了病毒DNA的合成。此外，本品对单纯疱疹病毒Ⅰ型、Ⅱ型、水痘、带状疱疹病毒、E-B病毒等也有广泛的活性。血浆$t_{1/2}$为3～4小时，肾功能不全患者可延长到11小时。本品经静脉给药后几小时内，视网膜下液体内药物浓度接近血药浓度，在脑脊液和眼玻璃体内也可达到较高的浓度。血浆蛋白结合率为1%～2%。肾功能正常的患者，静脉滴注本品后，90%以上的药物以原型从尿中排出。主要用于免疫功能低下所致的巨细胞病毒感染，如致盲性巨细胞病毒性视网膜炎，以及肺炎、胃肠炎、肝炎和中枢神经系统的巨细胞病毒感染等。

用法用量 成人 ①口服：每次1000mg，每日3次。②静脉滴注：2.5mg/kg体重，每8小时1次，或5mg/kg体重，每12小时1次。疗程一般为14～21日。预防复发或维持治疗，每日5～6mg/kg体重，每周给药5日。

注意事项 ①对本品过敏者或孕妇禁用。儿童和白细胞减少或阿昔洛韦过敏者、精神病或神经毒性者慎用。哺乳期妇女用药期间应终止哺乳。②当中性粒细胞数下降到$5×10^8$/L或血小板计数下降到$25×10^9$/L以下时，应停药。③血液透析患者使用本品后血药浓度降低。④肾功能不全患者，应适当调整用药间隔或剂量。⑤用药期间可能出现血液学方面的变化，如白细胞和血小板减少、嗜酸性粒细胞增多，少数患者可出现头痛、恶心、腹泻、尿素氮升高、肝功能异常等。⑥本品与齐多夫定间存在重叠的毒性作用。⑦与抑制细胞分裂、增殖或肾功能改变的药物合用，均可使本品的毒性增加。

剂型规格 ①胶囊剂：每粒250mg。②注射剂：每支2.5mg；5mg；6mg。

缬更昔洛韦
Valganciclovir

别名 万赛维

作用用途 本品是更昔洛韦的左旋缬氨酰酯（前体药物），口服后被小肠和肠内的酯酶迅速转化成更昔洛韦。本品适用于治疗获得性免疫缺陷综合征合并巨细胞病毒视网膜炎的病人，以及预防高危实体器官移植患者的巨细胞病毒感染。

用法用量 口服：应严格按推荐剂量给药，避免药物过量。本品应与食物同服。①巨细胞病毒视网膜炎的诱导治疗：对于活动性巨细胞病毒视网膜炎患者，推荐剂量是每次 900mg，每日 2 次，服用 21 日。延长诱导治疗可能增加骨髓毒性的危险性。②巨细胞病毒视网膜炎的维持治疗：每次 900mg，每日 1 次。③移植患者 CMV 感染的预防：已接受实体器官移植的患者，推荐剂量是每次 900mg，每日 1 次，从移植后 10 天内开始，直至移植后 100 天。④肾功能不全病人：应密切监测血清肌酐或肌酐清除率水平。应根据肌酐清除率按照特殊人群的药代动力学和注意事项，进行剂量调整。

注意事项 ①对本品过敏者、血液透析患者禁用。②本品与阿昔洛韦和伐昔洛韦的化学结构相似，这些药物之间可能存在交叉过敏反应。③本品也被认为在人体有潜在的致畸和致癌作用，可能引起先天缺陷和癌症。本品也被认为可能引起暂时的或永久的精子生成抑制。

剂型规格 片剂：每片 0.45g。

泛昔洛韦
Famciclovir

别名 凡乐，海正韦克，丽珠风，彼欣，泛维尔，诺克，Famvir

作用用途 本品为第二代核苷类化合物，是喷昔洛韦的前体，在体内迅速转化为有抗病毒活性的喷昔洛韦，后者对单纯疱疹病毒 Ⅰ 型和 Ⅱ 型以及水痘带状疱疹病毒有抑制作用。用于带状疱疹和原发性生殖器疱疹。

用法用量 成人 口服：每次 250mg，每日 3 次，连用 7 日。

注意事项 ①对本品过敏者禁用。②孕妇、哺乳期妇女、18 岁以下患者，不推荐使用本品。③肾脏功能不全患者应注意调整用法与用量。④可见头痛与恶心。⑤与丙磺舒或其他由肾小管主动排泄的药物合用时，可导致本品浓度升高。与其他由醛类氧化酶催化代谢的药物可能发生相互作用。

剂型规格 ①片剂：每片 125mg。②胶囊剂：每粒 125mg。③颗粒剂：125mg（500mg）。

喷昔洛韦
Penciclovir

别名 夫坦，可由，丽科爽，丽珠君乐，潘昔洛韦，AV39123，BRI39123，Denavir，Vectavir

作用用途 本品为无环核苷类抗病毒药。作用机制与阿昔洛韦相似，用于口唇及面部单纯疱疹、生殖器疱疹等。

用法用量 外用：涂患处，每日 4～5 次，应尽早（有先兆或损害出现时）开始治疗。

注意事项 ①对本品过敏者禁用。②严重免疫功能缺陷者（如艾滋病或骨髓移植患者）慎用。③外用耐受性良好，尚未发现导致全身不良反应，偶见用药局部灼热感、疼痛、瘙痒等。

剂型规格 乳膏剂：每支 2g（含 10mg）；2g（含 20mg）；5g（含 50mg）；10g（含 100mg）。

伐昔洛韦
Valaciclovir

别名 缬昔洛韦，丽珠威，明竹欣，BW-256U87，Valtrex，VCV，Zelitrex

作用用途 本品是阿昔洛韦的 L-缬氨酸酯，是一种前体药物，能迅速代谢为具有抗疱疹病毒活性的阿昔洛韦和人体所需的 L-缬氨酸。本品口服生物利用度约为 50%。与血浆蛋白结合率较低，约 13.5%～17.9%。以 1000mg 剂量给药，血浆中阿昔洛韦的浓度在给药后 2 小时达到峰值，为 5～6mg/L；每日 200mg，每日 4 次，血浆中本品的浓度峰值与低谷值分别是 8.4mg/L 和 2.5mg/L，近于注射的效果。本品及代谢产物消除主要途径是肾。用于生殖器疱疹、带状疱疹、皮肤黏膜的单纯疱疹病毒感染。

用法用量 成人 口服：①免疫功能正常的带状疱疹，推荐剂量，每次 1000mg，每日 3 次，共 7 日；②免疫功能正常、初次发作生殖器疱疹，推荐剂量，每次 500mg，每日 2 次，连续给药 5 日；③严重感染的初发性生殖器带状疱疹，治疗时间延长至 10 日；④复发性生殖器疱疹，每次 300mg 或 500mg，每日 2 次，连续 5 日。

注意事项 ①孕妇及哺乳期妇女慎用。②已有报道某些免疫功能严重受损的患者在使用高剂量的本品后可发生血栓，形成血小板减少性紫癜。③不良反应可见恶心、呕吐、腹泻、便秘、头痛、眩晕、ALT、AST 升高，皮疹等，偶见肾功能损害。

剂型规格 片剂：每片 150mg；250mg；300mg；500mg。

安西他滨
Ancitabine

别名 环胞啶，环胞苷，环胞贰，盐酸环胞苷，CC，Cyclo-C，Cyclocytidine

作用用途 本品为抗恶性肿瘤药，为阿糖胞苷的衍生物，在体内转变为阿糖胞苷后发挥作用。其作用机制与阿糖胞苷相似，主要作用于 S 期，但对 G1/S 及 S/G2 转换期也有作用，为周期特异性药物。此外，本品对单纯疱疹病毒也有一定的抑制作用。在体内的作用时间较长，$t_{1/2}$ 为 8 小时。与其他抗菌药物间无交叉耐药性。主要用于上皮、浅层、深层型单纯疱疹病毒角膜炎。也可用于各类急性白血病。常用本品盐酸盐。

用法用量 ①静脉注射：白血病，每日 5～10mg/kg

体重，溶于生理盐水或葡萄糖注射液中后注射。②肌内注射：白血病，每次 50mg，每日 1 次，5~10 日为一疗程。③外用：单纯疱疹病毒角膜炎，滴眼，每 1~2 小时 1 次，晚间加眼膏 1 次；维持用量，每日 4 次，持续 2 周以上。

注意事项 ①孕妇慎用。用药期间应定期检查血象。②在用本品期间必须合并应用其他抗生素，以防止细菌及真菌混合感染。③不良反应有食欲不振、恶心、呕吐等胃肠道反应。偶见白细胞和血小板减少，少数患者有腮腺肿胀、体位性低血压、转氨酶升高等。

剂型规格 ①注射剂：每支 50mg；100mg；200mg。②滴眼剂：0.025%。③眼膏剂：0.05%；0.1%。

溴烯尿苷
Brivudine

别名 布里伍定，赫尔品，溴呋定，溴乙烯去氧尿苷，Bromovinyl Deoxyuridine，BVDU

作用用途 本品是一种无药理活性的物质，在透入敏感的感染细胞后被细胞胸腺嘧啶脱氧核苷激酶磷酸化生成单磷酸酯（MP）衍生物和二磷酸酯（DP）衍生物，DP 又可在细胞激酶的作用下转化为三磷酸酯衍生物（TP），后者是一种病毒转录酶的抑制剂及底物，病毒 DNA 的形成由于 TP 的参与而被阻断。本品口服吸收良好。但由于本品的代谢产物排出较慢，故可有一定的蓄积性。本品的蛋白结合率大于 90%。用药 48 小时后 90% 经肾脏排出。临床上主要用于水痘病毒和带状疱疹病毒性皮肤病和 I 型单纯性病毒引起的先天性免疫功能低下或继发性免疫缺损患者在进行免疫抑制和细胞抑制治疗时出现的皮肤及黏膜感染。

用法用量 成人 口服：每次 125mg，每 6 小时 1 次。8 日为一疗程，严重病例可延长至 7~10 日。

儿童 口服：每次 5mg/kg 体重，每 8 小时给药 1 次。

注意事项 ①肾功能不全、孕妇及哺乳期妇女慎用。②用药期间应定期检查血细胞、血小板和血清肌酐值。③可见轻微的过敏和变态反应，少数患者还可出现食欲不振、恶心、呕吐、上腹部压迫感等胃肠道反应。偶见蛋白尿、糖尿、转氨酶及总肌酐增高，极个别患者有粒细胞和血小板减少。④本品与氟尿嘧啶合用，可使后者的毒性增大。

剂型规格 片剂：每片 125mg。

屈氟尿苷
Trifluridine

别名 三氟哩啶，Viroptic

作用用途 本品用于治疗疱疹性角膜炎、结膜炎，可用于阿糖胞苷和碘苷治疗无效的患者。

用法用量 滴眼：每 2 小时 1 次。待见效后，减为 6 小时 1 次，维持 7 日。

注意事项 有局部刺激感和烧灼感、眼睑浮垂等，停药可消退。

剂型规格 滴眼剂：1%。

利巴韦林
Ribavirin

别名 病毒唑，康立多，利力宁，奈德，奇力青，三氮唑核苷，三唑核苷，威乐星，Virazole，Rebetol，Tribavirin

作用用途 本品为人工合成的广谱抗病毒药，是一种强力单磷酸次黄嘌呤核苷氢酶抑制剂，阻碍病毒核酸的合成。但对病毒无直接灭活作用。对流感病毒、腺病毒、麻疹病毒、疱疹病毒均有抑制作用。本品与其他抗病毒药之间无交叉耐药性，无干扰素诱导作用。口服吸收良好。血清 $t_{1/2}$ 为 9 小时。本品在体内有很少量被代谢，大部分以原形从尿中排泄。主要用于治疗甲型和乙型流感、腺病毒性肝炎、甲型肝炎、疱疹、麻疹等。

用法用量 成人 ①口服：每次 150~300mg，每日 3~4 次。②静脉滴注：一般每日 500~1000mg，分 2 次给药，滴注时间 20 分钟以上；治疗拉沙热，流行性出血热时，首剂 2000mg，以后每次 500~1000mg，每日 3 次。③滴眼：每次 1~2 滴，每小时 1 次。④滴鼻：每次 1~2 滴，1~2 小时 1 次。⑤喷雾吸入：喷入鼻腔与咽喉，鼻腔每次 3mg，咽喉每次 3~6mg，每日 5~6 次。⑥气雾吸入：每日吸入 1000mg。

儿童 ①口服：6 岁以上，每日 10mg/kg 体重，分 4 次服用。②静脉滴注：每日 10~15mg/kg 体重，分 2 次给药。③喷雾吸入：首剂 1~1.5mg，每小时 4 次，以后 1~1.5mg，每小时 1 次，2 日以后，每次 1~1.5mg，每日 4 次。④气雾吸入：20mg/ml。

注意事项 ①妊娠早期或有可能怀孕的妇女禁用。②少数患者可出现口干、软便或稀便。长期应用可见可逆性贫血、白细胞减少等。

剂型规格 ①片剂：每片 100mg。②颗粒剂：每袋 50mg。③溶液剂：150mg。④滴眼剂：0.1%。⑤滴鼻剂：0.5%。⑥喷雾剂：400mg（含 3mg）。⑦气雾剂：75mg（含 500μg）。⑧注射剂：每支 100mg（1ml）。

拉米夫定
Lamivudine

别名 贺普丁，Epivir，Heptodin，3TC

作用用途 本品为叠氟脱氧胸苷类似物，对逆转录酶活性有强烈抑制作用。口服给药后迅速吸收，0.5~1.5 小时内达到血药峰浓度，生物利用度 86%。广泛分布于体内，并能渗透到中枢神经组织，其药物浓度为血药浓度的 10%。本品与血浆蛋白结合不显著，在血药峰值期蛋白结合率为 35%~50%。口服给药 24 小时内，约 70% 的本品以原型从尿中排出。用于艾滋病（成人和儿童），乙型病毒性肝炎，肝移植前后的治疗，以防移植器官再感染。

用法用量 成人　口服：①HIV 感染的艾滋病患者，每次 150mg，每日 2 次，或每次 300mg，每日 1 次。②慢性乙型肝炎，每日 100mg。③肝移植患者，每日 100mg，移植前 4 周及移植后可持续使用 12 个月。

儿童　口服：**12 岁以上**，参见成人用量；**3 个月至 12 岁**，每次 4mg/kg 体重，每日 2 次，每日最大剂量 300mg。

注意事项 ①严重肾功能损害者慎用。②肾功能损害的患者，本品清除延迟，使用本品应调整剂量。③毒性小，未见严重不良反应，少数可出现头痛、不适、疲乏等。

剂型规格 片剂：每片 100mg；150mg。

齐多夫定
Zidovudine

别名 叠氮胸苷，克度，Azidothymidine，AZT，Kedu，Retrovir

作用用途 本品为人工合成的胸苷（Thymidine）的 $3'-N_3$ 取代物，在体内被胸苷激酶催化成齐多夫定单磷酸酯，并进一步转化为二磷酸酯和三磷酸酯。后者干扰 DNA 聚合酶，从而抑制病毒复制。此外，本品对某些革兰阴性杆菌也有抑制作用。口服能很快吸收，达峰时间 0.5~1.5 小时，平均 $t_{1/2}$ 为 1 小时；由于存在首过作用，生物利用度为 52%~75%。静脉给药，血浆蛋白结合率为 34%~38%。主要经肾脏排泄。临床主要用于艾滋病病毒感染所致的获得性免疫缺陷综合征。

用法用量 成人　①口服：HIV 感染，每次 100mg，每 4 小时 1 次。②静脉滴注：每次 1mg/kg 体重，每日 5~6 次。

儿童　①口服：治疗 HIV 感染，每次 $180mg/m^2$，每 6 小时 1 次。②静脉滴注：每次 1.5mg/kg 体重，滴注时间超过 30 分钟。

注意事项 ①本品有胚胎毒性，并可通过乳汁危害婴儿，必须注意。②不良反应主要为血液学方面的毒性，如粒细胞减少和贫血等，此外还有味觉改变、疲劳等。③肾毒性和细胞毒类药物可增加本品的毒性。丙磺舒、阿司匹林、吲哚美辛等均可抑制本品的葡萄糖醛酸结合代谢。本品亦可引起苯妥英的血药浓度变化，应对苯妥英作监测。

剂型规格 ①片剂：每片 100mg；200mg。②胶囊剂：每粒 100mg。③溶液剂：2g（100ml）。④注射剂：每支 200mg（20ml）。

齐多夫定-拉米夫定
Zidovudine-Lamivudine

别名 齐多拉米双夫定，双汰芝，Combination of Lamivudine and Zidovudine，Combivir

作用用途 本品为齐多夫定和拉米夫定的复方制剂，属于核苷类逆转录酶药抑制药，能选择性抑制 HIV-1 及 HIV-2。用于治疗成人及 12 岁以上儿童人类免疫缺陷病毒感染。

用法用量 成人　口服：推荐剂量，每次 1 片，每日 2 次。

12 岁以上儿童　口服：推荐剂量，每次 1 片，每日 2 次。

注意事项 ①对齐多夫定、拉米夫定任一成分过敏者、中性粒细胞异常低下（小于 $0.75\times10^9/L$）或血红蛋白异常低下（小于 75g/L 或 4.65mmol/L）者、12 岁以下儿童禁用。②骨髓抑制患者、肝功能不全者（如慢性乙型肝炎患者，停药时可能发生肝炎复发）、肾功能不全者慎用。③齐多夫定和拉米夫定无协同毒性作用，尚未发现本品毒性大于单用其中任一药物。④不良反应可参见齐多夫定、拉米夫定。

剂型规格 片剂：每片含齐多夫定 300mg、拉米夫定 150mg。

替比夫定
Telbivudine

别名 Tyzeka

作用用途 本品为合成的胸腺嘧啶苷类似物，对乙型肝炎病毒（HBV）有抑制作用。本品进入体内后，受细胞激酶作用生成 5-三磷酸化合物而抑制 HBV DNA 聚合酶，以而抑制 HBV 的复制，IC_{50} 的浓度约为 $0.2\mu mol/L$。对 HIV-1 无效（$EC_{50}>100\mu mol/L$）。临床用于有病毒复制证据以及血清转氨酶（ALT 或 AST）持续升高或肝组织活动性病变证据的慢性乙型肝炎成人患者。本品每日给药 1 次，大约 5~7 天后达到稳态蓄积量约为 1.5 倍，有效蓄积半衰期大约为 15 小时。

用法用量 口服：①**成人和青少年（≥16 岁）**：本品治疗慢性乙型肝炎的推荐剂量为 600mg，每日 1 次，餐前或餐后服用均可，不受进食影响。②**肾功能减退患者**：肌酐清除率≥50 ml/min 的患者，无须调整推荐剂量，每次 600mg，每日 1 次。30~49ml/min，每次 600mg，每 48 小时 1 次；<30ml/min（无需透析），每次 600mg，每 72 小时 1 次；对于终末期肾病患者，应在血透后服用本品，每次 600mg，每 96 小时 1 次。

注意事项 ①因缺乏临床经验，本品暂限用于 16 岁以上成人。②肝功能受损者不必调整剂量，但用药期间或停药数月内需关注肝功变化，如适用则可重新开始治疗。③孕妇慎用，哺乳期妇女用药时应停止哺乳。④乙肝病人停药后，有重度急性肝炎发作的风险，病人停药后必须监测肝功能至少数月。⑤不良反应：上呼吸道感染（14%）、腹痛和疲乏（各 12%）、鼻咽炎和头痛（各 11%）、咳嗽和恶心呕吐（各 7%）、流感样症状（7%），另有咽喉痛、关节痛、肌痛、背痛、发热、皮疹、失眠、消化不良等。

剂型规格 片剂：每片 600mg。

司他夫定
Stavudine

别名 赛瑞特，沙之，司坦夫定，Zerit

作用用途 本品为胸腺嘧啶脱氧核苷类似物，其对抗人体免疫缺陷病毒的活性与齐多夫定相似，对齐多夫定耐药的 HIV-1 对本品敏感。能迅速进入细胞，代谢成三磷酸司坦夫定，竞争性地抑制人体免疫缺陷病毒逆转录酶从而终止病毒 DNA 的延伸，自身转变为三磷酸去氧胸苷。三磷酸司坦夫定也是细胞 DNA 多聚酶抑制剂。口服迅速吸收，给药 1 小时后达血药峰浓度，生物利用度约为 86.4%，消除 $t_{1/2}$ 为 1.14~1.74 小时。在人体内代谢情况尚不明了。本品有 40% 的清除是经过肾脏排泄。用于 HIV 感染的治疗，适用于不能耐受临床有效药物治疗或患者健康明显恶化的成人的晚期 HIV 的感染。

用法用量 成人 口服：推荐剂量，体重>60kg，每次 40mg，每日 2 次；体重<60kg，每次 30mg，每日 2 次。

儿童 口服：推荐剂量，体重≥30kg，按成人量服用；体重<30kg，每次 1mg/kg 体重，每日 2 次。

注意事项 ①对本品过敏者禁用。②本品不能治愈 HIV 病毒感染。不能预防 HIV 通过性接触或血液污染而造成的传染。③主要的不良反应为剂量依赖性的外周神经病和胰腺炎。

剂型规格 ①片剂：每片 20mg。②胶囊剂：每粒 20mg；30mg；40mg。

索立夫定
Sorivudine

别名 BVAU

作用用途 本品为嘧啶核苷衍生物。可抑制水痘带状疱疹病毒，其效力为阿昔洛韦的 1000 倍。其三磷酸衍生物竞争性抑制病毒 DNA 的复制，自身不像阿昔洛韦那样能结合进病毒的 DNA 中，而是转变成为三磷酸脱氧胸苷。用于治疗人体免疫缺陷病毒感染的成人带状疱疹。

用法用量 口服：每次 40mg，每日 1 次。

注意事项 ①常见不良反应为头痛、恶心、呕吐、腹泻等，肝酶提高。②本品的代谢物 BVU 能通过氟尿嘧啶代谢所需的二氢嘧啶脱氢酶，增强氟尿嘧啶的作用。在肿瘤治疗中不宜与氟尿嘧啶合用。

剂型规格 片剂：每片 40mg。

溴夫定
Brivudine

别名 溴乙烯尿苷

作用用途 本品为抗水痘带状疱疹病毒药。口服后吸收迅速，用药后 1~4 小时即开始抑制病毒复制，生物利用度约33%。用于治疗水痘带状疱疹病毒感染，重症单纯性疱疹Ⅰ型。

用法用量 ①口服：每次 125mg，每 6 小时 1 次，连服 5 日。儿童：每日 5~15mg/kg 体重，分 3 次服用。②外用：用于疱疹病毒性角膜炎，用本品滴眼液（0.1%）滴眼，每日 5 次。或用本品眼膏（1%），涂眼，每日 3~5 次。

注意事项 ①孕妇、哺乳期妇女的用药安全性尚不明确。②不良反应：头痛、头晕、糖尿、蛋白尿、恶心、呕吐、食欲减退、血清肌酐值升高，眼部用药后可见局部过敏症状。

剂型规格 ①片剂：每片 125mg。②滴眼剂：0.1%。③眼膏剂：1%。

扎西他滨
Zalcitabine

作用用途 本品为胞嘧啶核苷类似物。有对抗 HIV-1 和 HIV-2 的活性，包括对齐多夫定耐药的病毒。对外周血单核细胞的效力类似齐多夫定，但对单核细胞和静止的细胞很有效。吸收在细胞内代谢成有活性的三磷酸双去氧胞嘧啶核苷，竞争性地抑制人体免疫缺陷病毒逆转录酶而终止病毒 DNA 的延伸，自身转变为三磷酸去氧胞嘧啶核苷。三磷酸双去氧胞嘧啶核苷也是细胞 DNA 多聚酶抑制剂，在细胞中的 $t_{1/2}$ 约为 2~3 小时。用于对齐多夫定无耐受或无疗效的艾滋病患者的治疗。或与齐多夫定合用治疗晚期 HIV 感染（CD_4 计数少于 200/mm^3），临床显示比单用其中任何一种疗效都好，且不增加副作用。

用法用量 口服：推荐剂量，每次 0.75mg，每日 3 次。

注意事项 主要的不良反应为剂量依赖性的外周神经炎、口炎和皮疹。

剂型规格 片剂：每片 0.375mg；0.75mg。

恩曲他滨
Emtricitabine

别名 恩屈西他滨

作用用途 本品的抗病毒活性表现在它特异性地抗 HIV-1、HIV-2 和 HBV。当剂量为 10mg/kg 体重及 100mg/kg 体重时，本品的绝对口服生物利用度分别为 96% 和 79%，且以此剂量口服，吸收迅速，其 t_{max} 均为 25min，C_{max} 分别为 9.8μmol/L 及 89μmol/L。用于抗艾滋病及治疗乙型肝炎。

用法用量 口服：HIV 感染，每次 200mg，每日 1 次；HBV 感染，每次 100~300mg，每日 1 次。

注意事项 ①对本品过敏的患者禁用。②对孕妇、哺乳期妇女及小儿的安全性尚未确定。③本品不良反应轻微，在临床试验中未见严重反应。

剂型规格 片剂：每片 25mg；50mg；100mg。

去羟肌苷
Didanosine

别名 地达诺新，地丹诺辛，二脱氧胸苷，惠妥滋，双去氧肌苷，DDI，Videx

作用用途 本品为嘌呤核苷类似物，在体外有对抗 HIV-1 和 HIV-2 的活性。通过细胞酶作用代谢为有活性的三磷酸双去氧腺嘌呤核苷，竞争性的抑制人体免疫缺陷病毒转录酶，从而终止病毒 DNA 的合成。它的选择性依赖于病毒的 HIV 转录酶对三磷酸双去氧腺嘌呤核苷的高度亲和力。三磷酸双去氧腺嘌呤核苷在细胞中的 $t_{1/2}$ 为 8~24 小时，与齐多夫定有交叉耐药性。用于齐多夫定耐药或患者健康明显恶化的成人和儿童的晚期 HIV 感染。

用法用量 成人　口服：①体重大于 60kg，每次 200~250mg，每日 2 次，或每次 400mg，每日 1 次。②体重小于 60kg，每次 125mg，每日 2 次，或每次 250mg，每日 1 次。

儿童　口服：每次 120mg/m^2，每日 2 次；或每次 250mg，每日 1 次。

注意事项 主要不良反应为胰腺炎、外周神经病、腹泻。

剂型规格 ①片剂：每片 25mg；50mg；100mg；150mg。②胶囊剂：每粒 100mg。③散剂：每袋 50mg；100mg；250mg。④颗粒剂：每袋 50mg。

膦甲酸钠
Foscarnet Sodium

别名 可耐，扶适灵，卡奈信，磷甲酸三钠，Carnet，PFA

作用用途 本品为非核苷类广谱抗病毒药物，能抑制单纯疱疹病毒、水痘带状疱疹病毒、巨细胞病毒、乙型肝炎病毒、EB 病毒的 DNA 聚合酶及流感的 RNA 的聚合酶，通过非竞争性抑制逆转酶而抑制逆转录病毒、人类免疫缺陷病毒、绵羊脱髓鞘病毒及其他 RNA 病毒。主要用于免疫缺陷者（如艾滋病患者）的巨细胞病毒性视网膜炎、鼻炎。也用于治疗免疫缺陷者中严重危及生命的巨细胞病毒感染，包括肺部、胃肠道及全身播散性巨细胞病毒感染。还可用于治疗耐阿昔洛韦的单纯疱疹病毒和水痘带状疱疹病毒感染、单用或联合其他抗病毒药物治疗人类免疫缺陷病毒感染。

用法用量（1）**静脉滴注：** 正常浓度为 24mg/ml，通过周围静脉给药时，可用 5% 葡萄糖注射液或生理盐水稀释至 12mg/ml。24mg/ml 的静脉滴注液可不经稀释直接中心静脉使用。①器官移植及免疫功能低下患者的 CMV 感染：骨髓移植治疗性感染，每日 180mg/kg 体重，连用 3 周，见效后再减量维持 3 周；骨髓移植静止性感染，每日 120mg/kg 体重，连用 7~30 日，以后每日 60mg/kg 体重，再维持 30~75 日；肾移植活动性感染，诱导治疗，每日 80mg/kg 体重，连用 2~3 周，见效后，每日

50mg/kg 体重，维持治疗；肾移植静止性感染，每日 50mg/kg 体重，连用 2~4 周。②AIDS 患者 CMV 性视网膜炎：诱导治疗，60mg/kg 体重，每 8 小时 1 次，根据疗效连用 2~3 周；维持治疗，每日 90~120mg/kg 体重，维持治疗期间，若病情加重，可重复诱导及维持治疗。③耐阿昔洛韦的 HSV 及 VZV 感染：推荐剂量为 40mg/kg 体重，每 8 小时或 12 小时 1 次，连用 2~3 周或直至治愈。④抗肝炎病毒治疗：暴发性乙型肝炎，每分钟 0.16mg/kg 体重，持续静脉滴注，连续 14 日；慢性乙肝或丙肝，40~50mg/kg 体重，每日 2 次，疗程为 28 日。
（2）**外用：** 乳膏，涂患处，每日 3~4 次。滴眼，每次 2 滴，每日 6 次，3 日后改为每次 2 滴，每日 4 次。

注意事项 ①严重的肾功能不全及对膦甲酸钠过敏者禁用。②使用本品必须密切监测肾功能，根据肾功能情况调整剂量。即给药剂量个体化。③本品不能快速静脉注入，周围静脉使用时建议稀释为浓度为 1.2%。静脉滴注速度不得大于每分钟 1mg/kg 体重。④妊娠期妇女不推荐使用，哺乳期妇女使用本品应停止哺乳。儿童无使用本品经验。⑤主要不良反应有可逆性肾功能损害，电解质紊乱及皮疹。⑥本品不能与氨基糖苷类抗生素、两性霉素 B 或万古霉素等同时使用。

剂型规格 ①注射剂：每支 2.4g（100ml）；6g（250ml）。②乳膏剂：5g（含 150mg）。③滴眼剂：每支 150mg（5ml）。

奈韦拉平
Nevirapine

别名 奈维拉平，尼维拉平，维乐命，Viramune

作用用途 本品为新型的非核苷类逆转录酶抑制剂，是专一性非竞争性的 HIV-1 逆转录酶抑制剂，是用于治疗 HIV 感染的药物，它通过与酶在酶催化点的结合，直接与逆转录酶作用，抑制酶的活性，从而抑制 HIV 复制。与核苷类逆转录酶抑制剂合用治疗临床或免疫学恶化的 HIV 感染患者。

用法用量 成人　口服：开始 14 日剂量每次 200mg，每日 1 次，以后每次 200mg，每日 2 次。如果疗程中断 7 日以上，前 14 日的初始剂量应重新从每次 200mg，每日 1 次开始，以后再增加到每次 200mg，每日 2 次。

儿童　口服：首剂每次 4mg/kg 体重，每日 1 次；之后每次 4~7mg/kg 体重，每日 2 次。

注意事项 ①肝、肾功能障碍者慎用。儿童的疗效和安全性还未确定。②一旦发生严重皮疹或皮疹伴有发热、水疱、结膜炎等应立即停药。③本品最主要的不良反应为红斑，其他常见的为发热、恶心、头痛和肝功能异常，如 ALT 升高，偶见肝炎。④与利福平、利福布汀等酶系统诱导剂合用，能降低本品血药浓度。⑤本品能降低口服的和其他激素类避孕药的血药浓度，治疗期妇女应采用其他避孕方法。⑥与西咪替丁和某些大环内酯类如克拉霉素合用时，能使本品血药浓度增加。

剂型规格 ①片剂：每片 200mg。②胶囊剂：每粒 200mg。

恩夫韦肽
Enfuvirtide

作用用途 本品为合成肽类 HIV 融合抑制药，可与病毒包膜糖蛋白结合，阻止病毒与细胞膜融合所必需的构象变化，从而抑制 HIV-1 的复制。临床用于人类免疫缺陷病毒（HIV）感染，与抗逆转录酶药联用。

用法用量 皮下注射：①成人，每次 90mg，每日 2 次。肌酐清除率>35ml/min 者可按本量应用。②6 岁以上儿童，每次 2mg/kg，不超过成人剂量。本品皮下注射可选择上臂、大腿前侧、腹部等处，每次注射应选择不同部位，不可注入瘢痕组织、痣、淤伤、脐部或已发生注射反应的部位。

注意事项 ①6 岁以下儿童和哺乳期妇女用药安全性尚不明确。②肝肾功能不全者慎用。③用药前及用药时应检测 HIV RNA（病毒负荷）、CD4 淋巴细胞计数。④不良反应：失眠、焦虑、周围神经病变、疲乏、血糖升高、肺炎的发生率增加、肌痛、肾功能不全、肾衰竭、胰腺炎、腹泻、恶心、血小板减少、注射部位反应（出现红斑、硬结、囊肿等）、鼻窦炎、单纯性疱疹、皮肤乳头状瘤、淋巴结病变、脓毒症。

剂型规格 注射剂：每支 90mg。

地拉韦啶
Delavirdine

别名 地拉费定，地拉夫定，Rescriptor

作用用途 本品为继奈韦拉平后的第二个非核苷类逆转录酶抑制剂。非核苷类转录酶抑制剂必须与其他抗人体免疫缺陷病毒药合用。本品与奈韦拉平可能产生交叉耐药性。本品口服吸收迅速，不受食物明显影响。抗酸性药物能降低本品吸收，并应于空腹状态下服用，胃酸低的 HIV 阳性患者，并用酸性饮料可降低胃液 pH，增加本品吸收。适用于治疗艾滋病病毒感染患者。

用法用量 成人 口服：推荐剂量，每次 400mg，每日 3 次。

13 岁以上儿童 口服：剂量同成人。

注意事项 ①本品对 16 岁以下儿童的有效性和安全性尚未确定。②最常见的不良反应为红斑，大都发生于治疗开始后 1~3 周，3~14 日内消失。③胃酸缺乏患者应用本品时，建议合用酸性饮料。④本品及其他代谢物为 CYP 3A 抑制剂，能增加经此酶系统介导代谢的其他药物（如阿司咪唑、特非那丁、三唑仑等）的活性，从而有发生严重不良反应的危险；本品同样也增加克拉霉素、利福布汀、华法林等药物的作用。⑤本品与抗酸剂合用时，两者给药时间至少间隔 1 小时。

剂型规格 片剂：每片 100mg；200mg。

沙奎那韦
Saquinavir

别名 厦得维，因服雷，甲磺酸沙奎那韦，Fortovase，Invirase

作用用途 本品是选择性、竞争性、可逆性的 HIV 蛋白酶抑制剂。HIV 复制过程需 HIV 蛋白酶切酶切除部分肽链以形成病毒核心蛋白，本品是 HIV 蛋白酶切酶切除位点苯丙氨酸-脯氨酸的结构类似物，抑制了蛋白酶的作用，阻碍病毒成熟。对于双脱氧核苷逆转录酶抑制无效的慢性感染细胞也有效，抑制病毒的传播。临床上与核苷类似物药物合用，治疗晚期 HIV 感染。

用法用量 口服：治疗 HIV 感染，硬胶囊剂，每次 600mg，每日 3 次，或每次 1000mg，每日 2 次；软胶囊剂：每次 1200mg，每日 3 次；或每次 1000mg，每日 2 次。

16 岁以上儿童 治疗 HIV 感染同成人剂量。

注意事项 ①常见不良反应有腹泻、腹痛与恶心。②与齐多夫定、扎西他滨合用或独用时不良反应有：消化不良、黏膜损伤、头痛、麻痹、外周神经炎、肌肉痛、食欲下降、皮疹和瘙痒。

剂型规格 胶囊剂：每粒 200mg。

利托那韦
Ritonavir

别名 爱治威，迈可欣，雷托那韦，Norvir，Ritonavir Sodium

作用用途 本品为人体免疫缺陷病毒-1（HIV-1）和人体免疫缺陷病毒-2（HIV-2）、天冬氨酸蛋白酶的口服有效抑制剂，使之产生不成型、无传染性的病毒粒子。本品对齐多夫定与沙奎那韦耐药的 HIV 株一般均有效。本品主要通过肝胆消除，$t_{1/2}$ 为 3~5 小时。单独或与抗逆转录病毒的核苷类药物合用治疗晚期或非进行性的艾滋病。

用法用量 成人 口服：每日 600mg，每日 2 次，最好与食物同服。由于在用药开始时会发生恶心等不良反应，可采用剂量逐渐增加方法，以减少不良反应的发生，改善对药物的耐受性。具体方法如下：第 1 日 300mg，每日 2 次；第 2 日 400mg，每日 2 次；第 3 日 500mg，每日 2 次；以后每日 600mg，每日 2 次。

2 岁以上儿童 每次 400mg/m²，每日 2 次，初始剂量为每次 250mg/m²，每日 2 次，2~3 日后增加 50mg/m²，最大剂量不超过 600mg/m²。

注意事项 ①严重肝病患者禁用。轻、中度肝病患者和腹泻患者慎用。②孕妇只有在明确完全需要时才能使用。儿童不宜使用。在使用前，应检查血脂、转氨酶和尿酸值。③常见不良反应有恶心、呕吐、腹泻、虚弱、腹痛、厌食、味觉异常、感觉异常、GOT、GPT、尿酸值升高。④本品对细胞色素 P450 系同工酶 CYP3A 具有强烈抑制作用，因此会减慢通过这些酶介导的药物代谢，增加这些药物的血药浓度，而增加 CYP 3A 活性的药物可使本品代谢增加，血药浓度降低。因此，在合并治疗中，本品很可能与许多药物发生相互作用，如阿普唑仑、三唑仑、特非那丁、奎尼丁、茶碱、口服避孕药、克拉霉素、卡马西平、华法林、环孢素等。

剂型规格 ①胶囊剂：每粒 100mg。②溶液剂：每支 600mg（7.5ml）。

洛匹那韦-利托那韦
Lopinavir–Ritonavir

别名 克力芝，Kaletra

作用用途 本品是由洛匹那韦和利托那韦组成的复方制剂。临床用于治疗 HIV 感染。

用法用量 口服：用于 HIV 感染，推荐剂量洛匹那韦每次 400mg，及利托那韦每次 100mg，每日 2 次。与艾法韦仑、奈韦拉辛、安泼那韦和奈非那韦同用时，需增量，推荐洛匹那韦每次 533mg 及利托那韦每次 133mg，每日 2 次，口服。6 个月至 12 岁患儿应酌情减量。

注意事项 ①对洛匹那韦或利托那韦过敏者禁用。②孕妇应权衡利弊后用药。③哺乳期妇女用药期间应停止哺乳。④老年人应慎用。⑤小于 6 个月的婴儿用药安全性尚不明确。⑥有胰腺炎病史者、有糖尿病或高血糖病患者、A 型和 B 型血友病患者应慎用。⑦用药前和用药期间应定期检测 HIV-IRNA、CD4 细胞计数、三酰甘油和胆固醇以及血生化。⑧不良反应：深部静脉血栓形成高血压、血栓性静脉炎、脉管炎、心动过速、失眠、运动障碍、情绪不安、甲状腺功能减退、血糖升高、血胆固醇血症、低磷血症、胃肠道紊乱、食管炎、大便失禁、胆囊炎、胰腺炎、呼吸困难、支气管炎、肺水肿、鼻窦炎、性欲下降、射精异常、肾结石、关节炎、胸痛、皮疹、脱发、剥脱性皮炎、视觉异常、面部水肿、病毒感染等。

剂型规格 ①胶囊剂：每粒含洛匹那韦 133.3mg、利托那韦 33.3mg。②溶液剂：每瓶 5ml（每 1ml 含洛匹那韦 80mg、利托那韦 20mg）；160ml（每 1ml 含洛匹那韦 80mg、利托那韦 20mg）。

硫酸茚地那韦片
Indinavir Sulfate Tablet

别名 佳息患，Crixivan

作用用途 本品为蛋白酶抑制的抗病毒药，抗病毒机制与沙奎那韦相同。口服易吸收，生物利用度达 60%~70%。本品的血清半衰期为 1.5~2 小时。能通过血脑屏障渗透到中枢神经系统。用于 HIV 感染的艾滋病患者的联合治疗。

用法用量 口服：每次 800mg，每日 3 次，饭前服用。

注意事项 ①忌与下列药物同用，如西沙必利、咪达

唑仑、利福平、麦角秋水仙碱等。②胃肠道不良反应发生率 10%~15%，肾结石的发病率为 5%~10%；可出现间接胆红素升高；可有皮肤黏膜干燥、头痛、乏力、皮疹等症状；血小板减少等。③与下列药物同用能升高本品的水平，如酮康唑、奈非那韦等；能降低本品的水平，如利福平等。

剂型规格 胶囊剂：每粒 200mg；400mg。

奈非那韦
Nelfinavir

别名 泛罗赛，尼非那韦，Viracept

作用用途 本品是一种蛋白酶抑制剂，对 HIV-1 具有很好的抑制活性，能降低病毒滴度，增加 CD4 计数。本品可与核苷类似物联用。本品主要经肝脏代谢。与药物同时服用和空腹服用相比，其最大血浆浓度和 AUC 要高出 2~3 倍。几乎所有的药物母体和代谢产物都在粪便中排泄。用于治疗成人和儿童的 HIV 感染。

用法用量 成人 口服：750mg，每日 3 次，饭时服用。

2~13 岁儿童 口服：推荐剂量 20~30mg/kg 体重，每日 3 次，服用量不得超过 750mg，每日 3 次；对于不能服用片剂的儿童，可口服散剂。

注意事项 ①本品对 1 岁以下儿童的效果和安全性还未进行评估。②肾功能不全患者服时不用调节剂量。本品散剂可以和少量水、牛奶、婴儿食品或者食物添加剂混匀后，全部服用，以获得全剂量。混合后的保存时间是 6 小时。③常见的不良反应是腹泻，注意力不集中，间歇性头痛，轻度高血压，转氨酶增高等。④本品抑制细胞色素 P450 同工酶 CYP3A，CYP3A 介导的许多其他药物的代谢，包括特非那丁、阿司咪唑、三唑仑、咪达唑仑。这些药物不能与本品同时服用，因与特非那丁、阿司咪唑联用会产生严重心律不齐，与三唑仑、咪达唑仑联用会产生长时间的镇静作用。

剂型规格 ①片剂：每片 250mg。②散剂：每勺 50mg。

安普那韦
Amprenavir

别名 安泼那韦，Agenerase

作用用途 本品是一种磺酰胺衍生物，为人免疫缺陷病毒（HIV）天冬氨酸蛋白酶的有效抑制剂，对 HIV-1 和 HIV-2 蛋白酶有很好的抑制作用。作用机制为：本品对病毒编码的天冬氨酸蛋白酶具有特异性，能抑制病毒编码的天冬氨酸蛋白酶。用于 HIV 感染。可与其他抗逆转录病毒药物合用治疗 HIV-1 感染的成人和 4~16 岁患者。

用法用量 口服：胶囊剂，治疗 HIV 感染，成人和体重>50kg 的 13~16 岁青少年，每次 1200mg，每日 2 次；对 4~12 岁儿童和体重小于 50kg 的青少年，

20mg/kg 体重，每日 2 次，或 15mg/kg 体重，每日 3 次，每日总量不得超过 2400mg。溶液剂，4~12 岁儿童和体重小于 50kg 的青少年，22.5mg/kg 体重（1.5ml/kg 体重），每日 2 次，或 17mg/kg 体重（1.1ml/kg 体重），每日 3 次，每日总量不得超过 2800mg。

注意事项 ①对本品或处方中的其他成分过敏者禁用。②对有磺酰胺过敏性反应的患者、具有甲、乙型血友病史的患者慎用。③本品属于 C 类妊娠药。④可引起高血糖症（可持久性），原有糖尿病的再次发作或加重。⑤可见恶心、腹泻、呕吐、感觉异常、皮疹、情绪异常（如沮丧抑郁）和味觉异常等不良反应。⑥与胺碘酮、利多卡因（全身性）、奎尼丁、利福平或三环类抗抑郁药有严重或致死性相互作用。⑦口服应避免与高脂肪食物同服。本品的胶囊剂和口服溶液不具有生物等效性，因而不能在质量（mg）基础上互换使用。

剂型规格 ①胶囊剂：每粒 50mg；150mg。②溶液剂：每毫升含本品 15mg。

茚地那韦
Indinavir

别名 英地那韦，因地那韦，Crixivan

作用用途 本品对人免疫缺陷病毒（HIV）的 HIV-1、HIV-2 的蛋白酶有很强的竞争性抑制作用。只有 HIV-1 被激活后病毒才有感染性，当 HIV-1 被抑制则 HIV 失去传染性。本品对 HIV-1 的选择性大于 HIV-2 近 10 倍，而对人血浆蛋白酶 D 等则无明显影响。口服给药被迅速吸收，在 1 小时内达血浆峰值，有相对比较短的 $t_{1/2}$，并在 1~2 小时内被排出体外。适宜单用或与其他药物联合治疗人免疫缺陷病毒感染（艾滋病）。

用法用量 成人 口服：每次 800mg，每日 3 次，整粒胶囊用水吞服，在饭后 2 小时或饭前 1 小时服用。与利福喷丁联用，本品增至每 8 小时 1000mg；与酮康唑、伊曲康唑、地拉夫韦联用，本品减至每 8 小时 600mg。

注意事项 ①哺乳期妇女禁用。血友病、孕妇慎用。儿童不推荐应用本品。②肝功能损害、肾结石患者必须保证足够的水（必要时静脉滴注补液 1000~2000ml）。③常见的不良反应是胃肠功能紊乱、头痛、虚弱或疲劳、皮肤反应、味觉异常、头晕、失眠、感觉过敏、口干、排尿困难、感觉异常、肌痛、肾结石、高胆红素血症和其他血液学的改变。

剂型规格 ①片剂：每片 200mg。②胶囊剂：每粒 200mg；400mg。

艾法韦仑
Efavirenz

别名 施多宁，依法韦仑，依非韦仑，Stocrin，Sustiva

作用用途 本品为人类免疫缺陷病毒Ⅰ型（HIV-1）的非核苷类逆转录酶抑制剂。适用于免疫缺陷病毒

感染的成人、青少年和儿童的抗病毒联合治疗。

用法用量 成人 口服：与蛋白酶抑制剂和/或核苷类转录酶抑制剂合用，推荐剂量，每次 600mg，每日 1 次，建议临睡前服用。

青少年和儿童 口服：与蛋白酶抑制剂和/或核苷类转录酶抑制剂合用，推荐剂量依次如下：体重 15~20kg 者，每次 250mg，每日 1 次；体重 20~25kg 者，每次 300mg，每日 1 次；体重 25~32.5kg 者，每次 350mg，每日 1 次；体重 32.5~40kg 者，每次 400mg，每日 1 次；体重 40kg 或以上者，每次 600mg，每日 1 次。

注意事项 ①对本品过敏者禁用。尚未进行 3 岁以下或体重低于 13kg 的儿童的研究。②本品不得单独用于治疗 HIV 或者以单药加入无效的病例，而应该与一种或一种以上新的、患者尚未应用过的抗逆转录病毒药合用进行起始治疗。③可产生皮疹、恶心、眩晕、腹泻、头痛、失眠、乏力、注意力降低等不良反应。④本品不得与特非那丁、阿司咪唑、西沙必利、三唑仑合用。

剂型规格 ①片剂：每片 600mg。②胶囊剂：每粒 50mg；100mg；200mg。

富马酸替诺法韦
Tenofovir Disproxil Fumarate

别名 Tenofovir DF

作用用途 本品为（R）-PMPA 的前体药。在体外抗病毒活性研究中发现，（R）- PMPA 对 Molt 4/克隆 8 细胞、人淋巴细胞（MT-4）、人单核细胞、巨噬细胞和外周血单核细胞（PBMC）中的 HIV-1 或 HIV-2 的抗病毒活性较强。用于治疗艾滋病感染。

用法用量 口服：每次 150~300mg，每日 1 次。成人空腹口服单剂量本品每日 75mg、150mg 或 300mg，之后间隔 7 日，待药物排出，再给药 28 日。发现本品的生物利用度随食物的摄取从约 27% 增加到 41%，其血清 $t_{1/2}$ > 17 小时，且全身血药浓度呈剂量依赖性变化。在治疗 28 日后，患者 HIV 的 RNA 水平从基线呈剂量依赖性降低。本品具较高的口服生物利用度（40%）和抗病毒活性。

注意事项 ①原有感觉性神经病患者慎用本品。②本品严重不良反应包括出现肌酸激酶可逆性升高，原有的感觉性神经病病情加重。

剂型规格 片剂：每片 100mg；150mg。

阿地法韦二戊酯
Adefovir Dipivoxil

作用用途 本品是阿地法韦的前体药物。本品对 HIV、人巨细胞病毒（HCMV）以及Ⅰ型和Ⅱ型单纯疱疹病毒（HSV-1 和 HSV-2）等有活性。与阿地法韦相比，对 HIV 和 HCMV 的抑制作用相似，但对于 HSV-1 和 HSV-2 病毒株，本品比阿地法韦更具明显活性，从抗病毒活性的持续性来考虑，本品对 HSV-2 的抗病毒活性则

只比后者强 20 倍。用于艾滋病病毒感染者的治疗。

用法用量 口服：每次 125mg，每日 1 次。连服 6 周为 1 疗程。

注意事项 ①应用本品期间应注意肝酶的变化。鉴于服用本品会降低人体的肉毒碱水平，故在服用本品的同时还可服用 500mg L-肉毒碱。②不良反应主要是在治疗期间和治疗后均出现肝转氨酶升高。

剂型规格 片剂：每片 60mg。

恩替卡韦
Entecavir

别名 博路定

作用用途 本品为鸟嘌呤核苷类似物，对乙肝病毒多聚酶具有抑制作用。健康人群口服本品后能被迅速吸收，0.5~1.5 小时达峰浓度，每日 1 次，6~10 日后可达稳态，累积量约为 2 倍。本品适用于病毒复制活跃，血清转氨酶 ALT 持续升高或肝脏组织学显示有活性病变的慢性成人乙型肝炎的治疗。

用法用量 成人和 16 岁以上青少年 口服：每次 0.5mg，每日 1 次。拉米夫定治疗时发生病毒血症或出现拉米夫定耐药突变的患者为每次 1mg，每日 1 次。本品应在餐前或餐后 2 小时时空腹服用。

注意事项 ①对本品过敏者禁用。②孕妇应权衡利弊后使用。③哺乳期妇女不推荐使用。④肾功能不全者，应根据病情调整剂量。⑤接受肝移植、脂肪性肝肿大者、乳酸性酸中毒者慎用。⑥用药期间及停止治疗后的几个月内应严密监测肝功能。如必要，可重新恢复抗乙肝病毒治疗。⑦不良反应：头痛、高血糖症、糖尿，有致乳酸性酸中毒（包括死亡）的报道，恶心、消化不良、血尿、肌痛、风疹等。

剂型规格 片剂：每片 0.5mg。

阿德福韦
Adefovir

别名 阿德福韦酯，阿迪仙，阿甘定，代丁，贺维力，久乐，名正，天晴康阳，亿来芬，贺丁，Adefovir Dipivoxil

作用用途 本品为嘌呤类衍生物，是一类新型的无环核苷酸抗病毒药（无环核苷酸磷酸盐衍生物）。经细胞酶磷酸化，形成具抗病毒活性的产物（阿德福韦二磷酸盐）。其作用机制为与三磷酸脱氧腺苷竞争，终止抑制病毒 DNA 链延长，从而抑制 HIV 病毒及乙肝病毒的逆转录酶、单纯疱疹病毒和巨细胞病毒的 DNA 聚合酶。用于治疗乙型肝炎病毒感染，人类免疫缺陷病毒感染。

用法用量 口服：①慢性乙型肝炎，每次 10mg，每日 1 次。②HIV 感染，每次 125mg，每日 1 次，疗程为 12 周。

注意事项 ①对本品过敏者禁用。②儿童不宜使用。③肾功能不全者、先天性肉毒碱缺乏患者慎用。④孕妇应权衡利弊后使用。⑤哺乳期妇女用药期间应停止哺乳。⑥对于乙肝病毒感染者，应测定血清中相应的抗原和抗体。⑦用药中应常规监测全血细胞计数、肝肾功能、血清淀粉酶等。⑧停药后应继续监测肝功能。⑨不良反应：头晕、头痛、胃部不适、腹痛、腹泻、肝衰竭、鼻咽炎、咳嗽加重、肾毒性、尿道炎、皮疹、脱发、瘙痒等。

剂型规格 片剂：每片 10mg。

阿巴卡韦
Abacavir

别名 阿波卡韦，阮君，赛进，Ziagin，Abacavir Sulfate

作用用途 本品是一种新型核苷逆转录酶抑制剂，治疗中枢神经系统艾滋病有强效。本品应与其他抗病毒药物联合应用，不宜单独使用。用于抗人类免疫缺陷病毒（HIV）所致艾滋病。

用法用量 成人 口服：每次 300mg，每日 2 次。

3 个月~12 岁儿童 口服：8mg/kg 体重，每日 2 次（直到最大剂量每次 300mg，每日 2 次）。

注意事项 ①要与其他抗逆转录病毒药物同服。如果一次剂量被漏服，应尽快补服并按原来规定时间继续用一次药物。②肝病患者慎用。③不良反应有过敏反应、恶心、呕吐、失眠、头痛、发热等。④本品为妊娠 C 类药品。

剂型规格 ①片剂：每片 300mg。②溶液剂：每毫升 20mg。

阿巴卡韦双夫定
Compound Abacavir Sulfate, Lamivudine and Zidovudine

别名 三协唯，Trizivir

作用用途 本品含有阿巴卡韦、拉米夫定和齐多夫定三种抗病毒药。临床用于治疗人类免疫映陷病毒（HIV）感染。

用法用量 成人（18 岁及 18 岁以上） 口服：的参考剂量为每次 1 片，每日 2 次。本品不应用于体重不足 40kg 的患者，因为本品是固定剂量的片剂，不能减少剂量。

注意事项 ①对本品任一成分过敏者、中性粒细胞降低者（<0.75×10⁹/L）、血红蛋白减少者（<7.5g/dl 或 4.65mmol/L）、肝功能损害者、晚期肾病或肌酐清除率（Ccr）小于 50ml/min 的患者禁用。②肝肿大、肝炎及具有其他可能引起肝脏疾病和肝脂肪变性的危险因素者（特别是肥胖妇女）慎用。③不良反应可参见单方制剂阿巴卡韦，拉米夫定，齐多夫定的不良反应。

西多福韦
Cidofovir

别名 西道法韦，HPMPC，Vistide

作用用途 本品为抗病毒药物，抑制病毒特别是巨细胞病毒（CMV）的 DNA 聚合酶。由于本品是单磷酸核苷酸类似物，受到细胞内的磷酸化成为它的活性二磷酸形式，竞争性抑制脱氧胞嘧啶三磷酸盐，抑制病毒的 DNA 聚合酶并掺入病毒的 DNA，使病毒 DNA 失去稳定性，进一步减慢 DNA 的合成而达到清除病毒的目的。本品的血浆峰值范围为 7.3~11.5mg/ml，在给药 24 小时内本品的 80% 以上由尿以原型排出体外，消除 $t_{1/2}$ 为 2.4~3.2 小时，高剂量（2g）的丙磺舒与生理盐水可使本品的血浆浓度增加 2 倍。本品适用于艾滋病伴发的巨细胞病毒性感染，如视网膜炎等。

用法用量 静脉注射：单用本品，每次 0.5~1.5mg，每周 2 次。

注意事项 ①不良反应主要是对肾脏的毒性，可出现蛋白尿和血清肌酐升高、中性粒细胞减少及发热等。②为降低本品的肾毒性，在应用本品时联合应用丙磺舒可减少肾毒性发生率大于 3%。然而丙磺舒可能引起轻到中度的不良反应，如恶心、呕吐、头痛、发热和脸潮红。

剂型规格 注射剂：每支 375mg（5ml）。

福米韦生
Foraivirsen

别名 Vitravene

作用用途 本品是一种强力的抗病毒药。其作用机制是它导致靶 RNA 和蛋白质的丢失及对病毒吸收。适用于艾滋病患者的巨细胞病毒性视网膜炎对其他同类抗病毒药物治疗无效的情况。但本品与以前上市的同类药物一样，不能治愈 CMV 视网膜炎，因为本品只能局部应用，故对全身的 CMV 无效。

用法用量 玻璃体内注射：在局部麻醉和抗微生物药物之后，引导期，每隔 1 周，每个患眼玻璃体内注射 1 次，每次 330μg（0.05ml），共注射 2 次。维持期，每 4 周注射 1 次，剂量同前。

注意事项 ①本品可能一过性影响眼压，应用本品时须监测眼压。②本品为妊娠 C 类药物。③眼的炎症（葡萄膜炎，包括虹膜炎和玻璃体炎是最常见的不良反应。最常见于治疗的引导期。用可的松局部治疗有效。偶出现胃肠道反应（恶心、呕吐、腹泻、腹痛等）、哮喘、发热、头痛、皮疹和全身 CMV 感染。

剂型规格 注射剂：每支 0.25ml（每毫升含 6.6mg）。

奥司他韦
Oseltamivir

别名 奥他米韦，达菲，磷酸奥司他韦，Tamiflu

作用用途 本品为奥司他韦羧酸盐的口服前体药，是 A 型和 B 型流感病毒的神经氨酸酶的一种选择性抑制剂。本品经胃肠道吸收后，被有效地转变成奥司他韦羧酸盐，并在血浆中维持高而稳定的浓度。口服时其绝对生物利用度为 75%，不受饮食影响。服药后在胃肠道、泌尿器官和肺内均有奥司他韦羧酸盐分布。本品的血浆结合率为 64.2%。通过肾脏排泄，5% 以下以原型排出，65% 以上以奥司他韦羧酸盐形式由尿排出。其 $t_{1/2}$ 为 2~4 小时。用于成人由流感 A 型和流感 B 型病毒引起的不超过 2 日、无并发症的急性患者的对症治疗。

用法用量 成人 每次 75mg，每日 2 次，共 5 日。

注意事项 ①对本品过敏者禁用。②本品的使用不应影响个人关于是否需要每年进行流感病毒疫苗接种之决定，且本品不能作为此类接种的替代品。③本品属妊娠 C 类药。④对肌酐清除率低于 30ml/min 的肾功能损害的患者，宜相应地调整剂量，对肾衰竭（肌酐清除率低于 10ml/min）的患者未见实验数据报道，应慎用。肝脏损害患者的用药安全性及疗效未见文献报道。⑤可见恶心、呕吐、支气管炎、失眠、眩晕等不良反应。

剂型规格 胶囊剂：每粒 75mg。

扎那米韦
Zananmivir

别名 Relenza

作用用途 本品是流感病毒神经氨酸酶抑制剂。对流感病毒的抑制是以慢结合的方式进行的，具有高度特异性。且对流感 A 型病毒有特异性，对 B 型病毒作用较弱。对人单纯 A、B 型病毒、带状疱疹病毒、人巨细胞病毒、人鼻 2 型和 14 型病毒以及副流感 2 型和 3 型病毒均无作用。口腔吸入本品 10mg 后，1~2 小时内 4%~17% 的药物被全身吸收，$t_{1/2}$ 为 2.9 小时；静脉注射本品后，体内消除迅速，消除 $t_{1/2}$ 为 1.6 小时，尿中原药排泄量为给药量的 87%。经鼻给药后，尿中排泄原药量较静脉少得多，约为 4%~10%，血浆 $t_{1/2}$ 为 3.4 小时，生物利用度为 10%~25%。用于成人及 12 岁以上的青少年患者，治疗 A 型和 B 型流感病毒引起的流感。

用法用量 成人及 7 岁以上的青少年患者 经鼻吸入：每次 10mg，每日 2 次；或每次 5mg，每日 2 次，连用 5 日。

注意事项 ①对本品过敏的患者禁用。②有哮喘的慢性阻塞性肺疾病患者使用本品无效，甚至可引起严重的支气管痉挛，故使用本品时身边应备有速效吸入型支气管扩张药物。③可有过敏反应发生。对轻中度支气管哮喘的患者，可诱发支气管痉挛。其他不良反应有轻微头痛、腹泻、恶心、呕吐、眩晕等。

剂型规格 胶囊剂：每粒5mg。

帕利佐单抗
Palivizumab

别名 Synagis

作用用途 本品为抗病毒药，是呼吸道合胞病毒融合蛋白的人单克隆抗体对A亚型及B亚型等呼吸道合胞病毒临床分离株具有活性。用于儿童呼吸道合胞病毒（RSV）感染引起的严重下呼吸道疾病。

用法用量 儿童 肌内注射：常规剂量，①预防高危儿童呼吸道RSV感染，常在病毒流行季节给药，首次给药多在流行开始之前（通常用11月初），每日1次，每次15mg/kg体重，最多可给药5次。②施行心肺分流术，术后，应给药以维持有效血药浓度。

注意事项 ①对本品严重过敏者禁用。②孕妇、哺乳期妇女使用本品的安全性尚不明确。③使用本品有轻微过敏反应者慎用。④用药后，必要时应检查呼吸道RSV抗原。⑤肌内注射用量大于1ml时应分次给药。⑥本品溶解后，应在6小时内使用。⑦不良反应：呕吐、腹泻、肝功能异常、鼻炎、咽炎、喘息、咳嗽、皮疹等。⑧定期使用本品，可降低高危儿童呼吸道RSV感染的住院率。

剂型规格 注射剂：每支50mg；100mg。

第五节　抗结核病药和抗麻风病药

抗结核药主要有三类：①抗生素类，如卡那霉素、卷曲霉素、利福霉素、利福平等。②合成药物，如异烟肼、乙胺丁醇、吡嗪酰胺、对氨基水杨酸钠、乙硫异烟胺等。③中草药，如大蒜、百部等。

抗麻风病药：常用药物有利福平、氨苯砜、氯法齐明等。

异烟肼
Isoniazid

别名 雷米封，INH，Isonicotinyl Hydrazide，Rimifon

作用用途 本品为合成的抗结核病药。口服吸收可达90%，在体内分布广泛，可进入各种组织及体液（包括脑脊液）中。在体内通过乙酰化代谢。$t_{1/2}$可因人体差异分别为1.1小时或3小时。临床主要用于治疗各型肺结核病，包括进展期、溶解播散期、吸收好转期等，也可用于结核性脑膜炎和其他肺外结核病等。

用法用量 成人 ①口服：5mg/kg体重，或每日300mg，顿服。对急性粟粒性肺结核及结核性脑膜炎可按上述剂量，每日2次。②肌内注射：每次100~300mg。③静脉滴注：每日800~900mg，以5%葡萄糖注射液500ml稀释后滴入。局灶性结核可注入胸腔，每次100~200mg。④胸腔内注射：治疗局灶结核等，每次50~200mg。⑤雾化吸入：本品100~200mg，溶于10~20ml生理盐水，每日2次。

婴儿与小儿 口服：10~20mg/kg体重（最高不得超过300mg），顿服。

注意事项 ①用本品治疗结核病时，常与链霉素、利福平或乙胺丁醇等联合应用，以防耐药菌产生。②肝功能不全者、精神病及癫痫病史者慎用。③用药期间可能出现神经、精神系统和消化系统等不良反应。个别患者可出现肝损害、血液学改变、代谢与内分泌性反应以及过敏反应等。还有些患者可能出现风湿综合征及红斑狼疮样综合征等。④为预防严重的不良反应发生，用药期间应定期检查视力、肝功、血象等。⑤本品可减少苯妥英的排泄，引起苯妥英的效应过强或中毒。乙醇类药物可加强本品的肝毒性。⑥若与维生素B₆合用，可防止本品的毒性发生。⑦药物过量可导致中枢症状、昏迷、惊厥及中毒等。若出现以上症状，可按异烟肼的用量注射维生素B_6以对抗，并采取其他相应的措施。⑧孕妇慎用。

剂型规格 ①片剂：每片0.1g。②注射剂：每支0.1g（2ml）。

对氨基水杨酸钠
Sodiun Aminosalicylate

别名 派斯，派斯钠，对氨柳酸钠，PAS-Na，Sodium Para-Aminosalicylate

作用用途 本品能干扰结核菌的对氨基苯甲酸合成，从而达到抑制结核菌生长的作用。口服吸收良好，约有50%在体内乙酰化。$t_{1/2}$为0.5~1.5小时。主要经尿排泄。主要用于结核分枝杆菌引起的肺和肺外结核病。对不典型分枝杆菌无效。为防止耐药性的产生，本品常与链霉素、异烟肼等合用。

用法用量 ①口服：每次2~3g，每日3~4次。②静脉滴注：用于脑膜炎等重症，每日4~12g，先从小剂量开始，以灭菌注射用水稀释为3%~4%时滴注。③胸腔内注射：每次注射本品10%~20%的稀释液，10~20ml。

注意事项 ①肝、肾功能不全者慎用。②本品可引起消化道不良反应，少数患者可出现过敏反应。甚至引起结晶尿、蛋白尿、白细胞减少、药物热、肝损害、黄疸等严重不良反应。③本品与水杨酸类、非甾体抗炎药共同服用可加重消化道的不良反应，严重时可导致溃疡。④本品注射液遇光易变质，故用药时应以黑色纸包裹容器。

帕司烟肼
Pasiniazid

别名 百生肼，对氨基水杨酸异烟肼，结核清，力排肺疾，异烟肼对氨基水杨酸盐，Dipasic，Pasiniazide

作用用途 本品为异烟肼与对氨基水杨酸的复合物。口服后在体内肠道迅速分解为异烟肼和对氨基水杨酸而发挥抗结核病的作用。临床主要用于肺结核和肺外结核感染患者，对麻风病也有一定的疗效。

用法用量 口服：①抗结核病，成人，每日 10～20mg/kg 体重，分 3～4 次服。②抗麻风病，每次 600mg，每日 1 次，连服 6 日，停服 1 日；6 个月为 1 个疗程。③外科手术预防用药，每日 10～15mg/kg 体重，分 3～5 次餐后服用。

注意事项 ①孕妇和 12 岁以下儿童、精神病患者、慢性肝病患者及肾功能不全患者慎用。②用药期间适当补充维生素 B_6。②用药期间可见恶心、呕吐、腹泻、腹痛等消化道不良反应。

剂型规格 ①片剂：每片 140mg。②胶囊剂：每粒 100mg。

乙硫异烟胺
Ethionamide

作用用途 本品为异烟肼的衍生物，主要对结核分枝杆菌起抑菌作用，但抗菌活性仅为异烟肼的 1/10。临床主要用于渗出性及浸润性干酪病变。或与其他抗结核病药物联合应用以增强疗效且避免细菌耐药性的产生。

用法用量 成人 口服：每日 500～800mg，1 次给药或分次给药。必要时从小剂量开始，每日 0.3g。

注意事项 ①服用本品时，最好伍用维生素 B_6（10～20mg，每日 3 次）以减少毒性反应的产生。②孕妇、12 岁以下儿童及肝功能不良者禁用。

剂型规格 片剂：每片 400mg。

丙硫异烟胺
Protionamide

别名 Eketebin，PTH

作用用途 本品抗结核杆菌的作用与乙硫异烟胺相似。主要作用于其他一线抗结核病药（如链霉素、异烟肼、利福平和乙胺丁醇）联合用于治疗较轻的结核病无效的患者。同时可以防止其他抗结核病药产生体内耐药菌。

用法用量 成人 口服：每次 250mg，每日 2～3 次。
小儿 口服：每日 4～5mg/kg 体重，分 3 次给药。

注意事项 ①本品用药期间可出现神经、精神系统的不良反应。亦可见视物模糊或视力减退、月经失调、

性欲减退、皮肤发干而粗糙等。②糖尿病患者、肝功能不全者慎用。

剂型规格 片剂：每片 0.25g；0.1g。

乙胺丁醇
Ethambutol

别名 乙二胺丁醇，Dexambutol，Myambutol

作用用途 本品通过干扰 RNA 的合成使结核杆菌的生长受到抑制，MIC 为 1～5μg/ml。除对各型结核杆菌具有较强的抗菌作用外，对异烟肼、链霉素等其他抗结核病药耐受的结核杆菌也有一定的作用。口服后能迅速吸收。吸收率约 80%。达峰时间为 2～4 小时。细胞内的浓度是血药浓度的 3 倍以上，脑膜炎时脑脊液中的浓度是血药浓度的 15%～50%，蛋白结合率为 40%。血清 $t_{1/2}$ 为 3～4 小时。在体内仅有 10% 左右的药物代谢成非活性物质，50% 的药物以原形从尿中排泄。本品为二线抗结核病药，主要用于对链霉素或异烟肼耐受的患者。亦可与其他药联合用于治疗各种类型的结核病。常用本品盐酸盐。

用法用量 成人及 13 岁以上儿童 口服：750～1000mg，一次顿服。

注意事项 ①肾功能严重不良者，酒精中毒者，13 岁以下儿童禁用。糖尿病性眼底病变者慎用，糖尿病患者必须在糖尿病症状控制后才可用本品。②用药期间应定期检查视觉，如有异常，应及时减量、停药或换药。③长期使用本品，结核杆菌和分枝杆菌可产生耐药性。但若与利福平或异烟肼联用，可延缓耐药性的产生。④用药期间可出现如下不良反应：大剂量用药或长期用药有可能发生视神经毒性反应、胃肠道反应。少数患者可出现粒细胞减少、皮疹、肝功能损害、周围神经炎等。⑤本品与利福平或异烟肼合用可防止耐药菌株的产生。

剂型规格 ①片剂：每片 0.25g。②胶囊剂：每粒 0.25g。

吡嗪酰胺
Pyrazinamide

别名 氨甲酰基吡嗪，吡嗪甲酰胺，异烟酰胺，Aldinamide，Zinamide，DZA

作用用途 本品是烟酰胺的衍生物，能进入结核杆菌的巨噬细胞内，从而被转变成吡嗪酸而发挥作用。本品的抗结核作用较异烟肼、利福平、链霉素弱，但比对氨基水杨酸、紫霉素、环丝氨酸要强。尤对生长缓慢的结核杆菌作用较强。对结核杆菌的 MIC 为 20mg/L，随着 pH 的增高而抗菌作用降低。本品单独使用易产生耐药性，与异烟肼、链霉素或利福平合用，可防止耐药性的产生并能增强抗菌效果。口服吸收良好，2 小时可达最高血药浓度。能广泛分布于机体各组织，且能渗入巨噬细胞内，尤以肝、肺、肾中的浓度最高，亦能进入脑脊液中。血浆 $t_{1/2}$ 为 9～10 小时。主要自肾脏排出。本品为二线抗结核病药。主要用于对其他抗结核病药产生耐药

性的复发病例。也可用于抗结核病的三联或四联强化期短程化疗。本品能延长结核杆菌生长的迟滞期，故适用于间歇治疗。

用法用量 成人 口服，每日 20~35mg/kg 体重，顿服，或每次 50~70mg/kg 体重，每周 2~3 次，最大日剂量 2g，每周 3 次，最大日剂量 3g，每周 2 次，最大日剂量 4g，每周 1 次。

儿童 每日 20~30mg/kg 体重，疗程一般 2~3 个月，不得超过 6 个月。

注意事项 ①肝、肾功能损害者、糖尿病患者、孕妇、3 岁以下儿童禁用。②本品毒性较大，应严格控制剂量。使用期间应定期检查肝功能。③大剂量（每日 2g）长期使用本品，可出现肝脏损害，尤以老年患者多见。④本品能减少尿酸排泄、诱发急性痛风发作，故有痛风的患者慎用。⑤不良反应可见肝脏损害，甚至引起死亡。胃肠道反应和高尿酸血症可致急性痛风和关节炎。少数患者可有眩晕、皮疹、药物热、排尿困难、咳血、对光过敏、神经过敏等。⑥与乙硫异烟肼、异烟肼、链霉素或利福平合用，可增加疗效。

剂型规格 片剂：每片 0.25g；0.5g。

利福定
Rifandin

别名 异丁哌利福霉素，Isobutyl Piperagine

作用用途 本品抗菌谱与利福平相似，对结核杆菌、麻风杆菌有良好的抗菌活性。其用量为利福平的 1/3 时，可获得近似或较高的疗效。对金黄色葡萄球菌有良好作用，对部分大肠埃希菌也有一定抗菌活性。此外，对沙眼病毒也有抑制作用。口服吸收良好，2~4 小时达血药峰浓度。体内分布广，以肝脏和胆汁中为最高，其余依次为肾、肺、心、脾，在脑组织中含量甚微。主要用于肺结核和其他结核病、麻风病、化脓性皮肤病、结膜炎和沙眼等。

用法用量 成人 口服：每日 150~200mg，早晨空腹一次服用。治疗肺结核病的疗程为 0.5~1 年。外用：眼部感染，采取局部用药（滴眼剂浓度 0.1%）。

儿童 口服：按 3~4mg/kg 体重，一次服用。

注意事项 ①肝、肾功能不良者、孕妇慎用。②与利福平显示交叉耐药性，故本品不适于利福平治疗无效的病例。用药期间，应定期做血、尿常规和肝、肾功能检查。③对消化道有刺激，可引起恶心、呕吐、腹泻等不良反应。有报道可引起男子乳房女性化。

剂型规格 ①胶囊剂：每粒 50mg；75mg；150mg。②滴眼剂：0.1%。

利福平
Rifampicin

别名 甲哌利福霉素，力复平，利米定，威福仙，仙道伦，RFP，Rifaldin，Tubocin

作用用途 本品为利福霉素 SV 的半合成类似物，是一种广谱抗菌药，对革兰阳性和阴性菌均有抗菌作用，其中包括脑膜炎双球菌、流感嗜血杆菌、金黄色葡萄球菌、表皮链球菌、肺炎军团菌等，高浓度下可对衣原体和某些病毒有抑制作用，尤其对结核杆菌高度敏感。细菌对本品和其他抗结核药之间没有交叉耐药性。本品作用于结核杆菌 DNA 多聚酶，抑制 DNA 的合成从而影响蛋白质的合成，对繁殖期和静止期的结核杆菌均呈杀菌活性。本品口服吸收完全，2~4 小时达最高血药浓度。体内多种组织均有药物分布，包括脑脊液，并可穿过胎盘屏障，亦可进入细胞内。本品的血浆蛋白结合率为 80%~91%。在肝脏代谢，从尿中排出。临床主要与其他抗结核病药联合治疗各种结核病，以及其他敏感菌引起的感染。

用法用量 成人 ①口服：结核病，每日 0.45~0.6g，饭前 1 小时顿服，疗程 6 个月。其他感染，每次 0.6~1.0g，每日 2~3 次。②经眼给药：沙眼及结膜炎，用 1% 滴眼液滴眼，每日 4~6 次。

儿童 口服：每日 10~20mg/kg 体重，顿服。

新生儿 口服：每次 5mg/kg 体重，每日 2 次。

注意事项 ①肝功能不良者、孕妇及胆道梗阻患者禁用。食物可推迟本品的达峰时间和降低血药峰浓度。服药后尿、唾液、汗液等排泄物均可显橘红色。②不良反应可有肝脏毒性，如转氨酶升高、肝肿大和黄疸，用药期间应检查肝功能。有消化道反应，过敏反应。偶见肠道真菌感染。③本品与异烟肼、丙硫异烟肼、对氨基水杨酸钠、醋竹桃霉素合用，可使肝毒性增强。与乙胺丁醇合用，可加强视力损害。有酶促作用，可使双香豆素类抗凝药、口服降糖药、洋地黄类、皮质激素等药物加速代谢而降低疗效，可使酮康唑、丙吡胺、苯妥英、茶碱、奎尼丁、奎宁、劳卡尼、氨苯砜、维拉帕米、氯霉素、美沙酮、洋地黄、普萘洛尔、美托洛尔、比索洛尔、替硝唑等的血药浓度降低。

剂型规格 ①片剂：每片 100mg；150mg；300mg。②胶囊剂：每粒 150mg。③滴眼剂：每 10mg 药品配备 10ml 生理盐水，临用前溶解，滴眼。④混悬剂：20mg（1ml）。⑤眼膏剂：0.5%；1%。

利福布汀
Rifabutin

别名 安莎霉素，利福布丁，螺哌啶利福霉素，袢霉素，Ansamycin，Ansatipin，Mycobutin

作用用途 本品为半合成的利福霉素螺旋哌啶衍生物，对结核分枝杆菌及非结核分枝杆菌有效。与其他利福霉素类药相似，本品主要通过抑制细菌 RNA 合成，阻断 RNA 转录过程而起抗菌作用。此外，药物对细菌细胞 DNA 合成还有直接的抑制作用。本品作用特点如下：①对结核分枝杆菌的抑制作用比利福平约强 4 倍，尤其是对鸟复合型分枝杆菌（MAC）有较强的抗菌活性。

②与利福平无完全交叉耐药性，可用于耐药、复发性结核治疗，以及鸟复合型分枝杆菌感染。也可用于预防及治疗早期 HIV 感染患者中 MAC 复合体疾病。

用法用量 成人 口服：结核病，每日 150~300mg。

儿童 口服：结核病，每日 5mg/kg 体重。

注意事项 本品不良反应与利福平相似，具体内容参见利福平。

剂型规格 胶囊剂：每粒 150mg。

利福霉素
Rifamycin

别名 苯噻唑力复霉素，利福霉素 SV，立复欣，羟基利福霉素，Rifocin

作用用途 本品对革兰阳性球菌、结核杆菌有很强的抗菌作用，对耐药的金黄色葡萄球菌的作用也很强，但对革兰阴性菌的作用则较弱。与其他抗生素或抗结核药之间未发现交叉耐药性。口服吸收很差，只供注射。注射后体内分布以肝脏和胆汁内最高，在肾、肺、心、脾中也可达治疗浓度。用于不能口服的结核病患者以及革兰阳性球菌引起的胆道、呼吸道、泌尿道及其他部位感染。

用法用量 成人 ①肌内注射（钠盐）：每次 250mg，每日 2~3 次。②静脉注射（钠盐）：每次 500mg（缓慢注射），每日 2~3 次；重症患者宜先静脉注射，待病情好转后改为肌内注射。用于治疗肾盂肾炎时，每日剂量在 750mg 以上。对于严重感染，开始剂量可酌增加到每日 1000mg。

儿童 静脉注射：每日 10~30mg/kg。

注意事项 ①肝脏疾病或肝功能不全患者慎用。②肌内注射可引起局部疼痛，有时出现硬结、肿块，有时可引起恶心、食欲衰退、眩晕。③静脉注射后可出现巩膜、皮肤黄染，偶见耳鸣、听力下降、过敏性皮疹，停药后一般恢复正常。

剂型规格 注射剂：每支 250mg；500mg。

异烟肼-利福平-吡嗪酰胺
Isoniazid, Rifampicin and Pyrazinamide

别名 戴菲林，菲那安，护菲特，力新克，匹律，瑞福安康，瑞清，维葆，卫非特，伊缇碧，Rifater，Rinex-Z

作用用途 本品为复方制剂。异烟肼和利福平主要作用于快速生长繁殖的细胞外菌群，对细胞内缓慢和间歇生长的菌群也有效；吡嗪酰胺主要作用于细胞内的菌群，其抗结核作用易受环境因素的影响，在酸性环境中有较强的杀菌作用，尤其对处于酸性环境中缓慢生长的吞噬细胞内的结核杆菌。三种药物同用，对处于各期的结核杆菌均有杀灭作用。本品适用于结核病短程化疗的强化期。

用法用量 成人 口服：①异烟肼-利福平-吡嗪酰胺片：体重 30~39kg 者，每次 3 片，每日 1 次；体重

40~49kg 者，每次 4 片，每日 1 次；体重 50kg 或以上者，每次 5 片，每日 1 次。规则用药 2~3 个月。②利福平胶囊-吡嗪酰胺片-异烟肼片：隔日 1 次，每次空腹顿服 1 板，共 30 次，规则用药 2 个月，同时注射链霉素 750mg。

注意事项 ①禁用：对利福平或其他利福霉素类药物、异烟肼、吡嗪酰胺、乙硫异烟胺、烟酸或其他具有与之化学结构相似的药物过敏者，有异烟肼引起肝炎病史者，严重肾功能损害者，卟啉病患者（本品可使病情恶化），高尿酸血症及急性痛风患者，胆道阻塞者，精神病患者，癫痫病患者，孕妇，各种原因所致肝功能损害者。②慎用：精神病史、癫痫病史、酒精中毒、婴儿、糖尿病、痛风病。③其他不良反应可参见异烟肼、利福平和吡嗪酰胺。

剂型规格 ①异烟肼-利福平-吡嗪酰胺片：每片含利福平 120mg、异烟肼 80mg、吡嗪酰胺 250mg。②利福平胶囊-吡嗪酰胺片-异烟肼片：每板含利福平胶囊 300mg×2 粒、吡嗪酰胺片 500mg×4 片、异烟肼片 300mg×2 片。

异烟肼-利福平
Isoniazid and Rifampicin

别名 菲路得，菲亭，费安，匹金，瑞洁，缇碧，维菲，维路宁，卫非宁，异福平，Compound Rifampicin，Rifinah

作用用途 本品由异烟肼和利福平组成，两者比例为 2：1 或 3：2。主要用于结核病的初治和非多重性耐药的结核病患者 4 个月的维持治疗。

用法用量 成人 口服：体重小于 50kg 者，每次 3 片（利福平 150mg、异烟肼 100mg），每日 1 次；体重 50kg 及以上者，每次 2 片（利福平 300mg、异烟肼 150mg），每日 1 次。均于饭前 30 分钟或饭后 2 小时服用，一般疗程为 4 个月。

注意事项 ①禁用：对利福平等利福霉素类药物、异烟肼、乙硫异烟胺、吡嗪酰胺、烟酸及其他与之化学结构相似的药物过敏者；严重肝、肾功能损害者，胆道阻塞者，卟啉病患者，有异烟肼引起肝炎病史者，妊娠早期妇女。②慎用：酒精中毒、肝功能损害、婴儿、有精神病史、有癫痫病史、妊娠中晚期妇女、哺乳期妇女。

剂型规格 ①片剂：每片含利福平 150mg、异烟肼 100mg；利福平 300mg、异烟肼 150mg。②胶囊剂：每粒含利福平 150mg、异烟肼 75mg。

利福米特
Rifamide

别名 二乙胺利福霉素，利福米胺，利福酰胺

作用用途 本品对革兰阳性菌、革兰阴性菌和结核杆菌均有效。口服吸收不规则。肌内注射 150mg 后，30~60 分钟后达到 0.1~0.2mg% 的峰浓度。$t_{1/2}$ 为 1~2 小时，服用 100mg 和 500mg 后尿中排出量约为 4% 和 7%，

排泄的最主要途径是经胆汁，占剂量的 80%。服用本品 150mg 后，在胆汁中可能出现高达 160mg% 的浓度。用于不能口服的结核病患者及革兰阳性球菌（包括耐药金葡菌）引起的胆道、呼吸道、泌尿道及其他部位的感染。

用法用量 肌内注射：每次 150mg，每日 2~4 次。

剂型规格 注射剂：每支 0.125g；0.25g。

利福喷丁
Rifapentine

别名 明佳欣，迪克菲，环戊哌利福霉素，环戊利福平，Rifapentinum

作用用途 本品是一种半合成利福霉素抗生素，抗菌谱同利福霉素，但体内抗菌作用明显高于利福霉素，具有高效和长效的特点。对结核杆菌、麻风杆菌、金葡菌和某些革兰阴性菌以及耐药结核杆菌有抑菌和杀菌作用。同时对沙眼衣原体和厌氧菌均有较好的活性。本品对人体的组织穿透力很强，尤其对骨组织和脑内的分布浓度高于利福平，可作为结核性脑膜炎治疗的首选药之一。口服本品 6~8 小时后达最高血药浓度，$t_{1/2}$ 为 14~18 小时，体内分布以肝、肾中较多，在骨和脑组织中也有较高的浓度。本品主要以原形经胆道和尿路排出。临床上与其他药物合用治疗结核病。对金葡菌耐药的重症金葡菌感染及化脓性皮肤病。

用法用量 ①口服：每次 600mg，每周 1 次或 2 次，疗程 6~9 个月。②滴眼：每次 1~2 滴，每日 1 次。

注意事项 ①肝功能异常者、血细胞显著减少者慎用或禁用。孕妇和已有黄疸的患者禁用。②食物可干扰本品的吸收，故宜空腹服用。③不良反应有胃肠道反应，皮疹，头晕，失眠，转氨酶升高等。少见白细胞或血小板减少。④与对氨基水杨酸钠合用，可降低本品的吸收。苯巴比妥可加速本品的代谢而降低其疗效。本品与利福平有完全的交叉耐药性。其他参见利福平。

剂型规格 ①片剂：每片 100mg；150mg；200mg。②胶囊剂：每粒 100mg；150mg；200mg。③滴眼液：5mg（10ml）。④霜剂：20g（含 100mg）。

利福昔明
Rifaximin

别名 欧克双，威利宁，Ritaxidin

作用用途 本品系利福霉素衍生物，是第一个非氨基糖苷类肠道抗生素。本品作用强，抗菌谱广。对革兰阳性需氧菌中的金黄色葡萄球菌、表皮葡萄球菌及粪链球菌，对革兰阴性需氧菌中的沙门菌属、大肠埃希菌、志贺菌属、小肠、结肠炎耶尔森菌有良好抗菌活性。对变形杆菌属、革兰阳性厌氧菌中的艰难梭菌、革兰阴性厌氧菌中的拟杆菌属，本品都有高度抗菌活性。本品优于新霉素、链霉素及其他氨基糖苷类抗生素的特点：本品不损伤听觉功能；不会引起肾功能损害；寄生的正常菌群，特别是肠道非致病菌、大肠埃希菌很快即重新定居于肠道而避免重复感染；肠道黏膜炎症会趋于消失。用于革兰阳性及阴性、需氧及厌氧细菌所致急、慢性肠道感染，腹泻综合征，肠道菌群改变所致腹泻（小肠结肠炎，抗生素所致小肠结肠炎，旅行者腹泻），术前及术后肠道预防用药。也用于高氨血症的辅助治疗。

用法用量 成人及 12 岁以上儿童 口服：每次 200mg，每日 3~4 次。

6~12 岁儿童 口服：每次 1~2 匙，每日 3~4 次。

2~6 岁儿童 口服：每次 1 匙，每日 3~4 次。

注意事项 ①对本品或利福霉素类过敏者、肠梗阻者、严重的肠道溃疡性病变者禁用。②偶见头痛、恶心、呕吐、腹痛、腹胀等。

剂型规格 ①片剂：每片 200mg。②混悬剂：100mg（5ml）。

氨硫脲
Thioacetazone

别名 胺苯硫脲，结核安，硫胺脲，硫醋腙，Aktivan Thiosemicarbazone

作用用途 本品对麻风杆菌和结核分枝杆菌等有抑制作用。其中对结核杆菌的 MIC 为 1.0μg/ml，抗菌强度同对氨基水杨酸，但毒性比对氨基水杨酸大。单独使用本品易产生耐药性，与链霉素或异烟肼合用可延缓耐药菌株的产生。除硫卡利特、乙硫异烟胺、丙硫异烟胺之外，本品与其他抗结核病药之间无交叉耐药性。本品还具有抗麻风病作用，对早期结核样型麻风病的疗效较好。本品口服后经胃肠道缓慢吸收，可分布于全身各组织。1.4 小时左右可达到最高血药浓度。$t_{1/2}$ 为 8~12 小时。48 小时内口服量的 42% 随尿缓慢排出。临床主要用于各型活动性结核病，如支气管内膜结核以及其他黏膜结核、淋巴结核、皮肤结核及结核性瘘管等。但对粟粒性肺结核、肺结核的陈旧性空洞和结核性脑膜炎效果欠佳。亦可用于结核样型麻风病和不能耐受砜类药物的麻风病患者。

用法用量 成人 口服：一般每次 25mg，每日 2~3 次。但每日剂量不得超过 125mg。8 周为一疗程。

注意事项 ①肾脏疾病、糖尿病、贫血患者忌用。本品不良反应呈剂量相关性，故应严格控制用量。用药期间如发现肝脏病变应立即停药。②可见恶心、呕吐、食欲不振、便秘等胃肠道反应。偶见肝脏损害，表现为广泛肝脂肪变性、转氨酶升高、黄疸等。抑制骨髓，主要为白细胞减少。严重者可致粒细胞缺乏症、再生性贫血。过敏反应，主要表现为药物热、皮疹，偶见剥脱性皮炎。神经系统反应，严重者可见脑水肿或抽搐。可引起肾脏毒性，出现蛋白尿、管型尿、血尿及尿素氮升高等。③本品与链霉素合用可升高血中链霉素浓度，增加其毒性。与氨基比林、氯霉素合用。可增加造血系统的毒性。

剂型规格 片剂：每片 25mg。

紫霉素
Viomycin

别名 泛绿霉素，佛罗里露素，结核放线菌素 B，Viocin，Vionactane

作用用途 本品为二线抗结核病药，抗菌谱较窄，仅对结核杆菌有效，MIC 为 $1 \sim 10 \mu g/ml$。对其他革兰阴性、阳性菌均无效。对链霉素敏感的结核杆菌，本品的作用仅为链霉素的 1/4，但比对氨基水杨酸强。对链霉素、卡那霉素、异烟肼耐药的结核杆菌，对本品仍然敏感。但毒性比链霉素大，本品的作用机制为抑制结核杆菌蛋白质的合成。临床主要用于链霉素、异烟肼治疗无效的结核病。常用本品硫酸盐。

用法用量 肌内注射：每次 $1 \sim 2g$，每周 2 次。

注意事项 ①本品与卷曲霉素有交叉耐药性。肾功能减退者禁用。②对肾及第八对颅神经毒性大。③本品与链霉素合用，可使其毒性增强而禁用。与其他抗结核病药合用，可减少用量，使其毒性降低。

剂型规格 注射剂：每支 1.0g。

卷曲霉素
Cepreomycin

别名 缠霉素，卷须霉素，Caprocin

作用用途 本品对结核杆菌和其他一些分枝杆菌有明显抑菌作用。与卡那霉素相比，毒性小，且抑菌作用稍强。口服几不吸收。肌内注射后迅速分布到主要脏器和体液中。肌内注射 20mg/kg 体重，$1 \sim 2$ 小时血药峰浓度可达 $30 \mu g/ml$。少部分代谢，70% ~ 80% 自尿以原型排泄。本品为二线抗结核病药，主要用于经链霉素、异烟肼等治疗无效病例。本品常需与其他抗结核病药联合应用。单用时，细菌易产生耐药性。

用法用量 肌内注射：每日 $0.75 \sim 1g$，分 2 次给药。用药 $2 \sim 4$ 周后，根据情况可酌减给药次数，即每次 1g，每周 $2 \sim 3$ 次。持续 $6 \sim 12$ 个月。取灭菌注射用水或等渗氯化钠注射液 2ml 溶解药物，振摇 $2 \sim 3$ 分钟至完全溶解后应用。

注意事项 ①副作用类似氨基糖苷类，可有显著的肾毒性，表现为尿素氮升高、肌酐清除率降低、蛋白尿、管型尿等，必须认真观察，必要时应停药，一般症状停药后可恢复。②对第八对颅神经有损害，一般在用药至 $2 \sim 4$ 月时可出现前庭功能障碍，而听觉损害则较少见。③有一定的神经肌肉阻滞作用。④不供儿童应用。孕妇禁用，哺乳期妇女慎用。⑤细菌对本品与氨基糖苷类和其他同类抗生素间可有不完全的交叉耐药性。

剂型规格 注射剂：每支 0.5g；1.0g。

氨苯砜
Dapsone

别名 二氨二苯砜，DDS，Diaminodiphenylsulfone

作用用途 本品对麻风杆菌有抑制作用。口服吸收完全但较缓慢。由于本品存在肝肠循环，所以 $t_{1/2}$ 较长（因人而异，可达 $10 \sim 50$ 小时），停药后可维持有效组织浓度 $2 \sim 3$ 周。临床主要用于治疗各型麻风病，亦可用于治疗系统性红斑狼疮、痤疮等。

用法用量 成人 口服：①治疗麻风病，开始用药时，每日 $50 \sim 100mg$，以后逐渐加量到每日 100mg。②治疗红斑狼疮，每日 100mg，连用 $3 \sim 6$ 个月。③痤疮，每日 50mg。④变应性血管病，每日 $100 \sim 150mg$。⑤带状疱疹，每次 25mg，每日 3 次，连服 $3 \sim 14$ 日。⑥扁平疣癣，每日 50mg，连用 3 个月。以上治疗均为服药 6 日后停药 1 日，每隔 10 周停药 2 周。

儿童 口服：①疱疹样皮炎，每日 2mg/kg 体重，顿服。②麻风病，每日 $0.9 \sim 1.4mg/kg$ 体重。

注意事项 ①葡萄糖-6-磷酸脱氢酶缺乏者，应用本品可出现正铁血红蛋白血症，严重者可致溶血性贫血。②砜类药物治疗麻风病偶可引起"麻风反应"，常于用药后 $1 \sim 4$ 周发生。此时应停药并给予皮质激素治疗。③本品与磺胺类药物有部分交叉过敏反应。

剂型规格 片剂：每片 50mg；100mg。

苯丙砜
Solasulfone

别名 扫风壮，Sulphetrone

作用用途 本品在体内部分分解成氨苯砜而起治疗作用。每 165mg 约与氨丙砜 25mg 疗效相当。口服吸收不完全。本品用途同氨苯砜。

用法用量 ①肌内注射：每周 2 次，第 $1 \sim 2$ 周每次 $100 \sim 200mg$，以后每二周递增量为每次 100mg，至第 $14 \sim 15$ 周每次 800mg，继续维持，每用药 10 周后停药 2 周。②口服：每日 300mg，逐渐增量至 3g。每服药 10 周停药 2 周。

注意事项 ①口服期间应保持大便通畅，以免蓄积中毒。②其他参见氨苯砜。

剂型规格 ①片剂：每片 0.5g。②注射剂：每支 2g（5ml）；4g（10ml）。

麻风宁
Mercaptophenylimidazole

作用用途 本品疗效比氨苯砜好，疗程短，毒性低，无蓄积性。适用于对砜类药物过敏者。

用法用量 口服：开始每次 $12.5 \sim 25mg$，每日 $1 \sim 2$ 次。以后逐渐增至每日 100mg，服 1 日停 1 日，连服 3 月停 1 周。1 日极量不超过 150mg。

注意事项 可有皮肤瘙痒，并能诱发麻风反应。

剂型规格 片剂：每片 25mg。

沙立度胺
Thalidomide

别名 反应停，酞胺哌啶酮，Distaval，Thalidomidum

作用用途 本品为一种镇静剂，对于各型麻风反应，如发热、结节红斑、神经痛、关节痛、淋巴结肿大等，有一定疗效，对结核样型的麻风反应疗效稍差。对麻风病本身无治疗作用，可与抗麻风药同用以减少反应。

用法用量 口服：每日100~200mg，分4次服。对严重反应，可增至300~400mg（反应得到控制即逐渐减量）。对长期反应，需要较长期服药，每日或隔日服25~50mg。

注意事项 ①本品有强烈致畸作用，孕妇禁用。②有口干、头昏、倦怠、恶心、腹痛、面部浮肿等不良反应。③近年发现本品有免疫抑制作用，可用于骨髓移植。

剂型规格 片剂：每片25mg；50mg。

醋氨苯砜
Acedapsone

别名 二乙酰氨苯砜，DADDS，Diacetyldiamino-diphenylsulfone

作用用途 本品在体内慢慢分解为氨苯砜或二醋氨苯砜而发挥抗麻风杆菌的作用。抗菌作用和抗菌活性同氨苯砜，本品具有长效作用，注射一次可维持60~75日，用于各型麻风病。

用法用量 肌内注射：每次1.5~2.0ml，每60~75日1次。疗程长达数年。可在用药期间加服氨苯砜0.1~0.15g，每周2次。

注意事项 ①初次注射可有较强的疼痛感，连续应用可减轻。②本品为油注射液，用前需摇匀。③为防止长期单独使用本品而产生耐药性，可加服氨苯砜0.1~0.15g，每周2次。

剂型规格 注射剂：每支300mg（2ml）。

氯法齐明
Clofazimine

别名 克风敏，氯苯吩嗪，Lamprene，Clofaziminum，Hamsepreme

作用用途 本品对麻风杆菌和其他一些分枝杆菌如结核杆菌、溃疡分枝杆菌等均有强大的抑制作用，对耐砜类药物的麻风杆菌也有效。口服吸收不完全，吸收后能迅速进入各组织，消除$t_{1/2}$为70日左右。有约1%的药物从尿中排出，少量药物从汗腺、乳腺和皮肤排出。临床主要用于对砜类药物不能耐受的患者。也可与其他抗麻风病药联用。此外，本品对慢性盘状红斑狼疮、皮肤溃疡、坏疽性脓皮病也有一定的疗效。

用法用量 成人 口服：①麻风病，每日100~200mg。②麻风反应，每日200~400mg。麻风反应控制后，逐渐减量至每日100mg。

儿童 口服：麻风病，每日1mg/kg体重。

注意事项 ①本品可在皮肤和角膜中蓄积，并可使尿液、汗液、泪液、痰液呈红至棕色。②本品的胃肠道反应与剂量大小有关。③本品可通过胎盘并进入乳汁，使新生儿和哺乳期小儿皮肤染色。

剂型规格 胶丸剂：每丸50mg。

硫安布新
Thiambutosine

别名 丁氨苯脲，二苯硫脲

作用用途 本品为氨硫脲的衍生物，通过体内的代谢产物对麻风杆菌产生抑制作用。但抗麻风杆菌的作用较氨苯砜弱。口服吸收好，主要从尿中排泄。长期应用可产生耐药性，且与砜类药物有交叉耐药性。临床一般仅用于对砜类药物不能耐受的患者，也可与其他抗麻风病药联用。

用法用量 口服：由每日0.5g开始，每隔4周增加0.5g，至每日2.0g为止。服药6日停1日，连服3月停1~2周，用药时间不得超过2年。

注意事项 ①本品的毒副作用较氨苯砜略小，一般用于不能耐受砜类药物的患者。长期应用可产生耐药性。②不良反应可见消化道反应、头痛、皮肤瘙痒、皮疹、白细胞减少等，大剂量应用可有抗甲状腺功能的作用。

剂型规格 片剂：每片0.25g。

第六节 抗感染植物成分药

小檗碱
Berberine

别名 黄连素，纳宁，硫酸氢小檗碱，Berberine，Bisalfate

作用用途 本品是由黄连、黄柏或三棵针提取的生物碱，也可人工合成，抗菌谱广，对某些革兰阳性及阴性细菌有抑制作用。其中对痢疾杆菌作用最强。对金黄色葡萄球菌也较强。对溶血性链球菌、枯草杆菌、霍乱弧菌、肺炎双球菌、百日咳杆菌、白喉杆菌、炭疽杆菌及原虫均有抑制作用。因口服吸收差。多用于治疗胃肠炎、菌痢等，亦用于眼结膜炎、化脓性中耳炎等。还发现本品有阻断α受体抗心律失常作用。常用本品盐酸盐。

用法用量 口服：抗菌，每次0.1~0.3g，每日3次。抗心律失常，每次0.6~1g，每日3次。

注意事项 不良反应较少，偶见恶心、呕吐、皮疹和药物热，停药后可消失。

剂型规格 ①片剂：每片 0.025g；0.05g；0.1g。②胶囊剂：每粒0.1g。

穿琥宁
Chuanhuning

别名 脱水穿心莲内酯，琥珀酸半酯单钾盐

作用用途 本品具有较强的抗病毒、抗炎、解热及镇静作用。同时能增强机体免疫功能。主要用于病毒性肺炎、气管炎、扁桃体炎等病毒性上呼吸道感染。

用法用量 成人 ①肌内注射：每次 0.1~0.2g，每日 2 次。②静脉滴注：每次 0.4~0.75g，每日 1~2 次。溶于 5% 葡萄糖注射液中缓慢滴注。

小儿 小儿酌减或遵医嘱。

注意事项 ①忌与酸性、碱性药物或含有亚硫酸氢钠、焦亚硫酸钠等具有化学加成反应的药物配伍。②孕妇和血小板过低的患者慎用。③若使用剂量较大时，应严格观察血象变化，尤其是血小板变化情况。若发现降低时，应停用或降低剂量。

剂型规格 注射剂：每支 20mg（2ml）。

莲必治
Lianbizhi

作用用途 本品主要成分为亚硫酸氢钠穿心莲内酯，具有清热解毒，抗菌消炎作用。临床用于细菌性痢疾、肺炎、急性扁桃体炎等。

用法用量 ①静脉滴注：每日 0.4~0.75g，加于 5% 葡萄糖注射液或氯化钠注射液中滴注。②肌内注射：每次0.1~0.2g，每日 2 次。

注意事项 ①孕妇和对本品有过敏反应或严重不良反应病史者禁用。②本品禁止与氨基糖苷类或具肾毒性药物联用。③肾功能不全者尽量不用本品或慎用。国内已有引起急性肾功能损害的病例，因此要严格掌握适应证，加强对用药患者肾功能的监测。④老年人、儿童、哺乳期妇女避免用本品。⑤用药后如出现腰痛、腰酸等症状应立即停药，并检查肾功能，对症治疗。⑥偶见过敏性休克、皮疹等过敏反应。⑦与氨基糖苷类联用时，可见轻中度的可逆性、急性肾功能损伤。⑧本品不宜与其他药物在同一容器内混合使用。⑨静脉滴注过程中建议增加饮水或输液给水量。

剂型规格 注射剂：每支 0.25g（5ml）。

金莲花片
Jinlianhua Pian

作用用途 本品主要成分为生物碱、黄酮等。有清热解毒、祛瘀消肿、抑菌等作用。用于肠炎、扁桃体炎、中耳炎、咽炎、上呼吸道感染、尿路感染等。

用法用量 口服：每次 3~4 片，每日 3 次。

剂型规格 片剂：每片相当于生药 1.5g。

金莲清热颗粒
Jinlian Qingre Keli

作用用途 本品是由中药金莲花、大青叶、生石膏、知母、生地黄、玄参、苦杏仁（炒），经提取有效成分而制得的颗粒剂。本品具有清热解解毒，利咽生津，止咳祛痰等功能。用于外感热证，症见发热、口渴、咽干、咽痛、咳嗽、痰稠，及流行性感冒、上呼吸道感染见有上述证候者。

用法用量 成人 口服：温开水冲服，每次 1 袋，每日 4 次。

小儿 口服：**1 岁以下，每次半袋，每日 3 次；1~15 岁，每次 0.5~1 袋，每日 4 次。**

注意事项 ①孕妇禁用。②忌烟、酒及辛辣、生冷、油腻食物。③不宜在服药期间同时服用滋补性中药。④体温超过 38.5℃ 的患者需到医院就诊。⑤脾胃虚寒泄泻者慎服。⑥高血压、心脏病、肝病、糖尿病、肾病等慢性病严重者及婴儿应在医生指导下服用。⑦过敏体质者慎用。

剂型规格 颗粒剂：每袋 5g。

板蓝根
Banlangen

作用用途 本品主要成分为靛苷，对枯草杆菌、痢疾杆菌、金黄色葡萄球菌等有抑制作用，还有抗病毒作用。主要用于流行性腮腺炎、流行性感冒、流行性乙型脑炎、传染性肝炎、单纯性疱疹性口炎、咽炎、肺炎等，有预防或治疗作用。

用法用量 ①口服：每次 1 包，每日 2 次。②肌内注射（因不良反应重、发生率高已少用）：每次 2ml，每日 1~2 次。

注意事项 肌内注射偶可引起过敏反应。

剂型规格 ①颗粒剂（干糖浆剂）：每包 12g。②注射剂（201-2 注射液）：每支相当原生药 1g（2ml）。

双黄连口服液
Shuanghuanglian Koufuye

作用用途 本品系由金银花、黄芩、连翘等的提取物配制而成的口服液。具有抗菌、抗病毒作用，用于由病毒和细菌感染引起的肺炎、扁桃体炎、上呼吸道感染等，尤其适用于小儿病毒性肺炎。

用法用量 口服：每次 20ml，每日 3 次，小儿酌减。

剂型规格 溶液剂：每支 10ml。

黄栀花口服液
Huangzhihua Koufuye

作用用途 本品是由中药黄芩、金银花、大黄、栀子

组成的复方中药制剂，是专门供儿童使用的药品。本品有清热解毒，清肺泻热等功能。用于小儿外感热证，症见发热、头痛、咽赤肿痛、心烦、口渴、大便干结、小便短赤等；小儿急性上呼吸道感染见有上述证候者。

用法用量 口服：饭后服用，**2.5~3 岁**，每次 5ml；**4~6 岁**，每次 10ml；**7~10 岁**，每次 15ml；**11 岁以上**，每次 20ml，每日 3 次；疗程 3 日，或遵医嘱。

注意事项 本品含大黄，脾胃虚寒、脾胃虚弱及大便次数多者慎用。

剂型规格 溶液剂：每支 10ml。

小儿豉翘清热颗粒
Xiao'er Chiqiao Qingre Keli

作用用途 本品是由连翘、淡豆豉、薄荷、荆芥、栀子（炒）、大黄、青蒿、赤芍、槟榔、厚朴、黄芩、半夏、柴胡、甘草组成的中药复方制剂。具有疏风解表、清热导滞功能。用于小儿风热感冒夹带证，症见发热咳嗽、鼻塞流涕、咽红肿痛、纳呆口渴、脘腹胀满、便秘或大便酸臭、溲黄。

用法用量 儿童 口服：开水冲服。6 个月~1 岁，每次 1~2g；1~3 岁，每次 2~3g；4~6 岁，每次 3~4g；7~9 岁，每次 4~5g；10 岁以上，每次 6g；每日 3 次。

注意事项 尚未发现明显不良反应。

剂型规格 颗粒剂：每袋 2g。

口炎清颗粒
Kouyanqing Keli

作用用途 本品主要由天冬、麦冬、玄参、金银花、甘草经提取有效成分而制得的颗粒剂。本品具有滋阴清热、解毒消肿等功能。用于阴虚火旺所致的口泡、牙周炎等。

用法用量 口服：用开水冲服，每次 6 克，每日 1~2 次。

注意事项 ①忌烟、酒及辛辣、油腻食物。②不宜在服药期间同时服用温补性中药。③孕妇慎用。儿童及年老体弱者应在医师指导下服用。④脾虚大便溏者慎用。⑤对本品过敏者禁用，过敏体质者慎用。⑥服药 3 天症状无缓解，应去医院就诊。

剂型规格 颗粒剂：每袋 3g。

小儿咽扁颗粒
Xiao'er Yanbian Keli

作用用途 本品是由金银花、射干、金果榄、桔梗、玄参、麦冬、人工牛黄、冰片组成的中药复方制剂。本品具有清热利咽，解毒止痛功能。用于肺热引起的咽喉肿痛、咳嗽痰盛、咽炎等。

用法用量 口服：用水开冲服，**1~2 岁**，每次 4g，每日 2 次；**3~5 岁**，每次 4g，每日 3 次；**6~14 岁**，每次 8g，每日 2~3 次。

注意事项 ①糖尿病患儿禁服。②忌食辛辣、生冷、油腻食物。③婴儿应在医师指导下使用。④风寒袭肺咳嗽，症见发热恶寒、鼻流清涕、咳嗽痰白等不适用本品。⑤脾虚易腹泻者慎用。⑥使用本品前应咨询医师或药师。

剂型规格 颗粒剂：每袋 8g。

大蒜素
Allitrid

别名 大蒜新素，Allicin，Allitricin

作用用途 本品对革兰阳性和阴性菌，如金黄色葡萄球菌、链球菌、肺炎球菌、大肠埃希菌、伤寒杆菌、百日咳杆菌、痢疾杆菌、白喉杆菌、结核分枝杆菌以及真菌、病毒、阿米巴原虫、阴道滴虫、蛲虫等有抑制杀灭作用，此外，还有降低血胆固醇、甘油三酯和脂蛋白的作用。用于肺部和消化道的真菌感染、隐球菌性脑膜炎、急慢性菌痢和肠炎、百日咳、肺结核等。

用法用量 ①口服：每次 20~60mg，每日 3 次，饭后服。②静脉滴注：每次 90~150mg，用 5%~10% 葡萄糖注射液 1000ml 稀释后缓缓静脉滴注 4~5 小时。

注意事项 ①静脉滴注对局部有刺激性，高浓度可引起红细胞溶解，故用稀溶液。②与氨茶碱联用可引起茶碱血药浓度升高而致中毒。

剂型规格 ①片剂：每片 10mg。②胶囊剂：每粒 20mg。③注射剂：每支 30mg（2ml）。

清开灵
Qingkailing

作用用途 本品是由板蓝根、金银花、栀子、水牛角（粉）、珍珠母（粉）、黄芩苷、胆酸、猪去氧胆酸组成的复方注射液。本品具有清热解毒、化痰通络、醒脑开窍等功能。用于热病、神昏、中风偏瘫、神志不清；急性肝炎、上呼吸道感染、肺炎、病毒性感冒、扁桃体炎、急性咽炎、急性气管炎、脑血栓形成、脑出血见上述证候者。

用法用量 ①口服：每次 1~2 粒，每日 3 次，儿童酌减。②肌内注射：每日 2~4ml。③静脉滴注：重症患者，每日 20~40ml，以 10% 葡萄糖注射液 200ml 或 0.9% 氯化钠注射液 100ml 稀释后使用。

注意事项 ①有表证恶寒发热者、药物过敏者慎用。②出现过敏反应时要停止用药，并作脱敏处理。③本品产生沉淀时不得使用。④本品不能与庆大霉素、青霉素 G 钾、肾上腺素、间羟胺、乳酸红霉素、多巴胺、山梗菜碱、硫酸美芬丁胺等药物配伍。⑤本品稀释后必须在 4 小时内使用。⑥静脉滴注速度勿快，儿童以 20~40 滴/分钟为宜，成人以 40~60 滴/分钟为宜。⑦本品也可用 5% 葡萄糖注射液或 0.9% 氯化钠注射液按每 10ml 药液加入 100ml 溶液稀释后使用。

剂型规格 ①胶囊剂：每粒 0.4g（含黄芩苷 20mg）。

②注射剂：每支 10ml。

痰热清
Tangreqing

作用用途 本品是由黄芩、熊胆粉、山羊角、金银花、连翘组成的复方中药注射剂。研究表明，本品可减轻肺泡炎症渗出，阻止急性肺泡上皮炎症损伤，使肺泡渗出范围显著缩小。可降低内毒素血症炎性细胞因子的表达水平，在降低一系列的损伤性反应中有显著优势。对中枢发热介质 PGE_2，cAMP 升高有显著的抑制作用，并能够有效地阻抑免疫细胞的超敏反应过程。本品具有清热、解毒、化痰等功能。用于风湿、肺热、痰热阻肺证。证见：发热、咳嗽、咳痰不爽、口渴、舌红、苔黄等；可用于改善急性支气管炎、急性肺炎（早期）出现的上述症状。

用法用量 静脉滴注：每次 20ml，加入 5% 葡萄糖注射液 500ml 中，注意控制滴速在 60 滴/分钟内，每日 1 次。

注意事项 ①不得与含酸性成分的注射液混合使用。②使用前在振摇时发现有漂浮物出现，或产生浑浊时不得使用。③在使用时注意观察不良反应。

剂型规格 注射剂：每支 10ml。

鱼腥草
Yuxingcao

作用用途 本品具有清热解毒、消肿排脓、利尿通淋等功能。本品片剂，主要用于痰热咳嗽，痈肿，尿道灼热胀痛，赤白带下等证。本品注射剂，用于肺痈吐血，痰热喘嗽，热痢热淋，痈肿疮毒等症。

用法用量 ①口服：每次 2~3 片，每日 2~3 次。②肌内注射：每次 2~4ml，每日 4~6ml。③静脉滴注：每次 20~100ml，用 5%~10% 葡萄糖注射液稀释后应用，或遵医嘱。

注意事项 鱼腥草注射液不良反应的临床表现为：皮疹、过敏样反应、呼吸困难、胃肠道反应、发热、心悸、水肿等。严重不良反应为药源性过敏性休克，故应用时应备有急救措施。

剂型规格 ①片剂：每片 0.03g。②注射剂：每支 2ml；10ml；50ml；100ml。

鱼腥草素钠
Sodium Houttuyfonate

别名 癸酰乙醛亚硫酸氢钠，Decanoyl acetal Sodium Sulfite

作用用途 本品为中草药抗感染药，有镇痛、止血、清热、解毒、利尿消肿、抑制组织浆液分泌、促进组织再生和抗病毒作用。对细菌只有较弱的抗菌作用，对金黄色葡萄球菌、流感杆菌、卡他球菌、肺炎双球菌、白色念珠菌等引起的感染有效。本品用于慢性支气管炎、小儿肺炎和其他呼吸道炎症性疾病以及宫颈炎、附件炎、银屑病。

用法用量 成人 ①口服：每次 60~90mg，每日 3 次。②肌内注射：每次 8mg，每日 2 次。③静脉滴注：每次 8~16mg，加入 10% 葡萄糖注射液中缓慢滴入。④阴道给药：阴道片，每次 1 片（含鱼腥草素钠 20mg），每日 1~2 次。清洁阴道后将药片放入阴道创面，用带线棉球固定。阴道栓：睡前取平卧位，将药栓置阴道顶端子宫颈部位，每晚 1 粒（含鱼腥草素钠 20mg），7~15 日为一疗程。

注意事项 ①对本品有过敏史或过敏体质者禁用，主要表现为过敏性休克、药疹、呼吸困难等，并有因药源性过敏性休克的死亡病例。②口服给药时有令人不快的鱼腥味（个别患者可出现呕吐），也偶见皮疹等过敏反应症状，但停药后可自行消退。

剂型规格 ①片剂：每片 30mg。②阴道泡腾片剂：每片 0.5g（含鱼腥草素钠 20mg）。③注射剂：每支 4mg（2ml）。④栓剂：每枚 20mg。

复方鱼腥草颗粒
Fufang Yuxingcao Keli

作用用途 本品是由鱼腥草、黄芩、板蓝根、连翘、金银花组成的中药复方制剂。本品具有清热解毒功能。用于外感风热引起的咽喉疼痛、急性咽炎、扁桃体炎等。

用法用量 口服：每次 6g，每日 3 次。

注意事项 ①忌辛辣、鱼腥食物。②不宜在服药期间同时服用温补性中成药。③糖尿病患者慎用。④过敏体质者慎用。⑤服药 3 天后症状无改善，或出现其他症状，应去医院就诊。

剂型规格 颗粒剂：每袋 6g。

复方鱼腥草口服液
Fufang Yuxingcao Koufuye

作用用途 本品为中药复方制剂，用于上呼吸道感染、流行感冒、急慢性支气管炎、肺炎、热淋、痔疮等。

用法用量 口服：每次 20~30ml，每日 3 次。

剂型规格 溶液剂：每支 10ml。

蒲公英颗粒
Pugongying Keli

作用用途 本品具有清热解毒、利尿散结作用，主要治疗乳腺炎、急性扁桃体炎、咽炎、上呼吸道感染、支气管炎、胃炎、盆腔炎等。

用法用量 口服：①慢性胃炎，胃、十二指肠溃疡，每次 8g，每日 3 次，饭后半小时服用。②上呼吸道感染、支气管炎、乳腺炎、盆腔炎等，每次 12~20g，每日 3~5 次，连服 2~3 天，急性期后服 1~2 周。

注意事项 本品目前未见不良反应报道。

剂型规格 颗粒剂：每袋 4g。

醒脑静
Xingnaojing

作用用途 本品含有麝香、冰片、栀子等。具有清热解毒，凉血活血，开窍醒脑等功效。用于流行性乙型脑炎、肝昏迷、热入营血、内陷心包、高热烦躁、神昏谵语、舌绛脉数。

用法用量 ①肌内注射：每次 2~4ml，每日 1~2 次。②静脉滴注：每次 10~20ml，用 5%~10% 葡萄糖注射液或氯化钠注射液 250~500ml 稀释后滴注，或遵医嘱。

注意事项 用药前应检查注射液的澄明度，符合要求后方可用于病人。

剂型规格 注射剂：每支 2ml；5ml；10ml。

莪术油葡萄糖注射剂
Zedoary Turmeric Oil and
Glucose Injection

作用用途 本品为莪术油和葡萄糖配制成的注射剂。莪术油中含有莪术醇，对呼吸道合胞病毒（RSV）有直接抑制作用，对流感病毒 A_1 型和 A_3 型有直接灭活作用，亦有改善微循环等活血化瘀作用。用于病毒性肺炎、脑炎、心肌炎、病毒性肠炎及腮腺炎等。

用法用量 静脉滴注：每次 500ml，每日 1 次。小儿，10mg/kg 体重或遵医嘱。

注意事项 ①使用前仔细检查，有溶液混浊、玻璃瓶身或瓶口有破裂、瓶口松动等情况切勿使用。②一经使用必须一次用完，切勿储藏再用。

剂型规格 注射剂：每瓶 250ml，含莪术油 0.1g，葡萄糖 12.5g。

七叶树皂角素
Aescin

别名 美丰，Cefalexin-Hansen

作用用途 本品具有抑制细菌细胞壁合成的作用，体外试验表明，本品对金黄色葡萄球菌、表皮葡萄球菌，各种链球菌、肺炎链球菌及部分大肠埃希菌、流感杆菌等具有较好抗菌活性。本品对葡萄球菌所产生的青霉素酶稳定，因而对青霉素耐药的金葡萄有良好抗菌作用。用于敏感菌引起的上、下呼吸道感染，如急性咽炎、扁桃体炎、急性中耳炎、支气管炎、细菌性肺炎，上、下泌尿道感染，如急性单纯性膀胱炎、再发性尿道感染、急性肾盂肾炎；创伤、皮肤和软组织感染；耳科、口腔科感染。

用法用量 口服：①成人及 20kg 以上者轻度感染，每次 500mg，每日 3 次。②中度感染或体重 70kg 以上者，第 1~2 日，每次 750mg，每日 3 次。第 3~5 日，每日 3 次。③重度感染或体重 100kg 以上者，第 1~2 日，每次 1g，每日 3 次。第 3~6 日，每次 750mg，每日 3 次。

注意事项 ①对头孢菌素类抗生素过敏者禁用。②偶见恶心、呕吐、腹泻、食欲不振、胃部不适。

剂型规格 缓释片剂：每片 250mg。

第二章　抗寄生虫药

寄生虫病是一类传染性疾病。抗寄生虫药的应用，是预防和消灭寄生虫病的一种重要方法。常用药物有：抗疟药、抗黑热病药、抗阿米巴及滴虫药、抗吸虫药、抗肠虫药及抗绦虫药。

第一节　抗疟药

抗疟药一般分为三类。①主要用于控制疟疾症状的抗疟药：如氯喹、哌喹、青蒿素、双氢青蒿素等。②主要用于防止疟疾复发与传播的抗疟药：如伯氨喹等。③主要用于预防疟疾的抗疟药：如乙胺嘧啶、磺胺多辛等。

一、主要用于控制疟疾症状的抗疟药

氯喹
Chloroquine

别名 氯化喹啉，Aralen Diphosphate

作用用途 本品为4-氨基喹啉类抗疟药，主要对疟原虫的红内期起作用。经氯喹作用后，疟原虫的核碎裂，细胞浆出现空泡，疟色素聚成团块。氯喹与疟原虫，核蛋白有较强的结合力，通过氨基喹啉环上带负电的7-氯基与DNA鸟嘌呤上的2-氨基接近，使氯喹可插入到DNA的双螺旋之间，与DNA形成复合物，从而阻止DNA的复制与RNA的转录，并使RNA断裂，从而抑制疟原虫的分裂、繁殖。经48~72小时，血中裂殖体被杀灭。主要用于疟疾急性发作，对红外期无作用。对间日疟、三日疟、恶性疟原虫的裂殖体杀灭快而强。此外，还可用于抗肠道外阿米巴病及肝脓肿。对类风湿性关节炎、红斑狼疮、肾病综合征等亦有一定的作用。本品口服后，肠道吸收快而充分，服药后1~2小时达血药峰浓度，$t_{1/2}$ 48小时。大部分在肝内代谢，排泄较慢，8%经粪便排泄，作用持久。常用本品磷酸盐。

用法用量 **口服**：①**治疗疟疾**：**成人**，首剂1g，隔6小时后再服0.5g，第二日、第三日，各服0.5g，全疗程3日（世界卫生组织标准疗法，本品总量为2.5g）。**小儿**，首次16mg/kg体重（高热期酌减，分次服），6~8小时后及第二、三日各8mg/kg体重。②**抑制性预防疟疾**：**成人**，每周服1次，每次0.5g。**小儿**，每周8mg/kg体重。③**抗阿米巴肝炎或肝脓肿**：**成人**，第一日、第二日一次服或2次服，每日1g，以后每日0.5g，连用2~3周。④**治疗结缔组织病**：**成人**，每次0.25g，每日2~3次。**静脉滴注**：第1日18~24mg/kg，第2日12mg/kg，第3日10mg/kg。滴注速度为每分钟12~20滴。儿童剂量同成人。体重超过60kg者按60kg计算。

注意事项 ①血液病或肝病患者慎用，孕妇禁用，哺乳期用药应停止哺乳。②对少数患者可引起心律失常，严重者可致阿斯综合征，若不及时抢救，可能导致死亡。③服药后可有食欲减退、恶心呕吐、腹泻等反应；出现头痛、头晕、耳鸣、烦躁、皮肤瘙痒等，停药后症状即可消失。④偶见粒细胞减少和因角膜浸润或视网膜受影响所引起视力障碍，其发生与血药浓度有关。因此长期服用本品以前，应先做详细眼部检查。⑤长期使用，可产生抗药性。⑥本品禁止静脉注射，不宜肌内注射。

剂型规格 ①片剂：每片含磷酸氯喹0.25g（盐基0.15g）。②注射剂：每支125mg（2ml）；250mg（2ml）。

羟氯喹
Hydroxychloroquine

别名 硫酸羟基氯喹，硫酸羟氯喹，硫酸羟氯喹啉，羟基氯喹，羟氯喹啉，Ercoquin，Hydroxychloroquinum，Oxychloroquine，Plaquenil，Quensyl

作用用途 本品化学结构与氯喹相似，是氯喹4位氮原子上的乙基被羟乙基取代的衍生物。其抗疟作用与氯喹相同，但毒性仅为氯喹的一半。此外，本品也具有抗炎、免疫调节及光滤作用。由于本品能减少红细胞沉积及抑制血小板聚集和黏附，因此还具有抗凝作用。用于疟疾的预防和治疗，红斑狼疮的治疗，盘状红斑狼疮及系统性红斑狼疮、类风湿性关节炎的治疗。

用法用量 **成人** **口服**：①**预防疟疾**：在进入疟疾流行区前1周服400mg，以后每周1次，每次400mg。②**治疗急性疟疾**：首次800mg，6~8小时后服400mg；第2~3日，每次400mg，每日1次。③**治疗类风湿性关节炎、红斑狼疮**：开始每日400mg，分1~2次服用，根据病人的反应，该剂量可持续数周或数月；长期维持剂量为每日200~400mg。

注意事项 ①4-氨基喹啉类化合物过敏者、肝病患者、孕妇、哺乳期妇女、新生儿禁用。②血卟啉病患者、葡萄糖-6-磷酸脱氢酶缺陷者、慢性酒精中毒者、银屑病患者、牛皮癣患者、儿童慎用。

剂型规格 片剂：每片 100mg；200mg。

硝喹
Nitroquine

作用用途 本品是一种广谱抗疟药。对疟原虫红细胞内期和继发性红细胞外期都有抗疟作用、对各种疟原虫的孢子增殖期有阻断作用。具有控制症状，防止良性疟传播的作用，对抗氯喹恶性疟，对耐氯喹的恶性疟也有效，疗效与氯喹相当，对间日疟显效较氯喹慢，但反应轻。口服后 70% ~ 90% 从肠道吸收，10% ~ 30% 从粪便排出。1% ~ 2% 以原形自尿中排出。药物主要存在于血浆中，其次以肺含量最高，肝、肾上腺次之，心脏及子宫含量极微。达 C_{max} 为 4 小时，$t_{1/2}$ 为 27 小时。氨苯砜对本品有明显增效作用，并可延长本品在血液中的有效浓度，$t_{1/2}$ 可延至 75 小时。这两种药制成复方硝喹片。用于恶性疟和间日疟的治疗与预防。

用法用量 成人　口服：间日疟根治，每次 4 片，每日 1 次，连服 8 日。恶性疟治疗，每次 4 片，每日 1 次，连服 3 日。预防，每次 4 片，每 10~15 日 1 次，连服半年。

注意事项 ①肾上腺皮质功能不全者禁用。②肝肾功能不全患者慎用。③偶见轻度恶心、腹胀、腹痛、肠鸣等。不经处理可自行消失。

剂型规格 片剂：每片含硝喹和氨苯砜各 12.5mg。

甲氟喹
Mefloquine

别名 甲氟喹啉，美化喹林，Larian，WR-142490

作用用途 本品对各类疟原虫包括恶性疟、间日疟、三日疟原虫均有效，可杀灭红细胞内期滋养体，控制症状发作，但生效较慢。对抗伯氨喹、环氯胍、乙胺嘧啶和磺胺的伯氏疟原虫亦有效，无交叉抗药性，但对奎宁有高度抗药性和对氯喹有中、高度抗药性的伯氏疟原虫则显示有交叉抗药性。与奎宁相似的是甲氟喹可与正铁血红素Ⅸ中的铁质作用，但又与奎宁不同，即不嵌入疟原虫的DNA。本品口服后吸收迅速，与血浆蛋白结合率达98%，在红细胞中与血浆中浓度比为 2∶1。广泛分布于红细胞、肝、肺及胃肠等组织。本品主要由粪便和胆汁排泄，存在着肠肝循环。成人 1 次口服本品 1.5g 后 18 小时，其血药浓度达峰值 0.7~1.5ml/L，表现分布容积 13~29L/kg。$t_{1/2}$ 为 15~33 日。较氯喹的为长。适用于间日疟和恶性疟敏感株所致的症状发作。

用法用量 成人　口服：①治疗疟疾，顿服 250mg。②抑制性治疗，每周服 180mg 或 360mg，或每 2 周服 360mg。每 3~4 周服本品 0.5g，可有 20~30 天的抑制性预防作用。

儿童　口服：20~30 天抑制性预防，每 3~4 周 15~20mg/kg 体重。

注意事项 ①妇女和儿童不宜应用。②本品口服后可出现头昏、眼花、恶心和呕吐。③本品在通常剂量低于 1g 的耐受较好，1g 以上的不良反应较多见，一般为轻至中度，少数病例于服药 2 周后出现神经精神紊乱，包括定向力丧失，幻觉和意识模糊等。④有个别病例于服药 3~4 天后出现窦性心动过缓。⑤长期服用应定期检查肝功能。

剂型规格 片剂：每片 0.25g（盐酸甲氟喹片剂或胶囊剂相当于甲氟喹 228mg）。

奎宁
Quinine

别名 金鸡纳霜

作用用途 本品为 4-喹啉氨醇类抗疟药。抑制或杀灭良性疟（间日疟、三日疟）及恶性疟原虫的红内期，能控制疟疾症状。能与疟原虫的 DNA 结合，抑制 DNA 的转录，从而抑制疟原虫蛋白质合成，作用较氯喹为弱，口服吸收迅速而完全。分布于全身组织，以肝脏浓度最高，肺、肾、脾次之。在肝中被氧化分解而迅速失效，其代谢物及少量原形药均经肾排出，服药后 15 分钟即出现于尿中，24 小时后几乎全部排出，无蓄积性。本品能抑制过度兴奋的体温中枢，有解热作用，对子宫平滑肌有增加节律性收缩作用，副作用较多，故只用于对氯喹有抗药性的恶性疟患者。

用法用量 ①口服：每次 0.3~0.6g，每日 3 次，连服 7 日。②肌内注射：每次 0.25~0.5g。③静脉滴注：每次 0.2~0.3g，每日 2 次。用 5% 葡萄糖注射液稀释后缓慢滴注。

注意事项 ①中毒时有发热、烦躁、谵妄等，严重者体温下降，血压下降，心律失常，呼吸麻痹，心肌病患者及孕妇禁用。②特异体质者可有急性溶血、皮炎、瘙痒、血管神经性水肿及支气管哮喘。③每日用量超过 1g 或用药较久，可出现金鸡纳反应：头痛、耳鸣、眼花、呕吐、恶心、视力及听力减退。停药可恢复。

剂型规格 ①片剂：Ⓐ盐酸奎宁片：每片 0.12g；0.33g。Ⓑ硫酸奎宁片：每片 0.12g；0.15g；0.3g。②注射剂：二盐酸奎宁注射液：每支 0.25g（1ml）；0.5g（2ml）；0.5g（10ml）。

无味奎宁
Euquinine

别名 碳酸乙酯奎宁，优奎宁，Aethylcarbonate

作用用途 作用与奎宁同，适于小儿内服。

用法用量 小儿　口服：每日 30mg/kg 体重，分 3 次服用，连用 7 日。

剂型规格 片剂：每片 0.1g。

哌喹
Piperaquine

别名 抗矽-14，喹哌，磷酸哌喹，双喹哌，Piperaquine phosphate

作用用途 本品的抗疟作用与氯喹相似。口服吸收后，大部分药物（80%～90%）贮存于肝脏，肺、脾、肾中也有聚集，以后缓慢释放进入血液，故作用持久。给药后 8 小时，肝内的药量仍可达给药总量的 1/4 左右，在体内消除缓慢，$t_{1/2}$ 为 9.4 日，药物随胆汁排出。主要用于疟疾症状的抑制性预防，也可用于疟疾的治疗。此外尚有延缓矽肺病情进展的作用，现正试用于矽肺的防治。常用本品磷酸盐。

用法用量 口服：①抑制性预防疟疾，每次 600mg（盐基），每日 1 次，睡前服，可连服 4～6 个月，但不宜超过 6 个月。②治疗疟疾，本品对于抗氯喹性恶性疟有根治作用，但作用缓慢，宜在奎宁、青蒿素类或咯萘啶控制症状后续用本品。首次服 600mg（盐基），第二日、第三日分别服 600mg 及 300mg（盐基），总量 1200～1500mg（盐基）。③矽肺，预防，每次 500mg，10～15 日 1 次，1 月量 1000～1500mg；治疗，每次 500～750mg，每周 1 次，一月量 2000mg。以半年为一疗程，间歇一月后，进行第二疗程，总疗程约 3～5 年。

注意事项 ①严重急性肝、肾及心脏病患者禁用。②孕妇慎用。③服药后偶有头昏、嗜睡、乏力、胃部不适、面部和嘴麻木感，轻者一般休息后能自愈。④因本品多积聚于肝脏，若给药剂量大、间隔时间短则易引起肝脏不可逆性病变。

剂型规格 片剂：每片含磷酸哌喹 200mg；250mg；500mg。

磷酸羟基哌喹
Hydroxypiperaquini Phosphas

别名 西军-214

作用用途 本品对恶性疟和间日疟原虫细胞内期均有较强的杀灭作用，但其复发率比氯喹略高，对恶性疟的退热时间优于氯喹；对氯喹耐药性较普遍的地区，使用本品治疗时可获得满意的效果。在疟疾流行季节，用作抑制性预防，效果良好。另外，对已确诊的 Ⅰ、Ⅱ、Ⅲ期单纯矽肺及煤矽肺有一定的疗效。

用法用量 成人 口服：①治疗间日疟，首次 4 片，间隔 8～12 小时 1 次，第二、三次各服 2 片，总量 8 片为 1 疗程。②治疗恶性疟，第一、二次各服 4 片，间隔 8～12 小时 1 次，第三次服 2 片，总量 10 片为 1 疗程。③治疗矽肺，首日每次 2 片，每日 2 次，第二天开始每次 2 片，每周 2 次，早饭后服用，3 个月为 1 疗程。停药 1 个月后，继续进行第二个疗程。④预防量，每次 4 片，间隔 15 日服药 1 次，睡前服，可连续服 3 个月。

注意事项 ①有严重心脏病、结核病、肝病、肾损害以及过缓性心律失常患者均忌用。孕妇慎用。②预防用药时，少数患者有头痛、头晕、乏力、恶心或呕吐等反应，可自行消失。③仅个别患者有口周围麻胀感。

剂型规格 片剂：每片 0.25g。

咯萘啶
Malaridine

别名 双喹哌，疟乃停，Pyronaridine，Malaridinum

作用用途 本品主要杀灭裂殖体，抗疟疗效显著。其机制可能是破坏复合膜的结构与功能，以及食物泡的代谢活力而发挥迅速杀虫作用。常用其磷酸盐。口服和肌内注射达峰时间分别为 1.4 小时和 0.75 小时；口服生物利用度约为 40%，$t_{1/2}$ 2～3 日。药物在肝中浓度最高，尿中排泄 1%～2%。其特点为对氯喹有抗药性的患者亦有效。适用于治疗各种疟疾包括脑型疟和凶险疟疾的危重患者。

用法用量 成人 ①口服：第一日为每次 0.3g，日服 2 次，间隔 4～6 小时。第二日、第三日各服 1 次。②静脉滴注：每次 3～6mg/kg 体重，加入 5% 葡萄糖注射液 200～500ml 中，于 2～3 小时左右滴完。间隔 6～8 小时重复 1 次，12 小时内，总剂量相当于 12mg/kg 体重。③臀部肌内注射：每次 2～3mg/kg 体重，共给 2 次，间隔 4～6 小时。

小儿 口服：总剂量为 24mg/kg 体重，分 3 次服。

注意事项 ①严重心、肝、肾病患者慎用。②肌内注射后局部有硬块，少数患者有头昏、恶心、心悸等反应。③口服后少数病例出现轻度腹痛，胃部不适。④与邻二甲氧嘧啶、乙胺嘧啶合用，有增效作用，可减少复燃及防止、延缓耐药性的产生。与伯氨喹合用有较好的根治间日疟作用，根治率达 98%。

剂型规格 ①片剂：每片 100mg。②注射剂：每支 80mg（2ml）。

青蒿素
Artemisinin

别名 黄蒿素，黄花蒿素，黄花素，Arteannuin

作用用途 本品为一具有过氧基团的新型倍半萜内酯，是由黄花蒿中提取的成分，为高效、速效的抗疟药。主要作用于疟原虫的红内期，主要影响疟原虫的表膜及线粒体的功能，阻断以宿主红细胞浆为营养的供给，起到杀灭疟原虫的作用。口服吸收迅速，达峰时间为 0.5～1 小时，红细胞内的浓度低于血浆中的浓度。主要分布于肠、肝、肾。可透过血脑屏障进入脑组织，体内代谢快。$t_{1/2}$ 为 4 小时。主要从肾及肠道排出，24 小时可排出 84%，72 小时仅少量残留，由于代谢与排泄均快，有效血药浓度维持时间短。不利于彻底杀灭疟原虫，故复发率较高。适用于间日疟、恶性疟，特别是抢救脑型疟有良效。其退热时间及疟原虫转阴时间都较氯喹短，对氯喹有抗药性的疟原虫，使用本品亦有效。本品对血吸虫亦有杀灭作用。

用法用量 成人：①口服：首次 1g，间隔 6～8 小时后再服 0.5g，第二日、第三日各服 0.5g。3 日为 1 疗程。②深部肌内注射：首次 200mg，间隔 6～8 小时后再肌内注射100mg，第二日、第三日各肌内注射100mg，总量500mg；或每日肌内注射300mg，连用3日，总量900mg。③直肠给药：首次0.6g，6小时后0.6g，第2、3日各服0.4g。

小儿 **深部肌内注射**：15mg/kg体重。按上述②方法3日内注完。

注意事项 ①孕妇禁用。②注射部位较浅时，易引起局部疼痛和硬块。③个别患者可出现一过性转氨酶升高及轻度皮疹。④少数病例有轻度恶心、呕吐、腹泻等不良反应，不加治疗可很快恢复正常。

剂型规格 ①片剂：每片50mg；100mg。②注射剂：每支50mg（2ml）；100mg（2ml）；200mg（2ml）；300mg（2ml）。③栓剂：每枚100mg；200mg；300mg；400mg。

蒿甲醚
Artemether

别名 青蒿素甲醚，Artemetherin，Dihydroartemisinin

作用用途 本品由青蒿素还原并甲醚化而制得，是青蒿素衍生物。为疟原虫红内期裂殖体杀灭剂，能迅速控制症状并杀灭疟原虫。但对恶性疟配子体无效。对抗氯喹恶性疟同样有效。动物实验证明，其抗疟作用为青蒿素的10~20倍。其毒性较低，但有一定的胚胎毒性，表现在胚胎吸收。体内转运迅速，排泄快，静脉注射24小时或72小时后大部分药物被代谢，并生成脱醚甲基代谢物。尿中几乎找不到原形药物。人体肌内注射10mg/kg后，达峰时间为7小时，最高血药浓度为0.8μg/ml左右，$t_{1/2}$为13小时左右。体内分布广泛，脑中最多，肝、肾次之。主要经粪便排泄，其次为尿排泄。本品对恶性疟（包括抗氯喹恶性及凶险型）的疗效较佳，近期疗效可达100%，用药后2日内多数病例血中原虫转阴并退烧。复燃率8%左右，较青蒿素低，与伯氨喹合用可进一步降低复燃率。本品尚有退热作用，临床还用于急性上呼吸道感染的高热患者，对症处理，取得较好疗效。本品肌内注射后0.5小时左右体温呈梯形逐渐下降，出汗少，4~6小时左右再逐渐回升，无体温骤降现象，退热作用稳定，不引起患者虚脱。

用法用量 **成人** ①**口服**：首剂3.2mg/kg体重，第2~5日，1.6mg/kg体重，每日1次，连服5~7日。②**肌内注射**：首剂160mg，第二日起每次80mg，每日1次，连用5日。

小儿 **肌内注射**：首剂3.2mg/kg体重，第2~5日，1.6mg/kg体重，每日1次。

注意事项 ①妊娠3个月内孕妇慎用。②不良反应较轻，个别患者有一过低热，AST、ALT酶轻度升高，网织红细胞一过性减少。③注射剂遇冷如有凝固现象，可微温溶解后用。

剂型规格 ①胶囊剂：每粒40mg。②注射剂：每支80mg（1ml）。

吡啶
Pyacrin

作用用途 本品对疟原虫红内期有杀灭作用，用以控制发作，也可用于耐氯喹地区脑型疟疾的急救。本品可与周效磺胺（如磺胺多辛）等合用可提高疗效。

用法用量 ①**口服**：首次0.3g，以后每次0.2g，每日2次，连服3日。②**静脉滴注**：第一日0.3g，第二日、第三日各0.15g，加于葡萄糖注射液中滴注。

注意事项 ①可见消化道反应及皮疹，可引起肝损害。②本品由尿排泄，尿显棕褐色。

剂型规格 ①片剂：每片0.15g。②注射剂：每支0.1g。

双氢青蒿素
Dihydroarteannuin

别名 科泰新

作用用途 本品对疟原虫无性体有强的杀灭作用，能迅速杀灭红细胞内期疟原虫，控制症状和杀灭疟原虫。本品毒性较低。口服吸收良好，起效迅速。吸收快，分布广，排泄和代谢迅速。生物利用度明显高于青蒿素。本品可用于各类疟疾。尤其适用于抗氯喹和哌喹的恶性疟和凶险型脑型疟疾的救治。

用法用量 **成人** ①**口服**：每日1次，每日60mg，首剂量加倍；连用5~7日。②**直肠给药**：每次60mg，每日1次，首剂加倍，连用7日，总剂量480mg。

儿童 **口服**：按年龄递减。

注意事项 ①孕妇慎用。②少数病例有轻度网织红细胞一过性减少。③避光，密闭，在冷处保存。

剂型规格 ①片剂：每片20mg。②栓剂：每枚10mg；20mg；60mg。

双氢青蒿素磷酸哌喹
Dihydroartemisinin and Piperaquine Phosphate

别名 阿特健，科泰复，双氢青蒿素哌喹，粤特快，Artekin

作用用途 本品是双氢青蒿素和磷酸哌喹的复方制剂，临床用于恶性疟、间日疟。

用法用量 **口服** ①**16岁以上患者**：每次2片，开始时6~8小时1次，然后在第24小时、第32小时用药1次，共4次。②**11~15岁**：每次1.5片；**7~10岁**：每次1片；**小于7岁**：建议用颗粒剂。片剂用药时间、次数同成人。

注意事项 ①禁忌：对本品过敏者、严重肝肾疾病、血液病、妊娠早期。②哺乳期妇女尚不明确。③慎用：肝功能不全、肾功能不全。④按规定用药症状未改善时应谨慎。⑤不良反应：头晕、头痛、睡眠不佳、食欲不振、恶心、呕吐、腹痛、腹泻、ALT及AST一过性升高、耳聋、皮疹等。

剂型规格 片剂：每片含双氢青蒿素 40mg、磷酸哌喹 320mg。

青蒿琥酯
Artesunate

别名 青蒿酯，二氢青蒿素-12α-丁二酸单酯，还原青蒿琥珀酸单酯

作用用途 本品为青蒿素的衍生物，对疟原虫无性体有较强的杀灭作用，奏效快，能迅速控制疟疾发作。静脉注射后血药浓度很快下降，体内分布广，以肠、肝、肾较高。$t_{1/2}$ 为 30 分钟左右，主要在体内代谢转化，仅有少量以原形经肾、肠道排泄。宜联合应用防止疟疾复发的药物，以达根治目的。适用于脑型疟及各种危重疟疾的抢救。

用法用量 **成人** ①口服：首剂 100mg，第二日起每次 50mg，每日 2 次，连服 5 日。②静脉注射：临用前，加入所附的 5% 碳酸氢钠注射液 0.6ml，振摇 1 分钟，待完全溶解后，加 5% 葡萄糖注射液或葡萄糖氯化钠注射液 5.4ml 稀释，使每毫升溶液含本品 10mg，缓慢静脉注射。首次 60mg 或按 1.2mg/kg 体重；危重者，首次剂量可加至 120mg，3 日为一疗程，总剂量为 240~300mg。

7 岁以下小儿 **静脉注射**：按 1.5mg/kg 体重，首次剂量后 4、24、48 小时各重复注射 1 次。

注意事项 ①孕妇慎用。②推荐剂量未见不良反应，如使用过量（大于 2.75mg/kg 体重），可能出现外周网织细胞一过性降低。③本品对恶性疟配子体无效，故症状控制后，宜再用其他抗疟药根治。

剂型规格 ①片剂：每片 50mg；100mg。②注射剂：每支 60mg。

本芴醇
Benflumetol

别名 Benflumetolum，Lumefantrine

作用用途 本品能杀灭疟原虫红内期无性体，杀虫比较彻底，治愈率达 95% 左右，但对红前期和配子体无效。本品口服吸收慢，达峰时间为 4~5 小时，$t_{1/2}$ 为 24~72 小时。消除亦慢，在体内停留时间较长。本品主要用于恶性疟疾，尤其适用于抗氯喹恶性疟疾的治疗。

用法用量 **成人** **口服**：4 日疗法：第 1 日顿服 800mg，第 2、3、4 日各顿服 400mg。

儿童 **口服**：每日顿服 8mg/kg 体重，连服 4 日，首剂量加倍，儿童首剂最大用量不超过 600mg。

注意事项 ①心脏病和肾病患者慎用。②恶性疟患者，在症状控制及红内期疟原虫消灭后可使用伯氨喹杀灭配子体。③临床观察少数患者可出现心电图 Q-T 间期一过性轻度延长。④避光，阴凉处保存。

剂型规格 胶丸剂：每粒 0.1g。

卤泛群
Halofantrine

作用用途 本品对红细胞的疟原虫有杀灭作用。本品不同于其他抗疟药，因其作用于疟原虫的线粒体，故无交叉耐药性。本品口服吸收缓慢且不恒定，食物可以促进其吸收。T_{max} 约为 3.3 小时，疟疾患者需 15~16 小时。$t_{1/2}$ 约为 1~6 月。本品适用于恶性疟的治疗，而且对耐氯喹株有效。

用法用量 **口服**：每次 0.5g，12 小时内连服 3 次。

注意事项 ①孕妇、哺乳期妇女禁用。②有心脏病、维生素 B$_1$ 缺乏症、电解质紊乱等患者忌用。③服用抗心律失常药和其他抗疟药者忌用。④饱腹时不能服用，以免影响其生物利用度。⑤服用本品可出现白细胞减少，肝酶升高、腹痛、腹泻、恶心、呕吐、皮疹、静脉内溶血等不良反应。

剂型规格 片剂：每片 0.25g。

二、主要用于防止疟疾复发与传播的抗疟药

伯氨喹
Primaquine

别名 伯氨喹啉，伯喹，磷酸伯氨喹啉，Primaquine Phosphate，Primaquinum

作用用途 本品是 8-氨基喹啉类抗疟药，对红外期与配子体有杀灭作用，而有防复发和中断传播的作用。但对红内期的作用较弱，能抑制疟原虫线粒体的氧化作用，使线粒体形态发生改变，线粒体肿胀，出现胞浆空泡，使疟原虫摄氧量显著减少。同时，伯氨喹在体内转变为具有较强氧化活性的喹啉醌衍生物，它能将红细胞内的还原型谷胱甘肽（GSH）转变为氧化型谷胱甘肽（GSSH），当后者还原时，需要消耗还原型辅酶 Ⅱ（NADPH）。由于继发性红外期疟原虫在肝细胞内发育时已消耗辅酶 Ⅱ（NADP），而伯氨喹的衍生物又干扰辅酶 Ⅱ 的还原过程，从而影响疟原虫的糖代谢。本品口服后吸收迅速，2~3 小时达血药峰浓度，约 153ng/ml。生物利用度为 96%，主要分布于肝，其次为肺、脑和心等组织内。$t_{1/2}$ 3~6 小时，8 小时后血中残存量很少。自尿排出总量仅为口服剂量的 1% 左右，其余为其代谢物，每日必须用药。本品主要用于间日疟、三日疟的复发和传播，防止恶性疟的传播。本品不用于预防，因对红前期无效，对疟原虫红内期无效，因而不能控制症状。

用法用量 **成人** **口服**：①根治间日疟，每次 26.4~52.8mg，每日 1 次，连服 14 日，或每日 39.6mg，连服 8 日。服此药前 3 日，同服氯喹，或在第 1、2 日同服乙胺嘧啶。②控制疟疾传播，配合氯喹等治疗恶性疟时，每日 26.4mg，连服 3 日。

儿童 **口服**：根治间日疟，每日 0.39mg/kg 体重，连服 14 日。

注意事项 ①孕妇忌用，肝、肾、血液系统疾病及糖尿病患者慎用。②本品毒性大。每日剂量超过52.8mg时，易发生疲乏、头昏、恶心、呕吐、腹痛、发绀、药物热等症状，停药后可自行恢复。③少数特异质者在红细胞缺乏葡萄糖-6-磷酸脱氢酶时，应用本品后可发生正铁血红蛋白血症及急性溶血性贫血。这时，应立即停药，对症治疗，如给予地塞米松或泼尼松可缓解，并静脉滴注5%葡萄糖氯化钠注射液，严重者需输血治疗。

剂型规格 片剂：每片13.2mg；26.4mg（相当于伯氨喹7.5mg）。

三、主要用于预防疟疾的抗疟药

乙胺嘧啶
Pyrimethamine

别名 达拉匹林，息疟定，乙氨嘧啶，Daraprim，Malocide

作用用途 本品可抑制疟原虫的二氢叶酸还原酶转变为四氢叶酸，导致核酸的合成减少，并通过抑制细胞核的分裂而阻碍疟原虫的繁殖。本品口服后在胃肠道吸收完全，但较缓慢，约4小时达峰浓度。主要分布于肝、肾、肺等组织，代谢产物由肾脏缓慢排出，$t_{1/2}$约为90小时。本品对某些恶性疟及间日疟疟原虫的原发性红外期有抑制作用，再加上排泄缓慢，作用较持久，故可用来预防疟疾。一次服药，其预防作用可维持1周以上。本品对疟原虫配子体无明显作用，但含药血液进入蚊体后，可影响配子体在蚊体内的发育，故可阻断传播。对疟原虫红外期有作用，故常与伯氨喹合用以抗复发。本品主要用于预防疟疾，也可用于预防中枢神经系统白血病。

用法用量 成人　口服：①预防疟疾，每次25mg，每周1次，小儿酌减。②预防复发，每日25~50mg，连服2日。

小儿　预防复发，酌减，多联用伯氨喹。

注意事项 ①肾功能不良者慎用，孕妇忌用。②可引起过敏性、红斑样、水疱样药疹。③本品排泄慢，长期用药应定期检查血象。④在预防疟疾服药期间，要将本品置儿童拿不到的地方。因本品具有糖果香味，若误服或超剂量服用可导致急性中毒，引起惊厥、抽搐，甚至死亡。急救法是：洗胃、催吐、输液（或饮用输液）、利尿药，抽搐者注射巴比妥类药，并用亚叶酸钙对抗。

剂型规格 ①片剂：每片6.25mg。②膜剂：每格6.25mg。

磺胺多辛
Sulfadoxine

别名 磺胺邻二甲嘧啶，周效磺胺，SDM，Sulfadimoxine

作用用途 本品为周效磺胺类药，现已少用于溶血性链球菌，肺炎球菌及志贺菌属等所致感染，而多与乙胺嘧啶联合用于防治耐氯喹的恶性疟原虫所致的疟疾，亦可用于疟疾的预防。

用法用量 成人　口服：①用于上述敏感菌所致感染时，首剂1~1.5g，以后每次0.5~1g，每4~7日服1次（但已少用此药）。②预防疟疾，复方乙胺嘧啶，开始服药时服2片，连服2日，每日1次，以后隔10日服2片。预防疟疾效果好。复方磷酸哌喹片，每次服4片，每日1次，可维持20日以上的预防作用，但服用一般不超过4个月。

儿童　口服：首剂30~40mg/kg体重，以后每次15~30mg/kg体重，每4~7日1次。

注意事项 ①对肝、肾功能减退和磺胺类药物过敏者，心脏病患者忌用。②偶有头晕、头痛、恶心、药疹及白细胞减少等。③其他不良反应同其他磺胺类药。

剂型规格 ①片剂：每片0.5g。②复方乙胺嘧啶片（别名抗疟片二号、防疟片2号），每片含本品250mg，乙胺嘧啶17.5mg。③复方磷酸哌喹片（别名抗疟三号片、防疟3号片）：每片含磺胺多辛50mg和哌喹磷酸盐150mg（以游离碱计）。

第二节　抗阿米巴病药

卡巴肿
Carbarsone

别名 碳酰苯肿，对脲基苯肿酸，Fenarsone

作用用途 本品能抑制虫体巯基醇系的活动，杀灭阿米巴滋养体，但作用比依米丁慢而弱。由于口服后只有小部分被吸收，大部分留在肠内，故能肃清肠腔内滋养体和包囊，但其吸收量不足以杀灭组织内原虫，因此，只对轻症慢性阿米巴痢疾和带虫囊者有效，对急性阿米巴痢疾效果很差，对肠外阿米巴病无效。又可用于阴道滴虫病及丝虫病（仅对丝虫成虫有效）。由于本品疗效较差，不良反应较多，临床上已较少用。

用法用量 口服：①阿米巴痢疾，每次0.1~0.2g，每日3次，连服10日。重复治疗，应间隔7~14日，必要时以本品1g溶于2%碳酸氢钠溶液200ml中做保留灌肠，隔夜1次，共用5次，灌肠当日，停止内服。②阴道滴虫病，每次0.2~0.4g，每晚或隔日晚置于阴道内，

7日为一疗程。③丝虫病，每次 0.125 ~ 0.25g，每日 2 次，连服 10 日，常与乙胺嗪或左旋咪唑合用，以增强效果。

注意事项 ①肝、肾功能减退及对肿剂过敏者禁用。②偶有皮疹、荨麻疹、恶心、呕吐、腹泻。出现症状应即停药。③严重反应为体重减轻及多尿，偶见剥脱性皮炎、粒细胞缺乏症及肝炎等应立即停药。④肿剂能引起继发肿性皮炎的角膜炎、中毒性视力减弱、一过性近视、视网膜和玻璃体出血。如肿剂中毒，用二巯基丙醇解毒。

剂型规格 片剂：每片 0.1g；0.2g。

喹碘方
Chiniofon

别名 安痢生，药特灵，Iodoquinoline，Yatren

作用用途 本品对阿米巴滋养体有作用，在体外需很高浓度才能杀死溶组织阿米巴原虫，治疗量在肠内达不到这种浓度，对肠外阿米巴病无效。对急性阿米巴痢疾及较顽固病例，宜与甲硝唑、依米丁合用。口服仅 13% 左右被吸收，被吸收部分在 12 小时内大部分以原形从尿排出。临床治疗无症状的带虫者或慢性阿米巴痢疾。

用法用量 **成人** ①口服：每次 0.5g，每日 3 次。3 日后，每次 1g，每日 3 次，连服 7 ~ 10 日。②灌肠：2% ~ 2.5% 水溶液 200ml 做保留灌肠，每晚 1 次，连用 7 日。此时口服量可减半。

小儿 口服：每次 5 ~ 10mg/kg 体重，每日 3 次，连服 7 ~ 10 日。

注意事项 ①对碘过敏者、甲状腺肿大、严重肝肾功能不良者慎用。②大剂量可引起腹泻及其他胃肠道反应。

剂型规格 片剂：每片 0.25g。

依米丁
Emetine

别名 吐根碱

作用用途 本品能杀灭溶组织阿米巴滋养体，主要是干扰其分裂与繁殖。口服后常引起恶心呕吐，一般采用深部皮下注射。吸收良好，大部分集中于肝脏、肺、肾、脾及肠壁、脑等分布较少。主要由肾脏排出，通常注射后 20 ~ 40 分钟即在尿中发现。在体内有蓄积性，当注射完毕后 40 ~ 60 日尿中仍有微量排出。本品由于在肝脏的浓度超过在肠壁中的浓度，故这可能是应用本品治疗阿米巴肝炎或肝脓肿疗效高于阿米巴痢疾的原因。本品适用于急性阿米巴痢疾急需控制症状者，不适用于慢性阿米巴痢疾及无症状的带包囊者。

用法用量 皮下注射或肌内注射：阿米巴痢疾，每日 1mg/kg 体重（最高剂量以 60kg 计算），分 2 次进行深部肌内或皮下注射，连用 6 ~ 10 日为一疗程。如未愈，30

日后再进行第二疗程。治蝎子蜇伤：以本品 3% ~ 6% 注射液少许注入蜇孔内即可。

注意事项 ①注射本品前静脉注射 10% 葡萄糖酸钙 10ml 可减轻其不良反应。②重症心脏病、高度贫血、肝肾功能明显减退者，即将手术的患者、老弱患者、孕妇与幼婴均禁用。③用药后期出现的不良反应是：恶心、呕吐、腹痛、腹泻、肌无力等。④本品有神经毒性和心脏毒性，偶见周围神经炎；对心肌损害表现为血压下降、心前区疼痛、脉细弱、心律失常、心力衰竭等，如有心电图变化，立即停药。否则易导致急性心肌炎而引起死亡。⑤本品排泄缓慢，易蓄积中毒，对人的致死量为 10 ~ 20mg/kg 体重，不宜长期连续用药。⑥使用本品期间禁酒及刺激性食品。⑦注射前后 2 小时必须卧床休息，检查心脏与血压有无改变。⑧本品不可静脉给药或肌内注射，也不能口服。

剂型规格 注射剂：每支 30mg（1ml）；60mg（1ml）。

氯碘羟喹
Clioquinol

别名 氯碘喹，维沃仿，消虫痢，Vioform

作用用途 本品口服有相当部分被吸收。1 次口服 0.25g，4 ~ 8 小时最高浓度平均达 5μg/ml。相当于口服量的 1/4 由尿排出，主要为葡萄糖醛酸结合物。$t_{1/2}$ 为 11 ~ 14 小时。本品主要用于轻症慢性阿米巴痢疾或无症状的带包囊者，还有抗细菌和抗真菌作用。

用法用量 **成人** 口服：每次 0.25 ~ 0.5g，每日 3 ~ 4 次，连用 10 日。

小儿 口服：每次 5 ~ 10mg/kg 体重。

注意事项 ①对碘过敏、甲状腺肿大及肝功能不良者慎用。②可引起亚急性髓鞘-视神经病变，表现为下肢感觉异常，步态混乱，视觉损害和精神症状。

剂型规格 片剂：每片 0.25g。

双碘喹啉
Diiodohydroxyquinoline

别名 双碘方，双碘喹，双碘羟喹啉，Diodoquin，Iodoquinol

作用用途 本品具有直接杀灭阿米巴滋养体作用，抑制肠内共生菌而间接抑制阿米巴的生长与繁殖。适用于轻症慢性阿米巴痢疾或无症状的带包囊者。

用法用量 **成人** 口服：每次 0.4 ~ 0.6g，每日 3 次。

小儿 口服：每次 5 ~ 10mg/kg 体重。连服 14 ~ 21 日。

注意事项 ①对碘过敏者禁用。②甲状腺肿大及肝功能不良者慎用。③副作用轻微。近年有引起儿童视神经萎缩、视力丧失的报道。

剂型规格 片剂：每片 0.2g；0.3g。

巴龙霉素
Paromomycin

别名 巴母霉素，Humatin

作用用途 本品为氨基糖苷类抗生素。口服难吸收。对阿米巴滋养体有直接杀灭作用。还能抑制肠道内大肠菌群的生长而发挥间接抗阿米巴作用。其强度约为吐根碱的2倍。口服后极少吸收。肌内注射0.6g巴龙霉素磷酸盐，血药浓度于2小时达峰值，6小时下降至10μg/ml，24小时已测不到，血浆$t_{1/2}$为5小时，主要经肾脏排泄。用于急性阿米巴痢疾。对牛绦虫、猪绦虫及短膜壳绦虫有驱虫作用。还可用于细菌性痢疾和急性肠道阿米巴痢疾的混合感染。

用法用量 口服：①治疗阿米巴痢疾和肠道感染，每日1.5～2.5g，分次口服，5～10日为一疗程。②治疗绦虫病，每日30～50mg/kg体重，连服5日。

注意事项 ①肾功能不良者禁用。大剂量可导致便秘，随后有腹泻、腹痛。②口服几乎不吸收，偶见胃肠道不适。③偶可引起吸收不良综合征。④长期口服后，也可能引起听力损害。⑤肌内注射毒性很强，可造成肾脏及听神经损害。

剂型规格 片剂（硫酸巴龙霉素片）：每片0.1g；0.25g。

二氯尼特
Diloxanide

别名 安特酰胺，二氯散，氯胺酚，Entamide

作用用途 本品能直接杀灭阿米巴原虫，用于治疗肠内外阿米巴病，作用较缓和。

用法用量 口服：每次0.5g，每日3次，10日为1疗程。

注意事项 有轻微胃肠道不适感。偶有荨麻疹出现；曾有发生蛋白尿的病例报道。

剂型规格 片剂：每片0.25g；0.5g。

二氯散糖酸酯
Diloxanide Furoate

别名 糖酯酰胺，Furamide

作用用途 本品直接杀灭阿米巴的作用比吐根碱强。口服体内消除快，大部分6小时内由尿排出。临床上主要用于慢性阿米巴痢疾及带包囊者。

用法用量 口服：每次0.5g，每日3次，10日为1疗程。

注意事项 有较度的胃肠道不适感。

剂型规格 片剂：每片0.5g。

尼莫唑
Nimorazole

别名 尼莫拉唑，硝咪吗啉，硝唑吗啉，Acterol，Esclama，Forle，Nitrimidazine

作用用途 本品为5-硝基咪唑衍生物，抗菌作用及应用同甲硝唑。本品口服后能迅速从胃肠道吸收，1小时内达血药峰浓度，在唾液和阴道的分泌物较高，与另外两种活性代谢物由尿一起排出。临床用于治疗溶组织阿米巴、滴虫、肠鞭毛虫、利什曼原虫病。

用法用量 成人　口服：①治疗阿米巴，每次500mg，每日2次，连服5日。②治疗滴虫，成人，单剂量2g，与饭同服，或每次250mg，每日2次，连服6日。③治疗贾第鞭毛虫病，每次500mg，每日2次，连服5日。④治疗文森感染，单剂量口服，每次500mg，连服2日。

儿童　口服：体重>10kg者，每日500mg，体重<10kg，每日250mg，连用5日。

注意事项 ①孕妇禁用。②可致血象改变，白细胞减少。③肝功能不足者应酌情减量。

剂型规格 片剂：每片500mg。

泛喹酮
Phanquinone

别名 安痢平，Entobex

作用用途 本品对溶组织阿米巴滋养体、肠梨形虫、滴虫及革兰阴性杆菌等都有抑制作用。可用于急慢性阿米巴痢疾。

用法用量 口服：每次0.1g，每日3次，连服10日。

剂型规格 片剂：每片50mg。

去氢依米丁
Dehydroemetine

作用用途 本品为抗阿米巴病药，并有抗血吸虫及其他吸虫（肝吸虫）的作用。用于治疗急性阿米巴痢疾或肝脓肿。

用法用量 皮下注射：每日60～80mg，共用10日。

注意事项 常见不良反应为血压降低；偶见多发性神经炎、心肌中毒等。毒性比依米丁小，但仍应参照依米丁有关事项用本品。

剂型规格 注射剂（盐酸去氢依米丁）：每支30mg（1ml）。

第三节 抗滴虫病和抗吸虫病药

一、抗滴虫病药

甲硝唑
Metronidazole

别名 甲硝哒唑,甲硝基羟乙唑,甲硝乙唑,咪唑尼达,美曲硝唑,灭滴灵,灭滴唑,硝基羟乙唑,Atrivyl,Elyzol,Flagyl,Metryl,Miediling

作用用途 本品为硝基咪唑衍生物,对大多数厌氧菌具有良好抗菌作用,但对需氧菌和兼性厌氧菌活性较差。本品对滴虫、阿米巴原虫、麦地那龙线虫等病原体也有很强的作用。临床适用于以下病症:①治疗阴道滴虫病。②治疗肠道及组织内阿米巴病。③治疗小袋虫病和皮肤利什曼病、贾第虫病等。④用于治疗各种厌氧菌感染,如败血症、心内膜炎、脓胸、肺脓肿、腹腔感染、盆腔感染、妇科感染、骨和关节感染、脑膜炎、脑脓肿、皮肤软组织感染、幽门螺杆菌相关性胃炎或消化性溃疡。⑤治疗厌氧菌所致的牙周感染。⑥外用制剂可用于炎性丘疹、脓疱、酒渣鼻、痤疮、疥疮等。

用法用量 **成人** 口服:①滴虫病,每次200mg,每日3次;阴道给药,每次200mg,每晚1次,连用7~10日。男、女同治可获得很好疗效。②阿米巴病,每次400~800mg,每日3次,5日为一疗程。③厌氧菌感染,每次0.2~0.8g,每8小时1次,7日为一疗程。也可静脉滴注。④贾第鞭毛虫病,每次400~800mg,每日3次,5日为一疗程。⑤酒渣鼻,口服,每次200mg,每日2~3次,配合5%~20%甲硝唑霜外搽,每日3次,一疗程3周。⑥治贾氏鞭毛虫病,常用量每次400~800mg,5~7日为1疗程。

婴儿及儿童 口服:厌氧菌感染,每次7.5mg/kg体重。

注意事项 ①哺乳期妇女及孕妇禁用;中枢神经系统疾病和血液病患者禁用。②可有食欲不振、恶心、呕吐、腹泻等反应,偶见头痛、失眠、皮疹、白细胞减少,少见膀胱炎、排尿困难、肢体麻木及感觉异常,停药可恢复。③服药期间应忌酒。

剂型规格 ①片剂:每片200mg。②注射剂:每瓶0.5g(100ml);0.5g(250ml)。③栓剂:每枚0.5g。④阴道泡腾片:每片200mg。

替硝唑
Tinidazole

别名 替尼达唑,砜硝唑,服净,Fasigyn,Finidazole

作用用途 本品对大多数厌氧菌有很强的抗菌作用,对滴虫、阿米巴原虫、鞭毛虫也有很好的抗菌作用。本品是甲硝唑的替代品,其抗厌氧菌及抗原虫作用是甲硝唑的8倍。口服吸收良好,2小时达血药峰浓度。口服2g后,最高血药浓度为40~50μg/ml,24小时为10~20μg/ml;72小时仍可检出为1μg/ml,$t_{1/2}$为12~14小时。血浆蛋白结合率为12%,能进入各种体液,并可通过血脑屏障。本品主要经肾排出,少量随粪排出。中度或重度肾功能不良者的药代动力学无明显变化。本品用于厌氧菌的感染,如阴道炎、毛滴虫、贾第鞭毛虫病、阿米巴痢疾和阿米巴肝脓肿。

用法用量 **成人** 口服:①阴道滴虫病,每次2g,必要时重复1次,须男女配偶同治以防再次感染。②梨形鞭毛虫病,每次2g。③肠阿米巴病,每日2g,服2~3日。④肝阿米巴病,每日1.5~2g,连用3日,必要时可延长至5~10日。

儿童 口服:①阴道滴虫病,每次50~75mg/kg体重,必要时重复1次。②肠阿米巴病,每日50~60mg,连用5日。

注意事项 ①禁用于血液病史者及器质性神经系统疾病者。妊娠期头3个月禁用,以后应慎用。②哺乳期妇女禁用。③有恶心、腹泻等不良反应。

剂型规格 ①片剂:每片150mg;500mg。②注射剂:每瓶400mg(200ml);800mg(400ml)。③栓剂:每枚200mg。

奥硝唑
Ornidazole

别名 奥博林,博威,滴比露,衡博来,甲硝咪氯丙醇,氯丙硝唑,奥诺星,固特,圣诺安,潇然,Betiral,Danubial,Invigan,Mebaxol,Oniz,Tiberal,Tinerol

作用用途 本品为第三代硝基咪唑类衍生物,对脆弱拟杆菌、狄氏拟杆菌、卵圆拟杆菌、多形拟杆菌、普通拟杆菌、梭状芽孢杆菌、真杆菌、消化球菌和消化链球菌、幽门螺杆菌、黑色素拟杆菌、梭杆菌、牙龈类杆菌、厌氧菌有效。用于由厌氧菌感染引起的多种疾病;男女泌尿生殖道毛滴虫、贾第鞭毛虫感染引起的疾病(如阴道滴虫病);肠、肝阿米巴病(如阿米巴痢疾、阿米巴肝脓肿);手术前预防感染和手术后厌氧菌感染的治疗。

用法用量 **成人** 1. 口服。(1)厌氧菌感染:①预防术后感染,手术前12小时服用1500mg,以后每次500mg,每日2次,直至术后3~5日。②治疗厌氧菌引起的感染,每次500mg,每日2次。(2)毛滴虫病:①急性毛滴虫病,于夜间单次服用1500mg。②慢性毛滴虫病,每次500mg,每日2次,共计5日。患者的性伙伴应接受同样的治疗,以避免重复感染。(3)阿米巴病:

①阿米巴痢疾，于夜间顿服 1500mg，共计 3 日。②其他阿米巴病，每次 500mg，每日 2 次。**2. 静脉滴注**。（1）厌氧菌感染：①手术前后预防感染，术前 1~2 小时静脉滴注 1000mg，术后 12 小时静脉滴注 500mg，术后 24 小时静脉滴注 500mg。②治疗厌氧菌引起的感染，初始剂量为 500~1000mg。然后每 12 小时静脉滴注 500mg，连用 3~6 日。如病人症状改善，建议改用口服制剂。（2）治疗严重阿米巴病：初始剂量为 500~1000mg，以后每 12 小时静脉滴注 500mg，连用 3~6 日。

儿童 1. 口服。（1）厌氧菌感染：①超过 35kg 者，每次 500mg，每日 2 次。②不足 35kg 者，每日 20mg/kg 体重，分 2 次服用。（2）急性毛滴虫病：1 日顿服 25mg/kg 体重。（3）阿米巴病：①阿米巴痢疾，超过 60kg 者，于餐后用 1000mg，每日 2 次，连服 3 日；超过 35kg 者，于晚间顿服 1500mg，共服 3 日；低于 35kg 者，饭后顿服 40mg/kg 体重，连服 3 日。②其他阿米巴病，超过 35kg 者，每次 500mg，每日 2 次；不足 35kg 者，每日顿服 25mg/kg 体重，连服 5~10 日。**2. 静脉滴注**。每日 20~30mg/kg 体重，每 12 小时 1 次，滴注时间为 30 分钟。

注意事项 ①对本品或对硝基咪唑类药物过敏者；各种器官硬化症、造血功能低下、慢性酒精中毒患者；有脑和脊髓病变的患者禁用。②有中枢神经系统疾病（如癫痫、多毛性硬化症）的患者，有肝脏疾病的患者慎用。③可见头痛、疲劳、强直、困倦、眩晕、颤抖、四肢麻木、痉挛、癫痫发作、运动失调和神经错乱、意识短暂消失等中枢神经系统症状；轻度胃部不适（如恶心、呕吐）、胃痛、口腔异味、肝功能异常等消化系统症状；白细胞减少；皮疹、瘙痒等不良反应。

剂型规格 ①片剂：每片 250mg。②胶囊剂：每粒 250mg。③注射剂：每支 250mg。④奥硝唑氯化钠注射液：100ml：250mg（奥硝唑）－860mg（氯化钠）；100ml：500mg（奥硝唑）－830mg（氯化钠）；100ml：500mg（奥硝唑）－850mg（氯化钠）。

塞克硝唑
Secnidazole

别名 甲硝唑丙醇，护炎洁，西尼，明捷，Flagentyl，PM-185184，RP-14539

作用用途 本品为抗滴虫和阿米巴病药物。其结构、性质与甲硝唑相似，其 $t_{1/2}$ 较长。单剂量给药后 3 小时接近血浆峰值 40mg/ml，血中维持时间较替硝唑长，$t_{1/2}$ 女性为 14.3±1.3 小时，男性为 20.2±3.1 小时，平均为 17.0 小时。

用法用量 成人 口服。治疗肠阿米巴病、鞭毛虫病、滴虫病，单剂量给药 2g。

儿童 口服。30mg/kg 体重，单次或分次给药。

注意事项 本品不良反应较少，恶心发生率 4%。

剂型规格 ①片剂：每片 250mg；500mg。②胶囊剂：每粒 250mg。③颗粒剂：每袋 500mg（含 75mg）。

硝唑尼特
Nitazoxanide

别名 NTZ

作用用途 本品为硝基噻唑苯酰胺化合物，其结构与阿司匹林类似。在体内、体外均有活性。对厌氧菌（甲硝唑敏感或耐药菌株）及幽门螺杆菌的活性强于甲硝唑。对隐孢子虫、贾第鞭毛虫、阿米巴原虫引起的原虫性腹泻有良好的疗效，且可用于治疗艾滋病患者的隐孢子虫病。主要用于治疗隐孢子虫、贾第鞭毛虫、阿米巴原虫引起的原虫性腹泻。

用法用量 成人 口服。①治疗小球隐孢子虫所致腹泻：每次 500mg，每日 1 次，连服 3 日；②治疗贾第鞭毛虫病：每次 500mg，每日 2 次，连服 3 日；③治疗艾滋病患者的隐孢子虫病：每次 500mg，每日 2 次，连服 3 个月，可改善艾滋病患者因隐孢子虫病引起的症状。

儿童 口服。①治疗小球隐孢子虫引起的腹泻：**1~4 岁**，每次 100mg，每日 2 次，连服 3 日。**4~11 岁**，每次 200mg，每日 2 次，连服 3 日。②贾第鞭毛虫病：**1~4 岁**，每次 100mg，每日 2 次，连服 3 日。**4~11 岁**，每次 200mg，每日 2 次，连服 3 日。

注意事项 有低血压伴心动过速、头痛、腹痛、恶心、呕吐、转氨酶升高等不良反应。

剂型规格 ①片剂：每片 500mg。②混悬剂：60ml（20mg/ml）。

哌硝噻唑
Piperanitrozole

作用用途 本品为 5-硝基噻唑类抗原虫药物，对阴道滴虫和阿米巴原虫均有抑制和杀灭作用，口服有效，不良反应较少。适用于阴道滴虫病，肠道滴虫病，急、慢性阿米巴痢疾和阿米巴肝脓肿等。

用法用量 口服：每次 0.1g，每日 3 次，7~10 日为一疗程。如原虫检查尚未转阴，可连服 2 个疗程，直至治愈。男女同治可避免重复感染。

注意事项 ①一般无不良反应，但有肝毒性，故肝功能不良和肝病患者慎用。②用药后个别患者发生全身性紫癜及白细胞、血小板下降现象。停药并给利血生等，可迅速恢复正常。

剂型规格 ①片剂：每片 0.1g。②阴道片：每片 0.1g。

乙酰胂胺
Acetarsol

作用用途 本品对阴道滴虫和阿米巴原虫均有抑制作用。因毒性较大，且有蓄积作用，一般不内服，常制成阴道片，治疗阴道滴虫病。

用法用量 外用：每晚塞入阴道后穹窿部 1~2 片，次晨坐浴，连用 10~14 日。

注意事项 ①月经期间忌用。②用药期间禁止性交。③局部有轻度刺激，可使分泌物增多。

剂型规格 片剂（滴维净片，阴道用）：每片含乙酰肿胺 0.25g，硼酸 0.03g。

二乙酰邻苯二酚
Dimethylis Phthalas

别名 苯二甲酸甲酯，滴见灭，酞酸甲酯，Avolin，DMP，Fermine，Mipax，Palalionl

作用用途 本品对滴虫具有抑制和杀灭作用。适用于滴虫性阴道炎。

用法用量 外用：①泡腾片，每次 2~3 片，直接置入阴道后穹窿部，每日 1 次，连用 5 日。②栓剂，每次 1 枚，置入阴道穹窿部，每日 1 次，连用 5 日。

注意事项 ①片剂有一定刺激性，少数患者用药后有外阴部痒感和下腹部坠胀感，停药后可自行消失。②栓剂目前未见明显刺激性和其他副作用。

剂型规格 ①泡腾片：每片 100mg。②栓剂：每枚 200mg。

二、抗吸虫病药

吡喹酮
Praziquantel

别名 环吡异喹酮，Biltricide，Embay - 8440，Pyquiton

作用用途 本品对日本血吸虫、曼氏血吸虫和埃及血吸虫、华支睾吸虫、肺吸虫、姜片虫、绦虫和囊虫病均有效，是广谱抗蠕虫药。其作用特点是：血吸虫接触吡喹酮后迅速兴奋，继而减弱和完全被抑制而挛缩。本品还能改变虫体对 Ca^{2+} 的渗透性，促使 Ca^{2+} 内流而使虫体挛缩。体外培养的或感染小鼠体内的血吸虫经本品作用后，均可迅速而广泛地损害血吸虫的皮层，透射电镜显示，虫的皮层细胞突起，肿胀，分泌减少，并出现巨大空泡，继而分泌体完全消失。细胞质突起破裂或溶解，终致虫的皮层结构为空泡所取代。此外，虫的肌纤维明显肿胀和溶解。对虫的糖代谢也有明显的抑制作用，影响虫体对葡萄糖的摄入，促进虫体内糖原的分解，使糖原明显减少或消失。口服后约 80% 自消化道迅速吸收，达 C_{max} 为 0.5~1 小时。体内分布以肝、肾、脂肪组织含量最高。主要经肝代谢，代谢物经肾排出，24 小时内可排出 72%，乳汁中药物浓度相当于血药浓度的 25%。与血浆蛋白结合率为 80%。$t_{1/2}$ 1~1.5 小时。其特点是：剂量小、疗程短、高效、低毒，使用方便。用于治疗血吸虫、肺吸虫、华支睾吸虫及绦虫感染。

用法用量 （1）**口服**：①血吸虫病，每次 10mg/kg 体重，每日 3 次，慢性血吸虫病，连服 2 日，急性血吸虫病，可连服 4~6 日。②绦虫病，10~20mg/kg 体重，1 次顿服。③囊虫病，每日 30mg/kg 体重，连服 4 日。④姜片虫病，15mg/kg 体重，分 2 次服。（2）**外涂**：预防血吸虫病，0.1%，皮肤涂擦。

注意事项 ①有严重心、肝、肾病及精神病史和癫痫患者慎用。②脑囊虫患者，应住院治疗，注意脑压增高要及时处理。③服首剂 1 小时后可出现的不适有：头昏、头痛、乏力、腹痛、腹泻、腹胀、恶心、多汗、关节酸痛、腰酸、肌束震颤、早搏、失眠等，一般不需处理可自行消失。④成年患者服药后大多心率减慢，儿童则多数心率增快。⑤偶见心电图改变和血清谷丙转氨酶升高等。

剂型规格 ①片剂：每片 0.2g。②缓释片剂：每片 0.2g。

没食子酸锑钠
Antimony Sodium Subgallate

别名 次没锑钠，锑-273，Sb-273

作用用途 本品按释放锑速度的不同，有缓释片和中速片两种，以中速片较常用。主要用于治疗慢性早期血吸虫病。本品胃肠道缓慢吸收，服药后 48 小时血锑浓度达到最高值。在体内有蓄积作用，连续服药后，随着服药次数的增加血锑浓度相应增高。测定心、肝、肾三个脏器的含锑量，可减少呕吐发生率，说明消化道对本品有适应性。

用法用量 成人　口服：治疗方法有 10 日疗法和 15 日疗法。①10 日疗法中速片的总量按没食子酸锑钠计算为 0.35g/kg 体重。②15 日疗法为 0.4g/kg 体重。

小儿　口服：剂量可酌情增加，年老体弱者可酌情减少。剂量的增减一般在 5%~10%。

本品对胃肠道刺激性较大，故开始时要先服适应片，以减轻胃肠道的刺激。在正式疗程开始前 1 日睡前及治疗当日早饭后，分别服适应片 20mg 及 40mg。适应片宜在饭后 3 小时空腹时少量温水送服。每日所服中速片一般于早饭后 2 小时服用，晚饭后一顿可略多 1~2 片，此时饮水量不限，缓释片现少用，其 10 日疗法总量按没食子酸锑钠计算为 0.5g/kg 体重，15 日疗法为 0.6g/kg 体重。

注意事项 ①消化道刺激较重。②15 日疗法比 10 日疗法的不良反应少，男性比女性反应轻，儿童比成人反应缓和。体质较好的男患者与儿童可用 10 日疗法，体质较差的男患者与女患者宜用 15 日疗法。

剂型规格 ①中速片剂：每片 0.3g，含没食子酸锑钠 0.2g。②缓释片剂：每片 0.4g，含没食子酸锑钠 0.2g。③适应片剂：每片 0.12g，含没食子酸锑钠 10mg。

酒石酸锑钾
Antimony Potassium Tartrate

别名 吐酒石

作用用途 本品对血吸虫有直接杀死作用，静脉注射治疗量的本品能直接引起血吸虫生理功能和组织形态上的变化，表现为虫体蜷缩，吸盘失去吸着血管壁的能力，并被血流带入肝脏（即"肝移"）。血吸虫多次经锑剂作用后，虫体萎缩，生殖器官退化，雌虫停止产卵，最后被宿主细胞包围，形成死虫结节。口服吸收不规则，静脉注射15分钟后血药浓度达峰值，$t_{1/2}$为1小时。红细胞内含锑量为血浆的4~8倍，组织中以肝、胆囊中含锑量最高。对胃肠道刺激性大。可静脉注射给药，长期应用有蓄积性。本品主要用于体质较好的慢性血吸虫病患者，经退热症状改善后的急性血吸虫病患者，及一般情况较好、无黄疸和脱水的晚期血吸虫病患者。

用法用量 静脉注射：①20日疗法：总量25mg/kg体重，男性不超过1.5g，女性不超过1.3g；分20次，每日静脉注射1次，用药6日，休息1日。②3日疗法：总量12mg/kg体重，最高不超过0.7g，总量在0.6g以下者，等分为6次，每日上、下午各静脉注射1次，两次之间不少于5小时；0.6g以上者可延至第4日，注射后卧床休息2小时，如发现严重反应，应中止治疗。

注意事项 ①3日疗法禁用于孕妇、儿童、老人及伴有并发症的患者。②用药后早期可发生过敏反应。中期常见胃肠道反应；晚期可出现毒性反应，如黄疸、肝功衰竭、心律失常、阿斯综合征，后者可用阿托品等救治。③在20世纪50年代，该药曾是我国治疗血吸虫病的主要药物，但由于使用不便，不良反应严重，故现已不用。

剂型规格 注射剂：每支0.1g（10ml）。

硝硫氰胺

Nithiocyanamine

别名 硝二苯胺异硫氰，异硫氰胺苯酯，Amoscanate，GO-9333，Thiosinamine

作用用途 本品对血吸虫成虫有杀灭作用。可能由于虫体三羧酸循环受到干扰，虫体缺乏能量供应，最后导致死亡。给药后第2日可见虫体全部"肝移"。可用于各型血吸虫病。但对童虫作用弱。对钩虫病、姜片虫也有效。

用法用量 口服：①胶囊剂，6~7mg/kg体重，总量不超过350mg。分3次服，每日1次，3日内服完。②固体分散片，总量125~175mg，分3次服，每日1次，3日内服完。治疗钩虫病：可选用上述一种药物，总量每日125mg，分6次服完。

注意事项 ①不良反应：头昏、眩晕、失眠、乏力、共济失调等中枢神经症状，重者出现定向障碍，不能行走，少数出现轻度精神障碍。严重者应停药对症治疗。②在治疗后1~2周，少数迟至4周后出现黄疸，其发生率为4%~6%。③精神病患者、有功能性眩晕史者（如癔病、神经衰弱）、肝功能严重不良者、肝炎患者、孕妇、哺乳期妇女禁用。

剂型规格 ①片剂：每片25mg。②胶囊剂：每粒25mg；50mg。

硝硫氰酯

Nitroscanate

别名 硝硫苯酯

作用用途 本品为抗血吸虫病药物，为硝硫氰胺的衍生物。作用机制是干扰虫体三羧循环代谢，使虫体缺乏能量供应，最后导致虫体死亡。主要用于治疗血吸虫病。

用法用量 口服：总剂量26mg/kg体重（不超过1.5g），等量分为3剂，每日1剂，1次服下，连服3日。

注意事项 ①精神病患者、孕妇、哺乳期妇女禁用，有功能眩晕史者忌用。②肝炎患者、转氨酶升高者、大便多次孵化阴性者不宜用。③不良反应与硝硫氰胺相似但较轻。个别患者有心悸和早搏、皮疹和肌肉酸痛等。

六氯对二甲苯

Hexachloroparaxylene

别名 血防-846，Helol，Hexachloroparaxylol

作用用途 本品为广谱驱虫药。可抑制华支睾吸虫及姜片虫、肺吸虫的蚴虫生长发育，高浓度时有杀虫作用；虫体经药物作用后，睾丸、卵巢均有破坏。对肺吸虫成虫的作用较幼虫为佳；本品口服后主要在小肠吸收，脂肪和酒都能促其吸收。主要在肝内代谢，由尿排出，排泄慢，连服有蓄积作用。本品主要治疗血吸虫病、华支睾吸虫病、肺吸虫病及姜片虫病。

用法用量 口服：①血吸虫病，每日50~100mg/kg体重，7日为一疗程。②华支睾吸虫及肺吸虫病，每日50mg/kg体重（体重50kg以上者仍按50kg计算），6~12日为一疗程。③姜片虫病，每次50mg/kg体重。每晚1次，连服2日。便秘患者给轻泻剂。

注意事项 ①有家族精神病史、癫痫史、癔病、严重神经官能症、内耳眩晕症、周围神经病变、肝炎、严重血液病以及孕妇、哺乳期妇女均禁用。②治疗期间及治疗后1周内，禁止饮酒及高脂肪饮食。极少数患者，可出现兴奋、严重失眠、多语，甚至精神障碍，应及时给予对症治疗，如及时给予镇静药。②本品有蓄积作用，毒性反应多在治疗结束后3~6个月才消失。治疗中或治疗后1个月左右，可出现头昏、乏力、头痛。轻者可自行消失。重者可给维生素 B_1、烟酰胺或谷氨酸。还会出现眼花、色视、夜盲、恶心、腹泻、食欲不振、皮疹等，一般均能自行消失，重者可对症治疗。

剂型规格 ①片剂：每片0.25g。②滴丸剂：含本品40%。③粉剂：每100g含本品21g。

硫氧酚

Bithionol

别名 别丁，硫二氯酚，硫双二氯酚，Bitin

作用用途 本品对肺吸虫囊蚴有明显杀灭作用。治疗肺吸虫病疗效最佳；对姜片虫、华支睾吸虫及绦虫均有效。有蛔虫及钩虫病者，先驱蛔、钩虫后再服本品。本品口服易吸收，在血液中可维持较高浓度，隔日服药可维持有效血液浓度。

用法用量 口服：①肺吸虫病及华支睾吸虫病，每日50~60mg/kg体重，分3次服，隔日服。疗程总量30~45g。②姜片虫病，睡前半空腹将2~3g药物一次服完。③牛肉绦虫病，50mg/kg体重，分2次，间隔半小时，服完第二次药后3~4小时服泻药。

注意事项 ①有轻度头晕、头痛、呕吐、腹泻、腹痛和荨麻疹等反应。②个别患者有呼吸急促、不安、紫癜、血压下降、喉头水肿等过敏反应。③大剂量可发生中毒性肝炎，使血胆红素、GPT升高。④凡伴有蛔虫或钩虫感染者，服用前应先驱蛔虫和钩虫。

剂型规格 ①片剂：每片0.25g。②胶囊剂：每粒0.5g。

呋喃丙胺
Furapromide

别名 F-30066

作用用途 本品对日本血吸虫童虫、虫卵和成虫均有显著杀灭作用。因呋喃丙胺能杀死组织内各发育阶段的虫卵，所以对急性血吸虫病发热有明显退热及控制症状的作用。虫受药作用后糖原含量明显减少或消失，虫体麻痹，随血流入肝脏，最后变性虫体被宿主细胞包围消灭。口服后主要在小肠吸收，门静脉中血药浓度较肝静脉为高，而外周静脉血中几乎不能测出。本品大部分在肝内迅速代谢而失效，其代谢物由尿和胆汁排出。本品对姜片虫、华支睾吸虫也有效。治疗慢性、急性、部分晚期并发症的日本血吸虫病，还可用于姜片虫病及华支睾吸虫病。

用法用量 口服：①血吸虫病，每次20mg/kg体重，每日3次（每日最大量不超过3g），连服10日。于疗程的第1~3日，每日加用敌百虫肛门栓200mg。②姜片虫病，每日1~2g，分2次服，连服2~3日。

注意事项 ①有上消化道出血史、精神病史、癫痫病史、慢性肾炎、黄疸及肝功能减退者禁用。②少数患者可出现记忆力减退、情绪失常、行为异常等精神症状，停药后消失。③常见恶心、呕吐、腹泻、便血等胃肠道反应。

剂型规格 片剂：每片0.125g；0.25g；0.5g。

奥沙尼喹
Oxamniguine

别名 Mansil，UK4271，Vansil

作用用途 本品仅对曼氏血吸虫有杀灭作用，并且对雄虫的作用较对雌虫的作用为强，对各期童虫亦有效。曼氏血吸虫经本品0.4μg/ml作用16~18小时后，虫的

乌氨酸转氨酶活力下降27%~30%，24小时后，约有50%的雄虫和10%的雌虫死亡。感染的小鼠经口服本品200mg/kg后11天，其体内虫体的乌氨酸转氨酶下降87%。本品口服吸收良好，服后1~1.5小时达血药峰浓度，$t_{1/2}$为1~2.5小时。肌内注射本品的血药浓度较低，但维持时间较长。本品经肝脏代谢为无生物活性的酸性代谢物，并以6-羧基衍生物为主，从尿中排泄，给药后36小时，上述代谢物在尿中占41.4%~73.9%，而原药仅占0.4%~1.9%。曼氏血吸虫病患者1次口服本品12~15mg/kg体重的治愈率为81.5%~100%。本品适用于治疗曼氏血吸虫病，包括有肝脏肿大、腹水和有结肠息肉的患者。

用法用量 成人 口服：每次15mg/kg体重，每日2次，连用2天。15mg/kg体重，1次顿服。

儿童 口服：每次10mg/kg体重，每日2次，疗程为1天。

剂型规格 ①胶囊剂：每粒0.25g。②糖浆剂：0.5g（ml）。

美曲膦酯
Metrifonate

别名 敌百虫，Bilarioil，Dipterex，Dylox，Trichlorfen

作用用途 本品可抑制血吸虫的乙酰胆碱酯酶，使乙酰胆碱在虫体内聚集而麻痹虫体，被麻痹的血吸虫移置于不含敌百虫的培养液中培养时，虫体可迅速恢复正常活动。本品对曼氏血吸虫和日本血吸虫病无效，对血吸虫病则有较好的疗效。本品可在肠道内迅速被吸收，人口服敌百虫1~2小时，血药浓度达峰值。应用可同时测定敌百虫和敌敌畏的方法证明，血浆敌敌畏的含量约为敌百虫的1%，红细胞的为0.5%以下，半衰期为3小时，代谢物与葡萄糖醛酸结合，由肾脏排泄。本品也为广谱杀虫药，对蚊、蝇、蝇蛆、蜱、蚤、臭虫等和咀嚼口器农业害虫均有较好防治效果。主要是消毒和杀虫作用，可用于治疗家畜体内、外寄生虫。

用法用量 口服：①血吸虫患者每次7.5~10mg/kg体重，2周后再重复给药1次（治愈率为70%~80%，若每年给予3个疗程，则治愈率可达92%）。②家畜体内寄生虫，精制敌百虫，0.02g/kg体重。外用：用浓度0.1%本品涂刷体表防治家畜体外寄生虫。喷雾剂：灭蝇蚊，在粪液内喷洒浓度0.1%~2.5%本品杀灭蝇蛆、孑孓、地面灭蚤和臭虫等。

注意事项 ①重症肌无力患者禁用。②本品多次口服或1次口服较大剂量时，可出现拟胆碱能神经机能亢进的一系列症状。包括肌颤、头昏、乏力、恶心、呕吐、腹泻、多汗、胸闷、失眠、心动过缓，甚至昏厥和肌体瘫痪等，可用阿托品或解磷定治疗。③本品在碱性溶液中能转化成毒性较大的敌敌畏，经口中毒时，忌用碱性溶液洗胃。

剂型规格 片剂：每片0.05g；0.1g；0.3g。

第四节 驱肠虫药

一、广谱驱虫药及驱蛔虫药

哌嗪
Piperazine

别名 胡椒嗪，哌哔嗪，驱蛔灵，Anteper

作用用途 本品能使虫体肌肉麻痹，不能附着在宿主肠壁，而随粪便排出。其机制可能是哌嗪在虫体神经肌肉接头处发挥抗胆碱作用，阻断了神经冲动的传递。蛔虫在麻痹前不表现兴奋作用，故用药较安全。口服后胃肠道吸收迅速，一部分在体内代谢，其余由尿排出。临床用于蛔虫病，蛔虫所致的不完全肠梗阻和胆道蛔虫病绞痛的缓解期。亦可用于驱蛲虫。本品有枸橼酸盐和磷酸盐。

用法用量 成人 口服：①驱蛔虫，每日3~4g，睡前顿服，连服2~3日。②驱蛲虫，每次1~1.2g，每日2次，连服7~10日。

儿童 口服：①驱蛔虫，每日0.1~0.16g/kg体重（每日量不得超过3g）。睡前顿服，连用2日。②驱蛲虫，每次30mg/kg体重，每日2次（每日不超过2g），连服7~10日。

注意事项 ①有肝病、肾病、神经系统疾病或癫痫病史者，均不宜使用。②本品虽毒性低，但用量大时亦可引起头晕、头痛、恶心、呕吐，少数出现荨麻疹、乏力、胃肠功能紊乱等反应。③有便秘者可加服泻药。④口服过量（每日6g）可发生震颤、健忘、共济失调等神经症状。

剂型规格 ①枸橼酸哌嗪片：每片0.25g；0.5g。②磷酸哌嗪片：每片0.2g；0.5g。

噻嘧啶
Pyrantel

别名 抗虫灵，驱虫灵，噻吩嘧啶，双羟萘酸噻嘧啶，Antiminth

作用用途 本品为一广谱驱肠虫药，是去极化神经肌肉阻滞剂，有明显的烟碱样活性，通过抑制蛔虫体内的胆碱酯酶，阻滞虫体神经传导而使肌肉强烈收缩，导致痉挛性麻痹而止动，使虫体安全排出体外。另外，可使虫体单个细胞去极化，峰电位发放频率增加，肌张力亦增加，使虫体失去自主活动。其作用比哌嗪快。口服吸收少，大部分从粪便排泄。用于驱蛔虫、钩虫、蛲虫或混合感染。本品系噻嘧啶的羟萘酸盐。

用法用量 成人 ①口服：驱蛔、钩虫，10mg/kg体重。驱钩虫应连服3日。驱蛲虫，每次5~10mg/kg体重，连服1周。②外用：每晚洗净肛门，涂敷软膏于肛门周围和肛内，连用7日。

小儿 口服：①驱蛔、钩虫，每日30mg/kg体重，睡前1次顿服。驱蛲虫，每次30mg/kg体重。睡前顿服为宜。

注意事项 ①孕妇、急性肝炎、急性肾炎及严重心脏病患者忌用。②冠心病及严重溃疡病史者慎用。③偶见恶心、呕吐、腹痛、腹泻、头痛、皮疹和谷草转氨酶升高等反应，一般是暂时性的。④本品与哌嗪互相拮抗，不宜并用。

剂型规格 ①片剂：每片0.3g（相当碱基0.104g）。②软膏剂：3%。

左旋咪唑
Levamisole

别名 驱虫速，驱钩蛔，左咪唑，左旋驱虫净，左旋噻咪唑，左旋四咪唑，Ergamisol，Levasole

作用用途 本品为一种广谱驱肠虫药，为四咪唑的左旋体，可选择性地抑制虫体肌肉中的琥珀酸脱氢酶，使延胡索酸不能转化为琥珀酸，从而阻碍虫体肌肉的无氧代谢，而使能量产生减少，最终导致虫体肌肉麻痹随粪便排出。本品口服吸收快，药物在肝代谢，$t_{1/2}$ 4小时。原形药及其代谢产物可自肾、肠排出，乳汁中亦可测得，本品又是免疫调节剂。主要用于驱蛔虫、钩虫、蛲虫。对钩虫、蛔虫、丝虫的混合感染也有良好的效果。本品适用于集体治疗，常用本品盐酸盐。

用法用量 成人 口服：①驱蛔虫，每日1.5~2.5mg/kg体重，饭后1小时顿服，必要时1周后再服1次。②驱钩虫，每日1.5~2.5mg/kg体重，饭后1小时顿服，连服3日。③驱蛲虫，每次1mg/kg体重，睡前顿服，连服7日。④驱丝虫，每日4~6mg/kg体重，分1~3次饭后服，连服2~3日。

儿童 口服：驱蛔虫，每日2~3mg/kg体重，睡前顿服。

注意事项 ①妊娠早期、肝功能异常及肾功能减退患者慎用，原有血吸虫病者禁用。②服用本品后，可有头晕、恶心、呕吐及腹痛等，多数在数小时后自行恢复。③偶见流感样症状，如头痛、畏寒、高热、肌肉酸痛、全身不适等。④类风湿性关节炎患者用药后，易诱发粒细胞缺乏症。偶见白细胞减少。

剂型规格 ①片剂：每片25mg；50mg。②颗粒剂：5mg（1g）。③糖浆剂：每瓶0.8g（100ml）；4g（500ml）；16g（2000ml）。

甲苯达唑
Mebendazole

别名 爱尔康，安乐士，苯甲酰咪胺甲酯，二苯酮胍甲酯，二苯酮咪胺酯，甲苯咪唑，甲基咪唑，Vermil，Vermirax，Vermox，Vermoxum，Verpanyl

作用用途 本品为广谱驱虫药，可影响虫体多种生化代谢途径。用于治疗蛲虫病、蛔虫病、鞭虫病、钩虫病、粪类圆线虫病、绦虫病、包虫病和旋毛虫病。

用法用量 成人 口服：①驱钩虫、鞭虫：片剂每次100mg，每日2次，连服3~4日；第1次治疗未见效者，可于3周后再给予第2疗程。②驱蛔虫、蛲虫：顿服200mg，一次即可；混悬液200mg顿服。③驱粪类圆线虫、绦虫：每次300mg，每日2次，连服3日。④治疗包虫病：每日50mg/kg，分3次服，疗程3个月。

儿童 4岁以上，剂量同成人；4岁以下，每次100mg（5ml）。

注意事项 ①对本品过敏者、孕妇、未满2岁的幼儿禁用。②肝、肾功能不全者慎用。③偶可引起轻度头昏、头痛，时间短暂，可自行消失。④大剂量长期口服本品偶有个别病例可出现胃部刺激症状，如恶心、腹部不适、腹痛、腹泻等，尚可发生乏力、皮疹，偶见剥脱性皮炎、全身性脱毛症，嗜酸性粒细胞增多以及血清丙氨酸氨基转移酶、天门冬氨酸氨基转移酶、血尿素氮升高，粒细胞减少等，停药后均可自行恢复正常。

剂型规格 ①片剂：每片50mg；100mg。②胶囊剂：每粒50mg；100mg。③混悬剂：每瓶100mg（5ml）；600mg（30ml）；2g（100ml）。

氟苯达唑
Flubendazole

别名 氟苯酮咪胺酯，氟化甲苯咪唑，Flumoxal，Flumoxane，Fluoromebendazole，R-17889

作用用途 本品与甲苯咪唑具有相似的驱虫作用。可导致寄生虫消化道内皮细胞解体，而使胞质蜕变、溶解，以致死亡。对宿主细胞结构无影响。与食物同服可增加对本品的吸收。本品很少被胃肠道黏膜吸收，血浆及尿液中药物含量不及所服剂量的0.1%，在3日内80%本品随粪便排出。适用于驱钩虫、蛔虫、蛲虫和鞭虫，亦有不同程度杀灭丝虫能力，可用于治疗单一感染、混合感染和重度感染。

用法用量 口服：①治疗蛲虫，每次100mg，必要时2~3周后再给药1次。②治疗蛔虫、钩虫感染和鞭虫病，每次100mg，每日2次，连用3日。

注意事项 少数患者服药期间出现恶心、腹痛、肠鸣、消化不良、轻度疲劳、嗜睡和便秘等，反应均轻微而短暂。

剂型规格 ①片剂：每片100mg。②混悬剂：1%，10ml（100mg）。

奥苯达唑
Oxibendazole

别名 丙氧咪胺酯，丙氧咪唑，氧苯达唑

作用用途 本品为广谱驱肠虫药。对蛔虫、钩虫、鞭虫均有明显作用，对十二指肠钩虫、美洲钩虫有较好疗效，2日和3日疗法的虫卵转阴率可达56%~100%。

用法用量 口服：驱蛔虫、钩虫、鞭虫，每日10mg/kg体重，半空腹一次口服，连用3日。

注意事项 不良反应多为乏力、头昏，程度轻微，一般无须处理。

剂型规格 ①片剂：每片100mg。②胶囊剂：每粒100mg。

奥克太尔
Oxantel

别名 奥克生太，酚嘧啶，间酚嘧啶，羟嘧啶，Telopar

作用用途 本品为驱鞭虫药，类似噻嘧啶，可与其伍用，以提高疗效并增强抗虫谱。本品疗效高于甲苯达唑。

用法用量 口服：每日10~15mg/kg体重，轻症只服一次，严重感染需服2~3日。

注意事项 ①孕妇、心脏病患者禁用。②少数患者有轻度头昏、恶心、腹痛及腹部不适感，多在服药后5~8小时出现，2~3小时后可自行消失。③个别患者有较轻的心电图变化，亦可自行恢复。

剂型规格 片剂：每片100mg；350mg。

二、驱钩虫、绦虫、蛲虫药

阿苯达唑
Albendazole

别名 阿苯唑，阿丙条，丙硫丙咪唑，丙硫达唑，丙硫咪唑，肠虫清，抗尔虫，抗蠕敏，扑尔虫，史克肠虫清，Abentel，Eskazole，Valbazen，Zentel

作用用途 本品为苯骈咪唑类药，是驱虫谱较广、杀虫作用很强的一种，对各种线虫、绦虫均有高度活性，对虫卵发育也具有显著抑制作用。药物在体内代谢为亚砜和砜，通过抑制寄生虫肠壁细胞胞浆微管系统的聚合，能阻断寄生虫对葡萄糖摄取，导致虫体糖原耗竭。同时还抑制延胡索酸还原酶系统，阻碍三磷酸腺苷的产生，使寄生虫无法生存和繁殖。口服吸收良好，$t_{1/2}$为8.3小时，24小时内87%的药物从尿排出，13%药物从粪便排出。适用于驱蛔虫、蛲虫、钩虫、鞭虫。也用于家畜的驱虫。

用法用量 口服：①驱蛔虫、蛲虫、鞭虫，成人400mg，顿服。儿童用量减半。②驱钩虫，成人每日400mg，连用3日。儿童用量减半。

注意事项 ①孕妇、哺乳期妇女、有癫痫病史及对药物过敏史者均忌用。②有口干、恶心、腹痛、胃部不适、呕吐、腹泻、腹胀、头晕、乏力、食欲减退等轻微不良反应。③有严重肝、肾、心脏功能不全及活动性溃疡患

者慎用。且忌大剂量长期应用。

剂型规格 ①片剂：每片 200mg。②胶囊剂：每粒 200mg。

氯硝柳胺
Niclosamide

别名 灭绦灵，育米生，育末生，血防-67，Niclocide，Yomesan

作用用途 本品为驱绦虫药，口服吸收极少，在肠中保持高浓度，阻断虫体对葡萄糖摄取，抵制绦虫线粒体的氧化磷酸化，干扰其代谢，致使绦虫头节片和近段死亡而后随粪便排出，或被肠蛋白酶分解破坏。本品还能杀灭钉螺及血吸虫尾蚴、毛蚴。本品对人及植物无害，唯对鱼类有毒。主要用于驱绦虫和消失钉螺。

用法用量 口服：①驱牛绦虫、猪绦虫，早空腹服 1g，嚼碎后服下，间隔 1 小时后再服 1g。2 小时后服硫酸镁导泻。②驱短膜壳绦虫，每次 1g，每日 2 次，连服 7~8 日。③宜早晨空腹，应将药片充分嚼碎后服下，尽量少喝水，使药物在十二指肠上部达到较高浓度。

注意事项 ①偶见乏力、头晕、胸闷、恶心、腹部不适和发热，发痒等。②为防止服药后呕吐，使虫卵逆流入胃及十二指肠引起囊虫病，服药前宜先服甲氧氯普胺等止吐药。

剂型规格 ①片剂：每片 0.5g。②胶囊剂：每粒 0.5g。③糊剂（灭螺用）：50%。

鹤草酚
Agrimophol

作用用途 ①驱绦虫作用，本品 0.01% 的溶液对猪肉绦虫、牛肉绦虫、短膜壳绦虫及莫氏绦虫即有直接杀灭作用，对成虫作用比幼虫更为敏感。与同浓度的氯硝柳胺相比，本品的驱绦虫作用较快、较强，且对头节、颈节和体链均有直接毒杀作用，能迅速穿透绦虫体，使虫体痉挛致死。②对蛔虫作用，有明显的兴奋作用，故在蛔虫混合感染时，应先驱蛔虫。③抗血吸虫作用，与硝唑脒合用可使疗效显著提高，西药合用对宿主毒性无明显增加。本品在胃肠吸收缓慢，基本不再受破坏。在体内存留时间较长，分布以肝脏最高，脑中最低。口服 1 小时后，药物在肝脏中含量比其他组织中高 4 倍以上。$t_{1/2}$ 为 75 分钟。在体内可被代谢，但排泄缓慢，主要从粪便排出，3 日内排出量为服药量的 30% 左右，极小量从尿排出。本品适用于绦虫、滴虫感染的治疗。

用法用量 成人 口服：每日 0.7~0.8g，对牛肉绦虫，每日 1.2g。清晨空腹 1 次顿服，凉开水送下，当日早晨禁食，1.5 小时后服酚酞或硫酸镁导泻。另外，本品对短膜壳绦虫病，滴虫性肠炎等也有一定疗效。

小儿 口服：25mg/kg 体重。

注意事项 ①油类、酒、蓖麻油可增加其毒性，服药

期间忌食油腻及饮酒。②避免用蓖麻油导泻，尤其对年老、体弱、小儿营养不良或心脏病患者，宜选用酚酞导泻。③偶有恶心、呕吐、头晕、冷汗，或于服药半月后有一过性腹泻症状，偶可导致虚脱反应。④密闭，于阴凉处保存。

剂型规格 胶囊剂：每粒 0.15g。

恩波吡维胺
Pyrvinium Embonate

别名 吡维氯胺，恩波维铵，扑蛲灵，扑蛲喹，Molevac，Pamoas，Pouan，Pyrvinium，Povan

作用用途 本品为一花青类染料。主要干扰肠虫的呼吸酶系统，抑制需氧呼吸，并阻碍肠虫对葡萄糖的吸收，影响虫体的生长和繁殖。本品口服不吸收，全部经粪便排出。用于治疗蛲虫病。

用法用量 成人 口服：每次 0.25~0.3g，睡前 1 次服。为避免复发，可间隔 2~3 周再服 2~3 次。

儿童 口服：5mg/kg 体重（按盐基计），总量不超过 0.25g。

注意事项 ①偶有恶心、呕吐、腹泻、腹痛、肌肉痉挛及荨麻疹等反应。②胃肠道有炎症时不宜服用，以免增加吸收而造成严重反应。③本品服后粪便染成鲜红色。

剂型规格 片剂：每片 50mg。

噻苯唑
Tiabendazble

别名 噻苯哒唑，噻苯咪唑，噻唑苯咪，Bovizole，Mintezol，Thiabendazole

作用用途 本品为一广谱驱肠虫药，可能是抑制虫体的延胡索酸还原酶。口服后，在胃肠道吸收快，组织分布广，48 小时内由尿中排出量约占 90%，其余部分经粪便排出。用于蛔虫、钩虫、鞭虫、蛲虫、粪圆线虫和旋毛虫感染，以驱蛲虫效果最佳。

用法用量 口服：①每次 25mg/kg 体重，每日 2 次或顿服。驱蛲虫和粪圆线虫，连服 2~3 日。②驱旋毛虫，连服 5~7 日。③驱蠕虫蚴移行症，连服 7~10 日。

注意事项 ①孕妇慎用。②常见头晕、恶心、呕吐、腹痛、腹泻、食欲减退等症状。③偶见血糖下降、幻视、嗅觉障碍、白细胞减少、结晶尿、皮疹、重症多型红斑及氨基转移酶暂时升高。④有时刺激蛔虫引起游走，应予注意。

剂型规格 片剂：每片 0.25g。

噻乙吡啶
Thioethyl Pyridine

别名 噻乙啶，溴化噻吡啶，Thienpyridine，Thienpytin，Thioenpyridine

作用用途 本品为一种水溶性季铵盐类驱肠虫药。

其驱钩虫效果与噻嘧啶相当；驱蛲虫效果较佳。适用于治疗蛲虫、钩虫、蛔虫及混合感染。

用法用量 成人 口服：0.25g顿服。

小儿 口服：5mg/kg体重。

注意事项 可引起神经系统与消化道反应，以头昏、恶心为主，其次为头痛、流涎、呕吐等，一般不须处理可自行消失。

剂型规格 片剂：每片0.125g。

第五节 其他抗寄生虫药

乙胺嗪
Diethylcarbamazine

别名 海群生，枸橼乙胺嗪，克虫神，益群生，Banocide，Carbilazin，Diethlcarbanazine Citrate，Ditazin，Hetrazan

作用用途 本品为哌嗪的衍生物，对微丝蚴及成虫均有作用，能使血中微丝蚴迅速集中到肝脏的微血管内，经一定时间后，大部分被吞噬细胞所消灭。口服易吸收，服单剂0.2~0.4g后作用达峰时间为1~2小时，在体内分布均匀。反复给药后，在体内很少蓄积，$t_{1/2}$为8小时，服药48小时内以原形及代谢产物（70%以上）经肾排泄。用于马来丝虫病和斑氏丝虫病的治疗，对前者治疗效果较后者为佳。大剂量时可杀灭成虫。与卡巴胂合用，杀虫效果可增强。治疗丝虫时应先驱蛔虫。亦可用于治疗嗜伊红细胞增多症、哮喘等。常用本品枸橼酸盐。

用法用量 口服：①治疗丝虫病，每次0.2g，每日3次，连服7日。大剂量短程疗法：对马来丝虫病，1~1.5g，一次顿服或一日分2次服，亦可连用2日。②治疗斑氏丝虫病，总量3.0g，于2~3日内服完。预防，每日5~6mg/kg体重，连续服药6~7日。

注意事项 ①本品毒性甚低，偶有食欲减退、恶心、呕吐、头晕、头痛、乏力、失眠等。治疗期间由于大量微丝蚴和成虫杀灭后释放异性蛋白所致，可有畏寒、发热、头痛、肌肉关节痛、皮疹、瘙痒等反应。偶见过敏性喉头水肿、支气管痉挛、暂时性蛋白尿、血尿、肝肿大和压痛等。成虫死亡尚可引起局部反应，如淋巴管炎、淋巴结炎、精索炎、附睾炎等，并出现结节。②严重的马来丝虫病患者，于治疗前可先服抗组织胺药，且不宜采用大剂量短程疗法。③对有活动性肺结核、严重心脏病、肝病、肾病、急性传染病及孕妇、哺乳期妇女应暂缓治疗。对儿童有蛔虫感染者应先驱蛔虫。

剂型规格 片剂：每片50mg；100mg。

伊维菌素
Ivermectin

别名 麦克丁，Malkeding

作用用途 本品为放线菌属所产生的大环内酯avermectin B_1的二氢衍生物，系广谱抗线虫药物。它作

为神经递质γ-氨基丁酸（GABA）的激动剂，破坏GABA介导的中枢神经系统神经突触的传递过程，可能导致虫体神经系统麻痹而死亡。对成虫虽无作用，但可影响盘尾丝虫微丝蚴在雌虫子宫内的正常发育，并抑制其从孕虫子宫内释放，对微丝蚴的作用较乙胺嗪缓慢而持久。能迅速减少患者皮肤内的微丝蚴数，但对患者角膜和眼前房内的微丝蚴作用较缓慢。口服后血药浓度达峰时间为4小时，$t_{1/2}$约为10小时，仅口服剂量的1%~2%以原形从尿中排出，余随粪便排出。肝和脂肪组织中药物浓度甚高，不能透过血脑屏障。本品适用于治疗盘尾丝虫病。

用法用量 口服：①盘尾丝虫病：每次0.15~0.2mg/kg体重，每6~12个月1次，视症状和微丝蚴重现时间而定。由于不能杀死成虫，故不能根治，可防止微丝蚴所致眼部病变的发展。②粪类圆线虫病：0.2mg/kg体重，顿服。③蛔虫和蛲虫感染：0.05~0.2mg/kg体重，顿服，14岁以下顿服3mg。④钩虫、鞭虫感染：0.2~0.4mg/kg体重，14岁以下顿服6mg。

注意事项 ①服用本品后可出现皮疹或瘙痒（因皮内微丝蚴死亡所致）、颈部、腋窝、腹股沟部位淋巴结肿痛。个别患者还可出现眼部损害或者Mazzotti反应。②罕见头晕、体位性低血压、发热、头痛、关节酸痛、乏力等反应。偶见心电图改变，其意义不明。③血脑屏障减退者可见有中枢神经系统反应。④大剂量可出现嗜睡、运动失调、瞳孔散大、震颤等反应。⑤餐前1小时服用本品。

剂型规格 片剂：每片2.5mg；5mg；6mg。

呋喃嘧酮
Furapyrimidone

作用用途 本品为一种抗丝虫的化学合成新药。实验研究表明，本品具有较强的杀棉鼠丝虫成虫和微丝蚴的作用，对成虫的作用优于微丝蚴，对班氏丝虫的微丝蚴和成虫均有一定的作用，适用于治疗班氏丝虫病，对马来丝虫病也有肯定的疗效。疗效优于乙嗪。

用法用量 口服：每日20~50mg/kg体重，分2~3次服用，饭后30~60分钟服用。

注意事项 ①不良反应以发热和消化道症状较多。发热一般出现在服药3日后，热程多为2~3日。②消化道症状为恶心、呕吐、食欲减退等。③少数有四肢轻麻、

皮疹、心悸、胸闷，也有转氨酶轻微上升。④偶见心电图 T 波变化。

剂型规格 片剂：每片 50mg；100mg。

葡萄糖酸锑钠
Sodium Stibogluconate

别名 可乐锑，葡酸锑钠，圣露斯锑波霜，斯锑黑克，斯锑康，Pentostam，Sodium Antimony Gluconate，Solustibosan，Sticon，Stihek

作用用途 本品为五价锑制剂，在体内还原成三价锑，对利什曼原虫产生抑制作用，然后由机体巨噬细胞吞噬系统将原虫消灭。用于黑热病的治疗，可迅速减轻症状。本品注射后，肝中含量最高，脾次之，主要经肾排泄。注射后 24 小时内排泄 50% ~ 80%。

用法用量 成人 肌内或静脉注射：每次 1.9g（6ml），每日 1 次，连用 6 ~ 10 日；或总剂量 90 ~ 130mg/kg 体重（以 50kg 为限），分 6~10 份，每日 1 次。对敏感性较差的虫株感染，可重复 1 ~ 2 个疗程，间隔 10~14 日。对全身情况较差者，可每周注射 2 次，疗程 3 周或更长。对近期曾接受锑剂治疗者，可减少剂量。

小儿 肌内或静脉注射：总剂量 150 ~ 200mg/kg 体重，分 6 次给药，每日 1 次。

注意事项 ①本品毒性较三价锑剂为低，一般耐受良好。特殊反应包括肌内注射局部痛、肌痛、关节僵直和消化道症状。后期出现心电图改变（如 T 波低平或倒置、QT 间期延长等），为可逆性，但可能为严重心律失常的前兆。②肝、肾功能异常者应加强监测。罕见休克和突然死亡。

剂型规格 注射剂：每支 6ml（内含五价锑 0.6g，相当于葡萄糖酸锑钠 1.9g）。

三氯苯达唑
Triclabendazole

别名 Fasinex

作用用途 本品为苯并咪唑类药物，其确切作用机制尚不清楚。体外试验表明，本品可穿透虫体皮层，减少虫体活动，可能与影响微管作用有关。用于治疗肝片吸虫病、肺吸虫病。

用法用量 成人 口服：①肝片吸虫病：10mg/kg，单次空腹使用。严重感染给药 2 次，每次 10mg/kg，间隔 12 小时，餐后服用。②肺吸虫病：常用量 20mg/kg，分 2 次给药，间隔 12 小时，餐后服用。

注意事项 ①对本品或其他苯并咪唑类药物过敏者禁用。②可产生眩晕及头痛的神经系统不良反应，可在 5 日内缓解。③使用本品治疗肝片吸虫感染，在虫体排入肠道过程中可能引起右上腹疼痛，疼痛在 5 日内日可缓解。

剂型规格 片剂：每片 250mg。

喷他脒
Pentamidine

别名 戊烷脒

作用用途 本品作用机制尚未阐明，可能干扰核苷酸和核酸掺入 RNA 和 DNA，并抑制氧化磷酸化作用，从而影响 DNA、RNA、磷脂和蛋白质的生物合成，亦可能干扰叶酸盐的转换。本品口服不易吸收。本品为治疗黑热病（首选药为葡萄糖酸锑钠）和卡氏肺囊虫病（首选药为复方磺胺甲噁唑）的次选药物。本品仅用于对锑剂有耐药性或不能用锑剂的病例。亦可用于治疗早期非洲锥虫病。

用法用量 ①肌内注射：临用时新鲜配制成 10% 溶液，深部肌内注射。3~5mg/kg 体重，每日 1 次，卡氏肺囊虫病连用 14 日。②喷雾：（气溶）疗法用于预防或防止复发，每次 150mg，每 2 周 1 次（或每次 300mg，每日 1 次），每次 30 分钟，黑热病连用 14 日，必要时间隔 1~2 周后复治。早期非洲锥虫病连用 10 日。③静脉滴注：每日 3~5mg/kg 体重，每日 1 次。

注意事项 ①偶可引起肝肾功能损害（均为可逆性）、低血糖症或高血糖症、金属味、焦虑、头晕、头痛、神经质、昏厥、嗜睡、幻觉、疲乏无力、恶心、口渴、饥饿感、皮肤发红、皮疹、心动过速或心律不齐、出血倾向等。因此孕妇和哺乳期妇女、血液病、心脏病、糖尿病或低血糖症、肝肾功能不全、低血压等患者应慎用或禁用，并在用药期间进行血糖、肝及肾功能、血象、血清钙、心电图、血压等监测。肺结核患者慎用。②静脉注射易引起低血压以及其他严重即刻反应，某些系由于组胺释放所致。③肌内注射局部可发生硬结和疼痛，偶可形成脓肿。④本品与肾毒性药物同用时，应监测肾功能。⑤同时进行放射治疗可增加对骨髓的抑制作用，药物剂量宜减少。⑥本品可影响血糖、肝功能、肌酐、钾和钙等的检测结果。

剂型规格 注射剂：每支 0.2g；0.3g。

克罗米通
Crotamiton

别名 克罗他米通，优乐散，优力肤，优力斯，Eurax

作用用途 本品杀灭疥螨机制尚未阐明，用于疥疮。

用法用量 外用：治疗前洗澡，擦干，将本品从颏下涂搽全身皮肤，特别在皱折、手足、指趾间、潮湿部位如腋下和腹股沟。24 小时后涂第 2 次，再隔 48 小时洗澡将药洗去，穿上干净衣服，更换床单等。配偶和家中相同疾病患者同治。对顽固病例，1 周后重复 1 次；亦有人主张每日涂搽 1 次，连续 5~7 日。

注意事项 ①可引起接触性皮炎。②急性炎症性糜烂或渗出性皮肤损害患者禁用。③若误服本品，应立即洗胃。

剂型规格 ①乳膏剂：10%。②洗剂：10%。

升华硫
Sublimed Sulfur

作用用途 本品有杀细菌、杀真菌和杀虫作用，能去除油脂，并有角化促成和角质溶解作用。其杀菌活力是被表皮细胞或某些微生物将其转变成连五硫酸（$H_2S_5O_6$）的结果。主要用于痤疮、脂溢性皮炎、酒渣鼻、单纯糠疹、疥疮、恶急性和慢性湿疹、神经性皮炎、银屑病、头癣、体癣、手足癣。

用法用量 外用：①抗脂溢或角质溶解，外涂 5%～10%软膏，每日 1～2 次。②杀疥虫，5%～10%软膏外涂皮肤，每晚 1 次，连续 7 日，需要时 3 日后重复第二疗程。

注意事项 可引起接触性皮炎。与其他外用痤疮制剂及含汞制剂共用，在用药数日内皮肤可有发红和脱屑。

剂型规格 软膏剂：含5%；10%（制剂为硫黄软膏）。

硫代硫酸钠
Sodium Thiosulfate

别名 次亚硫酸钠，大苏打，海波，Hypo，Sodium Hyposulfide

作用用途 本品外用治花斑癣、疥疮。本品有抗过敏、解毒作用。

用法用量 静脉注射或肌内注射：治花斑癣、疥疮，每次（5%）5～10ml，每日 1～2 次。

注意事项 ①静脉注射不宜过快，以免引起血压下降。②有头晕、乏力、恶心、呕吐等症状。

剂型规格 ①注射剂：每支 0.32g；0.5g；0.64g；1g。

丙体六六六
Gamm Hexachlorocyclohexane

别名 丙体六氯，丙体六六六乳膏，环乙烷乳膏，疥灵霜，六六六乳膏

作用用途 本品主要用于疥疮、体虱等。

用法用量 成人 外用：将患处洗净，外搽，每周 1～2 次，颈下全身涂擦。每次 2～3 支，搽后保留 24 小时。如未愈，可再治疗 1～2 次。

注意事项 ①婴幼儿、孕妇、癫痫患者忌用。②不能涂于皮肤破损处，不宜与眼、口部接触。③10 岁以下儿童和精神病患者用药应遵医嘱。④患者用药前后的衣裤和被褥等均应保持清洁，以防止治愈后再感染。

剂型规格 乳膏剂：每支 0.1g（10g）。

第三章　神经系统用药

第一节　中枢兴奋药及抗抑郁症药

一、中枢兴奋药

中枢兴奋药是指能提高中枢神经系统功能活动的药。它能选择性地兴奋中枢神经系统，提高其机能活动。按治疗的需要，中枢兴奋药可分为四类。①清醒药：如咖啡因等。②精神振奋药：如苯丙胺、甲氯芬酯、哌醋甲酯等。③呼吸兴奋药：如尼可刹米、二甲氟林、洛贝林、贝美格、戊四氮等。④作用于脊髓运动神经元药：如士的宁等。

咖啡因
Caffeine

别名　茶素，枸橼酸咖啡因，咖啡碱，Methyltheobromine

作用用途　本品小剂量兴奋大脑皮层，振奋精神，解除疲劳，大剂量则兴奋延脑呼吸中枢及血管运动中枢，能收缩脑血管，可缓解偏头痛症状，并有较弱的兴奋心肌和利尿作用。临床用于对抗麻醉药、镇静催眠药引起的中毒，各种疾病所致的呼吸、循环衰竭，治疗头痛较佳，与麦角胺伍用，可治疗偏头痛。

用法用量　口服：每次 0.1～0.3g，每日 3 次；极量，每次 0.4g，每日 1.5g。

注意事项　①胃溃疡患者禁用。②妊娠妇女、精神病患者、心血管疾病患者、肝肾损害者、哺乳期妇女慎用。③大剂量可导致激动、不安、失眠、心悸、头痛，甚至引起惊厥。④可见胃部不适、恶心、呕吐等，⑤能使血糖微升。

剂型规格　片剂：每片 30mg；100mg；150mg；175mg；200mg；300mg。

苯甲酸钠咖啡因
Caffeine Sodium Benzoate

别名　安钠咖，CNB

作用用途　本品具有兴奋呼吸中枢及血管运动中枢作用，还具松弛胆道和支气管平滑肌作用、利尿作用，并能刺激胃液分泌，使胃酸增多、兴奋横纹肌。主要用于对抗严重急性传染病和中枢抑制药中毒所致的呼吸抑制和循环衰竭。

用法用量　成人　皮下注射或肌内注射：每次 0.25～0.5g，而后据病情于 2～4 小时内重复给药。一次极量

0.75g，每日极量 3g。

小儿　皮下或肌内注射：每次 6～12mg/kg 体重。

注意事项　①过量可引起失眠、激动不安、反射亢进、心动过速、肌肉抽搐等，对高热幼儿应注意。②可产生胃肠刺激症状。

剂型规格　注射剂：每支 0.25g（1ml）；0.5g（2ml）。

尼可刹米
Nikethamide

别名　二乙烟酰胺，可拉明，烟酸二乙胺，烟酸乙胺，Coramine

作用用途　本品能直接兴奋延脑呼吸中枢，并通过颈动脉窦和主动脉体化学感受器反射性地兴奋呼吸中枢，当呼吸处于抑制状态时，作用较明显，可使呼吸加深加快，提高呼吸中枢对二氧化碳的敏感性。对大脑皮层、血管运动中枢和脊髓也有较弱的兴奋作用。临床主要用于各种原因所致的呼吸抑制，尤其对肺心病引起的呼吸衰竭及吗啡所致的呼吸抑制效果较好。

用法用量　成人　皮下注射、静脉注射或肌内注射：每次 0.25～0.5g。极量，一次 1.25g。

儿童　**6 个月以下**，每次 75mg，**1 岁**，每次 125mg，**4～7 岁**，每次 175mg。

注意事项　①抽搐、惊厥患者禁用。②急性血卟啉病患者慎用。③小儿高热而无中枢性呼吸衰竭时禁用。④大剂量可出现高血压、心悸、心律失常、肌震颤等。

剂型规格　注射剂：每支 0.375g（1.5ml）；0.5g（2ml）；0.25g（1ml）。

洛贝林
Lobeline

别名　祛痰菜碱，山梗菜碱

作用用途　本品有烟碱样作用，对自主神经节先兴奋后麻痹。其特点是刺激颈动脉窦和主动脉体化学感受器，反射性兴奋呼吸中枢，使呼吸加深加快，但作用时间短暂。临床用于新生儿窒息、乙醚、三氯甲烷、一氧化碳、阿片中毒及白喉等传染病所引起的呼吸衰竭。

用法用量　成人　①**静脉注射**：每次 3mg。极量，每次 6mg，每日 20mg。②**皮下注射或肌内注射**：每次 3～10mg；极量，每次 20mg，每日 50mg。

儿童 静脉注射：每次 0.3~3mg，必要时每隔 30 分钟可重复给药；新生儿窒息可注射入脐静脉。**皮下注射或肌内注射**：每次 1~3mg。

注意事项 ①可有恶心、呕吐、呛咳、头痛、心悸等。②剂量过大，可产生呼吸麻痹和惊厥等中毒现象。

剂型规格 注射剂：每支 3mg（1ml）；10mg（1ml）；20mg（1ml）。

醋谷胺
Aceglutamide

别名 乙酰谷酰胺，Acetylglutamide
作用用途 本品为谷氨酰胺的乙酰化合物，有改善神经细胞代谢，维持神经应激能力及降低血氨的作用，并能通过血脑屏障。用于脑外伤昏迷、肝昏迷、偏瘫、高位截瘫、小儿麻痹后遗症、神经性头痛、腰痛等。亦可用于神经外科手术引起的昏迷及智力减退等。

用法用量 **肌内注射或静脉滴注**：1 日 100~600mg，静脉滴注时用 5% 或 10% 葡萄糖注射液 250ml 稀释后缓慢滴注。小儿剂量酌减。对神经性头痛、腰痛，可用穴位注射。

注意事项 应注意可能引起血压下降。

剂型规格 注射剂：每支 100mg（2ml）。

戊四氮
Pentetrazole

别名 卡地阿唑，五甲烯四氮唑，戊四唑，Cardiazol，Corazol，Leptazol，Metrazol
作用用途 本品能直接兴奋呼吸及血管运动中枢。适用于急性传染病、麻醉药及巴比妥类药中毒时引起的呼吸循环衰竭。但安全范围小，一般不用。

用法用量 **成人** ①**口服**：每次 0.1~0.3g；极量为每日 0.5g。②**肌内注射**：每次 0.05~0.1g，每 2 小时 1 次；极量为每日 0.3g。③**皮下注射**：同肌内注射。④**静脉注射**：应缓慢注射，每 1~2 分钟注入 0.1g，每 2 小时 1 次，极量为每日 0.3g。

注意事项 ①急性心内膜炎及主动脉瘤患者禁用。②小儿慎用。③大剂量可致惊厥。④不宜用于吗啡、普鲁卡因中毒解救。

剂型规格 注射剂：每支 0.1g（1ml）；0.3g（3ml）。

士的宁
Strychnine

别名 番木鳖碱，马钱子碱酸，士的年，Strychninic acid，Movellan
作用用途 对脊髓有选择性兴奋作用，可提高骨骼肌的紧张度。对大脑皮层亦有一定兴奋作用，使呼吸加深加快，血压上升。另外对大脑皮质中的视觉、嗅觉及听觉分析器均有一定兴奋作用。用于巴比妥类药物中毒，疗效不及贝美格且不安全。用于偏瘫、瘫痪及因注射链霉素引起的骨骼肌松弛、弱视症等。本品因安全范围小，现已少用。

用法用量 **皮下注射**：每次 1~3mg。**口服**：每次 1~3mg，每日 3 次；对抗链霉素引起的骨骼肌松弛，每次 1mg，每日 1 次。极量：皮下注射 1 次 5mg。

注意事项 ①高血压、动脉硬化、肝、肾功能不全、癫痫、破伤风、突眼性甲状腺肿患者忌用。②吗啡中毒，因脊髓处于兴奋状态，慎用本品解救。③过量易产生惊厥。④本品排泄缓慢，有蓄积作用，使用时间不宜太长。如出现惊厥，可立即静脉注射戊巴比妥钠 0.3~0.4g 以对抗，或用较大量的水合氯醛灌肠。如呼吸麻痹，须人工呼吸。口服本品中毒时，待惊厥控制后，以 0.1% 高锰酸钾液洗胃。

剂型规格 ①片剂：每片 1mg。②注射剂：每支 1mg（1ml）；2mg（1ml）。

贝美格
Bemegride

别名 美解眠，Eukraton，Malysol，Megimide
作用用途 本品主要兴奋脑干，兴奋呼吸中枢的作用明显、迅速，维持时间短。适用于巴比妥类、水合氯醛等中枢抑制剂的中毒，也可用于减少硫喷妥钠麻醉的深度，以及其他静脉全麻药的催醒剂。

用法用量 **静脉注射或静脉滴注**：每次 50mg，以 5% 葡萄糖注射液稀释后在 3~5 分钟内静脉滴注，或每 3~5 分钟静脉注射 50mg，直至病情改善或出现中毒症状为止。

注意事项 剂量过大或滴速过快可引起呕吐、腱反射增强及肌肉抽搐和惊厥等，中毒症状表现出情绪不安、精神错乱、幻视等。

剂型规格 注射剂：每支 50mg（10ml）。

多沙普仑
Doxapram

别名 佳苏伦，二苯吗啉乙吡酮，吗乙苯吡酮，盐酸吗苯咯酮，Dopram，Doxapril，Sbimulexin
作用用途 本品为非特异性呼吸兴奋药，其作用比尼可刹米强，大剂量直接兴奋延髓呼吸中枢，并作用于颈动脉化学受体，能纠正吗啡、芬太尼、巴比妥类、地西泮和氟烷等引起的呼吸抑制。一般静脉注射后立即生效，持续 5~12 分钟。临床用于全麻药所引起的呼吸抑制或暂停以及中枢抑制的催醒。

用法用量 **成人 静脉注射或静脉滴注**：①术后催醒，静脉注射，每次 0.5~1mg/kg 体重，必要时可相隔 5 分钟重复 1 次，总量不得超过 2mg/kg 体重。静脉滴注需用 5% 葡萄糖注射液或生理盐水注射液稀释至 1mg/ml，开始每分钟 5mg，获效后减至每分钟 1~3mg，总量最多

4mg/kg 体重。②中枢抑制催醒，1～2mg/kg 体重，必要时 5 分钟后可按需重复 1 次，维持量，每 1～2 小时 1～2mg/kg 体重，每日总量不超过 3g。

注意事项 ①颅内压、重度高血压、冠心病、妊娠期妇女及 12 岁以下儿童慎用。②癫痫、惊厥、严重肺部疾患者禁用。③心、脑血管患者、呼吸功能不全者以及癫痫、惊厥发作者慎用。④过量会引起惊厥、反射亢进等。⑤静脉滴注太快有引起溶血的危险，一次量注药漏到静脉处，或静脉滴注、静脉注射时间太长，能导致血栓性静脉炎或刺激局部皮肤。⑥本品能促使儿茶酚胺的释放增多，故在全麻药如氟烷、异氟烷等停用 10～20 分钟后才能使用。⑦偶见胸痛、胸闷、心搏快而不规则，血压升高等。⑧可见恶心、呕吐、头晕、头痛、腹泻、精神错乱等。

剂型规格 注射剂：每支 20mg（1ml）；100mg（5ml）。

二甲弗林
Dimefline

别名 回苏灵，Lemeflin，Reanimil

作用用途 本品对呼吸中枢有直接兴奋作用。适用于各种原因引起的中枢性呼吸衰竭、由中枢抑制药所致的呼吸抑制及外伤、手术等引起的休克。

用法用量 ①口服：每次 8～16mg，每日 2～3 次。②肌内注射或静脉注射：每次 8mg。③静脉滴注：每次 8～16mg，以注射用氯化钠溶液或葡萄糖注射液稀释。重症患者可用至 16～32mg。

注意事项 ①有惊厥史者忌用或慎用，肝肾功能不全、吗啡中毒及孕妇禁用。②静脉给药速度不宜过快。③可出现恶心、呕吐和皮肤烧灼感，大剂量可致抽搐或惊厥，小儿尤应注意。

剂型规格 ①片剂：每片 8mg。②注射剂：每支 8mg（2ml）。

甲氯芬酯
Meclofenoxate

别名 特维知，盐酸氯酯醒，遗尿丁，Clophenoxine，Lucidril

作用用途 本品主要用于大脑皮层，能促进脑细胞氧化还原，增加碳水化合物的利用，调节新陈代谢，对处于抑制的中枢神经系统有兴奋作用，但起效较慢。适用于新生儿缺氧症、脑外伤昏迷、儿童反应迟钝、小儿遗尿、酒精中毒及某些中枢和周围神经症状等。

用法用量 成人 ①口服：每次 100～300mg，每日 3 次，至少服用 1 周。②静脉滴注：每次 100～250mg，每日1～3 次。

儿童 口服：每次 100mg，每日 3 次。小儿：每次 60～100mg，每日 2 次。新生儿可注入脐静脉。

注意事项 ①高血压患者慎用，兴奋过度及有锥体外系症状者忌用。②偶可引起兴奋、失眠、血压变动、血管痛或倦怠。

剂型规格 ①片剂：每片 100mg。②胶囊剂：每粒 100mg。③注射剂：每支 100mg；250mg。

利鲁唑
Riluzole

别名 力如太，Rilutek

作用用途 本品通过独立和协同作用干扰若干靶分子位点而拮抗中枢神经系统内谷氨酸能神经传递。在两项大规模临床研究中证实，可延长肌萎缩侧索硬化（ALS）患者的存活期，推迟 ALS 患者发生呼吸功能障碍的时间。临床用于影响肌肉力量的神经系统疾病、肌萎缩侧索硬化症。

用法用量 成人和老人 口服：每次 50mg，每日 2 次。

注意事项 ①对本品重度过敏者、转氨酶超过正常值上限 3 倍以上的肝病患者和孕妇、哺乳期妇女禁用。②肝功异常者和转氨酶、胆红素升高者慎用。③常见副作用为乏力、恶心、肝功试验值升高等。④本品对儿童的有效性及安全性尚未确立。

剂型规格 片剂：每片 50mg。

一叶萩碱
Securinine

别名 叶萩碱，Securinan-11-Dne

作用用途 本品为中枢神经兴奋药，能兴奋脊髓，增强反射及肌肉紧张度。体内代谢较快，无蓄积作用。主要用于小儿麻痹后遗症、面神经麻痹和外伤性截瘫等；对神经衰弱、直立性低血压、眩晕及耳聋、耳鸣等有一定疗效。对癫痫、再生障碍性贫血和末梢神经炎等其他神经疾患也有一定疗效。

用法用量 （1）穴位注射：①小儿麻痹后遗症，每次 0.2～0.4mg/kg 体重，每次选 3～4 穴为一组，隔日或每日 1 次，轮流注射，约 20 次为一疗程。②面神经麻痹，在患侧选定九穴分为三组轮流注射，每穴每次 0.8～1.2mg，每日 1 组，12 次为一疗程，休息 1～2 日后可继续第二疗程。③外伤性截瘫，每穴 2mg，每日 1 次。④癫痫，每穴 2～4mg，总量 6～8mg，每日 1 次，10 日为一疗程，休息 3～5 日后可继续第二疗程。（2）肌内注射：成人，神经内科疾患，每次 8～16mg，每日 1 次，14 次为一疗程。

注意事项 ①可出现注射部位局部肿胀，一般于停药后 2～5 日即可自愈。②过量可致惊厥。③避免注入血管内。④穴位注射可根据中医经络取穴，亦可按神经走行的解剖位置取穴。

剂型规格 注射剂：每支 4mg（1mg）；8mg（2ml）。

胞磷胆碱
Citicoline

别名 胞二磷胆碱，二磷酸胞苷胆碱，尼可林，尼克林，思可林，Audes，Brassel，Cytidine Diphosphate Choline，Nicholin，Rexort

作用用途 本品为核苷衍生物，可促进卵磷脂的生物合成，增强脑干网状结构，特别是与意识相密切的上行网状结构激活系统的功能。还能增强锥体系统的功能，改善运动麻痹，并能减少大脑血管阻力，增加大脑血流和氧耗量，促进大脑的物质代谢。当大脑和中枢神经系统因各种外伤产生脑组织代谢障碍和意识障碍，应用本品可改善脑组织代谢，促进大脑功能恢复，对促进苏醒有一定作用。临床主要用于急性颅脑外伤和脑手术后引起的意识障碍，也用于中枢神经系统急性损伤引起的功能和意识障碍。

用法用量 ①肌内注射：每日0.2g。②静脉滴注：每日0.2~0.3g，用5%或10%葡萄糖注射液稀释后缓慢滴注，5~10日为一疗程。

注意事项 ①颅脑损伤急性期、颅内出血、孕妇、小儿慎用。②偶可引起失眠、头痛、眩晕、恶心、发热及一过性低血压。③脑内出血急性期不宜用大剂量。④遮光密闭保存。

剂型规格 注射剂：每支0.2g（2ml）；0.25g（2ml）。

哌甲酯
Methylphenidate

别名 利他林，利太林，哌醋甲酯，Ritalin

作用用途 本品为一较温和的中枢兴奋药，其作用类似苯甲胺，但拟交感作用较弱，成瘾性较小。对呼吸中枢兴奋作用较弱，对精神兴奋作用较强。能改善精神活动，缓解抑郁状态，减轻疲乏，清除嗜睡，作用比咖啡因强。主要用于儿童轻微脑功能失调综合征（MPD），也用于发作性睡病及巴比妥类引起的昏睡、倦怠和各种忧郁症、神经官能症等。还可用于各种原因引起的顽固性呃逆以及遗传性过敏性皮炎等。

用法用量 成人 ①口服：每次10mg，每日2~3次。遗传性过敏性皮炎，从每日10mg开始，逐日递增5mg，直到止痒或日剂量达45mg为止，共用2周。②肌内注射或静脉注射：每次10mg，每日1~3次。顽固性呃逆，肌内注射，每次20mg，必要时2小时可重复一次。

儿童 口服：轻微脑功能失调综合征，6岁以上，开始每次5mg，每日2次，于早饭及午饭前服，以后据疗效调整剂量，每日总量不宜超过60mg。

注意事项 ①癫痫、高血压、妊娠早期等患者慎用。②青光眼、激动性抑郁或过度兴奋者忌用，6岁以下儿童避免使用。③长期应用可致精神依赖或成瘾。④服用单胺氧化酶抑制剂者，需停药2周后方可服用本品。

⑤药物过量造成严重中毒者，可酌用小量的速效巴比妥类药物。同时可据情况行洗胃等措施，保持呼吸和循环功能，高热者可物理降温。⑥不良反应发生率与剂量有关，常见有食欲减退，偶见活动过多、焦虑、失眠、皮疹、心悸、恶心等。

剂型规格 ①片剂：每片10mg。②注射剂：每支20mg。

右哌甲酯
Dexmethylphenidate

作用用途 本品为中枢神经系统兴奋药，其用于治疗缺陷多动障碍（ADHD）的机制尚不明确，可能通过阻断突触前神经元对去甲肾上腺素及多巴胺的再摄取，增加这些单胺类物质释放至外神经元间隙。

用法用量 成人：口服，用于缺陷多动障碍：每日2次，给药间隔时间至少为4小时，剂量应根据患者的需要及临床反应决定。6岁及6岁以上儿童：口服，用于缺陷多动障碍，每日2次，给药间隔时间至少为4小时，剂量应根据患者的需要及临床反应决定。

注意事项 ①确诊的抽动秽语综合征或有此家族史者、明显焦虑、紧张或激越的患者、运动性抽动患者、青光眼患者禁用。②血压升高或心率加快可加重其潜在疾病、双相情感障碍患者、哺乳期妇女慎用。③与升压药合用应谨慎。

剂型规格 ①片剂：每片2.5mg；5mg；10mg。②缓释胶囊剂：每粒5mg；10mg；15mg；20mg；25mg；30mg；35mg；40mg。

氨乙异硫脲
Aminoethylisothiourea

别名 抗利痛，克利痛，克脑谜，乙胺硫脲，Antiradon，Surrectan

作用用途 本品有促进脑代谢、恢复脑功能的作用，并有对抗中枢抑制药的作用。主要用于外伤性昏迷、脑外伤后遗症、一氧化碳中毒、肺性脑病、巴比妥类及其他安定药物中毒及放射性损伤等。

用法用量 成人 静脉滴注：每日1g，溶于5%~10%葡萄糖液250~500ml中，以每分钟40滴的速度滴注，一般疗程为9~12日。

注意事项 ①孕妇、产妇及冠心病患者忌用。②对虚脱或昏迷患者，开始滴注时可以每分钟100滴的速度滴注5分钟，如患者脉搏过缓、呼吸过快、面部发红及上半身发红或者腹痛，应减慢滴注速度至每分钟40滴左右或立即停药。③偶有皮疹、静脉炎。

剂型规格 注射剂：每支1g。

匹莫林
Pemoline

别名 倍脑灵，苯异妥英，培脑灵，匹吗啉，Cylert，

Deltamine, Phenylisohydantion, Pioxol, Volital

作用用途 本品作用与哌甲酯相似，其强度介于苯丙胺和哌甲酯之间。特点是作用时间长，每日服药1次即可维持有效血药浓度。临床主要用于儿童轻微脑功能失调综合征，也用于轻型抑郁、发作性睡病、更年期焦虑症、过度脑力劳动所致的疲劳、记忆障碍等。

用法用量 口服：①用于儿童轻度脑功能失调，每日早晨服20mg，如疗效不明显，可逐渐增量，但不宜超过60mg，每周服药5~6日，停药1日，根据疗效再决定是否继续用药。②用于遗传过敏性皮炎，开始每日20mg，每2~3日增加20mg，至瘙痒减退或日剂量达80mg为止，每周用药6日，共用2周。

注意事项 ①肝、肾功能不良者禁用。②孕妇及哺乳期妇女慎用，6岁以下儿童不宜用。③本品每周以限服5日或6日为宜，避免产生耐受性；下午禁用。④常见有失眠，偶见有头痛、头昏、恶心、胃痛、皮疹、烦躁不安及轻度抑郁等。⑤密闭避光保存。

剂型规格 片剂：每片20mg。

细胞色素 C
Cytochrome C

别名 Cytorest，Landrax

作用用途 本品为细胞呼吸激活剂。当组织缺氧时，细胞的通透性增高。本品能进入细胞内起到矫正细胞呼吸与促进物质代谢作用。适用于因组织缺氧所引起的一系列疾病，如一氧化碳中毒、新生儿窒息、麻醉及肺部疾病引起的呼吸困难、高山缺氧等。

用法用量 成人 静脉注射或静脉滴注：每次15~30mg，每日30~60mg。

儿童 用量酌减。

注意事项 ①治疗一经终止，如再用药时需重做皮内敏感试验，阳性反应者禁用。②用药前必须做过敏试验，以免发生变态反应。

剂型规格 注射剂：每支15mg（2ml）。

氟马西尼
Flumazenil

别名 安易醒，Anexate

作用用途 本品为苯二氮䓬类（BZ）选择性拮抗药。作用于脑中苯二氮䓬受体，并不产生苯二氮䓬类药物的药理作用。动物试验表明，该药能逆转BZ类及对中枢神经系统BZ受体具有亲和性的非BZ类药物（如佐匹克隆）的作用。也能部分拮抗丙戊酸钠的抗惊厥作用。本品用于逆转苯二氮䓬类药的中枢镇静作用。

用法用量 注射用：①用于苯二氮䓬类诱导和维持的全麻后，静脉注射，0.2mg，15秒注完。必要时每隔60秒重复注射0.1mg，直到总剂量达1mg。②用于苯二氮䓬类中毒的急救，静脉注射，0.3mg。如60秒内未达到要

求的清醒程度，可重复注射直到患者清醒或总量达2mg。如又出现倦睡，可每小时静脉滴注0.1~0.4mg，滴速应各别调节，直到要求的清醒程度。

注意事项 ①对本品过敏者禁用。妊娠前3个月禁用。②手术结束时在外周肌松药的作用消失前禁用。③使用本品后最初24小时内避免从事危险的机械操作或驾驶车辆等工作。④在接受本品前，如患者曾长期使用BZ药，应避免快速注射，以防引起戒断症状，若出现意外，可缓慢静脉注射地西泮5mg或咪达唑仑5mg。⑤麻醉后使用偶见潮红、恶心、呕吐。快速静脉注射后偶见焦虑、心悸、恐惧。个别患者使用后会产生一种濒死感的严重主观不良反应。

剂型规格 注射剂：每支0.5mg（5ml）；1mg（10ml）。

莫达非尼
Modafinil

作用用途 本品可能与脑中抑制性神经递质GABA的减少有关，并受5-羟色胺和去甲肾上腺素的调控。本品能有效增进警觉性、能显著降低日间睡眠发作次数和睡眠周期，显著升高清醒维持测试评分和睡眠潜伏期测试评分。本品与其他精神兴奋剂如安非他明等相比，不影响夜间正常睡眠、无明显依赖性。临床用于治疗发作性睡病相关的日间过度嗜睡和特发性过度睡眠病。

用法用量 口服：每日200~400mg，清晨一次服用或清晨及中午分二次服用。通常每日剂量不超过600mg。老年人或严重肝肾功能损害者，初始剂量为每日100mg，日剂量不超过400mg。

注意事项 ①下列情况禁用：缺血性心脏病、二尖瓣脱垂、心室肥大、心律不齐、有心电图异常、胸痛、孕妇、哺乳期妇女、儿童。②下列情况慎用：不稳定心绞痛、心肌梗死、高血压、肝硬化、肝肾功能不全、精神病。③慎与抗惊厥药合用。④不良反应：可见头晕、头痛、发热、咽痛、乏力、神经质、恶心、口干、腹泻。偶见血压升高、心率增快、皮疹、瘙痒等。

剂型规格 片剂：每片100mg；300mg。

艾地苯醌
Idebenone

别名 羟癸甲氧醌，雅伴，Avan

作用用途 本品为辅酶Q10的衍生物，有复活脑细胞线粒体和改善脑代谢功能作用，能缓解中风急性发作和呼吸抑制时的症状。临床用于改善脑血管疾病所引起的精神障碍和语言障碍。

用法用量 成人 口服：每次30mg，每日3次，饭后服。剂量可随年龄和症状酌情增减。

注意事项 ①孕妇禁用，哺乳期妇女慎用。②有轻度胃肠道反应、倦怠、皮疹等。③偶见多动，痉挛发作，

红细胞和白细胞减少，以及 AST、ALT、ALP、BUN、总胆固醇、甘油三酯升高等。

剂型规格 片剂：每片 30mg。

苯丙胺
Amfetamine

别名 安非他明，苯齐巨林，非那明，Amphetamine，Benzedrine，Phenamine

作用用途 本品具有强大的中枢神经兴奋作用和外周 α、β 受体激动作用。用药初期可使患者疲劳感减轻、情绪高涨，并伴有创造力、自信心和注意力提高等。另外可使气管平滑肌松弛，通过化学感受器兴奋呼吸，同时舒张压和收缩压均略有升高。主要适用于各种精神抑制状态。如发作性睡病、老年人沉思抑郁者，以及对三环抗抑郁药不适用者或中枢抑制药中毒等。常用本品硫酸盐。

用法用量 成人 ①口服：每次 2~10mg；极量，每次 20mg，每日 30mg。②皮下注射：每次 2~10mg；极量，每次 10mg，每日 20mg。

注意事项 ①严重动脉硬化、心血管疾病、青光眼、高血压、甲状腺功能亢进者禁用。②孕妇、哺乳期妇女慎用。③对厌食、失眠、衰弱、有精神变态性格或有自杀倾向的患者不宜用。④每日最后一次用药应在下午 4 时之前，以免引起失眠。⑤超量和反复使用，本品易发生精神依赖性及机体耐受性和导致精神症状，故不宜久用和应严格控制使用。⑥可出现头痛、心悸、激动、烦躁、谵妄和疲劳等。⑦亦可发生高血压或低血压、心律失常、心绞痛、面色苍白或潮红、寒战及大量出汗等。⑧还可有口干、厌食、恶心、呕吐、腹泻等。

剂型规格 ①片剂：每片 5mg；10mg。②注射剂：每支 5mg（1ml）；10mg（1ml）。

二甲磺酸赖右苯丙胺
Lisdexamfetamine Dimesylate

别名 Vyvanse

作用用途 本品为右苯丙胺的前体药物，口服后在胃肠道迅速吸收并转化为右苯丙胺而发挥作用。苯丙胺为非儿茶酚胺类拟交感药，有中枢神经兴奋性，对 ADHD 的治疗作用方式尚不明确，被认为是通过阻断去甲肾上腺素和多巴胺再摄取，增加这些单胺物质释放至突触间隙。临床用于治疗 6~17 岁儿童及成人注意缺陷多动障碍（ADHD）。

用法用量 口服：初始剂量为每次 30mg，每日 1 次，清晨给药。根据治疗需求，日剂量可每隔 1 周增加 10mg 或 20mg，最大推荐剂量为一日 70mg。

注意事项 ①对拟交感胺类药过敏或有特异反应者、晚期动脉粥样硬化患者、症状性心血管疾病患者、中至重度高血压患者、甲状腺功能亢进者、青光眼患者禁用。②抽搐患者、已有精神病患者、双相障碍患者、有睡眠脑电图异常病史者、有癫痫发作史者、有抽动秽语综合征病史者、心脏结构严重畸形者（尤其是儿童及青少年）、轻度高血压和其他心血管疾病患者、老年患者慎用。

剂型规格 胶囊剂：每粒 20mg；30mg；40mg；50mg；60mg；70mg。

香草二乙胺
Etamivan

别名 二乙香草酰胺，香草酰二乙胺，益迷奋，益迷兴，Cardiovanil，Diethglamide Vanillique，Emivan，Etamivanum，Ethamivan

作用用途 本品为呼吸兴奋药，可增加机体对二氧化碳的敏感性，作用时间短。其兴奋呼吸中枢的作用与尼可刹米、多沙普仑相似。临床用于中枢性呼吸及循环衰竭亦可用于麻醉药及其他中枢抑制药中毒的解救。

用法用量 成人：口服，用于中枢性呼吸及循环衰竭、麻醉药及其他中枢抑制药中毒解救，5% 口服液，一次 5~10ml。儿童：口服，用 0.5% 口服液，早产儿一次 2.5ml，足月儿一次 5ml。

注意事项 ①癫痫患者、有惊厥史者禁用。②可见咳嗽、恶心、呕吐、多汗、皮肤潮红、皮疹。③剂量过大时可引起惊厥。

剂型规格 ①溶液剂：每支 0.5%（50mg：10ml）；5%。②注射剂：每支 100mg（2ml）。

二苯美仑
Bifemelane

别名 盐酸双芬麦兰，Alnert

作用用途 本品为脑代谢激活剂。具有激活脑能量代谢，扩张脑血管，增加脑血流量，改善脑神经传导等作用。动物实验表明：局部微量给药可促进猫的大脑皮质视觉区神经元兴奋；连续给药可促进小鼠脑摄取葡萄糖和大鼠脑内葡萄糖代谢；对大鼠和沙鼠实验性脑缺血模型，本品能延长生命，减少神经症状，改善局部脑血流和脑电波，抑制脑水肿；对小鼠和大鼠实验性记忆障碍模型，本品可改善局部脑缺血，电击休克或给予东莨菪碱引起的被动回避反应障碍，对缺氧或给予 KCN 引起的小鼠死亡，本品能延长生存时间，并能改善缺氧所致大鼠自发运动减少。本品口服吸收迅速、良好。临床主要用于改善脑梗死后遗症、脑出血后遗症所伴的意识低下、情绪障碍。

用法用量 口服：每次 50mg，每日 3 次，饭后服。可根据年龄、症状增减。

注意事项 ①儿童、孕妇避免服用，哺乳期妇女不宜用。②本品不良反应较轻，偶见食欲不振、腹痛、腹泻、烧心、嗳气、呕吐、口渴、口苦、困倦、头痛、头晕、兴奋不安、失眠以及胸痛、耳鸣、肌肉痛、皮疹等。罕见便秘、食管阻塞感、肌肉麻木感。③本品与华法林合用时，会延长凝血酶原时间。

剂型规格 片剂：每片50mg。

氧化樟脑
Vitacamphor

作用用途 本品用于中枢性呼吸困难、循环衰竭，亦可用于其他多种疾病引起的心脏衰弱、呼吸困难。

用法用量 静脉注射、肌内注射或皮下注射：每次1~2ml。

注意事项 静脉注射时应尽量缓慢注射。

剂型规格 注射剂：每支10mg（2ml）。

樟脑磺酸钠
Sodium Camphor Sulfonate

作用用途 本品为呼吸兴奋药，可刺激呼吸中枢，使呼吸兴奋。本品注射后吸收迅速，可通过胎盘屏障，在肝内羟化形成樟脑代谢物，与葡萄糖醛酸结合后经肾排出。临床用于呼吸循环衰竭，亦可用于对抗中枢神经抑制药中毒。

用法用量 皮下注射、肌内注射或静脉注射 ①用于呼吸循环衰竭：每次50~100mg；②用于中枢神经抑制药中毒：每次50~200mg。

注意事项 ①可见恶心、呕吐。②不应与降压药、抗抑郁药合用。

剂型规格 注射剂：每支50mg（1ml）；200mg（2ml）。

氨酪酸
Aminobutyric Acid

别名 安罗，安珞呐，氨基丁酸，百劳苏，Acidum γ–Aminobutyris，GABA，Gammalon，Piperidic Acid，γ–Aminobutyric Acid

作用用途 本品在体内与血氨结合生成尿素排出，有降低血氨及促进大脑新陈代谢的作用。此外，本品可能为一种中枢介质，可增强葡萄糖磷酸酯酶的活性，有利于恢复脑细胞的功能。临床用于脑卒中后遗症、脑动脉硬化症、头部外伤后遗症，以及尿毒症、煤气中毒等所致昏迷。亦用于偏瘫、记忆障碍、语言障碍、精神发育迟滞等。

用法用量 ①口服：每日3g，分3次服。②静脉滴注：每次0.75~1.0g，加300~500ml生理盐水中，2~3小时内静脉滴注完毕。

注意事项 ①大剂量可出现运动失调、肌无力、血压下降、呼吸抑制。②静脉滴注过程中如出现胸闷、气急、头昏、恶心等应立即停药。

剂型规格 ①片剂：每片0.25g。②注射剂：每支1g（5ml）。

他替瑞林
Taltirelin

作用用途 本品为TRH类似物。本品对CNS的兴奋作用比TRH强10~100倍，作用持续时间比TRH长约8倍。临床用于改善脊髓小脑变性病人的共济失调。

用法用量 口服：每次0.5g，每日2次，早晚餐后口服。

注意事项 肾功能受损者慎用。

剂型规格 片剂：每片0.5g。

二、抗抑郁药

抑郁症的显著特征是以情感的压抑及功能损害为临床首发表现。抑郁症的临床表现与治疗和焦虑症有重叠。抗抑郁药用于治疗抑郁症和抑郁状态，根据化学结构或药理活性分为四类：①三环类抗抑郁药：如丙米嗪、阿米替林、多塞平、阿莫沙平等。②四环类抗抑郁药：如马普替林、米塔扎平等。③单胺氧化酶抑制剂：如吗氯贝胺、异卡波肼等。④非典型抗抑郁药：如氟西汀、曲唑酮、阿普唑仑等。

丙米嗪
Imipramine

别名 依米帕明，内帕明，恩波酸丙咪嗪，托弗尼尔，米帕明，Antideprin，Boryl，Deprinol，Derko–mine，Imilanyle，Tofranil

作用用途 本品为三环类抗抑郁药，其兴奋作用不明显，镇静作用较弱，抗抑郁作用较强，对内源性忧郁症，反应性抑郁症及更年期抑郁症均有效。$t_{1/2}$约为6~20小时，蛋白结合率为96%。适用于治疗迟缓性的内因性抑郁症和小儿遗尿症。

用法用量 成人 口服：抑郁症，开始每次12.5~25mg，每日3次，以后渐增至每次50mg。每日总量100~300mg。维持剂量，每日75~150mg。

老年患者 口服：每日总量30~40mg，分次服用，须据耐受情况调整用量。

儿童 口服：儿童遗尿症，每日1次，睡前1小时服25mg，12岁以上，每日可增至50~75mg，治愈后逐渐减量。常用本品盐酸盐。

注意事项 ①肝、肾功能不全、高血压、心脏病、甲状腺功能亢进、尿潴留、青光眼患者禁用。②前列腺炎、膀胱炎、有癫痫发作倾向和严重抑郁症者，以及5岁以下儿童慎用。③应用本品期间禁用升压药，避免与单胺氧化酶抑制剂合用。④常见不良反应有口干、出汗、便秘、心动过速、失眠、皮疹等。大剂量可引起癫痫。偶见粒细胞减少。

剂型规格 ①片剂：每片10mg；12.5mg；25mg；50mg；75mg。②胶囊剂：每粒75mg；100mg；125mg；

300mg。③缓释胶囊剂：每粒 50mg。④注射剂：25mg（2ml）。

苯乙肼
Phenelzine

别名 Phenelzinum，β-Phenylathylhydrazine

作用用途 本品为单胺氧化酶抑制药，可通过抑制单胺氧化酶而升高内源性去甲肾上腺素、多巴胺、5-羟色胺的浓度。临床用于治疗无效的抑郁症，缓解心绞痛。

用法用量 口服：每次 10~15mg，每日 3 次。开始剂量可略大，但每日剂量不宜超过 60mg。服药 3~4 周后如不见效应停药。

注意事项 ①嗜铬细胞瘤患者、充血性心力衰竭患者、严重肾功能损害或肾脏疾病患者、有肝脏疾病史或肝功能异常者禁用。②糖尿病患者、老年患者慎用。③常见直立性低血压、性功能障碍、头晕、头痛、嗜睡、失眠、震颤、抽搐、肌阵挛性运动、反射亢进，少见神经过敏、感觉异常、共济失调、休克、中毒性谵妄。

剂型规格 片剂：每片 15mg。

反苯环丙胺
Tranylcypromine

别名 更非新，Tranylcyprominum

作用用途 本品为非肼类单胺氧化酶抑制药，起效迅速，可使整个神经系统的肾上腺素、去甲肾上腺素、5-羟色胺的浓度升高，从而起抗抑郁作用。临床用于治疗抑郁症。

用法用量 口服：每次 10mg，每日 2~3 次。

注意事项 ①疑似或确诊的脑血管缺陷患者、心血管疾病（包括高血压）患者、有头痛史者、嗜铬细胞瘤患者、有肝脏疾病史或肝功能异常者禁用。②糖尿病患者、甲状腺功能亢进症患者、肾功能损害者、癫痫患者、老年患者慎用。③用药期间应频繁监测血压升高的症状，若出现心悸或频繁头痛应立即停药。

剂型规格 片剂：每片 10mg。

氯米帕明
Clomipramine

别名 安拿芬尼，海地芬，氯丙咪嗪，Anafranil，Chlorimpramine，Hydiphen

作用用途 本品为三环类抗抑郁药，作用迅速可靠，$t_{1/2}$ 为 21 小时。其特点抑制 5-羟色胺再摄取作用较强。用于内因性、反应性、神经性、官能性、更年期及老年性等各种类型的精神抑郁症，尤其适用于强迫症。常用本品盐酸盐。

用法用量 成人 ①口服：开始剂量，每日 50mg，渐增至每次 25~50mg，每日 3 次。维持量，每日 50~

100mg。②肌内注射：开始剂量，每日 25~50mg，以后可增至每日 100~150mg。③静脉滴注：可取 25~50mg 用 200~500ml 生理盐水或 5% 葡萄糖注射液稀释，每日 1 次，在 2 小时内滴完，一般应用 7~10 日后改为口服。

儿童 口服：每日 10mg；5 岁以上，10 日后可增至 20~50mg，分次服用。

老年患者 口服：开始每日 10mg，逐渐增加至每日 30~50mg，10 日后改为维持量。

注意事项 ①痉挛性疾病、心脏及循环系统障碍、淋巴肿大等忌用。②急性心肌梗死、传导阻滞、低血压、青光眼、排尿困难、白细胞过低患者禁用。6 岁以下儿童禁用。③怀孕头 3 个月不宜用。④用药期间忌用升压药和单胺氧化酶抑制剂。⑤常见不良反应有出汗、口干、便秘等。⑥偶见皮肤过敏、心脏传导障碍、心律失常、失眠等。

剂型规格 ①片剂：每片 25mg。②注射剂：每支 25mg（2ml）。

曲米帕明
Trimipramine

别名 三甲丙米嗪，三甲米帕明，Sapilent，Surmontil

作用用途 本品的抗抑郁作用与丙米嗪相同，但不良反应少，无明显中枢抑制作用，有抗多巴胺作用。本品还有镇静作用及抗阿扑吗啡、增强巴比妥类与吗啡的作用。用于治疗抑郁症、焦虑症、失眠与精神分裂症。

用法用量 成人 口服：初始剂量为每日 75mg，以后可调整剂量，维持量为每日 75~150mg。

老年人或青少年 口服：初始剂量为每日 30mg，以后可调整至每日 25mg，分 2 次服用。

12 岁以下儿童 口服：用量尚未确定。

每日最大剂量：院外患者，200mg 以内；住院患者，300mg 以内；老年人，100mg 以内。

注意事项 ①急性谵妄状态、前列腺增生所致的排尿困难、麻痹性肠梗阻、心肌梗死、使用 MAOIs 者、青光眼患者、有癫痫病史者禁用。②可引起肝损害、运动障碍、排尿困难。③偶见体位性低血压，但恢复较快。④对心血管不良反应小于其他三环类抗抑郁药。

剂型规格 片剂：每片 10mg；25mg。

地昔帕明
Desipramine

别名 去甲丙米嗪，Desmethylimipramine，Norpramine

作用用途 本品为丙米嗪的代谢产物，具有较强的抗抑郁作用。但镇静作用与抗胆碱作用较弱。适用于治疗内源性、更年期、反应性及神经性抑郁症。

用法用量 口服：初始每次 25mg，每日 3 次，逐渐增至每次 50mg，每日 3 次。维持剂量为每日 100mg。老年人和青少年患者，每日 25~50mg，根据病情可增至每日 100mg。

注意事项 ①不良反应轻微，为口干、头晕、失眠等。②其他不良反应类似丙米嗪。

剂型规格 片剂：每片25mg；50mg。

莫沙帕明
Mosapramine

别名 Clospipramine，Cremine

作用用途 本品为一新型的二苯并氮䓬类药物。能选择性阻断脑内多巴胺 D_2 受体及 $5-HT_2$ 受体，具有抗精神分裂作用。适用于精神分裂症的治疗。

用法用量 口服：成人，每日30~200mg，分3次服用。根据年龄和症状的不同，日剂量可增加到300mg。

注意事项 ①出现麻痹性肠梗阻、皮肤过敏等症状应立即停药。②若出现病人缄默不语、严重肌强直、吞咽不能、心动过速、血压变化、出汗等症状时，应立即停药并采取适当的治疗措施。③不良反应：有时出现头痛、眩晕、嗜睡、感觉迟钝、知觉异常、共济失调、排尿困难。可能引起心绞痛、心悸、面部潮红、低血钾、尿钠增加、尿量增加、抗利尿激素分泌异常。

剂型规格 片剂：每片10mg；15mg；25mg。

卡匹帕明
Carpipramine

别名 卡比米嗪

作用用途 本品具有抗抑郁、抗精神分裂症作用。适用于治疗抑郁症、意识减退及慢性精神分裂症。用其他抗精神病药治疗不显著时，可使用本品。

用法用量 口服：每日75~225mg，分3次服用。

注意事项 ①主要为帕金森综合征。②注意事项可参见丙米嗪。

剂型规格 片剂：每片25mg；50mg。

阿米替林
Amitriptyline

别名 阿密替林，氨三环庚素，依拉维，Adepril，Amitid，Amitril，Elatrol，Elavil，Laroxyl

作用用途 本品为具有镇静作用的三环类抗抑郁药，且有抗胆碱作用。本品既能抑制脑内突触前神经末梢对去甲肾上腺素的再摄取，使游离去甲肾上腺素含量增加，又可抑制5-羟色胺的摄取。临床用于各种类型的抑郁症，特别适用于伴有焦虑、激动不安的抑郁症，还用于小儿遗尿症。

用法用量 成人 ①口服：治疗抑郁症，慢性疼痛：每次25mg，每日2~4次，以后递增至每日150~300mg，分次服。维持量：每日50~200mg。②静脉注射或肌注：每次20~30mg，每日3~4次。

老年患者和青少年：每日50mg，分次或夜间1次服。

儿童 口服：①用于小儿遗尿症，每日睡前10~25mg。11岁以上儿童，每次25~50mg，睡前顿服。②用于儿童多动症：7岁以上儿童每次10~25mg，每日2~3次。

注意事项 ①严重心脏病、青光眼、前列腺增生伴有排尿困难、麻痹性肠梗阻、重症肌无力、甲状腺功能亢进、有癫痫病史者、使用MAOIs者禁用。②孕妇及哺乳期妇女、甲亢、癫痫、躁狂病等慎用。③禁与单胺氧化酶抑制剂合用。④可见口干、出汗、头晕、嗜睡和视物模糊等。⑤6岁以下小儿不宜用。

剂型规格 ①片剂：每片10mg；25mg；50mg；75mg；100mg；150mg。②缓释胶囊剂：每粒25mg；50mg；75mg。③注射剂：20mg（2ml）；50mg（2ml）；100mg（10ml）。

去甲替林
Nortriptyline

别名 去甲阿米替林，盐酸去甲替林，Desitriptyline，Nortriptylinum

作用用途 本品为三环类抗抑郁药，用于伴紧张、焦虑的抑郁症、焦虑状态。

用法用量 成人 口服：每次10mg，每日3~4次，必要时可渐增至每次25mg，每日3次。

老年人和儿童 每次10mg，每日3次。

注意事项 ①对本品过敏者、心肌梗死急性恢复期禁用。②孕妇禁用。③哺乳期妇女用药安全性尚不清楚。④慎用：心血管疾病、精神分裂症、癫痫、青光眼、甲状腺功能亢进、尿潴留史。⑤不良反应：心肌梗死、低血压、高血压、心律不齐、脑卒中、失眠、幻觉、躁狂、体重增加、男性乳房发育、高血糖症、食欲减退、性功能障碍、尿潴留、视物模糊、耳毒性、光敏反应等。⑥过量饮酒用药更易致酒精中毒。

剂型规格 片剂：每片10mg；25mg。

马普替林
Maprotiline

别名 路滴美，路地米尔，麦普替林，Ludiomil

作用用途 本品为四环类广谱抗抑郁药，能选择性地阻断中枢神经突触部位去甲肾上腺素的再摄取。有显著提高情绪，缓解焦虑、激动和精神运动阻滞作用。适用于各种类型的抑郁症，对疾病或精神因素引起的焦虑、忧郁状态也有效。

用法用量 口服：每次25mg，每日3次；或75mg于傍晚1次服用。严重抑郁症，每次50mg，每日3次；或125~150mg于傍晚1次服用。最高剂量不宜超过每日150mg，如病情需要可逐渐增量至每日225mg，分2~3次服用。长期用药维持量为每日 50~75mg，以后逐步减量至停药。

注意事项 ①对本品过敏、心肌梗死急性发作、有癫痫病史者禁用。②严重肝、肾功能不全、青光眼及前列腺肥大患者慎用。③对心脏病和老年患者，应监测心功能和心电图。④不宜与单胺氧化酶抑制剂合用。⑤治疗初期可见口干、便秘、头晕、视物模糊等。⑥偶见皮疹、心动过速或低血压。⑦18 岁以下青少年及儿童、孕妇、哺乳期妇女慎用。

剂型规格 ①片剂：每片 10mg；25mg；50mg；75mg。②注射剂：每支 25mg（2ml）；50mg（2ml）。

普罗替林
Protriptyline

作用用途 本品为三环类抗抑郁药，作用类似于阿米替林，但精神兴奋作用强而镇静作用弱。用于治疗抑郁症，尤其适用于性格孤僻、无变应性患者。

用法用量 成人：口服：每次 5~10mg，每日 3~4次。高剂量可至每日 60mg。青少年和老年患者：口服，每次 5mg，每日 3 次。必要时随后可逐渐增加剂量。若病情得到满意改善，应将剂量减至能维持缓解症状的最低量。若日剂量超过 20mg，应密切监测心血管系统。

注意事项 ①急性心肌梗死恢复期患者禁用。②有癫痫发作史者、有尿潴留倾向者、眼内压升高者、心血管疾病患者、老年患者慎用。

剂型规格 片剂：每片 5mg；10mg。

米安色林
Mianserin

别名 环己哌氮环庚，甲苯吡嗪，美安适宁，Athimil，Bencard，Mianserinum

作用用途 本品为四环类抗抑郁药，其活性成分属于哌嗪-氮䓬化合物，具有镇静、抗抑郁作用，兼有抗焦虑作用。作用机制有别于三环类抗抑郁药，可抑制突触前膜的 α_2 受体，促进去甲肾上腺素（NA）释放，并阻断脑内 5-羟色胺（5-HT）受体。用于治疗抑郁症。

用法用量 口服 成人：推荐初始剂量为每日 30mg，再酌情调整。多数患者对一日 40~80mg 的剂量有反应。可于睡前顿服。老年患者：推荐剂量为一日 30~60mg。儿童：平均有效剂量为一日 1mg/kg。青少年可使用成人剂量（一日 50~60mg）。

注意事项 ①躁狂症患者禁用。②青光眼患者、排尿困难者、癫痫或有癫痫病史者、有痉挛病史者、脑部器质性病变者、未控制的糖尿病患者、儿童、老年人慎用。③大剂量时可见口干、便秘，口干、便秘也可能为治疗期间抑郁症本身有关的症状，其发生率随病情好转会有所下降。

剂型规格 片剂：每片 30mg；60mg。

阿莫沙平
Amoxapine

别名 氯哌氧䓬，氯氧平，Asendin，Demolox，Moxadil

作用用途 本品为二苯并氧氮䓬三环类抗抑郁药，通过抑制脑内突触前膜对去甲肾上腺素的再摄取（对5-羟色胺的再摄取影响小），产生较强的抗抑郁与精神兴奋作用。口服吸收快而完全，经肝脏代谢，代谢产物均有抗抑郁活性，对心脏毒性低，抗胆碱作用与镇静作用弱。用于治疗各型抑郁症，对其他抗抑郁药治疗无效的内源性抑郁症的患者亦有效，但对精神病性抑郁症疗效差。

用法用量 口服：开始每次 50mg，每日 3 次，以后逐渐加至每次 100mg。严重者可加至每日 600mg。

注意事项 ①严重心、肝、肾功能不良者禁用。②常见口干、便秘。偶见眩晕、嗜睡、肌震颤。罕见心率轻度升高、体位性低血压。长期大量服用可见锥体外系症状。

剂型规格 片剂：每片 50mg；100mg；150mg。

阿屈非尼
Adrafinil

别名 艾提非尼，Olmifon

作用用途 本品为非苯丙胺类精神兴奋药，具有苏醒和提高警惕性的作用，通过激活中枢激动系统的突触后 α_1 肾上腺素能受体而发挥作用。本品不拮抗利血平引起的睑下垂，不改变阿扑吗啡引起的体温过低，不减少听从指挥下进行活动的时间。对于活动低下的人，本品能提高其对外来刺激的敏感性和参与意识，提高昼间活动能力，但不改变各期睡眠。本品仅用于老年人觉醒障碍和抑郁症的对症治疗，特别是各种原因引起的"进行性精神滑坡综合征"的治疗。

用法用量 口服：每次 200~400mg，每日 3 次。

注意事项 ①严重肝、肾功能不全患者剂量减半，即每日 300~600mg。连续应用需监测碱性磷酸酯酶的变化。②癫痫患者服用本品前，应保证有效的不间断的抗癫痫治疗。③常见不良反应有烦躁不安、精神错乱、好斗等。躁狂-抑郁症患者可见性情异常改变。④偶见胃痛、皮疹等。⑤本品可能增强精神抑制药的脱抑制作用。

剂型规格 片剂：每片 300mg。

吗氯贝胺
Moclobemide

别名 Aurorix，Manerix

作用用途 本品为单胺氧化酶抑制剂（MAOI），通过可逆性抑制 A 型单胺氧化酶而提高脑内 NA、DA 和 5-

HT 的水平，产生抗抑郁作用。口服吸收迅速而完全，抑酶作用快。适用于内源性抑郁症、轻度慢性抑郁症、精神性或反应性抑郁症的长期治疗。

用法用量 口服：每日 100～400mg，分次饭后服，可视病情调至每日 150～600mg。老年人、肾功能衰退者可不调整剂量，严重肝功不全者可减至 1/3～1/2。

注意事项 ①偶见血压升高、失眠和其他 MAOI 所见的不良反应。②精神分裂症、急性意识障碍、躁狂症、急性精神紊乱和嗜铬细胞瘤患者禁用。③甲状腺功能亢进者、孕妇慎用。儿童暂不宜应用。④因本品代谢快，常需在开始治疗时对剂量进行调整。⑤治疗期间避免进食大量富含酪胺的食物。

剂型规格 ①片剂：每片 75mg；100mg；150mg；300mg。②胶囊：每粒 100mg。

托洛沙酮
Toloxatone

别名 甲苯酮，Humoryl，Perenum

作用用途 本品通过选择性地抑制 A 型单胺氧化酶活性，从而阻止 5-HT 和 NA 的代谢，产生抗抑郁作用。用于治疗神经官能性抑郁症、神经质和非神经质性抑郁、退化性抑郁症、躁狂抑郁性精神患者的抑郁症发作。精神病的抑郁或痴呆亦可选用。

用法用量 口服：每次 200mg，每日 3 次，饭时服。

注意事项 ①躁狂症与谵妄患者禁用。②孕妇慎用。③治疗期间注意血压变化。④服用本品不应饮用含酒精的饮料。⑤偶见消化不良、恶心、呕吐、头痛、头晕等，精神病患者可出现谵妄。

剂型规格 胶囊剂：每粒 0.2g。

安非他酮
Amfebutamone

别名 丁氨苯丙酮，Bupropin，Wellbutrin

作用用途 本品为 5-羟色胺与去甲肾上腺素再吸收阻滞剂，具有抗抑郁作用。适用于对其他抗抑郁药疗效不明显或不能耐受的抑郁患者的治疗。

用法用量 口服：初始每日 225mg，分 3 次服。然后根据病情适当增减，每日总量不超过 450mg。

注意事项 ①本品有引起癫痫发作的危险，有惊厥病史者禁用。②孕妇、哺乳期妇女、对本品过敏者禁用。③不能与单胺氧化酶抑制剂合用。④常见有口干、疲倦、嗜睡、头晕等。

剂型规格 片剂：每片 150mg。

萘法唑酮
Nefazodone

别名 Dutonin，Serzone

作用用途 本品是苯基哌啶衍生物，结构式与曲唑酮相似。对 5-HT 具有双重作用，既抑制 5-HT 的再摄取，又阻断突触后的 5-HT$_2$ 受体，因而具有抗抑郁和抗焦虑的双重作用。用于抑郁症的治疗。

用法用量 口服：初始剂量，每次 100mg，每日 2 次。可根据病人的病情疗效和耐受性来增加剂量，再次增加剂量为每日 100～200mg，间隔至少 1 周。通常有效剂量为每日 300～600mg。老年人、女性患者，初始剂量应减半量。

注意事项 ①本品长期使用会产生依赖性。②孕妇和哺乳期妇女避免使用本品。③慎用于心、脑血管疾病、脱水、癫痫、躁狂及心肌梗死的患者。④因本品可致严重肝损害而在一些国家已停止使用。⑤不良反应：有恶心、嗜睡、出汗、震颤、便秘、射精困难，⑥偶有致肝衰竭、抑郁症状加重有自杀性倾向；还发现有直立性低血和晕厥，故老年人不宜长期用药。

剂型规格 片剂：每片 50mg；150mg；200mg；250mg；300mg。

氟伏沙明
Fluvoxamine

别名 氟戊肟胺，兰释，三氟戊肟胺，Floxytrtral，Luvox

作用用途 本品具有抗抑郁作用，通过抑制脑神经细胞对 5-HT 的再摄取而发挥作用。不影响 NA 的再摄取，无兴奋、镇静、抗胆碱、抗组胺作用，亦不影响单胺氧化酶（MAO）活性，不引起体位性低血压。用于治疗各类抑郁症，也可治疗强迫症和心身性疾病。

用法用量 口服：①抗抑郁：初始剂量每日 50～100mg，睡前服。维持期用药，以一日 50～100mg 为宜。②强迫症：初始剂量每日 50mg，睡前服，连服 3～4 日，后逐渐增加。常规剂量为每日 100～300mg。最大剂量为每日 300mg。

注意事项 ①常见困倦、恶心、呕吐、口干、过敏等，连续使用 2～3 周可逐渐消失。②癫痫患者、孕妇慎用。③肝、肾功能不良者应减量，并严加监护。④治疗期间禁止驾驶车辆或操作机器。

剂型规格 ①片剂：每片 50mg；90mg；100mg；200mg。②胶囊剂：每粒 20mg。

文拉法辛
Venlafaxine

别名 博乐欣，怡诺思，Effexor

作用用途 本品为抗抑郁药，能增强人的中枢神经系统某些神经递质的活性。本品及其活性代谢物能有效地抑制 5-羟色胺和去甲肾上腺素的再摄取，对多巴胺的再摄取也有一定的抑制作用。本品口服吸收良好，单剂量口服可吸收 92%，进食不影响药物的吸收，生物利用度为45%。在肝脏内广泛代谢，主要代谢产物是O-去甲基-文拉法辛，并主要通过肾脏排泄。临床用于各种类型抑郁症，包括伴有焦虑的抑郁症及广泛性焦虑症。

用法用量 口服：起始推荐剂量为每日75mg，分2~3次服。如有必要，可递增剂量至最大每日225mg（间隔时间不少于4日，每次增加每日75mg）。肝功能损伤患者的起始剂量降低50%，个别患者应剂量个体化。肾功能损伤患者，每天给药总量降低25%~50%。老年患者按个体化给药。

注意事项 ①对本品过敏或正在服用单胺氧化酶抑制剂的患者禁用。②有躁狂、惊厥和癫痫病史者慎用。③眼内压升高或急性窄角型青光眼患者慎用。④孕妇及哺乳期妇女不宜使用。⑤驾驶车辆或操作机器者避免使用本品。⑥常见不良反应有：恶心、口干、厌食、便秘、呕吐、眩晕、嗜睡、梦境怪异、失眠、紧张以及视觉异常和性功能异常等。⑦偶见无力、气胀、震颤、激动、腹泻、鼻炎。⑧服用本品过程中不宜饮酒。⑨不得将本品弄碎或嚼碎服用。

剂型规格 缓释胶囊剂：每粒75mg；150mg。

去甲文拉法辛
Desvenlafaxine

别名 琥珀酸去甲文拉法辛，Desvenlafaxine Succinate，Pristiq

作用用途 本品为高选择性5-羟色胺和去甲肾上腺素再摄取抑制药（SNRI），能增加中枢神经系统中的这些神经递质。本品是文拉法辛的主要活性代谢物。用于重度抑郁症（MDD）。

用法用量 口服：每次50mg，每日1次。

注意事项 ①有心血管疾病、脑血管病或脂肪代谢紊乱患者、具窄角型青光眼或眼内压升高病史或有该类疾病风险的患者、未控制的高血压患者、肝损害患者、具躁狂史的患者、中度或重度肾损害或晚期肾脏疾病患者、具癫痫发作史者慎用。②用药期间可使混合型/躁狂发作的风险增加，用药前应排除双相情感障碍。

剂型规格 缓释片剂：每片50mg；100mg。

阿戈美拉汀
Agomelatine

别名 维度新，Valdoxan

作用用途 本品为褪黑素受体激动药和5-羟色胺$_2$C（5-HT$_2$C）受体拮抗药，对睡眠具有正向时相调节作用，可诱导睡眠时相提前，降低体温，引发类褪黑素作用。用于治疗抑郁症。

用法用量 口服：推荐剂量为每次25mg，每日1次，睡前服用。用药2周后如症状未改善，可增至每次50mg。用药应持续至少6个月。

注意事项 ①乙肝或乙肝病毒携带者、丙肝或丙肝

病毒携带者、肝功能损害禁用。②有躁狂或轻躁狂发作史者、过度饮酒者、中至重度肾功能损害者、老年患者、妊娠期妇女慎用。③常见头痛、偏头痛、头晕、嗜睡、失眠、焦虑、恶心、腹泻、便秘、上腹疼痛、多汗、疲劳。

剂型规格 片剂：每片25mg。

盐酸奥沙氟生
Oxaflozane Hydrochloride

别名 奥沙氟生，氟苯吗啉，盐酸氟苯吗啉，Conflictan，Oxaflozane，Oxaflozanum

作用用途 本品为抗抑郁药，主要作用于5-羟色胺受体。本品无增进食欲作用，亦无抗胆碱能或交感神经阻滞作用，对心肌无毒性。用于抑郁症，对反应性和神经性的抑郁症更为有效。

用法用量 **成人** ①口服：每日15~30mg。最初的3~4日，晨间服5mg，晚间服10mg；随后每日晨间服10mg，晚间服20mg。②静脉滴注：每日50~150mg，以250ml等渗液稀释后于2~3小时内缓慢滴注。

老年患者 口服：晨间服2.5mg，晚间服5mg。

8岁以上儿童 口服：为成人的一半，可逐渐增加至有效剂量。

注意事项 ①肾衰竭患者、妊娠期妇女、哺乳期妇女禁用。②常见嗜睡，下肢乏力。

剂型规格 ①溶液剂：每10滴含5mg。②注射剂：每支50mg。

氟西汀
Fluoxetine

别名 百忧解，氟苯氧苯胺，优克，Prozac

作用用途 本品选择性地抑制中枢神经系统5-HT的再摄取，从而延长和增加5-HT的作用，改善和纠正精神抑郁和强迫状态，解除抑郁症伴随的焦虑、失眠、头痛等症状。主要适用于中度及顽固性重症抑郁症，尤对伴随有坐立不安及运动障碍的抑郁症疗效显著，为老年抑郁症首选，适用于长期抗复发治疗，也用于暴食症和强迫症。

用法用量 口服：①治疗抑郁症：最初治疗建议每日20mg，一般4周后才能显效。最大推荐剂量每日80mg。维持治疗可以每日使用20mg。②强迫症：初始剂量为每日晨20mg，维持治疗可以每日20~60mg。③暴食症：每日60mg。④惊恐障碍：初始剂量每日10mg，一周后可逐渐增加至每日20mg，若症状没有有效控制，可适当增加剂量至每日60mg。

注意事项 ①过敏及癫痫患者禁用，用单胺氧化酶抑制剂者禁用，孕妇、哺乳期妇女及老年人慎用。②肝功能不全患者日剂量减半。③常见恶心、呕吐、神经过敏、头晕或惧光、头痛以及暂时性体重减轻。大剂量偶

可引起癫痫发作。

剂型规格 胶囊剂：每粒 20mg。

帕罗西汀
Paroxetine

别名 氟苯哌苯醚，帕罗克赛，赛乐特，Paxil，Seroxat，Seroxate

作用用途 本品为 5-HT 强力选择性抑制剂，属于四环类抗抑郁药。本品对包括 5-HT 受体在内的中枢神经递质受体无直接作用，而是通过干扰 5-HT 进入血小板膜的主动转运过程而引起 5-HT 在血小板中的衰竭，从而阻止 5-HT 的再吸收而提高神经突触间隙内 5-HT 的浓度而产生抗抑郁作用。本品可改变正常睡眠模式，对人的精神运动无明显影响。常用量对健康人和抑郁症患者的心率、血压和心脏传导无明显影响。动物及健康人脑电图证明本品无镇静作用，不影响人的精神运动行为，引起瞌睡较其他抗抑郁药低。主要适用于抑郁症、焦虑和强迫症。

用法用量 口服：每日 20～50mg，一般以 20mg 开始，每日 1 次，饭时服，连续用药 3 周。以后视病情调整，每次增减 10mg，间隔不得少于 1 周。最大推荐剂量为每日 50mg（治疗强迫症可 60mg）。老年人或肝、肾功能不全者可从每日 10mg 开始，每日最高用量不超过 40mg。对于肌酐清除率<30ml/min 的患者，推荐剂量为每日 20mg。

注意事项 ①严重肝、肾功能不全、儿童禁用。②对有心血管疾病或新发现有心肌梗死者应注意心率、血压变化。③副作用小，常见恶心。

剂型规格 片剂：每片 20mg；30mg。

瑞波西汀
Reboxetine

别名 甲磺酸瑞波西汀，Edronax

作用用途 本品为二环吗啉衍生物，是一种选择性去甲肾上腺素再摄取抑制剂，本品通过选择性抑制去甲肾上腺素的再摄取和拮抗 α_2 肾上腺素受体而起抗抑郁作用。具有很弱的 5-羟色胺特性，对 α_1 肾上腺素受体和毒蕈碱受体的亲和力很低。本品口服后 1.5～2.4 小时达血药浓度峰值，口服的生物利用度为 92%～94%。主要通过肝脏代谢，半衰期为 12～14 小时，老年人的半衰期延长。主要用于治疗重性抑郁症。

用法用量 口服：初始剂量为每日 8mg，分 2 次给药。肝、肾功能不全时：推荐初始剂量为每次 2mg，每日 2 次。对 65 岁及 65 岁以上患者，推荐剂量为每日 4mg。

注意事项 ①对本品过敏、孕妇、哺乳期妇女禁用。②双相情感障碍者、心血管疾病患者、不能控制的癫痫发作及惊厥者、青光眼患者、前列腺增生患者慎用。③本品不应与单胺氧化酶抑制剂同用，在停用单胺氧化

酶抑制剂至少 2 周后才可使用本品。

剂型规格 ①片剂：每片 2mg。②胶囊剂：每粒 2mg。

盐酸托莫西汀
Tomoxetine Hydrochloride

别名 阿托莫西汀，斯德瑞，择思达，Attentin，Strattera

作用用途 本品为甲苯氧苯丙胺衍生物，可选择性抑制去甲肾上腺素的突触前转运，增强去甲肾上腺素功能。临床用于治疗抑郁症和儿童、青少年的注意缺陷与多动障碍。本品口服后 1～2 小时达血药浓度峰值，肝脏代谢，主要活性代谢产物为 4-羟基托莫西汀。主要经肾排泄，少量从粪便排泄。代谢能力强者清除半衰期为 4～5 小时，代谢能力弱者为 22 小时。

用法用量 成人 口服：①注意缺陷与多动障碍：初始剂量为每日 40mg，应在 3 日内达到目标剂量，即每日 80mg，晨起给药 1 次或分早晚 2 次给药。若治疗 2～4 周后疗效不明显，可增加剂量至每日 100mg。②抑郁症：推荐的初始剂量为每日 40mg，分 2 次服用，以后可逐渐增量。

儿童 口服：注意缺陷与多动障碍：体重不高于 70kg 者，推荐的初始剂量为每日 0.5mg/kg，应在 3 日内达到目标剂量，即每日 80mg，晨起给药 1 次或分早晚 2 次给药。一日极量为 1.4mg/kg（或 100mg）。体重大于 70kg 者，用法用量同成人。

中度肝功不全者，初始剂量和目标剂量为常规剂量的 50%；重度肝功不全者，初始剂量和目标剂量为常规剂量的 25%。

注意事项 ①孕妇，先天性心脏病、严重心脏病患者、窄角型青光眼患者，急性肝功能衰竭患者禁用。②正在服用单胺氧化酶抑制剂或停用未超过 2 周者禁用。③高血压和心脏病患者，低血压或有低血压倾向的患者，尿潴留或膀胱功能异常患者，哺乳期妇女慎用。

剂型规格 胶囊剂：每粒 5mg；10mg；18mg；25mg；40mg；60mg；80mg；100mg。

度洛西汀
Duloxetine

别名 欣百达，Cymbalta

作用用途 本品体外与多巴胺能、肾上腺素能、胆碱能、组胺、阿片、谷氨酸、γ-氨基丁酸受体无显著亲和力，不抑制单胺氧化酶，是多巴胺的弱抑制剂。本品对重症抑郁和治疗糖尿病周围神经病变的确切作用机制尚不明确，但其作用与提高中枢神经系统的 5-HT 和去甲肾上腺素的水平有关。临床用于治疗重症抑郁（MDD）和糖尿病周围神经病变（DPN）。

用法用量 口服：①治疗 MDD：从每次 20mg，每日

2 次开始，逐渐增加至每日 60mg（每次 60mg，每日 1 次，或每次 30mg，每日 2 次），饭前或饭后服用均可。②治疗 DPN：每次 60mg，每日 1 次，饭前或饭后服均可。

注意事项 ①对本品过敏者或服用单胺氧化酶抑制剂病人和未控制的窄角型青光眼病人、儿童禁用。②本品不能治疗双极情绪紊乱症，不推荐应用于晚期肾病（需要透析）或严重肾功能不全的病人。③本品应慎用于有狂躁症史的病人和癫痫史病人。④肝功能不全的病人不推荐使用本品，应用本品前及治疗期间应定期监测血压。⑤本品在治疗期间，应密切注意可能出现的病情恶化和自杀倾向。⑥常见不良反应为：恶心、口干、便秘、嗜睡、食欲减退等。⑦本品为肠溶包衣微丸缓释胶囊，故应整粒吞服。

剂型规格 胶囊剂：每粒 20mg；30mg；60mg。

沃替西汀
Vortioxetine

别名 Brintellix

作用用途 本品的抗抑郁作用机制尚不完全明确，可能与增强 5-HT 活性相关。本品通过与 5-HT 转运蛋白相结合，选择性抑制 5-HT 再摄取，增加中枢神经系统中 5-HT 活性。用于治疗重度抑郁（MDD）。

用法用量 口服：每次 10mg，每日 1 次，与或不与食物同服。如耐受可增加剂量至每日 20mg，不耐受可减量至每日 5mg。

注意事项 ①有双相情感障碍、躁狂、轻度躁狂史或家族史者慎用。②使用本品每日 15mg 或每日 20mg 的患者突然停药可出现短暂的不良反应。为避免不良反应，患者在完全停药前 1 周可先减量至每日 10mg。

剂型规格 片剂：每片 5mg；10mg；15mg；20mg。

舍曲林
Sertraline

别名 郁乐复，左洛复，Lustral，Zoloft

作用用途 本品为一种神经突触前神经元 5-HT 再摄取抑制剂。主要用于治疗抑郁症和强迫症，尤其适用伴随焦虑、有或无躁狂史的抑郁症、抑郁性疾病的相关症状。

用法用量 口服：每次 50mg，每日 1 次。少数患者疗效不佳而对药物耐受性较好时，可在数周内根据疗效逐渐增加药物剂量，每次增加 50mg，最大可增至每日 200mg。一般服药 7 日左右可见疗效，完全的疗效则在服药的第 2~4 周才显现，强迫症疗效的出现则可能需要更长时间。长期用药应维持在最低有效治疗量。

注意事项 ①有癫痫病史者、闭角型青光眼、严重心血管病、血容量不足或脱水者、双相情感障碍者、有出血倾向者慎用。对本品过敏，严重肝功能不全者禁用。

②肝肾功能不全者、孕妇慎用。③有口干、恶心、稀便或腹泻、男性射精延迟、震颤、出汗增加和消化不良等。④育龄妇女服药期间应采取避孕措施。⑤哺乳期妇女服药期间不宜哺乳。⑥驾车及操作机械者慎用，且不宜与苯二氮䓬类药或其他镇静剂同服。⑦治疗期间不宜饮酒。

剂型规格 片剂：每片 50mg；100mg。

西酞普兰
Citalopram

别名 喜普妙，Cipramil

作用用途 本品为一种选择性强的 5-羟色胺再摄取抑制剂，具有抗抑郁作用。本品对内源性和非内源性抑郁的患者都有效。其抗抑郁作用通常在 2~4 周后建立，它不影响心脏传导系统和血压，也不影响血液、肝及肾等系统，特别适用于需长期治疗的患者。本品可穿过胎盘屏障，且在胎儿的分布与母体相似，哺乳期妇女服用本品会有少量药物及其代谢物通过母乳进入婴儿体内。临床用于抑郁性精神障碍（内源性及非内源性抑郁）。

用法用量 口服：成人，每日 1 次。开始量每日 20mg，如临床适应，可增加至每日 40mg，需要时可增至最高剂量每日 60mg。65 岁以上的患者剂量减半，即每日 10~30mg。在治疗过程中若出现失眠或严重的静坐不能，在急性期应给予镇静剂。

注意事项 ①正在服用单胺氧化酶抑制剂的患者禁用。②孕妇及哺乳期妇女慎用。③肝功能不全患者应以低剂量开始治疗，并注意监测。④常见不良反应有恶心、出汗增多、流涎减少、头痛和睡眠时间缩短。通常在治疗开始的第一周或第二周时比较明显，随着抑郁状态的改善可逐渐消失。⑤罕见诱发癫痫发作。

剂型规格 片剂：每片 20mg。

草酸艾司西酞普兰
Escitalopram Oxalate

别名 艾司西酞普兰，来士普，Lexapro

作用用途 本品是二环氢化肽类衍生物消旋西肽普兰的单一右旋光学异构体。本品抗抑郁的作用机制可能是抑制中枢神经元对 5-HT 的再摄取，从而增强中枢 5-羟色胺能神经的功能有关。本品对 5-HT$_1$-7 受体、α 受体、β 受体、D$_1$-5 受体、H$_1$-3 受体、M$_1$-5 受体、苯二氮䓬受体无亲和力，或仅具有较低的亲和力。本品对 Na$^+$、K$^+$、Cl$^-$、Ca^{2+} 通道无亲和力，或具有较低的亲和力。本品口服吸收完全，不受食物的影响（口服多次给药后平均 4 小时达到血浆峰浓度），与西酞普兰一样，本品的绝对生物利用度约为 80%。用于治疗抑郁障碍、伴有或不伴有广场恐怖症的惊恐障碍。

用法用量 口服：可以与食物同服。①抑郁障碍：常用剂量为每日 10mg, 每日 1 次。根据患者的个人反应, 每日最大剂量可以增加至 20mg。通常 2~4 周即可获得抗抑郁疗效。症状缓解后, 应持续治疗至少 6 个月以巩固疗效。②伴有或不伴有广场恐怖症的惊恐障碍: 建议起始剂量每次 5mg, 每日 1 次, 持续 1 周后增加至每日 10mg。根据患者的个体反应, 剂量还可以继续增加, 至最大剂量每日 20mg。治疗约 3 个月可取得最佳疗效。疗程一般持续数月。

注意事项 ①对本品过敏者禁用。②禁忌与非选择性、不可逆性单胺氧化酶抑制剂 (MAOI) 合用。③禁用于 18 岁以下儿童。④孕妇、哺乳期妇女慎用。⑤糖尿病、癫痫发作者、低钠血症者、有瘀斑、紫癜等患者慎用。

剂型规格 片剂: 每片 5mg; 10mg。

曲唑酮
Trazodone

别名 美舒郁, 美抒玉, 每素玉, Mesyrel

作用用途 本品为三唑吡啶类抗抑郁药, 从结构上与三环、四环和其他抗抑郁药不同, 作用机制是抑制脑神经突触体对 5-羟色胺的摄取。其特点是: 消除为双相消除, 起始相 $t_{1/2}$ 为 3~6 小时, 其后为一缓慢消除相, $t_{1/2}$ 为 5~9 小时。临床用于抗抑郁, 并可用于焦虑症。

用法用量 成人 口服: 起始剂量, 每日 50~100mg, 分次服用, 其后每 3~4 日每日剂量增加 50mg, 但日剂量不超过 400mg。待疗效满意逐渐减量至最低有效量。

老年人 口服: 每次 25mg 开始, 每日 2 次, 经 3~5 天逐渐增加至每次 50mg, 每日 3 次, 很少超过每日 200mg。

注意事项 ①对本品过敏者禁用。②心脏病患者及孕妇、癫痫、轻中度肝功能不全、肾功能不全、心梗急性恢复期慎用, 哺乳期妇女应用本品应停止哺乳。③大剂量可引起昏睡、呕吐, 超剂量可致呼吸骤停、心电图改变, 严重可致死亡, 应引起注意。④可见过敏反应、贫血、胸痛、尿频等, 偶见窦性心动过缓。

剂型规格 ①片剂: 每片 12.5mg; 25mg; 50mg; 100mg; 150mg; 300mg。②胶囊剂: 每粒 25mg; 50mg; 100mg。③注射剂: 50mg (5ml)。

维拉佐酮
Vilazodone

别名 盐酸维拉佐酮, Viibryd, Vilazodone Hydrochloride

作用用途 本品为一种选择性的 5-羟色胺再摄取抑制药和 5-HT$_1$A 受体的部分激动药。本品的活性主要通过其母体化合物体现。抗抑郁药物的确切机制尚不明确, 但认为其与通过选择性抑制 5-羟色胺再摄取, 增加中枢

神经系统中的 5-羟色胺活性有关。本品亲和力较高, 可有效抑制 5-羟色胺的再摄取部位, 但不影响去甲肾上腺素或多巴胺的再摄取部位。用于重度抑郁症。

用法用量 口服: 初始剂量为每次 10mg, 每日 1 次, 连用 7 日。随后, 每次 20mg, 每日 1 次, 再连用 7 日。此后, 每次 40mg, 每日 1 次。

注意事项 ①双相情感障碍患者或有家族史者、躁狂或轻躁狂患者或有家族史者、有癫痫史或癫痫风险因素 (如脑损伤、酒精中毒) 者、严重肝功能不全者、老年患者慎用。

剂型规格 片剂: 每片 10mg; 20mg; 40mg。

度硫平
Dosulepin

别名 二苯噻庚英

作用用途 本品为三环类抗抑郁药, 具有抗抑郁作用, 也有镇静作用。用于治疗抑郁症, 对多种疼痛如纤维肌痛或纤维织炎、非典型性面部疼痛与癌症疼痛, 当传统的镇痛药无效时, 可用本品。

用法用量 口服: 治疗抑郁症, 每日 75~150mg, 分 2~3 次服用; 重症可增至每日 225mg; 老年患者, 每日 50~75mg, 维持量可减少一半。

注意事项 ①严重心脏病、青光眼及排尿困难者禁用。②不良反应: 常见口干、嗜睡、眩晕、便秘、视物模糊、排尿困难。偶见心律失常、体位性低血压、癫痫样发作、肝损伤、迟发性运动障碍。偶有加重糖尿病症状的报道。

剂型规格 ①片剂: 每片 75mg。②胶囊剂: 每粒 25mg。

多塞平
Doxepin

别名 多虑平, 凯舒, Adapin, Doxal, Pamelor, Sineguan

作用用途 本品为三环类抗抑郁药中镇静作用较强的药物之一, 有一定抗焦虑作用, 抗胆碱作用较弱, $t_{1/2}$ 为 8~25 小时。临床主要用于各种焦虑、抑郁状态, 也用于镇静、催眠及慢性荨麻疹等。

用法用量 ①口服: 开始量, 每次 25mg, 每日 3 次, 以后可逐渐增至每日 150mg, 少数患者可增至每日 300mg。慢性荨麻疹, 每次 10mg, 每日 3 次, 疗程 2 周。②肌内注射: 每次 25~50mg。

注意事项 ①青光眼、对三环类抗抑郁药过敏者、心肌梗死恢复初期者禁用。②孕妇及儿童慎用。③可见轻度兴奋、失眠、口干、便秘等。

剂型规格 ①片剂: 每片 25mg; 50mg。②注射剂: 每支 25mg (1ml)。

奥匹哌醇
Opipramol

别名 阿丙哌醇，因息顿，Insidon，Ensidon

作用用途 本品为三环类抗抑郁药，作用类似丙米嗪，并有中度安定作用。用于治疗伴有焦虑和紧张的抑郁症及抑郁状态。

用法用量 口服：每日 150～300mg，分 2～3 次服，维持剂量，每次 50mg，每日 2 次。

注意事项 常见嗜睡、口干、疲倦、头晕等。

剂型规格 片剂：每片 50mg。

哌苯甲醇
Pipradrol

别名 米拉脱灵，匹普鲁多，Meratran

作用用途 本品为中枢兴奋药，对呼吸中枢兴奋作用较弱，对精神兴奋作用较强。能改善精神活动，缓解抑郁状态，减轻疲乏、清除思睡。用于儿童轻微脑功能失调综合征，也用于发作性睡病及巴比妥类引起的昏睡、倦怠和各种忧郁症、神经官能症等。

用法用量 口服：每次 1～2mg，每日 2～3 次。

注意事项 ①超剂量可引起失眠、焦虑、恶心、食欲不振，一般停药后即可消失。②焦虑及烦躁不安等患者禁用。

剂型规格 片剂：每片 1mg。

异卡波肼
Isocarboxazid

别名 闷可乐，异噁唑酰肼，异羧肼，异唑肼，Marplan

作用用途 本品作用于单胺氧化酶抑制剂，其抗抑郁作用较三环类差，故仅适用于对三环类抗抑郁药无效的中度或重度抑郁症。

用法用量 成人 口服：每次 30mg，一次或分次服用。达疗效时，应改为维持量，每日 10～20mg。日剂量不宜超过 30mg。

老年人：维持量为一日 5～10mg。

注意事项 ①高血压、嗜铬细胞瘤及肝功能不全者禁用。②癫痫、青光眼患者及老年患者慎用。③孕妇及哺乳期妇女、15 岁以下儿童慎用。④与三环类抗抑郁药伍用可产生高热与高血压危象。⑤用药期间不宜食用富含酪胺的食物，如奶酪、红葡萄酒、腌鱼、啤酒、鸡肝、酵母等。⑥有蓄积作用。⑦常见头昏、失眠、口干、恶心、动作失调、反射亢进、肝功受损等。

剂型规格 片剂：每片 10mg。

米氮平
Mirtazapine

别名 瑞美隆，Remeron

作用用途 本品为中枢的突触前 α$_2$ 受体拮抗剂，可以增强肾上腺素能的神经传导。它通过与中枢的 5-羟色胺受体相互作用，起调节 5-羟色胺的功能。本品的两种旋光对映体都具有抗抑郁活性，左旋体阻断 α$_2$ 和 5-HT$_2$ 受体、右旋体阻断 5-HT$_3$ 受体。其抗组胺受体（H$_1$）的特性起着镇静作用。本品有较好的耐受性，几乎无抗胆碱能作用，治疗剂量对心血管系统无影响。适用于抑郁症的发作。对快感缺乏、精神运动性抑制、睡眠欠佳（早醒）以及体重减轻均有疗效。也用于对事物丧失兴趣、有自杀倾向以及情绪波动（早上好，晚上差）等症状。一般在用药 1～2 周后起效。

用法用量 口服：成人，治疗起始剂量为每日 15mg，再逐渐加大剂量至获最佳疗效。有效剂量通常为 15～45mg。本品以水吞服，而不能嚼碎服用。适宜每日 1 次（最好在临睡前服用），也可分次服用（早晚各一次），同时应连续服药，最好在病症完全消失 4～6 个月后再逐渐停药。

注意事项 ①对本品过敏者禁用。②肝、肾功能不良、癫痫和器质性脑综合征、心脏病及传导阻滞、近期发作的心肌梗死患者慎用。③前列腺肥大、急性窄角型青光眼和眼内压增高者慎用。④有精神分裂症及其他精神病患者慎用。⑤驾驶车辆及操作机械患者避免使用。⑥孕妇及哺乳期妇女和儿童不推荐使用。⑦常见不良反应，如体重增加、嗜睡、镇静，通常发生在服药后的前几周。⑧偶见体位性低血压、躁狂症、惊厥发作、震颤、急性骨髓抑制、血清转氨酶升高、药疹等。⑨患者在治疗期间禁止饮酒。

剂型规格 片剂：每片 30mg。

诺米芬新
Nomifensine

别名 氨苯甲异喹

作用用途 本品对认识障碍、焦虑精神阻滞有改善作用，还能振奋精神，改善人际关系。临床用于内源性抑郁症、躁狂抑郁症、焦虑抑郁症。

用法用量 口服：每次 50mg，每日 2～3 次，7～10 日后可根据病情调整剂量。

注意事项 精神病患者禁用；缺血性心脏病患者慎用。可见口干、便秘、焦虑，偶见溶血性贫血。

剂型规格 片剂：每片 50mg。

米那普林
Minaprine

别名 苯哒吗啉，康多尔，米那匹林，Cantor，Caprim，Isopulsan

作用用途 本品能增加脑组织内，特别是纹状体、海马和脑干中乙酰胆碱的含量，间接作用于多巴胺受体，并增加下丘脑内 5-羟色胺的含量，具有精神振奋及脱抑制作用，适用于各型抑郁综合征，如抑郁心境，自杀倾向、活动兴趣减退、迟滞、焦虑等。

用法用量 口服：每次 50mg，每日 3 次，日剂量不能超过 300mg。

注意事项 ①癫痫患者、孕妇禁用。②严重焦虑者慎用。③不可与兴奋药、抗惊厥药物合用。④偶见入睡困难，神经紧张，易激动、恶心、头痛等。

剂型规格 片剂：每片 50mg。

噻奈普汀
Tianeptine

别名 达体朗，噻奈普汀钠，Tianeptine Sodium，Tatinol

作用用途 本品为抗抑郁药，其特点是对心境紊乱的作用，在镇静性和兴奋性抗抑郁药的两种分类之中，本品作用介于二者之中。对躯体不适症状具有显著作用，特别对焦虑和心境紊乱有关的胃肠道不适症状，对酒精依赖患者在戒断过程中出现的性格行为异常有缓解作用。本品适用于治疗轻、中或重度抑郁症，神经源性和反应性抑郁症，躯体特别是胃肠道不适的焦虑抑郁症，酒精依赖患者在戒断过程中出现的焦虑抑郁症。

用法用量 成人 口服：推荐剂量，每次 12.5mg，每日 3 次，在早、中、晚主餐前服用。

70 岁以上患者 最高剂量为每日 12.5mg。

注意事项 ①15 岁以下儿童禁用。②孕妇及哺乳期妇女避免使用。③驾驶车辆或操纵机器患者慎用。④治疗阶段须密切监护患者。⑤不良反应通常是轻度上腹不适、腹痛、口干、厌食、恶心、呕吐、便秘、气胀、失眠、瞌睡、恶梦、无力、心动过速、期前收缩、胸骨后疼痛、眩晕、头痛、晕厥、震颤、发热脸红、呼吸困难、咽部发痒、肌痛、腰痛。⑥避免与非选择性 MAOI 合用，因为有出现休克或阵发性高血压、高温、惊厥、死亡的危险性。

剂型规格 片剂：每片 12.5mg。

贯叶连翘提取物
Hypericum Perforatum Extract

作用用途 本品对脑细胞的 5-HT、NA、DA 在摄取均有明显的抑制作用，并且对此 3 个系统的再摄取抑制作用维持平衡，对 MAO-A、B 的抑制作用只有在较高的药物浓度下才出现。研究发现，抑郁症患者的下丘脑-垂体-肾上腺皮质轴的活性增高，皮质醇分泌过多，而本品抑制应激所致的皮质醇升高，并能增强抑郁症患者 NA 的功能，同时能提高夜间褪黑素的水平，调整昼夜节律改善睡眠，对中枢神经系统亦有激活松弛作用，可改善抑郁症患者的情绪。临床用于抑郁症、焦虑或烦躁不安。

用法用量 成人 口服：每次 300mg，每日 2~3 次。日剂量不超过 1800mg，维持剂量为每日 300~600mg，疗程 3~6 个月。

儿童 12 岁以上 口服：每次 300mg，每日 2~3 次。日剂量不超过 1800mg，维持剂量为每日 300~600mg，疗程 3~6 个月。

注意事项 ①12 岁以下儿童禁用。②严重肝肾功能不全者慎用或减量。③有光敏性皮肤的患者慎用。如出现光敏反应立即停药。

剂型规格 片剂：每片含贯叶连翘干燥提取物 300mg（其中贯叶金丝桃素含量不少于 0.9mg，总金丝桃素含量不少于 0.4mg）。

圣·约翰草提取物
Extract of St. John's Wort

别名 路优泰，Neurostan

作用用途 本品是从圣·约翰草提取的有效分。本品能调节神经内分泌，增加夜间褪黑激素的生成，能有效改善睡眠质量。通过多种途径增加脑中单胺类神经递质的浓度，起到抗抑郁作用。临床用于抑郁症、焦虑或烦躁不安。

用法用量 成人和 12 岁以上儿童 口服：每次 1 片，每日 2~3 次。若持续服药 4 周以上，症状仍存在或加重，应咨询医生。

注意事项 ①孕妇、哺乳期妇女禁用。②12 岁以下儿童禁用。③本品可能引起皮肤对光的敏感性增加，故为光敏性皮肤的患者应慎用。④不良反应：罕见胃肠道不适，过敏反应（皮肤红、肿、痒）等。

剂型规格 片剂：每片 300mg。

第二节 镇静、催眠及抗惊厥药

本类药因用药剂量不同会产生不同的效果。一般在小剂量时可产生镇静作用，使患者安静、宁静或解除焦虑烦躁，同时能保持清醒的精神活动和自如的运动功能。中等剂量时可引起近似生理性睡眠，减少觉醒或延长睡眠时间，并有抗惊厥作用。大剂量时可产生深度抑制，出现麻醉。超大剂量则会麻痹延髓，引起呼吸抑制，循环衰竭而死亡。

本类药物长期使用可产生耐受性和依赖性，突然停药会产生戒断症状。故应严格控制用药，必须注意避免长期应用。

一、巴比妥类

苯巴比妥
Phenobarbital

别名 苯巴比通，迦地那，卢米那尔，鲁米那，Luminal

作用用途 本品属长效催眠药，具有镇静、催眠、抗惊厥、抗癫痫作用。与解热镇痛药合用可增加其镇痛作用，还用于麻醉前给药，也用于治疗新生儿高胆红素血症。常用本品钠盐。

用法用量 (1) 口服 每次15～150mg，每日30～200mg；极量每次250mg，每日500mg。①镇静，抗癫痫：口服，每次0.015～0.03g，每日3次。②催眠：每次0.03～0.09g，睡前口服1次。(2) 皮下、肌内或缓慢静脉注射 每次0.1～0.2g，每日1～2次；极量，每次0.25g，每日0.5g。①抗惊厥：肌内注射其钠盐，每次0.1～0.2g，必要时4～6小时重复1次。②麻醉前给药：术前0.5～1小时肌内注射0.1～0.2g。③癫痫持续状态：肌内注射每次0.1～0.2g。

注意事项 ①禁用于对本品过敏、严重肝肾功能不全、支气管哮喘、呼吸抑制及卟啉病患者。②慎用于严重贫血心脏病、糖尿病、高血压、甲状腺功能亢进、老年人、妊娠期妇女和哺乳期妇女。③可见头晕、嗜睡等，久用可产生耐受性及成瘾性，多次连用应警惕蓄积中毒。④少数患者可发生过敏反应。⑤用于抗癫痫时不可突然停药，以免引起癫痫发作。⑥肝肾功能不良者慎用。⑦密闭避光保存。

剂型规格 ①片剂：每片15mg；30mg；100mg。②注射剂：每支0.1g。

异戊巴比妥
Amobarbital

别名 阿米妥，Amytal

作用用途 本品为中效巴比妥类催眠药，作用快而持续时间短。临床主要用于镇静、催眠、抗惊厥，也可用于麻醉前给药。

用法用量 成人 ①口服：催眠，于睡前半小时服0.1～0.2g。镇静，每次0.02～0.04g。极量，每次0.2g，每日0.6g。②静脉注射或肌内注射（钠盐）：抗惊厥，每次0.3～0.5g。极量，每次0.25g，每日0.5g。

小儿 ①口服常用量：催眠，个体差异大，镇静每次2mg/kg（或60mg/m²），每日3次。②催眠或抗惊厥：肌内注射，每次3～5mg/kg（或125mg/m²）；镇静，每日6mg/kg，每日2～3次。

注意事项 ①肝功能严重减退者禁用。②本品久用可产生耐受性、依赖性。③老年人或体弱者使用本品可能产生兴奋、精神错乱或抑郁，注意减少剂量。④注射速度过快易出现呼吸抑制及血压下降，应缓慢注射，每

分钟不超过100mg，小儿不超过60mg/m²，并严密监测呼吸、脉搏、血压，有异常应立即停药。⑤不良反应有头晕、困倦、嗜睡等。

剂型规格 ①片剂：每片0.1g。②胶囊剂：每粒0.1g。③注射剂：每支0.1g；0.25g；0.5g。

戊巴比妥
Pentobarbital

别名 潘托巴比妥，戊巴比妥钠，戊烷巴比妥钠，Mebumal，Nembutal Pentobarbital Sodium，Pentobarbitalum

作用用途 本品能阻断脑干网状结构上行激活系统，对中枢神经系统有广泛抑制作用。随用量而产生镇静、催眠和抗惊厥效应，大剂量时则产生麻醉作用。临床用于镇静、催眠、麻醉前给药及抗惊厥。

用法用量 口服：每次50～100mg，一次极量200mg，每日极量600mg。

注意事项 ①肝、肾功能不全、呼吸功能障碍患者、颅脑损伤患者及有卟啉病及有卟啉病史的患者禁用。②儿童、老年、妊娠期和哺乳期妇女慎用。③常有倦睡、眩晕、头痛、乏力、精神不振等延续效应。④可见关节疼痛、骨软化。

剂型规格 ①片剂：每片50mg；100mg。②注射剂：每支50mg（1ml）。

司可巴比妥
Secobarbital

别名 舍可那，西可那，速可眠，Seconal

作用用途 本品为短效巴比妥类催眠药，作用起效快，持续时间短（2～4小时），适用于入睡困难的失眠者，也可用于抗惊厥。

用法用量 成人 (1) 口服：①催眠，每次0.1g，睡前服用，极量：每次0.3g。②镇静，每次30～50mg，每日3～4次。③麻醉前给药，每次0.2～0.3g，术前1～2小时服用。(2) 肌内注射：催眠，每次0.1～0.2g。(3) 静脉注射：①催眠，每次50～250mg。②镇静，每次1.1～2.2mg/kg体重。③抗惊厥，每次5.5mg/kg体重，需要时每隔3～4小时重复注射，静脉注射速度不能超过每15秒50mg。

注意事项 ①严重肝功能不全者禁用。②老年人及体弱者酌情减量。③久用本品易产生耐受性、依赖性。

剂型规格 ①胶囊剂：每粒0.1g。②注射剂：每支50mg；100mg。

仲丁比妥
Secbutabarbital

别名 仲丁巴比妥，Secbutabarbitalum，Secbutobarbitone

作用用途 本品可抑制大脑感觉皮层，降低运动神

经元活性，改变小脑功能，产生镇静和催眠作用。药物抑制程度取决于给药剂量，在催眠剂量下，呼吸抑制作用类似于生理睡眠呼吸抑制，血压、心率略有下降。临床用于镇静、催眠。

用法用量 成人 口服 ①日间镇静：每次 15 ~ 30mg，每日 3~4 次。②术前镇静：每次 50 ~ 100mg，术前 60~90 分钟给药。③睡前催眠：每次 50~100mg。

儿童 口服 术前镇静：每次 2~6mg/kg，最大剂量为 100mg。

注意事项 ①有明显或潜在的卟啉病史患者禁用。②有自杀倾向、肝功能损害、精神抑郁、药物滥用史和急、慢性疼痛的患者以及老年患者、哺乳期妇女慎用。③大剂量可导致潮式呼吸、反射消失、轻微瞳孔缩小、心动过缓、低血压、晕厥、通气不足、呼吸暂停。④可见失眠、头晕、头痛、恶心、呕吐、便秘等。

剂型规格 ①片剂：每片 30mg；50mg。②注射剂：每支 30mg（5ml）。

丁溴比妥
Tempidorm

别名 替吡度尔

作用用途 本品为 L-色氨酸制剂，具有催眠作用，可促进睡眠，缩短入睡时间。

用法用量 口服 每次 1~2 片，睡前 20~30 分钟服。

注意事项 ①超量可出现头晕或头痛。②有血压波动。

剂型规格 片剂：每片 500mg。

二、其他催眠药

格鲁米特
Glutethimide

别名 苯乙哌啶酮，导眠能，道力顿，Doriden

作用用途 本品主要用于催眠，服后 30 分钟可入睡，持续 4~8 小时。对于夜间易醒和焦虑、烦躁引起的失眠效果较好，可代替巴比妥类药物，或与巴比妥类药物交替使用，可缩短快波睡眠时相（REM），久用之后停药能引起反跳，故不宜久用。还可用于麻醉前给药。

用法用量 口服 ①催眠，每次 0.25 ~ 0.5g。②镇静，每次 0.25g，每日 3 次。③麻醉前给药，前一晚服 0.5g，麻醉前 1 小时再服 0.5~1g。

注意事项 ①有时出现恶心、头痛、皮疹等。②久用能致依赖性和成瘾性。

剂型规格 片剂：每片 0.25g。

水合氯醛
Chloral Hydrate

别名 含水氯醛，水化氯醛

作用用途 本品具有催眠、镇静、抗惊厥作用。多用于神经性失眠、伴有显著兴奋的精神病及破伤风痉挛、士的宁中毒等。临床主要用于催眠，特别是顽固性失眠及其他药物无效时。

用法用量 ①口服：临睡前 1 次口服 10% 溶液 10ml。以水稀释 1~2 倍后服用或服其合剂（掩盖其不良臭味及减少刺激性）。②灌肠：抗惊厥，将 10% 溶液 15~20ml 稀释 1~2 倍后一次灌入。

口服或灌肠，常用量，每次 0.5~1.5g；极量，每次 2g，每日 4 次，睡前一次。

注意事项 ①胃炎、消化性溃疡患者禁用，严重肝、肾、心脏病患者禁用。②本品致死量在 10g 左右，口服 4~5g 可引起急性中毒，可见到针尖样瞳孔，其他症状类似巴比妥类药物中毒。③长期应用可产生依赖性和成瘾性，突然停药可出现谵妄、震颤等戒断症状。④本品刺激性较大，易引起恶心，呕吐。⑤偶见过敏，如红斑、荨麻疹、湿疹样皮炎等，偶会发生白细胞减少。

剂型规格 ①溶液剂：10%。②合剂：由水合氯醛 65g，溴化钠 65g，琼脂糖浆 500ml，淀粉 20g，枸橼酸 0.25g，浓薄荷水 0.5ml，蒸馏水适量共配成 1000ml。

咪达唑仑
Midazolam

别名 多美康，马来酸咪达唑仑，咪唑安定，速眠安，力月西，Maleate

作用用途 本品具有迅速的镇静和催眠作用，还具有抗焦虑、抗惊厥和肌松作用。适用于各种失眠症，特别适用于入睡困难及早醒，亦可作为术前及诊断时的诱眠用药。

用法用量 成人 （1）口服：①失眠症，每晚睡前 7.5~15mg。从低剂量开始，治疗时间为数日至 2 周。②麻醉前给，每次 7.5~15mg，麻醉诱导前 2 小时服。③镇静、抗惊厥，每次 7.5~15mg。肌内注射：术前用药，一般为 10~15mg（0.1~0.15mg/kg），术前 20~30 分钟给药。可单用，也可与镇痛药合用。（2）静脉给药：①全麻诱导，0.1~0.25mg/kg，静脉注射。②全麻维持，分次静脉注射，剂量和给药间隔时间取决于病人当时的需要。③局部麻醉或椎管内麻醉辅助用药，0.03~0.04mg/kg，分次静脉注射。④ICU 病人镇静，先静脉注射 2~3mg，再以 0.05mg/（kg·h）静脉滴注维持。

老年人 推荐剂量为每日 7.5mg，每日 1 次。

儿童 肌内注射：术前给药，约 0.15~0.2mg/kg，麻醉诱导前 30 分钟给药。

注意事项 ①精神病和严重抑郁症中的失眠症患者、妊娠初期 3 个月内的妇女，对苯二氮䓬类过敏者禁用。②器质性脑损伤、严重呼吸功能不全者慎用。③长期持续大剂量应用易引起成瘾性。④极少有遗忘现象。

剂型规格 ①片剂：每片 15mg。②注射剂：每支

5mg（1ml）；15mg（3ml）；10mg（2ml）。

溴替唑仑
Brotizolam

别名 溴噻二氮唑，溴噻二氮，Ladormin，Lakormin，Iendormin

作用用途 本品为短效苯二氮䓬类镇静催眠药，具有催眠、镇静、抗惊厥、肌肉松弛等作用。临床用于治疗失眠症。还可用于术前催眠。口服吸收迅速而完全，血药浓度达峰时间为0.5～2小时。经肝脏代谢，大部分经肾由尿排出，其余随粪便排出，半衰期为3.6～7.9小时。

用法用量 口服 ①失眠症：推荐剂量为每次0.25g，睡前服。②术前催眠：每次0.5mg。③用于失眠症：老年人推荐剂量为每次0.125mg，睡前服。④用于长时间飞行后调整时差，每次0.25mg。⑤用于倒班工作后改善睡眠，每次0.125mg。

注意事项 ①精神病（如抑郁症）患者、急性呼吸功能不全者、重症肌无力患者、急性闭角型青光眼患者、孕妇、哺乳期妇女、18岁以下患者禁用。②肝硬化患者慎用。③可产生药物耐受性或短暂性遗忘。④本品可使高血压患者血压下降，使用时应注意。⑤用药期间不宜驾驶车辆或操作机器。

剂型规格 片剂：每片0.25mg。

三唑仑
Triazolam

别名 海乐神，海尔神，酣乐欣，甲基三唑氯安定，三唑安定，三唑苯二氮草，三唑林，Clorazolam，Halcion，Trizolin

作用用途 本品为苯二氮䓬类衍生物，属一种短效安眠药，其催眠作用强而迅速，可降低睡眠潜伏期，延长睡眠时间，减少觉醒次数。本品的催眠作用是地西泮的45倍，抗惊厥作用是地西泮的27倍。具有明显的抗焦虑、安定、镇静、催眠、肌松作用。适用于各型失眠症，尤其是入睡困难、易醒和早醒的失眠症。可用于复发性失眠症，以及需要睡眠休息的急、慢性病情和手术患者，还用于焦虑、神经紧张等。

用法用量 口服 每次0.25～0.5mg，临睡前服。老弱患者，每次0.125～0.25mg，必要时可增至0.5mg。

注意事项 ①对苯二氮䓬类过敏患者、孕妇和哺乳期妇女禁用。②老年患者、抑郁症的患者慎用。③长期服用本品应定期检查血象和肝功能。④常见偏头痛、食欲减退、抑郁、瘙痒、皮疹、视物模糊、呃逆、心悸、上腹部不适等不良反应。⑤可见嗜睡、无力、眩晕及共济失调等，但一般与剂量有关。⑥偶见兴奋、精神激越、不集中、迷乱、欣快感等异常反应。

剂型规格 片剂：每片0.25mg。

佐匹克隆
Zopiclone

别名 吡嗪哌酯，三辰，忆梦返，唑吡酮，Amovane，Imovane，Zimovane

作用用途 本品为环吡咯酮类催眠药，具有很强的催眠和抗焦虑作用，并有肌松和抗惊厥作用。其作用迅速，能缩短入睡时间，延长睡眠时间，减少夜间觉醒和早醒次数。临床主要用于失眠症及麻醉前给药。

用法用量 口服 每次7.5mg，临睡前服，连服21日，肝功能不全者、年龄超过70岁者每次3.75mg。手术前服7.5～10mg。

注意事项 ①15岁以下儿童、孕妇、哺乳期妇女、对本品过敏者禁用。②肌无力，肝、肾功能、呼吸功能不全者慎用。③驾驶员、高空作业人员、机械操作人员禁用。④偶见嗜睡、口苦等，少数可出现便秘、倦怠、头晕等。④用药时间不宜过长，一般不超过4周，可间断使用。

剂型规格 片剂：每片7.5mg。

艾司佐匹克隆
Eszopiclone

别名 Estorra，Lunesta

作用用途 本品为环吡咯的吡咯嗪衍生物。本品是治疗失眠症的药物，其准确的药理作用仍未知，其催眠作用与GABA受体有关。临床用于入睡困难，夜间维持睡眠困难，早醒等不同类型的睡眠障碍。

用法用量 口服：成人起始剂量为睡前给予2～3mg，老年患者建议起始剂量为1～2mg。有严重肝功能损害者的起始剂量为1mg，对于与CYP3A4抑制剂合用者，起始剂量不应该超过1mg。老年患者服用本品的起始剂量不应超过2mg。肝功能异常者应慎用本品。严重肝功能异常者服用本品不应超过2mg。肾功能异常者无需调整剂量。

注意事项 ①孕妇和哺乳妇女禁用。②服用本品应禁止饮酒、驾驶车辆、操作机器。③常见不良反应：味觉异常、头晕、胸痛、偏头痛。

剂型规格 片剂：每片1mg；2mg；3mg。

扎来普隆
Zaleplon

别名 安已辛，安维得，百介民，丰原，曲宁，顺思，思威坦，Hegon，Hipnodem，Sonata，Starnoc，Zaplon，Zerene

作用用途 本品为催眠药，通过作用于γ-氨基丁酸-苯二氮䓬受体复合物而发挥作用，临床用于入睡困难的失眠症的短期治疗。具有镇静、催眠、抗焦虑、肌肉松弛、抗惊厥等作用，能缩短入睡时间，本品口服后30分钟起效，血药浓度达峰时间为 1 小时，单次给药作用待续 6 小时以上。本品经肝脏代谢，肾脏排泄率为 71%，17% 随粪便排泄，少量药物可分泌至乳汁中。

用法用量 口服：每次 5~10mg，睡前服用或入睡困难时顿服。持续用药时间不超过 7~10 日。对轻至中度肝功能不全者，推荐剂量为每次 5mg。老年人推荐剂量为每次 5mg。

注意事项 ①睡眠呼吸暂停综合征患者，严重的呼吸困难或胸部疾病患者，重症肌无力患者，儿童，孕妇，哺乳期妇女禁用。②抑郁症患者慎用。③长期服用可能会产生药物依赖性。④本品可加重乙醇对中枢神经系统的损害，服用本品期间禁止饮酒。⑤服用本品后必须保证有 4 小时以上的睡眠时间。⑥服药后应避免驾驶车辆、操作机械。⑦本品为国家特殊管理的第二类精神药品，使用时必须严格遵守国家对精神药品的管理条例。

剂型规格 ①片剂：每片 5mg。②胶囊剂：每粒 5mg。

唑吡坦
Zolpidem

别名 乐坦，舒睡晨爽，思诺思，诺宾，浦佐坦，左吡登，Stilnox

作用用途 本品为其酒石酸盐，是一种咪唑吡啶类药物，可与脑组织中三种苯二氮䓬受体之一 BZ1 受体结合，而对脊髓中的 BZ2 受体和组织中的 BZ3 受体亲和力很小，故具有快速而短暂的催眠作用。适用于入睡困难、易醒和睡眠质量不佳的失眠症。

用法用量 口服：每次 10mg，根据病情可加至 15~20mg，临睡前服用。65 岁以上老人，建议开始时服用 5mg，治疗剂量不应超过 10mg。连续用药应不超过 4 周。

注意事项 ①15 岁以下儿童、孕妇和哺乳期妇女禁用。②呼吸功能不全者慎用，肝、肾功能不全者应减量。③驾驶员和操作机器者慎用。④有眩晕、瞌睡、乏力、恶心、呕吐、头痛等。⑤不可与苯二氮䓬类药合用，不能与其他中枢神经系统抑制剂合用。

剂型规格 片剂：每片 10mg。

阿吡坦
Alpidem

别名 Ananxyl

作用用途 本品为咪唑吡啶类衍生物，对 GABA 受体的特殊位点有明显的选择结合性，亲和力高，对缺乏中枢抑制功能的患者产生抗焦虑样作用，作用强度与氯氮䓬相似。其特点为不产生苯二氮䓬样内感受性刺激作用，提高觉醒水平的作用比对自发性行动的抑制作用强，耐受性好，产生镇静和损害运动功能的可能性很小，无肌松作用，无依赖性。本品还具有广谱抗惊厥作用。口服吸收迅速，主要用于各种急、慢性焦虑症。

用法用量 口服：每次 25~50mg，每日 3 次；老年患者，每次 25mg，每日 2 次，逐渐调整剂量。

注意事项 ①可见嗜睡、乏力、头痛、头晕、恶心、呕吐、消化不良等。②密闭，干燥保存。

剂型规格 片剂：每片 50mg。

甲喹酮
Methaqualone

别名 安眠酮，海米那，眠可欣，Hyminal

作用用途 本品催眠作用出现快而持续长，临床用于神经衰弱、失眠、麻醉前给药。

用法用量 成人 口服。①镇静：每次 0.1g，每日 3 次。②催眠：每次 0.1~0.2g，睡前半小时服用。小儿：酌减。

注意事项 ①妊娠妇女禁用。②有精神病史、肝功能不全及躯体有剧痛者慎用。③大剂量可导致耐受性及依赖性④可见头晕、嗜睡、心悸、恶心、呕吐及全身无力等。

剂型规格 片剂：每片 0.1g；0.2g。

密环菌
Armilariamellea

作用用途 本品为植物天麻的共生物，药用密环菌片是以密环菌的发酵物制成。对中枢神经系统有抑制作用，可产生镇静及抗惊厥作用，并能改善微循环，增加冠脉血流量。临床用于治疗各种眩晕、神经衰弱、失眠、耳鸣、四肢麻木等症。

用法用量 口服：每次 3~5 片，每日 2~3 次。10 日为 1 疗程。

注意事项 本品尚未见不良反应报道。

剂型规格 片剂：每片含密环菌发酵物（密环粉）250mg。

雷美替胺
Ramelteon

别名 Rozerem

作用用途 本品属于非巴比妥类催眠药，系褪黑素受体激动药，对褪黑素受体 MT-1 和 MT-2 有高亲和力，且对 MT-1 和 MT-2 受体的选择性超过 MT-3。因 MT-1 和 MT-2 受体被内源性褪黑素激活后参与了正常睡眠-觉醒周期生理节律的维持，故本品有促进睡眠的作用，能有效治疗以睡眠诱导困难为特征的慢性和一过性失眠症，缩短持续睡眠平均潜伏期。

用法用量 口服：每次 8mg，睡前 30 分钟内服用。

注意事项 ①抑郁、严重慢性阻塞性肺疾病、严重睡眠呼吸暂停、中度肝功能不全及呼吸窘迫患者慎用。②可见头晕、疲乏、失眠加重、嗜睡、恶心、味觉改变、抑郁等。③出现血管神经性水肿。

剂型规格 片剂：每片 8mg。

三氯福司
Triclofos

别名 三氯磷酯钠，三氯乙磷酸钠，Triclos

作用用途 本品为水合氯醛的衍生物，具有镇静、催眠作用，在体内分解成三氯乙醇而起作用。

用法用量 成人 口服：①催眠：每次 1g，睡前服。必要时可用至 2g。②镇静：每次 500mg，每日 1~2 次。儿童 1 岁：25~30mg/kg；1~5 岁：250~500mg；6~12 岁：0.5~1g。

注意事项 本品尚未见不良反应报道。

剂型规格 ①片剂：每片 750mg。②溶液剂：每瓶 100mg（1ml）。

第三节　抗精神失常药

一、抗精神病药

抗精神病药是一类很强的多巴胺受体阻滞剂，对精神活动有选择性的抑制作用，可在不影响意识清醒的情况下，消除精神病人的躁狂不安、精神混乱等精神症状，对非精神病人的兴奋不安、焦虑、失眠等也有作用。本类药是强安定药，适用于治疗精神分裂症、器质性精神病及躁狂-抑郁症的躁狂期。

氯丙嗪
Chlorpromazine

别名 冬眠灵，可乐静，氯普马嗪，Aminazine，Wintermine

作用用途 本品为吩噻嗪类药，具有强安定作用，镇吐作用，且有加强催眠药、麻醉药、镇痛药的作用。临床主要治疗精神分裂症、躁狂症，对急性患者的疗效较慢性患者好；对妄想型和紧张型的疗效好；对躁狂抑郁性精神病、反应型精神病亦有较好疗效。还可用于各种呕吐（除外晕动症）、顽固性呃逆、人工冬眠及低温麻醉，对焦虑、失眠、紧张也有一定疗效。也适用于中毒性休克伴有高热、抽搐、烦躁不安的患者，与异丙嗪合用适用于小儿高热惊厥。常用本品盐酸盐。

用法用量 ①口服：每次 12.5~100mg；极量，每次 150mg，每日 600mg。②肌内注射或静脉滴注：每次 25~50mg；极量，每次 100mg，每日 400mg。用于精神病，开始每日 25~50mg，分 2~3 次服，逐渐增至每日 300~450mg，症状减轻后再减至每日 100~150mg。治疗心力衰竭，肌内注射小剂量，每次 5~10mg，每日 1~2 次。

注意事项 ①昏迷患者特别是处于中枢抑制药作用下的患者和对本品过敏者禁用。②肝功能严重减退、有癫痫史者、尿毒症及严重心血管患者慎用或禁用。③高浓度静脉注射对局部有刺激性，可产生血栓性静脉炎。④常见嗜睡、乏力、口干、上腹部不适、便秘、心悸等。⑤偶见接触性皮炎、皮疹、光过敏等。⑥较严重的有体位性低血压、粒细胞减少、心肌损害、肠梗阻、锥体外系症状和阻塞性黄疸等。

剂型规格 ①片剂：每片 5mg；12.5mg；25mg；50mg。②注射剂：每支 10mg（1ml）；25mg（1ml）；50mg（2ml）。

奋乃静
Perphenazine

别名 羟哌氯丙嗪，Trilafon

作用用途 本品作用与氯丙嗪相似，安定、镇吐作用均较强，镇静作用较弱。临床用于精神分裂症、躁狂症，对慢性兴奋型患者和老年患者疗效较好，对妄想幻觉症状效果显著，也用于呕吐、呃逆和由激动、焦虑引起的失眠。

用法用量 ①口服：每次 2~4mg，每日 1~3 次。精神病，每日 8~64mg，分 2~3 次服。呕吐和焦虑，每日 6~12mg，分 1~3 次服。②肌内注射：呕吐，每次 5mg。兴奋躁动，每次 5~10mg，每日 2~3 次。

注意事项 ①对吩噻嗪类药物过敏、肝功能不全者、有血液病、骨髓抑制者、青光眼患者、帕金森病及帕金森综合病患者禁用。肝功能不全、严重心血管疾患及震颤麻痹等患者慎用。②锥体外系不良反应较氯丙嗪多见，也有口干、便秘、视物模糊等自主神经系统反应。妊娠期妇女、哺乳期妇女慎用。

剂型规格 ①片剂：每片 2mg；4mg。②注射剂：每支 5mg（1ml）。

氟奋乃静
Fluphenazine

别名 氟非拉嗪，Decanoate，Permifil，Prolixin

作用用途 本品安定作用较奋乃静强，但镇静作用较弱。适用于紧张型、妄想型精神分裂症。常用本品盐酸盐。

用法用量 ①口服：精神分裂症：从小剂量开始，每日由 2mg 渐增至 15~20mg，分 2~3 次饭后服用，最高剂量每日不宜超过 30mg，维持量每日 4~10mg。②肌内注射：焦虑状态，每日 1~5mg，分 1~2 次。长效制剂——癸氟奋乃静，开始每次 12.5~25mg，以后可视病情及耐受程度每2~4周重复1次。老年或体弱者以最小剂量开始，然后每日用量递增在1~2mg之间。

注意事项 ①对本品过敏者、帕金森病患者及严重抑郁病患者禁用，昏迷患者、皮层下脑组织受损患者、有基底神经节病变者、恶血质患者、骨髓抑制患者、青光眼患者禁用。6岁以下儿童禁用本品片剂，12岁以下患者禁用本品注射剂。严重肝、肾、心、脑血管疾病、白细胞过低、血压过低和癫痫患者慎用。②与氯丙嗪相似，主要为锥体外系反应，氟奋乃静更为多见。③偶见嗜睡、视物模糊、口干、低血压、粒细胞减少以及过敏性药疹等。

剂型规格 ①片剂：每片2mg；5mg。②注射剂：每支2mg（1ml）；5mg（2ml）。

癸氟奋乃静
Fluphenazine Decanoate

别名 滴加，滴咖，氟奋癸酯，癸酸氟奋乃静，Anatensol，Dapotum D，Deca，Prolixin Decanoate

作用用途 本品为氟奋乃静的长效酯类化合物，通过阻断脑内多巴胺受体（DA2）产生抗精神病作用，通过抑制网状结构上行激活系统产生镇静作用，其止吐和降血压作用较弱。临床用于治疗精神分裂症，对单纯型和慢性精神分裂症的情感淡漠和行为退缩症状有振奋作用，亦用于口服治疗不合作及需长期用药维持治疗的患者。

用法用量 肌内注射：每次12.5~25mg，每2~4周1次。随后逐渐增量至每次25~75mg，每2~4周一次。

注意事项 ①对吩噻嗪类药过敏、恶病质、骨髓抑制、昏迷基底神经节病变、帕金森病、确有或疑似大脑皮质下损伤、严重抑郁症、肝功能损害及青光眼的患者禁用。②心血管疾病、癫痫、嗜铬细胞瘤患者以及12岁以下儿童、老年、妊娠期妇女慎用。③可出现锥体外系反应。④可见心肌病、心肌炎、低血压、口干、恶心、呕吐、食欲减退、腹胀、便秘、结肠炎。

剂型规格 注射剂：每支25mg（1ml）。

三氟拉嗪
Trifluoperazin

别名 三氟比拉嗪，甲哌氟丙嗪，Stelazine，Terfluzine

作用用途 本品属吩噻嗪类抗精神病药，安定、镇吐作用都很强，镇静催眠作用弱。临床对妄想型精神分裂症疗效较好，有较强的振奋作用，能显著地改善情感淡漠和行为退缩的精神分裂症状，对焦虑紧张及强迫症状也有一定疗效。常用本品盐酸盐。

用法用量 口服：从小剂量开始，每次5mg，每日1~2次；逐渐增量至治疗量，每日20~40mg。个别患者可达每日60~80mg；维持量为每日5~15mg。也可用于镇吐，口服，每次1~2mg，每日2~4mg。

注意事项 ①肝功能不全、有惊厥史者慎用。②锥体

外系反应较氯丙嗪明显。③治疗初期可有自主神经系统反应。④可见烦躁不安、失眠、口干、排尿困难等。⑤偶见皮疹、肝损害及骨髓抑制。⑥严禁与肾上腺素联合应用。

剂型规格 片剂：每片1mg；5mg。

三氟丙嗪
Triflupromazine

别名 VESPRIN

作用用途 本品抗精神病作用较氯丙嗪强。用于治疗精神分裂症、抑郁症的躁狂状态，以及退缩、老年和中毒性精神病。亦用于镇吐。

用法用量 ①口服：每日50~200mg，分2~3次。②肌内注射：每日60~150mg。

注意事项 ①主要不良反应为锥体外系反应，其他不良反应包括困倦、体位性低血压、口干、视力模糊。

剂型规格 ①片剂：每片10mg；25mg；50mg。②注射剂：每支10mg（1ml）；20mg（1ml）。

丙氯拉嗪
Prochlorperazine

别名 丙氯比拉嗪，甲哌氯丙嗪，普氯拉嗪，Compazine

作用用途 本品安定作用比氯丙嗪强，比三氟拉嗪弱，镇静作用和止吐作用显著。临床用于神经官能症、呕吐等。

用法用量 （1）口服：①神经官能症，每日15~30mg；②止吐，每次5~10mg，每日3次。（2）肌内注射：①精神病，每次12.5~25mg，每日2~3次。②止吐，每次5~10mg，每4~6小时1次。每日最大剂量为40mg。（3）直肠给药：每次25mg，每日2~3次。

注意事项 ①不宜用于妊娠期妇女和哺乳期妇女，2周岁以下儿童、骨髓抑制者禁用。②肝功能不良者慎用。③老年患者应减量。④可见锥体外系反应及嗜睡、乏力等。

剂型规格 ①片剂：每片5mg；10mg。②注射剂：每支5mg（1ml）。③栓剂：每枚2.5mg；5mg；25mg。④糖浆剂：1mg/ml。

硫利达嗪
Thioridazine

别名 甲硫哒嗪，甲硫哌啶，利达新，硫醚嗪，美立廉，噻啶嗪，Melleril，Novoridazine，Ridazine，Sonapax，Thioril

作用用途 本品为哌啶型吩噻嗪类抗精神病药。小剂量可作为抗焦虑药和精神松弛剂，并对轻度抑郁症有效，大剂量可抗精神病，其安定作用与氯丙嗪相似但较

弱，镇痛抗焦虑作用略优于氯丙嗪，抗幻觉作用较差，无明显镇吐作用，具有一定情感调整作用，并有明显的抗胆碱作用，很少发生锥体外系反应。临床主要用于神经官能症及精神分裂症，焦虑性精神病，外源性和内源性精神病，戒酒综合征。

用法用量 口服：①用于精神分裂症，**成人**，每次 50~100mg，每日 3~4 次，最高日剂量 800mg。儿童，每日 1~4mg/kg 体重，分次服。②用于神经官能症，每日 25~200mg。③用于戒酒综合征，每日 100~200mg。

注意事项 ①昏迷状态，严重心血管疾病（如心力衰竭、心肌梗死、传导异常等）、白细胞减少、严重中枢神经系统功能降低，对其他吩噻嗪类药有过敏反应史及有坏血病史者禁用。②脑炎、脑部外伤后遗症慎用。③有阿托品样反应，如口干、鼻塞、直立性低血压等。④可见心电图 T 波异常。⑤长期服用可出现闭经、血小板降低、白细胞减少等。

剂型规格 片剂：每片 10mg；25mg；50mg；100mg；200mg。

美索达嗪
Mesoridazine

别名 甲砜达嗪，Serentil

作用用途 本品为硫利达嗪的活性代谢产物，抗精神病作用相似于氯丙嗪，但锥体外系反应小。主要用于精神分裂症及神经症。较低剂量用于行为障碍、精神发育迟缓和酒瘾的辅助治疗。

用法用量 ①口服：每次 50mg，每日 3 次；如需要可增加剂量达每日 400mg，分次服。②肌内注射：开始剂量 25mg，需要时 30~60 分钟重复注射，直至每日 200mg。

注意事项 不良反应及注意同硫利达嗪。

剂型规格 ①片剂：每片 10mg；25mg；50mg；100mg。②注射剂：每支 25mg（1ml）。

乙酰丙嗪
Acepromazine

别名 乙酰普马嗪，Notensil，Plegicil

作用用途 本品安定作用比氯丙嗪弱，对精神病疗效差，但中枢抑制作用较强。临床主要用于镇静、抗休克和手术前以增强全身麻醉药的作用，与异丙嗪、哌替啶等合用可作为人工冬眠药。

用法用量 ①口服：每次 10mg，每日 3 次。②肌内注射：每次 10~20mg。③静脉滴注：每次 20mg，稀释至 0.1~0.2mg/ml 缓慢滴入。

注意事项 ①孕妇、哺乳期妇女慎用。②不良反应与氯丙嗪相似。

剂型规格 ①片剂：每片 10mg。②注射剂：每支 20mg（2ml）。

氟哌啶醇
Haloperidol

别名 安度利可，氟哌醇，氟哌丁苯，卤吡醇，Hsldol，Serenase

作用用途 本品为安定药，作用与氯丙嗪相似，抗焦虑、抗精神病作用强，对控制精神分裂症及其他躁狂症状均有效，镇吐作用亦较强，但镇静作用较弱。临床用于各种急、慢性精神分裂症，焦虑性神经官能症，顽固性呃逆和呕吐，与哌替啶合用以增强其镇痛作用。本品尚可用于儿童多动综合征、舞蹈病。

用法用量 ①精神病：口服，开始每日 1~2mg，逐渐增加至治疗量每日 8~40mg，分 1~2 次服，维持量，每日 4~8mg。肌内注射，每次 5~10mg，每日 2~3 次。静脉注射，每次 5~10mg，用 25% 葡萄糖注射液稀释后缓慢注射，每日 2~3 次。②焦虑性神经官能症：每日 0.5~1.5mg。③儿童多动综合征：口服，0.05mg/kg 体重。

注意事项 ①对本药过敏者、心功能不全、骨髓抑制、重症肌无力患者禁用。大量长期应用可引起心律失常、心肌损伤和抑郁反应，故有心功能不全和抑郁病史者禁用。②孕妇忌用。③与麻醉药、镇痛药、巴比妥类合用时应减量。④多见锥体外系反应，减少剂量则减轻或自行消失。⑤尚有失眠、头痛、口干及消化道症状。

剂型规格 ①片剂：每片 2mg；4mg；5mg。②注射剂：每支 5mg（1ml）。③癸氟哌啶醇注射液（安度利可，长度利可，长安静）：每支 50mg（2ml）；100mg（2ml）。由氟哌啶醇和癸酸酯结合而成的长效酯类化合物。肌内注射：每次 100~150mg，每日 1 次。

癸酸氟哌啶醇
Haloperidol Decanoate

别名 安度利可，氟哌啶醇-D，癸酸氟哌啶苯，哈尔都得卡挪司，哈力多，哈力多-D

作用用途 本品为氟哌啶醇的长效酯类化合物，在体内水解出氟哌啶醇而发挥作用，氟哌啶醇可阻断脑内多巴胺受体，抑制多巴胺神经元的效应，并能加快和增强脑内多巴胺的转化，还可阻断自主神经系统的肾上腺素 α 受体，产生相应的生理效应。临床用于急、慢性精神病的维持治疗。本品深部肌内注射后迅速水解为氟哌啶醇。24~72 小时起效，作用持续 3~4 周。肝脏代谢，通过尿、胆汁、粪便排泄。

用法用量 肌内注射：①急性精神分裂症的维持治疗，深部肌内注射，轻度者起始剂量为 50~100mg，重度者可增至 150~200mg。剂量酌情调整，通常每 4 周 1 次。②其他急、慢性精神病的维持治疗，轻度者，每次 50~100mg；中度者，每次 100~200mg；重度者，每次 250~300mg。剂量酌情调整，通常每 4 周 1 次。

注意事项 ①重症肌无力患者，青光眼患者，帕金森病患者禁用。②严重心脏病患者，癫痫患者，甲状腺功能亢进患者，肾功能不全及尿潴留患者慎用。③儿童使用本品易引起严重的肌张力障碍。④本品可泌入乳汁，可能造成乳儿过度镇静和运动功能失调，哺乳期妇女慎用。⑤本品可引起嗜睡，服用期间应避免驾车或操作机器。⑥用药期间应监测白细胞计数，大量或长期服用时需定期检查肝功能。

剂型规格 注射剂：每支 50mg（1ml）；50mg（2ml）；100mg（2ml）。

氟哌利多
Droperidol

别名 哒罗哌丁苯，哒哌啶醇，氟哌啶，Benperidol，Dridol，Glianimon，Inapsine

作用用途 本品作用与氟哌啶醇基本相同，作用快而维持时间短。服药后出现安静，感情淡漠，连续服药可使躁狂症状消失，使精神分裂症患者的幻觉、妄想症状消失。同时还具有较强的止吐作用及抗惊厥作用。适用于治疗精神分裂症的急性精神运动性兴奋躁狂状态，也用于外科麻醉，在进行某些小手术，如大面积烧伤患者换药、各种内窥镜检查及造影时，以增强镇痛及安定作用。还可用于麻醉前给药，有较好的抗精神紧张、镇吐、抗休克作用。

用法用量（1）**肌内注射**：①精神分裂症，每日 10~30mg，分 1~2 次注射。②麻醉前给药，于手术开始前半小时注射 2.5~5mg。（2）**静脉注射**：神经安定镇痛，每 5mg 本品加入芬太尼 0.1mg，在 2~3 分钟内缓慢注射，5~6 分钟如未达一级浅麻醉状态，可追加 0.5~1 倍量。

注意事项 ①对本药过敏者、严重神经抑制、抑郁症、嗜铬细胞瘤、重症肌无力、基底神经节病变者禁用。②药物引起的急性中枢神经抑制、癫痫患者、肝功能不全、肾功能不全及尿潴留、高血压、心功能不全、休克、肺功能不全、甲状腺功能亢进或毒性甲状腺肿、青光眼患者慎用。儿童、老人、妊娠期妇女慎用。③哺乳期妇女用药期间应停止哺乳。④有帕金森病史及心功能不全者忌用。⑤应在具有氧气和复苏设备条件下使用本品。⑥常见锥体外系反应。⑦大剂量使用可产生低血压、精神抑制等。

剂型规格 注射剂：每支 5mg（2ml）；10mg（2ml）。

三氟哌多
Trifluperidol

别名 三氟哌丁苯，三氟哌啶醇，Triperidol

作用用途 本品作用同氟哌啶醇，但作用强而快，且毒性仅为氟哌啶醇的 1/10。临床用于迅速控制急性精神分裂的兴奋躁动、幻觉妄想等症状，对慢性精神分裂症的淡漠、退缩等症状也有较好的疗效。

用法用量 ①口服：每日 2~4mg，分 1~3 次服用，维持为每日 1~5mg。②肌内注射或静脉注射：每日

2.5~10mg，分 1~3 次给药。

注意事项 ①多见锥体外系反应。②少数患者有失眠、暂时性谷丙转氨酶增高。

剂型规格 ①片剂：每片 0.5mg。②注射剂：每支 2.5mg（1ml）。

五氟利多
Penfluridol

别名 Semap

作用用途 本品为丁酰苯类衍生物，为长效抗精神病药。一次用药可维持 1 周。无抗肾上腺素作用，镇静作用轻，有镇吐作用和 α 受体阻断作用。本品对心血管功能无影响。本品口服后先贮存于脂肪组织中，然后缓慢释出，透入和离开脑组织均较缓慢，在脑中和某些受体结合稳定。显效时间为 2~4 周。临床对妄想、幻觉、淡漠和退缩等各种急、慢性精神分裂症都有良好疗效，尤其适用于慢性精神分裂症状。

用法用量 口服：每周 1 次，开始剂量为每次 20~40mg，以后逐渐增至每次 30~60mg，少数患者可用至每次 120mg，维持量为每次 20mg。

注意事项 ①有锥体外系反应及视物模糊。②可见头昏、乏力、失眠、口干及心率加快等。③孕妇慎用。④帕金森病或帕金森综合征患者、基底神经节病变者、骨髓抑制者禁用。

剂型规格 片剂：每片 5mg；20mg。

溴哌利多
Bromperidol

别名 Impromen

作用用途 本品为强效丁酰苯类抗精神病药。具有促进脑内多巴胺代谢和拮抗脑内多巴胺受体的作用，与其抗精神病作用有关。临床用于治疗精神分裂症。

用法用量 口服：每日 3~18mg，分次服用，每日极量 36mg。

注意事项 ①昏迷、使用中枢神经抑制药者、重症心功能不全者、帕金森综合征、妊娠及哺乳期患者禁用。②肝功能不全、心血管系统疾病、低血压、癫痫、甲状腺功能亢进、高龄患者及小儿等慎用。③不良反应主要为帕金森综合征、静坐不能、睡眠障碍、困倦、便秘、乏力、倦怠。

剂型规格 ①片剂：每片 1mg；3mg；6mg。

替米哌隆
Timiperone

别名 硫咪哌隆，Timiperonum，Tolopelon

作用用途 本品为丁酰苯类抗精神病药，能促进脑内多巴胺代谢周转，具有多巴胺受体拮抗作用，从而起到一定的抗精神病作用。临床用于治疗精神分裂症，可

有效控制兴奋躁动、攻击行为等精神运动性兴奋，对孤独、淡漠、缄默、迟钝、退缩等亦有较好疗效。

用法用量 口服：初始剂量每日 0.5～3mg，逐渐增至每日 3～12mg，分次服用。

注意事项 ①昏迷、帕金森病患者禁用。②心血管疾病、低血压或有一过性低血压史、痉挛性疾病（如癫痫）或有此类病史、肝功能不全者、甲状腺功能亢进的患者及小儿、老年人慎用。③不良反应包括锥体外系症状、恶心、便秘、口干、食欲缺乏、焦虑不安、易激动、兴奋等。

剂型规格 片剂：每片 0.5mg；1mg；3mg。

舍吲哚
Sertindole

作用用途 本品是一种新发现的抗精神病药，与中枢肾上腺素 α_2 受体及抗组胺 H_1 受体有较强的亲和力，对多巴胺 D_1、D_2 受体也有较高的亲和作用。本品用药后半衰期27小时，每日1次，达稳态浓度至少2周。用于治疗精神分裂症。

用法用量 口服：开始用量每日 4mg，每日增加 4mg，服用 4～5 日后，增加至常用量每日 12～20mg。对老年人和肝功能不全者应降低用量。

注意事项 ①本品用药后能导致患者的心电图 Q-T 间期延长，心律紊乱可导致猝死。用药期间需作心电图进行监测。②禁用于心脏病患者、低血钾患者。临床研究认为本品是一种危险的药物，但由于本品在安全和耐受性方面有明显优于传统抗精神病药（如氟哌啶醇及锥体外系综合征很少），近年已在欧洲一些国家得到认可。

剂型规格 片剂：每片 4mg；12mg；20mg。

匹莫齐特
Pimozide

别名 哌迷清，Opiram，Orap

作用用途 本品抗精神病有长效作用，抗幻觉、妄想作用较好，且慢性精神分裂症有效。

用法用量 口服：每日 4～8mg，每日 1 次。必要时可加大到每日 20mg。

注意事项 ①有口干、乏力、失眠等不良反应。②常见锥体外系反应。有先天性 Q-T 间期延长和心律失常史的患者禁用。

剂型规格 片剂：每片 1mg；2mg；4mg；10mg。

氯普噻吨
Chlorprothixene

别名 氯丙硫蒽，氯丙硫新，泰尔登，Tardon

作用用途 本品为硫杂蒽类抗精神病药，其作用较氯丙嗪弱，但镇静作用较强，并有明显的抗焦虑及抗抑郁作用。临床用于伴有焦虑、抑郁的精神分裂症及焦虑

性神经官能症。

用法用量 口服：①治疗精神病，每日 75～200mg，分 2～3 次服。必要时每日 400～600mg。对兴奋躁动、不合作者，开始可肌内注射，每日 90～150mg，分次给予，好转后改为口服。②治疗神经病，每次 12.5～25mg，每日 3 次。**肌内注射**：治疗精神分裂症，每次 30～60mg，每日 2 次。**静脉注射**：治疗精神分裂症，每次 30～60mg，加入 25% 葡萄糖注射液中缓慢静脉注射，每日 1～2 次。

注意事项 ①对乙醇、催眠药、吗啡等引起的急性中毒者、孕妇、哺乳期妇女禁用。②严重心、肝疾患、骨髓抑制、青光眼、尿潴留、癫痫患者慎用。③不良反应与氯丙嗪相似，但较轻。④偶有肝功能损伤、粒细胞减少及皮疹。⑤大剂量可能引起癫痫大发作。⑥对本品过敏者、帕金森及帕金森综合征、基底神经节病变、昏迷、骨髓抑制、青光眼、尿潴留、6 岁以下儿童禁用。

剂型规格 ①片剂：每片 12.5mg；15mg；25mg；50mg。②注射剂：每支 10mg（1ml）；30mg（1ml）；30mg（2ml）。

舒必利
Sulpiride

别名 硫苯酰胺，舒宁，消呕宁，止吐灵，Aiglonyl，Dogmatil，Ekilid，Guastil

作用用途 本品为苯甲酰胺类抗精神病药，具有较强的抗木僵、退缩、幻觉、妄想及精神错乱的作用，并有一定的抗忧郁、止吐作用。主要用于治疗妄想型与单纯型精神分裂症及慢性退缩和幻觉妄想病，官能性抑郁症状，智力发育不全伴有人格障碍。还可用于治疗顽固性恶心、呕吐，胃及十二指肠溃疡、眩晕、偏头痛及出血性直肠结肠炎。

用法用量 ①口服：用于精神分裂症，开始每日 300～600mg，一周内增至每日 600～1200mg，维持量，每日 200～400mg。②肌内注射或静脉滴注：每日 400～600mg。用于其他精神病可减量 1/3～1/2。

注意事项 ①高血压、严重心血管疾病、严重肝病患者、怀疑有嗜铬细胞瘤者及幼儿禁用。②心脑血管疾病患者、孕妇慎用。③不能增量过快，否则会引起心电图改变、血压变化等。④有轻度锥体外系反应，还可有头痛、失眠、体重增加、泌乳、排尿困难及胃肠道反应等。

剂型规格 ①片剂：每片 10mg；50mg；100mg；200mg。②胶囊剂：每粒 50mg。③注射剂：每支 50mg（2ml）；100mg（2ml）。

左舒必利
Levosulpiride

别名 Levobren，Levopraid，Pausedal，Sulkine

作用用途 本品系苯甲酰胺衍生物，为舒必利的左旋对映异构体，主要阻滞 D_2 多巴胺受体，有抗精神病、抗抑郁、止呕、助消化的作用。临床用于治疗抑郁症、

精神分裂症等神经精神系统疾病。本品用于精神分裂症或抑郁症时，口服3~12周起效，药物浓度与疗效无关。本品口服吸收不完全，生物利用度为27%~34%，食物可减少本品吸收。

用法用量 ①静脉注射：化疗所致的呕吐，每次1mg/kg，每日3次；预防术后呕吐，全身麻醉前单剂量50~100mg。②口服：每次100mg，每日2次。③肌内注射：每次100mg，每日2次。

注意事项 ①嗜铬细胞瘤、帕金森病患者禁用。②心血管疾病、癫痫、躁狂或轻度躁狂、甲状腺功能亢进患者慎用。③哺乳期妇女用药期间应暂停哺乳。④每6个月进行1次全血细胞记数、肝功能检查。

剂型规格 ①片剂：每片25mg；50mg；100mg。②滴剂（口服）：每瓶2.5g（100ml）。③注射剂：每支25mg（1ml）；50mg（1ml）。

舒托必利
Sultopride

别名 备狂宁，吡乙磺苯酰胺，砜水杨胺氢吡咯，舒多普利，舒托普利，盐酸舒托必利，乙基舒必利，Barnetil，Barnetyl，Topral

作用用途 本品为苯甲酰胺类抗精神病药，作用机制与舒必利相似，具有中枢性抗多巴胺作用，能选择性阻断多巴胺 D_2 受体，从而控制兴奋躁动和行为紊乱的症状。本品抗精神病作用强，见效快，但镇静作用也较强，可导致反应迟钝。临床用于治疗急、慢性精神分裂症及其他具有兴奋、躁狂和幻觉、妄想等症状的精神障碍。口服后主要从十二指肠、空肠吸收，1~1.5小时血药浓度达峰值。半衰期为3.5~5.3小时。肝脏代谢，给药量的90%以原形经肾由尿排泄。

用法用量 ①口服：起始剂量，每日0.1g，每隔2~3日每日剂量增加0.1~0.2g。治疗剂量，每日0.2~0.6g，每日最大剂量不得超过1.4g。维持剂量，每日0.1~0.4g。均分早、午2次服用。②肌内注射：常用剂量，每日0.4~1.2g，可增至每日1.6~1.8g，维持剂量，每日0.4~0.6g。

注意事项 ①抑郁症、帕金森病、病情不稳定的癫痫患者，孕妇，哺乳期妇女禁用。②心血管疾病、甲状腺功能亢进、脱水及营养不良、高龄患者慎用。③用药期间应定期检查血常规及心、肝、肾功能，应避免饮酒，不宜从事高空作业、驾驶等工作。④如出现锥体外系反应，减量或加服苯海索等抗胆碱能药物，症状可减轻或消失。

剂型规格 ①片剂：每片50mg；100mg；200mg；400mg。②注射剂：每支200mg（1ml）；400mg（2ml）。

氨磺必利
Amisulpride

别名 索丽昂，Aminosultopride，Amisulprida，Amisu-lprdum，AST

作用用途 本品为苯甲酰胺替代物类抗精神病药，可选择性地与边缘系统的多巴胺 D_2、D_3 受体结合，临床用于治疗精神疾病，尤其是伴有阳性症状（如谵妄、幻觉、认知障碍）和（或）阴性症状（如反应迟缓、情感淡漠及社会能力退缩）的急、慢性精神分裂症，也包括以阴性症状为主的精神疾病。

用法用量 ①口服：精神分裂症阴性症状占优势阶段：推荐剂量，每日50~300mg。剂量应根据个人情况进行调整。最佳剂量约为每日100mg，精神分裂症阳性及阴性症状混合阶段，每日400~800mg。②肌内注射：精神分裂症急性期：治疗开始时，可先以最大剂量每日400mg肌内注射数日，然后改为口服药物治疗。口服剂量为每日400~800mg，每日最大剂量不应超过1200mg。

轻度肾功能不全（肌酐清除率为30~60ml/min）的患者：剂量应减半；中度肾功能不全（肌酐清除率为10~30ml/min）的患者，应将剂量减至常规剂量的1/3。

注意事项 ①对其他苯甲酰胺衍生物（如硫必利、舒必利、舒托必利、甲氧氯普胺等）过敏者、嗜铬细胞瘤、催乳素瘤和乳腺癌患者，司机和机器操作者，孕妇，哺乳期妇女，15岁以下儿童、严重肾功能不全禁用。③癫痫患者，同时使用多巴胺类药物的帕金森病患者慎用。④用药期间应定期检查全血细胞计数和肝功能（每6个月1次）。⑤本品不能经血液透析清除。⑥用药期间应避免使用含有酒精的饮料和药物。

剂型规格 ①片剂：每片200mg。②注射剂：每支200mg（2ml）。

硫必利
Tiapride

别名 胺甲磺回胺，泰必利，泰必乐，泰普尔多，Tiapredex，Tiapridal

作用用途 本品结构与舒必利相似，为抗精神失常药。其对中脑边缘系统多巴胺功能亢进有抑制作用，对纹状体多巴胺功能运动障碍有拮抗作用，并具有特殊的神经肌肉作用，还有镇痛、镇吐、兴奋胃肠平滑肌等作用。适用于运动失常和各种疼痛综合征、老年性精神运动障碍、迟发性运动障碍、抽动-秽语综合征、舞蹈症、顽固性头痛、急慢性酒精中毒所致运动障碍等。

用法用量 （1）口服 ①舞蹈病及抽动、秽语综合征：每日150~300mg（必要时可用至300~600mg），分3次服。待症状控制后2~3个月再酌减剂量，维持量，每日150~300mg。②各种疼痛：每日200~400mg，连服3~8日。疼痛严重者，每日200~400mg。维持量，每次50mg，每日3次。③急性酒精中毒：每日600~1200mg，每4~6小时注射1次，3~4日后减量，再给药数日后改为口服，每日150~300mg。④慢性酒精中毒，每日150mg。（2）肌内注射或静脉注射 ①老年性精神运动障碍：24小时内注射：200~400mg，以后依病情逐渐减量或改为口服。②慢性酒精中毒严重者，静脉注射，平均剂量，每日 400mg，随后改为口服。

7~12 岁儿童 精神运动不稳定或抽动-秽语综合征：口服，平均每日 50mg，每日 1~2 次。

注意事项 ①严重循环障碍、肾功能障碍、怀疑有嗜铬细胞瘤的患者、哺乳期妇女、孕妇及儿童、不稳定性癫痫禁用。②常见嗜睡、溢乳、闭经、头晕、乏力及消化道反应等。③偶见胸闷、心律失常、血压忽高忽低、兴奋等。④本品能增加中枢抑制药物的作用，故与其合用治疗时应减少中枢抑制药的剂量。

剂型规格 ①片剂：每片 100mg。②注射剂：每支 100mg（2ml）。

奈莫必利
Nemonaprlde

别名 艾敏斯，尼莫纳必利得，Emirace，Emonapride

作用用途 本品具有较强的抗精神病作用，可选择性地抑制脑内多巴胺 D_2 受体，作用极强，而对 α 肾上腺素与 M 胆碱受体作用极弱，故抗胆碱作用与镇静作用弱，副作用小，可改善幻觉和妄想等症状，用于治疗精神分裂症。

用法用量 口服：每日 9~36mg，分 3 次饭后服。极量，每日 60mg。剂量可根据病情和年龄酌情调整。

注意事项 ①昏迷或服用中枢抑制剂、帕金森病患者禁用。②心血管疾病、低血压、有癫痫病史者、肝功能异常、营养不良、孕妇、哺乳期妇女慎用。③出现血压升高或降低、心电图异常、锥体外系反应时应减少用量或停药。④本品的止吐作用能掩盖中毒、肠梗阻及脑瘤的呕吐症状，应注意。⑤常见失眠、焦虑、嗜睡、兴奋、无力、精神抑郁、痉挛发作、头晕、头痛、口干、出汗、尿潴留、便秘、腹泻、皮疹、体重增加或减少，罕见视物模糊。

剂型规格 片剂：每片 3mg；10mg。

瑞莫必利
Remoxipride

作用用途 本品对脑内多巴胺 D_2 受体有较高的选择性阻滞作用，口服吸收迅速而完全。对 5-HT、NA、Ach、组胺与 GABA 等受体几乎无作用，故副作用很小，临床用于治疗急性和慢性精神分裂症和以妄想、幻觉和思维紊乱为主要症状的其他精神病。

用法用量 ①口服：首次每日 300mg，分 2 次服，剂量可根据个体反应调整。多数使用剂量为每日 150~450mg，最大可用至每日 600mg。②肌内注射：急性期，一般不超过 1 周，最高剂量为每日 400mg。

老人 每次 150mg，每日 1 次。

严重肝、肾功能不全者 开始 150mg，也可调整剂量。

注意事项 ①有恶心、呕吐、头痛、头昏、体重改变等不良反应。少见嗜睡、失眠、注意力不能集中、多动、焦虑、口干、便秘、排尿困难、视物模糊等。罕见低血压、男子溢乳、ALT 轻度升高。②伴有帕金森病和强直的患者、有不稳定性癫痫病史者慎用。③有时可加剧患者的兴奋、激动与攻击状态，必要时减量。④如出现不明原因高热应停药，查明原因。

剂型规格 ①胶囊剂：每粒含本品盐酸一水合物 75mg；150mg；300mg。②控释胶囊剂：每粒含本品盐酸一水合物 150mg；300mg。③混悬液：25mg（1ml），含本品盐酸一水合物 25mg（1ml）和葡萄糖 110mg（1ml）。④注射剂：每支含本品盐酸一水合物 100mg（1ml）。

莫沙帕明
Mosapramine

别名 氯螺帕明，Clospipramine，Cremine

作用用途 本品是二苯并氮杂䓬类衍生物，可选择性地阻断脑内多巴胺 D_2 受体与 5-HT$_2$ 受体，口服易吸收，用于治疗精神分裂症。

用法用量 **成人** 口服：每日 30~150mg，分 3 次服用。剂量应根据年龄和症状酌情调整，剂量可增至每日 300mg。

注意事项 ①对本品过敏者、帕金森病患者、昏睡状态者、孕妇禁用。②如出现缄默、严重肌强直、吞咽不能、心动过速、血压变化、出汗等症状，应停药并采取相应治疗措施。出现麻痹性肠梗阻、皮肤过敏应停药。罕见肝功能障碍，应减量或停药。③有时有嗜睡、眩晕、头痛、知觉异常、共济失调、性欲异常、感觉迟缓、疲劳、排尿困难、低血钠、尿钠增加、尿量增加、抽搐、抗利尿激素分泌异常、神志丧失，亦有心绞痛、心悸、面部潮红。帕金森综合征发生率为 18%。④不宜与中枢抑制剂合用。

剂型规格 ①片剂：每片 10mg；15mg；25mg。②颗粒剂：含本品 10%。

曲美托嗪
Trimetozine

别名 三甲氧啉，Sedoxazin，Trioxazine

作用用途 本品为镇静、安定剂。适用于伴有恐惧、紧张和情绪激动的神经精神症状及儿童的行为障碍，也可作为精神病治疗上的一种维持治疗用药。

用法用量 口服：每次 300mg，每日 3~6 次。

注意事项 ①大剂量可见乏力、倦怠、恶心、嗜睡等。②少见有过敏反应。

剂型规格 片剂：每片 300mg。

利司培酮
Risperidone

别名 利哌利酮，利培酮，利司环酮，维思通，

Risperidal

作用用途 本品低剂量时可阻断中枢的 $5-HT_2$ 受体，大剂量时可阻断多巴胺 D_2 受体。口服吸收迅速。用于治疗精神分裂症。

用法用量 成人 口服：宜从小剂量开始，初始剂量每次 1mg，每日 2 次，第 3 日剂量渐增为每日 3mg，以后每周调整 1 次剂量，最大剂量为每日 4～6mg。

老年人及肝、肾疾病患者 口服：起始剂量为 0.5～1mg，每日 2 次。每次加量不应超过 1mg，每次加量间隔也应延长。

注意事项 短期应用，副作用小，锥体外系反应少见。有焦虑、嗜睡、头晕、恶心、便秘、消化不良、鼻炎、皮疹等。

剂型规格 片剂：每片 1mg；2mg；3mg；4mg。

氯噻平
Clothiapine

别名 Clotiapine，Etomine

作用用途 本品为二苯二氮䓬类抗精神病药，有较好的控制幻觉、妄想、兴奋躁动作用。主要用于精神分裂症。

用法用量 口服或肌内注射：宜从小剂量开始，一般治疗量为每日 60～120mg，分 1～3 次用，个别可达每日 240mg，维持量为每日 40～80mg。

注意事项 ①剂量过大或增量过快可引起体位性低血压。②偶见口干、恶心、头昏、倦怠等。

剂型规格 ①片剂：每片 40mg。②注射剂：每支 50mg（1ml）。

奥氮平
Olanzapine

别名 再普乐，Otanpin

作用用途 本品为抗精神病药，具有 5-HT、多巴胺和胆碱能拮抗作用，能选择性的减少间脑边缘系统（A10）多巴胺能神经元的放电，而对纹状体（A9）的运动功能通路影响很小。本品适用于精神分裂症和其他有严重阳性症状（如妄想、幻觉、思维障碍、敌意和猜疑）和/或阴性症状（如情感淡漠、情感和社会退缩、言语贫乏）的精神病的急性期和维持治疗。亦可缓解精神分裂症及相关疾病常见的继发性情感症状，对于取得初步疗效、需要继续治疗的患者，本品可有效维持其临床症状的缓解。

用法用量 口服：推荐起始剂量为每日 10mg，之后每日 5～20mg。每日剂量应根据临床状况而定，超过每日 10mg 应先进行临床评估。在临床因素许可的情况下，老年患者起始剂量为每日 5mg，严重肾功能损害者、有使本品代谢减慢因素者，起始剂量亦为每日 5mg。

注意事项 ①对本品过敏的患者、闭角型青光眼禁用。②孕妇及哺乳期妇女慎用。③操作危险性机器（包括机动车）时慎用。④有癫痫史或有癫痫相关疾病的患者慎用。⑤对任何原因所致的白细胞和/或中性粒细胞降低者，药物所致骨髓抑制/毒性反应史，伴发疾病，放疗或化疗所致的骨髓抑制，嗜酸性粒细胞过多性疾病或骨髓增殖性疾病慎用。⑥合并前列腺增生、麻痹性肠梗阻、窄角型青光眼或相关疾病时慎用。

剂型规格 片剂：每片 2.5mg；5mg；7.5mg；10mg。

氯氮平
Clozapine

别名 氯札平，Leponex，Lepotex

作用用途 本品为二苯并二氮䓬类新型抗精神病药，选择性地阻断中脑边缘系统多巴胺受体，并可抑制中脑网状结构上行激活系统，有明显的镇静、催眠作用。临床适用于急、慢性精神分裂症、躁狂症，亦可用于周期性精神病和各类神经官能症。

用法用量 ①口服：初始剂量 25mg，每日 1～2 次；然后每日增加 25～50mg，若耐受性好，在开始治疗后的两周末将 1 日总量增至 300～450mg，每日分 1～2 次服。②肌内注射：每次 50～100mg，每日 2 次。

注意事项 ①对本品过敏者、中枢神经处于明显抑制状态、曾有骨髓抑制或白细胞异常病史者、严重心肝肾疾病患者禁用。②妊娠妇女禁用。③16 岁以下儿童不宜使用。④有严重心血管疾病及癫痫病史者慎用。⑤常见流涎，且用阿托品类抗胆碱药不能抑制。⑥可见便秘、恶心、呕吐、视物模糊、心率加快、体位性低血压等。⑦偶见粒细胞减少和诱发癫痫发作。

剂型规格 ①片剂：每片 25mg；50mg。②注射剂：每支 25mg（2ml）；50ml（2ml）。

喹硫平
Quetiapine

别名 富马酸喹硫平，思瑞康，Seroquel

作用用途 本品为一种不典型的抗精神病药物，它与多种神经递质受体有相互作用。在脑中喹硫平对 5-羟色胺（$5-HT_2$）受体具有高度亲和力，且大于对脑中多巴胺 D_1 和多巴胺 D_2 受体的亲和力，喹硫平对组胺受体和肾上腺素 $α_1$ 受体同样有亲和力，对肾上腺素 $α_2$ 受体亲和力低，但对胆碱能毒蕈碱样受体或苯二氮䓬受体基本没有亲和力。本品对治疗精神分裂症的阳性和阴性症状均有效。口服后吸收良好，代谢完全。

用法用量 成人 口服：起始剂量，每次 25mg，每日 2 次。每隔 1～3 日增加 25mg，逐渐增至治疗剂量每日 300～600mg，分 2～3 次服用。

老年人及肝肾功能损害者 起始剂量应为每日 25mg，每日增加剂量为 25～50mg，直到有效剂量。

注意事项 ①对本品过敏者禁用。②严重心血管疾病和脑血管疾病患者、昏迷、白细胞减少、甲状腺疾病及癫痫患者、肝、肾功能不全患者禁用。③可能诱发低血压状态（如脱水、低血容量、抗高血压药物治疗）禁用。④儿童、妊娠期妇女及哺乳期妇女禁用。⑤驾驶车辆和操作机器患者慎用。⑥长期服用本品有导致迟发性运动障碍的可能性。⑦可能会伴发神经阻滞剂恶性综合征，临床表现包括高热、精神状态改变、肌肉强直、自主神经功能紊乱以及肌酸磷酸激酶活性增加，此时应停用本品并给予适当的治疗。⑧常见不良反应有困倦、头晕、便秘、体位性低血压、口干及肝酶异常。⑨偶见疼痛、感染、敌意、意外伤害、恶心、呕吐、激动、失眠、紧张、静坐不能、肌张力增高、震颤、抑郁、感觉异常等。

剂型规格 片剂：每片 25mg；100mg；200mg。

佐替平
Zotepine

别名 泽坦平，佐特平，唑替平，Lodopin

作用用途 本品有较强的中枢性抗 5-羟色胺和较弱的抗多巴胺、抗去甲肾上腺素的作用。临床用于精神分裂症所致的兴奋吵闹、激动躁狂、激惹性增高、冲动行为、焦虑紧张、多动徘徊等。

用法用量 成人 口服：每日 75～150mg，分次服，可根据年龄、症状适当调整剂量，极量，每日 450mg。

注意事项 ①对吩噻嗪类化合物过敏者、昏迷、循环衰竭、脑损伤、脑肿瘤、怀疑有脑炎、脑瘤和头部外伤后遗症等皮质下脑损伤者、孕妇、哺乳期妇女、小儿禁用。②严重心、肝功能不全、严重哮喘、肺气肿、癫痫等病者，以及接受过脑叶切除术或电击疗法患者、高龄和发烧患者慎用。③服药期间不能驾驶车辆或操作机械。④可见锥体外系反应、失眠、嗜睡等。⑤偶见食欲不振、呕吐、心电图异常、血压下降、头痛头重、视物模糊、肝损害等。

剂型规格 片剂：每片 25mg；50mg；100mg。

洛沙平
Loxapine

别名 噁氮杂草氯苯，克塞平，Adasuve，Loxapac，Loxapinum，Oxilapine

作用用途 本品为二苯氧氮平类抗精神病药，主要通过阻断中枢多巴胺受体（D2）和 5-羟色胺受体而发挥镇静和抑制攻击行为的作用，尤其对兴奋、攻击行为的精神分裂症有效。临床用于治疗精神分裂症。

用法用量 成人 口服：每日 20～50mg，分 2 次服。根据病情，7～10 日后增至每日 50～100mg。最大日剂量为 250mg，分 2～4 次服。肌内注射：每次 12.5～50mg，每 4～6 小时或更长时间 1 次，3～6 日内急性症状控制后可改为口服给药。

老年人 口服：为每日 12.5～50mg。

注意事项 ①痴呆相关的精神病、昏迷及由酒精、巴比妥类药和麻醉药等导致的抑郁患者、妊娠期和哺乳期妇女、16 岁以下儿童患者禁用。②青光眼、尿潴留、心血管疾病、有惊厥史的患者慎用。③过量或中毒时，可出现抑郁、低血压、呼吸抑制、意识不清、震颤、抽搐、肾衰竭等。④可见恶心、呕吐、口干、便秘、麻痹性肠梗阻等。

剂型规格 ①片剂：每片 2.5mg；5mg；10mg；25mg；50mg。②胶囊剂：每粒 5mg；10mg；25mg；50mg。③溶液剂：每瓶 2.5g（100ml）；3g（120ml）。④注射剂：每支：25mg（1ml）；50mg（1ml）；500mg（10ml）。

吗茚酮
Molindone

别名 吗啉啶醇，吗啉酮，吗啉吲酮，Lidone，Moban

作用用途 本品为二氧吲哚酮化合物，有抗精神病作用，其药理作用与氟哌啶醇相似。临床主要用于精神分裂症。

用法用量 口服：剂量因人而异。常用剂量，每日 20～100mg，分次服用。一般从每日 50～75mg 开始，3～4 日后加至每日 100mg。病情严重者可增至每日 225mg。老年人及虚弱患者开始用小剂量。控制急性症状，可肌注每日 20～40mg。

注意事项 ①对本品过敏，严重心脏病及中枢神经系统有严重抑制状态者禁用。②孕妇及 12 岁以下儿童慎用。③常见有锥体外系反应、失眠、头痛、视物模糊、口干、恶心、心动过速等。④少数患者有低血压、皮疹、忧郁，偶见白细胞减少或增多。⑤不能与苯妥英钠和四环素合用。

剂型规格 ①片剂：每片 5mg；10mg；25mg；100mg。②胶囊剂：每粒 5mg；10mg；25mg。③注射液：20mg（1ml）。

齐拉西酮
Ziprasidone

别名 盐酸齐拉西酮，卓乐定，Zeldox，Ziprasidone Hydrochloride

作用用途 本品为非典型抗精神病药，是一种苯异噻唑哌嗪类衍生物，其作用机制尚不清楚，临床主要用于治疗精神分裂症，还可用于情感性精神障碍的躁狂期治疗。口服吸收良好，主要由肝脏代谢，口服消除半衰期为 7 小时，肌内注射为 2～5 小时。

用法用量 ①口服：初始剂量为每日 40mg，分 2 次服用，维持剂量为每日 40mg。②肌内注射：每次 10～20mg，给药间隔不少于 4 小时，每日用药不超过 4 次。

注意事项 ①近期患有急性心梗死者，非代偿性心力衰竭患者，有心律失常病史者禁用，②心动过缓、低钾血症或低镁血症患者，高催乳血症患者慎用。③不宜与可延长 QT 间期的药物合用。④用药前应检查血常规、肝功能和心电图，长期用药时应定期检查催乳素水平。⑤本品应避光贮存，本品不能经血液透析清除。

剂型规格 ①胶囊剂：每粒 20mg；40mg；60mg；80mg。②注射剂：每支 20mg。

鲁拉西酮
Lurasidone

别名 盐酸鲁拉西酮，Latuda，Lurasidone Hydrochloride

作用用途 本品为一种非典型抗精神病药物，其作用机制尚不明确。曾有观察认为本品对精神分裂症的疗效是通过对中枢多巴胺 2 型和 5-羟色胺 2 型受体的联合拮抗作用介导的。

用法用量 口服：初始剂量为每次 40mg，每日 1 次。最大剂量为每日 160mg。应与食物同服（至少 350 卡路里）。

注意事项 ①吸入性肺炎的患者禁用。②有癫痫发作史、阿尔茨海默病、心血管疾病、脑血管疾病、低血压及帕金森病的患者慎用。③用药过量可能表现为意识不清、癫痫发作或头、颈肌张力障碍。④可见白细胞减少、中性粒细胞减少、恶心、呕吐、消化不良等。

剂型规格 片剂：每片 20mg；40mg；80mg。

帕潘立酮
Paliperidone

别名 帕利哌酮，9-羟基利培酮，2-氨基丁酸，芮达，Invega

作用用途 本品为利培酮的主要活性代谢物。临床用于精神分裂症急性期治疗，以及精神分裂症、双向情感障碍的躁狂期及孤独症的治疗。

用法用量 口服：每次 6mg，每日 1 次，早晨服药。需进行剂量增加时，增量为每日 3mg。每日极量 12mg。

注意事项 ①胃肠道梗阻或狭窄、Q-T 间期延长、有心律失常病的患者禁用。②心、脑血管疾病、癫痫、帕金森、糖尿病及 18 岁以下患者、老年、妊娠期和哺乳期妇女慎用。③神经系统障碍，可见锥体外系反应、头晕、嗜睡、迟发性运动障碍。④可见体位性低血压、心悸、心律失常、口干。

剂型规格 缓释片剂：每片 3mg；6mg；9mg。

氟哌噻吨
Flupentixol

别名 复康素，盐酸三氟噻吨，Fluanxol，Viscoleo

作用用途 本品为硫杂蒽类衍生物，具有显著抗精神病、抗焦虑及忧郁作用。适用于幻觉、妄想、淡漠、无活力及退缩等精神紊乱症状。

用法用量 口服：①用于精神病，初始每次 5mg，每

日 1 次，视情况可逐渐加量，必要时可增加至每日 40mg；维持剂量每日 5～20mg；每日 1 次。②用于治疗忧郁性神经症：每次 1mg，每日 2 次。最大剂量每日 3mg。

深部肌内注射：起始剂量 10mg；注射 1 次，1 周后可酌情加量；治疗剂量每次 20～40mg，每 2 周注射 1 次；维持剂量每次 20mg，每 2～4 周注射 1 次。

注意事项 ①对本品过敏者，各种原因引起的中枢抑制、严重肝肾损害、心脏病、血液恶病质、嗜铬细胞瘤患者禁用，妊娠头 3 个月患者禁用。②治疗初期可引起锥体外系反应。③大剂量可出现镇静催眠作用，可致视物模糊、头晕、心动过速、一过性肝功能改变等。④巴比妥类及阿片中毒者、有兴奋性和过分活跃者、孕妇、哺乳期妇女忌用。⑤有惊厥史或有心、肝、肾疾病患者慎用。

剂型规格 片剂：每片 0.5mg；1.0mg；3mg；5mg。

氟哌噻吨癸酸酯
Cis（*Z*）-Flupentixol Decanoate

别名 长效复康素，Fluanxol Depot

作用用途 本品长效制剂为噻吨类衍生物，具有明显的抗精神病症状，提高警觉性和抗焦虑作用。本品具有消除孤独与活动增加的脱抑制作用，能提高情绪，逐渐使情感淡漠、抑郁、委顿、动机缺乏的患者变得更机敏，易于合作和主动寻求社交接触。本品可持续用于抗精神病的治疗，尤其是对服药不可靠的患者，同时可防止因未服药而引起的复发。用药 1 周后呈现最高血药浓度，其半衰期为 3 周左右。在药动学上，本品 40mg/2 周的剂量，相当于复康素片每日 10mg 的剂量。本品适用于精神分裂症及慢性精神病，特别是对幻觉、偏执性妄想及伴有情感淡漠、反应迟钝及退萎症状的思维紊乱者疗效更佳。

用法用量 成人 肌内注射：每次 20～40mg（1～2ml），每 2～4 周 1 次。少数患者可能需要较高剂量或较短用药间隔，则可选择浓度较大的规格 100mg（1ml）。当病情恶化或急性复发时，单剂量可用到 400mg，每 2 周甚至每周 1 次。一旦症状得到一定控制，剂量要逐渐减少至适宜的维持量，一般为 20～200mg，每 2～4 周 1 次。

注意事项 ①急性酒精、巴比妥类、阿片类中毒及昏迷状态的患者、兴奋或过度活动的患者不宜用。②患有惊厥性疾病、进行性肝病或心血管疾病者慎用。③孕妇及哺乳期妇女避免使用。④正在驾驶车辆或操作机械患者慎用。⑤可能出现锥体外系症状，特别是用药初期。长期治疗的患者偶见迟发性运动障碍。⑥罕见抗精神病药物恶性综合征，主要症状是：体温升高、肌肉强直及意识障碍，并伴有自主神经紊乱，如血压不稳、心动过速、出汗等。此时除立即停药外，最重要的是采取全面的对症治疗和支持疗法。

珠氯噻醇
Zuclopenthixol

别名 二盐酸反氯噻吨，纯氯噻吨，珠氯噻吨，Clopixol

作用用途 本品属于硫杂蒽类抗精神病药物，通过阻断多巴胺受体产生明显的抗精神病和特异性镇静作用。对躁动不安、敌意或攻击症状的患者特别有效。本品能产生短时间剂量依赖性的镇静作用。适用于急、慢性精神分裂症及其他精神病，特别适用于具有幻觉、妄想、思维紊乱、躁动不安、暴力及其他行为紊乱的患者。还用于躁狂抑郁症的躁狂期，伴有精神运动性过度活动、躁狂，伴有偏执观念或定向能力丧失的老年性痴呆患者。

用法用量 口服 ①急性精神分裂症和其他急性精神病，躁动的急性严重期和躁狂，每日 10~50mg。开始按每日 20mg 增加，必要时可每 2~3 日增加 10~20mg，直至每日 75mg 或更高。②慢性精神分裂症及其他慢性精神病，维持剂量为每日 20~40mg。③智力不全的躁动患者，每日 6~20mg，必要时可增加到每日 15~40mg。④躁动和老年性思维紊乱，每日 2~6mg，必要时剂量可增加至每日 10~20mg，最好于晚上服用。⑤其醋酸盐注射剂可作肌内注射，每 2~3 日 50~150mg；其癸酸酯注射剂可作肌内注射，每 2~4 周 200~400mg。

注意事项 ①急性酒精中毒、催眠药、镇痛药和精神药物中毒、循环性休克及昏迷，对噻嗪、噻唑类过敏的患者、血液恶病质患者、嗜铬细胞瘤患者禁用。②急性酒精、巴比妥、鸦片中毒和昏迷状态患者禁用。③有惊厥性疾病、进展性肝病及心血管疾病患者慎用。④孕妇和哺乳期妇女避免使用。⑤驾驶车辆和操作机器患者避免使用。⑤不良反应同氯噻吨癸酸酯。

剂型规格 ①片剂：每片 10mg。②注射剂（醋酸盐）：每支 25mg（1ml）；50mg（1ml）。

氯哌噻吨
Clopenthixol

别名 氨噻吨，二盐酸氯哌噻吨，高抗素，癸酸酯氯噻吨，氯噻吨二盐酸盐，Ciatyl，Clopenthixol，Dihydrochloride，Clopenthixolum，Clopenthixolum，Dihydrochloridum，Clopenthixolum A，Cloperphenthxan，Sordenac，Sordinol

作用用途 本品为硫杂蒽类抗精神病药，通过阻断多巴胺受体起作用。药理作用与氯丙嗪大致相似，对自主神经的作用相对较弱，抗肾上腺素作用和抗胆碱作用所致的不良反应少而轻。镇静作用比氯丙嗪强，为中效抗精神病药。临床用于精神分裂症，对精神分裂症的思维及感知觉障碍（如妄想、幻觉）有较好疗效，可改善慢性病患者的症状，长期用药可预防恢复期患者的症状复发。用于躁狂症、双相情感障碍的躁狂发作，精神发育迟滞、老年痴呆等伴发的精神症状，还可用于偏执性精神病、脑萎缩过程及外伤后的精神障碍等。

口服 4 小时血药浓度达峰值，通常 2~7 日起效，肌内注射速效针剂后 4 小时起效，24~48 小时血药浓度达峰值，肌内注射长效针剂后 1 周内显效，峰值血药浓度维持 7 日左右，经肝脏代谢，主要随粪便排泄，半衰期为 19 日。

用法用量 （1）口服 ①一般治疗：初始剂量：每次 10mg，每日 1 次。治疗剂量：首剂后每 2~3 日增加 5~10mg，可增至每日 80mg，分 2~3 次服。维持剂量：每次 10~40mg，每日 1 次。②急性精神分裂症和躁狂症：初始剂量为每日 25~50mg，2~3 日后可增加到每日 75mg 或更高。③慢性精神分裂症的维持治疗：每日 25~50mg。④精神因素引起的激动、烦躁和精神错乱：每日 10~40mg，分 3 次服用或晚间顿服。（2）肌内注射 ①速效注射剂：每次 50~150mg，通常每 72 小时 1 次，总量不超过 400mg。②长效注射剂：通常每次 200mg，每 2~4 周 1 次，剂量及用药间隔应根据疗效调整。

注意事项 ①本品与其他硫杂蒽类药物及吩噻嗪类药物有交叉过敏。②有惊厥史者，严重心、肝、肾功能不全者，孕妇，哺乳期妇女禁用。③服药期间应避免饮酒。④不宜与其他抗精神病药物合用。⑤服药期间应避免驾驶车辆或操作机械。⑥本品应严密避光，置冷暗处保存。

剂型规格 ①片剂：每片 10mg。②速效注射剂：每支 50mg（1ml）。③长效注射剂：每支 200mg（1ml）。

氯噻吨癸酸酯
Zuclopenthixol Decanoate

别名 长效高抗素，Clopixol Depol

作用用途 本品为噻吨类衍生物，具有明显的抗精神病症状和特异性镇静作用。其作用机制是阻断多巴胺受体，并与其他神经递质系统受到影响一样，产生系列反应。本品的特异性镇静作用对具有躁动、不安、敌意或攻击症状的精神患者特别适用，但这种作用在治疗几周后便消失。本品适用于急性和慢性精神分裂症及其他精神病，特别适用于幻想、妄想、思维紊乱，以及躁动、不安、暴力或其他行为紊乱的患者。

用法用量 成人 肌内注射：每次 200mg（1ml），维持剂量，每次 200~400mg（1~2ml），每 2~4 周 1 次。

注意事项 ①急性酒精、巴比妥、鸦片中毒和昏睡状态的患者禁用。②患有惊厥性疾病、进行性肝病或心血管疾病患者慎用。③孕妇和哺乳期妇女以及驾驶车辆、操作机器患者避免使用。④长期治疗，特别是高剂量治疗的患者，应严密监护及定期评价，以决定维持剂量。⑤不良反应可能出现锥体外系症状，早期有困倦，还可有口干、便秘、心动过速、体位性低血压和头昏以及出现短暂、轻微的肝功能改变等。⑥长期治疗的患者可能偶发迟发性运动障碍，建议减少剂量或可能时中断给药。⑦本品与甲氧氯普胺（胃复安）和哌嗪（驱蛔灵）合用可增加锥体外系症状的发生。

剂型规格 注射剂：每支 200mg（1ml）。

氟哌噻吨美利曲辛
Flupentixol and Melitracen

别名 黛安神，黛力新，复方氟哌噻吨，三氟噻吨-四甲蒽丙胺，Compound Flupentixol，Deanxit

作用用途 本品可提高脑内突触间隙多巴胺、去甲肾上腺素及 5-羟色胺等多种神经递质的含量，从而调节中枢神经系统的功能。美利曲辛可以对抗大剂量使用氟哌噻吨时可能产生的锥体外系反应。氟哌噻吨与美利曲辛相互拮抗，使本品的抗胆碱作用较单用美利曲辛弱。临床用于治疗神经症，如：神经衰弱、慢性疲劳综合征、神经性抑郁症、焦虑症等和治疗各种焦虑抑郁状态，包括更年期、经前期、嗜酒及药瘾者的焦虑抑郁状态。也用于治疗神经性头痛、偏头痛、紧张性疼痛（如肌源性头痛）、某些顽固性疼痛及慢性疼痛等。

用法用量 成人 口服：每日 2 片，早晨单次顿服，或早晨、中午各服 1 片。严重者每日 3 片，早晨 2 片，中午 1 片。维持剂量为每日 1 片，早晨服。

老年患者 每日 1 片，早晨服。

注意事项 ①严重心脏疾病患者，造血功能紊乱，前列腺腺瘤患者未经治疗的闭角型青光眼患者，精神高度兴奋患者禁用。②癫痫患者，肝肾功能损害者，心脏疾病患者，哺乳期妇女慎用。③与单胺氧化酶抑制剂合用，可导致高血压危象。④用药其间应避免饮酒。⑤如患者已使用了镇静药物，应逐渐停用镇静药物。

剂型规格 片剂：每片含二盐酸氟哌噻吨（以氟哌噻吨计）0.5mg、盐酸美利曲辛（以美利曲辛计）10mg。

氟司必林
Fluspirilene

别名 利多帕丁，依马帕注射液，Redeptin

作用用途 本品属丁酰苯类长效抗精神病药，其作用与氟哌啶醇相似，疗效与氟奋乃静庚酸酯相同。主要用于治疗急、慢性精神分裂症的幻觉、妄想、孤独淡漠、兴奋冲动等，特别适用于其维持治疗和预防复发。

用法用量 肌内注射：初次注射 1~2mg，每周 1 次，以后每周增加剂量一般为 2~8mg，最高不超过每周 20mg。

注意事项 ①有锥体外系疾病、癫痫及内因性抑郁症者慎用。②孕妇前 3 个月慎用，老年患者剂量酌减。③约 50%患者有锥体外系反应。可见胃肠道反应及头痛头晕、视物模糊等，偶见心动过速、溢乳和皮疹。

剂型规格 注射剂：每支 0.5mg（0.75ml）；1.5mg（0.75ml）；2mg（1ml）；6mg（3ml）。

替沃噻吨
Tiotixene

别名 氨砜噻吨，甲哌硫丙硫蒽，Navane，Orbinamon，Thiothixene

作用用途 本品作用与酚噻嗪类相似，抗精神病作用稍强。对慢性精神分裂症的行为退缩、主动性降低、情感淡漠有振奋作用，但抗幻觉、妄想作用不强。本品从胃肠道吸收良好，分布快，代谢产物主要从胆汁中排泄。临床主要用于慢性精神分裂症的行为退缩，主动性减低，情感淡漠症状，无明显镇静作用，有活跃作用。对躁狂或抑郁状态也有疗效，亦用于焦虑性神经官能症。

用法用量 ①口服：开始每次 5mg，每日 3 次，以后可逐渐增至每日 30~60mg。②肌内注射：每次 4~8mg，每日 2~3 次，极量，每日 30mg。

注意事项 本品不良反应有锥体外系反应，失眠、心悸、呕吐、不安、皮疹等。

剂型规格 ①片剂：每片 5mg。②胶囊剂：每粒 5mg；10mg。③注射剂：每支 4mg（2ml）。

氟奋乃静癸酸酯
Fluphenazine Decanoate

别名 滴咖，氟奋癸酯，Dapotum D，Deca，Decanoate，Modecate

作用用途 本品为氟奋乃静的长效酯类化合物。注射后在体内缓慢释放出有效成分氟奋乃静，使其作用延长，比氟奋乃静的类似作用长 9~20 倍。一般注射后24~72 小时发生作用，48~96 小时内作用最明显，在体内可维持治疗 2~4 周。本品用于治疗精神分裂症，对淡漠、退缩的单纯型和慢型精神分裂症的疗效较好，尤其适用于慢性、迁延不愈的精神分裂症和缓解精神分裂症的维持治疗。

用法用量 肌内注射或皮下注射：通常每次 25mg，每1~4 周 1 次。剂量应以小剂量开始，且根据病情调整。维持治疗，单次皮下或肌内注射后的抗精神分裂作用可延长至 4 周。

注意事项 ①对氟奋乃静过敏或严重抑郁症患者禁用。②有既往抽搐史或皮质下有器质性病变者慎用。③老年患者、6 岁以下儿童、肝肾功能严重减退及青光眼患者慎用。④副作用主要为锥体外系反应，偶见低血压及粒细胞下降。

剂型规格 注射剂：每支 25mg（1ml）。

碳酸锂
Lithium Carbonate

别名 Candamide，Comcolit，Eskalith

作用用途 本品为抗躁狂药，临床对急性躁狂症疗效较较好，对精神分裂症的兴奋躁动症状也有较好的疗效，对周期性精神病、经前期紧张综合征、儿童及青春期情绪异常等亦有效。

用法用量 成人 口服 ①躁狂病：一般从小剂量开始，每次 0.125~0.25g，每日 3 次。症状维持后，一般不超过每日 1g，分 3~4 次服。②粒细胞减少，再生障碍性贫血：口服 10 日，每次 0.3g，每日 3 次。③月经过多症：月经第 1 日服 0.6g，以后每日服 0.3g，均分为 3 次服，共服 3 天，总量 1.2g 为 1 疗程。每一月经周期服 1 疗程。④急性菌痢：每次 0.1g，每日 3 次，首剂加倍。

注意事项 ①治疗的 1~2 周内，可出现恶心、呕吐、厌食、腹痛、腹泻、头昏、乏力、口渴、多尿、肢体轻度震颤等。②本品治疗量与中毒量很接近，故应注意观察。中毒反应表现为意识障碍、嗜睡、语言不清、震颤、肌张力增高、共济失调等。一旦出现锂中毒应立即停药，可用碳酸氢钠或茶碱促进锂的排泄，亦可静脉滴注生理盐水、甘露醇或行腹膜透析。严重心血管病、肾病、癫痫、脑器质性疾病、急性感染、脑创作、尿解症、甲状腺功能低下、恶瘤质、营养不良、严重感染者、使用利尿剂者、钠耗竭、妊娠期妇女、12 岁以下儿童、脱水和低盐饮食者禁用。

剂型规格 ①片剂：每片 0.125g；0.2g；0.25g；0.5mg。②缓释片：每片 0.25g；0.3g；0.4g。③胶囊剂：每粒 0.25g；0.5g。

哌泊噻嗪棕榈酸酯
Pipotiazine Palmitate

别名 安乐嗪棕榈酸酯，安棕酯，哌普嗪，皮波梯尔，Lonseren

作用用途 本品为吩噻嗪类强效抗精神病药，并具有长效作用。适用于治疗精神分裂症的幻觉、妄想、思维障碍、淡漠孤独、兴奋、冲动、躁狂等。尤其对孤独退缩性慢性精神分裂症患者有较明显的振奋作用，故特别适用于慢性精神分裂症。

用法用量 成人 肌内注射：初次剂量为 25~50mg，1 周后再注射 50~100mg，以后据病情决定剂量和间隔时间。一般有效治疗量为每 4 周注射 50~200mg，8~16 周为 1 疗程。巩固治疗可适当延长给药间隔或酌情减量。

注意事项 ①心、肝、肾有严重障碍者及年老体弱者、青光眼、粒细胞减少者慎用或禁用。②妊娠期妇女及哺乳期妇女慎用。③常见锥体外系反应。④有时有口干、乏力、嗜睡、头痛、头昏、视物模糊、恶心、出汗等。⑤罕见直立性低血压、皮疹、体重改变等。

剂型规格 注射剂：每支 25mg（2ml）；50mg（2ml）；100mg（4ml）。

阿立哌唑
Aripiprazole

别名 博思清，Abilify

作用用途 本品是一种非典型的精神抑制药，通过对多巴胺 D_2 和 5-羟色胺 1A 受体的部分激动作用及对 5-羟色胺 2A 受体的拮抗作用而产生抗精神分裂症作用。临床用于治疗精神分裂症，对急性复发者、慢性患者及情感性精神分裂症有效。

用法用量 口服：第 1 周，每次 5mg，每日 1 次；第 2 周，增加为每次 10mg，每日 1 次；第 3 周为每日 15mg，之后可根据患者的疗效和耐受情况增加剂量。有效剂量 10~30mg。每日最大剂量不应超过 30mg。

注意事项 ①有自杀倾向者，老年精神病患者，糖尿病患者（血糖控制差）或血糖升高者禁用。②哺乳期妇女用药期间应暂停哺乳。③本品可能增强某些降压药的降压作用。④应定期检查血常规、血压和心率，糖尿病患者应定期检测空腹血糖。⑤慎用于心血管疾病患者、脑血管疾病患者或者诱发低血压的情况。⑥慎用于癫痫病史或癫痫阈值较低情况。⑦慎用于有吸入性肺炎风险性的患者。

剂型规格 片剂：每片 5mg；10mg。

奥昔哌汀
Oxypertine

别名 氧苯哌吲哚，奥泼定，Equipertine，Forit

作用用途 本品为吲哚类抗精神病药，作用相似于氯丙嗪，用于精神分裂症与焦虑症。

用法用量 口服：每次 80~120mg，分次服，每日极量 300mg。治疗焦虑症时：每日 30~40mg。

注意事项 ①小剂量出现多动、激动。②大剂量时引起嗜睡。

剂型规格 片剂：每片 40mg。

哌罗匹隆
Perospirone

别名 康尔汀，盐酸哌罗匹隆，Lullan，Perospirone Hydrochloride

作用用途 本品为一种非典型抗精神病药，通过影响多巴胺代谢途径，阻断多巴胺-2、5-HT_2 受体而发挥作用。与氟哌啶醇比较，本品对纹状体部位选择性较强，故较少引起锥体外系反应。临床用于治疗精神分裂症。

用法用量 口服：初始剂量：每次 4mg，每日 3 次，餐后服用，依反应逐渐增加剂量。维持剂量：每日 12~48mg，分 3 次服用。根据年龄和症状适当增减剂量，最大日剂量为 48mg。

注意事项 ①昏迷状态及受巴比妥酸衍生物等中枢神经抑制药强烈影响的患者禁用。②肝、肾功能损害、心血管疾病、低血压、帕金森病、痉挛性疾病、糖尿病、伴脱水、营养不良状态等的身体瘦弱患者、有自杀企图和自杀念头者及老年患者慎用。③老年患者用药易出现锥体外系症状。④可导致兴奋、运动失调、紧张和冲动控制障碍、口干、吞咽困难、麻痹性肠梗阻等。

剂型规格 片剂：每片 4mg。

二、抗焦虑药

抗焦虑药是一类弱安定药，能稳定情绪，减轻焦虑和紧张状态，改善睡眠，还有松弛肌肉作用。本类药物不产生锥体外系反应，但长期使用可产生依赖性，也可成瘾。突然停药会出现戒断症状。临床主要用于抗焦虑、镇静、催眠和抗惊厥。

抗焦虑药物分为四类。①苯二氮䓬类：为抗焦虑的首选药，产品较多，如地西泮、氟西泮、劳拉西泮、氟硝西泮、奥沙西泮、阿普唑仑、艾司唑仑等。②二苯甲烷类。③氨甲酸酯类。④其他。

氯氮䓬
Chlordiazepoxide

别名 甲氨二氮䓬，利勃龙，利眠宁

作用用途 本品为苯二氮䓬类化合物，具有镇静、抗焦虑、肌肉松弛、抗惊厥作用。常用于治疗焦虑性和强迫性神经官能症、癔病、神经衰弱性失眠及情绪烦躁、高血压头痛等。还可用于酒精中毒及痉挛（如破伤风和各种脑膜炎所致的抽搐发作），与抗癫痫药合用，可治疗癫痫大发作和小发作。

用法用量 成人 ①口服：催眠，睡前半小时服 10～30mg。镇静、抗焦虑，每次 5～10mg，每日 3 次。抗癫痫，每次 10～20mg，每日 3 次。②肌内注射或静脉注射：每次 25～50mg，必要时 2 小时再重复一次（适用于神志昏迷的抽搐者及震颤性谵妄患者）。

儿童 肌内注射或静脉注射：抗惊厥，每日 3～5mg/kg 体重，分 4 次给予。

注意事项 ①孕妇、哺乳期妇女，尤其是妊娠开始 3 个月及分娩前 3 个月忌用，老年人及肝肾功能减退者慎用。②长期大量服用可产生耐受性。③不良反应有嗜睡、头晕、恶心呕吐及便秘等。偶见中毒性肝炎及粒细胞减少。④与吩噻嗪类、巴比妥类、酒精等合用时有加强中枢抑制的危险。

剂型规格 ①片剂：每片 5mg；10mg。②注射剂：每支 50mg（2ml）；100mg（1ml）；100mg（5ml）。

地西泮
Diazepam

别名 安定，苯甲二氮䓬，Diapam，Stesolid，Stesolin，Valium

作用用途 本品为苯二氮䓬类抗焦虑药，具有镇静、催眠、抗焦虑、中枢性肌肉松弛和抗惊厥作用。适用于焦虑症及各种神经官能症、失眠。亦可与其他抗癫痫药合用治疗癫痫大发作和小发作。还可用于麻醉前给药。

用法用量 ①口服：抗焦虑，每次 2.5～5mg，每日 3 次，极量每日 25mg。催眠，每次 5～10mg。抗癫痫，每次 2.5～5mg，每日 3 次。麻醉前给药，每次 10mg。②静脉注射或静脉滴注：癫痫持续状态，缓慢静脉注射，每次 5～10mg，每隔 15 分钟静脉注射 1 次，累加剂量最多 30mg。静脉滴注，取 50mg 本品注射液加入 500ml 5% 葡萄糖溶液中，5 小时滴完。

注意事项 ①对本品及其他 BDZ 类药物过敏者禁用。②新生儿，妊娠期（尤其是妊娠前 3 个月与末 3 个月），哺乳期妇女禁用。③青光眼、重症肌无力、粒细胞减少、肝肾功能不全者慎用。④青光眼及重症肌无力患者禁用。⑤老年人、婴儿、肝肾功能减退者慎用。⑥长期使用可致依赖性。⑦可见嗜睡、疲倦，大剂量可见共济失调、手震颤、皮疹和白细胞减少等。

剂型规格 ①片剂：每片 2.5mg；5mg。②胶囊剂：每粒 10mg。③注射剂：每支 10mg（2ml）。

替马西泮
Temazepam

别名 甲基舒宁，甲羟安定，羟苯甲二氮䓬，Levanxol，Restoril，Temaxepamum

作用用途 本品为苯二氮䓬类镇静催眠药，为地西泮的代谢产物。其作用与硝西泮相似，有催眠作用，另有较好的抗焦虑作用。具体作用机制参见地西泮。临床用于催眠习惯突然改变时预防或治疗失眠，也可用于手术前催眠，还可用于焦虑症。本品口服吸收迅速，1～2 小时血药浓度达峰值。起效时间为 30～60 分钟。半衰期为 3.5～18.4 小时。重复用药蓄积少。

用法用量 口服：每次 7.5～30mg，睡前服。一过性失眠者，可睡前顿服 7.5mg。

年老体弱患者 口服：初始剂量为 7.5mg，睡前服，以后按需调整剂量。

注意事项 ①重症肌无力患者、严重呼吸功能不全者、睡眠呼吸暂停综合征患者、儿童、孕妇禁用。②严重抑郁者、慢性肺功能不全者、老年患者及肝、肾功能不全者慎用。③与全麻药、巴比妥类药物、阿片类镇痛药、中枢性肌松药或水合氯醛等合用，可加重对中枢神经系统和呼吸系统的抑制。④服药期间应避免饮酒。⑤可出现撤药反应。⑥长期服用可产生依赖，用药时间不宜超过 4 周。⑦用药期间应避免驾驶车辆、操纵机器。

剂型规格 ①片剂：每片 7.5mg；15mg。②胶囊剂：每粒 10mg；20mg。

夸西泮
Quaxepam

别名 四氟硫安定，Prosedar

作用用途 本品为 GABA 受体激动药，特异性作用于苯二氮䓬类结合位点，促使 GABA 与 GABA 受体结合，增加 Cl⁻ 通道开放的频率，从而达到镇静催眠的目的。本品可减少催眠潜伏期，减少觉醒次数，延长总睡眠时间。临床用于镇静催眠，适合于各型失眠症及术前给药。口服吸收迅速，血药浓度达峰时间为 2.5 小时。本品主要在肝脏代谢，代谢产物具有药理活性。重复给药可有药物蓄积。

用法用量 成人 口服：每次 7.5~30mg，睡前服用。老年人 口服：每次 7.5mg。

注意事项 ①孕妇、急性闭角型青光眼患者、重症肌无力患者、睡眠呼吸暂停综合征患者禁用。②儿童心脏病患者、癫痫患者、精神病及多动症患者慎用。③哺乳期妇女用药期间应停止哺乳。④服药期间不可摄入含酒精的饮料。⑤用药后应避免驾驶车辆及从事危险的机械操作。⑥大剂量或长期用药的患者在骤然减量或停药时，可出现撤药症状，停药需逐渐减量。

剂型规格 片剂：每片 7.5mg；15mg；20mg。

奥沙西泮
Oxazepam

别名 氯羟氧二氮䓬，去甲羟基安定，羟苯二氮唑，舒宁，Adumbran，Serax，Serenid

作用用途 本品为苯二氮䓬类抗焦虑药，具有较强的抗焦虑作用和较好的松弛肌肉及抗惊厥作用，其镇静、催眠作用较弱。临床主要用于躯体不适的焦虑症，对其他原因焦虑症亦有效。还可用于治疗多动症、癫痫发作及三叉神经痛。

用法用量 口服：每次 15~30mg，每日 3 次，晚上加倍。

注意事项 ①儿童禁用。②肝肾功能不良及脑组织有器质性损害者慎用。③偶见恶心、头昏、皮疹、白细胞减少和肝功能受损。④本品可加强吩噻嗪类安定剂和单胺氧化酶抑制剂的作用。与吩噻嗪类、巴比妥类、酒精等合用时有加强中枢抑制的危险。

剂型规格 片剂：每片 15mg；30mg。

硝西泮
Nitrazepam

别名 莫加顿，消虑苯，硝基安定，硝基二氮䓬，硝䓬酮，益脑静，Eunoctin，Mogadon，Nelboe，Nitrados，Pelson，Relact，Surem

作用用途 本品为苯二氮䓬类药，作用与地西泮相似，但抗癫痫和催眠作用较地西泮强，抗焦虑作用较弱。临床用于肌阵挛性癫痫和婴儿痉挛症，亦用于催眠，其作用类似中、短效巴比妥类药。

用法用量 口服：①抗癫痫和婴儿痉挛症，每次 15~30mg，每日 3 次，极量每日 200mg。②催眠，每晚 5~10mg。

婴幼儿 口服：抗癫痫和婴儿痉挛症，婴儿，每日

2.5~7.5mg；幼儿，每日 5~15mg，分 3 次服用。

注意事项 ①重症肌力患者禁用。②心、脑、肝、呼吸系统有障碍者、老年患者慎用。③久用可能产生耐受性。④不良反应可见嗜睡、共济失调、头痛。⑤避免与单胺氧化酶抑制剂或氯噻嗪类药合用。

剂型规格 片剂：每片 5mg。

氟西泮
Flurazepam

别名 氟胺安定，氟安定，氟苯安定，氟二乙氨乙基安定，妥眠多，盐酸氟苯安定，Benozil，Dalmadorm，Dalmane，Dormodor，Felison

作用用途 本品具有苯二氮䓬类药物的共同特点，有较好的催眠作用，可缩短入睡时间，延长总睡眠时间及减少觉醒次数，也有肌肉松弛和抗惊厥作用。临床主要用于各种失眠症，包括对其他催眠药不能耐受的患者，难以入睡、夜间屡醒及早醒的各种失眠。

用法用量 成人 口服：每次 15~30mg。

年老体弱者 口服：每次 15mg，于睡前服。

注意事项 ①严重抑郁症及肝、肾功能不良者慎用。②孕妇及 15 岁以下儿童忌用。③常见不良反应有眩晕、嗜睡、头昏、共济失调。也可见胃肠道不适，如恶心、呕吐、腹泻、便秘、胃肠痛等。有时也可有多语、不安、发抖、关节痛、定向不清、昏迷等表现。④长期服用可产生成瘾性。⑤不宜与其他中枢抑制药或醇类同服。

剂型规格 胶囊剂：每粒 15mg；30mg。

氟地西泮
Fludiazepam

别名 依尔斯泮，Erispam

作用用途 本品具有抗焦虑作用，消除患者焦虑、紧张作用强，很小剂量（每日 0.25mg）即有效，其抗焦虑作用比地西泮强，但镇静、催眠作用比地西泮小。适用于心身疾病、自主神经功能紊乱、脑性麻痹等疾病所致的焦虑、紧张、抑郁及失眠等焦虑状态和焦虑症。

用法用量 口服：成人，每日 0.25~0.5mg，分 3 次服用，剂量可根据病情和年龄调整。

注意事项 ①禁用于闭角型青光眼、重症肌无力、婴幼儿。②孕妇及哺乳期妇女不宜使用。③心、肝、肾疾病患者、脑器质性疾病、老年人及体弱者慎用。④长期大量使用本品可产生药物依赖性。⑤服药期间不宜驾车或从事机械操作。⑥不良反应：有困倦、步态不稳、头痛、健忘、体位性低血压、口干、便秘、乏力等，偶见黄疸等。

剂型规格 ①片剂：每片 0.25mg。②颗粒剂：每克含 1mg。

氟托西泮
Flutoprazepam

别名 氟环丙安定，Restas

作用用途 本品具有抗焦虑、抗惊厥、镇静、催眠及肌肉松弛作用，作用机制类似地西泮，但其作用强而持久，安全范围大。用于神经官能症和心身疾病（十二指肠溃疡、慢性胃炎、高血压等）的焦虑状态和焦虑症。

用法用量 成人 口服：常用量，每次 2~4mg，每日 1 次，视患者年龄和病情而酌情增减。但老年人最大剂量为 4mg。

注意事项 ①不良反应：有困倦、头晕、步履蹒跚、易疲劳、ALT 及 AST 升高，长期用药有依赖性。②其他注意事项可参见地西泮。

剂型规格 片剂：每片 2mg。

溴西泮
Bromazepam

作用用途 本品为苯二氮䓬类药物，具有抗焦虑作用。临床用于应激性焦虑，尤其是焦虑情绪及创伤后焦虑的调节。还用于神经质时产生焦虑的辅助治疗（尤其是癔病、疑病及恐怖），焦虑伴有严重躯体疾病或疼痛反应，全身性焦虑和焦虑性发作。也可用于预防与治疗震颤性谵妄，乙醇戒断。

用法用量 成人 口服：初始剂量为每日 6mg，或早晨、中午各 1.5mg，晚上 3mg，以后根据个体情况调整剂量；精神病，门诊用药量为每日 6~18mg，住院用药量为每日 36mg。

儿童、老人及肾功能不全患者 成人剂量减半（片剂不适合 6 岁以下儿童）。

注意事项 ①对本品过敏者，严重的呼吸功能不全，睡眠呼吸暂停综合征，严重肝功能不全，肌无力者禁用。②孕妇及哺乳期妇女避免使用。③驾驶车辆及操作机器患者慎用。④本品长期使用可能产生耐受性和依赖性。⑤本品的不良反应与剂量或患者个体敏感性有关。可产生醉酒感、乏力、警觉性下降、嗜睡、肌张力下降、顺行性遗忘，一些患者（尤其是儿童和老人）可出现反常性反应，如易怒、攻击性、焦虑、紧张、行为紊乱、皮疹、生理及精神依赖性，甚至在治疗剂量时出现戒断综合征或停药后反跳现象。

剂型规格 片剂：每片 6mg。

劳拉西泮
Lorazcpam

别名 奥善，氯羟安定，氯羟二氮草，氯羟去甲安定，罗拉，洛拉酮，Ativan，Lorax，Quait

作用用途 本品为苯二氮䓬类抗焦虑药，具有镇静、催眠和抗焦虑作用。临床用于焦虑抑郁状态、失眠症，

以及手术前镇静和化疗时常规止吐的辅助用药。

用法用量 ①焦虑症：开始量每次口服 0.5mg，每日 2 次，以后逐渐增量，每次 0.5~1mg，每日 3 次，每日总量不超过 6~10mg。②催眠：睡前半小时服用 2mg。③手术前用药：于手术前夜或术前数小时口服 4mg，或手术前 30 分钟静脉注射或肌内注射 2~4mg。④辅助止吐：在化疗前 2 小时口服 2~4mg，或化疗前 30 分钟静脉注射 2~4mg。

注意事项 ①青光眼患者，重症肌无力患者及婴幼儿禁用。②肝、肾功能损害及年老体弱者慎用。③本品易产生依赖性和成瘾性。④用量过大可能出现记忆力减退、定向障碍。⑤可见兴奋或嗜睡、眩晕、无力等。

剂型规格 ①片剂：每片 0.5mg；1mg；2mg。②注射剂：每支 2mg（2ml）；4mg（2ml）。

氟硝西泮
Flunitrazepam

别名 氟硝基安定，Darkene，Rohypnol

作用用途 本品为较强的镇静催眠药，其作用与硝西泮相似但又较强。用于手术前睡眠及各种失眠症，并可用作静脉麻醉药（单用或诱导麻醉），效果较好。与肌肉松弛剂箭毒配合使用时，可使麻醉稳定达 1~2 小时。

用法用量 ①口服：催眠，每晚睡前口服 2mg。②静脉注射：诱导麻醉，缓慢静脉注射，平均诱导剂量为 2mg。

注意事项 ①诱导麻醉时大多数患者有轻度呼吸抑制。②与芬太尼、氯胺酮等合用有明显协同作用，应减量。

剂型规格 ①片剂：每片 2mg。②注射剂：每支 2mg。

去甲西泮
Nordazepam

别名 Nordaz

作用用途 本品为安定药，具有抗焦虑、镇静、肌肉松弛及抗惊厥等作用，口服吸收快而完全。经肝脏代谢成奥沙西泮，仍具有抗焦虑作用。临床用于治疗各型焦虑症。

用法用量 口服：严重焦虑症，每晚顿服 7.5~15mg。以后维持量每日 3.75mg，直至达到治疗目的为止。根据需要加量，无效停用。

注意事项 ①用药期间勿饮酒。驾驶车辆、操作机器者慎用。②哺乳期妇女不得使用。肌无力、肌疲劳者使用时需进行药物监测。③长期用药勿突然停药，以免发生戒断症状。④少见嗜睡、乏力、近事遗忘、恶心、呕吐、震颤等。⑤尽量避免与中枢性肌松药合用，因其可增加本品的镇静作用。

剂型规格 片剂：每片 7.5mg。

哈拉西泮
Halazepan

别名 三氟安定，氟乙安定，卤安定，Paxipam，Pacinone

作用用途 本品对焦虑症有较好的效果，而毒性反应较地西泮和氯氮卓少，另外还具有安眠、抗惊厥和肌肉松弛作用。临床用于焦虑症或焦虑状态的短期治疗，也可用于失眠症。

用法用量 成人 口服：①抗焦虑 每次 40～160mg，份 3～4 次。②失眠 睡前半小时服 20～40mg。

老年人：初始剂量为每次 20mg，每日 1～2 次，根据临床疗效增加或减少剂量。

注意事项 ①对本品过敏者、闭角型青光眼、除焦虑症以外的其他精神障碍者禁用。②肝、肾功能不全、老年、妊娠及哺乳期妇女慎用③大剂量可导致药物依赖性。④可见困倦、嗜睡、恶心、呕吐、视力模糊、呼吸抑制。

剂型规格 片剂：每片 20mg；40mg。

氯巴占
Clobazam

别名 甲酮氮平，氧异安定，Castilium，Frisium，Noiafren，Urbanil，Urbanol，Urbanyl

作用用途 本品为 1,5-苯二氮䓬类衍生物，具有抗焦虑和抗惊厥作用。治疗安全范围比地西泮、苯巴比妥、丙戊酸钠宽。在等效剂量下，本品与地西泮能产生相同的镇静和催眠作用，但导致精神运动功能障碍的作用弱于地西泮。临床用于对其他抗癫痫药无效的难治性癫痫。也可用于抗焦虑及酒精戒断综合征等。口服吸收快而完全，服药 1～3 小时后达血药浓度峰值。经肝脏代谢，半衰期为 60 小时。

用法用量 成人 口服：①抗焦虑：每日 20～30mg，分次服用或晚间一次服用。②抗癫痫：从小剂量开始，每日 20～30mg（0.5～1mg/kg），可分次服用或晚间一次服用，以后逐步加量。

儿童 大于 3 岁的儿童用量不超过成人剂量的一半。

注意事项 ①重症肌无力患者及肝、肾功能不全者慎用。②长期服用可出现进行性耐受。③与巴比妥类药物、中枢性肌松药、阿片类镇痛药、水合氯醛等合用时，可使中枢抑制和呼吸抑制作用增强。

剂型规格 ①片剂：每片 10mg；20mg。②胶囊剂：每粒 10mg。

艾司唑仑
Estazolam

别名 三唑氯安定，三唑氮草，舒乐安定，舒坦乐安定，忧虑定，Aisizuolunpian，Eurodin，Surazepam

作用用途 本品为苯二氮䓬类抗焦虑药，具有较强的镇静、安眠、抗惊厥、抗焦虑的作用及较弱的中枢性骨骼肌松弛作用和抗胆碱作用，其特点是作用温和，入睡自然而快，作用时间长，醒后无不舒适感。适用于各种原因引起的焦虑、失眠、惊厥、紧张、恐惧、癫痫发作等，对某些心律不齐的改善也有一定效果，亦可用于麻醉前给药。

用法用量 口服：①镇静，每次 1～2mg，每日 2～3 次。②催眠，每次 1～2mg 于睡前服。③抗癫痫，每次 2～4mg，每日 3 次。④麻醉前给药，每次 2～4mg，术前 1 小时给药。

注意事项 ①重症肌无力、急性闭角型青光眼患者及妊娠期妇女禁用。②老年高血压患者、肾功能损害、严重慢性阻塞性肺部病变者慎用。③年老、幼小体弱者视病情减量服用。④个别患者可能出现轻微乏力、思睡等。

剂型规格 片剂：每片 1mg；2mg。

奥沙唑仑
Oxazolam

别名 噁唑仑，甲噁安定，甲噁唑去甲安定，镠唑仑，氢噁唑安定，施宁本，Hializan，Quiadon，Serbon

作用用途 本品为抗焦虑药，较地西泮效力强，毒性低。本品能很快消除情绪障碍或神经症状引起的抑郁与疲劳感，对自主神经症状及睡眠障碍有良好效果。本品适用于多种疾病引起的焦虑、紧张、抑郁、疲劳等情绪障碍、自主神经症状及失眠。也用于麻醉前给药。

用法用量 ①口服：抗焦虑：每次 10～20mg，每日 3 次。②镇静催眠：每次 15～30mg，睡前顿服。麻醉前给药：1～2mg/kg 体重。

注意事项 ①急性闭角型青光眼、重症肌无力、6 岁以下儿童、妊娠及哺乳期妇女患者禁用。②肝、肾功能障碍及脑器质性病变者慎用。③孕妇、哺乳期妇女、儿童避免使用。④不良反应偶见嗜睡、步履蹒跚、眩晕、头痛、失眠、舌僵硬以及恶心、便秘、食欲不振、口渴、腹泻、皮疹、荨麻疹、肌张力低下等。⑤罕见呕吐，长期应用罕见药物依赖性。⑥吩噻嗪衍生物、巴比妥类、中枢神经抑制药、单胺氧化酶抑制药及饮酒可增强本品的作用。

剂型规格 ①片剂：每片 5mg；10mg；20mg。②胶囊剂：每粒 10mg。③散剂：10%。

氟他唑仑
Flutazolam

别名 氟太唑仑

作用用途 本品为苯二氮䓬类药物，具有较强的抗焦虑、镇静、抗惊厥及肌肉松弛作用。中枢作用类似于地西泮，抗焦虑作用几乎与地西泮相同，而肌肉松弛作用弱。用于焦虑症与焦虑状态。

用法用量 口服：通常每日 4～12mg，分 3 次服，可根据病情与年龄增减剂量。

注意事项 ①禁忌证：闭角型青光眼、重症肌无力、婴幼儿。②下列情况慎用：心、肝、肾功能不全者、脑器质性疾病患者、精神病患者、老年人及体质虚弱者。③孕妇、哺乳期妇女、14岁以下儿童不宜使用。④长期大剂量用药可产生依赖性。⑤服药期间不宜驾车或从事机械操作。⑥不良反应：常见困倦、站立不稳、视物模糊、口干、食欲不振；偶见 ALT 和 AST 升高、血压下降、乏力、皮疹。

剂型规格 胶囊剂：每粒 4mg。

溴替唑仑
Brotizolam

别名 溴噻二氮唑，溴噻二氮，Ladormin，Lakormin，Lendormin

作用用途 本品为短效苯二氮䓬类镇静催眠药，具有催眠、镇静、抗惊厥、肌肉松弛等作用。还可用于术前催眠。口服吸收迅速而完全，血药浓度达峰时间为 0.5~2 小时。经肝脏代谢，大部分经肾由尿排出，其余随粪便排出，半衰期为 3.6~7.9 小时。临床用于治疗失眠症。

用法用量 口服：①失眠症：推荐剂量为每次 0.25mg，睡前服；②术前催眠：每次 0.5mg。③用于长时间飞行后调整时差，每次 0.25mg。④用于倒班工作后改善睡眠，每次 0.125mg。

老年人 失眠症：推荐剂量为每次 0.125mg，睡前服。

注意事项 ①精神病（如抑郁症）患者、急性呼吸功能不全者、重症肌无力患者、急性闭角型青光眼患者、孕妇、哺乳期妇女、18岁以下患者禁用。②肝硬化患者慎用。③可产生药物耐受性或短暂性遗忘。④本品可使高血压患者血压下降，使用时应注意。⑤用药期间不宜驾驶车辆或操作机器。

剂型规格 片剂：每片 0.25mg。

依替唑仑
Etizolam

别名 乙噻二氮䓬，乙替唑仑，DEPAS

作用用途 本品为苯二氮䓬类抗焦虑药，可抑制脑内去甲肾上腺素的周转率和肌挛缩（2型），主要通过对大脑边缘系统尤其是扁桃体，抑制网状结构激活系统而产生镇静和催眠作用。本品对 γ 和 α 型肌挛缩均有较强的抑制作用，故有很强的中枢性肌松作用。用于治疗各种原因引起的焦虑、紧张、抑郁、失眠等疾病。

用法用量 口服：①神经疾患、抑郁症患者的焦虑、紧张、抑郁，每次 1mg，每日 3 次。②身心疾病、颈椎病、腰痛症、肌收缩性头痛，每次 0.5mg，每日 3 次。③睡眠障碍，睡前服 1~3mg。

老年患者 口服：最大剂量每日 1.5mg。

注意事项 ①长期大量使用可出现依赖性。②偶见谵妄、震颤，失眠、不安、头昏、焦躁、视物模糊、ALT 及 AST 升高、呼吸困难、心悸、直立时眩晕、恶心、呕吐、便秘、乏力、出汗、排尿困难等不良反应。罕见过敏反应。③停药时应逐渐减量。④闭角型青光眼、重症肌无力、孕妇及哺乳期妇女禁用。

剂型规格 ①片剂：每片 0.5mg；1mg。②颗粒剂：每包 10mg。

阿普唑仑
Alprazolam

别名 佳乐定，佳静安定，甲基三唑安定，三唑安定，Xanax

作用用途 本品为第三代苯二氮䓬类抗焦虑镇静药。可通过抑制脑干网状结构-下丘脑-大脑边缘系统而发挥抗焦虑和镇静作用，通过减弱脑干网状结构对脊髓反射的易化性影响而引起中枢性肌松作用。具有抗焦虑、抗抑郁、肌肉松弛、镇静和抗癫痫作用。临床适用于焦虑不安、恐惧、顽固性失眠及忧郁症等；亦用于外科手术前镇静。能缓解急性酒精戒断症状；对药源性顽固性呃逆有较好的治疗作用。

用法用量 口服：①抗焦虑，开始每次 0.25~0.5mg，每日 3 次，以后可酌情增减，极量，每日 4mg。②抑郁症，开始量每日 0.8mg，一日 3 次，一周后可增至每日 2mg，最高量每日 10mg。③催眠，开始量 0.4~0.8mg，于睡前半小时服，2 日后可依病情减至 0.4mg 或增至 1.2mg。④抗癫痫，每次 0.4mg，每日 2~4 次，极量，每日 4mg。

注意事项 ①对本品及其他苯二氮䓬类药物过敏者、睡眠呼吸暂停综合征、严重呼吸功能不全、肝功能不全者、闭角型青光眼患者、孕妇、哺乳期妇女、8 岁以下儿童禁用。②与中枢抑制药合用或饮酒可增强中枢抑制作用。③有嗜睡、口干、头晕、头痛、无力等。④偶见兴奋、激动、肌痉挛、睡眠障碍、幻觉等异常行为，应立即停药。18 岁以下儿童慎用。

剂型规格 片剂：每片 0.25mg；0.4mg；0.5mg；1mg。

卤噁唑仑
Haloxazolam

别名 Somelin

作用用途 本品具有较好的催眠作用，其作用强度类似硝西泮，而比氟西泮强。其催眠特点为可缩短醒觉时间，延长慢波睡眠时间，引起的睡眠接近于自然正常睡眠。作用部位在大脑边缘系统及下丘脑，阻滞各种情绪刺激传向醒觉系统而诱发睡眠。并有抗焦虑作用。用于治疗神经障碍所致的失眠、焦虑或焦虑抑郁症。

用法用量 口服：睡前服 5~10mg。

注意事项 ①禁忌证：闭角型青光眼、重症肌无力。②原则上不用于肺源性心脏病、肺气肿、支气管哮喘及脑血管障碍等患者。③年老体弱者、心脏病及肝肾功能不良患者、孕妇及哺乳期妇女慎用。④服药第二天清晨可能有困倦、注意力及反射运动能力降低，应避免驾驶汽车与操作机器。⑤本品毒副作用较少，但长期大量连续使用后突然停药时，会出现戒断症状。故停药应逐渐减量。⑥其他不良反应：头痛、头重、眩晕、焦躁感、口干、恶心、呕吐、便秘、呼吸抑制、肌无力等，偶见ALT升高、黄疸、步态失调等。

剂型规格 ①片剂：每片 5mg；10mg。②颗粒剂：每1g 含 10mg。

氯普唑仑
Loprazolam

别名 甲磺酸氯普唑仑，Dormonoct，Loprazolam Mesilate，Loprazolam Mesylate，Loprazolamum

作用用途 本品为苯二氮䓬类（BDZ）催眠药。其特点是用药后白天不易产生困倦，也不易产生反跳。临床用于失眠症的短期治疗。口服后起效时间约为 30 分钟，血药浓度达峰时间为 1~2 小时，作用持续时间为 6~8 小时。

用法用量 **成人** 口服：每次 1mg，睡前服用，必要时可增至 1.5~2mg。

老年人 口服：起始剂量宜使用 0.5mg，最大剂量不超过 1mg。

肝、肾功能不全者 极量，每日 1mg。

注意事项 ①青光眼患者、重症肌无力患者、急性呼吸功能不全者、孕妇、哺乳期妇女、儿童禁用。②脑血管疾病患者，肝、肾功能不全者，呼吸功能不全者慎用。③本品可增加其他中枢抑制剂的作用。④服药期间应避免饮酒。⑤长期大剂量使用本品，可能产生依赖性。⑥骤然停药可出现戒断症状。⑦服药后不宜驾驶车辆、高空作业或操作机器。

剂型规格 片剂：每片 1mg。

美沙唑仑
Mexazolam

别名 甲噁二氮䓬，甲氯唑仑，Melex

作用用途 本品为苯二氮䓬类抗焦虑药，作用于脑内扁桃核-下丘脑等大脑边缘，具有镇静、安定作用，抗痉挛作用比地西泮强，亦有肌肉松弛作用。对运动系统影响很小。用于神经官能症、身心疾病、自主神经失调等疾病时的紧张、焦虑、抑郁、易疲劳、睡眠障碍等的治疗。

用法用量 **口服**：每日 1.5~3mg，分 3 次服，可根据年龄、症状适当调整剂量。

老年人 每日 1.5mg。

注意事项 ①急性闭角型青光眼及重症肌无力患者禁用。②心、肝、肾疾病及脑器质性疾病患者、婴幼儿、年老体弱者慎用。③孕妇及哺乳期妇女避免使用。④治疗期间不宜驾驶车辆或操作机器。⑤长期大量服用易产生依赖性。⑥偶见头晕、蹒跚、多梦、健忘、运动失调、ALT 及 AST 升高、白细胞、红细胞与血红蛋白减少、血压降低、口干、恶心、呕吐、消化不良、乏力、倦怠、皮疹等。

剂型规格 ①片剂：每片 0.5mg；1mg。②颗粒剂：0.1%。

氯草酸钾
Dipotassium Clorazepate

别名 安定羧酸钾盐，氯草酸二钾，水合酸安定，Clorazepic，Tranxene

作用用途 本品为口服吸收最快的苯二氮䓬类药之一，用于抗焦虑、镇静催眠、抗惊厥、缓解急性酒精戒断综合征。

用法用量 **口服**：①抗焦虑：成人，每次 7.5~15mg，每日 2~4 次，或每晚前顿服 15mg。②抗惊厥：成人初始剂量 7.5mg，每日 3 次，需要时每周增加 7.5mg，每日剂量最大不超过 90mg。年老体弱者需酌情减量。小儿抗惊厥，9~12 岁，首次 7.5mg，每日 2 次，以后每周增加 7.5mg，每日总量不超过 60mg。12 岁以上同成人。

注意事项 ①禁用于对苯二氮䓬类药过敏者。②在妊娠期三个月内尽量勿用；孕妇、哺乳期妇女应慎用。③不良反应同地西泮。

剂型规格 ①片剂：每片 1mg；2mg。②胶囊剂：每粒 3.75mg；7.5mg；15mg。

氯氮䓬乙酯
Ethyl Loflazepate

别名 Victan

作用用途 本品为苯二氮䓬类抗焦虑药，具有镇静、肌肉松弛及抗惊厥作用。临床用于焦虑症及焦虑状态所致的失眠。

用法用量 口服：每次 1~3mg，1 次或分次服。失眠者：睡前服用 2mg。

注意事项 可见嗜睡、肌无力、健忘，偶见皮疹等。

剂型规格 片剂：每片 2mg。

马普替林
Maprotiline

别名 路滴美，麦普替林，Ludiomid

作用用途 本品系四环类抗抑郁药，能阻止中枢神经突触前膜对去甲肾上腺素的再摄取，具有解除精神迟滞作用，从而达到抗抑郁的效果，消除忧郁情绪。其抗胆碱作用比三环类抗抑郁药弱。用于内源性抑郁症，迟发性抑郁症（更年期性抑郁症），精神性抑郁症，反应性和神经性抑郁症，耗竭性抑郁症。

用法用量 **成人** **口服**：①轻度到中度抑郁症，特别是用于治疗可以自行就诊的患者：每次 25mg，每日 1~3 次；或每次 25~75mg，每日 1 次，应根据患者病情严重度和反应而定。②严重抑郁症，特别是住院患者：每次 25mg，每日 3 次，或每次 75mg，每日 1 次。必要时根据患者的反应，将每日剂量逐渐增至 150mg，分数次服或 1 次服用。

儿童和青少年患者 应逐渐增加剂量。开始每次 10mg，每日 3 次；或每次 25mg，每日 1 次。必要时根据患者的反应将每次剂量逐渐增至 25mg，每日 3 次；或每次 75mg，每日 1 次。

老年患者 宜逐渐增加剂量。开始每次 10mg，每日 3 次；或每次 25mg，每日 1 次；必要时根据患者的反应将剂量逐渐增至每次 25mg，每日 3 次；或每次 75mg，每日 1 次。

注意事项 ①对本品过敏、心肌梗死急性发作的患者禁用。②儿童、妊娠及哺乳期妇女忌用。③严重肝、肾疾病、青光眼、前列腺肥大患者慎用。④需长期接受大剂量治疗的心脏病患者，应监测心功能和心电图。体位性低血压者定期测血压。⑤偶见短暂疲倦、口干、便秘、眩晕、视物模糊等抗胆碱能反应，程度轻微，一般持续 1~2 周后症状减轻或消失。⑥药量增加过快时，可发生抽搐和皮肤过敏反应。⑦可有短暂性低血压和心动过速。⑧罕见血清转氨酶升高，白细胞减少。⑨不可与单胺氧化酶抑制剂合用，服用后者的患者，应停药 14 日后方可改用本品。⑩使用路滴美治疗期间，患者应进行血药浓度监测，剂量应个体化，并根据患者的情况和反应进行调整，达到好的治疗效果。每日用药量不宜超过 150mg。

剂型规格 ① 片剂：每片 10mg；25mg；50mg；75mg。②滴剂：每瓶 2%（50ml）。

甲丙氨酯
Meprobamate

别名 安乐神，安宁，氨甲丙二酯，甲丁双脲，眠尔通，Aneural，Atraxin，Equanil，Miltown

作用用途 本品属弱安定药，具有镇静、抗焦虑、抗惊厥和中枢性肌松作用。主要用于神经官能症及一般轻度失眠，亦用于精神紧张性头痛及破伤风所致肌肉紧张状态。尤其适用于老年失眠患者。

用法用量 ①口服：一般镇静，每次 0.2g，每日 3 次。催眠，睡前半小时服 0.2~0.4g。②肌内注射或静脉注射：抗惊厥，每次 0.4g，4~6 小时 1 次。每日最大剂量 2.4g，老人及体弱者酌减。

注意事项 ①本品可诱发癫痫大发作，故有癫痫病史者禁用。②白细胞减少、卟啉病患者、孕妇及哺乳期妇女忌用。③肝、肾功能不良者慎用。④本品易产生耐受性和成瘾性。⑤久用突然停药可出现震颤，共济失调

及惊厥等。⑥常见不良反应有嗜睡和运动失调，偶见皮肤发红、荨麻疹及紫癜等。

剂型规格 ①片剂：每片 0.1g；0.4g。②注射剂：每支 0.1g。

苯丙氨酯
Phenprobamate

别名 氨甲酸苯丙酯，苯丙氨基甲酸酯，苯丙醇氨酯，非氨酯，强肌松，强筋松，Proformiphen，Spantol

作用用途 本品为镇静药，作用于中枢神经系统脑干下部，能抑制多突触反射，阻断来自异常兴奋肌肉的神经传导，产生肌肉松弛作用，也作用于大脑皮质高位中枢，具有较弱的安定作用。临床用于一般性焦虑，也用于肌肉紧张（如肌肉痉挛、肌肉强直等）引起的疼痛。

用法用量 **口服**：①镇静、松弛肌肉：每次 0.2~0.4g，每日 3 次，饭后服用。②抗焦虑：每次 0.4~0.8g，每日 3 次，饭后服用。

注意事项 偶见嗜睡、头晕、全身乏力、步态不稳、恶心、腹胀、腹痛、胃部不适等。

剂型规格 片剂：每片 0.2g。

卡立普多
Carisoprodol

别名 肌安宁，卡来梯，Rela

作用用途 本品为甲丙氯酯的衍生物，有镇静及抗焦虑作用，中枢性肌肉松弛作用较甲丙氨酯强，对局部肌肉痉挛及某些神经疾患（如运动障碍）亦有一定疗效。临床用于治疗急性肌肉痉挛及扭伤等。仅可短期应用，最多 2~3 周，亦可用于抗焦虑、镇静、失眠等。

用法用量 口服：每次 0.35g，每日 3~4 次。

注意事项 ①偶见倦睡、眩晕。②孕妇、肝、肾功能不全、卟啉症患者及有白癜痫病史、老年人、16 岁以下儿童慎用。③服药期间避免从事危险的机械操作。

剂型规格 片剂：每片 0.125g；0.35g。

噻奈普汀
Tianeptine

作用用途 本品为 5-羟色胺再摄取增强剂，为抗抑郁药。通常一些抗抑郁药具有 5-羟色胺选择性再摄取抑制剂的性质。而本品则与之相反，因此认为本品的作用机制尚未阐明。本品与 α 肾上腺素和 β 肾上腺素、多巴胺、GABA、谷氨酸、苯二氮䓬、胆碱、腺苷、组胺等受体无或几乎无亲和性。也无 MAO 抑制性能。适用于抑郁症（轻、中、重度），也适用于解除与抑郁有关的焦虑症状。并有减轻哮喘症状的作用。

用法用量 口服：每次 12.5mg，每日 3 次。年龄大于 70 岁或肾功能显著不良者应酌减。

注意事项 ①孕妇、哺乳期妇女、未满15岁的儿童禁用。②正服用MAOI药物者禁用本品。③本品可能引起警觉注意力降低和倦乏，驾驶车辆或操纵机器者应避免使用。④不可突然停药，如需停药应提前7~14日逐渐减量。⑤本品可能加强全麻药的作用，如需手术，须预先停用本品48小时。⑥不良反应：疲倦、食欲不振、失眠、困倦等。

剂型规格 片剂：每片12.5mg。

羟嗪
Hydroxyzine

别名 安他乐，安泰乐，Atarax，Vistaril

作用用途 为弱安定药，具有镇静、安定、中枢性肌肉松弛以及抗组胺和抗胆碱作用。适用于轻度焦虑及更年期的焦虑不安，以及伴有胃溃疡的焦虑患者。还可用于失眠、麻醉前镇静、急、慢性荨麻疹以及其他过敏性疾病、神经性皮炎等。常用本品盐酸盐。

用法用量 （1）**口服** ①抗焦虑、紧张、抗过敏：片剂，每次25~50mg，每日3次。6岁以上儿童，每次50~100mg。每日4次。②术前镇静：成人每次50~100mg，儿童0.6mg/kg。 （2）**肌内注射** 每次100~200mg。

注意事项 ①有癫痫病史者及孕妇禁用。白细胞减少、妊娠期妇女禁用。②婴儿忌用。③肝肾功能及肺功能不全者慎用、6岁以下儿童慎用。④肌内注射可引起显著的局部疼痛，静脉注射可引起溶血。⑤久服可产生耐受性。⑥有一时性嗜睡、口干，偶见颤抖和惊厥。

剂型规格 ①片剂：每片25mg。②注射剂：每支200mg（2ml）。

氯美扎酮
Chlormezanone

别名 非脑乐，芬那露，氯苯甲酮，氧甲塞酮，Rexan

作用用途 本品为中枢神经镇静剂和肌肉松弛剂，具有抗忧虑、缓和精神紧张的作用。主要用于治疗神经紧张、失眠、肌肉疼痛及痉挛、四肢酸痛及抽筋等。对风湿痛、关节痛、痛经、心绞痛等有治疗作用，且有抗晕车船和缓解疲劳的作用。还可用于震颤性麻痹、瘫痪、血管硬化及脑震荡等。

用法用量 口服：①安眠镇静，睡前服200~400mg。②缓解疲劳、抗晕车船，适时服200mg。③解除忧虑，每次200mg，每日3次。

注意事项 ①孕妇慎用。②可见药疹、潮红、嗜睡及胃不适等。③本品不宜与氯丙嗪类、单胺氧化酶抑制剂等合用。

剂型规格 片剂：每片200mg。

氯美噻唑
Clomethiazole

别名 噻唑乙二磺酸盐，乙二磺氯美噻唑，Chlormethiazole，Chlormthiazole，Edisylate，Clomethiazole Edisylate，Hemineurin，Heminevrin

作用用途 本品为噻唑衍生物，具有镇静、催眠、抗惊厥作用，无镇痛作用。临床用于治疗焦虑性失眠或老年性失眠，酒精或药物成瘾的急性戒断症状，静脉给药可作为癫痫持续状态和子痫前期毒血症的抗惊厥药。本品口服吸收迅速、完全，有首过效应。口服生物利用度为10%~15%，肝脏代谢主要产物均无活性。经肾脏排泄，少量可泌入乳汁。

用法用量 （1）**口服** ①催眠：每次500mg，睡前服。②镇静：每次250mg，每日3次。③治疗酒精或药物成瘾戒断症状：每次750mg，每6小时1次，连用2日；然后每次500mg，每6小时1次，连用3日；再每次250mg，每6小时1次，连用4日。（2）**静脉滴注** ①子痫前期毒血症：开始滴注0.8%溶液30~50ml，滴速为每分钟60滴，至患者倦睡，再将滴速减至每分钟10~15滴。②癫痫持续状态：静脉滴注0.8%溶液40~100ml（5~10分钟以上）。

注意事项 ①睡眠呼吸暂停综合征、呼吸抑制者禁用。②阻塞性呼吸系统疾病患者、门腔静脉分流患者、哺乳期妇女慎用。③长期服药可有药物依赖性。

剂型规格 ①片剂：每片500mg。②糖浆剂：每瓶250mg（5ml）。③注射剂：每支8mg（1ml）。

谷维素
Oryzanol

作用用途 本品具有调节植物神经功能，减少内分泌平衡障碍，改善精神神经失调症状。用于自主神经功能失调（包括胃肠、心血管神经官能症）、周期性精神病、脑震荡后遗症，精神分裂症周期型、更年期综合征、月经前期紧张症等。

用法用量 口服：每次10mg，每日3次。有时可用至每日60mg。疗程一般3个月左右。

注意事项 偶有胃肠道反应、皮疹、乳胀、油脂分泌增多、脱发、体重增加等。停药消失。胃及十二指肠溃疡患者慎用。

剂型规格 片剂：每片10mg。

丁螺环酮
Buspirone

别名 布斯帕，布斯哌隆，丁螺旋酮，盐酸布螺酮，盐酸丁螺环酮，Axoren，Bespar，Buspar，Buspimen，Buspirone Hydrochloride，Cespar，Dalpas，Narol，Neurosine，Tutran

作用用途 本品为氮杂螺环癸烷二酮化合物，在脑中侧缝际区与5-羟色胺（5-HT）受体高度结合，具有5-HT$_{1\alpha}$受体激动作用，本药与苯二氮䓬受体无亲和性，也不对 γ-氨基丁酸（GABA）受体产生影响。临床用于广泛性焦虑症及其他焦虑障碍。吸收迅速、完全，有首过效应，服药后 40~90 分钟后血药浓度达峰值。

用法用量 口服：每次 5~10mg，每日 3 次。常用剂量为每日 20~40mg。最大剂量为每日 60mg。

注意事项 ①重症肌无力患者，急性闭角型青光眼患者，严重肝、肾功能不全者，孕妇，哺乳期妇女，儿童禁用。②心、肺功能不全者慎用。③用药前后及用药期间时应定期检查肝功能与白细胞计数。④乙醇可增强本品的中枢抑制作用，极易产生过度镇静，故服药期间不宜饮酒。⑤本品显效时间约为 2 周，故达到最大剂量后应继续治疗2~3周。⑥用药期间不宜驾驶车辆和操纵机器。⑦本品应避光、密封保存。

剂型规格 片剂：每片 5mg；10mg。

枸橼酸坦度螺酮
Tandospirone Citrate

别名 希德，坦度优，Sediel

作用用途 本品在临床主要用于各种神经系统疾病所致的焦虑状态，如广泛性焦虑症，原发性高血压、消化性溃疡等疾病伴发的焦虑状态。

用法用量 成人 口服：常规剂量每次 10mg，每日 3 次。根据患者年龄、症状等增减剂量，剂量可增至每日 60mg。

老人 用药应从小剂量开始（如每次 5mg）。

注意事项 对本品成分过敏者、对本品代谢物嘧啶基哌嗪过敏者禁用。②孕妇、哺乳期妇女避免使用。③器质性脑功能障碍者、中至重度呼吸功能衰竭者、严重心功能障碍者、严重肝肾功能障碍者慎用。④不良反应：心悸、心动过速、嗜睡、头晕、四肢麻木、恶心、胃胀、胃痛、便秘、腹泻、肝功能异常等。

剂型规格 片剂：每片 10mg。

依替福嗪
Etifoxine

别名 依替福辛，Stresam

作用用途 本品具有抗焦虑作用，对自主神经系统有调节功能。临床用于焦虑症引起的身心障碍、自主神经功能紊乱。

用法用量 口服：每日 150mg，连服 7~30 日。

注意事项 ①休克状态、肝肾功能不全及呼吸功能严重障碍者禁用。②妊娠期妇女慎用。

剂型规格 胶囊剂：每粒 50mg。

苯佐他明
Benzoctamine

别名 苯环辛胺，太息定，Tacitin

作用用途 本品为四环类化合物，具有较强的抗焦虑及抗抑郁作用。临床用于焦虑、紧张状态。

用法用量 口服：每次 10~20mg，一日 3 次。

注意事项 可见嗜睡、口干、头痛等。

剂型规格 片剂：每片 10mg。

半琥珀酸布酰胺
Butoctamide Semisuccinate

别名 半琥珀酸丁辛酰胺，布酰胺，羟丁酰辛胺，Butoctamide，Butoctamidum，Listomin-S

作用用途 本品为抗焦虑药，可诱导近似生理性睡眠，缩短入睡时间，延长总睡眠时间，减少醒觉次数。临床用于治疗失眠。

用法用量 口服：每次 200mg，睡前服用。

注意事项 ①肝功能不全及妊娠期妇女慎用。②不良反应可见头痛、头晕，偶见困倦、恶心、胃部不适、皮疹（应停药）。

剂型规格 胶囊剂：每粒 200mg。

第四节　抗癫痫药

癫痫是由于脑部神经元兴奋性过高，产生异常的高频放电而出现的大脑功能失调综合征。癫痫病具有突发性、暂时性和反复性发作的特点。

目前常用的抗癫痫药有：①乙内酰脲类：如苯妥英钠、乙苯妥英、美芬妥英等。②巴比妥类：如苯巴比妥、异戊巴比妥钠、扑米酮等。③双酮类：如三甲双酮、对甲双酮等。④亚芪胺类：如卡马西平等。⑤苯二氮䓬类：如地西泮、硝西泮、氯硝西泮等。⑥琥珀酰亚胺类：如甲琥胺、乙琥胺、苯琥胺等。⑦激素类：如促肾上腺皮质激素、地塞米松、泼尼松等。⑧其他类：如水合氯醛、副醛、溴化物、利多卡因等。

苯妥英钠
Phenytoin Sodium

别名 大仑丁，二苯乙内酰脲，Dilantin，Diphenylhydantoin

作用用途 本品能选择性抑制大脑皮层运动区，稳定神经膜电位，阻止癫痫发作，对大发作疗效好，对精神运动性发作次之，对小发作无效。临床主要用于防治癫痫大发作及精神运动性发作。也可用于三叉神经痛、坐骨神经痛。同时又为一较好的抗心律失常药。

用法用量 ①**口服**：抗癫痫，开始时每日 50～100mg，分 2～3 次，饭后服，以后可逐渐酌情增量。极量，1 次 300mg，1 日 500mg。三叉神经痛，每次 100～200mg，每日 2～3 次。治心律不齐，每次 100～200mg，每日 2～3 次。②**静脉注射**：治心律不齐，每次 125～250mg 加入 5% 葡萄糖注射液 20～40ml 中于 5～15 分钟内缓慢注入（每分钟不超过 50mg）。必要时每隔 5～10 分钟重复静脉注射 100mg，但每日总量不超过 500mg。③**静脉滴注**：可用静脉注射时相同剂量溶于 5% 葡萄糖注射液 100ml 中滴注，每日量不超过 500mg。④**肌内注射**：每日 200～400mg。

注意事项 ①美国 FDA 发布苯妥英可能引起潜在的严重的皮肤病变如 S-J 综合征和中毒性表皮坏死性松解症（TEN），特别是亚洲人群当中，包括中国的汉族人。对本品过敏，房室传导阻滞，窦房阻滞，窦性心动过缓等心功能损害者禁用。②孕妇禁用。③肝、肾功能损害，糖尿病患者慎用。④久服不可骤停，否则可使发作加剧，或引起癫痫持续状态。⑤静脉注射不宜过快，过快易致房室传导阻滞，血管性虚脱，心动过缓和呼吸抑制。⑥长期服用可见眩晕、头痛、恶心、呕吐、皮疹等。⑦偶见共济失调、白细胞减少、神经性震颤，严重时有视力障碍及精神错乱、紫癜等。⑧长期服用会引起齿龈增生、多毛症、叶酸缺乏症，还可出现低血钙等。

剂型规格 ①片剂：每片 50mg；100mg。②注射剂：每支 100mg；250mg。

卡马西平
Carbamazepine

别名 氨甲酰苯䓬，又颠宁，得理多，芬来普辛，卡巴咪嗪，痛惊宁，痛痉宁，痛可灵，酰胺咪嗪，Finlepsin，Macrepan，Tegretol，Temporol

作用用途 本品具有抗癫痫作用，对精神运动性发作最有效，对大发作与局限性发作的疗效与苯妥英钠相似。此外，还有抗外周神经痛的作用、抗利尿作用和抗心律失常的作用。主要用于精神运动性发作、癫痫性精神病、癫痫后性格障碍、大发作、局限性发作和混合型癫痫。也用于三叉神经痛、中枢神经性尿崩症及多尿症。

用法用量 **口服** ①抗躁狂症：每日剂量为 300～600mg，分 2～3 次服，最大剂量每日 120mg。②心律失常：每日 300～600mg，分 2～3 次服。③酒精戒断综合征：每次 200mg，每日 3～4 次。④癫痫，**成人**，开始每次 100mg，每日 2 次，然后慢慢增加剂量可达每日 400mg，分 2～3 次饭时服。**儿童**，每日 10～20mg/kg 体重，分次服用。⑤三叉神经痛，开始每日 200～400mg，慢慢加量至疼痛消失，最大量可达 1000～1200mg，然后逐渐减到维持量，疗程最短 1 周，最长 2～3 个月。⑥尿崩症，每次 200mg，每日 2～3 次。

注意事项 ①心、肝、肾功能不全、房室传导阻滞、血象严重异常、有骨髓抑制史者以及妊娠妇女和哺乳期妇女禁用。②青光眼、心血管严重疾患、糖尿病、对三环类抗抑郁药不能耐受的患者及酒精中毒、尿潴留、肾病患者和老年人慎用。③长期用药应定期查血象、尿常规、肝功能。④可见头痛、嗜睡、乏力、恶心、呕吐、腹泻等。⑤偶见变态反应、白细胞减少、血小板减少、再生障碍性贫血、黄疸、肝功能不全、蛋白尿、充血性心力衰竭等。⑥红霉素、西咪替丁、异烟肼、钙离子拮抗剂与本品合用，可导致本品血药浓度升高，严重时可产生中毒。

剂型规格 ①普通片剂：每片 100mg；200mg；400mg。②缓释片：每片 200mg；400mg。③咀嚼片：每片 100mg；200mg。④胶囊剂：每枚 200mg。⑤糖浆剂：每支 20mg（1ml）。⑥栓剂：每枚 125mg；250mg。

奥卡西平
Oxcarbazepine

别名 确乐多，Trilepeal

作用用途 本品为卡马西平的衍生物，具有与卡马西平相似的特性。其胃肠吸收良好，广泛分布全身，主要由肝脏代谢，代谢物羟基卡马西平具抗癫活性。本品 $t_{1/2}$ 为 1～2.5 小时，羟基代谢物 $t_{1/2}$ 为 8～14 小时，由尿液排出。本品可单独或与其他抗癫痫药联合应用于强直性-痉挛性发作及局限性发作。也用于对卡马西平治疗无效的三叉神经痛。

用法用量 **口服**：开始剂量每日 300mg，以后可逐渐增加至每日 600～2400mg，以达到满意的疗效。剂量超过每日 400mg，会增加神经不良反应。**小儿**：开始剂量 8～10mg/（kg·d），可逐渐增量至每日 600mg。以上每日剂量应分为 2 次服用。

注意事项 ①孕妇及哺乳期妇女慎用。②开始使用可出现乏力、头痛、头晕等，偶见胃肠功能障碍、面部潮红、血细胞计数下降等。③皮疹发生率较卡马西平少。④老年患者及大剂量使用者应定期测定血钠浓度。⑤本品可减少非洛地平的血药浓度。⑥有可能引起自杀行为。

剂型规格 片剂：每片 150mg；300mg；600mg。

氯硝西泮
Clonazepam

别名 利福全，氯安定，氯硝安定，Clonopin，Iktorivil，Rivotril

作用用途 本品为苯二氮䓬类抗癫痫药，它能选择性地抑制癫痫病灶的活动，同时又能制止惊厥的扩散。具有镇静和抗癫痫作用。适用于儿童性癫痫小发作、婴儿痉挛性、肌阵挛性及运动不能性发作；对成人癫痫、局限性癫痫及癫痫持续状态也有效。

用法用量 **口服**：婴儿，每日 0.1mg；幼儿或儿童，每日 0.5mg；成人，每日 0.75mg。治疗 3～4 周后，改用维持量：**婴儿**，每日 0.5~1mg；**幼儿**，每日 3mg；**儿童**，每日 3~6mg；**成人**，每日 4~8mg，分 3~4 次服用。

注意事项 ①孕妇禁用。②服药期间应戒酒，避免驾驶车辆或操纵机器等。③长期服用可产生耐药性。④常见疲劳、嗜睡、肌无力、共济失调及行为紊乱等。⑤偶见抑郁、焦虑、语言不清、唾液和支气管分泌增多等。

剂型规格 片剂：每片 2mg。

丙戊酸钠
Sodium Valproate

别名 α-丙基戊酸钠，德巴金，敌百痉，定百痉，二丙二乙酸钠，抗癫灵，Epilim，Leptilan

作用用途 本品为不含氮的广谱抗癫痫药，能竞争性抑制 γ-氨基丁酸转氨酶，从而提高脑中 γ-氨基丁酸的浓度达到抗惊厥作用，对各型小发作、肌阵挛性癫痫、局限性发作、大发作和混合型癫痫均有效。临床多用于其他抗癫痫药无效的各型癫痫。

用法用量 **成人** ①口服：每次 200~400mg，每日 2~3 次。②静脉注射或静脉滴注：每日剂量应根据年龄及体重而定。极量，每日 2500mg。

儿童 静脉注射或静脉滴注：通常每日 20~30mg/kg 体重，分 2~3 次服用。

注意事项 ①肝、肾功能不全者、孕妇禁用。②哺乳期妇女慎用。③本品在用药期间或停药后，均应检查肝功能、血常规。④常见不良反应有恶心、呕吐、食欲减退、胃肠道痉挛、月经周期改变。偶见便秘、倦睡、脱发、共济失调以及过敏性皮疹、血小板减少或血小板凝聚抑制以致异常出血等。

剂型规格 ①片剂：每片 100mg；200mg；250mg；500mg。②缓释片：每片 500mg。③胶囊剂：每粒 200mg；250mg。④糖浆剂：200mg（5ml）；500mg（5ml）。

伊来西胺
Ilepcimide

别名 丙烯酰哌啶，抗痫灵，Antiepilepsirine

作用用途 本品是胡椒碱的衍生物，对电刺激或药物所致的惊厥有对抗作用，尚有镇静及中枢抑制作用。适用于各种类型的癫痫，对控制癫痫大发作和精神运动性发作效果较好。

用法用量 口服：每次 50~150mg，每日 2 次，必要时可酌情增减。

注意事项 ①少数人有轻度胸闷、困倦等。②当用本品代替其他药物时宜逐步代替，不能骤然停用其他药，以防诱发癫痫发作。

剂型规格 片剂：每片 50mg。

乙琥胺
Ethosuximide

别名 Ethymal，Zarontin

作用用途 本品对癫痫的小发作疗效较好，且副作用小，对戊四氮引起的惊厥有明显的对抗作用。其作用机制不详，可能是通过增强中枢抑制性递质（GABA）作用直接或间接增加脑内氯化物电导，从而增加细胞抑制而抗癫痫。本品 1~4 小时达血药浓度高峰，连续用药 7 天可达稳态血药浓度。$t_{1/2}$ 老年人约为 60 小时，儿童约为 30 小时。本品部分经肝代谢，以原形及肝脏代谢物共同自尿排除。临床主要用于癫痫小发作。

用法用量 口服：起始量，**成人及 6 岁以上儿童**，每次 250mg，每日 2 次；**3~6 岁儿童**，每次 250mg，每日 1 次。以后可酌情逐渐增加剂量：**成人及 6 岁以上儿童**，每日 1.5g；**6 岁以下儿童**，每日 1g。一般每 4~7 日增加 250mg，直到效果满意为止。

注意事项 ①对本品过敏者禁用。②孕妇、哺乳期妇女慎用。③本品副作用较小，常见有恶心、呕吐、上腹部不适、食欲减退，还有眩晕、头痛、嗜睡、幻觉等。偶见粒细胞减少、白细胞减少、再生障碍性贫血，有时可引起肝肾功能损害。个别患者可出现荨麻疹、红斑狼疮等过敏反应，应立即停药。④对大、小发作混合型癫痫的治疗应合用苯巴比妥或苯妥英钠。⑤本品与碱性或酸性药物合用时，前者可减慢自肾的排泄，使血药浓度增高，作用增强。后者可加速排泄，降低疗效。故合用时需适当调整剂量。

剂型规格 ①胶囊剂：每粒 0.25mg。②糖浆剂：每瓶 5g（100ml）。

苯琥胺
Phensuximide

别名 Milontin

作用用途 本品用于癫痫小发作，效果不及三甲双酮，但毒性低。对精神运动性发作亦有效。

用法用量 **成人** 口服：每次 0.5g，每日 2~3 次。

儿童 口服：每日 20~50mg/kg，分 2~3 次服，从小剂量开始，3~4 周加至足量。

注意事项 ①可见恶心、呕吐、肌无力、嗜睡、皮疹。②偶见血象异常，肝肾功能损伤。

剂型规格 片剂：每片 0.25g；0.5g。

丙戊酸镁
Magnesium Valproate

别名 2-丙基戊酸镁，癫心宁

作用用途 本品为一广谱抗癫痫药，是继丙戊酸钠、丙戊酰胺之后合成的又一丙戊酸类抗癫痫药。其作用机制认为可使脑内和神经末梢 GABA 都升高，丙戊酸类药及其代谢物，既抑制 GABA 降解，又增加 GABA 合成，而 GABA 又可抑制脑的惊厥放电的传播。本品口服吸收迅速完全，$t_{1/2}$ 为 8.25 小时，与血浆蛋白结合率高达 90%～95%。吸收后主要分布于细胞外液。在肝脏代谢，大部分随尿排出，小量由粪便及呼吸中排出。本品适用于各型癫痫，以典型失神性及强直-阵挛性发作疗效最好，对婴儿痉挛也有效。

用法用量 成人 口服：每次 0.2～0.4g，每日 3 次。

儿童 口服：每日 20～30mg/kg 体重。

注意事项 不良反应、药物相互作用和禁忌证同丙戊酸钠。本品不良反应，常见有消化道症状、行为改变、共济失调、嗜睡、脱发等。

剂型规格 片剂：每片 100mg；200mg。

丙戊酰胺
Valpromide

别名 癫健安

作用用途 本品为丙戊酸的酰胺衍生物，具有较强的抗戊四氮惊厥作用。其作用强度比丙戊酸钠强 2 倍。临床用于各种类型的癫痫，尤其对大、小发作疗效更为显著。

用法用量 成人 口服：从每日 0.1g 开始，逐渐递增至每日 0.6～1.2g，分 3 次服用。

儿童 口服：一般每日 10～30mg/kg 体重，分 3 次服用。

注意事项 ①本品应在饭后服用，以减少胃肠刺激。②不良反应偶有食欲减退、恶心、呕吐、头昏、头痛、乏力、共济失调、皮疹、脱发等，一般在 1 周后自行消失。

剂型规格 ①片剂：每片 0.1g；0.2g。②栓剂：每枚 0.1g；0.2g；0.4g。

氨己烯酸
Vigabatrin

别名 Sabrilex

作用用途 本品为抗癫痫药，是不可逆 GABA 氨基转氨酶（GABA-T）抑制剂，能提高脑内 GABA 水平而发挥作用。本品口服吸收迅速，2 小时后达峰值，$t_{1/2}$ 为 5～7 小时。临床用于治疗顽固性部分性癫痫发作，尤其对顽固性儿童癫痫发作有效。

用法用量 成人 口服：初始剂量为每日 1g，一日 1～2 次，可逐渐增加剂量，每周可增加 0.5～1g，日剂量一般不超过 4g。

儿童 口服：起始剂量为每日 40mg/kg 体重，可根据反应酌情增加到每日 80～100mg/kg 体重，不能超过每日 100mg/kg。按片剂用量：体重 10～15kg，每日 1～2 片，15～30kg，每日 2～3 片，30～50kg，每日 3～6 片，> 50kg，每日 4～8 片（成人剂量），每日最大剂量为 4g。

注意事项 ①对本品过敏者禁用。②肾功能损害者、老年患者慎用。③本品不良反应大多为中枢神经系统表现，如漠然、嗜睡、疲乏、眩晕、紧张不安、抑郁、自杀倾向、头痛、眼震、失眠等。偶见视野缺损、视网膜病变。罕见视神经炎或视神经萎缩。偶有报道躁狂及轻度躁狂。儿童常见不良反应是兴奋和不安。少见水肿、胃肠道反应及皮疹的报道。④突然停药会引起癫痫的反跳性发作，故应在 1～4 周内逐渐减量。⑤本品与苯妥英钠合用可降低后者的血浆药物浓度。

剂型规格 片剂：每片 500mg。

扑米酮
Primidone

别名 六嘧啶，麦苏林，密苏林，扑痫酮，普利米登，去氧苯比妥，Liskantin，Primoline

作用用途 本品作用类似于苯巴比妥，对控制肌肉阵挛也有一定作用，对癫痫小发作疗效不显著。本品适用于癫痫大发作、部分性发作及复杂部分性发作。对巴比妥类成习惯性者可改用本品。同时本品亦用于 Q-T 间期延长综合征。

用法用量 口服：①癫痫，开始每次 0.05g，逐渐增至每次 0.25g，每日 3 次，极量，每日 1.5g；儿童，每日 12.5～25mg/kg 体重，分 2～3 次。②Q-T 间期延长综合征，每次 0.25g，每日 3 次。

注意事项 ①肝、肾功能不全者忌用。②急性间隙性卟啉症者禁用。③妊娠早期禁用。④常见不良反应为呕吐，尚有嗜睡、共济失调等。⑤偶见巨细胞性贫血。⑥本品不宜与苯巴比妥合用，可与苯妥英钠合用。孕妇应在临产 1 个月前加服维生素 K，以减少新生儿出血危险。

剂型规格 片剂：每片 0.25g。

三甲双酮
Trimethadione

别名 解痉酮，Edion，Ptimal

作用用途 本品能降低大脑皮层和间脑的兴奋性，缩短其后放电活动，使小发作患者脑电活动恢复正常，从而癫痫发作完全停止或显著减少。适用于癫痫小发作。

用法用量 成人 口服：每次 0.15～0.3g，每日 3 次，极量，每次 0.5g，每日 1.8g。

儿童 口服：每日 20～40mg/kg 体重，分 2～3 次服用。

注意事项 ①肝、肾功能严重减退者忌用。②常见恶心、嗜睡、眩晕等。③少数有嗜酸性粒细胞增多及药物热。④偶见皮疹、造血功能障碍等。⑤毒性较大，可引起中性粒细胞减少、再生障碍性贫血、癫痫大发作、肝肾功能损害。

剂型规格 ①片剂：每片 0.15g。②胶囊剂：每粒 0.3g。

拉莫三嗪
Lamotrigine

别名 利必通，Lamictal

作用用途 本品为苯基三嗪类抗癫痫药，作用机制是阻断电压依赖性钠通道，从而稳定突触前膜和抑制兴奋性神经递质的释放，尤其是谷氨酸和天冬氨酸、适用于其他抗癫痫药控制不理想的局部癫痫发作和全身性强直型癫痫发作。

用法用量 成人和12岁以上儿童 口服：①单药治疗剂量：初始剂量，每次25mg，每日1次，2周后每次50mg，每日1次，2周后维持剂量可达100~200mg，每日1次或2次，个别患者需每日500mg才能达到理想反应。②加用治疗剂量：在没有同时服用丙戊酸钠的患者，开始2周的初始剂量是每次50mg，每日1次，接着2周是每日100mg，分2次服。随后维持量通常是每日200~400mg，分2次服。如果患者同时服用丙戊酸钠，开始2周的初始剂量是隔日25mg，接着2周是每次25mg，每日1次。然后维持剂量为每日100~200mg，分1次或2次服。

2~12岁儿童 口服：未服用丙戊酸钠的患者，开始2周的初始剂量是每日2mg/kg体重，分2次服；接着2周是每日5mg/kg体重，以后维持剂量可每日5~15mg/kg体重，分2次服。有服用丙戊酸钠的患者，开始2周的初始剂量是每日0.2mg/kg体重，每日1次；接着2周每日0.5mg/kg体重，每日1次，以后维持剂量可每日1~5mg/kg体重，每日1次或2次。

注意事项 ①对本品过敏的患者禁用。②肾衰竭患者慎用。③妊娠期妇女、哺乳期妇女不宜服用。④治疗初期不应超过推荐的初始剂量，以避免皮疹的发生。⑤副作用有头痛、疲惫、红疹、恶心、晕眩、嗜睡及失眠。⑥与其他抗癫痫药合用时，不能突然撤去本品，以免引起癫痫复发。⑦本品于30℃以下干燥处贮存。

剂型规格 ①片剂：每片25mg；50mg；100mg；200mg。②咀嚼片：每片5mg；25mg；100mg。

加巴喷丁
Gabapentin

别名 Neurontin

作用用途 本品为非氨酯类抗癫痫药，与γ-氨基丁酸（GABA）有类似的结构。对部分性癫痫发作和继发全身发作有效。口服经胃肠吸收，3小时达峰浓度，广泛分布全身，大部分以原形由肾脏排除，$t_{1/2}$为5~7小时。临床用于治疗部分癫痫发作和继发全身发作。也用于对常规治疗无效或不能耐受常规抗癫痫药的患者。

用法用量 成人 口服：第1天睡前服300mg；第2天600mg，分2次服用；第3天900mg，分3次服用。此剂量随疗效而定，大多数患者在900~1800mg有效。肾功能不良者减少剂量。停药应渐停。

注意事项 ①包括失神性发作在内的综合性癫痫患者慎用。②肾功能不全患者应注意调整剂量。③常见不良反应有嗜睡、头晕、疲劳。还可见眼球震颤、头痛、复视、鼻炎、咽炎、恶心、呕吐、惊厥、体重下降、消化不良、记忆障碍等，偶见咳嗽。④换药或停药应逐渐减量。⑤避免与抗酸药合用。

剂型规格 胶囊剂：每粒100mg；300mg；400mg。

氯巴占
Clobazam

别名 氧异安定，Frisium

作用用途 本品具有抗焦虑和抗惊厥作用。治疗范围宽，口服吸收迅速而完全，经肝代谢产物仍具有抗惊厥作用。临床用于治疗对其他抗癫痫药无效的难治性癫痫，对复杂部分性发作继发全身性发作和Lennox-Gastaut综合征效果更好。

用法用量 口服：每日20~30mg（0.5~1mg/kg体重），逐渐加量。与其他抗癫痫药合用时减至每日5~15mg（0.1~0.3mg/kg体重）。

注意事项 ①偶有轻度镇静、焦躁、抑郁和肌无力。②抗惊厥作用减弱时可采用"放假疗法"。

剂型规格 ①片剂：每片10mg；20mg。②胶囊剂：每粒10mg。

非氨酯
Felbamate

别名 非尔氨酯，非马特，非巴马特，Felbatol

作用用途 本品为氨基甲酸酯类，能提高癫痫刺激阈，防止发作扩散。其口服吸收良好，血药浓度达峰时间为1~6小时，蛋白结合率22%~36%，部分在肝脏代谢，主要由尿液排出，$t_{1/2}$为14~23小时，治疗血浆浓度为20~100μg/ml。单一或联合其他抗癫痫药用于治疗部分性癫痫突然发作，也可合并用于治疗不典型小发作引起的部分癫痫发作或大发作。

用法用量 14岁以上儿童，成人 口服：每日1.2g，分3~4次服用，每隔1~2周增加剂量0.6~1.2g。

2~14儿童 口服：每日15mg/kg体重，分3~4次，逐渐增量至每日45mg/kg体重。

注意事项 ①对本品过敏、血液异常及肝功能不全者禁用。妊娠期妇女和哺乳期妇女不宜使用。肾功能不全、青光眼、心血管病慎用。②不良反应常见焦虑、体重减轻、恶心、呕吐、皮疹、失眠、头痛、头晕、嗜睡、复视。③偶见再生障碍性贫血、急性肝损害。④治疗前后应定期进行血象检查，一旦发现骨髓抑制现象应立即停药。⑤用药期间应避免暴露于紫外光下（光敏反应）。⑥本品与丙戊酸钠合用，两者血浓度均增高，与苯妥英钠、卡马西平合用，前者和卡马西平血浓度降低，而苯妥英钠血浓度增高，故合用时应注意调节剂量。

剂型规格 ①片剂：每片400mg；600mg。②溶液剂：每支600mg（5ml）。

噻加宾
Tiagabine

别名 硫加宾，替加宾，盐酸噻加宾，Gabitril

作用用途 本品为选择性 γ-氨基丁酸（GABA）再摄取抑制药，通过抑制神经元及神经胶质细胞对 GABA 的再摄取，增加突触部位 GABA 的水平，从而达到抗惊厥作用。临床作为抗癫痫的二线药物，与其他抗癫痫药合用治疗成人及 12 岁以上儿童难治性部分性癫痫发作。本品口服吸收快，食物可降低本药的吸收速度但不影响吸收量。肝脏代谢半衰期为 5~8 小时。

用法用量 成人 口服：初始剂量为每日 12mg，分 2 次服用，每周增加 12~24mg。有效剂量为每日 24~60mg，分 2~4 次服用。

12~18 岁青少年 口服：初始剂量为每次 2~4mg，每日 1 次。第 2 周增加 4mg，以后每周增加 4~8mg，每日 2~4 次，最大剂量 1 日不超过 32mg。

注意事项 ①肝脏疾病患者以及 12 岁以下儿童禁用。肝脏疾病患者、有脑电图（EEG）异常者、孕妇、哺乳期妇女慎用。②有脑电图异常史的患者应监测脑电图。③用药期间不应突然停药。④单用或与非肝酶诱导药联用，均应从最低剂量开始给药。

剂型规格 片剂：每片 2mg；4mg；12mg；16mg。

舒噻嗪
Sultiame

别名 磺斯安，硫噻嗪，欧司旁特，舒噻美，苏太明，Elisal，Troloen

作用用途 本品为强效的碳酸酐酶抑制剂，其作用可能是通过抑制脑内碳酸酐酶，使脑细胞外、内的钠比率增大，稳定细胞膜而发挥抗癫痫作用。除小发作外，对其他各型癫痫均有效，本品用于精神运动性发作、局限性发作和运动过度行为的控制较对大发作更为有效。常与其他抗癫痫药合用。

用法用量 成人 口服：每次 200mg，每日 3 次。与其他抗癫痫药合用时每次 100mg，每日 2 次。

儿童 口服：**1 岁**，每次 25mg，**2~5 岁**，每次 100mg，**6~12 岁**，每次 200mg，每日 3 次。

注意事项 ①肾功不全者慎用。②常见共济失调、厌食、面部和肢端感觉异常、呼吸困难。亦见头痛、头晕、呕吐、体重减轻及精神方面的改变。③偶见腹痛、流涎、失眠、白细胞减少及癫痫持续状态。

剂型规格 片剂：每片 50mg。

托吡酯
Topiramate

别名 妥泰，Topamax

作用用途 本品是由氨基硝酸酯取代单糖的新型抗癫痫药物。本品的抗癫痫特性与苯丙二氮䓬明显不同，它可能是调节苯丙二氮䓬不敏感的 GABA 受体亚型。它可增强抑制性神经递质作用，还有抑制一些碳酸酐酶同工酶的作用。本品与卡马西平或苯巴比妥合用有协同抗惊厥作用；与苯妥英合用可加强抗惊厥作用。临床用于伴有或不伴有继发性全身发作的部分性癫痫发作的辅助治疗。

用法用量 口服：每日 200~300mg，分 2 次服用。个别患者口服剂量高达每日 1600mg。

2 岁以上儿童：初始剂量为每日 12.5~25mg，然后逐渐增加至 5~9mg/（kg·d），维持量为 100mg，分 2 次服。体重大于 43kg 的儿童，有效剂量范围与成人相当。

注意事项 ①对本品过敏者禁用。②孕妇及哺乳期妇女慎用。③驾驶车辆或操作机器患者慎用。④常见不良反应为中枢神经系统相关的症状，包括共济失调、注意力受损、意识模糊、头晕、疲劳、感觉异常、嗜睡和思维异常。⑤偶见焦虑、遗忘、食欲不振、失语、忧郁、复视、情绪不稳、恶心、眼球震颤、言语表达障碍、味觉倒错、视觉异常和体重减轻。⑥罕见肾结石的报道，建议大量饮水以减少其危险性。

剂型规格 片剂：每片 25mg；50mg；100mg。

左乙拉西坦
Levetiracetam

别名 开浦兰，乐凡替拉西坦，利维西坦，左旋乙拉西坦，Keppra，SIBS

作用用途 本品为吡咯烷酮衍生物，其化学结构不同于传统的抗癫痫药物，具有较强的抗癫痫作用。本品的有效剂量及中毒剂量相差远，安全性较好。临床单用或联合用于成人部分性癫痫发作、成人全身性发作及其他原因（如脑炎、脑缺氧等）引起的肌阵挛。口服吸收迅速，给药 1.3 小时后血药浓度达峰值。本品易通过血脑脊液屏障，脑组织的药物浓度接近血药浓度。

用法用量 口服：①抗癫痫：每次 500mg，每日 2 次，最多可增加至每次 1500mg，每日 2 次，每 2~4 周增加或减少每次 500mg，每日 2 次。4~11 岁儿童及青少年体重<50kg；起始剂量为每次 10mg/kg，每日 2 次，最多可增至 30mg/kg，每 2~4 周增加或减少每次 10mg/kg，每日 2 次。②老年患者的半衰期延长与肾功能下降有关，应根据肌酐清除率调整剂量。③肾功能不全患者，应根据肌酐清除率进行个体化用药。

注意事项 ①妊娠及哺乳期妇女禁用。②肾功能不全者慎用。③哺乳期妇女用药应暂停哺乳。④突然停药可出现停药反应。⑤使用本品期间应避免驾驶车辆及操作机械。

剂型规格 片剂：每片 250mg；450mg；750mg；500mg。

普洛加胺
Progabide

别名 卤加比，普洛加比，哈罗加比，Halogabide，Gabrene

作用用途 本品为拟氨基丁酸药，可直接激动 GABA 受体，对癫痫、痉挛状态和运动失调均有良好的治疗效果。临床用于治疗癫痫病，亦可试用于治疗痉挛病和帕金森病。

用法用量 口服：①癫痫病：每日 10~30mg/kg，分 3 次服用。②痉挛病：每日 24mg/kg。③帕金森病：每日 900~2100mg，或遵医嘱。

注意事项 本品尚未见不良反应报道。

剂型规格 ①片剂：每片 150mg；300mg；600mg。②散剂：每袋 50mg。

唑尼沙胺
Zonisamide

别名 露朗，唑利磺胺，Aleviatin，Excegran，Zonegran

作用用途 本品是氨苯磺胺衍生物，作用机制可能与阻滞钠离子和 T 型钙离子通道及抑制碳酸酐酶有关。本品可促进多巴胺能和 5-羟色胺能神经传递。对电休克或戊四氮诱发的癫痫发作有抑制作用。临床用于治疗癫痫大发作、小发作、局限性发作、精神运动性发作及癫痫持续状态。

用法用量 成人 口服：初始剂量应为每日 100mg，分 1~2 次服用。两周后可增至每日 200mg，持续两周后可以再增至每日 300mg 甚至 400mg。每种剂量都要至少持续两周时间以达到稳态。

儿童 口服：初始剂量为每日 2~4mg/kg，分 1~3 次服用。在 1~2 周内增至每日 4~8mg/kg，分 1~3 次服用。最大剂量为每日 12mg/kg。

注意事项 ①妊娠期妇女禁用。②肝肾疾病患者及哺乳期妇女慎用。③主要不良反应为困倦、食欲不振、乏力、运动失调、白细胞降低，AST、ALT 等值升高，偶见过敏反应、复视、视觉异常。应注意本品可能引起

的少汗、高热的症状。

剂型规格 ①片剂：每片 100mg；400mg。②散剂：每袋 200mg（1g）。

香草醛
Vanillin

别名 香草兰醛，抗癫香素片

作用用途 本品能对抗戊四氮引起的惊厥，抑制由戊四氮诱发的癫痫样脑电。临床用于治疗各型癫痫，尤适用于小发作。

用法用量 口服：每次 0.1~0.2g，每日 3 次。

注意事项 个别患者出现头昏。

剂型规格 片剂：每片 0.1g；0.2g。

青阳参总苷
Qingyangshenglycoside

别名 健脑克癫，Qingyangshenglycosidum

作用用途 本品是由萝藦科鹅绒藤属植物青羊参根粉经三氯甲烷提取所得的总苷，对多种类型癫痫有疗效，尤其对癫痫大发作疗效较好。本品与苯巴比妥或苯妥英钠合用有协同作用，对戊四氮引起的惊厥无效，无镇静及导致嗜睡作用。临床用于与抗癫痫药合用于治疗顽固性癫痫，或单独用于一般性癫痫。

用法用量 成人 口服：15~20mg/kg，每日 1 次，一般连服 2 日停 1 日。

儿童 口服：剂量减半。

注意事项 可出现恶心、呕吐、眩晕，继而出现抽搐、昏迷。

剂型规格 片剂：每片 70mg；80mg；100mg。

第五节　抗帕金森病药

帕金森病也称为震颤麻痹，是中枢神经系统锥体外系功能障碍引起的慢性疾病，常发生于中老年人。常见的症状有：震颤、肌肉僵直、四肢抖动、运动障碍等。目前治疗帕金森病的药物有两类。①拟多巴胺类药：如左旋多巴、卡比多巴、司来吉兰、苄丝肼、金刚烷胺等。②抗胆碱药：如苯海索、开马君等。两类药联合用可增强疗效。

帕金森病是一种慢性疾病，一般不能自行缓解，必须长期服药治疗。

左旋多巴
Levdopa

别名 左多巴，Dopar，Larodopa

作用用途 本品为体内合成去甲肾上腺素、多巴胺等的前体物质，其本身无生理活性，通过血脑屏障进入中枢神经系统并转化为多巴胺而发挥药理作用。使纹状体内多巴胺和乙酰胆碱浓度超过平衡，产生抗震颤麻痹作用。其特点：①产生效果较慢，服药后 2~3 周体征才见改善，1~6 月后显示最好疗效，且疗效持久。②改善肌僵直及运动困难效果好，对缓解震颤效果差。③对轻度患者及年轻患者效果好。此外，本品在中枢转化为多巴胺，可恢复中枢神经功能，使肝昏迷患者苏醒。本品适用于因运动障碍而丧失劳动的震颤麻痹，对其他原因引起的锥体外系反应也有效。亦用于肝昏迷患者。

用法用量 ①治疗震颤麻痹：口服，起始剂量每日 0.25~0.5g，分 2~3 次服。每服 2~4 日后每日剂量增加 0.125~0.5g。维持量每日 3~6g，分 4~6 次服，连续用

药 2~3 周后见效。②急性肝功能衰竭的肝昏迷：鼻饲或口服，用本品 5g 溶于 100ml 生理盐水一次给药。静脉滴注，每日 0.3~0.4g，加入 5% 葡萄糖注射液 500ml 中。待完全清醒后减量至每日 0.2g，继续 1~2 日。

注意事项 ①高血压、精神病、糖尿病、心律失常、闭角型青光眼患者、孕妇及哺乳期妇女禁用。②支气管哮喘、肺气肿、严重心血管疾病及肝、肾功能障碍等患者慎用。③心血管疾病、精神病和严重器官实质性疾病以及严重内分泌疾病者、哺乳期妇女禁用。④有哮喘等严重肺部疾病者、闭角型青光眼患者慎用。⑤有消化道溃疡、高血压、糖尿病及心律失常患者慎用。⑥本品饭后服，从小剂量开始，逐渐加量，并应与外周多巴脱羧酶抑制剂合用。⑦常见恶心、呕吐等消化道反应。⑧有直立性低血压、心律失常及幻觉、忧郁等。⑨服药期间禁与维生素 B_6 和单胺氧化酶抑制剂同服。

剂型规格 ①片剂：每片 250mg；50mg；100mg。②胶囊剂：每粒 100mg；125mg；250mg。

苄丝肼
Benserazide

别名 色拉肼，丝氯酰肼，万多霸，Serazide

作用用途 本品为外周多巴脱羧酶抑制剂，能抑制左旋多巴在外周脱羧为多巴胺，故可减少左旋多巴的用量及其引起的恶心、呕吐等副作用。一般苄丝肼与左旋多巴按 1:4 配伍应用，用于帕金森症、症状性帕金森综合征（脑炎后，动脉硬化性或中毒性），不包括药物引起的帕金森症。常用本品盐酸盐。

用法用量 口服：开始每次苄丝肼 25mg，左旋多巴 100mg，每日 3 次，以后逐渐增至每日苄丝肼 250mg，左旋多巴 1000mg。

注意事项 ①严重肝、肾、心脏、精神病患者忌用。②25 岁以下患者及妊娠、妊娠期妇女及缺乏必要避孕措施的育龄妇女禁用，骨质疏松者慎用。③必要时加服维生素 B_6。

剂型规格 复方苄丝肼胶囊剂（多巴丝肼，美多巴，Madopa）：每粒 125mg（含苄丝肼 25mg，左旋多巴 100mg）；250mg（含苄丝肼 50mg，左旋多巴 200mg）。

左旋多巴-苄丝肼
Levodopa-Benserazide

别名 多巴丝肼，复方苄丝肼，美多芭

作用用途 本品是由左旋多巴和周围脱羧酶抑制剂苄丝肼组成的复方制剂。抑制左旋多巴在脑外脱羧。临床用于帕金森病，症状性帕金森综合征（脑炎后、动脉硬化性或中毒性）。

用法用量 口服：初始剂量 125mg，每日 3 次，第二周起，每周的日服量增加 125mg，直至合适的治疗量。有效剂量通常在每日 500~1000mg，分 3~4 次服用。每天给予 1g 以上时，增加用量应以月为间隔期。维持剂

量，每次 250mg，每日 3 次。长期治疗后疗效可出现显著波动，此时原则上日用量不变，但可每次 62.5mg，部分或全部取代每次 125mg 或每次 250mg，服药时间应个体化。

由左旋多巴改用为本品方法如下：每日服用本品的次数相当于患者目前日服左旋多巴 500mg 片剂总粒数的一半减 1/2。例如：患者日服 2g 左旋多巴（4 片 500mg 的药片或 4 粒胶囊），本品的剂量为 2-1/2=1.5 片。最低首次剂量为每日 250mg，1 周后如有必要用量可增加，直至获得满意疗效为止。

注意事项 ①严重内分泌、肾脏、肝脏、心脏疾病、精神神经病患者禁用。②孕妇、25 岁以下患者禁用。③有胃、十二指肠溃疡、骨软化症者、心肌梗死、冠状动脉供血不足、心律不齐，以及青光眼患者慎用。④不良反应可见轻微的胃肠道反应，偶见心律不齐、体位性低血压、失眠、不安，罕见抑郁症和精神病、不随意运动和舞蹈病样动作或手足徐动症。⑤避免与单胺氧化酶抑制剂、环丙烷或氟烷麻醉剂合用。⑥治疗初期偶见严重副作用，此时不应增加剂量，而应减量，且很少中断治疗，当副作用消失或可以耐受时，日剂量再重新缓慢增加，如每 2~3 周增加 125mg。一般在被确认为无效前，本品的治疗应当持续 6 个月。

剂型规格 片剂：每片含左旋多巴 200mg，苄丝肼 50mg。

卡比多巴
Carbidopa

别名 甲多巴，α-甲基多巴肼，卡别多巴，Lodosin，Lodosyn，Menesit，α-Methyldopa Hydrazine，Neo-Dopaston

作用用途 本品为外周脱羧酶抑制剂，能抑制外周的左旋多巴转化为多巴胺，使循环中左旋多巴含量增高 5~10 倍，与左旋多巴合用时可减少左旋多巴的用量并减少其外周性心血管系统的不良反应。用于各种原因引起的帕金森综合征。

用法用量 口服：开始每次卡比多巴 10mg，左旋多巴 100mg，每日 4 次，以后可逐渐增至卡比多巴 200mg，左旋多巴 2g，分次服用。多采用本品与左旋多巴的复方制剂。

注意事项 ①有严重心、肝、肾疾病、精神病、青光眼患者、消化性溃疡、有惊厥史者禁用。②妊娠期不宜使用。③常有强直、呕吐、恶心、厌食、失眠、肌痉挛、异常动作等反应。④不宜与金刚烷胺、苯扎托品、丙环定、苯海索合用。⑤必要时可加服维生素 B_6。⑥儿童、孕妇及哺乳期妇女禁用。

剂型规格 片剂：每片 25mg。

卡比多巴-左旋多巴
Carbidopa-Levodopa

别名 复方卡比多巴，复方多巴，卡左双多巴控释

片，帕金宁，森那特，西那梅脱，息宁，心宁美，HMD，Sinemet

作用用途 本品是由卡比多巴和左旋多巴组成的复方制剂，组成比例为1∶4或1∶10。本品为控释片剂。本品在4~6小时内释放出有效成分，该制剂的血浆左旋多巴水平变化较少，血浆峰值浓度比普通息宁制剂低60%。在临床试验中，本品更有助于治疗临床运动失调。适用于治疗帕金森病和帕金森综合征。亦用于对以前用过左旋多巴/脱羧酶抑制复合制剂或单用左旋多巴治疗的有剂末作用减退（"渐弱"现象）、峰剂量运动障碍、运动不能等特征的运动失调，或有类似短时间运动障碍现象的患者。

用法用量 口服：①正在用左旋多巴治疗的患者，开始服用本品前8小时须停用左旋多巴。轻中度患者，初始推荐剂量为1片，每日2~3次。②未用左旋多巴的患者，轻中度患者，初始推荐剂量为1片，每日2~3次。但左旋多巴的初始剂量每天不得超过600mg，给药间隔不能少于6小时。③剂量调整，治疗开始后，可根据治疗效果增加或减少剂量和给药间隔。多数患者每天只需2~8片分数次服用，给药间隔白天为4~12小时，也有服用较大剂量（多达12片）和缩短间隔（少于4小时），但不予推荐。调整剂量的时间间隔不应少于3日。

注意事项 ①对本品过敏或患有窄角型青光眼的患者禁用。②疑有皮肤癌或有黑痣史的患者禁用。③对患有精神病者，患有房性、结性或室性心律失常，近期有心肌梗死史的患者，以及患有严重的心血管病或肺病、支气管哮喘、肝、肾或内分泌系统疾病，或有胃溃疡或惊厥史患者慎用。④常见副作用有运动障碍、恶心、幻觉、精神错乱、头晕、舞蹈病和口干。⑤偶见做梦异常、肌张力障碍、嗜睡、失眠、抑郁、衰弱、呕吐和厌食。⑥罕见头痛、"开-关"现象、便秘、定向力障碍、感觉异常、呼吸困难、疲劳、直立效应、心悸、消化不良、胃肠道疼痛、肌痉挛、锥体外系和运动障碍、脑敏性下降、胸痛、腹泻、体重下降、激动、焦虑、跌倒、步态异常和视觉模糊。⑦本品不推荐用于治疗药源性的锥体外反应。

剂型规格 控释片剂（50/200）：每片含卡比多巴50mg，左旋多巴200mg。

屈昔多巴
Droxidopa

别名 Northera

作用用途 本品用于原发性自主神经衰弱（帕金森病、多系统萎缩和单纯性自主神经衰弱）、多巴胺β-羟化酶缺乏症和非糖尿病性自主神经病变所致的有症状神经源性直立性低血压（NOH）患者治疗直立性头晕、头晕目眩、先兆晕厥。

用法用量 口服：起始剂量为每次100mg，每日3次，于晨起、正午和睡觉前至少3小时给药。依据用药反应每24~48小时增加剂量（增量为每次100mg，每日3次）。最大剂量为每次600mg，每日3次（即一日1800mg）。

注意事项 ①缺血性心脏病、心律失常、充血性心力衰竭患者慎用。②可导致卧位高血压、头痛、头晕、晕厥、恶心。

剂型规格 胶囊剂：每粒100mg；200mg；300mg。

苯海索
Trihexyphenidyl

别名 安坦，Artane，Benzhexol

作用用途 本品有中枢性抗胆碱作用及解除横纹肌痉挛作用，对平滑肌及腺体作用较弱。本品对帕金森病和各种原因引起的帕金森综合征均有一定疗效，缓解震颤效果好，对一些继发症状如忧郁、流涎、多汗等都有改善，对改善僵直及动作迟缓效果较差。主要用于治疗震颤麻痹，可改善僵直、运动障碍及震颤等，其中对僵直的改善较显著。也用于药物引起的锥体外系反应和肝豆状核变性。

用法用量 成人　口服：①震颤麻痹，每日1~2mg，以后每隔3~5日增加2mg，直至获得满意疗效。每日总量不超过10mg，分3~4次服。极量，每日20mg。②药物引起的锥体外系反应，每日1mg，以后视病情渐增至每日5~10mg。

老年人　可酌情减量。

注意事项 ①青光眼患者、心搏过速、前列腺肥大者、尿潴留者忌用。②不可突然停药，否则可使震颤麻痹症状加重。③有口干、头晕、视物模糊等类似阿托品的副作用。④饭后服可减轻对胃的刺激。

剂型规格 ①片剂：每片2mg。②胶囊剂：每粒5mg。

比哌立登
Biperiden

别名 安克痉，Akineton

作用用途 本品为中枢性抗胆碱药，其作用与苯海索相似，适应证亦相同，也可用于处理氯丙嗪类及其他药物引起的锥体外系反应。

用法用量 成人　①口服：每次2mg，每日3次。②肌内注射或静脉注射：每次2~5mg；静脉注射，必要时半小时内可重复一次，但24小时内不可超过4次。

老人　口服：开始每次1mg，每日2次，如无不良反应可加量至每次2mg，每日3次。

小儿　肌内注射：每次0.04mg/kg体重。

注意事项 同苯海索。

剂型规格 ①片剂：每片2mg。②注射剂：每支5mg（1ml）。

苯扎托品
Benztropine

别名 苄托品，苯甲托品，苯唑托品，Cogentin

作用用途 本品具有抗胆碱及抗组胺样作用，周围作用较阿托品弱，中枢镇静作用强，并有轻微的骨骼肌松弛及局部麻醉作用，其抗胆碱作用强度约与阿托品相等。用于各种震颤麻痹症的治疗，亦可用于氯丙嗪类以及其他药物引起的锥体外系反应的处理。对癫痫也有效。

用法用量 ①口服：开始时每日睡前 0.5~1mg，以后可逐渐增量，一般每日 2~6mg，分 3 次服。②肌内注射或静脉注射：每次 1~2mg。

注意事项 ①青光眼患者禁用。②老年患者对本品敏感，应慎用。③儿童慎用，需用时剂量酌减。④可见口干、散瞳、视物模糊等阿托品样反应。⑤大剂量应用，可引起精神病。

剂型规格 ①片剂：每片 0.5mg；1mg；2mg。②注射剂：每支 2mg（2ml）。

丙环定
Procyclidine

别名 开马君，卡马特灵，Kemadrin，Osnervan

作用用途 本品为中枢抗胆碱药，作用与苯海索相似，可直接松弛平滑肌，还能解除横纹肌的痉挛。临床上用于治疗震颤麻痹、消化性溃疡，以及药物引起的锥体外系反应。

用法用量 口服：每次 2.5mg，每日 3 次，饭后服，以后可每次 5mg，每日 3 次，每日总量 20~30mg。

注意事项 ①青光眼、心动过速及尿潴留患者禁用。②重症肌无力患者忌用。③可有头晕、视物模糊、瞳孔散大、口干、恶心等。

剂型规格 片剂：每片 2mg；5mg。

司来吉林
Selegiline

别名 咪多吡，塞利吉林，司立吉兰，司来吉兰，司吉宁，优麦克斯，Deprenyl，Eldepryl，Jumex

作用用途 本品为选择性 B 型单胺氧化酶抑制剂，能抑制多巴胺受体突触前膜对多巴胺的再吸收，增加多巴胺的储存。与左旋多巴合用可提高在纹状体神经细胞中多巴胺的浓度，增强左旋多巴的作用。临床用于治疗帕金森病及其综合征，可与左旋多巴合用治疗帕金森病，尤其适用于高剂量左旋多巴治疗产生的开-关反应及其运动障碍。常用本品盐酸盐。

用法用量 口服：每次 5mg，每日 2 次，早晚服；或每次 10mg，每日 1 次，早晨服。服用几周后，用量可减半。尽量避免晚间服药。

注意事项 ①下列情况禁用：对本品过敏者、严重精神病及严重痴呆、迟发性运动障碍、有消化性溃疡病史者、肾上腺髓质肿瘤、甲状腺功能亢进、闭角型青光眼患者。②下列情况慎用：明显震颤者、不稳定的高血压、心律失常及严重心绞痛、伴尿潴留的前列腺增生、精神病患者。③偶有兴奋、失眠、幻觉、妄想、低血压及胃肠不适等。④当已使用最高有效剂量的左旋多巴时，如再加用本品，应将其剂量减少 38%。⑤与哌替啶合用，可造成危及生命的严重反应，应避免二者合用。⑥与三环类抗抑郁药或 5-羟色胺再摄取抑制剂合用，会出现严重反应，甚至致命。

剂型规格 片剂：每片 5mg。

雷沙吉兰
Rasagiline

别名 Azilect

作用用途 本品能增强多巴胺的传递信号，阻断脑内多巴胺分解，同时，可升高纹状体内多巴胺细胞外水平，升高后的多巴胺水平及其后多巴胺能活性的升高可调节多巴胺能运动功能障碍。本品还具有神经保护作用。适用于单一或辅助左旋多巴治疗帕金森病（PD）。单一治疗主要用于 PD 早期患者，辅助左旋多巴主要用于中晚期 PD 的治疗。

用法用量 口服：每次 1mg，每日 1 次，可与左旋多巴合用或单用。与左旋多巴合用：起始剂量每次 5mg，每日 1 次，维持剂量每次 0.5~1mg，每日 1 次。老年患者无需调整剂量。

注意事项 ①下列情况禁用：对本品中任一成分过敏者；严重肝功能损害者；同时使用单胺氧化酶抑制剂或哌替啶者；欲怀孕者。②哺乳期妇女慎用。③不良反应：头痛、流感样症状、抑郁、消化不良、关节痛、结膜炎、接触性皮炎、皮肤瘤、尿急等。

剂型规格 片剂：每片 1mg。

溴隐亭
Bromocriptine

别名 溴麦亭，溴麦角环肽，溴麦角隐亭，抑乳停，Bromoergocriptine，Parlodol，Serocryptin

作用用途 本品为麦角类的多巴胺受体兴奋剂，可透过血脑屏障进入中枢神经内，通过激动突触后的多巴胺受体使多巴胺功能加强，故具有抗震颤麻痹作用。本品还能通过激动丘脑下多巴胺受体而抑制催乳素分泌，从而抑制病理性高催乳素状态下的乳溢及一些生理性泌乳，但对垂体激素无影响。本品还可通过激动丘脑下多巴胺受体而抑制生长激素的释放。临床用于治疗帕金森症，肢端肥大症，乳溢症，催乳激素增高所致经前期综合征，如胸部触痛、乳房痛、浮肿、垂体瘤等。常用本品甲磺酸盐。

用法用量 口服：①帕金森病，开始每次 1.25mg，每日 2 次，2~4 周内每日增加 2.5mg，直至找到最佳效果的小剂量。②肢端肥大症，开始每日 2.5mg，据疗效和耐受情况逐增至每日 10~20mg，分 4 次服。③乳溢症，开始每日 1.25mg，于月经前 14 日开始服，每日增加 1.25mg，直至每次 2.5mg，每日 2 次为止，用至月经来潮。④垂体瘤，每日 7.5~25mg，分次服用。

注意事项 ①对麦角生物碱过敏者、严重冠心病和周围血管病患者、孕妇禁用。②肝功能障碍者慎用，长期用药应检查肝功能及血常规。③大剂量可致精神障碍和痴呆。④常见恶心、呕吐、体位性低血压、运动障碍和腿部肿痛等。⑤女性用药超过 6 个月应定期检查妇科及血浆催乳素、排卵及黄体水平。⑥服药期间妇女应采取非口服避孕方法。⑦本品应与食物同服，以减少胃肠道不良反应。⑧美国 FDA 于 1994 年决定：撤销溴隐亭防止生理泌乳适应证。

剂型规格 片剂：每片 2.5mg。

金刚烷胺
Amantadine

别名 金刚胺，三环癸胺，Symmetrel

作用用途 本品对各种震颤麻痹后的僵直，震颤，运动徐缓均有缓解作用。其疗效优于抗胆碱药，但比左旋多巴弱。还有抗亚洲 A-II 型流感病毒的作用，预防甲型流感也有效。适用于不能耐受左旋多巴的震颤麻痹患者，亦用于流感及病毒性感染的发热患者。常用本品盐酸盐。

用法用量 **成人** **口服**：①震颤麻痹，每次 0.1g，早晚各 1 次，极量每日 400mg。②流感、病毒感染，每次 100mg，每日 2 次。一般连用 3~5 日，最多 10 日。

1~9 岁儿童 **口服**：每日 3mg/kg 体重，极量每日不超过 150mg。

注意事项 ①孕妇禁用。②精神病、脑动脉硬化、癫痫，哺乳期妇女慎用。③肾功能障碍者应减量。④少数患者有嗜睡、眩晕、抑郁、食欲不振。⑤剂量超过每日 0.3g，可引起失眠、精神不安、运动失调。⑥可致畸胎，妊娠及哺乳期妇女禁用。

剂型规格 ①片剂：每片 0.1g。②复方金刚烷胺片：每片含金刚烷胺 0.1g，氨基比林 0.15g，扑尔敏 3mg。③胶囊剂：每粒 100mg。④颗粒剂：6g：60mg；12g：140mg。⑤糖浆剂：300mg（60ml）。

普罗吩胺
Profenamine

别名 爱普把嗪，Ethopropazine，Isothazine，Pasidol

作用用途 本品具有抗胆碱作用，临床用于震颤麻痹、动脉硬化、脑炎后引起的锥体外系反应及自发性震颤麻痹综合征。

用法用量 **口服**：开始每日 50mg，每日 1~2 次，以后逐渐加至每日 600mg，分 3~4 次服。中度患者每日 100~400mg。严重患者每日 500~600mg。

注意事项 ①青光眼、前列腺肥大者禁用。②肝功能不良者慎用。⑤常见困倦、无力、口干、恶心、呕吐、复视等。

剂型规格 片剂：每片 10mg；25mg；50mg。

普拉克索
Pramipexole

别名 森福罗

作用用途 本品是一种非麦角类多巴胺激动剂。本品治疗帕金森病的确切机制尚不清楚，目前认为与激活纹状体的多巴胺受体有关。本品用于治疗特发性帕金森病的体征和症状，单独（无左旋多巴）或与左旋多巴联用。

用法用量 **口服**：每日 3 次。①**初始治疗**：起始剂量为每日 0.375mg，然后每 5~7 天增加 1 次剂量。如果患者可以耐受，应增加剂量以达到最大疗效。第 1 周剂量为每次 0.125mg，每日 3 次。第 2 周剂量为每次 0.25mg，每日 3 次。第 3 周剂量为每次 0.5mg，每日 3 次。如果需要进一步增加剂量，应该以周为单位，每周加量 1 次，每次日剂量增加 0.75mg，每日最大的剂量为 4.5mg。②**维持治疗**：个体剂量每日 0.375~4.5mg。在本品加量和维持治疗阶段，建议根据患者个体反应减少左旋多巴用量。

注意事项 ①对本产品的成分过敏者和孕妇禁用。②肝、肾功能损害患者，应根据病情，选用适当剂量。③治疗初期可能发生低血压。④常见恶心、便秘、失眠、幻觉、精神错乱、嗜睡、外周水肿等。

剂型规格 片剂：每片 0.25mg；1mg。

吡贝地尔
Piribedil

别名 哌利必地，双哌嘧啶，泰舒达，Trivastal

作用用途 本品是一种多巴胺能激动剂，能够刺激多巴胺受体和多巴胺能途径。用于治疗帕金森病，改善老年人病理性智能缺陷所致的某些症状（注意力不集中，记忆减退等），老年人眩晕，视网膜缺血性发作。还可用于外周循环障碍（如动脉病变的痛性症状及循环源性的眼科障碍）。

用法用量 **口服**：整片吞服，不应嚼碎。每日 50mg，主餐后服用。严重患者每日 100mg，分 2 次服用。帕金森病，单一疗法：每日 150~250mg，分 3~5 次服用；与多巴疗法合用：每日 100~150mg，分 2~3 次服用。

注意事项 ①对本品过敏、循环性衰竭、急性心肌梗死者禁用。②孕妇不宜使用。③本品的治疗绝对不能替代高血压患者的特异性降压治疗。④轻微胃肠道不适、恶心、呕吐、胀气，一般发生于敏感性的患者或两餐之间服药时。⑤血压异常（体位性低血压）或瞌睡，易见于敏感性（潜在情况或原发疾病）的患者。

剂型规格 缓释片剂：每片 50mg。

恩他卡朋
Entacapon

别名 恩他卡本, Comtan, Comtess

作用用途 本品为儿茶酚-O-甲基转移酶（COMT）的选择性、可逆性抑制药。与左旋多巴-卡比多巴合用, 可阻止 3-O-甲基多巴的形成, 降低 3-O-甲基多巴的血浆浓度, 增加左旋多巴进入脑组织的药量, 延长左旋多巴的消除半衰期。本品可延长和稳定左旋多巴对帕金森病的治疗作用, 临床用于帕金森病的辅助治疗。

用法用量 口服：①帕金森病：与左旋多巴-卡比多巴合用, 减少剂末症状波动。推荐用量为每次 200mg, 在每次服左旋多巴-卡比多巴时服用。②减轻多动腿综合征的症状：每次 200mg, 在每次服用左旋多巴-卡比多巴缓释剂型（每日 3 次）时服用。

注意事项 ①不推荐妊娠及哺乳期妇女和 18 岁以下儿童使用。②肝脏疾病、有酒精中毒和肝功能不全病史的患者、胆管阻塞患者慎用。③不宜与非选择性单胺氧化酶抑制剂合用。④骤然停药或减量可能导致出现帕金森病的症状和体征。

剂型规格 片剂：每片 200mg。

托卡朋
Tolcapone

别名 答是美, Tasmar

作用用途 本品为选择性儿茶酚胺氧位甲基转移酶抑制剂, 通过抑制左旋多巴向 3-O-甲基多巴转化, 抑制其代谢过程, 增加左旋多巴通过血脑屏障的浓度。本品与左旋多巴合用, 可提高左旋多巴的生物利用度, 而且对其治疗帕金森病时出现的"剂末药效减退"和"开-关现象"有效。与左旋多巴合用, 治疗出现波动的帕金森病。

用法用量 口服：每次 50~150mg, 每日 3 次, 每次一般不超过 200mg。

注意事项 ①肝功能障碍患者慎用。②与左旋多巴合用时, 应注意减少约 9% 的左旋多巴用量。③忌与降压药合用。④不良反应：有恶心、呕吐、头痛、眩晕。也可发生低血压、运动障碍及精神症状。

剂型规格 片剂：每片 100mg; 200mg。

阿罗洛尔
Arotinolol

别名 阿尔马尔

作用用途 本品的抗震颤作用为骨骼肌的 β₂ 受体阻断作用, 其作用点为末梢性。主要适用于原发性震颤, 亦用于原发性高血压症、心绞痛和心动过速性心律失常。常用本品盐酸盐。

用法用量 口服：①原发性震颤, 从每日 10mg 开始, 疗效不充分时, 维持量每日 20mg, 分 2 次服用, 但每日不得超过 30mg。②原发性高血压（轻、中度）、心绞痛、心动过速性心律失常, 每日 20mg, 分 2 次服, 以后据患者年龄、症状等适当增减, 疗效不佳时, 可增至每日 30mg。

注意事项 ①有高度心动过缓、糖尿病酮症、心源性休克、肺高血压所致右心衰竭的患者、孕妇、哺乳期妇女和对本品过敏的患者禁用。②严重肝、肾功能障碍、末梢血循环障碍的患者、老年患者慎用。③可见心动过缓、眩晕、低血压等。④偶见皮疹、荨麻疹、瘙痒灼热感, 出现此类情况时须停药。⑤联合有抑制交感神经系统作用的药物时应慎用, 应减少本品用量, 以免出现过度抑制症状。

剂型规格 片剂：每片 5mg; 10mg。

培高利特
Pergolide

别名 硫丙麦角林, 协良行, Celance

作用用途 本品为多巴胺受体激动剂, 能兴奋大脑黑质和纹状体的多巴胺 D₁ 和 D₂ 受体, 作用强, 时间久, 常与左旋多巴合用治疗帕金森病。

用法用量 口服：最初每日 0.05mg, 2 周之内每隔 3 日增加 0.05~0.15mg, 以后每隔 3 日增加 0.25mg, 直至达到满意效果, 平均每日 3mg。

注意事项 ①本品可抑制乳汁分泌, 哺乳期妇女不宜应用本品。②常见运动障碍、幻觉、困倦、意识模糊、恶心、呕吐等。偶见体位性低血压。

剂型规格 片剂：每片 0.05mg; 0.25mg; 1.0mg。

罗匹尼罗
Ropinirole

别名 盐酸罗匹尼罗, Rc Quip

作用用途 本品是一种选择性 D₂ 受体激动药, 是非麦角林、非酚类的吲哚酮衍生物, 能与三种亚型的 D₂ 受体结合, 同时具有中枢与外周的 D₂ 激动药活性。用于帕金森病进展期, 可缓解运动波动障碍。也可用于帕金森病早期（单用或合用司来吉兰）, 可推迟使用左旋多巴的时间。口服本品治疗帕金森病的起效时间为 30~40 分钟, 血药浓度达峰时间为 1~2 小时, 单次给药作用持续时间为 16 小时, 半衰期为 6 小时。

用法用量 口服：起始剂量为 0.25mg, 每日 3 次, 应根据个体反应增加剂量。维持剂量 3~9mg。

注意事项 ①心动过缓者, 运动障碍患者, 直立性血压患者, 肝、肾功能不全者, 孕妇慎用。②服药期间应避免驾驶车辆。③预先口服多潘立酮 20mg, 可控制恶心、直立性低血压。④停药需在 7 日内逐渐进行。

剂型规格 片剂：每片 0.25mg; 0.5mg; 1mg; 2mg; 4mg; 5mg。

罗替高汀
Rotigotine

别名 罗替戈汀

作用用途 本品为非麦角四氢萘胺多巴胺 D_3、D_2、D_1 受体激动药，通过对所有多巴胺受体激活发挥作用而起效。临床用于帕金森病及中至重度不宁腿综合征的治疗。

用法用量 局部外用：①轻至中度帕金森病（早期）：使用 $10cm^2$ 贴片，每次贴 1 处，于上下腹部轮流至少贴 14 处，24 小时后取掉。②中至重度帕金森病（晚期）：每日贴 1 次，推荐初始剂量为每 24 小时 4mg，以每 24 小时 2mg 增量，每周增加 1 次，最大剂量每 24 小时 16mg。如需停药，应以每 24 小时 2mg 的幅度逐渐减量，宜隔日 1 次。

注意事项 ①本品过敏者禁用。②妊娠期、哺乳期妇女慎用。③可导致直立性低血压、晕厥、睡眠发作、感觉异常或迟钝、运动障碍。④常见恶心、呕吐、便秘，还可见腹泻、消化不良、食欲缺乏、口干。

剂型规格 缓释透皮贴片：①每片 $5cm^2$（24 小时释放至皮肤的罗替高汀 1mg）；②每片 $10cm^2$（24 小时释放至皮肤的罗替高汀 2mg）；③每片 $15cm^2$（24 小时释放至皮肤的罗替高汀 3mg）；④每片 $20cm^2$（24 小时释放至皮肤的罗替高汀 4mg）；⑤每片 $30cm^2$（24 小时释放至皮肤的罗替高汀 6mg）；⑥每片 $40cm^2$（24 小时释放至皮肤的罗替高汀 8mg）。

单唾液酸四己糖神经节苷酯
Monostalotetrahexosylgangliside

别名 单唾液四己糖神经糖苷酯，施捷因，申捷，GM-1

作用用途 本品是存在于哺乳类动物神经组织中的一种重要的神经节苷酯，主要分布在神经细胞膜，与神经重构的生理机制有关。本品能促进中枢神经系统在遭受各种原因损害的功能修复。对损伤后的继发性神经退化有保护作用；对脑血流动力学参数的改善和损伤后脑水肿的减轻有良好效果。临床主要用于中枢神经系统血管性或创伤性病变，包括急、慢性脑创伤，急、慢性脊髓创伤，脑血管意外，缺血性或出血性卒中。

用法用量 注射给药：每日 20～40mg，一次或分次肌内注射或缓慢静脉滴注。急性期，每日 100mg，静脉滴注；2～3 周后改为维持量，每日 20～40mg，一般 6 周。对帕金森病，首剂量 500～1000mg，静脉滴注；第 2 日起每日 200mg，皮下肌内注射或静脉滴注，一般用至 18 周。

注意事项 ①对本品过敏者禁用。②有家族性黑矇性白痴、脑网膜变性病、幼年型家族性黑矇性白痴者禁用。③肝、肾功能严重衰竭者禁用。④少数患者用本品后出现皮疹样反应，应停药。

剂型规格 注射剂：每支 20mg（2ml）；100mg（5ml）。

二乙嗪
Diethazine

别名 地乃嗪，二乙氨苯嗪，双乙嗪，盐酸二乙氨苯嗪，盐酸二乙嗪，Deparkin，Diethazinum，Dinezin，Diparcol

作用用途 本品为抗胆碱药，作用类似于盐酸普罗吩胺，对帕金森病疗效较好，另尚有中枢抗胆碱、镇静、镇痛作用。临床用于帕金森病，可改善肌强直、震颤及活动困难等症状及甲亢、失眠及基础麻醉等。

用法用量 ①口服：每日 100～500mg，分 4～5 次服，逐渐增加剂量直至达满意疗效。②肌内注射：每次 100mg。

注意事项 可出现嗜睡、骨髓抑制、口干、上腹部烧灼感等。

剂型规格 片剂：每片 70mg；80mg；100mg。

第六节 改善大脑功能药和益智药

大脑的活动和脑内物质代谢、血液循环以及神经递质等有密切关系。

随着人口的老龄化，老年痴呆患者也日益增多。老年性痴呆（AD）和血管性痴呆（VD）为最主要的两种类型。胆碱能系统功能和结构的衰减被认为是 AD 的重要病因。益智药是一类中枢神经系统药物，能选择性地作用于大脑皮质，对活动不正常的大脑细胞进行激活、保护并使之恢复正常反应。临床上可用于治疗由于物理或化学因素引起的脑功能损伤、脑缺氧和慢性脑功能不全。对老年人由于功能衰退而引起的脑功能障碍（老年痴呆）也有一定作用。

阿米三嗪-萝巴新
Almitrine-Ranbosine

别名 阿米君，阿米三嗪和阿码碱，复方阿米三嗪，都可喜，福里衡，Duxil，Vectarion

作用用途 本品能增加大脑组织氧供应，有抗缺氧及改善脑代谢和微循环的作用，可改善皮层电活动及精神运动表现和行为，增强脑细胞功能。临床主要用于老年人记忆力丧失、智力降低、注意力和集中力减退、活动能力减弱，以及个性改变、情绪不稳定等精神行为障碍。亦用于缺血性耳蜗前庭功能障碍、缺血性头晕、老年性痴呆等。

用法用量 口服：每日 1~2 片。维持量，每日 1 片，餐后服用。

注意事项 ①孕妇、特别是早孕期禁用。②偶见恶心、昏睡感。③本品过量可引起心动过速、低血压、气促等。④用药时间过长偶有体重减轻，下肢有针刺或麻木感。⑤不应与单胺氧化酶抑制剂合用。

剂型规格 片剂：每片含阿米三嗪 30mg，萝巴新 10mg。

氢麦角碱
Dihydroergotoxine

别名 安得静，弟哥静，海得琴，海特琴，甲磺酰双氢麦角毒，来脱高，培磊能，舒脑宁，喜德镇，DHE，Ergoloid，Hydergine，Latergal，Mesylate，Perenan，Redergam，Stofilan

作用用途 本品为甲磺酰（或乙硝酸）双氢麦角毒碱，每毫克含甲磺酰双氢麦角柯宁碱、甲磺酰双氢麦角克碱、甲磺酰双氢麦角卡里碱各 1/3。本品属 α 受体阻滞剂，直接作用于血管运动中枢，抑制血管紧张，使脑血管扩张。同时阻抑交感神经的兴奋和肾上腺过度分泌，去除血管痉挛因子，改善大脑血液循环，增加脑动脉供氧，恢复大脑功能，使病理性脑电图得到改善。本品吸收迅速，约 1.5 小时血药浓度达峰值，$t_{1/2}$ 约为 4 小时，活性物质在体内很快代谢后排除。临床适用于老年人脑循环障碍、老年性痴呆、脑动脉硬化症，以及中风后引起的头晕、头痛、注意力不集中、记忆力减退、抑郁、疲劳感等。

用法用量 ①口服：每次 1~2mg，每日 3 次，饭后服。脑退化患者至少须连续服用 3~5 周后才显疗效，一般需要治疗 2~4 个月。②舌下含服：每次 0.25~1mg，每日 1~3 次。③皮下注射或肌内注射：每次 0.3mg，每日 1~2 次，以后减为每日 1 次或隔日 1 次。④静脉滴注：每次 0.15~0.6mg，加于 10% 葡萄糖注射液 250ml 或 25%~50% 葡萄糖注射液 40ml 中，每日 1~2 次。

注意事项 ①慢性精神病患者禁用。②对本品过敏者、低血压、严重心动过缓、肾功能减退者、孕妇禁用。③不良反应可见短暂性恶心、呕吐、面部潮红、眩晕、鼻塞、皮疹等。严重的可见体位性低血压。

剂型规格 ①片剂：每片 0.25mg；0.5mg；1mg。②注射剂：每支 0.3mg（1ml）。

吡拉西坦
Piracetam

别名 吡烷酮醋胺，吡乙酰胺，脑复康，酰胺吡咯烷酮，酰胺吡酮，Ciclofalina，Euvifor，Nootropil

作用用途 本品为一种新型促思维记忆药，直接作用于大脑皮质，有抗大脑皮质缺氧，活化大脑细胞，促

进磷质吸收和氨基酸的利用，增加大脑对蛋白质的合成作用，具有保护、激活和修复神经细胞的作用，加速脑半球间经由胼胝的信息传递速度，提高学习和记忆能力，还可改善各种类型的脑缺氧以及物理化学因素所致的脑损伤，可改善轻、中度老年痴呆者的认知能力，对衰老、机能障碍引起的功能衰退性证候群有一定的改善作用。临床主要用于神经外科手术后昏迷患者的苏醒；缺血性脑血管病如脑栓塞、一过性脑缺血；急慢性酒精、药物、一氧化碳中毒和脑炎所致的昏迷；慢性精神病、颅脑外伤、老年性精神障碍综合征；儿童脑器质性痴呆及低智能等。

用法用量 ①口服：成人，每次 0.8~1.2g，每日 2~3 次，4~8 周为一疗程；儿童，一般为成人剂量的一半。②肌内注射：每次 1g，每日 2~3 次。③静脉注射：每次 4~6g，每日 2 次。④静脉滴注：每次 4~8g，每日 1 次，用 5% 或 10% 葡萄糖注射液或生理盐水稀释至 250ml。

注意事项 ①对本品过敏者、肝功能不全、严重肾功能不全、锥体外系疾病 Huntington 舞蹈病者、妊娠期妇女及新生儿禁用。②早产儿和新生儿禁用，肝肾功能不全者慎用。③偶见口干、胃纳减退、睡眠不佳、轻微荨麻疹、呕吐等。④遮光、密闭保存。

剂型规格 ①片剂：每片 0.4g，0.8g。②胶囊剂：每粒 0.2g。③注射剂：每支 1g（5ml）；2g（10ml）；4g（20ml）。

阿尼西坦
Aniracetam

别名 茴拉西坦，三乐喜，Draganon，Methidote，Rulifen，Reset

作用用途 本品为 γ-内酰胺类脑功能改善促智药。它可透过血脑屏障选择性的作用于中枢神经系统。本品能有效地改善环己酰亚胺造成的记忆障碍，通过拟胆碱样作用使对乙酰胆碱合成和释放过程的抑制得到恢复，并通过促进脑代谢提高记忆能力，且不影响运动和行为能力。临床适用于脑血管病后遗症、老年性痴呆所致的行为和功能障碍、中老年基础记忆减退。

用法用量 口服：每次 200mg，每日 3 次。1~2 个月为一疗程。

注意事项 可见厌食、恶心。偶见口干、嗜睡、过敏、皮疹。

剂型规格 ①片剂：每片 100mg。②胶囊剂：每粒 100mg。

奥拉西坦
Oxiracetam

别名 奥拉酰胺，脑复智，羟基吡咯烷酮乙酰胺，Neuromet

作用用途 本品为 γ-内酰胺类脑功能复活药。临床主要用于思维记忆力减退和与年龄及早期痴呆有关的轻、

中度思维障碍，如注意力不集中、记忆力减退、警惕性下降等。特别是对防治老年性痴呆疗效显著。

用法用量 **口服**：每次 0.8g，每日 2 次；重症每日 2~8g。**静脉滴注**：每次 4g，每日 1 次。对功能缺失的治疗通常疗程为 2 周，对记忆与智能障碍的治疗通常疗程为 3 周。

注意事项 ①对本品过敏者或严重肾功能不全者禁用。②常见不良反应有焦虑不安、皮肤瘙痒、皮疹、恶心、胃痛等，停药后可自行消失。

剂型规格 ①片剂：每片 400mg；800mg。②注射剂：每支 1g（5ml）。

长春胺
Vincamine

别名 奥勃兰，适脑脉，Pervone，Vinca，Cerebroxine

作用用途 本品为脑血管扩张药，由夹竹桃科长春花中提取的一种生物碱。主要作用于脑血管，能扩张脑小血管，促进脑组织对血氧的提取和利用，改善缺氧脑组织的代谢。本品能改善脑循环，对正常脑组织以及患者脑组织的正常脑区的血流无明显影响，也不影响全身血液循环，只增加病变区脑组织的血流量，使之恢复到正常水平而不出现明显的血压下降。临床用于脑动脉硬化症、早衰性脑退化、老年性痴呆、脑栓塞、脑血栓形成及出血后遗症等。尤其适用于进行性脑功能不全的早期症状，如眩晕、头痛、记忆力减退、注意力不集中、失语、美尼尔综合征等。

用法用量 ①**口服**：每次 5~20mg，每日 2~3 次。缓释胶囊，每次 30mg，每日 2 次，建设餐后服用。②**肌内注射**：每次 5~15mg，每日 2~3 次。

注意事项 ①孕妇及颅内压偏高者禁用。②口服可出现恶心、呕吐、腹痛、腹泻、便秘等。偶见不安、失眠、荨麻疹。③注射可引起出汗过多。④应在医生指导下用药。⑤对心肌梗死后遗症和心律失常的器质性障碍者，应用本品时剂量应逐渐加大，必要时须进行心电监护。⑥本品无持久的降压作用，故不能用于动脉性高压患者的降压。⑦如有低血钾引起的心肌应激性变化时，需先纠正低血钾后才能使用本品。

剂型规格 ①片剂：每片 10mg。②缓释胶囊剂：每粒 30mg。③注射剂：每支 5mg（2ml）；10mg（2ml）。

长效长春胺
Vincadar

别名 长春花素，适脑脉-30，Cetal，Perval

作用用途 本品为长春胺的控释长效制剂。口服后迅速达到血浆高峰浓度，并能维持药效 7~8 小时。本品临床用途同长春胺，主要适用于各种脑血液循环不良及大脑缺氧的疾患，包括早衰性脑退化、老年性痴呆、记忆力减退等。

用法用量 **口服**：每日 60mg，早晚分服。见效后（一般约 3~6 周见效）可改为每日早晨服用 30mg 维持。重症者可增至每日 90mg。

注意事项 同长春胺。

剂型规格 片剂：每片 30mg。

长春西汀
Vinpocetine

别名 阿朴长春胺酸乙酯，长春乙酯，卡兰片，康维脑，润坦，Canlan，Cavinton，RGH-4405

作用用途 本品活性比长春胺强，作用于中枢血管的选择性也更强。其作用在于增进和改善大脑氧的供给，能选择性地增加脑病变局部血流量，对心脏血管、血压影响小。本品还具有增强红细胞变形力、降低血黏度、抑制血小板聚集等作用，从而能提高血液流动性，改善微循环。临床用于改善脑梗死后遗症、脑出血后遗症、脑动脉硬化症引起的各种精神性或神经性症状：如眩晕、头痛、头重、记忆力减退、行动障碍、精神失调、睡眠不好、抑郁感、语言障碍、四肢麻木等。

用法用量 ①**口服**：每次 5~10mg，每日 3 次。②**静脉滴注**：起始剂量每日 20mg，每日 1 次；以后据病情可增至每日 30mg，每日 1 次。

注意事项 ①颅内出血尚未完全止血的患者、孕妇、哺乳期妇女禁用。②不良反应有皮疹、荨麻疹、食欲不振、腹痛、腹泻等，偶见头晕、面色潮红、血压下降、心动过速、白细胞减少、转氨酶及尿素氮升高。③如长期使用应检查血象。④不能与肝素合用。

剂型规格 ①片剂：每片 5mg。②注射剂：每支 20mg（2ml）。

吡硫醇
Pyritinol

别名 脑复新，Enerbol，Neuroxin，Pyrithoxine

作用用途 本品为维生素 B_6 的衍生物，能促进葡萄糖和脑内葡萄糖的摄取及氨基酸代谢，增加颈动脉血流量和脑血流量，改善脑生物电的活动，从而使脑功能得到好转。临床用于脑震荡综合征、脑外伤后遗症、脑炎及脑膜炎后遗症等引起的头胀痛、头晕、失眠、记忆力减退、注意力不集中、情绪变化等症状的改善。亦用于治疗老年性痴呆以及脑功能障碍、脑动脉硬化症。

用法用量 **成人** ①**口服**：每次 100~200mg，每日 3 次。糖浆剂，每次 10~20ml，每日 3 次；②**静脉滴注**：每次 200~400mg，每日 1 次，用 250ml 静脉滴注稀释后使用。

小儿 **口服**：每次 50~100mg，每日 3 次。

注意事项 ①肝功能不全、糖尿病患者慎用。②有文献报道，本品与维生素 C、阿昔洛韦、葛根素等存在配伍禁忌。③孕妇慎用。④少数患者服用后可能出现恶心、皮疹等，停药可恢复。

剂型规格 ①片剂：每片 100mg；200mg。②糖浆剂：10mg（1ml）。③注射剂：每支 100mg；200mg。

盐酸赖氨酸
Lysine Hydrochloride

作用用途 本品为人体必需氨基酸之一，它是神经营养因子 bFGF 的主要成分，该成分能诱导脑细胞增生，阻止神经元衰亡，改善脑部血液循环。同时，本品能通过血脑屏障进入脑组织，在脑细胞线粒体内降解产生乙酰辅酶 A，后者是乙酰胆碱和 γ-氨基丁酸等神经传导化学递质的前体，这些递质对调节与改善脑功能起重要作用。赖氨酸的残基是胆碱乙酰基转化酶等多种酶蛋白的必需基团，这些酶催化大脑中生化反应的进行，故本品具有促进脑组织新陈代谢的作用，提高中枢神经组织功能的作用。临床用于颅脑损伤综合征、脑血管病、老年性痴呆、老年性脑萎缩、记忆力减退等。

用法用量 ①口服：每次 3g，每日 3 次。10～15 口为一疗程。②静脉滴注：每次 10ml，每日 1 次，用 0.9% 氯化钠注射液或 5% 葡萄糖注射液 250ml 稀释后缓慢滴注，20 次为一疗程，或遵医嘱。

注意事项 ①高血氯、酸中毒及肾功能不全的患者慎用。②少数患者可出现轻度胃肠反应。

剂型规格 ①散剂：每包 3g。②注射剂：每支 3g（10ml）。

石杉碱甲
Huperzine A

别名 哈伯因，双益平，亮邦，富伯信

作用用途 本品为一种高效胆碱酯酶抑制剂，具有很强的拟胆碱活性，且它的抑制作用是可逆的。本品是从石杉属植物千层塔中分离到的一种新型结构生物碱，原用于治疗重症肌无力，后经临床观察，发现其对真性胆碱酯酶具有选择性抑制作用，易通过血脑屏障，具有促进记忆再现和增强记忆保持作用。能提高患者指向记忆，联想学习，图像记忆，无意义图形再认及人像回忆等能力，对痴呆患者和脑器质性病变引起的记忆障碍有改善作用。临床主要用于中老年良性记忆障碍及老年性痴呆、记忆认知功能及情绪行为障碍。

用法用量 ①口服：每次 100～200μg，每日 2 次，日剂量不超过 450μg 或遵医嘱。②肌内注射：用于治疗良性记忆障碍，每次 0.2mg，每日 1 次。用于重症肌无力：每次 0.2～0.4mg，每日 1 次。

注意事项 ①对本药过敏者、严重心动过缓、低血压、心绞痛、癫痫、哮喘、肠梗阻、肾功能不全、尿路梗阻者禁用。②有严重心动过缓、低血压、心绞痛、哮喘、肠梗阻患者不宜用。③偶见恶心、头晕、出汗、腹痛、视力模糊等。

剂型规格 ①片剂：每片 50μg。②胶囊剂：每粒 50μg。③注射剂：每支 0.2mg（1ml）。

脑蛋白水解物
Brain Protein Hydrolysate

别名 脑活素，施普善

作用用途 本品含有人体所必需的游离氨基酸和低分子肽，可直接通过血脑屏障进入脑神经细胞，促进神经细胞蛋白质合成，使已损伤但未变性的神经细胞功能恢复；同时可加速葡萄糖通过血脑屏障的转运速度，改善脑能量供应，增加苷酸环化酶的活性，有利于脑细胞记忆功能的恢复。临床用于脑动脉硬化、脑外伤后遗症、大脑发育不全、老年性痴呆、记忆力减退等。

用法用量 ①静脉滴注：常采用静脉滴注，每次 10～30ml（1ml 相当于脑组织中含氮物质 1g），加入生理盐水 250ml 中缓慢滴注，于 1～2 小时滴完。开始时每日 1 次，以后可每周 2～3 次，一般 10～20 次为一疗程。②皮下注射：每次 1ml。③肌内注射：每次 5ml。④静脉注射：每次 10ml。

注意事项 ①癫痫持续状态及大发作间歇期禁用。②老年人使用本品时若发现排尿量过多，且 2～3 天内不能自行缓解时应停止使用。③严重肾功能不全者、妊娠头 3 个月的孕妇禁用。④过敏体质者慎用。⑤偶引起过敏反应，表现为寒战、低烧，有时可见胸闷不适、头痛、气促、呕吐及排便。⑥注射过快可引起发热感。

剂型规格 注射剂：每支 1ml；5ml；10ml。

他克林
Tacrine

别名 派可致，特可林，Cognex

作用用途 本品为可逆性胆碱酯酶抑制剂，能改善脑功能障碍症状，有效控制病程进展，显著提高老年患者的生活质量，对轻重度阿尔茨海默病患者，对其认知、记忆功能有显著改善作用。临床用于治疗阿氏痴呆症。

用法用量 口服：起始剂量，每次 10mg，每日 4 次。以后每 6 周增加 1 次，即每次 20mg，每日 4 次；每次 30mg，每日 4 次；每次 40mg，每日 4 次。疗程共 24 周。

注意事项 ①偶见服药 2 周后出现尿频、尿急、尿潴留。②个别患者出现 ALT 显著升高（220 单位）伴意识障碍。

剂型规格 胶囊剂：每粒 10mg；20mg；30mg；40mg。

重酒石酸卡巴拉汀
Rivastigmine Hydrogen Tartrate

别名 艾斯能，Exelon

作用用途 本品为氨甲酸类脑选择性乙酰胆碱酯酶抑制剂，通过延缓功能完整的胆碱能神经元对释放乙酰胆碱的降解，而促进胆碱能神经传导。本品适用于治疗轻、中度阿尔茨海默型痴呆，即可疑阿尔茨海默病或阿

尔茨海默病。

用法用量 口服：每日2次，与早、晚餐同服。①起始剂量，每次1.5mg，每日2次。②递增剂量，如患者服用至少2周以后对此剂量耐受良好，可将剂量增至每次3mg，每日2次；当患者继续服用至少2周以后对此剂量耐受性好，可逐渐增加剂量至每次4.5mg，以至每次6mg，每日2次。倘若治疗中出现副作用（如恶心、呕吐、腹痛或食欲减退等）或体重下降，应将每日剂量减至患者能够耐受的剂量。③维持剂量，每次1.5~6mg，每日2次，获得最佳疗效的患者应维持其最高的且耐受良好的剂量。

注意事项 ①对重酒石酸卡巴拉汀和其他氨基甲酸衍生物或剂型成分过敏的患者禁用。②病窦综合征或伴严重心律失常患者慎用。③有呼吸系统疾病病史或正在发病的患者，以及溃疡病患者慎用。④本品可出现轻、中度的副作用，如出汗增多、全身不适、体重下降、震颤。女性患者对恶心、呕吐、食欲减退和体重下降更为敏感。⑤本品可以增强肌肉松弛药镇痛时的肌肉松弛效果。

剂型规格 胶囊剂：每粒1.5mg；3mg；4.5mg。

多奈哌齐
Donepezil

别名 安理申，赛马斯，思博海，盐酸多奈哌齐，Aricept

作用用途 本品为特异的可逆性乙酰胆碱酯酶抑制剂，此酶主要存在于脑部。本品适用于轻度或中度阿尔茨海默型痴呆症状的治疗。

用法用量 口服：初始剂量，每日1次，每次5mg，于晚上睡前服。此种剂量应至少维持一个月，待做出临床评估后，可以将本品的剂量增加到推荐最大剂量，即每日10mg（每日1次）。

注意事项 ①对本品及哌啶衍生物过敏的患者禁用。②孕妇和哺乳期妇女及儿童避免使用。③病窦综合征、其他室上性心脏传导疾病、有哮喘史或阻塞性肺疾病史、驾驶车辆或操作复杂机器者慎用。④常见不良反应有腹泻、肌肉痉挛、乏力、恶心、呕吐、失眠、头痛、头晕、意外伤害、心动过缓等。⑤偶见窦房传导阻滞和癫痫，以及幻觉、易激怒和攻击行为的精神紊乱，还有厌食、胃、十二指肠溃疡和胃肠道出血。⑥避免合用其他乙酰胆碱酯酶抑制剂，胆碱能系统的激动剂或拮抗剂。⑦本品与琥珀胆碱、其他神经-肌肉接头阻滞剂或胆碱能激动剂或β受体阻滞剂（能影响心肌的传导）等有协同作用的可能。

剂型规格 ①片剂：每片2.5mg；5mg；10mg。②胶囊剂：每粒5mg。

丁咯地尔
Buflomedil

别名 甲氧吡丁苯，乐福调，麦道可兰，活脑灵，Buflan，Fonzylane，Ikelan，Lofton，Loftyl

作用用途 本品为血管活性剂，α受体阻断剂，能有效地增加末梢血管和脑部缺氧组织的血流量，具有改善局部缺血区受损血管床的微循环灌注作用，可明显增加脑局部血流量。在增加动脉血流量的同时，对中枢血液动力学无影响，在不升高全身动脉压的同时，皮质区无血流量减少倾向。临床主要用于脑部和外周血管因微循环障碍所致的老年性痴呆症、失眠、智力减退、耳鸣、眩晕、记忆力减退及雷诺病、间歇性跛行、肢体血栓闭塞性脉管炎、动脉炎等。

用法用量 ①口服：每次150~200mg，每日2~3次。②肌内注射或静脉注射：每日200~400mg。③静脉滴注：可用200~400mg加于氯化钠注射液或5%葡萄糖注射液中缓慢滴注。

注意事项 ①对本品过敏者禁用。②产后、严重动脉出血及急性脑出血患者禁用。③手术后，有弥漫性出血倾向的患者慎用。④孕妇、哺乳期妇女及婴儿慎用。⑤肝、肾功能不全者慎用。⑥不良反应可见头痛、眩晕、胃肠不适、皮肤瘙痒等。

剂型规格 ①片剂：每片150mg；300mg。②注射剂：每支50mg（5ml）。

美金刚
Memantine

别名 二甲金刚胺，美金刚胺，盐酸美金刚，盐酸美金刚胺，Akatinol，DMAA

作用用途 本品是低亲和力、非竞争性 N-甲基-D-天门冬氨酸（NMDA）受体拮抗药，具有谷氨酸能神经传递系统调节功能。临床用于治疗阿尔茨海默病，也可用于多发性硬化症及痉挛状态。本品口服后，经胃肠道吸收迅速完全。3~7小时达峰浓度，12日后达稳态血药浓度，14日后起效，半衰期为60~100小时。

用法用量 **成人或14岁以上青少年** 口服：治疗前3周按每周递增5mg的方法逐渐达维持剂量；第4周开始，维持剂量每日20mg，分2次服用。片剂可空腹服用，也可随食物同服。

14岁以下小儿：维持量每日0.55~1.0mg/kg。中度肾功能损害者，应将剂量减至每日10mg；不推荐严重肾衰竭患者使用。

注意事项 ①哺乳期妇女禁用。②有癫痫病史者、肾功能不全者慎用。③碱化尿液的药物（如碳酸钠、碳酸酐酶抑制药）可降低本品的肾清除率，可能导致本品蓄积，使不良反应发生率上升。

剂型规格 ①片剂：每片5mg；10mg。②胶囊剂：每粒10mg。

三磷酸胞苷二钠
Cytridine Triphosphate Disodium

别名 维力安，CTP

作用用途 本品为核苷酸类药物，在体内参与磷脂类核酸的合成和代谢。具有营养神经，支持神经细胞的存活、延缓死亡、提高神经细胞抗损能力、增强神经细胞活性，促进神经突起生长，缓解脑血管硬化的作用。临床用于脑震荡及其后遗症、自主神经紊乱、继发性癫痫、神经官能症、高血胆固醇、神经损伤所致的意识障碍、脑血管意外及其后遗症、脑血管硬化、老年性痴呆、肝炎、脂肪肝等。

用法用量 ①静脉滴注：在医生指导下，加入5%葡萄糖注射液250ml中缓慢滴注，最高剂量每日不超过160mg，儿童使用剂量减半。②肌内注射：每次10~20mg，每日2次。

注意事项 ①严禁静脉注射。②严重肝、肾功能不全者慎用。

剂型规格 注射剂：每支20mg（2ml）。

萘呋胺

Naftidrofuryl

别名 必来循宁，克拉瑞提，耐复伦，脑加强，Clarantin，Naftilan，Praxilene

作用用途 本品为一种血管扩张剂，直接作用于脑血管和外周血管，对缺血性血管具有双重作用，具有抗5-羟色胺作用，本品可激活三羧酸循环中的琥珀酸脱氢酶（SDH），增加有氧代谢，降低无氧代谢。亦可拮抗缓激肽和阻断血清素受体而产生抗血管痉挛作用和抗缺血导致的疼痛。在正常剂量下，无低血压或心动过速的作用。口服后在胃肠道很快吸收，蛋白结合率为80%，可通过血脑屏障，$t_{1/2}$为40~60分钟，主要由肝脏代谢，经胆汁排出，小部分由尿排出。临床主要用于缺血性脑血管和外周血管性疾病，如急性和亚急性缺血性脑血管意外、中风恢复期、脑局部缺血、间歇性和慢性脑供血不足、老年性痴呆、进行性脑功能不全的早期症状等。亦用于外周血管病变引起的间歇性跛行、下肢静息痛和早期坏疽、糖尿病致动脉狭窄引起的下肢缺血。

用法用量 ①口服：每次100~200mg，每日2~3次。②肌内注射：每日40~160mg，分1~2次注射。③静脉滴注：每次200mg，加入250~500ml生理盐水或5%葡萄糖注射液或低分子右旋糖酐注射液中滴注，每日1~2次，最大量不超过每日600mg，疗程10日。

注意事项 ①对本品过敏者，有房室传导阻滞者禁用。②肝、肾功能不全者，孕妇慎用。③不良反应偶有胃肠道不适及皮疹。④口服本品时切勿咬碎，以免药粉对口腔黏膜产生麻醉不适感觉。⑤静脉滴注本品时应缓慢。⑥应注意本品与抗心律失常药或β受体阻断剂合用时可增加心脏抑制作用。⑦若发生急性中毒的征象，如心内传导时间延长和（或）惊厥时，应停止给药，必要时注射异丙肾上腺素和苯二氮䓬类镇静药并作心脏复苏。

剂型规格 ①片剂：每片200mg。②胶囊剂：每粒100mg。③缓释胶囊剂：每粒200mg。④注射剂：每支40mg（5ml）。

第四章 镇痛药及抗炎、抗痛风药

第一节 镇痛药

疼痛是一种常见症状，是机体受到伤害性刺激后发出的一种保护性反应。镇痛药作用于中枢神经系统，选择性地解除或缓解各种疼痛，不影响其他感觉。

临床常用的镇痛药主要有阿片生物碱类，如吗啡等；人工合成的镇痛药，如哌替啶、芬太尼、瑞芬太尼等；合成的成瘾性相对较低的镇痛药，如曲马多等。

镇痛药除有较强的镇痛作用外，其中有一部分镇痛药对呼吸中枢也有抑制作用，中毒剂量可抑制呼吸而致死。药物中毒时除采用常规对症治疗外，还可使用阿片受体阻滞剂纳洛酮来解救。在使用成瘾性镇痛药时，必须严格遵守国家的有关规定。

吗啡
Morphine

别名 Morphia

作用用途 本品为阿片受体激动剂，其镇痛作用强，同时有镇静作用，并对呼吸中枢和咳嗽中枢有抑制作用。对胆道、输尿管、支气管等平滑肌有兴奋作用，使其张力增加。可扩张外周血管使血压下降。临床主要用于各种外伤性剧痛和内脏剧痛以及晚期癌症剧痛。还用于心源性哮喘及麻醉前给药。常用本品盐酸盐或硫酸盐。

用法用量 ①口服：每次 5~15mg，每日 15~60mg；极量：每 0.30mg，每日 100mg；②皮下注射：每次 5~15mg，每日 15~40mg，极量每次 20mg，每日 60mg，③静脉注射：5~10mg。④硬膜外腔注射；每次极量5mg，用于手术后镇痛。

注意事项 ①临产妇女禁用，哺乳期妇女及婴幼儿忌用。②慢性阻塞性肺疾病、支气管哮喘及肺源性心脏病患者禁用，急性左心衰竭、肝功能减退者忌用。③颅内压增高、颅脑损伤等患者禁用。④连续应用有成瘾性。⑤可见眩晕、呕吐、便秘。⑥胆绞痛、肾绞痛需与阿托品合用，以免疼痛加剧。⑦过量可致急性中毒。

剂型规格 ①片剂：每片 5mg；10mg。②注射剂：每支 5mg（0.5ml）10mg（1ml）。

氢吗啡酮
Hydromorphone

别名 氢化吗啡酮，盐酸二氢吗啡酮，Dihydrmorphinone Hydrochloride, Dilaudid, Dimorphone

作用用途 本品为半合成阿片类镇痛药，是阿片受体完全激动剂，作用与吗啡相似。等剂量下其镇痛作用比吗啡强 5~10 倍，起效较吗啡快，持续时间较短。直肠给药吸收较慢，作用发生较迟。注射后 15 分钟起效，镇痛作用维持 5 小时。临床用于各种原因引起的重度疼痛。

用法用量 ①口服：7.5mg，隔 3~4 小时 1 次。②皮下注射：1.5mg，隔 3~4 小时 1 次。

注意事项 ①有成瘾性和耐药性。②可见便秘、呕吐、尿潴留、精神恍惚、嗜睡及呼吸困难。③遮光、密闭保存。

剂型规格 ①片剂：每片 2.5mg。②注射剂：每支 2mg（2ml）。

硫酸吗啡控释片
Morohine Sulphate
Controlled-Release Tablets

别名 路泰，美菲康，美施康定，Mscontin, Rhotard

作用用途 本品为阿片受体的完全激动剂，是新型镇痛药，具有强大而持久的镇痛作用，能缓解各种疼痛，对持续性钝痛比间断性锐痛及内脏绞痛效果更强，在镇痛同时有明显镇静作用，有利于改善患者紧张情绪。临床主要用于缓解剧痛以及晚期癌症疼痛。

用法用量 口服 ①成人：每 12 小时服 1 次，剂量由疼痛程度、年龄及止痛药服用史确定，并以完全止痛达 12 小时为宜。服弱阿片类药不能止痛者常开始每 12 小时服用 30mg，必要时可增加到 60mg，更重者再增加 30%~50%。②儿童：每 12 小时 0.2~0.8mg/kg 体重。调整方法同上。

注意事项 ①禁用于呼吸抑制、麻痹性肠梗阻、胃排空迟缓、呼吸道阻塞疾病，以及对吗啡过敏、急性肝病、单胺氧化酶抑制剂使用期间或停用不到 2 周者。②不适用于孕妇、儿童术后。③不用于手术前及手术后 24 小时内肠功能未恢复者。④老年患者、甲状腺功能减退者、肾病及慢性肝病者适当减量。⑤可能发生耐受性和依赖性。⑥可见恶心、呕吐、便秘、眩晕、排尿困难、体位性低血压。

剂型规格 片剂：每片 10mg；30mg；60mg；100mg。

盐酸吗啡缓释片
Morphine Hydrochloride Sustained Release Capsules

别名 美菲康

作用用途 本品为阿片受体激动剂，有强大的镇痛作用，可制止各种疼痛并有明显的镇静及镇咳作用。（因其有产生依赖的危险性而不用于临床）。根据世界卫生组织和国家食品药品监督管理局提出的癌痛治疗三阶梯方案的要求，吗啡是治疗重度癌痛的代表药物。临床上主要用于严重或中等程度疼痛、在较长时间内需反复服用阿片类镇痛药的剧痛病人和晚期癌症疼痛。

用法用量 口服：本品应整片吞服，不可嚼碎或截开。按 12 小时为给药间期，每日 2 次。用量取决于病人疼痛的严重程度和过去使用止痛药的情况。不同规格的本品可自由组合，做到给药剂量个体化，通过调整剂量，使病人达到 12 小时内无疼痛的效果。需增加用量应由医生决定。

注意事项 ①严重肝功能不全、肺源性心脏病、支气管哮喘及颅脑损伤者禁用。②婴儿、孕妇、哺乳期妇女不宜用。③本品主要用于需要连续数天服用强效阿片镇痛剂治疗的患者，按 12 小时为给药间期。④不良反应：便秘是最常见的不良反应，应先使用引起肠蠕动的轻泻剂或大便软化剂。短时使用会出现恶心，呕吐，一般用药 4~5 日会自行消除。

剂型规格 片剂：每片 10mg；30mg；60mg。

纳布啡
Nalbuphine

别名 环丁甲羟吗啡，环丁羟吗啡，纳丁啡，Nubain

作用用途 本品为阿片受体的激动-拮抗混合型镇痛药，其化学结构与纳洛酮和羟吗啡酮极相似。相对镇痛强度为单剂量肌内注射镇痛总效应和峰效应，分别是吗啡的 80%~90% 和 70%~80%，镇痛作用比喷他佐辛强 3 倍，且持续时间略长。镇痛方式类似吗啡，单剂量给予 20~30mg 可获得最大镇痛效应。给药后吸收迅速，多数患者在 30 分钟达到血浆浓度。临床用于术前或术中止痛辅助用药，亦用于术后止痛、分娩镇痛。

用法用量 肌内注射：①成人，常用量 0.2~0.45mg/kg 体重，4~6 小时重复 1 次；②**18 个月以上儿童**，0.2mg/kg 体重。

注意事项 ①不良反应如恶心、呕吐、呼吸抑制、拟精神病作用，与吗啡相似。②术后镇痛的不良反应率低于哌替啶，但术后健忘症发生率高于其 50%。③本品无血流动力学不良反应，不改变心率、血压，适用于高血压或心功能不全者。用于产科比吗啡和哌替啶安全，但须监测胎儿和母体的呼吸。④常见嗜睡发生率为 11%~74%。

剂型规格 注射剂：每支 20mg（2ml）。

布托啡诺
Butorphanol

别名 丁啡南，环丁羟吗南，Stadol

作用用途 本品属阿片受体激动-拮抗混合型镇痛药，结构和药理作用类似喷他佐辛。术后单剂量给药效果为吗啡的 3.5~7 倍，为哌替啶的 30~40 倍，为喷他佐辛的 20 倍。肌内注射后 30 分钟效应达高峰，持续作用达 4 小时以上。本品镇痛剂量可使心脏兴奋，肺动脉压升高。适用于急性疼痛，如矫形手术和腹部手术后疼痛。

用法用量 ①**肌内注射**：每次 1~4mg，必要时 4~6 小时重复用药。②**静脉注射**：0.5~2mg。

注意事项 ①与其他阿片类镇痛药相似。嗜睡、恶心、呕吐发生率比吗啡低。呼吸抑制时间与剂量相关。②心肌梗死患者不宜使用，年龄小于 18 岁患者禁用。

剂型规格 注射剂：每支 1mg（1ml）；2mg（2ml）；2mg（1ml）。

右吗拉胺
Dextromoramide

作用用途 本品为吗啡类镇痛药。临床用于短暂的剧烈疼痛，尤其是与换药或内、外科指征有关的特殊性疼痛。

用法用量 口服：成人（**16 岁以上**），每次 1 片，餐前或餐后 2 小时吞服，必要时重复使用。仅可短期用药。

注意事项 ①对吗啡过敏者，16 岁以下儿童禁用。②呼吸功能不全者，严重肝功能损害者禁用。③急性酒精中毒及震颤性谵妄、惊厥、不明原因的急腹症者禁用。④本品可致新生儿产生继发性呼吸抑制，故孕妇在第二产程时（宫颈扩大 4~5cm）或新生儿早熟者禁用。⑤用药之前应确诊无梗阻性疾病存在。⑥老年患者出现肝肾功能不全、休克、尿道-前列腺病变者慎用。⑦哺乳期妇女用药期间不宜哺乳（本品能分泌入乳汁）。⑧本品生理及精神依赖性可能发生于治疗剂量并持续 1~2 周，长期用药者突然停药可引起戒断综合征。⑨常见不良反应：恶心、呕吐、便秘、嗜睡、镇静、兴奋（尤其老年患者）。⑩与吗啡受体激动拮抗药（纳布啡、丁丙诺啡）合用，可竞争性地拮抗受体，降低镇痛药的疗效并出现戒断综合征。⑪与乙醇合用，可增强镇静作用。⑫与中枢神经系统抑制药合用，可增强中枢抑制作用。⑬与其他吗啡衍生物（镇痛药、美沙酮）、苯二氮䓬类、巴比妥类合用时，可增加呼吸抑制危险，可能致死。

剂型规格 片剂：每片 5mg。

哌替啶
Pethidine

别名 地美露，杜冷丁，度冷丁，利多尔，Demerol，Dolantin，Meperidine

作用用途 镇痛作用比吗啡弱，持续时间短，对呼吸中枢有抑制作用。适用于缓解中、重度疼痛、如创伤、烧伤、术后疼痛，以及心源性哮喘、内脏绞痛和癌症晚期所致的疼痛。亦用于麻醉前给药和人工冬眠。常用本品盐酸盐。

用法用量 肌内注射或口服：每次 25～100mg，两次用药间隔不少于 4 小时。极量：肌内注射，每次 150mg，每日 600mg；口服，每次 200mg，每日 600mg。成人静脉注射：每次 0.3mg/kg 为限。

注意事项 ①颅内压增高、慢性阻塞性肺疾病、肺源性心脏病、排尿困难、严重肝功能减退、支气管哮喘者禁用。②临产妇女产前 2～4 小时禁用，儿童慎用。③连续应用有成瘾性。④可见头晕、恶心、呕吐、出汗、面红、精神错乱、低血压、定向力障碍、呼吸抑制及昏迷等。

剂型规格 ①片剂：每片 25mg；50mg。②注射剂：每支 50mg（1ml）；100mg（2ml）。

芬太尼
Fentanyl

别名 多瑞吉，枸橼酸芬太尼，Duragesic，Durogesic，Fentanest，Fentanil，Fentanyl Citrate

作用用途 本品为阿片受体激动药，属强效的麻醉性镇痛药。效力约为吗啡的 80 倍，镇痛作用快，持续时间短，用于麻醉前给药及全麻诱导；作为辅助用药，与麻醉药合用于各种手术；用于手术前、中、后的多种剧烈疼痛，也用于防止或减轻手术后出现的谵妄；与氟哌啶醇配伍制成"安定镇痛剂"，用于大面积换药及小手术；本药透皮贴片用于须持续应用阿片类镇痛药的慢性疼痛（包括癌性和非癌性疼痛）患者。常用本品枸橼酸盐。

用法用量 1. 静脉注射：（1）全麻时的初始剂量：①小手术，0.001～0.002mg/kg。②大手术，0.002～0.004mg/kg。③体外循环心脏手术时，0.02～0.03mg/kg。④全麻吸入氧化亚氮时，0.001～0.002mg/kg。⑤局麻镇痛不全，作为辅助用药时，0.0015～0.002mg/kg。（2）平衡麻醉或全凭静脉麻醉：负荷剂量为 0.004～0.02mg/kg，维持输液速率为 0.002～0.01mg/（kg·h），间断推注量为0.025～0.1mg。（3）成人麻醉前用药或手术后镇痛：按体重 0.0007～0.0015mg/kg。2. 外用：贴剂，用于癌症止痛，72 小时 1 次，使用时应用手掌用力按压 30 秒，以确保贴剂与皮肤完全贴附，尤其要注意其边缘部分，在更换贴剂时，应在另一部位使用，几天后才可在相同的部位上重复使用。

儿童 静脉注射：镇痛，2 岁以下儿童无推荐剂量；2～12 岁为 0.002～0.003mg/kg。

注意事项 ① 对本品过敏者、支气管哮喘患者、呼吸抑制患者、重症肌无力患者、2 岁以下儿童禁用。②心律失常患者、胃肠道手术后胃肠蠕动功能未恢复者、惊厥或有惊厥史的患者、精神失常有自杀倾向者、脑外伤、颅内高压或颅内病变者、肝肾功能不全者、甲状腺功能低下者、恶病质者慎用。③一般不良反应为眩晕、视物模糊、恶心、呕吐、低血压、胆道括约肌痉挛、喉痉挛及出汗等。④静脉注射时可能引起胸壁肌肉强直，需用肌肉松弛剂对抗，静脉注射太快还会出现呼吸抑制。⑤本品有成瘾性。可出现欣快感。⑥使用透皮贴片时偶有发生局部皮肤反应的报道，如发红等。⑦与中枢抑制剂合用应减少剂量 1/4～1/3。⑧与单胺氧化酶抑制剂不宜伍用。

剂型规格 ① 注射剂：每支 0.05mg（1ml）；0.1mg（2ml）。②透皮贴片：每片 25μg；50μg；75μg；100μg。（均按贴片每小时可释放芬太尼的量计）。

舒芬太尼
Sufentanil

别名 枸橼酸舒芬太尼，苏芬太尼，苏芬塔，噻哌苯胺，Sufenta，Sufentanil Citrate，Sufentanilum

作用用途 本品是合成的阿片类镇痛药，作为复合麻醉的镇痛用药及全身麻醉大手术的麻醉诱导和维持用药。本品适用于手术中麻醉诱导及镇痛，也用于创伤、烧伤、晚期癌症等的镇痛。

用法用量 静脉注射 成人：①作为复合麻醉的镇痛用药，总剂量 0.1～5μg/kg；当临床表现显示镇痛效应减弱时可按 0.15～0.7μg/kg 追加维持剂量。②以本药为主的全身麻醉，总剂量 8～30μg/kg；当临床表现显示镇痛效应减弱时可按 0.35～1.4μg/kg 追加维持剂量。老年患者应减量。儿童：以本品为主的全身麻醉，总剂量 10～12μg/kg；当临床表现显示镇痛效应减弱时可按 1～2μg/kg 追加。

注意事项 ①对本品或其他阿片类药过敏者，急性肝卟啉病患者，呼吸抑制患者，低血容量、低血压患者，重症肌无力患者，新生儿、孕妇，哺乳期妇女禁用。②昏迷，肺部疾病，肝、肾功能不全者，老年患者慎用。③可见典型的阿片样症状，如呼吸抑制、呼吸暂停、缩瞳和尿潴留等。少见咽部痉挛、过敏反应和心脏停搏。④偶见术后恢复期的呼吸再抑制及注射部位瘙痒和疼痛。

剂型规格 注射剂：每支 50μg（1ml）；100μg（2ml）；250μg（5ml）。

阿芬太尼
Alfentanil

别名 阿芬他尼，四唑芬太尼，盐酸阿芬太尼，埃芬太尼，Alfenta，Alfentanil Hydrochloride，Alfentanili Hydrochloridum，Alfentanilum，Fentalim，Rapifen

作用用途 本品为芬太尼的四氧衍生物，是一种强效且速效的阿片受体激动药。起效快，维持时间短，镇痛作用比芬太尼弱 1/4。主要适用于麻醉前、中、后的镇静和镇痛，可作为复合全麻用药。

用法用量 静脉注射：成人，①镇痛、镇静：10~30μg/kg，继以0.25~0.75μg/(kg·min)可维持满意镇痛状态。②麻醉诱导：80~200μg/kg，继以1~3μg/(kg·min)维持麻醉，停药后很快清醒，或间断给以5~10μg/kg维持。③全凭静脉麻醉：先以150μg/kg负荷剂量，继以1.3μg/(kg·min)，则可达到手术镇痛需要。

注意事项 ①对阿芬太尼和其他阿片类药物过敏者；明显不能耐受拟吗啡药者禁用。②肝、肾功能受损者；头部损伤、颅内压增高者；肺部疾病、呼吸储备减少者；婴儿；老年体弱患者慎用。

剂型规格 注射剂：每支1mg（2ml）；5mg（10ml）。

瑞芬太尼
Remifentanil

别名 雷米芬太尼，瑞捷，瑞米芬太尼，Ultiva

作用用途 本品为麻醉镇痛药，是由非特异性血液及组织酯酶代谢的强效、超短效阿片样受体激动剂。作用特点是起效迅速、消失极快，与用药量及时间无关，且阿片样作用不需要药物逆转。故能克服许多应用芬太尼和阿芬太尼而产生的术后恢复期呼吸抑制等不良反应。本药的相对效价为芬太尼的50~100倍，阿芬太尼的20~50倍。本药镇痛的最大效应时间为1~3分钟。单次静脉用药，止痛作用持续3~10分钟。临床用于全麻诱导及全麻过程中的镇痛、镇静。

用法用量 静脉给药 ①成人：常规剂量，静脉滴注，负荷剂量为0.5~1μg/kg，给药时间应大于60秒。维持剂量为0.25~4μg/(kg·min)，必要时可用到2μg(kg·min)或间断静脉推注0.25~1μg/kg。②老年人：老年人的始剂量为成人剂量的一半，维持剂量应酌减，并缓慢滴注。③肥胖症患者：建议减少给药剂量，按标准体重计算用量。④儿童：静脉滴注，2岁以上儿童同成人。

注意事项 ①禁忌证：对本药或其他芬太尼衍生物过敏者、重症肌无力者、呼吸抑制者、支气管哮喘者。②慎用：美国麻醉师标准Ⅲ/Ⅳ级病人、肥胖患者、衰弱者、低血容量者、严重肝功能损害者、心动过缓或心力衰竭者、头部损伤或颅内压增高者、甲状腺功能低下者、肺部疾病患者。③2岁以下儿童、哺乳期妇女、孕妇不推荐使用本品。④用药前后应当检查或监测血压、脉搏和呼吸频率；进行动脉血气分析；心血管疾病患者应监测心电图。⑤其他不良反应可参见说明书。

剂型规格 注射剂（以瑞芬太尼计）：每支1mg；2mg；5mg。

二氢埃托啡
Dihydroetorphine

别名 双氢埃托啡，双氢乙烯啡，DHMQQ

作用用途 本品为高效麻醉性镇痛药，并兼有镇痛、催眠和解痉作用。适用于各种剧痛，如癌症晚期、外伤所致的疼痛，以及胆石症、胆道蛔虫症、泌尿系统结石、胰腺炎急性发作、胃肠痉挛或痛经等。还可用于诱导麻醉、静脉复合麻醉、麻醉辅助用药和内窥镜术前用药等。

用法用量 ①镇痛：舌下含化，每次20~40μg。肌内注射，每次10~20μg，必要时可2~3小时后重复给药。极量：含化，每次60μg，每日180μg。肌内注射，每次30μg，每日90μg。连续用药不得超过1周，癌症晚期患者不得超过1个月。②麻醉：诱导麻醉，静脉注射0.1~0.2μg/kg体重；复合麻醉，首次静脉注射0.3~0.6μg/kg体重，以后每60分钟可追加首次用量的1/2，手术结束前60分钟停止给药；麻醉辅助用药，肌内注射或静脉注射，0.1~0.2μg/kg体重。用于麻醉，静脉注射，每次不得超过0.8μg/kg体重，无呼吸保障时每次不得超过0.3μg/kg体重。③内窥镜造影术前，肌内注射，每次10μg，每次不得超过15μg。

注意事项 ①有成瘾性。②偶见呼吸减慢为每分钟9~11次时，可用呼吸兴奋剂或吸氧纠正。

剂型规格 ①片剂：每片20μg；40μg。②注射剂：每支20μg（1ml）。

复方丙氧氨酚
Compound Propoxyphene Napsylate and Paracetamol

别名 丙氧氨酚，达宁，同立妥

作用用途 本品是由无水萘磺酸右丙氧芬和对乙酰氨基酚组成的复方制剂。临床适用于多种轻至中度癌性疼痛、神经性疼痛、血管性疼痛、术后疼痛、骨关节痛等，也可用于二线脱瘾。

用法用量 口服：一般用法，每次1~2片，每日3~4次，饭后服用。

注意事项 ①对本品成分过敏者禁用。②以下情况慎用：孕妇、哺乳期妇女、老人、7岁以下儿童、肝肾功能不全者、肾上腺皮质功能不全者等。③不良反应：头晕、嗜睡、乏力、恶心、呕吐、口干、便秘、放射性肺炎、皮疹、视力障碍。④不宜长期连续使用。⑤本品中的右丙氧芬为麻醉药品，应遵照规定使用。

剂型规格 片剂：每片含无水萘磺酸右丙氧芬50mg，对乙酰氨基酚250mg。

布桂嗪
Bucinnazine

别名 布新拉嗪，丁酸肉桂哌嗪，强痛定，Ap-237，Butycinnamylpyrazine，Fortanodyn

作用用途 本品为非麻醉性速效镇痛药，镇痛作用约为吗啡的1/3，一般对皮肤、黏膜或运动器官的疼痛效果明显，临床主要用于外伤性疼痛、癌性疼痛，亦可用于偏头痛、三叉神经痛、关节痛及痛经等。

用法用量 ①口服：成人，每次30~60mg，每日3~4次；小儿，每次1mg/kg体重。②皮下注射或肌内注射：成人，每次 50~100mg，每日 1~2 次。

注意事项 ①偶有恶心、眩晕、兴奋或困倦等。②长期应用可致精神依赖性。

剂型规格 ①片剂：每片 30mg；60mg。②注射剂：每支 50mg（2ml）；100mg（2ml）。

美沙酮
Methadone

别名 阿米酮，非那酮，美散痛，Adonone，Algidon，Amidon，Butalgin，Phenadone

作用用途 本品为阿片受体激动剂，主要作用于 μ 受体。其药理作用与吗啡相似，镇痛效能和持续时间也与吗啡相当。能产生呼吸抑制，并有镇咳、降温、缩瞳等作用，其镇静作用较弱。本品特点是口服有效，抑制吗啡成瘾者的戒断症状作用期长，重复给药仍有效。临床主要用于消除各种剧烈疼痛，如创伤性，外科手术后疼痛及痛症疼痛等。给药后 5~30 分钟产生镇痛作用。常用本品盐酸盐。

用法用量 ①口服：成人，每次 5~10mg，每日 2~3 次；儿童，每日 0.7mg/kg 体重，分 4~6 次服。②皮下注射或肌内注射：每次 2.5~5mg。极量：每次 10mg，每日 20mg。

注意事项 ①呼吸中枢功能不全、中毒性腹泻患者、幼儿、孕妇禁用，产妇忌用。②久用可成瘾。③不宜作静脉注射。④可见类似吗啡的不良反应，呼吸抑制、止咳、缩瞳等。

剂型规格 ①片剂：每片 2.5mg；7.5mg；10mg。②注射剂：每支 5mg（1ml）；7.5mg（2ml）。

盐酸羟考酮控释片
Oxycodone Hydrochloride
Controlled-release Tablets

别名 奥施康定，Oxycontin

作用用途 本品为阿片受体纯激动剂，对脑和脊髓的阿片受体具有亲和力。本品作用类似吗啡。主要药理作用是镇痛，其他药理作用包括抗焦虑、止咳和镇静。无极量限制，镇痛作用无封顶效应，只受限于不能耐受的副作用。临床用于缓解持续的中度到重度疼痛。

用法用量 口服：每 12 小时服 1 次，用药剂量取决于患者的疼痛严重程度和既往镇痛药用药史。需要增大给药剂量以给予疼痛的缓解。初始用药剂量一般为每次 5mg，每 12 小时一次。根据病情给予理想止痛剂量。多数患者最高用药剂量为 12 小时用 200mg，少数患者可能需要更高的剂量。口服本品 10mg，相当于口服吗啡 20mg。由于存在个体差异，应根据患者个体情况来确定用药剂量。本品必须整片吞服，不得掰开，不得咀嚼。

注意事项 ①下列情况禁用本品：缺氧性呼吸抑制、颅脑损伤、麻痹性肠梗阻、急腹症、胃排空延迟、慢性阻塞性呼吸道疾病、肺源性心脏病、慢性支气管哮喘、高碳酸血症、中重度肝功能障碍、重度肾功能障碍、慢性便秘、孕妇或哺乳期妇女或对本品过敏者。②18 岁以下患者不推荐使用。

剂型规格 控释片剂：每片 5mg；10mg；20mg；40mg。

羟考酮
Oxycodone

别名 羟氢可待因酮，氢可酮，羟二氢可待因酮，盐酸羟考酮

作用用途 本品为吗啡类镇痛药。适用于缓解中至重度疼痛，如关节痛、背痛、癌性疼痛、牙痛、手术后疼痛等。

用法用量 成人 ①口服：每次 10~30mg，每 4 小时 1 次。未使用过阿片镇痛药的患者起始剂量为每次 5~15mg，每 4~6 小时 1 次。②直肠给药：常用剂量为每日 20mg，最大剂量为每日 80mg。儿童 口服：一次 0.05~0.15mg/kg，每 4~6 小时 1 次，1 次用量最多 5mg。

注意事项 ①对吗啡过敏者，呼吸功能不全者，严重肝功能损害者禁用。②有不明原因的腹部症状者，头颅外伤及颅内高压者，近期有直肠炎症或直肠出血史者禁用。③急性酒精中毒及酒精中毒性谵妄、惊厥或抽搐者禁用。④2 岁半以下儿童禁用。⑤老年患者出现肝肾功能不全、肾上腺皮质功能不全、休克、尿道-前列腺病变者慎用。⑥孕妇及哺乳期妇女禁用。⑦驾驶车辆或操作机器者慎用。⑧生理及精神依赖性可能发生于治疗剂量，并持续 1~2 周。⑦不良反应可见恶心、呕吐、便秘、嗜睡、镇静、兴奋（尤其是老年患者）。⑧在治疗剂量时可能出现潜在的轻度呼吸抑制，当药物过量时可能更为严重，甚至致死。⑨禁止与吗啡受体激动拮抗药合用，因其可竞争性地拮抗受体，降低镇痛药的疗效并出现戒断综合征。

剂型规格 ①普通片剂：每片 5mg。②控释片：每片 5mg；10mg；20mg；40mg。③栓剂：每枚 20mg。

氨酚羟考酮
Oxycodone and Acetaminophen

别名 泰勒宁，Mallinckrodt

作用用途 本品是由盐酸羟考酮与对乙酰氨基酚组成的复方制剂。其中羟考酮可通过激动中枢神经系统的阿片受体而起镇痛作用，具有中等镇痛效力；也可通过直接作用于延髓的咳嗽中枢而起镇咳作用。本品中所含对乙酰氨基酚，可能是通过抑制中枢神经系统中前列腺素的合成以及阻断痛觉神经末梢的冲动而产生镇痛作用，可通过影响下丘脑体温调节中枢而起到解热作用。本品主要用于各种中、重度，急慢性疼痛。

用法用量 口服 ①术后痛或其他疼痛：每次 1~2 片（粒），每 4~6 小时 1 次。②癌性疼痛：每次 1~2 片（粒），每日 3 次。饭后服用。

注意事项 ①对羟考酮或对乙酰氨基酚过敏者禁用。

②肝肾功能不全、严重心肺疾病、尿道狭窄的患者慎用。③本品勿空腹服用。④在治疗剂量下使用，不会出现依赖性问题。⑤不良反应：偶有头晕、嗜睡、胃部不适、恶心、呕吐、便秘、皮疹等。

剂型规格 ①片剂：每片含盐酸羟考酮5mg，含对乙酰氨基酚325mg。②胶囊剂：每粒含盐酸羟考酮5mg，含对乙酰氨基酚500mg。

阿法罗定
Alphaprodine

别名 安那度，安侬痛，Ahadol，Nisentil，α-Prodine

作用用途 本品为阿片受体激动剂，镇痛作用比吗啡迅速，但持续时间短，其镇痛效力比哌替啶差，呼吸抑制作用较轻。主要适用于短时止痛，如小手术及术后止痛，并可与阿托品合用于胃肠道、泌尿道平滑肌痉挛性疼痛。

用法用量 皮下注射或肌内注射：每次 10～20mg，每日 20～40mg。静脉注射：每次 20mg。极量：每次 30mg，每日 60mg。

注意事项 ①有成瘾性，不宜久用。②分娩时慎用，以免引起胎儿窒息。③可见有眩晕、无力、多汗等副作用。超量中毒反应与哌替啶相似。

剂型规格 注射剂：每支 10mg（1ml）；20mg（1ml）；40mg（1ml）。

可待因
Codeine

别名 甲基吗啡，尼柯康，Paveral

作用用途 本品具有镇痛、镇咳作用，其镇痛作用相当于吗啡的 1/10～1/7。但呼吸抑制作用较吗啡轻。临床用于缓解轻度至中度疼痛。

用法用量 口服或皮下注射：成人，1 次 15～30mg。极量：1 次 100mg，1 日 250mg。儿童，每次 0.5～1mg/kg 体重。氨酚待因 2 号：适用于中等强度疼痛止痛，成人，口服，每次 1 片，每日 3 次，儿童，按体重相应减量，7 岁以下儿童不宜使用。

注意事项 ①本品可透过胎盘，怀孕期间经常应用可使胎儿成瘾，引起新生儿戒断症状。分娩期间应用则可引起新生儿呼吸抑制，故应慎用。②小儿与老人对本品敏感，易发生呼吸抑制，应减量慎用。③本品可自乳汁分泌，哺乳期妇女慎用。④治疗量时不良反应较少见，偶有恶心、呕吐、便秘及眩晕等。⑤长期应用可引起依赖性，停药时可引起戒断综合征。⑥与美沙酮或其他吗啡受体兴奋药合用，可加重呼吸抑制作用。⑦与全麻药或其他中枢神经抑制药合用时，可加重中枢性呼吸抑制。并产生低血压。与肌松药合用，其呼吸抑制更显著。

剂型规格 ①片剂：每片 15mg；30mg。②氨酚待因 2 号片（安度芬）：本品为对乙酰氨基酚与可待因组成的复方制剂。每片含乙酰氨基酚300mg，可待因 15mg。③注射剂：每支 30mg（1ml）；15mg（1ml）。

酒石酸二氢可待因控释片
DHC Contin

别名 双克因

作用用途 本品是采用先进的控制释放技术，制成的二氢可待因控释片。本品可以持续 12 小时起到镇痛作用。可以缓解疼痛，改善睡眠质量，提高疼痛患者的生活质量。临床适用于治疗中重度疼痛。

用法用量 口服：每次 1～2 片，每 12 小时 1 次。需完整吞服，切勿嚼碎。12 岁以下儿童不推荐使用。

注意事项 ①呼吸抑制和气道阻塞性疾病患者禁用。②服用本品可能引起组胺释放，故哮喘发作时禁用。③哮喘患者慎用。④老年人、甲状腺功能低下患者、慢性肝脏疾病和肾功能不全患者使用时要减量。⑤使用单胺氧化酶抑制剂者应慎用。⑥颅内压升高或头部损伤的患者不得使用阿片类镇痛剂。⑦本品可能导致困倦，所以使用者不应驾驶车辆或操作机器设备。⑧妊娠和哺乳期妇女不宜使用本品。⑨不良反应有：便秘、恶心、呕吐、头痛、头晕、尿潴留可能发生。

剂型规格 控释片剂：每片 60mg。

克洛曲
Keluoqu

作用用途 本品为复方制剂。眼镜蛇毒具有箭毒样神经肌肉阻滞作用，镇痛作用强于吗啡，无成瘾性，但出现作用较慢，需用药 3～5 日才能充分发挥作用，曲马多为合成镇痛药，成瘾性较低，布洛芬有止痛作用。本品主要用于晚期癌症疼痛。也用于手术后疼痛及其他原因所致的中、重度疼痛。

用法用量 口服或口含：每次 1～2 片，每日 2～3 次或遵医嘱。

注意事项 ①对本品所含成分过敏者、乙醇或其他中枢抑制药中毒者禁用。②有活动性消化道溃疡者禁用。③孕妇及哺乳期妇女慎用。④肝肾功能不全者慎用。⑤禁止与单胺氧化酶抑制剂伍用。⑥本品对胃肠道疼痛、血管扩张性头痛的效果不明显。

剂型规格 片剂：每片含眼镜蛇毒（克痛宁）0.16mg，盐酸曲马多 25mg，布洛芬 50mg。

豆腐果苷
Helicid

别名 昆明神衰果素，理神

作用用途 本品具有较强的止痛、镇静、催眠作用。临床观察表明：本品对神经衰弱或神经衰弱综合征引起的头痛、头昏、睡眠障碍的治疗显效快；对血管性头痛的疗效十分显著，与常用的麦角胺咖啡因、苯噻啶等药物相比具有无毒副反应及药效恒定的优点；对于中枢神经紧张具有明显的镇静、催眠作用，同时对记忆力、思维力具有较好的改善和调节作用。本品主要用于治疗神经衰弱，神经衰弱综合征，血管神经性头痛，三叉神经痛等。

用法用量 口服：成人，每次 25～75mg，每日 3 次。饭后服，3～7 日显效，一般 1 个月为一疗程。

注意事项 常见口干、嗜睡等。

剂型规格 片剂：每片 25mg。

复方白屈菜碱
Compund Chelidonine

作用用途 本品是由白屈菜碱和汉防己全碱、延胡索全碱，巴比妥组成的复方制剂。本品对中枢神经系统有类似吗啡的作用，为麻醉性镇痛药，并有解痉作用。临床用于胃肠绞痛、胃及十二指肠溃疡、肾绞痛、痛经和胆道蛔虫止痛。配合麻醉药可用于妇女绝育手术。不可用于类风湿性关节炎、外伤及癌性疼痛。

用法用量 肌内注射：每次 1～2ml，每日 1～2 次。

剂型规格 注射剂：每 1ml 含白屈菜碱 0.6mg、汉防己全碱 3mg、延胡索全碱 2.4mg、巴比妥 15mg。

阿司待因
Asprin and Codine Phosphate

别名 阿司匹林可待因，联佳，西司奇

作用用途 本品是由阿司匹林和磷酸可待因组成的复方制剂。临床用于缓解中至重度疼痛（如骨科慢性疾病、肿瘤及手术后所致疼痛）。

用法用量 口服：一般用法，每次 1～2 片，每日 3～4 次。可根据疼痛程度或对可待因的耐受程度偶尔增量。

注意事项 ①下列情况禁用：对本品过敏或不能耐受者、严重出血、凝血障碍或原发性止血困难者、正接受抗凝血治疗者、消化性溃疡或其他严重胃肠道疾病患者、儿童或青少年发生水痘或流感者。②下列情况慎用：孕妇、哺乳期妇女、老人、儿童、肝肾功能不全者、对水杨酸过敏者、鼻息肉和哮喘患者、心律不齐者、呼吸障碍者、消化道感染者、胆囊疾病及胆结石者、甲状腺功能低下者、艾迪生病者、头部受伤或腹部手术者、痛风患者、G-6-PD 缺乏者、前列腺肥大或尿道狭窄者、身体衰弱者。③本品不宜长期应用。④不良反应：轻微头痛、嗜睡、头晕、欣快感、恶心、呕吐、呼吸抑制、呼吸困难、皮疹、皮肤瘙痒，长期用药易产生依赖性。

剂型规格 片剂：每片含阿司匹林 325mg，磷酸可待因 15mg。

洛芬待因缓释片
Compound Codeine Phosphate and Ibuprofen Sustained Release Tablets

别名 思为普

作用用途 本品是由布洛芬与磷酸可待因组成的复

方缓释片剂，是长效中度镇痛药，可 12 小时持续镇痛。布洛芬是抗炎镇痛药，它通过抑制环氧化酶对痛源的炎症组织局部起镇痛作用。磷酸可待因是中枢镇痛药，两者通过不同的作用机理和最佳的配比组成复方制剂，发挥镇痛的协同作用。本品为双层片，磷酸可待因为速释层，能快速镇痛；布洛芬为缓释层，起长效镇痛作用。主要用于多种原因引起的中等程度疼痛、神经痛、肌肉痛、偏头痛等。

用法用量 口服：整片吞服，成人每 12 小时服 1 次，每次 2～4 片。

注意事项 ①禁忌：孕妇、哺乳期妇女、活动性消化性溃疡或溃疡合并出血（或穿孔）者、对本品过敏者。②慎用：支气管哮喘或有此病史者、心功能不全、高血压患者、有消化道溃疡史者、严重肝功能不全、肾功能不全者、红斑狼疮或其他免疫疾病患者、6 个月以下小儿。③不良反应：较多见胃烧灼感胃痛、恶心、呕吐、头痛；可见肝功能异常，主要表现为氨基转移酶升高。

剂型规格 片剂：每片含布洛芬 0.2g，磷酸可待因 13mg。

氨酚待因 I
Paracetamol and Codeine Phosphate I

作用用途 本品为镇痛药，并有一定的解热、镇咳作用。两种主药（对乙酰氨基酚和磷酸可待因）通过不同的作用机制而发挥效果，两者结合起协同镇痛的作用。同时可待因和对乙酰氨基酚仍能发挥各自原有的镇咳和解热作用。临床适用于各种手术后疼痛、骨折及中度癌症疼痛，骨关节疼痛、牙痛、头痛、神经痛、全身痛、软组织损伤及痛经等。

用法用量 口服：成人，每次 1～2 片，每日 3 次；中度癌症疼痛：每次 2 片，每日 3 次；**7～12 岁儿童**，每次 1/2～1 片，每日 3 次，每日不超过 2～4 片，**7 岁以下儿童**，不宜使用。

注意事项 ①连续使用一般不超过 2 周，如有必要较长时间连续用药时，应遵医嘱。②对未确诊的疼痛慎用。③不良反应偶有头晕、出汗、恶心、嗜睡等，停药后可自行消失。

剂型规格 片剂：每片 508.4mg（含对乙酰氨基酚 500mg，磷酸可待因 8.4mg）。

氨酚待因 II
Paracetamol and Codeine Phosphate II

别名 安度芬，博那痛，Andof

作用用途 本品为中等强度止痛药，并具有一定的解热镇咳作用。对乙酰氨基酚和可待因除各自的解热镇咳作用外，合并使用时具有协同的镇痛作用，适用于头痛、神经痛、术后疼痛、牙痛及痛经等。也可作为癌痛二级止痛药。

用法用量 口服：成人，每次 1 片，每日 3 次，或按

医嘱使用；**儿童**，按体重酌情减量，连续使用一般不超过5日。

注意事项 ①7岁以下儿童不宜使用。②对病因确诊不明的疼痛慎用。③肝肾功能不全的患者及孕妇慎用。④偶见头晕、出汗、恶心、嗜睡等反应，停药后可自行消失。

剂型规格 片剂：每片315mg（含对乙酰氨基酚300mg，磷酸可待因15mg）。

复方双氢可待因醋氨酚
Dihydrocodeine and
Paracetamol Compound

别名 路盖克

作用用途 本品为复方制剂，其中的双氢可待因为阿片受体弱激动剂，作用于中枢神经系统，具有镇痛、镇咳作用；对乙酰氨基酚有选择性地抑制中枢神经系统前列腺素的生物合成，起到解热镇痛的作用。以上两种药合用有协同作用，能增强镇痛作用，且可降低其不良反应。临床用于治疗各种疼痛，如创伤性疼痛、外科术后疼痛，以及中度癌痛，也用于背痛、腰痛、肌风湿病等肌肉痛；干咳以及感冒引起的头痛发热，牙痛、痛经、神经痛、扭伤等持续性疼痛等。

用法用量 **口服：成人及12岁以上的儿童，每4~6小时服用1~2片，每日最大剂量不得超过8片。老年患者应减量。**

注意事项 ①对本品过敏者慎用。②有呼吸抑制及呼吸道梗阻性疾病如哮喘发作的患者慎用。③有明显肝、肾功能损害者慎用。④孕妇及哺乳期妇女慎用。⑤12岁以下儿童不宜服用本品。⑥不良反应有恶心、头痛、眩晕、头晕、便秘等。⑦慢性肝病或甲状腺机能减退者应减量。

剂型规格 片剂：每片含双氢可待因10mg，对乙酰氨基酚500mg。

阿扎芬
Algaphan

作用用途 本品为右丙氧芬与氨基比林组成的复方制剂，是一种作用快而可靠的镇痛药。其中右丙氧芬通过与阿片受体结合而产生镇痛作用，但作用较弱，可有效地缓解轻、中度疼痛和痉挛，对剧烈疼痛无效。氨基比林的解热、抗炎作用可增强上述的镇痛效果。本品的特点是既无镇静作用，也无兴奋作用，可以昼夜给药。主要适用于各种病因引起的轻、中度疼痛，尤其是痉挛性和风湿性疼痛。还可用于由于中枢神经或末梢神经引起的坐骨神经痛、肩臂综合征、三叉神经痛；头痛：风湿病或类风湿性关节炎。变行性关节病引起的疼痛；腰痛、痉挛性斜颈；创伤性的、手术后的疼痛；胃肠道、尿道和总胆管的痉挛；严重的慢性疼痛；牙病治疗和小手术前后的预防性给药。

用法用量 口服：每次1~2粒，每日1~3次。

注意事项 ①不良反应有恶心、呕吐、厌食、便秘、腹痛、眩晕等。②本品过量可致中枢神经系统和呼吸抑制。③氨基比林毒性较大，长期服用可引起粒细胞缺乏。本品不宜与中枢抑制药同服。

剂型规格 糖衣丸：每粒含有右丙氧芬盐酸盐25mg，氨基比林300mg。

罗通定
Rotundine

别名 颅痛定，左旋四氢巴马汀

作用用途 本品系由防己科华隆藤叶提取的生物碱，为非麻醉性镇痛药。具有镇痛、镇静和催眠作用。作用同延胡索乙素，但较强。镇痛作用较哌替啶弱，较一般解热镇痛药强，服药后10~30分钟出现镇痛作用。主要适用于因疼痛而失眠的患者，亦可用于月经痛、分娩后宫缩痛以及紧张性失眠、痉挛性咳嗽等。

用法用量 ①口服：镇痛，每次60~120mg，每日1~4次。催眠，每次30~90mg，睡前服。②肌内注射：每次60~90mg，每日1~4次。

注意事项 ①孕妇慎用。②可致耐受性。③可见眩晕、嗜睡、乏力、恶心等。大剂量可抑制呼吸。④偶见锥体外系兴奋症状。

剂型规格 ①片剂：每片30mg；60mg。②注射剂：每支60mg（2ml）。

奈福泮
Nefopam

别名 阿穆尔，甲苯噁唑辛，平痛新，强痛平

作用用途 本品为一种新型的非麻醉性镇痛药，兼有轻度的解热和肌松作用。本品不具备非甾体抗炎药的特性，亦非阿片受体激动剂。对中、重度疼痛有效，肌内注射本品20mg相当12mg吗啡效应。对呼吸抑制作用较轻，对循环系统无抑制作用，无耐受和依赖性。本品肌内注射5~10分钟即可起效，镇痛作用可持续2~8小时。用于术后止痛、癌症痛、急性外伤痛。亦用于急性胃炎、胆道蛔虫症、输尿管结石等内脏平滑肌绞痛。局部麻醉、针麻等麻醉辅助用药。

用法用量 ①静脉注射或肌内注射：每次20mg，必要时每3~4小时1次。②口服：每次20~60mg，每日3次。

注意事项 ①严重心血管疾病、心肌梗死或惊厥者禁用。②青光眼、尿潴留和肝、肾功能不全者慎用。③不良反应：常有嗜睡、恶心、出汗、头晕、头痛等。但一般持续时间不长。

剂型规格 ①片剂：每片20mg。②胶囊剂：每粒20mg。③注射剂：每支20mg（1ml）；20mg（2ml）。

丁丙诺啡
Buprenorphine

别名 布宁那芬，布诺啡，叔丁啡，沙菲，Buprenox，M6029，Temgesic

作用用途 本品是蒂巴因的半合成衍生物，结构与埃托啡相似，为阿片受体部分激动剂。临床研究表明本品具有较强的镇痛作用，其镇痛效果优于哌替啶，对呼吸的抑制、欣快感、缩瞳等作用强度与吗啡相近。动物依赖性实验表明，本品的身体依赖性低于吗啡和哌替啶，而精神依赖性潜力与吗啡相当。作为混合性镇痛药，本品既可诱发吗啡成瘾者的戒断症状，也可抑制吗啡戒断症状。本品独特之处是可舌下给药，临床用于各类手术后疼痛、癌症疼痛、烧伤后疼痛、脉管炎引起的肢体痛以及心绞痛和其他内脏痛。

用法用量 ①**舌下含服**：每次 0.2～0.8mg，每日 3 次。②**肌内注射**：每次 0.15～0.3mg，可每隔 6～8 小时或按需要注射。

注意事项 ①头部损伤及呼吸机能紊乱者、已接受其他中枢神经抑制剂治疗者、年老体弱者慎用。②6 岁以下儿童、孕妇、哺乳期妇女以及轻度疼痛或疼痛原因不明者不宜使用。③本品与受体亲和力高，常规剂量的拮抗剂对它引起的呼吸抑制无效，推荐使用呼吸兴奋剂（如多沙普仑）。④长期应用能产生耐药性和成瘾性。⑤常见有头晕、嗜睡、恶心、呕吐等。⑥大剂量使用能产生吗啡样呼吸抑制，并与其他阿片类药有协同作用。

剂型规格 ①片剂：每片 0.2mg，0.4mg。②注射剂：每支 0.15mg（1ml）；0.3mg（1ml）；0.6mg（2ml）。

异丙吡仑
Isopropiram

别名 波比宁，异哌内吡胺

作用用途 本品为阿片受体部分激动剂，属强效镇痛药，无耐受性和成瘾性。主要作用于中枢神经系统阿片受体，抑制 5-羟色胺和去甲肾上腺素释放而发挥镇痛效应。一般在治疗量时，即有明显的镇痛和镇静作用。适用于对其他镇痛药有耐受性或需要长期使用镇痛、镇静药的患者。主要用于三叉神经痛、坐骨神经痛、头痛、牙痛等神经性疼痛，也适于烧伤、创伤、骨折及手术后等引起的疼痛。对胆绞痛、胃肠痛和晚期癌症剧痛等均有效。

用法用量 **口服**：每次 1～2 片，每日 1～2 次。晚期癌症、烧伤等剧痛时每次 3～4 片，但日剂量不得超过 9 片。

注意事项 ①哺乳期妇女、婴儿禁用。②最大日剂量不得超过 450mg。③少数患者可出现胃部不适、恶心和嗜睡，停药后可自行消失。

剂型规格 片剂：每片 50mg（富马酸盐）。

美普他酚
Meptazinol

别名 甲氮䓬酚，消痛定，Meptid

作用用途 本品为强效镇痛药，对吗啡 μ 受体既有激动作用，也有拮抗作用，属双相药物。比一般中枢性镇痛药的呼吸抑制发生率低。临床主要用于中度或重度疼痛的短期治疗，如风湿性关节炎、外伤、肌肉骨骼痛、手术后的疼痛，妇科痛经以及产科疼痛及肾绞痛等。本品口服、肌内注射及直肠给药吸收迅速，完全。注射后 30～60 分钟显效，持续约 2 小时。口服有首过效应，大约 95% 经肝脏代谢。

用法用量 ①**口服**：成人，每次 200mg，一般 4 小时 1 次。②**肌内注射**：成人，每次 75～100mg，需要时每 2～4 小时重复使用。③**静脉注射**：每次 50～100mg，必要时每 2～4 小时可重复给药。产科疼痛的剂量为 2mg/kg 体重。

注意事项 ①孕妇（用于产程止痛除外）及哺乳期妇女禁用。②肝、肾功能不全者，呼吸已严重抑制者慎用。③本品连续使用有成瘾性。④不良反应较轻，一般有恶心、呕吐、呼吸抑制及精神紊乱等。⑤本品注射 100mg 的疗效相当于吗啡 15mg 或哌替啶 100mg。

剂型规格 ①片剂：每片 200mg。②注射剂：每支 100mg（1ml）。

四氢帕马丁
Tetrahydropalmatine

别名 四氢棕榈碱，消旋延胡索乙素，延胡索乙素

作用用途 本品系出延胡索中提取的生物碱。具有镇痛、镇静、催眠及安定作用。镇痛作用较哌替啶弱、适用于胃肠道、肝胆系统的钝痛，亦可用于分娩止痛及痛经、还可用于催眠和镇静。

用法用量 （1）**口服**：①镇痛，每次 100～150mg，每日 2～4 次；②痛经，每次 50mg。③催眠，每次 100～200mg。（2）**皮下注射**：镇痛，每次 60～100mg。

注意事项 ①孕妇慎用。②大剂量对呼吸中枢有一定抑制作用。③偶有眩晕、恶心。

剂型规格 ①片剂：每片 50mg。②注射剂：每支 60mg（2ml）；100mg（2ml）。

氟吡汀
Flupirtine

别名 Katadolon

作用用途 本品具有镇痛作用，可作用于中枢神经系统，其镇痛强度介于强效镇痛药（如美沙酮）和弱效镇痛药（如扑热息痛）之间。其镇痛机制不同于阿片类镇痛药，出现成瘾及滥用的潜在可能性较小。临床用于手术、外伤、烧伤等所致的疼痛。口服吸收迅速，给药后 20～30 分钟起效，作用持续 3～5 小时，半衰期为 8～

11 小时。

用法用量 ①口服：一般疼痛，每次 100mg，每日 3~4 次。严重疼痛，每次 200mg，每日 3 次。每日最大剂量为 600mg。②直肠给药：每次 150mg，每日 3~4 次。严重疼痛，每次 150mg，每日 6 次。每日最大剂量为 900mg。

注意事项 ①肾功能不全、低蛋白血症患者、肝性脑病患者、胆汁淤积者、孕妇、哺乳期妇女禁用。②肝硬化者、老年患者慎用。③用药期间必须定期检查肝功能和肾功能。④本品可增强抗凝血药和镇静药的作用。⑤连续用药时间不宜超过 8 小时。⑥本品的依赖性在治疗时用量小，但一日用量超过 600mg 时有产生情绪恶劣或嗜药倾向。

剂型规格 ①胶囊剂：每粒 100mg。②栓剂：每枚 150mg。

科博肽
Cobratoxin

别名 克痛宁，眼镜蛇毒

作用用途 本品为眼镜蛇毒液制剂，有箭毒样神经阻断作用，为非麻醉性镇痛药。镇痛作用强于吗啡，并且无成瘾及耐受性。副作用不明显，使用较安全。镇静作用出现较慢，用药 3~5 日后才充分发挥疗效。用于治疗各种慢性疼痛、血管性头痛、三叉神经痛、坐骨神经痛、晚期癌性疼痛、关节痛及麻风反应神经痛。

用法用量 ①肌内注射：第一次注射 0.25ml，半小时后如无不良反应再注射余下的 1.75ml，每日 2ml，10 日为一个疗程，隔 3 日后可进行第 2 个疗程。必要时可给予维持量，每周 2 次，每次 2ml。一般用 1~2 疗程。最大剂量为每日 6ml。②口服：用于中度和重度癌痛病人的止痛，疼痛时每次服用 2 片，可反复用药。

注意事项 ①过敏体质者、孕妇、青光眼及高热患者禁用。②严重肾病、严重高血压、冠心病患者慎用。③个别患者用药后疼痛加重，但继续用药效果明显。④剂量过大可引起膈肌麻痹而呼吸抑制。⑤不良反应：常见恶心、头晕、呕吐、心慌、多汗、乏力。未见肝肾功能、血象、尿常规及心电图异常。

剂型规格 ①注射剂：每支 70μg（2ml）。②片剂。

高乌甲素
Lappaconitine

别名 拉巴乌头碱，氢溴酸高乌甲素，来欣

作用用途 本品系高乌头中分离出的生物碱，为非麻醉性镇痛药，尚有局麻、降温、解热和消肿作用。适用于癌痛等中等度以上的疼痛。

用法用量 ①口服：每次 5~10mg、每日 1~3 次。②肌内注射或静脉注射：每次 4mg，每日 1~2 次。

不良反应 个别患者有荨麻疹、心慌、胸闷、头晕等不良反应。

剂型规格 ①片剂：每片 5mg。②注射剂：每支 4mg（2ml）。

天麻素
Gastrodine

别名 天麻苷，天眩清，庆欣注射液

作用用途 本品为天麻的主要有效成分。本品有明显的镇静和催眠作用，并能对抗咖啡因中枢兴奋作用，延长巴比妥类药物催眠作用。本品还具有扩张血管作用，改善心肌微循环，增加心肌血流量，提高供氧能力；同时也具有降压作用。临床主要用于神经衰弱，神经衰弱综合征，癫痫，血管神经性头痛，三叉神经痛及坐骨神经痛，也用于眩晕症及高脂血症。

用法用量 ①口服：每次 25~50mg，每日 3 次。失眠者睡前加 25mg。②肌内注射：每次 10~20mg，每日 1 次。10 天为一疗程。③静脉滴注：每次 400~600mg，每日 1 次。

注意事项 偶见口、鼻干燥，头昏，胃不适等。

剂型规格 ①片剂：每片 25mg。②注射剂：每支 10mg（1ml）；100mg（1ml）；200mg（2ml）。

曲马多
Tramadol

别名 反胺苯环醇，马伯龙，奇曼丁，曲拉马多，曲马朵，舒敏，着麦得，Crispin，Tramal

作用用途 本品为阿片受体激动剂，具有镇痛、镇咳作用，属强效镇痛药；主要作用于中枢神经系统与感受疼痛相关的特异受体。对一般的中枢镇痛药理模型均有镇痛作用。治疗量不抑制呼吸，不影响心血管系统，也无致平滑肌痉挛作用，不发生便秘及排尿困难。适用于中、重度急性和慢性疼痛，还用于诊断探查和术后的疼痛。

用法用量 ①口服：每日 150~200mg，分 3~4 次服，24 小时不超过 400mg，连续用药不超过 48 小时，累积用量不超过 800mg。②肌内注射、皮下注射或静脉注射：每次 100mg，每日 100~200mg。③肛门给药（栓剂）：每次 1 粒，每日 2~3 次。

注意事项 ①嗜酒、催眠药、镇痛药或其他中枢神经系统作用药物的急性中毒者禁用。②对吗啡类过敏者、肝肾功能不全者以及孕妇和哺乳期妇女慎用。③本品限于成人及 14 岁以上患者使用。④静脉注射太快可出现面红、发热、出汗、心动过速。⑤可见头晕、恶心、呕吐、口干、疲劳、精神迟钝等。近年有成瘾报道。

剂型规格 ①缓释片剂：每片 100mg。②胶囊剂：每粒 50mg。③滴剂：每 1ml（40 滴）含药 100mg。④栓剂：每枚 100mg。⑤注射剂：每支 50mg（2ml）；100mg（2ml）。

他喷他多
Tapentadol

别名 Nucynta，Palexia，Tapentadol Hydrochloride

作用用途 本品通过与 μ 阿片受体结合、抑制去甲肾上腺素再摄取而起镇痛作用。临床用于各种急性和慢性疼痛。

用法用量 口服：每次 50mg、75mg 或 100mg，每 4~6 小时一次。

注意事项 ①高碳酸血症、重度或急性支气管哮喘、已知或怀疑的麻痹性肠梗阻患者禁用。②当同服其他阿片类药物、违禁药物或酒精时，对中枢神经系统具有抑制成瘾作用。③可导致严重、危及生命或致死性呼吸抑制，应监测是否出现呼吸抑制，尤其在开始用药及增加剂量时。

剂型规格 ①片剂：每片 50mg；75mg；100mg。

琥珀酸舒马曲坦
Sumatriptan Succinate

别名 磺马曲坦，舒马曲坦，舒马坦，舒马西坦，尤舒，英明格，Imigran，Imitrex

作用用途 本品为 5-羟色胺受体激动剂，对颅脑血管有高度选择性的收缩作用，临床用于偏头痛的急性发作。亦用于丛集型头痛。

用法用量 ①口服：首次剂量为 100mg，每日 2~3 次，症状复发可在 24 小时内加服，但最大日剂量不应超过 300mg。②皮下注射：每次 6mg，必要时可在 1 小时后重复给药，最大日剂量为 12mg。

注意事项 ①有高血压或心绞痛的患者慎用或禁用。②本品不能长期应用或作为预防药应用。③有恶心，呕吐、灼热感，头部压迫感及注射部位不适感等。④不可与麦角胺咖啡因同时使用。

剂型规格 ①片剂：每片 100mg。②注射剂：每支 6mg（0.5ml）。

氟桂利嗪
Flunarizine

别名 氟苯桂嗪，氟桂嗪，氟脑嗪，米他兰，脑灵，斯比林，西比灵，Sibelium

作用用途 本品为选择性钙离子拮抗剂，属脑血管障碍改善药。本品可直接扩张血管，改善脑和冠脉循环，增加脑血供应，迅速缓解大脑及末梢循环障碍症状。可选择性地阻滞过量的钙离子跨膜进入细胞内，防止细胞内钙超载造成的损害。能选择性地抑制钙离子进入脑动脉血管平滑肌细胞内，解除血管痉挛、收缩，改善脑氧供应；能抑制钙离子进入红细胞，增加其变形能力，降低血液黏度，改善末梢循环，增加脑组织的氧供应；还能在脑细胞缺氧时抑制钙离子进入脑细胞内，防止脑细胞缺氧而

死亡，增加脑细胞的抗缺氧能力。本品对注意力减弱、记忆力障碍、易激动及平衡功能障碍、眩晕等均有一定的疗效。本品口服后由肠道吸收，$t_{1/2}$ 为 2~4 小时。连续服用 5~6 周（每日 1 次）达到稳态血药浓度。血液中 90% 的药物与血浆蛋白结合，本品经肝脏充分代谢后，原型和代谢产物经胆汁排入肠道，随粪便排除，平均消除半衰期为 18 天。本品对心脏收缩和传导无影响。主要适用于脑卒中（脑梗死、脑出血）后遗症、脑动脉硬化症所致的各种症状的改善。典型或非典型偏头痛的预防治疗。由前庭功能紊乱引起的眩晕的治疗。

用法用量 口服：①用于偏头痛预防治疗，每晚 1 次。起始剂量，65 岁以下每次 10mg，65 岁以上每次 5mg。维持治疗，如果疗效满意，患者需维持治疗时，应减至每周给药 5 天，剂量同上。如在治疗 2 个月后未见明显改善，应视为患者对本品无反应而停止用药。如疗效显著，且可被很好耐受，在治疗 6 个月后也应停药。只有在复发时才应重新服药。②用于治疗眩晕，每日用量与上相同，但应在控制症状后及时停药，初次疗程通常少于 2 个月。如果治疗慢性眩晕症 1 个月或突发性眩晕症 2 个月后症状未见任何改善，则也应视为患者对此药无反应而停药。

注意事项 ①颅内活动性出血者、脑梗死急性期、有抑郁症病史者、有帕金森病或其他锥体外系症状的患者禁用。②孕妇、老年人及驾驶车辆或操作机械患者慎用。③不良反应常见嗜睡、疲惫，偶见胃灼热、恶心、胃痛、失眠、焦虑、乳溢、口干、肌肉疼痛、皮疹等。④某些患者可出现体重增加或伴有食欲增加。⑤长期应用本品偶见诱发抑郁症和锥体外系症状，尤其是有抑郁病史的女性患者及老年人。⑥极个别患者在治疗过程中疲惫现象会逐渐加剧，应停止治疗。⑦本品与乙醇、镇静催眠药合用时可出现中枢神经过度镇静作用。

剂型规格 胶囊剂：每粒 5mg。

西马嗪
Simazine

别名 镇痛安

作用用途 本品镇痛作用较对乙酰氨基酚、安乃近强，服用 30 分钟生效，作用维持 2~4 小时。临床用于术后、外伤性疼痛。

用法用量 口服：每次 0.4~0.8g。按术后的疼痛情况来确定用药次数。

注意事项 偶见恶心、呕吐、胃部不适及出汗等，停药即消失。

剂型规格 片剂：每片 0.4g。

洛美利嗪
Lomerizine

别名 后普，罗美达，恼思清，清天，绍容，特苏欣，西瑞利，希静，亚伊加，Lomerizine Hydrochloride

作用用途 本品为二苯哌嗪类钙通道阻滞药，有选择性的脑血管舒张和增加脑血流的作用。临床用于偏头痛的预防性治疗。

用法用量 口服：一次5mg，一日2次，早餐后及晚餐后或睡前服用。日剂量不可超过20mg。

注意事项 ①颅内出血、脑梗死急性期、妊娠或可能妊娠的妇女禁用。②震颤麻痹患者、严重肝功能受损者慎用。③本品可引起困倦，用药后不得从事驾驶等危险性机械操作。

剂型规格 ①片剂：每片5mg。②胶囊剂：每粒5mg。

地佐辛
Dezocine

别名 Dalgan

作用用途 本品为一新合成的结构类似于喷他佐辛的阿片受体部分激动剂，为非肠道用镇痛药。在动物模型中显示烯丙吗啡样的拮抗作用，对吗啡成瘾的动物，本品能引起戒断症状，其阿片受体激动作用可被纳洛酮逆转。本品的相对镇痛强度为：术后肌内注射10mg的镇痛效果与10mg吗啡或50~100mg哌替啶等效。起效时间和作用持续时间与吗啡相仿。术后使用本品无明显呼吸抑制作用。由于它激动δ受体而提高血浆的NA水平，对心血管产生兴奋作用，故能增加心脏指数、肺动脉压及左室搏出量。本品肌内注射或皮下注射后吸收迅速，在肝脏代谢，从尿中排出。临床适用于急性疼痛的治疗，如术后中、重度疼痛，内脏绞痛，晚期癌症痛等。

用法用量 ①肌内注射：起始剂量10mg，以后每隔3~6小时，2.5~10mg。②静脉注射：起始剂量5mg，以后每隔2~4小时，2.5~10mg。

注意事项 ①冠心病患者慎用，静脉注射后有可能引起急性呼吸抑制，呼吸储备量减少的患者使用本品有危险。②对麻醉品有身体依赖性的患者不宜使用。③不良反应类似其他阿片镇痛药。有嗜睡、恶心、呕吐等，也有头晕、厌食、定向障碍、幻觉、出汗、心动过速及注射部位皮肤反应。

剂型规格 注射剂：每支5mg（1ml）；10mg（1ml）。

环苯扎林
Cyclobenzaprine

别名 胺苯庚烯，胺苯环庚烯，盐酸环苯扎林

作用用途 本品具骨骼肌松弛作用，能够减轻局部骨骼肌痉挛，而不影响肌肉功能，对中枢神经系统疾病引起的肌肉痉挛无效。临床用于缓解局部肌肉痉挛及其伴随症状，但本药对脑、脊髓疾病或儿童脑瘫引起的痉挛无效。口服后迅速吸收，在肝脏广泛代谢为葡萄糖醛酸结合物，经肾排泄。本品消除缓慢，半衰期为1~3日。

用法用量 口服：每次10mg，每日3次。每日剂量不超过60mg，连续用药不超过2~3周。

注意事项 ①心肌梗死的急性恢复期、心律失常、心脏传导阻滞或充血性心力衰竭患者，甲状腺功能亢进者禁用。②闭角型青光眼及眼内压增高者，前列腺增生或有尿潴留病史者，哺乳期妇女慎用。③中枢神经系统抑制药（如催眠药、抗焦虑药、抗抑郁药等）可增强本品作用，合用时须密切监控或减少本品用量。④与单胺氧化酶抑制剂合用可能引起高血压危象、严重惊厥，甚至死亡。⑤服药期间避免操纵机械或驾车。

剂型规格 片剂：每片10mg。

普瑞巴林
Pregabalin

别名 乐瑞卡，Lyrica

作用用途 本品为γ-氨基丁酸（GABA）类似物，结构和作用与加巴喷丁相似，具有抗癫痫、镇痛和抗焦虑活性。临床用于治疗用于治疗带状疱疹后神经痛。

用法用量 口服：每日剂量为150~600mg，分2~3次给药。

注意事项 ①糖尿病患者、充血性心力衰竭、眼科疾病患者、有血管神经性水肿病史者、肾功能减退者、高血压患者慎用。②本品有引起自杀想法和行为的风险。③本品可导致头晕、嗜睡，可能影响驾驶或操作机械的能力。④停药时，建议至少在1周内逐渐减量。

剂型规格 胶囊剂：每粒75mg；150mg。

夫洛非宁
Floctafenine

别名 氟他芬宁，氟喹氨苯酯，伊达拉克，Idarac

作用用途 本品为作用于周围神经的纯止痛药，属喹啉类，无解热和抗炎作用。其作用机制是抑制前列腺素（PG）的合成。与其他周围止痛药比较，本品作用强，起效快，耐受性好，且不成瘾。本品口服吸收良好，在肝脏中大部分被水解为氟喹氨苯酯酸，继而被氧化成羟基氟喹氨苯酯酸。60%从胆道排泄，40%从尿道排泄。本品可透过胎盘屏障，也可向乳汁移行。本品适用于各种急、慢性疼痛的止痛。

用法用量 口服：每次200~400mg，每日2次。

注意事项 ①对本品及其同类药过度敏感的患者禁用。②妊娠期及哺乳期妇女慎用。③肾功能不全者用药量应降低。④用药期间不宜从事驾驶车辆或操作机械等工作。⑤不良反应可见过敏反应，如荨麻疹、喉部水肿、呼吸道哮喘样不适感等。

剂型规格 片剂：每片200mg。

酒石酸麦角胺
Ergotamine Tartrate

别名 酒石酸麦角胺碱，麦角胺，Cynergen，Ergate，Ergostat，Ergotamine，Migretamine

作用用途 本品是麦角胺的酒石酸盐。主要通过直接收缩平滑肌，使扩张的颅外动脉收缩。可使脑动脉血管的过度扩张与搏动恢复正常，从而减轻头痛。另外，本品也可兴奋子宫平滑肌，有催产作用。临床主要用于偏头痛，也可用于其他神经性头痛。本品口服后经胃肠道吸收不佳且不规则，生物利用度可因高度的首过效应而降低。直肠给药或吸入给药可增加本药的吸收率和（或）吸收程度。

用法用量 ①**口服**：偏头痛发作时，一次 1～2mg，每日不超过 6mg，每周不超过 10mg。②**皮下注射**：每次 0.25～0.5mg，必要时隔 1 小时重复 1 次，24 小时内不超过 1mg。③**肌内注射**：用于偏头痛伴呕吐者，每次 0.25～0.5mg，必要时每隔 1 小时重复 1 次。

注意事项 ①严重心血管疾病患者，肝、肾功能不全，孕妇，哺乳期妇女禁用。②贫血者慎用。③长期使用本药可产生依赖性，停药后 24～48 小时内就会出现严重的头痛伴自发的烦躁不安。④本品不能预防和根治偏头痛，通常宜在头痛发作时短期使用。

剂型规格 ①片剂：每片 0.5mg；每片 1mg。②注射剂：每支 0.25mg（1ml）；每支 0.5mg（1ml）。

麦角胺咖啡因
Ergotamine and Caffeine

别名 咖啡葛，麦咖片，Cafergot

作用用途 本品为复方制剂，具有收缩血管作用，对子宫亦有收缩作用。本品通过直接收缩颈外动脉分支，使颅外动脉和小动脉搏动幅度减少，使脑动脉搏动回复正常而达到止痛。临床主要适用于偏头痛，亦可用于脑动脉扩张性头痛，组织胺引起的头痛等。

用法用量 口服：每次 2 片，必要时半小时后再服 1～2 片。极量：每日不超过 6 片，每周不超过 10 片。

注意事项 ①孕妇、哺乳期妇女、周围血管疾患、心绞痛及肝肾功能不全者禁用。②老年人慎用。③可见恶心、呕吐、腹痛、四肢乏力等。④偶有焦虑或精神错乱、幻视、胃痛、气胀等。

剂型规格 片剂：每片含酒石酸麦角胺 1mg，咖啡因 100mg。

美西麦角
Methysergide

别名 二甲麦角新碱

作用用途 本品为 5-HT$_{2A/2C}$ 拮抗剂，有较强的抗 5-HT 作用和较强的血管收缩作用。仅用于预防，而不用于治疗偏头痛急性发作。

用法用量 口服：以小剂量开始，每日 0.5～1mg，一次服用。在一周内逐渐增加到每次 1～2mg，每日 2 次。宜间断用药，每半年停药 3 周以上。

注意事项 ①常有恶心、眩晕、周围血管痉挛等。②可能引起幻觉、精神病大发作。③如突然停药，常引

起反跳性头痛。④长期服用可有严重的腹膜后纤维化，肺、胸膜或心内膜纤维化。

剂型规格 片剂：每片 1mg。

氢麦角胺
Dihydroergotamine

别名 二氢麦角胺，甲磺双氢麦角胺，甲磺酸二氢麦角胺，培磊新，氢化麦角胺，赛格乐，Diderget，Dihydergot，Dihydroergotamine Mesylate，Dihydroergotaminum，Ergotex，Seglor

作用用途 本品具有肾上腺素 α 受体阻断作用，对血管运动中枢的抑制作用比麦角胺强，对脑血管具选择性松弛作用，能缓解脑血管痉挛。本品还可使扩张的颈外动脉血管收缩并降低其搏动的幅度。临床用于偏头痛急性发作及血管性头痛。胃肠外给药可用于治疗直立性低血压。本品口服给药生物利用度低，在肝脏广泛代谢，代谢产物主要随粪便排出。

用法用量 ①**口服**：每次 1～3mg，每日 2～3 次。②**肌内注射**：每次 1～2mg，每日 1～2 次。

注意事项 ①周围血管疾病患者，心肌梗死患者，冠心病患者，严重肝肾功能不全患者，孕妇，哺乳期妇女禁用。②不能与其他血管收缩药或升压药合用。

剂型规格 ①片剂：每片 1mg。②注射剂：每支 1mg（1ml）；2mg（1ml）。

夫罗曲坦
Frovatriptan

作用用途 本品为选择性 5-HT$_1$ 受体激动剂，与 5-HT$_{1D}$ 受体有高度亲和力，对 GABA 介导的通道活性无明显作用，与苯二氮䓬类结合位点无明显亲和力。本品主要作用于脑外动脉和颅内动脉，并抑制这些血管的过度扩张。适用于成人有或无先兆性偏头痛急性发作的治疗。本品清除半衰期约为 26 小时，作用持续时间较长。

用法用量 口服：推荐剂量为每日 2.5mg，头痛缓解后，再次复发可再服 2.5mg，24 小时内最大剂量为 7.5mg。

注意事项 ①禁忌证：局部缺血性心脏疾病（如心绞痛、心肌梗死等）患者、脑血管疾病（如卒中等）患者、外周血管疾病（如局部缺血性肠疾病）患者、血压未得到控制的高血压患者、偏瘫型或基底型偏头痛患者、严重肝功能损害者、对本品过敏者。②本品仅用于确定的偏头痛患者，不宜作为偏头痛的预防用药。③65 岁以上和 18 岁以下人群及孕妇、哺乳期妇女不推荐使用本品。④如本品单次给药未获得疗效，则再次给药一般也无效。⑤常见不良反应：眩晕、头痛、口干、无力、潮红、胸痛、骨痛、消化不良等。⑥本品严重不良反应为：心脏疾病，如冠状动脉痉挛、一过性心肌局部缺血、心肌梗死、脑卒中、血压升高、室性心动过速、心室纤颤等。特别有心脏疾病患者，本品可能引起死亡，但发生

率很低。⑦若在服药后出现胸部、喉和颈部有压迫感，则可能为心脏疾病的前兆，应立即停药并采取措施。

剂型规格 片剂：每片 2.5mg。

佐米曲普坦
Zolmitriptan

别名 佐米格，Zomig

作用用途 本品是一种选择性受体激动剂，作用于人类血管的 5-HT$_{1D-\alpha}$ 和 5-HT$_{1D-\beta}$ 受体亚型的重组化合物。它是一种对 5-HT$_{1A}$ 受体中度亲和，而对 5-HT$_{1D}$ 受体高度亲和的受体激动剂。动物模型显示通过对血管 5-HT$_1$ 受体的激动作用引起血管收缩，并抑制神经肽的释放，从而缓解偏头痛的发生。临床上表现为服药后 1 小时内疼痛减轻，同时与偏头痛有关的恶心、呕吐、畏光、怕声症状也得以缓解。除上述对外周的作用外，本品对中枢神经系统也有影响。在脑干它能进入周围中枢及偏头痛中枢，这是由于它对同一患者的系列发作具有持久性的作用。血管扩张是由三叉神经顺行纤维介导的反射通道的激活以及支配脑循环的副交感神经通过释放血管活性肠肽（VIP）这一主要效应递质而产生的，本品能阻断这一反射通道和 VIP 的释放。本品口服吸收迅速完全，1 小时内达 75% 的峰浓度，其血浆浓度可维持 4~6 小时。适用于有/无先兆偏头痛的急性治疗。

用法用量 口服：推荐剂量为 2.5mg。如果 24 小时内症状持续或复发，可再次服药，但间隔时间最少为 2 小时。服用本品 2.5mg 后，头痛减轻不满意者，也可服用 5mg。服药 1 小时内效果最明显。反复发作者，24 小时内服用本品总量不得超过 15mg。

注意事项 ①对本品过敏的患者禁用。②血压未经控制者，症状性帕金森综合征或患有其他心脏旁路传导有关的心律失常者忌用。③哺乳期妇女慎用。④驾驶车辆和操作机械患者慎用。⑤常见副作用有恶心、头晕、嗜睡、温热感、无力、口干等。⑥咽喉部、颈部、四肢及胸部可能出现沉重感、紧缩感和压迫感，还可出现肌痛、肌肉无力。⑦使用本品治疗 12 小时内应避免使用其他 5-HT$_{1D}$ 激动剂。⑧对使用单胺氧化酶-A 抑制剂的患者，建议 24 小时内服用本品的最大量为 7.5mg。

剂型规格 片剂：每片 2.5mg。

苯甲酸利扎曲普坦
Rizatriptan Benzoate

别名 利扎曲坦，Rizatriptan

作用用途 本品是 5-HT$_{1D}$ 受体激动药。用于治疗急性偏头痛，对有先兆、无先兆及与月经相关的偏头痛均有效，能减轻头痛、逆转功能性障碍。本品口服后 30 分钟起效，1.5~2 小时达最大效应。

用法用量 口服：初始剂量为 5mg 或 10mg，如无效可在 2 小时后重复给药。常规剂量为 5~10mg，最大剂量为每 24 小时 30mg。

注意事项 ①脑血管综合征患者、不易控制血压的高血压患者心血管疾病患者禁用。②肝、肾功能不全者慎用。③用药期间应监测血压、心率。④停用单胺氧化酶抑制药至少 14 日后才能使用本药。

剂型规格 ①片剂：每片 5mg；10mg。②口腔崩解片：每片 5mg；10mg。

阿莫曲坦
Almotriptan

别名 Almogran

作用用途 本品对颅内血管 5-HT$_{1B/1D}$ 受体有高度选择性，对冠状动脉的致痉作用较其他曲坦类药物小，对脑动脉的作用比舒马曲坦强 25 倍。口服给药有效率为 66%~88%，皮下给药有效率超过 90%。半衰期为 3.5 小时。适用于有或无先兆的偏头痛发作的急性治疗。

用法用量 口服：偏头痛发作初期服用 12.5mg，如症状重现，可再服 12.5mg。最小时间间隔为 2 小时，最大日剂量为 25mg。

注意事项 ①禁忌证：缺血性心脏病史或征兆（心肌梗死、心绞痛、无症状性局部缺血难以控制的高血压）者；有脑血管意外，暂时性局部缺血发作、外周血管疾病患者；严重肝受损者、基底动脉型、偏瘫性或眼肌麻痹性偏头痛患者。②下列患者慎用：严重肾损伤者；有其他神经系统疾病以及治疗前有心血管疾病有危险因素者；对磺胺类药物过敏者；老年人、孕妇和哺乳期妇女。③不良反应：眩晕、嗜睡、恶心、呕吐、疲劳。

剂型规格 片剂：每片 6.25mg；12.5mg。

那拉曲坦
Naratriptan

别名 纳拉曲坦，那拉曲普坦，诺拉替坦，Amerge，Narming

作用用途 本品是选择性 5-HT$_{1B/1D}$ 受体激动剂。本品不增加动脉血压，但与轻微的剂量依赖性心动过缓有关。本品具有口服生物利用度高，消除半衰期长，药物耐受性好等特点。成人消除半衰期为 5~6 小时，肝肾功能损害时可延长至 7~20 小时。适用于中、重度偏头痛（有或无先兆）急性发作的治疗。

用法用量 口服：每次 2.5mg，急性发作时服用。必要时可在 4 小时后重复给药 1 次。24 小时内最大剂量为 5mg。肝肾功能不全者，起始剂量为 1mg，24 小时内最大剂量为 2.5mg。

注意事项 ①禁忌证：对本品过敏者；脑血管疾病（如短暂性脑缺血发作、脑卒中）患者；偏瘫型或基底动脉型偏头痛患者、缺血性心脏病（如心绞痛、心肌梗死史或其他潜在的心血管病）；未控制的高血压患者、严重肝肾功能损害（肌酐清除率低于 15ml/min）者。②下列情况慎用：有冠心病危险相关因素的患者（如糖尿病、肥胖、吸烟、高胆固醇、冠心病家族史、40 岁以上的男性、手术或自然绝经的妇女、未确诊或目前症状不典型的偏头痛患者或轻中度肝肾功能损害者。③孕妇和哺乳期妇女慎用。④必须使用时需间隔24小时以上。

剂型规格 片剂：每片1mg；2.5mg。

舒马普坦
Sumatriptan

别名 舒马曲坦，舒马坦，舒马西坦，英明格，Imigran，Imitrex，Sumatriptanum，Zecuity

作用用途 本品为选择性5-羟色胺$_{1D/1B}$受体激动药，主要选择性激动血管5-HT$_{1D}$受体，而对其他受体亚型无亲和力。因其具有颅脑血管收缩、周围神经元抑制和三叉神经-颈复合体二级神经元传导抑制的作用，从而可抑制激活的伤害性三叉神经传入效应，起到控制偏头痛发作的作用。用于治疗急性偏头痛和丛集性疼痛，但不用于预防。

用法用量 口服：初始剂量100mg，每日2~3次。口服后约30分钟即可缓解症状，有些患者用50mg即有效，因此伴肝损害的患者可选用这一剂量。

注意事项 ①缺血性心脏病、缺血性脑血管病、缺血性周围血管病、家族性偏瘫型偏头痛、椎基底动脉型偏头痛、严重肝功能损害、未经控制的高血压患者禁用。②有潜在心脏病、缺血性心脏病易感者、肝肾功能异常者、以往用本品出现过胸痛或胸部紧迫感者慎用。

剂型规格 ①片剂：每片25mg（以舒马普坦计）；100mg（以舒马普坦计）。②胶囊：每粒50mg（以舒马普坦计）。

苯噻啶
Pizotifen

别名 新度美安，BC105，Pizotifan

作用用途 本品为5-羟色胺对抗剂，具有很强的抗组胺和弱的抗乙酰胆碱作用。临床主要用于典型和非典型性偏头痛，能减轻症状，减少发作次数，疗效显著，但对偏头痛急性发作无即刻缓解作用。亦可试用于红斑性肢痛症、血管神经性水肿、慢性荨麻疹等。

用法用量 口服：每次0.5~1mg，每日1~3次。房性及室性早搏患者，每次0.5mg，每日3次。

注意事项 ①青光眼、前列腺肥大患者及孕妇忌用。②驾驶员和高空作业者慎用。③长期应用应注意血象变化。④可见嗜睡、头昏、口干等。⑤不宜与单胺氧化酶抑制剂伍用。

剂型规格 片剂：每片0.5mg。

纳曲酮
Naltrexone

别名 环丙羟酮吗啡，Trexan

作用用途 本品为一纯粹的阿片类受体拮抗剂，能显著减弱或完全阻断静脉注射的阿片类药物的作用。如与吗啡长期伍用，可阻止人体生理上对吗啡的依赖性，与其他阿片类药物同用时可能产生同样的效应，对阿片类药物成瘾者，本品可消除其戒断症状，其本身不产生任何依赖性或耐药性。临床研究表明，50mg的纳曲酮可阻断静脉注射25mg海洛因的药理作用24小时，如本品剂量加倍，则可阻断48小时。本品用于阻断阿片类药物的药理作用，也可用以保持有阿片瘾者戒断后的正常生活。

用法用量 口服：每次50mg，每日1次，连续1周，周末应用100mg。也可隔日100mg或每3日150mg。当选用较高剂量和较长时间，阿片戒断症状可以减轻时，可改为48~72小时给药1次。

注意事项 ①对本品过敏者、急性肝炎或肝功能衰竭者禁用。②正在使用阿片类镇痛药者或正在迅速停用阿片类药物者禁用。③用药期间应定期进行肝功能测定。④有阿片类成瘾者可导致严重不良反应。⑤常见不良反应有入睡困难、焦虑、神经质、腹痛或痉挛、恶心、呕吐、全身无力、肌肉痛、关节痛等。⑥密闭，干燥处保存。

剂型规格 片剂：每片50mg。

依他佐辛
Eptazocine

别名 溴酸酚甲唑辛，镇痛灵，Eptazocin Hydrobromide，Sedapain

作用用途 本品具有麻醉性镇痛效果及拮抗阿片受体作用。主要适用于各种中度至重度急慢性疼痛。如癌症疼痛、各种手术前及术后镇痛以及骨折和肌肉骨骼创伤和劳损性疼痛等。亦可用于牙痛及风湿痛。尤其适用于急性剧痛的镇痛。常用本品溴酸盐或盐酸盐。

用法用量 肌内注射或皮下注射：每次15mg即可完全缓解症状。以后可根据患者症状酌情增加至每4~6小时1次。

注意事项 ①有严重呼吸抑制、患有头部外伤、脑内疾病易失知觉者，以及有颅内压增高者禁用。②有胆道疾病者慎用。③孕妇慎用，哺乳期妇女应用本品时应停止哺乳。儿童应用本品的安全性尚未确定。④本品应短期应用，需长期应用者应遵医嘱。⑤有出汗、流汗增加、恶心、呕吐、口渴、头痛及倦睡等不良反应。⑥偶有休克发生，治疗期间应严密观察。⑦偶有轻微抑制呼吸或胸部压迫感觉。⑧偶有心动过速、面部泛红、血压增高或寒冷感觉。⑨本品不能与巴比妥类配伍，以免产生沉淀。

剂型规格 注射剂：每支15mg（1ml）。

喷他佐辛
Pentazocine

别名 戊唑星，镇痛新，Talwin

作用用途 本品为阿片受体的部分激动剂，其镇痛强度约为吗啡的1/3、对呼吸抑制作用约为吗啡的1/2，加大剂量时本品的镇痛和呼吸抑制作用并不成比例增加。本品大剂量可引起血压上升，心率加快。对胃肠道平滑肌作用与吗啡相似，但对胆道括约肌作用较弱。本品成瘾性也较弱，易吸收，口服后约1小时发挥作用，1次给药可持续5小时以上。肌内注射后15分钟血药浓度达峰，$t_{1/2}$约为2小时。本品在肝脏代谢，经肾脏排泄，24小时排出总量约60%。临床用于各种慢性疼痛。

用法用量 ①口服：每次25～50mg。必要时3～4小时重复一次。②皮下注射或肌内注射：每次30mg。

注意事项 ①颅内压增高者慎用。②肝、肾功能损害及孕妇慎用。③不良反应有眩晕、恶心、呕吐、出汗、焦虑、恶梦、幻觉等。④大剂量用药后可出现呼吸抑制、血压升高、心率加快、胃排空和肠道输送时间延长。⑤长期使用本品可成瘾。⑥对吗啡有耐受者，使用本品能减弱吗啡的镇痛作用，并促使患者出现戒断症状。⑦吸烟者比不吸烟者服用本品代谢快约40%。⑧药物过量主要表现为呼吸抑制、血压上升和心率加快，可用纳洛酮烯丙吗啡加重呼吸抑制作用对抗。

剂型规格 ①片剂（盐酸盐或氢溴酸盐）：每片25mg；50mg。②注射剂（乳酸盐）：每支15mg（1ml）；30mg（1ml）。

间苯三酚
Phloroglucionl

别名 艾朴

作用用途 本品为注射用间苯三酚，能直接作用于胃肠道和泌尿生殖道平滑肌，是亲肌性非阿托品、非罂粟碱类纯平滑肌解痉药，与其他平滑肌解痉药相比特点是不具有抗胆碱作用，在解除平滑肌痉挛的同时，不会产生一系列抗胆碱样副作用。本品不会引起低血压、心律失常、心率加快等症状，对心血管功能没有影响。本品可用于消化科、急诊科、妇科、产科、泌尿科、微创科等。对胆绞痛、腹部疼痛、痛经、痉挛性难产、急性上尿路痉挛性疼痛、肾绞痛等有较好止痛作用。亦可用于妇科取放环术、前列腺电切术、胃镜、肠镜检查的止痛。

用法用量 静脉滴注、静脉注射、肌内注射：应根据不同的病症和用药目的来选用不同的注射方法。应按说明书中的用法用量来正确使用。通常静脉注射每次80mg，每日剂量可达200mg。肌内注射，每次40mg。用适量注射用水溶解后，可肌内注射；将药稀释于5%或1%葡萄糖注射液中供静脉注射。

注意事项 ①极少患者用药后有头晕、恶心等不良反应，停药或减少剂量后这些症状会自行消失。②本品有效成分对动物的生育功能、胎仔、新生儿的影响及其致畸胎和致癌性上均不具毒性作用，用药较安全。

剂型规格 注射剂：每支40mg。

神经托品
Neurotropin

别名 神经妥乐平，牛痘疫苗接种家兔炎症皮肤提取物，恩再适，Analgecine

作用用途 本品为含有牛痘免疫病毒接种家兔的炎症皮肤提取液，是含有某种非蛋白性生理活性物质的注射液。其特征在于对机体的功能异常具有调节作用，对于免疫、神经系统方面细胞功能的降低具有改善作用。临床上，对于改善疼痛、麻痹症状、冷感、瘙痒、变态反应等症状具有很高的效用。适用于腰痛症、颈肩腕综合征、症状性神经痛、各种皮肤疾病（湿疹、皮炎、荨麻疹）伴随的瘙痒、过敏性鼻炎的治疗，亚急性视神经脊髓病后遗症所引起的冷感、疼痛、异常知觉症状的改善。

用法用量 ①口服：成人每日4片，分早晚两次服用。另外，根据年龄和症状可酌情增减。②皮下注射、肌内或静脉注射：成人，每日3.61IU，可酌情增减。对亚急性视神经脊髓病后遗症，通常每人每日静脉注射7.2IU。

注意事项 ①对本品过敏者禁用。②孕妇、哺乳期妇女、老年人、儿童慎用。③本品应整片吞服，请勿嚼碎。④有时会出现发疹、胃部不适、胃痛、腹泻、腹胀、便秘、头痛、困倦等。

剂型规格 ①片剂：每片含4.0 Neurotropin单位。②注射剂：每支3.6Nearotropin单位（3ml）。

3-乙乌头碱
3-Acetylaconitine

别名 新乌宁痛

作用用途 本品可提高痛阈，镇痛作用强于吗啡、阿司匹林。临床用于各种中度程度疼痛、肩关节周围炎、颈椎病、肩臂痛、腰痛、关节扭伤、风湿性关节炎、类风湿性关节炎、坐骨神经痛、带状疱疹、小手术术后痛。

用法用量 ①口服：每次0.3mg，每日1～2次，餐后服。10日为一疗程，疗程间隔3～5日。②肌内注射：每次0.3mg，每日1～2次，以注射用水稀释至2ml后注射。

注意事项 出现心电图变化时应停药，并用维生素C、高渗葡萄糖及阿托品解救。

剂型规格 ①片剂：每片0.3mg。②注射剂：每支0.3mg（1ml）。

阿片全碱
Papaveretum

别名 潘托邦，全阿片素，Opium Alkaloids

作用用途 本品临床用于各种疼痛及止泻，药效持久。

用法用量 ①口服：每次5～15mg，每日3次。②皮下注射：每次6～12mg。极量：一次30mg。

剂型规格 ①片剂：每片5mg。②注射剂：每支20mg（1ml）。

山豆碱
Alkaloids of Sophora Tankinese

别名 山豆根总碱

作用用途 本品临床用于慢性气管炎、哮喘、咽喉肿痛、关节痛等。

用法用量 肌内注射：每次 2ml，每日 2 次。

剂型规格 注射剂：每支 10mg（2ml）。

荷苞牡丹碱
Dicentrine

别名 山乌龟碱，痛可宁

作用用途 本品有一定镇痛、镇静作用。用于头痛、腰痛、牙痛、小手术后疼痛及神经衰弱等。

用法用量 口服：每次 20~60mg。按术后的疼痛情况来确定用药次数。

剂型规格 片剂：每片 20mg。

匹米诺定
Piminodine

别名 去痛定

作用用途 本品为强效麻醉性镇痛药，镇痛作用较哌替啶强 5 倍。临床用于术前给药，胆囊炎合并胆石、胰腺炎、癌症等引起的剧痛。

用法用量 ①口服：每次 25~50mg。②皮下注射或肌内注射：每次 10~20mg，必要时每 4 小时 1 次。

剂型规格 ①片剂：每片 25mg。②注射剂：每支 10mg（1ml）。

千金藤啶碱
Stepholidine

别名 光千金藤定碱，斯替复里啶

作用用途 本品临床用于血管性头痛、偏头痛、多动性运动障碍、儿童多动秽语综合征等。

用法用量 成人 口服：①用于预防血管性头痛，每次 25~75mg，每日 3 次，餐后服。②用于治疗急性发作，每次 15~100mg，顿服。③用于多动性运动障碍，25~100mg，每日 3 次，餐后服。儿童：用量按成人量的 1/3~1/2 剂量。

注意事项 ①心、肝、肾疾病患者，妊娠期妇女禁用。②消化道溃疡及低血压患者慎用。③大剂量可致嗜睡、血压下降。

剂型规格 片剂：每片 25mg。

第二节　解热镇痛药

解热镇痛药是一类具有解热、镇静作用的药物，多数也有消炎和抗风湿作用。解热镇痛药对发热病人有退热作用，对中等强度的疼痛，如头痛、牙痛、肌肉痛、关节痛、神经痛等钝痛有一定疗效。而对创伤性剧痛和内脏平滑肌痉挛引起的疼痛则无效。解热镇痛药的品种较多，如乙酰水杨酸、复方阿司匹林、散利痛、酚加片、氨酚曲麻片、复方对乙酰氨基酚等。

乙酰水杨酸
Acetylsalicylici Acid

别名 阿司匹林，安可春，安尼妥，伯基，博尔心，拜阿司匹灵，巴米尔，力爽，洛定，醋柳酸，Aspirin，Bamyl

作用用途 本品为水杨酸类药物。具有解热、镇痛和消炎、抗风湿作用，用于发热、头痛、神经痛、肌肉痛、风湿痛、急性风湿性关节炎及类风湿性关节炎等。本品还有促进尿酸排泄的作用，对痛风有效。有抗血小板聚集作用，能延长出血时间，防止血栓的形成，故可用于动脉粥样硬化、暂时性脑缺血、心肌梗死等的预防。另外，尚可用于治疗胆道蛔虫病（有效率 90% 以上）以及因 X 线照射或放射治疗引起的腹泻。粉末外用可治足癣。

用法用量 （1）口服：①解热镇痛，成人，每次 0.3~0.6g，每日 3 次，饭后服。儿童，每日剂量如下：2~4 岁，0.16g；4~6 岁，0.24g；6~9 岁，0.32g；9~11 岁，0.4g；11~12 岁，0.48g。②风湿病及类风湿病，成人，一般每日 3~5g，分次服用；儿童，25kg 以下，每日 0.1g/kg 体重；25kg 以上，每日 2.4~3.6g，分次服用。③预防血栓、动脉粥样硬化及心肌梗死，每日 0.3g。④预防暂时性脑缺血，每次 0.65g，每日 2 次。⑤治疗胆道蛔虫病，每次 1.0g，每日 2~3 次，连用 2~3 日。当阵发性绞痛停止 24 小时后，停药并进行常规驱蛔治疗。⑥X 线照射或放射治疗引起的腹泻，每次 0.6~0.9g，每日 4 次。（2）外用：治足癣，先用温开水，或 1∶5000 高锰酸钾溶液洗涂患处，然后用本品粉末撒布患处，一般 2~4 次即愈。

注意事项 ①大剂量可出现恶心、呕吐，长期大剂量可加重或诱发溃疡病甚至出血，故有胃及十二指肠溃疡的患者慎用或不用，如应用，须与抗酸药同服或应用肠溶片。②一般剂量（每日 0.9~1.8g）能抑制血小板聚集，延长出血时间，大剂量（每日 6g）或长期使用，能抑制凝血酶原的形成，延长凝血酶原时间，故严重肝损害、低凝血酶原血症、维生素 K 缺乏之以及血液病患者均应避免应用。手术前 1 周应停用。③少数患者可出现荨麻疹、血管神经性水肿、过敏性休克或哮喘。④长期连续服用，可能引起肾乳头坏死。⑤年老体弱或体温在40℃以上者，宜用小量解热药，以免大量出汗、体温骤降而引起虚脱。⑥妊娠期妇女慎用或避免应用。⑦饮酒前后不可服用本品。⑧尽量避免与糖皮质激素合用，二者合用可能使出血加剧。⑨正在服抗凝血药的患者不宜用本品，以免促进胃肠道出血。

剂型规格 ①片剂：每片25mg；40mg；50mg；100mg；150mg；200mg；300mg；500mg。②胶囊剂：每粒40mg；150mg；300mg；500mg。③散剂：每袋100mg；500mg。④栓剂：每枚100mg；300mg；450mg；500mg。

水杨酸咪唑
Imidazole Salicylate

别名 艾咪达特，楚来，咪唑水杨酸酯，咪唑酯，施力灵，西利城，midazate，Selezen

作用用途 本品具有抗炎、镇痛和解热的作用。可选择性和可逆性地抑制血栓烷A_2合成酶，但不阻断前列腺素的生物合成，故对胃的刺激性较小。临床用于缓解风湿性关节炎、风湿病所致的疼痛及肌肉、骨骼、韧带的急慢性疼痛。

用法用量 成人 ①口服：片剂，每次500～1500mg，每日1～2次。滴剂，每次20～40滴，每日1～3次。②局部外用：使用5%凝胶。③直肠给药：栓剂，每日500mg。④肌内注射：每日500～1000mg。

儿童 ①口服：片剂，6～12岁儿童，每次250～500mg，每日1～3次。滴剂，6～12岁儿童，每次10～20滴。②直肠给药：栓剂，每日100mg。

注意事项 ①消化性溃疡患者及妊娠期妇女禁用。②可血管神经性水肿、皮疹、鼻塞、哮喘。

剂型规格 ①片剂：每片500mg；750mg。②滴剂：40%（100ml：40g）。③注射剂：每支500mg（2ml）。④凝胶剂：5%。⑤栓剂：每枚100mg；500mg；750mg。

乙水杨胺
Ethenzamide

别名 邻乙氧苯甲酰胺

作用用途 本品具有解热镇痛作用。用于发热、头痛、神经痛、关节痛、类风湿性关节炎、牙痛、痛经等。

用法用量 口服：每次0.05～0.25g，每日1.0～1.5g。

注意事项 本品尚未见不良反应报道。

剂型规格 片剂：每片0.25g。

贝诺酯
Benorilate

别名 苯乐来，酯胺苯醋柳酯，扑炎痛，乙酰水杨酸对乙酰胺苯酯，Fenasprate，Benorylate，Benoral，Benortan

作用用途 本品为阿司匹林与对乙酰氨基酚以酯键相结合的中性化合物。为非甾体类抗炎、抗风湿、解热镇痛药。其疗效与阿司匹林相似。它没有游离的羟基与羧基，口服后在胃肠道中不水解，故对胃肠刺激性小，比阿司匹林不良反应少，患者易于耐受。老年人和儿童均可使用。主要用于类风湿性关节炎、急慢性风湿性关节炎、风湿痛、感冒发热、头痛、神经痛及术后疼痛等。

用法用量 口服 ①用于类风湿、风湿性关节炎：成人，每次4g，每日2次；或每日2g，每日3～4次。儿童，风湿性关节炎，每次1g，每日3～4次。②一般解热、镇痛：成人，每次0.5～1.5g，每日3～4次。儿童，3个月～1岁，每次25mg/kg，每日4次；1～2岁，每次250mg，每日4次；3～5岁，每次500mg，每日3次；6～12岁，每次500mg，每日4次。

注意事项 ①肝、肾功能不全、凝血功能障碍、对阿司匹林过敏者禁用。②不满3个月的婴儿禁用。③消化道溃疡者慎用。④不良反应：可见呕吐、便秘、烧心、嗜睡、头晕、定向障碍；用量过大时可致耳鸣、耳聋，减量或停药后症状即消失。

剂型规格 ①片剂：每片0.2g；0.4g；0.5g。②颗粒剂：每袋0.5g。

复方阿司匹林片

别名 复方乙酰水杨酸片，解热止痛片，A.P.C

作用用途 解热镇痛，适用于感冒发热、头痛、牙痛、神经痛。

用法用量 口服：每次1～2片，每日3次。

注意事项 ①对所含成分有过敏者慎用。②6岁以下儿童禁用。

剂型规格 片剂：每片含阿司匹林0.23g，扑热息痛0.126g，咖啡因0.03g。

阿苯片
Aspirin and Luminal

别名 阿鲁片，乙酰水杨酸苯巴比妥片，Acetylsalicylic Acid et Phenobarbitali

作用用途 解热镇痛，适用于儿童感冒退热、镇痛和镇静。

用法用量 口服：2岁以下，遵医嘱；2～3岁，每次1片；4～6岁，每次1.5片；7～12岁，每次2片。每日3次。

注意事项 ①偶有对苯巴比妥过敏时应立即停药。②对胃肠道有一定刺激性，不宜空腹服。

剂型规格 片剂：每片含阿司匹林0.1g，苯巴妥0.01g。

阿司匹林赖氨酸盐
Aspirin-DL-Lysine

别名 艾比西，舒信，来比林，赖氨比林，赖氨酸阿司匹林，威诺匹林，Aspegic，Aspisol，DL - Lysine - acetylsalicylate，Venopirin

作用用途 本品为乙酰水杨酸与赖氨酸的可溶性复盐，其作用同阿司匹林，因其易溶于水，可用于肌内注射或静脉注射，避免了因口服而引起胃肠道的刺激，此外尚有起效快、血药浓度高、毒副作用小等优点。主要用于治疗多种原因引起的发热和疼痛，如感冒发热、头痛、风湿痛、神经痛以及手术后疼痛等。

用法用量 肌内注射或静脉注射：成人，每次 0.9~1.8g 每日 2 次。儿童，每次 10~25mg/kg 体重，每日 2~3 次。

注意事项 ①对阿司匹林过敏者禁用。②偶见恶心、呕吐、出汗、血管性疼痛、脸面潮红等。③年老体弱或体温达 40℃ 以上者应严格掌握给药剂量，以免出汗过多。

剂型规格 注射剂：每支 0.25g（相当于阿司匹林 0.14g）；0.58（相当于阿司匹林 0.28g）；0.9g（相当于阿司匹林 0.5g）。

阿司匹林精氨酸
Aspirin Arginine

别名 精氨匹林，Arginine Acetylsalicylate

作用用途 本品是由阿司匹林和精氨酸组合的复方制剂。本品作用与阿司匹林相同，具有解热、镇痛、抗炎作用。本品的特点是可供肌内注射，避免口服阿司匹林对胃肠道的刺激，宜于儿童使用。本品毒性低、使用较安全。适用于发热、头痛、神经痛、牙痛、肌肉痛及活动性风湿病、类风湿性关节炎、创伤及手术后疼痛等的对症治疗。

用法用量 肌内注射：①成人：每次 1g，每日 1~2 次，或根据病情按医嘱用药。②儿童：每日 10~25mg/kg。使用前，每瓶内加入 0.9%氯化钠注射液或加入灭菌注射用水 2~4ml，溶解后立即注射，不宜久放。

注意事项 ①3 个月以下婴儿禁用。②过敏体质者、有过敏史或哮喘患者慎用。③偶见轻微胃肠道反应。④肌注时可引起轻度局部疼痛，少数患者用药后出汗较多。⑤年老体弱或体温超过 40℃ 者，需注意给药剂量，以免引起虚脱。

剂型规格 注射剂：每支 0.5g（相当于阿司匹林 0.25g）；1g（相当于阿司匹林 0.5g）。

卡巴匹林钙
Carbasalate Calcium

别名 阿司匹林钙脲，卡巴匹林，素客同，速克痛，

乙酰水杨酸钙脲，Carbaspirin Calcium

作用用途 本品为乙酰水杨酸钙与脲的络合物。具有解热、镇痛、抗炎及抑制血小板聚集作用。解热镇痛作用比阿司匹林强，副作用小，对胃肠道黏膜几无刺激。适用于感冒发热、头痛、牙痛、神经痛、肌肉痛、月经痛、风湿及类风湿性关节炎。亦可用于预防暂时性脑缺血发作、心肌梗死或其他术后的血栓形成。

用法用量 口服：①解热镇痛，成人，每次 0.6g，每日 3 次。必要时每 4 小时 1 次，24 小时不得超过 3.6g。②抗风湿，成人，每次 1.2g，每日 3~4 次。儿童：初生~6 个月，1 次 50mg；6 个月~1 岁，1 次 50~100mg；1~4 岁，1 次 0.1~0.15g；4~6 岁，1 次 0.15~0.2g；6~9 岁，1 次 0.2~0.25g；9~14 岁，1 次 0.25~0.3g。需时 2~4 小时后可重服。

注意事项 ①胃及十二指肠溃疡患者、有出血性疾病及妊娠头 3 个月和最后 4 周禁用。②肝、肾功能不全、哮喘、月经过多或痛风患者不宜用。③正在用抗凝药治疗的患者慎用。④长期大量用药（如抗风湿）时，与阿司匹林比较除对胃肠道黏膜刺激轻些，其他不良反应相似。对阿司匹林过敏、肝功能失调、出血倾向、服用抗凝血药者、妊娠期妇女、哺乳期妇女禁用。

剂型规格 散剂：每袋 50mg；100mg；150mg；200mg；300mg；600mg（相当于乙酰水杨酸 472mg）。

水杨酸镁
Magnesium Salicylate

作用用途 本品有抗炎、解热、镇痛作用，对胃肠道刺激性小，对血小板无影响。用于类风湿性关节炎、结缔组织病、关节痛及风湿病，亦用于滑囊炎。因不含钠离子，尤适用于伴有高血压或心力衰竭的风湿病患者。

用法用量 口服：每次 0.5~1g，每日 3 次。

注意事项 ①部分人有眩晕、耳鸣和胃肠道反应。②肝、肾功能不全、消化道溃疡者禁用。

剂型规格 ①片剂：每片 250mg。②胶囊剂：每粒 250mg。

三柳胆镁
Choline Magnesium Trisalicylate

别名 三水杨酸胆碱镁，痛炎宁，Trilisate

作用用途 本品为水杨酸胆碱与水杨酸镁的复合物，其解热、镇痛作用与阿司匹林相似，但副作用较少。口服吸收快，作用较持久。临床用于治疗风湿性关节炎、骨关节炎等。对因胃肠道反应而不能耐受阿司匹林的患者，使用本品尤为适宜。

用法用量 口服：①用于治疗类风湿性关节炎及严重关节炎：成人，每次 1~1.5g（按水杨酸计算），每日 2 次，饭后服。②用于治疗骨关节炎及轻、中度关节炎：成人，每次 1g（按水杨酸计算），每日 2 次，饭后服。

注意事项 ①活动性溃疡、血友病、对水杨酸盐过敏

者禁用。②孕妇及 12 岁以下儿童禁用。③慢性肾功能不全患者慎用。④出现耳鸣为不良反应指标，当发生时，应酌情减量。⑤本品与甾体化合物或酒精同时服用，有增加胃黏膜溃疡的危险。⑥本品不宜与香豆素、茚三酮抗凝血剂或肝素同时用。

剂型规格 片剂：每片含水杨酸胆碱 293mg 或 440mg 及水杨酸镁 362mg 或 544mg（相当于水杨酸 500mg 或 750mg）。

二氟尼柳
Diflunisal

别名 二氟苯水杨酸、氟苯水杨酸、双氟尼酸、Dolobid

作用用途 本品为水杨酸衍生物，具有解热、镇痛及抗炎作用，并有促尿酸排泄的作用。其镇痛作用较阿司匹林强，且维持时间长；抗炎效果亦比阿司匹林好；同时对胃肠道刺激较小，一般不引起胃肠道出血。适用于轻、中度疼痛及骨关节炎，对术后疼痛及癌痛疗效也较好。

用法用量 口服：轻、中度疼痛，开始每次服 1.0g，以后每 8~12 小时服 0.5g；骨关节炎，每日 0.5~1.0g，分次服用，以后可据病情增减剂量，维持量不超过每日 1.5g。

注意事项 ①对本品过敏者、由非甾体抗炎药引起的急性哮喘者、哺乳期妇女禁用，胃出血、胃溃疡患者忌用，12 岁以下儿童不宜用。②心、肾功能不全、高血压或有其他液体潴留倾向者慎用，孕妇慎用。③可见恶心、呕吐、消化不良、头痛、嗜睡、失眠、皮疹等。④与抗凝药同服可延长凝血酶原作用时间。

剂型规格 片剂：每片 250mg；500mg。

胍西替柳
Guacetisal

别名 醋柳愈酯，多希，分明，扶他平，呱西替沙，可泰尔，索迪菲，Broncaspin，Guacetisalum

作用用途 本品为阿司匹林与愈创木酚结合而成的酯，属非甾体类抗炎镇痛药，具有抗炎、解热、镇痛及祛痰作用。在体内可水解为水杨酸及愈创木酚。临床用于急性支气管炎、慢性支气管炎急性发作、感冒引起的发热、头痛、肌肉痛、咳痰的对症治疗。

用法用量 成人 口服：每次 0.5g，每日 3 次。

儿童 口服：3 岁以下儿童，每次 0.083g；3~6 岁儿童，每次 0.167g；6~12 岁儿童，每次 0.334g。每日 2~3 次。

注意事项 ①对本药或水杨酸类药过敏的患者禁用。②有胃和十二指肠溃疡、上消化道出血、出血倾向者、严重肝功能损害的患者及妊娠期、哺乳期妇女慎用。③可见血清丙氨酸氨基转移酶升高、食欲减退、上腹部不适、血小板减少。

剂型规格 ①片剂：每片 0.25g。②胶囊剂：每粒 0.25g。

0.125g；0.25g。③颗粒剂：每袋含 0.167g；0.5g。④干混悬剂：每袋含 0.167g；0.25g；0.5g。

双水杨酯
Salsalate

别名 水杨酰水杨酸，Salicyl Salicyclic Acid，Salicyl Salicylate，Salysal，Sasapyrin

作用用途 本品为酯类，口服后在胃中不分解，在碱性肠液中逐渐分解成为 2 个分子水杨酸而起作用。与阿司匹林作用相似，具有解热、镇痛、抗炎作用。本品另一特点是水杨酸的含量高，即使小剂量，也能达到较高血浓度。按抗炎剂量用药，一般每日 2 次，即可维持 10~30mg/dl 血药浓度（12 小时内），最后一次给药后，治疗血浓度可维持 16 小时。本品临床用于流行性感冒、风湿热、急慢性风湿性关节炎，以及头痛、牙痛、神经痛、腰痛、月经痛等中度疼痛，也可用于痛风。

用法用量 成人 口服：每次 0.3~0.6g，每日 2~3 次。用于风湿性关节炎时，剂量可稍加大，即每次 0.9~1.2g，每日 2~3 次。

注意事项 ①对本品及阿司匹林过敏者禁用。②有消化性溃疡、慢性肾功能不全的患者慎用。③不良反应可见轻微胃肠道反应及耳鸣，偶有皮疹。④本品与抗凝剂合用可因增强后者作用而导致出血倾向。⑤动脉硬化伴高血压、近期脑出血或年老年弱者禁用。⑥大剂量时有致基因突变可能，妊娠头 3 个月及分娩前 2~3 周的妇女禁用。

剂型规格 ①片剂：每片 0.3g。②胶囊剂：每粒 0.5g。

索米痛
Somiton

别名 去痛片

作用用途 本品为复方制剂，具有解热镇痛作用，主要用于头痛、肌肉痛、牙痛、关节痛、月经痛及小手术后疼痛。还可用于发热。

用法用量 口服：成人，每次 1~2 片，每日 3 次或遵医嘱；5 岁以上儿童，每次 1/2~1 片。

注意事项 ①对本品成分有过敏者慎用。②孕妇、哺乳期妇女不推荐使用。③老年人慎用。④长期服用，可导致肾脏损害，严重者可致肾乳头坏死或尿毒症，甚至可能诱发肾盂肾癌和膀胱癌。

剂型规格 片剂：每片含氨基比林 0.15g，非那西丁 0.15g，咖啡因 0.05g，苯巴比妥 0.015g。

散利痛
Saridon

别名 撒烈痛，散利通，对乙酰氨基酚-异丙安替比林-咖啡因

作用用途 本品为复方制剂,适用于各类疼痛:如头痛、牙痛、痛经、偏头痛、风湿痛及手术后引起的疼痛,还可用于感冒引起的发热。

用法用量 口服:成人,每次 1~2 片,每日 1~3 次;12~16 岁儿童,每次 1/2~1 片,每日 1~3 次。

注意事项 ①严重肝肾功能不全、溶血性贫血及对该药成分过敏者禁用。如扑热息痛、异丙安替比林。②12 岁以下儿童慎用。③不宜长期服用。

剂型规格 片剂:每片含对乙酰氨基酚 250mg,异丙安替比林 150mg,咖啡因 50mg。

复方氨林巴比妥
Compound Aminophenazone and Barbital

作用用途 本品为解热止痛药。氨基比林和安替比林同属于吡唑酮类解热镇痛药,能抑制下视丘前列腺素的合成和释放,恢复体温调节中枢感受神经元的正常反应性而起退热作用。氨基比林能抑制炎症局部组织中前列腺素的合成和释放,稳定溶酶体膜,影响吞噬细胞的吞噬作用而起到抗炎作用。合用巴比妥,可加强镇痛作用。本品主要用于急性高热时紧急退热。对发热时的头痛症状也有缓解作用。

用法用量 肌内注射:成人,每次 2ml,或遵医嘱。在监护情况下,极量为每日 6ml。小儿,2 岁以下每次 0.5~1ml;2~5 岁每次 1~2ml;大于 5 岁每次 2ml。本品不宜连续使用。

注意事项 ①禁忌:对吡唑酮类或巴比妥类药物过敏者、对本品有过敏史者。②慎用:过敏体质者、体弱者、有严重呼吸系统疾病及呼吸困难者。③本品不得与其他药物混合注射。④不良反应:过敏性休克,如头晕、恶心、血压下降、大汗淋漓等症状,出现上述症状应立即停药。粒细胞缺乏、紫癜,有时急性起病;皮疹、荨麻疹等。⑤老年患者应采用较小治疗量。⑥本品遇冷易结晶析出,微温可溶解、仍可使用。

剂量规格 注射剂:每支 2ml,内含氨基比林 0.1g、安替比林 40mg、巴比妥 18mg。

安乃近
Metamizole Sodium

别名 罗瓦而精,诺瓦经,Analgin,Novalgin

作用用途 本品为氨基比林与亚硫酸钠的加成物。具有较显著的解热作用和较强的镇痛作用。5 岁以下,每次每侧鼻孔 1~2 滴,必要时重复用 1 次;5 岁以上适当加量。主要用于退热,亦用于头痛、急性关节炎、风湿性神经痛、牙痛及肌肉痛等。

用法用量 ①口服:每次 0.25~0.5g,每日 3 次。②滴鼻:小儿退热常以 10%~20% 溶液滴鼻。5 岁以下,每次每侧鼻孔 1~2 滴,必需时重复用 1 次,5 岁以上适当加量。③肌内注射:深部肌内注射,每次 0.25~0.5g;小儿每次 5~10mg/kg。

注意事项 ①应严格控制剂量,每次成人不宜超过 0.15g,小儿以 8~10mg/kg 体重为宜。②有时出现过敏性皮疹和药物热等。③注射部位多有红肿及疼痛。④长期应用可引起粒细胞减少及血小板减少性紫癜、再生障碍性贫血。⑤偶有过敏性休克而产生呼吸循环衰竭而导致死亡。⑥对吡唑酮类药物有过敏史者禁用。⑦不得与任何其他药物混合注射。

剂型规格 ①片剂:每片 0.25g;0.5g。②注射剂:每支 0.25g(1ml);0.5g(2ml)。③滴鼻剂:200mg(1ml)。

非诺洛芬
Fenoprofen

别名 苯氧苯丙酸,苯氧布洛芬,礼来痛保,Fenoprex,Fenopron,Nalfon

作用用途 本品具有解热、镇痛、抗炎、抗风湿作用。临床用于骨关节疾病、强直性脊椎炎和痛风。

用法用量 口服:①解热镇痛,每次 0.3~0.6g,每日 1~4 次。②急性痛风,每次 0.8g,每日 4 次。③关节炎,每次 0.6g,每日 3 次,4 周为一疗程。

注意事项 ①可见腹部不适、消化不良、皮疹等。②孕妇、哺乳期妇女慎用。③肝、肾功能不全、溃疡病患者禁用。

剂型规格 ①片剂:每片 0.3g;0.6g。②胶囊剂:每粒 0.3g。

异丙安替比林
Propyphenazone

别名 Budirol,Cibalgina,Pireuma

作用用途 本品为吡唑酮类解热镇痛药,其作用较强,不良反应较轻。适用于发热、头痛、神经痛、风湿痛和牙痛等。

用法用量 口服:成人,每次 0.15~0.3g,每日 3 次。

注意事项 可有皮疹、消化不良、虚脱等。

剂型规格 片剂:每片 0.15g。

安痛定
Antodine

别名 复方氨基比林

作用用途 具有解热、镇痛、消炎作用。用于高热、头痛、牙痛及关节痛。

用法用量 ①口服:每次 1~2 片,每日 3 次。②皮下注射或肌内注射:每次 2ml,每日 3 次,极量每日 10ml。

注意事项 ①偶有皮疹。②只限于短期使用,如超过 1 周应定期检查血象。

剂型规格 ①片剂:每片含氨基比林 0.02g,非那西丁 0.2g,苯巴比妥 0.005g。②注射剂:每支含氨基比林 0.143g,巴比妥钠 0.057g(2ml)。

对乙酰氨基酚
Acetaminophen

别名 安佳热，百服宁，百服咛，必理通，醋氨酚，儿童百服宁咀嚼片，静迪，扑热息痛，日立清，斯耐普-FR，泰诺林，一滴清，婴儿百服咛滴剂，Panadol，Paracetamol

作用用途 本品为苯胺类解热镇痛药，是非那西丁在体内的代谢产物。具有解热镇痛作用。但镇痛作用比阿司匹林弱。口服易吸收，对胃肠道刺激小。主要从尿中排泄。对血小板及凝血机制无碍，为一较安全的解热镇痛药。几无消炎抗风湿作用。临床用于感冒发热、关节痛、风湿病的骨骼肌疼痛及各种神经痛、头痛及偏头痛等。尤其适用于对阿司匹林过敏、有止血障碍、出血素质及上胃肠道等疾病的患者。

用法用量 口服：每次 0.3~0.6g，每日 0.6~1.8g，日剂量不宜超过 2g，一疗程不宜超过 10 日；儿童 12 岁以下按每日 1.5g/m² 分次服用。**肌内注射**：1 次 0.15~0.25g。**直肠给药**：每次 0.3~0.6g，每日 1~2 次。3~12 岁小儿，每次 0.15~0.3g，每日 1 次。

注意事项 ①肝功能不全者慎用，3 岁以下小儿不宜用。②有厌食、恶心、呕吐、皮疹等。③偶可引起变性血红蛋白症出现紫癜。④与氯霉素并用，可延长后者的半衰期，增强其毒性。剂量过大可引起肝损害，严重者可致昏迷甚至死亡。

剂型规格 ①普通片剂：每片 0.1g；0.125g；0.3g；0.5g。②控释片：每片 0.65g，成人和 12 岁以上儿童，每 8 小时 1 次，每次 1~2 片，24 小时内不超过 6 片。服用时应将片剂完整用水送服。③栓剂：每枚 0.15g；80mg。④颗粒剂：每袋 125mg。⑤糖浆剂：每 2.5ml 含 80mg 对乙酰氨基酚。⑥幼儿滴剂：每 0.8ml 含 80mg 时对乙酰氨基酚。常用量，每 4 小时 1 次，24 小时不超过 5 次，每次用刻度吸管吸取规定量的滴剂：体重 2.5~5.4kg 的婴儿，每次 0.4ml（40mg）；体重 5.5~7.9kg 的婴儿，每次 0.8ml（80mg）；体重 8~10.9kg 的婴儿，每次 1.2ml（120mg）；体重 11~15.9kg 的幼儿，每次 1.6ml（160mg）。⑦儿童口服膜片：每膜片含 160mg 对乙酰氨基酚。⑧百服咛（对乙酰氨基酚咀嚼片）：每片 160mg，咀嚼服。儿童，每次 10~15mg/kg 体重，每日 3~4 次，不超过 1 次。⑨祺尔百服咛（美扑伪麻口服溶液）：每 5ml 含对乙酰氨基酚 160mg，盐酸伪麻黄碱 15mg，氢溴酸右美沙芬 5mg，马来酸氯苯那敏 1mg。适用于儿童感冒，2~5 岁，每次 5ml，6~11 岁，每次 10ml，2 岁以下儿童遵医嘱。

复方对乙酰氨基酚
Compound Paracetamol

别名 复方扑热息痛，康利诺，可利得，Compound Acetaminophen，Compound Preparation of Paracetamol

作用用途 本品为解热镇痛药，由对乙酰氨基酚、阿司匹林、咖啡因组成。其中对乙酰氨基酚和阿司匹林通过抑制中枢神经系统的前列腺素合成而产生镇痛作用；咖啡因为中枢兴奋药，能收缩脑血管，减轻其搏动的幅度，与解热镇痛药配伍，能增加解热镇痛效果。临床用于普通感冒或流行性感冒引起的发热及头痛，也可用于缓解轻、中度疼痛，如关节炎、神经痛、肌肉痛、偏头痛、牙痛及痛经。

用法用量 口服：每次 1 片，若持续高热、疼痛，可间隔 4~6 小时重复给药 1 片。24 小时内不超过 4 片。

注意事项 ①对阿司匹林及同类解热镇痛药过敏者、血友病或血小板减少症患者、活动性溃疡病患者、孕妇、哺乳期妇女禁用。②痛风患者、肝肾功能不全患者、心功能不全患者慎用。③长期治疗应定期检查血象、尿液、肾功能及肝功能。④与巴比妥类（如苯巴比妥）或解痉药（如颠茄）合用可造成肝损害，不应同用。⑤本品可增强抗凝血药（如双香豆素、肝素）的抗凝作用，合用应调整剂量。⑥服药期间禁止饮酒。⑦不能与溶栓药、皮质激素类药及含有本品成分相似的其他抗感冒药同用。⑧本品为对症治疗药，用于解热时每疗程不应超过 3 日，用于镇痛时每疗程不应超过 5 日。

剂型规格 片剂：每片含对乙酰氨基酚 0.126g，阿司匹林 0.23g，咖啡因 0.03g。

复方氨酚甲麻口服液
Fufang Anfenjiama Koufuye

别名 纳尔平，Norpin A

作用用途 本品是由对乙酰氨基酚、氢溴酸右美沙芬、马来酸氯苯那敏、甲基麻黄碱、愈创木酚磺酸钾、核黄素磷酸钠、咖啡因组成的复方制剂。本品能缓解感冒早期的诸症状，如流涕、鼻塞、打喷嚏、咽喉痛、咳嗽、咳痰、恶寒、发热、头痛、关节痛、肌痛等。

用法用量 口服：每日 4 次。①**儿童**，每次用量：3 个月~5 个月，每次 3ml；6 个月~未满 1 岁，每次 3.5ml；1~2 岁，每次 4.5ml；3~6 岁，每次 6ml；7~10 岁，每次 9ml；11~14 岁，每次 12ml。②**成人**，每次 18ml。

注意事项 ①对本品成分过敏者禁用。②服用本品或其他含有相同成分的抗感冒药、解热镇痛药发生过哮喘的患者禁用。③服药过程中避免进行汽车及机械类运转操作，不得长期服用。④偶发下述症状，此时应停药并遵医嘱：服药后立即出现荨麻疹、浮肿、胸闷同时出现面苍白、手足发凉、出冷汗、气短等症状时；伴高热，在全身皮肤、口、眼的黏膜部位出现皮疹、皮肤发红、烧伤样水泡等症状时；发生哮喘时。⑤下列患者服药时请遵医嘱：过敏体质；有肾病、肝病、甲状腺病、糖尿病、高血压患者、高热患者、心脏病患者、高龄者、孕妇和哺乳期妇女。

剂型规格 溶液剂：每 1ml 含对乙酰氨基酚 11.25mg、氢溴酸右美沙芬 0.6mg、马来酸氯苯那敏 93.75µg、盐酸甲基麻黄碱 0.9375mg、愈创木酚磺酸钾 2.5mg、核黄素磷酸钠 33μg、无水咖啡因 1mg。每瓶 60ml；75ml；100；120ml。

酚咖片
Paracetamol and Caffeine Tablets

别名 加合百服宁，Bufferin Plus

作用用途 本品为对乙酰氨基酚与咖啡因组成的复方制剂，具有解热镇痛的作用，同时使镇痛作用加强。临床用于减轻或消除中等程度的各种疼痛，如头痛、牙痛、肌肉痛、关节痛、痛经等，亦用于因感冒等引起的发热症状。

用法用量 口服：成人，每次 1~2 片，痛时服用，或遵医嘱，每日剂量不超过 8 片。

注意事项 ①对本品成分过敏者禁用。②孕妇与哺乳期妇女慎用。③不良反应偶见轻度上腹部不适、头晕、失眠、皮疹等。④因疼痛而服用本品时，成人不得连续服用 10 天以上，用于治疗发热不超过 3 天，若疼痛或发热持续不退或加重或有红斑、水肿等新症状出现，则可能是严重症状的先兆，要立即请医生治疗。⑤其他注意事项同对乙酰氨基酚。

剂型规格 片剂：每片含对乙酰氨基酚 500mg，咖啡因 65mg。

贝敏伪麻
Composite Benorilate Pseudoephedrine

别名 备疏

作用用途 本品是由贝诺酯、盐酸伪麻黄碱、马来酸氯苯那敏组成的复方制剂。临床用于普通感冒或流感引发的头痛、发热、鼻塞、流涕、喷嚏、关节痛以及全身酸痛等的对症治疗。

用法用量 口服：一般用法，每次 1 片，每日 3 次。

注意事项 ①禁忌证：对本品成分过敏及阿司匹林过敏者、血友病或血小板减少症患者、孕妇、哺乳期妇女。②驾驶机动车、船、从事高空作业或机械操作者工作期间禁用。③下列情况慎用：肝肾功能不全者、有严重消化性溃疡病史者、心脏病、高血压、糖尿病、甲亢患者、哮喘、肺气肿、慢性肺部疾病或呼吸困难者、前列腺增生伴排尿困难者、青光眼患者。④本药片剂日剂量不得超过 8 片，疗程不超过 7 日。⑤不良反应：心悸、头晕、嗜睡、恶心、便秘、腹部不适等。

剂型规格 片剂：每片含贝诺酯 300mg、伪麻黄碱 30mg、马来酸氯苯那敏 2mg。

双酚伪麻/美扑伪麻
Shuangfenweima/Meipuweima

别名 百服宁日夜型感冒片，Bufferin Cold

作用用途 本品分日用片和夜用片。日用片：对乙酰氨基酚具有解热镇痛作用；盐酸伪麻黄碱有收缩鼻黏膜血管，消除鼻咽部黏膜充血，减轻鼻塞症状；氢溴酸右美沙芬具有止咳作用。日用片服后可照常工作，可减轻上呼吸道黏膜充血，有明显消除鼻塞、流涕、眼鼻瘙痒、喷嚏、流泪等感冒前期症状。夜用片除含上述成分外，另加入抗组胺药马来酸氯苯那敏，该药有较强的镇静作用，能进一步减轻由于感冒引起的各种不适，并使患者安睡，有助于机体自身免疫系统发挥作用，尽快恢复健康。适用于感冒，特别是中、重度感冒引起的鼻塞、流涕、咳嗽、喉痛、发热、头痛、打喷嚏、四肢酸痛等症状。

用法用量 口服：①双酚伪麻片（日用片）：**成人和 12 岁以上儿童**，白天每次 1~2 片，每 6 小时 1 次。**12 岁以下儿童，遵医嘱**。②美扑伪麻片（夜用片）：用量同上，睡前服。

注意事项 ①伴有高血压、心脏病、糖尿病、甲状腺疾病、青光眼、前列腺肥大引起排尿困难、肺气肿、呼吸困难者；因吸烟、哮喘、肺气肿引起的慢性咳嗽及痰多黏稠者慎用。②妊娠或哺乳期妇女遵医嘱。③夜用片服用期间可引起头晕、嗜睡，故用后不宜驾车、操纵机器及高空作业。并不宜饮酒，以免加重嗜睡。④每天全部剂量不宜超过 8 片，每次服用间隔不宜小于 6 小时。若超过推荐剂量，可能出现头昏或嗜睡。⑤不良反应有时出现轻度头晕、乏力、恶心、上腹不适、口干和食欲不振等，一般可自行恢复。夜用片有轻度嗜睡作用，可自行恢复。⑥本品不宜与催眠、镇静、抗抑郁药同服。⑦置于儿童不易触及处。

剂型规格 片剂。

每片成分	日用片含量	夜用片含量
对乙酰氨基酚	500mg	500mg
盐酸伪麻黄碱	30mg	30mg
氢溴酸右美沙芬	15mg	15mg
马来酸氯苯那敏		2mg

氨酚伪麻美芬片 II/氨麻苯美片
Anfenweima Meifen Pian II/Anma Benmei Pian

别名 白加黑，益爽，Composite Pseudoephedrine Hydrochloride

作用用途 本品分日用片（含对乙酰氨基酚、盐酸伪麻黄碱、氢溴酸右美沙芬）和夜用片（含对乙酰氨基酚、盐酸伪麻黄碱、氢溴酸右美沙芬、盐酸苯海拉明）。日用片中，对乙酰氨基酚通过抑制前列腺素的形成而产生解热镇痛作用；盐酸伪麻黄碱具有收缩上呼吸道毛细血管、缓解鼻咽部黏膜充血、肿胀的作用，可使鼻塞症状减轻；氢溴酸右美沙芬通过抑制咳嗽中枢产生止咳作用。日用片无嗜睡作用，服用后可照常工作。夜用片除上述作用外，另加入盐酸苯海拉明，该成分具有阻断 H_1 受体的作用，并具有较强的镇静作用，在临睡前使用能进一步减轻感冒引起的各种不适，并使患者安睡。临床用于治疗感冒（包括流行性感冒），减轻发热、头痛、四肢酸痛、流泪、喷嚏、流涕、鼻塞、咳嗽等症状。

用法用量 **口服**：①日用片：白天每6小时服1片，每日2次，每日总剂量不超过4片。②夜用片：夜晚或临睡前1~2片。

注意事项 ①对本品中任一成分过敏者禁用。②孕妇、哺乳期妇女、运动员慎用。③与其他解热镇痛药合用有增加肾毒性的危险。④饮酒可加重夜用片引起的嗜睡，服药期间禁止饮酒。⑤严重肝、肾功能不全者禁用。

剂型规格 （1）片剂：①日用片：每片含对乙酰氨基酚325mg、盐酸伪麻黄碱30mg、氢溴酸右美沙芬15mg。②夜用片：每片含对乙酰氨基酚325mg、盐酸伪麻黄碱30mg、氢溴酸右美沙芬15mg、盐酸苯海拉明25mg。（2）胶囊剂：每粒含对乙酰氨基酚325mg、盐酸伪麻黄碱30mg、氢溴酸右美沙芬15mg。

瑞可尔
Reker

别名 瑞可

作用用途 本品为多种药物组成的复方制剂，具有解热镇痛、止咳作用。主要用于感冒引起的鼻塞、流鼻涕、打喷嚏、咽喉痛、咳嗽、发热及头痛等。

用法用量 **口服**：饭后服，必要时睡前可加服1次。**成人**，每次10ml，每日3次或遵医嘱。**儿童**，2~3岁每次2ml；3~5岁每次1.5ml；5~8岁每次3.5ml；11~15岁每次6.5ml，每日3次。

注意事项 ①孕妇须遵医嘱使用。②本品要避光，密封阴凉处保存。

剂型规格 糖浆剂：每毫升含对乙酰氨基酚15mg，氢溴酸右美沙芬0.75mg，盐酸甲基麻黄碱0.45mg，愈创木酚甘油醚4mg，马来酸氯苯那敏0.12mg。

克感敏
Keganmin

作用用途 本品为复方制剂，为解热镇痛药，用于感冒发烧，头痛等。

用法用量 **口服**：每次1~2片，每日3次。颗粒剂：每次1袋，每日3次，温开水冲服。

注意事项 对所含成分过敏者慎用。

剂型规格 片剂（颗粒剂）：每片（袋）含氨基比林0.1g，非那西丁0.15g，咖啡因0.03g，扑尔敏0.002g。

复方保泰松
Compound Phenylbutazone

别名 风湿松，瑞培林，瑞培灵，Rheopyrin

作用用途 本品具有解热镇痛、消炎作用，适用于急性、亚急性和慢性风湿性关节炎和强直性关节炎，也可用于风湿痛、坐骨神经痛、痛风及急慢性多发性神经炎、面瘫、扭伤等。

用法用量 **口服**：每日4~6片，分次饭后服用。国产片，每次1~2片，每日3次；维持量，1日1~3片。

注意事项 ①可引起白细胞和血小板减少。②心律紊乱、慢性器质性心脏病、重度非炎症性心肌病、肝肾疾病以及对氨基比林过敏者、胃及十二指肠溃疡和血小板白细胞减少患者禁用。③用药过程中每周查一次血象。

剂型规格 ①瑞培灵：每片0.6g。②国产片：含氨基比林、保泰松各0.125g。

复方盐酸伪麻黄碱缓释胶囊
Compound Pseudoephedrine Hydrochloride Sustained Release Capsules

别名 新康泰克，Xincontac

作用用途 本品为缓解感冒症状的复方制剂，其中盐酸伪麻黄碱为拟肾上腺素药，具有收缩上呼吸道毛细血管，消除鼻黏膜充血，减轻鼻塞症状的作用，马来酸氯苯那敏为抗组胺药，能进一步减轻感冒引起的鼻塞、流泪、打喷嚏和流涕等症状。本品内容物中既含有速释小丸，也含有能在一定时间内发挥作用的缓释小丸，其有效浓度可维持12小时。临床用于减轻由于感冒、上呼吸道变态反应、鼻窦炎、枯草热引起的各种症状，特别适用于缓解上述病种的早期临床症状。

用法用量 **口服**：成人，每12小时服1粒，24小时内不应超过2粒。小儿按医嘱。

注意事项 ①对本品中任何一种成分过敏者禁用。②驾驶车辆、操纵机器以及高空作业者工作时间禁用。③肝、肾功能不全者慎用。④孕妇和哺乳期妇女慎用。⑤不良反应可见口干、胃部不适、乏力、头晕、大便干燥等。⑥本品一日剂量不得超过2粒，疗程不超过3~7日，症状未改善者需咨询医师。⑦服用本品期间禁止饮酒。⑧儿童用药及老年心脏病、高血压、甲状腺疾病、糖尿病、前列腺肥大等患者用药，应遵医嘱。⑨本品不宜与氯霉素、巴比妥类、解痉药、酚妥拉明、洋地黄苷类并用。

剂型规格 缓释胶囊剂：每粒含盐酸伪麻黄碱0.09g，马来酸氯苯那敏0.004g。

牛磺酸
Taurine

别名 2-氨基乙磺酸，牛胆素，牛胆酸

作用用途 本品存在于动物的胆汁中，为中药牛黄的成分之一，具有广泛的生理和药理活性。①能调节神经组织兴奋性，是中枢抑制性递质，亦能调节体温，故有解热、镇静、镇痛、抗炎、抗风湿、抗惊厥作用。②能增强心肌收缩力，具有强心和抗心律失常的作用。③能促进脂类物质的消化吸收，牛磺酸是胆汁中胆固醇的重要促溶剂，有降低血胆固醇作用。④可促使胆汁分

泌，有利胆、保肝及解毒作用。⑤可提高机体非特异性免疫功能，有报道本品可拮抗金黄色葡萄球菌、伤寒杆菌等，对病毒感染也有良好的疗效。临床用于感冒发热、疼痛、扁桃体炎、支气管炎、风湿性关节炎以及药物中毒等，亦用于眼科的急性结膜炎、疱疹性结膜炎、病毒性结膜炎等。

用法用量 ①口服：成人，每次 1.2~1.6g，每日 3 次，或按 0.1mg/kg 体重服用，小儿酌减。②滴眼：每次 2~3 滴，每日 3~5 次。

剂型规格 ①片剂：每片 0.4g。②胶囊剂：每粒 0.4g。③滴眼剂：每支 0.5g（10ml）。

幸福伤风素
Coltalin

作用用途 本品是一种复方制剂，成分中的扑热息痛为解热止痛药，主要是通过抑制中枢神经系统中前列腺素的合成，以及阻断痛觉神经末梢的冲动而产生镇痛。解热作用则可能是通过影响下丘脑体温调节中枢，产生周围血管扩张，引起通过皮肤的血流增加，出汗以及热散失而起作用。扑尔敏是一种抗组胺药，能阻断平滑肌、毛细血管内皮细胞、神经组织等处于组织上的组胺，起竞争性拮抗作用，降低机体对组胺的反应，消除各种过敏和呼吸道黏膜的卡他症状。新福林为 α 受体兴奋剂。本品还可补充流失的维生素 B_1，又含有无水咖啡因，有药力加强作用。适用于因伤风感冒、枯草热及变态反应引起之喷嚏、流涕、鼻塞、头痛、发烧、肌肉酸痛，花粉症、鼻过敏症引起的流鼻涕及眼泪。

用法用量 口服：成人及 12 岁以上儿童，每次 2 片，每日 4 次。

注意事项 ①2 周内眼用过单胺氧化酶抑制剂者禁用。②高血压、严重心脏病、糖尿病、青光眼患者及孕妇慎用。③有轻度倦睡。④可增强口服抗凝剂和中枢神经系统抑制剂的作用。

剂型规格 片剂：每片含扑热息痛（Paracetamol）250mg，盐酸新福林（Phenylephrine HCl）5mg，无水咖啡因（Caffeine Anhydrous）30mg，马来酸扑尔敏（Chlorphensmine Maleate）2mg，盐酸维生素 B_1（Thiamine HCl）3mg。

感冒清
Ganmaoqing

作用用途 本品具有抗流感、抗病毒作用，适用于伤风发热、流行性感冒。

用法用量 口服 ①片剂：每次 3~4 片，每日 3 次。②胶囊剂：每次 1~2 粒，每日 3 次。

注意事项 用药期间不宜驾驶车辆、管理机器及高空作业等。

剂型规格 片剂（胶囊剂）：含盐酸吗啉胍，扑热息痛，扑尔敏，金盏银盆、板蓝根、大青叶、山芝麻、穿心莲等。

都梁滴丸
Duliang Diwan

作用用途 本品是由中药白芷、川芎组成的中药复方制剂，经提取中药有效成分而制得的滴丸，本品对动物有明显的镇静、镇痛作用，对 P 物质致动物疼痛模型有明确作用。本品具有祛风散寒、活血通络功能。用于头痛风寒瘀血阻滞脉络症，症见头胀痛或刺痛，痛有定处，反复发作，遇风寒诱发或加重。

用法用量 口服或舌下含服：每次 6 粒。每日 4 次。

注意事项 ①妊娠及哺乳期妇女忌服。②个别患者服药后出现轻微恶心呕吐。③含化时偶有口内麻木感，停用后可消失。

剂型规格 滴丸剂：每粒 30mg。

新速效感冒片
Xinsuxiao Ganmao Pian

作用用途 本品为复方制剂，具有解热作用，能抑制下丘脑前部 PGE 的合成与释放，从而恢复温度感受神经的反应性。通过皮肤血管扩张和出汗的散热过程使升高的体温恢复正常。本品中的主要成分对乙酰氨基酚还具有镇痛作用，它能通过干扰致痛因子传人神经末梢感受器而止痛。此外。亦通过抑制 PGE 合成产生抗炎作用。本品中的其他成分：人工牛黄能解热解痉，特别适用于治疗小儿发热、抽搐、神昏，并有退热、解毒、消炎、祛痰作用；扑尔敏抗组胺作用强，适用于抗过敏；咖啡因小剂量能增强大脑皮质的兴奋过程，振奋精神，提高对外界的感应性，减少疲劳；金刚烷胺能改变细胞膜的表面电荷，抑制流感病毒对细胞的穿入或脱壳及释放核酸的过程，从而抑制病毒增殖，可用于预防亚洲甲型流感病毒感染，预防保护率可达 50%~80%，对已发病者也有治疗作用。本品临床用于治疗普通感冒和流行性感冒所引起的头痛、肌肉痛、关节痛、发热等症状。

用法用量 口服：每次 1 片，每日 2 次。

剂型规格 片剂：每片含对乙酰氨基酚 250mg，盐酸金刚烷胺 100mg，咖啡因 15mg，人工牛黄 10mg，马来酸氯苯那敏 2mg。

速效感冒胶囊
Suxiao Ganmao Jiaonang

别名 索美宁

作用用途 本品是以对乙酰氨基酚为主要成分所组成的复方制剂，具有解热、镇痛作用，能改善或解除感冒所致的各种症状。其中咖啡因能增加大脑皮质兴奋过程，振奋精神，解除感冒所致的昏沉不舒，并与解热镇痛药合用治疗头痛；人工牛黄具有解热镇痉作用，可治疗急性高热、神昏、抽搐、上呼吸道感染；马来酸氯苯那敏为抗组胺类抗过敏药，能改善感冒引起的鼻塞、流涕、打喷嚏等症状。临床用于伤风感冒引起的鼻塞、头痛、咽喉痛以及发热等。

用法用量 口服：成人，每次 1~2 粒，每日 3 次。儿童遵医嘱。

注意事项 ①个别患者可能出现嗜睡，停药后即消失。②服药后避免开车。③本品在阴凉干燥处保存。

剂型规格 胶囊剂：每粒含对乙酰氨基酚 250mg，咖啡因 15mg，马来酸氯苯那敏 3mg，人工牛黄 10mg。

氨酚曲麻片
Coldstop Tablets

别名 联邦菲迪乐，伤风素

作用用途 本品为一复方制剂，其中成分对乙酰氨基酚与水杨酰胺合用可增加解热镇痛作用；盐酸伪麻黄碱可收缩上呼吸道黏膜血管，减轻黏膜充血，缓解并迅速控制感冒的过敏症状，如喷嚏、流涕、流泪等，且无思睡作用；咖啡因可增强大脑皮质兴奋过程，振奋精神，消除疲劳，并可收缩脑内小动脉，配合解热镇痛药发挥作用。本品适用于伤风感冒引起的鼻塞、打喷嚏、流鼻涕、咽喉痛、头痛、声嘶哑、喘憋、发热及全身酸痛等症状。

用法用量 口服：成人，每次 1~2 粒每日 3 次；儿童，12 岁以上，每次 1 粒每日 2~3 次；2~12 岁，每次 1/3~3/4 粒，上述各年龄段均每日 2~3 次；2 岁以下婴幼儿遵医嘱。

注意事项 ①3 岁以下儿童及老年患者不宜服用。对麻黄碱作用敏感者不宜使用。②老年患者、心脏病、高血压、甲状腺功能亢进、青光眼、肺气肿等肺部疾病引起的呼吸困难者、前列腺肥大伴有排尿困难者不宜服用本品。③孕妇、哺乳期妇女服用本品前须向医生咨询。④服用本品期间不得饮酒或含酒精的饮料。⑤本品不良反应偶见轻度恶心、上腹不适、头晕等。⑥避免同时服用降压药、抗抑郁药、单胺氧化酶抑制剂及饮酒。

剂型规格 胶囊剂：每粒含对乙酰氨基酚 200mg，水杨酰胺 100mg，盐酸伪麻黄碱 30mg，盐酸曲普利啶 1.2mg，咖啡因 15mg。

氨酚伪麻
Paracetamol and Pseudoephedrine

别名 代尔卡，雷蒙特，Daierka

作用用途 本品为对乙酰氨基酚和伪麻黄碱组成的复方制剂，具有解热、镇痛及减轻鼻黏膜充血作用。临床用于治疗由感冒引起的各种症状，如发热、头痛、关节痛、打喷嚏、流涕、鼻塞等。

用法用量 口服：成人，每次 1~2 片，每日 3 次，或遵医嘱。

注意事项 ①对麻黄碱作用敏感者、老年患者、心脏病、高血压、甲状腺功能亢进、青光眼、肺气肿等肺部疾病引起的呼吸困难者、前列腺肥大伴有排尿困难者不宜服用。②孕妇、哺乳期妇女应用本品前应向医生咨询。③不良反应偶见轻度恶心、上腹不适、头晕等。④应用本品时避免同时服用降压药、抗抑郁药、单胺氧化酶抑制剂及饮酒。⑤服用本品后若症状未见改善或出现高热，应及时停药。

剂型规格 片剂：①代尔卡，每片含对乙酰氨基酚 325mg，盐酸伪麻黄碱 30mg；②雷蒙特，每片含对乙酰氨基酚 500mg，盐酸伪麻黄碱 30mg。

快安感冒液
Kuai'an Liquor for Cold

作用用途 本品为用于感冒的复方制剂，具有解热、镇痛、止咳、抗过敏的作用。临床主要用于感冒引起的头痛、发热、鼻塞、流鼻涕、打喷嚏、咳嗽、咽喉痛等。

用法用量 口服：成人，每次 10ml，每日 3~4 次，饭后及睡前服用。儿童用量遵医嘱。

注意事项 ①服用本品后避免驾驶车辆。②本品系水溶液剂，低温时会有结晶析出，只需将药瓶用温水浸泡片刻即会溶解，其药性不变。③本品应避光，干燥处保存。

剂型规格 溶液剂：每毫升含对乙酰氨基酚 15mg，愈创木酚甘油醚 2.49mg，马来酸氯苯那敏 0.12mg，无水咖啡因 1.5mg，盐酸甲基麻黄碱 0.495mg。

小儿速效感冒片
Xiao'er Suxiao Ganmao Pian

作用用途 本品为一复方制剂，具有解热、镇痛，改善或解除感冒引起的各种症状。本品主要适用于婴幼儿及儿童由于伤风感冒引起的鼻塞、头痛、咽喉痛以及发热和上呼吸道感染。

用法用量 口服：1 个月以下，每次 2/5 片；1~6 个月，每次 1/2 片；7~12 个月，每次 2/3 片；1~2 岁，每次 1 片；2~4 岁，每次 1.3 片；4~8 岁，每次 1.5 片；3~9 岁，每次 2 片；9~14 岁，每次 2.5 片，每日 3 次。

注意事项 ①肝、肾功能不全者慎用。②如出现皮疹等过敏反应，应立即停药。③本品一般不宜连续使用 5 日以上。④应置于儿童拿不到的地方。

剂型规格 片剂：每片含对乙酰氨基酚 75mg，马来酸氯苯那敏 1mg，人工牛黄 4.5mg。

小儿热速清颗粒
Xiao'er Resuqing Keli

作用用途 本品是由柴胡、黄芩、板蓝根、葛根、金银花、水牛角、连翘、大黄组成的中药复方制剂。具有清热解毒，泻火利咽功能。用于小儿外感高热、头痛、咽喉肿痛、鼻塞、流涕、咳嗽、大便干结。

用法用量 口服：**1岁以内**，每次1.5～3g；**1～3岁**，每次3～6g；**3～7岁**，每次6～9g；**7～12岁**，每次9～12g；每日3～4次。

注意事项 ①忌食生冷辛辣食物。②感冒风寒，大便次数多者忌用。③如病情较重或服药24小时后，疗效不明显者，可酌情增加剂量。

剂型规格 颗粒剂：每袋6g。

童康片
Tongkang Pian

作用用途 本品是由黄芪、防风、白术、陈皮、山药、牡蛎组成的中药复方制剂。本品能增强儿童机体免疫力，诱发干扰素的合成与分泌，有抗寒冷、抗疲劳和抗缺氧能力。用于小儿体虚感冒、自汗症、慢性腹泻。症见消瘦乏力、多汗自汗、发热头痛、咽痛咳嗽或腹胀腹痛、食少纳呆、便溏。适用于小儿反复呼吸道感染、小儿流行性感冒。小儿急慢性腹泻、小儿隐匿性肾炎。

用法用量 口服咀嚼：①**1～3岁**，每次2片，每日2片。②**3～7岁**，每次3片，每日2次。③**7～12岁**，每次3片，每日3次。④**12岁以上**，每次3～4片，每日3次。疗程1～3个月。

注意事项 未见不良反应报道。

剂型规格 片剂（本品为五彩异型咀嚼片）。

复方北豆根氨酚那敏片
Fufang Beidougen Anfennamin Pian

作用用途 本品为中西药组成的复方制剂。本品含有乙酰氨基酚，具有解热止痛等作用；含有咖啡因，具有中枢兴奋作用，改变因感冒而引起的抑制状态；含有马来酸氯苯那敏，能减轻流涕、鼻塞、打喷嚏等症状。本品还含有中药北豆根、金银花及野菊花提取物，对多种致病菌及病毒均有抑制作用。本品是治疗上呼吸道感染的药物，适用于普通感冒、风热感冒、病毒性感冒、急性咽炎等多种疾病。对于缓解普通感冒或流行性感冒引起的发热、四肢酸痛、头痛、鼻塞、流涕、咽痛等有较好疗效。

用法用量 口服：每次1～2片，每日3次。

注意事项 ①对本品各成分过敏者禁用。②肝、肾功能不全者禁用。③3岁以下儿童不宜使用。④孕妇及哺乳期妇女不宜使用。

剂型规格 片剂：每片含乙酰氨基酚300mg、马来酸氯苯那敏3mg、咖啡因15mg、北豆根提取物50mg（相当于原生药300mg）、金银花提取物30mg（相当于原生药200mg）、野菊花提取物30mg（相当于原生药200mg）。

复方氨酚烷胺
Compound Paracetamol Amantadine Hydrochloride

别名 快克

作用用途 本品为解热镇痛药，属复方制剂，以抑制流行性感冒病毒的盐酸金刚烷胺为主药，不仅能消除伤风感冒引起的鼻塞、流鼻涕、打喷嚏等症状，而且能阻断或延缓病毒对宿主细胞的穿透，抑制病毒的繁殖，达到对流行性感冒的预防和治疗效果。临床用于伤风引起的鼻塞、流鼻涕、打喷嚏、咽喉痛、头痛、发热等，也可用于流行性感冒的预防和治疗。

用法用量 口服：每次1粒，每日2次，早晚服用。

剂型规格 胶囊剂：每粒含盐酸金刚烷胺100mg，对乙酰氨基酚250mg，人工牛黄10mg，咖啡因15mg，及其他药物适量。

诺宁
Nuoning

别名 感冒宁片

作用用途 本品为解热镇痛药，其处方特点为中西药组方。主要成分有对乙酰氨基酚、马来酸氯苯那敏、咖啡因、北豆根提取物等。配方中对乙酰氨基酚通过作用于下丘脑体温调节中枢以达退热作用，通过提高疼痛阈值来减轻疼痛。其解热镇痛作用与乙酰水杨酸相当，但无后者的肠胃刺激，抗凝血等副作用；马来酸氯苯那敏为组胺 H_1 受体拮抗剂，即过敏介质阻释剂，可缓解喉部发痒、打喷嚏、流涕、流泪等过敏症状；咖啡因属中枢兴奋药，通过与解热镇痛药配伍缓解一般性疼痛；北豆根等中草药具有清热解毒的功效。临床用于流行性感冒、上呼吸道感染等症。

用法用量 口服：每次1～2片，每日3次。

剂型规格 片剂。

酚麻美敏
Paracetamol, Pseudoephedrine Hydrochloride, Dextromethorphan Hydrobromide and Chlorphenamine

别名 氨酚伪麻美那敏，蓓力德，恺诺，雷蒙欣，美扑伪麻，派得，祺尔百服宁，泰诺，童安阁，新帕尔克，Chlorphen Tylenol，Tylenol Cold

作用用途 本品由对乙酰氨基酚、盐酸伪麻黄碱、氢溴酸右美沙芬、马来酸氯苯那敏组成，具有解热镇痛、减轻鼻黏膜充血、镇咳和抗组胺作用。临床用于缓解由感冒或流感引起的发热、头痛、咽痛、肌肉酸痛、鼻塞流涕、打喷嚏、咳嗽等症状。

用法用量 成人　口服：①片剂：每次1~2片，每6小时1次，24小时内不超过8片。②胶囊剂：每次2~4粒，每6小时1次，24小时内不超过16粒。③颗粒剂：每次1袋，每日3次，服用间隔至少为6小时。④咀嚼片：咀嚼咬碎，每4~6小时1次，24小时不超过4次。⑤口服液（成人用）：每次15~30ml，每4~6小时1次，24小时不超过4次。

儿童　口服：①片剂：6~12岁，每次1片，每6小时1次，24小时内不超过4片。12岁以上剂量同成人。②胶囊剂：用于12岁以上儿童，参照成人量。③咀嚼片：2~5岁一次服用2片；6~11岁一次服用4片。每4~6小时1次，24小时不超过4次，咀嚼咬碎后服，年幼儿可压碎后服。④口服液（小儿用）：2~5岁每次5ml；6~11岁每次10ml。每4~6小时1次，24小时内不超过4次。12岁以上剂量同成人。

注意事项 ①对本品中任一成分过敏者，对其他拟交感胺类药（如肾上腺素、异丙肾上腺素等）过敏者禁用。②孕妇、哺乳期妇女慎用。③6岁以下儿童不宜使用本品片剂。④本品不宜与降压药、抗抑郁药、镇静药、催眠药同服。⑤2周内服用过单胺氧化酶抑制剂的患者不宜服用本品。⑥咀嚼片整片吞服可能影响疗效。⑦服药期间不宜驾车、高空作业及操纵机器。⑧持续用药不得超过7日。

剂型规格 ①片剂：每片含对乙酰氨基酚325mg、盐酸伪麻黄碱30mg、氢溴酸右美沙芬15mg、马来酸氯苯那敏2mg。②胶囊剂：每粒含对乙酰氨基酚162.5mg、盐酸伪麻黄碱15mg、氢溴酸右美沙芬7.5mg、马来酸氯苯那敏1mg。③颗粒剂：每粒含对乙酰氨基酚650mg、盐酸伪麻黄碱60mg、氢溴酸右美沙芬305mg、马来酸氯苯那敏4mg。④咀嚼片：每片含对乙酰氨基酚80mg、盐酸伪麻黄碱7.5mg、氢溴酸右美沙芬2.5mg、马来酸氯苯那敏0.5mg。⑤溶液剂：成人用，每30ml含对乙酰氨基酚650mg、盐酸伪麻黄碱60mg、氢溴酸右美沙芬30mg、马来酸氯苯那敏4mg。小儿用，每5ml含对乙酰氨基酚160mg、盐酸伪麻黄碱15mg、氢溴酸右美沙芬5mg、马来酸氯苯那敏1mg。

锌布
Zinc Gluconate Ibuprofen
and Chlorphenamie Maleate

别名 布洛芬锌，臣功再欣，复方锌布，锌可康，再欣，Cuccess，Ibuprofen，Zincold

作用用途 本品为解热、镇痛、抗炎药物，能抑制病毒复制，消除卡他症状等作用。临床用于治疗非细菌感染引起的普通感冒及流行性感冒，可缓解发热、头痛、全身酸痛、打喷嚏、流涕、鼻塞、咽喉痛等症状。

用法用量 口服　①成人：每次1~2袋（粒、片），每日3次。每日最大量不超过6袋（粒、片）一疗程不超过7日。②儿童：每日最大量不超过3袋（粒、片），一疗程不超过7日。

注意事项 ①对本品、抗组胺药、阿司匹林或其他非甾体类抗炎药成分过敏者禁用。②心功能不全、高血压患者，有消化性溃疡病史者，肾功能不全者，青光眼患者慎用。③与镇静药、酒精合用可加重嗜睡症状。④服药期间不宜驾车、高空作业及操纵机器。

剂型规格 ①片剂：每片含葡萄糖酸锌100mg、布洛芬150mg、马来酸氯苯那敏2mg。②胶囊剂：每粒含葡萄糖酸锌100mg、布洛芬150mg、马来酸氯苯那敏2mg。③颗粒剂：每袋含葡萄糖酸锌100mg、布洛芬150mg、马来酸氯苯那敏2mg。

头风痛胶囊
Toufengtong Jiaonang

作用用途 本品是由白芷、川芎、绿茶三种药材经提取有效成分而制得的胶囊剂。本品具有祛风止痛功能。主要用于偏头痛、眉棱骨痛，也可用于感冒头痛、慢性头痛、长期顽固性头痛、妇女经期头痛等。

用法用量 口服　每次2~3粒，每日2次。

注意事项 尚未见不良反应报道。

剂型规格 胶囊剂：每粒0.5g。

第三节　抗炎镇痛药

抗炎镇痛药具有解热、镇痛及抗炎作用。其特点是抗炎作用强，对炎症性疼痛疗效显著。此类药物主要有：吲哚及吲唑类、芳基和杂芳基丙酸类、苯乙酸类、异丁芬酸类等。常用药物有吲哚美辛、阿昔美辛、布洛芬、酮洛芬、舒洛芬、洛索洛芬、双氯芬酸、保泰松、尼美舒利等。

吲哚美辛
Indometacin

别名 美达新，消炎痛，意施丁，Indocin，Infrocin，Inteban

作用用途 本品为非甾体抗炎解热镇痛药，为最强的前列腺素（PG）合成酶抑制剂之一。临床主要用于风湿性关节炎、类风湿性关节炎、强直性脊椎炎及骨关节炎。还适用于水杨酸盐类无效或对此类药不易耐受的患者。亦可用于治疗原发性肾小球肾炎、痛经、发热、巴特（Batter）综合征等。

用法用量 成人 ①口服：开始每次 25mg，每日 2~3 次，于饭时或饭后服。治疗风湿性关节炎剂量可逐渐增至每日 125~150mg。控释剂，成人每日 1~2 次，剂量据患者需要确定。一般每日 1~2 次，每次 25mg 或 75mg。②直肠给药：为避免胃肠道不良反应，可采用栓剂，每次 50mg。每日 1~2 次。③经眼给药：眼科手术前：一次 1 滴，术前 3、2、1 和 0.5 小时各滴 1 次。眼科手术后：一次 1 滴，一日 1~4 次。其他非感染性炎症：一次 1 滴，一日 4~6 次。

小儿常用量：每日 1.5~2.5mg/kg，分 3~4 次，有效后减至最低量。乳膏剂涂擦患处，一日 2~3 次。

注意事项 ①有胃溃疡、震颤麻痹、精神病、癫痫、支气管哮喘、肾功能不全者以及孕妇、儿童忌用。②阿司匹林过敏者不宜用，因与本品有交叉过敏性。③常见有头痛、眩晕、恶心、呕吐、腹痛、胃溃疡、胃出血等。④可引起哮喘，血压下降及粒细胞减少。⑤有再生障碍性贫血和变态反应等。

剂型规格 ①普通片剂：每片 25mg。②控释片：每片 25mg；50mg；75mg。③胶囊剂：每粒 25mg。④控释胶囊：每粒 25mg，75mg。⑤胶丸：每丸 25mg。⑥贴剂：每片 12.5mg。⑦栓剂：每枚 25mg；50mg；100mg。⑧乳膏剂：每支 100mg（10g）。⑨滴眼剂：每支 40mg（8ml）。

吲哚美辛巴布膏
Indometacin Cataplasm

别名 必艾得 ID

作用用途 本品为吲哚美辛的贴剂，避免了药物引起的消化道刺激及肝脏首过效应，可直接渗透并保持局部组织较高的药物浓度，但血液中药物浓度较低。吲哚美辛为非甾类抗炎药，具有抗炎、解热及镇痛作用。其作用机制为抑制环氧酶而减少前列腺素的合成，抑制炎症组织痛觉神经冲动的形成，以抑制炎性反应，包括抑制白细胞的趋化性及溶酶体酶的释放等，还可作用于下丘脑体温调节中枢，引起外周血管扩张及出汗，使散热增加，从而产生退热作用。本品临床用于缓解局部软组织疼痛，如运动创伤（扭伤、拉伤、肌腱损伤等）引起的局部软组织疼痛，也可用于慢性软组织劳损（如颈部、肩背、腰腿等）所致的局部疼痛，还可用于骨关节疾病的局部对症止痛治疗。

用法用量 外用：贴于患部关节或疼痛部位，每日 1~2 次。

注意事项 如有明显的皮肤刺激作用需停用。

剂型规格 贴剂：每贴（14cm×10cm）含膏体 13g，每 1g 膏体含吲哚美辛 3.5mg。

阿西美辛
Acemetacin

别名 醋炎痛，优妥，Altren，Analgel，Flamarion，Rantudil

作用用途 本品具有显著的消炎、镇痛作用。为吲哚美辛的羧甲酯，在体内生成吲哚美辛而起作用，特点是消化道刺激轻，可用较大剂量，疗效较好。主要用于类风湿性关节炎、骨关节炎等。

用法用量 口服：每次 30mg，每日 3 次。缓释剂，每次 90mg，每日 1~2 次。

注意事项 ①消化道溃疡、严重肝肾疾病、重症血液病患者、孕妇及哺乳期妇女禁用。②少数人有胃部不适及恶心，偶有头痛、头晕。

剂型规格 ①胶囊剂：每粒 30mg。②缓释胶囊剂：每粒 90mg。

吲哚拉新
Indolacin

别名 桂美辛，桂吲乙酸，吲哚新，Cinmetacin

作用用途 本品为吲哚衍生物，属于非甾体抗炎镇痛药，具有抗炎、镇痛、解热作用。其抗炎作用稍弱于吲哚美辛，与保泰松相等，比羟基保泰松强，毒副作用亦较吲哚美辛低。主要用于急、慢性风湿和类风湿性关节炎，尚可用于肩周炎、骨关节炎等。

用法用量 口服：每次 150~300mg，每日 3 次，饭后服，3~4 周为一疗程。

注意事项 ①结核及溃疡病患者禁用。②少数患者有胃不适、胃疼、恶心、呕吐、嗜睡、眩晕等。③如以上反应加重应立即停药。

剂型规格 胶囊剂：每粒 150mg。

布洛芬
Ibuprofen

别名 安瑞克，拔怒风，美林，托恩，异丁苯丙酸，异丁洛芬，Brufen

作用用途 本品为非甾体抗炎药，具有抗炎、解热、镇痛作用，为苯丙酸类非甾体抗炎镇痛药。消炎、镇痛、解热效果与阿司匹林及保泰松相似而优于对乙酰氨基酚。适用于风湿性关节炎、类风湿性关节炎、骨关节炎、神经痛及神经炎等的消炎镇痛，也适用于关节急性潮红治疗，并适用于对阿司匹林不能耐受的患者。

用法用量 口服：①镇痛，每次 0.2~0.4g，每 4~6

小时 1 次。②抗风湿，每次 0.4~0.8g，每日 3~4 次。成人最大限量 2.4g。

注意事项 ①对本品和乙酰水杨酸过敏者、对其他非甾体抗炎药有支气管痉挛反应者、有鼻息肉综合征及血管水肿者、有活动期消化道溃疡者禁用。②肝肾功能不全、高血压、血友病或其他出血性疾病患者慎用。③偶有轻度消化不良、皮疹、头晕、耳鸣、胃肠道溃疡出血和转氨酶升高等。

剂型规格 ①片剂：每片 0.2g；0.1g；0.3g。②胶囊剂：每粒 0.1g；0.2g；0.3g。③缓释胶囊剂：每粒 0.3g。④颗粒剂：每袋 0.1g；0.2g。⑤干混悬剂：每瓶 1.2g（34g）。⑥糖浆剂：每支 0.2g（10ml）。⑦溶液剂：每支 0.1g（10ml）。⑧混悬剂：每瓶 2.0g（100ml）。⑨搽剂：每瓶 2.5g（50ml）。⑩栓剂：每枚 50mg；100mg。

布洛芬缓释胶囊
Ibuprofen Sustained Release Capsules

别名 芬必得，芬尼康，炎痛停，Fenbid

作用用途 本品为非甾体抗炎药，有消炎、镇痛、解热作用。本品系将布洛芬制成缓释剂型，能使药物在体内逐渐释放，2~3 小时血药浓度达到峰值，血浆半衰期约为 4~5 小时；血药浓度波动较小，布洛芬的血清浓度说明本品无药物蓄积的趋向。用于减轻或消除以下疾病的疼痛或炎症：扭伤、劳损、下腰疼痛、肩周炎、滑囊炎、肌腱及腱鞘炎、痛经、牙痛和术后疼痛、类风湿性关节炎、骨关节炎以及其他血清阴性（非类风湿性）关节疾病。

用法用量 口服：成人及 12 岁以上儿童，通常剂量为每次 1~2 粒，每日 2 次（早晚各 1 次），或遵医嘱。晚间服药可使疗效保持一夜，亦有助于防止晨僵。

注意事项 ①活动期消化道溃疡患者禁用。②对本品过敏或服用其他非甾体抗炎药诱发哮喘、鼻炎或荨麻疹的患者禁用。③肠胃病患者慎用。④有支气管哮喘病史患者，可能会引起支气管痉挛。⑤伴有服用抗凝血剂的患者，服药的最初几日应随时监测其凝血酶原时间。⑥孕妇及哺乳期妇女慎用。⑦心功能不全及高血压病患者慎用。⑧过量服药可能引起头痛、呕吐、倦睡、低血压等，一般症状在停药后即可自行消失。⑨有时出现肠胃不适、皮疹、头痛、耳鸣。

剂型规格 胶囊剂：每粒 300mg。

右布洛芬
Dexibuprofen

别名 清芬，热痛欣，同泽安，右旋布洛芬，泽芬

作用用途 本品为非甾体类解热镇痛抗炎药，通过下丘脑体温调节中枢起解热作用，并通过抑制环氧化酶及前列腺素的合成而发挥抗炎、镇痛作用。作用较布洛芬强，起效较后者快。临床用于缓解类风湿关节炎、骨性关节

炎、脊柱关节病、痛风性关节炎、风湿性关节炎等多种慢性关节炎的急性发作期或持续性的关节肿痛症状。

用法用量 成人 口服：①抗风湿，每次 300mg，每日 3~4 次。②轻至中度疼痛，每次 150mg，每日 3~4 次。

儿童 口服：6 岁以上儿童，每次 150mg，每日 2~3 次；30kg 以下儿童，最大日剂量为 300mg。直肠给药：感冒所致发热、疼痛，3 岁以下儿童，每次 50mg；3 岁以上儿童，每次 100mg。4 小时后可重复用药。

注意事项 ①禁用于冠状动脉旁路移植术（CABG）患者的围术期镇痛。②活动性消化性溃疡患者禁用。③重症腹泻患者禁用本药栓剂。④支气管哮喘或有其病史者、心功能不全者、高血压患者、血友病或其他出血性疾病者、严重肝、肾功能障碍者、红斑狼疮或其他免疫系统疾病患者及 6 个月以下儿童和老年患者慎用。⑤可增加严重胃肠道不良反应、严重心血管血栓不良反应、心肌梗死和脑卒中的风险。

剂型规格 ①片剂：每片 200mg。②栓剂：每枚 50mg。

酮洛芬
Ketoprofen

别名 奥丁尼，奥鲁地，苯酮苯丙酸，基多托，普非尼德，枢力昂，酮基布洛芬，优布芬，优洛芬，Alrheumat，Capisten，Orudis，Profenid

作用用途 本品为一种苯丙酸衍生物，具有消炎镇痛和解热作用。其解热作用比吲哚美辛强 4 倍，比阿司匹林强 100 倍，消炎镇痛作用比布洛芬强。其消炎作用大于镇痛或解热作用，故对炎症风湿病尤为有效。本品主要用于风湿性关节炎、类风湿性关节炎、骨关节炎、肌炎、脊椎炎、痛风、外伤及手术后的抗炎镇痛等。亦可用于带状疱疹、多形浸出性红斑、结节性红斑等症。

用法用量 ①口服：每次 50mg，每日 3~4 次，或开始每次 100mg，每日 2 次，以后改为每日 2 次。②外用：每日数次将其凝胶涂于疼痛和炎症部位，充分按摩，日剂量不应超过 20g。

注意事项 ①溃疡病患者慎用，严重肝肾功能不全、严重血液病者禁用。②孕妇、哺乳期妇女及小儿慎用。③外用凝胶禁用于渗出性皮肤、湿疹、溃疡或感染性破损皮肤。④常见胃肠道刺激，少数出现中枢神经及心血管过敏等反应。⑤长期服用应定期检查尿、血、肝功能。

剂型规格 ①片剂：每片 50mg。②缓释片：每片 75mg。③控释胶囊：每粒 0.2g。④凝胶剂（普非尼德凝胶 Profenid gel）：内含 2.5%（g/g）酮洛芬，每管 60g。⑤肠溶胶囊：每粒 20mg；50mg。⑥搽剂：每支 0.3g（10ml）；0.9g（30ml）；1.5g（50ml）。

芬布芬
Fenbufen

别名 联苯丁酮酸，喜宁保，Altimina，Bufemid，Lederfen，Naponol

作用用途 本品为联苯乙酸类药，无药理活性。在体内代谢生成联苯乙酸而发挥消炎、镇痛、解热作用。对急性期炎症所表现的血管通透性增加、渗出和水肿以及慢性炎症和肉芽组织增生，均有抑制作用。消炎镇痛作用较吲哚美辛弱，但比乙酰水杨酸强。特点是半衰期长，作用持久，胃肠道刺激少。主要用于类风湿性关节炎、风湿性关节炎、骨关节炎、痛风、强直性脊椎炎及牙痛等的止痛。

用法用量 口服：成人，每次 600~900mg，1次或分次服用，多数患者晚上1次600mg即可，分次服用时每日总量不得超过900mg。

注意事项 ①消化道溃疡者慎用，孕妇及哺乳期妇女应遵医嘱，4岁以下儿童不宜服用。②有胃灼热感，轻度恶心。胃与十二指肠溃疡者，严重肝肾功能损害及妊娠期妇女、哺乳期妇女慎用。

剂型规格 ①片剂：每片150mg。②胶囊剂：每粒150mg；500mg。

阿米洛芬
Alminoprofen

别名 阿明洛芬，必灭风，烯氨洛芬，Almiluofen，Minalfene

作用用途 本品为非甾体抗炎药，具有抗炎、镇痛、解热作用，用于风湿性或类风湿性关节炎，慢性腰椎风湿性关节炎、神经根炎、肌腱炎，急性扭伤或挫伤、骨折、牙科手术，产后子宫酸痛等病症的短期治疗。

用法用量 口服：每日600~900mg，首次服300mg，以后视疗效和症状调整剂量，进餐时同服。治疗子宫酸痛，每次225~300mg，每日2次。

注意事项 ①常见头痛、嗜睡、恶心、呕吐及肠胃不适，严重反应是可见胃及十二指肠溃疡和消化道出血。②偶见皮疹、瘙痒及转氨酶暂时升高。③溃疡病、肝功能不全或严重肾功能衰竭的患者，以及孕妇禁用，15岁以下儿童忌用。④对非关节的炎症患者，宜权衡利弊采用短疗程。

剂型规格 片剂：每片150mg；300mg。

洛索洛芬
Loxoprofen

别名 乐松，氯索洛芬，Loxonin

作用用途 本品为芳基丙酸类消炎镇痛药，其作用机制为抑制前列腺素生物合成作用，作用点为环氧合酶。本品为前体药物，在消化道内无活性，被吸收后转变成活性体，从而减少消化道副作用。用于慢性风湿性关节炎、变形性关节炎、腰痛病、肩周炎、颈肩腕综合征；手术后、外伤后及拔牙后的镇痛消炎；急性上呼吸道炎症的解热镇痛。

用法用量 口服：成人，每次60mg，每日3次，或60~120mg顿服。可根据年龄、症状作适当增减。

注意事项 ①有心脏功能障碍、支气管哮喘、过敏既往史的患者慎用。②妊娠和哺乳期妇女、儿童、老年人应慎用。③用于手术后及外伤时要根据炎症、疼痛的程度而给药，原则上应避免长期使用同一种药物。④如果长期服用本品要定期进行临床检查（如尿液、血液学、肝功检查），发现异常要减量或停药，必要时采取适当措施。⑤偶见休克、溶血性贫血、皮肤-黏膜-眼综合征、急性肾功能不全或肾病综合征。⑥偶见发热、咳嗽、呼吸困难、胸部X线异常、嗜酸性粒细胞增多的间质性肺炎。⑦有时会出现腹痛、胃部不适、食欲不振、恶心、呕吐、腹泻、便秘、烧心、消化不良、口腔炎。⑧偶然会发生消化道溃疡，如出现这种症状应停止用药。⑨偶见贫血、白细胞减少、血小板减少、嗜酸性粒细胞增多、心悸、浮肿等。⑩慎与香豆素类抗凝血药、磺酰脲类降血糖药、新喹诺酮类抗菌药及其他消炎镇痛药合用。

剂型规格 片剂：每片60mg。

吡洛芬
Pirprofen

别名 吡丙芬，吡布洛芬，灵加消，Rengasil

作用用途 本品为布洛芬的衍生物，具有显著的消炎、止痛及退热作用，能迅速有效地减轻疼痛，明显消除炎症和减少肿胀。临床主要用于退化性、炎症性和非关节型风湿病、骨关节病、包括脊柱关节炎、类风湿性关节炎、强直性脊椎炎、腰痛、坐骨神经痛、非风湿病的中度和严重疼痛及急性痛风发作等。

用法用量 口服：成人，每次400mg，每日2次；或每次200mg，每日3次。严重病例如需要，剂量可增至每日1200mg，持续1~2周。

注意事项 ①对本品活性物质过敏者、有消化道溃疡、活动性肝炎者禁用。②严重心肾功能损害的患者慎用。③孕妇、哺乳期妇女及14岁以下儿童慎用。④长期服用可引起肝炎和黄疸。⑤有血液凝固异常或出血倾向以及正接受抗凝治疗的患者慎用。⑥可见胃肠道反应，偶见耳鸣。⑦疗程超过2个月应定期检查肝肾功能及凝血时间。

剂型规格 胶囊剂：每粒200mg；400mg。

舒洛芬
Suprofen

别名 噻丙吩，噻吩甲酰布洛芬，Maldocil，Surfrex，Sutoprofen

作用用途 本品为苯乙酸衍生物，为非麻醉性镇痛药。可通过抑制前列腺素（PG）合成，并直接干扰或拮抗PG的效应而起作用，其镇痛作用大于消炎作用。适用于轻、中度肌肉和骨髓疼痛，术后疼痛，骨关节炎和类风湿性关节疼痛，也用于痛经和牙痛。

用法用量 口服：每次200mg，每日3~4次。老人及14岁以下儿童酌减。严重疼痛者，可酌情加到每次 400mg。

注意事项 ①对水杨酸类或其他非甾体抗炎药过敏者及有消化道溃疡的患者禁用。②肝肾功能不全、心力衰竭及高血压患者慎用。③孕妇及哺乳期妇女，14 岁以下儿童慎用。④常见有恶心、消化不良、腹泻等，少见头痛、眩晕。⑤罕见并发消化道溃疡。⑥过敏体质者可诱发皮疹、鼻炎，哮喘。

剂型规格 胶囊剂：每粒 200mg。

非诺洛芬钙
Fenoprofen Calcium

别名 苯氧苯丙酸，苯氧苯丙酸钙，苯氧布洛芬，礼来痛保，非诺洛芬，飞林，Fenoprex，Fenopron，Nalfon

作用用途 本品为非诺洛芬酸的钙盐，是苯丙酸的衍生物，属于非甾体抗炎镇痛药。具有抗炎、镇痛和解热作用。其抗炎作用比阿司匹林、保泰松、吲哚美辛（消炎痛）及布洛芬强，但较萘普生弱。本品用于类风湿性关节炎、骨关节炎和强直性脊椎炎的止痛、消炎和解热。对类风湿性关节炎及骨关节炎，本品可减少关节肿胀、疼痛、缩短清晨僵直时间，增加受限关节的活动能力。尤其适用于急性活动性类风湿性关节炎。

用法用量 口服：①类风湿性关节炎，每次 0.6g，每日 4 次。②骨关节炎，每次 0.3~0.6g，每日 4 次。

剂量可根据患者年龄、身体条件和病情加以调整。一般为每日 1.2~2.4g，最大不超过每日 3.2g。大多数患者服药数日可改善症状，为保证满意的疗效，可延长服药期 2~3 周。

注意事项 ①孕妇、有消化性溃疡者禁用。②明显肾功能不全者禁用。③有消化道病史者慎用，如必须服用本品时，应密切观察溃疡与出血是否有复发倾向。④有个别患者服药后出现浮肿，故心功能不全者慎用。⑤本品应在饭前 30 分钟或饭后 2 小时服用，如发生胃肠道反应，可与牛奶或食物同服。⑥长期大剂量使用应定期检查肝功能。⑦主要不良反应有上腹部不适、恶心、呕吐、便秘、腹泻、腹痛、厌食等。⑧偶有皮疹、皮肤瘙痒、头晕、乏力、嗜睡、震颤、耳鸣、心悸、心动过速、排尿困难等。⑨本品不宜与阿司匹林及其他非甾体抗炎药同服。

剂型规格 片剂：每片 0.3g。

卡洛芬
Carprofen

别名 卡比洛芬，咔布洛芬，炎易妥，lmadyi，Rimady

作用用途 本品为非甾体抗炎药，具有抗炎、解热、镇痛作用，其疗效同吲哚美辛。临床用于类风湿性关节炎、骨关节病、急性痛风关节外风湿病、滑囊炎和软组织损伤等，亦用于手术或创伤引起的急性疼痛。

用法用量 口服：每日 150~300mg，最高日剂量不超过 600mg，分 2 次于饭前服。儿童剂量未确定。

注意事项 ①偶见恶心、胃痛、腹泻、头痛、眩晕、瘙痒、皮疹以及视力减退、排尿困难等。②对本品过敏者或对其他非甾体抗炎药引起气喘急性发作、荨麻疹、过敏性鼻炎者禁用。③现有或曾有过消化道疾病者慎用。④孕妇和哺乳期妇女不宜用。⑤长期应用应注意检测肝功能。

剂型规格 片剂：每片 150mg。

氟比洛芬
Flurbiprofen

别名 风平片，氟苯布洛芬，氟布洛芬，氟联苯丙酸，欧可芬，Ansaid，Cebutid，Flugalin，Froben

作用用途 本品为布洛芬的衍生物，为一新型强效镇痛消炎药。其消炎和镇痛作用分别是阿司匹林的 250 倍和 50 倍。较布洛芬强，且毒性低。本品对血小板的黏着和聚集反应也有轻度的抑制作用。口服吸收迅速且完全，分布广泛，少量透过血脑屏障和胎盘屏障。临床主要用于风湿性关节炎、类风湿性骨关节炎、强直型脊椎炎和变形性关节炎。对阿司匹林无效或不能耐受者可选本品。

用法用量 口服：每次 150~200mg，分 3~4 次服用。病情严重或在急性恶化期，剂量可增至每日 300mg，分 3 次服用。

注意事项 ①对本品过敏者或对其他非甾体消炎药过敏者禁用。②消化道溃疡的患者忌用。③气喘或支气管痉挛患者，以及妊娠和哺乳期妇女和 14 岁以下儿童慎用。④常见消化不良、胃痛等胃肠道反应，偶见皮疹。⑤罕见久用后诱发消化道溃疡。

剂型规格 片剂：每片 50mg。

普拉洛芬
Pranoprofen

别名 吡喃洛芬，泊来布洛芬，尼呋喃，普南扑灵，普南扑录，Difen，Niflan，Piranoprofen，Pranoflog，Pranoprofenum，Pranopulin，Pranox

作用用途 本品为非甾体类抗炎镇痛药，主要通过抑制前列腺素的生物合成而发挥解热、镇痛、抗炎作用。片剂和胶囊用于：慢性类风湿关节炎、骨性关节炎、腰痛症、肩关节周围炎、颈肩腕综合征、牙周炎、痛风等疾病的消炎和镇痛。手术、外伤及拔牙后的镇痛和消炎。急性上呼吸道感染的解热和镇痛。滴眼液用于：外眼部以及眼前段炎症性疾病（如眼前睑炎、结膜炎、角膜炎、巩膜炎、眼前段色素层炎等）。

用法用量 口服：每次 75mg，每日 3 次。

注意事项 ①阿司匹林所致哮喘或有既往史者、消化性溃疡者、妊娠晚期妇女禁用。②支气管哮喘患者慎用。③长期用药时，应定期做尿常规、血液生化及肝功能检查。④本品口服制剂不宜空腹服用，可于饭后服用。

剂型规格 ①片剂：每片 75mg。②胶囊剂：每粒

75mg。③糖浆剂：1.5%。④滴眼剂：每支 5mg（5ml）。

洛芬伪麻片
Ibuprofen/Pseudoephedrine Tablets

别名 扑风清

作用用途 本品为布洛芬和盐酸伪麻黄碱组成的复方制剂。其中布洛芬为前列腺素合成酶抑制剂，具有解热镇痛及抗炎作用；盐酸伪麻黄碱具有选择性的收缩血管的作用，能消除鼻咽部黏膜充血、肿胀、减轻鼻塞症状。本品对全身血管作用、心率及血压影响小，两药组合能减轻或消除感冒引起的各种症状。

用法用量 口服：成人，每次 1 片或遵医嘱，每日3~4 次。24 小时用量不得超过 6 片。

注意事项 ①对本品成分过敏者禁用。②因服用阿司匹林或其他非甾体抗炎药诱发血管性水肿、哮喘的患者禁用。③患有鼻息肉者及活动性消化道溃疡者禁用。④对麻黄碱药理作用敏感者慎用。⑤有消化道溃疡史者、有心脏病、高血压、甲状腺功能亢进、糖尿病、青光眼、肺气肿等引起的呼吸困难、前列腺肥大伴排尿困难者慎用。⑥孕妇、哺乳期妇女及老年人慎用。⑦本品可引起胃部不适、恶心、呕吐、食欲不振、口干、心悸、头痛、眩晕等不良反应，但一般较轻，且停药后便消失。⑧服药期间应避免饮酒。⑨服用本品疗程不得超过 7 天，若症状未改善或伴高热，应立即停药。

剂型规格 片剂：每片含布洛芬 200mg，盐酸伪麻黄碱 30mg。

美酚伪麻
Compound Dextromethorphan Hydrobromide

别名 丽珠刻乐

作用用途 本品为复方制剂，其中右美沙芬为镇咳药，愈创木酚甘油为祛痰药，伪麻黄碱有舒张支气管作用，三者合用起协同作用。临床用于治疗感冒、气管炎、支气管炎等引起的咳嗽。

用法用量 口服：每次 1~2 片，每日 3 次，或遵医嘱。每日用量不超过 8 片，疗程不超过 7 天。

注意事项 ①对本品所含成分过敏的患者禁用。②严重高血压，严重冠心病患者禁用。③妊娠 3 个月妇女及有精神病史者禁用。④有糖尿病、青光眼、前列腺肥大及排尿困难者不宜服用。⑤哺乳期妇女慎用。⑥不良反应偶见恶心、便秘、头晕、失眠、心悸等，这与用量较大有关。

剂型规格 片剂：每片含氢溴酸右美沙芬 15mg，盐酸伪麻黄碱 30mg，愈创木酚甘油醚 100mg。

双氯芬酸
Diclofenae

别名 奥贝，奥尔芬，迪克乐，非炎，福劳克风，扶他林，服他灵，凯扶兰，诺福丁，双氯芬酸钠，双氯高灭酸钠，双氯灭痛，英太青，Diclofenac Sodium，Olfen，Voltaren，Voltarol

作用用途 本品为非甾体抗炎药，是新型强效消炎镇痛、解热及抗风湿药，具有抑制炎症渗出，减轻红肿的消炎作用，还有减轻炎症递质致炎致痛的增敏作用。其消炎镇痛及解热作用比阿司匹林强 26~50 倍，比吲哚美辛强 2~2.5 倍，特点是药效强、剂量小、个体差异小，不良反应轻。临床用于各种风湿性关节炎、类风湿性关节炎、骨关节炎、神经炎、红斑狼疮、急性痛风以及肌腱、韧带、肌肉和关节创伤性炎症的局部治疗等。

用法用量 ①口服：成人，每次 25mg，每日 3 次，饭后吞服，以后可逐渐加至每日 100~150mg。亦可改用缓释胶囊，每日 1 次，每次 100mg。儿童，每日 2~3mg/kg 体重，分次服用。②深部肌内注射：每次 50mg，每日 1 次，必要时数小时后再注射 1 次。③外用：栓剂，每次 50mg，每日 2 次。乳胶剂，依患处大小，施用 2~4g 涂抹，并轻轻揉擦，每日 3~4 次。

注意事项 ①有消化道溃疡及对本品过敏者禁用。②妊娠 3 个月内的妇女禁用。③因水杨酸或其他前列腺素合成酶抑制剂而诱发的哮喘发作、荨麻疹及过敏性鼻炎患者忌用。④肝、肾功能不全者、孕妇及哺乳期妇女慎用。⑤忌用于皮肤损伤或开放性创伤处，忌接触眼和黏膜。⑥有胃部不适、恶心、呕吐等。⑦偶有皮疹、瘙痒、水肿、眩晕、头痛、困倦、黄疸及出血倾向等。

剂型规格 ①片剂：每片 25mg。②缓释胶囊剂：每粒 100mg。③注射剂：每支 75mg。④栓剂：每枚 50mg。⑤乳胶剂：含 1% 以氯芬酸，每管 20g。

感冒通片：用于感冒发热、头痛等。口服，每次 1~2 片，每日 3 次。每片含双氯灭痛 15mg，人工牛黄 15mg，扑尔敏 2.5mg。

非炎（Voren）胶囊剂：每粒含双氯芬酸钠 50mg。口服，每次 1 粒，每日 2 次。

双氯芬酸钠双释放胶囊
Delayed Release Capsules Diclofenac Sodium

别名 戴芬，Difene

作用用途 本品是双氯芬酸钠的一种新口服剂型，它由两种不同释放功能的微粒组成。一种是肠溶包衣微粒，能在肠道内崩解，快速释放出双氯芬酸钠，能很快被吸收；另一种是缓释型微粒，能保持长时间释放双氯芬酸钠，两种微粒相配合使药物动力学作用得到了改善。用于急性关节炎及痛风发作，慢性关节炎，类风湿性关节炎，Bechterew 氏病（类风湿性脊椎炎）及其他脊柱风湿性关节炎，关节及脊柱退行性病变的有关疼痛，软组织风湿，损伤或手术后的肿痛或炎症等。

用法用量 口服：成人，常用剂量为每次 1 粒，每日 1 次，必要时可增加至每日 2 次。老人及儿童服用应遵医嘱。

注意事项 ①下列情况禁用本品：对双氯芬酸钠、乙酰水杨酸、布洛芬过敏者；胃与十二指肠溃疡或胃肠道疾病患者；黑便等病史者；有不明原因的血液疾病者。②本品可致肝、肾功能不全、高血压。心脏病或刚作过大手术者慎用。③孕妇慎用，妊娠最后 3 个月禁用。④驾车、操作机器者慎用。⑤一般空腹随足够饮水吞服，胃敏感者可以随餐服用。⑥常见有胃肠反应，如恶心、呕吐、腹泻、食欲不振、头痛、头晕、疲倦、皮疹、出血倾向等。⑦偶见血清肝酶水平上升、黄疸、蛋白尿、血尿等肝肾功能障碍。⑧如不良反应发生或加重，应及时停药。⑨同时使用糖皮质激素及乙酰水杨酸等解热镇痛药，可增加引起胃肠出血的危险。⑩本品可增加地高辛、苯妥英钠、锂剂、甲氨蝶呤的血药浓度，也可增加保钾利尿药的血钾水平及加强环孢素对肾脏的损害。

剂型规格 胶囊剂：每个胶囊中肠溶包衣速释微粒含双氯芬酸钠 25mg，缓释微粒含双氯芬酸钠 50mg。总共含双氯芬酸钠 75mg。

双氯芬酸钾
Diclofenac Potassium

别名 扶他捷，Kaflan

作用用途 本品为非甾体抗炎药，具有镇痛、抗炎、解热作用。适用于下列急性疼痛的短期治疗：①创伤后和手术后疼痛、炎症和肿胀，如烧伤等。②妇产科疼痛或炎症，如原发性痛经或附件炎等。③脊柱疼痛综合征。④非关节性风湿病。⑤偏头痛发作。⑥耳鼻喉科严重感染性痛性疾病的辅助治疗，如扁桃体炎、耳炎。

用法用量 口服：每次 1~2 片，每日 3 次。痛经或偏头痛每天最大剂量可增至 8 片。

注意事项 ①胃肠道溃疡或对本品过敏者禁用。②慎用：有胃肠道疾病、哮喘、肝、心、肾功能损害的病史或症状者；妊娠期及哺乳期妇女、老年人；细胞外液大量丢失者。③不良反应：偶见胃肠道不适、头痛、头晕、皮疹、血清转氨酶升高；少见胃肠道溃疡、胃肠道出血、肾功能异常、肝炎、过敏反应等。

剂型规格 片剂：每片 25mg。

氯芬那酸
Clofenamic Acid

别名 抗风湿灵，抗炎灵，氯灭酸

作用用途 本品有消炎镇痛及解热作用，用于风湿性关节炎，类风湿性关节炎和急性风湿热等。亦用于神经痛及其他疼痛。

用法用量 口服：每次 0.2~0.4g，每日 3 次。

注意事项 偶见头晕及头痛。

剂型规格 片剂：每片 0.2g。

甲氯芬那酸
Meclofenamic Acid

别名 甲氯胺苯酸，抗炎酸钠，甲氯灭酸

作用用途 本品为非甾体消炎镇痛药，其镇痛作用与阿司匹林相似，近期抗炎效力比保泰松和吲哚美辛均强，尚有解热作用。用于治疗风湿性关节炎、类风湿性关节炎、骨关节炎、创伤性肿痛、关节粘连性脊椎炎。

用法用量 口服：每日 0.2~0.4g，每日 3~4 次，1 日剂量不能超过 400mg，某些患者每次服 100mg 即可。

注意事项 ①有胃肠道反应，并可能影响肾功能。②肾功能不全患者和孕妇慎用。③不宜与阿司匹林合用。

剂型规格 胶囊剂：每粒 50mg；100mg。

酮咯酸
Ketorolac

别名 洛来克，酮洛来克，酮咯酸氨丁三醇，痛力克，痛立消，Droal，Ketord，Toradol，Toratex，Torolac

作用用途 本品为一种非麻醉性的非甾体类抗炎药，具有强力止痛及中度抗炎和解热作用。主要是通过阻断花生四烯酸代谢的环氧化酶，减少前列腺素（PG）的合成而发挥作用。适用于短期消除创伤和手术后止痛，亦用于缓解肾绞痛、牙痛、外伤痛及癌痛等。

用法用量 ①口服：成人，每次 10mg，每日 1~4 次，剧痛时增至每次 20mg，每日 3~4 次，用药时间不超过 2 日。②肌内注射：每次 20~90mg，开始剂量 30~60mg，继而 15~30mg，最大用量不能超过每日 90mg，用药时间不超过 3 日。65 岁以上或肾功能不全者应减量。③静脉注射：每次 10~30mg，用于重度疼痛。

注意事项 ①常见嗜睡、头痛、恶心、呕吐、口干、心悸以及消化道溃疡和出血等。②长期应用可引起肾功能不全和变态反应等。③有活动性溃疡、对阿司匹林或其他非甾体抗炎药过敏者禁用。④孕妇及 18 岁以下儿童忌用。⑤肝肾功能障碍、高血压患者及心脏代偿失调者慎用。⑥禁与抗凝药或其他非甾体抗炎药并用。⑦本品不宜长期治疗慢性疼痛。妊娠期妇女，肝肾疾病、心脏病、高血压患者禁用。

剂型规格 ①片剂：每片 10mg。②注射剂：每支 30mg（1ml）。

缓血酸胺噻洛芬酸
Tiaprofenic Acid THAM

别名 安得返，缓血酸胺苯噻丙酸，Atrfiam，Turganil

作用用途 本品为非甾体抗炎止痛药，具有快速、强力和持久的镇痛作用。其作用机制主要是抑制前列腺素合成过程中的环氧化酶，减少前列腺素 E_2 和 $F_{2\alpha}$ 的生成，达到消炎、止痛的效果。本品肌内注射后 0.5 小时起效，1~3 小时内作用最强。其 $t_{1/2}$ 约为 1.75 小时。45%~55%

的药量在 24 小时内随尿排出。适用于术后疼痛、急性风湿痛、创伤及急性关节疼痛等。

用法用量 肌内注射：每日 1～2 小瓶，最多为 3 小瓶（本品溶解于 3ml 含 60mg 苯甲醇溶剂中或 0.2% 利多卡因溶液中）。

注意事项 ①对本品过敏或曾因服用水杨酸或其他非甾体抗炎药而诱发急性哮喘或皮疹的患者，以及胃溃疡、十二指肠溃疡患者禁用。②孕妇和哺乳期妇女忌用。③有消化不良、胃痛、胃灼热、恶心、呕吐、腹泻、嗜睡、眩晕、口腔溃疡、瘙痒，以及过敏性休克、短暂的血清转氨酶升高和血小板凝聚的抑制。

剂型规格 注射剂：每支含 293mg 缓血酸胺噻洛芬酸，相当于 200mg 噻洛芬酸的有效成分。

噻洛芬酸
Tiaprofenic Acid

别名 枭刚片，异噻酮布洛芬，苯噻丙酸，嘉分，FV-15060，RU15060，Surgamyl，Tiafen

作用用途 本品为非甾体解热镇痛药，具有显著的抗炎、镇痛作用，其疗效优于吲哚美辛，胃肠道副作用比吲哚美辛及其他抗炎镇痛药少。主要用于风湿性关节炎、骨关节炎、类风湿性脊椎炎、扭伤、劳损及术后炎症及疼痛等。

用法用量 ①口服：成人，每次 200mg，每日 3 次。长期治疗，由第 4 日开始，减至每日 300～400mg（缓释片 600mg，每日 1 次）。肾功能不全老年人，每次 200mg，每日 2 次。儿童，3～5 岁，每次 50mg，每日 3 次；5～10 岁，每次 50mg，每日 4 次；10 岁以上，每次 100mg，每日 3 次。饭时服用，疗程 5～10 天。②肛门塞入：每次 300mg，每日 2 次。

注意事项 ①对本品过敏者、有消化道溃疡者、严重肝肾功能不全者、对阿司匹林或其他非甾体抗炎药有加重哮喘发作、荨麻疹、过敏性鼻炎的患者禁用。②妊娠初 3 个月或最后 3 个月、哺乳期妇女忌用。③3 岁以下儿童忌用。④驾车或机械操作者慎用。⑤同时服用本品和口服抗凝血药，应监测其血清锂水平。

剂型规格 ①片剂：每片 100mg；200mg；300mg。②缓释片剂：每片 300mg。③栓剂：每枚 300mg。

醋氯芬酸
Aceclofenac

别名 美诺芬，Meinuofen

作用用途 本品用于骨关节炎、类风湿性关节炎和强直性脊椎炎引起的疼痛和炎症的症状治疗。

用法用量 口服：成人，最大剂量每次 100mg，早晚各 1 次。轻、中度肝功能不全的患者应减少用量，推荐初始剂量为每日 100mg。

注意事项 ①下列情况禁用：对本类药物过敏者、急

腹症、十二指肠溃疡、胃肠道出血或其他出血或凝血障碍患者、严重心衰、肝肾功能不全、孕妇。②下列情况慎用：轻、中度肾功能不全者、儿童。③有时发生胃肠道不良反应。

剂型规格 片剂：每片 100mg。

舒林酸
Sulindac

别名 甘乐利，硫茚酸，奇诺力，舒达宁，枢力达，炎必灵，Arthrobid，Clinoril，Imbaron

作用用途 本品为非甾体抗风湿药，其结构与吲哚美辛相似，属于前体药物，本身无药理特性，需经肝脏代谢或肠道菌群还原为硫化物后显示持久的消炎、镇痛和解热性能。本品抗类风湿作用为阿司匹林的 16 倍，吲哚美辛的 2 倍。镇痛作用是布洛芬的 10 倍，但解热作用比后者弱。特点是对肾脏的损害比其他药小，长期用药不易引起肾乳头坏死。适用于骨关节炎、类风湿性关节炎、关节强硬性脊椎炎、幼年类风湿性关节炎、急性痛风关节炎以及关节周的疾病如急性肩痛和腱鞘炎、腰痛和上呼吸道感染体征和症状等。

用法用量 口服 成人：①抗风湿，每次 0.2g，每日 2 次。②镇痛：首次 0.2g，8 小时后重复。③急性痛风性关节炎，通常采用 7 日疗法。**2 岁以上儿童**，起始量为每日 4.5mg/kg 体重，分 2 次与食物同服，以后可依病情增至 6mg，待病情控制后再减量，每日剂量不得超过 6mg/kg。

注意事项 ①对本品过敏者、有活动性消化道出血者禁用。②有溃疡病史者、肝功能异常者慎用。③孕妇及哺乳期妇女、2 岁以下婴幼儿用药安全尚未确定。④常见腹痛、腹泻、恶心、呕吐等。⑤偶见皮疹、精神紧张、耳鸣、水肿等。⑥与降压药、抗凝血药及降血糖药合用时应严密观察患者的血压、血糖等变化情况。

剂型规格 片剂：每片 200mg。

苄达明
Benzydamine

别名 消炎灵，炎痛静，Benzyrin

作用用途 本品具有消炎、解热、镇痛作用，对炎症性疼痛有效，抗炎作用与保泰松相似或稍强，但抗风湿作用较弱，尚有罂粟碱样解痉作用。本品对手术后及外伤引起的炎症和疼痛抑制作用较明显，对炎症部位组织修复过程也有促进作用。用于手术后及外伤所致的各种炎症及关节炎、风湿性关节炎、气管炎及咽炎等。

用法用量 口服：每次 25～50mg，每日 3 次，饭后服。

注意事项 ①有轻度食欲不振、腹泻、胃酸过多、头晕、失眠等。②可能引起白细胞减少。

剂型规格 片剂：每片 25mg。

吡罗昔康
Piroxicam

别名 安尔克，吡氧噻嗪，吡昔康，力必达，费啶，炎痛喜康，Feldeen

作用用途 本品为具有烯醇型结构的长效消炎镇痛药。具有广谱抗炎作用，可消除红斑，水肿，并对组织肉芽肿的形成和佐剂性关节炎有抑制作用。体外试验证明能抑制吞噬作用及溶酶体水解酶的释放，也能抑制血小板聚集。本品不仅能减轻炎症和水肿，还能抑制炎性白细胞增多。临床主要用于急慢性类风湿性关节炎、骨关节炎、强直性脊椎炎、术后及创伤后疼痛及急性痛风。本品不能改变类风湿性关节炎病程的进展，也不能纠正痛风的高尿酸血症。对慢性痛风不适用。

用法用量 ①口服：每日 20mg，饭后服。每日总量一般不超过 40mg。1 疗程自 2 周至 3 个月不等。②肌内注射：每次 10~20mg，每日 1 次。③外用：敷于患处，每日 1~3 次。

注意事项 ①长期服用可引起胃溃疡及大出血，故有胃溃疡的患者忌用，并应注意血象及肝肾功能。②孕妇、哺乳期妇女、儿童慎用。③偶见头晕、浮肿、胃部不适、腹泻或便秘，粒细胞减少，再生障碍性贫血等，停药后一般可自行消失。

剂型规格 ①片剂：每片 10mg；20mg。②注射剂：10mg（1ml）；20mg（2ml）。③凝胶剂：10g（50mg）；12g（60mg）。④搽剂：每支 0.5g（50ml）；⑤软膏剂：每支 0.1g（10g）。

β-环糊精吡罗昔康
Piroxicam-β-Cyclodextrin

别名 喜来通，Cycladol

作用用途 本品主要用于急性疼痛症。

用法用量 口服：每次 1 片，每日 1 次。老年患者应按病情适当减量，并缩短治疗周期。

注意事项 ①下列情况禁用：严重高血压、严重肝肾功能障碍、重度心衰、严重血液异常及出血倾向的患者、活动性消化性溃疡的患者、孕妇、哺乳期妇女、儿童。②下列情况慎用：肝肾功能减退、心血管供血不足、高血压、支气管哮喘、老年患者。③有下列不良反应：上腹不适、恶心、腹泻、便秘。④偶有过敏、头痛、眩晕、无力等。

剂型规格 片剂：每片 20mg。

吡罗昔康贴片
Piroxicam Patch

别名 特乐思特，吡罗昔康透皮控释贴片

作用用途 本品为吡罗昔康的透皮控释贴片，药物可持续 48 小时释放并透过皮肤到达局部靶组织。吡罗昔

康为非甾类抗炎药，具有抗炎、解热及镇痛作用。其作用机制为抑制环加氧酶而减少前列腺素的合成，抑制炎症组织痛觉神经冲动的形成，以抑制炎性反应，还可抑制软骨中的黏多糖酶活性，减轻了软骨的破坏，减轻炎症反应。本品临床用于缓解骨关节、腱鞘炎、肌肉痛、骨关节痛、外伤后及骨折愈合后引起的疼痛。

用法用量 外用：贴于患处，每 2 天 1 贴。在洗澡、淋浴或出汗时，每天 1 贴。

注意事项 ①患有或曾经发生过阿司匹林敏感性哮喘的患者禁用。②服用阿司匹林或其他非甾体抗炎药后引起荨麻疹、鼻炎和血管性水肿的患者禁用。③本品不能用于破损皮肤、眼睛周围及黏膜。④14 岁以下儿童禁用。

剂型规格 贴剂：每盒 3 贴，每贴含吡罗昔康 48mg。

美洛昔康
Meloxicam

别名 美依西康，莫比可，Mobic

作用用途 本品为烯醇酸类非甾体抗炎镇痛药，是一种 COX-2 选择性抑制剂，其消炎止痛效果较显著，对胃肠道副作用较少，安全性高。治疗骨关节炎和风湿性关节炎起效迅速。适用于类风湿关节炎和疼痛性骨关节炎（关节病，退形性骨关节病）。

用法用量 口服：①骨关节炎，每日 7.5mg，如果需要，剂量可增至每日 15mg。②类风湿关节炎，每日 15mg，根据治疗后反应，剂量可减至每日 7.5mg，对于不良反应有可能增加的患者，治疗开始剂量每日 7.5mg；③严重肾衰竭的患者透析时，剂量不应超过每日 7.5mg。本品每日最大推荐剂量为 15mg。儿童适用的剂量尚未确定，目前只限于成人使用，片剂用水或流质送服吞咽。

注意事项 ①以下情况禁用本品：对本品过敏者；与乙酰水杨酸和其他非甾体抗炎药可能会有交叉过敏反应者或用后出现哮喘、鼻腔息肉、血管水肿或荨麻疹等症状者；活动性消化性溃疡或严重肝功能不全者；孕妇、哺乳期妇女或非透析严重肾功能不全者。②偶见消化不良、腹痛、短暂的肝功能指标异常、食管炎、胃及十二指肠溃疡、隐伏或肉眼可见的胃肠道出血、结肠炎等。③偶见瘙痒、皮疹、口炎、荨麻疹、感光过敏等。④偶见轻微头痛头晕、眩晕、耳鸣、嗜睡、水肿、血压升高、心悸、潮红、贫血等。⑤偶见肾功能指标异常（血清肌酐或血清尿素升高）等。⑥文献报道，本品有增加心血管不良事件的危险。

剂型规格 片剂：每片 7.5mg。

氯诺昔康
Lornoxicam

别名 可塞风，Xafon

作用用途 本品注射用于急性中度手术后疼痛及急性腰坐骨神经痛相关的疼痛。口服用于各种急性轻、中

度疼痛和由某些类型的风湿性疾病引起的关节疼痛和炎症。

用法用量 口服或肌内注射：每次 8mg，日剂量一般不超过 16mg。某些患者如需要，前 24 小时的首次剂量可为 16mg，之后可再加用 8mg。即第 1 次的最大剂量为 24mg，其后的剂量为每次 8mg，每日 2 次。

注意事项 ①对非甾体抗炎药过敏者、急性胃肠道出血或溃疡、严重心功能不全者、严重肝功能受损者、妊娠及哺乳期妇女、18 岁以下患者禁用。②下列情况慎用：肝、肾功能受损者、胃肠道出血或十二指肠溃疡病史者、凝血障碍者、老人和哮喘患者。③常见有头晕、头痛、胃痛、腹泻、消化不良、恶心、呕吐。

剂型规格 ①片剂：每片 4mg。②注射剂：每支 8mg。

萘普生
Naproxen

别名 倍利，甲氧萘丙酸，劳斯叮，帕诺丁，适洛特，消痛灵，Naprosyn，Naxen

作用用途 本品为长效的非甾体抗炎镇痛药，能明显抑制前列腺素合成酶，使前列腺素合成减少而达到抗炎和解热作用，并具有抗风湿作用。临床用于类风湿性关节炎、骨关节炎、各型风湿病、肌腱炎、脊椎炎及急性痛风等。对各种疾病所引起的疼痛及发热也有较好作用。尤其适用于因贫血、胃肠道疾病或其他原因不能耐受阿司匹林和吲哚美辛的患者。

用法用量 ①口服：开始剂量每日 500～750mg，维持量每日 375～750mg，分早晨及傍晚 2 次服用。中轻度疼痛或痛经时，开始用 500mg，必需时经 6～8 小时后再服 250mg，日剂量不得超过 1250mg。②肌内注射：每日 0.1～0.2g。③直肠给药：每次 0.25g，每日 2 次。

注意事项 ①对阿司匹林及本品过敏者，有活动性消化道溃疡病、严重肝肾损害、严重血液病患者哺乳期妇女和 2 岁以下儿童禁用。②心功能不全、支气管哮喘、孕妇、14 岁以下儿童慎用，③偶见恶心、呕吐等消化道反应，有时有过敏或出血时间延长，长期应用可能引起消化道出血、听力减退等。

剂型规格 ①片剂：每片：0.1g，0.125g，0.25g。②胶囊剂：每粒 0.1g，0.125g，0.25g。③缓释胶囊（片）：每粒（片）0.25g。④栓剂：每枚 0.25g。⑤注射剂：每支 0.1g（2ml）；0.2g（2ml）。

萘丁美酮
Nabumetone

别名 麦力通，萘布美通，萘普酮，瑞力芬，Maxicom，Relafen，Relifex

作用用途 本品为一长效非酸性非甾体广谱消炎药。同时具有镇痛及解热作用。其药理作用是轻微抑制前列腺素（PG）的合成，口服吸收后在体内转化为活性物 6-甲氧基-2-奈乙酸，后者为 PG；合成的强抑制剂。本

品抗炎效果比阿司匹林、芬布芬强，比双氯氯芬酸、吲哚美辛、萘普生弱。$t_{1/2}$ 为 24 小时，每日只需服用 1 次。适用于类风湿性关节炎、骨关节炎、软组织损伤、强直性脊柱炎、痛风、红斑狼疮或糖尿病等疾病引起的肌肉、关节疼痛，亦可用于肿瘤患者的早期止痛和退热，以及泌尿系统疾病的止痛等。

用法用量 口服：每次 1.0g，于临睡前服。对严重或持久症状不缓解者以及症状急剧发展加重者，可在次日晨再给 0.5g 或 1.0g。肾功能不良者应减量，老年患者日总量不应超过 1.0g。

注意事项 ①有急、慢性胃炎或消化道溃疡者、严重肝功能不全者以及过敏性哮喘和药物过敏史者禁用。②孕妇忌用，哺乳期妇女和儿童不推荐用。③肾功能损伤患者使用本品应减少剂量。④少数患者有胃不适、腹胀、头晕、头痛等。⑤罕见皮疹。⑥本品避光密闭，在阴凉干燥处保存。

剂型规格 ①片剂：每片 0.5g。②胶囊剂：每粒 0.25g。

托美丁
Tolmetin

别名 痛灭定，托耳米丁，托麦丁，托美汀，MCN-2559，Tolectin

作用用途 本品为吡咯乙酸的衍生物，是一新类型的消炎镇痛药。其作用与乙酰水杨酸等其他非甾体抗炎药相似，但副作用较轻，较易为患者所耐受。本品能抑制关节、关节囊和远离佐剂注射部位的组织中的细胞浸润、纤维化、骨退行性变和皮质增生。本品竞争性抑制前列腺素（PG）合成酶，对血小板聚集有较弱的抑制作用。临床主要适用于类风湿性关节炎、强直性脊椎炎、髋关节或膝关节退行性病变及非关节性疼痛。

用法用量 口服：成人，开始用量为每次 400mg，每日 3 次。奏效后再根据病情调整剂量，一般为每日 600～1800mg。儿童，开始为每日 15～30mg/kg 体重，平均为每日 20mg/kg 体重，以后再酌情调整剂量。非关节性疼痛为每日 600mg。

注意事项 ①溃疡病、严重肝肾损害、严重血液病患者禁用。②支气管哮喘、孕妇及哺乳期妇女慎用。③可见下述不良反应：上腹不适、恶心、厌食、浮肿、皮疹、肝功能改变等。④尚可见耳鸣、头晕、头痛。⑤偶见诱发消化道溃疡、皮疹、荨麻疹、水肿等。⑥本品与抗凝血药合用有出血现象。

剂型规格 胶囊剂：每粒 200mg。

贝诺酯
Benorilate

别名 百乐来，对乙酰氨基酚乙酰水杨酸酯，扑炎痛，Benasprate，Benoral，Benortan，Benorylate

作用用途 本品为阿司匹林与对乙酰氨基酚的酯化产物，具有消炎、解热、镇痛作用。不良反应较阿司匹

林小，患者易于耐受。口服后在胃肠道不被水解，在肠内吸收并迅速在血中达到有效浓度，$t_{1/2}$ 约 1 小时，特点是很少引起胃肠出血。临床主要用于类风湿性关节炎、急慢性风湿性关节炎、风湿痛，亦用于感冒发烧、头痛、神经痛及手术后疼痛等。

用法用量 口服：①类风湿性关节炎、风湿痛，每次 4g，早、晚各 1 次，或每次 2g，每日 3~4 次。②解热镇痛，每次 0.5~1.5g，每日 3~4 次。**儿童**，3 月~1 岁，每次 25mg/kg 体重，每日 4 次；1~2 岁，每次 250mg，每日 4 次；3~5 岁，每次 500mg，每日 3 次；6~12 岁，每次 500mg，每日 4 次。幼年类风湿性关节炎，每次 1g，每日 3~4 次。

注意事项 ①肝、肾功能不全、乙酰水杨酸过敏者禁用。②不满 3 个月的婴儿忌用。③有轻微的胃肠道反应，如呕吐、便秘、烧心等。④可见嗜睡、头晕、定向障碍。⑤用量过大可致耳鸣、耳聋。

剂型规格 片剂：每片 0.5g。

沙雷肽酶
Serrapeptase

别名 舍雷肽酶，达先，敦净，Dasen

作用用途 本品的酶活性很高，它具有很强的消炎、消肿胀作用以及很强的缓激肽分解功能和纤维蛋白块溶解功能。临床上因其有缓解炎症和肿胀的作用、有溶除黏性脓液和净化炎症病灶面的作用等，而用于手术后和外伤后的肿胀，副鼻窦炎，伴有乳腺瘀积等的肿胀，麻醉后和支气管炎、支气管哮喘等伴随的排痰困难等，均有较好效果。适用于术后外伤后消炎、副鼻窦炎、乳腺瘀积、膀胱炎、附件炎、智齿周围炎、齿槽脓肿；支气管炎、肺结核和支气管喘息的排痰困难；麻醉后的排痰不良。

用法用量 口服：**成人**，通常 1 日给予 15~30mg（3~6 片），分 3 次，饭后服。可根据年龄和症状适当增减。

注意事项 ①血液凝固异常者和严重肝肾功能障碍者慎用。②有时出现皮疹、皮肤潮红等过敏症状，此时应停药。③有时出现食欲不振、胃部不适、恶心、呕吐等。④偶见鼻出血、血痰等出血倾向。⑤高龄患者用量应减少。⑥与抗凝血剂并用，有时会增强抗凝血剂的作用，故并用时应注意观察、慎重给药。

剂型规格 片剂：每片 5mg。

奥沙普秦
Oxaprozin

别名 奥沙新，苯噁丙酸，噁丙嗪，诺德伦，诺松，Actirin，Duraprox，Neptunlong

作用用途 本品是一种抑制环氧化酶、进而抑制前列腺素生物合成的抑制剂，为长效非甾体抗炎镇痛药。具有抗炎、镇痛、解热作用。其特点是对消化道损伤作用轻微，药效持久。临床用于风湿性关节炎、类风湿性关节

炎、强直性脊椎炎、慢性劳损、腰痛症、肩关节周围炎、颈肩腕症候群、痛风发作以及外伤和手术后消炎、镇痛。

用法用量 口服：每日 400mg，分 1~2 次服。连续用药 1 周以上或遵医嘱，最大剂量为每日 600mg。

注意事项 ①有严重肝肾疾病、消化性溃疡、血液病以及对其他非甾体抗炎止痛药过敏者禁用。②小儿及孕妇、哺乳期妇女忌用。③与口服抗凝血剂并用时慎用。④高龄患者较易发生不良反应，应注意观察，慎用。⑤有胃痛或不适、恶心、腹泻或便秘，偶会出现头晕、头痛、耳鸣或抽搐，以及一过性肝功能异常。

剂型规格 片剂：每片 200mg。

金诺芬
Auranofin

别名 醋硫葡金，瑞得，Auropan，Ridaura

作用用途 本品为含金的口服抗类风湿药。体内试验表明，本品可抑制抗体产生，减少免疫血清参与抗体依赖细胞毒性和抗体依赖性补体溶解能力。体外免疫试验表明本品对小鼠脾脏培养液中的溶血斑形成细胞产生抑制作用，也抑制抗人 IgE 引起的组胺释放。血药浓度达 2.5μg/ml 时，可减少人体多形核细胞对白色念珠菌的吞噬作用。临床药理研究还表明，本品能减少类风湿性关节炎患者的类风湿因子，使血沉、抗链 "O" 等指标恢复正常，也可恢复正常免疫球蛋白浓度。本品适用于治疗成年人的类风湿性关节炎及用其他非甾体抗炎药无效或不能耐受者。

用法用量 口服：每日 6mg，1 次或分次于饭后服。如 4~6 个月疗效不佳，可加量至每日 9mg，分 3 次服，若服药 3 个月后仍不见效，则应停药。

注意事项 ①对金过敏者、严重活动性肝炎、进行性肾病或有骨髓中毒史者禁用。②注射金化合物引起小肠结肠炎者、肺纤维化变性者、表皮脱落性皮炎的患者忌用。③有特异性反应者慎用。④孕妇、哺乳期妇女不宜使用。⑤常见有腹泻、皮疹、瘙痒等。⑥偶见口腔炎、结膜炎。⑦少数患者有轻度贫血或短时白细胞和血小板减少以及蛋白尿。

剂型规格 ①片剂：每片 3mg。②胶囊剂：每粒 3mg。

双醋瑞因
Diacerein

别名 安必丁，Artrodar

作用用途 本品为骨关节炎 IL-1 首要抑制剂。实验证明，本品可诱导软骨生成，具有止痛、抗炎及退热作用。本品不抑制前列腺素合成，对骨关节炎有延缓疾病进程的作用。本品可显著改善骨关节炎及相关疾病引起的疼痛和关节功能障碍等症状。临床用于治疗退行性关节疾病（骨关节炎及相关疾病）。

用法用量 口服：长期治疗（不短于 3 个月），每次 1 粒，每日 1~2 次，餐后服用。

注意事项 ①15 岁以下儿童禁用。②超过 70 岁，并且伴有严重肾功能不全（肌酐清除率 10～30ml/min）的老年患者，剂量须减半或遵医嘱。③曾出现过肠道不适（尤其是过敏性结肠）的患者禁用。④对本品和有蒽醌衍生物过敏者禁用。⑤孕妇、儿童慎用。⑥老年人应减量。⑦不良反应有：轻度腹泻、上腹疼痛、恶心、呕吐等。⑧服用本品偶尔会导致尿液颜色变黄，这是本品的特性、无任何临床意义。

剂型规格 胶囊剂：每粒 50mg。

美索巴莫
Methocarbamol

别名 舒筋灵，Robaxin

作用用途 本品为中枢性肌肉松弛剂，并具有解热、镇痛及抗炎作用。其作用机制主要是阻断脊髓内中间神经元而使骨骼肌松弛。本品口服吸收后 1～3 小时血药浓度达峰值。临床用于腰及关节韧带急性扭伤、各种原因引起的坐骨神经痛、增生性脊柱炎、风湿性关节炎、类风湿性关节炎、肌肉劳损等。

用法用量 ①口服：每次 0.5g，每日 3～4 次。②肌内注射：每次 0.3～0.5g，每日 1 次，5～10 日为一疗程，每日极量为 1g。

注意事项 ①肝肾功能障碍者、孕妇禁用。②可见眩晕、思睡、荨麻疹等。③不宜与全身麻醉剂、催眠药及安定药合用。

剂型规格 ①片剂：每片 0.25g。④胶囊剂：每粒 0.25g。③注射剂：每支 0.2g（2ml）；0.5g（5ml）。

非普拉宗
Feprazone

别名 戊烯保泰松，戊烯松，Prenazone

作用用途 本品为非甾体抗炎药，具有抗炎镇痛作用，并有一定的解热作用。与保泰松、吲哚美辛等相比，其抗炎效果相等或较强。其镇痛效果稍强于等剂量的保泰松。其疗效较吲哚美辛、保泰松、阿司匹林为优。该药的作用机制是抑制前列腺素的合成，并在化学结构中引入了有抗溃疡作用的功能基——戊烯基，使之保留了消炎镇痛作用，又减轻了毒副反应，尤其避免了同类药物对胃黏膜的刺激作用。临床用于风湿性和类风湿性关节炎、强直性脊椎炎、骨关节炎、肩周炎、风湿症、肌纤维组织炎、血栓性静脉炎等。对各种关节痛、肌痛、腰痛、牙痛等有明显疗效。

用法用量 口服：成人，每次 200mg，每日 2～3 次。维持量，每日 100～200mg。

注意事项 ①肝功能不全及患有出血性疾病者禁用。②肾功能不全者慎用。③少数患者服药后有食欲不振、恶心、呕吐、头痛、皮疹、全身瘙痒、面部水肿、头晕等反应。但比保泰松明显少而轻，停药后很快消失。④本品应遮光、密闭保存。

剂型规格 片剂：每片 100mg。

氯唑沙宗
Chlorzoxazone

别名 肌柔，氯噁唑，Benzoflez，Biomioran，Escoflex，Mioran，Miotran，Neoflex，Oxyren，Paraflex

作用用途 本品为一中枢性肌肉松弛剂，主要作用于中枢神经系统，在脊髓和大脑下皮质区抑制多突反射弧，从而对痉挛性骨骼肌产生肌松作用，对正常的肌肉传导无影响，也无催眠镇静作用。口服吸收迅速，服药后 1 小时开始发挥作用，分布于肌肉、骨、肝、脑和脂肪，$t_{1/2}$ 为 66 分钟，至 6 小时则药物浓度明显降低。90% 的氯唑沙宗在体内代谢为无活性的 6-羟基-羟氯苯并噁唑，与葡糖醛酸结合自尿中排出。24 小时尿中测出的原药少于 1%。本品用于各种急慢性软组织扭伤、挫伤、运动后肌肉酸痛、肌肉劳损后所引起的疼痛。亦用于中枢神经病变引起的肌肉痉挛及慢性筋膜炎等。

用法用量 口服：成人，每次 200～400mg，每日 3 次，饭后服用。症状严重者酌增剂量。

注意事项 ①肝、肾功能损害者慎用。②不良反应以消化道症状为主，如恶心等，偶见思睡、眩晕、轻度头痛，罕见轻微肠道出血症、皮疹、神经血管性水肿。③本品与噻嗪类、巴比妥类等中枢神经抑制剂及单胺氧化酶抑制剂合用时有增强药效的作用，故应减少本品的用量。④在应用本品时如饮酒，也能增强其药效，剂量应酌减。

剂型规格 片剂：每片 200mg。

复方氯唑沙宗
Compound Chlorzoxazone

别名 复方氯噁唑，迈立欣

作用用途 本品为氯唑沙宗和对乙酰氨基酚组成的复方制剂。由此增强了氯唑沙宗的肌松作用，同时还具有镇痛协同作用。临床主要用于肌纤维炎、黏液囊炎、腰痛、背痛、肩周炎、腰椎骨关节炎、脊柱骨关节炎。陈旧性腱鞘炎、颈椎综合征、下背部综合征、类风湿关节炎、关节周围炎、神经痛，以及扭伤、肌肉劳损和肌肉痉挛强直引起的疼痛等，并对儿童大脑功能失调有一定疗效。

用法用量 口服：每次 1 片，每日 3 次。

注意事项 同氯唑沙宗和对乙酰氨基酚。

剂型规格 片剂：每片含氯唑沙宗 125mg，对乙酰氨基酚 150mg。

苯丙氨酯
Phenprobamate

别名 氨甲酸苯丙酯，强筋松，Gamaquil，Palmita，Spantol

作用用途 本品为中枢骨骼肌松弛剂，有较强的肌松作用和温和的精神安定作用，并有一定的抗炎镇痛作用。用于肩颈关节周围炎、腰痛、关节痛、肌肉痛、急性颈硬直症、扭挫伤、风湿性关节炎、神经痛及肌痉挛等。

用法用量 口服：每次 0.2~0.4g，每日 3 次。

注意事项 偶有嗜睡、一过性头痛、乏力、轻度恶心和过敏反应。

剂型规格 片剂：每片 0.2g。

氰钴胺溶液
Cyanocobalamin Liquor

别名 维生素 B_{12}，维斯克，Liquor，Vitamini B_{12}，Wisk

作用用途 本品为外用新药，具有对受损皮肤、黏膜上皮细胞及血管内皮细胞明显较快修复、再生功能，起到消炎镇痛愈合伤口的作用。临床用于放射性皮肤损伤 Ⅱ~Ⅲ 度、日光性皮炎、一般烧（烫）伤 Ⅱ 度或小面积 Ⅲ 度、各种外伤及手术后伤口愈合、各种感染性溃疡，尤其是术后切口感染、口腔溃疡等。

用法用量 外用：①皮肤损伤，采用本品润湿纱布外敷，每日 2~3 次。纱布干燥时，可继续给药以保持其局部湿润状态。②口腔溃疡，每次 1 支，每日 3 次，于饭后口含 3~5 分钟后咽下。

注意事项 本品避免与碘酊共用。

剂型规格 溶液剂：每支 5mg（1ml）。

依托芬那酯
Etofenamate

别名 优迈，Rheumon

作用用途 本品为非甾体抗炎药，具有抗炎、镇痛作用。其机制是能抑制缓激肽、环氧化酶、脂氧化酶、组胺、5-羟色胺、透明质酸和总补体的释放和作用，稳定溶酶体膜，减少对外来物质的反应。正常志愿者使用含有 300mg 的优迈霜后，在 12~14 小时后，血浆可测得其最高峰值。肾功能不全患者血浆最高峰值与正常志愿者相同。本品蛋白结合率为 98%~99%。外用生物利用度有高度的个体差异，同一个体也因用药部位、皮肤湿度不同而有较大差异。临床用于骨骼肌肉系统软组织风湿病，如肌肉风湿病、肩周炎、腰痛、坐骨神经痛、腱鞘炎、滑囊炎、各种慢性关节炎、脊柱和关节的各种软组织劳损、外伤挫伤、扭伤拉伤等。

用法用量 外用：据疼痛部位大小，每次用本品霜剂适量涂于患处，并用手轻轻按摩，每日 3~4 次或遵医嘱。

注意事项 ①对本品及其他非甾体抗炎药过敏者禁用。②不建议孕妇、哺乳期妇女和婴幼儿使用。③将本品置于儿童触及不到的地方。

剂型规格 霜剂：每支 40g（10%）。

依托度酸
Etodolac

别名 罗丁，舒雅柯，依特，Dolac，Edolac，Etanal，Hypen，Lodinxl，Ramoder

作用用途 本品为一种非甾体抗炎药，具有抗炎、镇痛和解热作用。其作用机制与其他非甾体抗炎药一样，一般认为与抑制前列腺素的合成有关。本品 99% 与血浆蛋白结合，它的游离成分不足 1%。其代谢主要在肝脏进行，代谢产物通过肾脏清除。其终末半衰期范围为 7.3~8.3 小时，不足剂量 1% 的原形药物从尿中排除。临床用于治疗骨关节炎和类风湿性关节炎的症状和体征。

用法用量 口服：推荐剂量为 400~1000mg，每日 1 次。长期用药过程中，可根据临床疗效增减剂量，最大剂量可达每日 1000mg。在治疗慢性疾病时，本药的疗效可在 1 周内出现，但常见的情况是在 2 周内生效。在得到满意疗效后，应复审患者的用药剂量，并根据需要适当给予调整。

注意事项 ①对本品过敏者、对服用阿司匹林或其他非甾体抗炎药发生过支气管哮喘、荨麻疹或其他变态反应的患者禁用。②妊娠晚期禁用，哺乳期妇女慎用。③肾功能损害、心力衰竭、肝功能不全的患者慎用。④患有体液潴留、高血压的患者慎用。⑤不良反应偶见发热、寒战、消化不良、恶心、呕吐、乏力、头晕、抑郁、紧张、瘙痒、皮疹、视物模糊、耳鸣、排尿困难等。⑥罕见：高血压、充血性心力衰竭、面部潮红、心悸、晕厥、口渴、溃疡性口腔炎、厌食、肝功能酶指标升高、贫血、血小板减少、出血时间延长、水肿、血清肌酐增高、失眠、嗜睡、支气管哮喘、血管神经性水肿、多汗、荨麻疹、囊泡性皮疹、色素沉着过多、多行性红斑、畏光、短暂性视觉障碍等。⑦极罕见：过敏反应、过敏样反应、结节性脉管炎（包括坏死和过敏）、胆汁淤积型肝炎、肝炎、胆汁淤积型黄疸、十二指肠炎、肝功能衰竭、肝坏死、肠道溃疡、胰腺炎、粒细胞缺乏症、溶血性贫血、白细胞减少、中性粒细胞减少、全血细胞减少症、皮肤血管炎伴紫癜、尿素氮增高、肾功能衰竭等，甚至原已得到控制的糖尿病患者出现高血糖。

剂型规格 缓释片：每片 400mg。

保泰松
Phenylbutazone

别名 布他酮，布他唑立丁，Butadion

作用用途 具有较强的抗炎作用和解热作用，对炎症性疼痛效果较好，也可促进尿酸排泄。主要用于治疗类风湿性关节炎、风湿性关节炎及痛风。还可用于治疗早期丝虫病急性淋巴管炎。

用法用量 口服：①关节炎，开始每日 0.3~0.6g，分 3 次饭后服，日剂量不宜超过 0.8g。②丝虫病、急性淋巴管炎，每次 0.2g，每日 3 次，总量 1.2~3.0g，急性炎症控制后应及时用枸橼酸乙胺嗪（海群生）作病原性治疗。

注意事项 ①水肿、肝肾损害、高血压、心脏病、溃疡病、骨质疏松及有药物过敏史者禁用或慎用。②多数患者有恶心、呕吐、腹痛、皮疹、眩晕等，严重者可出现血尿、肝炎及溃疡病。③可见粒细胞减少及再生障碍性贫血。④连用1周无效者不宜再用。

剂型规格 ①片剂：每片 0.1g；0.2g。②胶囊剂：每粒 0.1g；0.2g。

羟布宗
Oxyphenbutazone

别名 羟保泰松，坦特利尔

作用用途 本品是保泰松在体内的有效代谢产物，其作用与保泰松相似。用于减弱类风湿性关节炎以及对其他治疗无效的强直性脊椎炎症状、亦可缓解对秋水仙碱无效的急性痛风发作，还可治疗丝虫病急性淋巴管炎。尤其适用于难以控制的长期低热。

用法用量 口服：每次 0.1~0.2g，每日 3 次，饭后服，1 周后逐渐减量，最低维持量为每日0.1~0.2g。

注意事项 同保泰松。

剂型规格 片剂：每片 0.1g。

尼美舒利
Nimesulide

别名 美舒宁,尼蒙舒,苏榕,怡美力,Alodoron, Aulin, Mesulid，NIM

作用用途 本品为一种新型的非甾体抗炎药。其结构不像其他非甾体抗炎药以羧基或烯醇基为活性基团，而是以磺基为功能基团，具有独特的药理作用和很强的消炎镇痛及解热作用，且胃肠道不良反应较少。其作用机制有以下特点：①选择性抑制环氧化酶 COX-Ⅱ，因而可抑制引起炎症的前列腺素合成，而对参与机体调节功能的前列腺素合成影响极小，故减少对消化道和肾脏的副作用。②本品不仅抑制前列腺素的合成，而且能抑制炎症过程中的所有介质，故有很强的抗炎作用。③由于抑制组胺的释放，也不会促使白三烯的合成，故不会像阿司匹林等那样引起过敏反应导致支气管收缩，有呼吸道炎症的患者可安全使用本品。④抑制激活的白细胞产生氧自由基，可减轻炎症时氧自由基导致的组织损害，如呼吸道结缔组织及软骨组织的损害。本品吸收迅速完全，$t_{1/2}$ 为 2~3 小时。有效治疗浓度持续6~8 小时。本品对机体各部位的炎症均有较好的疗效，临床主要用于类风湿性关节炎和骨关节炎、呼吸道炎症、耳鼻喉炎症、软组织和口腔炎症、痛经、手术后痛、静脉炎和血栓、外伤后炎症、发热等。

用法用量 ①口服：成人，每次 100mg，每日 2 次，餐后服。颗粒剂或混悬剂，儿童，每日 5mg/kg 体重，分 2~3 次服。老年人不需调整剂量。②外用：栓剂，成人，每次 200mg，每日 2 次。

注意事项 ①有活动性消化道溃疡、中重度肝功能不全、严重肾功能障碍（肌酐清除率<30ml/分钟）以及以往对该药有高度敏感性的患者禁用。②孕妇禁用。③哺乳期妇女慎用。④本品可能与阿司匹林或其他非甾体抗炎药有交叉反应，故对这些药物过敏的患者慎用。⑤不良反应偶见胃灼热、恶心、胃痛、出汗、脸部潮红、兴奋过度、皮疹、红斑和失眠。罕见头痛、眩晕。⑥本品可降低口服呋塞米的生物利用度及血药浓度。可置换水杨酸、呋塞米及甲磺丁脲与血浆蛋白结合。⑦可干扰茶碱、降糖药及抗凝药的肝代谢。

剂型规格 ①片剂：每片 100mg。②口服混悬剂：1%，每瓶 100ml。③栓剂：每枚 200mg。

阿克他利
Actarit

别名 安吉欣，凯迈思，Moba，Mover，Orcl

作用用途 本品主要用于治疗类风湿关节炎。

用法用量 口服：每次 100mg，每日 3 次。

注意事项 ①孕妇、哺乳期妇女、儿童禁用。②对本品过敏者、血友病患者、血小板减少症患者、严重肝、肾功能不全者禁用。③消化性溃疡或有消化性溃疡史者、老年人慎用。④不良反应：心悸、头痛、头昏、疲倦感、贫血、粒细胞减少、胃溃疡、间质性肺炎、肺纤维化、肾病综合征、急性肾功能不全、血尿、蛋白尿、皮疹、湿疹、视力异常、复视、耳鸣、发热、浮肿等。

剂型规格 片剂：每片 100mg。

来氟米特
Leflunomide

别名 爱若华，Airuohua

作用用途 本品用于成人活动性类风湿性关节炎。

用法用量 口服：每次 50mg，每日 1 次。3 日后给予维持剂量：每次 20mg，每日 1 次。

注意事项 ①孕妇、哺乳期妇女禁用。②下列情况慎用：严重肝损害、病毒性肝炎、免疫缺陷、未控制的感染、活动性胃肠疾病、肾功能不全患者，用药初期注意监测肝功能和白细胞。③服药期间不应使用免疫活疫苗，18 岁以下患者不宜使用。④可见腹泻、瘙痒、可逆性 ALT/AST 升高、脱发、皮疹。

剂型规格 片剂：每片 10mg。

倍他米松
Betamethasone

别名 得宝松，Diprospan

作用用途 本品系二丙酸倍他米松和倍他米松磷酸酯钠构成的复合制剂，具有抗炎，抗风湿和抗过敏的作用。用于类风湿性关节炎、骨关节炎、强直性脊椎炎、关节滑膜囊炎、坐骨神经痛、腰痛、筋膜炎、腱鞘囊肿等，还可用于慢性支气管哮喘、枯草热、血管神经性水肿、过敏性气管炎、过敏性鼻炎、药物反应、血清病等，以及对皮质类固醇激素敏感的急性与慢性疾病的全身或局部治疗均有效。

用法用量 ①肌内注射：开始为1~2ml，必要时可重复给药，对严重疾病如红斑狼疮或哮喘持续状态，在适当的抢救措施中，开始剂量可用2ml。②关节内注射：大关节（膝、腰、肩）1~2ml；中关节（肘、腕、踝）0.5~1ml；小关节（脚、手、胸）0.25~0.5ml。

注意事项 ①禁用于全身真菌感染患者，以及对本品过敏或对皮质类固醇类激素过敏的患者。②特异性血小板减少性紫癜患者禁用，局部或全身感染者、结核病、癌症患者慎用。③有可能发生已知皮质类固醇激素的不良反应：如水电解质、肌肉骨骼、胃肠道、皮肤、神经、内分泌等异常。④使用本品须严格无菌操作，不得用于静脉注射或皮下注射。

剂型规格 注射剂：每支1ml，含二丙酸倍他米松5mg，倍他米松磷酸酯二钠2mg。

硫酸氨基葡萄糖
Glucosamine Sulfate

别名 维骨力，奥泰灵，培古力，葡立，葡糖胺，Viartril-S

作用用途 本品为治疗骨性关节炎的特异性药物，其活性成分氨基单糖-硫酸氨基葡萄糖能刺激软骨细胞产生有正常多聚体的蛋白多糖，并可抑制损伤软骨的酶如胶原酶和磷脂酶 A_2，防止损伤细胞的超氧化物自由基的产生，亦能阻断骨性关节炎的病理过程，防止疾病进展，改善关节活动，缓解疼痛。因为它是一种天然的氨基单糖，因此选择性地作用于骨性关节炎。适用于全身所有关节的骨性关节炎，如膝关节、髋关节、脊椎、肩、手、腕关节和踝关节等。

用法用量 口服：每次1~2粒，每日3次，饭时服用。持续服4~12周或根据需要延长，每年重点治疗2~3次。

注意事项 ①偶有轻微短暂的胃肠道反应，如恶心及便秘。②对硫酸氨基葡萄糖过敏的患者应避免服用。③孕妇应在严密的医疗监护下服用。

剂型规格 胶囊剂：每粒含硫酸氨基葡萄糖晶体314mg，相当于250mg硫酸氨基葡萄糖。

塞来昔布
Celecoxib

别名 西乐葆，Celebrex

作用用途 本品为新一代抗炎镇痛药，它具有独特的作用机制，能特异性抑制环氧化酶-2，从而阻止炎性前列腺素类物质的产生，达到抗炎、镇痛及退热作用。药动学研究表明，本品空腹给药吸收良好，约2~3小时

达到血浆峰浓度，胶囊口服后的生物利用度为口服混悬液后生物利用度的99%（混悬液为口服的最佳剂型）。本品在肝脏内经羟化、氧化和葡萄糖醛酸化进行代谢，少于1%剂量的药物以原形从尿中排除。临床用于治疗急性期或慢性期骨关节炎和类风湿性关节炎的症状和体征。

用法用量 口服：①骨关节炎，推荐剂量为200mg，每日1次或分2次服用。临床研究中也曾用至每日400mg。②类风湿性关节炎，推荐剂量为100mg或200mg，每日2次。临床研究中的剂量也曾用至800mg。老年人及轻中度肝肾功能损害者无需调整剂量。

注意事项 ①对本品中任何成分过敏者、已知对磺胺过敏者禁用。②有哮喘、荨麻疹或急性鼻炎的患者避免使用。③哺乳期妇女避免使用。④18岁以下的患者和哺乳期妇女不宜使用。⑤不良反应有头痛、眩晕、恶心、腹痛、腹泻、便秘、失眠、咽炎等。⑥文献报道本品有增加心血管不良事件的危险。⑦慎用于心脑血管病患者。

剂型规格 胶囊剂：每粒100mg；200mg。

罗非昔布
Rofecoxib

别名 万络，Vioxx

作用用途 本品为一特异性环氧化酶-2抑制剂。能缓解各种疼痛，用于骨关节炎的治疗，亦用于原发性痛经。

用法用量 口服：①治疗骨关节炎，推荐起始剂量为12.5mg，每日1次。个别患者剂量增加至25mg，每日1次，最大推荐剂量为每日25mg。②缓解急性疼痛和治疗原发性痛经，推荐首次剂量为50mg，每日1次，随后剂量为25~50mg，每日1次。最大推荐剂量为每日50mg，可连续服用5日。

注意事项 ①对本品过敏者禁用。②妊娠后期应避免使用本品。③有明显肾脏功能障碍、心脏代偿功能不足者、有肝硬化的患者慎用。④有严重脱水者慎用，建议在使用本品前应进行补液。⑤本品不良反应是可引起下肢水肿、高血压、消化不良、上腹不适、恶心、腹泻等，罕见有口腔溃疡的报道。⑥文献报道，本药有增加心血管不良事件的危险。患有缺血性心脏病或卒中患者应禁用本品。

剂型规格 片剂：每片12.5mg；25mg。

鲁米昔布
Lumiracoxib

别名 鲁米考昔，Prexige

作用用途 本品属苯乙酸类药物，是目前已有的几种COX-2特异性抑制剂中选择性抑制作用最强的。本品半衰期为3~6小时。临床用于骨关节炎和风湿性关节炎及轻、中度疼痛。

用法用量 口服：每次100~200mg，每日1~2次。或每次400mg，每日1次。

注意事项 ①本品注意事项与依托昔布基本相同。②有资料报道，本品与传统的非甾体抗炎药相比，可使溃疡并发症减少 67%～75%。但严重的心血管事件却未明显增加，提示本品是一种适宜治疗骨关节的药物。

剂型规格 胶囊剂：每粒 100mg。

帕瑞昔布
Parecoxib

别名 帕瑞昔布钠，特耐，Dynastat，Parecoxib Sodium

作用用途 本品为伐地昔布的前体药物。伐地昔布在临床剂量范围为选择性 COX-2 抑制药。COX-2 在与疼痛、炎症和发热有关的前列腺素样递质的合成过程中发挥最主要作用。临床用于短期治疗手术后疼痛。

用法用量 肌内注射、静脉注射、静脉滴注：初始剂量为 40mg，随后视需要间隔 6～12 小时给予 20mg 或 40mg，最大日剂量为 80mg/d。疗程不超过 3 日。体重低于 50kg 的老年患者或中度肝功能损伤的患者，初始剂量减至常规剂量的一半且最高剂量应减至 40mg/d。

注意事项 ①活动性消化性溃疡或胃肠道出血、严重肝功能损害、炎性肠病、充血性心力衰竭、冠状动脉旁路移植术后者、缺血性心脏疾病、外周动脉血管和（或）脑血管疾病的患者、妊娠及哺乳晚期妇女禁用。②高血压患者、脱水患者、肾功能损害者、具有液体潴留倾向者及老年人慎用。③可见感觉减退、背痛、焦虑失眠、低钾血症、呼吸功能不全、咽炎。

剂型规格 ①注射剂：每支 20mg；40mg。

依托莫布
Etoricoxib

别名 依托考昔，Arcoxib

作用用途 本品属烯醇酸类非甾体抗炎药，为 COX-2 特异性抑制剂。本品半衰期为 22 小时。临床用于骨关节炎、风湿性关节炎及各种轻至中度疼痛。

用法用量 口服：①骨关节炎，每次 30～60mg，每日 1 次。②风湿性关节炎，每次 90～120mg，每日 1 次。③疼痛，每次 120mg，每日 1 次。

注意事项 ①患有心、脑血管疾病者及未控制的高血压患者禁用。②有心、脑血管高危因素患者慎用。③不良反应：主要有头晕、头痛、嗜睡及消化道反应，也可增加心血管事件。

剂型规格 胶囊剂：每粒 30mg。

双氯芬酸钠-米索前列醇
Diclofenac Sodium-Misoprostol

别名 奥湿克，奥斯克，复方双氯芬酸钠，Arthrotec，Diclofenac

作用用途 本品是一种含胃和十二指肠黏膜保护剂的非类固醇消炎药物（NSAID）。其中双氯酚酸钠用于治疗骨关节炎和类风湿性关节炎，米索前列醇用于预防由于 NSAID 诱发的胃或十二指肠溃疡。适用于治疗类风湿和骨关节炎的急、慢性症状和体征及需要 NSAID 与米索前列醇联合应用的患者。

用法用量 成人，每次 1 片，每日 2～3 次，与食物一起服用。药片应完整吞服，不能嚼碎。对有严重肝肾脏损害者，必须进行密切观察。

注意事项 ①对本品过敏、胃肠道出血、妊娠期妇女和计划怀孕的妇女禁用。②胃及十二指肠溃疡者慎用，如必需使用应在密切观察下使用。③对心功能有损害和有体液潴留倾向者慎用。④肾脏、肝脏有损害者慎用，剂量尽可能减低并监测肾功能。⑤绝经前妇女除非采用有效的避孕措施，或已知怀孕都不宜使用本品。⑥出现腹痛、腹泻、恶心、呕吐等胃肠系统反应，另有头痛、头晕、皮疹、过敏等症状。⑦肝脏疾病患者可引起无症状的谷丙转氨酶、碱性磷酸酶和胆红素显著提高。⑧引起肾乳头坏死，间质性肾炎，肾病综合征及肾功能衰竭等肾脏的病理改变。⑨月经过多，在绝经前的妇女有月经期间出血和阴道出血，绝经后的妇女可有阴道出血。⑩与保钾利尿剂合用可使血清钾水平升高，因此需监测血清钾。⑪用甲氨蝶呤时慎用本品，以免引起血浆甲氨蝶呤水平升高进而增加其毒性。⑫可抑制血小板聚集，延长出血时间。⑬贮存在低于 25℃ 的干燥环境下。

剂型规格 片剂：每片含双氯酚酸钠 50mg，分层含米索前列醇 200μg。

复方骨肽
Compound Ossotide

别名 古愈

作用用途 本品为复方制剂，其组成是由健康猪四肢骨与全蝎经提取有效成分而制成的复方骨肽注射剂。本品对关节炎、急性炎症模型及免疫性炎症模型具有明显的抗炎作用，同时对小鼠疼痛模型也具有明显的镇痛作用。本品含有多种骨生长因子，具有调节骨代谢和生长作用，能促进骨愈合和新生；能参与骨钙的吸收和释放，促进骨痂和新生血管的形成，调节骨代谢平衡，从而发挥促进骨愈合的作用。临床用于风湿，类风湿性关节炎、骨质疏松、颈椎病等。本品还可用于骨折及骨科手术后骨愈合，可促进骨愈合和骨新生。

用法用量 ①肌内注射：每次 30～60mg，每日 1 次。②静脉滴注：每次 60～150mg，每日 1 次，15～30 日为一疗程或遵医嘱。亦可在痛点和穴位注射。

注意事项 ①禁忌：对本品过敏者、孕妇和哺乳期妇女、严重肾功能不全者禁用。②儿童、老年人、过敏体质者慎用。③如应用本品伴有发热、皮疹等症状应停药。④若本品溶解后出现浑浊，禁止使用。

剂型规格 注射剂：每支含多肽物质 30mg。

4

镇痛药及抗炎、抗痛风药

跌打七厘片
Dieda Qili Pian

作用用途 本品是由当归（酒炙）、红花、乳香（醋炙）、没药（醋炙）、血竭、三七、麝香、冰片、朱砂、儿茶组成的复方中药制剂。具有活血、散瘀、消肿、止痛功能。用于跌打损伤、外伤出血，对急性软组织损伤引起的肿胀、疼痛、瘀斑等症状，有较明显的改善作用。

用法用量 口服：每次 1～3 片，每日 3 次；亦可用酒送服。

注意事项 ①肝肾功能不全、造血系统疾病、孕妇及哺乳期妇女禁用。②本品含朱砂，不宜长期服用。应在医生指导下使用。③服用本品应定期检查血、尿中汞离子浓度、检查肝肾功能，如超过规定限度者立即停用。

剂型规格 片剂：每片 0.3g。

玻璃酸钠
Sodium Hyaluronate

别名 阿尔治，透明质酸，施沛特，海尔根，ARTZ，Sofast，透明质酸钠，爱丽，爱维，Artz，Healon，Hialid

作用用途 本品用作白内障手术、人工晶状体植入术、青光眼手术、角膜移植术和视网膜手术中，作为房水和玻璃体的代用品。在眼科手术中使用，可保护角膜内皮、虹膜、晶状体和视网膜，维持前房深度和手术野的高清晰度，使手术者有良好视觉，便于操作。滴眼用于防治干眼症、眼睛疲劳、史-约综合征等疾患和手术后药物性、外伤、光线对眼造成的刺激及戴软性接触镜等引起的外因性疾病。本品也可通过覆盖和保护关节软骨表面、改善关节挛缩、抑制软骨变性变化、改善病理关节液及润滑功能等作用，缓解变形性膝关节病和肩关节周围炎引起的疼痛，改善关节活动范围以及使病理性关节液正常化，以改善日常生活动作。

用法用量 成人 注射给药：每次 25mg，每周 1 次，连续 5 次注入膝关节腔内或肩关节（如肩关节腔、肩峰下滑液囊或肱二头肌长头腱鞘）内，可适当增减次数。前房内注射，每次 0.5～0.75ml。滴眼：每日 4～6 次，每次 1～2 滴。

注意事项 ①注入前房后，可引起暂时性眼压升高。②本品在眼内不发生代谢，逐渐由房水稀释，从房角排出。手术结束时也可人工抽出，避免引起术后眼压升高。③手术中不宜使用过多，以能充盈前房为度，手术结束时用平衡盐溶液取代。如果手术后眼压升高，可短期用噻吗洛尔滴眼和口服乙酰唑胺。

剂型规格 ①注射剂：每支 25mg（2.5ml）；5mg（0.5ml）；5mg（5ml）。②滴眼剂：每支 0.1%（5ml）。

尼氟灭酸
Niflumic Acid

别名 氟尼酸，氮氟灭酸，Actol，Flaminon，Nifluril

作用用途 本品为非甾体消炎镇痛药。具有抗炎、镇痛和消肿作用，疗效优于其他消炎镇痛药，且毒性小、耐受性良好，不会引起钠潴留。本品吸收迅速，尤其直肠给药后，经特异性酯酶作用后释放，1 小时左右达血药峰浓度，药物浓度较口服高，且持续时间较长。本品用于急、慢性关节病变（风湿性关节炎、骨关节炎、风湿性脊椎炎、髋关节炎、急性痛风性关节炎）和非关节病变（扁桃腺炎、副鼻窦炎、上髁炎及滑膜炎）及创伤、手术后炎症。还用于急性和亚急性支气管炎及肺病变、急性浅表血栓性静脉炎等。

用法用量 口服：每次 250mg，每日 3 次，饭后服。严重炎症可增至每日 4 次。

注意事项 ①对本品过敏者、有溃疡史者或胃及十二指肠溃疡患者禁用。②妊娠及哺乳期妇女慎用。③长期使用本品要定期检查血象、尿常规和肝肾功能。④不良反应有恶心、呕吐、胃灼热、上腹痛、腹泻。一般轻至中度呈暂时性。⑤罕见头痛、眩晕、白细胞减少、血尿和皮肤反应。据报道，长期使用可致肾乳头坏死性损伤。⑥本品与抗凝药合用时，需监测患者的血象，并适当调整抗凝药的剂量。

剂型规格 ①胶囊剂：每粒 250mg。②软膏剂：每支（3%）30g。

依奈普特
Etanercept

别名 艾他西普，西那依普，依他西特，依坦奈塞，Enbrel

作用用途 本品系可溶性二聚体重组人类 p75 型肿瘤坏死因子（TNF）受体，降低 TNF 的生物学活性。还能调节由 TNF 介导或调控的生物反应（如血清中细胞因子的浓度，血清中基质金属蛋白酶-3 的浓度和引发白细胞迁移的黏附分子的表达）。临床用于强直性脊柱炎、银屑病、银屑病型关节炎和类风湿性关节炎。

用法用量 皮下注射：①成人：每周 50mg。分 2 次注射（可于每日内注射 2 次，或间隔 3～4 日注射 1 次）。②儿童：年幼型风湿性关节炎：4～17 岁，每周 0.8mg/kg。每次极量为 25mg，一周极量为 50mg。若体重超过 31kg，应分 2 次给药（可每日内给药 2 次或间隔 3～4 给药 1 次）。

注意事项 ①脓毒血症或有脓毒血症危险的患者禁用。②中枢神经脱髓鞘病变者、有明显的血液学指标异常史者、未能控制的或进展期糖尿病患者、同时使用免疫抑制治疗的患者慎用。③用药期间不推荐患者接种活疫苗。④开始治疗前，应排除结核感染的可能。

剂型规格 注射剂：每支 25mg。

英利西单抗
Infliximab

别名 因福利美，Remicade，Revellex

作用用途 本品能与膜结合肿瘤坏死因子结合，通过线粒体释放细胞色素 C，引起蛋白裂级联反应导致单核细胞凋亡。临床用于克隆病、类风湿性关节炎，也可用于强直性脊柱炎。

用法用量 静脉滴注：①克隆病：初始剂量为每次 5mg/kg，至少持续 2 小时。第 2 周和第 6 周再分别给药 1 次。维持剂量为每次 5mg/kg，每 8 周 1 次。②类风湿性关节炎：应与甲氨蝶呤合用。初始剂量：每次 3mg/kg，至少持续 2 小时。第 2 周和第 6 周再分别给药一次。维持剂量：每次 3mg/kg，每 8 周 1 次。

注意事项 ①对本品或小鼠蛋白质过敏者，有严重的临床活动性感染者禁用。②有慢性或复发性感染史者，以往或新近癫痫患者，有血清病样反应者，易形成自身抗体者慎用。③本品可能可使免疫功能降低，增加活疫苗感染的风险，用药期间不宜接种活疫苗。④开始治疗前应排除结核感染的可能。

剂型规格 注射剂：每支 100mg。

草乌甲素
Bulleyaconitine A

别名 赛福美

作用用途 本品有较强的镇痛及明显的抗炎作用，其镇痛作用是中枢性的，并与脑内 5-羟色胺水平密切联系，起效时间比吗啡慢但维持时间长，无成瘾性；其抗炎作用不通过肾上体系，而与抑制 PG 水平有关；本品也有解热和局部麻醉作用。给药后 4 小时各脏器内含量降低 50%。一次剂量在 6 天内从尿内排除 46%，从粪便内排除 21.9%；尿液经检测未发现有代谢峰，表明进入人体内的本品均以原形物排除。适用于风湿性及类风湿性关节炎、腰肌劳损、肩周炎、四肢扭伤、挫伤等。

用法用量 口服：每次 1 片，每日 2~3 次。

注意事项 ①禁忌：孕妇、哺乳期妇女或对本品过敏者。②心脏病患者慎用。③两次用药时间相隔不宜少于 6 小时。④出现不良反应时，可静脉注射高渗葡萄糖加维生素 C，也可注射阿托品，并应减量或停用，反应极重者，可按乌头中毒处理，并停药。⑤极少数病人用药后可出现短暂性轻度心慌、恶心、唇舌发麻及心悸等。⑥儿童与老年人用药安全性尚不明确。

剂型规格 片剂：每片 0.4mg。

汉防己甲素
Tetrandrine

别名 金艾康，Jinake

作用用途 本品能通过拮抗钙离子对蛋白激酶 C 的激活，逆转肿瘤细胞的多药耐药性，恢复化疗药物的抗痛功效。本品对肺癌、食管癌及乳腺癌等实体瘤与白血病均有一定直接抑制作用。用于抗风湿及抗癌增效，临床用于风湿病关节痛、神经痛；与小剂量放射合并用于肺癌；亦适用于单纯性矽肺Ⅰ、Ⅱ、Ⅲ期及各期煤矽肺。

主要用于治疗早期轻度高血压。

用法用量 口服：①抗风湿及镇痛，每次 20~40mg，每日 3 次。②抗矽肺，每次 60~120mg，每日 3 次，服药 6 日，停药 1 日，疗程为 3 个月。③用于治疗早期轻度高血压，每次 100mg，每日 3 次。亦可用于重症高血压及高血压危象。静脉注射：每次 120~180ng，每日 2 次。

注意事项 ①肝、肾有器质性病变者慎用。②服药期间，应每 3 个月复查肝功能、心电图。

剂型规格 片剂：每片 20mg。

青藤碱
Sinomenine

别名 风痛宁，利君风痛宁

作用用途 本品具有抗炎、镇痛、解热和免疫调节作用。临床用于各类急、慢性关节炎、风湿及类风湿性关节炎、老年性腰腿痛、软组织损伤和各类神经性疼痛与肿胀等。

用法用量 口服：成人，每次 20~40mg，每日 3 次，若无不良反应，3 日后可增至每次 60~80mg，每日 3 次，饭后半小时服用。

注意事项 ①有严重哮喘者慎用。②本品具有组胺释放作用，故部分患者在用药初期会出现瘙痒、潮红、出汗、痛肿加重等现象，这是本品独特的作用机制，是有效反应，仍需坚持用药，剂量可适当减少或遵医嘱。③本品需避光、干燥处保存。

剂型规格 ①片剂：每片 20mg；50mg。②注射剂：每支 30mg（2ml）。

白芍总苷
Paeonia Glucosides

作用用途 本品系由毛茛科植物芍药根提取的苷类物质，具有抗炎镇痛和双向免疫调节作用，同时还有保肝、护肝、改善睡眠等作用，可提高患者的整体健康状况。本品可用于类风湿性关节炎及红斑狼疮、皮肌炎、硬皮病、肝炎等自身免疫性疾病。

用法用量 口服：成人，每次 0.6g，每日 2~3 次，或按医嘱。4 周为 1 个疗程，连服 2~3 个疗程效果更佳。建议首期 3 个月，每次 0.6g，每日 3 次，起效后每次 0.6g，每日 2 次，饭后服用。

注意事项 ①孕妇及哺乳期妇女不宜用。②最好不要与抗炎药或免疫抑制剂联合应用，因为缺少联用药的研究资料。③不良反应：有时出现恶心、纳差、呕吐、腹胀，偶见大便性状改变、便秘、失眠、眩晕、心悸、头痛、皮疹等。

剂型规格 胶囊剂：每粒 0.3g（含苷不少于 104mg）。

风湿乐
Pagosid

别名 帕歌斯

作用用途 本品是从野生草本植物魔鬼爪（Devils Claw）根中提取而得的植物制剂。具有如下作用：①消炎镇痛作用，对尿道、黏膜、消化道，特别是对胃的慢性炎症有良好的治疗作用。对风湿性疾病的疼痛、神经痛、腹部疾病引起的疼痛均有缓解作用。②抗风湿作用，对风湿性及类风湿性关节炎有较好的疗效，对重度风湿病与非甾体抗炎药合用有协同作用，可减少非甾体抗炎药的用量，从而减少其副作用。③可刺激机体的解毒和防御机能，同时可调节机体其他多种功能，预防和辅助治疗多种疾病。本品的优点是无胃肠道刺激症状，对肾脏无损害作用，也不影响肾血流量及前列腺素的合成，对年纪较大、器官功能衰退的患者尤为适用。临床主要用于风湿性及类风湿性关节炎、强直性脊柱炎和关节退行性病变等。

用法用量 口服：成人，每次 2~4 片，每日 3 次，温开水吞服，每疗程 4~8 周。

注意事项 目前尚无明显的不良反应报道。

剂型规格 片剂。

雪山金罗汉止痛涂膜剂
Xueshan Jinluohan Zhitong Tumoji

作用用途 本品为藏药，是以青藏高原植物—铁棒锤为君药，另含雪莲花、藏红花、红景天、麝香、延胡索等中药组成的复方制剂。是采用先进技术和工艺而制成的涂膜剂。本品具有活血、消肿、止痛功能。用于急慢性扭挫伤、风湿性关节炎、类风湿性关节炎、肩周炎、痛风、骨质增生所致的肢体关节疼痛肿胀及神经性头痛等。

用法用量 外用：本品是将药液装入走珠瓶内，采用走珠涂擦方式，将药液涂在患处，每日 3 次。使用时，将药瓶身倒置，使走珠接触患处，轻轻挤压瓶体将药液涂抹均匀，形成药膜。

注意事项 ①本品为外用药，禁止内服。②对本品过敏者禁用，过敏体质者慎用。③孕妇禁用。④皮肤破损处禁用。⑤如正在使用其他药品，使用本品前请咨询医师或药师。

剂型规格 涂膜剂：每瓶 45ml。

二妙丸
Ermiao Wan

作用用途 本品是由苍术（炒）、黄柏（炒）组成的中药制剂。本品具有燥湿清热功能。用于湿热下注，足膝红肿热痛、下肢丹毒、白带、阴部湿痒。适用于风湿性关节炎、类风湿性关节炎、膝关节滑膜炎、腱鞘炎、肩关节周围炎、痛风类疾病等。

用法用量 口服：每次 6~9g（约半瓶盖），每日 2 次。如病情较重，可在医生指导下用药，每次可 12~15g（约 1 瓶盖），每日 3 次。

剂型规格 丸剂：每瓶 120g。

草木犀流浸膏
Meliotus Extract

别名 消脱止-M，消脱止

作用用途 本品中含有的香豆素不同于具有强力抗凝血作用的羟香豆素，其主要成分是香豆素酸，不至于造成血液凝血因子以及凝血过程的异常变化。本品在临床适用于：①治疗因创伤、手术等疾病引起的软组织损伤肿胀。症状如：扭挫伤、骨折、慢性劳损、烧烫伤、静脉曲张、静脉炎、淋巴回流障碍、整形美容手术、乳腺癌根治术等各种原因所致软组织损伤肿胀。②治疗炎性对痔、血栓性外痔、各期内痔、混合痔等各种类型痔疮引起的出血、疼痛、脱出、肿胀、瘙痒等。③也可用于痔疮手术后肿胀、疼痛的治疗。

用法用量 口服：①急性期：每次 4 片，每日 3 次。病情稳定后，每次 2~3 片，每日 3 次。②围手术期：术前 1~3 天开始服用，每次 4 片，每日 3 次，术后连服 7 日，必要时可继续服用。③儿童和老年患者，酌情减量。

注意事项 ①有胃肠疾病患者，请饭后服用。②妊娠初期慎用。

剂型规格 片剂：每片 400mg。

角菜酸酯
Titanoreine

别名 太宁

作用用途 本品为肛门直肠黏膜的保护剂及润滑剂，适用于对痔疮及其他肛门疾病、瘙痒和充血进行对症的治疗，亦可缓解肛门局部手术后的症状。

用法用量 直肠给药：每次 1 枚，每日 1~2 次。

注意事项 未见不良反应的报道。

剂型规格 栓剂：每枚 3.4g。

马应龙麝香痔疮栓
Mayinglong Shexiang Zhichuang Shuan

作用用途 本品是由麝香、牛黄、珍珠、炉甘石（煅）、硼砂、冰片为主要成分而制得的栓剂。本品具有清热解毒、活血化瘀、去腐生肌等功能。用于各类痔疮、肛裂、肛周湿疹等病症。

用法用量 直肠给药：每次 1 粒或遵医嘱。

剂型规格 栓剂：每枚相当于原药材 0.33g。

马应龙麝香痔疮膏
Mayinglong Shexiang Zhichuang Gao

作用用途 本品由名贵药材麝香、牛黄、珍珠、梅片等，经科学方法制备生产的治痔疮良药。本品所含麝香能使肛门静脉丛血流回流正常，从而达到消炎除瘀血形成的静脉炎、肛门水肿及血栓，软化缩回痔核。所含炉甘石吸收肠液及肛腺分泌物，达到干燥抑菌止痒的效果。所含珍珠能促进伤口愈合。所含梅片能使人感到清爽舒适，且能促进药物吸收。用于治疗内痔、外痔、混合痔、肛裂、肛周湿疹等诸症或作为手术后的辅助用药，可促进伤口愈合，预防手术后感染。

注意事项 孕妇应慎用或遵医嘱。

剂型规格 软膏剂：每支 10g。

化痔灵片
Huazhiling Pian

作用用途 本品是由黄连、琥珀、苦地胆、三七、五倍子、猪胆汁膏、石榴皮、枯矾、雄黄（水飞），槐花，乌梅（去核）、诃子多种中药组成的复方制剂。具有益气固脱、凉血、收敛、消炎等作用。能减少出血或使出血停止，痔核缩小，减少脱出或消除痔症状，同时使痔组织发生异常和化学炎症反应，引起纤维组织增生，从而达到治疗痔疮目的。临床用于内痔、外痔、混合痔、肛裂、肛门瘙痒等症。

用法用量 口服：每次 4~6 片，每日 3 次。

注意事项 未见不良反应报道。

剂型规格 片剂。

痔疮片
Zhichuang Pian

作用用途 本品是由大黄、蒺藜、白芷、冰片、猪胆汁等组成的复方片剂。本品有清热解毒、凉血止痛、祛风消肿等功能。用于各种痔疮、肛裂、大便秘结等。

用法用量 口服：每次 4~5 片，每日 3 次。

剂型规格 片剂。

丁苯羟酸
Bufexamac

别名 贝肤漫，丁苯乙肟，对丁氧苯乙酰氧肟酸，可润，皮炎灵，Bufexamacum，Droxarol Droxaryl，Droxaryl，Feximac

作用用途 本品为非甾体抗炎药，其抗炎、镇痛作用与保泰松相似。临床用于类风湿关节炎及髋关节炎等。

用法用量 口服：每日 0.75~1.5g，分次服用。

注意事项 ①肝病患者禁用。②消化性溃疡患者及妊娠期、哺乳期妇女慎用。③可刺激胃肠道黏膜。

剂型规格 片剂：每片 0.25g。

卫矛醇
Dulcitol

别名 Dulcite，Dulcitolum

作用用途 本品为昆明山海棠根中的成分之一。临床用于治疗类风湿关节炎。

用法用量 ①口服：每次 100mg，每日 3 次，3 个月为一疗程。②肌内注射：每次 25mg，每日 1 次，30 日为一疗程。③关节腔内注射：每次 50mg，合用 2% 普鲁卡因 6ml，其疗效尚不确定。

注意事项 个别患者用药 3~5 日后出现口干、皮肤瘙痒、严重胸闷感，但 5~7 日后可自行消退。

剂型规格 ①片剂：每片 50mg。②注射剂：每支 25mg（2ml）。

豆腐果苷
Helicid

别名 百草安神，豆腐果素，环球安神，昆明神衰果素，理神，神衰果素，Hilicide，Hilicidum

作用用途 本品是从山龙眼科植物萝卜树的果实中提取的一种糖苷，化学结构与天麻素相似。可恢复大脑皮质兴奋与抑制过程的平衡，具有镇静、安眠、镇痛的作用。临床用于神经衰弱、神经衰弱综合征、血管性头痛、三叉神经痛。特别对神经衰弱引起的头痛、头昏、睡眠障碍显效较快。

用法用量 口服：每日 25~75mg，3~7 日后显效。餐后服，重病者可餐前加服 1 片。一般一个月为 1 疗程。

注意事项 常见口感、嗜睡等。

剂型规格 片剂：每片 25mg；50mg。

依匹唑
Epirizole

别名 嘧吡唑，Mepirizol，DA-398，Mebron

作用用途 本品有抗炎镇痛及解热作用，抗炎作用较阿司匹林、保泰松强。临床用于各种炎症性疼痛。

用法用量 口服：每日 150~450mg，分 2~4 次，餐后服。

注意事项 本品尚未见不良反应报道。

剂型规格 片剂：每片 50mg。

环氯茚酸
Clidanac

作用用途 本品用于变形性关节炎、肩关节炎、颈肩腕综合征、腰痛。

用法用量 口服：每日 35~45mg，分 2~3 次于餐后服。

注意事项 ①消化道溃疡、肝肾疾病患者禁用。②忌与消炎镇痛药合用。③可见水肿、血尿素氮增加、蛋白尿、粒细胞减少、皮疹等。

剂型规格 片剂：每片 15mg。

第四节 抗痛风药

痛风是体内嘌呤代谢紊乱而引起的一种疾病，主要表现为高尿酸血症。由于血中尿酸过多，尿酸盐在关节、肾及结缔组织中析出结晶，引起局部炎症反应及粒细胞浸润。治疗痛风的药物是通过抑制尿酸的合成或促进尿酸的排泄，以降低血中尿酸水平，从而减少尿酸在关节或肾脏的沉着产生治疗作用。

抗痛风的药物分为三类。①用于治疗急性痛风的药物，有秋水仙碱、秋水仙胺、吲哚美辛、保泰松、促皮质素等。②用于治疗慢性痛风的药物，有别嘌醇、苯溴马隆、丙磺舒、磺吡酮等。③对急、慢性痛风都有疗效的药物，有水杨酸钠、酮洛芬、芬布芬、伊索昔康、糖皮质激素类等。

丙磺舒
Probenecid

别名 羧苯磺胺，Probalan

作用用途 本品能抑制肾小管对尿酸盐的再吸收，促进尿酸排泄，降低血浆尿酸盐的浓度。用于治疗与高尿酸血症有关的痛风及痛风性关节炎，并可作为青霉素类治疗的辅助药。

用法用量 口服 成人：每次0.25g，每日2~4次，用药1周后增至每次0.5~1g。每日2次。作为青霉素族抗生素治疗的辅助治疗，每日2g，分次服用。儿童25mg/kg，每3~9小时1次。2~14岁或体重在50kg以下儿童，首剂按体重0.025g/kg或按体表面积0.7g/m²，以后每次0.01g/kg或0.3g/m²，一日4次。

注意事项 ①2岁以下儿童禁用。②肾功能减退、对磺胺过敏者忌用。③有轻度胃肠道反应、药物热及皮疹。④偶可引起急性痛风发作。⑤服用本品时应加服碳酸氢钠。⑥不宜与水杨酸钠、依他尼酸、保泰松、吲哚美辛及降血糖药等同服。

剂型规格 片剂：每片0.25g；0.5g。

别嘌醇
Allopurinol

别名 别嘌呤，别嘌呤醇，塞洛力，赛来力，痛风立克，痛风宁，维洛林，Adenock，Anzief，Isopurinol，Milurit，Zyloprin，Zyloric

作用用途 本品为次黄嘌呤氧化酶抑制剂，使尿酸合成减少，血中尿酸浓度降低，并减少尿酸盐在骨、关节及肾脏的沉着。有助于结石的溶解，促使痛风结节的消散。本品与其他排尿酸药不同的是，能减少尿中尿酸的排泄量，其作用不被水杨酸盐所对抗。临床用于痛风、急性或慢性白血病、真性红细胞增多症、多发性骨髓瘤及由于化疗或放疗导致的高尿酸血症，尤其适用于尿酸

盐性肾病。

用法用量 口服：开始每次0.05g，每日2~3次，逐渐增量，2~3周后增至每日0.2~0.4g，分2~3次服。每日最大量不超过0.6g。儿童，每日8mg/kg体重，以后视血中尿酸下降程度而酌情减量或停药。

注意事项 ①孕妇忌用，慢性肾功能衰竭者慎用。②偶有腹泻、间歇性腹痛、低热、暂时性转氨酶增高、皮疹等。③禁与铁盐同服。④服药期间多饮水，每日维持尿量在2L以上。

剂型规格 片剂：每片0.1g。

通益风宁
Allo. Comp-ratiopharm

作用用途 本品为复合制剂，由别嘌醇和苯溴马隆组成，在制剂中二者特性基本不变。通过别嘌醇抑制黄嘌呤氧化酶减少尿酸生成，苯溴马隆抑制肾脏近曲小管对尿酸的重吸收，二者起协同作用，使血中尿酸浓度大幅度下降，并使尿酸石溶解。可治疗痛风、痛风性关节炎、减少痛风石沉积等疾病。临床用于各种原因所致血尿酸升高的疾病（继发性高尿酸血症）。血尿酸值≥7.5mg/dl（442.5μmol/L），饮食疗法不能纠正的各类高尿酸血症。

用法用量 口服：原则上从低剂量开始，成人，每次1片，每日1次，饭后服（不得咬碎药片）。当血浆尿酸有明显升高时可暂时增大剂量，每次1片，每日2~3次。服药期间每日饮水量不少于2000ml。

注意事项 ①肾功能不全、有肾结石形成倾向者、严重肝损害者、痛风急性发作期、妊娠和哺乳期妇女、14岁以下儿童禁服。②治疗初期由于尿酸石溶解，可能会出现痛风发作（反应性痛风）。由于排尿酸作用增强，也可能会发生尿酸结晶沉积或尿酸结石形成。③偶有消化道不适，如恶心、呕吐、胃胀；皮肤反应，如红斑、荨麻疹、瘙痒等。④本品与双香豆素、降糖药合用时，由于增加抗凝血和降血糖作用，二者剂量应减少。⑤丙磺舒、苯磺唑酮及水杨酸盐可使本品作用减弱。同时服用嘌呤类药物时，因黄嘌呤氧化酶受到抑制，使嘌呤类药物代谢延长，故应减少50%~70%的剂量。⑥本品和乙醇有协同作用。

剂型规格 片剂：每片含别嘌呤醇100mg，苯溴马隆20mg。

磺吡酮
Sulfinpyrazone

别名 苯硝保泰松，苯磺唑酮，磺吡拉宗，硫氧唑酮，Autuidin，Auluran，Enturen

作用用途 本品结构与保泰松近似，其作用与丙磺舒相似，具有微弱的抗炎和镇痛作用。本品主要竞争性抑制尿酸盐在近曲小管重吸收，从而增加尿酸从尿中排泄，降低血中尿酸浓度。本品还能抑制血小板聚集，增加血小板存活时间，可减轻心肌梗死的发作；临床可用于慢性痛风、痛风性关节炎，减缓或预防痛风结节的形成和关节的痛风病变。本品也用于脑血管疾病，防止血栓形成，减少心绞痛及心肌梗死的发病率。

用法用量 口服：①抗痛风，开始每次 50～100mg，每日 2 次。1 周后逐渐增加至每日400～800mg。维持量，每次 100mg，每日 2 次。②预防心肌梗死后猝死，每次 0.2g，每日 4 次，连服数月。

注意事项 ①有重症溃疡病、肾结石及肝、肾病患者禁用。②急性痛风关节炎控制后 2 周才可使用本品。③服药初期应加服碳酸氢钠，并大量饮水，减少药物对胃刺激和减少尿酸沉淀。④有胃肠道反应、皮疹及血象异常等。⑤偶见过敏反应。⑥少数人会发生贫血、粒性白细胞减少等。⑦长期服用应定期检查血象。⑧不可与阿司匹林和其他水杨酸盐同服。

剂型规格 片剂：每片 0.1g。

尿酸酶
Uricase

别名 尿酸氧化酶，Urate Oxidase

作用用途 本品系黑曲霉、黄曲霉等发酵液中的提取物。能催化尿酸迅速氧化变成尿囊酸，在肾小管不再被吸收而排泄，从而消除尿酸在血液中和组织中的潴留。临床主要用于不能口服抑制尿酸生成剂的患者。另外对尿结石、结石性痛风、白血病及肾功能衰竭所致的高尿酸血症有良效。

用法用量 肌内注射或静脉注射：每日 1000IU，或遵医嘱。

注意事项 ①可见全身性荨麻疹样发痒，肌内注射局部发红。②本品为异性蛋白制剂，可引起过敏反应。

剂型规格 注射剂：每支 1000IU。

秋水仙碱
Colchicine

别名 阿马因，秋水仙素，秋水仙酰胺，Colchineos，Colcin

作用用途 本品系百合科秋水仙属植物秋水仙的鳞茎中提取的生物碱，它可能是通过减低白细胞的活动和吞噬作用及减少乳酸形成，从而减少尿酸结晶的沉积，减轻炎性反应，而起止痛作用。此外本品为一典型的有丝分裂毒素，有强的抑制分裂作用。临床用于急性痛风，亦用于白血病、皮肤癌、霍奇金病、再生障碍性贫血的治疗。

用法用量 口服：①急性痛风，**成人**，常用量，首剂 1mg，以后每隔 2 小时服 0.5mg，至剧痛缓解为止，极量

每日不超过 6mg。②预防痛风发作，每日 0.5mg。**静脉注射**：用于急性痛风发作和口服用药肠胃道反应过于剧烈者。将本品 1mg 用 0.9% 氯化钠注射液 20ml 稀释，缓缓注射（20～30 分钟）。24 小时量不超过 2mg。肾功能减退者 24 小时内不宜超过 3mg。

注意事项 ①严重肝肾功能不全、2 岁以下儿童以及孕妇禁用。②骨髓造血功能不全，严重心脏病及胃肠道疾患者慎用。③常见有恶心、呕吐、腹泻、腹痛等。④长期应用可出现白细胞、血小板减少及贫血。⑤有时可出现尿少或血尿。⑥治疗急性痛风，每一疗程间应停药 3 日，以免发生蓄积中毒。

剂型规格 ①片剂：每片 0.5mg；1mg。②注射剂：每克 0.5mg（1ml）。

苯溴马隆
Benzbromarone

别名 苯溴香豆素，步利仙，痛风利仙，尔同舒，溴酚呋酮，Desuric，Exurate，Hipuric，Narcaricin，Urinorm

作用用途 本品为苯骈呋喃衍生物，能有效地抑制肾小管的再吸收作用，迅速促进尿酸排泄，具有很强的降低尿酸作用，不仅能缓解疼痛，减轻红肿，而且能使痛风结节消散。临床用于原发性高尿酸血症以及各种原因引起的痛风和继发性高尿酸血症。

用法用量 口服：开始每次 50mg，每日 1 次，以后逐渐增加到每次 50～100mg，每日 1 次。微粒型片，每次 40～80mg，每日 1 次。维持量为每次 40mg，每日 1 次。早餐后服，连用 3 个月为 1 疗程。

注意事项 ①肾功能不全者禁用，孕妇慎用。②偶有腹泻、皮疹、变应性结膜炎、砂性尿及肾绞痛等。③个别患者可出现粒细胞减少。④在治疗开始，可给予秋水仙碱，每次 50μg，每日 2～3 次，或吲哚美辛，每次 25mg，每日 2～3 次，以减少急性痛风发作，减轻疼痛，更可避免突发性的促尿酸排泄及早期尿酸性肾病，亦可大量饮水并服用碳酸氢钠，每日 3g，保持尿液偏碱，以利尿酸结晶溶解。

剂型规格 ①片剂：每片 50mg；100mg。②微粒型片：每片 40mg。

非布索坦
Febuxostat

别名 非布司他，Adenuric，Uloric

作用用途 本品为黄嘌呤氧化酶抑制药，可降低血清尿酸。临床用于预防和治疗高尿酸血症及其引发的痛风。

用法用量 口服：每次 40mg，每日 1 次。若患者的血清尿酸水平在治疗 2 周后未低于 6mg/dl，剂量可增至每次 80mg，每日 1 次。由于痛风发作的风险，当开始使用本药时，建议使用非甾体类抗炎药（NSAID）或秋水仙碱进行预防，可持续使用 6 个月。

注意事项 ①尿酸形成速率极大升高、重度肝、肾损

害患者慎用。②儿童、老年人、妊娠期和哺乳期妇女慎用。③常有背痛、关节痛、急性痛风、头痛、腹泻。

剂型规格 片剂：每片 80mg；120mg。

奥昔嘌醇
Oxipurinol

别名 Oxypurinol

作用用途 本品为黄嘌呤氧化酶抑制药，为别嘌醇主要的活性代谢物，通过抑制黄嘌呤氧化酶而减少尿酸的生成，降低血浆和尿中的尿酸浓度。本药作用较别嘌醇稍弱。用于高尿酸血症，对别嘌醇耐受不良者的痛风发作有效。

用法用量 口服：推荐初始量每日 100mg，可逐渐加量至血尿酸水平降至理想值（<6mg/dl）或临床改善。

注意事项 ①肝脏疾病、肾功能不全、骨髓抑制患者慎用。②可有恶心、呕吐、头痛。

剂型规格 片剂：每片 100mg。

第五章　作用于自主神经系统药

第一节　拟胆碱药

拟胆碱药包括能直接激动胆碱受体的药物和具有抗胆碱酯酶作用的药物。本类药物能直接或间接激动胆碱受体,药物吸收后一般能使心率减慢、瞳孔缩小、血管扩张、胃肠蠕动和分泌增加。临床用于治疗青光眼、肠麻痹、血管痉挛性疾病等。常用药物有毒扁豆碱、醋甲胆碱、毛果芸香碱、新斯的明、溴吡斯的明等。

毛果芸香碱
Pilocarpine

别名 匹罗卡品,Akarpine,Miocarpine,Ocusert

作用用途 本品直接兴奋 M 胆碱能受体,使瞳孔缩小,通过激动瞳孔括约肌的 M 胆碱受体,使瞳孔括约肌收缩。缩瞳作用于 10~30 分钟出现,维持 4~8 小时;缩瞳引起前房角间隙扩大,房水易于循环,眼内压下降。最大降眼内压作用约 75 分钟内出现,维持 4~14 小时。本品可引起剧烈的胃肠道蠕动和支气管收缩,腺体分泌增加,心率减慢、心收缩力减弱,因吸收后副作用多,毒性大,临床上限于滴眼用,主要用于治疗青光眼。

用法用量 滴眼用:用 0.5%~4% 本品滴眼。①对闭角型青光眼的急性发作,第一小时隔 10~15 分钟滴眼 1 次,后为每小时 1 次或每日 3~4 次,每次 1~2 滴,直至眼压得到控制。②开角型青光眼,根据病情需要,每日 2~6 次,每次 1~2 滴。皮下注射:1 次 2~10mg,术中稀释后注入前房,或遵医嘱。

注意事项 ①老年白内障视网膜脱离、急性结膜炎、角膜炎、急性虹膜炎、支气管哮喘、胃溃疡禁用。②用本品后,远视模糊,这是因为本品使睫状肌收缩,悬韧带松弛,晶体变厚,屈光度增加,调节功能障碍之故。③可有眼睑和结膜的过敏反应。④长期滴眼可引起瞳孔痉挛性收缩,发生后粘连,形成虹膜瞳孔边缘的囊肿。亦有发生白内障的报道。⑤滴眼后如吸收较多,可引起吸收中毒,也可使哮喘患者症状加剧,可用阿托品解毒,并对症治疗。

剂型规格 ①滴眼剂:0.5%~4%。②眼膏剂:1%~2%。③注射剂:2mg(1ml);10mg(1ml)。

新斯的明
Neostigmine

别名 普洛色林,普洛斯的明,Neostigmine,Prostigmin

作用用途 本品为新斯的明的口服制剂,具有抗胆碱酯酶作用,但对中枢神经系统的毒性较毒扁豆碱弱,对骨骼肌作用较强,能直接作用于运动终板 N_2 受体及促进运动神经末梢释放乙酰胆碱,对骨骼肌有较明显的选择性兴奋作用,本品不易通过血脑屏障,故无明显中枢作用。血浆蛋白结合率约为 15%~25%。在体内除被胆碱酯酶水解外,也可经肝脏代谢,经肾脏排出。消除 $t_{1/2}$ 为 1~2 小时。肾功能不良时 $t_{1/2}$ 延长。临床用于重症肌无力和腹部手术后的肠麻痹。还用于对抗筒箭毒碱、三碘季铵酚等竞争型肌松药的过量中毒。

用法用量 口服:吸引少而不规则,用量较大。成人,每次 15mg,每日 3 次;极量,每次 20mg,每日 100mg。重症肌无力患者视病情而定。滴眼用:青少年假性近视眼:用 0.05% 眼药水,一日 2 次,每次 1~2 滴,3 个月为 1 疗程。

注意事项 ①癫痫、心绞痛、室性心动过速,机械性肠梗阻及哮喘患者忌用。②长期口服后可出现溴化物引起的皮疹、乏力等。③过量时可引起恶心、呕吐、腹痛、腹泻、心动过缓、肌肉震颤及胆碱能危象,用阿托品对抗。

剂型规格 ①片剂:每片 15mg。②滴眼剂:0.05%。

甲基硫酸新斯的明
Neostigmine Methylsulfate

作用用途 本品为新斯的明的注射制剂。作用与溴化新斯的明同。主要用于严重和紧急的重症肌无力,手术后的腹气胀、尿潴留。还可用于竞争型的肌松药过量中毒、阵发性室上性心动过速。亦用于脑外伤后的运动障碍、结核性脑膜炎、脊髓灰质炎、脑炎等病恢复期的瘫痪、视神经萎缩、神经炎等症。

用法用量 皮下或肌内注射:每次 0.25~1mg,每日 1~3 次。极量,每次 1mg,每日 5mg。

注意事项 同溴新斯的明。

剂型规格 注射剂:0.5mg(1ml);1mg(2ml)。

溴吡斯的明
Pyridostigmini Bromide

别名 吡啶斯的明,美斯地浓,吡斯的明,Kalymin,Mestinon,Pyridostigmine Bromide,Regonol

作用用途 本品与新斯的明相似,为可逆性抗胆碱酯酶药。但作用较新斯的明弱。作用缓慢,维持时间较长、毒性较低，适于不能耐受新斯的明的患者，主要增加神经肌肉接头处乙酰胆碱的作用而增加肌力。主要用于重症肌无力，也可用于腹部手术后腹气胀及尿潴留。

用法用量 ①口服：重症肌无力，**成人**，每次60mg，每日3次。**小儿**，每日7mg/kg体重。②**肌内注射或皮下注射**：每日1~5mg或根据病情而定。术后腹气胀或尿潴留：肌内注射，一次1~2mg。③静脉注射：一次2~5mg，对抗去极化型肌松药的肌松作用。

注意事项 ①肠梗阻患者忌用，支气管哮喘患者慎用。②长期口服后，可有溴化物皮疹、乏力、恶心和呕吐。③可有痛性痉挛、腹泻、支气管和唾液分泌增加、出汗、缩瞳、血压下降、心动徐缓等。

剂型规格 ①片剂：每片60mg。②缓释片剂：每片180mg。③注射剂：每支1mg（1ml）；5mg（1ml）。

溴新斯的明
Neostigmine Bromide

别名 溴化新斯的明，Neostigmina Bromuro，Neostimine，Prostigmine Bromide，Synstigminum Bromatum

作用用途 本品具有抗胆碱酯酶作用，且能直接激动骨骼肌运动终板上的 N_2 胆碱受体，故对骨骼肌的作用较强。本品可促进胃肠道平滑肌收缩，增加胃酸分泌，对食管明显扩张的患者，本品可有效升高食管张力。还可促进小肠、大肠，尤其是结肠的蠕动，促进内容物向下推进。临床用于治疗重症肌无力、手术后功能性肠胀气及尿潴留。

用法用量 口服：每次15mg，每日3次，重症肌无力患者视病情而定。极量为每次30mg，每日100mg。

注意事项 ①机械性肠梗阻、尿路梗阻患者、癫痫患者、心绞痛患者、室性心动过速患者、哮喘患者、腹膜炎患者禁用。②消化性溃疡患者、心律失常（包括心动过缓）患者、甲状腺功能亢进患者、艾迪生病患者、帕金森病患者、低血压患者、迷走神经功能亢进者慎用。③可引起心脏停搏、房室传导阻滞、心律失常、低血压、晕厥、心动过速。

剂型规格 片剂：每片15mg。

安贝氯铵
Ambenonium

别名 阿伯农，酶司的明，酶抑宁，美斯的明，Ambestigmine，Mytelase，Oxazyl

作用用途 本品为抗胆碱酯酶药，作用类似新斯的明，但作用强而持久，胃肠道吸收少。通常作用持续4~8小时，但因人而异。主要用于腹气胀、重症肌无力，可用于对溴离子过敏而不能耐受溴新斯的明或吡斯的明的患者。

用法用量 口服：每次5~25mg，每日3次。

注意事项 ①支气管哮喘及机械性肠梗阻患者忌用。②不良反应有头痛、不适等。

剂型规格 片剂：每片5mg；25mg。

加兰他敏
Galanthamine

别名 氢溴酸加兰他敏，奇尔能，慧敏，施维宝洛法新，尼瓦林，Karantonin，Nivalin，Reminyl

作用用途 本品系由药用植物石蒜中提取的一种生物碱，有较弱的可逆性抗胆碱酯酶作用，能透过血脑屏障，故对中枢神经系统作用较强，并可改善神经肌肉间的传导。用于治疗脊髓灰质炎后遗症、肌肉萎缩及重症肌无力等。也可用于儿童脑型麻痹、外伤性感觉运动障碍、多发性神经炎及脊神经根炎等。

用法用量 ①口服：每次10mg，每日3次；**小儿**，每日0.5~1mg/kg体重，分3次服。②**肌内注射或皮下注射**：每次2.5~10mg，每日1次；**小儿**，每次0.05~0.1mg/kg体重，每日1次。一疗程2~6周。

注意事项 ①癫痫、运动功能亢进、支气管哮喘、心绞痛、心动过缓者忌用。②偶有敏感性增高，过量时出现心动过缓、眩晕、流涎或腹痛等，可用阿托品对抗。

剂型规格 ①片剂：每片5mg。②注射剂：每支1mg（1ml）；2.5mg（1ml）；5mg（1ml）。

二氢加兰他敏
Dihydrogalanthamine

别名 力可拉敏，氢溴酸二氢加兰他敏，石蒜胺碱，Dihydrogalanthamine Hydrobromide，Dihydrogalanthamini Hydrobromidum，Dihydrogalanthaminum、Lycoramine

作用用途 本品为由我国石蒜科植物分离所得的生物碱，为可逆性抗胆碱酯酶药。作用类似于加兰他敏，但较弱。本品对运动终板上的 N_2 胆碱受体有直接兴奋作用，可改善神经肌肉间的传导。可通过血-脑脊液屏障，故有一定的中枢拟胆碱作用。临床用于脊髓灰质炎后遗症伴弛缓性偏瘫、坐骨神经痛等。

用法用量 肌内注射：每次12~24mg，每日1次或隔日1次，30~50日为一疗程。

注意事项 ①癫痫患者、运动功能亢进患者、支气管哮喘患者、心绞痛患者、心动过缓者、机械性肠梗阻患者禁用。②一般无明显不良反应。治疗剂量时偶致过敏反应，可出现流涎、腹痛、心动过缓或眩晕等。

剂型规格 注射剂：每支6mg（1ml）；12mg（1ml）。

氨甲酰甲胆碱
Carbamylmethylcholine

别名 氯贝胆碱，乌拉胆碱，Bethanechol Chloride，Ulrecholine

作用用途 本品可激动 M 胆碱受体，特别是对胃肠道和膀胱平滑肌的选择性较高。性质稳定，在体内不易被胆碱酯酶破坏，故作用较持久。对心血管系统几无影响。胃肠道吸收不良。主要经肾排出，也有部分从乳腺排出。口服30分钟起效，持续1小时。皮下注射5~15分钟起效，持续2小时。主要用于手术后的腹气胀、尿潴留及其他原因所致的胃肠道或膀胱功能异常。

用法用量 ①口服：每次10~20mg，每日3次。②皮下注射：每次5mg，需要时可于15~30分钟后重复给药。

注意事项 ①甲状腺功能亢进、孕妇、消化性溃疡、支气管哮喘、显著心动过缓、冠心病、癫痫、震颤麻痹、机械性肠梗阻、尿路梗阻和痉挛的患者禁用。②本品绝不可静脉或肌内注射，以免引起强烈的不良反应。③过量可引起皮肤潮红、出汗、恶心、呕吐、流涎、腹部不适、哮喘、胸骨下压迫感或疼痛，严重者可出现心肌缺氧、短暂的晕厥和心跳暂停、传导阻滞、呼吸困难、低血压、不自主排便和尿急。可用阿托品0.6mg解救。

剂型规格 ①片剂：每片5mg；10mg；25mg。②注射剂：每支1mg（1ml）；5mg（1ml）。

醋甲胆碱
Methacholine

别名 氯化醋甲胆碱，乙酰甲胆碱，Amechol，Mecholyl

作用用途 本品能激动M胆碱受体，对心血管系统的选择性较强，对胃肠道及膀胱平滑肌的作用较弱。在体内被胆碱酯酶水解的速度较慢，并可收缩支气管平滑肌，使支气管分泌增加，性质稳定，口服吸收少且不规则，作用持久。主要用于房性心动过速，但非首选药，可于其他治疗无效时再用。也可用于外周血管痉挛性疾病，如雷诺病及血栓闭塞性脉管炎。

用法用量 ①口服：每次200~500mg，每日2~3次。②皮下注射：每次10~25mg。

注意事项 ①房室结性和室性心动过速、支气管哮喘、甲状腺功能亢进症患者禁用。②过量时可出现M胆碱受体激动的症状。③绝不可静脉注射或肌内注射。

剂型规格 ①片剂：每片200mg。②注射剂：每支25mg（1ml）。

氯化氨甲酰胆碱
Carbamylcholine Chloride

别名 卡巴胆碱，卡巴可，卡米可林，Carbachol

作用用途 本品属季铵类化合物，作用于M胆碱和N胆碱受体；也可促进胆碱能神经末梢释放乙酰胆碱而发挥间接作用。因不被胆碱酯酶水解，故作用时间较乙酰胆碱为长。对胃肠道及膀胱平滑肌的兴奋作用较强，局部滴眼后，可激动瞳孔括约肌的M胆碱受体，使眼内压下降，降眼内压作用持续8小时。缩瞳作用也较明显，缩瞳作用于给药后10~20分钟出现，持续4~8小时。用于手术后腹气胀、尿潴留。外用治疗青光眼。

用法用量 ①皮下或肌内注射：每次0.25~0.5mg。②滴眼：治疗青光眼，用0.5%~1.5%滴眼液滴眼，每

日3次。

注意事项 ①支气管哮喘、心衰、心绞痛、动脉硬化、消化性溃疡患者禁用。②全身用药可致流涎、恶心、呕吐、腹泻、心动过缓、血压下降等；局部滴眼可致调节痉挛、头痛、结膜轻度充血，偶见过敏反应。③过量可发生暂时性心脏传导阻滞。采用阿托品解救。④不可静脉注射。皮下或肌内注射，患者应平卧。

剂型规格 ①注射剂：每支0.25mg。②滴眼剂：0.5%~1.1%。

依可碘酯
Ecothiopate Iodide

别名 碘化二乙氧磷酰硫胆碱，Ecostigmine，Phospholine Iodide

作用用途 本品为难逆性胆碱酯酶抑制剂。作用与新斯的明相似，但作用时间明显延长。滴眼后10~30分钟出现缩瞳，作用可持续1~4周。24小时降眼内压作用达峰值，可持续数日至数周。临床主要用于治疗慢性单纯性青光眼。

用法用量 滴眼：通常每日1次用药或隔日用药1次，睡前滴眼。也有建议以0.03%~0.06%滴眼，于清晨及睡前各滴1次，开始时每眼滴1滴，以后视疗效增减。

注意事项 ①本品滴眼后可使血浆和红细胞胆碱酯酶活性降低，故全身不良反应较短时作用的缩瞳剂常见，可用阿托品对抗。②本品可引起睫状肌痉挛而致眼痛、头痛，视物模糊，有时还可出现急性虹膜炎、视网膜剥离等。③长期用药对眼有损伤，可引起晶体混浊。眼结膜下注射碘解磷定，可对抗本品所致的眼部严重不良反应。④同时用去氧肾上腺素滴眼液滴眼，可预防或减少局部用药所引起的虹膜囊肿。⑤本品不宜作首选用药。⑥本品性质不稳定，需冷藏保存。

剂型规格 滴眼剂：0.03%~0.25%。

地美溴铵
Demecarium Bromide

别名 地美卡林，Humorsol

作用用途 本品为季铵类易逆性抗胆碱酯酶药，其作用时间与依可碘酯相似。临床用于慢性单纯性青光眼，滴眼后15~60分钟出现缩瞳，2~4小时作用达峰值，可持续3~10日。用药24小时以内眼内压下降，其作用可维持9日以上。

用法用量 滴眼：成人，1~2滴，先以低浓度及小量试用，24小时后根据疗效调整剂量。可每日给药2次或每周给药2次。宜睡前滴用。

注意事项 同依可碘酯。

剂型规格 滴眼剂：每支0.125%；0.25%。

依酚氯胺
Edrophonium Chloride

别名 艾酚，艾宙酚，腾喜龙，氯化腾喜龙，Antirex，Tensilon，Tenzamin

作用用途 本品为可逆性抗胆碱酯酶药。作用与新斯的明相似，但作用较弱、起效快且药效持续时间短，仅维持数分钟，对神经肌肉接头的选择性高。用于骨骼肌松弛药（筒箭毒碱、汉肌松、三碘季铵酚）中毒时的解救和重症肌无力的诊断。

用法用量 ①对抗肌松剂，每次 10mg，肌内注射。②诊断重症肌无力，先静脉注射 2mg，如无反应，再静脉注射 8mg。

注意事项 ①有流涎、支气管痉挛、心动徐缓、心律不齐等反应，可用阿托品对抗。②支气管哮喘、机械性肠梗阻和尿路梗阻及心脏病患者禁用。

剂型规格 注射剂：每支 10mg（1ml）；20mg（2ml）。

石杉碱甲
Huperzine A

别名 富伯信，亮邦，哈伯因，双益平，Haboyin

作用用途 本品为中药提取的药物，是可逆性胆碱酯酶抑制剂，对真性胆碱酯酶只有选择性抑制作用，易通过血脑屏障，具有促进记忆再现和增强记忆保持作用。能提高患者指向记忆，联想学习等能力，对痴呆患者和脑器质性病变引起的记忆障碍有改善作用。适用于重症肌无力，中老年良性记忆障碍及各型痴呆，记忆认知功能和情绪行为障碍。

用法用量 口服：每次 100~200μg，每日 2 次，日用量不超过 450μg。1~2 个月为 1 疗程。肌内注射：重症肌无力每次 0.2~0.4mg，每日 1~2 次。

注意事项 ①心动过缓，支气管哮喘患者慎用。②本品用量有个体差异，通常从小剂量开始，按上述方法服用，反应明显时应减量或停服。③本品服用剂量过大时可引起头晕、恶心、胃肠道不适、乏力等不良反应，可自行消失，反应明显时应减量和停服。

剂型规格 片剂：每片 50μg。

毒扁豆碱
Physostigmine

别名 依色林，Eserine

作用用途 本品为可逆性抗胆碱酯酶药，作用于 M 胆碱受体和 N 胆碱受体，使胆碱能神经末梢所释放的乙酰胆碱不致被灭活而积聚，作用于胆碱受体呈现与其他拟胆碱药类似的作用，即瞳孔缩小、流涎、胃肠蠕动增强、心率减慢等。本品对中枢神经系统，小剂量时兴奋，大剂量时抑制。同时易通过黏膜吸收。滴眼后，5~30 分钟出现缩瞳作用，眼内压下降作用可维持 12~48 小时，

收缩睫状肌的作用较强，大部分在体内为胆碱酯酶水解，经肾排出很少。主要用于青光眼、调节肌麻痹。常用本品水杨酸盐。

用法用量 滴眼：每次 1 滴，每日 2 次滴眼。

注意事项 ①不良反应有恶心、呕吐、腹痛、流泪、流涎等，出现这些症状时即需停药。②可能发生心动过速、痉挛、肌肉瘫痪；呼吸麻痹是致死原因。

剂型规格 滴眼剂：0.25%~0.5% 溶液。

伐尼克兰
Varenicline

别名 伐仑克林，Chantix

作用用途 本品为烟碱乙酰胆碱 α-4-β-2 亚型受体选择性部分激动药，具高亲和力及选择性地结合烟碱乙酰胆碱 α-4-β-2 亚型受体，产生激动效应，但其水平显著低于尼古丁。本品也可阻止尼古丁结合 α-4-β-2 亚型受体，从而防止尼古丁刺激中枢神经中脑边缘多巴胺系统。临床用于辅助戒烟。

用法用量 口服：用于辅助戒烟：第 1~3 日：每次 0.5mg，每日 1 次；第 4~7 日：每次 0.5mg，每日 2 次；随后，每次 1mg，每日 2 次。疗程为 12 周。治疗应于患者设定戒烟之日前一周开始。如患者对本品不良反应（恶心、头痛、失眠）敏感，可减量。如患者于 12 周后成功停止吸烟，则建议进行另 12 周疗程，以增加长期戒断的可能性。

注意事项 ①对本品有严重超敏反应史或皮肤反应的患者禁用。②有严重精神疾病者、严重肾损害者慎用。③有报道使用本品会产生严重的神经精神症状，包括但不仅限于：抑郁、自杀意念、自杀企图和自杀死亡。

剂型规格 片剂：每片 0.5mg；1mg。

西维美林
Cevimeline

别名 盐酸塞弗美林，盐酸西维美林，Cevimeline Hydrochloride，Evoxac

作用用途 本品为胆碱受体激动药，是乙酰胆碱的奎宁环衍生物。在中枢神经系统有部分直接的胆碱 M1 受体激动活性。对泪腺上皮和唾液腺上皮的胆碱 M3 受体也显示较高的亲合力。有报道，本品对其他胆碱受体亚型也有不同程度的亲合力。临床用于干燥综合征患者口干症状的治疗。

用法用量 口服：每次 30mg，每日 3 次。

注意事项 ①急性虹膜炎、闭角型青光眼患者、未控制的哮喘患者禁用。②心血管疾病患者、慢性支气管炎、慢性阻塞性肺疾病及已控制的哮喘患者、有肾结石或胆结石病史者慎用。

剂型规格 胶囊剂：每粒 30mg。

第二节 抗胆碱药

抗胆碱药能阻滞胆碱受体,使递质乙酰胆碱不能与受体结合而呈现与拟胆碱药相反的作用。本类药物有阿托品、东莨菪碱、丁溴东莨菪碱、山莨菪碱、樟柳碱等。

阿托品
Atropine

作用用途 本品为阻断 M 胆碱受体的抗胆碱药。作用广泛,能解除平滑肌的痉挛,对胃肠平滑肌痉挛缓解效果最明显。大剂量时能解除小血管痉挛,改善微循环;抑制腺体分泌(汗腺和唾液腺最为敏感);解除迷走神经对心脏的抑制,使心跳加快;瞳孔散大;眼压升高;呼吸中枢兴奋。胃肠吸收良好,也可经黏膜吸收。口服 1 小时后血药浓度达峰值,生物利用度为 50%,体内分布广泛。$t_{1/2}$ 为 4 小时,作用维持 3~4 小时。可通过血脑屏障进入中枢神经系统,也能通过胎盘。约 30% 以原形经肾排出,其余为水解和与葡萄糖醛酸结合的代谢物。临床用于抢救感染中毒性休克,解除小动脉痉挛,改善微循环,血压回升,改善症状。治疗锑剂中毒引起的急性心源性脑缺血综合征(阿-斯综合征)。解救有机磷农药中毒,迅速缓解有机磷中毒的 M 胆碱样作用的症状和中枢神经症状。治疗各种内脏绞痛。用于麻醉前给药,减少麻醉过程中支气管黏液分泌,防止呼吸道阻塞及吸入性肺炎,并可消除吗啡对呼吸的抑制,眼科,使瞳孔放大,调节麻痹,用于角膜炎、虹膜睫状体炎。

用法用量 ①口服:成人,每次 0.3~0.6mg,每日 3 次。极量,每次 1mg,每日 3mg。②皮下或静脉注射:常用量,每次 0.3~0.5mg。极量,每次 1mg。幼儿耐受性差,0.1~10mg 可中毒致死。③麻醉前给药,皮下注射 0.5mg。④有机磷中毒,**肌内注射、静脉注射**,轻者,**肌内注射**,每次 0.5~1mg,每日 2~3 次。中度中毒,**肌内注射或静脉注射**,每次 1~2mg,0.5~2 小时 1 次。病情好转酌情减量。重度中毒昏迷者,**静脉注射**,一般每次 2mg,15~30 分钟 1 次,直至阿托品化时,可改为 30~60 分钟静脉注射 1mg 以维持。⑤抗休克,在补充血容量的前提下,成人,每次 1~2mg,小儿,0.03~0.05mg/kg 体重,**静脉注射**,15~30 分钟 1 次,直到患者面色潮红、四肢温暖、瞳孔中度散大、收缩压在 10.6kPa 以上时,才逐渐减量至停用。⑥治疗阿-斯综合征,**静脉注射**,1~2mg,以后每 30 分钟静脉注射 1mg,显效后 2~4 小时 1mg,直至发作停止。缓解内脏绞痛:每次皮下注射 0.5mg。用于眼科:滴眼液或眼膏点眼或眼膏涂眼用。

注意事项 ①幽门梗阻患者禁用。②青光眼及前列腺肥大患者禁用。③常见口干、心悸、瞳孔散大、视物模糊、皮肤干燥、体温升高及尿潴留等反应。

剂型规格 ①片剂:每片 0.3mg。②注射剂:每支 0.5mg(1ml);1mg(2ml);5mg(1ml)③滴眼剂(膏):1%;2%;3%。滴眼剂:取硫酸阿托品 1g,氯化钠 0.29g,无水磷酸氢二钠 0.4g,无水磷酸氢二钠 0.47g,羟胺乙酯 0.03g,蒸馏水加至 100m 配成。

异丙阿托品
Ipratropine

别名 异丙托溴铵,Atrovent

作用用途 本品为阿托品的衍生物。其作用较阿托品强而持久。本品是对支气管平滑肌有较高选择性的强效抗胆碱药。松弛支气管平滑肌作用较强,对呼吸道腺体和心血管系统的作用不明显。其扩张支气管的剂量仅及抑制腺体分泌和加快心率剂量的 1/20~1/10。气雾吸入本品 40~80μg 对哮喘患者的疗效相当于气雾吸入 2mg 阿托品、70~200μg 异丙肾上腺素或 200μg 沙丁胺醇的疗效。用药后痰量和痰液的黏滞性均无明显改变。本品为季铵盐,口服不易吸收。气雾吸入后 5 分钟左右起效,约 30~60 分钟作用达峰值,维持 4~6 小时。适用于防治支气管哮喘和哮喘型慢性支气管炎。尤其适用于因用 β 受体激动剂产生肌肉震颤、心动过速而不能耐受此类药物的患者。其与 $β_2$ 受体激动剂合用相互增加疗效,如本品与非诺特罗配伍制成气雾剂用于哮喘、慢性支气管炎和肺气肿。

用法用量 气雾吸入:每次 40~80μg,每日 4~6 次。

注意事项 ①偶有口干、口苦、喉痒。干咳和不愉快气味,极少患者有肌肉震颤。②哮喘急性发作时,本品与兴奋剂有协同作用。本品与舒喘灵间隔 2 小时交替使用,能提高疗效,PEF 提高达 95%,与茶碱合用,可减少茶碱用量,从而减少副作用。与沙丁胺醇、色甘酸钠合用均有协同作用。

剂型规格 ①气雾剂:每支 200 喷(10ml),②雾化吸入剂:每支 0.025%,20ml。

苯扎托品
Benzatvopine

别名 苯甲托品,苯唑托品,苄托品,Benztropine,Cogentin

作用用途 本品有抗胆碱、抗组胺和局麻作用。用于震颤麻痹及药物引起的锥体外系反应综合征。可改善肌强直和震颤。

用法用量 ①口服:开始时,每日睡前服 0.5~1mg,以后每日可增至 2~6mg,分 3 次服。②肌内注射、静脉注射:必要时震颤麻痹患者可肌内注射或静脉注射,每日 1~2mg;药物诱发锥体外系反应。肌内注射或静脉注射,每日 1~4mg,分 1~2 次。

注意事项 ①老年患者可能更敏感。②3 岁以上的儿童剂量因病情而定。

剂型规格 ①片剂：每片 0.5mg；1mg；2mg。②注射剂：每支 2mg（2ml）。

溴甲阿托品
Atropine Methobromide

别名 胃疡平，Atropine Methylbromemide，Dropine，Mebropine

作用用途 本品为季铵类抗胆碱药。药理作用与阿托品相似，有解除胃肠痉挛及抑制胃酸分泌的作用。主要用于胃及十二指肠溃疡、胃酸过多症、胃炎、慢性腹泻、痉挛性结肠炎等。

用法用量 口服：每次 1~2mg，每日 4 次，于饭后 30 分钟及睡前 30 分钟服用。

注意事项 ①个别患者会出现瞳孔扩大、口渴，排尿困难及便秘等，减量后，症状可逐渐消失。②青光眼及泌尿系统患者忌用。

剂型规格 ①片剂：每片 1mg；2mg。②纸片剂：每小格含 1mg。

东莨菪碱
Scopolamine

别名 海俄辛，氢溴酸莨菪胺，Hyoscine

作用用途 本品阻断 M 胆碱受体的作用和阿托品基本相似，抑制腺体分泌和散瞳作用比阿托品强，对心血管和平滑肌解痉作用较弱，本品与阿托品不同，在治疗量出现中枢神经抑制，表现为镇静，个别人可能出现不安、激动。对延脑作用小，故很少有呼吸兴奋作用。大剂量时出现对呼吸中枢的兴奋作用，对大脑皮层有明显的抑制作用。还有扩张毛细血管、改善微循环及抗晕船、晕车等作用。氢溴酸东莨菪碱胃肠道吸收良好，主要经肝代谢。口服后仅小部分以原形经肾排出。临床上用作镇静药，用于全身麻醉前给药，抗晕动症，震颤麻痹及狂躁性精神病，镇吐，抢救极重型流行性乙型脑炎呼吸衰竭。

用法用量 ①口服：每次 0.3~0.6mg，每日 0.6~1.2mg。极量，每次 0.6mg，每日 1.8mg。②**皮下注射**：每次 0.2~0.5mg。极量，每次 0.5mg，每日 1.5mg。抗震颤麻痹，每次 0.2mg，每日 3~4 次。③**静脉注射、静脉滴注**：抢救乙脑呼吸衰竭，每毫升含 0.3mg，直接静脉注射或用 10% 葡萄糖溶液 30ml 稀释后静脉滴注，常用量 0.02~0.04mg/kg 体重，每 20~30 分钟 1 次，总量高达 6.3mg。

注意事项 参见阿托品。

剂型规格 ①片剂：每片 0.2mg。②注射剂：每支 0.3mg；0.5mg。

异丙东莨菪碱
Isopropylscopolamine

作用用途 本品为东莨菪碱的异丙基衍生物，其抗胆碱作用与东莨菪碱和溴化异丙阿托品相似，具有较强的支气管扩张作用。哮喘患者吸入本品的平喘疗效与异丙阿托品相似。临床用于支气管哮喘和哮喘型慢性支气管炎。

用法用量 气雾吸入：每次 180μg（相当于揿喷 3 次），每日 2~4 次。

注意事项 极少数患者有轻度口干、恶心等不良反应。

剂型规格 气雾剂：每支含本品 0.073%~0.103%（W/W）。

山莨菪碱
Anisodamine

别名 氢溴酸山莨菪碱，消旋山莨菪碱，京坦松，京通泰，654-2

作用用途 本品作用类似阿托品，但作用较阿托品弱。毒性和副作用也较低。具有外周抗 M 胆碱受体作用。有镇痛作用，口服吸收较差，注射后迅速从尿中排出。静脉注射后作用发生迅速，能解除乙酰胆碱所致平滑肌痉挛，抑制唾液腺分泌及扩瞳作用，也能解除血管痉挛，改善微循环，使血压回升。临床用于感染中毒性休克，平滑肌痉挛，血管性疾病，如脑血栓、脑血管痉挛、血管神经性头痛、血栓闭塞性脉管炎等，各种神经痛，如三叉神经痛，眩晕病（包括美尼尔综合征），眼底疾患，如中心性视网膜炎、视网膜动脉血栓等。另外，对突发性耳聋、牛皮癣等也有一定疗效。

用法用量 ①口服：每次 5~10mg，每日 2~3 次。②**肌内注射**：一般慢性病，每次 5~10mg，每日 1~2 次，可连用 1 个月以上。治疗严重三叉神经痛，必要时可加大剂量，每次 5~20mg。③**静脉注射**：抢救感染性休克，每次 10~40mg。儿童，0.3~2mg/kg 体重，需要时每隔 10~30 分钟重复给药，病情不见好转可酌情加量，病情好转应逐渐延长间隔时间，直至停药。治疗血栓闭塞性脉管炎：每次 10~15mg，每日 1 次。④**静脉滴注**：脑血栓，加入 5% 葡萄糖中静脉滴注，每日 30~40mg。

注意事项 ①脑出血急性期及青光眼患者禁用。②有口干、面红、轻度散瞳、视近物模糊等。个别患者有心率加快及排尿困难。用量过大时，可出现类似阿托品的中毒症状。③在应用本品治疗的同时，其他治疗措施不能减少。

剂型规格 ①片剂：每片 5mg；10mg。②注射剂：每支 10mg（1ml）；20mg（1ml）。

丁溴东莨菪碱
Scopolamine Butylbromide

别名 解痉灵，Buscopan，Hyoscine Butylbromide

作用用途 本品为外周抗胆碱药，除对平滑肌有解痉作用外，尚有阻断神经节及神经肌肉接头的作用，但对中枢作用较弱。对肠道平滑肌的肌性解痉作用则较阿托品强。故能选择性地缓解胃肠道、胆道及泌尿道平滑肌的痉挛和抑制其蠕动，而对心脏、瞳孔及唾液腺的影响较小。本品不易吸收，肌内注射或静脉注射后，一般在 3~5 分钟内产生药效，维持时间为 2~6 小时。适用于治疗各种病因引起的胃肠道痉挛、胆绞痛、肾绞痛或胃肠蠕动亢进等，亦可用于胃、十二指肠及结肠纤维内窥镜检查的术前准备，内窥镜逆行胰胆管造影和胃、十二指肠、结肠的气钡低张造影或计算机腹部体层扫描的术前准备。

用法用量 肌内注射、静脉滴注、静脉注射：溶于葡萄糖注射液或生理盐水注射液中滴注。每次 20~40mg，或 1 次用 20mg，间隔 20~30 分钟后再用 20mg，静脉注射速度不宜过快。

注意事项 ①青光眼、前列腺肥大所致排尿困难、严重心脏病。器质性幽门狭窄或麻痹性肠梗阻患者禁用。②幼儿、小儿慎用。③不良反应可出现口渴、视力调节障碍、嗜睡、心悸、面部潮红、恶心、呕吐、眩晕、头痛等。如出现过敏反应应及时停药。④如需反复注射不要在同一部位，应左右交替注射。

剂型规格 注射剂：每支 20mg（1ml）。

红古豆碱
Cuscohygrine

别名 盐酸红古豆碱，Cuscohygrine Hydrochloride，Cuscohygrinum

作用用途 本品具有外周抗胆碱作用和中枢镇静作用。其抗胆碱作用表现为可较强地抑制胃肠道蠕动和胃液分泌，而散瞳与抑制腺体的作用较弱，仅分别为阿托品的 1/10 与 1/100。此外，尚有扩张外周血管、增加冠脉流量、降血压及一定的平喘作用。临床用于胃及十二指肠溃疡、胃肠炎等多种胃肠道疾病所致的痉挛性疼痛。

用法用量 口服、肌内注射、直肠给药：每次 50~100mg，每日 3~4 次，3 周为一疗程。可重复 2~3 个疗程。

注意事项 ①青光眼患者禁用。②低血压患者慎用。③常见嗜睡。剂量较大（每次 100mg，每日 3 次）、用药时间较长（连用 2 周以上）时，可能引起眩晕甚至晕厥。

剂型规格 ①片剂：每片 50mg。②栓剂：每枚 50mg。③注射剂：每支 50mg（1ml）。

戊乙奎醚
Penehyclidine

别名 长托宁，盐酸戊乙奎醚

作用用途 本品为抗胆碱药，能透过血脑屏障，具有较强的中枢和外周抗胆碱作用。本品具有全面的中枢与外周抗毒蕈碱型（M）和烟碱型（N）胆碱受体作用，对位于心脏和神经元突触前膜的 M_2 受体作用较弱。健康人肌内注射 1mg 本品后，约 0.56 小时血药浓度达峰值，消除半衰期约为 10.35 小时。用于抗胆碱药物治疗。临床适用于救治有机磷中毒、麻醉前给药、感染性休克、治疗高血压、戒毒、呼吸系统和消化系统疾病等。

用法用量 肌内注射：临床推荐剂量为 0.3~0.8mg。具体用量应结合临床情况而定。

注意事项 ①禁忌证：青光眼、前列腺肥大、严重溃疡性结肠炎、幽门梗阻者。②有口干、面红、轻度尿潴留、轻度肠蠕动减慢等，停药后可自行缓解。

剂型规格 注射剂：每支 1mg（1ml）。

丙环定
Procyclidine

别名 卡马特灵，开马君，Kemadrin，Osnervan

作用用途 本品有中枢抗胆碱作用，药理及应用与苯海索相似。尚有直接松弛平滑肌作用，口服作用持续时间 1~4 小时，用于震颤麻痹及药物引起的锥体外系反应。

用法用量 口服：①震颤麻痹，开始每次 2.5mg，每日 3 次，饭后服。然后每次 5mg，每日 3 次，需要时睡前加 5mg，每日总量 20~30mg。②药物引起的锥体外系综合征，开始每次 2.5mg，每日 3 次，如需要每日可增加 2.5mg。

注意事项 ①青光眼、心动过速、尿潴留患者禁用。②老年患者较敏感。③其不良反应与苯海索相似。

剂型规格 片剂：每片 2mg；5mg。

樟柳碱
Anisodine

别名 703

作用用途 本品的中枢作用较山莨菪碱强，较东莨菪碱弱；外周抗胆碱作用如解除平滑肌痉挛，抑制腺体分泌，散瞳作用与山莨菪碱相似，较阿托品弱。也有解除血管痉挛和改善微循环作用。口服在胃肠道吸收迅速而完全。用于治疗血管性头痛、视网膜血管痉挛、中心性视网膜病变、缺血性视神经病变、急性瘫痪、震颤麻痹症，支气管哮喘、晕动症，有机磷农药中毒等。

用法用量 ①口服：每次 1~4mg，每日 3~4 次。②肌内注射及静脉注射：每次 2~5mg，每日 1~3 次，儿童及老年患者用量酌减。③球后注射：眼科疾病，每次 0.2~0.75mg。

注意事项 ①患有出血性疾病、脑出血急性期及青光眼的患者忌用。②严重心衰及心律失常者慎用。③毒性较阿托品、东莨菪碱、山莨菪碱小。可有口干、头昏、视物模糊、面红、疲乏等反应，偶见暂时性黄视、意识模糊、排尿困难等，减量或停药后可自行消失。④骤然停药可引起头昏、呕吐等。

剂型规格 ①片剂：每片 1mg；3mg。②注射剂：每支 2mg（1ml）；5mg（1ml）。

颠茄
Belladonna

作用用途 本品作用与阿托品相同，因含生物碱量少而效力较弱。主要用于内脏平滑肌痉挛，如胃、十二指肠溃疡、胃肠绞痛等，有止痛及抑制分泌的作用。

用法用量 口服：①酊剂，成人，每次 0.3~1ml，每日 3 次；极量，每次 1.5ml，每日 4.5ml。小儿，每次 0.03~0.06ml/岁。②片剂，每次 10~30mg，每日 3 次；极量，每次 50mg，每日 150mg。

注意事项 ①青光眼患者忌用。②严重心衰及心律失常者慎用。③不良反应与阿托品相同。

剂型规格 ①片剂：每片 10mg。②酊剂：含生物碱约 0.03%。

丙胺太林
Propantheline

别名 普鲁本辛，Pro-Banthine

作用用途 本品为合成解痉药，属季铵类化合物，有较强阿托品样抗胆碱作用，抑制胃肠道活动的作用很强，不易透过血脑屏障，故很少有中枢作用；减少汗腺、唾液、胃液、胰液及黏蛋白的分泌。本品胃肠道吸收不完全，在小肠有明显代谢，以原形及代谢物经肾排出。作用时间约 6 小时，食物影响药物在胃肠道吸收，故宜于饭前服用。用于胃及十二指肠溃疡、胃炎、胃幽门痉挛、胰腺炎、胆道运动障碍、多汗症及妊娠呕吐等。

用法用量 口服：每次 15~30mg，每日 3~4 次。

注意事项 ①术前不宜服用，青光眼患者忌用。②可有口干、视物模糊、小便不畅、便秘、头痛或心悸等。

剂型规格 片剂：每片 15mg。

格隆溴铵
Glycopyrronium Bromide

别名 甘罗溴铵，胃长宁，溴环扁吡酯，溴甲吡环戊痉平，Glycopyrrrolate Bromide，Robinul

作用用途 本品为季铵类 M 胆碱受体阻断药。其外周作用与阿托品相似，抗唾液分泌作用比阿托品强。但没有中枢性抗胆碱活性。具有抑制胃液分泌及调节胃肠蠕动作用。肌内给药后，迷走神经阻断作用持续 2~3 小时，静脉注射或肌内注射用于麻醉前给药，抑制腺体分泌，作用可持续约 7 小时。胃肠道吸收少，口服给药约吸收 10%~25%。肌内给药 T_{peak} 30~45分钟。不易通过血脑屏障，随胆汁及尿排出。用于胃及十二指肠溃疡，慢性胃炎、胃液分泌过多等症。

用法用量 ①口服：每次 1~2mg，每日 3~4 次，饭后及睡前服。维持量，每次 1mg，每日 2 次。1 次极量 4mg，1 日极量 12mg。②肌内注射或静脉注射：麻醉前

给药，每次 0.2~0.4mg；儿童，4~8μg/kg 体重。③局部用药：0.05%溶液用离子透入疗法治疗多汗症。

注意事项 ①不良反应与阿托品相似。②幽门梗阻、青光眼或前列腺肥大患者禁用。③服用初期可出现口干、口苦现象，在 1~2 周内减轻或消失。

剂型规格 ①片剂：每片 0.25mg。②胶囊剂：每粒 0.5mg（由格隆溴铵、氢氧化铝、维生素 U 按 1：300：100 的比例配制成复方胶囊剂）。③注射剂：每支 0.2mg（ml）。

戊沙溴铵
Valethamate Bromide

别名 力疾旦，溴化戊乙胺酯，优托品，Eutropin，Murel，Resitan

作用用途 本品为抗胆碱能药，具有解痉及抑制腺体分泌作用。临床用于胃及十二指肠溃疡、胃炎、胃酸过多、胃肠痉挛等。

用法用量 ①口服：每次 10~20mg，每日 3~4 次。②肌内注射、静脉注射：每次 10~20mg，每 4~6 小时 1 次。

注意事项 ①冠脉功能不全、心力衰竭、幽门梗阻、前列腺肥大、青光眼、手术前患者不宜使用。②可见排尿困难、口渴、散瞳。

剂型规格 ①片剂：每片 10mg。②注射剂：每支 10mg（1ml）；20mg（2ml）。

后马托品
Homatropine

作用用途 本品作用与阿托品相似。散瞳和调节麻痹的作用时间较阿托品短，1~2 日即可恢复（阿托品需要 7~10 日），并且无制止分泌的副作用。用于眼底检查、验光和结膜炎治疗。

用法用量 滴眼：用 1%~2%本品的溶液滴眼；眼膏一般用于散瞳，检查前用。

注意事项 青光眼患者忌用，其他注意事项与阿托品同。

剂型规格 ①滴眼剂：1%~2% 溶液。②眼膏剂：1%~2%。

溴甲贝那替嗪
Benactyzine Methobromide

别名 服止宁，溴化甲基苯那辛，溴化甲基苯羟乙胺，溴甲胃复康，溴甲乙胺痉平，胃乐康，Ficilin，Paragone，Spatomac

作用用途 本品为抗胆碱药，有解痉及抗胃酸分泌的作用，能抑制胃液分泌过多和胃运动过度而使胃肠功能趋于正常，从而减轻胃及十二指肠溃疡的症状。主要用于胃及十二指肠溃疡、胃痛、胆石绞痛、多汗症和胃酸过多症。

用法用量 口服：每次 10~20mg，每日 3 次，饭后服用。儿童酌减。

注意事项 ①青光眼患者忌用。②会出现口干、排尿困难、瞳孔散大及便秘等，不良反应较重时可减少剂量。③胃酸过多患者宜睡前给药。

剂型规格 片剂：每片 10mg。

哌仑西平
Pirenzepine

别名 吡疡平，哌吡氮平，必舒胃，哌吡草酮，Bisvanil，Gastrozepin

作用用途 本品为一种具有选择性的抗胆碱能药，对胃壁细胞的毒蕈碱受体的亲和力低，治疗剂量时，仅能抑制胃酸分泌，很少有对瞳孔、胃肠平滑肌、心脏、唾液腺和膀胱肌等的不良反应。剂量增加则可抑制唾液分泌，大剂量时能抑制胃肠平滑肌和引起心动过速。本品对胃液的 pH 影响不大，口服吸收不完全，食物对吸收有影响。$t_{1/2}$ 为 10~12 小时，在肝、肾药物浓度分布最高。给药后 3~4 日方能全部排泄，但未见有蓄积性。与西咪替丁合用可增强抑制胃酸分泌的效果。主要用于治疗胃及十二指肠溃疡。

用法用量 口服：通常剂量，每次 50mg，每日 2 次，于早、晚餐前 1.5 小时服用。4~6 周为一疗程，症状严重者，用量可增加到每日 150mg，分 3 次服。若病情需要，可连服 3 个月。

注意事项 ①孕妇忌用。②不良反应为轻度口干、眼睛干燥及视力调节障碍等，如见皮疹，应停药。③因超剂量而引起的中毒者，对症治疗，无特殊解毒药。

剂型规格 片剂：每片 50mg。

苯环壬酯
Pheneynonate

作用用途 本品为中枢抗胆碱药，能通过血脑屏障进入脑内。有预防晕动病的作用。其能阻断乙酰胆碱对脑内毒草碱受体（M 受体）和烟碱受体（N 受体）的激动作用。抑制回肠收缩，扩大瞳孔，抑制腺体分泌，大剂量时增快心率和呼吸率，对呼吸深度和血压均无明显影响。对外周 N 受体也无明显拮抗作用。本品能加强戊巴比妥钠的催眠作用。本品口服吸收快，15 分钟可在血中检出，1~1.5 小时血药浓度达高峰，可维持 4 小时，$t_{1/2}$ 为 3.3 小时。动物实验表明，其作用可分布至全身各组织，脑内达峰时间最早，经肾由尿排出，24 小时由尿排出量为 88.6%。临床适用于预防晕车、晕船及晕机。

用法用量 口服：乘车、船或飞机前半小时口服 1 片，必要时 4~5 小时后可再服 1 片。

注意事项 ①青光眼患者及对本品过敏者忌服。②可有口干、嗜睡，偶见瞳孔扩大等不良反应，不需处理。③本品为晕车（船、飞机）的预防用药，当有明显晕车（船、飞机）症状时，再服用本品则疗效明显减低。

剂型规格 片剂：每片 2mg。

辛戊胺
Octamylamine

别名 戊胺庚烷，新胃可定，新握克丁，Neo-Oetin，Oetin D，Octometine

作用用途 本品为拟肾上腺素解痉药，有解除平滑肌痉挛作用。作用强而迅速，另外还有中度收缩外周血管及增强心肌收缩力的作用，并能短暂地升高血压，微弱地扩张支气管、兴奋呼吸、收缩鼻黏膜。适用于消化道、泌尿道及其括约肌痉挛、偏头痛、呃逆。还可用于泌尿道、胃肠道器械检查术前用药。

用法用量 ①口服：复方滴剂，每次 25~40 滴，每日 3~4 次。②肌内注射：复方注射剂，每次 1~2ml，每日 3~4 次。

注意事项 ①高血压、动脉硬化及心功能不全者慎用。②偶有恶心、过敏、头痛等不良反应。注射时可引起血压升高。

剂型规格 ①复方滴剂：每支 1ml（内含新握克丁氨基硝酸盐 0.08g，握克丁氨基磺酸盐 0.06g）。②复方注射剂：每支 1ml（含量同滴剂）。

奥昔布宁
Oxybutynin

别名 奥宁，尿多灵

作用用途 本品为解痉药，具有较强的平滑肌解痉作用和抗胆碱及镇痛作用。其解痉作用比阿托品强 10 倍，而抗胆碱作用仅为阿托品的 1/5。口服后吸收迅速完全，起效时间为 30~60 分钟，作用高峰在 3~6 小时，解痉作用可持续 6~10 小时，可选择性作用于膀胱逼尿肌，降低膀胱内压，增加容量，减少不自主的膀胱收缩，用于有抑制性和反流神经原性膀胱功能障碍患者与排尿有关的症状缓解，如尿急、尿频、尿失禁、夜尿和遗尿等。

用法用量 口服：**成人**，常用量，每次 5mg，每日 2~3 次，极量，每次 5mg，每日 4 次或遵医嘱。**5 岁以上的儿童**，常用量，每次 5mg，每日 2 次；极量，每次 5mg，每日 3 次或遵医嘱。5 岁以下的儿童不推荐使用。

注意事项 ①青光眼、部分或完全胃肠道梗阻、麻痹性肠梗阻、老年或衰弱患者的肠张力缺乏、重症肌无力、阻塞性尿道疾病、出血期心血管状态不稳定等患者禁用。②老年和所有自律神经病，肝、肾疾病、伴有食管裂孔疝的消化性食管炎、妊娠妇女、回肠和结肠造口术后等患者慎用。③少数患者可出现口干、少汗、视物模糊、心悸、嗜睡、头晕、恶心、呕吐、便秘、阳痿、抑制泌乳、荨麻疹等症状。④司机、机器操作者、高空作业者及从事危险工作的人员在使用本品时，应告知可能产生视物模糊或嗜睡等症状。⑤伴有感染的患者应合并使用相应的抗菌药物。⑥溃疡性结肠炎患者，大剂量使用可能抑制肠蠕动而产生麻痹性肠梗阻。⑦甲状腺功能亢进、冠心病、充血性心力衰竭、心律失常、高血压及前列腺肥大等患者使用本品后，可加重症状。

剂型规格 片剂：每片 5mg。

第三节 拟肾上腺素药

拟肾上腺素药是指能激动肾上腺素受体的药物。本类药物能收缩血管、升高血压、舒张支气管、加强心肌收缩力、加速心率、舒缓胃肠肌、散大瞳孔等。常用药物有萘甲唑林、肾上腺素、去甲肾上腺素、异丙肾上腺素、间羟胺、甲氧明等。

萘甲唑林
Naphazoline

别名 鼻眼净，滴鼻净，拿发唑林，萘唑啉，Privine

作用用途 本品为拟肾上腺素药，具有收缩血管作用，可使鼻黏膜血管收缩，有止血、减轻充血、缓解鼻塞之功效。可用于过敏性及炎症性鼻充血，急慢性鼻炎、急性鼻窦炎、鼻出血、眼充血等。对细菌性、过敏性结膜炎亦有效，并能减轻眼睑痉挛。对麻黄碱有耐受性者，可选用本品。

用法用量 ①滴鼻：每侧鼻孔 2~3 滴，每日 4~6 次（用本品 0.95%~0.1% 的溶液）。②滴眼：每次 1~2 滴，每日 2~4 次（用本品 0.1% 的溶液）。

注意事项 ①萎缩性鼻炎及鼻腔干燥者禁用。婴儿、高血压和甲状腺功能亢进的患者慎用。②对小儿尤须小心。③药液过浓，滴药过多或误吞药液，均可引起中毒，也有明显的反应性充血。④本品不宜长期应用，否则可能引起萎缩性鼻炎，应间断用药（滴药的间隔时间，最好不少于 4~6 小时）或交替给药。⑤药液放于避光处。

剂型规格 ①滴鼻剂：每支 0.05%（10ml）；0.1%（10ml）。②滴眼剂：每支 1.2mg（10ml）。

肾上腺素
Adrenaline

别名 副肾碱，副肾素，Epinephrine，Suprarenaline

作用用途 本品对 α 和 β 受体都有兴奋作用，使心肌收缩力加强，心率加快，心肌耗氧量增加，使皮肤、黏膜及内脏小血管收缩，冠状血管和骨骼肌血管则扩张。在常用剂量下，收缩压上升而舒张压并不升高，剂量增大时，收缩压与舒张压均上升。另外，还有松弛支气管和胃肠道平滑肌的作用。并能抑制组胺等过敏物质释放，使支气管黏膜血管收缩，有利于消除支气管黏膜水肿。皮下注射吸收缓慢，作用维持 12 小时左右；肌内注射维持 10~30 分钟。临床用于：抢救过敏性休克，如青霉素引起的过敏性休克。可缓解过敏性休克的心跳微弱、血压下降、呼吸困难等症状。抢救由于麻醉和手术中的意外、药物中毒或心脏传导阻滞等原因引起的心脏骤停。治疗支气管哮喘，作用快而强，但不持久，常用于控制急性发作。与局部麻醉药合用及局部止血。治疗荨麻疹、枯草热、血管神经性水肿、血清病及 X 射线引起的过敏反应等。

用法用量 ①皮下注射、肌内注射、静脉注射、静脉滴注：过敏性休克，皮下或肌内注射，0.5~1mg，也可用 0.1~0.5mg 缓慢静脉注射（以 0.9% 氯化钠注射液稀释到 10ml），如疗效不好，可改用 4~8mg 溶于 5% 葡萄糖注射液 500~1000ml 中静脉滴注。支气管哮喘，皮下注射，0.25~0.5mg，3~5 分钟即见效，但仅维持 1 小时，必要时可重复注射 1 次。荨麻疹等过敏反应的治疗，皮下注射，1：1000 溶液 0.2~0.5ml，必要时重复注射 1 次。与局麻药合用：加少量（约 1：20 万~50 万）本品于局麻药（如普鲁卡因）内，总量不超过 0.3mg，可减少局麻药的吸收而延长其药效。②心内注射：心脏骤停，以 0.25~0.5mg 心内注射，同时配合心脏按摩、人工呼吸和纠正酸血症等辅助措施。当有明显心律失常时或已有明显室颤时，则不应使用肾上腺素。③局部应用：黏膜止血，将浸有本品溶液（1：1 万~1：1000）的纱布填塞出血处。

注意事项 ①高血压、心脏病、糖尿病、甲状腺功能亢进、洋地黄中毒、外伤性及出血性休克、心脏性哮喘等忌用。②治疗时可出现焦虑不安、心悸、血压升高、震颤、无力、眩晕、头痛、呕吐、四肢发冷。有时可引起心律失常，严重者可由于心室颤动而致死。③用量过大或皮下注射误入血管后，可引起血压突然上升而导致脑溢血。

剂型规格 注射剂：每支 0.5mg（0.5ml）；1mg（1ml）。

去甲肾上腺素
Noradrenalin

别名 去甲肾，正肾上腺素，Levarterenol，Norepinephrine

作用用途 本品为肾上腺素能神经末梢释放的主要介质。主要兴奋 α 受体，对 β 受体兴奋作用很弱，具有很强的血管收缩作用，使全身小动脉与小静脉都收缩（但冠状血管扩张），外周阻力增高，血压上升，并反射性地引起心率减慢；兴奋心脏及抑制平滑肌的作用比肾上腺素弱。小剂量滴注时，由于兴奋心脏，引起缩压升高，但较大剂量时，因使血管强烈收缩，故收缩压升高的同时舒张压也升高，脉压变小。口服无效，一般采用静脉滴注给药。肝脏是主要代谢器官，由细胞内儿茶酚氧位甲基转移酶（COMT）和单胺氧化

（MAO）催化形成的代谢产物经肾排出。主要用于早期神经源性、心源性及感染性休克的治疗，且一般用于扩充血容量，用过血管扩张药而血压偏低、心收缩力弱而有尿的患者；或来不及输血时，使用本品，使收缩压维持在 12kPa 左右，以期于短期内保证重要脏器的血液供应。应用本品时间不宜过长，否则反而加重微循环障碍。应用酚妥拉明以拮抗其缩血管作用，保留其 β 效应。另外用于毛细血管或胃黏膜血管出血时的止血。

用法用量 ①**静脉滴注**：一般以 2~4mg 加入 5%~10% 葡萄糖注射液 500ml 中，以每分钟 20~40 滴的速度滴入，根据病情调整滴速，维持血压 6~8 小时后再逐渐减量，停药。②**静脉注射**：缓慢推注：对危急病例，立即用 1mg 加入 5% 葡萄糖注射液 20ml 中行静脉缓慢推注，当血压回升后即改用静脉滴注维持。③**局部给药**：局部止血：以 4~6mg 加入 10ml 冰盐水中，口服或由胃管灌入治疗上消化道出血。

注意事项 ①高血压、动脉硬化症、器质性心脏病、肾功能不全者禁用。②用药剂量过大或时间过久可使肾血管剧烈收缩，发生急性肾功能衰竭，故用药期间尿量至少保持在每小时 25ml 以上。③长时间静脉滴注后，停药时应逐渐减量，如突然停用，可因外周血管扩张或低血容量而引起血压骤降。④高血压、动脉硬化、严重心脏病、甲状腺功能亢进及无尿患者忌用。⑤静脉滴注时间过长、浓度过高或药液外漏，可引起局部组织缺血坏死，如发现外漏或注射部位皮肤苍白，应更换注射部位，尽快热敷并给予普鲁卡因大剂量封闭。⑥不宜与偏碱性药物，如磺胺嘧啶钠、氨茶碱配伍，也不能加入血浆或全血中滴注；不宜与三环类抗抑郁药合用，因可导致高血压发作和心律失常。⑦其他参见肾上腺素。

剂型规格 注射剂：每支 2mg（1ml）。

去氧肾上腺素
Phenylephrine

别名 苯福林，苯肾上腺素，新福林，新交感酚，新辛内弗林，Neo-Synephrine

作用用途 本品主要兴奋 α 受体，有明显的血管收缩作用。作用与去甲肾上腺素相似，但较弱而持久，毒性较小。升高血压可反射性兴奋迷走神经，使心率减慢。对 β 受体作用甚弱，对心肌无兴奋作用。由于本品能减少肾血流量，故现在很少用于抗休克，主要用于感染中毒性及过敏性休克、室上性心动过速、防治全身麻醉及腰麻时的低血压、散瞳检查。

用法用量 ①**皮下注射或肌内注射**：每次 5~10mg，1~2 小时 1 次；极量，每次 10mg，每日 50mg。**小儿**，每次 0.1~0.25mg/kg 体重。②**静脉注射**：每次 0.25~0.5mg，稀释成 0.02% 浓度，缓慢静脉注射。极量，每次 0.5mg，每日 2.5mg。③**静脉滴注**：用 10~20mg 以 5% 葡萄糖注射液或生理盐水 500ml 稀释后滴注。④**滴眼**：散瞳，用 1%~5% 滴眼液。

注意事项 ①甲状腺功能亢进、高血压、心动徐缓、动脉硬化、心肌病、糖尿病患者慎用。②有恶心、呕吐、头晕、四肢疼痛、反射性心动过缓等。大剂量引起早搏、室性心动过速等心律失常，可引起尿少、尿闭。

剂型规格 ①注射剂：每支 10mg（1ml）。②滴眼剂：1%~5% 溶液。

间羟胺
Metaraminol

别名 阿拉明，Aramine

作用用途 主要作用于 α 受体，对 β 受体作用较弱。本品不易被单胺氧化酶破坏，故作用较持久。收缩肾血管的作用较弱，故对肾血流量影响较小，很少引起尿少、尿闭等肾功能衰竭症状。有较弱的心脏兴奋作用，能增加低血压和休克患者心输出量，结果可使收缩压和舒张压皆缓慢而持久地升高。对心率影响不大，很少引起心律失常。肌内注射后 10 分钟起效，持续约 1 小时，静脉给药后 1~2 分钟起效，持续时间 20 分钟。适用于各种休克及低血压状态以维持血压。

用法用量 ①**肌内注射**：一般每次 10~20mg；0.5~2 小时 1 次。②**静脉滴注**：以 15~100mg 加入生理盐水或 5%~10% 葡萄糖注射液 250~500ml 中静脉滴注，每分钟 20~30 滴，用量及滴速随血压上升而定。

注意事项 ①本品不良反应有：头痛、头晕、神经过敏、血压激增及反射性心动过缓，静脉用药外溢可引起组织坏死。②甲状腺功能亢进、高血压、充血性心力衰竭及糖尿病患者慎用。③有蓄积作用，用药后血压上升不明显，必须观察 10 分钟以上，才能决定是否增加剂量。④连用可引起快速耐受性。⑤不宜与碱性药物共同滴注，因可引起分解。

剂型规格 注射剂：每支 10mg（1ml）。

甲氧明
Methoxamine

别名 凡索昔，甲氧胺，美速胺，美速克新命，Vasoxine，Vasoxyl

作用用途 本品为 α 受体兴奋剂，对 β 受体无影响，对中枢神经系统也无作用。收缩血压作用较去甲肾上腺素弱而持久，收缩肾脏血管作用较去甲肾上腺素为强。对心脏几无兴奋作用，亦不加快心率，但注射后血压升高，可反射性引起心率减慢，同时直接抑制窦房结，减慢房室传导，延长心室肌不应期，明显减慢心率。本品静脉注射后，可在 1~2 分钟发生作用。肌内注射约 15~20 分钟起效。主要用于大出血、创伤、外科手术引起的低血压及脊髓麻醉前预防低血压、室上性、阵发性心动过速。也可用于术后循环衰竭和因外周循环衰竭引起的低血压休克。

用法用量 ①**肌内注射**：一般每次 10~20mg，0.5~2 小时 1 次。②**静脉注射**：每次缓慢静脉注射 5mg。用于急症或收缩压≤8kPa的病例。③**静脉滴注**：10～20mg以5%葡萄糖注射液100ml稀释后静脉滴注，每分钟15～20滴。当心率突然减慢时，应停注。适用于室上性心动过速。

注意事项 ①甲状腺功能亢进、严重高血压、动脉硬化等患者忌用。②可引起肾血管痉挛。大剂量时偶可产生持续性高血压并伴有头痛、毛发竖立、恶心、呕吐等。

剂型规格 注射剂：每支10mg（1ml）；20mg（1ml）。

异丙肾上腺素
Isoprenaline

别名 喘息定，治喘美，Aludrine，Isoproterenol，Isuprel

作用用途 本品为β受体兴奋剂，对α受体几无作用。对支气管平滑肌的舒张作用较肾上腺素强。在治疗量时无升高血压作用。对心脏有兴奋作用，能加强心肌收缩力及心排出量，兴奋心脏的窦房结和房室结，扩张小血管，加大脉压。口服后可被胃肠道的硫酸酶破坏，故不宜口服。临床常用于：哮喘发作时控制症状，还用于抗休克治疗（心源性休克、感染性休克）、急救及房室传导阻滞等。本品也可舌下含服，可从舌下静脉丛迅速吸收而生效，进入体内为儿茶酚氧位甲基转移酶代谢灭活，少量为单胺氧化酶灭活。几分钟内见效，但维持时间不到1小时。

用法用量 ①**含服或气雾吸入**：治疗支气管哮喘，含服，每次10mg，每日3次，一日量不超过60mg；气雾吸入，每次吸1～2下，每日2～4次，重复使用间隔时间不得少于2小时，极量，每次20mg，每日60mg。②**静脉滴注**：抗休克，以0.2～0.4mg加于5%葡萄糖注射液200ml，静脉滴注，滴速每分钟0.5～2ml，使收缩压维持在12kPa，脉压在2.67kPa以上，心率在每小时120次以下。③**心腔注射**：心跳骤停，心腔内注射0.5～1mg。④**舌下含服**：房室传导阻滞，Ⅱ度者用舌下含片，每次10mg，每4小时1次；Ⅲ度者，心率低于每分钟40次时，可用0.5～1mg溶于5%葡萄糖注射液200～300ml缓慢静脉滴注。

注意事项 ①冠心病、心肌炎、甲状腺功能亢进和糖尿病患者禁用。②已有明显缺氧的哮喘患者，用量过大，易致心肌耗氧量增加，心律失常，甚至可致室性心动过速及心室颤动，应特别注意。③舌下含服时，宜将药片嚼碎含于舌下，否则达不到速效。④过多、反复应用气雾剂可产生耐受性，应限制吸入次数和吸入量。⑤常见心悸、头痛、头晕、喉干、恶心、软弱无力及出汗等副作用。

剂型规格 ①片剂：每片10mg。②气雾剂：0.25%，每瓶可喷吸200次左右。③注射剂：每支1mg（2ml）。

麻黄碱
Ephedrine

别名 盐酸麻黄素，Ephedrine Hydroehloride，Ephetonin

作用用途 本品能直接作用于α、β两种受体，发挥拟肾上腺素作用，也能促使肾上腺素能神经末梢释出递质，间接地发挥拟肾上腺素作用。和肾上腺素相比，本品有下列特点：性质稳定，口服有效，作用弱而持久，中枢兴奋作用较显著。兴奋心脏，使心脏收缩力增强，心输出量增加，对皮肤黏膜和内脏血管呈收缩作用，其升压作用缓慢而持久，松弛支气管平滑肌的作用比肾上腺素弱。本品口服吸收。通过血脑屏障进入脑脊液，部分脱胺氧化，79%以原形随尿排出。本品代谢、排泄缓慢，$t_{1/2}$为3～4小时。临床用于支气管哮喘、过敏性反应、鼻黏膜肿胀，脊椎麻醉前预防血压下降。

用法用量 ①**口服**：治疗支气管哮喘，**成人**，每次25mg，每日3次；**儿童**，每次0.5～1mg/kg体重，每日3次。②**皮下或肌内注射**：**成人**，每次15～30mg；**极量**，每次60mg，每日150mg（口服）；每次50mg，每日120mg（注射）。椎管或硬膜外麻醉时维持血压，肌内注射20～50mg。③**滴鼻、喷雾**：解除鼻黏膜水肿、充血，以0.5%～1%溶液滴鼻或用喷雾剂。

注意事项 ①甲状腺功能亢进、高血压、动脉硬化、心绞痛等患者禁用。②短期反复应用可致快速耐受现象，停药数小时可恢复。③长期大量服用可引起失眠、震颤、头痛、心悸、出汗、皮疹等。晚间服用可与苯巴比妥合用，用以对抗本品的中枢兴奋作用，以防失眠。④与优降宁等单胺氧化酶抑制剂合用可引起血压升高，应注意。

剂型规格 ①片剂：每片25mg。②注射剂：每支30mg；50mg。

沙丁胺醇
Salbutamol

别名 阿布叔醇，柳丁氨醇，羟甲叔丁肾上腺素，嗽必妥，索布氨，舒喘灵，Ventolin

作用用途 本品为β₂受体激动剂，对支气管平滑肌有强而持久的扩张作用。平喘作用与异丙肾上腺素相仿，兴奋心脏作用仅为异丙肾上腺素的1/10。本品口服后30分钟生效，气雾吸入5分钟后即起作用，可维持3～4小时。临床用于治疗喘息型支气管炎、支气管哮喘、肺气肿患者的支气管痉挛。

用法用量 ①**口服**：**成人**，每次2～4mg，每日3～4次；**儿童**，每日0.1～0.15mg/kg体重，每日2～3次。②**气雾吸入**：每次0.1～0.2mg（即1～2次）喷吸，必要时每4小时重复一次，但24小时内不宜超过6～8次。

注意事项 ①少数人可见恶心、头痛、头晕、心悸、手指震颤等。剂量过大，可见心动过速和血压波动。一般减量可恢复，严重时应停药。②长期用药可形成耐药性，不仅疗效降低，且有加重哮喘的危险。③β受体阻断剂（如普萘洛尔）能拮抗本品的支气管扩张作用，故不宜合用。④心血管功能不全、高血压及甲状腺功能亢进患者慎用。

剂型规格 ①片剂：每片 2mg。②气雾剂：每瓶 0.2%（10ml）。

盐酸班布特罗
Bambuterol Hydrochloride

别名 帮备，Bambec

作用用途 本品是 β 受体激动剂特布他林的前体药物，主要是激动 β_2 受体，因而对支气管平滑肌产生松弛作用，抑制内源性致痉物的释放，抑制由内源性介质引起的浮肿，以及增加黏膜绒毛的廓清能力。用于支气管哮喘，慢性支气管炎，肺气肿及其他伴有支气管痉挛的肺部疾病。

用法用量 **口服：**每日睡前服用一次。剂量因人而异。**成人，**推荐起始剂量为 10mg。根据临床疗效而定，在 1~2 周后可增至 20mg，肾功能不全的患者（肾小球滤过率 GFR≥50ml/min），建议起始剂量为 50mg。

注意事项 ①对特布他林及本品过敏者禁用。②可见震颤、头痛、强直性肌肉痉挛及心悸等不良反应，其严重程度与剂量有关，大部分治疗 1~2 周后会自然消失。③糖尿病患者服用本品时建议适当增加降血糖药的剂量。④具有严重肾功能不全的患者，其起始剂量应予以减少。⑤肝硬化及其他原因造成严重肝功能不全的患者，每日剂量必须因人而异，建议直接使用特布他林（博利康尼）。⑥本品可能会延长琥珀胆碱对肌肉的松弛作用。⑦β 受体阻断剂，尤指非选择性一类，可部分或完全抑制本品的作用。⑧妊娠的前三个月应慎用。⑨母亲接受 β_2 受体激动剂治疗的早产新生儿有暂时性低血糖的报道。

剂型规格 片剂：每片 10mg；20mg。

第四节　抗肾上腺素药

抗肾上腺素药也称为肾上腺素受体阻断剂。本类药物能阻断肾上腺素受体。根据阻断的受体亚型不同，可分为三类：①α、β 受体阻断药，如拉贝洛尔、阿罗洛尔、地来洛尔、卡维地洛等。②α 受体阻断药，如酚妥拉明、妥拉唑林、酚苄明、哌唑嗪等。③β 受体阻断药，如噻吗洛尔、普萘洛尔、吲哚洛尔等。

酚妥拉明
Phentolamine

别名 甲苄胺唑啉，甲烷磺酸酚妥拉明，利其丁，立其丁，瑞支亭，Methanesulfonate，Regitin

作用用途 本品为 α 受体阻断药，有血管舒张作用，对心脏有兴奋作用，用药后，血管扩张、心收缩力加强、心率加快、心排出量增加。另外，有拟胆碱作用，可增加胃肠道平滑肌的兴奋性。生物利用度低，肌内注射作用维持 30~45 分钟，体内代谢后，大部分以无活性的代谢物经肾排出。临床用于血管痉挛性疾病，如肢端动脉痉挛症（即雷诺病）、手足发绀症等、感染中毒性休克以及嗜铬细胞瘤的诊断试验等。也用于室性早搏。

用法用量 ①**口服：**室性早搏，开始两天，每次 50mg，每日 4 次。如无效则以后两天可增至每次 75mg，每日 4 次。如仍无效，剂量可增至每日 400mg。再无效即应停用。②**肌内注射、静脉注射、静脉滴注：**治血管痉挛性疾病，肌内注射或静脉注射，每次 5mg，每日 1~2 次。抗休克，以每分钟 0.3mg 的剂量进行静脉滴注。诊断嗜铬细胞瘤，静脉注射 5mg，注后每 30 分钟测血压一次，可连续测 10 分钟，如在 2~4 分钟内血压降低 4.67/3.33kPa（35/25mmHg）以上且维持 3~5 分钟时为阳性结果。

注意事项 ①低血压、严重动脉硬化、心脏器质性损害、肾功能减退、胃炎、胃及十二指肠溃疡病患者禁用。②副作用有直立性低血压、鼻塞、瘙痒、恶心、呕吐、腹痛、腹泻等，严重者可有心跳加速、心律失常和心绞痛。③忌与铁剂配伍。

剂型规格 ①片剂：每片 25mg。②注射剂：每支 5mg（1ml）；10mg（1ml）。

妥拉唑林
Tolazoline

别名 苯甲唑啉，苄唑啉，妥拉苏林，Benzazoline，Priscoline

作用用途 本品为 α 受体阻断剂。对 α 受体阻断作用较酚妥拉明弱。能使外周血管舒张而降压，但降压作用不稳定。拟胆碱作用较强，能兴奋心肌及增加胃酸分泌。用于治疗血管痉挛性疾病，如肢端动脉痉挛症、手足发绀、闭塞性血栓静脉炎等。

用法用量 ①**口服：**每次 15mg，每日 3~4 次。②**肌内注射或皮下注射：**每次 25mg。

注意事项 ①胃溃疡、冠状动脉病、肾功能不全、虚脱及休克患者禁用。②副作用较多，常见为潮红、寒战、心动过速、恶心、呕吐、上腹疼痛、腹泻、直立性低血压等。

剂型规格 ①片剂：每片 25mg。②注射剂：每支 25mg（1ml）。

酚苄明
Phenoxybenzamine

别名 苯苄胺，苯氧苄胺，酚苄胺，竹林胺，Dibenzyline

作用用途 本品为长效 α 受体阻断剂，作用似酚妥拉明，但较持久，一次用药可维持 3~4 日，能降低外周血管阻力与血管张力，由于血压下降，引起反射性心率加快。本品胃肠道吸收不完全，口服吸收仅 20%~30% 左右。刺激性较大，只能作静脉注射。静脉给药约 1 小时作用达峰值。$t_{1/2}$ 约 24 小时，经肝代谢，经肾后随胆汁排出，但仍有小量药物停留于体内数日。脂溶性高，故排泄缓慢。口服需用胶囊剂。临床用于外周血管痉挛性疾病，也用于休克和嗜铬细胞瘤引起的高血压。

用法用量 ①口服：用于血管痉挛性疾患，起始剂量每日 1 次，每次 10mg，每日 2 次，隔日增加 10mg；维持量，一次 20mg，一日 2 次。②外用：用于早泄，每次 10mg，每日 3 次。③静脉注射：每日 0.5~1mg/kg 体重。④静脉滴注（抗休克）：0.5~1mg/kg 体重，加入 5% 葡萄糖注射液 250~500ml 中，1~2 小时内滴完。

注意事项 ①肾功能不全，冠心病及脑血管疾病患者应禁用。②口服大量尤其是空腹时可产生恶心、呕吐等胃肠道刺激症状。③可有直立性低血压、心动过速、瞳孔缩小、鼻塞、口干等。

剂型规格 ①片剂：每片 10mg。②注射剂：每支 100mg（2ml）。

育亨宾
Yohimbine

别名 安慰乐得，萎必治，Aphrodine，Corynine，Yocon，Yohimex

作用用途 本品是一种吲哚烷基胺生物碱，化学结构与利血平相似。能选择性地阻断突触前的 α_2 受体，促进去甲肾上腺素的释放。它使海绵体神经末梢释放较多的去甲肾上腺素，减少阴茎静脉回流，利用充血勃起。少量应用时，可使会阴部肿胀，刺激脊髓勃起中枢而使性功能亢进。本品进入中枢神经系统后引起血压上升，心率加快，产生与 α_2 受体激动药可乐定相反的作用。尚有抗利尿作用。本品也属 5-HT 阻断药。本品可用于治疗男性性功能不良。

用法用量 ①口服：每次 5~10mg，每日 3 次。②皮下注射：每次 10~20mg，每次 2~3 次。20 次为 1 疗程。

注意事项 不良反应有恶心、呕吐、皮肤潮红、震颤，偶有心悸、失眠、焦虑、眩晕。

剂型规格 ①片剂：每片 5mg。②注射剂：每支 10mg（0.5ml）。

托莫西汀
Atomoxetine

别名 盐酸托莫西汀，择思达，Strattera

作用用途 本品是一种选择性去甲肾上腺素再摄取抑制剂。可治疗注意缺陷/多动障碍（ADHD）的确切机制尚不清楚，但体外神经递质摄取和耗竭试验结果显示，可能与其选择性抑制突触前膜去甲肾上腺素转运体有关。

本品用于治疗儿童和青少年的注意缺陷/多动障碍。

用法用量 口服 ①初始治疗：体重不足 70kg 的儿童和青少年开始每日的总剂量应为 0.5mg/kg，并且在 3 日的最低用量之后增加给药量，至每日总剂量约为 1.2mg/kg，可每日早晨单服或早晨和傍晚平均分为 2 次服用。体重超过 70kg 的儿童和青少年及成人，每日最大推荐总剂量为 100mg。②维持或长期治疗：尚未系统评价单次服药剂量超过 120mg 或每日总剂量超过 150mg 的安全性。

注意事项 ①对本品过敏者禁用。②在对 ADHD 的儿童或青少年中进行的短期研究发现，本品的使用增加了产生自杀观念的风险，应特别警惕。③常见不良反应：消化不良、恶心、呕吐、疲劳、食欲不振、眩晕和情绪波动。

剂型规格 胶囊剂：每粒 10mg；25mg；40mg。

莫西赛利
Moxisylyte

别名 百里胺，Moxyl，Thyrmoxamine，Vasoklin

作用用途 本品属烷基百里胺衍生物，可阻断外周血管的 α 受体，使血管扩张。对脑血管能选择性阻断突触后 α_1 肾上腺素受体，增加脑组织血流量，但不影响血压。它还能增加脑组织代谢，稳定血板膜而抗血栓形成。因此能改善脑血管病变所致的各种症状。口服后 1 小时达血药浓度峰值，$t_{1/2}$ 约 1 小时。口服后 24 小时内尿中累计排泄约 52%，48 小时内尿及粪中各累计排泄 55% 和 36%，连续给药体内无蓄积。适用于脑血管及外周血管痉挛性疾病，改善脑梗死或脑出血后遗症的各种症状。

用法用量 口服：每次 30mg，每日 3 次。

注意事项 ①颅内出血尚未完全止血、脑血管意外伴急性颅内高压或合并肝炎，肝功能异常或有肝炎史者禁用。②低血压、脑梗死刚发作后、近期心肌梗死、心绞痛、糖尿病、哺乳期及妊娠期妇女慎用。③偶有消化不良、食欲不振、恶心、呕吐、腹泻、头痛、头晕、皮肤瘙痒、皮肤潮红、心悸及四肢麻木等不良反应发生。④少数患者服用后血清转氨酶暂时性升高。⑤用药过程中应定期检查转氨酶，因其可引起直立性低血压，故应避免与镇静药、乙醇和抗抑郁药合用。

剂型规格 片剂：每片 30mg。

普萘洛尔
Propranolol

别名 恩特来，萘心安，心得安，Inderal

作用用途 本品为 β 受体阻断剂，阻断心肌的 β 受体，降低心脏自律性，减慢心律，抑制心脏收缩力与房室传导，使循环血流量减少，心肌氧耗量降低。用于各种原因所致的心律失常。对于心输出量高的高血压患者尤为适宜。本品又可阻滞肾上腺素的 β 受体而抑制肾素分泌，故对高肾素性高血压有较好的降压作用。此外，也可用于心绞痛、嗜铬细胞瘤（术前准备）。

用法用量、**注意事项**、**剂型规格** 见第七章第二节抗心律失常药。

噻吗洛尔
Timolol

别名 噻吗心安，Blocardren，Temserin，Timoptic

作用用途 本品为非选择性短效β受体阻滞药。作用强度为普洛萘尔的8倍。由于只有对抗儿茶酚胺的兴奋β受体作用，因此抑制心肌收缩力作用较弱。有明显的降低眼内压作用。其降压机制为减少房水的产生。口服后2小时血药浓度达峰值，$t_{1/2}$约5小时。临床主要用于高血压、心绞痛、心律失常和青光眼的治疗。特别是原发性、开角型青光眼有良好效果，起效快、副作用小、耐受性好，滴眼后20分钟眼压即开始下降，约1~2小时达最大效应，作用可持续24小时。对瞳孔大小、对光反应及视力无影响。对轻、中度高血压疗效较好，无明显副作用，可与利尿剂合用。心肌梗死患者长期服用本品能降低再梗死发生率和死亡率。另外，对无晶状体性青光眼、某些继发性青光眼、高眼压症及其他对药物和手术无效的青光眼也有一定疗效。常用本品马来酸盐。

用法用量 ①口服：每次5~10mg，每日2~3次。②滴眼：0.25%滴眼剂，每次1滴，每日2次。若疗效不佳，可改用0.5%滴眼剂每次1滴，每日1~2次。

注意事项 ①偶可产生心动过缓、支气管痉挛。心功能不全、窦性心动过缓、房室传导阻滞、哮喘患者禁用。②滴眼时，过敏者及心动过缓者禁用。哮喘和心力衰竭者慎用。③可有恶心、呕吐、上腹部不适、腹泻、眩晕、头痛、无力等。④滴眼时可被吸收而产生全身作用，故不宜与其他β受体阻断剂合用。

剂型规格 ①片剂：每片5mg；10mg。②滴眼剂：0.25%（5ml）；0.5%（5ml）（均按盐基计）。

阿替洛尔
Atenolol

别名 氨酰心安，阿坦洛尔，苯氧胺天诺敏，Alinor，Atenol，Tenormine

作用用途 本品为心脏选择性的β受体阻滞剂。无膜稳定作用；无内源性拟交感活性，无心肌抑制作用。对心脏β$_1$受体有较大的选择性作用，而对血管和支气管的β$_2$受体影响较小。脂溶性低，口服吸收仅50%；口服生物利用度亦较低，服后1~3小时血药浓度达峰值。本品在肝中代谢很少，主要以原形通过肾脏排泄，$t_{1/2}$6~9小时，作用较持久。主要用于治疗高血压、心绞痛及心律失常，对青光眼也有效。

用法用量 口服：每次100mg，每日1次。治疗心绞痛，每次25~50mg，每日2次，或每次100mg，每日1次。治疗高血压，每次50~100mg，每日1~2次。青光眼用4%溶液滴剂。

注意事项 ①哮喘时应禁用。②因其对β$_2$受体阻滞作用较弱，故支气管哮喘患者应慎用。③个别患者用后出现心动过缓。

剂型规格 片剂：每片12.5mg；25mg；50mg；100mg。

美托洛尔
Metoprolol

别名 倍他乐克，甲氧乙心安，美他新，美多洛尔，美多心安，Betaloc，Lopersor，Seloken

作用用途 本品为β受体阻断剂。有较弱的膜稳定作用，无内源性拟交感活性。对心脏β$_1$受体有较大的选择作用，但较大剂量亦可阻滞血管及支气管平滑肌的β$_2$受体。抑制异丙肾上腺素的兴奋心脏作用强度与普萘洛尔相似；但抑制其异丙肾上腺素扩张血管平滑肌作用的剂量则为普萘洛尔的50~100倍。口服吸收迅速、安全。有肝脏首过消除，口服后1.5小时血药浓度达峰值。体内分布广泛，可通过血脑屏障和胎盘，主要经肝脏代谢，大部分以代谢产物及少量药物原形随尿排出。主要用于治疗各型高血压（可与利尿药和血管扩张剂合用）及心绞痛。静脉注射对心律失常特别是室上性心律失常也有效。常用本品酒石酸盐。

用法用量 ①口服：因个体差异较大，故剂量需个体化。一般用于高血压病，开始每次100mg，每日1次；维持量，每次100~200mg，每日1次。必要时增至每日400mg，早晚分服。用于心绞痛，每日100~150mg，分2~3次服，必要时增至每日150~300mg。②静脉注射：治疗心律失常，开始时5mg（每分钟1~2mg），隔5分钟重复注射，直至生效，一般总量为10~15mg。

注意事项 ①Ⅱ、Ⅲ度房室传导阻滞、严重心动过缓及对洋地黄无效的心衰患者忌用。②哮喘患者慎用，如必需用时剂量不宜过大，应用一般剂量时也应分3~4次服。③心动过缓、糖尿病、肝肾功能不良、甲亢及孕妇均慎用。④偶有胃部不适、眩晕、头痛、疲倦、失眠、恶梦等。

剂型规格 ①片剂：每片25mg；50mg；100mg。②缓释片剂：每片100mg；200mg。③胶囊剂：每粒50mg。④注射剂：每支2mg（2ml）；5mg（5ml）。

拉贝洛尔
Labetalol

别名 喘泰低，拉平他乐，柳胺苄心定，lbidomide，Presdate，Trandate

作用用途 本品兼有α和β受体阻断作用。对β受体的作用比α受体强；与单纯β受体阻断剂不同，能降低卧位血压和外周血管阻力，一般不降低心排血量或每次心搏量。对卧位患者的心率无明显变化，立位或运动时心率则减慢，对高血压的疗效比单纯β受体阻断剂为优。胃肠道吸收良好，有首过消除。口服后1~2小时血药浓度达峰值。主要经过肝脏代谢，代谢物及少量药物原形经肾排泄。$t_{1/2}$ 约 5 小时。可通过胎盘，有少量随乳汁排出。本品脂溶性小，通过血脑屏障很少。约 50% 与血浆蛋白结合。临床用于治疗轻度至重度高血压和心绞痛，静脉注射能治疗高血压危象。

用法用量 ①口服：开始每次 100mg，每日 2~3 次。如疗效不佳，可增至每次 200mg，每日 3~4 次，通常对轻、中、重度高血压的每日剂量相应为 300~800mg、600~1200mg、1200~2400mg，加用利尿剂时可适当减量。②静脉注射：每次 25~50mg，加入 10% 葡萄糖注射液 20ml，于 5~10 分钟内缓慢静脉注射，必要时于 15 分钟后重复 1 次，直至效果明显，总量不超过 200mg。③静脉滴注：用 200ml 5% 葡萄糖注射液稀释本品 200mg，使溶液含本品 1mg/ml，以每分钟 1~4mg 的速度静脉滴注，产生满意效果后改为口服维持疗效。

注意事项 ①脑溢血、心动过缓、传导阻滞者及儿童不宜应用。②常有眩晕、乏力、幻觉、胃肠道障碍等；少数出现排尿困难、腹痛、恶心、呕吐等；极少数出现苔藓样皮疹。停药后消失。③孕妇及哮喘者不宜静脉注射。④心功能不全者应用本品前应先以洋地黄及利尿剂控制。⑤肝功能不全者用本品应减量。

剂型规格 ①片剂：每片 100mg；200mg。②注射剂：每支 50mg（5ml）。

阿罗洛尔
Arotinolol

别名 阿尔马尔，噻吩洛尔，Almarl，Almart，Arotinolol

作用用途 本品可阻断 α 及 β 受体，但其阻断 α 受体的作用较弱，而阻断 β 受体的作用与阻断 α 受体的作用之比为 8∶1。故其体位性低血压作用甚弱。其阻断 β 受体的作用比普萘洛尔强。本品无膜稳定作用，亦无内在活性，可使血压降低，使亢进的心功能降低，使心肌耗氧量减少，故本品可适用于轻度至中度高血压、心绞痛及快速型心律失常，本品滴眼后也可降低眼内压，适用于青光眼患者。其 0.50% 溶液的降眼内压强度与 0.5% 噻吗洛尔溶液的相当，滴眼后 1 小时见效。

用法用量 ①口服：每次 10mg，每日 2 次（并可根据降压情况逐渐增至每次 15mg，每日 2 次）。②滴眼：青光眼，0.5% 溶液每次 1 滴，每日 2 次。

注意事项 ①严重心动过缓、Ⅱ 或 Ⅲ 度房室传导阻滞、窦房传导阻滞、充血性心力衰竭、心源性休克、支气管哮喘及糖尿病性酮症酸中毒者及哺乳期妇女禁用；②本品不良反应发生率约 9%，主要有心动过缓、心悸、头痛、头晕、失眠、乏力、腹痛、稀便、食欲不佳、恶心、肝功异常等，偶见过敏反应。滴眼后可有雾视及泪液分泌减少。

剂型规格 ①片剂：每片 5mg；10mg。②滴眼剂：0.5%。

氨磺洛尔
Amosulalol

别名 Lowagan

作用用途 本品有阻断 α 及 β 受体的作用，本品对 α_1 受体的阻断作用强度比其阻断 β_1 受体强 3~4 倍；其阻断 α_1 受体的作用强度比哌唑嗪弱。其抗高血压作用主要是降低外周血管阻力、扩张血管及抑制肾素-血管紧张素系统所致。在降压时对心率、左心室功能、血浆儿茶酚胺、肾功能均无明显影响。其降压效价强度为普萘洛尔的 1/16~1/12。口服后血药浓度达峰时间为 2~4 小时。在体内被肝代谢，约有 25% 以原型由尿排出。$t_{1/2}$ 约 5 小时。其可用于原发性高血压及嗜铬细胞瘤性高血压，用药后血压下降迅速、持久。

用法用量 口服：起始量每次 5~10mg，每日 2 次，以后每隔 3~5 日逐渐增加剂量。一般治疗量为每次 5~40mg，每日 2 次。

注意事项 ①严重心动过缓、传导阻滞、心衰、心源性休克、支气管哮喘患者禁用。②不良反应发生率约 14%。可引起体位性头晕、头痛、疲乏及胃肠道症状。开始应用过量易发生低血压及心动过缓。

剂型规格 片剂：每片 10mg。

吲哚洛尔
Pindolol

别名 心得静，吲哚心安，Barbloc，Betapindol，Visken

作用用途 本品作用似普萘洛尔，对 β_1、β_2 受体的阻断作用无选择性，但作用强 6~15 倍，且有较强的内在拟交感活性，膜稳定作用弱。一般剂量下心脏抑制较轻，不易引起心衰，能有效降低收缩压及舒张压，降压机制与普萘洛尔有所不同，它对静止期心排出量和肾素影响较小，用药后增加体重较普萘洛尔明显，也可出现水肿。口服吸收近乎完全。口服生物利用度较高（约 75%）。无明显肝脏首过作用。这些性质使吸收后血药浓度的个体差异缩小，1 小时内血药浓度达峰值。40% 与血浆蛋白结合。经肝脏代谢，35%~40% 以原型排出，60%~65% 以形成的羟化产物与葡萄糖醛酸等结合后经肾排出。$t_{1/2}$ 为 3~4 小时。肾功能正常的老年高血压患者 $t_{1/2}$ 的范围可在 7~15 小时。可用于高血压、心绞痛、心律失常、心肌梗死、甲状腺功能亢进等。

用法用量 ①口服：每次 5~10mg，每日 15~30mg。用于心绞痛，每次 15~60mg。②静脉注射或静脉滴注：每次 0.2~1mg。

注意事项 ①心功能不全者禁用。②参见普萘洛尔的不良反应项下。③本品虽有部分激动剂作用，不能完全取消交感张力，但可引起心力衰竭、心脏传导阻滞、支气管哮喘等不良反应，并不比其他 β 受体阻断药更为安全。

剂型规格 ①片剂：每片 1mg；5mg；10mg。②注射剂：0.2mg（2ml）；0.4mg（2ml）。

美替洛尔
Metipranolol

别名 倍他舒，三甲醋心安，Beta-Ophtiole，Disorat，

Glauline

作用用途 本品为非选择性的 β 肾上腺素受体阻断药，可同时阻断 β_1 和 β_2 受体，无膜稳定作用或内源性拟交感活性，具中到高度脂溶性。本品降眼压效应与噻吗洛尔和左布诺洛尔相似，主要通过特异的 β 肾上腺素受体阻滞作用、减少房水生成而降低眼内压，亦可轻微增加房水的排出，这种作用可能与减少虹膜根部-睫状体的血流有关。临床用于高血压、心绞痛，开角型青光眼的治疗。

用法用量 ①口服：用于高血压，每次 20mg，每日 2~3 次。用于心绞痛，每次 5~10mg，每日 2~3 次。②外用：用于开角型青光眼，每次 1 滴，每日 2 次。

注意事项 ①支气管哮喘患者、阻塞性肺疾病患者、支气管高反应性者、充血性心力衰竭患者、严重窦性心动过缓者、Ⅱ 至 Ⅲ 度房室传导阻滞者、角膜营养不良者、心源性休克患者禁用。②糖尿病患者、甲状腺功能亢进或甲状腺毒症患者、重症肌无力患者、脑血管功能障碍或周围血管疾病患者、有精神病史者慎用。

剂型规格 ①片剂：每片 5mg；10mg。②滴眼剂：0.1%（5ml：5mg）；0.3%（5ml：15mg）；0.6%。

茚诺洛尔
Indenolol

别名 盐酸茚诺洛尔，茚心安，Indenolol Hydrochloride

作用用途 本品对 β 肾上腺素受体的阻断作用类似普萘洛尔，对 β_2 受体有内在选择性阻断作用。具有内在拟交感活性，可产生持续的血管舒张和抗心律失常作用，较少影响心排血量。还可降低血浆肾素活性，不降低肾小球滤过率和肾血流量。此外，尚有膜稳定性，对犬心肌表现出典型的奎尼丁样作用。临床用于治疗轻至中度高血压、心绞痛、心律失常，也用于全身麻醉时防止心律失常、血压升高、心率加快。

用法用量 ①口服：用于轻、中度高血压，每次 60~120mg，每日 1 次。用于心绞痛，每次 60mg，每日 2 次。用于心律失常，每日 30~120mg。②静脉注射：用于全身麻醉时防止心律失常、血压升高、心率加快，每次 0.04mg/kg。

注意事项 ①哮喘及过敏性鼻炎患者、窦性心动过缓、重度房室传导阻滞、心源性休克、低血压症患者、已洋地黄化但心脏高度扩大、心率较不平稳的患者禁用。②可见低血压、心动过缓、嗜睡、头晕、失眠、晕厥、乏力、恶心、腹胀、皮疹等。

剂型规格 片剂：每片 60mg。

布新洛尔
Bucindolol

作用用途 本品具有舒张血管作用，可能由于内在拟交感活性直接舒张血管平滑肌作用以及较弱的 α_1 受体阻断作用的综合结果。其拮抗 β 受体的作用强度与普萘洛尔相近，但较吲哚洛尔为弱。临床用于治疗高血压及心衰患者的治疗，但其疗效与其他 β 受体拮抗药相比的优越性尚需进一步确实。

用法用量 口服：每日 0.1~0.4g。

注意事项 哮喘患者禁用。

剂型规格 片剂：每片 100mg。

地来洛尔
Dilevalol

作用用途 本品对 β_1 和 β_2 受体无选择性。具有内在拟交感活性，主要表现在 β_2 受体上，如每日口服 0.4~0.6g，可使静息时心率微降，血压降低。

用法用量 口服：每日 0.8g。

注意事项 每日口服剂量达 1.2~1.6g 时，头晕和胃肠反应会显著增加。

剂型规格 片剂：每片 200mg。

异克舒令
Isoxsuprine

别名 异舒普林，苯氧丙酚胺，Duvadllan，Vasodllan

作用用途 本品具有拮抗 α 及激动 β 受体的作用。也具有直接舒张血管平滑肌及子宫平滑肌的作用。临床可用于脑血管及外周血管痉挛性疾病的治疗。

用法用量 ①口服：每次 20mg，每日 4 次。②肌内注射：每次 10mg，每日 3 次。

注意事项 ①近期出血者禁用。②心脏病及贫血患者不宜注射给药，伴有感染的早产不宜应用。③大剂量可致心率加快及低血压。

剂型规格 ①片剂：每片 10mg；20mg。②注射剂：每支 10mg（2ml）。

第六章　麻醉药及其辅助药

第一节　全身麻醉药

全身麻醉药能抑制中枢神经系统功能，有催眠、镇痛、肌肉松弛和控制内脏反射反应的作用。全身麻醉药会使所有感觉消失。

全身麻醉药分为吸入麻醉药（如麻醉乙醚、氟烷、安氟醚、异氟醚、七氟醚等）和静脉麻醉药（如硫喷妥钠、氯胺酮、羟丁酸钠等）。

麻醉乙醚
Anaesthetic Ether

别名　二乙醚，麻醉醚，Ether，Ethyl Ether

作用用途　本品为比较安全的吸入性全麻药，吸入后能广泛抑制中枢神经系统，表现为失去意识、痛觉、反射消失、肌肉松弛，而便于手术。特点是安全范围大，毒性较小。近年来有了更满意的吸入全麻药。本品应用已减少，用于全身麻醉。

用法用量　吸入给药：成人全麻诱导期时，吸气内乙醚蒸气浓度一般为 10%~15%，全麻维持为 4%~6%，小儿减半，但吸气内浓度需徐缓递增，按手术需要决定用量。

注意事项　①急性呼吸系统感染、肝、肾功能不良、糖尿病、急、慢性肾炎、严重酸中毒、低容量休克、颅内高压患者禁用或慎用；极度衰竭患者禁用。②刺激性强，注意保护眼部，事先给予阿托品防止呼吸道分泌物增加。③心脏病患者用量减少。④化学性质不稳定，暴露于空气中，遇光或受热即变质，生成过氧化物或乙醛，刺激性更强。⑤纯度要求高，微量的杂质即增加全麻诱导和维持的困难，麻醉后并发症更多。⑥麻醉后恢复较慢，并有头晕、恶心、呕吐、腹胀、尿潴留等反应。⑦与非去极化肌松药有协同作用，合用时后者药量要减少 1/2 或更多。

剂型规格　溶液剂：每瓶 100ml；150ml；250ml。

氟烷
Halothane

别名　氟氯溴，氟罗生，三氟氯溴乙烷，三氟乙烷，Bromochlorotrifluorethane，Fluothane，Triffuochlorobromaethane

作用用途　本品为吸入性全麻药，作用快而强，停药苏醒快、肌肉松弛不完全，镇痛效能不强，有扩张脑血管作用，使颅内压升高，血压随麻醉加深而下降。中等深度全麻时，对呼吸和循环功能就有抑制作用，但对呼吸道无刺激性，不易引起分泌物过多，不燃、不爆。用于全身麻醉及诱导麻醉。

用法用量　吸入：剂量视患者情况和手术需要而定，一般吸入浓度为 0.5%~3%。可采用关闭式、半关闭式或滴入法。①成人，全麻诱导吸入浓度 1.5%~3%，全麻维持浓度为 0.5%~1.5%，维持麻醉浓度可减少些。②儿童，诱导麻醉 0.02%~2.5%，维持麻醉 0.2%~2.0%。紧闭法约每小时 2~4ml。单用或与乙醚合用。

注意事项　①禁用于产科手术、严重心、肾疾病、各种类型的休克、颅内压升高患者，肝功能不全和有胆道疾病患者忌用。②禁与肾上腺素、去甲肾上腺素合用。③本品蒸气能腐蚀金属，又可大量溶解于橡胶中，使用时应予注意。④麻醉前给予阿托品，可防止麻醉过程中的心率减慢及血压下降。⑤正在服用氯丙嗪、利血平、六甲溴铵的患者或血容量不足者及老年患者慎用。

剂型规格　溶液剂：每瓶 20ml；100ml；250ml。

甲氧氟烷
Methoxyflurane

别名　二氟二氯乙基甲醚，甲氧氟氯乙烷，Anecotan，Ingalan，Metofane，Penthrane

作用用途　本品为吸入性全麻药。全麻效能强，镇痛效能也强，1.5% 浓度对呼吸道黏膜刺激很轻微，唾液分泌不多。呼吸频率及潮气量在诱导期增加，在外科手术期降低，随着麻醉加深，心率减慢、心律稳定，但血压、心排血量及周围血管阻力有所下降。浅麻时也可产生肌肉松弛，且可增强去极化和非去极化肌松药的作用。对子宫收缩作用无影响。有明显的肌松作用。用于全身麻醉。主要维持浅全麻，也用于辅助静脉复合麻醉。由于有肝肾损害，现已少用。

用法用量　吸入：视手术需要和患者情况而定，有效浓度 0.5%~2.0%。诱导麻醉 1.5%~2%，维持浓度 0.5%~1%。总量一般不超过 10ml。

注意事项　①肝病患者忌用，高血压和低血容量患者慎用。②麻醉中应密切观察患者血压、脉搏变化。③用于产妇其浓度不宜超过 0.5%，总量以 3~5ml 为宜。④本品在橡胶中溶解度极大，使用时应注意。⑤术后有恶心、呕吐、几小时的健忘、眩晕。

剂型规格　溶液剂：每瓶 20ml；150ml。

安氟醚
Enflurane

别名 安氟液，恩氟烷，安利迷，氟醚麻醉剂，易使宁，Alyrane，Efrane，Enthrene，Ethrane，Inheltran

作用用途 本品为新型高效吸入全麻药，麻醉性能强，对黏膜无刺激性，诱导和苏醒迅速。诱导期约5~10分钟，对交感神经系统的兴奋性、出血时间、毛细血管出血、呼吸道分泌量都无影响。可使心脏对肾上腺素的敏感性稍增，对心肌、血管运动中枢具有抑制和神经节阻滞作用，使心率和血压下降，且血压降低程度与麻醉深度呈正相关，也与心排血量减少一致。有一定的肌松（包括子宫平滑肌）和降低眼压作用。用于复合全身麻醉，可与多种静脉全麻药和全麻辅助药联用。

用法用量 吸入：剂量视患者情况及手术需要而定。①全麻诱导：吸入的初始浓度为0.5%逐渐增加浓度直到手术所需的麻醉深度，此时浓度应小于4%。②全麻维持：0.5%~2%可维持。一般吸入浓度为1%~3.5%，肺泡内最低浓度为1.68%。

注意事项 ①孕妇及肝肾功能不全、休克、心衰者慎用。癫痫患者禁用。②易引起呼吸抑制；术后可有高热、恶心、呕吐等；少数患者全麻后出现后遗性中枢神经兴奋。③本品有一定的肌肉松弛作用，与筒箭毒碱合用，可增强筒箭毒碱的肌松作用。

剂型规格 溶液剂：每瓶25ml；250ml。

异氟烷
Isoflurane

别名 福宁，活宁，易而迷，异氟醚，Aerrane，Forene，Furane

作用用途 本品为恩氟烷的异构体，作用与恩氟烷相似。麻醉诱导和苏醒较恩氟烷稍快。对循环和呼吸系统的抑制作用也类似恩氟烷。本品对心脏的安全性大于其他吸入麻醉剂，对心肌抑制轻微，不影响心输出量，不增加心脏负荷和心率，可降低外周血管阻力，可用于控制性降压。用本品后脑血流量保持不变，也无痉挛性脑电波活动。骨骼肌松弛作用强。适用于各种手术麻醉。

用法用量 吸入：剂量视患者情况及手术需要而定。全麻诱导：本品与氧气或氧气/氧化亚氮的混合物。诱导期吸入浓度由0.5%开始，逐渐增至1.5%~3.0%；维持外科手术期浓度为1.0%~2.5%。

注意事项 ①对本品过敏者、用本品后发生恶性高钙血症者禁用；颅内压增高患者慎用。②因能导致流产，产科应慎用。③药物吸入应使用专用蒸发器。④术后恶心、呕吐发生率低，不引起癫痫发作，偶有心律不齐，可发生低血压和呼吸抑制。⑤与非去极化肌松剂合用有明显的协同作用。

剂型规格 溶液剂：每瓶100ml。

七氟烷
Sevofrane

别名 七氟醚，七氟异丙甲醚，Seuoflurane，Travenol

作用用途 本品为含氟的高效吸入麻醉剂，具有对热和强酸稳定、不燃烧、不爆炸的特点。其镇痛作用、肌肉麻醉作用强度与恩氟烷和氟烷相同；呼吸抑制作用较氟烷轻；很少引起心律失常，对脑血流量、颅内压的影响与异氟烷相似。本品不易引起过敏反应，对眼黏膜刺激轻微。诱导时间比恩氟烷和氟烷短，吸入本品后10~15分钟血中浓度达稳态，而苏醒时间无大差别，在麻醉过程中很容易调节麻醉深度。用于全身吸入麻醉。

用法用量 吸入：用于诱导麻醉，以本品与氧气或氧气/氧化亚氮混合气体导入，导入剂量为0.5%~5.0%。用于维持麻醉，通以4%以下的浓度配以氧气或氧气/氧化亚氮混合物维持外科麻醉状态。

注意事项 ①对卤化麻醉剂交叉过敏者、原因不明高热者禁用，患肝胆疾病、肾功能障碍者，老年人等慎用。②本品可能引起子宫肌松弛，故产科麻醉时要注意。③避光、密闭、室温保存。④在吸入过程中，极少数患者出现痉挛性抽搐、兴奋、血管僵硬、瞳孔扩大等。有时见有咳嗽、呕吐、血压变化、心电图异常、心输出量减少等。也见有少尿、多尿、皮肤红斑、高热现象。在苏醒时有时出现恶心、呕吐、头痛等。偶可引起SGPT、SGOT及总胆红素上升。⑤与常规麻醉剂合用有协同作用，各麻醉药应减量；本品可增强肌松药作用，合用时应减量。

剂型规格 溶液剂：每瓶120ml；250ml。

地氟烷
Desflurane

别名 地氟醚，地斯氟醚，去氟烷，脱氟醚，优宁，Suprane

作用用途 本品属于氟化甲基乙基醚类药物，随着药物的吸入而产生可逆性意识消失，疼痛感觉消失，随意运动功能的抑制、自主神经反射减弱以及呼吸和心血管系统兴奋性的抑制。随吸入浓度的变化，其临床效应的变化很快，麻醉苏醒迅速，麻醉期间与常用的辅助药物一起并用，不产生不良的EEG变化。用于成人全麻的诱导和维持，以及小儿全麻的维持。

用法用量 本品的最低肺泡有效浓度（MAC）随年龄的增高而降低，已确定的MAC如下表。

年龄（岁）	100%氧气	40%氧气/60%氧化亚氮
0~1（3~12个月）	8.95%~10.65%	5.75%~7.75%
1~12（1~5岁）	7.20%~9.40%	5.57%~7.00%
18~30	6.35%~7.25%	3.75%~4.25%
30~65	5.75%~6.25%	1.75%~3.25%
>65	尚缺乏资料	尚缺乏资料

①诱导 应根据患者需要选择合适的术前用药，术前用过阿片类药的成人，本品的常用起始浓度为3%，每隔2~3次呼吸增加0.5%~1%的浓度，吸入4%~11%的地氟醚，2~4分钟可以产生外科麻醉。用静脉麻醉药如硫喷妥钠或异丙酚诱导后，不论与氧气或与氧气/氧化亚氮混合吸入，本品起始浓度大约为0.5~1MAC。

②维持 同氧化亚氮混合，吸入2%~6%的浓度可维持在外科麻醉期水平，而同氧气或空气氧气混合吸入，则需2.5%~8.5%的浓度，在小儿用或不同氧化亚氮，浓度需达5.2%~10%，才能维持外科麻醉期水平，尽管短时间应用地氟醚的浓度可达18%，但如果同氧化亚氮混合高浓度吸入，应确保吸入氧浓度不低于25%。慢性肝肾功能损害或肾移植患者用氧气/氧化亚氮混合吸入，地氟醚的浓度为1%~4%。

注意事项 ①已知对氟类吸入麻醉药过敏者，已知或者怀疑恶性高热的遗传易感者，曾经用过氟类麻醉药后发生肝功能障碍、不明原因的发热和白细胞增多者禁用。②由于在12岁以下儿童应用常发生咳嗽、屏气、呼吸暂停、喉痉挛和分泌物增多，本品不推荐用于小儿麻醉的吸入诱导。对存在冠心病或不希望有心率加快和血压增高危险者，最好与其他静脉药物合并使用，如阿片类和催眠药。地氟醚不被推荐用于神经外科和产科手术，低血容量，低血压和衰弱的患者，使用浓度应减低。本品具有触发恶性高热的潜在危险，如果突然发生恶性的高热，应立即停用，并给予坦曲洛林治疗。短期内重复麻醉应小心谨慎。麻醉后24小时内应避免驾驶车辆和操作机械。③孕妇和哺乳期妇女，应权衡利弊后应用。④用药须知：须用专门为本品设计和标定的蒸发器，才能保证吸入浓度的准确和恒定。⑤不良反应：可引起剂量依赖性血压下降和呼吸抑制，麻醉诱导时可出现咳嗽、屏气、分泌物增多、呼吸暂停和喉痉挛。术后可有恶心和呕吐。地氟醚麻醉可以触发骨骼肌代谢亢进，导致氧耗增加，引起恶性高热，如：高碳酸血症、肌肉僵直、心动过速、紫癜、心律失常和血压不稳定，全身代谢增加导致体温升高。⑥用药过量的治疗：停止给药，保持呼吸道通畅，纯氧辅助的控制呼吸，支持循环和维持血流动力学平稳。⑦给不同浓度的优宁、泮库溴铵、阿曲可林和琥珀胆碱对神经肌肉传递产生95%（ED$_{95}$）的抑制时的用量见下表：

地氟醚浓度	泮库溴铵	阿曲可林	琥珀胆碱
0.65MAC 60% N$_2$O/O$_2$	0.026	0.123	尚无资料
1.25MAC 60% N$_2$O/O$_2$	0.018	0.091	尚无资料
1.25MAC/O$_2$	0.022	0.120	0.360

不同浓度地氟醚麻醉的患者，随着芬太尼用量的增加，地氟醚需要量或MAC明显降低，而随着静脉咪达唑仑的用量逐渐增加，MAC轻度降低，预计其他阿片类药和镇静药对MAC的影响相似。结果见下表：

项目	MAC（%）	降低%MAC
不加芬太尼	6.3~6.35	—
芬太尼 3μg/kg	3.12~3.46	46~51
芬太尼 6μg/kg	2.25~2.97	53~64
不加咪达唑仑	5.85~6.86	—
咪达唑仑 25μg/kg	4.93	15.7
咪达唑仑 50μg/kg	4.88	16.6

＊患者年龄在18~65岁

剂型规格 溶液剂：每瓶240ml。

氧化亚氮
Nitrous Oxide

别名 笑气，氧化氮，一氧化二氮，Dentalgas，Laughing Gas，Nitrogen Monoxide

作用用途 本品为吸入性全麻药。诱导期短，能很快达到浅麻醉，镇痛效果好，但肌肉松弛不完全，全麻效能差。本品无刺激性，诱导迅速，停药后苏醒也快，对中枢神经系统无毒性，对呼吸和循环系统无抑制作用，不影响肝、肾功能。目前常和氟烷、甲氧氟烷、乙醚或静脉全麻药合用；单用只适用于拔牙、骨折整复、脓肿切开、扩创缝合等小手术。本品现已少用。

用法用量 成人 吸入给药。①麻醉：无论是麻醉诱导还是麻醉维持，氧化亚氮必须与至少25%~30%的氧气一同使用。用于麻醉诱导，以70%的氧化亚氮和30%的氧气混合为宜，使用前应先给予麻醉性镇痛药或巴比妥类药物易化；用于麻醉维持，应根据病人的情况，类型及追加用药的总量，以30%~70%的氧气为宜。②镇静：推荐使用浓度为25%的氧化亚氮。使用浓度为25%的氧化亚氮并联用局部麻醉药用于牙科镇静，有良好疗效。

注意事项 ①肠胀气、肠梗阻、气胸、气脑造影患者禁用。②大手术须配合硫喷妥钠及肌松剂。③应用氧化亚氮复合麻醉终止后，应先停吸氧化亚氮后继续吸纯氧10分钟，以洗出肺泡内的氧化亚氮以避免"弥散性缺氧"发生。④吸入气体中氧气浓度不应低于20%；麻醉终止后，应吸入纯氧十几分钟，以防止缺氧。⑤应贮于耐压钢瓶中，不得有漏气，阴暗处保存。⑥除低氧血症外，短期使用可见恶心、呕吐，如浓度超过80%，则由于缺氧可引起肺水肿、心力衰竭、心肌梗死等。

剂型规格 溶液剂：装在50个大气压下的耐压钢瓶中。

硫喷妥钠
Thiopental Sodium

别名 潘托撒，戊硫巴比妥钠，Barbinarcol，Bitaryl，Pentothal，Sodium Pentothal

作用用途 本品为超短时作用的巴比妥类药物，脂溶性高，极易透过血脑屏障而进入脑组织，作用迅速，

· 252 ·

静脉注射后迅速产生麻醉，维持时间20~30分钟，诱导期短，无兴奋现象，不刺激呼吸道，但仍可能出现咳嗽、喉痉挛，甚至支气管痉挛。镇痛作用差，可产生剂量依赖性呼吸抑制，用药后脑血流量和脑代谢率均减少，颅内压明显降低。主要用于小手术的静脉麻醉、诱导麻醉、基础麻醉、抗惊厥以及复合麻醉等。

用法用量 ①静脉注射：一般用5%或2.5%溶液，缓慢注入。成人，每次4~8mg/kg体重，经30秒左右即进入麻醉状态。极量，每次1g（即5%溶液20ml）。②灌肠或肌内注射：基础麻醉，用于小儿、甲状腺功能亢进症及精神紧张，灌肠每次30mg/kg体重（多用于小儿）或肌内注射，成人，每次0.5g，小儿，每次15~20mg/kg体重，以2.5%溶液，作深部肌内注射。③静脉注射：诱导麻醉，一般用2.5%溶液缓慢注射，每次0.3g（每次不超过0.5g）。静脉滴注，每次0.05~0.1g。

注意事项 ①心、肝疾病、低血压、糖尿病、严重贫血、严重酸中毒、有脑缺氧情况者、休克或休克先兆者、哮喘患者、新生儿禁用。②婴幼儿慎用。③药液碱性大对组织有刺激，故不可漏于血管外。④本品易引起呼吸抑制和喉头痉挛，可在麻醉前皮下注射阿托品以预防。⑤阿片类药物能加重呼吸抑制，与吗啡合用，小剂量即可致呼吸抑制。

剂型规格 注射剂：每支500mg；1000mg。

氯胺酮
Ketamine

别名 开他敏，凯他明，可达眠，Kelanest，Ketaject，Ketalar

作用用途 本品为非巴比妥类静脉麻醉药。主要抑制丘脑新皮层系统，选择性阻断痛觉冲动向丘脑皮层的传导，对大脑边缘系统有兴奋作用。镇痛作用强，出现麻醉作用快、持续时间短，静脉注射后约30秒（肌内注射后约3~4分钟）即进入麻醉状态，但自主神经反射不受抑制，麻醉作用持续5~10分钟（肌内注射者约12~25分钟），无肌肉松弛作用。用于外科小手术，诊断检查操作，麻醉诱导和辅助麻醉，亦常用于14岁以下的儿童。

用法用量 ①静脉注射：成人，常用量，全麻诱导，静脉注射1~2mg/kg体重，注射应较慢（60秒以上）。全麻维持，每次0.5~1mg/kg体重。极量，每分钟4mg/kg体重。②肌内注射：小儿，基础麻醉，每次4~8mg/kg体重。极量，每次13mg/kg体重。

注意事项 ①心功能不全、颅内高压、有脑血管意外史者、严重高血压或伴有脑出血者、青光眼患者禁用。②静脉注射太快易产生呼吸抑制。③常见恶心、呕吐、不安、听视幻觉等。苏醒时间较长、恢复期间多恶梦。④地西泮与巴比妥类能抑制其代谢，使 $t_{1/2}$ 延长，但不影响麻醉效应。⑤氟哌啶或吗啡能减轻本品给药后的喉反射，以及苏醒过程中幻觉和恶梦的发生率，但需注意呼

吸抑制。⑥与肌松药三碘季铵酚合用，可致血压升高，脉搏增快。

剂型规格 注射剂：每支100mg（2ml）；100mg（10ml）；200mg（20ml）。

羟丁酸钠
Sodium Oxybate

别名 羟基丁酸钠，γ-羟基丁酸钠，Sodium Hydroxy-butyrate，Sodium γ-Hydroxybutyrate

作用用途 本品为静脉麻醉药，为中枢神经活动的抑制物，可通过血脑屏障作用于中枢神经系统（大脑皮层和边缘系统），产生长时间类似生理睡眠作用。为全身麻醉的辅助用药。静脉注射10分钟后即可进入麻醉状态。持续时间1~3小时，其镇痛作用及肌肉松弛作用较弱，作用平稳，毒性小。常用于全麻或诱导麻醉，以及局麻、腰麻的辅助用药，适用于老人、儿童、脑和神经外科手术、外伤、烧伤患者的麻醉。

用法用量 静脉注射：①诱导麻醉，成人，每次60mg/kg体重，注射速度每分钟1g。②维持麻醉，每次12~80mg/kg体重。③极量，成人，每次300mg/kg体重，小儿，每次80~100mg/kg体重。

注意事项 ①心衰或心功能紊乱未纠正前、严重高血压、酸血症及癫痫患者禁用，低钾血症及糖尿病患者慎用。②一般在先用静脉全麻药、安定药、镇痛药或吸入全麻药后给予本品，以维持浅全麻。麻醉前应给足量阿托品。③本品可引起血钾过低，故需同时给予补钾。④本品单用或注射过快可出现运动兴奋、谵妄、肌肉抽动等。

剂型规格 注射剂：每支2.5g（10ml）。

阿法双酮
Alphadione

别名 爱舒新，安泰酮，Althesin

作用用途 本品由阿法沙龙（α-羟孕双酮 Alphadolone Acetate）按3:1混合组成。前者起麻醉作用，后者助溶。除有弱抗雌激素作用，并无激素效应。用药后中枢神经系统产生镇静和催眠效应（0.06~0.08mg/kg体重的效能与硫喷妥钠4mg/kg体重相等）。本品镇痛作用轻微，能抑制脑代谢，降低脑耗氧量，减少脑血流量和增加脑血管阻力，因而使脑血容量和颅内压下降。给药后先有短暂的过度通气，呼吸轻度增快，随后会有轻度呼吸抑制。用量过大或注射过快可出现呼吸暂停（但较硫喷妥钠为轻），持续时间短。对循环系统可使周围血管扩张，中心静脉压降低，因而动脉压下降10%~25%，全身血管阻力减少30%，由于心率增加10%~20%，故心脏排血量一般保持不变。本品在肝内分解代谢，但对肝功能无明显影响。静脉注射本品0.05mg/kg体重后，30~60秒发挥作用，睡眠持续7~8分钟，若增加至0.075mg/kg体重，睡眠可达11~12分钟，但其中仅一半时间能达到外

科麻醉期标准,强烈疼痛刺激时仍有轻微反应,安全清醒约需30分钟。用于麻醉诱导或辅助麻醉,也能用于短小手术以及诊断性检查,尤其适用于门诊患者,与镇痛或其他麻醉药合用,也可用做静脉复合或全身静脉麻醉。

用法用量 静脉注射:成人,首剂 0.05～0.06mg/kg 体重,于 1 分钟左右静脉注射完毕,维持量为首剂量的 1/2 或每次追加 0.1ml(12mg/ml)。

注意事项 ①孕妇及严重肝功能不全者禁用。②心功能不全者慎用。③应重视过敏反应的发生,本品可使组胺释放,偶有迟发性类组胺反应,可在麻醉诱导后 12～80 分钟发生。

剂型规格 注射剂:每支 12mg(1ml)。

依托咪酯
Etomidate

别名 福尔利,甲苯咪唑,宜妥利,乙苯咪唑,乙咪酯,Etomidote-Lipuro,Hypnomidate

作用用途 本品为非巴比妥类静脉麻醉药,为超短时作用全麻药。无镇痛作用,能减少脑耗氧量及脑血流量,对循环系统几乎无影响。与吸入麻醉药并用时能降低麻醉药的浓度,静脉注射后 20 秒钟即产生快速而平稳的诱导麻醉,持续时间约 5 分钟,增加剂量作用持续时间也相应延长。与硫喷妥钠相比,对呼吸和循环系统的影响较小,有短暂的呼吸抑制,使收缩压略下降,心率稍增快。恢复较快,较少引起术后头痛,且无组胺释放作用。适用于诱导麻醉、短小手术和外科处置。静脉注射后 78% 与血浆蛋白质结合,7 分钟达高峰。血浆清除 $t_{1/2}$ 为 28.7±14.0 分钟。首剂注射 0.3mg/kg 体重,30 秒以上注完;10 秒内入睡,麻醉持续 3～5 分钟。

用法用量 静脉注射:成人,0.15～0.3mg/kg 体重,于 30～60 秒静脉注射完毕。年老体弱者用量酌减。

注意事项 ①约有 15%～30% 的患者注射后发生血管痛,迅速注射(15 秒内注完)也难避免。②可引起肌阵挛,应预先应用地西泮或哌替啶。③能引起咳嗽或呃逆,术后恶心或呕吐;有少数患者出现短暂的呼吸抑制。④血浆胆碱酯酶活性低的患者在本品诱导后再给琥珀胆碱,后者的作用明显延长。⑤本品可增强非去极化肌松药的作用。

剂型规格 注射剂:①水针剂:每支 20mg(10ml)。②脂肪乳剂:每支 20mg(10ml)。

咪达唑仑
Midazolam

别名 马来酸咪达唑仑,多美摩,咪唑安定,咪唑二氮䓬,速眠安,Dormicum,Dormonid,Hypnovel,Sorenor

作用用途 本品属苯二氮䓬类药,具有此类药的抗焦虑、催眠、抗惊厥、肌松和顺行性遗忘作用。其效力约为地西泮的 1.5 倍,个体差异较大。所产生的脑电图与地西泮相似。本品无镇痛作用。其诱导起效时间及效果优于地西泮,稍逊于硫喷妥钠。入睡平稳并迅速加深,清醒过程较慢,约 2～3 小时,但舒适平稳。发挥催眠效应的血浆浓度阈值为 300μg/ml。本品对心血管功能的影响相对较小,但大剂量也可降低血管阻力及血压,血容量不足者更明显。本品无组胺释放作用,也不抑制肾上腺功能,静脉刺激性小,对颅内压无明显影响,注射剂用于全麻诱导。片剂用于各种失眠症和睡眠节律障碍,外科手术及诊断检查时的麻醉前给药。

用法用量 ①口服:成人,每次 7.5～15mg,每晚睡前 1 次。如做术前用药,必须在手术前 30～60 分钟口服 15mg。②静脉注射:清醒性镇静,缓慢静脉注射,速率为 1mg/30 秒,60 岁以下,初始剂量 2.5mg,需要时可追加 1mg,总量不超过 5mg;60 岁以上老人,初始剂量为 1～1.5mg,需要时可追加 0.5～1mg,总量不超过 3.5mg。③肌内注射:麻醉用药一般在麻醉诱导前 20～60 分钟使用。60 岁以下成人,为 0.07～0.1mg/kg 体重,通常剂量为 5mg。60 岁以上老人,0.025～0.05mg/kg 体重,通常剂量为 2～3mg。

注意事项 ①重症肌无力患者,对苯二氮䓬类药过敏者,妊娠初期妇女禁用,老年人及循环系统疾病患者慎用。②用药后 12 小时内不得驾驶车辆或操作机器。③本品有一定的呼吸抑制作用,其程度与剂量有关。偶见注射痛,恶心,呕吐,呃逆。④本品能增强精神抑制药、安定药、抗忧郁药、镇痛药和麻醉药的镇静作用。

剂型规格 ①片剂:每片 15mg。②注射剂:每支 5mg(5ml);15mg(3ml)。

丙泮尼地
Propanidid

别名 普尔安,Epontol

作用用途 本品为超短时作用静脉全麻药。作用迅速,持续时间短,全麻效能与硫喷妥钠相仿,镇痛作用较弱。对呼吸及循环系统有明显的抑制作用。呼吸常见短暂增快,然后减弱,间断,并可暂停,血压有一过性骤降。对肝、肾功能无显著影响,但可促进组胺释放。静脉注射 5～7mg/kg 体重,20 秒钟以上注完,约 30 秒钟后进入睡眠状态,深度麻醉持续 3～4 分钟,5～6 分钟后开始苏醒。适用于短小手术、检查、外科处置等麻醉,作为麻醉诱导剂与硫喷妥钠一样,但不常用。也可用于牙科麻醉。

用法用量 静脉注射:首次剂量 5～7mg/kg 体重,20 秒钟以上注完,追加剂量为首次剂量的 1/2～3/4。需用 0.9% 生理盐水溶解为 5% 溶液再注射。

注意事项 ①溶血性贫血和肾脏损害的患者禁用。②老年人,心、肺功能不全及循环代偿能力差的患者慎用。③本品可致血压急剧下降。出现红斑、浮肿、支气管痉挛,最后导致呼吸循环功能障碍,甚至心跳停止,需急救。预防及治疗可用糖皮质激素或肾上腺素;支气管痉挛可静脉滴注异丙肾上腺素。④可引起无意识的肌肉运动、手指僵硬和震颤，但可自然恢复。⑤注射部位有血管痛，术后可发生恶心、呕吐。⑥与β受体阻断剂合用，可引起完全性房室传导阻滞。

剂型规格 溶液剂：5%溶液，临床所用制剂是用20%聚乙基海狸香油溶解。

丙泊酚
Propofol

别名 丙扑佛，得普利麻，二异丙酚，异丙酚，静安，力蒙欣，力蒙他，迪施宁，瑞可富，普罗弗尔，普鲁泊福，Diprivan，Disoprofol

作用用途 本品为烷基酚类短效静脉麻醉药，适用于全身麻醉的诱导和维持。本品的催眠强度较硫喷妥钠强1.8倍。起效快，维持时间短，以2.5mg/kg体重行静脉注射时，起效时间为30~60秒，维持时间约10分钟左右。用于静脉全麻诱导、"全静脉麻醉"的组成部分或麻醉辅助药。静脉注射2.5mg/kg体重，98%与血浆蛋白结合，2分钟后血药浓度达峰值，吸收$t_{1/2}$为2.5分钟。主要用于全身麻醉的诱导和维持；常与硬膜外或脊髓麻醉同时应用；常与镇痛药、肌松药、吸入麻醉药和镇痛药同用。本品也可用于接受强化监护并同时接受人工换气的患者作镇静用（不超过3日）。

用法用量 静脉注射：①诱导麻醉，每10秒钟注射40mg，直至进入麻醉状态。大多数成人用量约2~2.5mg/kg体重。②维持麻醉，常用量为每分钟0.1~0.2mg/kg体重。成人，静脉注射每小时4~12mg/kg体重，或静脉注射25~50mg/kg体重。儿童，静脉滴注每小时9~15mg/kg体重。强化监护期间的镇静，成人，维持静脉滴注每小时0.3~4.0mg/kg体重。儿童不宜使用。

注意事项 ①孕妇、产妇、3岁以下儿童、癫痫患者、颅内压升高和脑循环障碍患者禁用。②年老、体弱、心功能不全患者应减量、慢注，低血压与休克患者禁用。③本品用前摇匀，用5%葡萄糖注射液稀释。稀释度不超过1:5（2mg/ml），稀释液在6小时内稳定。④本品不作肌内注射。⑤静脉注射后常出现短暂的呼吸抑制，血压下降，注射部位疼痛。⑥本品和吸入麻醉药、肌松药伍用，之间无相互作用，和地西泮、咪达唑仑合用时延长睡眠时间，阿片类药增加其呼吸抑制作用。

剂型规格 注射剂：每支0.2g（20ml）；0.5g（50ml）；1g（100ml）。

丙泊酚中/长链脂肪乳
Propofol Medium and Long Chain Fat Emulsion

别名 竟安，Propofol MCT/LCT

作用用途 本品为全身麻醉药，是以丙泊酚为主要成分而制成的中/长链脂肪乳注射液。其中游离丙泊酚是引起注射痛的重要原因。本品MCT（中链）相比内泊酚LCT（长链）显著减轻注射痛。本品用于全身麻醉诱导和维持、重症监护患者辅助通气治疗时的镇静、单独或与局部麻醉药联合使用，及手术过程中的镇静。

用法用量 成人 麻醉：①麻醉诱导：本品应采用滴定法实施麻醉诱导（每10秒约20~40mg），直到临床体征显示麻醉作用已经产生。**大多数小于55岁的成人**，诱导剂量按体重计为1.5~2.5mg/kg。**超过55岁的成人以及ASA-3级和4级的患者**，特别是心功能不全的患者，需要量也明显减少，总剂量最低可到1mg/kg。给药速度应更加缓慢（约每10秒20mg）。②麻醉维持：可通过连续静脉滴注或重复单次注射本品来维持麻醉的深度。连续静脉滴注时，给药剂量和速度必须个体化，常规剂量按体重计每小时4~12mg/kg，在应激小的手术过程中，如微创手术，可将维持剂量及ASA 3级和4级的患者，建议根据病人病情的严重程度以及麻醉技术的不同，可以更进一步减少用量。重复单次静脉注射给药时，建议单次剂量为25~50mg。快速单次静脉注射给药（单次或重复）不能用于老年人，因为这可能导致心肺功能抑制。

儿童 麻醉维持：每小时9~15mg/kg。

重症监护和手术过程中的成人需镇静用药，其用药剂量等事项应详见药品说明书。

注意事项 ①对丙泊酚或其赋形剂过敏者、对大豆或花生过敏者、16岁以下儿童的镇静（见药品说明书）禁用。②老年患者、心肺肾或肝脏受损患者，有低血容量或癫痫病史的患者，应慎用，并且给药速度应减慢。③心血管或呼吸功能不全及低血容量患者使用本品前应予以纠正。④癫痫病人麻醉前，应该检查有无抗癫痫治疗。尽管一些研究已经证实本品对癫痫持续状态治疗有效，但使用本品可增加惊厥的危险。⑤妊娠期使用本品的安全性尚未确立。⑥哺乳期妇女应用本品后应停止哺乳。⑦麻醉时除了使用本品外，一般还应补充镇痛药。⑧本品用法用量中的"ASA"是美国麻醉学会对麻醉状态的分级。

剂型规格 注射剂：每支0.2g（20ml）；0.5g（50ml）；1g（100ml）。

米那索龙
Minaxolone

别名 胺乙氧孕烷酮，明醇酮，羟胺孕烷

作用用途 本品是一种新的甾类静脉全麻药。诱导极快，催眠作用强，并发症少，起效十分迅速。临床上快速静脉注射时，诱导时间平均为11秒（较硫喷妥钠快），若缓慢静脉注射，则诱导时间可长至60~420秒，平均135秒。麻醉维持时间平均为15分钟（6~84分钟）。本品对呼吸频率无明显改变，也无显著抑制，但增大剂量，呼吸可轻度抑制。在诱导期的兴奋阶段，呼吸时有紊乱，如咳嗽或呃逆，对循环系统影响轻微，心率先增快，随后减慢，甚至可慢于麻醉前，动脉压先升高后降低，约较麻醉前低20%。麻醉后肝功能未发现异常改变。本品无激素反应。能透过胎盘，迅速分布于胎儿体内。用于麻醉诱导和短小手术，维持麻醉需与其他麻醉药合用。

用法用量 成人 静脉注射：诱导麻醉时0.5~1mg/kg。

注意事项 ①麻醉中有肌张力增加，肌肉不自主运动和肌肉震颤，诱导量大于0.5mg/kg体重，发生率达61%，术前应用地西泮或麻醉性镇痛药可减少其发生。②过敏反应发生率较低，约为1/（900~2700）。③麻醉性镇痛药能增强其效果，可产生呼吸抑制，能显著增强琥珀胆碱的作用。

剂型规格 注射剂：每支5mg（1ml）。

芬太尼
Fentanyl

别名 多瑞吉，枸橼酸芬太尼，Duragesic，Durogesic，Fentanest，Fentanil，Fentanyl Citrate

作用用途 本品为阿片受体激动药，属强效的麻醉性镇痛药。用于麻醉前给药及全麻诱导；作为辅助用药，与麻醉药合用于各种手术；用于手术前、中、后的多种剧烈疼痛，也用于防止或减轻手术后出现的谵妄；与氟哌啶醇配伍制成"安定镇痛剂"，用于大面积换药及小手术；本品透皮贴片用于须持续应用阿片类镇痛药的慢性疼痛（包括癌性和非癌性疼痛）患者。

用法用量 成人 静脉注射 （1）全麻时的初始剂量：①小手术，0.001~0.002mg/kg。②大手术，0.002~0.004mg/kg。③体外循环心脏手术时，0.02~0.03mg/kg。④全麻吸入氧化亚氮时，0.001~0.002mg/kg。⑤局麻镇痛不全，作为辅助用药时，0.0015~0.002mg/kg。（2）平衡麻醉或全凭静脉麻醉：负荷剂量为0.004~0.02mg/kg，维持静脉滴注速率为0.002~0.01mg/（kg·h），间断静脉注射量为0.25~0.1mg。（3）成人麻醉前用药或手术后镇痛：0.0007~0.0015mg/kg。

儿童 静脉注射：镇痛，2岁以下儿童，无推荐剂量；2~12岁，为0.002~0.003mg/kg。

局部给药：使用透皮贴片，每3日1贴，按反应调整剂量。

注意事项 ①对本品过敏者、支气管哮喘患者、呼吸抑制患者、重症肌无力患者、2岁以下儿童禁用。②心律失常患者、胃肠道手术后胃肠蠕动功能未恢复者、惊厥或有惊厥史的患者、精神失常有自杀倾向者、脑外伤、颅内高压或颅内病变者、肝肾功能不全者、甲状腺功能低下者、恶病质者慎用。③一般不良反应为眩晕、视物模糊、恶心、呕吐、低血压、胆道括约肌痉挛、喉痉挛及出汗等。④严重不良反应有呼吸抑制、窒息、肌肉僵直及心动过缓等。⑤本品有成瘾性。⑥使用透皮贴片时偶有发生局部皮肤反应的报道，如发红等。

剂型规格 ①透皮贴片：每片25μg；50μg；75μg；100μg（均按贴片每小时可释放芬太尼的量计）。②注射

剂：每支0.05mg（1ml）；0.1mg（2ml）。

舒芬太尼
Sufentanil

别名 枸橼酸舒芬太尼，苏芬塔，苏芬太尼，Sufenta

作用用途 本品为强效麻醉性镇痛药，属阿片受体激动剂，且对呼吸抑制轻微，脂溶性高，作用比芬太尼强5~7倍。镇痛及麻醉作用产生快，维持时间长。当剂量达8mg/kg体重时，可导致深度镇痛作用，并产生与剂量相关的体内儿茶酚胺释放减少，特别是去甲肾上腺素的减少。本品静脉给药用于麻醉的起效时间为1~3分钟，单剂给药作用持续36分钟左右。本品适用于手术中的麻醉诱导及镇痛，也用于创伤、烧伤、晚期癌症等的镇痛。

用法用量 成人 （1）静脉注射或静脉滴注：①复合麻醉镇痛，总剂量0.1~5μg/kg，追加剂量0.15~0.7μg/kg。②以本品为主的全身麻醉：总剂量8~30μg/kg；当临床镇痛效果不够时可追加剂量为0.35~1.4μg/kg。（2）肌内注射或皮下注射：用于各种手术的复合麻醉，每次0.1~2μg/kg体重，追加剂量10μg/kg体重，麻醉时间长达2小时；用于心胸外科手术，每次10~30μg/kg体重，追加剂量0.8~2μg/kg体重，麻醉时间长达2~8小时。本品宜与氧同用，必要时加肌松剂。

2岁以上儿童 静脉注射：以本品为主的全身麻醉：总剂量10~12μg/kg；如镇痛效果不够时可按1~2μg/kg追加。

注意事项 ①对本品特别敏感者、重症肌无力者、脑肿瘤及脑外伤所致昏迷者、2岁以下的幼儿禁用。②支气管哮喘，心律失常，严重肝肾功能不全者，孕妇及哺乳期妇女，分娩手术时慎用。③最常见的不良反应为呼吸抑制，胸壁肌肉强直。其次是低血压，心动过缓。罕见心律失常，恶心，呕吐，视觉模糊，皮肤发痒，欣快感，肌肉震颤，畏寒等，可自行缓解。本品久用有弱成瘾性。④本品与中枢镇静药，抗组胺药，抗精神病药，镁盐及乙醇合用，有导致或加强呼吸抑制的危险。⑤单胺氧化酶抑制剂可增加本品毒性，忌合用。⑥肌松剂可抵抗本品出现的胸壁肌肉强直等不良反应。

剂型规格 注射剂：每支50μg（1ml）；50μg（2ml）；50μg（5ml）；100μg（2ml）；250μg（5ml）。

阿芬太尼
Alfentanil

别名 阿芬他尼，四唑芬太尼，盐酸阿芬太尼，埃芬太尼，Alfenta，Alfentanil Hydrochloride，Alfentanili Hydrochloridum，Alfentanilum，Fentalim，Rapifen

作用用途 本品为芬太尼的四氮衍生物，是一种强效且速效的阿片受体激动药。本品是静脉注射的速效麻醉镇痛药，起效快，维持时间短，镇痛作用比芬太尼弱1/4。主要适用于麻醉诱导及麻醉时的镇静和镇痛，可作为复合全麻用药。

用法用量 成人 静脉注射：①镇痛、镇静：10～30μg/kg，继以 0.25～0.75μg/（kg·min）可维持满意镇痛状态。②麻醉诱导：80～200μg/kg，继以 1～3μg/（kg·min）维持麻醉，停药后很快清醒，或间断给予 5～10μg/kg 维持。③全凭静脉麻醉：先以 150μg/kg 负荷剂量，继以 1.3μg/（kg·min），则可达到手术镇痛需要。

注意事项 ① 对阿芬太尼和其他阿片类药物过敏者；明显不能耐受拟吗啡药者禁用。②肝、肾功能受损者、头部损伤、颅内压增高者，肺部疾病、呼吸储备减少者，婴儿，老年体弱患者慎用。

剂型规格 注射剂：每支 1mg（2ml）；5mg（10ml）。

瑞芬太尼
Remifentanil

别名 雷米芬太尼，瑞捷，瑞米芬太尼，Ultiva

作用用途 本品为麻醉镇痛药，是由非特异性血液及组织酯酶代谢的强效、超短效阿片样受体激动剂。作用特点是起效迅速、消失极快、与用药量及时间无关，且阿片样作用不需要药物逆转。故能克服许多应用芬太尼和阿芬太尼而产生的术后恢复期呼吸抑制等不良反应。本品的相对效价为芬太尼的 50～100 倍，阿芬太尼的 20～50 倍。

本品镇痛的最大效应时间为 1～3 分钟。单次静脉用药，止痛作用持续 3～10 分钟。临床用于全麻诱导及全麻过程中的镇痛、镇静。

用法用量 成人及 2 岁以上儿童 静脉滴注：负荷剂量为 0.5～1μg/kg，给药时间应大于 60 秒。维持剂量为 0.25～4μg/（kg·min），必要时可用到 2μg（kg·min）或间断静脉注射 0.25～1μg/kg。

老年人 老年人的初始剂量为成人剂量的一半，维持剂量应酌减，并缓慢滴注。

肥胖症患者 建议减少给药剂量，按标准体重计算用量。

注意事项 ①对本品或其他芬太尼衍生物过敏者、重症肌无力者、支气管哮喘者禁用。②美国麻醉师标准Ⅲ/Ⅳ级患者、肥胖患者、衰弱者、低血容量者、严重肝功能损害者、心动过缓或心力衰竭者、头部损伤或颅内压增高者、甲状腺功能低下者、肺部疾病患者慎用。③2 岁以下儿童、哺乳期妇女、孕妇不推荐使用本品。④用药前后应当检查或监测血压、脉搏和呼吸频率；动脉血气分析；心血管疾病患者应监测心电图。

剂型规格 注射剂（以瑞芬太尼计）：每支 1mg；2mg；5mg。

第二节　局部麻醉药

局部麻醉药首先抑制触觉、压觉和痛觉，在浓度增加时也能抑制运动神经的功能。常用药物有：普鲁卡因、利多卡因、布比卡因、丁卡因、罗哌卡因、苯佐卡因、达克罗宁等。

普鲁卡因
Procaine

别名 奴佛卡因，Allocaine，Alokain，Nouocaine

作用用途 本品能使细胞膜稳定，降低其通透性，使神经冲动达到时，钠、钾离子不能进入细胞膜产生去极化和动作电位，从而产生局麻作用。本品对皮肤、黏膜穿透力弱，局部无刺激性，毒性较小。主要用作浸润、神经干阻滞、腰麻、硬膜外麻醉、蛛网膜下腔阻滞及局部封闭疗法。常用本品盐酸盐。

用法用量 ①浸润麻醉：0.25%～1%，每次 0.05～0.25g，每小时不超过 1.5g。0.25%～0.5% 水溶液（按盐酸普鲁卡因计），每小时不超过 0.75g。②传导麻醉：1%～2% 水溶液，每小时不超过 1g。③硬膜外麻醉：2% 水溶液，每小时不超过 0.75g。④腰麻：3%～5% 水溶液，最大用量 0.15g。⑤局部封闭：0.25%～0.5% 水溶液。⑥全麻：1% 水溶液，静脉滴注。⑦妊娠晚期中毒症：静脉注射，0.5% 溶液，每次 10ml，每日 1 次，连续 10 日。

注意事项 ①有过敏反应，应先做皮试。②药液变深黄色局麻效力下降。③浓度越大，毒性越大。④能降低

磺胺药之效力。⑤抗胆碱酯酶药物可增加其作用。⑥加入少量肾上腺素可延长本品作用。⑦其水解产物二乙氨基乙醇能增强洋地黄的作用，已用足量洋地黄的患者慎用。⑧阻滞麻醉：1%～2% 长效普鲁卡因注射液（按盐酸普鲁卡因计），每次量不得超过 1g。注意，不宜作腰麻用。

剂型规格 ①注射剂：0.25%；0.5%；1%；2%；每支 2ml、10ml、20ml；每瓶 50ml、100ml。②普鲁卡因维生素 C 注射液：每支 20ml，内含普鲁卡因 50mg，维生素 C 100mg。用于封闭疗法及皮肤科止痒，1 次 20ml，静脉注射。③长效普鲁卡因注射液：每支 5ml。由盐酸普鲁卡因 200g，盐酸奎宁 27.2g，咖啡因 7.2g，乌拉坦 5.6g，硫脲 0.2g，依地酸钠 0.008g，无水乙醇 400ml，共制成 1000ml。用于浸润麻醉，阻滞麻醉及封闭方法等。

氯普鲁卡因
Chlorprocaine

别名 尼塞卡因，Halestyn，Nesacaine，Piocaine，Staprocaine，Versacaine

作用用途 本品为普鲁卡因的衍生物，作用类似普鲁卡因。其特点是作用出现快，持续时间略短，毒性约为普鲁卡因的 1/2。局麻效能为普鲁卡因的 1.5 倍。用 1%～2% 溶液进行神经阻滞麻醉时，平均作用时间为 90 分钟。临床主要用于浸润麻醉、神经阻滞麻醉、硬膜外麻醉。

用法用量 ①浸润麻醉：0.5%～1%溶液。②神经阻滞麻醉：1%～2%溶液。③硬膜外麻醉：2%溶液。极量为1g。

注意事项 ①溶液的pH为3.3，若不慎把大量的本品注入蛛网膜下腔，有可能引起严重的神经并发症。②与丁哌卡因或依替杜卡因混合应用时，可引起神经毒性。③其他与普鲁卡因相似。

剂型规格 注射剂：0.5%；1%；2%。

奥布卡因
Oxybuprocaine

别名 倍诺喜，丁氧普鲁卡因，Aneminxine

作用用途 本品为表面麻醉剂，对角膜、结膜具有较强的麻醉作用，刺激性小，在对神经末梢麻醉时不损伤周围组织。本品起效快，滴眼后10～20秒起效，平均16秒，麻醉持续14分钟，最大安全量为100mg。用于眼和表面麻醉，用于检查和小手术，也用于鼻、喉部表面麻醉。

用法用量 滴眼：每次1～4滴，可根据年龄、病情增减。①除去眼内深部异物，前房诊断穿刺及翼状胬肉、散粒肿等手术麻醉，每隔30秒1次，每次1滴，连续5～10次。②除去角膜浅处异物、泪道导管插入手术以及结膜下或球后注射麻醉，在5分钟内连续滴3次。③测量眼压、眼检查及置入隐形眼镜麻醉，应滴入1～2滴，1分钟后再做检查。

注意事项 ①对本品或安息香酸（可卡因除外）类局部麻醉剂过敏者禁用。②本品不作为镇痛剂频繁使用。③孕妇及高龄生理功能低下者、心脏疾病患者、甲状腺功能亢进或溃疡的患者慎用。④偶见过敏反应，应立即停用。

剂型规格 滴眼剂：0.4%，每支20ml。

利多卡因
Lidocaine

别名 利度卡因，锡罗卡因，赛罗卡因，赛洛卡因，昔罗卡因，Acetaxyline，Astracaine，Ligocaine，Xylocaine

作用用途 本品为酰胺型局麻药，作用比普鲁卡因强2倍，起效快，黏膜穿透力及扩散性强，作用时间长。毒性比普鲁卡因大1倍。用于表面、浸润、传导阻滞麻醉和硬膜外麻醉，此外，还常用作抗室性心动过速型心律失常。普鲁卡因过敏者可试用。常用本品盐酸盐。

用法用量 ①表面麻醉：1%～4%溶液，一次不超过0.1g。②浸润麻醉：0.25%～0.5%溶液，每小时不超过0.5g。③传导麻醉和硬膜外麻醉：1%～2%溶液，一次不超过0.4g。④抗心律失常：**静脉注射或静脉滴注**，每次0.05～0.15g；**口服**，每次0.2g，每日3次。

注意事项 ①严重房室传导阻滞，室内传导阻滞者禁用。②肝肾功能不全者慎用。③不良反应可有嗜睡、眩晕等，偶见窦性心动过缓、房室传导阻滞等心脏毒性。

④大剂量可引起语言障碍、惊厥，甚至呼吸抑制。⑤过量注入静脉可引起心跳骤停。⑥与肌松药合用，能增强其作用。⑦苯巴比妥，苯妥英钠伍用能加速本品代谢，还使呼吸暂停发生率增加，与β受体阻断剂合用，使排泄减慢，中毒机会增加。

剂型规格 ①片剂：每片0.2g。②注射剂：每支40mg（2ml）；100mg（5ml）；200mg（10ml）；400mg（20ml）。

复方利多卡因
Compound Lidocaine

别名 克泽普，雅之极，复方盐酸利多卡因

作用用途 本品是由盐酸利多卡因与薄荷脑等制成的灭菌稀醇溶液。利多卡因是一种酰胺类局麻药，具有作用快、弥散快、穿透力强，无明显扩张血管作用的特点。麻醉起效时间平均5分钟，作用维持1～2小时。薄荷脑是长效局麻药。临床适用于普外科、妇产科、肛肠科、小儿外科等手术的局部浸润麻醉及术后长效镇痛等，肋间神经阻滞、三叉神经阻滞、枕神阻滞等。

用法用量 ①手术麻醉：用于肛肠科疾病，做肛门周围浸润麻醉，一般用量15～20ml；用于普外科、妇产科等手术科室作局部浸润麻醉，根据切口大小，一般用量5～20ml。②术后镇痛：用于肛门科疾病，于手术结束后在切口边缘皮下浸润注射，一般用量10～20ml；用于普外科及其他科手术，于缝合切口边缘皮下浸润注射，一般用量5～20ml。

注意事项 ①对本品和乙醇过敏者禁用。②严禁注入椎管、血管、皮内及黏膜内。③局部感染者慎用。④局部用量不宜过高，否则有可能造成不可逆性神经损伤和肌组织损伤。

剂型规格 注射剂：每支5ml，含利多卡因40mg，薄荷脑6.5mg。

利丙双卡因
Lidocaine and Prilocaine

别名 恩钠，利多卡因/丙胺卡因，Emla，Kamistad

作用用途 本品为利多卡因及丙胺卡因复合制剂，利多卡因和丙胺卡因均为酰胺类局部麻醉药，两者通过阻滞神经冲动产生和传导所需的离子流而稳定神经细胞膜，从而产生局部麻醉效应。本品乳膏剂用于下列情况的表面局部麻醉：皮肤穿刺（如置入导管或取血样本）、浅层外科手术（如生殖器黏膜的浅层外科手术或浸润麻醉之前、腿部溃疡清创术）。本品贴片用于无破损皮肤进行小手术时的表面麻醉，如穿刺和表面无破损的局部外科治疗。

用法用量 外用：①成人：小手术，乳膏剂，在皮肤表面涂一层厚厚的乳膏，上盖一密封的敷料，每10cm²约涂用1.5g，涂药后保持1～5小时；贴片：将贴片贴于被选用的皮肤表面，最短贴用1小时。大面积皮肤手术，

每 $10cm^2$ 涂用乳膏 $1.5\sim2g$，涂药后保持 $2\sim5$ 小时。局部损伤的外科治疗（如生殖器疣的切除手术），涂乳膏 $5\sim10g$，不需要覆盖密封的敷膜，$5\sim10$ 分钟后即可开始手术。用于成人腿部溃疡清创术：在溃疡处涂一层厚厚的乳膏，每 $10cm^2$ 涂用 $1\sim2g$，最多 $10g$。涂药时间至少 30 分钟，清除乳膏后可立即开始手术。②儿童：乳膏剂，小手术，每 $10cm^2$ 涂用乳膏 $1.0g$，涂药后保持约 1 小时。2 个月以下、$3\sim11$ 个月、$1\sim5$ 岁及 $6\sim11$ 岁最大使用剂量及使用面积分别为：$1.0g$ 和 $10cm^2$、$2.0g$ 和 $10cm^2$、$10.0g$ 和 $100cm^2$、$20.0g$ 和 $200cm^2$。贴片：将贴片贴于被选用的皮肤表面，保持约 1 小时。

注意事项 ①对酰胺类局部麻醉药或本品其他任何成分过敏者，先天性或特发性高铁血红蛋白血症患者，妊娠不足 37 周的早产儿，正在使用可诱发高铁血红蛋白血症药物的 1 岁以下儿童禁用。②特应性皮炎患者慎用。③用于无损皮肤或生殖器黏膜时，常见局部反应，如苍白、红斑（发红）和水肿，但反应短暂而轻微。④偶见皮肤过敏，如使用初期涂药部位有轻微烧灼感或瘙痒感；罕见过敏反应及高铁血红蛋白浓度升高。

剂型规格 ①乳膏剂：每支 $5g$（利多卡因 $0.125g$，丙胺卡因 $0.125g$）；$30g$（利多卡因 $0.75g$，丙胺卡因 $0.75g$）。②贴剂：每片 $10cm^2$。

辛可卡因
Cinchocaine

别名 地布卡因，尼泊卡因，泼卡因，纽拍卡因，沙夫卡因，Benzoline，Cincaine，Dibucaine，Nupercaine，Percaine，Sovcaine

作用用途 本品为酰胺类长效局麻醉药，局麻效能强，毒性大。局麻强度及毒性为普鲁卡因的 $15\sim20$ 倍，作用持续时间为 $2\sim6$ 小时。用药后 $15\sim20$ 分钟起效。由于本品的个体差异大，毒性强，临床应用不多。本品主要用于表面麻醉和蛛网膜下腔阻滞。

用法用量 ①表面麻醉（软膏）：成人，$0.05\%\sim0.2\%$ 溶液，每次 $20\sim40mg$。②蛛网膜下腔阻滞：$0.2\%\sim0.5\%$ 溶液，常用 0.3% 比重液，总量为 $5.0\sim10mg$，加肾上腺素 $150\sim300\mu g$，亦可与普鲁卡因混合，各用常用用量的一半左右。

注意事项 因本品毒性比普鲁卡因高 15 倍，较少用于浸润麻醉。

剂型规格 注射剂：每支 $0.5g$（$2ml$）。

布比卡因
Bupivacaine

别名 布卡因，丁吡卡因，丁普卡因，丁哌卡因，麻卡因，Carbostesin，Marcaine

作用用途 本品为酰胺类长效局麻药，作用于外周神经，产生传导阻滞。麻醉作用强度是普鲁卡因的 16 倍，利多卡因的 4 倍，毒性较利多卡因大 $3\sim4$ 倍。其

$0.25\%\sim0.5\%$ 溶液 $4\sim10$ 分钟起效，作用持续时间比丁卡因长，可维持 5 小时。主要用于浸润麻醉、传导麻醉和硬膜外麻醉。常用本品盐酸盐。

用法用量 ①浸润麻醉及传导麻醉：$0.25\%\sim0.5\%$ 溶液，极量每次 $200mg$（加有肾上腺素时为 $250mg$）。②神经传导阻滞：$0.5\%\sim0.75\%$ 溶液，成人一般每次不超过 $100mg$，重复应用至少应间隔 3 小时，用量为初始剂量的一半，极量每次 $200mg$，每日 $400mg$。

注意事项 ①对本品过敏者、肝、肾功能严重不全，低蛋白血症患者禁用。②孕妇、小儿慎用。③偶见精神兴奋、低血压等反应。④过量时可见肌肉震颤，继之惊厥。⑤可有抽搐、心动过缓、呼吸抑制、恶心、呕吐等不良反应。⑥每毫升可加 $5\mu g$ 肾上腺素混合使用，但忌与碱性药物配伍。

剂型规格 注射剂：每支 $12.5mg$（$5ml$）；$25mg$（$5ml$）；$37.5mg$（$5ml$）。

左布比卡因
Levobupivacaine

别名 奥迪圣，速卡，伊捷卡，左旋布比卡因，Chirocaine

作用用途 本品为局部麻醉药，临床用于外科硬膜外阻滞麻醉和神经阻滞或浸润麻醉。

用法用量 成人 ①外科硬膜外阻滞麻醉：$0.5\%\sim0.75\%$ 溶液，$10\sim20ml$（即 $50\sim150mg$）可致中度至全部运动阻滞。②神经阻滞麻醉、浸润麻醉：最大剂量，每次 $150mg$。

注意事项 ①对本品过敏或对酰胺类局麻药过敏者、肝肾功能严重不全者、低蛋白血症者禁用。②12 岁以下儿童、孕妇、哺乳期妇女慎用。③不良反应有低血压、心律失常、期外收缩、房颤、心脏停搏（如出现心动过缓或严重低血压可静脉注射麻黄素或阿托品）、发热、头痛、水肿、恶心、呕吐、胎儿窘迫、哮喘、肺水肿、支气管痉挛、呼吸困难、窒息、呼吸功能不全、疼痛、肌内震颤、痉挛等。

剂型规格 注射剂：每支 $37.5mg$（$5ml$）；$50mg$（$10ml$）。

丁卡因
Tetracaine

别名 狄卡因，地卡因，潘多卡因，四卡因，Anethaine，Decieaine，Dicaine，Pantocaine，Pontocaine

作用用途 本品具有较强的局部麻醉作用和很强的黏膜穿透力，麻醉作用比普鲁卡因强 $10\sim15$ 倍，毒性强 $10\sim20$ 倍。用药后 $1\sim3$ 分钟起效，维持 $2\sim3$ 小时。用于黏膜表面麻醉、传导麻醉、硬膜外麻醉和蛛网膜下腔麻醉；用于眼科表面麻醉，不收缩血管，不损伤角膜上皮。常用本品盐酸盐。

用法用量 ①表面麻醉：$0.5\%\sim2\%$ 溶液，极量，每次 $60mg$。②阻滞麻醉：$0.2\%\sim0.3\%$ 溶液，极量 $0.1g$。

③硬膜外麻醉：0.15%~0.3%溶液，极量0.1g。④腰麻：0.5%溶液，极量，每次20mg。

注意事项 ①本品毒性大，作用慢，不单独用于浸润麻醉。②局部应用时严防注入血管内，硬膜外用药时严防误入蛛网膜下腔。③腰麻时可出现恶心、呕吐、头痛、血管运动麻痹、呼吸麻痹等。有时可出现肌肉挛缩，呼吸不全、苍白、血压下降、虚脱。④大剂量时可抑制心脏传导系统及中枢神经系统。⑤本品每毫升加入5μg的肾上腺素可延长药物作用时间，减少中毒发生的机率与2%利多卡因混合应用时，可加强疗效，减少中毒发生。⑦溶液遇碱效力减低或失效。

剂型规格 注射剂：每支40mg（2ml）；50mg（5ml）。

阿替卡因肾上腺素
Articaine Hydrochloride and Epinephrine Tartrate

别名 必兰

作用用途 本品是由盐酸阿替卡因和酒石酸肾上腺素组成的复方制剂。阿替卡因可阻断神经冲动沿神经纤维传导，起局麻作用。肾上腺素可延缓麻醉剂进入全身循环，维持活性组织浓度，同时可获得出血极少的手术野。局麻作用在给药后2~3分钟出现，可持续60分钟。牙髓麻醉可缩短2~3倍时间。临床用于口腔用局部麻醉，特别适用于涉及切骨术及黏膜切开的外科手术过程。

用法用量 局部浸润或神经阻滞麻醉，口腔内黏膜下注射给药。注射前请重复抽回血以检查是否误入血管，尤其行神经阻滞麻醉时。注射速度不得超过每分钟1ml。对于一般性手术，通常给药剂量为1/2~1支。4岁以上儿童：必须根据儿童年龄、体重、手术类型使用不同的剂量。本品极量不超过5mg/kg体重。老年人用药，为成年人剂量的一半。

注意事项 ①严重房室传导障碍而无起搏器的患者、对局麻药或本品成分过敏者、经治疗未控制的癫痫、卟啉病禁用。②适用于成人及4岁以上儿童，这种麻醉技术对于4岁以下年龄组不适合。必须根据手术需要注射适当的剂量。③其他注意事项请参阅说明书。

剂型规格 注射剂：每支1.7ml，含盐酸阿替卡因68mg、酒石酸肾上腺素17μg（以肾上腺素计）。

甲哌卡因
Mepivacaine

别名 甲哌酰卡因，卡彼卡因，美匹维卡因，Carbocaine，Scandicaine

作用用途 本品为酰胺类局麻药，作用类似利多卡因，作用强度比利多卡因稍强，为普鲁卡因的2倍。局麻效能强，作用较迅速且持久，毒性及副作用较小。不扩张血管，使用时可不加肾上腺素。临床上主要用于表面麻醉、硬膜外麻醉、神经阻滞麻醉、浸润麻醉。

用法用量 ①表面麻醉：用1%~2%溶液。②硬膜外麻醉：1.5%~2%溶液，首次用量最少5ml，最多24ml，一般用量10~15ml。③神经阻滞麻醉：1%~2%溶液，极量500mg。④浸润麻醉：0.25%~0.5%溶液，极量500mg。

注意事项 与利多卡因相似。

剂型规格 注射剂：每支200mg（20ml）；400mg（20ml）。

罗哌卡因
Ropivacaine

别名 罗比卡因，耐乐品，Naropin，Narop

作用用途 本品是一种长效的酰胺类局麻药，化学结构介于布比卡因与甲哌卡因之间，是纯左旋异构体，脂溶性大于甲哌卡因，能可逆地减少神经纤维膜对Na^+的通透性，结果使去极化速度减慢，应激阈值提高，导致局部神经纤维传导受阻。本品能在痛觉传导神经纤维（A和C纤维）中产生深度而快速的神经传导抑制作用。药物作用时间长，对心脏毒性小，可在一定程度上产生感觉和运动神经纤维的抑制，血浆蛋白结合率95%，主要由肝脏代谢，少部分由肠道及肾脏清除。用于神经阻滞，椎管内阻滞，局部浸润麻醉，手术后或分娩止痛，可避免运动神经的阻滞。

用法用量 注射用：①局部浸润麻醉，浓度0.2%~0.5%，极量，每次200mg；②神经阻滞麻醉，浓度0.5%~1.0%，极量，每次200mg；③硬膜外麻醉，浓度0.5%~0.75%，总量75~200mg；④蛛网膜下腔阻滞麻醉，浓度0.5%~0.75%，总量15~22.5mg；⑤产科阻滞或镇痛，浓度0.2%，初次量20~40mg，维持量，每小时12~28mg。

注意事项 ①不良反应与布比卡因相似，可有低血压，恶心，呕吐，心动过缓，感觉异常，极少发生心脏毒性反应，静脉注射不当会引发惊厥。②加用肾上腺素不能延长麻醉时间。

剂型规格 注射剂：每支40mg（20ml）；75mg（10ml）；100mg（10ml）；150mg（30ml）。

依替卡因
Etidocaine

别名 依替杜卡因，依铁卡因，益替多卡因，Duranest

作用用途 本品是一种长效酰胺类局部麻醉药。麻醉诱导所需时间与利多卡因相同，而其镇痛维持时间为利多卡因的2~3倍。它不用于脊髓麻醉，但可用于硬膜外麻醉及各种类型的浸润麻醉和区域麻醉。在注射后10分钟左右局麻作用达峰值，维持4~6小时，血浆蛋白结合率为85%。常用本品盐酸盐。

用法用量 ①硬膜外麻醉：1%溶液，极量，每次190~225mg。②神经阻滞麻醉：0.5%溶液。③浸润麻醉：0.5%溶液，极量，每次0.3g。

注意事项 本品毒性与利多卡因及布比卡因相似，血浆浓度达2.0μg/ml时可引起中毒反应。

剂型规格 注射剂：每支300mg（30ml）。

苯佐卡因
Benzocaine

别名 阿奈司台辛，氨苯甲酸乙酯，苯卡因，麻因，Anaesthesine，Ethyl Aminobenzoate

作用用途 本品为局部麻醉药，作用较普鲁卡因弱，因难溶于水，不能以注射方式给药。本品无刺激性，毒性为可卡因的1/20～1/10，创面局部应用吸收缓慢，作用持久；因而配成各种制剂外用于创面、溃疡面及痔疮等的止痛止痒。

用法用量 **局部给药**：创面止痒、止痛，用5%软膏、洗剂或散剂。**直肠给药**：栓剂，用于痔核止痛。

注意事项 不宜作注射给药。

剂型规格 ①软膏剂：5%～10%。②栓剂：每枚0.2～0.3g。③糊剂：1g（5g）。④滴耳剂：20%。

丙胺卡因
Prilocaine

别名 波瑞罗卡因，雪太耐司脱，Citanest，Distracaina，Propitocain

作用用途 本品有局部麻醉作用，作用与利多卡因相似，但作用持续时间较长。因只有微弱的血管扩张作用，使用时可不加肾上腺素，因而适用于老年人、高血压、心血管疾病、甲亢、糖尿病等患者，用于各种方法的局部麻醉、浸润麻醉、阻滞麻醉、硬膜外麻醉。

用法用量 ①表面麻醉：4%溶液。②浸润麻醉：0.5%～1%溶液。③阻滞麻醉：0.5%～3%溶液。④硬膜外麻醉：1%～1.5%溶液。⑤腰麻：5%溶液。极量每次600mg。

注意事项 ①孕妇、先天性或自发性、变性血红蛋白血症、贫血患者禁用。②因本品的分解产物与血红蛋白结合，用量过大时能引起高铁血红蛋白血症，而出现发绀、心动过速、心痛、眩晕及无力等。

剂型规格 注射剂：每支0.4g（20ml）。

丙美卡因
Proxymetacaine

别名 奥瑟因，丙对卡因，Plcaine，Proparacaine

作用用途 本品为酯类表面麻醉剂。麻醉强度略大于相同浓度的丁卡因，作用快。由于其结构不同于普鲁卡因和丁卡因，因而与其他局麻药之间无交叉过敏性，很少引起初期的刺激作用。不能以注射方式给药，因毒性太大。主要用于眼科局部表面麻醉。

用法用量 **滴眼**：①测定眼压：0.5%溶液，1～2滴，约20秒钟即可有充分麻醉效果，可维持15分钟；②白内障手术摘除：0.5%溶液，每5～10分钟滴入1滴，重复5～7次。

注意事项 偶有短暂的刺激、灼痛、结膜发红和急性角膜炎。

剂型规格 滴眼剂：0.5%溶液。

达克罗宁
Dyclonine

别名 达可降，达可浪，达克隆，Dyclocaine，Dyclone

作用用途 本品具有局麻作用，穿透力较强，注射有局部刺激性。皮肤可吸收，局麻作用快，效力强，持续时间久，毒性小。对皮肤有止痛、止痒及杀菌作用。可用于皮肤及黏膜麻醉（如尿道黏膜及口腔黏膜），也可喷雾于烫伤面以止痛，或用于痒疹、虫咬伤、褥疮等以止痛止痒。

用法用量 ①黏膜给药：0.5%～1%溶液。②皮肤用药：1%软膏或0.5%洗剂。③喷雾给药：0.5%溶液，一次不超过20ml。

注意事项 ①不宜作注射麻醉用。②外用需临时配制。③局部用药，一次极量为200mg。

剂型规格 ①溶液剂：0.5%～1.0%。②软膏剂：1%。③乳膏剂：0.5%。

第三节 骨骼肌松弛药

骨骼肌松弛药也称为肌松药。在临床上是作为外科麻醉中的一种辅助剂，使骨骼肌尤其是腹壁肌松弛，从而有利于手术操作。骨骼肌松弛药是胃肠道外给药，基本都是静脉注射。本类药物只能由麻醉医生或专科医生使用，为了防止意外，应当备有呼吸和循环复苏的设备。常用药物有琥珀胆碱、泮库溴铵、罗库溴铵、维库溴铵、巴氯芬、汉肌松、利鲁唑等。

琥珀胆碱
Succinylcholine

别名 琥胆，氯化琥珀酰胆碱，氯司可林，司可林，Midarine，Scoline，Succinylcholine Chloride

作用用途 本品属去极化型肌松剂，可与神经肌肉接头处的N_2受体结合，产生与乙酰胆碱相似但持久而稳定的去极化作用，以致对正常出现的乙酰胆碱不再产生反应，使骨骼肌松弛。本品作用快（1分钟起效），持续时间短（2分钟），药效易控制，用药后体内不释放组胺，无神经节阻断作用，血压稳定，在血液中能很快被胆碱酯酶水解。用于各种全麻手术、骨折脱臼的整复、气管内插管以及破伤风等惊厥性疾病引起的肌肉痉挛。

用法用量 ①静脉注射：1%～5%溶液，每次20～50mg；极量，每次0.25g。②静脉滴注：用5%葡萄糖注射液配制成含本品0.1%溶液滴注。

注意事项 ①禁忌证：脑出血、脑动脉瘤、颅内压升高、高钾血症、严重烧伤、截瘫、脊髓外病和严重外伤、青光眼、哮喘、嗜铬细胞瘤等。②慎用：严重肝功能不全、营养不良、重度贫血、晚期癌症、孕妇、老年体弱者、正在服用地高辛或应用其他强心苷治疗的患者。③大剂量时可引起呼吸麻痹，不能用新斯的明对抗，故应事先备好人工呼吸设备。④个别患者可出现肌痛、恶性高热。⑤本品与氨基糖苷类抗生素和多肽类抗生素合用时，可使肌松作用加强，应予注意。

剂型规格 注射剂：每支50mg（1ml）；100mg（2ml）。

氨溴己胆碱
Hexabiscarbacholine Bromide

别名 氨酰胆碱，溴化氨酰胆碱，溴己氨胆碱，己氨胆，己氨胆碱，印巴梯，Hexamathylene Carbaminoylcholime Hexcarbacholine，Lmbretil

作用用途 本品为双相型肌松药，首先引起去极化，持续几分钟，接着产生非去极化的筒箭毒碱样肌松作用，其作用为筒箭毒碱效能的5倍，与十烃溴铵相似。肌松作用出现较慢，一般静脉注射后1～2分钟内显效，4～6分钟作用达高峰。持续时间与剂量有关。无神经节阻滞作用，对心血管系统无明显不良影响，促组胺释放作用很小。适用于较长时间的手术、心脏大血管手术、支气管哮喘的患者。

用法用量 静脉注射：每次2～4mg（极量8mg）。维持量，应为首次量的1/3～1/2。应尽量一次给足量，手术结束前30分钟不应再用本品。

注意事项 ①青光眼、剖腹产或孕妇、肾功能不全、明显脱水、酸中毒、低血压、休克、心功能不全及气管插管有困难的患者禁用。②在作用的非去极化期，可用新斯的明拮抗其作用。

剂型规格 注射剂：每支4mg（2ml）。

十烃溴铵
Decamethonium Bromide

别名 十甲胺，新科林，Cyncurine

作用用途 本品为去极化型肌松药。肌松效能约为筒箭毒碱的6倍。静脉注射后于1～2分钟出现作用，持续约20分钟。适用于全麻浅麻醉。

用法用量 静脉注射：每次2～3mg，极量4mg。需要

时，间隔10～30分钟可重复用药。用于快速气管内插管时，可将本品4mg加入硫喷妥钠0.5g中静脉注射。

注意事项 ①肾功能不全及脱水患者禁用。②肌松前有短暂的肌肉震颤。③与常用的吸入全麻药如乙醚无协同作用。可与硫喷妥钠混合使用而不产生沉淀。

剂型规格 注射剂：每支1mg（1ml）。

双甲筒箭毒碱
Metocurine

别名 Dimethyl Tubocurarine

作用用途 本品为筒箭毒碱的甲基衍生物。肌松作用强度为筒箭毒碱的2倍左右，较少引起组胺释放及神经节阻滞。静脉注射后，1～4分钟出现肌松作用，最大效应持续35～60分钟，血浆消除 $t_{1/2}$ 3.6小时。主要用作全麻辅助药，使肌肉松弛。

用法用量 注射用：①全麻辅助药，初始剂量为0.1～0.3mg/kg体重，维持量为0.02～0.05mg/kg体重。②气管插管，0.2～0.4mg/kg体重。

注意事项 ①肾功能不全或支气管哮喘患者慎用。②快速静脉注射，剂量过大或多次给药能引起血压下降、组胺释放及神经节阻滞。③不应与巴比妥类、哌替啶或吗啡用同一注射器注射。

剂型规格 注射剂：每支2mg（1ml）。

筒箭毒碱
Tubocurarine

别名 管箭毒碱，氯化竹筒箭毒素，氯化左旋筒箭毒碱，Amelizol，Tubadil，d-Tubocurafine

作用用途 本品为从南美产生的一种箭毒中提取的生物碱，为竞争型 N_2 受体阻断剂（即骨骼肌松弛剂），能与运动终板膜上的 N_2 受体结合，阻止乙酰胆碱对运动终板膜所起的去极化作用，从而使骨骼肌松弛。本品起效慢、时效长，初始量0.1～0.2mg/kg体重，使四肢松弛，0.4～0.5mg/kg体重使腹肌松弛，剂量增至0.5～0.6mg/kg体重，可达到气管插管要求。静脉注射后2～3分钟起效，5分钟达作用高峰，持续20分钟左右。临床主要与各种全麻药并用，进行浅麻醉。本品因来源有限，现已少用。

用法用量 静脉注射：每次6～9mg，再次用量为首次剂量的1/2。

注意事项 ①重症肌无力、支气管哮喘及严重休克患者禁用。②与乙醚合用应减量。③主要不良反应为呼吸抑制，大剂量可引起血压下降和虚脱。④本品中毒可用新斯的明对抗。

剂型规格 注射剂：每支10mg（1ml）；15mg（1.5ml）。

戈拉碘铵
Gallamine Triethiodide

别名 加拉碘铵，弛肌碘，碘化没酚铵，弗来西特，

皮罗拉克松，三碘季铵酚，三乙碘化没食子铵，Flaxedil，Pyrolaxon，Syntubin，Tricuran

作用用途 本品为人工合成的非去极化型肌松药，是筒箭毒碱的第一个有效合成代用品。肌松效应约为筒箭毒碱的1/5。作用快，静脉注射后3～5分钟起效，作用持续15～30分钟，本品约30%～90%以原型经肾排泄。半衰期为2.38小时。适用于各种全麻中的浅麻醉，尤其适用于支气管哮喘和过敏体质的患者。

用法用量 静脉注射：1.0～1.5mg/kg体重，隔30～50分钟后根据手术时间长短与肌肉松弛程度，可再行补充0.5～1.0mg/kg体重。

注意事项 ①禁忌证：对本品和碘过敏者、重症肌无力、高血压、心肾功能不全、甲状腺功能亢进、年老体弱者。②慎用：电解质紊乱、败血症、重度烧伤、周围神经疾病、长期使用肌松药者。

剂型规格 注射剂：每支40mg（2ml）；80mg（2ml）。

泮库溴铵
Pancuronium Bromide

别名 巴活朗，巴夫龙，本可松，派复朗，潘佛隆，潘可罗宁，潘可松，潘库溴铵，潘龙，澳哌雄醋酯，Myblock，Myoblock，Pauuion

作用用途 本品系双季铵类固醇类化合物，为新型非去极化型肌松药。肌松效应为筒箭毒碱的5～10倍，小量静脉注射后2～3分钟起效，4～5分钟达血药峰浓度。大剂量0.06～0.1mg/kg，在20～30秒出现作用，作用持续45分钟。适用于外科手术麻醉的辅助用药。用于手术中的肌肉松弛和气管插管，在机械通气治疗时控制呼吸，亦可用于破伤风等惊厥性疾病。

用法用量 静脉注射：0.06～0.1mg/kg体重，根据临床需要可间隔45～60分钟重复给药。

注意事项 ①重症肌无力者、高血压、心动过速及心肌缺血时禁用。②肾功能不全者、梗阻性黄疸者、电解质紊乱者和儿童慎用。③对心血管系统有中度的兴奋作用，可使脉搏和血压稍有增加。④无组胺释放作用。⑤新斯的明可拮抗其肌松作用。

剂型规格 注射剂：每支1mg（1ml）；2mg（1ml）；4mg（2ml）；10mg（5ml）；10mg（10ml）。

罗库溴铵
Rocuronium Bromide

别名 爱可松，Esmeron，Zemuron

作用用途 本品是一种新型非去极化甾醇类肌松药。其作用强度为维库溴铵的1/7，时效为后者的2/3。起效时间虽不及琥珀酰胆碱，但本品是至今非去极化肌松药中起效最快的一种。临床应用剂量无心率和血压变化。本品不释放组胺，其药代动力学与维库溴铵相似，主要经肝脏代谢，其次是肾脏。起效时间3～4分钟，时效10～15分钟，注药90秒可作气管插管，肌松作用维持45

分钟，为做快速气管插管用量增至1.0mg/kg体重，待60～90秒即可插管，肌松可维持75分钟。本品用于全身麻醉或肌松维持，使骨骼肌松弛和容易机械通气而使气管内插管顺利。

用法用量 静脉注射：成人，插管剂量为0.6mg/kg，维持剂量0.15mg/kg，长时间吸入麻醉时可减少至每分钟0.075～0.1mg/kg。连续静脉滴注每分钟5～10μg/kg。

注意事项 ①对本品及溴离子有过敏史者，孕妇禁用。②肥胖老年患者，肝脏或胆道疾病和肾衰患者慎用。③应在周围神经刺激仪监测下使用更为安全合理。④吸入全麻药和静脉镇痛药，抗菌药物及大剂量甲硝唑等可增强其肌松效果，同用时应减量。

剂型规格 注射剂：每支50mg（5ml）；100mg（10ml）。

维库溴铵
Vecuronium Bromide

别名 去甲本可松，诺科隆，诺维隆，万可松，维库罗宁，溴化万科罗宁，Nolcuron，Norcuron

作用用途 本品系单季铵类固醇，为泮库溴铵的衍生物，是近年来应用于临床较为理想的非去极化型肌松药。本品是竞争性非去极化肌肉松弛剂，通过竞争胆碱能受体阻断乙酰胆碱的作用。其肌松效应为泮库溴铵的1.2～1.7借，与某些吸入麻醉药如安氟醚、异氟醚合用，肌松效应增强，无明显阻滞神经节及迷走神经的作用，也不干扰去甲肾上腺素的再吸收，无组胺释放作用，故不影响心率和血压，也不影响颅内压。静脉注射0.08～0.1mg/kg体重，1分钟显效，3～5分钟血药浓度达高峰，肌松作用维持时间约为泮库溴铵的1/3～1/2，即15～30分钟。血浆清除半衰期为31～80分钟。本品主要在肝脏代谢，85%经胆汁排泄，15%经肾排出。临床上主要与全麻药合用，适用于各种手术，也可用于全麻时气管内插管。

用法用量 静脉注射：成人，用于气管插管，剂量为0.08～0.12mg/kg，术中维持用量为0.01～0.015mg/kg，根据需要可重复给药。1～10岁儿童初始剂量可稍增，重复给药的间隔时间也可酌情缩短。

注意事项 ①孕妇忌用。②本品不可肌内注射。③本品与安氟醚、异氟醚合用，可减少两药的用量。

剂型规格 注射剂：每支2mg；4mg；10mg。

哌库溴铵
Pipecuronium Bromide

别名 阿端，哌可松，匹布可罗宁，溴化吡哌尼，Arduan，Pipecurium Bromide

作用用途 本品为非去极化型肌松药。作用于横纹肌运动神经末梢，其作用强度和持续时间都取决于剂量。给琥珀胆碱后，再给以0.02mg/kg体重的本品，能使95%的肌肉神经被阻断，产生手术所需的肌肉松弛，作用可持续20分钟。不给琥珀胆碱，用0.03～0.04mg/kg

体重的本品，可产生同样强度的阻断效果，持续 25 分钟。给 0.05 ~ 0.06mg/kg 体重的本品，其作用持续时间约达 50 ~ 60 分钟。本品主要的排泄途径是肾脏，肾功能不全的患者的排泄半衰期延长。本品主要用于横纹肌松弛，气管插管和人工呼吸时的一般麻醉。

用法用量 静脉注射：一般剂量 0.075 ~ 0.12mg/kg 体重，给药 2~3 分钟后，行插管疗法。重复给药时，每次给首次剂量的 1/4，不要超过 1/3 ~ 1/2，以免引起蓄积。

注意事项 ①肾功能不全时，用量不能超过 0.04mg/kg 体重。② 80% ~ 85% 阻断作用能被 1~3mg 的新斯的明配合阿托品所拮抗。

剂型规格 注射剂：每支 4mg。

阿库氯铵
Alcuronium Chloride

别名 阿扣罗利，爱肌松，奥可罗宁，Alloferin，Aloferin，Alofrcin，Dialferin，Dialloferin

作用用途 本品是一种作用持续时间较长的非去极化型肌松药。其特点与泮库溴铵相似，通过竞争或替代乙酰胆碱，作用于运动终板后膜的胆碱能受体，即 N_2 受体，产生骨骼肌松弛作用。用于需要肌松的各种手术或气管插管。

用法用量 静脉注射：成人，按体重首次剂量为 0.15mg/kg，随后为 0.3mg/kg，间隔 15 ~ 25 分钟注射 1 次。儿童，0.125 ~ 0.2mg/kg。

注意事项 ① 对本品过敏者禁用。②对其他肌松药过敏者、心绞痛、心律失常或其他心血管疾病的患者；呼吸抑制、肺部疾病（包括支气管肺癌）患者（肌松作用增强）；儿童、肝及肾疾病和骨肿瘤的患者（肌松作用延长）；电解质紊乱或有神经肌肉疾病的患者（肌松作用延长）慎用。③可见血压明显下降、呼吸肌松弛，甚至严重的支气管收缩等不良反应。

剂型规格 注射剂：每支 10mg（2ml）。

多库氯铵
Doxacurium Chloride

别名 多沙库铵，氯多西库，Bw-A938u

作用用途 本品为非去极化型肌松药，通过竞争运动神经终板上的胆碱能受体而起作用。且作用时间长，与哌库溴铵和泮库溴铵相似，均为长效的非去极化神经肌肉阻断剂。本品对心率和血压无显著影响。本品以原形药物从尿液和胆汁排出，胆汁中药物浓度较高。如肾功能损害，神经肌肉阻断时间可能延长。用于全身麻醉的辅助剂及气管内插管时的骨骼肌松弛剂。

用法用量 静脉注射：推荐的初始剂量为 0.05mg/kg 体重，如需延长神经肌肉阻断时间，初始剂量应为 0.80mg/kg 体重，若有效阻断需持续 160 分钟或更长时间则应在适当的时间给予维持剂量。

注意事项 ①重症肌无力或肌无力综合征患者慎用。②同时还接受其他药物（如乙醚，氨基糖苷类抗生素，奎尼丁等）或可能加重神经肌肉阻断的镁盐时，应进行严密监测。③剂量过大，超出手术和麻醉所需的时间范围，可引起骨骼肌过度松弛及麻痹，甚至导致呼吸功能不全与窒息，过量时应用新斯的明解救。④苯妥英钠和卡马西平可延长本品作用的起效时间。

剂型规格 注射剂：每支 5mg（5ml）。

阿曲库铵
Atracurium

别名 阿曲可宁，安特冠林，苯磺阿曲库胺，卡肌宁，卡肌松，Atracurii Besilas，Tracrium

作用用途 本品系对称的双季铵酯，为非去极化型肌松药。其肌松效能为维库溴铵的 1/5 ~ 1/4，与某些吸入麻醉药如安氟醚、异氟醚并用时，其肌松作用增强。对心血管影响很小，不影响心率和血压。0.5mg/kg 体重以上释放组胺的作用增强，可诱发组胺释放而引起的低血压、皮肤潮红、支气管痉挛。本品无明显的迷走神经节阻断作用。药物可通过胎盘。静脉注射 0.4 ~ 0.5mg/kg 体重，于 1~2 分钟显效，3~5 分钟肌松作用达高峰，作用维持时间为 15 ~ 30 分钟，血浆中清除半衰期为 20 分钟。本品主要经非特异性酯酶水解及碱基水解，代谢物主要由尿及胆汁排泄。主要作为肌松药用于各种手术，尤其适用于肝、肾功能不良的患者，也用于气管内插管。

用法用量 静脉注射：初始剂量，0.3 ~ 0.6mg/kg 体重；维持剂量，0.08 ~ 0.1mg/kg 体重。

注意事项 对本品过敏者、支气管哮喘者、重症肌无力者禁用。电解质严重紊乱者、神经肌肉接头疾病者、严重心血管疾病者慎用。

剂型规格 注射剂：每支 10mg（1ml）；25mg（2.5ml）。

顺苯磺阿曲库铵
Cisatracurium Besylate

别名 赛机宁，苯磺顺阿曲库胺，Cisatracurium Besylate，Nimbex

作用用途 本品为骨骼肌松弛药，用于多种手术和重症监护患者的麻醉辅助药物。

用法用量 成人 ①静脉注射：气管插管：常规用量，单次 0.15mg/kg，120 秒后即可达到良好至极佳的插管条件（丙泊酚诱导麻醉）。手术中的维持用量：单次 0.03mg/kg，可产生约 20 分钟临床有效的神经肌肉阻滞作用。②静脉滴注：如需在出现自然恢复迹象后维持 89% ~ 99% 的 T_1 抑制，推荐先以每分钟 $3\mu g/kg$，即每小时 0.18mg/kg 的速度静脉滴注。一旦达到稳定状态后，大部分患者只需以每分钟 1 ~ 2mg/kg，即每小时 0.06 ~ 0.12mg/kg 的速度给药，可达到持续阻滞作用。

注意事项 ①对阿曲库铵、苯磺酸、顺阿曲库铵过敏者禁用。②孕妇不宜使用。③2 岁以下儿童慎用。④哺乳期妇女用药应权衡利弊。⑤恶性肿瘤患者、电解质紊乱者、低体温者、神经肌肉节头疾病患者、肾功能损害者慎用。⑥不良反应有心动过缓、低血压、癫痫、支气管痉挛、肌无力及肌病等。

剂型规格 注射剂：每支 5mg（2.5ml）；10mg（5ml）；20mg（10ml）；25mg（2.5ml）；150mg（30ml）。

法扎溴铵
Fazadinium

别名 法萨得宁，肌之定，连松定，速松定，AH8165，Fazadon

作用用途 本品属偶氮吡啶衍生物，为非去极化型肌松药，肌松效应为筒箭毒碱的1/2。静脉注射后1~2分钟出现作用，持续约30分钟。有轻度神经节阻断作用。一般不释放组胺。新斯的明为有效的拮抗剂。适用于短小手术及诊断处置或肾功能轻度损害者。

用法用量 静脉注射：0.25mg/kg 体重。

注意事项 静脉注射后可出现轻微的脉搏增快和血压下降，少数患者可出现心动过速或高血压。

剂型规格 注射剂：每支 2mg；4mg。

汉肌松
Tetrandrine Dimethiodide

别名 碘化二甲基汉防己碱，二甲基汉防己甲素，Dimethyltetrandrine Iodide，Metetrandrine Iodide

作用用途 本品为从防己科植物粉防己提得的生物碱，具有筒箭毒碱样骨骼肌松弛作用，为非去极化型肌松药。静脉注射 0.3mg/kg 体重，即出现骨骼肌松弛，用量 0.8mg/kg 体重后约90%的患者自发呼吸依然保留，而且握拳仍有力，但腹肌已松弛；50%患者给药后 5~10 分钟脉搏增快，同时伴有不同程度的血压下降，给药后 10 分钟左右可自行回升。其肌松作用较温和且安全度较大，持续时间随药量的增大而延长。给药后 3~5 分钟显效，作用维持 40 分钟左右。主要用作外科手术及中药麻醉和针刺麻醉的肌松剂。用于防止和消除腹腔手术时的鼓肠。

用法用量 静脉注射：每次 0.6~0.8mg/kg，稀释至 5~10ml，在 2 分钟内缓慢注入。

注意事项 ①硬膜外麻醉和休克患者禁用。②给药过快可引起血压下降。少数患者出现呼吸抑制，需准备急救措施。③术后排尿困难。④与乙醚有协同肌松作用，须注意。⑤新斯的明不能拮抗其作用。

剂型规格 注射剂：每支 10mg（2ml）。

氯甲左箭毒
Dimethy–L–Cuine Dimethochloride

别名 海轮碱，氯甲二左箭毒次碱，银不换Ⅱ，左旋氯甲箭毒

作用用途 本品为从防己科植物中提取的生物碱的

氧甲烷化物，为非去极化型肌松剂，其治疗指数比氯化筒箭毒碱大 1.4 倍。本品静脉注射后 2~4 分钟显效，维持时间为 30~40 分钟。本品可用于全身各部位手术，尤其是胸腹部手术时的肌松剂。

用法用量 ①静脉注射：0.4~0.5mg/kg 体重。②静脉滴注：0.2~0.3mg/kg 体重。也可根据需要追加剂量。

注意事项 呼吸抑制可用新斯的明拮抗。

剂型规格 注射剂：每支 10mg（2ml）。

巴氯芬
Baclofen

别名 贝康芬，和路行，脊舒，脊舒锭，力奥来素，氯氨洛酸，氯苯氨丁酸，Baclon，Gabalon，Lioresal

作用用途 本品系 γ-氨基丁酸（GABA）衍生物，是一个高效的作用于脊髓部位的肌肉松弛剂、镇静剂。作用机制是通过降低传入终端兴奋性和神经元间的抑制作用，可抑制单突触和多突触的反射传递，还可通过刺激 GABA$_B$ 受体，而抑制兴奋性氨基酸如谷氨酸和天门冬氨酸的释放。对骨骼痉挛的神经性疾病有明显缓解作用。用于复发性硬化症所致的骨骼肌痉挛、脊髓感染、变性肌痉挛、脊髓外伤、赘生物所致肌痉挛，以及大脑性瘫痪、中风、脑血管意外引起的肌痉挛。

用法用量 成人 口服：首次 5mg，每日 3 次，以后每隔 3 日增服剂量，直至达到适宜剂量，每日 30~75mg。

儿童 口服：1~2 岁以下，每日 10~20mg。2~10 岁，每日 30~60mg。

除特殊情况外，成人日剂量不超过 100mg，10 岁以儿童不超过 80mg。进餐时服用或牛奶送服。

注意事项 ①帕金森病、指痉挛、精神病及妊娠的头 3 个月禁用。②消化性溃疡或肾功能衰竭者慎用。③本品有降压作用，服降压药的患者应注意。④用药过重时，可发生肌张力过低，严重时可影响呼吸肌，中毒更深时，有意识障碍或昏迷；在患者意识恢复后，肌张力过低可持续 72 小时。⑤服用本品期间不宜驾驶车辆或操纵机械。⑥可见嗜睡、眩晕、偶见恶心、呕吐、腹泻、头痛；特别是老年人可产生欣快感或抑郁症、神志障碍、幻觉等不良反应。

剂型规格 片剂：每片 10mg。

利鲁唑
Riluzole

别名 力如太，Rilutek，Rilutex

作用用途 本品是一种谷氨酸拮抗药，可阻滞中枢神经系统中的谷氨酰能神经递质的传递。谷氨酸是中枢神经系统的主要兴奋性神经递质，研究认为谷氨酸是造成 ALS 神经细胞死亡的主要原因之一，本品可能通过抑制谷氨酸而发挥药理作用。临床用于治疗影响肌肉力量的神经系统疾病、肌萎缩性侧索硬化症（ALS）。

用法用量 口服：成人，推荐剂量为每 12 小时

50mg，饭后 1~2 小时服用，肾功能不全和肝功能不全者，应调整剂量。

注意事项 ①对本品过敏者、肝脏疾病或肝脏氨基转移酶的水平 3 倍于正常值上限患者、孕妇禁用。②轻度肝肾功能不全者、中性粒细胞减少者、高血压患者、其他中枢神经系统疾病患者、老年人、儿童慎用。③不良反应：可出现高血压、心动过速、肌动力加重、共济失调、恶心、肺功能降低、僵直或痉挛加重、肌张力增高、关节痛、食欲缺乏、腹泻、吞咽困难或吞咽困难加重等。如出现不良反应，应立即停药，并给予对症治疗。

剂型规格 片剂：每片 50mg。

环轮宁
Cycleanine Dimethobromide

别名 溴化二甲基轮环滕宁

作用用途 本品为神经节阻滞剂，通过阻断交感神经节释放组胺和降低外周血管阻力产生明显的降压作用，并伴有心率减慢。还具有非去极化型肌松作用。其作用强度约为左旋筒箭毒碱的 1/4。一般静脉注射后 1~4 分钟血压开始下降，2~5 分钟降至坪值。有效降压时间为 8~20 分钟，停药后约 5 分钟血压自行回升，8~20 分钟血压可恢复至原水平。本品为骨骼肌松弛剂，临床为控制性降压药，用于外科手术麻醉期控制血压。用于心血管外科、脑外科，颌面外科及一般外科手术麻醉期间控制血压。

用法用量 静脉注射或静脉滴注：在全麻期间根据指征以不同方法给药。静脉注射：成人，每次 0.4~1.2mg/kg 体重，小儿，每次 0.8~1.2mg/kg 体重。如果静脉注射后血压下降不理想，则可重复静脉注射，用量为开始剂量的 1/2~2/3；连续静脉滴注 0.05%~0.2% 等渗液，开始时每分钟 30 滴，后逐渐加快至每分钟 100 滴，速度最快为每分钟 150 滴。

注意事项 ①静脉注射本品常可引起呼吸抑制，但多数患者于手术完毕时自发呼吸即已恢复。②应用新斯的明可加速呼吸抑制的恢复。③心率略有减慢，瞳孔扩大，在停药后 4~6 小时可恢复，一般不影响视力。个别患者用药后颜面潮红。

剂型规格 注射剂：每支 25mg（1ml）。

氯唑沙宗
Chlorzoxazone

别名 肌柔，氯苯噁唑酮，氯羟苯噁唑，Biomioran，Chlorzoxazonum，Escoflex，Oxyren

作用用途 本品为中枢性肌肉松弛剂，作用于中枢神经系统的多突触通道，从而发挥松弛肌肉的效果。其特点是松弛肌肉效果明显、可靠、起效快且作用持久，尚无镇静催眠作用，口服易吸收，不良反应小，无胃肠道刺激或刺激性相应较轻。口服 600mg 后 1 小时开始作用，达血药峰浓度时间为 3~4 小时，消除半衰期为 66

分钟。适用于各种急慢性软组织（肌肉、韧带、筋膜）扭伤、挫伤、运动后肌肉酸痛、肌肉劳损所引起的疼痛；由中枢神经病变引起的肌肉痉挛，以及慢性筋膜炎、肩周炎、肌强直等。

用法用量 口服：每次 200~400mg，每日 3 次，症状严重者可酌情加量。饭后服用。

注意事项 ①肝、肾功能损害者慎用。②有恶心、头晕、头昏、嗜睡等不良反应。③与吩噻嗪类、巴比妥酸衍生物等中枢神经抑制剂及单胺氧化酶抑制剂合用时应减少本品用量。

剂型规格 片剂：每片 200mg。

替扎尼定
Tizanidine

别名 痉痛停，咪噻二唑，Sirdalud

作用用途 本品是中枢性骨骼肌松弛药，它选择性抑制与肌肉过度紧张有关的多突触，主要作用是减少兴奋氨基酸 GABA 的释放而使骨骼肌松弛，并不影响神经肌肉间的冲动传递。本品耐受性良好。对急性疼痛性肌痉挛和源于脊髓和大脑的慢性强直性状态有效。主要用于解除急性疼痛性肌痉挛和慢性强直状态，减少对被动运动的阻力，减轻痉挛和阵挛，增进随意运动强度。口服吸收迅速、完全，1~2 小时达血药浓度峰值，消除 $t_{1/2}$ 为 3~5 小时。本品主要在肝脏代谢，经肾排泄。

用法用量 口服：①疼痛性肌痉挛：如与脊柱静止及功能障碍有关的颈与腰部综合征、手术后疼痛、椎间盘突出或髋部骨关节炎，每次 2~4mg，每日 3 次，对于严重疼痛者，可于晚间加用 2~4mg。②神经性强直：如多发性硬化症、慢性脊髓病、脊髓退化性疾病、脑血管意外和大脑性麻痹，剂量应个体化，初日剂量不超过 6mg，分 3 次服用。每隔 0.5~1 周增加 2~4mg。一般最佳有效剂量为每日 12~24mg，分 3~4 次使用。推荐的每日极量为 36mg。

注意事项 ①肝、肾功能不全者应减量。②治疗初期不宜从事驾驶车辆或操纵机器等工作。③不良反应有倦睡、疲劳、头晕、口干、恶心和血压下降等，高剂量时上述症状多见，但不必停药。此外尚可引起肌肉疲软、失眠，有时见低血压和心动过速，少数患者还有一过性血清转氨酶升高。

剂型规格 片剂：每片 4mg。

氟喹酮
Aflogualone

别名 氨氟喹酮，Aflogualonum，Arofuto

作用用途 本品作用于脊髓上位中枢较广的部位，而使肌肉紧张性亢进状态缓解。本品还有消炎、镇痛作用。口服本品 20mg 约 1 小时达血浆峰浓度，消除 $t_{1/2}$ 约为 3.5 小时。用于脑血管障碍、脑性麻痹、痉挛性脊髓麻痹、脊髓血管障碍、颈部脊椎症、后纵韧带骨化症、多发性硬化症、肌萎缩性侧索硬化症、脊髓小脑变性症、外伤或术后后遗症和其他脑脊髓病引起的痉挛性麻痹。

用法用量 成人 口服：每次 20mg，每日 3 次，可视年龄、症状适当调整剂量。

注意事项 ①对本品过敏者及哺乳期妇女不宜使用。②服用本品期间不得从事驾驶车辆或操纵机械等工作。③偶见步态不稳、头晕、嗜睡、头痛、恶心、呕吐、食欲不振、腹痛、皮疹、乏力、耳鸣、尿频等。

剂型规格 片剂：每片 20mg。

乙哌立松
Eperisone

别名 妙纳，乙哌里松，宜宇，Epefisonum，Myonal

作用用途 本品作用于中枢神经系统及血管平滑肌，可产生骨骼肌松弛作用及血管扩张作用。因此能从多方面打破肌紧张性亢进这一恶性循环，改善各种肌肉紧张的症状。此外尚有抗眩晕、镇痛及抑制疼痛反射的作用，且能使脑血管意外患者顺利进行随意运动，但无镇静催眠作用。用于颈肩腕综合征、肩周炎、腰痛症、脑血管障碍、痉挛性脊髓麻痹、颈椎病变、术后后遗症、外伤后遗症、肌萎缩性侧索硬化症、脑性小儿麻痹、脊髓小脑变性、骨髓管障碍等。常用本品盐酸盐。

用法用量 成人 口服：每次 50mg，每日 3 次，饭后服，可随年龄、症状适当调整剂量。

注意事项 ①肝、肾功能异常者慎用。②服药期间不应操纵机械。③少数患者可出现失眠、嗜睡、四肢麻木、胃肠道反应及尿闭、夜尿、全身倦怠感、颜面潮红、出汗以及肝、肾功能异常等。

剂型规格 片剂：每片 50mg。

A 型肉毒毒素
Botulinum Toxin A

别名 保妥适，衡力，肉毒杆菌 A 型毒素，Botox，Botulinum Toxin Type A，Dysport，Vistabel，Vistabex

作用用途 本品是通过裂解 SNAP-25 而阻滞外周胆碱能神经末梢突触前膜乙酰胆碱的释放。SNAP-25 是一种影响神经末梢内囊泡与突触前膜顺利结合并促使乙酰胆碱释放的必需蛋白质。本品临床用于：①眼睑痉挛、面肌痉挛及相关病灶肌张力障碍。②某些斜视，尤其是急性麻痹性斜视、共同性斜视、内分泌疾病引起的斜视及无法手术矫正或手术效果不佳的 12 岁以上的斜视患者。③口-下颌肌张力障碍、痉挛性斜颈、痉挛性构音障碍、书写痉挛、扭转痉挛等。④局部用药无效的严重原发性腋窝多汗等。

用法用量 肌内注射：①眼睑痉挛：采用上眼睑及下眼睑肌肉多点注射法。建议主要注射上眼睑轮匝肌的内、外侧部，如眉弓、眼轮匝肌外侧和上面部区域痉挛而影响视力，可在相应部分增加注射点，每个注射点的推荐剂量为 0.05~0.1ml，初始注射量为 1.25~2.5U。一般注射后 3 天内起效，1~2 周达高峰，每次疗效可持续 3 个月，之后根据需要可重复治疗。重复治疗时可增量，但一个注射点的剂量≤5U。每眼的初始剂量≤25U，每 12 周的总剂量≤100U。②面肌痉挛：同单侧眼睑痉挛者，同时根据需要剂量可注射其他受累面肌，如面部中、下及颊部肌内注射 3 针。也可对眉部内、外或上唇或下颌部肌肉进行注射。③斜视：根据斜视的种类、部位，在 0.5% 丁卡因表面麻醉下，通过肌电放大器或肌电仪引导，用同轴电极针注射不同的眼外肌。

注意事项 ①对本品过敏者、过敏体质者、重症肌无力或肌无力综合征、拟注射部位感染者禁用。②肝功能不全者和小于 12 岁儿童慎用。③心脏病、肺疾病、活动性结核、血液病、有患闭角型青光眼危险者、如预注射部位存在炎症或选定肌肉有明无力或萎缩时、肌萎缩性脊髓侧索硬化症或导致周围神经肌肉功能障碍的疾病慎用。④本品有剧毒，必须由专人保管、发放、登记，按规定剂量使用。⑤不良反应：心律不齐、心肌梗死、高血压、头痛、抽搐、恶心、肝功能异常、大便失禁、肌无力、皮肤疼痛、水肿、弥漫性皮炎、眼睑下垂、睑外翻、睑内翻、耳鸣等。

剂型规格 注射剂：每支 50U；100U；150U。

右美托咪定
Dexmedetomidine

别名 盐酸右美托咪定，右旋美托咪定，Pecedex

作用用途 本品为麻醉药。临床用于多种外科手术及重病监护患者机械通气时短期镇静的麻醉辅助药物或用于手术后镇痛。

用法用量 成人 ①镇静：开始 10 分钟内，给予负荷量 1μg/kg，**静脉注射**，随后给予维持量，**静脉滴注**（滴速每小时 0.2~0.7μg/kg）。②作为麻醉时的辅助用药：0.5~0.6μg/kg。**静脉注射**，麻醉诱导 10~15 分钟给药，静脉注射时间不低于 1 分钟。（2）0.5~1.5μg/kg，**肌内注射**，诱导麻醉前 60 分钟给药。白内障手术，推荐剂量 1μg/kg。③术后镇痛：每次 0.4μg/kg，**静脉注射**，2 小时最多使用 5 次，使用本品无效者可给予吗啡。

注意事项 ①对本品过敏者禁者。②孕妇、哺乳期妇女、糖尿病患者、高血压患者、肝肾功能不全者、低血容量者、心血管疾病患者（如心律失常、晚期心肌梗死）慎用。③本品静脉给药前须用 0.9% 氯化钠注射液稀释，如本品 2ml 需用 48ml 生理盐水稀释，应轻轻摇晃使之混合均匀。④肌内注射本品镇静作用时间延长，故较短的手术操作不适宜用此种给药方式。⑤本品不可与血液或血浆在同一静脉输液管内滴注。⑥老年人用量酌减，儿童安全性不明确。⑦不良反应：低血压、房颤、轻度一过强高血压、窦性心动过缓、头晕、头痛、口干、恶心、缺氧。

剂型规格 注射剂：每支 200μg（2ml）。

第七章 心血管、脑血管用药

第一节 抗心力衰竭药

心力衰竭是指在有适量静脉回心血量前提下，由于心脏收缩及舒张功能障碍，排血量下降，导致组织灌注不足及肺循环、体循环静脉处于淤血的病理状态。成人心力衰竭最常见的病因为冠心病、高血压性心脏病、瓣膜病、心肌病及肺心病，其他尚有心肌炎、胃炎和先天性心脏病等因素。心力衰竭的治疗原则是：①治疗心力衰竭的基本病因；②减轻心脏负荷；③增加排血量；④去除诱发因素。

常用的抗心力衰竭药有洋地黄、地高辛、毒毛旋花苷K、毛花苷丙、氨力农、米力农、依诺昔酮等。

洋地黄
Digitalis

别名 毛地黄，洋地黄叶，Digitalis Leaf

作用用途 本品直接作用于心肌，加强心肌收缩力，使输出量增加，相对地延长舒张期，不增加心脏的耗氧量；反射性地兴奋迷走神经，减慢心率；抑制心脏传导系统，延长心脏传导系统的不应期，减慢房室之间的兴奋传导，但对心肌本身则缩短不应期；有轻微的利尿作用。临床用于充血性心力衰竭，非洋地黄中毒的心房颤动、心房扑动及室上性心动过速。口服吸收缓慢，经4~6小时起效，12~24小时达最大效应，完全从体内排泄需经2~3周，有高度蓄积性，长期服可引起洋地黄中毒。用于治疗各种原因引起的慢性心功能不全、阵发性室上性心动过速和心房颤动、心房扑动等。

用法用量 口服：成人，常用量，每次0.1~0.2g，每日3~4次；维持量，每次0.05~0.1g，每日1次；每次极量0.4g，每日极量1g。儿童，极量，2岁以下，30~40mg/kg体重；2岁以上，20~30mg/kg体重，维持为1/10~1/5极量，每日1次。

注意事项 ①阵发性室性心动过速、房室传导阻滞、主动脉瘤及小儿急性风湿热所引起的心力衰竭忌用或慎用。心肌炎及肺源性心脏病患者对强心苷敏感，应注意用量。②治疗量和中毒量之间相差很小，每个患者对其耐受性和消除速度又有很大差异，故需根据病情来摸索最佳剂量。③排泄缓慢，易于蓄积。④可有厌食、恶心、呕吐、腹泻、眩晕、头痛、疲倦、失眠、黄视、绿视等反应，也可发生中毒反应，如各种心律失常，严重时会引起死亡。⑤在应用本品期间或停用后7日内，忌用钙剂、肾上腺素、麻黄碱及其类似药物。⑥与利舍平合用，

可引起严重缺氧，可增加心脏毒性反应，引起心律失常。

剂型规格 片剂：每片100mg。

洋地黄毒苷
Digitoxin

别名 狄吉戈辛，狄吉妥辛，地吉妥辛，Cardigin，Carditoxin，Crystodigin，Digotin，Lanatoxin

作用用途 本品是紫花洋地黄的纯品制剂，效价为洋地黄片的1000倍，作用和用途同洋地黄。口服后1~4小时起效，8~12小时达高峰，持续约14日，有效血药浓度为13~25mg/ml。$t_{1/2}$为120~216小时，在肝内代谢经肾排泄。

用法用量 ①口服：常用量，每次0.05~0.2mg。全效量0.02mg/kg体重，于48~72小时内分次服完（即每次0.1mg，每日3次）。维持量，每次0.1mg，每日1次。极量，每次0.4mg，极量，每日1mg。儿童，全效量，2岁以下，0.03~0.04mg/kg体重，2岁以上，0.02~0.03mg/kg体重，维持量为全效量的1/10~1/5。②不宜口服者，可肌内注射，必要时静脉注射。

注意事项 同洋地黄。

剂型规格 ①片剂：每片0.1mg；0.2mg。②注射剂：每支0.2mg（1ml）。

地高辛
Digoxin

别名 狄戈辛，强心素，异羟基洋地黄毒甙，Cardiox，Davoxin，Digaoxin，Digoxine，Lanoxin，Vanoxin

作用用途 本品系由毛花洋地黄中提纯制得的中效强心苷，其作用和用途同洋地黄，但作用快，排泄快，持续时间短。本品抑制心肌细胞膜的 Na^+、K^+-ATP酶的活性后，促使 Na^+/Ca^{2+} 交换系统活跃，使细胞内 Ca^{2+} 增加，心肌收缩力增强，又通过压力感受器反射性地降低交感神经张力，外周阻力下降，加上舒张期延长，使回心血量增加，心输出量增加，亦使迷走神经功能增强，减慢了心率，有利于衰竭心脏的休息与冠脉的血供。由于加速 K^+ 外流，使心室肌及浦氏纤维的有效不应期缩短，以心电图上出现P-R延长，Q-Tc缩短，ST呈鱼钩状下垂，T波幅度变小。随着心泵功能改善，肺微血管压与肺静脉压下降，体循环、肺循环瘀血减轻。口服后，吸收约为50%~80%（个体差异较大），4~8小时血浆

浓度达峰值。血浆 $t_{1/2}$ 为 36 小时，主要从肾脏排出。用于高血压、瓣膜性心脏病、先天性心脏病等引起的急慢性心力衰竭，尤其适用于伴有快速心室率的心房颤动者；对于肺源性心脏病、心肌严重缺血、活动性心肌炎及心外因素所致者疗效差。也用于控制快速性心房颤动、心房扑动患者的心室率及室上性心动过速。

用法用量 ①口服：全效量，**成人**，1～1.5mg，于 24 小时内分次服完（即首次 0.25～0.5mg，以后每 6～8 小时 0.25mg 至全效量）。维持量，每日 0.12～0.5mg，极量，每日 3mg。**儿童**，本品总量：早产儿 0.02～0.03mg/kg；1 月以下新生儿 0.03～0.04mg/kg；1 月～2 岁，0.05～0.06mg/kg；2～5 岁，0.03～0.04mg/kg；5～10 岁，0.02～0.035mg/kg；10 岁或 10 岁以上，按成人常用量，本品总量分 3 次或每 6～8 小时给予。维持剂量为总量的 1/5～1/3，分 2 次，每 12 小时 1 次或每日 1 次。对病情不急的患者，本品近年来采用恒定给药法，可逐日给一定剂量 6～7 日，即获得治疗效果。②静脉注射：用于不宜口服者。

注意事项 同洋地黄，本品蓄积性较小。与奎尼丁、胺碘酮、维拉帕米、普罗帕酮、甲氧氯普胺、利舍平等同用，使本品作用增强，应调整剂量。

剂型规格 ①片剂：每片 0.25mg。②注射剂：每支 0.5mg（1ml）。

甲地高辛
Metidigoxin

别名 宝灵曼，贝可力，甲狄戈辛，β-甲地高辛，甲基狄戈辛，Canitop，Digicor，Lanitop，Medigoxin，β-Methyldigoxin

作用用途 本品为中速强心苷地高辛的衍生物，作用与地高辛相似但较强，其 300μg 的效应与 500μg 地高辛相当，并具有口服吸收好、起效快和安全性高等优点。适用于急性和慢性心力衰竭，心房扑动，心房颤动，室上性心动过速。口服 10～20 分钟生效，30～40 分钟达最高血药浓度，约 1 小时达最大效应。静脉注射后 1～2 分钟见效。作用维持为 6 日，$t_{1/2}$ 为 54 小时。在肝脏中代谢为地高辛。

用法用量 ①口服：**成人**，每次 0.15～0.2mg，每日 2 次，2～3 日后改用维持量，每次 0.1～0.15mg，每日 2～3 次。②静脉注射：每日 0.2～0.3mg。**儿童**，开始每 6 小时 0.01mg/kg 体重，连用 2～3 日；维持量，0.01mg/kg 体重，每日 1～2 次。**老年人**，开始每次 0.10～0.15mg，每日 1～2 次；维持量，每次 0.05～0.15mg，每日 1～2 次。

注意事项 ①严重房室传导阻滞、阻塞性心肌疾病患者禁用。严重心肌损害及肾功能不全者慎用。②洋地黄中毒、血钙过高及心律电转复前禁用。③个别患者有食欲不振、恶心、呕吐、腹泻等不良反应。④与利尿剂、缓泻剂、青霉素、两性霉素 B、糖皮质激素、水杨酸盐

合用时，可能引起钾、镁缺乏症。

剂型规格 ①片剂：每片 0.1mg。②注射剂：每支 0.2mg（2ml）。

毛花苷丙
Lanatoside C

别名 毛花苷 C，毛花洋地黄甙，西地兰 C，Cedilanid，Digiianld C

作用用途 本品为快速强心苷，能加强心肌收缩力，减慢心率和传导。作用特点是较洋地黄、地高辛起效快，而蓄积作用较小。治疗量与中毒量间距大于其他洋地黄类强心苷。静脉注射后 5～30 分钟生效，经 1～2 小时达最大效应，作用维持时间 2～4 日。口服吸收不完全，服后 1 小时起效，作用维持时间 3～6 日，血浆蛋白结合率约 25%，$t_{1/2}$ 为 31～36 小时。用于急、慢性心功能不全，房颤和阵发性室上性心动过速。由于本品在溶液中不如去乙酰毛花苷稳定，口服吸收不良，故现已很少应用。

用法用量 静脉注射：①**成人**，首剂 0.4～0.6mg，以后每 2～4 小时可再给 0.2～0.4mg，总量 1～1.6mg。②**儿童**，按下列剂量分 2～3 次间隔 3～4 小时给予。足月新生儿和早产儿或肾功能减退，心肌炎患儿，按体重 0.022mg/kg 给药。2～3 周岁，按体重 0.025mg/kg 给药。

注意事项 ①心肌梗死患者禁用静脉注射给药。②本品在溶液中不如去乙酰毛花苷 C 稳定，故注射剂多用后者。③其他参见洋地黄毒苷。

剂型规格 注射剂：每支 0.4mg（2ml）：

去乙酰毛花苷
Deslanoside

别名 毛花强心丙，去乙酰毛花苷丙，西地兰 D，Cedilanid D，Deacetylsigilanid C

作用用途 本品为毛花苷丙的脱乙酰基衍生物，其作用同洋地黄，但比地高辛快，排泄更快，积蓄性少。常以注射给药用于快速饱和，继后用其他慢速、中速类强心苷作维持治疗。适用于急性充血性心力衰竭、室上性心动过速、心房颤动。静脉注射后 10 分钟起效，于 0.5～2 小时即可达作用高峰，作用维持 1～2 日，$t_{1/2}$ 33 小时，完全消失 3～6 日。

用法用量 静脉注射：①**成人**，首剂 0.4～0.6mg（1～1.5 支），以后每 2～4 小时可再给 0.2～0.4mg（0.5～1 支），总量 1～1.6mg（2.5 支～4 支）。②**儿童**：按下列剂量分 2～3 次间隔 3～4 小时给予、早产儿或足月新生儿或肾功能减退、心肌炎患儿，肌内或静脉注射 0.022mg/kg。2～3 周岁，按体重 0.025mg/kg。达到疗效后，一般需用口服洋地黄制剂以维持疗效。

注意事项 ①禁与钙注射剂合用。②严重心肌损害及肾功能不全者慎用。③可有恶心、呕吐、食欲不振、头痛、心动过缓等不良反应。④其他同地高辛。

剂型规格 注射剂：每支 0.4mg（1ml）。

毒毛花苷 K
Strophanthin K

别名 毒毛苷 K，毒毛旋花子苷 K，Strofan - K，Strophantin K

作用用途 本品作用同洋地黄，但比毛花苷丙快，排泄亦快，但减慢心律不及去乙酰毛花苷。适用于急性充血性心力衰竭。静脉注射后 5 分钟起效，0.5~2 小时达血浆浓度峰值，$t_{1/2}$ 为 21 小时，作用持续 1~2 日，2~3 日作用完全消失。

用法用量 静脉注射：开始 0.25mg，加入 5%~10% 葡萄糖注射液 20~40ml 中，缓慢注射时间不少于 5 分钟。必要时 2~4 小时可重复给予 0.125~0.25mg，总量可用到每日 0.5mg。达到疗效后，可继续口服洋地黄制剂以维持疗效。

注意事项 与地高辛基本相同。

剂型规格 注射剂：每支 0.25mg（1ml）；0.5mg（2ml）。

万年青总苷
Rodealin

作用用途 本品是从万年青植物的根、茎、叶中提取的有效成分。本品能增强心肌收缩力，扩张冠脉，减慢心率，并有利尿作用。用于心力衰竭以及心房颤动等。

用法用量 ①口服：每日 0.3~0.4g，分 3 次服用。②肌内注射：每次 1~2ml。③静脉注射：每次 1~4ml，用 5% 葡萄糖注射液 5~10ml 稀释后缓释注射。

注意事项 ①室性心动过速、风湿性心肌炎等患者禁用。②用本品大剂量可见胃肠道反应，偶见室性早搏。

剂型规格 ①片剂：每片 0.1g。②注射剂：每支 0.1g（1ml）。

铃兰毒苷
Thevetin

作用用途 本品是由铃兰（君影草）的全草或根中提取的有效成分。其作用类似洋地黄，但作用较强，蓄积作用较小。口服不易吸收，因此，需静脉注射。用于急慢性充血性心力衰竭。

用法用量 静脉注射：全效量，0.2~0.3mg，在 24 小时内分 2~3 次注入。维持量，每次 0.05~0.1mg，每日 1 次。

注意事项 ①本品排泄缓慢，易于蓄积中毒，故用药前应详细询问服药史，原则上两周内未用过慢效洋地黄毒苷者，才能按常规给予，否则应据情况调整用量。②此类药的治疗剂量与中毒剂量之间相关很小，故应根据病情、制剂、疗效等因素来摸索不同患者的最佳剂量。③本类药物中毒，一般有恶心、呕吐、厌食、头痛等。如已确诊本药中毒应立即停药，并根据病情给予治疗。

④用药期间忌用钙注射剂。

剂型规格 注射剂：每支 0.1mg（1ml）。

羊角拗苷
Divasid

作用用途 本品是从夹竹桃科的种子中提取的有效成分，其作用与毒毛花苷相似。用于充血性心力衰竭，尤其适用于急性患者。

用法用量 静脉注射：首次剂量为 0.25mg，3 小时后再静脉注射 0.125~0.25mg。

注意事项 ①近 1~2 周内用过洋地黄制剂者不宜应用本品，以免有中毒危险。②不宜与碱性溶液配伍。③其他副作用与洋地黄相似。

剂型规格 注射剂：每支 0.25mg（1ml）。

普瑞特罗
Prendlterol

别名 丙胺酚醇，扑来酚醇，Hyprenan，Vabtia

作用用途 本品能选择性兴奋 β_1 受体，对衰竭的心脏能增加心脏指数，降低静息时的左心室充盈压，增大心排出量而使心输出量增加，严重心功能不全者口服后，可见心输出量、每搏容量、射血分数、射血前期指数（PEPI）和射血前期与左心室射血时间比率都有改善。本品对心肌收缩力的作用较对心率的作用更为显著，在静息时心率稍有增加，而运动时不变或下降，此外尚能提高收缩压，而对舒张压则几无影响。本品起效迅速，易于耐受，没有洋地黄制剂的明显不良反应。本品作用迅速，静脉注射后 30~60 分钟在血浆中达峰值，$t_{1/2}$ 2 小时。本品主要经肾脏排泄，大部分（60%）以原形从尿液排泄。用于心肌梗死伴心力衰竭、心脏外科手术、休克。

用法用量 静脉滴注：最大剂量 20mg，稀释于 5% 葡萄糖注射液或 0.9% 氯化钠注射液中，缓慢滴注，滴速每分钟 0.5mg，在 5 分钟内认真观察静脉滴注 2~5mg，达最佳效果后持续滴注。

注意事项 ①严重室性心律不齐患者禁用；心绞痛、低血钾、糖尿病、瓣膜下心肌病变者禁用；孕妇及哺乳期妇女慎用。②常见有心悸、神经过敏、室性异位搏动，亦可增加心绞痛发作次数，对胎儿发育有不良影响。③与肼屈嗪合用可增加后者治疗慢性充血性心力衰竭的效果，能维持较长时间的疗效。

剂型规格 注射剂：每支 0.1%，5mg（5ml）。

依诺昔酮
Enoximone

别名 恩奥酮，Fenoximone，MDL-17043，Perfane

作用用途 本品是一种非苷非儿茶酚类强心药，属咪唑酮类衍生物，兼有正性肌力作用和血管扩张作用，治疗剂量对充血性心衰（CHF）患者的血流动力学有显著的改善作用，不论口服还是静脉给药均能明显增加心脏指数、每搏指数、每搏作功指数，能明显减少右心房压力、肺毛细血管楔压和全身血管阻力，但对心率和平均动脉压没有明显的影响。研究表明，本品对环腺苷酸磷酸二酯酶Ⅲ有较大的抑制作用，且有高度的选择性，从而使心肌细胞和血管平滑肌细胞内的环腺苷酸（cAMP）增高。在高浓度时亦有抑制 Na^+、K^+-ATP 酶活性的作用。本品能逆转维拉帕米对心脏的抑制作用，提示其对慢钙通道有激活作用。本品口服后吸收迅速而完全，首过效应显著，正常成人一次口服本品 150mg 后，1.3 小时达血药峰浓度，$t_{1/2}$ 为 3～8.1 小时，本品主要在肝脏中代谢。主要用于不同程度的充血性心衰。

用法用量 ①口服：每次 1.4～6.5mg/kg 体重，每日 3 次，剂量可根据心功能和症状逐步调整。②静脉注射：0.5～3mg/kg。③静脉滴注：每分钟 90μg/kg，共 10～30 分钟。维持量每分钟 5～20μg/kg。

注意事项 ①本品短期应用时不良反应的发生率较低，长期应用时，不良反应的发生率与剂量相关。②最常见的不良反应为恶心、腹泻、呕吐、食欲不振和室性心律失常等。

剂型规格 ①片剂：每片 100mg。②注射剂：每支 50mg；100mg。

氟西喹南
Flosequinan

别名 BTS-49465，Flosequinon，Manoplax

作用用途 本品是一种非选择性的弱磷酸二酯酶同工酶抑制剂，其代谢产物 BTS-53554 具有相似的作用。高浓度本品、BTS-53554 对无心功能衰竭者的心肌的作用较米力农弱。本品对心肌有直接作用或可通过儿茶酚胺为介质产生作用，而对心肌耗氧量没有不良影响。本品的正性肌力作用与抑制磷酸二酯酶活性有关。另外，本品可专一性阻断细胞内钙通道和心肌细胞对钙的敏感性，因而在治疗剂量下本品即可舒张机体动脉和静脉血管。本品服用后吸收快，在体内主要代谢为 BTS-3554。原形和 BTS-3554 的半衰期分别为 2.1 小时和 29 小时，重复给药后于第六日 BTS-53554 达到稳态血药浓度且没有蓄积。本品主要在肝脏代谢，肾脏排泄，因而有严重肾功能障碍和严重肝功能障碍的患者，需调整给药方案，延长给药间隔时间或减少剂量。本品主要用于治疗慢性充血性心力衰竭和高血压。

用法用量 ①口服：常用推荐剂量，每次 50～100mg，每日 1 次。②静脉滴注：每日 100mg。在有严重肾脏或肝脏功能损害时，应酌情减少剂量或延长给药时间。

注意事项 在常用剂量下，本品的不良反应较少，常见头痛等。

剂型规格 ①片剂：每片 50mg。②注射剂：每支 100mg。

考福辛达罗帕特
Colforsindaropate

别名 Adehl，NKH-477

作用用途 本品为腺苷酸环化酶增强剂，与 5 型腺苷酸环化酶亲和力最高，而 5 型腺苷酸环化酶是心肌细胞中最主要的腺苷酸环化酶亚型，能增加细胞内 cAMP 浓度，具有正性肌力作用和血管舒张作用，对于 β 受体下调的心力衰竭也有效。本品能显著改善血液动力学特征和临床症状，高剂量优于低剂量，本品静脉注射后，浓度迅速下降，分布半衰期小于 9 分钟，但其药理作用下降程度慢于血药浓度下降速度。本品在体内可转化为 N-Monodemethyl 化产物，此代谢物具有与本品相似的生物活性。用于急性心力衰竭。

用法用量 静脉滴注：将本品溶于注射用水或生理盐水中，滴速每分钟 0.2 或 0.5μg/kg 体重，滴注 30 分钟。

注意事项 ①静脉滴注时应严格控制滴注速度。②本品最常见的不良反应为心悸、皮肤潮红、头疼和心律失常等。

剂型规格 注射剂：每支 5mg；10mg。

氨力农
Amrinone

别名 氨联吡啶酮，氨利酮，氨吡酮，氨双吡酮，安诺可，强心隆，强心酮，Inocor，Wincoram

作用用途 本品为非洋地黄、非儿茶酚类强心药。选择性地抑制心肌细胞磷酸二酯酶，提高心肌细胞内环磷酸腺苷水平，呈现强心作用。对血管平滑肌有直接松弛作用，可降低心脏前、后负荷，降低心肌耗氧量，增加心输出量和肾血流量。口服 1 小时起效，1～3 小时作用达高峰，持续 4～6 小时。静脉注射 2 分钟见效，10 分钟作用达高峰，$t_{1/2}$ 为 5～30 分钟，持续 1～1.5 小时。用于难治性、充血性心力衰竭的短期治疗，可用于洋地黄中毒患者，尤适用于房室传导阻滞或心源性休克患者。

用法用量 ①口服：每次 100～200mg，每日 3 次，最大剂量每日 600mg。②静脉滴注：每次 0.5～3mg/kg 体重。滴注速度为每分钟 6～10μg/kg 体重，最大剂量每日 10μg/kg 体重。

注意事项 ①肝、肾功能不全，对本品或亚硫酸氢盐过敏，严重主动脉瓣或肺动脉瓣狭窄患者禁用。②严重低血压患者忌用。急性心肌梗死、孕妇、小儿慎用。③定期检查血小板、电解质及肾功能。④药液外漏可致局部组织坏死。⑤不能用葡萄糖液稀释，不可在同一溶液中加入呋塞米。⑥可出现恶心、食欲不振，快速大剂量静脉注射，可致室性期前收缩，室性心动过速，也可出现血小板减少等不良反应。

剂型规格 ①片剂：每片 100mg。②注射剂：每支 50mg（5ml）；100mg（10ml）。

米力农
Milrinone

别名 二联吡啶酮，甲氰吡酮，米利酮，鲁南力康，Corotrope，Primacor

作用用途 本品为氨力农的同系物，作用比氨力农强 10~30 倍，且不良反应减少，可使充血性心力衰竭患者体循环血管阻力、肺循环阻力、肺动脉平均压和肺毛细血管楔压显著降低，心输出量、心脏指数和每搏指数增加。给药后 1~3 小时血浆浓度达峰值，$t_{1/2}$ 为 2 小时，作用维持 4~6 小时。用于强心药、利尿药、血管扩张药治疗无效的急性充血性心力衰竭，或用于洋地黄过量以及洋地黄应用受限的充血性心力衰竭、心脏手术后心肌抑制所致收缩性心力衰竭或慢性心力衰竭、心功能急性恶化的短期治疗，可取代氨力农的临床应用。

用法用量 ①口服：每次 5~7.5mg，每 4~6 小时 1 次，每日 30mg。②静脉注射：25~50μg/kg 体重（速度每分钟 100/μg 或每分钟 0.25~1μg/kg 体重），每日不超过 1.13mg/kg 体重。

注意事项 与氨力农相同。

剂型规格 ①片剂：每片 5mg。②注射剂：每支 5mg（5ml）；10mg（10ml）。

维司力农
Vesnarinone

别名 Arkin

作用用途 本品为冠状血管舒张药，可激活细胞膜钠离子通道，是一类新型强心药物。本品具有明显的剂量依赖性正性肌力作用，其强度介于氨力农与米力农之间，比毒毛旋花子苷 K 强而毒性小。本品使心肌收缩力明显增加时，对心率及心律影响较小，β 受体阻断剂普萘洛尔对本品的正性肌力作用影响不大。本品可延长动作电位时程，实验证明，其对心脏的作用与 Na^+、K^+-ATP 酶、β 和 α 受体无关。本品主要抑制 Na^+ 通道失活，延长开放状态，促进 Na^+ 的跨膜被动转运，使 Na^+ 内流增多而细胞内［Na^+］升高，通过 Na^+-Ca^{2+} 交换，使胞浆内［Ca^{2+}］也升高。本品亦可抑制磷酸二酯酶（PDE）的活性，但与典型的 PDE 抑制剂氨力农和米力农等不同，本品能减慢心率及延长动作电位时程。另外，本品通过抑制 PDE，升高细胞内 cAMP 水平，使支气管平滑肌松弛。本品也具有独特的免疫抑制作用，该作用与抑制细胞因子（细胞活素，Cytokine）生成有关，是提高慢性充血性心衰患者存活性的可能机制之一。用于慢性充血性心衰。

用法用量 口服：每次 60mg，每日 1 次。

注意事项 ①本品使用时应密切监测心律失常的发生及潜在的心肌损伤。②主要不良反应是可逆性白细胞减少，发生率为 2.5%，发生在给药后的 4~16 周。

剂型规格 胶囊剂：每粒 60mg。

异波帕明
Inopamil

别名 多巴胺异丁胺，甲基多巴胺双异丁酯，盐酸异波帕胺，Ibopamine Hydrochloride，Scandine

作用用途 本品对多巴胺能和 β 肾上腺素能受体有激活作用，从而增加心脏的收缩力，减少外周血管的阻力。此外通过特异性激活肾小管组织的多巴胺能受体，增加肾脏血流量，使肾小球滤过率增加，而引起利尿和排钠，与抗利尿激素有拮抗作用。本品有正性肌力和扩张血管的作用，对心率并无明显影响。口服吸收良好，经 4 小时达最大效应，作用维持 24 小时。主要用于治疗充血性心力衰竭伴有肾滤过率减少引起的水钠潴留。

用法用量 口服：每次 100mg，每日 3 次。肝、肾功能减退者应减量。

注意事项 ①过敏及嗜铬细胞瘤患者禁用，孕妇及哺乳期妇女慎用。②有胃烧灼感。③心肌梗死和心绞痛患者应酌情减量。④可与洋地黄、血管扩张药或利尿剂等同时使用。

剂型规格 片剂：每片 100mg。

阿美铵甲硫酸盐
Amezinium Metilsufate

别名 阿美齐铵，甲硫酸氨苯哒嗪，Amezinium Metyl Sulphate，Regulton

作用用途 本品系促进血液循环药，能升高血压，增强心脏活力，具有长效作用。本品口服吸收迅速完全，消除 $t_{1/2}$ 为 9~17 小时。本品对低血压及体位性循环障碍有良好的治疗作用。

用法用量 静脉注射：推荐每日总剂量不超过 10mg/kg 体重。滴注速度一般为每分钟 5~10μg/kg 体重，首次剂量为 0.75mg/kg 体重，缓慢注射 2~3 分钟，然后按上述速度继续滴注。

注意事项 ①对本品和亚硫酸氢盐过敏者、有严重主动脉或肺动脉瓣膜疾病患者禁用，孕妇、哺乳期妇女、小儿慎用。②治疗期间应监测血压、心率及心功能。③本品的静脉注射液不能用含右旋糖酐或葡萄糖的注射液稀释。

剂型规格 注射剂：每支 100mg（20ml）。

重组人脑利钠肽
Chongzu Rennao Linatai

别名 新活素，rhBNP

作用用途 本品能有效延缓心衰的恶性进程，迅速纠正血流动力学紊乱，促进利钠排尿，对 K^+ 及 Ca 无影响，能拮抗神经内分泌系统的过度激活。适用于治疗休息或轻微活动时呼吸困难的心力衰竭患者（按 NYHA 分级大于 Ⅱ 级）。

用法用量 注射给药：①长期治疗，静脉滴注，推荐剂量和滴速为每分钟 0.0075~0.01μg/kg，每周 1~2 次，疗程 12 周。②NYHA Ⅱ 级以上住院患者，先以负荷剂量静脉注射，1.5~2.0μg/kg，注射时间 1~3 分钟；后按维持剂量静脉滴注：每分钟 0.0075~0.01μg/kg。

注意事项 ①对本品中任何一种成分过敏者和有心源性休克或收缩压<90mmHg 的患者禁用。应避免在被怀疑有或已知有低心脏充盈压的患者中使用本品。②口服血管紧张素转换酶抑制剂与本品合用时症状性低血压的发生率升高。③本品应在 2~8℃条件下保存。

剂型规格 注射剂：每支含 0.5mg 重组人脑利钠肽。

左西孟旦
Levosimendan

别名 Simdax

作用用途 本品为钙离子增敏剂，直接与肌钙蛋白相结合，使钙离子诱导的心肌收缩所必需的心肌纤维蛋白的空间构型得以稳定，从而使心肌收缩力增加，而心率、心肌耗氧无明显变化。同时本品具有强力的扩血管作用，通过激活三磷酸腺苷（ATP）敏感的钾通道使血管扩张，本品主要使外周静脉扩张，使心脏前负荷降低，对治疗心力衰竭有利。当大剂量使用本品时，具有一定的磷酸二酯酶抑制作用，可使心肌细胞内 cAMP 浓度增高，发挥额外的正性肌力作用。临床适用于传统治疗（利尿剂、血管紧张素转换酶抑制剂和洋地黄类）疗效不佳，并且需要增加心肌收缩力的急性失代偿心力衰竭（ADHF）的短期治疗。

用法用量 静脉滴注：以 5% 葡萄糖液稀释，起始以 12~24μg/kg 负荷剂量静注 10 分钟，而后以 0.1μg/（kg·min）的速度滴注。用药 30~60 分钟后，观察药物的疗效，滴注速度可调整为 0.2~0.5μg/（kg·min）。建议进行 6~24h 的输注。

注意事项 ①儿童和 18 岁以下青少年的经验非常有限，本品慎用于儿童。②不良反应较少，偶见头痛、眩晕、心悸等。

剂型规格 注射剂：12.5mg（5ml）；25mg（10ml）。

第二节　抗心律失常药

抗心律失常药物治疗的首选方案是单剂量治疗，如有时单一药物不能获得满意的疗效时，可考虑两种或多种药物联合使用。

抗心律失常的药物较多，如奎尼丁、普鲁卡因胺、美西律、吲哚洛尔、阿替洛尔、美托洛尔、艾司洛尔、比索洛尔、维拉帕米等。

奎尼丁
Quinidine

别名 硫酸奎尼丁，异奎宁，异性金鸡纳碱，Quinide Sulfate，Quinidex LA

作用用途 本品为奎宁的异构体，有抑制心肌收缩力，降低心肌兴奋性，延长心肌不应期，减慢传导速度，对异位节律点有较强抑制作用。口服吸收 40%~90%，1~2 小时后血药浓度达峰值，持续 6~8 小时，$t_{1/2}$ 为 6~7 小时。用于房性、室性、房室结性心律失常，阵发性心动过速、房颤及早搏。

用法用量 口服：第一天每次 0.1~0.2g，第二天每次 0.3g。第三天每次 0.4g，均为每隔 2 小时服 1 次，每天连续服 5 次。如无明显毒性反应，以后每日总量一般不宜超过 2g，恢复正常心律后，改为维持量，每日 0.2~0.4g，极量，每次 0.6g，每日 3g。儿童，首剂 3mg/kg。无副作用后则改为每隔 2 小时 1 次，每次 6mg/kg 或按体表面积 180mg/m²，每日 4~5 次。

注意事项 ①肝肾功能减退、完全性房室传导阻滞、心动过缓、强心苷中毒所致的心律失常患者禁用。②有恶心、呕吐、头痛、耳鸣、腹泻、视觉障碍、精神混乱和谵妄等金鸡纳反应，药物热、血小板减少等过敏反应。偶见奎尼丁晕厥或猝死等严重毒性反应。高浓度可致窦房阻滞、房室阻滞、室性心动过速。③本品与胺碘酮、抗酸药如西咪替丁、氢氧化铝凝胶合用，可使本品血药浓度升高；与 β 受体阻断剂如普萘洛尔等合用，作用相加，应调整剂量；与钙通道阻滞剂如硝苯地平、维拉帕米合用，可使本品血药浓度升高；与强心苷类合用，可使洋地黄、地高辛等的血药浓度升高，应调整剂量。

剂型规格 片剂：每片 200mg。

双氢奎尼丁
Dihydroquinidine

别名 长效二氢奎尼丁，长效缓释奎尼丁，塞利科，盐酸双氢奎尼丁，Hydroquinidine Hydrochloride，Lentoquine，Serecor

作用用途 本品为一长效制剂，与快通道蛋白质相结合，对心肌钠通道有直接阻滞作用，抑制 Na⁺ 内流，稳定细胞膜作用比硫酸奎尼丁强。本品缓释剂口服后在消化道缓慢释放二氢奎尼丁，经 60~84 小时可达稳态血药浓度，血清 $t_{1/2}$ 为 7~9 小时。用于房性和室性期外收缩，心房颤动、扑动或房性心动过速，预防室上性阵发性心动过速和室性心动过速的发作。

用法用量 口服：每次 300mg，早晚各 1 次。心律未完全控制时，可适当加量，每次 600mg。

注意事项 ①房室传导阻滞、束支传导阻滞、心功能不全、肌无力、洋地黄中毒者禁用。②对奎尼丁或奎宁过敏者忌用。③用前应检查血钾，并纠正低血钾，以防出现尖端扭转型室性心动过速。④少数病例出现腹泻，也可能有类似奎尼丁样的副作用。⑤与 β 受体阻滞剂合用，可增强它们对心脏的抑制作用；与麻醉剂、心肌抑制药、箭毒类药和抗凝血药合用，可使这些药物作用增强。

剂型规格 胶囊剂：每粒 300mg。

普鲁卡因胺
Procainamide

别名 奴佛卡因胺，普鲁卡因酰胺，Procamid，Pronestyl

作用用途 本品作用与奎尼丁基本相似，能延长心房的不应期，降低房室传导及心肌自律性。但作用较弱，对心房扑动和心房颤动转复作用不如奎尼丁。本品用于各种心律失常的治疗，但因其促心律失常作用以及长期使可引起抗核抗体滴度升高，甚至出现狼疮样综合征等不良反应，现仅推荐用于危及生命的室性心律失常，如持续性室性心动过速。注射液适用于利多卡因无效而又不宜电转复律的室性心动过速。

用法用量 ①口服：室性心律失常：每 0.25 ~ 0.5g，每 4 小时 1 次。肌强直：每次 0.25g，每日 2 次。②肌内注射：室性心律失常，每次 0.5g，每 6 小时 1 次。③静脉注射：室性心律失常，每次 0.1g，注射时间为 5 分钟，必要时每隔 5 ~ 10 分钟重复 1 次，总量不得超过 10 ~ 15mg/kg。④静脉滴注：室性心律失常，按 10 ~ 15mg/kg，滴注 1 小时，然后以每小时 1.5 ~ 2mg/kg 维持。

注意事项 ①禁忌证：红斑狼疮、病态窦房结综合征、Ⅱ度或Ⅲ度房室传导阻滞、低钾血症、重症肌无力、地高辛中毒、尖端扭转型室性心动过速。②低血压、肝肾功能不全者慎用。③有恶心、呕吐、忧郁或惊厥、皮疹、药物热、粒细胞减少等不良反应。④与胺碘酮、西咪替丁合用，可使本品血药浓度升高，应调整本品剂量；与抗酸药如碱性铝制剂合用，可使本品血药浓度下降。

剂型规格 ①片剂：每片 0.25g。②注射剂：每支 0.1g（1ml）；0.2g（2ml）；0.5g（5ml）；1g（10ml）。

丙吡胺
Disopyramide

别名 吡二丙胺，达舒乎，诺佩斯，双异丙吡胺，异丙吡胺，异脉定，异脉停，Dicorantil，Disaloc，Norpaee，Ritmodam，Rythmodan，Rythmodul

作用用途 本品为 Ⅰₐ 类抗心律失常药，对延长不应期，降低心肌传导纤维的自律性，抑制心脏兴奋传导等

作用比奎尼丁强。有较明显的抗胆碱作用。使窦房结频率和房室结交界区的传导速度加快，但仍有可能加重患者的原有病态窦房结综合征。口服吸收 52% ~ 83%，0.5 ~ 3 小时达血药峰值，$t_{1/2}$ 4.5 ~ 8.4 小时。常用本品磷酸盐。静脉注射后 5 ~ 10 分钟见效。临床上用于室上性和窦性、阵发性室上性和室性心动过速，心房颤动和扑动。

用法用量 成人 ①口服：首次 0.2g，以后每次 0.1 ~ 0.15g，每天 4 次，应根据需要及耐受程度调整用量。②静脉注射：按体重 2mg/kg，最大量不宜超过 0.15g，静注 5 分钟，必要时给药后 20 分钟重复一次，最大总量不应超过 0.3g，再加上口服药量，每日最大量不应超过 0.8g。

儿童 尚未确定，需根据血药浓度调整剂量。

注意事项 ①青光眼、前列腺肥大、重度房室传导阻滞者禁用，轻度心衰慎用。②用药期间经常复查心电图、血压。③有口干、便秘、尿潴留、视物模糊，偶见闭角型青光眼及传导阻滞、心率减慢或血压下降等不良反应。④本品与抗胆碱药合用，可增加本品不良反应；与 β 受体阻滞剂合用，对心肌的收缩和传导均有抑制作用，合用有危险。

剂型规格 ①片剂：每片 100mg。②注射剂：每支 50mg（2ml）；100mg（2ml）。

苯妥英钠
Phenytoin Sodium

别名 苯妥英，大仑丁，大伦丁钠，奇非宁，Dihycon，Phenytoin

作用用途 本品为乙内酰脲类抗癫痫药。本品能选择性抑制大脑皮层运动区，稳定神经膜电位，阻止癫痫发作，对大发作疗效好，对精神运动性发作次之，对小发作无效。临床主要用于防治癫痫大发作及精神运动性发作。也可用于三叉神经痛、坐骨神经痛，同时也有较好的抗心律失常作用。

用法用量 成人 抗心律失常。①口服：常用 100 ~ 300mg，一次服或分 2 ~ 3 次服用，或第一日 10 ~ 15mg/kg，第 2 ~ 4 日 7.5 ~ 10mg/kg，维持量 4 ~ 8mg/kg。②静脉注射：以 100mg 缓慢静注 2 ~ 3 分钟，根据需要每 10 ~ 15 分钟重复一次至心律失常中止，总量不超过 500mg。

儿童 抗心律失常，口服：按体重 5mg/kg，分 2 ~ 3 次服用，根据病情调整，每日不超过 300mg，维持量 4 ~ 8mg/kg，或按体表面积 250mg/m²，分 2 ~ 3 次口服。

注意事项 ①严重心衰、心动过缓、低血压、严重房室传导阻滞者禁用。②肝功能不全者慎用。③静脉滴注时先用注射用水溶解，再用 5% 葡萄糖注射液或 0.9% 生理盐水稀释。④静脉注射过快可出现低血压，心动过缓，房性传导阻滞，甚至心跳骤停、呼吸抑制。⑤口服时可有恶心、呕吐、嗜睡等副作用。

剂型规格 ①片剂：每片 0.05g；0.1g。②注射剂：

每支 0.125g；0.25g。

阿普林定
Aprindine

别名 安搏律定，安室律定，茚丙胺，茚满丙二胺，Amidonal，Fibocil，Fibroran，Ritmusin

作用用途 本品属 I_b 类抗心律失常药，并有局部麻醉作用，减慢心房、心室肌和浦氏纤维。减慢心房和心室传导，降低自律性，心房、心室、房室结不应期延长。口服吸收良好，2 小时后达血药峰值，$t_{1/2}$ 为 20～30 小时。用于治疗或预防室性和室上性心律失常，疗效较好。对难治、危及生命和复发性的室速有良好疗效，治疗预激综合征有特殊疗效。

用法用量 ①口服：成人，首次 100mg，必要时可用 200mg，其后每 6～8 小时再用 50～100mg。每日用量不超过 300mg。第 2～3 日各 100～150mg，分 2～3 次服用。②静脉滴注：首次 100～200mg，用 5% 葡萄糖注射液 100～200ml 稀释，在密切观察下静脉滴注，滴速一般为 2～5mg/min，30 分钟滴完，每日总量不超过 300mg，起效后改口服维持治疗。

注意事项 ①窦性心动过缓、中重度房室传导阻滞及癫痫患者忌用，老年人、帕金森病、肝肾功能不全者慎用。②本品安全范围小，应进行严密监测。③不良反应与血药浓度有关，当 2μg/ml 时可引起头晕、神经过敏、记忆障碍；当 3μg/ml 以上可出现共济失调、颤抖、复视、幻觉、癫痫、胃肠道反应、胆汁性黄疸、粒细胞减少等。

剂型规格 ①片剂：每片 25mg；50mg。②注射剂：每支 100mg（10ml）。

普拉马林
Prajmaline

别名 丙基缓脉灵，N-丙基西罗芙木碱，新缓脉灵，Neo-Aritmina，Neo-Gilurythamal，Prajmalinum

作用用途 本品可抑制房室传导速率，延长功能性不应期，提高兴奋阈值。高剂量时可降低心肌收缩力，但对心肌的抑制作用较奎尼丁好。对血压也无影响。本品口服容易吸收，健康成人一次口服 20mg 后 0.5～2 小时在达血浆峰浓度，$t_{1/2}$ 6～12 小时，其抗心律失常作用比劳拉义明（阿义马林）强 5～10 倍，作用维持 6～12 小时。本品在肝脏进行部分代谢，主要代谢产物及部分原形药物自胆汁随粪便排泄，部分自尿液排泄，肝功能不全尤其是胆道阻塞时，药物排泄时间明显延长。用于室性及室上性心动过速，室性早搏。

用法用量 ①口服：每次 20mg，每日 3～4 次。待病情稳定后改为维持量，每次 10mg，每日 1～3 次。用于预防发作，每次 20mg，每日 2 次，或每晚 20mg 顿服。②静脉注射：每次 7.5mg，每日不超过 10mg。

注意事项 ①Ⅱ度房室传导阻滞、严重心动过缓、严重低血压者及孕妇忌用；肝、肾功能不全，哺乳期妇女慎用；服药期间应定期作心电图检查。②偶见胆汁淤积、黄疸、灰白色大便、棕色尿液、视物模糊、心动过缓等。③与降压药、α 受体阻滞剂合用增加疗效，但一般不宜合用。

剂型规格 ①片剂：每片含普拉马林酒石酸盐 20mg。②注射剂：每支 7.5mg。

常咯啉
Pyrozoline

别名 常心定，Changrolin

作用用途 本品减慢心肌传导，延长心肌不应期，用于阵发性室性心动过速，频发性室性早搏疗效较好，对房性早搏、阵发性室上性心动过速、阵发性心房颤动亦有一定效果。

用法用量 口服：每次 0.2g，每日 3～4 次，心律控制后，改为维持量，每次 0.2g，每日 1～2 次。疗程多在 4 周以上。儿童酌减。

注意事项 ①肝、肾功能不全，严重心传导阻滞者及孕妇忌用。②尚有头晕，乏力，胃肠道不适，皮肤瘙痒，皮肤黏膜色泽改变及转氨酶轻度升高。③剂量过大可引起 P-R 间期延长，QRS 波增宽。

剂型规格 片剂：每片 200mg。

安他唑啉
Antazolin

别名 安他心，Antistine，Fenazolina

作用用途 本品有抗组胺、抗胆碱及局麻作用，能抑制心肌收缩力及房室传导，延长心肌不应期；同时有轻度交感神经阻滞作用，增加周围血管阻力及降低心排血量。临床用于房性、室性早搏，阵发性心动过速等。对心房颤动无效。

用法用量 口服、肌内注射或静脉注射：每次 100～200mg，每日 3～4 次。

注意事项 ①心力衰竭者慎用。②不良反应轻微，可有嗜睡、恶心、呕吐等。

剂型规格 ①片剂：每片 100mg。②注射剂：每支 100mg。

莫雷西嗪
Moracizine

别名 盐酸莫雷西嗪，安脉静，吗拉西嗪，噻马嗪，乙吗噻嗪，Aetmozine，Ethmozine，Moricizine

作用用途 本品属 I_b 类抗心律失常药，作用与奎尼丁相似。抑制心肌收缩力，降低自律性，延长不应期，减慢传导速度。对异位节律点有较强抑制作用，但不影响心肌传导纤维的 4 相除极坡度，有轻度扩张冠状动脉、解痉、抗胆碱、抗组胺作用。用于冠心病、心绞痛、高血压患者的心律失常。房性和室性早搏、阵发性心动过速、房颤和房扑。口服后，1~3小时达血药峰浓度，$t_{1/2}$为3小时。主要经肝脏代谢，并清除。

用法用量 ①口服：首剂300mg，维持剂量，每次200~300mg，每日3次。极量每日900mg。②肌内注射或静脉注射：每次500mg。

注意事项 ①严重传导阻滞、低血压及肝肾功能不全者禁用。②病窦综合征、严重心动过缓、孕妇、哺乳期妇女慎用。③有口干、头痛、眩晕、胃肠道不适等。④与西咪替丁合用，可使本品血药浓度升高。

剂型规格 ①片剂：每片200mg；500mg。②注射剂：每支500mg（2ml）。

美西律
Mexiletine

别名 缓心律，脉克定，脉律定，脉舒律，慢心律，Mecilen，Meitil，Mexiletinum，Mexitelc，Mexitilc，Mexitilen

作用用途 本品属I_b类抗心律失常药，具有抗惊厥、局麻及抗心律失常作用。对心肌的抑制作用较小。口服吸收迅速而完全（近100%），2~4小时血药浓度达峰值，静脉注射一般在1~2分钟起效，$t_{1/2}$为10~25小时，主要在肝脏代谢，长期口服有效。主要用于急慢性心律失常，如室性期前收缩，室性心动过速，心室纤颤及洋地黄中毒引起的心律失常。

用法用量 成人 ①口服：开始每次150~200mg，每日3~4次，以后可酌情减量。成人极量每日1200mg。②静脉注射：开始100mg，加入5%葡萄糖注射液20ml，缓慢静注。如无效，可在5~10分钟后再给50~100mg，然后以每分钟1.5~2mg的速度静脉滴注，3~4小时后滴速减至每分钟0.75~1mg，并维持24~48小时。

儿童 口服：每日15~20mg/kg体重，分3~4次服用。

注意事项 ①严重心衰、心动过缓、心源性休克、心室传导阻滞患者禁用。②有呕吐、恶心、心动过缓、低血压、头痛、眩晕等不适。

剂型规格 ①片剂：每片200mg；250mg。②注射剂：每支100mg（2ml）。

利多卡因
Lidocaine

作用用途 本品属I_b类抗心律失常药。主要作用于浦氏纤维和心室肌，抑制Na^+内流，促进K^+外流；降低4相除极坡度，从而降低自律性；明显缩短动作电位时程，相对延长有效不应期及相对不应期；降低心肌兴奋性，减慢传导速度；提高室颤阈。

本品静脉注射后15分钟左右生效，2小时达峰效应，与血浆蛋白结合率50%~80%，$t_{1/2}$为1~2小时。本品在肝内代谢，10%由肾脏排泄。适用于心肌梗死、洋地黄中毒、锑剂中毒、外科手术等所致的室性早搏、室

性心动过速和心室颤动。也用于转复和预防室性快速型心律失常。亦用于局部浸润麻醉。

用法用量 静脉注射：成人，每次1~2mg/kg体重，继以0.1%溶液静脉滴注，每小时不超过100mg，也可肌内注射4~5mg/kg体重，60~90分钟重复1次。老年人，阵发性室性心动过速，每次50~100mg静脉注射，每5分钟静脉滴注50mg，总量<300mg。小儿，静脉注射，每次1~2mg/kg体重，5~10分钟后可重复1次，有效后可改为静脉滴注，滴速为每分钟20~40μg/kg体重。

注意事项 ①严重房室传导阻滞、室内传导阻滞者禁用。②剂量过大时可引起惊厥及心跳骤停。③常见的不良反应有头晕、嗜睡、欣快、恶心、呕吐、吞咽困难、烦躁不安等。④与奎尼丁、普鲁卡因酰胺、普萘洛尔、美西律或妥卡胺合用时，本品的毒性增加，甚至引起窦性停搏。

剂型规格 注射剂：每支40mg（2ml）；100mg（5ml）；200mg（10ml）；400mg（20ml）。

妥卡尼
Tocainide

别名 氨酰甲苯胺，室安卡因，托卡胺，妥卡胺，妥克律，Citocard，Tonocard，Tonocarp，Xylotocan

作用用途 本品属I_b类抗心律失常药，作用持久，优于利多卡因。能抑制Na^+内流，使浦氏纤维自律性降低；还能促使K^+外流，使心肌有效不应期相对延长，减少折返的发生，亦可延长异常旁路的有效不应期。临床用于室性心律失常，室性早搏疗效尤佳。对功能性心律失常也有一定疗效，对其他抗心律失常药无效的患者常可奏效。口服吸收迅速，0.5~1.5小时达最高血药浓度，$t_{1/2}$为8~12小时，生物利用度100%。本品60%在肝脏代谢，40%以原形经肾排泄。

用法用量 ①口服：每次400~600mg，每日3次，最大剂量不超过每日2400mg；儿童，用量每次7.5mg/kg体重，每日2~3次。②静脉注射：每分钟0.5~0.75mg/kg体重，共15分钟，一般总量为500~750mg。

注意事项 ①对本品过敏者，Ⅱ、Ⅲ度房室传导阻滞者，孕妇及哺乳期妇女禁用。②肝、肾功能不全，充血性心力衰竭者慎用。③有恶心、呕吐、便秘、眩晕、头痛等不适。④不应与利多卡因合用。⑤与普萘洛尔合用可加强心脏的抑制。

剂型规格 ①片剂：每片200mg。②胶囊剂：每粒200mg。③注射剂：每支100mg；200mg。

氟卡尼
Flecainide

别名 醋酸氟卡肼，氟卡胺，氟卡律，Apocard，Elecainide，Flecamide Acetate

作用用途 本品为强效、广谱抗心律失常药。作用与恩卡胺相似。阻止 Na^+ 内流，降低 0 相上升速度和振幅，延长有效不应期，提高室颤阈值，明显减慢心室希氏束-浦氏纤维传导。氟卡尼对心肌收缩力有直接抑制作用，呈浓度依赖性。对心率、血压无明显作用，但使右房压，肺动脉楔压和全身血管阻力，肺血管阻力上升，心排血量降低，加重心肌前、后负荷，并有诱发和加重充血性心力衰竭的可能。用于室性早搏、阵发性室性心动过速、高危性室性心律失常。作用起效快，维持时间较长，$t_{1/2}$ 约 5~8 小时。常用本品乙酸盐。

用法用量 ①口服：每次 200mg，每日 2 次。②静脉注射：每次 1~2mg/kg 体重，于 5~10 分钟内缓慢注入，隔 8~12 小时后，可重复给药 1 次。儿童：2mg/kg 体重，于 10 分钟内注完。

注意事项 ①Ⅱ、Ⅲ度房室传导阻滞、心源性休克、代偿失调的心功能不全，电解质失衡者禁用。严重心动过缓、肝肾功能不全、孕妇、哺乳期妇女慎用。②有严重心律失常和潜在心脏病者可能导致心律失常加重。③有眩晕、头痛、视觉障碍、复视、立视。偶有恶心、便秘，腹痛。④与胺碘酮合用，可使本品血药浓度升高，应注意减量；与西咪替丁合用也可使本品血清浓度升高。

剂型规格 ①片剂：每片 0.05g；0.1g；0.15g。②注射剂：每支 50mg（5ml）。

恩卡尼
Encainide

别名 恩卡胺，哌乙苯醚，英卡胺，Encaine，Enkade，Enkaid

作用用途 本品有阻 Na^+ 内流，降低 0 相上升速度和振幅，延长有效不应期，提高室颤阈值，明显减慢心室希氏束-浦氏纤维传导的作用。本品能略延长浦氏纤维的动作电位时间，但不影响浦氏纤维的有效不应期，对心肌的抑制作用弱，不影响房室结传导。短期或长期应用后对血流动力学无明显影响。在心电图上可增宽 QRS 波。用于各类室性早搏、室性心律失常、阵发性室性心动过速、房室折返性预激综合征。口服吸收完全，30~60 分钟达血药峰值，$t_{1/2}$ 为 2~4 小时。常用本品盐酸盐。

用法用量 ①口服：成人，每次 25~75mg，每日 3~4 次；儿童，每日 2~7.5mg/kg 体重。②静脉注射：每次 0.5~1mg/kg 体重，于 15~20 分钟注完。

注意事项 ①Ⅱ、Ⅲ度房室传导阻滞、有束支传导阻滞、心源性休克、孕妇禁用。②严重心动过缓、肝肾功能不全者慎用。③口服偶有头晕、发热、皮疹和胃肠道反应。静脉注射可引起室性传导阻滞、窦性停搏、窦性心动过缓、一过性低血压等。④与硫氮草酮、奎尼丁合用，可使本品的血清浓度升高。

剂型规格 ①片剂：每片 25mg。②胶囊剂：每粒 10mg；25mg；50mg。③注射剂：每支 50mg（5ml）。

氯卡尼
Lorcainide

别名 劳卡胺，劳克律，劳卡尼，氯卡胺，洛卡胺，Lopantrol，Remivox

作用用途 本品作用与恩卡尼相似。用于室性心律失常，室性早搏和室上性心动过速、室颤、顽固性室性心动过速，某些常规抗心律失常药治疗无效的室速病例，改用本品仍有效。本品作用快，维持时间较长，$t_{1/2}$ 为 5~8 小时。本品在肝内代谢，代谢产物及少量原形药物自尿液及粪便排泄。

用法用量 ①口服：每次 50~100mg，每日 2~3 次；亦可增至每次 100mg，每日 3~4 次。②静脉注射：1~2mg/kg 体重，于 10 分钟内缓慢注入，隔 8~12 小时后可重复给药 1 次，一般最大总量 200mg。

注意事项 ①伴房室结或房室传导阻滞者禁用，14 岁以下儿童禁用。②孕妇及哺乳期妇女、低血钾者慎用。③口服不良反应有失眠、恶梦。大剂量快速静脉注射可引起头晕、视物模糊和肌肉震颤。④与利福平合用，可使本品血清浓度下降。

剂型规格 ①片剂：每片 100mg。②注射剂：每支 100mg。

普罗帕酮
Propafenone

别名 丙胺苯丙酮，丙苯酮，苯丙酰心安，利他脉，心律平，悦复隆，Baxarytmon，Fenopraine，Propaphenone，Rytmonorm

作用用途 本品具有阻止 Na^+ 内流，使 0 相、4 相去极减慢，心房、心室的兴奋性、应激性、传导性均降低，有效不应期延长，希氏束-浦氏纤维传导减慢的作用。还有较弱的 β 受体阻滞及阻止 Ca^{2+} 内流作用。对由氯化钙、地高辛、肾上腺素、乌头碱等所引起的实验性心律失常有良好的对抗作用。本品对结扎冠脉所致的心律失常有增加冠脉血流量的作用。对心肌收缩力有抑制作用，在心功能不全时尤为明显，使射血分数降低，肺动脉楔压上升，心律几无变化。用于室性和室上性心动过速，缺血性和难治性心律失常，预激综合征，电转复律后预防室颤、冠心病、心肌炎等。口服后 30 分钟显效，$t_{1/2}$ 为 4 小时，常用本品盐酸盐。

用法用量 ①口服：每次 150mg，每日 2~4 次，必要时，可适当增加剂量至每日 900mg，分 3 次服。②静脉注射：每次 70mg，每 8 小时 1 次，或根据病情静脉注射 70mg，1 次后按每小时 20~40mg 静脉滴注维持。1 日总量不超过 350mg。

注意事项 ①严重心衰、心动过缓、传导阻滞、病态窦房结综合征、电解质失调、阻塞性肺部疾病、严重低血压患者禁用；孕妇、哺乳期妇女、肝肾功能损害者慎用。②有恶心、呕吐、味觉改变、眩晕、传导阻滞等反应。③与地高辛合用，使后者血清浓度增高；与美托洛尔、普萘洛尔等β受体阻断剂合用，可使后者的血清浓度升高。

剂型规格 ①片剂：每片 50mg；100mg；150mg。②注射剂：每支 35mg（5ml）；70mg（10ml）。

吡美诺
Pirmenol

别名 吡哌醇

作用用途 本品为广谱抗心律失常药，对各种病因导致的心动过速和心律失常均有效。心电生理研究表明，本品既具有类似利多卡因缩短动作电位时程、减慢上升速度和缩短动作电位振幅的作用，又具有普鲁卡因胺样抵制生物膜通透性，延长有效不应期和降低自律性的作用。对离体心脏，本品亦能抑制心肌快慢反应、自动节律和消除折返。其抗心律失常作用不受血钾浓度的影响。口服迅速吸收，15~30 分钟达血药峰浓度值，消除 $t_{1/2}$ 为 7 小时。适用于各种病因引起的房性、室性心律失常，尤其对低钾血症引起的心律失常有独特的疗效，并对利多卡因、普鲁卡因胺或奎尼丁耐药的心律失常亦有良好的效果。

用法用量 ①口服：每日 200~300mg，分次服用。②静脉注射：每次 50~200mg，于 2 分钟注入。③静脉滴注：每分钟 2.5mg。

注意事项 ①房室传导阻滞、心功能不全者慎用。②有口干、食欲下降及体重减轻等反应。③在血药浓度过高时可出现 PR、QRS、QT 间期延长、低血压、心功能抑制。

剂型规格 ①片剂：每片 100mg。②注射剂：每支 50mg（2ml）。

多非利特
Dofetilide

别名 Tikosyn

作用用途 本品是一种比较特异的 Ⅲ 类抗心律失常药，它延长动作电位的时程及有效不应期，但不影响心脏传导速度。这些作用的机制为，它能抑制滞后的外向钾电流中的快速部分，因而在复极化期阻断钾离子的外流。本品口服后，生物利用度约为 99%，$t_{1/2}$ 为 7.1 小时，52% 的药物 48 小时后以原形由粪便排出。用于治疗和预防房性心律失常，如房颤、心房扑动和阵发性室上性心动过速，维持窦性节律，也可预防室性心动过速的发生和降低心衰患者并发症的发生率。

用法用量 口服：①治疗房颤、心房扑动，每次 0.125~0.5mg，每日 2 次，②治疗阵发性室上性心动过速，每次 0.5mg，每日 2 次。

注意事项 ①本品只限用于严重症状的房颤和房扑患者。②尖端扭转型室性心动过速的发生率与剂量无关。③本品会引起室性心律失常，可诱发尖端扭转型室性心

动过速。④西咪替丁和酮康唑不得与本品同时服用，因可使本品血药浓度明显增加。⑤维拉帕米会增加本品峰值浓度，忌与本品同时服用。⑥本品亦不宜与可延长 QT 间期的药物合用。

剂型规格 片剂：每片 0.125mg。

普萘洛尔
Propranolol

别名 恩特来，萘心安，萘氧丙醇胺，心得安，Inderal，Propanolol

作用用途 本品为β受体阻断剂，可降低心脏自律性，减弱心肌收缩力，抑制传导，减慢心率，降低心肌耗氧量。同时，抑制肾素的释放，使血浆肾素的浓度下降，降低血压，循环血容量减少。此外，尚有膜稳定作用及收缩支气管平滑肌作用。用于稳定型心绞痛，轻、中度高血压，窦性、室上性心动过速，房性、室性早搏，急性心肌梗死、肥厚性心肌病、甲状腺功能亢进等。口服吸收 30%~40%，显效时间 30 分钟，1~2 小时达血药峰浓度，持续 3~7 小时，$t_{1/2}$ 为 3.5~6 小时。

用法用量 ①口服：每次 10~30mg，每日 3~4 次。②静脉注射：每次 1~3mg，缓慢注射。

注意事项 ①伴有 Ⅱ 度传导阻滞、心源性休克、支气管哮喘、肺心病、心动过缓、糖尿病、充血性心衰、雷诺病、嗜铬细胞瘤患者禁用。②糖尿病、严重肝、肾功能不全、孕妇、哺乳期妇女及已服强心苷者慎用。③有恶心、呕吐、腹泻、低血压、心动过缓、皮疹等反应。④与胺碘酮合用，可出现心动过缓、室颤或停搏，应注意监测；与普罗帕酮、西咪替丁合用，可使本品血清浓度升高；与利多卡因并用时，可能导致窦房停顿。

剂型规格 ①片剂：每片 10mg。②注射剂：每支 5mg（1ml）。

吲哚洛尔
Pindolol

别名 卫心根，心得静，心得乐，心复宁，吲哚心安，Bedrenal，Calvisken，Prindolol，Visken

作用用途 本品对β受体的阻断作用比普萘洛尔强 10~20 倍，在离体动物上，作用比普萘洛尔强 5 倍，其负性心率作用为后者的 1/35，具有微弱的膜稳定作用，中等的内在拟交感活性，局麻作用及奎尼丁样作用较小，约为普萘洛尔的 1/10，一般剂量不产生心肌抑制。本品口服后吸收良好，几被完全吸收，肝脏首过效应低至可忽略不计，生物利用度 90%，使用指定剂量后可产生恒定的治疗效果。口服后 2 小时在血浆中达峰，作用可维持 8~12 小时（缓释片剂为 24 小时）。t_{max} 1.5~2 小时，$t_{1/2}$ 3.5 小时，血浆蛋白结合率 40%~60%。本品在肝、肾清除率几近相等，肝、肾功能不全患者不致在体内蓄积。用于心律失常，窦性心动过速，阵发性室上性心动过速，早搏，药物导致的期外收缩，心房扑动和纤颤，心绞痛，

原发性高血压。

用法用量 **口服**：每次 5~10mg，每日 2~3 次。**静脉注射**：起始剂量 0.4mg，缓慢注射，每隔 20 分钟再注射给药 0.2mg，最大剂量 1.2mg。

注意事项 ①严重心动过缓，房室传导阻滞，肺源性心脏病，支气管哮喘患者禁用。②β 受体拮抗剂过敏患者、糖尿病患者及长期禁食者慎用；乙醚或全身麻醉的手术患者，应用时应严密监护心血管功能；孕妇及哺乳期妇女慎用。③伴有心功能不全患者使用本品应预先或同时进行抗心衰治疗，用于嗜铬细胞瘤患者应并用 α 受体拮抗剂。④不良反应较少且多为一过性，偶见疲倦，眩晕，头痛，头重感，睡眠障碍，多梦，抑郁，幻觉，恶心，呕吐，腹痛，腹泻等。

剂型规格 ①片剂：每片 5mg；10mg；15mg。②缓释片剂：20mg；30mg。③注射剂：0.2mg（1ml）；0.4mg（2ml）。

阿替洛尔
Atenolol

别名 阿坦乐尔，氨酰心安，苯氧胺，醋丁洛尔，醋丁酰心安，速降血压灵，赛克塔尔，天诺敏，Acebutolol，Acethamol，Premormine，Tenormine

作用用途 本品为选择性心脏 β_1 受体阻滞剂，对血管和支气管的 β_2 受体作用很小。无内在拟交感活性和膜稳定作用，无心肌抑制作用，可减慢心率，心输出量（与剂量相关）约减少 20%，延迟传导。口服吸收 50%，1 小时显效，3 小时达血药峰浓度，持续 12 小时，$t_{1/2}$ 为 6~9 小时。用于高血压、心绞痛及心律失常，对偏头痛、甲状腺功能亢进以及青光眼也有效。

用法用量 ①**口服**：常用量，每次 50mg，每日 1 次；用于心绞痛，每次 25~50mg，每日 1~2 次；用于高血压，每次 50~100mg，每日 1 次。②**滴眼**：用于青光眼，每日 3~4 次，4% 溶液每次 1~2 滴。

注意事项 ①重度传导阻滞者及孕妇禁用，支气管哮喘者慎用，哮喘时禁用。②用药后个别患者出现心动过缓。③偶见胃部不适，血压过低。④本品与洋地黄并用增强洋地黄毒性；与硝酸甘油、硝苯地平等药物合用，有协同作用并可相互减轻各自的不良反应；与利尿剂可增加降压效应；与异丙肾上腺素、阿托品合用，产生拮抗或部分拮抗作用。不宜与单胺氧化酶抑制剂合用。

剂型规格 ①片剂：每片 12.5mg；50mg。②滴眼剂：1%~4%。

美托洛尔
Metoprolol

别名 倍他洛克，倍他乐克，甲氧乙心安，酒石酸美托洛尔，美多洛尔，美多心安，美他新，舒梦，Betaloc，Lopresor，Opresol，Seloken

作用用途 本品为选择性 β_1 受体阻断剂，对 β_2 受体

作用较弱，较大剂量对血管、支气管的 β_2 受体才有作用，能有效抑制肾上腺素引起的心脏收缩和心率效应。降低静息时的心率和心输出量，降低运动时的收缩期血压。作用与普萘洛尔相似，而抑制异丙肾上腺素引起的血管舒张作用弱于后者。对外周血管几无收缩作用，无内在拟交感活性，有较弱的膜稳定作用。本品吸收迅速，静脉注射后 20 分钟，口服后 1 小时产生作用，作用持续 3~6 小时，$t_{1/2}$ 为 3~5 小时，在肝脏内代谢，经肾脏排泄。用于各型高血压、心绞痛、心律失常、心功能不全、心肌梗死。也有用小剂量治疗慢性心力衰竭。

用法用量 ①**口服**：高血压，普通片（酒石酸盐），每次 25~50mg，每日 2~3 次；或每次 100mg，每日 1 次。缓释片（琥珀酸盐），每次 47.5~95mg，每日 1 次。心绞痛，普通片，每次 50mg，每日 2~3 次，逐渐增至每日 150~300mg。②**静脉注射**：心律失常，开始 5mg（每分钟 1~2mg），隔 5 分钟后重复注射，直至有效，总量 10~15mg。心肌梗死，入院后立即静脉注射 15mg 或遵医嘱。

注意事项 ①心源性休克、病态窦房结综合征、严重传导阻滞、心动过缓及心衰患者忌用。肝、肾功能不全者慎用。②偶有胃部不适、眩晕、头痛、疲倦失眠、恶梦等。③药物相互作用与普萘洛尔相似。

剂型规格 ①片剂：每片 25mg；50mg；100mg。②缓释片剂（琥珀酸盐）：每片 23.75mg；47.5mg；95mg。③注射剂：每支 5mg（5ml）。

布库洛尔
Bucumolol

别名 克英洛尔，香豆心安，Bucumarol

作用用途 本品为一新型强效的 β 受体兼具 β_1 和 β_2 受体的阻断作用，无内源性拟交感活性，无膜稳定性作用，局麻作用较普萘洛尔为低，抗乌头碱诱发心律失常作用较后者差。本品作用强，其 β 受体阻断作用、抗肾上腺素诱发的心律失常作用均为普萘洛尔的 3 倍。对中枢神经系统、消化系统、平滑肌、骨骼肌及血液均无明显影响，不透过血脑屏障，吸收快，健康人口服 20mg 后 2 小时在血浆中达峰，作用持续 6~8 小时。口服后经胃肠道吸收迅速完全，生物利用度高，t_{max} 0.5~2 小时，广泛分布于各组织，尤以肝、肾、脑浓度最高，$t_{1/2}$ 2.4~2.6 小时，血浆蛋白结合率 50%。本品主要在肝脏代谢，无体内蓄积作用。用于中至重度原发性高血压，肾性高血压，高血压危象，心绞痛，缺血性隐性冠心病，心肌梗死后及频发性心律失常，房性及室性早搏，窦性及室上性心动过速，心房颤动。

用法用量 **口服**：每日 3 次，初始剂量每次 5~10mg，饭后服用，视病情可渐增至每日 30~40mg。

注意事项 ①严重心动过缓，房室传导阻滞，窦房传导阻滞，充血性心力衰竭，心源性休克，支气管哮喘，肺气肿，过敏性鼻炎，嗜铬细胞瘤，严重低血压患者禁

用。②β受体拮抗剂过敏患者、孕妇及哺乳期妇女禁用。③糖尿病原发性低血糖症，严重肝、肾功能不全，毒性甲状腺肿患者慎用。④长期用药应定期检查心功能（如脉搏、血压、心电图）。⑤常见有食欲不振，恶心，腹痛，腹部不适，便秘和腹泻，咳嗽，气喘，嗜睡，倦怠感；长期服用剂量过大时偶见心动过缓，窦房传导阻滞，血压过低，浮肿，眩晕，头晕，头痛，失眠，多梦，支气管哮喘，过敏性鼻炎，泪液减少，肌酸磷酸激酶值上升，血糖降低和雷诺综合征等。⑥与硝酸类药物并用可具协同作用，增强疗效与耐受力，并抵消各自的不良反应。⑦与氯噻嗪利尿剂并用，可增强降压效应。⑧与单胺氧化酶抑制剂合用，使交感神经抑制增强，可出现心肌收缩力减弱，可抑制其升血糖。⑨与氯丙嗪合用，本品代谢受阻，可增强对心血管的抑制，致严重低血压，应禁止使用。⑩与钙拮抗剂合用，两者均有钙通道的阻滞作用，增强心脏抑制，导致心脏骤停。⑪与乙醚、甲氧氟烷、利多卡因合用，加重对心肌的抑制；与麦角胺合用可增加对外周血管的收缩，有导致雷诺综合征的危险。⑫与抗酸药物合用，抗酸药物能延迟胃排空作用，可延长本品的吸收时间，与西咪替丁合用，后者可减少肝血流，使本品在肝内首过效应的损耗减少。

剂型规格 片剂：每片 5mg；10mg。

索他洛尔
Sotalol

别名 甲磺胺心安，施泰可，伟特，心得怡，Betacorsdne，Lesotal，Sotacor，Sotalex

作用用途 本品为非选择性 β 受体阻断剂，作用于 β_1 和 β_2 受体，没有内在拟交感活性和膜稳定作用。同其他 β 受体阻滞剂一样，抑制肾上腺素释放，可显著降低静止和运动时的心率及收缩压。可明显延长心肌复极时间，其作用类似胺碘酮，而不同于普萘洛尔，是 β 受体阻滞剂中独具这种特性的药物。本品对心脏组织以浓度依较形式增加动作电位间期（APD），延长有效不应期（ERP）和绝对不应期，增加心房、心室、房室结和旁路的 ERP，延长房室结内而不延长结下传导时间，浓度在 0.1mmol/L 或更高时可使动作电位 0 相上升速度减慢。本品对心脏抑制作用较低，能降低心率和频率依赖性血流动力学功能，对每搏量、每搏工作指数或每搏张力时间指数无显著影响，也不增加左室舒张末期压。本品口服吸收良好，2.5~4 小时达血浆峰浓度。清除 $t_{1/2}$ 约 12 小时。本品不易透过血脑屏障，约80%~90%以原型由肾脏排泄。本品适用于各类心律失常，心绞痛，高血压和心肌梗死后。

用法用量 口服：推荐的首剂量为每日 160mg，分 2 次服用。必要时，可隔周调整剂量。常用剂量每日 160~320mg，有效剂量范围每日 160~640mg。

注意事项 ①支气管哮喘或慢性阻塞性呼吸道疾病，未控制的心衰、严重的窦性心动过缓、Ⅱ度和Ⅲ度房室传导阻滞者禁用。②哺乳期妇女、心动过缓、心脏代偿功能障碍、胰岛素依赖型糖尿病、病态窦房结综合征患者慎用。③肾功能不全者应适当减量。④可出现呼吸困难、疲劳、眩晕、头痛、发热、心动过缓、低血压等不良反应。⑤本品与 I_a 类抗心律失常药及钙拮抗剂合用增加心肌抑制的危险，可掩盖低血糖症状，胰岛素和口服降血糖药剂量要调整，合用噻嗪类利尿剂，易发生低钾血症或低镁血症。

剂型规格 片剂：每片 20mg；40mg；80mg；160mg；200mg。

阿罗洛尔
Arotinolol

别名 Almarl，Almart

作用用途 本品具有 β 受体阻断和适度的 α 受体阻断作用，适度的 α 受体阻断作用使外周血管阻力降低，冠脉阻力减小，β 受体阻断作用使心率减慢，心输出量和心收缩速度降低，心肌耗氧量降低，血压下降。本品作用强于普萘洛尔，α、β 受体的阻断作用比高于拉贝洛尔(3:1)，无内源性拟交感活性，无膜稳定作用，无导致体位性低血压的不良反应，口服后 2 小时达血浆峰浓度，作用持续 8~12 小时。本品主要在肝脏代谢，主要代谢产物为氨基甲酰水解物，具活性，大部分代谢物（84%）和少量原形药物经粪便排泄，少量（13%）经肾脏排出，48 小时可排泄给药量的 97%，连续给药无体内蓄积作用。用于原发性高血压，肾性高血压，心绞痛，心肌梗死后及心肌缺血性冠心病。频发性心律失常，室性及室上性早搏，室性及室上性心动过速，心房颤动。

用法用量 口服：每次 10mg，每日 2 次，餐中或饭后服用，疗效不佳或严重病例，可递增至每日 30mg。

注意事项 ①严重心动过缓，房室传导阻滞，窦房传导阻滞，充血性心力衰竭，心源性休克，支气管哮喘，肺气肿，过敏性鼻炎，严重低血压患者禁用。②β 受体拮抗剂过敏患者、孕妇及哺乳期妇女禁用。③糖尿病，低血糖，严重肝、肾功能不全，雷诺综合征患者禁用。④长期用药应定期检查心功能（如脉搏、血压、心电图）。⑤常见有乏力，嗜睡，头晕，失眠，多梦，抑郁，倦怠感，恶心，呕吐，便秘或腹泻，腹痛，腹部不适，食欲不振，肢端动脉痉挛，泪液减少，血糖降低等；偶见窦房传导阻滞，心动过缓，血压过低，心悸，支气管哮喘，肺气肿，血清肌酸磷酸激酶值上升，AST、ALT 和尿酸值上升等。⑥与硝酸酯类药物并用可具协同作用，增强疗效与耐受力，并抵消各自的不良反应。⑦与单胺氧化酶抑制剂合用，使交感神经抑制增强，可出现心肌收缩力减弱，心动过缓，故不宜合用。⑧与钙拮抗剂合用，两者均有钙通道的阻滞作用，增强心脏抑制，导致心脏骤停。⑨与乙醚、甲氧氟烷、利多卡因合用，加重对心肌的抑制。⑩与麦角胺合用，可增加外周血管的收缩，有导致雷诺综合征的危险。

剂型规格 片剂：每片5mg；10mg。

艾司洛尔
Esmolol

别名 爱络，艾思洛尔，Brevibloc

作用用途 本品为一种超短效的选择性β₁受体阻滞剂，具有起效迅速、作用时间短、迅速被代谢的特点。主要受红细胞酯酶作用，使其酯链水解。口服后2.5～4小时达到峰浓度，2～3日到达稳态血浓度。分布$t_{1/2}$约2分钟，消除$t_{1/2}$约9分钟。本品适用于：心房颤动、心房扑动时控制心室率；围手术期（诱导麻醉、麻醉期间或手术后）出现的心动过速或高血压；窦性心动过速；需紧急处理的异位性室上性心动过速，或作为测试其他β受体阻滞效果的试探用药。

用法用量 静脉滴注：①控制心房颤动、心房扑动时心室率成人先静脉注射负荷量：0.5mg/（kg·min），约1分钟，随后静脉滴注维持量：0.05～0.3mg/（kg·min），但0.2mg/（kg·min）以上的剂量未显未能带来明显的好处。②围手术期高血压或心动过速即刻控制剂量为：1mg/kg，30秒内静脉注射，继续给予0.15mg/（kg·min）静脉滴注，最大维持剂量为0.3mg/（kg·min）。治疗高血压的用量通常较治疗心律失常用量大。

注意事项 ①严重心动过缓、房室传导阻滞、心源性休克、重度心衰患者禁用。②支气管哮喘、伴心力衰竭时慎用。③本品可在任何剂量下发生低血压，使用时应严密监测。④本品与华法林、地高辛、吗啡或琥珀酸胆碱合用，应慎重。⑤糖尿病患者应用本品宜特别小心，因为阻滞剂可掩盖低血糖引起的心动过速。

剂型规格 注射剂：每支0.1g（1ml）；0.2g（2ml）；0.1g（10ml）。

纳多洛尔
Nadolol

别名 康格多，康加多尔，萘丁乐，萘羟心安，羟氢萘心安，心得乐，Betadol，Corgard，Corzide，Solgol

作用用途 本品为非选择性β受体阻断剂，有一定内源性交感活性，无膜稳定作用，具有一定的负性肌力作用，对心肌抑制作用较小，扩张肾血管，增加肾血流量，显著降低动脉收缩压、舒张压和平均动脉压，且长效，作用持续12～24小时。其阻断异丙肾上腺素对血压和心律反应强度分别是普萘洛尔的9倍和2～4倍。纳多洛尔能减慢窦房结自律性，降低心房、房室结和心室的异位自律细胞第4相自动除极速率，延长房室结有效不应期，使传导减慢。本品口服经胃肠道吸收，吸收率约30%，生物利用度20%～30%，t_{max}34小时，$t_{1/2}$14～24小时，血浆蛋白结合率30%，不易透过血脑屏障，但能通过胎盘屏障并经乳汁分泌。本品不经肝脏代谢，无肝脏首过效应，75%的药物以原形从尿液排泄。用于高血压，门脉高压的肝硬化，心绞痛，心律失常，甲状腺毒血症，偏头痛。

用法用量 口服：每次40～80mg，每日1次。

注意事项 ①窦性心动过缓，Ⅰ度以上窦房或房室传导阻滞，心源性休克，充血性心力衰竭，过敏性鼻炎，支气管哮喘及严重阻塞性肺部疾病患者禁用。②糖尿病患者在用药期间应经常检查血糖，孕妇及哺乳期妇女忌用。③肾功能减退者需调整剂量。④不良反应较少，常见为疲乏，眩晕；少见恶心，呕吐，腹泻，便秘，厌食，胀气，皮疹，性功能障碍，视力障碍，心动过缓，体位性低血压和支气管痉挛。

剂型规格 片剂：每片20mg；40mg；80mg。

比索洛尔
Bisoprolol

别名 富马酸比索洛尔，博苏，康可，康心，Concor，Emcor，Monocor

作用用途 本品对β₁受体有高度选择性，其亲和性较对β₂受体强100倍，选择性高于美托洛尔、倍他洛尔和普萘洛尔，为高效价强度、不良反应较小的第三代β受体拮抗剂。比索洛尔无内源拟交感活性，无膜稳定作用。本品口服吸收完全，生物利用度高，作用持续时间长，可维持24小时以上，$t_{1/2}$10～12小时，血浆蛋白结合率30%。本品50%在肝脏代谢，生成无活性代谢物，另50%以原形药物从肾脏排泄。用于轻至中度原发性高血压，老年性高血压，心绞痛（劳力型心绞痛），心律失常（快速型室上性心律失常，室性早搏），缺血性心力衰竭和扩张性心肌病。

用法用量 口服：每日1次，起始剂量2.5～5mg，以后每次5～10mg。

注意事项 ①心源性休克，窦房传导阻滞，房室传导阻滞患者禁用。②心动过缓，低血压，未经治疗的充血性心力衰竭患者慎用；周围循环障碍，慢性阻塞性呼吸道疾病患者，糖尿病患者慎用。③常见有头痛，头晕，出汗，失眠，胃肠功能障碍；少见恶心，疲倦，乏力，胸闷，呼吸困难，心动过缓和房室传导阻滞；偶见血压下降剧烈。

剂型规格 ①片剂：每片5mg；10mg。②胶囊剂：每粒5mg；10mg。

扎莫特罗
Xamoterol

别名 扎莫洛尔，可文，Corwin，Exrel，Mavair，Sepan，Zeisin

作用用途 本品是作用于心脏β₁受体的部分激动剂，所引起的心率增加仅为异丙肾上腺素43%，而对血管平滑肌无直接作用，当交感神经功能低下时，可产生正性肌力作用和正性频率作用，而当交感神经功能亢进时，则可产生负性肌力作用，因此，本品具有双重作用，即在静息时具有不寻常的变力作用，而在轻至中度运动时则能减少心肌耗氧量。口服吸收率仅9%，口服剂量的大部分随粪便排出。主要用于治疗慢性心功能不全（主要是心脏交感紧张性低的心功能不全），特别适用于气喘及疲劳症状而活动受限制的患者。

【用法用量】 ①口服：每次200mg，每日2次。②静脉注射：每次0.1mg/kg体重。

【注意事项】 ①阻塞性呼吸道疾病患者慎用，孕妇慎用，哺乳期妇女禁用。②主动脉瓣狭窄或梗阻性心肌病变的患者慎用。③肾功能不全时应调整剂量。④偶见胃肠道不适、头痛、头晕、胸部绞痛、心悸、室性心律失常、肌痛性痉挛和皮疹。

【剂型规格】 片剂：每片200mg。

胺碘酮
Amiodaron

【别名】 胺碘达隆，安律酮，碘呋酮，可达龙，可达隆，乙碘酮，乙胺碘呋酮，Altasil，Atlansil，Cordarone，Miodaron，Sedacoron

【作用用途】 本品为Ⅲ类抗心律失常药，选择性扩张冠状动脉，能增加冠脉血流量，减少心肌耗氧量；选择性延长动作电位时程和有效不应期。本品尚能阻滞钠、钾、钙等通道及非竞争性阻断β受体，并可减慢传导，从而抑制窦房结、心房和房室结的功能。口服后，吸收缓慢，一般在1周左右出现作用，排泄缓慢，停药后30日体内血药浓度仅降低16%~34%，故停药30~50日仍有抗心律失常作用。静脉注射10分钟左右即起作用，可维持1~2小时。临床上用于室性和室上性心动过速及早搏、阵发性心房扑动和颤动、预激综合征、心肌梗死和心绞痛所致的心律失常，对其他抗心律失常药无效的顽固性阵发性心动过速常能奏效。

【用法用量】 ①口服：开始每次200mg，每日3次，1周后可以改为每日100~400mg维持。长期服用，可每周服5日，停2日。②静脉注射：每日0.3~0.45g。③静脉滴注：根据病情，10~20mg/kg体重，加至500ml 5%葡萄糖注射液中，于24小时内滴完。

【注意事项】 ①房室传导阻滞及心动过缓者禁用。碘过敏者忌用。②有恶心、腹胀、便秘、角膜色素沉着、皮疹及皮肤色素沉着等反应。③与地高辛合用使后者血药浓度升高或出现洋地黄中毒；与硫氮䓬酮合用可出现窦性停搏和严重低血压；与普萘洛尔合用，可出现心动过缓、室颤或停搏；与麻醉药合用，可增加并发症和死亡的危险；与美西律、普罗帕酮、奎尼丁合用发生非典型性室性心动过速的危险；西咪替丁可使本品血药浓度升高。

【剂型规格】 ①片剂：每片100mg；200mg。②胶囊剂：每粒100mg；200mg。③注射剂：每支150mg（2ml；3ml）。

溴苄胺
Bretylium

【别名】 甲苯磺酸溴苄乙铵，特兰新，托西酸溴苄胺，

Bretylan，Bretylium Tosylale，Darenthin

【作用用途】 本品属Ⅲ类抗心律失常药，为一抗肾上腺素药，能提高心室肌致颤阈，并能直接加强心肌收缩力，改善房室传导。口服吸收差（现已基本不用），皮下、肌内注射吸收快，起效快，其作用可维持6~8小时，80%以原型从肾脏排泄。适用于各种原因所致的室性心律失常；尤其对锑剂所致阿-斯综合征效果较好。此外对由于器质性心脏病、电解质紊乱、酸碱失衡或由于奎尼丁等药物中毒引起的心律失常也有效。

【用法用量】 ①静脉注射或肌内注射：每次3~5mg/kg体重，必要时4~6小时后再用。也可稀释后静脉滴注。②口服：治疗锑剂引起的阿-斯综合征，每次0.1g，每日3次，以后递增至有效量后，即以该剂量维持，但每日最高剂量不超过1.5g。

【注意事项】 ①低血压者禁用，肾功能不全者慎用。②有时有胸闷、心慌、恶心、呕吐、腹部不适。③钙离子可能与本品有拮抗作用，不宜合用。

【剂型规格】 ①片剂：每片100mg。②注射剂：每支250mg（2ml）；500mg（10ml）。

伊布利特
Ibutilide

【别名】 丰源、伊布利特富马酸盐、Ibutilide Fumarate、Corvert

【作用用途】 本品能延长心房和心室肌细胞的动作电位时程和不应期，在人体起到其抗心律失常的作用。临床用于近期发作的房颤或房扑逆转成窦性心律。

【用法用量】 静脉滴注：对体重大于60kg的患者，推荐剂量为1mg在10分钟内静滴完。如无效，相隔10分钟后再以相同剂量静脉滴注。对体重小于60kg患者，二次剂量均应为0.01mg/kg。

【注意事项】 ①18岁以下的患者、孕妇及哺乳期妇女禁用。②可能诱发或加重某些患者室性心律失常症状。

【剂型规格】 注射剂：每支1mg（10ml）。

维拉帕米
Verapamil

【别名】 凡拉帕米，戊脉安，异搏定，异搏停，Calan，Isopine，Isoptin，Iproveratril，Vasolon

【作用用途】 本品为钙拮抗剂，由于抑制钙内流可降低心脏舒张期自动去极化速率，而使窦房结的发放冲动减慢，也可减慢传导。可减慢前向传导，因而可以消除房室结折返。选择性扩张冠状动脉，增加冠脉流量；能抑制心肌兴奋性及房室传导，减慢心率；扩张外周血管，有缓和的降血压作用；此外，尚有抑制血小板聚集作用。口服吸收10%~20%，45分钟显效，$t_{1/2}$为3~7小时，静脉注射后1~2分钟起效，10分钟达最大效应，作用持续15分钟。用于阵发性、室上性心动过速。防治心绞痛，心肌梗死，急慢性冠脉功能不全，轻、中度

高血压。

用法用量 ①口服：每次 40~80mg，每日 3 次。②**静脉注射**：每次 5~10mg，隔 15 分钟后可重复 1~2 次，必须在持续心电监测和血压监测下。

注意事项 ①房室传导阻滞、心源性休克患者忌用，支气管哮喘者慎用。②可有眩晕、恶心、心悸、低血压等反应。③可致心律失常。④与 β 受体阻断剂合用，会加大诱发充血性心衰的危险；与地高辛合用时，后者血清浓度可提高 40%~70% 或引起中毒并可致死。

剂型规格 ①片剂：每片 40mg。②缓释片剂：每片 120mg；240mg。③注射剂：每支 5mg（2ml）。

加洛帕米
Gallopamil

别名 甲氧异搏定，甲氧戊脉安，桮帕米，栝帕米，Algocor，Corgal，Procorum，Wingom

作用用途 本品为钙拮抗药，药理作用与维拉帕米相似，但作用要强 3~4 倍。本品能舒张血管，使血压下降，抑制心脏窦房结自动节律，使心率减慢。临床用于心绞痛、心律失常，阵发性室上性心动过速、心房颤动等。

用法用量 口服：每次 25~50mg，每日 3 次。每日剂量不超过 400mg。肝病患者应适当减量。

注意事项 ①严重肝、肾功能不全者禁用。②Ⅱ~Ⅲ度房室传导阻滞者禁用。

剂型规格 片剂：每片 25mg；50mg。

阿尼帕米
Anipamil

别名 安尼帕米

作用用途 本品为钙拮抗药，作用类似维拉帕米，但首过效应低，半衰期较长。本品具有保护心肌缺血性损伤作用，并有降压作用。临床用于抗心律失常及抗心绞痛等。也可用于房性早搏、心房颤动、心房扑动等。

用法用量 口服：每次 40~120mg，每日 1 次。

注意事项 不良反应类似维拉帕米。

剂型规格 片剂：每片 40mg。

噻帕米
Tiapamil

作用用途 本品为钙拮抗药，耐心肌缺血有保护作用、能减少室性早搏的发生率，可缩小心肌梗死面积。适用于心律失常、心绞痛、高血压等。

用法用量 ①口服：每日 200~600mg，分次服用，可根据降压情况于 4 周内递增剂量至每日 900mg。②用于心律失常时可静脉注射，1~1.5mg/kg 体重，用于急性心肌梗死时可静脉滴注，滴速为每分钟 25~50μg/kg

体重。

注意事项 有时有头晕、头痛、恶心、疲劳、心悸，上腹痛不适，颜面潮红等。

剂型规格 ①片剂：每片 100mg。②注射剂。

法利帕米
Falipamil

作用用途 本品为钙拮抗药，对心脏有选择性作用，特别是窦房结的抑制作用可产生明显的抗心动过速、降低心肌耗氧量，对心肌局部缺血有保护作用。临床用于心绞痛、窦性心动过速等。

用法用量 口服：每次 100~200mg。

注意事项 注意事项与维拉帕米相似。

剂型规格 片剂：每片 100mg。

腺苷
Adenosine

别名 新速平，Adenocard，Adenocor，Adenoscan，Embran，Riboside

作用用途 本品是一种内源性嘌呤核苷，具有广泛的生理效应，对心脏具有负性变时、变力、变传导作用，能快速、显著、短暂地扩张冠脉，同时还具有触发和介导缺血预适应、减轻再灌注损伤等心脏保护效应。用于阵发性室上性心动过速。对于房室结参与折返的阵发性室上性心动过速非常有效，可作为首选药物。也可用于心脏药物负荷试验，辅助诊断冠心病。

用法用量 静脉注射：①室上性心动过速：首剂 6mg，1~2 秒内快速注入静脉，然后以生理盐水快速冲洗。如心动过速仍未停止，可在 1~2 分钟后给予第二剂和第三剂各 12mg，一般一次不超过 12mg，也可以先给予首剂 3mg，在 2 秒内快速静脉注射，如心动过速仍存在，可间隔 1~2 第二剂 6mg 及第三剂 12mg。②²⁰¹铊心肌显像：每分钟 140μg/kg 体重，6 分钟内注射完。

注意事项 ①Ⅱ 或 Ⅲ 度房室传导阻滞、窦房结疾病患者、已知或估计有支气管狭窄或支气管痉挛的肺部疾病的患者、心房颤动或心房扑动伴异常旁路者、心动过缓者禁用。②心肌梗死患者、Q-T 间期延长者、高血压或低血压患者、不稳定型心绞痛患者慎用。③腺苷半衰期小于 10 秒，其副作用在停止输注很快消失，腺苷受体拮抗剂如氨茶碱，可用于中止持续性的副作用。

剂型规格 注射剂：每支 6mg（2ml）；20mg（10ml）。

门冬氨酸钾镁
Potassium Magnesium Aspartate

别名 脉安定，朴佳美，潘南金，天冬钾镁，天门冬氨酸钾镁，欣美佳，Aspara，Asparagin，Aspartat，Panangin

作用用途 本品为门冬氨酸镁和门冬氨酸钾的等量混合制剂，L-门冬氨酸对细胞有较强的亲和力，作为钾、镁离子的载体，提高细胞内钾、镁离子的浓度。在体内可作为运输钾离子进入细胞的载体，钾离子改善心肌代谢，促进细胞除极化，维持心肌收缩功能。同时加速肝细胞内三羟酸循环，对改善肝功能，降低血清胆红素浓度有一定作用。也参与鸟氨酸循环，促进氨和二氧化碳的代谢，促使尿素生成，从而降低血中氨和二氧化碳的含量。临床上特别适用于心肌代谢障碍所引起的心绞痛、心肌梗死，对洋地黄耐药的充血性心衰、洋地黄中毒、心动过速、室性期外收缩等，还用于急性黄疸型肝炎、肝硬化、肝性脑病患者的苏醒，以及其他急慢性肝病。

用法用量 ①口服：每次 2 片，每日 3 次，饭后服用。②静脉滴注：每次 10~20ml，每日 1 次，加入 5% 葡萄糖注射液 250ml 或 500ml 中缓慢静脉滴注，或遵医嘱。

注意事项 ①高钾血症、严重肾功能障碍及严重房室传导阻滞者忌用。②不能作肌内注射或静脉注射。③滴注过快时会引起恶心、呕吐、血管疼痛、潮红、血压下降。④不宜与保钾利尿药合用。

剂型规格 ①片剂：每片含钾盐及镁盐各 75mg。②注射剂：每支 10ml，含无水镁盐 400mg，无水钾盐 452mg；或含钾盐、镁盐各 0.5g。

西苯唑啉
Cibenzoline

别名 环丙唑啉，琥珀酸西苯唑啉，Cibenzolin Succinate，Cipralan

作用用途 本品为咪唑类衍生物，是一种新型的抗心律失常药。主要通过抑制心肌细胞 Na^+ 内流而起抗心律失常的作用，且能延长动作电位持续时间，还可减少 Ca^{2+} 内流，因而呈现Ⅲ类和Ⅳ类的作用。本品口服吸收良好，生物利用度大于 90%。服药后 1 小时血药浓度达峰值。与血浆蛋白的结合率约 60%，约 60% 以原型自尿排泄。$t_{1/2}$ 为 7 小时。用于减轻和预防室性和室上性期外收缩，心房颤动和扑动恢复后维持窦性节律，预防阵发性室上性心动过速发作。

用法用量 口服：一般在开始时，每次 100mg，每日 3 次。效果不满意时可增加到每日 450mg，分 3 次服用。

注意事项 ①重度房室传导阻滞、窦房阻滞、充血性心功能不全、青光眼及有尿潴留倾向者禁用。②要定期检查脉搏、血压、心电图、血象、肝肾功能。③本品有抗胆碱作用，一旦引起排尿困难、口渴、视物模糊、调节障碍等，应减量直至停止用药。④可有口渴、恶心、步态不稳、睡意、头痛、胃部不适感、食欲不振、乏力感、头晕、震颤、呕吐、便秘、腹胀、皮疹、排尿困难等不良反应。大剂量时可见心电图、肝功能及血象变化。

剂型规格 片剂：每片 50mg；100mg。

苄普地尔
Bepridil

别名 苄丙洛，双苯吡乙胺，开克，Angopril，

Bedapin，Cordium，Vascor

作用用途 本品为长效钙拮抗药。具有阻滞 Ca^{2+}、Na^+ 及 K^+ 通道的作用，还有抑制钙调蛋白的作用。对 Ca^{2+} 通道的阻滞作用，可降低窦房结自律性，减慢心率及延缓房室传导，能舒张血管平滑肌，使血压下降，但作用温和，不致引起反射性交感神经兴奋。还可使冠脉血流量增加，具有良好的抗心肌缺血作用。口服后吸收良好，1~6 小时达血药浓度峰值。与血浆蛋白结合率约 99%，$t_{1/2}$ 约 50 小时。本品主要在肝脏代谢，代谢产物及少量原形药物自肾脏排泄。临床上可用于治疗心绞痛、各种心律失常、高血压。

用法用量 ①口服：每次 150~450mg，每日 1 次。疗程不超过 1 个月。②静脉注射：每次 2~4mg/kg 体重。

注意事项 ①心动过缓，严重房室传导阻滞者禁用，孕妇及哺乳期妇女慎用。②不良反应较轻，常见的有胃肠道不适、恶心、腹泻、神经系统症状，虚弱、紧张、眩晕等；偶见血压过低、心动过缓，与利尿剂合用，偶见低血钾；罕见尖端扭转型室上性心动过速。③与强心苷合用，可降低强心苷的排泄；与普萘洛尔合用，可产生严重低血压及心动过缓甚至停搏，严禁合用；与利尿剂合用，能增加本品的效应，合用宜减量。

剂型规格 ①片剂：每片 50mg；100mg。②注射剂：每支 100mg（2ml）。

卡波罗孟
Carbocromen

别名 卡波孟，隐痛散，延通心，乙氧香豆素，Chromonar，Cromene，Intensain

作用用途 本品对冠状血管有选择性的扩张作用。其作用开始慢，而持续时间长。长期服用能促进侧支循环。此外能抑制血小板的聚集，防止血栓形成。可用于慢性冠脉功能不全及预防心绞痛的发作，以及用于预防手术、麻醉时引起的冠脉循环障碍及心律失常。

用法用量 ①口服：每次 75~150mg，每日 3 次，可根据病情适当增加剂量。②肌内注射或静脉注射：每次 20~40mg，每日 1~2 次。必要时可滴注，每次 40~80mg。③喷雾吸入：每次撤吸 2~3 次，每日 3 次。

注意事项 ①可产生食欲不振、恶心、呕吐、失眠、头痛等。②静脉注射过快可引起面部潮红，胸部热感、心悸等。③静脉注射液宜以 5% 葡萄糖注射液 10~20ml 稀释后慢推。

剂型规格 ①片剂：每片 75mg。②注射剂：每支 40mg（2ml）。③气雾剂：每瓶 14g，内含本品 350mg。

宁心宝
Ningxinbao

作用用途 本品系由新鲜冬虫夏草中分离得到的麦角菌科真菌虫草头孢经液体深层发酵所得到的菌丝体的干燥粉末，含有 17 种氨基酸和 10 种微量元素等。主要

用于治疗各种病因引起的心律失常，尤其对慢心率型心律失常，能加快房室传导，提高、调节窦性心律，能抑制异位起搏心律，改善心脏功能等心血管系统疾病。临床用于房性和室性早搏。

用法用量 口服：每次2粒，每日3次。
注意事项 尚未发现明显副作用。
剂型规格 胶囊剂。

第三节 抗心绞痛药

心绞痛是由于心肌需氧和供氧之间暂时失去平衡而发生心肌缺血的临床症候群。冠心病患者在冠状血管壁常有粥样斑块形成，使管腔狭窄，并更易发生痉挛，导致心肌缺血、缺氧。

抗心绞痛药主要包括以下几类。①硝酸酯和亚硝酸酯类：如硝酸甘油、硝酸异山梨酯、亚硝酸异戊酯等。②β受体阻断剂：如美托洛尔、阿替洛尔、普萘洛尔、纳多洛尔等。③钙离子拮抗剂：如硝苯地平、尼伐地平等。④其他：如地尔硫䓬、曲美他嗪、吗多明等。⑤中草药制剂：如复方丹参滴丸、地奥心血康、脉络宁、香丹注射液等。

硝酸甘油
Nitroglycerin

别名 保欣宁，里顿，疗通脉，乃才朗，耐绞宁，三硝酸甘油酯，夕护晓，永保心灵，Gluceryl，Liuceryl，Nitro-Mackretard，Nitrostat，Trinitrine，Trinitroglycerin

作用用途 本品直接松弛血管平滑肌，使全身血管扩张，外周阻力减少，静脉回心血量减少，减轻心脏的前后负荷，而降低心肌的耗氧量，使心绞痛得到缓解。此外对其他平滑肌尤其是周围小动脉也有松弛作用，使血压下降，尚能促进侧支循环。临床主要用于心绞痛急性发作，左心室舒张期充盈压偏高的慢性心功能不全、心力衰竭、治疗急性心肌梗死并发心力衰竭。吸入、皮肤、黏膜均可吸收。显效时间：2~5分钟（舌下）；30~60分钟（局部皮肤）。血药浓度高峰：3~15分钟（舌下）。持续时间：10~30分钟（舌下）；3小时（局部）；5小时（口服）。$t_{1/2}$为0.5~1.8小时。

用法用量 ①舌下含服：成人每次0.25~0.5mg。每5分钟可重复一次，直至疼痛缓解。如果15分钟内总量达3片后疼痛持续存在，应立即就医。②舌下喷雾给药：每次1~2喷，相当于硝酸甘油0.5~1mg，每次间隔30秒，10分钟后可重复相同剂量。③静脉滴注：用量根据个体需要调整，推荐范围10~200μg/min。④外用：涂于患处，每4小时1次。

注意事项 ①青光眼、冠状动脉闭塞及血栓形成，脑出血、颅内压增高者忌用。②长期用药者骤然停药易诱发心绞痛，心肌梗死，甚至死亡，停药时应逐渐减量至停用。③有体位性低血压、血管性头痛、昏厥和严重休克样反应发生。④长期连续使用，有耐受体性。⑤与β

受体阻滞剂合用，可有协同作用。

剂型规格 ①片剂：每片0.3mg；0.5mg；0.6mg。②复方硝酸甘油片：每片含硝酸甘油0.5mg，硝酸戊四醇酯20mg。③软膏剂：2%。④喷雾剂：每支200次，每次0.4mg。⑤注射剂：每支5mg（1ml）。

硝酸甘油贴膜
Nitroglycerin Use Introduction

别名 楚天舒心贴，尼采贴，贴保宁，Deponit
作用用途 本品为硝酸甘油的透皮膜剂，能持续缓慢地通过皮肤吸收至血液循环而发挥硝酸甘油扩张血管平滑肌、减轻心脏负荷、降低心肌耗氧量的作用，从而预防、治疗冠状病心绞痛。贴敷后0.5~1小时达到有效血浓度，作用可持续24小时。药膜除后作用消失很快，重复使用不产生药物蓄积。适用于预防和治疗由冠心病引起的心绞痛、心肌梗死、无痛性心肌缺血，充血性心力衰竭等心血管疾病及胸闷、眩晕、心悸气短等症并协同降低血压。

用法用量 外用：临用时，揭去保护层，贴敷于左前胸皮肤，女患者可贴于左肘静脉处。每次1片，每日1次。

注意事项 ①青光眼、脑出血、颅内压增高及低血压伴虚脱患者禁用。②对于急性心肌梗死或充血性心力衰竭患者，使用本品时需在严密的临床监护下使用。③遇有头痛等症状不能耐受时，可随时揭去贴膜。④与β受体阻断剂合用时，应注意血压显著下降的协同作用。⑤有时可引起搏动性头痛，面部潮红，心动过速等。⑥个别患者有轻微的局部皮肤刺激症状，如皮肤瘙痒、发红、灼烧感等。

剂型规格 贴膜剂：$10cm^2$含硝酸甘油25mg。

戊四硝酯
Pentaerythrityl Tetranitrate

别名 长效硝酸甘油，四硝季戊醇，硝酸季戊醇，硝酸戊四醇酯，Nitropentytrit，Pentanitrol，Pentriol，Peritrate
作用用途 本品作用与硝酸甘油相似但弱，生效缓慢而持久。口服1小时显效，持续时间4~6小时。主要用于预防心绞痛的发作。

用法用量 口服：每次10~30mg，每日3~4次。
注意事项 ①急性心肌梗死、青光眼患者忌用。②有

· 285 ·

7
心血管、脑血管用药

恶心、食欲不振、腹泻等胃肠道不适，有时出现头痛、视物模糊、眩晕、昏睡、呼吸窘迫。③长期连续使用会有耐受性。

剂型规格 片剂：每片 10mg；20mg。

硝酸异山梨酯
Isosorbide Dinitrate

别名 安托乐，爱信，尼托罗，硝酸脱水山梨醇酯，心痛治，硝异梨醇，异舒吉，易顺脉，Carvasin，Isoket，Nitorol，Sorbide Nitrate，Sorbitrate

作用用途 本品的作用与硝酸甘油相似，但较持久。本品通过肝脏转化，其中有一部分成为单硝酸异山梨酯，仍有舒张血管平滑肌作用。口服吸收良好，服药后 30 分钟显效，作用维持 4 小时，主要用于各型心绞痛发作。

用法用量 ①口服：常用量，每次 5～10mg，每日 2~3 次。用于治疗充血性心力衰竭和急性心肌梗死时，可作为应用硝酸甘油的维持治疗药物，每次 10mg，每日 3 次。②静脉注射：将本品注射液 50ml，加入 450ml 0.9% 氯化钠注射液或 5% 葡萄糖注射液中静脉滴注，剂量和滴速一般为每小时 2mg，应根据患者病情调整，心衰患者可每小时滴注 2～7mg。③喷雾吸入：每次 1.25~3.75mg。

注意事项 ①青光眼、低血压患者忌用。②用药期间不可饮酒。③不良反应与硝酸甘油相同但较轻。偶有皮疹，甚至发生剥脱性皮炎。

剂型规格 ①片剂：每片 5mg；10mg。②注射剂：每支 10mg（10ml）。③气雾剂：每瓶 12.5g，含硝酸异山梨醇酯 125mg。④乳膏剂：每支 10g，含硝酸异山梨醇酯 1.5g。

硝酸异山梨酯喷雾剂
Isosorbide Dinitrate Spray

别名 硝异醇酯，硝异山梨酯，消心痛，异舒吉喷雾剂，Isoket Spray，Isordil

作用用途 本品可直接松弛血管平滑肌，扩张冠状动脉，减轻心脏负荷，降低血压和心搏出量，降低心肌耗氧量，此外还可促进侧支循环的形成。适用于各种病因引起的心绞痛发作，预防心绞痛发作，急性心肌梗死，急性左心室衰竭，预防及缓解由心导管引起的冠脉痉挛，提高经皮穿刺腔内冠状动脉成形术（PTCA）期间对心肌缺血的耐受性。

用法用量 口腔喷入：此溶液只能喷入口腔中而不能吸入。在第一次使用前，应轻按喷头数次直至气雾均匀射出，这时即可使用。如喷雾剂超过一天没有使用，第一喷不应使用（在空气中喷出）以保证以后喷出的剂量均匀完整。在使用过程中，瓶必须竖直，喷头向上，然后压下喷头，溶液会喷入口中。使用时，应深呼吸，闭气，将气雾喷入口中（这时舌头可能会有一点灼热感），闭上口部并用鼻呼吸约 30 秒。用药剂量：一般情

况，1~3 喷，每隔 30 秒 1 次，喷入口腔，来治疗或防止生理或精神上紧张引起的心绞痛发作。在发作时，1 次超过 3 喷时，必须根据医嘱进行。在急性心肌梗死或急性心衰时，开始可用 1~3 喷，在 5 分钟之内无反应时，可以再喷 1 次，如果随后的 10 分钟内没有改善，在严密血压监测下也可继续喷入，为防止在诊断或治疗过程中导管引起冠状动脉痉挛，在插入导管操作之前，可用 1~2 喷。如果需要，也可在监测循环下重复使用。

注意事项 ①急性循环衰竭（休克、循环虚脱）或对硝酸盐或本品成分过敏者禁用。②心源性休克、肥厚性梗阻型心肌病，缩窄性心包炎及心包积液者禁用。③明显低血压（收缩压低于 95mmHg）者禁用。④下列情况必须小心监护：心梗伴低充盈压应避免血压低于 90mmHg；有循环衰竭的倾向；主动脉瓣或二尖瓣狭窄；颅内压升高。⑤开始用本品时可引起硝酸盐性头痛。偶见面红、晕眩、体位性低血压或反射性心动过速。⑥极少发生虚脱症状，并伴有心动过缓性心律失常。⑦个别情况下，降压过快会引致心绞痛症状加重。⑧用喷雾剂时，可能因在肺部换气不足区域的血流重新分布而导致暂时性的动脉血氧量下降（低血氧症）。冠心病患者可导致心肌灌注量下降（心肌缺血）。

剂型规格 喷雾剂：每瓶装 15ml 溶液，含有 300 次喷雾剂量，每一次喷雾剂为 0.05ml，含 1.25mg 硝酸异山梨酯。每瓶含 375mg 硝酸异山梨酯。

易顺脉皮肤喷雾剂
TD Spray Isomack

作用用途 本品对心脏血液流动具持久的舒缓作用，可改善心肌低供氧区的供氧状况，使机体容量增大。适用于冠脉血流失调（心绞痛）的长期治疗。心绞痛发作的预防，也用于心肌梗死后的救治。

用法用量 喷雾吸入：初始剂量，每次 1 喷，每日 1 次，连续 3 日，必要时可增至每次 1 喷，每日 2 次，经 3 日后，可增至每次 1~2 喷，每日 2 次。或遵医嘱。

注意事项 ①对硝基化合物过敏、急性循环衰竭、严重低血压、伴有心室窄缩的心肌病、心包缩窄性炎症、心包填塞等患者禁用。孕妇及哺乳期妇女慎用。②可有头晕、体位性低血压、反射性心率加快、眩晕、乏力、恶心、呕吐及皮肤过敏等不良反应。③其他血管扩张剂、抗高血压药、β 受体阻断剂、钙拮抗剂、神经抑制剂或三环类抗抑郁药和酒精等，均可加强本品的降血压作用。与二氢麦角碱合用会使后者浓度升高。④本品可能改变患者的反应敏捷性，甚至破坏其驾驶车辆或操纵机器的能力。⑤本品不宜喷入口腔中。因含有酒精，对黏膜有刺激，应避免眼部与喷雾剂接触。

剂型规格 喷雾剂：每瓶 50g（52ml），每股 0.31ml 溶液喷射形成的气雾中含二硝酸异山梨糖醇 30mg。

易顺脉口腔喷雾剂
Iso-Mack Spray

作用用途 本品的主要活性成分为二硝酸异山梨醇酯，能通过口腔黏膜被吸收，起效迅速，可直接作用于血管平滑肌，扩张冠状动脉及外周动静脉，减轻心脏的前后负荷，降低心脏的耗氧量，缓解和预防心绞痛的发作。药效可持续 1.5 小时。适用于心绞痛的预防和治疗；也可作为伴有左心衰竭的急性心肌梗死患者及肺水肿患者住院前的急救处理。

用法用量 口腔喷雾吸入：向口腔内喷 1～3 次，每次间隔 30 秒。

注意事项 同异顺脉皮肤喷雾剂。

剂型规格 喷雾剂：每瓶 10ml，每 0.09ml 含有二硝酸异山梨酯 1.25mg。

易顺脉缓释胶囊
Iso-Mack Retard

别名 长效异顺脉

作用用途 本品的主要活性成分为二硝酸异山梨醇酯，起效迅速，可直接作用于血管平滑肌，扩张冠状动脉及外周动静脉，减轻心脏的前后负荷，降低心脏的耗氧量，缓解和预防心绞痛的发作，其活性成分因特殊缓释配方得以连续释放。适用于心绞痛的预防和长期治疗及严重的心功能不全，肺高压。

用法用量 口服：每次 20～40mg，每日 1～2 次，剂量及用药次数应个体化。

注意事项 同异顺脉皮肤喷雾剂。

剂型规格 胶囊剂：每粒 20mg；40mg。

单硝酸异山梨酯
Isosorbide Mononitrate

别名 艾狄莫尼，安心脉，长效心痛治-20，单硝梨醇，开韦夫，科峰欣康，可力新，鲁南欣康，丽珠欣乐，索尼特，欣奥星，欣康，欣泰，新亚丹消，异乐定，依姆多，异山梨糖醇单硝酸酯，益辛保，Corangin Monomack，Elantan，Etimonis，Ismo - 20，Isosorbide 5 - Mononitirate，Pentacard-20

作用用途 本品为长效冠状动脉扩张剂，作用与硝酸异山梨酯相同。但本品无需通过肝脏转变而发挥作用，可直接扩张外周血管，降低心脏前后负荷等。它可提高慢性稳定型心绞痛阈值，减少心绞痛发作频率。口服吸收迅速，生物利用度可达 100%，服药后 1 小时血药浓度达峰值，$t_{1/2}$ 为 5～6 小时，作用持续 8 小时。心、脑、胰中含量较高，肾脏是主要排泄途径。适用于冠心病的长期治疗、预防心绞痛发作、心肌梗死后的治疗。

用法用量 口服：每次 10～20mg，每日 2～3 次，必要时增至每次 40mg，饭后服用，不宜嚼碎。

注意事项 ①严重低血压、急性循环衰竭、急性心肌梗死伴低充盈压者、妊娠头 3 个月妇女禁用。②服药后切勿饮酒。③可影响患者驾驶和操作机器能力。④可有短暂的头痛、头晕、恶心、疲劳、心悸、心动过速及皮肤充血等反应。治疗初期可能会出现血压下降。⑤与降压药、β 受体阻断剂、钙拮抗剂、其他血管扩张剂、精神抑郁药、三环类抗抑郁药及酒精合用，降压作用增强。非甾体抗炎药可降低本品作用。

剂型规格 片剂：每片 10mg；20mg；30mg；40mg。

5-单硝酸异山梨酯
Isosobide 5-Mononitrate

别名 长效异乐宁，德明，德脉宁缓释胶囊，晋新泰，莫诺确特，5-ISMN，Iso 5-Mono Retard-Ratiopharm

作用用途 本品为 5-单硝酸异山梨醇酯的缓释制剂，用于心血管血流障碍（冠状血管性心脏病），心绞痛的预防和治疗，心肌梗死治疗后心绞痛的治疗，肺动脉高压，严重的心肌损害（慢性心功能不全），与强心苷或利尿剂联合应用治疗慢性心功能不全。

用法用量 口服：依据病情或遵医嘱。胶囊剂，一般每次 1 粒，每日 1 次，特别情况，每次 1 粒，每日 2 次。饭后伴少许饮液吞服（勿嚼）。长期服用避免骤然停药，应逐渐减量，以免出现停药反应。

注意事项 ①下列情况禁用：对硝酸酯类药物过敏者，休克状态，严重低血压，肥厚性梗阻性心肌病，狭窄性心包炎，心包填塞，急性心肌梗死并发舒张压降低者。②用药初期常有头痛，多数会在继续服药几日后消失。③初次或高剂量用药时会出现血压下降，伴有反射性脉搏加快、眩晕乏力等。④偶见恶心、呕吐及皮肤过敏等反应。⑤孕妇慎用。⑥长期连续服药会出现耐药性，为避免这种情况，连续用药时应尽量以低剂量维持。⑦原因不明性肺循环高压者（原发性肺动脉高压者）用药后可能会出现动脉含氧量减少，因为流经肺下部（肺泡换气量较差的区域）的血液增多，这也特别多见于冠状动脉血流障碍者。⑧药物相互作用与普通单硝酸异山梨酯相同。

剂型规格 胶囊剂：每粒 40mg。

地尔硫䓬
Diltiazem

别名 哈氮䓬，硫氮䓬酮，恬尔心，恬尔新，CRD401，Dilthiazem，Herbesser

作用用途 本品为钙拮抗剂，对心脏的电生理效应包括阻断去极化的浦肯野纤维放电，消除电去极的心室肌的自动节律性，能抑制窦房结自搏频率，使房室结内传导时间延长 12%～25%，还延长房室结的有效不应期，可减慢心率，扩张冠状血管及外周血管，增加冠脉血流及减低心脏负荷。对外周血管的作用较硝苯吡啶差，对心脏的作用较硝苯吡啶强。口服后，生物利用度约 42%，血药浓度达峰时间 3~5 小时，$t_{1/2}$ 为 3.2±1.3 小时，约 65% 在肝内代谢，余从肾脏排泄。用于治疗变异型及慢性稳定型心绞痛，轻中度高血压。常用本品盐酸盐。

用法用量 ①口服：每次 30~90mg，每日 3 次。②静脉注射：室上性心动过速，成人剂量为 10mg，约 3 分钟缓慢注射。手术时异常高血压的急救处置，成人单次静脉注射，1 次约 1 分钟缓慢注射 10mg，可根据患者年龄和症状调整用量。③静脉滴注：高血压急症，成人以 5~15μg/（kg·min）速度滴注，当心血降低至目标值后，边监测血压边调节滴注速度。不稳定型心绞痛，成人以 1~5μg/（kg·min）速度滴注，从小剂量开始，根据病情增减。

注意事项 ①严重传导阻滞、窦房传导阻滞者、孕妇禁用；心动过缓患者慎用。②可有头痛、潮红、心动过缓、胃部不适及过敏等反应；③本品不宜与 β 受体阻断剂合用。

剂型规格 ①片剂：每片 30mg；60mg。②胶囊剂：每粒 90mg；180mg。③注射剂：每支 10mg。

地尔硫草缓释片
Diltiazem Sustained Release Tablets

别名 合贝爽，合心爽

作用用途 本品通过抑制钙离子向冠脉血管及周围血管平滑肌细胞的内流而达到扩张冠脉、改善心肌缺血和降低血压效果。适用于冠心病、心绞痛、轻、中度高血压，伴有冠心病、心绞痛的高血压患者尤为适用。

用法用量 成人　口服：①冠心病心绞痛，每次 30mg，每日 3 次，根据症状可适量增减。②轻、中度高血压，每次 30~60mg，每日 3 次，根据症状剂量可适量增减。

注意事项 ①Ⅱ度以上房室传导阻滞、窦房传导阻滞患者及孕妇禁用。②Ⅰ度房室传导阻滞或明显心功能减退者，哺乳期妇女慎用。③服用本品时应整片吞服，勿嚼碎。④偶见眩晕、缓脉、面色潮红、胃肠道不适、房室传导阻滞及过敏等，停药后可恢复。⑤一般不宜与 β 受体阻滞剂合用。

剂型规格 缓释片剂：①合心爽，每片 30mg；②合贝爽，每片 90mg（每次 90mg，每日 2 次）。

环磷腺苷
Adenosine Cyclophosphate

别名 美心力，维力心，cAMP

作用用途 本品能增强心肌收缩，增加心排血量，减轻心脏前后负荷，改善心脏功能，改善心肌细胞代谢，保护缺血缺氧的心肌，缩短心律失常时间，减少室颤和室速的发生率，恢复受损细胞功能，改善窦房结功能，保护心脏血管畅通。临床用于心绞痛、心肌梗死、心肌炎及心源性休克。对改善风湿性心脏病的心悸、气急、胸闷等症状有一定作用。对急性白血病结合化疗可提高

疗效，亦可用于急性白血病的诱导缓解。对老年慢性支气管炎、各种肝炎和银屑病也有一定疗效。

用法用量 ①静脉滴注：本品 40mg 溶于 250~500ml 5% 葡萄糖注射液或生理盐水中，每日 1 次。②静脉注射：每次 20mg，溶于 20ml 0.9% 氯化钠注射液中给药，每日 2 次。③肌内注射：每次 20mg，溶于 20ml 0.9% 氯化钠注射液中，每日 2 次。冠心病以 15 日为一疗程．可连续应用 2~3 个疗程；白血病以 1 个月为一疗程；银屑病以 2~3 周为一疗程，可延长使用 4~7 周，每日用量可增加至 60~80mg。儿童使用剂量 0.5~1.0mg/kg 体重。

注意事项 偶见发热和皮疹。

剂型规格 注射剂：每支 20mg；40mg。

双丁酰环磷腺苷
Dibutyryl Cyclic Adenosine Phosphate

别名 双丁酰环化腺苷酸，DBC，DB-cAMP

作用用途 本品为环磷腺苷的衍生物，作用和用途与环磷腺苷相似。临床用于心肌炎、心源性休克和手术后网膜下出血。

用法用量 ①肌内注射或静脉注射：每次 20mg，每日 2 次，15 日为一疗程。②静脉滴注：每次 40mg，每日 1 次。

注意事项 用量过大时，不良反应会有嗜睡、恶心、呕吐、皮疹等。

剂型规格 注射剂：每支 20mg。

普尼拉明
Prenylamine

别名 双苯丙胺，心可定，Segontin

作用用途 本品为钙拮抗剂，除具有阻滞 Ca^{2+} 内流作用外，尚具有抑制磷酸二酯酶和抗交感神经作用。可使冠状血管及周围血管扩张，冠脉血流量增加，同时血压下降，心肌收缩力减弱，心脏负荷减轻，心肌耗氧量降低，但扩张血管无选择性。适用于心绞痛、冠状动脉硬化及心肌梗死。

用法用量 口服：每次 15~30mg，每日 3 次。症状缓解后，每次 15mg，每日 2~3 次。

注意事项 ①心力衰竭、重度房室传导阻滞及心室内传导阻滞、肝功能异常者忌用。②可有中枢抑制现象，个别有食欲不振、腹泻等。③忌与 β 受体阻断剂合用。

剂型规格 片剂：每片 15mg。

尼索地平
Nisoldipine

别名 硝苯异丙啶，Baymacard

作用用途 本品为作用较强的钙拮抗剂，具有选择性扩张冠状动脉作用，比硝苯地平强 4~10 倍。对心率及心肌收缩力的影响极小。降低心肌耗氧量及总外周阻

力，也可增加冠脉侧支循环，使冠脉流量增加。提高心肌对缺血的耐受性，并显著降低因冠脉闭塞后心肌低灌区坏死部分的比例，同时扩张外周动脉，降低外周阻力和心脏后负荷，增加心脏搏出量和心脏指数，改善左心室功能。口服易吸收，血药浓度达峰 1.5 小时，$t_{1/2}$ 为 3 小时。本品主要在肝脏代谢，经肾脏排泄。适用于缺血性心脏病、充血性心力衰竭及高血压患者，对冠心病合并高血压的患者尤为适宜。

用法用量 ①口服：每次 5~10mg。每日 1~2 次。②舌下含服：每次 2.5mg。③静脉注射：每次 1~3mg。

注意事项 ①心源性休克、严重低血压、孕妇及哺乳期妇女禁用。严重肝功能障碍、高龄患者、高空作业、车辆驾驶者慎用。②可有面部潮红、头痛、心悸、倦怠等反应。③突然停药会导致不稳定型心绞痛。

剂型规格 ①片剂：每片 5mg；10mg。②胶囊剂：每粒 5mg；10mg。

硝苯地平
Nifedipine

别名 爱地平，艾克地平，乐欣平，立克宁，利心平，尼非地平，硝苯吡啶，硝苯啶，心痛定，源浮，益心平，Adalat，Nifelat

作用用途、**用法用量** 等见第六章第五节降血压药。

伊拉地平
Isradipine

别名 导脉顺，易拉地平，Comir，Dynacirc，Dynacrine，Isrodipine，Prescal

作用用途、**用法用量** 等见第六章第五节降血压药。

尼伐地平
Nivaldipine

别名 Niprodipine，Nivadil

作用用途 本品为二氢吡啶类钙拮抗药，具有强大的扩张血管作用，尤其对冠状动脉和椎动脉的扩张作用比其他动脉强。其钙拮抗作用与膜的特异结合比硝苯地平强 10 倍，作用持续时间亦较之长 2~3 倍。血管扩张作用选择性强，对心脏的作用较小，故降低血压作用明显。此外，尚有抗心绞痛和抗动脉粥样硬化作用。口服吸收，血药浓度达峰时间为 2 小时，$t_{1/2}$ 约 10 小时，血浆蛋白结合率 97%。本品在肝脏代谢，经肾脏排泄。可用于防治心绞痛、高血压、脑血管痉挛及缺血性心脏病。

用法用量 口服：每次 2~4mg，每日 2 次。

注意事项 ①孕妇及哺乳期妇女禁用。肝功能不全者慎用。②常见的不良反应有面部潮红、发热感、心悸。偶见氨基转移酶升高、头痛、眩晕、瞌睡、失眠、食欲不振、腹部不适、腹痛、便秘、口腔炎以及过敏反应如皮疹、瘙痒感等。

剂型规格 片剂：每片 2mg；4mg。

西尼地平
Cilnipine

别名 西尔尼地平，Atelec，Cinalong，Siscand

作用用途 本品为新型氢吡啶类钙拮抗剂，具有强大的舒张血管和降低血压作用，并松弛基底动脉血管组织。用于心绞痛，原发性高血压，肾性高血压。

用法用量 口服：每次 5~20mg，每日 1 次，给药初期为每日 5~10mg。

注意事项 ①孕妇及哺乳期妇女禁用。②严重肝功能障碍者慎用。③偶见头晕、头痛、麻木、耳鸣、颜面潮红、发热、体位性低血压；消化系统不良反应有恶心、呕吐、口渴、消化不良、腹痛和腹泻；皮疹、瘙痒、血管神经性水肿、咳嗽；生化检查值可偶见 BUN 上升，血清肌酐值上升，AST、ALT 升高。

剂型规格 片剂：每片 5mg；10mg。

乐卡地平
Lercanidipine

别名 再宁平，Zanidip

作用用途 本品为新一代的二氢吡啶类钙通道阻滞剂，具有较强的血管选择性，起效平缓，降压作用强，作用时间长，负性肌力作用少等特点。本品进入体内后迅速分布至组织器官中，与血管平滑肌细胞膜结合紧密，释放缓慢，所以虽然本品血清消除半衰期短，但作用持久，治疗作用可持续 24 小时，重复给药未发现蓄积。临床用于治疗轻、中度原发性高血压。

用法用量 口服：推荐剂量为每次 10mg，每日 1 次，餐前 15 分钟口服，根据患者的个体反应可增至每次 20mg。

注意事项 ①以下情况禁用本品：对二氢吡啶类过敏者，左心室传出通道阻滞，未经治疗的充血性心力衰竭，不稳定型心绞痛，有严重肝、肾疾病，在 1 个月以内发生过心肌梗死的患者。②有轻度至中度肝、肾疾病，或正在进行透析治疗者，需适当调整剂量。③有其他心脏病或需安装起搏器者应慎用。④哺乳期妇女和孕妇慎用。⑤有时有面部潮红、心悸、头痛、眩晕、皮疹、嗜睡、肌肉痛等。

剂型规格 片剂：每片含 10mg。

左卡尼丁
Levocarnitine

别名 可益能，佐益汀，左旋肉碱，雷卡，卡尔特，Cartan，L-carnionc

作用用途 本品是一种广泛存在于机体组织内的特

殊氨基酸，为脂肪酸代谢所需。左卡尼丁是卡尼丁转位酶、脂酰卡尼丁转移酶Ⅰ和Ⅱ的辅助因子。这些酶的作用为促进长链脂肪酸转变成脂酰卡尼丁并转移入线粒体。左卡尼丁的主要功能是促进脂类代谢。将长链脂肪酸带进线粒体基质，并促进其氧化分解为细胞提供能量。用于原发和继发性左卡尼丁缺乏、休克、急、慢性心功能不全、缺血性心肌病、心肌炎、心律失常、心绞痛、心肌梗死，急、慢性肝炎、肝硬化、慢性肝功能不全的辅助治疗，缺血性脑血管疾病，肌肉萎缩，糖尿病，慢性尿毒症尤其是长期透析的病人，全肠外营养和创伤。还用于减少抗肿瘤药物对心脏毒性和减少丙戊酸的毒性（REYE-LIKE 综合征），新生儿营养不良，产后、子宫收缩不佳的辅助治疗。

用法用量 ①口服：成人每日 1~3g（1~3 支），分 2~3 次服用儿童起始 50mg/kg，可根据需要和耐受性缓慢加大剂量。②静脉滴注、静脉注射：成人，每日 1~3g，或分 1~2 次使用。儿童，每日 50~100mg/kg。对于急性心肌梗死、急性心力衰竭病人，每日 3~6g，分 2~3 次肌内注射（静脉注射或滴注）。血液透析患者可在每次透析结束前静脉注射 2g。

注意事项 ①对本品过敏的患者禁用。②妊娠期妇女不建议使用。③偶有绞痛、腹泻、呕吐。

剂型规格 ①溶液剂：每支 1g（10ml）。②注射剂：每支 1g（5ml）。

利多氟嗪
Lidoflazine

别名 立得安，利多氟拉嗪，利多福心，Calnium，Corflazine，Clinicem，Klinium，Ordiflazine

作用用途 本品为哌嗪类钙拮抗药，具有选择性地扩张冠状动脉，增强腺苷扩张冠状动脉的作用。可明显增加冠脉血流量，并能促进侧支循环。能降低心脏前、后负荷，减慢心率。本品对心肌的快通道有奎尼丁样作用。能延长心室肌和浦氏纤维的动作电位时程，延长心电图 Q-T 间期，但不抑制心肌。本品还抑制凝血酶胶原、ADP 诱发的血小板凝集，对已形成的血小板凝集有解聚作用。长期应用可稳定血小板膜受体，防止血小板在血管内皮损部位的沉积，保护内皮细胞功能的完整。口服后 2~4 小时血药浓度达峰值，作用持续时间 12~24 小时。主要用于心绞痛，心律失常。

用法用量 口服：每次 60mg，每日 3 次。

注意事项 ①急性心肌梗死、传导阻滞及孕妇禁用。②偶有头痛、耳鸣、胃肠道反应等。

剂型规格 片剂：每片 60mg。

吗多明
Molsidomine

别名 吗导敏，吗斯酮胺，马啉斯德酮胺甲酸乙酯，脉导敏，脉心导敏，Corvaton，Dilatcor，Molsidolat，Monsydomine，Morial，Motazomin，Sydopharm

作用用途 本品为速效、长效抗心绞痛药，能直接作用于血管平滑肌，使血管扩张，血压下降，回心血量降低，从而减轻心脏前负荷，使左心室的充盈压及左心室舒张末压下降，心室壁肌张力降低，心肌耗氧量减少。也扩张冠状动脉和小动脉，轻度降低心脏后负荷，降低肺动脉压，增加冠脉血流量，改善心肌膜下层心肌的供血，促进侧支循环。口服后作用时间较长，舌下吸收迅速，可于 2~4 小时内显效。本品主要在肝脏代谢，经肾脏排泄。适用于心绞痛及高血压性心脏病，心肌梗死（急性期除外）和冠脉功能不全时心绞痛的发作。

用法用量 ①口服：每次 1~2mg，每日 2~3 次。②舌下含服：每次 2mg。③喷雾吸入：揿吸 1~2 次（相当于本品 0.2~0.4mg），每日次数酌定。

注意事项 ①青光眼、低血压患者忌用。②可有消化道症状及轻度贫血。③常见有头痛、头重感、面部潮红、发热、眩晕。

剂型规格 ①片剂：每片 2mg。②气雾剂：每瓶含 42mg（可揿吸 200 次左右）。

双嘧达莫
Dipyridamole

别名 哌醇定，潘生丁，双嘧哌胺醇，Persantin

作用用途 本品可提高血浆腺苷、环磷酸腺苷的浓度，因而扩张冠状血管，降低冠脉阻力，增加冠脉血流量。但是，在冠脉灌注压力不高的情况下，可产生"冠状动脉窃流"现象。对心肌梗死造成不利影响。对心绞痛者短期难以见效，长期用药后，能促进侧支循环的形成，逐渐改善缺血区循环。另外，本品还能防止血小板聚集，防止血栓形成，也有利于防止冠心病的进一步发展。用于心绞痛及慢性冠脉功能不全，也可用于治疗播散性血管内凝血。

用法用量 ①口服：每次 25~50mg，每日 3 次。②肌内注射：每次 10~20mg，每日 3~4 次。③静脉注射：0.142mg/（kg·min），静滴共 4 分钟。

注意事项 ①过量会扩张外周血管，低血压患者忌用。②有时有头痛、眩晕、恶心、呕吐、腹泻等。③罕见加重心绞痛。④与肝素、双香豆素等抗凝药合用易引起出血倾向。

剂型规格 ①片剂：每片 25mg。②注射剂：每支 10mg（2ml）。

哌克昔林
Perhexiline

别名 冠心宁，环基哌啶，沛心达，双环己哌啶，心舒宁，Corzepin，Daprin，Pexid

作用用途 本品为钙拮抗剂，作用与地尔硫䓬相似，具有抑制 Ca^{2+} 内流作用，直接作用于血管平滑肌，扩张冠状动脉和周围小动脉。本品对周围血管也有扩张作用，降低外周阻力，降低动脉压，减轻左心室后负荷，降低耗氧量，而对心输出量则无明显作用。对心肌细胞膜的快通道和慢通道都有抑制作用，并主要抑制浦氏纤维潜在起搏点。用于各型心绞痛及伴有心衰患者。

用法用量 口服：每次 50mg，每日 3 次；1 周后渐增至每次 100mg，每日 3~4 次。

注意事项 ①有多尿、低血糖、外周神经炎、肝功能障碍、厌食、头痛等不良反应。②不宜与 β 受体阻断剂合用。

剂型规格 ①片剂：每片 50mg；100mg；②胶囊剂：每粒 50mg。

曲匹地尔
Trapidil

别名 诚服心悦，乐可安，唑噻胺，Locorunal，Reconal，Trapymin

作用用途 本品为冠脉扩张剂，作用较双嘧达莫强，对外周血管作用轻微，对心、脑血管有强力扩张作用，能显著改善心、脑血液循环，改善血脂代谢和抗血小板聚集。可轻度降低血压及减慢心率。近年来研究表明本品对慢性阻塞性疾病、糖尿病性视网膜病及恶性神经胶质瘤显示疗效。适用于冠心病、心绞痛发作和心肌梗死。

用法用量 ①口服：每次 0.1g，每日 3 次；极量，每次 0.2g，每日 0.6g。②静脉注射：每次 0.05~0.1g，每日 1~3 次。

注意事项 ①颅内出血未止者禁用，肝功能不全者慎用，孕妇不宜服用。②偶有胃肠道反应及血压下降。

剂型规格 ①片剂：每片 50mg。②注射剂：每支 50mg（5ml）；100mg（5ml）。

尼可地尔
Nicorandil

别名 硝烟酯，烟浪丁，欣地平，康力旨星，尼可地乐，Perisalol，Sigmart，Siomart

作用用途 本品主要作用于冠状血管，通过抑制细胞内钙离子游离和提高细胞膜对钾离子的通透性而使冠状血管扩张。还可保护缺血心肌，促进冠状动脉阻塞区域心肌收缩功能恢复、降低心脏后负荷，改善心脏泵血功能，也减轻由冠状动脉部分闭塞后导致的心肌酸中毒。本品还可激活鸟苷酸环化酶，具有抗血小板聚集的作用。口服吸收迅速，服后 30 分钟血药浓度达峰值，$t_{1/2}$ 约为50 分钟。用于防治心绞痛，对各种类型心绞痛都有效。

用法用量 ①口服：成人，每次 5mg，每日 3 次。急用时可舌下含服，每次 5mg。②肌内注射或静脉注射：每次 5~15mg，每日 2~3 次。

注意事项 ①青光眼、心源性休克，左心衰竭及低血压、严重肝病患者禁用，孕妇慎用。②可有头痛、眩晕、失眠、心悸、面部潮红、疲倦、下肢浮肿、恶心、呕吐、腹痛、腹泻、便秘、皮疹、肝功能异常等不良反应。

③与强心苷合用，可降低强心苷的排泄，提高血药浓度，与利尿剂合用，增加本品的效应，与钙拮抗剂合用，产生拮抗作用。

剂型规格 ①片剂：每片 2.5mg；5mg。②胶囊剂：每粒 5mg。③注射剂：每支 5mg；10mg。

乙氧黄酮
Efloxatem

别名 立可定，心脉舒通，乙酯黄酮，Oxyflavi，Recordil

作用用途 本品能选择性地扩张冠脉，增加冠脉血流量，但不增加心肌耗氧量；可促进侧支循环的形成，对外周血管、呼吸、血压、心率、心辅出量等无影响，此外，尚有降低血脂作用。适用于治疗慢性冠脉功能不全、心绞痛等。长期使用可防治心肌梗死。

用法用量 口服：每次 30~60mg，每日 2~3 次；对重症患者，剂量可酌增加，预防及维持量，每次 30~60mg，每日 2~3 次。

注意事项 ①偶有恶心、呕吐、面部潮红、失眠等反应。②与硝酸甘油合用，自觉症状的改善效果更好。

剂型规格 片剂：每片 30mg。

曲美他嗪
Trimetazidine

别名 冠脉舒，三甲氧苄嗪，万爽力，心康宁，Idaptan，Vasorel，Vastarel，Vastazin

作用用途 本品是一种作用较强的抗心绞痛药，起效较硝酸甘油慢，但持续时间较长。本品具对抗肾上腺素、去甲肾上腺素及加压素的作用，能降低血管阻力，增加冠状动脉血流量及外周循环血流量，促进心肌代谢及心肌能量的产生。同时亦能减轻心脏的工作负荷，降低心肌耗氧量及心肌能量的消耗。本品口服后吸收良好，广泛分布于体内，尤以在心脏的浓度为最高。本品适用于冠状动脉功能不全，心绞痛，陈旧性心肌梗死，充血性心力衰竭，心律失常等，伴有严重心功能不全者可与洋地黄并用。

用法用量 ①口服：每 24 小时 60mg；每日 3 次，每次 1 片，溶时服用。②静脉注射：每次 8~20mg，加于25% 葡萄糖注射液 20ml 中。③静脉滴注：8~20mg，加于 5% 葡萄糖注射液 500ml 中。

注意事项 ①近期心肌梗死患者禁用。②本品毒性小，偶有头晕，食欲不振，胃部不适及皮疹等不良反应。

剂型规格 ①片剂：每片 20mg。②注射剂：4mg（2ml）。

地拉草
Dilazep

别名 地拉齐普，克冠二氮草，克冠草，扩冠嗪，双酯嗪，Coratoline，Cormelian

作用用途 本品是一种新型的抗缺血性心脏病药物，能抑制磷酸二酯酶，阻止心肌细胞内腺苷的分解代谢和摄取，从而发挥腺苷的扩张冠脉作用。具有明显、持久的选择性扩张冠脉作用，能降低冠脉阻力，增加冠脉血流量。尚能促进冠脉的侧支循环，并具有抑制血小板聚集作用。口服吸收良好，经 2~6 小时血药浓度达峰值，$t_{1/2}$ 约 24 小时。适用于冠脉功能不全、心绞痛，也用于心肌梗死的预防及其恢复期。与强心苷合用可增强对慢性心力衰竭的控制效果。

用法用量 ①口服：每次 60mg，每日 3 次，2 个月为一疗程。②静脉注射：每次 10mg，加于 25% 葡萄糖注射液中，每日 1~2 次。

注意事项 ①新近心肌梗死患者忌用。②偶有头晕、胃肠道不适等反应。③与强心苷并用可增加对慢性心衰的控制效果。

剂型规格 ①片剂：每片 30mg；50mg。②注射剂：10mg（1ml）。

硒酵母
Enriched Selenium Yeast

别名 西雅尔

作用用途 本品为生物合成的含硒蛋白质，有机硒含量达 95%，具有生物利用度高、毒性低、安全有效的特点。本品有增强谷胱甘肽过氧化物酶活性，清除自由基，加快脂质过氧化物分解，保护细胞完整性，增强心肌功能及抗氧化等药理作用。临床用于治疗冠心病，心绞痛、心肌梗死、心律失常、心力衰竭、心肌炎等心血管疾病；适用于各型肝炎、肝坏死、肝硬化、肝癌；对消化系统、呼吸系统、妇科等肿瘤有良好疗效。

用法用量 口服：每次 2~4 片，每日 2 次或遵医嘱，小儿酌减。

注意事项 不同病症，据说明书用法用量或遵医嘱服用。

剂型规格 片剂：每片 50μg。

山楂叶总黄酮
Shanzhaye Zonghuangtong

别名 可利通脉，益心酮，心安胶囊，Crataemenum，Crataegutt，Esbericard

作用用途 本品为山楂叶中总黄酮的组分，可扩张冠脉，增加冠脉血流量和氧分压。还可轻度降低血压，减轻心脏负荷，降低心肌耗氧量，改善心肌代谢，保护缺血心肌。亦可抑制血小板聚集。适用于冠心病、心绞痛，胸闷心悸，高血压，高血脂等。

用法用量 口服：①益心酮片，每次 90mg，每日 3 次。通常用药 15 日始能起效。②心安胶囊，每次 3 粒，每日 2~3 次。

注意事项 ①急性心绞痛患者，应辅助使用硝酸甘油制剂舌下含服。②少见有口干、便秘、腹部不适，食欲增加等。

剂型规格 ①片剂（益心酮）：每片 30mg。②胶囊剂（心安胶囊）：每粒 80mg。

地奥心血康
Di'ao Xinxuekang

作用用途 本品为中药制剂，主要含甾体总皂苷。具有调节心脏功能、改善心脏血流量、增加冠脉和心肌血流量，改善外周循环而增加心肌血氧供应的作用。活血化瘀、行气止痛功能，能扩张冠状动脉，减少心脏负荷，降低血黏滞度，减少血小板聚集，降低甘油三酯等。主要用于预防和治疗冠心病、心绞痛、心肌缺血、心律失常、高血脂等心血管疾病。

用法用量 口服：每次 0.2g，每日 3 次。有效后可改为每次 0.1g，每日 3 次。饭后服用。

注意事项 少数患者空腹服药后，有胃肠道不适。

剂型规格 胶囊剂：每粒 0.1g。

心达康
Xindakang

别名 醋柳黄酮，新达康，舒福宁

作用用途 本品主要成分为沙棘总黄酮。具有扩张血管，降低心脏负荷，增加心肌、脑组织的供血量，降低心肌的耗氧量。抑制血小板聚集，降低胆固醇等。适用于缺血性心脏病，包括心肌梗死，稳定型、不稳定型或变异型心绞痛；缺血性脑血管病，包括脑动脉硬化、脑血栓、脑梗死；慢性心功能不全。亦可用于高脂血症和心律失常。

用法用量 口服：每次 10~20mg，每日 3 次。首剂可加倍，1 个月为一疗程。

剂型规格 片剂：每片 5mg。

水溶性甾体皂苷
Shuirongxing Zaiti Zaogan

别名 维奥欣

作用用途 本品是从植物穿山龙中提取的 8 种水溶性皂苷，口服吸收性好，生物利用度较高。能增加冠脉血流量及心肌营养血流量，对心肌缺血有明显保护作用，缓解心绞痛；调脂、降低血液黏稠度，抑制血小板聚集，改善微循环，防止血栓形成；减轻动脉壁脂质浸润及斑块形成，预防动脉粥样硬化；减少心脏负荷，减少心肌耗氧量，改善心功能。用于冠心病、心绞痛及瘀血内阻之胸痹、眩晕、胸闷、心悸、气短等症的治疗与预防；高脂血症、高黏血症；脑动脉硬化、中风后遗症、椎-基底动脉供血不足等脑部血液循环障碍。

用法用量 口服：每次 80mg，每日 3 次，饭后服用或遵医嘱。

注意事项 空腹服用，偶见胃肠道不适。

剂型规格 片剂：每片 80mg。

克朗宁
Kelangning

作用用途 本品为糖衣片，内含莨菪碱，东莨菪碱、山莨菪碱和樟柳碱等天然生物碱。对自主神经具有双向调节作用，既可对抗儿茶酚胺引起的血管扩张，并能降低全血黏度和血脂，改善微循环和血液流变学，通过增加供应心脏的血流量，降低心脏前后负荷而改善心功能，兴奋循环与呼吸中枢，解除平滑肌痉挛，包括血管、胃肠道、支气管等处的平滑肌。还能抑制血栓素的合成，从而抑制粒细胞和血小板的聚集。并具有调节免疫功能的作用，口服后，1 小时达血浆峰浓度，$t_{1/2}$ 为 1.4 小时。代谢产物经肾排出。用于冠心病的预防和治疗。

用法用量 口服：每次 3 片，每日 3 次。

注意事项 ①青光眼患者禁用。②有口干、头晕、视物模糊、面红、疲乏、腹胀、排尿不畅等不良反应。

剂型规格 片剂：每片 45μg。

三七提取物
Sanqi Tiquwu

别名 络泰，血塞通，血栓通

作用用途 本品系从中药三七提取三七总皂苷及人参皂苷所得的注射剂。本品能迅速溶解血栓，改善缺血部位供血，尽快建立侧支循环，减轻缺血所致病理损害；能扩张冠脉血流量，降低心肌耗氧量，提高心肌耐缺氧力；能抑制血小板聚集，提高红细胞变形能力，降低血黏度。本品还有降低胆固醇作用和对肝损伤的保护作用。临床用于急性缺血性脑血管疾病，中风后遗症，脑栓塞，脑动脉硬化，脑供氧不足，血栓塞性脉管炎，视网膜中央静脉阻塞，玻璃体出血，挫伤性前房出血等。

用法用量 ①肌内注射：血栓通，每次 2~5ml，每日 1~2 次；血塞通，每次 100mg，每日 1 次。②静脉滴注：血栓通，每次 8~12ml，每日 1 次；血塞通，每次 200mg，每日 1 次。用生理盐水或 10% 葡萄糖注射液 250~500ml 稀释后缓慢滴注，15 日为一疗程。③静脉注射：血栓通，每次 2~6ml，每日 1 次；血塞通，每次 200mg，每日 1 次。用 0.9% 氯化钠注射液或 25% 葡萄糖注射液 40~60ml 稀释后缓慢注射。

注意事项 ①出血性脑血管病急性期禁用。②对人参、三七过敏者禁用。③孕妇慎用。④肌内注射若出现疼痛、硬块时，应改为静脉注射或静脉滴注。⑤偶见颜面潮红、轻微头痛、皮疹。⑥本品遇冷偶会析出结晶，可置 50~60℃ 热水浴溶解后使用。⑦若发现严重反应，应立即停药，并进行相应处理。

剂型规格 注射剂：①血栓通 70mg（以人参皂苷 Rg₁ 计，2ml）；175mg（以人参皂苷 Rg₁ 计，5ml）。②血塞通：100mg（以三七总皂苷计，2ml）；200mg（以三七总皂苷计，2ml）；250mg（以三七总皂苷计，5ml）。

三七通舒胶囊
Sanqi Tongshu Jiaonang

作用用途 本品主要成分为三七三醇皂苷，具有活血化瘀，活络通脉动能。有抗血小板聚集作用和神经改善与保护作用。能改善脑梗死、脑缺血功能障碍，恢复缺血性脑代谢异常，抗血小板聚集，防止血栓形成，改善微循环，降低全血黏度，增强颈动脉血流量。主要用于心脑血管栓塞性疾病，主治中风、半身不遂、口舌歪斜、言语謇涩、偏身麻木。

用法用量 口服：每次 1 粒，每日 3 次，4 周为 1 个疗程。

注意事项 ①孕妇禁用。②脑出血禁用。③产妇慎用。④个别患者服药后可出现恶心。

剂型规格 胶囊剂：每粒 200mg（含三七三醇皂苷 100mg）。

脉络宁
Mailuoning

作用用途 本品为中药玄参、牛膝等药材经提取精制后而制得的复方注射剂。本品有扩张血管、改善微循环、增加血流量及抗凝血、溶血栓等作用。临床用于血栓性脉管炎、动脉硬化性闭塞症、脑血栓形成及后遗症、多发性大动脉炎、四肢急性动脉栓塞症、糖尿病坏疽、静脉血栓形成及血栓性静脉炎等。

用法用量 ①口服：每次 20ml，每日 3 次。②静脉滴注：每次 10~20ml，加入 5% 或 10% 葡萄糖注射液或 0.9% 氯化钠注射液 250~500ml 中滴注，每日 1 次，10~14 日为一疗程。根据病情需要，本品可使用 3~4 个疗程，每个疗程之间可间隔 5~7 日，重症患者，必要时可连续使用两个疗程。

注意事项 ①孕妇禁用。②脑出血者慎用。③如安瓿中药液有沉淀或异物不得使用。

剂型规格 ①溶液剂：每支 20ml。②注射剂：每支 10ml。

脉络通胶囊
Mailuotong Jiaonang

作用用途 本品主要成分为党参、当归、地龙、丹参、红花、木贼草、葛根、槐米、山楂、川芎，益气活血，化瘀止痛。临床用于胸痹引起的心胸疼痛、胸闷气短、头痛眩晕及冠心病，心绞痛具有上述诸症；中风引起的肢体麻木、半身不遂等症。

用法用量 口服：每次 2 粒，每日 3 次。

注意事项 孕妇及痰火内盛者忌服。

剂型规格 胶囊剂：每粒 0.42g。

瑞替普酶
Reteplase

别名 派通欣

作用用途 本品是非糖基化组织型纤溶酶原激活物的变异体，含有绞链区2（Kringle 2）及人组织型纤溶酶原激活物的酶结合点。这种蛋白是从大肠埃希菌中无活性的包涵体得到的，在体外经折叠后（空间结构改变）转变为活性形式。本品可使纤维蛋白溶解酶原激活为有活性的纤溶蛋白溶解酶，以降解血栓中的纤维蛋白，发挥溶栓作用。用于成人有冠状动脉梗死引起的急性心肌梗死的溶栓疗法，能够改善心肌梗死后的心室功能。本品应在症状发生后，尽早使用。

用法用量 **静脉注射**：每次10MU，30分钟后重复上述剂量，每次缓慢注射2分钟以上。注射时应该使用单独的静脉通路，不能与其他药物混合后给药，也不能与其他药物使用共同的静脉通路。

注意事项 ①具有活动性内出血、脑血管意外史、新近（2个月内）颅脑或脊柱的手术及外伤史、颅内肿瘤、动静脉畸形或动脉瘤、已知的出血体质、严重的未控制的高血压等患者禁用。②10天内有过外科手术、脑血管疾病、10天内有过消化道或泌尿道出血、止血功能障碍、严重的肝肾功能衰竭等患者、孕妇和老年人慎用。③常见的不良反应为浅表出血，多不需特殊处理，数到数十分钟可自行缓解。

剂型规格 注射剂：每支5MU。

刺五加
Ciwujia

作用用途 本品由中药刺五加，经提取精制后而制得的注射液。本品能扩张血管，增加冠脉血流量，改善心肌缺血，改善脑循环。降低全血及血浆浓度，抑制血小板聚集，调节血脂作用，能激活SOD，清除氧自由基，保护心脑组织细胞。调节免疫功能，对中枢神经有兴奋和抑制功能双向调节作用。临床用于肝肾功能不足所致的短暂性脑缺血发作，脑动脉硬化，脑血栓形成，脑栓塞等。亦用于冠心病、心绞痛合并神经衰弱和更年期综合征等。

用法用量 ①口服：每次2~3片，每日2次。②**静脉滴注**：每次300~500mg，每日1~2次。亦可按7mg/kg体重来计算用量。加入生理盐水或5%~10%葡萄糖注射液中静脉滴注。

注意事项 ①对本品过敏者或有严重不良反应者禁用。②如发现药液颜色变深或浑浊、有异物等禁止使用。③少见有头晕、皮疹、过敏性休克不良反应。

剂型规格 ①片剂：0.2g；0.3g。②注射剂：每支20ml（含总黄酮100mg）。

参龙宁心胶囊
Shenlong Ningxin Jiaonang

作用用途 本品是由中药人参、麦冬、地黄、葛根等组成的复方制剂。研究表明，本品在不影响正常心肌细胞的情况下，对病变的心肌细胞进行调整和恢复，起到细胞膜稳定剂的作用，从而使心律不齐得到较好治疗。本品具有益气养阴、宁心复脉功能。用于气阴两虚、心火亢盛所致的胸痹、心悸，症见胸闷心悸，气短乏力，口干汗出，少寐多梦，脉结代；冠心病和成年人恢复期病毒性心肌炎出现的轻度或中度室性早搏见上述证候者。

用法用量 口服：每次4粒，每日3次。

注意事项 ①孕妇忌用。②过敏体质者慎用或遵医嘱。③请在医生指导下用药，对中度和重度室性早搏应配合其他药使用。

剂型规格 胶囊剂：每粒0.5g。

通心络
Tongxinluo

作用用途 本品为胶囊剂，主要成分为人参，水蛭，全蝎，土鳖虫，蜈蚣，蝉蜕，赤芍，冰片等。具有益气活血，通络止痛之功效。用于冠心病、心绞痛证属心气虚乏、血瘀络阻者。症见胸部憋闷，刺痛，绞痛，固定不移，气短乏力，心悸自汗，舌质紫暗或有瘀斑，脉细涩或结代。亦用于脑梗死恢复期，证属中风中经络，气虚血瘀阻型，症见半身不遂，偏身麻木，口眼歪斜，言语不利等症。

用法用量 口服：每次2~4粒，每日3次，4周为一疗程；对轻度、中度心绞痛患者可每次2粒，每日3次；对较重度、重度患者以每次4粒，每日3次为佳，心绞痛等症状明显减轻或消失，心电图改善后，可改为每次2粒，每日3次。

注意事项 ①出血性疾病，孕妇及妇女经期禁用。②个别患者用药后可出现胃部不适或胃痛。可改为饭后服用。

剂型规格 胶囊剂：每粒0.26g。

丹参
Salvia Miltiorrhiza

作用用途 本品含脂溶性的各种丹参酮类及水溶性的原儿茶酚醛和儿茶酚的衍生物，其中丹参酮II_A为脂溶性抗心肌缺血有效成分，其制剂如丹参舒心片，复方丹参注射液具有活血化瘀功效，实验证明，具有多种免疫药理作用，如抗超敏反应，抗炎，抗氧化，清除自由基，抑制纤维增生，抑制血小板聚集，抑菌等。还有扩张冠脉，增加血流量，增加心肌收缩力，减慢心率，改善心脏功能，抑制凝血，降低血脂等作用。用于心绞痛及急性心肌梗死和脑血栓形成的后遗症，还可用于血栓闭塞性脉管炎，硬皮病，视网膜中央动脉栓塞，神经性耳聋，白塞综合征及结节性红斑等。

用法用量 ①口服：丹参片，每次 2 片，每日 3 次。连服 1 个月以上。②肌内注射：丹参注射液，每次 2ml，每日 2 次。③静脉滴注：每次 8~16ml，溶于 5% 葡萄糖注射液 250ml 中，每日 1 次。

注意事项 ①有出血性疾病患者慎用。②肌内注射可有局部疼痛。个别有皮疹反应。

剂型规格 ①片剂：丹参片，每片含丹参提取物 0.2g。②注射剂：丹参注射液，每支 2ml，含生药 3.0g。丹参酮 II$_A$ 磺酸钠注射剂：每支 2ml，含 10mg。

丹参多酚酸盐
Danshen Duofensuanyan

别名 绿谷

作用用途 本品是丹参以丹参乙酸镁为主要成分的丹参多酚盐，是丹参中最重要的有效活性成分。本品还含有少量的丹参乙酸镁的同系物：如紫草酸镁、迷迭香酸钠等，它们均为有效成分。本品的功能主治是活血、化瘀、通脉。用于冠心病心绞痛，中医辨证为心血瘀阻证者，症状见胸痛、胸闷、心悸。

用法用量 静脉滴注：每次 200mg，用 5% 葡萄糖注射液 250~500ml 溶解后使用，每日 1 次。每 2 周为一疗程。

注意事项 ①有出血倾向者慎用。②孕妇、哺乳期妇女慎用。③少数患者发生头晕、头痛、头胀痛。④偶有患者在输液中因静脉滴注速度快致轻度头痛。⑤偶尔有血谷丙转氨酶升高，在停药后可消失。

剂型规格 注射剂：每支 50mg（含丹参乙酸镁 40mg）；100mg（含丹参乙酸镁 80mg）；200mg（含丹参乙酸镁 160mg）。

丹参酮 II$_A$ 磺酸钠注射液
Sulfotanshinone Sodium Injection

作用用途 本品主要成分为丹参酮 II$_A$ 磺酸钠，能增加冠脉血流量，改善缺血区心肌的侧支循环及局部供血，改善缺氧心肌的代谢紊乱，提高心肌耐缺氧能力，抑制血小板聚集及抗血栓形成，缩小缺血心肌梗死面积，在一定剂量下亦能增强心肌收缩力。用于冠心病、心绞痛、心肌梗死的辅助治疗。

用法用量 ①肌内注射：每次 40~80mg，每日 1 次。②静脉注射：每次 40~80mg，用 25% 葡萄糖注射液 20ml 稀释。③静脉滴注：每次 40~80mg，用 5% 葡萄糖注射液 250~500ml 稀释，每日 1 次。

注意事项 ①对本品过敏者禁用。②部分病人肌内注射后有疼痛，个别有皮疹反应，停药后即可消失。

③孕妇和哺乳期妇女慎用。

剂型规格 注射剂：每支 10mg（2ml）。

香丹注射液
Xiangdan Zhusheye

别名 复方丹参注射液

作用用途 本品是由丹参和降香组成的复方中药注射剂。具有扩张血管，增进冠状动脉血流量等作用。用于心绞痛，亦可用于心肌梗死等。

用法用量 ①肌内注射：每次 2ml，每日 1~2 次。②静脉滴注：每次 10~10ml，用 5%~10% 葡萄糖注射液 250~500ml 稀释后使用或遵医嘱。

注意事项 曾有使用本品后引起过敏性休克和用药后致药物性肝炎的报道。

剂型规格 注射剂：每支 2ml；10ml。

复方丹参片
Fufang Danshen Pian

作用用途 本品是由中药丹参、三七和冰片组成的复方制剂。本品具有活血化瘀，理气止痛功效。用于胸中憋闷，心绞痛等。

用法用量 口服：每次 3 片，每日 3 次。

注意事项 ①孕妇慎用。②服用本品曾有发生过敏反应的报道。

剂型规格 片剂：每片 0.27g；0.47g。

复方丹参滴丸
Fufang Danshen Diwan

作用用途 本品含丹参、三七、冰片。具有肯定的活血化瘀功效，亦有多种免疫药理作用，如抗超敏反应、抗炎、抗氧化、清除自由基、抑制纤维增生、抑制血小板聚集、抑菌等。从而具有抗心肌与脑缺血，可缩小心肌或脑梗死范围，改善缺氧心肌乳酸代谢和抗血栓形成作用。此外，还能降低血脂，增强心肌收缩力，减慢心率，改善心脏功能，促进组织修复。用于心绞痛及心肌梗死，改善心绞痛症状及心电图改变（疗程较长则更显效）。也用于脑血栓形成的后遗症，此外还可用于血栓闭塞性脉管炎、硬皮病、视网膜中央动脉栓塞、神经性耳聋、白塞综合征、结节性红斑等；以及急慢性肾小球疾病、免疫性疾病引起的肾损害及其他免疫相关疾病。

用法用量 口服或舌下含服：每次 10 粒，每日 3 次，疗程 4 周或遵医嘱。

注意事项 ①孕妇及出血性疾病患者慎用。②个别患者会出现皮疹。

剂型规格 滴丸：每粒 25mg。

速效救心丸
Suxiao Jiuxin Wan

作用用途 本品为中药复方制剂，为棕黄色滴丸，主要成分有川芎，冰片等。特点是服用剂量小、起效快、疗效高。具有镇静止痛，降低外周血管阻力，改善微循环，减轻心脏负荷，改善心肌缺血，增加冠脉血流量。缓解心绞痛。用于冠心病，胸闷憋气，心前区疼痛。

用法用量 含服：每次 5 粒，每日 3 次。急性发作时服 10~15 粒。

剂型规格 滴丸剂：每粒重 40mg。

芪参益气滴丸
Qishen Yiqi Diwan

作用用途 本品主要成分为黄芪、丹参、三七、降香油，益气通脉、活血止痛。临床用于气虚血瘀型胸痹，症见胸闷、胸痛，气短乏力、心悸、自汗、面色少华，舌体胖有齿痕、舌。质暗或紫暗或有瘀斑，脉沉或沉弦。冠心病、心绞痛见上述证候者。

用法用量 口服：餐后半小时服用，每次 1 袋，每日 3 次，4 周为一个疗程或遵医嘱。

注意事项 孕妇慎用。

剂型规格 滴丸剂：每袋 0.5g。

葛根素
Puerarin

别名 麦普宁，天保康，普乐林，脑溢嗪，葛根黄豆苷元，黄豆苷元，中孚戈康，Daidzein

作用用途 本品扩张冠状动脉，增加冠状动脉血流量，对抗血管痉挛，改善缺血区的血液供应。阻滞 β 受体，降低心率和血压，减轻心脏负荷，减少心肌耗氧量，改善冠脉循环，改善缺血心脏的收缩功能。扩张脑血管，降低脑血管阻力，增加脑血流量。降低血液黏度，抑制血小板聚集，改善血液循环。对抗异肾上腺素，降低儿茶酚胺含量、解除毛细血管痉挛。与雌激素受体有很强亲和力，可发挥温和的雌激素作用。用于缺血性心脏病、眼底病、缺血性脑血管病、心律失常、高血压、高血脂、糖尿病、突发性耳聋、视网膜病变、妇女更年期综合征等。

用法用量 ①口服：重症每次 50~200mg，每日 3 次。②静脉注射：每次 100~200mg，加入 5% 葡萄糖注射液，每日 2 次。③静脉滴注：每次 200~400mg，加入 5% 葡萄糖注射液，每日 1 次。④肌内注射：每次 50~100mg，每日 2 次。⑤滴眼：1% 滴眼液每次 1~2 滴，首日 3 次，以后每日 2 次，早晚各 1 次。

注意事项 ①严重肝、肾损害、心衰及其他严重器质性疾病患者禁用。②有出血倾向者慎用。③有报道本品可能引起急性血管内溶血，故用药时应密切观察。

剂型规格 ①片剂：每片 50mg。②注射剂：每支 50mg；100mg。③滴眼液：每支 50mg（5ml）。

参松养心胶囊
Sensong Yangxin Jiaonang

作用用途 本品主要成分为人参、麦冬、山茱萸、丹参、炒酸枣仁、桑寄生、赤芍、土鳖虫、甘松、黄连、南五味子、龙骨；主要作用为益气养阴，活血通络，清心安神。临床用于气阴两虚、心络瘀阻型心悸，即冠状粥样硬化性心脏病（冠心病）室性早搏。

用法用量 口服：每次 4 粒，每日 3 次。

注意事项 个别患者服药期间可出现胃胀。

剂型规格 胶囊剂：每粒 0.4g。

心脑灵
Seniovita

作用用途 本品具有兴奋神经和运动中枢的作用，改善精神状态，并提高机体对环境的适应能力，本品还可增加冠脉血流，促进血液在人体和局部组织的循环和灌注，提高人体对水分的摄取。降低收缩期和舒张期血压，并缓解由高血压所致的头、背疼痛和眩晕症状。降低血脂在血管壁的沉着，加速脂类在肝内代谢，抑制血管硬化。用于原发性高血压，心肌梗死，心绞痛，椎基底动脉供血不足，脑血管硬化，精神抑郁和老年性衰老症。

用法用量 口服：每次 5~10mg，每日 2~3 次。

注意事项 常见有恶心，呕吐，偶见心率加快等不良反应。

剂型规格 片剂：每片 5mg。每片含大蒜提取物 0.165mg、白头翁提取物 0.0046mg、石松碱 0.0046mg、山金东素 0.0046mg、毒芹提取物 0.0046mg、大黄提取物 0.0046mg、兰棕提取物 0.0135mg、山楂提取物 4.5mg、磷、碳酸钡和矿泉碘。

益气复脉
Yiqi Fumai

作用用途 本品主要成分为红参、麦冬、五味子，辅料为葡甲胺，甘露醇，益气复脉，养阴生津，改善冠状动脉循环，降低心肌耗氧量的功能。临床用于冠心病劳累性心绞痛气阴两虚证，症见胸痹心痛，心悸气短、倦怠懒言、头晕目眩、面色少华、舌淡、少苔或剥苔，脉细弱或结代；冠心病所致慢性左心功能不全Ⅱ、Ⅲ级气阴两虚证，症见心悸、气短甚则气急喘促，胸闷隐痛，时作时止，倦怠乏力，面色苍白，动则汗出，舌淡、少苔或剥苔，脉细弱或结代。

用法用量 ①口服：每次 2~4 粒，每日 2 次。②静脉滴注：每日 1 次，每次 8 瓶，用 250~500ml 5% 葡萄糖注射液或生理盐水稀释后静脉滴注；每分钟约 40 滴；疗程 2 周。

注意事项 ①偶见女性患者，用药过程中月经量明显增多。②罕见皮疹、寒战、发热。

剂型规格 ①注射剂：每瓶 0.65g（相当于含红参 0.5g、五味子 0.75g 和麦冬 1.5g）。②胶囊剂。

醒脑静
Xingnaojing

作用用途 本品主要成分为麝香、栀子、郁金、冰片，具有醒神止痉，清热凉血，行气活血，解毒止痛等功效。对温热病、热邪内陷心包、蒙闭心窍、气营两燔、营血火毒等证效果较好。现代多用于治乙脑、病毒性脑炎、脑膜炎及其后遗症；脑血管疾病、中枢神经系统感染所致的昏迷、抽搐，新生儿脑缺氧所致的脑瘫，重症肝炎、肝昏迷、肺源性心脏病、肺性脑病，以及心绞痛、肾绞痛、安眠药中毒、异烟肼中毒、酒精中毒、毒草中毒及各种原因引起的高热等。

用法用量 ①肌内注射：每次 2~4ml，每日1~2 次。②静脉滴注：每次 10~20ml，用5%~10% 葡萄糖注射液或氯化钠注射液 250~500ml 稀释后滴注，或遵医嘱。

注意事项 尚未发现不良反应报道。

剂型规格 注射剂：每支 2ml；5ml；10ml。

果糖二磷酸二钠
Fructose Disodium Diphosphate

别名 爱莎福期菲娜，1,6-二磷酸果糖，佛迪，果糖-1,6-二磷酸酯二钠，瑞安吉，依福那，Esafosfina，Fructosl-1,6-Diphosphate

作用用途 本品系葡萄糖代谢过程中的重要中间产物，且有调节代谢中若干酶活性的功能。外源性本品不能透过细胞膜。主要作用于细胞膜，激活膜上磷酸果糖激酶，增加细胞内高能磷酸键数量和细胞内三磷酸腺苷浓度，促进 K^+ 内流，恢复细胞内的极化状态，从而有益于休克、缺氧、缺血、损伤、体外循环、输血等状态下的细胞能量代谢及对糖的利用，以促进修复、改善功能。此外，还能抑制氧自由基和组胺释放，对缺血、缺氧和再灌注损伤的细胞起保护作用。本品还能改善心肌代谢功能，增强心肌收缩力，增加心搏出量，提高平均动脉压。用于休克、急性心肌梗死及心肌缺血、缺血性脑血管意外等。

用法用量 静脉滴注：每次 70~160mg/kg 体重，每日 1~2 次，最大剂量为250mg/kg 体重。

注意事项 ①高磷酸盐血症、肾功能不全者禁用。②药液勿漏出血管，以免引起局部疼痛和刺激。③偶见过敏反应，口唇麻木，头晕，皮疹及注射部位疼痛。④忌与碱性溶液、钙盐等伍用。

剂型规格 注射剂：每支 5g。含 3.75g 的1,6-果糖二磷酸二钠，附稀释液（每支 50ml）。

磷酸肌酸
Creatine Phosphate

别名 护心通，Neoton

作用用途 本品用于治疗横纹肌活性不足，作为心肌疾病的辅助治疗药物，但不能代替心脏的动力学治疗，加入心脏停搏液中作为对心脏手术的保护手段之一。

用法用量 ①心脏手术：在手术前 2 日，每日缓慢静脉注射2g 护心通（可溶于 12 毫升注射用水，注射时间不少于 4 分钟），连用 2 日，然后在主动脉被钳前，患者被麻醉的同时，静脉滴注，每小时 1g，直到应用停搏液为止。进行手术时，把本品加入心脏停搏液中，浓度为每千克停搏液加 2.5g（等于每升 10 毫摩尔），温度4℃，输入冠状动脉。开始剂量为 15 毫升/kg 体重，然后每 30 分钟以 10 毫升/kg 体重的剂量滴注（亦可每千克停搏液加 2.5g 本品，再按常规使用停搏液），直至主动脉钳夹期结束。手术完成后，当主动脉除去钳夹后，连续滴注本品48 小时，剂量为每日 8g，每4g 溶于 500 毫升 5% 葡萄糖注射液，滴注速度每小时 40 毫升（每分钟 14 滴）。②心脏衰竭：开始 14 日，每日 2 次。静脉注射每次 1g（注射时间超过 2 分钟），第 15~44 日，可以视患者情况，于第 15 日开始，每日静脉注射 0.5~1g，或肌内注射 500mg（若使用肌内注射剂型，先将本品溶于附加的 4 毫升溶剂，内含 40mg 利多卡因，可减轻肌内注射位点的疼痛），连续使用 30 日。③心肌梗死：第 1 日。先静脉注射2g（注射时间超过 4 分钟）作为起始剂量，2 小时后静脉滴注 5g，可溶于 30 毫升 5% 葡萄糖注射液中，控制在 1 小时内滴注完毕。若医生认为患者情况危急，或效果不理想，可以增加滴注剂量至 10g。第 2~5 日，可视患者情况，静脉滴注，每日 5g，速度同上，连续使用4 日。若医生认为患者情况危急，或效果不理想，可以增加滴注剂量至 10g。

注意事项 ①对其活性成分明确过敏者禁用。②在室温 15~25℃ 储存，避免阳光及防潮湿。③若患者伴有糖尿病则不能用 5% 葡萄糖注射液稀释，可用注射用水及生理盐水稀释。④每克本品可溶于 6ml 注射用水中，每克静脉注射时间要超过 2 分钟。否则会发生轻度低血压。

剂型规格 ①注射剂（供静脉滴注或静脉注射）：每支 1g。②注射剂（供肌内注射）：每支 0.5g。附加溶剂，每安瓿 4ml，含 40mg 利多卡因。

复合辅酶
Coenzyme Complex

别名 贝科能，Biocoen

作用用途 本品由新鲜食用酵母为原料提取精制所得的多种辅酶的复合物。主要含有辅酶 A、辅酶 I、三磷酸腺苷、还原型谷胱甘肽、核苷酸等生物活性物质，它们大多具有参与人体乙酰化反应，氧化还原反

7

心血管、脑血管用药

应和能量代谢、物质代谢等多种生命活动功能，对代谢的合成和分解途径进行双向分解，纠正已失衡的代谢，从而达到治疗的目的。还原型谷胱甘肽还具有保肝解毒、抗辐射作用。特别是这些酶同时存在，更有相互补充和协调作用。适用于治疗冠状动脉硬化、心肌梗死、心肌炎、慢性动脉炎等缺血性心脏病；脂肪肝、急慢性肝炎等肝脏疾病的治疗；原发性血小板减少性紫癜；肿瘤化疗或放疗引起的消化道口腔黏膜溃疡、白细胞及血小板减少症；纠正术后负氮平衡；慢性肾功能不全引起的急性少尿、肾病综合征；缺氧等

症状的辅助治疗。

用法用量 肌内注射或静脉滴注：每次 1~2 支，每日 1~2 次或隔日 1 次。用氯化钠注射液1~2ml 溶解作肌内注射；用葡萄糖注射液稀释可作静脉滴注。

注意事项 ①对本品过敏者禁用。②孕妇及脑出血初期、房室传导阻滞者忌用。③严禁静脉注射。④不良反应少见，偶有静脉注射速度过快引起的短时低血压、眩晕、颜面潮红、胸闷、气促。

剂型规格 注射剂：每支含辅酶 A 100 单位，辅酶 I 0.1mg，三磷酸腺苷 2mg，谷胱甘肽 1mg。

第四节　降血脂、防动脉粥样硬化药

动脉粥样硬化是缺血性心脑血管病的病理基础，由其引起的冠心病、脑卒中心脑血管病发病率与死亡率呈明显上升趋势。高脂血症是促发动脉粥样硬化的因素之一。因此，降低血脂已成为防治动脉粥样硬化的重要措施。

血脂是血浆中的甘油三酯、胆固醇和类脂的总称。高脂血症可表现为高胆固醇血症、高甘油三酯血症或两者兼有。

降血脂药能降低血浆甘油三酯和胆固醇含量，改善冠心病进程，使冠心病的发病率和死亡率明显降低。降血脂药按临床作用可分为三类。①主要降低血中胆固醇药：他汀类药，如辛伐他汀、阿托伐他汀、普伐他汀、氟伐他汀、瑞舒伐他汀等；胆酸螯合物，如考来烯胺、考来替泊等。②主要降低甘油三酯类药：如苯扎贝特、非诺贝特、环丙贝特、克利贝特等。③其他降血脂药：如谷甾醇、地维烯胺、依折麦布、泛硫乙胺、绞股蓝总苷等。

氯贝丁酯
Clofibrate

别名 安妥明，冠心平，氯苯丁酯，氯贝特，降脂乙酯，祛脂乙酯，Atromid

作用用途 本品可降低血浆甘油三酯及胆固醇。降低血浆纤维蛋白原的浓度，减少血小板的黏附性，具有抗凝作用。口服吸收良好，显效时间 2~5 日，$t_{1/2}$ 为 54 小时，适用于Ⅱa、Ⅱb及Ⅳ型高脂蛋白血症。

用法用量 口服：每次 0.25~0.5g，每日 3 次，饭后用少量水吞服。

注意事项 ①偶有恶心、腹胀、腹泻、头痛、乏力、脱发、心律不齐，胆石发生率增高。连续服用 2~6 周以上，个别有肌痛、肌炎、肌痉挛和血清 AST 暂时升高。②与抗凝血药合用，可使后者的抗凝作用增强。③肝、肾功能不全者、有消化道溃疡者慎用，孕妇、哺乳期妇女禁用。

剂型规格 胶囊剂：每粒 0.25g。

苯扎贝特
Bezafibrate

别名 阿贝他，必降脂，必利药，降脂苯酰，脂康平，Befizal，Bezalip，Cedur，Difaterol

作用用途 本品属苯氧芳酸类降血脂药。能竞争性抑制 HMG-CoA 还原酶的合成速率和该酶对底物的亲和力，抑制细胞内 CH 的合成。作用似安妥明，能降低血清甘油三酯，胆固醇，并具有抗血栓作用。口服吸收完全，2 小时达血药峰值，$t_{1/2}$ 为 2.1 小时。本品在肝脏代谢，代谢产物及部分原形药物 24 小时内 95% 自尿液排泄。主要适用于Ⅱa、Ⅱb和Ⅳ型高脂蛋白血症。

用法用量 口服：每次 200~400mg，每日 3 次。饭后服用。见效后，可改为每次 400mg，每日 2 次。缓释片：成人每次 1 片，每日 1 次。

注意事项 ①严重肝、胆疾病、肾功能障碍、孕妇及哺乳期妇女忌用。儿童慎用。②可出现恶心，食欲不振，胃部不适等反应。偶见肌炎样综合征，性功能减退、脱发、过敏反应等。③本品与香豆类合用时，能增强其抗凝作用；与胰岛素、磺酰脲类合用时，能增强其降糖作用。

剂型规格 ① 片剂：每片 200mg。② 缓释片剂：400mg。

克利贝特
Clinofibrate

作用用途 本品具有脂蛋白的代谢作用。可增强高脂血症患者血清中卵磷脂-胆固醇酰基转移酶及脂蛋白脂酶（LPL）的活性，而降低极低密度脂蛋白与低密度脂蛋白中的胆固醇及甘油三酯；还能增加去辅基蛋白 A-1，使高密度脂蛋白升高，并使高脂血症患者和健康成人的 LDL 受体活性增强；抑制肝中甘油三酯，胆固醇的生物

合成及从乙酰辅酶 A 合成脂肪酸和甲羟戊酸等的生物过程。口服 200mg 后 4~6 小时达血浆峰浓度，$t_{1/2}$ 为 10 小时。主要分布于肝、肾、肺和血中。主要自粪便中排出。用于高脂血症。

用法用量 口服：成人，每次 200mg，每日 3 次，视年龄、症状酌情增减。

注意事项 ①孕妇及哺乳期妇女禁用。②有肝、肾功能障碍者慎用。③偶见有 SGOT、SGPT、肌磷酸激酶（CPK）升高、乏力、倦怠、皮疹、胃肠道反应等不良反应。

剂型规格 片剂：每片 200mg。

非诺贝特
Fenofibrate

别名 苯酰降脂丙酯，利必非，降脂异丙酯，立平脂，力平脂，力平之，普鲁脂芬，Fenobrate，Lipanthil，Lipidex，Lipifen，Lipoclar，Procetofeme，Procetoken，Tilene

作用用途 本品在体内经酶的作用迅速代谢为非诺贝特酸，而产生降脂的药物活性，能增加 LDL 受体的数量，加速 LDL 由血液纳入肝细胞的过程使代谢过程加快，并加强脂蛋白脂解酶的活性以增加 VIDL 的分解代谢。能明显降低血清极低密度脂蛋白及甘油三酯，也能降低血清中低密度蛋白及胆固醇浓度。能减少血小板黏附性。口服吸收完全，显效快。主要用于 II a、II b、III 和 IV 型高脂蛋白血症。

用法用量 口服：每次 100rng，每日 3 次。3~4 个月为 1 疗程。

注意事项 ①孕妇禁用，肝、肾功能不全者慎用。②副作用较轻微，少数病例可出现口干、胃肠不适及湿疹等反应。血清 ALT 及尿素氮也可暂时性轻度升高。

剂型规格 胶囊剂：每粒 100mg。

益多酯
Etofylline Clofibrate

别名 茶贝特，多利平脂，洛尼特，羟乙茶碱安妥明，祛脂酸乙羟茶碱，特调酯，Doulip，Theofibrate

作用用途 本品为一强效的降血脂药。能显著降低血清甘油三酯外，还能降低血清胆固醇及血清低密度脂蛋白、极低密度脂蛋白，且能升高高密度脂蛋白，还具有抗血栓和抗血小板作用。口服本品 1~1.2 小时起效，2.3~2.6 小时血药浓度达峰值，$t_{1/2}$ 为 5.5~6.9 小时，适用于 II~IV 型高脂血症，也可用于兼有高血压、糖尿病及其他心血管病患者。

用法用量 口服：每次 0.25g，每日 2~3 次，1~3 个月为一个疗程，餐后或餐时服用。

注意事项 ①孕妇及哺乳期妇女禁用。②溃疡病和肝、肾功能不全者慎用。③偶有胃肠道反应及白细胞减少。④本品可增强抗凝药作用。

剂型规格 ①片剂：每片 250mg。②胶囊剂：每

粒 250mg。

吉非贝齐
Gemfibrozil

别名 博利脂，二甲苯氧庚酸，吉非罗齐，吉非洛齐，康利脂，康普，诺衡，Gemnpid，Gevilen，Hipolixan，Lopid，Lpolipid，Organolipid

作用用途 本品为一种不含氯的氯贝丁酯类似药。对血脂的作用与非诺贝特相似。能明显降低血清极密度脂蛋白及甘油三酯的浓度，也能降低血清低密度脂蛋白及胆固醇浓度，并能升高血清高密度脂蛋白。本品还能抑制脂肪组织释放脂肪酸进入肝脏，阻止肝脏合成 TG，也抑制 VLDL 中的蛋白质合成，导致 VLDL 减少。口服吸收快而完全，半衰期 7.6 小时。主要用于除 I 型外的其他各型高脂蛋白血症，也适用于并发糖尿病的高脂蛋白血症患者。

用法用量 口服：每次 0.3~0.6g，每日 2 次。早晚餐前半小时服用。少数病例每日量可用 900mg 或 1500mg，血脂下降后可减小剂量，维持量每日 300~600mg。

注意事项 ①肝肾功能不全、胆结石或对本品过敏者禁用，儿童、哺乳期妇女和孕妇慎用。②服药期间，定期检查肝功能。③有胃肠道反应，如恶心、呕吐、腹痛、腹胀、药疹、头晕、头痛等。④使用抗凝剂患者应酌减抗凝剂剂量，并定期检查凝血酶原；与洛伐他汀合用，可增加肌痛及磷酸肌酸激酶浓度，发生率约 5%。

剂型规格 胶囊剂：每粒 300mg。

利贝特
Lifibrate

别名 降脂哌啶，降脂新，新安妥明

作用用途 本品的降血脂作用是氯贝丁酯的 8~9 倍，尚能增加胆固醇的氧化和胆酸的排泄。作用机制与氯贝丁酯相似。适用于服用氯贝丁酯无效的高脂蛋白血症患者。

用法用量 口服：每次 25mg，每日 3 次。

注意事项 ①偶见胃肠道不适。②可有血清转氨酶一过性升高。③肾、肝功能不全者，应监测肝、肾功能。

剂型规格 片剂：每片 12.5mg。

环丙贝特
Ciprofibrate

别名 Hyperlipen，Lipanor

作用用途 本品为苯氧芳酸衍生物，作用类似氯贝丁酯，但稍强，可降低血中总胆固醇、甘油三酯、极低密度脂蛋白、低密度脂蛋白，升高高密度脂蛋白，因而可降低动脉粥样硬化时过高的动脉粥样硬化指数比值。此外，尚有抗血小板聚集和溶解纤维蛋白的作用。本品

口服吸收良好，t_{max} 为 2 小时，$t_{1/2}$ 为 17 小时。以原形药物或葡萄糖醛酸结合物的形式排出，血药浓度与剂量成正比。用于原发性高胆固醇及高甘油三酯血症患者。

用法用量 口服：每次 100mg，每日 1 次。

注意事项 ①禁用于孕妇及哺乳期妇女，中度及重度肝、肾功能不全者。②常见不良反应有头痛，头晕，恶心，无力，皮疹，偶见丙氨酸转氨酶、肌酸酐及乳酸脱氢酶上升，但无临床意义。

剂型规格 胶囊剂：每粒 100mg。

多烯康
Marine Triglycerides

别名 复方二十碳五烯酸，多烯酸乙酯，脉乐康，浓鱼油降脂丸，海鱼油，鱼油，鱼油烯康，ω-3 脂肪酸，Concentrated，Ethyl polyenoate，Fish Oils，Omega-3

作用用途 本品降脂成分为二十碳五烯酸与二十二碳六烯酸。可显著降低血浆甘油三酯和胆固醇含量，并能提高高密度脂蛋白浓度。且具有抗血小板聚集，减少血栓形成的作用。主要用于各型高脂蛋白血症，特别适用于严重的甘油三酯过多症。此外，还可用于防治动脉粥样硬化和血栓病。

用法用量 口服：每次 0.3~1.8g，每日 3 次。

注意事项 ①有出血性疾病者忌用。②常见胃肠道不适，腹泻较多见。③胆汁中较易产生结石。④长期大量服用浓缩的本品，其中所含的维生素 A 和维生素 D 也可达到中毒水平。⑤本品能增强香豆素类及乙酰水杨酸的抗凝作用。服用量过多，有出血倾血。

剂型规格 胶囊剂：每粒 0.3g；0.45g。

弹性酶
Elastase

别名 弹性蛋白酶，弹性水解酶，胰弹性酶，胰肽酶 E，弹性酶

作用用途 本品是自猪胰脏提取制得的弹性蛋白水解酶，是一种肽链内切酶，能水解弹性蛋白、胶原蛋白和糖蛋白，增强脂蛋白酯酶活性，阻止胆固醇的体内合成并促其转化为胆酸，降低血浆胆固醇、低密度脂蛋白、极低密度脂蛋白和甘油三酯、升高高密度脂蛋白、阻止脂质向动脉壁沉积，分解陈旧的弹性蛋白并促使新的弹性蛋白合成临床用于 Ⅱ 型和 Ⅳ 型高脂血症（尤适用于 Ⅱ 型）、动脉粥样硬化、脂肪肝等的防治。外用可去除烫伤皮肤溃疡的坏死组织、促进肉芽生长、创伤愈合和使瘢痕软化。

用法用量 ①口服：每日 30~60mg，3 次分服。每疗程 2~8 周。②外用：涂患处。③肌内注射：每日 15mg。

剂型规格 ①片剂（肠溶丸或胶囊剂）：每片（粒）10mg。②注射剂：每支 15mg。③软膏剂：10%。

血脂康
Wenstardin

作用用途 本品是以大米为原料，用现代生物科技精制而成，含有羟甲基戊二酸单酰辅酶 A（HMG-CoA）还原酶抑制剂、多种不饱和脂肪酸及人体必需的多种氨基酸等有效物质。能抑制肝脏 HMG-CoA 还原酶，降低胆固醇合成，减少细胞内胆固醇贮存。促进低密度脂蛋白（LDL）受体合成，增加 LDL 受体的活性和数量，加强 LDL 胆固醇的摄取与代谢，降低血中胆固醇浓度。抑制甘油三酯和脂肪酸合成，促进其代谢。适用于各型原发性高脂血症及动脉粥样硬化引起的冠心病、脑中风等心脑血管疾病。

用法用量 口服：每次 2 粒，每日 2 次，早晚服。①对中度高脂血症（如 TC 6.5~7.8mmol/L，250~300mg/dl）可每晚 1 次，每次 3 粒。②对重度高脂血症和脑中风等，可增至每次 3~4 粒，每日 2 次；病情缓解后，可改为每晚 2 粒。

注意事项 ①孕妇及哺乳期妇女慎用。②长期服用应注意检查肌酸激酶（CK）、ALT。③极个别患者有短暂轻度胃肠道反应。④本品呈弱酸性，饭后服用可减少胃肠道反应。⑤合并应用抗凝血药物的患者应适当调整抗凝血药的剂量。

剂型规格 胶囊剂：每粒 0.3g。

松龄血脉康胶囊
Songling Xuemaikang Jiaonang

作用用途 本品是由中药鲜松叶、葛根、珍珠层粉等组成。本品具有降压和调血脂的作用。本品具有平肝潜阳，镇心安神功能。用于肝阳上亢所致的头痛、眩晕、急躁易怒、心悸、失眠；高血压及原发性高脂血症见上述证候者。

用法用量 口服：每次 3 粒，每日 3 次，或遵医嘱。

注意事项 个别患者服药后出现轻度腹泻、胃脘胀满等，饭后服用有助于减轻或改善这些症状。

剂型规格 胶囊剂：每粒 0.5g。

脂必妥
Zhibituo

作用用途 本品主要成分为红曲，具有活血化瘀、健脾消食等功效。临床用于高脂血症、动脉粥样硬化及由此引起的头晕、头痛、胸闷、胸痛、肢体麻木、舌质紫暗或有斑点等症。

用法用量 口服：每次 3 片，每日 3 次。

注意事项 本品尚未发现明显毒副作用。

剂型规格 片剂：每片 0.35g。

血滞通胶囊
Xuezhitong Jiaonang

作用用途 本品主要成分薤白，具有通阳散结、行气导滞功能。本品有较好的降脂作用，能明显软化和减退动脉粥样硬化斑块，降低脂质在动脉壁的沉积、疏通微循环，增加心脑供血。用于治疗高脂血症，血瘀痰阻所致胸闷、乏力、腹胀等。

用法用量 口服：每次2粒，每日3次，4周为一疗程或遵医嘱。

剂型规格 胶囊剂：每粒0.45g。

月见草油
Vening Primrose Oil

别名 Biennisol Oil

作用用途 本品主要成分为γ-亚麻酸，抑制脂质在小肠吸收和胆汁酸的再吸收，抑制肝脏的脂质和脂蛋白合成。还能与胆固醇结合成酯，使之容易转运、代谢和排泄。故可降低血中胆固醇和甘油三酯。适用于高脂血症、减肥，也可用于防治动脉粥样硬化。

用法用量 口服：每次1.5~2g，每日2次。或每次1.0g，每日3次。

注意事项 个别患者有胃部不适，大便次数增多等。

剂型规格 胶囊剂：每粒0.3g；0.35g；0.5g。

熊果酸
Xiongguosuan

别名 泰脂安

作用用途 本品为女贞子叶乙醇提取物——熊果酸。能降低血清中甘油三酯、胆固醇、低密度脂蛋白、升高高密度脂蛋白的作用。临床用于肝肾阴虚，阴虚阳亢证所致的原发性高脂血症。

用法用量 口服：每次3粒，每日3次。

注意事项 本品未见明显不良反应。

剂型规格 胶囊剂：每粒78mg。

洛伐他汀
Lovastatin

别名 艾乐汀，海立，乐福欣，乐瓦停，美维诺林，美降脂，美降之，脉温宁，Antiniotin，Meuacor，Mergadow，Mevinacor，Mevinolin，Monacolink

作用用途 本品是由土曲霉酵解产物合成的HMG-CoA还原酶抑制剂。口服后在体内很快水解成有活性的β-羟基酸代谢物而发挥作用，减少胆固醇的合成。本品可增加低密度脂蛋白受体，使低密度脂蛋白及总胆固醇清除率增加，从而降低血浆总胆固醇、低密度和极低密度脂蛋白胆固醇。还能降低甘油三酯水平，升高高密度

脂蛋白。本品降总胆固醇、低密度脂蛋白的效果优于考来烯胺、普罗布考、苯扎贝特、吉非贝齐。本品口服吸收约30%，2~3日药浓度达稳态，用药1周起效，4~6周达最大疗效。适用于饮食疗法或其他疗法欠佳时的原发型高胆固醇血症（Ⅱa及Ⅱb型）。也用于合并有高胆固醇血症和高甘油三酯血症，而以高胆固醇血症为主的患者。

用法用量 口服：初始剂量，每次20mg，每日1次，晚餐时顿服。必要时间隔4周以上调整剂量，最大剂量可增至每日80mg，分1次或2次服。当总胆固醇降至3.6mmol/L以下时，应减量。

注意事项 ①活动性肝病、孕妇及哺乳期妇女禁用。②可见胃肠道不适，如腹胀、腹泻、恶心、便秘等；头痛、眩晕、视物模糊、肌痛、皮疹和腹痛；偶见白细胞减少、血小板减少、溶血性贫血、血清转氨酶增高、碱性磷酸酶、胆红素、血清肌酸激酶（CPK）水平升高。③本品与免疫抑制剂、吉非贝齐和烟酸合用可引起肌病。④本品对纯合子家庭性高胆固醇血症疗效差，也不适用于Ⅰ、Ⅳ、Ⅴ型高脂血症者。

剂型规格 片剂：每片10mg；20mg。

普伐他汀钠
Sodium Pravastatin

别名 帕瓦停，普拉固，普拉司汀，Elisor，Liplat

作用用途 本品能选择性地作用于合成胆固醇的主要脏器：肝脏和小肠，降低血清胆固醇值，改善血清脂质。临床用于：①用于经饮食限制仍无法控制的原发性高胆固醇血症或合并有高三酰甘油血症（Ⅱa和Ⅱb型）者，但对纯合子家族性高胆固醇血症疗效差。②用于冠心病和脑卒中的防治。

用法用量 口服：成人，起始剂量，每日10~20mg，每日1次，睡前服用或每日2次。应随年龄及症状的不同适度增减，最大剂量为每日40mg。

注意事项 ①禁忌证：对本品过敏者、活动性肝病患者、不明原因的血氨基转移酶持续升高者、孕妇、哺乳期妇女。②慎用：对其他HMG-CoA还原酶抑制剂过敏者、酗酒者、有严重肝肾功能损害者或有既往病史者、正在服用贝特类药物、免疫抑制药及烟酸的患者。③不良反应：可见恶心、呕吐、舌炎、腹痛、腹胀、腹泻、便秘，偶有肝功能异常、急性胰腺炎、头痛、头晕；罕见肌病、横纹肌溶解；少见阳萎，也有继发于横纹肌溶解后的急性肾衰竭。

剂型规格 片剂：每片5mg；10mg；20mg。

阿托伐他汀钙
Atorvastatin Calcium

别名 阿乐，阿伐他汀，阿托他汀，立普妥，Lipitor

作用用途 本品是选择性竞争性HMG-CoA还原酶抑制剂，可显著地降低LDL-CH和甘油三酯，但不引

起甘油三酯的重新分布而是恒定地降低所有脂蛋白成分中的 TG。在已完成的临床研究中，较其他已报道的降脂药能更有效地降低 LDL-CH。口服给药后，本品快速吸收，1~2 小时内达血药峰浓度，起效快。治疗 2 周降脂效果约达 90%。本品由肝脏中细胞色素 P450 代谢。其活性代谢物抑制 HMG-CoA 还原酶活性的 70%。用于治疗原发性高胆固醇血症、杂合家族型高胆固醇血症或混合性高血脂者控制饮食不能有效降低平均总胆固醇、低密度脂蛋白、胆固醇和甘油三酯的患者。也适用于同时进行饮食控制的杂合家族型高胆固醇血症患者。

【用法用量】 口服：成人，初始剂量 10mg，每日 1 次，如需要，可间隔 4 周增加剂量，最高可达每次 80mg，每日 1 次。

【注意事项】 ①活动性肝炎，肝脏转氨酶超过正常值者禁用；孕妇、哺乳期妇女禁用。②有滥用乙醇史或肝炎患者在治疗前和治疗过程中须做肝功能检查。妇女应采取适当的避孕措施。③治疗中常见的不良反应为胃肠道紊乱、便秘、恶心、消化不良、腹痛、头痛、肌痛、肌无力、腹泻、失眠及血清转氨酶和肌酸磷酸激酶值升高。④本品与环孢素、贝特类、咪唑类、抗真菌药、烟酸、经细胞色素 P450 酶代谢的药物如地高辛、红霉素、口服避孕药、考来替泊、抗酸剂和华法林等有相互作用。

【剂型规格】 ①片剂：每片 10mg；20mg；40mg。②胶囊剂：每粒 10mg；20mg；40mg。

氨氯地平阿托伐他汀钙
Amlodipine Besylate and Atorvastatin Calcium

【别名】 多达一

【作用用途】 本品为复方制剂，其组份为苯磺酸氨氯地平和阿托伐他汀钙。临床用于治疗高血压伴总胆固醇升高、低密度脂蛋白胆固醇升高、载脂蛋白 B 升高和甘油三酯升高，以及冠心病或冠心病等危症（如糖尿病，症状性动脉粥样硬化性疾病等）合并高胆固醇血症或混合型血脂异常的患者。

【用法用量】 口服：本品可用于高血压或心绞痛伴有高脂血症的患者的初始治疗。推荐的起始剂量应该根据每一种单药治疗的推荐剂量进行适当组合。本品中氨氯地平成分的最大剂量可达 10mg，每日 1 次，阿托伐他汀成分的最大剂量可达 80mg，每日 1 次。

【注意事项】 ①孕妇及哺乳期妇女禁用。②可能发生症状性低血压，有导致肌病的危险。

【剂型规格】 片剂：每片含 5mg/10mg（以氨氯地平/阿托伐他汀计）。

匹伐他汀钙
Pitavastatin Calcium

【别名】 力清之，利维乐，Livalo
【作用用途】 本品用于治疗高脂血症。

【用法用量】 口服：成人常规剂量，治疗高脂血症：每次 1~2mg，每日 1 次。较大剂量的疗效可能更理想，但尚有待进一步证实。每天最大用量 4mg，临床研究中，治疗的最长持续时间为 104 周。

【注意事项】 ①禁忌证：对本品过敏者、活动性肝病、孕妇。②哺乳期妇女用药安全性尚不明确。③慎用：使用其他他汀类药物出现过敏反应或其他显著不良反应者（如肌病、肝炎）；有肝病史者；有出现继发于横纹肌溶解/肌红蛋白尿的肾衰竭危险因素者；使用免疫抑制剂的器官移植者。④不良反应：头痛、易激惹性、上腹痛、便秘、皮疹、肌酸激酶增高。

【剂型规格】 片剂：每片 1mg；2mg。

辛伐他汀
Simvastatin

【别名】 京必舒新，舒降之，舒降脂，斯伐他汀，塞瓦停，新伐他汀，幸露，泽之浩，征之，Denan，Liponorm，Lodales，Sinvacor，Sivastatin，Synvinolin，Valastin，Zocord

【作用用途】 本品为 HMC-CoA 还原酶抑制剂，作用与洛伐他汀相似。降低总胆固醇（TG）和低密度脂蛋白胆固醇（LDL-C）的疗效优于普罗布考、胆汁酸多价螯合剂和苯氧芳酸类，比洛伐他汀更有效，但升高高密度脂蛋白胆固醇(HLD-C) 和降低甘油三酯（TC）的作用不及苯氧芳酸类。本品口服后 2 周内可见到明显疗效，4~6 周达到最大效果，继续应用可维持疗效。用于高胆固醇血症。

【用法用量】 口服：起始剂量，每次 10mg，每日 1 次，晚餐前或餐时服，必要时隔 4 周调整剂量。极量，每次 40mg，每日 1 次。

【注意事项】 与洛伐他汀相似。

【剂型规格】 ①片剂：每片 2.5mg；5mg；10mg。②胶囊剂：每粒 5mg；10mg；20mg。

西立伐他汀
Cerivastatin

【别名】 拜斯停，色伐他汀，西立伐他汀钠，Lipobay
【作用用途】 本品是一种合成的纯对映体，是胆固醇合成的竞争性抑制剂，特异地抑制 HMG-CoA（羟甲基戊二酰辅酶 A）还原酶。在胆固醇合成中，该酶催化 HMG-CoA 转变为二羟甲基戊酸这一限速步骤的反应。本品作用的主要部位是肝脏。通过降低细胞表面低密度脂蛋白（LDL）受体上调，伴随 LDL-C 清除增加。从而导致血清中总胆固醇及 LDL-C 降低。用于原发性高胆固醇血症（Ⅱa 型），混合高脂血症，高胆固醇血症及高甘油三酯血症（Ⅱb 型）。

【用法用量】 口服：根据患者高胆固醇血症的严重程度，初始剂量，每次 0.1~0.2mg，每日 1 次。根据个体的反应可以增加剂量（增加 0.1mg），增加间隔至少是 4 周。目前最大推荐剂量，每次 0.3mg，每日 1 次，每晚服 1 次（睡前或晚饭时）。与食物一起服用不影响本品的效果，显著疗效出现在服药后 2 周内，最佳的治疗反应在 4 周内出现，并维持于持续用药期间。

注意事项 ①对本品过敏者，活动性肝病或原因不明的持续血清转氨酶升高者禁用。②孕妇及哺乳期妇女忌用。③用本品治疗期间会发生肝酶的升高及便秘、腹泻、消化不良、腹胀、恶心等。④服用本品个别患者有散发的肌酸磷酸激酶（CPK）升高，还可出现弥漫性肌痛，肌肉触痛和肌无力，偶有因横纹肌溶解而致的继发性肾功能异常。应予警惕。⑤在与考来烯胺类降脂药合用时，应分开使用，时间应至少相隔 1 小时，以免影响本品疗效；环孢素和其他免疫抑制剂一同使用，可使本品血药浓度增加 3～5 倍；本品与烟酸、纤维素酸衍生物（贝特类）、环孢素或吡咯抗真菌药物配伍使用时有发生肌病的可能性。⑥此药与吉非贝齐合用有发生横纹肌溶解症不良反应，故在 2001 年 9 月已在我国暂停销售和使用。

剂型规格 片剂：每片 0.1mg；0.2mg；0.3mg。

普伐他汀
Pravastatin

别名 美百乐，美百乐镇，帕伐他丁，普拉司丁，普拉固，帕瓦停，萘维太定，Elisor，Eplastatin，Mevalotin，Pravacol，Provachol，Selectin

作用用途 本品为强效的 HMG-CoA 还原酶抑制剂，其降胆固醇作用与洛伐他汀相似，对甘油三酯几乎无影响。能抑制肝和回肠部位的 CH 合成并降低胆囊的中性甾醇。主要用于高胆固醇血症，家族性高胆固醇血症。

用法用量 口服：每次 5～10mg，每日 2 次。极量，每日 20mg。

注意事项 ①与洛伐他汀相同。②与其他 HMG-CoA 还原酶抑制剂、免疫抑制剂、烟酸合用，易致肌痛乏力感 CPK 上升，血、尿中肌红蛋白上升伴有横纹肌溶解症，应慎用。

剂型规格 片剂：每片 5mg；10mg。

氟伐他汀
Fluvastatin

别名 来适可，Fluvastatain，Lescol

作用用途 本品是全合成的 HMG-CoA 还原酶抑制剂。以其氟苯吲哚部分仿拟辅酶 A 与 HMG-CoA 还原酶相互作用，竞争性抑制 HMG-CoA 还原酶，减少细胞内胆固醇蓄积，增加LDL-C 受体数目，恢复细胞内胆固醇代谢稳态，并加速血浆中 LDL-C 的清除，有明显降低血清总胆固醇、低密度脂蛋白和血清甘油三酯水平的作用，其作用比洛伐他汀强。口服吸收较快且完全。用于饮食疗法无效的原发性高胆固醇血症。

用法用量 口服：开始剂量，每日 20mg，以后视情况可增至每日 20~40mg，1 次或 2 次分服。

注意事项 ①禁用于活动性肝病、孕妇和哺乳期妇女。②在肌酐磷酸激酶水平显著升高或经诊断怀疑患有肌病时要停药。③服药期间定期检查肝功。④可有疲劳、头痛、恶心、腹泻、消化不良、腹痛和皮疹等不良反应。⑤西咪替丁、雷尼替丁、H₂ 受体拮抗剂可提高本品的生物利用度。

剂型规格 ①缓释片剂：每片 20mg。②胶囊剂：每粒 20mg。

罗舒伐他汀
Rosuvastatin

别名 罗苏伐他汀，罗素他汀

作用用途 本品为 HMG-CoA 还原酶抑制剂，使胆固醇合成减少，增加低密度脂蛋白（LDL）受体，抑制极低密度脂蛋白胆固醇（VLDL-C）合成，抗动脉粥样硬化作用。用于原发性高胆固醇血症（杂和家族型和非家族型）、混合型异常脂蛋白血症（雷德里克舍森Ⅱa 和 Ⅱb）患者控制饮食的辅助治疗，降低 TG、LDL-C、ApoB、nonHDL-C、TG 水平，升高 HDL-C；还可用于雷德里克舍森Ⅳ型脂蛋白血症控制饮食的辅助治疗，降低升高的血清甘油三酯；作为其他降脂治疗（如 LDL 血浆分离置换法）的辅助性用药或无法进行其他治疗的患者，降低纯和家族型高胆固醇血症患者的 LDL-C、TC 和 ApoB。

用法用量 口服：①原发性杂合子高胆固醇血症、混合型异常脂蛋白血症（Ⅱa 型和Ⅱb 型）、高甘油三酯血症：起始剂量为每次 10mg，每日 1 次。对不需要使胆固醇水平下降或有肌病易患因素的患者，可每次 5mg，每日 1 次。对明显高胆固醇血症及需迅速使胆固醇水平正常者，可每次 20mg，每日 1 次。②纯合子家族性高胆固醇血症：起始剂量，每次 20mg，每日 1 次，最大剂量不超过每日 40mg。

注意事项 ①活动性肝脏疾病患者、有肝病史者、存在易发生横纹肌溶解的情况者、易患肌病者、孕妇及哺乳期妇女禁用。②可能出现头痛、无力、上呼吸道感染、一过性蛋白尿和血尿等不良反应。③于 20～25℃保存。

剂型规格 片剂：每片 5mg；10mg；20mg；40mg。

瑞舒伐他汀钙
Rosuvastatin Calcium

别名 瑞旨，可定，止宁，Crestor

作用用途 本品在临床用于治疗混合型血脂障碍（Ⅱa 型Ⅱb 型高脂蛋白血症）、家庭性高胆固醇血症、纯合子型家族性高胆固醇血症、高胆固醇血症及高甘油三酯血症。

用法用量 成人 口服：①混合型血脂障碍、家庭性高胆固醇血症、高甘油三酯血症：推荐起始剂量为每次 10mg，每日 1 次。对不需要强化降低胆固醇或有肌病易患因素者，应考虑起始剂量为每次 5mg，每日 1 次。有显著高胆固醇血症和强化降脂目标的患者，可给予初始剂量，每次 20mg。维持剂量，每次 5~40mg，每日 1 次。每日 20mg 未达到降脂目标者可给予 40mg。应在开始治疗及剂量调整后的 2~4 周检测血脂水平。②亚裔患者的初始剂量为每日 5mg。③同时服用环孢素者，本品用量应限制在每次 5mg，每日 1 次。④同时服用吉非贝齐者，本药最大用量应限制在每次 10mg，每日 1 次。⑤轻至中度肝功能不全者，可能不需调整用量。⑥轻至中度肾功能不全者，不需调整用量。对未进行血液透析的严重肾功能不全者，起始量为每次 5mg，每日 1 次，不超过每次 10mg，每日 1 次。⑦透析时剂量：长期血液透析者应考虑减量。

注意事项 ①禁忌证：对本品过敏者、活动性肝病或不明原因的血清氨基转移酶持续增高者；妊娠或哺乳期妇女。②慎用：有发生继发于横纹肌溶解的肾衰竭的危险因素者如败血症、严重感染、血压降低、严重代谢、内分泌或电解质失调、创伤、大手术、未控制的癫痫发作、易发生肌病者（如肾功能不全、年龄增大）；氨基转移酶超过正常值上限≥3 倍者；有肝病史者；肾功能不全者；不明原因的持续蛋白尿者；大量饮酒者。③不良反应：头痛、乏力、易激惹性、恶心、腹泻、便秘、骨骼肌痛、横纹肌溶解（见于高于推荐起始量即 10mg 服药者。肾功能不全者发生的危险性增加。若出现应暂停用药）、肾衰竭（致病原因尚不明确）。

剂型规格 ①片剂：每片 5mg；10mg；20mg；40mg。②胶囊剂：每粒 5mg；10mg；20mg。

谷甾醇
Sitosterol

别名 麦固醇，β-谷固醇

作用用途 本品具有降胆固醇作用，在体内能与胆固醇竞争吸收部位，干扰胆固醇的吸收，因此需大剂量口服，并且须在餐前或餐时服用有效。另外，当外源性胆固醇吸收减少时，体内胆固醇合成则增加，因此，其降胆固醇的作用较弱。适用于Ⅱa 型高脂蛋白血症。

用法用量 口服：每次 20~30ml，每日 3 次。餐前或餐时服。

注意事项 ①大剂量时可出现食欲减退，胃肠痉挛和腹泻。②有时有胃肠道不适。

剂型规格 混悬剂：20%。

右旋糖酐硫酸酯钠
Dextran Sodium Sulfate

别名 海通，甘糖酯，糖酐酯，Colyonal，Dextrarine，DS-Na

作用用途 本品具有降血脂和抗凝作用。右旋糖酐能激活和提高组织中蛋白酯酶的活性，并促使组织中的脂蛋白酯酶游离到血液中去，分解乳糜微粒，降低 CH 和 TG，并使 HCL-CH 升高，使动脉粥样硬化指数减小。另外，右旋糖酐提高纤维蛋白的溶解系统的活力，降低

凝血因子Ⅴ和Ⅶ的活化速度，具有抗凝作用，作用相当于肝素活性的 1/10。用于Ⅱ型高脂血症和动脉粥样硬化症。

用法用量 口服：每次 150~450mg，每日 3 次，饭前服。重症患者，每日量可增至 1350mg，连服 4 周后停药 2 周，再重复应用。

注意事项 ①有出血倾向者忌用。②有胃肠不适、秃发等不良反应。

剂型规格 片剂：每片 150mg。

地维烯胺
Divistyramine

作用用途 本品能降低血液中的胆固醇，口服后在胃肠道内不被吸收，它可与胆酸结合成不溶性复合物而随粪便排出体外。由于从肝肠循环中不断地失去一部分胆酸，阻止了胆酸的重吸收。由于胆酸是脂肪吸收所必须的，从而减少了脂肪的吸收。血液中胆酸减少，胆固醇不断被氧化成胆酸，使血浆中胆固醇含量降低。适用于Ⅱa、Ⅱb 型高胆固醇血症，肠道部分梗阻所致皮肤瘙痒，由于肠道内重吸收障碍所引起的腹泻等症状。

用法用量 口服：每次 3~6g，每日 1~2 次。

注意事项 ①肠道完全梗阻者禁用。②本品不用于单纯高甘油三酯血症。③服用其他药物应在服本品前 1 小时或之后 4 小时。本品至少连服 3 个月。④主要不良反应有脂溶性维生素 A、D、E、K 吸收减少，可出现视物模糊、骨质疏松、凝血功能障碍等。长期使用会出现恶心，呕吐，腹胀，腹泻，便秘，脂肪肝。

剂型规格 散剂：每袋 3g；6g。

夫拉扎勃
Furazabol

别名 呋喃甲氢龙，去脂舒，Androfurazanol

作用用途 本品为蛋白同化激素，能促进体内蛋白质的合成和抑制其分解代谢，同时具有降血脂作用，降胆固醇的作用机制可能是抑制体内胆固醇合成的起始阶段，即由乙酸转变为甲羟戊酸的过程，并促进胆固醇转化成胆酸而排泄，也能阻止肝脏合成甘油三酯，从而降低血甘油三酯。适用于高脂血症及动脉粥样硬化症。

用法用量 口服：每次 0.5mg，每日 3 次。待血脂明显下降后，可将用量减至每日 0.5~1mg，1 个月为一疗程。

注意事项 ①前列腺肥大者、孕妇忌用。②偶可引起男性化、月经异常、浮肿、血清 ALT 升高等不良反应。

剂型规格 片剂：每片 0.5mg。

考来烯胺
Colestyramine

别名 降胆敏，降脂树脂 1 号，祛胆敏，祛脂树脂，

消胆胺，消胆胺酯，Chlolestyramine Resin，Cunmid

作用用途 本品属一种高分子量（100万以上）季铵类阴离子交换树脂。口服后与肠内胆酸结合，阻碍胆酸的重吸收和肠肝循环，使胆酸的排出量较正常增加3～15倍。同时可减少食物中胆固醇的吸收，而降低血中胆固醇和低密度脂蛋白。主要用于以低密度脂蛋白升高为特征的Ⅱa型高脂蛋白血症、动脉粥样硬化、肝硬化、胆石症引起的瘙痒。

用法用量 口服：成人，维持量，每日2～24g（1/2～6袋），用于止痒时每日16g（4袋），分3次于饭前服用。儿童，降血脂，初始剂量，每日4g，分2次服用，维持剂量为每日2～24g，分2次或多次服用。

注意事项 ①Ⅲ、Ⅳ、Ⅱ型高脂血症患者忌用，完全性胆道梗阻患者禁用。②大量长期服用，需补充维生素A、D、K等脂溶性维生素及钙盐。③本品有刺激性臭味及异味，易致胃肠道反应，服用量超过24g，可引起脂肪痢。④与氢氯噻嗪、双香豆素、华法林、苯巴比妥、甲状腺素、洋地黄、铁剂等结合，妨碍其吸收，应予注意。⑤与氯贝丁酯、烟酸合用起协同作用。

剂型规格 粉剂：每袋4g。

普罗布考
Probucol

别名 苯丁酚，苯丁醇，普罗布可，Diphenabid，Lorelco Biphenabid，Lurselle Bifenabid，Supedipid

作用用途 本品能降低血浆LDL-CH和HDL-CH，且使后者降低比前者明显，对TG和VLDL基本无影响。口服吸收有限且易变，仅约10%，生物利用度5%～10%，若与食物同服，峰浓度较高且变化小，t_{max} 8～24小时，$t_{1/2}$ 6～10小时；持续服药，血药水平可缓渐增高，3～4个月后即较稳定。本品脂溶性强，进入体内的药物缓缓蓄积在脂肪组织，停药后逐渐从脂肪中释出，在脂肪和血液中可存在6个月以上，主要经胆道和粪便排泄，极少从尿液排泄。用于Ⅱa型高脂蛋白血症，与其他降脂药和降低TG药物合用，用于Ⅱb型和Ⅲ、Ⅳ型高脂蛋白血症。

用法用量 口服：每次500mg，每日2次，早、晚餐时服用；或加服考来烯胺，每次4g，每日3次。

注意事项 ①心肌受损，心室应激异常者，严重室性心律失常、Q-T间期异常、晕厥或心源性晕厥者禁用；孕妇、哺乳期妇女禁用；应用本品前应预先纠正低血钾、低血镁，心动过缓，近期患急性心肌梗死，缺血或感染者慎用。②不良反应轻微而短暂。常见短暂的腹泻，腹痛，恶心，呕吐，胀气，一般发生率约10%；偶见多汗，皮疹，紫癜，流泪，阳痿，血管神经性水肿，嗜伊红细胞增多，感觉异常，血清转氨酶、胆红素、尿素氮和血糖水平暂时升高；在患者中偶见Q-T间期延长。③与氯贝丁酯无协同作用，不宜合用；不宜同时应用第二种延长Q-T间期的药物。

剂型规格 片剂：每片250mg。

依折麦布
Ezetimibe

别名 益适纯，艾泽庭，Zetia，EZ

作用用途 本品附着于小肠绒毛刷状缘，局部作用于上皮细胞，选择性抑制小肠中胆固醇和植物固醇的吸收，从而减少小肠中胆固醇向肝脏的转运，降低肝脏中胆固醇的含量，是一种抑制饮食中和肠道中胆汁性胆固醇等外源性胆固醇吸收途径的选择性胆固醇吸收抑制剂。用于原发性（杂合子型家族性或非家族性）高胆固醇血症及纯合子型家族性高胆固醇血症、纯合子型谷固醇血症（或植物固醇血症）。

用法用量 口服：每次10mg，每日1次。可单独服用或与他汀类联用。

注意事项 ①孕妇、哺乳期妇女，中度或重度肝功能损害者，肝酶持续升高者禁用。②肠道梗阻患者慎用。③可能有腹痛、腹泻、胰腺炎、恶心等不良反应。

剂型规格 片剂：每片10mg。

考来替兰
Colestilan

别名 可来替兰，Cholebine，Colestimide

作用用途 本品可影响胆汁酸以及胆固醇的吸收。其作用机制为在消化道内吸附胆汁酸，抑制胆汁酸和胆固醇的再吸收，从而促进胆汁酸以及胆固醇的排泄，并增加肝内LDL受体，促使血中LDL进入肝脏，从而也降低血中LDL。本品与同类药物消胆铵比较，显示与大多数胆汁酸类有较大的吸附量和亲和性。本品可有效降低门静脉血中的总胆汁酸量以及腹部淋巴管内的总胆固醇浓度，有效增加排泄物中的胆汁酸以及胆固醇。口服后，本品不能被吸收，消化道内亦未能代谢分解，全部经粪便排除。用于高胆固醇血症、家族性高胆固醇血症。

用法用量 口服：成人，每次1.5g，每日2次，早晚饭前服，可根据患者的年龄及病情严重程度适当增减剂量，最高剂量为每日4g。

注意事项 ①对本品有既往过敏史的患者慎用。②有便秘、痔疮、消化道溃疡、有出血倾向、肝疾病、肝功能障碍患者慎用。③长期使用本品有可能会影响脂溶性维生素A、D、E、K的吸收，因此应适当予以补充。④使用本品期间应定期检测血中的脂值，如无治疗作用，应立即停止用药。⑤本品主要的不良反成为便秘、腹胀、呕吐、腹痛、口干、消化不良；便血；痔疮出血、肝功能损害、瘙痒、丘疹、心悸、CPK上升等。

剂型规格 ①片剂：每片500mg。②颗粒剂：每克中含本品700mg。

阿昔莫司
Acipimox

别名 吡莫酸，乐脂平，乐知苯，克旨达，氧甲吡嗪，益平，Olbemox，Olbetam

作用用途 本品抑制脂肪组织的分解和释放游离脂肪酸，减少血中 VLDL 和 LDL，以抑制转运内源性 TG 和内源性 CH，抑制 TG 在肝脏的合成，降低血中的 TG 和 CH，并促进 HDL 的升高。口服经胃肠吸收迅速且完全，生物利用度 80%~90%，健康人 1 次口服 250mg 约 2 小时在血浆中达峰，$t_{1/2}$ 2 小时，不与血浆蛋白结合，主要分布在肝、肾、肺和血液中，几乎不经肝脏代谢，以原形药物自尿液排泄。用于 Ⅱa、Ⅱb、Ⅲ、Ⅳ 和 Ⅴ 型高脂蛋白血症。

用法用量 口服：每次 250mg，每日 2~3 次，餐中或饭后服用，1 疗程可长达 3 个月。

注意事项 ①对本品过敏及消化性溃疡患者禁用。②孕妇及哺乳期妇女慎用；肾功能不全患者应酌减剂量慎用。③为减轻本品所致的胃肠道反应，开始服用时应小剂量，以后逐渐增量，用药期间应低脂、低糖、低胆固醇饮食。

剂型规格 ①片剂：每片 250mg。②胶囊剂：每粒 250mg。

多廿烷醇
Policosanol

作用用途 本品是从蔗蜡中提取的含有八种高级脂肪醇的混合物，可以降低正常及内源性高胆固醇动物的血清中胆固醇和低密度脂蛋白（LDL-C）水平。临床适用于 Ⅱa 和 Ⅱb 型的高脂血症患者。

用法用量 口服：起始剂量为每日 5mg，晚餐前时服用。如果效果不明显，剂量可以增加至 10mg/日，（中午晚上各 1 次），增加剂量可增加疗效，但安全性及耐受性不变。顽固性患者可能需要的剂量为 20mg/日（每日两次）这是目前为止治疗的最大剂量。在治疗期间，患者必须坚持低胆固醇饮食。在用药期间，须每三个月定期检查血浆胆固醇量。因为肾排泄几乎忽略不计，肾功能不全患者无需调整剂量。

注意事项 孕妇、哺乳期妇女及儿童慎用。

剂型规格 片剂：每片 10mg。

吡卡酯
Pyricarbates

别名 氨甲基酸吡啶，安吉宁，安近宁，吡醇氨酯，血脉宁，Anginin，Angioxine，Angioxiue，Aterin，Movecil，Pyridolcarbate，Vasagin，Vasoverin

作用用途 本品为缓激肽拮抗剂，能抑制缓激肽及其类似物所导致的静脉收缩，毛细血管扩张，充血，渗出，血栓和血管通透性增加等一系列表现，也抑制淋巴结通透性因子（LNPF）、胸腺通透因子（TPF）和 RNA 的通透活性，并防止由 CH、饱和脂肪酸、动物脂肪、肾上腺素、高分子物质和内毒素所致的创伤应激反应引起的急性血管损伤。吡卡酯能阻断脂质对内膜的浸润，预防内皮细胞增生而形成的脂肪条痕，从而预防血浆物质向动脉壁的浸润，在血中胆固醇水平极高时，可阻止 CH 在动脉壁的沉积和对动脉壁的浸透性，防止蛋白质或类纤维蛋白的变性与坏死，以保护动脉壁不致形成动脉硬化。更重要的是许多动脉粥样硬化造成的动脉阻塞的患者使用本品后，动脉重新被疏通。本品还能降低 ADP 引起的血小板聚集，作用比双香豆素弱，但在纤维蛋白溶解过程中能加快凝块的溶解。口服给药后在胃肠道吸收，t_{max} 1.5~2 小时，t_{max} 3.5~4 小时。主要在肝脏代谢，经粪便排泄。用于动脉粥样硬化，心肌梗死，心绞痛，脑供血不足，脑血栓形成和脑出血，血栓性脉管炎，血管性和血小板减少性紫癜，动脉硬化和糖尿病引起的胃、眼血管损伤，包括患有糖尿病性肾变性和视网膜炎以及斑区动脉硬化性脉络膜、视网膜营养障碍，骨关节炎。

用法用量 口服：每次 250~500mg，每日 3 次，1.5~6 个月为 1 疗程，每个疗程可维持疗效 6~12 个月。

注意事项 ①严重肝功能不全者慎用或禁用。②肝功能不良者慎用，应并用保肝药，并定期检查肝功能。③偶见胃肠道反应，如食欲不振，胃痛，恶心，腹泻，少数患者有头痛，无力，过敏，肝损伤，AST 上升和黄疸等。

剂型规格 片剂：每片 250mg。

泛硫乙胺
Pantethine

别名 泛酸巯基乙胺，潘特生，潘托斯，Pantetina，Pantomin，Pantosin

作用用途 本品在体内转变为辅酶 A，可改善脂肪代谢；加速脂肪酸的 β 氧化，抑制过氧化产物，预防胆固醇沉积于动脉壁，增加血清中 HDL 胆固醇含量；从而改善冠状动脉及腹主动脉粥样硬化的程度，还有促进肠蠕动、抗血小板等作用。用于脂代谢紊乱疾病，动脉粥样硬化，糖尿病高胆固醇血症，急慢性湿疹，预防和治疗由链霉素和卡那霉素引起的副作用，止血及泛酸缺乏症等。

用法用量 口服：每次 0.1~0.2mg，每日 3 次。

注意事项 ①肝功能不全者慎用。长期服用时应定期复查肝功能。②偶见胃肠道反应，如恶心、厌食、腹胀、腹泻等，以及一过性转氨酶升高。

剂型规格 ①片剂：每片 0.1g。②胶囊剂：每粒 0.1g。

维生素 E 烟酸酯
Vitamin E Nicotinicate

别名 α-生育酚烟酸酯，威氏克，维尔新，烟酸生育酚酯, Nicoferol, Renascin, Vitamin E Nicotinics, Tocopheryl Nicotinate

作用用途 本品可促进 DNA 的生物合成。能直接作用于血管壁而舒张血管，可持续稳定的增加血流量，促进脑组织及周围的血液循环。特异性抑制激肽酶引起的毛细血管通透性增加，促进激肽释放，使血压降低。强化血管，稳定微粒体膜，延长红细胞寿命。抑制胆固醇的生物合成及其在血管壁的沉积，促进胆固醇排入胆汁中。抑制钠潴留和心肌水肿。用于动脉硬化、脑卒中、脑外伤及其所引起的后遗症、中心视网膜炎、脂质代谢异常、高血压、冠心病等。

用法用量 口服：每次 100~200mg，每日 3 次。

注意事项 ①可有颈、面部感觉温热、皮肤发红、头痛等反应，亦可出现严重皮肤潮红、瘙痒、胃肠道不适等。②避光，密闭保存。

剂型规格 ①片剂：每片 100mg。②胶囊剂：每粒 100mg。

硫酸软骨素 A
Chondroitine Sulfate A

别名 康得灵，CSA

作用用途 本品为一种酸性黏多糖，减少脂质沉积于动脉壁，具有降血脂、抗动脉粥样硬化和抗凝血作用，对心肌细胞有抗炎、修复作用。对肝脏有保护和解毒作用，但作用较弱。用于防治动脉粥样硬化、冠心病心绞痛，有一定疗效，但见效较缓慢。在较大剂量时能降低血脂。

用法用量 口服：每次 1.5g，每日 3 次。疗程 3 个月。

注意事项 毒性低，不良反应少。偶见有牙龈出血，但继续用药可自行消失。

剂型规格 片剂：每片 0.3g；0.5g。

藻酸双酯钠
Alginic Sodium Diester

别名 破栓开塞，多糖硫酸酯，仙诺，Pashins, Polysaccharide Sulfate, PSS

作用用途 本品来自海洋生物，是一种线型阴离子聚电解质，具有类肝素样的生理活性，但无肝素样副作用。有降低血液黏度、降血脂、抗凝和扩血管作用，能改善微循环。适用于缺血性脑、心血管疾病的防治。如脑血栓、脑梗死、脑动脉硬化、中风、高血脂、高血压、冠心病等。亦用于弥漫性血管内凝血和慢性肾小球肾炎。

用法用量 ①口服：每次 50~100mg，每日 3 次。②静脉滴注：每日 1~3mg/kg 体重，100~150mg 溶于 5% 葡萄糖注射液或 6% 的羟乙基淀粉注射液 500ml 中静脉滴注。10~14 日为一疗程。

注意事项 ①有出血疾病史、脑出血及严重肝肾功能不全者禁用。②本品注射剂禁止采用静脉注射或肌内注射方式给药。③偶可有腹部不适、皮肤潮红、黏膜肿胀感、恶心、头晕、心悸等。

剂型规格 ①片剂：每片 50mg。②注射剂：每支 100mg（2ml）。

绞股蓝总苷胶囊
Jiaogulanoside Capsules

作用用途 本品为葫芦科绞股蓝属植物 *Gynostemma pentaphyllum* 的根茎，民间作为止咳喘药与清热解毒药，用于慢性支气管炎、肝炎、胃肠炎等的治疗。本品含有 50 多种皂苷，其中有 5 种与人参皂苷 Rb$_1$、Rb$_2$ 等的结构相似，并有类似功效。本品具有降低胆固醇（TCH）、甘油三酯（TG）、低密度脂蛋白（LDL），升高高密度脂蛋白（HDL）的作用，同时具有保护血管内皮细胞，阻止脂质在血管壁的沉积，抑制血小板的聚集和释放，防止微血栓形成，降低血黏度，改善血流量，调整血压以及对心肌梗死和心肌缺血再灌注损伤的保护作用，减少缺血再灌注所致的不可逆性室颤发生率，对抗负性肌力的作用，用于治疗动脉硬化症和心脑血管疾病。降血脂，养心健脾，益气和血，除痰化瘀。适用于高脂血症，见有心悸气短，胸闷肢麻，眩晕头痛，健忘耳鸣，自汗乏力，或胃脘腹胀满等心脾气虚者。

用法用量 口服：每次 60~120mg，每日 3 次，或遵医嘱。

注意事项 本品无明显毒副作用。

剂型规格 胶囊剂：每粒 60mg。

蜂胶片
Propolis Tablet

作用用途 本品是由蜂胶提取有效成分而制得的片剂，含有多种黄酮类萜烯类化合物，可在体内迅速崩解、释放、吸收。这些化合物具有较强的抗氧化作用，能够软化血管、改善微循环、降血糖、降血脂，起到防治高血压、冠心病、糖尿病、牛皮癣及抗肿瘤的功效。同时具有较强的杀菌消炎作用，可抑制、杀灭多种细菌、病毒、真菌，并能促进组织再生，是一种天然广谱抗生药物。还具有降血脂、增强机体免疫力、镇痛的作用。用于高血压、高血脂、高血糖、高尿酸、脑血栓、冠心病、银屑病、溃疡病等疾病的治疗和肿瘤辅助用药。

用法用量 口服：每次 1.8~2.4g，每日 3 次。

注意事项 过敏体质者服用本品后可能会出现红点、瘙痒、潮红等过敏反应，停药后症状即消失。

剂型规格 片剂：每片 0.3g。

第五节 降血压药

高血压是一个渐进性的由复杂和相互关联着的病因所引起的心血管疾病，是心血管病中最常见的疾病。长期高血压可直接造成心、脑、肾、眼底等诸多重要脏器的损害，可导致如心肌梗死、脑卒中等。

在未服用降血压药的情况下，收缩压≥140mmHg，舒张压≥90mmHg时即为高血压。

降压药按其作用可分为以下九类。

①钙离子拮抗剂（CCB） 如硝苯地平、氨氯地平、尼卡地平、非洛地平、尼群地平、地尔硫䓬等。

②血管紧张素转化酶抑制剂（ACEI） 如卡托普利、依那普利、雷米普利、苯那普利、地拉普利等。

③血管紧张素Ⅱ受体阻断剂 如缬沙坦、氯沙坦、厄贝沙坦、替米沙坦、坎地沙坦酯等。

④利尿药 氢氯噻嗪、吲哒帕胺、呋塞米、氯噻酮、螺内酯、布美他尼等。

⑤肾上腺素能受体阻断剂 如倍他洛尔、艾司洛尔、美托洛尔、阿替洛尔、阿罗洛尔、卡维地洛、拉贝洛尔、多沙唑嗪、特拉唑嗪、乌拉地尔、酚妥拉明等。

⑥血管扩张药 如硝普钠、肼屈嗪、双肼屈嗪、米诺地尔、吡那地尔等。

⑦抗去甲肾上腺素能神经末梢药 如利血平。

⑧中枢咪唑啉受体激动剂 如甲基多巴、可乐定、莫索尼定等。

⑨其他类 酮色林、沙克太宁、波生坦等。

可乐定
Clonidine

别名 催压降，110降压片，可乐宁，氯压定，血压得平，Catapersan，Cstapres

作用用途 本品为中枢性降压药。主要激动延脑突触后膜α₁受体，兴奋抑制性神经元，降低外周交感神经活性，心率减慢、血压下降。口服，30分钟显效，2~4小时血药浓度达峰值，持续6~8小时，$t_{1/2}$6~23小时，适用于中、重度高血压以及高血压伴溃疡患者，青光眼伴高血压患者。

用法用量 ①口服：治疗高血压：每次0.075~0.15mg，每日3次，可逐渐增加剂量。静脉注射，每次0.15~0.3mg。治疗偏头痛：每日0.1mg，分2次服，第4周后，每日量可增至0.15mg，8周为一疗程。②滴入眼睑内：治疗青光眼，用0.25%溶液。

注意事项 ①脑血管病、冠状动脉供血不足、抑郁症、近期心肌梗死、雷诺病、慢性肾功能障碍、窦房结功能低下、血栓性脉管炎、孕妇及哺乳期妇女慎用。②汽车司机、操纵机械工人、需集中精神工作的患者慎用。③不可突然停药，以免引起戒断症状。④可有口干、

嗜睡、头晕、头痛、软弱、疲劳、胃肠道不适、体位性低血压、心动过缓、慢性充血性心衰、尿潴留、精神抑郁等不良反应。⑤本品不宜与三环类抗抑郁药和β受体阻滞药合用，以免降低疗效。

剂型规格 ①片剂：每片0.075mg；0.15mg。②注射剂：每支0.15mg。③滴眼剂：12.5mg（5ml）。

可乐定贴片
Clonidine Patch

别名 Tabellae Clonidini

作用用途 本品含可乐定，有中枢降压作用。本品贴于皮肤表面，能以平稳速度释放可乐定，经皮肤吸收后进入血液循环系统。首次贴用本品2~3日后才能达到有效血药浓度。除去贴片，局部皮肤内贮存的药物仍能维持有效血药浓度24小时，体内可乐定60%以原形经肾脏排出。用于高血压。

用法用量 外用：取出本品，揭去保护层，贴于胸部无毛完好皮肤上，夏季也可贴于耳后乳突处或上臂外侧。每7日更换1次。①首次剂量：既往未服高血压药物者、轻度高血压患者首次剂量为1贴，中、重度2贴。既往服抗高血压药物者，首次剂量为2贴，使用可乐定贴片3日后停止服用原药。②剂量调整：用药后4周内为剂量调整期，每周进行一次调整，疗效不佳时增加一贴，最大剂量为3贴。③联合用药：贴用最大剂最后，如降压无效开始加用氢氯噻嗪（双氢克尿噻）利尿剂作为二线药物。氢氯噻嗪起始用量为每日12.5mg，最大药量可增至25mg。本品也可与其他抗高血压药物联合使用（α及β受体阻滞剂除外）。

注意事项 ①抑郁症患者禁用，孕妇慎用。②为减少局部皮肤刺激，每次换贴时应更换贴用部位。③用药后个别患者出现口干、困倦或发生局部皮肤轻微刺激反应。长期使用本品，有时出现钠潴留，应加服利尿药。

剂型规格 贴片剂：每贴含0.1mg；2.5mg。

甲基多巴
Methyldopa

别名 爱道美，甲多巴，α-甲基多巴，Aldomet，Aldomethy，Becanta，Hypenen，Medopa

作用用途 本品是兴奋延脑的血管运动中枢的α受体，即兴奋中枢的抑制性神经元，从而抑制外周的交感神经，产生降压效果。降压的同时，心率减慢，心输出量减少，小动脉舒张，外周阻力明显降低，长期用药后，心输出量减少不明显，而外周阻力降低。因肾血管阻力降低，肾血流量和肾小球滤过率都不减少，也不影响肾

功能。口服后 2～5 小时见效，6～8 小时血药浓度达峰值，降压作用可维持 24 小时。适用于某些中度和重度原发性高血压。对肾性高血压或高血压伴有肾功能衰竭的患者，可首选。

用法用量 口服：开始每次 0.25g，每日 3 次，以后隔 3 日可每次递增 0.25g，直至见效，极量每日 3g。

注意事项 ①活动性肝炎、肝硬化及精神抑郁病史及嗜铬细胞瘤患者禁用。②有嗜睡、眩晕、疲乏、口干、腹胀、便秘等不良反应。也可见体位性低血压、抑郁、恶梦及药物热。③本品禁与碳酸锂、三环类抗抑郁药、左旋多巴、利舍平合用。

剂型规格 片剂：每片 0.25g。

利舍平
Reserpine

别名 利血平，蛇根碱，血安平，Serpasil

作用用途 本品促进交感神经末梢的递质耗竭，使外周血管扩张，血压下降，并有镇静、安定作用。降压作用温和而持久，用于早期轻症高血压。肌内注射或静脉注射还可用于高血压危象。

用法用量 ①口服：每次 0.25～0.5mg，每日 2～3 次。儿童，每日 0.2mg/kg 体重，每日 2～3 次。②肌内注射、静脉注射：每日 1～2mg，无效时，可 6 小时后重复一次。

注意事项 ①有自杀倾向或抑郁症者、胃及十二指肠溃疡、溃疡性结肠炎患者忌用。②可出现鼻塞、四肢无力、疲倦、嗜睡、胃肠道障碍等。③可出现严重的精神抑郁；胃酸分泌增加、腹痛、腹泻。④本品忌与洋地黄并用。

剂型规格 ①片剂：每片 0.25mg。②注射剂：每支 1mg（1ml）。

地巴唑
Dibazol

别名 体百舒，盐酸苄苯并咪唑，Bendazol，Dibasole，Tromsedan

作用用途 本品对血管平滑肌有直接松弛作用，使脑血管和冠状动脉扩张，解痉。使血压略有下降。兴奋脊髓功能，促进受损神经恢复传导功能。可用于轻度高血压、脑血管痉挛等。又因对胃肠平滑肌有解痉作用，对中枢神经系统有轻度兴奋作用，故可用于内脏平滑肌痉挛等。还可用于脊髓灰质炎后遗症，外周性面神经麻痹和多发性神经炎。

用法用量 ①口服：高血压、胃肠痉挛等：口服，每次 10～20mg，每日 3 次；皮下注射，10～20mg。神经疾病：每次 5～10mg，每日 3 次。②静脉注射：脑血管痉挛，每次 10～20mg。

注意事项 ①血管硬化病患者禁用。②不良反应有

多汗、头痛、热感。③与烟酸合用可增强其扩血管作用。

剂型规格 ①片剂：每片 10mg；20mg。②注射剂：每支 10mg（1ml）。

肼屈嗪
Hydralazine

别名 肼苯哒嗪，肼酞嗪，Apresoline

作用用途 本品主要使小动脉扩张、外周总阻力降低，以致血压下降。具有中等强度的降血压作用；舒张压下降较显著，并能增加肾血流量，其降压作用于用药后 30～40 分钟开始出现。现多用于肾型高血压及舒张压较高的患者。单独使用效果不好，且易引起副作用。故多与利舍平、氢氯噻嗪、胍乙啶或普萘洛尔合用以增加疗效。

用法用量 口服或静脉注射、肌内注射：一般开始小量，每次 10mg，每日 4 次，用药 2～4 日。以后用量逐渐增加，第一周，每次 25mg，每日 4 次；第二周后，每次 50mg，每日 4 次。

注意事项 ①禁用于冠状动脉病变、脑血管硬化、心动过速及心绞痛患者。②服后可出现耐药性及头痛、心悸、恶心等不良反应。③长期大剂量使用，可引起类风湿性关节炎和红斑狼疮样反应。

剂型规格 ①片剂：每片 10mg；25mg；50mg。②注射剂：每支 20mg（1ml）。

双肼屈嗪
Dihydralazine

别名 利普素，双肼苯哒嗪，双肼酞嗪，血压哒嗪，Depressan，Nepresol，Pressaline

作用用途 本品与肼屈嗪作用相似，但较缓慢、持久，主要松弛小动脉血管，能抑制多种收缩血管物质对血管的收缩作用，尚能激活鸟苷酸环化酶，增加细胞内 cGMP 水平，具中等程度降压作用，舒张压降低较明显，可使心率加快。心输出量增加。口服吸收快，生物利用度 80%，0.5～2 小时达血浆峰值，$t_{1/2}$ 2～8 小时，血浆蛋白结合率 85%，在肝内代谢，经肾排泄。用途同肼屈嗪。与其他降压药合用效果较好。

用法用量 口服：每次 12.5～25mg，每日 3～4 次。发生耐受性后，可加大到每次 50mg，每日 3 次。安速降压片，用于各期原发性高血压及合并冠心病的高血压，也可用于肾性高血压，成人，每次 2 片，每日 3 次，待血压降下后，可酌情减至每日 1 次。

注意事项 ①冠心病、脑动脉硬化及心动过速者禁用。②服用后可出现头痛、头胀、脚软，有时可见面部发热、胃部不适、食欲减退、心悸以及恶心、体位性低血压等，但较肼屈嗪轻。③长期使用大剂量时（每次 50mg），可产生类风湿性关节炎乃至系统性红斑狼疮样反应，必须立即停药，并用皮质激素治疗。④宜与利舍平或氢氯噻嗪类药物合用，可降低利舍平等的用量，并

可避免引起对本品的耐受性。也可与β受体阻断剂合用，对降压起协同作用，并能互相抵消副作用。

剂型规格 ①片剂：每片 12.5mg；25mg。②安速降压片：每片含本品 4mg，普萘洛尔 10mg，呋塞米 5mg，黄豆苷 25mg，以及氯氮䓬、氯化钾、维生素 B_1、维生素 B_6、三硅酸镁等。

布美他尼
Bumetanide

别名 丁胺速尿、丁苯氧酸、丁尿胺、丁脲胺、Bumex

作用用途 本品对水和电解质排泄的作用基本同呋塞米，其利尿作用为呋塞米 20~60 倍。主要抑制肾小管髓袢升支厚壁段对 NaCl 的主动重吸收，对近端小管重吸收 Na+ 也有抑制作用，但对远端肾小管无作用，故排钾作用小于呋塞米。能抑制前列腺素分解酶的活性，能扩张肾血管，降低肾血管阻力，使肾血流量尤其是肾皮质深部血流量增加。临床用于水肿性疾病，包括充血性心力衰竭、肝硬化、肾脏疾病（肾炎、肾病及各种原因所致的急、慢性肾功能衰竭），尤其是应用其他利尿药效果不佳时，应用本类药物仍可能有效；也与其他药物合用治疗急性肺水肿和急性脑水肿等。还可用于治疗高血压，不作为治疗原发性高血压的首选药物，但当噻嗪类药物疗效不佳，尤其当伴有肾功能不全或出现高血压危象时，本品尤为适用。

用法用量 **成人** ①口服：治疗水肿性疾病或高血压，口服起始每日 0.5~2mg，必要时每隔 4~5 小时重复，最大剂量每日可达 10~20mg。也可间隔用药，即隔 1~2 日用药 1 日。②静脉或肌内注射：治疗水肿性疾病或高血压，静脉或肌内注射起始 0.5~1mg，必要时每隔 2~3 小时重复，最大剂量为每日 10mg。治疗急性肺水肿，静脉注射起始 1~2mg，必要时隔 20 分钟重复，也可 2~5mg 稀释后缓慢滴注（不短于 30~60 分钟）。

儿童 ①口服：每次按体重 0.01~0.02mg/kg，必要时 4~6 小时 1 次。②肌内或静脉注射：一次按体重 0.01~0.02mg/kg，必要时 4~6 小时 1 次。

注意事项 ①孕妇及哺乳期妇女，无尿或严重肾功能损害者，糖尿病高尿酸血症或有痛风病史者，严重肝功能损害者，急性心肌梗死，胰腺炎或有此病史者，低钾血症倾向者，前列腺肥大患者慎用。②对磺胺药和噻嗪类利尿药过敏者，对本药可能亦过敏。③可致血糖升高、尿糖阳性，尤其是糖尿病或糖尿病前期患者，过度脱水可使血尿酸和血尿素氮水平暂时性升高。血 Na^+、Cl^-、K^+、Ca^{2+} 和 Mg^{2+} 浓度下降。

剂型规格 ①片剂：每片 1mg。②注射剂：每支 0.5mg（2ml）。

降压灵
Verticil

作用用途 本品是由萝芙木根中提取的总生物碱，

它的主要降压成分是利舍平，其作用较弱较温和，对高血压患者的头晕、头痛、心悸、耳鸣等症状有一定的改善作用。应用于早期高血压患者。

用法用量 口服：每次 8mg，每日 3 次。当血压稳定后可改为每次 4mg。

注意事项 ①胃溃疡、十二指肠溃疡、溃疡性结肠炎患者忌用。②本品忌与洋地黄并用。③有时可出现四肢无力、嗜睡、鼻塞等。

剂型规格 片剂：每片 4mg。

降压乐
Enduronyl

别名 安降乐

作用用途 本品含去甲氧利舍平和甲氯噻嗪，为一长效降压药，服一片疗效可维持 24 小时。去甲氧利舍平为利舍平的衍生物，降压强度为利舍平的一半，中枢镇静作用也较弱，不会产生利舍平的副作用。甲氯噻嗪为氢氯噻嗪（双氢克尿噻）的衍生物，具有温和长效的利尿降压作用，可增加降压效果，也可避免服用利舍平类药物引起的水肿。两药合用剂量减少，副作用少，维持时间长，降压效果显著且稳定。用于原发性高血压。

用法用量 口服：每次 1/2~1 片，每日 1 次，如疗效不理想，可增至每日 2 片，待血压控制后再将剂量减至每日 1/2~1 片。

注意事项 ①对本品过敏者，严重肾或完全肾阻塞、肝昏迷前期、严重精神抑制、活动性消化道溃疡和溃疡性结肠炎患者禁用。②肝、肾功能减退者；孕妇、痛风和糖尿病患者慎用。③注意监测血液电解质，以防低血钾及碱中毒。④不良反应有恶心、呕吐、绞痛、腹泻、皮疹、瘙痒症、光敏性皮炎、头痛；体重增加、消化性溃疡加重、鼻出血；有时还可引起血尿氮、血尿酸浓度增加，诱发痛风发作和血糖升高；也可出现血小板减少症，粒细胞缺乏症，再生障碍性贫血等；也有引发黄疸和急性胰腺炎。⑤本品与洋地黄同服，要注意调整洋地黄剂量，以免由于血钾的丢失而导致洋地黄中毒。

剂型规格 片剂：每片含去甲氧利血平 0.25mg，甲氯噻嗪 5mg。

复方利血平
Compound Reserpine

别名 复方降压片，复降片

作用用途 本品是由利血平、氢氯噻嗪、维生素 B_1 等 9 种主要成分组成的复方制剂。利血平为肾上腺能神经抑制药，可阻止肾上腺素能神经末梢内介质的贮存，将囊泡中具有升压作用的介质耗竭。硫酸双肼屈嗪为血管扩张药，可松弛小动脉平滑肌，降低外周阻力，氢氯噻嗪为利尿降压药。三药联合应用有显著的协同作用，促进血压下降，可提高疗效，从而降低了各药的剂量和不良反应。本品用于早期和中期高血压病。

用法用量 口服：每次 1~2 片，每日 3 次。

注意事项 ①对本品过敏者或有胃及十二指肠溃疡者禁用。②用药期间出现明显抑郁症状，即应减量或停药。③运动员慎用。④不良反应：常见有鼻塞、胃酸分泌增多、大便次数增多等副交感神经功能占优势现象以及乏力、体重增加等。⑤对孕妇、哺乳期妇女、老年人、儿童的用药安全性尚不明确。

剂型规格 片剂：每片含利血平 0.032mg、氢氯噻嗪 3.1mg、硫酸双肼屈嗪 4.2mg、维生素 B_1 1mg、维生素 B_6 1mg、混旋泛酸钙 1mg、三硅酸镁 30mg、氯化钾 30mg、盐酸异丙嗪 2.1mg。

复方降压平
Hypotensile Compound

别名 北京降压 0 号

作用用途 本品为硫酸双肼屈嗪和利舍平（利血平）及利尿剂等的复方制剂，双肼屈嗪松弛小动脉平滑肌，使周围血管扩张，血压下降，而利舍平能使交感神经节后纤维末梢贮存的传导递质去甲肾上腺素减少乃至耗竭，使发自中枢的兴奋传导受阻，失去收缩血管、兴奋心肌的作用，使血压下降，两者降压有协同作用。氢氯噻嗪和氨苯蝶啶为利尿药，减少水钠潴留，降低血容量，同时由于排钠作用，使血管对血管紧张素 II 的反应减弱，与降压药合用起到协同作用。氯氮草有镇静抗焦虑作用，也可使肌肉松弛，通过改善高血压患者的症状和稳定情绪起到辅助降压作用。用于轻、中度高血压，对重度高血压可配合其他降压药同时使用。

用法用量 口服：每次 1 片，每日 1 次，血压稳定后可逐渐递减剂量。一般每周服 2~3 次维持。

注意事项 ①胃及十二指肠溃疡患者慎用。②可见恶心、乏力、头胀、鼻塞、嗜睡。

剂型规格 片剂：每片含硫酸双肼屈嗪 12.5mg，氢氯噻嗪 12.5mg，氨苯蝶啶 12.5mg，利舍平 0.1mg，氯氮草 3mg。

胍法辛
Guanfacine

别名 氯苯乙胍，氯酰胍，Estulte，Eutulic，Tenex

作用用途 本品为胍类化合物，为中枢 α_2 受体激动剂，激动中枢和周围神经突触前膜的 α_2 受体，降低外周交感神经活性，抑制交感神经递质的释放而使血压下降。本品降压作用较可乐定弱，仅相当后者作用的 1/10，其对中枢的镇静作用也较弱，其剂量比可乐定大 8~10 倍，口服后 4 小时在血浆中达峰值，$t_{1/2}$21 小时，作用维持 24 小时，血浆蛋白结合率 20%~30%，本品在肝脏中代谢，主要代谢产物为 3~羟基衍生物，并与葡萄糖酸或硫酸结合，代谢产物和原形药物大部分从尿液（80%）排泄。用于原发性高血压。

用法用量 口服：每次 0.5mg，每日 2 次，或睡前服用 1mg，必要时可增至每日 3mg。

注意事项 ①孕妇、哺乳期妇女禁用；肾功能不全，心绞痛及心肌梗死，脑血管梗死或障碍患者，高龄患者慎用。②常见不良反应有头晕、头痛、口干、嗜睡、倦怠；偶见体位性低血压、心悸、AST 升高、口苦、恶心、呕吐、腹泻、便秘和皮疹。

剂型规格 片剂：每片 0.25mg；1mg。

塞美尼定
Tiamenidine

别名 Sundralen

作用用途 本品能激动延髓腹外侧核吻侧端的咪唑啉受体。能使外周交感神经的功能降低，起到降压作用。用于治疗高血压。

用法用量 口服：每次 1mg，每日 2 次。

注意事项 ①不良反应常见有口干。②突然停药可引起血压反跳。

剂型规格 片剂：每片 0.5mg；1mg。

利美尼定
Rilmenidine

别名 Hyperium

作用用途 本品为中枢降压药。主要激动延脑突触后膜 α_1 受体，降低外周交感神经活性，使血压下降。用于高血压。

用法用量 口服：每次 1mg，每日 1 次。

注意事项 ①偶见位置性低血压、便秘、胃肠不适。②有口干、嗜睡等不良反应，但比可乐定少。

剂型规格 片剂：每片 1mg。

莫索尼定
Moxonidine

别名 莫萘尼啶，奥必特，奥一定，美罗平，森悦，仕康，雅尼定

作用用途 本品作用于突触前膜的 α_2 受体，降低血浆中去甲肾上腺素水平，使外周血管阻力下降。另据近年报道莫索尼定选择性激动人脑干延髓外侧头区中的咪唑受体，直接刺激高血压的生理调控，发挥中枢降压作用。口服后吸收迅速，且完全，没有肝脏首过效应，口服吸收率 90%，生物利用度 88%，最大降压效应于血浆峰值浓度后 2~3 小时出现，$t_{1/2}$0.9~3.4 小时。本品少量（10%~20%）在肝脏被代谢，主要经肾排泄，吸收量的 58%~60% 以原形药物形式从尿液排泄，15% 从粪便排泄。用于原发性高血压。

用法用量 口服：起始剂量 0.2mg，每日 1 次，维持剂量 0.2~0.4mg，最大剂量每日 0.6mg，肾功能不全者每日 0.4mg。

注意事项 ①病态窦房结综合征，窦房及房室传导阻滞，心动过缓，充血性心力衰竭，不稳定型心绞痛，肝、肾功能不全者禁用。②16岁以下的儿童、孕妇及哺乳期妇女禁用。③帕金森病，癫痫，青光眼，抑郁症，雷诺综合征患者慎用。④不良反应较小，常见口干，疲乏，头痛；偶见失眠，眩晕。⑤与镇静剂、催眠剂、乙醇并用，会增强后者的作用，并用其他降压药会产生协同作用，妥拉苏林呈剂量相关地降低或拮抗本品作用。

剂型规格 片剂：每片0.2mg；0.4mg。

阿利克仑
Aliskiren

别名 Tekturna

作用用途 本品是一种口服有效的强大的非肽类肾上腺素抑制剂，可以降低血浆肾上腺素活性，抑制血管紧张素原转化为无活性的十肽血管紧张素I（Ang I），Ang I通过血管紧张素转化酶（ACE）和非血管紧张素转化酶（Non-ACE）途径转化为有活性的八肽血管紧张素II（Ang II）。Ang II是一种强大的血管收缩物质，可以使肾髓质和节前神经末端释放儿茶酚胺，也可以促进醛固酮的分泌和钠的重吸收。同时，Ang II还会抑制血管紧张素的释放，从而形成一个负反馈回路。这就是所谓的肾上腺素-血管紧张素-醛固酮系统（RAAS）。阿利克仑是一个直接的肾上腺素抑制剂，可以降低血浆肾素活性，抑制血管紧张素原转化为Ang I。但其是否影响RAAS系统的其他成分，如ACE或Non-ACE途径目前尚不清楚。研究表明，阿利克仑无论单用还是与其他抗高血压药物联用（利尿剂、ACEI、ARB等），均能显著降低高血压患者的血压。本品用于高血压的治疗。

用法用量 口服：推荐剂量为每次150mg，每日1次。血压控制不佳的患者，剂量可增加至每日300mg。剂量超过300mg不能产生进一步降压效果，反而会增加腹泻的发生率。大部分患者2周内即可观察到降压效果。

注意事项 ①孕妇和哺乳期妇女禁用。②有透析、肾病综合征或肾血管性高血压病史的患者应慎用。③不良反应：可见腹泻、腹痛、食欲不振、胃食道反流、皮疹、尿酸升高、痛风、肾结石；偶见血管水肿。

剂型规格 片剂：每片150mg。

哌唑嗪
Prazosin

别名 脉宁平，脉哌斯，降压嗪，降压新，降压唑，Furazosin，Hypouase，Minipress，Sinetens

作用用途 本品具有选择性阻断突触后 α_1 受体，能抑制血管平滑肌和心肌细胞内的磷酸二酯酶活性，使细胞内环磷腺苷量增加，扩张静脉和小动脉，使血压下降。它不影响 α_2 受体，故不引起反射性心动过速，也不增加肾素分泌，对心排血量影响小，可使心脏的前后负荷减轻，使左心室舒张末期压下降，改善心功能；对肾血流

和肾小球滤过率影响小。口服30分钟显效，1~2小时血药浓度达峰值，$t_{1/2}$ 为2~3小时，持续时间6~10小时。适用于中度高血压和肾性高血压；慢性充血性心力衰竭。常用本品盐酸盐。

用法用量 口服：①治疗高血压，开始每次0.5mg（首剂应在睡前服），每日3~4次，以后逐渐增至每次1~2mg，每日3~4次。②治疗充血性心力衰竭，首剂0.5mg，以后每6小时1mg，视需要可增至每次4~5mg，每日3~4次。

注意事项 ①孕妇和儿童禁用，精神病患者慎用。②首次给药可致严重的体位性低血压、晕厥、心悸，称为"首剂现象"。③可有体液潴留、鼻充血、眩晕、嗜睡、口干、皮疹、急性发热性关节炎等。④与 β 受体阻滞剂合用时，应注意调整剂量和不良反应的发生。⑤与钙通道阻滞剂合用时可发生血压的急剧下降，应特别注意监护。

剂型规格 片剂：每片1mg；2mg。

特拉唑嗪
Terazosin

别名 毕奥，高特灵，降压宁，马沙尼，四喃唑嗪，Heitrin，Hylin，Hytrinex，Terazosine，Vasocard

作用用途 本品为一长效选择性 α_1 受体阻断剂，对 α_2 受体作用甚微，对 α_1 受体的亲和力约为 α_2 受体的100倍，对心率几无影响。本品有拮抗肾上腺素能受体而起到降低外周血管阻力的作用。同时在降低心脏后负荷后也保证正常的心排出量，单独应用和与其他抗高血压药联合应用均能有效地控制血压。本品还能降低TC，并升高HDL-CH。本品口服吸收完全，$t_{1/2}$ 12~24小时，较哌唑嗪长2~3倍，作用维持24~36小时，不通过血脑屏障。主要用于治疗轻、中度高血压，还可用于良性前列腺增生引起的症状。

用法用量 口服：首次剂量不超过1mg，于睡前服。以后第1周每日早晨服1mg，每周递加1mg，直至血压到正常水平即可改服维持量，每日2~10mg，极量每日20mg，5周为一疗程。用于前列腺肥大，每日剂量为5~10mg。

注意事项 ①对本品过敏者、12岁以下儿童禁用；妊娠期和哺乳期妇女慎用。②偶见头昏、头痛、四肢无力、嗜睡等反应。首次用药后可能出现体位性低血压，偶尔会有胃肠不适、腹泻，血脂变化、外周组织水肿、皮肤反应等。③与噻嗪类或其他抗高血压药合用，会产生低血压。

剂型规格 片剂：每片1mg；2mg；5mg；10mg。

阿呋唑嗪
Alfuzosin

别名 Xantal

作用用途 本品为选择性 α_1 受体阻滞剂，产生血管

扩张作用，属外周性降压药。降压作用与剂量相关，不引起心动过速。有类似奎尼丁的作用，可预防室颤，能减少心肌反复灌注后的心律失常。本品生物利用度为64%，$t_{1/2\beta}$为4.6小时，口服本品2.5mg，降压作用可维持12小时。用于治疗高血压。

用法用量 口服：每日剂量7.5~10mg，分3次服用；老年人，起始剂量，每次2.5mg，每日2次。

注意事项 ①可出现直立性低血压、头痛、头晕、胃肠不适等。②避免与钙拮抗剂和α肾上腺素受体阻断剂合并使用。

剂型规格 片剂：每片2.5mg。

多沙唑嗪
Doxazosin

别名 可多华，喹噁嗪，喹唑嗪，甲磺酸多沙唑嗪，Cardura，Dox，Cardura XL

作用用途 本品为α_1受体阻断药，竞争性并选择性地阻滞突触后膜α_1受体而使血管舒张，用药后，全身血管阻力减小，血压逐渐下降，通常在2~6小时后降压作用最强。对α_1受体结合点的亲和力比α_2受体大400倍，治疗量不会引起去甲肾上腺素的释放，对肾素活性也无明显影响。另外，本品对血脂产生有利的影响，可使高密度脂蛋白/总胆固醇的比值明显升高，甘油三酯和总胆固醇明显下降。口服吸收良好，服后2小时血药浓度达峰值，$t_{1/2}$约为12小时。用于治疗高血压。常用本品甲磺酸盐。

用法用量 口服：起始剂量为1mg，每日1次。然后根据患者用药后的反应，在1或2周后增至每日2mg，或逐渐增至每日4~16mg。控释片（可多华），每次4mg，每日1次。

注意事项 ①对本品过敏者禁用。②孕妇、哺乳期妇女、儿童慎用。③给药过量可引起低血压。④可有头晕、头痛、疲劳、水肿等不良反应。⑤本品不影响地高辛、华法林、苯妥英或吲哚美辛的蛋白结合率。⑥服用控释片，不能嚼碎或掰开服用。

剂型规格 ①片剂：每片1mg；2mg；4mg；8mg。②控释片剂（可多华）：每片4mg。

布那唑嗪
Bunazosin

别名 迪坦妥，Ditantol R

作用用途 本品用于治疗高血压。

用法用量 口服：成人，每次3~9mg，每日1次。始量，每次3mg，每日1次，最大量每日9mg。

注意事项 ①服药时切勿咀嚼。②给药时应控制坐位血压并充分考虑患者的合并症和既往史。③有肝、肾功能障碍者、孕妇、高龄患者应慎用。④哺乳期妇女用药期间应停止哺乳。⑤有头痛、失眠、倦怠、乏力、心悸、心搏过速、恶心、尿频、头晕、出汗等。

剂型规格 缓释片剂：每片3mg。

乌拉地尔
Urapidil

别名 芳哌嘧啶二酮，利喜定，尿嘧嗪，压宁定，优匹敌，Ebrantil，Eupressyl

作用用途 本品为一苯哌嗪取代的尿嘧啶衍生物，具有外周和中枢双重的作用机制，在外周的舒血管作用主要为阻断突触后α_1受体，使外周阻力显著下降，扩张血管。同时也有中等程度的α_2阻断儿茶酚胺的收缩血管的作用（这不同于哌唑嗪的外周作用）。中枢作用主要通过激活5-羟色胺1A受体，降低延髓心血管控制中枢的交感反馈调节而起降压作用。口服，4~6小时血药浓度达峰值。血清$t_{1/2}$为5.1小时。口服缓释胶囊主要用于各种类型的高血压。静脉注射用于高血压危象和手术前、中、后对高血压升高的控制性降压；以及口服无效或严重的、恶性高血压患者。

用法用量 ①口服：开始每次60mg，早晚各1次，如血压逐渐下降时，即可减量为每次30mg，每日2次，维持量，每日30~180mg。②静脉注射：一般剂量25~50mg，如用50mg时，应分2次给药，中间间隔5分钟。③静脉滴注：一般用50mg的5支溶于生理盐水或5%~10%葡萄糖注射液500ml中滴注。用于高血压危象，开始用10ml的注射液，先取5ml，用20秒的速度注射，以后再用25mg（5ml）。用于手术期高血压：先用25mg（5ml），间隔2分钟再注射1次。稀释最大药物浓度4mg/ml。

注意事项 ①孕妇及哺乳期妇女禁用。患有主动脉瓣狭窄或动脉分流的患者禁用注射剂。②可引起体位性低血压。③暂不提倡本品与血管紧张素转换酶抑制剂合用。④偶见有头痛、头晕、恶心、疲劳、心悸、心律失常、瘙痒、失眠等。⑤司机或操纵机械者及饮酒者应慎用。

剂型规格 ①缓释胶囊剂：每粒30mg；60mg。②注射剂：每支25mg（5ml）；50mg（10ml）。

萘哌地尔
Naftopidil

别名 博帝，那妥，萘夫托地，再畅，Avishot，Eapidil，Flivas，Nartopidil

作用用途 本品为α肾上腺素受体阻断药。临床用于：原发性高血压，良性前列腺增生引起的排尿障碍。

用法用量 口服 ①原发性高血压：成人常用初始量为每次25mg，每日2次，饭后服。用药2周后，可根据血压下降程度调整剂量。推荐剂量为每次25~50mg，每日2次。②良性前列腺增生引起的排尿障碍：成人初始量为每次25mg，每日1次，饭后服，每日用量不能超过75mg。③老年人用量：宜从低剂量每日12.5mg开始用药。

注意事项 ①对本品过敏者禁用。②慎用：孕妇、哺乳期妇女、老人、儿童。③严重心脑血管疾病、肝功能不全和血压偏低或同时使用降压药时应慎用。④不良反应：头晕、头痛、浮肿、发冷、血清钾升高等。

剂型规格 片剂：每片 12.5mg；25mg。

卡维地洛
Carvedilol

别名 达利全，金络

作用用途 本品兼有 α_1 和非选择性 β 受体阻断作用，无内在拟交感活性。本品阻断突触后膜 α 受体，扩张血管，降低外周血管阻力，阻滞 β 受体，抑制肾素分泌，阻断肾素-血管紧张素-醛固酮系统，产生降压作用。本品降压迅速，可长时间维持降压作用，对左心室射血分数，心、肾功能，肾灌注，外周血流量，血清电解质和血脂水平无影响，不影响心率，极少产生水钠潴留。口服易吸收，有明显的首过效应。$t_{1/2}$ 约为7~10 小时。血浆蛋白结合率为98%，代谢物经胆汁并由粪便排出。用于轻、中度高血压。

用法用量 口服 ①成人：推荐开始 2 天剂量每次 12.5mg，每日 1 次；以后每次 25mg，每日 1 次，每日最大用量 50mg，分 1 次或 2 次服用。②老年人：初始每次 12.5mg，每日 1 次，剂量必须个体化。

注意事项 ①禁用：严重心力衰竭、过敏性鼻炎、哮喘及慢性阻塞性肺病、心动过缓、窦房结综合征、窦房阻滞、Ⅱ、Ⅲ度房室传导阻滞、休克、心肌梗死伴合并症、严重肝功能不全、糖尿病酮症酸中毒、代谢性酸中毒、手术前 48 小时、孕妇及对本品过敏者。②不良反应有轻度头晕、头痛和疲乏。③本品可加强其他降压药物及有降压副作用的药物的作用；可加强胰岛素或其他口服降糖药物的作用；可使地高辛浓度增加 15%；西咪替丁可使本品在体内分解作用减弱；利福平可减少血浆中本品浓度 70%。

剂型规格 片剂：每片 10mg。

吡那地尔
Pinacidil

别名 Pindac

作用用途 本品为钾通道开放剂，通过钾通道开放，导致超极化状态，松弛血管平滑肌，扩展血管，使血压下降。活体内实验证明，本品降压效果与基线血压水平呈线性关系，血压越高，效果越好。在降压同时也反射性兴奋压力感受器，伴有心率过快，心输出量增加，此作用可被 β 受体拮抗剂控制。此外尚能降低胆固醇，降低 LDL，增高 HDL。生物利用度 80%~100%，$t_{1/2}$ 3~4 小时。治疗浓度时，血浆蛋白结合率为 60%~65%，母体化合物代谢迅速，在肝内代谢由细胞色素介导，主要代谢产物为氧化物，具药物活性，其扩张血管的药理作用仅相当原形药物的 1/5~1/3，代谢产物主要经尿液

（80%~90%）排泄。用于原发性高血压，对冠状动脉病、外周血管病和充血性心力衰竭也有一定疗效。

用法用量 口服：每次 12.5mg，每日 2 次，逐渐加大剂量至满意效果，最大剂量每日 50~100mg。

注意事项 ①常见有水肿（4.2%~32.4%），心悸（2.8%~11.7%），头痛（3%）；连续服用 3 个月可产生多毛症（男性 2%，女性 13%），停药后 3 个月可消失，偶见发生心电图 T 波改变。通常出现在治疗初期，与剂量有关。② 25%~50% 患者在治疗后期出现外周水肿，与剂量有关。并用氢氯噻嗪利尿剂，且减少水肿的发生率。③若联用氢氯噻嗪利尿剂可增强疗效，减少水肿或体重增加等不良反应。

剂型规格 片剂：每片 2.5mg。

二氮嗪
Diazoxide

别名 低压唑，二氮甲噻嗪，降压嗪，氯苯甲噻二嗪，氯甲苯噻嗪，Eudemme，Hyperstat，Mutabase，Proglicem

作用用途 本品能直接松弛小动脉平滑肌，降低外周血管阻力，使血压急剧下降。静脉快速注射后 1 分钟内见效，2~5 分钟可出现明显的降压效果，作用可维持 4~12 小时。此外，可升高血糖、松弛子宫平滑肌。适用于高血压危象、高血压脑病。

用法用量 ①静脉注射：抢救高血压危症，将 1 次用量 300mg（或 5mg/kg 体重）在 5~15 秒钟内快速静脉注射。必要时，于 0.5~3 小时注射 1 次。每日总量不超过 1200mg。临用时将本品溶于专用溶剂内，注射时患者应取卧位。症状缓解后，改用口服降压药维持。②口服：治疗低血糖症，成人与儿童，每日 3~8m/kg 体重，分 2~3 次服用。

注意事项 ①慢性心功能不全、糖尿病和肾功能不全的重症高血压患者禁用；夹层主动脉瘤、心绞痛、心肌梗死以及脑缺血患者忌用。②可出现高尿酸血症，并诱发痛风；多次重复应用，可能引起水肿和充血性心力衰竭；过量可引起低血压，严重时可能发生休克；还可发生便秘、腹部不适、听觉异常、失眠和静脉灼痛、多毛症等。③本品不宜与噻嗪类利尿药并用。

剂型规格 ①胶囊剂：每粒 50mg；100mg。②注射剂：每支 300mg。附专用溶剂 20ml。

吲哚拉明
Indoramin

别名 吲哌胺，Baratol，Wydora

作用用途 本品选择性阻断突触后的 α_1 受体，松弛血管平滑肌，使外周阻力和血压下降，但不同于其他受体拮抗剂的是对突触前膜的 α_2 受体几无作用，故不影响心率和肾素释放量。本品尚具有局部麻醉和扩张支气管平滑肌的作用，可作用于心肌，稳定心肌细胞膜，同时

可通过血脑屏障，产生镇静作用。本品口服后易吸收，生物利用度31%，t_{max}1~2小时，$t_{1/2}$6~7小时，血浆蛋白结合率72%~85%。本品在肝脏代谢，主要经粪便（46%~50%）和尿液（31.7%~35.4%）排泄。用于原发性高血压，肾性高血压，嗜铬细胞瘤引起的高血压，慢性心力衰竭，心肌梗死后心力衰竭。

用法用量 口服：起始剂量，每次25mg，每日2次，后渐增至每日100~150mg，每日最大剂量为200mg。

注意事项 ①服用单胺氧化酶制剂者禁用；14岁以下儿童、孕妇及哺乳期妇女禁用；急、慢性肝、肾功能不全，帕金森病，抑郁症，癫痫患者慎用。②初期治疗或加大剂量时，易出现嗜睡症状，如持续出现瞌睡现象，应停止使用。③服药期间应避免操作机械及驾驶车辆。④治疗期间须定期测量卧、立位和坐位血压。⑤多见困乏，疲劳，头晕，头痛，口干和体位性低血压，但一般不严重。

剂型规格 片剂：每片10mg；25mg。

吲达帕胺
Indapamide

别名 美利巴，钠催离，寿比山，吲达胺，苗磺苯酰胺，吲满胺，吲满速尿，Arifon，Indamol，Lozide，Lozol，Natrilix，Veroxil

作用用途 本品为一新的强效、长效的降压药，其阻滞 Ca^{2+} 内流，对平滑肌具有较高的选择性，是利尿降压药。在利尿阈下剂量能降压，在较高剂量时，利尿作用才明显。本品降压作用是抑制血管平滑肌细胞的钙离子跨膜内流，降低血管收缩力，使血管阻力下降；在较高剂量时，利尿作用所引起的血浆容量和细胞外液减少，可致心输出量减少，而使血压下降；而利尿不降低血钾。本品口服后2~3小时产生效应，作用维持时间长达24小时。适用于老年高血压及伴有肾衰、糖尿病、高血脂的高血压患者。

用法用量 口服：每次2.5mg，每日1次。

注意事项 ①近期发生的脑血管意外、嗜铬细胞瘤、Conn综合征、严重肝功能衰竭者禁用。②对低血钾者应监测血钾。③对磺酰胺类过敏者可能出现皮肤过敏反应，此时需停药。少数可出现胃肠不适、乏力、肌痉挛等反应。④与其他抗高血压药合用时可能导致血压过低。⑤不宜与排钾利尿剂合用。

剂型规格 片剂：每片2.5mg。

米诺地尔
Minoxidil

别名 长压定，降压定，敏乐定，敏乐血定，Loniten，Lonolox，Lonoten

作用用途 本品的作用与肼屈嗪类似，但更强而持久，能直接松弛血管平滑肌，扩张小动脉，降低外周阻力而降压。本品对容量血管则无明显影响，在降压时不

仅通过交感神经反射作用使心肌收缩力加强，心率加快，静脉回流增加，心排出量增加，且对心脏也有直接的正性肌力作用。口服后30分钟开始起作用，1小时后血药浓度达高峰，血浆 $t_{1/2}$ 为4小时。但作用可维持24小时以上。适用于治疗重度、顽固性高血压和伴有肾功能不全的高血压。应与利尿药、β受体阻滞药合用，以增强疗效，并减轻副作用。

用法用量 口服：一般开始为每次2.5mg，每日2次；逐渐增至每次5~10mg。每日2次。

注意事项 ①常见水肿、心率加快、多毛症等不良反应。②所需剂量个体差异大，需随情况予以调整。③与噻嗪类、呋塞米等利尿剂合用，可降低和纠正水钠潴留反应，但可引起强烈利尿和低钾血症。

剂型规格 片剂：每片2.5mg；5mg。

咪芬
Trimetaphan

别名 阿方那特，咪噻芬，Arfonad

作用用途 本品为短效神经阻断药，静脉滴注经3~5分钟生效，停药后10~15分钟血压复原。临床用于外科手术时控制适当血压、高血压危象需迅速降压的患者。

用法用量 静脉滴注：本品加入5%葡萄糖注射液中（1mg/ml），每分钟1~4mg，根据血压变化随时调整。

注意事项 ①严重动脉硬化、休克及有肝、肾疾病、贫血者禁用。②有便秘、口干、眩晕等。

剂型规格 注射剂：每支250mg。

硝普钠
Sodium Nitroprusside

别名 亚硝酰铁氰化钠，Acetest，Nipruss，Nipride，Sodium Nitroferricyanide

作用用途 本品为强有力的血管扩张剂，能直接松弛小动脉和小静脉的平滑肌，同时降低心室肌的前、后负荷及立、卧位血压。静脉滴注后，在0.5小时内降压，2分钟降至最低水平。停药后2~5分钟作用消失。主要用于控制高血压危象；也可用于顽固性心力衰竭及急性心肌梗死的治疗。

用法用量 静脉滴注：50mg溶于5%葡萄糖注射液500ml中，缓慢静脉滴注，①成人：开始按每分钟体重0.5μg/kg给药，根据反应调整剂量，常用剂量每分钟体重3μg/kg，极量为每分钟按体重10μg/kg。总量为按体重3.5mg/kg。②儿童：每分钟按体重1.4μg/kg，按效应调整。

注意事项 ①有代偿性高血压如动静脉短路、主动脉狭窄、甲状腺功能低下者禁用，严重肝肾功能衰竭患者及孕妇、哺乳期妇女慎用。②本品水溶液不稳定，使用时宜用铝箔或黑纸包裹药液容器和管道，药液配制超过4小时则不宜再用。③持续滴注超过48小时或肾功能不全时，均应测定血中硫氰酸盐浓度，一旦发现已超过

10mg/100ml，应立即停药。④滴速太快或超量可引起极度低血压。可出现恶心、呕吐、头晕、出汗、心悸、不安等症状。⑤长期或大量使用，可引起硫氰酸盐积蓄，出现皮肤潮红、精神失常、肌肉痉挛、虚弱等中毒症状，故用药不宜超过72小时。⑥与可乐定或甲基多巴合用易致血压急剧下降。

剂型规格 注射剂：每支 50mg。

非诺多泮
Fenoldopam

别名 甲磺酸羟苯多泮，Fenoldopan Mesylate

作用用途 本品是一种快速作用的血管扩张剂，是 DA_1 受体激动剂，与 α_2 肾上腺素受体有中度结合力，与 DA_2、α_1 和 β 肾上腺素受体、$5HT_1$ 和 $5HT_2$ 受体或毒蕈碱受体没有明显亲和力。还可增加去甲肾上腺素的血浆浓度。本品主要刺激 DA_1 受体诱导小动脉扩张。既可降低动脉压，又可扩张肾血管到肾血流增加。此外，本品作用于肾小细胞，具有直接的促尿钠排泄和利尿特性，特别是对高血压病人此作用更为明显。用于治疗高血压。本品静脉注射起效时间约为 5 分钟，约 20 分钟达到稳态血药浓度，经肝脏迅速代谢为无活性代谢产物，而后大部分由尿排泄，血浆清除半衰期约为 5 分钟。

用法用量 静脉滴注：初始剂量 $0.1\mu g/(kg \cdot min)$，达到降压目标前，每隔 15~20 分钟增加 $0.05~0.1\mu g/(kg \cdot min)$。血压控制后，宜继续输注 1~6 小时，缓慢减量，并开始口服降压药。

注意事项 ①对亚硫酸盐过敏者，肝硬化、门静脉高压和静脉曲张出血的患者，心率不齐、心动过速和心绞痛患者，青光眼患者，低血压患者禁用。②可能出现心绞痛、心动过速、心律不齐、头痛、晕厥、恶心、呕吐等不良反应。③避免与 β 肾上腺素受体阻滞药合用。

剂型规格 注射剂：10mg（1ml）；20mg（2ml）；40mg（4ml）；50mg（5ml）。

氯沙坦钾
Losartan Potassium

别名 科索亚，芦沙坦，洛沙坦，Cozaar，Zosanas

作用用途 本品是一种血管紧张素 Ⅱ 受体（AT_1 型）拮抗剂，通过特异性和选择性地结合 AT_1 受体，起到降血压作用。本品可拮抗由 AT_2 介导的左心室肌肥厚，抑制心肌细胞增生，延迟或逆转心肌肥厚。还具有改善肾血流动力学作用，减轻肾血管阻力，选择性扩张小动脉，降低肾小球内压力，降低蛋白尿，增加肾血流量和肾小球滤过率。口服后 1 小时内可达到血药峰值。在肝内代谢，血浆蛋白结合率为 90%~95%，大部分随胆汁排泄，$t_{1/2}$ 为 1.5~2.5 小时。用于治疗高血压。

用法用量 口服：一般开始和维持剂量，每次 50mg，每日 1 次；对于血管内容量减低的患者（如使用大剂量利尿剂的患者），应考虑使用 25mg 的开始剂量，每日 1

次；对老年患者或肾损害者，包括透析患者，初始剂量无需调整；对于有肝损害患者应考虑使用较低的开始剂量。可连同其他抗高血压药物一起使用。

注意事项 ①对本品任何成分过敏的患者禁用。②当怀孕 14~40 周的妇女用药时，直接作用于肾素-血管紧张素系统的药物引起正在发育的胎儿损伤，甚至死亡。当发现怀孕时，应该尽早停止治疗。③少数患者有腹泻、偏头痛、荨麻疹发生，罕见血管性水肿（包括面、唇和/或舌肿胀）。④少数患者出现高血钾；罕见丙氨酸转氨酶升高，并在停药后恢复正常。⑤由于抑制了肾素-血管紧张素系统，在敏感个体出现包括肾衰的肾功能的变化，停药后可以恢复。

剂型规格 片剂：每片 50mg；100mg。

氯沙坦钾-氢氯噻嗪
Losartan Potassium–Hydrochioro Thiazide

别名 海捷亚

作用用途 本品是第一个血管紧张素 Ⅱ 受体拮抗剂和利尿剂组合的复方制剂。二者联合使用时，抗高血压作用加强，大致是二者之和，且可持续 24 小时。据临床研究表明，长期使用本品，在为期一年的临床研究中，其抗高血压的疗效不变，对心律无临床意义的显著影响。在临床试验中氯沙坦 50mg-氢氯噻嗪 12.5mg 治疗 12 周后，坐位舒张压的谷值平均降低 13.2mmHg。用于治疗高血压，适用于联合用药治疗的患者。

用法用量 口服：起始和维持剂量，每次 1 片，每日 1 次。如降压效果欠佳，可将剂量增至每次 2 片，每日 1 次，最大剂量为每次 2 片，每日 1 次，通常在服药后 3 周内达到抗高血压效果。

注意事项 ①对本品过敏者及无尿者禁用本品。孕妇、哺乳期妇女及儿童忌用本品。②肝肾功能异常者慎用。③应定期监测患者水电解质的平衡状况。④不良反应有头晕、腹泻、肝功异常、过敏等。⑤氯沙坦与其他阻断血管紧张素 Ⅱ 的药物或其他作用类似，氯沙坦与保钾利尿剂（如螺内酯、氨苯蝶啶、阿米洛利）、补钾剂或含钾的盐类药物合用时可导致血钾升高。⑥氢氯噻嗪与酒精、巴比妥类或麻醉药同用时可能促使直立性低血压的发生。与降糖药同用时，需调整降糖药的剂量。与其他抗高血压药物同用时作用相加。

剂型规格 片剂：每片含氯沙坦钾 50mg，氢氯噻嗪 12.5mg。

缬沙坦
Valsartan

别名 代文，丽珠维可，Diovan

作用用途 本品高选择性地作用于血管紧张素 Ⅱ（AngⅡ）、Ⅰ 型受体（AT_1），阻断由经典途径（肾素-血管紧张素-醛固酮系统）和非经典途径（有蛋白酶介导和激活，直接由血管紧张素原转变为 Ang）合成在血管紧张素Ⅱ对AT₁的亲和作用。拮抗由AT₁激活后所产生的动脉血管收缩、交感神经兴奋和压力感受器敏感性增加、血压上升等生理效应，降低血压，减弱心肌细胞收缩，减轻心脏前、后负荷，但不影响心率。缬沙坦还可逆转由AT₁介导的心肌和血管壁平滑肌肥厚，改善肾脏血流动力学，降低肾小球内压，减少蛋白尿，延缓心肌肥大和肾脏间质纤维化的进程。缬沙坦对AT₁有高度的亲和力和特异的选择性，在体循环和局部组织内全面拮抗AT₁，对AT₁的作用强度较之AT₂强约20000倍，选择性也高于同类产品洛沙坦。本品作用平稳，疗效持续维持24小时以上。缬沙坦属非前体药物。口服后在胃肠道极易吸收，肝脏首过效应微弱，生物利用度胶囊剂为23%，溶液剂为33%，相对生物利用度均为59%，本品在肝脏几不代谢，代谢量不及口服剂量的10%，主要代谢产物为戊四氢缬沙坦，不具降压活性，血浆蛋白结合率为94%~97%。本品70%经粪便、30%经尿液排泄。用于轻、中度原发性高血压。

用法用量 口服：每次80mg，每日1次，疗效不显著时可增加剂量至每日160mg，或加用利尿剂。

注意事项 ①对本品过敏者禁用；妊娠期妇女禁用。②常见的不良反应有头晕，头痛，乏力，腹泻，腹痛，关节痛，背痛，咳嗽，恶心，鼻炎和鼻窦炎等。③螺内酯、氨苯蝶啶和阿米洛利等保钾利尿剂或钾盐并用，可导致血清钾浓度升高，应避免合用。

剂型规格 ①片剂：每片80mg。②胶囊剂：每粒80mg。

缬沙坦-氢氯噻嗪
Valsartan–Hydrochlorothiazide

别名 复代文，Compound Valsartan

作用用途 本品是由缬沙坦和氢氯噻嗪组成的复方制剂。缬沙坦为血管紧张素Ⅱ（AngⅡ），是一种强的缩血管物质，可发挥直接的升压效应，还可促进钠的重吸收，刺激醛固酮分泌。氢氯噻嗪为利尿剂，主要作用部位是在远曲小管近端。缬沙坦和氢氯噻嗪合用有较好的抗高血压作用，而且比单独使用其中任何一种药物的作用更强。适用于治疗单一药物不能充分控制血压的轻度或中度原发性高血压。本品不适用高血压的初始治疗。

用法用量 口服：当用缬沙坦单一治疗不能满意，控制血压时，用氢氯噻嗪25mg，每日1次不能满意控制血压或发生低血钾时，可改用本品，每次1片，每日1次，在服药2~4周内可达到抗高血压疗效。

注意事项 ①禁忌证：对缬沙坦、氢氯噻嗪、其他磺胺类药物或本品中任何成分过敏者、孕妇和哺乳期妇女、严重肝功能受损、胆汁性肝硬化或胆汁淤积、严重肾功能衰竭或无尿、难治性低血钾、低血钠症或高钙血症和症状性高尿酸血症。②儿童用药安全性尚不明确。③不良反应：发生率为≥1%，可见头痛、鼻咽炎、上呼吸道

感染、咳嗽、腹泻、关节痛、腹痛、支气管炎、胸痛、呼吸困难、勃起障碍、胃肠炎、低血钾、低血压、心动过速、耳鸣、病毒感染、视物模糊、视觉异常等。

剂型规格 片剂：每片含缬沙坦80mg和氢氯噻嗪12.5mg。

厄贝沙坦
Irbesartan

别名 安博维，伊贝沙坦，格平，苏适，伊白沙坦，Aprovel

作用用途 本品为血管紧张素Ⅱ受体拮抗剂，能对AT₁受体产生不可逆转的非竞争性抑制作用，因而能减轻血管紧张素Ⅱ的血管收缩和增生作用。本品口服吸收，生物利用度为60%~80%，蛋白结合率为90%，达峰时间为4~6小时，降压作用维持24小时，$t_{1/2}$为11~15小时。血压减低时对心率影响很小。用于原发性高血压。

用法用量 口服：初始剂量和维持剂量，每次150mg，每日1次，对血压控制不佳的患者剂量可加至300mg或加用小剂量的噻嗪类利尿药。

注意事项 ①对本品过敏者、孕妇及哺乳期妇女禁用。②严重缺血钠或血容量不足的患者接受治疗时易发生症状性低血压，要先给予纠正。③肾动脉狭窄，主动脉瓣狭窄，二尖瓣狭窄或阻塞性肥大性心脏病患者慎用。④肾功能损害及心力衰竭时易出现高钾血症。⑤常见不良反应有头痛、头晕和疲倦，干咳发生率很低，血红蛋白和红细胞压积轻度下降。⑥同时服用ACE抑制剂、保钾利尿剂或补钾剂会使血钾升高。⑦与噻嗪类利尿剂合用，降压作用相加。

剂型规格 片剂：每片150mg。

厄贝沙坦-氢氯噻嗪
Irbesartan and Hydrochlorothiazide

别名 安博诺，Coaprovel

作用用途 本品是由血管紧张素Ⅱ受体（AT₁亚型）拮抗药即厄贝沙坦和利尿剂氢氯噻嗪组成的复方药。本药具有降压协同作用。本品主要用于治疗原发性高血压。该固定剂量复方用于治单用厄贝沙坦或氢氯噻嗪不能有效控制血压的患者。

用法用量 口服：起始和维持剂量为每次1片，每日1次。空服或进餐时服用。肾功能不全时，肌酐清除率小于30ml/min者不应使用本药，肌酐清除率大于等于30ml/min的肾功能不全患者不需要调整药物剂量，但应谨慎使用。老年患者不需调整剂量。

注意事项 ①对本品或磺胺衍生物过敏者禁用。②孕妇、哺乳期妇女禁用。③严重肝、肾功能损害者和胆汁性肝硬化、胆汁淤积者禁用。④顽固性低钾血症、高钙血症患者禁用。⑤慎用：轻、中度肾功能损害者。肝功能损害者。主动脉和左房室瓣狭窄、梗阻性肥厚型

心肌病患者。糖尿病患者、电解质紊乱者。单侧或双侧肾动脉狭窄者。高尿酸血症或痛风患者。有变态反应或哮喘病史者、交感神经切除者。18岁以下患者。⑥不良反应：头痛头晕、疲劳、恶心、呕吐、水肿、性功能障碍、罕见过敏反应。肝功能异常、肾功能损害等。

剂型规格 片剂：①每片含厄贝沙坦150mg和氢氯噻嗪12.5mg。②每片含厄贝沙坦300mg和氢氯噻嗪12.5mg。

替米沙坦
Telmisartan

别名 美卡素，Micardis

作用用途 本品为非肽类血管紧张素Ⅱ受体转换酶拮抗剂，与AT_1受体的亲和力是AT_2受体的3000倍。因此可选择性地阻滞血管紧张素Ⅱ与许多组织中的AT_1受体结合，从而阻断血管紧张素Ⅱ的收缩血管和分泌醛固酮的作用，但不影响心血管系统调节中的其他受体。其降压作用呈剂量依赖性。口服本品0.5~1小时后达血浆峰浓度，蛋白结合率>99.5%，$t_{1/2}$约为24小时。以原形药物随粪便排出。用于Ⅰ期和Ⅱ期高血压。

用法用量 口服：每次40mg，每日1次，在20~40mg剂量范围内，本品的降压作用与剂量相关。若剂量达80mg，降压效果仍不满意，可加用利尿剂；也可与其他抗高血压药物联合使用。

注意事项 ①对本品过敏者、妊娠及哺乳期妇女、胆道阻塞性疾病患者、严重肝功能不全者、严重肾功能不良患者禁用。②有腹泻和血管性水肿等不良反应。③与地高辛合用，可使后者血药浓度升高，应注意监测。

剂型规格 片剂：每片40mg；80mg。

依普罗沙坦
Eprosartan

别名 Teveten

作用用途 本品为新一代抗高血压药物，选择性阻断肾素-血管紧张素-醛固酮系统，拮抗与Ang Ⅱ AT₁受体有关的血管收缩、钠潴留、醛固酮释放和血管平滑肌细胞肥大等效应，并对效应器起保护作用。本品直接作用于Ang Ⅱ AT₁受体亚型，具有高度选择性，完全阻断健康志愿者灌注外源性Ang Ⅱ的升压作用，抑制醛固酮分泌，阻止肾血流量降低。肾脏对本品高度敏感，低浓度即能增加肾血流量。本品口服后1~2小时达血药峰值，半衰期为5~9小时，长期服用无明显全身蓄积现象。蛋白结合率较高，约为98%，在体内完全代谢降解，大部分随粪便排出体外。临床用于高血压。

用法用量 口服：**成人**，推荐剂量，每次600mg，每日1次，饭后服用，最大剂量不超过800mg；**老年人**，推荐剂量为300mg，每日1次，饭后服用；儿童不宜服用。

注意事项 ①严重肝功能障碍以及孕妇、哺乳期妇女禁用。②肾功能不全或轻至中度肝功能障碍患者慎用。③不良反应有头晕、关节疼痛、鼻塞、胃肠胀气、血中三酰甘油浓度升高。④本品与利尿剂和补钾剂存在药物间相互作用。

剂型规格 片剂：每片300mg；400mg；600mg。

奥美沙坦酯
Olmesartan Medoxomil

别名 Benicar，Olmetec

作用用途 本品是一种非肽类血管紧张素Ⅱ受体拮抗剂。与其他的血管紧张素Ⅱ受体拮抗剂类药物相比，本品的剂量小、起效快，降压作用更强而持久，不良反应的发生率低（小于1%）。本品可以与其他的降压药同时服用以达到更理想的治疗效果。口服本品后1周开始起效。用于治疗高血压。

用法用量 口服：①初始用量：每次20mg，每日1次，共两周。②一般用量：每次20~40mg，每日1次。③最大用量：每次40mg，每日1次。

注意事项 ①孕妇，对ACEI、阿司匹林和青霉素过敏者，肾损害和肝损害的患者，同时使用保钾利尿药或补钾药的患者禁用。②可见心率缓慢、头痛、头晕、血糖、甘油三酯升高、支气管炎、咽炎、鼻窦炎、血尿等不良反应。

剂型规格 片剂：每片5mg；20mg；40mg。

坎地沙坦
Candesartan

别名 坎地沙坦酯，维尔亚，必洛斯，Candesartan Cilexetil，Blopress

作用用途 本品常用其酯，吸收后分解为有活性的坎地沙坦。本品为选择性血管紧张素Ⅱ受体拮抗剂，通过拮抗血管紧张素Ⅱ的血管收缩作用，降低末梢血管阻力。临床用于原发性高血压。

用法用量 **成人** 口服：每日1次，每次4~8mg，必要时可增加剂量至12mg。

注意事项 ①妊娠或可能妊娠的妇女禁用。②有双侧或单侧肾动脉狭窄的患者、高血钾的患者、肝功能障碍的患者、严重肾功能障碍的患者慎用。③有头晕、头痛、失眠、嗜睡、恶心、呕吐、胃部不适等。

剂型规格 片剂：每片4mg。

阿罗洛尔
Arotinolol

别名 阿尔马尔，Almarl，Almart

作用用途 本品为一种有α受体阻断作用的β受体阻滞剂，适度的α受体阻滞作用使外周血管阻力降低，冠脉阻力减小。β受体阻断作用使心率减慢，心输出量和心收缩速度降低，心肌耗氧量降低，血压下降。本品作用强于普萘洛尔和拉贝洛尔，无内源性拟交感活性，无膜稳定作用，无导致体位性低血压的不良反应。口服后，约2小时后达到最高血药浓度，$t_{1/2}$为10小时，连续给药无蓄积性。适用于高血压、心绞痛、心律失常和原发性震颤。

用法用量 口服 ①原发性高血压（轻～中度）、心绞痛、心动过速型心律失常：**成人**，每次10mg，每日2次，疗效不充分时，可增至每日30mg。②原发性震颤：**成人**，每次5mg，每日2次。疗效不充分时，可按照每日20mg的维持量分2次给予，但一日不得超过30mg。

注意事项 ①心动过缓、房室或窦房传导阻滞、病态窦房结综合征；糖尿病酮症、支气管哮喘或支气管痉挛的患者；心源性休克的患者；嗜铬细胞瘤患者以及孕妇等禁用。②用药后可出现心力衰竭、房室传导阻滞、窦房传导阻滞、病态窦房结综合征（偶见）、心动过缓等严重不良反应，应定期监测心功能。③也可出现胸痛、眩晕、低血压、心悸、气喘；乏力、头痛、嗜睡或失眠；腹泻、腹痛、恶心、呕吐和肝功能受损（AST、ALT）。④与交感神经抑制剂合用时应慎重；与降血糖药合用时，可增强降血糖药的作用；与钙拮抗剂合用可相互增强作用。

剂型规格 片剂：每片5mg；10mg。

倍他洛尔
Betaxolol

别名 倍他索洛尔，Betopti，Betoptic，Kerlon

作用用途 本品为选择性β受体阻断剂，其β受体阻断作用为普萘洛尔的4倍，无内源性拟交感活性，具微弱的膜稳定作用。本品口服吸收良好，服后2～4小时在血浆中达峰，$t_{1/2}$14～22小时，与食物同服不影响其吸收速度，虽脂溶性高，但无广泛首过效应，口服后最高血浆浓度个体差异比普萘洛尔小，作用可持续12～20小时。倍他洛尔口服后大部分由胃肠道吸收。用于原发性高血压。

用法用量 口服：每次10～20mg，每日1次，可渐增至每次20～40mg，老年和严重肾功能不全患者每日10mg。

注意事项 ①β受体拮抗剂过敏患者禁用；孕妇及哺乳期妇女禁用；严重肾功能不全、老年患者慎用。②主要不良反应有轻微的中枢作用，常见疲倦、头昏、头痛、恶心、呕吐、便秘和胃肠功能紊乱；少数患者影响末梢循环，出现手足发冷、麻木和雷诺综合征。

剂型规格 片剂：每片20mg。

贝凡洛尔
Bevantolol

作用用途 本品是β受体阻断药。能调节α及β肾上腺素能作用使高血压患者恢复平衡、血液动力学恢复

正常。其手足发冷、心动过缓、体位性低血压、阳痿及疲劳的副作用较轻。本品的特点还有：每日服用1次即能控制血压24小时；具心脏选择性；疗效与阿替洛尔及普萘洛尔相当；对HDL/LDL比值有良好作用；对肾损伤或糖尿病患者危险性极小；治疗心绞痛极为有效。用于治疗高血压，亦可用于心绞痛。

用法用量 口服：患者的剂量应个体化，给予本品时可不考虑用餐的影响。①高血压，常用量每次200mg，每日1次，可单用或与利尿剂合用。可每次增加100mg，直至降压作用最佳，剂量不应超过每日400mg。常用维持剂量为每日200～400mg。②心绞痛，初始剂量为每次200mg，每日1～2次。剂量每次可增加100mg，直至获得最佳的临床疗效或心率明显减慢。总日剂量不应超过400mg。

注意事项 ①窦性心动过缓、Ⅰ度以上的传导阻滞、心源性休克及明显心力衰竭者禁用。②肝或肾功能损伤的患者慎用。③不良反应一般轻微而短暂，最常见的不良反应有疲劳、头晕、头痛、恶心、呕吐和腹泻。④本品与儿茶酚胺耗竭的药物（如利舍平）并用时可产生加和作用，可出现低血压，可导致眩晕、晕厥或体位性低血压及心动过缓。

剂型规格 片剂：每片100mg；200mg。

塞利洛尔
Celiprolol

别名 双胺心安，西利洛尔

作用用途 本品系β受体阻断药，对β_1受体具有选择性作用并具有拟交感内在活性。本品可抑制α_2受体，通过对平滑肌的直接作用而进一步作用于血管和支气管。本品是亲水性很强的药物。口服后3～4小时血药浓度达峰值。主要通过胆汁也可经肾排出。药物在血浆中的半衰期为5～6小时。用于高血压、心绞痛。

用法用量 口服：成人，每次200mg，每日1次，通常于清晨服。

注意事项 ①下列情况禁用：Ⅱ及Ⅲ度房室传导阻滞、窦房结综合征、窦房传导阻滞、心动过缓（<50次/分钟）、心肌功能不全、休克、明显低血压、代谢性酸中毒、外周小动脉血流障碍晚期和支气管哮喘患者及2岁以下幼儿。②孕妇和哺乳期妇女服用本品应遵医嘱。嗜铬细胞瘤患者应先服α受体阻断药后再服本品。血糖浓度波动大的糖尿病患者慎用。行动和工作的反应能力会受到影响，饮酒可使其加重。③不良反应偶见疲乏、头痛、失眠、眩晕、皮肤过敏反应、胃肠道不适、恶心、肌痉挛（小腿肌痉挛）、肌无力、肌震颤、四肢发冷、瘙痒、泪液减少（禁用隐形眼镜）等，罕见情绪抑郁。④同时给予硝苯地平或其他抗高血压药可使降压作用加强。⑤与维拉帕米类钙拮抗药或其他抗心律失常药伍用可造成低血压、心动徐缓和心律失常。⑥口服抗糖尿病药和胰岛素可增强本品的作用。⑦同时使用利舍平、甲

基多巴、可乐定、单胺氧化酶抑制药或胍法辛可使心率减慢。

剂型规格 片剂：每片 200mg。

特他洛尔
Tertatolol

作用用途 本品为一新的强 β 受体阻断药，无内在拟交感活性，也无 $β_1/β_2$ 受体亚型选择性。本品除竞争性地抑制 β 受体外，能使 β 受体数量明显而持续地减少。服药后血药浓度和心率发生相应变化，停药后 24 和 48 小时时血浆已检测不出药物，每次和多次给药后的心率减慢程度相近。用于高血压、伴肾功能不全的高血压。

用法用量 口服：每次 5mg，每日 1 次，于清晨服用。严重高血压可给予较高剂量。

注意事项 ①哮喘、未被控制的充血性心力衰竭、高度房室传导阻滞未用起搏器控制者、严重脉搏徐缓（每分钟 50 次）、雷诺综合征，严重肾功能不全（肌酐清除率低于 10ml/min），同时使用单胺氧化酶抑制剂或维拉帕米（异搏定）者禁用。②孕妇慎用。③不宜与胺碘酮合用。④充血性心力衰竭患者在使用 β 受体阻滞药前应给予洋地黄。心绞痛患者不能突然停药，否则可能突发心肌梗死和室性心律失常。糖尿病患者服用后可能出现低血糖。为避免过度心搏徐缓，静脉给药应缓慢或给予阿托品。⑤给药过量时可能引起心搏过度徐缓、心力衰竭、低血压和支气管痉挛。⑥本品可与利尿药、ACE 抑制药、钙拮抗药（维拉帕米除外）、血管扩张药合用。

剂型规格 片剂：每片 5mg。

丁非洛尔
Butofilolol

别名 Cafide

作用用途 本品为 $β_1$ 受体阻断剂，具有降低交感神经张力，使心率减慢，心肌收缩力减弱和轻度膜稳定作用。无内源性拟交感活性，口服后，1~2 小时达血浆峰值，$t_{1/2}$ 为 7~10 小时，在肝脏代谢，由尿中排泄。用于高血压，对年轻患者的轻、中度高血压或伴有心绞痛尤为适合。

用法用量 口服：每次 100mg，每日 2 次，分早晚服。据病情可酌情增减用量。

注意事项 ①有哮喘、充血性心力衰竭、高度房室传导阻滞、严重心动过缓及肾功能衰竭者禁用。孕妇及哺乳期妇女不宜用。②术前 48 小时停用本品，以使对儿茶酚胺的敏感性得到恢复。③主要不良反应有疲乏、多梦、失眠、抑郁、肢体发凉、感觉异常、恶心、呕吐、胃部不适，少数患者可有心动过缓、房室传导阻滞、心力衰竭、血压偏低、哮喘发作和低血糖。④本品不能与单胺氧化酶抑制剂合用，对糖尿病患者，可掩盖低血糖先兆

症状，与钙拮抗剂及具有抑制心肌作用的药物并用应慎重。⑤本品不能和维拉帕米合用，以免产生药效叠加，造成严重不良反应。

剂型规格 片剂：每片 100mg。

氧烯洛尔
Qxprenolol

别名 心得平，烯阿氧心安，Apsolox，Trasicor

作用用途 本品为无选择性的 β 受体阻断剂，其阻断作用与普萘洛尔相似。临床用于高血压、心绞痛、心律失常等。

用法用量 口服 ①用于高血压：开始每次 80mg，每日 2 次，如疗效不理想，可于 1~2 周逐渐增量，如与利尿药合用时，剂量宜每日 80~320mg，如单独使用，每日剂量不宜超过 480mg。②用于心绞痛：每次 40~160mg，每日 3 次。③用于心律失常：每次 20~40mg，每日 3 次。可根据病情需要增加剂量。

注意事项 用本品偶见血小板降低，其他不良反应与普萘洛尔相似。

剂型规格 ①片剂：每片 20mg；40mg；80mg；②缓释片：每片 80mg；160mg。

阿普洛尔
Alprenolol

别名 心得舒，Aptin，Aptol，Gubernal

作用用途 本品为无选择性的 β 受体阻断剂，其阻滞作用为普萘洛尔的 1/3，可使血压降低，但对心肌及房室传导的抑制作用较小。临床用于高血压、心绞痛、心律失常。

用法用量 ①口服：每次 25~50mg，每日 3 次，饭后服。用于心绞痛时，开始每次 50mg，每日 4 次，可逐渐增至每日 400mg。②静脉注射：每次 5~10mg，在 5~10 分钟内缓慢注入。

注意事项 ①突发性心动过缓、重度房室传导阻滞、心源性休克、低血压患者禁用。②充血性心力衰竭患者，须等心衰得到控制后方可用本品。③不宜与抑制心脏的麻醉药合用。④其他注意事项与普萘洛尔相似。

剂型规格 ①片剂：每片 50mg。②注射剂：每支 1mg（1ml）；5mg（1ml）。

喷布洛尔
Penbutolol

别名 环戊丁心安，Betapressin，Betasilix，Blocotin，Ipobar，Lasipressin，Levodren

作用用途 本品为 β 受体阻断药，临床主要用于高血压，可单用或联用其他抗高血压药；也用于心绞痛的治疗。

用法用量 口服：①用于高血压：每次 20mg，每日 1

次，饭后服用。也可增至每日40~80mg。②治疗心绞痛：每日 10~40mg，饭后服用。

注意事项 ①禁忌证：对本品过敏者、哮喘及过敏性鼻炎患者、充血性心力衰竭患者、心源性休克患者、窦性心动过缓者、Ⅱ 或Ⅲ度房室阻滞者、低血压患者、已洋地黄化而心脏高度扩大，HR 又较不平稳的患者。②慎用：外科手术麻醉时、糖尿病、肝脏疾病、甲状腺功能亢进、周围血管疾病。③不良反应：与普萘洛尔相似，有心动过缓、房室阻滞、充血性心力衰竭、血压过低、口干、恶心、支气管痉挛、呼吸困难、肌无力、四肢疼痛等。

剂型规格 片剂：每片 20mg。

奈必洛尔
Nebivolo

别名 盐酸奈必洛尔，Nebivolol Hydrochloride

作用用途 本品为β受体阻断药。临床用于高血压、心绞痛、心肌梗死、心律失常、充血性心力衰竭。

用法用量 口服：①治疗轻、中度高血压，每次 5mg，每日 1 次，饭后服。②治疗心绞痛、充血性心力衰竭：每次 5mg，每日 1 次，饭后服。③治疗心肌梗死、心律失常：口服常用有效剂量尚未确定。

注意事项 ①禁忌证：对本品过敏者、心源性休克、明显心力衰竭、Ⅱ 或Ⅲ度房室传导阻滞、重度窦性心动过缓。②慎用：麻醉或外科手术时、支气管痉挛性疾病、脑血管供血不足、充血性心力衰竭、糖尿病、肝脏疾病、甲状腺功能亢进或甲状腺毒症、重症肌无力、周围血管病。③不良反应：心动过缓、头痛、嗜睡、低血糖、高血糖、恶心、阳痿、肌痛。

剂型规格 片剂：每片 5mg。

拉贝洛尔
Labetalol

别名 柳胺苄心安，柳胺苄心定，Ibidomide，Preadate，Trandate

作用用途 本品为有 α 受体及 β 受体阻断作用的降压药，对 β₁ 及 β₂ 受体无选择作用。无内在拟交感活性和膜稳定作用，对心脏 β₁ 受体阻断作用较对 α 受体的作用强 16 倍。本品有直接扩张血管的作用，使外周阻力降低，但心输出量和心搏量无明显变化，无反射性心动过速。口服后经 2 小时达最大效应，血浆 $t_{1/2}$ 为 3.5~4.5 小时，作用持续 8 小时，在肝脏迅速灭活，代谢物主要经肾排泄。适用于轻、中、重度高血压。

用法用量 ①口服：开始每次 100mg，每日2~3次。如疗效不佳，可增至每次 200mg，每日 3~4 次。一般每日剂量，轻度高血压时300~800mg，中度高血压时 600~1200mg，重度高血压时 1200~2400mg。如并用利尿药，可酌减用量。②静脉注射：用于高血压危象，一次量 100~200mg。

注意事项 ①心动过缓、传导阻滞者禁用。②静脉注射忌用于儿童、孕妇、哮喘及脑溢血患者。③本品不良反应少，常见副作用有眩晕、乏力、幻觉、胃肠道不适等。

剂型规格 ①片剂：每片 100mg；200mg。②注射剂：每支 50mg（5ml）。

卡替洛尔
Carteolol

别名 Arteolol，Mikelan

作用用途 本品具有内在活性和膜稳定作用，其β受体阻断作用是普萘洛尔的 30 倍。临床用于治疗高血压、心绞痛、开角型青光眼。

用法用量 ①口服：治疗高血压，每日 15mg。治疗心绞痛：每日 10~40mg，可显著减少发作次数和硝酸甘油的用量。常用量为每日5~ 20mg。②滴眼：滴入眼睑内，每次 1~2 滴，每日 2 次，其 2% 浓度的效果相当于 0.50%噻吗洛尔。

剂型规格 ①片剂：每片 10mg。②滴眼剂：1% ~ 2%，每支 5ml。

左布诺洛尔
Levobunolol

别名 左丁萘酮心安，Betagen，Vistagan

作用用途 本品为β受体阻断剂，其作用约为普萘洛尔的 20~40 倍。除有降压和心律失常作用外，还可局部用于降低开角型青光眼的眼内压。临床用于高血压、心律失常。配制成滴眼剂，用于治疗开角型青光眼，其效果与噻吗洛尔相似。

用法用量 ①口服：治疗高血压或心律失常，每次 1~5mg，每日 3 次。②滴眼：治疗开角型青光眼，用 0.5%滴眼剂，每次 1 滴，每日1~2 次。

注意事项 不良反应有失眠、哮喘、呼吸困难、食欲不振、踝肿等。

剂型规格 ①片剂：每片 1mg。②滴眼剂：0.5%，每支 5ml。

噻吗洛尔
Timolol

别名 噻吗西胺，噻吗心安，Blocardren，Temserin，Timacor，Timotic

作用用途 本品为β受体阻断剂，作用强度为普萘洛尔的 8 倍，作用与普萘洛尔相似，对β受体的选择性很低，不具有内在拟交感活性。用药后心率减慢，心肌收缩力及输出量减少，血压可明显下降。使房水生成减少，明显降低眼压。口服后 2 小时血浓度达峰值，血浆半衰期约 5 小时。适用于轻、中度高血压。与利尿剂并用，可增强疗效。也用于原发性、开角型青光眼、心动过速、心绞痛、偏头痛及预防心肌梗死。常用本品马来酸盐。

用法用量 ①口服：每次 5~10mg，每日 2~3 次。②滴眼：浓度 0.25%~0.5%，每次 1 滴，每日 2 次。

注意事项 ①心、肾功能不全、房室传导阻滞、窦性心动过缓、支气管哮喘患者忌用。②少数患者可出现心动过缓、支气管痉挛。③不宜与其他 β 受体阻滞剂合用。

剂型规格 ①片剂：每片 5mg。②滴眼剂：0.25%（5ml）；0.5%（5ml）

比索洛尔-氢氯噻嗪
Bisoprolol Fumarate and Hydrochlorothiazide

别名 富马酸比索洛尔氢氯噻嗪，诺释，Lodoz

作用用途 本品主要用于降血压，治疗轻度或中度高血压。

用法用量 口服：初始剂量为每次比索洛尔 2.5mg、氢氯噻嗪 6.25mg，如果疗效不佳可增至比索洛尔 5mg、氢氯噻嗪 6.25mg，每日 1 次，晨服。

注意事项 ①下列情况禁用：对比索洛尔、氢氯噻嗪或磺胺类过敏者、严重哮喘、严重慢性阻塞性肺疾病患者、无法控制的心衰、心源性休克、未用起搏器的 II 度或 III 度房室传导阻滞、显著的心动过缓、变异型心绞痛、嗜铬细胞瘤、严重雷诺病及严重外周循环障碍、低血压、严重肝功能衰竭、孕妇、哺乳期妇女、无尿症等。②下列情况慎用：充血性心力衰竭、电解质失衡、甲状腺功能亢进、甲状腺毒症、肝脏疾病、麻醉或手术患者、支气管痉挛者、糖尿病患者、轻中度外周循环障碍者等。③不良反应：肢端发冷或麻木、心律失常、心动过缓、房室传导阻滞、心衰加重、直立性低血压、胸痛、外围血管缺血、外周性水肿、头痛、抑郁、多梦、高血糖症、尿糖、水电解质紊乱、高尿酸血症、低钾血症、低钠血症、低镁血症、高钙血症、白细胞减少、血小板减少、恶心、呕吐、腹泻、便秘、咳嗽、上呼吸道感染、阳萎、皮肤瘙痒，少见肌无力或痉挛、秃头症、视觉紊乱等。

剂型规格 片剂：每片含富马酸比索洛尔 2.5mg、氢氯噻嗪 6.25mg。

卡托普利
Captopril

别名 甲巯丙脯酸，开搏通，开富林，凯宝压宁，刻甫定，巯甲丙脯酸，Capoten，Lopiir，Tensiomin

作用用途 本品为含巯基的血管紧张素转换酶（ACE）抑制剂，能与血管紧张素转换酶强有力地结合。使酶不易分离，而不能再把无生理活性的血管紧张素 I 转变成有生理活性的血管紧素 II。同时，在转换酶被抑制后，缓激肽得以保留其扩张血管的作用。本品还能直接干扰血管壁中的肾素-血管紧张素系统，以及尚可通过对中枢的作用而导致降压。另外本品主要舒张小动脉及静脉血管，使心脏的前后负荷均减轻，从而改善充血性

心力衰竭的心脏功能。口服吸收迅速，15 分钟显效，达血药高峰需 1~1.5 小时，持续 6~10 小时，$t_{1/2}$ 为 2~3 小时。本品在肝内代谢。以原形 58% 从尿中排泄。用于高血压、心力衰竭。

用法用量 口服：成人，初始剂量，每次 12.5~25mg，每日 3 次，渐增至每次 50mg，每日 3 次。儿童，开始按体重 0.3mg/kg，每日 3 次，必要时每隔 8~24 小时增加 0.3mg/kg，求得最低有效量。老年人，每次 12.5~25mg，每日 3 次。

注意事项 ①过敏体质者及孕妇忌用，全身性红斑狼疮及其他自身免疫性胶原性疾病患者慎用。②主要不良反应有蛋白尿，可能导致肾病综合征，粒细胞减少；皮疹、光敏、面部和口腔黏膜血管神经性水肿、喉头水肿，及较难控制的咳嗽症状。③与吲哚美辛、抗酸药及治疗消化性溃疡药（如氢氧化铝）合用时，可降低本品生物利用度。

剂型规格 片剂：每片 12.5mg；25mg。

依那普利
Enalapril

别名 马来酸依那普利，苯丁酯脯酸，苯脂丙脯酸，恩纳普利，灵广俐，益压利，怡那林，因佛尔，悦宁定，Enam，Inovoril，MK-421，Mkozl，Renitec，Vastec

作用用途 本品为血管紧张素转换酶抑制剂。口服后在体内水解成依那普利拉（Enalaprila）后，对血管紧张素转化酶起抑制作用，而降低血管紧张素 II 的生成，减少醛固酮分泌而使血管张力降低、血压下降。其作用比卡托普利强 10 倍，且持久，降压作用慢。轻度增加心输出量，心率不增快，使心衰患者的外源性缓激肽扩张血管作用明显增强。另外，通过抑制肾素的转化，增加血浆肾素活性，而对血压起调节作用。本品口服后吸收迅速，0.5~2 小时达血浆峰值，$t_{1/2}$ 约 35 小时，并以代谢产物和原形经肾排泄，连续给药无蓄积性。适用于各期原发性高血压、肾性高血压、充血性心力衰竭，也可用于预防症状性心衰。

用法用量 口服 ①高血压：常用剂量，每 5~10mg，每日 1~2 次，可增至每日 40mg。②肾血管性高血压：应从较小剂量 5mg 或以下治疗。对于近期使用利尿药治疗的高血压患者，慎用。③心力衰竭：起始剂量 2.5mg，可与利尿剂合用；可逐渐增加到 20mg，分 1 次或 2 次服用。

注意事项 ①对本品过敏或双侧性肾动脉狭窄者忌用，儿童、孕妇、哺乳期妇女及肾功能严重受损害慎用。②不良反应较卡托普利少，少数患者用药后产生低血压、眩晕、头痛、恶心、腹痛、皮疹、血管神经性水肿、咳嗽、血尿素氮增高、血肌酐过高症。还可引起血红蛋白减少，白细胞减少，转氨酶升高等。③与其他降压药特别是利尿剂合用，降压作用明显增强，但不宜与潴钾利尿剂合用。

剂型规格 片剂：每片 5mg；10mg。

贝那普利
Benazepril

别名 苯那普利，苯扎普利，洛汀新，Cibacene，Lotensin

作用用途 本品为一长效、不含巯基的血管紧张素转化酶抑制剂，在体内水解成贝拉普利拉，对血清中的血管紧张素转换酶有较强的选择性抑制作用。有效半衰期达 10~11 小时。降压效果与卡托普利、依拉普利相似。对中度慢性肾功能不全及大量蛋白尿患者的肾脏有一定保护作用。口服后吸收迅速，1.5 小时活性代谢产物血药浓度达峰值，血浆蛋白结合率约 95%，$t_{1/2}$ 约 22 小时，主要从尿和胆汁排泄。主要用于各型高血压和充血性心力衰竭及轻度慢性肾功能不全的治疗。常用本品盐酸盐。

用法用量 口服：①降压，每次 10mg，每日 1 次，可根据降压情况调整剂量，最大剂量每日 40mg，分 1~2 次服用。②肾功能不全或心衰，开始每次 5mg，每日 1 次。

注意事项 ①双侧肾动脉狭窄，重度慢性肾功能不全者孕妇及哺乳期妇女禁用。②肾动脉狭窄者、心衰、冠状动脉或脑动脉硬化患者慎用。③不良反应与依拉普利相似，但较少、较轻。

剂型规格 片剂：每片 5mg；10mg。

地拉普利
Delapril

别名 得拉普利，压得克，Alindapril，Adccut，Indalapril

作用用途 本品为含羧基的血管紧张素转化酶（ACE）抑制剂。在肝脏去脂化变为地拉普利酸、5-羟衍生物及无活性的二酮哌嗪酸。本品对血浆中的 ACE 有良好的阻断作用，且持续时间长。本品吸收和达峰迅速，半衰期短，对血管紧张素转换酶的抑制作用较卡托普利强 14 倍，对激肽酶的阻断活性约为卡托普利的 1/2，与依那普利近似，作用可维持 24 小时，单剂口服 60mg，24 小时后 ACE 仍被抑制 50%，长期服用不致产生耐药性。用于各型高血压。

用法用量 口服：成人，每次 15~30mg，每日 2 次，可根据降压情况调整剂量，最大剂量可达每日 120mg。分 2 次服。

注意事项 ①对本品过敏或双侧肾动脉狭窄者忌用，儿童、孕妇、哺乳期妇女、肾功能严重受损者及司机均应慎用。②不良反应：患者用药后可产生低血压、眩晕、头痛、恶心、腹痛、皮疹、咳嗽、血尿素氮增高，血肌酐过高症；还可引起血红蛋白减少、白细胞减少、肝功能异常等。③与其他降压药特别是利尿剂合用，降压作用明显增强；与保钾利尿剂合用，可使血清钾上升。

剂型规格 片剂：每片 7.5mg；15mg；30mg。

咪达普利
Imidapril

别名 达爽，依达普利，Tanapril，Tanatril

作用用途 本品为血管紧张素转换酶抑制剂的前体药物，在体内水解为相应的二羧酸类活性化合物，能减少血管紧张素 Ⅱ 的生成，抑制肾素-血管紧张素-醛固酮系统，降低外周阻力，产生显著的抗高血压作用。本品口服后吸收迅速，给药 30~60 分钟后部分组织内达最大浓度。在肝、肾和肺中的浓度比血浆高。消除半衰期为 8 小时，24 小时尿中总排泄率为 25.5%，连续服用 7 日，血浆中本品的浓度在 3~5 日后达稳态，未见有体内蓄积；但肾功能障碍者可见半衰期延长和血药浓度增高。用于高血压。

用法用量 口服：每次 5~10mg，每日 1 次，8 周为一疗程。肾性高血压，每次 2.5~20mg，每日 1 次，8 周为一疗程。

注意事项 ①对本品及本类药有过敏史者，用葡萄糖硫酸纤维素吸附器进行治疗的患者，用丙烯腈甲烯丙基磺酸钠膜（AN69®）进行血液透析的患者及妊娠妇女禁用。②严重肾功能障碍者，两侧动脉狭窄患者；脑血管障碍及高龄患者慎用。③术前 24 小时最好不用本品，哺乳期妇女慎用。④主要不良反应：咳嗽、头晕以及低血压、头痛、咽部不适、皮疹等。偶有伴呼吸困难的面、舌、咽部血管神经性水肿、血小板减少、肾功能不全恶化，或 SGOT 及 SGPT 升高。

剂型规格 片剂：每片 5mg；10mg。

螺普利
Spirapril

别名 斯匹诺利，SHC33844

作用用途 本品是一种新的长效非巯基血管转化酶抑制剂的前体药物，其口服吸收后被转换为具有药理活性的螺普利拉（Spiraprilat）而发挥降压作用。螺普利当被代谢为活性二羧酸形式的螺普利拉时具有强力的 ACE 抑制作用。通过直接抑制 ACE 活性或通过减弱血管紧张素 Ⅰ 诱导的加压反应从而抑制血浆 ACE 活性。另外，螺普利能降低高血压和充血性心力衰竭患者的血管阻力，减少左室肥大，减少室间隔和后壁厚度。口服后在胃肠道吸收，平均生物利用度为 50%，t_{max} 0.65~1.1 小时，$t_{1/2}$ 0.9~1.6 小时。螺普利进入人体后经酶水解能快速转变成具有活性的二羧酸代谢产物螺普利拉。后者达到最大浓度的时间为 1.8~3.0 小时。螺普利拉的清除是通过肾和非肾（肝）双重机制。用于中至重度原发性高血压。

用法用量 口服：每次 6~30mg，每日 1 次。高血压患者服用螺普利每日 6mg 产生的降压作用与较高剂量相似。老年患者，每次 3～6mg，每日 1 次，也证实有明显的降压作用。对伴有肾损害的患者（$Cl_{Cr} < 80ml/min$）用螺普利不需调整剂量。

注意事项 ①孕妇、哺乳期妇女慎用；螺普利对肾功能的影响尚未完全明了，因此对严重肾衰（$Cl_{Cr} < 30ml/min$）的患者不主张使用。②螺普利的不良反应范围与其他 ACE 抑制剂相似，但发生率较低，且持续时间短。不良反应包括咳嗽、头晕、首剂低血压、水肿和疲劳。③常见的不良反应为眩晕（10.7%）、头痛（13.1%）和疲乏（1.8%～6.0%）（$n = 736$），发生率通常和其他 ACE I 相类似。④螺普利单剂疗法或和氢氯噻嗪合用时具有超过钙拮抗剂尼群地平的潜在优势。

剂型规格 片剂：每片 6mg。

喹那普利
Quinapril

别名 益恒，Accupril，Accuprin，Accupro，Korec，Quinazil

作用用途 本品是一种强效和特异性高的血管紧张素转换酶抑制剂。喹那普利对主动脉中心 ACE 抑制作用较血浆 ACE 抑制作用更为直接，口服吸收迅速，且吸收和代谢均不受食物影响，作用可持续 48 小时。喹那普利为一非巯基型（羧基型）前体药物，在肝内水解为喹那普利拉，口服后在胃肠道吸收，生物利用度为 60%，吸收和转化均不受胃肠中食物的影响，口服后 1 小时、2 小时其原形和主要代谢产物在血浆中达峰值，生物半衰期分别为 1 小时和 3 小时，血浆蛋白结合率 97%。喹那普利主要由尿液（60%）和粪便（40%）排泄。用于原发性高血压，肾性高血压，充血性心力衰竭。

用法用量 口服：起始剂量为 5mg，每日 1 次，逐渐增加剂量为 20～40mg，最大剂量不超过每日 80～160mg。用于充血性心力衰竭，起始剂量为 2.5mg，最有效剂量可达 20～40mg，维持剂量为每次 5～10mg，每日 2 次，依据病情和疗效调整剂量。

注意事项 ①孕妇和过敏患者禁用。②服用利尿剂的患者，服用本品开始可引起血压下降，应预先停服利尿剂或增加盐的摄取。③采用补钾或少量保钾利尿剂时应同时监测血清钾含量。④肾功能不全患者服药时应检查肾功能。⑤常见有头痛，眩晕，鼻炎，感冒，疲劳，晕船，呕吐和呼吸道感染；偶见消化不良，肌痛，胸痛，腹泻，失眠，功能异常，虚弱，咽炎或低血压。⑥罕见中性粒细胞减少症。⑦血清肌酐和血尿素氮量增加的发生率为 3% 或 4%。⑧与利尿剂合用更易发生，继续治疗可逆转。

剂型规格 片剂：每片含盐酸喹那普利 5mg；10mg；20mg。

雷米普利
Ramipril

别名 苯丁酯环脯酸，瑞泰，Altace，Delix，Fentiapril，

Pramace，Ramace，Triatec，Trtaec

作用用途 本品为一高效、长效血管紧张素转换酶（ACE）抑制剂，竞争性结合于 ACE 先形成一种酶抑制剂复合体，再异化成一种分解率缓慢的复合体，能降低血中血管紧张素 II 和醛固酮浓度，并增加缓激肽的作用，降低血管阻力，对在依赖于肾素和单纯性引起的两种高血压动物模型中显示有降低血压作用。本品能改善血流动力学，增加血流效应，增加肾血流量。对健康人体的血压及心率几无作用，长期服用对高血压患者的心率无显著变化。雷米普利亦为非巯基（羟基型）前体药物，在肝内水解为雷米普利拉，口服后在胃肠道吸收，生物利用度约 60%，口服后 1 小时、3 小时其原形和主要代谢产物在血浆中达峰值，生物半衰期分别为 1 小时和 13～17 小时，终末半衰期为 110 小时，血浆蛋白结合率分别为 73% 和 56%。雷米普利主要由尿液（60%）和粪便（40%）排泄，极少从胆汁排泄。用于原发性高血压，肾性高血压，恶性高血压，充血性心力衰竭。

用法用量 口服：起始剂量，每次 2.5～10mg，每日 1 次。用于充血性心力衰竭，初始剂量为 1.25mg，肾功能不全患者应适当减量。

注意事项 ①有血管神经性水肿史，主动脉狭窄患者，孕妇及哺乳期妇女禁用。②常见有头晕，头痛，疲乏，恶心，咳嗽，皮疹，腹泻，瘙痒，味觉障碍。③偶见有血管神经性水肿，晕厥，肾损伤症状，低血压，高敏性反应。

剂型规格 ①片剂：每片 1.25mg；2.5mg；5mg；10mg。②胶囊剂：每粒 1.25mg；2.5mg；5mg；10mg。

非洛地平-雷米普利
Felodipine-Ramipril

别名 屈平，Triapin

作用用途 本品是钙拮抗剂非洛地平和血管紧张素转化酶（ACE）抑制剂雷米普利按固定剂量组合的双层片。一层为含有非洛地平的恒速释放凝胶基层，另一层为雷米普利速溶层。通过舒张外周小动脉而降低血管阻力。非洛地平可阻断细胞膜表面钙通道防止钙离子流入细胞内，最终导致血管平滑肌舒张，使血压下降；而雷米普利则通过活性代谢产物雷米普利拉抑制 ACE，从而阻止血管紧张素 II 的生成。雷米普利还能扩张静脉血管容量，非洛地平为抗心肌缺血药，它可抑制血管平滑肌的活性。本品在胃肠道内吸收完全，但是首过效应使体循环的药量减少 15%，口服量在 5～40mg 时，生物利用度稳定。平均消除半衰期约 25 小时，血浆蛋白结合率 >99%。代谢完全，尿中无原形药物。适用于对非洛地平和雷米普利有效的高血压患者的治疗。

用法用量 口服：成人，每次 1 片，每日 1 次；儿童不推荐应用。

注意事项 ①孕妇忌用。②肾功能或肝功能衰竭慎用。有血管水肿时应立即停药。③有粒细胞缺乏症、

中性粒细胞减少症时应注意患者的任何感染症状。④偶有踝关节水肿，面部潮红，头痛，头晕，心动过速，胃肠不适，牙龈增生，皮肤反应，咳嗽，严重者出现低血压。

剂型规格 片剂：每片含非洛地平 2.5mg、雷米普利 2.5mg 的为桔黄色包衣片；每片含非洛地平 5mg、雷米普利 5mg 的为棕色包衣片。

莫昔普利
Moexipril

别名 莫西卜里，Perdix，Rs-10085

作用用途 本品是一种不含巯基的酯类化合物，为高效血管紧张素转化酶抑制剂莫昔普利拉（Moexiprilate）的前体药。莫昔普利盐酸盐与其他 ACE 抑制剂合用，可提高血浆肾素活性，减少血浆醛固酮含量，并可减少血管收缩。从而起到整体上的抗高血压作用。一次服用本品 15mg，可抑制 80%～90% 的血管紧张素转化酶的活性，此作用在服药 2 小时内开始，并可持续 24 小时。莫昔普利的吸收不完全，生物利用度约为 13%，t_{max} 5 小时，食品可降低本品的生物利用度，故本品应于空腹时服用。莫昔普利在吸收后能迅速脱酯而形成莫昔普利拉，该活性代谢物在服药后 3～4 小时可达最高血浆浓度。初次服用莫昔普利后 1 小时内就出现降血压作用，6～8 小时舒张压和收缩压降低值最大。莫昔普利的半衰期约长达 9.8 小时，这时由于它与 ACE 结合后缓慢释放，这样每日服用 1 次即可。两者均在肝脏代谢，随胆汁和尿液排出，而肾脏排泄为其主要消除途径。用于治疗高血压。本品既可作为单一治疗药，也可与利尿剂或钙拮抗剂合用作为二线治疗药。

用法用量 口服：成人，起始剂量每日 7.5mg，如需要每日可增加到 15～30mg。也可以根据反应逐步增加剂量和重新恢复服用利尿剂。如与硝苯地平一起使用，开始每日 3.75mg，然后逐渐增加。老年人，最初每日 3.75mg。

注意事项 ①有水肿病史的患者及在妊娠、哺乳期妇女禁用。患有肝或肾损伤、胶原血管疾病的患者及肾动脉狭窄和有水肿症状的患者应立即停服。儿童禁用。②本品不良反应总发生率与氢氯噻嗪或卡托普利十分相似，最常见的严重不良反应是咳嗽和眩晕。③常见的不良反应有咳嗽，头痛，眩晕，疲劳，血管神经性水肿，面部潮红和皮疹。④由于血容量和盐的耗尽（脱水或并用利尿剂），有可能出现血压过低。⑤对双肾动脉狭窄的患者可能发生肾功能衰竭。对肾功能不全、轻微肾损害的糖尿病、补钾或服用保钾利尿剂的患者，可能发生高钾血症。

剂型规格 片剂：每片 7.5mg；15mg。

赖诺普利
Lisinopril

别名 苯酸赖脯氨酸，捷赐瑞，利压定，麦道欣宁，

诺普顿，新脯酸，Listril，Noperten，Novatec，Prinivil

作用用途 本品是一种口服长效血管紧张素转化酶抑制剂，为非巯基药物，对 ACE 的亲和性较卡托普利强，对 ACE 的抑制作用强，为卡托普利的 6～8 倍，贝那普利的 1～3 倍。对心衰患者可降低肺楔压，增加心搏出量，增加左室射血分数；本品能增加肾血流量，降低肾血管阻力，增加肾小球的滤过率，还能阻止扩张血管的缓激肽的灭活。一次口服剂量的生物利用度为 25%～50%，约 7 小时达血药浓度高峰，食物不影响本品的吸收；不与血浆蛋白结合，不经新陈代谢，全部以原形从尿中排出。有效 $t_{1/2}$ 为 12 小时。用于各期原发性高血压。

用法用量 口服：每次 10mg，每日 1 次，可根据血压情况调整剂量，可增至每日 20～40mg。

注意事项 ①对本品过敏者禁用，孕妇及哺乳期妇女慎用。②不良反应，可见干咳、血管神经性水肿。尽管血管神经性水肿发生率仅 0.4%，一旦出现可能是致命的，应充分注意。治疗开始 2～3 个月可能发生与剂量相关的皮疹等。③与利尿剂合用可增强本品的降压作用。

剂型规格 胶囊剂：每粒 2.5mg；5mg；10mg；20mg。

阿拉普利
Alacepril

别名 Cetapril

作用用途 本品是一种不含巯基的血管紧张素转换酶抑制剂，是一前体药物，口服后在体内去乙酰化迅速转变为卡托普利，但作用比卡托普利强 3 倍，降压作用徐缓而持久。与利尿剂合用作用增强；使末梢阻力减少，血压下降，而对心率几乎无影响，使肾血流量、尿量和尿中钠排泄量增加而对肾小球滤过率几乎无影响。本品口服吸收良好，生物利用度为 67%，1 小时后达血浆峰值。血中游离、蛋白结合和总的卡托普利 $t_{1/2}$ 分别为 1.9 小时、4.2 小时、5.2 小时。24 小时尿总排出量为 59%，药物可分别经肾脏和肠道排泄。用于原发性和肾性高血压。

用法用量 口服：成人，每日 25～75mg，1～2 次分服，随年龄症状增减剂量，对重症患者最大用量为每日 100mg。

注意事项 ①对本品过敏者，肾功能不全者，儿童禁用。孕妇和哺乳期妇女慎用。②长期单独使用本品时要防止高血钾，与其他血管扩张药合用防止低血压。③不良反应有过敏，皮疹，味觉改变，咳嗽，低血压，血管神经性水肿，肾功能损害，抗核抗体阳性，丙氨酸氨基转移酶升高等。④不能与保钾利尿剂合用。

剂型规格 片剂：每片 12.5mg；25mg。

群多普利
Trandolapril

别名 泉多普利

作用用途 本品是一种不含巯基的血管紧张素转换

酶抑制剂，本身无活性，在体内转化为群多普利拉后发挥作用，作用出现时间迟而维持时间长。群多普利拉具有较强的亲脂性，组织穿透力大，与血管紧张素转换酶亲和力高。本品口服吸收率 40%～50%，不受食物影响。血浆蛋白结合率为 80%，原药和代谢活性物质 t_{max} 分别为 1 小时，代谢物主要经肾和粪便排出，肾功能减退者清除减慢。用于各种程度的高血压。

用法用量 口服：每次 0.5～2mg，每日 1 次。

注意事项 ①对本品过敏者、孕妇、哺乳期妇女禁用。②每日剂量不超过 2mg，因超过 2mg 疗效不再增加而刺激肾素分泌的作用明显增强。③不良反应发生率低，主要有咳嗽、头痛、乏力、心悸、低血压、恶心、胃肠道功能紊乱、瘙痒、皮疹等。

剂型规格 胶囊剂：每粒 2mg。

西拉普利
Cilazapril

别名 一平苏，抑平舒，Inhibace，Voscase

作用用途 本品是一种新型非巯基血管紧张素转换酶抑制剂，进入体内后水解为西拉普利拉与 ACE 结合，降低血浆中血管紧张素 II 和血浆醛固酮水平，增加缓激肽的水平，抑制血管壁去甲肾上腺素引起的血管紧张素 II 的释放，可使肾血流量增加，尿钠、氯排泄增加，其作用比卡托普利强 10 倍。口服吸收良好，1～2 小时完全吸收，生物利用度 57%，体内消除缓慢，80%～90% 从尿中排出。用于原发性和肾性高血压。

用法用量 口服：①用于原发性高血压，每次 2.5mg，每日 1 次，可逐渐增至每次 5mg，每日 1 次；②用于肾性高血压，开始每次 0.5mg，维持量视个体情况调整。

注意事项 ①与依拉普利同，肾功能不全时应减量。②与非甾体抗炎药合用可影响本品的降压作用。

剂型规格 片剂：每片 0.5mg；1mg；2.5mg；5mg。

培哚普利
Perindopril

别名 达呋哚丙脯酸，哌林多普昨，普吲哚酸，雅施达，Acetril

作用用途 非巯基 ACE 抑制剂，长效、强效。肝内代谢为有活性的培哚普利拉而起作用，对 ACE 的抑制作用比母体强 1000 倍，时间达 24 小时，作用产生慢，但对脑内 ACE 抑制作用较其他 ACE 抑制剂为强。口服吸收迅速，宜餐前 1 小时或餐后 2 小时服用，1 小时后血药浓度达峰值，$t_{1/2}$ 约 30 小时。用于各型高血压及糖尿病高血压、慢性充血性心力衰竭。

用法用量 口服：①高血压，每次 4～8mg，每日 1 次。②慢性充血性心衰，每次 2～4mg，每日 1 次，并可同时应用利尿剂或地高辛。每日晨起餐前服用。

注意事项 ①孕妇、哺乳期妇女禁用。②不良反应：

少数患者服用本品后可出现血小板减少性紫癜、低血压、眩晕、头痛、情绪和睡眠紊乱；高血压患者服用本品有轻度的血钾升高现象；胃肠道反应，如恶心、呕吐、腹痛及腹泻；老年患者及慢性肾衰患者服用后，肌酐清除率下降，肾动脉狭窄的患者接受治疗后，肾功能会恶化；呼吸道可出现干性、持久性咳嗽。④与盐酸噻嗪类药物合用，本品的血中浓度下降，并在尿中其代谢物 Perindoprilat 排出的比例下降。

剂型规格 片剂：每片 4mg。

福辛普利
Fosinopril

别名 磷诺普利，蒙诺，Monopril，Staril

作用用途 本品为一种长效的 ACE 抑制剂，是福辛普利拉（Fosinoprilat）的前体药物。本品的吸收率为平均口服剂量的 36%，吸收不受食物影响。达峰时间约为 3 小时，给药后 3～6 小时抑制作用达高峰。肝肾功能正常者其 $t_{1/2}$ 平均为 11.5 小时。用于治疗高血压，心力衰竭。

用法用量 口服 **成人和大于 12 岁的儿童：**①不用利尿药治疗的高血压患者，剂量范围为每日 10～40mg，单次服药，与进餐无关。服用本品的正常初始剂量为 10mg，每日 1 次。约 4 周后，根据血压的反应需要适当调整剂量。剂量超过每日 40mg，不增强降压作用。如单独使用本品不能完全控制血压，可加服利尿药。同时服用利尿药治疗的高血压患者，在开始用本品治疗前，利尿药最好停服几日以减少血压过分下降的危险，如果经约 4 周的观察期后，血压不能被充分控制，可以恢复用利尿药治疗。②心力衰竭，初始剂量 10mg，每日 1 次，每日最大剂量 40mg，可与利尿剂服用。

注意事项 ①对本品过敏者、孕妇禁用；哺乳期妇女不宜使用。②肝、肾功能不全的患者应注意适当调整剂量。③本品常见副作用是头晕、咳嗽、上呼吸道症状、恶心、呕吐、腹泻、腹痛、心悸、胸痛、皮疹、瘙痒、骨骼肌疼痛、感觉异常、疲劳和味觉障碍。④可引起低血压，包括直立性低血压。⑤也可见暂时性的血红蛋白和红细胞值减少及血尿轻度升高。⑥个别患者可见肝、肾功能损害及特异性反应等。⑦与其他药物的相互作用：本品能减少由噻嗪类利尿药诱发的血钾减少，留钾利尿药或补钾药可增加高钾血症的危险，故应注意监测患者的血清钾；抗酸药可能影响本品的吸收，故必须分开服用，至少相隔 2 小时。非甾体抗炎药可能影响抗高血压作用，与其他抗高血压药合用可增加抗高血压药药效。

剂型规格 片剂：每片 10mg。

佐芬普利
Zofenopril

作用用途 本品是一种新型含巯基的血管紧张素转换酶抑制剂，减少血管紧张素 II 的生成，抑制肾素-血管紧张素-醛固酮系统，使血管扩张，总外周血管阻力下降，起到降压作用。口服吸收良好，不受食物影响，生物利用度为78%，在体内转化为活性代谢物，口服后约1小时达血浆峰浓度，$t_{1/2}$为5.5小时，药物作用可维持24小时。健康人口服后65%药物由尿排出，35%经肠道排泄。肾功能不全时，经肠道排出增加。用于高血压，心绞痛，心力衰竭。

用法用量 口服：每日30~60mg，分1~2次口服。

注意事项 ①对本品过敏者禁用；肾功能严重不全时慎用。②与保钾利尿剂和含钾制剂同服时应防止高血钾。③偶见腹胀、恶心、消化不良、咳嗽、高血钾、低血压、皮疹、肾功能损害、味觉改变等不良反应。④本品与噻嗪类利尿剂、洋地黄制剂合用有协同作用。

剂型规格 片剂：每片2.5mg。

奥马屈拉
Omapatrilat

别名 Vanlev

作用用途 本品是血管紧张素转换酶（ACE）和中性肽链内切酶（NEP）的双重抑制剂，具双重舒张血管作用，其为硫氮杂䓬衍生物，对治疗心力衰竭亦有效。NEP是一种能分解若干促尿钠排泄肽（如ANP、BNP和CNP，具有促尿钠排泄、舒张血管及抑制生长的特性）的酶。本品对ACE和NEP的双重抑制会对血管舒张产生协同作用。用于高血压和心衰的治疗。

用法用量 口服：每次5~10mg，每日1次，可根据病情适当增减。

注意事项 ①对本品或其他ACE抑制剂过敏，有血管性水肿病史者禁用。②应用本品期间应定期监测肝肾功能。③本品不会产生严重不良反应，咳嗽的发生率与ACE抑制剂相同，而因其血管扩张作用仅会出现轻微的面色潮红。

剂型规格 片剂：每片2.5mg；5.0mg；10mg。

硝苯地平
Nifedipine

别名 爱地平，艾克地平，源浮，立克宁，乐欣平，利心平，尼非地平，硝苯啶，硝苯吡啶，心痛定，Adalat，Nifedicor，Nifelat

作用用途 本品为钙拮抗剂，具有抑制Ca^{2+}内流作用，阻止细胞外Ca^{2+}内流，选择性舒张动脉阻力血管，松弛血管平滑肌，可使心肌收缩力减弱，输出量减少；扩张小动脉，降低血压，有助于减轻心脏的负荷和需氧量；舒张冠脉，增加冠脉血流量。同时也增加下腔静脉血流和肺动脉血流，并使外周阻力和血压降低，降低心脏的后负荷和左心室充盈压，提高心肌对缺血的耐受性。药动学：吸收90%（口服或舌下）；显效，5分钟（舌下），20分钟（口服），10分钟（喷雾给药）；血药高峰：20~45分钟（舌下、口服），1小时（喷雾给药）。

持续时间，8~12小时（口服）。经肝脏代谢、排泄。适用于各型高血压，包括高血压急症；充血性心力衰竭，防治冠心病心绞痛，对变异型心绞痛尤佳。

用法用量 ①口服：每次5~10mg，每日3次，急用时可舌下含服，对慢性心力衰竭，每6小时20mg。②咽部喷雾给药：每次1.5~2mg（约喷3~4揿）。

注意事项 ①低血压患者慎用，孕妇忌用。②服用本品可出现短暂头痛、面红、体位性眩晕、低血压、心悸等，40%的患者踝部水肿。③本品与地高辛、奎尼丁或茶碱合用，可使后三者的血药浓度升高；本品不宜与β受体阻滞剂合用；与降压药合用可增强降压效果；与西咪替丁、雷尼替丁合用可使本品血药浓度增高，西咪替丁作用更明显；与去甲万古霉素合用，更容易产生降压作用。

剂型规格 ①片剂：每片10mg。②控释片剂：每片20mg。③缓释片剂：每片20mg。④胶囊剂：每粒10mg。⑤喷雾剂：每瓶100mg。

硝苯地平控释/缓释制剂

别名 拜心通，拜新同，长效心痛定，恒欣，乐欣平，弥新平，弥心平，伲福达，益心平，欣然

作用用途 本品为钙离子拮抗剂，能特异地作用于心肌细胞、冠状动脉及外周阻力血管的平滑肌细胞。能扩张冠状动脉，尤其是大血管，甚至能扩张不完全阻塞区的健全血管。本品能降低冠状动脉平滑肌的张力，防止血管痉挛，增加狭窄血管的血流量，提高供氧量。临床用于治疗高血压、冠心病、慢性稳定型心绞痛。

用法用量 口服：①拜新同控释片，每次30~60mg，每日1次。②伲福达控释片，每次20mg，每日1~2次。③乐欣平控释片，每次30mg，每日1次。④益心平缓释片，每次10~20mg，每日2次。⑤弥新平缓释胶囊，每次20mg，每日2次。

注意事项 ①控释制剂和缓释制剂应整片（或整粒）吞服，不能咀嚼或掰断后服用。②其他注意事项详见"硝苯地平"。

剂型规格 ①片剂：拜新同，每片30mg；60mg。伲福达，每片20mg。乐欣平，每片30mg。益心平，每片10mg。②胶囊剂（弥新平）：每粒20mg。③硝苯地平胶囊剂（微丸）：每粒5mg。

苯磺酸氨氯地平
Amlodipine Besylate

别名 阿洛地平，阿莫洛地平，安洛地平，苯磺酸安洛地平，压氏达，安内真，络活喜，Istin，Norvasc

作用用途 本品为钙离子拮抗剂，对血管平滑肌有较强的选择作用，扩张血管平滑肌，使血压下降，扩张外周小动脉，降低血压，有助于减轻心脏的负荷和需氧量，扩张正常和缺血区的冠状动脉及冠状小动脉，增加

冠脉流量、心肌收缩力和心搏出量。本品抑制 Ca^{2+} 诱导的主动脉收缩作用是硝苯地平的 2 倍。本品口服吸收良好，6~12 小时血药浓度达高峰，消除 $t_{1/2}$ 为 35~50 小时，每日 1 次，连续给药 7~8 日后血药浓度达稳态；本品经肝脏代谢，大部分由尿排泄，蛋白结合率约为 97.5%。适用于高血压、稳定型和（或）变异型心绞痛的治疗。

用法用量 口服：治疗高血压和心绞痛，初始剂量为 5mg，每日 1 次。可根据病情调整剂量，最大可增至每次 10mg，每日 1 次。本品与噻嗪类利尿剂、β 受体阻滞剂和 ACE 抑制剂合用时不需调整剂量。

注意事项 ①对二氢吡啶类药物过敏患者禁用。肝功能不全，严重阻塞性冠状动脉疾病，主动脉狭窄，心力衰竭患者慎用，孕妇及哺乳期妇女、儿童慎用。②常见的不良反应为头痛、水肿、疲劳、失眠、腹痛、面红、心悸和头晕。③给药过量，可出现显著而持久的全身性低血压。

剂型规格 片剂：每片 5mg。

苯磺酸氨氯地平-阿托伐他汀钙
Amlodipine Besylate–Atorvastatin Calcium

别名 多达一，Caduet

作用用途 本品为氨氯地平和阿托伐他汀的复方制剂，氨氯地平是抗高血压和抗心绞痛药物，是双氢吡啶类钙拮抗剂。阿托伐他汀钙是降胆固醇药物。本品适用于高血压或心绞痛患者合并高胆固醇血症或混合型高脂血症的治疗。

用法用量 口服：在使用本品治疗高血压或心绞痛合并高脂血症时，必须考虑到治疗剂量的个体化，根据患者对每一种成分的治疗效果和耐受性而相应调整。①成人：通常氨氯地平治疗高血压的起始剂量为每次 5mg，每日 1 次，最大剂量为每次 10mg，每日 1 次。**身材小、虚弱、老年或伴肝功能不全患者**，起始剂量为每次 2.5mg，每日 1 次。在用阿托伐他汀治疗高血脂前，应进行标准的低胆固醇饮食控制，在整个治疗期间也应维持该膳食控制。治疗高胆固醇血症及混合型血脂异常，推荐起始剂量是 10mg 或 20mg，每日 1 次。需要大幅度降低低密度脂蛋白胆固醇的患者起始剂量，每次 40mg，每日 1 次。本品的剂量范围是 10~80mg，每日 1 次。②儿童：10~17 岁高胆固醇血症，阿托伐他汀起始剂量为 10mg，推荐最大剂量为每日 20mg。6~17 岁，治疗高血压，氨氯地平的推荐剂量为 2.5~5mg，每日 1 次。

注意事项 对氨氯地平或阿托伐他汀过敏者禁用。其他参见氨氯地平和阿托伐他汀钙。

剂型规格 片剂：每片（氨氯地平：阿托伐他汀钙）5mg：10mg；5mg：20mg；5mg：40mg。

苯磺酸左旋氨氯地平
Levamlodipine Besylate

别名 左旋氨氯地平，施慧达，玄宁，马来酸左旋氨氯地平，Shihulda

作用用途 本品为钙离子拮抗剂，阻滞心肌和血管平滑肌细胞外钙离子经细胞膜的钙离子通道（慢通道）进入细胞。能直接舒张血管平滑肌，具有抗高血压作用，能缓解心绞痛。口服本品后 6~12 小时血药浓度达高峰，每日 1 次，连续给药 7~8 日后血药浓度达稳态。临床用于高血压和心绞痛。

用法用量 口服：治疗高血压和心绞痛，初始剂量，每次 2.5mg，每日 1 次。最大剂量为 5mg，每日 1 次。本品与噻嗪类利尿剂、β 受体阻滞剂和血管紧张素转换酶抑制剂合用时不需调整剂量。

注意事项 ①对二氢吡啶类钙拮抗剂过敏者禁用。②肝功能受损者应慎用。③孕妇及哺乳期妇女慎用。④肾功能损害者可以采用正常剂量。⑤本品不可透析。⑥少见头痛、水肿、疲劳、失眠、恶心、腹痛、头晕等。

剂型规格 片剂：每片 2.5mg；5mg。

拉西地平
Lacidipine

别名 乐息平，那西地平，司乐平，Lacipil

作用用途 本品为二氢吡啶类钙离子拮抗剂，可显著而有选择性地作用于冠状动脉、脑血管和骨骼肌、血管平滑肌，扩张外周动脉，减少外周血管阻力，降低血压。本品还具有心脏保护作用，通过维持和恢复左心室皮层下的血流，防止局部缺血性损害。口服后起效慢，5 小时达峰浓度，$t_{1/2}$ 6~8 小时，血浆蛋白结合率 95%。本品在肝脏代谢，60%~65% 由尿液排泄。主要用于治疗高血压。

用法用量 口服：初始剂量每次 2mg，每日 1 次，给予后未达到有效治疗时，可增至每次 4mg，每日 1 次。老年人可适当减量。最好早上服用。

注意事项 ①对先前存在不正常窦房结和房室结疾病的患者应慎用，孕妇及哺乳期妇女慎用。②常见的不良反应有头痛、皮肤潮红、水肿、眩晕和心悸、无力、皮疹等。③本品与其他降压药如利尿剂、β 受体阻滞剂并用，降压作用增强，与西咪替丁并用，本品的血浆浓度增高。

剂型规格 片剂：每片 4mg。

尼群地平
Nitrendipine

别名 硝苯甲乙吡啶，Bayotensin，Baypress

作用用途 本品为钙离子拮抗剂，能扩张血管，减少外周阻力，降低血压。本品对血管的亲和性比心肌大，对冠脉选择性更强，能显著而持久地扩张冠状动脉，对动脉扩张强度和顺序为冠脉>股动脉>肾动脉>肺动脉，降低心肌耗氧量，增加心外膜下的灌流量。并对缺血心肌具有保护作用。也可增加冠脉血流量。口服吸收不良，生物利用度 10%~20%，达峰时间 0.5 小时，$t_{1/2}$ 为 2~4

小时，作用可维持 4~6 小时。本品经肝脏代谢，约 45% 经尿液排泄。适用于原发性高血压、心绞痛。

用法用量 口服：每次 10~20mg，每日 2~3 次。

注意事项 ①孕妇及哺乳期妇女禁用。②主要不良反应有头痛、潮红、水肿、心动过速、乏力等。③与地高辛合用，可使地高辛血药浓度升高；与西咪替丁合用，可使本品血药浓度增高。

剂型规格 片剂：每片 10mg。

尼卡地平
Nicardipine

别名 佩尔地平，贝拉宁，尔平，佩尔泰尼，硝苯苄胺啶，硝苯苄啶，Cardene，Nicodel，Perdine

作用用途 本品为二氢吡啶类钙离子拮抗剂，能抑制钙离子内流，并选择性地抑制脑和冠脉的磷酸二酯酶，使细胞内 cAMP 水平上升，故能松弛血管平滑肌，产生明显的扩血管作用，其降压作用迅速，并使脑血流量增加。本品具微弱的负性肌力作用，约为硝苯地平的 1/10，降低心脏后负荷，降低心肌的耗氧量，增加缺血心肌血液灌注，使心脏每搏输出量、每分输出量、心脏指数、射血分数增加，明显改善心功能。适用于治疗高血压、脑血管病、脑血栓形成或脑溢血后遗症及动脉硬化症等，也可用于冠心病、心绞痛。

用法用量 （1）口服 ①脑血管疾病，每次 20mg，每日 3 次。②心绞痛、高血压，每次 10~30mg，每日 3 次。③心力衰竭，每次 20~40mg，每日 3 次。（2）静脉滴注 配成浓度为 0.01%~0.02%（1ml 中含盐酸尼卡地平 0.1~0.2mg）。①手术中异常高血压的紧急处理：以每分钟 2~10μg/kg 给药，根据血压调整，必要时可以 10~30μg/kg 静脉注射。②高血压急症：以每分钟 0.5~6μg/kg 给药，根据血压调节滴注速度。

注意事项 ①颅内出血的患者、脑溢血急性发作期、颅内压亢进者以及孕妇、哺乳期妇女禁用。②青光眼、低血压患者慎用。③不良反应与尼莫地平相似。④与降压药并用，可增加降压效果，与地高辛合用，使本品血药浓度增高。

剂型规格 ①片剂：每片 10mg；20mg。②注射剂：2mg（2ml）；10mg（10ml）。

非洛地平
Felodipine

别名 波压定，二氯苯吡啶，费乐地平，联环尔定，波依定，Kiodip，Modip，Plendil

作用用途 本品为钙通道阻滞剂，对动脉平滑肌具有高度的选择性，抑制血管平滑肌的收缩活性，高剂量时抑制钙调素干扰细胞内 Ca^{2+} 的利用。能选择性地扩张外周血管，阻力下降，降低血压，而对心肌收缩力和心脏传导无直接作用。本品还可抑制肾小管和集合管对钠和水的重吸收，降低肾动脉阻力，使肾血流量增加。用

于高血压的治疗。本品口服生物利用度接近 15%，血浆蛋白结合率近 90%，缓释片在用药后 24 小时内维持有效血药浓度，平均 $t_{1/2}$ 为 11~17 小时。

用法用量 口服：每次 5mg，每日 1 次，必要时可适当调整剂量。服药应在早晨。

注意事项 ①孕妇哺乳期妇女禁用。②不良反应有面部潮红、头痛、心悸、头昏和疲乏及踝部水肿。③药物过量，可引起外周血管过度扩张，导致显著低血压。④与西咪替丁合用，可使本品血药浓度增高。⑤与苯巴比妥、苯妥英、卡马西平等合用，可使本品血药浓度降低。

剂型规格 片剂：每片 2.5mg；5mg；10mg。

伊拉地平
Isradipine

别名 导脉顺，易拉地平，Comir，Dynacirc，Dynacrine，Isrodipine，Prescal

作用用途 本品为二氢吡啶类钙通道阻滞剂，分子结构与硝苯地平相近，对钙通道有较高的亲和力，约为尼群地平的 10~12 倍，对特定的靶组织冠状动脉、脑动脉和骨骼肌动脉具有明显的选择性，通过扩张血管，减少外周血管阻力，增加冠脉血流量，改善心肌供氧功能而达到降压的目的。本品还可抗动脉粥样硬化，抑制肾小管对钠和水的重吸收，增加钠和水的排泄。本品口服吸收良好，生物利用度仅约 15%~24%，1.5~2 小时血药浓度达峰值，蛋白结合率为 95%，$t_{1/2}$ 为 8~9 小时。用于原发性高血压、冠心病、心绞痛、动脉粥样硬化、充血性心力衰竭。

用法用量 口服：每次 2.5mg，每日 2 次，早晚各 1 次。剂量可根据病情适当调整剂量。

注意事项 ①主动脉瓣狭窄、窦房结病综合征、收缩压低的患者不宜使用；孕妇、哺乳期妇女慎用。②用于心绞痛患者，不宜突然停药。③过量服用本品，可使血压明显下降。④不良反应与硝苯吡啶相似。⑤与普萘洛尔合用可使普萘洛尔的生物利用度增加，与酶诱导剂和抗惊厥药合用可使本品血药浓度下降。

剂型规格 ①片剂：每片 2.5mg。②缓释胶囊剂：每粒 2.5mg；5mg。

巴尼地平
Barnidipine

别名 Hypoca，Mepirodipine

作用用途 本品特异性地作用于血管平滑肌细胞膜上的膜电位依赖性钙通道和二氢吡啶受体，通过抑制钙细胞内流使末梢血管迟缓，产生舒张血管和降压作用，同时能增加或保持向脑、心脏、肾脏的血流量。对各种高血压模型（高血压自发症大鼠、肾性高血压大鼠及乙酸去氧皮质酮-食盐高血压大鼠）的研究显示，本品具有强力持续性的降压效果。长期给药未发现耐药性。对

原发性高血压、重症高血压及肾实质性高血压患者显示有高效降压效果。对麻醉犬的研究显示，可使周围血管阻力及冠状血管阻力呈剂量相关性降低还可扩张冠状动脉、椎骨动脉及肾动脉，增加并保持这些脏器的血流量。对原发性高血压患者的研究显示，本品可明显减少周围血管阻力及肾血管和肝血管阻力。本品可抑制肾脏及血管高血压性病变的进展；可使大动脉壁胆固醇含量降低，抑制动脉硬化的进展。原发性高血压患者用药 1 年后，其 HDL-胆固醇趋于上升，中性脂肪趋于下降，总胆固醇无变化。耐糖量实验显示对血糖值无影响。本品口服后在胃肠道吸收，t_{max} 1~1.6 小时，本品在肝脏代谢，大部分被代谢，主要经粪便排泄，少部分经尿液排泄。$t_{1/2}$ 9~11 小时。用于心绞痛，原发性高血压，肾性高血压。

用法用量 口服：成人，通常每日 1 次，早饭后口服本品 10~15mg，给药初期为每日 5~10mg，根据需要逐渐增量。

注意事项 ①孕妇及哺乳期妇女禁用。②严重肝功能障碍者慎用。③本品对儿童的安全性尚未确定；高龄患者初始剂量宜小，以防过度降压，停药时应逐渐减量。④偶见头晕、头痛、困倦、麻木、耳鸣、心悸、颜面潮红、心动过速、发热、体位性低血压、胸痛、腹痛、食欲不振、恶心、呕吐、便秘、消化不良、口渴、咳嗽、疲劳、发烧、皮疹、瘙痒及血管神经性水肿；另偶见BUN 上升，血清肌酐值上升，AST、ALT 升高，血红蛋白、血细胞比容降低及白细胞减少；在严重肾功能损害者可见血清钾值上升。⑤与其他抗高血压药并用可使药效增加；与硝苯地平并用可使地高辛的血浆浓度升高。⑥另有报道，与西咪替丁并用可致药效增强。

剂型规格 胶囊剂：每粒 5mg；10mg；15mg。

马尼地平
Manidipine

别名 Calslot

作用用途 本品为二氢吡啶类钙离子拮抗药，对血管的选择性高，降压作用强而持久，能增加肾血流量，对心脏的作用较弱。口服易吸收，血药浓度达峰时间 1~2 小时，$t_{1/2}$ 约 5 小时。适用于高血压。

用法用量 口服：开始时每次 5mg，每日 1 次，然后根据需要递增至每次 10~20mg，每日 1 次。

注意事项 ①孕妇及哺乳期妇女不宜服用本品，严重肝功能不全者慎用。②停用时应逐渐减量，防止急速终止用药时症状恶化。③不良反应类似硝苯地平，偶见有肝、肾功能异常、白细胞减少等。

剂型规格 片剂：每片 5mg。

乐卡地平
Lercanidipine

别名 再宁平、Masnidipine、Lerdip、Zanidip

作用用途 本品是新一代的二氢吡啶类钙通道阻滞剂，具有较强的血管选择性，起效平缓，降压作用强，作用时间长，负性肌力作用小等特点。临床用于治疗轻、中度原发性高血压。

用法用量 口服：每日 1 次，每次 10mg，根据病人的个体反应可增至每次 20mg，餐前 15 分钟口服。

注意事项 ①18 岁以下患者、孕妇及哺乳期妇女禁用。②避免同时与 CYP3A4 酶的抑制剂和诱导剂服用。

剂型规格 片剂：每片 10mg。

贝尼地平
Benidipine

别名 可力洛，Coniel

作用用途 本品是一种二氢吡啶类钙离子拮抗药，其结合呈可逆性。可舒张血管，能降低血压和增加冠脉血流量，作用比硝苯地平强。本品能增加肾血流量，改善肾脏血液动力学，对伴有肾功能障碍的高血压患者的肾脏有保护作用。口服后吸收迅速，但生物利用度较低，仅 10% 左右在肝内代谢，约 1 小时达血药峰浓度，$t_{1/2}$ 为 1.0~2.6 小时。用于治疗高血压和心绞痛。

用法用量 口服 ①高血压：每次 2~4mg，每日 1 次，早饭后服。可按需要增加剂量至每次 8mg，每日 1 次。②心绞痛：成人每日 2 次，每次 4mg，可根据年龄及症状适当增减。

注意事项 ①心源性休克患者禁用，孕妇禁用。②严重肝功能不全者慎用。③停用本品时应逐渐减量。④不良反应与马尼地平相似。

剂型规格 片剂：每片 2mg；4mg；8mg。

酮色林
Ketanserin

别名 氟哌喹酮，凯坦色林，喹色林，酮舍林，Ritanaerin，Sufrexal，Serefrex

作用用途 本品为 5-羟色胺受体阻断药，对 5-HT$_2$ 受体有选择性阻滞作用，它能拮抗 5-羟色胺引起的血管收缩、支气管收缩和血小板聚集，本品也拮抗儿茶酚胺类和血管紧张素 II 所致的血管收缩和血小板聚集作用。亦有较弱的 α_1 和 H$_1$ 受体拮抗作用。对高血压患者的外周阻力有降低作用，肾血管阻力的下降更明显。对雷诺病者可改善组织的血流灌注，使皮肤血流增加。静脉注射后可降低右房压、肺动脉及毛细管楔压。口服吸收完全，0.5~2 小时血药浓度达峰值，$t_{1/2}$ 约 15 小时，几乎全部在肝脏代谢，由尿排出。用于各型高血压，也用于充血性心力衰竭、雷诺病及间歇跛行。

用法用量 ①口服：开始剂量，每次 20mg，每日 2 次。1 个月后如疗效不满意，可将剂量增至每次 40mg，每日 2 次。剂量超过 40mg 时，降压作用不再增强。肝功能不全时，1 次剂量不要超过 20mg。②注射用：静脉注射的开始剂量为 10mg，最大剂量为 30mg。以每分钟 3mg 的速度注射。也可静脉滴注，滴速每小时 2~6mg。

注意事项 ①孕妇及哺乳期妇女慎用。②不宜与排钾利尿药合用。③可有头晕、疲乏、浮肿、口干、体重增加及 QTc 延长的不良反应。

剂型规格 ①片剂：每片 20mg；40mg。②注射剂：每支 5mg（1ml）；10mg（2ml）；25mg（5ml）。

美托拉宗
Metolazone

别名 甲苯喹唑酮，甲苯喹噻酮，美扎拉宗，Diulo，Metenix，Metolaz，Mykrox，Pavedal，Xuret

作用用途 本品临床用于水肿性疾病（包括充血性心力衰竭、肾功能不全所致水肿）、高血压。

用法用量 口服 ①水肿：起始剂量为每次 5～10mg，每日 1 次，必要时，可达每日 20mg。②高血压：每次 2.5～5mg，每日 1 次，可单独用药，也可与其他降压药合用。③心源性水肿及肾性水肿：起始剂量为每日 5～20mg，每日 1 次。

注意事项 ①禁忌证：对本品或磺胺类药物过敏者、无尿者、肝昏迷前期及肝昏迷者。②下列情况慎用：低血压、糖尿病、高尿酸血症或痛风、电解质紊乱、系统性红斑狼疮、肝功能不全者、肾功能不全者。③儿童、孕妇、哺乳期妇女不宜使用。④不良反应：心悸、胸痛、静脉栓塞、坏死性脉管炎、直立性低血压、头晕、血钾降低、血钠降低、血钙升高、血尿酸升高、血糖升高、贫血、肝炎、肝内胆汁淤积性黄疸、阳萎、遗尿等。

剂型规格 片剂：每片 2.5mg；5mg；10mg。

第六节 脑血管用药

脑血管病是一组突然起病的脑部血液循环障碍性疾病，主要临床表现为脑组织的缺血或出血。包括短暂性脑缺血发作、脑血栓形成、脑栓塞、脑出血、蛛网膜下隙出血等。特别中老年人，突然起病，会有局灶性神经功能缺失。

治疗脑血管疾病的药物较多。①血管扩张药：如己酮可可碱、托哌酮、烟酸肌醇酯、罂粟碱等。②钙离子拮抗剂：如氟桂利嗪、尼莫地平、桂利嗪等。③抗血小板聚集药：如噻氯匹定、阿司匹林、西洛他唑等。④降纤药：降纤酶、东菱克栓酶等。⑤抗凝药：肝素、低分子肝素、藻酸双酯钠等。⑥脑代谢活化剂：如脑活素、吡拉西坦、胞二磷胆碱、爱维治等。⑦溶栓药：如尿激酶、链激酶、奥扎格雷钠等。⑧神经保护剂：神经节苷酯、脑苷肌肽等。⑨其他类：如甘油果糖、β-七叶皂苷钠、低分子右旋糖酐、纳洛酮等。⑩中药制剂：银杏叶制剂、血栓通、疏血通、脑心舒、天麻密环菌等。

妥拉唑林
Tolazoline

别名 苯甲唑啉，苄甲唑啉，苄唑啉，妥拉苏林，Benzazoline，Priscoline

作用用途 本品为 α 受体阻断剂。能使外周血管舒张而降低血压，但降压作用不稳定。尚具较强的组胺样和拟胆碱作用。口服、肌内注射均易吸收，大部分以原形经肾排出。临床上主要用于血管痉挛性疾病，如肢端动脉痉挛症、手足发绀、闭塞性血栓静脉炎等。常用本品盐酸盐。

用法用量 ①口服：每次 25mg，每日 3～4 次。②肌内注射或皮下注射：每次 25mg。

注意事项 ①胃溃疡、冠状动脉疾病患者忌用。②副作用较多，常见为潮红、寒冷感、心动过速、恶心、上腹部疼痛、直立性低血压等。

剂型规格 ①片剂：每片 25mg。②注射剂：每支 25mg（1ml）。

酚妥拉明
Phentolamine

别名 甲苄胺唑啉，甲烷磺酸酚妥拉明，利其丁，立其丁，瑞支停，Phentolamine Methane Sulphonate，Regitine

作用用途 本品为 α 受体阻断剂。通过阻断 α 受体和间接激动 β 受体，迅速使血管扩张，显著降低外周血管阻力，增加外周血容量。也有直接扩张血管平滑肌的作用，特别是扩张小动脉和毛细血管，增加组织血流量，改善微循环。对心脏尚有拟交感的强心作用，使心肌收缩力增加，心输出量增加。本品肌内注射 20 分钟血药浓度达峰值，持续 30～45 分钟，静脉注射后作用持续 15～30 分钟，体内代谢迅速。主要用于治疗肺充血或肺水肿的急性心力衰竭，特别是急性心肌梗死，还用于治疗外周血管疾病，如肢端动脉痉挛症、手足发绀、闭塞性动脉内膜炎、四肢营养不良性坏死等；嗜铬细胞瘤的诊断及肿瘤摘除手术时防止高血压危象。

用法用量 ①治疗外周血管痉挛性疾病：肌内注射或静脉注射。每次 5～10mg，20～30 分钟后可按需要重复给药。②用于心力衰竭时减轻心脏负荷：静脉滴注，以 15～30mg 加入 5% 葡萄糖注射液 100～200ml 中，开始时每分钟 0.1mg，最大滴速为每分钟 2mg。③治疗肺水肿：以 10～20mg 加入 25% 葡萄糖注射液 40ml 中缓慢静脉滴注。④治疗注射去甲肾上腺素时药液外漏所致的组织坏死：取本品 5～10mg 溶于 10～20ml 氧化钠注射液或 1% 盐酸普鲁卡因注射液中，作局部浸润注射。⑤诊断嗜铬细胞瘤：静脉注射5mg。注射后每30秒测血压一次，可连续测10分钟，如在2~4分钟内血压降低4.67/3.33kPa（35/25mmHg）以上时为阳性结果。

注意事项 ①严重低血压和肾功能减退者禁用。②使用期间应监测患者的血压、心率等。使用过量可引起低血压、心动过速，应停药，必要时可用去甲肾上腺素。③可引起心动过速、体位性低血压、鼻塞、眩晕、虚弱、恶心、呕吐、腹泻、食欲不振等。④本品忌与铁剂配伍。

剂型规格 注射剂：每支10mg（1ml）。

酚苄明
Phenoxybenzamine

别名 苯苄胺，酚苄胺，双苯苄胺，氧苯苄胺，竹林胺，Blocadren，Dibenzylin

作用用途 本品是非竞争型α受体阻断剂，能与α受体以牢固的共价键相结合，使血管扩张，外周阻力下降，阻滞作用强而持久。可使心率加快，还具较强的抗组胺、抗5-HT及抗胆碱作用。本品还阻断前列腺中α受体。使收缩的前列腺血管纤维肌肉组织松弛，尿道梗阻症状得到缓解。一次用药可持续3~4日，用药后可使血管扩张，外周阻力下降。口服吸收不完全。静脉注射约1小时达最大效应。适应证与酚妥拉明大致相同。主要用于外周血管痉挛性疾病、休克及嗜铬细胞瘤的治疗。亦用于前列腺良性增生引起的非机械梗阻所致的排尿困难。

用法用量 ①口服：吸收差。血管痉挛性疾病，开始每次10~20mg，每日1次，可逐渐加至每日240mg，分2~4次服用；维持量，每次20mg，每日2次。②静脉注射：每日0.5~1mg/kg体重，稀释后缓慢给药。③静脉滴注：一般每日0.5~2mg/kg体重，加入5%葡萄糖注射液中缓慢静脉滴注。

注意事项 ①冠状动脉功能不全、肾功能不全及脑血管疾病患者慎用。②可有体位性低血压、心动过速、瞳孔缩小、鼻黏膜充血、口干等症状。③超量时，可出现眩晕、呕吐、低血压、休克等，应立即停药，对症处理，必要时可静脉滴注去甲肾上腺素，但禁用肾上腺素。

剂型规格 ①片剂：每片10mg。②胶囊剂：每粒10mg。③注射剂：每支10mg（1ml）；100mg（2ml）。

氢麦角碱
Dihydroergotoxine

别名 安得静，弟哥静，二氢麦角毒，海得琴，氢麦毒，氢化麦角碱，舒脑宁，斯托芬，喜得镇，Hydergine，Redergam，Stofilan，Trigogine

作用用途 本品为乙烷（或甲烷）磺酸双氢麦角碱，属于α受体阻断剂，能扩张外周血管、降低血压、减慢心率，并有中枢镇静作用。能扩张脑血管，解除脑血管痉挛，稳定脑血管张力，改善大脑神经传递，恢复大脑

功能。口服后，血药浓度达峰时间为1.2小时，$t_{1/2}$为7.3小时。经肝脏代谢。用于脑动脉硬化症、脑功能减弱、脑外伤后遗症、血管性头痛及老年痴呆等。

用法用量 ①口服：每次1~2mg，每日3次，饭前服用。一般3~4周疗效显著，疗程通常为3个月。②肌内注射或皮下注射：每次0.3~0.6mg，每日或隔日1次。

注意事项 ①对本品过敏者、低血压、严重心搏徐缓、动脉硬化、心脏器质性损害、肾功能减退及孕妇禁用。②患者服药期间不要开车和操作机械。③可出现胃肠道功能障碍、面部潮红、皮疹、血压下降、鼻塞及出汗等反应。④避免合并使用吩噻嗪类和降压药。

剂型规格 ①片剂：每片0.5mg；1mg。②注射剂：每支0.3mg（1ml）。

氢麦角胺
Dihydroergotamite

别名 双氢麦角胺

作用用途 本品属α受体阻滞剂，作用似氢麦角碱，对血管运动中枢的抑制作用较麦角胺强，能缓解脑血管痉挛。用于偏头痛急性发作及血管性头痛等。

用法用量 ①口服：每次1~3mg，每日2~3次。②肌内注射：每次1~2mg，每日1~2次。

注意事项 ①冠心病患者不宜注射给药。②可有恶心、呕吐、腹泻、浮肿等不良反应。

剂型规格 ①片剂：每片1mg。②注射剂：每支1mg（1ml）。

尼麦角林
Nicergoline

别名 富路通，凯尔，麦角溴烟酯，脑通，瑟米恩，思尔明，Nicotegoline，Sermion，Varson，Vasospan

作用用途 本品为半合成的麦角衍生物，具有α受体阻滞作用和血管扩张作用，能降低脑血管阻力，加强脑细胞能量的新陈代谢，增加氧和葡萄糖的利用，尤其在缺氧及缺血条件下可加强脑的能量代谢，促进神经递质多巴胺的转换，有效地刺激神经的传导，改善神经和情绪异常。本品对多核糖体的聚合有稳定作用，增进脑部蛋白质生物合成。适用于慢性脑部功能不全所产生的行动不便及语言障碍等。使耳鸣、头晕、视物障碍、感觉迟钝、头痛、失眠、记忆力减退等精神症状得到改善。还可用于下肢闭塞性动脉内膜炎等外周血管疾病。

用法用量 ①口服：片剂每次10~20mg，每日3次。胶囊剂：每日1粒30mg，早晨服用。②肌内注射、静脉注射：每次2~4mg，每日1~2次。③静脉滴注：每次2~8mg，溶于100ml生理盐水中，缓慢滴入。

注意事项 ①可有耳鸣、倦怠、食欲不振。妊期用药（8周以上）偶有尿频、口裂现象及尿素氮、转氨酶及总胆固醇轻度改变。②注射给药时可出现直立性低血压、眩晕等。

剂型规格 ①片剂：每片 10mg；30mg。②胶囊剂：每粒 30mg。③注射剂：每支 4mg。

复方二氢麦角隐亭
Dihydroergocryptine

别名 活血素，洛斯宝，氢化麦角考宁，氢化麦角汀，Vasobral Co

作用用途 本品为复方制剂，主要成分是麦角碱中的 α-二氢麦角隐亭甲磺酸盐和咖啡因。α-二氢麦角隐亭对抗脑血管缺血作用强于 β-二氢麦角隐亭，咖啡因可促进前者的肠道吸收，提高血浆水平。本品为交感神经拮抗剂，对 α 受体有特异性阻断作用，使外周血管扩张，增加动脉血流量，改善微循环。本品还能减少血小板和红细胞聚集，提高缺血的脑组织对葡萄糖的利用，保护缺氧时的脑组织。主要用于治疗脑、眼、耳部以及外周循环系统血管功能不全引起的各种疾病。如雷诺病、血栓性脉管炎、老年性黄斑病变，脑血管功能不全引起的耳鸣、头晕等，糖尿病和高血压引起的视网膜病变；脑血管意外后遗症；脑功能障碍失眠，记忆功能和智能减退。

用法用量 口服：每次 4mg，每日 2 次，饭前服用。

注意事项 无明显副作用，偶见胃肠道反应。

剂型规格 ①片剂：每片 4mg。②溶液剂：每瓶 50mg（50ml）。

烟酸
Nicotinic Acid

别名 吡啶-3-甲酸，尼亚生，尼古丁酸，烟碱酸，维生素 B_5，维生素 PP，Niacin，Nicosode，Nicoten，Vitamin B_5，Vitamin PP

作用用途 本品和烟酰胺都是吡啶衍生物。烟酸在体内转变为烟酰胺。本品是辅酶 I 和辅酶 II 的组成部分。本品大剂量口服可降低血脂。主要抑制肝脏合成 VLDL，降低甘油三酯、LDL 和胆固醇，提高 HDL，扩张周围血管，长期服用可使血浆甘油三酯下降 26%，使胆固醇下降 10%。此外还能扩张小血管，改善局部血循环。适用于 II、III、IV、V 型高脂血症；糙皮病；血管性偏头痛、头痛、脑动脉血栓形成、肺栓塞、内耳眩晕症、冻伤、中心性视网膜脉络膜炎等。

用法用量 ①口服：每次 50～200mg，每日3～4 次，饭后服。降血脂，每次 1.0～2.0g，每日 3 次，饭后服。②静脉注射或肌内注射：每次 10～50mg，每日1～3 次。脑血管疾病，50～200mg，加于 5%～10% 葡萄糖注射液 100～200ml 中静脉滴注，每日 1 次。

注意事项 ①溃疡病患者忌用。②饭后服用可减少副作用。③有皮肤潮红、热感、瘙痒，有时可引起荨麻疹、恶心、呕吐、心悸、轻度肝功能减退、视觉障碍。

剂型规格 ①片剂：每片 50mg；100mg。②注射剂：

每支 50mg（1ml）；100mg（1ml）。

烟酸肌醇酯
Inositol Nicotinate

别名 肌醇烟酸酯，烟肌酯，Hexanicotinate，Meso-Inositol

作用用途 本品为一温和的外周血管扩张剂，在体内水解为烟酸和肌醇，故具有烟酸和肌醇两者的作用，其血管扩张作用较烟酸缓和而持久，没有服烟酸后的潮红和胃部不适等副作用。本品可选择性地使病变部位和受寒冷刺激敏感部位的血管扩张，而对正常血管作用较弱；此外有溶解血栓、抗凝、抗脂肪肝、降低毛细血管脆性等作用。临床用于高脂血症、冠心病、各种外周血管障碍性疾病（如闭塞性动脉硬化症、肢端动脉痉挛症、冻伤、血管性偏头痛等）的辅助治疗。

用法用量 口服：每次 0.2～0.6g，每日 3 次。连服 1～3 个月。

注意事项 ①孕妇，糖尿病，高尿酸血症、有肝病史、活动性溃疡患者慎用。②胃酸缺乏者应同时服用稀盐酸或柠檬汁以减少不良反应。③服药后可有恶心、发汗、瘙痒等反应。④大剂量时可产生轻度低血压和心动过缓。

剂型规格 片剂：每片 0.2g。

己酮可可碱
Pentoxifylline

别名 潘通，舒安灵，己酮可可豆碱，Torental，Trental

作用用途 本品为非特异性外周血管扩张剂，可降低外周阻力，改善脑和四肢的血循环，增加动脉及毛细血管的血流量，但对血压无影响，尚可松弛支气管平滑肌。主要用于脑血管障碍、血管性头痛、血栓闭塞性脉管炎、视网膜病等。

用法用量 ①口服：每次 0.2～0.6g。每日 3 次。②静脉注射：每次 0.1～0.2g。③静脉滴注：每日 0.1～0.4g，溶于 5% 葡萄糖注射液 250～500ml 中滴注。④动脉滴注：每次 0.1～0.3g，用 20～50ml 生理盐水稀释后于 10～30 分钟内滴完。

注意事项 ①新近心肌梗死、严重冠状动脉硬化并有高血压者及孕妇禁用。对本品过敏者禁用。②少数患者可出现恶心、头晕、心悸及胃部不适，颜面潮红，一般减慢注射速度可以避免发生。大剂量应用偶见心律失常，心绞痛及血压下降，应减量或停止使用。极少有过敏现象发生。③与抗高血压或降糖药物合用时，应调整剂量。

剂型规格 ①片剂：每片 100mg。②注射剂：每支 100mg（5ml）。

阿尼西坦
Aniracetam

别名 博邦邻，茴拉西坦，脑康酮，三乐喜，益灵舒，Draganon

作用用途 本品系合成的促智药，能选择性地作用于中枢神经系统，能激活、保护并修复大脑神经细胞。口服吸收迅速，$t_{1/2}$ 约为 0.5 小时，用于有中轻度学习、记忆和认知功能障碍的血管性痴呆和阿尔茨海默病。也用于脑梗死、脑出血及多灶性脑梗死等脑血管病后的记忆功能减退、中老年良性记忆障碍、儿童脑功能发育迟缓者。

用法用量 口服：每次 0.2g，每日 3 次。极量，每日 1.8g，1~2 个月为 1 个疗程或遵医嘱。

注意事项 ①孕妇、哺乳期妇女、严重肝、肾功能障碍者慎用。②偶有口干、嗜睡和胃肠道反应。

剂型规格 胶囊剂：每粒 0.1g。

吡拉西坦
Piracetam

别名 吡烷酮醋胺，吡乙酰胺，脑复康，酰胺吡咯烷酮，酰胺吡啶，Acetamide Pyrrolidone，Euvifor

作用用途 本品为 γ-氨基丁酸的衍生物，可直接作用于大脑皮质，具有激活、保护和修复神经细胞的作用。国外报道对改善轻度及中度老年痴呆者的认知能力有效，但对重度痴呆者无效。对因衰老、机能障碍引起的功能衰退性证候群如老年性反应迟钝、意识障碍等有一定效果，使症状得到改善。此外，尚可用于治疗脑外伤所致记忆减退。口服后可分布到大部分组织器官，30~40 分钟可达最大血药浓度，蛋白结合率 30%，$t_{1/2}$ 为 4~6 小时。易通过血脑屏障及胎盘屏障。直接经肾清除，在 26~30 小时内给药量的 94%~98% 以原形由尿排出。国内临床上主要用于治疗记忆和思维障碍，对由于衰老、脑血管意外、一氧化碳中毒等原因引起的记忆、思维障碍、中风、偏瘫均有一定疗效。对某些儿童智力低下和夜尿症也有疗效。本品对中枢作用选择性强，仅限于脑功能（记忆、意识等）的改善，精神兴奋作用弱，无精神药物的副作用，无依赖性。

用法用量 口服：片剂，**成人**，每次 800mg（2 片），每日 3 次，重症可加至每次 1600mg（4 片），每日 3 次。**儿童**，每次 40mg/kg 体重。一般 3~6 周为 1 疗程。服完一疗程后，维持剂量减半，或遵医嘱。胶囊：**成人**，每次 0.8~1.2g，每日 2~3 次，**老年人**，儿童酌减。

注意事项 ①锥体外系疾病，Huntington 等舞蹈症者禁用。②新生儿、早产儿、孕妇及哺乳期妇女禁用。③个别患者服药后出现口干、纳差、失眠、荨麻疹、呕吐等症状，停药后可自行消失。

剂型规格 ①片剂：每片 400mg。②胶囊剂：每粒 400mg。③溶液剂：每支 0.4g（10ml）；0.8g（10ml）。

奥拉西坦
Oxiracetam

别名 奥拉酰胺，脑复智，羟基吡咯烷酮乙酰胺，Neuromet

作用用途 本品为内酰胺类脑功能复活药。本品口服 2g，1.25 小时达血浆峰值，$t_{1/2\beta}$ 8.5 小时，生物利用度为 75%，大部分从尿中排出。用于思维记忆力减退和与年龄及早期痴呆有关的轻、中度思维障碍。

用法用量 口服：每次 400~800mg，每日 2 次。按临床症状的严重性每日可给予 2~8g，2~3 个月为一个疗程。

注意事项 ①对本品过敏者或严重肾功能不全者禁用。②常见的不良反应有焦虑不安、皮肤瘙痒、皮疹、恶心、胃痛等，停药后可自行消失。

剂型规格 ①片剂：每片 400mg；800mg。②胶囊剂：每粒 400mg。③注射剂：每支 1g（5ml）。

罂粟碱
Papaverine

别名 帕帕非林，Papaverini Hydrochloride

作用用途 本品为阿片中异喹啉类生物碱之一，具有抑制磷酸二酯酶的作用，对血管、支气管、胃肠、胆道等平滑肌都有松弛作用。通过松弛血管平滑肌，使冠脉扩张，降低外周阻力及脑血管阻力。口服易吸收，个体差异大，$t_{1/2}$ 为 0.5~2 小时，主要在肝脏代谢，经肾脏排出。本品主要用于脑血栓形成、肺栓塞、肢端动脉痉挛症及动脉栓塞性疼痛等。

用法用量 **成人** ①口服：每次 30~60mg，每日 3 次。②皮下注射或肌内注射、静脉滴注：每次 30~60mg。一日量不宜超过 300mg。

小儿 肌内注射或静脉注射，每日 1.5mg/kg 体重，分 4 次给药。

注意事项 ①出血或有出血倾向者、帕金森病患者禁用。②静脉注射过量或速度过快可导致房室传导阻滞、心室颤动，甚至死亡。③心绞痛、新近心梗或卒中者慎用。④应以 5% 葡萄糖注射液稀释后缓慢静脉滴注或注射。⑤可有恶心、厌食、便秘或腹泻、头痛、眩晕等反应。⑥本品与左旋多巴合用可减弱后者的疗效。

剂型规格 ①片剂：每片 30mg。②注射剂：每支 30mg（1ml）。

屈他维林
Drotaverine

别名 定痉灵，诺仕帕，羟戊丁氨酯，氢乙罂粟碱，Nospasin

作用用途 本品药理作用与罂粟碱相似，为一非特异性平滑肌解痉剂，对血管、支气管、胃肠道及胆道等平滑肌均有松弛作用，解痉作用强而持久。对心脏β受体有选择性阻滞作用。可用于冠脉功能不全，闭塞性动脉内膜炎，心绞痛，胃、肠、幽门痉挛，胆石症，痉挛性便秘和减轻痢疾的里急后重，痛经。

用法用量 ①口服：每次40~80mg，每日2~3次。②肌内注射、静脉注射：每次40~80mg，用葡萄糖注射液稀释后缓慢注入。

注意事项 ①对本品过敏者，严重房室传导阻滞者禁用。②静脉注射应稀释后缓慢注入。③偶有过敏性皮炎。注射时可有热感、眩晕、心悸、多汗。

剂型规格 ①片剂：每片40mg。②注射剂：每支40mg（2ml）。

环扁桃酯
Cyclandelate

别名 抗栓丸，三甲基环己扁桃酯，Cyciospsm，Cyclospa，Hacosan

作用用途 本品能直接松弛血管平滑肌，使血管扩张，对脑、肾、血管及冠状动脉有选择性的持续扩张作用，从而使血流量增加。作用较罂粟碱弱而持久。本品还能促进侧枝循环。对呼吸、血压、心率及心肌耗氧等几乎无影响。本品口服吸收迅速，1.5小时达血药峰浓度。用于脑血管意外及其后遗症、动脉硬化症、脑溢血、冠状动脉硬化等。

用法用量 口服：每次100~200mg，每日4~5次。症状改善后，可减量至每日300~400mg。脑血管疾病，每次200~400mg，每日3次。

注意事项 ①脑血管意外的急性期、孕妇、哺乳期妇女禁用。②青光眼、伴有出血或有出血倾向的患者慎用。③可有胃肠道反应，头昏、头痛、眼花等不良反应。④大剂量可引起低血压。

剂型规格 胶囊剂：每粒100mg。

洛美利嗪
Lomerizine

别名 后普，恼思清，绍容，头痛安，希静，亚伊加

作用用途 本品为周围血管扩张药，主要用于偏头痛的预防性治疗。

用法用量 口服：成人，常规剂量：每次5mg，每日2次。早餐及晚餐后（或睡前）服用。根据病情调整剂量，每日剂量不超过20mg。

注意事项 ①对本品过敏者、颅内出血或有此可能的患者、脑梗死急性期患者、孕妇或可能妊娠者禁用。②严重肝功能不全者、疑有Q-T间期延长的患者、震颤麻痹患者、处于抑郁状态或有抑郁史者慎用，哺乳期妇女必须使用时应停止哺乳。③不良反应有血压下降、困倦、头痛、头昏、蹒跚、背部刺痛感、口内炎、胃肠损伤、腹泻、便秘、谷氨酰转移酶升高。

剂型规格 ①片剂：每片5mg。②胶囊剂：每粒5mg。

桂利嗪
Cinnarizine

别名 桂益嗪，脑益嗪，肉桂苯哌嗪，肉桂嗪，Aplactan，Aplexal，Cinnipirine，Midronal，Stugeron，Toliman

作用用途 本品为哌嗪类钙通道阻滞剂，可阻滞血管平滑肌的钙离子内流，引起血管扩张，能显著性改善脑循环及冠脉循环，对脑血管有一定选择性作用，解除脑血管痉挛，作用持续时间较长。本品口服易吸收，生物利用度75%，$t_{1/2}$ 2~4.5小时，血浆蛋白结合率30%。本品在肝脏代谢。主要用于脑动脉硬化、脑梗死、高血压脑病、脑血栓形成、脑出血恢复期及蛛网膜下腔出血恢复期。脑外伤后遗症，内耳眩晕症，外周血管病，如雷诺病等，亦用于耳鸣、头晕及听觉障碍等。

用法用量 ①口服：每次25~50mg，每日3次。②静脉注射：每次20~40mg，缓慢注入。

注意事项 ①颅内出血者、孕妇禁用。②本品不良反应轻微，偶见嗜睡、皮疹、胃肠道反应。③静脉注射可使血压短暂下降。

剂型规格 ①片剂：每片25mg；50mg。②胶囊剂：每粒25mg；50mg。③注射剂：每支20mg（20ml）。

二维三七桂利嗪胶囊
Erweisanqi Ginnarizine Jiaonang

别名 丽珠脑力隆胶囊，新脑力隆

作用用途 本品是由桂利嗪、三七总皂苷、维生素E和维生素B_6组成的复方制剂。适用于缺血性脑血管病及其后遗症。

用法用量 口服：每次1粒，每日2次。

注意事项 对本品过敏者、有抑郁症病史者、孕妇、哺乳期妇女禁用。

剂型规格 胶囊剂：每粒含桂利嗪30mg、三七总皂苷60mg、维生素E 15mg、维生素B_6 10mg。

三磷酸腺苷二钠-氯化镁
Adenosine Disodium Triphosphate and Magnesium Chloride

别名 抗脏衰注射液，艾诺吉

作用用途 本品为高能复合物，是三磷酸腺苷二钠的灭菌水溶液（A液）与氯化镁的灭菌水溶液（M液）分别配制，分别熔封的灭菌水溶液。临床用于缺血性脑血管病后遗症、脑损伤、脑性小儿麻痹、心肌炎、急性黄疸型肝炎、慢性活动型肝炎等的辅助治疗。

用法用量 静脉滴注：先将本品A液注入5%葡萄糖注射液250~500ml中，再加入等体积本品M液、混匀。初始滴速控制在每分钟20滴以内，如无异常，5分钟后，控制在每分钟50滴以内，每日1次，每次用量三磷

酸腺苷二钠 5mg/kg 体重；一次 A 液 1~2 支，每日 1 次。或遵医嘱。

注意事项 ①新患心肌梗死与脑出血及对本品过敏者禁用。②个别患者调整滴速后仍有胸闷感，必须停止滴注。③滴速过快有降压作用，可引起胸闷，全身灼热感，停药或减慢滴速可恢复正常水平。

剂型规格 注射剂：A 液每支 100mg（2ml）；M 液每支 32mg（2ml）。

三磷酸腺苷辅酶胰岛素
Adenosine Disodium Triphisphate, Coenzyme A and Insulin

别名 能量合剂

作用用途 本品是由三磷酸腺苷二钠、辅酶 A 和胰岛素组成的复合制剂。用于肝炎、肾炎、肝硬化、心力衰竭等疾病的症状改善。

用法用量 ①**静脉注射**：用 25% 葡萄糖注射液稀释后作缓慢注射。②**静脉滴注**：用 5% 葡萄糖注射液 500ml 溶解后滴注。③**肌内注射**：用氯化钠注射液 2ml 溶解后注射，每日 1 支，2~6 周为一疗程。

注意事项 ①对辅酶 A、胰岛素过敏者，急性心肌梗死者禁用。②窦房结功能不全者慎用。③本品含胰岛素，不宜空腹使用，静脉注射时要缓慢，否则易引起心悸、出汗等。

剂型规格 注射剂：每支含三磷酸腺苷二钠 20mg，辅酶 A50U，胰岛素 4U。

氟桂利嗪
Flunarizine

别名 氟苯桂嗪，氟脑嗪，氟桂嗪，氟肉挂嗪，脑灵，西比灵，Mondus，R14950，Sibelium

作用用途 本品为钙拮抗剂，对血管平滑肌有扩张作用，能选择性地明显改善脑循环及冠脉循环；能增加耳蜗辐射小动脉血流量，改善前庭器官的微循环，且对各种血管收缩物质（组胺、5-羟色胺、缓激肽、肾上腺素、增压素等）有拮抗作用。本品口服 2~4 小时血药浓度达高峰，持续时间较长。临床用于脑动脉硬化、脑血栓形成、脑栓塞、高血压所致脑循环障碍、脑出血、蛛网膜下腔出血、头部外伤及其后遗症、脑循环障碍所致的精神神经症状等。也可用于防治晕动症、头晕、耳鸣、顽固性荨麻疹、支气管扩张咯血、偏头痛、癫痫、尿失禁等。

用法用量 口服：每次 10mg，每日 2 次，早晚各 1 次；或每次 10mg，每日 1 次，睡前服。

注意事项 ①颅内出血未止者、脑梗死急性期、孕妇及哺乳期妇女禁用，肝功不全者慎用。②偶有胃肠道反应、嗜睡，亦见皮疹。③常见有痉挛性忧郁感，四肢无力，倦怠，浮肿，ALT、AST、LDH 值升高，罕见抑郁和锥体外系反应。

剂型规格 ①片剂：每片 5mg。②胶囊剂：每粒 5mg。

泛癸利酮
Ubidecarenone

别名 辅酶 Q₁₀，泛醌 10，泛烯 10，能气朗，合夫癸烯醌，Co-Q10，Ubiquinone-10

作用用途 本品是生物体内广泛存在的脂溶性醌类化合物，是细胞呼吸和细胞代谢的激活剂，也是重要的抗氧化剂和非特异性免疫增强剂。本品作为充血性心力衰竭、冠心病、高血压、心律失常、继发性醛固酮增多症、颈部外伤后遗症、脑血管障碍、失血性休克及肝炎等的辅助治疗。

用法用量 ①**口服**：每次 10~15mg，每日 3 次，饭后服用，2~4 同为一疗程。②**静脉滴注**：每日 5~10mg，2~4 周为一疗程。

注意事项 ①有胃部不适、食欲减退、恶心、腹泻、手足冷感等。②静脉滴注时应在 2 小时内滴完，长时间输注，应采取避光措施。③辅酶 Q 氯化钠注射液可能出现雾状结晶，用前应仔细检查，如有结晶，在沸水中避光加热 10~15 分钟，取出振摇，放至常温澄清即可使用，④注射液应避光、在阴凉处保存。

剂型规格 ①片剂：每片 10mg。②注射剂（辅酶 Q10 氯化钠注射液）：每瓶 250ml，含辅酶 Q₁₀ 5mg，氯化钠 2.25g。

甲钴胺
Mecobalamin

别名 泛敏补，泛生泛敏补，钴宾酰胺，甲钴胺明，麦可巴那明，弥可保，弥可休，怡神保，Algobaz，Cobametin

作用用途 本品是维生素 B₁₂（氰钴胺）的衍生物，是甲基转移酶的辅酶，参与并促进同型胱氨酸甲基化成甲硫氨酸。在体内参与核酸合成、促进巨幼红细胞的分裂和成熟、改善贫血症状。能改善神经细胞内核酸、蛋白质和脂质的代谢，加速已退化或病变萎缩的神经组织的修复和功能的恢复，从而改善外周神经功能。本品口服直接吸收，无须代谢酶转化。半衰期为 12.5 小时。临床主要用于治疗巨幼红细胞贫血，维生素 B₁₂ 缺乏症、糖尿病、各种外周（末梢）性神经代谢功能障碍症等。与维生素 B₁₂ 相比，其对神经组织具有良好的传递性。

用法用量 ①**口服**：每次 0.5mg，每日 3 次。②**静脉注射或静脉滴注**：成人每次 0.5mg，每日 1 次，每周 3 次。

注意事项 ①若出现皮疹等过敏反应时，应立即停止给药。②从事汞及其化合物的工作人员，不宜长期大量服用本品。③孕妇及哺乳期妇女、儿童、老年患者应在医生指导下服用本品。④久用无效者，无需长期服用。⑤本品见光易分解，故存放时应置于阴凉避光处或冰箱中，取出后应立即服用。

剂型规格 ①片剂：每片 0.5mg。②胶囊剂：每粒

0.5mg。③注射剂：0.5mg（1m）。

马来酸桂哌齐特
Cinepazide Maleate

别名 克林澳，桂哌酯，肉桂哌吡烷，肉桂哌乙酯，Vascoril，Vasodistal，Cinepazidum，Cinepazide

作用用途 本品同时具备扩张血管、改善循环及营养、保护脑神经的双重药理作用。临床用于脑动脉硬化、一过性脑缺血发作、脑血栓形成、脑栓塞、蛛网膜下腔出血、脑出血恢复期；颅脑损伤、脑手术后恢复期，脑外伤后遗症，冠心病、心绞痛；眼底血管硬化、阻塞、缺血所致的眼病；糖尿病所致周围血管病变及神经病变；下肢动脉粥样硬化病、血栓闭塞性脉管炎、动脉炎，雷诺病等。

用法用量 ①**静脉滴注**：本品 160~320mg 溶于 5% 或 10% 葡萄糖注射液 250~500ml 中或溶于 0.9% 氯化钠注射液 250~500ml 中，每日 1 次，连续用 14~28 日。②**静脉注射**：每日 160mg，稀释后缓慢静推，根据病情 10~45 日为一疗程。③**肌内注射**：每次 80mg，每日 1~2 次。

注意事项 ①脑出血止血不完全者、白细胞减少或对本品过敏者禁用。②孕妇及哺乳期妇女慎用。③偶见消化系统不适、头痛、失眠、皮疹。④偶见白细胞减少，长期用药时，注意定期检查血象。

剂型规格 注射剂：每支 80mg（2ml）；320mg（10ml）。

尼莫地平
Nimodipine

别名 尼达尔，尼莫通，硝苯甲氧乙基异丙啶，Nimotop

作用用途 本品为二氢吡啶类钙离子拮抗剂，对脑血管有选择性扩张作用，而降压作用较小，也能抑制由蛛网膜下腔出血引起的脑血管痉挛，缩小脑缺血后的梗死范围及减轻脑缺血后的神经症状；也能抑制血小板聚集及抗血栓形成。本品对脑动脉瘤破裂引起的蛛网膜下腔出血有效，还可用于缺血性脑血管病，脑血管痉挛，中风，动脉硬化，椎基底动脉供血不足，心绞痛，原发性高血压，血管性头痛（偏头痛），突发性耳聋，痴呆等。

用法用量 （1）**口服** ①缺血性脑血管病：每次 10~20mg，每日 3 次，连续用 1 个月。②偏头痛：每次 40mg，每日 3 次，12 周为一疗程。③突发性耳聋：每日 40~60mg，分 3~4 次，5 日为一疗程，用 3~4 疗程。④蛛网膜下腔出血：每日 40~60mg，分 3~4 次，3~4 周为一疗程。（2）**静脉滴注** 蛛网膜下腔出血，开始每小时 0.5mg，若耐受良好，2 小时后每小时 1mg，随后每小时 2mg，5~14 日后改口服。

注意事项 ①脑水肿及颅内压增高者禁用。孕妇及哺乳期妇女酌情应用。②本品副作用轻，偶见胃肠道不适，口干，心率加快，一过性头晕及皮肤潮红、发痒，停药后即可消失。③与其他降压药并用会增强降压作用。

剂型规格 ①片剂：每片 10mg；20mg；30mg。②注射剂：每支 2mg（10ml）；10mg（50ml）。

托哌酮
Tolperisone

别名 甲苯哌丙酮，甲哌酮，脑脉宁，托哌松，Mydetone，Mydocalm

作用用途 本品具有扩张血管及中枢性肌肉松弛作用。它直接扩张血管平滑肌和抑制多突触反射，能降低骨骼肌张力，缓解因脑、脊髓受损而出现的肌肉强直、阵挛等。口服吸收迅速，1~2 小时血药浓度达峰值。临床用于治疗闭塞性血管病，如动脉硬化、血管内膜炎；还适用于中风后遗症、脑性麻痹症、脊髓外周神经疾病等。对各种脑血管疾病引起的头痛、眩晕、失眠、肢体发麻、记忆力减退、耳鸣等症状也有一定疗效。

用法用量 口服：每次 50~100mg，每日 3 次，可随年龄、症状增减剂量。

注意事项 少数患者可有食欲不振、腹痛、头晕、嗜睡、面部潮红、患肢肿痛、下肢无力、乏力等不良反应。

剂型规格 片剂：每片 50mg。

长春胺
Vincamine

别名 爱托马，奥勃兰，长春花素，长春花素长效片，长效长春胺，适脑脉-30，Aethroma-30，Cetal，Pervone，Sostenil，Vincadar，Vincamin

作用用途 本品为从长春花中提取的一种生物碱，为脑血管扩张药，能扩张脑部小血管，促进脑组织对氧的吸收和利用，改善缺氧脑组织的代谢；改善脑循环，增加病变区脑组织的血流量。此外，尚有微弱的镇静作用。口服后迅速达血药浓度峰值，维持药效 7~8 小时，$t_{1/2}$ 为 7 小时。用于中风后遗症、缺血性高血压脑病、脑动脉硬化症、脑局部缺血、间歇性脑供血不足、脑栓塞等，尤其适用于进行性脑功能不全的早期症状，如眩晕、头痛、记忆力减退，注意力不集中，失语，美尼尔综合征。

用法用量 口服：每次 30mg，每日 2 次，早晚各服 1 次，严重病例可增至每日 90mg。3~6 周见效后改为维持量，每日 30mg。

注意事项 ①颅内肿瘤、颅内压偏高者及孕妇、有脑痉挛者禁用，亦不能用于有脑源性痉挛的患者。②偶有暂时性胃肠道不适。

剂型规格 ①片剂：每片 30mg。②缓释胶囊剂：每粒 30mg。

长春西汀
Vinpocetine

别名 阿普长春胺酸乙酯，长春乙酯，卡兰，康维脑，

润坦，Calan，Cavinton，Ethyl Apovincaminate，Finacilan

作用用途 本品主要作用是增进和改善大脑氧的供给，并对大脑血管有选择性作用。能增加脑血流，增进大脑氧的供给，改善脑代谢，增进脑内摄取葡萄糖和单胺的代谢周转，同时对缺血脑有保护作用。本品还能抑制依赖钙的磷酸二酯酶活性，增加 cAMP 浓度，松弛血管平滑肌，增强红细胞变形能力。用于治疗由于大脑血液循环障碍而引起的精神或神经性症状如记忆力障碍、失语症、行动障碍、头昏、头痛、高血压性脑病、大脑血管痉挛、大脑动脉内膜炎、进行性脑血管硬化等。也可用于视网膜和脉络膜血管硬化及血管痉挛引起的斑点退化、老年性耳聋、眩晕等。

用法用量 ①口服：每次 5~10mg，每日 3 次。②**静脉滴注或静脉注射**：每次 10mg，每日 3 次。

注意事项 ①颅内出血后尚未完全止血者、孕妇和哺乳期妇女禁用。②不能和肝素同时应用。③长期应用时应注意检查血象变化。④用药后有时出现血压轻度降低，心搏过速等不良反应。常见皮疹、荨麻疹等过敏反应，食欲不振，腹痛，腹泻，头昏，面部潮红。偶见血压下降，心跳过快，白细胞减少及 AST、ALT 升高，罕见 BUN 升高。

剂型规格 ①片剂：每片 5mg。②注射剂：每支 10mg（2ml）。

吡硫醇
Pyritinol

别名 安舒脑，脑复新，Pyrithoxine Hydrochloride

作用用途 本品系维生素 B_6 的衍生物，能促进脑内葡萄糖及氨基酸代谢，增加颈动脉血流量及脑血流量，改善大脑功能。用于脑震荡综合征、脑外伤后遗症、脑炎及脑膜炎后遗症等的头胀痛、头晕、失眠、记忆力减退、注意力不集中、情绪变化等症状的改善。亦用于脑动脉硬化症、老年痴呆、精神病等。

用法用量 ①口服：成人，每次 100~200mg，每日 3 次。糖浆剂，每次 10~20ml，每日 3 次。小儿，每次 50~100mg，每日 3 次。②**静脉滴注**：每次 200~400mg，每日 1 次。

注意事项 少数患者服后出现皮疹、恶心等，停药后可恢复。故孕妇慎用（婴儿偶有唇裂的倾向）。

剂型规格 ①片剂：每片 100mg；200mg。②糖浆剂：每毫升含 10mg。③注射剂：每支 100mg；200mg。

异升明
Doxium

别名 澳明，达土明，异升明，导喜脉，都克斯姆，多贝斯，多克斯，二羟苯磺酸钙，护脉钙，利倍思，美多瑞，Medoril

作用用途 本品活性成分为羟苯磺酸钙，通过调节微血管壁的生理功能，恢复异常血管壁的渗透性和阻力，对抗胶原的分解和降低血浆及血液黏滞度，从而改善血流及组织中血液的灌注，并能间接增加淋巴的回流而减少水肿。用于治疗功能性、器质性及后天代谢障碍所致各类毛细血管功能不良性疾病，如糖尿病性视网膜病变，伴有疼痛、痛性痉挛和麻痹的各种慢性静脉功能不全，浅表血栓性静脉炎，血栓形成综合征，水肿，瘀滞性皮炎，由动-静脉本身或微循环损坏所致循环功能紊乱，痔疮综合征等。

用法用量 口服：与饭同服，每次 250~500mg，每日 2 次，剂量和疗程遵医嘱。

注意事项 ①怀孕早期禁用。②哺乳期妇女慎用。③偶有胃肠道不适、恶心、腹泻、皮疹等，可以自行恢复，不必停药。

剂型规格 ①片剂：每片 250mg；500mg。②胶囊剂：每粒 250mg；500mg。

地芬尼多
Difenidol

别名 戴芬逸多，二苯哌丁醇，眩晕停，Cephadol，Vontrol

作用用途 本品能增加椎基底动脉血流量，调节前庭系统，抑制呕吐中枢，有抗眩晕及镇吐作用。口服吸收完全，1.5~3 小时达血药浓度峰值，主要经肾排出。可用于各种原因引起的眩晕症，如椎基动脉供血不全、美尼尔综合征、自主神经功能紊乱、晕车晕船等。

用法用量 口服：成人，每次 25~50mg，每日 3 次。小儿，每次 0.9mg/kg 体重，每日 3 次。

注意事项 ①6 个月以内婴儿、青光眼患者禁用。②严重肾功能障碍，胃溃疡，心动过缓及孕妇慎用。③不良反应可有头痛、头晕、耳鸣、皮疹、视物模糊、口干及胃不适等。

剂型规格 片剂：每片 25mg。

布酚宁
Buphenine

别名 苄丙酚胺，布酚宁盐酸盐，布福宁，地洛特，脑清，Arlidin，Dilatol，Nylidrine Hydrochloride，Perdilatal，Rudilin

作用用途 本品为拟肾上腺素药，主要是兴奋 β 受体，但扩张支气管作用和对心脏作用明显弱于异丙肾上腺素，而血管扩张作用较强，对骨骼肌血管（主要为动脉和小动脉）扩张作用强，而对皮肤血管扩张作用较弱。能增加外周血管血流和增加脑及冠脉血流量。口服吸收良好，起效快。主要用于闭塞性动脉内膜炎、肢端动脉痉挛症、闭塞性动脉硬化症、脑血管硬化、血栓性静脉炎，还可用于冠状动脉硬化症。

用法用量 （1）口服 ①脑血管性疾病：每次 4~6mg，每日 3 次。②外周血管痉挛：每次 3~12mg，每日 3 次。③美尼尔综合征或其他内耳紊乱：每次 6mg，每日 3 次。

或适当增加剂量。（2）**肌内注射或静脉注射** 脑血管性疾病，每次2.5mg，每日1次。

注意事项 ①有急性心肌梗死者禁用。②新近有心功能障碍、阵发性心动过速、严重心绞痛、中毒性甲状腺肿以及消化道溃疡者慎用。③偶有心悸、无力、眩晕、恶心、呕吐、食欲不振等。

剂型规格 ①片剂：每片6mg；12mg。②注射剂：每支5mg（1ml）；50mg（10ml）。

曲克芦丁
Troxerutin

别名 羟乙基芦丁，托克芦丁，维脑路通，维生素P_4，Trioxythylrutin，Venoruton

作用用途 本品系芦丁经羟乙基化制成的半合成黄酮化合物。具有抑制红细胞和血小板凝集，防止血栓形成的作用。同时能对抗5-羟色胺、缓激肽引起的血管损伤，增加毛细血管抵抗力，降低毛细血管通透性，可防止血管通透性升高引起的水肿。能抑制血小板聚集，防止血栓形成，并能增加血中氧含量与氧饱和度。能促进新血管形成以增进侧支循环，并有抗放射线损伤、抗炎症、抗过敏、抗溃疡等作用。适用于脑血栓形成和脑栓塞所致的偏瘫、失语以及心肌梗死前综合征、动脉硬化、中心性视网膜炎、血栓性静脉炎、静脉曲张、血管通透性升高所引起的水肿。

用法用量 ①口服：每次120~180mg，每日2~3次。②肌内注射：每次100~200mg，每日2次，20日为一疗程，可用1~3个疗程，每疗程间隔3~7日。③**静脉滴注**：每次240~360mg，每日1次，用5%~10%的葡萄糖注射液稀释。疗程同肌内注射。

注意事项 ①偶见过敏反应、胃肠道不适等。②个别患者静脉注射可出现心血管系统及肝脏毒性反应、急性肺水肿及心律失常等。

剂型规格 ①片剂：每片60mg。②注射剂：每支100mg（2ml）。

法舒地尔
Fasudil

别名 依立卢，Eril

作用用途 本品能改善及预防蛛网膜下腔出血术后的脑血管痉挛及随之引起的脑缺血症状。

用法用量 **静脉滴注**：成人，每次30mg，每日2~3次，用50~100ml的溶液稀释后约用30分钟静脉滴注。在蛛网膜下腔出血术后早期开始应用，一般应用2周。

注意事项 ①出血患者、可能发生颅内出血的患者、如术中对出血的动脉瘤未能进行充分止血处置的患者、低血压患者禁用。②用本品时应充分观察临床症状，若发现颅内出血，应立即停药并予以处置。③用本品有时会出现低血压，故应注意血压变动，并注意给药速度。④术前合并糖尿病、肾或肝功能障碍、严重意识障碍、

70岁以上的高龄患者、蛛网膜下腔出血合并重症脑血管障碍的患者、孕妇、哺乳期妇女、儿童慎用。⑤偶见肝功能异常、颅内出血，低血压、消化道出血、鼻出血等。

剂型规格 注射剂：每支30mg（2ml）。

丁咯地尔
Buflomedil

别名 奥诺娅，步复迈，弗斯兰，活脑灵，甲氧吡丁苯，乐福调，麦道可兰，赛莱乐，意速，意鲁顿，Arteriol，Beiflan，Buflan，Fonzylane，Ikelan，Lofton，Loftyl

作用用途 本品为一血管活性剂，是α受体阻滞剂，能松弛血管平滑肌，扩张血管，从而能有效地增加末梢血管和缺氧组织的血流量。本品在增加动脉血流量的同时，对中枢血液动力学无影响，在不升高全身动脉压的同时，皮质区无血流量减少倾向。本品口服易吸收，口服后1.5~4小时达血浆峰浓度，每日400mg，7日后达稳态水平，作用维持8~12小时。主要用于脑部和外周血管因微循环障碍所致的疾病，如老年痴呆症、失眠、智力减退、耳鸣、眩晕、记忆力减退以及雷诺病、间歇性跛行、肢体血栓闭塞性脉管炎、动脉炎等。常用本品盐酸盐。

用法用量 ①口服：每次150mg，每日3~4次。②**肌内注射**：每次50mg，每日2次。③**静脉滴注**：每日50~200mg，用5%葡萄糖、氯化钠注射液500ml稀释后应用。

注意事项 ①对本品过敏者，有功能性出血患者及产妇产后禁用。手术后，有弥漫性出血倾向患者慎用。孕妇、哺乳期妇女及婴儿、肾衰、肾功能不全者慎用。②少数患者可有胃肠不适、恶心、呕吐、头痛、头晕、皮肤瘙痒等。

剂型规格 ①片剂：每片150mg；300mg。②注射剂：每支50mg（5ml）。③丁咯地尔氯化钠注射液（步复迈）：每瓶250ml（含丁咯地尔0.1g，氯化钠2.25g）。

丁苯酞
Butyphthalide

别名 丁苯酞软胶囊，恩必普，Butyphthalide Soft Capsules

作用用途 本品用于缺血性脑血管病，轻至中度急性缺血性脑卒中，如脑梗死、TIA、颈内动脉供血不足、椎基底动脉供血不足。

用法用量 口服：每次2粒，每日2~3次，空腹餐前口服。10天为1疗程，或遵医嘱。

注意事项 ①禁忌证：对本品过敏者、对芹菜过敏者、有严重出血倾向者、不推荐出血性脑卒中患者使用。②肝、肾功能不全者、神经病患者慎用。③孕妇、哺乳期妇女和儿童的用药安全性尚不清楚。④不良反应：偶见恶心、腹部不适等。⑤临床研究表明，本品宜与复方丹参注射液联合使用。

剂型规格 胶囊剂：每粒0.1g。

三磷酸胞苷二钠
Cytridini Dinatril Triphosphatis

别名 纽枢通，维力安，欣诺尔，CTP，Cytidine Disodium Triphosphate

作用用途 本品为核苷酸类药物，在机体内参与磷脂类核酸的合成和代谢。具有营养神经，支持神经细胞的存活，延缓死亡，提高神经细胞抗损伤能力，增强神经细胞活性，促进神经突起生长，缓解脑血管硬化的作用。用于脑震荡及其后遗症、自主神经紊乱、继发性癫痫、神经官能症、高胆固醇、种经损伤所致的意识障碍、脑血管意外及其后遗症、脑血管硬化、老年痴呆、肝炎、脂肪肝等。

用法用量 ①肌内注射：每次 10~20mg，每日 20~40mg。②静脉滴注：在医生指导下，加入 5% 葡萄糖注射液 250ml 中缓慢滴注。极量每日 160mg，儿童使用剂量减半。7~14 日为一个疗程。

注意事项 ①严重肝、肾功能不全者、癫痫患者慎用。②严禁静脉注射。③急性期使用疗效更佳。

剂型规格 注射剂：每支 20mg（2ml）；40mg（2ml）。

氯苄苷
Clobenoside

作用用途 本品能使毛细血管的通透性正常化，能降低内皮孔隙的数目。抑制细胞中空泡的形成而保护内皮细胞；能提高毛细血管的抵抗力，具有抗血栓形成的作用，并略有止痛作用。本品为周围血管扩张药，具有明显的首过效应。本品排泄迅速，$t_{1/2}$ 为 4~5 小时。人体局部使用本品后可被皮肤吸收。用于慢性静脉功能不全的体征和症状出现时，血栓形成后的综合征。

用法用量 外用：涂敷患部，每日 2 次，涂敷后轻轻地充分按摩。

注意事项 ①禁用于下肢溃疡。②对本品的耐受性良好，偶见皮肤过敏反应，但停药后迅速消失。

剂型规格 凝胶剂：2.5%，每支 40g。

前列地尔
Alprostadil

别名 保达新，凯时，比法尔，勃乐斯，凯威捷，普康喜，前列腺素 E_1，PCE_1，Prostaglandin E_1，Prostavasin

作用用途 本品能直接作用于血管平滑肌而扩张外周血管和冠脉血管，降低外周血管阻力，降低血压，增加血流量。本品还能抑制血小板聚集，抑制血小板血栓素 A_2 的合成，保护缺血心肌，缩小梗死面积，抑制动脉硬化。用于治疗血栓性脉管炎，闭塞性动脉硬化症、心肌梗死、心绞痛、心力衰竭、脑梗死、视网膜中央静脉血栓；还可用于血管外科手术和体外循环保护血小板等。

用法用量 静脉滴注：临用前将药品溶于 500ml

0.9% 氯化钠注射液、5% 葡萄糖或 6% 右旋糖酐注射液后静脉滴注，2~3 小时滴完。①血栓性脉管炎、闭塞性动脉硬化，每日 40~100μg，也可增加到 200μg，15 日为一疗程。②心肌梗死、脑梗死、心绞痛，每日 100~200μg，重症可增加，但不超过 400μg，15 日为一疗程。③视网膜中央静脉血栓，每日 100~200μg。④急性胰腺炎，每日 200μg。⑤肝炎、脂肪肝、肝硬化腹水、高血压，每次 200μg，每日或隔日 1 次，14 次为一疗程。⑥新生儿先天性紫癜型心脏病，日剂量按老幼剂量折算表计算。滴速按每分钟 0.02~0.05μg/kg 体重滴入。

注意事项 ①孕妇和哺乳期妇女禁用；青光眼、眼压亢进、合并胃溃疡或有既往史者以及间质性肺炎患者慎用。②可有头痛、食欲减退、腹泻、低血压、心动过速、可逆性骨质增生、注射部位刺激反应等不良反应。③本品和抗高血压药及抗血小板聚集药合用时，应停药或减量。

剂型规格 ①注射剂：每支 20μg；30μg；100μg；200μg。②注射液剂型：5μg（1ml）；10μg（2ml）。

二苯美仑
Bifemelane

别名 盐酸双芬麦兰，Alnert

作用用途 本品为脑代谢激活剂。具有激活脑神经传导等作用。本品口服吸收迅速、良好。本品口服 $t_{1/2}$ 3.3 小时，其中大部分以代谢物的形式排泄。用于改善脑梗死后遗症、脑出血后遗症所伴的意识低下、情绪障碍。

用法用量 口服：每次 50mg，每日 3 次，饭后服。可根据年龄、症状增减。

注意事项 ①儿童、孕妇避免服用，哺乳期妇女不宜用或停止哺乳。②本品不良反应较轻。消化系统：偶见食欲不振、胃部不适、腹痛、烧心、嗳气、呕吐、腹泻、口渴、口苦。罕见便秘、食管阻塞感、腹部胀满感。神经系统：偶见困倦、头痛、兴奋、不安、失眠、头晕、皮疹、瘙痒、AST、ALT 上升、疲倦、胸痛、耳鸣、肌肉痛，罕见徘徊，麻木感。③本品与华法林合用时，会延长凝血酶原时间。

剂型规格 ①片剂：每片 50mg。②胶囊剂：每粒 25mg。

萘呋胺
Naftidrofuryl

别名 克拉瑞提，脑加强，Clarantin，Triemodin

作用用途 本品是一种血管扩张剂，直接作用于脑血管和外周血管平滑肌，产生血管扩张作用，增加病变区局部血流量，亦可拮抗缓激肽和阻断血清素受体而产生抗血管痉挛作用和抗缺血导致的疼痛。具有抗 5-羟色胺作用，表现为抑制血小板凝集，抑制平滑肌收缩，改善血液黏滞度及提高红细胞变形性，改善局部循环，保护内皮细胞。可激活三羧酸循环中的琥珀酸脱氧酶（SDH），增加有氧代谢，降低无氧代谢。在正常剂量下无低血压或心动过速的作用。口服后 1 小时血药浓度达峰值，血清 $t_{1/2}$ 为 40~60 分钟。主要用于缺血性脑血管和外周血管性疾病，如急性和亚急性缺血性脑血管意外、中风恢复期、脑局部缺血、间歇性和慢性供血不足、老年痴呆、进行性脑功能不全的早期症状等及外周血管病变引起的间歇性跛行、下肢静息痛和早期坏疽、糖尿病致动脉狭窄引起的下肢缺血。

用法用量 ①口服：每次 100mg，每日 3 次。②肌内注射：每日 40~160mg，分 1~2 次注射。③静脉滴注：每次 200mg，加入 250~500ml 生理盐水或 5% 葡萄糖注射液或低分子右旋糖酐注射液中滴注，每日 1~2 次；极量，每日 600mg，疗程 10 日。

注意事项 ①对本品过敏、房室传导阻滞者禁用。②肝肾功能不全者、孕妇慎用。③静脉滴注时应缓慢。④若发生急性中毒的征象，如心内传导时间延长和（或）惊厥时，应停止给药，必要时注射异丙肾上腺素和苯二氮䓬类镇静药并作心脏复苏。⑤偶有胃肠道不适及皮疹。⑥本品与抗心律失常药或 β 受体阻滞剂合用时可增加心脏抑制作用。

剂型规格 ①胶囊剂：每粒 100mg。⑦注射剂：每支 40mg（50ml）。

脑蛋白水解物
Brain Protein Hydrolysate

别名 脑活素，施普善，奥迪金，奥利达，必瑞克，毕奥星，可维欣，维思肽，脑多肽，丽珠脑乐，欣普善，赛若素，Cerebrolysin

作用用途 本品为标准化器官特异性氨基酸混合物的水溶液，其中 85% 为人体必需氨基酸，15% 是由氨基酸结合组成的低分子肽。通过扩张血管增加动脉血流量，增加功能性毛细血管面积，增加末梢组织血流量，改善微循环，促进细胞和神经系统的代谢和功能。在脑神经细胞内可促进蛋白质合成并影响其呼吸链。具有抗缺氧的保护能力，改善脑能量代谢。本品可透过血脑屏障进入神经细胞。吸收约 50%~80%。氨基酸在脑内迅速代谢，$t_{1/2}$ 由数秒到数小时。用于脑血管病、脑外伤后遗症、脑软化或中风后遗症、大脑发育不全、痴呆、记忆力减退为主的神经衰弱等。

用法用量 ①皮下注射：每次 2ml。②肌内注射：每次 5ml。③静脉注射：每次 10ml。④静脉滴注：每次 10~30ml；静脉滴注时，将本品 10~30ml 加入 250ml 生理盐水中，1~2 小时缓慢滴完，每日 1 次，连用 8~10 日。或 10~20 次为一疗程，且可重复使用几个疗程。

注意事项 ①癫痫状态、癫痫大发作、严重肾功能不全者和孕妇禁用。②过敏体质者慎用。③可有热感、过敏、打寒战等不良反应。

剂型规格 ①注射剂：每支 1ml；5ml；10ml。

肌氨肽苷
Muscular Amino Acids and Peptides and Nucleosides

别名 菲悦，弘威舒，先倍领，心血通

作用用途 本品是由健康家兔肌肉和心肌提取的含有多肽、氨基酸、核苷及核苷酸等混合物。核苷酸和多种氨基酸（必需氨基酸）是参与人体生命活动的重要物质。对心血管系统疾病有改善血液循环障碍、降低血管阻力、增加心肌利用氧等作用。能促进造血系统活动增强，白细胞数量增多。同时有增加血管弹性、防止血管硬化作用。用于脑功能紊乱；脑卒中、脑供血不足所致脑功能减退；肌肉萎缩，神经性水肿，脑血管意外性瘫痪，神经性衰弱综合征等。

用法用量 ①肌内注射：每次 3.5~7.0mg（以多肽计），每日 1~2 次或遵医嘱。肌内注射液浓度不宜超过 3.5mg/ml（以多肽计）。②静脉滴注：每次 7.0~17.5mg（以多肽计），加入 500ml 0.9% 氯化钠的注射液或 5%~10% 葡萄糖注射液中，缓慢滴注（每分钟 2ml），每日 1 次，两周为一疗程。

注意事项 ①对本品中任何成分过敏者禁用。②孕妇、哺乳期妇女，尚缺乏用药安全性研究资料。③个别患者出现发冷、发烧、头晕、烦躁等症状，调慢滴速或停药后症状可消失。

剂型规格 注射剂：每支 2ml（含多肽 3.5mg 及次黄嘌呤 0.5mg）；10ml（含多肽 17.5mg 及次黄嘌呤 2.5mg）。

天麻醒脑胶囊
Tianma Xingnao Jiaonang

作用用途 本品是由天麻、石菖蒲、远志、熟地黄、肉苁蓉、地龙组成的复方制剂。具有滋补肝肾，平肝息风，通络止痛功能。能提高免疫力，降低血压和血脂，溶解血栓，降低脑内 DA 和 NA 的含量，改善神经功能。用于肝肾不足所致头痛头晕，记忆力减退，失眠，反应迟钝，耳鸣，腰酸等症。也可用于脑中风、脑萎缩、脑瘫、帕金森、老年痴呆等。

用法用量 口服：每次 0.8g，每日 3 次。

注意事项 儿童、孕妇、哺乳期妇女禁用。

剂型规格 胶囊剂：每粒 0.4g。

川芎嗪
Lignstrazine

别名 四甲基吡嗪，天泉川舒，Tetramethylpyrazine

作用用途 本品为川芎的有效成分，具有抗血小板聚集的作用，对已聚集的血小板有解聚作用，尚能扩张小动脉，改善微循环和脑血流，产生抗血栓形成和溶血栓的作用。口服吸收迅速，可透过血脑屏障。适用于闭

塞性血管性疾病，脑血栓形成，脉管炎，冠心病心绞痛等。常用本品盐酸盐、磷酸盐。

用法用量 ①口服：每次100mg，每日3次，1个月为一疗程。②肌内注射：每次2ml，每日1~2次，15日为一疗程。③静脉滴注：每次1~2支，每日1次，15日为一疗程。

注意事项 ①对脑出血及有出血倾向的患者忌用。②注射液酸性强，不宜大量肌内注射。③口服偶有胃部不适、口干、嗜睡等。④不宜与碱性药物混合注射。

剂型规格 ①片剂：每片50mg。②注射剂：每支（盐酸盐）40mg（2ml），每支（磷酸盐）50mg（2ml）。

阿魏酸哌嗪
Piperazine Ferulate

别名 保肾康

作用用途 本品具有抗凝、抗血小板聚集、扩张微血管、增加冠脉流量、解除血管痉挛的作用。用于各类伴有镜下血尿和高凝状态的肾小球疾病，如肾炎、慢性肾炎、肾病综合征、早期尿毒症以及冠心病、脑梗死、脉管炎等的辅助治疗。

用法用量 口服：每次100~200mg，每日3次。

注意事项 ①本品禁与阿苯达唑类和双羟萘酸噻嘧啶类药物合用。②对阿魏酸哌嗪类药物过敏者禁用。

剂型规格 片剂：每片50mg；100mg。

川芎茶调颗粒
Chuanxiong Chatiao Keli

作用用途 本品是由中药川芎、白芷、羌活、细辛、荆芥、防风、薄荷、甘草组成的复方制剂。具有抗血小板凝聚，缓解小血管痉挛，改善心脑组织供血、供氧，从而达到活血化瘀，活络通脉，疏风止痛之功效。用于风邪头痛，或有恶寒、发热、鼻塞。临床适用于：周围神经麻痹、帕金森病运动障碍、脑梗死、风湿性关节炎、上呼吸道感染、颈椎病、鼻炎、鼻窦炎、荨麻疹、小儿支气管炎等。

用法用量 口服：饭后用温开水或浓茶冲服，每次7.8g，每日2次；儿童酌减。治疗小儿支气管炎：每次1~2g，每日2次，用开水调服。

注意事项 ①孕妇、出血性脑病患者禁服。②本品原药味浓，用茶水冲服，口感及疗效更佳。

剂型规格 颗粒剂：每袋7.8g。

红花注射液
Honghua Zhusheye

别名 弘正

作用用途 本品是以中药红花中提取有效成分而制得的注射剂。具有活血化瘀功能。能扩张冠状动脉，增加冠脉流量，改善心肌供血，缩小心肌梗死面积，改善

侧支循环；增加缺血肢体的血液供应，减少脑梗死面积，减轻脑缺血引起的细胞损害，减轻脑水肿；改善微循环，降低血液黏度。用于治疗闭塞性脑血管疾病，冠心病，脉管炎等。

用法用量 ①静脉滴注：治疗闭塞性脑血管疾病，每次15ml，用10%葡萄糖注射液250~500ml稀释后应用，每日1次，15~20日为一疗程。治疗冠心病，每次5~20ml，用5%或10%葡萄糖注射液250~500ml稀释后应用，每日1次，10~14日为一疗程。②肌内注射：治疗脉管炎，每次2.5~5ml，每日1~2次。

注意事项 尚未见不良反应报道。

剂型规格 注射剂：每支5ml；10ml。

二十五味珊瑚丸
Ershiwuwei Shanhu Wan

作用用途 本品为藏药，由珊瑚、珍珠、青金石、珍珠母、诃子、木香、红花、丁香、沉香、朱砂、龙骨、炉甘石、脑石、磁石、禹粮土、芝麻、葫芦、紫菀花、狼牙莱、藏菖蒲、草乌、打箭菊、甘草、西红花、人工麝香25味药组成的复方制剂。本品具有开窍、通络、止痛功能。用于"白脉病"，神志不清，身体麻木，头晕目眩，脑部疼痛，血压不调、头痛、癫痫及各种神经性疼痛、血管性头痛、颈腰椎病。藏医理论所讲"白脉病"，是指神经系统的功能障碍或病理损害，症状一般为口眼歪斜，四肢麻木不仁、偏废不用，拘挛僵直、角弓反张、瘫痪、偏瘫、意识不清、头部震颤等。

用法用量 口服：开水泡服，每次1g，每日1次。服药方法为：晚上睡前浸泡，清晨空腹服用。必须用带盖的瓷制容器，把药丸碾碎后放入容器内，倒入温开水（水量以浸没药渣为限），盖好盖子；次日晨六时加少许开水（以水变温为限）搅匀后与药渣同服。

注意事项 因本品含有珊瑚、珍珠、玛瑙、天珠等很多原料，需浸泡较长时间后，服用才能达到更好的疗效。

剂型规格 丸剂：每4丸1g；每丸1g。

占替诺烟酸盐
Nicotinate

别名 脉栓通，脑脉康，羟丙茶碱烟酸酯，烟胺羟丙茶碱，Landrina，Vedrin，Xantinol

作用用途 本品是一种直接作用于小动脉平滑肌的外周血管扩张剂。具有扩张血管，降低血管阻力，改善血液循环，当血管狭窄或阻塞时，能持续重复增进血流，迅速建立侧支循环，使血液流入阻塞的远端血管。本品还可改善心脏血液循环，增加心输出量，进而改善脑、肺和冠脉循环。本品尚能促进脂肪代谢，降低血脂，间接促进组织代谢。尚具有短暂的纤维蛋白溶解作用。它对冠状动脉的作用与茶碱相似。用于脑血管障碍及中风后遗症、脑外伤、脑手术后遗症、血栓闭塞性脉管炎、静脉炎、突发性耳聋。

用法用量 口服：每次 100~200mg，每日 3 次，饭后服用。

注意事项 ①心肌梗死、二尖瓣狭窄、出血性脑血管病急性期、急性出血者禁用。胃溃疡患者忌用。②可出现皮肤发红、腹痛、血压下降等不良反应。③本品不宜与抗交感神经药合并使用。

剂型规格 片剂：每片 100mg。

羟苯磺酸钙
Calcium Dobesilate

别名 利倍思，安多明，达士明，导喜脉，道升明-500，多贝斯，脉宁，Debesifar，Doxium-500

作用用途 本品通过调节微血管壁的生理功能，增加渗透性和减少阻力，降低血浆黏稠度，降低血小板的高聚集性。从而防止血栓形成，并提高红细胞柔韧性，也能间接增加淋巴的引流从而减少水肿。临床用于预防和治疗由微血管循环障碍引起的多种疾病。主要用于治疗糖尿病引起的视网膜病变；心、脑、肾微循环障碍引起的心肌梗死、心绞痛、血栓后遗症、肾小球动脉硬化症等；降低血液黏稠度；防止微血栓形成；四肢麻木、疼痛、皮肤瘙痒；静脉曲张等。

用法用量 口服：①糖尿病性视网膜病变和其他微血管病，每次 0.5g，每日 3 次。②静脉曲张综合征及静脉功能不全，每次 0.5g，每日 2 次。

注意事项 ①对本品过敏者禁用。②服药时应吞服，勿嚼碎。③孕妇和哺乳期妇女慎用。④偶见胃部不适、恶心、胃灼热、食欲下降等。

剂型规格 ①片剂：每片 0.5g。②胶囊剂：每粒 0.5g。

依帕司他
Epalrestat

别名 唐林，Kinedak

作用用途 本品为醛糖还原酶抑制剂，能抑制多元醇通路，治疗糖尿病病并发症；能截断高血糖诱导的氧化应激上游通道预防糖尿病病并发症。本品能抑制糖尿病周围神经病变患者红细胞中山梨醇的积累，改善患者的自觉症状和神经功能障碍。本品长期给药可用于糖尿病心脏自主神经病变的治疗，年龄较大、病程较长的糖尿病患者亦可使用。临床用于糖尿病神经性病变及其他微血管病变。

用法用量 口服：成人，每次 50mg，每日 3 次，饭前服用。

注意事项 ①有过敏体质者慎用，一旦出现过敏症状，应立即停药。②偶见红斑、皮疹、水疱等。③偶见胆红素、AST、ALT、γ-GTP 升高、腹泻、恶心、呕吐、食欲不振等。④极少见眩晕、头痛、乏力等。⑤服用本品后，尿液可能出现褐红色，为正常现象。

剂型规格 ①片剂：每片 50mg。②胶囊剂：每粒 50mg。

艾地苯醌
Idebenone

别名 阿文，羟葵甲氧醌，羟葵醌，雅伴，Avan

作用用途 本品能恢复脑细胞线粒体琥珀酸氧化酶活性，激活电子传递系统功能，抑制脑线粒体产生过氧化脂质，保护线粒体功能，提高脑组织对葡萄糖的利用，改善脑缺血的能量代谢障碍。口服后 3 小时血药浓度达峰值，$t_{1/2}$ 为 7.5 小时。用于脑梗死、脑出血后遗症、动脉硬化引起的情绪或语言障碍。

用法用量 口服：每次 30mg，每日 3 次，饭后服用。

注意事项 ①对本品过敏者禁用。②孕妇及哺乳期妇女慎用。③不良反应有恶心、食欲减退、腹泻、兴奋、痉挛，偶见过敏性皮炎、白细胞减少，转氨酶升高、尿素氮升高等。

剂型规格 片剂：每片 30mg。

硫酸氯吡格雷
Clopidogrel Hydrogen Sulfate

别名 波立维，硫酸氢氯吡格雷，泰嘉

作用用途 本品为血小板聚集抑制剂，能选择性地抑制 ADP 与血小板受体的结合，随后抑制激活 ADP 与糖蛋白 GP II b/III a 复合物，从而抑制血小板的聚集。本品也可抑制非 ADP 引起的血小板聚集，不影响磷酸二酯酶的活性。本品通过不可逆地改变血小板 ADP 受体，使血小板的寿命受到影响。本品口服易吸收，氯吡格雷在肝脏被广泛代谢，其消除半衰期约 8 小时。本品及代谢物 50% 由尿排泄，46% 由粪便排泄。用于预防和治疗因血小板高聚状态引起的心、脑及其他动脉的循环障碍疾病。临床用于近期发作的缺血性中风、心肌梗死和患有外周动脉疾病的患者，可减少动脉粥样硬化性疾病发生（缺血性中风、OSL 梗死和血管疾病所致死亡）。预防和纠正慢性血液透析导致的血小板功能异常。降低血管手术后闭塞的发生率。

用法用量 口服：每次 2 片，每日 1 次，可与食物同服，也可单独服用。波立维，每次 75mg，每日 1 次。

注意事项 ①对本品成分过敏者、近期有活动性出血者（如消化性溃疡或颅内出血）禁用。②使用本品的患者需要进行手术时、肝脏损伤、有出血倾向患者慎用。③肾功能不全及老年患者使用本品不需调整剂量。如急需逆转本品的药理作用可进行血小板输注。④孕妇及哺乳期妇女慎用。⑤偶见胃肠道反应，如腹痛、消化不良、便秘或腹泻、皮疹、皮肤黏膜出血。罕见白细胞减少和粒细胞缺乏。⑥本品增加阿司匹林对胶原引起的血小板聚集的抑制效果。⑦本品与肝素无相互作用，但合并用药时应小心。⑧同时服用本品和萘普生，胃肠潜血损失增加。

剂型规格 片剂：每片 25mg；75mg。

替罗非班
Tirofiban

别名 欣维宁，Aggrastat，Tirofiban Hydrochloride

作用用途 本品为非肽类的糖蛋白（GP）Ⅱb/Ⅲa 受体的可逆性拮抗药，是酪氨酸衍生物。通过选择性抑制血小板聚集的最终共同通路（血浆凝血因子与 GPⅡb/Ⅲa 结合），可逆转因血栓形成而导致的缺血状态。与肝素联用，适用于不稳定型心绞痛或非 Q 波心肌梗死患者，预防心脏缺血事件，同时也适用于冠脉缺血综合征患者进行冠脉血管成形术或冠脉内斑块切除术，以预防与经治冠脉突然闭塞有关的心脏缺血并发症。

用法用量 静脉注射或静脉滴注 ①不稳定型心绞痛或非 Q 波心肌梗死：盐酸替罗非班注射液与肝素联用，起始 30 分钟静脉滴注速率为每分钟 0.4μg/kg，起始滴注量完成后，继续以每分钟 0.1μg/kg 的速率维持滴注。②血管成形术/动脉内斑块切除术：对于血管成形术/动脉内斑块切除术患者开始接受本品时，本品应与肝素联用，起始静脉注射剂量为 10μg/kg，在 3 分钟内用完，而后以每分钟 0.15μg/kg 的速率维持滴注。③本品维持量滴注应持续 36 小时以后停用肝素。如果患者激活凝血时间小于 180 秒应撤掉动脉鞘管。

注意事项 ①对于严重肾功能不全的病人（肌酐清除率小于 30ml/min），本品的剂量应减少 50%。②必须注意避免长时间负荷输入。③应注意根据病人体重计算静脉注射剂量和滴注速率。④本品仅供静脉使用，需有无菌设备。本品可与肝素联用，从同一液路输入。

剂型规格 注射剂：①每支 12.5mg。②每瓶 100ml，含盐酸替罗非班（按 $C_{22}H_{36}N_2O_5S$ 计）5mg，氯化钠 0.9g。

依替非巴肽
Eptifibatide

别名 依非巴肽，Integrelin，Integrilin

作用用途 本品为非肽类的糖蛋白（GP）Ⅱb/Ⅲa 受体的可逆性拮抗药，是酪氨酸衍生物。通过选择性、可逆性抑制血小板聚集的最终共同通路（血浆凝血因子与 GPⅡb/Ⅲa 结合），可逆转因血栓形成而导致的缺血状态。用于急性冠脉综合征，经皮冠脉介入治疗（PCI）。本品经静脉注射后 5 分钟可达血液浓度峰值，作用可持续 2~4 小时。

用法用量 ①急性冠脉综合征：180μg/kg 弹丸注射，然后以 2μg/（kg·min）静脉滴注，直至患者出院或者进行冠状动脉旁路移植手术（CABG），最多持续 72 小时。②经皮冠脉介入治疗：手术前 180μg/kg 弹丸注射，然后以 2μg（kg·min）静脉滴注。第一次弹丸注射后 10 分钟，再给予第二次 2μg/kg。滴注时间应维持 18~24 小

时（至少 12 小时）。③极量：体重超过 121kg 者，每次弹丸注射的最大用量为 22.6mg，静脉滴注速度最大为 7.5mg/h。

注意事项 ①近 30 日内有异常出血或有出血倾向者、有出血性脑卒中的病史或近 30 日内发生脑卒中的患者、肾透析的患者、难以控制的严重高血压患者、最近 6 周内做过大手术的患者、血小板计数低于 $1.00×10^9$/L 者禁用。②可能出现血压降低、淤斑、血肿、血小板减少等不良反应。③阿加曲班、噻氯匹定、双嘧达莫、阿司匹林等非甾体抗炎药、抗凝药、溶栓药合用有增加出血的危险。

剂型规格 注射剂：每支（瓶）20mg（10ml）；75mg（100ml）；200mg（100ml）。

依达拉奉
Edaravone

别名 爱达拉酮，必存，依达拉封，依达拉酮，Adaravone

作用用途 本品临床用于急性脑梗死所致的神经症状、日常活动能力障碍及功能障碍的改善。

用法用量 静脉滴注：成人，每次 30mg，每日 2 次。用适量生理盐水注射液稀释，30 分钟内滴注，14 日以内为一疗程。

注意事项 ①对本品过敏者、重度肾衰竭患者、儿童、孕妇、哺乳期妇女禁用。②老年人、肝功能不全、轻中度肾功能损害、心脏疾病慎用。③不良反应有血压升高、热感、胆固醇或甘油三酯升高、血小板增多或减少、总胆红素升高、肌酐升高、过敏反应等。④本品禁止与含糖注射液、高能量输液、氨基酸制剂、抗癫痫药配合。

剂型规格 注射剂：每支 10mg（5ml）；30mg（20ml）。

噻氯匹定
Ticlopidine

别名 抵克立得，防聚灵，力扰栓，氯苄噻啶，迈乐，Panaldine，Ticlid，Ticlodix，Ticlodone

作用用途 本品抑制 TX 合成酶，并活化 AC，增加血小板内 cAMP 水平，抑制 ADP、胶原、凝血酶、花生四烯酸、肾上腺素和血小板活化因子等所引起的血小板凝聚，其抑制作用可维持整个血小板的生存期并减少血小板的分泌释放。本品具类似罂粟碱对心血管的作用，能逆转氯化钾诱导的外周血管收缩，静脉注射本品 10mg/kg 体重，可使麻醉犬冠脉扩张，冠脉、脑和颈总动脉血流量增加，血管阻力下降，而心率及耗氧量无明显变化。本品口服后 48 小时起效，1 周后达最大效应，血浆浓度达稳态后，停药后其作用可持续 1~2 周。本品口服吸收迅速，吸收率 80%~90%，生物利用度 60%~80%，在消化道、肝、肾浓度高，脑部浓度较低。$t_{1/2}$ 1.56±0.8 日，达稳态后 $t_{1/2}$ 为 4~5 日，静脉注射本品 $t_{1/2}$

1.5 日。服药 48 小时后 60% 由粪便排泄，30% 从尿液排泄。用于缺血性脑血管障碍，慢性四肢动脉闭塞症，血栓闭塞性血管炎。

用法用量 口服：每次 250mg，每日 2 次。

注意事项 ①对本品过敏者禁用。②血液病和出血时间延长的出血性疾病，白细胞减少、血小板和粒细胞缺乏者慎用；孕妇及哺乳期妇女慎用。③约有 10% 的患者出现胃肠刺激症状，如消化不良，腹泻，腹痛，恶心等，当进餐时服药可减轻反应。少数患者可出现荨麻疹，斑丘疹；个别患者还可发生黄疸与肝功能损伤，也有极少数人出现血小板减少，白细胞减少，中性粒细胞缺乏或贫血。

剂型规格 片剂：每片 100mg；200mg。

阿米三嗪-萝巴新
Almitrine-Ranbasine

别名 阿米君，阿米三嗪和阿码碱，都可喜，福里衡，烯丙哌三嗪，Almitrine Raubasine，Duxil，Vectarion

作用用途 本品是复方制剂，主要通过阿米三嗪发挥药理作用，萝巴新可增强前者的作用强度和持续时间。其作用为加强肺泡-毛细血管的气体交换、增加动脉血氧分压和血氧饱和度，尤其在供氧不足的情况下可增加脑组织的氧含量，恢复有氧代谢，因而可以改善和增强脑部功能。适用于亚急性和慢性脑血管功能不全障碍症、脑缺血后遗症、老年精神行为障碍、脉络膜视网膜功能障碍以及缺血性耳蜗前庭功能失调等。

用法用量 口服：每次 1 片，每日 2 次，早晚各服 1 片，维持量，每日 1 片，餐后服用较好。

注意事项 ①孕妇禁用。②本品副作用小，偶可出现恶心、头晕、失眠、心悸、焦虑、罕见体重下降等。③用药过量会引起心动过速、低血压、呼吸急促和呼吸性碱中毒，应注意监测血气。④治疗期间，下肢出现蚁爬、刺痛或麻木，必要时可停药。⑤本品不宜与单胺氧化酶抑制剂合用。

剂型规格 片剂：每片含阿米三嗪 30mg，萝巴新 10mg。

胰激肽原酶
Pancreatic Kininogenase

别名 怡开，治开，依可佳，血管舒缓素，胰激肽释放酶

作用用途 本品有扩张血管、改善微循环作用。能激活纤溶酶，降低血黏度，激活磷脂酶 A_2，防止血小板聚集，防止血栓形成等作用。临床主要用于微循环障碍性疾病，如糖尿病引起的肾病、视网膜病、眼底病及缺血性脑血管病，也可用于原发性高血压的辅助治疗。

用法用量 ①口服：成人，肠溶片：每次 56 ~ 112U，每日 3 次，如效果不显著，可增至每次 112 ~ 224U。片

剂：每次 10 ~ 20U，每日 3 次，效果不显著可增至 20 ~ 40U，饭前服用。②肌内注射或皮下注射：每次 10 ~ 40U，每日 1 ~ 2 次，3 周为一疗程。③结膜下注射：每次 5U。

注意事项 ①脑出血及其他出血性疾病的急性期禁用。②孕妇和哺乳期妇女慎用。③偶有皮疹、皮肤瘙痒等过敏现象及胃部不适等感觉，停药后消失。④本品与血管紧张素转换酶抑制剂有协同作用。

剂型规格 ①片剂：每片 10mg。②肠溶片：每片 56U。③注射剂：每支 10U；20U；40U。

脑力隆
Naolilong

作用用途 本品为脑益嗪、参三七提取物、维生素 B_6 及维生素 E 的复方缓释胶囊剂，脑益嗪为哌嗪类钙通道阻滞剂，可阻滞血管平滑肌的钙内流，引起血管扩张，能显著改善脑循环及冠脉循环。此外，还具有抗组胺，抗激肽活性及抑制补体活化的作用。参三七提取物系由中药参三七提取而得，主要含三七皂苷甲、三七皂苷乙和黄酮苷。三七提取物能抑制血小板聚集，降低血黏度，增加心冠状动脉流量，降低冠脉阻力，减慢心率，降低血压，降低心肌耗氧量。维生素 E 有保护心肌及脑细胞不被氧化的作用。维生素 B_6 在机体氧化还原等生化过程中起重要的辅酶作用。用于各种类型的缺血性脑血管病，如脑血管硬化，脑血栓形成，脑血管痉挛，短暂性脑缺血发作、中风、高血压、冠心病、心绞痛和糖尿病性多发性神经炎，晕动病，内耳眩晕症。

用法用量 口服：①防治脑血管病、高血压、冠心病，首次服 2 粒，以后每 12 小时服 1 粒，疗程 8 周。②防治晕动病及内耳眩晕症所致的恶心、呕吐和眩晕，每次 1 粒，每日 1 ~ 2 次。

注意事项 本品尚未发现明显副作用，使用剂量较高时会出现嗜睡，减量或断续服用，症状可自然消失，不影响治疗。

剂型规格 胶囊剂：每粒含有脑益嗪，参三七提取物，维生素 B_6，维生素 E。

脑复活
Naofuhuo

作用用途 本品为复方制剂，含有脑氨肽、L-谷氨酸、硫酸软骨素、多种维生素。主要成分脑氨肽具有促进脑细胞 DNA 合成；促进脑细胞的修复和再生，提高脑细胞对氧的利用率；改善脑细胞的能量代谢；增强脑功能，供给脑组织修复再生所需要的各种氨基酸；调节脑神经活动等作用。硫酸软骨素能提高组织的渗透性，促进渗出液的吸收，有利于损伤组织、变性坏死组织的愈合、修复和再生。用于神经衰弱、脑血管损伤后遗症、脑萎缩、老年性痴呆、颅脑外伤综合征；中枢神经系统

感染，脑病后遗症，先天性脑发育不全。

用法用量 口服：成人，每次 4 片，每日 3 次；儿童，每次 3 片，每日 3 次。

注意事项 本品无明显不良反应。

剂型规格 片剂：每片含有脑氨肽、L-谷氨酸、硫酸软骨素、多种维生素。

脑心舒
Naoxinshu

作用用途 本品系由健康猪十二指肠中提取制成的，有降低心肌氧耗量、增加脑血管搏动血容量、降低血脂、减少动脉粥样硬化斑块、抗凝血、增加血流速度、解除血细胞聚集等作用。适用于缺血性脑血管疾病。对缺血性脑血管病的急性期、恢复期及后遗症均有较好疗效。亦可用于冠心病的治疗。

用法用量 口服：每次 20～30mg，每日 3 次，1～3 个月为一疗程。

注意事项 少数患者服药后可有皮疹，月经量增多、腹胀、胃痛等症状出现。

剂型规格 片剂：每片 10mg。

脑血康
Naoxuekang

作用用途 本品主要成分为水蛭，采用科学方法，提取其有效成分而得的单味中药制剂。本品能控制凝血酶引起的凝血反应和抑制血小板凝集，有效防止和治疗血栓形成，降低血管阻力，改善脑血循环，增加脑血流量，有效治疗脑卒中所致的后遗症。本品具有活血化瘀、破血散结。临床用于中风、半身不遂、口眼歪斜、舌强语謇、高血压、脑出血后的脑血肿、脑血栓等。

用法用量 口服：每次 3 片，每日 3 次。

注意事项 孕妇、出血性疾病患者禁用。

剂型规格 片剂：每片 0.16g。

脑安胶囊
Nao'an Jiaonang

作用用途 本品的主要成分为川芎、当归、红花、人参等。具有明显的抗血小板聚集作用，能够抑制 ADP 诱导的血栓形成。能选择性降低脑血管的张力，增加脑血流量，改善脑部微循环。本品对缺血性脑梗死所引起的脑组织损害有明显的对抗和保护作用，亦能降低全血黏度。用于治疗血栓形成，脑供血不足和脑出血恢复期，治疗血管性头痛、预防中风。

用法用量 口服：每次 0.4g，每日 3～4 次；预防用药，每次 0.8～1.6g，每日 1 次。或遵医嘱进行个体化服药。

注意事项 ①本品属活血化瘀复方中药，有强烈抗

凝血作用，脑出血急性期和出血性疾病患者慎用。②服用本品时勿再服用药理作用相似的药物及阿司匹林类药物。③个别患者服药初期出现头胀、头晕，无需特殊处理，坚持服药 1～2 周后会自行消失。

剂型规格 胶囊剂：每粒 0.4g。

脑萎缩丸
Naoweisuo Wan

作用用途 本品是采用科学方法以中草药复方制剂中提取有效成分，浓缩而制成的丸剂。在临床用于各种脑萎缩及引起的偏瘫、大小便失常、痴呆、记忆力下降、智力减退、幻觉、思维紊乱、性格改变、性情急躁易怒等。

用法用量 口服：每次 3 丸，每日 3 次，1 个月为一疗程。

注意事项 未发现明显不良反应。

剂型规格 丸剂。

脑脉泰胶囊
Naomaitai Jiaonang

作用用途 本品是由三七、红参、银杏叶、当归、红花、丹参、山楂、鸡血藤、菊花、石决明、何首乌、石菖蒲、葛根组成的复方制剂。具有益气活血，熄风豁痰功能。用于缺血性中风（脑梗死）恢复期中经络属于气虚血瘀证、风痰瘀血闭阻脉络证者。症见半身不遂，口舌歪斜，舌强言謇或不语，头晕目眩，偏身麻木，面色㿠白，气短乏力，口角流涎等。也可用于急性期以上病症的轻症。

用法用量 口服：每次 2 粒，每日 3 次。

注意事项 ①忌厚腻肥甘之品。②夹有感冒发热、目赤、咽痛等火热症者慎用。

剂型规格 胶囊剂：每粒 0.5g。

复方地龙胶囊
Fufang Dilong Jiaonang

作用用途 本是由中草药地龙、川芎、黄芪、牛膝组成的复方制剂，可抑制血栓形成，促进血栓溶解。降低血小板黏附率，降低血液黏稠度，降低纤维蛋白原含量，改善微循环。增高高密度脂蛋白与低密度脂蛋白的比值，调节脂代谢紊乱。主要用于治疗各种血栓性疾病、中风后遗症、冠心病、心绞痛、高血压、高血脂、高血黏度及血栓闭塞性脉管炎等。

用法用量 口服：每次 0.56g，每日 3 次。

注意事项 不宜用于痰热证、火郁证、瘀热证等有热象者。

剂型规格 胶囊剂：每粒 0.28g。

甜梦胶囊
Tianmeng Jiaonang

作用用途 本品是由中药刺五加、黄精、熟地、枸杞、桑椹、雄蚕蛾、淫羊藿、黄芪、党参、半夏、陈皮、茯苓、泽泻、山药等组成的复方制剂。具有健脑安神、补肾益气、健脾和胃、抗衰老、增强免疫力等功能。适用于脾肾两虚，症见失眠健忘、神疲乏力、视弱听减、头晕耳鸣、食欲不振、腰膝酸软、心慌气短、发脱早衰、脑功能减退、更年期综合征等。

用法用量 口服：每次 3 粒，每日 2 次；重症患者，每日 3 次，饭后 1~2 小时服用，30 日为一疗程。

注意事项 尚未见明显不良反应。

剂型规格 胶囊剂：每粒 0.4g（相当于原药材 2.18g）。

他克林
Tacrine

别名 派可致，特可林，Cognex

作用用途 本品是一种具有中枢活性的可逆性胆碱酯酶抑制剂，能普遍改善脑功能障碍症状，有效控制病程进展，显著提高老年患者生活质量，可有效治疗阿氏痴呆症。主要用于治疗轻中度阿氏痴呆患者的认识、记忆功能改善。

用法用量 口服：起始剂量，每次 10mg，每日 4 次；以后每 6 周增加 1 次，即每次 20mg，每日 4 次；每次 30mg，每日 4 次；每次 40mg，每日 4 次，疗程共 24 周。

注意事项 ①服药后个别患者 ALT 显著升高（220IU）伴意识障碍。②个别患者用药 2 周后有尿频、尿急、尿潴留。

剂型规格 胶囊剂：每粒 10mg；20mg；30mg；40mg。

天麻素
Gastrodin

别名 天眩清，庆欣注射液

作用用途 本品是由人工合成的天麻素所制成的注射剂。本品在体内先水解生成天麻苷元，而后天麻苷元透过血脑屏障，结合到苯二氮䓬受体，产生镇静安神的作用，进而发挥中枢抑制效应。临床用于治疗神经衰弱、神经衰弱综合征及血管神经性头痛等（如偏头痛、三叉神经痛、枕骨大神经痛等）。亦可用于脑外伤性综合征、眩晕症如美尼尔综合征、药性眩晕、外伤性眩晕、突发性耳聋、前庭神经元炎、椎基底动脉供血不足等。

用法用量 ①口服：成人每次 50~100mg，每日 3 次。②肌内注射：每次 0.2g，每日 1~2 次。器质性疾病可适当增加剂量，或遵医嘱。③静脉滴注：每次 0.6g，每日 1 次，用 5% 葡萄糖注射液或 0.9% 氯化钠注射液 250~500ml 稀释后使用。

剂型规格 ①片剂：每片 25mg；50mg。②胶囊剂：每粒 25mg；50mg。③注射剂：每支 0.2g（2ml）。

天麻密环菌
Tianma Mihuanjun

作用用途 本品为植物天麻的共生物，本品与天麻具有共同生理活性，对中枢神经系统有抑制作用，可产生镇静及抗惊厥作用，并能改善微循环，增加冠脉血流量。临床用于治疗各种眩晕、神经衰弱、失眠、耳鸣、四肢麻木等。

用法用量 口服：每次 3~5 片，每日 2~3 次，10 日为一疗程。

剂型规格 片剂：每片含密环菌发酵物（密环粉）250mg。

银杏叶提取物
Ginkgo Biloba Extract

别名 达纳康，冠心酮，金钠多，舒血宁，梯波宁，天保宁，银可络，银杏叶浸膏，6911，Rokan，Tanakan，Tebonin，Teponin

作用用途 本品系银杏叶提取物，主要含银杏黄酮苷。本品能扩张脑血管，促进脑血液循环，增加脑血流量，改善和保护脑细胞；改善缺氧细胞的能量代谢和营养；提高红细胞 SOD 活性，抑制细胞膜脂质过氧化；抗血小板凝集，防止血栓形成；扩张冠脉血管，增加冠脉循环血流量，缓解血管的痉挛。临床上主要用于缺血性脑血管病，如短暂性脑缺血发作，脑血栓形成、脑梗死等；中老年脑功能不全、老年痴呆，如记忆力减退、智能衰退、精力不集中、头痛、耳鸣等；对动脉硬化及高血压所致的冠状动脉供血不足、心绞痛、心肌梗死等也有明显的改善作用。还可用于眼部循环障碍，糖尿病视网膜病变，老年性黄斑变性等。

用法用量 ①口服：每次 2 片，每日 3 次，饭前服用，1 个月为一疗程，2~3 个疗程最佳。口服液，每次 1ml（40mg），每日 3 次。②静脉滴注：每次 1~2 支，每日 2~3 次。

注意事项 ①对本品过敏者、孕妇及心力衰竭者慎用。②偶有胃肠道不适、头晕、头痛、血压下降及过敏反应。③长期静脉注射时，应改变注射部位以减少静脉炎的发生。④本品不得与小牛血清等生物制品合用。

剂型规格 ①片剂：每片含主药 40mg。②溶液剂：每支 1ml（40mg）。③注射剂：每支 5ml，含 17.5mg 银杏叶提取物。

银杏达莫
Ginkgo-Dipyridamolum

别名 杏丁

作用用途 本品具有调节血管的舒缩功能、清除自由基、拮抗 PAF、保护神经元的作用，能够扩张动脉血管、降低血管壁通透性、改善水肿；降低缺血黏度、抑制血小板和红细胞的高聚集性、增加红细胞的变形性；减少心肌耗氧量、增强心肌细胞对缺血缺氧的耐受性；稳定细胞膜、维持正常的细胞结构和功能，直接保护神经元、加强神经传导、加快神经递质的更新。临床用于脑血栓、脑血管痉挛、急慢性脑功能不全（老年性痴呆、中风后遗症、记忆力减退、注意力不集中）、颅脑外伤后遗症，缺血性心脏病（冠状动脉供血不足、心绞痛、心肌梗死），眩晕、突发性耳聋、耳鸣、听力下降，缺血性视网膜病变（糖尿病性视网膜病变、老年性黄斑变性）、激光治疗副反应，外周血管疾病（雷诺征、静脉曲张、下肢动脉炎）等疾病。

用法用量 静脉滴注：每次 2~5 支，每日 1~2 次，加入到 250ml 或 500ml 生理盐水或葡萄糖注射液滴注。

注意事项 偶见轻度消化道不适、头痛、皮疹，停药即可消失，无需特殊处理。

剂型规格 注射剂：每支 5ml，含银杏叶提取物 20.5mg，其中标定含有银杏总黄酮 4.5~5.5mg，双嘧达莫 1.8~2.2mg。

疏血通注射液
Shuxuetong Zhusheye

作用用途 本品主要成分系中药地龙和水蛭，经提取有效成分而制成的注射剂。本品具有活血化瘀、通经活络功能。用于瘀血阻络所致的中风中经络急性期，症见半身不遂、口舌歪斜、言语謇涩。急性期脑梗死见上述证候者。

用法用量 静脉滴注：每日 6ml 或遵医嘱，加于 5% 葡萄糖注射液（或 0.9% 氯化钠注射液）250~500ml 中，缓慢滴注。

注意事项 有过敏史及过敏性疾病史者、孕妇、无瘀血证者、有出血倾向者禁用。

剂型规格 注射剂：每支 2ml。

银杏蜜环口服液
Ginkgo Leaf Extract and Armillariella Mellea Powders Oral Solution

作用用途 本品是由银杏叶提取物和天麻蜜环菌组成的复方制剂。本品能扩张冠状动脉及脑血管，增加冠脉血流量及脑血流量，改善心脑组织微循环，可抑制血小板聚集及抗血栓形成。主要用于冠心病、心绞痛、缺血性脑血管疾病，可改善心、脑缺血性症状。

用法用量 口服：每次 10ml，每日 3 次，或遵医嘱。

注意事项 本品对孕妇、哺乳期妇女、老年人、儿童的有关研究尚不明确。

剂型规格 溶液剂：每支含银杏叶提取物 0.03g，蜜环粉 1g。

银丹心脑通胶囊
Yindan Xinnaotong Jiaonang

作用用途 本品是由银杏叶、丹参、灯盏、细辛、绞股蓝、山楂、大蒜、三七、天然冰片、植物油、山梨酸、蜂蜡组成的复方制剂。本品功能主治：①苗医：蒙修、蒙柯，陇蒙，给俄，告俄蒙给。②中医：活血化瘀、行气止痛、消食化滞。用于气滞血瘀引起的胸痹，症见胸痛、胸闷、气短、心悸等；冠心病心绞痛、高脂血症、脑动脉硬化、中风、中风后遗症见上述症状者。

用法用量 口服：每次 2~4 粒，每日 3 次。

注意事项 尚未发现不良反应报道。

剂型规格 胶囊剂：每粒 0.4g。

三七通舒胶囊
Sanqi Tongshu Jiaonang

作用用途 本品主要成分为三七三醇皂苷。具有活血化瘀，活络通络功能，能改善脑梗死、脑缺血功能障碍，恢复缺血性脑代谢异常，抗血小板聚集，防止血栓形成，改善微循环，降低全血黏度，增强颈动脉血流量，主要用于心脑血管栓塞性疾病，主治中风、半身不遂、口舌歪斜、言语謇涩、偏身麻木。

用法用量 口服：每次 1 粒，每日 3 次，4 周为 1 个疗程。

注意事项 ①孕妇、脑出血者禁用。②产妇慎用。③个别患者服药后出现恶心等症状。

剂型规格 胶囊剂：每粒 200mg（含三七三醇皂苷 100mg）。

苦碟子注射液
Kudiezi Zhusheye

别名 悦安欣，碟脉灵

作用用途 本品系单方抱茎苦荬菜提取精制而成的注射剂，具有活血止痛、清热祛瘀功能。能扩张冠状血管，改善心肌血氧供应，增加纤维蛋白溶解酶活性，抑制血栓形成，活血止痛，清热祛瘀。本品用于治疗冠心病、心绞痛、脑梗死等。

用法用量 静脉滴注：每次 10~40ml，每日 1 次。用 5% 葡萄糖或 0.9% 氯化钠注射液稀释至 250~500ml 后应用。14 天为一疗程；或遵医嘱。

注意事项 ①对本品过敏者或过敏体质者、严重肝肾损害者、心衰及其他严重器质性疾病者、有出血倾向者禁用。②服药期间密切观察患者病情。

剂型规格 注射剂：每支 10ml；20ml。

红景天
Red Palace

别名 高原人参，诺迪康，仙赐草

作用用途 本品为多年生草本或亚灌木植物，作为藏药已有千余年历史。它具有中枢兴奋作用，能加强记忆力和注意力，使加快收缩频率的心脏恢复正常。有抗疲劳、抗缺氧等作用。用于过度疲乏时需要提高智力、注意力的健康人，老年人，病后虚弱者，各种神经官能症，自主神经、血管张力障碍，肌无力等。也用于糖尿病、神经衰弱、更年期综合征、高山适应不全症的辅助治疗。

用法用量 口服：①溶液剂，每次 10ml，每日 3 次。②胶囊剂，每次 1~2 粒，每日 2~3 次，儿童剂量减半。

剂型规格 ①溶液剂（诺迪康）：每支 10ml。②胶囊剂（诺迪康）：每粒 250mg。

倍他司汀
Betahistine

别名 甲胺乙吡啶，抗眩啶，美克乐，敏便朗，敏使朗，倍他定，培他胺，培他啶，Betaserc，Meoteis

作用用途 本品为一种组胺类药物，具有扩张毛细血管的作用，作用较组胺持久，特别是对内耳的毛细血管前括约肌有松弛作用，从而增加内耳血流。此外，可调整内耳毛细血管的通透性，消除内耳淋巴水肿。能增加脑血流量及内耳血流量，消除内耳性眩晕、耳鸣和耳闭感；能抑制组胺的释放，产生抗过敏作用。临床用于内耳眩晕症，对脑动脉硬化、缺血性脑血管病、头部外伤或高血压所致直立性眩晕、耳鸣等。常用本品二盐酸盐。

用法用量 ①口服：每次 4~8mg，每日 2~4 次。②肌内注射：每次 2~4mg，每日 2 次。③静脉滴注：每次 20mg（250ml），每日 1 次。

注意事项 ①消化性溃疡、支气管哮喘及嗜铬细胞瘤患者慎用。老年人使用注意调节剂量，孕妇慎用。②偶有口干、胃部不适、心悸、皮肤瘙痒等。

剂型规格 ①片剂：每片 4mg；6mg。②注射剂：每支 2mg（2ml）；4mg（2ml）；4mg（4ml）。每瓶 20mg（250ml）；20mg（500ml）。

鼠神经生长因子
Mouse Nerve Growth Factor

别名 金路捷，恩经复，苏肽生，Aneway，Nobex

作用用途 本品主要成分系从小鼠颌下腺中提取的神经生长因子。本品能促进神经损伤的恢复，提高受损神经细胞存活率，促进受损神经纤维沿正确方向生长。本品能缩短坐骨神经夹伤后痛觉恢复的时间，能恢复运动神经传导功能，能修复化学性交感神经末梢损伤，促进视神经损伤后传导功能恢复。本品主要用于治疗视神经损伤等多种神经损伤的恢复。

用法用量 肌内注射：每次 200~600IU，使用时用 2ml 注射用水溶解后肌内注射。4 周为一疗程，根据病情轻重可多疗程连续给药。或每次 30μg，每日 1 次，3~6

周为一疗程。

注意事项 ①过敏体质、儿童、孕妇及哺乳期妇女慎用。②偶见注射部位痛或注射侧下肢疼，一般无需处理。个别症状较重者，口服镇痛剂即可缓解。

剂型规格 注射剂：每支 2000IU；4500IU（20μg）；15000IU（30μg）。

赖氨酸
Lysine

作用用途 本品系人体必需氨基酸之一，是肽激素和辅酶的前体物质之一，能促进体内丙酮酸的代谢，使其进一步氧化生成乙酰辅酶 A，利于神经组织中的乙酰胆碱（Ach）合成，促进神经递质的代谢而兴奋神经中枢，本品能透过血脑屏障，直接进入脑组织，帮助神经组织修复，促进神经细胞再生；还能影响呼吸链，具有抗脑组织缺氧的功能。提高脑组织生理功能，增强记忆力，此外，本品还能抑制蛋白酶原的激活因子，使纤维蛋白酶原不能成为纤维蛋白酶，而达到止血的作用，其功效与氨基己酸相同。本品还具有促进人体生长发育，增强人体免疫能力的作用。用于颅脑损伤，脑血管病及脑动脉硬化、老年性脑萎缩、痴呆、精神病、神经功能失调、一氧化碳中毒、记忆减退；也可用于赖氨酸缺乏引起的营养不良，食欲不振，倦怠和消瘦及作为贫血、急慢性肝炎等的辅助用药。

用法用量 ①口服：每次 3g，每日 3 次，300~500g 为一疗程。汤水或温开水送服。②静脉滴注：每次 10ml，用生理盐水或 5% 葡萄糖注射液 250ml 稀释后，缓慢静脉滴注，每日 1 次，20 次为一疗程。

注意事项 ①急性缺血性脑血管病慎用。②少数患者出现轻度胃肠不适。

剂型规格 ①散剂：每袋 3g；每瓶 30g。②注射剂（盐酸赖氨酸注射液）：每支 3g（10ml）。

西洛他唑
Cilostazol

别名 培达，Pletaal

作用用途 本品能明显抑制由 ADP、胶原、肾上腺素、花生四烯酸等聚集诱导剂引起的血小板聚集，并可使聚集块解离，不引起两次聚集。其代谢产物环氧化物的活性为原药的 3~4 倍。通过抑制血小板及血管平滑肌细胞内的 PDE 活性，升高 cAMP 浓度而产生扩张血管作用。对外周血管作用最强，脑血管作用较弱，口服吸收，血浆蛋白结合率为 95%，达峰时间为 3~4 小时，$t_{1/2}$ 约 18 小时。用于改善慢性动脉闭塞症引起的溃疡、疼痛、冷感和间歇性跛行等缺血性症状。

用法用量 口服：成人，每次 50~100mg，每日 2 次。可根据年龄及症状适当调整剂量。

注意事项 ①出血患者（血友病、毛细血管脆弱症、上消化道出血、尿路出血、咳血、玻璃体出血等以及孕妇均禁用。②正在使用抗凝药物或抗血小板药物的患者、月经期妇女、伴有出血倾向的患者以及重症肝、肾功能障碍的患者均应慎用。③偶有发疹、皮疹、荨麻疹、瘙痒等过敏症状；心悸、脉频、发热、头晕、低血压；头痛、眼花、眩晕、失眠；胃部不适、恶心、呕吐、腹泻、转氨酶升高；BUN、肌酐、尿酸值上升，血小板减少和出血倾向等不良反应。

剂型规格 片剂：每片 50mg；100mg。

奥扎格雷钠
Sodium Ozagrel

别名 奥泽格瑞，奥扎格雷，丹奥，丹仑，桔普宝，桔善宝，罗奥，晴尔，Cataclot，Ozagrel，Vnblot

作用用途 本品为血栓烷（TX）合酶抑制剂，能阻碍前列腺素 H_2（PGH_2）生成血栓烷 A_2（TXA_2），促使血小板所衍生的 PGH_2 转向内皮细胞，用以合成 PGI_2，从而改善 TXA_2 与前列腺素 PGI 的平衡异常，抑制血小板的聚集和扩张血管。本品能改善脑血栓急性期的运动障碍，改善脑缺血急性期的循环障碍及改善脑缺血时能量代谢异常。用于治疗急性血栓性脑梗死和脑梗死所伴随的运动障碍，及改善蛛网膜下腔出血手术后的脑血管痉挛收缩和并发脑缺血症状。

用法用量 静脉滴注：每次 40～80mg，每日 2 次，溶于 500ml 0.9%氯化钠注射液或 5%葡萄糖注射液中，连续静脉滴注，2 周为一疗程。根据年龄、症状适当增减用量。

注意事项 ①对本品过敏者、脑出血或脑梗死并出血、有严重心、肺、肝、肾功能不全者、有血液病或有出血倾向者、收缩压超过 26.6kPa（即 200 mmHg）以上者禁用。②儿童、孕妇及哺乳期妇女慎用。③由于有出血的倾向，要仔细观察，出现异常立即停止给药。④可能出现的主要不良反应有，肝肾：偶有 GOT、GPT、BUN 升高。消化系统：偶有恶心、呕吐、腹泻、食欲不振、胀满感。过敏反应：偶见荨麻疹、皮疹等，发生时停止给药。循环系统：偶有室上性心律不齐、血压下降，发现时减量或终止给药。其他：偶有头痛、发烧、注射部位疼痛、休克及血小板减少等。严重不良反应可出现出血性脑梗死、硬膜外血肿、脑内出血、消化道出血、皮下出血等。⑤本品避免与含钙注射液（格林溶液等）混合使用，以免出现白色混浊。⑥本品与抑制血小板功能的药物并用有协同作用，必须适当减量。

剂型规格 注射剂：每支 20mg；40mg；80mg。

拉克替醇
Laketichuen

别名 天晴康欣

作用用途 本品为新一代寡糖类产品，具有酸化肠道，抑制氨的吸收；促进产氨底物的排出，减少氨的形成；调节肠道菌群，减少内毒素的产生；高渗缓泻。对肝性脑病、肝损害有防治作用，还可用于便秘的治疗。

用法用量 口服：①肝性脑病，每日 0.6g/kg 体重，分 3 次就餐时服用。②便秘，初始剂量为每日 20g，于早餐或晚餐时一次服用。

注意事项 偶有胃肠胀气、腹部胀痛和痉挛。

剂型规格 散剂：每袋 5g。

蚓激酶
Lumbrukinase

别名 博洛克

作用用途 本品为由人工养殖的赤子爱胜蚓中提取分离而得的酶复合物。即纤维蛋白溶酶原激活物和纤维蛋白溶酶；其中还有类似组织纤维蛋白的溶酶原激活物（t-PA）的成分。本品可降低纤维蛋白原含量，缩短优球蛋白的溶解时间，降低全血黏度及血浆黏度，t-PA 活性增加。纤维蛋白溶酶原激活物抑制物活性降低，纤维蛋白降解产物增加等。用于缺血性脑血管病中纤维蛋白原增高及血小板聚集率增高的患者。

用法用量 口服：每次 2 粒，每日 3 次，饭前半小时服用，3～4 周为一疗程，也可连续服用。

注意事项 ①有出血倾向的患者慎用。②本品不良反应较少，可出现皮肤瘙痒，皮疹，恶心，腹泻等。

剂型规格 ①片剂：每片 30 万单位。②胶囊剂：每粒 200mg。

小牛血去蛋白提取物
Deproteinized Calf Blood Extractives

别名 爱维治，奥德金，丽珠宝乐，血活素，怡活素，奥安达，素高捷疗，维能康，Actovegin，Solcoseryl

作用用途 本品是由幼牛血清经严格超滤制成的小分子，无蛋白质的高精度生物制剂，其中含有无机离子及小分子肽（分子量小于 5000），氨基酸、核苷酸、低聚糖、脂类等小分子有机物。能促进缺氧细胞对氧和葡萄糖的摄取和利用，改善能量代谢，增加脑组织对缺血、缺氧的耐受性，保护和加速组织损伤的愈合能力。用药后 30 分钟以内开始发挥作用。用药 3 小时以后作用达到高峰，治疗作用随用药时间延长而增强。用于改善脑部血液循环及营养障碍性疾病（脑血管意外，颅脑外伤）所引起的神经功能损害；加速由末梢动脉、静脉循环障碍所引起的腿部疾病的愈合和促进放射所导致的皮肤黏膜损伤的修复。

用法用量 ①口服：每次 1～2 片，每日 3 次，整片吞服，4～6 周为一疗程。②静脉注射、动脉注射：具体使用方法和剂量视临床情况而定，开始每次 5～10ml，每日 1 次，持续治疗剂量，每日 2～5ml。③静脉滴注：脑中风及脑外伤，取 20～30ml，用 250ml 5%葡萄糖注射液或氯化钠注射液稀释，缓慢滴注，每日 1 次，两周为一疗程。大脑功能不全及脑痴呆，取 30ml 用 250ml 5%葡萄糖注射液或氯化钠注射液稀释，静脉缓慢滴注，每日

1次，两周为一疗程。

注意事项 ①对本品或同类产品过敏者禁用。②本品对母婴无不良影响，但使用时要注意对婴儿可能产生的潜在危险。③本品为高渗溶液，肌内注射时要缓慢，注射量不要超过5ml。④本品过敏反应极为罕见（如荨麻疹、皮肤潮红、药物热、休克等）。⑤本品不宜与其他药物混合滴注。

剂型规格 ①片剂：每片200mg。②注射剂：每支80mg（2ml）；200mg（5ml）；400mg（10ml）。

单唾液酸四己糖神经节苷酯
Monositalotetrahexosylganglioside

别名 单唾液酸四己糖神经糖苷脂，申捷，施捷因，GM-1

作用用途 本品是存在于哺乳类动物神经组织中的一种重要的神经节苷酯。主要分布在神经细胞膜，与神经重构的生理机制有关。本品能促进中枢神经系统在遭受各种原因损害后的功能修复。对损伤后的继发性神经退化有保护作用；对脑血流动力学参数的改善和损伤后脑水肿的减轻有良好影响。主要用于中枢神经系统血管性或创伤性病变，包括急性、慢性脑创伤；急性、慢性脊髓创伤；脑血管意外（包括缺血性和出血性卒中）。

用法用量 （1）肌内注射：①中枢神经系统创伤性或血管性病变：成人，每日20~40mg，1次或分次注射。②中枢神经系统创伤性或血管性病变急性期后的维持治疗：每日40mg，维持6周。（2）静脉滴注：①血管性病变：成人，每日20~40mg，1次或分次缓慢滴注。②血管性病变急性期：成人，每日100mg，持续21日后改用维持量，每日40mg，维持6周。

注意事项 ①对本品过敏者、家族性黑矇性白痴、脑网膜变性病、幼年型家族性黑矇性白痴、肝肾功能严重衰竭患者均应禁用。②少数患者用本品后出现皮疹样反应，建议停用。

剂型规格 注射剂：每支20mg（2ml）；100mg（5ml）。

脑苷肌肽
Cattle Encephalon Glycoside and Ignotin

别名 全威凯洛欣

作用用途 本品为复方制剂，其组分为多肽、多种神经节苷脂。神经节苷脂具有感知、传递细胞内外信息的功能，参与细胞的识别、粘着、生长、分化以及细胞信息传递等过程。它能够参与神经组织的分化，加速损伤的神经组织的再生修复，促进神经支配功能恢复，减低兴奋性氨基酸的释放，从而减轻细胞毒性和血管水肿。小分子多肽氨基酸广泛参与各种生化过程，包括各种物质的合成、物质的转运、信息物质的生成与传递，同时为所有的生命活动提供能量。本品能促进心、脑组织的新陈代谢，参与脑组织神经元的生长、分化和再生过程，改善脑血液和脑代谢功能，用于治疗心肌和脑部疾病引起的功能障碍，如神经外科术后神经功能的恢复，骨外伤、脊神经和周围神经术后神经功能的恢复，视神经损伤、帕金森病、脑炎、脑膜炎、脑动脉硬化、脑出血、脑梗死、冠心病、心律失常和心肌梗死的治疗等。

用法用量 ①静脉滴注：每次4~12ml，加入生理盐水或5%葡萄糖注射液300ml中，缓慢滴注，每日1次。②肌内注射：每次2~4ml，每日2次。

注意事项 ①对本品过敏者，神经节苷脂累积病禁用。②肾功能不全者、孕妇慎用。③不宜与氨基酸注射液同用。

剂型规格 注射剂：每支2ml，含多肽6.4mg，含唾液酸100μg。

沙格雷酯
Sarpogrelate

别名 安步乐克，盐酸沙格雷酯，Anplag

作用用途 本品能选择性地拮抗血小板及血管的5-羟色胺受体。抑制血小板凝集及血管收缩，增加被减少的侧支循环血量，改善周围循环障碍，改善慢性动脉闭塞症所引起的溃疡、疼痛及冷感等缺血性症状。

用法用量 口服：成人，每次100mg，每日3次，饭后服用。应随年龄及症状适宜增减。

注意事项 ①孕妇、产妇、哺乳期妇女、出血患者（血友病、毛细血管脆弱症、消化道溃疡、尿路出血、咯血、玻璃体出血等）禁用。②月经期间的患者、有出血倾向及有关因素的患者、正在服用抗凝药（如华法林等）或有抑制血小板凝集作用的药物（如阿司匹林、噻氯匹定等）的患者慎用。因以上患者服用本品后，有可能增加出血或增加出血倾向。肾脏严重损伤者慎用（主要能影响排泄）。③少见皮疹、恶心、胃灼热等不良反应。④服药期间应定期进行血液检查。

剂型规格 片剂：每片100mg。

阿加曲班
Argatroban

别名 诺保思泰

作用用途 本品能够选择性抑制凝血酶，延长血液凝固的时间，用于治疗慢性动脉闭塞症（血栓闭塞性脉管炎，闭塞性动脉硬化症）患者的四肢溃疡、静息痛及冷感等。

用法用量 静脉滴注：每次10mg，每日2次，每次用注射液稀释后，进行2~3小时的静脉滴注。

注意事项 ①出血性患者、脑栓塞或有可能患脑栓塞的患者、伴有高度意识障碍的严重梗死患者禁用。②有出血可能性的患者和正在使用抗凝血药、具有抑制血小板聚集作用的药物、血栓溶解剂或有降低血纤维蛋白原作用的酶制剂的患者以及患有严重肝功能障碍的患者慎用。③使用时应严格进行血液凝固功能等出凝血检查。④怀孕期间和小儿患者的用药安全性尚未确立。

七叶皂苷钠
Sodium Aescinate

别名 β-七叶皂苷钠，艾辛可，麦通纳，欧开，Aescine Sodium

作用用途 本品主要成分为七叶皂苷钠，是从七叶树科植物天师栗的干燥成熟种子提取得到的三萜皂苷的钠盐。本品能降低血管通透性，对抗渗出，从而减少静脉性充血，减轻组织肿胀，减少栓塞的体积，达到预防和治疗静脉性水肿和组织水肿作用。本品能增加静脉回流，减轻静脉瘀血症状，改善瘀血症状，并能明显降低血液黏稠度；能增血管弹性，增加血管张力，恢复静脉的强度及弹性。临床用于各种原因所致的软组织肿胀、静脉性水肿：如急、慢性组织损伤所致的水肿、血肿。脑外伤、脑血管意外、脑肿瘤、颅内感染等所致的脑功能障碍。各类血管疾病所致的局部血液循环障碍。

用法用量 ①口服：成人，每次 30～60mg，早晚各 1 次，20 日为一疗程。②静脉注射：成人，10～15mg 溶于 10% 葡萄糖注射液 5～10ml，或 0.9% 氯化钠注射液 40ml 中给药，每日 2 次。儿童，3～10 岁，每日 0.2mg/kg；3 岁以下，每日 0.1mg/kg。③静脉滴注：成人，20～30mg 溶于 10% 葡萄糖注射液或 0.9% 氯化钠注射液 250～500ml 中给药，每日 1 次。儿童，静脉滴注用量同静脉注射。

注意事项 ①对本品过敏者、肾功能不全者、妊娠早期患者、Rh 血型不合的孕妇禁用。②老人、儿童、孕妇慎用。③用药期间应监测肾功能，如发现肾功能异常应立即停药。④个别患者出现过敏性皮疹、食欲缺乏、注射部位肿痛和硬结等。⑤建议进餐时或饭后服用。⑥本品不能作肌内或皮下注射。⑦静脉注射时宜选用较粗的静脉，在注射时勿使药液漏出静脉外。万一漏出，应立即用普鲁卡因注射液和玻璃酸酶按常规处理，并固定手臂。注射速度不宜过慢。⑧静脉注射时切忌注射入动脉，若不慎注入，应立即拔出针头，并注射含有肝素 10000U 的 0.9% 氯化钠注射液 10ml，必要时进行行星状神经节阻滞术。⑨如出现轻微的胃肠道不适，不需要停药。

剂型规格 ①片剂：每片 30mg。②注射剂：每支 5mg；10mg。

地奥司明
Diosmin

别名 爱脉朗，葛泰 Alvenor

作用用途 本品具有保护血管及提高静脉张力的作用，本品能减少淋巴管的直径，降低淋巴管内压力，改善和促进淋巴回流，减轻慢性静脉功能不全患者的水肿，改善毛细血管的通透性。可加速小腿静脉溃疡的愈合，明显改善急性痔疮和慢性痔疮患者发作时的症状和体征，减少痔疮切除术后的出血。治疗各种原因所致的慢性静

脉功能不全，痔疮及痔疮的急性发作。

用法用量 口服：常规剂量，每日 2 片。对于治疗急性痔疮发作期，服药第 1～4 日，每日 6 片；随后 3 日，每日 4 片。

注意事项 极少见轻微的胃肠道不适和自主神经功能紊乱，无需停止治疗。

剂型规格 片剂：每片含地奥司明 450mg，橙皮苷 50mg。

瑞香素
Daphnation

作用用途 本品是由中草药瑞香中提取的有效成分，具有扩张冠状血管，增加冠脉血流量，减少心肌耗氧量，改善心肌代谢，促进心功能恢复，扩张末梢血管以及抗动脉血栓形成和抑制血小板凝集作用；并具有兴奋垂体-肾上腺皮质系统的抗炎作用。瑞香素吸收后在体内分布较广，其中以肾最高，其次为肺、脾。主要排泄途径为肾。用于血栓闭塞性脉管炎、冠心病、心绞痛、风湿性关节炎、类风湿性关节炎及其他闭塞性血管疾病。

用法用量 口服：每次 0.45g，每日 3 次，1 个月为 1 个疗程。

注意事项 ①手术后有出血倾向者、孕妇及哺乳期妇女、肝肾功能不全患者、严重高血压患者禁用。②维生素 K 对本品有拮抗作用。③偶有口干、手热感。

剂型规格 胶囊剂：每粒 0.15g。

强力脉痔灵
Aescuven Forte

别名 迈之灵

作用用途 本品含有乙醇干燥马栗树籽提取物。服用本品后，既能恢复静脉壁之弹性，增强血管张力、预防静脉松弛变化，又能使血管壁可透性正常进行，避免病灶形成。本品有较高的有效性及可靠性。适用于任何原因所致的慢性静脉功能不全症：如下肢水肿、胫端痛性痉挛、下肢痒痛、疼痛及沉重感、静脉曲张及慢性静脉虚弱（血栓形成后综合征）。本品还用于由静脉曲张所致组织营养不良而引起的下肢肿胀与溃疡；外伤或手术所引起的软组织肿胀；妊娠所致的静脉曲张与水肿。

用法用量 口服：每日早晚各 1 粒，饭后服用。20 日为一疗程。较严重病例，治疗开始阶段，每次 2 粒，每日 2 次。适合长期服用，或由医生指导服用。

注意事项 个别情况下，会刺激胃黏膜，建议与饭同食。

剂型规格 片剂：每片 150mg。

马栗种子提取物
Horse Chestnut Extract

别名 七叶素，威利坦，Aescin

作用用途 本品为七叶树科七叶树属植物马栗树种

子的提取物。可促进前列腺素 PGF$_{2\alpha}$ 的合成与释放，收缩血管，减少渗出。清除自由基，保护细胞和组织。抑制蛋白酶的活性，保护血管壁，降低毛细血管通透性。用于治疗腿部因静脉功能障碍导致的不适（慢性静脉功能不全），如腿部的疼痛和沉重感，夜间小腿抽筋，发痒与腿部肿胀等。解除骨及关节创伤和术后的肿胀。因经期障碍出现的下腹疼痛及腰痛。

用法用量 口服：每次 400~800mg，每日 2 次，或遵医嘱。

注意事项 不良反应少见，主要为胃肠不适、皮肤瘙痒等。

剂型规格 片剂：每片 400mg。

波生坦
Bosentan

别名 全可利，Tracleer

作用用途 本品为非肽类非选择性内皮素受体阻滞剂，高取代嘧啶衍生物或内皮素-1（Endothelin，ET-1）受体的竞争性阻断剂，与血管中的内皮素受体 A（ETA）及脑、上皮和平滑肌细胞中的内皮素受体 B（ETB）结合，起到拮抗 ET-1 的作用，从而降低血管压力，阻止心脏和血管增生，减轻肺纤维化和炎症。临床用于治疗 WHO III 期和 IV 期原发性肺高压病人的肺动脉高压，或者硬皮病引起的肺高压。

用法用量 口服：初始剂量为每日 2 次，每次 62.5mg，持续 4 周，随后增加至维持剂量 125mg，每日 2 次，高于每日 2 次，每次 125mg 的剂量不会带来足以抵消肝脏损伤风险的益处。可在进食前或后，早、晚服用。

注意事项 ①孕妇及哺乳期妇女禁用，儿童慎用。②本品可使水钠潴留和水肿加重，不良反应主要为肝脏损害和致畸作用。

剂型规格 片剂：每片 62.5mg；125mg。

第七节　抗休克药

休克是机体受到各种有害刺激的强烈侵袭，引起急性循环障碍，使维持生命的重要器官和组织的毛细血管得不到足够的血液灌注，以致代谢障碍和末梢衰竭的全身性病理综合征。治疗休克的最根本措施是及时正确治疗引起休克的原发性疾病。休克的临床表现有：心源性休克、低血容量性休克、感染性休克、过敏性休克、神经源性休克。应根据症状的不同，及时进行抢救和药物治疗。

去甲肾上腺素
Noradrenalinum

别名 重酒石酸肾上腺素，正肾上腺素，Levarterenol，Norepinephrine

作用用途 本品为 α 受体兴奋剂，对 β 受体兴奋性弱，使全身小动脉、小静脉收缩，但能使冠状动脉扩张。外周阻力增加，血压上升。当剂量较小（每分钟 0.4μg/kg 体重）时，以 β 受体兴奋为主，心肌收缩力增强，心排出量增加；剂量较大时，以 α 受体兴奋为主，外周血管收缩，尤其皮肤、黏膜、肾血管收缩明显，冠脉扩张，增加心、脑血流灌注，有利于休克的恢复。静脉注射后，10~30 秒内显效，持续 1~2 分钟。适用于神经性、过敏性、感染性休克，也可用于心源性休克、上消化道出血和术中胆道内出血。常用本品重酒石酸盐。

用法用量 ①静脉滴注：成人：开始以每分钟 8~12μg 速度，调整滴速以达到血压理想水平。维持量为每分钟 2~4μg。在必要时可按医嘱超越上述剂量，但需注意保持或补足血容量。儿童：开始按体重以每分钟 0.02~0.1μg/kg 速度滴注，按需要调节。②口服：治疗上消化道出血，每次 1~3mg，每日 3 次，加入适量冷盐水服下。

注意事项 ①高血压、动脉硬化、无尿患者禁用。②缺氧、闭塞性血管病、血栓性疾病及孕妇慎用。③可有兴奋、头痛、心悸、寒战等不良反应。④药液外漏可致局部组织坏死。⑤长时间用药可致急性肾功能衰竭。⑥超剂量可出现严重高血压、畏光、胸骨后痛、出汗、呕吐。⑦本品与洋地黄类、奎尼丁类、吸入性麻醉剂合用时，可导致心律失常。⑧不宜与偏碱性药物如磺胺嘧啶钠、氨茶碱等配伍注射，以免失效。本品应避光保存，如药液呈棕色或有沉淀则不宜再用。

剂型规格 注射剂：每支 1mg（1ml）；2mg（2ml）。

去氧肾上腺素
Phenylephrine

别名 苯福林，苯肾上腺素，新福林，新辛内夫弗林，新交感酚

作用用途 本品主要兴奋 α 受体，对 β 受体作用甚弱，引起外周血管收缩，阻力增加，血压上升。其作用比去甲肾上腺素弱但持久。毒性小，可反射性兴奋迷走神经，可使心率减慢。大剂量时，可有微弱的 β 受体兴奋作用。此外，还有短暂的散瞳作用。肌内注射 10~15 分钟显效，持续 1 小时。适用于治疗阵发性室性心动过速，扩瞳检查眼底，治疗鼻黏膜充血。常用本品盐酸盐。

用法用量 ①肌内注射：每次 5~10mg，1~2 小时 1 次。②静脉注射：每次 5~10mg，应缓慢。③静脉滴注：10~20mg 加入 5% 葡萄糖注射液 100ml 中静脉滴注。④滴眼：用 2%~5% 溶液。

注意事项 ①心肌病、甲亢、高血压、动脉硬化、心动过缓、糖尿病、部分传导阻滞、室性心动过速、青光眼患者禁用。②妊娠晚期或分娩期妇女及老年人慎用。③皮下注射有可能引起组织坏死或溃烂。④治疗室上性心动过速过量可出现心率快且不规则。⑤使用过量可使血压过高，引起头痛、呕吐、心率缓慢、手足麻痛，个别会出现胸痛、眩晕、震颤、呼吸困难、烦躁等。

剂型规格 ①注射剂：每支 10mg（1ml）。②滴眼液：2%~5%溶液。

甲氧明
Methoxamine

别名 凡索昔，甲氧胺，美速胺，美速克新命，Vasoxine，Vasoxyl

作用用途 本品为 α 受体激动剂，具有收缩周围血管的作用，增加外周阻力，收缩压和舒张压均升高。作用较去甲肾上腺素弱而持久，对心脏无直接作用。注射后，由于血压升高，可反射性地引起心率减慢。延长心肌不应期，减慢传导，本品可使肾血流量减少。主要用于外科手术维持动脉血压，尤其适用于脊椎麻醉所致的低血压，也可用于某些心肌梗死所致的休克。常用本品盐酸盐。

用法用量 ①**肌内注射**：每次 10~20mg，每 0.5~2 小时 1 次。②**静脉注射或静脉滴注**：每次 5~10mg，缓慢注入；并继续肌内注射 15mg，以维持药效。对心肌梗死所致休克，开始肌内注射 15mg，以后用 60mg。以 5% 葡萄糖注射液 500ml 稀释后静脉滴注，并根据血压调整滴速和用量。

注意事项 ①甲状腺功能亢进及严重高血压患者忌用。②可减少冠心病、严重动脉粥样硬化患者心排血量，嗜铬细胞瘤患者可立即出现高血压危象，老年人、孕妇慎用。③大剂量可引起血管痉挛，并偶可产生持续性血压过高伴头痛、恶心、呕吐、心动过速等。④本品与降压药合用降低降压药效果。与洋地黄合用可产生心律失常，与麦角胺合用可引起周围血管严重缺血。

剂型规格 注射剂：每支 10mg（1ml）；20mg（1ml）。

间羟胺
Metaraminol

别名 重酒石酸间羟胺，阿拉明，Aramine

作用用途 本品主要兴奋 α 受体，可使去甲肾上腺素从储存部位释放出来，使血管收缩，血压升高，收缩肾血管的作用较去甲肾上腺素弱，但较持久，对心率影响不大。对 $β_1$ 受体有弱的兴奋作用，中度增强心肌收缩力，增加脑及冠状动脉血流量。皮下、肌内注射后 5~10 分钟内显效，持续 25~240 分钟。适用于各种休克的早期。常用本品重酒石酸盐。

用法用量 成人 ①**肌内或皮下注射**：每次 2~10mg，重复用药前对初始量效应至少观察 10 分钟。②**静脉滴注**，将本品 15~100mg 加入 5% 葡萄糖注射液或 0.9% 氯化钠注射液 500ml 中滴注，调节滴速以维持合适的血压，成人极量每次 100mg。

儿童 ①**肌内或皮下注射**：按 0.1mg/kg，用于严重休克。②**静脉滴注**：按 0.4mg/kg 或 $12mg/m^2$。用生理盐水稀释至每 25ml 含本品 1mg 的溶液。

注意事项 ①高血压、糖尿病、甲状腺功能亢进和器质性心脏病患者禁用。②本品有蓄积作用，必须监测血压。③使用本品可发生头痛、眩晕、震颤、恶心、呕吐，少数可出现心悸或心动过速。④本品与洋地黄、麻醉药合用时可引起心律失常。⑤不可与青霉素混合静脉滴注，因效价和升压作用均受影响。⑥不宜与碱性药物混合滴注。

剂型规格 注射剂：每支 10mg（1ml）。

肾上腺素
Adrenalini

别名 副肾素，Epinphrine，Suprarenaline

作用用途 本品对 α、β 受体均有直接的强大的兴奋作用，因而增强心肌收缩力，加速心率，使心输出量增加，收缩压升高；对舒张压影响与剂量有关；此外，松弛胃肠、支气管平滑肌；可升高血糖。对血压的影响与剂量有关，常用剂量使收缩压升高，舒张压不变或略降，大剂量时，α 受体激动，血管阻力升高，收缩压、舒张压均升高。用于心脏停跳后的复苏，过敏性休克和其他过敏性疾病（如血清病、血管神经性水肿及支气管哮喘等），也用于低血糖性昏迷（胰岛素过量所致）。

用法用量 ①**皮下注射、肌内注射或静脉滴注**：抢救过敏性休克，0.5~1mg，也可用 0.1~0.5mg 加生理盐水 10ml 稀释后缓慢静脉注射，如疗效不好，可改用 4~8mg 溶于 5% 葡萄糖注射液 500~1000ml 中静脉滴注。治疗支气管哮喘，皮下注射，0.25~0.5mg。治疗荨麻疹、枯草热、血清病等，皮下注射，0.2~0.5mg。②**心内注射**：抢救心脏骤停，0.25~0.5mg。

注意事项 ①高血压、心脏病、糖尿病、甲亢、洋地黄中毒，外伤性及出血性休克、心源性哮喘等禁用。妊娠、高血压、青光眼及老年患者慎用。②本品可有心悸、心前区不适、震颤、不安、头昏、头痛、失眠等不良反应。超量或静脉注射太快，可致血压急剧升高，甚至发生脑溢血，亦可引起心律失常。③与普萘洛尔联用，可增加本品的升压作用；与胰岛素或降血糖药合用可减弱胰岛素及口服降血糖药的作用；与氟烷、甲氧氟烷或异丙肾上腺素合用，可引起心律失常。

剂型规格 注射剂：每支 1mg。

异丙肾上腺素
Isoprenaline Sulfate

别名 喘息定，气喘，治喘灵，异丙肾，异丙基肾上腺素，异丙基去甲肾上腺素，Aludrine，Isoproterenol，

Isonorin, Isuprel

作用用途 本品为 β 受体激动剂，对 β₁ 和 β₂ 受体均有强大的激动作用，对 α 受体几无作用。主要作用于心脏 β₁ 受体，使心收缩力增强，心率加快，传导加速，心输出量和心肌耗氧量增加。还作用于血管平滑肌 β₂ 受体，使骨骼肌血管明显舒张，肾、肠系膜血管及冠脉亦不同程度舒张，血管总外周阻力降低。其心血管作用导致收缩压升高，舒张压降低，脉压差变大。也可作用于支气管平滑肌 β₂ 受体，使支气管平滑肌松弛。还能促进糖原和脂肪分解，增加组织耗氧量。临床用于治疗心源性或感染性休克，完全性房室传导阻滞、心搏骤停。雾化吸入治疗支气管哮喘。

用法用量 ①雾化吸入：成人：以 0.25% 气雾剂每次吸入 1~2 撤，每日 2~4 次，喷吸间隔时间不得少于 2 小时。喷吸时应深吸气，喷毕闭口 8 秒钟，而后徐缓地呼气。儿童（婴幼儿除外）：0.25% 喷雾吸入。极量：喷雾吸入每次 0.4mg，每日 2.4mg。②心腔内注射：救治心脏骤停，心腔内注射 0.5~1mg。③静脉滴注：三度房室传导阻滞，心率每分钟不及 40 次时，可以本品 0.5~1mg 加在 5% 葡萄糖注射液 200~300ml 内缓慢静滴。

注意事项 ①心绞痛、心肌梗死、甲状腺功能亢进及嗜铬细胞瘤患者禁用。②心律失常并伴有心动过速；心血管疾患，包括心绞痛、冠状动脉供血不足；糖尿病；高血压；甲状腺功能亢进；洋地黄中毒所致的心动过速慎用。③交叉过敏，病人对其他肾上腺能激动药过敏者，对本品也常过敏。

剂型规格 ①气雾剂：每瓶 14g（内含盐酸异丙肾上腺素 35mg；每撤含盐酸异丙肾上腺素 0.175mg。）②注射剂：每支 1mg（2ml）。

美芬丁胺
Mephentermine

别名 恢压敏，硫酸甲苯丁胺，Wyamine

作用用途 本品主要激动 β 受体，能增强心肌收缩力，并使静脉血管收缩，增加静脉回流，心脏的排血量增加，因而使血压升高。对外周血管作用较小，不减少体内重要器官如脑、肾及冠状动脉的血流量。升压作用比去甲肾上腺素弱，但较为持久，用药后不致发生心律失常，血压突然过高及引起组织坏死等。本品用于治疗心源性休克及严重内科疾病所引起的低血压；也可用于麻醉后的低血压和消除鼻黏膜充血等。但由于本品作用较弱，现已少用。常用本品硫酸盐。

用法用量 ①肌内注射：每次 15~20mg。②静脉注射：每次 15~20mg，注射宜缓慢。③静脉滴注：每 100ml 5%~10% 葡萄糖注射液内加本品 15~30mg，视血压变动调整滴速和剂量。④口服：每次 12.5~25mg，每日 2~3 次。⑤滴鼻：用 0.5% 溶液。

注意事项 ①出血性低血压、高血压、甲状腺功能亢进患者及 2 周内用过单胺氧化酶抑制剂者忌用。②重复应

用，可产生耐受性。

剂型规格 ①片剂：每片 12.5mg。②注射剂：每支 20mg（1ml）。③滴鼻剂：0.5% 溶液。

增压素
Angiotensinamide

别名 血管紧张素胺，增血压素，Hypertensine

作用用途 本品直接兴奋小动脉平滑肌，使小动脉强力收缩，迅速升高血压，升压作用强于去甲肾上腺素，但维持时间不长。本品对静脉、小静脉、骨骼肌和脑血管的收缩作用较弱，对心肌的兴奋作用较弱，治疗剂量不致引起心律失常。此外，还能促进肾上腺释放醛固酮，使水钠潴留，血容量增加，有利于升压。本品用于感染中毒性休克、外伤或手术后休克、巴比妥中毒或腰麻引起的低血压。

用法用量 静脉滴注：每次 1~1.25mg，溶于 5% 葡萄糖注射液或生理盐水 500ml 中，滴速以每分钟 3~10μg 为宜。通过监测血压，调整滴速。

注意事项 ①心功能不全、高血压、冠心病、心动过缓者慎用。失血过多引起的低血压，用时应补充血容量。②停药时，宜逐渐减量。③本品可引起眩晕、头痛、心绞痛，过量可引起心动过缓。④本品不能与血液或血浆混合滴注。

剂型规格 注射剂：每支 1mg。

多巴胺
Dopamine

别名 儿茶酚乙胺，3-羟基酪胺，盐酸多巴胺，Dopastate，Revivan

作用用途 本品为体内合成肾上腺素的前体，也是中枢神经递质之一，可兴奋心脏 β₁ 受体；兴奋皮肤、肌肉等组织血管的 α 受体；兴奋心、肾、肠系膜等器官的多巴胺受体；对已补足血容量的休克患者，可升高血压，尤其是收缩压。效应与剂量有关，小剂量（每分钟 0.5~2μg/kg 体重）主要作用于多巴胺受体，肠系膜及肾血管扩张，改善肾功能，促进尿钠排泄。中剂量（每分钟 2~10μg/kg 体重）直接兴奋 β₁ 受体，间接促进去甲肾上腺素释放，心脏兴奋，心肌收缩力和搏出量增加，心率加快轻微，收缩压升高，舒张压变化不大。大剂量（每分钟大于 10μg/kg 体重）主要兴奋 α 受体，外周血管收缩，肾血流量减少，收缩压、舒张压均升高。静脉注射本品 2~4 分钟显效，持续时间 <10 分钟。经肝脏代谢，25% 代谢为去甲肾上腺素。适用于感染性休克、心源性休克、出血性休克、顽固性充血性心力衰竭、急性肾功能衰竭、心跳骤停。

用法用量 静脉滴注：20mg 加入 5% 葡萄糖注射液 200~300ml 中静脉滴注，开始每分钟 20 滴左右，以后根据血压情况，可加快速度和加大浓度。最大剂量每分钟 500μg。

注意事项 ①嗜铬细胞瘤患者禁用。②使用本品以前应补充血容量及纠正酸中毒。③不良反应可见恶心、呕吐，剂量过大或滴注过快可出现心率加快、心动过速、心绞痛、头痛和呼吸困难。④本品与苯妥英合用，可发生严重的低血压；与吸入性麻醉药合用，可致心律失常。

剂型规格 注射剂：每支 20mg（2ml）。

多巴酚丁胺
Dobutamine

别名 杜丁胺，独步催，强心安，Dobutrex，Inotrex

作用用途 本品具有选择性兴奋 β_1 受体，有轻微的兴奋 β_2、α 受体作用，降低外周血管阻力，能激活腺苷酸环化酶，使 ATP 转化为 cAMP（环磷酸腺苷），促进 Ca^{2+} 进入心肌细胞膜，从而增加心肌收缩力，增加心输出量，降低肺毛细血管楔嵌压，加快心率和增高血压作用稍弱。可由于心输出量增加而改善肾血流量和增加尿量，不激动多巴胺受体，对外周血管和肠系膜血管无直接扩张作用。静脉注射后 1~2 分钟起效，10 分钟后达作用高峰，血浆 $t_{1/2}$ 为 2 分钟。用于急性及陈旧性心肌梗死、扩张型心肌病、风心病和心脏手术后所致心衰，以及心率减慢的心衰和充血性心衰。

用法用量 静脉滴注：每次 20~120mg，加入 250~500ml 5% 葡萄糖注射液或 0.9% 氯化钠注射液中，每分钟 2.5~10μg/kg 体重。

注意事项 ①肥厚性梗死型心肌病禁用，房颤患者慎用。②使用期间要持续观察心率、血压、心电图，适当调整剂量。③使用本品偶见恶心、呕吐、头痛、心悸、心绞痛等，静脉滴注过速可引起血管扩张、血压下降。

④本品不能与碳酸氢钠等碱性药物混合使用。⑤不能与 β 受体阻滞剂联合应用。

剂型规格 注射剂：每支 20mg（2ml）；250mg（10ml）。

氨苯福林
Gepefrine

别名 酚丙胺，Pressionorm

作用用途 本品可提高动脉压和循环的血流量。这种提高血压的作用出现缓慢，持续时间较长。也通过兴奋交感神经系统、提高血管平滑肌的张力或周围动脉血管的阻力，提高周围静脉压。用于治疗立位性血行停滞综合征。此综合征为低血压时的循环障碍，特别是在起立时，有眼前发黑、头晕、容易昏厥、易疲劳、注意力及思想集中差和恶心等症状。也适用于青少年和更年期以及手术、分娩、感染和长期卧床的血液循环减弱和不稳定。

用法用量 口服：急性病例和治疗初期尽可能早服，在起床前或起床时服用，或在午睡后即服。每次 1 粒，不宜嚼碎。必要时可每日增服 1 粒，但不应超过每日 3 粒。疗程一般为 14 日，特殊情况可增至 4~6 周，不宜做持续不间断的长期治疗。

注意事项 ①肾上腺髓质瘤（嗜铬细胞瘤）、甲状腺功能亢进、闭角型青光眼、有尿潴留的前列腺肥大以及孕妇和哺乳期妇女均禁用。②严重器质性心血管变化以及心律失常患者慎用。③在特别敏感和（或）较高剂量时可能出现胃肠道不适。④同时服用拟交感神经药会增强本品的升压作用。

剂型规格 胶囊剂：每粒 30mg。

第八章　呼吸系统用药

呼吸系统用药包括治疗哮喘、慢性阻塞性肺疾病、咳痰咳嗽等的药物。

哮喘是一种慢性呼吸道疾病，要根据病情及治疗反应制定个体化的长期治疗方案。治疗哮喘的药物分为控制药物（糖皮质激素、白三烯受体阻滞剂）和缓解药物（如速效 β_2 受体激动药等）。控制药物需要长期使用，缓解药物按需使用。

慢性阻塞性肺疾病COPD临床上分为稳定期和急性加重期，是一种可以预防与治疗的疾病，伴有一些显著的肺外效应，这些肺外效应与患者疾病的严重性相关。目前治疗COPD的药物包括支气管舒张药、止咳祛痰药、抗菌药物、糖皮质激素、免疫调节剂等。

支气管肺疾病如慢性阻塞性肺疾病、慢性支气管炎、支气管扩张、肺脓肿等常伴有咳嗽、咳痰，痰液黏稠不易咳出，止咳化痰药物可对症治疗，改变痰中黏性成分、降低痰的黏滞度，使其易于咳出。

第一节　镇咳药

咳嗽是由于呼吸道受到刺激后发出冲动传入延髓咳嗽中枢而引起的一种生理反射。镇咳药按作用可分为两类：①中枢性镇咳药，如可待因、福尔可定、双氢可待因、萘磺酸左丙氧芬、齐培丙醇等。②末梢性镇咳药，如急支糖浆、复方甘草合剂、牡荆油滴丸等。

可待因
Codeine

别名　磷酸可待因，甲基吗啡，尼可康，Paveral

作用用途　本品直接作用于延髓的咳嗽中枢，止咳作用快而强，并有较强的镇痛作用。口服后经胃肠道吸收，生物利用度为40%～70%；可透过血脑屏障、胎盘屏障，体内多分布于实质器官。口服30～45分钟生效，1小时达峰浓度，$t_{1/2}$ 为3～4小时。经肝脏代谢为吗啡和去甲可待因，由尿排出。作用持续时间：镇痛4小时，镇咳4～6小时，适用于各种原因引起的剧烈干咳和刺激性咳嗽；也可用于中等程度疼痛的镇痛。常用本品磷酸盐。

用法用量　成人　口服或皮下注射：每次15～30mg，每日3次。极量，每次100mg，每日250mg。

儿童　口服：镇痛，每次0.5～1.0mg/kg体重，每日3次；镇咳，为镇痛剂量的1/3～1/2。

注意事项　①禁用于多痰患者；慎用于孕妇和哺乳期妇女。用于有少量痰液的患者时须并用祛痰药。②长期应用可产生耐受性、成瘾性、便秘及轻度呼吸抑制作用；一次服用量超过60mg时，某些患者可出现兴奋、烦躁不安等；小儿过量可致惊厥。③烯丙吗啡、纳络酮能拮抗本品的镇痛作用和中枢性呼吸抑制作用。④美沙酮、全麻药、肌松药可加重本品的呼吸抑制。

剂型规格　①片剂：每片15mg；30mg。②糖浆剂：0.5mg（1ml）。③注射剂：每支15mg（1ml）；30mg（2ml）。

洛芬待因缓释片
Codeine Phsphate and Ibuprofen Sustained Release Tablets

别名　思为普

作用用途　本品是由布洛芬和磷酸可待因组成的复方片剂。布洛芬是抗炎镇痛药，它通过抑制环氧化酶对痛源的炎症组织起局部镇痛作用；磷酸可待因是中枢镇痛药，两者通过不同的作用机制及最佳的配比组成复方制剂，发挥镇痛的协同作用。本品为双层片，磷酸可待因为速释层，能快速镇痛；布洛芬为缓释层，起长效镇痛作用。本品主要用于多种原因引起的中等程度疼痛的镇痛，如癌症疼痛、手术后疼痛、关节痛、神经痛、肌肉痛、偏头痛等。本品的长效中度镇痛作用可持续12小时。

用法用量　成人　口服：整片吞服，每次2～4片，每12小时1次。

注意事项　①对本品成分过敏、呼吸困难、痰多、活动性消化道溃疡或溃疡合并出血（或穿孔）、有失血倾向患者禁用，孕妇、哺乳期妇女、幼儿禁用。②支气管哮喘、胆结石、诊断未明确的急腹症、原因不明的腹泻、前列腺肥大、癫痫、严重肝肾功能不全、慢性阻塞性肺疾病、甲状腺功能减退、肾上腺皮质功能减退患者慎用。

剂型规格　片剂：每片含布洛芬0.2g、磷酸可待因13mg。

福尔可定
Pholcodine

别名 福可定，吗啉吗啡，吗啉乙吗啡，β-吗啡乙基吗啡，Ethnine，Pholdine，Pholeuan

作用用途 本品具有中枢性镇咳、镇静与镇痛作用。成瘾性低，耐受性好，用于新生儿与儿童不易出现便秘及消化紊乱症状。1次用药可维持4～5小时。临床用于剧烈干咳和中等程度疼痛。常用本品氢溴酸盐。

用法用量 成人 口服：每次5～10mg；极量，每日不超过60mg。

注意事项 ①本品应避光密封保存，以免变质、受潮。②偶见恶心、嗜睡等，导致依赖性。

剂型规格 片剂：每片5mg；10mg；15mg。

双氢可待因
Dihydrocodeine

别名 二氢可待因，酒石酸二氢可待因酮，酒石酸氢可酮，酒石酸双氢可待因，重酒石酸双氢可待因，Dihydrocodeine Bitartrate，Dihydrocodeine Tartrate，Dihydrocodeinum

作用用途 本品为可待因的氢化物，属阿片类生物碱。其作用机制与可待因相似，具有较强的镇咳及镇痛作用。本品的镇痛强度介于吗啡和可待因之间，镇咳作用较可待因强1倍，毒性则相对较低。口服后吸收迅速，0.45～1.7小时达血药浓度峰值。口服后30分钟即可起镇痛作用，1.25～3小时镇痛作用最强。镇痛作用可持续3～6小时，镇咳作用可持续4～5小时。本品在肝脏存在首过效应，经去甲基作用代谢成双氢吗啡。口服24小时后，约有35%的药物以原形自尿中排出。清除半衰期为3.4～4.5小时。用于缓解中度以上疼痛、中枢性镇咳。

用法用量 成人 口服：①用于镇痛，每次30～60mg，每日3次，饭后服；控释片，每次60～120mg，每日2次。②用于镇咳：每次10～30mg，每日3次；缓释片，每次25mg，早、晚各1次；糖浆剂，每次12～24mg（5～10ml），每日3次。

儿童 镇咳：6～12岁，每次5～10mg，每日1～3次；1～5岁，每次2.5～5mg，每日1～3次。

注意事项 ①禁用于对本品或其他阿片类药物过敏者、呼吸抑制患者、呼吸道阻塞性疾病患者、慢性肺功能障碍者、诊断不明确的急腹症患者、失血性大肠炎及细菌性痢疾患者、休克，昏迷或心力衰竭患者、急性酒精中毒者、抽搐发作者、支气管哮喘发作者。②慎用于肾、肝功能障碍者、甲状腺功能低下者、脑器质性病变者、心功能障碍者、呼吸功能障碍者、胆囊病变及胆结石者。12岁以下儿童不推荐使用。老年人易产生呼吸抑制，应从小剂量开始慎用。肾功能不全患者应减量，透析患者应延长给药间隔。③不良反应有恶心、呕吐、便秘、皮肤瘙痒、注意力不集中、困倦、眩晕、头痛、尿

潴留等。过量时可予纳洛酮拮抗之，并给予必要升压药等以辅助治疗。④合用中枢神经抑制剂、三环类抗抑郁药、吸入性麻醉剂、单胺氧化酶抑制剂、肾上腺素受体阻断药等会增强中枢抑制作用。可增强香豆素类抗凝血作用、增强抗胆碱能药物抗胆碱作用。合用利福平使本品代谢加快，疗效降低。⑤本品长期使用会产生药物依赖性。

剂型规格 ①片剂：每片30mg。②控释片剂：每片60mg。

双氢可待因-对乙酰氨基酚
Dihydrocodeine-Paracetamol

别名 复方双氢可待因醋氨酚，路盖，路盖克，双氢可待因/醋氨酚，Galake

作用用途 本品为双氢可待因和对乙酰氨基酚的复方制剂。主要药理作用为镇咳和镇痛，效果约为可待因的2倍，不良反应较可待因少，对乙酰氨基酚为乙酰苯胺类解热镇痛药，主要通过抑制前列腺素的合成、阻断痛觉神经末梢冲动产生镇痛作用，并通过作用于下丘脑体温调节中枢起解热作用。适用于多种疼痛，包括创伤性疼痛、外科术后疼痛、中度癌性疼痛、肌肉疼痛（如腰痛、背痛、肌风湿病）、头痛、牙痛、痛经、神经痛以及因劳损、扭伤、鼻窦炎等引起的持续性疼痛；也可用于多种剧烈咳嗽，尤其是非炎性干咳以及感冒引起的头痛、发热、咳嗽。

双氢可待因口服后经胃肠道吸收良好，服药后1小时达峰值。在肝脏中代谢，由尿排出。半衰期约为3～4小时。对乙酰氨基酚口服经胃肠道吸收迅速且完全。0.5～1小时血药浓度达峰值。约25%与血浆蛋白结合，大量或中毒剂量则结合率高达43%。本品90%～95%在肝脏中代谢后以结合物形式从尿排出，中间代谢产物对肝、肾脏有毒性。半衰期约为2～3小时。

用法用量 口服：每4～6小时服1～2片，每次不得超过2片，每日最大剂量为8片。老年患者需减量服用。

注意事项 ①禁用于对本品过敏者、呼吸抑制及有呼吸道梗阻性疾病（尤其是哮喘发作的患者）、颅脑损伤者、孕、产妇、12岁以下儿童。慎用于肝、肾功能损害的患者、甲状腺功能减退的患者、哺乳期妇女。②少数患者会出现恶心、头痛、眩晕及头昏，也可能出现皮疹、瘙痒、便秘。对乙酰氨基酚不良反应可见恶心、呕吐、腹痛、畏食，偶见皮疹、粒细胞缺乏伴血小板减少等。长期大量用药对肝、肾均有损害，肝损害严重者可有脑部症状、昏迷、肝衰竭；肾功能低下者可能出现肾绞痛或急性肾衰竭（少尿、尿毒症）；高铁血红蛋白血症。③双氢可待因具有成瘾性，长期服药后突然停药，可能出现戒断症状。④本品与巴比妥类肝酶诱导药合用，会导致对乙酰氨基酚的代谢增加，中间产物增多，对肝脏的毒性增加。长期大量服用本品，并与阿司匹林或其他非甾体类抗炎合用，会导致肾毒性明显增加。⑤若与

抗凝血药（如华法林）合用，可增加抗凝作用。对乙酰氨基酚可延长氯霉素的半衰期，增强其毒性。可增加抗病毒药齐多夫定不良反应发生率。增加中枢神经抑制药对中枢神经的抑制。与食物同用可减少对胃部刺激。

剂型规格 片剂：每片含双氢可待因酒石酸盐 10mg、对乙酰氨基酚 500mg。

复方福尔可定
Compound Pholcodine

别名 澳特斯，奥斯灵，福必安

作用用途 本品为复方药物，所含福尔可定为中枢性镇咳药，可选择性作用于延髓咳嗽中枢，抑制咳嗽；盐酸苯丙烯啶是强效 H 受体拮抗药，具有中枢镇定及抗毒蕈碱作用，通过竞争性、可逆性地阻断组胺受体，消除组胺所致过敏反应；盐酸伪麻黄碱为拟交感神经药，可有效对抗鼻充血及咽鼓管充血；愈创木酚甘油醚为祛痰药，能扩张支气管、降低支气管分泌物黏度，从而发挥化痰作用。本品对痰多咳嗽和干咳均有效。临床用于伤风、流感、咽喉及支气管刺激所引起的咳嗽，以及痰多咳嗽、干咳、敏感性咳、流涕、鼻塞和咽喉痛。

用法用量 成人 口服：每次 10ml，每日 3~4 次。

儿童 口服：2~5 岁，每次 2.5ml，每日 3~4 次；6~12 岁，每次 5ml，每日 3~4 次；12 岁以上同成人。

注意事项 ①对本品有耐受性者、严重高血压、冠心病患者禁用。②严重肝、肾功能损害者、孕妇慎用。③不良反应偶见口干、恶心、呕吐、胃痉挛、胃肠不适、便秘、嗜睡、头晕等。服药后不宜驾驶车船或操作机械。药物过量可导致神经紧张、头晕或失眠。④本品不可与单胺氧化酶抑制剂合用，因可致血压升高。避免与其他拟交感神经药合用。

剂型规格 溶液剂：每瓶 60ml；150ml。每 5ml 含福尔可定 5mg、盐酸苯丙烯啶 0.6mg、盐酸伪麻黄碱 15mg、愈创木酚甘油醚 50mg。

复方磷酸可定溶液
Codeine Phosphae Compound Solution

别名 奥亭，Cofetol

作用用途 本品为黄色澄清口服溶液剂。适用于伤风、流感、上呼吸道感染、咽喉及支气管刺激所引起的咳嗽，痰多咳嗽、干咳、敏感性咳；因感冒、枯草热、过敏性鼻炎引起的流涕、流泪、打喷嚏、鼻塞和咽喉发痒。

用法用量 口服：成人及 12 岁以上儿童：每次二茶匙（10ml），每日 3 次，睡前服四茶匙（20ml）。**6~12 岁儿童**：每次服 1 茶匙（5ml），每日 3 次，睡前服 2 茶匙（10ml）。**2~5 岁儿童**：每次服半茶匙（2.5ml），每日 3 次，睡前服 1 茶匙（5ml）。

注意事项 ①有严重高血压、冠心病或正服用单胺氧化酶抑制剂的患者禁用；对抗组胺药、愈创木酚甘油

醚、磷酸可待因或拟交感胺类药物过敏者，不宜服用。如有精神紊乱、头晕、嗜睡等症状时，应立即停用。②不良反应有肠胃不适、腹痛、便秘、恶心、呕吐、口干、嗜睡及头晕。③操作机械或驾驶时需谨慎，有严重肝肾功能损害者，需调整剂量。④不宜与单胺氧化酶抑制剂同时服用，停服此类药物 2 周后方可服用本品。

剂型规格 溶液剂：每 5ml 含马来酸溴苯那敏 2.0mg，磷酸可待因 4.5mg，盐酸麻黄碱 5.0mg，愈创木酚甘油醚 100.0mg。

复方磷酸可待因糖浆
Codeine Phosphate Compound Syrnp

别名 可非

作用用途 本品是由盐酸异丙嗪与磷酸可待因组成的复方制剂。两药配伍有协同作用，呈现明显的镇咳、抗组胺作用。适用于感冒、流感所致咳嗽。

用法用量 成人及 12 岁以上儿童 口服：每次 5~10ml，每日 3 次；24 小时内不超过 30ml。

儿童 口服：6~12 岁，每次 2.5~5ml，每日 3 次，24 小时内不超过 15ml。2~6 岁，每次 1.25~2.5ml，每日 3 次；24 小时内不超过 7.5ml。

注意事项 ①2 岁以下儿童禁用；孕妇、哺乳期妇女、老年人慎用。②长期服用本品可引起依赖性。③少数患者可出现嗜睡、口干。④同时服用单胺氧化酶抑制剂时，本品应减量。

剂型规格 糖浆剂：每瓶 100ml，含磷酸可待因 200mg，盐酸异丙嗪 125mg。

那可汀
Noscapine

别名 那可丁，乐咳平，Narcotine

作用用途 本品是阿片中所含的生物碱，制品为那可汀的盐酸盐。过去被列入中枢性镇咳药，但近年来的实验证明，它属于支气管解痉性镇咳药。其作用与罂粟碱相似，能解除支气管平滑肌痉挛，抑制肺牵张反射引起的咳嗽。镇咳作用大致与可待因相当，药效可维持 4 小时。本品无耐受性和依赖性，无镇痛及中枢抑制作用，相反尚具有一定的呼吸中枢兴奋作用。用于刺激性干咳。

用法用量 口服：每次 15~30mg，每日 3~4 次。剧咳时加至每次 60mg。肌内注射：每次 10mg。

注意事项 ①不宜用于痰多的患者。②大剂量可能兴奋呼吸中枢，引起支气管痉挛。③有时可见微弱的恶心、头痛、嗜睡。

剂型规格 ①片剂：每片 15mg。②注射剂：每支 10mg。

萘磺酸左丙氧芬
Levopropoxyphene Napsylate

作用用途 本品为非成瘾性中枢镇咳药。其镇咳强

度为可待因的 1/5，口服吸收后 2 小时左右血药浓度达峰值，分布于全身各脏器中，经肝脏代谢，生成具活性的 *N*-去甲左丙氧芬，生物半衰期为 6 小时，代谢产物经肾脏排泄。用于治疗急性或慢性支气管炎等引起的干咳。

用法用量 口服：每次 100mg，每日 3 次。

注意事项 ①慎用于从事需要注意力高度集中的患者。患者排痰不畅的情况下应慎用。②偶有恶心、头痛、头昏、倦睡、腹胀和胸闷等，可自行缓解。

剂型规格 胶囊剂：每粒 50mg。

喷托维林
Pentoxyverine

别名 枸橼酸维静宁，咳必清，托可拉斯，维静宁，Carbetapentane，Tocl

作用用途 本品可直接抑制咳嗽中枢，兼有末梢性镇咳作用，同时还具有轻度解痉作用。吸收后部分药物经呼吸道排出，轻度抑制支气管内的感受器和传入神经末梢；大剂量使用时可使痉挛的支气管平滑肌松弛，降低气道阻力。镇咳作用弱于可待因，但无成瘾性。口服后 30 分钟内起效，药效可维持 4~6 小时。临床适用于急性上呼吸道感染所致的频繁咳嗽及百日咳。

用法用量 口服：成人，每次 25mg，每日 3~4 次。小儿，5 岁以上，每次 6.25~12.5mg，每日 2~3 次。复方咳必清糖浆，每次 10ml，每日 3~4 次。复方咳必清片，每次 1 片，每日 3 次。

注意事项 ①禁用于多痰患者、孕妇、哺乳期妇女，慎用于青光眼、心功能不全并伴有肺部瘀血的患者。偶有头晕、头痛、口干、恶心及腹泻等。②本品主要用于刺激性干咳。有少量痰时可合用氯化铵。

剂型规格 ①片剂：每片 25mg。②复方咳必清片：含喷托维林及愈创甘油醚。③糖浆剂：1.45mg/ml。④颗粒剂：每袋 10g。⑤复方咳必清糖浆：每 100ml 含喷托维林 0.2g，氯化铵 3g。

羟蒂巴酚
Drotebanol

别名 羟甲吗啡，羟甲吗喃醇，Metebanyl，Oxymethebanol

作用用途 本品为中枢性镇咳药，镇咳作用强于可待因，起效迅速而持久，一次用药可维持作用达 6~8 小时。用于急慢性支气管炎、肺结核及肺癌等引起的咳嗽，对干咳的效果尤为显著。

用法用量 ①口服：每次 2mg，每日 3 次。②皮下注射或肌内注射：每次 2mg，每日 1~2 次。

注意事项 ①偶有恶心、呕吐、便秘、腹痛、头晕、头痛、嗜睡等不良反应。②有成瘾性，应控制使用。

剂型规格 ①片剂：每片 2mg。②注射剂：每支 2mg。

氯哌斯汀
Cloperastine

别名 咳平，氯苯息定，氯哌啶，Chloperastine，Hustazol

作用用途 本品为非成瘾性中枢性镇痛药，是苯海拉明的类似物。主要抑制咳嗽中枢，也具 H_1 受体阻断作用，可轻度缓解支气管平滑肌痉挛及支气管黏膜充血、水肿。其镇咳作用不如可待因，但无成瘾性、耐受性。口服 20~30 分钟起效，可维持 3~4 小时。适用于急性上呼吸道炎症、慢性支气管炎及结核病等导致的频繁咳嗽。

用法用量 成人 口服：每次 10~30mg，每日 3 次。儿童 口服：每次 0.5~1.0mg/kg 体重，每日 3 次。

注意事项 偶有轻度口干、嗜睡等。

剂型规格 片剂：每片 5mg；10mg。

氯苯达诺
Clofedanol

别名 敌退咳，克洛菲达诺，氯苯胺丙醇，止咳能，Chlophedianol，Detigon

作用用途 本品具中枢性镇咳作用，兼有抗组胺与阿托品样作用，能减轻支气管平滑肌痉挛及支气管黏膜充血性水肿。适用于急性呼吸道感染导致的干咳和阵咳。

用法用量 口服：每次 25mg，每日 3~4 次，儿童酌减。

注意事项 偶有荨麻疹、头晕、恶心等不良反应。

剂型规格 片剂：每片 25mg。

苯丙哌林
Benproperine

别名 苯哌丙烷，法思特，杰克派，咳快好，咳哌宁，科福乐，山清，Blascorid，Cofrel，Pirexyl

作用用途 本品为非麻醉性镇咳剂。能直接抑制咳嗽中枢，同时具有解除罂粟碱样平滑肌痉挛作用。本品作用强于可待因 2~4 倍，且无呼吸抑制。口服易吸收，服后 15~20 分钟起效，疗效持续 4~7 小时，无成瘾性。可用于治疗急性支气管炎及各种原因引起的咳嗽，对刺激性干咳效果好，同时亦具祛痰作用。常用本品磷酸盐。

用法用量 口服：每次 20~40mg，每日 3 次。

注意事项 ①对本品过敏者禁用，孕妇慎用。②偶有口干、胃部烧灼感、食欲不振、乏力、头晕、药疹等不良反应。③口服时切勿嚼碎，以免引起口腔麻木。

剂型规格 ①片剂：每片 20mg。②胶囊剂：每粒 20mg。③颗粒剂：每袋 20mg。

普罗吗酯
Promolate

别名 咳必定，咳吗宁，Morphethylbutyne

作用用途 本品为非成瘾性中枢性镇咳药，可缓解气管平滑肌痉挛并有一定的镇静作用。适用于各种原因引起的咳嗽，对轻、中度咳嗽的疗效较重度好，对急性支气管炎、上呼吸道感染的疗效较慢性支气管炎好。因具有镇静作用，尤适用于影响患者睡眠的咳嗽。

用法用量 口服：每次250mg，每日3次。

注意事项 偶有口干、恶心及胃部不适等不良反应。

剂型规格 片剂：每片250mg。

奥昔拉定
Oxeladin

别名 咳乃定，压咳定，Neobex，Pectamol，Silopentol

作用用途 本品为非成瘾性中枢性镇咳药，能选择性抑制咳嗽中枢，并具有表面麻醉作用和解痉作用。适用于各种原因引起的咳嗽，尤其是上呼吸道感染、急性支气管炎引起的咳嗽。常用本品枸橼酸盐。

用法用量 口服：每次10~20mg，每日4次。

注意事项 ①心功能不全及肺瘀血患者慎用。②可见恶心、嗜睡、头晕等不良反应。

剂型规格 片剂：每片10mg；20mg。

依普拉酮
Eprazinone

别名 咳净酮，双苯哌丙酮，易咳嗪，Mucitux，Resplen

作用用途 本品兼具中枢性与末梢性镇咳作用。还有镇静、局麻、解痉作用及较强的黏痰溶解作用。适用于急、慢性支气管炎、肺炎和肺结核等引起的咳嗽。

用法用量 口服：每次40~80mg，每日3~4次。

注意事项 偶见头晕、口干、恶心、胃部不适等不良反应。

剂型规格 片剂：每片40mg。

齐培丙醇
Zipeprol

别名 双苯哌丙醇，镇咳嗪，Mirsol，Respileng

作用用途 本品为非麻醉性中枢性镇咳药，兼有局麻、解痉及黏痰溶解作用，且不抑制呼吸中枢。其镇咳作用强度在可待因与喷托维林之间。可用于各种原因引起的咳嗽。

用法用量 口服：每次75mg，每日3次。

注意事项 未见有明显不良反应。

剂型规格 片剂：每片75mg。

二氧丙嗪
Dioxopromethazine

别名 克咳敏，普罗噻农，双氧异丙嗪，Prothanon

作用用途 本品具有较强的镇咳作用，其强度与可待因相似。兼有解痉平喘作用及一定的祛痰作用。服药后30~40分钟起效，维持时间为4~8小时。适用于急、慢性支气管炎和各种疾病引起的咳嗽，也用于荨麻疹、过敏性哮喘及皮肤瘙痒等的治疗。常用本品盐酸盐。

用法用量 口服：每次5~10mg，每日2~3次；极量，每次10mg，每日3次。1个月为一疗程。

注意事项 ①癫痫、肝功能不全者慎用。②部分患者有轻微困倦、乏力及催眠等反应。驾驶车辆及高空作业者慎用。③本品治疗量与中毒量接近应注意。

剂型规格 片剂：每片5mg。

福米诺苯
Fominoben

别名 胺酰苯吗啉，Broncomenal，Noleptan，Oleptan

作用用途 本品为中枢性镇咳药，在抑制咳嗽中枢的同时，兼有兴奋呼吸中枢、增强肺通气的作用，毒性低，耐受性好，且无成瘾性。可用于各种原因引起的慢性咳嗽与呼吸困难，以及小儿顽固性百日咳。

用法用量 口服：每次80~160mg，每日3次。

注意事项 有效剂量时未发现不良反应，大剂量时可导致血压下降。

剂型规格 片剂：每片80mg。

苯佐那酯
Benzonatate

别名 退嗽，Tessalon

作用用途 本品结构与可待因相近，有局部麻醉作用。通过抑制肺-迷走神经反射，阻断咳嗽反射的传入。可用于治疗急性支气管炎、支气管哮喘、肺炎、肺癌等引起的刺激性干咳、阵咳。

用法用量 口服：每次50~100mg，每日3次。

注意事项 ①多痰患者禁用。②偶有嗜睡、恶心、头晕、胸部不适及药疹等不良反应。③口服时切勿嚼碎，以免引起口腔麻木。

剂型规格 片剂：每片25mg；50mg。

匹考哌林
Picoperine

别名 吡哌乙胺，Coben

作用用途 本品为非成瘾性中枢性镇咳药，兼有缓解支气管痉挛作用。镇咳效果类似可待因，但抑制肠蠕动作用较弱，且无成瘾性。临床上用于治疗感冒、咽喉炎、支气管炎、肺炎及肺结核等引起的咳嗽。

用法用量 口服：每次30~60mg。

注意事项 不良反应有头痛、食欲不振、恶心、便秘等。

剂型规格 片剂：每片30mg。

氯丁替诺
Clobutinol

别名 氯苯胺丁醇，Silomat

作用用途 本品为中枢性镇咳药，作用强度介于可待因与氯哌斯汀之间，但不抑制呼吸且无成瘾性，可用于治疗慢性支气管炎、肺结核、肺癌及支气管扩张等引起的咳嗽。

用法用量 ①口服：每次 40mg，每日 3 次。②皮下注射、肌内注射：每次 20mg。

注意事项 口服可出现恶心、食欲不振、便秘等不良反应；注射时可出现一过性下半身麻木。

剂型规格 ①片剂：每片 40mg。②注射剂：每支 20mg。

地布酸钠
Sodium Dibunate

别名 咳宁，双丁萘磺钠，Becamex，Keuten

作用用途 本品既可抑制咳嗽中枢，又可抑制咳嗽冲动的传入途径，同时还有一定的祛痰作用。临床上用于上呼吸道感染引起的咳嗽。

用法用量 口服：每次 0.03~0.1g，每日 3 次；饭后及睡前服。极量，每日 1~2g，分 6 次服用。

注意事项 应注意调整用药剂量，过大时可出现呕吐、食欲不振、腹泻等。

剂型规格 片剂：每片 0.03g；0.1g。

替培啶
Tipepidine

别名 安嗽灵，阿斯威林，必嗽定，双噻哌啶，Antupex，Asverin

作用用途 本品通过促进支气管分泌及气管纤毛的运动而使痰液变稀易于咳出，发挥祛痰作用，同时还有较强的中枢性镇咳作用，通过抑制延髓的咳嗽中枢，使其降低对外周刺激的感受性。临床上用于急、慢性支气管炎、肺炎等所致的咳嗽。常用本品枸橼酸盐。

用法用量 口服：每次 30mg，每日 3 次。

注意事项 偶见头晕、嗜睡、胃部不适、瘙痒等不良反应。

剂型规格 片剂：每片 15mg；30mg。

地美索酯
Dimethoxanate

别名 咳散，咳舒，Cothera

作用用途 本品的镇咳作用较可待因弱，兼有局麻作用与解痉作用，适用于急性呼吸道炎症引起的咳嗽。

用法用量 口服：每次 25~50mg，每日 3 次。

注意事项 ①不宜用于多痰患者；肝功能异常患者慎用。②不良反应有头晕、唇麻、思睡等。

剂型规格 片剂：每片 25mg。

右美沙芬
Dextromethorphen

别名 美沙芬，贝泰，德可思，普西兰，右甲吗喃，Cosylan，Desmetrorphen，Pusiran，Romilar，Tussad

作用用途 本品为中枢性镇咳药，通过抑制延髓咳嗽中枢而产生作用。镇咳作用与可待因相似，但无镇痛作用，也无成瘾性。毒性低，治疗剂量时不抑制呼吸。本品口服吸收良好，服药后 15~30 分钟起效，可持续 3~6 小时。临床适用于治疗感冒、急性支气管炎、支气管哮喘及上呼吸道感染时的咳嗽，尤其适用于干咳。

用法用量 口服：每次 10~20mg，每日 3~4 次。缓释片，每次 30mg，每日 2 次。肌内注射：每次 5~10mg，每日 1~2 次。

注意事项 ①多痰患者及孕妇慎用；肝病及肺功能不全者禁用。②偶有恶心、头晕、头痛、困倦、食欲不振、便秘、嗳气等不良反应。

剂型规格 ①片剂：每片 10mg；15mg。②缓释片剂：每片 15mg；30mg。③注射剂：每支 5mg。

异米尼尔
Isouminile

别名 咳得平，异丙苯戊腈，Dimyril，Perogan

作用用途 本品为中枢性镇咳药，兼有松弛支气管平滑肌作用及轻微的镇痛作用，镇咳作用优于可待因，局部麻醉作用与普鲁卡因相近。临床用于各种原因引起的咳嗽。

用法用量 口服：每次 40mg，每日 3 次。

注意事项 偶有食欲不振、胃部不适、恶心呕吐、便秘、腹泻等胃肠道反应及皮疹等不良反应。

剂型规格 片剂：每片 40mg。

普诺地嗪
Prenoxdiazin

别名 哌乙噁唑，普瑞诺嗪，盐酸普诺地嗪，Libexin，Lomapect，Pirexyl，Tibexin，Varoxil

作用用途 本品为末梢性止咳药，与可待因相似，但无成瘾性。有局部麻醉作用，可解除平滑肌痉挛而起到镇咳作用，同时具有一定的消炎作用。用于上呼吸道感染、急慢性支气管炎、哮喘及肺气肿等导致的频繁咳嗽，也可用于气管镜检查。

用法用量 成人 口服：每次 100~200mg，每日 3~4 次。

儿童 口服：每次 25~50mg，每日 3 次。

注意事项 应吞服，不可嚼碎，以免引起口腔麻木。

剂型规格 片剂：每片 25mg。

左旋羟苯哌嗪
Levodropropizine

别名 左旋羟丙哌嗪，Levotus

作用用途 本品镇咳效果与消旋羟苯哌嗪相同，但副作用明显降低，几乎没有羟苯哌嗪及其类似镇咳药的中枢镇静作用，对心血管系统和呼吸系统亦不产生任何明显作用。如呼吸抑制、加重支气管收缩和增加呼吸道分泌物黏度、抑制呼吸道纤毛运动等。本品镇咳作用随剂量增加而增加，既可减少咳嗽频率，还可降低咳嗽强度和时间。用于各种原因引起的咳嗽。

用法用量 口服：每次 60mg（10ml），每日 3 次。

注意事项 少数患者可产生轻微短暂的中枢抑制作用，无需停药。

剂型规格 糖浆剂：0.6%，每瓶 100ml。

舍雷肽酶
Serrapeptase

别名 达先，敦净，释炎达，Dasen

作用用途 本品具有抗炎、消除肿胀作用，能迅速分解变性蛋白质、缓激肽原及纤维素凝块，使脓、痰、血凝块等液化变稀，易于排出，加速创面净化，促进新生组织。用于术后及外伤的消炎、镇痛，肺及支气管炎性肿痛。

用法用量 口服：每次 5~10mg，每日 3 次，饭后服。

注意事项 ①偶见皮疹，罕见鼻出血、痰血。②偶有恶心、呕吐、腹泻等。③严重肝、肾疾病患者及凝血异常患者慎用。④与抗凝药并用可增强抗凝作用。

剂型规格 片剂：每片 5mg；10mg。

复方甘草合剂
Compound Glycyrrhizae Mixture

别名 布朗合剂，棕色合剂

作用用途 本品为复方制剂，主要成分为甘草流浸膏、樟脑、八角茴香油及苯甲酸钠等。具有镇咳祛痰作用。适于一般性咳嗽及上呼吸道感染、急性支气管炎初期的咳嗽。本品尚有片剂，作用与应用同复方甘草合剂。

用法用量 成人 口服：片剂，每次 2 片，每日 3 次；溶液剂，每次 10ml，每日 3 次。

儿童 口服：每次 0.5~1 片，每日 3 次。溶液剂，每次 1ml，每日 3 次。

注意事项 儿童应选用不含阿片的制剂。

剂型规格 ①复方甘草合剂：每瓶 100ml。②氨棕合剂：每 100ml 棕色合剂含 3g 的氯化铵。③复方甘草片（含阿片）：每片含阿片粉 0.004g，儿童不宜服用。

复方桔梗片
Compound Platycodon Tablets

别名 阿桔片

作用用途 本品为复方制剂，主要成分有桔梗及阿片粉等，具镇咳、祛痰作用。临床用于急慢性支气管炎及其他有痰的咳嗽。

用法用量 口服：每次 1~2 片，每日 1~3 次；极量，每次 6 片。

注意事项 ①严重肝功能不全、肺源性心脏病、支气管哮喘患者、婴儿及哺乳期妇女禁用。②每片含阿片粉 30mg，相当于无水吗啡2.7~3.3mg，长期使用有成瘾性，应按麻醉药品管理。

剂型规格 片剂：每片含阿片粉 30mg，桔梗粉 90mg，硫酸钾 180mg。

肺力咳胶囊
Feilike Jiaonang

作用用途 本品是由梧桐根、红花龙胆、红管药、白花蛇舌草、前胡、百部、黄芩组成的中药复方制剂。本品具有止咳平喘、清热解毒、顺气祛痰功能。临床用于咳喘痰多、呼吸不畅，以及急、慢性支气管炎、肺气肿等。

用法用量 口服：每次 3~4 粒，每日 3 次，或遵医嘱。

注意事项 孕妇慎用。

剂型规格 胶囊剂：每粒 0.3g。

牡荆油滴丸
Vilis Negundo Oil

作用用途 本品具有较强的祛痰、镇咳作用；还有较弱的平喘作用及抗炎、抗过敏作用。用于治疗慢性支气管炎。

用法用量 口服：每次 20~40mg，每日 3 次。

注意事项 用药初期部分患者有口干、咽燥、胃部不适、头晕等不良反应。不需停药，数日后即可自行消失。

剂型规格 胶丸剂：每粒 20mg。

牡荆油乳
Vitis Negundo Oil Emulsion

作用用途 本品是从牡荆的鲜叶和果实中提得的一种挥发油。具有较强的祛痰、镇咳作用，亦有较弱的平喘作用。同时尚有一定的抗炎、抗过敏和促进气管、支气管黏膜上皮病变组织修复作用。可使痰液变稀，使痰内中性粒细胞、嗜酸性粒细胞明显减少，纤毛柱状上皮细胞亦相应减少，变性坏死程度明显减轻。用于慢性支气管炎患者的祛痰、止咳、平喘。

用法用量 口服：每次 20~40mg，每日 3 次。

注意事项 部分患者初用药时有口干、咽燥、胃部不适和头晕等反应，用药数日后自行消失，不需停药。

剂型规格 乳剂：每支 40mg（2ml）。

小儿感冒宁糖浆
Xiao'er Ganmaoning Tangjiang

作用用途 本品是由金银花、连翘、牛蒡子、薄荷、荆芥穗、黄芩、栀子（炒）、苦杏仁、桔梗、前胡、山楂（焦）、芦根、白芷、六神曲（焦）、麦芽（焦）等组成的中药复方制剂。本品具有疏散风热、清热止咳功能。用于小儿感冒发烧、汗出不爽、鼻塞流涕、咳嗽咽痛。

用法用量 口服：初生儿～1岁，每次5ml；2～3岁，每次5～10ml；4～6岁，每次10～15ml；7～12岁，每次15～20ml；每日3～4次，或遵医嘱。

注意事项 用前应仔细阅读说明书，并按说明书的方法使用。或在医师和药师指导下用药。

剂型规格 糖浆剂：每瓶100ml。

健儿婴童咳水
Fair Baby Cough Syrup

作用用途 本品是复方制剂，由美沙芬、扑尔敏等组成。美沙芬属中枢神经镇咳药，作用于延脑咳嗽中枢，成瘾性较其他同类型镇咳剂低。口服0.5小时开始起效，有效时间约6小时。扑尔敏为抗组胺药，能有效地舒缓因呼吸道感染或过敏引起的症状。适用于因呼吸道感染或过敏引起的伤风、感冒、喉炎、咽炎、气管炎等所出现的症状，如咳嗽、痰多、流鼻涕等。

用法用量 儿童 口服：3～6个月婴儿，每次2.5ml；6～12个月，每次2.5～5ml；1～3岁，每次5ml；3～5岁，每次5～7.5ml；5岁以上，每次10ml。每6小时1次。

注意事项 ①患有窄角型青光眼、尿潴留及前列腺肥大儿童慎用。急性气喘及对本品过敏者不宜服用。②个别患者会出现轻微的胃肠不适、昏睡、视物模糊、排尿不畅、口干、胸部微紧、血压稍降、耳鸣、抽筋及对光线过于敏感等反应。③本品不可和单胺氧化酶抑制剂合用。

剂型规格 合剂：每瓶120ml。每瓶含氢溴酸美沙芬4.5mg，扑尔敏2mg，枸橼酸钠60mg，氯化铵30mg，枸橼酸6mg。

联邦小儿止咳露
Isedyl Cough Syrup

作用用途 本品为复方制剂，具镇咳、祛痰、抗过敏等作用。用于小儿感冒、支气管炎等引起的咳嗽、痰多、鼻塞、流涕等。

用法用量 口服：15岁以上，每次10～15ml；8～10岁，每次8～10ml；4～7岁，每次5～8ml；2～3岁，每次5ml；1～2岁，每次3～4ml，每日3次；1岁以下遵医嘱。

注意事项 ①偶见多汗现象。②本品含可待因，故不可长期使用，以免产生依赖性。

剂型规格 糖浆剂：每5ml中含盐酸异丙嗪5mg、愈创木酚磺酸钾50mg、盐酸麻黄碱4mg、磷酸可待因5mg。

联邦止咳露
Anticol Syrup

别名 复方可待因溶液，Compound Codeine Solution

作用用途 本品主要成分为可待因，其他还有麻黄素、扑尔敏、氯化铵。具有协同的镇咳、祛痰、平喘、抗过敏作用。用于急慢性支气管炎、伤风感冒、流感、百日咳、哮喘及过敏引起的咳嗽。

用法用量 口服：成人，每次10～20ml，每日3次；儿童，8～12岁，每次10ml；4～8岁，每次8ml；2～4岁，每次6ml；1～2岁，每次4ml。

注意事项 ①对本品成分过敏者禁用；孕妇、哺乳期妇女、1岁以下幼儿及老年人、驾驶人员及机械操作者慎用。②偶有口干、便秘、头晕、心悸、困倦等不良反应。③本品含可待因，长期使用可能产生依赖性。

剂型规格 溶液剂：每5ml中含磷酸可待因5mg，盐酸麻黄素4mg，氯化铵110mg，扑尔敏1mg。

急支糖浆
Jizhi Syrup

作用用途 本品为中药复方制剂，兼有止咳化痰与抗菌消炎的协同作用。用于治疗急性支气管炎、慢性支气管炎的急性发作及小儿支气管炎等。

作用用途 口服：每次20～30ml，每日3～4次；小儿酌减。

注意事项 无明显不良反应。

剂型规格 糖浆剂：每瓶100ml。

可愈糖浆
Codeine and Guaifenesin Syrup

作用用途 本品是以磷酸可待因和愈创木酚甘油醚为主要成分配制的糖浆剂。具有明显的镇咳作用，并有一定的祛痰功效。用于感冒、流行性感冒及气管炎、支气管炎、咽炎、喉炎、肺炎、百日咳等病引起的咳嗽。

用法用量 12岁以上儿童及成人 口服：每次10ml，每日4次，24小时不得超过40ml。

儿童 口服：6～12岁，每次5ml，每日4次，24小时不得超过20ml；2～6岁，每次2.5ml，每日4次，24小时不得超过10ml。

注意事项 ①偶有恶心、胃肠不适、便秘、困倦。②对本品成分过敏者禁用。③长期应用可引起依赖性。④孕妇、哺乳期妇女及老年人慎用，2岁以下儿童不宜服用。⑤与单胺氧化酶抑制剂合用时，本品应减量。

剂型规格 糖浆剂：每瓶100ml，每毫升含磷酸可待因2mg，愈创木酚甘油醚20mg。

菲迪克咳嗽止咳糖浆
Pheticol Cold and Cough Syrup

作用用途 本品为复方制剂，由抗过敏药、收缩鼻黏膜血管药、止咳药及祛痰药组成，具有较强的镇咳作用，起效快且无嗜睡的副作用。临床用于治疗感冒伤风及上呼吸道感染引起的各种过敏及痰、咳、喘症状，也可用于急性支气管炎、慢性支气管炎急性发作。

作用用途 成人　口服：每次 15~20ml，每日 3 次。儿童：13 岁以上，每次 10~15ml；6~12 岁，每次 10ml；1~5 岁，每次 3~5ml；1 岁以下遵医嘱。

注意事项 不良反应轻微，偶有口干、恶心。

剂型规格 糖浆剂：每瓶 120ml（成人一日量含曲普利定 84mg，麻黄素 84mg，可待因 60mg，愈创木酚磺酸钾 84mg）。

大可通
Daketong

别名 咳特灵

作用用途 本品系从成树中提取有效成分，再配以抗组胺类药物制备的中西药结合的复方制剂，具有止咳、化痰、消炎、平喘作用。用于治疗急性支气管炎、慢性支气管炎、支气管哮喘、感冒咳嗽、百日咳及各种原因引起的咳嗽。

用法用量 口服：每次 1 粒，每日 3 次；小儿酌减。

注意事项 偶有轻度嗜睡反应。服药后不宜从事驾驶车辆、操作机器活动。

剂型规格 胶囊剂：每粒含成树干浸膏 360mg，扑尔敏 1.4mg。

第二节　祛痰药

痰是呼吸道有炎症时由支气管黏液腺和杯状细胞产生的过多分泌物。痰可刺激呼吸道黏膜引起咳嗽，可阻塞呼吸道而引起呼吸困难。痰的存在又为呼吸道的感染提供了条件。因此，祛痰药是治疗呼吸系统的重要药物。

祛痰药按其作用可分为两类。①黏痰溶解剂：如溴己新、乙酰半胱氨酸、美司钠、厄多司坦、半胱甲酯等。②恶心性祛痰药和黏痰溶解剂：如氯化铵、愈创木酚甘油醚、碘化钾等。

氯化铵
Ammomum Chloride

别名 卤砂，氯化钮

作用用途 本品口服后，通过刺激胃黏膜反射性引起支气管液分泌增加，使痰液稀释，易于咳出；此外尚有利尿作用及酸化尿液和体液的作用。多用于急性呼吸道炎症时痰液黏稠不易咳出的病例。还可用于治疗心肾性水肿及碱血症。本品易从消化道吸收，经肝脏代谢为尿素，氯离子进入体液使 pH 降低。详见水电解质平衡药。

用法用量 口服：成人，每次 0.3~0.6g，每日 3 次。儿童，一日量 30~60mg/kg 体重。

注意事项 ①严重肝肾功能低下、溃疡病及代谢性酸中毒患者忌用。②大量服用可引起恶心、呕吐、口渴、胃疼及高氯性酸中毒。③应饭后用药。

剂型规格 片剂：每片 0.3g。

溴己新
Bromhexine

别名 必嗽平，必消痰，溴苄环己铵，溴己铵，

Bisolvon

作用用途 本品通过刺激支气管腺体，促进溶酶体释放，分化裂解痰中的黏多糖；刺激胃黏膜反射性引起呼吸道腺体分泌增加，使痰液稀释。从而显示出较强的黏痰溶解作用及一定的恶心性祛痰作用。口服易吸收，达峰时间为 1 小时。临床多用于急慢性支气管炎、支气管扩张、哮喘及肺气肿等，尤适于痰液黏稠咳出困难及痰液阻塞引起的呼吸困难、气急等。常用本品盐酸盐。

用法用量 ①口服：每次 8~16mg，每日 3 次。儿童减半。饭后服。②肌内注射：每次 4~8mg，每日 1~2 次。

注意事项 ①胃溃疡患者慎用。②偶有头痛、头昏、恶心不适，停药或减量后可消失；少数患者血清转氨酶有短时升高。③口服用药起效慢，需 3~5 天；肌内注射生效快。④本品可增加四环素类在支气管的分布浓度。

剂型规格 ①片剂：每片 4mg；8mg。②注射剂：每支 4mg（2ml）。

乙酰半胱氨酸
Acetylcysteine

别名 富露施，莫咳，痰易净，N-乙酰半胱氯酸，N-乙酰-L-半胱氨酰，易咳净，易维适，N-Acetylcysleine，Airbron，Fluimucil，Mucofilin，Mucomyst，NAC

作用用途 本品为呼吸道黏痰溶解剂，其分子中的巯基使痰液中糖蛋白的二硫键断裂，对白色黏痰与脓性痰均有较强的分解作用，本品通过分解黏蛋白复合物、核酸，将脓性成分及其他分泌物从黏稠变为透明，从而发挥强效溶黏液作用。同时还可以增加纤毛的摆动频率

和黏液的周转率，使黏痰容易咳出。此外，NAC 结构中的自由巯基（亲核的-SH）能发挥出直接抗氧化作用。NAC 还能增加肺泡的弹性，透过细胞膜进入细胞内，脱去乙酰基，形成 L-半胱氨酸，成为合成谷胱甘肽（GSH）的必需氨基酸，从而保持适当的谷胱甘肽水平，保护机体细胞不受损害。谷胱甘肽是保持细胞功能和细胞形态完整性所必需的高活性三肽，它可防止细胞免受体内外氧自由基和各种细胞毒物质的损害。喷雾吸入起效快；1 分钟起效；最大作用时间为 5~10 分钟。适于手术后的咳痰困难、急慢性支气管炎、支气管扩张、肺结核、肺炎及肺气肿等引起的痰液黏稠、咳痰困难及痰阻塞引起的呼吸困难等。本品特别适宜治疗以浓厚的黏液及脓性的黏性分泌物为特征的急性和慢性呼吸系统感染，如慢性阻塞性肺疾病（COPD）、肺间质性疾病（如特发性肺纤维化）、慢性支气管炎、肺气肿、支气管扩张引起的呼吸困难和咳痰困难等。

用法用量 ①口服：片剂，每次 200~400mg，每日 2~3 次。泡腾片，每次 1 片，每日 1~2 次。**颗粒剂，成人**，每次 200mg，每日 2~3 次；儿童，每次 100mg，年龄酌情增减。每日 2~4 次，依据急性病症的疗程为 5~10 日，慢性病症患者可根据病情需要服用数月。每次 30mg，每日 3 次。②喷雾吸入：以 10%~20% 溶液，每次 1~3ml，每日 2~3 次。③气管滴入：以 5% 溶液自气管插管或直接滴入气管，每次 0.5~2ml，每日 2~4 次。④气管注入：以 5% 溶液用注射器自气管的甲状软骨环骨膜处注入气管腔内，每次 0.5~2ml（婴儿，每次 0.5ml；儿童，每次 1ml；成人，每次 2ml）。

注意事项 ①支气管哮喘患者禁用，老年患者伴呼吸功能不全者慎用。②常见不良反应有呛咳、支气管痉挛、恶心、呕吐等。减量即可缓解，遇支气管痉挛用异丙肾上腺素缓解。③本品不宜与橡皮、金属、氧化剂及氧气接触，应于临用前配制，冰箱保存，48 小时内用完。④与酸性药物共用，本品作用明显降低。最佳 pH 为 7~9。⑤本品能降低青霉素、头孢菌素的作用。不宜合用。⑥本品的泡腾片不可直接吞服，需溶于半杯温开水中（≤40℃），一次服完，最好在晚上服用。颗粒剂应在临用前加少量水溶解（≤40℃），混匀后口服。药品有硫臭味，非变质引起，而是制剂中含有活性成分的一种特征。

剂型规格 ①片剂：每片 500mg。②泡腾片剂：每片 0.6g。③颗粒剂：每袋 0.1g；0.2g。

美司钠
Mesna

别名 美安，美钠，巯乙磺酸钠，Mistabron，Mucofluid，Sodium 2-Mercaptoethane-Sulfonate

作用用途 本品为局部应用的黏痰溶解剂，可降低痰的黏性，使之液化。适用于大量黏痰阻塞引起的呼吸困难，如手术后的咳痰困难、急慢性支气管炎、支气管扩张、肺结核、肺炎、肺气肿等引起的痰液黏稠、痰阻气管等。

用法用量 雾化吸入或气管滴入：每次 1~2ml（100~200mg）。

注意事项 ①有局部刺激作用，可致咳嗽、支气管痉挛等。②不宜与红霉素、四环素、氨茶碱等配伍并用。

剂型规格 ①注射剂：每支 200mg；400mg；600mg。②气雾剂：每毫升 0.2g。③溶液剂：10%。

羧甲司坦
Carbocisteine

别名 百越，康普利，化痰片，美咳片，强利灵，强利痰灵，羧甲半胱氨酸，S-Carboxymethylcysteine，S-Cmc，Mucodyne

作用用途 本品为黏痰调节剂。通过减少支气管高黏度黏蛋白的分泌，增加痰中低黏度黏蛋白分泌，使痰的黏性下降，易于咳出；还可促进支气管黏膜修复。口服起效快，疗效好。适于慢性支气管炎、支气管哮喘等引起的痰液黏稠、咳痰困难及痰阻塞引起的呼吸困难等；也可用于防治手术后的咳痰困难与肺炎合并症。用于小儿非化脓性耳炎，有预防耳聋的效果。

用法用量 口服：成人，每次 0.5g，每日 3 次；儿童，每日 30mg/kg 体重。

注意事项 ①有消化道溃疡病史者慎用。②偶有头晕、恶心、胃部不适、腹泻及皮疹等不良反应。

剂型规格 ①片剂：每片 0.25g。②糖浆剂：每毫升 20mg。③溶液剂：每支 0.25g（10ml）；0.5g（10ml）。

厄多司坦
Erdosteine

别名 阿多停，好舒丹，和坦，露畅，坦通，和坦，Dostein，Edirel，Erdopect，Erdosterne，Erdotin，Esteclin，Flusten，Mucofor，Mucothera，Vectrine

作用用途 本品为黏痰溶解药，具有溶解黏痰作用。本品分子结构中的封闭巯基，经肝脏生物转化为含有游离巯基的活性代谢产物，可降低支气管分泌物的黏稠度，从而有利于痰液排出。此外本品还具有抗氧化作用，可保护 α_1-抗胰蛋白酶不因自由基氧化作用而失活，而肺泡组织中的 α_1-抗胰蛋白酶可抑制弹性蛋白酶水解弹性蛋白。另外，本品还可增强抗生素的穿透性，增加黏膜纤毛运动等功能。本品口服后吸收迅速，肝内代谢。主要经肾小球滤过排出。适用于急、慢性支气管炎及阻塞性肺气肿等疾病引起的咳嗽、咳痰，尤其适用于痰液黏稠不易咳出者。

用法用量 口服：成人，每次 300mg，每日 2 次。儿童，每日 10mg/kg，分 2 次服用。

注意事项 ①禁用于对本品过敏者，严重肝、肾功能不全者、孕妇、哺乳期妇女；慎用于胃、十二指肠溃疡患者、冠心病等心血管疾病患者、有慢性肝脏疾病的老年患者。②偶有较轻微的头痛和胃肠道反应，如上腹隐痛、恶心、呕吐、腹泻、口干等；罕见腹泻和痉挛性结肠炎。③与阿莫西林联合应用时有发生味觉丧失及痔疮的个案报道。④应避免与可待因、复方桔梗片等强效镇咳药同时应用。

剂型规格 胶囊剂：每粒 100mg；300mg。

碘化钾
Potassium Iodide

作用用途 本品为恶心性祛痰药，可刺激胃黏膜，反射性的使支气管黏膜分泌增加，使痰液变稀，易于咳出。用于祛痰，也可预防地方性甲状腺肿。

用法用量 口服：5% 合剂，6~10ml，每日 3 次，含碘食盐，浓度为 0.001%~0.02%。

注意事项 ①少数患者可见荨麻疹、血管神经性水肿、支气管痉挛及休克等过敏反应；偶可见甲状腺功能减退。②孕妇及哺乳期妇女慎用，碘过敏者、肝肾功能低下及溃疡患者禁用。③不宜与酸性药物配伍。

剂型规格 合剂：5%，每 100ml 中含碘化钾 5.0g，碳酸氢钠 2.5g 及氯仿适量。

半胱甲酯
Mecysteine

别名 半胱氨酸甲酯，美司坦，Acdrile，Methyl Cysteine

作用用途 本品为黏痰溶解剂。用于大量黏痰引起的呼吸困难等。

用法用量 ①喷雾用：5%~10% 溶液，每次 0.5~2ml，每日 2 次。②口服：每次 1 片，每日 3 次。

注意事项 常见不良反应有呛咳、支气管痉挛、恶心、呕吐等。减量即可缓解，遇支气管痉挛可用异丙肾上腺素缓解。

剂型规格 ①片剂：每片 100mg。②粉剂：每瓶 0.5g。

愈创甘油醚
Guaifenesin

别名 格力特，愈创木酚甘油醚，Guaiacol Glycerol Ether，Guaiphenesin

作用用途 本品为恶心祛痰剂，并有轻微的防腐作用。大剂量时尚可松弛支气管平滑肌。口服吸收不完全，大部分经肠道排出。用于慢性支气管炎引起的多痰咳嗽及肺脓肿等。

用法用量 口服：①片剂，每次 0.2g，每日 3~4 次。②糖浆剂，每次 10ml，每日 3 次。

注意事项 ①急性胃肠炎及肾炎患者禁用。②与镇咳药或平喘药合用疗效好。③有时可见恶心、胃肠不适等不良反应。

剂型规格 ①片剂：每片 0.2g。②糖浆剂：每毫升 10mg。

氨溴索
Ambroxol

别名 安布索，安普奈，氨溴醇，奥勃抒，百沐舒，贝莱，兰勃索，美舒咳，沐舒痰，沐舒坦，痰之保克，溴环己胺醇，盐酸氨溴索，Lasolvan，Lanbroxol，Mucosolvan，Musco，Transbroncho

作用用途 本品为溴己新的代谢产物，体内作用与溴己新相同。作为呼吸道润滑祛痰药，可促进肺表面活性物质的分泌、气道液的分泌及纤毛运动，从而降低气道阻力，降低黏痰的黏度，使痰易于咳出。适用于急慢性呼吸道疾病、支气管分泌异常、肺囊性纤维化、矽肺、肺泡蛋白沉积症及手术前后呼吸道炎症的处理。

用法用量 ①口服：饭后服用，每次 30mg，每日 3 次，长期应用宜减少为每日 2 次。②肌内注射或静脉注射：每次 15mg，每日 2~3 次，静脉注射应于 2~3 分钟内缓注。推荐总剂量：1.2~1.6mg/kg 体重，分 2~3 次注射。③雾化吸入：每次 15~30mg，每日 3 次。

注意事项 ①孕妇、哺乳期妇女、肝、肾功能不全者、胃溃疡患者、青光眼患者以及儿童慎用。②可致胃痛、腹泻，偶有皮疹等过敏反应。

剂型规格 ①片剂：每片 30mg。②胶囊剂：每粒 75mg。③注射剂：每支 15mg（2ml）。④气雾剂：每支 15mg（2ml）。

氨溴特罗口服溶液
Anxiuteluo Koufurongye

别名 易坦静，Ambrocol

作用用途 本品是由盐酸氨溴索和克仑特罗组成的复方制剂。用于治疗急、慢性呼吸道疾病（如急、慢性支气管炎、支气管哮喘、肺气肿等）引起的咳嗽、痰液黏稠、排痰困难、喘息等。

用法用量 口服：①12 岁以上小儿：每次 2.5~15ml，每日 2 次；6~12 岁，每次 15ml；4~5 岁，每次 10ml；2~3 岁，每次 7.5ml；8 个月~1 岁，每次 5ml；未满 8 个月，每次 2.5ml。②12 岁以上儿童及成人：每次 20ml，每日 2 次；症状明显好转后可减至每次 10ml，每日 2~3 次；对严重呼吸困难患者，最初 2~3 天，每次 20ml，每日 3 次。

注意事项 ①肥厚型心肌病患者或对本品过敏者禁用。②甲状腺功能亢进症、高血压、心脏病、糖尿病、重度肾功能不全患者慎用。③运动员慎用。④孕妇、哺乳期妇女慎用。

剂型规格 溶液剂：每 1ml 含盐酸氨溴索 1.5mg、盐酸克仑特罗 1μg。每瓶 60ml；75ml；100ml；120ml。

替美斯丁
Telmesteline

别名 痰特灵，特美斯丁，Muconorm

作用用途 本品为黏液活化剂，可降低痰的黏性，增强黏液的旋转能力。适用于各种急慢性阻塞性呼吸道疾病引起的黏痰多、不易排出。

用法用量 口服：每次300mg，每日3次，将粉剂溶于少量水中服用。糖浆剂，每次10ml，每日3次。

注意事项 偶有一过性胃部不适、恶心、呕吐等。

剂型规格 ①散剂：每包300mg。②糖浆剂：每毫升含30mg。

标准桃金娘油
Gelomyrtol Forte

别名 强力稀化粘素，吉诺通，稀化粘素，Gelomyrtol，Myrtol

作用用途 本品口服吸收后大部分由肺及支气管排出，并产生黏液溶解作用、支气管解痉及消炎作用。所含桃金娘油在上、下呼吸道黏膜均能迅速发挥溶解黏液、促进分泌的作用，并可产生拟交感神经效应，刺激黏膜纤毛运动，增强黏膜纤毛清除功能，使黏液移动速度显著增加，有助痰液排出。此外，本品还具有抗炎作用，能通过减轻支气管黏膜肿胀而起到舒张支气管的作用。对细菌和真菌亦具有杀菌作用。经持久用药后，呼吸道的慢性炎症可被改善或治愈。本品为肠溶胶囊，口服到达小肠后药物才被释放，即使是有胃病史的患者亦能良好耐受。适用于急、慢性鼻窦炎和支气管炎；也适用于支气管扩张、慢性阻塞性肺疾患、肺部真菌感染、肺结核、矽肺等；还可用于支气管造影术后，利于造影剂的排出。

用法用量 口服：成人，急性病，每次300mg，每日3~4次；慢性病，每次300mg，每日2次。4~10岁儿童，每次120mg，每日2~4次，用法同成人。

注意事项 ①孕妇禁用。②个别患者有恶心、胃肠道不适等不良反应。③本胶囊不可打开或嚼破后服用，宜在餐前30分钟用温水或冷水整粒吞服。睡前服药可使黏痰早上易于咳出。

剂型规格 胶囊剂：每粒120mg（儿童装）；300mg（成人装）。

痰咳净
Tankejing

作用用途 本品通过扩张支气管平滑肌、解除痉挛而达到镇咳平喘作用，同时可增加呼吸道分泌，使痰液易于排出。适用于各种急慢性支气管炎、哮喘、肺气肿及吸烟、粉尘刺激等引起的咳嗽、胸闷、气促、痰多症状。

用法用量 含服：置口腔中或舌下，每次0.2g，每日3~6次，儿童酌减。

注意事项 孕妇慎用。服药3天症状未缓解，应到医院就诊。

剂型规格 散剂：每盒6g。主要成分有桔梗、杏仁、龙脑、甘草、咖啡因（100mg/g）。

祛痰止咳颗粒
Qutan ZhiKe Keli

作用用途 本品是由中药紫花、杜鹃、党参、甘遂（醋制）、水半夏、芫花（醋制）、明矾组成的方剂，经提取有效成分而制得的颗粒剂。本品具有健脾燥湿，祛痰止喘功能。主要用于慢性支气管炎及支气管炎合并肺气肿、肺心病所引起的痰多、咳嗽、喘息等症。

用法用量 口服：温开水冲服，每次6g（2袋），每日2次；小儿酌减。

注意事项 孕妇慎用。

剂型规格 颗粒剂：每袋3g。

糜蛋白酶
Chymotrypsin

别名 胰凝乳蛋白酶，Chymar

作用用途 本品为胰脏中分离制得的一种蛋白酶，能迅速分解蛋白质。适用于慢性化脓性气管炎、支气管扩张、肺脓肿等；还可用于创伤与术后创口愈合、抗炎与防止局部水肿、积血等病症。

用法用量 ①肌内注射：每次5mg，每日1~2次。②气管内滴入：以生理盐水或注射用水配成浓度为0.5mg/ml的溶液，每次适量滴入。③气雾吸入：以本品1mg加入2~3ml蒸馏水中，作气雾吸入，每日3~4次。

注意事项 ①忌用于20岁以下的眼病患者或玻璃糖质不稳定的创伤性白内障患者。②本品水溶液极不稳定，需新鲜配制后应用。③不可静脉注射，用前需作过敏实验。

剂型规格 注射剂：每支1mg；5mg。每10mg相当于800U。

粘硫醇
Mucothiol

别名 甲基二乙酰半胱氨酸，妙痰清，Methyl Diacetylcysteinate

作用用途 本品为呼吸道黏液溶解剂，作用机制与乙酰半胱氨酸相同。用于各种咳痰困难及痰液分泌增多引起的疾病。

用法用量 口服：每次200mg，每日2~3次。

剂型规格 颗粒剂：每袋0.1g。

第三节 平喘药

哮喘的发作、缓解、复发与其日常饮食、睡眠、工作、运动、环境、吸烟等关系密切。

平喘药能作用于哮喘发病的不同环节，预防和缓解哮喘发作。平喘药物可分为5类。①β肾上腺素受体激动剂：如麻黄碱、异丙肾上腺素、沙丁胺醇、丙卡特罗等。②过敏介质阻释剂：如色甘酸钠、酮替芬、氮䓬斯汀等。③肾上腺皮质激素：如布地奈德、曲安奈德、倍氯米松等。④M胆碱受体阻断剂：如异丙东莨菪碱、异丙托溴铵等。⑤白三烯受体阻断剂：如孟鲁司特、扎鲁司特、吡嘧司特、异丁司特、普仑司特等。

麻黄碱
Ephedrine

作用用途 本品对α、β受体具有直接兴奋作用，也可促使肾上腺素能神经末梢释放递质间接的产生拟肾上腺素作用。如对皮肤黏膜与内脏血管的收缩作用，对中枢神经系统的兴奋作用。还可以增强心脏收缩力，增加心输出量，扩张支气管，升高血压。平喘作用比肾上腺素弱而持久，口服易吸收，1小时达峰值，作用时间长，半衰期为3~6小时，大多数以原形从尿排出。本品可透过血脑屏障。临床用于预防支气管哮喘发作和轻症哮喘的治疗。也可用于鼻黏膜充血、维持血压等。常用本品盐酸盐。

用法用量 ①口服：每次25mg，每日3次；极量，每次60mg，每日150mg；儿童，每次0.5~1.0mg，每日3次。②皮下注射或肌内注射：每次15~30mg；极量，每次60mg，每日150mg。③静脉注射：每次5mg。④滴鼻：每次1滴。

注意事项 ①动脉硬化、高血压、甲状腺功能亢进、糖尿病及前列腺肥大患者慎用。②长期大量使用可出现震颤、焦虑、失眠、头痛、心悸、发热等不良反应；短期反复使用可致快速耐受现象，使作用减弱，停药数小时可恢复。③忌与单胺氧化酶抑制剂合用。

剂型规格 ①片剂：每片25mg。②注射剂：每支30mg（1ml）；50mg（1ml）③滴鼻剂：0.5%；1%。

伪麻黄碱
Pseudoephedrine

别名 龙沙
作用用途 本品为拟交感神经药，可刺激交感神经末梢释放去甲肾上腺素，从而以间接作用方式起拟交感神经作用。本品的血管收缩作用具有一定的选择性，主要收缩上呼吸道血管，消除鼻咽部黏膜充血，能较好地

减轻上呼吸道黏膜的充血现象。本品对支气管平滑肌的扩张作用和全身血管收缩作用较盐酸麻黄碱弱。临床用于过敏性鼻炎、鼻炎、鼻窦炎等。

用法用量 口服：每次30~60mg，每日3次。
注意事项 ①严重的高血压、冠心病、服用单胺氧化酶抑制剂及对盐酸伪麻黄碱敏感或不能耐受的患者禁用。甲状腺功能亢进、糖尿病、缺血性心脏病、眼压高、高血压、前列腺肥大及对拟交感神经药敏感的患者慎用。同时服用其他拟交感神经药与减充血剂的患者应慎用。孕妇、哺乳期妇女慎用。②不良反应表现有中枢神经兴奋作用、失眠、头痛、加快心率、升高血压等，但反应较轻。

剂型规格 片剂：每片30mg。

异丙肾上腺素
Isoprenaline

别名 喘息定，治喘灵，Aludfine，Isoproterenol，Isuptel，Medihaler-Iso
作用用途 本品为β受体激动剂。口服因明显的首过效应无效。舌下含服，15~30分钟起效，维持1~2小时。气雾吸入2~5分钟起效。体内代谢失活后通过肾脏排泄。平喘作用比肾上腺素强。适用于哮喘发作时控制症状。也可用于心脏骤停、抗休克等。

用法用量 成人 ①舌下含服：每次10~20mg，每日3次；极量，每日60mg；②气雾吸入：每次0.5~1ml。
儿童 5岁以上，每次2.5~10mg，每日2~3次。
注意事项 ①明显缺氧、心率过快（成人120次/分、小儿140次/分以上）患者慎用；冠心病、心肌炎、甲状腺功能亢进患者禁用。②长期大量使用可出现耐药性，并对心脏造成严重损害而导致死亡。③其他见循环系统药项下。

剂型规格 ①片剂：每片5mg；10mg。②注射剂：每支1mg（2ml）。③气雾剂：每毫升2.5mg，每揿0.175mg。

沙丁胺醇
Salbutamol

别名 阿布叔醇，爱纳灵，喘乐宁，喘宁碟，达芬科闰，律克，柳丁氨醇，羟甲叔丁肾上腺素，全乐宁，全宁喋，全特宁，赛址舒，沙博特，舒喘灵，索布氨，嗽必妥，万托林，Albuterol Sulfate，Proventil，Saltanol，Ventolin
作用用途 本品为选择性β₂受体激动剂，对支气管平滑肌有强而持久的扩张作用。其平喘作用与异丙肾上

腺素相仿，而对心脏的兴奋作用只及异丙肾上腺素的1/10，口服易吸收。喷雾吸入起效快，约5~10分钟起效，作用持续3~6小时，适用于治疗或预防喘息型支气管炎、支气管哮喘及肺气肿患者的支气管痉挛。常用本品硫酸盐。

用法用量 **成人** ①口服：每次2~4mg，每日3~4次；长效片剂，每次8mg，每日2次；②气雾吸入：每次0.1~0.2mg（喷吸1~2次），必要时每4小时1次，1日内不得超过8次。③粉雾吸入：每次0.2~0.4mg，每日4次。④肌内注射：每次0.4mg，必要时4小时重复注射。⑤静脉注射或静脉滴注：每次0.4mg，分别用5%葡萄糖注射液20ml或100ml稀释后注射或滴注。

儿童 口服：每次0.1~0.15mg/kg体重，每日2~3次；长效片剂，每次4mg，每日2次。

注意事项 ①不良反应有心悸、头晕及手指震颤等。②长期使用可产生耐药性，使疗效降低，且有加重哮喘的危险。③心血管功能不全、高血压、甲状腺功能亢进患者慎用。④通常预防用药时口服，控制发作时用气雾吸入。

剂型规格 ①片剂：每片2mg。②长效控释片剂：每片4mg；8mg。③气雾剂：每瓶20mg，每撤100μg。④干粉吸入剂：每粒0.2mg；0.4mg。

左沙丁胺醇
Levalbuterol Hydrochloride

别名 Xopenex

作用用途 本品为沙丁胺醇（消旋混合物）的 R-异构体，是合成的选择性 β_2 受体激动剂。适用于治疗和预防支气管痉挛。

用法用量 口服：每次1片，每日3次。**12岁以上急性支气管痉挛患者**，初始剂量，每次1片，每日3次；无效或严重哮喘患者可增至每次2片，每日3次。较高剂量时，须注意监测可能的严重全身反应，并权衡利弊。

老年患者 可逆性支气管痉挛，初始剂量，每次1片，每日3次。

注意事项 ①对本品或消旋沙丁胺醇成分过敏者禁用。有心血管病史，特别是冠脉功能不足、心律失常、高血压、甲状腺功能亢进、糖尿病患者慎用。儿童慎用。本品可能影响子宫收缩，孕妇应权衡利弊后服用。哺乳期妇女应停药或停止哺乳。②剂量较大时出现神经过敏、震颤、鼻炎、鼻窦炎、咳嗽、心动过速、头晕、焦虑、偏头痛、消化不良、腿部痉挛或心电图改变等不良反应，必要时减量或停药。③本品与拟交感神经药合用可能出现药理学效应和不良反应；与排钾利尿剂合用可能出现低血钾；与肾上腺素受体拮抗剂合用可能出现相互拮抗作用；与地高辛合用可能出现药代动力学的相互作用；与单胺氧化酶抑制剂和三环类抗抑郁药合用可能出现交感亢进。

剂型规格 片剂：每片0.63mg。

特布他林
Terbutaline

别名 博利康尼，博利康尼都保，喘康达，喘康速，间羟嗽必妥，间羟舒喘灵，间羟叔丁肾上腺素，间羟舒喘宁，叔丁喘宁，伊坦宁，Arubendon，Brethine，Brincanyl，Bricanyl Turhuhaler

作用用途 本品为选择性 β_2 受体激动剂，对心脏的兴奋作用较小，能强而持久的舒张支气管平滑肌，抑制内源性致痉挛物质的释放及内源性介质引起的水肿，提高支气管黏膜纤毛上皮廓清能力，也可舒张子宫平滑肌。口服后1~4小时血药浓度达最大值，疗效可持续8小时。吸入用药几分钟内起效，药效持续6小时。在体内与硫酸结合后以硫化物的形式排出体外，无活性代谢产物形成。气雾吸入的特布他林，约有10%的药物剂量沉积在肺内。适用于哮喘型支气管炎、支气管哮喘、慢性支气管炎、肺气肿及慢性阻塞性肺部疾患导致的支气管痉挛；也可用于预防早产。

用法用量 **成人** ①口服：每次2.5~5mg，每日3次；儿童酌减。②皮下注射：每次0.25mg，必要时可重复注射一次，但4小时内总量不得超过0.5mg。③气雾吸入：每6小时1吸，严重病例可增加至3吸，最大剂量24小时内不超过12吸。

5~12岁儿童 气雾吸入：每6小时1吸，严重病例可增加至2吸，最大剂量24小时内不超过8吸。

注意事项 ①由于本品有正性肌力作用，所以禁用于心肌肥厚患者。妊娠初期慎用。对拟交感胺易感性增高者如甲亢未经适当控制的患者慎用。冠心病、高血压患者慎用。②偶见震颤、痉挛、心悸、胃肠不适、头晕等。多在治疗初期1~2周内自然消失；也有致心律失常的可能性，因此在个别肺部疾病患者治疗时须加考虑。③副作用若出现，大多数在开始用药1~2周内自然消失。副作用的严重程度取决于剂量和给药途径，从小剂量逐渐加至治疗量能减少副作用。通常预防用药时口服，控制发作时气雾吸入。④本品能升高血糖，糖尿病患者用药时注意监测血糖。用药过程中还可引起低钾血症，注意监测血清钾浓度。⑤合并使用黄嘌呤衍生物、类固醇、利尿药等，本品的作用被增强。如与 β 受体阻断剂、特别是非选择性 β 受体阻断剂伍用，本品的 β 受体激动作用可被部分或完全的抑制。⑥如以前有效的治疗剂量不能达到同样的治疗效果时，应考虑哮喘病情恶化，应及时就医调整治疗方案。

剂型规格 ①片剂：每片2.5mg；5mg。②注射剂：每支1mg（1ml）。③干粉吸入剂：每瓶100mg（200吸）。④气雾剂：每瓶50mg（200喷）；100mg（400喷）。

奥西那林
Orciprenaline

别名 间羟异丙肾上腺素，羟喘，异丙喘宁，Alupent，

Metaprel，Metaproterenol

作用用途 本品为选择性 β_2 受体激动剂。作用与异丙肾上腺素相似，但对 β_2 受体的选择性较强，兴奋心脏的作用仅有异丙肾上腺素的 1/10。口服吸收好，1~2 小时达最大效应，维持 3~6 小时。适用于支气管哮喘、哮喘型支气管炎及慢性支气管炎、肺气肿导致的支气管痉挛。

用法用量 成人 ①口服：每次 10~20mg，每日 3~4 次；②气雾吸入：每次 0.65~1.95mg（喷吸 1~3 次），每日 4~6 次，1 日极量 7.8mg（喷吸 12 次）。

儿童 口服：每日 7.5~30mg。

注意事项 ①过量可致心悸、心动过速、高血压、震颤、头痛、恶心及排尿困难等。②冠心病、心功能不全、高血压、甲状腺功能亢进及糖尿病患者慎用。

剂型规格 ①片剂：每片 10mg；20mg。②气雾剂：每瓶 225mg，每揿约含本品 0.65mg。

非诺特罗
Fenoterol

别名 备喘全，备劳喘，备劳特，酚丙喘定，酚丙喘宁，酚间羟异丙肾上腺素，培罗坦克，羟苯特罗，Airum，Berotec，Dosberotec，TH1165a

作用用途 本品是一种高效支气管扩张剂，用于治疗支气管哮喘和其他可逆性气道狭窄如慢性阻塞性支气管炎或伴发肺气肿。也可用于预防运动造成的支气管痉挛，其活性成分非诺特罗氢溴化物可促进气道的廓清机制。吸入后几分钟内起效，并可维持疗效达 8 小时。用于急性哮喘发作、预防运动诱发性哮喘、支气管哮喘及其他可逆性气道狭窄，如慢性阻塞性支气管炎的对症治疗。

用法用量 雾化吸入：用生理盐水稀释所用剂量至 3~4ml，然后经雾化，吸 6~7 分钟，直到溶液用完。①成人及 14 岁以上儿童：急性哮喘发作，0.1ml（2 滴）可迅速解除大多数患者的症状，严重病例可使用 0.25ml（5 滴），极严重病例可用 0.4ml（8 滴）；运动诱发性哮喘的预防，每次 0.1ml（2 滴），每日 4 次；支气管哮喘及其他可逆性气道狭窄，每次 0.1ml（2 滴），最多每日 4 次。②6~14 岁儿童（体重约为 22~44kg）：急性哮喘发作，0.05~0.1ml（1~2 滴），严重病例可使用 0.2ml（4 滴），极严重病例可应用 0.3ml（6 滴）；支气管哮喘及其他可逆性气道狭窄，每次 0.1ml（2 滴），最多每日 4 次；运动诱发性哮喘的预防，每次 0.1ml（2 滴），每日 4 次。③6 岁以下儿童（体重低于 22kg）：每次 50μg/kg 体重，最多每日 3 次。

注意事项 ①禁用于肥大阻塞性心肌病、快速型心律失常患者。妊娠期和哺乳期慎用。未控制的糖尿病、近期心肌梗死或严重器质性心血管疾病、甲状腺功能亢进患者慎用。②在控制气道炎症的过程中，要考虑是否需合用和增加抗炎药物（如吸入皮质激素），以控制气

道炎症，防止长期的气道损伤作用。长期大剂量使用 β_2 受体激动剂控制气道阻塞症状，可能引起疾病控制能力的下降，可能导致低钾血症；特别是严重哮喘时，如合用黄嘌呤类衍生物、激素和利尿剂尤应注意。③不良反应表现有骨骼肌轻微震颤、焦虑，少见心动过速、眩晕、心悸、头痛等；高敏患者偶有局部刺激或过敏反应；合用其他支气管扩张剂可有咳嗽，极少见反常支气管收缩；可能出现低钾血症。④与 β 肾上腺素能受体激动剂、抗胆碱能药物、黄嘌呤类衍生物及皮质激素合用可加强本品效果。⑤本品不能用蒸馏水稀释。每次使用前应重新稀释，残余稀释液应废弃。重复给药的间隔至少在 4 小时以上。

剂型规格 雾化吸入剂：每瓶 20ml，浓度为 0.5%。

妥洛特罗
Tulobuterol

别名 喘舒，丁氯喘，氯丁喘安，叔丁氯喘通，妥布特罗，息克平，Chlobamol，Lobuterol

作用用途 本品为 β_2 受体激动剂，对支气管平滑肌有较强而持久的扩张作用，且对心脏的兴奋作用只有异丙肾上腺素的 1/1000，此外还有一定的止咳祛痰、抗过敏作用。本品口服吸收迅速，服用后 0.5~1 小时起效，1 小时达峰值。绝大部分在 48 小时排出体外，无蓄积性。因其代谢物也有支气管扩张作用，所以维持时间可长达 8~10 小时。主要用于防治支气管哮喘、哮喘型支气管炎等。

用法用量 口服：成人，每次 0.5~2mg，每日 3 次。儿童，每日 0.04mg/kg 体重，分 2 次服。

注意事项 ①冠心病、高血压、甲状腺功能亢进及糖尿病患者慎用。孕妇慎用。②偶有心悸、心动过速、手指震颤、头晕、恶心及胃肠道反应等，停药后可自行消失。偶有过敏反应。③忌与肾上腺素、异丙肾上腺素合用，否则易致心律失常。

剂型规格 片剂：每片 0.5mg；1mg。

克仑特罗
Clenbuterol

别名 氨必妥，氨哮素，克喘素，双氯醇胺，Spiropent

作用用途 本品为强效选择性 β_2 受体激动剂，对支气管平滑肌有强而持久的扩张作用，约为沙丁胺醇的 100 倍；平喘作用约为特布他林的 165 倍。口服经胃肠道迅速吸收，10~20 分钟起效，2~3 小时达峰值，维持时间 5 小时，气雾吸入 5~10 分钟起效，可维持 2~4 小时。大部分药物自体内以原形从尿排出。主要用于防治支气管哮喘、哮喘型慢性支气管炎及肺气肿等呼吸系统疾病所致的支气管痉挛。常用本品盐酸盐。

用法用量 ①口服：每次 20~40μg，每日 3 次。②舌下含服：每次 60~120μg。③气雾吸入：每次 10~20μg，每日 3~4 次。④直肠给药：每次 60μg，每日 1~2 次，

或睡前 1 次。

注意事项 ①心律失常、高血压、甲状腺功能亢进患者慎用。②偶有轻度心悸、手指震颤、头晕等不良反应，多在用药过程中自行消失。

剂型规格 ①片剂：每片 20μg；40μg。②膜剂：每片 60μg；120μg。③气雾剂：每瓶 1.96mg。④栓剂：每枚 60μg。

福莫特罗
Formoterol

别名 安通克，奥克斯都保，福莫特诺，Atock

作用用途 本品为 β_2 受体激动性支气管扩张剂，具有较高的呼吸道选择性作用，其支气管扩张作用是强有力而持续的，可显著改善肺功能，同时还有抗过敏作用及降低毛细血管通透性、抑制肺水肿的作用，平喘作用约为沙丁胺醇的 50 倍。口服后，血药浓度在 0.5~1 小时后达到高峰，半衰期大约 2 小时，作用时间持续 8~10 小时以上。主要适用于支气管哮喘等慢性闭塞性肺部疾病，缓解因支气管哮喘、急慢性支气管炎、喘息性支气管炎、肺气肿等造成的呼吸道闭塞性障碍所引起的呼吸困难等症状；尤其适用于需要长期服用 β_2 受体激动剂和夜间发作型的哮喘患者。

用法用量 口服：成人，每日 80~160μg，分 2 次给药。可根据年龄、病情的不同适当增减剂量。儿童，每日 4μg/kg 体重，分 2~3 次给药。

注意事项 ①甲状腺功能亢进、高血压病、心脏病和糖尿病患者慎用。高龄患者酌情减量使用。孕妇慎用。②偶见恶心、呕吐、心悸、心动过速、震颤、麻木、头痛等。持续过量使用可出现心悸及骨骼肌震颤，并会引起心律不齐。

剂型规格 ①片剂：每片 40μg。②干糖浆：每包 20μg。

丙卡特罗
Procaterol

别名 川迪，美喘清，美普定，普鲁卡地鲁，普罗喹醇，异丙喹喘宁，Masacin，Meptin，Procadil

作用用途 本品为强效 β_2 受体激动剂，对支气管平滑肌有强而持久的扩张作用，同时通过稳定肥大细胞膜，抑制组胺等过敏物质释放而显示较强的抗过敏作用；本品对心血管系统影响轻微，口服 1 小时起效，2 小时达最大作用，维持时间为 12 小时。适用于支气管哮喘、喘息型支气管炎；也可用于抑制运动性哮喘的发生及肺气肿的气急等。常用本品盐酸盐。

用法用量 口服：每次 50μg，每日 2 次或睡前 50μg。

注意事项 ①心脏病、高血压、甲状腺功能亢进、糖尿病患者及新生儿慎用，孕妇、婴幼儿禁用。②偶有胃部不适、眩晕、头痛、失眠、心悸、震颤、发热、潮红等不良反应，罕见过敏性皮疹。③疗效不佳时不可加量，

以免引起心律失常及心跳停止。应换用其他药品。④忌与肾上腺素、异丙肾上腺素等合用，以免引起心律失常、心跳停止等。

剂型规格 片剂：每片 25μg；50μg。

吡布特罗
Pirbuterol

别名 吡丁舒喘灵，吡舒喘灵，Exirel，Maxair

作用用途 本品为选择性较好的 β_2 受体激动剂，平喘作用为沙丁胺醇的 7 倍，口服吸收好，一次用药可维持 6 小时。适用于支气管哮喘、慢性支气管炎及肺气肿引起的呼吸困难。

用法用量 口服：每次 10~15mg，每日 3 次。

注意事项 ①心血管功能不全、高血压、甲状腺功能亢进患者慎用。②连续使用可产生耐药性。③不良反应有心悸、头晕及手指震颤等。

剂型规格 片剂：每片 5mg。

瑞普特罗
Reproterol

别名 茶丙喘宁，Bronchospasmin

作用用途 本品为选择性 β_2 受体激动剂，扩张支气管的作用强于间羟异丙肾上腺素，且对心血管系统影响较小。口服后 30 分钟起效，可维持 6 小时。临床上可用于支气管哮喘、哮喘型支气管炎等。

用法用量 ①口服：每次 10~20mg，每日 3 次。②静脉注射：每次 0.09mg，必要时 10 分钟后重复 1 次。静脉注射速度宜慢。

注意事项 ①偶有心悸、手指震颤、眩晕、不安等不良反应。②心肌梗死、甲状腺功能亢进及嗜铬细胞瘤患者禁用。③静脉注射速度宜慢。

剂型规格 ①片剂：每片 10mg。②注射剂：每支 0.09mg（1ml）。

沙美特罗
Salmeterol

别名 施力喋，施立稳，Serevenl

作用用途 本品为选择性长效 β_2 受体激动剂，起效不快，但持续时间长，一次剂量可维持其支气管扩张作用 12 小时。同时因尚有强大的抑制过敏反应介质释放作用，可抑制吸入抗原诱发的早期和迟发相反应，降低气道高反应性。本品在肺中发挥作用，只适用于吸入给药。临床上可用于哮喘、喘息性支气管炎与可逆性气道阻塞。所用为其羟基萘甲酸盐。

用法用量 粉雾吸入：每次 50μg，每日 2 次；儿童减半。气雾吸入的剂量同上。

注意事项 ①孕妇、哺乳期妇女、甲亢患者慎用。②偶有头痛、震颤、心悸、血钾降低等不良反应。③本

品不适用于急性哮喘发作患者。④本品只可以作为皮质激素治疗的补充，临床应用时必须有医生指导才可停用激素。

剂型规格 ①气雾剂：每瓶 1.5mg；3mg。每喷 25μg。②吸入剂：每粒 50μg。

马布特罗
Mabuterol

别名 马布特诺，Broncholin

作用用途 本品为 β₂ 受体激动剂，兼具支气管平滑肌扩张作用和抗过敏作用。临床用于缓解支气管哮喘、慢性支气管炎及肺气肿等慢性阻塞性肺病引起的呼吸困难症状。

用法用量 口服：每次 50μg，每日 2 次。

注意事项 ①偶见皮疹、口干、心律失常、心动过速、震颤、头痛等不良反应。②高血压、器质性心脏病、甲状腺功能亢进及糖尿病患者禁用，孕妇及哺乳期妇女忌用。③过量连续使用可出现心律失常，甚至心脏停搏。

剂型规格 片剂：每片 50μg。

班布特罗
Bambuterol

别名 巴布特罗，帮备，Bambec，Bambterol

作用用途 本品为肾上腺素 β₂ 受体激动剂特布他林的前体药物，本身不显示药理活性，主要是通过激活 β₂ 受体，抑制内源性致痉物的释放，从而对支气管平滑肌产生松弛作用；本品还可以抑制由内源性介质引起的充血水肿，增加黏液纤毛的清除能力。口服一次剂量，约 20% 被体内吸收。其吸收不受同时进食的影响。吸收后经血浆胆碱酯酶的水解、氧化，10% 缓慢地代谢成活性物质特布他林。吸收到体内的班布特罗，大约有 1/3 在肠壁和肝脏中代谢，成为中间代谢物质。活性代谢产物特布他林在 2~6 小时内达到稳定血药浓度，有效作用至少持续 24 小时。治疗 4~5 日后达到稳态血药浓度。口服班布特罗的血中半衰期约为 13 小时；活性代谢产物特布他林的血浆半衰期为 12 小时。班布特罗及其代谢产物（包括特布他林）主要经肾脏排泄。临床用于支气管哮喘、慢性支气管炎、肺气肿及其他伴有支气管痉挛的肺部疾病治疗。

用法用量 口服：成人，推荐起始剂量为 10mg，每晚睡前服用 1 次。部分患者可能需要增加到 20mg。

注意事项 ①心动过速、快速型心律失常、肥厚型心肌病患者不得服用本品。对拟交感神经胺类敏感性增加的患者，例如未经控制的甲状腺功能亢进者，应慎用本品；孕妇慎用。心梗发生不久及糖尿病性代谢失常的患者慎用。②β₂ 受体激动剂能有效地用于治疗急性严重缺血性心力衰竭，但个别患者在治疗时，可能会引发心律不齐。③由于特布他林主要经肾脏排泄，肾功能严重不全（肾小球滤过率 ≤50ml/min）的患者应酌情减量。由

于 β₂ 受体激动剂会增加血糖浓度，糖尿病患者服用本品时建议调整降糖药物。严重肝肾功能不全的患者，其药物的体内代谢受影响大，活性物质特布他林血药浓度个体差异较大，宜直接给予特布他林或其他 β₂ 受体激动剂为宜。③不良反应有震颤、头痛、心悸等拟交感神经胺类药物所共有的表现。大部分在治疗 1~2 周后自然消失。个别患者可出现皮疹。⑤与皮质类固醇或利尿剂等合用时易致低钾血症，需定期测定血清钾水平。班布特罗能部分地抑制血浆中胆碱酯酶活性，故可延长琥珀酰胆碱的肌肉松弛作用，并有剂量依赖性，但可完全恢复。这种情况也可见于其他肌肉松弛剂。

剂型规格 片剂：每片 10mg。

曲托喹芬
Tretoquinol

别名 喘速宁，三甲醚醇，夜罗宁，Inolin，Trimethoguinol

作用用途 本品为 β₂ 受体激动剂，具有扩张支气管平滑肌的作用，并有罂粟碱样解痉作用，平喘作用约与沙丁胺醇相似。口服 1~2 小时达最大效应，持续时间 3~4 小时；气雾吸入 30 分钟达最大效应，持续时间 1~2 小时。主要用于支气管哮喘、哮喘型支气管炎的治疗。

用法用量 ①口服：每次 3~6mg，每日 3~4 次。②肌内注射或缓慢静脉注射（用 50% 葡萄糖注射液稀释）：每次 0.1~0.2mg。③气雾吸入：每次 0.3~0.5ml，每日数次。

注意事项 ①不良反应有心悸、心痛等。②心血管功能不全、高血压、甲状腺功能亢进患者慎用。

剂型规格 ①片剂：每片 3mg。②注射剂：每支 1mg（1ml）。

氯丙那林
Clorprenaline

别名 喘通，邻氯喘息定，氯喘，氯喘通，鲁丙那林，Ashtone，Isoprophenamine

作用用途 本品为选择性 β₂ 受体激动剂，有明显的支气管舒张作用，其对心脏的兴奋作用为异丙肾上腺素的 1/3。本品口服吸收良好，约 15~30 分钟起效，1 小时达最大效应，维持时间约 6 小时。气雾吸入后 5 分钟左右起效。用于支气管哮喘、哮喘型支气管炎及慢性支气管炎合并肺气肿等。

用法用量 ①口服：每次 5~10mg，每日 3 次；预防夜间发作可于睡前加服 5~10mg。复方氯喘通片，每次 1 片，每日 3 次，症状缓解后可减为每日 1~2 次。②气雾吸入：每次 6~10mg。

注意事项 ①心律失常、高血压、甲状腺功能亢进患者慎用。②用药开始的 1~3 日，偶见心悸、头痛、手指震颤及胃肠道反应等，继续用药多可自行消失。

剂型规格 ①片剂：每片 2.5mg。②复方氯喘通片：由

氯喘通、去氯羟嗪及溴己胺组成。③气雾剂：5mg(1ml)。

甘草氯丙那林
Clorprenaline Glycyrrhinate

别名 甘草酸，甘草酸铵氯喘，甘氯喘，甘氯喘通

作用用途 本品为甘草酸铵与氯丙那林结合而成的平喘药，对支气管平滑肌有较强的解痉作用，并有祛痰作用。主要用于支气管哮喘、喘息性支气管炎的治疗。

用法用量 ①含服：每次 10mg，每日 3 次。②气雾吸入：每次 0.7mg，每日 3~4 次。

注意事项 ①冠心病、高血压、心律不齐及甲状腺功能亢进患者慎用。②不良反应有心悸、手指震颤及恶心等。

剂型规格 ①片剂：每片 10mg。②气雾剂：每瓶 140mg。

海索那林
Hexoprenaline

别名 六甲双喘定，息喘酚，Etoscol，Ipradol

作用用途 本品为 β_2 受体激动剂，具有较强而持久的支气管平滑肌扩张作用、抑制过敏物质释放及升高血糖的作用。其平喘作用和对 β_2 受体的选择性不如沙丁胺醇，对心血管系统影响也较小。此外，本品具有松弛妊娠期子宫平滑肌的作用。本品口服有效，气雾吸入后 2~3 分钟显效，可维持 3~5 小时。主要用于治疗急性支气管哮喘发作、慢性支气管炎及喘息性支气管炎等。也可用于解除分娩时宫缩过度产生的胎儿窒息及早产先兆时的保胎等。

用法用量 ①口服：每次 0.5~1mg，每日 3 次。②气雾吸入：每次 100~250μg，每日 3~4 次。

注意事项 ①心脏病、高血压、甲状腺功能亢进、嗜铬细胞瘤患者及糖尿病患者慎用。②少数患者有心慌、心率加快、手指震颤、头晕、口干等不良反应。

剂型规格 ①片剂：每片 0.5mg；1mg。②气雾剂：每毫升 6mg。

甲氧那明
Methoxyphenamine

别名 喘咳宁，甲氧苯丙胺，Orthoxine

作用用途 本品为 β 受体激动剂，平喘作用强于麻黄碱，而血管收缩作用只有麻黄碱的 1/8，对心血管系统副作用较小。口服吸收好，维持时间可达 3 小时。临床上用于支气管哮喘，尤适于不能耐受麻黄碱者，也可用于咳嗽、过敏性鼻炎及荨麻疹的治疗。

用法用量 ①口服：每次 50~100mg，每日 3 次。②肌内注射：每次 20~40mg。

注意事项 偶见口干、恶心、失眠、心悸等不良反应。

剂型规格 ①片剂：每片 50mg。②注射剂：每支 40mg（2ml）。

茶碱
Theophyllin

别名 埃斯玛隆，葆乐辉，茶喘平，时尔平，舒弗美，希而文，优喘平，Asmalon，Protheo，Theodur，Theovent

作用用途 本品能直接松弛呼吸道平滑肌，对痉挛的支气管的作用更为明显，但其作用强度不及受体激动药。其作用机制有 4 个方面：①抑制呼吸道平滑肌内磷酸二酯酶，抑制肌纤维的收缩；②抑制呼吸道肥大细胞释放过敏介质，减少由其引起的气道平滑肌收缩；③促进肾上腺髓质释放肾上腺素和去甲肾上腺素，使气道平滑肌 β 受体兴奋产生松弛作用；④腺苷是哮喘发作时收缩气管、引起气道痉挛、降低通气功能的介质之一，茶碱是腺苷受体拮抗剂，可以拮抗之。本品还增强心肌收缩力，增加心血输出量，扩张冠状血管及外周血管呈兴奋心脏作用；增加肾血流量，提高肾小球滤过率，减少肾小管对水钠的重吸收显利尿作用。此外还具有温和的中枢兴奋作用。口服吸收迅速，可分布到细胞内液与外液；总量的 10% 以原形由尿液排出，90% 经肝脏微粒体酶代谢转化，因此许多影响肝酶的因素均可间接影响茶碱的代谢清除。儿童清除半衰期约 3.7 小时，成人约 7.7 小时。用于支气管哮喘和喘息性支气管炎患者的治疗、预防发作，也可用于心源性哮喘、心源性水肿以及缓解胆绞痛。

用法用量 成人 口服： ①普通片剂，每次 0.1~0.2g，每日 3 次；极量，每次 0.3g，每日 1g。②控释片，每 12 小时 1 次，每次 0.1~0.2g。③缓释制剂，每晚 1 次，每次 0.4g，不可压碎或咀嚼。④控释胶囊剂，每 12 小时 1 次，每次 0.2~0.3g。

儿童 口服： 1~9 岁，每 12 小时 1 次，每次 0.1g；9 岁以上，每 12 小时 1 次，每次 0.2g。

注意事项 ①茶碱过敏者、消化道溃疡、急性心肌梗死、休克患者忌用。低血压、严重心血管疾病、肝功能不全者以及孕妇、哺乳期妇女慎用。②因局部刺激性大，口服可致恶心、呕吐、食欲不振等胃肠道反应；肌内注射可引起局部疼痛、红肿，治疗量时可致失眠或不安。③茶碱体内代谢影响因素多、个体差异大，宜结合血药浓度监测实施个体化用药。一般在血清茶碱浓度低于 15mg/L 者，基本上没有毒性反应；15~25ml/L 者，偶有恶心、呕吐、失眠等反应；25mg/L 以上者，毒性反应发生率为 75%；血药浓度在 40mg/L，可能发生心动过速、心律失常、抽搐和呕吐咖啡样物（多见于幼儿）等中毒反应；严重者可发生呼吸、心跳停止而骤然死亡，但多见于快速静脉注射茶碱病例，慢速静脉滴注者少见。④尿中毒或肾功能衰竭患者的茶碱清除率无明显影响，一般不必减少茶碱剂量。幼儿对茶碱类更敏感，使用时应特别注意；55 岁以上患者因血浆清除率降低，茶碱潜

在毒性增加。使用时应慎重：成人中男性清除率较女性高 1/3，所以女性的茶碱剂量应较男性少 1/3。⑤本品宜饭后服用，以减轻胃肠道刺激，治疗量导致失眠不安时，可用镇静药对抗之。⑥本品不宜与麻黄碱或肾上腺素同时给药，因可增加毒性。许多影响茶碱的因素均可间接影响茶碱的代谢清除。与红霉素、氟喹诺酮类、克林霉素、林可霉素、苯巴比妥、苯妥英、利福平合用可导致本品血药浓度降低；与地尔硫䓬、维拉帕米、美西律、西咪替丁、雷尼替丁合用可导致本品血药浓度升高，毒性增加。

剂型规格 ①片剂：每片 0.1g。②控释片剂：每片 0.1g。③缓释片剂：每片 0.1g；0.4g。④控释胶囊剂：每粒 0.1g；0.3g。

多索茶碱
Doxofylline

别名 安赛玛，达复啉，枢维新

作用用途 本品是甲基黄嘌呤的衍生物，可直接作用于支气管，松弛支气管平滑肌。适用于支气管哮喘、喘息型慢性支气管炎、支气管痉挛引起的呼吸困难

用法用量 口服：每次 0.3~0.4g，每日 2 次。

注意事项 ①禁用于急性心肌梗死患者及哺乳期妇女，以及对多索茶碱或黄嘌呤衍生物类药物过敏者。心脏病、高血压患者、严重血氧供应不足的患者、患甲状腺功能亢进、慢性肺心病、心脏供血不足、肝病、胃溃疡、肾功能不全或合并感染的患者以及妊娠期妇女慎用。部分患者可出现轻微的胃肠道反应，引起恶心、呕吐、上腹部疼痛，以及头痛、失眠、心动过速、期外收缩、呼吸急促、高血糖、蛋白尿。②不可与其他黄嘌呤类药物同时服用，不宜饮用含有咖啡因的饮料或服用含有咖啡因的食品。与麻黄素或其他肾上腺素类药物同服时须慎重。

剂型规格 片剂：每片 0.2g；0.3g。

复方茶碱
Copound Theophyllin

别名 旭宏

作用用途 本品能松弛支气管平滑肌，产生平喘作用。主要用于慢性支气管炎和支气管哮喘患者。

用法用量 口服：每次 1 片，每日 2 次。

注意事项 见茶碱项下。

剂型规格 片剂：每片含茶碱 25mg，盐酸麻黄碱 10mg，非那西丁 100mg，苯巴比妥 10mg，氨基比林 100mg，咖啡因 15mg，可可碱 25mg，颠茄流浸膏 2mg。

氨茶碱
Aminophylline

别名 阿咪康，安释定，Aminodur，Enphylline，Theophyllamin

作用用途 本品为茶碱与乙二胺的复合物，可抑制体内磷酸二酯酶，增加环磷酸腺苷在细胞内的含量，从而产生扩张支气管平滑肌、扩张冠状动脉、增强呼吸肌与心肌的收缩力及利尿等作用。本品口服、注射均可迅速吸收，分布到身体各部分，也可透过胎盘。在体内释放出茶碱发挥作用，最后经肝代谢，经尿排出。适用于支气管哮喘、哮喘型慢性支气管炎的治疗，也可用于治疗急性心功能不全、心源性哮喘及胆绞痛等。

用法用量 ①口服：成人，每次 0.1~0.2g，每日 0.3~0.6g；儿童，每次 3~5mg/kg 体重，每日 3 次；控释片（安释定）：每次 1 片，每日 2 次。②静脉注射或静脉滴注：成人，每次 0.25~0.5g；儿童，每次 2~3mg/kg 体重。以 25%~50% 葡萄糖注射液 20~40ml 稀释后缓慢静脉注射（不得少于 10 分钟），或以 5% 葡萄糖注射液 500ml 稀释后静脉滴注。③直肠给药：栓剂或保留灌肠，每次 0.25~0.5g，每日 1~2 次；极量，每次 0.5g，每日 1g。睡前或便后使用。

注意事项 ①急性心肌梗死伴血压显著降低者忌用，新生儿慎用。②静脉给药剂量过大或速度过快，可引起心脏强烈兴奋，出现心悸、头晕及心律失常等，甚至产生血压剧降、惊厥等。③因本品有中枢兴奋作用，部分患者可出现失眠、不安等，可合用镇静催眠药。④局部刺激性较大，口服可出现恶心、呕吐等，宜饭后服或改用肠溶片；肌内注射可致局部红肿，现已不用。⑤哮喘严重发作时可与肾上腺皮质激素合用以缓解症状，也可与异丙嗪配伍增加疗效，但不可直接混合以免出现沉淀。此外与 β 受体兴奋剂合用有协同作用。⑥静脉给药时不可与维生素 C、四环素族盐酸盐、促皮质激素及去甲肾上腺素等配伍。⑦露置空气中会变黄失效。⑧其他参见茶碱。

剂型规格 ①片剂：每片 0.1g，0.2g。②控释片剂（安释定），每片 225mg。③注射剂：肌内注射用每支 0.25g（2ml）：0.5g（2ml）。静脉注射用每支 0.25g（10ml）。④栓剂：每枚 0.25g。

胆茶碱
Choline Theophyllinate

别名 苯胺乙醇，Chlinophylline，Ottriphylline，Theophylline Cholinat

作用用途 本品为茶碱与胆碱的结合物，含茶碱 60%~64%，作用同氨茶碱，但因其水溶性大，平喘作用为氨茶碱的 5 倍，而刺激性较小。适用于支气管哮喘和肺气肿的治疗；也可用于治疗冠状动脉功能不全、心绞痛及心源性水肿等。

用法用量 口服：成人，每次 0.2~0.4g，每日 3~4 次。

儿童，每次 50~200mg，每日 3 次。

注意事项 偶有恶心、呕吐、食欲不振、心悸、多尿等，宜饭后或睡前服用。其他参见氨茶碱。

剂型规格 片剂：每片 0.1g。

甘氨酸茶碱钠
Theophylline Sodium Glycinate

别名 甘氨茶碱钠，甘非林

作用用途 本品可松弛支气管平滑肌，抑制过敏介质释放，减少呼吸肌疲劳，增加心输出量，增强心肌收缩力，增加肾血流量，具有利尿作用。适用于支气管哮喘、哮喘型慢性支气管炎。

用法用量 口服：每次 0.1~0.2g，每日 3 次。

注意事项 ①禁用于急性心肌梗死伴低血压患者。②因本品碱性强，部分患者可出现胃肠道反应，引起恶心、呕吐，宜饭后服用。少数患者出现激动不安、失眠等。③与其他酸性药物同时服用，可增加排泄；与其他碱性药物同时服用，可减少排泄。静脉注射时不可与维生素C、促皮质素、去甲肾上腺素、四环素类配伍。与苯妥英钠合用可导致本品血药浓度降低；与西咪替丁、红霉素、四环素合用可导致本品血药浓度升高，毒性增加。

剂型规格 片剂：每片含 0.165g 的无水茶碱。

赖氨酸茶碱
Lysine Theophyllinate

作用用途 本品作用与氨茶碱类似，临床用于儿童支气管哮喘和喘息性支气管炎，与 β 受体激动剂合用可提高疗效。在哮喘持续状态，常选用本品与肾上腺皮质激素配伍进行治疗；也可用于治疗急性心功能不全和心源性哮喘、胆绞痛等。

用法用量 口服：6 个月以下幼儿，2~3mg/kg；6 个月~4 岁，3~4mg/kg；4 岁以上，4~5mg/kg。每 6 小时一次。

注意事项 ①低血压及对本品过敏者禁用；②肝病、心力衰竭、急性肺炎患者慎用。

剂型规格 ①片剂：每片182mg（含无水茶碱100mg）。②滴剂：72.5mg/ml（含无水茶碱40mg）。

二羟丙茶碱
Diprophylline

别名 奥苏芬，丙羟茶碱，喘定，甘油茶碱，双羟茶碱，Dyphylline，Neothylline

作用用途 本品作用与氨茶碱相似，但其支气管扩张作用只有氨茶碱的1/10，对心脏的作用也较弱，对胃肠道的刺激性也较小，本品的口服生物利用度为70%，1 小时达血药峰值，$t_{1/2}$ 为 2~2.5 小时，以原形经尿排泄，适用于支气管哮喘、喘息性支气管炎、慢性肺气肿、心源性水肿及心绞痛等的治疗；尤其适用于伴有明显心动过速的哮喘患者。

用法用量 ①口服：每次 0.2g，每日 2~3 次。②肌

内注射或静脉注射：每次 250~500mg，每日 3 次，静脉注射时应加葡萄糖注射液缓慢注射。③直肠用药：每次 400mg。

注意事项 ①酒精中毒、心律失常、严重心脏病或充血性心力衰竭患者、肺源性心脏病、高血压、甲状腺功能亢进、肾功能低下、消化道溃疡患者慎用。②本品可通过胎盘屏障，也能随乳汁排泄，孕妇及哺乳期妇女慎用。③偶有口干、恶心、心悸、多尿等不良反应。④剂量过大可致中枢兴奋，可用镇静药对抗。

剂型规格 ①片剂：每片 0.1g；0.2g。②注射剂：每支 0.25g（2ml）。③栓剂：每枚 400mg。

胆氨片
Compound Sodium Chlolate and Aminophylline Tablets

别名 复方胆氨片，喘安片

作用用途 本品用于支气管炎、支气管哮喘急性发作以及肺气肿及早期肺心病。

用法用量 口服：每次 1 片，每日 3 次；宜饭后服用。

注意事项 ①本品不能单独用于哮喘持续状态或急性支气管痉挛的患者。②定期监测血清茶碱浓度，以保证疗效而不致血药浓度过高。肾功能或肝功能不全的患者和其他原因能引起茶碱清除率降低的患者，应酌情调整用药剂量或延长给药时间间隔。③服药期间不宜驾驶机动车船、操纵机器及高空作业。④长期服用本品患者应定期测血压、检查心电图。

剂型规格 片剂：每片含氨茶碱 50mg、盐酸麻黄碱 15mg、胆酸钠 200mg、盐酸异丙嗪 6.25mg、氯氮卓 5mg。

扎鲁司特
Zafirlukast

别名 安可来，Accolate

作用用途 本品是一种强效的竞争性半胱氨酰白三烯受体拮抗剂，能选择性阻断气道中的白三烯受体从而减少气管收缩和炎症，减轻哮喘症状，减少哮喘发作次数，减少夜间憋醒次数，减少 β_2 受体激动剂的作用，改善肺功能。本品能抑制各种刺激引起的支气管痉挛，还能降低各种抗原（如花粉、猫毛屑、豚草和混合抗原）引起的速发性及迟发性炎性反应，能预防运动和过敏原引起的哮喘发作。对使用 β 受体激动剂治疗未获得理想疗效的哮喘患者，可使用本品维持治疗。本品适用于哮喘的预防和长期治疗。

用法用量 成人和 12 岁以上的儿童 口服：起始剂量和维持剂量，每次 20mg，每日 2 次；剂量逐步增加至最大量每次 40mg，每日 2 次时，可能疗效更佳。由于食物能降低本品的生物利用度，应避免在进食时服用本品。

老年人 口服：每次 20mg，每日 2 次。可根据症状调整用量。

注意事项 ①对本品过敏者或 12 岁以下儿童禁用。②本品对治疗易变性哮喘或不稳定型哮喘的研究尚未报道。③本品不适用解除哮喘急性发作时的支气管痉挛。④服用本品期间偶见转氨酶升高，继续治疗或停药后可恢复正常。⑤本品不宜用于肝硬化患者。⑥和红霉素、茶碱、特非那丁合用。可降低本品血浆浓度 30% ~ 40% 左右。⑦孕妇和哺乳期妇女不宜用本品。⑧使用本品可能引起头痛或胃肠道反应，但症状较轻。偶见荨麻疹、血管性水肿的过敏反应、皮疹、水疱。⑨服用本品的老年患者感染的发生率有所增加，但症状较轻，主要影响呼吸道，不必中止治疗。

剂型规格 片剂：每片 20mg；40mg。

曲尼司特
Tranilast

别名 利喘贝，利喘平，肉桂氨茴酸，Rizaben

作用用途 本品为过敏介质阻释剂，通过稳定肥大细胞和嗜碱性细胞膜，阻止细胞裂解脱颗粒，抑制组胺、5-羟色胺等过敏反应介质释放。口服吸收好，达峰浓度时间为 2 ~ 3 小时，$t_{1/2}$ 为 8.6 小时。临床上主要用于防治哮喘和过敏性鼻炎。

用法用量 口服：每次 0.1g，每日 3 次。**儿童**，每日 5mg/kg 体重，分 3 次服。

注意事项 ①不良反应较多，胃肠道反应有恶心、呕吐、腹痛、腹泻、便秘等；神经系统反应有头痛、嗜睡；血液系统可见红细胞及血红蛋白减少；其他还有膀胱刺激、肝功异常与过敏反应等。②肝、肾功能异常者慎用，孕妇禁用。③对已发作的哮喘应用本品不能迅速起效，应先合用 β 受体激动剂或肾上腺皮质激素，1 ~ 4 周后逐渐减量至完全撤除。

剂型规格 胶囊剂：每粒 0.1g。

扎普斯特
Zaprinast

别名 苯氮嘌呤酮，敏喘灵，托普司特，Phenylazapurinone

作用用途 本品为口服过敏介质拮抗剂，其作用强度为色甘酸钠的 20 ~ 50 倍。临床适用于过敏性哮喘、喘息型支气管炎、过敏性鼻炎及荨麻疹的治疗。

用法用量 口服：每次 20mg，每日 3 次。

注意事项 少数患者可有口干、胸闷、恶心等不良反应。

剂型规格 片剂：每片 20mg。

他扎司特
Tazanolast

作用用途 本品可抑制肥大细胞及嗜酸性粒细胞中与过敏反应相关的组织胺及白三烯等引起的过敏反应，

改善支气管哮喘早期引起的哮喘症状。适用于特异性、混合型及感染型支气管哮喘。

用法用量 口服：宜餐后用药，每次 75mg，每日 3 次。

注意事项 ①过敏者可有皮疹、瘙痒等症，一旦出现应立即停药；偶有心悸、头晕、头痛、胃部不适、肝功异常、排尿困难等不良反应。②孕妇及小儿慎用。③对于正在发作的哮喘单用本品不能迅速减轻症状，需合用支气管扩张剂或类固醇激素；长期服用类固醇激素的患者加用本品时宜逐渐减少类固醇激素的剂量。

剂型规格 胶囊剂：每粒 75mg。

普仑司特
Pranlukast

别名 哌鲁卡特，普兰流卡斯特，普鲁司特，Pranlukast Hemihydrate

作用用途 本品为白三烯拮抗药。主要通过阻断炎症介质白三烯与其受体结合，而抑制支气管收缩、血管高渗透性、黏膜水肿和气道过敏反应，改善支气管哮喘患者的临床症状和肺功能。口服后达峰时间 3 小时，急性哮喘患者 1 小时起效，慢性哮喘患者 1 ~ 2 周症状可得到显著改善。临床用于支气管哮喘的预防和治疗

用法用量 口服：每日 225 ~ 450mg，分 2 次于早、晚餐后服用，依年龄可适当增减用量。

注意事项 ①禁用于对本品过敏者、颅内出血尚未完全控制者。慎用于对其他白三烯受体拮抗药有过敏史者、肝脏疾病、严重哮喘患者。儿童不宜使用；孕妇慎用。②用药期间需进行常规血液生化及肝功能监测。③不良反应主要为皮疹、瘙痒、腹痛、胃部不适、腹泻、便秘、恶心、呕吐及血清氨基转移酶或胆红素升高等肝功能异常；偶见白细胞减少、麻木、震颤、失眠、嗜睡、头痛、关节痛、倦怠感、发热、浮肿等。④合用可增加华法林的血药浓度。⑤本品不能缓解哮喘急性发作，支气管哮喘患者服用本品期间若出现急性发作的情况时必须使用其他支气管扩张药或肾上腺皮质激素。

剂型规格 胶囊剂：每粒 112.5mg。

塞曲司特
Seratrodast

别名 畅诺，畅同，麦须佳，塞拉曲达司，荃康诺

作用用途 本品为血栓素 A_2 受体拮抗剂，具有改善肺功能的作用，能抑制各种化学递质引起的血管收缩反应，抑制因抗原吸入而诱发的速发型和迟发型过敏反应。本品适用于轻、中度支气管哮喘。

用法用量 口服：**成人**，每次 80mg，每日 1 次，饭后服用或遵医嘱。**老年人**，应从低剂量每日 40mg 开始，饭后服，并观察其症状。

注意事项 ①对本品过敏者、孕妇禁用。②哺乳期妇女用药时需停止哺乳。③肝功能损害者慎用。肝功能不

全者用药时应定期监测肝功能。④激素依赖性患者服用本品，应逐渐减少激素用量，不可骤然停。⑤若出现哮喘大发作，必须给予甾体激素或支气管扩张剂。⑥不良反应：心悸、嗜睡、头晕、鼻出血、皮下出血、贫血、恶心、呕吐、腹泻、便秘、肝功能障碍、急性肝炎等。

剂型规格 ①片剂：每片40mg。②颗粒剂：每袋40mg；80mg。

孟鲁司特钠
Montelukast Sodium

别名 顺尔宁，蒙泰路特钠，Singulair

作用用途 本品是一种口服有效的选择性白三烯受体拮抗剂，能特异性抑制半胱氨酰白三烯受体。本品口服吸收完全而有效，3小时达峰浓度，血浆蛋白结合率达99%，治疗哮喘1日内起效。适用于成人和儿童哮喘的预防和长期治疗，包括预防白天和夜间的哮喘症状，治疗对阿司匹林敏感的哮喘患者以及预防运动引起的支气管收缩。

用法用量 口服：**15岁及15岁以上成人**，每日1片，睡前服用；**6~14岁儿童**，每日1片咀嚼片，睡前服用。可与食物同服或另服。

注意事项 ①对本品的任何成分过敏者禁用；孕妇、哺乳期妇女，6岁以下患儿慎用。②本品的一般耐受性良好，副作用较轻微，偶有头痛，通常不需中止治疗。③单用支气管扩张药不能有效控制哮喘的患者可加用本品治疗，并在临床症状明显改善后适当减少支气管扩张药的用量。接受吸入皮质类固醇制剂治疗的患者加用本品能增强疗效，可根据患者耐受情况逐渐减少，直至停止使用吸入皮质类固醇制剂。但不应骤然使用本品替代吸入皮质类固醇制剂。④合用苯巴比妥后本品的血浆浓度曲线下面积（AUC）减少约40%。

剂型规格 ①片剂：每片10mg。②咀嚼片剂：每片4mg；5mg。

色甘酸钠
Sodium Cromoglicate

别名 咳乐钠，色甘酸二钠，咽泰，衍行，Cromolyn Sodium, Inostral, Intal, Nalcrom, Rynacrom

作用用途 本品能选择性抑制抗原-抗体结合所引起的过敏介质的释放，预防哮喘发作，但是起效缓慢，需连用数日才能起效，对急性哮喘发作无效。用于外源性（过敏性/吸入性）哮喘疗效好，特别是对于季节性哮喘最为有效，对内源性哮喘也有一定疗效。也可用于治疗过敏性鼻炎、溃疡性结肠炎、慢性过敏性湿疹、结膜炎等症。

用法用量 ①粉末喷雾吸入：每次20mg，每日4次，最多不得超过8次。②口服：每次100~600mg，每日3次。

注意事项 ①本品水溶液不稳定，也难溶于有机溶剂，因而只能以粉雾剂吸入肺部。②偶有咽喉干痒、恶心、胸闷气急及支气管痉挛等不良反应。③不可突然停药，否则易使哮喘复发。④口服用药吸收量极少。⑤肝、肾功能不全者、孕妇、哺乳妇女慎用。

剂型规格 ①胶囊剂：每粒20mg。②气雾剂：每喷3.5mg，每瓶14g。

酮替芬
Ketotifen

别名 甲哌噻庚酮，敏喘停，萨地酮，噻喘酮，Zaditen, Zasten

作用用途 本品为口服强效过敏介质拮抗剂，可有效减少过敏性哮喘的发作次数，缩短哮喘持续时间，其作用较色甘酸钠强而持久，对急性哮喘发作无缓解作用。临床适用于预防哮喘、控制运动型哮喘。

用法用量 口服：每次1mg，每日2次，连续用药2~6周甚至更长。

注意事项 ①本品用药时间越长，疗效越好。②与激素伍用时可明显减少激素的用量。

剂型规格 片剂：每片1mg。

去氯羟嗪
Decloxizine

别名 克敏嗪，克喘嗪

作用用途 本品为哌嗪类抗组胺药，用于支气管哮喘、急慢性荨麻疹、皮肤划痕症、血管神经性水肿等。

用法用量 口服：每次50~100mg，每日3次。

注意事项 偶有嗜睡、口干、失眠等不良反应，停药后可消失。

剂型规格 片剂：每片25mg；50mg。

倍氯米松
Beclomethasine

别名 安得新，倍氯松，贝可乐，鼻可灵气雾剂，必可酮，必酮碟，丙酸倍氯美松，伯克钠，二丙酸倍氯米松气雾剂，氯倍他美松二丙酸酯，Beclometasone Dipropionate, Becotide, Proctisine, Vanceril

作用用途 本品为局部应用的强效肾上腺皮质激素药，具有抗炎、抗过敏和止痒等作用，能抑制支气管渗出物、消除支气管黏膜肿胀、解除支气管痉挛。经气雾吸入后可直接作用于呼吸道而发挥平喘作用。适用于对一般平喘药无效的重度哮喘持续状态或反复发作的顽固性支气管哮喘，也可用于慢性阻塞性肺疾病、皮炎、湿疹、牛皮癣与瘙痒、过敏性或炎症性鼻炎等。

用法用量 ①气雾吸入：每次100~200μg，每日2~3次，极量每日1mg。②外用：局部涂敷。

注意事项 ①本品禁用于眼科，慎用于孕妇及婴儿。②本品具有抑制垂体-肾上腺功能的作用，全身不良反应较多，因而不用作哮喘的首选药，气雾剂仅适用于慢性哮喘患者。③因本品奏效缓慢，用后应继续服用肾上腺皮质激素，用药2周后再逐步减少肾上腺皮质激素的口服量。④每次气雾吸入后可用水含漱口咽部，以预防由于局部抵抗力降低引起口咽部念珠菌感染。此外本品对呼吸道也有一定刺激作用。

剂型规格 ①气雾剂：每瓶14mg；100mg；每揿50~70µg。②乳膏剂：0.025%。

布地奈德
Budesonide

别名 乐冰，雷诺考特，普米克，普米克都保，普米克令舒，吉舒，布德松，拉埃诺考特，英福美，Infiammide，Pulmicort

作用用途 本品为外用皮质激素类药物，具有显著的抗炎、抗过敏、止痒及抗渗出的作用。本品的糖皮质激素作用较强，而盐皮质激素作用较弱。气雾吸入后10分钟可达峰浓度。体内吸收后在肝脏内失去活性，作用持久，用药2~3日后方可充分发挥作用。可改善肺功能，降低气道高反应性，缓解症状。适用于支气管哮喘症状和体征的长期控制。也可用过敏性鼻炎、血管运动性鼻炎的治疗。

用法用量 ①粉雾吸入：成人：起始剂量每次0.2~0.4mg，每日1次；或每次0.1~0.4mg，每日2次。最大剂量每次0.8mg，每日2次。儿童：6岁以上儿童起始剂量与成人相同，最大剂量每次0.4mg，每日2次。②雾化吸入：成人：起始剂量每次1~2mg，每日2次。维持剂量每次0.5~1mg，每日2次。6岁以上儿童：每次0.5~1mg，每日2次。维持剂量每次0.25~0.5mg，每日2次。③鼻喷吸入：成人：每日256µg，可于早晨1次喷入（每个鼻孔128µg；或早晚分2次喷入）。儿童：6岁以上儿童用法用量同成人。④气雾吸入：成人：每次1~2mg，每日2次。病情严重时可每次0.2~0.4mg，每日4次。儿童：2~7岁，开始剂量每日0.2~0.4mg，分成2~4次使用。7岁以上儿童，每日0.2~0.8mg，分成2~4次使用。

注意事项 ①6岁以下的儿童患者，不推荐使用。②中度及重度支气管扩张症患者禁用。③常见不良反应有皮肤过敏、咽部轻微刺激作用、咳嗽及多数为可逆性的声音嘶哑。这些症状可通过吸入辅助装置的应用而得到改善。④吸入皮质激素为控制呼吸道炎症的预防性药物，其起效慢，即使是在患者无症状时仍应规律使用。⑤吸入糖皮质激素仅能较低程度地起到急性支气管扩张作用，故不应作为哮喘发作的首要治疗手段。

剂型规格 ①粉雾吸入剂（普米克都保）：每支100µg（200吸）。②雾化吸入剂（普米克全舒）：每支0.5mg（2ml）；1mg（2ml）。③鼻喷吸入剂（雷诺考特）：每瓶64µg（120喷）。④气雾吸入剂：每瓶20mg（5ml）；20mg（20ml）。

布地奈德-富马酸福莫特罗
Budesonide-Formoterol Fumarate

别名 信必可，信必可都保

作用用途 本品含有福莫特罗和布地奈德两种成分组成，通过不同的作用模式产生协同作用，减轻哮喘。布地奈德对肺具有糖皮质激素的抗炎作用，可减轻哮喘症状，减缓病情恶化；福莫特罗是一个选择性β_2受体激动剂，对有可逆性气道阻塞的患者有舒张支气管平滑肌的作用。适用于需要联合应用吸入皮质激素和长效β_2受体激动剂的哮喘病人的常规治疗；包括吸入皮质激素和按需使用短效β_2受体激动剂不能很好地控制症状地患者，或应用吸入皮质激素和长效β_2受体激动剂，症状已得到完全控制的患者。

用法用量 吸入：每次1~2吸，每日2次。常规治疗中，每日2次剂量可有效控制症状时，应逐渐减少剂量至最低有效剂量，即每日1次。

注意事项 ①禁用于对布地奈德、福莫特罗或吸入乳糖过敏的病人。②常见不良反应为β_2受体激动剂所致震颤和心悸，通常可在治疗的几天内减弱或消失。其他有头痛、焦虑、躁动、紧张、恶心、眩晕、睡眠紊乱、心动过速、肌肉痉挛、口咽部念珠菌感染、咳嗽声嘶、皮疹、瘙痒、支气管痉挛等。③患者用药量应逐渐减少，直到能有效控制病人哮喘症状的最小剂量；若使用最小推荐量仍能很好地控制症状，则应尝试单独使用吸入皮质激素。④本品应个体化用药，并根据病情的严重程度调节剂量，停用时需要逐渐减少剂量。通常不用于哮喘的初始治疗。⑤其他见布地奈德和福莫特罗项下。

剂型规格 吸入剂：每吸含布地奈德80µg、富马酸福莫特罗4.5µg。

氟替卡松
Fluticasone

别名 丙酸氟替卡松，辅舒碟，辅舒良，辅舒酮，克廷肤，Flixotide

作用用途 本品能在肺部产生强效的糖皮质激素抗炎作用，从而减轻哮喘的症状、阻止哮喘的恶化，而无全身用皮质激素所见的副作用；可以明显减少或消除对口服肾上腺糖皮质激素的依赖性。即使是长期吸入最高剂量，肾上腺皮质激素每日排出量仍保持在正常范围内。口服后大部分以原形随粪便排出，血浆消除半衰期约为3小时。适用于各种哮喘的预防性治疗，还可用于其他预防疗法不能控制病情而又需要预防性治疗的哮喘儿童。鼻喷剂可用于预防治疗各种过敏性鼻炎。

用法用量 ①口腔吸入（辅舒酮）：成人和16岁以上的患者：每次100~1000µg，每日2次。可根据疾病的严重程度给患者一个适宜的开始剂量。轻度哮喘，每次100~250µg，每日2次；中度哮喘，每次250~500µg，每日2次；严重哮喘，每次500~1000µg，每日2次。然后可依每个患者的效果调整剂量至哮喘控制或降低至最小有效剂量。**4 岁以上儿童**，每次 50μg~100μg，每日 2 次。然后依每个患者的效果调整剂量至哮喘控制或降低至最小有效剂量。②**鼻腔吸入（辅舒良）：成人和 12 岁以上的患者**，每次每个鼻孔 2 喷，每日早晨 1 次。症状严重者可加至每日 2 次；**4~11 岁的儿童**，每次每个鼻孔 1 喷，每日早晨 1 次。

注意事项 ①禁用于对本品中任何成分过敏患者；孕妇慎用。②吸入超过推荐剂量的药物可导致肾上腺功能的一过性抑制，此时无需处理。应以足够控制哮喘的本品剂量继续吸入治疗，几天后肾上腺功能即可恢复。③长期吸入本品、日剂量超过 2mg，可能导致肾上腺功能某种程度的抑制，注意监测肾上腺储备功能。④老年人或肝、肾功能不全的患者不需要调整剂量。⑤应根据患者的治疗反应调整用药剂量；如患者需要比平常吸入更多的药物时，应予诊治。作为预防性治疗，即使无症状也应定期使用。⑥某些患者会出现口腔和咽部白色念珠菌感染（真菌性口腔炎），个别患者可能引起嗓音嘶哑，应注意吸入本品后用水漱口。给药后如果出现支气管痉挛，应立即吸入速效支气管扩张剂并停药，必要时改用其他疗法。

剂型规格 ①气雾剂（辅舒酮）：每瓶50μg/揿×120揿；125μg/揿×60 揿。②鼻喷剂（辅舒良）：每瓶 50μg/揿×120 揿。

沙美特罗-氟替卡松粉吸入剂
Salmeterol-Fluticasone

别名 舒利迭，沙美特罗替卡松，Seretide

作用用途 本品是由长效 β_2 受体激动剂与糖皮质激素组成的复方吸入制剂。适用于可逆性阻塞性气道疾病的常规治疗。

用法用量 **成人和 12 岁以上的患者** 吸入：每次 1 吸（50μg沙美特罗/100μg 丙酸氟替卡松），每日 2 次；或每次 1 吸（50μg沙美特罗/250μg 丙酸氟替卡松），每日 2 次。

4 岁以上儿童 吸入：每次 1 吸（50μg沙美特罗/100μg 丙酸氟替卡松），每日 2 次。

注意事项 ①对本品中任何成分过敏患者禁用；孕妇慎用。②即使无症状时，也必须每日使用，不可突然断药。③其他见沙美特罗、氟替卡松项下。

剂型规格 气雾剂：每吸 50μg/100μg；50μg/250μg（沙美特罗/丙酸氟替卡松）。

奈多克罗米钠
Nedocromil Sodium

别名 奈多罗米，奈多罗米钠，尼多克罗钠，Tilade

作用用途 本品抑制支气管树的腔内和黏膜内各种类型的细胞释放炎症介质，防止或减轻支气管平滑肌痉挛，改善肺功能。其药理作用类似色甘酸钠，且疗效更

明显。用于预防性治疗各种年龄患者的可逆性气道阻塞性疾病，包括支气管哮喘、哮喘型支气管炎、过度劳累及其他刺激引起的支气管痉挛。

用法用量 喷雾吸入：每次 4mg（约 2 喷），每日 2 次，必要时可每日 4 次，运动前吸入 2~4mg，可有效地预防运动诱发的哮喘。

注意事项 ①偶有恶心、头痛等不良反应，多为轻度，不需停药。②孕妇、哺乳期妇女及儿童慎用。③本品不适用于急性发作的症状缓解，因其起效时间长达 1 周。

剂型规格 气雾剂：每瓶 112 揿，每揿 2mg。

丁夫罗林
Bufrolin

别名 丁氮菲酸

作用用途 本品作用机制与色甘酸钠相似，但其作用强度约为色甘酸钠的 300 倍。适用于过敏性哮喘的治疗。

用法用量 气雾吸入：每次 0.5~1mg，每日2~3 次。

注意事项 参见色甘酸钠。

剂型规格 干粉吸入剂。

异丙托溴铵
Ipratropium Bromide

别名 爱喘乐，爱全乐，溴化异丙托品，异丙阿托品，Atrovent，Normosecretol

作用用途 本品为抗胆碱平喘药物，具有与异丙肾上腺素相似的松弛支气管平滑肌的作用，主要通过抑制迷走神经而抑制支气管痉挛的发生，较小剂量进入体内即可产生显著的扩张支气管作用，而且不增加痰的黏稠性。本品口服吸收量很少；气雾吸入起效缓慢，约需30~60 分钟才能达到峰值，维持时间为 4~6 小时，半衰期 3.2~3.8 小时。适用于有心脏病和循环系统疾病的患者。特别适用于伴慢性支气管炎的气道阻塞性疾病，如慢性阻塞性支气管炎及支气管哮喘的治疗，也可用于预防过敏性哮喘及不能耐受 β_2 受体激动剂的患者。

用法用量 气雾吸入：0.025% 溶液，每次20~80μg，每日 3~6 次；儿童减半。每次使用间隔时间至少 2 小时，极量，每日 2mg。

注意事项 ①青光眼及幽门梗阻患者禁用。②少数患者有气管痒感、咳嗽、恶心、头晕、心悸、口干等现象。③本品一般不单独用于急性、重症哮喘的治疗，宜作为选择性 β_2 受体激动剂的辅助药物。

剂型规格 气雾剂：每瓶 10ml，每毫升 0.25mg，每揿 20μg。

氟托溴铵
Flutropium Bromide

别名 Flubron

作用用途 本品为阿托品类衍生物，其主要作用是抗乙酰胆碱，也有抗组胺作用。用于支气管闭塞、鼻炎。

用法用量 气雾吸入：每次1~2喷，每日3~4次。

注意事项 ①偶见鼻痛、喷嚏、咳嗽、鼻出血等。②对阿托品过敏者、白内障和前列腺肥大的患者禁用。③高龄及咯痰困难的患者慎用。

剂型规格 气雾剂：每瓶7ml（0.429mg/g）。

异丙托溴铵-沙丁胺醇
Ipratropium Bromide-Salbutamol

别名 吸入用复方异丙托溴铵溶液，可必特，Combivent

作用用途 本品为复方制剂。异丙托溴铵具有抗胆碱能特性，阻止乙酰胆碱和支气管平滑肌上的毒蕈碱受体相互作用引起的细胞内磷酸环鸟苷酸的增高。沙丁胺醇可舒张呼吸道平滑肌，拮抗支气管收缩。两者协同用药的疗效优于单一给药；与单用其中任一药物相比，其药效增强是由于吸入后局限于肺部的联合作用所致，并不增加全身的吸收。适用于需多种支气管扩张剂联合应用的患者，可明显改善与气道阻塞性疾病有关的支气管痉挛。

用法用量 成人（包括老年人）及12岁以上儿童
①气雾吸入：每次2喷，每日4次，必要时可用至最大剂量，即每日12喷。②雾化吸入：急性发作期1小瓶；严重病例可增加到2小瓶。维持治疗期每次1小瓶，每日3~4次。雾化吸入剂必须通过合适的雾化器或间歇正压通气机给药，不能口服。

注意事项 ①肥厚性梗阻性心肌病、心动过速患者禁用。对本品任何组分或对阿托品及其衍生物过敏者禁用。血糖控制不良的糖尿病、近期发生过心肌梗死、严重器质性心血管疾病、甲亢、嗜铬细胞瘤、闭角型青光眼、前列腺肥大或膀胱癌患者，应慎用本品。②常见不良反应有恶心、呕吐、出汗、头疼、眩晕、焦虑、心动过速、骨骼肌的轻微震颤、肌无力、心悸等；可导致潜在的严重低钾血症。与其他吸入治疗一样，可出现口干、咳嗽、局部刺激感和发音困难。较少见吸入性气管痉挛。偶尔进入眼睛后出现瞳孔散大、眼压增高、闭角型青光眼、眼痛等。极少数病例用药后迅速发生过敏反应。③同时使用黄嘌呤衍生物、β肾上腺素能类和抗胆碱能类药物可增加本品的副作用。黄嘌呤衍生物、皮质类固醇和利尿剂可增强β受体激动剂引起的低钾血症，而低钾血症可增加服用地高辛患者出现心律失常的危险。同时使用β受体阻滞剂可使支气管扩张效果显著降低。单胺氧化酶抑制剂或三环类抗抑郁药可增强β肾上腺素能激动剂的作用，合用时应谨慎。④使用气雾剂前应先将气雾液摇匀，并按压2次气雾剂活瓣。

剂型规格 ①气雾剂：每支5ml（100喷）；10ml（200喷），每喷含溴化异丙托品20μg，硫酸沙丁胺醇120μg。②雾化吸入剂：每支2.5ml，含溴化异丙托品

500μg，硫酸沙丁胺醇3mg。

噻托溴铵粉雾剂
Tiotropium Bromide Powder for Inhalation

别名 速乐，思力华

作用用途 本品是支气管扩张剂，适用于慢性阻塞性肺疾病（COPD）的维持治疗，包括慢性支气管炎和肺气肿、伴随呼吸困难的维持治疗，及急性发作的预防。

用法用量 吸入：成人每次1粒，每日1次。临用前，取胶囊1粒放入专用吸入器的刺孔槽内，用手指撅压按扭，胶囊两端分别被细针刺孔，呼气后，将口吸器放入口腔深部，用力吸气，胶囊随着气流产生快速旋转，胶囊中的药粉即喷出囊壳，并随气流进入呼吸道，尽可能长时间地屏住呼吸，取出并清洁吸入器。

注意事项 ①本品不用于支气管痉挛急性发作；用于中重度肾功能不全患者（CLCR<50ml/min）时应密切监控。②只能用HandiHaler药粉吸入装置吸入；有引起吸入性支气管痉挛、或发生过敏反应的可能。③慎用于窄角型青光眼、前列腺增生或膀胱颈梗阻的患者。不推荐用于年龄小于18岁患者。

剂型规格 胶囊吸入剂：每粒18μg。

异丙东莨菪碱
Isopropylscopolamine

别名 海珠喘息定

作用用途 本品为东莨菪碱的异丙基衍生物，作用与异丙托溴铵相似，具有明显的支气管扩张作用，且对呼吸、血压、心率均无影响。对慢性喘息性支气管炎、慢性内源性支气管哮喘有良好疗效。

用法用量 气雾吸入：每日2~4次，每次撅3次（约180μg）。

注意事项 偶有口干、恶心等现象，可自行缓解。

剂型规格 气雾剂：0.073%~0.103%（g/g），每一撅约60μg。

氧阿托品
Atropine Oxide

别名 溴乙东碱，氧托溴胺，Oxitmpium Bromide，Ventilateo

作用用途 本品为M受体阻滞药，作用强于异丙托溴胺，对支气管平滑肌具有较高选择性，吸入极小剂量即可产生显著的支气管平滑肌的舒张作用。本品作用维持时间约8小时，吸入5分钟内见效，0.5~2小时达最大效应。本品不能通过血脑屏障，无中枢性作用。适用于慢性支气管炎、支气管哮喘、肺水肿伴哮喘等。

用法用量 成人和7岁以上儿童 气雾吸入：每日2次，每次200μg，于睡前和早晨各吸1次。严重病例，可酌情递增至每日3次，每次200μg，分早、中、晚临

睡前各吸 1 次。

注意事项 ①干性鼻炎、干性角膜炎、结膜炎患者慎用。②偶见暂时性口干、鼻黏膜干燥、眼干燥，停药即可消失。③本品与 β 受体激动药合用时，有协同作用，与其他支气管扩张药如茶碱合用时，可增强效应，如需合用时，宜减量。

剂型规格 ①气雾剂：每支 30mg（2%，15ml），每撤 100μg。②栓剂：每枚 2mg。

舒喘平
Shuchuanping

作用用途 本品为双氯醇胺、丙羟茶碱、山莨菪碱、去氯羟嗪及溴己新组成的复方制剂。具有协同的平喘、祛痰作用。适用于各种气喘、咳痰症状。

用法用量 口服：症状发作时即服 0.1~0.2g，以后每次 0.1g，每日 3~4 次，症状缓解后改为每日 0.1~0.2g。用于预防夜间发作，可在睡前服 0.1~0.2g 或遵医嘱。

注意事项 ①偶有口干、恶心、皮疹等不良反应。②高血压、甲状腺功能亢进、前列腺肥大患者及心动过速的患者应在医生指导下用药，青光眼患者禁用。

剂型规格 胶囊剂：每粒 0.1g。

阿斯美
Asmeton

别名 安喘通，Strong

作用用途 本品为复方制剂。盐酸甲氧苯丙胺可抑制支气管肌组织痉挛，使哮喘发作时的咳嗽与呼吸困难得到缓解，使咳痰容易。那可汀对于各种过敏性咳嗽、痉挛性咳嗽及严重发作性咳嗽有特别的治疗价值，同时也能抑制由呼吸道的分泌物引起的炎症。氨茶碱具有扩张冠状动脉的作用，可以改善心肌的血流供应，使心脏性哮喘的发作得到缓解，同时可使支气管黏膜的水肿得以解除。适用于咳嗽、多痰、哮喘。

用法用量 口服：15 岁以上患者，每次 2 粒，每日 3次。8~15 岁儿童，用量减半。饭后服用。也可根据年龄及病情作适当增减。

注意事项 ①对本品过敏者慎用。②有时引起嗜睡，故驾驶车辆或操作机械时不宜使用。③出现皮疹、发红、恶心、呕吐、食欲不振、眩晕、排尿困难等症状时，应停止服药。

剂型规格 胶囊剂：每粒含盐酸甲氧苯丙胺 12.5mg，那可汀 7mg，氨茶碱 25mg，马来酸氯苯那敏 2mg。

齐留通
Zileuton

别名 苯噻羟脲，Zyflo

作用用途 本品系 5-脂氧合酶抑制剂，可抑制白三烯的形成，减轻哮喘患者支气管对冷、干燥空气和抗原刺激如组胺或超声雾化蒸馏水的过敏性反应。对于体内白三烯生成后将加重功能亢进性呼吸道疾病的哮喘患者有较好疗效。本品口服吸收迅速，30 分钟起效，1~3 小时达血药浓度峰值，持续 5~8 小时。可用于治疗轻度哮喘以及作为中度哮喘的辅助治疗。也可用于特应性皮炎、变应性鼻炎、溃疡性结肠炎、风湿性关节炎、系统性红斑狼疮与感染等的治疗。

用法用量 口服：①预防和长期治疗哮喘，每次 600mg，每日 4 次；见效后可减至每日 3 次；而后再减至每日 2 次。②特应性皮炎，每次 600mg，每日 4 次，连续6 周。③溃疡性结肠炎，每次 800mg，每日 2 次。

注意事项 ①禁用于对本品过敏者、活动性肝脏疾病患者、血清氨转移酶高者。慎用于有肝病病史者，经常饮酒者、孕妇、哺乳期妇女。②本品耐受性良好，不良反应可见头痛、头昏、失眠、恶心、腹痛、腹泻、皮疹。用药时应当检查或监测全血细胞计数和血液化学检查。长期用药的患者应定期检测肝功能。③与华法林合用可使凝血酶原时间（PT）显著增加，应监测并调整华法林的剂量。本药可降低茶碱的清除率，使茶碱血药浓度升高约 1 倍。本药可增加阿司咪唑、特非那定心脏毒性，应避免合用。

剂型规格 片剂：每片 600mg。

哌西替柳
Broncaspin

别名 Guacetisal

作用用途 本品具有缓解支气管痉挛、祛痰、消炎的协同作用。用于急慢性呼吸道炎症、流行性感冒的肺、支气管并发症的对症处理。

用法用量 ①口服：每次 0.5g，每日 3 次。②直肠给药：栓剂，每次 1.2g，每日 2~3 次。

注意事项 ①过敏者可出现胃肠道反应及皮疹等。②对水杨酸制剂及本品过敏者禁用；胃及十二指肠溃疡、出血及肝硬化患者慎用。

剂型规格 ①胶囊剂：每粒 0.5g。②栓剂：每枚 1.2g。

核酪
Nucleic Acid and Caseine Hydrolyzates

别名 新喘宁

作用用途 本品由核酸水解液、酪蛋白水解液和多种氨基酸与电解质等制成。能舒张支气管平滑肌、抑制过敏性物质的释放、减轻支气管黏膜水肿，增加机体抗病能力，使减轻慢性支气管炎和支气管哮喘患者症状，改善睡眠；如在发病季节前提早用药，效果更显著，对预防感冒也有较好的效果。适用于预防和治疗慢性支气管炎、支气管哮喘、过敏性哮喘、反复发作的呼吸道感染。也可用于慢性肝炎及小儿水痘等。

用法用量 成人 ①口服：每次 10ml，每日 2 次。②肌内注射或皮下注射：每次 2~4ml，每周 1~2 次。

儿童 口服：每次 5ml，每日 2 次；3 个月为 1 个疗程。

注意事项 偶有口干、恶心、皮疹等不良反应。

剂型规格 ①溶液剂：每支 10ml。②注射剂：每支 10ml。

至灵胶囊
Zhiling Jiaonang

作用用途 本品是从采自川藏高原 4000 米以上灌丛草甸中的新鲜冬虫夏草分离出的一种真菌，经现代生物工程技术制成的菌丝体制剂。在化学成分、实验药理和临床疗效等方面与天然冬虫夏草十分相似。本品具有补肺益肾功能。用于肺肾两虚所致咳喘、浮肿等症，亦可用于各类肾病、慢性支气管哮喘、慢性肝炎及肿瘤的辅助治疗。

用法用量 口服：每次 2~3 粒，每日 2~3 次，或遵医嘱。

注意事项 本品的禁忌证、注意事项和不良反应尚不明确。

剂型规格 胶囊剂：每粒 0.25g。

细辛脑
Asarone

别名 卡思丽，艾诺辛，达凯夫，弗素克，浩辛，易扬

作用用途 本品能对抗组胺、乙酰胆碱，缓解支气管痉挛，起到平喘作用，对咳嗽中枢也有较强的抑制作用。本品可引起分泌物增加，降低痰液黏滞性，使痰易于咳出。本品有类似氨茶碱松弛支气管平滑肌作用，还能提高大脑皮质的电刺激阈，抑制电刺激的突触传导及癫痫性电的扩散。临床用于肺炎、支气管哮喘、慢性阻塞性肺疾病伴咳嗽、喘息等。

用法用量 成人 ①静脉滴注：每次 16~24mg，用 5% 或 10% 葡萄糖注射液稀释成 0.01%~0.02% 的溶液，每日 2 次。②静脉注射：每次 16~24mg，稀释于 20% 葡萄糖注射液 40ml 中，缓慢静脉注射，每日 2~3 次。

儿童 每次 0.5mg/kg。

注意事项 ①对本品过敏者禁用。②孕妇、哺乳期妇女或肝、肾功能严重障碍者慎用。③少数人可产生轻微不良反应，如口干、头昏、恶心、胃不适、心悸及便秘等，罕见休克。

剂型规格 注射剂：每支 8mg。

异丁司特缓释胶囊
Ibudilast Sustained Release Capsules

别名 维畅，依布拉特，Vichang

作用用途 本品主要作用是对白三烯 D4（LTIM）和血小板激活因子（PAF）等炎性介质所致离体动物气道平滑肌的收缩有抑制作用；可缓解炎性介质所致豚鼠的气道平滑肌痉挛，并能抑制实验性动物的被动皮肤过敏反应。本品口服后约 4 小时血药浓度达峰值，消除半衰期约为 12.7 小时；72 小时后，约 60% 以代谢物形式随尿排出，尿中未检出原形药。用于轻、中度支气管哮喘的治疗。

用法用量 口服：每次 1 粒，每日 2 次。不可嚼碎。

注意事项 ①对本品成分过敏者、孕妇、哺乳期妇女、儿童、颅内出血尚未完全控制的患者禁用。急性脑梗死及肝功能障碍患者慎用。②不良反应有食欲不振、嗳气、上腹不适、恶心、呕吐、眩晕、皮疹、皮肤瘙痒等，偶见心悸、SGOT、SGPT、γ-GT 及总胆红素升高；大多可以耐受。罕见体位性低血压。③本品与支气管扩张药和甾体类药物等不同，不能迅速缓解正在发作的症状。④若出现皮疹、瘙痒等过敏症状，应停止用药。

剂型规格 胶囊剂：每粒 10mg。

卡介菌多糖核酸注射液
Polysaccharide Nucleic Acid Fraction of Bacillus Calmette Guerin for Injection

别名 斯奇康，BCG-PSN

作用用途 本品主要成分是多糖、核酸等具有免疫活性的多种物质。主要药理作用有：①通过调节机体内的细胞免疫、体液免疫，刺激网状内皮系统，激活单核-巨噬细胞功能，增强自然杀伤细胞功能来增强机体抗病能力。②通过稳定肥大细胞，封闭 IgE 功能，减少脱颗粒细胞释放活性物质，以及具有抗乙酰胆碱所致的支气管痉挛作用，达到抗过敏及平喘作用。临床用于预防和治疗慢性支气管炎、感冒、哮喘等疾病。

用法用量 肌内注射：每次 1ml，隔日 1 次，18 支为一个疗程；小儿酌减或遵医嘱。

注意事项 ①急性传染病、急性眼结膜炎、急性中耳炎的急性发作期患者禁用。②在哮喘急性发作期使用本品，个别患者在使用第一、二针时有急咳现象，在第三针以后就逐渐平息。个别患者使用本品有低烧现象，2~3 日后即恢复正常。③慢性支气管炎、哮喘患者在急性发作期配合抗菌及平喘药物见效更快。④该产品为免疫调节剂，预防复发需坚持使用 1~2 个疗程。

剂型规格 注射剂：每支 0.5mg。

奥马佐单抗
Omalizumab

别名 Xolair

作用用途 本品为抗免疫球蛋白 E（IgE）的重组人源化（嵌克）单克隆抗体。能与游离 IgE 结合不与 IgG 或 IgA 结合；能阻断 IgE 与其高亲和力受体结合；而不与结合在肥大细胞或嗜碱粒细胞上的 IgE 结合；并抑制

产 IgE 培养细胞合成 IgE。用于治疗过敏性哮喘。

用法用量 成人 ①静脉给药：中度或重度常年性过敏性哮喘，本品 2.5μg/kg 或 5.8μg/kg（按血清 IgE 的 ng/ml 计），与口服和（或）吸入糖皮质激素联用。其中，第 1、4 日给予半量，第 7 日给予全量，以后每 2 周给予全量 1 次，共 20 周。②皮下注射：过敏性哮喘，皮肤试验阳性或常年吸入性致敏原体外反应阳性、吸入糖皮质激素不能完全控制症状的中至重度常年性哮喘，每次 150～375mg，每 2～4 周 1 次。过敏性鼻炎：常年性，每次 16μg/kg（按血清 IgE 的 U/ml 计），每 4 周皮下注射 1～2 次。季节性过敏性鼻炎：每次 150～300mg，每 3～4 周 1 次，给药次数根据血清总 IgE 而定，IgE 水平在 150U/ml 以上时，每 3 周用药 1 次；IgE 水平为 30～150U/ml 时，每 4 周用药 1 次。

儿童 ①静脉给药：11～17 岁参见成人用法用量。

②皮下给药：12 岁以上见成人用法用量。

注意事项 ①对本品过敏者禁用。对其他抗体制剂过敏者、急性支气管痉挛或哮喘持续状态患者、肝肾功能不全者慎用。②不良反应可见头痛、眩晕、疲乏、哮喘加重及急性而轻微的哮喘发作、上呼吸道感染和病毒性感染；偶可出现风疹样皮疹。③应用本品开始治疗后，不可突然停止全身性或吸入性糖皮质激素用药。④本品用量以治疗前测得血清 IgE 量（以 ng 或 U 计）及体重为依据，不应以本品治疗后测得 IgE 值为依据，因治疗后 IgE 升高可长达 1 年。⑤皮下给药前，本品每 202.5mg 先用无菌注射用水 1.4ml 完全溶解，然后皮下注射 5～10 秒。如 40 分钟后仍不能完全溶解，则不能使用。超过 150mg 的剂量宜分次给药。

剂型规格 注射剂：每支 202.5mg（有效剂量为 1.2ml，即 150mg）。

第四节 复方制剂及其他药

猪肺磷脂
Phospholipid Fraction From Porcine Lung

别名 泊拉坦，固尔苏，Curesurf，Poractant

作用用途 本品是以猪肺的肺泡面为来源制备的一种天然表面活性物质，本品对于呼吸窘迫综合征患儿有疗效，早产新生婴儿在给予单剂量治疗后，显示出快速和极其显著的改善氧合作用；能减少呼吸窘迫综合征的病死率和主要肺部并发症的发生。临床用于治疗早产婴儿呼吸窘迫综合征（RDS）。

用法用量 气管内滴注：每次 100～200mg/kg 体重。以后可以根据临床情况，再次给予 1～2 次重复剂量，每次给予相当首剂一半量，即 100mg/kg 体重，且两次剂量间隔应不少于 12 小时。

注意事项 ①本品只可在医院内由对早产婴儿医护和复苏训练有素、经验丰富的临床医师使用。病房内必须有对婴儿机械通气及监测的设施。②本品使用前须先加温到体温，并上下转动药瓶以使药液混合均匀。将一次剂量（100～200mg/kg 体重）药液经无菌注射器直接滴注入下部气管。给药后行 1 分钟手工通气，给氧浓度须与给药前机械通气时的氧浓度一致。注入给药后也可立即行机械通气，使本品在肺内分布。给药后将患儿联入机械通气机时的起始设置须与给药前相一致。然后根据患儿临床状态和血气分析及时调节呼吸机设置。由于给药后血氧分压和血氧饱和度可以迅速提高，有必要密切观察动脉血气的变化。为防止高氧的危险，有必要连续监测经皮氧分压和氧饱和度。③一旦诊断呼吸窘迫综合征，应尽早应用本品。④本品应低温、避光保存。

剂型规格 注射剂：每支 120mg（1.5ml）；240mg（3.0ml）。

美酚伪麻片
Dextromethorphan Hydrobromide Compound Tablets

别名 丽珠刻乐，Composite Dextromethorphan Hydrobromide-Livzon

作用用途 本品为强镇咳药，并有明显的祛痰作用，所含氢溴酸右美沙芬是主要的镇咳成分，通过抑制延脑咳嗽中枢而起作用，镇咳作用起效快，不具镇痛作用，长期使用未发现耐受性和成瘾性。盐酸伪麻黄碱为拟肾上腺素药，有松弛平滑肌、收缩血管作用，可减轻上呼吸道黏膜充血。愈创木酚甘油醚能刺激胃黏膜，反射性引起支气管黏液增加，降低痰的黏性，使痰易咳出。盐酸伪麻黄碱和愈创木酚甘油醚起协同作用。本品用于治疗感冒、气管炎、支气管炎等疾病所引起的咳嗽。

用法用量 口服：每次 1～2 片，每日 3 次，或遵医嘱。最高剂量每日 8 片，疗程不应超过 7 日。

注意事项 ①对本品成分过敏者、严重冠状动脉疾病或严重高血压、有精神病史，及妊娠 3 个月内的妇女禁用。精神抑郁症、高血压、心脏病、甲亢、糖尿病、哮喘、青光眼、前列腺肥大及排尿困难者不宜服用。12 岁以下儿童、孕妇、哺乳期妇女、老年人及对麻黄碱药理作用敏感者慎用。②不良反应有恶心、便秘、头晕、失眠、心悸。③勿与单胺氧化酶抑制剂合用。

剂型规格 片剂：每片含氢溴酸右美沙芬 15mg、盐酸伪麻黄碱 30mg、愈创木酚甘油醚 100mg。

艾畅
Antuss

作用用途 本品为复方制剂，其中伪麻黄碱为拟肾上腺素药，可收缩鼻黏膜血管、减轻鼻塞症状。所含的右美沙芬为镇咳药，通过抑制延髓咳嗽中枢而产生镇咳作用。本品适用于婴幼儿由于感冒、枯草热或其他上呼吸道过敏引起鼻塞、流涕、咳嗽等的对症治疗。

用法用量 小儿 口服：0~3个月（2.5~5.4kg体重），每次0.4ml；4~11个月（5.5~7.9kg），每次0.8ml；12~23个月（8~10.9kg），每次1.2ml；24~36个月（11~15.9kg），每次1.6ml。每4~6小时可重复用药，每24小时用药不超过4次。

注意事项 ①对本品成分过敏者或接受单胺氧化酶抑制药（用于抗抑郁或帕金森病）治疗或停止单胺氧化酶抑制药治疗2周内的患者禁用。②有高血压、糖尿病、精神抑郁症、心脏病、甲亢、青光眼、哮喘患者不宜服用。③偶见皮疹、烦躁、焦虑、兴奋、头痛、头晕、口干、食欲不振、恶心等。

剂型规格 滴剂：每瓶15ml（每0.8ml含伪麻黄碱7.5mg，右美沙芬2.5mg）。

耐比菲林
Neobiphyllin

别名 喘必灵

作用用途 本品含有羟丙茶碱、二羟丙茶碱（甘油茶碱）、茶碱三种活性物质，由于它们在功能上具有协同作用及延缓释放作用，故可使其耐药性降低，活性增强，各组分仅需较小剂量即可产生较强的支气管舒张作用，并可使呼吸变深，减轻心脏负担。同时增加心脏收缩力、扩大冠状动脉；还可以加强肾功能、消除浮肿。临床用于防治支气管哮喘、哮喘性支气管炎、慢性支气管炎、慢性支气管炎并发肺气肿、心源性哮喘、慢性肺心病、伴有支气管痉挛的支气管肺部疾病，还可用于心脏功能不全的支持性治疗及肾、心脏、大脑水肿病例的症状改善。

用法用量 成人 ①口服：每次1粒，每日2~3次，餐后温水吞服。根据患者反应，每次服用量可增加至2~4粒。②直肠给药：每次1枚，每日2~3次。③静脉、肌内或皮下注射：0.32注射液，每次1支，每日1~3次。如有需要，一次注射剂量可增加到3支；或用0.8注射液，每次1支，每日1~2次。静脉滴注应采取卧位缓慢给药。

6岁以上儿童 ①口服：每次1粒，每日2~3次。②直肠给药：每次1枚，每日2次。

注意事项 ①新近患心肌梗死患者。6岁以下儿童禁用。癫痫患者不可静脉注射。孕妇及患有甲状腺功能亢进的患者慎用。②个别患者会出现过敏反应。剂量较大

时可有恶心、腹泻、呕吐、烦躁不安等胃肠和中枢神经紊乱症状，减少用药量可消失；注射速度过快会出现血压下降。③同时服用麻黄素及含有麻黄素制剂的药物会增加茶碱的不良反应；伍用腈眯胺会增加茶碱的血药浓度。流感疫苗和大环内酯类药物、吸烟均可降低茶碱的有效作用。④癫痫和急性心肌梗死患者不宜采用静脉注射。

剂型规格 ①缓释丸剂：每粒含羟丙茶碱112.5mg、二羟丙茶碱112.5mg、茶碱75mg。②栓剂：每枚含羟丙茶碱188mg、二羟丙茶碱187mg、茶碱125mg。②注射剂：0.32安瓿，每支3.8ml，含羟丙茶碱120mg、二羟丙茶碱120mg、茶碱80mg；0.8安瓿，每支10ml，含羟丙茶碱300mg、二羟丙茶碱300mg、茶碱200mg。

愈创木酚磺酸钾
Compound Guaiacol Potassium
Sulfonale Oral Solution

别名 复方愈创木酚磺酸钾口服溶液，伤风止咳糖浆

作用用途 本品为复方制剂，为刺激性祛痰药，可促进支气管分泌使痰液变稀。主要用于缓解由上呼吸道感染及过敏所致支气管炎的症状。

用法用量 口服：每次5~10ml，每日3~4次。

注意事项 ①对吩噻嗪类药高度过敏的病人，与本品可能交叉过敏。②葡萄糖耐量实验可显示葡萄糖耐量增加；尿妊娠免疫试验也可呈假阳性或假阴性结果。③哮喘急性发作、膀胱颈部梗阻、骨髓抑制、心血管疾病、闭角性青光眼、高血压、胃溃疡、前列腺肥大症状明显者、幽门或十二指肠梗阻、黄疸、Reye综合征应慎用。镰状细胞贫血患者服用本品后可引起缺氧或/和酸中毒。④驾驶员、高空作业及机械操作人员慎用。

剂型规格 溶液剂：每瓶100ml，含盐酸异丙嗪0.1mg、愈创木酚磺酸钾2.5g、氯化铵1g。

愈创木酚甘油醚-氢溴酸右美沙芬
Guaifenesin and Dextromethorphan
Hydrobromide-Cuccess

别名 华芬

作用用途 本品是由愈创木酚甘油醚和氢溴酸右美沙芬组成的感冒止咳复方制剂。适用于上呼吸道感染、支气管炎引起的咳嗽、咳痰等。

用法用量 12岁以上儿童及成人 口服：每次2包，每日3次，24小时内最多不超过8包。6~12岁：每次1包，每日3次，24小时内最多不超过4包。2~6岁：每次半包，每日3次，24小时内最多不超过2包。

注意事项 ①孕妇及哺乳期妇女慎用。②偶有头晕、恶心、胃部不适。

剂型规格 颗粒剂：每包含愈创木酚甘油醚100mg，氢溴酸右美沙芬15mg。

茶碱愈创甘油醚胶囊
Theophylline and Guaifenesin

别名 安通

作用用途 本品为复方制剂。所含茶碱能松弛支气管平滑肌，起平喘作用；愈创甘油醚系祛痰药，合用能增加茶碱的溶解度。促进茶碱的吸收，提高其生物利用度。适用于喘息性支气管炎、慢性支气管炎、支气管哮喘。

用法用量 口服：每6~8小时1粒。

注意事项 偶有轻微的恶心、腹泻等胃肠道反应。避免在6小时内重复服用。

剂型规格 胶囊剂：每粒含茶碱150mg，愈创甘油醚90mg。

麻黄碱苯海拉明片
Ephedrine Hydrochloride and
Hydrochloride Tablets

别名 百喘朋片

作用用途 本品为抗组织胺及拟肾上腺素药的复方制剂。用于支气管哮喘及咳嗽、荨麻疹、枯草热、过敏性鼻炎等。

用法用量 口服：每次1片，每日3~4次，饭后或发作时服用。

注意事项 服用时不可嚼碎。

剂型规格 片剂：每片含盐酸麻黄碱25mg，盐酸苯海拉明25mg。

复方盐酸异丙嗪止咳糖浆
Compound Promethazine
Hydrochlorine Syrup

别名 非那根止咳糖浆

作用用途 本品为抗组织胺药，同时具有明显的中枢镇静作用。愈创木酚磺酸钾为刺激性祛痰药，促进支气管分泌，使痰液变稀易于咯出。尚有微弱的抗炎作用。氯化铵口服后刺激胃黏膜迷走神经末梢，引起轻度恶心，反射性引起气管、支气管腺体分泌增加，使痰液稀释，易于咯出，主要用于祛痰抗喘。用于过敏性支气管炎、祛痰抗喘等。

用法用量 口服：每次5~10ml，每日3~4次。

剂型规格 糖浆剂：每瓶100ml；1000ml。每1000ml含盐酸异丙嗪（非那根）1g，愈创木酚磺酸钾25g，氯化铵10g，枸橼酸6g，枸橼酸钠10g。

复方右美沙芬糖浆
Dextrome thorphan Compound Syrup

别名 美可，金叶糖浆，Meicol

作用用途 本品由氢溴酸右美沙芬、愈创木酚甘油醚、D,L-甲基麻黄碱盐酸盐、马来酸氯苯那敏四种成分组成。氢溴酸右美沙芬为中枢性镇咳药，耐受性好，无镇痛作用，无成瘾性。愈创木酚甘油醚口服吸收，能刺激胃黏膜迷走神经，反射性引起支气管腺体分泌增加，使浓痰变稀易咳出。D,L-甲基麻黄碱盐酸盐为拟肾上腺素药，具有松弛平滑肌、抑制延髓咳嗽中枢和选择性收缩上呼吸道血管的作用。马来酸氯苯那敏为优良的抗组织胺药，能消除各种过敏症状，并具镇静作用。用于急慢性支气管炎，支气管充血性咳嗽，气喘以及过敏性咳嗽、干咳等各种呼吸系统疾病。亦用于感冒引起的支气管炎及支气管充血性咳嗽等症状。

用法用量 成人 口服：每次5~10ml，每日3次。

儿童 口服：每日不超过1ml/kg体重，每日3次，或遵医嘱。

注意事项 服药后，如出现头晕，嗜睡感觉，则不宜从事驾驶车辆、操作机器及高空作业等活动。

剂型规格 糖浆剂：每瓶60ml；120ml。每1000ml含愈创木酚甘油醚5g，氢溴酸右美沙芬1.5g，D,L-甲基麻黄碱盐酸盐1g。

愈麻沙芬口服溶液
Guaifenesin and Pseudoephedrine
and Dextromethorphan
Hydrobromide Oral Solution

别名 雷登泰，Redantai

作用用途 本品具有镇咳、祛痰和收缩鼻黏膜血管的作用。为抗鼻阻、镇咳、祛痰药，本品适用于治疗感冒、支气管炎等疾病引起的鼻咽黏膜充血、鼻塞、咳嗽、咳痰等。

用法用量 成人 口服：每次10ml，每日3~4次，或遵医嘱。服用量每日不得超过80ml，疗程不超过7日。

注意事项 ①对麻黄碱药理作用敏感者、孕妇、老年患者、心脏病、高血压、甲亢、青光眼、肺气肿呼吸困难者、前列腺肥大伴排尿困难者及精神抑郁症患者不宜服用本品。②不良反应有胃肠不适，偶见恶心、口干等。③避免同时服用降压药、抗抑郁药、单胺氧化酶抑制剂或饮酒。服用本品若症状未见改善或出现高热，应及时停药。

剂型规格 溶液剂：每100ml含愈创木酚甘油醚1g，盐酸伪麻黄碱0.3g，氢溴酸右美沙芬0.15g。

复方甲麻口服溶液
Compound Methedrine
Hydrochlorid Oral Solution

别名 康裕登通

作用用途 本品主要用于治疗和减轻感冒引起的各种症状，如发热、头痛、四肢酸痛、流涕、喷嚏、咳嗽、咳痰等。

用法用量 成人 口服：每次 20ml，每日 3 次。

儿童 口服：每日 3 次，6 个月~1 岁，每次 1.5ml；1~3 岁，每次 1.8ml；3~7 岁，每次 2.5ml；7~10 岁，每次 5ml；10~14 岁，每次 10ml，或遵医嘱。

注意事项 ①患有心脏病、高血压、甲亢、糖尿病、哮喘、青光眼、肺气肿、慢性肺病、呼吸困难、前列腺肥大伴排尿困难者不宜服用本品。②司机、高空作业者禁用。③服用本品若症状未改善或伴有高热，应及时停药。④对麻黄碱过敏或老年人慎用。⑤不得超量服用，疗程不超过 7 天。⑥酒类饮料可加重嗜睡反应，服用本品期间，避免饮酒。

剂型规格 溶液剂：每瓶 60ml。

复方甲氧那明
Compound Methoxyphenamine

别名 诺尔彤

作用用途 本品所含甲氧那明为 β 受体激动剂，和氨茶碱共同发挥舒张支气管的作用，那可丁为止咳药，氯苯那敏为抗组胺药。用于支气管哮喘和喘息性支气管炎。

用法用量 儿童 口服：15 岁以上，每次 2 粒，每日 3 次。8~15 岁，剂量减半。

注意事项 ①哮喘危象、活动性消化性溃疡、严重心血管疾病患者、8 岁以下儿童禁用。孕妇及哺乳期妇女慎用。②不良反应有上腹部不适、恶心、口干、喷嚏、心悸等，也可有皮疹等过敏反应。③心脏病、高血压、甲亢、慢性阻塞性肺病、肝病、青光眼、排尿困难及高龄者必须遵医嘱服用。④与其他镇咳药、抗感冒药、抗组织胺药、镇静药、平喘药等配伍使用可使不良反应发生机会增多。⑤酶抑制药如西咪替丁、红霉素等可加重不良反应。

剂型规格 胶囊剂：每粒含盐酸甲氧那明 12.5mg，氨茶碱 25mg，那可丁 7mg，马来酸氯苯那敏 2mg。

克咳胶囊
Keke Jiaonang

别名 克刻

作用用途 本品是由中药麻黄、罂粟壳、苦杏仁、石膏、莱菔子、桔梗、甘草组成的复方制剂。本品具有止嗽、定喘、祛痰功能。能有效缓解胸闷、胸痛、咽喉痒症状；有效抑制呼吸道病菌；显著改善肺功能，用于咳嗽、喘急气短等症。

用法用量 口服：每次 3 粒，每日 2 次。

注意事项 儿童、孕妇及哺乳期妇女禁用。

剂型规格 胶囊剂：每粒 0.3g。

咳停片
Keting Pian

作用用途 本品为复方止咳感冒药。适用于咳嗽多

痰及支气管炎的治疗。

用法用量 口服：每次 1~2 片，每日 2~3 次。

剂型规格 片剂：主要成分有氯化铵、贝母流浸膏、桔梗流浸膏、甘草流浸膏、远志流浸膏、碳酸钙、甘草浸膏、八角茴香油。

肺力咳胶囊
Feilike Jiaonang

作用用途 本品是由梧桐根、红花龙胆、红管药、白花蛇舌草、前胡、百部、黄芩组成的中药复方制剂。具有止咳平喘、清热解毒、顺气祛痰功能。用于咳喘痰多、呼吸不畅以及急、慢性支气管炎、肺气肿见上述证候者。

用法用量 口服：每次 3~4 粒，每日 3 次，或遵医嘱。

注意事项 孕妇慎用。

剂型规格 胶囊剂：每粒 0.3g。

桑克令
Sangkeling

作用用途 本品为复方制剂。所含氢溴酸右美沙芬为中枢性镇咳药，能直接作用于延脑的咳嗽中枢，抑制咳嗽反射，且无成瘾性；盐酸伪麻黄碱为减充血剂，能消除鼻、咽部黏膜充血，减轻鼻塞症状；氯苯那敏（扑尔敏）系抗组胺药，有竞争性阻断组胺 H_1 受体的作用。适用于感冒和过敏引起的鼻塞、流鼻涕、打喷嚏及咳嗽。

用法用量 成人 口服：每次 10ml，每日 3~4 次。

儿童 口服：10~14 岁每次 10~12ml。7~10 岁，每次 7~10ml。5~7 岁，每次 5~7ml，每日 3~4 次，应用不超过 7 日。

注意事项 ①对麻黄碱敏感者慎用。心脏病、高血压、甲亢、糖尿病、哮喘、慢性肺病、呼吸困难的患者不宜服用。服用本品后若症状未改善或伴有高热，应及时停药。②少数患者可出现嗜睡、头昏、心悸、兴奋。偶见失眠、恶心，大多数患者可耐受或继续服用后自行消失，个别患者需减量服用。③避免同时服用降压药或抗抑郁药；服药期间避免饮酒。

剂型规格 溶液剂：成人用，每瓶 100ml，含盐酸伪麻黄碱 600mg、氢溴酸右美沙芬 200mg、马来酸氯苯那敏 40mg；儿童用，每瓶 100ml，含盐酸伪麻黄碱 300mg、氢溴酸右美沙芬 100mg、马来酸氯苯那敏 20mg。

消刻片
Xiaoke Pian

别名 枸磺新啶片

作用用途 本品为复方片剂。磺胺甲噁唑抗菌作用强，排泄较慢，半衰期为 11 小时，故每天只需服用两次，与甲氧苄啶联合使用，其抗菌作用明显增加，扩大了临床应用范围，降低了毒性，用于治疗呼吸道感染和

肺部感染，其特点具有复方磺胺甲噁唑的抗菌作用。枸橼酸喷托维林具有中枢和外周性镇咳作用。盐酸溴己新属黏液溶解性祛痰药，主要用于慢性支气管炎、哮喘、支气管扩张、矽肺等有白色黏痰又不易咳出的患者。四种成分协同作用，使本品具有镇咳、祛痰、消炎等治疗效果。可用于急慢性上呼吸道感染、肺部感染等。

用法用量 口服：每次 2 片，每日 2 次。儿童酌减。

注意事项 磺胺类药物过敏者、肾功能不全者禁用。

剂型规格 片剂：每片含有磺胺甲噁唑，甲氧苄啶，枸橼酸喷托维林，盐酸溴己新。

气管炎菌苗片
Trachitis Vaccine Tablets

作用用途 本品为纯生物制剂，主要成分为三种微生物的灭活菌体，含有丰富的胞壁酸和脂多糖，前者有明显的镇咳作用，后者可改善机体的细胞代谢。适用于反复呼吸道感染、哮喘及流感期抵抗能力弱者。临床可用于治疗和预防急慢性气管炎、支气管炎、哮喘、过敏性鼻炎等呼吸系统疾病。对长期吸烟以及接触粉尘、异味、各种有害气体导致的咳嗽，痰多也有较好的疗效。

用法用量 口服：①慢性支气管炎、哮喘病人，每日 3 次，每次 2~4 片，连用 2~4 月；缓解期及预防，每日 2 次，每次 2 片，连用 2~4 月。②反复呼吸道感染、小儿哮喘，每日 2 次，每次 2 片，连用 2~4 周；预防，每日 2 次，每次 1~2 片，连用 4 周。

注意事项 在疾病急发期应结合其他治疗方法。

剂型规格 片剂：每片 0.2mg。

复方灭活白葡萄球菌片
Compound Inactivated
Staplylococcus Albus Tablets

别名 神葡

作用用途 本品具有止咳、祛痰、平喘和消炎作用，用于慢性气管炎、支气管炎和支气管哮喘。

用法用量 口服：每次 3~4 片，每日 3 次。20~30 天为一疗程。

注意事项 尚未见不良反应报道。

剂型规格 片剂：每片含灵芝 0.11g、盐酸小檗碱 0.01g、白色葡萄球菌（灭活）0.00375g、大肠埃希菌（灭活）3.75mg。

美息伪麻
Dextromethorphan and Paracetamol
and Pseudoephedrine

别名 白加黑

作用用途 本品为复方片剂，片中所含对乙酰氨基酚具有解热镇痛作用；伪麻黄碱通过收缩上呼吸道与毛细血管可减轻鼻塞；右美沙芬起止咳作用，苯海拉明为抗组胺药。用于减轻感冒引起的发热、头痛、酸痛、喷嚏、流涕、鼻塞、咽痛、咳嗽等症状。

用法用量 口服：每次 2 片，每日 3 次（白日服白色片，睡前服黑色片），每日剂量不超过 8 片。

注意事项 ①高血压、心脏病、精神抑郁、哮喘、糖尿病、甲状腺疾病及合并感染的顽固性咳嗽痰多者禁用。②黑色片可引起困倦，驾车者禁用。③可有轻度头晕、乏力、恶心、口干、食欲不振等。

剂型规格 片剂：白色片含对乙酰氨基酚 325mg、盐酸伪麻黄碱 30mg、氢溴酸右美沙芬 15mg。黑色片同上，另加有盐酸苯海拉明 25mg。

双酚伪麻糖浆
Shuangfen Weima Syrup

别名 儿童小白

作用用途 本品为复方制剂，其中对乙酰氨基酚有解热止痛作用，伪麻黄碱收缩血管，消除充血肿胀，右美沙芬起镇咳作用。用于儿童感冒对症治疗，可迅速消除发热、头痛、四肢酸痛、咽痛、鼻塞、喷嚏、流涕、咳嗽等症状。

用法用量 口服：1~3 岁，每次 5ml；4~6 岁，每次 7ml；7~10 岁，每次 10ml；每 4~6 小时 1 次。

注意事项 ①高血压、糖尿病、精神抑郁、心脏病、甲亢、青光眼、哮喘患者及对伪麻黄碱过敏者不宜应用。②连续服药数日，症状未减轻者，应就医。

剂型规格 糖浆剂：每瓶 100ml，含对乙酰氨基酚，盐酸伪麻黄碱，氢溴酸右美沙芬。

苓桂咳喘宁
Linggui Kechuanning

作用用途 本品是由茯苓、桂枝、白术、甘草、法半夏、陈皮、苦杏仁、桔梗、龙骨、牡蛎、生姜、大枣组成的复方中药制剂。具有温肺化饮、止咳平喘功能。主治外感风寒，痰湿阻肺，症见咳嗽痰多，喘息胸闷气短等。

用法用量 口服：每次 5 粒，每日 3 次。

注意事项 ①咽喉肿痛、五心烦热者禁用。②忌食辛辣、油腻食物。③本品适用于风寒咳嗽，其表现为咳嗽声重、气急，咳痰稀薄色白，常伴鼻塞，流清涕。④支气管扩张、肺脓肿、肺心病、肺结核患者应在医师指导下服用。⑤服用 1 周病症无改善，应停止服用，去医院就诊。⑥儿童、孕妇、体质虚弱者、过敏体质者慎用。⑦偶有口干及胃脘部不适。胃脘不适者宜饭后服用。⑧本品不宜久服、多用。

剂型规格 胶囊剂：每粒 0.34g。

止咳祛痰颗粒
Zhike Qutan Keli

作用用途 本品具有润肺祛痰，止咳定喘功能。用于伤风咳嗽，气喘。

用法用量 口服：温开水冲服，一次 10 克，一日 3 次。

注意事项 ①忌食辛辣、油腻食物。②支气管扩张、肺脓疡、肺心病、肺结核、糖尿病患者应在医师指导下服用。③心脏病患者慎用。儿童应在医师指导下使用。④本品含盐酸麻黄碱。运动员慎用；青光眼、前列腺肥大及老年患者应在医师指导下使用；服用后如有头晕、头痛、心动过速、多汗等症状应咨询医师或药师。⑤服药期间，若患者出现高热，体温超过 38℃，或出现喘促气急者，或咳嗽加重，痰量明显增多者应到医院就诊。⑥服用 3 天病证无改善，应停止服用，去医院就诊。⑦对本品过敏者禁用，过敏体质者慎用。⑧本品性状发生改变时禁止使用。⑨儿童必须在成人监护下使用。请将本品放在儿童不能接触的地方。⑩如正在使用其他药品，使用本品前请咨询医师或药师。

剂型规格 颗粒剂：每袋 10 克。主要成分为桔梗、百部、苦杏仁、盐酸麻黄碱。

消咳宁
Xiaokening

作用用途 本品有镇咳、祛痰、止痛作用。用于感冒咳嗽、气管炎、支气管哮喘等。

用法用量 口服：每次 1~2 片，每日 3 次。

剂型规格 片剂：每片含盐酸麻黄碱 10mg，甘草浸膏 17.3mg 以及杏仁、石膏等。

息喘灵
Xichuanling

作用用途 本品为复方制剂，盐酸麻黄碱与茶碱配伍可提高平喘效果；异戊巴比妥为中效镇静催眠药，能克服上述两种药物引起的精神兴奋、失眠，更好地发挥平喘作用。用于支气管哮喘的治疗。

用法用量 口服：每次 1~2 片，每日 2~3 次。

注意事项 冠心病患者忌服，肝功能严重减退者慎用。

剂型规格 片剂：每片含茶碱 0.113g，盐酸麻黄碱 0.024g，异戊巴比妥 0.024g。

甲芩扑喘片
Jiaqin Puchuan Pian

作用用途 本品具有抗过敏、平喘、镇咳作用，麻黄碱为平喘药；黄芩苷有治疗肺热咳嗽之功效；马来酸氯苯那敏为组胺 H_1 受体拮抗剂。临床用于慢性支气管炎、支气管哮喘和喘息性支气管炎及各种过敏性疾病、虫咬、药物过敏反应等。

用法用量 口服：每次 2~3 片，每日 3 次。

注意事项 少数患者在服药初期有恶心、口苦、心悸等感觉，一般不影响继续用药。

剂型规格 片剂：每片含盐酸甲基麻黄碱 30mg，黄芩苷 30mg，马来酸氯苯那敏 1mg。

复方岩白菜素片
Fufang Yanbaicaisu Pian

作用用途 本品主要成分岩白菜素是从新疆产虎耳草科植物厚叶岩白菜提炼精制得到的异香豆精类化合物，有镇咳、祛痰作用，是治疗慢性支气管炎药物中疗效较好、副作用又小的药物。用于慢性支气管炎。

用法用量 口服：每次 1 片，每日 3 次。

剂型规格 片剂：每片含岩白菜素 0.125g，马来酸氯苯那敏 0.002g。

西维来司钠
Sivelestat Sodium

别名 艾菲林

作用用途 本品通过选择性的抑制嗜中性粒细胞弹性蛋白酶的活性，抑制其加重肺部炎症反应的作用，减轻对肺的损害，改善肺功能，在应用中应掌握适应证，符合下列（1）和（2）两个条件的有全身性炎症反应综合征的急性肺损伤患者可使用本品：（1）已确诊为非典型肺炎（SARS）并符合下列标准①、②、③中的 2 条或第④条：①呼吸困难，呼吸频率＞30 次/分。②低氧血症，在吸氧 3~5 升/分钟条件下，动脉血氧分压（PaO_2）＜70mmHg，或脉搏容积血氧饱和度（spO_2）＜93%。③多叶病变，且病变范围超过 1/3 或 X 线胸片显示 48 小时内病灶进展＞50%。④ALT 或 ADRS，氧合指数＜300。（2）急性肺损伤，指符合下列全部项目的疾病：①观察到肺功能低下。②肺透检查观察到两侧浸润阴影。③肺动脉楔压≤18mmHg 或在临床上未观察到左房压上升。

用法用量 注射用：用量为每日 4.8mg/kg 体重，常规用量为每日 300mg。将本品 300mg 溶解于 30ml 注射用生理盐水后，用 250ml 液体（生理盐水或 5%葡萄糖注射液）稀释，24 小时静脉连续泵入给药（每小时 0.2mg/kg 体重），疗程为 14 天。最好在肺损害发生后 72 小时以内开始给药。

注意事项 ①有以下严重不良反应：呼吸困难、肝功能损害、黄疸、白细胞减少等。②对于并发四种脏器以上的多脏器损伤的患者或烧伤、外伤所致的急性肺损害患者和并发严重慢性呼吸系统疾病的患者，本品有效性尚未确定，故应密切观察患者状况，判断治疗上可能有益时才可使用。③配制本品时，如使用含钙的注射液稀释，需把本品浓度降低到 1ml/ml 以下使用；用注射液稀释本品使 pH 降低到 5 以下时，会产生沉淀，应予注意；避免与氨基酸注射液或各种复方电解质注射液混合注射。

剂型规格 注射剂：每支 100mg。

第九章 消化系统用药

第一节 抗酸药及治疗溃疡药

抗酸药是治疗消化性溃疡的一类药物。它可分为两类：一类是吸收性抗酸药，口服后可在胃内中和胃酸，还易被肠道吸收而引起碱血症，可用于酸血症和碱化尿液（如碳酸氢钠）。另一类是非吸收性抗酸药，口服后只能直接中和胃酸而不被胃肠道吸收，能在溃疡面上形成一层保护膜，减少胃酸和胃蛋白酶对溃疡面的腐蚀和消化作用（如氢氧化铝凝胶）。

消化性溃疡是临床常见的疾病，一般指胃溃疡或十二指肠溃疡。研究表明，抑制胃酸分泌可以促进溃疡的愈合，预防消化性溃疡的发生与复发。

治疗消化性溃疡药可分为以下五类。①抗酸药：如氢氧化铝、碳酸氢钠、磷酸铝等。②抑制胃酸分泌药：如奥美拉唑、泮托拉唑、埃索美拉唑、雷尼替丁、法莫替丁等。③消除幽门螺杆菌药：如甲硝唑、阿莫西林、克拉霉素等。④胃黏膜保护药：如胶体果胶铋、枸橼酸铋钾、硫糖铝等。⑤胃动力药：如多潘立酮、西沙必利等。

碳酸氢钠
Sodium Bicarbonate

【别名】 重曹，酸式碳酸钠，小苏打，重碳酸钠，Baking Soda

【作用用途】 本品口服后能迅速中和胃中过剩的胃酸，减轻疼痛，但作用持续时间较短。口服易吸收，能碱化尿液，与某些磺胺药同服，可防止磺胺药在尿中析出结晶。尿液碱化可使有机酸自肾小管的重吸收减少，这一作用在苯巴比妥、阿司匹林等中毒解救中有一定应用价值。静脉给予 5% 溶液，能直接增加机体的碱储备，使体内氢离子浓度降低。用于代谢性酸血症，也可用于高钾血症，各种原因引起的伴有酸中毒症状的休克，早期脑栓塞以及严重哮喘持续状态经其他药物治疗无效者，用量视病情而定。4% 溶液用于冲洗阴道或坐浴，可使阴道内呈碱性，抑制真菌繁殖，用于真菌性阴道炎。5% 溶液用于滴耳，有软化耵聍作用。与其他抗酸药配伍用于溃疡的初期及急性胃炎和慢性胃炎急性发作。

【用法用量】 成人 ①口服：每次 0.5~2g，每日 3 次，饭前服用。②静脉滴注：代谢性酸中毒时，补碱量（mmol）＝正常的 CO_2CP－实际测得的 CO_2CP（mmol）× 0.25×体重（kg），除非体内丢失碳酸氢盐，一般先给计算剂量的 1/3~1/2，4~8 小时内滴注完毕。碱化尿液时，2~5mmol/kg，4~8 小时内滴注完毕。心肺复苏抢救时，首次 1mmol/kg，以后根据血气分析结果调整用量。③阴道给药或坐浴：用 4% 溶液冲洗阴道或坐浴，每晚 1 次，每次 500~1000ml，连用 7 日。④滴耳：5% 溶液，每日 3~4 次。

小儿 ①口服：6 岁以下小儿不推荐使用。②静脉滴注：代谢性酸中毒，参考成人剂量。亦可按 5ml/kg 体重计算。

【注意事项】 ①严重胃溃疡患者禁用。②充血性心力衰竭、水肿和肾功能衰竭的酸中毒患者慎用。③静脉滴注本品时，浓度范围 1.5%（等渗）至 8.4%，从小剂量开始，短时间大量静脉输注可致严重碱中毒，低钾血症、低钙血症。用量超过每分钟 10ml 高渗溶液时可导致高钠血症，以 5% 溶液输注时，速度不超过每分钟 8mmol 钠。但心肺复苏时，因存在致命酸中毒，应快速静脉滴注。④口服后易产生二氧化碳，可发生腹胀、嗳气，并刺激溃疡面，对严重胃溃疡患者有引起胃穿孔的危险。胃内压和 pH 的升高还能刺激胃幽门部，反射性地引起促胃泌素的释放，导致继发性胃酸分泌增加。如长期大量使用可能引起碱血症，须注意。由于本品存在一定缺点，治疗溃疡病时常与其他碱性药合用，也常与解痉药合用。⑤不宜与胃蛋白酶合剂、维生素 C 等酸性药物合用，可使各自疗效降低。不宜与重酒石酸间羟胺、庆大霉素、四环素、肾上腺素、多巴酚丁胺、苯妥英钠、钙盐等同瓶静脉滴注，可能产生沉淀或分解反应。

【剂型规格】 ①片剂：每片 0.3g；0.5g。②复方碳酸氢钠片（苏打明片，苏打薄荷片）：每片含碳酸氢钠 0.25~0.35g，薄荷油、糖少许。③大黄苏打片：每片含碳酸氢钠及大黄粉各 0.15g，薄荷油适量。④注射剂：每支 0.5g（10ml）；12.5g（250ml）。

氧化镁
Magnesium Oxide

【作用用途】 本品不溶于水，中和胃酸作用强而持久，且不产生二氧化碳，但作用缓慢。由于本品在肠道内不易吸收，即使用过量也不会导致碱中毒。镁离子在小肠部位具有高渗性，能把水分引入肠腔，当腔内液体积聚到一定程度，即超过肠道吸收能力时，导致腹胀，促进肠蠕动而产生缓泄；氧化镁的轻泻作用，也可能是因肠黏膜释放胆囊收缩素，刺激结肠收缩而促进肠管运动所致。约有 10% 的氧化镁自肠道吸收。轻泻作用发生于服药后 2~8 小时。适用于胃酸过多、溃疡病及反流性食管炎；用量大可促进肠排空，治疗便秘时常与氢氧化铝合用。

用法用量 口服：常用量，每次 0.2~1g，每日 3 次。一般不单独应用。常与其他制酸药合用或制成复方制剂。

注意事项 ①严重肾功能不全、阑尾炎、急腹症或肠梗阻、消化道或直肠出血诊断不明时、溃疡性结肠炎、慢性腹泻禁用。②近 2 小时内服用过其他药品，用药已超过 1 周，肠道蠕动迟延或以趋麻痹 1~2 日者慎用。③本品长期或过量应用可导致肠蠕动功能对药物的依赖性，不宜长期使用；服时多饮水可使致泻作用较快出现，与食物同进，致泻作用延迟，睡前空腹不宜进药；氧化镁等渗盐水溶液，不致使肠腔内水分流失过多，高渗液则可使从血液中渗出大量液体而导致脱水。④肾病患者长期大剂量服用本品可出现眩晕、头昏、心跳异常、精神状态改变，以及倦怠、无力等高镁血症症状。大量长期服用可导致血清钾浓度降低，干扰诊断；服药过量或出现的过敏反应以腹泻最为常见。⑤与维生素 D 同服可致高钙血症；与西咪替丁并用可减小后者的吸收；与地高辛并用，后者的吸收被抑制，血药浓度降低；与口服铁剂、异烟肼等药并用时，后者吸收减少。与左旋多巴并用，后者吸收增加，胃排空延缓者更常见；与磷酸根结合会阻碍磷酸盐的吸收。

剂型规格 ①片剂：每片 0.2g。②散剂。

三硅酸镁
Magnesium Trisilicate

作用用途 本品与氧化镁的作用机制相同，含镁制酸剂的轻泻作用，可能是因胆囊收缩素（cholecystokinin）自肠黏膜释放，刺激结肠，使之收缩，导致排便。本品口服吸收缓慢，约 10% 的镁自肠道吸收。一般在服药后 2~8 小时开始起效，持续时间长，但中和胃酸能力低。用于胃及十二指肠溃疡，常与其他制酸药配成复方制剂。

用法用量 成人 口服：每次 1g，每日 3~4 次。

注意事项 ①与氧化镁同。②长期服用本品偶见发生肾硅酸盐结石；肾功能不全患者长期大剂量服用可出现眩晕、昏厥、心律失常、精神症状以及异常乏力（高镁血症或其他电解质失调）。③与抗 M 胆碱药物伍用时，后者吸收可能降低而影响疗效，因此必须与制酸药服用时间隔开；与地高辛伍用时，后者吸收可被抑制，血药浓度降低；与苯二氮䓬类药物伍用时吸收降低；与异烟肼伍用时，后者吸收可能延迟和减少，一般异烟肼应于制酸药摄入前 1 小时服用；与左旋多巴伍用时，吸收可能增加，胃排空缓慢者尤其明显；应避免与氯丙嗪类药物并用，本品可抑制氯丙嗪的吸收。

剂型规格 ①片剂：每片 0.3g。②散剂。

皆乐
Macgel

作用用途 本品为双层片剂，一层制酸，一层消胀。服药后能较快提高胃液的酸碱度至理想的范围（pH3.5~4.5），制酸效果迅速，立即解除疼痛，并维持正常的消化功能。同时有较强的消泡作用，可明显的降低因气体积压在胃肠内而造成的恶心、腹部不适和气胀，并降低胃及食道之逆流，能促进食物的消化与吸收，使溃疡患者能充足的吸收食物营养。主要用于胃酸过多、胃及十二指肠溃疡、胃炎、肠鸣。

用法用量 成人 口服：每次 2~4 片，每日 4 次，三餐饭后 20~60 分钟及睡前服用。

剂型规格 片剂：每片含氢氧化镁 200mg，氢氧化铝 200mg，二甲硅油 25mg。

复方碳酸钙咀嚼片
Fufang Tansuangai Jujue Pian

别名 罗内

作用用途 本品为抗酸药，口服后能中和胃酸，从而缓解疼痛、反酸等症状。用于胃酸过多引起的胃痛，反酸，胃灼烧等症状。

用法用量 含服或嚼碎后服：每次 1~2 片，每日 2~3 次。饭后 1 小时或症状发作时服用。

注意事项 严重肾功能不全、高钙血症及对本品过敏者禁用。

剂型规格 咀嚼片：每片含碳酸钙 680mg，重质碳酸镁 80mg。

氢氧化铝
Aluminium Hydroxide

别名 水合氢氧化铝，Dried Aluminium Hydroxide

作用用途 本品具有抗酸、吸着、局部止血、保护溃疡面等作用，效力较弱，缓慢而持久。主要用于胃酸过多、胃及十二指肠溃疡、反流性食管炎及上消化道出血等。由于铝离子在肠道内与磷酸盐结合成不溶解的磷酸铝自类便排出，故尿毒症患者服用大剂量氢氧化铝后可减少磷酸盐的吸收，减轻酸血症（但同时应注意上述副作用）。

用法用量 口服：每次 0.6~0.9g，每日 3 次。现多用氢氧化铝凝胶，每次 4~8ml，每日 3 次，饭前 1 小时和睡前服；病情严重时剂量可加倍。

注意事项 ①阑尾炎或急腹症时，服用本品可使病情加重，可增加阑尾穿孔危险，应禁用。②肾功能不全者、长期便秘者慎用。为防止便秘可与三硅酸镁或氧化镁交替服用。③本品能妨碍磷的吸收，故不宜长期大量使用。治疗出血时宜用凝胶剂。④不良反应为能引起便秘，严重时可引起肠梗阻。⑤本品含多价铝离子，可与四环素形成络合物而影响其吸收，故不宜合用。本品还可通过多种机制干扰地高辛、华法林、双香豆素、奎宁、奎尼丁、氯丙嗪、普萘洛尔、吲哚美辛、异烟肼、维生素及巴比妥类的吸收或消除，使上述药物的疗效受到影响，应尽量避免同时使用。

剂型规格 片剂：每片 0.3g。②凝胶剂：含氢氧化铝，作为氧化铝计算成为 3.6%~4.4%。

复方氢氧化铝
Compound Aluminium Hydroxide

别名 胃舒平，达胃宁，复方氢氧化铝三硅酸镁，Gastropine，Decta

作用用途 本品有中和胃酸、减少胃液分泌和解痉止痛作用。用于溃疡、胃酸过多等，也可用于慢性胃炎。

用法用量 口服：每次 2~4 片，每日 3 次。饭前半小时或胃痛发作时嚼碎后服用。

剂型规格 片剂：每片含干燥氢氧化铝凝胶 0.245g，三硅酸镁 0.105g，颠茄浸膏 0.0026g。

立愈胃
Rudd-U

作用用途 本品为复方制剂，能中和胃酸，并在胃黏膜上形成一层保护膜以防止胃酸的侵蚀，其中维生素 U 则能促进黏膜再生，促进肉芽生长。适用于胃酸过多、胃溃疡、胃神经官能症、胃炎、胃痉挛及胃胀痛等。

用法用量 口服：每次 1 片，每日 2~3 次，如病情需要可每次 2 片，每日 3 次，连服 2~3 个月。痊愈后应再服维持剂量，每日 1~2 片。

注意事项 ①青光眼、前列腺肥大、麻痹性肠梗阻、胃肠道阻塞及肌无力患者禁用。②为保证疗效应连续用药。本品不可与四环素、地高辛、华法林、氯丙嗪、异烟肼、普萘洛尔、奎尼丁等伍用，可影响后者疗效。③本品未见有严重不良反应。

剂型规格 片剂：每片含氢氧化铝 200mg，三硅酸镁 275mg，维生素 U 20mg，盐酸羟苄利明 5mg，二甲基硅油 40mg。

硫糖铝
Sucralfate

别名 华迪，舒可捷，舒克菲，胃康宁，胃溃宁，胃笑，Antepsan，Carafate，Surcragel，Ulcerban，Ulcerlmin

作用用途 本品具有制酸、收敛及抑制胃蛋白酶的作用，能与胃蛋白酶结合，抑制该酶分解蛋白质，能与胃黏膜的蛋白质络合形成保护膜，覆盖溃疡面，阻止胃酸等的渗透、侵蚀，从而减轻症状，帮助黏膜再生，促进溃疡面的愈合。本品用于治疗胃溃疡、十二指肠溃疡。

用法用量 ①口服：每次 1g，每日 3~4 次，饭前 1 小时及睡前 1 小时服用。一般以 3 个月为一个疗程。

②混悬剂：急性期治疗，每次 1g（5ml），每日 4 次，饭前及睡前服用，4~6 周为一疗程。维持治疗或预防用药，每次 1g（5ml），每日 2 次，可长期服用。

注意事项 ①肝、肾功能不全者慎用。②孕妇、哺乳期妇女、幼儿禁用。③甲状腺功能亢进及血磷酸盐过少的患者不宜长期服用。④主要不良反应有便秘，个别患者可出现口干、恶心、胃痛等。⑤见效后，应继续服药数月，以免复发。⑥本品与四环素类、西咪替丁、苯妥英钠、华法林、各种维生素、氟喹诺酮类、地高辛等同时服用，可减少这些药物的吸收。

剂型规格 ①片剂：每片 0.25g；0.5g。②胶囊剂：每粒 0.25g。③混悬剂：每包 1g（5ml）。

三甲硫苯嗪
Tritiozine

别名 溃消净，溃疡愈康

作用用途 本品具有抗胃酸分泌的活性，有明显促进溃疡愈合作用，并能使胃平滑肌张力降低，肠平滑肌张力明显降低，并有中等程度的镇静作用。适用于治疗胃和十二指肠溃疡、分泌过多性胃炎及十二指肠溃疡、弥漫性胃黏膜糜烂等。

用法用量 口服：每次 300mg，每日 3 次，4 周为一疗程。

注意事项 ①对本品过敏及不能耐受的患者、孕妇及肝炎患者禁用，高空作业及各类驾驶人员慎用。②一般不良反应有口干、嗜睡、头晕等，少数病例有手指发麻、肌痛、胃灼热感等，停药后可恢复。

剂型规格 胶囊剂：每粒 150mg。

碱式碳酸铋
Bismuth Subcarbonate

别名 次碳苍，次碳酸铋，Bismuth Oxycarbonate，Bismuthi Carbonicum Basicum

作用用途 本品用于缓解胃肠功能不全及吸收不良引起的腹泻、腹胀等症状，可缓解胃酸过多引起的胃痛、胃灼热感、反酸等症状。可用于治疗慢性胃炎。与抗生素合用可治疗与幽门螺杆菌感染有关的消化性溃疡。本品糊剂可用于轻度烧伤、溃疡及湿疹等。

用法用量 ①口服：成人，每次 2~4 片，每日 3 次。3~5 岁儿童，每日 0.5~1 片。5 岁以上儿童，每日 1~2 片。饭前服用。②外用：糊剂，涂患处。

注意事项 ①肾功能不全者、伴有发热症状的患者及孕妇禁用。②3 岁以下儿童禁用。③用药期间舌苔和大便可呈黑色。④中和胃酸时所产生的二氧化碳可能引起嗳气和继发性胃酸分泌增加。⑤一般应用本品不宜超过 2 日。⑥由细菌感染所致肠炎，宜先控制感染再用本品。⑦避免与四环素、土霉素及喹诺酮类药物同服。

剂型规格 ①片剂：每片 0.3g；0.5g。②糊剂：含量 25%。

碱式硝酸铋
Bismuthi Nitras Basicus

别名 次硝苍，次硝酸铋，硝酸氧铋，Basic Bismuth Nitras，Bismuth Oxynitrate，Bismuthyl Nitrate，Subnitrate Bismuth

作用用途 本品主要用于消化性溃疡、腹泻及肠炎等。

用法用量 口服：每次 0.3 ~ 2g，每日 3 次，饭前服用。

注意事项 ①禁忌证尚不明确。②不良反应可出现胃肠功能障碍及食欲减退。③由细菌感染所致肠炎，宜先控制感染再用本品。④用药期间若出现便秘，须防止发生亚硝酸盐中毒。⑤不可与碳酸盐、碘化物及有机酸盐配伍应用。

剂型规格 片剂：每片 0.3g；0.5g。

次水杨酸铋
Bismuth Subsalicylate

别名 次柳酸铋，碱式水杨酸铋，Basic Bismuth Salicylate，Bismol，Bismuth Salicylate，Stabisol

作用用途 本品用于急、慢性腹泻。用于缓解上腹隐痛不适、餐后饱胀、嗳气、恶心、反酸等消化不良症状。联合应用甲硝唑、四环素治疗幽门螺杆菌相关性十二指肠溃疡。用于梅毒的配合治疗，也可用于治疗扁平疣。

用法用量 ①口服：分散片，成人，每次 2 片，每日 3 次；9 ~ 12 岁儿童，每次 1 片，每日 3 次；6 ~ 9 岁儿童，每次 2/3 片，每日 3 次；3 ~ 6 岁儿童，每次 1/3 片，每日 3 次。干混悬剂，每次 3g，每日 3 次，温开水冲服。②肌内注射：用于梅毒的配合治疗，每次 0.2g，每周 1 次。用前充分摇匀。

注意事项 ①对铋化合物过敏者、对水杨酸类药过敏者、患流感或水痘的儿童及青少年禁用。②有非甾体抗炎药过敏史者，婴幼儿，痛风，糖尿病，出血性溃疡、血友病及其他出血性疾病患者，正在应用抗凝药、降糖药及抗痛风药者，由感冒引起恶心、呕吐者，肝、肾功能不全者慎用。③不良反应常见轻度便秘，停药后可自行消失。

剂型规格 ①干混悬剂：1.5g：151.2mg（以铋计）。②分散片：每片含一次水杨酸铋 262mg。③胶囊剂：每粒 262mg。④口服混悬液：每支 262mg（15ml）；525mg（30ml）。⑤注射剂（油制悬液）：每支 200mg（2ml）。

乐得胃
Roter

别名 复方次硝酸铋，乐胃，胃速乐

作用用途 本品为治疗消化道溃疡药，主要成分为碱式硝酸铋，其细度在 5μm 以下。口服后，能紧贴于胃

及十二指肠溃疡面上，形成一层保护膜，促进黏膜再生，并能调节胃酸过多，消除大便秘结，使消化正常。主要用于胃、十二指肠溃疡、胃酸过多、神经性消化不良、胃炎、胃灼热及痉挛等疾病。

用法用量 口服：每次 2 片，每日 3 次，饭后嚼碎服或将药片掰成小片吞服。连续服 2 个月，病情严重者应连续服 3 个月，服完一个疗程后，为防止复发可将剂量减至每日 1 ~ 2 片，继续服用 2 ~ 3 个月。

注意事项 ①胃酸缺乏患者忌用。②服本品时应尽量少食油腻食品、煎炸食品、含乙醇饮品，不宜食过饱。③服本品时，大便呈黑色属正常现象，无需停药，如大便呈稀糊状应适当减少用量。

剂型规格 片剂：每片含碱式硝酸铋 300mg，碳酸镁 400mg，碳酸氢钠 200mg 等。

铝碳酸镁
Hydrotalcite

别名 碱式碳酸铝镁，达喜，泰德，他尔特，胃达喜，胃喜，Altacet，Talcid，Tisacid

作用用途 本品为抗酸剂，具有中和胃酸的作用，它可使胃液 pH 值维持在 3 ~ 5，尚有吸附和结合作用，通过吸附和结合胃蛋白酶可以直接抑制胃蛋白酶的活性，通过结合胆汁酸和吸附溶血卵磷脂而防止这些物质对胃黏膜的损伤和对胃黏膜屏障的破坏。本品可以刺激局部前列腺素 E_2 的合成，加速表皮生长因子释放，促进胃黏膜修复，还可使位于黏液层下面的疏水层内的磷脂含量增加，从而使受损的疏水层恢复正常，防治了由于 H^+ 反向弥散引起的黏膜细胞的破坏和死亡。治疗消化性溃疡的疗效与 H_2 受体阻断剂相当，对十二指肠球部溃疡患者，用药后能迅速解除症状。本品的铝含量极低，几乎没有铝的吸收，不会出现铝中毒的危险（便秘、骨质疏松、早老性痴呆等），也不会出现磷酸盐耗竭综合征。用于急、慢性胃炎，尤其是胆汁反流性胃炎、与胃酸有关的胃痛、嗳气、反酸和烧心等胃部不适症状，胃、十二指肠溃疡、胃食管反流疾病、非甾体抗炎药引起的胃部损害。

用法用量 口服：成人，片剂每次 0.5 ~ 1g，每日 3 次，在两餐之间和睡前服用。胃溃疡患者 8 周为 1 疗程，十二指肠球部溃疡患者 6 周为 1 疗程。6 ~ 12 岁儿童服成人量的一半。混悬液，每次 10ml，每日 4 次。

注意事项 ①肾功能不全（肌酐清除率 < 30ml/min）慎用。②常见便秘、恶心、呕吐，大剂量可能引起肠梗阻。③与各种抗生素和一些其他药物并用时，二者应相隔 1 ~ 2 小时服用。

剂型规格 ①片剂：咀嚼片，每片 500mg。②混悬剂：4% 水混悬剂。

甘羟铝
Dihydroxyaluminlum Aminoacetate

作用用途 本品可中和胃酸，降低胃内酸度及进入

十二指肠的酸负荷，并使胃蛋白酶活性降低，改善胃酸增多，上腹部疼痛等临床症状，并有收敛、止血作用，促进溃疡愈合及慢性浅表性胃炎的恢复。临床常用于胃酸增多所致的各种疾病，如胃溃疡、十二指肠溃疡、幽门管溃疡、慢性浅表性胃炎等。

用法用量 口服：每次 500mg，每日 3 次，饭后 1 小时口服，4 周为 1 疗程，或遵医嘱。

注意事项 偶有轻度食欲不振，停药后可自行消失，不影响疗效。

剂型规格 片剂：每片 250mg。

磷酸铝
Aluminium Phosphate

别名 安胃得，复方磷酸铝，吉福士，磷酸铝凝胶，益胃，Aluphosgel, Colloidal, Colphos, Fosfaluge, Phosphalugel

作用用途 本品在酸性或碱性溶液里形成一种高吸收性、不溶性、不会被破坏的中性浆状的凝胶体，而具有很好的微粒子扩散作用和吸附作用，在胃肠道里形成稳定的保护性凝胶黏膜。本品对过多胃酸有中和及缓冲作用。能促进溃疡面的肉芽产生，使溃疡迅速愈合。用于胃及十二指肠溃疡、胃酸过多、胃炎、结肠炎、直肠炎等。

用法用量 口服：①4% 混悬剂，每次 10～20ml，每日 3 次，饭前半小时服。②磷酸铝凝胶，每小包 16g（或 20g），每次 1～2 包，每日 2～3 次，饭前半小时服用。③片剂，每次 1～2 片，嚼碎吞服。

注意事项 ①本品可干扰抗生素、镇静剂、催眠剂、抗凝剂等药物的吸收。②大剂量可致小肠梗阻。③长期服用可产生骨软化、脑病、痴呆及小红细胞性贫血等。④可见恶心、呕吐、便秘等。

剂型规格 ①凝胶剂：吉福士（商品名），每小袋含凝胶 16g；安胃得或吉胃乐（商品名），每小袋含凝胶 20g。②片剂：每片 0.36～0.44g。

复方木香铝镁
Compound Aucldandia Aluminium and Magnesium

别名 胃舒宁

作用用途 本品用于慢性胃炎及胃、十二指肠溃疡，可以缓解胃酸过多引起的胃痛、胃灼热感等症状。

用法用量 口服：每次 2～3 片，每日 3 次，饭前 1 小时嚼碎后吞服。

注意事项 ①对本品过敏者，青光眼、前列腺增生、骨折、低磷血、阑尾炎或类似症状患者、孕妇和哺乳期妇女禁用。②过敏体质、高血压、心脏病、反流性食管炎、胃肠道阻塞性疾患、溃疡性结肠炎、长期便秘、肾功能不全、甲状腺功能亢进患者及儿童慎用。③老年患者长期应用会导致骨质疏松。④长期大量服用可致严重便秘甚至肠梗阻。⑤本品可减弱甲氧氯普胺、多潘立酮

作用。

剂型规格 片剂：每片含氢氧化铝 70mg，三硅酸镁 30mg，氧化镁 67mg，碳酸钙 134mg，白及 100mg，木香 47mg，甘草流浸膏 67mg，颠茄流浸膏 0.0033ml。

海藻酸铝镁
Aluminium Hydroxide, Alginic Acid and Magnesium

别名 盖胃平，海藻酸 - 氢氧化铝 - 三硅酸镁，Alginic Acid-Aluminium Hydroxide-Magnesium Trisilicate, Gavirin, Gaviscon

作用用途 本品为胃食管酸反流抑制药，用于胃食管反流病、胆汁反流性胃炎、食管裂孔疝等。用于缓解呕吐、胃食管反流等引起的腹部及胸骨后疼痛等症状。

用法用量 口服：片剂，应嚼碎后服用，每次 3～6 片，每日 3 次；颗粒剂，每次 0.5～1 袋，每日 3～4 次，于餐后、睡前或症状发作时服用。

注意事项 ①对本品过敏者、肾功能损害者禁用。②严格限钠患者慎用。③极少数患者可出现恶心，偶见便秘。

剂型规格 ①片剂：每片含海藻酸 0.167g，氢氧化铝 0.033g，三硅酸镁 0.0083g。②颗粒剂：每袋含海藻酸 0.25g，氢氧化铝 0.05g，三硅酸镁 0.125g。

维 U 颠茄铝胶囊 II
Vitamin U Belladonna and Aluminium Capsules II

别名 斯达舒

作用用途 本品为复方制剂，其中维生素 U 具有净化溃疡面及促进溃疡愈合作用，氢氧化铝有中和胃酸的作用以缓解胃酸过多的症状。颠茄提取物有抗 M 胆碱作用。本品用于治疗胃及十二指肠溃疡，慢性胃炎、胃酸过多、胃痉挛等。

用法用量 口服：每次 1 粒，每日 3 次，饭前服用。

注意事项 ①骨折及低磷血症患者、对本品过敏者禁用。②本品有便秘作用，偶可形成粪结块。③阑尾炎或急腹症患者严格按医嘱使用。④对阿托品或其他颠茄生物碱不耐受者，对颠茄也可能产生不耐受。⑤下述患者慎用：心律失常、充血性心力衰竭、冠心病、二尖瓣狭窄、反流性食管炎、胃肠道梗阻性疾患、青光眼（闭角型或潜在型）、急性出血伴有心血管功能不全、肝肾功能中度损害、高血压、甲状腺功能亢进、重症肌无力、严重自主神经疾病、前列腺肥大、尿路非阻塞性疾病、溃疡性结肠炎。⑥常见不良反应：便秘、汗少、口干、小便不畅；偶见眼痛、眼压升高、过敏性皮疹或疱疹、呼吸变慢以及疲乏无力等症状。

剂型规格 胶囊剂：每粒含氢氧化铝 140mg，维生素 U 50mg、颠茄提取物 10mg。

复方氢氧化铝镁片
Compound Aluminum Hydroxide Magnesium Tablets

别名 唯安林，Weiovnlin

作用用途 本品为复方制剂。其中 *N*-丁基东莨菪碱溴化物和盐酸双环胺，能迅速有效地缓和胃肠神经紧张，解除平滑肌痉挛，抑制胃液过度分泌。本品配以适量的镇静剂，可缓解患者焦虑紧张情绪，减轻夜间疼痛。叶绿酸铜钠主要作用于溃疡部位，净化溃疡创面，促进肉芽组织生成和溃疡的愈合。氢氧化铝镁共干凝胶及合成硅酸铝，具有迅速持久的制酸作用并能覆盖保护胃黏膜，减少胃酸及蛋白酶对溃疡面的刺激腐蚀，有利于溃疡的愈合。铝镁剂合用，可消除便秘、腹泻等不良反应。用于胃、十二指肠溃疡，胃痛，急慢性胃炎及胃酸过多，胃肠道痉挛等疾病。

用法用量 口服：①胃、十二指肠溃疡，每次 2 片，每日 3 次，于症状发生前或发作时服用。②急性胃炎（暴饮、暴食、酒前、食物中毒、胃酸过多症等），每次 1~2 片，每日 3 次，症状消失后，尚需持续服用数次，以巩固疗效。

注意事项 ①青光眼、器质性幽门狭窄、麻痹性肠梗阻，前列腺肥大所致之排尿困难、胃酸缺乏症等患者孕妇禁用。②肝、肾功能减退者及儿童慎用。③患有严重心脏病及老年患者应在医生指导下服用。

剂型规格 片剂：每片含 *N*-丁基东莨菪碱溴化物 2mg，盐酸双环胺 2mg，叶绿酸铜钠 3mg，氢氧化铝镁共干凝胶 350mg，合成硅酸铝 60mg。

幸福胃的素
Magsil

作用用途 本品为复方片剂，成分中的氢氧化铝和氢氧化镁为不吸收性抗酸药，直接中和胃酸而不被胃肠道吸收，氢氧化铝可与胃液混合形成凝胶，覆盖在溃疡表面形成一层保护膜，起机械性保护作用，从而减少胃酸和胃蛋白酶对溃疡面的侵蚀作用，中和胃酸时产生的氯化铝有收敛作用，可局部止血，本品由于吸收很少，不会引起碱血症，用于缓解胃灼热、酸性消化不良、胃酸过多及胃气胀、胃痛，有助十二指肠及胃溃疡复原。预防服用非甾体抗炎药引起的肠胃不适及消化性溃疡。

用法用量 口服：饭后 30 分钟咀嚼 2 片，每日不能超过 24 片。

注意事项 ①胃出血、肾功能衰竭者禁用。②长期使用会发生低磷酸血症。③勿与四环素类的抗生素同服。

剂型规格 咀嚼片：每片含氢氧化铝干凝胶 200mg，氢氧化镁 200mg，二甲基聚硅氧烷 20mg。

胃仙-U
Weisaen-U

别名 胃仙-U 双层片

作用用途 本品为双层药片，具有双重、分二段作用的特点。本品外层含强力制酸剂，服后 3 分钟，能迅速溶解，并在胃壁形成保护膜，中和过多胃酸。10 分钟后，内层药片能逐渐溶化，维生素 U 深入溃疡部位，促进胃黏膜组织再生，促使溃疡面愈合。本品能调节胃肠功能，抑制胃酸分泌，中和胃酸，消除胃痛。本品也能消除胃胀，饱滞，并有改善肝功，促进新陈代谢的作用。主要用于胃和十二指肠溃疡、慢性胃炎、胃酸过多、消化不良、胃痛等。

用法用量 口服：每次 1~2 片，每日 3 次。餐后服用，最好连服 2~3 个月，以保证治疗效果。

注意事项 服药期间，应少抽烟和饮酒，开始服药时应注意饮食，勿食脂肪、荚豆类及一切刺激性食物。数日后可恢复正常饮食。

剂型规格 双层片剂：外层含甘草酸钠 33mg，葡糖醛酸 17mg，氢氧化铝干凝胶 160mg，三硅酸镁 145mg，牛胆浸膏 1mg，L-薄荷脑 1mg，叶绿素 0.8mg。内层含维生素 U25mg，淀粉酶 60mg。

和露胃片
Walugel Tablets

别名 和路胃

作用用途 本品能中和胃酸，能在胃及十二指肠的黏膜上形成一层保护膜，促进黏膜再生，使溃疡愈合。本品含有丙胺太林，能够消除痉挛、灼热、胃疼痛，并有助消化作用。用于胃酸过多、胃肠胀痛、胃炎、胃及十二指肠溃疡等。

用法用量 口服：每次 2~4 片，每日 3~4 次。可以依据病情调整剂量，病情好转后可改为每次 1 片，60 日为一疗程。

注意事项 ①青光眼、前列腺肥大者禁用。②治疗期间应注意调节饮食，以缩短治疗时间。③本品因含氢氧化铝，铝离子能与四环素络合而影响四环素的吸收，故不宜同时服用。④本品能干扰华法林、地高辛、氯丙嗪、普萘洛尔、异烟肼、奎尼丁等药物的吸收，从而影响它们的疗效。

剂型规格 片剂：每片含氢氧化铝干凝胶 90mg，碳酸氧镁 235mg，碳酸钙 60mg，丙胺太林 3.75mg，薄荷油 0.90mg 等。

妥胃 U
Kowa-U

作用用途 本品含有抗溃疡药维生素 U，是配以制酸、解痉和健胃药的复方制剂。为综合性胃肠道用药。用于胃酸过多、胃灼热感、嗳气、胃痛、胃部不适、呕吐、消化不良等症状的治疗。本品可用于胃炎、胃及十二指肠溃疡的治疗。

用法用量 口服：每次 2 片，每日 3 次，饭后服用。

注意事项 ①青光眼患者禁用。②偶见口干现象。

③本品忌与酸性药物伍用，也忌与铁剂同时使用。

剂型规格 双层片剂：每片含维生素 U 12.5mg，Alcamac 70mg，碳酸氢钠 250mg，硅酸铝镁 75mg，东莨菪碱 5mg，干燥龙胆浸膏 13.5mg，干燥蛇麻花浸膏 13.5mg，生物淀粉酶 5mg。

复方胃友片
Fufang Weiyou Pian

别名 胃友双层片，维 U 颠茄铝镁片 Ⅱ

作用用途 本品具有中和胃酸、保护胃黏膜、促进溃疡愈合作用。用于胃及十二指肠溃疡、慢性胃炎、胃反酸、食后胃痛等。

用法用量 成人 口服：每次 1~2 片，每日 3 次，饭前服用。

注意事项 ①前列腺肥大、青光眼、阑尾炎或类似症状及骨折禁用。②老年人长期使用本品会导致骨质疏松。③肾功能不全、胃肠道阻塞性疾病，甲状腺功能亢进、溃疡性结肠炎、反流性食管炎患者慎用。④避免与其他药物同时服用。

剂型规格 片剂：每片含维生素 U 50mg，氢氧化铝 123mg，三硅酸镁 53mg，颠茄流浸膏 2.6mg。

复方铝酸铋片
Compound Bismuth
Aluminate Tablets

别名 得必泰，吉胃乐片，胃必灵片，胃必治片，胃铋治片，治胃灵，Biuc，Chieflin

作用用途 本品是复方制剂，口服后，制剂中成分铝酸铋可在胃及十二指肠黏膜上形成保护膜，辅助成分可中和部分胃酸，促进黏膜和组织再生，利于溃疡愈合。用于胃及十二指肠溃疡、慢性浅表性胃炎、十二指肠球炎、胃酸过多症及神经性消化不良等。

用法用量 口服：①片剂，每次 1~2 片，每日 3 次，饭后将本品碎成小片用水吞服或嚼碎服。疗程为 1~3 个月，以后可减量维持，防止复发。②胶囊剂，每次 3~6 粒，每日 3 次，饭后用水送服。③颗粒剂，每次 1~2 袋，每日 3 次，饭后温开水送服。

注意事项 ①服药期间大便呈黑色属于正常现象。②服用本品应注意避免与四环素合用以防止干扰四环素的吸收。③服药后偶见恶心、腹泻，停药后可自行消失。

剂型规格 ①片剂：每片含铝酸铋 200mg，甘草浸膏 300mg，碳酸镁 400mg，碳酸氢钠 200mg，弗朗鼠李皮 25mg，茴香 10mg。②胶囊剂：每粒含铝酸铋 66.7mg，重质碳酸镁 133.3mg。碳酸氢钠 66.7mg，甘草浸膏粉 100mg，弗朗鼠李皮 8.3mg，茴香粉 3.3mg。③颗粒剂：每袋 1.3g。

胃必妥
Nervogastrol

别名 胃灵

作用用途 本品为传统的制酸剂，由铋剂和特效植物药研制的复方高效药物。可中和过多的胃酸，保持正常的胃酸量，避免胃酸过多的刺激，并有收敛作用，能在胃黏膜上形成一层铋蛋白膜而起到保护胃黏膜的作用，还有对周围迷走神经和中枢神经的镇静作用，能选择性地缓解胃肠道、胆道平滑肌的痉挛，并抑制其蠕动，减少分泌，用于治疗胃神经官能症、急慢性胃炎、胃及十二指肠溃疡、胃酸过多、胃灼热及胃痉挛等。

用法用量 口服：每次 1~2 片，每日 2~3 次。

注意事项 ①青光眼患者慎用。②服药期间可致大便变黑，停药后可自行消失。

剂型规格 片剂：每片含次硝酸铋 50mg、没食子酸铋 50mg、碳酸镁 100mg、碳酸钙 100mg、碳酸氢钠 100mg、白屈菜 150mg、南美牛奶菜皮 25mg、薄荷油 0.5mg、东莨菪碱 12.5mg。

三氧化铋
Bismuth Trioxide

别名 碱性柠檬酸铋三钾，胃溃灵，Basicbismuth Tripotassium，Citrate，Ventrisol

作用用途 本品与胃酸接触，可在溃疡表面形成铋的复合物，成为一层保护膜，避免胃液及食物的刺激，从而促进黏膜再生而加速溃疡愈合。用于胃及十二指肠溃疡。

用法用量 口服：每次 1 片，每日 4 次，三餐前 0.5 小时服 1 片，晚餐后 2 小时服 1 片。至少连服 28 日。一次治疗时间不得超过 8 周。

注意事项 ①妊娠初 3 个月的孕妇，严重肾衰竭和急性胃炎患者禁用。②服药期间大便黑、舌尖变黑为正常现象，停药后即会自行消失。③服本品时，不可同时饮用牛奶、啤酒、发泡饮料及抗酸剂。

剂型规格 片剂：每片 120mg。

胶体果胶铋
Colloidal Bismuth Pectin

别名 碱式果胶酸铋钾，维敏，华纳福

作用用途 本品是一种非特异性酶抑制剂，对幽门螺杆菌所分泌的蛋白酶、脂酶、磷脂酶、过氧化氢酶具有广泛的抑制作用，因此对幽门螺杆菌具有强烈杀灭作用；本品在胃液中能形成胶体特性极好的溶胶，与胃肠溃疡面及炎症表面有特殊亲和力，依靠与黏液形成的黏液-铋复合物对 H^+ 起到隔离屏障的作用；同时还能与表皮生长因子形成复合物，有助于表皮生长因子在溃疡部位聚集，促进溃疡面的愈合，对受损细胞产生保护作用；能刺激胃肠黏膜上皮细胞分泌黏液，有利于机体受损伤细胞的自身修复；对导致溃疡和炎症的重要因子——幽门螺杆菌有强力杀灭作用，有利于提高消化性溃疡的愈合率和降低复发率。用于胃及十二指肠溃疡、与幽门螺杆菌相关的慢性浅表性胃炎和慢性萎缩性胃炎、消化道出血等。

用法用量 成人：口服：①胶囊剂：每次 100～150mg，每日 3 次，饭前服用，或遵医嘱，儿童用量酌减。一疗程 4 周。治疗消化道出血，将胶囊内药物倒出，用水冲搅匀服用，每日 1 次。②干混悬剂：每次 1 袋，每日 4 次，餐前 1 小时或临睡时服用。

注意事项 ①服用本品后，大便呈灰褐色属正常现象。②孕妇禁用。③本品不宜与制酸药、牛奶和 H_2 受体阻滞药同时服用。

剂型规格 ①胶囊剂：每粒 40mg；50mg；100mg；330mg（以铋计）。②干混悬剂：每袋 150mg。

胶体酒石酸铋
Colloidal Bismuth Tartrate

别名 比特诺尔，酒石酸氢铋，Bitnal

作用用途 本品能与受损胃黏膜、肠黏膜，特别是与结肠黏膜有特殊的亲和力，在肠道碱性介质中，形成稳定的胶体铋-黏液蛋白复合物。稳定的胶体能保护受伤的肠黏膜，刺激上皮细胞分泌黏液，形成适当的胶体渗透压，有助于缓解腹痛、腹胀和腹泻；铋-黏液蛋白复合物有助于吸附化学物质和有毒物质，所以有助于促进正常胃肠蠕动的恢复；且具有杀灭幽门螺杆菌作用，利于溃疡的愈合和炎症的消除；能缓解和消除非感染性结肠疾病的症状；此外，二胺氧化酶（DAO）水平降低是肠黏膜损伤的重要指标，本品有对抗 DAO 降低的作用，减少肠黏膜的损伤，能使溃疡性结肠炎溃疡个数减少，溃疡直径缩短，排便次数和稀便减少。适用于慢性结肠炎，溃疡性结肠炎，肠易激综合征，肠功能紊乱，幽门螺杆菌相关性溃疡和慢性胃炎。

用法用量 成人 口服：每次 165～220mg，每日 3～4 次，或遵医嘱。儿童用量酌减，4 周为 1 疗程。

注意事项 ①肾功能不全及孕妇禁用。②服药期间大便呈黑褐色为正常现象。③偶可出现便秘。

剂型规格 胶囊剂：每粒 55mg。

枸橼酸铋钾
Bismuth Potassium Citrate

别名 铋诺，得乐，德诺，迪乐，胶体次枸橼酸铋，可维甲，丽珠得乐，曲乐，三钾二枸橼酸铋，胃疡灵，先瑞，CBS，De-Nol，Dicitratobismuthate，TDB，Tripotassium

作用用途 本品在胃内能迅速崩解，在胃酸作用下水溶性胶体铋与溃疡面或炎症部位的蛋白质形成不溶性含铋沉淀，较牢固地黏附于糜烂面上，形成保护屏障，抑制胃酸和胃蛋白酶对黏膜面的进一步侵蚀，有利于溃疡的愈合。对导致胃炎以及溃疡复发的幽门螺杆菌具有杀灭活性。通过根除幽门螺杆菌治愈胃炎，并有效防止溃疡复发和刺激内源性前列腺素释放，促进胃黏液分泌，加速黏膜上皮修复。适用于胃溃疡，十二指肠溃疡及红

斑渗出性胃炎，糜烂性胃炎，特别是与幽门螺杆菌相关的胃炎。

用法用量 口服：①片剂，每日早餐前半小时及晚餐前半小时各服 240mg，或每日 4 次，三餐前半小时及睡前半小时各服 120mg。②胶囊剂，每次 110mg，每日 4 次。③颗粒剂，每次 300mg，每日 3～4 次，化水冲服。④合剂，每次 5ml，用 3 倍量温开水稀释后服用，每日 3 次。忌服碳酸饮料（如啤酒）。服药前、后半小时不要喝牛奶或服用抗酸剂和其他碱性药物。疗程4～8 周，然后停用含铋药物 4～8 周，如有必要可再继续服用 4～8 周。

注意事项 ①严重肾功能不全者及孕妇禁用。②一般肝肾功能不良者应适当减量或慎用。③儿童、哺乳期妇女遵医嘱。④本品不得和其他含铋制剂同服。⑤服药期间可出现黑便，为正常现象。⑥偶见恶心，呕吐，便秘或腹泻及轻度过敏反应。⑦服用本品前后半小时应禁食，不得服用其他饮料和药物，否则会干扰本品对溃疡的作用。和四环素同服会影响四环素的吸收。

剂型规格 ①片剂：每片 120mg。②胶囊剂：每粒 110mg。③颗粒剂：每包 1.2g（含本品 300mg）。④复方铋合剂（胃疡灵）：每瓶 10ml；100ml；500ml。

枸橼酸铋钾-克拉霉素-替硝唑
Bismuth Potassinm Citrate-Clarithromycin-Tinidazole

别名 丽珠胃三联，胃三联

作用用途 本品用于十二指肠溃疡、胃溃疡，尤其是复发性和难治性溃疡。用于慢性胃炎，尤其是其他药物治疗无效且症状较重者。

用法用量 口服：枸橼酸铋钾（白片），每次 2 片，每日 2 次，早、晚餐前半小时空腹服用；克拉霉素片（黄片）：每次 1 片，每日 2 次，早、晚餐后服用；替硝唑片（绿片），每次 1 片，每日 2 次，早、晚餐后服用。疗程 1 周。

注意事项 ①对本品任何成分过敏者、肝肾功能不全者、孕妇、哺乳妇女禁用。②儿童慎用。③不良反应症状轻微，停药可自行消失。消化系统：主要有口内金属味、恶心、呕吐、便秘、腹泻等。中枢神经系统：可出现头晕、头痛、失眠、乏力。泌尿系统：可出现尿色变深。皮肤：可出现皮疹等过敏症状。④本品不可与含乙醇饮品、牛奶或碳酸类饮料同服以免影响疗效。

剂型规格 片剂：白片（枸橼酸铋钾，以铋计）110mg，黄片（克拉霉素）250mg，绿片（替硝唑）500mg。

硫酸庆大霉素缓释片
Gentamycin Swlfate Sustained-release Tablets

别名 瑞贝克

作用用途 本品是以氨基环醇类抗生素为原料制成的胃内滞留型缓释片。本品口服吸收后进入血液，对感

染部位的细菌有直接杀灭或抑制作用，对幽门螺杆菌及大多数需氧性革兰阴性菌和革兰阳性菌以及厌氧菌都有很强的抗菌作用。长期使用几乎不产生不良反应，口服后药片在胃内滞留5~6小时，抗菌药物浓度恒定，药效作用持久。临床用于治疗幽门螺杆菌感染引起的慢性胃炎及消化性溃疡，与抗溃疡药物合用可使疗效增强，用于治疗急性细菌性肠炎。

用法用量 口服：每次2片，每日2次，急性肠炎3~5日为一疗程，胃及十二指肠幽门螺杆菌感染3~4周为一疗程或遵医嘱。早、晚餐后1小时服用。

注意事项 可出现菌群失调性腹泻，停药即可恢复，待正常后仍可继续用药。

剂型规格 片剂：每片40mg。

美沙拉嗪
Mesalazine

别名 艾迪莎，安洁莎，5-氨基水杨酸，颇得斯安，马沙拉嗪，美塞拉明，美少胺，Asacolitin，Etisa，Fisalamine，Mesalamine，Pentasa R，Rowasa

作用用途 本品为丙烯酸树脂包衣制成5-ASA口服缓释片，可使活性成分进入结肠释放。对肠壁炎症有显著的消炎作用，对发炎的肠壁结缔组织效果尤佳。对维持溃疡性结肠炎的缓解有较好效果。用于治疗溃疡性结肠炎，特别是用于对柳氮磺吡啶不能耐受的患者的缓解维持。口服制剂用于溃疡性结肠炎、克罗恩病（Crolh病）。栓剂用于治疗溃疡性直肠炎。

用法用量 (1)口服：①溃疡性结肠炎（急性发作），每次1000mg，每日4次，或遵医嘱。维持治疗，每次500mg，每日3次，或遵医嘱。②节段性结肠炎，每次1000mg，每日4次，或遵医嘱。2岁以上儿童，每日20~30mg/kg体重或遵医嘱。最好整粒囫囵吞服，也可掰开或用水冲服；但绝不可嚼碎或压碎。若遗忘漏服一剂量时，应尽快补服或与下次剂量同时补服。若有多次剂量漏服，仍按处方继续服用及尽快与医师联系。(2)直肠给药：栓剂，每次1g。每日1~2次。

注意事项 ①对水杨酸类药物及本品的赋形剂过敏者，有出血倾向，胃及十二指肠溃疡者及2岁以下儿童禁用。妊娠最后几周和哺乳期禁用。②肝肾功能不全者，老年患者慎用。③常见腹泻，腹痛，恶心，头痛。可出现依赖剂量的过敏反应，如变态性皮疹，药物热，支气管痉挛，红斑狼疮样综合征。正铁血红蛋白值可能升高。④本品不能与乳果糖同服。若在服用本品同时服用维生素B$_{12}$片，将影响维生素B$_{12}$的吸收。本品可能增强糖皮质激素对胃的潜在不良反应。

剂型规格 ①缓释片剂：每片500mg。②栓剂：每枚1g。

乙酰罗沙替丁
Roxatidine Acetate

别名 罗沙替丁乙酸酯，罗沙替丁，哌芳替丁，哌芳

酯丁，Aceroxatidine，Altat，Pifatidine

作用用途 本品及体内代谢物罗沙替丁为选择性H$_2$受体拮抗剂，抗分泌效力为西咪替丁的3~6倍、雷尼替丁的2倍。可显著及呈剂量依赖性地抑制胃酸分泌，还能显著减少消化性溃疡患者的胃蛋白酶总量。而对血清中胃蛋白酶原I和胃泌素水平无明显影响。对下丘脑-垂体-性腺或下丘脑肾上腺功能无显著影响。因此它没有抗雄激素活性。与西咪替丁相反，本品对肝脏混合功能氧化酶系统无显著影响，不干扰肝脏代谢产物的清除。用于胃溃疡、十二指肠溃疡、吻合口溃疡、卓-艾综合征、反流性食管炎等，也可用于麻醉前给药防止吸入性肺炎。

用法用量 口服：每次75mg，每日2次，早餐后及睡前服用。可根据病情和年龄适当增减。麻醉前给药，于手术前1日临睡前及手术诱导麻醉前2小时各服75mg。肝、肾功能不全者应适当调整剂量。

注意事项 ①肾功能不全及有药物过敏史患者慎用。②孕妇和儿童慎用。③用药前诊断未明确者不宜应用，因本品可能掩盖胃癌的症状。④哺乳期妇女如服本品，应停止哺乳。⑤不良反应主要有皮疹、瘙痒感（均应停药）、嗜酸性粒细胞增多、白细胞减少、便秘或腹泻、恶心、腹胀、AST与ALT升高、嗜睡等，罕见头痛、失眠、倦怠及血压升高。

剂型规格 缓释胶囊剂：每粒75mg。

奥沙拉嗪
Olsalazine

别名 奥柳氮钠，奥沙拉嗪钠，地泊坦，Azodisat Sodium，Dipentum，Disodium Azobis

作用用途 本品为2分子5-氨基水杨酸偶联，在结肠中解离释放出两分子5-ASA，5-ASA是治疗溃疡性结肠炎的活性成分。用于急、慢性溃疡性结肠炎、节段性回肠炎及其缓解期的长期维持治疗。

用法用量 口服：开始每日1g，饭后服，必要时增至每日3g，分3~4次服。维持治疗，每次0.5g，每日2次。

注意事项 ①水杨酸过敏者、严重肾损害者、孕妇、小儿禁用。②常见腹泻、腹痛、恶心、消化不良、头痛、关节痛、皮疹、晕眩、失眠等。

剂型规格 胶囊剂：每粒250mg。

巴沙拉嗪
Balsalazide

别名 巴柳氮，Colazide

作用用途 本品为5-ASA前体药，口服后能不受改变地直接输送到结肠，受细菌酶作用，偶氮键发生断裂，转变为活性药物5-ASA发挥作用。在结肠，本品仅20%被吸收，并经循环很快清除。本品疗效明显提

高，副作用减少。本品和 5-ASA 能抑制 60% HI-29 和 LS17T 结肠腺瘤衍生的细胞系细胞的增生。并具有膜稳定、细胞保护和抗炎作用。适用于急性轻到中度溃疡性结肠炎。

用法用量 口服：①片剂，每次 3 片，每日 4 次，饭后及睡前服用，疗程 8 周。②胶囊，每次 3 粒（每粒含 750mg），每日 3 次，直至缓解，或最长治疗 12 周。

注意事项 ①妊娠、哺乳期妇女和对水杨酸过敏、严重肾功能损伤患者禁用。②肝功能损伤或中度肾功能损伤患者慎用。③不推荐给儿童。④可有头痛、腹痛、腹泻、恶心和呕吐。⑤本品与地高辛有相互作用。

剂型规格 ①片剂：每片 0.5mg；②胶囊剂：每粒含本品钠盐 750mg。

西咪替丁
Cimefidine

别名 甲氰咪胺，甲氰米胍，泰胃美，Ahramet，Cireelum，Itacem，Tagamet，Tametin，Ulcomet

作用用途 本品为一种 H_2 受体拮抗剂，能明显地抑制食物、组胺或五肽胃泌素等刺激引起的胃酸分泌，并使其酸度降低。胃酸分泌减少可使胃蛋白酶活性降低，有利于胃黏膜屏障的重建和减少出血。用于治疗十二指肠溃疡、胃溃疡、上消化道出血、反流性食管炎等。还可用于治疗带状疱疹和包括生殖器在内的其他疱疹性感染。

用法用量 ①口服：治疗十二指肠溃疡或病理性高分泌状态，**成人**，每次 300mg，每日 4 次，餐后及睡前服，或 800mg 睡前一次服；预防溃疡复发，**成人**，睡前服 400mg；肾功能不全，每次 200mg，每 12 小时 1 次；老年患者用量应酌减。**小儿**，每次 5~10mg/kg 体重，每日 2~4 次。口服乳，成人每次 20ml，每日 2 次，24 小时内不超过 4 次。②**肌内或静脉注射**：每次 200mg，6 小时 1 次，静脉注射宜缓慢。③**静脉滴注**：本品可用葡萄糖注射液或葡萄糖氯化钠注射液稀释后应用，滴速为 1~4mg/kg。每次 200~600mg；或用上述溶液 20ml 稀释后缓慢静脉注射（2~3 分钟），每次 200mg，4~6 小时 1 次。每日剂量不宜超过 2g。小儿 5~10mg/kg 体重，每日 2~4 次。

注意事项 ①常见腹胀、腹泻、口苦、口干。偶见严重性肝炎、肝坏死等。②有时引起急性间质性肾炎，导致肾功能衰竭，此反应停药后可恢复正常。有报道本品可引起再生障碍性贫血。③常见头晕、头痛、疲乏等。④可有心动过缓、面部潮红。⑤用药剂量较大（每日 1.6g 以上）时可引起男性乳房发育、女性溢乳、性欲减退、阳萎、精子计数减少等，停药后即可消失。可诱发剥脱性皮炎、脱发等。⑥孕妇、哺乳期妇女和急性胰腺炎患者不宜应用。

剂型规格 ①片剂：每片 0.2g；0.4g；0.8g。②胶囊

剂：每粒 0.2g。③口服乳剂：1%。④注射剂：每支 0.2g（2ml）；0.3g（2ml）。

尼扎替丁
Nizatidine

别名 爱希，赛法雷，卫舒美，Arid，Axid，Calmarid，Gastrax，Gastraxmite，Nizax

作用用途 本品是第三代选择性组胺 H_2 受体拮抗剂。能显著抑制夜间胃酸分泌达 12 小时，亦显著抑制食物、咖啡因、五肽胃泌素刺激的胃酸分泌，而不影响胃分泌液中胃蛋白酶的活性，不影响基础胃泌素分泌，无抗雄性激素的作用。本品的口服剂量 90% 以上在 12 小时内从尿中排出，其中约 60% 以原型排出。中、重度肾功能损害时，半衰期显著延长，并减少其清除。对有显著肾功能损害者的投药剂量和次数应根据肾功能损害的程度相应减少。本品用于活动性十二指肠溃疡，十二指肠溃疡愈合后的维持治疗，胃食管反流性疾病，良性活动性胃溃疡。

用法用量 口服：①活动性十二指肠溃疡，每次 300mg，每日 1 次，睡前服用。或每次 150mg，每日 2 次。②愈合十二指肠溃疡，每次 150mg，每日 1 次，睡前服用。③胃食管反流病，对糜烂、溃疡和相关的烧心症状，每次 150mg，每日 2 次。④良性活动性胃溃疡，每日 300mg，可睡前一次服用；或每次 150mg，每日 2 次。治疗前务必注意排除胃恶性溃疡的可能性。中、重度肾功能损害者使用剂量应酌情减少。

注意事项 ①对本品或其他组胺 H_2 受体拮抗剂过敏者禁用。②孕妇、哺乳期妇女和儿童慎用。③用药后有时发生流汗和荨麻疹、皮疹、剥脱性皮炎、便秘、腹泻、恶心、呕吐等。④用药后有发生阳萎和肝炎、黄疸的报道。

剂型规格 ①片剂：每片 75mg；150mg。②胶囊剂：每粒 150mg；300mg。

枸橼酸铋雷尼替丁
Ranitidine Bismuth Citrate

别名 百乐威，瑞倍，舒威，金得乐，Pylorid，Rebac，Tritec，Bismutrex

作用用途 本品为枸橼酸铋与雷尼替丁的化合物，故有二者抗酸、保护胃黏膜及杀灭幽门螺杆菌的作用，主要用于胃溃疡，活动性十二指肠——溃疡；联合克拉霉素治疗幽门螺杆菌阳性的活动性十二指肠溃疡。

用法用量 口服：①片剂，成人每次 2 片，每日 2 次；治疗良性溃疡疗程 4 周；治疗幽门螺杆菌阳性的十二指肠溃疡疗程 4 周；治疗良性胃溃疡疗程 4~8 周。②胶囊剂，成人每次 2 粒，每日 2 次，疗程不宜超过 6 周。

注意事项 ①肾功能不全者、孕妇及3岁以下儿童禁用。②肝功能不全者慎用。③使用本品应排除癌性溃疡者。④本品含有枸橼酸铋，口服后会出现黑便，为正常现象。⑤静脉注射后偶可出现热感、头晕、恶心、呕吐、出汗及胃刺激，持续10分钟左右可自行消失。有时静脉注射部位出现瘙痒、发红，1小时后消失。⑥不可与普鲁卡因胺并用，可降低后者的清除率。

剂型规格 ①片剂：每片0.2g；0.4g。②胶囊剂：每粒0.2g；0.35g。

雷尼替丁
Ranitidine

别名 呋喃硝胺，孚卫，甲硝呋胍，瑞宁，善得康，善胃得，善卫得，司达，胃安太定，西斯塔，Histae，Ranacid，Rannine，Sostril，Zantac

作用用途 本品为选择性 H_2 受体拮抗剂。作用比西咪替丁强5~8倍，且作用时间更持久。能有效的抑制组胺、五肽胃泌素和氨甲酰胆碱刺激后引起的胃酸分泌，降低胃酸和胃酶活性。对卓-艾综合征，大量的雷尼替丁可抑制高胃酸分泌，促使症状缓解。用于十二指肠溃疡和良性胃溃疡，包括由非甾体抗炎药引起的溃疡。预防非甾体抗炎药包括阿司匹林引起的十二指肠溃疡，尤其是有消化性溃疡史的患者。幽门螺杆菌引起的十二指肠溃疡，手术后溃疡，反流性食管炎。舒缓由胃-食管反流性疾症引起的症状，卓-艾综合征。以疼痛为特征（上腹部和胸骨后）的间歇性发作性消化不良，此疼痛与进食或睡眠失调有关。而与上述情况无关。预防重病患者的应激性溃疡，因消化性溃疡引起的反复出血以及Mendelson's综合征的预防。

用法用量 成人 （1）口服：①十二指肠溃疡和良性胃溃疡（急性期治疗），每次150~300mg，每日2次，或夜间服300mg。②非甾体抗炎药引起的消化性溃疡（急性期治疗），每次150mg，每日2次，或夜间服300mg，8~12周为一疗程。③预防，可与非甾体抗炎药治疗的同时服用，每次150mg，每日2次。④幽门螺杆菌引起的十二指肠溃疡，每次300mg，睡前服，或每次150mg，每日2次，及一起服用口服的阿莫西林750mg，每日3次，甲硝唑500mg，每日3次。但应在接着的两周继续使用本品治疗。⑤手术后溃疡，胃，食管反流性疾病，每次150mg，每日2次，中度至严重食管炎患者可增至每次150mg，每日4次，12周为1疗程。⑥卓-艾综合征，每次150mg，每日3次。⑦Mendelson's综合征的预防，麻醉前2小时服150mg，或前一天晚上服150mg。⑧产科分娩，每次150mg，每6小时1次。⑨口服液，成人，每次10ml，每日2次，清晨和睡前服用。

（2）**静脉滴注**：上消化道出血，每次50mg，稀释后缓慢静脉滴注1~2小时，或缓慢静脉推注（超过10分钟），或肌内注射，以上方法可每日2次或每6~8小时给药1次。

（3）**术前给药**：全身麻醉或大手术前60~90分钟缓慢静注50~100mg，或5%葡萄糖注射液200ml稀释后缓慢静脉滴注1~2小时。

儿童 ①口服：消化性溃疡，每次2~4mg/kg，每日2次，每日最高剂量为300mg。②**静脉注射**：每次1~2mg/kg，每8~12小时1次。③**静脉滴注**：每次2~4mg/kg，24小时连续滴注。

注意事项 ①孕妇、哺乳期妇女及3岁以下儿童禁用，有急性卟啉病病史患者禁用，肝肾功能不全、老年患者慎用。②本品可掩盖胃癌的症状，疑为癌性溃疡者，应明确诊断后再用。③常见的不良反应有恶心、皮疹，便秘，乏力，头痛，头晕等。偶见轻度肝功能损伤及轻度的性腺功能和中枢神经的不良反应，荨麻疹，血管神经性水肿，发热，支气管痉挛，低血压，过敏性休克，胸痛，极少数有粒细胞缺乏或各类血细胞减少，偶有骨髓发育不全或先天萎缩的报道。④与普鲁卡因胺并用，可使普鲁卡因的清除率降低，肝脏血流量减少。

剂型规格 ①片剂：每片150mg。②胶囊剂：每粒150mg。③注射剂：每支50mg（2ml）；50mg（5ml）。④口服液：10ml：150mg。

复方雷尼替丁
Compound Ranitidine

别名 格来士

作用用途 本品为雷尼替丁和枸橼酸铋钾的复方制剂。能有效抑制基础胃酸及胃泌素刺激引起的胃酸分泌，降低胃酸和胃酶的活性，且具有抗幽门螺杆菌的作用，能有效防止溃疡的复发。

用法用量 口服：成人每次1粒，每日2次。

注意事项 ①对本品过敏者禁用，严重肾功能不全者及孕妇忌用。②一般肝肾功能不良者应适当减量或慎用，儿童、哺乳期妇女遵医嘱。③服药期间偶见便秘、腹泻，舌及大便可呈灰褐色，口内带有氨味，停药后即自行消失。

剂型规格 片剂：每片含雷尼替丁100mg，枸橼酸铋钾110mg（以铋计）。

法莫替丁
Famotidine

别名 保维坚，保胃健，非溃，高舒达，甲磺噻脒，卡玛特，胃舒达，信法丁，愈疡宁，Gaster，Pepcidine，Quamatel，Voker

作用用途 本品为一种 H_2 受体拮抗剂，其作用强度比西咪替丁大30~100倍，比雷尼替丁大6~10倍。对胃酸分泌有明显的抑制作用，也可抑制胃蛋白酶的分泌本品口服用于胃及十二指肠溃疡，吻合口溃疡，反流性食管炎；静脉注射用于上消化道出血（消化性溃疡、急性应激性溃疡，出血性胃炎所致），卓-艾综合征，反流性食管炎。

用法用量 ①口服：每次 20mg，每日 2 次（早晚餐后），或睡前一次服 40mg，疗程为 4~6 周（24 小时内不超过 2 粒）。②缓慢静脉注射或静脉滴注：每次 20mg（溶于生理盐水或葡萄糖注射液 20ml 中），每日 2 次，5 日为一疗程。病情好转后应将静脉给药改为口服给药。

注意事项 ①肾衰竭、肝病、有药物过敏史、孕妇慎用，哺乳期妇女使用时应停止哺乳。②应在排除肿瘤后再给药。③有时有头痛、头晕、便秘、腹泻，发生率较低。④本品不宜与其他抗酸剂合用。

剂型规格 ①片剂：每片 20mg。②胶囊剂：每粒 20mg。③颗粒剂：每袋 20mg（1g）。④散剂：每袋 1g（含法莫替丁 20mg）。⑤注射剂：每支 20mg（2ml）。

拉呋替丁
Lafutidine

别名 顺儒

作用用途 本品为第二代 H_2 受体拮抗剂，剂量依赖性地抑制水浸应激性溃疡和吲哚美辛、阿司匹林及组胺所致溃疡，剂量依赖性地抑制甲氰咪胍所致急性十二指肠溃疡；还可持续地抑制人胃酸、胃蛋白酶的基础分泌、夜间分泌及四肽胃泌素等刺激因子引起的分泌，对抗多种胃刺激因子引起的胃黏膜损伤；还通过辣椒素敏感性神经元介导，保护胃黏膜，促进胃黏膜再生，增加胃黏膜、胃黏液，提高胃黏膜血流量，从而促进溃疡面愈合。主要用于胃溃疡、十二指肠溃疡及吻合部溃疡、急性胃炎、慢性胃炎急性期，还用于麻醉前给药。

用法用量 口服：成人，每次 10mg，每日 2 次，餐后或睡前服用。

注意事项 ①老年患者、肝和肾功能损害患者、透析患者慎用。②治疗前应证实胃溃疡为良性，用药后改善的胃溃疡症状并不排除胃癌的可能性。③主要的不良反应为便秘、腹泻等消化系统症状以及头痛等。

剂型规格 ①片剂：每片 5mg；10mg。②胶囊剂：每粒 10mg。

奥美拉唑
Omeprazole

别名 奥克，奥美，奥西康，克迪圣，利韦廷，洛赛克，洛凯，斯胃宁，绅丽雨，双鲸吉立，沃必唑，渥米哌唑，亚砜咪唑，Aoxikang，Losec，Moprial

作用用途 本品为质子泵抑制剂，是一种弱碱，能特异性地作用于胃黏膜壁细胞，降低壁细胞中的 H^+，K^+-ATP 活性，从而抑制基础胃酸刺激引起的胃酸分泌。对组胺、五肽胃泌素刺激迷走神经引起的胃酸分泌有明显的抑制作用，本品可增加一些抗生素对幽门螺杆菌的抗菌作用。主要用于治疗十二指肠溃疡、胃溃疡和反流性食管炎；与抗生素联合用药，治疗感染幽门螺杆菌的十二指肠溃疡；预防、治疗非甾体抗炎药相关的消化性溃疡和胃、十二指肠糜烂或消化不良症状；亦可用于慢性复发性消化性溃疡和反流性食管炎的维持治疗；用于胃-食管反流病的烧心感和反流的对症治疗；用于卓-艾综合征的治疗。

用法用量 口服 ①十二指肠溃疡，每次 20mg，每日 1 次，2~4 周为一疗程。②卓-艾综合征，初始剂量，每次 60mg，每日 1 次。90% 以上患者用量为每日 20~120mg 时即可控制症状。如大剂量，每日 80mg，则应分 2 次给药。③治疗反流性食管炎，每日 20~60mg。④胃溃疡，每次 20mg，每日 1 次，8 周为 1 疗程。⑤非甾体抗炎药相关的十二指溃疡和十二指肠糜烂，同用或不用，每次 20mg，每日 1 次，4~8 周为 1 疗程。⑥幽门螺杆菌的根除，每次 20mg，每日 2 次，或每次 40mg，每日 1 次，与抗生素合用可根除幽门螺杆菌。⑦胃溃疡的维持治疗，每次 20mg，每日 1 次，或每次 40mg，每日 1 次。⑧肝功能损害，严重肝功能损害者每日用量不超过 20mg。不能口服的患者，可用本品的非肠道给药剂型。

注射 治疗消化性溃疡出血，**静脉注射**，每次 40mg，每 12 小时 1 次，连用 3 次。**静脉滴注**：①奥克（商品名），临用前将 10ml 专用溶剂注入装有冻干粉的小瓶内，禁止用其他溶剂溶解。本品溶解后必须在 2 小时内使用，注射时间为 2.5~4 分钟。②奥西康（商品名），临用前将 10ml 专用溶剂注入装有冻干粉的小瓶内，禁止用其他溶剂溶解。溶解后及时加入 0.9% 氯化钠注射液 100ml 或 5% 葡萄糖注射液 100ml 中稀释后进行静脉滴注，本品溶解后必须在 4 小时内用完，滴注时间不得少于 20 分钟。③洛赛克（Losec），肝功能受损患者的本品血浆半衰期会延长，因此每次 10~20mg，每日 1 次。本品必须溶于 0.9% 氯化钠注射液 100ml 中于 12 小时内使用。或 5% 葡萄糖注射液 100ml 中于 6 小时内使用，配制步骤：用无菌注射器抽取 5ml 注射液，并注入装有洛赛克冻干粉的小瓶中，完全溶解。

注意事项 ①对本品过敏者、严重肾功能不全者、孕妇、婴幼儿禁用。②肝肾功能不全及哺乳期妇女慎用。③当怀疑胃溃疡时，应排除胃癌后才可使用，以免延误治疗。④偶有头昏、恶心、皮疹、口干、视物模糊、上腹痛、腹泻、便秘等，偶见血清氨基酸转移酶增高、眩晕、嗜睡、失眠等反应。⑤避免与酮康唑合用。本品可延缓经肝脏代谢药物在体内消除：如地西泮、苯妥英钠、华法林、硝苯地平，当本品和上述药物一起使用时，应酌减后者的用量。⑥警惕质子泵抑制剂的骨折、低镁血症风险以及与氯吡格雷的相互作用，其中奥美拉唑对氯吡格雷的抑制作用最明显。

剂型规格 ①片剂：每片 10mg；20mg。②缓释片剂：

每片 10mg。③胶囊剂：每粒 20mg。④注射剂：每支 40mg。

兰索拉唑
Lansoprazole

别名 达克普隆，兰悉多，朗索拉唑，普托平，Lansedo，Ogast，Takepron，Zonton

作用用途 本品为质子泵抑制剂。本品由血液进入壁细胞后，在酸性条件下，转变为活性体，此种活性物质与质子泵的 H^+,K^+-ATP 酶的—SH 结合，可抑制胃壁细胞内的 H^+,K^+-ATP 酶，从而抑制基础胃酸分泌和组胺等刺激的胃酸分泌，而防止十二指肠溃疡的发生。用于胃溃疡，十二指肠溃疡，反流性食管炎，卓-艾综合征，吻合口部溃疡。

用法用量 （1）口服：①十二指肠溃疡，每次15~30mg，每日 1 次，4~6 周为 1 疗程。②胃溃疡、反流性食管炎、卓-艾综合征、吻合口部溃疡，每次 30mg，每日 1 次，6~8 周为 1 疗程。③维持治疗、高龄者、肝功能障碍、肾功能低下的患者，每次 15mg，每日 1 次。（2）**静脉滴注**：通常成人每次 30mg，用 0.9% 氯化钠注射液 100ml 溶解，每日 2 次，静滴时间 20 分钟，疗程不超过 7 天。

注意事项 ①对本品过敏者禁用。②孕妇，哺乳期妇女，高龄者慎用。小儿不推荐使用。③过敏反应有皮疹，瘙痒，肝功能改变及血细胞数的异常，贫血，白细胞减少等症状。血小板减少极少发生。偶有便秘，腹泻，口渴，腹胀，头痛，嗜睡等症状。失眠、头晕等症状极少发生。其他偶有发热，尿酸上升等症。④本品有延迟地西泮、苯妥英钠的代谢和排泄的作用。

剂型规格 ①片剂：每片 15mg；30mg。②胶囊剂：每粒 15mg；30mg。③注射剂：每支 30mg。

泮托拉唑
Pantoprazole

别名 泮托拉唑钠，富诗坦，健朗晨，诺森，潘美路，潘妥拉唑，浮立苏，潘妥洛克，泰美尼克，Pantoloc

作用用途 本品为质子泵抑制剂，通过作用于胃腺壁细胞，抑制 H^+,K^+-ATP 酶的活性，使壁细胞内的 H^+ 不能转运到胃中，从而抑制胃酸的分泌。本品能减少胃液分泌量并抑制胃蛋白酶的分泌及其活性。本品口服后经小肠吸收，吸收不规则，但达峰迅速，消除也迅速，血浆半衰期短（$t_{1/2\beta}$ 为 0.51~3.52 小时）。但抑制胃酸分泌的作用一旦出现，即使药物已经消除，仍可维持较长时间。血药浓度存在明显个体差异，本品生物利用度在 75% 以上，主要在肝脏代谢，经肾脏消除。大约 80% 以代谢产物的形式经尿排泄，其余随大便排出。适用于活动性消化性溃疡（胃、十二指肠溃疡、反流性食管炎和卓-艾综合征）。

用法用量 ①口服：十二指肠溃疡、胃溃疡和反流性食管炎，每日早晨服 40mg。十二指肠溃疡，疗程通常为 2~4 周，胃溃疡和反流性食管炎，疗程通常为 4~8 周。②**静脉滴注**：每次 40~80mg，每日 1~2 次。

注意事项 ①对本品过敏者或哺乳期妇女及妊娠头三个月妇女禁用。②大剂量使用时可出现心律不齐、转氨酶增高、肾功能改变、粒细胞降低等。③肝、肾功能不全者慎用。④当怀疑胃溃疡时，应首先排除胃癌的可能性，因为本品治疗可减轻其症状，从而延误诊断。⑤偶见头晕、失眠、嗜睡、恶心、腹泻和便秘、皮疹、肌肉疼痛等。⑥本品为肠溶片，服用时请勿咀嚼。⑦尚无儿童用药经验。

剂型规格 ①片剂：每片 40mg。②胶囊剂：每粒 40mg。③注射剂：每支 40mg；60mg；80mg。

雷贝拉唑
Rabeprazole

别名 雷贝拉唑钠，安斯菲，瑞波特，拉贝拉唑，波利特，Pariet

作用用途 本品系苯并咪唑类质子泵抑制剂，可抑制二丁酰 cAMP 引起的胃酸分泌。是一个部分可逆的 H^+,K^+-ATP 酶抑制剂，并在酸性胃壁细胞内被活化。单次口服 10、20、30 或 40mg 的本品可产生剂量依赖性的抑酸强度和持续时间的增加。本品适用于：①良性活动性胃溃疡、活动性十二指肠溃疡。②减轻侵蚀性或溃疡性胃食管反流病（GERD）症状及其维持期的治疗。③胃泌素瘤的治疗。④与适当的抗菌药物合用可有效杀灭幽门螺杆菌。

用法用量 口服：①胶囊剂，每次 20mg，每日 1~2 次，单用或合用抗生素。十二指肠溃疡，每日 20~40mg，6 周为一疗程。胃、食管反流性疾病，每日 20mg，4~8 周为一疗程。②肠溶片，每次 10mg，每日 1 次，根据病情也可增加到每次 20mg，每日 1 次，一般胃溃疡、吻合口溃疡、反流性食管炎的疗程以 8 周为限，十二指肠溃疡的疗程以 6 周为限。

注意事项 ①本品可掩盖胃癌引起的症状，胃癌患者禁用。②有药物过敏史、肝硬化、肝功能不全和老年患者、孕妇和哺乳期妇女慎用，儿童用药的安全性尚未确定。③肠溶片不要咀嚼或咬碎。④不宜长期用药，因长期大剂量口服可引起甲状腺重量及血中甲状腺素的增加，另有观察到胃部发生类癌变的报道。⑤本品的不良反应是轻微和中度的，而且停药后可恢复。主要包括不适感、心悸、腹泻、便秘、腹胀、恶心、下腹疼痛、消化不良、头痛、眩晕、困倦、四肢乏力、感觉迟钝、握力低下、口吃不清，偶见浮肿，本品可升高胃内 pH，使肝转氨酶、血小板计数、总胆固醇、乳酸脱氢酶、白细胞记数和尿素氮升高。过敏症如皮疹、荨麻疹、瘙痒感、红细胞减少或增多、嗜酸性粒细胞增多、淋巴细胞减少。⑥与地高辛合用时，可促进地高辛的吸收并导致其血中浓度升高；地高辛和本品合用时应监测地高辛的浓度。

类似药物如奥美拉唑可导致苯妥英代谢或排泄延缓，不宜与氢氧化铝凝胶等制酸剂同时服用，可使本品的作用降低。本品和酮康唑同服可使酮康唑的 AUC 和 C_{max} 降低。

剂型规格 ①片剂（雷贝拉唑）：每片 10mg。②胶囊剂（拉贝拉唑）：每粒 20mg。

埃索美拉唑
Esomeprazole

别名 耐信，埃索美拉唑镁，埃索他拉唑，艾司奥美拉唑镁，左旋奥美拉唑，Esomeprazole Magnesium，Inexium，Nexium

作用用途 本品为质子泵抑制药，用于胃食管反流性疾病、糜烂性反流性食管炎、已经治愈的食管炎患者长期维持治疗、胃食管反流性疾病的症状控制。联合适当的抗菌疗法，用于根除幽门螺杆菌，使消化性溃疡愈合，并防止其复发。

用法用量 （1）口服：①糜烂性反流性食管炎的治疗，每次 40mg，每日 1 次，连服 4 周。②已治愈的食管炎患者维持治疗，每次 20mg，每日 1 次。③联合抗菌药根除 HP，本药每次 20mg，阿莫西林每次 1g，克拉霉素每次 500mg，均为每日 2 次，连服 7 日。（2）静脉注射：①胃食管反流病，每次 20～40mg，每日 1 次。②反流性食管炎，每次 40mg，每日 1 次，症状治疗，每次 20mg，每日 1 次。③对于不能口服用药的 Forrest 分级胃或十二指肠溃疡出血患者，每次 40mg，每日 2 次，用药 5 天。静脉注射时间至少在 3 分钟以上。用 0.9% 氯化钠溶液 5ml 溶解。（3）静脉滴注：用量同静脉注射，用 0.9% 氯化钠液 100ml 稀释。

注意事项 ①对本品或其他苯并咪唑类化合物过敏者、严重肝肾功能不全者禁用。②常见不良反应：头痛、腹痛、腹泻、腹胀、恶心、呕吐、便秘等，少见的不良反应：皮炎、瘙痒、荨麻疹、头昏、口干等。

剂型规格 ①片剂：每片 20mg；40mg。②注射剂：每支 40mg。

艾普拉唑
IlaprazoleEnteric

别名 壹丽安

作用用途 本品为不可逆型质子泵抑制剂，其结构属于苯并咪唑类。经口服后选择性地进入胃壁细胞，转化为次磺酰胺活性代谢物，与 H^+，K^+-ATP 酶上的巯基作用，形成二硫键的共价结合，不可逆抑制 H^+，K^+-ATP 酶，产生抑制胃酸分泌的作用，用于治疗十二指肠溃疡。

用法用量 口服：成人，每日晨起空腹吞服（不可咀嚼），每次 10mg，每日 1 次，疗程为 4 周，或遵医嘱。

注意事项 ①对艾普拉唑及其他苯并咪唑类化合物过敏者、婴幼儿、肝、肾功能不全者禁用。②孕妇及哺乳期妇女慎用。③常见不良反应有腹泻、头晕头痛、血清转氨酶（ALT/AST）升高；少见不良反应有皮疹、荨麻疹、腰痛、腹胀、口干口苦、胸闷、心悸、月经时间延长、肾功能异常（蛋白尿、BUN 升高）、心电图异常（室性期前收缩、I 度房室传导阻滞）、白细胞减少等。上述不良反应可自行恢复。

剂型规格 片剂：每片 5mg。

哌仑西平
Pirenzepine

别名 盐酸哌仑西平，吡疡平，必舒胃，哌吡氮平，哌吡草酮，Bisvanil，Gastrozepin，Lablon

作用用途 本品为一种具有选择性的抗胆碱能药物，对胃壁细胞的毒蕈碱受体有高度亲和力，而对平滑肌、心肌和唾液等的毒蕈碱受体的亲和力低，故应用一般治疗剂量时，仅能抑制胃酸分泌，而很少有其他抗胆碱作用，如对瞳孔等的副作用。本品不能透过血脑屏障，故不影响中枢神经系统。主要适用于治疗胃和十二指肠溃疡，能明显缓解患者疼痛，降低抗酸药用量。也适用于应激性溃疡、急性胃黏膜出血及胃泌素瘤。

用法用量 ①口服：常用剂量为 50mg，每日 2 次，早晚餐前 1.5 小时服用。疗程以 4～6 周为宜。症状严重者，每日量可加大到 150mg，分 3 次服。需长期治疗的患者，可连续服用 3 个月。②静脉注射或肌内注射：每次 10mg，每日 2 次。

注意事项 ①青光眼和前列腺肥大患者、孕妇禁用。②肝、肾功能不全者慎用。③有轻度口干、眼睛干燥及视力调节障碍等轻微副作用。

剂型规格 ①片剂：每片 25mg；50mg。②注射剂：每支 10mg（2ml）。

米索前列醇
Misoprostol

别名 米索，米索普鲁斯托尔，米索普特，喜克溃，Cytotec，Miso

作用用途 本品为 PGE₁ 衍生物，对胃黏膜细胞可起到直接保护作用，可与胃壁细胞膜上的特殊受体结合，抑制胃酸分泌。本品口服吸收良好，$t_{1/2}$ 为 1.55～1.77 小时，血浆蛋白结合率为 80%～90%。药物在肝、肾、肠、胃等组织中的浓度高于血液。本品不影响肝药酶活性。临床用于胃及十二指肠溃疡和预防非甾体抗炎药引起的出血性消化性溃疡。对十二指肠溃疡，口服本品疗效似略低于西咪替丁，但本品在保护胃黏膜不受损伤方面比西咪替丁更为有效。本品尚用于抗孕激素药物米非司酮序贯应用，用于终止停经 49 天以内的早期妊娠。

用法用量 口服：每次 200μg，每日 4 次，于餐前和睡前口服。4～8 周为一疗程。

注意事项 ①本品对妊娠子宫有收缩作用，因此孕妇禁用。对前列腺素类药物过敏者禁用。②虽然本品在治疗剂量下并不导致低血压，但脑血管或冠状动脉病变的患者仍应慎用。③不良反应为稀便或腹泻，发生率约为 8%，大多数不影响治疗。其他可有轻微短暂的恶心、头痛、眩晕和腹部不适。

剂型规格 片剂：每片 200μg。

罗沙前列醇
Rosaprostol

别名 罗沙尔，罗沙斯托，Rosal

作用用途 本品为合成药物，其分子结构与天然前列腺素相似，对胃和十二指肠黏膜细胞可起到保护作用，同时能减少胃分泌，但对心血管功能、胃肠道活动、子宫收缩及血小板聚集都不产生影响。动物实验表明本品对保泰松和吲哚美辛等药物所致的胃损伤有保护作用，同时还能防止一些可引起坏死的药物如盐酸、氢氧化钠等对黏膜的损害。用于胃炎、胃及十二指肠溃疡、十二指肠炎、医源性胃及十二指肠病变。

用法用量 口服：每次 500mg，每日 4 次，疗程 4~6 周。

注意事项 ①对本品过敏者、支气管哮喘、阻塞性支气管肺部疾病者、青光眼患者禁用。②孕妇、哺乳期妇女慎用。③偶见恶心、呕吐及腹泻。

剂型规格 片剂：每片 500mg。

恩前列腺素
Enprostilum

别名 苯氧前列腺素，Enprostil

作用用途 本品有抗攻击因子的作用，能抑制胃液分泌，可使十二指肠溃疡患者的胃蛋白酶减少。还有增强防御因子的作用，能保护细胞，促使上皮细胞分泌碳酸氢盐中和胃酸，增加胃液中的糖蛋白含量，可形成黏液层附着于黏膜表面，增强黏膜屏障，增加黏膜血流。本品还能降低血中胆固醇正常受试者血清脂蛋白的浓度，减少食后的血糖浓度，增进结肠与子宫的收缩作用。适用于胃溃疡、十二指肠溃疡、胃炎等。

用法用量 口服：每次 35μg，每日 2 次。4~8 周为一疗程。

注意事项 ①孕妇慎用。②不良反应可出现腹泻、恶心、胃肠疼痛、便秘、头痛等。

剂型规格 胶囊剂：每粒 35μg。

奥诺前列素
Ornoprostil

别名 Alloca

作用用途 本品能抑制由于应激、阿司匹林、吲哚美辛、利舍平，幽门结扎、组胺、乙醇等诱发的胃溃疡，对溃疡有促进愈合的作用。临床用于治疗胃溃疡。

用法用量 成人 口服：每次 5μg，每日 4 次，餐间

及临睡前服用，可按年龄、症状适当增减。

注意事项 ①孕妇禁用。②有药物过敏史者、出血性溃疡患者慎用。③小儿用药的安全性尚未确定。④偶见谷草转氨酶、谷丙转氨酶升高等，如有腹部胀满、腹泻、恶心、呕吐、便秘、皮疹、荨麻疹等过敏症状应停药。少见胃溃疡出血、排便次数增加、食欲不振、腹部不适、胃重感、嗳气、白细胞增多、血小板减少、心悸、月经周期异常、头晕、头痛、出汗、尿频、流鼻血等。

剂型规格 ①片剂：每片 5μg。②胶囊剂：每粒 2.5μg。

甲溴贝钠替秦
Benactyzine Methomide

别名 服止宁，畏仙，溴化甲基苯那辛，溴化甲基苯羟乙胺，溴化甲基胃复康，溴甲乙胺痉平，Filcillin，Paragone，Spatomac

作用用途 本品为抗胆碱药，有解痉及抗胃酸分泌的作用，能减轻胃及十二指肠溃疡患者的症状，如胃痛、恶心、呕吐及消化不良，抑制胃酸分泌过多和胃运动过度而使胃肠功能趋于正常。适用于胃及十二指肠溃疡、胃痛、胆石绞痛、多汗症和胃酸过多症。

用法用量 成人 口服：每次 10~20mg，每日 3 次，饭后服。剂量依病情轻重调整，最大剂量每次 30mg。为预防复发，在胃、十二指肠溃疡症状消失后，应继续以小剂量给药 2~3 月。胃酸过多，宜于睡前再给药 1 次。

儿童 口服：据年龄酌减。

注意事项 ①青光眼患者禁用。②如胃酸过多，为预防溃疡的发展，宜睡前给药。开始治疗时应注意饮食和休息，服药 2~3 周后恢复普通饮食。③不良反应有口干、排尿困难、瞳孔散大及便秘等，但为时很短。如副作用较重时，可减少剂量，待症状消失后以后再恢复剂量。

剂型规格 片剂：每片 10mg。

贝那替嗪
Benactyzine

别名 苯羟乙胺，俾他静，羟基解痉素，神爽，胃复康，胃乐康，Benaclyzine Methylbromide，Suavitil

作用用途 本品为 M 受体拮抗剂，具有缓解内脏痉挛、减轻胃酸分泌及中枢安定作用，用于焦虑而有胃及十二指肠溃疡、胃炎、胃痉挛、胆石症等患者。

用法用量 口服：每次 1~3mg，每日 3 次，餐前服。

注意事项 ①青光眼患者禁用。②可能产生四肢麻木感、恶心、感觉迟钝、口渴、嗜睡、头晕、运动失调副作用。如发现四肢麻痹、恶心、眩晕等时应减量或停药。

剂型规格 片剂：每片 1mg。

甘珀酸钠
Sodium Garbenoxolone

别名 生胃酮钠，Biogastrone，Duogastrone

作用用途 本品能增加胃黏膜的黏液分泌，减少胃上皮细胞的脱落。能在胃黏膜细胞内抑制胃蛋白酶原，在胃内可与胃蛋白酶结合，抑制酶的活力约50%，从而保护溃疡面，促进组织再生和愈合。还通过刺激肾上腺素或增强内源性皮质激素的作用而呈现抗炎作用。本品大部分在胃内吸收，胃内pH>2时，吸收减少。99%以上与血浆蛋白结合，有肠肝循环，主要自粪便排泄。本品主要用于治疗慢性胃溃疡，对不宜手术和不能卧床休息的患者尤为适用。对十二指肠溃疡疗效略差，轻度肾上腺皮质功能不全患者也使用本品治疗。

用法用量 口服：每次50~100mg，每日3次，1周后可减为每次50mg，每日3次，饭后服。4~6周为一疗程，最长不宜超过3个月。

注意事项 ①正在使用洋地黄的患者禁用，有醛固酮增多症，低钾血症者禁用，孕妇及哺乳期妇女禁用。②心、肝、肾功能不全及老年患者慎用。③本品不良反应较多，发生率约为33.3%。可见头痛、腹泻、潮红等不良反应。长期应用也可引起水、钠潴留而出现水肿、血压升高、低血钾，甚至可发生心力衰竭，出现此情况应停药。为消除水肿可服保钾利尿剂氨苯蝶啶，长期服药患者饮食应限钠或补钾。④抗酸药及抗胆碱药可能减少本品的吸收。

剂型规格 ①片剂：每片50mg。②胶囊剂：每粒50mg。③复方甘珀酸钠（Pyrogastrone）片：为含甘珀酸钠及氯氧化铝等的复方片剂。

马来酸伊索拉定
Isogladine Maleate

别名 艾索拉定，盖世龙，恒至，马来酸亚苏那啶，Gaslon N，Irsogladine

作用用途 本品为胃黏膜保护剂。通过增加胃黏膜血流量，提高胃黏膜细胞内cAMP、前列腺素、还原型谷胱甘肽及黏膜糖蛋白含量等作用而增强胃黏膜的防御和修复功能，是促进胃黏膜上皮再生的"防御因子增强型"抗溃疡剂。本品用于治疗各种胃溃疡，胃炎还能抑制盐酸和乙醇所致胃黏膜细胞障碍。

用法用量 成人 口服：每日4mg，分1~2次服用。根据年龄或症状不同，剂量可遵医嘱做适当增减。老年患者应从小剂量（每日2mg）开始，根据反应情况适当调整剂量。

注意事项 ①肝功能异常者慎用，孕妇及儿童的安全性尚不明确，故需慎用。②老年患者应从小剂量（每日2mg）开始，根据反应情况适当调整剂量。③偶有头晕，恶心，呕吐，食欲减退，上腹部不适，便秘，腹泻，皮疹。④有时肝功能有轻度异常。⑤出现皮疹时应停药。

剂型规格 ①片剂：每片2mg；4mg。②颗粒剂：每袋500mg（含本品4mg）。

瑞巴派特
Rebamipide

别名 膜固思达，瑞巴匹特

作用用途 本品经实验表明能促进溃疡愈合，有保护胃黏膜作用和修复损伤胃黏膜的作用。临床用于胃溃疡、急性胃炎、慢性胃炎的急性加重期胃黏膜病变（糜烂、出血、充血、水肿）的改善。

用法用量 成人 口服：①治疗胃溃疡，通常每次100mg，每日3次，早晚及睡前口服。②治疗急性胃炎、慢性胃炎的急性加重期胃黏膜病变（糜烂、出血、充血、水肿）的改善，每次100mg，每日3次。

注意事项 ①对本品过敏者禁用。②孕妇、哺乳期妇女、儿童慎用。③严重不良反应少见：白细胞减少、血小板减少、肝功能障碍、黄疸等。④一般不良反应：少见腹痛、恶心、呕吐、嗜睡、便秘、腹泻等。

剂型规格 片剂：每片100mg。

替普瑞酮
Teprenone

别名 施维舒，戊四烯酮，Cerbex，Selbex，Tetraprenylacetrone，Tetrenone

作用用途 本品不影响胃液的分泌及胃运动等生理功能，对各种实验性溃疡（寒冷拘束应激性溃疡，吲哚美辛致溃疡，阿司匹林致溃疡，利舍平致溃疡，乙酸以及烧灼致溃疡）及各种实验性胃黏膜病变（盐酸阿司匹林，乙醇，放射线）均有较强的抗溃疡和胃黏膜病变的改善作用。能促进胃黏膜、胃黏液中主要的再生防御因子，高分子糖蛋白，磷脂的合成分泌。维持黏膜增生细胞的平衡，故可促进胃黏膜损伤的治愈。增加内源性前列腺素的生成。增加黏膜血流量，促进上皮细胞的再生，与H_2受体拮抗剂合并用药，能明显提高胃炎和胃溃疡的治愈率。主要用于急性胃炎，慢性胃炎急性发作和胃溃疡，改善上述疾病的胃黏膜糜烂，出血，潮红和浮肿等病变。

用法用量 成人 口服：每次50mg，每日3次，饭后30分钟内服。可依据年龄、症状酌情适当增减。

注意事项 ①孕妇，小儿慎用。②有时会出现便秘，腹胀，腹泻，口渴，恶心，腹痛，AST和ALT轻度上升等。③偶有头痛等神经系统症状及全身瘙痒等。④其他有时会出现胆固醇值上升等。

剂型规格 ①片剂：每片50mg。②胶囊剂：每粒50mg。③颗粒剂：每袋100mg。

螺佐呋酮
Spizofurone

作用用途 本品为黏膜防御型胃溃疡治疗药，能使胃黏膜血流量增加，能抑制胃黏膜电位差下降，抑制酸向胃黏膜逆向扩散，能使胃黏膜内前列腺素 E_2 量增加，抑制胃酸分泌。本品口服吸收良好，其代谢物的达峰时间约 2 小时，半衰期为 5 小时。本品主要从尿中排泄，未见药物蓄积。临床用于胃溃疡。

用法用量 口服：每次 80mg，每日 3 次，饭后服用。病情较重时可增至每日 4 次。

注意事项 ①孕妇、小儿慎用。②哺乳期妇女服药期间应停止哺乳。③服药后如出现瘙痒等过敏症状应停药。④偶见胃部不适、腹部胀满、恶心、软便、便秘、谷草和谷丙转氨酶上升等。

剂型规格 片剂：每片 80mg。

曲昔匹特
Troxipide

别名 曲昔派特

作用用途 本品能增加胃黏膜血流量及胃黏膜内前列腺素含量，有增强御防因子的作用。同时能激活胃黏膜的代谢，可使胃黏膜组成成分正常化，并能促进胃溃疡部位的修复。本品口服后吸收良好，给药 3 小时后血药浓度达最高峰，半衰期为 6 小时，主要从尿中排出。临床用于胃溃疡。

用法用量 口服：每次 100mg，每日 3 次，饭后服用。可根据病情和年龄酌情增减。

注意事项 ①孕妇、小儿慎用。②哺乳期妇女服药期间应停止哺乳。③有时会出现腹胀、嗳气、便秘、心悸、瘙痒、全身倦怠；碱性磷酸酶、γ-谷氨酰转肽酶、谷草及谷丙转氨酶上升等。

剂型规格 ①片剂：每片 50mg；100mg。②胶囊剂：每粒 100mg。

吉法酯
Gefarnate

别名 合欢香叶酯，惠加强-G，胃加强-G，Alsanate，Andoin，Arsanyl，Dixnalate，Famesil，Famisol，Gefalon，Gefarnil，Osteol，Nolesil

作用用途 本品能提高胃肠黏膜组织的前列腺素水平，稳定胃肠黏膜细胞，促进黏膜血流量及新陈代谢，促进溃疡愈合。并能阻断 M 胆碱受体，缓解胃肠平滑肌痉挛，迅速止痛，同时还能调节肠胃功能和抑制胃酸分泌，保护胃黏膜，减少胃酸和胃蛋白酶对溃疡的侵蚀，加速溃疡愈合。作用机制可能是直接作用于胃黏膜上皮细胞，增加其抗溃疡因子的能力。用于急慢性胃炎、胃溃疡、十二指肠溃疡、空肠溃疡、胃痉挛、胃灼热、结肠炎、胃酸过多等。

用法用量 成人 口服：每次 1~2 片，每日 3 次，饭后服用。肠胃溃疡及慢性胃炎，每次 2 片，连服 4~5 周。严重者可连服 2~3 月，一般肠胃不适，每次 1~2 片。预防性用药，每次 1 片，每日 3 次。

儿童 口服：剂量酌减，每次 1~2 片，每日 3 次。

注意事项 ①孕妇禁用。②青光眼患者慎用。③偶见胃肠道反应，一般不影响治疗。

剂型规格 ①片剂：每片 400mg。每片含吉法酯 50mg，甲苯那溴铵 5mg，铝硅酸镁 50mg。②胶囊剂：每粒 50mg。

普劳诺托
Plaunotol

作用用途 本品能增加胃黏膜血流量、有增强胃黏膜抵抗力的作用，并能促进胃组织内前列腺素的生成，促进胃黏膜内黏液物质保持与生成，抑制胃液分泌。本品口服吸收迅速，给药后 1~2 小时血药浓度达峰值，半衰期为 2~6 小时，随之迅速消失。本品经肝脏代谢，尿中排出。临床主要用于胃溃疡。

用法用量 成人 口服：每次 80mg，每日 3 次。

注意事项 ①孕妇及小儿禁用。②老年病人，肝功能不全者慎用。③哺乳期妇女用药期间应停止哺乳。④偶见腹部胀满、腹部不适、谷草及谷丙转氨酶上升、皮疹、皮肤瘙痒等。

剂型规格 ①胶囊剂：每粒 80mg。②颗粒剂：每袋 80mg。

金泉胃炎胶囊
Jinquan Weiyan Jiaonang

作用用途 本品为复方制剂，所含成分对幽门螺杆菌有一定杀灭作用并迅速阻断炎症性迷走神经反射，从而解除胃肌痉挛性疼痛；减轻胃黏液病理性分解，保护胃黏膜等。用于急慢性胃炎、消化性溃疡，与制酸药合用于溃疡活动期或愈合期维持用药，以预防复发。

用法用量 口服：①用于慢性胃炎，餐前服 2 粒，每日 3 次，4 周为一疗程。②联用 H_2 受体拮抗剂或质子泵抑制剂治疗消化性溃疡，每次 2 粒，每日 3 次，加用雷尼替丁 0.15g，每日 2 次。③联用铋剂（必诺或得乐）治疗幽门螺杆菌阳性症状明显的慢性胃炎，每次服 2 粒，每日 3 次，铋剂 110mg，每日 4 次，4 周为一疗程。

注意事项 对普鲁卡因和庆大霉素过敏者禁用。

剂型规格 胶囊剂：每粒含庆大霉素、普鲁卡因和维生素 B_{12} 等。

甘草锌
Granulea Licorzinci

别名 伊甘锌，Licor Zinc，Luorzinc

作用用途 本品是从豆科植物甘草的根中提取到的有效成分与锌结合的含锌药物。本品具有一定的保护胃黏膜和促进溃疡愈合的作用。甘草的抗溃疡成分能增加胃黏膜细胞的"一糖胺"成分，提高胃黏膜的防御能力，延长胃上皮细胞的寿命，加强溃疡愈合。锌也有促进黏膜再生和加速溃疡愈合的作用。本品用于锌缺乏引起的儿童厌食、偏食、异食癖、生长发育不良，肠病性肢端皮炎及成人锌缺乏等症。也可用于异常型痤疮，口腔、胃、十二指肠及其他部位的溃疡，还可用于促进刀口、创面、烧伤愈合。

用法用量 成人 口服：①治疗消化性溃疡，片剂，每次 0.5g，颗粒剂，每次 10g，均为每日 3 次，4~6 周为一疗程。必要时可减半再服 1 个疗程巩固疗效。②治疗青春期痤疮、口腔溃疡及其他疾病，片剂，每次 0.25g，颗粒剂，每次 0.5g，均为每日 2~3 次，治疗青春期痤疮 4~6 周为一疗程。愈后每日 1 次，片剂每次 0.25g，颗粒剂每次 5g，服 4~6 周，以减少复发。③保健营养性补锌，片剂，每次 0.25g，每日 1 次，颗粒剂，每次 1.5g，每日 2.3 次。

儿童 口服：每日 0.5~1.5mg/kg 体重，分 3 次服用。

注意事项 ①心、肾功能不全和重度高血压患者慎用。②在治疗胃溃疡时，由于用量较大，疗程较长，个别患者可能出现水肿，停药后症状可自行消失。必要时可限制钠盐摄入量或加服氢氯噻嗪和枸橼酸铋钾或服小剂量螺内酯等对症处理，一般不影响继续用药。

剂型规格 ①片剂：每片 0.08g（相当于元素锌 4mg）；0.25g（相当于元素锌 12.5mg）；0.5g。②胶囊剂：每粒 0.125g；0.25g；0.5g。③颗粒剂：每袋 1.5g；5g。

L-谷氨酰胺萘磺酸钠
L-Glutamine and Sodium Gualenate

别名 L-谷氨酰胺-水溶性萘，麦滋林，麦滋林-S，Marzulene-S，Ruefrien

作用用途 本品为一种新型抗溃疡药，内含两种有效成分，L-谷氨酰胺和水溶性萘，合用有利于溃疡组织的再生、修复和形成保护性因子。本品中含有的水溶性萘直接作用于炎症性黏膜，对各种胃炎，胃炎及溃疡的合并症都有一定的效果。本品中的 L-谷氨酰胺与胃黏膜上皮成分己糖胺及葡萄糖胺的生化合成有关，参与促进组织修复并加快溃疡愈合。并且有强化防御因子的效果，对低酸（无酸）性溃疡也能奏效。水溶性萘能有效地抑制阿司匹林造成的溃疡。合用本品时可抑制胃与小肠溃疡发生，并有抗胃蛋白酶和消炎作用，能抑制组织胺的释放，加速黏膜细胞再生。本品用于胃及十二指肠溃疡，急性和慢性胃炎，原发性和继发性胃炎，其他疾病引起的胃炎。

用法用量 口服：每次 1.5~2.5g，分 3~4 次餐后服用。另外，可根据患者年龄及症状适当增减剂量。4 周为 1 疗程。

注意事项 少数患者出现恶心，呕吐，便秘，腹痛，腹胀，胃部不适，面部潮红等症状。

剂型规格 颗粒剂：每袋 0.67g（1g 中含水溶性萘 3mg 和 L-谷氨酰胺 990mg。）

丙谷胺
Proglumide

别名 苯谷胺，二丙谷酰胺，蒙胃顿，Gastridine，Milid，Nulsa，Promid

作用用途 本品有抗胃泌素作用，对控制胃酸和抑制胃蛋白酶的分泌有较好疗效，对胃黏膜有保护和促进愈合作用。亦能抑制因服吲哚美辛增加胃蛋白酶分泌的作用和减轻其引起的胃肠不适。用于治疗胃溃疡和十二指肠溃疡、胃炎等，对消化性溃疡临床症状的改善、溃疡的愈合有较好效果。

用法用量 成人 口服：每次 400mg，每日 3~4 次，饭前 15 分钟服药，连续服 30~60 日左右。

儿童 口服：每次 10~15mg/kg，每日 3 次，餐前 15 分钟服用，疗程视病情而定。

注意事项 ①胆囊管及胆道完全梗阻的病人禁用。②偶有口干、失眠、腹胀、下肢酸胀等。

剂型规格 ①片剂：每片 200mg。②胶囊剂：每粒 200mg。

胃膜素
Gastric Mucin

别名 胃黏膜素，Grastron

作用用途 本品具有抗胃蛋白酶分解和微弱的抗酸作用。本品在胃内能形成膜，覆盖溃疡表面，减少胃酸对胃的刺激，有利于溃疡面的愈合。用于胃及十二指肠溃疡、胃酸过多症及胃痛等。与氢氧化铝合并应用疗效较佳。

用法用量 口服：①每次 3~5 粒，每日 4 次。②空腹服用，饭前 1 小时和睡前 0.5 小时。③大剂量服用，第一日早、中、晚和睡前分别服 20g、10g、5g 和 3g，维持量，每次 3g，每日 3~4 次。疗程为 60 日。

注意事项 遮光，密闭保存。

剂型规格 胶囊剂：每粒 0.4g。

维酶素
Weimeisu

作用用途 本品系含有多种生物活性物质的防癌保健药物，主要成分为核黄素，并含有多种人体必需氨基酸、黄素单核苷酸、黄素腺嘌呤二核苷酸及微量元素。能大量补充人体内的核黄素，有效地防止胃癌、食管癌的前期症状，并阻止其癌变。本品没有损害遗传物质的作用，且不影响外周血象及肝肾功能。主要用于萎缩性胃炎、浅表性胃炎、食管上皮细胞增生以及预防由此引起的癌变，亦可用作各型肝炎辅助治疗和核黄素缺乏等。

用法用量 口服：每次 0.6g~1g，每日 3 次。

注意事项 个别患者服药后口中可带有本品特殊气

味而略有不快感。

剂型规格 ①片剂：每片 200mg。②胶囊剂：每粒 200mg。

猴姑菌
Hougujun

作用用途 本品为多孔菌目齿菌科猴头菌的浸膏片，含有多糖、多肽类物质。本品能增加胃黏膜屏障功能，促进溃疡愈合与炎症消退。临床用于胃溃疡、十二指肠溃疡、慢性胃炎、胃癌等，对食管癌也有一定的治疗作用。

用法用量 口服：每次 5 片，每日 3 次。

注意事项 尚未见明显的不良反应，与氢氧化铝合用效果更好。

剂型规格 片剂：每片含猴菇菌干浸膏约 130mg，基片重 0.45g。

柳氮磺吡啶
Sulfasalazine

别名 磺吡沙拉秦，柳氮磺胺吡啶，水杨酰偶氮磺胺吡啶，Azopyrine，Azulfidine，Salicyzosulfapyidine，SASP

作用用途 本品部分在小肠上部吸收，再与胆汁一并进入肠道，经结肠细菌分解为磺胺吡啶和 5-氨基水杨酸。本品用于慢性复发性溃疡性结肠炎和 Crohn 病。

用法用量 成人 口服：初始剂量每日 2~3g，分 3~4 次口服，无明显不适量，可逐渐增加至每日 4~6g，待肠病症状缓解后逐渐减量至维持量，每日 1.5~2g。

儿童 口服：初始剂量为每日 40~60mg/kg，分 3~6 次服用，病情缓解后改为维持量每日 30mg/kg，分 3~4 次服用。

注意事项 ①下列情况禁用：对本品或磺胺药物及水杨酸盐过敏者、肠梗阻者、泌尿系梗阻者、急性间歇性卟啉病患者、孕妇、哺乳期妇女、2 岁以下儿童。②在治疗过程中应注意作以下检查：治疗前作全身检查，以后每月复查一次；直肠镜与乙状结肠镜检查，观察用药效果及调整剂量；尿液检查，观察有无磺胺结晶，长期服用可出现尿路结石。③最需注意的是造血系统的抑制作用，可发生血小板减少症（严重者引起出血倾向）和白细胞减少症（严重者可发生感染）。④可引起药物过敏，如发热、皮疹，严重者可引起皮肤坏死（Lyell 综合征）。⑤咽痛、吞咽困难。⑥罕见有胰腺炎、男性精子减少或不育症、中毒性肝炎和甲状腺肿大。⑦磺胺吡啶吸收后可引起排尿困难、结晶尿和血尿。⑧交叉过敏，对磺胺药过敏者对本品也过敏。⑨对呋塞米、磺酰基类、噻嗪类利尿剂、碳酸酐酶抑制剂或水杨酸类过敏者，对本品也会过敏。⑩可分泌入乳汁，但其量仅 1% 左右。对 6-磷酸葡萄糖脱氢酶缺乏的新生儿可能引起溶血性贫血。

剂型规格 ①片剂：每片 125mg；250mg；500mg。

②栓剂：每枚 500mg。

依罗替丁
Ebrotidine

别名 乙溴替丁，Ebrocit

作用用途 本品为新一代 H_2 受体拮抗剂。与雷尼替丁和西咪替丁不同，并有治疗消化性（胃和十二指肠）溃疡的理想药物具备的三个方面作用：①减少胃酸分泌；②增强黏膜保护作用；③消灭幽门螺杆菌。本品能降低胃酸和胃蛋白酶分泌，促进上皮细胞生长，因而加速溃疡愈合，刺激内源性前列腺素、表皮生长因子、血小板衍生生长因子和一氧化氮等保护因子产生，促进胃黏膜糖脂、磷脂和黏蛋白的分泌，增加胃黏膜血流量，减少黏膜表浅和深部出血，并能直接抑制幽门螺杆菌的生长。抑制幽门螺杆菌释放的蛋白酶、脂酶、磷酶和氨酶的活性及幽门螺杆菌脂多糖与胃黏膜蛋白和昆布氨酸受体结合，与抗生素合同有协同作用，可增加根除幽门螺杆菌的效能。本品对乙醇、乙酸、牛磺胆酸、阿司匹林、吲哚美辛和应激所致胃损伤有保护作用。是治疗非甾体抗炎药、乙醇、幽门螺杆菌和其他刺激因素所致消化性创伤的理想药物。用于胃溃疡、十二指肠溃疡、反流性食管炎和幽门螺杆菌性胃炎。

用法用量 口服：①胃溃疡和反流性食管炎，每次 800mg，每日 1 次。②十二指肠溃疡，每次 400~800mg，每日 1 次。

注意事项 ①常规剂量未见严重不良反应。②偶见腹泻。

剂型规格 片剂：每片 400mg。

索法酮
Sofalcone

别名 索法耳酮，苏法抗，Sofalconum

作用用途 本品能增加胃的血流量，扩张胃黏膜血管，增加胃组织耗氧量，促进胃黏膜修复，增加胃壁构成成分，增加胃组织内前列腺素含量。主要通过增强防御因子而对消化性溃疡发挥良好效果。用于十二指肠溃疡、胃溃疡、反流性食管炎、卓-艾综合征。

用法用量 口服：每次 100mg，每日 3 次。

注意事项 ①孕妇、儿童慎用。②罕见恶心、头痛、腹泻、便秘和肠胀气，少数出现皮疹。③能延长在肝内氧化代谢的地西泮和苯妥英钠的消除。与经 P450 酶系代谢的其他药物可能有相互作用。

剂型规格 ①胶囊剂：每粒 50mg，100mg。②散剂：100mg/g。③干混悬剂：每袋 100mg。

米多利明
Midoriamin

作用用途 本品能显著增加胃部血流量，可与胃黏膜结合形成保护层，并能阻止应激溃疡时黏多糖含量的降低，促进胃黏膜多糖正常化及黏膜分泌。对胃黏膜代谢有激活作用，并促进胃黏膜内源性前列腺素 E_2、前列环素含量的增加。用于治疗胃溃疡。

用法用量 口服：每次 10mg，每日 4 次，餐前 1 小时及睡前服。

注意事项 ①孕妇及小儿禁用。②偶见食欲不振、便秘等。

剂型规格 片剂：每片 5mg。

苄奈酸酯
Benexate

别名 Ulgut

作用用途 本品可直接作用于胃黏膜。能增强多种防御功能，增加胃黏膜的血流量，促进胃黏膜内黏液成分（高分子糖蛋白）的生成，防止由阿司匹林引起的胃黏膜内糖蛋白量下降。增加内源性前列腺素，能防止由吲哚美辛、应激所致的胃黏膜内前列腺素 E_2 及前列环素量的减少。用于治疗胃溃疡。

用法用量 口服：每次 400mg，每日 2 次，早餐后及睡前服。

注意事项 ①血栓患者慎用。②不良反应有恶心、便秘、软便、头痛等。

剂型规格 片剂：每片 200mg。

替喹溴铵
Tiguizium Bromide

别名 溴替喹嗪，Thiaton

作用用途 本品对消化道等内脏平滑肌上的毒蕈碱受体有拮抗作用，因而对胃肠具有强大的解痉作用。临床用于胃及十二指肠溃疡、胃肠炎、过敏性肠炎、胆道疾病引起的胃肠痉挛及运动功能亢进。

用法用量 口服：每次 5~10mg，每日 3 次。

注意事项 ①对本品过敏者及青光眼患者、前列腺肥大所致排尿困难、麻痹性肠梗阻绞痛、严重心脏病患者禁用。②前列腺肥大、甲亢、心律失常、充血性心衰、溃疡性肠炎及高温下工作者慎用，孕妇及小儿慎用。③用药期间出现过敏症状应立即停药。④服用本品会引起怕光现象，故从事驾驶、机械操作等患者应注意。⑤服用本品偶可引起口渴、腹泻、恶心、呕吐、便秘、胃部不适等消化系统症状，心搏过速的循环系统症状，耳鸣、头重等神经系统症状，排尿困难、尿频等泌尿系统症状及皮疹等过敏症状。⑥与三环类抗抑郁药、吩噻嗪类药、单胺氧化酶抑制药、抗组胺药合用时，可增强本品的作用。

剂型规格 胶囊剂：每粒 5mg；10mg。

奥替溴铵
OtiloniumBromide

别名 斯巴敏，Spasmomen，Doralin，Spasmocyt

作用用途 本品属于解痉挛和抗胆碱能药物，对于消化道平滑肌具有选择性的解痉挛作用，可用于运动功能亢进，不同原因和不同部位以及由于平滑肌纤维病理性萎缩引起的痉挛反应，临床用于缓解胃肠道痉挛和运动功能障碍（肠易激综合征，胃炎，胃十二指肠炎，肠炎，食管病变），也可用于内窥镜检查前准备（食管-胃-十二指肠镜，结肠镜，直肠镜等）。

用法用量 口服：每次 1~2 片，每日 2~3 次。

注意事项 ①青光眼，前列腺增生，幽门狭窄的患者慎用。②偶见恶心，呕吐，上腹部疼痛，腹部不适，头疼，头晕。

剂型规格 片剂：每片 40mg。

醋氨己酸锌
Zinc Acexamate

别名 达莫舒，依安欣，卫可欣，安易

作用用途 本品具有抗溃疡活性，可保护胃黏膜，并轻度抑制胃酸分泌。用于治疗胃、十二指肠溃疡及与溃疡有关的炎症。

用法用量 口服：每次 0.15~0.3g，每日 3 次，饭后服用。十二指肠溃疡 4 周为一疗程，胃溃疡 6 周为一疗程。

注意事项 ①偶见头晕、恶心、呕吐、便秘等。一般不影响治疗。②本品不宜与四环素同服，可抑制后者的吸收。若治疗需要，应间隔一定时间分别服用。③长期服用本品可能会影响血铜水平。

剂型规格 ①片剂：每片 150mg。②胶囊剂：每粒 150mg。

复方丙谷胺西咪替丁

别名 珍稀胃

作用用途 本品为复方制剂，具有抗酸、保护胃黏膜及解毒作用，能保护溃疡面，促进溃疡愈合。用于胃及十二指肠溃疡及急性、慢性胃炎。

用法用量 成人 口服：每次 2 片，每日 3 次。

注意事项 ①宜饭后 2 小时服用。②孕妇及哺乳期妇女禁用。③不与氢氧化铝、氧化镁等抗酸药合用。

剂型规格 片剂：每片由西咪替丁 50mg、丙谷胺 100mg、尿囊素 55mg 及珍珠粉 50mg 组成。

神曲胃痛片
Shenqu Weitong Pian

作用用途 本品为复方制剂，具有生肌、理气、健脾、止痛、制酸及保护胃黏膜和促进溃疡愈合的作用。用于胃酸过多、急慢性胃炎、胃痛、胃及十二指肠溃疡、消化不良及食欲不振。

用法用量 口服：每次 2~4 片，每日 3 次，吞服或咬碎后用温开水送服。

注意事项 勿与酸性药同服。

剂型规格 片剂：本品由六神曲、氢氧化铝及颠茄浸膏等组成。

胃炎颗粒
Weiyan Keli

别名 美尔中，胃炎干糖浆，胃炎颗粒剂

作用用途 本品能消除幽门螺杆菌，从而有消炎、止痛、促进胃及十二指肠黏膜修复等作用。用于慢性浅表性胃炎、胃及十二指肠溃疡的治疗。

用法用量 口服：每次 5g，每日 3 次。饭前嚼服或温开水送服。

注意事项 参见庆大霉素。

剂型规格 ①颗粒剂：每袋 2g（含硫酸庆大霉素 2 万 IU，盐酸普鲁卡因 0.1g）；②干糖浆剂：每袋 5g。

荆花胃康胶丸
Jinghua Weikang Jiaowan

作用用途 本品是由土荆芥、水团花有效提取物组成的中药制剂。本品能促进胃黏膜保护因子的分泌，改善胃黏膜微循环，维持胃黏膜结构完整。本品具有理气散寒、清热化瘀功能。用于寒热错杂症、气滞血瘀所致的胃脘胀闷、疼痛、嗳气、反酸、嘈杂、口苦；十二指肠溃疡见上述证者。适用于胃溃疡、十二指肠溃疡及慢性浅表性胃炎、慢性糜烂性胃炎、慢性十二指肠炎及慢性萎缩性胃炎、反流性食管炎。

用法用量 口服：每次 2 粒，每日 3 次，饭前服。4 周为一疗程，或遵医嘱。

注意事项 孕妇禁用。

剂型规格 胶丸剂：每粒 80mg。

圣阳安中片
Shengyang Anzhong Pian

作用用途 本品具有抑制胃酸分泌作用，对组胺、五肽胃泌素所致的胃酸分泌有轻度抑制作用；对 2-去氧葡萄糖（2-DG）刺激的胃酸分泌有明显的抑制作用。保护胃黏膜；对阿司匹林和乙醇所致的胃损伤有抑制作用。阻止胃黏膜电位差（PD）低下，明显的增强正常的 PD 值，对阿司匹林所致的 PD 低下呈明显的抑制作用。对幽门结扎溃疡和应激性溃疡有明显的抑制作用。有明显的促进胆汁分泌的作用。适用于脾胃虚寒引起的胃脘疼痛（神经性胃痛、幽门痉挛）、慢性胃炎、胃酸过多、胃及十二指肠溃疡。

用法用量 成人 口服：每次 4~6 片，每日 3 次。

儿童 口服：每次 2~3 片，每日 3 次。饭前服用。

注意事项 急性胃炎、出血性溃疡患者禁用。

剂型规格 片剂：每片 0.52g，成分有桂枝、延胡索、牡蛎、小茴香、高良姜、砂仁、甘草。

固本益肠片
Guben Yichang Pian

别名 新乐

作用用途 本品是多种中药经提取精制而成的复方制剂，具有抗脾肾阳虚，抗溃疡，抑制肠蠕动，抗炎，镇痛等作用。健脾益气，涩肠止泻。用于脾虚或脾肾阳虚致久泻久痢，慢性结肠炎，溃疡性结肠炎，慢性腹泻，症见腹泻，大便清稀，黏液便或黏液血便，腰酸乏力，形寒肢冷，食少腹胀，舌淡脉虚。

用法用量 口服：每次 8 片，每日 3 次。30 日为一疗程，连服 2~3 疗程。

注意事项 ①服药期间忌食生冷，辛辣，油腻食物。②本品不宜用于治疗湿热下痢。③腹泻时腹部热胀痛者忌服。

剂型规格 片剂：每片 0.32g。

阿拉坦五味丸
Alatan Wuwei Wan

作用用途 本品是秉承蒙药经典名方"四根医典"治胃病良药。本品是由诃子、石榴、木鳖子（制）、五灵脂、黑冰片组成的复方中药制剂。具有祛"赫依、协日"病，健胃，助消化，胃肠炽热，宿食不消，肝胆热症，黄疸等功能。适用于胃十二指肠溃疡、慢性胃炎所致的胃痛、腹胀反酸、嗳气、消化不良等症状。

用法用量 口服：每次 11~15 粒，每日 1~2 次。

注意事项 尚未见不良反应报道。

剂型规格 丸剂：每粒 0.2g。

聚普瑞锌
Polaprezine Granules

别名 瑞莱生，泊拉普利嗪，Promac

作用用途 本品为细胞膜稳定剂，对低温应激性溃疡、无水乙醇溃疡、抗坏血酸溃疡、胃黏膜损伤、缺血再灌注引起的胃黏膜损伤及烫伤应急性溃疡具有细胞保护作用；对盐酸、乙醇溃疡及幽门结扎、阿司匹林溃疡及创伤有促进愈合的效果；对负荷或不负荷氢化可的松的醋酸溃疡，有较高酸分泌的吲哚美辛溃疡，由胃酸潴留或胃蛋白酶引起的胃自身消化有关的 Shay 溃疡，临床用量 3mg/kg 以上剂量才有效，用于治疗胃溃疡。

用法用量 口服：成人每次 75mg，每日 2 次，用温水搅拌呈乳状液后于早餐后和睡前口服，可根据年龄、症状适当增减。

注意事项 ①对聚普瑞锌、肌肽和锌盐过敏者禁用。②不良反应主要为肝功能障碍、黄疸。③与青霉胺类、左旋甲状腺素钠同时服用时，本品疗效减弱，应避免同时服用，需联合使用时请分时服用。

剂型规格 颗粒剂：每袋 0.5g（含 75mg）。

第二节 胃肠解痉药

胃肠解痉药能抑制腺体分泌、解除平滑肌和血管的痉挛、改善微循环。常用的胃肠解痉药有丙胺太林、山莨菪碱、东莨菪碱、丁溴东莨菪碱、阿托品、氧阿托品、颠茄、格隆溴铵、屈他维林、匹维溴铵等。

丙胺太林
Propantheline

别名 丙基朋新，普鲁本辛，溴化丙胺太林，Probanthine

作用用途 本品对胃肠道平滑肌具有选择性，故抑制胃肠平滑肌的作用较强，较持久。对汗液、唾液及胃液分泌也有不同程度的抑制作用。用于胃及十二指肠溃疡的辅助治疗，也用于胃炎、胰腺炎、胆汁排泄障碍、多汗症、妊娠呕吐及遗尿等。

用法用量 口服：饭前或睡前服用。一般每次 15~30mg，每日 3~4 次。老年人每次 15mg，每日 3~4 次。小儿遗尿症，每次 0.25~0.5mg/kg；睡前服用。

注意事项 ①出血性疾病、尿潴留、哺乳期妇女禁用，手术前和青光眼患者禁用，心脏病患者慎用。②有口干、视物模糊、尿潴留、便秘、头痛、心悸等，减量或停药后可消失。

剂型规格 片剂：每片 15mg。

山莨菪碱
Anisodaminem

别名 氢溴酸山莨菪碱，消旋山莨菪碱，盐酸山莨菪碱，654-2

作用用途 本品为抗胆碱药，作用与阿托品相似，但稍弱。可使平滑肌明显松弛，并能解除血管痉挛，改善微循环。同时有镇痛作用，但扩瞳和抑制腺体分泌的作用较弱，且极少引起中枢兴奋症状。口服吸收较差，静脉注射后 1~4 分钟见效，注射后迅速从尿中排出。适用于感染中毒性休克、血管性疾病（脑血栓、脑栓塞、瘫痪、脑血管痉挛、血管神经性头痛等）。可用于各种神经痛（三叉神经痛、坐骨神经痛等）。也用于平滑肌痉挛（胃、十二指肠溃疡，胆道痉挛等）。

用法用量 成人 口服：每次 5~10mg，每日 3 次。肌内注射：每次 5~10mg，每日 1~2 次。静脉滴注：用于抗休克及有机磷中毒时，每次 10~40mg，必要时每隔 10~30 分钟重复给药。

儿童 口服：每次 0.1~0.2mg/kg，每日 3 次。肌内注射：0.1~0.2mg/kg，每日 1~2 次。静脉滴注：抗休克及有机磷中毒时，每次 0.3~2mg/kg。

注意事项 ①脑出血急性期及青光眼患者禁用。②静脉滴注过程中，如排尿困难，可肌内注射新斯的明

0.5~1mg 或氢溴酸加兰他敏 2.5~5mg，以解除症状。③有口干、面红、轻度扩瞳、视近物模糊等。④偶见心跳加快及排尿困难等，多在 1~3 小时内消失，长期使用不引起蓄积中毒。

剂型规格 ①片剂：每片 5mg；10mg。②注射剂：每支 5mg（1ml）；10mg（1ml）；20mg（1ml）。

东莨菪碱
Scopolamine

别名 海俄辛，使保定，金玛特，Hyoscine

作用用途 本品作用与阿托品相似，其散瞳及抑制腺体分泌作用比阿托品强，对呼吸中枢有兴奋作用，对大脑皮质有明显的抑制作用。另外，还有扩张毛细血管、改善微循环及抗晕船、晕车作用。临床用于胃、十二指肠溃疡、胃肠道痉挛及运动过强。同时可用于全身麻醉前给药、晕动病、震颤性麻痹、狂躁性精神病、有机磷中毒、抢救极重型流行性乙型脑炎呼吸衰竭（常见有剧烈频繁的抽搐）等。

用法用量 成人 ①口服：每次 0.2~0.6mg，临时给药或每日 3 次。②皮下注射：每次 0.3~0.5mg。③静脉注射或静脉滴注：乙脑呼吸衰竭，以 1ml 含 0.3mg 的注射剂直接静脉注射或稀释于 10% 葡萄糖注射液 30ml 内作静脉滴注，常用量为 0.02~0.04mg/kg 体重，用药间歇时间一般为 20~30 分钟，用药最高总剂量 6.3mg。

小儿 口服：每日 0.06mg/kg 体重。

注意事项 ①青光眼患者禁用。②有声哑、畏光、嗜睡，用量过大可引起谵妄、躁动不安，甚至惊厥。

剂型规格 ①片剂：每片 0.2mg。②注射剂：每支 0.3mg（1ml）；0.5mg（1ml）。

丁溴东莨菪碱
Scopolamine Butylbromide

别名 解痉灵，Buscopan，Hyoscine Butylbromide

作用用途 本品为外周抗胆碱药，除对平滑肌有解痉作用外，尚有阻断神经节及神经肌肉接头的作用，但对中枢的作用较弱。对乙酰胆碱引起的离体肠收缩的作用约为阿托品的 1/20~1/10，但对肠道平滑肌向肌性解痉作用较阿托品为强，且药效迅速，静脉注射 2~4 分钟，皮下和肌内注射 8~10 分钟，口服 20~30 分钟生效。药效可持续 2~6 小时。本品能选择性地缓解胃肠道、胆道及泌尿道平滑肌的痉挛和抑制其蠕动，而对心脏、瞳孔以及唾液腺的影响较小，故很少出现类似阿托品引起的中枢神经兴奋、扩瞳、抑制唾液分泌等副作用。主要用于各种病因引起的胃肠道痉挛、胆绞痛、肾绞痛或胃肠道蠕动亢进等；用于胃、十二指肠、结肠的气钡低张

造影或 CT 扫描的术前准备，可减少胃肠道蠕动作用，使检查效果满意。

用法用量 ①口服：成人每次 10~20mg，每日 3 次或每次 10mg、每日 3~5 次，小儿每日 0.4mg/kg，分 4 次口服。②肌内注射、静脉注射或静脉滴注：溶于 5% 葡萄糖注射液或 0.9% 氯化钠注射液中静脉滴注，静脉注射时速度不宜过快。每次 20~40mg，或一次用 20mg，间隔 20~30 分钟后再用 20mg。

注意事项 ①青光眼、前列腺肥大所致排尿困难、严重心脏病、器质性幽门狭窄或麻痹性肠梗阻患者禁用。②皮下或肌内注射时要注意避开神经、血管。如需反复注射，不要在同一部位，应左右交替注射。③可出现口渴、视力调节障碍、嗜睡、心悸、面部潮红、恶心、呕吐、眩晕、头痛等反应。④如出现过敏反应需及时停药。⑤禁与碱、碘及鞣酸配伍。

剂型规格 ①片剂：每片 10mg；20mg。②胶囊剂：每粒 10mg。③溶液剂：5mg（5ml）。④注射剂：每支 10mg（1ml）；20mg（1ml）。

阿托品
Atropine

别名 硫酸阿托品，颠茄碱，Atropinum

作用用途 本品为阻断 M 胆碱受体的抗胆碱药，能解除平滑肌的痉挛，抑制腺体分泌，解除迷走神经对心脏的抑制，使心跳加快，散大瞳孔，使眼压升高，兴奋呼吸中枢。临床主要用于抢救感染中毒性休克，治疗内脏绞痛（包括胃肠道痉挛引起的疼痛、肾绞痛、胆绞痛、胃及十二指肠溃疡），有机磷农药中毒，麻醉前给药，眼科放大瞳孔等。

用法用量 ①口服：每次 0.3~0.6mg，每日 3 次（极量每次 1mg、每天 3mg）。②肌内注射：每次 0.3~0.5mg，每日 0.5~3mg。③静脉注射：每次 0.3~0.5mg，每日 0.5~3mg。④静脉滴注：抗休克改善微循环：每次 0.02~0.05mg/kg，用葡萄糖注射液稀释后滴注。

注意事项 ①青光眼和前列腺肥大的患者禁用。②有口干、眩晕、皮肤潮红、心率加快、兴奋、烦躁、惊厥等症状。

剂型规格 ①片剂：每片 0.3mg。②溶液剂：每支 0.5mg（1ml）；1mg（2ml）；5mg（1ml）。

氧阿托品
Atropine Oxide

别名 溴乙东莨菪碱，氧托溴胺，氧托品，Oxitropium，Ventilate，Oxitropium Bromide

作用用途 本品为一新的 M 受体阻断剂，为东莨菪碱衍生物。适用于消化道及胆道功能紊乱有关的疼痛的对症治疗。也适用于支气管哮喘、慢性喘息性支气管炎和肺气肿哮喘。

用法用量 成人：①口服：每次 0.5~1mg，或口服液 10~20 滴，每日 2~3 次，进餐时服用。②肌内注射、静脉注射及皮下注射：每日 2~4mg。③吸入给药：气雾剂，成人和学龄儿童每日吸入 2 次，每次喷 2 下（每喷 1 下的为 100μg）。

注意事项 ①闭角型青光眼、哺乳期妇女、与尿道前列腺功能紊乱有关的尿潴留者禁用。②出现下列情况时应慎用：肝、肾功能不全者；冠状动脉功能不全、心律紊乱、甲亢；慢性支气管炎；麻痹性肠梗阻、肠道麻痹（老年人）、中毒性巨结肠、出血性直肠结肠炎、幽门狭窄、胃及食管反流。孕妇慎用。③操作机器者有出现视觉障碍的危险。④有阿托品样作用：口干、便秘、调节紊乱、泪腺分泌减少、支气管分泌稠厚、心动过速、尿潴留、老年人出现精神症状或兴奋。⑤本品与三环类抗抑郁药、大多数 H_1 受体阻断药、抗胆碱药、抗帕金森病药、丙吡胺、吩噻嗪类抗精神病药有相互作用，应予重视。⑥注意口服液中含有乙醇。

剂型规格 ①片剂：每片 0.5mg。②溶液剂：0.15%。③注射剂：每支 2mg（1ml）。④气雾剂：每瓶 3mg（15ml）。

溴甲阿托品
Atropine Methobromide

别名 散瞳新，胃疡平，胃乐平，Atropine Methylbromide，Dropine，Mebropine

作用用途 本品为季铵类抗胆碱药，抑制胃液分泌及抑制胃运动的作用相当于阿托品的 10~50 倍，而散瞳作用仅为阿托品的 1/10。本品有解除胃肠痉挛及抑制胃酸分泌的作用。用于胃及十二指肠溃疡、胃酸过多症、胃痛、胃炎、幽门痉挛、慢性下痢、痉挛性大肠炎、多汗症及小儿的疝气痛，也可用于散瞳、调节麻痹等。

用法用量 ①口服：每次 1~2mg，每日 4 次，饭后或睡前半小时服用。必要时每日剂量可增至 12mg。②肌内注射：每次 0.5~1mg，每日 1 次。③滴眼：0.5%~2% 的溶液与 1% 的可卡因合用于散瞳，治疗虹膜炎。

注意事项 ①青光眼患者忌用。②前列腺肥大、幽门梗阻及有心脏疾病患者应慎用。③不良反应有口干、便秘、尿潴留及视物模糊等。

剂型规格 ①片剂：每片 0.5mg；1mg；2mg。②纸片剂：每小格 1mg。

颠茄
Belladonna

作用用途 本品为抗胆碱药，能解除平滑肌痉挛、抑制腺体分泌，对呼吸中枢有兴奋作用，作用较阿托品弱。用于胃与十二指肠溃疡，胃肠道、胆、肾绞痛等。

用法用量 口服：每次 10~30mg，每日 3 次。

注意事项 ①青光眼患者忌用。②不良反应有口干、心率增快、视物模糊及尿潴留等。

剂型规格 片剂：每片含颠茄流浸膏 10mg（含 1% 生物碱）。

獐牙菜苦苷
Swertiamarin

别名 獐牙菜若素

作用用途 本品对胃肠道、胆道平滑肌痉挛性疼痛有明显的解痉镇痛作用，还有一定镇静作用，无过敏性和刺激性。用于胃肠痉挛、胃肠炎、胆囊炎、胆石症、肠蛔虫症、胆道蛔虫症及其他胆道疾病引起的疼痛。

用法用量 成人 口服：每次 100～200mg；一般情况用药 1 次即可奏效，个别患者 4 小时后可重复给药 1 次。

儿童 口服：每次 5～7mg/kg 体重。

注意事项 个别患者有恶心、呕吐、头昏、嗜睡、轻微口干等，停药后即消失。

剂型规格 胶囊剂：每粒 50mg；100mg；200mg。

地泊溴铵
Diponium Bromide

别名 胃欢，双戊胺，苯甲羟胺，痛痉平，Benzamin，Diphemin

作用用途 本品为抗胆碱药，能抑制胃肠道及其他平滑肌的痉挛，还可抑制腺体分泌，并有镇痛、抗组织胺和类似罂粟碱样平滑肌松弛作用。用于胃痉挛、胃及十二指肠溃疡、胆绞痛及手术后腹痛及过敏性鼻炎等。

用法用量 ①口服：每次 1～3mg，每日 3～4 次。②皮下注射：每次 2～6mg。

注意事项 不良反应，可有口干、口苦、便秘等。

剂型规格 ①片剂：每片 1mg。②注射剂：2mg（1ml）。

西托溴铵
Cimetropium Bromide

别名 Alginor

作用用途 本品能阻断内脏平滑肌的毒蕈碱样受体而具有抗毒蕈碱作用，能直接作用于平滑肌，解除平滑肌痉挛。本品吸收较快，静脉注射后很快分布于各组织，主要分布于肝、肾及肠。1.5～2 小时血药浓度达到峰值，消除半衰期为 2 小时。主要用于胆石绞痛、胆道痉挛痛、肾绞痛、尿路和胃肠道痉挛痛、痛经等，也可用于分娩痛、小儿呕吐、吐奶、腹痛和幽门痉挛等。

用法用量 ①口服：每次 50mg，每日 2～3 次。滴剂，每次 3～5 滴/kg 体重，每日 5～6 次。②静脉注射或肌内注射：每次 5mg，每日 3～4 次。③直肠给药：栓剂，每次 1 枚，每日 2～3 次。

注意事项 ①溃疡性结肠炎、巨结肠症、肠梗阻、麻痹性肠梗阻、尿潴留、前列腺肥大、青光眼、重症肌无力及对本品过敏者禁用。②孕妇及哺乳期妇女慎用。③自主神经系统紊乱、甲状腺功能亢进、肝肾疾病、冠心病、充血性心力衰竭、心律紊乱、高血压及高热患者慎用。④有时会出现头痛、头晕目眩、心快、乏力、嗜睡、恶心、眼内压增加及皮肤过敏等。⑤静脉注射和肌内注射可出现短暂口渴、心率加快及视力调节障碍。⑥与抗组胺药、三环类抗抑郁药和其他抗胆碱药合用可增强本品的抗胆碱作用，但可被拟交感神经药减弱或对抗。

剂型规格 ①片剂：每片 50mg。②滴剂：每 100ml 含本品 1g。③注射剂：每支 5mg。④栓剂：每枚 50mg。

格隆溴铵
Glycopyrronium Bromide

别名 甘罗溴铵，格隆铵，胃长宁，溴环扁吡酯，Glycopyrrolate，Glycopyrrolate Bromide，Robinul

作用用途 本品是一种类似阿托品的季铵类抗胆碱药物，具有较强的抑制胃液分泌作用及轻微的胃肠道解痉作用。用于胃及十二指肠溃疡、慢性胃炎、胃液分泌过多等。静脉注射或肌内注射可用于麻醉前给药以抑制腺体分泌。还可用于治疗多汗症和支气管痉挛。

用法用量 ①口服：每次 1～2mg，每日 3～4 次，饭后及睡前服用。维持剂量为每次 1mg，每日 2 次。②静脉注射：麻醉前给予 0.2～0.4mg。③肌内注射：麻醉前给予 0.2～0.4mg。

注意事项 ①对本品及其他抗胆碱药物过敏者禁用。②用药前后及用药时，注意监测胃内容物量和 pH 值，应监测心电图以预防心律失常的发生。③不良反应与阿托品相似。④本品不能与碱性药物混合应用。

剂型规格 ①片剂：每片 0.25mg；0.5mg；1mg。②复方胃长宁：由格隆溴铵、氢氧化铝、维生素 U（按 1∶300∶100 的比例）配制成复方片剂或胶囊剂。③胶囊剂：每粒 0.5mg。④注射剂：每支 0.2mg（1ml）。

辛戊胺
Octamylamine

别名 戊胺庚烷，新握克丁，Neo-Octin，Octin D，Octomemine

作用用途 本品为拟肾上腺素药，有解除平滑肌痉挛的作用，作用强而迅速。另有中等程度的收缩外周血管及增强心肌收缩力的作用，并能短暂地升高血压，微弱地扩张支气管，兴奋呼吸，收缩鼻黏膜，用于消化道、泌尿道及其括约肌痉挛，偏头痛、呃逆及泌尿道、胃肠道器械检查。用于溃疡病、胆囊炎、胆石症等引起的腹痛时，疗效与阿托品相近，但无口干等副作用。现多与异美汀制成复方制剂使用，异美汀的作用与本品相近。

用法用量 ①口服：片剂，每次 50～100mg，每日 3～4 次。复方滴剂，每次 25～40 滴，每日 3～4 次。②肌内注射：本品与异美汀的复方注射液，每次 1～2ml，每日 3～4 次。

注意事项 ①肌内注射可引起血压升高，不宜用于高血压患者。②偶有恶心、神经过敏、头痛等副作用。

剂型规格 ①片剂：每片 50mg。②注射剂（复方辛戊胺注射剂）：每支 1ml，含异美汀氨基磺酸盐 60mg，辛戊胺氨基磺酸盐 80mg。③滴剂（复方辛戊胺滴剂）：成分同复方辛戊胺注射剂。

屈他维林
Drotaverine

别名 定痉灵，诺仕帕，羟戊丁氨脂盐酸盐，氢乙罂粟碱，NO-SPA

作用用途 本品是一种非抗胆碱能类解痉药，直接作用于平滑肌细胞膜，改变细胞的膜电位和膜通透性；并通过抑制磷酸二酯酶，增加细胞内环磷酸腺苷的水平；同时还可以抑制细胞内最初的钙离子反应，解除平滑肌痉挛。与常用的抗胆碱能解痉药（如阿托品、丙胺太林、山莨菪碱等）不同，本品只作用于平滑肌而不影响自主神经系统，无抗胆碱能解痉药的副作用（如心跳、口干、面红、尿潴留等），因此可用于抗胆碱能解痉药禁忌的患者（如青光眼、前列腺肥大等）。用药后起效迅速，解痉作用强，持续时间长，吸收好，适应证广泛。用于胃肠道痉挛，应激性肠道综合征；胆绞痛和胆道痉挛（胆囊结石、胆囊炎、胆道炎）；肾绞痛和泌尿道痉挛；肾结石、输尿管结石、肾盂肾炎、膀胱炎；子宫痉挛（痛经、先兆流产、子宫强直）。临床常用本品盐酸盐。

用法用量 成人 ①口服：每次 40~80mg，每日 3 次。②皮下或肌内注射：每次 40~80mg，每日 1~3 次。③静脉滴注：痉挛持续状态，每次 40~80mg。

儿童 口服：6 岁以上，每次 40mg，每日 3 次。6 岁以下，每次 20~40mg，每日 3 次。

注意事项 ①严重肝、肾功能损害与心力衰竭患者禁用。②孕妇或哺乳期妇女慎用。③偶有头痛、头晕、恶心、心悸和低血压。

剂型规格 ①片剂：每片 40mg。②注射剂：每支 40mg（2ml）。

匹维溴铵
Pinaverium Bromide

别名 得舒特，吡喹利乌，Dicetel

作用用途 本品为作用于肠道的解痉剂，它是一种钙拮抗剂，通过抑制钙离子流入肠道平滑肌细胞发挥作用。本品没有抗胆碱作用，也没有对心血管系统的副作用。对肠易激综合征具有显著疗效，能明显改善患者的腹痛、腹胀及恶心呕吐等症状，有效地减轻患者的腹泻及便秘。临床用于治疗与肠功能紊乱有关的疼痛，肠蠕动异常及不适，排便异常，肠易激综合征和结肠痉挛，与胆道功能紊乱有关的疼痛，消化性溃疡和胆囊蠕动障碍。也可为钡灌肠做准备。

用法用量 口服：通常剂量为每次 1 片，每日 3 次。如有必要可增至每日 6 片，进餐时服用。胃肠检查前用 2

片，每日 2 次，连服 3 日以及检查当天早晨服 2 片，切勿掰碎，咀嚼或含化药片，应在进餐时用水吞服。

注意事项 ①儿童、孕妇及哺乳期妇女禁用。②极少数人有轻微的胃肠不适、皮疹。

剂型规格 片剂：每片 50mg。

乐健素
Meteospasmyl

作用用途 本品是一种高效的解痉剂和黏膜保护剂，含两种有效成分，阿尔维林（Alverine）和二甲硅油。阿尔维林是一种特殊的解痉剂有解痉和舒张平滑肌的效果。二甲硅油作用于消化道黏膜形成一层保护膜，具有抗泡沫、抗湿及吸收气体的作用。本品在胃中释放，能迅速发挥疗效，减低钙离子内流，舒张平滑肌，又能形成消化道壁上的保护膜，吸收气体，对胃肠功能紊乱所致腹痛、腹泻、腹胀、便秘症状有良好效果。用于胃、结肠功能紊乱，急慢性胃肠炎症引起的功能紊乱。

用法用量 口服：每次 1 粒，每日 2~3 次，饭前服。1 个月为一疗程。

注意事项 孕妇、哺乳期妇女禁用。

剂型规格 胶囊剂：每粒含阿尔维林 60mg，二甲硅油 300mg。

阿尔维林
Alverine

别名 枸橼酸阿尔维林，使疼乐，枸橼酸乙酸苯丙胺，斯莫钠，Phenpmpamine Citrate，Spasmonal

作用用途 本品为罂粟碱的人工合成衍生物，直接作用于平滑肌，影响离子通道之电位敏感度与磷酸-肌醇代谢途径等。对平滑肌的作用约为罂粟碱的 3 倍，抑制由组胺引发的反应为阿托品的 5 倍，但对乙酰胆碱反应抑制仅为阿托品的万分之一。对平滑肌作用的选择主要在胃肠道，生殖泌尿器官，用于不宜使用抗胆碱药物的患者。本品在正常剂量下对气管或血管平滑肌几乎无影响，其作用浓度不因诱发物作用机制的不同而调整。主要用于：肠易激综合征、肠痉挛、腹痛、憩室疾病引起的疼痛、胆道痉挛；痛经、子宫痉挛；泌尿道结石或感染引发痉挛之疼痛、下泌尿道感染引起的频尿、膀胱痉挛及其他痉挛性疼痛。

用法用量 口服：成人，每次 60~120mg，每日 3 次。**8~12 岁儿童**，每次 60mg，每日 3 次。**8 岁以下儿童**，剂量酌减。本品用水吞服，勿咀嚼。

注意事项 ①麻痹性肠梗阻者、对本品过敏者禁用。②前列腺肿瘤患者、孕妇、哺乳期妇女慎用。③超过剂量时会有胃肠不适、嗜睡、眩晕、头痛、口干或低血压。④三环类抗抑郁药及类似药，普鲁卡因胺或衍化物，H_1 受体阻断药，能加强本品作用。⑤氟康唑、咪康唑，能降低本品作用。

剂型规格 胶囊剂：每粒 60mg。

美贝维林
Mebeverine

别名 甲苯凡林，杜适林，Duspatalin

作用用途 本品为亲肌性解痉药，通过直接作用于胃肠道平滑肌而发挥解痉作用，同时不影响正常胃肠运动。用于治疗由肠易激综合征引起的痉挛性腹痛、肠功能紊乱等。用于肠痉挛的对症治疗。

用法用量 成人 口服：①片剂：每次 135mg，每日 3 次。②混悬液：每次 150mg，每日 3 次。③控释制剂：每次 400mg，每日 2 次。)

儿童 口服：年龄 10 岁以上同成人；3~9 岁者，混悬液每次 100mg，每日 3 次；4~8 岁者，混悬液每次 50mg，每日 3 次；3 岁，混悬液每次 25mg，每日 3 次。

注意事项 ①本品宜于餐前 20 分钟服用，并应整片吞服，勿咀嚼。②药物过量可引起中枢神经系统应激反应，无特异性解救药。建议洗胃及对症处理。③偶有导致头晕及过敏反应的报道。

剂型规格 片剂：每片 135mg。

异可利定
Isolorydine Hydrochloride

作用用途 本品为一种非特异性平滑肌解痉剂，对多种刺激引起的肠、子宫、胆道及支气管平滑肌痉挛均有明显松弛作用。本品尚有扩张冠状动脉、抗心律失常、改善心脏功能和血液动力学等作用，也有一定的中枢及镇痛作用。适用于胃肠、胆、胰、子宫、血管等痉挛所致疼痛的治疗，维持时间可达 9 小时左右。疗效优于阿托品，且无阿托品样的副作用。

用法用量 口服：每次 10mg，每日 3 次。

注意事项 少数患者有轻微口干、出汗、恶心、呕吐、嗜睡、心悸、头昏及面部潮红等反应，但一般均能自行消失。偶见过敏反应。

剂型规格 片剂：每片 10mg。

元胡止痛片
Yuanhu Zhitong Pian

作用用途 本品具有止痛作用，用于治疗多种非外科性疼痛，各种内胀疼痛，对痉挛性或非痉挛性疼痛有较好的止痛效果，对胸腹部钝痛，溃疡病，慢性胃炎，头痛失眠，神经痛，腰腿痛及月经痛等均有较好的缓解作用。但对外科性锐痛效果较差。

用法用量 口服：每次 4~6 片，每日 3 次。或遵医嘱。

注意事项 ①孕妇禁用。②阴虚火旺者慎用。

剂型规格 片剂：每片相当于元胡 0.668g。

第三节 助消化药及微生态药

助消化药多为含消化液中成分的药物或促进消化液分泌的药物。本类药物有：胃蛋白酶、干酵母、胰酶、乳酶生、多酶片、复方多酶片等。

微生态药又称微生态调节剂，是一类能恢复肠道内正常菌群生态平衡的活细菌制剂，用以预防和治疗菌群失调及由菌群失调导致的多种病症。微生态药物可根据所含成分的属性分为益生菌、益生元、合生元。益生菌是指能促进肠道内菌群平衡、对宿主起到有益作用的活的微生态药物。益生元是指能够选择性地促进宿主肠道内原有的一种或几种益生菌生长繁殖的物质。合生元又称为合生素，是将益生菌与益生元合并应用的一种药物。本类药物有双歧杆菌制剂、地衣芽孢杆菌制剂等。

胃蛋白酶
Pepsin

别名 百布圣，蛋白酵素、胃酶、胃液素

作用用途 本品为一种消化酶，能使胃酸作用后凝固的蛋白质分解成胨及䏡，但不能进一步分解成氨基酸，其消化力以含 0.2%~0.4% 盐酸（pH = 1.6~1.8）时为最强，故常与稀盐酸合用。常用于因食蛋白性食物过多所致消化不良、病后恢复期消化功能减退以及慢性萎缩性胃炎、胃癌、恶性贫血所致的胃蛋白酶缺乏。

用法用量 口服：成人，每次 2~4 片，每日 3 次，饭前服。颗粒每次 1 包，每日 3 次，饭前服。合剂，每次 0.2~0.4g（1：1200 单位），每日 3 次。与 0.1mol/L 稀盐酸 0.5~2.0ml 同服或配成含 1%~20% 稀盐酸的胃蛋白酶合剂，每次 10~20ml，每日 3 次，饭前或饭时服。

注意事项 ①不宜与抗酸药同服，因胃内 pH 值升高而使其活力降低。②本品的药理作用与硫糖铝相拮抗，二者不宜合用。

剂型规格 ①片剂：每片 120 单位。②合剂：每 1000ml 含胃蛋白酶 20g，稀盐酸 20ml，单糖浆 100ml，橙皮酊 20ml 及 5% 尼泊金乙酯液 10ml。③颗粒剂：每包 480 单位。

干酵母
Dried Yeast

别名 酵母，食母生，亿活，Sacharomyces，Siccum

作用用途 本品为麦酒酵母菌的干燥菌体，具有抗微生物和抗毒素作用，并对肠黏膜有营养作用。本品能合成 B 族维生素及叶酸、泛酸、烟酸、肌醇、转化酶、麦糖酶。有增进营养、促进代谢功能的作用。用于食欲不振、消化不良及维生素 B 缺乏症，成人或儿童感染性或非特异性腹泻。预防和治疗由抗菌药物诱发的结肠炎和腹泻。与万古霉素或甲硝唑联合治疗可预防梭状芽孢杆菌所致顽固性疾病的复发。预防由管饲等引起的腹泻。治疗肠易激综合征。

用法用量 口服：①片剂，每次 0.5~4.0g，每日 3 次。②胶囊剂，每次 0.25~0.5g，每日 1~2 次。本品可在任何时候服用，但为了取得速效，最好避免在吃饭时服用。

注意事项 ①过量服用可致腹泻。②不能与碱性药合用。

剂型规格 片剂：每片 0.2g；0.3g；0.5g。每克干酵母含维生素 B_1 0.1~0.2mg，维生素 B_2 0.04~0.06mg，烟酸 0.03~0.06mg。此外，还含有维生素 B_6，维生素 B_{12}，叶酸，肌醇，转化酶，麦糖酶等。

冻干布拉酵母菌
Lyophilized Saccharomyees Boulardii

别名 亿活，布拉氏酵母菌，Bioflor

作用用途 本品活性成分为布拉酵母菌，具有抗微生物和抗毒作用，并对肠黏膜有营养作用。它不会被胃肠液、抗菌药物或磺胺类药物所破坏，它在肠内具有活性作用。本品能显著增加人与动物上皮细胞刷状缘内的二糖酶，用于治疗成人或儿童感染性或非特异性腹泻。可预防和治疗由抗菌药物诱发的结肠炎和腹泻；与万古霉素或甲硝唑联合治疗可预防梭状芽孢杆菌所致顽固性疾病的复发；可预防由管饲等引起的腹泻；治疗肠易激综合征。

用法用量 口服：每次 250~500mg，每日 1~2 次。本品可在任何时候服用，但为了达到速效效果，最好避免在饭时服用。可以同时与抗菌药物一起服用。散剂可放入少量水或糖水，混合后服用，更适用于婴幼儿。婴幼儿也可将粉剂拌在食物内服用。管饲时：将药物加到制备的营养液内。

注意事项 ①本品不应与开水、冰水或含乙醇的饮料混合后服用。②如按上述常用剂量治疗 2 日后，病症仍无改善，则应重新评估本品的疗效。③有时出现胃部不适或腹胀感。

剂型规格 ①胶囊剂：每粒 250mg。②散剂：每袋 250mg。

胰酶
Pancreatin

别名 消得良，Licrease

作用用途 本品为多种酶的混合物，主要为胰蛋白酶、胰淀粉酶和胰脂肪酶，在中性或弱碱性环境中活性较强。在肠液中能消化淀粉、蛋白质及脂肪，起促进食欲的作用。主要用于消化不良、食欲不振和肝、胰腺疾病引起的消化障碍。

用法用量 口服：①片剂，每次 0.3~1g，每日 3 次，饭前服。②胶囊剂，治疗消化不良，每日 3~6 粒；治疗胰功能不全和囊性纤维化，每日 6~9 粒。③散剂，温水冲服，成人，每次 6 包，每日 3 次。儿童，1 岁以内，每次 0.5 包；1~3 岁，每次 1 包；4~6 岁，每次 1.5 包；7 岁以上，每次 2 包；每日 3 次。

注意事项 ①不宜与酸性药物同服。②与等量碳酸氢钠同服可增加疗效。

剂型规格 ①肠溶片：每片 0.3g；0.5g。②胶囊剂（消得良）：每粒含 3.70mg 的胰酶活性物质。③复方胰酶散：每包含淀粉酶 100mg，胰酶 100mg，乳酶生 100mg。

多酶片
Multienzyme Tablets

作用用途 本品为助消化药，用于肝或胰腺疾病引起的消化障碍和缺乏胃蛋白酶或病后消化功能减退引起的消化不良。

注意事项 ①不宜与铝制剂合用。②酸性条件下易破坏，服用时勿嚼碎。

用法用量 口服：每次 2~3 片，每日 3 次，饭前服。

剂型规格 片剂：每片含胰酶 300mg；胃蛋白酶 13mg。

米曲菌胰酶
Oryz-Aspergillus Enzymeand Pancreatin

别名 慷彼申，Combizym

作用用途 本品为米曲菌霉提取物和胰酶的复方制剂，可以补充人体所需的消化酶。其中米曲菌纤维素酶在胃中先期分解难于消化的植物细胞壁和骨架；淀粉酶将食物中的碳水化合物分解，并使得蛋白质的消化在小肠内可以继续进行。本品在临床用于消化酶减少引起的消化不良。

用法用量 口服：成人和 12 岁以上的儿童，每次 1 片，每日 3 次，于饭中或饭后服用，本品需整片吞服，不可咀嚼。

注意事项 ①急性胰腺炎以及慢性胰腺炎活动期急性发作的患者、患有罕见遗传性果糖不耐症的患者、葡萄糖-半乳糖吸收障碍的患者或者蔗糖酶-异麦芽糖酶不足的患者禁用本品。②孕期、哺乳期妇女及 12 岁以下的儿童禁用本品。

剂型规格 片剂：每片含有胰酶 220mg 和米曲菌霉提取物 24mg。

胰酶肠溶胶囊
Pancreatin Capsules

别名 得每通，Creon

作用用途 本品为肠溶胰酶微粒，服用后可迅速溶解，释放出胰酶微粒，此微粒经肠溶包衣，能防止胰酶在胃酸中失活，并在胃中与食糜均匀充分混合，无延迟地通过狭窄的幽门，肠溶包衣在十二指肠近端立即溶解，胰酶释放迅速完全，可充分消化脂肪、碳水化合物、蛋白质，改善消化，减少脂肪泻。用于治疗胰腺外分泌功能不全，如慢性胰腺炎、胰腺切除术或胃切除术后、胰腺癌、肝胆疾病、乙醇中毒引起的消化障碍、脂肪痢、老年性消化不良等。

用法用量 口服：每次 2~6 粒，每日 3 次，进餐时服用。根据症状调整剂量。本品宜用水整粒吞服。为方便吞服，亦可打开胶囊，将微粒与水或流质同服，切忌嚼碎服用。

注意事项 ①急性胰腺炎早期及对胰酶制品过敏者禁用。②不良反应，偶有腹泻、便秘、胃不适感、恶心及皮疹。③不应与抗酸剂同服，因为碱性 pH 会破坏肠溶包衣。如必须服用抗酸剂，两药服用间隔至少为 1 小时。

剂型规格 胶囊剂：每粒含胰酶 150mg [含胰脂肪酶 10000 欧洲药典单位（FIP），胰淀粉酶 8000 欧洲药典单位，胰蛋白酶 600 欧洲药典单位]。

乳糖酶
Lactase

别名 力康特，Lactaid

作用用途 本品能分解食物（尤其是乳制品）中的乳糖，1 分子乳糖在乳糖酶作用下分解为 1 分子半乳糖和 1 分子葡萄糖，从而易被人体吸收。适用于由于缺乏糖酶而在进食乳制品（如牛奶）后出现胃肠胀气、肠痉挛及腹泻等不适症状。

用法用量 口服：每次进食乳制品（如牛奶）前口服 1 片，如症状严重，可加服 1 片，每次最多不超过 2 片。

注意事项 ①因乳糖酶片是天然的消化酶，可每日重复多次，于每次进食乳制品前服用 1 片。②本品应在 4~25℃ 贮存，勿放冰箱冷藏，应远离热源。

剂型规格 片剂：每片含 9000IU。

乳酶生
Lactasin

别名 表飞鸣，Biofermine

作用用途 本品为一种活的乳酸杆菌制剂。乳酸菌入肠后能分解糖类生成乳酸，使肠内酸度增加，从而抑制肠内病原体的繁殖，防止蛋白质发酵。用于消化不良、肠发酵、肠胀气、小儿饮食不当引起的腹泻等。

用法用量 口服：成人及 12 岁以上儿童，每次 0.3~1.0g，每日 3 次，饭前服。儿童：1~3 岁，10~15kg 体重，每次 0.15~0.3g；4~6 岁，体重 16~21kg，每次 0.3~0.45g；7~9 岁，体重 22~27kg，每次 0.3~0.6g；10~12 岁，体重 28~32kg，每次 0.45~0.6g；每日 3 次，饭前服用。

注意事项 ①本品应置于冷暗处贮存，以免降低效力，超过有效期后不宜再用。②不宜与抗菌药物（红霉素、氯霉素、土霉素等）或吸着剂同时合用。可间隔 2~3 小时服用。③本品不宜与次碳酸铋、次硝酸铋、甘汞、鞣酸蛋白、酊剂等同时服用。

剂型规格 ①片剂：每片 0.1g；0.15g；0.3g（含活乳酸菌数应不少于 300 万个）。②胶囊剂：每粒 0.25g。

康彼身片
Combizym Tablets

别名 复合多酶片，慷彼申

作用用途 本品含有植物性酶和动物性酶，因此可以补充机体本身的酶，促进消化液的分泌，增强消化酶活性，植物性酶在不同的酸碱度中都能发挥其最佳效果，使胃内的食物渣子、纤维质及半纤维质的食物全部消化，因而减轻小肠消化的负担。而动物性胰酶在小肠内继续消化剩余的蛋白质、脂肪及碳水化合物，对整个消化系统都有很大的作用。因此可促进消化，增进食欲。用于肠胃消化酶不足的消化不良症及因胆囊、肝、胰疾病引起的消化不良，老年性消化功能衰退、药物影响及术后消化功能不良等。

用法用量 口服：每次 1~2 片，每日 3 次，饭前用水吞服。如未见效，剂量可加倍。

注意事项 ①急性胰腺炎、慢性胰腺炎的急性期禁用。②服药时不可嚼碎，以免药粉残留在口腔内，消化口腔黏膜而引起严重的口腔溃疡。③胃蛋白酶在碱性环境中会降低效果。胰酶在酸性环境中被灭活，故不宜与酸性药物或碱性药物同服。

剂型规格 片剂：每片含胰酶 220mg，脂肪酶 7400U（FIP），蛋白酶 420U（FIP），淀粉酶 7000U（FIP），米曲菌中提取的酶 120mg，纤维素酶 70U（FIP），蛋白酶 10U（FIP）。

复方康彼身片
Compound Combizym Tablets

别名 胆盐多酶片，复方多酶片

作用用途 本品中的米曲菌酶能分解胃及十二指肠内的碳水化合物和蛋白质。胰酶在回肠和空肠内释放能分解食物蛋白、碳水化合物和脂肪。牛胆浸膏能刺激胆汁和胰腺分泌，增强脂肪分解和激活脂酶而使脂肪乳化。本品为双层片，外层是米曲菌酶，内层是胰酶及牛胆浸膏，能确保所有成分的释放，取得最佳效果。

用法用量 口服：每次 1 片，每日 3 次，饭时或饭后吞服。

注意事项 ①急性胰腺炎、慢性胰腺炎的急性期禁用。②服药时不可嚼碎，以免药粉残留在口腔黏膜而引起严重的口腔溃疡。③不宜与酸性药物和碱性药物同服。

剂型规格 双层片：每片外层是米曲菌酶 120mg［内含蛋白酶 126U（FIP）、植物纤维酶 185 格瑞斯门单位、半植物纤维素 64 格瑞斯门单位、淀粉酶 13U（FIP）］。内层是胰酶 400mg［脂肪酶 26U（FIP）、蛋白酶 36U（FIP）、淀粉酶 26U（FIP）］及牛胆浸膏 60mg。

更舒适
Zymoplex

作用用途 本品含有多种酶及二甲硅油，主要用于消化不良或胀气。

用法用量 成人 口服：每次 100~200mg，每日 1~4 次。

婴儿 口服：每次 20~40mg，必要时服用。

注意事项 未见明显不良反应。

剂型规格 胶囊剂：每粒含有猪胰蛋白酶，猪胰淀粉酶，谷曲酶，淀粉酶，蛋白酶，木纤维酶，脂酶及二甲硅油。

复方消化酶胶囊
Compound Digestive Enzyme Capsules

别名 达吉，Dages
作用用途 本品内含熊去氧胆酸及 6 种消化酶，具有助碳水化合物、脂肪、蛋白质、纤维素消化，促进肠内气体排泄和胆汁分泌功能。本品胶囊内装有 3 种药片：白色药片，为胃蛋白酶，在胃上部崩解，能分解蛋白质；橙色药片，含有木瓜酶、淀粉酶、熊去氧胆酸，药片于胃下部崩解，能分解蛋白质和碳水化合物，促胆汁分泌；绿色药片，含有纤维素酶、胰酶、胰脂酶，药片在胃里不崩解，于肠里崩解，能分解纤维素，分解碳水化合物、脂肪、蛋白质和中性脂肪。主要用于胃肠道、胰脏消化功能不全。食欲不振、腹满胀气及肠道异常的各种消化不良。胆囊切除患者的消化不良。病后恢复期过食脂肪性食物引起的消化不良。胆汁分泌不全、胆石症、胆囊炎、胆管炎及黄疸。

用法用量 口服：每次 1~2 粒，每日 3 次，餐后服。
注意事项 ①对本品有过敏史的患者、急性肝炎患者、胆道闭锁患者禁用。②偶有呕吐、泄泻、软便。
剂型规格 胶囊剂：每粒含胃蛋白酶 25mg，木瓜酶 50mg，淀粉酶 15mg，胰酶 50mg，胰脂酶 13mg，纤维素酶 15mg，熊去氧胆酸 25mg。

乳酸菌素
Lactohacillin

作用用途 本品口服吸收后，在肠道形成保护层，阻

止病原菌、病毒的侵蚀。刺激肠道分泌 IgA 抗体，提高肠道免疫力。调节肠黏膜电解质和水分代谢平衡，使肠道 pH 降低，控制腐败菌生长繁殖，选择性的杀伤肠道致病菌，保护、促进有益菌的生长，防止大肠内蓄积吲哚、酚、粪臭素等有害物质，促进胃肠蠕动，促进胃液分泌，增强胃肠消化功能，增进食欲。用于消化不良，肠内异常发酵，急、慢性肠炎，腹泻，痢疾等。

用法用量 成人 口服：①片剂，每次 1.2~2.4g，每日 3 次。②颗粒剂，每次 1~2 包，每日 3 次。

儿童 口服：①片剂，每次 0.4~0.8g，每日 3 次；②颗粒剂，每次 0.5~1 包，每日 3 次。③散剂：每次 400~800mg，每日 3 次，或遵医嘱，嚼服。

注意事项 ①对牛乳过敏者慎用。②暂未见不良反应。

剂型规格 ①片剂：每片 0.2g；0.4g；1.2g。②颗粒剂：每袋 1g；2g；6g。③散剂：每袋 1.2g；2.4g；4.8g。

复合乳酸菌
Lactobacillus Complex

别名 聚克
作用用途 本品含有乳酸杆菌、嗜酸乳杆菌和乳酸链球菌三种活乳酸菌。活乳酸菌能在肠内繁殖，产生乳酸，抑制肠道内腐败细菌的繁殖，调整肠道菌群，防止肠内发酵，减少胀气，因而有促进消化和止泻作用。用于肠道菌群失调引起的肠功能紊乱，如急、慢性腹泻等。

用法用量 成人 口服：每次 1~2 粒，每日 3 次。
注意事项 ①对本品过敏者禁用，过敏体质者慎用。②偶见皮疹。③孕妇、哺乳期妇女应在医师指导下使用。④儿童需在成人监护下使用。儿童用量请咨询医师或药师。⑤本品为活菌制剂，切勿置于高温处。

剂型规格 胶囊剂：每粒 0.33g。每粒含活乳酸菌总数少于 2 万个，其中乳酸杆菌数不少于 70 个、嗜酸乳杆菌数不少于 7000 个，乳酸链球菌数不少于 1.4 万个。

佳士康
Gastriferm

别名 活性粪肠球菌 M74
作用用途 本品为粪肠球菌 M74 活菌制剂。粪肠球菌 M74 是兼性厌氧菌，有耐受胃酸和黏附肠内壁的能力，并定居于小肠、结肠内。该菌株以糖为原料生产乳酸，16~18 分钟繁殖一代。在肠道内能迅速抑制致病菌生长，调整菌群失调，清除致病菌释放的代谢物，降低血内毒素水平。本品对多种抗生素耐药，与抗生素同服不影响其疗效。临床用于菌群失调或水土不服等引起的急、慢性肠炎或便秘。

用法用量 成人 口服：每次 250~500mg，每日 2 次。用温水服用或与食物同服。急性腹泻，每次 500mg，每日 4 次，服用 2 日后按一般剂量服药。

儿童 口服：每次 250mg，每日 1 次。

注意事项 ①避免用高温水送服，以免杀死活菌。②还未见严重不良反应的报道。

剂型规格 胶囊剂：每粒 250mg，含活菌数 25000 个以上，另配有葡萄糖、硬脂酸镁作为菌株的基本营养物质。

口服酪酸梭菌活菌
Oral Clostridium Butyricum

别名 米雅 BM，Clostridium Bytyricum

作用用途 本品是以含有芽孢酪酸菌为主的活菌制剂。成人服用本品后粪便排出的克雷伯杆菌和铜绿假单胞菌减少，因使用抗菌药物引起的腹部症状消退。3～5 个月的健康婴儿服用本品后，粪便中嗜乳酸杆菌、肠杆菌数减少。酪酸梭状芽孢杆菌在肠道内能阻止绿脓杆菌、白色念珠菌、变形杆菌属杆菌及艰难梭状芽孢杆菌的病原菌的繁殖，能抑制细胞产生氨、吲哚类物质，能产生淀粉酶、B 族维生素及维生素 K。用于治疗肠易激综合征，各种原因引起的腹泻，非溃疡性消化不良，肠道菌群紊乱，急慢性腹泻，伪膜性肠炎，消化不良，便秘等。

用法用量 成人 口服：①片剂，每次 2 片，每天 3 次；②散剂，每次 2 袋，每天 3 次；③胶囊剂，每次 3 粒，每天 2 次。

儿童 口服：①片剂，每次 1 片，每天 2～3 次；②散剂，每次 1 袋，每天 2～3 次。急性腹泻，疗程 3～7 天；慢性腹泻，疗程 14～21 天。

注意事项 ①活菌制剂，溶解水温不高于 40℃；②避免与抗菌药物同服。

剂型规格 ①片剂：每片 350mg，含酪酸梭菌活菌数不低于 3.50×10^6（FU）；②散剂：每袋 500mg；③胶囊剂：每粒 420mg；④微粒剂：每包 1g。

米雅利桑爱儿 A
Miyarisan Pedia A

作用用途 本品为口服厌氧菌——酪酸梭状芽孢杆菌的活菌颗粒制剂。酪酸梭状芽孢杆菌能改善肠道的菌群平衡，维持肠道的正常功能。酪酸梭状芽孢杆菌的作用，有助于婴幼儿必需的双歧杆菌的增殖，有助于治疗肠道菌群失调。酪酸梭状芽孢杆菌在肠道生成 B 族维生素（维生素 B_1、B_2、B_{12}）、烟酸和叶酸。

用法用量 口服：3 个月以上未满周岁，每次 0.2g；1～5 岁，每次 0.4g；5～8 岁，每次 0.6g；8～15 岁，每次 1.0g，每日 3 次。

注意事项 ①应在医生指导下服用。②服用 1 个月后，如症状未见好转，暂停服药。③避免阳光直射，密闭，尽可能保存于温度低、阴凉处。

剂型规格 颗粒剂：每袋 3g。每 3g 含酪酸梭状芽孢杆菌活菌颗粒 90mg，泛酸钙 7.2mg，核黄素 1.8mg，盐酸吡哆醇（维生素 B_6）2mg。

双歧杆菌活菌制剂
Bifidobiogen

别名 回春生胶囊，丽珠肠乐，Livzon Changle Direction

作用用途 本品为口服双歧杆菌活菌制剂，能够抑制肠道内肠杆菌科各种细菌过量增殖，调整肠道菌群平衡，并由此具有减少内毒素来源，有降低血内毒素水平作用。口服后直接寄生肠道，为肠道内生理性正常细菌。用于各种原因所致肠菌群失调疾病（如急慢性肠炎、腹泻、便秘等肠功能紊乱）的防治，以及由菌群失调所致血内毒素升高疾病（如急慢性肝炎、肝硬化、肝癌等）的辅助治疗。

用法用量 口服：餐后服用，每次 0.35～0.7g，早晚各服 1 次。儿童酌减，重症加倍。婴幼儿服用，可取胶囊内药粉用凉开水调服。

注意事项 本品应于冷处密封保存。

剂型规格 胶囊剂：每粒 0.35g，含活菌≥0.5 亿。

复方嗜酸乳杆菌
Lacteol Fort

别名 乐托尔

作用用途 本品作用于阻断致病菌与肠细胞的结合部位，从而抑制致病菌如大肠埃希菌与肠细胞粘连。本品含有一种在培养基内经加热杀死的特殊的嗜酸乳杆菌（乐托尔菌株），对人类肠细胞如 Hela 细胞及两种代表性的人类结肠细胞 Caco-2 及 HT-29 具有特强的粘连力。本品为微生物原的止泻剂，具有直接抑制肠道细菌的作用及刺激防护性生酸菌丛的生长，增强肠道黏膜的免疫力。临床用于急、慢性细菌性腹泻的治疗。

用法用量 口服 ①片剂：每次 0.5～1.0g，每日 3 次。②胶囊剂：婴儿，第一日 2 次，第一次 470mg，第二次 235～470mg。以后每次 235～470mg，每日 2 次。儿童，每次 470mg，每日 2 次。成人，第一日 2 次，第一次 940mg，第二次 470mg，以后每日 2 次，每次 470mg。③散剂：婴儿和儿童，每次 800mg，每日 2 次。成人，每日 1600mg，第一日第一次 1600mg，以后每次 800mg。

注意事项 本品所含菌株已经灭活，与抗生素同服时不影响本品疗效。目前未见不良反应的报道。

剂型规格 ①片剂：复方嗜酸乳杆菌片（益尔康）：0.25g；0.5g（每 1g 含中国株嗜酸乳杆菌 1×10^7 个活菌、日本株嗜酸乳杆菌、粪链球菌和枯草杆菌等 4 种菌粉）。②胶囊剂（白色）：每粒 235mg。含 50 亿嗜酸乳杆菌（杀死后冻干的微生物体）及 80mg 中和后冻干的培养基；赋形剂，乳糖 85mg、碳酸钙、硅酸等。③散剂（灰黄色）：每小袋 800mg，含 100 亿嗜酸乳杆菌（杀死后冻干的微生物体）及 160mg 中和后冻干的培养基；赋形剂，乳糖 100mg、碳酸钙、硅酸等。

蜡样芽孢杆菌活菌制剂
Cerebiogen

别名 促菌生，乐腹康，源首

作用用途 本品为无毒需氧蜡样芽孢杆菌的活菌制剂。该活菌进入肠道后，消耗肠道内过多的氧气，创造厌氧环境，促进厌氧菌生长，并有扶植或恢复正常肠道菌群中的主要成员分叉杆菌的作用，从而抑制其他细菌的繁殖，防治致病菌侵入引起的腹泻。主要用于婴儿腹泻、秋季轮状病毒所致的腹泻、老年性慢性肠炎、使用抗生素无效患者及用于减轻肝炎患者的腹胀、消化不良、食欲不振等。

用法用量 口服：①成人，每次 2 粒，每日 3 次；②婴幼儿腹泻，每次 1~2 粒，每日 2~3 次，将胶囊内药粉溶于温开水、牛奶、饮料或拌入食物中服用。疗程一般不超过 5 日。

注意事项 ①本品为活菌制剂，用药期间应停用抗生素，以免影响疗效。②不良反应少见。③切勿将本品置于高温。

剂型规格 ①胶囊剂：每粒 250mg。②溶液剂：每支 250mg。

地衣芽孢杆菌活菌制剂
Bacillus Cicheniformis

别名 整肠生

作用用途 本品为地衣芽孢杆菌活菌制剂，该菌以活菌存在，进入肠道后，对胃肠道内的双歧杆菌、乳酸杆菌、拟杆菌、消化链球菌等生理性厌氧菌的生长繁殖有促进作用，对葡萄球菌、白色念珠菌、酵母样菌等致病菌则有拮抗作用。通过这种双重作用可以调整肠道菌群失调，改善人体肠道微生态平衡。本品适用于各种原因引起的肠道菌群失调症，急慢性肠炎，细菌霉菌引起的急慢性腹泻，婴幼儿消化不良腹泻，老年慢性腹泻，急性菌痢。

用法用量 口服：成人，每次 2 粒，每日 3 次，首次倍量；儿童，减半或遵医嘱；婴幼儿，服用时可倒出粉末，加入少量温开水或奶液调匀服用。

注意事项 ①避免与抗生素同服。②贮存于避光干燥处。③常规剂量暂未见不良反应。

剂型规格 胶囊剂：每粒 0.25g（含 2.5 亿活菌数）。

双歧三联活菌
Bifid Triple Viable

别名 培菲康，金双歧，双歧杆菌，嗜酸乳杆菌，肠球菌三联活菌制剂，Bifico，Bifidobacterium，Bifidobiogen

作用用途 本品为双歧杆菌活菌制剂，能直接补充正常生理性细菌，调整肠道菌群，促进机体对营养物的分解，吸收；合成机体所需的维生素；激发机体免疫力；抑制肠道中对人体有潜在危害的菌类甚至病原菌，减少肠源性毒素的产生和吸收。适用于肠菌群失调引起的急慢性腹泻，腹胀，便秘。也用于急性肠炎、肠易激综合征等。还可作为肠道菌群失调所致的内毒素血症的辅助用药。

用法用量 口服：①胶囊剂，成人，每次 2~3 粒，每日 2~3 次。儿童，0~1 岁，每次 0.5 粒；1~6 岁，每次 1 粒；6~13 岁，每次 1~2 粒；幼儿，可剥开胶囊倒出粉末以温开水冲服。②散剂，成人，每次 1~2 包，每日 2~3 次。儿童用量酌减。冲调后服用。

注意事项 ①避免与抗生素同服。②常规剂量暂未见不良反应。

剂型规格 ①胶囊剂：每粒 210mg（0.5×10^8CUF），组成成分：双歧杆菌，乳酸杆菌，肠球菌，异乳糖，淀粉。②散剂：每袋 1g；2g。

双歧四联活菌

别名 普乐拜尔，思连康

作用用途 本品在三联菌：双歧杆菌、乳酸杆菌、链球菌的基础上，增加了一个专性需氧菌蜡样芽孢杆菌。有补充正常生理性细菌，调整肠道菌群、激发机体免疫力、在肠道内形成强有力的生物屏障和化学屏障、抑制有害菌、合成维生素、促进食物的消化和营养物质吸收的作用。用于肠道菌群失调引起的腹泻、便秘、急性肠炎、肠易激综合征等。

用法用量 口服：每次 2~3 片，每日 3 次，饭后温开水送服。

注意事项 ①如病情需要必须使用口服抗生素时，应错开 2 小时后服用。②常规剂量尚未见不良反应。

剂型规格 片剂：每片 0.5g。

枯草杆菌、肠球菌二联制剂

别名 枯草杆菌、肠球菌二联活菌多维颗粒剂

作用用途 本品适用于儿童因肠道菌群失调引起的腹泻、便秘、胀气、消化不良等，为儿童专用药品。

用法用量 口服：2 岁以下，每次 1 袋，每日 1~2 次；2 岁以上，每次 1~2 袋，每日 1~2 次。用 40℃ 以下温开水或牛奶冲服，也可直接服用。

注意事项 ①不满 3 岁的婴幼儿不宜直接服用。②直接服药时应注意避免呛咳。③冲服时水温不得超过 40℃。④本品与抗菌药物同服可减弱其疗效，应分开服用。⑤不能与铋剂、鞣酸、药用炭、酊剂等一起服用。

剂型规格 颗粒剂：每袋 1g。本品每 1 克含有活菌冻干粉 37.5mg，活菌 1.5 亿个、维生素 C 10mg、维生素 B_1 0.5mg、维生素 B_2 0.5mg、维生素 B_6 0.5mg、维生素 B_{12} 1μg、烟酰胺 2mg、乳酸钙 20mg、氧化锌 1.25mg。

多维乳酸菌
Compound Vitamin Lactobacillus

别名 妈咪爱，美常安，婴幼儿复方乳酸菌健肠剂，Medilac-Vita

作用用途 本品为复方乳酸菌营养剂，具有调节肠道菌群，促进胃肠消化功能，促进生长发育，治疗便秘，治疗新生儿黄疸等作用。临床用于：①防治婴幼儿的各种胃肠功能失调，包括：食欲缺乏、消化不良以及营养吸收不良；肠道菌群失调、肠道细菌感染性腹泻和轮状病毒感染性腹泻；功能性便秘、绿便。②新生儿和婴幼儿黄疸。③补充多种维生素及锌、钙等微量元素。

用法用量 口服：①3 岁以上：治疗量为每日 3~4g，预防量为每日 1~2g。②3 岁以下：治疗量为每日 2~3g，预防量为每日 1~2g。

注意事项 ①本品的禁忌证尚不明确。②治疗感染性腹泻时合并应用抗生素可提高疗效。③本品可直接服用，也可拌入饮食中服用。④本品未见不良反应。⑤密闭，避光，阴凉干燥处保存。

剂型规格 散剂：每袋 1g。每克含：乳酸菌培养物 37.5mg、活的粪球菌 $1.35×10^8$ 个、枯草杆菌 $0.15×10^8$ 个、维生素 C 10mg、维生素 B_1 0.5mg、维生素 B_2 0.5mg、维生素 B_{12} 1μg、烟酰胺 2mg、乳酸钙 20mg、氧化锌 1.25mg。

肠泰合剂
Changtai Heji

作用用途 本品是由红参、白术、茯苓、甘草、双歧杆菌培养液、陈皮糖浆组成的复方制剂。本品具有益气健脾、消食和胃功能。用于脾胃气虚所致的神疲懒言、体倦无力、食少腹胀、大便稀溏。

用法用量 口服：每次 10~20ml，每日 3 次，饭前服用。

注意事项 ①糖尿病患者禁用。②忌辛辣、生冷、油腻食物。③感冒发热病人不宜服用。④高血压、心脏病、肝病、肾病等慢性疾病患者及儿童、孕妇应在医师指导下服用。⑤过敏体质者慎用。⑥本品性状发生改变时禁止使用。⑦服药 2 周症状无缓解，应去医院就诊。⑧放阴凉处（不超过 20℃）保存。

剂型规格 合剂：每支 10ml；100ml；250ml。

强力若素
Wakamobo

作用用途 本品含有丰富的维生素 B_1、维生素 B_2、尼克酰胺、维生素 B_6、维生素 B_{12}、对氨基苯甲酸以及铁、磷、钙、镁、钾、钠、铝等各种矿物质，同时含有人体所需的多种氨基酸，包括人体内自我不能合成而需外界补充的所谓"必需氨基酸"，因此，可以均衡补充

食物营养摄入的不足（偏食）。本品所含的粪链球菌是繁殖最快的有益的肠道乳酸菌，能将糖类物质迅速分解成乳酸，以抑制有害菌繁殖，并同时促进双歧杆菌，嗜乳酸杆菌等其他正常肠道菌群的繁殖，协同产生良好的整肠作用。米曲霉 NK 菌能产生丰富的淀粉酶、蛋白酶、脂肪酶、蔗糖酶等消化酶，全面加强食物在胃肠中的消化，促进营养的持久吸收。临床用于促进消化，治疗消化不良，食欲不振，过食，停食及消化不良引起的胃、腹部胀满。还可治疗软便，便秘，腹胀。滋养强壮，治虚弱体质，机体疲劳，病中、病后胃肠障碍，营养障碍，发热性消耗性疾病，妇女产前、产后等状态的营养补给。

用法用量 儿童 口服：11 岁以上，每次 5~9 片，每日 3 次，饭后服。5~10 岁，每次 3~5 片，每日 3 次，饭后服。

注意事项 ①按规定用量服药。②小儿在监护下使用。③放于小儿拿不到的地方。④避开直射日光，于凉处保存。

剂型规格 片剂：每片 250mg。

神黄钠铝胶囊
Linaiqin

别名 利乃沁

作用用途 本品为复方制剂，有止痛生肌、理气、健脾消食等作用。用于胃酸过多、胃痛、食欲不振、消化不良等。

用法用量 口服：每次 2~3 粒，每日 3 次。

注意事项 胃溃疡、十二指肠溃疡患者慎用。

剂型规格 胶囊剂：每粒 0.4g。每粒含碳酸氢钠 260mg，氢氧化铝 70mg，另含神曲、大黄。

替加色罗
Tegaserod

别名 马来酸替加色罗，泽马可，开乐宁，常罗宁，Tegaserod Hydrogen Maleate，Tegaserod Maleate，Zelmac

作用用途 本品为吲哚类选择性 $5-HT_4$ 受体部分激动剂，刺激胃肠蠕动反射和肠道分泌并抑制内脏的敏感性。临床用于女性便秘型肠易激综合征患者缓解症状的短期治疗。

用法用量 口服：每次 6mg，每日 2 次。4~6 周为一疗程，必要时可加服一个疗程。

注意事项 ①本品宜餐前空腹服用。②服药期间如出现新的腹痛或腹痛加剧，应停药。③本品对男性患者的疗效和安全性尚不确定。④本品主要不良反应为腹泻。

剂型规格 片剂：每片 2mg；6mg。

盐酸肉毒碱
Carnitine Hydrochloride

别名 卡尼丁，康胃素，维生素 BT，Bicarnesine，

Novain, Vitamm BT

作用用途 本品是维生素类药物，具有类似副交感神经的性质，能够增进体内消化腺体（如胃液、胰液、胆汁）的分泌，并从内部增强消化液中酶的活性与胃液的酸度，活化并调整消化器官的运动，改善消化器官功能失调而引起的各类疾病。本品对于萎缩性胃炎、浅表性胃炎、癌症放疗或化疗引起的呕吐、胃部不适、小儿厌食、各种肝炎患者的腹胀、食欲不振均有明显的辅助疗效。适用于消化器官功能失调引起的腹部胀满、恶心、嗳气、胃灼热症；老年性消化功能不良合并症；妊娠引起的胃肠功能障碍及婴儿、儿童厌食症。对高血脂也有一定疗效。

用法用量 口服：每次 100~200mg，每日 3 次，饭前服用。婴幼儿酌减。疗程 3~60 日不等。

注意事项 ①有严重胃酸过多症、慢性复发性胰腺炎和伴有疼痛之急性胰腺炎患者，有加重病情之可能时，应禁用本品。②忌与碱性药物配伍使用。

剂型规格 片剂：每片 50mg；100mg。

赖氨肌醇维 B_{12} 口服溶液
Lai'anjichun WeiB$_{12}$ Koufurongye

别名 同笑

作用用途 本品是由盐酸赖氨酸、维生素 B_{12}、肌醇等组成的复方制剂。本品所含赖氨酸是维持机体氮平衡的必需氨基酸之一，具有促进人体生长发育的作用；肌醇能促进肝中脂肪代谢；维生素 B_{12} 是体内合成 DNA 的重要辅酶。三药合用具有一定协同作用。本品用于赖氨酸缺乏引起的食欲缺乏及生长发育不良等。

用法用量 口服 ①婴儿：每次 2.5ml（用量杯量取）；每日 2~3 次。②儿童：每次 5ml，每日 2~3 次，也可用温开水或牛奶稀释后服用。

注意事项 ①对本品过敏者禁用。②过敏体质者慎用。③按推荐剂量服用，如需增加剂量请咨询医师或药师。

剂型规格 溶液剂：每瓶 100ml，每 5ml 含盐酸赖氨酸 300mg、维生素 B_{12} 15μg、肌醇 50mg。

健儿宝肥仔水
Loyal Baby Water

别名 肠痛水

作用用途 本品为从伞形科多年生草本莳萝中提取的浓缩液，气味芳香，具驱风作用。婴儿吸奶时易把空气一起吸入体内，或身体不适宜而产生二氧化碳，口服可减轻胃酸过多及消化不良引起的积滞。本品用于预防小儿因消化不良引起的腹痛、胃肠胀气、胃酸过多、吐奶打嗝或惊厥夜啼、出牙不适等。

用法用量 口服：初生婴儿，每次 2.5ml；1~6 个月，每次 5ml；6~12 个月，每次 10ml；1 岁以上，每次 15ml；以温水或奶调和服用，每日 4 次。

剂型规格 溶液剂：每 100ml 含碳酸氢钠 1g，莳萝浓缩浸液 3.6ml。

和泉强力正露丸
Lzumi Strong Seirogwan

作用用途 本品为中、西药复方制剂，具有止痛、制酸、助消化、调节胃肠功能的作用。临床用于治疗腹胀、腹泻、胃痛、消化不良及水土不服引起的胃肠症状等。

用法用量 口服：每次 2~3 粒，每日 3 次。

注意事项 ①青光眼患者禁用。②偶有口干现象。

剂型规格 丸剂：每丸含东莨菪碱提取物 18mg，木馏油 187.2mg，碳酸氢钠 135mg，橙皮粉 178.2mg，桂皮粉 45mg，甘草 90mg，黄柏 90mg，甘油 9mg。

复方谷氨酰胺
Compound Glutamide

别名 谷参肠安，复方谷酰胺，Compound L-Glutamide

作用用途 本品为肠黏膜细胞保护药及胃肠功能增强药。不仅整体上调节肠道功能，还直接作用于肠黏膜细胞使其活力增强。

用法用量 口服 ①肠道功能紊乱及非感染性腹泻：每次 2~3 粒，每日 3 次。②创伤或手术后肠道功能恢复：每次 4 粒，每日 3 次。

注意事项 ①对本品过敏者禁用。②本品宜餐前服用。③本品未见不良反应。④密闭，置干燥处保存。

剂型规格 胶囊剂：每粒含 L-谷氨酰胺 120mg，人参 50mg，甘草（蜜炙）50mg，白术 50mg，茯苓 50mg。

爱维莫潘
Alvimopan

作用用途 本品用于改善阿片诱导的肠功能紊乱，预防术后肠梗阻。

用法用量 口服 ①改善阿片诱导的肠功能紊乱：对使用阿片类药物治疗非恶性慢性疼痛及使用美沙酮治疗阿片戒断的患者，每次 0.5~1.5mg，每日 1 次。能有效改善肠道功能，无显著不良反应，不影响阿片镇痛效果。②预防术后肠梗阻：术前至少 90 分钟（推荐术前 2 小时）服用首剂 6mg 或 12mg，术后每次 6mg 或 12mg，每日 2 次，直至术后第 1 次排便或最后多服 7 天。

注意事项 ①对产品过敏者禁用。②哺乳期妇女不推荐使用。③孕妇用药应权衡利弊。④Crohn 病或其他伴有腹泻的肠道疾病、肠梗阻、电解质失调的患者慎用本品。⑤儿童用本品的安全性尚未确定。⑥不良反应：胃肠胀气、腹痛、腹泻、恶心。严重的腹部痉挛痛、稀便和腹泻、呕吐，见于单剂量口服 3mg 或更高剂量。

剂型规格 胶囊剂：每粒 12mg。

芪斛楂颗粒
Qihuzha Keli

作用用途 本品主要成分有黄芪、山药、甘草、茯苓、石斛、麦芽、山楂、木瓜、党参等，具有健脾和胃、益气固表、消食导滞功能。本品用于改善小儿脾胃气虚、脾失健运证引起的厌食、偏食、汗多、大便不调、易感冒等症状。

用法用量 **口服**：用开水冲服。7岁以内，每次10g，7岁以上及成人，每次20g，每日3次。

注意事项 尚未发现不良反应。

剂型规格 颗粒剂：每袋10g。

六味安消
Liuwei Anxiao

作用用途 本品是由土木香、大黄、山奈、寒水石（煅）、诃子等组成的中药复方制剂。具有健脾和胃，导滞消积，行血止痛等功能。用于胃痛胀满，消化不良，大便秘结、痛经。

用法用量 **口服** ①胶囊剂：每次3~6粒，每日2~3次。②散剂：每次1.5~3g，每日2~3次。

注意事项 ①不适用于久病体虚的胃痛患者。②高血压、心脏病、肾病浮肿患者，应在医生指导下使用。③服药三天后症状未改善，应及时去医院就诊。④过敏体质者慎用。

剂型规格 ①胶囊剂：每粒0.5g。②散剂：每袋18g。

第四节 促胃动力药、止吐药及催吐药

一、促胃动力药

促胃动力药是指能恢复上部胃肠道动力、提高食管下括约肌张力、改善胃排空及加强肠蠕动的药物。此类药物有：甲氧氯普胺、多潘立酮、西沙必利、莫沙必利、伊托必利等。

甲氧氯普胺
Metoclopramide

别名 胃复安，胃复康，灭吐灵，Maxolon，Paspertin，Primperan

作用用途 本品可通过阻滞多巴胺受体而作用于延脑催吐化学感应区，产生中枢性镇吐作用。还可增强胃及上部肠段的运动，促进小肠蠕动和排空，松弛幽门窦和十二指肠冠，从而提高食物通过率，这些作用也可增强本品的镇吐效应。还能刺激催乳素的分泌，而有一定的催乳作用。口服后自胃肠道迅速吸收，有明显的首过作用。临床用于：①因脑部肿瘤手术，肿瘤的放疗及化疗，脑外伤后遗症，急性颅脑损伤以及药物所引起的呕吐。②胃胀气、消化不良、食欲不振、嗳气、恶心、呕吐。③海空作业引起的呕吐及晕车。④糖尿病性胃轻瘫，胃下垂等。⑤可减轻偏头痛引起的恶心。⑥本品的催乳作用可用于乳量严重不足的产妇。⑦用于胆道疾病和慢性胰腺炎的辅助治疗。⑧可用于反流性食管炎及硬皮病等胶原疾病。

用法用量 ①口服：成人，每次5~10mg，每日10~30mg，饭前0.5小时服用成人总剂量不得超过0.5mg/（kg·d）。**5~14岁儿童**，每次2.5~5mg，每日3次，餐前30分钟服。儿童总剂量不得超过0.1mg/（kg·d）。②肌内注射：每次10~20mg，每日剂量一般不宜超过0.5mg/kg体重，否则易引起锥体外系反应肾功能不全者，剂量减半。

注意事项 ①孕妇、儿童慎用。②禁用于嗜铬细胞瘤、癫痫、进行放射治疗或化疗的乳癌患者，还禁用于胃肠道活动增强可导致危险的病例，如机械性肠梗阻、胃肠道出血等。③抗胆碱药能减弱本品的止吐效应。④肝、肾功能不全者慎用。⑤本品有镇静作用，可有倦怠、嗜睡、头晕等。另偶有便秘、腹泻、皮疹、溢乳、男子乳房发育等。⑥大剂量或长期应用可能因阻断多巴胺受体，使胆碱能受体相对亢进而导致锥体外系反应。主要表现为帕金森综合征，可出现肌震颤、头向后倾、斜颈、发音困难等，可用苯海索等抗胆碱药治疗。⑦注射给药可能引起直立位低血压。

剂型规格 ①片剂：每片5mg；10mg。②注射剂：每支10mg（1ml）。

多潘立酮
Domperidone

别名 丙哌双苯醚酮，丙哌双酮，氯哌酮，吗丁啉，哌双咪酮，胃得灵，Motilium

作用用途 本品为一种外周多巴胺受体阻滞剂。通过拮抗效应起到止吐健胃作用。由于不易透过血脑屏障，对脑内多巴胺受体几乎没有影响。服用后直接作用于胃肠道多巴胺受体，可提高食道下部括约肌张力，防止胃食管反流，增强胃蠕动，使胃排空速率增快，并使胃和十二指肠运动协调，有效地防止胆汁反流。口服或直肠给药均可，吸收迅速。口服后15~30分钟、直肠给药后1小时血药浓度达峰值，以胃肠局部药物浓度最高。$t_{1/2}$约为7小时。主要用于慢性胃炎、慢性萎缩性胃炎、胆汁反流性胃炎、反流性食管炎、腹胀、上腹痛、恶心、厌食、嗳气、胃灼热感、消化不良等。也用于放射治疗和药物治疗引起的恶心和呕吐。

用法用量 ①口服：慢性消化不良，**成人**，每次10mg或10ml混悬液，每日3次；**儿童**，滴剂，1滴/kg

体重，每日 3 次。饭前 15~30 分钟服用，必要时剂量可加倍。②直肠给药：恶心、呕吐等，成人，每日 120~240mg；2 岁以上儿童，每日 60~120mg；2 岁以内儿童，每日 20~40mg。③肌内注射：每次 10mg，必要时可重复给药。

注意事项 ①孕妇、婴儿慎用。②心脏病、低血钾以及接受化疗的肿瘤患者应慎用。③栓剂最好在直肠空时插入。④偶见有轻度腹部疼挛。⑤罕见血清催乳激素水平升高，停药即恢复正常。⑥抗胆碱药物有可能拮抗本品的作用。

剂型规格 ①片剂：每片 10mg。②混悬液：1mg（1ml）。③滴剂：10mg（1ml）。④栓剂：每枚 60mg（成人用）；30mg（儿童用）；10mg（幼儿用）。⑤注射剂：每支 10mg（2ml）。

西沙必利
Cisapride

别名 普瑞博思，优尼必利，Prepulsid，Unipride

作用用途 本品可增强食管蠕动和下食管括约肌张力，防止胃内容物反流入食管，改善食管的清除率，增加胃和十二指肠收缩性与胃窦-十二指肠的协调性，减少十二指肠-胃反流，改善胃和十二指肠的排空，加强肠的运动并促进小肠和大肠的转运作用，增加胃肠动力。本品用于胃轻瘫综合征，或以上消化道不适、饭后饱胀、食量减少、胃胀、嗳气、食欲缺乏、恶心、呕吐或类似溃疡的上腹部灼痛。还可用于胃-食管反流，包括食管炎的治疗及维持治疗。用于与运动功能失调有关的假性肠梗阻导致的推进性蠕动不足和胃肠内容物滞留。本品也可用于慢性便秘的长期治疗。

用法用量 口服：成人，可根据病情每日总量为 15~40mg，分 2~4 次给药。通常按下述剂量服用：①病情一般，每次 5mg，每日 3 次。②病情严重，每次 10mg，每日 3 或 4 次，三餐前及睡前服用。或每次 20mg，每日 2 次，早餐及睡前服用。③食管炎的维持治疗，每次 10mg，每日 2 次，或每次 20mg，每日 1 次，睡前服用。④治疗上消化道功能紊乱，应在餐前 15 分钟及睡前适当的时间与某些饮料一起服用。⑤治疗便秘，每日总药量宜分 2 次服用。

注意事项 ①孕妇、胃肠道运动增加可造成危害的患者、小于 34 周的早产儿应慎用。②哺乳期妇女勿用。③肝、肾功能不全时，应减半开始日用量。④老年人剂量应酌减。⑤本品过量服用出现腹部疼挛和排便次数增加时，建议服用活性炭，密切观察患者。⑥偶有过敏、轻度短暂的头痛或头晕。⑦有时可能发生瞬时性腹部疼挛、腹鸣和腹泻，如服药 20mg 发生腹部疼挛时，剂量可减半。⑧罕见可逆性肝功能异常。⑨本品禁止与酮康唑、伊曲康唑、咪康唑、氟康唑、红霉素同时服用。

剂型规格 ①片剂：每片 5mg；10mg。②胶囊剂：每粒 5mg；10mg。③混悬液：1mg（1ml）。

枸橼酸莫沙必利
Mosapride Citrate

别名 新络纳，贝络纳，加斯清，瑞琪，美唯宁

作用用途 本品可选择性地刺激 5-羟色胺（5-HT$_4$）受体。通过刺激存在于消化道内神经丛中的 5-HT$_4$ 受体，增大乙酰胆碱的释放，来显示其对消化道运动及胃排出的促进作用。适用于慢性胃炎伴有的消化系统症状（早饱、上腹胀、上腹痛、恶心、呕吐）、胃-食道反流、包括食管炎的治疗及维持治疗，与运动功能失调有关的假性肠梗阻导致的推进蠕动不足和胃肠内容物滞留的治疗，恢复肠道的推进性运动等，可作为慢性便秘的长期治疗。还可用于胃食管反流性疾病，糖尿病性胃轻瘫及部分胃切除的胃功能障碍。

用法用量 口服：每次 5mg，每日 3 次，饭前口服。

注意事项 ①对本品过敏者禁用，以及胃肠道出血、肠梗阻或穿孔者禁用。②哺乳期妇女应避免服用本品，如确需服用本品时，应停止哺乳。③孕妇及幼儿对本品的安全性尚未确定（没有临床使用过）。老年人应慎用。④持续给药 2 周仍未见效，不应长期盲目给药。⑤一般不良腹泻、腹痛、口干、疲倦、嗜酸性粒细胞增多、甘油三酯升高、GOT、GPI、ALP 以及 γ-GTP 的升高等。另可见心电图的异常改变和心悸反应。⑥与硫酸阿托品、丁溴东莨菪碱等抗胆碱药合用可使本品作用减弱，因此与抗胆碱药并用时应间隔一定时间给药。

剂型规格 ①片剂：每片 2.5mg；5mg。②胶囊剂：每粒 5mg。

盐酸伊托必利
Itopride Hydrochloride

别名 瑞复啉，奥为仙，比佳斯，代林，威太

作用用途 本品具有多巴胺 D$_2$ 受体拮抗剂及乙酰胆碱酯酶抑制剂的双重作用。通过刺激内源性乙酰胆碱释放并抑制乙酰胆碱水解，可增强胃的内源性乙酰胆碱、胃及十二指肠运动，促进胃排空，并具有中等强度镇吐作用。口服吸收迅速，给药后 30 分钟可达血药峰浓度，半衰期约为 6 小时。本品 4%~5%、其他代谢物约 75% 以原形从尿中排泄。本品适用于功能性消化不良引起的各种症状，如上腹部不适、餐后饱胀、早饱、食欲不振、恶心、呕吐等。

用法用量 口服：成人，每次 1 片，每日 3 次，饭前服用。根据年龄、症状适当酌减或遵医嘱。

注意事项 ①儿童禁用。②孕妇及哺乳期妇女用药安全性未确定，应慎用。③高龄患者用药易出现副作用，本品可增强乙酰胆碱的作用，故使用时应当注意。④不良反应偶可出现皮疹、发热、瘙痒感等过敏反应。消化系统偶可出现腹泻、腹痛、便秘、唾液增加等。神经系统偶会出现头痛、刺痛、睡眠障碍等。血液系统偶会出现白细胞减少。确认出现上述不良反应时应停药。偶会

出现 BUN、肌酐上升、胸背部疼痛、疲劳、手指发麻、手抖等。⑤抗胆碱能药可能会对抗本品的作用，故二者不宜合用。

剂型规格 ①片剂：每片 50mg。②胶囊剂：每粒 50mg。

氯波必利
Clebopride

别名 维恒，Clebopride Malate Tablets

作用用途 本品为第三代全胃肠道促动力药，是高选择性的苯甲酰胺类多巴胺 D_2 受体拮抗剂。用于因胃排空延缓、胃食管反流、胃炎、食管炎引起的上腹饱胀、疼痛、恶心、呕吐、嗳气、反酸、食欲不振，消化不良及便秘、糖尿病性胃轻瘫、消化性溃疡和恶心呕吐时的对症治疗。

用法用量 口服：首次半片，以后每次 1 片，每日 2~3 片，餐前服用。

注意事项 ①对本品过敏者及机械性胃肠道梗阻、帕金森病患者禁用。②偶见口干、头昏、倦怠、乏力、嗜睡、腹泻、腹痛等，停药即可恢复正常。③与抗胆碱药物合用，有可能减弱作用，不宜同服。

剂型规格 片剂：每片 0.68mg。

琥珀酸普芦卡必利
Prucalopride Succinate

别名 力洛

作用用途 本品是二氢苯并呋喃甲酰胺类化合物，为选择性、高亲和力的 5-羟色胺（5-HT₄）受体激动剂，具有促肠动力活性。临床用于治疗成年女性患者中通过轻泻剂难以充分缓解的慢性便秘症状。

用法用量 口服：可在一天中任何时间服用，餐前餐后均可。①成人：每次 2mg。每日 1 次，②老年患者（>65 岁）：起始剂量为每日 1 次，每次 1mg，如有需要，可增加至每日 1 次，每次 2mg。③儿童及青少年：不建议儿童及小于 18 岁的青少年使用本品。④肾功能障碍患者：严重肾功能障碍患者（GFR<30ml/min/1.73m²）的剂量为每日 1 次，每次 1mg。轻到中度肾功能障碍患者无需调整剂量。⑤肝功能障碍患者：严重肝功能障碍患者（Child-Pugh C 级）的剂量为每日 1 次，每次 1mg。轻到中度肝功能障碍患者无需调整剂量。⑥考虑到本品促动力的特有作用机制，其每日剂量超过 2mg 时，可能不会增加疗效。

注意事项 ①对本品活性成分或任何辅料过敏的患者，肾功能障碍需要透析的患者，由于肠壁结构性或功能性异常引起的肠穿孔或梗阻、闭塞性肠梗阻、严重肠道炎性疾病，如克罗恩病、溃疡性结肠炎和中毒性巨结肠/巨直肠的患者，近期接受过肠部手术的患者，禁用本品。②如本品治疗 4 周后无效，应该对患者进行重新评估，并重新考虑继续治疗是否有益。

剂型规格 片剂：每片 2mg。

曲美布汀
Trimebutine

别名 马来酸曲美布汀，马来酸三甲氧苯丁氨酯，曲律能，舒丽启能，舒丽君能，双迪，援生力维，追脉必定，Cerkinon

作用用途 本品能抑制 K^+ 的通透性，引起去极化，从而引起收缩（运动增加）；能作用于肾上腺素能神经的 μ_2 受体，抑制去甲肾上腺素释放，从而增加运动节律；能抑制 Ca^{2+} 的通透性，引起舒张（运动减少）；能主要作用于胆碱能神经 κ 受体，抑制乙酰胆碱释放，从而改善运动亢进状态。本品能直接作用于消化道平滑肌，调节改善胃肠运动节律异常状态，调整胃运动状态，改善胃排出功能；改善慢性胃炎伴随的腹胀、腹痛等消化系统症状；调整肠运动节律，改善肠运动状态；改善肠易激综合征伴随的食欲不振、腹鸣、腹泻、便秘等消化系统症状。适用于慢性胃炎引起的胃肠道症状（腹部胀满感、腹部疼痛、嗳气），肠易激综合征。

用法用量 口服 ①慢性胃炎，成人，每次 100mg，每日 3 次。可根据年龄、症状适当增减。②肠易激综合征，成人，每次 100~200mg，每日 3 次。

注意事项 ①孕妇、哺乳期妇女、儿童禁用。②老年人应慎用。③偶见便秘、腹泻、腹鸣、口渴、口内麻木感、困倦、眩晕、倦感、头痛、心动过速，GOT、GPT 上升等。④有时出现皮疹等过敏反应，应停止服药。⑤本品会增强筒箭毒碱作用。⑥本品与西沙必利会生药理拮抗作用。

剂型规格 ①片剂：每片 100mg；200mg。②胶囊剂：每粒 200mg。③混悬剂：每袋 4g（0.1g）

阿克拉胆碱萘二磺酸盐
Aclatonium Napadisilate

别名 阿克吐，萘二磺酸盐乙乳胆胺，Abovis Diacetate

作用用途 本品为平滑肌及消化道运动功能增强药，对胃、肠及胆道有兴奋作用，以对胃幽门前庭部位的作用最强，对消化道其他部位的作用较弱。不论对健康人、慢性胃炎或手术后患者均有促进胃内容物排出作用，此外，还能使胆道末端运动亢进，胆囊内压升高，促进胆汁向十二指肠排出。对切断迷走神经及吗啡所致的运动功能低下状态亦有增强作用。临床用于治疗消化道功能异常引起的恶心、呕吐、食欲不振、腹胀等，也可用于慢性胃炎、胆道运动障碍、消化道手术后的治疗。

用法用量 口服：每次 25~50mg，每日 3 次，可视年龄、症状酌情增减或遵医嘱。

注意事项 ①哮喘、甲状腺功能亢进、消化性溃疡活动期、癫痫患者禁用。②不良反应较少，偶有胃部不适、腹痛、腹泻、困倦、出汗等。③本品与抗胆碱酯酶药合用，可使前者作用增强，故在合用时药量应酌减。

剂型规格 胶囊剂：每粒 25mg；50mg。

补中益气丸
Buzhong Yiqi Wan

作用用途 本品为提中气之代表方剂，具有补中益气，升阳举陷的作用。本品有调节胃肠运动，兴奋子宫，增强心肌收缩力，影响消化液分泌，促进代谢，抗肿瘤，抗突变，提高细胞免疫等多项功能。临床常用本品加减用于属脾胃气虚、中气下陷引起的体倦乏力，食少、腹胀、久泻、脱肛、子宫脱垂者的治疗。也可用于胃下垂，崩漏，重症肌无力，低热，慢性肝炎，低血压，失眠症，放射病等多种疾病的治疗。

用法用量 口服：①蜜丸，每次 6g，每日 2~3 次。②水丸，每次 6g，每日 2~3 次。③浓缩丸，每次 8~10 丸，每日 3 次。④片剂，每次 4~5 片，每日 3 次。⑤合剂，每次 10~15ml，每日 3 次。⑥煎膏剂，每次 10g，每日 2 次。⑦口服液，每次 10ml，每日 3 次。

注意事项 ①暂未见不良反应的报道。②感冒发热病人不宜服用。③高血压笔者慎用。④不适用于恶寒发热表证者。

剂型规格 ①蜜丸：每丸 9g。②水丸：每袋 6g。③浓缩丸每 8 丸相当于原生药 3g。④片剂。⑤合剂。⑥煎膏剂。⑦口服液。

沙棘干乳剂
Shajiganruji

作用用途 本品是将沙棘油乳化后与沙棘汁经科学配比制成的新型胃肠动力药。具有促进胃肠运动，促进消化酶的分泌，改善食欲，镇痛、抗菌消炎，止咳化痰，促进组织再生，提高机体免疫功能等作用。本品能较迅速消除胃胀、胃痛、返酸、嗳气、食欲不振、恶心呕吐等症状。临床用于功能性消化不良、浅表性胃炎、萎缩性胃炎等。

用法用量 口服：成人，每次 25g，每日 2 次，小儿，酌减。开水溶解搅拌乳化后服用。

注意事项 未见不良反应报道，糖尿病患者慎用。

剂型规格 粉剂：每袋 25g。

二、止吐药

呕吐是一种极其复杂的反射活动。皮层、小脑、催吐化学感受区、孤束核均有传入纤维与呕吐中枢相连。止吐药是通过不同的环节来抑制呕吐反应的药物。本类药物有：舒必利、左舒必利、西尼必利、昂丹司琼、托烷司琼、雷莫司琼等。

西尼必利
Cinitapride

别名 Cidine

作用用途 本品为强效的 5-HT$_1$ 和 5-HT$_2$ 受体拮抗剂。对 5-HT$_2$ 受体的拮抗作用较弱。由本品引起的 5-HT$_2$ 受体介导的血清素激活效应的抑制，不仅增强了 5-HT$_4$ 受体诱导的胃动力性质，同时也加强了抗焦虑活性，抑制了与黑质纹状体、下丘脑前漏斗结节上的多巴胺 D$_2$ 受体拮抗后相关的垂体外系症状和高催乳素血症。临床用于胃肠道运动紊乱。

用法用量 口服：每次 1mg，每日 2~3 次。

注意事项 不良反应较少见。

剂型规格 片剂：每片 1mg。

舒必利
Sulpiride

别名 硫苯酰胺，舒宁，止吐灵，Dogmatil，Ekilid

作用用途 本品具有强大的止吐作用，并有抗精神病作用，对幻觉、妄想、退缩、忧郁等症状均有较好疗效，无镇静、催眠作用。用于治疗呕吐及精神分裂症的慢性退缩和幻觉妄想。尚可用于治疗消化性溃疡。

用法用量 ①口服：①止吐，每次 100~200mg，每日 2~3 次。②精神分裂症，开始剂量每次 100mg，每日 2~3 次。逐渐增至治疗量每日 600~1200mg，维持剂量为每日 200~600mg。②肌内注射：精神分裂症，每次 100mg，每日 2 次。③静脉滴注：木僵，违拗病人，每次 100~200mg，每日 1 次，可逐渐增量至每日 300~600mg，每日量不超过 800mg。

6 岁以上儿童按成人剂量换算，从小剂量开始。

注意事项 ①嗜铬细胞瘤，高血压患者，严重心血管疾病和严重肝癌患者，对本品过敏者禁用。②剂量大于每日 600mg 可出现锥体外系反应。③可出现心电图异常和肝功能损害。④长期大量服用可引起迟发性运动障碍。⑤偶有失眠、焦虑烦躁、发热、倦怠、低血压等。

剂型规格 ①片剂：每片 10mg；100mg。②注射剂：每支 50mg（2ml）；100mg（2ml）

左舒必利
Levosulpiride

别名 Levopraid

作用用途 本品具有较强的阻断阿扑吗啡致吐作用，能增强多巴胺更新并使多巴胺代谢物的蓄积增加，但又不影响多巴胺酶敏感的腺苷酸环化酶的活性。适用于糖尿病性胃麻痹、肿瘤、焦虑、抑郁所致消化不良综合征，如厌食、腹胀、腹痛、饭后头痛、胃部灼感、嗳气、腹泻、便秘、原发性头痛（包括血管舒缩性头痛）、眼病、偏瘫和肌肉紧张性头痛。抑郁症、普通感觉紊乱和焦虑性神经官能症，急、慢性精神分裂症。还用于治疗早泄。

用法用量 ①肌内注射或静脉注射：每次 25mg，每日 2~3 次，待症状改善后改为口服，连用 10~15 日。呕吐的治疗，每次 25mg，每日 2~3 次，直至症状消失。抗肿瘤药呕吐的预防和治疗，可在抗肿瘤药给药前 30 分钟给予，或给药期间于 30 分钟内静脉滴注 25~50mg，并在抗肿瘤给药后 30 分钟重复给药 1 次，老年患者酌减或遵医嘱。急性精神症状，每次 25~50mg，每日 1~2 次。②口服：每次 25mg，每日 3 次，饭前服。滴剂，每次 15 滴（每滴相当于 1.6mg），每日 3 次，饭前服。急性精神症状，每日 200~300mg，维持治疗，每日 150mg。

注意事项 ①对本品过敏者，嗜铬细胞瘤患者及中白金森患者禁用。②副作用与氯丙嗪相似。

剂型规格 ①片剂：每片 25mg；50mg；100mg。②滴剂（口服）：2.5%。③注射剂：每支 25mg（2ml）；50mg（2ml）。

阿立必利
Alizapride

别名 阿列必利，Alizapridum，Plitican

作用用途 本品为强效止吐药，具有微弱的中枢性精神抑制作用，而无胆碱能效应。本品还能拮抗阿扑吗啡和二氢麦角生物碱的致吐作用。主要用于肿瘤化疗引起的恶心、呕吐。

用法用量 ①口服：成人，每次 50~100mg，每日 2 次。②静脉注射或肌内注射：儿童，每日 2~4mg/kg 体重，也可酌情增加至每日 10mg/kg 体重，第一次在用抗癌药之前服用，第二次在用抗癌药 4~8 小时之后服用。

注意事项 ①肾功能严重衰竭者慎用，若要使用应减少剂量或间歇用药。②不良反应少有闭经、溢乳等内分泌系统反应和局部或全身肌肉痉挛等神经系统反应。

剂型规格 ①片剂：每片 50mg。②注射剂：每支 50mg。

昂丹司琼
Ondansetron

别名 安美舒，奥丹色子，奥丹西龙，奥旦色创，恩丹西隆，恩丹西酮，富米汀，欧贝，枢丹，枢复宁，翁旦司隆，Emeset，Zofran

作用用途 本品为选择性的强效 5-羟色胺$_3$（5-HT$_3$）受体拮抗剂。能阻止肠道中的嗜铬细胞因细胞毒性药物而释放的 5-HT，而且能防止迷走神经受刺激后传送信号到化学感受器触发；还能防止因直接刺激化学感受器触发带产生 5-HT，从而阻止化疗、放疗引起的恶心、呕吐。疗效优于甲氧氯普胺。本品对多巴胺受体无阻止作用，故不引起锥体外系症状。口服后约 1.5 小时血药浓度达峰值，绝对生物利用度约为 60%。口服与静脉注射在体内的代谢相似，主要在肝中代谢。消除 $t_{1/2}$ 约为 3 小时，老年患者 $t_{1/2}$ 可延长至 5 小时。本品用于进行化疗和放疗时引起的恶心和呕吐。

用法用量 静脉注射、静脉滴注、口服：①高度催吐的化疗，成人，如顺铂在化疗前缓慢静脉注射或于化疗前 15 分钟内静脉注射本品 8mg，随后继续每小时输入 1mg，共 24 小时；或用 2 剂 8mg 的药物，间隔 4 小时缓

慢静脉注射或静脉滴注。上述两种用药方案结束后均应接着用药，每 8 小时口服 8mg，连用 5 日。②放化疗引起的恶心，呕吐，**成人**，每 8 小时口服 8mg，首次于治疗前 1~2 小时服用。**4 岁以上儿童**，可于化疗前 15 分钟静脉注射 5mg/m^2，接着 8 小时口服 4mg，连用 5 日。**老年人**，65 岁以上患者无需调整剂量及改变用药途径。

注意事项 ①对本品过敏者及哺乳期妇女、胃肠道梗阻者、腹部手术后禁用。②3 岁以下婴幼儿用药安全尚未确定。③使用过本品的注射器不得再用于注射其他药物。④严重肝功能损害者每日总剂量不应超过 8mg。⑤常有头晕、头痛、便秘、腹部不适、腹泻、脸面潮红、发热感等。⑥偶有转氨酶升高、支气管痉挛、呼吸功能受损等。

剂型规格 ①片剂：每片 4mg；8mg。②胶囊剂：每粒 4mg；8mg。③注射剂：每支 4mg（1ml）；4mg（2ml）；8mg（2ml）。

甲磺酸多拉西隆
Dolasetron Mesyiate

别名 多拉色创，Anemet，Anzemet

作用用途 本品为继奥坦西隆、格隆西隆和阿扎西隆之后的强效选择性 5-HT$_3$ 受体拮抗剂，具有强力结合 5-HT$_3$ 受体的作用，与培养的成神经细胞瘤-神经胶质瘤细胞中 5-HT$_3$ 受体的结合有高度亲和力。5-HT$_3$ 受体拮抗剂在人体中可能产生抗焦虑和抗精神病作用。本品与氟哌啶醇相似，能使 ECG 发生细微变化，包括 PR、Q-Tc、QRS 间隔延长与心搏率增加。适用于预防化疗、重复化疗和手术后引起的恶心和呕吐。

用法用量 ①口服：预防化疗引起的延迟性恶心和呕吐，每次 200mg，每日 1 次（每疗程最多为连续 4 日）。与肾上腺皮质激素类药物合用可增强疗效。②注射：预防肿瘤化疗引起的恶心和呕吐，化疗前 30 分钟静脉单次剂量 100mg（或 1.8mg/kg 体重）或化疗前 1 小时口服 200mg。肾功能或肝功能损害和老年患者的剂量无需调整。

注意事项 ①Q-Tc 间期明显延长、Ⅱ~Ⅲ级房室传导阻滞和在使用 Ⅰ 或 Ⅲ 类抗心律失常药的患者禁用。②电解质明显失调（低血钾、低血糖），有潜在心脏病和心脏病传导间期特别是 Q-Tc 间期延长病史的患者慎用。③正在服用利尿剂和其他能使 Q-Tc 间期延长的药物（如特非那定）患者慎用。④儿童适用，但对 2 岁以下的儿童尚无经验。⑤本品属妊娠 B 类药物。⑥最常见的不良反应有头痛、腹泻，偶有疲劳、眩晕和肝功能异常。

剂型规格 ①片剂：每片 50mg；100mg。②注射剂：每支 12.5mg（0.625ml，浓度为 20mg/ml），100mg（5ml）。

格拉司琼
Granisetron

别名 格兰西龙，格雷西龙，谷尼色创，凯特瑞，康

泉，枢星，Kytril

作用用途 本品是一种苗唑类强效的选择性外周和中枢神经系统 5-HT₃ 受体拮抗剂。与 5-HT₃ 受体的亲和力比与其他受体（包括 5-HT₁、5-HT₂、多巴胺 D₂、组胺 H₁、苯二氮䓬和阿片受体等）高 13000 倍。本品通过对肠部上端迷走神经和内脏传入神经元、孤束核和呕吐化学受体触发区的 5-HT₃ 受体的拮抗作用，阻止抗肿瘤药物和放疗引起的恶心和呕吐。临床用于防治化疗和放疗引起的恶心和呕吐。临床试验表明，本品对中等致吐的抗肿瘤化疗与昂丹司琼疗效相同，而对顺铂引起的高度呕吐，本品较昂丹司琼更为有效。

用法用量 口服 ①成人，每次 1mg，每日 2 次。②儿童，每次 20mg/kg，每日 2 次。一般化疗前 1 小时服用，第二次为 12 小时后服用。静脉注射：成人推荐剂量为 3mg，在化疗前 30 分钟应用，给药时间应超过 5 分钟，对恶心和呕吐的预防作过便可超过 24 小时，必要时可增加给药 1~2 次，每日最高剂量不超过 9mg。肝、肾功能不全者无需调整剂量。

注意事项 ①哺乳期妇女禁用。②对本品过敏者禁用。③孕妇和儿童慎用。④本品会减慢大肠蠕动，如有亚急性肠梗阻时应慎用。⑤本品不应与其他药物混合使用。⑥本品应临时配制，稀释后贮存时间在无菌、避光和室温条件下不超过 24 小时。

剂型规格 ①片剂：每片 1mg。②胶囊剂：每粒 1mg。③注射剂：每支 3mg（3ml）；1mg（1ml）。

托烷司琼
Tropisetron

别名 呕必停，托品西隆，托普西龙，Navoban

作用用途 本品为高选择性的外周神经元和中枢神经系统内 5-HT₃ 受体拮抗剂。某些药物，特别是抗癌药和放疗药可激发胃肠道黏膜释出 5-HT₃，诱导呕吐反射，造成呕吐。本品可选择性阻断这一反射中外周神经元的突触前 5-HT₃ 受体的兴奋，可直接影响中枢神经系统内对 5-HT₃ 受体传递的迷走神经传入后区的作用。口服后自胃肠道吸收迅速且完全首过作用小。本品消除 $t_{1/2}$，代谢正常者为 8 小时，代谢不良者，静脉给药后 30 小时，口服为 42 小时。剂量的 8%~9% 以原型、70% 以代谢物从尿中排出。15% 从粪中排出，几乎全部为代谢物。老年人用药后药动学参数与年轻人无异。临床用于化疗所致的呕吐和恶心。

用法用量 静脉滴注、口服：①成人：推荐剂量，每日 5mg，6 日为一疗程。第 1 日静脉给药，化疗前静脉滴注，将 5mg/ml 本品溶于 100ml 生理盐水或 5% 葡萄糖注射液中静脉滴注或缓慢静脉注射。第 2~6 日口服给药，每次 5mg，每日 1 次。亦可根据化疗方案调整剂量，于餐前 1 小时服用。口服剂应在早上起床时立即服用。②儿童：2 岁以上，0.2mg/kg，最高可达每日 5mg。第一天静脉给药，第 2~6 天口服给药，从安瓿中取适量本品

注射液，用橘子汁或可乐稀释后，在早餐前 1 小时服用。

注意事项 ①对本品过敏者和孕妇禁用。②哺乳期妇女和儿童暂不推荐使用。③高血压未控制的患者，日剂量不宜超过 10mg，以免引起血压进一步升高。④胶囊剂与食物同时服用时可使本品吸收略有延迟。⑤本品与利福平或其他肝酶诱导药物同时使用，可导致本品血药浓度降低，应适当增加剂量。⑥常见有头痛、便秘、头晕、疲劳、胃肠功能紊乱。⑦偶见有过敏反应。

剂型规格 ①片剂：每片 5mg。②胶囊剂：每粒 5mg。③注射剂：每支 5mg（1ml）。

雷莫司琼
Ramosetron

别名 奈西雅，盐酸雷莫色创，Nasea

作用用途 本品为选择性 5-HT₃ 受体拮抗剂。本品具有 5-HT₃ 受体拮抗作用，对周围 5-HT₃ 受体的抑制作用比中枢强，由于对周围 5-HT₃ 受体的阻断而抑制抗恶性肿瘤药物引起的呕吐。对中枢神经系统无影响。对使用顺铂诱发的呕吐，在出现呕吐之前或初次呕吐之后给予本品，均显示抑制作用。健康成人静脉给药 0.1~0.8mg 时血浆中原形药物浓度呈双相性降低，半衰期约为 5 小时。给药后 24 小时内药物以原形从尿中排泄，约为给药量的 16%~22%，连续用药未见蓄积性。适用于预防和治疗化疗药物引起的恶心、呕吐等消化道症状。

用法用量 静脉注射：成人，每次 300mg，每日 1 次。可按年龄、病情适当增减。而且疗效不明显时可追加 1 次给药，但总量不可超过每日 600mg。

注意事项 ①本品只限用于由抗恶性肿瘤药物（顺铂等）引起的剧烈恶心、呕吐。②老年人一般生理功能降低，应在密切监护下慎重给药。发现不良反应立即停药适当处理。③对妊娠的安全性尚未确定，对孕妇，只有治疗上的好处超过可能发生的不良影响时才可应用。④哺乳期妇女应用应停止喂奶。⑤小儿慎用（无使用经验）。⑥有时可出现头痛、腹泻、全身热感。偶有 GOT、GPT、γ-GTP 升高。⑦禁止与甘露醇注射液、布美他尼注射液、呋塞米注射液混合使用。另外，本品 1 个安瓿可与含有呋塞米 20mg 的呋塞米注射液（加入 200ml 生理盐水）混合使用。

剂型规格 注射剂：每支 0.3mg（2ml）。

帕洛诺司琼
Palonosetron

别名 止若，诺威，Aloxi

作用用途 本品为 5-HT₃ 受体抑制药，对 5-HT₃ 受体有高选择性拮抗作用，阻断肠道中迷走神经末梢，阻止信号传递到 5-HT₃ 受体触发区，减少呕吐和恶心的发生率，但对已发生的恶心、呕吐效果较差。本品的半衰期较长，故对化疗诱发的急慢性呕吐均有效。也用于预防手术后的恶心和呕吐。

用法用量 ①口服：术前 1~2 小时 1μg/kg。②**静脉注射**：化疗前约 30 分钟给药，单剂 250μg（30 秒注射完）。

注意事项 ①对本品过敏者禁用。②18 岁以下患者尚未确定疗效及安全性。③本品不宜与其他药物混合使用。④7 日内无需重复给药。

剂型规格 注射剂：每支 250mg（5ml）。

阿扎司琼
Azasetron

别名 苏罗同，邦悦，万唯，Serotone

作用用途 本品对 5-HT$_3$ 受体具有高亲和性，通过阻断腹部迷走神经向心性纤维上的 5-HT$_3$ 受体，抑制抗恶性肿瘤药诱发的恶心及呕吐。动物实验表明，本品具有速效性且可持续约 24 小时；比甲氧氯普胺约强 410 倍；比昂丹司琼约强 2 倍；与格拉司琼接近。本品主要经尿中排出，对顺铂引起呕吐的恶性肿瘤患者，静脉注射本品 10mg，$t_{1/2}$ 为 7.3 小时。本品适用于恶性肿瘤药（如顺铂）引起的消化系统症状，如恶心、呕吐等。

用法用量 ①口服：每次 1 片，每日 1 次，于化疗前 60 分钟口服。对高度催吐的化疗药引起的严重催吐，于化疗后 8~12 小时加服 5~10mg。②**静脉注射**：每次 10mg，每日 1 次。

注意事项 ①对本品过敏者、哺乳期妇女胃肠道梗阻禁用。②老年患者慎用。孕妇及可能妊娠的妇女仅在利大于弊时方可应用。没有儿童使用本品的经验。③不良反应有头痛、头重、焦燥感、口唇干燥、脸色苍白、心悸、寒战、全身倦怠感和皮疹。

剂型规格 ①片剂：每片 10mg。②注射剂：每支 10mg（2ml）。

阿瑞吡坦
Aprepitant

别名 Emend

作用用途 本品为神经激肽-1（NK-1）受体拮抗药（P 物质拮抗剂），治疗由 P 物质介导的疾病。本品与 5-HT$_3$ 受体抑制药（如昂丹司琼）及地塞米松合用，可进一步减轻顺铂诱发的急性和延迟性呕吐。单用本品有一定的预防作用还可用于重度抑郁症（伴焦虑）。

用法用量 口服：①化疗诱发的恶心、呕吐首日 125mg，第 2~3 日，80mg，均为化疗前 1 小时服用。②用于重度抑郁：每次 300mg，每日 1 次。

注意事项 ①对本品过敏者禁用。②肝功能不全者慎用。③尚缺乏明确的不良反应报道。

剂型规格 胶囊剂：每粒 80mg；125mg。

硫乙拉嗪
Thiethylperazine

别名 硫乙哌丙嗪，吐来抗，Torecan

作用用途 本品为噻嗪类抗多巴胺止吐药。能抑制催吐化学敏感区和呕吐中枢而产生镇吐作用。用于治疗全身麻醉或眩晕所致的恶心和呕吐，对吗啡和哌替啶所产生的恶心、呕吐较有效。对于因放射线照射或应用氮芥等细胞毒性药物所致的呕吐亦有效。临床用于类似内耳眩晕症的一系列疾病的治疗，效果较好，但不适用于防止晕动症。

用法用量 口服：每次 10mg，每日 10~30mg。

注意事项 ①孕妇慎用，患癫痫的孕妇、儿童、昏迷及严重抑郁患者禁用。②偶见倦怠、眩晕、口鼻干燥、心搏过速和食欲缺乏等。③可出现锥体外系的兴奋症状（如斜颈、咽下困难），静坐不能或类似震颤麻痹的症状，儿童和妇女特别敏感。这些症状，大多在治疗后 1~2 日出现，停药后可自行消失。④如用于制止全身麻醉药醒后的恶心、呕吐，必须在麻醉终了以后才能给本品，以避免可能产生的麻醉苏醒延迟。⑤与中枢抑制药合用时，必须特别注意。

剂型规格 片剂：每片 10mg。

维生素 B$_6$
Vitamin B$_6$

别名 吡多辛，Pyridoxine

作用用途 本品参与氨基酸及脂肪的代谢，用于防治因服大量异烟肼而引起的外周神经炎，减轻氮芥类药物引起的胃肠道反应。可用于妊娠期呕吐、糙皮病（与烟酰胺合用）。可刺激白细胞的生成，用于：①白细胞减少症。②婴儿惊厥或给孕妇服用以预防婴儿惊厥。③防治因大量或长期服用异烟肼、肼屈嗪等引起的周围神经炎、失眠、不安。④减少抗癌药和放疗引起的恶心呕吐或妊娠呕吐。

用法用量 ①口服：每次 10~20mg，每日 3 次。②**皮下注射、肌内注射、静脉滴注**：每次 50~100mg，每日 1 次。治疗白细胞减少症时，以本品 50~100mg，加入 5% 葡萄糖注射液 20ml 中，作静脉注射，每日 1 次。皮下注射、肌内注射、静脉滴注用于环丝氨酸中毒的解毒时，每日 300mg 或 300mg 以上。用于异烟肼中毒解毒时，每 1g 异烟肼给 1g 维生素 B$_6$ 静注。

剂型规格 ①片剂：每片 10mg。②注射剂：每支 25mg（1ml）；50mg（1ml）；100mg（2ml）。

盐酸地芬尼多
Difenido Hydrochloride

别名 戴芬逸多，二苯哌丁醇，眩晕停，Vontrol

作用用途 本品可改善椎底动脉供血不全，对前庭神经系统有调节作用，对各种中枢性、末梢性眩晕有治疗作用，有镇吐及抑制眼球震颤作用，可抗运动病。本品还有弱的周围性抗 M 胆碱作用。在临床用于多种疾病引起的眩晕、呕吐（例如椎底动脉供血不全、梅尼埃病、自主神经功能紊乱、高血压、低血压、颈性眩晕、外伤或药物中毒）、手术麻醉后的呕吐；对运动病有预防和治疗作用。

用法用量 ①口服：成人，每次 25 ~ 50mg，每日 3 ~ 4 次。剂量可达每 4 小时 50mg。

注意事项 ①对本品过敏者、肾功能不全者禁用。②青光眼、胃肠道或泌尿道梗阻性疾病及心动过速时需慎用。③有口干和轻度胃肠不适，停药后即可消失。④偶有幻听、幻视、定向力障碍、精神错乱、嗜睡、不安、一过性低血压、头痛和皮疹。

剂型规格 ①片剂：每片 25mg。

溴米因
Bromosovol and Procaine

别名 爱茂尔，Emolum

作用用途 本品为溴米那与普鲁卡因的复方制剂，具有镇静、镇吐和轻度催眠作用。主要用于妊娠呕吐、神经性呕吐、呃逆症，以及晕车、晕船等引起的呕吐。

用法用量 皮下注射或肌内注射：每次 2ml，必要时用。对顽固性呕吐可适当增加剂量及次数。

注意事项 ①对本品及普鲁卡因过敏者禁用。②孕妇、哺乳期妇女、肝肾功能不全者慎用。③不良反应为轻度倦睡、虚弱。与中枢神经系统镇静药、三环类抗抑郁药合用可引起嗜睡。④与肝药酶诱导剂合用可加速本品的代谢。

剂型规格 注射剂：每支 2ml（含盐酸普鲁卡因 3mg，溴米那 2mg，苯酚 6mg）。

屈大麻酚
Dronabinol

别名 A-9-THC

作用用途 本品为人工合成药物，是存在于大麻中的主要精神活性物质。本品的非治疗作用与大麻及其他具有中枢作用的大麻酚类基本相同。本品有广泛的首过作用，口服后全身利用度仅为静脉注射给药的 10% ~ 20%，分布容积约为血浆体积的 100 倍。本品的主要活性代谢物 11-羟基四氢大麻醇的血浆浓度与其母体大致相同，因此长期使用本品可引起本品及其代谢物蓄积中毒，并可产生躯体及精神依赖性。用于常规止吐药治疗无效的化疗引起的恶心及呕吐。

用法用量 口服：于化疗前 1 ~ 3 小时服用 5mg/m²，每日 4 ~ 6 次，化疗后每 2 ~ 4 小时给药 1 次。如 5mg/m² 无效，也无明显不良反应，其剂量可酌情增加至最大剂量，每次 15mg/m²。

注意事项 ①哺乳期妇女禁用。②非癌症化疗引起的恶心和呕吐患者禁用。③对屈大麻酚或大麻油过敏的患者禁用。④孕妇或心脏病和高血压患者慎用。⑤正在使用其他抗精神药物的患者慎用。⑥驾驶或操作机械者在用药期间应注意。⑦常见中枢神经系统不良反应，如倦睡、眩晕、思维模糊、感觉与知觉功能紊乱。其中经常笑、得意和认识加深发生率较高，可占服用本品者的 24%。⑧本品不能与乙醇、镇静药、催眠药或其他致幻药合用。

剂型规格 胶囊剂：每粒 2.5mg；5mg；10mg。

大麻隆
Nabilone

别名 纳必隆，Cesamet，Lilly，Nabilonum

作用用途 本品为人工合成的大麻酚类药物，具有四氢大麻酚的某些药理活性，并无天然大麻酚样的心动过速和心血管不良反应。本品的止吐作用强于丙氯拉嗪，实验提示其作用部位在前脑和延髓，与常用的止吐药不同。本品与其他大麻酚有交叉耐受性，亦能引起欣快，减少唾液分泌。本品口服或胃肠道给药均有效。主要用于癌症患者化疗时引起的严重恶心和呕吐。

用法用量 口服：每次 1mg，每日 2 次。

注意事项 ①肝功能损害者禁用。②使用中枢神经系统抑制剂和有精神病史者慎用。③不良反应有口干、倦睡、眩晕、共济失调、头痛、视觉模糊、睡眠障碍、体位性低血压、幻觉及定向力障碍等。

剂型规格 胶囊剂：每粒 1mg。

三、催吐药

催吐药能兴奋催吐化学敏感区（如阿扑吗啡），或是由于刺激消化道反射性地兴奋呕吐中枢而引起呕吐的药物（如硫酸铜）。临床主要用于中毒急救时催吐。

阿扑吗啡
Apomorphine

别名 去水吗啡

作用用途 本品能直接刺激大脑髓质，包括前庭中枢，兴奋延脑催吐化学敏感区引起呕吐。注射本品约 5 ~ 15 分钟先发生恶心，继发脑贫血、面色苍白和呕吐。本品为催吐药，用于中毒及不能施行洗胃术的患者。

用法用量 皮下注射：成人，每次 2 ~ 5mg，总量 5mg。小儿，每次 0.07 ~ 0.1mg/kg 体重。

注意事项 ①已昏迷或有严重呼吸抑制者忌用。②遇有心力衰竭或心衰先兆、腐蚀性中毒、张口反射抑制、醉酒状态明显、癫痫发作先兆、休克前期应慎用或禁用。③有昏睡、晕厥、疲倦无力和直立性低血压等不良反应。④避光密闭贮存，药液如变为绿色不应再用。

剂型规格 注射剂：5mg（1ml）。

第五节 止 泻 药

止泻药是对症治疗药。主要通过减少肠道蠕动或保护肠道免受刺激达到止泻作用。腹泻是多种疾病的症状，治疗时应采取针对病因治疗。剧烈而持久的腹泻，可引起脱水和电解质紊乱，可在对症治疗的同时，适当给予止泻药。常用止泻药有：咯哌丁胺、复方地芬诺酯、蒙脱石、鞣酸蛋白、复方樟脑酊等。

复方地芬诺酯
Compound Diphenoxylate

别名 复方苯乙哌啶，氰苯哌酯，止泻宁

作用用途 本品对肠道作用类似吗啡，可直接作用于肠平滑肌，通过抑制肠黏膜感受器，消除局部黏膜的蠕动反射而减弱肠蠕动，同时可增加肠的节段性收缩，使肠内容物通过延迟，从而促进了肠内水分的吸收。用于急、慢性功能腹泻及慢性肠炎等。大剂量（每次 40~60mg）可产生欣快感，长期服用可致依赖性（但用常量与阿托品合用进行短期治疗，则产生依赖性的可能性很小）。常用本品盐酸盐。

用法用量 成人 口服：每次 1~2 片，每日 2~3 次；首剂加倍，至腹泻被控制时，应即减少剂量。

儿童 口服：8~12 岁，每次 1 片，每日 4 次；6~8 岁，每次 1 片，每日 3 次；2~5 岁，每次 1 片，每日 2 次。

注意事项 ①2 岁以下小儿禁用，新生儿和幼儿可引起呼吸抑制。②肝病及正在服用成瘾性药物患者应慎用。③服药后偶见口干、腹部不适、恶心、呕吐、思睡、烦躁、失眠等，减量或停药后即消失。④可增强巴比妥类、阿片类及其他中枢抑制药的作用，故不宜合用。

剂型规格 ①片剂：每片 5mg。②复方地芬诺酯片（复方苯乙哌啶，Lomotil）：每片含盐酸地芬诺酯 2.5mg，硫酸阿托品 0.025mg。

洛哌丁胺
Loperamide

别名 苯丁哌胺，腹泻啶，氯苯哌酰胺，罗宝迈，易蒙停，Blox，Elcoman，Imodium，Loperin，Suprasec

作用用途 本品对肠道平滑肌的作用与阿片类及地芬诺酯相似。可抑制肠道平滑肌的收缩，减少肠蠕动，延长食物在小肠的停留时间，促进水、电解质及葡萄糖的吸收，对前列腺素、霍乱毒素和其他肠毒素引起的肠过度分泌有显著抑制作用，但治疗剂量时不影响胃酸的分泌。本品口服吸收约40%，达峰时间 4~6 小时；大部分自肠道排泄，尿中排泄约占 5%~10%。$t_{1/2}$约为 7~15 小时。适用于急性腹泻以及各种病因引起的慢性腹泻，如溃疡性结肠炎，克罗恩病，非特异性结肠炎，肠易激综合征，短肠综合征等。对胃肠部分切除术后和甲状腺功能亢进引起的腹泻也有较好疗效。本品尤其适用于临床上应用其他止泻药效果不显著的慢性功能性腹泻。常用本品盐酸盐。

用法用量 口服：成人，首次 4mg，以后每腹泻一次再用 2mg，直至腹泻停止或用量达每日16~20mg，连续 5 日，若无效则停服。儿童，首次服 2mg，以后每腹泻一次服 2mg，至腹泻停止，最大用量为每日 8~12mg。空腹或饭前 0.5 小时服药可提高疗效。慢性腹泻，待显效后，成人，每日给予 4~8mg 长期维持。

注意事项 ①1 岁以下儿童和孕妇禁用。②需促进肠蠕动者禁用。③肠梗阻、便秘、胃肠胀气、溃疡性结肠炎的急性发作不宜用本品。④严重中毒性或感染性腹泻慎用，以免止泻后加重中毒症状。重症肝损害者慎用。因用抗生素而导致伪膜性大肠炎患者不宜用。⑤副作用轻微，主要有皮疹、瘙痒、口干及腹胀、恶心、食欲不振，偶见呕吐，也可有头晕、头痛、乏力。

剂型规格 ①胶囊剂：每粒 1mg；2mg。②颗粒剂：每袋 1mg（1g）。③溶液剂：每支 0.2mg（1ml）。

消旋卡多曲
Racecadotril

别名 杜拉宝，丰海停，海兰赛，莫尼卡，Hidrasec，Tiorfan

作用用途 本品是一种脑啡肽酶抑制剂，具有抗腹泻作用。其作为前体药，口服后迅速水解为活性代谢物（硫泛），后者具有抑制脑啡肽酶活性的作用，使得脑啡肽抑制分泌作用延长，分泌进入肠腔的水、电解质减少。用于治疗腹泻，包括急性腹泻、与人免疫缺陷病毒（HIV）感染或艾滋病（AIDS）有关的慢性腹泻，也可与洛哌丁胺合用治疗依立替康所致腹泻。本品静脉注射可用于阿片类物质的戒断症状。

用法用量 口服：目前还未确定各适应证的最佳剂量。①急性腹泻，成人，常用有效剂量为每次 100mg，每日 3 次，饭前服用。②与 HIV 感染或 AIDS 有关的慢性腹泻，每次 100~300mg，每日 3 次。儿童（3 个月~10 岁），腹泻时，每次 1.5mg/kg，每日 3 次，直至恢复，或持续 5 日。

注意事项 ①对本品及依卡曲尔有过敏史者禁用。②下列情况慎用：肠道功能紊乱者、痢疾综合征伴血便或发热者、脱水者。③不良反应：有时出现头昏、头痛、胃肠道不适等。

剂型规格 ①片剂：每片 30mg；100mg。②胶囊剂：每粒 100mg。

西兰司琼
Cilansetron

作用用途 本品主要治疗以腹泻为主要症状的肠易激综合征（IBS）。

用法用量 口服：用于肠易激综合征，有效量为每次1mg、2mg、4mg、8mg或16mg，每日3次。

注意事项 ①禁忌证如下：对本品过敏者、活动性憩室炎、缺血性结肠炎、便秘或长期、严重便秘病史、有肠梗阻和肠狭窄、中毒性巨结肠胃肠穿孔和（或）胃黏连病史者、患有或曾有克罗恩病或溃疡性结肠炎者。②孕妇、哺乳期妇女、儿童的用药安全性尚未确定。③不良反应：便秘、腹痛、胃肠胀气、有出现疑似缺血性结肠炎的报道。④若出现突发性直肠出血或腹痛突然加重，应停药。

剂型规格 片剂：每片2mg。

鞣酸蛋白
Tannalbin

作用用途 本品服后在胃内很稳定，不易分解，在肠内遇碱性肠液则分解出鞣酸，使蛋白凝固，有收敛止泻作用。本品用于急性肠炎、非细菌性腹泻。

用法用量 口服：成人，每次1~2g，每日3次，空腹服。儿童（2~7岁），每次200~500mg，每日3次。

注意事项 ①本品能影响胰酶、胃蛋白酶、乳酶生等的药效，不宜同服。②治疗菌痢时，应先控制感染。③过量服用可引起便秘。

剂型规格 片剂：每片250mg；500mg。

蒙脱石
Smectite

别名 复合硅铝酸盐，双八面体蒙脱石，思密达，必奇，肯特令，思克特，Smecta-A，Montmorillonite

作用用途 本品主要成分为双八面体蒙脱石，有层纹状结构和非均匀性电荷分布，对消化道的病毒、病菌及其产生的毒素具有极强的选择性固定、抑制作用。对消化道黏膜有很强覆盖能力，并通过与黏滞糖蛋白相互结合，从质和量两方面修复黏膜屏障，提高其对攻击因子的防御功能。不进入血液循环系统，6小时以后连同所固定的攻击因子随消化道蠕动排出体外。用于胃内容物食管反流、食管炎、胃炎、结肠炎、肠道易激综合征的治疗。也可用于成人及儿童急、慢性腹泻。

用法用量 ①口服：1岁以下，每日1袋，分3次服；1~2岁，每日1~2袋，分2次服；2岁以上，每次1袋，每日2~3次。成人，每次1袋，每日3次。服用时倒入温开水适量，摇匀后服。②保留灌肠法：每次1~3袋，倒入50~100ml温水中，每日1~3次。③混悬剂：儿童，1岁以下，每次10ml，每日3次；1~2岁，每次

10~20ml，每日3次；2岁以上，每次20~30ml，每日3次。成人，每次30ml，每日3次。

注意事项 ①治疗急性腹泻时，应注意纠正脱水。②如出现便秘，可减少剂量，继续治疗。③胃炎、结肠炎、肠易激综合征患者饭前服用。④腹泻患者宜于两餐间服用。⑤治疗急性腹泻时，可立即服用，且剂量加倍。⑥如需服用其他药物，建议与本品间隔一段时间。⑦胃内容物食管反流、食管炎患者饭后服用。⑧治疗结肠炎、肠易激综合征时也可用保留灌肠法。

剂型规格 ①粉剂：每袋含双八面体蒙脱石微粉（颗粒直径1~3μm）3g，单水葡萄糖749mg、单水糖精钠7mg、香兰素4mg。②混悬剂：1g（10ml）

迪克
Decta

作用用途 本品为消化道病原清除剂和黏膜保护剂。具有吸附及清除细菌作用，能够中和细菌毒素，抑制致病菌的传播和增殖，增强消化道黏膜屏障作用，促进上皮组织的再生，从而控制胃肠道炎症的发生和发展。用于肠道疾病，如细菌或病毒性肠炎或慢性腹泻、肠易激综合征、消化道溃疡、反流性食管炎。

用法用量 口服：每次3~6g，每日3次。

注意事项 ①肾功能不全者慎用。②伴脱水患者应在补液同时使用。

剂型规格 粉剂：每包3g，主要成分为氢氧化铝、碳酸镁的干燥凝胶剂。

口服补液盐
Oral Rehydratine Salt

作用用途 本品用于体液补充，调节钾、钠、电解质、水及酸碱平衡。用于各种原因引起的腹泻、呕吐所致的脱水症，特别适用于小儿。

用法用量 口服：将1袋本品溶于500ml温开水中，根据脱水情况，遵医嘱服用。

注意事项 ①肾功能不全者慎用。②腹泻停止后即停服。③严重脱水者应及时给予静脉补液。

剂型规格 散剂：每包13.95g。含葡萄糖10g，氯化钠1.75g，氯化钾0.75g，枸橼酸钠（或碳酸氢钠）1.45g。

复方樟脑酊
Compound Camphor Tincture

作用用途 本品能增加肠纵肌的张力，抑制环行肌和纵肌的推进收缩，从而抑制肠蠕动，产生止泻作用。另外，还有轻度镇咳作用。用于非细菌性严重腹泻、腹痛。

用法用量 口服：成人，每次2~5ml，每日3次；小儿，每次0.04~0.6ml/kg体重。

注意事项 ①孕妇及哺乳期妇女禁用。②急性细菌感染引起的腹泻要慎用，小儿服药时不要超过剂量。③可引起便秘、呕吐、眩晕，大量可引起类似吗啡中毒。

剂型规格 酊剂：每毫升含阿片酊 0.05ml，樟脑 3mg，苯甲酸 5mg，八角茴香油 0.003ml，乙醇加至 1ml。

药用炭
Medicinal Charcoal

别名 活性炭，Charcoal

作用用途 本品为吸附剂。能吸附肠内毒物和气体，减少毒物在肠内吸收和对肠黏膜的刺激。另外，活性炭是极细而不溶于水的粉末，也有机械性的保护作用，能减少肠蠕动而止泻。可用于腹泻、误服毒物、胃肠气胀等。

用法用量 口服：每次 1~4g，每日 2~3 次，饭前服。

注意事项 ①本品对蛋白酶、维生素等也有吸附作用，故不宜与上述药物同服。②久服本品可能出现营养不良。

剂型规格 ①片剂：每片 150mg；300mg；500mg。②胶囊剂：每粒 300mg。③粉剂：每袋 500mg。

第六节　泻　药

泻药是能增加肠内水分，促进蠕动、软化粪便或润滑肠道促进排便的药物。临床主要用于功能性便秘。

用于功能性便秘的泻药分为三类。①容积性泻药：为非吸收的盐类和食物性纤维素等，如硫酸镁、硫酸钠、乳果糖、车前番泻颗粒、甲基纤维素等。②接触性泻药：如比沙可啶、酚酞等。③滑润性泻药：如液状石蜡、甘油等。

硫酸镁
Magnesium Sulfate

别名 硫苦，泻盐，Epsom Salt

作用用途 本品根据给药途径不同而表现出不同的药理作用。①导泻作用：本品口服不被肠道吸收，在肠内形成一定的渗透压，使肠内保持有大量水分，刺激肠道蠕动而排便。如服下的硫酸镁水溶液过浓，则排便时间迟缓（服 20% 硫酸镁 100ml，要经较长时间才能排便，而服 5% 硫酸镁 400ml，约经 2~4 小时可排便），故服硫酸镁导泻时，宜同时多饮水。但如要排除体内过多水分，以用浓液为妥。②利胆作用：口服 33% 硫酸镁溶液，或用导管直接灌入十二指肠，可刺激十二指肠黏膜，反射性地引起总胆管括约肌松弛、胆囊收缩，促进胆囊排空，产生利胆作用。③对中枢神经系统的作用：注射本品，提高细胞外液中镁离子浓度，可抑制中枢神经系统，产生镇静、镇痉、松弛骨骼肌的作用，也能降低颅内压。④对心血管系统的作用：注射给药，过量镁离子可直接舒张外周血管平滑肌，使血管扩张，血压下降。⑤消炎去肿：本品 50% 溶液外用热敷患处，有消炎去肿的作用。临床用于：便秘，肠内异常发酵；阻塞性黄疸及慢性胆囊炎；惊厥、子痫、尿毒症、破伤风、高血压脑病、急性肾性高血压危象；发作频繁而其他治疗效果不好的心绞痛患者，对伴有高血压的患者效果较好；外用热敷消炎去肿。

用法用量 ①口服：导泻，每次 5~20g，一般于清晨空腹服，同时饮水 100~400ml，也可用水溶解后服用。利胆，每次 2~5g，每日 3 次，饭前或两餐间服。也可服用 33% 溶液，每次 10ml。②**肌内注射、静脉滴注或静脉**注射：抗惊厥、降血压等，肌内注射 25% 溶液，每次 4~10ml；或将 25% 溶液 10ml 用 5%~10% 葡萄糖注射液稀释成 1% 或 5% 溶液后静脉滴注。治心绞痛，可将 10% 溶液 10ml 用 5%~10% 葡萄糖注射液 10ml 稀释后缓慢静脉注射，每日 1 次，连用 10 日。

注意事项 ①肠道出血患者、急腹症患者、孕妇、经期妇女，禁用本品导泻。②中枢抑制药中毒患者不宜使用本品导泻排除毒物，以防加重中枢抑制。③肾功能不全者用量应酌减。④下列情况应慎用注射剂：心脏传导阻滞、心肌损害、严重肾功能不全、呼吸道疾病。⑤导泻时如服用大量浓度过高的溶液，可能自组织中吸取大量水分而导致脱水。⑥因静脉注射较危险，应由有经验医生掌握使用，注射须缓慢，并注意患者的呼吸与血压。如有中毒现象，可用 10% 葡萄糖酸钙注射液 10ml 静脉注射，以行解救。

剂型规格 ①白色合剂：硫酸镁 30g，轻质碳酸镁 5g，薄荷水适量，配成 100ml，每次 15~30ml。②一、二、三灌肠剂：50% 硫酸镁溶液 30ml，甘油 60ml，蒸馏水 90ml 配成。③注射剂：每支 1g（10ml）；2.5g（10ml）。

硫酸钠
Sodium Sulfate

别名 畅乐，马牙硝，芒硝，皮硝，朴硝，Natrii Sulfas，Sodium，Sulphate

作用用途 本品为容积性泻药，不易被肠壁吸收而又易溶于水，通过肠道容积而扩张、刺激肠壁，反射性使肠蠕动增加而发挥导泻作用。其导泻作用较硫酸镁弱且无高血镁所致的不良反应。本品还有拮抗钡离子，阻断其毒性作用。外用热敷还可消炎去肿。

用法用量 （1）口服：导泻。①散剂：每次 5~20g，加 250ml 温水于清晨空腹服用，每日 10~30g。②肠溶胶囊剂：每次 5g，每日 1~3 次。（2）洗胃：解除钡中毒：可用 2%~5% 的硫酸钠洗胃，然后将 10% 硫酸钠 150~300ml 内服或注入胃中。（3）外用：①皮肤被钡盐灼伤或污染：用 2%~5% 硫酸钠溶液冲洗。②消炎去肿：用

12% ~ 15% 的外用溶液局部热敷或洗涤。

注意事项 ①孕妇、充血性心力衰竭者、水肿患者禁用。②严重心、脑、肺、肾疾病患者，全身重度衰竭者，年老体弱及经期妇女慎用。③用于治疗金属钡中毒时，除静脉给予硫酸钠外，尚需同时给予氯化钾及大量输液，以减轻低钾血症。

剂型规格 ①散剂：每袋 500g。②胶囊剂：每粒 1g。③溶液剂：12% ~ 15%。④注射剂：每支 2g（20ml）；2.5g（10ml）。

酚酞
Phenolphthalein

别名 非诺夫他林，酚酞，Axone，Phenaloin

作用用途 本品口服后在肠内遇胆汁及碱性液形成可溶性钠盐，刺激结肠黏膜，作用于肠平滑肌，促进其蠕动，阻止肠液被肠壁吸收起缓泻作用。同时又能促进液体与离子在肠内积聚而加快致泻作用。由于小量吸收后（约15%）进行肠肝循环的结果，其作用可维持 3~4 日。用于习惯性、顽固性便秘。

用法用量 口服：成人，每次 50 ~ 200mg，根据患者情况而增减。一般应睡前服用，服药后经 8 小时排便。2~5 岁儿童每次 15~20mg，6 岁以上儿童每次 25~50mg。

注意事项 ①婴儿禁用。②幼儿及孕妇慎用。③偶能引起皮疹；也可出现过敏反应、肠炎、皮炎及出血倾向等。④本品如与碳酸氢钠及氧化镁等碱性药并用，会引起变色。

剂型规格 ①片剂：每片 50mg；100mg。②果导片：每片 50mg（睡前服 1~2 片）。③栓剂：每枚 100mg。

蓖麻油
Castor Oil

别名 蓖麻子油，Laxopol，Ricifruit

作用用途 本品口服后经胃无变化，至小肠遇碱性液，水解释出刺激性的蓖麻油酸，刺激小肠而致泻下。同时碱化后残留的油，润滑肠内容物，使粪便易于排出。临床用于习惯性便秘、急性胃肠炎等。

用法用量 口服：每次 5~20ml（小儿 2~4ml）。服后 2~6 小时即见效，泻时无腹痛。

注意事项 ①对盆腔有反射性充血作用，故妊娠期及有腹部炎症者忌用。②月经期妇女和孕妇忌用。③服用本品排便后可有短期便秘，且有刺激性，不宜反复应用。

剂型规格 溶液剂：每瓶 100~500ml。

甘油
Glycerol

别名 丙三醇，Glycerin

作用用途 本品能润滑并刺激肠壁，软化大便易于

排出。便秘时可用本品栓剂或 50% 溶液灌肠。本品可提高血浆渗透压，可作为脱水剂，用于降低颅内压和眼压。外用有吸湿作用，并使局部组织软化，用于冬季皮肤干燥皱裂等。

用法用量 ①**直肠给药**：便秘，使用甘油栓，每次 1 枚，塞入肛门内（成人，用大号栓；小儿，用小儿栓），对小儿及年老体弱者较为适宜。可用本品 50% 溶液灌肠。②**口服**：降眼压和降颅内压，口服 50% 甘油溶液（含 0.9%氯化钠），每次 200ml，每日 1 次，必要时每日 2 次，但要间隔 6~8 小时。

注意事项 ①甘油栓遇热易熔化，应于 25℃ 以下保存。②口服有轻微副作用，如头痛、咽部不适、口渴、恶心、呕吐、腹泻及血压轻微下降等。空腹服用副作用较明显。

剂型规格 栓剂：含甘油约 90%（由硬脂酸钠为硬化剂，吸收甘油而制成）。大号栓，每个约重 3g；小号栓，每个约重 1.5g。

液状石蜡
Liquid Paraffin

别名 石蜡油，Mineral Oil

作用用途 本品为润滑性缓泻药，服用后在肠道内不被吸收，对肠壁及粪便起润滑作用，能使粪便稀释变软，使粪便易于排出。用于慢性便秘。

用法用量 口服：每次 15~30ml，每日 15~30ml，睡前服用。

注意事项 ①婴、幼儿禁用。②忌与辛丁酯磺酸钠等润湿性泻药并用，因可促使本品吸收，产生不良反应。③久用会妨碍脂溶性维生素（维生素 A、D、E、K）和钙、磷的吸收。④防止误入气管，发生吸入性类脂性肺炎。

剂型规格 溶液剂：每瓶 100~500ml。

开塞露
Kaisailu

作用用途 本品系山梨醇、硫酸镁或甘油的复方溶液制剂，按一定量（20ml）装入特制的塑料瓶内备用。本品能刺激直肠壁，反射性地引起排便，并有润滑作用。用于轻度便秘。

用法用量 直肠给药：用时将塑料瓶顶端刺破，外面涂油脂少许，缓缓插入肛门，然后将药液挤入直肠内。成人，每次 20ml（1 瓶），小儿酌减。

剂型规格 ①开塞露：含山梨醇 45% ~ 50%（g/g），硫酸镁 10%（g/ml），尼泊金乙酯 0.05%，苯甲酸钠 0.1%。②开塞露：含甘油 55%（ml/ml）。

润肠颗粒
Agiocur

作用用途 本品为调节粪便用的成形剂和膨胀剂，

以生理学方法来调节肠道功能，其作用取决于植物的膨胀剂和润滑剂。本品所含车前子及其外壳为膨胀物。在膨胀时通过以下作用调节紊乱的肠功能：增加肠容量的体积；增加粪便的含量使粪便变松；通过吸收液体使水质粪便变硬，从而调节粪便频率、稠度和重量及通过体积扩张来调节通过时间。本品用于治疗不规则的排便（腹泻、便秘）、肠易激综合征（结肠痉挛）、肠憩室和肠瘘。也作为 Crohn 病的支持疗法。对长期卧床患者、手术后、痔疮和怀孕引起的便秘也可用本品来进行调节。

用法用量 口服：成人，每次 2 茶匙，晚餐后服，必要时可以早餐前加服 1 茶匙。如有腹泻倾向，应在开始治疗的 1~2 日，每次 2 茶匙，每日 3 次，必要时可以每次 1 茶匙，每日 3 次继续治疗。儿童，用量为成人的 1/2。服用本品时应充分饮水，不要咀嚼。

注意事项 ①对怀疑或确诊有肠梗阻或胃肠道（尤其在食道部位）狭窄者禁用。②治疗初期会加剧胃肠气胀和膨胀感，继续治疗会自行消失。③对本品无效的严重和持续腹泻，应检查病因并检测电解质，特别是钾的情况。④本品不能同时与下列药物服用：地芬诺酯、洛哌丁胺、氢氧化铝及阿片制剂，以免引起肠梗阻。

剂型规格 颗粒剂：每瓶 100g。每 100g 中含车前子 85g，车前子外壳 2.2g，蔗糖适量。

磷酸钠溶液
Sodium Phosphate Solution

别名 辉力，辉力灌肠剂，今辰清 Fleet

作用用途 本品的活性成分为磷酸钠盐，可在肠道内解离成相对不吸收的阴离子和阳离子，从而形成肠道内的高渗环境，大量水分进入肠内，并使结肠内压力升高，同时增加大便含水量，软化大便。两种作用联合，刺激排便反应。增加肠动力，达到清理肠道的效果。本品使用后 2~5 分钟即可引发强烈的排便反应。同时，不引起腹部疼痛和痉挛。本品与口服泻药不同，只在结肠发挥作用，而不影响胃肠道系统其他功能。临床用于解除偶然性的便秘，直肠检查前灌肠清洁肠道。

用法用量 ①口服：用于肠道准备时服药一般分两次，每次 45ml。第一次在操作或检查前一天晚上 7 点，用 750ml 以上温凉水稀释后服用。第二次服药在操作或检查当天早晨 7 点或遵医嘱，同法同第一次。建议在可承受范围内多饮水。②直肠给药：成人及 12 岁以上儿童，每次 1 瓶，每日 1 次，或遵医嘱。

注意事项 ①本品禁止用于先天性巨结肠患者、肠梗阻患者、肛门闭锁患者、充血性心力衰竭、肾功能损伤者、有过电解质紊乱者、结肠造口术者，或者正服用可能影响电解质平衡的药物（如利尿药）。②禁用于 2 岁以下儿童不推荐 12 岁以下儿童使用。③孕妇和哺乳期妇女禁用。④过量使用可能导致低血钙、高磷酸盐血、高血钠、脱水及酸中毒。

剂型规格 ①溶液剂：每瓶 90ml/瓶，含磷酸二氢钠 43.2g，磷酸氢二钠 16.2g。②灌肠剂：每瓶 133ml（可用体积 118ml，其中含有水合磷酸二氢钠 19g、七水合磷酸氢二钠 7g）。

车前番泻颗粒
Plantain and Senna Granules

别名 艾者思，导肠粒，车前番泻复合颗粒，舒立通

作用用途 本品是提取中药卵叶车前草种子及果壳和番泻叶果实的有效成分而制得的颗粒剂。卵叶车前草的种子及果实中含有纤维，在肠道中遇水膨胀形成黏液团，使大肠内粪便膨胀软化，易于排出。番泻果实中含有苷类物质，对肠道有轻微刺激作用，促使肠道蠕动。两者协同，可产生温和的缓泻作用。用于成人便秘，老年人肌张力降低引起的便秘；及痔疮病人的便秘。

用法用量 口服：用足够量的水冲服，不要咀嚼。成人，每次 1 袋（5g），1~2 次。通常情况下，晚餐后服 1 袋，如有必要，可在早餐前吞服 1 袋。

注意事项 ①怀疑或确诊有肠梗阻或胃肠道，尤其是食管狭窄者禁用肠梗阻，狭窄，张力缺乏，炎症性结肠病禁用。②本品服药后，一般 24~36 小时才见效。③服药时应充分饮水。④不良反应：治疗初期可有胃肠胀气和膨胀感，继续治疗会自行消失。

剂型规格 颗粒剂：每袋 5g（每 100g 中含卵叶车前草种子 52g，卵叶车前草果实 2.2g，番泻果实 12.4g）。

葡甘聚糖胶囊
Polygluosan Capsules

别名 通泰

作用用途 本品为天然高分子多糖类聚合物，不会被人体消化酶分解，分子中含有较多的游离羟基与水分子成氢键结合，溶于水成为胶冻状，体积膨胀 80~100 倍，与肠道内容物融合成滋润状态，体积增大，引起反射性排便。另外，大肠内细菌分泌的酶还将本品水解，可产生对人体无害的内源性有机酸直接作用于肠黏膜的感觉神经末梢，促进肠壁生理性蠕动，激发肠酶的活性，导致排便自然畅通，清除肠壁内的沉积废物，减少对粪便毒素的吸收而达到通便功效。本品还有降血脂和降血糖的作用。适用于老年性便秘、习惯性便秘、高脂血症和糖尿病。尤其适用于年老体弱、糖尿病及高血压患者的便秘。

用法用量 口服：①便秘 成人，每次 2~4 粒，每日 3 次。儿童，每次 1~2 粒，每日 3 次。首剂量可加倍；见效后，维持剂量每日 3~6 粒，可一次顿服。空腹服用。②糖尿病、高脂血症：每次 3~4 粒，每日 3 次，空腹服用。

注意事项 偶有轻微胃肠腹气等。停药后症状即消失，可调整剂量，继续服用。

剂型规格 胶囊剂：每粒 300mg；500mg。

舒秘胶囊
Shumi Jiaonang

作用用途 本品主要成分是芦荟，具有清热通便功能，用于功能性便秘属热秘者。

用法用量 口服：每晚睡前2粒。

注意事项 ①对本品过敏者禁用，过敏体质者慎用。②忌服辛辣刺激性食物。③在服药期间不宜同时服用温补性中成药。④孕妇及虚性便秘者慎用。⑤心脏病、肝病、糖尿病、肾病等慢性病严重者应在医师指导下服用。⑥小儿、年老患者应在医师指导下服用。⑦服药3天后症状未改善，或出现其他严重症状时，应到医院就诊。

剂型规格 胶囊剂：每粒0.3g。

复方芦荟
Fufang Luhui

别名 奇力

作用用途 本品是由芦荟、青黛等组成的复方中药制剂，具有调肝益肾、清热润肠、宁心安神等功能。服用后能使燥结便变软，但又不会造成水泻便，疗效维持较长，尤其对习惯性便秘疗效更好。一般服药后第1日即会出现疗效。用于习惯性便秘及各种原因引起的大便燥结，或因大便数日不通引起的腹胀、腹痛等。

用法用量 口服 ①胶囊：每次1~2粒，每日1~2次。②片剂：每次2~4片，每日1~2次。

注意事项 肾功能不全者慎用。尚未见其他不良反应报道。

剂型规格 ①片剂：每片0.29g。②胶囊剂：每粒500mg。

麻仁软胶囊
Maren Ruanjiaonang

作用用途 本品由火麻仁、苦杏仁、枳实等中药组成，经科学方法提取其有效成分，制得的软胶囊剂。本品能促进和提高排便次数、软化肠道内容物。用于老年人便秘、习惯性便秘、久病术后便秘、痔疮便秘。

用法用量 口服 ①胶囊：每次1~2粒，每日1次。急用时每次2粒，每日3次。②丸剂：每次1~2丸，每日2次。

注意事项 ①孕妇禁用。②老年体虚者不宜久服。③年轻体壮者便秘时不宜用本品。④忌食生冷、油腻、辣食品。

剂型规格 ①胶囊剂：每粒0.35g；0.6g。②丸剂：每丸6g；9g。

通便灵
Tongbianling

作用用途 本品是由番泻叶、当归、肉苁蓉三味中药

组成。具有泻热导滞、润肠通便。用于热结便秘，长期卧床便秘，一时性腹胀便秘，老年习惯性便秘。

用法用量 口服：每次5~6粒，每日1次。

注意事项 ①孕妇忌服。②服药期间忌食生冷、辛辣、油腻之物。③服药后症状无改善，或症状加重，或出现新的症状者，应立即停药并到医院就诊。④过敏体质者慎用。⑤小儿及年老体弱者，应在医师指导下服用。

剂型规格 胶囊剂：每瓶24粒。

欧车前亲水粘胶
Psyllium Hydrophilic Mucilloid

别名 恺司尔，康赐尔，欧车前亲水胶，Konsyl

作用用途 本品是一种无刺激性的含有纯天然纤维素的制剂。由于人类胃和肠道内缺乏分解欧车前的酶，因而其在消化道内不被消化和吸收。本品吸收水分后使粪便软化，同时又可使体积膨胀，使肠内容物体积增大，肠道产生生理性推进性蠕动，使粪便变软而易于排出，是一种长期使用的轻泻剂。在患者腹泻时，本品吸收多余水分，使粪便成型，从而恢复正常的排便功能。本品也是一种减肥的辅助剂（饭前半小时服用）。本品在胃肠道内结合胆固醇，胆汁酸，使之排出量增加，在结肠内被细菌发酵降解，产生的短链脂肪酸吸收进入肝脏后可抑制胆固醇的合成，而达到降低胆固醇的作用。本品溶于水后形成胶体，具有黏滞性，与食物混合后可延缓胃排空，在小肠内隔离食物与小肠黏膜的接触，延缓葡萄糖的吸收及餐后血糖浓度的升高。用于急、慢性便秘，精神性便秘，功能性便秘，肠易激综合征，憩室病，痔疮，肛裂，肛肠手术及其他外科手术后，维持正常排便功能。用于非特异性腹泻，高胆固醇血症，非胰岛素依赖型糖尿病的辅助治疗。

用法用量 口服：成人，每次1包，每日服1~3次，饭后半小时服用。儿童（6岁左右），剂量为成人的半量。服用时将本品倒入杯中，加入240ml冷开水或饮料，以汤匙搅拌3~5秒，混合均匀后立刻喝下（不可放置3分钟以上），如混合液过稠，可加适量液体搅匀。服后多喝开水。

注意事项 ①原因不明的腹痛，炎症型肠道病变，肠梗阻，胃肠道出血及粪便嵌塞禁用。对本品过敏者禁用。②吞咽困难患者勿用本品。③需有足量的水来服用本品，以使本品充分溶解，服后多饮水，有助于增强疗效。④橙味剂型每包含21mg苯丙氨酸，苯丙酮尿患者请遵医嘱。⑤偶有轻微的腹胀，恶心，从小剂量开始可避免，坚持服用可消失。

剂型规格 散剂：每袋含本品3.5g；5.8g；6g。

芪蓉润肠口服液
Qirong Runchang Koufuye

作用用途 本品是由中药黄芪、肉苁蓉、白术、太子参等组方，经提取有效成分而制得的口服液。本品有益

气养阴、健脾滋肾、润肠通便等功能。用药后可缩短开始排便时间，增加排便量，促进小肠推进运动，并增加肠管容积，刺激肠蠕动。用于气阴两虚，脾肾不足，大肠失于濡润而致的虚症便秘。临床适用于中老年体虚便秘；术后体虚、排便困难；产后体虚、排便困难；肿瘤化疗及糖尿病造成体虚所致排便困难等。

用法用量 口服：每次 20ml，每日 3 次，或遵医嘱。

注意事项 ①实热病禁用。②感冒发热时停用。③孕妇慎用。

剂型规格 溶液剂：每支 20ml。

聚乙二醇
Macrogol

别名 福松，开塞特，聚乙二醇 4000，Forlax

作用用途 本品的主要成分为聚乙二醇 4000。高分子量的聚乙二醇是长链聚合体，通过氢键来固定水分子并发挥作用。本品是一种渗透性缓泻剂，通过增加局部渗透压，使水分保留在结肠肠腔内，增加肠道内液体的保有量，因而使大便软化和含水量增加，进而促进其在肠道内的推动和排泄。10~20g 本品可使结肠产生生理学效应，产生正常的大便，并确保持续发生疗效。由于本品具有很高的分子量，所以不会被吸收，也不会在消化道被分解代谢。本品同乳果糖类的渗透性缓泻剂不同，它不在肠道内被细菌降解，也不产生有机酸或气体，不改变粪便的酸碱性，对肠道的 pH 没有影响。适用于成人便秘治疗。

用法用量 口服：每次 1~2 袋，每日 1 次。

注意事项 ①炎症性器质性肠病（溃疡性结肠炎和直肠炎、克隆病等）、肠梗阻、未确诊的腹痛禁用。②治疗便秘时不要长期使用。③过量服用可导致腹泻，停药后 24~48 小时将恢复正常。重新再服用小剂量即可。④本品与其他药物同服时可能会阻碍其他药物的吸收，最好与其他药物间隔 2 小时口服。

剂型规格 散剂：每袋 10g。

复方聚乙二醇电解质散
Polyethylene Glycol
Electrolyte Powder

别名 恒康正清，和爽，福静清，Fortrans，Hygecon

作用用途 本品是以聚乙二醇为主要成分的复方电解质散剂。聚乙二醇 4000 是一种长链高分子聚合物，通过氢键固定水分子，使大量水分滞留在结肠肠腔内而不被吸收，导致粪便软化且容积激增，引起结肠的快速高效清空。其溶液还具有润滑性。用于术前肠道清洁准备；肠镜、钡灌肠及其他检查前的肠道清洁准备。临床上也作为导泻药，用于便秘的治疗。

用法用量 口服 （1）恒康正清（商品名）的用法用量：首次服用 600~1000ml，以后每隔 10~15 分钟服用 1 次，每次不少于 250ml，直至排出水样清便。（2）和爽（商品名）的用法用量：①配制方法，将本品 1 大包内的三小袋药品全部溶解于水，搅拌均匀。配制成 2L 的溶液。②用法用量，大肠手术前处置：手术前日午餐后禁食（可以饮水），午餐 3 小时后开始给药。大肠内窥镜检查前的处置：检查当日给药；当日早餐禁食（可以饮水），预定检查时间大约 4 小时前给药。检查前日给药：前日晚餐后禁食（可以饮水），晚餐后 1 小时给药。前日的早餐、午餐应该吃残渣少的食物，晚餐应食不含固形食物的流食。成人 1 次量约 2~4L，以每小时约 1L 的速度口服，在排出液变为透明液体时可结束给药；总给药量不能超过 4L。或遵医嘱。（3）福静清（商品名）的用法用量：将每袋内容物溶于 1000ml 水中，搅拌直到粉末完全溶解。推荐剂量为 3~4 袋，可以一次服用（检查前一天晚上服 4000ml）或分次服用（检查前一天晚上服 2000ml 和检查当天早上服 2000ml）。通常建议全部溶液至少都要在检查前 3 小时服用完毕。

注意事项 ①肠道梗阻、肠穿孔、胃潴留、消化道出血、中毒性肠炎、中毒性巨结肠患者禁用。②严重溃疡性结肠炎患者慎用。③检查当天早晨不要进任何饮食。检查前一天可正常饮食。④服药过程中可配合适当走动，可以增加肠蠕动，减轻腹胀。⑤服药 1L 后，多数人会有排便情况，请留意安排，以方便如厕。⑥服药 1L 后，若无排便情况，请确认没有呕吐、腹痛后再继续服药。⑦如有肠道不畅或排便不清，请与医生联系。⑧配成的溶液宜冰箱保存，在 48 小时内使用，过时弃之。

剂型规格 散剂：①和爽：一大包内三小袋，第一袋含氯化钠 2.93g，无水硫酸钠 11.37g。第二袋含氯化钾 1.48g、碳酸氢钠 3.37g。第三袋含聚乙二醇 4000 118g。以上三袋总量为 137.15g。②恒康正清：由 A、B、C 各 1 包组成，C 包含聚乙二醇 60g；B 包含氯化钠 1.46g，硫酸钠 5.68g；A 包含氯化钾 0.74g，碳酸氢钠 1.68g。③福静清：每袋含有聚乙二醇 4000 64g、无水硫酸钠 5.7g、碳酸氢钠 1.68g、氯化钠 1.46g、氯化钾 0.75g。

利达脒
Lidamidum

别名 甲苯脒脲

作用用途 本品为肾上腺素 α_2 受体激动药，作用于 α_2 受体。它不能透过血脑屏障，对中枢神经系统几乎无作用。能明显抑制肠道液体与电解质的分泌，增加肠道对它的吸收。并能显著延缓胃排空，抑制平滑肌收缩。临床用于大肠炎、节段性回肠炎、溃疡性结肠炎与溃疡性直肠炎引起的慢性腹泻或暴发型腹泻，胃肠道运动障碍或癌症所致腹泻及糖尿病腹泻等。

用法用量 口服：每次 4~8mg，每日 2~4 次。

注意事项 不良反应主要有口干、腹部痉挛。大剂量（剂量超过每日 30mg 以上）可见直立性低血压、头晕、低血糖等。

剂型规格 胶囊剂：每粒 2mg；4mg。

聚卡波非钙
Polycarbophil Calcium

别名 聚卡波非，Equalactin，Fiberall，Fibercon

作用用途 本品为亲水的聚丙烯酸树脂，为肠道吸水剂。能改变大便的组成，用于治疗腹泻，产生成形大便；作为容积性泻药，保留肠道内游离水分，增加肠道内压力，肠蠕动增强，产生成形大便。适用于不宜摄入钠的患者，如水肿、高血压、心衰的慢性便秘。本品有较强的吸水性，也能用于水性腹泻。

用法用量 口服 ①便秘：推荐剂量为每次 1g，每日 4 次或根据需要调整，嚼碎后用水 200g 送服。②腹泻：推荐剂量为每次 1g，每日 4 次或根据需要调整，嚼碎后吞服。

注意事项 ①本品无致畸性，不通过肠道吸收，孕妇用药安全。②用药期间应检测血钙浓度。对腹泻患者，应检测水、电解质。③较少不良反应，偶有腹胀、胃肠胀气。采用多次给药或小剂量给药可减轻。

剂型规格 ①片剂：每片 0.5g；0.625g。②咀嚼片：每片 0.5g；0.625g；1.25g。

聚克通
Polylacton

作用用途 本品含乳酸乳杆菌、嗜酸乳杆菌和乳链球菌。其特点：①为不受胃液影响的肠溶性胶囊制剂；②对 5 类 14 种抗生素具有抵抗性；③可在肠内固定繁殖。

乳酸菌在肠内迅速繁殖，形成生物学屏障，分解葡萄糖产生乳酸，使肠道内 pH 值降低，抑制致病菌的繁殖生长。补充乳酸菌在肠道内有益细菌数量，纠正菌群失调，恢复和维持肠道内微生物生态系统的平衡，改善肠道运动功能。

用法用量 口服：每次 2 粒，每日 3 次。

注意事项 暂未见不良反应。

剂型规格 胶囊剂：每粒含活菌>2×10^4 个。

多库酯钠
Docusate Sodium

别名 丁二酸二辛酯磺酸钠，琥珀酸辛酯磺酸钠，沂可隆，Dioctyl Sodium，Dioctyl Sodium Sulfosuccinate，DSS

作用用途 本品系非刺激性缓泻药，为表面活性剂。口服后在肠道内促使水和脂肪类物质浸入粪便，从而发挥软化粪便的作用。临床用于排便无力者。

用法用量 口服：每日 50~240mg，分次服用；3 岁以下儿童每日 10~40mg。

注意事项 ①禁忌证：有恶心、呕吐症状的患者；未确诊的急性腹痛者；肠梗阻者。②国内尚无不良反应报

道。③连续使用不宜超过 1 周。④服用本品液体制剂时，应以牛奶或果汁送服，以减少咽喉刺激。⑤服药期间，如出现直肠出血或肠蠕动减慢，应停药。

剂型规格 ①片剂：每片 100mg。②胶囊剂：每粒 50mg；100mg。③溶液剂：每支 10mg（1ml）。④糖浆剂：每支 20mg（5ml）。

复方多库酯钠
Compound Docusate Sodium

别名 可利必，Colabyl

作用用途 本品为导泻药。用于孕妇、痔疮、心血管病及肛门、妇产科等术后的便秘。

用法用量 口服：每次 1~2 粒，每日 1 次，3 日后根据患者情况减量，维持量每日 1 粒。

注意事项 腹痛勿用。频繁或长期服用会导致腹泻。

剂型规格 胶囊剂：每粒含多库酯钠 60mg，丹蒽醌 25mg。

比沙可啶
Bisacodyl

别名 吡啶亚甲双酚酯，便塞停，双醋苯啶，Bisacolax，Laxanin，Rytmil，Telemin，Toilax

作用用途 本品属于接触性缓泻药。刺激肠壁神经末梢，引起直肠反射性蠕动增强而引起排便。直肠给药后，约 15~60 分钟可引起排便。服用治疗剂量时，只有 5% 被吸收，主要经粪便排出。本品用于急、慢性便秘和习惯性便秘。

用法用量 ①口服：成人，每次 5~10mg，儿童，每次 5mg，每日 1 次，应整片吞服。②直肠给药：每次 10mg，每日 1 次。

注意事项 ①急腹症患者禁用。②孕妇慎用。③服药时，不得将药片咀嚼或压碎，服药前后 2 小时不得服牛奶或抗酸剂。④少数患者服药后有腹痛感，排便后自行消失。⑤应避免将本品吸入或与眼睛皮肤黏膜接触。⑥本品仅限于卫生保健性辅助用药。⑦泻药用于儿童时应考虑到可能妨碍正常的排便反射功能。⑧不宜长期用药；长期用药可能引起：泻下症伴严重的功能性结肠病、直肠黑变病、水电解质异常伴低血钾。产生对泻药的依赖性，以致必须增加药物剂量及在戒断情况下出现严重的便秘。出现腹泻或腹痛时应停止用药。⑨不宜与产生尖端扭转的抗心律失常药（胺碘酮、溴苄胺、丙吡胺、奎尼丁类、索他洛尔）合用，改用非刺激性泻药（低血钾诱发尖端扭转）。⑩不宜与产生尖端扭转的非抗心律失常药（阿司咪唑、苄普地尔、舒托必利、特非那定、长春胺）合用，改用非刺激性泻药（增加低血钾危险）。⑪与洋地黄类药物合用时，应注意监测血钾（低血钾诱发洋地黄类的毒性作用）。

剂型规格 ①片剂：每片 5mg；10mg。②泡腾散剂：每袋 5mg。③栓剂：每枚 5mg；10mg。

拉克替醇
Lactitol

别名 天晴康欣

作用用途 本品为二糖，在小肠内不被水解吸收，而以原形进入结肠，主要被结肠内微生物中的拟杆菌和乳酸杆菌降解，使粪便氨排泄增加；分解本品的细菌也能吸收氨，在体外培养的粪便样品中加入本品后粪便中的氨含量减少。本品还能影响结肠菌群，增加原生菌，抑制腐败菌。本品分解成有机酸后提高了结肠内的渗透压，从而增加了液体流入，因此有轻泻作用。临床主要用于急慢性肝性脑病和慢性便秘的治疗。

用法用量 口服：可于就餐时服用或与饮料混合服用。①肝性脑病：以每日排便二次为标准，增减本品的服用剂量。推荐的初始剂量为每日每公斤体重 0.6g，分 3 次于就餐时服用。②便秘：成人（包括老年患者）起始剂量为第一日 20g（5g 袋装，一日四袋）于早餐或晚餐时一次服用；第二日起，每日 10g（5g 袋装，一日二袋），于早餐时一次服用。如大便次数大于 3 次/天或大便性状呈泥浆状或水样便时，可减半用量。适宜的剂量是每日排便一次，一般在服药几个小时后出现导泻作用。初次服用可能在 2~3 天后才有疗效。

注意事项 ①肠道不通畅（肠梗阻、人造肛门等）患者、水和电解质紊乱患者及腹泻患者及半乳糖不能接受的患者禁用。②出现胃肠道可疑的病变或症状、不明原因的腹痛或出现便血，应立即停服本品。③常见的不良反应有胃肠胀气、腹部胀痛和痉挛，易发生于服药初期。④本品不能同时服用胃酸中和剂和新霉素，这些药物会阻滞本品对肠腔内容物的酸化作用；还不能与促钾排泄药物（如噻嗪类利尿剂、皮质类固醇、两性霉素等）合用，本品会促进这些药物的作用；糖苷类药物通过增加钾排出使强心苷类药物作用增强。

剂型规格 散剂：每袋 5g。

第七节　肝脏疾病用药

肝脏的功能包括：代谢、合成、贮存、生物转化和解毒、排泄、免疫和防御、调节和维持内部环境稳定和水电解质平衡和血容量等。

许多药物进入体内后都通过肝脏的转化而排泄，所以肝脏的病理、生理的改变可以影响药物疗效和代谢。而药物本身的性状及代谢产物亦可破坏肝脏。本节主要介绍治疗肝昏迷、急慢性肝炎、肝硬化及脂肪肝等药物。

谷氨酸
Glutamic Acid

别名 麸氨酸

作用用途 本品钠盐静脉滴注后，能与血中过多的氨结合而成为无害的谷酰胺，由尿排出。口服本品亦可防止肝昏迷。本品还参与脑蛋白质代谢与糖代谢，促进氧化过程，改善中枢神经系统的功能，可用于癫痫小发作，能减少发作次数。还可用于胃酸不足和胃酸过少症，可止初孕期（妊娠前三月）的恶心反应，也用于精神分裂症。

用法用量 口服：①肝昏迷，每次 2.5~5g，每日 4 次。②癫痫小发作，每次 2~3g，每日 3~4 次。③胃酸不足，每次 300ml（其酸化力约相当于稀盐酸 0.6ml），每日 3 次。

注意事项 ①肾功能不全或无尿患者慎用。②服药后约 20 分钟可出现面部潮红症状。③不宜与碱性药物合用，与抗胆碱药合用有可能减弱后者的药理作用。

剂型规格 片剂：每片 300mg；500mg。

谷氨酸钠
Sodium Glutamate

别名 麸氨酸钠，Monosodium Glutamate

作用用途 本品静脉滴注后，与血中过多的氨结合成为无害的谷酰胺，由尿排出，因此可减轻肝昏迷症状。重症肝炎或肝功能不全时，肝脏对由氨转化为尿素的环节发生障碍，导致血氨增高，出现脑病症状。由于本品为碱性，亦可用于酸血症。与抗癫痫药合用，治疗癫痫小发作。

用法用量 静脉滴注：①肝昏迷，每次 11.5~17.25g，用 5% 葡萄糖注射液 750~1000ml 或 10% 葡萄糖注射液 250~500ml 稀释，于 1~4 小时内滴完。必要时可于 8~12 小时后重复给药，每日量不宜超过 23g。②酸血症，用量根据病情决定。

注意事项 ①少尿、尿闭或肾功能减退者忌用。②大剂量可导致严重碱血症与低钾血症。③用药期间应注意电解质平衡，可能时测血二氧化碳结合力及钾、钠、氯含量。④用于肝昏迷时，与谷氨酸钾合用，二者比例一般为 3∶1 或 2∶1，钾低时为 1∶1。⑤静脉滴注速度太快，可出现流涎、脸红与呕吐等。

剂型规格 注射剂：每支 5.75g（20ml）。

氨酪酸
Aminobutyric Acid

别名 4-氨基丁酸，γ-氨基丁酸，γ-氨酪酸，γ-

Aminobutyric Acid, GABA

作用用途 本品可增加葡萄糖磷酸酯酶的活性、恢复脑细胞功能、降低血氨和促进大脑新陈代谢的作用，在体内与血氨结合生成尿素排出。用于治疗各种类型的肝昏迷，一般认为对肝昏迷的抽搐、躁动有效。亦可用作尿毒症、催眠药及煤气中毒等所致昏迷的苏醒剂。口服可用于脑血管障碍引起的偏瘫、记忆障碍、语言障碍、儿童智力发育迟缓及精神幼稚症等。本品尚作用于延髓的血压调节中枢，有一定的降压作用，可缓解高血压引起的头痛、失眠、目眩等。

用法用量 ①口服：每次 1g，每日 3 次。②静脉滴注：肝昏迷、脑卒中后遗症等，每次 0.2~1.0g，起始剂量 0.2g，待病人耐受后，可逐步增量至 1.0g，加入 250~500ml 生理盐水中缓慢静滴。每次 1~4g，以 5%~10% 葡萄糖注射液 250~500ml 稀释后于 2~3 小时内滴完。

注意事项 ①静脉滴注必须充分稀释后缓慢进行，以免引起血压急剧下降而导致休克。②静脉滴注过程中，如有胸闷、气急、头昏、恶心等症状，应立即停药。③大剂量可出现运动失调、肌无力、血压降低、呼吸抑制等不良反应。

剂型规格 ①片剂：每片 250mg。②注射剂：每支 1g（5ml）。

谷氨酸钾
Potassium Glutamate

作用用途 本品静脉滴注入血管后，与血中过多的氨结合成为无害的谷氨酰胺，由尿排出，因此可减轻肝昏迷症状。因本品为碱性，亦可用于酸血症。低血钾患者适用。用于肝昏迷、酸血症，常与谷氨酸钠合用，以维持电解质平衡。

用法用量 静脉滴注：每次 18.9g，用 5% 葡萄糖注射液 750~1000ml 或 10% 葡萄糖注射液 250~500ml 稀释，于 1~4 小时内滴完，一日剂量不超过 25.2g。

注意事项 ①少尿、尿闭患者禁用，碱血症者、肾功能不全者慎用。②用药期间应注意电解质平衡，可能时测血二氧化碳结合力及钾、钠、氯含量。③静脉滴注过快可引起流涎、潮红、呕吐等。

剂型规格 注射剂：每支 6.3g（20ml）。

精氨酸
Arginine

别名 盐酸精氨酸，Arginine Hydrochloride

作用用途 本品静脉注射后可降低血氨水平，使肝性昏迷患者转为清醒。由于不含钠，故较谷氨酸钠易于耐受。用于肝昏迷，适用于忌钠患者。也适用于其他原因引起的血氨过高所致的精神病症状。

用法用量 静脉滴注：每次 15~20g，以 5% 葡萄糖注射液 500~1000ml 稀释，滴注宜缓慢（每次 4 小时以上）。

注意事项 ①用本品盐酸盐可引起高氯性酸血症，故高氯性酸中毒，肾功能不全及无尿患者禁用。②静脉滴注太快可引起流涎、潮红、呕吐等。

剂型规格 注射剂：每支 5g（20ml）。

乳果糖
Lactulose

别名 半乳糖苷果糖，杜秘克，Bifiteral，Duphalac

作用用途 本品在结肠内经细菌作用变成乳酸和乙酸，使粪便酸化，抑制肠道细菌的产氨作用，并阻止肠道吸收氨，故能降低血氨。本品以原型在肠道中转运，直至大肠部位后才能发挥作用，所以在服本品 24~48 小时后出现显著疗效。临床适用于：肝性脑病，用于治疗和预防肝昏迷和昏迷前状态；便秘，可用于需用缓泻剂的慢性或急性便秘。尤其适用于：恢复老年或儿童正常的排便习惯；预防大便结成硬块；手术后患者或必须卧床的患者；肛裂或痔疮排便疼痛；孕妇和产妇等。

用法用量 口服：①肝性脑病，肝昏迷前期和肝昏迷，起始剂量，30~50ml（40~67g），每日 3 次；维持剂量，根据个人情况而定，应注意避免腹泻；糖浆剂，每次 30~40ml，每日 2~3 次。②便秘，治疗剂量可根据个人情况来调节。**成人**，严重病例，前 3 日剂量为每日 30~45ml，维持剂量为每日 15~25ml；轻度病例，前 3 日剂量为每日 15ml，维持剂量为每日 10ml；**6~14 岁儿童**，前 3 日剂量为每日 15ml，维持剂量为每日 15ml。如每日 1 次，早餐后服用，或将每日剂量分成 2 次，早、晚各服 1 次。

注意事项 ①不能耐受乳糖者禁用。②治疗肝昏迷时，采用高剂量，糖尿病患者则应慎用。③开始治疗时，会出现肠胃气胀，继续治疗后会消失。④剂量过大，可能出现腹泻，应调整剂量，予以纠正。

剂型规格 ①溶液剂（杜秘克）：每 1ml 含乳果糖 667mg、半乳糖 <110mg 和乳糖 <60mg。②糖浆剂：60%。

易善力
Essentiale

别名 肝得健

作用用途 本品为复方制剂，可使肝细胞膜组织再生，使磷脂与结合膜组织酶之间的功能协调，因而可有效地使肝脏的脂肪代谢、合成蛋白质及解毒功能恢复正常。本品具有良好的亲脂性，能保护肝脏细胞结构及对磷脂有依赖性的酶系统，防止肝细胞坏死及新结缔组织的增生，促进肝病康复。本品结构与细胞膜磷脂基本相同，因含有大量的不饱和脂肪酸，所以效果更佳。用于急性和慢性肝炎、肝硬化、肝性昏迷、肝中毒；由各种原因引起的肝脏脂肪变性、胆汁瘀积；可用于预防胆结石的形成，放射治疗综合征，肝胆手术前后的支持治疗。

用法用量 ①口服：重症者，每次 1~2 粒，每日 3 次，进餐时整粒吞服，用少量温水送服。轻症者，每次

1~2粒，每日2次。②静脉滴注：重症者，每日滴注2~4支。轻症者，每日滴注1支。

注意事项 ①缓慢静脉注射，如需要稀释使用，只能用患者的静脉血液以1∶1稀释后使用，不能在注射筒内加入其他药物。②滴注液必须以无电解质注射液稀释后使用。③必须使用澄清液。

剂型规格 ①胶囊剂：每粒含必需磷脂300mg（天然胆碱-磷酸二甘油酯），不饱和脂肪酸，主要为亚油酸（约70%）及亚麻酸油酸175mg，维生素 B_1 3mg，维生素 B_2 3mg，维生素 B_6 3mg，维生素 B_{12} 30μg，烟酰胺15mg，维生素E乙酸酯33mg。②注射剂：每支5ml，含必需磷脂250mg，维生素 B_6 2.5mg，维生素 B_{12} 10μg，烟酰胺25mg，泛酸钠1.5mg。

多烯磷脂酰胆碱
polyene phosphatidylcholine

别名 易善复，必需磷脂，Essentiale，Essentiale Forte N

作用用途 本品为天然磷脂制剂，属高能必需磷脂，进入肝细胞，与肝细胞膜结合，并分泌进胆汁。具有调节肝脏能量平衡，促进肝组织再生，将中性脂肪和胆固醇转化成容易代谢的形式，使受损的肝功能和酶活力恢复正常。并可稳定胆汁。临床用于脂肪肝、肝硬化、肝中毒、肝昏迷、急、慢性肝炎。

用法用量 ①口服：12岁以上儿童及成人开始每日3次，每次2粒（456mg），维持剂量，每次1粒（228mg），每日3次，每日最大剂量不超过6粒。随餐服用，不能咀嚼。②静脉注射：每次1~2安瓿，严重患者每日2~4安瓿。③静脉滴注：严重患者每日2~4安瓿，最大可增至6~8安瓿，严禁用电解质溶液稀释。

注意事项 ①对本品及所含甲醇过敏者禁用；新生儿和早产儿禁用。②服用胶囊剂增加剂量时偶会发生胃肠不适（腹泻）。③不可用盐类注射液稀释，能使磷脂析出沉淀。

剂型规格 ①胶囊剂：每粒228mg。②注射剂：每支232.5mg（5ml）。

复合氨基酸胶囊
Compound Amino Acid Capsules

作用用途 本品的使用将有效促进正氮平衡，并通过5-羟基邻氨苯甲酸的作用促进蛋白质的合成，通过两类物质的协同效应，可大大提高维生素与必需氨基酸的生物学效应，特别是在机体氨基酸与维生素代谢不正常的病理条件下能促进组织细胞代谢，全面改善细胞本身的功能。必需氨基酸与维生素不但能营养组织细胞，改善细胞功能，促进组织细胞代谢，而且能通过维生素与改善细胞RNA和DNA的合成，促进组织和细胞损伤的修复。本品能有效提供组织细胞营养与再生修复所需的必需氨基酸和维生素，促进组织细胞损伤的修复，明显

改善体液与细胞免疫功能，从而全面提高人体免疫力。适用于各种疾病所致的蛋白质缺乏症；重症及癌症引起的机体衰竭；急慢性肝炎引起的肝功能异常；肾功能不全引起的代谢障碍；外伤、烧伤、骨折及术后伤口愈合；孕妇、产妇的营养失调及儿童的营养缺乏；男性不育；全面改善人体免疫力状况。

用法用量 口服：成人，每次1~2粒，每日2~3次，视病情适当增减。儿童，每日1~3粒，可取内容物用温牛奶送服。

注意事项 目前未见任何不良反应的报道。

剂型规格 胶囊剂：每粒350mg。每粒内含：L-亮氨酸18.3mg、L-异亮氨基酸5.9mg、L-赖氨酸盐酸盐250mg、L-苯丙氨酸5.0mg、L-苏氨酸4.2mg、L-缬氨酸6.7mg、L-色氨酸5.0mg、D，L-蛋氨酸18.4mg、维生素A 2000IU、维生素 D_2 200IU、维生素 B_1 硝酸盐5.0mg、维生素 B_2 3.0mg、烟酰胺20.0mg、维生素 B_6 2.5mg、叶酸0.2mg、泛酸钙5.0mg、维生素 B_{12} 1.0μg、维生素C 20mg、维生素E 1.0mg、5-羟基邻氨苯甲酸盐酸盐0.2mg。

氨基酸颗粒（14）
Amino Acid Granules-14

作用用途 本品是由14种氨基酸组成的复方制剂，能增加患者机体能量，提高耐力，延缓肌肉退化，保护肌肉组织，加速骨、皮肤和肌肉组织的愈合和损伤组织的修复，维持中枢神经系统功能，并能降低血糖，增加生长激素的分泌。有助于肝脏去脂功能，防止肝脏脂肪堆积，防治脂肪肝，促进叶酸及维生素 B_{12} 在人体发挥作用，保护神经细胞和红、白细胞的生长，也可保护机体免于辐射损伤、排除重金属和防治艾滋病。增强免疫功能，从而抑制肿瘤细胞和癌症的生长。本品是合成肾上腺素、肌酸、胆酸的原料，是蛋白质合成所必需的成分，是儿童生长和骨骼发育所必需的，并能帮助成人吸收钙和维持氮平衡。本品有助于抗体、激素和酶的产生以及胶原蛋白的形成，抵抗冻伤和疱疹病毒。用于治疗关节炎、抑郁、痛经、偏头痛、肥胖、帕金森病、失眠、精神分裂症及稳定情绪、脂肪肝、癌症等的辅助治疗。

用法用量 口服：每次1袋，每日1~3次。病情严重者遵医嘱。

注意事项 暂未见不良反应的报道。

剂型规格 颗粒剂：每袋13g。

六合氨基酸
6 Amino Acid

别名 肝醒灵，星工甘泰，Hexaminoacid Granules

作用用途 本品由亮氨酸、异亮氨酸及缬氨酸等3种支链氨基酸组成，可补给支链氨基酸，调节肝脏疾病患者氨基酸代谢紊乱及支链氨基酸与芳香族氨基酸比例失调引起的假性神经递质出现的肝性脑病，降低血氨水平，

促进蛋白质合成，提高血浆白蛋白水平，有利于肝细胞的修复和再生。本品在胃肠道吸收良好，可以被细胞利用，口服本品后血浆中支/芳比值可达较高浓度，随后缓慢下降，6小时血浆中支/芳比值仍明显高于用药前的水平。用于肝性脑病、慢性迁延性肝炎、慢性活动性肝炎及亚急性与慢性重型肝炎引起的氨基酸代谢紊乱。

用法用量 ①口服：每次30g，每日2~3次。②静脉滴注：每日250~500ml，将本品与等量的10%葡萄糖注射液稀释后，缓慢给药。

注意事项 ①使用前应检查药液，如有混浊、包装破裂等切勿使用。静脉滴注后的剩余药液不可再用。②高度食管静脉曲张时，要注意静脉滴注速度和用量，以免静脉压增高。③高度腹水、胸水时，应注意水的平衡，避免输入过量。④遇冷易析出结晶，可微温溶解后再使用。⑤对重度肝昏迷患者可先用六合氨基酸注射液进行抢救，待清醒后可改用六合氨基酸颗粒进行预防和治疗。⑥静脉滴注过快可引起恶心、呕吐等反应，故静脉滴注速度宜慢。

剂型规格 ①颗粒剂：每袋15g。②注射剂：每瓶250ml。

14氨基酸注射液-800
14 Amino Acid Injection-800

作用用途 本品为14种纯氨基酸，以适当比例配制而成的氨基酸注射液。本品对肝功能不全所致的低蛋白血症有一定疗效，可提高血浆蛋白质含量，降低血浆非蛋白氮和尿素氮含量，有利于肝细胞的增生和肝功能的恢复。主要用于肝硬化肝昏迷，也用于肝炎肝昏迷以及肝功能不全的蛋白质营养缺乏症的治疗。

用法用量 ①静脉滴注：每次250ml，每日2次，与等量10%葡萄糖注射液串联后作缓慢滴注（每分钟不宜超过3ml）。如疗效显著者（完全清醒），后阶段剂量可减半。疗程一般为10~15日。②中心静脉滴注：每日0.68~0.87g/kg体重，成人每日500~750ml，与25%~50%高渗葡萄糖注射液等量混匀后，经中心静脉缓慢滴注，滴速不得超过40滴/分钟。

注意事项 ①静脉滴注过快可引起恶心、呕吐等不良反应，对老年人及危重患者尤应注意。②应严防微生物的污染，如发现外观异常时则不得使用。对启用后留存的残留液亦不宜再用。③冬季使用时须将本品加温至接近正常体温后静脉滴注。④应用时要注意加强Na^+、Cl^-量的监测。

剂型规格 注射剂：每瓶250ml。每100ml含14种氨基酸8g，折算含氮量为1.22g。本品含14种纯结晶氨基酸，L-异亮氨酸、L-缬氨酸、L-亮氨酸、L-丙氨酸、L-赖氨酸、L-精氨酸、L-蛋氨酸、L-组氨酸、L-苯丙氨酸、L-脯氨酸、L-苏氨酸、L-酪氨酸、L-色氨酸以及甘氨酸。

肝用氨基酸
Falkamin

别名 侧链氨基酸，肝活命，支链氨基酸

作用用途 本品为氨基酸的复方制剂。正常人血浆中支链氨基酸与芳香氨基酸的比值为3.5，肝性脑病时比值<1。使用本品后可以纠正BCAA与AAA的比值，促进肝昏迷的恢复。临床用于急性、亚急性或重症肝炎以及肝性脑病。也可用于肝胆手术前后。

用法用量 静脉滴注：每次250~500ml，加入等量10%葡萄糖注射液内，每日1次，缓慢给药，一般每分钟不超过40滴。肝昏迷患者可酌情增加剂量。疗程以病情而定。

注意事项 ①严重食管静脉曲张患者要注意静脉滴注速度和用量，以免增加静脉压。②严重腹水、胸水患者不宜静脉滴注过量，应注意水的平衡。③静脉滴注速度过快时可见恶心、呕吐等反应。

剂型规格 注射剂：每100ml中含亮氨酸1.35g，异亮氨酸1.65g，缬氨酸1.26g，注射液pH为5.5~7.5。

支链氨基酸-3H注射液
Injection Amino Acid
Chain Branch-3H

作用用途 本品含有三种L-型氨基酸总量为4.26%。本品能增加血清支链氨基酸，使之保持较高水平，促使芳香族氨基酸减少，可以改善氨基酸失衡，对肝昏迷有苏醒和预防作用。本品直接在肌肉、脂肪、心、脑等组织代谢，产生能量，供给机体，早期给予营养支持，能维持氮平衡。本品还能促进蛋白质合成和减少蛋白质降解，有利于肝细胞的再生和修复。用于肝性脑病、重症肝炎、肝硬化、慢性活动性肝炎和肝胆等手术。

用法用量 静脉滴注：每日250~500ml，或用适量5%~10%葡萄糖注射液混合后缓慢滴注。

注意事项 ①使用前应详细检查药液，如发现浑浊，切勿使用。输注时应一次用完，剩余药液切勿保存再用。②在高度食道静脉曲张时，应注意静脉滴注速度和用量，以避免静脉压增高。③在高度腹水、胸水时，应注意水的平衡，避免静脉滴注量过多。④使用本品时，应注意水和电解质平衡。⑤本品静脉滴注过快时，如发现恶心、呕吐等反应，应及时降低给药速度，不超过40滴/分钟。⑥本品遇冷易析出结晶，用热水使结晶溶解后再用。

剂型规格 注射剂：每瓶250ml。每瓶含三种氨基酸的总量为10.65g。每1000ml含有L-亮氨酸16.5g、L-异亮氨酸13.5g、L-缬氨酸12.6g。

鸟氨酰门冬氨酸
Hepa-Merz

别名 门冬氨酸鸟氨酸，雅博司，瑞干

作用用途 本品能直接参与肝细胞的代谢，并能激活肝脏解毒功能中的两个关键酶，因而能够协助清除对人体有害的自由基，增强肝脏的排毒功能，迅速降低过高的血氨，促进肝细胞自身的修复和再生，从而有效地改善肝功能，恢复机体的能量平衡。适用于因急、慢性肝病（各型肝炎、肝硬化、脂肪肝、肝炎后综合征）引起的血氨升高及肝性脑病。

用法用量 口服：①脂肪肝、慢性肝炎，每次 2 袋，每日 3 次，或每次 1 袋，每日 2~3 次（症状较轻的患者）。②肝硬化，每次 1~2 袋，每日 3 次。静脉滴注：①脂肪肝、慢性肝炎，每日 4 安瓿（症状明显的患者）。②肝硬化、慢性肝炎，每日 2~4 安瓿（病情严重者可酌量增加）。③肝硬化（肝性脑病），每日不多于 8 安瓿（下列治疗方案可供参考：第一天的第一个 6 小时内用 4 安瓿，第二个 6 小时内分 2 次给药，每次用 2 安瓿静脉滴注）。④急性肝炎：每天 1~2 安瓿。

注意事项 ①严重的肾功能衰竭患者禁用（当血清肌酸盐浓度>3mg/100ml 时可视为肾功能衰竭）。②在大量使用本品时，注意监测血及尿中的尿素指标。③本品可加入任何常用注射液中，在 500ml 静脉滴注液中加入本品最好不要超过 6 安瓿。④本品所含的两种氨基酸均为构成食物的氨基酸，所以本品无致癌、致畸和致突变作用。大剂量静脉注射（>40g/L）会有轻、中度消化道反应，当减少用量或减慢滴速（<10g/L）时，以上反应会明显减轻。

剂型规格 ①片剂：每片 3g；②颗粒剂：每袋 1g；3g；5g。③注射剂：每支 0.5g；2.5g；5g。

葡醛内酯

Glucurolactone

别名 肝泰乐，肝太乐，葡醛酯，葡萄糖醛酸内酯，Glucurone

作用用途 本品能降低肝淀粉酶的活性，阻止糖原分解，使肝糖原量增加，脂肪贮量减少，故用于急慢性肝炎、肝硬化等；又因本品在体内解毒过程中起重要作用，许多毒物、药物多与本品结合后排除，故用于治疗食物中毒、药物中毒。本品为构成人体结缔组织及胶原特别是软骨、骨膜、神经鞘、关节囊、腱、关节液等的组成成分，故用于关节炎、风湿病等的辅助治疗。

用法用量 ①口服：成人，每次 100~200mg，每日 3 次。儿童，5 岁以下，每次 50mg，每日 3 次，5 岁以上，每次 100mg，每日 3 次。②肌内注射或静脉注射：每次 100~200mg，每日 1~2 次。

注意事项 偶有面红，轻度胃肠不适，减量或停药后即消失。

剂型规格 ①片剂：每片 50mg；100mg；200mg。②注射剂：每支 100mg（2ml）；200mg（2ml）。

维丙胺

Diisopropylamine Ascorbate

别名 抗坏血酸二异丙胺，维丙肝

作用用途 本品能改善肝功能，使丙氨酸氨基转移酶下降。还有降血脂作用，用于慢性迁延性肝炎和急性肝炎，又用于Ⅱ型高脂血症。对传染性肝炎合并血吸虫病也有效。

用法用量 ①口服：每次 0.1g，每日 3 次。②肌内注射：成人，每日 40~80mg。儿童，每日 2mg/kg 体重，一般以 14~30 日为一疗程，需要时可继续一疗程。

注意事项 ①有血压下降的可能，应注意观察。②偶有头晕、恶心。

剂型规格 ①片剂：每片 0.1g。②注射剂：40mg（1ml）；80mg（1ml）。

胱氨酸

Cystine

别名 Cystinic Acid

作用用途 本品有促进细胞氧化还原功能、使肝脏功能旺盛、中和毒素、促使白细胞增生、阻止病原菌发育等作用。主要用于各种脱发症（但对局部病变毛囊破坏所致的脱发症无效）、肝炎、各种原因引起的白细胞减少症。也用于蛋白质缺乏性疾病、妊娠中毒及肝炎的辅助治疗，也用于先天性胱氨酸尿症等。

注意事项 ①长期服用或特异质者可能导致胃结石，服药期间应多饮水，结石患者慎用。②血液病患者慎用。

用法用量 ①口服：每次 100mg，每日 3 次。②肌内注射：每次 25mg，每日 1 次。

剂型规格 ①片剂：每片 50mg。②注射剂：每支 25mg（5ml）。

腺苷蛋氨酸

Ademetionine

别名 丁二磺酸腺苷蛋氨酸，思美泰，Transmetil

作用用途 本品含腺苷蛋氨酸，是存在于人体所有组织和体液中的一种生理活性分子。它作为甲基供体和生理性巯基化合物的前体参与体内重要的生化反应。能促进腺苷蛋氨酸依赖性质膜磷脂的合成（降低胆固醇/磷脂的比例）而恢复细胞膜的流动性。能克服转巯基反应障碍，促进内源性解毒过程中巯基的合成。因此，具有抗胆汁淤积的作用。本品静脉注射后，在组织中快速分布，其血浆半衰期为 1.5 小时，所给药物约 1/2 从尿中以原型排出。临床用于治疗肝硬化前和肝硬化所致肝内胆汁淤积和妊娠期肝内胆汁淤积。

用法用量 ①口服：维持治疗，每天 1000~2000mg。在两餐之间服用。②肌内或静脉注射：初始治疗，每日 500~1000mg，共 2~4 周。

注意事项 ①对本品过敏者禁用。②注射用粉针剂须在临用前用所附溶剂溶解。③口服片剂必须整片吞服，不得嚼碎。④有血氨增高的肝硬化前及肝硬化患者，必须在医生监督下口服本品，并注意血氨水平。⑤本品可在妊娠期和哺乳期使用，并可有效治疗妊娠期间肝内胆汁瘀积。⑥少数患者服药后有烧心感和上腹痛。⑦在室温（低于25℃）保存，放于儿童取不到的地方。

剂型规格 ①片剂：每片500mg。②注射剂：每支500mg。

硫普罗宁
Tiopronin

别名 凯西莱，诺宁，丁远，巯丙甘，障眼明，治尔乐，巯基丙酰甘氨酸，Glycine，Mercaptopropionyl

作用用途 本品在体内通过酰胺酶水解，生成的甘氨酸系脂肪族氨基酸，带有一碳单位，主要参与嘌呤类核苷酸的合成，故具有肝细胞再生的作用。通过提供巯基，并活化超氧化物歧化酶，增强肝脏解毒功能，对抗各种损害，稳定肝细胞膜和线粒体膜。本品可加快乙醇和乙醛的降解、排泄，阻止甘油三酯在肝内的堆积，抑制成纤维细胞增生，故对酒精性肝损伤有显著对抗作用。通过提供巯基，保护酶的活性，促进重金属及其化学毒物从胆汁、粪便或尿液中排出，降低其肝、肾蓄积量，保护肝功能和多种物质代谢酶。口服后在肠道易吸收，生物利用度85%~90%。临床用于急性病毒性肝炎、慢性迁延性肝炎、慢性活动性肝炎、酒精性肝炎、药物性肝炎、重金属中毒性肝炎、脂肪肝及肝硬化早期，重金属中毒的治疗。还可作为放疗、化疗的保护剂，降低放疗、化疗的毒副作用，升高白细胞并加速细胞的恢复。并可降低骨髓染色体畸变率及皮肤溃疡的发生，预防放疗所致二次肿瘤的发生。促进重金属汞、铅从胆汁、尿和粪便中排出，预防和降低HgCl$_2$、亚砷酸钠、钾盐、铜盐的致死率；减少在肝、肾的蓄积量，保护肝脏。对老年性早期白内障和玻璃体混浊有显著的治疗作用。

用法用量 （1）**口服**：①肝病，每次100~200mg，每日3次，饭后服，连服12周，停药3个月后继续下个疗程。急性病毒性肝炎，每次200~400mg，每日3次，连服1~3周。②放疗、化疗后的白细胞减少症，化疗前1周开始服用，饭后服，每次200mg，每日2次，连服3周。③重金属中毒，每次100~200mg，每日2次。④老年白内障及玻璃体混浊，每次1~2片，每日2次。（2）**静脉滴注**：每次0.2~0.4g，每日1次，2~4周为一疗程。

注意事项 ①重症肝炎或有高度黄疸、顽固性腹水、消化道出血者、肾功能不全合并糖尿病患者、孕妇、哺乳期妇女和儿童、重症重金属中毒者和对本品有严重不良反应者禁用。②不良反应有恶心、呕吐、腹泻、食欲减退等胃肠道反应，应减量或停服。偶见皮疹、皮肤瘙痒、发热等过敏反应，胰岛素综合征，可出现手足麻木。

如出现蛋白尿等应减量或停药。

剂型规格 ①片剂：每片100mg。②注射剂：每支0.1g（2ml）。

叶绿素铜钠
Chlorophyllin Copper Sodium

别名 肝宝胶囊

作用用途 本品对肝脏网状内皮细胞有赋活作用，退黄，促使肝功能恢复，促使血液的谷丙转氨酶、谷草转氨酶活性趋于正常，能增强肝细胞的抵抗力，加速受损害肝细胞的修复与再生，使肝肿大明显回缩或消失。临床用于急、慢性肝炎的治疗，也用于白细胞减少症。

用法用量 口服：每次20~40mg，每日3次，30日为一疗程。

注意事项 ①铜代谢障碍者或对本品过敏者禁用。②孕妇、哺乳期妇女、肾功能衰竭者慎用。③服药后大便呈绿色，停药后此现象可消失。

剂型规格 ①片剂：每片20mg。②胶囊剂：每粒20mg。

水飞蓟素
Silibinin

别名 利肝素，利肝隆，利加隆，水飞蓟宾，西利马林，益肝灵，治肝快，Legalon，Paragon，Pluropon，Silliver，Silymarin，Silybin

作用用途 本品有明显的保护及稳定肝细胞膜的作用；对四氯化碳、硫代乙酰胺、毒蕈素、鬼臼碱等肝脏毒物引起的各种类型肝损伤具有不同程度的保护和治疗作用，并对四氯化碳引起的丙氨酸氨基转移酶的升高有一定的阻止作用。本品有阻止和清除脂质在肝脏沉积和浸润作用，有利于慢性肝炎、肝硬化的防治。适用于迁延性肝炎、急慢性肝炎、急性黄疸型肝炎、肝硬化、肝中毒等病的治疗。

用法用量 口服：①片剂，每次2片，每日3次或遵医嘱。②胶囊，每次1粒，每日3次，维持剂量每次1粒，每日2次，饭前服。

注意事项 偶有头昏、恶心等。

剂型规格 ①片剂（益肝灵片）：每片35mg；38.5mg。②胶囊剂：每粒140mg。

复方水飞蓟素
Compound Silibinin

别名 复方益肝灵片

作用用途 本品有明显的保护及稳定干细胞膜的作用；对四氯化碳、硫代乙酰胺、毒蕈素、鬼臼碱等肝脏毒物引起的各种类型肝损伤具有不同程度的保护和治疗作用，并对四氯化碳所引起的丙氨酸氨基转移酶的升高有一定的阻止作用。益肝滋肾，解毒祛湿，并有阻止和消除脂质在肝脏沉积和浸润作用，有利于慢性肝炎、肝硬化的防治。用于肝肾阴虚，温毒未清引起胁痛，纳差，腹胀，腰酸乏力，尿黄，迁延性肝炎，急慢性肝炎，急性黄疸型肝炎，肝硬化，肝中毒或慢性肝炎转氨酶增高等患者的治疗。

用法用量 口服：每次 4 片，每日 3 次，饭后服用。

注意事项 ①肝郁脾虚所致的胁痛，不宜使用。②偶有头晕、恶心等。

剂型规格 片剂：主要含水飞蓟素、五仁醇浸膏，每片含水飞蓟素 21mg（以水飞蓟宾计）。

水飞蓟宾葡甲胺
Silybin Meglumine

别名 西利宾胺

作用用途 本品为水溶性纯天然植物提取药，能保护肝内酶系统，稳定肝细胞膜，提高肝脏解毒能力，促进肝细胞再生，适用于各类急慢性肝炎，初期肝硬化。对长期接触有毒有害物质或放射性物质、长期服用抗结核病药、避孕药或长期吸烟喝酒引起的脂肪肝有良好的保肝去脂和解毒作用。用于急性肝炎、慢性迁延性肝炎、慢性活动性肝炎、肝硬化、中毒性代谢性肝损害。

用法用量 口服：成人，每次 2 片，每日 3 次或遵医嘱（推荐剂量：用于治疗时，每次 4 片，每日 3 次，维持量，每次 2 片，每日 3 次）。

注意事项 偶有头晕，上腹部不适等反应。

剂型规格 片剂：每片 50mg。

肝复乐
Ganfule

作用用途 本品具有疏肝健脾、化瘀软坚、清热解毒作用。本品可抑制肝癌、消化道癌、乳腺癌等多种癌细胞的生长，提高患者机体免疫功能和巨噬细胞的吞噬功能，提高天然杀伤（NK）细胞活性，诱生干扰素，抑制乙型肝炎病毒的复制，恢复肝功能，降低转氨酶和甲胎蛋白（AFP），阻断肝病患者癌变，延长癌症患者生存时间。用于原发性肝癌、乳腺癌及食道癌、胃癌、肠癌、胆管癌等消化道肿瘤，急、慢性肝炎及肝硬化、肝腹水等肝病癌前病变和癌前疾病。

用法用量 口服：①肝癌、乳腺癌、消化道肿瘤，服用糖衣片，每次 10 片，每日 3 次；或服薄膜衣片，每次 6 片，每日 3 次。②治疗肝硬化、肝腹水、慢性乙型肝炎、癌前疾病，服用糖衣片，每次 6 片，每日 3 次；或服薄膜衣片，每次 4 片，每日 3 次。③胶囊剂：每次 6粒，每日 3 次

注意事项 偶见腹泻，一般 2~3 日可自行缓解，或减少剂量即可减轻症状至消失。

剂型规格 ①片剂：每片 0.3g。②胶囊剂：每粒 0.5g。

茵栀黄
Yinzhihuang

作用用途 本品是著名古方"茵陈蒿汤"的加减方剂，由茵陈、栀子、黄芩、金银花经提取有效成分制成。本品具有保肝、清热、解毒、利湿、消退黄疸、降低谷丙转氨酶、增强免疫功能及抗菌、抗病毒、抗炎、解热等作用。具有改变肝对胆红素的代谢，增强肝对胆红素的摄取与结合能力，达到退黄的作用。用于肝胆湿热、面目悉黄、胸肋胀痛、恶心呕吐、小便赤黄，急、慢性迁延性肝炎和重症肝炎（Ⅰ型），也用于其他重型肝炎的综合治疗。

用法用量 ①口服：每次 10ml，每日 3 次。②软胶囊：每次 3 粒，每日 3 次。③静脉滴注或肌内注射：每次 10~20ml，用 10% 葡萄糖注射液 250~500ml 稀释后静脉滴注症状缓解后可改用肌内注射，每日 2~4ml。

注意事项 ①严重心、肾功能不全者慎用。②静脉滴注速度不宜过快，控制在每分钟 30 滴以内。③发现成品有轻微混浊或沉淀，可用热水慢慢加热，待溶解后再用。④口服暂未见严重不良反应。

剂型规格 ①溶液剂：每支含黄芩苷 0.4g（10ml）。②胶囊剂：每粒 0.6g。③注射剂：每支 10ml。

茵莲清肝
Yinlian Qinggan

作用用途 本品是由茵陈、半枝莲、白花蛇舌草、广藿香、佩兰、虎杖、茯苓、郁金、泽兰、白芍（炒）、当归、琥珀等 19 味中药组成的复方制剂。本品具有清热解毒，调肝和脾功能。用于急性甲型病毒性肝炎、慢性乙型病毒性肝炎、急性黄疸型肝炎、慢性迁延性肝炎、慢性活动性肝炎、酒精肝、脂肪肝、高血压等。

用法用量 口服：①颗粒剂：每次 1 袋，每日 3 次。急性甲型病毒性肝炎的一个疗程为 4 周，慢性乙型病毒性肝炎的一个疗程为 3 个月。②合剂：每次 50ml，每日 2 次，用时摇匀。

注意事项 ①忌食辛辣油腻食物。②当药品性状发生改变时禁用。③儿童必须在成人或医生监护下使用本品。

剂型规格 ①颗粒剂：每袋 10g。②合剂：每瓶 100ml。

齐墩果酸
Oleanolic Acid

别名 扶正女贞素，Caryophyllin，Oleanol

作用用途 本品能明显降低试验性肝损伤动物的血清丙氨酸氨基转移酶，减轻肝细胞的变性、坏死及肝组织的炎性反应和纤维化过程，促进肝细胞再生，加速坏死组织修复；抑制胶原纤维增生，抑制非特异性炎症反应。本品能保护和稳定肝细胞膜及细胞器的生物膜系统，

恢复其被动通透和主动转运功能，使细胞内、外离子和水的移动复原，使胞质疏松化及气球样变的肝细胞恢复正常，再生能力亦恢复，而肝纤维组织增生则受抑制，因此可防治肝硬化。用于急、慢性黄疸型肝炎及慢性肝炎的治疗。

用法用量 口服：①急性黄疸型肝炎，每次 30mg，每日 3 次。②慢性肝炎，每次 40～80mg，每日 3 次。③急性肝炎，每次 20～40mg，每日 3 次。

注意事项 少数患者有口干、腹泻、上腹不适、血小板轻度减少。

剂型规格 ①片剂：每片 10mg；15mg；20mg。②胶囊剂：每粒 15mg。

联苯双酯
Bifendate

别名 核三，合三，Biphendate，Biphenyldicarboxylate

作用用途 本品能增强肝脏解毒功能，减轻肝脏的病理损伤，促进肝细胞再生并保护肝细胞，从而改善肝功能。本品的降酶作用似随疗程的延长而逐渐提高。对单项丙氨酸氨基转移酶增高者较对兼有麝浊或麝絮异常者效果要好，对 HBsAg 阴性者亦比对阳性者疗效明显。本品远期疗效较差，半年以内反跳者占 53.8%。但再服本品，丙氨酸氨基转移酶仍可下降，甚至恢复正常。凡病程长，肝功能异常时间较长者易出现反跳现象，反之则少。对肝炎主要症状如肝区痛、乏力、腹胀等的改善有一定疗效，但对肝脾肿大的改善无影响。临床用于迁延性肝炎及长期单项谷、丙氨酸氨基转移酶异常者。

用法用量 口服 ①成人：每次 25～50mg，每日 3 次，连服 3 月。②儿童：0.5mg/kg，每日 3 次，连用 3～6 个月。

注意事项 ①偶有轻度恶心。②有报道本品治疗过程中出现黄疸及自觉症状加重病例，但停药后均很快恢复正常，应引起注意。

剂型规格 ①片剂：每片 25mg；50mg。②滴丸：每粒含 1.5mg。③口服混悬液：每支 25mg（10ml）。

肌苷
Inosine

别名 5′-肌苷酸钠，次黄嘌呤核苷，迪力，Hypoxanthine Riboside，Inosinum

作用用途 本品是人体正常成分，参与体内核酸代谢、能量代谢和蛋白质合成，有助于受损肝功能的恢复，还可刺激机体产生抗体，提高肠道对铁的吸收。

用法用量 ①口服：成人，每次 0.2～0.6g，每日 3 次。儿童，每次 0.2g，每日 3 次。②静脉注射：每次 0.2～0.6g，每日 1～2 次。③肌内注射：每次 0.1～0.2g，每日 1～2 次。

注意事项 ①对本品过敏者禁用。②需要限钠者、儿

童、孕妇、哺乳期妇女慎用。③不良反应可有胃肠道反应，偶见颜面潮红、恶心及胸部灼热感等。

剂型规格 ①片剂：每片 0.1g；0.2g。②胶囊剂：每粒 0.2g。③溶液剂：1%；2%。④注射剂：每支 0.1g；0.2g；0.6g。

门冬氨酸钾镁
Aspartate Potassium Magnesium

别名 护天保，潘南金，佳美，天冬钾镁，天甲美，Aspara，Panangin

作用用途 本品是门冬氨酸盐和镁盐的混合物。门冬氨酸是体内草酰乙酸的前体，在三羧酸循环中起重要作用；还参与鸟氨酸循环；促进氨和二氧化碳生成尿素，降低血中氨和二氧化碳的含量。门冬氨酸与细胞有很强的亲和力，可作为钾离子的载体，使钾离子重返细胞内，维持正常代谢功能。镁离子是生成糖原及高能磷酸酯不可缺少的物质，可增强门冬氨酸钾盐的治疗效应。主要用于急性黄疸型肝炎、肝细胞功能不全，急慢性肝病。还可用于低血钾、低血镁、高血氨症、各种原因所致的心动过速、洋地黄中毒引起的心律失常、心肌炎后遗症、慢性心功能不全、冠心病、缺血性心脏病等。

用法用量 ①口服：每次 1～2 片，每日 3 次餐后服用。预防用药，每次 1 片，每日 3 次。②静脉滴注：成人，10～20ml，加入 5% 或 10% 葡萄糖注射液 250～500ml 中缓慢静脉滴注，每日 1 次。儿童用量酌减。对重症黄疸患者，每日 2 次。对低血钾患者可适当加大剂量。③口服液：每次 1 支，每日 3 次。

注意事项 ①肾功能不全或高血钾者、高钾血症者、艾迪生病者、Ⅲ度房室传导阻滞者、心源性休克者禁用。②除洋地黄中毒患者外，房室传导阻滞患者慎用。③不能作肌内注射或静脉注射。④若静脉滴注速度过快，可出现恶心、呕吐、血管痛、胸闷、血压下降等。⑤大剂量可致腹泻。

剂型规格 ①片剂：每片含有 140mg 门冬氨酸 252mg、钾 36.1mg、镁 11.8mg。②溶液剂：每支 5ml；10ml。③注射剂：每支（10ml）（每 1ml 中含门冬氨酸 85mg、钾 11.4mg、镁 4.2mg）。

马洛替酯
Malotilate

别名 二噻茂酯，马洛硫酯，Hepation，Kantec

作用用途 本品作用于肝细胞，促进核糖核酸（RNA）合成，激活核糖体而提高蛋白质合成能力，从而激活肝功能并抑制肝纤维化的进展，改善肝脏的蛋白质代谢，并伴有氨基转移酶、胶质反应和 γ-球蛋白等的改善。本品适用于代偿性肝硬化时肝功能的改善，亦用于慢性肝炎及肝硬化引起的低蛋白血症。

用法用量 口服：每日 0.6g，体重在 50kg 以下者每日 0.4g，分 3 次饭后服用。

注意事项 ①孕妇和小儿禁用。②哺乳期妇女用药时应停止哺乳。血清氨基转移酶或胆红素明显增高的肝病患者慎用。③用药过程中偶见 AST、ALT 升高，罕见胆红素和甲胎蛋白升高。④常见不良反应有皮疹、瘙痒、食欲不振等消化道症状，偶见红细胞、白细胞减少，嗜酸性粒细胞增加。

剂型规格 片剂：每片 100mg。

奥拉米特
Orazamide

别名 阿卡明，肝乐明，乳清酸氨咪酰胺，Aica，Aicamin，Orotate

作用用途 本品在体内参与核酸代谢，可纠正蛋白质、脂肪及葡萄糖的异常代谢，防止肝细胞坏死、纤维化及脂肪肝，并可刺激肝细胞再生。用于急慢性肝炎、脂肪肝、肝硬化、黄疸型肝炎等。

用法用量 口服：每次 200mg，每日 3 次。

注意事项 主要有恶心等胃肠道症状，一般在用药过程中可消失。

剂型规格 片剂：每片 100mg。

双环醇
Bicyclol

别名 百赛诺

作用用途 本品能抑制免疫细胞产生肿瘤坏死因子和活性氧自由基，也可清除活性氧自由基及非氧自由基，从而阻抑氧化应激引起肝细胞线粒体功能障碍，减少由此导致的正常肝细胞坏死与凋亡。对慢性乙型肝炎患者，对临床症状有较大改善。本品用于治疗慢性肝炎所致的转氨酶升高。

用法用量 口服：成人，常用剂量，每次 25mg，必要时可增至每次 50mg，每日 3 次，最少服用 6 个月或遵医嘱，应逐渐减量。

注意事项 ①对本品过敏者禁用。②用药期间应密切观察患者临床症状、体征和肝功能变化。③有肝功能失代偿者如胆红素明显升高、低白蛋白血症、肝硬化腹水、食道静脉曲张出血、肝性脑病及肝肾综合征、孕妇、哺乳期妇女、17 岁以下和 70 岁以上患者慎用或遵医嘱。

剂型规格 片剂：每片 25mg。

原卟啉钠
Protoporphyrin Disodium

别名 柏罗吐扑啡啉，保肝能，补肝片，肝补片，Napp，Prolmon

作用用途 本品能改善肝功能，具有促进肝细胞的氧化还原，改善蛋白质的糖代谢，抗补体结合，抗炎和抗变态反应的作用。口服本品 4 小时后被吸收，6 小时血药浓度达峰值。本品适用于急性、慢性迁延性及慢性活动性肝炎；也用于胆石症、胆囊炎伴随的肝功能障碍。

用法用量 口服：成人，每次 10~20mg，每日 3 次，饭时或饭后服用。儿童剂量酌减。

注意事项 ①有遗传性卟啉症家族史者禁用。②用药后有时有皮肤色素沉着，停药后逐渐消失。③夏季服药应避免日晒，并加服核黄素可减轻色素沉着。④不良反应有恶心、呕吐、腹泻、胃肠道不适，偶见胃痛、心悸、面潮红、发烧、黑便、全身不适、日晒性皮炎、皮疹等。

剂型规格 片剂：每片 20mg。

磷酸胆碱
Phosphorylcholine

别名 氯磷胆碱，磷酰胆碱，乙磷酸铵

作用用途 本品参与合成磷脂，有强肝保肝、促进脂质代谢和抗脂肪作用。能促进肝细胞再生，在体内可合成乙酰胆碱，活化自主神经系统，能分解组胺，使肾组胺酶活性增强，具有解毒作用。本品用于急性黄疸型和无黄疸型肝炎、慢性迁延性和活动性肝炎、肝硬化、肝脂肪浸润和肝中毒等。

用法用量 ①口服：每次 250~500mg，每日 2~3 次。②皮下或肌内注射：成人，每次 200mg，每日 1~2 次，小儿剂量酌减。

注意事项 ①偶有轻度恶心、皮疹等不良反应，一般停药后可消失。②未见患者血、尿常规有异常变化。

剂型规格 ①胶囊剂：每粒 250mg。②注射剂：每支 200mg（2ml）。

核糖核酸
Ribonucleic Acid

作用用途 本品有促进肝细胞蛋白质合成功能，改善氨基酸的代谢，推动肝癌相关抗原甲胎蛋白转阴，调节机体免疫功能，促使病变肝细胞恢复正常，降低血清丙氨酸氨基转移酶，改善肝炎患者血清蛋白电泳。适用于慢性迁延性肝炎、慢性活动性肝炎及肝硬化的治疗。

用法用量 ①肌内注射：每次 6mg，注射剂以氯化钠注射液稀释，隔日 1 次，3 个月为一疗程。②静脉注射：每次 30mg，每日 1 次；或每次 50mg，隔日 1 次；或遵医嘱。

注意事项 本品应冷藏保存。

剂型规格 注射剂：每支 6mg；10mg。

猪苓多糖
Zhuling Duotang

别名 757 注射液

作用用途 本品用于慢性肝炎，尤其血清 ALT 升高、HBeAg 和 HBV-DNA 阳性的乙型肝炎。用于肿瘤的辅助治疗。

用法用量 口服：每次 2 粒，每日 3 次，疗程 3 个月。**肌内注射**：每次 20~40mg，每日 1 次。①乙型肝炎，每次 40mg，每日 1 次，每月用 20 日，3 个月为一疗程。配伍乙肝疫苗，每次 30μg，每 2 周 1 次，3 个月为一疗程。②肿瘤的辅助治疗，每次 40mg，隔日 1 次，使用 2 周后进行化疗或放疗。化疗或放疗疗程结束后，隔日 1 次，每次 40mg，每月使用 2 周，2 个月为一疗程。

注意事项 用本品后会出现局部淋巴结肿大、压痛。

剂型规格 ①胶囊剂：每粒 0.25g。②注射剂：每支 20mg；40mg。

云芝胞内多糖
Polysaccharide-K

别名 云星胶囊，云芝多糖 K，云芝胞内糖肽，PS-K

作用用途 本品能通过对单核-巨噬细胞的增殖增强及对每个吞噬细胞本身功能的激活而增强网状内皮系统（REs）功能，可使 REs 吞噬活性提高 3~4 倍，作用较卡介苗、辅酶 Q_{10}、左旋咪唑及人参、黄芪强。本品可在不增加白细胞数的情况下，通过对白细胞本身功能的激活而使中性白细胞吞噬活性增强。临床广泛用于治疗肝炎，对乙型肝炎有较好疗效，能使 HBsAg 滴度下降或转阴，CIC 减少，恢复重症肝炎患者肝脏的吞噬作用，清除内毒素血症，从而降低重症肝炎的死亡率。本品注射或口服均有效，与抗癌药物合用，能增强抗癌药物的作用。本品具有继发性的非特异性抗感染和抗休克作用，能明显降低金黄色葡萄球菌、大肠埃希菌、痢疾杆菌感染所致的死亡率。本品适用于慢性乙型肝炎、肝损伤、肿瘤、癌症、放疗化疗手术后白细胞减少、免疫功能低下，以及体弱、头昏、乏力、精神不振、食欲不佳等。

用法用量 口服：成人，①用于乙肝、肿瘤：每次 0.5~1.0g，每日 3 次，2 个月为 1 疗程。②用于增强免疫力：每次 0.25g，每日 2~3 次。

注意事项 尚未发现不良反应报道。

剂型规格 ①片剂：每片 0.125g。②胶囊剂：每粒 0.25g。

拉米夫定
Lamivudine

别名 干可逸，贺普丁，雷米夫定，益平维，Heptodin

作用用途 本品为核苷类似物，是一种抗病毒药物，它对乙肝病毒（HBV）均有较强的抑制作用。可使血清转氨酶降至正常，并可显著改善坏死性炎症，减轻纤维化进程。本品可被肠道良好吸收，生物利用度为 80%~85%。适用于治疗慢性乙型肝炎感染且有乙型肝炎病毒复制的患者。

用法用量 口服：成人，推荐剂量，每次 100mg，每日 1 次。

注意事项 ①对本品过敏者禁用。②孕妇、16 岁以下的乙型肝炎患者慎用。③治疗过程中要监督患者的依从性。停止使用本品后，应对患者进行严密的观察，因为有少数患者可能有肝炎病情加重的危险。若发生肝炎恶化，应考虑重新开始使用本品治疗。④有肾脏损害的患者，肌酐清除率<30ml/分钟的患者不能用本品。透析患者必须减量。⑤在治疗期间应由有经验的医生定期监测患者的临床和病毒学状况。⑥服用本品治疗期间，并不能防止乙肝病毒通过性接触或血源性传播方式感染其他人，仍应采取适当防护措施。

剂型规格 片剂：每片 100mg。

辅酶 A
Coenzyme A

作用用途 本品为体内乙酰反应的辅酶，对糖、脂肪及蛋白质的代谢起重要作用，体内乙酰胆碱的合成、肝糖原的积存、胆固醇量的降低及血浆脂肪含量的调节等均与本品有密切关系。本品主要用于白细胞减少症、原发性血小板减少性紫癜、功能性低热等。对脂肪肝、肝昏迷、急慢性肝炎、冠状动脉硬化、慢性动脉炎、心肌梗死、慢性肾功能减退引起的肾病综合征、尿毒症等，可作为辅助治疗药。

用法用量 ①**静脉滴注**：每次 50~200IU，每日 1~2 次或隔日 1 次，用 0.9% 氯化钠注射液或 5%~10% 葡萄糖注射液 500ml 溶解稀释后滴注。②**肌内注射**：以 0.9% 氯化钠注射液溶解后注射，每次 50~200IU，每日 1 次。一般以 7~14 日为一疗程。

注意事项 ①急性心肌梗死及对本品过敏者禁用。②与细胞色素 C，三磷酸腺苷合用效果更好。

剂型规格 注射剂：每支 50IU；100IU；200IU。

复合辅酶 A
Coenzyme Complex

别名 贝科能，Biocoen

作用用途 本品含人体三大物质代谢和能量代谢必需的多种辅酶，双向调节代谢途径，纠正失衡的代谢。配合手术前后使用，可明显提高机体代谢；对线粒体功能障碍性疾病效果良好；降低放、化疗的药物毒性，提高患者生存质量。适用于纠正代谢紊乱和负氮平衡；白细胞减少；缺血性心脏病肾病综合征；缺氧等症状起辅助治疗作用。

用法用量 ①**静脉滴注**：用 5% 葡萄糖注射液稀释，每次 1~2 支，每日 1~2 次或隔日 1 次。严重消耗性疾病、肿瘤病人遵医嘱酌情加量。②**肌内注射**：用 0.9% 氯化钠注射液 1~2ml 溶解，每次 1~2 支，每日 1~2 次或隔日 1 次。

注意事项 ①对本品过敏者、孕妇及脑出血初期、房室传导阻滞患者禁用。②不良反应少见，偶尔有静脉注射速度过快引起的短时低血压、眩晕、颜面潮红、胸闷、气促。③严禁静脉推注。

剂型规格 注射剂：每支含辅酶A100 单位，辅酶Ⅰ 0.1mg；辅酶 A200 单位，辅酶Ⅰ 0.2mg。另含还原型谷胱甘肽，腺苷蛋氨酸，腺三磷。

三磷酸腺苷
Adenosine Triphosphate

别名 三磷腺苷，三磷酸二钠，腺三磷，ATP，Atriphos

作用用途 本品为一种辅酶，有改善机体代谢的作用，参与体内脂肪、蛋白质、糖、核酸以及核苷酸的代谢。同时，又是体内能量的主要来源。适用于因细胞损伤后细胞酶减退引起的疾病。临床用于心力衰竭、心肌炎、心肌梗死、脑动脉硬化、冠状动脉硬化、急性脊髓灰质炎、进行性肌肉萎缩性疾病、急慢性肝炎。

用法用量 ①口服：每次 40~60mg，每日 3 次。②肌内注射、静脉滴注或静脉注射：每次 20mg，每日 1~3 次。特殊患者可用 200mg，加入葡萄糖注射液 500ml 中缓慢静脉滴注。

注意事项 ①脑出血初期、房室传导阻滞、急性心肌梗死患者禁用。②偶见过敏反应。③静脉注射过快可引起低血压、眩晕。

剂型规格 ① 片剂：每片 20mg。② 注射剂：每支 20mg。

甘草甜素
Glycyrrhizin

别名 甘草酸单胺，甘草皂甙，强力宁，强力新

作用用途 本品能使血清中 γ-干扰素量增加，减轻肝细胞变性坏死，防止肝纤维化形成，促进肝细胞再生，并有解毒、抗炎、抗过敏等作用。用于治疗急慢性肝炎、早期肝硬化和肝中毒等疾病。

用法用量 口服：每次 150mg、每日 2 次。

注意事项 ①偶见胸闷、口渴、低血钾及血压升高等，停药后即可消失。②曾有一例用药后引起精神症状的报道，停药后即消失。

剂型规格 ① 片剂：每片 75mg。② 胶囊剂：每粒 75mg。

复方甘草甜素
Compound Glycyrrhizin

别名 美能，复方甘草酸苷

作用用途 本品具有保护肝细胞膜、抗炎、免疫调节、抑制病毒增殖和类固醇样作用。用于各种急慢性肝病，尤其是慢性乙型肝炎、慢性丙型肝炎、代偿期肝硬化、药物性肝病、酒精性肝病、脂肪肝等。多种皮肤病，如湿疹、荨麻疹、斑秃、接触性皮炎、痒疹、小儿痱子、婴儿苔癣等。

用法用量 ①口服：成人，每次 2~3 片（粒），小儿，每次 1 片（粒），每日 3 次，可长期服用。②静脉注射或静脉滴注：成人，通常每日 1 次，每次 5~20mg。慢性肝病，每日 1 次，每次 40~60mg 静脉注射或静脉点滴，增量时用药剂量限度为每日 100ml。

注意事项 ①对本品过敏者、醛固酮症患者、低钾血症患者禁用。②不良反应少且轻微，主要是伪醛固酮症（浮肿、低血钾、高血压），多见于长期大量给药时，对症处理即可纠正；罕见过敏反应。

剂型规格 ①片剂：每片 25mg。每片含甘草酸一铵 25mg、甘氨酸 25mg、D, L-蛋氨酸 25mg。②胶囊剂：成分同片剂。③注射剂：每支 20ml。每支含甘草酸一铵 40mg、甘氨酸 400mg、L-半胱氨酸 20mg。

甘草酸二铵
Diammonil Glycyrrhizinatis

别名 甘利欣

作用用途 本品主要成分是 18α-甘草二铵，具有较强的抗炎、保护肝细胞膜及改善肝功能的作用，亦能明显减轻 D-氨基半乳糖对肝脏的形态损伤和改善免疫因子对肝脏形态的慢性损伤。用于伴有谷丙转氨酶升高的慢性迁延性肝炎及慢性活动性肝炎。

用法用量 ①口服：每次 150mg，每日 3 次。②静脉滴注：本品 150mg 用 10% 葡萄糖注射液 250ml 稀释后缓慢滴注，每日 1 次。

注意事项 ①严重低钾血症、高钠血症、心力衰竭、肾功能衰竭、孕妇禁用。②新生儿、婴幼儿的剂量和不良反应尚未确定，慎用。③治疗中，应定期测血压和血清钾、钠浓度。④治疗中如出现高血压血钠滞留，低血钾等情况，应暂停给药或适当减量。⑤本品未经稀释不能注射。

剂型规格 ①胶囊剂：每粒 50mg。②注射剂：每支 50mg（10ml）；150mg（250ml）。

甘草酸单铵
Monoammonium Glycyrrhizinate

别名 甘草酸铵

作用用途 本品是从甘草中分离出的甘草酸单铵盐，其作用与甘草酸二铵相似。本品具有抗过敏、免疫调节、灭活病毒、保护肝细胞类固醇样作用等。临床用于急、慢性肝炎引起的肝功能异常。

用法用量 （1）口服：复方甘草酸苷（美能）片；成人，每次 2~3 片，每日 3 次。儿童，每次 1 片，每日 3 次。（2）静脉滴注或静脉注射：①复方甘草酸苷（美能）注射液，成人，每次 5~20ml，每日 1 次。可根据年龄和症状适当增减。慢性肝病可静脉注射或静脉滴注，每次 40~60ml，每日 1 次。可根据年龄、症状适当增减，用药量每日不应超过 100ml。②复方甘草酸单铵注射液，成人，每次 20~100ml，每日 1 次，可加入 5% 葡萄糖或

0.9%氯化钠注射液250～500ml中静脉滴注。每次20～80ml，每日1次，可直接静脉注射或加入适量5%葡萄糖或0.9%氯化钠注射液中静脉推注。肌肉或皮下注射：每次2～4ml，小儿一次2ml或遵医嘱，每日1～2次。③复方甘草酸单铵氯化钠注射液（迈能），静脉滴注，每次100～200ml，每日1次，缓慢滴注。

注意事项 ①对本品有过敏史者、醛固酮症患者、肌病患者、低钾血症患者禁用。②不良反应有恶心、呕吐、腹胀、皮肤瘙痒、口干等。

剂型规格 ①复方甘草酸苷（美能）：每片含甘草单铵25mg、甘氨酸25mg、蛋氨酸25mg。②复方甘草单铵注射液：每支20ml，含甘草酸单铵40mg、甘氨酸400mg、L-半胱氨酸15mg。③复方甘草酸单铵氯化钠注射液（迈能）：每支100ml，含甘草酸单铵80mg、半胱氨酸60mg、甘氨酸800mg、氯化钠500mg。

异甘草酸镁
Magnesium Isoglycyrrhizinate

别名 天晴甘美

作用用途 本品是一种肝细胞保护剂，具有抗炎、保护肝细胞膜及改善肝功能的作用。药效试验表明，本品能阻止动物血清转氨酶升高，减轻肝细胞变性、坏死及炎症细胞浸润；对四氯化碳引起大鼠慢性肝损伤具有的治疗效果，减轻肝组织炎症活动度及纤维化程度。适用于慢性病毒性肝炎，改善肝功能异常。

用法用量 静脉滴注：每日1次，每次0.1g，以10%葡萄糖注射液250ml稀释后静脉滴注，4周为1疗程或遵医嘱。如病情需要，每日可用至0.2g。

注意事项 ①禁忌证：严重低钾血症、高钠血症、高血压、心力衰竭、肾功能衰竭的患者。②不良反应：偶见心悸、眼睑水肿、头晕、皮疹、呕吐。

剂型规格 注射剂：每支50mg（10ml）。

谷胱甘肽
Glutathione

别名 阿拓莫兰，得治肝，古拉定，还原型谷胱甘肽，活肝灵，考丽恩，泰特，Agifutol，Atonolan，Beamthion，Glutathiol，Reglution，TAD，Tathion

作用用途 本品是含活性巯基的三肽，参与体内多种重要的生化代谢反应，可与乙醇在肝脏内的毒性代谢产物乙醛、氧自由基等结合，从而抑制肝组织内过氧化物产生，甘油三酯堆积，防治乙醇诱致的肝细胞变性、坏死以及肝纤维化等损害作用的发生。本品还参与人体内三羧酸循环及糖代谢，使体内获得高能量，起辅酶的作用；能激活各种酶，从而促使碳水化合物、脂肪及蛋白质的代谢。同时还能控制细胞的代谢过程等，而且对放射线有保护及抑制黑色素沉着等作用，用于各种肝病，药物中毒，自发性中毒，幼儿消化不良；预防和治疗白细胞下降，放疗，抗癌药物和其他原因引起的口腔炎，

放射性毒血症，妊娠毒血症，各种过敏性反应，面部色素沉着，汗斑和各种原因引起的色素沉着。

用法用量 ①口服：成人，每次400mg，每日3次。②口含：每次0.3g，每日3次。③肌内注射或静脉注射：每日300～600mg，重症每日600～1200mg，分1～2次应用。应根据年龄及症状适当增减。③经眼给药：每次1～2滴，每日3～5次。

注意事项 ①本品和下列药品应避免混合使用：维生素K₃，维生素B₁₂，泛酸钙，乳清酸，抗组胺药，长效磺胺药和四环素。②溶解后的溶液应立即使用，剩余的药液不能再用。③如在用药过程中出现皮疹，面色苍白，血压下降，脉搏异常等症状，应立即停药。④偶有过敏或类过敏性症状及食欲不振、恶心、呕吐、胃痛等消化道症状。注射部位局部轻度疼痛。

剂型规格 ①片剂：每片50mg；100mg。②口含片剂：每片100mg。③散剂：10%；20%。④注射剂：每支50mg；300mg；600mg。⑤滴眼剂：2%。

二氯乙酸二异丙胺葡萄糖酸钙
Diisopropylamine Dichloroacetate and Calcium Gluconate

别名 利肝能，Liverall

作用用途 本品是二氯乙酸二异丙胺（DADA）和葡萄糖酸钙的复方制剂，具有改善肝功能，减少肝脂肪的沉积，抑制脂肪肝形成，促进损伤肝再生的作用。用于急、慢性肝炎，脂肪肝，早期肝硬化，慢性迁延性肝炎，黄疸和其他一些肝功能障碍等。

用法用量 口服：成人，通常每次1～3片，每日3次。可根据年龄和症状适当增减剂量。

注意事项 ①对本品过敏者禁用。②偶见头痛、腹痛、口渴、食欲不振、皮肤干燥、齿龈肿胀等。

剂型规格 片剂：每片含二氯乙酸二异丙胺20mg，葡萄糖酸钙19.48mg。

肝活素
Ganhuosu

别名 Extrawell Changbaishan

作用用途 本品为复方制剂，主要成分为重酒石酸胆碱、甲硫氨酸及维生素B₁、维生素B₂、维生素B₆、维生素B₁₂、叶酸、泛酸钙、烟酰胺。亲脂药物重酒石酸胆碱是卵磷脂的有效成分，能使肝脏中脂肪磷脂化，从而易溶于体液而运出肝脏，故可防止脂肪酸在肝脏中的浸润和蓄积；抗脂肪肝素甲硫氨酸经腺苷转移酶催化转变为S-腺苷甲硫氨酸，作为氨基乙醇基的供给体，可合成胆碱，具有保护肝细胞免受损伤并有细胞修复和再生功能，故可防止肝细胞坏死和肝硬化。适用于脂肪肝、肝硬化、急性肝炎、慢性肝炎。

用法用量 口服：每次3片，每日3次。

注意事项 暂未见不良反应。

剂型规格 复方片剂。

肝水解肽
Heparolysate

别名 益甘泰

作用用途 本品是以哺乳动物肝脏为原料，采用现代生物技术进行分离精制而得到活性多肽，分子量小于10000。本品能促进蛋白质合成，减少蛋白质分解，促进正常肝细胞的增殖和再生。对四氯化碳诱导的肝细胞损伤有较好的保护作用，降低谷丙转氨酶，促进病变组织恢复。用于急、慢性肝炎、重症肝炎、肝硬化、脂肪肝、肝癌等疾病的辅助治疗。

用法用量 ①肌内注射：每次 20～40mg，每日 1 次。②静脉滴注：每次 100mg，每日 1 次，用 5% 或 10% 葡萄糖注射液 250ml 或 500ml 稀释后缓慢滴注。

注意事项 ①对本品过敏者、肝昏迷、严重氮质血症及氨基酸代谢障碍者禁用。③本品为生物制剂，长时间高温，能使本品变混浊或沉淀，应立即停止使用。④当药品性状发生改变时禁止使用。

剂型规格 注射剂：20mg（2ml）；50mg（5ml）；100mg（10ml）。

乳清酸卡尼汀
Carnitine Orotate

别名 疗尔健，肉毒碱乳清酸盐，利肝复

作用用途 本品由多种成分组成。特异活性成分肉毒碱乳清酸盐，具有对损伤肝功能的组织学恢复能力，作为脂肪肝的向脂因子，具有促进 β-氧化过程的作用。肝提取物的抗毒成分，对内在或外来毒性物质引起的肝脏疾病有很强的去毒效力。乳清酸能使肝细胞增殖和肝酶系统正常化，而阻止损伤肝细胞的坏死，恢复正常肝功能。维生素 B_{12}、维生素 B_6、维生素 B_2 等，对肝病治疗有协同效果。适用于急性和亚急性肝炎、慢性肝炎、脂肪肝、肝硬变、由药物或化学物质引起的肝中毒、酒精性肝中毒。在各种癌症患者化疗、放疗过程中，本品为肝脏的有效保护剂。

用法用量 ①口服：成人，每次 2 粒，每日2～3 次。根据年龄和症状可增加或减少用量。②静脉滴注：每日 1～2 支。用 4ml 注射用水溶解冻粉末后，进行静脉滴注。其用法：在 LVP 滴注过程中，加入本品溶液，当使用 LVP 溶液作为注射本品稀释液，必须注意 LVP 溶液是否已确认为"无电解质 LVP"和"5% 葡萄糖注射液"。因为含有电解质的 LVP（如林格溶液）溶液中的肉毒碱乳清酸盐会产生沉淀。如不进行稀释而直接静脉滴注，可引起注射局部严重静脉炎症的疼痛。

剂型规格 ①胶囊剂：每粒含肉毒碱乳清酸盐 150mg，肝脏提取的抗毒素 12.5mg，盐酸腺嘌呤 2.5mg，盐酸吡哆醇 25mg，维生素 B_2 0.5mg，维生素 B_{12} 0.125mg。②注射剂：每支含肉毒碱乳清酸盐 300mg，肉毒碱的盐酸盐 184mg，肝脏提取的抗毒素 25mg，盐酸吡哆醇 25mg，维生素 B_{12} 0.25mg，腺苷 5mg。

促肝细胞生长素
Hepatocyte Growth-Promoting Factors

别名 肝细胞生长促进因子，肝复肽

作用用途 本品能刺激正常肝细胞 DNA 合成，促使肝细胞再生。对肝细胞损伤有保护作用，降低谷丙转氨酶，促进病变细胞恢复。调节机体免疫功能，对吞噬细胞，T 细胞，NK 细胞有免疫增强作用。有抗肝纤维化作用。适用于重症肝炎（肝功能衰竭早期或中期）、慢性活动性肝炎，肝硬化的综合治疗。

用法用量 ①口服：每次 100～150mg，每日 3 次，疗程 3 个月。②静脉滴注：重症肝炎，80～120mg 加入 10% 葡萄糖注射液中，每日 1 次，疗程视病情而定，一般为 1 个月。慢性肝炎，40～80mg 加入 10% 的葡萄糖注射液中，每日 1 次，疗程 2～3 个月。③肌内注射：用氯化钠注射液稀释后应用，每次 40mg，每日 2 次。

注意事项 ①过敏体质者慎用。②本品为乳白色或微黄色冻干制品，冻干制品（未稀释前）若变棕黄色忌用。③本品应放于 4℃ 环境保存。④有时会发生皮疹、低热。⑤本品使用应以周身支持疗法和综合基础治疗为基础。

剂型规格 ①胶囊剂：50mg。② 颗粒剂：50mg（5g）。③注射剂：每支 10mg；20mg。

抗乙肝免疫核糖核酸
Anti-HBIRNA

作用用途 本品是用乙肝疫苗作抗原免疫物的淋巴组织，以化学方法提取精制而成的生物制剂。本品具有既能传递细胞免疫反应，又能传递体液免疫反应的作用，从而全面提高受体的免疫功能。用于治疗乙肝病毒携带者、慢性活动性肝炎、慢性迁延性肝炎及肝硬化。

用法用量 成人 肌肉、腋窝、皮下或腹肌沟皮下注射：每次 2～4mg，每日或隔日 1 次，3 个月为 1 疗程，以生理盐水稀释。

注意事项 ①使用本品，第 1 个月会出现转氨酶增高的情况，医学上称为"应答效应"，属正常现象，继续用药转氨酶会明显下降。②与胸腺肽或转移因子合用效果更好；与精制人白细胞干扰素或基因工程干扰素联合应用，效果更为显著。③至今尚未见不良反应报道。

剂型规格 注射剂：每支 2mg（1ml）。

抗乙肝转移因子
Transfer Factor Against Hepatitis B

别名 安抗-1，苷必妥，Ankang-1

作用用途 本品含多肽、核苷酸等小分子物质。取乙肝病毒特异性抗原免疫猪的脾脏，经匀浆透析法精制而成，具有特异性抑制乙肝病毒增殖，调节人体免疫功能的作用，可使乙型肝炎患者 HBsAg、HBcAb、HBeAg 阳转阴、肝功能恢复正常。用于急、慢性乙型肝炎。

用法用量 ①口服 每次 10ml，每日 1 次。②皮下或肌内注射：每次 1 支，每日 1 次，1 个月为 1 疗程。

注意事项 溶液浑浊或安瓿破裂不可使用。

剂型规格 ①溶液剂：每支 10ml（10mg）。②注射剂：每支含 1.5IU。

重组酵母乙肝疫苗
Hepatitis B Vaccine Prepared from Yeast Recombinanted

作用用途 本品用于预防所有已知亚型的乙肝病毒感染。接种对象应为乙肝病毒表面抗原阴性和转氨酶正常者，适用于乙肝易感者。

用法用量 新生儿、儿童和成人 肌内注射：注射部位为上臂三角肌内，共注射 3 次，第 1 次注射后 1 个月、6 个月后分别各注射 0.5ml（5µg）。为阻断乙肝病毒从母亲传至新生儿，乙肝病毒表面抗原阳性母亲所生新生儿出院后 24 小时内、1 个月后、6 个月后分别注射 0.5ml（5µg）。

剂型规格 注射剂：每支 0.5ml（内含 5µg 乙肝病毒表面抗原）。

甲型肝炎灭活疫苗
Inactivated Hepatitis

别名 巴维信，维赛瑞安

作用用途 本品所使用的病毒系 GBM 株，在 MRC5 人双倍体细胞中培植。接种本疫苗可刺激人体产生抗甲肝病毒的主动免疫，可用于 2 岁以上儿童和成人首次接种或加强针。该疫苗尤其推荐给甲肝高危人群：到疫区的旅行者，军人、医护人员、保育员、中小学教员、食品领域工作者、餐饮业人员、接触废水者等。在不洁接触后，可同时在身体两个部位分别注射正常人免疫球蛋白和甲肝疫苗。

用法用量 肌内注射：注射部位在上臂三角肌区。每次 0.5ml，1 次接种可保证首次接种效果。为保证长期免疫，6 个月后应注射 1 次加强针，皮下注射，特殊情况下，如血小板减少或有出血倾向的患者，本疫苗可经皮下注射。

注意事项 ①在发热、急性病、进行性慢性病情况下，最好延缓接种。对于本疫苗任何一种成分过敏者禁用。②本疫苗不推荐给孕妇、哺乳期妇女，除非在患上甲肝的危险性极大的情况下。③本疫苗不能用于皮内注射、臀部注射血管内注射。④在第 1 次加强后有过敏反应者应停止随后的加强针注射。⑤本疫苗对以下病毒引起的感染不起保护作用：乙肝病毒、戊肝病毒或其他已知嗜肝性病原体。⑥免疫抑制治疗或免疫缺陷状态可降低本品的免疫应答，因此应等到治疗结束后或保证患者

在良好防护下进行接种。甲肝病毒血清阳性者不属禁忌证，在这种情况下，本品的耐受性与血清阴性者相同。⑦不良反应大多轻微和短暂，预后良好，无需治疗。最常见的是局部疼痛，有时伴有红斑。罕见注射点出现小结节。全身反应有：轻度发热、乏力、头痛、关节痛、胃肠功能紊乱。在接种加强针时，这些反应的发生率比第一次接种时减少。在血友病儿童身上观察到的反应与成人相同。⑧本品可以和免疫球蛋白同时在两个不同的部位注射，阳转率不变，但是抗体滴度可能低于单一接种。⑨由于已经灭活，本疫苗在同一注射部位与其他灭活疫苗合用时不应引起相互作用，至今没有与其他药物之间产生相互作用的报道。⑩不得与其他疫苗在同一注射器中混用。

剂型规格 注射剂：每支 0.5ml（含有灭活甲肝疫苗病毒 160 抗原单位）。

乙型肝炎血源疫苗
Hepatitis B Vaccine Prepared from Plasma

别名 乙型肝炎灭活疫苗

作用用途 本品系从带毒者血浆中提纯的乙型肝炎表面抗原，经灭活后加入氧化铝等附加剂制成，用硫柳汞作防腐剂。免疫对象为乙型肝炎易感者（乙肝表面抗原阴性，转氨酶正常），主要用于婴儿。

用法用量 肌内注射：于上臂三角肌处。免疫程序均按 0、1、6 个月各注射 1 针。孕妇不进行乙肝感染指标检测时，所有新生儿均注射每支 30µg、10µg、10µg 疫苗 3 针。孕妇进行乙肝感染指标检测时，乙肝表面抗原（特别是 e 抗原）阳性母亲的新生儿，注射每支 30µg，疫苗 3 针。乙肝表面抗原阴性母亲的新生儿，注射每支 30µg，10µg，10µg 疫苗 3 针。高危人群，为肾透析以及其他职业性与乙肝密切接触者，注射每支 30µg 疫苗 3 针。一般易感者（包括婴幼儿、儿童及成人）注射每支 10µg 疫苗 3 针。

注意事项 ①肝炎、发热、急慢性严重病或过敏者禁用。②安瓿破裂、变质、有摇不散的块状物不得使用。③2~8℃暗处保存，严防冻结。

剂型规格 注射剂：每支 10µg；20µg；30µg。

乙型肝炎免疫球蛋白
Hepatitis B Immunoglobulin

作用用途 本品系用乙型肝炎疫苗免疫健康人后采集的高效价血浆或血清分离提取制备的免疫球蛋白制剂。主要用于乙型肝炎的预防。

用法用量 肌内注射：冻干制剂用灭菌注射用水溶解，根据标示单位数加入溶剂，使成 100IU/ml 溶液。乙型肝炎预防，每次 100IU，儿童与成人同量，必要时可间隔 3~4 周再注射 1 次。母婴阻断：婴儿出生至 24 小时内注射 100IU，隔 1、2、6 个月分别注射 30µg 或遵医嘱。

注意事项 ①液体制剂久贮后可能有微量的沉淀，但可摇散。如不散的沉淀或异物则不可用。②液体制剂在2～8℃暗处保存，冻干制剂保存于8℃以下干燥处。

剂型规格 注射剂：每支100IU；200IU；400IU；500IU。

乙肝宁
Yiganning

作用用途 本品为A、B两药合用，具有利胆退黄、提高肝细胞内的糖元和核糖核酸作用，减轻肝坏死的脂肪变，降低转氨酶，增强免疫力及肝功能，对乙型肝炎及其他肝炎有显著疗效。临床用于急、慢性乙型肝炎及其他肝炎，可消除患者恶心、肝区痛、厌食、腹胀、体倦、乏力等症状。

用法用量 口服：每次A、B片各2～3片，每日2次，早、晚服。3～5个月为一疗程，服用2～3个疗程。

注意事项 无严重不良反应。

剂型规格 片剂：A片每片含天然藏药 *Halenin elliptica* D. G. H 提取物花锚苷2mg。B片含黄芪提取物66.6%、甘草提取物33.3%。

人免疫球蛋白
Human Immunoglobulin

别名 丙种球蛋白，华兰肌丙，人胎盘丙种球蛋白，人血丙种球蛋白，人血免疫球蛋白，蓉生静丙，胎盘球蛋白

作用用途 本品主要成分为IgG，纯度在90%以上，主要用于预防麻疹、传染性肝炎、哮喘过敏性鼻炎、湿疹，提高机体免疫功能。

用法用量 成人 （1）肌内注射：①预防麻疹：在与麻疹者接触后7日内注射5～15mg/kg。1次注射后预防作用维持1个月左右。②预防甲型肝炎：按5～10mg/kg注射，或1次注射300mg，预防作用约1个月。③内源性过敏性疾病：1次1g，3周内注射2次。（2）静脉滴注：①原发性免疫球蛋白缺乏或低下症：首次剂量400mg/kg；维持剂量200～400mg/kg，给药间隔时间视病人血清IgG水平和病情而定，一般1月1次。②原发性血小板减少紫癜：每日400mg/kg间隔时间视血小板计数和病情而定，一般1周1次。③重症感染：每日200～300mg/kg，连续2～3日。

儿童 （1）肌内注射：①预防麻疹：在与麻疹患者接触后7日内，注射5～15mg/kg，或5岁以下儿童注射150～300mg，6岁以上儿童最大剂量不超过600mg。注射1次预防作用维持2～4周。（2）静脉滴注：川崎病，发病10日内应用，1次滴注2g/kg。

注意事项 ①液体制剂或溶解的冻干制剂应为澄明或呈乳光液体，可能出现微量沉淀，一经摇动应即消散。如不散的沉淀、异物或安瓿有裂纹，过期失效者均不可使用。②本品供肌内注射的制剂不得用于静脉注射。而供静脉注射的制剂不能用于肌内注射。③安瓿打开后应一次用完，不得分次使用。液体制剂贮于2～8℃暗处，冻干粉针剂于10℃以下干燥处贮存。

剂型规格 注射剂：①人免疫球蛋白注射液（肌内注射用）：每支150mg（1.5ml）；150mg（3ml）；300mg（3ml）；500mg（5ml）。②注射用人免疫球蛋白（肌内注射用）：每支150mg；300mg。③注射用人免疫球蛋白（静脉注射用）：每瓶1.25g；2.5g；5g；10g；12.5g。

干扰素α
Interferon Alpha-nl

别名 肝灵素，惠福仁，Immulin YM，Wellferon

作用用途 本品中所含干扰素类似人类白细胞干扰素，含有多种亚类干扰素。干扰素α在免疫系统中的作用及与其他淋巴因子之间的相互作用目前仍不十分清楚。但是，大量证据显示干扰素α在免疫反应的调节中能发挥一定作用。干扰素在细胞表面的主要作用是增强MHC抗原的生物表达性，后者是许多免疫反应的一种重要控制机制。另一种重要的细胞表面效应是增加人类单核细胞和巨噬细胞上IgG的Fc受体数目，此外通过可逆转的天然杀伤（NK）细胞介导溶解作用而产生免疫调节。干扰素与细胞表面受体结合的最终结果是抑制病毒复制并进而消除病毒。用于治疗多种病毒性疾病，如慢性乙型及丙型肝炎、阿弗他口腔溃疡（复发性口炎）、艾滋病阳性等。

用法用量 ①舌下含服：至少每日1片（200IU），连续服用至少半年。患者应将药片含在口里使其逐渐溶化，切勿咀嚼和吞下，如整片吞下去，则干扰素会被胃中的蛋白酶水解而使药力全失。将溶化的药片含在口里4～5分钟以上，以便口腔黏膜吸收。在服用本品前后30分钟内不要进食或饮水。儿童由医生评估临床效果决定是否给予肝灵素片。②皮下或肌内注射：毛状细胞白血病，每日3MIU；慢性乙型肝炎，每次10～15MIU，每周至多3次；慢性丙型肝炎，每次5MIU，每周3次；慢性骨髓白血病，每日3MIU；肾细胞癌，每日3MIU。

注意事项 ①对本品过敏者禁用。②严重心脏病、肾病、有癫痫发作或中枢神经功能障碍的患者、骨髓抑制患者慎用。③未见妊娠期使用本品的报道，医生应评估本品潜在益处与对胎儿的损害后加以取舍。④高剂量（300万～500万IU）注射时，常见的不良反应有发热、寒战、头痛、不适、肌肉痛以及流行性感冒的全部症状。连续用药可导致嗜睡、虚弱、疲倦，而同时有厌食和消瘦。每日接受大于500IU干扰素的患者可能发生恶心、呕吐和食欲不振，或暂时性鼻腔分泌过多。但每天口服200IU的小剂量，刺激食欲是常见的副作用，未见有逆反性中枢神经系统反应及副作用。

剂型规格 ①片剂：每片含200IU α-干扰素。②注射剂：每支3MIU；5MIU。

重组人干扰素 α-2a
Recombinant Human Interferon α-2a

别名 罗扰素，罗荛愫，因特芬，Roferon-A

作用用途 本品是利用经遗传工程处理过含有 α-2a 干扰素基因密码的大肠埃希菌株，通过重组去氧核糖核酸技术而制成的高纯度 α-2a 干扰素。干扰素与细胞表面的特殊膜受体结合后，刺激细胞产生 2′, 5′-寡腺苷酸合成酶、ds RNA-dependent 蛋白激酶、Mx 蛋白等。这些产物会抑制病毒蛋白质的合成，抑制病毒合成密码的转录和分解病毒的 RNA 核酸，另外，干扰素可以调节免疫力，它可以影响细胞膜表面抗原的表达，也可影响很多免疫中间物质的细胞膜受体表达，此外，它可影响细胞毒性 T 细胞和自然杀伤细胞及 B 细胞的作用。用于慢性活动性乙型肝炎、丙型肝炎、尖锐湿疣、毛细胞白血病、慢性髓性白血病、多发性骨髓瘤、非霍奇金淋巴瘤、与骨髓增生疾病相关的血小板增多、卡波济氏肉瘤、恶性黑色素瘤。

用法用量 肌内或皮下注射：慢性活动性乙型肝炎，一般剂量为每次 500 万 IU，每周 3 次，持续 4~6 个月。皮下注射：如在 1 个月后病毒复制标志没有下降，可考虑增加剂量。如在 3~4 个月后为获改善，可考虑停药。丙型肝炎，一般剂量为 300~600 万 IU，肌内或皮下注射，每周 3 次，持续 6 个月。

注意事项 ①对本品或其他干扰素制剂有过敏史者禁用。严重心脏病患者、有惊厥疾病或中枢神经系统功能不全、严重肾、肝及骨髓功能不全者、孕妇及哺乳期妇女禁用。该药对儿童的安全性及效果尚未确定。②严重骨髓抑制的患者慎用。③使用本品前及治疗中应进行全血计数。④使用本品初期，可能会出现头痛、发热、寒战、乏力、倦怠、肌痛、食欲减退等流感样症状，可用解热镇痛药来缓解。注射本品后可能会出现呕吐、白细胞或血小板减少、血压低、心律不齐或心悸等现象，停药或减量可恢复正常。其他尚有嗜睡、体重减轻、脱发等现象。⑤本品能改变细胞代谢，因此有干扰其他药物的可能。

剂型规格 注射剂：每支 100 万 IU；300 万 IU；450 万 IU；500 万 IU。

聚乙二醇干扰素 α-2a
Peginterferon α-2a

别名 派罗欣，Pegasys

作用用途 本品是聚乙二醇（PEG）与重组干扰素 α-2a 结合形成的长效干扰素。本品具有非聚乙二醇结合的 α-干扰素的体外抗病毒和抗增殖活性，其药效学特点与天然的或普通的人 α-干扰素相似，而药动学参数差别很大。本品用于治疗慢性乙型肝炎和慢性丙型肝炎。①慢性乙型肝炎：适用于治疗成人慢性乙型肝炎。患者不能处于肝病失代偿期、慢性乙型肝炎必须经过血清标志物（转氨酶升高、HBsAg、HBV、DNA）确诊。通常也需获取组织学证据。②慢性丙型肝炎：适用于治疗之前未接受过治疗的慢性丙型肝炎成年患者。患者必须无肝脏失代偿表现，慢性丙型肝炎须经血清标记物确证（抗 HCV 抗体和 HCV、RNA）。通常诊断要经组织学确证。治疗时，本品最好与利巴韦林联合使用。在对利巴韦林不耐受或禁忌时可以采用本品单药治疗。

用法用量 腹部或大腿皮下注射：①慢性乙型肝炎：推荐剂量，每次 180μg，每周 1 次，共 48 周。②慢性丙型肝炎：本品单药或与利巴韦林联合应用时的推荐剂量为每次 180μg，每周 1 次，腹部或大腿皮下注射。联合治疗时同时口服利巴韦林。与本品联合治疗的利巴韦林的剂量取决于病毒的基因型：基因型 2 或 3 剂量为每日口服 800mg；基因型 I 剂量为每日口服 1000~1200mg。③发生不良反应时，剂量调整的原则：对于由于中度和重度不良反应必须调整剂量的患者，初始一般减至 135μg，但有些病例需要将剂量减至 90μg 或 45μg。随着不良反应的减轻，可以考虑逐渐增加或恢复到初始剂量。④本品须由有经验的治疗慢性乙型和丙型肝炎的内科医师开始治疗。

注意事项 ①对本品过敏者、自身免疫性慢性肝炎、严重肝功能障碍或失代偿性肝硬化、新生儿和 3 岁以下儿童、有严重心脏病病史、包括 6 个月内有不稳定或未控制的心脏病、有严重的精神疾病或严重的精神疾病史，主要是抑郁患者、孕妇和哺乳期妇女禁用。②使用本品治疗前医生应告诉患者有可能出现抑郁，医生应对出现抑郁征象的患者进行监控，严重时应停药并给予精神治疗干预。③有心脏疾病的患者用本品前应进行心电图检查。④患者在治疗中出现了肝功能失代偿，应考虑停止用本品并密切监测患者。⑤在 2~8℃ 保存。

剂型规格 注射剂（预充式注射器）：每支 135μg（0.5ml）；180μg（0.5ml）。

重组人干扰素 α-2b
Recombinant Human Interferon α-2b

别名 安达芬，安福隆，甘乐能，干扰能，隆化诺，捷抚，利芬能，利能，万复因，辛化诺，远策素，基因工程干扰素 α-2b，Anferon，Intron-A，Recombinat Interferon-α-2b

作用用途 本品具有广谱抗病毒、抗肿瘤、免疫调节功能。与细胞上受体结合后，诱生多种抗病毒蛋白，抑制病毒在细胞内的复制，对抗肿瘤细胞增殖；改变正常细胞和转化细胞膜的特性，增强巨噬细胞和天然杀伤细胞的活性，增强淋巴细胞对靶细胞毒性。临床用于慢性乙型肝炎、丙型肝炎、慢性非甲非乙型肝炎和慢性丁型肝炎、带状疱疹、尖锐湿疣、毛状细胞白血病、慢性粒细胞白血病、肾细胞瘤、淋巴瘤、黑色素瘤、多发性骨髓瘤、艾滋病患者的卡波肉瘤、喉乳头状瘤等。

用法用量 （1）皮下注射：①慢型乙型肝炎，（3~

6) ×10⁶ IU/d，连用 4 周后改为 3 次/周，连用 16 周以上。②急慢性丙型肝炎，同慢型乙型肝炎。③丁型肝炎，(4~5) ×10⁶ IU/d，连用 4 周后改为 3 次/周。⑤非霍奇金淋巴瘤：每次 500 万 U，每周 3 次，可用 18 个月。(2) **肌内注射**：慢性乙型肝炎、丙型肝炎和多毛细胞白血病：用量同皮下注射。(3) **静脉滴注**：恶性黑色素瘤：每周 2000 万 U/m²，连用 5 日，共用 1 个月；后改为每周 1000 万 U/m²。皮下注射，每周 3 次，共 48 周。

注意事项 ①对本品过敏者禁用。②心血管疾病患者、孕妇、哺乳期妇女、婴幼儿慎用。③常见不良反应有发热、寒战、乏力、头痛、肌肉酸痛、厌食等流感样症状，加服吲哚美辛可减轻此症状，偶见白细胞、血小板减少、肝功能增高。以上反应是可逆的，调整剂量或停药可恢复正常。

剂型规格 注射剂：每支 100 万 IU；300 万 IU；500 万 IU。

重组人干扰素 γ
Recombinant Human Interferon γ

别名 克隆伽玛，伽玛，丽珠因得福，上生雷泰，基因工程干扰素 γ

作用用途 本品是人体主要的巨噬细胞激活因子，具有增强单核细胞循环，增强自然杀伤细胞（NK）和肿瘤浸润性淋巴细胞（TIL）活性的作用。本品还具有抑制肿瘤细胞增殖、抗病毒和增强机体免疫调节功能的作用。对肝细胞癌、肺癌、卵巢癌、肾细胞癌、白血病、恶性黑色素细胞瘤、免疫性疾病、感染和损伤性疾病、病毒性疾病等有效。适用于类风湿性关节炎、肿瘤、病毒性疾病。

用法用量 肌内注射或静脉注射：每日 100~300 万 IU，应用 4~6 周或更长时间。为减少不良反应，可采取隔日或间断给药。①免疫相关性疾病，每 1~2 日 100 万 IU，4 周、8 周或 16 周为一疗程。②病毒性肝炎、肝硬化和慢性活动性肝炎，每日 100 万 IU，4 周后改用隔日注射，连续 14 日为一疗程。③重症肝炎，每次 100 万 IU，每日 3 次，肌内注射，3 日后改为每日 1 次，1 周后改为隔日 1 次，用药 2 周。④乙、丙型肝炎，每日 100 万 IU，肌内注射，2 周为一疗程。注射用重组干扰素 γ，开始时每日肌内注射 50 万 IU，连续 3~4 日后，无明显不良反应，将剂量增到每日 100 万 IU，第二月开始改为隔日 150~200 万 IU，总疗程 3 个月。

注意事项 ①对干扰素制品过敏者、心绞痛、心肌梗死史以及其他严重心血管病史者、有其他严重疾病而不能耐受本品可能出现的不良反应者、癫痫和其他中枢神经系统功能紊乱者禁用。②凡有明显过敏体质者慎用。必须使用时应先作皮试（5000IU 皮内注射），阴性者方可使用。在使用过程中如发生过敏反应，应立即停药并给予相应治疗。③儿童婴幼儿应慎用。④使用前应检查瓶子，如有裂缝、破损不能使用。加入注射用水后稍加

振荡，应溶解良好，如有不能溶解的块状或絮状则不得使用。⑤采用阶段性给药或间歇给药法，如连续用药数日，休息 1~2 周再继续治疗或间隔用药，可减轻大剂量给药产生的副作用。静脉给药的副作用可能大于肌内注射或皮下注射，给药途径应注意。⑥不良反应常见发热，常在开始用药 3~4 小时后发生，持续数小时可自行消退。其他不良反应有头晕、乏力、多汗、肌痛、关节痛、食欲不振、恶心等。偶可出现一过性粒细胞减少和血小板减少，可自行恢复。以上不良反应严重时应减量或停药，并给予对症治疗。⑦注射用重组干扰素 γ 使用时应在有经验的临床医师指导下使用，用时请加注射用水 1ml，溶解后只作肌内或皮下注射。

剂型规格 注射剂：每支 50 万 IU；100 万 IU。

白介素-2
Interleukin-2

别名 阿地白介素，T 细胞生长因子，安捷素，欣吉尔，新德路生，英路因，重组人白介素-2，重组人白细胞介素-2，Aldesleukin，IL-2，Proleukin，TCGF

作用用途 本品主要参与免疫反应调节 T 淋巴细胞的生长与分化，还能抑制免疫系统中天然杀伤细胞、T 淋巴细胞、肿瘤浸润淋巴细胞（TIL）和淋巴因子激活的杀伤细胞（LAK）的增殖。有增强机体免疫功能的作用。临床用于肾细胞癌（有效率 15%~30%）和黑色素瘤（有效率 18%），也可用于其他肿瘤或乙型肝炎、丙型肝炎、中毒性休克、烧伤后感染，或用于联合免疫缺陷病（SCAD），以增强免疫功能。

用法用量 静脉滴注：①肿瘤，每次 50 万~200 万 IU，溶于 0.9% 氯化钠注射液 100~250ml 中，每日 1 次，4 周为一疗程。②乙型、丙型肝炎，每次 25 万 IU~50 万 IU，溶于 0.9% 氯化钠注射液 100~250ml 中，每日 1 次，3 周为一疗程（详见第二十二章）。

注意事项 ①本品使用低剂量，长疗程可降低毒性，且仍可维持抗肿瘤活性。②皮质激素类药物可缓解本品引起的呼吸困难、精神混乱、发热、肝、肾功能异常和皮肤瘙痒等症状。皮肤瘙痒也可口服羟嗪。③出现凝血功能障碍，可选用维生素 K。④胃肠不适可用雷尼替丁。⑤本品使用期间预防性的使用对葡萄球菌敏感的抗生素是有益的。⑥不良反应：神经系统，可发生行为变化、认知障碍；心血管系统，可出现低血压、心动过速、心律失常等，为维持血压可补液，无效者，可静脉滴注多巴胺或去甲肾上腺素；血液系统，可出现白细胞和中性粒细胞上升，淋巴及单核粒细胞下降，停药后可恢复，偶有凝血功能障碍；泌尿系统，可见尿少、尿潴留、氮质血症；内分泌功能紊乱；呼吸系统，可致间质性肺水肿，偶可引起胸腔积液；消化系统，可出现恶心、呕吐、腹泻、结肠局部坏死或穿孔，部分出现黄疸、转氨酶升高等肝功能损害，停药后可自行恢复。本品可影响代谢，出现血钙降低、血磷迅速下降，大剂量及 LAK 细胞治疗

的患者可出现维生素 C 严重缺乏，并可出现发热、寒颤等反应。对乙酰氨基酚和吲哚美辛可缓解本品引起的全身症状，但注意可加重患者的肾功能障碍。

剂型规格 注射剂：每支 5 万 IU；10 万 IU；20 万 IU；50 万 IU；100 万 IU；200 万 IU。

胸腺肽
Thymosin

别名 胸腺多肽，胸腺因子 D，Thymic Factor D

作用用途 本品由猪腺体提取的富含多种胸腺激素的多肽水溶液。本品能刺激前 T 淋巴细胞，转化成有细胞免疫功能的 T 淋巴细胞，增强细胞免疫功能，增强抗病能力。用于治疗各种原发性或继发性 T 细胞缺陷病和某些自身免疫性疾病，如急、慢性病毒性肝炎、难治性肺结核、银屑病、过敏性哮喘、类风湿性关节炎、系统性红斑狼疮、重症肌无力、儿童的组织增生等各种细胞免疫降低的疾病。也可适用于恶性肿瘤和白血病的辅助治疗。

用法用量 ①口服：每次 5~15mg，每日 3 次，严重患者可遵医嘱，增至每次 30mg，每日 3 次。②肌内注射：每次 5~10mg，每日或隔日 1 次，连续 1 个月。对肿瘤和慢性活动性肝炎，2~3 月为一疗程，第 1 个月同以上方法，第 2、3 个月则每次 5~10mg，每周 2 次。③静脉滴注：每次 20~80mg，每日 1 次，溶于生理盐水或 5% 葡萄糖注射液 500ml 中，每日 1 次，2~4 周为一疗程。

注意事项 ①可能有过敏反应，注射前或停药后再次注射须作皮试。患胸腺功能亢进者不宜使用（如重症肌无力）。长期或大剂量用药时，遵医嘱补充钾、钙等微量元素。②不良反应有皮疹、低热、头晕及注射部位疼痛。

剂型规格 ①肠溶片：每片 5mg。②注射剂：每支 5mg（2ml）；8mg（2ml）；10mg（2ml）；50mg（2ml）；100mg。

胸腺五肽
Thymopentin

别名 胸腺喷丁，欧宁，和信

作用用途 本品为细胞免疫调节药物，具有诱导 T 细胞分化，促进 T 淋巴细胞亚群发育、成熟并活化的功能，能调节 T 淋巴细胞亚群的比例，使 CD4/CD8 趋于正常；并能增强巨噬细胞吞噬功能，增强红细胞介导免疫功能，提高自然杀伤细胞活力，提高白介素-2 的产生水平与受体表达水平，增强外周血单核细胞干扰素 γ 的产生，增强血清中超氧化物歧化酶活性。适用于恶性肿瘤所致的免疫功能低下；乙型、丙型肝炎及其并发症；外科大手术患者术前术后防治感染；严重感染或抗生素不能有效控制的感染，如烧伤、脑膜炎、心内膜炎、脓毒败血症、慢性骨髓炎、慢性前列腺炎、盆腔炎、腹腔脏器穿孔所致复杂性腹膜炎、多重耐药性结核病、老年性慢性支气管炎；2 型糖尿病；皮肤病毒及性传播疾病，如尖锐湿疣、生殖器疱疹、带状疱疹；自身免疫功能紊乱性疾病，如类风湿性关节炎、红斑狼疮、皮肤病、慢性肾炎；更年期综合征及年老体弱免疫功能低下；先天性胸腺功能缺陷。

用法用量 欧宁：肌内注射，用前加灭菌注射用水 2ml 溶解。每次 1 支，疗程视病情而定。①恶性肿瘤，15~30 日为一疗程，放化疗或手术前 3~7 日开始使用，疗效更佳；②乙型或丙型肝炎，3 个月为 1 疗程；手术前后防治感染，术前 3~7 日开始使用，疗效更佳，15 日为 1 疗程，严重感染者视病情遵医嘱适当延长疗程；③2 型糖尿病，30 日为 1 疗程；④皮肤病及性传播疾病，15~30 日为 1 疗程；⑤自身免疫功能紊乱性疾病，30 日为 1 疗程；⑥更年期综合征及年老体弱免疫功能低下，15 日为 1 疗程；⑦先天性胸腺功能缺陷，遵医嘱。和信：肌肉注射或皮下注射，每日可至 50mg。

注意事项 ①幼儿及青少年慎用。②个别患者用后偶有嗜睡、倦怠。③可与多种常用药物同时使用，无干扰作用。

剂型规格 注射剂：每支 1mg；10mg（1ml）。

胸腺肽 α₁
Thymosin α₁

别名 胸腺法新，日达仙，迈普新，赛特定，胸腺 7-α₁，Sciclone，Zadaxin

作用用途 本品为免疫增强剂。通过多个不同的活体外试验发现本品有促使致有丝分裂原激活后的外周血淋巴细胞的 T 细胞成熟作用，增加 T 细胞在各种抗原或致有丝分裂原激活后产生各种淋巴因子，如干扰素 α、γ，白介素-2 和白介素-3 的分泌和增加 T 细胞上的淋巴因子受体的水平。它通过对 T₄（帮助者/诱导者）细胞的激活作用来增强异体和自体的人类混合的淋巴细胞反应。本品可能影响 NK 前体细胞的募集，并在暴露于干扰素后变得更有细胞毒性。在活体内，本品能增强经刀豆球蛋白 A 激活后的小鼠淋巴细胞增加分泌白介素-2，和增加白介素-2 受体的表达作用。本品用于治疗 18 岁或以上的慢性乙型肝炎患者，患者的肝病有代偿性和有乙肝病毒复制（血清 HBV-DNA 阳性），在对那些血清乙肝表面抗原（ItBsAg）阳性最少 6 个月，且有血清转氨酶（ALT）升高的患者研究显示，本品可以产生病毒性缓解（血清 HBV-DNA 失去）和转氨酶水平复常。在一些做出应答的患者，本品可除去血清表面抗原。与干扰素 α 联用时可能比单用本品干扰素增加应答率。作为免疫损害者的疫苗增强剂，对免疫系统功能受到抑制者，包括接受慢性血液透析和老年患者，本品可增强患者对病毒性疫苗，例如流感疫苗或乙肝疫苗的免疫应答。临床用于慢性乙型肝炎、增强机体免疫、增强免疫损害患者对病毒疫苗的免疫应答、还可用于治疗非小细胞肺癌及恶性黑色素瘤。

用法用量 皮下注射：慢性乙型肝炎的推荐量是每次 1.6mg，每周 2 次，两剂量大约相隔 3~4 日，治疗应连续 6 个月（52 针），期间不得中断。本品如与干扰素 α 联合使用，应参考 α 干扰素项下内容。本品作为病毒性疫苗增强剂使用，推荐剂量，每次 1.6mg，每周 2 次，每次相隔 3~4 日，疗程持续 4 周（共 8 针），第一针应在疫苗后马上给予。

注意事项 ①对本品过敏者、正在接受免疫抑制治疗者，（如器官移植患者）禁用。②哺乳期妇女慎用。18 岁以下患者，本品的安全度和有效性尚未确定。孕妇只有在必须需要时使用。目前还不知道本品是否对胚胎有伤害或影响妇女的生育能力。③本品不应作肌内或静脉注射。应使用随盒的 1.0ml 注射用水溶解后马上皮下注射。④大剂量使用，超过 0.9mg/m² 时，偶有恶心、高热。⑤慢性乙型肝炎患者应用本品时可能 ALT 水平短暂上升到基础值的两倍以上，通常应继续使用。除非有肝衰竭的症状和预兆出现。⑥本品不应与任何其他药物混合作注射用。

剂型规格 注射剂：每支含 1.6mg。

苦参素
Matrine

别名 博尔特力，天晴复欣，奥麦特林，盖特，氧化苦参碱，Oxymatrine，Oxymatrinum

作用用途 本品用于治疗慢性乙型病毒性肝炎，亦用于肿瘤放疗、化疗引起的白细胞低下和其他原因引起的白细胞减少症。

用法用量 ①口服：每次 0.2~0.3g，每日 3 次，疗程 12 周。②肌内注射：用于慢性乙肝治疗，每次（博尔泰力）400~600mg，每日 1 次，疗程 12 周，用于升高白细胞，每次 200mg，每日 2 次。③静脉滴注：每次 600mg，每日 1 次，2 月为 1 疗程。

注意事项 ①对本品过敏者禁用。②严重肾功能不全者，不建议使用本品。③肝功能衰竭者、孕妇及哺乳期妇女慎用。④尚未有儿童使用本品的经验。⑤老年患者用药减量或遵医嘱。⑥患者对本品有较好的耐受性，不良反应发生率较低，常见的不良反应有头晕、恶心、呕吐、口苦、腹泻、上腹不适或疼痛，偶见皮疹、胸闷、发热，症状一般可自行缓解。个别患者注射后出现局部疼痛，改为深部注射后可减轻。

剂型规格 ①胶囊剂：每粒 0.1g。②注射剂：每瓶 0.2g（50ml）；0.6g（100ml）；0.2g（200ml）。

阿糖腺苷
Vidarabine

别名 爱力生，赛德萨，Arasena-A，Vira-A

作用用途 本品主要成分为阿糖腺苷磷酸二钠。注射剂适用于经病理检查确诊为慢性活动性乙型肝炎患者；凝胶剂适用于复发性生殖器疱疹，复发早期用药。

用法用量 ①肌内注射：将本品 1 支（1g）溶于 5ml 注射用水中。将日剂量分成 2 次注射，2 次注射相隔 12 小时。本品仅供成人使用。肾功能正常者，每日 10mg/kg 体重，用药 5 日，以后每日 5mg/kg 体重，连续用药 23 日；肾功能异常者，根据肾清除率调整用药剂量。②外用：凝胶剂：宜早期用药，涂抹患处，每日 4 次，每 4 小时 1 次，连续 7 日。

注意事项 ①对本品过敏者和患有外周神经病变者、孕妇、哺乳期妇女禁用。③育龄妇女应采取有效避孕措施。④本品大剂量应用时易引起外周神经病变。⑤肾脏病变时，本品清除率下降。应根据肌酐清除率调整剂量。⑥使用外用凝胶剂期间禁止性生活。⑦肌内注射后，有时出现弥散性肌痛或下肢肌痛，常发生于用药结束时。出现外周神经病变时应停止用药。⑧注射后，有时出现厌食、恶心呕吐、腹泻、白细胞减少、血小板减少、嗜睡、乏力。⑨本品与别嘌醇、喷司他丁有相互作用，应予重视。

剂型规格 ①注射剂：每支 1g。②凝胶剂：10%。

甲肝疫苗
Hepatitis A Vaccine

别名 Havrix

作用用途 本品系通过溶解已生长甲肝病毒的人二倍体细胞制取的。本品对甲肝能产生主动免疫，临床用于预防甲型肝炎的感染。

用法用量 成人 ①肌内注射：初始剂量，第 1 次本品 1ml，2~4 周后第 2 次注射 1ml，可使免疫维持 1 年。6~12 个月后，再增加剂量 1ml，可维持免疫至 10 年。②皮下注射：患有严重出血症者，曾与甲肝患者接触过者，可分别于不同部位，在第 1 次肌内注射本品 1ml，同时注射人免疫球蛋白。

注意事项 ①对本品过敏及严重热性感染者禁用。②儿童不推荐使用本品。③孕妇只有确认其面临甲肝危险时才能使用本品。④免疫障碍者或进行血液透析者，给予初始剂量后，也许不能产生相应抗体，需要增加注射本品。⑤本品在 2~8℃ 保存。⑥本品注射后最初数日内，注射局部可见暂时性疼痛、红斑和硬变。偶见发热、头痛、不适、疲劳、恶心和食欲减退等。

剂型规格 注射剂：每支 1ml。含有吸附于氢氧化铝上的甲肝病毒不少于 720ELLSA 单位。

甲磺酸卡莫司他
Camostar Mesilate

别名 卡莫司他，Camostatum，Foipan，Panorudin，Phoepan

作用用途 本品为非肽类蛋白酶抑制剂，口服后能迅速作用于机体的激肽生成系统、纤维蛋白溶解系统、凝血系统及补体系统。抑制这些体系的酶活性的异常亢进，从而控制慢性胰腺炎的症状，缓解疼痛，降低淀粉酶值。本品口服吸收迅速，给药40分钟后，其活性代谢物4-苯乙酸即达到血药浓度的峰值。血中半衰期为73分钟，给药后5~6小时内从尿中的排泄量为20%。主要用于胰腺炎。

用法用量 口服：每次200mg，每日3次，可根据病情适当增减。

注意事项 ①进行胃液引流及必须禁食和禁止饮水的有饮食限制的严重患者禁用。②孕妇和小儿慎用。③有时出现皮疹及瘙痒等过敏症状，少数患者有口渴、食欲减退、腹部不适、胃脘痛、便秘等。

剂型规格 片剂：每片100mg。

依泊二醇
Epomediol

别名 Clesidren

作用用途 本品通过对三磷酸腺苷（ATP）酶和腺苷酸环化酶作用，使肝细胞膜的功能恢复，并能使酒精中毒的高尔基体恢复正常功能。临床常用于急、慢性肝病的辅助治疗。

用法用量 ①口服：每次200~400mg，每日2次。

注意事项 ①对本品过敏者及胆道机械性梗阻患者禁用。②孕妇慎用。③最常见的不良反应有皮疹，停药后可逐渐恢复。

剂型规格 ①片剂：每片100mg；200mg。

美他多辛
Metadoxine

别名 欣立得

作用用途 本品能加强ATP浓度和细胞内氨基酸的运转，使色氨酸吡咯酶不被乙醇抑制，并能降低白蛋白与乙醛相互作用引起的长效大分子复合物的生成。本品可加速血浆及尿中乙醇及乙醛的清除，对急、慢性酒精中毒有效，并能使乙醛脱氢酶的活性明显增加，从而加速乙醛代谢及转化成乙酸盐，能与乙醇中毒时有关的神经递质系统相互作用，而具有明显的抗焦虑作用，对治疗酒精中毒、防止戒断症状的出现十分重要。临床用于急、慢性酒精中毒及酒精性肝病。

用法用量 ①口服：每次0.5g，每日2次。②肌内注射：每日300~600mg。

注意事项 ①已知对本品过敏者，支气管哮喘者禁用。②长期服药或大剂量使用，偶见周围神经疾病

剂型规格 ①片剂：每片500mg。②溶液剂：每瓶500mg。③注射剂：每支300mg。

生长抑素
Somatostatin

别名 金抑克，赛得，醋酸生长抑素，生长激素释放抑制因子、生长抑素十四肽、益达生，施他宁，思他宁，

Stilamin

作用用途 本品为垂体激素释放抑制剂，是人工合成的十四肽，可抑制生长激素、甲状腺刺激激素、胰岛素、胰高血糖素等的分泌；可抑制由试验餐和五肽胃泌素刺激的胃酸分泌，并抑制胃泌素和胃蛋白酶的释放，减少内脏血流，抑制胰、胆囊和小肠的分泌，保护胰内细胞。减少肝脏血流量，而对全身血液动力学无明显影响。主要用于治疗急性胃溃疡出血、急性糜烂性和出血性胃炎所致严重出血、严重的食管静脉曲张出血与胰、胆和胃肠瘘、胰腺术后并发症、急性胰腺炎、糖尿病酮症酸中毒辅助治疗。

用法用量 静脉注射或静脉滴注：①上消化道大出血，包括食管静脉曲张出血，先缓慢静脉注射负荷量250μg（3~5分钟内），继以静脉滴注，每小时250μg，止血后应连续给药48~72小时。②胰、胆、肠瘘的辅助治疗，持续静脉滴注，每小时250μg，直至瘘管闭合（2~20日），闭合后继续用1~3日。③预防胰腺手术并发症，术前连续静脉滴注，每小时250μg，共5日。④急性胰腺炎，尽早使用，连续静脉滴注，每小时250μg，72~120小时。为预防胰腺手术后并发症，应于术前2~3小时开始，使用至手术后24小时。⑤糖尿病酮症酸中毒的辅助治疗，每小时100~500μg，连续静脉滴注。

注意事项 ①孕妇、哺乳期妇女禁用。②给药开始可引起血糖暂时下降，2型糖尿病患者应每3~4小时查血糖1次。250μg剂型应在2~8℃低温下保存；3mg剂型应在25℃保存。③不良反应少有短暂的恶心、面红、腹痛、腹泻。④可延长环已烯巴比妥引起的睡眠时间，而加剧戊烯四唑的作用，所以本品不应与这类药物或产生同样作用的药物同时使用。⑤本品与其他药物的不相容性未经测试，所以在注射给药时应单独使用。

剂型规格 注射剂：每支0.1mg；0.25mg；0.5mg；3mg。

葫芦素
Cucurbitacinum

别名 葫芦苦素E

作用用途 本品从葫芦科植物甜瓜的果梗中提取的葫芦素及葫芦素E。对逆转细胞免疫缺陷，激发细胞免疫功能，阻止肝细胞脂肪变性，抑制肝纤维增生等方面有一定作用。能消退黄疸、降低血清丙氨酸氨基转移酶、消除腹水，改善蛋白代谢。临床用于慢性迁延性肝炎，还可用于原发性肝癌。

用法用量 口服：成人，治疗肝炎，每次100~300mg，每日3次，饭后服。儿童酌减。一般3月为一疗程。原发性肝癌：每次2~4片，每日3次，连续3个月为一疗程。数量，每次6片。

注意事项 ①孕妇及严重消化道溃疡患者慎用。②剂量不得随意加大。③部分患者在治疗初期有纳差、

恶心等轻微胃肠道症状，对症处理后一般不影响治疗。

剂型规格 片剂：每片100mg。

瓜蒂素
Guadisu

作用用途 本品由葫芦科植物甜瓜的果梗提取而制成。临床用于慢性活动性肝炎，慢性迁延性肝炎患者，能全面改善症状和体征，有明显的降氨基转移酶、胆红素等作用，停药后不引起氨基转移酶反跳。对蛋白倒置和高球蛋白血症也有明显的纠正作用。此外，还能提高慢性肝炎患者机体的非特异性细胞免疫力。

用法用量 口服：每次3~5片，每日3次。

注意事项 偶见有头晕、上腹部不适等不良反应，一般不影响治疗。

剂型规格 片剂：每片0.3mg。

山豆根注射液
Vietnamese Sophora Root Injection

别名 肝炎灵

作用用途 本品为豆科植物山豆根的根茎提取的有效成分精制而成的灭菌红色澄明注射液，含总生物碱以苦参碱计算应为标示量的90%~110%。本品对氨基酸无直接抑制作用，亦不能抑制肝细胞内氨基转移酶的活性或肝细胞的合成，降酶效果迅速，一般2~4周氨基转移酶即可恢复正常。并有提高血清白蛋白、降低球蛋白作用，对HBsAg和HBeAg也有一定的转阴作用。用于治疗急慢性肝炎、慢性活动性肝炎，停药后有些病例有反跳现象，加大剂量或重复疗程同样有效。

用法用量 肌内注射：每次2ml，每日2~4ml，2个月为一疗程。

注意事项 少数患者有口咽干燥、咽喉痒感、轻度头晕、注射处疼痛等。

剂型规格 注射剂：每支35mg（2ml）。

牛磺酸
Taurine

别名 牛黄酸，牛胆碱，牛胆酸，2-氨基乙磺酸，秦瑞宁

作用用途 本品是一种含硫氨基酸，存在于动物体内，具有多种药理活性，有强肝利胆作用，可解除胆汁阻塞和胆酸结合，可增加胆汁通透性，并与胆汁的回流有关。还可降低肝脏胆固醇含量，减少胆固醇结石的形成，对肝脏有保护作用，并可降低丙氨酸氨基转移酶。有解热与抗炎作用，通过对中枢5-HT系统或儿茶酚胺系统的作用降低体温，有一定的提高免疫功能作用。尚有降压、强心和抗心律失常作用，本品可降低血压、减慢心率和调节血管张力等作用。调节心肌细胞内Ca^{2+}的结合，并可逆转Ca^{2+}对心肌的不良影响。降低血糖，直

接作用于肝和肌细胞膜的胰岛素受体。还有松弛骨骼肌和拮抗肌强直的作用，可用于运动后的抗疲劳。局部应用本品能降低前列腺引起的眼压升高，缺乏牛磺酸的饮食可使视网膜产生生理性病变，最后导致失明。本品尚有营养作用，一旦缺乏，可造成儿童发育不良、视力损害和增加癫痫的易感性。适用于急慢性肝炎、脂肪肝、胆囊炎等，也可用于支气管炎、扁桃体炎、眼炎等感染性疾病。感冒、乙醇戒断症状、关节炎、肌强直等可试用本品治疗。

用法用量 口服：急慢性肝炎，成人，每次500mg，每日3次；儿童，每次500mg，每日2次。

注意事项 尚未见不良反应的报道。

剂型规格 ①片剂：每片500mg。②胶囊剂：每粒500mg。③颗粒剂：每袋5000mg，含牛磺酸500mg。

复方鳖甲软肝片
Fufang Biejia Ruangan Pian

别名 福瑞中蒙

作用用途 本品具有软坚散结、化瘀解毒、益气养血功能，用于慢性肝炎肝纤维化，早期肝硬化属瘀血阻络、气血亏虚，兼热毒未尽证。症见：胁肋隐痛或肋下痞块，面色晦黯，脘腹胀满，纳差便溏，神疲乏力，口干口苦等。

用法用量 口服：每次4片，每日3次，6个月为一疗程，或遵医嘱，儿童减半。

注意事项 ①孕妇禁用。②偶见轻度消化道反应，一般可自行缓解。

剂型规格 片剂：每片0.5g。

乙肝清热解毒片
Yigan Qingrejiedu Pian

作用用途 本品是由虎杖、白花蛇舌草、地豆根、拳参、茵陈、白茅根、茜草、土茯苓、蚕砂、甘草、淫羊藿、野菊花等组成的中药复方制剂。主治疲乏无力、食欲减退、恶心厌油、口苦口臭、鼻口出血、咽干咽痛、身黄目黄、发热、肝区胀痛、肢沉困重、尿黄便秘、舌红苔黄、脉弦滑数。化验见肝功异常或病毒标志物呈阳性。

用法用量 口服：每次8片，每日3次。

注意事项 ①忌烟、酒、油腻。②脾虚便泄者慎用或减量服用。

剂型规格 片剂：每片0.3g。

八宝丹胶囊
Babaodan Jiaonang

作用用途 本品是由牛黄、麝香、蛇胆、羚羊角、三七、珍珠等8味名贵中药组成的复方中药制剂。具有清利湿热、活血解毒、去黄止痛功能。用于肝炎、胆囊炎、

泌尿系感染等各种炎症痛症。

用法用量 口服：1~8岁，每次0.15~0.3g；8岁以上，每次0.6g，每日2~3次，温开水送服。

注意事项 孕妇忌服。

剂型规格 胶囊剂。

舒肝止痛丸
Shugan Zhitong Wan

作用用途 本品为舒肝理气，行气活血药。多用于胁痛，脘腹痛，呃逆，郁证等。临床表现为胸胁胀满，脘腹疼痛，嗳气呃逆，呕吐酸水，心情抑郁，情绪不宁等。对神经官能症，无黄疸性肝炎，慢性胆囊炎，胆结石，慢性胃炎，溃疡病以及慢性肠炎，盆腔炎，慢性阑尾炎等，表现为肝胃不和，胆气郁结者，可辨证运用。

用法用量 口服：每次4~4.5g，每日2次。小儿酌减。

注意事项 孕妇慎用。

剂型规格 水丸：每袋4.5g。

开胸顺气丸
Kaixiong Shunqi Wan

作用用途 本品为理气，消气，止痛药。临床表现为情志抑郁，胸闷胁胀，食欲不振，咽中似有物梗阻，胃脘胀满，疼痛拒按，恶心呕吐，大便不爽，或不思饮食，神疲乏力，呃逆嗳气等。西医诊断为神经官能症，绝经期综合征，胁间神经痛，急性胃肠炎，痢疾（初起），慢性肝炎，早期肝硬化，便秘等。

用法用量 口服：每次3~9g，每日1~2次。

注意事项 ①孕妇禁用。②年老者慎用。

剂型规格 水丸：每袋6g。

木香顺气丸
Muxiang Shunqi Wan

作用用途 本品行气导滞，燥湿健脾，顺气开胸，合胃消食。临床表现为胸脘痞满，恶食；或脘腹部疼痛，痛无定处，得嗳气则舒等。西医诊断为消化不良，胃肠功能紊乱，慢性肝炎，早期肝硬化等。见有上述症状者可选用本品。用于气滞不舒引起的胸脘痞满，两肋胀痛，饮食无味，以及停食积聚，饱胀嘈杂等。

用法用量 口服：每次6~9g，每日2~3次。

注意事项 ①本品为香燥之品，气郁化火而兼阴液亏损者慎用。②孕妇慎用。

剂型规格 浓缩丸：每袋6g。

慢肝养阴胶囊
Mangan Yangyin Jiaonang

作用用途 本品是由地黄、麦冬、北沙参、枸杞子等中药组成的复方制剂。本品具有养阴清热，滋补肝肾功能，有显著抗炎、抗病毒、调节免疫细胞、清除肝炎病毒的作用，能修复损伤的肝细胞，提高肝炎患者的免疫功能。用于迁延性肝炎、慢性肝炎、肝炎后综合征。

用法用量 口服：每次4粒，每日3次，3个月为一疗程。

注意事项 ①孕妇忌服。②用药期间不宜饮酒及食用辛辣等刺激性食物。

剂型规格 胶囊剂：每粒0.25g。

第八节 利 胆 药

胆道系统感染和胆石症是临床常见的急腹症。90%以上的胆道系统感染病人均患有胆石症。本节主要介绍临床常用的治疗胆囊炎、胆石症等的利胆、排石药物。

苯丙醇
Phenylpropanol

别名 利胆醇，Felicur，Livonal

作用用途 本品为作用较强的胆汁成分分泌促进剂，能增加肝血流量，旺盛肝功能。有促进胆汁分泌作用，服后可减轻腹胀、腹痛、恶心、厌油等症状，并有促进消化，增加食欲，排除结石，降低血胆固醇等作用。用于胆囊炎、胆道感染、胆石症、胆道手术后综合征和高胆固醇血症等。

用法用量 口服：每次100~200mg，每日3次，饭后服。如治疗超过3周，每日剂量不宜超过100~200mg。

注意事项 ①胆道阻塞性黄疸患者禁用。②偶有胃部不适，减量和停药后即消失。

剂型规格 ①胶囊剂：每粒100mg。②胶丸剂：每粒100mg；200mg。

利胆酚
Oxophenamide

别名 柳氨酚，Osalmide

作用用途 本品为促进胆汁分泌的利胆药，作用与去氢胆酸相似，但较强，能使胆汁分泌量增加数倍，而不改变其组成。由于能增加肝血流量，可改善肝脏功能，还具有阿托品样的解痉作用，能松弛胆道口括约肌，因此具有排胆作用。另外，本品还有降胆固醇作用。用于胆囊炎、胆石症、慢性肝炎及其他由于胆汁分泌或排出障碍引起的各种疾病。

用法用量 口服：每次250~500mg，每日3次，饭前服。可随年龄、症状适当增减用量。

注意事项 偶有荨麻疹样皮肤反应。

剂型规格 片剂：每片 250mg。

非布丙醇
Febuprol

别名 苯丁氧丙醇，舒胆灵，Valbil

作用用途 本品有明显利胆作用，还有松弛胆管平滑肌及胆道口括约肌、降低血中胆固醇的作用。用于治疗胆囊炎、胆石症及其术后高脂血症、脂性消化不良、肝炎等。

用法用量 口服 成人：每次 100 ~ 200mg，每日 3 次，饭前服。儿童：2 ~ 4mg/kg，每日 3 次。

注意事项 ①肝功能不全或胆道梗阻胃肠肿瘤，消化性溃疡，肠道急性炎症等患者禁用。②个别患者有一过性胃部不适。③用药初期会发生腹泻，此时减量或停药，重新用药时由低到高增加至所需剂量。

剂型规格 ①片剂：每片 50mg。②胶丸剂：每粒 50mg；100mg。

羟甲香豆素
Hymecromone

别名 胆通，Cantabiline，Himecol

作用用途 本品有明显的利胆作用，对胆道口括约肌有舒张作用，并有较强的解痉、镇痛作用。在治疗过程中，无须加用其他利胆药和解痉镇痛药，炎症明显时可酌情短期加用抗生素。本品利胆作用明显，镇痛作用强于阿托品，而且具有解除胆道口括约肌痉挛，增加胆汁分泌，加强胆囊收缩和抑菌等作用，有利于结石排出，对总胆管结石有一定排石效果。另外，部分原有丙氨酸氨基转移酶升高的患者，服药后丙氨酸氨基转移酶随炎症的消除而恢复正常。适用于胆囊炎、胆道感染、胆石症、胆囊手术综合征。

用法用量 口服：每次 400mg，每日 3 次，饭前服。

注意事项 ①梗阻性或传染性黄疸患者慎用。②偶有头晕、腹胀、胸闷、腹泻、皮疹等。停药后不良反应可自行消失。③大剂量时可引起胆汁分泌过度和腹泻。

剂型规格 ①片剂：每片 200mg。②胶囊剂：每粒 200mg；400mg。

羟甲烟胺
Nicotinylmethylamide

别名 肝胆安，利胆素，羟甲基烟酰胺，Bilamide，Bilocid，Cholamid，Felosan，Hydroxymethylnicotinamide，Nikoform

作用用途 本品为利胆保肝药，具有抑菌作用；能促进胆汁分泌，增加胆汁盐类的浓度，也有保肝和防止脂肪变性的作用。消炎抗菌作用明显，能有效地抑制双球菌、化脓性球菌、肠球菌、大肠埃希菌等。临床用于胆

囊炎、胆管炎、流行性肝炎后的胆汁分泌或排泄障碍、胆石症、肝功能障碍、肝源性黄疸、胃及十二指肠炎、急性肠炎、结肠炎等。

用法用量 ①口服：成人，每次 1g，每日 3 次，连服 2 ~ 4 日后，改为每次 1g，每日 2 次。严重病例每次 500mg，每 2 小时 1 次。小儿，每次 250 ~ 500mg，每日 3 次。②静脉注射：严重慢性病例，可缓慢静脉注射，开始每日 400 ~ 800mg，以后继续隔日 400mg。

注意事项 偶见胃部不适。

剂型规格 ①片剂：每片 500mg。②注射剂：每支 400mg（10ml）。

曲匹布通
Trepibutone

别名 胆灵，胆舒，钙胆通，三丁乙酮，三乙氧苯酰丙酸，舒胆通，Supacal，Synopsis

作用用途 本品为非抗胆碱作用的胆道平滑肌松弛剂，能促进胆汁分泌，具较强的解痉、镇痛作用。能选择性地松弛胆道平滑肌，松弛作用是由于其促使细胞内的钙离子进入钙贮存部位引起的，并能直接抑制奥狄括约肌收缩，促进胆汁分泌，作用比羟甲香豆素及夫洛丙酮强而持久。临床用于胆石症、胆囊炎、胆道运动障碍及胆囊术后综合征，慢性胰腺炎疼痛和改善食欲、消除腹胀等。

用法用量 口服：每次 40mg，每日 3 次，饭后服用。2 ~ 3 周为一疗程。

注意事项 ①对本品某种成分过敏禁用。②孕妇、哺乳期妇女、婴幼儿慎用。③偶见恶心、呕吐、食欲不振、唾液分泌过多及便秘等消化道症状及眩晕、倦怠等。④用药期间若出现皮疹或瘙痒等过敏反应，应立即停药。

剂型规格 ①片剂：每片 40mg。②颗粒剂：每袋 100mg。

熊去氧胆酸
Ursodeoxycholic Acid

别名 护胆素，脱氧熊胆酸，乌素脱氧胆酸，熊脱氧胆酸，优思弗，Destolit，Ursacol，Ursofalk，Ursochol

作用用途 本品主要成分为熊去氧胆酸，有较强的亲水性，本品通过 Ca^{2+} 和 α-蛋白激酶（α-PKC）依赖性的机制促进肝细胞的胞吐作用，从而促进胆汁酸向胆小管排泌；此外，还竞争性抑制胆酸在回肠的重吸收，因而降低内源性胆酸的浓度，减轻毒性。拮抗疏水性胆酸的细胞毒作用，保护肝细胞膜。本品以其甾体核与膜无极性区结合起到膜稳定作用，阻止膜通透性的增加和膜类脂微胶粒的溶解，从而保护富含胆固醇的肝细胞免受疏水性胆盐的破坏。本品可使肝中甲基戊二酰辅酶 A 还原酶的活性降低，使脂肪酸在肝中转化成胆固醇的速率明显下降，显著降低胆汁中胆固醇及其脂的含量。通过提高胆汁中磷脂的含量，使游离的胆固醇结晶成微胶粒

状态而达到溶解，从而起到溶石利胆的作用。本品还可使患者肝细胞异常 MHC-1 的表达减少，抑制外周血单核细胞和 B 淋巴细胞受刺激后抗体的产生，还可抑制 IL-2、IL-4 和干扰素的产生，提高具有免疫抑制作用。本品还能降低胆内和血清中甘油三酯的浓度。本品用于降低胆汁中的胆固醇，溶解 X 射线可透过的胆固醇结石，预防胆结石。用于治疗慢性肝病（病毒性，酒精性，药物性，妊娠等）伴有肝内胆汁瘀积，原发性胆汁性肝硬化，原发性硬化性胆管炎，慢性丙型肝炎，胆汁反流性胃炎，胆汁性胰腺炎，异体器官移植排异反应。

用法用量 口服：①慢性肝病伴肝内胆汁瘀积，每次 250mg，每日 3 次，或每日 10~15mg/kg 体重，2~3 月为 1 疗程。②原发性胆汁性肝硬化，每次 250mg，每日 3 次或每日 13~15mg/kg 体重，疗程 2~4 年。③原发性硬化性胆管炎，每次 250mg，或每日 10~15mg/kg 体重，疗程 6~12 月。④胆固醇性胆结石，每日 10~12mg/kg 体重，睡前顿服，疗程 6~24 个月。建议每 6 个月进行超声波或 X 射线检查判断溶石效果，服用 12 个月后结石未见变小者停药。⑤慢性丙型肝炎，每日 10mg/kg 体重，建议与干扰素或抗病毒药合用。⑥胆汁反流性胃炎，每日 1 粒，晚上睡前服用，一般服用 10~14 日。⑦胆汁性胰腺炎，每日 10mg/kg 体重。⑧利胆，每次 50mg，每日 150mg。早晚餐时分次服用。

注意事项 ①急性胆囊炎，胆管炎发作期，胆道完全阻塞，胆结石钙化症者，孕妇和哺乳期妇女禁用。②溶石治疗期间一定要按时服药，建议每 3~6 个月检查一次肝功能。③本品不能用于溶解其他类型结石，如胆色素石、混合结石及射线不适性结石。④偶见便秘，头痛，头晕，过敏，瘙痒等。⑤本品不宜与考来烯胺或氢氧化铝的制酸剂同时应用，因可阻碍本品的吸收。⑥口服避孕药可影响本品疗效，治疗期建议采用其他避孕方法。

剂型规格 ①片剂：每片 50mg；150mg。②胶囊剂：每粒 250mg。

鹅去氧胆酸
Chenodeoxycholic Acid

别名 脱氧鹅胆酸，Chenix，Chenofalk，Chenossil，Ulmenid

作用用途 本品是胆固醇性胆结石的溶解剂，能抑制肝微粒体的 β-羟基-β-甲基戊二酰辅酶 A（HMG-CoA）还原酶及胆固醇 7α-羟基化酶，从而降低胆固醇及胆汁酸的合成。服用本品后经肠道循环，可补充减少的内源性胆汁酸，相对地只使胆汁内胆固醇减少，生成胆固醇不饱和的胆汁，而使胆固醇胆石溶解，从而可防止或分解胆固醇性胆结石。用于溶解胆固醇性胆结石。适用于胆囊能以造影法造影、胆囊内有能透过 X-射线、长 1~2cm 以内的胆石的病例。对于钙化胆石、巨大胆石或胆囊不能造影者皆无疗效。胆道内胆石为胆红素结石，如自觉症状强，本品也不适用。6 岁以上儿童：10~

15mg/kg，连服 6 个月以上。

用法用量 口服：成人，一般每日 0.75~1g，分 2~3 次服用，连服 6~24 个月。鉴于胆汁能在夜间达到最高饱和浓度，故在睡觉时一次给药，同时给予低胆固醇饮食能增强胆结石的溶解作用。

注意事项 ①对孕妇、X 射线照射结石阳性患者及肝炎、肝硬化、胃及十二指肠溃疡、胆道感染、胰腺炎、未控制的高血压、冠状动脉硬化症、病理性肥胖、肾功能不全者禁用。②胆囊无功能时不宜用本品。③有轻度的腹泻和胆固醇升高。3% 的患者可发生肝脏毒性，出现转氨酶升高等。④林可霉素可阻止本品引起的肝脏损害。⑤本品与 β-谷固醇有协同作用，如每日加服 β-谷固醇 3g，可增强疗效。此外，与苯巴比妥（每日 180mg）合用也有协同作用。

剂型规格 ①片剂：每片 125mg；250mg。②胶囊剂：每粒 125mg；250mg。

去氢胆酸
Dehydrocholic Acid

别名 脱氢胆酸，Dehydrocholin

作用用途 本品可促进胆汁分泌，增加胆汁容量，可使胆道畅通，起到利胆作用，对脂肪的消化及吸收有促进作用，但不能增加口服维生素 K 的吸收。临床上用于胆囊及胆道功能失调，胆囊切除后综合征、慢性胆囊炎、胆石症及某些肝脏疾病，如慢性肝炎等。

用法用量 ①口服：每次 0.2~0.4g，每日 3 次。②静脉注射：每日 0.5g，以后可根据病情逐渐增加至每日 2g。与阿托品或硫酸镁合用可适用于排出胆道小结石。

注意事项 ①胆道完全阻塞及严重肝、肾功能减退患者、阑尾炎或肠梗阻、诱因不明的直肠出血及充血性心力衰竭患者禁用。②长期或大量使用时，可致电解质失衡。

剂型规格 ①片剂：每片 250mg。②注射剂（钠盐）：每支 500mg（10ml）；1g（5ml）；2g（10ml）。

消炎利胆片
Xiaoyan Lidan Pian

作用用途 本品对各种胆道疾病有显著的消炎，止痛，解痉，退黄退热等作用，尤其对急、慢性胆囊炎及胆石症均有明显的疗效。对巩固疗效和预防发作均有良好作用。本品清热，祛湿，利胆。用于急性胆囊炎，胆道炎。

用法用量 口服：每次 6 片，每日 3 次。

注意事项 ①孕妇禁用。②体弱、肝功能不良者慎用。③长期使用未见任何不良反应。

剂型规格 片剂：每瓶 100 片。

利胆丸
Stomach Liver Bile

别名 德国华沙利胆丸，Biochema Stomach Liver Bile

作用用途 本品是由多种植物药经提取、浓缩而制成的软胶囊剂。本品能增加肝脏血流量，促进胆汁分泌，冲洗胆道排除结石，并可预防结石形成；同时还具有松弛平滑肌、解痉止痛作用；还有抗炎抑菌作用，能有效控制胆道感染。适用于急慢性胆囊炎、胆石症稳定期的内科治疗、胆道内泥沙样结石、肝内胆管结石、胆石症术后预防结石再生、胆汁反流性胃炎、急性甲型肝炎、慢性肝炎、体外震波碎石术后帮助排石等。

用法用量 口服：每次 2 粒，每日 3 次，饭前温水送服。

注意事项 可见轻度胃肠道反应。

剂型规格 胶囊剂：每粒含飞廉 130ing，洋蓟 20mg，郁金 25mg，波耳多 15mg，母菊 20mg，蒲公英 15mg，蜜蜂花 10mg，薄荷 4mg，田基黄 61mg。

亮菌甲素
Armillarisin A

别名 假密环菌甲素，彼多益，胆肝灵

作用用途 本品能促进胆汁分泌，松弛胆管末端括约肌，降低十二指肠的紧张度，从而对胆道系统压力起着极好的调节作用，使胆汁顺利进入十二指肠，促进瘀积的胆汁排出至肠道。同时由于胆流量的增加，可将小结石、细菌及代谢产物、炎性渗出物等冲洗出胆道，起到减轻或消除疼痛和炎症的作用。用于急性胆囊炎、慢性胆囊炎急性发作及慢性浅表性胃炎和慢性萎缩性胃炎。

用法用量 肌内注射：每次 1mg，每日 2~4 次，或遵医嘱。急性胆道感染，每次 1~2mg，每 6~8 小时一次。急性症状控制后改为每日 2 次，每次 1~2mg，疗程 7~10 日。

静脉滴注：每次 2.5~5mg（5% 葡萄糖或 0.9% 氯化钠注射液稀释），或遵医嘱。

注意事项 应遮光、密封保存。

剂型规格 ①片剂：每片 5mg。②注射剂：每支 1mg；2.5mg；5mg。

爱活胆通
Hitrechol

作用用途 本品对溶解胆石有很好疗效，特别对早期胆脂性结石及孤立性、混合性胆脂结石疗效更为满意。

用法用量 口服：每次 1 粒，每日 3 次，饭后服用，必要时可每次 2 粒，每日 3 次，或遵医嘱。

注意事项 孕妇忌用。

剂型规格 胶囊剂：每粒 100mg，为 Hederae 植物提取物制剂。

托尼萘酸
Galle-Donau

别名 肝胆能，加诺

作用用途 本品是由对甲基苯甲醇烟酸酯和 α-萘乙酸组成的复方制剂。组方中所含的对甲基苯甲醇是姜黄根素的主要活性成分，具有促进胆汁生成与利胆作用。烟酸的酯化物可以缓解伴有炎症过程的胆道痉挛所致的疼痛，并可使对甲基苯甲醇在水相和脂相之间分布更佳。本品中的两种活性成分相互补充和协同，能有效地促进胆汁分泌。口服后半小时内开始分泌胆汁，t_{max} 约 2 小时，随后血药浓度缓慢下降，作用维持数小时。α-萘乙酸除利胆作用外，还有抗炎作用。本品有增强造影剂清晰度的作用，亦可使抗菌药物在肝内胆管的浓度增高。临床用于胆道系统的急、慢性炎症及各种肝脏胆汁分泌阻滞性疾病，如肝炎、胆管炎、胆囊炎、胆石症、胆汁性绞痛等。也用于增强胆道造影的显影清晰度。

用法用量 口服：每次 1~2 片，每日 3 次，于饭前 0.5 小时服。可视症状适当增减剂量。胆道静脉注射造影：可于注射造影剂前服 5 片，注射 20 分钟后服 5 片，50 分钟时再服 5 片。胆道口服造影：在服造影剂的同时服本品，每次 2 片，总量为 12~14 片。

注意事项 ①肝功能不全者慎用。②肝胆系统晚期癌症、胆道完全阻塞、胆囊积脓、严重肝功能损害及肝昏迷患者禁用。③偶有腹泻、便秘现象。

剂型规格 片剂：每片含对甲基苯甲醇烟酸酯 37.5mg，α-萘乙酸三磷酸腺苷二钠 75mg。

茴三硫
Anethol Trithione

别名 胆维他，国嘉，茴香脑三硫酮，Anethol Trithione，Felviten，Heporal，Mucinol，Sialor，Sufralem，Sulfarlem，Sulfogal

作用用途 本品能明显增强肝脏谷胱甘肽水平，明显增强谷氨酰半胱氨酸合成酶活性，降低谷胱甘肽过氧化酶活性，从而显著增强肝细胞活力，使胆汁分泌增多，属于分泌性利胆药。区别于排泄性利胆药，本品不增加肝脏负荷，相反能明显降低肝门脉压，消除肝炎病灶的肝充血等症状，有利于肝功能迅速恢复。本品能有效保护肝脏免受肝毒性物质如酒精、四氯化碳、对乙酰氨基酚等的损害，增强肝脏解毒功能，增加毒蕈碱样乙酰胆碱受体数，促进唾液分泌，对抗精神药物引起的药源性口干和肿瘤放化疗引起的口干及老年腺体萎缩引起的口干。并能促进胃肠道蠕动和肠管内气体排出，迅速消除腹胀、口臭、便秘等症状。本品口服后吸收迅速，1 小时后达血浆峰值，生物利用度高，主要通过肾脏排泄。适用于胆囊炎、胆结石及消化不良及急、慢性肝炎。

用法用量 口服：成人，每日 3 次，每次 1 片，或遵医嘱。

注意事项 ①胆道完全梗阻患者禁用。②甲亢患者慎用。③孕妇或哺乳期妇女，使用本品前应先咨询医师或药师。④偶会出现荨麻疹样红斑，停药即消失。

剂型规格 ①片剂：每片 25mg。②胶囊剂：每粒 25mg。

利石素
Gesunaheit Skapseln H

别名 德国华沙利石素，Biochema Gesunaheit Skapseln H

作用用途 本品为浓缩植物制剂。所含成分具有溶化结石作用，并能促进其从尿中排出。临床用于肾结石、胆结石以及膀胱结石等。

用法用量 口服：每次 1 粒，每日 1~2 次。

剂型规格 胶囊剂：每粒含精制松节油 DAB 290mg，硫黄 10mg。

丁醚二醇
Dihydroxydibutylether

别名 保胆健素，二羟基二丁醚，双羟二丁醚，Cistoquine，Dihydroxydibutyletherum，Diskin，Dyskinebyl

作用用途 本品具有利胆、消炎、解痉、护肝、排石和降脂的作用。促进胆汁分泌；有效减轻胆道的炎性水肿；松弛肝胰壶腹括约肌，有助于胆汁排入小肠；可明显减轻酒精中毒时肝脏组织的损伤；高效泌胆作用使结石不易形成；促进血清胆固醇分解代谢及排出。

用法用量 口服：每次 0.5g，每日 3 次，饭前服用，可酌情增加至每日 2~3g，一般 6~10 日显效。

注意事项 ①严重肝功不全者禁用。②青光眼患者、严重前列腺增生者慎用。③本品耐受性好，适合长期服用。④本品可提高胆汁内抗生素的浓度，故合用抗生素治疗胆道炎症可提高疗效。

剂型规格 胶囊剂：每粒 0.5g。

胆立克
Extract of Hederae

别名 胆通，Eulektrol

作用用途 本品可溶解胆石，对早期胆固醇性结石及孤立型、混合型胆固醇结石有效，对支气管平滑肌也有解痉作用。主要用于单发性或多发性胆固醇结石，对形成的细小结石疗效显著，并可用于预防胆囊结石手术后的复发。

用法用量 口服：每次 100mg，每日 3 次，饭后吞服。必要时可增至每次 200mg，每日 3 次。

注意事项 ①孕妇禁用。②暂未见不良反应的报道。

剂型规格 胶囊剂：每粒 100mg。

莫诺坦因
Monooctaeoin

别名 单辛脂，单辛精，甘油单辛酸酯

作用用途 本品为胆固醇结石溶解药，为半合成的甘油酯。其在体外溶解胆固醇的作用比胆酸钠大 2~5 倍。对胃肠道及胆道有刺激性，且刺激程度与灌注压及灌注速率有关，应仔细控制。此种刺激是可逆的，在治疗完成后 2~7 日内可自行消失。临床用于去除总胆管内残留胆结石的溶解对于其他方法无效或不能采用者。

用法用量 胆道灌注给药：灌注压不得超过 1.47kPa。在 0.98kPa 的压力下灌注速率不应大于每小时 3.0~5.0ml。本品在灌注前应加温至 16~27℃，且给药时温度不得降至 18℃ 以下。并持续用药 7~21 日，如 10 日后内窥镜检查或 X 射线检查表明结石未消失或缩小，则终止治疗。用餐时应停药。

注意事项 ①黄疸、明显胆道感染及十二指肠溃疡或空肠炎患者禁用。②孕妇、哺乳期妇女及儿童慎用。③仅供胆道灌注，不应静脉或肌内注射给药。④用药时应进行常规的肝功能检查，以免发生代谢性酸中毒。⑤治疗时若发生上行性胆管炎，可能与某种形式的总胆管梗阻有关。⑥不良反应常见的有腹痛或腹部不适、恶心、呕吐，偶见发热、食欲不振、寒战、白细胞增多、严重右上腹疼痛或黄疸，应停药。

剂型规格 注射剂：每瓶 120ml。

胆石利通
Danshi Litong

作用用途 本品能促进胆汁分泌，降低胆汁内胆固醇含量，促使结石溶解；增强胆囊收缩力，松弛胆道括约肌，利于结石排出。治疗给药有明显的溶石排石作用及利胆抗炎作用。预防给药则具有防止结石形成的作用。本品理气解郁，化瘀散结、利胆排石，用于胆石病气滞症（症见：右上腹胀满疼痛，厌食油腻）。

用法用量 口服：成人，每次 6 片，每日 3 次或遵医嘱。

注意事项 ①胆道狭窄、急性胆道感染患者禁用。②孕妇慎用。③尚未见不良反应的报道。

剂型规格 片剂：每片 0.45g。主要成分为硝石、白矾、郁金、三棱、金钱草、大黄等。

胆舒
Synopsis

作用用途 本品具强而持久的利胆作用，用药后 80 分钟胆汁流量增加 1 倍以上。有极显著松弛胆道平滑肌和奥狄括约肌作用，且有较强的抗咖啡因所致胆道平滑肌和括约肌痉挛作用。有可靠的解痉止痛作用，并有极好的溶解胆固醇类结石作用，对神经传导性疼痛有镇痛效力，同时还可止吐。有强大的抑菌作用，临床用于慢性结石性胆囊炎、慢性胆囊炎、胆管炎、胆道感染、胆囊、胆管、肝胆结石症以及炎症、胆道术后综合征。

用法用量 口服：每次 1 粒，每日 3 次；重症，每次 2 粒，每日 3 次。①急性胆囊炎、胆道炎，10 日为一疗

程。②慢性胆囊炎、胆道炎，40 日为一疗程。③慢性胆结石（胆固醇类结石），在 0.5cm 以下或泥沙样结石以 2~3 月为一疗程。

注意事项 ①结石在 2cm 以上及多个充满胆囊的结石、胆道气质性病变所致的炎症、化脓性胆管炎，不要依赖本品达到治疗效果。②偶见服药后有清凉感与胃部不适，可加重胃炎的症状，大剂量时偶见腹泻，停药或改变服药时间与剂量，以上症状可见减轻或消失。

剂型规格 胶囊剂：每粒含薄荷醇、薄荷酮油剂 0.095ml。

胆石清
Gallstones Clearance

作用用途 本品由硝石、绿矾、牛羊胆汁、大黄等药组成。本品可使体内外多种胆结石完全溶解、消失或显著变小、松解，对多种肠道致病菌均有较强的体外抑制作用；对胆囊、肠管平滑肌、胆管括约肌有显著的松弛解痉作用；且有较强的镇痛作用。临床用于胆囊结石。

用法用量 口服：成人，每次 5~8 片，每日 3 次。

注意事项 ①孕妇及慢性腹泻慎用。②无明显不良反应。

剂型规格 片剂：每片 0.3g。

黑宝熊胆粉
Heibao Xiongdan Fen

作用用途 本品为熊科动物或棕熊的引流胆汁干燥品，主要含胆汁酸，包括熊去氧胆酸、鹅去氧胆酸、胆酸及去氧胆酸等。具有降低血清胆固醇及血压作用，促进胆汁分泌，增加胆血流量，促进胆组织恢复，起到溶石作用，还具有镇静、镇痛、抗惊厥、抗菌、消炎、消肿、清热解毒、平肝明目、镇咳、降低血糖和尿糖及兴奋呼吸中枢等作用。临床用于动脉硬化、高血压、冠心病、急、慢性肝炎、黄疸、胆囊炎、胆道炎、胆石症、脂肪肝、肝硬化以及中毒性肝障碍、胆汁性消化不良、糖尿病、咳嗽、急慢性支气管炎、顽固性支气管哮喘、

爆发性火眼、咽喉肿痛、疮痈肿痛、疔毒恶疮、痔、跌打损伤等。

用法用量 ①口服：每次 0.4~1.2g，温开水送服或溶于少量白酒或黄酒中服用。②外用：本品适量，研细，用水调和，涂敷患处。

注意事项 小儿剂量酌减或遵医嘱。孕妇慎用。

剂型规格 ①散剂：每瓶 5g；10g。②胶囊剂：每粒 0.2g。

复方阿嗪米特
Compound Aqinmite

别名 阿嗪特尔，泌特

作用用途 本品能有效增加胆汁和胆汁中固体成分的分泌量，增加胆红素及胆固醇等胆汁成分的排出以及降低血清胆醇，还可促进胰酶的分泌；胰酶内含淀粉酶、蛋白酶和脂肪酶，可以用于改善碳水化合物、脂肪、蛋白质的消化和吸收，恢复机体的正常消化功能。纤维素酶 4000 具有解聚和溶解或切断细胞壁作用，使植物营养物质变为可利用的细胞能量，有消化、吸收和改善酶功能的作用，活化二甲硅油有减少气体的作用，使胃肠道的气体减少到最低。从而消除因胃肠道中气胀引起的腹痛、腹胀。也可消除消化道中其他器官引起的气胀。适用于肝、胆、胰疾病引起的胆汁分泌不足、消化酶缺乏（食欲不振、消化不良、厌油、腹胀、腹泻、嗳气等症），胆囊系统功能紊乱或胆囊切除术后 T 管引流者，"胃炎-胰腺炎-胆囊炎"三联症，高胆固醇血症，改善肝功能、降低 ALT、治疗胆汁瘀积性肝病，预防胆道结石及胆汁性肝硬化。

用法用量 口服：成人，每次 1~2 片，每日 3 次，餐后服用。

注意事项 ①肝功能障碍、胆石症引起的胆绞痛患者、胆管阻塞、急性肝炎患者禁用。②尚未见严重的不良反应。

剂型规格 片剂：每片中含阿嗪米特 75mg、胰酶 100mg、纤维素酶 4000 10mg、活化二甲硅油 50mg。

第九节　胰腺疾病用药

抑肽酶
Aprotinin

别名 赫泰林，屈来赛多，特斯乐，特血乐，胰蛋白酶抑制剂，抑胰肽酶，抑肽酸

作用用途 本品为广谱蛋白酶抑制剂。能可逆地抑制胰蛋白酶、糜蛋白酶、纤维蛋白溶解酶和纤维蛋白溶酶原的激活以及血管舒张素等，从而降低毛细血管通透性、降低血压以及抗凝和保护血小板的功能。临床用于创伤

或手术后局部或全身纤溶亢进出血、弥散性血管内凝血（DIC）引起的继发性纤溶亢进、胎死宫内继发 DIC 时子宫收缩无力、休克型胰腺炎以及预防腹腔手术后肠粘连。也可作为纤维蛋白封口胶的组成部分局部应用。

用法用量 ：（1）**静脉注射**：①预防出血：于手术前 1 日开始，每日 2 万 kIU，共 3 日。治疗肠瘘及连续渗血也可局部给药。②由纤维蛋白溶解引起的急性出血：立即注射 5 万~10 万 kIU，维持量为 2 小时 1 万 kIU。（2）**静脉滴注**：体外循环心脏直视手术中及术后减少渗

血：每次 300 万~500 万 kIU，在体外循环前全量 1 次性加入预充液中。（3）**静脉泵入**：用于止血：患者仰卧，给药 50 万~100 万 kIU，最大速率为 5 万 kIU/min，继之在 1~4 小时内再泵入 20 万 kIU，直到出血被控制。（4）**腹腔注射**：在手术切口闭合前，直接注入腹腔 2 万~4 万 kIU。

注意事项 ①对本品过敏者、弥散性血管内凝血、孕妇及哺乳期妇女禁用。②临用前用 5% 葡萄糖注射液稀释，静脉滴注速度不可过快。多次接受治疗的患者发生过敏反应的概率较高。过敏试验应以滴眼或皮内法为宜。③不良反应有胃肠不适、皮疹、荨麻疹、心悸、胸闷、呼吸困难、寒战、发热，如支气管痉挛、心动过速，过敏性休克。偶见血栓性静脉炎、急性高敏反应、休克，甚至死亡。④本品禁止与其他药物配伍使用，尤其避免与 β-内酰胺类药物合用。只有证实确有血栓危险时，才能并用肝素。本品可加强神经肌肉阻滞剂的作用，使凝血时间延长。

剂型规格 注射剂：每支 5 万 kIU；10 万 kIU；20 万 kIU；50 万 kIU。

乌司他丁
Urinastatin

别名 尿抑制素，天普洛安，乌他司丁，Miraclid，Ulinastain，Urinastatin

作用用途 本品为人尿中提取精制的糖蛋白，具有抑制胰蛋白酶等各种胰酶的作用，稳定溶酶体膜，改善休克时的循环状态。对各种休克有较好疗效。

用法用量 静脉滴注：①急性胰腺炎、慢性复发性胰腺炎：初始剂量为 10 万 U，滴注 1~2 小时，每日 1~3 次。②急性循环衰竭：每次 10 万 U，每日 1~3 次。

注意事项 ①对本品过敏者禁用，有其他过敏史者慎用。②偶见恶心、呕吐、腹泻、白细胞减少、皮疹等。③本品溶解后应立即使用，并避免与甲磺酸加贝酯制剂或球蛋白制剂混合应用。④避光，阴凉干燥处保存。

剂型规格 注射剂：每支 2.5 万 U；5 万 U；10 万 U。

甲磺酸萘莫司他
Nafamostat Mesilate

别名 萘莫他特，Futhan，Nafamostat

作用用途 本品为合成的蛋白酶抑制剂，对胰蛋白酶、血纤维蛋白酶、纤维蛋白酶、激肽释放酶（血管舒缓素）及补体系统经典途径的 C_1r、C_1s 等胰蛋白酶样丝氨酸蛋白酶有很强的选择性抑制作用，对磷酸酶 A_2 也有抑制作用，对胰蛋白酶、肠激酶及内毒素经胰管逆行注入引起的各种实验性胰腺炎，均可降低死亡率。本品还有改善激肽释放酶激活引起的激肽原总量减少。临床用于急慢性胰腺炎急性恶化、胰管造影后的急性胰腺炎、外伤性胰腺炎、手术后急性胰腺炎等症状的改善。

用法用量 静脉滴注：每日 1~2 次，每次 10mg，溶于 5% 葡萄糖注射液 500ml，静脉滴注约 2 小时，并可酌情增减。

注意事项 ①对本品过敏者禁用。②孕妇及小儿慎用，哺乳期妇女使用本品时应停止哺乳。③不良反应有皮疹、红斑、瘙痒感等过敏症状及转氨酶升高、腹泻、静脉炎、血小板增加及白细胞减少，也可见胸部不适及头晕等。偶可出现休克症状，应立即停药。④本品溶解后应迅速使用。

剂型规格 注射剂：每支 10mg。

加贝酯
Gabexate

别名 甲磺酸加贝酯，福耶，Gabexate Mesilate

作用用途 本品为一种非肽类的蛋白酶抑制剂，可抑制胰蛋白酶、激肽释放酶、纤维蛋白溶酶、凝血酶等蛋白酶的活性，从而制止这些酶所造成的病理生理变化。用于急性轻型（水肿型）胰腺炎。常用本品甲磺酸盐。

用法用量 静脉滴注：每次 100mg，治疗开始 3 日，每日 300mg，症状减轻后改为每日 100mg，疗程 6~10 日。先以 5ml 注射用水溶解后再注入 5% 葡萄糖注射液或林格液 500ml 中。滴注速度一般应控制在每小时 1mg/kg 体重以内，不宜超过 2.5mg/kg 体重。

注意事项 ①对多种药物有过敏史的患者、孕妇或儿童禁用。②偶有皮疹、颜面潮红及过敏症状，极个别患者可发生过敏性休克。③本品仅供静脉滴注，勿将药液注入血管外，多次使用应更换注射部位。药液应新鲜配制，随配随用。

剂型规格 注射剂：每支 100mg。

第十节 其 他

奥曲肽
Octreotide

别名 醋酸奥曲肽，善得定，善宁，生长抑素八肽，依普比善，Sandostatin

作用用途 本品为一种人工合成的八肽环状化合物，具有与天然内源性生长抑素类似的作用，但作用较强且持久。本品能抑制生长激素、促甲状腺素、胃酸、胰酶、胰高血糖素和胰岛素的分泌。能降低胃运动和胆囊排空，抑制缩胆囊素-胰泌素的分泌。本品具有选择性收缩内脏血管作用，对胃肠道有较好的止血作用。主要用于门脉高压引起的食管静脉曲张出血，应激性溃疡及消化道出血，重型急性胰腺炎，胰损伤或手术后胰瘘，缓解由胃、肠及胰内分泌系统肿瘤所引起的症状；突眼性甲状腺肿和肢端肥大症；胃肠道瘘管。

用法用量 皮下注射：①胰腺疾病：每次 0.1mg，每 8 小时 1 次。7~14 日为一疗程。②胃肠胰内分泌肿瘤：初始剂量为 0.05mg，每日 1~2 次，然后根据耐受性和疗效可逐渐增加至 0.2mg，每日 3 次。③肢端肥大症：初始剂量为 0.05~0.1mg，每 8 小时 1 次，然后根据病情调整。多数患者的 1 日剂量为 0.2~0.3mg，每日数量为 1.5mg。④应激性或消化道出血：每次 0.1mg，每 8 小时 1 次，疗程 3~5 日，严重者可静脉注射。(2) **静脉滴注**：①食管-胃静脉曲张出血：持续滴注 0.025mg/h。最多治疗 5 天，可用生理盐水或 5% 葡萄糖注射液稀释。②应激性或消化性溃疡出血：参见皮下注射。

注意事项 ①对本品过敏者禁用，孕妇、哺乳期妇女和儿童禁用。肾、胰腺功能异常和胆石症患者慎用。②对胰岛素瘤患者，本品可能加重低血糖程度，并延长其时间，注意观察。③注射部位疼痛或针刺感，一般可于 15 分钟后缓解。④本品应在 2~8℃冰箱内贮存。⑤消化道不良反应有厌食、恶心、呕吐、腹泻、腹部痉挛疼痛等。

剂型规格 注射剂：每支 0.1mg（1ml）。

伐普肽
Vapreotide

别名 Vapreotide

作用用途 本品是一种八肽环状化合物，是生长抑素类似物，能抑制生长激素、胰岛素、胰高血糖素和催乳素的分泌。可降低门静脉高压、减少门脉侧支循环血流量而用于治疗肝硬化患者食管静脉曲张破裂出血，不会出现使用加压素时所致的全身血管收缩效应。本品代谢稳定性高，耐受良好，不良反应比奥曲肽少。

用法用量 静脉滴注：先静脉注射 50μg，然后按 50μg/h 连续静脉滴注 5 日。

注意事项 ①对本品过敏者禁用。②既往使用奥曲肽或其他生长抑素类似药出现过敏或其他不良反应者、糖尿病患者、肾功能不全患者慎用。③不良反应可出现疲乏、头痛、食欲缺乏、恶心、呕吐、腹泻等。

剂型规格 注射剂：每支 50μg。

二甲硅油
Dimethicone

别名 肠胃舒，维顺，消胀片，Simethicone

作用用途 本品可降低泡沫的局部表面张力，使泡沫破裂，释出所包裹的气体。用于各种原因引起的胃肠道胀气，各种原因引起的急性肺水肿的抢救，亦用于胃镜检查。

用法用量 口服：①消胀气：每次 100~200mg，每日 3 次，嚼碎服。②用于胃镜检查：散剂，在喷用麻醉剂前，口服或管注 0.5%~1.0% 的水悬液 30~50ml，0.5 小时内完成镜检。③胃肠气钡双重对比检查：服用产气粉后，服用含本品 0.2%~0.4% 的硫酸钡混悬液，服后 2~5 分钟完成摄片。**吸入给药**：急性肺水肿：使用气雾剂，用时将瓶倒置，距患者口鼻约 15cm 处，掀压瓶帽，在吸气时（或呼气终末时）连续喷入或与吸氧同时进行，直至泡沫减少，症状改善为止。结肠气钡双对比灌肠：在硫酸钡混悬液中按 0.2%~0.4% 加入本品，进行双重造影法灌肠，当气钡充盈全结肠后摄片。另外，本品的水悬液应新鲜配制，3 日内用完。

注意事项 ①气雾剂瓶外的防护套为防裂用，切勿撕下。②温度过低不能喷雾时，应微加温后使用。③口服本品影响苯妥英的吸收，二者不宜同用。④本品应避光、密闭于凉处（20℃以下）贮存。

剂型规格 ①片剂：每片含二甲硅油 25mg；50mg。②散剂：含二甲硅油 6%。③气雾剂：每瓶总量 18g，内含二甲硅油 0.15g。

西甲硅油乳剂
Simethicone Emulsion

别名 柏西，Espumisan

作用用途 本品所含药理学活性成分西甲硅油为一种稳定的表面活性剂，即聚二甲基硅氧烷。它可改变消化道中存在于食糜和黏液内的气泡的表面张力，并使之分解。释放出的气体就可以被肠壁吸收，并通过肠蠕动而排出。临床用于治疗由胃肠道聚集过多气体而引起的不适症状，如腹胀等，术后也可使用，也可作为腹部影像学检查的辅助用药（如 X 线、超声、胃镜检查）以及作为双重对比显示的造影剂悬液的添加剂。

用法用量 口服 治疗因气体在腹部聚集而引起的胃肠道不适：①青少年和成年人，每次 2ml（相当于 50 滴）每日 3~5 次。②婴儿，1ml（相当于 25 滴），可将西甲硅油混合到瓶装食物中，哺乳前或哺乳后喂服。1~6 岁，每次 1ml（相当于 25 滴），每日 3~5 次。6~14 岁，每次 1~2ml（相当于 25~50 滴），每日 3~5 次。西甲硅油可在就餐时或餐后服用，如果需要，亦可睡前服用。治疗的周期取决于病程的进展。如果需要，西甲硅油亦可长期服用。手术后亦可使用。

用于显像检查准备：检查前每日 3 次，每次 2ml（共 50 滴）。检查当日早晨服用 2ml（共 50 滴），或遵医嘱服用。用作造影剂混悬液的添加剂：1L 造影剂内加入 4~8ml，用于双重对比 X 线造影术。

注意事项 ①严禁用于对西甲硅油或山梨酸及其盐类过敏的患者。②尚未观察到与服用西甲硅油有关的不良反应。

剂型规格 乳剂：每瓶 30ml；250ml［1ml（25 滴）乳剂中含 40mg 西甲硅油］。

草木犀流浸液
Melibotus Extract

别名 消脱止-M

作用用途 本品为黄陵香或草木犀之提取物，具有迅速止痛、止痒、止血、消炎、消肿作用，临床用于内痔、外痔、血痔、痔疮溃烂、流脓出血及剧痛或顽痔，还可治疗因创伤、外科手术等引起的软组织损伤肿胀。

用法用量 ①用于创伤、骨折、慢性劳损、烧烫伤、静脉曲张，静脉炎及淋巴回流障碍等：每次 2~4 片，每日 3 次。②用于手术：术前 1~3 天开始服用，每日 4 片，每日 3 次，术后连服 7 天。③痔疮急发作：每次 4 片，每日 3 次，病情稳定后，每次 2 片，每天 3 次。

注意事项 对本品过敏者禁用。

剂型规格 片剂：每片 400mg（含草木犀浸膏 25mg）。

因福利玛
Infliximab

别名 Avakine，Remicade

作用用途 本品为重组的人与鼠细胞嵌合的抗肿瘤坏死因子的单克隆抗体，是第一个被批准治疗节段性回肠炎（Crohn 病）的药物。本品特异性与人肿瘤坏死因子（TNF-α）结合并阻止 TNF-α 与细胞膜结合，使它失去在血液中的活性。用本品治疗可减少炎症细胞的浸润和减少小肠炎症区肿瘤坏死因子的产生，提供对 Crohn 病独特的重要治疗机制。TNF-α 可介导炎症和调节细胞免疫反应。临床用于治疗中到重度的、带有瘘管或不带有瘘管的、对常规疗法无效的 Crohn 病，本品对类风湿性关节炎也有效。

用法用量 静脉滴注。对无瘘管的中到重度活动期 crohn 病以 5mg/kg 剂量单次静滴；对已形成的瘘管的 crohn 病人，起始剂量 5mg/kg，然后在首次输注后的第 2 和第 6 周再各给予 5mg/kg。

注意事项 ①孕妇及哺乳期妇女禁用。已知对本品中鼠蛋白或其他成分过敏者禁用。②最常见的不良反应包括头痛、恶心、腹痛、上呼吸道感染、疲劳和发热。偶可发生过敏反应，出现荨麻疹、呼吸困难和低血压。也有患者会出现人抗嵌合体（HACA）阳性、抗核抗体（ANA）阳性。此外，可能引起自身免疫抗体的形成并罕见发生红斑狼疮样综合征。

剂型规格 注射剂：每支 100mg。

三甘氨酰基赖氨酸加压素
Triglycyl Lysine Vasopressin

别名 可利新，特利加压素，Terlipressin，Glypressin，Terlibiss

作用用途 本品用于控制出血，可引起内脏血管剧烈收缩，从而降低门静脉压。但作用持续时间很短且可产生副作用。本品为加压素的前体药物，在注入血液后分子中的甘氨酰基被酶催化水解而产生持续低水平的加压素。肝硬化患者进入门脉循环的各充血静脉与体静脉之间可出现血管吻合、门静脉升高现象。吻合最常出现于奇静脉与食管下端间，即食管静脉曲张。它们扩张后变粗大，可破裂入食管腔，引起呕血而危及生命。它对门静脉血压产生所希望的作用，但对动脉血压变化比使用加压素后小得多，且血液的纤溶性几不增加。静脉注射 1 次后其作用可维持约 4~6 小时。适用于出血性食管静脉曲张。

用法用量 静脉注射：每次 2mg，每 4~6 小时重复 1 次，直到获得控制，最多使用 24 小时。

注意事项 ①孕妇及儿童禁用。②高血压、晚期动脉粥样硬化、心律失常或冠脉功能不全者慎用。③应监测血压、血清电解质及液体平衡。④不良反应偶见腹部疼痛性痉挛、头痛、暂时面色苍白以及动脉血压升高。

剂型规格 注射剂：每支 1mg。

第十章　泌尿系统用药

第一节　利尿药

利尿药作用于肾脏，增加电解质和水排泄，使尿量增多。临床主要治疗各种原因引起的水肿，也用于高血压、肾结石、尿崩症、高钙血症等的治疗。

常用利尿药按其效能和作用部位分为三类。①高效利尿药：主要作用于髓袢升支粗段髓质部和皮质部，有呋塞米、布美他尼、托拉塞米、汞撒利等。②中效利尿剂：主要作用于近曲小管和集合管，有氢氯噻嗪、苄噻嗪、甲氧噻嗪、美托拉宗等。③低效利尿药：主要作用于远曲小管和集合管，有螺内酯、氨苯蝶啶、阿米洛利、乙酰唑胺等。

一、高效利尿药

呋塞米
Furosemide

别名　呋喃苯胺酸，腹安酸，利尿磺胺，利尿灵，速尿，速尿灵，Frusemide，Lasix，阿西亚，美朗宁

作用用途　本品为强利尿药。主要抑制髓袢升支髓质部和皮质部对 Cl⁻、Na⁺、K⁺ 和水的重吸收，并且有增加肾小球滤过率的作用。本品适用于心脏性水肿，肾性水肿，肝硬变腹水功能障碍或血管障碍所引起的周围性水肿，并且能促进上部尿道结石的排出。利尿作用迅速、强大，多用于其他利尿药无效的严重病例。

用法用量　①口服：成人，开始时每日 20～40mg，以后根据需要可增至每日 60～120mg，当剂量超过每日 40mg，可以每 4 小时 1 次分服。儿童，开始按 1～2mg/kg 体重，再视情况酌增。需长期应用者，宜采取间歇疗法，给药 1～3 日，停药 3～4 日。②静脉注射：水肿性疾病，一般剂量，开始剂量为 20～40mg，必要时每 2 小时追加剂量，直至出现满意疗效。维持用药阶段可分次给药。急性左心衰竭：起始剂量 40mg，必要时每小时追加 80mg，直至出现满意疗效。慢性肾功能不全：一日剂量一般为 40～120mg。高血压危象：起始剂量为 40～80mg，伴急性左心衰竭或急性肾衰竭时，可酌情增加剂量。高钙血症：一次 20～80mg。③静脉滴注：用于急性肾衰竭，以本品 200～400mg 加入氯化钠注射液 100ml 中，滴注速度不超过 4mg/min。有效者可按原剂量重复应用或酌情调整剂量，一日总剂量不超过 1g。利尿效果差时，不宜再增加剂量，以免出现肾毒性，对急性肾衰功能恢复不利。儿童：①口服：用于水肿性疾病，起始剂量为 2mg/kg，必要时每 4～6 小时追加 1～2mg/kg。②静脉注射：用于水肿性疾病，起始剂量为 1mg/kg，必要时每隔 2 小时追加 1mg/kg。一日最大剂量不超过 6mg/kg。

注意事项　①急性肾炎、急性肾功能衰竭、肝硬化、肝昏迷前期、洋地黄过量等和孕妇禁用。②小儿慎用。③不良反应可能出现轻微恶心、腹泻、药疹、瘙痒、视物模糊等，有时可发生起立性眩晕、乏力、疲倦、肌肉痉挛、口渴、少数病例有白细胞减少，个别病例出现血小板减少、多形性红斑、直立性低血压。④长期应用可致胃及十二指肠溃疡，可引起电解质紊乱，出现低血钾，低血钠，低血氯性碱血症。⑤可引起听力障碍，忌与氨基糖苷类抗生素合用。⑥从小量开始，同服氯化钾。⑦糖尿病患者应用后可使血糖增高，故慎用。⑧由于利尿作用迅速、强大，要注意掌握开始剂量，防止过度利尿，引起脱水和电解质不平衡。⑨本品可与磺胺类药物呈交叉过敏反应。大剂量快速注射可出现暂时性听觉障碍。本品可诱发急性痛风发作，可使血糖增高，严重肝功能损害者用本品后可致电解质失调，诱发肝昏迷，使用本品过程中注意 K⁺、Na⁺、Cl⁻、Ca²⁺ 的监测，长期用药注意补充钾盐。

剂型规格　①片剂：每片 20mg；40mg。②注射剂：每支 20mg（2ml）。

阿佐塞米
Azosemide

别名　阿佐酰胺，Axosemide，Azadol，Diart，Diurapid，Luret

作用用途　本品为磺胺类髓袢利尿药，其作用类似呋塞米，但降压作用较弱而抗 ADH 作用较强。用于心、肝、肾性水肿。口服吸收差，生物利用度仅 10%，口服 1 小时起效，3 小时达血药浓度峰值，单次给药后作用持续 9 小时。主要在肝脏代谢。临床用于心、肝、肾性水肿。

用法用量　口服：每次 40～80mg，每日 1 次，于早餐时服用。

注意事项　①对磺脲类或磺胺类药物过敏者对本品也可能过敏。②新生儿及乳儿慎用。③不良反应：少数患者出现头痛，停药可消失；电解质紊乱；口干；脱水等。④应避免与锂剂合用，增加毒性；与血管紧张素转换酶抑制药合用，可致严重的直立性低血压；与洋地黄

类药物合用可致中毒；避免与氨基糖苷类抗生素、头孢菌素类抗生素、箭毒类肌肉松弛药合用。⑤本品不宜长期服用。

剂型规格 片剂：每片 30mg；80mg。

托拉塞米
Torsemide

别名 特苏尼，Torsemide Injection，特苏平，丽泉

作用用途 本品为磺胺类髓袢强效利尿药。临床用于多种组织的多种原因所致的中重度水肿；急、慢性心力衰竭；少尿型急、慢性肾衰竭；急性中毒、原发性高血压危象以及 MOSF 等急症的抢救。利尿强度适中，有效性和安全性优于布美他尼和呋塞米。

用法用量 ①口服：充血性心力衰竭所致水肿：起始剂量为一次 10mg，每日 1 次，根据需要可将剂量增至一次 20mg，一日 1 次。肝硬化所致水肿：起始剂量一次 5~10mg，一日 1 次，日后可逐渐增量，但不超过一日 40mg，急性或慢性肾衰竭所致水肿：起始剂量 5mg，单剂 20mg 可产生明显效果。原发性高血压：起始剂量一次 5mg，一日 1 次。若用药 4~6 周内疗效不佳，剂量可增至一次 10mg，一日 1 次。若一日 10mg 的剂量仍未取得足够的降压作用，可考虑合用其他降压药。②静脉给药：充血性心力衰竭及肝硬化所致水肿：初始剂量一次 5mg 或 10mg，一日 1 次，缓慢静脉注射，也可用 5% 葡萄糖注射液或生理盐水稀释后静脉输注；如疗效不满意可增至一次 20mg，一日 1 次，一日最大剂量为 40mg，疗程不超过 1 周。肾脏疾病所致水肿：初始剂量一次 20mg，一日 1 次，以后根据需要可逐渐增至最大剂量一日 100mg，疗程不超过 1 周。

注意事项 ①对磺脲类或磺胺类药物过敏者、肾功能衰竭无尿患者，肝昏迷患者，低血压、低血容量、低钾或钠血症患者，严重排尿困难患者禁用。②本品耐受性好，不良反应轻微。常见的不良反应为消化道反应。

剂型规格 ①片剂：每片 2.5mg；5mg；10mg；20mg。②胶囊剂：每粒 10mg。③注射剂：每支 10mg（1ml）；20mg（2ml）；50mg（5ml）。

依他尼酸
Etacrynic Acid

别名 利尿酸，Edecrin

作用用途 本品的利尿作用及机制、电解质丢失情况、作用特点等均与呋塞米类似。口服后吸收迅速，30 分钟内出现作用，约 2 小时血药浓度达最高峰，持续 6~8 小时；静脉注射后 5~10 分钟开始利尿，1~2 小时血药浓度达高峰，持续约 2 小时。临床用于充血性心力衰竭、急性肺水肿、肾性水肿、肝硬化腹水、肝癌腹水、血吸虫病腹水、脑水肿及其他水肿。常用本品钠盐。

用法用量 成人：①口服：水肿性疾病：起始剂量为 50mg，早晨顿服，进餐或餐后立即服用。按需要每日增

加剂量 25~50mg，直至最小有效剂量。一般有效剂量范围为一日 50~150mg，最大剂量一日 400mg。剂量大于一日 500mg 时应分次服用。维持剂量多为一日 50~200mg，一日或隔 1~2 日服用 1 次。②静脉给药：水肿性疾病：起始剂量为 50mg 或 0.5~1mg/kg，溶于 5% 葡萄糖注射液或生理盐水中缓慢滴注。必要时 2~4 小时后重复给药，有反复者可每 4~6 小时重复 1 次，危重情况可 1 小时重复 1 次。一日剂量通常不超过 100mg。急性肾衰竭：本药 25~50mg 溶于 40~50ml 生理盐水缓慢静脉注射，一次剂量不宜超过 100mg，必要时 2~4 小时后在重复给药 1 次。第二次注射时宜更换注射部位。

儿童 ①口服：水肿性疾病：2 岁以上患儿起始剂量为一日 25mg，按需要可增加 25mg。②静脉给药：水肿性疾病：2 岁以上患儿一日 1mg/kg。

注意事项 ①易引起电解质紊乱，需同时补充氯化钾（每日 3~4g）。②偶见心律失常，有时因大量排尿使体液及电解质过度丧失而突然发生死亡。③静脉注射有发生胃肠出血倾向，偶有肝细胞损害，粒细胞缺乏、皮疹等。

剂型规格 ①片剂：每片 25mg；50mg。②注射剂：每支 20mg；25mg；50mg。

布美他尼
Bumetanide

别名 丁苯氧酸，丁脲胺，Aquazone，Bumex

作用用途 本品为髓袢利尿药，其作用部位、作用机制、电解质丢失和作用特点均与呋塞米、依他尼酸相似，具有高效、速效、短效和低毒的特点。其最大利尿效应与呋塞米相同，但所需剂量仅为呋塞米的 1/50。口服后 30 分钟起效，1~2 小时血药浓度达高峰，作用持续 3~6 小时；静脉注射后约 5 分钟开始利尿，0.5~1 小时达高峰，作用持续 2~3 小时。对近曲小管也有明显作用，还可能有扩张肾血管作用。由于其抑制碳酸酐酶的作用较弱，因而其排钾作用较呋塞米轻。

本品口服吸收迅速且较完全，生物利用度约 80%；血浆蛋白结合率为 95%；主要经肾以原形排出，肾小管分泌在药物消除中占重要地位，24 小时内可排出服用剂量的 65%。血浆 $t_{1/2}$ 为 15 小时。临床上主要作为呋塞米的代用品，用于各种顽固性水肿及急性肺水肿。对急性、慢性肾功能衰竭患者尤为适宜。在某些肾脏病患者用大剂量呋塞米无效时，布美他尼可能有效。

用法用量 成人 ①口服：每次 0.5~1mg，每日 1~3 次。②静脉注射：每次 0.5~1mg。③静脉滴注：每次 2~5mg，临用前用 500ml 5% 葡萄糖注射液或氯化钠注射液稀释后于 30~60 分钟内滴注完毕。必要时间隔 3~4 小时重复给药，每日总量不超过 10mg。④肌内注射：同静脉注射。

儿童 ①口服：一次 0.01~0.02mg/kg，必要时每 4~6 小时给药 1 次。②静脉注射：一次 0.01~0.02mg/

kg，必要时每4~6小时给药1次。③肌内注射：同静脉注射。

注意事项 ①不良反应同呋塞米，如引起低盐综合征、低氯血症、低钾血症、高尿酸血症和高血糖等。但低钾血症的发生率较噻嗪类利尿药、呋塞米为低，长期或大量应用本品者应定期检查电解质。②静脉滴注时不得将本品加入酸性溶液中静脉滴注，以免发生沉淀。③少数患者可有短暂的中性粒细胞降低，血小板减少；偶有恶心、呕吐、男子乳房发育、皮疹等。

剂型规格 ①片剂：每片1mg。②注射剂：每支0.5mg（2ml）。

吡咯他尼
Piretanide

别名 苯氧吡酸，吡咯速尿，Arelax，Diumax，Tauliz，Midaten

作用用途 本品为作用于髓袢的高效能利尿药，其强度介于呋塞米和布美他尼之间。口服后不仅尿中的钠、氯离子的排泄明显增加，而且钙和镁离子的排泄亦明显增加，但对钾离子的排出较少。本品除利尿作用外，尚能松弛肾外血管平滑肌，引起降压作用，并有类似呋塞米的纤维蛋白溶解与抗血小板作用。适用于各种水肿和高血压。

用法用量 口服：①治疗水肿：每次6mg，4小时候可根据利尿情况增加3~6mg。②治疗高血压：开始给予9mg，于早晨一次服下或分次给药，也可加量至每日12mg。

注意事项 ①禁忌：对本品过敏者；肾衰竭所致少尿或无尿者；肝性脑病前期；洋地黄中毒；低钾血症及低钠血症；低血容量；严重低血压者。②慎用：晚期肝硬化患者及妊娠期妇女。③长期应用者应定期复查电解质。痛风病人需注意血尿酸增高，糖尿病患者需定期查血糖及尿糖。④本品与洋地黄合用，应注意低血钾可能增加心肌对洋地黄的敏感性。⑤本品与升压药合用时，需注意本品可降低动脉对升压药的反应。

剂型规格 ①片剂：每片3mg；6mg。②缓释胶囊剂：每粒6mg。

汞撒利
Mersaly

别名 撒利汞，洒利汞，Salyrgan

作用用途 本品为有机汞强效利尿药。作用部位与呋塞米等相似。可抑制髓袢升支髓质部和皮质部对Cl⁻和Na⁺的再吸收。利尿作用强大而持久，肌内注射后1~2小时显效，6~7小时达高峰，可持续12~24小时。由于过量Cl⁻的排泄，作为保持平衡的离子在体内积蓄，而引起低氯性碱中毒，而在碱性环境中，无机汞离子的解离受到抑制，其利尿作用减弱，故应与成酸的盐（如NH₄Cl）合用或提前3日给予，以造成代谢性酸中毒增

强利尿作用。本品主要用于心脏性和肝性水肿。

用法用量 肌内注射：每次100mg，每4~5日1次。

注意事项 ①由于汞剂可产生肾脏刺激症状，甚至引起肾小管退化和坏死，故用药前及用药期间，应检查尿常规。肾炎及肾功能不全者忌用。②禁止静脉给药，以避免心肌抑制、血压骤降、心律失常，甚至致死性心室颤动的发生。③不良反应有头痛、发热、流涎、口腔炎、腹泻、出血性大肠炎、皮疹等。④应避免短期内多次应用。大量利尿后，可发生低盐综合征和低氯性碱中毒，除对症处理外，应适当补充钠盐和氯化铵。

剂型规格 注射剂：每毫升含汞撒利100mg，茶碱50mg。

二、中效利尿药

氢氯噻嗪
Hydrochlorothiazide

别名 双氢克尿塞，双氢氯消疾，双氢氯噻嗪，双氢氯散疾，Esidrix

作用用途 本品主要抑制髓袢升支皮质部Na⁺和Cl⁻的再吸收，从而促进肾脏对氯化钠的排泄而产生较强的利尿作用。亦能直接抑制血管平滑肌，扩张血管，产生较强的降压作用。还有抗利尿作用，减少尿崩症患者的尿量，但疗效不及脑垂体后叶素。临床适用于各种水肿、各期高血压及尿崩症。

用法用量 成人 口服：①治疗水肿，每日25~75mg，需要时可增至每日100mg，两次分服。隔日或每周1~2次。②治疗心脏性水肿，开始时小剂量，每次12.5~25mg。③治疗肝硬化腹水，最好与螺内酯合用，以防血钾过低诱发肝昏迷。④治疗高血压，多与其他降压药合用，可减少后者剂量，减少副作用。开始时每日50~75mg，早晚两次分服。1周后减为每日25~50mg的维持量。

儿童 口服：一日1~2mg/kg或30~60mg/m²，分1~2次服用，并按疗效调整剂量。小于6个月的婴儿剂量可达一日3mg/kg。

注意事项 ①肝、肾功能减退者和痛风、糖尿病患者慎用。②长期应用可引起电解质紊乱，出现不良反应立即停药。③反复应用可引起低钾血症，高尿酸血症，高血糖及血中素氮升高等。④大剂量久用者，停药时应逐渐减量，否则可导致水钠潴留。⑤少数患者服药后可能产生胃肠道症状，如恶心、呕吐、腹泻、气胀以及皮肤症状，如皮疹、瘙痒、风疹、光敏性皮炎等。还可引起晶尿、血中尿毒、尿酸浓度增高，还能导致潜伏的痛风发作。可引起血糖升高。少数患者曾发生急性胰腺炎，血小板减少，甚至粒细胞缺乏及肝内阻塞型黄疸而致死，应加以注意。

剂型规格 片剂：每片10mg；25mg；50mg。

环戊甲噻嗪
Cyclopenthiazide

别名 环戊氯噻嗪，环戊噻嗪，Minzil，Navidrex，Navidrix，Salimid，Ultra

作用用途 本品利尿作用原理同氢氯噻嗪，但利尿效价较氢氯噻嗪高100倍，作用维持时间为24~36小时。用于各种类型水肿及高血压。

用法用量 口服：每次0.25~0.5mg，每日1~2次。

注意事项 ①肝昏迷或者有肝昏迷趋势的患者禁用。②长期服用者，应同服氯化钾。③本品不良反应与氢氯噻嗪相似，但较轻。

剂型规格 片剂：每片0.25mg。

苄氟噻嗪
Bendroflumethiazide

别名 氟克尿塞，氟利尿，Aprinox，Bendrofuazide，Benuron，Benzyl，Berkozide，Bristuron，Centyl，Flumensil，Naturetin，Naturine，Pluxyl，Poliuron，Rodiuran，Salural，Salures，Sinesalin

作用用途 本品能抑制肾小管髓袢升支皮质部和远曲小管前段对Na^+和Cl^-的重吸收而发挥利尿作用。排Na^+、Cl^-和利尿作用比氢氯噻嗪强5~10倍，持续时间18~36小时。用于各型水肿和高血压。

用法用量 口服：①利尿，每次5~15mg，每日1次，晨服；维持量，每日2.5~5mg。②降压，每次2.5~5mg，每日2~3次；维持量，每日2.5~5mg。

注意事项 ①严重肝、肾功能损害者禁用。②妊娠水肿、痛风和糖尿病患者慎用。③副作用较轻，偶有头晕，恶心，腹泻等。

剂型规格 片剂：每片5mg。

苄噻嗪
Benzthiazide

别名 苯噻嗪，苄硫醚氯噻嗪，Aquatag，Benzthiazidum，Freeuril，Proazua

作用用途 本品为噻嗪类利尿药，药效与其他噻嗪类利尿药相似，利尿作用比氯噻嗪强10倍，与氢氯噻嗪相似。作用机制同氢氯噻嗪。临床用于水肿性疾病，原发性高血压，中枢性或肾性尿崩症，肾结石等。

用法用量 口服：①水肿性疾病，初始剂量，每日50~200mg；维持量，每日50~150mg，剂量超过100mg应分次服用。每日数量不超过200mg。②降压，初始剂量，每日50~200mg；维持量，每日50mg，每日2~4次，每日数量不超过200mg。儿童，一日1~4mg/kg，分次给药。

注意事项 ①本品与磺胺类药物、呋塞米、布美他尼、碳酸酐酶抑制剂等有交叉过敏反应。②肾衰竭患者

通常对本品无反应，可应用呋塞米。③治疗高血压时一般与降压药合用。④本品可使抗凝药作用减弱。

剂型规格 片剂：每片25mg；50mg。

甲氯噻嗪
Methyclothiazide

别名 氯甲氢氧噻嗪，Aquatensen，Duretic，Enduron

作用用途 本品为噻嗪类利尿药，作用机制同氢氯噻嗪。临床用于水肿性疾病，原发性高血压，中枢性或肾性尿崩症，肾结石等。

用法用量 成人 口服：①利尿，每次2.5~10mg，每日1次。②降压，每次2.5~5mg，每日1次。

儿童 口服：给药，一日0.05~0.2mg/kg。

注意事项 ①本品与磺胺类药物、呋塞米、布美他尼、碳酸酐酶抑制剂等有交叉过敏反应。②孕妇、哺乳期妇女慎用。

剂型规格 片剂：每片25mg；50mg。

泊利噻嗪
Polythiazide

别名 多噻嗪，三氟硫醚甲噻嗪，Drenusil，Lotense

作用用途 本品为噻嗪类利尿药，利尿作用较氢氯噻嗪强25倍，作用机制同氢氯噻嗪。临床用于水肿性疾病，原发性高血压，中枢性或肾性尿崩症，肾结石等。

用法用量 口服：①水肿性疾病，初始剂量，每次1~4mg，每日1次；维持量，每日1~2mg。②降压，每次2~4mg。

注意事项 本品与磺胺类药物、呋塞米、布美他尼、碳酸酐酶抑制剂等有交叉过敏反应。

剂型规格 片剂：每片1mg；2mg；4mg。

贝美噻嗪
Bemetizide

别名 苯甲噻嗪，Melusin

作用用途 本品为噻嗪类利尿药，作用机制同氢氯噻嗪。临床用于水肿性疾病，原发性高血压，中枢性或肾性尿崩症，肾结石等。

用法用量 口服：每次25~50mg，每日或隔日1次。

注意事项 本品与磺胺类药物、呋塞米、布美他尼、碳酸酐酶抑制剂等有交叉过敏反应。

剂型规格 片剂：每片25mg。

美托拉宗
Metolazone

别名 甲苯喹唑酮，甲苯喹噻酮，Diulo，Zaroxolyn，Metenix

作用用途 本品为噻嗪类利尿药，作用机制同氢氯

噻嗪。通过阻断远端肾小管的水钠重吸收，从而增加尿量。临床用于水肿性疾病，高血压等。

用法用量 口服：每次 5~20mg，每日 1 次。

注意事项 ①对本品或磺胺类药物过敏者、肝昏迷前期及肝昏迷患者禁用。②孕妇、哺乳期妇女和儿童慎用。③不良反应与氢氯噻嗪类似，个别出现心悸、胸痛、室颤等。

剂型规格 片剂：每片 2.5mg；5mg；10mg。

三、低效利尿药

螺内酯
Spironolactone

别名 安体舒通，螺旋内酯固醇，Aldactone，Antisterone

作用用途 本品为醛固酮的竞争性对抗剂，留钾排钠，利尿作用不强，较缓慢。适用于醛固酮增多的顽固性水肿，如肾病、慢性充血性心力衰竭、肝硬化腹水等。又可用本品来防止低血钾。本品还用于原发性醛固酮增多症和高血压，可作为原发性或继发性高血压的辅助用药，尤其是应用有排钾作用的利尿药时。

用法用量 口服 **成人**：①水肿性疾病。开始时，一日 40~120mg，分 2~4 次服用，至少连服 5 日，以后酌情增加剂量。②高血压。开始时，一日 40~80mg，分次服用，至少用药 2 周，以后酌情调整剂量，但不宜与血管紧张素转化酶抑制剂合用，以免增加高钾血症的发生率。③原发性醛固酮增多症。手术前患者，一日用量 100~400mg，分 2~4 次服用。不宜手术的患者则选用较小剂量维持。④诊断原发性醛固酮增多症长期试验，一日 400mg，分 2~4 次服用。连续 3~4 周。短期试验，一日 400mg，分 2~4 次服用，连续 4 日。老年人对本品较敏感，开始用量宜偏小。**儿童**：用于治疗水肿性疾病，开始时一日 1~3mg/kg 或 30~90mg/m², 单次或分 2~4 次服用，连服 5 日后酌情调整剂量。一日最大剂量为 3~9mg/kg 或 90~270mg/m²。

注意事项 ①肾功能障碍、血钾偏高者忌用。②服后可引起精神混乱、运动失调，并可引起低血钠、高钾血症。③本品有留钾作用，在应用过程中切不可盲目使用氯化钾，以免引起钾中毒。④长期大量应用后，男子可出现女性型乳房，性欲减退、阳萎；女子可出现月经不调，更年期后子宫出血，乳房触痛，褐斑，声音变粗，多毛症等。停药后均可消失。

剂型规格 ①片剂：每片 20mg。②胶囊剂：每粒 20mg。

氨苯蝶啶
Triamterene

别名 氨苯蝶呤，三氨喋啶，Dyrenium，Pterofen，Urocaudol

作用用途 本品抑制远曲肾小管钠、钾交换，排钠利尿作用较弱，并有排尿酸作用。常与噻嗪类利尿药合用，

以提高疗效，防止血钾过低。适用于治疗心力衰竭、肝硬化及慢性肾炎等引起的顽固性水肿或腹水以及对氢氯噻嗪或螺内酯无效病例。

用法用量 口服：**成人**，开始时，一日 25~100mg，分 2 次服用，与其他利尿药合用时剂量应减少。维持阶段可改为隔日疗法。一日最大剂量不超过 300mg。**儿童**：一日 2~4mg/kg 或 120mg/m²，分 2 次服用，每日或隔日服用，以后酌情调整剂量。一日最大剂量不超过 6mg/kg 或 300mg/m²。

注意事项 ①严重肝、肾功能衰退者，高钾血症者、无尿者忌用。②长期大剂量使用或与螺内酯合用，可出现血钾过高现象，停药后消失。③服药后多数出现淡蓝色荧光尿。

剂型规格 片剂：每片 50mg。

乙酰唑胺
Acetazolamide

别名 醋氮酰胺，醋唑碘胺，Diamox，Edemox

作用用途 本品为碳酸酐酶抑制剂，由于抑制肾小管上皮细胞中的碳酸酐酶，使肾脏中氢离子的交换减慢，水与重碳酸盐排出增加。而产生利尿作用，排出碱性尿。但本品利尿作用较弱，对伴有水肿的子痫患者有良好的利尿降压作用。临床用于治疗青光眼、脑水肿，减少房水和脑脊液的产生。亦可用于心脏性水肿，但对肾性及肝性水肿无效。

用法用量 口服：①治疗心脏性水肿，每次 0.25~0.5g，每日 1 次，早餐后服用药效最佳。②治疗青光眼和脑水肿，每次 0.25g，每日 2~3 次。

注意事项 ①肝昏迷、肾功能及肾上腺皮质功能严重减退者忌用。②长期应用时需同时服用钾盐，防止血钾过低。③严重不良反应为粒细胞缺乏及肾结石。

剂型规格 片剂：每片 0.25g。

双氯非那胺
Dichlorphenamide

别名 二氯磺胺，双氯磺酰胺，Daranide，Oratrol

作用用途 本品作用与乙酰唑胺相似，但较之缓慢而持久。适用于短期治疗各型青光眼（包括开角型、闭角型以及继发性青光眼）。尤其适用于对乙酰唑胺耐药的患者。

用法用量 口服：初始剂量每次 100~200mg，每日 2 次；维持量，每次 25~50mg，每日 2~3 次。

注意事项 ①肾功能和肾上腺皮质功能严重障碍者禁用。②肝、肾功能不全者慎用。③疗程不宜过长，以免引起代谢性酸血症及低血钾。④不良反应有眩晕、厌食、恶心、嗜睡、手足麻木感等。

剂型规格 片剂：每片 25mg。

阿米洛利
Amiloride

别名 氨氯吡咪，Amipromizide，Guanamprazine，Midamor

作用用途 本品为目前排钠留钾利尿药中作用最强的药物，主要在远曲小管及集合管皮质段抑制 Na^+-H^+ 和 Na^+-K^+ 交换，非醛固酮的拮抗剂。能增加 Na^+、Cl^- 的排泄和尿酸的排泄，并增强氢氯噻嗪和依他尼酸等利尿药的作用并减少钾的丢失。本品无降压作用，一般不单独使用。

用法用量 口服：开始时一次 2.5~5mg，一日 1 次，以后酌情调整剂量。一日最大剂量为 20mg。

注意事项 与氨苯蝶啶相同。

剂型规格 片剂：每片 2.5mg；5mg。

五苓胶囊
Wuling Jiaonang

别名 利百苓

作用用途 本品是由中药泽泻、茯苓、猪苓、肉桂、白术组成的复方制剂。本品有调节体液作用，能减少尿蛋白，增强肾衰机体排尿量，有效改善肾功能，调节免疫，抑制肾脏炎症等作用。本品具有温阳化气，利湿行水等功能。用于阳不化气，水湿内停所致的水肿，症见小便不利，水肿腹胀，呕逆泄泻，渴不思饮。本品消除体内水肿效果显著，但不引起机体电解质紊乱。临床适应于急慢性肾小球肾炎、肾盂肾炎、肾病综合征、肾功能不全及各种原因引起的肢体肿胀、关节炎及关节腔积液、胸腔积液、腹水、颅内压增高、脑积水，妇科产后尿潴留，更年期浮肿等。

用法用量 口服：每次 3 粒，每日 2 次。

剂型规格 胶囊剂：每粒 0.45g。

第二节　脱　水　药

脱水药是一种渗透性的利尿药，为非电解质类物质，几乎在体内不被代谢，但能迅速提高血浆渗透压，无药理活性，很容易从肾小球滤过，在肾小球内不被重吸收或吸收很少，能提高肾小管内的渗透压。本类药物有甘露醇、甘油果糖、山梨醇等。

甘露醇
Mannitol

别名 甘露糖醇，己六醇，木蜜醇

作用用途 本品 20% 溶液是高渗溶液，能提高血浆渗透压，使组织脱水；扩张肾小球小动脉，增加肾血流量，而不被肾小管重吸收，有利尿作用。用于脑水肿、青光眼、降低颅内压及眼内压，亦用于早期急性肾功能衰竭，防治急性少尿症。

用法用量 成人 口服：用于肠道准备，在术前 4~8 小时，10% 溶液 1000ml 于 30 分钟内服完。静脉滴注：①利尿，一次 1~2g/kg，一般用 20% 溶液 250~500ml，并调整剂量使尿量维持在每小时 30~50ml。②治疗脑水肿、颅内高压和青光眼，一次 1.5~2g/kg，配制成 15%~25% 溶液，并于 30~60 分钟内滴完。衰弱者剂量应减至 0.5g/kg。注意检测肾功能。③减轻脊髓水肿和继发性损害，每次以 20% 溶液 250ml 滴注，一日 2 次，连用 5~7 天。④鉴别肾前性少尿和肾性少尿，一次 0.2g/kg，以 20% 溶于 3~5 分钟内滴完，如用药后 2~3 小时每小时尿量仍低于 30~50ml，最多再试用一次，如仍无反应则应停药。⑤预防急性肾小管坏死，先给予 12.5~25g，10 分钟内滴完，若无特殊情况，再给 50g 于 1 小时内滴完，若尿量能维持在每小时 50ml 以上，则可继续应用，若无效则立即停药。⑥治疗药物、毒物中毒，本品 20% 注射液 250ml 静脉滴注，调整剂量，使尿量维持在每小时

100~500ml。

儿童 静脉滴注：①利尿，一次 0.25~2g/kg 或 60g/m²，以 15%~20% 溶液 2~6 小时内滴完。②治疗脑水肿、颅内高压和青光眼，一次 1~2g/kg 或 30~60g/m²，15%~20% 溶液于 30~60 分钟内滴完。衰弱者剂量减至 0.5g/kg。③鉴别肾前性少尿和肾性少尿，一次 0.2g/kg 或 6g/m²，以 5%~25% 溶液滴注 3~5 分钟，如用药后 2~3 小时尿量无明显增多，可再用一次，如仍无反应则停药。④治疗药物、毒物中毒，本品 2g/kg 或 60g/m²，以 5%~10% 溶液滴注。静脉注射：治疗脑水肿，首剂 0.5~0.75g/kg，以后一次可用 0.25~0.5g/kg，每 4~6 小时 1 次。

注意事项 ①心功能不全者慎用，有活动性颅内出血者（除开颅手术前外）忌用。②滴速过快有头痛、视物模糊和眩晕。③长期大量应用可发生低钠血症或肾小管损害，出现血尿，停药后迅速消失。

剂型规格 注射剂：每支 10g（50ml）；20g（100ml）；50g（250ml）。

山梨醇
Sorbitol

作用用途 本品为甘露醇的异构体，作用与甘露醇相似，在同浓度、同剂量时疗效次于甘露醇。适用于治疗脑水肿及青光眼，亦用于心、肾功能正常的水肿少尿。

用法用量 静脉滴注：成人，每次 250~500ml；儿童，每次 1~2g/kg 体重，在 20~30 分钟内滴入。

注意事项 ①溶解度大，可制成较高浓度溶液。②不良反应有头晕、血尿等。

剂型规格 注射剂：每瓶 62.5g（250ml）。

甘油果糖
Glycerin and Fructose

别名 布瑞得，甘果糖，甘瑞宁，固利压

作用用途 本品为渗透性脱水剂，有降低颅内压及消除水肿的作用，能很好的透过血脑屏障，起到降颅压功效。能改善脑微循环，增加其血流量并提供一定热量。最终代谢产物为二氧化碳和水，对肾影响小，对电解质影响亦不大。作用时间为6~12小时，反跳现象少。用于脑血管病、脑外伤、脑肿瘤、颅内炎症及其他原因引起的颅内压增高、脑水肿等。

用法用量 静脉滴注：成人，每次250~500ml，每日1~2次。儿童，每日5~10mg/kg体重。每500ml需滴注2~3小时，250ml滴注1~1.5小时，根据年龄、症状适当增减。

注意事项 ①禁忌：对本品任一成分过敏者、遗传性果糖不耐受症患者、尿闭症患者、严重脱水者、高钠血症患者及心功能不全者。②有遗传性果糖不耐受患者禁用。③严重活动性颅内出血患者无手术条件时要慎用。④偶可出现溶血现象。⑤容器渗漏，药液混浊变色切勿使用。⑥本品含氯化钠0.9%，用时须注意患者食盐摄入量。⑦置凉暗处保存。

剂型规格 注射剂：每瓶250ml；500ml。每1000ml含甘油100g，果糖50g，氯化钠9g。

尿素
Urea

作用用途 本品为脱水药，作用与山梨醇相同。脱水作用快而强，但维持时间短，经肾小球滤过后约50%从肾小管中再吸收，其高渗液用于脑水肿、脑疝、青光眼等。

用法用量 静脉注射或快速静脉滴注：每次0.5~1g/kg体重，于20~30分钟内滴完。12小时后可重复给药，一般连用1~3日。

注意事项 ①肾功能不全、严重休克及明显脱水、活动性颅内出血、血内氮质积留过多者忌用。②本品贮存太久或药液温度过低注入后可引起面色潮红、精神兴奋、烦躁不安等。③为避免分解释放出氨，产生毒性，药液须在24小时内用完。④药液漏出血管外，可引起局部红肿起泡，可以用0.25%普鲁卡因局部封闭加加热敷或用如意金黄散或5%硫酸镁湿敷治疗。

剂型规格 注射剂：每瓶30g（100ml）；60g（250ml）。

第三节 治疗前列腺疾病药

前列腺增生又称前列腺肥大，是一种老年人的多发病和慢性病。人的年龄越大，前列腺增生的发病率就越高。前列腺增生按进展表现可分为四期：早、中期的症状为尿频、尿急、排尿困难逐渐加重，排尿时间延长。晚期为尿频更加严重，会出现合并感染或结石，也可出现尿痛、尿急或尿失禁。并发症期可出现感染、急性尿潴留、膀胱结石、尿毒症等。

治疗前列腺增生药，能缓解前列腺增生和控制前列腺增生的进程，可用于增生程度较轻者或保守治疗者。

非那雄胺
Finasteride

别名 保列治，非那利得，非那甾胺，非那司提，蓝乐，保法止，Proscar

作用用途 本品为5α-还原酶抑制剂。具有逆转前列腺增生的作用，可使增大的前列腺缩小，改善前列腺增生带来的其他症状等，用于治疗良性前列腺肥大症。小剂量用于治疗男性秃发，能促进头发生长并防止继续脱发。

用法用量 口服：前列腺肥大患者：每日5mg，即使症状改善，仍需应用6个月以评估确切疗效；男性秃发患者：推荐剂量，每日1mg，一般在连续用药3个月或更长时间才能观察到效果。

注意事项 ①对本品过敏者、孕妇及儿童禁用。②心血管疾病患者慎用。③本品耐受性良好，不良反应轻微，可引起性欲减退、阳萎等，过敏反应如风疹及口唇肿胀等。

剂型规格 ①片剂：每片1mg；5mg。②胶囊剂：每粒1mg；5mg。

依立雄胺
Epristeride

别名 爱普列特

作用用途 本品为选择性和非竞争性的类固醇Ⅱ型5α-还原酶抑制剂，用于治疗良性前列腺增生，通过抑制睾酮转化为双氢睾酮而降低前列腺体内双氢睾酮的含量，导致增生的前列腺体萎缩。临床用于良性前列腺增生。

用法用量 口服：每次5mg，每日早晚各1次，疗程为4个月。

注意事项 ①孕妇或可能怀孕的妇女及对本品过敏者禁用。②儿童不适用本品。③服用本品的患者在使用血清PSA指标检测前列腺癌时，应提醒医生充分考虑患者因服用本品而导致血清PSA值下降的重要因素。治疗前需明确诊断，注意排除感染、前列腺癌、低张力膀胱及其他尿道梗阻性疾病。

剂型规格 片剂：每片 5mg。

蓝棕植物固醇脂提取物
Lsesr

别名 伯泌松，Permixon

作用用途 本品通过抑制 Ⅰ 型和 Ⅱ 型 5α-还原酶的活性，进而抑制 DHT 的代谢，它具有抗雄激素特性，选择性地作用于前列腺，不影响下丘脑垂体轴，亦可通过抑制磷脂酶 A_2 使前列腺素合成减少。适用于无并发症的良性前列腺增生引起的梗阻性和刺激性症状。

用法用量 口服：进餐时用少量水送服，每次 160mg，每日 2 次。

注意事项 ①少见恶心、腹痛、头痛、腰背痛、高血压。②空腹服用本品有时会引起恶心。

剂型规格 片剂：每片 80mg。

护前列
Urgenin

别名 护前列素，吾真宁

作用用途 本品具有抗炎和增强前列腺、膀胱等部位的血液循环，增强机体抵抗能力等作用。主要用于慢性非特异性前列腺炎引起的排尿困难，Ⅰ、Ⅱ 期前列腺肥大及疼痛，妇女经前或经后期的尿频、排尿困难、尿潴留等。

用法用量 口服：每次 1~2 片，每日 3 片，饭后服用。症状好转后采用维持剂量，每次 1 片，每日 2 次。

剂型规格 片剂：每片内含干锯叶棕浸出物 25mg，干紫锥花叶浸出物 30mg。

保前列
Cefasabol

作用用途 本品为纯植物复方制剂。能选择性到达泌尿系统，有效穿透前列腺脂膜，作用于致病部位，从而改变、恢复遭受破坏的血管的通透性，使血流通畅，减少充血，起到消炎、消肿作用；并能温和利尿，增加肾脏排泌功能，解除因体内水分代谢延缓所致头昏、头晕、肠道障碍；亦具有杀灭、抑制泌尿生殖系统内杆菌的作用。用于前列腺肥大 Ⅰ、Ⅱ 期及其所致尿频、夜尿、尿急、尿失禁、排尿困难、尿淋沥等；细菌性及非细菌性急、慢性前列腺炎；急、慢性膀胱炎；其他泌尿、生殖系统感染。

用法用量 口服：餐前温开水送服。急症期，每次 0.5g，每日 4 次；缓解期，每次 0.25g，每日 3 次。

注意事项 ①治疗期间生活应规律，避免食用辛辣及易过敏食物。②本品应置于阴凉干燥处贮藏。

剂型规格 片剂：每片 0.25g，含锯叶棕果提取物 1.25mg，一枝黄花提取物 3.75mg，七叶树种子提取物 6.25mg。

前列康
Speclal Pollcn Product

作用用途 本品系由植物花粉经加工提取制成的，含有多种氨基酸、酶、维生素及微量元素。本品有良好的改善前腺增生症状和治疗前列腺炎的作用，疗效显著。临床对尿频、排尿困难、尿后滴沥、尿痛、尿急均有明显改善，对残尿量有显著减少，性功能障碍、神经衰弱、失眠等症状有一定改善。

用法用量 口服：每次 3~4 粒，每日 3 次。以 1 个月为 1 疗程，一般可服 3~4 个疗程。

注意事项 少数患者用药后有轻度便溏薄现象，但不影响继续治疗。

剂型规格 ①片剂：每片含主药 0.5g。②胶囊剂：每粒含主药 0.35g。

前列通
Qianlietong

作用用途 本品是由王不留行、黄芪、小茴香、黄柏、蒲公英、琥珀等中药材提取有效成分精制而成的片剂，具补肾健脾，清利湿浊，理气活血，祛瘀通阳作用。临床用于急慢性前列腺炎、前列腺肥大、前列腺充血、前列腺术后尿潴留、排尿困难、小便胀痛等。

用法用量 口服：每次 4 片，每日 3 次，30~40 日为 1 疗程，可连服数月至 1 年。

注意事项 少数患者有胃肠道不适。

剂型规格 片剂：每片含相当于原中药 3.2g。

前列平
Pigenal

作用用途 本品系从南非植物 *Pygeum africanum* 的树皮中提取的活性成分。能明显缓解尿频、尿痛、排尿困难、会阴坠感、膀胱痛、尿潴留等症状。尤其对初期症状及残尿量小于 100ml 者有效率达 80%。对重症患者也能缓解症状。适用于前列腺炎及前列腺增生引起的各种膀胱及尿道功能紊乱症状。

用法用量 口服：每次 25~50mg，每日 3 次，饭后服用。连续服用至少 30 日。

注意事项 ①对本品有过敏史者、前列腺癌患者禁用。②常规剂量下未见明显不良反应，极个别患者可有头痛，罕见过敏反应。③对伴有重度感染患者应加用抗生素。

剂型规格 胶囊剂：每粒 50mg。

前列泰
Qianlietai

作用用途 本品是由益母草、萹蓄、红花、油菜蜂花粉、知母（盐炒）、黄柏（盐炒）组成的复方中药制剂。本品具有清热利湿、活血散结功能。用于慢性前列腺炎湿热挟瘀证。

用法用量 口服：每次 5 片，每日 3 次。

注意事项 ①过敏体质者尤其是花粉过敏者禁用。②患有浅表性胃炎或脾胃虚寒者饭后服用。③少数患者服药后可出现轻度恶心、上腹部饱胀不适等胃肠道反应，可改为饭后服用。

剂型规格 片剂：每片 0.44g。

前列舒乐
Qianlie Shule

作用用途 本品是由淫羊藿、黄芪、川牛膝等药组成的复方制剂。本品不仅能有效缓解前列腺增生所引起的各种症状和并发症，而且能使已经增生的前列腺体逐渐缩小。临床用于慢性前列腺炎、前列腺增生、前列腺痛及男性性功能低下等。

用法用量 口服：每次 1 袋，每日 2~3 次，开水冲服，或遵医嘱。一般 1~3 个月为一疗程。

注意事项 本品为无糖型颗粒剂，糖尿病患者也可服用。

剂型规格 颗粒剂：每袋 4g。

前列安栓
Qianlie'an Shuan

作用用途 本品清热利尿通淋，化瘀散结止疼。主治湿热瘀血壅阻症所引起的小腹痛、会阴痛、睾丸疼痛、排尿不利、尿频、尿疼、尿道口滴白、尿道不适等。可用于经浊、白浊、劳淋（慢性前列腺炎）等病见以上证候者。

用法用量 直肠给药：将栓剂置于肛门约 3~4cm，每次 1 粒，每日 1 次，1 个月为 1 个疗程或遵医嘱。

注意事项 ①药物塞入肛门后，如有便意感、腹痛、腹泻等不适症状，可改进使用方法，如将栓剂外涂植物油或将栓剂置入更深些，待直肠适应后，自觉症状可减轻或消失。②忌食辛辣等刺激性食物，戒酒。

特拉唑嗪
Terazosin

别名 毕奥林，高特灵，马沙尼，盐酸四喃唑嗪，Hytrin

作用用途 本品为一选择性 α_1 受体阻滞剂和抗高血压药。本品口服吸收快而完全，生物利用度约 90%。一次给药可维持 24 小时，不通过血脑屏障。主要用于治疗轻、中度高血压，无论卧位、立位的收缩压、舒张压均能降低，对膀胱排出道慢性阻塞有改善作用，能改善前列腺肥大患者的尿流动力学和临床症状，用于治疗良性前列腺肥大或降血压。

用法用量 口服：良性前列腺增生：初始剂量为一日 1mg，睡前服用，缓慢增量至达理想疗效，通常推荐剂量为一日 5~10mg。抗高血压：首剂 1mg，以后剂量逐渐增至一次 1.5mg，一日 1 次。一日最多不超过 20mg。临床用药期间，除首剂睡前服用外，其他剂量均在清晨服用。

注意事项 ①12 岁以下儿童及对本品过敏者禁用。②低血压患者慎用。③首次用药后可能出现体位性低血压。如头昏、眩晕、心悸等，严重者可发生晕厥。④偶见胃肠不适、腹泻、血脂变化、周围组织水肿、皮肤反应等。⑤避免与噻嗪类或其他抗高血压药合并应用。

剂型规格 ①片剂：每片 0.5mg；1mg；2mg；5mg；10mg。②胶囊剂：每粒 1mg；2mg；5mg；10mg。

普乐安片
Pule'an Pian

作用用途 本品主要成分为油菜花花粉，具有补肾固本功能。用于肾气不固，腰膝酸软，尿后余沥或失禁，及慢性前列腺炎、前列腺增生具有上述证候者。

用法用量 口服：每次 3~4 片，每日 3 次。

注意事项 尚未发现明显不良反应。

剂型规格 片剂。

萘哌地尔
Naftopidil

别名 那妥

作用用途 本品能高选择地阻断 α_{1A}、α_{1D} 受体，而几乎不影响仅 α_{1B} 受体，能选择性抑制前列腺压升高，而对动脉压的影响很小。适用于良性前列腺增生引起的排尿障碍及原发性高血压。

用法用量 口服：原发性高血压：初始剂量为一次 25mg，一日 2 次，用药 2 周后可根据血压下降程度调整剂量。良性前列腺增生引起的尿路梗阻症状：初始剂量为一次 25mg，一日 1 次，剂量可根据临床疗效做适当调整（间隔 1~2 周），一日最大剂量不得超过 75mg。老年患者应从低剂量（一日 12.5mg）开始用药。

注意事项 ①肝功能损伤者、重症心脑血管疾病患者初次使用应慎重。②服用初期及用量剧增时能引起体位性低血压，导致头昏、起立性头晕等。③服药时应注意血压变化，发现血压降低时应减量。④高龄患者慎用。

剂型规格 ①片剂：每片 12.5mg；25mg。②胶囊剂：每粒 25mg。

坦洛新
Tamsulosin

别名 哈乐，齐索，舒洛新，坦索罗辛，Harnal Capsules

作用用途 本品系 α_1 受体亚型 α_{1A} 的特异拮抗剂。尿道、膀胱颈部及前列腺存在的 α_1 受体主要为 α_{1A} 受体，因此本品对尿道、膀胱颈部及前列腺平滑肌具有选择性的阻断作用，抑制尿道内压上升的能力是抑制血管舒张压能力的 13 倍。本品有改善排尿障碍，降低尿道内前列腺部压力的作用，对节律性膀胱收缩和膀胱内压曲线无影响。主要用于前列腺增生引起的排尿障碍。常用本品盐酸盐。

用法用量 口服：成人，每次 0.2mg，每日 1 次，饭后服用。根据年龄、症状适当增减剂量。

注意事项 ①对本品过敏者、肾功能不全者禁用。体位性低血压患者慎用。②过量使用可能会引起血压下降，因此要注意掌握用量。③不良反应：神经、精神系统：偶见头晕、蹒跚感等。循环系统：偶见血压下降、心率加快等。过敏反应：偶尔可出现皮疹，出现这种症状时应停止服药。消化系统：偶见恶心、呕吐、胃部不适、腹痛、食欲不振等。肝功能：偶见 GOT、GPT、LDH 升高。偶见鼻塞、浮肿、吞咽困难、倦怠感等。④注意不要嚼碎胶囊内的颗粒。⑤高龄患者有肾功能低下者，服药后如得不到期待的效果，不应继续增量，而应改用其他适当的治疗方法。⑥合用降压药时，应密切注意血压变化。

剂型规格 胶囊剂：每粒 0.1mg；0.2mg。

尿通
Eviprostat

作用用途 本品所含的白杨树浸膏具有强烈的利尿和抗菌作用。可促进周围血液循环，激活组织，刺激脑垂体内分泌和平衡分泌系统。氧化锰在体内形成磺乙烷氨基酸锰，而具有与胆固醇相似的作用，改变肥大细胞渗透压力，并使肥大组织消失。本品中各成分的协同作用，引起结缔组织胶体状态生理化学变化，并且产生纤维样变性和胶原蛋白硬化，从而对前列腺肥大症和膀胱炎等症状及功能异常等有效，对进展性前列腺肥大及老年人使用尤佳。早期使用，可避免手术治疗。本品不含激素，尚未见明显的副作用。用于前列腺肥大、前列腺炎、膀胱炎、尿潴留、附睾炎、尿频、尿急、排尿困难等。

用法用量 口服：每次 2 粒，每日 3 次，饭后服。

注意事项 极少数患者有胃肠不适，减量或继续用药后很快消失。

剂型规格 胶囊剂：每粒含小麦胚芽油 15mg，梅笠草伞型酸盐 0.5mg，白杨树浸膏 0.5mg，洋白翁浸膏 0.5mg，氧化锰 0.25mg，木贼属浸膏 1.5mg，牛磺胆酸钠 0.5mg，胶体硅酸 15.85mg，高岭粉 77.20mg。

安尿通
Anniaotong

作用用途 本品属氨基酸类药物，临床适用于前列腺增生症。对前列腺增生引起的尿频、排尿困难及尿潴留等有不同程度的改善。对伴有心肺功能不良等的并发症和不宜手术的高龄患者尤为适宜。

用法用量 口服：每次 2 粒，每日 3 次，饭后服用，至症状改善后减为每次 1 粒，每日 3 次，或根据病情适当增减。

注意事项 肾功能不全者慎用。

剂型规格 胶囊剂：每粒 410mg。

舍尼通
Cernilton

别名 普适泰，Prostat

作用用途 本品是由瑞典纯种裸麦花粉经破壳后提取的脂溶性成分 EA-10 和水溶性成分 P-5 组成。本品通过阻断 5α-二氢睾酮和前列腺雄激素受体结合，阻断受体作为转录因子发挥作用，从而达到抑制前列腺增生，使已增生的前列腺组织萎缩。通过抑制环加氧酶阻断白三烯花生四烯酸代谢途径起到抗炎作用。本品能松弛后尿道平滑肌，增加膀胱逼尿肌收缩力的作用，从而解除或减轻前列腺肥大所致的下尿路功能性梗阻，缓解前列腺肥大的各种临床症状。能抑制前列腺上皮细胞的增殖。主要治疗良性前列腺增生、慢性或非细菌性前列腺炎、前列腺疼痛。

用法用量 口服：推荐剂量，每次 1 片，每日 2 次，疗程 3~6 个月。饭前或饭后均可。

注意事项 妇女、儿童禁用。

剂型规格 片剂：每片 375mg。

通尿灵
Tadenan

别名 非洲臀果木，太得恩，Pygeum Africanum

作用用途 本品活性成分为非洲臀果木提取物，为脂甾类复合物。具有抗水肿作用，抗炎症活性，促进前列腺分泌活性作用。本品可抑制由生长因子导致的纤维母细胞增生，改善膀胱功能。主要适用于治疗由良性前列腺增生和膀胱功能紊乱引起的排尿困难、尿频等各种症状。

用法用量 口服：每日 4 粒（早、晚各 2 粒），最好饭前服用。通常一个疗程为 6 周，也可延至 8 周。症状再次出现时可开始新一个疗程。

注意事项 偶见轻微胃肠道反应。

剂型规格 胶囊剂：每粒 25mg。

酚苄明
Phenoxybenzamine

作用用途 本品为肾上腺素能 α 受体阻滞剂，能使收缩的前列腺体纤维肌肉组织松弛，尿道梗阻症状得到缓解和减轻。本品用于前列腺增生引起非机械性梗阻所致的排尿困难，如昼夜尿频、尿急、尿线细、尿滴沥、排尿等，也可防止尿潴留。

用法用量 口服：每次 10mg，开始的 1~3 日，每日 2 次，以后每日 1 次，7~14 日为 1 个疗程。

注意事项 ①防止直立性低血压。个别有心悸或心脏早搏者应停药。肾功能不全、冠脉功能不全及脑血管病者慎用。②常见口干、鼻塞、头晕、乏力等，停药后症状即可消失。

剂型规格 片剂：每片 5mg；10mg。

阿呋唑嗪
Alfuzosin

别名 桑塔前列泰，桑塔，瑞通，维平

作用用途 本品是一种新型的喹那唑啉的衍生物，它能竞争性地、高选择性地拮抗存在于前列腺、前列腺包膜、近端尿道和膀胱底部平滑肌的肾上腺素能 $α_1$ 受体，继而降低生殖泌尿道的张力，使与前列腺肥大相关的尿道张力、阻力和压力降低，膀胱出口梗阻和膀胱不稳定性有关的症状得以改善。对血压影响较小。本品适用于轻、中度前列腺肥大症，尤其适用于梗阻症状明显的患者。还可用于高血压。

用法用量 口服：治疗良性前列腺增生：一次 2.5mg，一日 3 次。一日最大剂量为 10mg。缓释片为一次 10mg，一日 1 次，餐后吞服，勿咀嚼或碾碎。治疗高血压：一日 7.5mg-10mg，分 3 次服用。肾功能不全时，初始服用量一次 2.5mg，一日 2 次，随后按临床反应调整剂量。轻度肝功能不全患者，起始剂量为一次 2.5mg，一日 1 次。可根据病情增至一次 2.5mg，一日 2 次。老年患者早、晚各服 2.5mg，最多可增至一日 10mg。

注意事项 ①可出现胃肠功能紊乱，恶心、胃痛、腹泻、头痛。有时也可见口干、心动过速、胸痛、乏力、瞌睡、皮疹、瘙痒、发烧等。②用药剂量大或有高血压的患者，服药后数小时可见直立性低血压，应注意让患者平卧直到症状完全消失。③本品与钙离子拮抗剂合用，可见严重低血压。④全麻患者和对本品过敏患者不宜使用。

剂型规格 ①片剂：每片 2.5mg；5mg。②缓释片剂：每片 2.5mg。

川参通注射液
Chuanshentong Zhusheye

作用用途 本品是一种专门治疗前列腺疾病的纯中药注射剂。它是由中药丹参、川芎、麦冬、当归等组成，经提取有效成分而制得的注射剂。药理研究表明，本品对丙酸睾酮所致的良性前列腺增生有显著治疗作用，可对抗睾酮向双氢睾酮转换的过程，从而抑制双氢睾酮在良性前列腺增生中所起的促进作用。本品具有活血化瘀，清肺利水，清热解毒，抗炎消肿功效。用于良性前列腺增生症和慢性前列腺炎所致的小便不畅，排尿费力，淋漓不尽等。

用法用量 注射入前列腺内 （1）注射方法：患者取左侧卧位，屈膝，显露会阴部，用碘伏、酒精严格消毒，有条件时可敷盖消毒巾。在无菌条件下，准备注射器、前列腺专用注射针及相关药物，稀释配好。操作者左手戴一次性手套，食指探入直肠扪及前列腺侧叶作内引导，右手持带一次性特制无损伤注射针头的注射器，于会阴部距肛门前缘 1.5~2cm 处，距中线 1~1.2cm 的左侧或右侧进针，深约 3~5cm，当感到穿过前列腺包膜时，再进针 0.5~1.0cm，证实穿刺进入前列腺，确定后开始缓慢注药，如遇阻力偏大时，可退针少许，每次注药需 2~3 分钟。注射结束后，缓慢拔针。良性前列腺增生症患者间隔 3 天注射一次，12 次为一疗程。（2）用量：①良性前列腺增生症，本品 4ml，前列腺内注射，每周 2 次，一疗程 12 次，一疗程后休息 5 个月复查，必要时可酌情再进行第二疗程治疗。②良性前列腺增生症合并感染，本品 4ml，加头孢三嗪（或头孢拉定）等抗生素，前列腺注射，第 1~4 针，每日 1 次；第 5~8 针，隔日 1 次；第 9~12 针，隔 2 日 1 次。③慢性前列腺炎，选用药物同上述方案，但注射次数的安排略有不同，即前列腺注射，每日 1 次，8 次后，根据病人症状改善情况后药物疗效，调整为每日 1 次或每两日 1 次注射，12 次为一疗程。

为了减轻注射药时和注药后疼痛，每次前列腺穿刺注射时，可考虑加用 2% 利多卡因 1.0~1.5cm 于注射液中，共同注入；另外，加用地塞米松共同注射能进一步增强疗效；即第 1~8 次，每次 5mg，9~12 次减为每次 2mg。稀释抗生素可直接用利多卡因和地塞米松，每次注射药量在 7~8ml。

注意事项 ①前列腺癌患者禁用。②本品不适用前列腺结核、严重尿潴留、前列腺纤维化，后尿道炎等。③个别患者注射后偶有会阴部胀感，治疗结束后可消失。

剂型规格 注射剂：每支 4ml。

枸橼酸氢钾钠
Potassium Sodium Hydrogen Citrate

别名 Uralyt-U，友来特

作用用途 本品能增加尿液的 pH 值和枸橼酸根的排泄，减少尿液的钙离子浓度。这种由本品诱发的变化使尿液中形成结石的盐易形成结晶。所致的钙离子浓度减少能降低尿液中能形成结石的钙盐饱和度。pH 值的升高能增加尿酸和胱氨酸结石的可溶性，用于溶解尿结石和防止新结石的形成。作为胱氨酸结石和胱氨酸尿的维持治疗。

<u>用法用量</u> 口服：每日为 4 标准量匙（每量匙为 2.5g，共 10g 颗粒），分 3 次饭后服用，早晨、中午各 1 量匙，晚上服 2 量匙。颗粒可以用水冲服。

<u>注意事项</u> ①禁忌：急性或慢性肾衰竭的病人，或当绝对禁用氯化钠时；严重的酸碱平衡失调（碱代谢）或慢性泌尿道尿素分解菌感染患者。②在第一次使用本品前应检查肾功能和血电解质。③含有枸橼酸的药物与含铝的药物同时给药时会增加铝的吸收，如果必须使用者两种药物，两种药物的给药时间间隔至少需要 2 小时。

<u>剂型规格</u> 颗粒剂：每袋 100g。

醋羟胺酸
Acetohydroxamic Acid

<u>别名</u> 菌石通，乙酰氧肟酸，Lithostar

<u>作用用途</u> 本品为尿素酶竞争性抑制剂，具有抑制、防止碱性尿结石形成和抗菌的作用。通过阻断尿素酶对尿素的分解，减小尿氨浓度，降低 pH，从而防止感染性尿结石形成，并发挥溶石作用。本品尚能参与细菌核苷酸的代谢，并有阻断脱氧核糖核酸生物合成的作用。用于防治感染性尿路结石和尿路感染。

<u>用法用量</u> 口服：每次 250mg，每日 3 次。

<u>注意事项</u> ①有血栓形成病史的患者，急性肾衰竭患者，孕妇禁用。②不良反应 可出现溶血性贫血，心悸，轻微头痛，恶心，呕吐，食欲缺乏，皮肤瘙痒等。③本品可在胃肠道与铁发生螯合反应，故铁剂至少应于口服本品 2 小时后服用。④服用本品时饮酒，可增加皮疹的发生率。

<u>剂型规格</u> 胶囊剂：每粒 250mg。

柳栎浸膏胶囊
Quercus Salicina Extract Capsules

<u>别名</u> 优克龙，优克隆

<u>作用用途</u> 本品为柳栎浸膏粉，有抑制结石生长及溶解结石的作用，还有抗炎和利尿作用。临床用于促进肾结石和输尿管结石、膀胱结石的排出。

<u>用法用量</u> 口服：每次 2 粒，每日 3 次。

<u>注意事项</u> ①主要不良反应为胃部不适和胃肠功能紊乱等消化道症状。②对直径 1.0cm 以上的结石服用本品不能排出。③注意防潮保存。

<u>剂型规格</u> 胶囊剂：每粒 225mg。

优克隆胶囊
Urocalun Capsules

<u>作用用途</u> 本品是壳斗科叶子中提取的有效成分为主要成分的药物制剂。本品能促进尿路结石的排出，缩短排石时间，溶解和抑制尿路结石的增大及解除疼痛，此外还具有消炎作用和短暂的利尿作用。主要用于尿路

结石，如输尿管结石、肾结石、膀胱结石、前列腺结石等。

<u>用法用量</u> 口服：每次 2 粒，每日 3 次。用量可根据患者的年龄和症状适当增减。

<u>注意事项</u> ①毒性低，易耐受。少数患者有轻度胃肠道反应，如胃部不适感、口渴、腹泻等症状。②对肾结石，本品的用药时间至少应连续 1 个月以上。③对直径 1.0cm 以上的结石或肾盂内结石，即使服用本品也不能排出。

<u>剂型规格</u> 胶囊剂：每粒 225mg。

消石灵
Duplinal

<u>作用用途</u> 本品为多种植物提取的复方利尿抗菌剂，能迅速控制泌尿道的一般疾病，消除肾水肿和防止肾结石的形成，并促使结石完全排出体外。本品用于肾脏及膀胱疾病，水肿，膀胱和肾结石，菌尿症。

<u>用法用量</u> 口服：剂量视个体情况而定。一般初始剂量，每次 2 粒，每日 3 次。严重病例，增至每次 4 粒。

<u>注意事项</u> 密闭，25℃以下保存。

<u>剂型规格</u> 胶囊剂；每粒含干燥铃兰草浸膏 15mg、鸡角参浸膏 5mg、熊果叶浸膏 15mg、西洋茜草 60mg、可可豆碱 10mg、鸡脚参叶 10mg、熊果叶 15mg。

消石素
Uralyt

<u>别名</u> 复方消石片，植物消石片

<u>作用用途</u> 本品是一种复方制剂，在组成成分中的茜根酸——欧茜草与镁离子在一起可增加由于钙盐所引起的结石在尿中的溶解度；铃兰糖苷及其他天然植物成分对易患尿结石者，能改进其排尿功能和增进肾血液循环，刺激排尿，且具有一定的抗炎作用。主要用于预防尿道结石，减轻肾结石患者的肾绞痛，减少尿混浊，增加尿量，尤其适用于肾结石复发。

<u>用法用量</u> 口服：每次 2 粒，每日 3 次，饭前服。

<u>注意事项</u> ①不良反应较少，一般患者耐受性好。曾患过尿结石者应做常规肾功能试验，以确保其疗效。②密闭、干燥处保存。

<u>剂型规格</u> 胶囊剂：每粒含欧茜草根 60mg、一枝黄花 60mg、问荆草 50mg、松果菊草水提物 12mg、山金车花 5mg、山金车根 5mg、磷酸镁 25mg、铃兰乙醇提取物 1.85mg。

消石丸
Xishi Wan

<u>作用用途</u> 本品是由多种植物提取的有效成分配制而成的复方制剂，能促进肾脏血液循环，具有利尿的作用。并可预防小结石生成及阻止结石增大。主要用于促

进结石排出，预防肾结石的形成。

用法用量 口服：每次 1~2 粒，每日 3 次，饭后用温开水送服。

注意事项 本品对抗生素、磺胺、呋喃妥因及心血管药物无相互作用，可合并使用。

剂型规格 胶囊剂：每粒含二西洋茜草根 12.74mg，海胆紫根浸膏 3.41mg，蒲公英浸膏 12.27mg，石蛇床浸膏 3.18mg，菜豆属浸膏 2.27mg 等。

热淋清
Relinqing

作用用途 本品有明显的利尿、消炎、镇痛作用；对金黄色葡萄球菌、大肠埃希菌、伤寒杆菌、痢疾杆菌、铜绿假单胞菌、变形杆菌、淋球菌等革兰阳性、阴性菌有优良的抗菌作用。有清热解毒、利尿通淋作用。用于湿热蕴结，小便黄赤，淋沥涩痛之症，尿路感染，肾盂肾炎。用于下焦湿热症，表现为尿频、尿急、尿道灼热、涩痛、尿液黄赤或腰痛，小腹疼痛。发热、舌苔黄腻、脉弦数及急慢性肾盂肾炎、膀胱炎、尿道炎、尿路结石、前列腺炎、阴道炎、盆腔炎、宫颈炎、淋病及性病后遗症，作为治疗首选药物。对急重症感染由于与有效抗生素联合应用，可增强疗效，缩短疗程，减少抗生素用量及副作用。

用法用量 口服：开水冲服，每次 1~2 袋，每日 3 次，7 日为 1 个疗程，儿童酌减，慢性患者可连服 2~3 个疗程或遵医嘱。

注意事项 尚未见不良反应报道。

剂型规格 颗粒剂：每袋 8g，主要成分为头花蓼。

泌淋清
Milinqing

别名 泌淋清胶囊

作用用途 本品是由四季红、黄柏、酢浆草、仙鹤草、白茅根、车前草组成的中药复方制剂。本品功能主治：①苗医：旭嘎帜沓痂，洼内通诘。体洼凯纳，怏矢迪。②中医：清热解毒，利尿通淋。用于湿热蕴结所致的小便不利，淋沥涩痛，尿血，急性非特异性尿路感染，前列腺炎见上述证候者。

用法用量 口服：每次 3 粒，每日 3 次或遵医嘱。

注意事项 尚未见明显不良反应

剂型规格 胶囊剂：每粒 0.4g。

银花泌炎灵片
Yinhuamiyanling Pian

作用用途 本品是由金银花、半枝莲、萹蓄、瞿麦、石韦、川木通、车前子、淡竹叶、桑寄生及灯心草组成的复方中药制剂，具有清热解毒，利湿通淋的作用。由于急性肾盂肾炎，急性膀胱炎，下焦湿热症，证见：发热恶寒、尿频急、尿道刺痛或尿血、腰痛等。

用法用量 口服：每次 4 片，每日 4 次。两周为一个疗程。可连服三个疗程，或遵医嘱。

注意事项 孕妇禁用，哺乳期妇女慎用。

剂型规格 片剂：每片 0.5g。

复方金钱草颗粒
Fufang Jinqiancao Keli

别名 金钱草冲剂，金冲

作用用途 本品是由广金钱草、车前草、石韦、玉米须组成的中药复方制剂。具有清热祛湿，利尿排石、消炎止痛功能。临床用于：泌尿系统结石，用于结石病人：直接服药排石，适于结石较小且在某一部位滞留时间小于 1 年的结石，直径<0.8cm 的结石较易排出；防止愈后结石复出；辅助器械排石；缓解结石疼痛，如肾绞痛及排石过程中的疼痛；防止结石引起的炎症、水肿。用于尿路感染属湿热下注证者，如急性肾盂肾炎、急性膀胱炎和急性尿道炎、尿黄、尿频、尿急、尿痛等。

用法用量 口服：每次 3~6g，每日 3 次，用开水冲服。

注意事项 尚未发现明显不良反应。

剂型规格 颗粒剂：每袋 3g（相当于总药材 4.9g，不含蔗糖）。

黄酮哌酯
Flavoxate

别名 津源灵，泌尿灵片，Genurin Tablets

作用用途 本品具有抑制腺苷酸环化酶、磷酸二酯酶的作用以及钙离子拮抗作用，并有较弱的抗毒蕈碱作用。对泌尿生殖系统的平滑肌具有选择性解痉止痛作用，因而能直接解除泌尿生殖系统平滑肌的痉挛，使肌肉松弛，消除尿频、尿急、尿失禁及尿道膀胱平滑肌痉挛引起的下腹部疼痛。临床用于由膀胱炎、前列腺炎、尿道炎等引起的尿急、下腹部疼痛等症状；妇科痉挛性痛，包括痛经、下腹部疼痛；也可合并其他药物用于肾结石、尿道结石、膀胱镜检和下尿道手术后引起的各种疼痛。常用本品盐酸盐。

用法用量 口服：每次 0.2g，每日 3~4 次。病情严重时，可按医嘱增加用量。

注意事项 ①幽门梗阻、肠梗阻、胃肠道出血、闭角型青光眼患者禁用。12 岁以下小儿不宜使用。②孕妇慎用。③使用本品会引起嗜睡和视物模糊，驾驶员和机械操作人员慎用。④少数患者偶会出现恶心、呕吐、轻微嗜睡、口干、视近物模糊和调节麻痹、眼压增高、排尿困难、心动过速、心悸等现象。⑤伴有炎症患者使用本品时应加用抗感染药。

剂型规格 ①片剂：每片 0.1g；0.2g。②胶囊剂：每粒 0.2g。

癃闭舒
Longbishu

作用用途 本品具有温肾化气、清热通淋、活血化瘀、散结止痛作用。用于肾气不足，湿热瘀阻之癃闭所致尿频、尿急、尿赤、尿痛、尿细如线，小腹疼痛，腰膝酸软等症。

用法用量 口服：每次 3 粒，每日 2 次。20 日为 1 个疗程，可长期服用。

注意事项 个别患者服药后有轻微的口渴感，胃部不适，轻度腹泻，不影响继续服药。

剂型规格 胶囊剂：每粒 0.3g。

非那吡啶
Phenazopyridine

别名 苯偶氮二氨基吡啶，尿痛宁，Phenazo，Pyridiate，Pyridiumo，Sedural

作用用途 本品能直接作用于尿道黏膜，迅速消除患者尿道及膀胱不适感，减轻灼热感、尿频、尿急症状，本品无抗胆碱药的副作用。用于因感染、肿瘤、外科手术及检查等各种原因刺激尿道黏膜所引起的不适、疼痛，尿频及灼热感。

用法用量 口服：成人，每次 2 片，每日 3 次，饭前服；儿童，9~12 岁，每次 1 片，每日 3 次，饭前服。

注意事项 ①慢性肾小管炎、尿毒症及严重肝炎患者禁用。②少数患者可有胃肠道不适。③不可与内含银、汞、硫的药物同服。④服用本品后，尿液呈橙红色，为正常现象。

剂型规格 片剂：每片 100mg。

托特罗定
Tolterodine

别名 酒石酸托特罗定，乐大，宁通，舍尼亭

作用用途 本品用于缓解膀胱过度活动所致的尿频、尿急和紧迫性尿失禁症状，为竞争性 M 胆碱受体阻滞剂。本品口服后经肝脏代谢成起主要药理作用的活性代谢产物 5-羟甲基衍生物，其抗胆碱活性与本品相近。本品口服后可迅速地吸收，食物的摄入、年龄和性别的差别不需调整剂量。本品有肝脏首过效应，消除半衰期为 2~3 小时。本品适用于因膀胱过度兴奋引起的尿频、尿急或紧迫性尿失禁症状的治疗。

用法用量 口服：初始剂量，每次 2mg，每日 2 次。根据患者的反应和耐受程度，剂量可下调到每次 1mg，每日 2 次。对于肝功能不全或正在服用 CYP3A4 抑制剂的患者，推荐剂量，每次 1mg，每日 2 次。

注意事项 ①对本品过敏者、尿潴留、胃滞纳、未经控制的窄角型青光眼患者、重症肌无力患者、严重的溃疡性结肠炎患者、中毒性巨结肠患者禁用。②肾功能低

下的患者、自主神经疾病患者、裂孔疝患者、膀胱出口梗阻者、胃肠道梗阻者、幽门狭窄者慎用。③服用本品可能引起视物模糊，用药期间驾驶车辆、操纵机器和进行危险操作者应当注意。④肝功能明显低下的患者，每次剂量不得超过 1mg。⑤本品的副作用一般可以耐受，停药后即可消失。本品可引起轻、中度抗胆碱作用，如口干、消化不良和泪液减少。⑥尚无儿童用药经验，不推荐儿童使用。

剂型规格 ①片剂：每片 1mg；2mg。②胶囊剂：每粒 2mg；4mg。

达非那新
Darifenacin

作用用途 本品是一种强效的、选择性 M_3 受体拮抗药。对 M_3 受体的亲和力是 M_2 受体的 11 倍，是对 M_1 受体的 5 倍。本品选择性作用于尿道膀胱的 M_3 受体，可减少和减轻膀胱过度收缩，从而提高膀胱容量，改善膀胱过动症的症状（尿频、尿急、夜尿频多、尿失禁等）。同时因不良反应少于其他 M 受体拮抗药而提高治疗的顺应性。用于膀胱肌肉功能障碍所致的膀胱过动症（OAB）。

用法用量 成人 ①常规剂量：口服：推荐初始剂量每次 7.5mg，每日 1 次，用水冲服。治疗 2 周后，根据临床需要可增至每次 15mg，每日 1 次，用水冲服。②用于肾功能不全时：无需调整剂量。③用于肝功能不全时剂量：中度肝损伤者，每次用量不超过 7.5mg；轻度肝损伤者，无需调整剂量。

注意事项 ①禁忌：对本品过敏者、胃潴留和有胃潴留风险者、尿潴留和有尿潴留风险者、未控制的闭角型青光眼和有未控制的闭角型青光眼风险者、不推荐用于重度肝功能障碍者。②慎用：对索利那新或其他 M 受体拮抗药过敏者、中度肝功能障碍者、口腔干燥者、胃肠道梗阻性疾病患者、溃疡性结肠炎患者、严重便秘者、膀胱流出道梗阻者、重症肌无力患者、闭角型青光眼患者、前列腺肥大患者。③儿童用药的安全性和有效性尚未确定。④动物实验证实，本品有致畸性或胚胎毒性，但尚无孕妇用药的对照研究。孕妇用药应权衡利弊。美国食品药品管理局（FDA）对本品的妊娠安全分级为 C 级。⑤尚不清楚本药是否分泌至人乳，哺乳妇女用药应权衡利弊。⑥用药期间应定期进行血生化检测以及心率和血压的检测。

剂型规格 缓释片剂：每片 5mg；7.5mg。

包醛氧化淀粉
Baoquan Yanghua Dianfen

作用用途 胃肠道中的氨氮可通过复醛处理层与氧化淀粉中醛基结合成席夫碱络合物从粪便中排出，故能起到代偿肾功能，降低血液中非蛋白氮和尿素氮的浓度，从而起到治疗作用。由于本品中的氧化淀粉的醛基不和

胃肠道有直接接触，从而能避免服用氧化淀粉所发生的不良反应，为尿素氮吸附药。适用于各种原因造成的氮质血症和慢性肾炎尿毒症，高血压尿毒症，糖尿病尿毒症等。

用法用量 口服：饭后用开水浸泡后服用，或用温水冲服。每次 5~10g，每日 2~3 次，或遵医嘱。

注意事项 本品在胃肠道不被吸收，长期服用对人体无害。服用本品时要适当控制蛋白质摄入量，如能配合低蛋白饮食，将有助于提高疗效。药品发霉勿服用。

剂型规格 散剂：每包 5g。

氧化淀粉
Yanghua Dianfen

作用用途 本品有吸附尿素氮的作用，用于肾功能不全引起的疾病。

用法用量 口服：每次 10g，每日 2 次，小儿酌减。开水冲服。

剂型规格 散剂：每袋 10g。

益肾化湿颗粒
Yishen Huashi Keli

作用用途 本品是由人参、黄芪、白术、茯苓、泽泻、清半夏、羌活、独活、防风、柴胡、黄连、白芍、橙皮、炙甘草、生姜、大枣组成的复方中药制剂，非临床药效学试验结果显示，本品能降低 C-BSA 致家兔慢性肾炎模型的尿蛋白、肌酐和尿氮素水平，抑制肾小球直径和细胞数的增加，减轻肾脏病变程度；能降低大鼠 Heymann 肾炎模型的 24 小时尿蛋白定量，减小肾小球直径并减少肾小球细胞数减轻肾脏病变程度；能增加水负荷大鼠的尿量，增加氯化汞致肾功能衰竭大鼠的 24 小时尿量；能抑制巴豆油致小鼠耳肿胀程度和鸡蛋清致大鼠足跖肿胀程度。用于慢性肾小球肾炎（肾功能：$S_{cr} <$ 2mg/dl）脾虚湿盛证出现的蛋白尿，兼见水肿，疲倦乏力，畏寒肢冷，纳少等。

用法用量 口服：开水冲服。每次 1 袋，每日 3 次。疗程为 2 个月。

注意事项 ①合并感染者，应加用抗感染药物。②合并高血压者，应加用降压药。③忌食辛辣刺激食物。④阴虚火旺者慎用。⑤本品为显示出慢性肾小球肾炎患者血尿的疗效。⑥个别患者用药后出现了肝功能（ALT）的异常，但无法确定与服用药物有关。

剂型规格 颗粒剂：每袋 10g。

肾炎消肿片
Shenyan Xiaozhong Pian

作用用途 本品是由桂枝、茯苓、苍术、陈皮、香加皮、大腹皮、姜皮、冬瓜皮、益母草、泽泻、椒目、黄柏组成的复方中药制剂。具有健脾渗湿，通阳利水的作用。用于脾虚气滞、水湿内停所致的水肿，症见肢体浮肿、晨起面肿、按之凹陷、身体重倦、尿少、脘腹胀满、舌苔白腻、脉沉缓；急慢性肾炎见上述证候者。

用法用量 口服：每次 4~5 片，每日 3 次。

注意事项 ①慎用：本品所含香皮有一定的心脏毒性，心脏病患者慎用，孕妇及风水者慎用。②服药期间宜低盐、低脂饮食，忌食荤腥、辛辣、油腻及烟酒刺激食物。

剂型规格 片剂：每片 0.32g。

尿毒清颗粒
Uremic Clearance Granule

作用用途 本品是由大黄、黄芪、桑白皮、苦参、白术、茯苓、白芍、制何首乌、丹参、车前草等各药提取有效成分而制得的复方制剂。本品具有通腑降浊、健脾利湿、活血化瘀等功能。用于肾性肾功能衰竭，氮质血症期和尿毒症早期。中医辨证属脾虚湿浊症和脾虚血瘀症者。可降低肌酐、尿素氮，稳定肾功能，延缓肾透析时间。对改善肾性贫血，提高血钙，降低血磷也有一定作用。

用法用量 口服：用温开水冲服，每日 4 次，6、12、18 时各服 5g，22 时服 10g，每日最大服用量 40g，也可另定服药时间，但两次服药时间间隔勿超过 8 小时。

注意事项 尚未见不良反应报道。

剂型规格 颗粒剂：每袋 5g。

碳酸镧
Lanthanum Carbonate

作用用途 本品可在上消化道酸性环境中解离并释放出镧离子，与实务消化过程中产生的磷酸盐结合，形成不溶性磷酸镧复合物，从而抑制磷酸盐在体内的吸收，同时有助于降低血清中磷酸盐和磷酸钙产物的浓度。用于降低终末期肾病患者的血清磷酸盐浓度。

用法用量 口服：嚼碎服用，初始推荐剂量每日 750~1500mg，之后每隔 2~3 周逐步增加给药剂量直至患者血清盐水平达到合适范围，可按每日 750mg 增加。大多数患者每日 1500~3000mg 已可使血清磷酸盐浓度降到 6mg/dl。

注意事项 ①为确保药物与食物中的磷酸盐结合，应在餐时或餐后立即服用，并完全嚼碎后在吞咽。②暂无急性消化性溃疡、溃疡性结肠炎、克罗恩病、肠梗阻患者用药资料，因此上述患者慎用。③正在使用可与抗酸药产生相互作用的药物，两药的用药时间间隔至少 2 小时。

剂型规格 咀嚼片：每片 250mg；500mg。

马尿酸乌洛托品
Methenamine Hippurate

作用用途 本品为抗菌药。用于多种革兰阳性菌和革兰阴性菌引起的泌尿道感染性疾病。用于急、慢性膀胱炎、尿道炎、前列腺炎、慢性肾盂肾炎等，亦用于泌尿科、妇产科术后留置导管、膀胱镜检后和长期留置导管所致的感染。

用法用量 口服：**成人**，每次 1g，每日 2 次（早晚各 1 次），或遵医嘱。

注意事项 ①肝、肾功能不全患者、严重脱水者禁用。②本品不能与磺胺类药物及碱性药物同时应用。大剂量服用本品（每日 8g，连用 3~4 周）可出现膀胱刺激症状（尿疼、尿频）、蛋白质和血尿等。③偶有恶心、胃部不适、药疹等。

剂型规格 片剂：每片 0.5g。

聚磺苯乙烯钠
Sodium Polystyrene Sulfonate

作用用途 本品为药用钠型阳离子交换树脂（钠含量为 9.4%~11%）。口服或灌肠后可在肠内产生离子交换作用而吸收钾离子，用于急慢性肾功能不全的高钾血症。

用法用量 ①口服：每次 15~30g，每日 1~2 次，连用 2~3 日。②直肠给药：每次 30g，用水或 20% 的甘露醇 100~200ml 混匀灌肠，每日 1~2 次，连用 3~7 日。

注意事项 ①可出现恶心、呕吐、胃痛、食欲不振、便秘、心律不齐、肌无力、应激性精神紊乱等。②用药期间应进行水、电解质的平衡检测。血清钾浓度降至 4~5mol/L 时应停药。

剂型规格 散剂：每瓶 15g。
剂型规格 栓剂：每枚 2g。

金水宝胶囊
Jinshuibao Jiaonang

作用用途 本品主要成分为发酵虫草菌粉（Cs-4），具有抗炎、止咳、祛痰、镇静、促进性腺作用；能降低血清胆固醇、甘油三酯和脂质过氧化物，增加心肌和脑的供血，具有轻度降血压、抑制血小板聚集、延长缺氧时动物生存时间等作用，对心脑组织有保护作用。用于肺肾两虚，精气不足，久咳虚喘，神疲乏力，不寐健忘，腰膝酸软，月经不调，阳痿早泄；慢性支气管炎、慢性肾功能不全、高脂血症、肝硬化见上述症候者。

用法用量 口服：每次 3 粒，每日 3 次；用于慢性肾功能不全者，每次 6 粒，每日 3 次。

注意事项 尚不明确

剂型规格 胶囊剂：每粒 0.33g。

褐藻多糖硫酸酯

别名 海昆肾喜胶囊
作用用途 本品主要有效成分是褐藻多糖硫酸酯，只存在于褐藻中，是一种水溶性杂聚糖，化浊排毒，用于慢性肾功能衰竭（代偿期、失代偿期和尿毒症早期）。症见：恶心，呕吐，纳差，腹胀，身重困倦，尿少，浮肿，苔厚腻。

用法用量 口服：每次 2 粒，每日 3 次，2 个月为一疗程。餐后 1 小时服用。

注意事项 密封，置阴凉干燥处保存。

剂型规格 胶囊剂：每粒 0.22g（含褐藻多糖硫酸酯 100mg）。

肾衰宁胶囊
Shenshuaining Jiaonang

作用用途 本品是由太子参、黄连、法半夏、陈皮、茯苓、太黄、丹参、牛膝、红花、甘草组成的复方中药制剂。本品具有益气健脾，活血化瘀，通腑泄浊。用于健胃气虚、浊淤内阻、升降失调所致的面色萎黄、腰痛倦怠、恶心呕吐、食欲不振、小便不利、大便黏滞；慢性肾功能不全见上述症候者。

用法用量 口服：每次 4~6 粒，每日 3~4 次，小儿酌减。

注意事项 ①禁用：有出血症状，孕妇。②服药期间，慎用植物蛋白类食物，如豆类等相关食品。③服药后大便次数略有增加，以每日 2~3 次为宜，超过 4 次者需要减量服用。④小儿必须在成人监护下服用或遵医嘱。⑤药品保存时应避免高温、阳光直射。

剂型规格 胶囊剂：每粒 0.35g。

肾炎舒片
Shenyanshu Pian

作用用途 本品是由苍术、茯苓、白茅根、防己、人参、黄精、菟丝子、枸杞子、金银花、蒲公英组成的复方中药制剂。具有益肾健脾，利水消肿的作用。用于皮肾阳虚、水湿内停所致的水肿，症见浮肿、腰痛、乏力、怕冷、夜尿多；慢性肾炎见上述症候者。

用法用量 口服：每次 6 片，每日 3 次，小儿酌减。

注意事项 尚未见不良反应报道。

剂型规格 片剂：每片 0.27g。

第四节　治尿崩症药

尿崩症是一种水代谢紊乱症，以尿量过多，烦渴、低尿渗透压和高钠血症为特征。临床表现为中枢性尿崩症和肾原性尿崩症。

垂体后叶素
Pituitary

别名 垂体后叶粉鼻吸入剂，尿崩停，Insufflation Posterior Pituitary

作用用途 本品所含加压素有抗利尿作用，用于治疗尿崩症。本品还含有催产素，大剂量有止血作用。注射剂还可用于肺出血、产后出血等。

用法用量 ①鼻腔吸入：用特制小匙（每匙装量约为 30~40mg），取出本品一小匙，倒在纸上，卷成纸卷，用左手压住左鼻孔，用右手将纸卷插在右鼻孔内，抬头轻轻将药粉吸进鼻腔内，经过 15~30 分钟后即可见效。其作用时间为 6~8 小时，作用消失后再继续吸入。②肌内注射：每次 5 单位，每日 2 次。

注意事项 ①呼吸道和副鼻窦疾病、哮喘患者禁用。高血压、动脉硬化、心力衰竭、肺原性心脏病患者忌用。②吸入时应注意避免喷嚏，以保证疗效。③吸入不应过猛，否则易引起喷嚏、鼻痒、流涕及咳嗽等症状。④吸入过深，可引起咽喉发紧、气短、气闷、胸痛等，吸入过多，可致腹胀痛。

剂型规格 ①粉剂：每瓶 1g。②注射剂：每支 5 单位（1ml）。

鞣酸加压素注射液
Injection Vasopressin Tannate

别名 长效尿崩停注射液，血管加压素，抗利尿激素

作用用途 有抗利尿作用，本品为油制注射液，维持时间较长，用于治疗尿崩症。

用法用量 深部肌内注射：成人，每次 0.2~1ml。儿童，视病情而定。

注意事项 ①冠状动脉疾病、动脉硬化、心力衰竭患者及孕妇禁用。②注射前需将本品摇匀后再肌内注射。③剂量多少视病情而定，耐受量低的患者不可多用，以免产生反应；耐受量高者，可注射 1ml。

剂型规格 注射剂：每支 100mg（5ml）。

赖氨加压素
Lypressin

别名 Diapid

作用用途 本品为人工合成的赖氨酸-8-加压素。作用与人加压素相似。其活性为 50 个神经垂体（加压）单位/ml。能迅速有鼻粘膜吸收，如能经常给药，可单独用于治疗轻至中度中枢性尿崩症。对较重病例，由于其作用时间短，治疗中可出现严重的突发性多尿，故用去氨加压素或鞣酸加压素治疗的效果更满意。对肾源性尿崩症无效。用于治疗轻至中度中枢性尿崩症。

用法用量 鼻喷雾吸入：在 1 侧或双侧鼻孔内喷 1 下

或多下。剂量和用药间隔需因人而异，每喷一下能释放约两个加压单位，但须用力挤压，方可获得此准确剂量。每侧鼻孔各喷 4 下，所供剂量为 1 次最大完全吸收剂量。一般每日需给药 3~4 次，1 瓶药通常能用 5~7 日。如长于或短于此期，则病人接受的剂量可能不适当。

注意事项 ①禁忌：对本品过敏者。②本品比加压素易出现抗体形成，并因之降低其抗利尿效应。去氨加压素或氯磺丙脲的药效，不受本品抗体形成的影响。③上呼吸道感染或过敏性鼻炎患者，对本品的吸收可能失常，应改用经其他途径给药的抗利尿药。

剂型规格 喷雾剂：每支 8ml，50 加压单位/ml（0.185mg/ml）。

奥昔布宁
Oxybutynin

别名 奥西布宁，氯化羟丁宁，尿多灵，奥宁，捷赛，Ditropen Tablets

作用用途 本品为解痉药，直接作用于膀胱平滑肌，可减少不能自主的膀胱肌收缩，恢复逼尿肌功能，减轻尿急、尿频的痛苦；同时可增加膀胱的容量，延长两次排尿间隔时间，减少排尿次数。抗痉挛作用为阿托品的 4~6 倍，副作用只为阿托品的 20%。用药后 30 分钟起效，药效维持 6 小时。药物由尿中排出。适用于各种尿急、尿频、尿失禁、遗尿等。对膀胱炎、尿道炎及复发性的尿道感染所致尿频症状最为适合。

用法用量 口服：每次 5mg，每日 2~4 次。

注意事项 ①青光眼、幽门及十二指肠梗塞、肠梗阻、胃肠道出血及阻塞性尿道疾病患者禁用。②孕妇及 5 岁以下小儿慎用。③可出现抗胆碱类药物的副作用，但程度较轻，偶见口干、脸潮红等，2~3 周后自行消失。

剂型规格 ①片剂：每片 5mg；10mg。②胶囊剂：每粒 5mg。

去氨加压素
Desmopressin

别名 安立停，的斯加压素，依他停，弥凝，Minirin

作用用途 本品为去氨加压素的醋酸盐，有较强的抗利尿作用及较弱的加压作用，其抗利尿作用/加压作用比是加压素的 2000~3000 倍，维持时间也比加压素长（可达 6~24 小时），对神经垂体功能不足引起的中枢性尿崩症有良好的抑制作用，可减少尿量，提高尿渗透压，降低血浆渗透压，从而减少尿频和夜尿。还可用于治疗夜间遗尿症（6 岁或以上的患者）。可用于治疗中枢性尿崩症、尿崩症的诊断和鉴别诊断、治疗 6 岁或以上患者的夜间遗尿症、肾脏浓缩功能试验。

用法用量 成人 （1）口服：中枢性尿崩症：开始一次 100μg，一日 1~3 次，以后根据疗效调整剂量，多数患者的适宜剂量为一次 100~200mg，一日 3 次。夜间

遗尿症：首次用量为睡前 200μg，如疗效不显著可增至 400μg，连续使用 3 个月后停用至少 1 周，以便评估是否要继续治疗。（2）**静脉给药**：①中枢性尿崩症。一次 1~4μg，一日 1~2 次。②治疗和预防出血。一次 0.3μg/kg，溶于生理盐水 50~100ml，在 15~30 分钟内静脉滴注。若效果显著，可间隔 6~12 小时重复 1~2 次，若再多次重复此剂量，效果将会降低。③甲型血友病。一次 16~32μg，溶于生理盐水 30ml 内快速滴入，每 12 小时 1 次。④血管性血友病。按体重 0.4μg/kg，溶于生理盐水 30ml 内快速滴入，每 8~12 小时 1 次。（3）**皮下注射**：①中枢性尿崩症。一日 2~4μg，通常早晚各 1 次。②甲型血友病。剂量同静脉给药。③血管性血友病。用于轻度出血，剂量同"静脉给药"。④肾脏浓缩功能试验。4μg。（4）**经鼻给药**：①中枢性尿崩症。鼻喷雾剂，开始时 10μg，睡前喷鼻，以后根据尿量每晚递增 2.5μg，直至获得良好睡眠。若全天尿量仍较大，可于早晨再加 10μg 喷鼻，并根据尿量调整用量，直至获得满意疗效。维持用药，一日 10~40μg，分 1~3 次喷鼻。滴鼻液，开始每次 10μg，逐渐调整到最适剂量，一日 3~4 次。②夜间遗尿症。开始时睡前每侧一次 10μg，一日总量 20μg。维持用药，根据患者反应调整用量，通常日总量 10~40μg。③甲型血友病。剂量同静脉给药。④血管性血友病。用于轻度出血者，剂量同"静脉给药"。⑤肾脏浓缩功能试验，40μg。

　　儿童　（1）**口服**：用于治疗中枢性尿崩症，一次 100μg，一日 3 次。（2）**静脉给药**：用于治疗中枢性尿崩症，1 岁以下，一次 0.2~0.4μg，一日 1~2 次。建议首剂为 0.05μg，1 岁以上，一次 0.4~1μg，一日 2 次。（3）**皮下注射**：用于浓缩试验，1 岁以下 0.4μg，1 岁以上 1~2μg。（4）**肌内注射**：用于肾脏浓缩功能试验，同皮下注射。（5）**经鼻给药**：①中枢性尿崩症，3 个月以下婴儿的用药剂量目前尚无完整资料。3 个月~12 岁，开始时 5μg，睡前喷鼻，以后根据尿量每晚递增 2.5μg，直至获得良好睡眠。若全天尿量仍较大，可于早晨再加 5μg 喷鼻，并根据尿量调整剂量，直至获得满意疗效。维持用药，一日 2~4μg/kg 或一日 5~30μg 喷鼻（一日总量不超过 30μg），一日 1 次或分 2 次给药。②夜间遗尿症，6 岁以下儿童用药剂量目前尚无完整资料。6 岁以上儿童，开始睡前每侧一次 10μg，一日总量为 20μg。维持用药则根据患者反应调整用量，一日总量 10~40μg。③肾脏浓缩功能试验，1 岁以上儿童 10~20μg。

　　注意事项　①习惯性或精神性烦渴症患者、心功能不全或其他疾病需服利尿剂的患者禁用。②下列情况使用本品应特别小心，以防止体内液畜积过多：年幼及年老的患者，体液和（或）电解质不平衡的患者，容易产生颅压增高患者。③超量服用会增加水潴留和低钠血症的危险。对无症状的低钠血症患者，除停用本品前应限制饮水，对有症状的患者，除上述治疗外，可滴注等渗或高渗的氯化钠注射液；当体液潴留症状严重时（抽搐及神志不清）需加服呋喃苯胺酸。④少数患者有头痛、恶心、胃痛、鼻充血、鼻炎、鼻出血。⑤使用本品若不限制饮水，可能会引起水潴留及其并发症状（血清钠降低、体重增加，更严重者可引起抽搐）。⑥在治疗遗尿症时，用药 1 小时到服药后 8 小时内需限制饮水量。⑦需要监测患者的尿量和尿渗透压，有些患者还需测量血浆渗透压。⑧一些可释放抗利尿激素的药物，如三环类抗抑郁药、氯丙嗪、卡马西平等，可增加抗利尿作用，并有引起水潴留的危险。⑨吲哚美辛会加强患者对本品的反应，但不会影响其反应的持续时间。⑩宜置室温（不超过 25℃）和干燥处（相对湿度不超过 60%）保存。

　　剂型规格　①片剂：每片 0.1mg；0.2mg。②注射剂：每支 4μg（1ml）；15μg（1ml）；30μg（2ml）。③鼻喷雾剂：每支 250μg（2.5ml），每喷 10μg。④滴鼻剂：每支 250μg（2.5ml）。

米多君
Midodrine

　　别名　管通，盐酸多米君，Gutron
　　作用用途　本品主要成分为盐酸米多君，临床用于女性压力性尿失禁。也用于低血压和直立性低血压和射精功能障碍。
　　用法用量　**成人**　**口服**：①用于压力性尿失禁，每次 2.5~5mg，每日 2~3 次。②用于直立性低血压，开始剂量，每次 2.5mg，每日 2~3 次，必要时可每日 3~4 次。
　　注意事项　①高血压、肾上腺髓质瘤、急性肾炎、严重心脏病、严重肾功能不全、青光眼、前列腺肥大引起的尿潴留、机械性排尿梗塞、甲状腺功能亢进的患者禁用。②心律不齐、肾功能下降者慎用。③偶见心律失常、皮疹、心律过缓等。
　　剂型规格　片剂：每片 2.5mg。

曲司氯铵
Trospium

　　别名　顺睦利
　　作用用途　本品用于尿频、夜尿症、非激素或器质性病变所致的膀胱功能紊乱（膀胱刺激，尿急）。
　　用法用量　**口服**：片剂：一次 20mg，一日 2 次，餐前 1 小时或空腹服用。缓释胶囊：一次 60mg，一日 1 次。推荐于每日清晨，餐前 1 小时用水空腹送服。肾功能不全时剂量：严重肾功能损害患者推荐一次 20mg，一日 1 次，于睡前服用。老年人剂量：75 岁以上老年人用量减至一次 20mg，一日 1 次。
　　注意事项　应遵医嘱服药。
　　剂型规格　①片剂：每片 20mg。②缓释胶囊剂：每粒 60mg。

第十一章　生殖系统用药

第一节　子宫收缩药及引产药

子宫收缩药选择性地兴奋子宫平滑肌，引起子宫收缩。此类药物可使子宫平滑肌产生节律收缩或强直性收缩。能促使子宫口开全和胎儿娩出，用于催产或引产。

垂体后叶素
Pitutrin

别名　脑垂体后叶素，Hypophsis

作用用途　本品含催产素，小剂量可增强子宫的节律性收缩，大剂量能引起强直性收缩，使子宫肌层内血管受压迫而起止血作用。作用较麦角快而维持时间短（约0.5小时），故常与麦角合用（其作用可持续1小时以上）。所含加压素有抗利尿和升压作用。本品可用于产后出血、产后子宫复旧不全、促进宫缩、引产、肺出血、食管及胃底静脉曲张破裂出血和尿崩症等；由于有升高血压作用，产科已少用。因能被消化液破坏，不宜口服。

用法用量　肌内注射：一般每次5~10IU。①肺出血，可静脉注射或静脉滴注，静脉滴注加生理盐水或5%葡萄糖注射液500ml稀释后慢滴，静脉注射加5%葡萄糖注射液20ml稀释慢注。数量，每次20IU。大量肺咯血，静脉注射10IU。②产后出血，必须在胎儿和胎盘均已娩出后再肌内注射10IU，如作预防性应用，可在胎儿前肩娩出后立即静脉注射10IU。③对临产阵缩弛缓不正常者，偶亦用于催生，但须慎用，以5%葡萄糖注射液500ml稀释后缓慢滴注，并严密观察。

注意事项　①高血压、冠心病、心力衰竭、胎位不正、产道狭窄障碍者禁用。②用药后，如出现面色苍白、出汗、心悸、胸闷、腹痛、过敏性休克等，应立即停药。③高血压、冠状动脉疾病、心力衰竭、肺源性心脏病患者忌用。④凡胎位不正、骨盆过狭、产道阻碍等均忌用本品引产。

剂型规格　注射剂：每支5IU（1ml）；10IU（1ml）。

缩宫素
Oxytocin

别名　催产素，Pitocin

作用用途　本品由猪、牛、羊等动物的脑垂体后叶中提取或人工合成。本品作用同垂体后叶素。临床主要用于引产、产前子宫收缩无力、产后出血和子宫复旧不全。

用法用量　静脉滴注或肌内注射：①引产或产前宫缩无力，2.5~5IU加入5%葡萄糖注射液500ml内作缓慢静脉滴注（每分钟10~30滴），开始时必须慢滴，每分钟8~10滴为宜，根据宫缩和胎儿情况随时调节。如滴注太快，可使子宫收缩强直，而致胎死宫内、胎盘早期剥离或子宫破裂。数量，每次20IU。②防治产后出血，肌内注射，每次5~10IU，或5~10IU加于5%葡萄糖注射液中静脉滴注。

注意事项　①心脏病、有剖腹产史者忌用，3胎以上的经产妇（易发生子宫破裂）禁用。②横位、骨盆过窄、产道障碍、明显头盆不称者忌用。③本品不含抗利尿素，因而不良反应较垂体后叶素少见。

剂型规格　注射剂：每支2.5IU（0.5ml）；5IU（1ml）；10IU（1ml）。滴鼻剂：每支40IU（1ml）。鼻喷雾剂：每瓶200IU（5ml）。

麦角新碱
Ergometrine

别名　Ergonovine

作用用途　本品直接作用于子宫平滑肌，作用强而持久。妊娠子宫对麦角新碱比未孕子宫敏感，而在产后子宫更为敏感；稍大剂量可引起子宫强直性收缩，对子宫体和颈都有兴奋作用。大剂量时可使子宫肌强直性收缩，机械压迫肌纤维中的血管，从而阻止出血。临床用于治疗产后子宫出血，子宫复旧不良，月经过多等。

用法用量　①静脉注射或肌内注射：每次0.2~0.5mg。静脉注射时可用25%葡萄糖注射液20ml稀释。数量，每次0.5mg，每日1mg。子宫壁注射，剖腹产时直接注射于子宫肌层0.2mg；产后或流产后止血，可在子宫颈注射0.2mg，注射子宫颈左右两侧。②口服：每次0.2~0.5mg，每日2~3次，共2~3日。

注意事项　①有妊娠中毒症、肝病、高血压及其他心血管疾病患者禁用。②胎儿未娩出前禁用，以免发生子宫破裂及胎儿在宫内窒息死亡。胎盘未娩出前慎用，以防胎盘嵌顿在宫腔内。③部分患者用药后可发生恶心、呕吐、出冷汗、面色苍白等反应，不宜将静脉注射作为常规使用，一次数量0.5mg。

剂型规格　①片剂：每片0.2mg；0.5mg。②注射剂：每支0.2mg（1ml）；0.5mg（1ml）。

地诺前列酮
Dinoprostone

别名 前列腺素 E_2（2mg），地诺前列腺素，普比迪、普洛舒定，普洛舒定 E_2，Cerviprost，Prepidil，PGE_2，Prostaglandin E_2

作用用途 本品对各期妊娠子宫都有收缩作用，以妊娠晚期子宫最为敏感。给予足月或接近足月妊娠的孕妇静脉滴注所引起的子宫收缩，类似正常分娩时所见。可用于中期妊娠引产、足月妊娠引产、治疗性流产、妊娠毒血症、妊娠合并心肾疾病、过期妊娠、死胎不下、水泡状胎块、羊膜早破、高龄初产妇等。

用法用量 ①静脉注射：应用前，将前列腺素 E_2（2mg）和碳酸钠注射液各 1 支加入 10ml 生理盐水中，摇匀使成稀释液，再加入 5% 的葡萄糖注射液 500ml 中滴注，一般滴速；中期妊娠引产，每分钟 4~8μg（15~30 滴）；足月妊娠、引产，每分钟 1μg（3~4 滴）。②宫腔内羊膜腔外注射：将本品 2mg 和碳酸钠注射液 1mg 加入 0.9% 氯化钠注射液 10ml 中摇匀备用。给药时每次 0.2mg，每 2 小时 1 次。给药 3 小时后可视子宫收缩情况加用缩宫素，以加速产程进展。③阴道给药：将其横向置于阴道后穹隆，通常 1 枚足以达到宫颈成熟。

注意事项 ①禁忌证：对前列腺素过敏者、多胎经产妇、有难产史或创伤性分娩者、有刮宫产史、子宫手术史者、有头盆不称、胎位异常、胎儿窘迫、子宫收缩过强者。②胎膜已破者禁用本品栓剂。③既往有癫痫病史者应慎用。④少数患者出现呕吐或轻度腹泻等。⑤必须严密观察宫缩情况，随时调节用药剂量，以防止宫缩过程而发生子宫破裂。

剂型规格 ①注射剂：每支 2mg（1ml）。②栓剂：每枚 3mg；20mg。③控释阴道栓剂：每枚 10mg。④凝胶剂：普比迪，每支 0.5mg/3g；普洛舒定，每支 1mg/3g，2mg/3g。

依沙丫啶
Ethacridine

别名 雷佛奴尔，利凡诺，Rivanol

作用用途 本品为外用杀菌防腐剂，能抑制革兰阳性菌，主要是球菌和链球菌。用于皮肤黏膜的洗涤和湿敷及外科创伤。其提纯及消毒后能刺激子宫肌肉收缩，增加子宫肌紧张度，用于中期妊娠引产效果较好。

用法用量 ①注射给药：中期引产，妊娠在 14~18 周者，先冲洗阴道，每日 1 次，共 3 日，由导尿管向宫腔注入 50ml 溶液（本品 1% 注射液 10ml 加注射用水 40ml），24 小时取出导尿管。妊娠在 18~24 周者，由下腹壁向羊膜腔内注射 1% 溶液，每次不超过 100mg。妊娠在 20 周以内者用 50mg，20 周以上者 100mg。②外用：灭菌，用本品 0.1%~0.2%（以片剂溶解配成）溶液局部洗涤、湿敷。

注意事项 ①心、肝、肾疾病患者禁用。②为减少出血一般于 16~24 周引产。③注入量过大（超过 1g）能引起肾功能损伤甚至死亡，故须掌握剂量。④本品须在使用时配制，用注射用水溶解，不能用生理盐水或含氯化物的溶液及碱性溶液，以免析出沉淀。注射液要避光保存，使用期限暂定为 3~6 个月。安全用量 50~100mg，数量 120mg。

剂型规格 ①片剂：每片 100mg。②注射剂：每支 100mg。

第二节 促子宫成熟药

促子宫成熟药能促进宫颈成熟，使宫口开大，缩短分娩时间，提高引产成功率等。

普拉睾酮
Prasterone

别名 蒂洛安，麦力新，美利生，普拉雄酮，去氧表雄酮，去氧异雄甾酮，Astenile，Deandros，Diandron，Mylis

作用用途 本品为同化激素类药物。可增加妊娠子宫胶元酶活性，使宫颈伸展性增加；在体内转化为雌激素，使颈管软化及成熟。颈管软化，伸展性加强有利于分娩。对子宫成熟不全及宫口开大不全、颈管消退不全、颈管软化不全有促进成熟作用。能减少产程过长及过期产。用于晚期子宫颈管成熟不全。

用法用量 静脉注射：妊娠晚期孕妇，每次 100~200mg，溶于 10ml 的注射用水或 5% 葡萄糖注射液 20ml 中缓慢静脉注射，每日 1 次，每周 2~3 次。

注意事项 ①妊娠初期不宜使用。②不良反应有皮疹、恶心、呕吐、腹泻、眩晕、耳鸣、手指麻木、手浮肿等。③溶液需临时配制且尽快使用，不能用氯化钠注射液溶解（浑浊）。

剂型规格 注射剂：每支 100mg。

芫花萜
Yuanhuacine

别名 芫花酯甲，Ghidilatidin，Odoracin，Pertene

作用用途 本品为由瑞香科芫花中提取的中性二萜类化合物，属国内创制的中期妊娠引产药，可能由于使蜕膜细胞变性坏死，释放出大量内源性前列腺素，从而引起孕期子宫律性收缩。宫腔内用药后，吸收入血较快，但血中含量低。除子宫有较高浓度的芫花萜外，其余各脏器对该药无特殊亲和性，主要经肾和随妊娠物排出。临床用于流产、引产，特别适合终止 12~26 周妊娠。

用法用量 **外用**：本品和置入器配套包装，并经环氧乙烷气体灭菌，剪开袋口取出后即可使用。中止早、中期妊娠，每次 0.11mg。

操作时应注意以下事项：①按常规妇科消毒；②将芫花萜膜送至宫颈内口以上；③固定实心杆，后撤放置管 3~4cm，再全部撤出置入器；④平卧 10 分钟。

注意事项 ①严重脏器疾病（如急慢性肝、肾疾病，心脏病）、血液系统疾病、急性生殖器炎症、急性传染病或慢性传染病急性发作期、疤痕子宫、子宫颈过长、子宫发育不良及妊娠期间的反复阴道出血者禁用。②较重的陈旧性宫颈裂伤、重度宫颈糜烂及哺乳期等慎用。③应用本品后禁用非甾体类解热镇痛药，如吲哚美辛及阿司匹林等，以免影响引产效果。④少数人出现一过性发热、寒战恶心、呕吐和较重的宫缩疼痛。如出现不良反应，对症治疗，如发热应注意保暖，轻者可给予异丙嗪，重者可肌内注射地塞米松。

剂型规格 ①注射剂：每支 80μg（2ml）。②膜剂：每张 50μg；80μg。

芫花酯乙
Yuanhuadine

作用用途 本品是从芫花根及花蕾中分离出的一种有效成分。本品的中期引产效果与芫花萜相似，临床用于中期妊娠引产，用药后胎心音消失先于宫缩开始，前者平均时间为 11 小时，后者为 20 小时。平均引产时间 2 日左右，排出的全部为死胎。引产出血量较少，一般不到 90ml。

用法用量 **羊膜腔注射**：经腹羊膜腔穿刺成功后，将 1ml 药液（含药 60μg）缓慢注入，反复抽注羊水 3 次，最后推入注射用水 10ml。**羊膜腔内注射**：先抽羊水 10~20ml，然后将 60~70μg 加入到 70ml NaCl 溶液中，再注入羊膜腔内。**羊膜腔外注射**：用药 70~80μg，加入 50ml NaCl 注射液 50ml，用药前冲洗阴道 3 天。

注意事项 本品不良反应、禁忌证等与芫花萜相同。

剂型规格 注射剂。

第三节　抗早产药

抗早产药可镇静子宫，利于胎儿在宫内安全生长，防止早产，降低围产儿死亡率。

利托君
Ritodrine

别名 安定，利妥特灵，羟苄羟麻黄碱，Yutopar

作用用途 本品为肾上腺素 $β_2$ 受体激动剂，能激动子宫平滑肌中的 $β_2$ 受体，抑制收缩，减少子宫的活动而延长妊娠期。用于抗早产。

用法用量 ①**静脉滴注**：取本品 100mg，用 500ml 5% 葡萄糖注射液稀释为 0.2mg/ml 的溶液，于 48 小时内使用完毕，溶液变色或出现沉淀或结晶则不可再用。静脉滴注时应保持左侧姿势，以减少低血压危险。开始时应控制滴速使剂量为每分钟 0.1mg，并逐渐增加至有效剂量，通常保持在每分钟 0.15~0.35mg，待宫缩停止后，至少持续静脉滴注 12 小时。②**口服**：静脉滴注结束前 30 分钟，可以开始维持治疗，一般每次 10mg（1 片）。头 24 小时内通常每 2 小时 10mg，此后每 4~6 小时 10~20mg，每日总剂量不超过 120mg。为了抗早产的需要此种维持治疗还可按此剂量继续口服。

注意事项 ①妊娠不足 20 周，分娩进行期的孕妇、严重心血管疾病患者禁用。②糖尿病患者及使用排钾利尿剂的患者慎用。③不良反应有心悸、胸闷、胸痛和心律失常等反应，严重者应中断治疗。④与糖皮质激素合用可出现肺水肿，严重可致死亡。避免与 β 受体激动剂或拮抗剂同时使用。

剂型规格 ①片剂：每片 10mg。②注射剂：每支 50mg（5ml）；150mg（10ml）。

特布他林
Terbutaline

别名 博利康尼，博利康尼都保，喘康速，间羟舒喘灵，Brethine，Bricanyl，Brieasol，Turbuhaler

作用用途 本品与利托君相似，主要兴奋 $β_2$ 受体，能减少宫缩频率和强度，缩短宫缩时间，利于妊娠。临床疗效静脉给药时与利托君相当，而口服给药时较优。适用于中期早产、胎儿宫内窘迫症。

用法用量 ①**口服**：用于静脉滴注后维持治疗，在停止静脉滴注前 30 分钟给予 5mg，以后每 4 小时 1 次，数量，每日 30mg。②**静脉滴注**：开始时滴速为每分钟 2.5μg，以后每 20 分钟增加 2.5μg/min，直至宫缩停止或达到滴速每分钟 17.5μg。以后，可每 20 分钟减 2.5μg/min，直至最低有效滴速，维持 12 小时。若再出现宫缩，可再按上法增加滴速控制。

注意事项 ①有严重心血管疾病的患者、妊娠不足20周和分娩进行期的孕妇禁用。②本品可以升高血糖及降低血钾，故糖尿病患者及使用排钾利尿剂的患者和癫痫患者慎用。本品能通过胎盘屏障使新生儿心率改变和出现血糖，应密切注意。③静脉注射时还可有恶心呕吐、头疼和红斑、神经过敏、心烦意乱、焦虑不适等反应。④与糖皮质激素合用可出现肺水肿，极严重者可导致死亡。

剂型规格 ①片剂：每片 2.5mg；5mg。②注射剂：每支 0.25mg；0.5mg；1mg。

烯丙雌醇
Allylestrenol

别名 丙烯雌甾醇，多力妈，Orageston，Turinal

作用用途 本品是人工合成的孕激素类药物，可改善胎盘功能，促使胎盘分泌内源性孕酮及其他甾体类激素；同时还可以升高催产素酶的浓度及活性；抑制前列腺素对子宫的刺激作用。本品对垂体功能没有抑制作用。用于习惯性流产、先兆流产和早产。

用法用量 口服：①先兆流产，每次 5mg，每日 3 次，服 5~7 日，即直到症状消失。如果需要可以增加剂量。②习惯性流产，从有怀孕征兆开始连续服用，每日 5~10mg，直到危象期后 1 个月。③先兆早产，应根据患者的个体差异来调整剂量，通常每日 5~20mg。一般一次 5mg，一日 3 次，连用 5~7 天。

注意事项 ①严重肝功能障碍，Dubin Johson 和 Rotor 综合征，既往妊娠患有妊高征或感染疱疹病毒者禁用。②患有糖尿病的孕妇应慎用。③与酶诱导剂合用时应小心，因这些药物可能会降低本品的药效。④不良反应为体液潴留，恶心，头痛。室温储存。

剂型规格 片剂：每片 5mg。

醋酸阿托西班
Atosiban Acetate

别名 阿托西班依保，Tractocile

作用用途 本品是一种合成的肽类物质，可在受体水平对人催产素产生竞争性抑制作用。在人早产时，使用推荐剂量可抑制子宫收缩，使子宫安静。给予本品后子宫很快松弛，10 分钟内子宫收缩显著降低，并维持子宫安静状态（≤4 次收缩/1 小时，达 12 小时）。本品适用于有下列情况的孕妇：以推迟即将来临的早产：每次至少 30 秒的规律子宫收缩，每 30 分钟内 ≥4 次；宫颈扩张 1~3cm（未经产妇 0~3cm）和子宫软化度/变薄 ≥50%；年龄 ≥18 岁；妊娠 24~33 足周；胎心率正常。

用法用量 静脉注射和静脉滴注：本品必须由有治疗早产经验的医生使用。用 7.5mg/ml 的本品（0.9ml/支）首次单剂量静脉注射 6.75mg，随即静脉滴注连续 3 小时的高剂量已稀释醋酸阿托西班注射液（5ml/支，300μg/min），随后再低剂量给予已稀释醋酸阿托西班注射液（每支 5ml，100μg/min）持续 45 小时。治疗时间不应超过 48 小时。在一个完整的阿托西班治疗疗程中，给予阿托西班总剂量最好不要超过 330mg。一旦确诊为早产后，应尽早开始首次单剂量静脉注射的治疗，单剂量注射完成后，即进行静脉滴注治疗。如果在阿托西班治疗过程中，还有持续的子宫收缩，则应该考虑其他治疗。

注意事项 ①孕龄小于 24 周或大于 33 足周；>30 周的胎膜早破；胎儿宫内生长迟缓和胎心异常；产前子宫出血需要立即分娩；子痫和严重的先兆子痫需要立即分娩；胎死宫内；怀疑宫内感染；前置胎盘；胎务须早期剥离；任何继续妊娠对母亲或胎儿有害的情况；已知对本品成分过敏者禁用。②在不能排除有胎膜早破的妇女中，使用本品应权衡推迟分娩的与发生绒毛炎的潜在危险。③本品只有在妊娠满 24~33 足周诊断为早产时才能使用。

剂型规格 注射剂：每支 6.75mg（0.9ml）；37.5mg（5ml）。

第四节　退　奶　药

溴隐亭
Bromocriptine

别名 溴麦角环肽，溴麦角隐亭，溴麦亭，Parodel

作用用途 本品系多巴胺受体激动剂，是一种催乳激素的抑制药，用于预防和制止生理性泌乳及伴随的闭经或不排卵。用于分娩后自发性、肿瘤性、药物引起的闭经。催乳素、激素引起的月经紊乱、不孕、继发性闭经、排卵减少。抑制泌乳、预防分娩后和早产后的泌乳。产后的乳房充血、催乳激素引起的特殊的乳房触痛、乳房胀痛和烦躁不安。肢端肥大症的辅助治疗。

用法用量 口服：①乳溢或催乳素引起的闭经，月经病和低生育力，开始时为每次 1.25mg，每日 2~3 次。②抑制泌乳，每次 2.5mg，每日 2 次，早晚与食物共服，连续用药 14 日。应在分娩后服用。③分娩后的乳房充血，轻者可口服，每次 2.5mg。④催乳素引起的雄性激素低下症，每日 5~10mg。⑤肢端肥大症，开始每日 2.5mg，经 7~14 日后根据临床反应可逐渐增至每日 10~20mg，分 4 次与食物同服。

注意事项 ①15 岁以下儿童、哺乳期妇女、精神病史、严重心血管疾病、消化性溃疡、胃肠出血史患者禁用。驾驶员、机械操作者慎用。②服药期间如不想生育应注意避孕，还要定期检查肝、肾功能和造血功能。③慎与红霉素、吩噻嗪类、多巴胺拮抗药等合用。④禁止与其他麦角生物碱类同用。⑤不良反应，治疗初期，可有恶心、呕吐、头昏、疲劳。高剂量时，可出现幻觉、精神错乱、视觉障碍、运动障碍、口干、便秘、痉挛性腿痛。有雷诺病史者，可出现因寒冷而诱发的手指、脚趾苍白。偶见直立性低血压，胸膜腔积液。

剂型规格 片剂：每片 2.5mg。

甲麦角林
Metergoline

别名 麦角苄酯

作用用途 本品的作用与溴隐亭类似，具有激动多巴胺受体作用。另外还有抗 5-羟色胺及抗催乳素的作用。用于抑制乳汁分泌。

用法用量 口服：预防或抑制乳汁分泌，每次 4mg，每日 3 次，连服 7 日。

注意事项 偶有恶心、呕吐、嗜睡、眩晕或失眠。

剂型规格 片剂：每片 4mg。

第五节　妇科调经活血、抗炎等用药

益母草
Yimucao

作用用途 本品具有清热凉血，活血化瘀，调理月经等功能。能够增加子宫收缩力和收缩频率，并能提高子宫紧张力，但作用较强。用于子宫出血和产后子宫复旧不全，月经不调等。也用于产后恶露不尽，胎血滞血，功能性子宫出血，子宫复原不全；人流、药流、自然流产后阴道出血；更年期综合征，产后妊娠斑；急慢性肾炎水肿等。

用法用量 ①口服：流浸膏，每次 5~10ml，每日 3 次。软胶囊，每次 2~4 粒，每日 3 次。②肌内注射：每次 1~2ml，每日 1~2 次。

注意事项 孕妇忌用。

剂型规格 ①胶囊剂：每粒 0.54g。②浸膏剂：每瓶 60g。③注射剂：每支 1ml（含益母草总生物碱 20mg）。

当归片
Danggui Pian

作用用途 本品能兴奋子宫肌，使收缩加强，而挥发性成分则能抑制子宫，减少其节律性收缩。主要用于补血和调经止痛，润燥滑肠。治月经不调，经闭腹痛，血虚头痛，眩晕，痿痹，肠燥便难，赤痢后重，痈疽疮疡，跌扑损伤。

用法用量 口服：每次 4~6g，每日 2~3 次。

剂型规格 片剂：每片 0.5g。

坤灵丸
Kunling Wan

作用用途 本品是由香附、黄芪、益母草、红花、丹皮、元胡、没药、人参、阿胶、龟甲胶、鹿角胶、当归、肉苁蓉、川芎等 31 味中药组成的复方中药制剂。本品具有养血益气、温肾填精、活血调经、理气止痛、清热散结、除湿涩精功效。主治血虚精亏，冲任失调，胸脉阻滞而致的各种妇科疾病。主要用于月经不调、闭经、崩漏、流产后下血不止、产后恶露不绝、伴腰酸膝软、习惯性流产等病症。

用法用量 口服：每次 15 丸，每日 2 次。

注意事项 尚未发现明显不良反应。

剂型规格 丸剂：每丸 0.26g。

活血调经丸
Huoxue Tiaojing Wan

作用用途 本品具活血理气，行瘀调经功能。用于血瘀气滞，月经不调。

用法用量 黄酒或温开水送服，每次 1 丸，每日 2 次。

注意事项 ①忌食寒凉、生冷食物。②服药期间不宜同时服用人参或其制剂。③感冒时不宜服用本药。④月经过多者不宜服用本药。⑤平素月经正常，突然出现月经量少，或月经错后，或阴道不规则出血应去医院就诊。⑥按照用法用量服用，长期服用应向医师咨询。⑦服药二周症状无改善，应去医院就诊。⑧对本药过敏者禁用，过敏体质者慎用。

剂型规格 丸剂：每袋 9g。

鹿胎颗粒
Lutai Keli

作用用途 本品是传统妇科良药鹿胎膏的改剂型药物，药物组成有：鹿胎、鹿茸、红参、阿胶、白术、茯苓、甘草、熟地、当归、赤芍、川芎、龟板、香附、木香、延胡索、牛膝、续断、丹参等24味，是一种快速缓解经期不适症状，有效解决产后各种不良症状的药物。具有补气养血，调经散寒功能。用于气血不足，虚弱体瘦，月经错后，量少，行经腹痛，寒湿带下。

用法用量 口服：每次10g，用150～200ml温水溶解后服用，每日2次。

注意事项 糖尿病患者和孕妇禁用。

剂型规格 颗粒剂：每袋10g。

五加生化胶囊
Wujia Shenghua Jiaonang

作用用途 本品是由刺五加膏、当归、川芎、桃仁、干姜、甘草组成的中药复方制剂。本品具有益气养血、活血祛瘀等功能。适用于经期及人流术后、产后气虚血瘀所致阴道流血、自汗、心悸气短、舌淡、兼见舌淡、兼见瘀点等。临床用于：产后（引产、早产、剖宫产）并发症的预防与治疗，促进产后初乳分泌，流产（人流、药流）后并发症的预防与治疗，辅助药物流产，虚寒夹瘀、气虚血瘀型痛经的治疗，虚寒夹瘀型功能性子宫出血的治疗，放环后阴道流血的治疗。

用法用量 口服：每次6粒，每日2次。温开水送服，3天为一疗程或遵医嘱。

注意事项 ①服药期间忌食辛辣、黏腻及生冷食品。②不良反应尚不明确。

剂型规格 胶囊剂：每粒0.4g。

地瑞舒林
Dicresulene

别名 爱宝疗，聚甲酚磺醛，的克瑞索，Albothyl，Dermido，Policresulen

作用用途 本品有抗菌、消炎、止血等作用。临床用于：①妇科：用于治疗宫颈糜烂、宫颈炎、各种阴道感染（如细菌、滴虫和霉菌引起的白带增多）。外阴瘙痒、使用子宫托造成的压迫性溃疡及宫颈息肉切除或切片检查后止血。②外科与皮肤科：用于皮肤伤口与病变的局部治疗（如烧伤、肢体溃疡、褥疮、慢性炎症）。能够加速坏死组织的脱落，止血和促进愈合过程。③耳鼻喉科：用于治疗口腔黏膜和齿龈的炎症，口腔溃疡及扁桃体切除后的止血。

用法用量 外用：①宫颈糜烂，1∶80～1∶100稀释的浓缩液进行阴道冲洗，然后将浸有浓缩液的长棉签伸入宫颈管，转动1～2分钟后取出。将浸有浓缩液的棉片贴于糜烂面，至黏膜变白，通常每周1～2次。两次用药间隔：隔日上阴道栓剂1枚，上栓剂前用1∶80～1∶100稀释的浓缩液冲洗阴道。②阴道炎，隔日应用栓剂1枚，置于阴道深部。用前先用1∶80～1∶100稀释的浓缩液冲洗阴道。③尖锐湿疣，将浸有浓缩液的棉片直接贴于疣体，一般5～10分钟，至疣体变白。最后应在根部加

压涂擦。每日1次，直至疣体完全脱落。④外科与皮肤科，为了终止伤口出血，可将浸有浓缩液的纱布块压在出血部位1～2分钟，止血后最好擦干残留药液。治疗局部烧伤、褥疮和肢体溃疡也可采用同样方法，以使其坏死组织易于脱落。⑤口腔黏膜与牙龈的消炎，在使用本品浓缩液治疗后必须彻底漱口。

注意事项 ①妊娠，尤其是最后3个月禁用。②本品会加速伤口的愈合过程，当坏死组织从病灶处脱落，有时甚至是大片脱落，亦无需惊恐。③治疗期间避免性交，不要使用刺激性肥皂清洗患处。行经时停止用药。注意防止本品与眼部接触。④用药初期，有时会产生局部刺激症状，但很快自行消失，当治疗口腔病变时，请注意其高酸性可能损伤牙釉质。⑤怀孕期间，特别是妊娠晚期，任何宫颈内的局部治疗均应避免，宫颈外和阴道烧灼只有在极特殊的情况下方可进行。

剂型规格 ①栓剂：每枚90mg。②溶液剂：每10ml含360mg。

普比迪凝胶
Pubidi Ningjiao

作用用途 本品有促子宫颈成熟作用，效果达80%～100%。用于有内科或产科引产需要的足月或近产期孕妇，促不理想宫颈成熟。

用法用量 外用：推荐剂量，每3.0g（2.5ml）含有0.5mg的前列腺素E_2，装于附有导管的注射器内，供一次性宫颈内使用。患者保持背卧位，医生通过子宫镜，目视子宫颈。按无菌操作要求，通过所提供的导管将注射器的内容物（0.5mg前列腺素E_2）注入宫颈管，低于宫颈内口，避免将凝胶注入超过宫颈内口的位置。操作后丢弃注射器、导管和所有使用过的包装内东西。注入凝胶后患者至少保持仰卧位15分钟。如果达到预期反应，建议在6～12小时后再静脉注射催产素。如果宫颈/子宫对初始剂量无反应，建议在6小时后重复给予0.5mg。增加剂量和时间间隔需遵医嘱。

注意事项 ①已知对前列腺素或任何凝胶内含物过敏者、对催产素类药物禁忌的患者，多产妇，先露高于骨盆上口者，有子宫手术史者，头盆不称者，产科急诊提示母婴的利益与风险比倾向于手术干预者，怀孕期有不明原因的阴道出血者，或先露非头位者禁用。②用普比迪凝胶促子宫颈成熟时，建议作持续的子宫活动及胎儿心率的监测。用于有心血管疾病、肝、肾功能不良、哮喘、青光眼或持续眼内压增高时需谨慎，处理子宫张力过高或强直性收缩或胎儿心率异常时，应着重考虑胎儿及母亲的利益。③不良反应有胎儿心率改变并诊断为胎儿窘迫，子宫肌收缩异常，任何胃肠道反应，发热，背疼及子宫发热感。

剂型规格 凝胶剂：3g（2.5ml），含前列腺素E_2 0.5mg。

金刚藤糖浆
Jingangteng Tangjiang

作用用途 本品具有清热解毒、消肿散结功能。用于长期下腹疼痛、带下黄稠、不孕症等。主要治疗附件炎、附件炎性包块及妇科多种炎症。

用法用量 口服：每次 15~20ml，每日 3 次，连服 1 个月为一疗程。

剂型规格 糖浆剂：每瓶 150ml。

热淋清胶囊
Relinqing Jiaonang

作用用途 本品是以中药头花蓼中提取有效成分而制得的片剂。本品有明显的利尿、消炎、镇痛作用；对金黄色葡萄球菌、大肠埃希菌、铜绿假单胞菌、变形杆菌、淋球菌等革兰阳性和革兰阴性菌有不同程度的抑制作用。本品有清热泻火、利水通淋功能，主治热淋。适用于前列腺炎、急慢性肾盂肾炎、急慢性尿道炎、尿路结石、阴道炎、慢性盆腔炎、膀胱炎、宫颈炎及性病后遗症。

用法用量 口服：每次 4~6 粒，每日 3 次。

注意事项 遵医嘱用药，尚未见不良反应报道。

剂型规格 胶囊剂：每粒 0.3g（含原药材 3g）。

益贞女金片
Yizheng Nüjin Pian

作用用途 本品是由鹿角霜、砂仁、当归、阿胶、白芍、甘草、香附等 23 味中药组成的复方制剂。本品对孕激素的反应能明显提高，使激素不再相对过高，同时使 H-P-O 轴的激素分泌关系趋向正常。本品能增强组织对雌激素的敏感性，改善因雌激素缺乏引起的全身潮热、易怒等症状。本品有调经养血、顺气化瘀等功能。用于治疗因女性气血不和、内分泌失调引起的经前期综合征、经期诸症、产后诸症、更年期综合征、血虚不孕、产后恶露不尽、面色萎黄、褐斑等。

用法用量 口服：每次 4 片，每日 2 次。

注意事项 孕妇忌服。

剂型规格 片剂：每片 0.6g。

妇复春胶囊
Fufuchun Jiaonang

作用用途 本品含有人体必需的雌激素、孕酮、钙剂及多种维生素。具有缓解更年期症状，延缓衰老，改善性功能等作用。还有抗动脉粥样硬化、减少心肌梗死的发生及脑血管意外的发生等作用。临床主要用于妇女更年期，如潮热、烦躁、骨质疏松、疼痛等，亦可用于泌尿系感染、阴道炎、性器官衰退及更年期冠心病、高血脂等。

用法用量 口服：每次 600mg，每日 1 次。

注意事项 孕妇、乳腺癌、子宫内膜增生者禁用。

剂型规格 胶囊剂：每粒 300mg。

妇炎舒胶囊
Fuyanshu Jiaonang

作用用途 本品是由忍冬藤、大血藤、赤芍、蒲公英、丹参、虎杖、楝子、延胡索、大黄、大青叶、甘草多种中药组成的复方制剂。具有抗炎、抗病原微生物、抗内毒素、退热止痛、抗组织损伤、抗粘连、促进组织恢复，改善血液流变性，改善盆腔血液循环，消除炎性包块作用。具清热凉血，活血止痛功能。适用于以下症状：月经量多或少，色暗红夹瘀块；带下量多黄稠如脓，有臭味或色白，黏如豆腐渣状；少腹胀痛，腰骶部胀痛，乳房胀痛；头晕气短，心胸烦闷，易怒，面色少华；口干、发热、嗳气食少，尿黄便结。

用法用量 口服：每次 5 粒，每日 3 次。

注意事项 孕妇及妇女月经期间忌用。

剂型规格 胶囊剂：每粒 0.4g。

抗宫炎胶囊
Kanggongyan Jiaonang

别名 韵美莱

作用用途 本品是由广东紫珠干浸膏、益母草干浸膏、乌草干浸膏组成的中药复方制剂。具有清湿热、止带下功能。用于治疗宫颈糜烂湿热下注，症见赤白带下。

用法用量 口服：每次 3 粒，每日 3 次。或遵医嘱。

注意事项 ①孕妇禁用。②偶见头晕及轻度消化道反应。

剂型规格 胶囊剂：每粒 0.5g。

杏香兔耳风片
Xingxiang Tu'erfeng Pian

作用用途 本品是由中药杏香兔耳风经提取有效成分而制得的片剂。经药理实验证明，本品有杀菌、抗炎、止痛和修复作用，能明显促进受损生殖道上皮组织的修复，对创面有较强的收敛作用。本品能迅速消除各种带下病症状，对宫颈糜烂组织有明显修复作用，对慢性宫颈炎及其他妇科炎症有较好治疗作用。本品具有清热解毒、祛瘀生新作用，用于湿热下注之带下病，表现为白带过多，色黄稠黏；慢性宫颈炎见以上证候者。

用法用量 口服：每次 4~6 片，每日 3 次。

剂型规格 片剂：每片 0.3g。

乳癖散结胶囊
Rupi Sanjie Jiaonang

作用用途 本品是由中药夏枯草、川芎、僵蚕、鳖甲、柴胡、赤芍、玫瑰花、莪术、当归、延胡索、牡蛎组成的复方制剂。本品具有行气活血、软坚散结功能。适用于气滞血瘀所致乳腺增生病，症见：乳房疼痛，乳房肿块，烦躁易怒，胸胁胀满等。

用法用量 口服：每次 4 粒，每日 3 次，45 天为一疗程，或遵医嘱。

注意事项 ①孕妇禁用。②经期或月经量过多者慎服。③偶见口干、恶心、便秘。一般不影响继续治疗，必要时对症处理。

剂型规格 胶囊剂：每粒 0.53g。

宫炎康颗粒
Gongyankang Keli

作用用途 本品是由当归、赤芍、蛇败酱、香附、炮姜、泽兰、川芎、红花、柴胡、车前子、海藻、延胡索组成的复方制剂。具有活血化瘀、解毒消肿、养血调经、理气活血、散瘀止痛、杀菌消炎等功效。用于慢性盆腔炎等。

用法用量 口服：每次 18g，每日 2 次，用开水冲服。

注意事项 尚未发现不良反应报道。

剂型规格 颗粒剂：每袋 9g。

妇科千金片
Fuke Qianjin Pian

作用用途 本品具有益气养血、清热解毒、强腰膝的作用。临床常用于妇科：带下量多、赤白相杂，或色黄如脓，有臭味，阴部瘙痒、腰酸、尿频、舌红苔黄、脉骨数。小腹部持续性隐痛或阵发性加剧、拒按；或发热、精神倦怠；或腰酸如折、尿频尿赤。月经不调；如量多、色红；或痛经、有血块排出、头晕心烦、周血乏力、舌红、脉数等。临床用于慢性盆腔炎。

用法用量 口服：每次 6 片，每日 3 次。

剂型规格 片剂：每片 0.32g。

保妇康栓
Baofukang Shuan

别名 复方莪术油栓，咪康唑莪术油栓

作用用途 本品主要成分为莪术油（含 20 多种化学成分）和冰片。本品具有广谱抗病原微生物、抗炎作用，有抗霉菌、抗病毒、抗细菌、抗炎、抗滴虫和抗支原体等作用。能促进机体的免疫反应，还可直接抑制和破坏癌细胞，但对正常组织无影响。可防治宫颈癌的发生。临床用于霉菌性阴道炎、老年性阴道炎、宫颈糜烂。

用法用量 阴道给药：洗净外阴部，将栓剂塞入阴道深部或在医生指导下用药。每晚 1 枚。

注意事项 ①如遇天热，栓剂易变软，可在用前将药放入冰箱或冷水中冷冻 5~10 分钟再使用，外形改变不

影响疗效。②建议老年妇女每周用 1~2 枚，用于预防和保健。③本品为水溶液，不污染皮肤和衣服。

剂型规格 栓剂：每枚 1.74g。

治糜灵栓
Zhimiling Shuan

作用用途 本品主要成分为中药儿茶、苦参、枯矾、黄柏。具有清热解毒、燥湿收敛功能。用于宫颈糜烂、感染性阴道炎、滴虫性阴道炎。

用法用量 阴道给药：每次 1 枚，隔日 1 次，10 天为一疗程。

注意事项 ①本品有祛腐生肌的功效，治疗时有少量污秽物排出，请用卫生巾。②药效发挥后，会有痂皮脱落，属正常现象。

剂型规格 栓剂：每枚 3g。

奥硝唑栓
Ornidazole Suppositories

别名 亚洁

作用用途 本品主要成分是奥硝唑，为第三代硝基咪唑类衍生物，其发挥抗微生物作用的机制可能是：通过其分子中的硝基在无氧环境中还原成氨基或通过自由基的形成，与细胞成分相互作用，从而导致微生物死亡。用于治疗非特异性阴道炎和阴道性滴虫病。

用法用量 外用：阴道给药。将外阴洗净，戴上手指套将栓剂塞入阴道深处，每次 1 枚，每晚 1 次，连续10 天。

注意事项 ①对本品及硝基咪唑类药物过敏者禁用。②治疗期间避免房事。③月经期间不宜用药。④妊娠早期或哺乳期妇女应尽量避免使用。如需使用，建议咨询医生。⑤偶见外阴皮肤瘙痒，丘疹或局部发红，偶见白带增多。⑥尚无儿童用药的经验。

剂型规格 栓剂：每枚 0.5g。

妇康安-7
Fukang'an-7

作用用途 本品是以抗真菌药克霉唑为主药，配以消毒杀菌药洗必泰、苯甲醇等制备而成的乳膏剂。本品具有杀灭细菌及芽孢、病毒和霉菌作用，用于治疗细菌性、霉菌性、念珠菌性、滴虫性、老年性阴道炎所致的阴道瘙痒、红肿、疼痛、分泌物增多等及外阴瘙痒、外阴炎、白带增多、宫颈炎、宫颈糜烂、盆腔炎等。亦可用于皮肤癣及炎症。

用法用量 阴道给药：患者每晚睡前用 4% 苏打水洗净外阴后，用本品所附带的一次性推注器将药膏推入阴道深处，每日 1 次（1 支）5g，连续用 7 日为一疗程。

注意事项 有少数人用药后阴道有轻度烧灼感，停药后即自行消失。

剂型规格 乳膏剂：每支含药膏 5g。

甲硝唑阴道泡腾片
Metronidazole Vaginal Tablets

别名 阴康宁

作用用途 本品具有较强的杀灭厌氧菌和滴虫作用。其特点有较好的润滑性能，不易从阴道内流失。用药后 10 分钟内可在阴道内产生泡沫，形成对宫颈封锁 1 小时的屏障，从而增加药物与阴道和宫颈黏膜的接触，使其充分发挥治疗作用。与甲硝唑口服片相比，具有给药方便、作用迅速、不良反应小、疗效确切等优点。临床用于厌氧菌、滴虫性阴道炎、宫颈糜烂、盆腔炎。还可用于阴部的清洗消毒。

用法用量 阴道给药：滴虫性阴道炎及非特异性阴道炎，每晚睡前洗净外阴，每次 0.2~0.4g，塞入阴道后穹窿深处，5 日为一疗程，治疗期间忌房事。人工流产及子宫切除术等妇产科手术须阴道准备者，先用新洁尔灭擦洗外阴及阴道壁，用干棉球擦干后，阴道内放置泡腾片 0.4g，共 3 日，术后继续用药 3 日。

注意事项 用药后有阴道烧灼、阴道刺痛及白带增多、阴道异物感等不良反应。

剂型规格 片剂：每片 0.2g。

甲硝唑氯己定洗剂
Metronidazole and Chlorhexidine Lotion

别名 甲硝唑氯己定

作用用途 本品为复方抗菌药。氯己定为广谱杀菌剂，甲硝唑具有抗厌氧菌、抗滴虫作用。用于细菌、滴虫引起的各种阴道炎。

用法用量 阴道冲洗：每次 50ml，每日 2 次，7~10 日为一疗程。

注意事项 ①对本品过敏者及妊娠期头 3 个月禁用。②偶见过敏反应。

剂型规格 洗剂：每支含葡萄糖酸氯己定 240mg，甲硝唑 40mg（200ml）。

洁肤净洗剂
Jiefujing Xiji

别名 Jie Fu Jin Lotion

作用用途 本品具清热燥湿，杀虫止痒功能。用于治疗湿热下注所致的阴痒，带下，症见阴部瘙痒，带下量多，色黄有味等；也适用于非特异性外阴炎、滴虫性阴道炎、念珠菌性阴道炎见上述症状者。

用法用量 外用：①非特异性外阴炎：取本品 10ml，加温开水至 50ml，混匀，擦洗外阴 3~5 分钟，每日 2 次。7 天为一疗程。②滴虫性阴道炎、念珠菌性阴道炎：取本品 10ml，加温开水至 50ml，混匀，送至阴道深部反复冲洗阴道壁，并使药液在阴道内保留 3~5 分钟，每日

2 次。7 天为一疗程。

注意事项 ①本品为外用药，不可内服。②妇女月经期间不宜使用。③请摇匀后使用。

剂型规格 洗剂：每瓶 100ml；200ml

克霉唑阴道片
Clotrimazole Vaginal Tablets

别名 凯妮汀

作用用途 本品为广谱抗真菌药，对多种真菌尤其是对白色念珠菌是有较好抗菌作用，其作用机制是抑制真菌细胞膜的合成，以及影响其代谢过程。用于真菌（通常是念珠菌）引起的阴道炎，由酵母菌引起的感染性白带；以及由克霉唑敏感真菌引起的二重感染。

用法用量 阴道给药：睡前 1 片，将药片置于阴道深处，一般用药 1 次即可，必要时可在 4 天后进行第二次治疗。

注意事项 偶见局部刺激、瘙痒或烧灼感。

剂型规格 片剂：每片 0.5g。

克霉唑药膜
Clotrimazole Pellicles

别名 金梅迪

作用用途 本品为广谱抗真菌药，对多种真菌，尤其是白色念珠菌有抗菌作用。由于本品为膜剂，用药后不外溢，不污染衣裤，药膜较柔软，基本无异物感。用于念珠菌性外阴阴道炎。

用法用量 外用：阴道给药。使用前先洗净外阴，将手洗干净，从药膜的二层彩纸中取出药膜 1 片，将其对折或揉成松软的小团，用食指中或中指（戴指套）推入阴道深处。每次 1~2 片，每晚 1 次。连续 7 日为一个疗程。

注意事项 ①对本品过敏者、妊娠期头 3 个月禁用。②少数患者有烧灼感或刺激症状，偶见过敏反应。③使用时切勿将药膜与隔纸混淆，隔纸为彩色，药膜为白色半透明小片。④本品性状发生改变时禁止使用。⑤如正在使用其他药品，使用本品前请咨询医师或药师。

剂型规格 膜剂：每片含克霉唑 0.05g。

硝酸咪康唑阴道片
Miconazole Nitrate Vaginal Tablets

别名 吾玫

作用用途 本品为咪唑类抗真菌药，对念珠菌属真菌等具有抑制或杀灭作用。临床用于念珠菌阴道炎。

用法用量 阴道给药：每次 1 片，每晚 1 次，置于阴道深处（使用前须洗净外阴），连续 7 日为一疗程。

注意事项 ①对本品过敏者禁用。②本品只限阴道内给药。③本品需遵医嘱使用。④如发生过敏或阴道刺激症状，应停药。⑤孕妇或哺乳期妇女慎用。⑥应注意卫生，控制感染及重复感染因素，如配偶有感染也应进

行治疗。⑦使用本品前应仔细洗手。

剂型规格 片剂：每片0.1g。

硝酸益康唑栓
Econazole Nitrate Suppsitories

别名 碧欣

作用用途 本品适应于治疗各种阴道炎症，如滴虫性阴道炎、霉菌性阴道炎、老年性阴道炎、细菌性阴道炎。也用于治疗单纯型、颗粒型或乳头型宫颈糜烂。

用法用量 阴道给药：患者取平卧位，洗净手及外阴，将药物送入子宫颈外。每次1枚，每日1次，3枚为一疗程，或遵医嘱。重度宫颈糜烂患者，每晚及次晨各1枚，3天为一疗程，连用5~7疗程或遵医嘱。

注意事项 ①对本品过敏者禁用。②本品供阴道给药，切忌口服。③本品颜色发生改变时禁止使用。④建议避开月经期间治疗。⑤用药期间注意个人卫生，防止重复感染。⑥在高温下受热易融化变形，但稍有变形、变软并不影响疗效，仍可将药栓冷冻后再撕开使用。

剂型规格 栓剂：每枚0.15g。

普罗雌烯
Promestriene

别名 更宝芬，Colpotrophine

作用用途 本品用于治疗因雌激素不足导致的阴道萎缩及外阴、前庭部及阴道环部的萎缩性病变。

用法用量 ①口服：胶囊剂，通常每日1粒，用20日。将湿润过的胶囊放入阴道深部。②外用：霜剂，每日1~2次。根据医嘱的时间，将足量的霜剂涂满需要治疗的部位的表面。如果病因持续（如绝经、卵巢切除、雌、孕激素的治疗），或者影响因素持续存在（如放射疗法），则有必要维持治疗。

注意事项 虽然在本品的应用过程中，没有发现全身性效应，但作为应用任何雌激素的一项预防性措施，不提倡将本品应用于有雌激素依赖性癌病史的患者。

剂型规格 ①胶囊剂：每粒10mg。②霜剂：每支15g；30g。

氯喹那多-普罗雌烯
Chlorquinaldol-Promestriene

别名 二氯甲羟喹-普罗雌烯，可宝净，氯喹那多-普罗雌烯阴道片，Colposeptine

作用用途 本品中氯喹那多为一种卤代羟喹，作用与氯碘羟喹相似，对滴虫、细菌、真菌、衣原体和支原体有杀灭作用，可用于皮肤局部感染和阴道感染性疾病。普罗雌烯为雌二醇的衍生物。临床用于各种病因所致的白带异常。

用法用量 阴道给药：每日1片，连续用药18日。晚上睡前用药为宜。

注意事项 对本品过敏者、有雌激素依赖性癌症史、孕妇、哺乳期妇女禁用。②不良反应参见普罗雌烯。

剂型规格 片剂：每片含氯喹那多200mg，普罗雌烯10mg。

制霉菌素阴道泡腾片
Nystatin Vaginal Tablets

别名 米可定阴道泡腾片

作用用途 本品属多烯类抗真菌药，其分子内连接大内酯环的直链部分具有亲脂性，因而能与细胞膜二固醇相结合，从而改变细胞膜的通透性，导致细胞内钾离子及其他成分漏出膜外，对真菌产生抑菌和杀菌作用。对各种酵母和酵母样真菌，如白色念珠菌和其他念珠菌有抗菌作用。用药后迅速崩解，较快发挥作用。用于白色念珠菌和其他念珠菌引起的阴道炎和阴道感染，妊娠和非妊娠妇女的阴道炎、外阴瘙痒、白带增多。

用法用量 阴道给药：每次1片，每日1~2次。治疗期一般为2周，必要时疗程可延长至6周，月经期治疗不受影响。临产妇女可在产前每日使用1~2片，连续使用3~6周。疑有肠道真菌引起阴道重复感染的患者，特别是慢性和复发的患者，局部使用本品的同时，可口服制霉菌素片。

注意事项 ①有制霉菌素过敏史者禁用。②出现阴道内刺激现象时应停止用药。

剂型规格 片剂：每片10万IU。

硝呋太尔制霉素阴道软胶囊
Nifuratel Nysfungin Vaginal Soft Capsules

别名 朗依

作用用途 本品是由硝呋太尔和制霉素组成的复方制剂。用于细菌性阴道病、滴虫性阴道炎、念珠菌性外阴阴道炎、阴道混合感染。

用法用量 阴道给药：每日1次，于晚上临睡前清洗外阴后，将本品1粒放入阴道深处，连用6天。建议使用1~2疗程，或遵医嘱。

注意事项 ①对硝呋太尔和制霉素及本品成分之一过敏者禁用。②为获得较好疗效，尽量将本品置入阴道深处，第二天应进行阴道冲洗。③治疗期间应避免性生活。④用药期间勿饮用酒精饮料。⑤为防止复发，男方应同时接受治疗，可用硝呋太尔口服片或油膏。⑥长期使用导致过敏时，应暂停用药或调整剂量。⑦不良反应可能有轻度外阴灼热、阴道干涩和恶心。

剂型规格 胶囊剂：每粒含硝呋太尔500mg、制霉素200000单位。

乳酸菌阴道胶囊
Lacidophilin Vaginal Capsules

别名 延华

作用用途 本品为乳酸菌制剂，含活肠链球菌，属微生态制剂。本品可分解糖类产生乳酸，提高阴道酸度，抑制并清除阴道中的有害细菌。用于治疗因菌群紊乱引起的各种阴道病（如细菌性阴道炎、老年性阴道炎、宫颈炎、宫颈糜烂等）。

用法用量 阴道给药：清洗外阴后，将本品放入阴道深部，每次2粒，每晚1次，连用7天为一疗程。

注意事项 ①治疗期间避免性生活。②治疗期间不可冲洗阴道及使用其他阴道用药。③治疗期间勿同时使用抗生素类药物，以免影响疗效。

剂型规格 胶囊剂：每粒0.25g，含600万活乳酸菌。

苦参软膏
Kushen Ruangao

别名 苦参总碱软膏，Matrine Ointment

作用用途 本品具清热燥湿，杀虫止痒功能。动物实验表明：本品皮肤外用对磷酸组胺引起的豚鼠皮肤瘙痒有一定的止痒作用。本品阴道给药对大鼠白色念珠菌性阴道炎有一定的改善作用。用于霉菌性阴道炎和滴虫性阴道炎湿热下注证所致的带下、阴痒。症见：带下量多，质稠如豆腐渣样或黄色泡沫样，其气腥臭，阴道潮红、肿胀，外阴瘙痒，甚则痒痛，尿频急涩痛，口苦粘腻，大便秘结或溏而不爽，小便黄赤等。

用法用量 外用：阴道用药。每晚1支，将软膏轻轻挤入阴道深处，连用7日为一疗程，或遵医嘱。

注意事项 ①月经期不宜使用。②使用次日如有淡黄色分泌物自阴道排出，为正常现象。③孕妇禁用。

剂型规格 软膏剂：每支3g。

米索前列醇
Misoprostol

作用用途 本品具有宫颈软化、增强子宫张力及宫内压作用，与米非司酮序贯合用可显著增强或诱发早孕子宫自发收缩的频率和幅度，本品具有E型前列腺素的活性，对胃肠道平滑肌有轻度刺激作用，大剂量时抑制胃酸分泌。本品口服吸收迅速，可于1.5小时吸收完全，其血浆活性代谢产物米索前列醇酸达峰值时间为15分钟，消除半衰期为20~40分钟，主要经尿排出。与米非司酮序贯合并使用，可用于终止停经49日内的早期妊娠。

用法用量 口服：在服用米非司酮40~48小时后，单次饭前口服本品0.6mg。

注意事项 ①部分妇女服用后有轻度恶心、呕吐、眩晕、乏力和下腹痛。②个别妇女出现面部潮红、发热及手掌瘙痒。

剂型规格 片剂：每片0.2mg。

三维制霉素栓
Three Vitamins and
Nysfungin Suppositories

作用用途 本品是由制霉菌素和三种维生素制成的复方制剂。制霉菌素对隐性球菌、白色念珠菌、组织胞浆菌、皮炎芽生菌、烟曲菌等有一定抑菌作用。本品能改变阴道酸碱环境，可促进阴道上皮细胞的修复，增强抵抗力、促进炎性症状愈合。主要用于霉菌性阴道炎及其他混合性阴道炎。

用法用量 阴道给药：患者洗净手和外阴部，采取适当体位，戴上配套的医用指套，将药栓送入阴道深处，每晚1枚，7天为一疗程，慢性病例可延长使用1~3疗程，一般1~3天即可见效。

注意事项 ①孕妇应在医生指导下用药。②并发其他炎症患者宜综合治疗，霉菌感染易复发，应注意卫生，勤换内裤。

剂型规格 栓剂：每枚含制霉素20万U、维生素E 10mg、维生素A 3000U、维生素D_2 300U。

重组人干扰素 α-2a
Recombinant Human Interferon α-2a

别名 奥平，辛复宁，Open

作用用途 本品为干扰素，具有广谱抗病毒作用，其抗病毒作用是通过诱导靶细胞产生3种主要的抗病毒蛋白质实现的。干扰素还可调节免疫功能，提高抗病能力。干扰素对某些支原体、衣原体、细菌等病原微生物也有抑制作用。用于治疗妇科病毒感染性疾病、慢性宫颈炎（宫颈糜烂）、阴道炎、白带过多，预防宫颈癌。

用法用量 阴道给药：将药栓置于阴道后穹隆，每次1枚（粒），隔日1次，宜睡前使用，6~10次为1个疗程。

注意事项 极少数患者初次用药后，出现轻微腰腹酸疼，但很快自行消失。

剂型规格 ①胶囊剂：每粒80万IU。②栓剂：每枚6万IU。

布康唑
Butoconazole

别名 氯苯硫丁唑，Femstat

作用用途 本品为体外对念珠菌属、毛癣菌属、小孢子菌属、表皮癣菌属有抑制作用；临床上对白色念珠菌、热带念珠菌和该属其他种引起的阴道感染高度有效。咪唑类的主要作用部位似为细胞膜。细胞膜通透性的改变导致渗透阻力和真菌活力减小。用于由念珠菌引起的外阴道的真菌感染，用药前应用氢氧化钾涂片或细菌培养进行确诊。

用法用量 外用：非孕妇睡前阴道内涂药1次，连用3日，如需要可延长用药3日。孕妇睡前阴道内涂药1次，连用6日。

注意事项 ①在怀孕前3个月禁止使用本品。②不良反应有外阴或阴道烧灼感，外阴瘙痒，溢液增多，溃疡、肿胀、手指瘙痒等。

剂型规格 霜剂：2%。

舒康凝胶剂
Shukang Ningjiaoji

作用用途 本品是以山楂核精为主要原料而制成的黏稠凝胶液体。本品具有解毒祛湿，杀虫止痒功能。用于湿热下注之阴痒、带下。症见：阴部瘙痒、带下量多，以及妇女霉菌性阴道炎、滴虫性阴道炎见以上证候者。

用法用量 阴道给药：每次 5g，每日 1 次，将本品凝胶瓶颈插入阴道，用手指挤压瓶体，将药液挤入阴道处。7 天为一疗程，或遵医嘱。

注意事项 ①孕妇禁用。②经期不宜用药。③阴道急性感染、溃破者慎用。④初次用药时，偶有阴部轻微灼热不适。

剂型规格 凝胶剂：每瓶 5g。

结合雌激素
Conjugated Estrogens

别名 倍美力阴道软膏，Premarin Vaginal Cream

作用用途 本品是一种从天然物质中提取的雌性激素混合物，因而可有效地控制与绝经有关的组织变化所引起的阴道及泌尿生殖器方面的失调。阴道局部用药可直接作用于阴道上皮，使之增厚表层细胞增多，阴道分泌物增加，恢复阴道酸性环境。本品用于阴道部位因雌激素不足而引起的有关组织的病变，如阴道和泌尿系统的内膜干燥，瘙痒及疼痛。

用法用量 阴道给药：每日 0.5~2g。

注意事项 ①孕妇或可能妊娠的妇女，哺乳期妇女、血栓性静脉炎或血栓栓塞性疾病患者、已知或疑有雌激素依赖性肿瘤、乳腺瘤、未确诊的异常阴道出血，对本品任一成分过敏者禁用。②心脏病、肝、肾疾病、高血压、糖尿病或哮喘患者慎用。③本品可能导致避孕套避孕法失败，因此不推荐同时使用倍美力软膏和乳胶避孕套。④不良反应有恶心、乳房胀痛或经血样出血。头痛、偏头痛、体重改变、视力改变、头晕、泌乳、黄疸和不规则的出血或点状出血。

剂型规格 软膏剂：每支 0.625mg（1g）。

倍美力片
Premarin Tablets

别名 混合雌激素，妊马雌酮，Transannon

作用用途 本品是从妊马尿中提取的一种水溶性天然结合型雌激素，含雌酮硫酸钠 53%~61%、孕烯雌酮硫酸 23%~30%，作用与雌酮和雌二醇相似。特点是不易被肝脏灭活，口服有效。还能促使血管周围酸性黏多糖增加，增强毛细血管和小血管壁，同时使凝血酶原、凝血因子 V 等增加，故有较好的止血作用。临床用于卵巢功能不全、子宫发育不良、功能性子宫出血、绝经期综合征、老年性阴道炎及前列腺癌等，亦可用于妇科出

血及手术时出血，还用于鼻出血。

用法用量 ①口服：每次 0.5~2.5mg，每日 1~3 次。绝经期综合征，每日 0.625~3.75mg。前列腺癌，每日 7.5mg，分次服用。②肌内注射：每次 20mg。对功能性子宫出血注射生效后改口服，每日 2.5~7.5mg，连服 20 日（最后 5 日加孕激素）。

注意事项 ①有生殖或乳腺肿瘤家族史者，有心血管疾病、栓塞性疾病、原因不明的阴道出血、子宫内膜炎患者禁用。②肝功能不全者慎用。③可见水钠潴留性水肿、体重增加及乳房胀痛等。④有头痛、眩晕、抑郁等。⑤有皮肤过敏及肝功能损害。⑥可有胃肠功能紊乱或恶心呕吐等。

剂型规格 ①片剂：每片 0.25mg；0.3mg；0.625g；0.9mg；1.25mg；2.5mg。②注射剂：每支 20mg（1ml）。

升麻总皂苷
Shengma Zongzaogan

别名 希明婷片

作用用途 本品是从中药升麻中提取的有效成分（升麻总皂苷），具有植物性雌激素的作用，它能降低围绝经期妇女促黄体素生成水平，缓解各种不适症状，对更年期症状有确切治疗作用，但没有合成雌性激素的副作用。

本品具有升阳舒郁功能。适用于女性围绝经综合征，改善烘热汗出，烦躁易怒，失眠，胁痛，头晕耳鸣，腰膝酸痛，忧郁寡欢等症状。

用法用量 口服：每次 1 片，每日 3 次，饭后服用，或遵医嘱。4 周为一疗程。

注意事项 可见头晕、头痛，减量或停药后消失。

剂型规格 片剂：每片 100mg（含升麻总皂苷以 27-脱氧升麻亭计为 33mg）。

经带宁胶囊
Jingdaining Jiaonang

作用用途 本品具有清热解毒，除湿止带，止痛调经作用。用于治疗妇科痛经的气滞血瘀证、湿热淤阻证所表现的经期腹痛、经血色暗夹块及带下病（霉菌性阴道炎、滴虫性阴道炎、细菌性阴道炎、子宫颈炎）所表现的赤白带下、量多味臭、阴部瘙痒，兼有灼痛等。

用法用量 口服：每次 0.9~1.2g，每日 3 次。1 个疗程 48 粒，重症 2~4 个疗程，胃寒者饭后服用，或遵医嘱。

剂型规格 胶囊剂：每粒 0.3g。

盖福润胶囊
Gevrine Capsule

作用用途 本品能纠正体内性激素水平降低引起的神经内分泌紊乱，直接调节骨质代谢，减少骨矿物质的

丢失，降低骨折发生率，促进肝脏对低密度脂蛋白胆固醇的摄取及抑制高密度脂蛋白胆固醇的分解，增加载脂蛋白的合成，抑制血小板在血管上的黏附，减少低密度脂蛋白胆固醇在动脉血管壁上的沉积，增加心输出量，降低外周血管阻力。适用于更年期综合征，骨质疏松症和脑功能减退。

用法用量 口服：每次 2 粒，每日 1 次，晚饭后 1 小时服用，3 周为 1 疗程。疗程间停服 1 周。症状减轻后药量可减半或连续服用。

注意事项 ①生殖道癌、前列腺癌、乳腺癌患者禁用。②新近心肌梗死、急性脑出血、脑梗死、急性肝病患者、原因不明的阴道出血患者慎用。③偶见水肿、乳房胀痛、胃部不适，通常于治疗几周后自然消失。

剂型规格 胶囊剂：每粒胶囊含炔雌醇 0.0025mg，磷酸氢钙 112.5.mg，维生素 D 250IU，肌醇 25mg，重酒石酸胆碱 2.5mg，人参皂苷 10mg 等。

保胎无忧片
Baotai Wuyou Pian

作用用途 本品是由艾叶（炭）、荆芥（炭）、川芎、甘草、菟丝子（酒泡）、厚朴（姜制）、羌活、川贝母、当归（酒制）、黄芪、白芍（酒制）、枳壳（麸炒）组成的中药复方制剂。具有安胎、养血功能。临床用于闪挫伤胎、习惯性小产、难产。

用法用量 口服：每次 4~6 片，每日 2~3 次。
注意事项 ①忌食鱼类。②产妇忌服。
剂型规格 片剂：每片 0.36g。

重组人促卵泡激素
Recombinant Human Follitropin Alfa Solution

别名 果纳芬，Gonalf

作用用途 本品主要成分为重组人促卵泡激素 α。适用于无排卵（包括多囊卵巢刺激综合征［PCOD］）且对枸橼酸克罗米酚治疗无反应的妇女；辅助生育技术（ART）如体外授精（IVF）、配子输卵管内移植（GIFT）和合子输卵管内移植（ZIFT）中进行超排卵的妇女，使用本品可刺激多个卵泡发育。

用法用量 皮下注射：应在治疗生殖问题有经验的医生指导下使用。建议根据以下起始剂量开始治疗。①无排卵妇女：每日 1 次，有月经的患者，需在月经周期的前 7 天内开始治疗。治疗应根据患者反应不同实行个体化方案，疗效可通过超声波检查卵泡大小和（或）雌激素水平评价。常用的剂量从每日 5.5~11μg（75~150IU）促卵泡激素开始，如有必要每 7 或 14 天增加 2.75μg（37.5IU）或 5.5μg（75IU），以达到充分而过度的反应。②体外授精和其他助孕技术前进行卵巢刺激以促进多卵泡发育的妇女：通常超排卵方案从治疗周期第 2 天或第 3 天开始，每日 11~16.5μg（150~225IU）。以血清雌激素浓度和（或）超声波监测，直到卵泡发育充分为止。根据患者反应调整剂量，剂量通常不高于每日 33μg（450IU）。在本品末次注射 24~48 小时后，一次性注射剂量为 10000IU 的人绒毛膜促性腺激素，以诱导卵泡的最后成熟。

注意事项 ①禁忌证：对促卵泡激素 α、FSH 或赋形剂过敏者；下丘脑和垂体肿瘤；非多囊卵巢疾病引起的卵巢增大或囊肿；不明原因的妇科出血；卵巢、子宫或乳腺癌，当不能达到反应时，如原发性卵巢功能衰竭、性器官畸形不可妊娠者、子宫纤维瘤不可妊娠者禁用。②本品是一种强促性腺激素，能够引起中至重度不良反应，只有充分了解不育症及其治疗的医生才可使用。③本品在 2~8℃冷藏保存，不得冷冻。

剂型规格 注射剂：每支 22μg（300IU）；33μg（450IU）；66μg（900IU）。

第六节 避 孕 药

女用避孕药大多由孕激素和雌激素配伍而成，也有一些非甾体药物，通过影响生殖过程中的不同环节达到抗生育目的。男用避孕药临床应用缓慢，仅有棉酚，但因易引起低血钾，实际应用很少。

一、短效避孕药

炔诺酮
Norethisterone

别名 妇康，乙炔类黄体酮，Norethindrone
作用用途 本品能阻断促性腺激素的释放，抑制排卵。较大剂量尚有影响子宫内膜腺体发育和改变宫颈黏液等作用。本品还可用于治疗功能性子宫出血、妇女不育症、痛经、闭经、子宫内膜异位症和增生过长等。

用法用量 口服：①避孕，各种复方炔诺酮片剂，主要通过抑制排卵达到避孕目的。从月经第 5 日开始服药，每日 1 片，以晚饭后服药为宜（如上夜班者，则在早饭后服），连服 22 日为一周期，不能间断，服完后 2~4 日即来月经。双相片，开始 10 日每日服 1 片白色片，继后 11 日每日 1 片桃色片。三相片，白色片、淡粉色片、粉红色片依次各服用 7 日，每日 1 片。②探亲避孕，于同房当晚开始服用，每晚 1 次探亲避孕片，同居 10 日以内，必须连服 10 片；同居半个月，连服 14 片，超过半个月，在服完 14 片后接着改服 1 号避孕药或其他复合片，直至探亲结束。一般在停药后1周内来月经。③治疗功能性子宫出血，每8小时服1片（妇康片，紧急时可每3小时服药1次，待出血明显减少后改为每8小时1次），一般3日剂量递减1次，直至维持每日1片，再连服20日，也可在经血停止后，每日加服炔雌醇0.05mg或己烯雌酚1mg。④治疗不育症，妇康片1片及炔雌醇0.05mg，每日1次，共服20日。连服3个月。停药后黄体功能旺盛，易于受孕。⑤治疗痛经、子宫内膜异位症，妇康片，于月经第5~7日开始，每日1片，共20日。

注意事项 ①部分妇女服药期间可有恶心、呕吐、头昏、乏力、嗜睡等反应。②漏服或迟服会导致避孕失败，如漏服应在24小时内补服1次。③急、慢性肝炎、肾炎及乳房肿块患者忌用。④子宫肌瘤、高血压患者及有肝、肾病史但现无症状者慎用。⑤利福平、氯霉素、氨苄西林、苯巴比妥、苯妥英钠、扑米酮、非那西丁、甲丙氨酯、氯氮䓬等药物后会加速炔诺酮和炔雌醇代谢，可能导致避孕失败和突破性出血率增加。

剂型规格 ①复方炔诺酮片（避孕片1号）：每片含炔诺酮0.625mg，炔雌醇0.035mg。②复方炔诺孕酮片-330：每片含炔诺酮0.3mg，甲炔诺酮0.3mg，炔雌醇0.03mg。③口服避孕片0号：每片含炔诺酮0.312mg，甲地孕酮0.5mg，炔雌醇0.035mg。④炔诺酮双相片：白色片，每片含炔诺酮0.5mg，炔雌醇0.035mg；桃色片，每片含炔诺酮1mg，炔雌醇0.035mg。⑤炔诺酮探亲避孕片：每片5mg。⑥炔诺酮阴道片：每片含炔诺酮1mg，炔雌醇甲醚0.05mg。⑦炔诺酮（妇康）片：每片2.5mg，0.625mg。⑧炔诺酮（妇康）膜：每片0.625mg；2.5mg。⑨炔诺酮纸片（薄型妇康片）：每片0.625mg；2.5mg。

甲地孕酮
Megestrol

别名 爱克，醋酸甲地孕酮，妇宁，佳迪，曼婷，梅格施，美可治，去氧甲孕酮，Niagestin

作用用途 本品为口服高效孕激素，其口服或肌内注射活性分别为黄体酮的75倍或50倍，无雌激素、雄激素和蛋白同化作用。用于避孕，还可治疗痛经、闭经、功能性子宫出血、子宫内膜异位症和子宫内膜腺癌等。

用法用量 口服：①短效口服避孕药，从月经第5日起，每日1片，连服22。停药后2~4来月经。②探亲避孕药，甲地孕酮1号探亲避孕片，在探亲当日中午服1片，当日晚加服1片，以后每日晚服1片，直至探亲结束后次日再服1片。③事后避孕药，甲醚抗孕丸，口服，于月经第6~7日服1次，以后每次房事时服1粒。每周服2次以上者效果较好。如果房事次数每周少于2次，每隔3~4日加服1粒。探亲避孕时，于探亲当日中午或傍晚先服1粒（最好在探亲前2~3日先服1粒），以后每次房事时服1粒（如临时探亲，则随到随服，第一次加用工具避孕）。甲醚抗孕膜可舌下含服。用法：将薄膜撕一小格置舌下，任其自行溶解。凡夫妇常住一起

者，第一次于月经第6日含服，以后每次房事含服1片。如隔3~4日无房事，亦须含服。探亲者，于探亲当日含服1片，以后每次房事后即含服1片。

注意事项 ①肝、肾疾病患者忌用。②可有恶心、呕吐、头痛、乳房不适、疲倦、突破性出血、滴血及闭经等。

剂型规格 ①复方甲地孕酮片（避孕片2号）：每片含甲地孕酮1mg，炔雌醇0.035mg。②口服避孕片0号：每片含炔诺酮0.312mg，甲地孕酮0.5mg，炔雌醇0.035mg。③甲地孕酮1号探亲避孕片：每片2mg。④妇宁片：每片4mg。⑤甲醚抗孕膜（或丸剂）：含甲地孕酮0.5mg，醋炔醚0.8mg。

炔诺孕酮
Norgestrel

别名 高诺酮，18-甲基炔诺酮，甲炔诺酮

作用用途 本品为一种口服强效孕激素。其孕激素作用比炔诺酮强10倍，并有雄激素和抗雌激素活性。避孕作用机制与炔诺酮相同。用于避孕。还可治疗痛经和月经不调。短效避孕，主要与炔雌醇组成复方制剂使用。也可用于功能性子宫出血，子宫内膜异位症。

用法用量 口服：①短效口服避孕药，从月经第5日开始服药，每日1片（丸），连服22日为1个周期。②探亲避孕药，于探亲当晚开始服药，每日1片。③事后避孕药，事后避孕片，口服，房事后72小时内服2片，12小时后再服2片。

注意事项 ①急、慢性肝炎、肾功能不全、子宫肌瘤、乳房肿瘤、糖尿病、血栓性疾病、心脏病、哺乳期妇女、严重高血压患者禁用。②哺乳期服药，可能使乳汁减少，宜于产后半年开始服药。③肝、肾疾病患者忌用。④少数患者在开始服药时有轻微类早孕反应，不需处理可自行消失。⑤月经不规则、有闭经史者也不宜服用。⑥初次服药后，月经会提前在10~15日来潮，属于正常现象。

剂型规格 ①复方甲炔诺酮片：每片含甲炔诺酮0.3mg，炔雌醇0.03mg。②甲炔诺酮探亲避孕片：每片3mg。③复方甲炔诺酮事后避孕片：每片含甲炔诺酮1mg，炔雌醇0.1mg。④复方炔诺孕酮滴丸（复方十八甲滴丸）：每丸含炔诺孕酮0.3mg，炔雌醇0.03mg。

左炔诺孕酮
Levonorgestrel

别名 保仕婷，惠婷，乐陪您，曼日乐，曼月乐，毓停，左旋甲炔诺酮，Microval，Norgeston，Postinor，Yuting

作用用途 本品为左旋炔诺孕酮，是炔诺孕酮的活性成分，活性比炔诺孕酮强1倍。本品为短效避孕，多与炔雌醇联合应用。

用法用量 口服：从月经第5日开始，每日1片，复方左炔孕酮片，连续22日，最好固定在晚上临睡时服

用。待下次来月经第 5 日再重复用药。

注意事项 不良反应可有恶心、呕吐、头疼、乳胀、痤疮、体重增加、抑郁、高密度脂蛋白减少、性欲改变、突发性出血、闭经等。

剂型规格 片剂：每片 0.05mg。

复方左炔诺孕酮片
Compound Levonorgestrel Tablets

作用用途 本品阻止卵子成熟不易受精；使宫颈液黏稠，精子难以穿透，起避孕的作用。

用法用量 口服：在月经来潮第 1 日服用标有"开始"字样的药片，以后按箭头指示方向用药，每日 1 片，连续 21 日，直至服完包装内的药片。停药 7 日，第 8 日开始服第 2 盒药片，方法同上。

注意事项 ①妊娠、肝病、黄疸、瘙痒、血栓栓塞性疾病史、镰状细胞贫血、乳房肿瘤、子宫内膜癌、严重糖尿病及脂肪代谢障碍等患者禁用。②糖尿病、高血压、静脉曲张症、多发性硬化症、癫痫、卟啉症、破伤风、舞蹈病患者慎用。③与巴比妥类、保泰松、乙内酰脲、利福平及氨苄西林合用，可降低本品的药效。

剂型规格 片剂：每片含左炔孕酮 0.05mg，炔雌醇 0.03mg。

复方庚炔诺酮
Compound Norethiserone Enanthate

作用用途 本品主要通过抑制垂体促性腺激素分泌而抑制排卵，达到避孕的作用，对子宫内膜的作用是使分泌衰竭。妇女用药后，基础体温的双相变化消失，24 小时尿孕二醇排泄量低于 0.05mg，排卵抑制率为 100%。对宫颈黏液的分泌有抑制，阻碍精子的穿透，影响精子的活力与寿命。用于健康育龄妇女避孕用，尤其适用于不愿持续服用口服避孕片以及放置宫内节育器易脱落者。

用法用量 肌内注射：每月 1 次，可以避孕 1 个月。首次给药时，可于月经来潮后第 5 日同时注射 2ml。自第 2 个月起，均在月经第 10~12 日注射 1ml。

注意事项 ①急、慢性肝炎，肾炎，高血压，血栓病史，糖尿病者；有偏头痛的哺乳期妇女、妊娠瘙痒病史及有乳房肿块者禁用。②本品不良反应少，极少数使用者可发生月经改变，如周期缩短、经量减少、不规则出血及闭经。偶有恶心、头晕、乳胀等，一般均较轻微，不需处理。必要时可对症处理。用药后 HDL、胆固醇可下降 10%~20%，用药半年后恢复至用药前水平。糖耐量轻度降低，血浆胰岛素轻度升高，用药 1 年后可恢复至用药前水平。③必须按时注射，并注意将药液抽尽打足，作深部肌内注射。④本品在气温低时，流动性差，可置热水中温热，待恢复流动性后即可使用。

剂型规格 注射剂：每支含庚炔诺酮 50mg 和戊酸雌二醇 5mg。

左炔诺孕酮炔雌醇片
Levonorgestrel and Ethinylestradiol Tablets

别名 特居乐，三相避孕片，Triguilar，Triphasic，Triphaser Contraception

作用用途 本品在一个治疗周期中有三种不同时期雌孕激素剂量的配伍，使每一治疗周期雌孕激素含量类似正常月经周期血清雌孕激素浓度的规律，用低剂量药物既达到抑制排卵、改变宫颈黏液、阻碍受精及干扰孕卵着床等作用，而又减少激素的不良反应。供育龄妇女避孕用。

用法用量 口服：首次服药从月经来潮第 3 日开始，每晚 1 片，连续 21 日。先服黄色片 6 日，继服白色片 5 日，最后服棕色片 10 日。以后各周期均于停药后第 8 日（不论是否月经来潮）按顺序服药。若停药 7 日，连续两月闭经者应去医院就诊。

注意事项 ①怀孕，严重肝功能不全，黄疸或上次怀孕时有经久不退的瘙痒症，过去或现有肝癌，现有或过去有血栓栓塞过程（如中风、心肌梗死），镰状细胞贫血，现有或经治疗的乳房或子宫内膜癌，严重糖尿病，脂肪代谢障碍，妊娠有恶化性的耳硬化症者禁用。②初服药时，少数人有轻微类早孕反应，或偶有不规则性阴道出血。偶见头痛、胃痛、恶心、乳房拉紧感觉、体重和性欲变化或情绪低落。③应在医务人员指导下按规定服药，如漏服，在 12 小时内补服。漏服 2 片以上者，亦应连续服药，同时采取其他避孕措施。④少数人初服药时，有轻微类早孕反应，无需处理；随服药期增加，即可消失。偶有不规则性阴道少量出血，不需处理；出血多时应就诊。⑤在下述情况下应停止服药：首次发生偏头痛性头痛或严重头痛的次数比以前更多；知觉突然出现问题（如视力或听觉）；出现血栓静脉炎或血栓栓塞的最初期症状（如两脚有不平常的痛感或肿胀，呼吸或咳嗽时无故刺痛等）；实施手术前 6 周；发生意外后身体失去动作能力。⑥本品应妥善保管，防止儿童误服。

剂型规格 片剂（三相片）：黄色片：每片含左炔孕酮 0.125mg 与炔雌醇 0.03mg；白色片：每片含左炔孕酮 0.075mg 与炔雌醇 0.04mg；棕色片：每片含左炔孕酮 0.05mg 与炔雌醇 0.03mg。

去氧孕烯
Desogestrel

别名 地索高诺酮，Cyclear，Marvelon，Org2969

作用用途 本品为强效孕激素，而雄激素活性轻微，并无雌激素活性，但有较强的雌激素作用。口服后在体内经肝脏代谢为具有生物活性的去氧孕烯能抑制促性腺激素的分泌，产生排卵抑制作用。临床避孕效果可靠。

用法用量 口服：从月经第 5 日开始服，每日 1 片，连续 21 日。改良序贯片，开始 7 日每日服 1 片蓝色片，继后 15 日每日服 1 片白色片。双相片，开始 7 日与继后 14 日分别每日服 1 片不同含量的药片。

注意事项 ①严重肝功能障碍、血栓形成或栓塞、乳腺癌、子宫癌患者及哺乳期妇女禁用，与肝药酶诱导药合用时，本品疗效降低。②可有恶心、头痛、闭经、乳胀、乏力、抑郁等。不规则出血，开始发生率较高，但会逐渐减少。

剂型规格 ①复方去氧孕酮（地索高诺酮）片：每片含去氧孕烯 0.15mg，炔雌醇 0.03mg 或 0.02mg。②去氧孕烯（地索高诺酮）序贯片：蓝色片，每片含去氧孕烯 0.025mg，炔雌醇 0.04mg；继后 14 日，每片相应含药 0.125mg，0.03mg。

去氧孕烯-炔雌醇
Desogestrel and Ethinyl Estradiol

别名 复方去氧孕烯，复方马富隆，妈富隆，马维朗，Compound Marvelon，Compound Desogestrel，Cycleare，Ethinyl-Oestradiol

作用用途 本品为口服强效孕激素，无雄激素和雌激素活性，具有抗雌激素作用。其优点是持久可靠，一般在一个月经周期中偶尔漏服 1 片或 2 片，仍可有效抑制排卵，同时对月经间期出血有较好调节作用。不降低高密度脂蛋白（HDL），有利于脂质代谢，不增加体重。临床主要用于避孕。

用法用量 口服：于月经周期第一日开始，每日在同一时间服 1 片，连服 21 日，停药 7 日，从第 29 日开始服下一周期的药。

注意事项 ①孕妇及哺乳期妇女禁用。②严重肝功能障碍、血栓形成或栓塞、乳腺癌、子宫癌患者忌用。③不良反应有月经间期出血、闭经等。可见恶心、头痛、乳胀、乏力等。

剂型规格 片剂：每片含去氧孕烯 0.15mg，炔雌醇 0.03mg 或 0.02mg。

奎孕酮
Quingestanol

别名 醋炔醚

作用用途 本品的孕激素活性比炔诺酮强 2 倍，并有轻微雌激素活性。口服大剂量，作用可维持 2 周左右。避孕作用既有抗排卵作用，又有抗着床作用，主要能延缓受精卵运动速度和影响子宫内膜发育，使卵子运动与内膜发育不同步，从而阻碍孕卵着床。与甲地孕酮配伍组成甲醚抗孕膜，为一种新型的复合孕激素事后避孕药，口服有效，舌下含服，从口腔黏膜吸收。

用法用量 口服：①在月经周期内任何一日服药，每次 80mg，可避孕 2 周。②用作事后避孕或探亲避孕药，一般避孕于月经第 6~7 日，先口含 1 片甲醚抗孕膜或口服 1 丸甲醚抗孕丸，以后每次房事时即含 1 片（或服 1

丸），如隔 3~4 日无房事者，亦需口含 1 片（或服 1 丸）。探亲避孕，于探亲当天中午或傍晚先含 1 片（或服 1 丸），以后每次房事时即含 1 片（或服 1 丸）。

注意事项 ①肝、肾疾病及高血压患者慎用。当发生不规则出血时，加服炔雌酮 0.0125mg，每日 1~2 次，连服 3 日。②副作用少而轻，对月经周期的影响也较少。③可见不规则出血、闭经、恶心、头晕、头痛、乏力等。大剂量时可见胃肠道不适、抑郁、痤疮、水肿、浮肿。

剂型规格 ①片（丸）剂：每片（丸）80mg。②甲醚抗孕膜剂：每片含奎孕酮 0.8mg 和甲地孕酮 0.5mg。

双炔失碳酯
Anorethindrane Dipropionate

别名 53 号抗孕片，Anodrin

作用用途 本品主要抑制子宫内膜腺体的发育，同时延缓受精卵在输卵管中的运动，使其与内膜发育不同步，不易着床。在部分妇女，于排卵前服药会使排卵受到抑制。使用时不受月经周期的限制，只需在房事后服用即可，适合于新婚和探亲夫妇使用，特别是长期两地分居探亲超过 10 日以上多次房事的妇女。

用法用量 口服：每次房事后立即服 1 片，但第一次房事后次日晨须加服 1 片。每日只能服 1 片，每月不少于 12 片。如果探亲结束时已服满 12 片，以后每次房事仍应服 1 片。

注意事项 ①严重肝、肾疾病和人工流产术后不满半年、产后哺乳期、腹泻的妇女忌用。②开始服药时常见有恶心、呕吐、头晕等类早孕反应。

剂型规格 片剂：每片含双炔失碳酯 7.5mg，咖啡因 20mg，维生素 B$_6$ 30mg。

孕三烯酮
Gestrinone

别名 18-甲三烯炔诺酮，内美通，强诺酮，三烯高诺酮，Dimetriose，Nemestran

作用用途 本品为中等强度孕激素，具有显著抗着床、抗早孕作用，此作用与改变宫颈黏液稠度、干扰子宫内膜发育、影响卵子运行速度及拮抗内膜孕酮受体等有关。在月经周期早期服用有排卵抑制作用。临床用作探亲避孕药或事后避孕药。用于抗早孕，对早期妊娠，若与前列腺素并用能提高引产成功率。

用法用量 口服：①探亲避孕，当日 1 次服 3mg，以后每次房事时服 1.5mg。②事后避孕，从月经第 5~7 日开始，每次 2.5mg，每周 2 次。最好每个周期服药 8 次以上。③抗早孕，每日 9mg，分 2~3 次，连服 4 日，停药后 2 日于阴道后穹窿处放置卡前列素薄膜，每次 2mg，每 2.5 小时 1 次，共 4 次，然后经 2.5 小时肌内注射 1.5~2mg 卡前列素为一疗程。如无组织物排出，隔 1 日后重复。

注意事项 ①肝、肾功能不全者忌用。②有月经周期缩短或延长、闭经、经量减少、不规则出血，但一般会自行减少。③少数有头昏、乏力、胃部不适等。

剂型规格 片剂：每片 1.5mg；2.5mg。

炔雌醇-孕二烯酮
Ethinylestradiol-Gestodene

别名 敏定偶，Minulet

作用用途 本品中的激素成分通过抑制促性腺激素的释放而抑制卵巢排卵。并能改变子宫颈黏液的性状，以及改变子宫内膜的时相。本品阻止妊娠的有效率是99%。临床主要用于女性口服避孕。尚能减少每月阴道流血量，减少贫血的危险，减少周期性的疼痛，抑制痤疮等。

用法用量 口服：按照包装上的次序，在每天的相同时间服用1片，先服白片，再服红片，连续28日。在服完最后1片红片后，开始服用下一盒。在开始服用红色药片的2~3日，可能会出现撤药性出血，并可能持续至服用下1盒白色药片。

注意事项 ①患有或曾有血栓性静脉炎、血管栓塞、脑血管或冠状动脉病变、血栓导致的瓣膜性心脏病、心律失常、累及血管的糖尿病、难以控制的高血压、确诊或怀疑患乳腺癌或其他与雌激素相关的癌症、肝脏肿瘤、肝硬或活动性肝病、肝功能不全尚未恢复正常者、明确或怀疑怀孕者、对本品过敏者禁用。②不同的病症有不同的服药方法，因此应详细参阅药品说明书，对症服药。

剂型规格 片剂：白色片，每片含炔雌醇 30μg，孕二烯酮 75μg。（每个包装为 28 片，其中含 21 片白色活性药片，7 片红色无活性药片。）

棉酚
Gossypol

别名 醋酸棉酚

作用用途 本品对男性的节育有肯定效果。本品的抗生育作用可能与降低腺苷酸环化酶及环磷酸腺苷的含量有关。本品停药后生育力能恢复，其配偶所生子女生长发育正常。另外，本品可用于治疗子宫内膜异位症造成的假绝经，控制子宫肌瘤出血和肌瘤的发展。

用法用量 口服：①用于男性节育，每日 20mg，连续服用 2 个月左右，查精液达节育标准后改用维持量，每次 20mg，每周 2 次，用药不宜超过 2 年（即总量不超过 6g）。②用于妇科疾病，每日 20mg，根据病情 1~2 个月改用维持量（同男性节育维持量），连续用药 1~6 个月。

注意事项 ①少见有低钾血症，发生时要补钾。②少数人用药后有性功能减退。③用量超过 6g，部分人可发生长期或永久性不育。

剂型规格 片剂：每片 20mg。

母体乐
Multiload

作用用途 本品主要成分为聚乙烯骨架，带铜丝 375mm²。临床用于避孕，尤其适用于哺乳期妇女放置。

用法用量 ①放置时间：行经中或经期后 3~7 日放置；人工流产放置；产后放置；未用避孕措施房事后 5 天内放置均可。②取出时间：在月经干净后 3~7 日取出，对于有医疗原因者，可随时取出。

注意事项 ①急、慢性生殖器官感染，已有或疑有身孕，不明原因的子宫出血，有或疑有生殖器官恶性肿瘤及某些影响放置的子宫异常禁用。②放置前须排除妊娠、贫血及生殖器官感染。③放置后 1~3 个月内必须进行检查，然后每年检查 1 次，注意是否脱落或移位，有无异常。④放置时，有少数妇女可能出现短暂的面苍白、出汗、心动过缓。个别人可能出现盆腔不适、下腹坠痛等。

剂型规格 宫内节育器。

二、长效避孕药、抗早孕药

复方左炔诺孕酮长效避孕片
Compound Levonorgestrel Tablets

作用用途 本品含有的炔雌醚为一种口服长效雌激素，其活性比炔雌醇强 4 倍。口服吸收后能贮存在人体脂肪组织中，然后缓慢释放，在血中浓度保持恒定，作用维持 1 个月以上，从而发挥长效避孕作用。

用法用量 口服：复方左炔诺孕酮长效避孕片，首次于月经第 5 天服 1 片，第 2 片于月经第 25 日服，以后每隔 28 日服 1 片。三合一炔雌醚片：第一次在月经第 5 日服 1 片，5 日后加服 1 片，以后服药日不再按月经是否来潮计而固定在第一次服药日，每月 1 次，每次 1 片。

注意事项 ①肝、肾功能不全、高血压、子宫肌瘤及有糖尿病病史者应慎用。②乳房肿块、哺乳期妇女不宜服用。③服药后 8~12 小时。可有轻度恶心、头晕、乏力等，一般 1 日即消失。④少数长期服药者血压略有升高，糖代谢有轻度改变。蛋白质、脂肪代谢未见异常。

剂型规格 ①复方甲炔诺酮长效避孕片：每片含甲炔诺酮 10mg，氯地孕酮 6mg，炔雌醚 2mg。②三合一炔雌醚片：每片含甲炔诺酮 6mg，氯地孕酮 6mg，炔雌醚 2mg。

悦可婷
Yueketing

作用用途 本品为女用长效口服避孕药，能抑制育龄妇女排卵，起到长效避孕作用。

用法用量 口服：初次服药时，于月经来潮的当天算起第 5 天午饭后服药一次，间隔 20 天服第二次，以后就以第二次服药日为每月的服药日期，每月服 1 片。原服用短效口服避孕药改用长效避孕药时，可在服完 22 片后的第二天接服长效避孕药 1 片，以后每月按开始服长效避孕药的同一日期服药 1 片。

注意事项 ①凡患有急慢性肝炎、肾功能不全、肿瘤、子宫肌瘤、乳房肿块、糖尿病、血栓性疾病、心脏病、哺乳期妇女、严重高血压患者禁用。②既往月经不调、有闭经史者、产后或流血后未恢复正常月经者不宜服用。③服药期间有个别人因体内雌激素不足而发生阴道出血，可加服炔雌醇片，每次 5~10μg，每日 1 次。④服药期间定期体检，发现异常及时停药。⑤如需生育，应停药或采取其他避孕措施，半年后再怀孕。⑥服药不仅可以发生突破性出血，还可导致避孕失败。⑦服药时限以 3~5 年为宜。⑧不良反应可有头昏、恶心、困倦、呕吐等，上述反应一般在服药 8~12 小时后可减轻。服药 3~6 周后，出现白带增多，或头痛、胃痛、乳房胀痛等。

剂型规格 片剂：每片含左炔诺孕酮 6mg、炔雌醚 3mg。

氯地孕酮-炔雌醚
Chlormadinone-Ethinylestradiol

别名 复方氯地孕酮

作用用途 本品为口服强效孕激素，作用机制与复方甲炔诺酮长效片相同，主要为抑制排卵。每服一次可避孕 25 日。

用法用量 口服：于月经第 5 日服 1 片，以后每隔 25 日服 1 片。

注意事项 肝、肾疾病、子宫肌瘤、高血压、乳房肿块、哺乳期妇女禁用。

剂型规格 片剂：每片含氯地孕酮 12mg、炔雌醚 3mg。

甲孕环酯
Cymegesolate

别名 复方孕素 1 号，孕素 1 号，Megestrol Acetate Cypionate

作用用途 本品的避孕作用是多环节的，除有抑制排卵作用外，还影响子宫内膜发育，使内膜提早转化，不利于孕卵着床。同时改变宫颈黏液稠度，不利于精子穿过。

用法用量 口服：①每月 1 次，以月经周期的中期排卵前即月经第 10 日服药最好，每次 2 片。②每月 2 次，即于月经第 10 日服药 2 片，第 16 日再服 1 片。对服药者的月经周期缩短（25 日以内）和年轻妇女更为适合，避孕效果更好。

注意事项 ①急、慢性肝、肾疾病患者忌用。②主要有恶心、头晕、头痛等，随着服用时间的延长可逐渐减轻或消失。

剂型规格 片剂：每片含甲孕环酯 50mg 和炔雌醚 0.25mg。

己酸羟孕酮
Hydroxyprogesterone Caproate

别名 避孕针 1 号，长效黄体酮，复方己酸孕酮避孕针，己酸孕酮

作用用途 本品为一种注射用长效孕激素，活性约为黄体酮的 7 倍。肌内注射后能在局部沉积储存，缓慢释放，发挥长效作用。本品与戊酸雌二醇配伍作长效注射避孕药，每月 1 支。

用法用量 肌内注射：第一次于月经第 5 天注射 2 支，或分别于月经第 5 天和第 15 天各注射 1 支，以后均于月经周期第 10~22 天注射 1 支。

注意事项 ①肝、肾功能不全、孕妇、乳腺肿瘤禁用。②高血压、心功能不全、哮喘、糖尿病、精神抑郁、癫痫、偏头痛慎用。③开始时常见有恶心、呕吐、食欲不振，以后则逐渐减少。但头昏、乏力、嗜睡、心悸、潮红等在长期使用者中较多见。④月经改变主要表现为周期缩短、经期延长，多发生在注射初期，是停药的主要原因。使用时间较长者以闭经、经间出血较显著。

剂型规格 注射剂：每支 0.125g（1ml）；0.25g（1ml）；0.25g（2ml）。

醋酸甲羟孕酮
Medroxyprogesterone Acetate

别名 安宫黄体酮，倍恩，甲羟孕酮醋酸酯，甲孕酮，Depoprovevo

作用用途 本品是一种作用较强的孕激素，在体内比黄体酮稳定，口服和注射均有效。有轻微激素的同化作用，无雌激素活性。其机制主要是抑制排卵，同时能影响子宫内膜发育，不利于孕卵着床，并改变宫颈黏液，不利于精子穿过。

用法用量 ①肌内注射：于月经第 2~7 日注射 1 支，每 3 个月 1 次。产妇分娩后须经 4 周后方开始使用。②口服：先兆流产，每次 4~8mg，每日 2~3 次。习惯性流产，开始 3 个月每日 10mg，第 4~4.5 个月每日 20mg。痛经，于月经第 6 日开始，每次 2~4mg，每日 1 次，连服 20 日。功能性闭经，每日 4~8mg，连服 5~10 日。

注意事项 ①主要有不规则出血和闭经。②尚可有体重增加等。

剂型规格 ①片剂：每片 2mg；3mg；5mg。②注射剂：每支 150mg。

羟孕酮
Hydroxyprogesterone

别名 长效黄体酮，羟孕酮己酸酯，Delalutin

作用用途 本品为长效孕激素。肌内注射后在局部沉积储存，缓慢释放，发挥长效作用，维持时间 1~2 周以上。与戊酸雌二醇配伍作长效注射避孕药，具有排卵

抑制作用。单用时可用于治疗习惯性流产、月经不调、子宫内膜异位症、功能性子宫出血等。

用法用量 深部肌内注射：避孕针 1 号，于月经第 5 日注射，每次 2 支，以后每月 1 次，于月经第 10~12 日注射 1 支（必须在排卵前 2~3 日内注射），须按月注射。注射液若有固体析出，可在热水中温热溶化后摇匀再用。

注意事项 ①子宫肌瘤、高血压患者慎用。②急慢性肝炎、肾炎及乳房肿块者忌用。③如有乳房肿块应停用；如有过敏反应，不可再注射。④少数人有恶心、呕吐、头昏、乏力、乳胀、疲乏等反应。⑤为保证避孕成功，并减少月经改变的副作用，要按时注射，并将药液按序深部肌内注射。

剂型规格 注射剂：每支 0.125g（1ml）；0.25g（1ml）；0.25g（2ml）。复方己酸羟孕酮注射液（避孕针 1 号）：每支 1ml，含己酸羟孕酮 250mg 和戊酸雌二醇 5mg。

D-炔诺孕酮埋植剂
D-Norgestrel

别名 Norplant

作用用途 本品为含 D-炔诺孕酮的硅胶皮下埋植缓释系统，可抑制排卵，增加宫颈黏液稠度使精子不易穿透，同时抑制子宫内膜，阻止孕卵着床。植入后药物即开始释放进血液中，24 小时后达避孕有效浓度，药物恒速释放，每日 30μg，避孕有效时间可达 3 年或 5 年。临床宜用于随时需要恢复生育的妇女（可以随时取出埋植剂）。

用法用量 皮下埋植：于月经第 7 日在上臂或前臂内侧局麻后开 3~4mm 切口，用 10 号套针将 6 枚囊管呈扇形埋入皮下。

注意事项 ①有头痛、恶心、抑郁等反应。②常有月经紊乱，其中经期延长或点滴出血为多见，但随着植入时间的延长而减少。③如深埋入肌肉或脂肪将较难取出，故不要深埋。

剂型规格 ①埋植剂 I 型：由 6 根埋植剂组成，每根硅胶囊管长 34mm，外径 2.4mm，内径 1.57mm，每根含 D-炔管孕酮 36mg。②埋植剂 II 型：由 2 根埋植剂组成，每根硅胶囊管长 44mm，含 D-炔诺孕酮 70mg。

米非司酮
Mifepristone

别名 弗乃尔，含珠停，后定诺，舒诺，司米安，抗孕酮，米那司酮，息百虑片，息隐，Mifegyne，Xibailu

作用用途 本品为抗孕激素药，能与孕激素受体和糖皮质受体结合。对子宫内膜孕酮的亲和力比天然黄体酮强 5 倍，在体内没有雄激素、雌激素或抗雌激素活性。因能取代天然孕激素受体部位，故可产生很强的抗孕酮作用。一次口服本品 600mg 即可终止早期妊娠，故用于抗早孕，越早效果越好。为提高本品疗效，还可合并肌内注射少量前列腺素或用前列腺素阴道栓剂。另外，本品还具有软化和扩张子宫颈的作用，故临床除了用于抗

早孕、死胎引产、催经止孕外，还可用于宫内节育器的放置或取出、取内膜标本及宫颈扩张和刮宫术等。

用法用量 口服：①抗早孕，闭经 <7 周者，每次 25mg，每日 2~4 次，连服 3 或 4 日；闭经 >7 周者，每次 100mg，每日 2 次，连服 4 日；或每次 600mg，观察 36~48 小时或阴道见红后肌内注射塞普酮 0.25mg；或阴道放置吉美前列素 1mg 或卡前列甲酯 1mg；或口服米索前列醇 400μg。②用于中、晚期胎死宫内，每次 200mg，每日 2 次，或每次 600mg，每日 1 次，连服 2 日。③催经止孕，于月经周期第 23~26 日，每日 100~200mg，连服 4 日。④扩张宫颈，每次 100~200mg。

注意事项 ①对本品过敏者禁用，有出血史者慎用。②常见子宫出血、腹痛、恶心、呕吐、疲乏、头晕、皮疹等。③为防止出血过多及时间过长，可同时服用中药或化学药止血。

剂型规格 片剂：每片 25mg；100mg；200mg。

复方米非司酮
Compound Mifepristone

别名 紫韵

作用用途 本品是由米非司酮和双炔失碳酯组成的复方制剂。米非司酮是通过单键内膜（蜕膜）的孕酮受体，阻断早孕赖以维持的孕激素以生物学作用来起到抗早孕作用的；双炔失碳酯是一种甾体类激素，有明显抗着床和抗早孕作用，在体内主要发挥其较强的抗雌、孕激素活性。两药合用，不仅能够有效降低早孕妇女的孕激素浓度，而且还能降低孕激素受体水平，即可以起到很好的抗孕作用。本品用于终止停经 49 天内的妊娠。

用法用量 口服：每日早空腹或进餐后 2 小时用凉开水送服 1 片，连服 2 日，服药后禁食 1 小时，第 3 天清晨空腹服用米索前列醇片 3 片。

注意事项 带宫内节育器妊娠或宫外孕者、肝肾功能衰竭、青光眼及严重贫血者禁用。

剂型规格 片剂：每片含米非司酮 30mg，双炔失碳酯 5mg。

诺氟沙星药膜
Norfloxacin Pellicles

别名 金娅捷

作用用途 本品为氟喹诺酮类抗菌药，具广谱抗菌作用，尤其对需氧革兰阴性杆菌有较强抗菌活性。对多重耐药菌亦具抗菌活性。临床用于敏感菌所致的细菌性阴道炎。由于本品为膜剂，用药后不外溢，不污染衣裤，本品较柔软，基本无异物感。

用法用量 外用：阴道给药，使用前先洗净外阴，将手洗净擦干，从药膜的两层纸中间取出药膜 1 片或 2 片，经折叠成松软小团后，以食指和中指夹持（或中指）推入阴道深处，每次 20~40mg，早晚各 1 次。

注意事项 ①对本品或其他氟喹诺酮类药物过敏者

禁用。②严重肾功能不全者慎用。③在用药中出现过敏症状时，应立即停药，并采取相应措施。④孕妇不宜应用，哺乳期妇女应用时应停止哺乳。⑤本品不宜用于 18 岁以下患者。⑥用药后阴道局部有不适感。⑦注意不要把纸片放入阴道。

剂型规格 膜剂：每片含 20mg。

天花粉蛋白
Trichosanthin

别名 天花粉

作用用途 本品为多年生宿根草质藤本栝蒌的块根提取物，由 19 种氨基酸共 247 个氨基酸残基组成，分子量为 26894。具有选择性地损伤胎盘绒毛膜合体滋养层细胞，使之变性、坏死、充塞绒毛间隙，阻断胎盘血循环，引发凝血和纤维蛋白沉淀，导致胚胎死亡。同时，死亡的脱膜细胞崩解，释出大量前列腺素，引起子宫收缩，出现流产。近期报道还能抑制单核细胞和巨噬细胞、艾滋病病毒复制繁殖。中期妊娠引产、抗早孕、死胎、过期妊娠引产、葡萄胎、宫外孕、绒毛上皮细胞癌等。

用法用量 ①肌内注射：每次 1.2~2.4mg，注入臀部，适于 24 周以下妊娠。②羊膜腔注射：每次 2.4mg，由下腹壁向羊膜腔内注射，适于 18~24 周妊娠。③宫颈注射：每次 1.2mg，子宫颈外侧 2 点及 11 点处各注射 1 次，适于 18 周以内妊娠。④宫腔注射：每次 2.4mg，用无菌 1mm 内径塑料管经宫颈口插入宫腔底前 2cm 处注入，适于 10 周以内妊娠。⑤静脉滴注：每次 1.2~2.4mg，溶于氯化钠注射液 500ml 中，开始时滴速为每分钟 4 滴，以后每 20 分钟增加 1 倍剂量，直至每分钟 32 滴。适于葡萄胎、绒毛膜上皮细胞癌及艾滋病等的治疗。

注意事项 ①过敏史、活动性心、肝、肾病、严重贫血、出血性疾病及精神病患者禁用。每次用药前必须做皮肤和肌内试探注射（0.2mg）。给药后患者应卧床休息并密切观测脉搏、血压、体温、精神状态等 48 小时。②常见全身发热、头痛、咽痛及四肢关节痛，肌内注射最明显，羊膜腔注射最轻。可于 48 小时后缓解，一般无需治疗。③肌内注射局部可见红、肿、痛。个别有过敏反应，出现皮疹、过敏性休克、喉头水肿、肺水肿及脑水肿。特殊反应可见鼻出血、牙龈出血及阴道出血，宫腔注射者出现腹痛、腹泻，应怀疑药液进入腹腔。

剂型规格 注射剂：每支 2mg；5mg。

卡前列素
Carboprost

别名 卡波普罗斯特，卡波前列素，卡前列酸，息纹，Carboprost Tromethamine，Prostin 15M

作用用途 本品为天然前列腺素 $F_{2\alpha}$ 衍生物，比较稳定，作用较持久。本品能增加子宫收缩频率和收缩幅度，增强子宫的收缩力；并能抑制内源性黄体激素的分泌，终止妊娠，具有较强的抗生育作用。肌内注射或阴道给药均有效。临床用于抗早孕、扩宫颈、中期妊娠引产及产后出血。

用法用量 ①阴道给药：抗早孕，空腹口服米非司酮片，每次 25mg，每日 2 次，连服 3 日，第 4 日晨于阴道深处放置卡前列素栓 1 粒，卧床休息观察。扩宫颈，可在手术前晚将本品栓剂 1mg 置阴道深处，12 小时后宫颈扩张，以便于负压吸引终止早期妊娠。②肌内注射：治疗产后出血，可深部肌内注射 0.25mg。③羊膜腔内给药：羊膜腔内给予氨丁三醇卡前列素 3.25mg，注射时间不少于 5 分钟。

注意事项 ①对本品过敏者及过敏体质者禁用。②不良反应 常见有恶心、呕吐、腹痛、腹泻、面部潮红、寒战等，还可引起血压升高和支气管痉挛，偶有呼吸困难和肺水肿，静脉滴注有局部组织刺激。③与非甾体抗炎药合用有拮抗作用，不宜合用。④本品不得经静脉注射给药，也不能用于诱导分娩。⑤栓剂需遮光、密闭、冷处保存。

剂型规格 ①膜剂：每片 2mg。②栓剂：每枚 1mg；8mg。③海绵剂：每支 6mg。④注射剂：每支 1mg；2mg。

前列素氨丁三醇注射液

别名 欣母沛，Carboprost Tromethamine Injection

作用用途 本品适用于妊娠期为 13 周至 20 周的流产。亦适用于下述与中期流产有关的情况：其他方法不能将胎儿排出；采用宫内方法时，由于胎膜早破导致药物流失，子宫收缩乏力；需要进行子宫内药物重复滴注的流产；尚无生存活力的胎儿出现意外的或自发性胎膜早破，但无力将胎儿排出。本药适用于常规处理方法无效的子宫收缩弛缓引起的产后出血现象。常规处理方法应包括静注催产素、子宫按摩以及肌内注射非禁忌使用的麦角类制剂。

用法用量 肌内注射 ①难治性产后子宫出血：起始剂量为 250μg（1ml），做深部肌内注射。

注意事项 ①动物试验显示，在持续数周高剂量使用后，前列腺素 E 和 F 系列可导致骨质增生。此类作用亦可在长期使用 PGE1 后产下的新生儿身上出现。②有哮喘、低血压、高血压、心血管病、肝肾病变、贫血、黄疸、糖尿病或癫痫病史的患者应慎用；与其他缩宫剂一样，本药应慎用于瘢痕子宫。③如同自然流产会有不完全流产一样，大约有 20% 的患者在使用本药时可造成不完全流产。④使用本药后可引起短暂的体温升高，其原因可能是下丘脑体温调节中枢受到影响所致。⑤本品用于治疗产后出血，有 5/115（4%）的患者报道有血压升高的副作用。⑥禁忌：过敏体质或有本药过敏史；心、肝、肾、肾上腺皮质功能不全；带宫内节育器妊娠或怀疑宫外孕；急性盆腔炎；严重哮喘；青光眼；胃肠功能紊乱；癫痫；高血压；镰形细胞贫血。⑦药物对妊娠的影响：美国食品及药物管理局对本药的妊娠安全性分级为 C 级；药物对哺乳的影响尚不明确；⑧目前暂无儿童病人中的安全性及有效性方面的资料。

剂型规格 注射剂：每支 250μg（1ml）。

卡前列素甲酯
Carboprost Methyl

别名 15-甲基 PGF$_{2\alpha}$ 甲酯，卡波前列素甲酯，卡孕栓，Carboprost Methylate，PG05，U-36384

作用用途 本品有对子宫平滑肌的兴奋作用及抗早孕作用，能引起子宫平滑肌强烈而有节律的收缩，对子宫底部作用强于对子宫宫颈的作用，并对子宫颈部有软化扩张作用。与丙酸睾酮合并使用有协同抗早孕作用。用于早期、中期妊娠的人工流产及人工流产术前扩张宫颈。

用法用量 阴道给药：①抗早孕及中期妊娠流产，每次 1mg，2~3 小时 1 次，每日 4~6 次，于放置本品前 0.5 小时，口服止泻药复方地芬诺酯片。为增强作用，也可以在给予本品前 3 日，肌内注射丙酸睾酮，每次 100mg，每日 1 次，总量 300mg。②人工流产前扩张宫颈，每次 1~2mg，或遵医嘱。

注意事项 ①前置胎盘及宫外孕、急性盆腔感染、哮喘及严重过敏性体质、青光眼患者禁用。②糖尿病、高血压及严重心、肝、肾功能不全者慎用。

剂型规格 栓剂：每枚 1mg。

壬苯醇醚
Nonoxinol

别名 爱侣栓，乐安醚，乐乐迷，Nonoxynol

作用用途 本品为非离子型表面活性剂，通过降低精子脂膜表面张力、改变精子渗透压而杀死精子或使精子不能游动，难于穿透宫颈口无法使卵受精，达到避孕效果。外用短效避孕。

用法用量 阴道给药：①薄膜剂，于房事前 5 分钟将药膜 1 片推入阴道深处，作用可保持 2 小时。②海绵剂，房事前浸湿 1 块，挤去过量水，深置入阴道内，房事后留放至少 6 小时，但不超过 30 小时。③栓剂，房事前 1 小时放入阴道内，每次 75mg 或 100mg。

注意事项 ①局部刺激反应明显，分泌物增多及烧灼感。②房事后 6~8 小时内不要取出药物，也不要冲洗阴道。

剂型规格 栓剂：每枚 75mg；100mg。

第七节 增强性功能药物

枸橼酸西地那非
Sildenafil Citrate

别名 万艾可，伟哥，喜多芬，VGR，Viagra

作用用途 本品是一种环磷酸鸟苷（cGMP）特异的 PDE5 选择性抑制剂，能够通过抑制海绵体内分解 cGMP 的 PDE5 来增强一氧化氮的作用。当性刺激引起局部一氧化氮释放时，本品抑制 PDE5，可增加海绵体内 cGMP 的水平，松弛平滑肌，血液流入海绵体。在没有性刺激时，推荐剂量的本品不起作用。

本品口服后吸收迅速，生物利用度约为 40%。蛋白结合率高，其药代动力学参数在推荐剂量范围内与剂量成比例。消除以肝脏代谢为主（细胞色素 P450 同工酶 3A4 途径），生成有活性的代谢产物，其性质与西地那非近似。细胞色素 P450 同工酶 3A4 的强效抑制剂（如红霉素、酮康唑、伊曲康唑），以及细胞色素 P450 的非特异性抑制物如西咪替丁与西地那非合用时，可能会导致西地那非血浆水平升高。西地那非及其代谢产物的消除半衰期约为 4 小时。

用法用量 口服：对大多数患者，推荐剂量为 50mg，在性生活前约 1 小时按需口服，但在性生活前约 0.5~4 小时内的任何时候服用均可。基于药效和耐受性，剂量可增加至 100mg（最大推荐剂量）或降低至 25mg。每日最多服用 1 次。年龄 65 岁以上、肝脏受损（如肝硬化）、重度肾损害（肌酐清除率<30ml/min）、同时服用强效细胞色素 P4503A4 抑制剂（酮康唑、伊曲康唑、红霉素）者，起始剂量以 25mg 为宜，同时服用 Ritonavird 的患者，每 48 小时内用药剂量最多不超过 25mg。

注意事项 ①全身反应：面部水肿、光敏反应、休克、乏力、疼痛、寒战、意外跌倒、绞痛、过敏反应、胸痛、意外损伤。②心血管系统：心绞痛、房室传导阻滞、偏头痛、晕厥、心动过快、心悸、低血压、体位性低血压、心肌缺血、脑血栓形成、心脏骤停、心力衰竭、心电图异常、心肌病。③消化系统：呕吐、舌炎、结肠炎、吞咽困难、胃炎、食道炎、口腔炎、口干、肝功能异常、直肠出血、齿龈炎。④血液和淋巴系统：贫血和白细胞减少症。⑤代谢和营养：口渴、水肿、痛风、不稳定性糖尿病、高血糖、外周性水肿、高尿酸血症、低血糖反应、高钠血症。⑥骨骼肌肉系统：关节炎、关节病、肌肉痛、肌腱断裂、腱鞘炎、骨痛、肌无力、滑膜炎。⑦神经系统：共济失调、肌张力过高、神经痛、神经病变、感觉异常、震颤、眩晕、抑郁、失眠、嗜睡、多梦、反射迟缓、感觉迟钝。⑧呼吸系统：哮喘、呼吸困难、喉炎、咽炎、鼻窦炎、支气管炎、痰多、咳嗽。⑨皮肤及其附属器：荨麻疹、单纯性疱疹、瘙痒、出汗、皮肤溃疡、接触性皮炎、剥脱性皮炎。⑩眼、耳不良反应：瞳孔放大、结膜炎、畏光、耳鸣、眼痛、耳聋、耳痛、眼出血、白内障、眼干。⑪泌尿生殖系统：膀胱炎、夜尿、尿频、乳腺增大、尿失禁、异常射精、生殖器水肿和缺乏性高潮。⑫如果用药过量者，应根据需要采取常规支持疗法。因西地那非与血浆蛋白结合率高，且不从尿中清除，故肾脏透析不会增加清除率。⑬阴茎解剖畸形（如阴茎偏曲、海绵体纤维化、Peyronie 氏病），易引起阴茎异常勃起的疾病（如镰状细胞贫血、多发性骨髓瘤、白血病）。

剂型规格 片剂：每片 25mg；50mg；100mg。

伐地那非
Vardenafil

别名 艾力达，Levitra

作用用途 本品为 5 型磷酸二酯酶抑制药，通过抑制 5 型磷酸二酯酶而阻止 cGMP 的分解，从而使 cGMP 积聚，海绵体平滑肌松弛，阴茎勃起。本品对 5 型磷酸二酯酶有很高的选择性，可能是使本品的心血管及视觉不良反应较其他 5 型磷酸二酯酶少的原因。用于治疗男性勃起功能障碍。

用法用量 口服：推荐剂量，每次 10mg，每日 1 次，性生活前约 1 小时服用。最大剂量，每次 20mg，每日 1 次。

注意事项 ①对本品过敏者及正在使用硝酸酯类药或 α 受体阻滞药者禁用。②对西地那非过敏，心血管疾病患者慎用。③不良反应可引起 QT 间期延长和仰卧位血压轻微降低；头痛、头晕；鼻塞；少数因用药后产生耐受或发生肾结石而停药；恶心；肝功异常；面部潮红；视物模糊和光敏感。

剂型规格 片剂：每片 2.5mg；5mg；10mg；20mg。

他达那非
Tadalatil

别名 犀力士，希爱力，Cialis

作用用途 本品为可逆的、选择性 5 型磷酸二酯酶抑制剂，通过抑制 5 型磷酸二酯酶而阻止 cGMP 的分解，从而使 cGMP 积聚，海绵体平滑肌松弛，阴茎勃起。本品对 5 型磷酸二酯酶有很高的选择性，而对其他同工酶 PDE_1、PDE_2、PDE_3、PDE_4、PDE_6 等影响小，故本品对视觉的影响要小于西地那非。用于治疗男性勃起功能障碍。

用法用量 口服：推荐剂量，每次 50mg，每日 1 次，晨起服用。亦可在性交前 30~60 分钟服用 10~25mg。

注意事项 ①对本品过敏者及正在使用硝酸酯类药或 α 受体阻滞药者禁用。②心血管疾病患者慎用。③常见不良反应为头痛，还可引起消化不良，背痛，肌痛，皮肤潮红等。

剂型规格 片剂：每片 5mg；10mg；20mg。

达泊西汀
Dapoxetine

别名 必利劲、盐酸达泊西汀

作用用途 本品是一种选择性 5-羟色胺再吸收抑制剂。早泄可能是大脑性欲中心反应性过高所致，导致男性过早的射精。而大脑性欲中心存在着 5-羟色胺和多巴胺之类的化学物质，他们能传导强烈的射精冲动，而达泊西汀能干扰以上化学物质，达到延迟射精时间的目的。用于治疗男性早泄和勃起功能障碍，98% 以上的人会自然提高勃起质量、勃起次数、勃起硬度、延长勃起时间，增加男女性爱高潮。

用法用量 口服：性活动前 20~30 分钟口服，每次 1 片（应整片服用），可不定日服用。空腹服用（尤其避免与高脂食物同服）效果更加。使用者在具有刺激状态下使用效果才显著。

注意事项 ①禁忌：少年、儿童、孕妇以及对本品过敏者禁用。②中度和重度肝损伤者禁用。服药前勿喝茶。

剂型规格 片剂：每片 30mg；60mg。

十一酸睾酮
Testosterone Undecanoate

别名 安特尔

作用用途 本品是一种天然睾酮的脂肪酸酯。睾酮对成年男子的睾丸功能、附件结构以及性欲、身心健康、勃起能力、前列腺和精囊功能的维持不可缺少。性腺功能低下的男子用本品治疗后，睾酮、双氢睾酮和雄甾酮的血浆浓度呈显著性增加。同时，性激素结合球蛋白血浆水平降低，原发性性腺功能低下（促性腺激素分泌过多）的男子使用本品治疗，可以使促性腺激素水平恢复正常。单剂服用本品 80~160mg 后，血浆总睾酮水平呈临床显著性增加，服药 5~6 小时之后，达到血浆峰值水平；血浆睾酮可在较高水平维持至少 8 小时。临床用于：①男性，适用于原发性或继发性性腺功能低下的睾酮替代疗法（例如：内分泌性阳痿；因睾酮低下而引起的性欲减退，脑力和体力减弱；睾丸切除后；无睾症；垂体功能低下，因睾酮下降所引起的精子生成功能障碍的不育症。）②对女性，适用于男性性别转换使女性男性化。

用法用量 口服：一般剂量应根据每个患者对药物的反应情况而加以适当的调整。开始剂量，每日 3~4 粒，可在早饭后服 2 粒，在晚饭后服 1~3 粒，连服 2~3 周。然后服用维持剂量，每日 1~3 粒（早晚分服）。本品应在饭后服用，可用少量水吞服，必须将整个胶囊吞下，不可咬嚼。

注意事项 ①已确诊或怀疑为前列腺癌或乳腺癌的男性禁用。②孕妇和哺乳期妇女禁用。③青春期男孩应慎用雄激素，以避免骺骨早闭及性早熟。定期监视骨骼成熟情况。④患有心脏病、高血压、癫痫、三叉神经痛的患者应在医生的密切监视下使用。⑤有良性前列腺增生的男子慎用。⑥男子有时阴茎异常勃起和其他性刺激过度，精子减少，射精量减少。⑦服本品高剂量，可能会引起胃肠反应。

剂型规格 胶囊剂：每粒 40mg。

前列腺素 E$_1$ 乳膏
Alprostadil Cream

别名 比法尔，Befar

作用用途 本品为天然酸性脂类，具有多种药理作用。人精液富含前列腺素，包括 PGE$_1$ 和 PGE$_2$。本品在体内半衰期仅有数分钟，代谢物大部分由尿液排泄。本品用于勃起功能障碍患者的治疗。

用法用量 外用：在性交前 5~20 分钟使用，每次 1 支（含前列腺素 E$_1$1mg）。①用药前先排尿，用肥皂水清洗双手及生殖器。②撕开吸泡铝铂包装，取出给药管，取下给药管小盖。③用左手食、拇指轻压龟头，使尿道口张开。④将给药管嘴轻轻地对准尿道口，右手食指推压给药推杆（以右手拇指及中指夹住给药管），将管中的乳膏剂尽量挤入尿道中。⑤由尿道溢出的乳膏，涂于龟头表面至均匀。

注意事项 ①对前列腺素 E$_1$ 过敏者、阴茎异常、尿道狭窄或龟头炎及各种急、慢性尿道炎者、镰刀细胞贫血、血小板增多症、红细胞增多症、多发性骨髓瘤者、有静脉血栓倾向或高黏度血症者、当配偶为孕妇或计划怀孕时、不适合进行性生活的男性禁用。②需注意低血压症状的发生。③有阴茎异常勃起现象者，应减少或停止使用。④用本品后偶有局部轻微红肿，龟头、尿道疼痛，停药后自然消失。⑤本品应放在 2~8℃ 条件下保存。

剂型规格 乳膏剂：每支 0.25g（含前列腺素 E$_1$1mg）。

得力
Deli

作用用途 本品是采用拟黑多刺蚁为原料，提取精制而成的胶囊制剂。含有 27 种氨基酸，28 种微量元素，维生素 B$_1$、维生素 B$_2$、维生素 B$_{12}$、维生素 E 等。本品所含的微量元素，能够清除自由基，对病理免疫反应有明显的抑制作用。还具有安神益智、镇痛消炎、活血化瘀、护肝、抗应激等功效。适用于阳萎、早泄、性功能减退、失眠健忘、头晕目眩、精神萎靡、口淡、心悸、神疲乏力、胃纳不振、腰膝酸软、尿有余沥等。

用法用量 口服：每次 2~4 粒，每日 3 次。

注意事项 目前尚未见不良反应报道。

剂型规格 胶囊剂：每粒 500mg。

复方玄驹胶囊
Fufang Xuanju Jiaonang

作用用途 本品为野生大黑蚂蚁制剂，主要成分：大黑蚂蚁，淫羊藿，枸杞子，蛇床子等。有温肾、壮阳、益精功能。用于肾阳虚，症见神疲乏力，腰膝酸软，少腹阴器发凉，性欲低下，精冷滑泄，功能性阳萎见上述症状者。

用法用量 口服：每次 2~3 粒，每日 2~3 次，饭后服用。

注意事项 密封、阴凉干燥处保存。

剂型规格 胶囊剂：每粒 0.42g。

生精胶囊
Shengjing Jiaonang

作用用途 本品是由鹿茸、冬虫夏草、黄精、菟丝子、枸杞子、人参、沙苑子、淫洋藿、何首乌、桑椹、补肾脂、骨碎补、仙茅、金樱子、覆盆子、杜仲、大血藤、马鞭草、银杏叶 19 味中药组成的复方制剂。本品具有补肾益精，滋阴壮阳功能。用于肾阳不足所致腰膝酸软，头晕耳鸣，神疲乏力，男子无精、少精、弱精、精液不液化等症。

用法用量 口服：每次 4 粒，每日 3 次。

注意事项 ①阴虚火旺者禁用。②个别患者服药后出现头晕、恶心等。③应在医生指导下服用。

剂型规格 胶囊剂：每粒 0.4g。

伊木萨克片
Imsak Tablets

作用用途 本品由海狸香、麝香、西红花、乳香、丁香等药材精制而成。具有补肾壮阳，益精固涩等功能。经药效学测定结果表明该药具有雄激素样作用。临床用于阳萎、早泄、滑精、遗尿及神经衰弱等。

用法用量 口服：每次 2~3 片，每日 1 次，晚饭后服用。

注意事项 高血压、陈旧性心肌梗死患者禁用。

剂型规格 片剂：每片 0.5g。

育亨宾
Yohimbine

别名 安慰乐得，白坚木素，氢化麦角新碱，伞房枪素，萎必治，性欲素，Aphrodine，Quebrachine，Yocon

作用用途 本品其主要成分为育亨宾宁碱，通过中枢作用用于阴茎海绵体的 α 肾上腺素能受体，发挥肾上腺素能拮抗作用，因此能扩张外周血管。另外，还能增强外周副交感、降低交感神经兴奋。所以本品能增加阴茎动脉血液，减少血液输出，并能增强性欲。由于阴茎的勃起受心理、神经、内分泌、血管等多种因素的调节。本品能选择性的阻断神经节前 α$_2$ 肾上腺能受体，使血管平滑肌扩张，增加外周副交感神经张力，因而扩张阴茎动脉，增加阴茎海绵体血流量使阴茎充血勃起。使用本品开始至勃起功能改善有 2~3 周潜伏时间。本品口服后很快被吸收，半衰期为 35 分钟。用于治疗男性阳萎。

用法用量 口服：成人，每次 5.4mg，每日 3 次。若有恶心、眩晕等，每次半片。每一疗程为 10 周。可和睾丸素联合使用，以增强疗效。

注意事项 ①严重肾病、孕妇或对本品过敏者禁用。②本品对部分阳萎患者疗效不理想，甚至失败，需进一步检查，然后采取侵入性（静脉结扎手术、动脉重建手术、阴茎假体植入术）或性激素的替代疗法、负压装置、罂粟碱实验等。③偶见轻微头痛、头晕、激动、震颤、皮肤潮红，及由于释放抗利尿激素引起的轻度抗利尿作用。

剂型规格 片剂：每片 5.4mg。

男宝胶囊
Nanbao Jiaonang

作用用途 本品由鹿茸、海马等 31 味中药组成。具有温阳补肾等功效，用于肾阳不足引起的性欲淡漠，阳萎滑泄，腰腿酸痛，肾囊湿冷，精神萎靡，食欲不振等。

用法用量 口服：每次 2~3 粒，每日 2 次，早晚服。

注意事项 目前尚未见不良反应报道。

剂型规格 胶囊剂：每粒 0.3g。

补肾斑龙片
Bushenbanlong Pian

别名 搏延

作用用途 本品是由鹿茸、人参、鹿角胶、鹿角霜、酸枣仁、黄芪、淫羊藿、肉苁蓉、韭菜子、附子、熟地黄等 13 味中药组成的复方制剂。本品具有增强和强化性腺功能的作用，药方中的人参等药物能兴奋垂体分泌促性腺激素，对早泄型阳萎有较好疗效。本品具有补肾壮阳，填料益髓等功效。主治肾虚所致的面色少华、头晕耳鸣、精神萎靡、腰膝酸软、气短、失眠健忘、阳事不举、临房早泄、精滑频作、舌淡、脉细等病症。临床用于治疗阳萎、早泄、遗精、性欲减退、精神衰弱等。

用法用量 口服：每次 4~6 片，每日 3 次。

注意事项 高血压患者忌服。

剂型规格 片剂：每片 0.3g。

仙茸壮阳口服液
Xianrong Zhuangyang Koufuye

别名 三便宝

作用用途 本品为中药复方制剂。含有鹿茸、巴戟天、淫羊藿、肉苁蓉、仙茅、何首乌、枸杞子、刺五加等中药。本品具有补肾壮阳功能。主治体虚、阳萎肾寒等症，用于中老年体弱肾虚，心情抑郁、性欲冷淡、射精无力、阳萎及其他性功能减退等。

用法用量 口服：每次 10ml，每日 2 次，服前摇匀。

注意事项 目前尚未见不良反应报道。

剂型规格 溶液剂：每支 10ml。

至宝三鞭胶囊
Zhibao Sanbian Jiaonang

作用用途 本品由海狗鞭、广狗鞭、梅鹿鞭、人参、鹿茸、海马、蛤蚧、何首乌、阳起石、狗脊、肉苁蓉、淫羊藿等 40 多味中药材组成的复方制剂。本品具有补血生精、健脑补肾等功效，对体质虚弱、肾亏遗精、不孕不育、未老先衰、腰背酸痛、用脑过度、贫血头晕、惊悸健忘等有较显著疗效。

用法用量 口服：每次 2 粒，每日 2 次。早饭前和临睡前温开水送服。

注意事项 孕妇禁用。

剂型规格 胶囊剂：每粒 0.4g。

第十二章　影响血液及造血系统药

第一节　促凝血药

促凝血药（止血药）是能加速血液凝固或降低毛细血管通透性使出血停止的药物。促凝血药物可分为三类。①促进凝血因子活性的药物：如维生素 K_1、维生素 K_3、凝血质、酚磺乙胺、硫酸鱼精蛋白等。②抗纤维蛋白溶解物：如氨基己酸、氨甲环酸、氨甲苯酸等。③降低毛细血管通透性的药物：如卡络柳钠、注射用血凝酶、蛇毒血凝酶注射液等。

维生素 K_1
Vitamin K_1

别名　凝血维生素一，维他命 K_1，叶绿醌，叶萘酯，植萘醌，植物甲萘醌，Aquamephyton，Fitomenadione，Hymeron，Kanavit，Konakion，Mephyton，Phyllquinsne，Phylloquinone，Phytomenadio，Phytomenadione，Phytonadione

作用用途　本品是肝脏合成凝血因子Ⅱ、Ⅶ、Ⅸ、Ⅹ所必需的物质，维生素 K 缺乏可引起这些凝血因子合成障碍或异常，可见凝血倾向和凝血时间延长。维生素 K 如何促使凝血因子Ⅱ、Ⅶ、Ⅸ、Ⅹ合成的确切机制尚未阐明。一般认为维生素 K 到达细胞后，在微粒体环氧酶作用下，转化为环氧叶绿醌，后者有助于凝血因子Ⅱ的前身 γ-羧酸谷氨酸的合成。维生素 K 本身可促使已羧化的凝血因子Ⅱ前身转化为凝血因子Ⅱ。在凝血因子Ⅶ、Ⅸ、Ⅹ合成中，维生素 K 也起到了类似作用。天然的维生素 K 为脂溶性，口服后必须依赖胆汁吸收，口服后 6~12 小时起效；注射后 1~2 小时起效，3~6 小时止血效应明显，12~24 小时后 PT 恢复正常。维生素 K_1 注射后作用较维生素 K_3、维生素 K_4 迅速。药物可通过胎盘。维生素 K 吸收后在肝内迅速代谢，经肾脏及胆道排泄，几乎无体内蓄积。用于维生素 K 缺乏症、低凝血因子Ⅱ血症及口服抗凝药过量的治疗；新生儿出血症；偶用于胆石症或胆道蛔虫症引起的胆绞痛；大剂量用于杀鼠药"二苯茚酮钠"的中毒解救。

用法用量　①口服：每次 10mg，每日 3 次。②肌内注射或皮下注射：抗凝药引起的低凝血因子Ⅱ血症临床无出血倾向者：每日 2.5~10mg，分 3~4 次给药。仅个别患者需要每日 25mg。肠道吸收不良或其他药物引起的低凝血因子Ⅱ血症：每次2~25mg，必要时可重复。预防低凝血因子Ⅱ血症：长期全胃肠外营养患者需 5~10mg，每周 1 次。③静脉注射：用于低凝血因子Ⅱ血症伴临床出血者，每次 10~50mg，缓慢静脉注射，必要时每 4 小时重复。④儿童用药酌减。

注意事项　①禁忌证：严重肝脏疾病或肝功能不良者、小肠吸收不良所致腹泻患者等。②慎用：本品可通过胎盘，临产孕妇应避免使用。③静脉注射过快偶可出现过敏样反应，甚至休克、心跳骤停等，还有致死的报道；肌内注射可引起局部红肿、肿疼、硬结等；新生儿使用剂量过大可出现高胆红素血症、黄疸、溶血性贫血。④肝素引起的出血倾向及 PT 延长，用维生素 K 治疗无效。⑤当患者因维生素 K 依赖因子缺乏而发生严重出血时，短期应用本品常不能立即生效，可先静脉滴注凝血酶原复合物、血浆或新鲜血。⑥用于纠正口服抗凝血药引起的低凝血因子Ⅱ血症时，应先试用最小有效剂量，通过 PT 测定再加以调整；过量的维生素 K 可影响以后的抗凝治疗。⑦肠道吸收不良患者，采用肌内注射给药为宜；如仍采用口服，宜同时给予胆盐，以利吸收。静脉注射只适用于不能采用其他途径给药者，并应控制给药速度。⑧治疗新生儿出血性疾病时，如果在给药 6 小时内未见效，则必须对新生儿的疾病进行重新诊断。⑨口服抗凝剂（如香豆素类）可干扰本品的代谢，两者同用，呈相互拮抗作用；较大剂量水杨酸类药、磺胺药、奎宁、奎尼丁、硫糖铝、考来烯胺、放线菌素 D 等可影响本品疗效；与苯妥英钠混合 2 小时后可出现颗粒沉淀；与维生素 C、维生素 B_{12}、右旋糖酐混合易出现混浊。⑩本品可稀释于 5% 葡萄糖、5% 葡萄糖氯化钠注射液或生理盐水中，不要使用其他稀释液；本品应防冻，如有油滴析出或分层则不宜使用。

剂型规格　①片剂：每片 10mg。②注射剂：每支 2mg（1ml）；10mg（1ml）。

甲萘醌亚硫酸氢钠
Menadione Sodium Bisulfite

别名　甲萘醌，维生素 K_3，凝血维生素三，维他命 K_3，亚硫酸氢钠甲萘醌，水溶性维生素 K_3，Austrovit-K，Hykinone，Kappaxine，K-Vimin，Menadione，Medione Bisulfite Sodiquede，Vitamin K_3，Menadine Sulfite Sodium，Menadioni Natrii Bisulfis，Menadionum，Menaphtone，Vitaman，Vikasolum

作用用途　本品为人工合成的维生素 K_3，作用机制可参见"维生素 K_1"。与维生素 K_1 比较，显效较慢，作用较弱。本品为水溶性维生素，口服可直接吸收，且不依赖于胆汁，活性也较强。肌内注射吸收后，随β脂蛋白转运，约 8~24 小时起效。在肝内迅速代谢，经肾脏及胆道排泄，不在体内蓄积。用于止血，如阻塞性黄疸、胆瘘、慢性腹泻、广泛肠切除所致肠吸收功能不良患者、早产儿及新生儿低凝血酶原血症、香豆素类或水杨酸类药物过量以及其他原因所致凝血因子 II 过低等引起的出血。预防长期口服广谱抗生素类药物引起的维生素 K 缺乏症、镇痛，如胆石症、胆道蛔虫症引起的胆绞痛。大剂量可用于杀鼠药二苯茚酮钠中毒解救。

<u>用法用量</u>（1）口服：每次 2~4mg，每日 6~20mg。（2）肌内注射：①止血：每次 2~4mg，每日 4~8mg。②防止新生儿出血：孕妇在产前 1 周使用，每日 2~4mg。③解痉止痛：每次 8~16mg。

<u>注意事项</u> ①对本品过敏者、妊娠晚期妇女禁用。②可致恶心、呕吐等胃肠道反应。较大剂量用药可致新生儿（特别是早产儿）高胆红素血症、溶血性贫血、黄疸（发生率较维生素 K₁ 高）。对红细胞葡萄糖-6-磷酸脱氢酶缺乏者，本品可诱发其出现急性溶血性贫血。大剂量用药还可致肝损害。注射局部可见红肿、疼痛。③口服抗凝药（如双香豆素类）可干扰维生素 K 代谢，合用时作用相互抵消。肌内注射给药时，如遇碱性药物或还原剂可使本品失效。使用较大剂量水杨酸类药、磺胺类药、奎宁、奎尼丁等也可影响维生素 K 的疗效。④肠道吸收不良者以采用注射途径给药为宜。当患者因维生素 K 依赖因子缺乏而发生严重出血时，短期应用常不能立即生效，可先静脉滴注凝血酶原复合物、血浆或新鲜血。肝功能损害时，维生素 K 的疗效不明显，PT 极少恢复正常，如盲目大量使用维生素 K，反而可加重肝脏损害。肝硬化或其晚期患者出血，使用本品无效。

<u>剂型规格</u> ①片剂：每片 2mg。②注射剂：每支 2mg（1ml）；4mg（1ml）。

醋酸甲萘氢醌
Menadiol Diacetate

<u>别名</u> 甲二羟萘，甲萘氢醌二乙酸酯，维他命 K₄，凝血维生素四，维生素 K₄，乙酰甲萘醌，乙酰甲萘氢醌，Acetomenadione，Acetomenaphthone，Kapilo Menadiol Acetate，Menadiol，Menadiol Acetate，Menadiolum，Protomorovit，Vita-min K₄

<u>作用用途</u> 本品药效学参见维生素 K₁。人工合成的本品为水溶性，不依赖胆汁，口服吸收良好。吸收后主要暂时储存在肝脏中，其他组织含量极少。药物难通过胎盘进入胎儿及乳汁中。体内代谢快，先转成氢醌形式，再与葡萄糖醛酸或硫酸结合而经肾及胆道排泄，大多不在体内蓄积。用于维生素 K 缺乏症及低凝血酶原血症；新生儿出血症。偶用于胆石症或胆道蛔虫症引起的胆绞痛。大剂量用于杀鼠药"二苯茚酮钠"的中毒解救。

<u>用法用量</u> 成人 ①口服：每次 2~4mg，每日 3 次。

②肌内注射或皮下注射：每次 5~15mg，每日 1~2 次。
儿童 ①口服：每日 5~10mg。②肌内注射或皮下注射：每次 5~10mg，每日 1~2 次。

<u>注意事项</u> ①对本品过敏者、新生儿、妊娠晚期妇女禁用。②葡萄糖-6-磷酸脱氢酶缺陷者、肝功能损害者慎用。③静脉给药偶可出现过敏样反应，如皮疹、荨麻疹、面部潮红、注射部位疼痛或肿胀等。有引起肝毒性危险。新生儿或早产儿由于肝酶系统不成熟且排泄功能不良，使用本品剂量过大易出现高胆红素血症、胆红素脑病、溶血性贫血。④口服抗凝药可干扰维生素 K 代谢，两者同用，呈相互拮抗作用；较大剂量水杨酸类药、磺胺药、奎宁、奎尼丁、硫糖铝、考来烯胺、放线菌素 D 等可影响维生素 K 的疗效。⑤肠道吸收不良患者，宜采用注射给药。⑥肝素引起的出血倾向及 PT 延长，用维生素 K 治疗无效；对先天性或严重肝病所致的低凝血酶原血症无效，且剂量过大反会加重肝损害，使 PT 更为延长。

<u>剂型规格</u> ①片剂：每片 2mg；4mg；5mg。②注射剂：每支 5mg（1ml）；10mg（1ml）。

酚磺乙胺
Etamsylate

<u>别名</u> 羟苯磺乙胺，氢醌磺乙胺，舒喏克，迅迪，止血定，止血敏，Aglumin，Altodor，Altotor，Cyclonamine，Dicynone，Etamsylatum

<u>作用用途</u> 本品为止血药。动物实验证实本品可降低毛细血管通透性，使血管收缩，出血时间缩短。还能增强血小板的聚集性和黏附性，促进血小板释放凝血活性物质，缩短凝血时间，但确切疗效有待进一步肯定。易从胃肠道吸收，口服 1 小时起效。静脉给药 1 小时后达血药浓度峰值，作用持续 4~6 小时，血浆蛋白结合率为 90%。80% 以原形从肾脏排泄，小部分经胆汁随粪便排出。静脉注射、肌内注射的半衰期分别为 1.9 小时、2.1 小时。用于防治多种手术前、后的出血。也可用于血小板功能不良、血管脆性增加而引起的出血，如血小板减少性紫癜、过敏性紫癜。还可用于其他原因引起的出血，如脑出血、胃肠道出血、泌尿道出血、眼底出血、齿龈出血、鼻出血和皮肤出血等。

<u>用法用量</u> 成人 ①口服：治疗出血：每次 0.5~1g，每日 3 次。②肌内注射或静脉注射：预防手术出血：术前 15~30 分钟给药 0.25~0.5g，必要时 2 小时后再注射 0.25g，每日总量 0.5~1.5g。治疗出血：每次 0.25~0.5g，每日总量 0.5~1.5g。③静脉滴注：预防手术出血：同肌内注射。治疗出血：每次 0.25~0.75g，每日 2~3 次，于 5% 葡萄糖注射液或 0.9% 氯化钠注射液中稀释后滴注。

儿童 口服：治疗出血，每次 10mg/kg，每日 3 次。

<u>注意事项</u> ①禁忌证：对本品过敏者。②慎用：血栓栓塞性疾病（如缺血性卒中、肺栓塞、深静脉血栓形

成）或有此病史者、肾功能不全者（因本品以原形从肾脏排泄）。③本品毒性低，可有恶心、头痛、皮疹、暂时性低血压、血栓形成等。偶有静脉注射后发生过敏性休克的报道。④与其他类型止血药（如氨甲苯酸、维生素K等）合用，可增强止血效果；与氨基己酸混合注射，可引起中毒，故两者不能合用；与右旋糖酐同用，可拮抗本品疗效。如两者必须联用，应间隔用药（尽量先使用本品）。⑤本品最好单独注射，不宜与其他药物（如碱性药液与碳酸氢钠注射液）配伍，以免药物氧化、变色而失效。高分子血容量扩张剂不能在本品之前使用。

剂型规格 ①片剂：每片 0.25g；0.5g。②注射剂：每支 0.25g（2ml）；0.5g（2ml）；0.5g（5ml）；1g（5ml）。

氨基己酸
Aminocaproic Acid

别名 6-氨基己酸，ε-氨基己酸，氨己酸，6-Aminocaproic Acid，Acid Aminocaproic，Acidum Amino Caproicum，Amicar，EACA，ε-Aminocaproic Acid

作用用途 本品是一种单氨基羧酸，为赖氨酸类似物，是特异性的抗纤维蛋白溶解药，能抑制纤维蛋白溶酶原的激活因子，使纤维蛋白溶酶原不能激活为纤维蛋白溶酶，从而抑制纤维蛋白的溶解，产生止血作用。高浓度时，本品对纤维蛋白溶酶还有直接抑制作用，对于纤维蛋白溶酶活性增高所致的出血有良好疗效。口服或静脉给药后 1～72 小时起效，给予负荷剂量后起效时间相应缩短，而用于局部止血 5 分钟起效。口服生物利用度为 80%～100%。静脉给药 80 分钟后，可在滑囊液中测出浓度，维持约 16 小时，但个体差异很大。适用于防治纤维蛋白溶解亢进引起的出血：前列腺、尿道、肺、肝、胰、脑、子宫、肾上腺、甲状腺等富有纤溶酶原激活物脏器的外伤或手术出血；肝硬化出血、肺出血、上消化道出血、咯血、原发性血小板减少性紫癜及白血病等出血的对症治疗；弥散性血管内凝血（DIC）晚期；血友病患者拔牙或口腔手术后出血或月经过多的辅助治疗；因组织纤溶酶原激活物（t-PA）、链激酶或尿激酶过量引起的出血。

用法用量 成人：①口服：每次 2g，每日 3～4 次，依病情服用 7～10 日或更久。②静脉滴注：初始剂量为 4～6g，以 5%～10% 葡萄糖注射液或生理盐水 100ml 稀释，15～30 分钟内滴完；维持量为每小时 1g，维持时间依病情而定，每日量不超过 20g，可连用 3～4 日。③局部给药：术后膀胱出血：用 0.5% 溶液冲洗膀胱。拔牙术后：用 10% 溶液漱口，然后将棉球蘸药，填塞伤口。也可将纱布用 5%～10% 溶液浸泡后，敷贴伤口。儿童：口服：每次 0.1g/kg，每日 3～4 次，依病情服用 7～10 日或更久。

注意事项 ①弥散性血管内凝血（DIC）的高凝期（此时尚未出现继发性纤维蛋白溶解亢进）禁用。②心、肝、肾功能不全者，有血栓形成倾向或有血管栓塞性疾病史

者、泌尿道术后有血尿者（因输尿管内有血块形成，可引起尿路阻塞）慎用。③本品不良反应与剂量相关。常见胃肠道功能紊乱（如恶心、呕吐、腹泻）。可见头晕、头痛、耳鸣、皮疹、瘙痒、红斑、全身不适、射精障碍、低血压、鼻塞、鼻和结膜充血。大剂量或长期（疗程超过 4 周）给药后，可出现肌痛、软弱、疲劳、肌红蛋白尿，甚至肾衰竭等，停药后可缓解恢复。静脉快速给药可能因血管扩张导致低血压、心律失常。少数人可发生惊厥、心脏或肝脏损害。④与避孕药或雌激素同用，可增加血栓形成的可能；同时给予高度激活的凝血酶原复合物和抗纤维蛋白溶解药，有增加血栓形成的危险；可拮抗链激酶、尿激酶的作用，故后两者过量时可给予本品对抗。⑤孕妇慎用。⑥不宜与酚磺乙胺配伍；本品排泄较快，须持续给药，宜采用静脉滴注，不能用于静脉注射；对一般慢性渗血效果显著，对凝血功能异常引起的出血疗效较差，对严重出血（如伤口大量出血及癌肿出血等）无止血作用。

剂型规格 ①片剂：每片 0.5g。②注射剂：每支 1g（10ml）；2g（10ml）；4g（20ml）。③氨基己酸氯化钠注射液：100ml（氨基己酸 4g，氯化钠 0.9g）。

氨甲苯酸
Aminomethylbenzoic Acid

别名 对氨甲基苯甲酸，对羧基苄胺，抗血纤溶芳酸，止血芳酸，止血芬酸，Acidum Para-Aminomethylbenzoicum，Gumbix，PAMBA，p-Aminomethylbenzoic Acid，Styptopur

作用用途 本品止血作用较氨基己酸强 4～5 倍，且排泄慢，毒性较低，不易生成血栓。口服后胃肠道吸收率为 69%±2%，体内分布浓度从高到低依次为肾、肝、心、脾、肺、血液等。服药后 3 小时血药浓度即达峰值，口服 8 小时血药浓度可降到较低水平；静脉注射后有效血药浓度可维持 3～5 小时。本品不易通过血-脑脊液屏障，但能通过胎盘。主要用于原发性纤维蛋白溶解亢进所引起的出血（尤其是全身性高纤溶出血），常见于癌肿、白血病、妇产科意外、严重肝病出血等。尚用于链激酶、尿激酶、组织纤溶酶原激活物过量引起的出血。

用法用量 成人 ①口服：每次 250～500mg，每日 3 次，最大用量为每日 2000mg。②局部给药：用 5%～10% 的溶液，纱布浸泡后敷贴，或用 5% 软膏涂敷。③静脉注射：每次 100～300mg，用 5% 葡萄糖注射液或 0.9% 氯化钠注射液 10～20ml 稀释后缓慢注射，最大用量每日 600mg。④静脉滴注：每次 100～300mg，不超过每日 600mg。

儿童 静脉注射：每次 100mg，用 5% 葡萄糖注射液或 0.9% 氯化钠注射液 10～20ml 稀释后缓慢注射。

注意事项 ①有血栓形成倾向者（如急性心肌梗死患者）、有血栓栓塞病史者、血友病或肾盂实质病变发生大量血尿时慎用。②老人多伴有血黏滞性增加、血脂偏高、血管硬化等，如大剂量用药，可促进血液凝固，使

血流缓慢，从而易形成脑血栓，故应慎用。③不良反应极少见，长期应用未见血栓形成，偶有头昏、头痛、腹部不适。

剂型规格 ①片剂：每片125mg；250mg。②注射剂：每支5ml：50mg；10ml：100mg；50ml：50mg；10ml：100mg。

氨甲环酸
Tranexamic Acid

别名 凝血酸，止血环酸，Amcha，Trans-Amcha

作用用途 本品作用与止血芳酸相似，但较强。本品口服吸收较慢且不完全，吸收率为56%。血药浓度达峰时间约2~5小时。本品能透过血脑屏障，脑脊液浓度可达有效水平，$t_{1/2}$约为1~3小时，24小时内经肾排出静脉注射量的90%，口服量的40%。可抑制纤维蛋白溶酶的激活。用于上消化道出血、渗血、外科手术出血及妇产科出血等。

用法用量 ①口服：一次1~1.5g，一日2~4次。为防止手术前后出血，可参考上述剂量，为治疗原发性纤维蛋白溶解所致出血、剂量可酌情加大。②**静脉注射或滴注**：一次0.25g-0.5g，一日0.75~2g。**静脉注射或滴注**：一次0.25~0.5g，一日0.75~2g。静脉注射以25%葡萄糖注射液稀释。为防止手术前后出血，可参考上述剂量。治疗原发性纤维蛋白溶解所致出血时，剂量可酌情加大。

注意事项 ①有血栓形成倾向者禁用，肾功能不全者慎用。②可有头痛、头晕、恶心、呕吐、胸闷等反应。③因本品可进入脑脊液，过量可致颅内血栓形成。

剂型规格 ①片剂：每片0.125g；0.25g；0.5g。②注射剂：每支0.1g（2ml）；0.2g（2ml）；0.25g（5ml）；0.5g（5ml）；1.0g（10ml）。

卡络磺钠
Carbazochrome Sodium Sulfonate

别名 阿度那，百灵顿，磺酸钠卡巴克络，卡雪皇，乐卡宁，肾上腺色素缩氨脲磺酸钠，舒泰洛，太司能，新安络血，芷宁

作用用途 本品能增加血小板生成，并增强其聚集和黏附力，促使凝血活性物质释放，缩短凝血时间。本品可增强毛细血管的抵抗力，降低毛细血管的通透性，增进毛细血管断裂端的回缩作用，故可缩短出血时间和止血。同时，对血液凝固纤溶系统无影响。肌内注射本品10mg后，吸收较迅速，大部分药物随尿排泄，消除半衰期约为40分钟。用于泌尿系统、上消化道、呼吸道和妇产科疾病出血，对泌尿系统出血疗效较为显著。亦用于外伤和手术出血。

用法用量 ①肌内注射：每次20mg，每日2次。用灭菌注射用水或氯化钠注射液溶解。②静脉滴注：每次60~80mg。

注意事项 ①对本品过敏者禁用。②少数患者可出现恶心、眩晕及注射部位红、痛、硬结。偶可引起休克、皮疹等过敏反应，一旦出现应立即停药。③本品的代谢物可使尿胆红素原试验呈阳性。

剂型规格 注射剂：每支20mg。

卡巴克络
Carbazochrome

别名 安得诺新，安络血，安特诺新，卡络柳钠，肾上腺色素缩氨脲，肾上腺色素缩氨脲水杨酸盐，肾上腺色腙，Adrenobazone，Adrenosem，Adrenosem Sall Cylate，Adrenosen，Adrenosin，Adrestat，Adrezon，Carbazochrome Salicylate，Carbazochrome Sodium Salicylate，Carbazochromum，Cromosil，Statimo

作用用途 本品为肾上腺素氧化产物肾上腺色素的缩氨脲，常用其水杨酸钠盐（卡络柳钠）或磺酸钠盐（卡络磺钠）。无拟肾上腺素作用，因此不影响血压和心率，但能增强毛细血管对损伤的抵抗力，稳定血管及其周围组织中的酸性黏多糖，降低毛细血管的通透性，增强受损毛细血管端的收缩作用，从而缩短止血时间。此外，本品也可抑制前列腺素E_1的合成和释放，从而降低毛细血管通透性，阻止致热物质渗出。主要用于毛细血管通透性增加所致的出血，如特发性紫癜、视网膜出血、慢性肺出血、胃肠出血、鼻出血、咯血、血尿、痔出血、子宫出血、脑溢血等。

用法用量 成人 ①口服：每次2.5~5mg，每日3次。②肌内注射：卡巴克络水杨酸钠盐：每次5~10mg，每日2~3次；卡巴克络磺酸钠盐：每次20mg，每日2次。③静脉注射：卡巴克络磺酸钠盐：每次25~50mg，每日1次。④静脉滴注：卡巴克络磺酸钠盐：每次60~80mg，于适量灭菌注射用水或0.9%氯化钠注射液中溶解后静脉滴注。

儿童 ①口服：≤5岁者，每次1.25~2.5mg，大于5岁者，同成人。②肌内注射：≤5岁，每次2.5~5mg，大于5岁者，每次5~10mg。

注意事项 ①对本品过敏者、对水杨酸过敏者禁用本品水杨酸钠盐。②有癫痫及精神病史者慎用。③本品毒性低，大量应用本品水杨酸钠盐可产生水杨酸样反应，如恶心、呕吐、头晕、耳鸣、视力减退等，还可引起精神紊乱及脑电图异常。④抗组胺药、抗胆碱药的扩血管作用可影响本品的止血效果，宜避免合用。如必须合用应适当加大本品剂量。本品可降低氟哌啶醇等抗精神病药物的效应，两者合用可使精神病病情恶化。本品可降低抗癫痫药的疗效。⑤本品水杨酸钠盐不能用于静脉注射。对大量出血和动脉出血疗效较差。

剂型规格 ①片剂：每片2.5mg；5mg。②注射剂：每支5mg（1ml）；10mg（2ml）；20mg（2ml）。

醋酸去氨加压素
Desmopressin Acetate

别名 依他停，Octostim

作用用途 本品能使手术时过长的出血时间缩短或正常化，使因尿毒症、肝硬化、先天性或药源性血小板功能不良，以及未知病因的出血时间过长患者的出血现象得到控制。也可用于防治轻、中度甲型血友病及血管性血友病进行小手术时的出血。

用法用量 静脉滴注或皮下注射：控制大出血或侵入性手术前预防大出血，0.3μg/kg 体重。可按起始剂量间隔 6~12 小时重复给药 1~2 次。血友病患者，采用个体化剂量。

注意事项 ①习惯性或精神性燥渴、不稳定型心绞痛、代谢失调性的心脏功能不全、ⅡB 型血管性血友病患者禁用。②应特别注意水潴留的危险性，应定期查体。③幼儿、老人，需用利尿剂治疗者，颅内压有增高的患者慎用。

剂型规格 注射剂：每支 15mg（1ml）。

三甘氨酰基赖氨酸加压素
Triglycyl Lysine Vasopressin

别名 可利新，Glypressin

作用用途 本品为激素原，到达血液后，它的三甘氨酰基会被体内酶切除而缓慢释放出加压素。可随血液循环以稳定速率释放出加压素的贮存库。适当剂量可降低门静脉血压，但不会像加压素那样对动脉血压产生明显影响，同时也不会增加纤维蛋白的溶解作用。适用于食管静脉曲张出血。

用法用量 静脉注射：初始剂量为 2mg，缓慢静脉注射（超过 1 分钟），同时监测血压及心率。维持剂量，每次 1~2mg，每 4 小时给药 1 次，延续 24~36 小时，直至出血得到控制。

注意事项 ①本品会对平滑肌产生影响，孕妇不宜使用。②个别患者可出现腹绞痛、头痛、短时间脸部苍白、动脉血压增高。③高血压、心脏功能紊乱或肾功能不全者慎用。④使用时应经常监测患者血压、血清钠、钾平衡。⑤高血压患者应用本品使血压增高时，可静脉注射可乐定 150mg。

剂型规格 注射剂：每支 1mg。

吸收性明胶海绵
Absorbable Gelatin Sponge

作用用途 本品对创面渗出有止血作用，用于创伤止血。本品有很好的吸收性，吸收量可达本身体积的 30 倍以上，贴敷于创面可吸收血液并使其凝固。本品可留于体腔或创面腔内，约 4~6 周即可被机体吸收，并且不产生瘢痕组织及不良纤维反应。用于创面毛细血管渗血时的止血。

用法用量 外用：将渗血拭净，立即用干燥本品贴敷创面，再用干纱布加以压迫，即可止血。

剂型规格 海绵剂：2cm×2cm×0.5cm；6cm×2cm×0.5cm；6cm×6cm×1cm；8cm×6cm×0.5cm。

云南白药
Yunnan Baiyao

作用用途 本品是以三七为主要有效成分的中成药。具有化瘀止血，活血止痛，解毒消肿功能。用于跌打损伤、瘀血肿痛、吐血、咳血、便血、痔血、软组织挫伤、闭合性骨折等。

用法用量 口服：①胶囊剂，成人，每次 1~2 粒，每日 4 次。2~5 岁，按成人剂量 1/4；5~12 岁，按成人剂量 1/2 服用。②散剂：成人，每次 0.2~0.3g，重症可酌加，每次不得超过 0.5g，每隔 4 小时服 1 次。2 岁以下，每次 0.03g；5 岁以上，每次 0.06g。外用：取散剂适量敷于创面，喷于伤患处，每日 3~5 次。

注意事项 孕妇忌用；服药一日内，忌吃蚕豆、鱼类及酸冷食物。

剂型规格 ①胶囊剂：每粒 0.25g。②散剂：每瓶 4g。③气雾剂：每瓶 30g；50g；60g；100g。

龙血竭胶囊
Longxuejie Jiaonang

作用用途 本品是从龙血竭中提取有效成分制得的胶囊，具有活血散瘀、定痛止血、敛疮生肌功能。本品用于跌打损伤，瘀血作痛，妇女气血凝滞，外伤出血，脓疮久不收口。

用法用量 ①口服：每次 4~6 粒，每日 3 次。②外用：取出内容物适量，敷患处或用酒调敷患处。

注意事项 孕妇忌服。

剂型规格 胶囊剂：每粒 0.3g。

断血流胶囊
Duanxueliu Jiaonang

作用用途 本品为中药荫风轮或风轮菜的干燥地上部分，主要成分为断血流皂苷 A。断血流能显著增强血小板聚集功能，显著提高血小板粘附功能，提高血管收缩力，减少血管灌流量，抑制毛细血管通透性，提高子宫平滑肌的收缩强度，有较强的止血作用。本品具有凉血止血功能。临床用于外伤性出血；功能性子宫出血、月经过多、产后出血、子宫肌瘤出血、上环后出血；尿血、便血、呕血、咯血、鼻衄及内脏出血，单纯性紫癜、原发性血小板减少性紫癜。

用法用量 口服：每次 3~6 粒，每日 3 次，5 天为一疗程。

剂型规格 胶囊剂：每粒 0.35g。

止血宁胶囊
Zhixuening Jiaonang

作用用途 本品是由三七、紫珠草、马齿苋、槐花、血余炭、花蕊石等组成的中药复方制剂。本品能增强血小板功能，促进血小板黏附与聚集；收缩局部血管，改善血管壁功能，显著减少血管流量，抑制毛细血管通透性。本品具有止血、生血、消肿、化瘀功能。适用于功能性出血、崩中下血、衄血、咳血、吐血等出血症。

用法用量 口服：每次4粒，每日2次。

剂型规格 胶囊剂：每粒0.5g。

三七血伤宁胶囊
Sanqi Xueshangning Jiaonang

作用用途 本品是由三七、制草乌、山药、黑紫藜芦、大叶紫珠、冰片、朱砂等多种药物组成的复方制剂。本品具有止血镇痛、祛瘀生新等功能。用于瘀血阻滞、血不归经之各种血证及瘀血肿痛。如胃、十二指肠溃疡出血，支气管扩张出血，肺结核咯血，功能性子宫出血，外伤及痔疮出血，妇女月经不调、经痛、经闭及月经血量过多、产后瘀血，胃痛，肋间神经痛等。

用法用量 口服：**成人**，每次1粒（重症者2粒），每日3次，每隔4小时1次，初服者若无副作用，可如法连服多次。**儿童**，2~5岁，每次1/10粒；5岁以上，每次1/5粒。跌打损伤较重者，可先用酒送服1粒保险子。瘀血肿痛者，用酒调和药粉，外擦患处。

注意事项 ①轻伤及其他病症患者忌服保险子。②服药期间忌食蚕豆、鱼类、酸冷食物。③孕妇忌服。

剂型规格 胶囊剂：每粒0.4g，每10粒配装1粒保险子。

凝血酶
Thrombin

别名 凝血素，舒平莱士，Thrombase，Thrombinar，Thrombinum，Thrombostat

作用用途 本品是一种速效的局部止血药，由牛、猪、兔血提取凝血因子Ⅱ，加入凝血活酶及钙激活而成，能凝固全血、血浆及不加其他物质的凝血因子Ⅰ溶液；也可与明胶海绵联合用于局部止血，但不用于润湿微纤维胶原止血。凝血酶是凝血机制中的关键酶，能直接作用于血液凝固过程的最后一步，促使血浆中的可溶性凝血因子Ⅰ转变成不溶的纤维蛋白。局部给药后作用于伤口表面，使血液很快形成稳定的凝血块，可用于控制毛细血管、静脉出血。对血液系统的其他作用包括诱发血小板聚集及继发释放反应等；还能促进上皮细胞的有丝分裂，加速创伤愈合，可作为皮肤、组织移植物的黏合、固定剂。用于小血管或毛细血管渗血的局部止血，如肝素化患者穿刺部位的渗血、外伤出血等。口服可用于上消化道出血。单独应用不能控制动脉出血。

用法用量 ①口服：消化道止血：将本品用温开水（不超过37℃）溶解成10~100U/ml的溶液，也可根据出血部位及程度适当增减浓度、次数。②外用：一般剂量：将本品用生理盐水溶解成50~200U/ml的溶液喷洒

创面。消化道止血，可采用局部灌注，用量同"口服给药"。大量出血：可使用明胶海绵纱条或氧化纤维素沾取本品贴于创面，或将干粉喷洒于创面。整形外科、拔牙、皮肤移植、肝素化患者穿刺部位渗血：常用本品溶液100U/ml。肝、脾破裂大出血可使用本品溶液1000~2000U/ml止血。

注意事项 ①过敏体质或对本品过敏者（因为本品具有抗原性）禁用。②偶可致过敏反应。外科止血中应用本品曾有致低热反应的报道。③遇酸、碱、重金属物质可发生反应，从而降低本品疗效，故应避免与这类药物混合使用。④本品必须直接与创面接触，才能起止血作用。严禁注射，不允许药物进入血管。如误入血管可致血管内凝血（血栓形成）而危及生命。外用可直接用粉剂，也可新鲜配制（根据出血严重程度以生理盐水配制）成溶液后使用。应尽可能地清洁创面及减少创面血液，以免上层血液凝结而底层继续渗血。⑤外科止血常和明胶海绵同用，使用时应去除海绵中的空气，将药液浸泡过的明胶海绵置于出血表面10~15秒，加敷料包扎。

剂型规格 注射剂：每支100U；200U；500U；1000U；2000U；5000U；10000U。

抑肽酶
Aprotinin

别名 赫泰林，屈来赛多，特斯乐，特血乐，胰蛋白酶抑制剂，抑肽酸，抑胰肽酶，Antagosan，Antikrein，Aprotininum，Gordox，Repulson，Tissucol，Traskolan，Trasylol，Zymofren

作用用途 本品是由牛腮腺、牛胰腺提取的单链多肽，为广谱蛋白酶抑制剂，对多种激肽酶原、胰蛋白酶、糜蛋白酶、纤维蛋白溶酶、胃蛋白酶等均有抑制作用。并能拮抗纤溶酶原的活化，也可直接抑制凝血因子Ⅻ（FⅫ）和Ⅺ（FⅪ）的活化。口服无效，静脉注射后迅速分布至细胞外液，并进入脏器。主要分布于肾脏，其次为软骨、肺、脾、胰腺和血液，脑、肌肉和胃肠内的浓度最低。由肾细胞溶酶体代谢失活而随尿液排泄。半衰期约10小时。用于创伤或手术后局部或全身纤溶亢进出血，如冠状动脉旁路移植术、换瓣术、肝移植、外周血管手术、溶栓药过量等所致的出血，还可用于术后伴尿路出血及前列腺术后渗血；预防术后肠粘连；弥散性血管内凝血（DIC）引起的继发性纤溶亢进症；宫内死胎继发DIC时子宫收缩无力症。此外，宫腔滴注本品浓缩剂或合并应用氨甲环酸，可治疗因宫腔置避孕器所致的出血；预防和治疗胰腺炎，如休克型胰腺炎。本品常与生长抑素合用治疗坏死性胰腺炎，能抑制激肽释放酶，因而用于严重休克状态。

用法用量 **成人** ①静脉注射：预防出血：于手术前1日开始，每日2万KIU，共3日。治疗肠瘘及连续渗血也可局部给药。由纤维蛋白溶解引起的急性出血：立即

静脉注射 5 万~10 万 KIU，维持量为每 2 小时 1 万 KIU。预防和减少冠状动脉旁路移植术体外循环病人术中出血：使用抑肽酶氯化钠注射液（可制成每 1ml 含本品 5.6U 的药液），必须注入中心静脉，且不能与其他药物输入同一静脉。于使用首剂量前 10 分钟，先静脉注射测试量，如无过敏反应则继续治疗；再在胸骨切开术前，作麻醉诱导，使患者处于平卧位，将首剂量缓慢注射，注射时间不低于 20~30 分钟；然后输入常规量，并维持至手术结束。②静脉滴注：体外循环心脏直视手术中及术后减少渗血：每次 300 万~500 万 KIU，在体外循环前全量一次性加入预充液中。③静脉泵入：用于止血：患者仰卧（因偶有全身性过敏反应），给药 50 万~100 万 KIU，最大速率为 5 万 KIU/min，继之在 1~4 小时内再泵入 20 万 KIU，直到出血被控制。④宫腔滴注：每次 2 万 KIU。⑤腹腔注射：防止术后肠粘连：可在手术切口闭合前，直接注入腹腔 2 万~4 万 KIU，注意勿与创口接触。

儿童 ①静脉滴注：体外循环心脏直视手术中及术后减少渗血：每次 150 万~200 万 KIU，在体外循环前全量一次性加入预充液中。②静脉泵入：用于止血：患者仰卧（因偶有全身性过敏反应），每日 2 万 KIU/kg。

注意事项 ①对本品过敏者、DIC 患者（有明显的反应性纤维蛋白溶解除外）、妊娠早期者禁用。②过敏体质者慎用。③要特别注意，使用本品可引起过敏反应、过敏性休克、心悸、胸闷、呼吸困难、寒战、发热、恶心、呕吐等症状。严重者会死亡。④有关本品不良事件的报道常与心脏手术有关。血小板减少、凝血因子 II 减少、白细胞增多、凝血障碍、充血性心力衰竭、束支传导阻滞、心脏传导阻滞、心肌缺血、心包积液、室性心律失常、肺动脉高压、动脉血栓、血栓性静脉炎、肺栓塞、脑血管意外，紧张不安、眩晕、焦虑、惊厥、高血糖、低钾血症、血容量过多、酸中毒、窒息、寒战、发热、咳嗽、肺炎、肺水肿、关节痛、少尿、肾小管坏死、肾衰竭、黄疸、肝衰竭、消化不良、胃肠道出血、荨麻疹、瘙痒、皮肤变色、胃肠不适、心悸、胸闷、呼吸困难、支气管痉挛、心动过速、低血压、皮疹。⑤与皮质激素、四环素、含氨基酸的营养液或脂肪乳剂均有配伍禁忌，原则上禁止与其他药物配伍（尤其避免与 β-内酰胺类抗生素合用），并且应避免加入已混合的药液中。使用前应进行过敏反应试验；本品为纤维蛋白封口胶的组成部分，可局部应用，使用前立即与钙和凝血酶混合。

剂型规格 ①注射剂：每支 5 万 KIU（5ml）；10 万 KIU（5ml）；10 万 KIU（10ml）；20 万 KIU（10ml）；50 万 KIU（5ml）；50 万 KIU（50ml）；②抑肽酶氯化钠注射液：每瓶 20ml（抑肽酶 139U、氯化钠 0.18g）；20ml（抑肽酶 278U、氯化钠 0.18g）；50ml（抑肽酶 278U、氯化钠 0.45g）；100ml（抑肽酶 556U、氯化钠 0.9g）；200ml（抑肽酶 1112U、氯化钠 1.8g）。

硫酸鱼精蛋白
Protamine Sulfate

别名 精蛋白，鱼精蛋白，Protamine，Protaminum

作用用途 本品是一种碱性蛋白，具有强碱性基团，在体内可与强酸性的肝素结合，形成一种无活性的稳定复合物，这种直接拮抗作用使肝素失去抗凝活性。因肝素使抗凝血酶 III 构型改变，而发挥抗凝血酶作用。本品可分解肝素与抗凝血酶 III 的结合，从而消除其抗凝作用。因此，肝素或低分子肝素严重过量引起出血时，鱼精蛋白可对抗其抗凝作用。注射后 0.5~1 分钟即能发挥止血功能，作用持续约 2 小时。半衰期与用量相关，用量越大，半衰期越长。用于因注射肝素过量所致的出血，以及其他自发性出血（如咯血等）。心血管手术、体外循环或血液透析过程中应用肝素者，在结束时用本品中和体内残余肝素。

用法用量 **成人** 静注：抗肝素过量，用量与最后 1 次肝素使用量相当（1mg 硫酸鱼精蛋白可中和 100U 肝素）。每次不超过 5ml（50mg）。一般以不超过 50mg 为度。由于本品自身具有抗凝作用，因此 2 小时内（即本品作用有效持续时间内）不宜超过 100mg。除非另有确凿依据，不超加大剂量。

儿童 ①静滴：抗自发性出血，每日 5~8mg/kg，分 2 次，间隔 6 小时，每次以 300~500ml 灭菌生理盐水稀释后使用，3 日后改用半量。一次用量不超过 25mg。②静注：抗肝素过量，用量与最后 1 次肝素使用量相当。一般用其 1% 溶液，每次不超过 2.5ml（25mg），缓慢静注。

注意事项 ①对本品有不耐受史或不良反应史者禁用。②对鱼过敏者、男性不育症或输精管切除者慎用。③本品粉针剂不能用含有苯甲醇作防腐剂的灭菌注射用水溶解用于新生儿，因其含有苯甲醇（防腐剂），大剂量（每日 100~400mg/kg）使用对新生儿有毒性反应。④注射过快可引起心动过缓、胸闷、低血压、呼吸困难、短暂颜面潮红、温热感、肺动脉高压（因药物直接作用于心肌或使周围血管扩张引起），也有引起高血压的报道。对鱼过敏、曾使用本品或使用含有本品的胰岛素制剂者，用药后可发生过敏反应或高敏反应，表现为荨麻疹、血管神经性水肿、恶心、呕吐、倦怠、局部疼痛，严重者可立即出现低血压、心血管衰竭，偶有死亡的报道。某些男性不育症或输精管切除者用药后也可出现高敏反应。心脏手术体外循环所致的血小板减少，可因注射本品而加重。⑤与青霉素及头孢菌素类存在配伍禁忌。口服无效，仅用于静脉给药，宜单独使用。⑥缓慢静脉注射给药，滴速 0.5ml/min，10 分钟内不超过 50mg，可避免注射过快引起不良反应。⑦在一些胰岛素制剂中，鱼精蛋白可延长胰岛素的作用。

剂型规格 ①注射剂：每支 50mg（5ml）；100mg（10ml）。

二乙酰氨乙酸乙二胺
Ethylenediamine Diacetate

别名 新凝灵，双乙酰氨乙酸乙二胺，双乙酰氨乙酸乙二酯，迅刻，Ethylenediamine Diaceturate

作用用途 本品为我国自行合成的止血药，能促使凝血活酶的生成，使凝血酶原变为凝血酶，继而促使纤维蛋白原转变为纤维蛋白，产生止血作用；促进血小板释放二磷酸腺苷（ADP）和其他凝血活性物质，增强血小板的聚集性和粘附性，缩短凝血时间，加速血液凝固；抑制纤溶酶原激活物，使纤溶酶原不能激活为纤溶酶，从而抑制纤维蛋白被溶解，促进止血作用；增强毛细血管抵抗力，降低毛细血管的通透性，从而减少出血。用于预防和治疗各种原因出血。对手术渗血、外科出血、妇科出血、呼吸道出血、消化道出血、泌尿道出血、五官出血、痔疮出血、癌出血、颅脑出血等均有较好疗效。

用法用量 ①**肌内注射**：每次 200mg，每日 1~2 次。②**静脉注射**：每次 200~400mg，每日 1~2 次，以 25% 葡萄糖注射液 20ml 稀释后注射。③**静脉滴注**：每次 200~600mg，最高剂量为每日 1200mg，以 5% 葡萄糖注射液 250~500ml 稀释后滴注。

注意事项 ①对本品（或含本品的药物）过敏者禁用。②不良反应可有头昏、乏力、心率减慢、皮肤麻木、发热、口干、呕吐、恶心等，大多自行消失或停药后消失。③用于急救时，首次用药可大剂量静脉注射和静脉滴注同时应用。④尚未见药物过敏的报道。一旦过量，应给予对症和支持治疗。

剂型规格 ①注射剂：每支 200mg（2ml）；400mg（2ml）。②二乙酰氨乙酸乙二胺氯化钠注射剂：每瓶 100ml（含二乙酰氨乙酸乙二胺 600mg、氯化钠 900mg）。

速血凝
Trostin-M

作用用途 本品主要用于外科手术后出血及呕吐、胃出血、鼻出血、肾出血、血尿、外伤性出血、溃疡性出血等。

用法用量 皮下注射或肌内注射：每次 250mg（2ml），剂量可根据症状及年龄而增减。

注意事项 对本品过敏及有血栓形成者忌用。

剂型规格 注射剂：每支 250mg（2ml）。

注射用血凝酶
Hemocoagulase Atrox for Injection

别名 巴曲亭，蝮蛇血凝酶，立止血，立止拉血，立芷雪，凝血酵素，蛇毒促凝血酶，蛇素凝血酶，蛇素血凝酶，血凝酶

作用用途 本品主要成分是由巴西矛头蝮蛇的蛇毒中分离、提纯的蛇毒血凝酶，不含神经毒素及其他毒素。

本品皮下与肌内注射：在 15~25 分钟后开始产生作用，药效在 40~45 分钟达高峰。静脉给药在 5~10 分钟后就开始产生作用。临床用于需减少流血或止血的各种医疗情况，如外科、内外、妇产科、眼科、耳鼻喉科、口腔科等的出血及出血性疾病。

用法用量 静脉注射、肌内注射或皮下注射，也可局部用药。①**一般出血**：成人，1~2 单位；儿童，0.3~0.5 单位。②**紧急出血**：立即静脉注射 0.5~1 单位，同时肌内注射 1 单位。③**各类外科手术**：立芷雪：手术前 1 小时肌内注射 1.0 单位。或手术前 15 分钟，静脉注射 1.0 单位。手术后肌内注射，每日 1.0 单位，连用 3 日，或遵医嘱。巴曲亭：术前一天晚肌内注射 1 单位，术前 1 小时肌内注射 1 单位，术前 15 分钟静脉注射 1 单位，术后 3 日，肌内注射，每日 1 单位。④**巴曲亭用于咯血**：每 12 小时皮下注射 1 单位，必要时，开始时再加静脉注射 1 单位，最好是加入 10ml 0.9% 氯化钠注射液中，混合注射。⑤**巴曲亭用于异常出血**：剂量加倍，间隔 6 小时肌内注射 1 单位，至出血完全停止。

注意事项 ①有血栓病史者、对本品或同类产品过敏者禁用。②大、中动脉及大静脉受损的出血，必须首先用外科手术处理；弥散性血管内凝血（DIC）导致的出血时慎用。③血中缺乏血小板或某些凝血因子（如凝血酶原）时，本品没有代偿使用，宜在补充血小板或缺乏的凝血因子，或滴注新鲜血液的基础上应用本品。④在原发性纤溶系统亢进（如内分泌腺、癌症手术等）的情况下，宜与抗纤溶酶的药物联合应用。⑤在用药期间，应注意观察病人的出、凝血时间；应防止用药过量，否则疗效会下降。⑥除非常紧急情况，孕妇不宜使用。

剂型规格 注射剂：每支 1 单位（1KU）。

注射用白眉蛇毒血凝酶
Hemocoagulase for Injection

别名 邦亭

作用用途 本品主要成分是从长白山白眉蝮蛇冻干蛇毒中提取分离得到的血凝酶。临床用于需减少流血或止血的各种治疗情况，如外科、内科、妇产科、眼科、耳鼻喉科、口腔科等临床科室的出血及出血性疾病；也可用来预防出血，如手术前用药，可避免减少手术部位及手术后出血。

用法用量 静脉注射、肌内注射或皮下注射，也可局部用药。①**一般出血**：成人，每次 1~2 单位；儿童，每次 0.5 单位。②**各类外科手术**：手术前一天晚肌内注射 1 单位，术前 1 小时肌内注射 1 单位，术前 15 分钟静脉注射 1 单位，术后 3 天，每天肌内注射 1 单位。③**异常出血**：剂量加倍，间隔 6 小时肌内注射 1 单位，至出血完全停止。

注意事项 ①有血栓病史者、对本品或同类药品过敏者禁用。②除非常紧急情况，孕期妇女不宜使用。

③不宜与其他药物混合静脉注射。④药品应密封，在凉暗处保存。⑤不良反应发生率较低，偶见过敏样反应。可按一般抗过敏处理方法，给予抗组胺药或糖皮质激素及对症治疗。

剂型规格 注射剂：每支 1 单位（1KU）。

注射用尖吻蝮蛇血凝酶

别名 苏灵 Haemocoagulase Agkistrodon for Injection
作用用途 本品辅助用于外科手术浅表面创面渗血的止血，是否使用需要根据外科医生对伤口出血情况的判断。本品用于内科出血和其他外科手术中脏器出血的安全有效性尚有待验证。其给药方法为术前 15~20 分钟单次静脉注射给药。
用法用量 本品为单次静脉注射给药。每次 2 单位（2瓶），每瓶用 1ml 注射用水溶解，静脉注射。用于手术预防性止血，术前 15~20 分钟给药。本品为蛋白类物质，没有进行过重复给药的安全有效性研究。
注意事项 ①弥漫性血管内凝血（DIC）及血液病所致的出血，不宜使用本品。②缺乏血小板或某些凝血因子时，宜在补充血小板和缺乏的凝血因子或输注新鲜血液的基础上应用本品。③本品溶解后应当日用完。④动脉、大静脉受损的出血，必须及时外科手术处理。⑤使用期间应注意观察病人的出、凝血时间。⑥本品为蛋白类物质，没有进行过重复给药安全有效性研究，请勿重复给药。⑦对本品任何成分过敏者禁用。⑧虽无本品引起血栓的报道，为安全起见，有血栓病史者禁用。⑨孕妇用药：孕妇及哺乳期妇女用药的安全有效性尚未确立；⑩儿童用药：儿童用药的安全有效性尚未确立；⑪老年用药：老年患者用药的安全有效性尚未确立。⑫药物相互作用：尚无与其他药物相互作用的报道；为防止药效降低，不宜与其他药物混合静注。

剂型规格 注射剂：每支 1 单位

蛇毒血凝酶注射液
Hemocoagulase Injection

别名 速乐涓
作用用途 本品是以蝰蛇科蛇毒中提取的蛇素血凝酶。可用于各种出血疾病，缩短病人出血时间，减少出血量。如外科、内科、妇产科、眼科、耳鼻喉科、口腔科等临床科室的出血及出血性疾病；也可用来预防出血，如手术前用药，可避免或减少手术部位及手术后出血。
用法用量 成人 ①口服：一次 1~2kV，一日 1~2 次。②静脉注射：一般出血：1~2kV。紧急出血：立即静脉注射 0.25~0.5kV，同时肌内注射 1kV，术前 15 分钟静脉注射 1kV，术后 3 日一日肌内注射 1kV。咯血：每 12 小时皮下注射 1kV，必要时，开始时再加静脉注射 1kV，最好加入 0.9% 氯化钠注射液 10ml 中混合注射。③肌内注射：一般出血：同静脉注射项。紧急出血：同静脉注射项。各类外科手术：同静脉注射项。异常出血：间隔 6 小时肌内注射 1kV，至出血完全停止。④皮下注射：一般出血：同静脉注射项。咯血：同静脉注射项。⑤局部外用：本药溶液可直接以注射器喷射于血块清除后的创面局部，并酌情以敷料压迫（如拔牙、鼻出血等）。儿童：常规剂量：①口服给药：0.3~1kV。②静脉注射：一般出血：0.3~0.5kV。③肌内注射：同静脉注射项。④皮下注射：同静脉注射。⑤局部外用：同成人。

注意事项 ①有血栓病史者、对本品或同类药品过敏者禁用。②弥散性血管内凝血（DIC）及血液病所致的出血不宜使用本品。③血中缺乏血小板或某些凝血因子（如凝血酶原）时，本品没有代偿作用，宜在补充血小板或缺乏的凝血因子或输注新鲜血液的基础上应用本品。④在原发性纤溶系统亢进（如由分泌腺、癌症手术等）情况下，宜与抗纤溶酶的药联合应用。⑤大、中动脉、大静脉受损出血，必须及时采取外科手术处理，配合应用蛇毒血凝酶注射液可控制创面渗血，使手术视野清晰，提高手术效率，从而减少失血和输血量。⑥使用期间还应注意观察病人的出凝血时间。⑦除非常紧急情况，孕妇不宜使用。⑧在 2~10℃ 保存。

剂型规格 注射剂：每支 1 单位（1KU）。

凝血质
Thromboplastin

别名 血液凝固因子Ⅲ，凝血活酶，凝血活素，凝血激酶，凝血酶原激酶，凝血致活酶，促凝血酶原激酶，Trostin，Thrombokinase，Thrombokinin，Thrombol，Thromboplastinum，FactorⅢ
作用用途 本品为凝血因子Ⅲ，是含磷脂的脂蛋白，系组织损伤后释放的一种组织凝血活素。本品在凝血因子Ⅶ和 Ca^{2+} 的作用下，使因子 X 活化，促进凝血酶原激活物的生成，使凝血酶原转变为凝血酶，凝血酶则促使纤维蛋白原形成纤维蛋白，从而加速血液凝固过程。用于各种出血，也用于测定凝血时间。
用法用量 ①外用：局部止血时，可用灭菌棉花或纱布浸润本品，敷于出血部位。②肌内注射或皮下注射：每次 7.5~15mg，每日 1 次，用前摇匀。
注意事项 ①可引起各种过敏反应，包括过敏性休克。②可被酸、碱、热或重金属盐类破坏，使其止血效应降低或丧失。③本品不可静脉注射给药，否则可导致血栓形成。④如药液出现沉淀、结块，不应使用。

剂型规格 注射剂：每支 15mg（2ml）；15mg（5ml）。

蕲蛇酶
Acutase

作用用途 本品作用于血浆纤维蛋白原，使其转变为不稳定的纤维蛋白产物，后者易被纤溶酶降解为小分子肽，经尿排出。用药后可使血浆纤维蛋白原含量下降，凝血时间延长，优球蛋白溶解时间缩短，血小板聚集功能受抑制及血小板数量下降，因而阻止血栓形成。其作用不受肝素影响。本品经静脉注入大鼠后，迅速分布于肾、肝、肺、脾等血流丰富的组织，肾脏是其主要排泄途径。本品不同剂量一次静脉给予人，具有二室开放模型的一级动力学消除的特征。其 $t_{1/2}$ 为 15.95～19.73 小时；药后 4h 排出达高峰，药后 24 小时尿中未能检测到药物。用于急性脑梗死的治疗。

用法用量 静脉滴注：每次 0.75U，溶于 250ml 或 500ml 灭菌 0.9%氯化钠注射液中静脉滴注 3 小时以上，每日一次，连用 7～14 天为一个疗程。根据病情需要可重复一个疗程。

注意事项 ①禁用：对本品成分过敏、有出血倾向者或严重凝血功能障碍者、溃疡病患者、肺结核病活动期患者、孕妇。②慎用：肝、肾功能不良者、过敏体质者及对其他蛇酶制剂过敏试验阳性者。③用药前需做过敏试验：取本品 0.1ml，加灭菌 0.9%氯化钠注射液至 1ml，皮内注射 0.1ml，30min 后观察，丘疹直径超过 15mm 者判为阳性。④本品对血小板有一时抑制作用，用药期间应定期检查血小板计数，血小板降至正常以下，应暂停使用，待恢复正常可重复使用。再使用本品前仍需做过敏试验。⑤本品在常规治疗剂量下可明显抑制血小板聚集功能，部分患者出现血小板计数减少，皮下及黏膜少量出血，停药后可自行恢复。

剂型规格 注射剂：每支 0.75U（1ml）。

复方凝血质
Compound Thromboplastin

别名 止血凝，速血凝 M，日本止血针，Trostin M

作用用途 本品为高效止血药，所含凝血质和氨基己酸有协同止血作用。用于各种出血症，如外科手术后出血、胃出血、鼻出血、肾出血、血尿、外伤性出血、溃疡性出血等。

用法用量 肌内注射或皮下注射：每日 2～5ml。

注意事项 ①对本品过敏者、有栓塞性血管疾病或血栓形成倾向者及血栓患者禁用。②不良反应可见瘙痒、皮疹、发热、倦怠、结膜充血等。注射速度过快易致血压下降、心悸、恶心、头痛等。③本品宜缓慢注射。若出现过敏反应或休克样症状，应停药。

剂型规格 注射剂：每支 2ml；5ml。每 1ml 含凝血质 12.5mg、氨基己酸 50mg。

复方胶原蛋白
Collagen Complex

别名 特可靠，Tacho Comb，Tachocomb

作用用途 本品为一种可吸收的局部止血药，是用胶原纤维作载体物质，上面敷上含纤维蛋白胶的固体成分制成的一种新的固定混合物。纤维蛋白胶是血凝反应最后一步的人工复制物，凝血酶促使纤维蛋白原释出纤维蛋白单体，经聚合后形成纤维蛋白血栓。当本品敷在

伤口上时，其止血成分可被血液、淋巴液或生理盐水溶解，并将胶原载体和伤口表面连接起来，开始凝血反应。经 3～5 分钟的纤维血凝块聚合反应后，胶原纤维网与创口凝合。用药后 3～6 周内，药物成分在人体内酶促降解；部分纤维蛋白因溶解作用而解体，部分可被吞噬；胶原纤维网则逐层被肉芽组织吸收，转化成内源性结缔组织。用于止血和组织黏合。控制实质器官（如肝、脾、肾、肾上腺和淋巴结等）出血；封闭胆囊造口，防止胰液和淋巴瘘管；肺手术中封闭创口，防止漏气，避免创面因缝合等措施导致的肺体积缩小；保护接口，如血管或腹部手术时的吻合口；封闭穿孔的耳膜及脑硬膜缺口。

用法用量 外用：将本品粘贴于创面，用量视创面大小而定。用干燥的无菌剪刀裁剪下所需尺寸，将胶原纤维网的黄色一面敷在伤口上，并按压 3～5 分钟。

注意事项 ①禁忌证：对本品任一成分过敏者。②个别患者出现局部过敏反应。③使用时须遵守无菌操作；外科手术中使用本品前，应大面积洗净伤口后再使用。如伤口或创口切面干燥，应先将本品放于生理盐水中浸湿后再用，以便粘贴牢固。如覆盖创面时用药需超过 1 片，每片可交错贴在一起，多余部分必须剪去。

剂型规格 可吸收创口敷料：每片 5cm。每 1cm× 1cm×0.5cm 的纤维网含有马肌腱胶原纤维 1.3～2.0mg，其上涂有人纤维蛋白原 4.3～6.7mg、牛凝血酶 1.5～2.6U、牛抑肽酶0.055～0.087 欧洲药典单位、维生素 B_2 7～26μg。

凝血酶原复合物
Prothrombin Complex

别名 康舒宁，普舒莱士，人凝血酶复合物，血浆凝血因子，Factor Ⅱ Ⅶ Ⅸ Ⅹ，Thrombogen

作用用途 本品含凝血因子Ⅱ、Ⅶ、Ⅸ、Ⅹ及少量其他血浆蛋白，另含肝素及适量枸橼酸钠、氯化钠，由健康人混合血浆提取制成。凝血因子Ⅸ参与内源性凝血系统，在凝血因子Ⅺa及 Ca^{2+} 存在的情况下，可转化为凝血因子Ⅸa，进而连同凝血因子Ⅷ、Ⅹa，促进凝血因子Ⅱ转化为凝血酶。乙型血友病为遗传性凝血因子Ⅸ缺乏症，其轻、中及重型血浆凝血因子Ⅸ浓度各为正常的 5%以上、1%～5%及 1%以下。给予凝血因子Ⅸ使其血浆浓度维持在正常的 25%～40%是止血所必需的。凝血因子Ⅶ参与外源性凝血过程，在凝血因子Ⅹa和Ⅸa存在的情况下可转化为凝血因子Ⅶa，并与组织因子共同活化凝血因子Ⅹ，促进凝血酶生成。当凝血因子Ⅶ缺乏时，补充本品亦可预防及治疗出血。静脉注射后 10～30 分钟达血药峰浓度。凝血因子Ⅸ的分布半衰期为 3～6 小时，消除半衰期为 18～32 小时。主要用于预防和治疗因凝血因子Ⅱ、Ⅶ、Ⅸ及Ⅹ缺乏导致的出血，如乙型血友病、严重肝病（急性重型肝炎、肝硬化等）、弥散性血管内凝血（DIC）及手术等所致的出血；逆转抗凝剂（如香豆素类、茚满二酮）诱导的出血；对已产生凝血因子Ⅷ抑

制性抗体的甲型血友病患者，使用本品也有预防和治疗出血的作用；对继发性维生素 K 缺乏的新生儿、口服广谱抗生素者，仅宜在严重出血或术前准备中使用。

用法用量 静脉滴注：①乙型血友病：预防自发性出血，每次 20~40U/kg，每周 2 次；治疗出血，对轻至中度出血，每次 25~55U/kg，或使用能将凝血因子Ⅸ血浆浓度提高到正常浓度的 20%~40% 的剂量，每日 1 次，使用 1~2 日；严重出血时，每次 60~70U/kg，或使用能将凝血因子Ⅸ血浆浓度提高到正常浓度的 20%~60% 的剂量，每 10~12 小时 1 次，连续 2~3 日；围手术期止血，拔牙前 1 小时给予 50~60U/kg，或使用能将凝血因子Ⅸ血浆浓度提高到正常浓度的 40%~60% 的剂量；若术后仍有出血，可重复此量。其他手术前 1 小时给予 50~95U/kg，或使用能将凝血因子Ⅸ血浆浓度提高到正常浓度的 25%~60% 的剂量；术后每 12~24 小时重复此量，至少持续 7 日。②甲型血友病：已产生凝血因子Ⅷ抗体的患者，预防及控制出血可给予 75U/kg。必要时 12 小时后再重复使用。③凝血因子Ⅶ缺乏症：为控制围手术期出血，术前应给予能提高凝血因子Ⅶ血浆浓度到正常浓度的 25% 的剂量，术后每 4~6 小时重复一次，必要时持续 7 日。④抗凝剂诱发的出血：严重病例必要时每次 1500U，并同时加用维生素 K。

注意事项 ①肝功能损害或近期接受过外科手术的患者（易发生血栓、DIC 或纤维蛋白溶解）、接受择期外科手术的患者、新生儿、孕妇、哺乳期妇女应慎用。②婴幼儿必要时应权衡利弊，小心使用。③输注过快可引起短暂发热、寒战、头痛、荨麻疹、恶心、呕吐、嗜睡、冷漠、潮红、耳鸣，以及脉率、血压改变，甚至过敏性休克，减慢静脉滴注速度可缓解。但发生高敏反应时原则上应停药。偶有报道大量输注本品可导致 DIC、深静脉血栓（DVT）、肺栓塞（PE）或手术后血栓形成等。本品含微量 A 型和 B 型的同种血细胞凝集素，给血型为 A 型、B 型、AB 型的患者大量输注时可发生血管内溶血。④抗纤溶药（如氨基己酸、氨甲环酸等）常用于预防与控制血友病患者接受各类手术时的出血，若与本品合用，可增加发生血栓性并发症的危险。⑤本品仅供静脉滴注，每 1 单位(U)相当于 1ml 新鲜血浆中凝血因子Ⅱ、Ⅶ、Ⅸ、Ⅹ 的含量；溶解本品时应用塑料注射器操作，因玻璃空针表面可吸附其中的蛋白而影响实际输入的药量；本品来自混合血浆，虽经各种热处理法以降低携带病毒的危险，但仍不足以保证绝对安全；对丙型血友病（凝血因子Ⅺ缺乏）无效。

剂型规格 注射剂：每支 200U；400U；2.5 万 U。

重组人凝血因子Ⅶa
Recombinant Human Coagulation Ⅶa

别名 诺其，Novoseven
作用用途 本品适用于下列患者群体出血发作及预防在外科手术过程中或有创操作中的出血。①凝血因子Ⅷ或Ⅸ抑制物 >5BU 的先天性血友病患者。②预计对注射凝血因子Ⅷ或凝血因子Ⅸ，具有高记忆应答的先天性血友病患者。③获得性血友病患者。④先天性因子Ⅷ缺乏症患者。⑤具有 GPⅡb-Ⅲa 和/或 HLA 抗体和既往或现在对血小板输注无效或不佳的血小板无力症患者。

用法用量 静脉注射：应在出血发作开始后尽早给予本品。静脉注射。伴有抑制物的血友病 A 或 B 或获得性血友病：①推荐起始剂量为 90μg/kg 体重。用药间隔：最初间隔 2~3 小时，以达到止血效果，只要治疗需要，可增至每隔 4、8 或 12 小时给药。②轻度至中度出血发作：早期干预的剂量设定为 90μg/kg 体重，间隔 3 小时给药 1~3 次以达到止血效果，再注射 1 次以维持止血作用。③严重出血发作：建议起始剂量为 90μg/kg 体重，用药剂量因出血的类型和严重程度而定。

注意事项 ①对本品过敏者禁用。②孕妇如使用本品，应在明确需要时才可使用。哺乳期妇女用药安全性尚不明确。③儿童和老年患者用药，请参阅国外相关资料。④本品不得与输液混合，不得用滴注的方式给药。⑤本品配成溶液后的浓度为 30KIU/ml（1KIU = 1000IU），相当于 0.6mg/ml。本品应在 2~8℃（冰箱中）保存。

剂型规格 注射剂：每支 60KIU（1.2mg）。

人凝血因子Ⅷ
Human Coagulation Factor Ⅷ

别名 海莫莱士，康斯平，抗甲种血友病因子，抗血友病球蛋白，抗血友病因子，凝血第Ⅷ因子，因子Ⅷ，Antihaemophilic Factor，Armour，Baxter rDNA，Bioclate AHF，Bioclate Rahf，Factor Ⅷc，FⅧ

作用用途 本品是凝血过程中凝血因子Ⅸa 的辅助因子，在血小板表面参与凝血因子Ⅹ 的激活，然后使凝血因子Ⅱ向凝血酶转化，在循环中形成纤维蛋白，即血块生成而止血，并在维持有效止血中起重要作用。FⅧ在血液凝固过程中被消耗，在组织坏死或出血时消耗加速；FⅧa 也能被活化蛋白 C（APC）灭活。静脉给药的半衰期为 4~24 小时，平均约 12 小时。FⅧ不能通过胎盘。用于甲型血友病（先天性凝血因子Ⅷ缺乏症）、获得性凝血因子Ⅷ缺乏症、血管性血友病。输注本品常可纠正止血缺陷，改善出血症状。

用法用量 本品专供静脉输注，应在临床医师的严格监督下使用。用前应先以 25℃-37℃ 灭菌注射用水或 5% 葡萄糖注射液按瓶签的标示量注入瓶内（制品刚从冰箱取出或在冬季温度较低时应特别注意使制品温度升高到 25℃-37℃，然后进行溶解，否则易析出沉淀）、轻轻摇动，使制品完全溶解（注意勿使产生泡沫），然后用带有滤网装置的输血器进行静脉滴注，滴注速度一般以每分钟 60 滴左右为宜。制品溶解后应立即使用，并在 1 小时内输完，不得放置。

用量： 给药剂量必须参照体重、是否存在抑制物、出血的严重程度等因素。下列公式可用于计算计量：每次所需因子Ⅷ单位（IU）= 0.5×体重（kg）×需提升的因子Ⅷ活性水平（正常水平的百分比）。一般推荐剂量如下：轻度至中度出血：单一剂量 10~15IU/kg，将因子Ⅷ水平提高到正常人水平的 20%~30%。较严重出血或水手术：需将因子Ⅷ水平提高到正常人水平的 30%~50%，通常首次剂量 15~25IU/kg，如需要每隔 8~12 小时给予维持剂量（10~15IU/kg）。大出血：危及生命的出血如口腔、泌尿道及中枢神经系统出血，或重要器官如颈、喉、腹膜后、髂膜肌附近的出血，首次剂量 40IU/kg，然后每隔 8~12 小时给予维持剂量 20~25IU/kg。疗程需由医生决定。手术：只有当凝血因子Ⅷ抑制物水平无异常增高时，方可考虑择期手术。手术开始时血液中因Ⅷ浓度需达到正常水平的 60%~120%。通常在术前按 30~40IU/kg 给药。术后 4 天内因子Ⅷ最低应保持在正常人水平的 60%，接下去 4 天减至 40%。获得性因子Ⅷ抵制物增多症：应给予大剂量的凝血因子Ⅷ，一般超过治疗血友病患者所需剂量 1 倍以上。

注意事项 ①交叉过敏：对鼠、仓鼠或牛蛋白过敏的患者，使用单克隆抗体纯化的 FⅧ或重组 FⅧ时可能发生过敏反应，对猪肉过敏的患者，使用由猪血浆纯化 FⅧ时可能出现交叉过敏反应。②过敏反应：表现为寒战、发热、荨麻疹、恶心、面红、皮疹、眼睑水肿及呼吸困难等。严重者可致血压下降及休克；注射局部可有灼热感或炎症反应；偶有头晕、疲乏、口干、鼻出血、恶心及呕吐等；大量输注本品可产生溶血反应或高容量性心衰，每日输注超过 20U/kg 时可出现肺水肿。此外尚有高凝血因子Ⅰ血症或血栓形成；来自纯化猪血浆的 FⅧ制品尚可引起血小板减少及出血。③本品不能与其他药物合用，且不能用于静脉给药外的其他注射途径；配制后的溶液不能再置入冰箱，并限单次使用；输液器应带有滤网装置，滴注速度需个体化，一般宜在 1 小时内输完；本品对乙型血友病（FⅨ缺乏）及丙型血友病（FⅪ缺乏）无效；某些 FⅧ制品含有抗 A 及抗 B 红细胞血型抗体，输入量多时可使 A 型、B 型或 AB 型患者发生血管内溶血；大剂量反复使用本品，应注意可能出现过敏反应、溶血反应及肺水肿，心脏病患者尤其应谨慎。

剂型规格 注射剂：每支 50IU；100IU；200IU；250IU；300IU；400IU；750IU；1000IU。

生长抑素
Somatostatin

别名 恩他宁，益达生，赛得，生长抑素十四肽，施他宁，Stilamin

作用用途 本品结构、化学和生物学效应与天然生长抑素完全相同。在食管静脉曲张出血治疗中持续减少血流和压力，利于止血，并抑制胃酸和胃蛋白酶的分泌，降低内脏血流，减少血清胃泌素，亦能抑制胰腺、胆囊、胃及小肠的分泌。用于严重急性食管静脉曲张出血，严重急性胃或十二指肠溃疡出血，或并发性急性糜烂性胃炎或出血性胃炎，胰、胆和肠瘘的辅助治疗，胰腺手术后并发症的预防和治疗，糖尿病酮症酸中毒的辅助治疗，也可用于肢端肥大症、胃泌素瘤、胰岛素瘤、血管活性肠肽瘤的治疗。

用法用量 **静脉给药：** 通过慢速冲击注射（3~5 分钟）250μg 或以每小时 250μg 的速度连续滴注（大约相当于每小时 3.5μg/kg 体重）给药。溶剂既可以是生理盐水，也可以是 5% 的葡萄糖注射液。①对严重急性上消化道出血，包括食管静脉曲张出血的治疗：建议首先进行缓慢静脉注射 250μg 作为负荷剂量，而后立即进行每小时 250μg 的静脉滴注。在两次输液给药间隔大于 3~5 分钟的情况下，应采取重新静脉注射 250μg 的措施，以确保给药的连续性。当大出血被止住以后（一般在 12~24 小时内），治疗应继续进行 48~72 小时，以防止再次出血。通常的治疗时间是 120 小时。②对胰瘘、胆瘘、肠瘘的辅助治疗：应采用每小时 250μg 的速度连续静脉滴注，直到瘘管闭合（2~20 日），这种治疗可以用作全胃肠外营养的辅助措施。当瘘管闭合后，应继续静脉滴注 1~3 日，而后逐渐停药，以防反跳作用。③对胰腺外科手术后并发症的预防和治疗：在手术开始时，作为辅助治疗，以每小时 250μg 的速度静脉滴注，在手术后，持续滴注 5 日。④对糖尿病酮症酸中毒的辅助治疗：静脉滴注以每小时 100~500μg 的速度给药，作为胰岛素治疗的辅助措施，在 4 小时内可以使血糖恢复正常，也可以在 3 小时内缓解酮症酸中毒。

注意事项 ①对本品过敏、孕妇或产后期（产褥期）以及哺乳期禁用。②少数患者出现恶心、眩晕、脸红等症状。③当注射速度高于每分钟 50μg 时，患者会发生恶心和呕吐现象。④由于本品抑制胰岛素及胰高血糖素的分泌，在治疗初期，会导致短暂的血糖水平下降。胰岛素依赖型糖尿病患者每隔 3~4 小时应测试一次血糖浓度。同时，给药中，胰岛素所要求的葡萄糖，如有可能，应避免使用。在必要情况下，应使用胰岛素。

剂型规格 注射剂：每支 250μg；750μg；3000μg。

乌司他丁
Urinastatin

别名 天普洛安，尿抑制素，乌他司丁，Miraclid，Ulinastain

作用用途 本品系从人尿提取精制的糖蛋白，能抑制胰蛋白酶等各种胰酶的作用，还能稳定溶酶体膜，抑制溶酶体酶的释放，抑制心肌抑制因子的产生，改善休克时的循环状态。本品静脉注射后血浆浓度迅速下降，生物半衰期约为 24 分钟，消除半衰期约 40 分钟，给药 6 小时后从尿中排泄量为 24%。主要用于急性胰腺炎、慢性复发性胰腺炎的急性恶化期。还可用于出血性休克、细菌性休克、外伤性休克及烫伤性休克。

用法用量 静脉滴注或静脉注射：急性胰腺炎、慢性复发性胰腺炎的急性恶化期，静脉滴注，初始剂量为每次25000~50000IU，每日1~3次，溶于500ml注射液中，滴注时间为1~2小时；急性循环不全，静脉滴注，每次10000IU，每日1~3次，溶于500ml注射液中，滴注时间为1~2小时。或每次10000IU溶于2ml注射液中，缓慢静脉注射，每日1~3次。可根据病情酌情增减。

注意事项 ①对本品过敏者禁用。过敏体质者、孕妇、哺乳期妇女及小儿慎用。②常见有腹泻、瘙痒、血管痛、粒细胞减少、谷草及谷丙转氨酶上升等。③本品不能代替其他抗休克疗法，休克症状改善后应停药。④本品溶解后应立即使用。⑤本品应避免与甲磺酸制剂或球蛋白制剂混注。

剂型规格 注射剂：每支25000IU；50000IU；100000IU。

奥曲肽
Octreotide

别名 善得定，善宁，生长抑素八肽，Octreotidum，Sandostatin

作用用途 本品为人工合成的八肽环状化合物，作用与天然生长抑素相似，但较强而持久。具有多种生理活性，如抑制生长激素；抑制垂体前叶分泌促甲状腺激素；抑制胃肠道的胃泌素和胰脏的多肽分泌等；抑制消化道对糖的吸收及通过抑制生长激素而使血糖下降；还能抑制胃肠蠕动，减少内脏血流量和降低门脉高压。用于门脉高压引起的食管静脉曲张出血、应激性溃疡及消化道出血、急性胰腺炎、胃肠道瘘管、消化系统内分泌瘤、肢端肥大症、甲亢等。

用法用量 ①静脉注射或静脉滴注：用于门脉高压引起的出血，静脉注射0.1mg，随后每隔2小时静脉滴注0.5mg，连用24~48小时。②皮下注射：用于消化道出血，每次0.1mg，每日3次；用于急性胰腺炎，每次0.1mg，每6小时1次，连用3~7日；消化道瘘管、肿瘤、肢端肥大症等，每次0.1mg，每8小时1次，连用10~14日。

注意事项 ①对本品过敏者、孕妇和哺乳期妇女禁用，也不用于儿童。②肾、胰腺功能不全和胆结石症患者慎用。③胰岛素瘤患者用本品可能增加低血糖症的严重程度并延长其持续时间，应慎用。④主要为胃肠道反应，一般轻而短暂，如厌食、恶心、呕吐、腹痛、腹胀、腹泻等。注射会引起局部疼痛、针刺感、伴发红肿。⑤为防止胆结石的形成，患者在用药前和用药后，每6~12个月进行一次胆囊超声波检查。⑥口服降糖药或胰岛素的糖尿病患者用本品时，须在监测血糖浓度下调整降糖药物量。⑦本品可延缓对西咪替丁的吸收，也可减少环孢素的吸收。

剂型规格 注射剂：每支0.1mg（1ml）；0.5mg（1ml）。

伐普肽
Vapreotide

作用用途 本品为胃肠道出血止血药，临床适用于：与内窥镜联用于治疗食管静脉曲张破裂出血，与艾滋病相关的腹泻，但对隐孢子虫病所致腹泻无效。

用法用量 静脉注射或静脉滴注：治疗肝硬化患者的食管静脉曲张破裂出血时先给予50μg，静脉弹丸式注射，随后每小时50μg静脉滴注，连续滴注5日。在进入连续静脉滴注后12小时内可开始内窥镜治疗。

注意事项 ①对本品过敏者禁用。②既往使用奥曲肽或其他生长抑素类似药物时出现过敏或其他不良反应者、孕妇、哺乳期妇女、儿童、糖尿病、肾功能不全者慎用。③不良反应：头痛、疲乏、血糖增高、恶心、呕吐、腹痛、腹泻、注射部位疼痛、红斑、皮下脓肿等。④有肝硬化和食管静脉曲张破裂出血患者用药后出现腹痛和食管溃疡出血的报道。

剂型规格 注射剂：每支50μg。

人纤维蛋白原
Human Fibrinogen

别名 人血纤维蛋白原

作用用途 本品是以健康人血浆，采用低温乙醇法提取并经灭活病毒处理后，冻干而成。凝血因子Ⅰ对维持正常凝血和止血功能有重要作用，在凝血酶作用下，溶胶状态纤维蛋白原转变为不溶性纤维蛋白，促使血液凝固。当纤维蛋白原浓度达500~1000mg/L时，即可维持正常止血；当其低于68%时，血液则不能正常凝固。静脉滴注本品后可迅速提高血中凝血因子Ⅰ浓度，本品消除半衰期为3~5日。用于先天性纤维蛋白原缺乏症。亦用于严重肝脏损伤、肝硬化、弥散性血管内凝血、产后大出血和因大手术、外伤或内出血等引起的获得性纤维蛋白原缺乏症。

用法用量 ①静脉滴注：用量根据病情及临床检验结果而定，一般首剂1~2g，如需要可继续给予；大出血时需立即给予4~8g。②外用：以本品的2%生理盐水溶液，局部止血。

注意事项 ①血栓性静脉炎或动脉血栓形成患者、心肌梗死患者、心功能不全患者禁用。②婴幼儿、孕妇、哺乳期妇女、无尿患者慎用。③少数患者可出现过敏反应、发热、心动过速。反复多次用药可产生抗因子Ⅰ抗体。④不可与其他药物合用。静脉滴注前，将本品及灭菌注射用水预热至30~37℃，再配制成1%~2%的溶液，配好后应尽快使用。本品溶液应澄清、略带乳光，允许有微量细小的蛋白颗粒存在，输注时应使用带有滤网装置的输血器，但如发现有大量或大块不溶物时，不可使用。仅供静脉滴注，速度宜为每分钟60滴左右，快速过量输入可发生血管内凝血。⑤吸收凝血酶所得的干燥制剂，可用于制备人血纤维蛋白海绵，用于脑、肝、肾、胸腔等手术的局部止血。用药过量可引起血栓。

剂型规格 注射剂：每支 0.5g；1g；1.5g；2g；2.5g。

潘吉压敏胶布
Pangan Compresse

作用用途 本品具有生理性的血小板止血作用。主要用于毛细血管渗透性出血、低压静脉出血、渗透性组织出血、血管缝合面出血。

用法用量 外用：贴敷，取压敏胶布放在已清洁的出血处，需轻压。

注意事项 ①副作用较少，偶见免疫性过敏。②不可高压灭菌，用药前检查灭菌包装是否完好。

剂型规格 贴剂：5cm×7cm 胶布含 0.3g。

醋甘氨酸乙二胺
Diaceturate Ethylenediamine

作用用途 本品可使纤维蛋白原转变为不溶性纤维蛋白，并能使更多的血小板破裂，释出具有凝血作用的因子，而加速血液凝固。用于各种出血（包括消化道、呼吸道、妇科疾病、五官科的出血及痔疮出血等），均有较好疗效。但对肝功能高度损害和血小板数量极低患者的出血、咳血、颅脑出血及泌尿系统出血等疗效较差。

用法用量 ①肌内注射：每次 200mg，每日 1~2 次。②静脉注射：每次 200~400mg，每日 1~2 次，以 25% 葡萄糖注射液 20ml 稀释后注射。③静脉滴注：每次 200~600mg，以 5% 葡萄糖注射液稀释后应用。

剂型规格 注射剂：每支 200mg。

氧化纤维素
Oxidized Cellulose

别名 Oxycel，Adsosbable Ganze，Cellulose Oxide，Cellulose Oxidized，Cellulosic Acid

作用用途 本品有止血作用，对革兰阳性及阴性菌，包括需氧与厌氧菌，有广谱杀菌作用。本品可留置体内，2~7 日内逐渐被组织吸收，约 6 周后吸收完全。用于手术不能缝合或结扎的中度出血，包括腹部、泌尿道、乳腺、甲状腺、妇科、口腔等多部位手术止血；扁桃体切除、拔牙、口腔外科等手术中暂时填塞创面，以防继发性出血。

用法用量 外用：清洁伤口，将本药贴敷于出血部位，稍压至止血为止。用量大小视出血伤口大小及出血程度而定。

注意事项 ①骨科手术（因本品能延迟骨痂形成，并有形成囊肿的可能）禁用。②虽未证实本品对胎儿有致畸的潜在危险，但孕妇仍应慎用。③本品酸性会使凝血酶失活，两者不能合用。④因本品能抑制表皮细胞生长，故不能作为表面敷料；不能缠绕在血管周围，以免发生瘢痕收缩而影响血流。使用前不应使用硝酸银或其

他腐蚀性化学制剂；用药前检查本品是否干燥，受潮会影响止血效果。

剂型规格 ①氧化纤维素纱布垫：7.6cm×7.6cm（8层）。②氧化纤维素小拭子（棉花型）：5.1cm×2.5cm×2.5cm。③氧化纤维素纱布条：12.7cm×1.3cm（4层）；45.7cm×5.1cm（4层）；1.4cm×1.3cm（4层）。

吸收性氧化纤维素
Medical Absorbable Hemostatic Fibre

别名 施必止，吸收性氧化纤维素止血胶囊，医用吸收性止血药纤胶囊

作用用途 本品为止血、消炎、止痛药。完全溶于胃液，经体内生物转化，最终降解为单糖类，被机体完全吸收，遇血液迅速吸收血清，激活多种凝血因子 X Ⅱ，提高血小板中凝血致活酶的活性，促进原凝血酶转变为凝血酶，进而使血浆中纤维蛋白原在凝血酶的消化过程中迅速转变为纤维蛋白，并有助于纤维蛋白长丝联系，使溶胶体变为固体的凝胶体，达到各脏器出血止血的目的。适用于脑血管硬化的小量出血、渗血、耳鼻喉的不规律出血、口腔科的牙龈出血、咬舌出血、眼科的青光眼黄斑角膜炎的眼底出血、渗血、肺炎、肺结核、肺漏气的出血、咯血、胃炎、胃溃疡的出血、渗血、大吐血、肝脏或脾脏外创性的小渗血、出血、肠溃疡、肠结核的出血、便血、渗血，内痔出血，泌尿外科的尿血，妇产科的刮宫、人流、引产、不规律的功能性出血、大出血、跌打损伤内出血、渗血，白血病、败血症的鼻出血，各种肿瘤的不规律出血、渗血等小量出血及渗血。

用法用量 ①口服：每次 2~4 粒，每日 3 次，儿童酌减。严重出血者 4~8 粒。②外用：贴敷于出血处。

注意事项 个别患者有轻度恶心和胃部不适，停药后消失。

剂型规格 ①胶囊剂：每粒 0.4g。②外用贴片剂：每片 5cm×20cm。

胶原蛋白
Collagen Native

别名 解尔分思，Condress，Gelfix

作用用途 本品是从牛跟腱中提取的 Ⅰ 型胶原，经冷冻干燥而制成的胶原片。胶原的止血作用：一是通过促使血小板聚集；二是胶原具有抗纤维蛋白溶解的作用，因其特有的网状结构，可增强凝血过程。胶原在创伤愈合和疤痕的形成过程中起重要的作用，它不仅可作为弹性组织和粘连物质的前体，还可刺激细胞发育和分化，刺激组织分化和增生以及刺激结缔组织的分化和增生，也可刺激毛细血管新生，使单核细胞和成纤维细胞发生趋化作用，尚有营养作用和调节肉芽组织。用胶原治疗不同原因造成的皮肤溃疡都显示较好的疗效，可使溃疡表面和深部改善，促使上皮化，有利于肉芽组织形成。

主要用于止血、压疮性溃疡、感染性创面等。

用法用量 外用：用于止血，可用胶原局部覆盖法，出血即可很快停止。用于溃疡或感染性创面，必要时切开引流，外科除去坏死组织，清洗消毒，用胶原覆盖溃疡面，然后用灭菌干纱布覆盖，必要时可调换已溶解的胶原片。

注意事项 要密封保存，防止污染。

剂型规格 海绵片剂：每片5cm×5cm(含250mg)。

可吸收创面止血敷料
Medical Absorbable Hemostatic Fiber

作用用途 本品为可吸收的创口止血敷料，与出血伤口接触时，其凝血因子溶解，并将胶原与伤口表面连接起来。凝血酶促使纤维蛋白原释出纤维蛋白单体，经聚合形成纤维蛋白血栓。聚合反应会产生黏合作用，使在伤口处形成纤维蛋白凝块稳定交联，这种共价交联的凝块缓慢降解。抑肽酶起着提高纤维蛋白溶解稳定剂的作用。本品适用于局部止血和组织黏合。

用法用量 外用：局部应用于外科创面。本品应在手术过程中无菌条件下使用。应用前，充分清洗伤口，然后将本品遮盖伤口，轻压3~5分钟。用量视面积大小而定，需用1块以上本品时，两块必须相互重叠，除遮盖伤口外，多余部分须用干燥的无菌剪刀剪去。

注意事项 ①对本品所含成分有过敏者禁用。②应用前要检查本品无菌包装是否完整。包装破裂者不能再用，用剩部分不能消毒再用。③使用时要在无菌操作下进行。

剂型规格 干式泡沫纤维网：每块5cm²；10cm²。

外用冻干人纤维蛋白黏合剂
Fibrin Sealant (Human)

别名 护固莱士

作用用途 本品为局部止血药。主要由人血浆制备的纤维蛋白原/FXⅢ和凝血酶组成。两种成分混合时，模拟血液凝固过程的最后一步，通过凝血酶对纤维蛋白原的激活作用，使纤维蛋白原逐渐聚合，最终形成纤维蛋白网络，起到术前和术后止血和组织黏合作用。辅助用于处理烧伤创面、普通外科腹部切口、肝脏手术创面和血管外科手术创面的渗血。

用法用量 (1)配制方法：①常规消毒瓶塞以及使用过程中所用一切器具。同时，溶液配制过程亦应保持无菌。冻干纤维蛋白原溶于灭菌注射用水中，冻干凝血酶溶于氯化钙溶液中。在使用过程中，将上述两种溶液混合形成黏合剂溶液，呈白色黏稠状胶体。②纤维蛋白原溶液的配制：将装有冻干纤维蛋白原的产品瓶及灭菌注射用水瓶置于30~37℃的水浴中温热数分钟。然后使用注射器吸取2ml灭菌注射用水注入高浓度纤维蛋白原瓶中，将瓶重新置于水浴中，轻轻摇动瓶子，注意应避免产生气泡。10~15钟后取出瓶子，在光亮处检，判

定纤维蛋白原是否完全溶解，溶液应呈现透明且无不溶性颗粒。若溶解不完全，则将瓶重新置于水浴中，延长水浴时间。③凝血酶溶液的配制：配制前将冻干凝血酶产品瓶和氯化钙溶液瓶预温至室温。使用注射器，将2ml氯化钙溶液注入凝血酶瓶中。轻轻摇动瓶子，使其溶解，待用。(2)外用方法：①用双联注射系统同时喷涂。②轮换涂抹方法：将纤维蛋白原溶解液涂抹于给药部位，然后立即涂抹高浓度的凝血酶溶液。需要组织黏合时，应将待黏合组织定位数分钟以达到黏合效果。剂量：使用的剂量与所要覆盖的表面积、涂药方法有关，用2.0ml规格的纤维蛋白胶可以覆盖面积大约为20 cm²的创面。为避免黏合剂长时间不被吸收，建议涂抹黏合剂溶液时要应尽量使形成的凝胶薄一些。为使外用冻干人纤维蛋白黏合剂能迅速凝固，凝血酶溶液浓度的选择是很重要的。凝血酶溶液浓度的选择要视具体情况而定。若使用约500 IU/ml的凝血酶溶液，仅需数秒钟即可凝固。若需延长凝固时间，可用40 mmol/L的CaCl₂溶液对凝血酶溶液进行适当的稀释。

注意事项 ①对本品过敏者、动脉及大静脉的大出血禁用。②文献报道，反复多次用药，可能发生过敏反应。③用于溶解凝血酶的注射器和针头，应严格与溶解纤维蛋白原的注射器与针头区分开来，以防止溶液提前凝固。本品仅供局部使用，严禁血管内注射。如不慎静脉使用，可能造成严重的血栓并发症。④如果喷涂中断，则在重新用药之前，须换新的注射头。⑤将分别装有纤维蛋白原溶液以及凝血酶溶液的两个注射器装上双联注射架，两个注射器中所装溶液的体积须相等。安装注射器时必须小心谨慎，勿使任何一种溶液意外地流出注射器；将两个注射器与材料包内的复式注射座套接。注意使联接牢固，并使其固定在注射架上。⑥对大面积创伤表面可用材料包中提供的喷头喷涂。两表面之间进行黏合，可在其中的一面上薄而均匀地涂抹一层。⑦人纤维蛋白原和人凝血酶两种组分配制后应在4小时内使用。本品一旦开启，应尽快使用，未用完部分应废弃，不要留作下次使用。用药时，应尽量使给药部位干燥，涂胶体之前，吸干伤口表面，提供一个干爽的表面，10秒内就会开始凝固。涂上胶体后，最少在60秒内不要吸干或压迫伤口。⑧本品所附针头、针筒及双重注射系统装置均为一次性使用，不可多次重复使用。⑨配制和使用时注意事项：制备纤维蛋白原溶液的器具绝对不能与制备凝血酶溶液的混用，以免凝胶提前形成；纤维蛋白原溶解时，先将制品及其溶解液的温度平衡至30~37℃，注入该溶解液后静置1~2分钟，再轻轻转动，至冻干制剂完全溶解，以避免产生泡沫；使用过程中，若发现注射针针管或喷嘴被蛋白凝块阻塞，请更换一个新的注射针或喷嘴；一旦开始输送胶体，就不能往回拔针管活塞，否则会使胶体回到"Y"型转换器中。

剂型规格 黏合剂：单个包装内含：冻干人纤维蛋白原1瓶；冻干人凝血酶1瓶；灭菌注射用水1瓶；氯化钙溶液1瓶；配制药液所需的无菌注射器和医用材料包一套。

第二节 抗凝血药

抗凝血药是指能降低血液凝固性以抑制血栓形成和扩展的药物。常用的抗凝血药物有：肝素钙、肝素钠、达肝素钠、瑞肝素钠、依诺肝素、那曲肝素钙、华法林钠、噻氯匹定、硫酸氯吡格雷、尿激酶、蚓激酶等。

肝素钙
Heparin Calcium

别名 钙保明，钙肝素，普通肝素钙，未分组肝素抗，自抗栓，Calciparin，Calcium Heparin，Calcium Heparinate，Heparine Calcium，Minihep Calcium，Unfractionate Calcium Heparin

作用用途 本品是通过离子交换法从肝素钠（SH）中制备的，药理作用与 SH 相似，但较 SH 的抗凝血因子Ⅱa（FⅡa）作用略强，抗凝血因子Ⅹa（FⅩa）作用较弱。尚有调节血脂、抗炎、抗补体、抗过敏、免疫调节等作用。用于急慢性静脉血栓或无明显血流动力学改变的肺栓塞（PE）、预防左房室瓣狭窄、充血性心力衰竭、左心房扩大、心肌病合并心房颤动者，以及心脏瓣膜置换或其他心脏手术时所致的体循环栓塞。防止动脉手术和冠状动脉造影时导管所致的血栓栓塞及急性心肌梗死时的辅助治疗，以减少血栓栓塞的并发症。尤适宜于心肌梗死合并充血性心力衰竭、心源性休克、长期心律失常、慢性持续性心房颤动、心肌梗死复发以及以往有静脉血栓形成或肺梗死病史者、弥散性血管内凝血（DIC），尤其在高凝阶段，可减少凝血因子的耗竭，是体外抗凝血药（如输血、体外循环、血液透析、腹膜透析及血样标本体外实验等）。

用法用量 成人 ①**静脉滴注**：首剂 5000U，以后每日 20000~40000U，加入氯化钠注射液 1000ml 中 24 小时持续滴注。心血管外科手术：首剂不低于 150U/kg，手术持续时间在 60 分钟以内者常需 300U/kg，而持续 60 分钟以上者则需 400U/kg。术后剂量视凝血监测结果而定。弥散性血管内凝血：每次 50~100U/kg，每 4 小时 1 次，持续静脉滴注，若 4~8 小时后病情无改善则停用或谨慎继续应用。②**静脉注射**：首次 5000~10000U，以后每 4 小时 50~100U/kg 体重，或根据凝血试验监测结果确定。用前先以氯化钠注射液 50~100ml 稀释。弥散性血管内凝血：用量同静脉滴注。③**深部皮下注射**：首次给药 5000~10000U，以后每 8 小时用 8000~10000U 或每 12 小时 15000~20000U，或根据凝血试验监测结果调整剂量。血栓-栓塞意外：首剂 83U/kg，5~7 小时后以 APTT 检测计算是否合适，12 小时 1 次，每次注射后 5~7 小时进行新的检查，连续 3~4 日。内科预防：首剂 42U/kg，注射后 5~7 小时以 APTT 调整合适剂量。以后每次 1666U，

每日 2~3 次，或每次 2500U，每日 2 次。外科预防：术前 1666U，术后每 12 小时 1666U，至少持续 10 日。

儿童 **静脉注射**：首剂 50U/kg，随后每 4 小时 50~100U/kg，或根据凝血试验结果调整剂量。**静脉滴注**：首剂 50U/kg，随后 100U/kg，每 4 小时 1 次，或按体表面积 20000U/m² 持续 24 小时滴注，亦可根据部分凝血活酶时间（APTT 或 KPTT）试验结果确定剂量。心血管外科手术：首剂及持续 60 分钟以内的手术用量同成人。弥散性血管内凝血：每 4 小时给药 25~50U/kg，持续滴注，若 4~8 小时后病情无好转则停用。

注意事项 ①禁忌证：对本品过敏者、有不能控制的活动性出血者、有出血性疾病及凝血机制障碍患者，重度血管通透性病变患者、急性出血者、外伤或术后渗血者、先兆流产（或流产）者，胃、十二指肠溃疡患者、溃疡性结肠炎患者、严重肝肾功能不全者、胆囊疾病或黄疸患者、内脏肿瘤患者、有脑内出血史者、胃肠持续导管引流者、腰椎留置导管者、重症高血压患者。②慎用：有过敏性疾病及哮喘病史者、要进行易致出血的操作患者、月经量过多者、服用影响凝血功能药物者、视网膜血管病患者、有其他易出血的器质性病变患者。③不良反应基本同肝素钠，但皮下注射局部疼痛刺激较前者为轻。

剂型规格 注射剂：每支 2500U（0.3ml）；5000U（1ml）；7500U（1ml）；10000U（1ml）。

达肝素钠
Dalteparin Sodium

别名 低分子肝素钠，法安明，海普宁，吉哌啉，力止凝，齐征，栓复欣，双肽肝素钠，苏可诺，替地肝素，Dalteparin Na，Enoxoparin Sodium，Fluxum，Low-molecular-weight Heparins Sodium，Parnaparin，Tedelparin

作用用途 本品为一种低分子肝素，其分子量为 4000~6300。未分离肝素是通过与凝血因子Ⅲ相结合而产生抗血栓形成或抗凝血作用的，它们结合后所形成的复合物可促进对凝血因子Ⅱa（凝血酶）、Ⅸa、Ⅹa、Ⅺa、Ⅻa 的灭活。口服不能吸收，静脉注射后 3 分钟起效，最大效应时间可持续 2~4 小时，半衰期约为 2 小时；生物利用度 80%~90%。主要经肾脏排泄，其肾脏清除率为 20~30ml/min。用于普通外科及全髋或膝关节置换术、长期卧床或恶性肿瘤患者的深静脉血栓（DVT）及肺栓塞的预防、深静脉血栓及肺栓塞的治疗。血液透析或血液过滤时，防止体外循环过程中血液凝固及预防血栓形成。与阿司匹林合用，预防与不稳定型心绞痛和非 Q 波型心肌梗死有关的局部缺血并发症。

用法用量 ①静脉滴注：急性血栓栓塞：先静脉弹丸式注射 2500U，随后给予 15000U，24 小时持续静脉滴注。与口服抗凝血药合用，该治疗至少应坚持 5 日，或达到凝血效应。弥散性血管内凝血：每日 75U/kg，持续静脉滴注，连用 5 日。②皮下注射：预防深静脉血栓：腹部手术患者，每次 2500U（16mg），手术前 1~2 小时给药 1 次，术后每日 1 次，连续 5~10 日。对于有深静脉血栓高危风险的患者，每次 5000U。髋关节置换术患者，每次 2500U，术前 2 小时及术后当晚各给药 1 次；随后每次 5000U，每日 1 次。也可每次 5000U，于术后 4~8 小时开始给药，每日 1 次。也可每次 5000U，于术前当晚给药 1 次，以后每日 1 次（术后当晚开始给药）。常需要治疗 5~10 日。对于因接受治疗而制动的患者，每次 5000U，每日 1 次，治疗时间为 12~14 日。患有恶性疾病的普通手术患者，每次 2500U，每日 1 次。有静脉栓塞高危风险的癌症患者，每次 5000U，每日 1 次。治疗深静脉血栓：每次 200U/kg，每日 1 次。对于高凝患者或伴有出血风险的患者，每次 100U/kg，每日 2 次。不稳定型心绞痛、无 Q 波型心肌梗死：每次 120U/kg（不可超过 10000U），每 12 小时 1 次，联用阿司匹林，直至患者病情稳定，约 5~8 日。血液透析：在持续 3~4 小时的血液透析期间，可单次给予本品 5000U。预防再发性血栓栓塞：每次 5000U，每日 1 次，连续 3~6 月。

注意事项 ①禁忌证：对达肝素、肝素和猪肉产品过敏者、有活动性出血者、有使用本品诱导的血小板减少症史、区域感觉缺失者禁用。②肝、肾功能不全者、有活动性或消化性溃疡史（或出血）的患者、糖尿病性视网膜病变患者、近期接受神经或眼科手术和蛛网膜下腔/硬膜外麻醉者、细菌性心内膜炎患者、有出血素质的患者、有未能控制的重症高血压的患者、产后妇女慎用。③目前上市的本品商品制剂有多种。由于各制剂的制备方法不同使其化学结构和生物活性有相当大的不同。因而使每一商品制剂的临床疗效、临床应用及安全性有很大差异，使用时应注意各种参数说明。④注射时，若患者体重超过 60kg，结合血液状态改变情况，应按个体需要调整剂量。过量时可引起出血，可用鱼精蛋白拮抗，鱼精蛋白 1mg 可中和本品 100U。

剂型规格 注射剂：每支 0.2ml：2500IU；0.2ml：5000IU；0.5ml：2500IU；0.5ml：2500IU；1ml：5000IU。

瑞肝素钠
Clivain

别名 低分子肝素，低分子肝素钠，诺易平

作用用途 本品为低分子肝素，是由低分子肝素钠猪脑中提取，再通过亚硝酸裂解钝化而制得，以高度水溶性钠盐形式存在，平均分子量为 3900。本品主要通过抗凝血酶（AT）而增加其对凝血因子 Xa 和凝血酶的抑制，从而发挥其抗血栓形成的作用。本品用于有轻至中度血栓栓塞危险的患者，预防手术中、手术后深部静脉

血栓形成（例如普通外科手术）。也可用于预防妇科手术、骨科手术等大手术后静脉栓塞、深静脉栓塞的治疗，血液透析肝素化治疗及 PTCA 后预防再梗死治疗。

用法用量 皮下注射：①用于轻、中度血栓患者，手术前 2 小时 0.25ml；一般疗程为 7 日，可根据患者具体病情进行调整。②用于骨科预防，本品于术前 12 小时 0.5ml，术后每日 2 次（每 12 小时 1 支），持续 10~14 日，或直至血栓危险消失。③用于治疗血栓栓塞性疾病，每 12 小时 0.25ml，每日 2 次，通常持续 10 日。

注意事项 ①中枢神经系统的手术、腰椎穿刺、椎管内麻醉（包括硬膜外麻醉）、已知对本品和肝素过敏者或过敏性血小板减少症、有出血倾向的患者，如出血素质、凝血因子缺乏、严重的肝脏或肾脏及胰腺疾病、严重的血小板减少症患者、可能合并有血管病变的各种疾病和紧迫流产者、肾结石、输尿管结石或慢性酒精中毒者禁用。②下列情况，须在严格控制下使用：老年患者；与升高血钾药物、口服抗凝药、阿司匹林、头孢菌素合用。③本品禁止肌内注射，否则有产生血肿的危险。

剂型规格 注射剂：每支 0.25ml（相当于 1432 欧洲药典抗 Xa 国际单位，以 BRS 法相当于 13.8mg 低分子肝素）。

亭扎肝素钠
Tinzaparin Sodium

作用用途 本品具有与肝素相当的抗血凝活性和相似或更低的出血副反应风险。低分子量肝素也有较肝素使用简便的特点，他们不仅作用时间延长，且还可以皮下注射。本品由肝素酶解聚猪肠黏膜肝素所得，主要通过抑制凝血因子 Xa 和 IIa 而抑制可以导致血液凝集和纤维蛋白凝块生成的反应。低分子量肝素并不能溶解凝块，但它们能激发体内天然机制缓慢分解血栓、进而预防凝块扩展。与华法林合用，用于治疗伴有或不伴有肺栓塞的急性深部静脉血栓。由于低分子量肝素的血浆浓度不能直接测定，故本品的活性也是依其抗凝血因子 Xa 活性计算的。联用的华法林则通常在本品治疗开始时给药。

用法用量 皮下注射：本品宜于深度皮下注射给药，而不要采用肌内或静脉内注射方式。①普通手术期可能引起的静脉血栓栓塞：（1）可在术前 2 小时皮下注射 3500U，然后每日注射 1 次 3500U，连用 7~10 天；（2）接受矫形外科的患者：建设给予 50U/kg，或者在术前 12 小时给予 4500U，然后每日给予 4500U。②治疗静脉血栓栓基：皮下注射 175U/kg，每日 1 次，至少连用 6 天。③防止体外循环所致血块：可将本品注入透析器的动脉侧或通过静脉给药，可将本品 500U 加入 0.9% 氯化钠注射液 500~1000ml 中向透析器中灌注，透析时间如持续不到 4 小时，则只给予 1 次 2000~2500U；如时间较长，则先给予 2500U，然后每小时输注 750U。

注意事项 ①禁忌：活动性出血患者、有肝素诱导血小板减少症史的患者和对肝素、猪肉产品、亚硫酸盐或

苯甲醇过敏患者。②慎用：有提高出血风险疾病（如未控制的严重高血压、先天性或获得性出血症、细菌性心内膜炎、活动性溃疡性胃肠道疾病）慎用。

剂型规格 注射液：每支 2000IU（1ml）。

阿地肝素钠
Ardeparin sodium

别名 Normiflo

作用用途 本品与依诺肝素和替地肝素相同，它的抗凝血作用主要通过抑制凝血因子Xa，抑制血液结块和纤维凝血块形成的反应。虽然这些低分子量肝素也能抑制凝血因子Ⅱa（凝血酶），但抑制程度有限，但Xa凝血因子活性与抗凝血因子Ⅱa之比值较未分级的肝素高。它们的效果与安全性至少与肝素相同，而且皮下注射后生物利用度较高，作用持续时间较长，因较小的剂量就可以达到预期的效应。此外，由于它们对凝血因子Ⅱa活性的抑制作用较小，在治疗过程中一般不需要常规监测凝血参数（例如凝血酶时间、活性化部分凝血激酶时间）。用于深层静脉栓塞（DVT）和肺栓塞的预防。

用法用量 深层皮下注射：推荐剂量（以抗凝血因子Xa计，下同）为 50U/kg，2 次/d，持续到14d或直至患者能完全自由行走。治疗应于手术后当日晚上或次日早晨开始，注射应采取坐姿或卧位，注入腹部（避开肚脐）、大腿前部或上臂外侧，注射位点应每次变换。不应肌内注射，以免在注射处引起血肿。

注意事项 ①禁用：活动性严重出血患者和在体外试验呈抗血小板抗体阳性患者；对猪产品过敏者。②出血危险增加患者使用本品需特别小心，建议在使用本品时定期做全血、血小板计数和粪便隐血试验监测。③如本品使用过量引起出血性并发症，可静注硫酸鱼精蛋白中和，每100U使用1mg硫酸鱼精蛋白。④使用本品的患者应经常观察神经损伤的体征和症状。⑥本品制剂中含有亚硫酸盐，对其敏感的患者可能引起过敏性反应，哮喘患者更常见。⑦本制剂含有对羟基苯甲酸甲酯和对羟基苯甲酸乙酯，对这两种物质过敏患者应避免使用。⑧本品不宜肌内注射，因为肌内注射可能在注射部位出现血肿。⑨本品属于妊娠C类药物。

剂型规格 注射剂：每支 5000U（0.5ml）；10000U（0.5ml）。

依诺肝素
Enoxaparin

别名 克赛，依诺肝素钠，Clexane，Enoxaparin Sodium，Lovenox

作用用途 本品为低分子量肝素制剂，为抗血栓形成药物，由粗制肝素裂解而成。其分子量为4000～6000。低分子肝素的药理作用与普通肝素基本相似，但其对凝血因子Xa的抑制作用强于抗凝血酶（凝血因子Ⅱa）活

性。且其对血小板聚集功能等的影响较普通肝素为小，故使用后较少发生出血并发症。用于预防深部静脉血栓形成和肺栓塞；治疗已形成的急性深部静脉血栓；在血液透析或血液滤过时，防止体外循环系统中发生血栓和血液凝固；用于狼疮抗体阳性所致的习惯性流产。

用法用量 ①皮下注射：一般外科手术：手术前2小时注射3200U，随后每24小时注射1次，至少7日。高位血栓危象和外科矫正手术：手术前12小时注射4250～6400U。手术后12小时再注射1次，随后每日1次，至少10日。深部静脉栓塞：经初始几日的静脉滴注治疗后，改为每次4250～6400U，每日2次，持续7～10日。紧急疗程后，可改为每日4250～6400U，持续10～20日。急性浅表面部血栓性静脉炎，曲张静脉炎，慢性静脉功能不全：按严重程度每次3200～6400U，每日1次，至少10日；静脉炎后综合征疗程亦至少10日。透析时防止凝血：体重不足50kg者，在透析开始时注射3200U；体重在50～69kg者，在透析开始时注射4250U；体重超过70kg者，在透析开始时注射6400U。②静脉滴注：深部静脉栓塞：使用依诺肝素钠，使用初始3～5日可缓慢滴注，每次8500～12800U。随后改为皮下注射。

注意事项 ①禁忌证：对本品过敏者、对肝素或肉类制品过敏者、细菌性心内膜炎患者、因使用本品诱导的血小板减少症患者或体外血小板聚集试验阳性者、凝血功能严重异常者、脑血管意外患者、组织器官损伤出血、急性消化道出血者。②慎用：肝功能不全者、尚未控制的高血压患者、有消化性溃疡史者、有其他易出血倾向者。③有报道，鞘内硬膜外麻醉和术后置留硬膜外导管的同时，注射本品可导致脊柱内出血，从而引起不同程度的神经损伤（包括长期或永久性的麻痹）。④同低分子肝素制剂特性不同，并不等效，切不可在同一疗程中使用两种不同产品。

剂型规格 ①依诺肝素注射剂（均含有亚硫酸氢钠）：每支 2000U（0.2ml）；4000U（0.4ml）；6000U（0.6ml）；20000U（2ml）；50000U（5ml）。②依诺肝素钠注射剂：每支 2500U（1ml）；5000U（2ml）；10000U（2ml）。③依诺肝素钠预填充注射剂：每支 2000U（0.2ml）；4000U（0.4ml）；6000U（0.6ml）；8000U（0.8ml）；10000U（1ml）。

那屈肝素钙
Nadroparin Calcium

别名 博璞青，低分子肝素钙，夫雷肝素钙，立迈青，那曲肝素，纳屈肝素钙，速碧林，速避凝，尤尼舒，Fraxiparin Calcium，Fraxiparine，Fraxiparine Multidose

作用用途 本品平均分子量为4500，系由肠黏膜获取的氨基葡聚糖（肝素）片段的钙盐。与常规肝素相比，本品具有明显的抗凝血因子Xa活性，抗凝血因子Ⅱa或抗凝血酶的活性较低（30U/ml）。本品可抑制体内、外血栓和动静脉血栓的形成，但不影响血小板聚集和凝

血因子Ⅰ与血小板的结合。在发挥抗栓作用时，出血的可能性较小。用于预防血栓栓塞性疾病，特别是预防普通外科手术或骨科手术的血栓栓塞性疾病；治疗血栓栓塞性疾病；在血液透析中预防体外循环中的血凝块形成。

用法用量 皮下注射：（1）手术中预防血栓栓塞性疾病：①中度血栓栓塞形成危险的手术：每次3075U，每日1次。至少持续7日；②高度血栓栓塞形成危险的手术（如髋关节和膝关节手术）：应随患者的体重调整剂量，每日41U/kg，于术前12小时和术后12小时给予，以后每日使用，直至手术后第3日，于术后第4日起剂量调整为每日61.5U/kg。治疗至少持续10日；③对某些具有高度血栓栓塞性形成危险的手术（尤其是肿瘤）和(或)有血栓栓塞性疾病病史的患者，每次3075U，每日1次。（2）治疗深静脉栓塞：每次0.1ml/10kg，每日2次（隔12小时给药1次），疗程为10日。（3）治疗不稳定型心绞痛和非Q波型心肌梗死：每次93U/kg，每日2次（间隔12小时）。

注意事项 ①禁忌证：对本品过敏者、血小板减少症的患者、凝血功能障碍的患者、有易出血的器质性病变患者、脑血管出血或其他活动性出血者、重度和难以控制的高血压者，急性、亚急性细菌性心内膜炎患者，糖尿病视网膜病变者、大脑颈内动脉-后交通动脉动脉瘤患者、不推荐哺乳期妇女使用本品。②慎用：肝肾功能不全者、有消化性溃疡或其他易出血的器官病变病史的患者、脉络膜视网膜血管病变者、颅脑手术、脊柱手术或眼部手术术后患者、严重的动脉性高血压患者、对未分离肝素有过敏史者、脉管炎患者、心包炎或心包积液者。③本品不能用于肌内注射；不能与其他制剂混合使用。④其他参见肝素钠的不良反应。

剂型规格 注射剂：① 注射剂：每支 2500IU（0.5ml）；5000IU（0.5ml）；3075IU（0.3ml）；4100IU（0.4ml）；6150IU（0.6ml）。②预灌针剂：每支 3075IU（0.3ml）；4100IU（0.4ml）；6150IU（0.6ml）。

肝素钠
Heparin Sodium

别名 海普林，美得喜，Calciparine，Hepathrom，Panheprin，RH，SH，Unfractionated Sodium Heparin

作用用途 本品是含有多种氨基葡聚糖苷的混合物，可影响凝血过程的多个环节。口服不吸收，皮下、肌内或静脉注射均吸收良好。吸收后分布于血细胞和血浆中，部分可弥散到血管外组织间隙。由于分子较大，本品不能通过胸膜和腹膜，也不能通过胎盘。大量静脉注射后50%以原形排出，经肾脏排泄。用于急慢性静脉血栓或无明显血流动力学改变的肺栓塞（PE）、预防二尖瓣狭窄、充血性心力衰竭、左心房扩大、心肌病合并心房颤动以及心脏瓣膜置换或其他心脏手术时所致的体循环栓塞、防止动脉手术和冠状动脉造影时导管所致的血栓栓

塞、急性心肌梗死时的辅助治疗。能减少脑血栓形成的危险性并降低其死亡率。用于弥散性血管内凝血（DIC），可减少凝血因子的耗竭。可作为体外抗凝血药（如输血、体外循环、血液透析、腹膜透析及血样标本体外实验等）。本品乳膏剂外用于浅表软组织挫伤及急性浅静脉炎。

用法用量 成人 ①深部皮下注射：首次给药5000~10000U，以后每8小时注射8000~10000U或每12小时注射15000~20000U，每日总30000~40000U。也有如下用法：首次给药5000~10000U，以后每8~12小时注射，每日12500~40000U。预防高危患者血栓形成：手术前2小时先给药5000U，但应避免硬膜外麻醉，以后每隔8~12小时给药5000U，共7日。②静脉注射：每次5000~10000U，每4~6小时1次，或每4小时给药100U/kg，用氯化钠注射液稀释。③静脉滴注：每日20000~40000U，加入1000ml氯化钠注射液中持续滴注，但滴注前应先静脉注射5000U作为首次剂量。④外用：将本品乳膏适量涂于患处及周围，并温和按摩数分钟。每日3~4次。

儿童 ①静脉注射：首次50U/kg，以后每4小时给药50~100U；②静脉滴注：首次50U/kg，以后每日20000U/m²，加入氯化钠注射液中缓慢滴注。

注意事项 ①禁忌证：对本品过敏者、有自发出血倾向者、有出血性疾病及凝血机制障碍（包括血友病、血小板减少性或血管性紫癜）的患者、外伤或术后渗血者、先兆流产者或产后出血者，胃、十二指肠溃疡患者，溃疡性结肠炎患者，严重肝、肾功能不全者，胆囊疾病或黄疸患者、恶性高血压患者、活动性结核患者、内脏肿瘤患者、脑内出血或有脑内出血史者、胃肠持续导管引流者、腰椎留置导管者。②有过敏性疾病及哮喘病史者、要进行易致出血的操作患者、已口服足量的抗凝血药者、妊娠晚期或产后、月经量过多者慎用。③最常见不良反应有出血、寒战、发热、荨麻疹等过敏反应，注射局部可见局部刺激，偶见腹泻。④与以下药物有相互作用：甲巯咪唑（他巴唑）、丙硫氧嘧啶、香豆素及其衍生物、阿司匹林及非甾体消炎镇痛药（包括甲芬那酸、水杨酸等）、双嘧达莫、右旋糖酐、肾上腺皮质激素、促肾上腺皮质激素、利尿酸、组织纤溶酶原激活物（t-PA）、尿激酶、链激酶等。洋地黄、四环素、尼古丁、抗组胺药、硫酸鱼精蛋白可能部分对抗或中和本品的抗凝作用。⑤与下列药物有配伍禁忌：硫酸阿米卡星、头孢噻啶、头孢孟多、氟哌利多、环丙沙星、米托蒽醌、头孢哌酮、头孢噻吩钠、硫酸庆大霉素、卡那霉素、妥布霉素、乳糖酸红霉素、万古霉素、阿霉素、多黏菌素B、多柔比星、柔红霉素、氢化可的松琥珀酸钠、氯喹、氯丙嗪、异丙嗪、麻醉性镇痛药等。⑥本品口服无效，可采用静脉注射、静脉滴注和深部皮下注射，一般不推荐肌内注射。

剂型规格 ①注射剂：每支 100U（2ml）；500U（2ml）；1000U（2ml）；5000U（2ml）；12500U（2ml）。

②乳膏剂：每支 5000U（20g）。

茶多酚
Teapol

别名 替保心脑健，天力体保，心脑健

作用用途 本品是从茶叶中提取分离而得，具有抗凝作用，其作用机制包括促进凝血因子Ⅰ溶解、降低其浓度及防止血小板黏附等。用于心血管病伴凝血因子Ⅰ增高，动脉粥样硬化及肿瘤放疗、化疗所致的白细胞减少；也用于头晕目眩、胸闷气短、精神不振、倦怠乏力及记忆力减退等症状。

用法用量 口服：每次 200mg，每日 3 次。心血管病人 1 个月为一疗程；肿瘤放疗、化疗病人，2 个月为一疗程。

注意事项 未见明显不良反应。

剂型规格 ①片剂：每片 100mg。②胶囊剂：每粒 100mg。

双香豆素
Dicoumarol

别名 Bishydroxycoumarin

作用用途 本品为香豆素类口服抗凝血药，其抗凝作用机制为竞争性拮抗维生素 K 的作用。可抑制血栓形成，并阻止已形成的血栓扩散。口服吸收慢、不规则、不完全，并受食物影响。用于预防及治疗血管内血栓栓塞性疾病、施行手术或受伤后血栓性静脉炎、肺栓塞、心肌梗死及心房颤动引起的栓塞。适用于需长期维持抗凝者。

用法用量 口服：每次 100mg，首日 2~3 次，以后每次 50mg，每日 1~2 次。65 岁以上老年人应适当减少用量。每 2 月须测定 PT 或 INR 值。小儿常用量应按个体所需进行调整。

注意事项 ①禁忌证：脑出血患者、有出血倾向或血液异常的患者、心包炎和心包积液患者、最近打算进行中枢神经系统和（或）眼部的手术，或者打算进行带有大面积开放表面的创伤性手术的患者、内脏器官肿瘤患者、维生素 K 缺乏者、开放性创伤患者、区域性或腰部阻滞麻醉患者、大脑或主动脉夹层动脉瘤患者、子痫和先兆子痫患者、需进行脊椎穿刺术或者其他能导致不可控制出血的操作的患者、严重肝肾功能不全者、严重高血压患者、活动性消化性溃疡患者、亚急性细菌性心内膜炎患者、孕妇。②慎用：真性红细胞增多症患者、血管炎患者、轻到中度肝或肾功能障碍患者、轻到中度高血压患者、确诊或怀疑患有家族性或临床性蛋白 C 缺乏症者、在任何开口处留置导管或引流管的患者、吸收不良综合征患者、糖尿病或甲状腺疾病患者、严重变态反应和过敏性疾病患者、有胃肠道溃疡病史的患者、感染性疾病或肠道菌群失调的患者、处于整个产后期的妇女、重度营养不良者、维生素 C 缺乏者、结缔组织病患者、

恶病质患者、衰弱者、发热者、活动性肺结核患者、充血性心力衰竭患者、月经过多者、先兆流产者、酒精中毒患者、高脂血症患者、胰腺疾病患者、近期放射治疗后的患者。③药物过量易致出血。常见无症状性血尿和（或）便血、瘀斑、鼻出血、齿龈出血和咯血等。个别患者可出现头昏、恶心、腹泻、皮肤过敏反应、严重持续性头疼、腹疼、背疼等症状。长期使用如突然停药，部分病人于 1~3 个月内可加重冠状动脉闭塞及栓塞形成。④与下列药物有相互作用：保泰松、水杨酸类、羟基保泰松、吲哚美辛、对氨基水杨酸、甲灭酸、氯苯丁酯、水合氯醛、奎宁、奎尼丁、同化激素、氯霉素、四环素类、磺胺类、甲磺丁脲、安妥明、消胆胺、氢氧化镁、氨鲁米特、灰黄霉素、苯巴比妥、苯妥英钠、利福平、维生素 K、口服避孕药、肾上腺皮质激素、雌激素等。⑤本品起效慢，在治疗开始 1~2 日内多与肝素合用。

剂型规格 片剂：每片 50mg。

双香豆乙酯
Ethyl Biscoumacetate

别名 双香豆素乙酯，香豆乙酯，新双香豆素，Biscouron，Caebethoxydicoumarol，Ethyl Biscoumacetatum，Ethyl Dicoumarol，Neodicoumarin，Trombarin，Tromexan

作用用途 本品为香豆素类抗凝药，可抑制依赖维生素 K 的凝血因子Ⅱ、Ⅶ、Ⅸ、Ⅹ 的活化。通过维生素 K 的作用，肝脏微粒体内的羧基化酶能将上述在肝细胞内合成的凝血因子的谷氨酸转变为 γ-双羧基谷氨酸，后者与钙离子结合，才能发挥其凝血活性。口服吸收快而完全。血浆蛋白结合率高，几乎可达 90%。抗凝达峰时间一般为 18~30 小时。主要经肝脏微粒体代谢失活，半衰期约 3 小时。代谢产物经肾随尿排出。用于预防和治疗血栓栓塞性疾病。

用法用量 口服：开始 24 小时内给予 600~900mg，分 2~3 次服用；第 2 日给予 300~600mg，分 2~3 次服用；以后每日 300~600mg，分 2~3 次服用，且应根据凝血酶原时间调整剂量。小儿常用量应按个体所需。

注意事项 ①禁忌证：手术后 3 日内、有出血倾向、严重肝或肾疾病、活动性消化性溃疡、脑、脊髓及眼科手术、孕妇、哺乳期妇女。②慎用：酒精中毒、恶病质、结缔组织疾病、严重糖尿病、各种血液病、充血性心力衰竭、感染性心内膜炎、高血压、高脂血症、发热、病毒性肝炎、肝功能失代偿或肝硬化、胰腺疾病、口炎性腹泻、溃疡性结肠炎、甲状腺功能低下、重度营养不良、维生素 C 或 K 缺乏、近期放射治疗后、肾功能不全。③常引起胃肠道不良反应，如恶心、腹胀、痉挛性腹痛和腹泻。其他不良反应还有头昏、严重持续性头痛、腹痛、背痛等。④其他参见双香豆素。⑤口服本品过量易引起出血。早期过量可表现为牙龈出血、伤口过量渗血、皮肤坏死或紫癜、鼻衄、月经过多等。内出血可表现为

无症状的血尿或便血、麻痹性肠梗阻、咯血、呕血等。

剂型规格 片剂：每片50mg。

醋硝香豆素
Acenocoumarol

别名 醋酸香豆素，醋硝香豆醇，醋硝香豆酮，硝苄丙酮香豆素，硝苄香豆素，心得隆，新抗凝，Acenocoumarin，Acenocoumarolum，Nicoumalone，Sinthrome，Sintroma

作用用途 本品为双香豆素的合成代用品，其化学结构与维生素K相似，可与维生素K发生竞争性拮抗，从而妨碍维生素K的利用，使肝脏中凝血因子Ⅱ、Ⅶ、Ⅸ、Ⅹ的合成受阻。本品为双香豆素类中抗凝效力最强的口服抗凝药。其作用较双香豆素快，但维持时间较短，对合成的凝血因子无作用。口服吸收迅速而完全，口服后36~48小时达抗凝高峰。本品血浆蛋白结合率高，可通过胎盘，但较少进入乳汁。主要经肝脏代谢，其还原形代谢产物也有抗凝作用，抗凝作用可持续2~4日。本品代谢物主要随尿液排出。半衰期约为8~11小时。用于预防和治疗血栓性疾病，如防治静脉血栓、肺栓塞、心肌梗死及心房颤动引起的栓塞。长期维持抗凝，对急性动脉闭塞需先用肝素控制症状，再用本品。

用法用量 口服：首日4~8mg，分次服用，第2日2~4mg。维持量，每日2.5~5mg，分次服用。

注意事项 ①禁忌证：对本品或其他香豆素衍生物过敏、有出血倾向、胃肠道溃疡、严重肾功能不全、分娩或手术后三日内、孕妇、哺乳期妇女、维生素C缺乏、细菌性心内膜炎、血液异常或其他血液病、脑血管出血或大脑颈内动脉-后交通动脉动脉瘤、纤维蛋白溶解活性增强、折返性壁间动脉瘤、严重高血压、心包炎或心包积液、骨性关节炎、先兆流产、子痫或先兆子痫、泌尿生殖系统或呼吸系统溃疡或明显出血。②慎用：酒精中毒、恶病质、结缔组织疾病、充血性心力衰竭、发热、病毒性肝炎、肝功能失代偿或肝硬化、高脂血症、甲状腺功能低下、重度营养不良、维生素C或K缺乏、胰腺疾病、口炎性腹泻、严重糖尿病、严重过敏或变态反应、老年人、肝功能不全、感染或炎症、传染性疾病或肠道菌群紊乱、营养不良或食欲缺乏、月经频多、真性红细胞增多症，严重的脑、骨或肌肉创伤、甲状腺毒症、肿瘤、血管炎。③口服过量可引起出血，最常见的出血部位为皮肤、黏膜、胃肠道、泌尿道，也表现为尿血、齿龈出血、鼻出血、瘀斑和咯血等。偶见头晕、恶心、腹泻、皮肤过敏、严重持续性头痛、背痛、腹痛等。④与下列药物有相互作用：阿司匹林、保泰松、羟基保泰松、甲芬那酸、水合氯醛、氯贝丁酯、磺胺类药、丙磺舒、氯霉素、别嘌呤醇、单胺氧化酶抑制药、甲硝唑、西咪替丁、广谱抗生素、液状石蜡或考来烯胺、奎尼丁、甲状腺素、同化激素、苯乙双胍、丙硫氧嘧啶、二氮嗪、丙吡胺、口服降糖药、磺吡酮、链激酶、尿激酶、制酸

药、轻泻药、灰黄霉素、利福平、格鲁米特、甲丙氨酯、维生素K、口服避孕药和雌激素、肾上腺皮质激素或苯妥英钠等。⑤应用本品期间应避免任何组织创伤。

剂型规格 片剂：每片1mg；4mg。

华法林钠
Warfarin Sodium

别名 苯丙酮香豆素，苄丙酮香豆素，华法林，华福灵，可密定，杀鼠灵，酮苄香豆素，酮苄香豆素钠，Aquadeth，Aquarat，Bana Rat，Bana Mouse，Coumadin，Marevan，Panwarfin

作用用途 本品为间接作用的香豆素类口服抗凝药，通过抑制维生素K在肝脏细胞内合成凝血因子Ⅱ、Ⅶ、Ⅸ、Ⅹ，从而发挥抗凝作用。由胃肠道迅速吸收，进食对吸收无影响，生物利用度为100%。口服后12~24小时起效，抗凝血的最大效应时间为72~96小时，抗血栓形成最大效应时间为6日。适用于需长期持续抗凝的患者。防治血栓栓塞性疾病，防止血栓形成与发展，如防治深静脉血栓、血栓性静脉炎；降低肺栓塞的发病率和死亡率，减少外科大手术（包括骨科手术）、风湿性心脏病、人工心脏瓣膜置换术等的静脉血栓发生率；也用于心肌梗死的辅助用药，如心房颤动伴肺栓塞的治疗、冠状动脉闭塞的辅助治疗。

用法用量 口服：第1~3日，每日3~4mg，3日后可给维持量，每日2.5~5mg。深静脉血栓（DVT）或肺栓塞（PE）：避免冲击治疗，开始两日每日3~4.5mg，第3日根据PT调整剂量或使用维持量，每日2~8mg。

注意事项 ①禁忌证：近期手术及手术后3日内，脑、脊髓及眼科手术者，凝血障碍疾病，严重肝、肾疾病，肝脏或泌尿生殖系统出血、活动性消化性溃疡、脑血管出血及动脉瘤、开放性损伤、心包炎、心包积液、亚急性细菌性心内膜炎、血管炎、多发性关节炎、内脏肉瘤、出血性肉芽肿、严重过敏、维生素C或维生素K缺乏、先兆流产、孕妇。②慎用：恶病质、衰弱或发热、慢性酒精中毒、活动性肺结核、充血性心力衰竭、未控制的恶性高血压、月经过多、精神病。③本品易通过胎盘，可致胎儿畸形。④出血是主要不良反应，偶有恶心、呕吐、腹泻、白细胞减少、粒细胞增高、肾病、瘙痒性皮疹、过敏反应、坏疽、皮肤、皮下组织或其他组织栓塞性发绀，血管炎和局部血栓等，90%病例为妇女，常发生在服药2~10日。⑤与下列药物有相互作用：阿司匹林、保泰松、羟布宗、甲芬那酸、水合氯醛、氯贝丁酯、磺胺类药、丙磺舒、双硫仑、依他尼酸、奎尼丁、甲磺丁脲、氯霉素、别嘌呤醇、甲硝唑、西咪替丁、单胺氧化酶抑制药、水杨酸盐、丙米嗪、广谱抗生素、考来烯胺、链激酶、尿激酶、肾上腺皮质激素、抑制本药吸收的药物、维生素K、口服避孕药和雌激素等。⑥由于本品系间接作用的抗凝药，半衰期长，给药5~7日后疗效才可稳定，故维持量的足够与否必须观察5~7日后

才能判断。

磺吡酮
Sulfinpyrazone

别名 硫氧唑酮，苯磺唑酮，苯磺保泰松

作用用途 本品是保泰松的衍生物，它在体内和血管内具有类似阿司匹林的抑制血小板释放反应和聚集的作用，但较弱。它对血小板 PG 合成酶也有抑制作用，但是是可逆性的。它可延长血小板寿命。此外它还有抑制血小板的黏附作用。它也可抑制血栓形成，对出血时间无影响。多用于缺血性心脏病，临床观察表明他能显著减少新近发生心肌梗死患者在第 1 年内的心源性死亡率（猝死，死于心肌梗死及心力衰竭）。也用于脑血管疾病，可明显降低短暂性脑缺血的发作次数。还可用于防治瓣膜性心脏病的动脉栓塞并发症及预防手术后静脉血栓形成的反复发作（使患者已缩短的血小板寿命恢复正常），如与抗凝剂合用效果更佳。在预防血液透析患者的血栓发生方面也有效。

用法用量 口服：预防心肌梗死后猝死，每次 0.2g，每日 3～4 次。

注意事项 ①禁忌：对阿司匹林过敏者；有溃疡史；水肿；高血压；精神病；癫痫；支气管哮喘；心脏病；肝肾功能不全者。②服药一周以上应检查血象，如出现发热、咽痛、皮疹、黄疸及柏油样大便应立即停药。③长期服用本品可能引发尿结石。④老年人慎用。⑤本品对水杨酸类、吡嗪酰胺、依他尼酸、噻嗪类利尿药及有拮抗作用，不宜合用。

剂型规格 片剂：每片 0.1g。

剂型规格 片剂：每片 2.5mg；3mg；5mg。

苯茚二酮
Phenindione

别名 苯茚双酮

作用用途 本品为茚二酮类口服抗凝血药，其抗凝血作用的机制同华法林。由于用药后有严重逆反作用发生，目前已较少用。口服后 24～48 小时发挥最大抗凝作用，停药后 1～4 日抗凝作用消失。本品经胃肠道吸收，可经乳汁分泌，其代谢机制尚不十分清楚，但其代谢产物可使碱性尿呈现粉红色或橙色。用于血栓性静脉炎、肺栓塞、冠状动脉血栓、手术后血栓等。

用法用量 口服：首日剂量为 200mg，分 1～2 次服用；第二日剂量为 100mg；维持剂量为每日 25～150mg（具体剂量根据凝血试验结果而定），每日 2 次，间隔 12 小时服用。

注意事项 ①禁忌证：脑出血、孕妇、哺乳期妇女、主动脉瘤、急性心包炎、感染性心内膜炎或有其他潜在的出血部位、中度至重度高血压、胃肠道溃疡性疾病、出血性血液异常、严重的肝肾疾病、开放性溃疡伤口、近期脊髓手术或眼部手术。②慎用：血栓性脑梗死患者、

有严重出血性并发症患者、轻度肝肾疾病患者、轻度高血压患者、酒精中毒者、留置引流管的患者、有消化性溃疡史的患者、出疹或发热者、先兆流产者、月经过多者。③不良反应：心血管系统可引起各种自发性出血。胃肠道可出现恶心、呕吐、腹泻、咽喉炎等。皮肤可出现皮疹、瘙痒。过敏反应可致粒细胞缺乏、口腔炎、剥脱性皮炎、肝肾损害、溃疡性结肠炎等，亦有过敏致死的报道。④与下列药物有相互作用：肾上腺皮质激素和苯妥英钠、阿司匹林、保泰松、羟布宗、甲芬那酸、水合氯醛、氯贝丁酯、磺胺类药、丙磺舒、氯霉素、别嘌醇、单胺氧化酶抑制药、甲硝唑、西咪替丁、减少维生素 K 的吸收和影响凝血因子 II 合成的药物（如各种广谱抗生素）、促使本品与受体结合的药物（如奎尼丁、甲状腺素、同化激素、苯乙双胍等）、水杨酸类、前列腺素合成酶抑制药、氯丙嗪、苯海拉明、丙硫氧嘧啶、二氮嗪、丙吡胺、口服降糖药、磺吡酮、制酸药、轻泻药、灰黄霉素、利福平、格鲁米特、甲丙氨酯、维生素 K、口服避孕药和雌激素等。⑤本品现已不推荐用于临床，而多以口服华法林代替；不能与链激酶、尿激酶合用，否则易导致重危出血；发生严重出血时，可静脉注射维生素 K₁ 或输入全血或血浆解救；用药中出现高热、咽炎或皮疹时，是严重中毒的先兆，应立即停药。

剂型规格 片剂：每片 10mg；25mg；50mg。

盐酸噻氯匹定
Ticlopidine Hydrochloride

别名 辰欣，得可乐，敌血栓，力克栓，利旭达，利血达，泰禄达，天新利博，优普荣，玉川通，抵克力得，防聚灵，力抗栓，氯苄吡啶，氯苄匹啶，氯苄噻啶，Candaline，Caudaline，Declot，Panaldine，Ticlid，Ticlodix

作用用途 本品为血小板聚集抑制药。对 ADP 诱导的血小板聚集（包括 I 期及 II 期聚集）有较强而持久的抑制作用。此外，本品还可降低凝血因子 I 浓度和血黏度。上述作用有利于防治血管性疾病。与阿司匹林、双嘧达莫等药不同，不仅抑制血小板聚集激活因子，而且可抑制聚集过程本身。被认为是目前较好的广谱血小板聚集抑制药，能降低脑卒中危险率的抗血小板聚集药。口服后 80% 以上由肠道迅速吸收。由肝脏代谢，其代谢产物随尿液及粪便的排泄率分别为 60%、25%。消除半衰期随年龄和给药方式的影响。停药后出血时间及其他血小板功能多于 1～2 周内恢复正常。用于预防和治疗因血小板高聚集状态引起的心、脑及其他动脉的循环障碍疾病，包括首发与再发脑卒中、暂时性脑缺血发作以及单眼视觉缺失、冠心病、间歇性跛行等。体外循环心外科手术，预防血小板丢失。慢性肾透析，可增强透析器的功能。

用法用量 口服：每次 250mg，每日 2 次，连用 3 日后，改为每日 1 次维持治疗，一般 3 日内即可抑制 ADP

诱导的血小板聚集（达正常值的 50% 以下），或每次 250mg，每日 1 次，连用 3 周后，ADP 诱导的血小板聚集抑制小于 50%。对不稳定型心绞痛患者临床效果不明显者，宜根据 ADP 诱导的血小板聚集抑制率调整剂量。

注意事项 ①禁忌证：对本品过敏者、血友病、近期溃疡病、近期出血或其他出血性疾病患者、出血时间延长者、白细胞总数减少、血小板减少或有粒细胞减少病史者、严重肝功能损害（因凝血因子合成障碍，使用本品会增加出血）患者。②慎用：严重肾功能损害者（因肾清除率降低，导致血药浓度升高，从而加重肾功能损害）、孕妇、哺乳期妇女。③不良反应：消化系统常见胃肠功能紊乱。罕见肝炎、胆汁淤积性黄疸，少数患者可有氨基转移酶轻度升高。血液可见血小板减少、粒细胞减少（少于 $1×10^9/L$）或粒细胞缺乏（少于 $0.2×10^9/L$），多出现于用药后 3 月内。其他可见皮疹、血管神经性水肿、脉管炎、狼疮综合征、过敏性胃病等。④与茶碱、其他血小板聚集抑制药、溶栓药、导致低凝血因子 Ⅱ 血症或血小板减少的药、地高辛、环孢素有不良相互作用。⑤进食时服药，可提高本品的生物利用度，并减少胃肠道反应。⑥对严重肾功能损害的患者，必要时须减少本品剂量；为避免加重出血，择期手术（包括拔牙）前 10~14 日应停用本品。急诊手术时按需要补充血小板，以防术中或术后出血；用药过程中如并发出血，输注血小板可帮助止血。

剂型规格 ①片剂：每片 125mg；250mg。②胶囊剂：每粒 100mg；125mg；250mg。

枸橼酸钠
Sodium Citrate

别名 柠檬酸钠

作用用途 本品的枸橼酸根与血中钙离子形成难解离的可溶性络合物，使血中游离的钙离子减少，而阻止血液凝固。仅用于体外抗凝血。

用法用量 输血时用作体外抗凝剂。每 100ml 全血中加入 2.5% 枸橼酸钠注射液 10ml。

注意事项 大量输血时，应注射适量钙剂，预防低钙血症。

剂型规格 注射剂：每支含枸橼酸钠2.35%~2.65%。

硫酸氯吡格雷
Clopidogrel Hydrogen Sulfate

别名 波立维，硫酸氢氯吡格雷，氯吡格雷，氯吡格雷硫酸氢盐，氯匹多瑞，泰嘉，Clopidogrel，Clopidogrel Bisulfate，Plavix，Talcom

作用用途 本品为血小板聚集抑制药，能选择性地抑制二磷酸腺苷（ADP）与血小板受体的结合，随后抑制激活 ADP 与糖蛋白 GPⅡb/Ⅲa 复合物，从而抑制血小板的聚集。也可抑制非 ADP 引起的血小板聚集。不影响磷酸二酯酶的活性。此外，本品通过不可逆地改变血小板 ADP 受体，使血小板的寿命受到影响。药物主要由肝脏代谢，血中主要代谢产物是羧酸盐衍生物，对血小板聚集无影响。5 日内约 50% 随尿液排泄，约 46% 从粪便排出。用于预防和治疗因血小板高聚集引起的心、脑及其他动脉的循环障碍疾病，如近期发作的脑卒中、心肌梗死和确诊的外周动脉疾病。

用法用量 口服：每次 50mg 或 75mg，每日 1 次，可与食物同服，也可单独服用。

注意事项 ①对本品过敏者、严重肝脏损伤者、近期有活动性出血（如消化性溃疡或颅内出血）者禁用，急性心肌梗死者在发病的最初几日不推荐使用。②不稳定型心绞痛、经皮穿刺冠状动脉内支架安置术、冠状动脉旁路移植术患者、急性缺血性脑卒中、由于创伤、手术或其他病理原因而可能引起出血增多及有出血倾向者、服用易损害胃肠道药（如非甾体类解热镇痛药）的患者、肝肾功能损害者慎用。③不良反应：血液系统常见出血，如紫癜。偶见严重血小板减少。罕见严重中性粒细胞减少或粒细胞缺乏、血栓性血小板减少性紫癜。有报道可引起再生障碍性贫血。胃肠道常见恶心、胃肠道出血、胃炎、食欲缺乏、消化不良、腹痛、腹泻、便秘等，偶见胃及十二指肠溃疡。皮肤常见斑丘疹、红斑疹、荨麻疹、皮肤瘙痒，偶见皮肤黏膜出血。中枢神经系统常见头痛、眩晕和感觉异常等。泌尿生殖系统可出现血尿。其他偶见支气管痉挛、血管性水肿或类过敏性反应、血肿、鼻出血、眼部出血（主要是结膜出血）、颅内出血。④与萘普生、阿司匹林、华法林、肝素、溶栓药、月见草油、姜黄素、辣椒素、黑叶母菊、银杏属、大蒜、丹参等有相互作用。⑤用药期间应监测白细胞和血小板计数。

剂型规格 片剂：每片 25mg；75mg。

达比加群酯
Dabigatran Etexilate

别名 Pradaxa

作用用途本品为一种小分子前体药物，在体内经过代谢后形成活性分子达比加群。后者为强效的、竞争性的、可逆性的凝血酶直接抑制剂。体内体外动物试验表明，静脉输注达比加群或口服本品均具有抗凝、抗血栓作用。口服易吸收，生物利用度为 6.5%，给药后 0.5~2 小时达到血药峰浓度。食物不影响生物利用度，但推迟血药浓度达峰时间 2 小时。血浆蛋白结合率为 65%。平均消除半衰期为 12~14 小时。约 85% 以活性药物原型的形式直接通过尿液排泄，约 6% 从粪便排出。用于髋关节或膝关节置换手术的成年患者，以预防静脉血栓形成（VTE）。

用法用量 口服：每次 220mg，每日 1 次。如伤口已止血，首次用药为 110mg，应于手术后 1~4 小时之间服用，以后每次 220mg，每日 1 次。膝关节置换术维持 10 天，髋关节置换术维持 28~35 天。

注意事项 ①禁忌：对本品或本品种任何辅料过敏者；临床有明显活动性出血的者、具有凝血异常和临床相关出血风险的肝病患者、严重肾功能不全者。②慎用：先天性或后天性出血障碍、血小板减少症或血小板功能障碍、活动期胃肠溃疡性疾病、近期手术或创伤、近期的颅内或脑内出血、近期接受脑、脊柱或眼科手术、细菌性心内膜炎患者、妊娠期妇女及哺乳期妇女。③由于缺乏安全性和疗效方面的数据，本品不推荐用于 18 岁以下的青少年或儿童。④对老年患者（>75 岁）需调整剂量。

剂型规格 胶囊剂：每粒 75mg；110mg。

蝮蛇抗栓酶
Ahylysantinfarctase

别名 Ancrod

作用用途 本品是从蝮蛇蛇毒中分离提取制成，含有精氨酸酶、蛋白水解酶、磷酸二酯酶等多种成分。能增强体内纤维蛋白溶解系统的活性，降低血液黏度，降低血脂浓度，加速血流速度，并能减少血小板数量，抑制其黏附和聚集功能，因而具有去纤、抗凝、溶栓作用。此外，本品还有扩张血管、改善微循环、增加病灶局部供血的作用。本品在肝脏代谢，经肾脏及消化道排泄，24 小时后大部分从体内排出，48 小时排完。消除半衰期为 4 小时。用于脑血栓形成、脑栓塞及脑血栓后遗症等。亦可用于血栓闭塞性脉管炎及大动脉炎、静脉系统血栓形成（如视网膜静脉栓塞）、心肌梗死、肺梗死、断肢（指）再植中抗凝及高凝血症等。

用法用量 ①静脉注射：每次 0.008U/kg 或每次 0.25~0.5U，加入 20~40ml 生理盐水或 5%葡萄糖注射液中缓慢注射。②静脉滴注：每次 0.008U/kg 或每次 0.25~0.5U，每日 1 次，总量不宜超过 0.75U，用生理盐水或 5%葡萄糖注射液 250ml 稀释，滴速以每分钟 40 滴为宜。15~20 次为一疗程，一般用药 1~2 个疗程，重症可用 3 个疗程。2 个疗程无效者可考虑停药。

注意事项 ①禁忌证：凝血机制低下患者、低纤维蛋白原血症患者、脑出血或有出血倾向者、活动性肺结核患者、活动性溃疡患者、亚急性细菌性心内膜炎患者、严重高血压患者、肝功能不全者、肾功能不全者、月经期妇女。②不良反应可见困倦、头痛、发热、出汗及注射局部酸、胀、麻等感觉。大剂量使用可有血小板稍降低。③用药前应做过敏试验，治疗中应密切监测患者病情变化。如治疗过程中患者有出血倾向，应立即停药。④用药期间应定期检查血小板。

剂型规格 注射剂：每支 0.25U；0.4U（2ml）。

链激酶
Streptokinase

别名 德链，法链吉，国大欣通，海贝克栓，链球菌激酶，去链吉，溶栓酶，思凯通，重组链激酶，

Awelysin，Estreptoquinase，Kabikinase，Kabinase，Kinalysin，Plasminokinase，Recombinant Streptokinase

作用用途 本品为间接纤溶酶原激活药，能促进体内纤维蛋白溶解系统的活力，使纤维蛋白溶解酶原转变为活性的纤维蛋白溶解酶，引起血栓内部崩解和血栓表面溶解。静脉给药后迅速分布于全身，15 分钟后主要分布于肝（34%）、肾（12%）、胃肠道（7.3%），血药浓度呈指数衰减。主要从肝脏经胆道排出。药物本身不通过胎盘，与抗体结合后则可通过胎盘。生物半衰期（自活化至溶栓效果的半衰期）约 82~184 分钟。用于治疗血栓栓塞性疾病，如深静脉血栓形成、周围动脉栓塞、急性肺栓塞、血管外科手术后的血栓形成、导管给药所致血栓形成、新鲜心肌梗死、中央视网膜动静脉血栓形成等。

用法用量 静脉滴注：①肺栓塞：初始剂量为 25 万 U，在 30~45 分钟内滴完，然后以每小时 10 万 U 维持 24~48 小时。②深静脉血栓：初始剂量为 25 万 U，在 30~45 分钟内滴完，然后以每小时 10 万 U 滴注 6 小时，每日 4 次，维持 48~72 小时。如血栓范围广而患者能耐受，可滴注 5~7 日；仍不能溶解者则代以肝素抗凝治疗。③视网膜动脉闭塞：本品的溶栓效果较差，需在闭塞 1~2 小时内恢复血流才能使视网膜组织功能恢复。一般须用药 12~24 小时。④心肌梗死：本品 150 万 U 于 30~60 分钟内滴完，之后每分钟给药 3000U，持续 15~150 分钟。溶栓后常以口服华法林预防再梗死。对急性心肌梗死的特殊患者（如体重明显过高或过低），应据具体情况适当增减剂量（按 2 万 U/kg 计）。儿童静脉滴注，初始剂量应根据抗链激酶值的高低而定。维持量根据血容量换算：每 1ml 血容量每小时给药 20U。

注意事项 ①禁忌证：对本品过敏者、任何部位的活动性出血者、中枢神经系统病灶或损伤患者、2 周内接受过心肺复苏的患者、近 2 周有溃疡出血病史、食管静脉曲张及出血性视网膜病变患者、不能排除主动脉夹层动脉瘤的患者、二尖瓣狭窄合并心房颤动伴左房血栓者。②慎用：10 日内曾做手术或有外伤者、消化性溃疡、溃疡性结肠炎或憩室炎患者、有凝血障碍的患者、心房颤动或心内血栓的患者、严重高血压患者、产后 10 日内的妇女、进行性肺空洞性疾病患者、急、慢性肾功能不全者、严重肝病伴出血倾向者、急性皮肤溃疡或黏膜病灶患者、链球菌感染者、亚急性细菌性心内膜炎患者。③对溶解纤维蛋白的特异性低，易产生全身性溶栓并发症。少数患者用药后可能有发热、寒战、头痛、恶心、呕吐等，可给予解热镇痛药对症处理。偶可引起溶血性贫血、黄疸及丙氨酸氨基转移酶升高。静脉滴注时，可出现严重的肩背痛，滴注部位可见静脉炎。④与阿司匹林、吲哚美辛、双嘧达莫、保泰松及其他能显著影响血小板完整性的药物、右旋糖苷、抗凝药、肝素有相互作用。⑤用药前须测定链激酶（即溶栓酶）抗体值、测定出血时间、部分凝血活酶生成时间、凝血酶原时间、凝血酶时间（TT）、血小板计数、血红蛋白、血细胞比容

等，其中 TT 可作为治疗监测。

剂型规格 注射剂：每支 10 万 U；15 万 U；20 万 U；25 万 U；30 万 U；50 万 U；75 万 U；150 万 U。

尿激酶
Urokinase

别名 嘉泰，尿活素，天普洛欣，雅激酶，Abbokinase，Abokinase，Actosolv，Alphakinase，Breokinase，Cultokinase，Purochin，Thrombolase，UK，Ukidan，Urodinase-Green Cross，Urokinasum，Uronase，Winkinase

作用用途 本品为酶类溶血栓药，其本身不与纤维蛋白结合，而是直接作用于血块表面的纤溶酶原，使纤溶酶原分子中的精氨酸 560－缬氨酸 561 键断裂，产生纤溶酶，从而使纤维蛋白凝块、凝血因子Ⅰ、Ⅴ和Ⅷ降解，并分解与凝血有关的纤维蛋白堆积物。此外，内皮细胞和单核细胞表面存在尿激酶受体，可增加尿激酶的催化活性。静脉注射后，纤溶酶的活性迅速上升，15 分钟达高峰，6 小时后仍继续升高。凝血因子Ⅰ降至约 1000mg/L，24 小时后方缓慢回升至正常。在肝脏代谢，少量药物随胆汁和尿液排出体外。体内半衰期约为 20 分钟。肝功能受损者其半衰期有所延长。用于急性心肌梗死、急性脑血栓形成和脑血管栓塞、急性广泛性肺栓塞、肢体周围动静脉血栓、中央视网膜动静脉血栓及其他新鲜血栓闭塞性疾病；眼部炎症、外伤性组织水肿、血肿等；防治人工心瓣替换手术后血栓形成，以及保持血管插管、胸腔及心包腔引流管的通畅等。

用法用量 ①静脉注射：急性脑血栓和脑栓塞、外周动静脉血栓：每日 2 万～4 万 U，溶于 20～40ml 氯化钠注射液中，分 1～2 次给药。疗程为 7～10 日，剂量可根据病情增减。眼科：每日 0.5 万～2 万 U，疗程为 7～10 日，可根据病情增减剂量。②静脉滴注：急性脑血栓和脑栓塞、外周动静脉血栓：每日 2 万～4 万 U，溶于 5% 葡萄糖氯化钠注射液或低分子右旋糖酐注射液 500ml 中，分 1～2 次给药。疗程为 7～10 日，可根据病情增减剂量。急性心肌梗死：每日 50 万～150 万 U，溶于 0.9% 氯化钠注射液或 5% 葡萄糖注射液 50～100ml 中，于 30～60 分钟内均匀滴入，可依患者体重及体质情况调整剂量。肺栓塞：首剂 4000U/kg，于 30～45 分钟滴注完，继以 4000U/（kg·h）静脉泵入（也有用 100 万～150 万 U 的用法），持续 24～48 小时。深静脉血栓：首剂 4000U/kg，于 30～45 分钟滴入，继以每小时 4000U/kg 维持溶栓 48～72 小时。眼科：每日 0.5 万～2 万 U，疗程为 7～10 日，可根据病情增减剂量。防治人工心瓣替换手术后血栓形成：每次 4400U/kg，用生理盐水稀释后静脉滴注 10～15 分钟，维持量每小时 4400U/kg，直至瓣膜功能正常。③经眼给药：结膜下或球后注射，常用量 150～500U，疗程为 7～10 日。④冠状动脉滴注：急性心肌梗死：20 万～100 万 U，溶于 0.9% 氯化钠注射液或 5% 葡萄糖注射液 20～60ml 中，按 1 万～2 万 U/min 的速度滴入。⑤导管插入、动脉给药：先以 4000U/min 给药，直到出现顺行性血流后可减量为 2000U/min，1 小时后再减至 1000U/min，直至动脉血流正常。⑥胸腔注射：1 万～25 万单位，用灭菌注射用水按 5000U/ml 稀释后注入胸腔。⑦心包腔注射：1 万～25 万单位，用灭菌注射用水按 5000U/ml 稀释后注入心包腔。

注意事项 ①禁忌证：近期（14 日内）有活动性出血、手术、活体组织检查、心肺复苏、不能实施压迫的血管穿刺及外伤者、出血性疾病或有出血倾向、进展性疾病患者、有出血性脑卒中病史者、细菌性心内膜炎、左房室瓣病变伴房颤且高度怀疑左心腔内有血栓者、有难以控制的高血压或不能排除主动脉夹层动脉瘤者、对扩容和血管加压药无反应的休克患者、糖尿病合并视网膜病变、低凝血因子Ⅰ血症患者、意识障碍者、严重的肝肾功能障碍者。②凝血障碍者慎用。③可引起出血；可见头痛、恶心、呕吐、食欲缺乏、疲倦、丙氨酸氨基转移酶（ALT）升高、血细胞比容中度降低等；少见发热（本品无抗原性）、未完全溶解的栓子脱落、过敏反应；偶见过敏性休克。④与肝素合用，可抑制本品的活性，如需联用，两者应间隔 2～3 小时。大剂量与口服抗凝药合用，可能加重出血的危险，故两者不宜联用。⑤不宜做肌内注射。

剂型规格 注射剂：每支 500U；1000U；5000U；1 万 U；2 万 U；5 万 U；10 万 U；20 万 U；25 万 U；50 万 U；150 万 U；250 万 U。

注射用重组人尿激酶原

别名 普佑克，Recombinant Human Prourokinase for Injection

作用用途 本品用于急性 ST 段抬高性心肌梗死的溶栓治疗。本药应在症状发生后时间窗内尽可能早期使用。

用法用量 静脉注射或静脉滴注：用于急性 ST 段抬高性心肌梗死治疗，一次用量 50mg。先将 20mg（4 支）注射用重组人尿激酶原用 10ml 0.9% 氯化钠注射液溶解后，3 分钟内静脉推注完毕，其余 30mg（6 支）溶于 90ml 生理盐水，30 分钟内静脉滴注完毕。注：加入 0.9% 氯化钠注射液后轻轻翻倒 1～2 次，不可剧烈摇荡，以免注射用重组人尿激酶原溶液产生泡沫、降低疗效。治疗过程中同时使用肝素者，应注意肝素滴注剂量，并监测 aPTT 值。aPTT 值应控制在肝素给药前的 1.5～2.5 倍为宜。

注意事项 ①如同其他溶栓药物，用药时要权衡预期治疗效果和可能出现的危险。例如，老年患者颅内出血危险性增加，而老年患者治疗效益也会增加，因此要权衡治疗利弊。②在禁忌证中未曾提及的出血倾向，本品的用量不要超过 50mg，否则会引起颅内出血的概率增高。③重复用药的经验有限。④本品使用前建议做以下检测，如凝血时间、凝血酶原时间、活化的部分凝血活酶时间。⑤孕妇禁用。⑥哺乳期妇女用药未做相关试验，请遵医嘱使用。⑦儿童用药：未做相关试验。⑧年龄大于75周岁的病人慎用。⑨本品不能与其他药物混合，既不能用于同一输液瓶，也不能应用同一输液管道（包括肝素）。⑩不良反应是出血，只有少部分病人出现瘀斑，鼻衄和齿龈出血，但不需要特殊治疗；胃肠道，泌尿生殖器或腹膜后腔出血极少，罕有报告颅内出血；如果出现明显内脏出血尤其是脑出血时，应该停止溶栓治疗。偶见心律失常，可用标准抗-心律失常措施处理。? 健 w 一般不会引起过敏反应。如发生过敏反应，应停止滴注并给予相应的治疗。本品是一种对纤维蛋白有选择的溶栓药物，因此对凝血系统影响轻微，一般不用给予凝血因子。

剂型规格 注射剂：每支5mg（50万IU）

东菱精纯抗栓酶
Defibrin

别名 东菱迪芙，东菱精纯克栓酶，东菱克栓酶，DF-521

作用用途 本品是由巴西茂基蝮蛇的蛇毒中分离、精制的一种酶，主要为丝氨酸蛋白酶。是一种纤维蛋白酶样蛋白分解酶，可选择性地分解凝血因子Ⅰ，而对纤维蛋白以外的凝血因子、血小板数量及功能、出血时间无影响，故对人体的危险性小。具有增强纤溶系统活性、改善血液流变学、改善血流动力学、明显保护神经细胞的作用。静脉给药后，主要分布于肝脏、肾脏、血液中。大部分代谢产物随尿液排泄。用于急性缺血性脑血管疾病（包括短暂性脑缺血发作），慢性动脉闭塞症（如闭塞性血栓脉管炎、闭塞性动脉硬化症）伴缺血症状，突发性耳聋及振动病患者的末梢循环障碍。

用法用量 静脉滴注：首次剂量为10BU，以后维持剂量可减为5BU，隔日1次，先用生理盐水100～250ml稀释后，静脉滴注1～1.5小时。对给药前凝血因子Ⅰ浓度大于400mg/ml、重度突发性耳聋患者，首次剂量为20BU，以后维持剂量可减为5～10BU。通常疗程为1周，必要时可增至3～6周。急性脑梗死患者，首次剂量为10BU，另二次各为5BU，隔日1次，共3次。使用前用250ml生理盐水稀释，静脉滴注1小时以上。此后应由其他治疗脑梗死药物继续治疗。一般治疗急性缺血性脑血管病3次为一疗程，治疗突发性耳聋必要时可延长至6周，但在延长治疗期，剂量应为每次5BU，隔日1次。

注意事项 ①禁忌证：对本品过敏或有本品过敏史者、有出血倾向或出血史者、术后7日内的患者、使用抗纤溶药、抗凝药或抗血小板药的患者、乳头肌断裂、心室中隔穿孔患者、多脏器功能衰竭者、心源性休克患者、严重肝、肾功能不全者、哺乳期妇女。②慎用：对其他药有过敏史者、消化性溃疡或有消化性溃疡史者、严重脑血管后遗症患者、有重度意识障碍并可能行气管切开术者、高龄患者、孕妇。③可引起轻度不良反应，如头痛、头晕、头重感、恶心、呕吐、荨麻疹、发热、

全身不适、创面出血、注射部位出血、大便潜血阳性、氨基转移酶升高。如患者有动脉或深部静脉损伤时，可能引起血肿。④与水杨酸类药、其他抗凝药、血小板抑制药等合用，可能会增加出血倾向或使止血时间延长。本品能生成Des-A纤维蛋白聚合物，可能引起血栓栓塞，故与溶栓药合用应谨慎。⑤本品稀释后宜立即使用，静脉滴注速度宜缓慢。用药时应注意：避免进行星状神经节封闭、动脉或深部静脉穿刺检查或治疗，以免引起血肿；避免进行手术（包括拔牙）；避免参与可能引起创伤的工作。用药后如发生出血或可疑出血时，应终止给药，必要时可输血治疗。⑥用药前及用药期间应进行凝血因子Ⅰ、血小板聚集功能等检查。

剂型规格 注射剂：每支0.5BU（5ml），10BU（1ml）。

蚓激酶
Lumbrokinase

别名 百奥，博洛克，乐佰欣，普恩复，Bolucke，Lumberokinase，Lumbrokinasum

作用用途 本品可降低凝血因子Ⅰ含量、缩短优球蛋白溶解时间、降低全血黏度、增加组织型纤溶酶原激活物（t-PA）活性、降低纤维蛋白溶血酶原激活物抑制活性、增加纤维蛋白降解产物等。口服易吸收，服药后40～80分钟即可发挥作用，半衰期为1.5～2.5小时。用于缺血性脑血管病，使过高的凝血因子Ⅰ和血小板凝集率降低，可改善症状并防止病情发展。

用法用量 ①口服：每次2粒（胶囊8000UK单位或肠溶片60万U），每日3次，3～4周为一疗程。可连服2～3个疗程，也可连续服用至症状好转。②静脉滴注：每次2500～5000U，每日1次。

注意事项 ①对本品过敏者禁用。②有出血倾向者、儿童、孕妇、哺乳妇女慎用。③本品不良反应较少，个别患者出现头痛、头晕、皮疹、皮肤瘙痒、嗜酸性粒细胞增多、消化道反应。④与抑制血小板功能的药物有协同作用，使后者的抗凝作用增强。⑤口服制剂必须在饭前（宜在饭前半小时）服用；急性出血患者不宜使用。尚无药物过量的报道，如药物过量出现出血，可采取对症治疗。

剂型规格 ①片剂：每片30万U。②胶囊剂：每粒4000UK单位（6000TPA单位）。③注射剂：每支5000U。

吲哚布芬
Indobufen

别名 吲哚布洛芬，易抗凝，K3920，K-3920，Indobufenum，Ibustrin

作用用途 本品是一种异吲哚啉基苯基丁酸衍生物，为血小板聚集的抑制剂。口服吸收迅速。血浆蛋白结合率大于99%，主要在肝脏代谢，75%的药物以葡萄糖醛酸结合物形式随尿排泄，部分以原形排出，半衰期为6～8小时。用于动脉硬化所致的缺血性心、脑血管和周围

血管病变；静脉血栓形成、血脂代谢障碍等；血液透析或体外循环手术时预防血栓形成；用于维持移植通畅率。

用法用量 口服、肌内注射或静脉注射：每次 100~200mg，每日 2 次，餐后服用。65 岁以上老年患者及肾功能不全者每天以 100~200mg 为宜。

注意事项 ①对本品过敏者、出血性疾病患者、凝血功能低下患者、孕妇、哺乳期妇女禁用。②胃肠道活动性病变者、过敏性体质者、肾功能不全者、月经期妇女、老年患者慎用。③常见恶心、呕吐、消化不良、腹痛、便秘、头痛、头晕、皮肤过敏反应、齿龈出血及鼻出血等。如出现荨麻疹样皮肤过敏反应，应立即停药。少数病例可出现胃溃疡、胃肠道出血及血尿。④与下列药物有相互作用：水合氯醛、保泰松等非甾体抗炎药、阿司匹林、广谱抗生素、扩血管药、格列吡嗪、巴比妥等。⑤正使用非甾体抗炎药的患者慎用。应避免将本品与其他抗凝血药同时应用。

剂型规格 ①片剂：每片 200mg。②注射剂：每支 200mg（2ml）。

阿昔单抗
Abeiximab

别名 抗血小板凝聚单克隆抗体，Centrox，Reopro

作用用途 本品选择性阻断血小板糖蛋白 Ⅱb/Ⅲa 受体，从而防止纤维蛋白原，血小板凝集因子（VWD）、玻璃体结合蛋白及纤维蛋白结合素与激活的血小板结合。本品是一种带有精氨酸-甘氨酸-天门冬氨酸合成的肽，按顺序与血小板糖蛋白 Ⅱb/Ⅲa 受体结合。本品不是与天门冬氨酸位点结合，而是阻断大分子进入受体（通过空间障碍和/或结构形态的作用）。本品为嵌合性单克隆抗体 7E3 的碎片，它与血小板表面的糖蛋白 Ⅱb/Ⅲa 受体结合，以阻断纤维蛋白原，VWD 因子和其他有黏性的分子与受体位点结合从而抑制血小板聚集，防止血栓形成，堵塞血流而致心肌梗死。本品是抗血栓，防止心悸急性缺血的辅助药物，用于经皮穿刺冠状血管形成术或动脉粥样硬化切除术，为防止患者突然发生冠状血管堵塞引起心肌急性缺血的辅助治疗。对正在进行的血管形成术有抗血栓形成的活性并可预防血管再狭窄的发生。

用法用量 静脉滴注：在血管形成术前 10min，由静脉滴注本品按 250μg/kg，滴注 1min 以上，然后以 10μg/min 滴入，维持 1 小时。

注意事项 ①禁用：由于本品会增加出血的危险，故有以下情况者禁用：急性内出血；近期内（6 周内）胃肠道出血或泌尿道出血；2 年内的脑意外损伤；脑损伤出现的明显的神经系统缺陷；有出血倾向；7 天内口服抗凝药（除非凝血时间低于对照组的 1.2 倍）；（血小板减少症<100000cells/μl）；近期内（6 周内）做过大的外科手术或有严重损伤；颅内肿瘤；动静脉畸形或动脉瘤；严重未控制高血压；有脉管炎史；对本品或鼠蛋白过敏者。②由于本品有抑制血小板凝集的作用，故在与其他

影响凝血的药物合用时要谨慎。这些药物包括：溶血栓药、口服抗凝药、非甾体抗炎药及双嘧达莫等。③以下情况需加用本品（虽会增加出血危险）：PTCA 后 12h 发生急性心肌梗死；手术时间延长（70min 以上）；手术失败。④肝素抗凝药会增加出血风险。⑤若出现严重出血，应立即停用本品和肝素。

剂型规格 注射剂：每支 5ml。

藻酸双酯钠
Alginic Sodium Diester

别名 诚珍，尔正先，海那，破栓开塞，仙诺，欣百昌，元杰，Paskins，Poly Saccharide Suffate Sodium

作用用途 本品为类似肝素样作用的海洋药物，能防治缺血性心血管疾病。本品可增加红细胞表面的阴电荷，抑制红细胞之间的黏附或红细胞与管壁之间的黏附，降低血液黏度，稀释红细胞或聚解作用。有抗凝、降血脂、扩张血管、抑制血小板聚集和改善微循环的作用。主要用于缺血性脑病、心血管疾病，如脑血栓、脑动脉硬化、中风、高血脂、高血压、冠心病等的防治。也可用于治疗弥散性血管内凝血和慢性肾小球肾炎。

用法用量 ①口服：每次 50~100mg，每日 3 次。②静脉滴注：每日 1~3mg/kg 体重。临用前将本品 100~150mg 加于 5% 葡萄糖注射液 500~1000ml 内，混匀后缓慢滴注，滴速每分钟不超过 20 滴，每日 1 次，10 日为 1 个疗程，痊愈后口服维持。

注意事项 ①有出血倾向或有出血性疾病者、严重肝、肾功能不全者禁用。②本品禁用于肌内注射或静脉注射。③有消化道反应、关节肌肉疼痛、局部性水肿、肢端皮肤潮红、四肢麻木肿胀、肝功能升高、咽喉水肿、阴道流血及过敏性反应等。上述反应常见于用量过大或滴速过快时。

剂型规格 ①片剂：每片 50mg。②注射剂：每支 100mg。

阿替普酶
Alteplase

别名 阿太普酶，阿特普酶，爱通立，艾通立，栓体舒，重组人组织型纤溶酶原激活物，重组组织型纤溶酶原激活剂，组织纤溶酶原激活剂，组织纤维蛋白溶酶原激活剂，组织型纤维蛋白溶酶原激活剂，组织型纤维蛋白溶酶原激活药，Actilyse，Actilysum，Actiplas，Activacin，Activase，Alteplasum，Boehr，Genente，Human Tissue-Type Plasminogen Activator，Plasminogen Activator，Recombinant Human Tissue Type Plasminogen Activator，Recombinant Tissue Plasminogen Activator，rt-PA，Tissue Plasminogen Activator，TPA

作用用途 本品为血栓溶解药，主要成分是糖蛋白，含 526 个氨基酸。可通过赖氨酸残基与纤维蛋白结合，并激活与纤维蛋白结合的纤溶酶原，使之转变为纤溶酶，

这一作用较其激活循环中的纤溶酶原更强。因本品选择性地激活血栓部位的纤溶酶原，故不产生应用链激酶时常见的出血并发症。此外，可抑制血小板活性。静脉给药治疗急性心肌梗死时，可使阻塞的冠状动脉再通。静脉注射后迅速自血中清除。用药5分钟后，给药量的50%自血中清除；10分钟及20分钟后，体内剩余药量分别占给药量的20%及10%。药物主要在肝脏代谢。主要用于急性心肌梗死。也可用于肺栓塞。还可用于急性缺血性脑卒中、深静脉血栓及其他血管疾病。

用法用量 ①静脉注射：每次50mg，用灭菌注射用水溶解成浓度为1mg/ml的药液静脉注射。②静脉滴注：每次100mg，于生理盐水500ml中溶解后，在3小时内按以下方式滴完：前2分钟先注入本品10mg，以后60分钟内滴入50mg，最后120分钟内滴完余下的40mg。

注意事项 ①禁忌证：近10日内发生严重创伤或进行过大手术者、未能控制的严重原发性高血压、出血性疾病、近期有严重内出血、脑出血或2月内曾进行过颅脑手术者、颅内肿瘤、动静脉畸形或动脉瘤患者、出血体质者、急性缺血性脑卒中可能伴有蛛网膜下腔出血或癫痫发作者。②慎用：食管静脉曲张者、口服抗凝药者、70岁以上患者、产后14日内妇女、细菌性心内膜炎患者、急性胰腺炎患者、急性心包炎患者、脑血管疾病患者、高血压患者、活动性经期出血者、感染性血栓性静脉炎患者、严重肝功能障碍者。③不良反应：最常见出血，其他为心律失常（用于治疗急性心肌梗死时，血管再通期间可出现再灌注心律失常，如加速性室性自主心律、心动过缓或室性期前收缩等。心律失常的发生率和静脉滴注链激酶时相似）、血管再闭塞、膝部出血性滑膜囊炎、癫痫发作、过敏反应。④不宜与其他药物配伍静脉滴注，不能与其他药物共用一条静脉通路。每日最大剂量不宜超过150mg，否则可增加颅内出血的危险性。如出现注射给药部位出血，不影响继续用药，若发现出血迹象则应停药。

剂型规格 注射剂：每支20mg；50mg。

帕米普酶
Pamiteplase

作用用途 本品体外试验显示，有溶解血凝块作用。体内血栓模型给药有溶解血栓作用，本品有效血药浓度维持时间比同类药阿泰普酶长，可以达到一次快速静注溶解血栓的目的。本品与血纤维蛋白块及凝血块有很强的结合性，且能增加纤溶酶原活性。另外，本品对冠状动脉血栓模型亦有改善心脏功能的作用，可抑制梗死的发展。本品有延长出血时间倾向及降低血压作用。本品为组织纤维溶酶原激活剂，属长效溶血栓药，能溶解急性心肌梗死造成的冠状动脉血栓（发病后6h以内用药有效）。

用法用量 静脉注射：成人：6.5万IU/kg，约1min内单次静脉注射，给药时用生理盐水或注射用水溶解后

使用，本品尽量在发病早期给药。

注意事项 慎用：高龄者，特别是75岁以上高龄患者（脑出血危险性高）；体重减轻者（副作用发生率高）；近期内做过大手术、器官生化监测、血管穿刺的患者；活动性结核患者；经期、分娩、流产或早产后患者；糖尿病性出血性视网膜症及其他出血性眼病患者；左心房内血栓患者；严重肝损害、肾损害患者；亚急性细菌性心内膜炎患者；对本品或蛋白制品有过敏史者。

剂型规格 注射剂：每支260万IU；520万IU。

度替普酶
Duteplase

别名 索克洛特，Solclot

作用用途 本品可将存在于血浆中的纤溶酶原活化成纤溶酶，促进纤维蛋白的溶解。本品对纤溶酶原的活化作用，在纤维蛋白存在的情况下可增强400倍以上。为证明急性心肌梗死时本品对冠状动脉血栓的溶解，进行了本品对家兔、大鼠及犬的血栓溶解作用及对急性心肌梗死模型的作用观察。本品通过静脉连续给药，显示有促进动脉及静脉血栓溶解，减轻血栓引起组织损害的作用。本品的临床用量可使各种动物由血栓引起闭塞的冠状动脉血流再开通，从而使心肌梗死的面积缩小。用于溶解急性心肌梗死患者的冠状动脉血栓（发病后6h以内）。

用法用量 静脉注射：本品以注射用水1ml溶解，再以生理盐水或5%葡萄糖注射液50~200ml稀释静滴，3000万IU/次在60分钟内缓慢滴完。

注意事项 ①禁用：过敏、严重高血压、正在出血以及2个月以内颅内或脊髓施行过手术或损伤的患者和颅内肿瘤、动静脉畸形、动脉瘤患者。②本品由静脉给药使用。应于冠状动脉造影确诊血栓形成后再用本品。若冠状动脉造影困难时，发生剧烈胸痛和心电图ST段升高，而且给予冠状血管扩张剂也不能缓解胸痛的患者可以应用，但必须在发病6小时以内给药。③应用本品须在心脏间监护病房或具有抢救设备的医疗单位进行，在心电监护和密切观察全身情况下使用，出现意外情况应适当处置。④应用本品可能引起脑出血等严重情况。对75岁以上的老人应用本品时，需注意有无出血（用药中及用药后），并反复进行血液凝血功能的检查。注意对穿刺部位的护理以防止穿刺部位出血。为防止发生再堵塞，可应用肝素，但不可混入本品使用，而是在本品之后应用。⑤由于冠状动脉血栓溶解，血流再通时，往往出现心律失常，故需严密观察，及时进行适当处理。用药前应仔细询问有无误过敏史并进行皮肤过敏试验，再次应用本品需注意发生过敏反应，一旦发生，立即停药，适当处置。⑥对于孕妇，只有利益大于风险时才可应用。哺乳期妇女必须应用时，应停止哺乳。⑦溶解后立即使用。

剂型规格 注射剂：每支500万IU；1000万IU。

孟替普酶
Monteplase

作用用途 本品体内、体外试验表明，对各种血栓模型显示溶血栓作用。由于本品在血中消除半衰期长，因此同类药物作用持续时间要长。本品可单次静脉推注，与纤维蛋白及血栓的结合作用约为同类药替索激酶和阿替普酶的1/3。用于急性心肌梗死发病后溶解冠状动脉血栓（6h内）。

用法用量 静脉注射：成人27500IU/kg，注射时按每8万IU以1ml生理盐水溶解，以每分钟注入10ml（80万IU）的速度给药。本品应尽可能在发病早期给药。

注意事项 ①出血患者禁用。②本品适用于冠状动脉造影确诊的血栓，但也适用于冠状动脉造影困难时，剧烈胸痛伴有心电图明显的ST段升高，且使用扩血管药无效的患者。③使用本品应密切注意患者心电图变化，血流再通时极易发生心律失常，尤其室颤，室性心动过速等，发现情况及时处理。④本品是t-PA制剂中出血的不良反应发生率较高的新药，尤其是注意脑出血。凡在10d内进行过大手术、脏器活检、动脉穿刺、外伤者、消化道出血、活动性肺结核、月经期及分娩、流产、早产不足10天者、糖尿病性或其他出血性眼病患者、严重肝、肾功能损害者均需注意。⑤为防止冠状动脉再通后的闭塞，静脉点滴肝素应在使用本品6h以后控制使用。⑥本品临床试验期中因前壁心肌梗死发生心脏破裂、室中隔穿孔及心包积液心包填塞等严重不良反应者，都是65岁以上的患者，因此本品慎用。⑦本品为蛋白制剂，再次用药不能排除发生休克的可能性，必须应用时须密切观察并做抗休克的准备。

剂型规格 注射剂：每支40万IU；80万IU；160万IU。

那替普酶
Nateplase

别名 重组纤溶酶原活化因子，Milyzer，Tepase

作用用途 本品为人血液中微量存在的组织型纤溶酶原激活剂（t-PA），对血液的纤溶因子无大影响，但在血栓局部可有效地溶解血栓。其中单链型t-PA与双链型t-PA相比，与纤维蛋白的亲和性强，可见在血栓局部活化的纤维蛋白原。本品为基因重组的单链t-PA血栓溶解剂，对急性心肌梗死的冠状动脉血栓的溶解有良好的效果。其主要药理作用如下：①对纤维蛋白的亲和性：本品比双链t-PA的亲和性大1.2～1.3倍；②本品在无纤维蛋白存在的情况下，与双链t-PA具有同样的纤维蛋白原活化作用，而在无纤维蛋白存在的情况下（纤维蛋白原存在）的纤维蛋白原活化作用约为双链t-PA的1/2；③对血液中纤溶因子的影响：临床使用本品接近血浆中正常浓度时，血浆中纤维蛋白原、Q2-抗纤溶酶、纤维蛋白原量的减少明显轻于双链t-PA时所见的纤维

蛋白原量的减少，应用本品则未发现；④动物体内实验表明，本品对犬的冠状动脉血栓，呈剂量依赖性血栓溶解作用，同时可缩小心肌梗死的范围，可见心脏功能的改善。适用于发病6h以内急性心肌梗死的冠状动脉血栓溶解。

用法用量 静脉注射：通常成人为30万IU/kg，使用时先用100ml注射用生理盐水或5%葡萄糖注射液稀释，其中10%快速（1～2min内）注入，其余部分注射液在1h内滴完。本品尽可能在发病后早期应用。

注意事项 ①本品可引起脑出血，必须慎重选择适应证。75岁以上老人常伴有高血压、糖尿病，尤易发生脑出血，应慎用给药。②要充分注意有无出血。应用前及应用中、应用后要仔细观察，为早期发现出血，应多次进行血凝系统检查。充分注意穿刺部位的出血。为防止发生再凝和栓塞，应用本品后常用肝素，因为即使单用也可能引起出血，所以必须密切监护，尤其在动脉穿刺时。③本品适用于冠状动脉造影，确诊血栓形成后给药，但施行冠状动脉造影有困难时，发现剧烈胸痛伴有心电图明显的ST升高，而且冠脉血管扩张剂不能缓解胸痛的患者可以给药。

剂型规格 注射剂：每支300万IU；600万IU；900万IU。

那沙普酶
Nasaruplase

别名 组织培养原尿激酶，Thrombolyse

作用用途 本品为尿激酶的前体药（原尿激酶），对纤维蛋白亲和力强，主要在血栓部位被转变为尿激酶而溶解血栓，因而它主要作用于血栓局部，而对全身的凝血系统影响轻微。尿激酶早已被广泛应用于血栓溶解疗法，包括对心肌梗死的治疗。大量局部应用尿激酶确实可使冠状动脉血栓溶解而提高栓塞的冠状动脉再通率。但大量全身使用就会引致全身纤溶活性增高，引起血液循环中纤维蛋白原及各种凝血因子的分解，而常发生出血倾向。因此，研制了不引起全身纤溶活化、凝血因子分解而只限于在血栓局部使纤溶活化的新型血栓溶解剂那沙普酶。用于急性心肌梗死，可溶解冠状动脉的血栓。

用法用量 冠状动脉内注射：通常在心肌梗死发病6h内，以本品6000U溶于80ml生理盐水或葡萄糖注射液中，以2ml/min的速度注入冠状动脉内。

注意事项 同时使用其他抗凝药及血小板凝集抑制剂或其他抗血栓药物者慎用本品。

剂型规格 注射剂：每支500U（加入血清蛋白50mg）。

替来激酶
Tisokinase

作用用途 本品为糖蛋白，含526个氨基酸。它可通过其赖氨酸残基与纤维蛋白结合，并激活与纤维蛋白结

合的纤溶酶原转变为纤溶酶，这一作用显著强于其激活循环中的纤溶酶原。由于本品选择性的激活与纤维蛋白结合的纤溶酶原，因而不产生应用链激酶时常见的出血并发症。用于急性心肌梗死和肺栓塞。

用法用量 静脉滴注：①将本品 50mg 溶于灭菌注射用水中，使溶液浓度为 1mg/ml，静滴。②将本品 100mg 溶于注射用生理盐水 500ml 中，在 3h 内按以下方式滴完，即前 2min 先注入本品 10mg，以后 60min 内滴入 50mg，最后 120min 内滴完所余的 40mg。

注意事项 禁用：出血性疾病、近期内有严重内出血、脑出血或 2 个月内曾进行过颅脑手术者、10d 内发生严重创伤或做过大手术者、严重未能控制的原发性高血压、细菌性心内膜炎和急性胰腺炎。

剂型规格 注射剂：每支 50mg。

安克洛酶
Ancrod

作用用途 本品为马来西亚蛇毒制剂，其作用可使血液中纤维蛋白原转变为纤维蛋白多肽 A 及不稳定的单体，在体内不产生凝块，随后迅速溶解而清除，能使体内纤维蛋白原消耗，凝血时间延长。有去纤、溶栓及抗凝作用。适用于深部静脉血栓、肺梗死、脑血栓、视网膜中心静脉血栓和周围动脉闭塞等。

用法用量 静脉注射或皮下注射：成人每次 1mg，每日 2 次，可根据纤维蛋白量来调节剂量。

注意事项 ①禁忌：各种出血性疾病、恶性高血压、溃疡病出血、肝肾功能不全及血小板减少者。②出血症状不良反应占 5%，其次有头痛、发热及荨麻疹等，减量或停药症状可消失。

剂型规格 注射剂：每支 1mg。

瑞替普酶
Reteplase

别名 派通欣，Rapilysin，Repilysin，Retavase

作用用途 本品是一种重组纤溶酶原激活药。通过将纤维蛋白溶解酶原激活为纤溶蛋白溶解酶，降解血栓中的纤维蛋白，发挥溶栓作用。本品可降低心肌梗死后的死亡率。静脉给药起效时间为 30 分钟，达峰时间为 30~90 分钟。主要通过肾脏清除，半衰期为 11~16 分钟。用于成人由冠状动脉梗死引起的急性心肌梗死的溶栓、肺栓塞的溶栓治疗，能改善心肌梗死后的心室功能，并能改善早期再灌注，通畅冠状动脉。

用法用量 静脉注射：每次 10MU，弹丸注射 2 次。每次 10MU 溶于 10ml 注射用水中，缓慢注射 2 分钟以上，两次间隔为 30 分钟。

注意事项 ①禁忌证：对本品过敏者、活动性内脏出血患者、有脑血管意外史者、2 月内曾有颅脑或脊柱手术或外伤者、颅内肿瘤、动静脉畸形或动脉瘤患者、出血体质者、未能控制的严重高血压患者。②慎用：对其

他纤溶酶原激活药过敏者、先前曾行非压缩性血管穿刺的患者、近 10 日内接受过大手术者、脑血管疾病患者、新近（10 日内）消化道或泌尿道出血者、新近（10 日内）外伤者、收缩压高于 24kPa 或舒张压高于 14.7kPa 的高血压患者、高度可能存在左心血栓的患者、急性心包炎患者、亚急性细菌性心内膜炎患者、止血功能障碍患者、糖尿病引起的出血性视网膜病变或其他出血性眼病患者、败血症性栓塞性静脉炎或严重感染部位存在动静脉瘘患者、严重肝肾功能不全者。③不良反应：最常见出血，包括颅内、腹膜后、消化道、泌尿道、呼吸道、穿刺或破损部位出血。可引起再灌注性心律失常、出现恶心、呕吐、发热、呼吸困难及低血压。④与下列药物有相互作用：茴香、阿魏胶、布枯、红三叶草、胡芦巴、当归、阿司匹林、双嘧达莫、低分子量肝素、覆盆子、红醋栗、墨角藻、菠萝蛋白酶、小檗树、山金车、猫爪草、丁香油、姜黄素、蒲公英、益母草、黄芪、辣椒素、月见草、芹菜、大蒜、大黄、丹参、黄芩、绣线菊、甘草、卡法根、香胶树脂、银杏、生姜、小白菊、维生素 K 拮抗药等。⑤本品应在出现症状后尽早使用。给药后应备治疗心动过缓、室性兴奋性增高的抗心律失常药物。99% 的患者在溶栓治疗期间同时使用肝素，本品与肝素有配伍禁忌。可以预先监测凝血因子 I 的浓度，避免出血的发生。

剂型规格 注射剂：每支 5MU。

人活化蛋白 G
Xigris

作用用途 本品为基因重组的人活化蛋白 G。通过抑制凝血因子 Ⅴa 和 Ⅷa 而发挥抗血栓作用。适应于死亡危险性高的成年严重脓毒血症（脓毒症相关的急性器官功能障碍）患者。

用法用量 静脉输液泵给药：滴注速度每小时 24μg/kg 体重，总用药时间 96 小时，连续滴注。如果中断输液，再重新输注时速度应当为每小时 24μg/kg 体重，不主张逐渐增加剂量。建议：体重 60kg 患者 24 小时给药量为 25mg，分两次给药。

注意事项 ①合并应用治疗剂量的肝素；7 天内使用抗血栓药治疗；3 个月内发生缺血性中风、颅内动脉、静脉畸形或动脉瘤；血小板计数 $< 30000 \times 10^6/L$；已知为出血素质的患者及慢性重症肝病患者；孕妇及哺乳期妇女、儿童慎用。②3 个月内患出血性疾病或导致出血的疾病（尤其颅内疾病）应禁用。

剂型规格 注射剂：每支 5mg；20mg。

降纤酶
Defibrase

别名 克塞灵，去纤酶，去纤维蛋白酶，Catholen，Defibrinogenase，Defrine，DF-Neptun

作用用途 本品系长白山白眉蝮蛇或尖吻蝮蛇蛇毒

中提取的丝氨酸蛋白酶单成分制剂。通过降低血浆凝血因子Ⅰ浓度、降低血液黏度和抗血小板聚集，从而起到抗凝的作用。本品还促使阿替普酶由内皮细胞释放，并增强其活性；减少纤维蛋白溶解酶原激活剂抑制因子的数量，并降低其活性；使纤维蛋白溶解酶原转化为活性的纤维蛋白溶酶；降低全血黏度，抑制红细胞凝集，使血管阻力下降，改善微循环，使红细胞通过时间缩短，起到疏通血管、溶解血栓的作用。用于四肢血管病（如血栓闭塞性脉管炎、雷诺综合征、股动脉栓塞）、脑血管病（如短暂脑缺血发作、脑栓塞、脑梗死），还可用于肺栓塞、心肌梗死、预防心肌梗死及不稳定型心绞痛再复发。也用于血液高黏状态、高凝状态、血栓前状态。还可用于突发性耳聋。

用法用量 **静脉滴注**：急性发作期：每次10U，每日1次，连用3~4日。非急性发作期：首剂量10U，维持剂量5~10U，每日或隔日1次，2周为一疗程。

注意事项 ①对本品过敏者、正在使用其他纤维蛋白溶解药、抗凝药或抗血小板药的患者、严重肝肾功能不全者、乳头肌断裂、心室中隔穿孔、心源性休克或其他多脏器功能衰竭者、有出血倾向或出血疾病史者、术后不久的患者禁用。②有药物过敏史或过敏体质者、有消化性溃疡史者、70岁以上老年患者、有脑血栓后遗症者慎用。③可出现头痛、头晕、头重感，偶有瘀斑、瘙痒、牙龈出血、鼻出血、荨麻疹、一过性丙氨酸氨基转移酶及天门冬氨酸氨基转移酶升高等，严重者可致过敏性休克。④与抗凝血药、水杨酸类药合用，可增强本品的作用，从而引起意外出血。与抗纤溶药合用，可拮抗本品的作用，故两者禁止联用。⑤儿童用药的安全性尚未确定，不宜使用。孕妇或计划妊娠的妇女用药应权衡利弊。哺乳期妇女用药期间应暂停哺乳。⑥静脉滴注时，应注意控制滴速。使用本品前，先用适量灭菌注射用水溶解后，再用0.9%氯化钠注射液（100~250ml）稀释。配好的药液应立即使用。

剂型规格 注射剂：每支5U；10U；20U（2ml）。

葡激酶
Staphylokinase

别名 施爱克，依立通，重组葡激酶，Recombinant Staphylokinase

作用用途 本品是一种136个氨基酸的单链蛋白质，是纤维蛋白特异性的溶栓药物。其与血浆中纤溶酶原形成复合物，激活纤溶系统，促使纤溶酶原转化为纤溶酶，特异性地降解纤维蛋白，溶解血栓。静脉滴注，15分钟内在体内迅速分布，30分钟达血药峰浓度，出现峰反应时间为90分钟。在血液中含量多，在肾、脾、肝、心、胃等组织中含量均低。尿和胆汁是本品主要排泄途径，消除半衰期为67.94 ± 21.39分钟。用于成人冠状动脉血栓引起的急性心肌梗死的溶栓治疗。

用法用量 **静脉滴注**：每次10mg（500000U）以

50ml生理盐水溶解，30分钟内滴入。

注意事项 ①禁忌证：对本品过敏者、两周内曾有创伤、外科手术、不能实施压迫的血管穿刺、分娩及器官活体组织检查者、两周内发生过胃肠道或泌尿道出血、糖尿病性出血性视网膜病及其他活动性出血者、有脑血管意外史者、未能控制的高血压患者、止凝血功能障碍患者、颅内肿瘤、动静脉畸形或动脉瘤患者、左心血栓（如二尖瓣狭窄伴心房颤动）患者、感染性心内膜炎患者、急性心包炎患者、有脑卒中史的患者、孕妇、哺乳期妇女、中至重度肝肾疾病患者。②慎用：脑血管疾病患者、败血症性栓塞性静脉炎或严重感染部位存在动静脉瘘患者。③常见出血（24%），可见穿刺部位皮肤瘀斑、胃肠道出血、泌尿生殖道出血、呼吸道出血甚至颅内出血。可见心律失常，如心动过缓、心动过速、室性期前收缩或室颤等；可因溶栓后血栓脱落发生栓塞性并发症，如肺栓塞、脑栓塞；偶见胆固醇栓塞及溶血性贫血、发热、寒战、皮疹、发痒和低血压等过敏反应；可引起肝功能损害。

剂型规格 注射剂：每支5mg（250000U）。

重组人纤溶酶原激活质
Recombinant Human Plasminogen Activator

别名 Recombinant Human Plasminogen，Actiles

作用用途 本品为抗血栓形成药，可直接将纤维蛋白溶酶原激活为纤维蛋白溶酶。本品与纤维蛋白的亲和力很高，与纤维蛋白结合后被激活，即可诱导纤维蛋白溶酶原转化为纤维蛋白溶酶，导致纤维蛋白块溶解。但本品对凝血系统各组成成分的全身作用很弱，因此预期用药后总的出血倾向并不增加。静脉给药后，迅速自血中清除。用药5分钟后，给药量的50%自血中清除；10分钟及20分钟后，体内剩余给药量分别占给药量的20%及10%。药物主要在肝脏代谢。用于发作6小时内的严重心肌梗死（用以分解纤维蛋白）。

用法用量 **静脉滴注**：总剂量为70~100mg。

注意事项 ①禁忌证：有出血倾向或口服抗凝药患者、高血压、细菌性心内膜炎及最近6个月内发生过脑卒中者、结肠炎、食管静脉曲张及最近3个月内经证实的十二指肠溃疡或胃溃疡患者、原因不明的急性头痛或视力障碍患者、进行过心脏按压、外伤及最近2周内进行过手术者、已有转移的恶性疾病及主动脉瘤患者、70岁以上患者、孕妇及产后14日内妇女。②血液系统可出现凝血障碍，并有出血现象、血细胞比容及血红蛋白下降，偶见或罕见鼻出血。消化系统常有恶心，偶见或罕见呕血、焦油状大便及便血。泌尿系统偶见或罕见血尿。心血管系统偶见心律失常，罕见血压下降。其他可见注射部位出血，偶见体温升高，罕见有危及生命的颅内出血或腹膜后血肿。③与口服抗凝药合用，可能增加出血的危险。④本品无抗原性，故可重复给药。治疗期间及治疗停药后应严密观察患者，一旦发生不良反应，应进行对症处理或抢救。

剂型规格 ①注射剂：每支 20mg；50mg。

替罗非班
Tirofiban

作用用途 本品主要成分为替罗非班，它是一种非肽类的血小板糖蛋白 IIb/IIIa 受体的可逆性拮抗剂，该受体是与血小板聚集过程有关的主要血小板表面受体。替罗非班阻止纤维蛋白原与糖蛋白 IIb/IIIa 结合，因而阻断血小板的交联及血小板的聚集。替罗非班注射液与肝素联用，适用于不稳定型心绞痛或非 Q 波心肌梗死病人，预防心脏缺血事件。同时也适用于冠脉缺血综合征病人进行冠脉血管成形术或冠脉内斑块切除术，以预防与经治冠脉突然闭塞有关的心脏缺血并发症。

用法用量 静脉滴注：本品可与肝素联用，从同一液路输入。①不稳定型心绞痛或非 Q 波心肌梗死：本品与肝素联用由静脉输注，起始 30 分钟滴注速率为每分钟 0.4μg/kg，起始输注量完成后，继续以每分钟 0.1μg/kg 的速率维持滴注。可按说明书中的体重调整剂量。②血管成形术/动脉内斑块切除术：本品与肝素联用由静脉输注，起始推注剂量为 10μg/kg，在 3 分钟内推注完毕，而后以每分钟 0.15μg/kg 的速率维持滴注。可按体重调整剂量表来调整剂量。本品维持量滴注应持续 36 小时。以后，停用肝素。如果病人激活凝血时间小于 180 秒应撤掉动脉鞘管。严重肾功能不全病人：本品的剂量应减少 50%（参见注意事项、病人特点等）。

注意事项 ①对本品过敏者禁用。②禁用于有活动性内出血、颅内出血史、颅内肿瘤、动静脉畸形及动脉瘤的患者。③禁用于那些以前使用替罗非班出现血小板减少的患者。④下列病人慎用：近 1 年内出血，包括胃肠道、泌尿生殖道出血；已知的凝血障碍、血小板异常或血小板减少病史；血小板计数小于 150000/mm^3；1 年内有脑血管病史；近期硬膜外手术；1 个月内的大的外科手术或严重躯体创伤史；病史、症状或检查结果为壁间动脉瘤；严重的未控制的高血压者；急性心包炎；出血性视网膜病；慢性血液透析者。⑤不良反应：颅内出血、腹膜后出血、心包积血、肺泡出血和脊柱硬膜外血肿；致使性出血罕见。

剂型规格 ①注射剂：每支 50ml：12.5mg；100ml：5.5mg；250ml：12.5mg。②盐酸替罗非班氯化钠注射液：100ml（替罗非班 5mg 和氯化钠 0.9g）。③盐酸替罗非班葡萄糖注射液：250ml（替罗非班 12.5mg 和葡萄糖 12.5g）。

前列地尔
Alprostadil

别名 保达新，比法尔，勃乐斯，凯时，凯威捷，普康喜，前列地尔 E$_1$，前列腺素 E$_1$，赛而，Alprostadilum，Alprostar，Caverject，Edex，Edex Duo，Liple，PGE$_1$，Prostaglandin E$_1$，Prostaglandine E$_1$，Prostandin，Prostavasin，Prostin VR，Prostine，Prostivas，Rigidur，Rigidur Duo，Vasoprost，Viridal Duo

作用用途 本品系外源性前列腺素 E$_1$，是一种血管扩张剂及抑制血小板聚集剂，与内源性前列腺素 E$_1$ 有区别。前列腺素 E$_1$ 存在于不同种属哺乳动物的组织和体液中，具有广泛的药理活性，如舒张血管、抑制血小板聚集、抑制胃肠道分泌、刺激肠和子宫平滑肌等。用于慢性动脉闭塞症，如血栓闭塞性脉管炎、慢性动脉粥样硬化症所致的肢体慢性溃疡、微血管循环障碍所致的四肢静息性疼痛；先天性心脏病中暂时性的维持动脉血管开放，如动脉导管未闭的新生儿有充血性心力衰竭时，用本品可缓解低氧血症，保持导管血流以等候手术治疗时机；血管外科手术及体外循环时防止血栓形成；心绞痛、心肌梗死、视网膜中央静脉血栓等；治疗勃起功能障碍，可局部注射或采用本品尿道栓剂。

用法用量 ①静脉滴注：血栓闭塞性脉管炎、慢性动脉闭塞症：每日 100～200μg，15～20 日为一疗程。心绞痛、心肌梗死等：每日 100～200μg，重症可适当增加用量，每日数量 400μg，15 日为一疗程。视网膜中央静脉血栓：静脉滴注，每日 200μg，血管外科手术及体外循环时抗凝：为维持低血压，可每分钟 2.5～10μg（或每分钟 0.05～0.2μg/kg）。肾功能不全时剂量：静脉滴注治疗应从 20μg 开始，滴注时间为 2 小时，每日 2 次。根据临床具体情况，在 2～3 日内将剂量增加到上述推荐的常规剂量。肾功能不全或有心脏病的患者其滴注液体量应限制在每日 50～100ml，并且宜用输液泵滴注。②静脉注射：每次将 10μg 本品用 10ml 生理盐水稀释后，直接静脉注射，每日 1 次。③动脉滴注：视网膜中央静脉血栓，每日 200μg，效果好于静脉滴注。④阴茎海绵体内注射：勃起功能障碍，每次 10～20μg。⑤尿道给药：尿道栓剂，首次应用从最小剂量开始，以能使阴茎勃起为目的。一般用药后 5～10 分钟即可见效，药效可持续约 30～60 分钟，每日 1 次。

注意事项 ①下列情况禁用：对本品有过敏史者、孕妇及准备妊娠的妇女、严重心力衰竭患者、有呼吸窘迫综合征的新生儿、患有镰刀状细胞贫血、血小板增多症及红细胞增多症者、多发性骨髓瘤患者、有静脉血栓倾向或高血黏滞度者禁用。本品尿道栓剂（可能导致阴茎异常勃起）不适合性交者以及患有阴茎异常、尿道狭窄或龟头炎及各种急、慢性尿道炎者。②下列情况慎用：心功能不全患者、青光眼或眼压增高者、活动性胃溃疡或既往曾出现胃溃疡并发症者、间质性肺炎或怀疑有肺水肿、肺浸润的患者、有严重慢性阻塞性通气障碍者、阴茎植入假体者、有肝功能损害或肝脏疾病的病人、正在接受抗凝治疗的患者、有出血倾向的新生儿、脊髓损伤患者、需进行阴茎检查者。③心血管系统可出现面红、胸闷、心动过速、室上性期前收缩及血压下降等，少数病人在使用本品时可出现肺水肿或全心衰竭。偶见休克。

④神经系统可有头晕、头痛、疲劳，偶可引起麻木感。⑤胃肠道可出现食欲减退、腹胀、腹泻等，偶有腹痛、呕吐、便秘等。⑥泌尿生殖系统可有一过性尿道或睾丸轻微疼痛，也可见尿道烧灼感或出血、睾丸肿胀、尿频、尿急、排尿困难等。阴茎海绵体注射后可出现阴茎疼痛、阴茎异常勃起，阴茎注射局部还可出现淤血、水肿或纤维化。⑦本品仅用于对症治疗；注射液需新鲜配制，稀释后必须在 2 小时内使用，24 小时内用完，残留液不能再用，也不能使用冻结的药品；不能与注射液以外的药物（如明胶制剂等血浆增容剂）混合使用；每支尿道栓剂只能使用 1 次；应用期间应警惕发生低血压症状，应采取改变给药速度、停药等适当措施，疗程不得超过 4 周。

剂型规格 ①注射剂：每支 5μg（1ml）；10μg（2ml）；20μg（2ml）；30μg；100μg；200μg。②尿道栓剂：每枚 0.125mg；0.25mg；0.5mg；1mg。

贝前列素钠
Beraprost Sodium

作用用途 本品具有抗血小板作用和扩张血管、增加血流量作用。本品可抑制血小板聚集和血小板黏附，能抑制聚集诱导物质引起的人血小板聚集，对人血小板凝集块有溶解作用。本品可以提高安静时组织内氧分压，缩短肢体缺血试验的缺血恢复时间，用激光多普勒方法可测出皮肤血流量的增加。适用于改善慢性动脉闭塞性疾病引起的溃疡、间歇性跛行、疼痛和冷感等症状。

用法用量 口服：成人，每次 40μg，每日 3 次，饭后服。

注意事项 ①妊娠或可能妊娠的妇女禁用。②出血的患者（如血友病、毛细血管脆弱症、上消化道出血、尿路出血、咯血、眼底出血等患者等患者服用本品可能导致出血增加）禁用。③下列情况慎用：正在使用抗凝血药、抗血小板药、血栓溶解剂的患者、月经期妇女、有出血倾向患者。④哺乳期妇女服药时应停止哺乳。⑤儿童用药安全性尚不明确。⑥老年患者服用时应注意用药量。⑦每日服药 180μg 时其不良反应发生率会增加。⑧严重不良反应：出血倾向、休克、间质性肺炎、肝功能低下、心绞痛、心肌梗死。其他不良反应：过敏、头痛、头晕、恶心、腹泻、腹痛、胃溃疡、转氨酶升高、黄疸、心率加快、心悸、血压下降、甘油三酯升高、胸闷、耳鸣、背痛、咳嗽、脱毛等。

剂型规格 片剂：每片 20μg；40μg。

依前列醇
Eproprostenol

别名 环依前列烯醇，前列环素，前列环素 I_2，前列环素钠，依前列醇钠，Cycloprostin，Epoprostenol，Eproprostenol Sodium，Flolan，Prostacyclin，Prostacyclin Sodium，

Prostaglandin I_2

作用用途 本品为血管内产生的一种天然前列腺素，为血管扩张药及抗血小板聚集药。可直接舒张肺动脉和全身动脉血管。抗血小板聚集，防止血栓形成。其抗血小板聚集的作用机制可能为本品激活腺苷酸环化酶，而使血小板内环磷酸腺苷（cAMP）浓度上升所致。本品不稳定，在体内迅速分解为 6-酮-前列腺素 $F_{1\alpha}$。其代谢产物较稳定，但生物活性较弱。本品经肾随尿液排泄，是否经乳汁分泌尚不明确。半衰期为 2~3 分钟。用于心肺分流术、血液透析等，可替代肝素作为抗血小板药以防止高凝状态；严重周围血管性疾病（如雷诺综合征）、不稳定型心绞痛、心肌梗死、顽固性心力衰竭、多器官衰竭、血小板消耗性疾病等和原发性肺动脉高压及硬皮病合并肺动脉高压。如常规治疗效果不好，可静脉给予本品长期治疗。

用法用量 静脉滴注：每分钟 5μg/kg，应临时配制，滴注时间视病情而定。

注意事项 ①对本品过敏、有出血倾向、因严重左心室收缩功能障碍所致的充血性心力衰竭患者、用药初期出现肺水肿者禁用。②严重冠状动脉疾病患者、肾衰竭及肺功能衰竭患者、糖尿病患者（可能引起高血糖症）慎用。③不良反应：常见低血压、心动过速、面部潮红、头痛等，其发生率随剂量及滴注速度加大而增加；也可见恶心、呕吐、胃部不适、胃痉挛、血糖升高、嗜睡、胸痛等。④与其他抗血小板或抗凝药合用，可增加出血的危险性。与利尿药、抗高血压药或其他扩血管药合用，可使血压明显下降。⑤因老年患者肝、肾和心功能降低，或伴发其他疾病及使用其他药物，故用药剂量应谨慎，通常开始宜给予小剂量。尚不清楚本品是否经乳汁分泌，哺乳妇女慎用。⑥粉针剂应临用时配制，必须使用专用的无菌稀释液重溶，不得使用其他注射液或药物重溶；重溶后的溶液也不得与其他注射液或药物混合使用。应避免突然停药或大幅度减少用量，否则可能出现与肺动脉高压相关的反跳症状（如呼吸困难、眩晕、衰弱）。

剂型规格 注射剂：每支 500μg（附甘氨酸缓冲液 50ml）。

阿司匹林
Aspirin

别名 巴米尔，醋柳酸，乙酰水杨酸，Acetylsalicyhic Acid，Bamyl

作用用途 本品为环氧化酶（即 PG 合成酶）抑制剂。能使环氧化酶甲基化，而永远失活。因血小板无核细胞，不能制造新的环氧化酶，而血小板的环氧化酶对阿司匹林特别敏感，小剂量本品即可抑制血小板内血栓素 A_2（TXA_2）形成。但血管内皮细胞可产生新的环氧化酶，且此环氧化酶对本品不敏感，故小剂量本品不抑制血管内皮细胞前列环素（PGI_2）形成，可抑制血小板聚

集，能明显减少周围动脉内阻塞性血栓的形成。用于防治动脉血栓形成，对弥散性血管内凝血 DIC 的高凝血期可辅助肝素作抗凝治疗。

用法用量 口服：每次 40~120mg，每日 1 次。

注意事项 ①严重肝损害、胃及十二指肠溃疡、哮喘者及孕妇禁用。②手术前 1 周的患者应停用，以防出血。

剂型规格 ①片剂：每片 25mg；40mg。②缓释片剂：每片 50mg。③泡腾片剂（巴米尔）：每片 0.1g；0.3g；0.5g。④缓释胶囊剂：每粒 50mg。

双嘧达莫
Dipyridamole

别名 达尔健，联嘧啶氨醇，哌醇定，潘生丁，骈啶氨醇，双嘧啶氨醇，双嘧啶哌胺醇，双嘧哌醇胺，Anginal，Cardoxin，Dipyridamolum，Persantin，Stimolcardio，Viscor

作用用途 本品为抗血小板聚集药及冠状动脉扩张药，可抑制血小板第一相和第二相聚集。高浓度（50μg/ml）时可抑制胶原、肾上腺素和凝血酶所致的血小板释放反应。口服后迅速吸收。少量药物可透过胎盘屏障，分布于乳汁。血浆蛋白结合率 97%~99%。药物在肝内与葡萄糖醛酸结合后排入胆汁，进入小肠后被再吸收入血，故作用较持久。尿中排泄量很少。半衰期为 2~3 小时。主要用于香豆素类抗凝药的辅助治疗，以增强抗栓疗效；血栓栓塞性疾病及缺血性心脏病，如慢性冠脉循环功能不全、心肌梗死等，还可用于弥散性血管内凝血。静脉制剂可用于心肌缺血的诊断性试验（双嘧达莫试验）。

用法用量 ①口服：心脏人工瓣膜患者的长期抗凝治疗：每日 400mg（与华法林合用），分 3 次给药。血栓栓塞性疾病：片剂，每次 100mg，每日 400mg。如与阿司匹林合用，则根据后者剂量调整本品用量，总量控制在每日 100~200mg。如口服阿司匹林每日 1000mg，则本品剂量不能超过每日 100mg。缓释胶囊，每次 200mg，每日 2 次，单用或与阿司匹林合用。慢性心绞痛、防止血栓形成：每次 25~50mg，每日 3 次，饭前 1 小时服用。②肌内注射：防止冠心病发展：每次 10~20mg，每日 1~3 次。③静脉注射：防止冠心病发展：同肌内注射。④静脉滴注：防止血栓形成：每次 30mg，每日 1 次。使用粉针剂时，应先用 5% 葡萄糖注射液 250ml 稀释。双嘧达莫试验：本品每分钟 0.142mg/kg 静脉滴注，用药维持 4 分钟。

注意事项 ①对本品过敏者，休克患者禁用。②低血压、有出血倾向、冠心病患者慎用。③本品不良反应与剂量有关。不良反应持续或不能耐受者少见，停药后可消除。常见头痛、头晕、眩晕、恶心、呕吐、腹部不适、腹泻、面部潮红、皮疹、荨麻疹、瘙痒。偶有肝功能异常。罕见心绞痛、肝功能不全。长期大量用药可致出血倾向；用于治疗缺血性心脏病时，可能发生"冠状动脉窃血"，导致症状恶化。④与阿司匹林合用，有协同作用；与肝素、香豆素类药、头孢孟多、头孢替坦、普卡霉素或丙戊酸等合用，可加重低凝血酶原血症，或进一步抑制血小板聚集，引起出血。⑤对孕妇、哺乳期妇女用药尚未进行适当的对照研究，使用应权衡利弊，应慎用。⑥除葡萄糖注射液外，本品不宜与其他药物混合注射。

剂型规格 ①片剂：每片 25mg。②缓释胶囊剂：每粒 25mg。③注射剂：每支 5mg；10mg；20mg。④双嘧达莫氯化钠注射剂：每支 100ml（含双嘧达莫 10mg，氯化钠 900mg）。

达唑氧苯
Dazoxiben

作用用途 本品可选择性地抑制血栓素 A_2（TXA_2）合成酶，作用较咪唑强；对前列环素（PGI_2）合成酶也有较弱的抑制作用。服药后，血小板的花生四烯酸代谢明显被抑制，血小板的丙二醛生成减少，血浆中血栓素 B_2（TXB_2）降低。口服后吸收良好。本品以原形和代谢产物经肾排泄。用于外周血管疾病及雷诺综合征。

用法用量 口服：每日 400~800mg。

注意事项 偶见恶心、头痛和心率加快。

剂型规格 片剂：每片 50mg；100mg。

类肝素
Heparinoid

别名 磺酸酯粘多糖（多磺酸粘多糖），美得善，喜疗妥霜剂，Hirudoid Cream

作用用途 本品含有从动物脏器提取的黏多糖肝磷脂，具有抗血栓生成、消炎、止痛、改善患处血液循环、吸收渗出液、消除水肿、促进组织复原的作用。药性温和，易于吸收，无刺激性。主要用于血管栓塞、静脉曲张、表浅静脉炎、注射部位局部疼痛、淋巴腺炎、乳腺炎、软化疤痕等。

用法用量 外用：每日 1~2 次。敷摩入皮。如需要可适当增加剂量。用于声波和电离子渗透疗法。在应用于电离子渗透疗法时将乳膏涂于阴极。

注意事项 ①禁忌：对乳膏任何成分或肝素高度过敏者、开放性伤口和破损的皮肤。②不能直接涂抹于破损的皮肤和开放性伤口，避免接触眼睛或黏膜。③由于本品中含有对羟基苯甲酸，除非在医学监控下，不推荐在孕期或哺乳期应用。

剂型规格 乳膏剂：每支 14g，含肝磷脂 25000IU。

血栓通
Xueshuantong

别名 田七人参，血栓通注射液

作用用途 本品主要成分为三七总皂苷。活血祛瘀，扩张血管，改善血液循环。本品适用于急性缺血性脑血管疾病：脑血栓、脑栓塞、短暂性脑缺血、脑出血后遗症、脑络瘀阻引起的中风偏瘫、心脉瘀阻引起的胸痹心痛、脑梗死、冠心病、心绞痛。内耳功能障碍疾病：老年血管性耳聋、耳鸣等。眼科疾病：视网膜中央静脉阻塞，青光眼，玻璃体出血，挫伤性前房出血等。周围血管血流障碍疾病：血栓闭塞性脉管炎等。也可用于治疗病毒性肝炎。

用法用量 ①口服：每次1粒，每日3次。②肌内注射：每次2~5ml，每日1~2次。③静脉注射：每次2~5ml，以氯化钠注射液20~40ml稀释后使用，每日1~2次。④静脉滴注：每次2~5ml，每日1~2次。用10%葡萄糖注射液250~500ml稀释后使用。

注意事项 ①本品偶有过敏反应，如皮疹等。②遇冷可能析出结晶，可置50~80℃热水中溶解，放冷至室温使用。

剂型规格 ①胶囊剂：每粒0.18g（含三七总皂苷100mg）。②注射剂：每支70mg（2ml）；100mg（2ml）；250mg（5ml）。

复方血栓通
Fufang Xueshuantong

作用用途 本品主要成分为三七、黄芪、丹参、玄参，能活血化瘀，益气养阴，可有效改善微循环、降低血液黏度、促进纤溶、缩短凝血时间、抗血栓，提高缺氧耐受力。用于治疗血瘀兼气阴两虚证的视网膜静脉阻塞。症见视力下降或视觉异常、眼底瘀血征象、神疲乏力、咽干、口干等症。以及用于血瘀兼气阴两虚证的稳定性劳累型心绞痛，症见胸闷痛、心悸、心慌、气短乏力、心烦口干者。

用法用量 口服：①滴丸剂：每次30丸（900mg），每日3次。②软胶囊剂：每次1粒，每日3次。③胶囊剂：每次3粒，每日3次。

注意事项 孕妇慎用。

剂型规格 ①滴丸剂：每丸30mg。②胶囊剂：每粒0.5g；0.74g。

血塞通注射液
Xuesaitong Zhusheye

组成 欣瑙泰

作用用途 本品主要成分为三七总皂苷，可活血祛瘀，通脉活络，能增加脑血管流量，扩张脑血管，改善血流动力学，对脑缺血后海马CA_1区的迟发性神经元损伤有明显的保护作用。能抑制血栓形成，提高t-PA活性。有延长凝血时间的作用，对缺氧所致的脑损伤具有保护作用。用于中风偏瘫、瘀血阻络证，动脉粥状硬化性血栓性脑梗死、脑栓塞、视网膜中央静脉阻塞见瘀血阻络证者。

用法用量 ①肌内注射：每次100mg，每日1~2次；

②静脉注射：每次200mg，每日1次，用25~50%葡萄糖注射液40~60ml稀释后缓慢注射。糖尿病患者可用0.9%氯化钠注射液代替葡萄糖注射液稀释后使用；亦可用其他适当注射液稀释后使用，如甘露醇注射液等，15天为一疗程，停药1~3天后可进行第二疗程。③静脉滴注：每次200~600mg，以5%~10%葡萄糖注射液250~500ml稀释后缓缓滴注；粉针临用前加专用溶剂溶解，每日1次。

注意事项 ①孕妇慎用。脑血管破裂者、出血性脑血管病急性期、驾驶员和高空作业人员禁用。②不良反应偶见咽干、头昏和心慌和皮疹症状，停药后均能恢复正常。偶见过敏反应。③颜面皮肤潮红：轻微头胀痛不影响本品使用。若出现严重不良反应，应立即停药，并进行相应处理。

剂型规格 注射剂：每支50mg（2ml）；100mg（2ml）；200mg；250mg；400mg。

复方阿魏酸钠阿司匹林胶囊
Compound Sodium Ferulate and Aspirin Capsules

别名 复方阿魏酸胶囊，丽珠利脉，Natrii Perulatis Conpositae

作用用途 本品是含有阿魏酸钠、乙酰水杨酸、脑益嗪、维生素B_1的复方制剂。临床用于防治缺血性脑血管疾病，如短暂性脑缺血发作、脑缺血性中风、脑动脉硬化等。

用法用量 口服：每次1粒，每日3次。连服1个月为1疗程，停药1周后可继续服下一个疗程。

注意事项 溃疡病、有出血倾向的患者、高空作业者和驾驶员慎用。

剂型规格 胶囊剂：每粒含阿魏酸钠50mg，乙酰水杨酸20mg，脑益嗪25mg，维生素B_1 100mg。

阿那格雷
Anagrelide

别名 盐酸阿那格雷，Agrylin，Anagrelide Hydrochloride，Thromboreductin，Xagrid

作用用途 本品是降血小板药，其具体作用机制尚不明确，可能是通过减少巨核细胞过度成熟而减少血小板生成。高于降血小板剂量给药时，本品可抑制血小板聚集，机制是抑制环磷腺苷磷酸二酯酶活性，使血小板环腺苷一磷酸浓度下降。口服生物利用度为75%。食物可使本品曲线下面积轻度减少，达峰浓度时间延迟2小时。表观分布容积为12L/kg。药物大部分在肝脏代谢，已知4种有活性的代谢产物。本品肾脏排泄率为72%~90%。用于治疗原发性血小板增多症（国外资料）。

用法用量 口服：成人，起始剂量为每次0.5mg，每日4次；或每次1mg，每日2次。1周后可进行剂量调整，但每周中日剂量最多增加0.5mg。最大剂量不超过每日 10mg，单剂量不超过每次 2.5mg；**6 岁以上儿童**，起始剂量为 0.5mg，顿服，1 周后可进行剂量调整，但每周日剂量最多增加 0.5mg，最大剂量不超过每日 10mg，单剂量不超过每次 2.5mg。

注意事项 ①对本品过敏者、严重肝功能损害患者禁用。②心血管疾病患者、肾功能不全（肌酐超过 0.2mg/L）者、轻、中度肝功能损害患者慎用。③不良反应：心血管系统可见心悸、胸痛、心动过速、周围性水肿、血管扩张、心力衰竭、脑血管意外、心肌梗死、心肌病、心肌肥大、完全性房室传导阻滞、心包炎及心室颤动。中枢神经系统可见头痛（44.5%）、晕眩（15%）、感觉异常（7%）、癫痫发作、梦魇及注意力涣散；呼吸系统可见呼吸困难（11%），有报道出现肺部浸润、肺纤维化、肺动脉高压及咳嗽；肌肉骨骼系统可见肌无力（22%）；胃肠道可见腹泻（24%）、腹痛（17%）、恶心（15%）、胃肠胀气（11%）、呕吐（7%）、消化不良（6%）、胰腺炎、胃溃疡及十二指肠溃疡；血液系统可出现贫血、血小板减少、瘀斑及淋巴瘤。有引起出血、血栓形成的个案报道；对血红蛋白、白细胞计数、网织红细胞计数、凝血酶原时间（PT）及出血时间无显著影响；皮肤可见皮疹、荨麻疹（8%）。④应在治疗第 1 周每隔 2 日及在达到维持剂量前至少每周 1 次监测血小板计数。

剂型规格 胶囊剂：每粒 0.5mg；1mg。

奥扎格雷钠
Ozagrel Sodium

别名 奥泽格瑞，奥扎格雷，丹奥，丹仑，桔普宝，桔善宝，橘善宝，晴尔，Cataclot, Ozagrel, Ozagrelum, Unblot

作用用途 本品能选择性地抑制血栓烷合成酶，从而抑制血栓烷 A_2 的产生和促进前列环素（PGI_2）的产生，改善两者间的平衡，最终抑制血小板聚集和减轻血管痉挛，改善大脑局部缺血时的微循环和能量代谢障碍。药物大部分在 24 小时内随尿液排泄，代谢物几乎没有药理活性。受试者半衰期最长为 1.93 小时，停药后 3 小时内均可测到血药浓度。用于治疗急性血栓性脑梗死和脑梗死伴发的运动障碍，改善蛛网膜下腔出血手术后的脑血管痉挛状态及伴发的脑缺血症状。

用法用量 **静脉滴注**：①治疗急性血栓性脑梗死和**脑梗死伴发的运动障碍**：每次 80mg，每日 2 次，连续静脉滴注，2 周为一疗程。使用注射剂前，需先用 500ml 生理盐水或 5% 葡萄糖注射液稀释。②改善蛛网膜下腔出血手术后的脑血管痉挛状态及伴发的脑缺血症状：每日 80mg，于生理盐水或葡萄糖注射液中稀释后，24 小时连续滴注，连用 2 周。可根据年龄及症状酌情调整剂量。

注意事项 ①禁忌证：对本品过敏者，脑出血、脑梗死并发出血、大面积脑梗死致深昏迷者，有严重心、肺、

肝、肾功能不全（如严重心律不齐、心肌梗死）者，有血液病或出血倾向者，严重高血压[收缩压超过 26.6kPa（200mmHg）]患者。②本品可见出血性脑梗死、硬膜外血肿、颅内出血、消化道出血、皮下出血、贫血、出血倾向、血小板减少等。心血管系统偶有室上性心律不齐、血压下降。胃肠道偶有恶心、呕吐、食欲缺乏、腹泻、腹胀等。肝脏偶见丙氨酸氨基转移酶、天门冬氨酸氨基转移酶、乳酸脱氢酶、碱性磷酸酶、胆红素升高，还可能出现黄疸（发生率不明）。泌尿系统偶见血清尿素氮升高。偶见荨麻疹、皮疹等，其他偶有头痛、发热、休克、注射部位疼痛等。③与其他抗血小板聚集药、血栓溶解药、抗凝血药合用有协同作用，可增强出血倾向，故与这些药联用时，应适当减少本品剂量。④与含钙溶液（如林格溶液等）存在配伍禁忌；用药后如出现过敏反应或出血倾向异常，应立即停药。尚缺乏用药过量的资料。如出现药物过量，应立即停药，并给予对症和支持治疗。⑤高龄者因生理功能低下，应慎用本品。孕妇或计划妊娠及哺乳期妇女的用药的安全性尚不明确，应慎用。

剂型规格 ①注射剂：每支 40mg（2ml）；20mg；40mg。②奥扎格雷钠氯化钠注射液：每瓶 250ml（奥扎格雷钠 80mg 和氯化钠 2.25g）。③奥扎格雷钠葡萄糖注射液：每瓶 250ml（奥扎格雷钠 80mg 和葡萄糖 12.5g）。

贝前列素
Beraprost

别名 贝拉司特，Dorner

作用用途 本品可抑制多种致聚剂引起的血小板聚集，也可抑制血小板黏附，从而可防止血栓形成。还可改善末梢循环障碍患者的红细胞变形功能。半衰期为 1.1 小时。用于治疗慢性动脉闭塞症引起的溃疡、疼痛及冷感等。

用法用量 **口服**：每日 120μg，分 3 次餐后服用。或遵医嘱。

注意事项 ①对本品过敏者（国外资料）禁用。②有前列素衍生物过敏史或不良反应史者、低血压患者（因服药后低血压有加剧倾向）、有出血或出血倾向者，肝、肾功能不全者（目前缺乏相关药动学资料及临床资料）慎用。③用药后偶可出现头痛、恶心、腹泻、食欲缺乏、颜面潮红、心悸、过敏反应、肝酶值升高等。④大量用药后可能引发出血或加剧出血倾向。⑤孕妇、哺乳期妇女慎用。

剂型规格 片剂：每片 20μg。

阿西美辛
Acemetacin

别名 醋炎痛，消炎痛醋酸，消炎痛酸酯，优妥，Acemetacinum, Acemix, Altren, Analgel, Esplenol, Flamarion, Flammarion, Mostanol, Oldan, Rantudal,

Rantudil，Retard，Rheutrop，Tilur

作用用途 本品属吲哚类非甾体抗炎药，为对症治疗药物。可抑制炎症组织的蛋白质变性，稳定溶酶体膜，抑制蛋白酶释放，抑制肥大细胞释放组胺，抑制花生四烯酸转化为前列腺素，拮抗5-羟色胺和缓激肽等炎性介质。从而抑制炎症反应、减少渗出、减轻组织损伤、提高痛阈、增加皮肤血流量和促进散热，起到其抗炎、镇痛和解热的作用。本品可通过抑制血小板的前列腺素，减少血栓素 A_2 的形成，起到抑制血小板聚集，预防血栓性病变的作用。口服后吸收快而完全。重复给药后生物利用度几乎达100%。约40%以原形药由肾脏排泄，其余有活性的代谢物（吲哚美辛）和无活性代谢物则由胆汁随粪便排泄。用于多种急、慢性炎性关节炎，如类风湿性关节炎、强直性脊柱炎、骨性关节炎、痛风性关节炎、反应性关节炎、赖特综合征、银屑病关节炎及儿童慢性关节炎等。抑制血小板聚集，减少动脉粥样硬化患者的心肌梗死及一过性脑缺血发生。用于浅表性静脉炎、寻常型天疱疮、痛经等。

用法用量 口服：每次 30mg，每日 3 次。对病情重或体重较重的患者可增至每次 60mg，每日 3 次。缓释胶囊每次 90mg，每日 1 次，进餐时服用。

注意事项 ①禁忌证：对本品和吲哚美辛（国外资料）及其他非甾体抗炎药或止痛药过敏者，哮喘、花粉症、黏膜水肿或慢性呼吸道疾病患者，造血功能障碍者、活动性消化性溃疡患者、孕妇、哺乳期妇女、4 岁以下儿童。②下列情况慎用：有胃肠道出血、消化性溃疡病史、肝肾功能不全、心力衰竭、精神异常、癫痫或帕金森病、恶血质、高血压、克罗恩病患者。③不良反应主要有恶心、呕吐、食欲缺乏、腹痛和腹泻，也可见头痛、眩晕、嗜睡、心悸、浮肿、胃肠道出血、口鼻眼干燥、皮疹。少见胃肠道溃疡、抑郁、兴奋、焦虑、意识模糊、精神障碍、幻觉、耳鸣、肌无力、外周神经病变、神经性水肿、肾脏损害、肝酶升高、血尿素升高、高血压、高钾血症、白细胞减少、骨髓抑制、荨麻疹、黏膜疹、瘙痒、脱发、多汗症及便潜血。个别病例出现血小板减少、粒细胞减少、全血细胞减少、再生障碍性贫血、听力障碍、严重皮肤反应、光敏性皮炎、哮喘发作、肝损害、中毒性肝炎、急性肾衰竭、尿糖、心绞痛、高血糖、排尿障碍、阴道出血、咽痛综合征、视觉障碍、面部或眼睑肿胀的过敏反应、口炎、口腔溃疡及惊厥等。长期使用可出现视网膜色素沉着、视网膜色素退化和角膜浑浊。④与下列药物有相互作用：青霉素、丙磺舒、肝素、口服抗凝药、溶栓药、胰岛素或口服降糖药、甲氨蝶呤、地高辛、硝苯地平或维拉帕米、锂盐、洋地黄类药物、抗病毒药、齐多夫定、环孢素、阿司匹林、抗高血压药、利尿药、皮质激素或其他非甾体抗炎药、左氟沙星等。⑤本品应于餐后立即服用或用餐时服药。用药过量时立即停药，并做相应紧急对症治疗。

剂型规格 ①胶囊剂：每粒 30mg。②缓释胶囊剂：每粒 90mg。

伊洛前列素
Iloprost

别名 Ciloprost，Ilomedin

作用用途 本品是依前列醇的同类物，为血小板活化的强抑制剂药，能抑制血小板凝集而使血栓形成受阻。可通过血小板受体激活腺苷酸环化酶，从而增加细胞内的环磷腺苷（cAMP）水平，影响磷脂酶的活性和胞液钙浓度，降低周围血管阻力及平均动脉压，增加心率、心脏指数和肾血流量，促进尿钠排泄。口服后吸收迅速。7.5~10 分钟血药浓度达峰值，生物利用度为 9%~22%。药物在肠壁和肝脏进行广泛的生物转化。静脉或口服给药后，本品在体内经 β 氧化后完全代谢，代谢物的 70% 经肾排泄，12%~17% 从粪便排出。主要用于治疗某些心血管疾病（如心肺分流术、血液透析等）时，作为抗血小板药以防止高凝状态。也用于严重周围血管疾病（如雷诺综合征）、缺血性心脏病、原发性肺动脉高压和血小板消耗性疾病等。

用法用量 静脉滴注：1~2ng/（kg·min）。周围血管疾病：以小于或等于 2ng/（kg·min）的速度间歇滴注，每次持续滴注5~12 小时，连续 3~6 日或持续滴注 14~48 小时。如雷诺综合征患者出现严重缺血时，可连续用药 14~28 日。

注意事项 ①对本品过敏者、孕妇禁用。②肝、肾功能障碍者、低血压患者、老年人慎用。③不良反应常见发热和头痛，其次为胃肠道反应，如恶心、呕吐、腹痛、腹泻等。以上不良反应的个体差异很大，但都与剂量相关。停药后即可迅速缓解。有报道可出现充血性心力衰竭、胸痛、呼吸困难、周围性水肿和肾衰竭。④与吗多明合用，可增强抑制血小板聚集的作用。⑤为避免或减少不良反应的发生，用药开始时宜以低速度每分钟 0.5ng/kg 输入，然后逐渐递增至最大剂量。

剂型规格 注射剂：每支 100μg。

阿魏酸哌嗪
Piperazine Ferulate

别名 保肾康

作用用途 本品具有抗凝、抗血小板聚集、扩张微血管、增加冠脉流量及解除血管痉挛的作用。口服后，29 分钟可达血药峰浓度，在体内分布较广，在肝、肾及胃、小肠脂肪中分布较多，能透过胎盘屏障；主要从尿液及粪便中排出；分布相半衰期（ $t_{1/2\alpha}$ ）为 27 分钟，消除相半衰期（ $t_{1/2\beta}$ ）为 5.5 小时。用于多种伴有镜下血尿和高凝状态的肾小球疾病，如急性肾小球肾炎、慢性肾小球肾炎、肾病综合征、早期尿毒症等以及用于冠心病、脑梗死、脉管炎等的辅助治疗。

注意事项 ①对阿魏酸哌嗪类药物过敏者禁用。②生殖试验尚未见明显的致畸、致突变作用及对胚胎的毒性作用。③本品不能与阿苯达唑类、双羟萘酸噻嘧啶

栗、墨角藻、睡菜、波多、琉璃苣、猫爪草、芹菜、姜黄素、大蒜、黄芪、辣椒素、生姜、蒲公英、银杏、丁香油、卡法、山楂、甘草、益母草、黄芩、丹参、大黄、红花油合用，有增加出血的危险性。④与呋塞米有配伍禁忌；宜尽量减少血管及其他部位创伤，避免在不易压迫止血部位静脉给药。如发生不能控制的出血，应立即停用本品和肝素。

剂型规格 注射剂：每支 20mg（10ml）；75mg（100ml）；200mg（100ml）。

雷马曲班
Ramatroban

作用用途 本品为高效的选择性 TXA_2/PGH_2 受体拮抗剂，可与平滑肌和血小板的 TXA_2 受体特异性结合。本品的抗过敏反应基于抑制血管通透性和鼻黏膜高敏性及防止其他炎性反应发生。用于治疗过敏性鼻炎。

用法用量 口服：成人：每次 75mg，每日 2 次，早餐和晚餐后（或临睡前）服用。

注意事项 有出血倾向者、妇女月经期间、肝损伤者和老人。

剂型规格 片剂：每片 50mg；75mg。

阿加曲班
Argatroban

别名 达贝，诺保思泰，Novastan

作用用途 本品是合成的精氨酸衍生物，是一种凝血酶抑制药。本品可逆地与凝血酶活性位点结合，通过抑制凝血酶催化或诱导的反应（包括血纤维蛋白的形成，凝血因子Ⅴ、Ⅷ和ⅩⅢ的活化，蛋白酶C的活化及血小板聚集）发挥抗凝作用。其抗血栓作用不需要辅助因子抗凝血酶Ⅲ。本品对凝血酶具有高度选择性，对游离的、与血凝块相联的凝血酶均具有抑制作用，对相关的丝氨酸蛋白酶几乎无影响。静脉内给药，30 分钟起效，1~4 小时达峰浓度，作用维持到停止静脉滴注后 2 小时。药物经肝脏代谢，主要代谢物为喹啉环的氧化物。主要通过粪便排出，无蓄积性。用于缺血性脑梗死急性期（发病 48 小时内），改善患者的神经症状（运动麻痹）、日常活动障碍。慢性动脉闭塞症，改善四肢溃疡、静息痛及冷感等。预防或治疗肝素诱导的血小板减少症的血栓形成，以及经皮冠脉介入术。

用法用量 静脉滴注：用于缺血性脑梗死急性期：初始 2 日，每日 60mg，以适当注射液稀释，24 小时持续滴注。其后 5 日，每次 10mg，早晚各 1 次，每次 3 小时。用于慢性动脉闭塞症，每次 10mg，每日 2 次，每次 2~3 小时。用药疗程在 4 周以内。

注意事项 ①对本品过敏的患者、各种出血患者、脑栓塞患者、伴严重意识障碍的严重梗死患者禁用。②各种有出血可能的患者、严重肝功能障碍者慎用。③孕妇或计划妊娠妇女不宜使用。④心血管系统可见血管痛、脉管炎、心律不齐、心悸、休克、血压升高及胸痛。精神、神经系统可见头痛、运动性眩晕、热感及疲倦感。呼吸系统可见呼吸困难、过度换气综合征。肌肉骨骼系统可见四肢疼痛、四肢麻木。泌尿生殖系统血尿素氮升高、血清肌酐升高。肝脏可见肝功能障碍。胃肠道可见呕吐、食欲缺乏、腹痛及腹泻。血液可见凝血时间延长、出血（如脑出血、消化道出血、血尿）、贫血（红细胞减少、血红蛋白减少、血细胞压积降低）、白细胞增多、白细胞减少、血小板减少及血清总蛋白减少。过敏反应可见过敏性皮疹（红斑性皮疹等）、瘙痒、荨麻疹、血压降低、呼吸困难及过敏性休克。⑤本品应使用较大的静脉通道给药；发生出血应立即终止给药。

剂型规格 注射剂：每支 10mg（20ml）；250mg（2.5ml）。

利伐沙班
Rivaroxaban

作用用途 本品能高度选择性和可竞争性抑制游离和结合的 Xa 因子以及凝血酶原活性，以剂量依赖方式延长活化部分凝血活酶时间（PT）和凝血酶原时间（aPTT）。利伐沙班与肝素的本质区别在于它不需要抗凝血酶Ⅲ参与，可直接拮抗游离和结合的 Xa 因子。用于择期髋关节或膝关节置换手术的成年患者，以预防静脉血栓形成。

用法用量 口服：推荐剂量为每次 10mg，每日 1 次。如伤口已止血，首次用药时间应于手术后 6~10 小时之间进行。治疗疗程长短依据每个患者发生静脉血栓栓塞事件的风险而定，即由患者所接受的骨科手术类型而定。对于接受髋关节大手术的患者，推荐一个治疗疗程为服药 5 周。对于接受膝关节大手术的患者，推荐一个治疗疗程为服药 2 周。如果发生漏服 1 次用药，患者应立即服用利伐沙班，并于次日继续每天服药 1 次。患者可以在进餐时服用利伐沙班，也可以单独服用。

注意事项 ①禁忌：对利伐沙班或片剂中任何辅料过敏的患者；有临床明显活动性出血的患者；具有凝血异常和临床相关出血风险的肝病患者。②慎用：与其他抗血栓药一样，伴有以下出血风险的患者应慎用利伐沙班：先天性或后天性出血障碍、没有控制的严重高血压、活动期胃溃疡性疾病、血管源性视网膜病、近期的颅内或脑内出血、脊柱内或脑内血管异常、近期接受脑、脊柱或眼科手术。③肾损害：在重度肾损害（肌酐清除率<30ml/min）患者中，利伐沙班的血药浓度可能显著升高。不建议将利伐沙班用于肌酐清除率小于 15ml/min 的患者。肌酐清除率为 15~29ml/min 的患者应慎用利伐沙班。当合并使用可以升高利伐沙班血药浓度的其他药物时，中度肾损害（肌酐清除率 30~49ml/min）患者也应该慎用利伐沙班。④肝损害：在中度肝损害的肝硬化患者中，利伐沙班血药浓度

可能显著升高，进而导致出血风险升高。利伐沙班禁用于伴有凝血异常和临床相关出血风险的患者。对于中度肝损害的肝硬化患者，如果不伴有凝血异常，可以谨慎使用利伐沙班。⑤硬膜外麻醉或脊柱穿刺：在采用硬膜外麻醉或脊柱穿刺时，接受抗血栓药预防血栓形成并发症的患者有发生硬膜外或脊柱血肿的风险，这可能导致长期或永久性瘫痪。

剂型规格 片剂：每片 10mg。

重组水蛭素
Recombinant Hirudin

别名 水蛭素，Hirucreme，Hirudin，Irudil，r-Hirudin

作用用途 本品是一种来源于酵母细胞的重组水蛭素，由 65 个氨基酸组成，同凝血酶形成非共价化合物，直接抑制凝血酶的作用。除抑制肝素诱导的血小板活化外，对血小板功能无直接影响。皮下注射达峰浓度时间为 3~4 小时，生物利用度接近 100%，分布半衰期为 10 分钟。本品 45%~48% 经肾脏排泄，肾脏清除率为 65~115ml/min。总体清除率为 195ml/min。可经血液透析清除，重复给药无蓄积性。用于治疗 Ⅱ 型肝素诱导的血小板减少症（Ⅱ 型 HIT）。

用法用量 静脉注射：成人，起始剂量为 0.4mg/kg，弹丸式注射，缓慢给药（15 秒以上），溶液浓度为 5mg/ml，最大注射量为 8.8ml，维持剂量为 0.15mg/（kg·h），连续静脉滴注 2~10 日；儿童，起始剂量为 0.4mg/kg，弹丸式注射。再以 0.15mg/（kg·h）静脉滴注，维持 aPTT 在正常中间值的 1.5~2.5 倍。

注意事项 ①对本品过敏者禁用。对舍托肝素过敏的患者，对本品也可能过敏。②下列情况慎用：血管或器官畸形者、细菌性心内膜炎患者、有出血迹象的患者、出血性素质者、严重及未控制的高血压患者、近期发生过脑血管事件、脑卒中、接受过颅内手术或其他轴索操作者、近期接受过大手术的患者、近期接受过大血管穿刺、器官活检者、近期出血患者、肝功能不全者、肾功能不全者。③不良反应：可见心力衰竭、心包积液及心室颤动、罕见血管性水肿、发热、咳嗽、支气管痉挛、喘鸣及呼吸困难、肾衰竭、肝功能异常、注射部位出血、鼻出血、胃肠道出血、血尿、直肠出血、血胸、支气管出血、阴道出血、贫血、血红蛋白减少、血小板减少，严重出血较少见。④使用本品同时接受溶栓治疗的心肌梗死患者可发生颅内出血。

剂型规格 注射剂：每支 50mg。

梧丙酯
Propylgallate

别名 百科洛克，倍安欣，倍溶，倍枢通，倍治，蓓博，蓓隆，伏旨平，抚弘，港通，海合杏，海盟维乐，翰施通，华士靖安，佳诺舒，金丙旨，君菏，洛栓星，没食子丙酯，美特鲁，润祺，珊通，天迈通，维迈，欣

涌通，星乐舒，亿得，益扶络，元畅

作用用途 本品可抑制血栓素 A_2（TXA_2）引起的血小板凝集，降低全血黏度和血浆比黏度，加快红细胞电泳速度；还可松弛血管平滑肌，增加冠状动脉的血流量，对心肌缺血有明显的保护作用。静脉滴注后，本品主要分布于肝、肺，其次为心、肾，尚可通过血脑屏障。主要随尿排泄，消除半衰期为 100 分钟。用于预防与治疗脑血栓、冠心病及外科手术的并发症（血栓性深静脉炎等）。

用法用量 静脉滴注：每次 120~180mg，每日 1 次，10~15 日为一疗程。

注意事项 ①不良反应少数患者可见一过性心率减慢或丙氨酸氨基转移酶轻度升高，停药 1~2 周内可自行恢复正常。②本品配制浓度不能超过 0.36mg/ml。其注射液应加至 250~500ml 生理盐水或 5% 葡萄糖注射液中滴注；其粉针剂应先用 5ml 生理盐水溶解（当室温低于 15℃时，可用 2ml 丙二醇注射液溶解），再加至 250~500ml 生理盐水或 5% 葡萄糖注射液中滴注。滴注速度不宜过快，以防止出现心慌、头昏、困乏等症状。③若发生药物过量，应立即停药，并给予支持和对症治疗。

剂型规格 ①注射剂：每支 60mg；120mg；180mg。②梧丙酯葡萄糖注射剂：每瓶 250ml（梧丙酯 120mg 与葡萄糖 12.5g）。③梧丙酯氯化钠注射剂：每瓶 250ml（梧丙酯 120mg 与氯化钠 2.25g）；250ml（梧丙酯 180mg 与氯化钠 2.25g）。

曲克芦丁
Troxerutin

别名 串西芦丁，二氧乙基芦丁，符瑞，福尔通，金润贯，匡素宁，芦丁，路丁，路通，络通，羟乙基芦丁，羟乙芦丁，全威必成，三羟乙基芦丁，维脑路通，维脑络通，维生素 P，维生素 P_4，Paroven，Rutin，Rutine，Rutoside，Rutosidum，Trioxyethylrutin，Troxerutinum，Veinamitol，Venoruton，Vitamin P

作用用途 本品是芦丁经羟乙基化半合成水溶性黄酮类化合物，对闭塞性血管病具有较好的疗效。本品具有以下药理作用：①抑制血小板聚集，防止血栓形成。②对抗 5-羟色胺、缓激肽引起的血管损伤，增加毛细血管抵抗力，降低毛细管通透性，从而防止血管通透性增高引起的水肿。③增加血氧含量和氧饱和度，促进新血管生成以增进侧支循环，对急性缺血性脑损伤有显著的保护作用。④可兴奋神经纤维，具有解痉作用。⑤具有抗放射线损伤、抗炎症、抗过敏、抗溃疡等作用。口服吸收良好，给药后 1~6 小时达血药浓度峰值。药物体内分布广泛，可通过血脑屏障。血浆蛋白结合率约为 30%。在肝脏代谢，可能存在肠肝循环。代谢产物 70% 从粪便排出。消除半衰期为 10~25 小时。用于缺血性脑血管病（如脑栓塞）及其所致的偏瘫、失语等，还可用于心肌梗死前综合征、中心性视网膜炎、血栓性静脉炎、静脉

曲张等。也用于毛细血管通透性增加引起的水肿（如烧伤及创伤引起的水肿）、淋巴回流受阻引起的淋巴水肿。

用法用量 ①口服：片剂：每次 300mg，每日 2~3 次，或每次 200~300mg，每日 3 次。颗粒剂：慢性静脉功能不全所致的静脉曲张，每次 3.5g（1 袋），每日 1 次。②肌内注射：每次 100~200mg，每日 2 次，20 日为一疗程。可用 1~3 个疗程，每疗程间隔 3~7 日。③静脉滴注：注射剂：每次 240~480mg，每日 1 次，于 5%（或 10%）葡萄糖注射液或低分子右旋糖酐注射液中稀释后滴注，20 日为一疗程。可用 1~3 个疗程，每疗程间隔 3~7 日；曲克芦丁葡萄糖注射液：每次 400mg，每日 1 次，20 日为一疗程；曲克芦丁氯化钠注射液：每次 240~480mg，每日 1 次，20 日为一疗程。

注意事项 ①对本品过敏者禁用。② 有过敏史者慎用；尚缺乏儿童用药的研究资料，不推荐使用本品。③偶见胃肠道反应（如恶心、便秘等）、过敏反应（如潮红、头痛等）。有报道，静脉滴注给药后偶可出现心血管系统反应（如心律失常等）、肝脏毒性反应、急性脑水肿。④用药期间避免阳光直射、高温及站立过久。如出现过敏反应，应立即停药。⑤尚无用药过量的研究资料。如发生过量，应立即停药，并给予对症和支持治疗。

剂型规格 ①片剂：每片 100mg。②颗粒剂：每袋 7g：3.5g。③ 注射剂：100mg（2ml）；200mg（2ml）；300mg（10ml）；400mg。④曲克芦丁葡萄糖注射剂：每瓶 100ml（曲克芦丁 400mg 和葡萄糖 5g）。⑤曲克芦丁氯化钠注射剂：每瓶 100ml（曲克芦丁 400mg 和氯化钠 900mg）；250ml（曲克芦丁 480mg 和氯化钠 2.25g）。

西红花总苷片
Xihonghua Zonggan Pian

作用用途 本品为西红花提取物。对冠脉结扎犬致心肌缺血和心肌梗死有改善作用，并增加心输出量减少冠脉阻力。本品还能抑制血小板聚集，减少血栓的形成。用于胸痹心痛（冠心病心绞痛）心血瘀阻证。症见胸痛、胸闷、憋气、心悸。舌紫暗或有瘀点、瘀斑。

用法用量 口服：每次 4 片，每日 3 次，饭后服用。4 周为一个疗程或遵医嘱。

注意事项 ①孕妇禁用。②出血性疾病患者慎用。③部分病人服药后出现胃部胀满不适、疼痛、反酸、轻度恶心，饭后服用可减少上述不适的发生。也有部分病人服药后可出现面红、头胀、头痛、腹泻、便秘、月经过多、困倦等。④在临床试验中有个别患者出现肝、肾功能的异常，但尚未证实与本品有关。

剂型规格 片剂：每片含西红花总苷 12mg（以西红花苷-1 计）。

银杏达莫
Ginkgo Leaf Extract and Dipyridamole

别名 杏丁注射液

作用用途 本品主要由银杏提取物、双嘧达莫组成。为心、脑血管扩张药，具有调节血管的舒缩功能、清除自由基、拮抗血小板活化因子（PAF）及保护神经元的作用。银杏总黄酮具有扩张冠状动脉血管、脑血管的功能，可改善心、脑缺血产生的症状。双嘧达莫可抑制血小板聚集，高浓度（50μg/ml）可抑制血小板释放。其作用机制为可逆性地抑制磷酸二酯酶，使血小板中的环磷腺苷（cAMP）增多。增强前列环素（PGI_2）的活性，激活血小板腺苷酸环化酶。轻度抑制血小板形成血栓烷 A_2（TXA_2）的功能。血浆蛋白结合率高，在肝内代谢，与葡萄糖醛酸结合后从胆汁排泄。血浆半衰期为 2~3 小时。用于预防和治疗冠心病、血栓栓塞性疾病。

用法用量 静脉滴注：冠心病、血栓栓塞性疾病：每次 10~25ml，加入 0.9%氯化钠注射液或 5%~10%葡萄糖注射液 500ml 中应用，每日 2 次。

注意事项 ①对双嘧达莫过敏者禁用。②有出血倾向者、孕妇、哺乳期妇女慎用。③偶有头晕、胃肠道不适（如恶心、呕吐等）及皮肤过敏（如皮疹）。罕见心绞痛加重，停药后，症状立即消失。

剂型规格 注射剂：每支 5ml（含银杏总黄酮 4.5~5.5mg、双嘧达莫 1.8~2.2mg）；5ml（含银杏黄酮 24%、银杏苦内酯 3.1%、白果内酯 2.9%、双嘧达莫 10%）；10ml（含银杏总黄酮 9~11mg、双嘧达莫 3.6~4.4mg）。

阿斯达美片
Composite Acetylsalicylic Acid Tablets

作用用途 本品为阿司匹林和双嘧达莫的复合制剂。阿司匹林可使血小板的环氧化酶乙酰化，从而抑制血小板的释放反应，降低血小板的粘集率，阻止血栓形成。双嘧达莫可抑制细胞对腺苷摄取和酶解，并抑制磷酸二酯酶，使 cAMP 增加，从而使冠状血管扩张，显著增加冠脉血流量，增加心肌供氧量，同时可抑制血小板聚集，防止血栓形成。两者具有协同作用，可明显增加抗血栓作用，改善微循环。抑制血小板聚集，防治心脑血管栓塞，扩张冠状动脉，改善循环。用于防治暂时性脑缺血发作和血栓栓塞，降低心肌梗死、脑血栓的形成及慢性心绞痛的治疗，也可用于外科手术后心瓣膜病及人工瓣膜手术后原发性、复发性血栓静脉炎。

用法用量 口服：常用量，每次 1~2 片，每日 2~4 次，饭后服用。

注意事项 ①定期检查血小板功能和计数，出现出血性紫癜应停药或减量；孕妇慎用。②低血压伴心肌梗死的患者禁用。③不良反应发生少，偶有头痛、眩晕、耳鸣、轻度胃肠道反应，减量或停药后可恢复。

剂型规格 片剂：每片含阿司匹林 75mg，双嘧达莫 25mg。

羟苯磺酸钙
Calcium Dobesilate

作用用途 本品通过调节微血管壁的生理功能，降低血浆黏稠度，减少血小板聚集等机制，调节微循环功能，从而起到治疗糖尿病引起的视网膜微循环病变的作用。主要用于糖尿病引起的视网膜病变和肾小球性硬化症。也用于微循环障碍引起的各种静脉曲张和痔疮、溃疡腿、瘙痒性皮炎等。

用法用量 口服：进餐时吞服，在起始治疗阶段每次 0.5g，每日 3 次，4~6 周后，调整为每次 0.5g，每日 2 次。

注意事项 ①禁用：对本品过敏及药品性状发生改变时。②过敏体质慎用。③本品偶见胃部不适、恶心、胃灼热、食欲缺乏等不良反应，此时，应酌情减量，必要时暂停给药。④使用本品需结合降糖药进行治疗，第一次使用本品前应咨询医师。治疗期间应定期到医院检查。⑤妊娠前 3 个月及哺乳期妇女不推荐使用。

剂型规格 ①片剂：每片 0.25g。②胶囊剂：每粒 0.5g。

比伐芦定
Bivalirudin

别名 双伐芦丁

作用用途 本品是一种 20 个氨基酸的合成肽，是重组水蛭素的一种人工合成类似物，是直接凝血酶抑制药。能够使可溶性凝血酶、血块结合凝血酶失活，其作用是暂时的。与肝素相比，本品具有以下优势：抗凝作用更可预料、对血块结合凝血酶具有针对性、无天然抑制物、血浆清除后效力仍持续、不引起血小板减少。体外研究结果提示，本品对血块结合凝血酶的抑制作用比水蛭素强。本品约 20% 经肾随尿排泄。原形药物血浆消除半衰期为 25 分钟，总体清除率为 3.4ml/（kg·h）。与阿司匹林联用，用于不稳定型心绞痛患者的冠状动脉血管成形术中抗凝，可预防局部缺血性并发症的发生。

用法用量 ①**静脉注射**：在血管成形术即将开始前注射 1mg/kg，然后静脉滴注给药。②**静脉滴注**：在静脉注射后以 2.5mg/（kg·h）连续滴注 4 小时，再以 0.2mg/（kg·h）滴注 14~20 小时。应同时给予阿司匹林 300~325mg。肾功能不全时剂量：对肌酐清除率为 30~59ml/min、10~29ml/min 及依赖透析（未透析时）的患者，静脉滴注的速度应分别降低 20%、60%、90%。

注意事项 ①对本品过敏者、活动性大出血患者禁用。②脑动脉瘤患者、恶病质患者、血小板减少（包括肝素引起的）患者、胃十二指肠溃疡患者（有出血危险）、高血压患者（发生脑出血的危险增加）、肝脏疾病患者（出血危险增加）、新近手术或创伤患者、接受近距离放射治疗患者（形成可致命的血栓的危险增加）、

肾功能不全者慎用。③美国 FDA 对本品的妊娠安全性分级为 B 级。④不良反应中枢神经系统可见轻微头痛；胃肠道反应发生率小于 10%，可见恶心、呕吐、腹部痛性痉挛及腹泻；血液系统可见 大出血（伴大于或等于 0.3g/L 的血红蛋白浓度降低且需输血的明显出血，发生率为 3.8%）、颅内出血（0.05%）、腹膜后出血（0.2%）及血栓形成。皮肤可见给药部位血肿，偶有皮下给药出现注射部位疼痛的报道。⑤本品与下列食物有相互作用：芹菜、大蒜、酥梨、绿茶等。⑥用药前后及用药时应当检查或监测活化部分凝血活酶时间（aPTT）、活化凝血时间（ACT）、凝血酶原时间（PT）、凝血酶时间（TT）、血浆纤维蛋白肽 A 水平、心电图、缺血性并发症的症状和体征。

剂型规格 注射剂：每支 250mg。

维脑-500 注射液
Weinao-500 Zhusheye

作用用途 用于闭塞性脑血管病（包括脑血栓、TIA、脑梗死等）引起的偏头痛、颈性眩晕、偏瘫、失语等症和动脉硬化、冠心病梗死前综合征、中心性视网膜炎、血栓性静脉炎；血管通透性升高引起的水肿、雷诺病、痔疮、冠心病、慢性湿疹、急性胰腺炎、坏血病、毛细血管出血、烧伤、创伤水肿。

用法用量 静脉滴注：每日 1 次，每次 500mg，用 5%~10% 葡萄糖注射液稀释，14 日为一疗程，或遵医嘱。

注意事项 本品毒性极低，未见明显副作用，个别病例如出现过敏现象，应立即停药。

剂型规格 注射剂：每支 10ml（500mg）。

双链酶
Streptokinase-Streptodornase

别名 链激酶与链脱酶混合酶，链激酶与链球菌脱氧核糖核酸酶混合酶，SK-SD

作用用途 本品是从溶血性链球菌的培养液中提取而得的一种混合酶，即链激酶（SK）与链脱酶（SD）的混合酶。链激酶即溶栓酶，能溶解血栓和渗出物的纤维部分；链脱酶则分解大分子的脱氧核糖核酸及核蛋白。用于溶解血栓、血块，清洁创面，清除炎症，液化痰液及脓液，使其易于排除及引流。

用法用量 ①局部给药：各种伤口及术后切口感染、一般化脓性感染（如蜂窝组织炎、乳腺炎等）、慢性溃疡、各种烫伤感染等：应于创口清洗后在湿润状态下撒一层药粉，覆以湿纱或凡士林纱布；或将外用片 1 片溶于冷开水 10ml 中，采用湿敷、滴注等方法用于患部，上覆以湿纱布或凡士林纱布。化脓性齿龈炎、化脓性中耳炎、卡他性结膜炎、卡他性鼻炎、角膜溃疡：可用 1000U/ml 的溶液局部滴入，每 1~2 小时 1 次。②含服：多种炎症（支气管炎、肺脓肿等）：每次 1 片，每日 4

次。③**球后注射**：眼前房出血、玻璃体积血：每次1000~2000U，每周2~3次。④**球结膜下注射**：参见球后注射。⑤**腔内注射**：腔内注射时应作脓液液化后的引流准备。血胸和脓胸：10万USK和5万USD溶于10ml以上的生理盐水中注入。上颌窦积脓：注射1万~1.5万U的SK和5000~7500USD（溶于2~3ml生理盐水中）。

注意事项 ①低凝血因子Ⅰ或低纤溶酶原患者、急性非化脓性蜂窝组织炎患者、活动性肺结核患者、支气管胸腔瘘患者、肝功能或血象异常者禁用。②腔内注射可引起发热和出血。③一些杀菌药或重金属药（如呋喃西林、汞溴红等）对酶有破坏作用，不宜同时使用。

④本品不能静脉注射，只能在抗菌治疗和外科清创、引流等基础上应用；由本品片剂或注射剂制备的溶液，应置于冰箱中保存，药效可保持24小时；腔内注射引起的发热可用糖皮质激素治疗；出血用氨己酸治疗；使用时如大量出血，应暂停用药。

剂型规格 ①含片剂：每片含SK 10000U，SD 5000U。②外用片剂：每片含SK 10000U，SD 5000U。③外用散剂：每克含SK 10000U，SD 5000U。④注射剂：每支含SK、SD各2500U；SK、SD各5000U；含SK2500U，SD5000U。

第三节 抗贫血药

贫血是指血液中红细胞数及血红蛋白量低于正常值的一种病理现象。产生贫血的基本原因有：造血原料供应不足，急、慢性失血或红细胞过度破坏，造血功能障碍等。常见的贫血可分为小细胞低色素性贫血（缺血性贫血）、巨幼红细胞性贫血和再生障碍性贫血。

常用抗贫血药有：硫酸亚铁、富马酸亚铁、右旋糖酐铁、葡萄糖酸亚铁、腺苷钴胺、红细胞生成素等。

益补力-500膜片
Lberet-500

别名 Filmtab

作用用途 本品是复方制剂，能控制释放硫酸亚铁525mg。服后在胃中吸收水分，到达十二指肠时，才将铁质释放出来，提高了吸收率，也减少铁质对胃部的刺激。本品中含的维生素C可作为还原剂减少硫酸亚铁氧化成硫酸铁，从而提高对铁的吸收。另外，制剂中配有多种维生素B，以利促进新陈代谢，增强造血功能。用于治疗缺铁性贫血。

用法用量 口服：每日1片，饭后服。

剂型规格 片剂：每片含硫酸亚铁525mg，维生素C 500mg，烟酰胺30mg，泛酸钙10mg，维生素$B_2$6mg，维生素$B_1$6mg，维生素$B_6$5mg，维生素B_{12}250mg。

康维口服液
Tothema Solution

作用用途 本品为人体营养剂复合制剂。能增加红细胞水平，恢复正常的生理状态和精神活动；有助于儿童发育，能有效迅速地补充人体营养，增强抵抗力。临床用于缺铁、吸收不良、怀孕、哺乳期及月经过多、出血引起的贫血。也用于手术、病后工作过度、神经衰弱、体弱等引起的虚弱症。

用法用量 口服：成人，每日20ml；儿童，每日10mg；婴儿，每日10mg；分2次服用。

注意事项 未发现不良反应。

剂型规格 溶液剂：每支10ml，含葡萄糖酸亚铁0.2g，维生素B_{12}250μg，幽门窦提取物0.05g，肝蛋白水解提取物0.60g，葡萄糖酸锰0.02g，葡萄糖酸铜0.001g，谷氨酸钴0.005g。

多糖铁复合物
Polysaccharide Ferric Complex

别名 力蜚能，许瓦兹，多糖铁胶囊，红源达，Niferex，Schwarz，Polyferose Capsules

作用用途 本品为铁和碳水化合物合成的多糖复合物（铁含量达46%）。在消化道中能以分子形式被吸收，且吸收率不受胃酸减少、食物成分的影响，有极高的生物利用度，可迅速提高血红素水平。用于防治缺铁性贫血及缺铁状态。也可作食品添加剂，用于预防儿童、老年人、妇女（尤其是孕、产妇）等特殊人群的缺铁性贫血，对不能耐受补铁剂反应的贫血患者（胃溃疡、胃术后、胃酸缺乏、各种吸收不良综合征、肾功能不全等）其优越性尤为突出。

用法用量 口服：剂量应个体化，根据缺铁性贫血的严重程度和饮食的缺铁程度来决定。预防：每日50mg。治疗：**成人**，每次150~300mg，每日1次；**6岁以上儿童**，每日100~150mg；**6岁以下儿童**，每日50mg。

注意事项 ①血色素沉着症及含铁血黄素沉着症患者慎用。②本品不良反应较少。可引起恶心、呕吐、腹泻或胃灼热感，一般不影响治疗。与其他铁盐制剂相似，本品可加重胃肠道疾病的症状。③药物过量：铁过量时可有以下表现：铁在不饱和脂肪酸的自氧化作用中起催化剂的作用，当细胞缺乏正常的过氧化物解毒作用机制时，如缺乏维生素E时，铁过量（每日超过8mg/kg）可加重缺乏维生素E的早产儿的红细胞溶血现象；铁离子是各种微生物生长和繁殖的必需物质，铁蛋白中铁的饱和率增高，对细菌增殖有利，故补铁过量易引起感染且可使某些易产生内毒素的菌株增加内毒素的产量。婴儿补铁过量时，多数新生儿易发生大肠埃希菌感染；6岁以下儿童服用含铁药品过量，可导致致命性中毒，应立即处理。

剂型规格 胶囊剂：每粒150mg。

琥珀酸亚铁
Ferrous Succinate

别名 素力菲，速力菲，Cerevon，Ferromyn，Ironprotein Succinylate

作用用途 本品为口服补铁药。作为一种结合铁蛋白的有机络合物，本品含铁量达35%，在水溶液中可高度溶解。本品在pH小于4的环境中为沉淀物，而在pH较高时又重新变为可溶性物质。口服给药后，主要吸收部位为十二指肠和空肠（因该部位pH值较高，故机体的生理状况更有利于本品的吸收），吸收平稳，生物利用度高，能改善缺铁状态。作用机制参见"硫酸亚铁"。用于缺铁性贫血及缺铁状态的治疗。

用法用量 口服：①预防缺铁性贫血：片剂、胶囊剂、颗粒剂：成人，每次0.1g，每日1次；孕妇，每次0.1g，每日1~2次。缓释片：成人，每次0.2g，隔日1次；孕妇，每日0.2g。②治疗缺铁性贫血：颗粒剂：每次0.1~0.2g，每日2次。片剂、缓释片：每次0.2~0.4g，每日1次。血红蛋白正常后仍需继续服用1~2月。胶囊剂：每次0.1~0.2g，每日0.3~0.6g。儿童，预防，片剂，每日0.03~0.06g；治疗，每日0.1~0.3g。缓释片、胶囊剂：每日9~18mg/kg，分3次服用。颗粒剂：用量需个体化，具体为：小于6个月，宜通过母乳补充；6~12月，每次0.015g，每日2~3次；1~3岁，每次0.015g，每日2~4次；4~7岁，每次0.03g，每日2~4次；8~12岁，每次0.06g，每日2~4次。

注意事项 ①对铁过敏者、血友病或含铁血黄素沉着症患者、非缺铁性贫血患者（如地中海贫血）、肝肾功能严重损害者禁用。②乙醇中毒者、肝炎患者、急性感染者、肠道炎症（如肠炎、结肠炎、憩室炎等）患者、胰腺炎患者、消化性溃疡患者慎用。③老年患者因胃液分泌减少，胃酸缺乏，从而能减少胃黏膜对铁的吸收，故可适当增加剂量。④本品对胃肠道黏膜的刺激性明显轻于硫酸亚铁，但服药后部分患者仍可出现胃肠道反应（如腹泻、恶心、上腹部不适等），减量或停药后可消失。⑤颗粒不宜用热开水冲服，以免影响吸收，包装开封后，应于2日内服完。服用本品颗粒时应用吸管，服后漱口，以防牙齿变黑。缓释片应整片吞服；不宜与抗酸剂、四环素类抗生素同服。⑥用药过量发生的急性中毒多见于小儿。因引起坏死性胃炎、肠炎，患者可有严重呕吐、腹泻及腹痛，以致血压降低、代谢性酸中毒，甚至昏迷。⑦其他参见"硫酸亚铁"。

剂型规格 ①片剂：每片0.1g。②缓释片剂：每片0.2g。③胶囊剂：每粒0.1g。④溶液剂：每支0.8g（15ml）（以琥珀酸亚铁计，相当于三价铁0.04g）。⑤颗粒剂：每袋0.03g（琥珀酸亚铁），0.1g（琥珀酸亚铁）。

重组人促红细胞生成素
Recombinant Human Erythropoietin

别名 罗可曼，生血素，益比奥，Epoetin β，Recormon，rhEPO

作用用途 本品适用于因慢性肾衰而透析，以及慢性肾功能不全尚不需要透析患者的贫血，外科围手术期的红细胞动员。

用法用量 ①肾性贫血：皮下注射或静脉注射，每周分2~3次给药。给药剂量需依据病人的贫血程度、年龄及其他相关因素调整。治疗期：开始剂量，血液透析患者每周100~150IU/kg，非透析病人每周75~100IU/kg。若血细胞比容每周增加少于0.5%，可于4周后按15~30IU/kg增加剂量，但最大增加剂量不可超过每周30IU/kg。血细胞比容应增加到30%-33%，但不宜超过36%。维持期：如果血细比容达到30%-33%或（和）血红蛋白达到100~110g/L，则进入维持治疗阶段。将推荐剂量调整至治疗量的2/3，然后每2~4周检查血细胞比容以调整剂量，避免红细胞生成过速。②外科围术期的红细胞动员：适用于术前血红蛋白在100~130g/L的择期外科技术病人（心脏血管手术除外），使用剂量为150IU/kg，每周3次，皮下注射，手术前10天至术后4天应用，可减轻术中及术后贫血，减少对异体输血的需求，加快术后贫血倾向的恢复。用药时间为防止缺铁，可同时补充铁剂。③肿瘤化疗所致的贫血：起始剂量一次150IU/kg，一周3次。经8周治疗后，若不能有效地减少输血需求或增加血细胞比容，可增至一次200IU/kg，一周3次。血细胞比容大于40%时，应减少本药的剂量直至血细胞比容降至36%。当再次开始治疗或调整剂量以维持需要的血细胞比容时，应较原剂量减少25%。如给予起始剂量，血细胞比容增加较快（如在任何2周内增加4%），也应适当减少本药的剂量。

注意事项 ①本品用药期间应定期检查血细胞比容（用药初期每周1次，维持期每2周1次），注意避免过度的红细胞生成（确认血细胞比容在36%以下），如发现过度的红细胞生长，应采取暂停用药等适当处理。②应用本品时会引起血清钾轻度升高，应适当调整饮食，若发生血钾升高，应调整剂量。③对有心肌梗死、肺梗死、脑梗死患者，有药物过敏史的患者，及有过敏倾向的患者，应慎重给药。④治疗期间因出现有效造血，铁需求量增加，通常会出现血清铁浓度下降，如果患者血清铁蛋白低于100mg/ml，或转铁蛋白饱和度低于20%，应每日补充铁剂。⑤叶酸或维生素B_{12}不足会降低本品疗效。严重铝过多也会影响疗效。

剂型规格 注射剂：每支1000IU；2000IU；2500IU；

3000IU；4000IU；5000IU；6000IU。

血宁
Xuening

作用用途 本品主要适用于血友病、血小板减少性紫癜、贫血、肾炎、防化疗反应及其他慢性出血等症。

用法用量 口服：每次4~6片，每日3次。

剂型规格 片剂：每片含花生米皮浸膏0.25g。

硫酸亚铁
Ferrous Sulfate

别名 绛矾，硫酸低铁，绿矾，青矾，铁矾，皂矾，Ferrous Sulphate，Green Vitriol，Iron Sulfate，Iron Vitriol

作用用途 本品为二价铁，含铁量为20%，易于吸收，口服制剂对治疗缺铁性贫血疗效较好。用于防治多种原因引起的缺铁性贫血，如慢性失血、营养不良或铁吸收障碍，以及儿童、孕妇需铁量增加而食物供给不足等。

用法用量 成人 口服：①预防：每日0.3g；②治疗：片剂，每次0.3g，每日3次；缓释片，每次0.45g，每日1次；糖浆剂，每次4~8ml，每日3次。

儿童 口服：①预防：每日5mg/kg。②治疗：1岁以下，每次60mg，每日3次；1~5岁，每次120mg，每日3次；6~12岁，每次0.3g，每日2次。

注意事项 ①对铁剂过敏者、非缺铁性贫血、肝肾功能严重损害者、胃及十二指肠溃疡患者、溃疡性结肠炎患者、血色素沉着、含铁血黄素沉着症患者禁用。②酒精中毒者、肝炎、急性感染、肠道炎症（如肠炎、结肠炎、憩室炎等）、胰腺炎患者慎用。③可出现胃部不适、恶心、呕吐、腹泻、便秘、黑便。口服铁的溶液剂或糖浆剂后容易使牙齿变黑。④与下列药物存在相互作用：维生素C、西咪替丁、去铁胺、二巯丙醇、胰酶、胰脂酶、制酸药（如碳酸氢钠）、磷酸盐类及含鞣酸的药、钙剂、多巴类（如左旋多巴、卡比多巴、甲基多巴等）、氟喹诺酮类、四环素类药及青霉胺、锌制剂等。服用本品时应避免饮用含鞣酸（如浓茶）的饮料。⑤本品缓释片应整片服用，不得掰开或研碎服用。服用糖浆或溶液剂时宜使用吸管，以防牙齿变黑。服药后如出现明显的胃肠道反应，可减少初次口服剂量，进食时服药或餐后服药也可减轻胃肠道反应。若患者服后不能耐受，可换用其他铁剂或改用注射给药。口服本品期间，不宜同时注射铁剂。使用本品过量而发生的急性中毒多见于儿童，儿童一次性摄入130mg铁即可致死。另因引起坏死性胃炎、肠炎，患者可有严重呕吐、腹泻及腹痛，从而导致血压下降、代谢性酸中毒，甚至出现昏迷。用药后如出现急性中毒表现，应立即给予喷替酸钙钠或去铁胺对抗。⑥使用铁剂后，血清结合转铁蛋白或铁蛋白增高（易导致对贫血的漏诊），大便隐血试验阳性（易与上消化道出血相混淆）。用药期间应检查：血红蛋白、网织红细胞

计数、血清铁蛋白及血清铁。⑦大剂量口服可致急性中毒，出现胃肠道出血、坏死，严重时可引起休克，应立即救治。

剂型规格 ①片剂：每片300mg。②缓释片剂：每片250mg；450mg。③糖浆剂：100ml：4g（4%）。

复方硫酸亚铁叶酸片
Compound Ferrous Sulfate and Folic Acid Tablets

别名 益源生

作用用途 本品是由硫酸亚铁、叶酸、干酵母和中药当归、黄芪、白术组成的复方制剂。本品为铁元素的补充剂。铁作为造血原料促进血红蛋白合成及红细胞成熟。所含干酵母及中药可减轻铁剂引起的胃肠道不良反应。临床主治缺铁性贫血。

用法用量 口服：饭后服用，连用5~6周。①成人：每次4片，每日3次。②儿童：1~4岁，每次1片，每日3次，5~15岁，每次2片，每日3次。

注意事项 ①血友病或含铁血黄素沉着症及不伴缺铁的贫血者禁用。②酒精中毒、肝炎、急性感染、肠道炎症、胰腺炎、消化性溃疡患者慎用。③本品禁止与下列药物合用：碳酸氢钠、磷酸盐类、茶及含鞣酸的药物、四环素类药物。④贫血纠正后，不宜长期服用，否则可引起铁负荷过度。⑤本品适宜孕妇、哺乳期妇女使用。妊娠中后期妇女铁摄入量减少，而需要量增加，应适量补充本品。⑥儿童用量应相应减少。⑦用药期间应定期做下列检查，以观察治疗反应：血红蛋白测定、网织红细胞计数、血清铁蛋白测定。

剂型规格 片剂：每片含硫酸亚铁50mg。

复方硫酸亚铁
Compound Ferrous Sulfate

作用用途 本品为维生素及矿物质类非处方药。铁是红细胞中血红蛋白的组成元素。缺铁时，红细胞合成血红蛋白量减少，致使红细胞体积变小，携氧能力下降，形成缺铁性贫血，口服本品可补充铁元素，纠正缺铁性贫血；维生素C可促进铁的吸收，并参与碳水化合物、脂肪、蛋白质的代谢。用于防治小儿缺铁性贫血，也可用于孕妇、哺乳期妇女和月经过多妇女的缺铁性贫血。

用法用量 口服：每次1粒胶囊加1袋颗粒矫味剂。先将颗粒矫味剂用50~100ml热水溶解。然后将胶囊的内容物倒入水中，溶解后饭后服用，每日1次。

注意事项 ①含铁血黄素沉着症及不伴有缺铁其他的贫血患者、血友病患者、严重肝肾功能不全者、急性或活动消化道溃疡者、对本品过敏者、非缺铁性贫血者禁用。②肝炎、急性感染、肠道炎症、胰腺炎等患者慎用。③可见恶心、呕吐、上腹疼痛、便秘。减少肠蠕动，引起便秘并排黑便。④不能与浓茶同服。⑤维生素C与本品同服，有利于铁的吸收；四环素类药物，鞣酸可减

少铁的吸收；本品可减少左旋多巴、卡比多巴、甲基多巴及喹诺酮类药物的吸收。

剂型规格 颗粒剂：每粒含硫酸亚铁 50mg（相当于铁 10mg），维生素 C 30mg，并附 1 袋颗粒矫味剂。

葡萄糖酸亚铁
Ferrous Gluconate

别名 Iron Gluconate

作用用途 本品为抗贫血药，口服后经十二指肠吸收，作用温和，铁利用率高，起效快，对胃肠道刺激较小。主要用于各种原因引起的缺铁性贫血，如营养不良、慢性失血、月经过多、妊娠、儿童生长期等所致的缺铁性贫血。

用法用量 口服：①预防：成人，每次 0.4~0.6g，每日 3 次；儿童，每次 0.1g，每日 2 次。②治疗：成人，每次 0.3~0.6g，每日 3 次；儿童，每次 0.1~0.2g，每日 3 次。

注意事项 ①偶有胃肠刺激症状，饭后服可减轻。②细菌感染者不宜用本品。③服药 2 小时内忌饮茶及进食含鞣酸的食物。

剂型规格 ①片剂：每片 0.1g；0.3g。②胶囊剂：每粒 0.25g；0.3g；0.4g。③糖浆剂：每支 0.25g（10ml）；0.3g（10ml）。

枸橼酸铁铵
Ferric Ammonium Citrate

别名 柠檬酸铁铵，枸橼酸铁胺，Lronand Ammonium Citrate，Ferri Ammonii Citratis，Ferrous Ammonium Citrate，Citricum

作用用途 本品为抗贫血药。本品为三价铁剂，不如二价的亚铁盐易吸收，含铁量也较低，故不适于重症贫血病例。但其收敛作用小，刺激性较少，患者耐受性好，适用于儿童不能吞服片剂者。铁剂以亚铁离子形式主要在十二指肠及空肠近端吸收。口服铁制剂吸收峰值通常出现在给药后的 2~4 小时。用于缺铁性贫血，但不适用于重症缺铁性贫血。也用于磁共振腹部成像，对消化道（胃，十二指肠及空肠）进行造影。

用法用量 口服：缺铁性贫血：配制成复方的合剂或溶液服用，每次 0.5~2g，每日 1.5~6g。磁共振腹部成像：成人，每次 1 袋，溶于 300ml 的水中。必要时，口服 2 袋，溶于同样量的水中。通常在服药后 20 分钟内进行磁共振成像。儿童，用于治疗缺铁性贫血时，配制成复方的合剂或溶液服用。每日按体重 0.1~0.2g/kg，分 3 次服用。

注意事项 ①血友病或含铁血黄素沉着症及不伴缺铁的其他贫血（如地中海性贫血）患者、严重肝肾功能不全者、铁负荷过量者、铁剂过敏者、确诊或怀疑患有完全肠梗阻或肠穿孔的患者禁用。②酒精中毒、肝炎、急性感染、肠道炎症，如肠炎、结肠炎、憩室炎及溃疡

性结肠炎、胰腺炎、消化性溃疡慎用。③用于磁共振腹部成像时，儿童给药的安全性还未确定（因缺乏使用经验），因此儿童慎用。老年患者口服铁剂以治疗缺铁性贫血，必要时可适当增加剂量，因为胃液分泌减少，胃酸缺乏，铁自肠黏膜吸收减少。④本品具有收敛性，服后常有轻度恶心、胃部或腹部疼痛，多与剂量有关。轻度腹泻或便秘也很常见。⑤与下列药物存在相互作用：维生素 C、制酸药（如碳酸氢钠）、磷酸盐类、含钙及含鞣质的药物、四环素类药物等。与含钙及含鞣质的饮料同用，易产生沉淀而影响吸收。⑥用药期间需定期作下列检查，血红蛋白测定、网织红细胞计数、血清铁蛋白及血清铁测定。⑦口服铁制剂期间，不宜同时注射铁制剂，以免发生毒性反应。用药过量的表现：过量所致的急性中毒多见于小儿，仅 130mg 的铁即可使小儿致死。由于致坏死性胃炎、肠炎，患者可有严重呕吐、腹泻及腹痛，以致血压降低，出现代谢性酸中毒，甚至昏迷。

剂型规格 ①溶液剂：10%，每瓶 100。②泡腾颗粒剂：每袋 3g；0.6g（相当于铁 129mg）。

富马酸亚铁
Ferrous Fumarate

别名 反丁烯二酸铁，反丁烯酸铁，富马酸铁，富马铁，富血铁，红泉，胡索酸铁，惠血佳，延胡索酸铁，紫酸铁，Cpiron，Feroton，Ferrofame，Galfer，Ircon，Palater，Toleron

作用用途 本品为抗贫血药。含铁量较高（达 33%），且较难被氧化，不良反应较少，起效也较快。用于多种原因引起的缺铁性贫血，如慢性失血、营养不良，以及儿童、孕妇需铁量增加而食物供给不足等。

用法用量 口服：①成人：预防：每日 200mg。治疗：片剂、胶囊剂、胶丸剂，每次 200~400mg，每日 3 次。混悬液，每次 300mg，每日 3 次。咀嚼片，每次 200mg，每日 3 次。疗程与病情有关，轻症 2~3 周，重症 3~4 周。②儿童：1 岁以下，每次 35mg，每日 3 次；1~5 岁，每次 70mg，每日 3 次；6~12 岁，每次 140mg，每日 3 次。

注意事项 ①对铁剂过敏者、非缺铁性贫血（如地中海性贫血）患者、肝肾功能严重损害者，尤其伴有未经治疗的尿路感染者、胃、十二指肠溃疡患者、溃疡性结肠炎患者、含铁血黄素沉着症患者、血友病患者禁用。②酒精中毒者、肝炎患者、急性感染患者、肠道炎症（如肠炎、结肠炎、憩室炎等）患者、胰腺炎患者慎用。③老年患者因胃液分泌减少，胃酸缺乏，铁自肠黏膜吸收减少，必要时可适当增加口服铁剂的剂量。④本品具有收敛性，口服后可出现胃肠道不良反应，如恶心、呕吐、食欲缺乏、胃痛、上腹疼痛、腹泻、便秘、黑便。⑤与下列药物存在相互作用：维生素 C、稀盐酸、西咪替丁、去铁胺、二巯丙醇、胰酶、胰脂酶、制酸药（如碳酸氢钠）、磷酸盐类及含鞣酸的药、多巴类（如左旋

多巴、卡比多巴、甲基多巴等）、氟喹诺酮类、四环素类药及青霉胺、锌制剂等。⑥服用本品时 2 小时内应避免饮用含鞣酸（如浓茶）的饮料。⑦服药后如出现明显胃肠道反应，可减少初次口服剂量（以后逐渐增加）。餐后服药可减轻胃肠道反应，但对药物吸收有影响。若患者服药后不能耐受，可换用其他铁剂或改用注射给药。口服铁剂期间，不宜同时注射铁剂。使用本品过量而发生的急性中毒多见于儿童，儿童一次性摄入 130mg 铁即可致死。另因引起坏死性胃炎、肠炎，患者可有严重呕吐、腹泻及腹痛，从而导致血压下降、代谢性酸中毒，甚至出现昏迷。用药后如出现急性中毒表现，应立即给予喷替酸钙钠或去铁胺对抗。⑧使用铁剂后，血清结合转铁蛋白或铁蛋白增高（易导致对贫血的漏诊），大便隐血试验阳性（易与上消化道出血相混淆）。用药期间应监测血红蛋白、网织红细胞计数、血清铁蛋白及血清铁。

剂型规格 ①片剂：每片 35mg；50mg；75mg；200mg。②咀嚼片剂：每片 50mg；200mg。③胶囊剂：每粒 50mg；200mg。④胶丸剂：每丸 200mg。⑤混悬剂：每支 300mg（10ml，相当于铁 99mg）。

富马酸亚铁多库酯钠
Ferrous Fumarate and Docusate Sodium

作用用途 本品为矿物质类非处方药。所含铁是红细胞中血红蛋白的重要组成元素，缺乏时红细胞合成血红蛋白的量减少，致使红细胞体积变小，携氧能力下降，形成缺铁性贫血。多库酯钠为表面活性剂，可使水和脂肪类物质渗入粪便，促其软化，以缓解铁剂可能引起的便秘。用于各种原因引起的慢性失血、营养不良、妊娠、儿童发育期等引起的缺铁性贫血，尤适用于因服铁剂而产生便秘者。

用法用量 口服：每次 1~2 粒，每日 1 次，饭后服用。

注意事项 ①对本品过敏者、肝肾功能严重损害者、铁负荷过高、血友病、含铁血黄素沉着者、胃、十二指肠溃疡、溃疡性肠炎患者、对铁过敏者或非缺铁性贫血患者禁用。②酒精中毒、肝炎、急性感染、肠道炎症、胰腺炎等疾病患者以及孕妇慎用。③本品可见胃肠道不良反应，如恶心、上腹疼痛。可致排黑便，但不影响用药。④不应与浓茶同服。服用期间应定期检查血象。⑤维生素 C 可增加本品的吸收；磷酸盐、四环素类以及鞣酸等可妨碍其吸收；本品可减少左旋多巴、卡比多巴、甲基多巴以及喹诺酮类药物的吸收。

剂型规格 胶囊剂：每粒含富马酸亚铁 150mg，多库酯钠 100mg。

右旋糖酐铁
Iron Dextran

别名 科莫非，Cosmofer，Pharmacosmos

作用用途 本品为右旋糖酐铁、氢氧化铁复合物。通过直接向体内补充铁以改善因铁缺乏而引起的贫血。静脉滴注后，能被网状内皮系统细胞摄取，特别是在肝脏和脾脏中。肌内注射后，大部分在 72 小时内被吸收，可从注射部位被吸收入毛细血管和淋巴系统。铁不易从体内被清除，不易通过肾脏，少量的铁能通过尿液和粪便清除。右旋糖酐可以被代谢和消除。适用于不能口服铁剂或口服铁剂治疗不满意的缺铁患者。

用法用量 ①口服：成人一次 50~100mg（铁），一日 1~3 次，饭后口服。②肌内、静脉注射或静脉滴注：每天 100~200mg 铁，根据补铁总量确定，一周 2~3 次。建议在给予病人初次剂量前先给予 25mg（铁）的试验剂量，如 60 分钟后无不良反应发生再给予剩余的剂量。**静脉滴注**：100~200mg 右旋糖酐铁用 0.9% 氯化钠注射液或 5% 葡萄糖注射液稀释至 100ml，给予首次剂量时，应先缓慢滴注 25mg 至少 15 分钟，如无不良反应发生，可将剩余剂量在 30 分钟内滴注完毕。静脉注射：将相当于 100~200mg 铁的右旋糖酐铁用 0.9% 氯化钠注射液或 5% 葡萄糖注射液 10~20ml 稀释后缓慢静脉推注，同样在初次给药时先缓慢推注 25mg（1~2 分钟），如无不良反应的发生，再给予剩余的剂量（0.2ml/min）。总补铁剂量大至 20mg/kg 的右旋糖酐铁也可采用一次性滴注给药的方法。此法应将所给剂量稀释至 0.9% 氯化钠注射液或 5% 葡萄糖注射液 250~1000ml 中，并静脉滴注 4~6 小时。肌内注射不需稀释。③深部肌内注射：一次 50~100mg（铁），1~3 日 1 次。

小儿体重超过 6kg 者，一次 25mg（铁），一日 1 次。小儿体重 6kg 以下者，一次 12.5mg（铁），一日 1 次。

注意事项 ①非缺铁性贫血（如溶血性贫血）、铁超负荷或铁利用紊乱、已知对铁单糖或双糖的过度敏感、代偿失调的肝硬化、传染性肝炎、急慢性感染的患者、哮喘、湿疹或其他特应性变态反应的患者禁用。②本品急性过敏反应发生率为 0.7%。过敏反应一般发生在给予试验剂量时间内。最常见的不良反应为皮肤瘙痒、呼吸困难。其他不良反应有胸痛、恶心、低血压、淋巴结肿大、消化不良、腹泻、潮红、头痛、心脏停搏、关节疼痛等。③任何肠道外给药都可能引起致命的过敏反应。对药物有过敏史的病人可能性增加。只能在可立即采取紧急措施的情况下给药。④对自身有免疫性疾病或有炎症的患者，可能会引起Ⅲ型变态反应。⑤肠道途径给予铁剂可能引起过敏反应或中毒反应。对有感染的儿童可能会产生不利影响。孕妇及哺乳期妇女应慎用本品。本品可能会导致血浆胆红素水平的提高和血浆钙水平的降低。本品不能与口服铁剂同时应用，因可影响口服铁剂的吸收。静脉注射过快可能引起低血压。⑥在同一部位反复肌内注射可能会出现肉瘤。⑦长期过量应用，可在肝主动脉蓄积，并诱发炎症反应，引起纤维化。

剂型规格 ①片剂：每片 25mg（铁）。②溶液剂：每支 5ml，含 25mg（以铁计）。③注射剂：每支 2ml，50mg（铁）；2ml，含 100mg（铁）。

乳酸亚铁
Ferrous Lactate

别名 尤尼雪，益血康，贴鑫，Rusuanyatie Kofuyie，Ferrous lactate Syrup

作用用途 本品为抗贫血药。铁为机体不可缺少的元素，是构成血红蛋白、肌红蛋白及多种组织酶重要成分。机体缺乏铁，可引起缺铁性贫血或其他各种缺铁性疾病。乳酸亚铁吸收率较高，可作为铁元素的补充剂。临床上主要用于慢性失血（月经过多、痔疮出血、子宫肌瘤出血、钩虫病失血等）、营养不良、妊娠、儿童发育期等引起的缺铁性贫血。

用法用量 口服：①片剂：**成人**，每次 0.15~0.6g，每日 3 次，饭后服用。**小儿**，每次 0.1~0.3g，每日 3 次。②胶囊剂：每次 0.3g，每日 3 次。儿童服药请遵医嘱。③糖浆剂：每次 20ml，每日 3 次，儿童酌减。④口服液：每次 10~20ml，每日 3 次。

注意事项 ①禁忌证：对本品过敏者；非缺铁性贫血患者；胃及十二指肠溃疡、溃疡性结肠炎、溶血性贫血者；肝肾功能严重损坏者及伴有未经治疗的尿路感染者禁用，消化性溃疡病、溃疡性结肠炎、肠炎、血友病、含铁血黄素沉着、含铁血黄素尿症及肝肾功能严重损害者，尤其伴有未经治疗的尿路感染者。②酒精中毒、肝炎、急性感染、肠道炎症、胰腺炎等患者慎用。③对胃肠道黏膜有刺激性，可致恶心、呕吐、上腹痛等，饭后服可减少胃肠道反应。④大量口服可致急性中毒，出现胃肠道出血、坏死，严重时可引起休克。⑤长期服用可使机体内铁过多而引起慢性铁血黄素症。口服本品期间，不宜注射铁剂，以免发生毒性反应。⑥服用本品后，可使大便变黑，较大剂量时可干扰大便的隐血试验，停药后消失。

剂型规格 ①片剂：每片 0.1g；0.15g。②胶囊剂：每粒 0.15g。③糖浆剂：每瓶 0.9g（60ml）。④溶液剂：每支 0.1g（10ml）。

蔗糖铁
Iron Sucrose

别名 氢氧化铁蔗糖复合物

作用用途 本品主要成分为蔗糖铁，其他学名称为氢氧化铁蔗糖复合物。本品为补血剂，静脉注射蔗糖铁后，由网状内皮系统迅速解离为蔗糖和铁，主要分布于红细胞、肝脏和骨髓。本品毒性很低，适用于缺铁性贫血的治疗。用于正在补充促红细胞生成素（EPO）的长期血液透析病人缺铁性贫血的治疗。

用法用量 ①**静脉注射**：本品可不经稀释缓慢静脉注射，推荐速度为每分钟 1ml 本品（5ml 本品至少注射 5 分钟），每次的最大注射剂量是 10ml 本品（200mg 铁）。静脉注射后，应伸展病人的胳膊。②**静脉滴注**：本品的首选给药方式是滴注［为了减少低血压发生和静脉外的

注射危险］。1ml 本品最多只能稀释到 20ml 0.9% 生理盐水中，稀释液配好后应立即使用（如 5ml 本品最多稀释到 100ml 0.9% 生理盐水中，而 25ml 本品最多稀释到 500ml 0.9% 生理盐水中）。药液的滴注速度应为：100mg 铁至少滴注 15 分钟；200mg 至少滴注 1.5 小时；400mg 至少滴注 2.5 小时；500mg 至少滴注 3.5 小时。③**往透析器里注射**：本品可直接注射到透析器的静脉端，情况同前面的静脉注射。在病人第一次治疗前，应按照推荐的方法先给予一个小剂量进行测试，成人用 1~2.5ml（20~50mg）铁，体重 14kg 的儿童用 1ml（20mg 铁），体重 14kg 以下的儿童用日剂量的一半（1.5mg/kg）。应备有心肺复苏设备。如果在给药 15 分钟后未出现不良反应，继续给予余下的药液。

用量的计算：根据下列公式计算总的缺铁量，以此确定每个病人的给药量：

总缺铁量（mg）= 体重（kg）×（Hb 目标值–Hb 实际值）［g/L］×0.24* + 贮存铁量［mg］

体重 ≤ 35kg：Hb 目标值 = 130g/L　贮存铁量 = 15mg/kg 体重

体重 > 35kg：Hb 目标值 = 150g/L　贮存铁量 = 500mg

本品总给药量（ml）= 总缺铁量［mg］/20mg/ml

本品应以滴注或缓慢注射的方式静脉给药，或直接注射到透析器的静脉端，该药不适合肌内注射或按照病人需要铁的总量一次全剂量给药。为保证药液的稳定，不允许将药液配成更稀的溶液。

注意事项 ①禁忌证：非缺铁性贫血、铁过量或铁利用障碍、已知对单糖或二糖铁复合物过敏者。本品只能用于已通过适当的检查、适应证得到完全确认的患者（例如：血清铁蛋白，血红蛋白，红细胞压积，红细胞计数，红细胞指数－MCV，MCH，MCHC）。②不良反应：罕见过敏性反应，偶见金属味、头痛、恶心、呕吐、腹泻、低血压、肝酶升高、痉挛/腿部痉挛、胸痛、嗜睡、呼吸困难、肺炎、咳嗽、瘙痒等。极少出现副交感神经兴奋、胃肠功能障碍、肌肉痛、发热、风疹、面部潮红、四肢肿胀、呼吸困难、过敏（假过敏）反应等。③静脉滴注的部位发生过静脉曲张、静脉痉挛。非肠道使用的铁剂会引起具有潜在的致命性的过敏反应或过敏样反应。轻度过敏反应应服用抗组胺类药物；重度过敏反应应立即给予肾上腺素。④有支气管哮喘、铁结合率低和/或叶酸缺乏症的病人，应特别注意过敏反应或过敏样反应的发生。⑤有严重肝功能不良、急性感染、有过敏史或慢性感染的病人在使用本品时应小心。如果本品注射速度太快，会引发低血压。⑥谨防静脉外渗漏。如果遇到静脉外渗漏，应按以下步骤进行处理：若针头仍然插着，用少量 0.9% 的生理盐水清洗。为了加快铁的清除，指导病人用黏多糖软膏或油膏涂在针眼处。轻轻涂抹黏多糖软膏或油膏。禁止按摩以避免铁的进一步扩散。儿童用药：非肠道使用的铁剂对有感染的儿童会产生不利影响。⑦本品不能与口服铁剂同时使用。因此口服铁剂的治疗

应在注射完本品的 5 天之后开始服用。⑧用药过量会导致急性铁过载，表现为高铁血症。用药过量应采用有效的方法进行处理，必要时可使用铁螯合剂。⑨本品只能与 0.9% 生理盐水混合使用。本品不能与其他的治疗药品混合使用。只有那些没有沉淀的药液才可使用。

剂型规格 注射剂：每支 100mg（5ml）。

促红素
Erythropoietin

别名 阿法依泊汀，促红细胞生成素，红细胞生成素，促红素 α，利血宝，生血素（α），依泊汀 α，重组人类红细胞生成素 α，重组人肾红细胞生成素-α，怡泼津，Epoetin α，Erythro Poietin，Globuren，Hemax，Procrit，rhEPO

作用用途 本品是经重组 DNA 技术产生的促红细胞生成素（EPO），为 165 个氨基酸组成的糖蛋白。其作用机制为：与红系祖细胞的表面受体结合，刺激红系祖细胞的分化。EPO 亦可促使红细胞自骨髓向血液中释放，进而转化为成熟红细胞。另外尚有稳定红细胞膜，提高红细胞膜抗氧化酶的功能。用于肾功能不全所致的肾性贫血（包括血液透析及非透析、腹膜透析患者）及恶性肿瘤、非骨髓恶性肿瘤化疗后、类风湿性关节炎、系统性红斑狼疮、艾滋病或经治疗后引起的贫血。还可用于外科围手术期的红细胞动员、早产儿贫血等。

用法用量 成人 （1）静脉注射：①治疗：肾性贫血，开始推荐剂量，血液透析患者，每周 100~150U/kg；非透析患者，每周 75~100U/kg。若 HCT 每周增加少于 0.5%，可于 4 周后按 15~30U/kg 增加剂量，但增加剂量最高每周不宜超过 30U/kg。HCT 应增加到 30%~33%，不宜超过 36%。②维持：肾性贫血，如 HCT 达到30%~33%或血红蛋白达到 100~110g/L，可进行维持治疗。推荐剂量为治疗期剂量的 2/3，每 2~4 周应检查 HCT 以调整剂量，避免红细胞生成过速，维持 HCT 和血红蛋白在适当水平。 （2）皮下注射：①肾性贫血：同"静脉注射"。②外科围手术期的红细胞动员：适用于需择期外科手术（心脏血管手术除外）且术前血红蛋白值在 100~130g/L 的患者。每次 150U/kg，每周 3 次，于术前 10 日至术后 4 日使用。③肿瘤化疗所致的贫血：起始剂量，每次 150U/kg，每周 3 次。经 8 周治疗后，若不能有效地减少输血需求或增加 HCT，可增至每次 200U/kg，每周 3 次。HCT 大于 40% 时，应减少本品的剂量直到 HCT 降至 36%。当再次开始治疗或调整剂量以维持需要的 HCT 时，应较原剂量减少 25%。如给予起始剂量，HCT 增加较快（如在任何 2 周内增加 4%），也应适当减少本品的剂量。

儿童 ①皮下注射：肿瘤化疗引起的贫血：6 个月~18 岁，每周 25~300U/kg，分 3~7 次给药。②静脉注射：同"皮下注射"。

肾功能不全者 慢性肾衰竭引起的贫血：1 个月~16 岁，起始剂量，每日 50U/kg，静脉或皮下注射，每周 3 次。剂量增减同成人"肾功能不全时剂量"。治疗剂量应个体化，平均维持剂量每周 76U/kg，或每周 167U/kg，分次给药（每周 2~3 次）。除非临床需要，剂量调整每月不宜超过 1 次。

注意事项 ①对本品、哺乳动物细胞衍生物制剂、人血清白蛋白过敏者、难以控制的高血压患者、高血压性脑病患者、铅中毒者。②有药物过敏史或有过敏倾向者、心肌梗死、肺梗死、脑梗死患者、脑血栓形成者、癫痫患者、卟啉病患者慎用。③儿童使用本品的安全性尚未确立；老年患者因生理功能低下，多伴有心血管系统疾病（如高血压），故应适当调整给药剂量和次数；孕妇、哺乳期妇女不宜使用。④不良反应：可见高血压性脑病、心悸、血压升高，偶可诱发脑血管意外、癫痫发作；血栓形成、嗜酸性粒细胞及中性粒细胞增多；偶见呼吸急促或流感样症状；恶心、呕吐、食欲缺乏、口腔苦味感、腹泻、腹痛、丙氨酸氨基转移酶等升高；血尿素氮、尿酸、血肌酸酐升高；血清钾升高；肌痛、关节痛等；头晕、头痛、发热、失眠等；皮疹或荨麻疹、过敏性休克等。⑤禁止与其他药物同时静脉注射。对血液透析、非透析患者，宜分别采用静脉注射、皮下注射，每周分 2~3 次给药。给药剂量需根据患者贫血程度、年龄及其他相关因素调整。用药期间，应同时补充铁剂。用药后，如未达预期的效果，也应补充铁剂。用药后若出现血清钾升高，应适当调整饮食及给药剂量，直至血钾恢复正常。如用药后出现血压升高，应减量或停药，并可加用适量降压药或调整原有降压药的剂量。⑥药物过量可引起 HCT 过高，从而导致多种致命的心血管系统并发症，应给予对症和支持治疗。用药前勿振荡，本品开封后仅限一次性使用。⑦本品对出血性贫血、血细胞减少、单纯性铝中毒及肿瘤患者因铁或叶酸盐缺乏引起的贫血无效。⑧用药期间应监测血压、HCT、血清铁、转铁蛋白饱和度、肾功能等。对非血液透析的肾性贫血患者，还应监测血肌酐、血钾。

剂型规格 ①注射剂：每支 1000U（1ml）；1500U（0.5ml）；2000U（1ml）；3000U（0.5ml；1ml）；4000U（1ml）；6000U（1ml）；10000U（1ml）；12000U（1ml）。

达贝波亭-α
Darbepoetin Alfa

别名 Aranesp，Nespo

作用用途 本品是经重组 DNA 技术，从培养的 CHO 细胞表达产生的促红细胞生成素（EPO），其作用机制与阿法依泊汀相同。通过与红系祖细胞的 EPO 受体结合，刺激红细胞的生成和分化。本品与红系祖细胞的 EPO 受体结合力小于阿法依泊汀，但由于半衰期长，其体内生物活性比阿法依泊汀高。动物试验表明，本品以更低的给药频率可取得与阿法依泊汀相同的治疗效果。用于非髓系恶性肿瘤化疗所致贫血及慢性肾衰竭所致贫血。

用法用量 皮下注射或静脉注射：成人 ①皮下注射：用于非髓系恶性肿瘤化疗所致贫血：一周 2.25～4.5μg/kg 或每 3 周 500μg。用于慢性肾衰竭所致贫血：0.45μg/kg，一周 1 次。可每 2～4 周增量 20%～25%，保证血红蛋白浓度至少以每 2～4 周升高 10g/L 的速度增加，直至在 2～4 个月内使血红蛋白浓度达 120g/L。如任何一个 2 周内血红蛋白浓度升高超过 10g/L，建议减量 25%，血红蛋白不低于 14g/L 时，应停药至血红蛋白降至 13g/L 以下时，再以停药时计量的 75% 给药，血红蛋白水平稳定后，可 4～6 周监测 1 次。以阿法依泊汀改用本品时建议剂量如下：

每周阿法依泊汀剂量（U）	每周达贝波亭-α 剂量（μg）
<2500	6.25
2500～49999	12.5
5000～10999	25
11000～17999	40
18000～33999	60
34000～89999	100
>90000	200

②静脉注射：慢性肾衰竭患者行血液透析，则应静脉注射，剂量同皮下注射。

儿童 ①皮下注射：慢性肾衰竭所致贫血：1 岁以上儿童已用阿法依泊汀治疗改为本品治疗时，建议使用剂量如下表：

每周阿法依泊汀剂量（U）	每周达贝波亭-α 剂量（μg）
<1500	尚不确定
1500～2499	6.25
5000～10999	10
11000～17999	40
18000～33999	60
34000～89999	100
>90000	200

②静脉注射：同皮下注射。

注意事项 ①禁忌：对本品过敏、未控制的高血压患者（可观察到高血压脑病、癫痫发作）。②慎用：心血管疾病患者、恶性肿瘤患者、血红蛋白超过 120g/L 者、透析患者、癫痫患者、未接受化疗或放疗的活动性恶性疾病患者、未使用抗凝药的异源输血者（深静脉血栓发生率高）、行冠脉搭桥术和矫形外科术者、近期高血压或有其病史者。③促红细胞生成素类药（ESAs）提高血红蛋白浓度达到或超过 120g/L 时会促进肿瘤细胞生长，缩短癌症患者的生存时间。一旦化疗结束，应立刻停用 ESAs。④儿童恶性肿瘤患者用药的安全性和有效性尚未确定。作为慢性肾衰竭的儿童患者初始治疗及 1 岁以下

的慢性肾衰竭儿童患者用药的安全性和有效性尚未确定。⑤动物实验表明本品有胚胎毒性和致畸性，孕妇用药的安全性尚不明确，使用时应权衡利弊。美国食品药品管理局（FDA）对本药的妊娠安全分级为 C 级。⑥尚不清楚本品是否经乳汁分泌，哺乳妇女使用应权衡利弊。⑦开始治疗或调整剂量后需每 1～2 周监测血红蛋白，一旦血红蛋白浓度稳定可每 4～6 周监测 1 次。

剂型规格 注射剂：每支 0.3ml：60μg；0.3ml：150μg；0.4ml：40μg；0.4ml：200μg；0.42ml：25μg；0.5ml：100μg；0.6ml：300μg；0.75ml：150μg；1ml：25μg；1ml：40μg；1ml：60μg；1ml：100μg；1ml：200μg；1ml：300μg；1ml：500μg。

叶酸
Folic Acid

别名 蝶酰谷氨酸，维生素 B_{11}，维生素 Bc，维生素 M，维生素 R，Acfol，Acid Folico，Acid Folique，Acid Pteroyl - glutamique，Acidum，Acidum Folis，Folicet，Folina，Pteroylglutamic Acid，Vitamin B_{11}，Vitamin Bc，Vitamin M，Vitamin R

作用用途 本品是由蝶啶、对氨基苯甲酸及谷氨酸残基组成的水溶性 B 族维生素。口服后本品主要以还原型在空肠近端被吸收，5～20 分钟即可出现于血中，1 小时后达血药浓度峰值。分布半衰期为 0.7 小时。约 90% 的治疗量随尿液排泄，少量经胆汁、乳汁排泄。主要用于叶酸缺乏及其所致的巨幼细胞性贫血。营养不良、慢性溶血性贫血、孕妇、哺乳期妇女、婴幼儿及长期使用避孕、止痛、抗惊厥、肾上腺皮质激素等药物者，以预防叶酸缺乏。

用法用量 成人 ①口服：巨幼细胞性贫血，每次 5～10mg，每日 3 次，14 日为一疗程，或用至血象恢复正常。维持剂量，每日 2.5～10mg。预防叶酸缺乏，每次 0.4mg，每日 1 次。②肌内注射：每次 10～20mg。

儿童 口服：每次 5mg，每日 3 次，或每日 5～15mg，分 3 次服用。

注意事项 ①对叶酸及其代谢产物过敏者禁用。②疑有叶酸盐依赖性肿瘤的育龄妇女慎用。③孕妇可预防给药。每日剂量小于 0.8mg 时，美国 FDA 对本品的妊娠安全性分级为 A 级，如大于 0.8mg，则为 C 级；哺乳期妇女可预防给药。④肾功能正常的患者使用本品很少发生中毒反应，偶有过敏反应。长期服药可出现胃肠道反应，如畏食、恶心、腹胀等。⑤口服大剂量本品，可影响微量元素锌的吸收。⑥本品不宜采用静脉注射给药，因易导致不良反应；遇以下情况，如口服给药后出现剧烈恶心、（和）呕吐、处于手术前后禁食期或胃切除后伴有吸收不良等，可使用叶酸钠或亚叶酸钙等肌内注射给药。⑦本品口服可以迅速改善巨幼细胞性贫血，但不能阻止因维生素 B_{12} 缺乏而致的神经损害（如脊髓亚急性联合变性）的进展。如大剂量持续服用叶酸，可使血清

维生素 B_{12} 的含量进一步降低，反而使神经损害向不可逆方向发展。故使用本品治疗恶性贫血前，需明确排除维生素 B_{12} 缺乏。如因诊断不明需用叶酸作为诊断性治疗时，每日用量不宜超过 0.4mg。⑧大量服用本品时，可使尿液呈黄色，此为正常现象。

剂型规格 ①片剂：每片 0.4mg；5mg。②注射剂：每支 15mg；30mg。

复方叶酸
Compound Folic Acid

作用用途 本品主要由叶酸和维生素 B_{12} 组成，经肾排出。本品用于孕妇巨幼细胞贫血及婴儿营养性巨幼细胞贫血。也用于营养不良或吸收障碍（如口腔性腹泻或脂肪泻等）所致的巨幼细胞贫血。

用法用量 ①口服：每次 1~2 片，每日 3 次。②肌内注射：每次 1~2ml，每日 1 次。

注意事项 ①妊娠初期过量使用本品，有致畸的可能。②可引起低钾血症及高尿酸血症。偶见过敏反应。长期服药者可出现畏食、恶心、腹胀等胃肠道症状。③与维生素 C 合用，可能抑制叶酸在胃肠道中的吸收；甲氨蝶呤、乙胺嘧啶等对二氢叶酸还原酶有较强的亲和力，可阻止叶酸转化为四氢叶酸，终止叶酸的治疗作用；反之在甲氨蝶呤治疗肿瘤、白血病时，如使用大剂量叶酸，也会影响甲氨蝶呤的疗效；与苯妥英钠合用，可降低苯妥英钠的抗癫痫作用。④抗生素类药物可影响微生物法测定血清或红细胞中叶酸浓度，常出现浓度偏低的假象，用药前应注意。大量服用本品，可使尿液呈黄色。

剂型规格 ①片剂：每片含 5mg 叶酸、3.75μg 维生素 B_{12}。②注射剂：每支 1ml（含 5mg 叶酸，30μg 维生素 B_{12}）。

维生素 B_{12}
Vitamin B_{12}

别名 钴胺素，氰钴胺素，氰钴胺，维克斯，维斯克，Cyanocobalamin

作用用途 本品参与体内甲基转换及叶酸代谢，促进 5-甲基四氢叶酸转变为四氢叶酸。主要用于治疗恶性贫血，与叶酸合用治疗各种巨幼红细胞性贫血，抗叶酸药引起的贫血及脂肪泻。尚用于神经系统疾病（如神经炎、神经萎缩等），肝脏疾病（肝炎、肝硬化等），白细胞减少症，再生障碍性贫血等。

用法用量 ①口服：一日 25~100mg 或隔日 50~200mg，分次服用。②肌注：成人 一日 25~100mg 或隔日 50~200mg。用于神经炎时，用量可酌增。本品也可用于穴位封闭。儿童：每次 25~50μg，隔日 1 次。避免同一部位反复给药，对新生儿、早产儿、婴儿、幼儿要特别小心。③经眼给药：一次 2~3 滴，一日 3 次，可根据患者年龄、临床症状适当增减剂量。

注意事项 ①可致过敏反应，甚至过敏性休克，不宜滥用。②恶性贫血患者口服无效。③治疗后期可能出现缺铁性贫血，应补充铁剂。④本品不可静脉给药。⑤本品不宜与氯丙嗪、维生素 C、维生素 K_3 等混合于同一溶液中给药。⑥本品与葡萄糖注射液有配伍禁忌。⑦痛风患者使用本品可能发生高尿酸血症。

剂型规格 ①片剂：每片 0.25mg。②注射剂：每支 0.05mg（1ml）；0.1mg（1ml）；0.25mg（1ml）；0.5mg（1ml）；1mg（1ml）。③滴眼剂：每支 2mg（10ml）。

腺苷钴胺
Cobamamide

别名 5'-脱氧腺苷钴胺，福欣康林，辅酶 B_{12}，辅酶维 B_{12}，辅酶维生素 B_{12}，千安倍，维生素 B_{12b}，维他命 B_{12b}，腺苷辅酶 B_{12}，腺苷辅酶维生素 B_{12}，Adenosyl B_{12}，Adenosyl Vitamin B_{12}，Cobamide Vitamin B_{12}，Coenzyme B_{12}，Coenzyme Vitamin B_{12}，Hydrovit，Vitamin $B_{12}b$，Vitaminum $B_{12}b$

作用用途 本品是体内维生素 B_{12} 的两种活性辅酶形式之一，以辅酶形式参与体内的重要代谢反应，也是促进细胞生长、增殖和维持神经系统髓鞘完整所必需的物质。可被直接吸收利用，在体内的利用率高于维生素 B_{12}，并且活性强，与组织细胞亲和力强。用于巨幼红细胞贫血、营养不良性贫血、妊娠期贫血等。也用于神经性疾病，如多发性神经炎、神经根炎、三叉神经痛、坐骨神经痛、神经麻痹、营养性神经疾病。还可用于因放射和药物所致白细胞减少。

用法用量 ①口服：每次 0.5~1.5mg，每日 1.5~4.5mg。②肌内注射：每次 0.5~1mg，每日 1 次。

注意事项 ①本品注射液开封后应尽快使用。②治疗后期可能出现缺铁性贫血，应补充铁剂。

剂型规格 ①片剂：每片 0.25mg。②注射剂：每支 0.25mg；0.5mg；1mg；1.5mg。

亚叶酸钙
Calcium Folinate

别名 5-甲基四氢叶酸钙，安曲希，法益宁，福能，盖尔青，甲酰四喋酸钙，甲酰四氢叶酸钙，甲酰叶酸，甲叶钙，立可林，欧力，醛氢叶酸，醛氢叶酸钙，确呋力，世明，同奥，威力醛氢叶酸钙，亚复欣，亚叶酸，亚乙酸，叶醛酸，叶醛酸钙，Antrex，Ca Folinate，Calcii Folinas，Calcium Leucovorin，Calciumfolinat，Calciumfolinate，Citrovorum Factor，Folinic Acid，FTHF，Lederfoline，Leucocorin，Leucocorine，Leucovorin，Leucovorin Calcium，Rescuvoli Wellcovorin，Wellcovorin

作用用途 本品为四氢叶酸的甲酰衍生物。本品口服易吸收。血清还原叶酸的达峰时间为：口服 1.72±0.8 小时，肌内或静脉注射 0.6~0.8 小时。无论何种给药途径，药物作用的持续时间均为 3~6 小时。肌内或静脉注射时，血清还原叶酸的半衰期为 3.5~6.2 小时。主要用作叶酸拮抗药（如甲氨蝶呤、乙胺嘧啶及甲氧苄啶等）的"解救"治疗，常用于预防大剂量甲氨蝶呤（MTX）或用药过量所引起的严重毒性作用。与氟尿嘧啶联用，治疗晚期结肠及直肠癌。叶酸治疗口炎性腹泻、营养不良、妊娠期或婴儿期引起的巨幼细胞贫血疗效不佳时，可选用本品。还可用于白细胞减少。

用法用量 ①口服：MTX 的"解救"治疗：每次 5~15mg，每 6~8 小时 1 次，连用 2 日，使 MTX 血药浓度在 5×10^{-8}mol/L 以下。②肌内注射：MTX 的"解救"治疗：每次 9~15mg/m^2，每 6~8 小时 1 次，连用 2 日。作为乙胺嘧啶或甲氧苄啶等的解毒药：每次 9~15mg，持续用药时间视中毒情况而定。叶酸缺乏所致的巨幼细胞贫血：每日 1mg。目前尚未证明疗效随剂量增加而增强。白细胞减少：每次 3~6mg，每日 1 次。③静脉注射：治疗晚期结肠及直肠癌，与氟尿嘧啶联用：先用本品 200mg/m^2 静脉注射，再使用氟尿嘧啶 370mg/m^2 静脉注射。每日 1 次，连用 5 日为一疗程，间隔 4 周，用第 2 疗程。MTX 的"解救"治疗使用指导剂量：参见"口服"项下"亚叶酸钙用于 MTX 的'解救'治疗指导剂量"。MTX 不慎超剂量使用或清除不畅时：参见"肌内注射"。

注意事项 ①恶性贫血患者、维生素 B_{12} 缺乏引起的巨幼细胞贫血患者禁用。②服用抗癫痫药的儿童、老年、哺乳期妇女慎用。③本品的不良反应很少见，偶有皮疹、荨麻疹、哮喘等过敏反应。④本品较大剂量与巴比妥、扑米酮或苯妥英钠合用，可对抗这些药物的抗癫痫作用，并可使某些患者（如正在服用抗癫痫药的儿童）癫痫发作率增加。⑤高剂量的亚叶酸可能降低 MTX 鞘内给药的疗效。因全身给药时，少量亚叶酸以 5-甲基四氢叶酸的形式进入脊髓，可使 MTX 鞘内给药后的血药浓度降低。⑥本品应避免与氟尿嘧啶混合后给药，因可能产生沉淀。本品禁止鞘内注射。因本品含钙，故静脉注射速度不宜超过 160mg/min。本品不宜与 MTX 同用，以免影响后者抗叶酸作用。本品应避免光线直接照射及与热源接触。使用本品粉针剂应新鲜配制。

剂型规格 ①片剂：每片 5mg；10mg；15mg；25mg。②胶囊剂：每粒 15mg；25mg。③注射剂：每支 3mg（1ml）；5mg（1ml）；100mg（1ml）；100mg（10ml）。

玛特纳
Materna

作用用途 本品为维生素及矿物质类药物。适用于孕妇及哺乳期妇女多种维生素及矿物质的补充。

用法用量 口服：每日 1 片，饭后服用。

注意事项 ①慢性肾功能衰竭、高钙血症、高磷血症伴肾性佝偻病患者禁用。②抗酸药可影响本品中维生素 A 的吸收，故不宜同服；不应与含有大量镁、钙的药物合用，以免引起高镁、高钙血症。③本品中的维生素 A 可从乳汁中分泌，哺乳期妇女过量服用可致婴儿产生食欲不振，易激动，颅压增高等不良反应。④偶见胃部不适。

剂型规格 片剂：每片维生素 A1500IU，胡萝卜素 1500IU，维生素 D250IU，维生素 E30IU，维生素 B_1 3mg，维生素 B_2 3.4mg，维生素 B_6 10mg，维生素 B_{12}12μg，维生素 C 100mg，生物素 30μg，叶酸 1mg，烟酸胺 20mg，泛酸 10mg，碘 150μg，钼 25μg，钙 250mg，锌 25mg，铁 60mg，铜 2mg，铬 25μg，锰 5mg。

十维铁咀嚼片
Ferrous Fumarate Chewable Vitamin Tablets

别名 铁龙

作用用途 本品为维生素类药，适用于 4 岁以上儿童、成人及老年人维生素的补充。

用法用量 口服：每日 1 片或遵医嘱。

注意事项 对本品中任何成分过敏者禁用。

剂型规格 咀嚼片剂：每片含维生素 A2500IU，维生素 B_2 1.2mg，维生素 D 400IU，烟酰胺 13.5mg，维生素 E 15IU，维生素 B_6 1.05mg，维生素 C 60mg，维生素 B_{12} 4.5mg，叶酸 0.3mg，铁 12mg，维生素 B_1 1.05mg。

复方三维亚铁口服溶液
Compound Trivitamins and Ferrous Oral Solution

作用用途 本品为一种复方补铁剂。口服硫酸亚铁可补充铁元素，纠正缺铁性贫血；赖氨酸为人体必需氨基酸之一，特别是儿童发育期、病后恢复期、妊娠期、哺乳期需要量更高；硫酸锌、硫酸铜为微量元素和维生素 B_6、维生素 B_{12} 是构成多种辅酶和激素的重要成分，为维持机体正常代谢和身体健康必不可少的重要物质。本品用于各种原因引起的慢性失血、妊娠、儿童发育期等引起的缺铁性贫血，也可补充部分维生素、氨基酸及微量元素。

用法用量 口服：每次 20ml，每日 3 次，饭后服用。预防量为治疗量的 1/5。

注意事项 ①对本品过敏者、胃及十二指肠溃疡、溃疡性结肠炎、严重肾功能障碍等患者及非缺铁性贫血患者禁用。②酒精中毒、肝炎、急性感染、肠道炎症、胰腺炎等患者慎用。③不应与浓茶同服，宜在饭后或饭时服用，以减轻对胃部刺激。④可见胃肠道不良反应，如恶心、呕吐、上腹疼痛、便秘。可引起肠蠕动减少，可致便秘，黑便。⑤本品与磷酸盐类、四环素类及鞣酸等同服，可妨碍铁的吸收。可减少左旋多巴、卡比多巴、甲基多巴及喹诺酮类等药物的吸收。

剂型规格 溶液剂：每瓶 10ml（含硫酸亚铁 120mg，硫酸锌 4mg，硫酸铜 2mg，盐酸赖氨酸 20mg，维生素 B_6 2mg，维生素 B_{12} 0.002mg）。

甲钴胺
Mecobalamin

别名 泛敏补，泛生泛敏补，钴宾酰胺，甲钴胺明，麦可巴那明，弥可保，弥可休，怡神保，Algobaz，Cobametin，Hitocobamin M，Mecobalaminum，Methycobal，Methylcobalamin，Methylcobaz，Pancobamin

作用用途 本品为内源性的辅酶 B_{12}，存在于血液、髓液中。与其他维生素 B_{12} 相比，本品对神经元的传导有良好改善作用。可通过甲基转换反应促进核酸-蛋白质-脂质代谢。甲钴胺为甲硫氨酸合成酶的辅酶，可使高半胱氨酸转化为甲硫氨酸，参与脱氧核苷合成胸腺嘧啶过程。可促进核酸、蛋白质合成，促进轴索内输送和轴索的再生以及髓鞘的形成，防止轴突变性。其注射液可促进正红母细胞的成熟、分裂，改善贫血。用于治疗多种外周末梢神经代谢功能障碍和自主神经病变，改善患者自觉症状，如麻木、自发性疼痛、感觉异常、直立性眩晕、多汗、口渴等。促进再植手指神经吻合，促进感觉恢复。改善椎间盘突出症、坐骨神经痛、面瘫、带状疱疹等所致的神经症状，缩短恢复时间。治疗维生素 B_{12} 缺乏所致巨幼细胞贫血。

用法用量 ①口服：每次 500μg，每日 3 次，可根据年龄、临床症状酌情增减剂量。②肌内注射或静脉注射：神经病变，每次 500μg，隔日 1 次。巨幼细胞贫血，每次 500μg，隔日 1 次。给药约 2 个月后，可改为维持治疗，每次 500μg，每 1~3 个月 1 次。

注意事项 ①对本品过敏或有过敏史者禁用。②老年患者因身体功能减退，应酌情减少剂量。本品无致畸作用，但孕妇用药的安全性尚不明确。可经乳汁分泌，但哺乳期妇女用药的安全性尚不明确。③口服给药偶有食欲缺乏、恶心、呕吐、腹泻等（0.1%~5%），少见过敏反应，如皮疹（小于 0.1%）等。注射给药偶见皮疹、头痛、出汗、发热等。④与其他药物合用，不影响本品的吸收；避免在同一部位反复注射。从事汞及其化合物工作的人员，不宜长期大量服用本品；如用药 1 月以上仍无效者，应停药。⑤本品见光易分解，应防止安瓿外露使药物见光分解，含量减低。注射液开封后应立即使用；若出现过敏反应，应立即停药。⑥如出现药物过量，应进行对症和支持治疗。

剂型规格 ①片剂：每片 500μg。②胶囊剂：每粒 500μg。③注射剂：每支 500μg（1ml）。

丙酸睾酮
Testosterone Propionate

别名 丙睾，丙酸睾丸素，丙酸睾丸酮，睾酮丙酸酯，Andronate，Andrusol P，Entestil，Masenate，Oreton，Synerone，Testosterone Propionato，Testoxyl

作用用途 本品的雄激素作用与蛋白同化作用之比为 1∶1。进入人体后先经 5α 还原酶转化为双氢睾酮（Dihydrotestosterone），以后再与细胞受体结合进入细胞核，与染色质作用，激活 RNA 多聚酶，促进蛋白质合成和细胞代谢。本品可促进青春期男性第二性征发育；对成年男性除维持第二性征和性功能外，还可抑制内源性促性腺激素的分泌，使男性睾丸萎缩。也可抑制女性子宫内膜增生。本品可通过促红细胞生成素刺激红细胞的生成和分化。长时间用药，对粒细胞系统及巨核细胞系统可有影响。对骨髓造血功能的作用是通过刺激肾脏分泌促红细胞生成素而间接起作用的，也可能是直接刺激骨髓，促进血红蛋白合成。肌内注射，吸收较慢，起效时间为 2~4 日。在血中，98% 的药物与血浆蛋白结合，仅 2% 为游离状态。半衰期为 10~20 分钟。用于男性性功能降低、男性青春期发育迟缓、绝经女性晚期乳腺癌姑息性治疗。妇科疾病如月经过多、子宫肌瘤；老年性骨质疏松以及再生障碍性贫血等。

用法用量 肌内注射：男性性功能低下的激素替代治疗：每次 25~50mg，每周 2~3 次。雄激素缺乏症：每次 10~50mg，每周 2~3 次。功能性子宫出血：每次 25~50mg，每日 1 次，共 3~4 次。月经过多或子宫肌瘤：每次 25~50mg，每周 2 次。女性乳腺癌及乳腺癌骨转移：每次 50~100mg，隔日 1 次，疗程 2~3 个月。再生障碍性贫血：每次 100mg，每日或隔日 1 次，疗程应在 3~6 个月以上。老年性骨质疏松症：每次 25mg，每周 2~3 次，疗程 3~6 个月。

注意事项 ①孕妇、哺乳期妇女、前列腺疾病（如前列腺癌）及男性乳房疾病患者、对本品过敏者禁用。②青春期前儿童、心脏病患者、肝、肾疾病患者慎用。③不良反应有水钠潴留。妇女久用，可出现男性化表现，如多毛、痤疮、闭经、阴蒂增大、嗓音变粗等。成年男性久用，可出现性功能减退、无精子产生。肝脏可出现肝功能损害，但不及甲睾酮和司坦唑醇多见。其他有过敏反应、头晕、注射部位疼痛、硬结、感染及荨麻疹。④与抗凝剂合用，可加强抗凝作用。与肾上腺皮质激素合用，可加重水肿。与巴比妥类药物合用，可使本品代谢加快，疗效降低。⑤用药时应当监测血清睾酮水平、定期检查肝功能，青春期前儿童应用时，应每隔 6 个月测一次骨龄。⑥本品应做深部肌内注射，不能用于静脉注射；注射时将皮肤横向撑开，否则药液不易被吸收或会溢出皮肤；长期用药应注意更换注射部位；注射液如有结晶析出，可加温溶解后再用；用药后如出现过敏反应，应立即停药；用药期间如发现肝功能损害，也应及时停药；用于乳腺癌治疗时，3 个月内应有效；若病情仍进展，应立即停药。

剂型规格 注射剂：每支 10mg（1ml）；25mg（1ml）；50mg（1ml）；100mg（1ml）。

肝浸膏
Hepatic Extract

别名 肝精，Liver Extract

作用用途 本品是从食用哺乳动物新鲜肝脏中取得的一种可溶性、耐热性的抗贫血药，由维生素 B_{12}、叶酸及其他营养物质组成，作用同维生素 B_{12}，但较弱。用于治疗恶性贫血，妊娠期、婴儿营养性巨幼细胞贫血，病后及产后贫血等。也用于肝炎的辅助治疗。

用法用量 ①口服：每次 250~1250mg（2~10 片），每日 3 次。②肌内注射：每次 5~10U（1~2ml），每日 1 次。

注意事项 ①有时可出现过敏反应。②肌内注射时可致局部疼痛。

剂型规格 ①片剂：每片 125mg。②注射剂（每 1U 相当于新鲜肝脏 10g）：每支 5U（1ml）；50U（10ml）。

四〇九铁
Silingjiutie

别名 409-铁

作用用途 本品为缩合葡萄糖与氢氧化铁的络合物，具抗贫血作用。用于治疗缺铁性贫血，适用于不能口服铁剂或急需补铁的贫血患者。

用法用量 肌内注射：每次 0.25g，每日 1 次，注射总量视贫血程度而定，可参照血红蛋白数给药。血红蛋白 8g 左右患者注射 1.5g，5~8g 患者注射 2g，3~5g 患者注射 2.5g，3g 以下者注射 3g。

注意事项 在治疗过程中，少数患者可能有荨麻疹和发热等，一般可采用对症治疗和暂停用药，症状即可自行消失。

剂型规格 注射剂：每支 50mg；100mg；125mg；150mg。

卡古地铁
Iron Cacodylate

别名 二甲肿酸铁，Ferric Cacodylate

作用用途 本品可促进造血。主用于疟疾引起的严重贫血。

用法用量 静脉注射：每次 65mg，1 日或间日 1 次，1~2 周后停药 1 周。

注意事项 严重肾功能减退者慎用。

剂型规格 注射剂：每支 65mg。

蛋白琥珀酸铁
Iron Protein Succinylate

别名 菲普利，Ferplex

作用用途 本品为蛋白琥珀酸铁中的铁与乳剂琥珀酸蛋白结合，形成铁、蛋白结合物，可治疗各种缺铁性贫血症。这种在水溶液中高度溶解的有机铁化合物在 pH 值小于 4 时能为沉淀，而在 pH 较高时（pH 7.5~8）又重新变为可溶性物质。此外，该制剂不被胃蛋白酶消化，却在中性 pH 值时被胰蛋白酶水解。该制剂不会造成胃黏膜损伤，而这种损伤在使用大多数铁盐药品（尤其是

亚铁形成）时经常出现。本品中的铁在十二指肠内开始释放，特别应在空肠中释放，因为正常 pH 值的升高使得这种化合物重新变得可溶，并且使蛋白膜为胰蛋白酶所消化。这样的铁非常有利于机体的生理吸收，却又不会形成太高的吸收峰。本品用于绝对和相对缺铁性贫血，由于铁摄入量不足或吸收障碍、急性或慢性失血以及感染所引起的隐性或显性缺铁性贫血，妊娠与哺乳期贫血。

用法用量 口服：成人，每日 1~2 瓶（相当于三价铁 40~80mg），分两次在饭前口服。儿童，每日 1.5ml/kg 体重（相当于三价铁每日 4mg/kg），分两次于饭前口服。

注意事项 ①含铁血黄素沉着、血色素沉着、再生障碍性贫血、溶血性贫血、铁利用障碍性贫血、慢性胰腺炎和肝硬化患者禁用。②用药过量时易发生胃肠功能紊乱（如腹泻、恶心、呕吐、上腹部疼痛），在减量或停药后可消失。

剂型规格 片剂：每片 10mg。

生血宁片
Shengxuening Pian

作用用途 本品的活性成分是蚕砂提取物，含各种叶绿素衍生物 60% 以上，含铁叶绿酸钠 20% 以上，其中铁元素每片约为 0.9mg。实验表明，本品能促进小鼠骨髓红系祖细胞和粒-巨噬系祖细胞的增殖，促进失血性大鼠红细胞、血红蛋白和织红细胞的恢复，并能提高血清铁含量和转铁蛋白的饱和度。具骨髓刺激作用，同时促进红、白细胞及血小板增殖。有益气补血的功能。用于轻、中度缺铁性贫血属气血两虚证者。本品用于治疗：①各种原因导致的缺铁性贫血，如营养不良、肾功能衰竭、消化道溃疡、慢性肝炎、中晚期妊娠等。②失血性贫血（如外科、妇科术后、失血性外伤等）的预防性或恢复性治疗。③放、化疗及药物造成的白细胞减少症。④骨髓移植患者的辅助治疗。

用法用量 口服：每次 2 片，每日 2~3 次；儿童减半。30 天为一疗程。肾性贫血患者与 EPO 联合应用疗效更佳。

注意事项 ①少数患者用药后可见上腹不适、恶心，个别患者大便次数增多。②服药期间注意复查血常规、血红蛋白、血清铁等相关生化指标，以指导治疗。

剂型规格 片剂：每片 0.25g，含蚕砂提取物 50mg，其中叶绿素衍生物 30mg 以上、铁叶绿酸钠 11mg 以上、铁元素 0.9mg 左右。

生血片
Shengxue Pian

作用用途 本品具有补气助阳，益精生血功能。用于各种继发性贫血，再生障碍性贫血，缺铁性贫血。

用法用量 口服：每次 4~5 片，每日 2~3 次，儿童酌减。

注意事项 ①忌油腻食物；服药期间，忌茶及碳酸钠。②按照用法用量服用，小儿、年老体弱者、高血压、糖尿病患者应该在医师指导下服用。③服药 2 周或服药期间症状加重，或出现新的严重症状，应立即停药并去医院就诊。

剂型规格 片剂：每片 0.26g。

益气补血片
Yiqi Buxue Pian

作用用途 本品是由人参、当归、黄芪、大枣、制何首乌、陈皮组成的中药复方制剂。具有益气补血、健脾滋肾功能。用于原发性血小板减少性紫癜属气血两虚证候者，症见皮下散在出血点，或兼见齿衄、鼻衄、神疲乏力、头晕目眩、心悸气短、食少纳呆、面色苍白、舌淡、脉细无力等。

用法用量 口服：每次 5 片，每日 3 次。疗程 4 周，或遵医嘱。

注意事项 ①服药后，偶见口干。②本品应放 20℃ 以下，防潮存放。

剂型规格 片剂。

再障生血片
Zaizhang Shengxue Pian

作用用途 本品是中草药复方制剂，是从补骨入手，精选人参、黄芪、阿胶、鹿茸等药材制成的片剂。本品具有滋阴补肾，补气生血、活血止血功能，用于气血两亏，虚劳失血，再生障碍性贫血，缺铁性贫血及白细胞减少症。

用法用量 口服：每次 5 片，每日 3 次，小儿酌减。根据病情，1~3 个月为 1 疗程，获效后可继续服用。再生障碍性贫血，服药时间不得低于 3 个月。

注意事项 本品尚未发现明显不良反应。

剂型规格 片剂：每片 0.35g。

氯化钴
Cobalt Chloride

别名 氯化钴，Cobalt Chloride

作用用途 本品为抗贫血药。钴为动物体内微量元素之一，能刺激骨髓，促进红细胞的生成。口服钴，约有 25% 可被吸收。静脉注射钴，在 13 小时内约 40%~70% 随尿液排出。用于再生障碍性贫血、肾性贫血。对儿童疗效较好。

用法用量 口服：片剂：每次 20~40mg，每日 3 次，餐后服用。疗程以 3~4 个月为宜。溶液剂：每次 30~60mg（10~20ml），每日 3 次，餐后服用，疗程至少 3 个月。儿童：每日 2~4mg/kg，餐后服用。疗程以 3~4 个月为宜。

注意事项 ①充血性心力衰竭患者、恶性贫血患者禁用。②钴可降低组织利用氧的能力。对动脉硬化的老

年患者，应注意心脏情况。③可见畏食、恶心、腹痛、腹泻、心率加快、心前区疼痛、暂时性耳聋、肾损害、面红、皮疹等。偶见甲状腺肿大、色素沉着等。

剂型规格 ①片剂：每片 20mg；40mg。②溶液剂：3mg（1ml）。③糖浆剂：3mg（1ml）。

醋酸氯司替勃
Clostebol Acetate

别名 氯斯太宝醋酸酯，4-氯睾丸素醋酸酯，4-氯醋酸睾丸素，醋酸氯睾酮，醋酸 4-氯睾丸素，醋酸 4-氯睾丸酮，氯司替勃醋酸酯，Clostebol Acetate

作用用途 本品为蛋白同化激素类药，具有促进蛋白质合成，抑制蛋白质异生，使钙磷沉积，刺激骨组织生长等作用。本品雄激素活性小但作用较持久，分化指数为 8.5。对于因手术后肾上腺皮质激素分泌过多所致的蛋白异化具有拮抗作用。其促进蛋白质合成作用比苯丙酸诺龙强，作用时间较癸酸诺龙短。用于各种难治性贫血，早产儿、营养不良、手术后及慢性消耗性疾病。也用于白细胞减少、骨质疏松症及创伤愈合等。

用法用量 肌内注射：每次 10~20mg，每周 2~3 次。儿童，每次 5~10mg，每周 2~3 次。

注意事项 ①肝病、高血压、水肿、前列腺癌、孕妇禁用。②长期使用可出现水肿、肝损害、女性轻微男性化等现象。

剂型规格 注射剂：每支 20mg（1ml）；20mg（2ml）；40mg（2ml）。

山梨醇铁
Iron Sorbitex

作用用途 本品主要用于不宜口服铁剂或口服治疗无效的缺铁性贫血或需迅速纠正贫血状况的疾病，如溃疡性结肠炎等。其吸收快，局部不良反应较少。

用法用量 成人 深部肌内注射：每次 25~100mg，隔 1~3 日 1 次。儿童：体重大于 6kg，一次 25mg（以铁计），一日 1 次；体重小于 6kg，一次 12.5mg（以铁计），一日 1 次。

注意事项 ①需深部肌内注射，进针及出针速度要快，以免药液渗出至皮下。②不宜同时口服铁剂，以免发生毒性反应。③注射本品后，血红蛋白未见逐渐升高应即停药。④本制剂不能静脉注射。⑥过量发生急性中毒多见于小儿，仅 130mg 铁即可使小儿致死，故应用时应注意用量。

剂型规格 注射剂：每支 50mg（1ml）；50mg（2ml）；100mg（2ml）。

司坦唑醇
Stanozolol

别名 吡唑甲基睾丸素，吡唑甲氢龙，睾丸素，康力龙

作用用途 本品具有促进蛋白质合成、抑制蛋白质异生、降低血胆固醇和甘油三酯、促使钙磷沉积和减轻骨髓抑制作用。用于慢性消耗性疾病、重病等，及手术后体弱消瘦，年老体衰，小儿发育不良，骨质疏松症，白细胞减少症，血小板减少症，高脂血症等。不可用于防治长期使用皮质激素引起的某些不良反应，如肾上腺皮质功能减退。

用法用量 口服：成人，每次2mg，每日2~3次；儿童，每日2~4mg，分1~3次服用。

注意事项 服药初期，下肢、颜面可能出现浮肿，继续服药能自行消失。对胃、肝病患者可能引起胃病及肝功能损害，肝、肾功能不全者慎用，如出现痤疮，立即停药，长期大量使用可能导致肝癌。

剂型规格 片剂：每片2mg。

维铁
Ferrous Sulfate and Vitamin

别名 伯拉得，福乃得，硫酸亚铁维生素复合物

作用用途 本品由铁和维生素组成，是血细胞生成等正常代谢功能所必需的。铁是构成血红素、血红蛋白、细胞色素酶等不可缺少的组分，从而使它们具有携氧及供氧功能。缺铁时血红蛋白合成减少，引起缺铁性贫血。铁在机体内主要是以还原的亚铁形式被吸收。维生素C能保持硫酸亚铁中的Fe^{2+}在肠道中呈还原状态从而促进铁的吸收，还参与组织的修复和胶原的合成。维生素B族对于糖类、蛋白质、脂肪转化成组织和能量是必需的，它能促进新陈代谢以增强造血功能。控释辅料能使药物在肠道中均匀缓慢地释放，从而稳定血药浓度，延长药效时间，提高药物生物利用度。本品对胃肠道的刺激性明显小于普通制剂。适用于预防和治疗各种原因所致的缺铁性贫血：各种慢性失血，如溃疡出血，钩虫病，痔疮出血，功能性子宫出血，疟疾等。特别适合处于营养缺乏状态或需要补充大量营养时，如饮食不够，胃肠吸收障碍，病后恢复，月经过多，儿童生长发育，孕妇及哺乳期妇女等。

用法用量 口服：每次1片，每日1次，饭后服，连服4~6周或遵医嘱。

注意事项 ①偶见有恶心，有轻微的胃肠不适等，可自行恢复。②应整片吞服，不得咬碎。服药期间不要喝浓茶及食用鞣酸过多的食物。请置于儿童拿不到的地方。

剂型规格 片剂：每片含硫酸亚铁525mg，维生素C 500mg，烟酰胺30mg，泛酸钙10mg，维生素B₁6mg，维生素B₂6mg，维生素B₆5mg，维生素B₁₂25μg。

蹄甲多肽片
Tijia Duotai Pian

别名 坤舒安，月舒宁，伊安，妇血宁，芙玥舒，百妇咛，妍宁，维纯，Hoof Nail Polypeplide Tablets

作用用途 本品为猪蹄甲提取物，是角蛋白部分水解生成的多肽。可兴奋子宫，增加子宫收缩的频率和幅度，节律性地兴奋子宫肌影响内膜的血管，使血管呈扩张和收缩的双相变化，从而改善"功血"的子宫内膜血管血流障碍；可调节内分泌，通过促进肾上腺束状带分泌糖皮质激素，抑制纤维蛋白溶解，减少血管通透性，稳定溶酶体膜等作用，从而改善或制止"功血"时出血。用于月经过多，功能性子宫出血、人流术及药物流产后子宫出血过多、上环后出血、月经过多或经期过延长、各种子宫病变所致的出血（子宫肌瘤、肌腺病、内膜异位症、内膜炎），能够快速修复子宫创伤等，产后服用，缩短恶露期。

用法用量 口服：每次0.9~1.5g（3~5片），每日3次。连续服用3个月经周期或遵医嘱。

注意事项 ①当药品性状发生改变时禁止使用。②可见胃部不适，但长期服用对胃黏膜无损害作用。③对本品过敏者、孕妇及哺乳期妇女禁用。

剂型规格 片剂：每片0.3g。

碳酸锂
Lithium Carbonate

别名 Lithobid

作用用途 本品为抗躁狂药，可抑制躁狂，还可改善精神分裂症的情感障碍。其作用机制尚未确定。据文献报道，碳酸锂对造血系统有一定影响，有升高外周白细胞的作用。对再生障碍性贫血、放疗和化疗引起的粒细胞减少及其他多种病理性及医源性白细胞减少，均有一定疗效。口服吸收快而完全。单次服药后0.5小时或4小时（缓释片）血药浓度达峰值。常规给药6~7日达稳态血药浓度。广泛分布于全身各组织。药物在体内不降解，无代谢产物，也不与蛋白质结合。绝大部分经肾排出，80%可由肾小管重吸收。半衰期平均为24小时，儿童为18小时，而老年人则为36~48小时。主要用于治疗躁狂抑郁症的躁狂状态、躁狂-抑郁交替发作以及缓解期的维持治疗。也可用于粒细胞减少、再生障碍性贫血。还可用于月经过多症、急性菌痢。

用法用量 口服：①躁狂症急性发作期：治疗期开始时每次0.25~0.5g，每日3次；以后参照血锂浓度调整用量。维持治疗开始时每次0.25g，每日3次；以后参照血锂浓度调整用量。缓释片：治疗期每日0.9~1.5g，分1~2次服；维持治疗每日0.6~0.9g。剂量应逐渐增加并参照血锂浓度调整。②粒细胞减少、再生障碍性贫血：每次0.3g，每日3次。③月经过多症：月经首日服0.6g，以后每日0.3g，均分3次服，共服3日。总量1.2g为1疗程，每一月经周期服1疗程。④急性菌痢：首剂0.2g，以后每次0.1g，每日3次。少数症状较重者，开始1~3日剂量可加倍，明显好转后以原剂量维持2~3日，再递减剂量，约3~4日停药。

注意事项 ①禁忌证：严重心血管疾病、中枢神经系统疾病、脑损伤、脱水、糖尿病、甲状腺功能低下、严

重衰弱、严重感染、肾功能不全者、孕妇、12 岁以下儿童禁用。②锂在老年人体内排泄慢，易引起蓄积中毒，老年人用药应谨慎。③可见头昏、恶心、呕吐、腹痛、腹泻、双手震颤等。其中，恶心、呕吐、双手震颤等可能是早期中毒症状。也可引起心电图异常（如 T 波平坦或 U 波突起）、糖尿、蛋白尿、香草杏仁酸（VMA）排出增多、可逆性的白细胞增高。少见萎靡、精神紊乱、胃部疼痛、双下肢浮肿等。④与下列药物有相互作用：抗利尿药、血管紧张素转换酶抑制药、吲哚美辛和富马酸比索洛尔、肌松药（如琥珀胆碱等）、氨茶碱、咖啡因、茶碱或碳酸氢钠、氯丙嗪、吩噻嗪类药物、去甲肾上腺素、碘化物等。⑤若治疗期间出现持续的呕吐、腹泻、高热，或其他原因所致的体液大量丢失（如日晒及大量出汗），极易导致血锂浓度增高，而钠盐能促进锂剂经肾脏排泄；另一方面，锂剂可降低肾小管对钠盐的重吸收，引起低钠血症。因此，患者应在用药期间保持正常饮食，包括摄入食盐及足够的液体（2500～3000ml）。且每周应停药 1 日。正使用利尿药者、尿潴留者、钠耗竭者及低钠饮食者不能使用本品。

剂型规格 ①片剂：每片 0.125g；0.25g；0.5g。②缓释片剂：每片 0.3g。

小牛脾提取物
Calf Spleen Exttractive Injection

别名 斯普林

作用用途 本品具有激活机体非特异性免疫功能的作用，并能刺激骨髓干细胞的增殖，有助于造血功能的提高。用于提高机体免疫力。可在治疗再生障碍性贫血、原发性血小板减少症、各种恶性肿瘤、改善肿瘤患者恶病质时配合使用。

用法用量 ①肌内注射：每次 2～8ml，每日 1 次，或遵医嘱。②静脉滴注：每次 10ml，溶于 500ml 的 0.9%氯化钠注射液或 5%～10%的葡萄糖注射液中，每日 1 次或遵医嘱。

注意事项 当药品性状发生改变时禁止使用。

剂型规格 注射剂：每支 2ml：含 5mg 多肽，380μg 核糖。

抗人淋巴细胞免疫球蛋白
Anti-lymphocyte Immunoglobulin

别名 抗淋巴细胞球蛋白，抗人淋巴细胞球蛋白，立复宁，Ahlbulin，Antilymphocyte Globulin，Lymphoglobulin

作用用途 本品是以人的淋巴样细胞作免疫抗原，免疫马、兔、猪等动物，然后从免疫动物中采血分离抗淋巴细胞血清（ALS），再由 ALS 制得。本品为强免疫抑制药，可对抗人 T 淋巴细胞，抑制细胞介导免疫。用于预防及治疗器官移植时的移植物排斥反应。对人的同种移植疗效较好，对急性排异期有效，对体液免疫所致的超急性排异无效；用于患重型再生障碍性贫血不能做骨

髓移植者，或慢性再生障碍性贫血使用其他治疗效果不佳者。也用于自身免疫性疾病。本品对肾小球肾炎、红斑狼疮、类风湿性关节炎、重症肌无力等自身免疫性疾病有良好疗效；对顽固性皮炎、脉管炎、原发性肝炎、交感性眼炎等也有一定疗效。

用法用量 ①肌内注射：马 ALG：每次 4～20mg/kg；兔 ALG：每次 0.5～1mg/kg，每日 1 次或隔日 1 次，14 日为一疗程。②静脉滴注：马 ALG：每次 7～20mg/kg，稀释于 50～100ml 生理盐水中，于 4～6 小时滴完，另外输入适量生理盐水，每日 1 次。5 日为一疗程。如有过敏反应发生，应立即停止用药。猪 ALG：每次 20～30mg/kg，稀释于 250～500ml 生理盐水中静脉滴注。开始速度为每分钟 5～10 滴，滴注 10 分钟后无不良反应，可逐渐加速，全量在 1～2 小时内滴完。共使用 5 次，每次间隔 2～3 日。必要时可每日 1 次。再生障碍性贫血：马 ALG，推荐剂量为每日 10～20mg/kg，共用 8～14 日。

注意事项 ①对异种蛋白过敏者或过敏体质者、严重病毒感染、寄生虫感染、全身性真菌感染等患者，恶性肿瘤患者，孕妇，哺乳期妇女，血小板严重减少者，其他细胞免疫功能极度低下者禁用。②急性感染者、老年患者慎用。③注射后，可有局部疼痛及一过性红肿、关节疼痛、寒战、发热、低血压、气短、心率增快等反应，也可出现血清病、荨麻疹、过敏性休克等。少数病人还可发生一过性的静脉炎或血管痉挛；可出现短时间的粒细胞和血小板减少，主要发生在疗程的前几日，之后可恢复正常；少数病人粒细胞和血小板计数持续处于较低水平。④与其他免疫抑制药（皮质激素、硫唑嘌呤、环孢素）合用，有协同作用，可造成免疫过度抑制。⑤本品忌与酸性溶液配伍，不推荐使用葡萄糖溶液稀释本品；使用前或已停用 1～2 周，均需做皮肤试验；在输注本品时，应避免同时滴注血液及血液制品。注射时应适当稀释并缓慢注入。

剂型规格 注射剂：每支 100mg（5ml，兔 ALG）；250mg（猪 ALG）。

人免疫球蛋白
Human Immunoglobulin

别名 丙种球蛋白，博欣，伽玛莱士，华兰肌丙，人胎盘丙种球蛋白，人血丙种球蛋白，人血免疫球蛋白，蓉生静丙，胎盘球蛋白，Gammaraas，Human Normal Immunoglobulin，Human Placental Immunoglobulin，Human γ- Globulin，Interavenous Gamma Globulin（Human），Placental Globulin，γ-Globulin

作用用途 本品是用乙型肝炎疫苗免疫健康人后，取其血浆或血清，经低温乙醇法纯化制备的免疫球蛋白制剂，含有 10%的蛋白质（其中肌内注射用制剂 90%以上为丙种球蛋白；静脉用制剂 95%以上为丙种球蛋白），并含有一定量抗-HBs（RIA 法≥6U/g 蛋白质）及白喉

抗体（PHA 法≥3HAU/g 蛋白质）。主要用于预防：麻疹或减轻症状；传染性肝炎、麻疹、水痘、腮腺炎、带状疱疹等病毒性感染的防治。哮喘、过敏性鼻炎、湿疹等内源性过敏性疾病；原发性免疫球蛋白缺乏症，如 X 联锁低免疫球蛋白血症，常见变异性免疫缺陷病，免疫球蛋白 G 亚型缺陷病等，继发性免疫球蛋白缺陷病，如重症感染，新生儿败血症等，自身免疫性疾病，如原发性血小板减少性紫癜，川崎病。

用法用量 ①肌内注射：预防麻疹：在与麻疹患者接触后 7 日内注射 5~15mg/kg。每次注射后预防作用通常维持 2~4 周。预防甲型肝炎：按 5~10mg/kg 注射，或每次 300mg，每次注射后预防作用通常维持 1 个月左右。内源性过敏性疾病：每次 1g，3 周内注射 2 次。②静脉滴注：原发性免疫球蛋白缺乏或低下症：首次剂量 400mg/kg；维持剂量 200~400mg/kg，每月 1 次。原发性血小板减少性紫癜：每日 400mg/kg，连续 5 日。维持剂量，每次 400mg/kg，每周 1 次。

注意事项 ①对本品过敏或有其他严重过敏史者、有抗 IgA 抗体的选择性 IgA 缺乏者禁用。孕妇、严重酸碱代谢紊乱患者慎用。②极个别病人在静脉滴注时出现一过性头痛、心慌、恶心等不良反应，大多轻微且常发生在输液开始 1 小时内。肌内注射可有轻微的局部反应，偶有低热，可自行缓解。③肌内注射制剂不得用于静脉输注，静脉注射液只能作静脉滴注。如需要，静脉滴注或以 5% 葡萄糖注射液稀释 1~2 倍作静脉滴注（糖尿病患者应慎用），开始滴注速度为 1ml/min（每分钟约 20 滴），持续 15 分钟后若无不良反应，可逐渐加快速度，最快滴注速度不得超过 3ml/分（每分钟约 60 滴）。④静脉滴注时不得与其他药物混合输入。

剂型规格 ①注射剂（肌内注射用）：每支 150mg（1.5ml），150mg（3ml），300mg（3ml），500mg（5ml）；150mg；300mg。②注射剂（静脉注射用）：每支 1.25g；2.5g；5g。

抗胸腺细胞球蛋白
Anti-Human Thymocyte Globulin

别名 即复宁，抗人 T 细胞球蛋白，抗人胸腺球蛋白，抗胸腺细胞免疫球蛋白，Anti-Human Thymus Globulin, Antithymocyte Immunoglobulin, Lymphoglobuline, Thymoglobuline

作用用途 本品为 T 淋巴细胞选择性免疫抑制药，是以人的胸腺细胞作免疫抗原，免疫马、兔等动物，然后从免疫动物中采取血液，经分离纯化而得。其主要作用机制为使淋巴细胞衰竭，脏器移植排异反应时，大多数 T 细胞表明的活性物质可被抗胸腺细胞球蛋白识别。T 细胞被补体依赖性细胞溶解，以及由单核-吞噬细胞作用形成的 Fc-依赖性调理素机制从循环中清除；抗胸腺细胞球蛋白在衰竭 T 细胞作用的基础上，可激发其他引起免疫抑制活性的淋巴细胞功能。清除半衰期为 2~3 日。用于防治脏器移植的排异反应；治疗激素耐受及移植物抗宿主病（GVHD）。也可用于治疗再生障碍性贫血。

用法用量 静脉滴注：①预防脏器移植的排异反应：肾脏、肝脏、胰腺移植后，每日 1.25~2.5mg/kg，共 1~3 周，心脏移植后 3~10 日。终止用药时，无需逐渐减量。②治疗脏器移植的排异反应：每日 2.5~5mg/kg，直至临床症状消失及生物学指标改善。③治疗激素耐受及急性移植物抗宿主病：每日 2~5mg/kg，共 5 日。④再生障碍性贫血：每日 2.5~5mg/kg，连用 5 日。老年人、儿童剂量，建议根据体重，参考成人用法用量。

注意事项 ①对本品过敏者或过敏体质者、有急性感染者禁用。②全身性反应：寒战、发热、心跳过速、呕吐及呼吸困难；局部反应：有用药局部疼痛及末梢血栓性静脉炎。罕见迟发性过敏反应，如初次使用后 7~15 日，可能发生血清病（发热、瘙痒、皮疹伴有关节痛）。极罕见速发严重过敏反应。有用药后发生与所产生的抗体有关的不良反应的报道，包括交叉反应导致的中性粒细胞及血小板降低，可发生于用药的前 2 日或治疗结束后。③与环孢素、吗替麦考酚酯、免疫抑制药合用，可造成免疫过度抑制，从而导致淋巴细胞增生，故联用时应谨慎。与减毒活疫苗合用，可导致全身感染而致死，尤其是再生障碍性贫血患者。④禁止与其他药物配伍。可用所附的稀释液溶解，也可用 0.9% 氯化钠注射液或 5% 葡萄糖注射液稀释日用量至 50~500ml 后静脉滴注。滴注时间不得少于 4 小时，应选用大静脉滴注；配好的药液宜立即使用。⑤用药过量（每日大于 5mg/kg）会导致白细胞及血小板降低。长期使用（超过 3 周）会导致严重感染，并有增加淋巴瘤发生的危险。⑥用药时应当检查或监测全血细胞计数，血电解质水平，肝功能，血、尿及活组织培养，体温，在静脉给药期间，密切观察病人，及时发现可能的过敏反应。

剂型规格 注射剂：每支 5mg。

十一酸睾酮
Testosterone Undecanoate

别名 安迪欧，安特尔，睾酮十一酸酯，诺仕，十一酸睾素，十一酸睾丸素，十一酸睾丸酮，十一烷酸睾酮，十一烷酸睾丸素，十一烷酸睾丸酮，十一烷酮，Andriol, Pantestone, Restandol, Testosterene Undecannoate, Testosteronel Undecanoate, Undestor

作用用途 本品为天然雄激素睾酮的十一酸酯，为治疗睾酮缺乏的雄激素类药。药物进入体内后分解为睾酮，睾酮及以睾酮为前体产生的双氢睾酮作用于激素敏感器官和组织的雄激素受体，发挥促进男性生长、促进男性性器官和第二性征发育及维持性欲的作用。可增强免疫功能，促进蛋白质合成和减少分解，促进骨骼生长及促红细胞生成素的产生并增强其作用，对红系祖细胞也有直接刺激作用。用于原发性或继发性睾丸功能减退；男性体质性青春期延迟；女性乳腺癌转移患者的姑息性治疗；再生障碍性贫血及肾性贫血；类风湿性关节炎；中老年部分性雄激素缺乏综合征（PADAM）及中老年骨质疏松症。

用法用量 ①口服：开始剂量为每日 120～160mg，用药 2 周后，改为每日 40～120mg 维持；分为早晚 2 次，饭后服用。②肌内注射：每次 250mg，每月 1 次，疗程 4～6 个月。再生障碍性贫血，首次 1000mg，以后每次 500mg，每月 2 次。

注意事项 ①雄激素依赖性肿瘤患者、已确诊或怀疑为前列腺癌者、孕妇、哺乳期妇女禁用。②有水钠潴留倾向的心脏病、肾脏病患者、心力衰竭（包括无症状型）患者、前列腺增生患者、高血压患者、癫痫患者、三叉神经痛患者、肝、肾功能不全患者慎用。③青春期前儿童长期应用可导致性早熟、骨骼早闭，影响生长发育，应慎用。高龄男性患者代谢功能低下，用本品易导致前列腺增生，甚至前列腺癌，应慎用。④不良反应有代谢/内分泌系统 可见女性男性化（如多毛、痤疮）、男性乳房痛、水钠潴留、高密度脂蛋白胆固醇（HDL-C）降低、低密度脂蛋白胆固醇（LDL-C）升高等；生殖系统可见阴茎异常勃起、精子减少、精液量减少；消化系统可见恶心、呕吐等胃肠道症状及肝功能异常；精神神经系统可见欣快感，情绪不稳定，暴力倾向等；血液，可见红细胞增多；过敏反应可见皮疹、哮喘、血管神经性水肿；局部反应 肌内注射不够深时，易致注射部位出现硬结。⑤本品与环孢素、抗糖尿病药、甲状腺素或抗凝剂（如华法林）合用，其毒性增强。与神经肌肉阻滞剂合用，本品对其有拮抗作用。⑥肌内注射的间隔时间应根据血浆睾酮水平确定。发生严重不良反应时，应立即停药。待症状消失后，再从较低的剂量重新开始。⑦用药期间应定期进行前列腺检查。若用于治疗中老年男性 PADAM，应定期监测血清前列腺特异性抗原（PSA）。

剂型规格 ①胶囊剂：每粒 40mg。②注射剂：每支 250mg（2ml）。

第四节　血容量扩充剂

血容量扩充剂是用以维持和增加血浆容量的制剂。目前临床常用的是血浆及血浆代用品，当急性大量失血、大面积烧伤或烫伤、严重腹泻及其他原因引起循环血量减少，低血容量休克时，除要查明病因外，还要迅速补充血容量，以改善微循环。

人血白蛋白
Human Serum Albumin

别名 白蛋白，拜期明-25，Plasbumin-25

作用用途 本品可增加循环血容量，改善微循环，提高血浆胶体渗透压，维持渗透压的功能约相当于全血浆的 5 倍。此外，尚有防止白细胞凝聚、补充机体白蛋白的作用。用于预防和抢救失血性休克、创伤性休克、治疗脑水肿和大脑损伤性的脑压增高，肝硬化，肾病和吸收不良性低蛋白血症等。也用于新生儿高胆红素血症。

用法用量 静脉滴注：本品一般采用静脉滴注，总的剂量因人而异。一日总量 25～75g 较适宜，平均一日用量为 20～30g。建议首次输注量为 20g，维持剂量根据临床治疗情况而定。在抢救大量失血的休克病人时，为改善临床状况和恢复正常血容量，有必要快速输注。儿童用量须根据临床情况和体重而定，一般为成人剂量的 1/4～1/2，或按体重 0.4～0.44g/kg 给予。输注速度亦控制在成人的 1/4～1/2。平均一日量，新生儿 1～2g，婴儿 2～8g，儿童 8～16g。

注意事项 ①严重贫血及心衰者禁用。②肾病患者不宜用生理盐水稀释。③遇有混浊或沉淀时不宜使用。④大量注射时因本品的高渗作用可造成脱水及机体循环过度负担、心力衰竭和肺水肿。⑤本品应放 2～8℃暗处保存。⑥本品打开后，应即使用，不得存放。⑦运输及贮存过程中严重冻结。

剂型规格 注射剂：每瓶 2g；5g；10g；12.5g。

人胎盘血白蛋白
Human Placental Serum Albumin

作用用途 本品主要调节组织与血管之间水分的动态平衡。由于白蛋白分子量较高，与盐类及水分相比，透过膜内速度较慢，使得白蛋白的胶体渗透压与毛细血管的静力压相抗衡，以此来维持正常与恒定的血浆容量；同时，在血循环中，1g 白蛋白可保留 18ml 水，每 5g 白蛋白保留循环内水分的能力约相当于 100ml 血浆或 200ml 全血的功能，从而起到增加循环血容量和维持血浆胶体渗透压的作用。主要用于治疗因失血、创伤及烧伤等引起的休克、脑水肿及大脑损伤所致的脑压增高，防治低蛋白血症以及对肝硬化或肾病引起的水肿或腹水，有较好疗效。

用法用量 ①静脉滴注：可用 5% 葡萄糖注射液或生理盐水适当稀释作静脉滴注，滴注速度每分钟以不超过 2ml（约 60 滴）为宜。但在开始 15 分钟内，应特别注意速度要缓慢，逐渐加速至上述速度。忌盐患者使用时，不宜用氯化钠注射液作稀释液。②静脉注射：25% 溶液，每次 5～50ml。

注意事项 ①严重贫血和心力衰竭患者禁用。②当发现药液有混浊、沉淀、异物、瓶子有裂纹时，不得使用。③本品开始后，应一次注射完毕，不得分次或给第二人使用。④输注时，如发现患者有不适反应，应立即停止给药。⑤禁止与蛋白水解酶或乙醇的注射液混用，以免蛋白质沉淀。⑥本品应放在 2~8℃暗处保存。

剂型规格 注射剂：剂型分为液体或冻干两种。①液体制剂：蛋白质浓度为 5%（20ml）；10%（20ml）；20%（20ml）；25%（20ml）。②冻干制剂：每瓶蛋白质装量为 5g 或 10g。

人血清蛋白
Biseko

别名 人血清，全谱稳定血清蛋白，补血康，Human Serum Protein

作用用途 本品是一种高质量的人血清蛋白制品，系从健康人血浆中提取并经消毒制成的静脉营养药，具有生物活性的全谱稳定血清蛋白。含有活性蛋白酶抑制剂，能抑制血浆中非特异性蛋白的分解；还含有 IgM 和 IgG 类免疫球蛋白，可提高机体免疫功能，增强机体抵抗力。用于中毒、烧伤、肿瘤、肾病、低蛋白血症（如低丙种球蛋白血症）、营养不良（如新生儿营养不良）、补充血容量（如休克）、防治感染（如败血症、骨关节化脓性感染）及术前准备和术后治疗等。

用法用量 ①**静脉滴注**：成人，每日总量为 2000ml。初始滴注速度小于 1ml/min，待输入 10ml 后，根据病情，速度可调整到 3~4ml/min。**儿童**，每日总量应小于成人。②**静脉注射**：每次 20~50ml，缓慢注射，可替代静脉滴注。

注意事项 ①对同种血清蛋白过敏者禁用。②偶可发生短暂性的皮肤反应、低血压、发热、寒战。滴注过快可出现头痛、呼吸困难、颈静脉怒张等循环超负荷的症状。反复给药会导致过敏反应（甚至引起过敏性休克）及对药物产生不耐受的现象（特别是选择性 IgA 障碍症、丙种球蛋白过低症或抗体缺乏综合征患者）。③使用本品前应先将药液加热至室温。启瓶后需立即使用，不可久置。如患者出现不良反应现象，应立刻停止用药，并给予相应的治疗。

剂型规格 注射剂：每瓶 20ml；50ml；250ml；500ml。每 1000ml 含蛋白质 50g（其中含白蛋白约 31g、球蛋白约 8.75g、IgG 约 8g、IgA 约 1.6g、IgM 约 0.65g）、Na^+ 155mmol、K^+ 4mmol、Ca^{2+} 2.1mmol、Mg^{2+} 1mmol 及 Cl^- 103mmol。

右旋糖酐 10
Dextran 10

别名 右旋糖酐（微分子），右旋糖酐-10，微分子右旋糖酐，409 代血浆，Dextranum 10，Rheomacrodex，Dextran-409

作用用途 本品为血容量扩张药，系化学合成法制成的多糖类聚合物，平均分子量约为 1 万，较低分子右旋糖酐更低。本品作用与右旋糖酐 40 相似，但其改善微循环、防止弥散性血管内凝血的作用强于右旋糖酐 40，而维持血容量和升压的作用则较右旋糖酐 40 短，约为 3 小时左右。此外，本品尚有较强的利尿和抗血栓作用。本品分子量小，可被肾小球自由滤过，故从体内排出快。静脉注射后 10 分钟，药物即在尿中出现，维持时间仅为 1~1.5 小时。因此，需连续静脉滴注。用于急性失血性休克、创伤及烧伤性休克、急性心肌梗死、心绞痛、脑血栓形成、脑供血不全、血栓闭塞性脉管炎、雷诺病等。术前有低血容量以及硬膜外麻醉所致低血压者，亦可使用本品升压。

用法用量 **静脉滴注**：每次 500~1000ml，滴速为 5~15ml/min，血压上升后可酌情减慢。对急性大量失血患者，宜以 10~15ml/min 的速度滴入，待血压上升后再酌情减慢；对中毒性休克患者，滴速应较慢、用量较小。

注意事项 ①血小板减少症或出血性疾病患者、严重肾病患者禁用（因本药利尿作用较强）。②心功能不全者慎用。③偶见发热、荨麻疹、血压降低、呼吸困难、胸闷、血尿等。④与肝素合用，可使患者发生出血倾向；以本品稀释丁卡因或利多卡因，可使麻醉药的黏滞度增高，从而显著延缓其吸收而延长麻醉时间；可加重头孢噻吩和头孢噻啶的肾毒性，不宜合用。⑤含盐右旋糖酐与促皮质激素、氢化可的松琥珀酸钠有配伍禁忌，不能混合使用；用量过大可致贫血、低血浆蛋白和凝血时间延长等。用于大出血急救时，宜与全血合用。

剂型规格 ①注射剂（含葡萄糖 5%）：每瓶 30g（500ml）；50g（500ml）。②注射剂（含氯化钠 0.9%）：每瓶 30g（500ml）；50g（500ml）。

右旋糖酐 40
Dextran 40

别名 低分子右旋糖酐，低分子右旋糖酐 40，Dextranum 40，Low Molecular Dextran，Rheomacrodex

作用用途 本品为低分子量（40000）的血容量扩充剂，具有以下药理作用：提高血浆胶体渗透压，吸收血管外的水分以补充血容量，从而维持血压；使已聚集的红细胞和血小板解聚，降低血液黏滞性，从而改善微循环和组织灌流，防止休克后期的血管内凝血；抑制凝血因子Ⅱ的激活，使凝血因子Ⅰ和凝血因子Ⅷ的活性降低，可防止血栓形成；尚具渗透性利尿作用。在体内停留时间较短，半衰期约 3 小时，静脉滴注后立即开始从血流中清除。用药后 1 小时经肾脏排出 50%，24 小时排出 70%。用于抢救休克，由于失血、创伤、烧伤等各种原因引起的休克和中毒性休克。还可早期预防因休克引起的弥散性血管内凝血；血栓性疾病，如脑血栓形成、心绞痛和心肌梗死、血栓闭塞性脉管炎、视网膜动静脉血栓、皮肤缺血性溃疡等；预防手术（肢体再植和血管外科手术）后静脉血栓形成，并改善血液循环，提高再植成功率；体外循环，以代替部分血液预充人工心肺机，既节省血液，又可改善循环。

用法用量 静脉滴注：每次 250~500ml，24 小时内不超过 1000~1500ml（尤其在第 1 个 24 小时内）。抗休克：用量可较大，速度可快，滴注速度为 20~40ml/min，第 1 日最大剂量可用至 20ml/kg。在使用前必须纠正脱水。预防术后血栓形成：术中或术后给予 500ml。通常为术后第 1、2 日每日给予 500ml，静脉滴注 2~4 小时。高危患者可连用 10 日。血管栓塞性疾病：每次 250~500ml，应缓慢静脉滴注，每日或隔日 1 次，7~10 次为 1 个疗程。**婴儿**：每日 5ml/kg。**儿童**：每日 10ml/kg。

注意事项 ①充血性心力衰竭及其他血容量过多的患者、出血患者、少尿或无尿者、伴有急性脉管炎者禁用。②过敏体质者、心、肝、肾功能不全者、活动性肺结核患者慎用。③少数患者用药后可出现过敏反应，表现为皮肤瘙痒、荨麻疹、红色丘疹等，也可引起哮喘发作。重者可发生过敏性休克，表现为口唇发绀、虚脱、血压剧降、支气管痉挛等，多在首次输入本药数滴至数毫升时出现。有过敏性休克致死亡的报道。可引起凝血障碍，使出血时间延长，出现出血倾向，常与剂量相关。用量过大可致出血，如鼻出血、齿龈出血、皮肤黏膜出血、创面渗血、血尿、经血增多等。偶见发热、寒战。在多次用药或长期用药停药后，可出现周期性高热或持续性低热，少数患者尚可见淋巴结肿大、关节疼痛。也有出现肺水肿、肾衰竭的报道。④与肝素合用时，由于药理作用协同，有增加出血的风险；与卡那霉素、庆大霉素和巴龙霉素合用，可增加后者的肾毒性。不宜与双嘧达莫、维生素 C、维生素 K、维生素 B₁₂ 在同一溶液中混合使用。含盐右旋糖酐不能与促皮质素（ACTH）、氢化可的松琥珀酸钠等药物混合使用。⑤首次使用时，滴注速度宜慢，并且应严密观察 5~10 分钟，滴注过程中应注意调节电解质平衡，如发现有休克反应，须立即停药。避免用量过大，尤其是老年人、动脉粥样硬化或补液不足者。对于某些手术创面渗血较多的患者，用量也不应过多，以免加重渗血。每日用量不应超过 1500ml。脱水患者在用药的同时应纠正水、电解质紊乱。⑥重度休克时，如大量输入，应同时给予一定量的全血以维持血液携氧功能。

剂型规格 注射剂：①10% 右旋糖酐 40 葡萄糖注射剂：每瓶 100ml（10g 右旋糖酐 40、葡萄糖 5g）；250ml（25g 右旋糖酐 40、葡萄糖 12.5g）；500ml（50g 右旋糖酐 40、葡萄糖 25g）。②6% 右旋糖酐 40 葡萄糖注射剂：每瓶 100ml（6g 右旋糖酐 40、葡萄糖 5g）；250ml（15g 右旋糖酐 40、葡萄糖 12.5g）；500ml（30g 右旋糖酐 40、葡萄糖 25g）。③10% 右旋糖酐 40 氯化钠注射剂：每瓶 100ml（10g 右旋糖酐 40、氯化钠 0.9g）；250ml（25g 右旋糖酐 40、氯化钠 2.25g）；500ml（50g 右旋糖酐 40、氯化钠 4.5g）。④6% 右旋糖酐 40 氯化钠注射剂：每瓶 100ml（6g 右旋糖酐 40、氯化钠 0.9g）；250ml（15g 右旋糖酐 40、氯化钠 2.25g）；500ml（30g 右旋糖酐 40、氯化钠 4.5g）。

右旋糖酐 70
Dextran 70

别名 多聚葡萄糖 70，葡聚精，中分子糖酐，中分子右旋糖酐，Dextranum 70，Macrodex，Medium Molecular Dextran

作用用途 本品平均分子量约 70000，与人白蛋白相近，能提高血浆胶体渗透压，吸收血管外的水分以补充血容量，从而维持血压；能使血小板的活性降低；能抑制凝血因子 Ⅱ 的激活，使凝血因子 Ⅰ 和凝血因子 Ⅷ 的活性降低，此作用与其抗血小板作用共同防止血栓形成。与右旋糖酐 40 相比较，本品使红细胞的聚集更多更明显。滴眼液是一种拟天然泪液的灭菌滴眼液，能与泪液结合，并可替代泪膜，消除因眼球干燥引起的灼热、刺激等不适感。干眼症患者的角膜上皮细胞间联结遭到破坏，致使角膜上皮通透性增高，本品滴眼液可使角膜上皮得以修复，通透性降至正常值。静脉输入后，血药浓度在最初 3~4 小时内下降较迅速，以后则下降缓慢，并在血液中存留时间较长，部分暂时贮存于单核-吞噬细胞系统而被逐渐代谢。经肾脏排泄，1 小时内排出 30%，24 小时排出 60%。主要用于防治低血容量休克（如出血性休克、手术中休克、烧伤性休克）；预防手术后的血栓形成和血栓性静脉炎；防治微循环血栓与弥散性血管内凝血。与阿司匹林、双嘧达莫合用，治疗栓塞性血小板减少性紫癜。滴眼液用于减轻眼部干燥引起的灼热、刺激等不适症状，可保护眼球；也可减轻由于暴露于风沙或阳光下造成的眼部不适。

用法用量 ①**静脉滴注**：用量视病情而定。每次 500ml。防治低血容量休克：通常快速扩容的剂量为 500~1000ml，滴注速度为每分钟 20~40ml，每日数量为 20ml/kg（或 1500ml）。预防术后发生静脉栓塞：可在术中或术后给予 500ml，第 2 日继续给予 500ml。高危患者疗程可达 10 日。②**经眼给药**：根据病情需要使用滴眼液，每次 1~2 滴。**儿童**：每次 10~15ml/kg。

注意事项 ①禁忌证：对本品滴眼液过敏者禁用于滴眼、出血性疾病（如血小板减少、凝血障碍等）患者，充血性心力衰竭及其他血容量过多者、严重肝、肾功能不全者。②慎用：有过敏史者、心、肝、肾功能不全者。③过敏反应：少数患者可见过敏反应，其发生率约 0.03%~4.7%。临床表现为皮肤瘙痒、荨麻疹、恶心、呕吐、哮喘，重症者口唇发绀、虚脱、血压剧降、支气管痉挛；个别患者甚至出现过敏性休克，甚至死亡。偶见发热、寒战、淋巴结肿大、关节炎等。可引起凝血障碍，使出血时间延长。该反应常与剂量相关。红细胞聚集作用：随着右旋糖酐的分子量加大，红细胞聚集更多更明显。使用本品滴眼液后，可能出现暂时性的视物模糊。④与肝素合用，因协同作用而增加出血倾向；血浆制品和抗血小板药可增强本品作用。与卡那霉素、庆大霉素、巴龙霉素合用，可增加后三者的肾毒性；硫喷妥钠与本品同时使用能产生沉淀,降低本品疗效。不宜与维生素C、维生素B$_{12}$、维生素K、双嘧达莫及促皮质素、氢化可的松、琥珀酸钠混合给药。⑤避免用量过大及重复使用超过5日,尤其是老年人、动脉粥样硬化或补液不足者。其他见"右旋糖酐40"。

剂型规格 注射剂:①右旋糖酐70氯化钠注射剂:每瓶500ml(右旋糖酐70 30g与氯化钠4.5g)。②右旋糖酐70葡萄糖注射剂:每瓶500ml(右旋糖酐70 30g与葡萄糖25g)。③滴眼剂:每支5mg(5ml)。

低分子羟乙基淀粉
Hydroxyethyl Starch of Low Molecular Weight

别名 706代血浆,羟乙基淀粉 淀粉代血浆 Hydroxyethyl Starch

作用用途 本品内含高分子胶体物质羟乙基淀粉6.0%、氯化钠0.9%,为无菌、无热源之淡黄色水溶液。其平均分子量为25000~45000。本品有抗休克作用。其特点是没有严重过敏反应,副作用也少;使用时,对血象、血型均无不良影响。本品有增加血容量,维持血压的作用。可代替血浆或部分全血以治疗由于创作、手术及其他各种原因引起的失血性休克及中毒性休克的抢救。可用于治疗血栓闭塞性脉管炎、大动脉炎、心肌梗死(心源性休克)、心绞痛,以及由于脑血栓所致的头晕、头痛、偏瘫等。对治疗灼伤、脉管炎、过敏性紫癜、顽固性荨麻疹、急性放射病、脑溢血等,有一定疗效。用于硬脊膜外或蛛网膜下腔阻滞麻醉后,以预防和减轻麻醉后低血压。脊椎麻醉填充剂。体外循环补充液。皮肤冲洗液的悬浮剂。将血液分浆后红细胞与稀释至4%的本品混合摇匀,可制成代浆全血。

用法用量 静脉滴注:低血容量休克:为尽快增加血容量,可较快静脉滴注,滴速及用量视病情而定,一般为一日30~60g(500~1000ml)。出血少于500ml且原来血红蛋白及血压正常者,可只输注本药,不输全血。一日最大剂量不应超过1500ml或20ml/kg。在体外循环中作为预充液的主要成分之一:用量为0.66~1.16g/kg,平均0.9g/kg。

注意事项 ①禁用:有出血倾向或有出血性疾病史者;心力衰竭患者;胃清除率下降者,需预防颅内出血的神经外科手术患者;肝病患者;肺水肿患者。②曾有肝病史的患者在多次输注本药时,应注意监测肝功能。③使用时保持溶液温度在37℃左右。注射液应一次用完,如未用完,应将余液弃去,不可贮存再用。④本药仅供静脉给药,其用量及输液速度根据患者失血情况及血容易而定。对失血性休克患者,输注速度宜快,但对烧伤或感伤性休克等宜缓慢滴入。⑤一次用量不能过大,以免发生自发性出血。⑥大量输注本药可致钾排泄增多,应适当补钾。⑦本品虽无抗原性,但已有用药后出现过敏反应的报道。遇此情况应立即停药,必要时给予抗组服药。

剂型规格 注射剂:①羟乙基淀粉20氯化钠注射液:250ml(15g的羟乙基淀粉20与氯化钠2.25g);500ml(30g的羟乙基淀粉20与氯化钠4.5g)。②羟乙基淀粉40氯化钠注射液:250ml(15g的羟乙基淀粉40与氯化钠2.25g);500ml(30g的羟乙基淀粉40与氯化钠4.5g)。

中分子羟乙基淀粉130/0.4
Hydroxyethyl Starch 130/0.4

别名 万汶,Voluven

作用用途 本品为中分子量(分子量为130000)的羟乙基淀粉。羟乙基淀粉为血容量扩充药,经静脉滴注后,可较长时间停留于血液中,提高血浆渗透压,使组织液回流增多,迅速增加血容量。同时稀释血液,降低全身血黏度,有一定的改善微循环作用。羟乙基淀粉的容量扩充效应及血液稀释效果取决于其分子量大小、取代度、取代方式和药物浓度以及给药剂量和速度。给药30分钟后,血药浓度为最大血药浓度的75%,6小时后降至14%。用本品进行等容血液置换,可维持血容量至少6小时。药物的体内药动学显示非线性特征。本品在体内无蓄积。用于治疗和预防血容量不足;也可用于急性等容血液稀释(ANH)。

用法用量 静脉滴注:一般500~1000ml,最大剂量为每日33ml/kg。可根据患者需要在数日内持续使用本品。治疗持续时间取决于低血容量持续的时间和程度以及血流动力学参数和稀释效果。对于长时间每日给予最大剂量的治疗方法,目前临床用药经验尚有限。

注意事项 ①对羟乙基淀粉或其他成分过敏、体液负荷过重、少尿或无尿的肾功能不全、颅内出血、严重高钠血症或高氯血症、接受透析治疗者严重凝血功能障碍禁用。②严重肝脏疾病、有出血性疾病史者、肾清除率下降者、需预防颅内出血的神经外科手术患者、充血性心力衰竭患者慎用。③本品可改变凝血机制,导致一过性凝血酶原时间、激活的部分凝血活酶时间及凝血时间延长。大量应用时亦可引起一过性出血时间延长;多次静脉滴注本品的患者中,有间接胆红素升高的报道;少数患者使用本品可出现过敏反应,表现为眼睑水肿、荨麻疹及哮喘等。也可见类似中度流感的症状、心动过缓或心动过速、支气管痉挛、非心源性肺水肿;尚可见呕吐、颌下腺及腮腺肿大、下肢水肿等。大剂量使用时,由于稀释效应,可能引起血液成分如凝血因子、血浆蛋白稀释及血细胞比容下降。长期大剂量使用本品,患者可出现皮肤瘙痒。④与卡那霉素、庆大霉素、巴龙霉素等合用,可增加肾毒性。⑤应避免与其他药物混合。如果在特别情况下需要与其他药物混合,应注意相容性(无絮状或沉淀)、无菌及均匀混合。双嘧达莫、维生素B$_{12}$混用时,药液会发生变化。⑥为防止重度脱水,使用本品前应先给予晶体溶液。

剂型规格 注射剂:中分子羟乙基淀粉130/0.4氯化钠注射剂:6%,每瓶250ml(15g羟乙基淀粉130/0.4与氯化钠2.25g);500ml(30g羟乙基淀粉130/0.4与氯化钠 4.5g)。

中分子羟乙基淀粉 200/0.5
Hydroxyethyl Starch 200/0.5

别名 贺斯

作用用途 本品为中分子量（分子量为 200000）的羟乙基淀粉。羟乙基淀粉为血容量扩充药，快速静脉滴注本品后第 1、4、10 小时，其血容量扩充效应分别为静脉滴注量的 145%、100%、75%。至少在 3~4 小时内，血容量、血流动力学及组织氧供将得到改善。同时，由于血液稀释，红细胞聚集减少，血细胞比容和血液黏稠度下降，血液流变学指标得到改善，尚可改善微循环。静脉滴注本品后即刻及 1、3、6、12 小时，血液中含量分别为给药量的 100%、78%、52%、34% 及 18%。给药 24 小时后，尿中的排泄量为给药量的 54%，血清中药量为给药量的 10%。用于治疗和预防与下列情况有关的循环血容量不足或休克：手术（失血性休克）、创伤（创伤性休克）、感染（感染性休克）、烧伤（烧伤性休克）等。10% 的中分子羟乙基淀粉 200/0.5 可用于治疗性血液稀释。3% 的中分子羟乙基淀粉 200/0.5 可用于减少手术中对供血的需要，如急性等容血液稀释（ANH）。

用法用量 静脉滴注：治疗和预防循环血容量不足或休克（容量替代治疗）：每日 500~1000ml。治疗性血液稀释：使用 10% 的中分子羟乙基淀粉 200/0.5。治疗性血液稀释的目的是降低血细胞比容，可分为等容血液稀释（放血）和高容血液稀释（不放血），按给药剂量可分为低（250ml）、中（500ml）、高（2×500ml）三种，建议治疗 10 日。减少手术中供血量（急性等容血液稀释-ANH）：使用 3% 的中分子羟乙基淀粉 200/0.5。在手术之前即刻开展 ANH，按 1.5：1 的比例以本药替换自体血液。ANH 后，血细胞比容应不低于 30%。若估计手术患者可能需要输血，ANH 通常在手术前进行 1 次。若血细胞比容正常，可重复使用。

注意事项 ①对淀粉过敏者、严重充血性心力衰竭（心功能不全）、肾衰竭（血清肌酐大于 2mg/dl 或大于 177mmol/L）、严重凝血功能障碍、体液负荷过重或严重缺乏者、脑出血者禁用。②有出血性疾病史者、慢性肝病患者、肺水肿患者、肾清除率下降者、预防颅内出血的神经外科手术患者、充血性心力衰竭患者慎用。③本品可改变凝血机制，导致一过性凝血酶原时间、激活的部分凝血活酶时间及凝血时间延长；多次输注本药的患者中，有间接胆红素升高的报道；少数患者使用本药可出现过敏反应，表现为眼睑水肿、荨麻疹及哮喘等；亦可出现发热、寒战及流感样症状。尚可见呕吐、颌下腺及腮腺肿大、下肢水肿等。极个别患者可能出现肾区疼痛。长期中、高剂量滴注，患者常出现难治性瘙痒，即使停药数周后，仍可能发生该症状，并可能持续数月，导致患者情绪紧张。④与卡那霉素、庆大霉素、巴龙霉素等合用，可增加肾毒性；与双嘧达莫、维生素 B_{12} 混用

时，药液会发生变化。⑤使用本品时血清淀粉酶浓度可能会升高，可干扰胰腺炎的诊断。在治疗早期应监测血清肌酐水平；应定期检查血清电解质水平及液体出入量平衡；应注意监测肝功能；较大剂量使用时，应监测血细胞比容和血浆蛋白浓度。

剂型规格 注射剂：①10% 羟乙基淀粉 200/0.5 氯化钠注射剂：每瓶 250ml（25g 羟乙基淀粉 200/0.5 与氯化钠 2.25g）；500ml（50g 羟乙基淀粉 200/0.5 与氯化钠 4.5g）。②6% 羟乙基淀粉 200/0.5 氯化钠注射剂：每瓶 250ml（15g 羟乙基淀粉 200/0.5 与氯化钠 2.25g）；500ml（30g 羟乙基淀粉 200/0.5 与氯化钠 4.5g）。③3% 羟乙基淀粉 200/0.5 氯化钠注射剂：每瓶 500ml（15g 羟乙基淀粉 200/0.5 与氯化钠 4.5g）。

冻干健康人血浆
Freeze Dried Human Plasma

别名 冻干人血浆，Plasma Human Cryodessicatum

作用用途 本品有提高血浆胶体渗透压，增加血容量，补充血浆蛋白及抗体的作用。如全血不能取得时，可用本品代替。本品不需检查血型，对任何血型的患者均可用，故较用全血方便。用于失血、休克、外伤、烧伤和低血浆蛋白水肿等。对任何血型患者均可用，可代替输全血。

用法用量 静脉滴注：用 0.1% 枸橼酸注射液或注射用水或 5% 葡萄糖注射液溶解稀释，用带滤网的输血器滤过后滴入。一般剂量 200~500ml。

注意事项 ①用本品冻干粉加溶剂后，轻轻振摇，不可剧烈振摇，一般 10 分钟内即可溶。②如血浆瓶有破损，标签不清或溶解后有明显混浊及有不溶物时，则不宜使用。③溶解后的血浆，一定要在 3 小时内输完。④应保存于 10℃ 以下通风干燥处，避免阳光直晒，注意防潮，防霉。

剂型规格 注射剂：每瓶相当于液体血浆 200ml，并附 0.1% 枸橼酸注射液 200ml。

琥珀酰明胶
Succinylated Gelatin

别名 长源雪安，琥珀明胶，佳乐施，血安定，血定安，Gelatin Succinate，Gelofusine，Plasma Substitute

作用用途 本品的容量效应相当于所输入量，即不会产生内源性扩容效应。静脉滴注本品能增加血浆容量，使静脉回流量、心排血量、动脉血压和外周灌注增加，所产生的渗透性利尿作用有助于维持休克病人的肾功能。本品的相对黏稠度与血浆相似，所产生的血液稀释作用降低血液相对黏稠度，改善微循环，增加心排血量，加快血液流速，增加氧的运输。其胶体渗透压可防止和减少组织水肿。外周组织缺氧时，血红蛋白对氧的释放会增加，有利于对组织供氧。本品在血液循环的消除呈现多项消除曲线，半衰期为 4 小时，琥珀酰明胶分子 90%

经肾排泄，5%随粪排泄。大部分在24小时内经肾排出，3日内可完全从血液中清除。用于各种原因引起的低血容量性休克的早期治疗（如失血、急性创伤或手术、烧伤、败血症等）；手术前后及手术期间稳定血液循环及稀释体外循环液；预防脊髓和硬膜外麻醉中的低血压。可作为输注胰岛素的载体，防止胰岛素被容器及管壁吸附而丢失。

用法用量 静脉滴注：少量出血、术前及术中预防性治疗：可在1~3小时内输入本品500~1000ml。低血容量性休克：可在24小时内输入本品10000~15000ml。但红细胞比容不应低于25%，同时避免血液稀释引起的凝血异常。严重的急性失血致生命垂危：可在5~10分钟内加压输入本品500ml，进一步输入量视血容量的缺乏程度而定。

注意事项 ①对明胶类药物过敏者、肾衰竭、有出血体质、肺水肿、有循环超负荷、水潴留患者禁用。②处于过敏状态者（如哮喘，使用本品后出现过敏反应的概率增加，程度也会加重）慎用。③本品极少引起严重不良反应。偶见过敏反应，如轻微荨麻疹。④鉴于本品仍存在较低的过敏反应危险，建议哺乳期妇女用药时应权衡利弊。⑤静脉滴注本品期间，血糖、血沉（ESR）、尿液比重、尿蛋白、双缩脲、脂肪酸、胆固醇、果糖、山梨醇脱氢酶等指标可能不稳定。⑥本品一旦封口开启，应在4小时内使用，任何未用完药液均不可再使用。⑦本品含钙、钾量低，可用于洋地黄化的病人或肾功能较差的病人。

剂型规格 注射剂：每瓶20g（500ml）。

聚明胶肽
Polygeline

别名 多聚明胶，菲克雪浓，海脉素，尿联明胶，尿素交联明胶，血代，血脉素，Haemaccel，Polygelinum

作用用途 本品为主动的渗透性血浆容量扩张剂，由聚合多肽（环己-双异氰酸盐处理后形成脲桥交联）组成，该聚合多肽来源于平均分子量为30000的降解牛明胶，后者的渗透压和黏度与人血浆相似。静脉给药后15分钟起效，有效血药浓度为2.5mg/ml。单次给药的扩容时间可持续4~6小时。分布半衰期为1小时，分布容积为0.11L/kg。在血液和肝脏中代谢，代谢产物为未活化的氨基酸。主要由肾脏排泄。适用于低血容量性休克，以及全血或血浆丢失（如创伤、烧伤所致）；填充心肺循环机；作为药物静脉滴注时的溶剂。用于冲洗保存后的肝脏，以避免器官移植受者发生高钾血症。

用法用量 静脉滴注：①预防休克：每日500~1500ml。②出血性休克：最大剂量为每日2000ml。③休克的急救：按需要量给药，可在5~15分钟内滴注500ml。④如果血液的主要成分稀释后仍保持在生理范围内，未出现高血容量和水分过多，则上述剂量可补充得更多一些。当血细胞比容降至25%以下时，应立即给予浓缩红细胞或全血。小儿用量按体重计，10~20ml/kg。

注意事项 ①对本品过敏者、具有组胺释放高危因素、哮喘、凝血功能不全、高钙血症、正在使用洋地黄治疗的患者禁用。②充血性心力衰竭、高血压、食管静脉曲张、肺水肿、肾性及肾后性无尿患者慎用。③偶见一过性皮肤反应（如荨麻疹）、恶心、呕吐、低血压、心动过速、心动过缓、呼吸困难、低体温或畏寒。罕见过敏性休克。④因本品含有钙离子，与地高辛等强心苷类药合用时，可增强后者的毒性，从而增加发生循环衰竭的风险。与庆大霉素合用，可加重肾功能损害，增加出现肾衰竭的风险。⑤本品只能经静脉滴注；剂量及滴注速度可按照个体情况调整；由于本品钙含量较多，使用后短期内可出现血清钙浓度轻度升高，特别是在大剂量快速滴注时；出现不良反应时，应立即停止给药；大剂量（每日超过2500~3000ml）给药时应谨慎，因大剂量可能引起凝血紊乱或血液过度稀释。

剂型规格 注射剂：①每瓶250ml：1.6g（以含氮量计）；500ml：3.2g（以含氮量计）。②每瓶500ml；1000ml。每1000ml中含来源于牛骨的降解明胶多肽35g（相当于6.3g氮）、钠离子145mmol（3.33g）、钾离子5.1mmol（0.2g）、钙离子6.25mmol（0.25g）、氯离子145mmol（5.14g），以及微量磷酸根和硫酸根等离子、带负电荷至等渗点的多肽。

氧化聚明胶
Oxypolygelatin

别名 Oxypolygelatine，Oxypolygelatinum

作用用途 本品由氧化聚明胶、氯化钙、氯化钠和氯化钾组成。为血容量扩充药，有升高血压和补充、维持血容量的作用。用于失血性休克及中毒性休克。

用法用量 静脉滴注：每次500~1000ml，根据需要可增至3000ml，滴注速度为每分钟80~160滴。抢救休克时可快速输注，根据血压回升情况酌情处理。

注意事项 ①尚未观察到不良反应。②本品液遇低温黏度增加，可稍加温后使用。

剂型规格 注射剂：每瓶500ml（含氧化聚明胶25g、氯化钙0.175g、氯化钠4.5g、氯化钾0.1g）。

聚维酮
Polyvidone

别名 乙烯吡咯酮，聚烯吡酮，聚乙烯吡咯烷酮，聚乙烯吡咯烷酮（水不溶性），聚乙烯聚吡咯烷酮，聚乙烯吡咯酮，PVP，Plasdone，Polyvidon，Polyvidonum，Polyvinylpyrrolidone，Povidon，Povidone，Kollidon 30，Poltvintlpyprolidone

作用用途 本品为化学合成的水溶性多聚物。可作为血浆代用品，提高血浆胶体渗透压，增加血容量；也可吸附毒素及染料，使之从组织和血液的蛋白质中分离，治疗药物中毒。此外，本品可用作药用辅料，作为片剂黏合剂、助悬剂、赋形剂、包衣剂、片剂稀释剂及药物载体。在体内有一定的蓄积性。用于外伤性出血及其他原因引起的血容量减少和治疗药物中毒。

用法用量 静脉滴注：用量视病情而定，一般为500~1000ml。

注意事项 ①注射后可在各组织中沉淀，出现炎性丘疹或肉芽肿反应，伴肿胀、疼痛。大量吸入可影响肺功能，导致呼吸困难。②本品可使血沉加快，影响血型检定。③能延长普鲁卡因、肾上腺皮质激素的作用。④2岁以下儿童忌用。

剂型规格 注射剂：3.5%，每瓶250ml；500ml。

缩合葡萄糖
Polyglucose

作用用途 本品有一定的胶体渗透压，可在血管内保持血容量。此外，尚可改善微循环。用于低血容量性休克、急性失血性休克、创伤性休克及大面积烧伤、剧烈呕吐引起的休克；手术前及手术中补充血容量；改善微循环；脑水肿、急性肺水肿时可用作脱水剂。

用法用量 静脉滴注：①抗休克：每次500~1500ml，滴速为10~15ml/min。②改善微循环：每次500ml，滴速为2~3ml/min。

注意事项 ①严重肾功能不全、凝血功能障碍患者禁用。②偶见皮肤瘙痒。③失血较多时可与全血交替输入，多次使用宜减量，连续使用不得超过4日。

剂型规格 注射剂：每瓶500ml（含缩合葡萄糖60g、氯化钠4.25g）。

第五节　促进白细胞增生药

由于各种因素而致周围血液中白细胞总数明显降低，在少于400/mm³时，称为白细胞减少症。若以中性粒细胞极度缺乏为主者，称为粒细胞缺乏症。在治疗白细胞减少症，使用促进白细胞增生的药物时，应根据白细胞缺乏的原因来对症治疗，合理选用药物。对于造血功能低下者，则应用兴奋骨髓造血功能、促进白细胞生成的药物；因免疫抗体形成而破坏中性粒细胞者，则应用糖皮质激素类药物，以抑制抗体生成，减少白细胞的破坏。

腺嘌呤
Adenine

别名 6-氨基嘌呤，6-氨基嘌呤磷酸盐，阿特西隆，氨基嘌呤，磷酸氨基嘌呤，磷酸腺嘌呤，维生素B₄磷酸盐，维生素B₄，Vitamin B₄ 6-Aminopurin，6-Aminopurin Phosphate，Adenine Phosphate，Adeninum，Vitamin B₄ Phosphate，Yamasa

作用用途 本品是核酸的活性成分，也是合成核酸的前体。参与辅酶和核酸的组成，是实现生物体内代谢功能的必要成分。在体内参与DNA、RNA的合成，对细胞（特别是白细胞）生长，具有促进作用。用于多种原因引起的白细胞减少，特别是由于肿瘤化疗、放疗以及苯类药物等中毒所造成的白细胞减少。也用于多种原因引起的急性粒细胞减少症。

用法用量 ①口服：成人，每次10~20mg，每日3次。儿童，每次5~10mg，每日2次。②肌内注射：每日20~30mg。③静脉注射：每日20~30mg。

注意事项 ①孕妇、哺乳期妇女慎用。②口服推荐量未见明显不良反应。③注射时需溶于2ml磷酸氢二钠缓冲液中，缓慢注射。不能与其他药物混合注射。④本品是核酸前体，在与肿瘤患者化疗或放疗并用时，应考虑其是否有促进肿瘤发展的可能性。

剂型规格 ①片剂：每片10mg；25mg。②注射剂：每支20mg（附2ml磷酸二氢钠缓冲液）。

核苷酸
Nucleic Acid

作用用途 本品为合成核糖酸的重要物质，能刺激白细胞增生，可用于各种原因引起的白细胞减少症，亦用于非特异性血小板减少症等。

用法用量 口服：每次0.1~0.3g，每日3次。

剂型规格 片剂：每片0.1g。

鲨肝醇
Batilol

别名 Batiol，Batiolum，Batylalcohol

作用用途 本品即α-正十八碳甘油醚，为动物体内固有物质，在骨髓造血组织中含量较高，可能是体内造血因子之一。有促进白细胞增生及抗放射线的作用，还可对抗由于苯中毒和细胞毒性药物引起的造血系统抑制。用于治疗多种原因（包括原因不明）引起的白细胞减少，如放射线、抗肿瘤药物等所致的白细胞减少。

用法用量 口服：成人，预防：每次25mg，每日2次，4~6周为一疗程。治疗：每日50~150mg，分3次服用。儿童，每次1~2mg/kg，每日3次。

注意事项 ①不良反应轻微，偶见口干、肠鸣音亢进等。②用药期间应经常检查白细胞计数，以调整给药剂量。③剂量要适宜，低于或高于最适剂量均影响疗效。

剂型规格 片剂：每片25mg；50mg。

利血生
Leucogen

别名 莱克，Leikogen，Leucogenum

作用用途 本品为半胱氨酸的衍生物，有促进骨髓造血的功能，口服极易吸收。用于防治多种原因引起的白细胞减少、再生障碍性贫血等。

用法用量 口服：成人，每次 10~20mg，每日 3 次，疗程 1 个月。儿童，每次 10mg，每日 2~3 次，疗程 1 个月。

注意事项 ①使用剂量要适当，过高或过低均影响疗效。②急慢性髓细胞白血病患者慎用。

剂型规格 片剂：每片 10mg；20mg。

氨肽素
Ampeptide Elemente

别名 Ampepitidium et Elementum

作用用途 本品含有多种氨基酸、肽类和微量金属元素，能促进血细胞的增殖、分化、成熟与释放，升高白细胞及血小板。本品与抗体、补体、干扰素等多种免疫物质有协同作用，也能激活单核巨噬细胞和粒细胞的活性，从而产生免疫调节和增强机体代谢的作用。一般在用药 1~2 周后即可见效，大部分患者于服药后 6~8 周疗效最显著。长期应用不抑制免疫功能，亦无反复感染等副作用。用于原发性血小板减少性紫癜、过敏性紫癜、白细胞减少、再生障碍性贫血。对银屑病亦有一定疗效。

用法用量 口服：每次 1g，每日 3 次，用药至少 4 周，有效者可连续服用。小儿用量酌减。

注意事项 ①个别病例服用后有腹部不适。②少数患者可能于停药后出现反跳现象，但继续用药仍有效。

剂型规格 片剂：每片 0.2g。

辅酶 A
Coenzyme A

别名 辅酶甲，磷酸烟苷，CoASH，Coenzymum A

作用用途 本品系自鲜酵母中提取而得，为体内乙酰反应的辅酶，可与乙酸盐结合成为乙酰辅酶 A，进入氧化过程，对糖、蛋白质及脂肪的代谢有重要作用；体内三羧酸循环、乙酰胆碱的合成、肝糖原的储存、胆固醇量的降低及血浆脂肪含量的调节等，均与本品有密切关系。主要用于白细胞减少、原发性血小板减少性紫癜、功能性低热等。也可用于脂肪肝、肝性脑病、急慢性肝炎、冠状动脉硬化、慢性动脉炎、慢性肾功能减退引起的肾病综合征、尿毒症等的辅助治疗。但目前对其治疗作用存在争议，认为疗效可疑。

用法用量 ①肌内注射：每次 50~200U，每日 50~400U。用 0.9% 氯化钠注射液 2ml 溶解肌内注射。②静脉滴注：每次 50~200U，每日 50~400U。用 5% 葡萄糖注射液 500ml 溶解静脉滴注。

注意事项 ①禁忌证：对本品过敏者、急性心肌梗死患者。②尚无本品发生不良反应的报道。③与三磷酸腺苷、细胞色素 C 等合用可增加疗效。

剂型规格 注射剂：每支 50U；100U；200U。

肌苷
Inosine

别名 甘可，迪力，5-肌苷酸钠，Inosinum

作用用途 本品可直接进入细胞，参与糖代谢和体内能量代谢及蛋白质的合成，具有提高各种酶的活性、活化肝功能、促进受损肝脏的恢复、刺激体内产生抗体、改善肠内铁的吸收等作用。用于治疗各种原因所致的白细胞减少、血小板减少等。以及急、慢性肝炎、胆囊炎和心肌炎、风湿性心脏病、肺源性心脏病、高血压、心脏病等。

用法用量 成人：①口服：每次 200~600mg，一日 3 次。②肌内注射：每次 200~600mg，一日 2 次。③静脉注射或滴注：每次 200~600mg，一日 1~2 次。儿童：①口服：每次 100~200mg，一日 3 次。必要时剂量可加倍（如肝病）。②静脉注射或滴注：每次 100~200mg，一日 2 次。

注意事项 ①不能与氯霉素、双嘧达莫、硫喷妥钠等注射液配伍。②可与各种水溶性维生素等注射液混合注射或滴注。

剂型规格 ①片剂：每片 0.1g；0.2g。②溶液剂：每支 5ml；0.2g；10ml；0.1g；10ml；0.2g；20ml；0.2g；20ml；0.4g。③注射剂：每支 2ml；0.1g；5ml；0.1g；5ml；0.2g。

肌苷葡萄糖
Inosine and Glucose

别名 百能，Baineng

作用用途 本品系人体正常成分，参与体内能量代谢，核糖代谢和蛋白质合成，能活化丙酮酸氧化酶类，提高体内辅酶 A 的活性，可使机体在缺氧状态下组织细胞继续进行代谢，有助于受损的肝细胞的恢复，还可刺激体内产生抗体，并能提高肠道对铁的吸收。用于心脏疾病，急慢性肝炎，各种原因引起的白细胞减少和血小板减少症及抗血吸虫药物引起的心脏或肝脏毒性反应。

用法用量 静脉滴注：每次 0.6g，每日 1~2 次。

注意事项 本品不能与氯霉素、双嘧达莫及硫喷妥钠等注射剂配伍使用。

剂型规格 注射剂：每瓶 0.6g（100ml）。

茴香脑
Anethole

别名 升白宁，茴香烯，对丙烯基茴香醚，艾来佐尔，Trans Anethole，p－Propenylanisole，Monasirup，Anetholum，Anise Camphor

作用用途 本品可促进骨髓细胞的成熟和释放。由于机体自身的反馈作用，进而加速骨髓细胞成熟和释放，并呈活跃状态。因此，本品具有使白细胞（主要是中性粒细胞）增加的作用。给药后吸收迅速。药物在肝脏代谢，约50%代谢为茴香酸和对羟基苯甲酸，代谢产物经肾和呼吸道迅速排出。较长时期连续用药，未见药物蓄积或引起实质性损害的报道。用于因肿瘤化疗、放疗及其他原因所致的白细胞减少。

用法用量 ①口服：每次450mg，每日2~3次。②肌内注射：每次2ml，每日1次。

注意事项 本品不良反应少，偶有口干、食欲减退、恶心、胃部不适等胃肠道反应。

剂型规格 ①胶丸剂：每粒150mg。②注射剂：每支2ml。

茜草双酯
Rubidate

别名 Rubidatum

作用用途 本品系中药茜草的有效成分茜草酸的化学合成衍生物，具有升高白细胞的作用。口服后5~6小时达血药浓度峰值，主要分布于血液、肝、脾、肾、肌肉、脂肪和骨等器官或组织中，随粪便及尿液排出，无药物蓄积。用于防治因肿瘤放疗、化疗及苯中毒等各种原因引起的白细胞减少，尤其对化疗所致的白细胞减少疗效较好。也可用于慢性苯中毒、复发性血尿、妇女月经过多、妇科出血及放置节育环后月经不调、出血等。

用法用量 口服：成人，白细胞减少，每次300~400mg，每日2~3次。其他：每次400mg，每日2次。儿童，白细胞减少，每次15~20mg/kg，每日3次。其他：每次15~20mg/kg，每日2~3次。

注意事项 ①治疗量几乎无不良反应。极少数患者用药后有头痛、乏力、口干、纳差、恶心等，无需停药。②与其他升白细胞药物（如利血生、鲨肝醇、维生素B₄等）合用，有协同作用。③本品宜于饭后服用。本品受潮或遇碱会被破坏，遇光会逐渐分解变色。

剂型规格 片剂：每片100mg。

复方皂矾丸
Fufang Zaofan Wan

作用用途 本品具有温肾健髓，益气养阴，生血止血功能。用于再生障碍性贫血，血细胞减少症，血小板减少症，骨髓增生异常综合征及放疗和化疗引起的骨髓损伤、白细胞减少属肾阳不足、气血两虚证者。

用法用量 口服：每次7~9丸，每日3次，饭后即服。

注意事项 ①服药期间忌茶水。②少数病例初服本品有轻微消化道反应，减量服用数日，即可耐受。

制剂规格 丸剂：每丸0.2g。

小檗胺
Berbamine

别名 升血安，升白安，升白胺，Berbaminum

作用用途 本品系从小檗属（Berberis）植物根中分离得到的一种双苄基异喹啉类生物碱，为促进白细胞增生药。具有提高造血干细胞集落因子（G－CSF）含量、促进骨髓造血干细胞增殖及向粒系细胞分化的作用，可使末梢血白细胞增加。本品尚有扩血管、降压、抗心律失常、抗心肌缺血、抗结核、增强机体免疫力及防治动物实验性矽肺等作用。用于防治肿瘤患者因化疗或放疗引起的白细胞减少。也可用于苯中毒、放射性物质及其他药物等引起的白细胞减少。

用法用量 口服：每次50mg，每日3次。

注意事项 ①对本品过敏者禁用。②少数患者出现头昏、无力、便秘、口干并伴有阵发性腹痛、腹胀等，继续服药均能耐受。服药1周后，症状可自行减轻或消失。偶见心慌、咳喘。③与环磷酰胺合用，有协同抗癌作用。与氨硫脲合用，能增强氨硫脲的抗结核疗效。④对热和光不稳定。药物性状改变时禁止服用。

剂型规格 片剂：每片25mg。

重组人白细胞介素11
Recombinant Human
Interleukin Eleven

别名 白细胞介素-11，吉巨芬，巨和粒，迈格尔，依星，重组人白介素-11，Oprelvekin

作用用途 本品是一种新型血小板生长因子，为免疫增强药。能促进初级造血干细胞的生长，促使巨核细胞母细胞增殖，诱导巨核细胞分化，从而增加血小板数量，缓解骨髓抑制引起的血小板减少症。用于预防非髓性恶性肿瘤患者化疗后的血小板减少症；对化疗后发生的血小板减少症，使用本品治疗也可促进血小板数量的恢复。可单独应用治疗血小板减少症，也可与非格司亭（RHG－CSF）合用于伴有白细胞减少的患者。也可用于骨髓移植时可促进血小板数量的增加及治疗再生障碍性贫血引起的血小板减少以及先天性、原发性血小板减少症。

用法用量 皮下注射：推荐剂量为25~50μg/kg，于化疗结束后24~48小时注射于腹部、上臂、大腿及臀部皮下，每日1次，连用14日，或血小板计数超过400×10⁹/L时停药。

注意事项 ①对本品过敏者、孕妇禁用。②慢性充血性心力衰竭患者、心功能不全较易发展为急性心力衰竭者、有心力衰竭病史，目前正接受治疗或心功能代偿良好者、充血性心衰及房颤、房扑病史的患者、长期接受利尿药或抗肿瘤药异环磷酰胺治疗者、曾接受多柔比星治疗者、有视乳头水肿病史或肿瘤累及中枢神经系统者、胸腔积液或腹水患者、肝肾功能不全者、有血栓栓塞性疾病史者、呼吸系统疾病患者、低钾血症患者、对血液制品及大肠埃希菌表达的其他生物制剂有过敏史者、哺乳期妇女、儿童慎用。③部分患者可见皮疹、水肿、注射部位局部疼痛、关节肌肉疼痛、心悸、结膜一过性充血及发热；少数患者可出现轻微的一过性房性心律不齐，可自行缓解，不需停药。部分患者可出现可逆性贫血，但红细胞总数未见降低，可能是由于血容量增加而引起的稀释性贫血。极个别患者可出现较严重的乏力、头晕、头痛、失眠及结膜出血，但不需特殊处理，停药后可自行缓解。④应在化疗后使用，不宜在化疗前或化疗疗程中使用。不能与其他任何药物混合注射。本品每 3mg 应以 1ml 注射用水稀释后立即皮下注射，不应作肌内注射或静脉注射。稀释时不能用力振荡。稀释后立即皮下注射。对化疗引起的患者血小板明显减少及诱发出血，可使用。⑤本品在 2～8℃保存。

剂型规格 注射剂：每支 0.75mg（600 万 U）；1.5mg（1200 万 U）；3mg（2400 万 U）；5mg（1400 万 U）。

重组人粒细胞集落刺激因子
Recombinant Human Granulocyte Colony Stimulating Factor

别名 基因重组人粒细胞集落刺激因子，格拉诺赛特，吉粒芬，立生素，惠尔血，欣粒生瑞白，瑞血新，保力津，洁欣，非格司亭，非雷司替，忧宝生，重组人白细胞生成素，Filgrastim，G-Csf，Recombinat Human Granulocyte Colony，Rhug-Cfs，rhG-CSF，Lenograstim，Granocyte

作用用途 本品刺激粒系祖细胞分化、增殖，促进中性粒细胞释放，提高细胞功能，有助于粒细胞减少或缺乏的防治，促进 PMNS 中白细胞的恢复；用于肿瘤病人放、化疗后中性粒细胞减少症；骨髓移植后造血功能障碍；先天性或周期性粒细胞缺乏；伴粒细胞减少的某些疾病如艾滋病；骨髓增生异常综合征；再生障碍性贫血；外周造血干细胞供体的动员剂。

用法用量 静脉注射皮下注射 ①肿瘤化疗所致的中性粒细胞减少症：成年患者化疗后，中性粒细胞数降至 1000/mm³（白细胞计数 2000/mm³）以下，儿童患者中性粒细胞数降至 500/mm³（白细胞计数 1000/mm³）以下，每次 2～5mg/kg，每日 1 次，皮下或静脉注射给药。当中性粒细胞数回升至 5000/mm³（白细胞计数 10000/mm³）以上时，停止给药。②急性白血病化疗后白细胞计数不足 1000/mm³，骨髓中的原粒细胞明显减少，外周血液中未见原粒细胞的情况下，成年患者 2～5μg/kg，儿童患者 2μg/kg，每日 1 次，皮下或静脉注射给药。当中性粒细胞数回升至 5000/mm³（白细胞计数 10000/mm³）以上时，停止给药。③骨髓增生异常综合征伴中性粒细胞减少症：成年患者在其中性粒细胞不足 1000/mm³ 时，2～5μg/kg，每日 1 次，皮下或静脉注

射给药。中性粒细胞数回升至 5000/mm³ 以上时，停止给药。④再生障碍性贫血所致中性粒细胞减少：成年患者在其中性粒细胞低于 1000/mm³ 时，2～5μg/kg，每日 1 次，皮下或静脉注射给药。中性粒细胞数回升至 5000/mm³ 以上时，酌情减量或停止给药。⑤周期性中性粒细胞减少症、自身免疫性中性粒细胞减少症和慢性中性粒细胞减少症：成年患者中性粒细胞数低于 1000/mm³，儿童患者中性粒细胞低于 1000/mm³，1μg/kg，每日 1 次，皮下或静脉注射给药。中性粒细胞数回升至 5000/mm³ 以上时，酌情减量或停止给药。⑥促进骨骼移植患者中性粒细胞增加：在骨髓移植的第 2～5 日开始用药，成人 2～5μg/kg，儿童 2μg/kg，每日 1 次，皮下或静脉注射给药。中性粒细胞数回升至 5000/mm³（白细胞计数 1000/mm³）以上时，停止给药。

注意事项 ①对本品或其他粒细胞集落刺激因子制剂有过敏反应者，骨髓中的幼稚细胞无明显减少的粒细胞白血病患者，末梢血中可见骨髓幼稚细胞的粒细胞白血病患者禁用。②本品主要不良反应有肌肉骨骼酸痛、乏力，个别患者可见皮疹、发热、倦怠、心悸或流涕、寒战等类感冒症状。③不宜在化疗前或化疗过程中使用，应在化疗结束后 24～48 小时开始使用。使用期间应定期检查血象，发现中性粒细胞增加到一定值时应减量或停药。髓细胞白血病或恶性增殖应慎用。④本品不得和其他药品混合注射。静脉滴注时应与 5% 葡萄糖或 0.9% 氯化钠注射液混合使用，应尽量减慢给药速度。⑤特殊人群用药的安全性尚未确认。

剂型规格 注射剂：每支 50μg；75μg；100μg；150μg；250μg；300μg；460μg。

重组人粒细胞巨噬细胞集落刺激因子
Recombinant Human Granulocyte-Macrophage Colony Stimulating Factor

别名 保粒津，格宁，莫拉司亭，海之林，华北吉姆欣，吉姆欣，里亚尔，利百多，粒细胞巨噬细胞集落细胞刺激因子，赛源，沙格司亭，生白能，特尔立，先特能，CSF-GM，Granulocyte-Macrophage Colony Stimulating Factor，Leucomax，Leukine，Mielogen，Molgramostimum，rhGM-CSF，Molgramostim

作用用途 本品是由 127 个氨基酸组成的蛋白质，可与粒系及单核巨噬细胞前体细胞表面的特异性受体相结合，促进其增殖分化，产生中性粒细胞、嗜酸性粒细胞及单核-巨噬细胞，本品尚可促进单核-巨噬细胞对肿瘤细胞的裂解作用。注射后体内分布广泛。皮下注射后达峰时间为 3～4 小时，静脉与皮下注射的清除半衰期分别为 1～2 小时及 3～4 小时。主要用于多种原因引起的白细胞或粒细胞减少，包括药物反应性引起的白细胞减少、慢性周期性白细胞减少、恶性肿瘤放疗和（或）化疗引

起的白细胞减少及其并发的感染；骨髓移植后造血功能的恢复及后期移植排斥的治疗，以及与非格司亭（rhG-CSF）等联合应用于外周血造血干细胞移植前的干细胞动员。治疗骨髓增生异常综合征（MDS）与再生障碍性贫血等骨髓衰竭性疾病。尚可与抗逆转录病毒药如叠氮胞苷（AZT）合用，治疗艾滋病（AIDS）伴发的白细胞减少。

用法用量 ①静脉滴注：造血干细胞移植：在移植后2~4小时即可给药，每日 $250\mu g/m^2$，约2小时滴完，连续用药21日；或每日 5~10μg/kg，在 4~6 小时内滴完。②皮下注射：造血干细胞移植及白血病化疗：每日5μg/kg。再生障碍性贫血、MDS：每日 3μg/kg，以后调整剂量，使白细胞升至所需水平。与 rhG-CSF 联合用于外周血干细胞移植前的干细胞动员：每日 5μg/kg，至白细胞升至 $5\times10^9/L$ 以上时开始采集干细胞，采集期间继续用药，直至采集完毕。肿瘤化疗：每日 5~10μg/kg，在化疗停止 1 日后开始使用本品，持续 7~10 日。艾滋病：单独用药时，每日 1μg/kg；与 AZT 或 AZT/干扰素α合用时，每日 3~5μg/kg；与更昔洛韦合用时，每日 3~5μg/kg。

注意事项 ①对酵母制品或大肠埃希菌蛋白过敏、对本品过敏者、自身免疫性血小板减少性紫癜者、骨髓及外周血中存在过多未成熟细胞（≥10%）者禁用。③恶性骨髓肿瘤患者慎用。④最常见的不良反应为发热、骨痛及关节肌肉酸痛、皮疹或瘙痒、胸膜渗液、腹痛、腹泻、静脉炎、嗜睡、乏力、短暂心律失常、肾功能减退，严重者可见心包炎、血栓形成、心力衰竭、呼吸困难。少数患者初次用药可出现首剂反应，表现为面部潮红、出汗及血压下降、血氧饱和度降低。罕见而严重的不良反应为心功能不全、室上性心动过速、高血压或低血压、毛细血管渗漏综合征、脑血管疾病、精神错乱、惊厥、颅内高压、浆膜腔积液、肺水肿和晕厥，甚至发生急性过敏反应，表现为过敏性休克、血管神经性水肿及支气管痉挛等等。⑤静脉给药前先用无菌注射用水溶解，再以生理盐水稀释，浓度应不低于 7μg/ml。用无菌溶剂溶解后置于冰箱内（2~8℃）可保存 1 周，冻存 28 日，冻融 2 次。静脉注射稀释液置冰箱内（2~8℃）可保存 24 小时。用药过程中若出现急性过敏反应，应立即停药并及时处理。

剂型规格 注射剂：每支 50μg；75μg；100μg；150μg；250μg；300μg；400μg；700μg。

罗米司亭
Romiplostim

别名 Nplate

作用用途 本品采用肽和抗体以新颖的生物合成技术制成的蛋白质药物，其作用与体内自身蛋白质血小板生成素（TPO）相似。罗米司亭兴奋 TPO 受体，对产生血小板的骨髓细胞生长和成熟非常重要。皮下注射给予罗米司亭 3~15μg/kg 后，7~50 小时（中位数：14 小时）血药浓度达到峰值，半衰期 1~34 天（中位数：3.5 天）。血浆罗米司亭消除速率与 TPO 受体有关，患者血小板数量越高，本品血药浓度越低，反之亦然。用于治疗经糖皮质激素类药物、免疫球蛋白治疗无效或脾切除术后慢性特发性血小板减少性紫癜（ITP）患者的血小板减少。

用法用量 皮下注射：起始剂量 1μg/kg，直至血小板 $>50\times10^9/L$。每周最大剂量不得超过 10μg/kg。

注意事项 ①本品停药后可能导致更严重的血小板减少，故停药后至少四周内必须检测血象。②本品过量可能引起血栓形成。③本品使用期间应监测血象。④动物试验表明，本品对胎儿有害，妊娠期妇女使用应权衡利弊。哺乳期妇女试用期间应停止哺乳。⑤由于缺乏安全性和疗效方面的数据，不推荐用于 18 岁以下的青少年或儿童。

剂型规格 注射剂：每支 250μg；500μg。

来格司亭
Lenograstim

别名 来诺拉提

作用用途 本品对放射线照射、骨髓移植的小鼠，以 1μg/kg 以上剂量皮下给药 17 天，末梢血液中中性粒细胞数目呈剂量依赖性增加。对化疗药物引起的白细胞减少，皮下或静脉滴注 50~100μg/kg，能阻止末梢血液中中性粒细胞降低或促进恢复。对 CTX 引起的猴中性粒细胞降低，本品皮下给药 2.5~10μg/kg，亦能阻止白细胞降低，缩短恢复期。对正常动物白细胞的影响，对于正常小鼠，本品 0.16μg/kg 单次皮下给药，或 0.1μg/kg 皮下及静脉连续给药 14 天，末梢血中中性粒细胞数也显著增加。抗感染作用，对绿脓杆菌、大肠埃希菌、真菌、金黄色葡萄球菌、念珠菌等所致的非荷瘤动物的绿脓杆菌感染，皮下给药 100μg/kg 有效。与足量有效的抗生素联合应用，可提高抗感染疗效。这可能与其促进中性粒细胞的生理功能有关。促进骨髓移植时中性粒细胞增加，用于下列癌症化疗引起的中性粒细胞减少症：恶性淋巴瘤、肺癌、睾丸肿瘤、卵巢癌、神经母细胞瘤。先天性特发性及骨髓异化综合征、再生不良性贫血引起的中性粒细胞减少症。

用法用量 皮下注射或静脉滴注：①促进骨髓移植时的中性粒细胞增加，一般成人或儿童在骨髓移植的次日至第 5 天，静滴本品 5μg/kg，每日 1 次。中性粒细胞增至 $5000/mm^3$（白细胞计数 $10000/mm^3$）以上时，观察症状，停止给药。②恶性淋巴瘤、肺癌、睾丸肿瘤、卵巢肿瘤、神经母细胞瘤化疗所致的白细胞减少症。一般成人化疗所致中性粒细胞数低于 $1000/mm^3$（白细胞数 $2000/mm^3$）者，化疗后，每日 1 次，皮下给药 2μg/kg，或静脉滴注 5μg/kg；儿童化疗致中性粒细胞数低于 $500/mm^3$（白细胞数 $1000/mm^3$）者，化疗后，每日 1

次，皮下或静脉给药 2μg/kg。治疗中观察中性粒细胞数，增加至 5000/mm³（白细胞计数 10000/mm³）以上时，停止给药。③骨髓异化综合征致中性粒细胞减少症：一般如中性粒细胞数低于 1000/mm³，每日一次静脉给药 5μg/kg，使中性粒细胞数增至 5000/mm³ 以上时，减量或停止给药。④再生不良性贫血致中性粒细胞减少症：成人或儿童中性粒细胞数低于 1000/mm³ 时，静脉给药 5μg/kg，1 次/d，中性粒细胞数增至 5000/mm³ 以上者，可考虑减量或停止给药。先天性、特发性白细胞减少症：一般在成人或儿童中性粒细胞低于 1000/mm³ 时，1 次/d，静脉或皮下给药 3μg/kg。中性粒细胞增加至 5000/mm³ 以上时，减量或停止给药。

注意事项 ①慎用：对药物有过敏史者，有变态反应因素者，有肝肾、心肺功能严重损害者，儿童、妊娠妇女及有妊娠可能的妇女。②应注意避免使中性粒细胞增加过多。③预先皮试，防止过敏症发生。④对原为骨髓性白血病的骨髓移植者，用药前需采集细胞进行实验，以确认本品有无刺激白血病细胞增加的作用。⑤定期检查骨髓，发现原始细胞增加时及时中止应用。⑥避免在肿瘤化疗前使用。⑦治疗骨髓异化综合征时，用药前必须确认在体外没有原始细胞集落增加。⑧早产儿、新生儿及婴儿不宜使用。

剂型规格 注射剂：每支 50μg；100μg；250μg。

培非司亭
Pegfilgrastim

别名 Neulasta

作用用途 本品为集落刺激因子，通过结合造血细胞表面的特异性受体而刺激细胞增殖、分化、定型并激活末端细胞功能。对细胞增生、受体结合及中性粒细胞功能的研究表明，本品与非格司亭的作用机制相同，但与后者相比，肾清除率较慢，在体内的保留时间较长。用于预防接受抗肿瘤治疗的非髓样癌患者的发热性中性粒细胞减少。

用法用量 皮下注射：成人 每个化疗周期内单次给予 6mg。肾功能不全者，无需调整剂量。

注意事项 ①禁用：对本品、非格司亭或其他大肠埃希菌衍生蛋白过敏者。②慎用：孕妇及哺乳期妇女。③儿童用药的安全性和有效性尚未确立。④本品可能影响骨显像结果。⑤化疗前应检测全血细胞计数和血小板计数，之后应定期监测血细胞比容和血小板计数。同时使用锂剂的患者，应增加中性粒细胞计数的监测频率。

剂型规格 注射剂：每支 6mg（0.6ml）。

咖啡酸
Caffeic Acid

别名 3,4-二氢肉桂酸，Acidum Caffeicum

作用用途 本品为止血、升白细胞药，具有收缩微血管、提高凝血因子功能、升高白细胞和血小板的作用。

用于外科手术时预防出血或止血，以及内科、妇产科等出血性疾病的止血、白细胞减少和血小板减少。亦可用于慢性肝炎、慢性苯中毒等的辅助治疗。

用法用量 口服：每次 100～300mg，每日 3 次，14 日为一疗程，可连续应用数疗程。

剂型规格 片剂：每片 100mg。

脱氧核苷酸钠
Deoxyribonucleotide Sodium

作用用途 本品能增进骨髓造血功能。临床上对放疗、化疗过程中引起的白细胞减少症有较好疗效。主要用于急性白细胞减少症，对于其他原因引起的慢性白细胞减少症、再生障碍性贫血也有一定疗效。

用法用量 口服：每次 20mg，每日 3 次。

剂型规格 片剂：每片 20mg。

艾曲波帕
Eltrombopag

别名 Promacta

作用用途 本品是一种口服的非肽类血小板生成素受体激动剂，临床前和临床研究显示刺激本品可升高血小板的骨髓巨核细胞的增生和分化。口服给药 2～6 小时，血药浓度达到峰值，血浆蛋白结合率高（大于 99%）。通过 CYP1A2、CYP2C8 和不依赖 CYP 机制进行代谢降解。大部分药物经粪便排出，31% 经肾脏排泄。其中 29% 以活性药物原型的形式直接通过粪便排出，尿液中无活性药物原型。平均消除半衰期为 21～32 小时。用于治疗经糖皮质激素类药物、免疫球蛋白治疗无效或脾切除术后慢性特发性血小板减少性、紫癜（ITP）患者的血小板减少。

用法用量 口服：起始剂量 50mg，每日 1 次，然后逐渐调整剂量，直至血小板 > 50×10⁹/L。每天最大剂量不得超过 75mg。亚洲人或肝功能严重受损患者应减量，起始剂量 25mg，每日 1 次。

注意事项 ①本品停药后可能导致更严重的血小板减少，故停药后至少四周内必须检测血象。②本品过量可能引起血栓形成。③本品使用期间应监测血象。④动物试验表明，本品对胎儿有害，妊娠期妇女使用应权衡利弊。哺乳期妇女试用期间应停止哺乳。⑤由于缺乏安全性和疗效方面的数据，不推荐用于 18 岁以下的青少年或儿童。⑥本品有肝毒性。

剂型规格 片剂：每片 25mg；50mg。

白血生
Pentoxyl

别名 潘托西，平毒克息，Pentoxylum

作用用途 本品为升白细胞药。可促进蛋白质代谢，刺激机体正常抗体的产生，促使骨髓内粒细胞的生成和成熟，从而具有促使白细胞增生的作用。用于各种原因引起的粒细胞减少。

用法用量 口服：成人，每次 200~300mg，每日 3~4 次，疗程 1~2 月。儿童，1 岁以下，每次 15mg，每日 3 次；1~3 岁，每次 25mg，每日 3 次；3~8 岁，每次 50mg，每日 3 次；8~12 岁，每次 75mg，每日 3 次；12 岁以上，每次 100~150mg，每日 3 次。

注意事项 ①淋巴肉芽肿患者、骨髓恶性肿瘤患者禁用。②本品无明显不良反应。少数患者有轻度胃肠道症状，如恶心、上腹饱胀等；个别病例可出现皮肤瘙痒。③本品宜于进食时服用。如同时口服碳酸氢钠 0.5g，可防止胃肠道不良反应的发生。

剂型规格 ①片剂：每片 100mg。②胶囊剂：每粒 100mg。

千金藤素
Cepharanthine

别名 豆花藤碱，千金藤碱，头花千金藤素，西法安生，Cepharanthinum

作用用途 本品为千金藤属植物中分离获得的生物碱，可促进骨髓组织增生，从而升高白细胞，使周围血白细胞增多。用于肿瘤化疗、放疗引起的粒细胞缺乏。也用于其他原因引起的白细胞减少。

用法用量 口服：每次 20mg，每日 3 次。1~2 个月为一疗程。

注意事项 ①偶见恶心、呕吐、腹泻等轻度胃肠道反应。②本品不可与茶水同服。

剂型规格 片剂：每片 20mg。

银耳多糖
Yiner Duotang

作用用途 本品系由担子菌亚纲银耳经深层培养制得的多糖，是一种免疫增强剂，具有改善机体免疫功能及提升白细胞的作用。临床用于肿瘤化疗或放疗所致的白细胞减少症和其他原因所致的白细胞减少症，有显著效果。尚可用于治疗慢性支气管炎、慢性肝炎等疾病。

用法用量 口服：①胶囊剂，每次 1g，每日 2~3 次。②糖浆剂，每次 10ml，每日 3 次。

注意事项 未见明显不良反应。

剂型规格 ①胶囊剂：每粒 250mg；500mg。②糖浆剂：每瓶 100ml；500ml。每毫升含多糖不少于 4mg，含葡萄糖醛酸不少于 0.6mg。

苦参总碱
Alkaloids Sophora

别名 苦参素

作用用途 本品经药理实验证明，对正常家兔和射线照射引起的白细胞低下家兔，都有明显的升高白细胞

作用；对丝裂霉素 C 引起的小鼠白细胞减少症也有明显疗效。此外，对实验性肝损伤模型也有一定的保护作用。适用于肿瘤放疗、化疗及其他原因引起的白细胞减少症（包括再生障碍性贫血、慢性放射病、慢性肝炎等）。

用法用量 肌内注射：每次 0.2g，每日 2 次。

注意事项 ①禁忌：对本品过敏者；肝功能衰竭者禁用，严重肾功能不全者，不建议使用本品。②长期用药应密切注意肝功能变化。③妊娠期妇女不宜使用。④哺乳期妇女慎用。⑤尚无儿童用药经验。⑥老人用药减量或遵医嘱。

剂型规格 注射剂：每支 0.2g（1ml）。

益康生血肽
Eakan Forming Blood Peptide

作用用途 本品由氨基酸组成的低分子肽及人体必需的游离氨基酸和微量元素组成，为天然细胞调节剂，可增强细胞免疫功能；促进骨髓造血功能，升高白细胞；增强体质。自身免疫功能降低或失调引起的疾病，各种肿瘤患者化疗、放疗引起的白细胞减少。肝硬化、脾功能亢进引起的白细胞减少及不明原因的白细胞减少症。血象降低症。妇科、皮肤科某些慢性炎症、溃疡和手术后粘连。

用法用量 肌内注射：每次 2~4ml，每日 1 次，10 日为 1 疗程，每疗程之间间隔 1 周。

注意事项 出现浑浊时不得使用。

剂型规格 注射剂：每支 2ml。

地菲林葡萄糖苷
Diphyllin Glycoside

别名 升白新，地菲林葡萄糖甙，Cleistanthin-B，Cleistanthinum-B

作用用途 本品具有促进骨髓细胞增生、升高白细胞和预防白细胞减少的作用，用药后白细胞可持续升高。与维生素 B_4、鲨肝醇等比较，其升高白细胞作用强而稳定；且在其他药无效时，本品仍常有效。口服或肌内注射均可迅速吸收，肌内注射吸收完全，口服仅吸收给药量的 50% 左右。药物吸收后在体内分布甚广，以肝、肾和心脏组织含量最高，在肾上腺、骨髓及骨组织中含量低，并可透过血脑屏障。本品体内清除缓慢。服药 48 小时后，血药浓度仍维持在一定水平；肌内注射 24 小时后，血中仍可测得药物残留。主要经胆道随粪便排泄，其次为经肾排出（主要是降解产物）。用于防治肿瘤患者因化疗和放疗所致的白细胞减少。

用法用量 口服：①胶囊剂：每次 200mg，每日 3 次。②微粒胶囊剂：每次 50mg，每日 3 次。

注意事项 ①慎用：肝功能不全者、肾功能不全者。②大剂量用药可能对肝、肾功能有一定影响。③长期大剂量应用时，应定期检查肝、肾功能。

剂型规格 ①胶囊剂：每粒 200mg。②微粒胶囊剂：

每粒 50mg。

叶绿素铜钠
Chlorophyllin Copper Complex Sodium

别名 叶绿酸酮钠，叶绿素铜钠盐，肝血宝，肝宝，肝复宁，Cupri Sodium Chlorophyllinate

作用用途 本品主要成分系由中药提取的叶绿素衍生物，具促进血液中白细胞增加的作用。本品对肝炎也有一定疗效，能改善造血功能，消除血管壁运动神经障碍，对肝炎后遗症有较好疗效。用于各种原因引起的白细胞减少，尤其是恶性肿瘤患者因化疗、放疗所致的白细胞减少。也可用于急、慢性肝炎，迁延性肝炎引起的肝肿大、肝硬化等。

用法用量 口服：白细胞减少：每次 40mg，每日 3次。肝炎：每次 20mg，早晚各 1 次。

注意事项 服药后大便变绿色，停药后即消失。

剂型规格 片剂：每片 20mg。

田参氨基酸
Notoginseng Ginseng and Aminoacids

作用用途 本品由于富含人体必需的氨基酸，以及人参总皂苷及田七总皂苷，故是临床上较理想的辅助性治疗药物。能增强机体免疫力，有升高白细胞、血小板及调节血压作用，经胃肠道吸收达 90% 以上。用于慢性消耗性疾病的辅助治疗、免疫力低下引起的疾病以及因放射性物质等所致白细胞减少症。

用法用量 口服：每次 2~4 粒，每日 2 次，20~30日为 1 疗程。

剂型规格 胶囊剂：每粒含人参提取物 12.5mg；L-赖氨酸盐酸盐 31.5mg；田七提取物 25mg；L-蛋氨酸 12.5mg；L-精氨酸盐酸盐 10mg；L-苯丙氨酸 15mg；L-组氨酸盐酸盐 6mg；L-苏氨酸 7.5mg；L-亮氨酸 15mg；L-色氨酸 12.5mg；L-异亮氨酸 7.5mg；L-缬氨酸 7.5mg。

升血小板胶囊
Shengxuexiaoban Jiaonang

作用用途 本品是由青黛、牡丹皮、连翘等中药组成的复方制剂，具有清热解毒，凉血止血，散瘀消斑等功能。本品可显著增加血小板数量，对血小板聚集有明显的提高作用，能缩短凝血时间。用于特发性血小板减少性紫癜，急性型及慢性型急性发作的血热妄行症。

用法用量 口服：每次 4 粒，每日 3 次。

注意事项 ①骨髓巨核细胞减少型的血小板减少症慎用。②服用本品忌茶水。

剂型规格 胶囊剂：每粒 0.45g。

第十三章　抗变态反应药

变态反应也称为过敏反应。当机体受抗原性物质刺激后，可引起组织损伤或生理功能紊乱，出现病理性的或异常的免疫反应。从变态反应的发生机制看，变态反应病可以通过控制或改变过敏反应的某些环节加以治疗。

抗变态反应的药物可分为五类。①抗组胺药：如氯苯那敏、苯海拉明、异丙嗪、阿司咪唑、西替利嗪、氯雷他定、依巴斯汀等。②抑制抗原抗体反应的药：如肾上腺素皮质激素类、免疫抑制剂等。③抑制过敏活性介质释放药：如色甘酸钠、酮替芬等。④控制或拮抗症状药：如沙丁胺醇、异丙肾上腺素、钙剂等。⑤组胺脱敏药：采用小剂量组胺稀释液对病人进行反复递增，以提高病人对组胺的耐受性。

第一节　抗组胺药

苯海拉明
Diphenhydramine

别名　苯那君，可他敏，Benadryl，Bidramine

作用用途　本品能竞争性阻断组胺 H_1 受体而产生抗组胺作用，能对抗或减弱组胺对血管、胃肠和平滑肌的作用，消除各种过敏症状。其中枢抑制显著，具有镇静、防晕动、止吐、抗胆碱作用。此外还有局麻作用，局部应用治疗皮肤瘙痒。临床用于枯草热、荨麻疹、过敏性鼻炎等。常与东莨菪碱合用预防晕动症，亦可治疗妊娠呕吐及放射性呕吐，预防输血反应。常用本品盐酸盐。

用法用量　①口服：每次 25～50mg，每日 2～3 次，饭后服防治晕动病时，宜在旅行前 1～2 小时，最少 30 分钟前服用。②肌内注射（因有刺激性，不能供皮下注射）：每次 20mg，每日 1～2 次。③局部应用。

注意事项　①新生儿、早产儿、孕期及哺乳期妇女禁用。②低血压、心悸、支气管哮喘病史、甲亢、心血管病和高血压患者均应慎用。有窄角型青光眼病史或眼内压升高者重症肌无力、前列腺肥大忌用。③常见不良反应有嗜睡、头晕、头痛、口干、恶心、倦乏等。服药期间不宜驾驶车辆、操纵机器或高空作业。④用药半年以上，可引起贫血，偶可引起皮疹、粒细胞减少等。⑤老年人用药后易发生长时间的呆滞或头晕等。⑥本品可增强中枢神经药的作用。⑦本品可降低口服抗凝药的疗效。⑧超剂量急性中毒时，可致昏睡、精神混乱、恶心、呕吐、肌颤、心悸、视物模糊、瞳孔放大、惊厥、虚脱，甚至死亡。一般采用洗胃、给氧、控制惊厥等疗法。惊厥时只能用短效或超短效巴比妥类药对抗，禁用中枢兴奋药。⑨对支气管哮喘的效果较差，须与氨茶碱、麻黄碱等合用。

剂型规格　①片剂：每片 25mg；50mg；②注射剂：每支 20mg（1ml）；③乳膏剂：每支 20g。

氯苯那敏
Chlorphenamine

别名　氯苯吡胺，氯屈米通，扑尔敏，氯非那敏，氯苯吡丙胺 Chlorpheniramine，Chlor-Trimeton

作用用途　本品具有竞争性阻断组胺 H_1 受体的作用，且较强，对中枢抑制作用弱，嗜睡的不良反应较轻。其抗胆碱作用也较弱。口服经胃肠道吸收完全，服后 10～30 分钟生效，可持续 3～6 小时，$t_{1/2}$ 为 17 小时。主要用于治疗皮肤黏膜的变态反应性疾病，如枯草热、荨麻疹、过敏性鼻炎、结膜炎和接触性皮炎等。还可用于过敏性鼻炎，血管舒缩性鼻炎，药物及食物过敏。亦用于预防输血反应。

用法用量　成人　①口服：每次 4mg，每日 3 次。②肌内注射、皮下注射或缓慢静脉注射：每次 5～20mg。

儿童　口服或皮下注射：每日 0.35mg/kg 体重，分 4 次给予。

注意事项　①有轻度嗜睡、精神不振、口干等不良反应。癫痫患者、初生儿、早产儿、孕妇及哺乳期妇女禁用。下呼吸道感染和哮喘发作的患者禁用。②凡幽门梗阻、前列腺肥大、膀胱颈阻塞、窄角型青光眼、甲亢和高血压患者慎用。老年患者使用本品易致头晕、头痛、低血压，应慎用。③急性中毒时，成人常先表现中枢抑制，继之兴奋，过度兴奋则导致惊厥和后抑制而危及生命。儿童中毒时，多呈中枢兴奋。口服过量应及时洗胃、导泻；当呼吸衰竭时，采用人工呼吸、给氧等支持疗法，忌用中枢兴奋药。当惊厥时，可酌用硫喷妥钠予以控制。对低血压者必要时可用去甲肾上腺素静脉滴注，忌用肾上腺素，切不可用组胺作解毒剂。④不可与镇静药、催眠药、安定药合用，忌服药的同时饮酒。⑤常与解热镇痛药配伍，以缓解流泪、打喷嚏、流涕等感冒症状。⑥对其他抗组胺药或下列药物过敏者，也可能对本药过敏，如麻黄碱、肾上腺素、异丙肾上腺素，间羟异丙肾上腺素、去甲肾上腺素、碘等。

<u>剂型规格</u> ①片剂：每片4mg。②胶囊剂：每粒8mg。③注射剂：每支10mg（1ml）；20mg（2ml）。

喜舒敏
Xishumin

<u>别名</u> 抗敏鼻炎片，氨酚那敏片，维B$_1$那敏片

<u>作用用途</u> 本品为抗过敏药，用于过敏性鼻炎。可治疗因气候变化或刺激气味引起的鼻黏膜水肿、充血、鼻塞、鼻痒、喷嚏、大量鼻黏液分泌。

<u>用法用量</u> 口服：成人早晨服1片淡橙色片，晚间服1片红棕色片。

<u>注意事项</u> 下呼吸道感染和哮喘发作患者禁用。孕妇及哺乳期妇女禁用。青光眼患者禁用。1岁以下儿童禁用。①服用本品期间应多饮开水。②症状消失后，仍需服本品一段时间。③于每晚睡前交替服用淡橙色片或红棕片1片，可避免复发。

<u>剂型规格</u> 片剂：淡橙色片，每片含有马来酸氯苯那敏2mg，维生素B$_1$10mg。红棕色片，每片含氯苯那敏4mg，对乙酰氨基酚100mg。

非尼拉敏
Pheniramine

<u>别名</u> 苯吡丙胺，抗感明，屈米通，Prophenpyridamine

<u>作用用途</u> 本品为丙胺类抗组胺药，镇静作用较弱。临床用于皮肤黏膜、过敏性疾病，对眼部过敏疾病疗效较好。

<u>用法用量</u> 口服：每次25~50mg，每日3次。

<u>注意事项</u> 本品有嗜睡感，对胃肠道有刺激。

<u>剂型规格</u> ①片剂：每片25mg。②缓释片剂：每片75mg。③眼膏剂：含量为1%~3%。

二甲茚定
Dimetindene

<u>别名</u> 吡啶茚胺，番啶茚，Triten，Dimethylpyrindene

<u>作用用途</u> 本品为抗组胺药，其作用比氯苯那敏强，止痛效果显著，有抗胆碱作用。适用于瘙痒、湿疹、荨麻疹、过敏性鼻炎、支气管哮喘等。

<u>用法用量</u> 口服：成人，每次1~2mg，每日3次；常用其缓释制剂，每次2.5mg，每日1~2次。儿童，6岁以上每次1mg，每日3次。

<u>注意事项</u> ①司机及机械操作人员禁用。②本品与乙醇、镇痛剂、镇静剂、安定剂合用，能加强对中枢的抑制作用，应慎用或避免合用。③服缓释片时不得嚼碎。

<u>剂型规格</u> ①片剂：每片1mg；②缓释片剂：每片2.5mg。

异丙嗪
Promethazine

<u>别名</u> 非那根，非那更，抗胺荨，盐酸普鲁米近，Phenergan，Progan

<u>作用用途</u> 本品能竞争性阻断组胺H$_1$受体，从而产生抗组胺作用。本品较易进入脑组织，有明显的镇静作用。其抗胆碱作用亦较强，防治晕动症效果较好。亦具有明显的局麻作用。能加强催眠药、镇痛药、麻醉药的中枢抑制作用。因化学结构类似氯丙嗪，故有安定、镇吐、降温等作用。临床用于各种过敏症的治疗，尤常用于烧伤、输血时出现的过敏反应。可用作镇静催眠药。与哌替啶、阿托品合用作麻醉前给药，从而减少麻醉药用量。与氯丙嗪等配合使用可进行人工冬眠疗法。亦可与氨茶碱合用治疗哮喘。还可防治晕动症及各种原因引起的恶心、呕吐。常用本品盐酸盐。

<u>用法用量</u> 成人 （1）口服：①抗过敏，每次12.5mg，每日4次，饭后及睡前服用，必要时睡前服25mg；②止吐，开始时每次25mg，必要时可每4~6小时服12.5~25mg；③抗眩晕，每次25mg，必要时每日2次；④镇静催眠，每次25~50mg，睡前服用。（2）肌内注射：①抗过敏，每次25mg，必要时2小时后重复；②止吐，每次12.5~25mg，必要时每4小时重复1次；③镇静催眠，每次25~50mg。

儿童 （1）口服：①抗过敏，每次0.125mg/kg，每日4次；②止吐，每次0.25~0.5mg/kg，必要时可每4~6小时1次；③抗眩晕，每次0.5mg/kg，必要时每日2次；④镇静催眠，必要时每次0.5~1mg/kg。（2）肌内注射：①抗过敏，每次0.125mg/kg，每日4次；②止吐，每次0.25~0.5mg/kg，必要时可每4~6小时重复1次；③镇静催眠，必要时每次0.5~1mg/kg。

<u>注意事项</u> ①早产儿、新生儿禁用。肝肾功能减退者、有癫痫史者慎用。②不良反应有嗜睡、口干、视物模糊。亦可出现失眠、震颤、甚至惊厥。③用药期间避免驾驶车辆、操纵机器或从事高空作业。④超剂量可致口、鼻、喉发干，腹痛、腹泻、嗜睡、眩晕。严重过量可致惊厥，继之以中枢抑制。⑤口服过量，可用1%碳酸氢钠溶液洗胃，给氧、静脉滴注维持血压，亦可酌用地西泮静脉注射或深部肌内注射控制惊厥，忌用中枢兴奋药。本品有较强的刺激性，不可皮下注射、不可注入动脉，因有导致坏疽的危险。⑥交叉过敏。已知对吩噻类药高度过敏的病人，也对本品过敏。

<u>剂型规格</u> ①片剂：每片12.5mg；25mg。②注射剂：每支25mg（1ml）；50mg（2ml）。

阿司咪唑
Astemizole

<u>别名</u> 阿司唑，安敏，苄苯哌咪唑，速力敏，息斯

敏，Hismanal，Hubermizole，R43512，Romadine

作用用途 本品为一种无中枢镇静和抗胆碱能作用的长效抗组胺药。可选择性地阻断组胺 H_1 受体而产生抗组胺作用，作用强而持久，无中枢镇静作用及抗毒蕈碱样胆碱作用。长期给药，药物及代谢物的 $t_{1/2}$ 为 18～20 日。故每日仅服用 1 次足以抑制过敏反应症状 24 小时。本品口服后吸收迅速，1 小时左右达血药浓度峰值。食物可影响其吸收程度。血浆蛋白结合率为 97%。大部分在肝中被代谢，代谢产物去甲基阿司咪唑仍具有抗组胺活性。本品及其代谢产物均具有肝肠循环，均自尿排出，但原形药物极少。适用于季节性及常年性过敏性鼻炎、结膜炎、荨麻疹和其他过敏反应症状等。

用法用量 成人 口服：每次 10mg，每日 1 次。

儿童 口服：6～12 岁，成人半量；6 岁以下，每日 0.2mg/kg 的混悬剂。均于空腹时服。

注意事项 ①孕妇及哺乳期妇女禁用。存在 Q-T 间期延长和低钾血症患者禁用。禁忌与已有心律失常的某些药物合用，如：抗心律失常药，安定药，三环类抗抑郁药、特非那丁、禁超剂量服用。②副作用少。长期服用本品后也具有其他 H_1 受体拮抗剂存在的增进食欲和增加体重的现象。③为保证其吸收，需于饭前 1～2 小时服用。

剂型规格 ①片剂：每片 3mg；5mg 10mg。②混悬液：60mg（30ml）。

去氯羟嗪
Decloxizine

别名 克喘嗪，克敏嗪

作用用途 本品为哌嗪类抗组胺药。有平喘和镇静效果。适用于支气管哮喘、急慢性荨麻疹、皮肤划痕症、血管神经性水肿等。常用本品盐酸盐。

用法用量 口服：每次 25～50mg，每日 3 次。

注意事项 ①新生儿和早产儿禁用。孕妇和哺乳期妇女慎用。②偶有嗜睡、口干、失眠等反应，停药后可消失。乳期妇女慎用。

剂型规格 片剂：每片含盐酸去氯羟嗪 25mg；50mg。

西替利嗪
Cetirizine

别名 比特力，疾立静，瑞丹隆，赛特赞，适迪，斯特林，仙利特，仙特敏，仙特明，Cetrine，Cetrizet，Zyrtec

作用用途 本品为羟嗪的代谢产物，无明显的中枢抑制作用。具有阻滞组胺 H_1 受体作用，作用甚强，并抑制嗜酸性粒细胞移动，迅速缓解过敏症状。无抗胆碱作用。药物疗效持续 24 小时。口服后吸收 70%，0.5～1 小时血药浓度达高峰，$t_{1/2}$ 约为 11 小时，70% 以原形从肾排泄。老年人，肾功能不全患者 $t_{1/2}$ 延长达 21 小时，应注意减量。适于治疗慢性过敏性鼻炎、季节性过敏性鼻炎（枯草热）、慢性特发性荨麻疹及其他像瘙痒等一类同组

胺有关的皮肤症状。

用法用量 口服：①成人或 12 岁以上儿童，每次 10mg，每日 1 次或遵医嘱。如出现不良反应，可改为早晚各 5mg。②6～11 岁，根据症状的严重程度不同，推荐起始剂量为 5mg 或 10mg，每日 1 次。③2～5 岁儿童，推荐起始剂量 2.5mg，每日 1 次；最大剂量可增至 5mg，每日 1 次，或每次 2.5mg，每日 2 次。

注意事项 ①对本品有过敏史者及哺乳期妇女禁用。②可出现轻度和短暂的头痛、倦怠、昏睡、焦躁、口干和胃肠道不适。③超量（一次口服 50mg）时可致昏睡，要洗胃，并采取其他支持疗法，无特殊解毒剂。

剂型规格 ①片剂：每片 10mg。②胶囊剂：每粒 10mg。

赛庚啶
Cyproheptadine

别名 二苯环庚啶，偏痛定，Periactin，Peritol

作用用途 本品具有阻断 H_1 受体作用，较氯苯那敏、异丙嗪强，并且有轻、中度的抗 5-羟色胺作用和抗胆碱作用。此外还有刺激食欲的作用，服用一定时间后可见体重增加。临床用于荨麻疹、湿疹、过敏性和接触性皮炎、皮肤瘙痒、鼻炎、偏头痛、支气管哮喘等，也可用于库欣综合征和肢端肥大症。

用法用量 成人 口服：每次 2～4mg，每日 2～3 次。

儿童 口服：2～6 岁，每次 1～2mg；7～14 岁，每次 3～4mg；均为每日 2～3 次。

注意事项 ①服药时避免用含乙醇饮料。青光眼患者禁用。驾驶员、高空作业者慎用。老年人对常规剂量较敏感，可酌情减量。②有嗜睡、口干、乏力、头晕、恶心等反应及食欲增强。③孕妇及哺乳期妇女禁用。青光眼、尿潴留、幽门梗阻患者禁用。

剂型规格 片剂：每片 2mg。

奥洛他定
Olopatadine

别名 盐酸奥帕他定、奥罗他定、阿洛刻

作用用途 本品主要对组胺 H1 受体具有选择性拮抗作用，并抑制化学递质（白三烯、凝血恶烷、PAF 等）的生成和游离，对神经递质速激肽的游离具有抑制作用。临床用于过敏性鼻炎、荨麻疹、瘙痒性皮肤病（湿疹、皮炎、痒疹、皮肤瘙痒症、寻常性银屑病、渗出性多形红斑）。

用法用量 口服：成人用量通常为每次 5mg，每日 2 次，早晨和晚上睡前各服 1 次。根据年龄及症状适当增减。

注意事项 肝、肾功能障碍、孕妇、哺乳期妇女及老年患者慎用。

剂型规格 片剂：每片 2.5mg；5mg。

特非那定
Terfenadine

别名 得敏功，丁苯哌丁醇，敏迪，叔哌丁醇，司立泰，特费定，特西利，Aldaban，Nebracin，Seldane，Tamagon，Teldan

作用用途 本品具有特异的外周 H_1 受体拮抗作用，几乎没有抗 5-羟色胺、抗胆碱作用，有轻度的支气管扩张作用。本品及其代谢物不能通过血脑屏障，因而基本上无中枢神经系统的副作用。消化道吸收良好，作用可持续 12 小时以上。本品 80% 以上在肝脏代谢，$t_{1/2}$ 为 16~23 小时。适用于季节性和非季节性过敏性鼻炎、荨麻疹及枯草热的治疗。

用法用量 成人 口服：每次 60mg，每日 2 次。

儿童 口服：6~12 岁，每次 30mg，每日 2 次；3~5 岁，每次 15mg，每日 2 次。饭后服。

注意事项 ①肝功能低下者、对本品过敏者、妊娠和哺乳期妇女、2 岁以下小儿禁用。有器质性心脏病的病人禁用。②汽车驾驶员、从事危险机器操作者慎用。③偶见头痛、头晕、共济失调、轻度胃肠功能紊乱和皮疹，大剂量可出现心律失常、口干。罕见有镇静作用。④超剂量使用可引起致死性心律失常。⑤不宜与大环内酯类抗生素、氟康唑、酮康唑、依曲康唑及咪康唑同时服用，否则会导致严重的心律失常。

剂型规格 ①片剂：每片 60mg。②颗粒剂：每袋 5mg；30mg。③混悬剂：30mg（5ml）。

阿扎他定
Azatadine

别名 氮他定，哌吡庚定，欧替敏，Indulian，Lergocil，Nalomet，Zadin

作用用途 本品作用与赛庚啶相似，具有抗组胺、抗胆碱、抗 5-HT 及镇静、中枢性镇咳作用。临床用于各种过敏性疾病（如荨麻疹、枯草热、皮肤瘙痒等）。

用法用量 口服：成人，每次 1mg，每日 2 次。12 岁儿童，每次 0.5~1mg，每日 2 次。

注意事项 ①青光眼、前列腺肥大患者尿潴留、消化性溃疡慎用。②可有轻微嗜睡。

剂型规格 ①片剂：每片 1mg。②糖浆剂：每支 0.5mg（5ml）。

曲吡那敏
Tripelennamine

别名 苄吡二胺，吡乍明，扑敏宁，去敏灵，Pyribenzamin

作用用途 本品的抗组胺作用比苯海拉明略强而持久，嗜睡等副作用较少。用于过敏性皮炎、湿疹、过敏性鼻炎、哮喘等。

用法用量 成人 口服：每次 25~50mg，每日 3 次。

儿童 口服：每日 5mg/kg，分 4~6 次服。服药时不宜嚼碎。

注意事项 ①可引起嗜睡、眩晕、口干、头痛、感觉异常、瞳孔扩大、气喘、咳嗽等。②偶见粒细胞减少，局部应用可引起皮炎。③孕期、哺乳期及青光眼患者慎用。④本品能增加癫痫小发作病人的发作频率。

剂型规格 片剂：每片 25mg；50mg。

氯雷他定
Loratadine

别名 百为坦，海王抒瑞，开瑞坦，克拉里定，克敏能，氯羟他定，诺那他定，Claritine，Clarityne，Fristamin，Lisino

作用用途 本品为阿扎他定的衍生物。为强力长效三环类抗组胺药，具有选择性对抗外周 H_1 受体的作用。其抗组胺作用起效快，效强，持久，其作用比阿司咪唑及特非那定均强。本品无镇静作用，无抗胆碱作用。口服易吸收，1.5 小时后血药浓度达峰值，血浆蛋白结合率为 98%。大部分在肝脏被代谢，代谢产物去羧乙氧基氯雷他定仍具有抗组胺活性。$t_{1/2}$ 为 20 小时。适用于缓解过敏性鼻炎有关的症状，如喷嚏、鼻痒，以及眼部痒及烧灼感，口服药物后鼻和眼部症状及体征得以迅速缓解。本品亦适用于缓解慢性荨麻疹及其他过敏性皮肤病的症状及体征。

用法用量 成人及 12 岁以下儿童 口服：每次 10mg，每日 1 次。

2 岁至 12 岁儿童 口服：体重 >30kg，每次 10mg，每日 1 次；体重 ≤30kg，每次 5mg，每日 1 次。

注意事项 ①对本品有过敏反应或特异体质的患者禁用。②偶有口干、头痛等反应。③两岁以下儿童使用本品安全性及疗效目前尚未确定。③孕妇及哺乳期妇女慎用。

剂型规格 片剂：每片 10mg。

地氯雷他定
Desloratadine

别名 恩理思，佰适特，地恒赛，地洛他定，芙必叮，去羧氯雷他定，他定，信敏汀，Clarinex，Aerius

作用用途 本品是氯雷他定的活性代谢物，为非镇静性长效三环类抗组胺药，能选择性阻断外周 H_1 受体，不易通过血脑屏障，药理作用是氯雷他定的 2.5~4 倍以上，抗组胺作用时间长，可持续 24 小时；抑制心脏延迟整流的作用比氯雷他定小，无潜在性的心脏副作用。大剂量用药结果显示无心脏毒性；无 Q-Tc 改变及其他心血管系统副作用。对中枢神经系统无影响，与安慰剂相比无明显差异。口服地氯雷他定 5mg 后，30 分钟可达有效血药浓度，达峰值时间约 3 小时；消除半衰期约 27 小时。其吸收不受食物影响。血浆蛋白结合率为 83%~87%；在体内经羟化迅速代谢，代谢物为 3-羟基地氯雷他定，后者经葡萄糖醛酸化后经尿和胆汁双通道排泄。适用于缓解慢性特发性荨麻疹及常年性过敏性鼻炎的全身及局部症状。

用法用量 口服：成人及 **12 岁以上的青少年**，每次 5mg，每日 1 次。

注意事项 ①禁用于对本品活性成分或赋形剂过敏者。孕妇使用地氯雷他定的安全性尚未确定，12 岁以下的儿童患者的疗效和安全性尚未确定。②本品主要不良反应为恶心、头晕、头痛、困倦、口干、乏力，偶见嗜睡、健忘及晨起面部、肢端水肿。③由于抗组胺药能清除或减轻皮肤对所有变应原的阳性反应，因而在进行任何皮肤过敏性试验前 48 小时，应停止使用本品。④肝损伤、膀胱颈阻塞、尿道张力过强、前列腺肥大、青光眼患者应遵医嘱用药。⑤地氯雷他定与其他抗交感神经药或有中枢神经系统镇静作用的药合用会增强睡眠。⑥地氯雷他定和细胞色素 P450 抑制剂酮康唑及红霉素合用未见心血管方面的毒副作用。进食与饮用葡萄汁、柚果汁对地氯雷他定的代谢没有影响；与乙醇同时使用，不会增强乙醇对人行为能力的损害作用。

剂型规格 片剂：每片 5mg。

氯雷伪麻缓释片
Loratadine and Pseudoephedrine Sulfate Sustained Release Tablets

别名 开瑞能，氯雷他定-伪麻黄碱，氯雷伪麻，琦克，复方氯雷他定 Compound Loratadine，Clarinas

作用用途 本品为氯雷他定和硫酸伪麻黄碱的复方制剂。氯雷他定是一强力长效三环类抗组胺药，具有选择性的周围 H_1 受体拮抗活性，硫酸伪麻黄碱是麻黄自然产生的一种生物碱，能逐渐且持续减轻上呼吸道黏膜充血的症状。适用于缓解伴有过敏性鼻炎和感冒的症状，包括鼻充血、打喷嚏、瘙痒、流泪。也适用于同时需要氯雷他定抗组胺特性和硫酸伪麻黄碱减轻充血作用两种特性的情况。

用法用量 成人及 12 岁以上儿童　口服：每次 1 片，每日 2 次。

注意事项 ①对本品所含肾上腺素能制剂或其他相似化学结构药物有过敏性或特异反应的患者、接受或 10 日内接受或刚停止单胺氧化酶抑制剂治疗的患者、狭窄型青光眼、尿潴留、严重高血压、严重冠状动脉疾病和甲状腺功能亢进患者。②不良反应有失眠、口干、头痛和嗜睡。③极少见紧张、头晕、胃肠道不适、皮疹、关节痛、心动过速、眼部疾病、耳鸣、鼻出血、排尿困难、精神混乱、暂时性肝功能异常、寒战等。

剂型规格 片剂：每片含氯雷他定 5mg，硫酸伪麻黄碱 120mg。

非索非那定
Fe xofenadine

别名 非索那丁，阿特拉，非索非那定，瑞菲，盐酸非索非那定，盐酸非索那丁，Altiva，Telfast

作用用途 本品为组胺 H_1 受体拮抗剂，无抗胆碱或 α_1 受体阻滞作用。本品与氯雷他定相似，为有效的非镇静型 H_1 受体拮抗剂，且无特非那定或阿司咪唑可能出现的罕见的心血管毒性。本品口服吸收迅速，约 2.5 小时达到血药峰值，仅有总量的 5% 被代谢，其余则随胆汁和尿液排出，其 $t_{1/2}$ 约为 14 小时，肾功能不全会导致药物消除减慢。本品用于治疗季节变应性鼻炎，也用于减轻慢性特发性荨麻疹引起的症状。

用法用量 口服：①成人，老人和 12 岁以上儿童，季节性过敏性鼻炎推荐每日 1 次，每次 120mg；慢性荨麻疹推荐每日 1 次，每次 180mg；肾功能低下者首剂量为每次 60mg，每日 1 次，老人和肝损害患者不需调整剂量。②6～11 岁儿童，季节性过敏性鼻炎和慢性荨麻疹推荐每次 30mg，每日 2 次；肾功能不全的首剂量为每次 30mg，每日 1 次。

注意事项 ①所推荐剂量的特非那定和阿司咪唑均可能使心电图 QT 间期稍有延长。②已有肝功能受损的患者如超剂量用药或同时服用可抑制其代谢的药物，则可引起尖端扭转型室性心律失常、室颤，甚至导致死亡。③与特非那定、阿司咪唑、氯雷他定相似，在使用推荐剂量的非索那丁时，一般不会引起嗜睡。④本品联用红霉素 500mg（每 8 小时 1 次）或酮康唑 400mg（每日 1 次），可使本品稳态血药浓度上升，但未见 QT 间期延长或其他明显的不良反应。

剂型规格 ①片剂：每片 30mg；60mg；180mg。②胶囊剂：每粒 60mg。

氯马斯汀
Clemastine

别名 富马酸氯马斯汀吡咯醇胺，克立马丁，克敏停，氯苯苄咯，Meclastin，Mecloprodin，Tavegil，Tavist

作用用途 本品为组胺 H_1 受体拮抗剂，作用较氯苯那敏强约 10 倍，能减少毛细血管渗透性，并能迅速发挥止痒功能。服用后经消化道吸收，30 分钟后见效，1～6 小时达作用最高峰，作用可持续 12 小时。由于对中枢抑制作用微弱，嗜睡副作用较轻，适用于过敏性鼻炎、荨麻疹、湿疹及其他过敏性皮肤病，亦可用于支气管哮喘。

用法用量 ①口服：每次 1.34mg，每日 2 次。②肌内注射：每日 1.34～2.68mg。

注意事项 ①偶见轻度嗜睡、食欲不振、恶心、呕吐，停药后可自行消失。②用药期间不宜驾驶车辆、管理机器及高空作业。③下呼吸道感染、哮喘禁用。④新生儿、早产儿禁用。

剂型规格 ①片剂：每片 1.34mg。②胶囊剂：每粒 1.34mg。③注射剂：每支 1.34mg。

阿伐斯汀
Acrivastine

别名 阿伐斯丁，艾克维斯定，新敏乐，新敏灵，欣

民立，Duact，Semprex

作用用途 本品为竞争性很强的组胺 H_1 受体拮抗剂，并且没有明显的抗胆碱能作用。本品难于通过血脑屏障，故嗜睡作用明显减轻。本品从肠道吸收完全。口服吸收良好，1.5 小时血药浓度达峰值。80% 以原形从肾脏排泄，少量在肝脏代谢，代谢产物仍具有药理活性。$t_{1/2}$ 为 1.5 小时。主要用于缓解过敏性鼻炎，包括枯草热、组胺诱发的皮肤病及过敏性皮肤病（慢性自发性荨麻疹、症状性皮肤划纹症等）的症状。

用法用量 成人和 12 岁以上儿童 口服：每次 8mg，每日 3 次。

注意事项 ①对本品过敏的患者及 12 岁以下儿童禁用。②孕妇、司机和机械操作者慎用。肾功能损害者（肌酐清除率少于 50ml/min 及血清肌酐大于 150μg/L）最好不用。③偶尔引起皮疹，罕见有嗜睡现象。④老年患者在必要时应监测肾功能。⑤对经常饮酒和服用中枢神经系统抑制药物的患者，同时服用本品时会增加后者的不良反应。

剂型规格 胶囊剂：每粒 8mg。

依美斯汀
Emedastine

别名 Daren，Difumarate，Remicut

作用用途 本品有弱的抗胆碱、抗缓激肽和抗 5-HT 活性作用，能选择性的阻断 H_1 受体，并抑制组胺和白三烯的释放。单剂量口服后，1~2 小时血药浓度达高峰。$t_{1/2}$ 约 3 小时。缓释胶囊单次给药分别为 2mg 和 8mg，达峰时间分别为 3.5 小时和 5.3 小时；$t_{1/2}$ 分别为 7.0 小时和 8.7 小时，经多次口服，5 日后达稳态。临床适用于过敏性鼻炎和荨麻疹，其滴眼液也可用于暂时缓解过敏性结膜炎的体征和症状。

用法用量 ①口服：每次 1~2mg，每日 2 次。②滴眼：每次 1 滴，每日 2 次，可增加至每日 4 次。

注意事项 ①本品可进入乳汁，因此哺乳期妇女禁用。②肝功能障碍者慎用。③可见嗜睡、头晕、头痛、耳鸣、口干、恶心或呕吐等反应，偶可发生皮疹。④如有总胆红素、GOT、GPT、碱性磷酸酶、LDH 升高，应立即停药。

剂型规格 ①胶囊剂：每粒 1mg；2mg。②滴眼剂：0.05%（2.5mg/5ml/支）。

依匹斯汀
Epinastine

别名 爱理胜，凯莱止，依匹司丁，亦必纳斯定，Alesion，Epinastinum

作用用途 本品为抗变态反应药，临床用于过敏性鼻炎、过敏性哮喘、荨麻疹、湿疹、皮肤瘙痒症、伴有瘙痒的寻常型银屑病及皮炎。滴眼液，用于变应性结膜炎。

用法用量 成人 （1）口服：①过敏性皮炎，每次 10~20mg，每日 1 次，可根据病情调整剂量。②荨麻疹、湿疹、皮炎、皮肤瘙痒症、银屑病、哮喘，每次 20mg，每日 1 次。可根据年龄、症状调整剂量。（2）滴眼：每次 1 滴，每日 2 次。

注意事项 ①孕妇不推荐使用。②哺乳期妇女用药期间应停止哺乳。③3 岁以下儿童用滴眼液的安全性尚未确定。④不良反应：心悸、头痛、胃肠道功能紊乱、呼吸困难、咳痰困难、感冒、鼻塞、鼻炎、咽炎、蛋白尿、眼部烧灼感、充血、过敏等。

剂型规格 ①片剂：每片 10mg。②胶囊剂：每粒 10mg。③滴眼剂：含量为 0.05%。

依巴斯汀
Ebastine

别名 开思亭，苏迪，Ebastel，Kestine

作用用途 本品能选择性地阻断组胺 H_1 受体。阻断组胺 H_1 受体的作用与特非那定相近。无明显的中枢神经系统作用和抗胆碱作用。本品及其代谢产物均不能穿过血脑屏障，口服后被快速吸收，肝首过效应较多。本品几乎完全转化为有药理活性的代谢产物卡瑞斯汀，与食物同服可使血浆中卡瑞斯汀的浓度增加 1.5~2.0 倍。卡瑞斯汀的 $t_{1/2}$ 为 15~19 小时，药物的 66% 以结合的代谢产物形式主要由尿排出。本品及卡瑞斯汀均与蛋白质高度结合（>95%），卡瑞斯汀在肾损伤患者体内的 $t_{1/2}$ 可增至 23~26 小时，在肝损伤患者体内 $t_{1/2}$ 可增至 27 小时。临床用于过敏性鼻炎、枯草热和慢性荨麻疹。

用法用量 口服：成人，每次 10mg，每日 1 次。

注意事项 ①对本品过敏、严重肝损伤者禁用。②QT 间期延长综合征及低钾血症慎用。③几无中枢抑制作用。④常见的不良反应为头痛、口干和倦睡。⑤少见的不良反应有腹痛、消化不良、乏力、咽炎、鼻出血、鼻炎、鼻窦炎、恶心和失眠。

剂型规格 片剂：每片 10mg。

阿列马嗪
Alimemazine

别名 异丁嗪，Trimeprazine，Panectyl

作用用途 本品为吩噻嗪类抗组胺药。具有明显的镇静、镇吐及抗毒蕈碱样胆碱作用。其止痒作用强而持久。临床用于过敏性皮肤病，也可用于镇静。

用法用量 成人 口服：每次 10mg，每日 2~3 次。
2 岁以上儿童 口服：每次 1.25mg，每日 1~4 次。

注意事项 ①婴儿临产前 1~2 周孕妇禁用。②慎用：过敏性休克、癫痫病人、肝肾功能不全者、闭角型青光眼、骨髓抑制者。③常见嗜睡、乏力、注意力不能集中等不良反应。

剂型规格 ①片剂：每片 1.25mg；2.5mg；10mg。

②糖浆剂：7.5mg（5ml）；30mg（5ml）。

丙酰马嗪
Propiomazine

别名 Largon，Propavan

作用用途 本品为吩噻嗪类抗组胺药。其镇静作用和镇吐作用较明显，临床多用于麻醉前及术中的镇静或镇吐。

用法用量 ①口服：每次25mg，每日3～4次，或睡前服25～50mg。②静脉注射或肌内注射，每次20mg。

注意事项 ①肝病患者慎用。②注射部位有局部刺激，静脉注射时可发生血栓性静脉炎。

剂型规格 ①片剂：每片25mg。②注射剂：每支20mg（1ml）。

美可洛嗪
Meclozine

别名 敏可静，氯苯甲嗪，Bonamine

作用用途 本品为组胺受体的拮抗剂，其作用可维持12～24小时，比苯海拉明持久。适用于各种皮肤黏膜过敏性疾病，亦可用于妊娠、放疗及晕动症引起的恶心、呕吐。

用法用量 口服：每次25mg，每日1～3次。预防晕动症，提前1小时服药，每次25～50mg，每日1次。

注意事项 ①有嗜睡、视物模糊、乏力等不良反应。②膀胱颈狭窄，良性前列腺肥大，闭眼型青光眼，等慎用。

剂型规格 片剂：每片25mg。

苯噻啶
Pizotifen

别名 Pizotyline

作用用途 本品具有5-羟色胺、抗组胺及较弱的抗胆碱作用，毒性小，能长期服用。主要用于防治偏头痛，对急慢性荨麻疹、皮肤划痕等症状疗效较好，也可用于血管神经性水肿。毒性小，可长期服用。

用法用量 口服：每次0.5～1mg，每日1～3次。第1～3日每晚0.5mg，第4～6日每日中午及晚上各服0.5mg，第7日开始每日早、午、晚各服0.5mg，病情基本控制后可酌情递减剂量。一般连续服药半年后可暂停0.5～1月以观察效果。

注意事项 ①闭角型青光眼、前列腺肥大尿闭患者及孕妇禁用。②注意血象变化。③有嗜睡、乏力、食欲增加、体重增长等症状，偶见恶心、头晕、面红、肌肉痛等。④不宜与单胺氧化酶抑制剂伍用。⑤驾驶车辆及高空作业者应遵医嘱慎用。

剂型规格 片剂：每片0.5mg。

富马酸酮替芬
Ketotifen Fumarate

别名 酮替芬，敏喘停，萨地同，噻喘酮，Zaditen

作用用途 本品是一种较强的抗过敏药物，对过敏性哮喘有很好的预防作用；对已发作的哮喘患者无效。适用于哮喘、过敏性鼻炎、过敏性皮炎等。

用法用量 口服：成人，每次1mg，每日2次。儿童，口服液，每日1～2次，4～6岁每次2ml，6～9岁每次2.5ml，9～12岁每次3ml（富马酸酮替芬）。

注意事项 ①孕妇及使用口服降糖药患者禁用。②有思睡、口干、轻微头晕感等。③使用时，不可停用其他已服的抗哮喘药物，尤其是皮质激素类药物，应视症状慢慢减量。④可增强安眠药或抗组胺药物对中枢的抑制作用。

剂型规格 ①片剂：每片1mg（含酮替芬）。②胶囊剂：每粒1mg（含酮替芬）。③溶液剂：含酮替芬0.02%/支。

苯甲庚嗪
Homochlorcyclizine

别名 高氯环嗪，Homadamon，Homoclicin，Homoclizine，Homoclomin

作用用途 本品为一抗组胺药，有拮抗5-羟色胺和抗胆碱作用，另有轻微的镇静作用。适用于荨麻疹、急慢性湿疹、药疹、皮肤瘙痒症、过敏性皮炎、中毒疹及支气管哮喘等。

用法用量 口服：每次10～20mg，每日3次。病情需要时可于睡前加服1次。

注意事项 有嗜睡及眩晕等反应。

剂型规格 片剂：每片10mg。

曲美苄胺
Trimethobenzamide

别名 三甲氧苯酰胺，Anaus，Tigan，Stemetic

作用用途 本品为乙醇胺类抗组胺药，但作用较弱，而镇吐作用显著，常用于各种呕吐，但对运动病的呕吐无效。

用法用量 ①口服：成人，每次250mg，每日3～4次。②深部肌内注射：成人，每次200mg。③直肠给药：儿童，每次100～200mg，每日3～4次。

注意事项 本品对注射部位或直肠有刺激性。

剂型规格 ①片剂：每片250mg。②注射剂：每支200mg（2ml）。

吡咯吡胺
Triprolidine

别名 盐酸苯丙烯啶，盐酸吡咯吡胺，Triprolidine

Hydrochloride

作用用途 本品为一新型特殊化学结构抗组胺药，在体内与组胺竞争效应细胞上的 H_1 受体，使组胺类物质完全丧失同 H_1 受体结合的机会，从而抑制机体过敏反应发生。本品口服经胃肠道吸收迅速、完全。口服 3 小时即可达血药浓度峰值，维持作用长达 8~12 小时，$t_{1/2}$ 6~24 小时。适用于各种过敏症，包括过敏性鼻炎、荨麻疹、皮炎、皮肤瘙痒、支气管哮喘、花粉热、动植物及食物引起的过敏等。

用法用量 成人 口服：每次 2.5~5mg，每日 2 次。总剂量一般不超过每日 10mg。

儿童 口服：6 岁以上，每次 1.25mg；2~6 岁，每次 0.83mg；均每日 2 次。2 岁以下，每次 0.05mg/kg 体重，或遵医嘱。

注意事项 本品毒副作用较小，偶有恶心不适等，减量或停药后症状可自行消失。

剂型规格 胶囊剂：每粒 2.5mg。

奥沙米特
Oxatomide

别名 苯咪唑嗪，Atoxan，Oxatimide，Tanzal，Tinset

作用用途 本品能选择性地阻断组胺 H_1 受体，具有较强的抗组胺作用。有一定的抗毒蕈碱作用。可能还具有稳定肥大细胞作用。口服能吸收，4 小时后血药浓度达峰值。与血浆蛋白结合率为 90% 以上。$t_{1/2}$ 约为 20 小时。在肝中被代谢，本品及代谢产物均自尿排泄。适用于荨麻疹、过敏性鼻炎或结膜炎、食物过敏等。

用法用量 成人 口服：每次 30~60mg，每日 2 次。

5~14 岁儿童 口服：每次 15~30mg，每日 2 次，即早、晚饭后服。

注意事项 ①孕妇慎用。②有嗜睡、头痛、胃肠不适。③大剂量时可增加食欲。

剂型规格 片剂：每片 30mg。

二甲替嗪
Dimetotiazine

别名 磺胺异丙嗪，磺酰异丙嗪，甲磺酸甲氨丙嗪，头痛灵，Banistyl，Dimethothiazine Mesylas，Migristene，Yormten

作用用途 本品为吩噻嗪类抗组胺药，兼有抗 5-羟色胺作用和较强的镇吐作用，镇静作用弱，其抗组胺作用与异丙嗪相同或稍强。适用于皮肤过敏、枯草热、呼吸道过敏及呕吐等。亦可用于偏头痛、头痛等。

用法用量 口服：每次 20~40mg，每日 1~4 次。

注意事项 有疲乏、眩晕、头痛、恶心、腹泻等。

剂型规格 片剂：每片 20mg。

氨米呫司
Amlexanox

别名 舒尔法，氨粘诺，氨来仙同，Solfa

作用用途 本品能抑制肥大细胞释放组胺，提高细胞内 cAMP 的水平；并且能抑制白三烯生成及拮抗白三烯引起的平滑肌收缩。适用于支气管哮喘、变态反应性鼻炎。

用法用量 成人 口服：每次 25~50mg，每日 3 次，早晚及睡前服用。

用法用量 ①孕妇、哺乳期妇女、早产儿、新生儿、儿童慎用。②支气管哮喘者在服用本品期间，可能出现大发作，此时应给予支气管扩张药或激素。③本品对已发生的症状不能迅速减轻。④长期接受激素疗法者，使用本品同时减少激素剂量时应小心监护，逐渐减量，并在停用本品时注意有复发的可能。⑤有恶心、呕吐、腹痛、胃痛、头痛、眩晕、心悸，及 SGOT、SGPT、BUN 上升，嗜酸性粒细胞增多，皮疹、瘙痒等过敏反应等。

剂型规格 片剂：每片 50mg。

左卡巴斯汀
Levocabastine

别名 卡巴斯汀，立复汀，Livostin

作用用途 本品为选择性组胺 H_1 受体拮抗剂。对 5-羟色胺受体、多巴胺受体、肾上腺素能受体或 μ 阿片受体很少或没有亲和性。口服 $t_{1/2}$ 35~40 小时。无蓄积性。局部用药 1~2 小时被吸收，血浆蛋白结合率 55%，不同给药途径生物利用度鼻内 60%~80%；眼内 30%~60%；口服为 100%。70% 以原型自肾排泄，肾功能受损患者 $t_{1/2}$ 延长。适用于季节性过敏性结膜炎及过敏性鼻炎。

用法用量 ①喷鼻：治疗过敏性鼻炎，每个鼻孔每次喷 2 喷，每日喷 2 次。②滴眼：治疗过敏性结膜炎，双眼每次各滴 1 滴，每日 2 次，如需要可增加至每日 3~4 次。

注意事项 ①对本品不良反应及其制剂中成分过敏者禁用。②常见眼或鼻内有刺激性、轻度头痛。③孕妇应避免使用。用前要振摇以使悬浮液均匀。

剂型规格 ①滴眼剂：0.5mg（1ml）。②喷雾剂：0.5mg（1ml）。

咪唑斯汀
Mizolastine

别名 咪唑斯汀缓释片，皿治林

作用用途 本品是一种强效的、选择性高的组胺 H_1 受体拮抗剂。具有独特的抗组胺和抗其他炎症介质的双重作用。本品还有抑制活化的肥大细胞释放组胺及抑制炎性细胞的趋化作用，还抑制变态反应时细胞间黏附性分子-1 的释放。另外，药理试验显示本品具有抗炎活性，这可能与其具有抑制 5-脂肪氧合酶的作用有关。体内外药理试验均表明本品在抗组胺剂量下没有镇静作用。本品口服吸收迅速，达峰时间为 1.5 小时，平均消除半衰期为 13 小时。生物利用度约为 65.5%，不受食物和乙醇的影响。血浆蛋白结合率约为 98.4%。本品主要在肝脏通过葡萄糖醛酸化进行代谢，只有极少量（0.5%）的药物以原形从尿中排出。本品适用于成人或 12 岁以上的儿童所患的季节性过敏性鼻炎（花粉性）、常年性过敏性鼻炎及荨麻疹等皮肤过敏症状。

用法用量 成人、老年人和 12 岁以上儿童　口服：每日 1 次，每次 10mg。或遵医嘱。

注意事项 ①有晕厥病史，严重的肝病、严重的心脏病、心律失常（心动过缓、心律不齐或心悸）、心电图异常或低血钾病患者禁用。②本品可有头痛、乏力、口干、胃肠功能紊乱、困意、低血压、焦虑、抑郁等不良反应。③极少患者有白细胞计数、血糖和电解质的轻度异常。④尚无 12 岁以下儿童用药方面的资料。⑤本品不能与咪唑类抗真菌药或大环内酯类抗生素（如红霉素、醋竹桃霉素、克拉霉素或交沙霉素）同时使用。在同时使用西咪替丁、环孢素和硝苯地平时应特别注意。

剂型规格 片剂：每片 10mg。

氮䓬斯汀
Azelastine

别名 阿齐拉司丁，爱赛平，Azeptin，Astelin，Rhinolast

作用用途 本品可阻断 H_1 受体，并可抑制组胺的释放；抑制脱氧酶，减少白三烯的生成，抑制蛋白激酶 C 和磷脂酰肌醇激酶，减少肥大细胞和嗜碱性粒细胞 Ca^{2+} 的内流和过敏介质的释放，亦可阻断 LTC_4 和 LTD_4 受体，抑制由组胺缓激肽等化学递质引起的器官、肠平滑肌的收缩。临床用于支气管哮喘和季节性过敏性鼻炎。

用法用量 ①口服：支气管哮喘，每次 4mg，每日 2 次；过敏性鼻炎，每次 1mg，每日 2 次（早餐后，就寝前服用）。②喷鼻：每次每鼻孔喷 2 喷，每日 2 次，或遵医嘱。

注意事项 ①孕妇慎用，儿童用药的安全性尚未确定。②本品可有嗜睡，偶见手足麻木，倦怠感、口干、口苦、食欲不振、腹痛、腹泻、便秘、皮疹及氨基转移酶活性升高等不良反应。③发现皮疹等过敏反应时应停药。④本品有催眠作用，服药期间最好不要驾驶车船或高空作业等。

剂型规格 ①片剂：每片 0.5mg；1mg。②颗粒剂：每粒 0.2%（2mg/g）。③鼻喷雾剂：每支 137mg。

赛克利嗪
Cyclizine

别名 苯甲嗪，迈神，盐酸吗嗪，Bonvoyage，Echnatol，Marezire，Reisfit，Valoid，Marzine

作用用途 本品为哌嗪类抗组胺药，主要作用是抑制呕吐中枢，可于给药后几分钟起效，且维持 4~6 小时。尚有一定的抗胆碱作用。临床用于晕动症，如颈性眩晕、美尼尔综合征、椎基底动脉供血不足所引起的眩晕以及放疗、药物、外伤、麻醉等原因引起的恶心、呕吐。

用法用量 口服：每次 50mg，预防晕动病时于乘车、乘船前 30 分钟服药。

注意事项 ①妊娠前 3 个月禁用。②本品服用后有时可出现一过性心率加快和血压升高。个别患者偶有口干、嗜睡、头晕、小腿肌肉抽搐等反应。

剂型规格 片剂：50mg。

第二节　其他抗过敏药

茶苯海明
Dimenhydrinate

别名 茶苯醇胺，乘晕宁，晕海宁，捉迷明，Dramamine，Theohydramine

作用用途 本品为苯海拉明和氨茶碱的复合物，抗组胺作用较苯海拉明弱而有较强的镇吐、防晕作用。对注射链霉素引起的眩晕亦有效。预防晕动可在上车船前半小时服 50mg。用于妊娠、晕动症、放射线治疗及术后等引起的恶心、呕吐。

用法用量 口服：每次 25~50mg，每日 3 次。

注意事项 有嗜睡及皮疹等反应。

剂型规格 片剂：每片 25mg；50mg。

色甘酸钠
Sodium Cromoglicate

别名 咳乐钠，色甘酸二钠，咽泰，Cromoglycate Sodium，Intal，Nalcrom，Cromolyn

作用用途 本品能稳定肥大细胞膜，阻止组胺慢性反应物质及缓激肽等致喘介质的释放。毒性极低，口服吸收极少，可在胃肠内维持高浓度，干粉喷雾给药吸入量的 5%，可进入肺实质。肺中吸收快，吸入 15~20 分钟后血药浓度达峰值，$t_{1/2}$ 为 1~1.5 小时。主要用于防治过敏性哮喘、过敏性鼻炎、过敏性湿疹及某些皮肤瘙痒症及溃疡性结肠炎，也可用于枯草热、结膜炎等眼部疾病。

用法用量 ①干粉喷雾吸入：支气管哮喘，成人及 5 岁以上儿童，每次 20mg，每日 4 次；症状减轻后，每日

2~3 次；维持量每日 20mg。②**干粉鼻吸入**：过敏性鼻炎，每次 10mg，每日 4 次，2% 或 4% 溶液滴鼻或喷雾，每次用药量约含色甘酸钠 5mg，每日 6 次。③**口服**：食物过敏，**成人**，每次 200mg，每日 4 次，饭前口服；**2 岁以上儿童**，每次 100mg，每日 4 次。如 2~3 周疗效不显著，剂量可增加，但每日不应超过 40mg/kg，症状控制后应减量。④**滴眼**：2% 或 4% 滴眼剂，滴眼，每日 4 次，每次 2 滴。⑤**外用**：5%~10% 软膏，涂患处，每日 2 次。

注意事项 ①吸入用药时，少数有咽部刺激、咳嗽、恶心等症状。②干粉吸入时，先用平喘药雾化吸入，可防止干粉引起刺激所致咳嗽和一过性支气管痉挛。③孕妇及哺乳期妇女、对本品过敏者慎用。④本品不用于急性哮喘发作和哮喘持续状态。⑤应保持规律用药，停药时应逐渐减量。⑥肝肾功能减退者应减量。

剂型规格 ①胶囊（胶丸）剂：每粒 20mg。②气雾剂：每瓶总量 14g，内含色甘酸钠 0.7g，每撤含色甘酸钠 3.5mg。喷雾吸入，每次 3.5~7mg，每日 3~4 次。③软膏剂：5%~10%。④滴眼剂：2%，4%。

色羟丙钠
Hydroxy-Propylcronate Sodium

别名 Sodium Cromproxate

作用用途 本品为色甘酸钠的同分异构体，作用机制和作用强度与色甘酸钠相似。能稳定细胞膜，阻止细胞膜裂解和脱颗粒，从而抑制组胺 5-羟色胺等过敏反应介质的释放。对速发型过敏反应有显著的疗效。主要用于防治过敏性结膜炎、过敏性角膜炎、过敏性鼻炎、支气管哮喘的速发型过敏反应。亦可用于皮肤瘙痒症、食物过敏及胃肠道过敏性疾病。

用法用量 ①**口服**：每次 0.1~0.2g，每日 3~4 次。饭前半小时嚼碎服下。②**滴眼**：每次 1~2 滴，每日 4~6 次。③**滴鼻**：每次 5~6 滴，每日 4~6 次。

注意事项 个别患者用药后有轻微不适，可自行消失。

剂型规格 ①片剂：每片 0.1g。②滴眼剂：每支 160mg（8ml）。③滴鼻剂：每支 160mg（8ml）。

葡萄糖酸钙
Calcium Gluconate

别名 Calglucon

作用用途 本品钙离子能增加毛细血管的致密度，降低其通透性，使渗出减少，因此有抗过敏作用。临床用于荨麻疹、渗出性水肿、瘙痒性皮肤病的治疗。并与镇静剂并用，用于低血钙，以控制手足搐搦症的发作。

用法用量 ①**口服**：成人，每次 0.5~2g，每日 3 次。儿童，每次 0.5~1g。每日 3 次。②**静脉注射**：成人，每次 1~2g，静脉注射时需以 10% 葡萄糖注射液稀释，应在不少于 5~10 分钟注完。

注意事项 ①静脉注射时可有全身发热感。②注射

过快会使血内浓度突然增高，引起心律失常，甚至心搏骤停。

剂型规格 ①片剂：每片 0.1g；0.5g。②口含片剂：每片 0.1g；0.15g。③注射剂：每支 1g（10ml）。④溶液剂：每支 1g（10ml）。

氯化钙
Calcium Chloride

作用用途 本品具有改善组织细胞膜的通透性，增加毛细血管壁的致密性，减少渗出，消炎、消肿和抗过敏的作用。与镁离子有竞争拮抗作用。可以维持神经肌肉组织的正常兴奋性。钙离子可促进心肌兴奋-收缩耦联的形成。钙盐有促进骨骼和牙齿钙化形成的作用。临床用于预防和治疗急慢性钙缺乏所致的疾病，钾和镁中毒的抢救和治疗过敏性疾病，如荨麻疹、血清病、血管神经性水肿等。

用法用量 **静脉注射**：每次 0.5~1g。一般用 5% 氯化钙注射液 10~20ml，以等量 25% 葡萄糖注射液稀释后缓慢静脉注射，一般每分钟不得超过 2ml，切忌过快。

注意事项 ①静脉注射时全身有发热感。因钙盐兴奋心脏，静脉注射过快或剂量过大时，可产生心律失常，甚至室颤或心跳骤停于收缩期。②若静脉注射时药液漏至血管外时，由于钙盐对组织有强烈的刺激作用，可引起局部剧烈疼痛或组织坏死，此时可用 0.5% 普鲁卡因局部封闭。不宜用于皮下或肌内注射。③应用强心苷期间或停用本品后 7 日以内，忌用本品。④与枸橼酸盐或草酸盐同时口服能影响吸收。

剂型规格 注射剂：每支 10ml（0.3g）；10ml（0.5g）；20ml（0.6g）；20ml（1g）。

硫代硫酸钠
Sodium Thiosulfate

别名 次亚硫酸钠，大苏打，海波，Hypo，Sodium Hyposulfide

作用用途 本品有抗过敏、解毒等作用，在酶的参与下能和体内游离的或与高铁血红蛋白结合的氰离子相结合，形成无毒的硫氰酸盐排出体外而解毒。临床用于皮肤瘙痒症、慢性荨麻疹、药疹和氰化物及砷剂等的解毒。

用法用量 ①**静脉注射**：抢救氰化物中毒，须先用作用迅速的亚硝酸钠或亚甲蓝，然后缓慢静脉注射本品 25%~50% 溶液 50ml。口服中毒者须用本品 5% 溶液洗胃并保留适量于胃内。②**皮下注射**：抗过敏，用量同静脉注射。

注意事项 ①有头晕、乏力、恶心、呕吐等反应。②静脉注射不宜过快，以免引起血压下降。③本品不能与亚硝酸钠混合应用。

剂型规格 注射剂：每支 0.32g；0.64g；0.5g；1g。

酮洛酸氨丁三醇
Ketorolac Tromethamin

别名 安贺拉，眼力健，Allergan

作用用途 本品是一种非甾体抗炎药。眼部应用可降低房水前列腺素 E_2 的水平，全身应用时有镇痛、抗炎及退热作用。全身用药后，不引起瞳孔收缩。本品有暂时解除季节性过敏性结膜炎所致的眼部的瘙痒。亦可用于治疗白内障摘除术后的炎症。

用法用量 滴眼：治疗过敏性结膜炎，推荐剂量，每次 1 滴（0.25mg），每日 4 次。治疗白内障摘除术后患者的术后炎症时，应于白内障术后 24 小时开始，滴于患眼中，每日 4 次，每次 1 滴，连用两周。

注意事项 ①对已知有出血倾向的患者或因接受其他药物导致出血时间延长的患者应慎用。②戴隐形眼镜时不得使用滴眼液。③孕妇及哺乳期妇女慎用。④本品与乙酰水杨酸、苯乙酸衍生物及其他非甾体抗炎药可能有交叉过敏性，因此对上述药物有过敏反应的患者应慎用。⑤儿童用药的安全性及有效性尚未确定。⑥本品使用后可有暂时的局部刺痛及烧灼感，偶见眼部干燥，角膜浸润，角膜溃疡及视物模糊，浅层眼部感染及浅层角膜炎。

剂型规格 滴眼剂：0.5%，每支 3ml；5ml；10ml。

牛痘疫苗接种家兔炎症皮肤提取物
Neurotropin

别名 神经妥乐平神经托品

作用用途 本品为含有牛痘免疫病毒接种家兔的炎症皮肤提取液，是含有某种非蛋白性生理活性物质的注射液。其特征在于对机体的功能异常具有调节作用，对于免疫、神经系统方面细胞功能的降低具有改善作用。临床上，对于改善疼痛、麻痹症状、冷感、瘙痒、变态反应等症状具有很高的效用。适用于腰痛症、颈肩腕综合征、症状性神经痛、各种皮肤疾病（湿疹、皮炎、荨麻疹）伴随的瘙痒、过敏性鼻炎的治疗，亚急性视神经脊髓病后遗症所引起的冷感、疼痛、异常知觉症状的改善。

用法用量 ①口服：每日 4 片，分早晚 2 次口服，可根据年龄和症状可酌量增减。②皮下注射、肌内注射或静脉注射：成人，每日 3.6IU。根据年龄和症状可酌情增减。亚急性视神经脊髓病后遗症所引起的冷感、疼痛、异常知觉，成人，静脉注射，每日 7.2IU。

注意事项 ①对本品过敏者禁用。②有时出现困倦、面红。偶尔出现皮疹等过敏反应，应停药。

剂型规格 ①片剂：每片 4.0 Neurotropin 单位/片。②注射剂：每支 3ml（含 3.6IU）。

扎普司特
Zaprinast

别名 苯氮嘌呤酮，敏喘宁

作用用途 本品能稳定支气管黏膜上肥大细胞膜，阻止组胺、慢反应物质的释放。其作用比色甘酸钠强 20~50 倍。亦有抑制磷酸二酯酶的作用，阻止细胞内环磷腺苷（cAMP）的分解代谢，提高 cAMP 的水平。临床用于单纯性支气管哮喘、喘息型慢性支气管炎、过敏性鼻炎、过敏性皮炎。

用法用量 ①口服：每次 20mg，每日 3 次。②气雾吸入：每次 10mg，每日 3 次。

注意事项 少数有口干、恶心、胸闷等反应。

剂型规格 片剂：每片 10mg；20mg。

曲尼司特
Tranilast

别名 利喘贝，利喘平，肉桂氨茴酸，N-5，Rizaben

作用用途 本品为抗变态反应药物，能抑制肥大细胞脱颗粒，阻滞组胺等过敏反应介质的释放。口服 30~60 分钟后对被动皮肤过敏反应的抑制作用达最大效应，240 分钟后消失，色甘酸钠无此作用。本品除能抑制反应素抗体介导的过敏反应，亦能抑制局部过敏反应。临床用于支气管哮喘、过敏性皮炎及其他过敏性疾病。

用法用量 成人 口服：每次 0.1g，每日 3 次。

儿童 口服：每日 5mg/kg，分 3 次服用。

注意事项 ①最好在过敏反应好发季节前半月服用起预防作用。②有嗜睡，疲倦，头痛，头昏，食欲不振，恶心，呕吐，腹胀或便秘等不良反应。③服药期间，驾车或操作有潜在危险的机械要小心。④孕期及哺乳期妇女禁用。

剂型规格 胶囊剂：每粒 0.1g。

孟鲁司特钠
MontelukastSodium

别名 顺尔宁、平奇

作用用途 本品是一种能显著改善哮喘炎症指标的强效口服制剂，对 CysLT1 受体有高度的亲和性和选择性（与其它有药理学重要意义的气道受体如类前列腺素、胆碱能和 β 受体相比），有效地抑制 LTC4、LTD4 和 LTE4 与 CysLT1 受体结合所产生的生理效应而无任何受体激动活性。临床用于哮喘的预防和长期治疗，包括预防白天和夜间的哮喘症状，治疗对阿司匹林敏感的哮喘患者以及预防运动诱发的支气管收缩，可减轻过敏性鼻炎引起的症状。

用法用量 口服：①片剂，15 岁及 15 岁以上患有哮喘和/或季节性过敏性鼻炎的患者每日 1 次，每次 10mg。②咀嚼片，6 至 14 岁哮喘和/或过敏性鼻炎儿童患者每日 1 次，每次 5mg。2 至 5 岁哮喘和/或过敏性鼻炎儿童患者每日 1 次，每次 4mg。③哮喘病人应在睡前服用。季节性过敏性鼻炎病人可根据自身的情况在需要时服药。同时患有哮喘和季节性过敏性鼻炎的病人应每晚用药一次。一般建议以哮喘控制指标来评价治疗效果，本品的疗效在用药一天内即出现。

注意事项 ①急性哮喘发作禁用。②孕妇及哺乳期妇女慎用。

剂型规格 ①片剂：每片 10mg。②咀嚼片剂：每片 4mg，5mg。

普仑司特
Pranlukast

别名 普兰流卡斯特、哌鲁卡特、普鲁司特、Pranlukast Hydrate、Pranlukast Hemihydrate

作用用途 本品可选择性地结合并拮抗白三烯受体（与支气管哮喘的主要发病机制密切相关），从而抑制支气管收缩、血管高渗透性、黏膜水肿和气道过敏反应，改善支气管哮喘患者的临床症状和肺功能。临床用于支气管哮喘的预防和治疗。

用法用量 口服：成人，每日 2 次，每次 225mg，餐后服用。根据年龄可适当增减用量。

注意事项 ①对本品过敏者、颅内出血尚未完全控制者禁用。②儿童、孕妇及哺乳期妇女慎用。③主要不良反应是皮疹、瘙痒，腹痛、胃部不适、腹泻、呕吐及 GOT、GDT 上升等肝功能异常。

剂型规格 胶囊剂：每粒 112.5mg。

美喹他嗪
Mequitazine

别名 波丽玛朗，甲噻吩嗪，甲喹吩嗪，Metaplexan，Mircol，Nipolazin，Primalan，Primasone，Vigigan，Zesulan

作用用途 本品为选择性的中效抗组胺 H_1 受体药，是持续性抗变态反应药。有中等抗组胺作用。它抑制肥大细胞脱颗粒，并可调节迷走神经紧张性，抑制复发。对变应原引起的荨麻疹有较强的抑制作用，抗过敏作用持续时间较长。口服后 2~4 小时起效，约 6 小时血药浓度达峰值，$t_{1/2}$ 18 小时。主要用于过敏性鼻炎、荨麻疹、结膜炎、哮喘及各种皮肤瘙痒、湿疹、血管神经性水肿等。

用法用量 成人 口服：早晚各 1 片或睡前服 2 片。儿童 口服：每日 0.25mg/kg 体重。

注意事项 ①对本品过敏者禁用。②偶见有困倦、乏力、头痛、口干、口苦、多汗、胃肠不适、轻度视物模糊、便秘、腹泻、SGOT 和 SGPT 升高、血小板减少。③青光眼和前列腺肥大者、孕期及哺乳期妇女慎用。④用药期间避免饮用含乙醇的饮料。⑤司机及机械操作者工作时不宜服用本品。

剂型规格 片剂：每片 5mg。

安他唑啉
Antazolin

别名 安他啉，安他心，安替司丁，敌胺，Antasten，Antistine，Arithmin，Azalon，Histostab，Imidamine，Phenazoline

作用用途 本品能竞争性地阻断效应细胞上 H_1 受体，减少因组织释放引起的作用，如毛细血管通透性、毛细血管扩张的增加，以及一定程度的平滑肌收缩。此外能影响中枢神经系统的活动；并有轻度局部麻醉及抗胆碱能作用。对中枢神经系统的作用随剂量而异，并在个体间有非常显著的差异。在给予治疗剂量时可引起镇静作用，然而在活性物质的浓度较高时转变为兴奋作用。本品适用于过敏性鼻炎、枯草热、荨麻疹与过敏性皮肤病有联系的瘙痒，药品与食物引起的过敏，血清病的辅助治疗。

用法用量 成人及 12 岁以上儿童 口服：每次 100mg，每日 3~4 次。

5~12 岁儿童 口服：每次 50mg（最高剂量，每日 150mg），每日 2~3 次（本品可随个体差异而调整到最低有效日剂量。饭间或饭后用少量液体送服）。

注意事项 ①对本品以及对化学上有关类别的物质过敏者、5 岁以下儿童禁用。②老年人、哮喘和青光眼的患者慎用。③最常见的不良反应表现为嗜睡、迟钝和头昏等。④催眠剂、麻醉剂、巴比妥类、弱安定剂、吩噻嗪类及乙醇与本品并用时，镇静作用得到加强。与三环类抗抑郁药及单胺氧化酶抑制剂并用时，使抑制胆碱作用得到加强。与降压药合用时，应定期测量患者血压。⑤用本品治疗的患者不得驾车，不得操纵机器，治疗期不能饮酒。⑥孕妇，特别是妊娠头 3 个月内，尽量不用为好。哺乳期妇女必须停止哺乳或停药。⑦本品能减弱或抑制用其他方法应出现阳性的反应，从而影响变应原的试验结果。⑧长期服用可致免疫性血小板减少性紫癜。

剂型规格 片剂：每片 100mg。

布地奈德
Budesonide

别名 布德松，丁地去炎松，拉埃诺考特喷液剂，雷诺考特鼻用气雾剂，英福美，Rhinocort，Pulmicort

作用用途 本品为肾上腺皮质激素类药物，具有抗炎、抗过敏、止痒及抗渗出的作用。体内吸收后在肝脏内失去活性，作用持久，局部使用无全身副作用。适用于季节性和长期过敏性鼻炎，血管舒缩性鼻炎，还用于鼻息肉切除后预防息肉再生。

用法用量 成人 ①喷鼻：早晚各 1 次，第 1 次使用喷剂前，要轻摇瓶体并向上空喷 5~10 次，使之形成一片药雾，再将瓶尖端放入鼻孔。按说明书图示法喷入所需剂量。②气雾吸入：开始剂量，每次 200~800μg，每日 2 次；维持量，每次 200~400μg，每日 2 次。

儿童　气雾吸入：开始剂量，每次 100～200µg，每日 2 次；维持量，以减至最低剂量又能控制症状为准。

注意事项 ①本品有皮肤过敏，因而对其过敏者禁用。②儿童应按医生处方量使用，并建议不要长期使用。③原来使用皮质激素改用本品者，有可能造成下丘脑-垂体-肾上腺轴的紊乱，应小心。④本品一般需几日后才达到治疗效果，因此要早晚坚持使用。⑤首次使用前撤瓶上喷嘴便形成药雾，可维持使用 24 小时，如超过 24 小时，则再向上空喷一下即可使用。⑥有霉菌和被病毒感染者应慎用。

剂型规格 ①气雾剂：每瓶 200 喷（10mg），100 喷（20mg），每喷分别为 50µg 和 200µg。②鼻喷雾剂：30µg/喷，120 喷/支。

曲安奈德
Triamcinolone Acetonide

别名 艾福达，曲安奈德鼻喷雾剂，毕诺，丙酮去炎松，丙炎松，氟羟氢化泼尼松缩丙酮，康纳可 A，康纳乐，康宁乐，去炎舒松，去炎松-A，星瑞克，Aftach，Kenalog，Nincort

作用用途 本品有效成分为曲安奈德，它是一种强效局部用肾上腺皮质激素，是去炎松的衍生物，抗炎作用比可的松大 20～30 倍，为去炎松的 4～8 倍。能有效缓解鼻痒、鼻塞、流涕、打喷嚏等症状。本品为水性溶剂，不含抛射剂，无香料，对鼻黏膜刺激性小。本品直接作用于病变部位，施用 15 分钟后迅速见效，1～5 小时在体内达血药浓度高峰；作用持续时间长达 24 小时。在使用后一周内达到最佳疗效。适应于治疗常年性和季节性过敏性鼻炎，过敏性皮炎，湿疹，神经性皮炎，脂溢性皮炎及瘙痒症。

用法用量 成人 （1）肌内注射：①一般症状，每次 20～100mg，每周 1 次。②支气管哮喘，每次 40mg，每 3 周注射 1 次，5 次为一疗程。③过敏性鼻炎，每次 40mg，每周 3 次，5 次为一疗程。（2）皮下注射：一般为 2.5～5mg，可在数个部位注射，每处剂量为 0.2～0.3mg。每日剂量不超过 30mg。（3）鼻喷雾吸入：每次每侧鼻孔 0.12mg，每日 1 次。（4）外用，每日 2～3 次，涂患处。

儿童 鼻喷雾吸入：6～12 岁，每次每侧鼻孔 0.055mg，每日 1 次；12 岁以上儿童，用量同成人。

注意事项 ①对本品过敏者及感染性皮肤病禁用。②孕妇和哺乳期妇女慎用。③因本品为皮质激素类药物，如肾上腺功能受损时，必须慎用。④不良反应有鼻、咽部干燥，刺激，鼻衄和头痛；大剂量、长期用药可能会发生全身副作用。

剂型规格 ①注射剂：每支 5mg（1ml）；10mg（1ml）；50mg（5ml）；200mg（5ml）。②鼻喷雾剂：10g（14mg，每撤 0.12mg）。③乳膏剂：0.025%。

丙酸氟替卡松
Fluticasone Propionate

别名 辅舒良，辅舒酮，Flixonase，Flixotide

作用用途 本品是一种作用于局部的皮质激素，是丙酸氟替卡松微粒的水性混悬液。当它局部作用于鼻黏膜时，未检测出其全身性活性，因而对下丘脑-垂体-肾上腺轴的抑制作用极小。本品的推荐剂量经鼻腔给药后，丙酸氟替卡松的血浆浓度很低，水溶性鼻喷雾剂的系统生物利用度也很低，平均值为 0.51%。静脉给药后，本品的药代动力学与剂量成正比，由于经胃肠道吸收不完全和广泛的首过代谢。本品在体内分布广泛，血浆蛋白结合率为 91%。在 3～4 小时内，其血浆峰浓度减少约 98%。这与终末半衰期（约为 8 小时）有关。口服本品后，87%～100% 以原药或代谢物的形式经粪便排泄。本品适用于预防和治疗季节性过敏性鼻炎（包括枯草热）和常年性过敏性鼻炎。

用法用量 成人、老年人和 12 岁以上儿童 喷鼻：每鼻孔各 2 喷，每日 1 次，以早晨用药为好，某些患者需每鼻孔各 2 喷，每日 2 次。当症状得到控制时，改用维持剂量，每鼻孔各 1 喷，每日 1 次。若症状复发，可相应增加剂量，最大剂量为每日每个鼻孔不超过 4 喷。

4～11 岁儿童 喷鼻：每日 1 次，每个鼻孔各 1 喷。

外用：湿疹及皮炎，成人及 1 岁以上（含 1 岁）儿童，每日 1 次将一薄层乳膏涂于患处。其他适应证，每日 2 次。连续应用本品不超过 4 周。

注意事项 ①对本品的任何组成成分过敏者禁用。②经鼻腔给予过量的类固醇可造成肾上腺功能的显著抑制。③曾有报道，在允许的剂量下经鼻腔使用某些类固醇，会引起儿童发育迟缓。对长期需要这种治疗的儿童患者，应定期监测其身高。④经鼻应用皮质激素后曾有发生鼻中隔穿孔的报道，但极为罕见，通常见于作过鼻手术的患者。⑤与其他鼻部吸入一样，本品可引起鼻、喉部干燥、刺激，因有令人不愉快的味道和气味。⑥曾有鼻衄、头痛、过敏反应（包括皮疹、面部或舌部水肿）的报道，罕有过敏性、过敏样反应和支气管痉挛的报道。⑦大剂量经鼻腔给予皮质激素可能导致全身性反应。

剂型规格 ①喷鼻剂：每支 100mg（内含 50µg，120 喷）。②乳膏剂：0.05%。③气雾剂：50µg/撤，125µg/撤，250µg/撤。

倍氯米松
Beclomethasone

别名 倍氯米松双丙酸酯，必可酮，丙酸倍氯米松，安德，鼻可灵气雾剂，伯克纳，二丙酸倍氯米松，二丙酸氯地米松，氯地米松双丙酸酯，Beconas，Becotide，Aidecin

作用用途 本品是一种强效局部用糖皮质激素，在鼻腔内呈现强有力的抗炎作用，在治疗剂量下不会产生全身性副作用。它能增强内皮细胞、平滑肌细胞和溶酶体膜的稳定性，抑制免疫反应和降低抗体合成，从而使组胺等过敏活性物质的释放减少和活性降低，并能降低抗原-抗体结合时激发的酶促过程，抑制支气管收缩物质的合成和释放。抑制平滑肌的收缩反应。鼻腔吸入后，鼻黏膜吸收一部分，不发生酶化代谢反应。经鼻腔清除后，剩余的部分被吞咽，经胃肠道吸收。一次吸入 200μg（4揿）后的血浆浓度低于 100pg/ml。本品有首过效应，主要通过粪便及尿排泄。本品适用于预防和治疗常年性及季节性过敏性鼻炎和血管舒缩性鼻炎。局部抗炎作用是氟轻松和曲安西龙的 5 倍。亲脂性较强，易渗透，涂于患处 30 分钟后即生效，软膏剂的 $t_{1/2}$ 约为 3 小时。外用可治疗各种炎症皮肤病如湿疹、过敏性皮炎、牛皮癣等。气雾剂可用于慢性及过敏性哮喘和过敏性鼻炎。

用法用量 ①外用：涂于患处，用于皮肤病，乳膏或软膏剂，每日 2 ~ 3 次，必要时包扎之。②鼻腔内喷雾：气雾剂，治疗哮喘，成人，每次 2 揿，每日 3 ~ 4 次，严重者每日 12 ~ 16 揿，根据病情好转情况逐渐减量；儿童，每次 1 ~ 2 揿，每日 2 ~ 3 次。喷雾剂，用于防治过敏性鼻炎，成人，每次 2 揿，每日 2 次，儿童，每次 1 揿，每日 2 次。

注意事项 ①气雾剂只用于慢性哮喘，且每日吸入量不可超过 20 揿。②本品乳膏剂不宜长期封闭给药，易引起红斑、丘疹、痂皮等，此时应减少用量。③长期吸入可引起口腔，咽喉部白色念珠菌感染，适当局部给予抗霉菌治疗。④不宜用于结核、疱疹、水痘、皮肤化脓性感染等。⑤对本品过敏者禁用，孕妇慎用。⑥使用本品后应在哮喘控制良好的情况下逐渐停用口服皮质激素，一般在本气雾剂治疗 4 ~ 5 天后才慢慢减量停用。

剂型规格 ①气雾剂：每支 50μg（200 喷）。②鼻喷雾剂：每支 50μg（200 喷）。③软膏剂：0.025%。

糠酸莫米松
Mometasone Furoate

别名 内舒拿，艾洛松，Nasonex

作用用途 本品是一种局部用糖皮质激素，发挥局部抗炎作用的剂量并不引起全身作用。本品适用于治疗成人和 12 岁以上儿童的季节性或常年性鼻炎。对于中至重度季节性过敏性鼻炎患者，建议在花粉季节开始前 2 ~ 4 周使用本品作预防性治疗。

用法用量 成人（包括老年患者）和 12 岁以上儿童
①喷鼻：用于预防和治疗的常用推荐量为每侧鼻孔 2 喷（每喷为 50μg），每日 1 次（总量为 200μg）。当症状被控制时，剂量可减至每侧鼻孔 1 喷（总量 100μg），即能维持疗效。如果症状未被有效控制，则剂量可增至每侧鼻孔 4 喷（400μg），在症状控制后减少剂量。在首次给药后 12 小时即能产生明显的临床效果。②外用：涂于患处，乳膏剂，每日 1 次。

注意事项 ①对本品中任何成分过敏者禁用。②对于涉及鼻黏膜的局部感染，在未经处理时不应使用本品。③对于活动性或静止性呼吸道结核感染，未经处理的真菌、细菌、全身性病毒感染或眼单纯疱疹的患者慎用本品。④由于皮质激素具有抑制伤口愈合的作用，因而对于新近接受鼻部手术或受外伤的患者，在伤口愈合前不应使用鼻腔用皮质激素。⑤与任何一种药物长期使用一样，应定期检查鼻黏膜，如果鼻咽部发生局部真菌感染，则应停用本品或给予适当处理。⑥在鼻腔内气雾吸入皮质激素后，罕见报道鼻中隔穿孔或颅内压升高的病例。⑦在临床研究中报道与本品有关的局部不良反应包括鼻出血，如明显出血，带血黏液，咽炎，鼻灼热感及鼻刺激。⑧乳膏剂，大面积、长期慎用或用封包技术者，需定时检测可的松浓度。⑨孕妇、哺乳期妇女慎用。

剂型规格 ①喷鼻剂：每支 50μg（60 揿）；50μg（120 揿）。②乳膏剂：0.1%（5g）。

黄芩苷
Baicalin

作用用途 本品及其苷原有抗组胺、抗乙酰胆碱作用，苷原的作用强于黄芩苷。本品能抑制毛细血管通透性的增加，显著抑制被动皮肤的过敏反应，其抗变态反应机制可能是抑制抗原、抗体结合后肥大细胞巯基酶的活化，从而抑制组胺、5-HT 等过敏介质的释放。而苷原有退黄疸和降低谷丙转氨酶的作用。所以可用于急性、迁延性和慢性肝炎、肾炎、肾盂肾炎的治疗。苷原软膏还可用于治疗过敏性皮炎。

用法用量 ①口服：每次 500mg，每日 3 次。②肌内注射：每次 60 ~ 120mg，每日 1 次。③静脉滴注：300 ~ 600mg 溶于 10% 葡萄糖注射液 250ml 内滴注。

剂型规格 ①片剂：每片 250mg。②胶囊剂：每粒 250mg。③注射剂：每支 60mg（2ml）；300mg（10ml）。

大佛水
Buddha Nasal Spray

作用用途 本品根据主动免疫原理，应用现代科学方法提制而成的新型鼻腔喷雾剂。每毫升内含有综合性抗原 2mg，麻黄提取物 5mg，薄荷提取物 5mg。主要成分即综合抗原是多种从传统药用动、植物花粉中提取的抗原。该抗原经鼻黏膜吸收后，能不断激发身体产生抗体、增强体质，从根本上改变全身和鼻腔局部的敏感状态。适用于过敏性鼻炎。除萎缩性鼻炎外，也用于其他急性鼻炎、慢性单纯性鼻炎、肥厚性鼻炎等。

用法用量 喷鼻：开始 2 ~ 3 日喷 1 次，症状好转后改为 5 ~ 7 日喷 1 次，一般喷 10 次左右。

注意事项 ①初次接触药液有过敏体质的患者，可出现喷嚏、流鼻涕等症状。②孕妇和心肺功能不良者慎用。③治疗期间患者停用一切其他的药物。

剂型规格 喷雾剂：每瓶 15ml。

粉尘螨
Dermatophagoides Farinae

作用用途 本品由粉尘螨提取的有效抗原，为一种强烈的过敏原，用于脱敏治疗。据认为，通过少量多次地给予过敏原，可使人体产生较多的特异性阻断抗体，该抗体占据了肥大细胞及嗜酸性粒细胞抗体及抗原连接位置，而产生免疫耐受性，经较长时间给药后可使人体内的 IgE 减少而脱敏。本品对异位性皮炎的疗效比一般抗组胺药好。临床用于哮喘、过敏性鼻炎、异位性皮炎、泛发性湿疹、慢性荨麻疹等。

用法用量 ①皮下注射：成人，每周 1 次，15 周为一疗程。第 1~3 周，用 1:100000 浓度，各周剂量相应为 0.3、0.6、1.0ml；第 4~6 周，用 1:10000 浓度，各周剂量相应为 0.1、0.3、0.6ml，第 7~15 周，用 1:5000 浓度，前 2 周剂量相应为 0.3、0.6ml，以后每周 1.0ml。维持剂量，每 2 周 1 次，每次 1:5000 浓度 1ml。儿童，以 25 周为一疗程，第 1~10 周，用 1:100000 浓度，自 0.1ml 开始，每周递增 0.1ml，第 11~20 周，用 1:10000 浓度，自 0.1ml 开始，每周递增 0.1ml，第 21~25 周，用 1:5000 浓度，各周剂量相应为 0.6、0.7、0.8、0.9、1.0ml，维持剂量，每 2 周 1 次，每次 1:5000 浓度 1ml。②滴剂：滴于舌下，含 1 分钟后吞服，每日 1 次，最好早饭前固定同一时间点，若用药后偶有疲劳症状，改为晚上服用。根据过敏程度调节剂量，递增量为 1 号、2 号、3 号，维持量为 4 号、5 号。

注意事项 ①严重心血管疾病和肾功能严重低下患者禁用，6 岁以下儿童不用本品。②可产生局部红肿、皮炎或轻微哮喘等。③应在医师指导下应用。注射前应先用 1:100000 的药液 0.1ml 作皮试，0.5 小时后，如丘疹反应直径大于 10mm，则第一次注射量应比规定剂量适当减少。治疗 5~10 次后再按上述剂量注射。④注射后应观察半小时，如发生休克，处理方法与青霉素休克时相同。⑤注射后 24 小时内有局部红肿、皮疹等反应者，下次注射剂量应减半或不增。⑥停药两周以上再次用药时仍需从小剂量开始，逐渐减量。

剂型规格 ①注射剂：每支 1:10000（1ml）；每支 1:5000（1ml）。②滴剂：1 号：蛋白浓度 1μg/ml，2ml。2 号：蛋白浓度 10μg/ml，2ml。3 号：蛋白浓度 100μg/ml，2ml。4 号：蛋白浓度 333μg/ml，2ml。5 号：蛋白浓度 1000μg/ml，2ml。

吡嘧司特钾
Pemirolast Potassium

别名 研立双，眼立爽，哌罗司特，Alegysal

作用用途 本品对 I 型过敏反应引起的结膜血管通透性亢进，通过静脉注射或滴眼，具有很强的抑制作用。此外，对结膜组织的嗜酸性细胞及中性白细胞的游动，具有抑制作用。通过抑制肥大细胞膜的磷脂代谢，来抑制化学介质的游离。对人肺、人末梢白细胞、大鼠腹腔渗出细胞及豚鼠肺的抗原或抗 IgE 抗体刺激而来的组胺、SRS-A 等的游离，有很强的抑制作用。对抗原-抗体反应引起的组胺、白三烯、前列腺素等的释放都有抑制作用，减轻被动皮肤过敏反应和实验性哮喘。临床用于过敏性结膜炎、春季卡他性结膜炎，也用于预防或减轻支气管哮喘发作。

用法用量 成人 ①滴眼：每次 1 滴，每日 2 次（早、晚）。②口服：每次 10mg，每日 2 次，早、午或临睡前服用。

注意事项 ①本品有时会出现结膜充血、刺激感等症状，有时会发生眼睑、眼睑皮肤炎等不良反应，一旦出现这些症状应停药。②孕妇禁用。婴儿慎用。③滴眼时如药液滴到眼睑皮肤上，请马上擦去。滴眼时请注意不要使容器的瓶口部与眼接触。④口服偶见头痛、胃痛、便秘、口干、皮疹、瘙痒等，也可见血小板计数增加、肝肾功能损害等。

剂型规格 ①片剂：每片 10mg。②滴眼剂：0.1%，每支 5ml；10ml。

第十四章　激素、胰岛素、口服降血糖药及调节钙代谢药

肾上腺皮质激素是肾上腺皮质所分泌的激素的总称，简称皮质激素。临床上常用的皮质激素指糖皮质激素。皮质激素属甾体类化合物。

肾上腺皮质激素类药可分为糖皮质激素类和盐皮质激素类。前者以氢化可的松为代表，具有调节糖、蛋白质和脂肪代谢作用以及有抗炎作用和免疫抑制作用；后者以醛固酮为代表，主要影响水、盐代谢。生理剂量的糖皮质激素为维持生命所必需，对糖、蛋白质、脂肪、水、电解质代谢及多种组织器官的功能有重要影响；药理剂量的糖皮质激素具有抗炎、抗过敏和免疫抑制等作用，临床应用非常广泛。

糖皮质激素在临床应用时应注意的问题如下。

1. 应知悉长期使用糖皮质激素时可出现以下主要不良反应：①可诱发和加重感染；②诱发和加重溃疡；③诱发神经症状；④致肌萎缩和骨质疏松；⑤药源性类皮质醇增多症，致向心性肥胖、高血压、糖尿等；⑥致眼内压升高，引起青光眼，导致白内障等。⑦停药反应：长期用药突然停药，可引起急性肾上腺皮质激素功能不全，如肌肉痛、关节痛、恶心，甚至休克、昏迷等。⑧禁忌证：活动性消化性溃疡、严重高血压、糖尿病、精神病、骨质疏松、青光眼等。⑨长期应用时，应定期测血压、血糖、血钾，注意胃肠功能及精神状态等。

2. 要严格掌握适应证，防止滥用。对病毒性感染要慎用本类药，因应用不当，可致病毒感染扩散和加重。

第一节　肾上腺皮质激素及促肾上腺皮质激素

泼尼松
Prednisone

别名　强的松，去氢可的松，Dehydrocortisone，Deltacortone，Meticorten

作用用途　本品具有抗炎及抗过敏作用，能抑制结缔组织的增生，降低毛细血管壁和细胞膜的通透性，减少炎性渗出，并能抑制组胺及其他毒性物质的形成与释放。还能促进蛋白质分解，增加胃液分泌，增进食欲。

临床主要用于各种严重的细菌性感染性疾病、严重的变态反应性疾病、肾上腺皮质功能紊乱、自身免疫性疾病、器官移植的排斥反应、休克、急性白血病、恶性淋巴瘤、实体瘤、重症肌无力等，还可用于某些疾病的辅助诊断。

用法用量　①口服：每日 5~60mg，早晨 8 点 1 次服。可根据病情对剂量及疗程作适当增减，每日用量有时可高达 80~100mg，疗程有的也长达 1 年以上。补充替代疗法：每日5~15mg，早晨起床后服用2/3，下午服用1/3。②涂眼：按医嘱使用。

注意事项　长期应用不良反应有：类肾上腺皮质功能亢进症；并发和加重感染；诱发和加重消化溃疡、精神症状、高血压和动脉粥样硬化、肾上腺皮质功能不全、糖尿病、骨质疏松，抑制生长发育。严重肝病患者禁用；

与抗菌药物并用于细菌感染性疾病时，在抗菌药物应用后使用，在停用抗菌药物之前先停用；长期应用本品的患者，在手术时及术后 3~4 日内，常须酌情增量，以防出现皮质功能不全。

剂型规格　①片剂：每片 5mg。②眼膏剂：0.5%。

泼尼松龙
Prednisolone

别名　强的松龙，氢化泼尼松，去氢氢化可的松，Deltacortef，Meticortelone，Prenolone

作用用途　本品的作用用途与泼尼松相同。疗效约与泼尼松相等或略高，可静脉滴注。

用法用量　①口服：开始每日 10~40mg，分 2~3 次服，维持量，每日 5~10mg。②静脉滴注：每次 10~25mg，用 5%~10% 葡萄糖注射液 500ml 稀释后静脉注射，醋酸氢化泼尼松混悬剂每 5ml 含 25mg，与盐酸普鲁卡因液混合供关节腔、滑膜内注射用，也可用于肌腱扭伤处。

注意事项　①经特殊治疗未控制的感染性疾病或真菌病、痛风等禁用。②有以下情况特别要注意：特发性溃疡性结肠炎（有穿孔危险）、最近进行肠吻合术、肾功能不全、高血压、骨质疏松、重症肌无力、糖尿病。③应用本品时应补钾。

剂型规格 ①片剂：每片 5mg。②注射剂：每支 10mg（2ml）。③混悬剂：每支 1.25mg（5ml）。

氯泼尼醇
Cloprednol

别名 Syntestan

作用用途 本品为合成皮质激素，抗炎作用较泼尼松龙强 2 倍。对垂体－肾上腺皮质的抑制作用低于其他皮质激素。主要用于支气管哮喘、风湿性关节炎。

用法用量 口服：开始每次 2.5mg，每日 1~2 次。如疗效不满意，4~6 个月后可酌情增加剂量至每次 3mg，每日 3 次。

注意事项 ①本品禁用于各种感染（如真菌感染、病毒感染）、肺结核、脊髓灰质炎、青光眼、骨质疏松、精神障碍、胃肠道溃疡、甲状腺功能减退和肝硬化等。②高血压、重症肌无力、肾功能不全和刚进行过肠吻合术的患者慎用。

剂型规格 片剂：每片 2.5mg；5mg。

氢化可的松
Hydrocortisone

别名 醋酸氢化可的松，醋酸考的松，考的松，可的松，皮质醇，氢可的松，Cortisol

作用用途 本品抗炎作用为可的松的 1.25 倍，还具有抗炎、抗过敏、抗毒及抗休克作用。此外，也有一定程度的盐皮质激素活性，疗效不如泼尼松显著（本品 20mg 作用与泼尼松 5mg 相当），水肿等副作用较多见。常用于肾上腺皮质功能不全引起的疾病，如关节炎、腱鞘炎、过敏性皮炎、脂溢性皮炎等。

用法用量 ①口服：用于肾上腺皮质功能不全，晨服 20mg，晚上服 10mg。②静脉注射：严重过敏反应、哮喘持续状态及休克：每次 100mg，最大日剂量可达 300mg。③静脉滴注：每次 100~200mg。④关节腔、鞘内注射：每次 12.5~50mg。⑤外用：涂患处，每日 2 次。

注意事项 ①注射剂中含有 50% 乙醇，故必须充分稀释。②其他注意事项同泼尼松。

剂型规格 ①片剂：每片 20mg。②注射剂：每支 10mg（2ml）；25mg（5ml）；50mg（10ml）；100mg（20ml）。③混悬剂：每支 125mg（5ml）。④乳膏剂：含药 0.5%~1%。

地塞米松
Dexamethasone

别名 醋酸地塞米松，氟甲强的松龙磷酸钠，氟甲去氢氢化可的松，氟美松，思诺迪清，Decardron，Dexasone，Hexadrol，Oradexone

作用用途 本品的抗炎、抗毒和抗过敏作用比泼尼松更为显著，而水钠潴留和增加钾排泄的作用则较为轻微。用途同泼尼松。

用法用量 ①口服：每次 0.75~6mg，每日晨服 1 次。②肌内注射或静脉滴注：每次 5~10mg。注射剂为水溶液。在抢救患者时可代替氢化可的松，尤其是有中枢抑制或肝功能不全的患者。

注意事项 ①较大量服用，易引起糖尿病及类柯兴综合征。②长期服用，较易引起精神症状及精神病，有癫病及精神病史者最好不用。③溃疡病、血栓性静脉炎、活动性肺结核、肠吻合手术后患者忌用。

剂型规格 ①片剂：每片 0.75mg。②注射剂：醋酸地塞米松：每支 2.5mg（0.5ml）；5mg（1ml）；25mg（5ml）。地塞米松磷酸钠：每支 1mg（1ml）；2mg（1ml）；4mg（1ml）；5mg（1ml）；8mg（2ml）；10mg（5ml）。

地塞米松棕榈酸酯
Dexamethasone Palmitate

别名 利美达松，Limethason

作用用途 本品以非活性形式的氟美松棕榈酸酯存在，在体内经酯酶的作用缓慢地水解释放出活性物质氟美松，从而产生持久的消炎作用和免疫抑制作用。其有效成分溶解于乳糜微粒之中，易被吞噬细胞大量吞噬而趋向炎症病灶，增加病灶局部氟美松的浓度。用于慢性风湿性关节炎。

用法用量 ①静脉注射：成人，每次 1 支，每 1~2 周 1 次，注射时可用葡萄糖或生理盐水稀释。必要时可并用少量口服皮质激素。②关节腔注射：按关节大小，每次 0.5~2 支，必要时隔 2~4 周可再加强注射 1 次。

注意事项 ①下列情况禁用本品：对本品过敏者、无有效抗菌药物治疗的细菌感染及全身真菌感染者、化脓性溃疡、精神病、结核病、单纯疱疹性角膜炎、后囊白内障、高血压、电解质异常、血栓、近期施行过内脏手术、急性心肌梗死患者。②老年患者、孕妇、哺乳期妇女、感染、糖尿病、骨质疏松症、肾功能不全、甲状腺功能低下、肝硬化、脂肪栓塞、重症肌无力患者慎用。③用本品后，有时诱发或加重感染。④可见过敏反应、发热、倦怠、心悸、类固醇引起的肾病，精子数及活动性增减。⑤本品可降低抗凝血剂及口服降糖药的作用，与利尿剂（保钾利尿剂除外）并用时，可引起低钾血症。

剂型规格 注射剂：每支 2~5mg（1ml）。每支含氟美松棕榈酸酯 4mg，相当于氟美松 2.5mg，其他成分有精制蛋黄卵磷脂 12mg、浓甘油 22.1mg、精制大豆油 100mg。本品为乳囊微粒状混悬液，微粒的平均直径为 0.4μm。

氟氢可的松
Fludrocortisone

作用用途 本品糖代谢与抗炎作用是氢化可的松的 15 倍，可与糖皮质类固醇一起用于原发性肾上腺皮质功能减退症的替代治疗；也适用于低肾素低醛固酮综合征、阿狄森综合征、自主神经病变所致体位性低血压等。但其钠潴留作用大，所以更多外用。

用法用量 口服：替代治疗：每日 0.1~0.2mg，分 2 次。局部皮肤涂敷：每日 2~4 次。

注意事项 ①本品的钠潴留作用是氢化可的松的百倍，所以为防钠潴留过度、水肿、高血压和低血钾症，妊娠期、肝病及黏液性水肿患者使用本品应适当减量。②如出现血压升高应减量。③用药期间可给予低钠高钾饮食。

剂型规格 片剂：每片 0.1mg。软膏剂：0.025%。

倍他米松
Betamethasone

别名 Celestone

作用用途 本品是地塞米松的差向异构体，其不同点仅在于 C_{16} 位的甲基为 β 位。故作用与地塞米松相同，但抗炎作用较地塞米松、曲安西龙等均强。现多用于治疗活动性风湿病、类风湿性关节炎、红斑狼疮、严重支气管哮喘、严重皮炎、急性白血病等，也用于某些感染的综合治疗。

用法用量 ①口服：成人，开始每日 0.5~2mg，分 2 次服用。维持量，每日 0.5~1mg。②肌内注射（乙酸酯）：每次 6~12mg。

注意事项 ①孕妇忌用。②肾上腺皮质功能不全患者慎用。

剂型规格 ①片剂：每片 0.5mg。②注射剂：每支 1.5mg（1ml）。

复方倍他米松
Betamethasone Compound

别名 得宝松，二丙酸倍他米松及倍他米松磷酸钠，Diprospan

作用用途 本品为糖皮质激素的复合制剂，含有溶解性很强的倍他米松磷酸酯钠。能很快被吸收，迅速溶入组织；另外，所含的微溶性二丙酸倍他米松可贮存起来被缓慢吸收，维持疗效，使之能较长时间地控制症状。本品对风湿、肌肉、关节炎、呼吸道过敏、皮肤病有较好疗效，使用持久，注射时和注射后无痛感。用于骨骼肌与软组织疾病，如强直性脊椎炎、关节滑膜囊炎、骨关节炎、类风湿性关节炎、上髁炎、腱鞘囊肿、脊神经根炎、斜颈、尾骨痛、腰痛、外生骨疣、筋膜炎，结缔组织病，慢性支气管气喘、枯草热、过敏性支气管炎、季节性或常年性过敏性鼻炎，肿瘤或其他疾病的姑息治疗或辅助治疗，异位性

或神经性皮炎、牛皮癣、瘢痕疙瘩等。

用法用量 用药剂量应视病情而定。①关节内注射：推荐剂量，成人：膝、腰、肩大关节 1~2ml；肘、腕、踝中关节 0.5~1ml；手、脚、胸小关节 0.25~0.5ml。②皮损内注射：治疗时推荐剂量 0.2ml/cm²。本品在所有部位的注射总量，每周不得超过 1ml。某些皮肤疾病患者可用全身给药、臀部深部肌内注射。

注意事项 ①全身真菌感染、对本品过敏者、特异性血小板减少性紫癜患者禁用。②本品不能用于静脉或皮下注射。③甲状腺功能减退、肝硬化、眼部单纯疱疹、活动性结核、婴儿与儿童慎用。④禁与对羟基苯甲酸甲酯、对羟基苯甲酸丙酯或苯酚等混合使用。⑤使用本品期间不能进行免疫接种。⑥与已知皮质激素一样，可能发生水、电解质、肌肉骨骼、胃肠道、皮肤、神经、内分泌、代谢与精神失常。⑦面部与头部皮损内注射本品时极少病例可发生失明、色素沉着、色素减退、皮下及表皮萎缩、无菌性脓疡。⑧关节注射本品后可有潮红，Charco 样关节病。

剂型规格 注射剂：每支 1ml，内含二丙酸倍他米松 5mg，倍他米松磷酸酯 2mg。

曲安西龙
Triamcinolone

别名 阿赛松，氟羟氢化泼尼松，氟羟强的松龙，羟氟西龙，Adcortyl，Aristocort，Ledercort，Triamcortisone Fluoxyprednisolone

作用用途 本品的抗炎作用比氢化可的松、泼尼松都强，水钠潴留作用则相当轻微，口服易吸收。还用于类风湿性关节炎、其他免疫性疾病、支气管哮喘、过敏性皮炎、神经性皮炎、湿疹等。尤适用于对皮质激素禁忌的伴有高血压或浮肿的关节炎患者。

用法用量 ①口服：每日 8~40mg，每晨或隔晨 1 次服，维持量，每日 4~8mg。②关节腔内或病变部位局部注射：每次 10~25mg，每周 1~2 次。

注意事项 ①伴有感染性的活动期关节炎或皮炎、淋球菌感染及精神病患者禁用。②结核病、消化性溃疡及孕妇慎用。③长期大剂量使用可致胃溃疡、血糖升高等。④本品可引起厌食、眩晕、头痛、嗜睡等，但一般不致引起浮肿、高血压、满月脸等反应。

剂型规格 ①片剂：每片 1mg；2mg；4mg；8mg。②注射剂：每支 40mg（1ml）；125mg（5ml）；200mg（5ml）。③曲安西龙双醋酸酯注射剂（混悬液）：每支 5mg（1ml）；10mg（1ml）；50mg（5ml）；125mg（5ml）；200mg（5ml）。

复方醋酸曲安西龙溶液
Triamcinolone Acetonide Acetas Complex Solution

别名 安隆

作用用途 本品为醋酸曲安西龙与水杨酸的复方制剂，具有皮质激素的抗炎、抗过敏等作用。适用于神经性皮炎、慢性湿疹、结节性痒疹、皮肤淀粉样变、疖疮结节等炎症性、过敏性、瘙痒性皮肤病。此外，本品对虫咬性皮炎、瘙痒严重的头部脂溢性皮炎等急性、恶急性皮炎亦有作用。

用法用量 外用：局部涂于患处，早晚各1次，疗程2周。

注意事项 ①对渗出、糜烂、皲裂和生殖器部位皮肤有轻度刺激。②遮光、密封、阴凉处保存。

剂型规格 溶液剂：每瓶10ml。

曲安奈德
Triamcinolone Acetonide

别名 康宁克通-A，曲安缩松，曲炎松，去炎舒松，去炎松-A，确炎舒松-A，Adcorty-A

作用用途 本品作用与曲安西龙相似，抗炎和抗过敏作用较强，且较持久。肌内注射后在数小时内生效，经1~2日达最大效应，作用可维持2~3周。适用于各种皮肤病、关节痛、支气管哮喘、肩周炎、腱鞘炎及眼科炎症等。

用法用量 ①肌内注射：每次20~80mg，每周1次。②皮下及关节腔内注射：每次2.5~5mg，每日不得超过30mg，每周总剂量不得超过75mg。③外用：软膏、乳膏、洗剂、滴眼剂，每日1~4次。④鼻喷雾吸入：每日1次。

注意事项 ①长期应用于眼部，可引起眼压升高。病毒性、结核性或化脓性眼病忌用。②孕妇不宜长期使用。②关节腔内注射可引起关节损害。

剂型规格 ①注射剂：每支5mg；10mg；50mg；200mg。②鼻喷雾剂：6.6mg（6ml）；14mg（10g）。③软膏、乳膏、滴眼剂：0.025%；0.1%；0.5%。④洗剂：0.025%；0.1%。

氟轻松
Fluocinolone Acetonide

别名 肤轻松，氟西奈德，仙乃乐，Fluocinon，Lidex，Metosyn，Synalar

作用用途 本品为外用皮质激素中疗效显著而副作用较小的一种。使用低浓度（0.025%）即有明显疗效。涂敷于局部，对皮肤、黏膜的炎症、瘙痒及皮肤过敏反应等均有效。适用于湿疹（特别是婴儿湿疹）、神经性皮炎、皮肤瘙痒、接触性皮炎、牛皮癣、盘状红斑狼疮、扁平苔藓、外耳炎、日光性皮炎等。

用法用量 外用：局部涂敷，每日3~4次。先将皮肤洗净，然后薄薄地涂于患处，可轻揉促其渗入皮肤。

注意事项 ①皮肤并发感染者，需同时应用抗生素。②结核性或病毒性皮肤疾病患者忌用。

剂型规格 软膏剂（乳膏或软膏）：0.025%。

氯倍他索
Clobetasol

别名 特美肤，蒽肤，Dermovate

作用用途 本品常用其丙酸酯，具有较强的抗炎、抗瘙痒和血管收缩作用，抗炎作用是氢化可的松的112倍。外用于顽固性皮肤病如神经性皮炎、接触性皮炎、脂溢性皮炎、湿疹等的短期治疗。

用法用量 外用：局部皮肤涂敷，每日2~3次。

注意事项 ①不良反应有局部烧灼感、瘙痒、潮红等。②因本品抗炎作用是氢化可的松的百倍，病情控制后应减为每天1次。③大面积使用时吸收过多可引起全身性不良反应。④儿童、孕妇慎用。

剂型规格 软膏剂：0.025%；0.05%。

丁氯倍他松
Clobetasol Butyrate

别名 丁氯倍氟松

作用用途 本品为丙酸氯倍他索的丁酸替代物，局部外用于先天性过敏性皮炎、湿疹等的短期治疗。

用法用量 外用：局部皮肤涂敷，每日1~3次。

注意事项 ①不良反应有局部刺激、瘙痒、痤疮、汗疹等；②长时间大面积使用时吸收过多可引起全身性不良反应。

剂型规格 软膏剂：0.05%。

倍氯米松
Beclometasone

别名 安得新，倍氯美松双丙酸酯，倍氯松，必可酮，丙酸倍氯米松，二丙酸倍氯松，氯倍他美松二丙酸酯，Beclomethasine Dipropionate，Becotide，Proctisine，Vanceril

作用用途 本品为强效外用的糖皮质激素类药物，具有抗炎、抗过敏和止痒等作用，能抑制支气管的炎症和水肿，可使支气管哮喘缓解。本品局部收缩微血管作用远比氢化可的松强。局部抗炎作用是氟轻松和去炎松的5倍。亲脂性较强，易渗透，涂于患处30分钟后即生效。常用于治疗各种炎性皮肤病，如湿疹、过敏性皮炎、神经性皮炎、牛皮癣、干癣、瘙痒等。本品气雾剂可用于慢性及过敏性哮喘及过敏性鼻炎等。

用法用量 外用：乳膏剂，局部外用，每日涂患处2~3次。气雾剂：成人，一般每次喷药0.05~1mg，每日3次。严重病例用全身性皮质激素控制症状后再用本品治疗，最大量不超过每日1mg。儿童，用量按年龄酌减，最大量不超过每日0.8mg。

注意事项 ①本品气雾剂只宜用于慢性哮喘，对个别患者可造成强烈刺激，且在咽喉部易出现白色念珠菌感染。②本品不能用于眼科，孕妇及婴儿慎用。③其他注意事项同泼尼松。

剂型规格 ①气雾剂：每瓶 200 揿，每揿含丙酸倍氯米松 50μg。②乳膏剂：0.025%。

甲泼尼龙
Methylprednisolone

别名 甲泼尼龙琥珀酸钠，甲基泼尼松，甲基强的松龙，甲基氢化泼尼松，甲基去氢氢化可的松，6-甲强的松龙，甲强龙，甲氢泼尼松琥珀酸钠，美卓乐，米乐松，雅美泰龙，Medron，Methyl Prednisolone Sodium Succinate，Prednol，Solu-Medrone，Urbason

作用用途 本品为水溶性甲基泼尼松衍生物，其抗炎作用为可的松的 7 倍，抗炎抗过敏作用强，水钠潴留等副作用较氢化可的松少。一般作为危重疾病的急救用药，如内分泌失调、风湿性疾病、胶原性疾病、皮肤疾病、过敏反应、眼科疾病、胃肠道疾病、血液疾病、白血病、休克、脑水肿、多发性神经炎、脊髓炎、脏器移植等。

用法用量 （1）口服：初始剂量，每日 16~24mg，分 2 次服；维持量，每日 4~8mg。（2）**静脉注射、静脉滴注或肌内注射**：危重疾病急救用药，推荐剂量 30mg/kg 体重，静脉给药时间不得少于 30 分钟。①风湿性疾病，每日 1g，静脉给药 1~4 日或每日 1g，使用 6 个月。②全身性红斑狼疮，每日 1g，静脉给药 3 日。③多发性硬化症，每日 1g，静脉使用 3 或 5 日。④肾盂肾炎、肾炎性狼疮等，30mg/kg 体重，隔日静脉给药 1 次，用药 4 日。⑤防止癌症化疗引起的恶心和呕吐，轻、中度性呕吐，化疗前 1 小时、化疗开始时，以及患者出院时，各以 5 分钟以上时间，静脉给予 250mg；严重性呕吐，于化疗前 1 小时，给予 250mg 本品及适量的甲氧氯普胺。⑥脏器移植，每日 40~80mg，每日 1 次或数次。⑦其他，剂量为 10~500mg，依病情决定。

注意事项 ①下列情况禁用：对肾上腺皮质激素类药物过敏者、全身性真菌感染、严重精神病及严重精神病史者、活动性消化性溃疡、新近胃肠吻合手术、严重高血压、糖尿病、较重骨质疏松。②下列情况慎用：心脏病或急性心力衰竭、憩室炎、精神病、肝功能不全、高血压、眼单纯疱疹、高脂蛋白血症、重症肌无力、骨质疏松、胃炎、胃溃疡、青光眼、孕妇、哺乳期妇女等。③治疗期间不应接种天花疫苗，以免引起神经系统并发症。④注意用药时可能掩蔽感染症状或并发新感染。

剂型规格 ①片剂：每片 2mg；4mg。②甲泼尼龙乙酸酯混悬剂：可供肌内、关节腔注射，每支 20mg（1ml）；40mg（1ml）。③甲泼尼龙琥珀酸钠粉针剂：每支 40mg；500mg。为水溶性，可供肌内注射，溶于葡萄糖注射液中静脉滴注，本品 53mg 相当于甲泼尼龙 40mg。

去氧皮质酮
Desoxycortone

别名 醋酸去氧皮甾酮，脱氧皮质酮，Desoxycortico-sterone，DOCA

作用用途 本品具有显著的水钠潴留和排钾作用，能增加血容量，升高动脉压，同时有提高肌紧张度和增强肌肉组织功能的作用，但对糖代谢几无影响。主要用于治疗阿狄森病（慢性肾上腺皮质功能减退症）。常用本品乙酸盐。

用法用量 ①**肌内注射**：成人，开始每日 2.5~5mg，维持量，每日 1~2mg。然后就可以改用皮下埋植去氧皮质酮小片的治疗方法。②**微晶混悬剂**：每 3~4 周 1 次，每次 25~100mg。③**皮下植入**：每片含量为 100mg，每日释放量约为 0.3~0.5mg，按需要将适当的片数埋植于皮下，其作用可维持 1 年左右。

注意事项 过量时常可出现水肿、高血压、心脏扩大、心力衰竭以及低钾血症等。

剂型规格 ①注射剂：每支 1mg；5mg；10mg；250mg。②微晶混悬剂：每瓶 250mg（5ml）。③植入片剂：每片 75mg；100mg；125mg。

布地奈德
Budesonide

别名 信必可都保，普米克，普米克都保，普米克令舒，雷诺考特，布德松，布地缩松，吉舒，拉埃诺考特，泼米考特，特米考特得宝，英福美，Pulmicort Respules，Astra Zeneca AB

作用用途 本品是一种具有高效局部抗炎作用的糖皮质激素。它能增强内皮细胞、平滑肌细胞和溶酶体膜的稳定性，抑制免疫反应和降低抗体合成，从而使组胺等过敏活性介质的释放减少和活性降低，并能减轻抗原抗体结合时激发的酶促过程，抑制支气管收缩物质的合成和释放而减轻平滑肌的收缩反应。急性、亚急性和长期毒性研究发现，布地奈德的全身作用，如体重下降、淋巴组织及肾上腺皮质萎缩，比其他糖皮质激素弱或相当。用于非糖皮质激素依赖性或依赖性的支气管哮喘和哮喘性慢性支气管炎、常年性及季节性过敏性鼻炎，也适用于慢性阻塞性肺病（COPD）。

用法用量 ①**雾化吸入**：混悬液经雾化器给药，起始剂量、严重哮喘期或减少口服糖皮质激素时，每次 1~2mg，每日 2 次。维持剂量应个体化，应是使病人保持无症状的最低剂量。儿童酌减。②**鼻喷雾吸入**：开始时每个鼻孔各 2 喷，早晚各 1 次。每日最大用量不超过 8 喷（256μg），症状缓解后每天每个鼻孔喷 1 次，每次 1 喷，左手喷右侧鼻孔，右手喷左侧鼻孔，避免直接喷向鼻中隔。③**气雾吸入**：本品的剂量应个体化。由医师根据患者原先的哮喘治疗状况确定用法用量。

注意事项 ①肺结核患者慎用。②可能出现局部刺激、轻微的血性分泌物、鼻出血、速发或迟发的过敏反应、声嘶、溃疡、咽部疼痛不适、舌部和口腔刺激、口干、咳嗽和口腔念珠菌病等不良反应。③不适用于快速缓解支气管痉挛。不宜单独用于治疗哮喘持续状态或其他哮喘急性发作，后者需加强治疗措施。在哮喘加重或严重发作期间，病人需要额外口服类固醇。以吸入治疗替代全身糖皮质激素用药，有时不能控制需全身用药才能控制的过敏性疾病，如鼻炎、湿疹。这些过敏性疾病需以全身的抗组胺药及局部剂型控制症状。④因下丘脑-垂体-肾上腺轴需要几个月才能完全恢复，对于由口服类固醇转为布地奈德治疗的病人，需要特别小心。⑤应避免与酮康唑合用。⑥阀门朝下，30℃以下保存。

剂型规格 ①雾化混悬剂：每支 0.5mg（2ml）；1mg（2ml）。②鼻喷雾剂：每瓶 120 喷，每喷 32μg；每喷 64μg。③气雾剂：每瓶 20mg（5ml），每瓶 100 喷，每喷含布地奈德 200μg；10mg（10ml），每瓶 200 喷，每喷含布地奈德 50μg。

哈西奈德溶液
Halcinonide Solution

别名 哈乐特，Halcinonide Film

作用用途 本品为激素类药，适用于皮肤过敏性炎症的亚急性或慢性阶段，如湿疹、异位性皮炎、接触性皮炎等；非感染性皮肤病，如银屑病、神经性皮炎、结节性瘙痒等。接触性湿疹、异位性皮炎、神经性皮炎、面积不大的银屑病、硬化性萎缩性苔藓、扁平苔藓、盘状红斑性狼疮、脂溢性皮炎（非面部）肥厚性瘢痕，各种瘙痒症以及蚊虫叮咬。

用法用量 外用：外涂患处，每日早晚各一次。

注意事项 ①大面积大量用药可发生全身反应，尤其是低龄儿童和婴幼儿，留在皮肤皱褶部位和尿布中的药物吸收入体，可能出现可逆性柯兴氏征及生长迟缓。②如果出现局部不耐受现象，应停药并寻找原因。突然停药可能会出现急性肾上腺皮质功能不全。

剂型规格 溶液涂膜剂：0.1%；10mg/10g。

地夫可特
Deflazacort

别名 去氟可特，Azacort，Lantadin

作用用途 本品为糖皮质激素，具有消炎、抗过敏、增加糖原异生等作用。作用强度为泼尼松的 10~20 倍，氢化可的松的 40 倍。用于原发性及继发性肾上腺皮质功能减退、风湿病、胶原性疾病、皮肤病、变应性疾病、眼科疾病、暴发性和播散性肺结核、造血系统疾病、溃疡性结肠炎、特发性肾病综合征、造血系统恶性肿瘤等。

用法用量 成人 口服：每日 6~90mg。剂量按病情而异。

注意事项 ①本品禁用于全身感染患者。②憩室炎、近期接受肠吻合术、肾功能衰竭、高血压、糖尿病、骨质疏松、重症肌无力患者及孕妇、哺乳期妇女慎用。③不良反应主要见于大剂量长期治疗，可出现水、钠、电解质平衡紊乱、肌肉萎缩、骨质疏松、病理性骨折、负氮平衡、消化性溃疡恶化、头晕目眩等，

剂型规格 片剂：每片 6mg；30mg。

氟米龙
Fluorometholone

别名 氟米龙，拂炎，艾氟龙，氟美瞳，氟甲松龙，艾氟龙，醋酸氟美松龙，醋酸氟米龙，氟雷，Delmesou，Flarex，Flumetholon，Flumetholone，FML，Loticort

作用用途 本品为短效肾上腺皮质激素类药。可增加脂调素合成，进而抑制磷酸脂酶 A_2 所介导的花生四烯酸从细胞膜释放，因此可抑制由花生四烯酸作为前体物质的炎性介质如前列腺素，白三烯，血栓素等生物合成。具有抑制由机械、化学或免疫性因素所诱发的炎症作用，其抗炎作用与地塞米松相似。用于对皮质激素敏感的眼前段组织炎症的治疗，如葡萄膜炎、巩膜炎、疱疹性结膜炎、虹膜炎、虹膜睫状体炎等以及 PK、PRK 术后的抗炎治疗。

用法用量 ①口服：乳腺癌，每日 20mg。②滴眼：在治疗初期（24~48 小时内），每次 1~2 滴，每 2 小时 1 次；以后每日 4 次。③外用：皮肤疾病，直接涂于患处。

注意事项 ①对糖皮质激素过敏者禁用，患有角膜溃疡、病毒性角结膜炎、结核性眼部疾病，真菌性眼部疾病及化脓性眼疾病者禁用。②孕妇及 2 岁以下儿童慎用。③使用滴眼液期间应监测眼压，防止二重感染，对于急性化脓性感染，应予以适当的抗菌治疗。

剂型规格 ①片剂：每片 10mg。②滴眼剂：每支 5mg（5ml）。③乳膏剂：0.05%。④软膏剂：0.025%；0.05%。

促皮质素
Corticotropine

别名 促肾上腺皮质激素，ACTH，Adrenocorticotrophic Hormone

作用用途 本品为脑垂体前叶所分泌的一种激素，肾上腺皮质为其靶器官。能刺激肾上腺皮质合成和分泌氢化可的松、皮质酮等。主要用于兴奋肾上腺皮质功能。长期应用皮质激素在停药前或肾上腺皮质功能亢进实施肾上腺术后，可短期（3~7 日）应用促皮质素，以兴奋肾上腺皮质功能。此外，用作促皮质素试验，以区分肾上腺皮质功能亢进者的病理性质。如为原发性肾上腺皮质功能减退者，对本品无反应。若为继发性肾上腺皮质功能减退者，在滴注本品 2~3 日后，类固醇排出量逐日增加，呈延迟反应。若为双侧皮质增生，反应则需高于正常；若为皮质腺瘤或反应正常或反应稍高，而若为皮质腺癌则无反应。

用法用量 ①静脉滴注：一般剂量，12.5~25IU，溶于 5%~10% 葡萄糖注射液 500ml 内，于 6~8 小时内滴完，每周 2 次。②肌内注射：每次 12.5~25IU，每日 2 次。

注意事项 ①静脉滴注时不宜与中性及偏碱性的注射液如氯化钾、谷氨酸钠、氨茶碱等配伍，以免产生混

浊。②本品对肾上腺皮质已萎缩或功能已丧失者无效。③结核病、高血压、糖尿病、血管硬化病、溃疡等患者及孕妇禁用。④亦可引起严重的过敏反应。

剂型规格 注射剂：每支 25IU；50IU。

美替拉酮
Metyrapone

别名 甲吡酮，Metopirone

作用用途 本品能够抑制皮质醇的产生。用于库欣综合征的鉴别、诊断与治疗。

用法用量 口服：库欣综合征的鉴别诊断，每4小时1次，每次 750mg，共 6 次；治疗，每次 0.2g，每日 2次；可根据病情调整，最大量为每次 1g，每日 4 次。

注意事项 ①不良反应为恶心、呕吐、眩晕、高血压和低钾性碱中毒等；②大剂量时易诱发肾上腺皮质功能不全。

剂型规格 胶囊剂：每粒 250mg。

第二节　性激素和同化激素

一、雄激素和同化激素

雄激素为类固醇激素，主要由男性睾丸分泌，肾上腺皮质和女性卵巢也分泌少量。雄激素睾酮可经人工半合成或全合成的方式产生各种衍生物。

有些人工合成的睾酮衍生物，其雄化作用大为减弱，而蛋白同化作用却有所加强，从而提高分化指数，这些药物称为同化激素。常用的药物有：苯丙酸诺龙、癸酸诺龙、美雄酮、羟甲烯龙、司坦唑醇等。

甲睾酮
Methyltestosterone

别名 甲基睾丸素，Android

作用用途 本品为人工合成的雄激素，具有与天然睾酮相同的作用，能促进男性性器官及副性征的发育、成熟，对抗雌激素，抑制子宫内膜生长及卵巢、垂体功能，促进蛋白质的合成及骨质的形成，促进红细胞生成和增加血红蛋白。适用于男性雄激素缺乏症、月经过多或子宫肌瘤，子宫内膜异位症、老年性骨质疏松症、小儿再生障碍性贫血。

用法用量 口服或舌下含服：①男性雄激素缺乏症，每次 5mg，每日 2 次，具体用法遵医嘱。②月经过多或子宫肌瘤，舌下含服，每次 5~10mg，每日 2 次，以对抗雌激素，减少出血量。每月剂量不可超过 300mg，以免产生男性化。③子宫内膜异位症，每次舌下含服 5~10mg，每日 2 次，3~6 个月，以对抗雌激素，抑制异位内膜生长。④老年性骨质疏松症，每日 10mg，舌下含服。⑤小儿再生障碍性贫血，每日 1~2mg/kg 体重，分1~2 次服用。⑥用于晚期乳腺癌，每日 50~200mg，分次服用。

注意事项 ①大剂量（每月 300mg 以上）可引起女性男性化、浮肿、肝损害、黄疸、头晕、痤疮等，长期服用可能诱发肝癌。②口服及舌下含服均可，但口服后一部分药物能被肝脏破坏，故口服剂量应略大。

剂型规格 片剂：每片 5mg；10mg。

十一酸睾酮
Testosterone Undecanonate

别名 安迪欧，安雄，Androxon，Pantestone，Undestor

作用用途 本品为睾酮衍生物，含有十一酸睾酮，是治疗睾酮缺乏症的有效口服药物。本品可增强免疫功能，促进蛋白质合成和减少分解，促进骨骼生长及促红细胞生成素的产生并增强其作用。本品口服后血浆睾酮水平恒定，雄性效应完整，改善精神状态，不影响肝功能，没有前列腺或血液学的副作用，尤抑制垂体的反应，长期服用安全。适用于男性性功能低下的睾酮替代疗法，如类无睾症、垂体功能低下、男性更年期性欲减退、精神和体力活动减退、精子生成异常而引起的不育、雄性激素缺乏引起的骨质疏松。另外，也用于再生障碍性贫血等。

用法用量 ①口服：每次 40mg，每日 3 次。②肌内注射：用于男子性功能低下，每次 250mg，每月 1 次，连续 4 个月；用于再生障碍性贫血，首次 1g，以后每次 500mg，1 个月 2 次。

复方睾酮酯（Tfiolandren），肌内注射：用于睾丸切除术后及更年期，每次 50~100mg，每 2~4 周 1 次，连续 6~8 周。对性功能低下，每次 100mg，1 周后再注射 50mg，然后每 2~4 周 50mg。

注意事项 ①前列腺癌、肝、肾功能不全、孕妇及哺乳期妇女禁用。②可有痤疮、男子乳房发育、水肿、精子生成减少等。

剂型规格 ①胶囊剂：每粒 40mg。②注射剂：每支 250mg（2ml）。③复方睾酮酯注射液：1ml，含十一酸睾酮 150mg、丙酸睾酮 20mg、戊酸睾酮 80mg。

丙酸睾酮
Testoterone Propionate

别名 丙酸睾丸素，丙酸睾丸酮，睾酮丙酸酯，Testonate

作用用途 本品能促进男性器官及第二性征的发育、成熟，大剂量时有抗雌激素作用，抑制子宫内膜生长及卵巢、垂体功能。还有促进蛋白质合成及骨质形成等作用。适用于无睾症及类无睾症、男子更年期综合征、男子不育症、功能性子宫出血、子宫肌瘤、转移性乳癌或卵巢癌、再生障碍性贫血。

用法用量 肌内注射：每次 25mg，每周 2～3 次。①雄激素缺乏症，每次 10～50mg，每周 2～3 次。②月经过多或子宫肌瘤，每次 25～50mg，每周 2 次。③功能性子宫出血，配合黄体酮使用，每次 25～50mg，隔日 1 次，共 3～4 次。④再生障碍性贫血，每日或隔日 1 次，连用 6 个月以上。⑤老年性骨质疏松症，每次 25mg，每周 2～3 次，连用 3～6 个月；⑥女性乳腺瘤及乳癌骨转移，每次 50～100mg，隔日 1 次，用药 2～3 个月。

注意事项 ①大剂量可引起女性男性化、浮肿、肝损害、黄疸、头晕等。②因有水钠潴留作用，故肾炎、肾病综合征，高血压及心力衰竭患者慎用。③孕妇及前列腺癌患者禁用。④儿童长期应用，可严重影响生长发育。

剂型规格 注射剂：每支 10mg（1ml）；25mg（1ml）；50mg（1ml）。

复庚睾酮
Testoviron-Depot

别名 丙酸睾丸酮-庚酸睾酮，长效盖世维雄，长效睾丸酮，复方睾酮庚酸酯，加强睾丸酮，Primaterstea-Depot，Primeteston-Depot，Testosterone

作用用途 本品是睾酮丙酸酯与睾酮庚酸酯的复合长效雄性激素。作用快，疗效长，肌内注射 1 次可维持 3～4 周以上。本品能促进男性器官及副性征的发育，对抗雌激素，还有促进蛋白质合成和抑制蛋白质分解的作用，使肌肉增长，以利于生长发育和虚弱患者身体的恢复。适用于男性性腺功能不全、性器官发育不良、无睾及隐睾症、阳萎、精子缺乏症；女性功能性子宫出血、更年期综合征、乳腺癌等。还用于再生障碍性贫血、骨质疏松症等。

用法用量 成人 肌内注射：每次 100～200mg，每 2～4 周 1 次。给药剂量应根据病情而定。①用于男性性腺功能减退症，每次 100～400mg，每月 1～2 次。②乳腺癌及性器官癌，每次 200mg，每 2～3 周 1 次。③更年期综合征，每次 100mg，3～4 周 1 次。④消耗性疾病，每次 100～200mg，3～4 周 1 次。

注意事项 ①前列腺癌、孕妇禁用。②肝、肾疾病患者慎用。③治疗乳腺癌时如发现血钙过多时应立即停药。④大剂量或长期用药，可引起水钠潴留和水肿。⑤少数妇女可出现男性化，如嗓音改变、多毛、痤疮等。

剂型规格 注射剂：每支 100mg（1ml）

复方睾酮酯
Testosterone-Mixt of Esters

别名 超能特灵，超能特能，复方长效睾酮酯，睾酮

复酯，巧理宝，巧量宝，Triolandren

作用用途 本品为一种人工合成的雄激素制剂，具有睾酮的雄性激素和蛋白同化作用。在大部分靶器官内，睾酮经酶化作用转化成双氢睾酮，此物质与体内的雄激素受体结合成有效成分，刺激具靶器官内特殊的蛋白质合成而起作用。本品内所含 3 种睾酮酯具有协同作用，能确保起效快（丙酸睾酮效应）、长效（戊酸睾酮及十一酸睾酮联合效应），丙酸睾酮的药效可维持 2～3 日，戊酸睾酮具有中等效应，十一酸睾酮具有持久作用，故总效力可持续约 4 周。用于男性雄激素缺乏症，如睾丸切除术后生殖器功能不足，精子过少的男子不育症，性功能低下，更年期。女性进行乳腺癌姑息疗法。男童发育过速症。也用于男女再生障碍性贫血，以刺激血细胞的增长。

用法用量 肌内注射：①睾丸切除术后性激素缺乏症及男性更年期，每次 50～100mg，每 2～4 周 1 次，连续注射 6～8 周，再停药 4 周，以便观察。②生殖器功能不足，每次 250mg，3～6 周 1 次。③精子过少的不育症，每次 50mg，2 周 1 次，连续 3 个月。若有必要，停药数周后再重复上述疗程。④性功能低下，每次 100mg，1 周后再注射 50mg，以后每隔 2～4 周注射 50mg。⑤乳腺癌（女性），每次 250mg，1～2 周 1 次。⑥再生障碍性贫血，每次 250mg，每周 2 次。⑦男童发育过速症，每次 500mg，2～3 周 1 次，应在医生指导下用药。

注意事项 ①治疗期间应定期检查血清钙水平，发现血钙水平升高时，应立即停药。②男性患者应经常检查前列腺。③本品能增加 17-酮基类固醇的排泄，增高血细胞容积值及改变胆固醇浓度。④本品还能影响血液凝固试验、葡萄糖耐受试验、甲吡丙酮垂体机能测试试验、甲状腺功能测试等的化验结果。

剂型规格 注射剂：每支 250mg（丙酸睾酮 20mg，戊酸睾酮 80mg，十一酸睾酮 150mg）。

育亨宾
Yohimbine

别名 安慰乐得，白坚木素，氢化麦角新碱，伞房枪素，萎必治，性欲素，Aphrodine，Quebrachine，Yocon

作用用途 本品主要成分为育亨宾宁碱，通过中枢作用于阴茎海绵体的肾上腺素能受体，发挥肾上腺素能拮抗作用，因此能扩张外周血管。另外，还能增强外周副交感、降低交感神经兴奋。所以本品能增加阴茎动脉血液，减少血液输出，并能增强性欲。由于阴茎的勃起受心理、神经、内分泌、血管等多种因素的调节。本品能选择性地阻断神经节前 α_2 肾上腺素能受体，使血管平滑肌扩张，能增加外周副交感神经张力，因而扩张阴茎动脉，增加阴茎海绵血流量使阴茎充血勃起。使用本品开始至勃起功能改善有 2～3 周潜伏时间。本品口服后很快吸收，半衰期为 35 分钟。用于治疗男性阳萎。临床使用 1 万例以上，疗效达 83.9%。有患者将本品和睾丸

素合用治疗各种阳萎，取得很好疗效。

用法用量 口服：**成人**，每次 5.4mg，每日 3 次。若有恶心、眩晕等，减为每次半片。每一疗程为 10 周。可和睾丸素联合使用，以增强疗效。

注意事项 ①严重肾病、孕妇或对本品过敏者禁用。②本品对部分阳萎患者疗效仍不满甚至失败，需进一步检查，然后采取侵入性（静脉结扎手术、动脉重建手术、阴茎假体植入术）或性激素的替代疗法、负压装置、罂粟碱试验等。③偶见轻微头痛、头晕、激动、震颤、皮肤潮红，及由于释放抗利尿激素引起的轻度抗利尿作用。

剂型规格 片剂：每片 5.4mg。

苯丙酸诺龙
Nandrolone Phenylpropionate

别名 苯丙酸去甲睾酮，多乐宝灵，诺龙苯丙酸酯，Durabolin，Norandrostenolone Phenylpropionate

作用用途 本品为蛋白同化激素，并有使钙、磷等蓄积的作用，其雄激素作用较小。可用于严重灼伤、恶性肿瘤患者手术前后、骨折后不易愈合和严重骨质疏松症、早产儿、生长发育显著迟缓、侏儒症、严重营养不良、食欲不振、慢性腹泻和其他严重消耗性疾病，此外还可用于已不宜手术的乳腺癌、功能性子宫出血、子宫肌瘤。

用法用量 肌内注射：**成人**，每次 25～50mg；**儿童**，每次 10mg；**婴儿**，每次 5mg。每周或每 3 周注射 1 次。

注意事项 ①本品有轻微男性化作用，女性使用后可能出现多毛、阴蒂肥大、月经紊乱等，如发生需立即停药。②长期使用可引起黄疸及肝功能障碍、代谢紊乱等。故健康者严禁作营养品长期应用。③前列腺癌、高血压患者及孕妇禁用。④肝、肾疾病患者及充血性心力衰竭患者慎用。

剂型规格 注射剂：每支 10mg（1ml）；25mg（1ml）。

去氢甲睾酮
Metandienone

别名 大力补，甲睾烯龙，美雄酮，尼乐饱，尼乐宝，去氢甲基睾丸素，Danabol，Dianabol，Metanabol

作用用途 本品蛋白同化作用与丙酸睾酮相同，但雄激素活性仅为后者的 1/100。能促使钙、磷在骨中沉积，加速骨骼生成，降低血清胆固醇，促进肉芽生长和创伤修复。用于骨质疏松症，慢性消耗性疾病的恢复期，严重感染和创伤、烧伤引起的负氮平衡，促进早产儿及未成熟儿的生长等。此外，骨折不易愈合、高胆固醇症、产后虚弱患者亦可使用。

用法用量 口服：**成人**，开始时每日 10～30mg，分 2～3 次服。病情得到控制后改为维持量，每日 5～10mg，连用4～8 周为一疗程。重复用药时应间隔 1～2 月。**老人**，用量宜酌减。**婴幼儿**，每日 0.05mg/kg 体重。

注意事项 ①用时加服适量蛋白质及糖等。②服药后可有恶心、呕吐、腹泻等。

剂型规格 片剂：每片 1mg；2.5mg；5mg。

司坦唑醇
Stanozolol

别名 吡唑甲睾酮，吡唑甲氢龙，康力龙，Anabol，Androstanazole，Estazol，Stanazol，Terabolin

作用用途 本品能促进机体蛋白质合成及抑制组织蛋白异生，并能降低血清胆固醇，减少钙、磷排泄和减轻骨髓抑制。用于再生障碍性贫血的治疗及慢性消耗性疾病、重病及手术后体弱消瘦的恢复、年老体衰、小儿发育不良、骨质疏松症、白细胞减少症、血小板减少症、高脂血症。还可用于防治长期使用皮质激素引起的某些不良作用。

用法用量 口服：**成人**，每次 2mg，每日 3 次。**儿童**，每日 2～4mg，分 1～3 次服用。

注意事项 ①服药初期，下腹、颜面可能出现浮肿，继续服药能自行消失。②可能引起胃病发作及肝功能损害。③出现痤疮，立即停药。④长期大量使用可能导致肝癌。

剂型规格 片剂：每片 2mg。

达那唑
Danazol

别名 安宫唑，丹那唑，炔睾酮，Danal，Danocrine

作用用途 本品为弱雄激素，兼有蛋白同化作用和抗孕激素作用，但无雌激素和孕激素作用，能促进子宫异位内膜退化和改善症状。主要用于子宫内膜异位症。

用法用量 口服：于月经第 2 日开始，每次 0.2～0.3g，每日 2 次，3～6 个月为一疗程。

注意事项 ①孕妇和哺乳期妇女不宜用。②肝、肾功能不良、严重高血压及充血性心力衰竭患者禁用。

剂型规格 胶囊剂：每粒 0.1g；0.2g。

羟甲烯龙
Oxymetholone

别名 康复龙，羟次甲基睾丸酮，羟次甲氢龙，Adroyd，Anadrol，Anapolon，Hydroxymetholone，Pardroyd

作用用途 本品能促进蛋白质的合成，其男性化副作用较弱，对肾上腺皮质激素过多而致蛋白质异化作用有拮抗效果。对肾上腺皮质激素长期使用引起的肾上腺皮质功能减退有预防及对抗作用。用于小儿发育不全、年老体弱、慢性病、重病及术后体弱消瘦、白细胞减少症及长期应用皮质激素引起的肾上腺皮质功能减退等症。

用法用量 口服：**成人**，每日 5～1.0mg，分1～3 次服用。**儿童**，每日 1.25～5mg。再生障碍性贫血，每日 1～5mg/kg 体重。

注意事项 ①青年妇女偶见有月经推迟现象，停药可恢复。②肝功能不全者慎用。

剂型规格 片剂：每片 2.5mg。

二、雌激素及其合成药

女性的性激素主要有卵巢的成熟卵泡和黄体所分泌，有雌激素、孕激素和雄激素。雌激素主要由卵巢和胎盘产生，男女两性的肾上腺皮质以及男性睾丸也能产生少量雌激素。天然雌激素包括：雌二醇、雌酮和雌三醇类。

己烯雌酚
Diethylstilbestrol

别名 人造求偶素，乙蒎酚，乙烯雌酚，Stilbestrol

作用用途 本品为人工合成的雌激素，主要作用为：促使女性性器官及第二性征的正常发育；促使子宫内膜增生；减轻更年期或妇科手术后因性腺功能不足而产生的全身性功能紊乱；小剂量刺激，大剂量抑制垂体前叶促性腺激素及催乳激素的分泌；有抗雄激素作用；刺激子宫收缩；促使阴道上皮增生。本品用于补充体内雌激素不足，如萎缩性阴道炎、女性性腺发育不良、围绝经期综合征、老年性外阴干枯症及阴道炎、卵巢切除术后、不能行手术治疗的晚期乳腺癌、晚期前列腺癌的姑息治疗、产后回乳、内分泌失衡引起的月经紊乱、引产等。

用法用量 （1）口服 ①卵巢功能不全或垂体功能异常引起的闭经：1 日不超过 0.25mg。②人工周期：每日 0.25~0.5mg，连服 20 日，待月经停止后再用同法治疗，共 3 周期。③月经周期延长及子宫发育不全：每日 0.1~0.2mg，持续半年，经期停服。④绝经期综合征：每日 0.25mg，症状控制后改为每日 0.1mg。如同时服甲睾酮每日 5~10mg，则效果更好。⑤前列腺癌：每日 5~10mg，分 3 次服，连用 2~3 月。⑥不育症：于月经后每日 0.1mg，共用 15 日，疗程 3~6 个月。⑦稽留性流产：每次 5mg，每日 3 次，5~7 日为一疗程，停药 5 日，如无效可重复一疗程。⑧退乳：每次 5mg，每日 3 次，连服 3 日。以后改为每日 5mg，继续服药 6 日。（2）肌内注射 退乳，每次 4mg，每日 1 次，连用 3~5 日，同时紧束双乳房，少进液体。（3）阴道给药 老年性阴道炎：每晚塞入 1~2 片（每片 0.25mg），其用 7 日。

注意事项 ①应按指定方法服药，中途停药可能导致子宫出血。②孕妇、癌症及肝、肾功能严重减退者禁用。③大剂量使用易引起消化道不良反应及头昏等。④长期应用可导致子宫出血和子宫肥大。⑤有时尚可引起乳房胀痛、白带增多和皮疹。⑥利福平能促进雌激素的代谢灭活，从而减弱避孕的效力。⑦氨苄西林可影响雌激素的吸收而导致避孕的失败。⑧服药期间应适当地补充维生素 B 族、维生素 C 及叶酸。

剂型规格 ①片剂：每片 0.5mg；1mg。②注射剂：每支 2mg。

丙酸己烯雌酚
Diethylstilbestrol Dipropionate

作用用途 本品作用与己烯雌酚相同，肌内注射作用较持久，注射 1 次可维持 2~3 日，对不能耐受己烯雌酚者可改用本品。

用法用量 肌内注射：每次 12mg，每周 1 次。

注意事项 ①肝、肾疾病患者及孕妇禁用。②应按医嘱服药，中途停药可导致子宫出血。③有恶心、呕吐、厌食、头痛等；长期应用可使子宫内膜增生过度而导致子宫出血与子宫肥大。

剂型规格 注射剂：每支 0.5mg（1ml）；2.5mg（1ml）。

苯甲酸雌二醇
Estradiol Benzoate

别名 苯甲酸求偶二醇，雌二醇苯甲酸酯，Benztrone

作用用途 本品作用与己烯雌酚相似而较强。多用于功能性子宫出血及退奶等。

用法用量 肌内注射：①功能性子宫出血，每日 4~6mg，待血止后逐渐减量，减至每日 1mg，再减为隔日 1mg，用至血止后第 21 日停药。用药最后 5 日，每日加肌内注射黄体酮 10~20mg。②退奶：在乳房未胀前，每日 4mg，连用 3~5 日，用本品的苯甲酸酯及二丙酸酯油溶液进行肌内注射，作用持久，每次 0.2~1mg，每周 2~3 次即可。

注意事项 ①严重肝、肾功能不全及孕妇禁用。②可有恶心、头痛、乳房胀痛等。

剂型规格 注射剂：每支 2mg。

炔雌醇
Ethinylestradiol

别名 乙炔雌二醇，Estinyl

作用用途 本品为口服有效的强效雌激素，其活性为己烯雌酚的 20 倍。用于月经紊乱，如闭经、月经过少、功能性子宫出血、绝经期综合征、子宫发育不全、前列腺癌等。与孕激素配伍，对抑制排卵有协同作用，为口服避孕药中最常用的雌激素。

用法用量 口服：①闭经、更年期综合征，每次 0.02~0.05mg，每日 0.02~0.15mg。②前列腺癌，每次 0.05~0.5mg，每日 3~6 次。

注意事项 ①肝、肾疾病患者禁用。②可有恶心、呕吐、头痛、乳房胀痛等。

剂型规格 片剂：每片 5μg；20μg；50μg；500μg。

炔雌醚
Quinestrol

别名 炔雌醇环戊醚，Estrovis，Ethnylestradiol-3-

cyclopentylether

作用用途 本品为作用较强的长效雌激素,其活性为炔雌醇的 4 倍,作用可维持 1 个月以上。临床用于绝经期综合征及退奶等。与孕激素合用可作口服长效避孕药。

用法用量 口服:①绝经期综合征,每日 0.025mg,或每次 0.1~0.2mg,每周 1 次。②退奶,于分娩后 6 小时内 1 次口服 4mg;必要时隔 4~6 日服第二次;对已哺乳者,每次 4mg,2 日后服第二次。

注意事项 ①肝、肾疾病患者禁用。②可有恶心、呕吐、乳房胀痛、白带增多等。

剂型规格 片剂:每片 0.025mg;4mg。

雌二醇
Estradiol

别名 爱斯妥,得美素,更乐,诺坤复,欧适可,求偶二醇,松青,Estrofem, Oestrasiol, Oestrogel

作用用途 本品是体内分泌的一种天然雌激素,具有如下作用:促使子宫内膜增生;增强子宫平滑肌的收缩;促使乳腺导管发生增生,较大剂量能抑制垂体前叶催乳素的释放,从而减少乳汁分泌;抗雄激素作用;降低血中胆固醇,并能增加钙在骨中的沉着。用于卵巢功能不全或卵巢激素不足引起的各种症状,主要是用于功能性子宫出血、原发性闭经、绝经期综合征以及前列腺癌等。

用法用量 ①**肌内注射**:每次 0.5~1.5mg,每周 2~3 次;平均替代治疗剂量为每日 0.2~0.5mg。用于功能性子宫出血,每日 4~6mg,待血止后逐渐减量至每日或隔日 1mg,连用 3 周,继用黄体酮。退奶,在乳房未胀前,每次 4mg,每日 1 次,连用 3~5 日。②**外用**:贴片(Estraderm),每次于脐下贴 1 张,历时 3 日。凝胶剂(Oestrogel),外涂于双臂、前臂和肩部,每日 2.5g,早晚各 1 次。③**口服**:缓释片(Estrofem),每次 2mg,每日 1 次,连续 25 日,停药 5~6 日,重复疗程。用于绝经期,每次 2mg,每日 1 次,连续 21 日;周期第 14~25 日,每日加服普孕酮(Promegestone) 0.125~0.5mg。

注意事项 ①肝、肾功能不全者禁用。②可有恶心、呕吐、乳房胀痛、子宫内膜过度增生等。偶见皮肤反应、头痛、胆结石、气喘、脱发、偏头痛及血栓静脉炎等副作用,也报道有乳腺癌的发生。③凝胶剂不可口服,禁用于乳房、外阴和阴道黏膜。④巴比妥类、甲丙氨酯、保泰松、利福平等会降低雌激素活性。⑤立即停止用药的指征:静脉血栓栓塞症;黄疸发生;偏头痛突然发作;血压显著升高。⑥在开始治疗前及用药期间,应作体格检查,包括妇科检查。

剂型规格 ①注射剂:每支 2mg(1ml)。②控释贴片(Estraderm TTS):每张含雌二醇 2mg;4mg;8mg,相应面积为 5cm²;10cm²;20cm²。③凝胶剂:每个 80g,含雌二醇 0.06%。④缓释片剂:每片 2mg。

雌三醇
Estriol

别名 欧维婷,琥珀雌三醇,伊斯娇,伊特乐, Oestriol, Ovestin

作用用途 本品的雌激素活性较小,对血管、下丘脑-垂体-性腺反馈系统和造血系统有明显作用,选择性地作用于女性生殖道远端和男性乳腺、睾丸、前列腺。用于白细胞减少、各种月经病、妇女更年期综合征等。

用法用量 (1)**口服**:①围绝经期综合征:每次 1mg,每日 1 次,连用 14~21 日为一疗程,可连用 2~3 个疗程。②人工流产,安取节育环、绝育术、口服避免药后出血、功能性月经过多症:经前 1 周或经期中口服,每次 5mg,每日 1~2 次,每次月经周期服药总量应小于 30mg。③前列腺增生症:每次 2mg,每日 3 次,连用 3 周左右。(2)**肌内注射**:①早期人工流产、中期引产、子宫颈水肿或软化不良、宫口开全不良:每次 10mg,用药 1~2 次。②人工流产,安取节育环、绝育术、口服避孕药后出血、功能性月经过多症等,每次 10mg,每日 1 次,用药 1~2 日。③前列腺增生症:每次 10mg,隔日 1 次,用药 3~5 次,至症状缓解为止。④扁桃体摘除和子宫切除等出血:术前 2 日,每日 10mg。⑤胃肠道肿瘤等癌性出血:每日 10mg,用药 2~3 日。(3)**阴道给药**:栓剂,①雌激素水平低下引起的症状:每日 2mg,连用 1 周,以后每周放置 2mg 维持。②绝经后妇女阴道术前和术后:手术前 2 周开始用药,每次 0.5mg,每日 1 次;术后 2 周内 1 周 2 次,每次 0.5mg。

注意事项 ①可有暂时性乳房肿胀或硬块、月经周期紊乱,停药后 1 月左右可自行恢复。②有过敏反应者应即停药。未成年患者不宜使用。③口服药后偶会发生食欲不振、恶心、呕吐、下腹痛等。④按规定方法给药治疗无效时,不宜再用本品。

剂型规格 ①片剂:每片 1mg;5mg。②注射剂:每支 10mg(1ml)。③外用混悬剂或滑石粉剂:含雌三醇 0.01%,新霉素或氯霉素 1%。④栓剂:每枚 0.5mg;1mg;2mg。

诺更宁
Kliogest

作用用途 本品主要补充雌激素,用于雌激素缺乏综合征,包括预防妇女绝经后骨矿物质丢失而增加的骨折危险和萎缩性阴道炎。

用法用量 口服:每日 1 片,连续使用,不可间断。应在停经 1 年后开始治疗,可由任一天开始。如果由用序贯雌激素疗法转换为本品,应在月经后开始用药,即为序贯激素治疗周期开始当日用药。

注意事项 ①对本品过敏者、已知或疑有乳癌病史者,已知或疑有雌激素依赖性肿瘤,如子宫内膜癌、代谢性卟啉病患者、孕妇和哺乳期妇女禁用。②最初几个月治疗期间，有不规则的流血。③有时有乳房胀痛、水肿和头痛等。

剂型规格 片剂：每片含雌二醇 2mg、醋酸炔诺酮 1mg。

普罗雌烯
Promestriene

别名 更宝芬，甲丙雌二醚，普鲁雌醚，普罗雌醚，Colpotrophine，Delipoderm

作用用途 本品为雌二醇的衍生物，对女性生殖道黏膜有局部雌激素活性，而对子宫、乳房、垂体均无作用。阴道使用后，未见全身性激素作用。适用于雌激素缺乏性阴道萎缩和产后、手术或理疗时子宫颈阴道及外阴愈合迟缓。乳剂用于外阴、前庭、阴道口萎缩及皮脂；溶液剂用于头发、皮肤的皮脂溢。

用法用量 ①阴道给药：栓剂，每日 1 枚，20 日为一疗程。②外涂：乳剂，每日涂 1~2 次。溶液剂，每次滴用 0.5~1ml，开始 6 周，每日 2 次，以后每日 1 次。

注意事项 有雌激素依赖性肿瘤史者禁用。

剂型规格 ①栓剂：每枚 10mg。②乳剂（溶液剂）1%。

美雌醇
Mestrano

别名 炔雌醇甲醚，EE_3ME

作用用途 本品作用与炔雌醇相似，口服雌激素活性为雌二醇的 3~4 倍。适用于卵巢功能不全、闭经、功能性子宫出血、更年期综合征。

用法用量 口服：每次 0.02~0.08mg，每日 1~3 次。

注意事项 有肝病、肾病、乳腺癌的患者禁用。

剂型规格 片剂：每片 0.02mg。

戊酸雌二醇
Estradiol Valerate

别名 补佳乐，协坤，Progynova

作用用途 本品为长效雌二醇的戊酸酯，补充或替代雌激素的分泌不足。肌内注射后缓慢释放，作用维持 2~4 周。临床用于卵巢功能不全、闭经、更年期综合征、退奶及前列腺癌等。

用法用量 ①肌内注射：每次 5~10mg，每 1~2 周 1 次。平均替代治疗剂量为每 2 周 5~20mg。用于卵巢功能不全，每次 5~20mg，每月 1 次。退奶，每次 10mg。②口服：每日 1~2mg，连续 21 日后，停药 1 周，再开始新一疗程。或每日连续用药。

注意事项 ①妊娠、肾病、肝病、乳腺癌及卵巢癌患者忌用。②可有头痛、乳房胀痛、胃部不适、恶心、体重增加及子宫出血等。

剂型规格 ①缓释片剂：每片 1mg。②注射剂：每支 5mg（1ml）；10mg（1ml）。

替勃龙
Tibolone

别名 递宝龙，7-甲异炔诺酮，利维爱，Livial

作用用途 本品为蛋白同化激素类药。对绝经期妇女能抑制促性腺激素分泌，而对生育期妇女则能抑制排卵。不刺激绝经后妇女的子宫内膜，仅有极少数患者子宫内膜增生，对阴道黏膜没有刺激作用，且能抑制绝经期妇女的骨量丢失。对绝经期症状，尤其是血管舒缩症状，如发热、盗汗等，具有缓解作用。临床上主要用于自然或外科手术引起的绝经。

用法用量 口服：每次 2.5mg，每日 1 次，嚼碎服下，每日最好在相同时间服用。

注意事项 ①孕妇、已知或怀疑有激素依赖性肿瘤、心血管或脑血管疾病及病史、不明原因的阴道出血、严重肝病患者禁用。②大剂量可以引起阴道出血，应定期补充孕激素，如 3 个月可服用 10 日。③有肾功能障碍、癫痫、偏头痛病史者，用本品可引起体液潴留。④高胆固醇血症患者，用本品可引起脂质变化。

剂型规格 片剂：每片 2.5mg。

氯烯雌醚
Chloritrianisene

别名 氯烯雌酚，氯烯雌酚醚，泰舒，Chlorotrisin

作用用途 本品是非甾体雌激素类药。其活性较己烯雌酚小，属弱雌激素类药物。适用于妇女更年期综合征、手术后因雌激素缺乏所引起的症状，青春期功能失调性子宫出血、妇女性腺功能不全的雌激素替代治疗及前列腺增生。

用法用量 口服：①妇女更年期综合征及手术后雌激素缺乏所引起的症状，每日 4~12mg，分 2~3 次服用，20~22 日为 1 疗程。停药后 5~6 日，再开始另一疗程。②青春期功能失调性子宫出血，每日 20~80mg，分 2~3 次服用，止血后，酌情递减，维持量，每日 8mg。③妇女性腺功能不全，每日 8~12mg。④前列腺增生，每日 12~24mg，分 2~3 次服用，4~8 周为 1 疗程。

注意事项 ①孕妇、乳腺癌及诊断未明确的妇科出血忌用。②有血栓史者慎用。③偶见轻微胃部不适、恶心、乳房胀痛等现象。

剂型规格 滴丸剂：每粒 4mg。

尼尔雌醇
Nilestriol

别名 E_3 醚，维尼安，戊炔雌三醇，CEE_3，Ethinylestriol-3-Cyclopentyl Ether

作用用途 本品为雌三醇的衍生物。雌三醇为雌二醇的代谢产物，其药理作用与雌二醇相似，但生物活性低。适用于围绝经期妇女的雌激素替代疗法。

用法用量 口服：每次 5mg，每月 1 次；或每次 2mg，每两周 1 次。

注意事项 ①可见轻度胃肠道不良反应，如恶心、呕吐、头晕。②偶有肝功能损害。③本品的雌激素活性虽较低，但仍有使子宫内膜增生的危险，故应每两个月中有 10 日给予孕激素以抑制雌激素的内膜增生作用。一般孕激素停用后可产生撤药性子宫出血。

剂型规格 片剂：每片 2mg；5mg。

结合雌激素
Conjugated Estrogens

别名 倍美力，结合型雌激素，妊马雌酮，普瑞马林，Premarin，Transannon

作用用途 本品是一种从天然物质中提取的雌性激素混合物。包括雌酮、马烯雌酮、17α-二氢马烯雌酮，并有以硫酸酯盐形式存在的少量 17α-雌二醇、马萘雌酮、17α-二氢马萘雌酮。可调节体内激素水平。注射剂用于无器质性病理改变的、由于激素水平失衡而导致的异常子宫出血。片剂用于减轻绝经期症状，预防骨质疏松，子宫出血，萎缩性阴道炎，某些癌症。霜剂用于绝经后出现的阴道和泌尿系统的内膜干燥、瘙痒及疼痛。

用法用量 （1）口服：①中重度血管舒缩症或绝经后阴道萎缩，血管舒缩，每日 0.625mg；阴道萎缩每日 0.3~1.25mg 或更多。②卵巢功能减退，性腺功能减退，每日 0.3~0.625mg，周期性服用；原发性卵巢功能衰退，每日 1.25mg，周期性服用。③转移性乳腺癌，每次 10mg，每日 3 次，至少 3 个月为一疗程。④绝经妇女雌激素替代治疗，每日 0.3mg 或 0.625mg。⑤晚期雄激素依赖性前列腺癌，每次 1.25~2.5mg，每日 3 次。（2）肌内注射：功能性子宫出血，每次 20mg，起效后改为口服，每日 2.5~7.5mg，连服 20 日。（3）阴道给药：软膏剂，每日 1g，3 周为 1 疗程。

注意事项 ①孕妇或可能妊娠的妇女、血栓性静脉炎或血栓性疾病、已知或怀疑有雌激素依赖性肿瘤、未确诊的异常阴道出血、对本品任一成分过敏者禁用。②心、肝、肾功能不全的患者，高血压、糖尿病或哮喘患者慎用。③在用药之前，应对患者进行全面的体格检查，尤其是盆腔器官及乳房。在开始治疗后 6 个月内，应再进行一次体检。④不良反应有恶心、乳房胀痛或经血样出血，头痛、偏头痛、体重改变、视力改变、头晕、泌乳、黄疸和不规则的出血或点状出血。

剂型规格 ①片剂：每片 0.625mg。②注射剂：每支 25mg。③软膏剂：0.625mg(1g)。

克龄蒙
Climen

别名 戊酸雌二醇-乙酸环丙孕酮

作用用途 本品是雌激素-孕激素的复方制剂，能迅速缓解因雌激素缺乏而引起的更年期症状。本品还对皮肤和黏膜退化（尤其是泌尿生殖道的黏膜）有明显改善作用，并对因雌激素缺乏而引起的骨质疏松有预防作用。此外，本品有助于预防心血管系统动脉硬化的发生。适用于更年期综合征，泌尿生殖道和皮肤退化，更年期情绪低落，良性妇科肿瘤卵巢切除术后的（激素）不足症状，预防绝经后的骨质疏松，原发性和继发性闭经，月经周期紊乱。

用法用量 口服：自月经周期第 5 日开始服用，每日 1 片，服药 21 日后，停药 7 日；一般停药 2~4 日后会发生有月经特点的撤药性出血。停药 7 日后开始另一周期治疗。

注意事项 ①偶有乳房胀、经期出血、胃部不适、恶心、体重和性欲改变。个别患者有水肿、头痛、情绪低落的表现。②用药时间越长，停药期间不发生出血的机会也相应增加。③孕妇、哺乳期妇女、严重的肝功能损害、肿瘤、镰状红细胞贫血等患者禁用。④保泰松、利福平、氨苄西林等可降低本品的活性。

剂型规格 片剂：每板装有 11 片戊酸雌二醇，每片含戊酸雌二醇 2mg；10 片戊酸雌二醇-乙酸环丙孕酮复方片剂，每片含戊酸雌二醇 2mg，乙酸环丙孕酮 1mg。

雌二醇屈螺酮片
Estradiol and drospirenone tablets

别名 安今益

作用用途 本品用于绝经超过一年的女性所出现的雌激素缺乏症状的激素替代治疗。

用法用量 口服：尚未使用雌激素或替换其他连续联合激素治疗制剂的妇女可随时开始使用本品，后者应在完成之前的治疗周期后再开始使用本品。每日口服 1 片，用少量液体整片吞服；用药时间不受饮食影响；最好在每日同一时间服药。如果发生一片药漏服的情况，应尽快补服，但如果漏服时间超过 24 小时，则不需额外补服。

注意事项 ①本品不能作为避孕药使用。如果漏服数片药物，可能发生出血。②下列情况下，应立即停止治疗：偏头痛或首次出现的频繁的异常严重的头痛，或者有其他可能是脑血管闭塞的前驱症状时；妊娠期或既往使用性激素时发生过胆汁淤积性黄疸；发生血栓疾病或疑有血栓形成。③出现静脉血栓栓塞、动脉血栓栓塞、胆囊疾病、痴呆等情况时，应考虑终止治疗。④有报告曾经使用激素替代治疗数年的妇女罹患乳腺癌的危险性增加，以及子宫内膜增生和子宫内膜癌、卵巢癌、肝脏肿瘤等情况。

剂型规格 片剂：每片含屈螺酮 2mg 和雌二醇 1mg。

倍美安
Premelle

作用用途 本品属结合雌激素，其药理作用类似于内源性雌激素。在靶组织内（女性生殖器、乳房、丘脑下部、脑垂体），雌激素进入细胞，然后被输送进细胞核。雌激素的作用使产生了特殊的 RNA 和合成了蛋白质。在用雌激素时加用孕激素进行替代疗法时将减少子宫内膜增生的发生概率以及随之而发生的腺癌的危险。适用于绝经 3 年以上、子宫无器质性病变的妇女。用于以下情况：治疗绝经后出现的中重度血管舒缩症状。治疗外阴和阴道萎缩。预防骨质疏松症。

用法用量 口服：每日 1 片。

注意事项 ①禁忌用于已知或怀疑妊娠的妇女，因雌激素或孕激素用于孕妇可对胎儿造成危害。②生殖泌尿系统：阴道出血的形式改变和异常、停药性出血、突发性大量出血、少量阴道出血、子宫颈分泌物量的改变、经前紧张综合征、膀胱炎样症候群、子宫平滑肌瘤增大、阴道念珠菌病、闭经、宫颈糜烂变化。乳房：压痛、增大、溢乳。胃肠道：恶心、胆汁郁积型黄疸、食欲改变、呕吐、下腹部痉挛、饱胀、胆囊疾病的发病率上升、胰腺炎。皮肤：当停用药物后，褐黄斑或黑斑病可持续存存、多形性红斑、结节性红斑、出血性皮疹、头发脱落、多毛症、瘙痒、荨麻疹、全身性皮疹、痒或不痒的皮疹（过敏性）、痤疮。心血管系统：易感个体可出现血压改变、血栓性静脉炎、肺栓塞、脑血栓形成和栓塞。中枢神经系统：头痛、眩晕、精神压抑、神经紧张、偏头痛、舞蹈病、失眠、嗜睡。眼：视网膜血栓形成和视神经炎、角膜曲率变陡、难以放置角膜接触镜（隐形眼镜）。其他：体重增加或减轻、水肿、性欲改变、疲乏、背部疼痛、碳水化合物耐量减低、卟啉病加重、发热、过敏样反应、过敏反应。

剂型规格 片剂：每片含 0.625mg 结合雌激素和 2.5mg 乙酸甲羟孕酮。

倍美盈
Peremelle Cyele

作用用途 本品为三种雌激素组成的片剂。雌激素对女性生殖系统以及第二性征的发育和维持是至关重要的。雌激素还可影响骨骼的形成、维护女性泌尿生殖系统组织结构的健康状态和弹性，改变长骨骨骺端的状态。在用雌激素时加用孕激素进行替代疗法时，对于子宫无器质性疾病的妇女来说，将减少子宫内膜增生的发生概率以及随之而发生的腺癌的危险性。适用于围绝经期、子宫无器质性病变的妇女。治疗绝经后出现的中重度血管舒缩、外阴和阴道萎缩、预防骨质疏松症。

用法用量 口服：从第 1~14 日，服栗色片，每日 1 片。从第 15~28 日，服淡蓝色片，每日 1 片。

注意事项 不良反应如下：①生殖泌尿系统：阴道出血的形式改变和异常停药性出血、突发性大量出血、子宫颈分泌物量的改变、经前紧张综合征样症状、膀胱炎样症候群、子宫平滑肌瘤增大、阴道念珠菌病、闭经、子宫颈糜烂变化。②乳房：压痛、增大、溢乳。③胃肠道：恶心、胆汁郁积型黄疸、食欲改变、呕吐、下腹部

痉挛、胆囊疾病的发病率上升、胰腺炎。④皮肤：当停用药物时，褐黄斑或墨斑病可持续存在，多形性红斑、结节性红斑、出血性皮疹、头发脱落、多毛症、瘙痒、荨麻疹、全身性皮疹、痒或不痒的皮疹（过敏性）、痤疮。⑤心血管系统：易感个体可出现血压改变、血栓性静脉炎、肺栓塞、脑血栓形成和栓塞。⑥中枢神经系统：头痛、眩晕、精神压抑、神经紧张、偏头痛、舞蹈病、失眠、嗜睡。⑦眼：视网膜血栓形成和视神经炎、角膜曲率变陡、难以放置角膜接触镜（隐形眼镜）。⑧其他：体重增加或减轻、水肿、性欲改变、疲乏、背部疼痛、碳水化合物耐量降低、卟啉病加重、发热、过敏反应。

剂型规格 片剂：栗色片：每片含 0.625mg 结合雌激素；淡蓝色片：每片含 0.625mg 结合雌激素、0.625mg 乙酸甲羟孕酮。

利博福尼
Fournier

别名 17β-雌二醇，妇舒宁，Oesclim

作用用途 本品可补充体内雌激素不足，用于与绝经有关的雌激素缺乏症，如潮热、盗汗、泌尿生殖道的黏膜萎缩、精神症状、骨关节疼痛及骨质丢失。

用法用量 外用：每次 1 片，每周使用 2 次，剂量因人而异，用本品 24~28 日。然后停药 2~7 日。或每日使用，无停药期。

注意事项 ①有妇科或乳腺疾病史、现有血栓栓塞性疾病、代谢性疾病或心血管疾病的妇女、孕妇及哺乳期妇女禁用。②治疗前和治疗中应定期做体格检查。只有子宫切除的患者可以单独使用雌激素。③可能会出现的不良反应：局部皮肤瘙痒，发红，乳房胀痛，头痛等。

剂型规格 控释贴片剂：每贴 25μg（11cm²）；50μg（22cm²）；100μg（44cm²）。

烯丙雌醇
Allylestrenol

别名 多力妈，Turinal

作用用途 本品可改善胎盘功能，促使胎盘分泌内源性孕酮及其他甾体类激素；同时还可以升高催产素酶的浓度及活性；抑制前列腺素对子宫的刺激作用。本品对垂体功能没有抑制作用。适用于习惯性流产，前兆流产和早产。

用法用量 口服 ①前兆流产：每次 1 片，每日 3 次，服 5~7 日，直到症状消失。如果需要可以增加剂量。②习惯性流产：从有怀孕征兆开始连续服用，每日 1~2 片。直到危象期后 1 个月。③先兆流产：剂量个体化，通常每日 2~4 片。

注意事项 ①严重肝功能障碍，Dubin Johnson 和 Rotor 综合征，既往妊娠患有妊高征或感染疱疹病毒者禁用。②患有糖尿病的孕妇由于糖耐量的降低，应当经常检查血糖水平。③使用后出现的不良反应有：体液潴留，

恶心，头痛。

剂型规格 片剂：每片5mg。

三、孕激素及其他药

孕激素主要由黄体分泌，妊娠后逐渐改由胎盘分泌。天然孕激素黄体酮及其合成衍生物，如甲孕酮（安宫黄体酮）、炔孕酮等，均为临床常用药物。

合成的孕激素用于避孕；天然的和合成的用于激素替代疗法，以减少长期应用雌激素治疗引起子宫内膜增生或腺癌的危险性，缓解精神抑郁；天然的黄体酮可用于子宫内膜癌、习惯性流产；有些如甲地孕酮可用于恶病质、癌症和艾滋病等。

黄体酮
Progesterone

别名 安琪坦，孕酮，助孕素，益玛欣，Progestin，Utrogestan

作用用途 本品作用是在月经后期使子宫黏膜内腺体生长，子宫充血，内膜增厚，为受精卵的植入内膜做好准备。同时减少妊娠子宫的兴奋性，抑制其活动，以使胎儿安全生长。还有促使乳房发育，为产乳作准备的作用。用于习惯性流产、痛经、经血过多和血崩症、经闭。

用法用量 （1）口服 ①先兆流产：每次100~150mg，每日2次。2周1疗程。②习惯性流产：每次100~200mg，每日2次。停经后开始服用，至孕12~15周。③人工周期（闭经或功血）：每次100~150mg，每日2次。21日周期的第12~21日（应与雌激素合用）。④激素替代疗法（HRT）：每次100mg，每日2次。序贯或联合疗法，与雌激素合用。⑤黄体酮撤退试验：每次100~200mg，每日1次。3~5天为一疗程，用于停经后。⑥黄体酮功能不足：每次50~100mg，每日1次。后半周期加用，如21日周期的第12~21日。（2）肌内注射 ①习惯性流产，用较大量，每日1次或每隔2~3次。一直用到妊娠第四个月，以行保产，但疗效尚未肯定。②痛经，在月经之前6~8日，每日注射5~10mg，共4~6日。③经血过多和血崩症，每日10~20mg，5~7日为一疗程。可以重复3~4个疗程，疗程间隔15~20日。④闭经，先给雄激素2~3周后，立即给予本品，每日3~5mg，6~8日为一疗程。疗程可重复2~3次。

注意事项 ①偶见头晕、头痛、恶心、抑郁等症状，一般较轻。②有时可致乳房胀痛和腹胀。③长期应用可引起子宫内膜萎缩、月经量减少，并容易发生阴道霉菌感染。④黄体酮有抑制肝脏微粒体酶的作用，可减慢氨基比林的代谢灭活，从而增加氨基比林的作用和毒性。

剂型规格 ①胶囊剂：每粒50mg；100mg。②注射剂：每支10mg；20mg。

促黄体素 α
Lutropin Alfa

作用用途 本品与促卵素α联用治疗LH严重不足的女性不孕症（低促性腺激素性功能减退症）。

用法用量 皮下注射：成人，常规剂量：初始治疗，推荐每日75U，皮下注射。同时联用重组人促卵泡素75~150U，直至观察到卵泡发育至足够水平。治疗持续时间少于14天，最末一次用药1日后予人绒毛膜促性腺激素（hCG）。后续疗程：根据患者对先前疗程的反应确定用量。重组人促卵泡素最大量每日225U。

注意事项 ①对人黄体生成素制剂过敏者、未控制的颅内损害、卵巢囊肿或卵巢不明原因增大、原发性卵巢功能衰竭、生殖道及附属器官的性激素依赖性肿瘤、不明原因的子宫出血、未控制的甲状腺或肾上腺功能障碍、孕妇禁用。②哺乳期妇女、有动脉血栓栓塞风险者、有卵巢增大或卵巢过度刺激风险者慎用。③治疗期间应测定血清 E_2，并进行超声检查，以监控卵泡是否成熟，确定何时触发排卵及检测是否有卵巢增大，过度刺激别轻重缓急、多胎妊娠。④给药和停药条件：治疗开始前应确诊不孕症，进行体格检查、妇科检查、内分泌检查。⑤不良反应：头痛、恶心、腹痛、乳房疼痛等。

剂型规格 注射剂：每支75U。

甲羟孕酮
Medroxyprogesterone Acetate

别名 安宫黄体酮，倍恩，得普乐，甲孕酮，曼普斯同，羟甲孕酮，Provera

作用用途 本品为作用较强的孕激素，无雌激素活性。能促进子宫内膜增殖分泌，完成受孕准备，有保护胎体作用；尚能增加宫颈黏液稠度和抑制排卵等。用于痛经、功能性闭经、功能性子宫出血、先兆流产或习惯性流产、经前期紧张综合征的治疗。

用法用量 口服 ①先兆流产：每次4~8mg，每日2~3次。②习惯性流产：妊娠头3个月，每日10mg；4~6月，每日20mg；最后减量停药。③痛经及子宫内膜异位症：每次2~4mg，每日1次，连服3日，月经第1日开始服。④功能性闭经：每日4~8mg，连服5~10日。⑤功能性子宫出血：每日2.5mg，自月经第21日起，连服5日。⑥癌症：每次100mg，每日3次，或肌内注射，每周1次。

注意事项 ①部分患者可有不规则性子宫出血、乳房疼痛、乳溢、闭经。②血栓性静脉炎、血栓塞、严重肝功能不全、高钙血症、过期流产、妊娠等禁用。③大剂量长期用药会产生肾上腺皮质激素反应，尤其要注意糖尿病和高血压患者。

剂型规格 ①片剂：每片2mg；4mg；10mg。②注射剂：每支100mg；150mg。

复方甲羟孕酮
Compound Medroxyprogesterone

作用用途 本品主要成分为醋酸甲羟孕酮和环戊丙酸雌二醇。本品能抑制促性腺激素的分泌，阻止卵泡成熟、抑制排卵。减少子宫颈分泌黏液，提高稠度，减少精子进入。并抑制子宫内膜发育，使之变薄阻止着床，是一种长效避孕药。

用法用量 肌内注射：于月经第 5 天注射 1 支，每月 1 次。

注意事项 ①胆囊疾病、骨质疏松、高血脂患者慎用。②可有恶心、呕吐、乳房胀痛等，随用药次数增加而减少。

剂型规格 注射剂：每支 0.5ml，含甲孕酮 25mg 和环戊丙酸雌二醇 5mg。

甲地孕酮
Megestrol

别名 妇宁，美可治，去氢甲孕酮，Megace，Ovaban，Ovarid，Volplan

作用用途 本品与黄体酮相似，但孕激素活性及抑制排卵作用更强，约为黄体酮的 50~70 倍。用于痛经、闭经、子宫内膜异位症或增生过度、功能性子宫出血、子宫内膜癌或腺癌、不育症等。

用法用量 口服 ①痛经：从月经周期第 5 日开始，每次 4mg，每日 1 次，连用 20 日。也可于月经周期第 16 日始，每次 8~10mg，每日 1 次，连用 10 日。②闭经：每次 4mg，每日 2~3 次，连服 23 日，停药 2~7 日后即可见撤退性出血。③子宫内膜异位症或增生过度：第 1 周，每次 4mg，每日 2 次；第 2 周，每次 4mg，每日 3 次；第 3 周，每次 8mg，每日 2 次；以后每日 20mg，连用 21 日。④功能性子宫出血：首先，每次 4mg，每日 3 次；然后每 3 日减量 1/3~1/2，直至每日 4mg，连用 20 日。⑤子宫内膜癌或乳腺癌：开始时每次 4mg，每日 2 次；以后渐增至每日 30mg。也可每次 40mg，每日 4 次，连用 2 周，停药 6~8 周后，重复用药。⑥不育症：本品 4mg 及炔雌醇 0.05mg，每日 1 次，共 20 日，连用 3 个月。⑦避孕：在探亲当日中午服 2mg，当晚加服 2mg，以后每晚服 2mg，直至探亲结束，次日晚再服 2mg。

注意事项 ①活动性肝炎、肾炎患者禁用。②子宫肌瘤、血栓病史及高血压患者慎用。③不良反应可有头晕、恶心、呕吐、子宫绞痛、乳房胀痛、水肿，偶有不规则出血等。

剂型规格 片剂：每片 2mg；4mg；10mg。

炔孕酮
Ethisterone

别名 妊娠素，乙炔睾酮，Ethinylestosterone，Progestoral

作用用途 本品属口服有效的孕激素，作用与黄体酮相似，能使增生期子宫内膜转化为分泌期，并促进乳腺发育。临床用于功能性子宫出血、月经异常、闭经、痛经等。也用于防止先兆性流产和习惯性流产，由于维持妊娠作用较强，效果并不好，如与雌激素炔雌醇合用则疗效较好。

用法用量 ①口服：每次 10mg，每日 3 次。②舌下含服：每次 10~20mg，每日 2~3 次。

注意事项 ①严重心、肝、肾功能不全患者及孕妇禁用。②可有恶心、呕吐、厌食等胃肠道反应及头痛、嗜睡、浮肿、体重增加、肝功能障碍等。

剂型规格 片剂：每片 5mg；10mg；25mg。

普美孕酮
Promegestone

别名 消各通，Surgestone

作用用途 本品适用于排卵紊乱所致的月经周期不规则，痛经、经前期不适，乳房疼痛，异常出血（如子宫肌瘤）、绝经期不适及绝经期使用雌激素治疗时的辅助治疗。

用法用量 口服：每日 125~500µg，从月经周期的第 16 日开始至第 25 日。剂量和治疗时间可根据患者的反应进行调整。

注意事项 ①孕妇、静脉疾病、凝血功能紊乱、肝炎、其他严重的肝病患者禁用。②出现严重头痛、视觉紊乱或血压升高时立即停药。③哺乳期妇女、有心肌梗死、脑血管病、静脉疾病史、高血压、糖尿病患者慎用。④可见月经改变如闭经、经间出血。⑤偶见体重增加、胃肠不适、黄疸等。

剂型规格 片剂：每片 250µg。

地曲孕酮
Dydrogesterone

别名 达美通，去氢黄体酮，去氢孕酮，Biphaston，Dufaston Gynorest，Retrone

作用用途 本品用于治疗内源性孕酮不足引起的痛经、子宫内膜异位症、继发性闭经、月经周期不规则、功能失调性子宫出血、经前期综合征、先兆性流产、习惯性流产、不孕症等。

用法用量 口服 ①痛经：每次 10mg，每日 2 次，于月经周期的第 5~25 日服用。②子宫内膜异位症：每次 10mg，每日 2~3 次，于月经周期的第 5~25 日服用。③闭经：月经周期的第 1~25 日，每日服用雌二醇 1 次；月经周期的第 11~25 日，联合服用本药，每次 5mg，每日 2 次。④月经不规则：每次 10mg，每日 2 次，于月经周期的第 11~25 日服用。⑤功能性出血：止血，每次 10mg，每日 2 次，连续服用 5~7 日。预防出血，于月经周期第 11~25 日服用，每次 10mg，每日 2 次。⑥经前期综合征：每次 10mg。每日 2 次，于月经周期的第 11~25 日服用。⑦先兆流产：起始剂量为每次 40mg，每日 1 次，随后每 8 小时服用 10mg 至症状消失。⑧习惯性流产：每次 10mg，每日 2 次，直至妊娠 20 周。⑨不孕症：在月经周期第 14~25 日服用，每日 10mg。治疗应至少持续 6 个连续的月经周期。建议在妊娠前几个月里连续采用该方法治疗，剂量参考习惯性流产。

注意事项 ①禁忌证：对本品过敏者、严重肝功能障碍者、Dubin-Johson 综合征、Rotor 综合征、黄疸患者、妊娠期或应用性激素时诱发或加重的疾病者、不明原因的阴道出血者。②不良反应：头痛、抑郁、腹痛、黄疸、轻微阴道出血、闭经、性欲改变、突破出血、瘙痒、水肿等。

剂型规格 片剂：每片 10mg。

达英-35
Diane-35

作用用途 本品为复方制剂，所含环丙孕酮具有抑制雄激素的作用，同时还有明显的孕酮样作用。本品还含有炔雌醇，在服用本品期间不会排卵，因此不会怀孕，所以不需同时用避孕药或其他避孕措施。临床用于妇女雄激素依赖性疾病，如痤疮、脂溢性皮炎、雄激素性脱发和轻型多毛症。

用法用量 口服：每日 1 片，连续服用 21 日。停药 7 日后重新开始用药。疗程：一般用数月，在症状消退后至少再用 3~4 个周期，如在停药后数周或数月复发，可再用本品治疗。

注意事项 ①孕妇、哺乳期妇女、严重肝功能损害、黄疸或在以前妊娠期有持续瘙痒，曾患肝脏肿瘤、动脉或静脉血栓栓塞或病史、镰状细胞性贫血、曾患乳腺癌和子宫内膜癌、严重糖尿病、脂质代谢紊乱、妊娠疱疹史、妊娠期间恶化的耳硬化症、未确诊的阴道出血禁用本品。②用本品前应检查，需确定没有怀孕。③长期治疗时，每隔 6 个月应进行对照检查。

剂型规格 片剂：每片含醋酸环丙孕酮 2mg，乙炔雌二醇 35μg。

环丙孕酮
Cyproterone

别名 安君可，环丙孕酮醋酸酯，环丙孕酮酯，环甲氯地孕酮，色普龙，Androcur，Cyprostat

作用用途 本品为 17-羟孕酮类衍生物，具有很强的抗雄激素作用，也有孕激素活性。除了能在受体水平竞争性对抗雄激素作用，大剂量时，其孕激素作用亦可抑制促性腺激素分泌，减少睾丸内雄激素和雄激素结合蛋白的产生，使体内睾酮水平降低。同时能抑制精子生成。临床用于治疗男性性欲异常、妇女多毛症、痤疮、青春期早熟及前列腺癌等。

用法用量 ①口服：每次 50mg，每日 2 次。必要时，可增至每日 200mg 或 300mg（分 2 次服），直至生效，然

后逐步降至维持剂量。②外用：痤疮，1% 乳膏，每日 2 次，连用 12 周。

注意事项 ①可有头痛、贫血、胃肠道反应、男性乳房女性化等。②肝病、恶病质或消瘦者、严重慢性抑郁、有血栓史患者禁用。③乙醇能降低本品作用，故对慢性酒精中毒者无效。

剂型规格 ①片剂：每片 50mg。②乳膏剂：1%。

屈螺酮炔雌醇片
Drospirenone and ethinylestradiol tablets

别名 优思明

作用用途 本品为复方制剂，用于女性避孕，避孕失败率约 1%。

用法用量 口服：自然月经周期的第 1 天开始服药，每日 1 片，连服 21 天；停药 7 天后开始服用下一盒药。一般在该周期最后一片药服完后 2~3 天开始出血，而且在开始下一盒药时出血可能还未结束。

注意事项 ①按照包装所标明的顺序，每天同一时间少量液体送服。否则避孕失败率会上升。②停药期间通常会出现撤退性出血。③若忘记服药且时间在 12 小时以内，一旦想起必须立即补服；下一片药物仍在常规时间服用。若超过 12 小时，避孕保护作用可能降低。④可能发生重度胃肠道紊乱、改变月经期或推迟月经期等不良反应。

剂型规格 片剂：每片含屈螺酮 3mg 和炔雌醇 0.03mg。

四、促性腺激素

促性腺激素制剂，目前主要是以孕妇尿中提取得来的绒膜激素，因口服易被消化道酶破坏，故做成注射剂给药。

绒膜激素的作用和垂体前叶分泌的黄体生成激素相似，可刺激和维持黄体功能，促使其分泌黄体酮，或能促进睾丸间质细胞的生长和雄激素的分泌。

绒促性素
Chorionic Gonadotrophin

别名 普罗兰，人绒膜促性腺激素，绒膜激素，Folutein，HCG，Prolan

作用用途 本品具有较强的抗雌激素作用和较弱的雌激素活性。能刺激性腺活动，对雌性可促使卵泡成熟及排卵，并使破裂卵泡转变为黄体，促使其分泌孕激素。对雄性可促进曲细精管功能及间质细胞的活动，增加雄性素的产生，促使睾丸下降，并促成精子生成。临床用于不孕症、黄体功能不足、功能性子宫出血、隐睾症、习惯性流产等。

用法用量 肌内注射 ①无排卵性不育症：于经期第 10 日起，每日 1 次，每次 500~1000IU，连续 5 日。②黄体功能不足：于经期第 15~17 日（基础体温上升 3 日后），每日 500~1000IU，连续 5 日。③功能性子宫出血：每日 300~1500IU，连用 3~5 日。④隐睾症：10 岁以下，每次 500~1000IU，10~14 岁，每次 1500IU，每周

2~3次，连用4~8周。⑤男性性功能减退症：每次4000IU，每周3次。⑥先兆流产或习惯性流产：每次3000~5000IU，每日或隔日1次，共5~10次。

注意事项 ①本品应避光于200℃以下保存。②用前需做过敏试验。③不宜长期使用，以免产生抗体和抑制垂体促性腺功能。

剂型规格 注射剂：每支500IU；1000IU；5000IU。

尿促性素
Menotrophin

别名 绝经促性素，卵泡刺激素，丽珠丽宝，喜美康，休米根，人体绝经期促性腺激素，HMG，Humegon，Pergonal

作用用途 本品是从绝经妇女尿中提取的促性腺激素，能刺激人的卵巢，使卵泡成熟，分泌雌激素。尚有促黄体生成素作用，分泌孕激素。在患者垂体功能不全或卵泡对促性腺刺激物的反应有改变时，与绒毛膜促性腺激素（HCG）合用可促使排卵。用于原发性闭经、继发性闭经、继发性闭经并有乳溢、多囊性卵巢、肾上腺皮质功能亢进、无排卵和行经不规则而引起的不育症。也用于男性由于产生和释放功能减退而引起的促性腺激素不足、精子缺乏等。

用法用量 肌内注射 ①用于助孕技术中，刺激超排卵周期：对正常排卵妇女，希望刺激更多卵泡发育。从月经的第3~5日开始使用本品，每次75~150IU，每日1次，连用7日。同时用B超监测卵泡变化，当卵泡直径达16~17mm，尿雌激素24小时水平达100~200μg时，即注射绒促性素5000~10000IU以诱导排卵，并在其后32~36小时取卵或指导同房。未能妊娠者可重复治疗2个周期。如单纯用本品，则初量为150IU，每日1次。②用于治疗下丘脑-垂体无排卵性不育或闭经：多在氯米芬或溴隐亭等诱导排卵无效时使用本品及绒促性素，方法同①。③男性促性腺激素低下的少精症：在用绒促性素使睾丸体积增至8ml左右后，可一周用本品1次，1次75~150IU，约用12个月。

注意事项 ①过敏、早熟、绝经、生殖道解剖学异常、脑垂体瘤患者、孕妇禁用。②颅内损伤、肾上腺皮质功能有改变的患者慎用。③多囊性卵巢或Stein-Leventhal综合征患者要特别慎用。④用药期间应定期观察卵巢增大。⑤促性腺激素治疗，对绝经者可引起卵巢增大、卵泡囊破裂，导致腹腔积血、腹水，出现腹痛、腹膜刺激症状，少尿、低血压、动脉或静脉血栓，有时引起多胎症和过敏反应，男子乳房女性化。

剂型规格 注射剂：每支75IU；150IU。

戈那瑞林
Gonadorelin

别名 促黄体激素释放因子，促黄体生成释放素，促性激素释放素，促性释放素，Gryptocur，Furtiral，GnRH，

Gonadotropin Releasing Hormone，LHRH，Luteinizing Hormone Releasing Factor

作用用途 本品为促性腺素释放素（GnRH）又称促黄体生成素释放素（LHRH），在体内系由下丘脑分泌，它能刺激垂体前叶分泌促性腺激素，即促卵泡生成素（FSH）和促黄体生成素（LH）。用于激素依赖性前列腺癌和乳腺癌，子宫内膜异位症，下丘脑性闭经所致不育、原发性卵巢功能不足，特别是对氯米芬无效的患者；还用于小儿隐睾症及雄激素过多，垂体肿瘤等。

用法用量 ①静脉滴注：于月经周期第2~4日，每分钟5~20μg，共90分钟。如无排卵（测基础体温），可重新给药；排卵后肌内注射绒毛膜促性腺激素（HCG），每次1500IU，隔3日再1次1500IU，一般2~4个周期后会怀孕。②喷鼻腔用：对小儿单侧或双侧隐睾症，最佳治疗时机为1~2岁，每次0.2mg，每日3次（餐前喷用），连用4周为一疗程。必要时可间隔3个月后重复使用。

注意事项 ①对苯甲醇过敏者禁用。偶有暂时性阴茎肥大。可有多胎妊娠、注射处炎症。②避免和其他促性腺释放素制剂、脑垂体激素和性激素同时使用。

剂型规格 ①注射剂：每支100μg（1ml）；500μg（1ml）。②喷鼻剂：每瓶10g，溶液中含20mg、苯甲醇100mg（相当100次使用剂量）。

布舍瑞林
Buserelin

别名 Suprefact

作用用途 本品使用初期可促使黄体生成素（LH）、促卵泡生成素（FSH）和性激素分泌增加，经1~2周开始产生相反作用，性激素分泌可降低到去势水平。主要用于乳腺癌、前列腺癌等。开始时皮下注射（男性配合使用氟他胺），维持治疗可采用鼻腔喷入。

用法用量 ①皮下注射：每次500μg，每日3次，连续7日。②喷鼻腔用：每次100~200μg（每喷100μg），每日3次。

注意事项 ①孕妇、哺乳期妇女、对苯甲醇过敏者禁用。②有时有面部发热、恶心、呕吐、头痛、皮疹、无力、骨痛、性欲减低、排尿困难等。③对本品过敏者应停用。

剂型规格 ①注射剂：每支1mg（1ml）。②喷鼻剂：1mg（1ml），每喷100μg。

戈舍瑞林
Goserelin

别名 醋酸戈舍瑞林，醋酸性瑞林诺雷德，诺雷得，高瑞林，Zoladex

作用用途 本品是一种合成的十肽促性素释放激素（GnRH）强效类似物。长期使用本品抑制脑垂体促性腺激素的分泌，从而引起男性血清睾酮和女性血清雌二醇

的下降，停药后这一作用可逆。临床适用于可用激素治疗的前列腺癌；可用激素治疗的绝经前期及绝经期妇女乳腺癌；可用于子宫内膜异位症和子宫平滑肌肌瘤以及使子宫内膜变薄等。

用法用量 皮下注射：每次 3.6mg，腹壁皮下注射，每 4 周 1 次。不同病症的用法用量可参见说明书。

注意事项 ①对本品过敏者、孕妇、哺乳期妇女禁用。②有尿道梗阻的男性患者、脊髓压迫的男性患者、有骨密度降低可能性的患者慎用。③不良反应：面部发热、多汗、乳房肿胀及触痛、乳房大小变化；头痛、抑郁、恶心、腹痛；偶见血尿、尿道阻塞加重等。

剂型规格 ①醋酸戈舍瑞林缓释植入剂每支 3.6mg。②戈舍瑞林植入剂：每支 3.6mg；10.8mg。

那法瑞林
Nafarelin

别名 萘瑞林，Synarel

作用用途 本品使用同布舍瑞林。鼻腔给药吸收迅速，经 30 分钟血药浓度达峰值，$t_{1/2}$ 3 小时。主要用于子宫内膜异位症、子宫肌瘤、多毛症等。

用法用量 鼻腔喷用：清晨和傍晚各喷 1 次，每次 200μg（每喷 200μg），每日 400μg（于月经周期第 2~4 日开始）。

注意事项 ①孕妇、哺乳期妇女、过敏性阴道炎患者禁用。②有时面部发热、性欲减低、阴道干燥、头痛等。

剂型规格 喷鼻剂：每瓶 2mg(1ml)；10mg（1ml）。

曲普瑞林
Triptorelin

别名 醋酸曲普瑞林，达必佳，达菲林，色氨瑞林，Decapeptyl，Diphereline

作用用途 本品的活性成分是合成的促性腺激素释放激素的类似物。其结构改良是将天然分子结构中的第六个左旋甘氨酸被右旋色氨酸所取代，使其促效作用更为显著，血浆半衰期更长。使用本品后最初会刺激垂体释放促黄体生成素及促卵泡成熟素。适用于前列腺癌，子宫内膜异位症，子宫肌瘤等。100μg 注射剂还可用于辅助生育技术中，如体外受精术。

用法用量 皮下或肌内注射：①控释注射剂，每次 3.75mg，每 4 周 1 次。每次注射应在身体不同部位进行。②100μg 注射剂，常用剂量为 500μg，每日 1 次，连续 7 日，然后采用维持量，每次 100μg，每日 1 次，皮下注射。③体外受精术，每次 500μg，每日 1 次，皮下注射，7~10 日后，每次 100μg，每日 1 次。

注意事项 ①对本品过敏者、孕妇、非激素依赖性的前列腺癌或前列腺切除的患者禁用。②治疗期间应密切监测性激素血清水平。男性患者在疗程开始时应使用抗雄激素药物，以防止血清睾酮水平暂时性增加，女性患者应采用激素药物以外的方法避孕。在治疗期间不得使

用雌激素类药物。③在治疗子宫肌瘤时，偶见子宫缩小速率与肌瘤缩小速率不成比例时致出血及脓毒症，应经常超声影像检查子宫及肌瘤的大小。治疗期间月经应该停止，若正常月经仍继续时应就诊作适当处理。④男性可出现阳萎、性欲减退、女性化乳房、出血或出血斑、头痛、疲惫、睡眠紊乱、酶活性增加（如 CDH、γ-GT、SGOT、SGPT）和血栓性静脉炎及肺栓塞。⑤女性可出现阴道干燥、轻微的肾小梁基质的流失；超敏反应，如发痒、皮疹、高烧；还可见抑郁、酶水平增高、感觉异常及视觉障碍。⑥控释注射剂 2~8℃ 避光贮存，100μg 注射剂 8℃ 以下贮存。

剂型规格 ①注射剂：每支 100μg。②控释注射剂：每支 3.75mg。

丙氨瑞林
Alarelin Acetate for Injection

别名 注射用醋酸丙氨瑞林，阿拉瑞林

作用用途 本品为人工合成的促性腺激素释放激素九肽类似物，用于治疗子宫内膜异位症。

用法用量 皮下或肌内注射：临用前用 2ml 灭菌生理盐水溶解；应在月经来潮的第 1~2 天开始治疗，每次 150μg，每日一次，3~6 月为一个疗程。

注意事项 ①因子宫内膜异位症引起的不孕症患者可直接停药，其余病人均需逐步撤药。②如用药期间出现淋漓出血，应咨询医生调整剂量，剂量可调至每日 200μg。③用药期间应采取有效的避孕措施（但禁用甾体激素避孕药）。④长期用药疗程超过 6 个月以上，或以往曾使用过本品或其他类似物治疗患者、长期饮酒或吸烟患者、有骨质疏松症家族史者可导致骨质丢失，使用本品应慎重权衡利弊；有抑郁症的患者使用本品期间应密切注意情绪变化；一旦出现全身性皮疹，应立即停药。

剂型规格 注射剂：每支 25μg；150μg。

枸橼酸氯米芬
Clomifene Citrate

别名 法地兰，克罗米芬，氯底胺，氯酚胺、氯美酚、氯底酚、美乐新、释卵芬，枸橼酸克罗米酚，Clomid，Clomifene，Clomivid，Duinum，Fertilan，Prolifen，Serophene

作用用途 本品适用于以下疾病：①无排卵的女性不育症，适用于体内有一定雌激素水平者。②黄体功能不足。③测试卵巢功能。④探测男性下丘脑-垂体-性腺轴的功能异常。⑤精子过少所致的男性不育。⑥少排卵的女性不育症，适用于体内有一定雌激素水平者。⑦由避孕药引起的闭经及月经紊乱。⑧改善经前期的紧张及溢乳症状。

用法用量 口服：①无排卵的女性不育症：每日 50mg，共服药 5 天。自月经周期的第 5 日开始服药。若患者系闭经，则应先用黄体酮，于撤退性出血的第 5 日开始服用本品。患者在治疗后有排卵但未受孕可重复原

疗程，直到受孕，或重复 3~4 个疗程。若患者在治疗后无排卵，在下一疗程中剂量可增至每日 100mg，共服 5 日。个别患者药量需达每日 150mg，才能排卵。②精子缺乏的男性不育症：每次 25mg，每日 1 次，连服 25 日为一疗程。停药 5 日后，重复服用，直至精子数达正常标准，一般用药 3~12 个月疗效较好。

注意事项 ①禁忌证：血栓性静脉炎、卵巢囊肿、子宫肌瘤、原因不明的阴道流血、精神抑郁、孕妇、甲状腺或肾上腺功能异常、颅内器质性病变、严重肝肾功能异常、妇科肿瘤、子宫内膜异位症；对男性无精子患者，除睾丸活检证实尚有精子产生外，一律不得使用。②多囊卵巢综合征慎用。③用药者需注意检查肝功等多项检查。④不良反应：胃痛、盆腔或下腹部痛、皮肤黄染、复视、畏光、巩膜黄染等。⑤如发生严重过敏反应，应停药。

剂型规格 ①片剂：每片 50mg。②胶囊剂：每粒 50mg。

第三节　胰岛素和口服降血糖药

一、胰岛素类

胰岛素是胰岛 β 细胞产生的一种多肽，其前驱物为胰岛素原，分子量为 9000。胰岛素原在体内分解为分子量 3000 的 C-多肽和胰岛素。胰岛素是胰岛素依赖型糖尿病及非胰岛素依赖型糖尿病伴低胰岛素血症患者维持生命所必需。

胰岛素按作用持续时间的长短可分为四类。

（1）速效胰岛素　对血糖作用起效时间 0.1~0.3 小时，维持时间 2~5 小时。药物有：赖脯胰岛素、门冬胰岛素等。

（2）短效胰岛素　对血糖作用起效时间 0.5~1 小时，维持时间 2~8 小时。药物有：普通胰岛素等。

（3）中效胰岛素　对血糖作用起效时间 2~4 小时，维持时间 12~24 小时。药物有：低精蛋白锌胰岛素等。

（4）长效胰岛素　对血糖作用起效时间 3~6 小时，维持时间 24~36 小时。药物有：鱼精蛋白锌胰岛素、地特胰岛素等。

预混型胰岛素：为了方便患者用药，生产厂家预先将短效型胰岛素和中效、长效型胰岛素混合，并以混入短效胰岛素的比例数来命名预混型胰岛素的名称。混入 30% 短效胰岛素叫 30R。按此方法，混入 50% 的就叫 50R。目前临床常用的预混型胰岛素有：70/30 混合人胰岛素、50/50 混合人胰岛素，均为中效胰岛素。

正规胰岛素
Regular Insulin

别名 胰岛素，Insulin

作用用途 本品可增加葡萄糖的利用，能加速葡萄糖的无氧酵解和有氧氧化，促进肝糖原的合成和贮存，并能促进葡萄糖转变为脂肪，抑制糖原分解和糖异生。此外还能促进脂肪的合成，抑制其分解。促进蛋白质合成，抑制分解。用于糖尿病，以及重症、消瘦、营养不良者、合并严重代谢紊乱、重度感染、消耗性疾病和进行性视网膜、肾、神经等病变以及急性心肌梗死、脑血管意外者、合并妊娠、分娩及大手术者。也可用于纠正细胞内缺钾。

用法用量 皮下注射：每日 3~4 次。有时肌内注射。静脉注射：只有在急症时才用。使用剂量应个体化。一般 24 小时尿中每 2~4g 糖需注射 1IU。

注意事项 ①过量可使血糖过低。其症状视血糖降低的程度和速度而定。可出现饥饿感、精神不安、脉搏加快、瞳孔散大、共济失调、昏迷等。必须及时给予食用糖类。出现低血糖休克时，静脉注射 5% 葡萄糖注射液 50ml。②注射部位可有皮肤发红、皮下结节和皮下脂肪萎缩等局部反应。故须经常更换注射部位。③少数发生荨麻疹等。偶见过敏性休克。④极少数患者可产生胰岛素耐受性；即在没有酮症酸中毒的情况下，每日胰岛素用量高于 200IU。⑤低血糖、肝硬化、溶血性黄疸、胰腺炎、肾炎等患者忌用。⑥应密封贮存于 2~15℃ 的冷处。

剂型规格 注射剂：每支 400IU（10ml）；800IU（10ml）。

中性胰岛素
Neutral Insulin

别名 Actrapic Insulin

作用用途 本品是高纯度猪或牛胰岛素的中性溶液，与血液、组织液相溶，较酸性胰岛素稳定。给药后 0.5 小时开始起作用，2.5~5 小时作用最大，约 8 小时后作用终止。用于胰岛素依赖型糖尿病，尤其适用于急救，如糖尿病昏迷、前驱昏迷、需进行手术的糖尿病患者。

用法用量 皮下注射、肌内注射、静脉注射：剂量由医师确定，通常每日 3 次以上。

注意事项 ①注射局部偶见有红疹等过敏反应。②低血糖患者禁用。③本品为短效胰岛素，与长效胰岛素混合时，必须先将本品抽入注射器内，再抽被混合的胰岛素。④过量可引起低血糖。

剂型规格 注射剂：每支 400IU（10ml）；800IU（10ml）。

低精蛋白重组人胰岛素
Recombinant Human Insulin Isophane

别名 甘舒霖 N

作用用途 本品为利用重组 DNA 技术生产的人胰岛素，与天然胰岛素有相同的结构和功能。可调节糖代谢，促进肝脏、骨骼和脂肪组织对葡萄糖的摄取和利用，促进葡萄糖转变为糖原贮存于肌肉和肝脏内，并抑制糖原异生，从而降低血糖。本品皮下注射因个体差异，药物的起效和持续时间差异较大，一般注射后起效缓慢，6~9 小时达高峰，持续约 24 小时。用于 1 型或 2 型糖尿病。

用法用量 皮下注射：于早晚餐前 1 小时左右注射，但需由医生根据每位患者的病情决定适宜的注射剂量和时间。

注意事项 ①以往使用动物胰岛素的病人在换用本品时必须在医生指导下调整剂量。②2~8℃ 避光冷藏。如果最近要用的胰岛素无法冷藏，则应尽量放于阴凉处，避免光照和受热。使用中的胰岛素可在室温保存 1 个月。③其他注意事项同胰岛素。

剂型规格 注射剂：每支 400IU（10ml）。

单组分人胰岛素
Human Monocomponent Insulin

别名 诺和灵 R，优泌林 R，中性人胰岛素，人正规胰岛素，甘舒霖 R，Actrapid HM，Humulin R，Novolin R

作用用途 本品为单组分人胰岛素的中性溶液与人体产生的胰岛素结构完全一致，并具单组分纯度。给药后 0.5 小时开始起作用，约 8 小时后作用终止。用于胰岛素依赖型糖尿病，特别适用于糖尿病昏迷。也特别适用于对其他胰岛素易引起变应性反应、脂肪萎缩和抗胰岛素的糖尿病患者。

用法用量 皮下注射、肌内注射、静脉注射：剂量根据患者病情由医师确定。通常每日 3 次以上。给药后 20 分钟须进食。

注意事项 ①过量引起低血糖。②患者从常规的以牛为主的胰岛素改用单组分人胰岛素时，可能须减少剂量。

剂型规格 ①注射剂：每支 400IU（10ml）。②笔芯注射剂：每支 300IU（3ml）。

单组分猪胰岛素
Actrapid Mononcomponent Insulin

别名 单组分正规胰岛素，单组分中性胰岛素，Actrapid MC

作用用途 本品为猪的单组分胰岛素中性溶液。较酸性可溶性胰岛素，可更好地保持其生物活性。此外，可与组织和血液混溶，注射局部无不适反应。给药 0.5 小时后开始起作用，在 2.5~5 小时作用最大，约 8 小时

后作用终止。用于胰岛素依赖型中、重型糖尿病，特别适用于糖尿病昏迷和前驱昏迷、施行手术的糖尿病患者和怀孕的糖尿病患者的急救。

用法用量 皮下注射、肌内注射、静脉注射：剂量根据患者需要，由医师确定，注射后 30 分钟内须进食。

注意事项 ①过量引起低血糖。②由普通牛胰岛素改用本品时，必须减少剂量，可在改用后立即减少或在数周及数月内逐渐减少剂量。每日剂量超过 100IU 的患者，需入院调整剂量。

剂型规格 注射剂：每支 400IU（10ml）。

单组分含锌胰岛素
Monotard MC Ampoules

别名 单组分猪胰岛素中性悬浮液，胰岛素锌悬浮液 BP

作用用途 本品为胰岛素的中效制剂，系由分子筛和离子交换色谱法所纯化的猪胰岛素中性悬浮液，该猪胰岛素 30% 以无定型微粒存在，70% 以结晶体存在，杂质量不能使患者产生免疫和其他不良反应。本品给药后 2.5 小时开始起作用，在 7~15 小时作用最大，约 22 小时后作用终止。用于胰岛素依赖型糖尿病，特别适用于易产生变态性反应、脂肪萎缩和抗胰岛素的患者。

用法用量 皮下注射：剂量依患者需要，由医师确定，通常每日 1~2 次，可于晚上或早晨各注射 1 次。

注意事项 ①本品可在注射器内与半慢胰岛素（Semilente MC）混合或加注单组分正规胰岛素（Actrapid MC）适量，以获更强的初始作用。②胰岛素混合剂必须即刻注射。长效胰岛素与短效可溶性胰岛素混合时，短效胰岛素必须先抽入注射器内。③本品不宜与酸性胰岛素混合。④如患者从常规的牛胰岛素改用猪胰岛素时，应适当减量。⑤同时使用皮质类固醇、口服避孕药及开始甲状腺激素治疗时，可能需要增加胰岛素需要量。⑥治疗中增加 β 肾上腺素能的神经阻滞剂或单胺氧化酶抑制剂（MAOI），需调整胰岛素的剂量。

剂型规格 注射剂：每支 400IU（10ml）；800IU（10ml）；1000IU（10ml）。

单组分鱼精蛋白锌胰岛素
Protaphane MC Ampoules

别名 单组分鱼精蛋白锌猪胰岛素，鱼精蛋白胰岛素

作用用途 本品为单组分猪胰岛素的中性鱼精蛋白锌悬浮液。给后 1.5 小时开始起作用，在 4~12 小时达高峰，持续时间约 24 小时。用于胰岛素依赖型糖尿病，口服药无效的 2 型糖尿病。特别适用于变态性反应、脂肪萎缩和抗胰岛素的糖尿病。

用法用量 皮下注射：每日 1~2 次，剂量由医师根据患者尿糖量而定。使用前必须将药液充分摇匀，并即刻使用。

【注意事项】①低血糖、糖尿病昏迷者禁用。②本品不得使用胰岛素泵。③其他注意事项同单组分含锌胰岛素。
【剂型规格】注射剂：每支400IU（10ml）。

50/50 混合人胰岛素
50%Human Insulin Isophane and 50% Human Insulin

【别名】诺和灵50R，双时相低精蛋白锌人胰岛素50R，优泌林50/50，Humulin 50/50，Novolin 50R

【作用用途】本品是由人低精蛋白锌胰岛素（50%）和人正规胰岛素（50%）组成的复方制剂。本药是双时相低精蛋白锌胰岛素。本药作用相当于短效及中效胰岛素的叠加，与70/30混合人胰岛素相比，本药的人正规胰岛素含量较高，控制餐后高血糖效果更好。

【用法用量】皮下注射：①成人，常规剂量：每日早餐前30分钟皮下注射1次，一般为4~8U，必要时可于晚餐前再注射早餐前剂量的1/2。以后根据血糖、尿糖变化调整剂量，通常每日平均剂量为0.5~1.0U/kg。②儿童，青春期前儿童，通常每日剂量为0.7~1.0U/kg，症状部分缓解后可减少剂量。

【注意事项】①对合成人胰岛素或本品过敏或低血糖患者禁用。②低血糖是胰岛素治疗期间常见的不良反应，表现为出冷汗、体温降低、皮肤苍白、震颤、头痛、恶心，严重时可能出现意识丧失、暂时或永久性脑损伤，甚至死亡。③在2~8℃避光保存。

【剂型规格】①50/50混合人胰岛素笔芯注射剂：300U（3ml）。②50/50混合人胰岛素注射剂：400U（10ml）。

70/30 混合人胰岛素
70/30 Mixed Human Insulin

【别名】诺和灵30R，70/30优泌林，Humulin 70/30，Novolin 30R

【作用用途】本品为胰岛素的混合制剂，是70%中效人胰岛素混悬液和30%常规人胰岛素混合制成。此类型为中效胰岛素，但具有常规胰岛素起效快的特性。起始时间为0.5小时，作用最大时间在8小时以内，但作用持续时间可达24小时。用于胰岛素依赖型糖尿病。

【用法用量】皮下注射：剂量依患者需要，由医师确定，通常每日1~2次。

【注意事项】①本品在混摇后不呈均匀溶液，请不要使用。②低血糖、糖尿病昏迷者禁用。

【剂型规格】①注射剂：每支400IU（10ml）。②笔芯注射剂：每支300IU（3ml）。

低精蛋白锌人胰岛素
Isophane Human Insulin

【别名】诺和灵N，人低精蛋白锌胰岛素，中效人胰岛素，中效优泌林，Humulin NPH，Novolin N

【作用用途】本品是通过基因重组技术合成的低精蛋白锌胰岛素混悬液，与人体产生的胰岛素结构完全一致并具单组分纯度。起效时间较缓慢，持续时间相对较长（达24小时）。用于胰岛素依赖型糖尿病。

【用法用量】皮下注射：剂量依患者需要而定。

【注意事项】①使用前，应将药瓶放置于手掌心中滚转，直至胰岛素呈均匀的混悬液。②本品是无菌混悬液，仅供皮下注射，而不能用于静脉和肌内注射。③如果振摇后瓶底仍有白色沉淀或有块状漂浮则不能应用。

【剂型规格】①注射剂：每支400IU（10ml）。②笔芯注射剂：每支300IU（3ml）。

低精蛋白胰岛素
Isophane Insulin

【别名】低精蛋白锌胰岛素，中效胰岛素，中性精蛋白锌胰岛素，Insulin NPH，NPH-Iietin

【作用用途】本品为高纯度牛胰岛素中性低精蛋白锌悬浮液，属中效胰岛素。给药后1.5小时开始起作用，4~12小时作用最大，持续24小时。用于一般的中、轻度糖尿病。

【用法用量】皮下注射：一般每日1~2次，根据患者的需要，由医师确定剂量。使用前充分摇匀，并即刻注射。

【注意事项】①注射局部偶有过敏反应，过量引起低血糖。②本品不得使用胰岛素注射泵。③可与中性牛胰岛素（Actrapid Beef）混合，以增强疗效。④注射用器具消毒时不要用碱性物质。⑤产生抗体而发生耐药性时，则需要换其他制剂。

【剂型规格】注射剂：每支400IU（10ml）；800IU（10ml）。

精蛋白锌胰岛素
Protamine Zinc Insulin

【别名】长效胰岛素，精锌胰岛素，鱼精蛋白锌胰岛素，Tripramin Zinc Insulin

【作用用途】本品为牛胰岛素的中性精蛋白锌悬浮液，属长效制剂。本品吸收缓慢，给药后4小时开始起效，10~30小时作用最大，持续时间约36小时。用于轻、中型糖尿病。

【用法用量】皮下注射：每日1次，剂量由医师根据患者尿糖量而定，每2~4g尿糖用本品1IU。

【注意事项】①本品不能用于静脉注射。②不得使用胰岛素自动注射器。③使用前充分摇匀，并立即注射。④不适合糖尿病昏迷的抢救。⑤用本品时如使用糖皮质激素、口服避孕药及开始更换甲状腺激素时，需增加胰岛素用量。如治疗中加用β肾上腺素能的神经阻滞剂和单胺氧化酶抑制剂，也应调整胰岛素用量。

【剂型规格】注射剂：每支400IU（10ml）。

赖脯胰岛素
Insulin Lispro

别名 速秀霖，优泌乐，Humalog

作用用途 本品是将人胰岛素 B_{28} 位点的脯氨酸和 B_{29} 位点的赖氨酸位置互换而形成的胰岛素类药物。这种互换改变了 B 链末端的空间结构，减少了二聚体内胰岛素单体间的非极性接触和 β 片层间的相互作用，使胰岛素的自我聚合特性发生改变，注射后能较快分解，因此起效较快、作用消失迅速。适用于需控制高血糖的糖尿病患者。速秀霖皮下注射后，在 15 分钟内起效，达峰时间为 30~60 分钟，作用持续时间为 2~4 小时。

用法用量 皮下注射：剂量由医生根据病人的需要情况来决定。赖脯胰岛素是快速起效产品，给药时间更接近用餐时间（用餐前 15 分钟之内），而常规胰岛素需在餐前较长时间给药（用餐前 30 分钟到 45 分钟）。赖脯胰岛素可根据医生建议与长效胰岛素或口服磺酰脲类联合应用。

注意事项 低血糖发作患者、对赖脯胰岛素或其赋形剂过敏者禁用。

剂型规格 ①注射剂：每支 400IU。②笔芯注射剂：每支 300IU。

甘精胰岛素
Insulin Glargine

别名 长秀霖，来得时，Lantus

作用用途 本品为重组人胰岛素类似物，是在人胰岛素 B 链羧基末端增加了两个精氨酸，同时也把 A 链羧基末端 A21 位置的天冬酰胺替换成甘氨酸。在中性液中溶解度低，在酸性液（pH4）中完全溶解。皮下注射后，因酸性溶液被中和而形成的微细沉积物，可持续释放少量甘精胰岛素，从而产生预期效果。本品与经由胰岛素受体介导胰岛素的作用相同。用于胰岛素依赖型糖尿病。

用法用量 皮下注射：每日 1 次，傍晚注射，采用 OptiSet 调整剂量的幅度为 2U，单次注射的最大剂量为 40U。须根据患者的病情需要、饮食、运动、从事的工作及伴随疾病等因素，确定用药剂量，并在医生的指导下用药。甘精胰岛素可根据患者病情与短效胰岛素、速效胰岛素类似物和口服药物联合使用。

注意事项 ①低血糖患者禁用。②处于应激期（如发热、情绪紊乱、疾病）的患者、肝、肾功能损害者以及老年患者慎用。③儿童用药的安全性和有效性尚未确定。④甘精胰岛素注射液不能同其他胰岛素或稀释液混合。⑥从其他胰岛素治疗改为甘精胰岛素治疗时，可能需改变甘精胰岛素的剂量，并调整其他同时使用的治疗糖尿病药物的剂量。⑦使用甘精胰岛素的最初几周，应密切监测血糖，及时调整剂量。

剂型规格 注射剂：每支 300IU（3ml，笔芯）；每瓶 1000IU（10ml）。

门冬胰岛素
Insulin Aspart

别名 诺和锐，诺和锐特充，Novorapid，Novorapid Flexpen

作用用途 本品是由天冬氨酸代替人胰岛素氨基酸链的 β28 位脯氨酸而产生的重组胰岛素类似物。与可溶性人胰岛素相比，本品形成六聚体的倾向较低，故吸收更快（为可溶性人胰岛素的 2~3 倍），餐后血糖浓度下降更为显著。皮下注射本品生物利用度为 38%，注射后 15 分钟起效，1~3 小时达最大效应，作用可持续 3~5 小时，比可溶性人胰岛素作用时间短。血药浓度达峰时间为 30~70 分钟，4~5 小时回到基值水平，血药峰浓度有年龄差异。清除半衰期为 81 分钟。用于胰岛素依赖型糖尿病。

用法用量 皮下注射：剂量应根据患者饮食习惯、代谢需要和生活方式而调整，一般每日 0.5~1IU/kg，进餐前 5~10 分钟注射。

注意事项 ①低血糖患者禁用。②尚未使用的本品应冷藏于 2~8℃ 的冰箱中（不要太接近冷冻室），不可冷冻。③正在使用的本品不要放于冰箱中，开始使用后，可在室温下（不超过 30℃）存放 4 周，4 周之后必须丢弃。④如果本品振摇后不呈均匀的白色雾状混悬液，请勿使用。⑤不使用时盖上笔帽，避光保存。

剂型规格 笔芯注射剂：每支 300IU（3ml）。本品是一种独特的、通过调节旋钮刻度来选择注射剂量的胰岛素注射笔，与长度为 8mm 或更短的诺和针配合使用。

门冬胰岛素 30
Insulin Aspart 30

别名 诺和锐 30，诺和锐 30 特充，Novo Mix30

作用用途 本品主要成分及其化学名称为：本品含 30% 可溶性门冬胰岛素和 70% 精蛋白门冬胰岛素，其活性成分为门冬胰岛素。1IU 相当于 0.035mg 不含盐的无水门冬胰岛素。本品是预装笔芯的胰岛素注射笔，笔芯中装有门冬胰岛素（速效人胰岛素类似物）和精蛋白门冬胰岛素（中效人胰岛素类似物）组成的双时相混悬液。用于治疗糖尿病。

用法用量 皮下注射：本品的用量因人而异，应由医生根据患者的病情来决定。本品比双时相（预混）人胰岛素起效更快，所以一般须紧邻餐前注射。必要时，可在餐后立即给药。

注意事项 ①低血糖患者禁用。②本品禁用于静脉给药。③尚未使用的本品应冷藏于 2~8℃ 的冰箱中（不要太接近冷冻室），不可冷冻。④正在使用的本品不要放于冰箱中，开始使用后，可在室温下（不超过 30℃）存放 4 周，4 周之后必须丢弃。⑤如果本品振摇后不呈均匀的白色雾状混悬液，请勿使用。⑥不使用时盖上笔帽，避光保存。⑦如果本品在手掌间滚搓或上下摇动后不呈均匀的白色雾状混悬液，请勿使用。如果笔芯内出现块状物或有固体白色颗粒粘在笔芯底部或瓶壁，呈霜冻状，也不要使用。

剂型规格 笔芯注射剂：每支 300IU（3ml）。本品同门冬胰岛素一样，也是通过调节旋钮刻度来选择注射剂量的胰岛素注射笔，与长度为 8mm 或更短的诺和针配合使用。

地特胰岛素
Insulin Detemir Injection

别名 诺和平，Levemir

作用用途 本品是可溶性的基础胰岛素类似物，用于治疗糖尿病。其作用平缓且效果可以预见，作用持续时间长。作为基础-餐时胰岛素给药方案的一部分与其他胰岛素制剂相比，地特胰岛素治疗引起的体重增加较少。与其他胰岛素相比较，本品引起夜间低血糖的风险较低，控制血糖效果更好。

用法用量 皮下注射：每日 1 次或者 2 次，具体剂量应根据病情个体化调整。与口服降糖药联合治疗时，推荐初始治疗方案为每日 1 次给药，起始剂量为 10 IU 或 0.1～0.2 IU/kg。作为基础-餐时胰岛素给药方案的一部分时，每日注射 1 次或 2 次。

注意事项 ①本品皮下注射部位可选择大腿、腹壁或者上臂。应在同一注射区域内轮换注射点；用量遵医嘱因人而异。②本品不能用于胰岛素泵。运动员慎用。③每日注射 2 次的患者，晚间注射可在晚餐时、睡前或者早晨注射 12 小时后进行，更好达到最佳血糖控制。④本品开始治疗的几周内，应密切监测血糖水平，及时调整降糖治疗用药的剂量。⑤1 型糖尿病患者注射剂量不足或治疗中断时，更可能导致高血糖和糖尿病酮症酸中毒，出现口渴、尿频、恶心、呕吐、嗜睡、皮肤干红、口干、食欲不振和呼气中有丙酮气味。⑥忌静脉注射，以免导致重度低血糖；肌肉注射比皮下注射吸收更快，吸收量更大。注射部位可能会发生疼痛、瘙痒、荨麻疹、肿胀和炎症。

剂型规格 笔芯 注射剂：每支 300IU（3ml）。

二、口服降血糖药

口服降血糖药可分为以下六类。①磺酰脲类：如格列喹酮、格列齐特、格列吡嗪、格列美脲、甲苯磺丁脲等。②胰岛素增敏剂：如二甲双胍、苯乙双胍等。③α-葡萄糖苷酶抑制剂：如阿卡波糖、伏格列波糖、米格列醇等。④膳食葡萄糖调节剂（包括胰岛素促泌剂、非磺酰脲类胰岛素刺激剂）：如瑞格列奈、那格列奈、美格列奈等。⑤噻唑烷酮类胰岛素增敏剂：如罗格列酮、吡格列酮等。⑥醛糖还原酶抑制剂：如依帕司他、索比尼尔、托瑞司他等。

氯磺丙脲
Chlorpropamide

别名 对氯苯磺酰丙脲，特泌胰，Chloronase，Clordiabot，Diabemide，Diabet，Diabinese，Shuabate

作用用途 本品为口服长效磺酰丙脲类降糖药。主要通过刺激胰岛 β 细胞增加胰岛素的分泌，并抑制肝脏释放葡萄糖进入血液而起作用。适用于轻型、中型、稳定型成年人糖尿病，可与胰岛素或双胍类降糖药合用，疗效比单用好。

用法用量 口服：开始，成人，每次 250mg；老年患者，每次 100～125mg；每日 1 次。服药 5～7 日后，每 3～5 日增减 1 次，增减量为 50～125mg。维持量，成人，每日 250mg；老年患者，每日 100～125mg。

注意事项 ①对磺胺类药物过敏、肝功能减退、血液病及血小板减少者、孕妇禁用。②罕见的不良反应有暂时性胆汁郁积性黄疸、低血糖等。

剂型规格 片剂：每片 0.25g。

醋酸己脲
Acetohexamide

别名 醋酸环己脲，醋磺己脲，环己乙酰苯磺脲，乙酰磺环己脲，Antrepar，Dimelin，Dimelor，Gamadiabet

作用用途 本品为磺酰脲类降糖药，主要用于 2 型糖尿病。

用法用量 口服 ①一般用法：起始剂量，每日 250mg，早餐前单次口服，必要时可在 5～7 天内增至 250～500mg，常用 250～1500mg，总量每日不宜＞1500mg。总量每天＜1000mg 时，可每日 1 次，每日 1500mg 时，可分 2 次于早餐和晚餐前服。②由胰岛素改为本品治疗：起始剂量为每日 250mg。患者原胰岛素用量每日≤20U，可直接停用胰岛素并开始服本品；患者原胰岛素每日用量为 20～40U 者，开始服本品同时每日或隔日将胰岛素用量减少 25%～30%，根据疗效进一步降低胰岛素用量至停用。③由其他口服降糖药改用本品：由甲磺丁脲改为本药，起始量为甲磺丁脲的一半；由氯磺丙脲改为本品，起始量为氯磺丙脲的 2 倍。

注意事项 ①对本品过敏者和糖尿病酮症酸中毒者禁用。②肝、肾功能不全者患者，应根据病情调整剂量。③处于发热、感染、手术、外伤等应激状态者和垂体、肾上腺素损伤者慎用。④用药后应定期检测血糖及糖化血红蛋白水平。⑤不良反应：低血糖、心动过速、出汗、心悸、头痛、视力障碍、癫痫发作、血小板和白细胞减少、再生障碍性贫血、恶心、上腹胀、尿路结石、瘙痒、荨麻疹等。

剂型规格 片剂：每片 250mg；500mg。

甲苯磺丁脲
Tolbutamide

别名 甲磺丁脲，甲糖宁，D-860

作用用途 本品为磺酰脲类口服降血糖药，主要选择地作用于胰岛β细胞，促进胰岛素的分泌。主要用于节制饮食不足以控制的轻、中度非胰岛素依赖型糖尿病。本品对正常人和糖尿病患者都有降血糖作用。此外还可用作胰岛细胞肿瘤的诊断。

用法用量 口服：每日2~3次。第1日每次1.0g，第2日起每次0.5g，饭前服。待血糖正常或尿糖少于每日5g时，改为维持量，每日0.5g，分2次服。轻型糖尿病患者连用4~5后，尿糖明显减少或完全消失。

注意事项 ①肝肾功能不全、经受较大外科手术、孕妇及对本品有过敏史的患者禁用。②有时引起腹胀、腹泻等胃肠道反应。可改饭后服或加小剂量抗酸药同服。其他的不良反应有过敏、白细胞减少、粒细胞缺乏等。应立即停药。③与氢氯噻嗪或糖皮质激素合用，可使本品的降血糖效果降低。④与抗凝血药如双香豆素等同服，由于本品同血浆蛋白结合率较高，可置换已和血浆蛋白结合的双香豆素，从而使抗凝血作用增强。⑤本品不宜与磺胺类、氯霉素合用。

剂型规格 片剂：每片0.5g。

妥拉磺脲
Tolazamide

别名 庚啶甲苯磺脲，甲磺吖庚脲

作用用途 本品为磺酰脲类降糖药，临床用于成人2型糖尿病的治疗。

用法用量 口服 ①一般用法：起始剂量每日100~250mg，早餐或一日内第1次正餐时口服。空腹血糖<11.1mmol/L者，起始剂量为每日100mg；空腹血糖>11.1mmol/L者，起始剂量为每日250mg。治疗中可根据疗效，每周增量100~250mg。维持剂量为每日100~1000mg，每日用量不宜大于1000mg。每日总量≤500mg时，可单次早餐前给药，每日大于500mg时，应分2次口服。②由其他口服降糖药改为本品治疗：由甲磺丁脲改用本品，如原甲磺丁脲用量每日<1000mg，本品口服初始剂量为每日100mg；原甲磺丁脲用量每日>1000mg，本品初始剂量为每日250mg。本品每日250mg，其降血糖作用与氯磺丙脲每日250mg相似；本品每日100mg，其降血糖作用与醋酸己脲每日250mg相似。③由胰岛素改为本品治疗：患者原胰岛素用量每日≤20U者，本品口服剂量为每日100mg。患者原胰岛素用量为每日20~40U者，本品口服剂量为每日250mg。患者原胰岛素用量每日>40U者，胰岛素减量50%，同时本品口服起始剂量为每日250mg。转换期间，应注意监测血糖，视结果调整用量。

注意事项 ①禁忌证：对本品过敏者、孕妇、糖尿病酮症酸中毒者禁用。②本品禁用于1型糖尿病的单独治疗。③肝肾功能不全患者，服用本药应从较低的起始及维持剂量开始，并注意监测血糖。④老年人应使用较低的起始及维持剂量，并监测血糖以免发生低血糖。⑤哺乳期妇女慎用。处于发热、感染、手术、创伤等应激状态者慎用。⑥低血糖者或继发衰竭所致血糖失控者慎用。

剂型规格 片剂：每片100mg；250mg；500mg。

格列吡嗪
Glipizide

别名 吡磺环己脲，格列甲嗪，迪沙，格迪，格列吡散得，美吡达，依必达，优哒灵，Minidiab

作用用途 本品系第二代磺酰脲类口服降血糖药，主要作用于胰岛β细胞，促进内源性胰岛素分泌；抑制肝糖原分解并促进肌肉利用葡萄糖。从而有效地降低血糖浓度和糖基化血红蛋白；并可改善高脂血症，降低甘油三酯和胆固醇水平，提高高密度脂蛋白胆固醇在总胆固醇中的比例，还可抑制血小板聚集和促进纤维蛋白溶解，因而对血管病变有一定的防治作用。用于对单纯饮食治疗无效的2型糖尿病。对老年（>60岁）患者的降糖效果较好。

用法用量 口服：一般每日2.5~30mg，从小剂量开始，餐前30分钟服用。每日剂量超过15mg时，应分成2~3次，于餐前服用。

注意事项 ①对本品过敏者、对大多数胰岛素依赖型糖尿病、有酮症倾向、合并严重感染及伴有肝、肾功能不全者禁用。②不良反应有恶心、呕吐、腹泻、腹痛、头痛，个别患者会发生暂时性皮疹。偶见低血糖。

剂型规格 片剂：每片5mg。

格列吡嗪控释片
Glipizide XL Tablets

别名 瑞怡宁，瑞易宁

作用用途 运用胃肠道治疗系统以可预测的控制速率释放本品。通过刺激胰腺释放胰岛素而降低血糖，此作用依赖于胰岛中有功能的β细胞。适用于非胰岛素依赖型糖尿病患者在充分试验饮食治疗和运动效果仍不能令人满意后，在饮食控制的基础上附加使用的药物。

用法用量 口服：初始剂量，每日5mg，与早餐同服。根据血糖水平可调整用量。大多数患者每次5mg或10mg，每日1次，即可控制。但某些患者可能需用最大推荐剂量每日20mg。

注意事项 ①药片必须整片吞下，不要嚼碎，也不要将药片分开或压碎服用。②糖尿病性酮症酸中毒、对本品过敏者禁用。

剂型规格 控释片剂：每片5mg。

格列齐特
Gliclazide

别名 达美康，甲苯磺环辛脲，甲磺吡脲，甲磺双环脲，来克胰，列克，美齐特，宜明，Diamicron，Diclazide

作用用途 本品为第二代磺酰脲类抗糖尿病药，能降低血小板黏附力，减少血浆比黏度，降低二磷酸腺苷（ADP）诱导的血小板聚集，改善微循环。此外还有降低胆固醇蓄积，减少主动脉三磷酸甘油酯和脂肪酸的血浆浓度。适用于单用饮食控制及体育锻炼疗效不满意的轻、中度 2 型糖尿病。用于成年型糖尿病、糖尿病伴有肥胖症或伴有血管病变等。

用法用量 口服：每次 80mg，开始时每日 2 次，连服 2~3 周，然后根据血糖和尿糖调整用量。剂量范围每日 80~240mg。

注意事项 ①孕妇禁用。②服用本品期间应经常检查血象。③肾功能不良者慎用。④幼年型糖尿病，伴有酮症糖尿病，糖尿病性昏迷等均需要注射胰岛素，不能单独应用本品。

剂型规格 片剂：每片 80mg。

格列本脲
Glibenclamide

别名 达安疗，达安宁，格列赫素，甲氯苯磺环尿，乙磺己脲，优降糖，Daonil，Glybenclamide，Glybenzcyclamide，Glyburide

作用用途 本品为磺酰脲类降血糖药，降血糖作用比甲苯磺丁脲强。用于轻型、中型及稳定型糖尿病患者。

用法用量 口服：开始每次 2.5mg，每日 1 次。以后逐渐递增，但每日不超过 15mg，分 2 次服。维持量，每日 2.5~5mg。

注意事项 ①下列情况禁用：对本品或其他磺酰脲类药物及磺胺类药过敏者、1 型糖尿病者、伴有酮症酸中毒、昏迷、严重烧伤、外伤、重大手术等应激情况的 2 型糖尿病者、严重肝肾疾病患者、孕妇、白细胞减少者。②肝肾功能不全者、老年患者、甲状腺功能亢进者、恶心呕吐者、体质虚弱者慎用。③偶见胃肠道不适，发热、皮肤过敏、低血糖，应减量或停药。

剂型规格 片剂：每片 2.5mg。

格列美脲
Glimepiride

别名 安尼平，迪北，佳和洛，力贻苯，普唐苯，圣平，圣糖平，唐弗，万苏平，亚莫利，Amory

作用用途 本品属磺酰脲类降糖药。用于节食、体育锻炼及减肥均不能满意控制血糖的非胰岛素依赖型糖尿病。

用法用量 口服：初始剂量为 1mg，每日 1 次。若需要，逐渐增加剂量。如每 12 个星期按以下步骤增加剂量：

1mg、2mg、3mg、4mg、6mg，仅个别患者需用到 8mg。

注意事项 ①胰岛素依赖型糖尿病、曾有酮症酸中毒病史、糖尿病酮症酸中毒、糖尿病昏迷前期或糖尿病昏迷的患者、孕妇及对磺酰脲类过敏者禁用。②治疗期间，必须定期监测血糖及尿糖。③不良反应：可见低血糖、恶心、呕吐、腹胀、腹痛；偶见肝酶升高、肝功损害；罕见血小板减少、白细胞减少、溶血性贫血、红细胞缺乏症、过敏性脉管炎、皮肤光过敏和血钠降低。

剂型规格 片剂：每片 1mg；2mg；3mg。

格列波脲
Glibornuride

别名 甲磺冰脲，甲磺冰片脲，克糖利，Glitrin，Gluborid，Glutril

作用用途 本品为磺酰脲类口服降血糖药。其主要作用机制是刺激胰脏的胰岛 β 细胞释放内源性胰岛素，从而发挥其生理功能。适用于 40 岁以上成年型糖尿病；也用于非胰岛素依赖型而单靠饮食措施又不能很好控制的糖尿病。

用法用量 口服：每次 12.5mg，每日 1~2 次。如需增加剂量，应每增加 12.5~25mg，间隔 3~7 日，每日 75mg 仍感不足时，此时不要再加大剂量，建议增服双胍类药。

注意事项 ①严重肾功能不全者、对磺酰脲类不能耐受者、有糖尿病昏迷及昏迷前的青年型糖尿病患者、酮症酸中毒及孕妇等禁用。②少数患者有过敏性皮炎及胃肠道紊乱等反应。③同时服用磺胺、水杨酸盐、保泰松、抗结核病药、氯霉素、四环素、香豆素衍生物、环磷酰胺以及单胺氧化酶抑制剂可增强口服降糖药的作用。

剂型规格 片剂：每片 25mg。

格列喹酮
Gliquidone

别名 环甲苯脲，克罗龙，喹磺环己脲，糖肾平，糖适平，Glurenon，Glurenorm

作用用途 本品是一种亲 β 细胞的磺酰脲类口服降糖药，通过刺激胰岛 β 细胞分泌内源性胰岛素。极少量的代谢物经肾脏排泄，大部分代谢产物经胆道系统随粪便排出体外。可以较安全地用于伴有肾功能损害的糖尿病患者。主要用于治疗单纯饮食治疗尚不能得到控制的中老年非胰岛素依赖型糖尿病。

用法用量 口服：应于餐前服用，一般从小剂量开始，每日 15~120mg。通常每日可递增 15mg，最佳剂量应为每日 45~60mg。口服剂量 30mg 以内，于早晨 1 次服用，更大剂量就分早、晚或 3 次服用。

注意事项 ①孕妇及对磺脲类药物过敏者、胰岛素依赖型糖尿病、糖尿病昏迷及昏迷前期、严重代偿失调性酸中毒者禁用。②极少数患者有皮肤过敏反应，胃肠道不适，轻度低血糖、眩晕及血液系统方面的改变。

③本品可减弱患者对酒精的耐受力。④本品也同其他磺酰脲类降糖药一样，与水杨酸类、磺胺类、β受体阻滞剂、氯霉素合用可增强本品作用；与氯丙嗪、拟交感神经药、皮质激素、口服避孕药、烟酸制剂合用可减弱本品的降血糖作用。

剂型规格 片剂：每片 30mg。

苯乙双胍
Phenformin

别名 苯乙福明，降糖灵，DBI，Insoral，Phenethydiguanide

作用用途 本品降血糖作用主要为促进脂肪组织摄取葡萄糖，使肌肉组织无氧酵解增加，增加葡萄糖的利用；拮抗抗胰岛素因子；减少葡萄糖经消化道吸收，使血糖降低。

用法用量 口服：每日 50~200mg，分 3 次服。开始时每次 25mg，每日 2~3 次，饭前服，可逐渐增至每日 50~100mg。

注意事项 ①糖尿病昏迷者、急性糖尿病并发感染及肝病患者禁用。②胃肠道反应有厌食、恶心、呕吐、口中金属味等，服大剂量时可发生腹泻。③应用本品时，因组织中葡萄糖无氧酵解增加而产生大量乳酸，可引起严重的乳酸性酸血症，发生后死亡率约 50%。

剂型规格 片剂：每片 25mg；50mg。

二甲双胍
Metformin

别名 迪化糖锭，格华止，降糖片，甲福明，立克糖，美迪康，Devian，Diaformin，Dimethylbiguanide，Glucophage，Glyguanid，Melbine，Mellitin，Metforal

作用用途 本品为双胍类降血糖药，降血糖作用较弱。其作用机制是促进脂肪组织摄取葡萄糖，使肌肉组织无氧酵解增加，从而增加葡萄糖的利用。口服吸收迅速，$t_{1/2}$ 为 3 小时。不与蛋白质结合，以原形从肾脏排泄。用于单用饮食疗法不能有效控制，或对磺酰脲类无效的非胰岛素依赖型、轻型糖尿病。

用法用量 口服：每次 0.25~0.5g，每日 3 次。根据病情调整剂量，每日最大剂量为 3g，以免血糖过低。

注意事项 ①糖尿病伴酮症酸中毒、糖尿病昏迷者、急性发热者、肝、肾功能不全者禁用。②避免与碱性溶液或饮料同服。③发现有皮疹等过敏反应时应停用。

剂型规格 片剂：每片 250mg；500mg；850mg。

二甲双胍格列本脲
Metformin Hydrocloride and Glibenclamide

别名 联合唐定

作用用途 本品为口服抗高血糖药盐酸二甲双胍和格列本脲组成的复方制剂。盐酸二甲双胍可减少肝糖元的产生，降低肠对糖的吸收，提高胰岛素的敏感性。格列本脲为磺酰脲类降糖药，主要通过刺激胰岛 β 细胞分泌胰岛素产生降血糖作用。用于单纯饮食控制或运动疗法血糖水平未得到满意控制的 2 型糖尿病，也可作为单用磺酰脲类或二甲双胍治疗，血糖水平仍未得到满意控制的 2 型糖尿病的二线用药。

用法用量 口服：①单纯饮食控制或运动疗法血糖水平未得到满意控制的 2 型糖尿病：每次 1 片，每日 1 次，与饭同服。②初次治疗的患者：开始剂量为每次 1 片，每日 2 次，早晚饭时服用。每隔两周，可增加本品的每日剂量，以达到最小的有效治疗剂量。③以前服用过其他降糖药的患者：开始剂量为每次 2~4 片，每日 2 次，与饭同服。④单用磺酰脲类或二甲双胍已不能很好控制血糖的患者：每次 2~4 片，每日 2 次，早晚饭时服用。日剂量逐步调整，每次增加不超过 2 片，直达到最小的有效治疗剂量。建议最大剂量不超过 8 片。

注意事项 不良反应可参见二甲双胍和格列本脲。

剂型规格 片剂：每片含格列本脲 1.25mg，二甲双胍 250mg。

罗格列酮
Rosiglitazone

别名 马来酸罗格列酮，圣奥，文迪雅，Avandia，Rosiglitazone Maleate

作用用途 本品属噻唑烷二酮类口服抗糖尿病药，为高选择性过氧化物酶体增殖激活受体 γ（PPARγ）的激动剂，激活脂肪、骨骼肌和肝脏等胰岛素所作用组织的（PPARγ）核受体，从而调节胰岛素应答基因的转录，控制血糖的生成、转运和利用。本品的绝对生物利用度为 99%。食物不改变其吸收。约 64% 从尿中排泄，约 23% 从粪便中排除。适用于 2 型糖尿病患者。单一服用本品，并辅以饮食控制和运动可控制。在此基础上如控制不佳时可与二甲双胍或磺酰脲类药物联合应用。

用法用量 口服：治疗应个体化。①起始剂量为每日 4mg，每日 1 次或分 2 次服用，经 12 周的治疗后，若空腹血糖控制不理想，可加量至每日 8mg。②与磺酰脲类药物合用，本品的起始用量为每日 4mg，可单次或分 2 次服用。如出现低血糖，需减少磺酰脲类药物用量。③与二甲双胍合用，本品的起始用量为每日 4mg，可单次或分 2 次服用。合用时不会发生因低血糖而需调整二甲双胍用量的情况。

注意事项 ①对本品或其中成分过敏者禁用。②肝功不全、水肿者慎用。③本品在胰岛素存在的条件下才发挥作用，故不宜用于 1 型糖尿病或糖尿病酮症酸中毒患者。女性患者如不注意避孕，则有妊娠的可能。④服用本品患者可见轻度白细胞计数减少。⑤可于空腹或进餐时服用。⑥少数患者可出现轻、中度的贫血和水肿，一般不需停止治疗。

剂型规格 片剂：每片2mg；4mg。

吡格列酮
Piglitazone

别名 艾汀，艾可妥，安可妥，贝唐宁，顿灵，卡司平，可成，列洛，瑞彤，万成，Actus

作用用途 本品是噻唑烷二酮（TZD）类口服降糖药，是一种胰岛素增敏剂。本品比曲格列酮降糖作用良好，且毒性低。本品适用于2型糖尿病患者，可与饮食控制和体育锻炼联合改善血糖控制。本品可单独使用，当饮食控制、体育锻炼和单药治疗不能满意控制血糖时，它也可与磺酰脲类、二甲双胍或胰岛素合用。

用法用量 口服：①初始剂量，每次15mg或30mg，每日1次。如初始剂量疗效不佳，可加量，直至45mg，每日1次。②联合用药治疗：与磺酰脲类药合用时，本品初始剂量为15mg或30mg，每日1次，磺酰脲剂量可维持不变。当患者发生低血糖时，应减少磺酰脲用量；与二甲双胍合用时，本品初始剂量可为15mg或30mg，每日1次。二甲双胍剂量可维持不变，不会引起低血糖。

注意事项 ①对本品过敏者禁用。②本品不适用于治疗1型糖尿病及其引起的酮症酸中毒。③本品与胰岛素或其他降糖药同用时，有发生低血糖的危险，应减少合用药的用量。④应用本品可能会因胰岛素敏感性增加而恢复排卵，如不采取避孕措施，有怀孕的可能。⑤孕妇和哺乳期妇女慎用。

剂型规格 片剂：每片15mg。

伏格列波糖
Voglibose

别名 倍欣，伏利波糖，Basen

作用用途 本品在肠道内抑制了将双糖分解为单糖的双糖类水解酶（仅一葡萄糖苷酶），因而延迟了糖分的消化和吸收，导致饭后高血糖的改善。用于改善糖尿病饭后高血糖。

用法用量 口服：成人，每次0.2mg，每日3次饭前服。疗效不明显时经充分观察可以将1次量增至0.3mg。

注意事项 ①严重酮体症、糖尿病昏迷或昏迷前的患者、严重感染的患者、手术前后的患者或严重创伤的患者、对本品的成分有过敏史的患者禁用。②不良反应：消化系统有腹泻、软便、腹鸣、腹痛、便秘、食欲不振、恶心、呕吐、烧心。中枢神经系统有头痛、眩晕、蹒跚、困倦。其他：麻痹、颜面等浮肿、发热感、倦怠感、乏力感、高钾血症、血清淀粉酶上升、高密度脂蛋白降低、发汗、脱毛。

剂型规格 片剂：每片0.2mg。

阿卡波糖
Acarbose

别名 阿克波什糖，拜糖平，拜唐平，宝易唐，卡博

平，希糖停，α-糖苷酶抑制剂，抑葡萄糖苷酶，Glucobay

作用用途 本品在肠道内竞争性抑制葡萄糖苷酶，可降低多糖及蔗糖分解生成葡萄糖，减少并延缓吸收，因此具有降低饭后高血糖和血浆胰岛素浓度的作用。用于胰岛素依赖型或非胰岛素依赖型糖尿病。

用法用量 口服：剂量需个体化，一般每次50~200mg，每日3次，饭前服用。

注意事项 ①因糖类在小肠内分解及吸收障碍而在肠内停留时间延长，肠道细菌酵解产气增多，可引起肠道多气、腹胀、腹痛、腹泻等；个别亦可出现低血糖反应。②应避免与抗酸药、考来烯胺、肠道吸附剂和消化酶制品同时服用，因为这些药有可能降低本品的作用。

剂型规格 片剂：每片50mg；100mg。

米格列醇
Miglitol

别名 德赛天，米格尼醇，奥恬苹，Bayglitol，Glyset

作用用途 本品与磺酰脲类药不同，不刺激胰岛素分泌。它可逆性抑制肠黏膜上的α-葡萄糖苷酶从而抑制低聚糖和二糖水解为葡萄糖和其他单糖类，延迟了糖的吸收，降低了餐后高血糖。因为米格列醇作用机制不同于磺酰脲类，故二者合用时，可增强降低血糖的作用。此外，它可减轻磺脲类促胰岛素分泌和增加体重的作用。米格列醇单独使用作为配合饮食控制的辅助手段，以改善单纯饮食控制不佳的非胰岛素依赖型糖尿病患者（NIDDM）的血糖控制。若饮食疗法单独配合米格列醇或者磺酰脲类无法达到满意的血糖控制效果，米格列醇可与磺酰脲类药物合用。

用法用量 口服：初始剂量：每次25mg，每日正餐开始时服用，每日3次。维持剂量：每次50mg，每日3次。为了改善使用米格列醇时患者胃肠道的不良反应，建议采用从25mg，每日3次，即最低有效量开始，然后逐渐加量的给药方式。使用米格列醇25mg，每日3次4~8周后，剂量应增至50mg，每日3次，维持时间大约3个月，随后应检测糖基化血红蛋白水平。最大剂量：每次100mg，每日3次。

注意事项 ①糖尿病酮症酸中毒、炎性肠病、结肠溃疡、肠梗阻、有肠梗阻倾向的患者、慢性肠道疾病有明显胃肠功能紊乱或伴有可能进一步加重出现肠胀气情况的患者、对该药物或其成分过敏者禁用。②严重肾功能低下的糖尿病患者慎用。③使用米格列醇是配合饮食疗法的一种辅助手段而非其替代品，它不能作为一种避免节制饮食的方便方法来使用。④可能的不良反应有腹痛、腹泻、胃胀气等胃肠道症状和皮疹等。⑤遮光、密封，在凉暗处保存。

剂型规格 片剂：每片50mg。

瑞格列奈
Repaglinide

别名 孚来迪，诺和龙，妥来迪，Novonorm

作用用途 本品通过与不同的受体结合以关闭 β 细胞膜中 ATP 依赖性钾通道，从而刺激胰腺释放胰岛素使血糖水平快速地降低。用于饮食控制、降低体重及运动锻炼不能有效控制高血糖的 2 型糖尿病。

用法用量 口服：起始剂量为 0.5mg，以后如需要可每周或每两周作调整。通常在餐前 15 分钟内服用。最大的推荐单次剂量为 4mg，进餐时服用。但最大日剂量不应超过 16mg。

注意事项 ①严重肾功能或肝功能不全的患者、孕妇和哺乳期妇女、伴随或不伴昏迷的糖尿病酮症酸中毒患者、1 型糖尿病患者、对本品过敏者禁用。②肝肾功能不全者慎用。③不良反应有低血糖、视觉异常、腹泻、恶心、呕吐、便秘、肝功酶指标升高、皮肤瘙痒、发红、荨麻疹等。

剂型规格 片剂：每片 0.5mg；1.0mg；2.0mg。

那格列奈
Nateglinide

别名 唐力，唐瑞，Fastic，Natelinide，Starsis，Starlix

作用用途 本品通过与 β 细胞膜上的 ATP 敏感性 K^+ 通道受体结合并将其关闭，使细胞去极化，钙通道开放，钙内流，刺激胰岛素的分泌，降低血糖。那格列奈促胰岛素分泌作用依赖于葡萄糖水平，在葡萄糖水平较低时，促胰岛素分泌减弱。那格列奈有高度的组织选择性，与心肌和骨骼肌的亲和力低。其主要治疗作用是降低餐时血糖。本品可以单独用于经饮食和运动不能有效控制高血糖的 2 型糖尿病病人。也可用于使用二甲双胍不能有效控制高血糖的 2 型糖尿病病人，采用与二甲双胍联合应用，但不能替代二甲双胍。那格列奈不适用于对磺酰脲类降糖药治疗不理想的 2 型糖尿病病人。口服那格列奈片后迅速吸收，药物浓度平均峰值通常出现在服药 1 小时内，绝对生物利用度约为 72%。

用法用量 口服 ①单独应用：餐前 120mg。②与二甲双胍联合应用：剂量应根据定期的 HbA1c 检测结果调整。

注意事项 ①哺乳期妇女、1 型糖尿病（胰岛素依赖型糖尿病）患者、糖尿病酮症酸中毒患者禁用。②重度感染、手术前后或有严重外伤以及中重度肝功能损害患者慎用。③孕妇和儿童用药的安全性尚不明确，不推荐使用。④可能出现的不良反应有：低血糖，一过性肝酶增高、皮疹、瘙痒、荨麻疹、胃肠道反应（腹痛、消化不良、腹泻）、头痛等，除低血糖外其他不良反应极少出现。

剂型规格 片剂：每片 120mg。

沙格列汀
Saxagliptin

别名 安立泽，ONGLYZA

作用用途 本品为高度选择性的 DPP-4 酶抑制剂，用于 2 型糖尿病治疗。在饮食和运动基础上，可作为单药治疗，也可在单独使用盐酸二甲双胍血糖控制不佳时联合使用，改善血糖控制。

用法用量 口服：推荐剂量 5mg，每日 1 次，服药时间不受进餐影响。

注意事项 ①由于本品用于 1 型糖尿病或糖尿病酮症酸中毒的临床有效性尚未确定，故不推荐用于此类患者。②轻度肾功能不全的患者无需调整剂量。因在临床研究中经验有限，不推荐用于中重度肾功能不全的患者、严重肝功能受损患者。③与强效 CYP3A4/5 抑制剂（如酮康唑、阿扎那韦、克拉霉素、茚地那韦、伊曲康唑、奈法唑酮、奈非那韦、利托那韦、沙奎那韦和泰利霉素）合用时，本品的剂量应限制为 2.5 mg/天。④可能的不良反应有超敏反应、四肢皮疹、皮损和溃疡。⑤合用胰岛素促泌剂（如磺脲类）应减少后者剂量，以免引起低血糖。

剂型规格 胶囊剂：每粒 2.5mg；5mg。

维格列汀
Vildagliptin

别名 佳维乐，GALVUS

作用用途 本品适用于治疗 2 型糖尿病。当二甲双胍作为单药治疗用至最大耐受剂量仍不能有效控制血糖时，可与本品联合使用。

用法用量 口服：成人，每次 50mg，早晚各给药一次。本品餐时、非餐时服用均可。

注意事项 ①不推荐用于心力衰竭患者、中度或重度肾损伤患者或进行血液透析的终末期肾病（ESRD）患者以及给药前血清丙氨酸氨基转移酶（ALT）或血清天门冬氨酸氨基转移酶（AST）大于正常值上限（ULN）3 倍的肝功能不全患者。②本品不适用于 1 型糖尿病患者，亦不能用于治疗糖尿病酮症酸中毒。③不推荐使用更大的剂量。不良反应有四肢皮肤损伤，罕见有肝功能障碍（包括肝炎）报告。④本品片剂中含有乳糖，不能用于有罕见的遗传性半乳糖不耐受、Lapp 乳糖酶缺陷或葡萄糖-半乳糖吸收不良的患者。

剂型规格 片剂：每片 50mg。

西格列汀
Sitagliptin

别名 捷诺维

作用用途 本品是高度选择性的 DPP-4 酶抑制剂，口服能够有效地抗高血糖，在 2 型糖尿病患者中可通过增加活性肠促胰岛激素的水平而改善血糖控制。适用于治疗 2 型糖尿病。

用法用量 口服：成人，每次 100mg，每日一次。本品餐时、非餐时服用均可。

注意事项 ①中度肾功能不全的患者服用本品时，剂量减半；重度肾功能不全调整为 25mg 每日一次。②本品不适用于 1 型糖尿病患者，亦不能用于治疗糖尿病酮症酸中毒。③不良反应有过敏反应、皮疹、皮肤血管炎以及剥脱性皮肤损害，以及肝酶升高、上呼吸道感染、胰腺炎等。④与磺酰脲类药物联合使用时，为降低发生低血糖的风险可减少磺酰脲类剂量。

剂型规格 片剂：每片 100mg。

阿格列汀
Alogliptin

别名 尼欣那

作用用途 本品为 DPP-4 酶抑制剂，通过维持体内胰高血糖素样肽 1（GLP-1）和葡萄糖依赖性促胰岛素多肽（GIP）的水平，促进胰岛素的分泌，从而发挥降糖疗效。适用于治疗 2 型糖尿病。当二甲双胍作为单药治疗不能有效控制血糖时，可与本品联合使用。

用法用量 成人：口服 每次 25mg，每日 1 次。与食物分开、同时服用均可。

注意事项 中度肾功能不全的患者服用本品时，剂量减为 12.5mg，每日 1 次；重度肾功能不全者调整为 6.25mg，每日 1 次。

剂型规格 片剂：每片 25mg。

依帕司他
Epalrestat

别名 伊衡，唐林

作用用途 本品是一种可逆性的醛糖还原酶非竞争性抑制剂，对醛糖还原酶具有选择性抑制作用。能抑制糖尿病性外周神经病变患者红细胞中山梨醇的积累，显著改善患者的自觉症状和神经功能障碍。依帕司他可抑制糖尿病患者的坐骨神经、红细胞、视网膜中山梨醇的积累，提高其运动神经传导速度和自主神经功能；在神经形态学上，依帕司他可改善轴突流异常，增加其坐骨神经中有髓神经纤维密度，腓肠神经髓鞘厚度、轴突面积、轴突圆柱率；另外，依帕司他也可改善坐骨神经的血流并使其肌醇含量回升。用于糖尿病性神经病变。

用法用量 口服：每次 50mg，每日 3 次，饭前服用。

注意事项 ①哺乳期妇女、孕妇、儿童、过敏体质者慎用。②偶见红斑、水泡、皮疹、瘙痒等过敏反应，一旦出现过敏表现，应立即停药，并进行适当处理。③其他不良反应：腹泻、恶心、呕吐、腹痛、食欲不振、腹部胀满感、胃部不适、肌酐升高等。④服用本品后，尿液可能出现褐红色，此为正常现象，因此有些检测项目中可能会受到影响。⑤连续服用本品 12 周无效的患者应考虑改换其他的疗法。⑥遮光，密闭保存本品。

剂型规格 片剂：每片 50mg。

木糖醇
Xylitol

别名 达平，Xylit，Xylite

作用用途 本品在体内代谢不依赖胰岛素的参与，直接透过细胞膜，在细胞内参与糖代谢而不增加血糖浓度，其甜味及产热量与葡萄糖相当。可作为糖尿病患者的糖代用品，补充能量。其能促进胰岛素的分泌。尚有抑制酮体生成的作用，能使血浆脂肪酸生成减少，可用作糖尿病、手术麻醉时酮中毒的合并用药。用于糖尿病患者的代用糖。也用于手术后营养和肝病的辅助治疗。

用法用量 口服：①粉剂：每日 30~50g，儿童减半。②口服液：成人，每日不超过 8 支，儿童每日不超过 4 支。

注意事项 重症肝病患者须在医生指导下使用。

剂型规格 ①溶液剂：每支 10ml（6.2g）。②粉剂：每包 500g。

糖维胶囊
Tangwei Jiaonang

作用用途 本品是由中药黄芪、西洋参、黄精、天花粉、葛根、黄连、丹参和化学药格列本脲组成的复方制剂。本品具有益气养阴，化瘀清热功能。用于气阴两虚夹瘀所致消渴，症见倦怠乏力、自汗、口渴喜饮、心烦、溲赤、舌暗或有瘀斑、舌干少津、苔薄或花剥、脉细数；用于 2 型糖尿病见上述证候者。

用法用量 口服：餐前 30 分钟服用，每次 3~5 粒，每日 3 次，或遵医嘱。

注意事项 ①严重肾功能不全、糖尿病伴酮症酸中毒、昏迷、胰岛素依赖型糖尿病患者及孕妇禁用。②偶有轻微胃肠道反应。③用药期间请注意监测血糖，并根据血糖调整服用量。

剂型规格 胶囊剂：每粒 0.5g（含格列本脲 0.5mg）。

糖尿乐胶囊
Tangniaole Jiaonang

作用用途 本品是由红参、山药、天花粉、黄芪、地黄、枸杞、知母、山茱萸、葛根、五味子等 13 味中药组成的复方制剂。本品可降低血糖含量，可使血清胰岛素水平及肝糖原含量升高，可使肾上腺素所致高血糖明显降低，肝糖原含量明显增加，具有改善糖耐量作用。具有滋阴补肾、益气润肺，和胃生津功能。用于消渴症引起的多食、多饮、多尿，四肢无力等症，降低血糖、尿糖。能有效改善糖尿病各种并发症。

用法用量 口服：每次 3~4 粒，每日 3 次。建议糖尿病患者以一个月为一疗程，服用 4 个疗程或遵医嘱服用。

剂型规格 胶囊剂：每粒 0.3g。

人参糖肽
Renshen Tangtai

作用用途 本品主要成分是人参糖肽，对正常血糖值有降低作用，能补气、生津、止渴，用于消疲劳，对糖尿病慢性并发症的预防和治疗有一定的疗效，并能增加机体免疫力。适用于气阴两虚型（症状：气短懒言，倦怠乏力，自汗盗汗，口渴喜饮，五心烦热），并具有修复胰岛功能。

用法用量 肌内注射：每次 2ml，每日 2 次，或遵医嘱。

注意事项 ①注意定期复查血糖。②防冻、置阴凉处。

剂型规格 注射剂：每支 12mg（2ml）。

阿司帕坦
Aspartame

别名 阿斯巴顿，阿斯帕甜，蛋白糖，天苯甲酯，天冬甜二肽，天冬甜精，甜乐，依括片，α-APM，Canderel，Equal，D-Sucril，Nutra Sweet，SC-18862

作用用途 本品为蛋白型非糖甜味剂，一种氨基酸甜味剂。具有很强的甜味，其甜味是蔗糖甜度的 180～200 倍，无人造甜味品的苦味、土味、化学味及金属味。作为甜味品用于糖尿病患者及老年人。

用法用量 口服：视患者的口味取适量溶于温开水和饮料中服用。

注意事项 ①小儿苯丙酮尿症患者禁用。②本品最宜溶于清凉饮料中服用。③本品不宜蒸、煮或溶于沸水中，以免分解。

剂型规格 片剂：每片 18mg。

三、其他药

利拉鲁肽
Liraglutide

别名 诺和力

作用用途 本品为通过基因重组技术，利用酵母生产的人胰高糖素样肽-1（GLP-1）类似物。适用于治疗单用二甲双胍或磺脲类药物最大可耐受剂量治疗后，血糖仍控制不佳的成人 2 型糖尿病患者。

用法用量 成人 皮下注射：起始剂量为每日 0.6mg。至少 1 周后剂量增加至 1.2mg。根据临床表现，为了进一步改善降糖效果，再经过至少一周后可将剂量增加至 1.8mg。推荐每日剂量不超过 1.8mg。

注意事项 ①本品与磺脲类药物联用时，应当考虑减少磺脲类药物的剂量以降低低血糖的风险。②本品不得用于 1 型糖尿病患者，也不可用于治疗糖尿病酮症酸中毒、有甲状腺髓样癌既往史或家族史患者，以及 2 型多发性内分泌肿瘤综合征患者。③不良反应有胃肠道疾病、感染、注射部位反应等；与磺脲类药物联用时低血糖事件非常常见。④本品不可静脉或肌内注射，可在任意时间皮下注射，无需根据进餐时间给药。注射部位可选择腹部、大腿或者上臂。推荐每天同一时间注射。

剂型规格 注射剂：每支 18mg（3ml）。

高血糖素
Glucagon

别名 升血糖素，胰高血糖素

作用用途 本品系胰岛 α_2 细胞分泌的一种单链多肽类激素。具有升高血糖作用，促进肝糖原分解和促进糖异生，促进 cAMP 的生成；正性肌力作用；对其他内分泌腺的作用，既能兴奋肾上腺髓质，分泌儿茶酚胺类物质；也能增加胰岛素、甲状腺激素、降钙素及生长激素的分泌；对消化系统的作用，可增加胆汁和肠液的分泌，抑制胃、小肠及结肠的蠕动等。主要用于低血糖症。

用法用量 肌内注射、皮下注射或静脉注射：用于低血糖症，每次 0.5～1.0mg，5 分钟左右即可见效。如 20 分钟仍不见效则应尽快使用葡萄糖。

注意事项 ①使用本品后，低血糖昏迷患者恢复知觉，应立即给予葡萄糖，以防又陷入昏迷。②用本品时须警惕血糖过高，有时可见低血钾。

剂型规格 注射剂：每支 1mg；10mg。

第四节 甲状腺激素及抗甲状腺药

一、甲状腺激素类药

甲状腺激素是由甲状腺滤泡上皮细胞合成、贮存、分泌的一种含碘激素，其中包括碘塞罗宁钠（T3）和甲状腺素（T4）。甲状腺激素能维持机体正常发育、维持正常物质代谢，对神经系统和心血管系统都有显著生理作用。

甲状腺片
Thyroild tablets

别名 干甲状腺，Desiccatod Thyxoid，Dry Thyroid

作用用途 本品系动物干燥甲状腺的粗制品，含有甲状腺素（T_4）和少量的三碘甲状腺原氨酸（T_3）。本品可以代替内源性甲状腺激素。口服 1 剂后 3～5 日开始显效，7～10 日达到最大效应，停药后 4～5 周作用消除。

本品的主要作用为促进新陈代谢，维持正常生长发育，提高机体感受性。临床上主要用于治疗克汀病、黏液水肿及其他甲状腺功能减退症。

用法用量 口服 ①克汀病：用量依年龄而定，0~4个月，每日 6~8mg；4~8 个月，每日 16~30mg；8~12 个月，每日 30~60mg；1~2 岁，每日 45~90mg；2~4 岁，每日 60~120mg；4~12 岁，每日 90~180mg。②黏液性水肿的治疗：开始时每日不超过 15~30mg，以后逐渐增加至每日 90~180mg，病情稳定后，改用维持量，每日 60~120mg。③单纯性甲状腺肿的治疗：常用量，每日 90~180mg，每日 1 次或分次使用，疗程 3~6 个月。④甲状腺癌手术后的抑制治疗：甲状腺片，每日 150~180mg，或左旋甲状腺素钠 300μg，以抑制甲状腺癌复发。⑤单纯性肥胖的治疗：每日 30~90mg。⑥用于甲状腺抑制试验：协助甲亢诊断，每次 30mg，每日 3 次，3 日后每次 60mg，每日 3 次，服用 14 日。

注意事项 ①本品代谢慢，易蓄积中毒，毒性反应为头痛、心悸、出汗、兴奋、失眠。严重时可出现医源性甲亢。②应注意患者肝、肾功能，以免蓄积中毒。③甲状腺激素和升压药同用时，易诱发心律失常。④可与抗凝血药双香豆素类竞争与血浆蛋白结合，而使后者在血浆中游离增加，抗凝作用增加，造成出血。

剂型规格 片剂：每片 30mg；40mg；60mg。

左甲状腺素钠
Levothyroxine Sodium

别名 优甲乐，爱初新，伏甲索，雷替斯，加衡，特洛新，Euthyrox，Levothyroxine，Synthroid，L–T_4，T_4，Thyroxine

作用用途 本品为人工合成的左旋甲状腺素钠盐，作用和用途与甲状腺片相似。本品起效缓平，体内贮量大，$t_{1/2}$ 约为 6~7 日，近似于生理激素，用作甲状腺激素的替代治疗。

用法用量 ①口服：成人，自每日 25~50μg 开始，每日 1 次。每 2 周递增 50μg，最大剂量为每日 150~300μg，维持量，每日 100~200μg。1 岁以上，每日 4μg/kg 体重。1 岁以下，以每日 25~50μg 作为开始剂量，以后根据血 T_4 和 FSH 浓度进行调整。②肌内注射或静脉注射：成人，常用量，甲状腺功能低下，每次 50~100μg，每日 1 次。黏液性水肿昏迷或木僵状态，开始静脉给药 200~400μg，以后每日 50~100μg，患者清醒后改为口服。

注意事项 参见甲状腺片。

剂型规格 ①片剂：每片 25μg，50μg，100μg；125μg；200μg；300μg。②注射剂：每支 1mg。

碘塞罗宁
Liothyronine

别名 碘苯丙氨酸，碘甲酰氨酸，碘甲腺氨酸，甲碘安，三碘甲状腺氨酸，特初新，Cytomel，T_3，Tertroxime，

Triiodothyonine，Tyiodin

作用用途 本品为人工合成的三碘甲状腺原氨酸钠盐，作用性质和左甲状腺素相同，但效力比左甲状腺素大 3~5 倍。口服吸收快，排泄也快，血清 $t_{1/2}$ 约 33 小时，常用于黏液性水肿的治疗，还用于严重甲状腺缺乏症（黏液性水肿）、克汀病，还可用作甲状腺功能诊断药。

用法用量 口服：剂量应根据病情及年龄在医师指导下个体化服用。①成人，开始每日 20μg，以后渐增至每日 80~100μg，分 2~3 次给药。②儿童，体重 7kg 以下，开始每日 2.5μg；体重 7kg 以上，每日 5μg，以后每隔 1 周，每日增加 5μg，维持剂量为每日 15~20μg，分 2~3 次给药。

注意事项 ①高血压、糖尿病、冠心病快速型心律失常者禁用。②一般心脏病患者慎用（以防引起心衰）。

剂型规格 片剂：每片 20μg。

卵磷脂络合碘
Iodizedlecithin

别名 沃丽汀，Joletin，Iodized Lecition

作用用途 本品由消化道吸收到血液中，以无机碘的形式起作用，然后结合人甲状腺并对由于缺碘引起的甲状腺肿患者或儿童的甲状腺功能减退起作用。促进视网膜组织呼吸，增进视网膜的新陈代谢。对过敏性眼色素层（葡萄膜）炎或暴发性眼色素层炎，有抗炎作用和改善 ERG 的作用。用于血管痉挛性视网膜炎、出血性视网膜炎、玻璃体出血、玻璃体混浊、中央静脉闭合性视网膜炎和婴儿哮喘、支气管炎、缺碘性甲状腺肿、缺碘性甲状腺功能减退。

用法用量 口服：每日 300~600μg，分 2~3 次服用。

注意事项 ①慢性甲状腺疾病、曾患突眼性甲状腺肿、内源性甲状腺素合成不足的患者慎用。②由于老年人生理功能降低，应在使用时适当减量并小心监护。③本品对孕妇或疑为妊娠的妇女，只有在治疗价值大于可能带来的风险时，方可使用。

剂型规格 片剂：每片含卵磷脂络合碘 1.5mg（含碘量 100μg）。

碘化钾
Potassium Iodide

别名 Iodide Potassium，Kalii Iodidi

作用用途 本品是广泛使用的无机碘剂。碘是合成甲状腺激素的原料，当人体缺碘时甲状腺体呈代偿性肿大。小剂量碘可以补充生理需要量，纠正因缺碘造成的甲状腺肿大，并可抑制促甲状腺素的分泌。大剂量碘不仅可以抑制甲状腺激素的合成和释放，还可抑制过氧化物酶，阻止酪氨酸碘化及碘化酪氨酸的缩合过程。用于防治地方性甲状腺肿，治疗甲状腺危象。碘还能使增生的甲状腺血液供应减少，使甲状腺体积缩小，质地变硬，有利于甲状腺功能亢进症手术的成功。

用法用量 ①口服：预防地方性甲状腺肿：剂量根据缺碘而定，一般每日 100μg。治疗地方性甲状腺肿：口服每日 1~10mg，边疆服用 1~3 个月后，休息 30~40 日。约 1~2 个月后，剂量逐渐增大至每日 20~25mg，总疗程约 3~6 个月；也可服用复方碘溶液每日 1~2 滴，连服 30 日，休息 10 日后再服。治疗甲状腺危象：首剂用复方碘溶液 60 滴（3.6ml），以后第 6 小时服 30~45 滴。甲状腺功能亢进术前准备：于术前 2 周服复方碘溶液，每日 3 次，每次从 5 滴逐日增加至 15 滴。②滴眼：每日 4~6 次。

注意事项 ①对碘有过敏史者禁用。少数对碘过敏病人，在用药后立即或几小时后发生血管神经性水肿、上呼吸道黏膜刺激症状，甚至因喉头水肿引起窒息。②长期应用可出现口内铜腥味、喉部烧灼感、鼻炎、皮疹等，停药即可消退。③大量饮水和增加食盐，均能加速碘的排泄。

剂型规格 ①片剂：每片 10mg。②溶液剂：含碘 5%，含碘化钾 10%。

碘酸钾
Potassium Iodate

别名 金碘，King- Ⅰ

作用用途 本品口服后可弥补体内碘的不足，促进甲状腺激素的合成，进而起到预防甲状腺肿、克汀病及婴幼儿智力发育障碍的作用。用于预防及治疗地方性甲状腺肿和地方性克汀病等碘缺乏病，预防因缺碘引起的甲状腺激素合成不足所导致的胎儿、婴幼儿脑发育障碍和体格发育落后。

用法用量 口服：片剂，**4 岁以上儿童和成人**，每次 1 片，每日 1 次；**4 岁以下儿童**，每次 1 片，2 日 1 次或遵医嘱。颗粒剂，温开水冲服：**4 岁以下儿童**，每次 1 袋；**4 岁以上儿童、成人、孕妇及哺乳期妇女**，每次 2 袋，每日 1 次或遵医嘱。

注意事项 ①在大剂量（每日 1000μg）并连续服用 3 个月后可能出现甲状腺肿，停药后可自行消退。②孕妇及哺乳期妇女是补碘的重点对象，如有碘缺乏，应及时补碘。③在医师指导下使用。④甲状腺功能亢进及碘过敏者禁用。⑤遮光、密封保存，有效期 2 年。

剂型规格 ①片剂：每片 0.3mg（含碘 177.9μg）；0.4mg（含碘 237.2μg）。②颗粒剂：每袋 0.15mg（含碘 88.95μg）。

促甲状腺素
Thyrotropnin

别名 Thyroid-Stimulating Hormone，Thyrotropin，FSH

作用用途 本品能刺激甲状腺摄取碘，加速甲状腺激素的合成和分泌。主要用于促甲状腺素刺激试验，提高甲状腺癌转移灶的摄^{131}碘率。

用法用量 肌内注射：①促甲状腺素试验：用来区别原发性或继发性甲状腺功能减退症，每日 2 次，每次 10mg，共 3 日。注射前后测定甲状腺吸碘率或血浆蛋白结合碘。②提高甲状腺癌转移病灶吸^{131}碘率：甲状腺全切除后，每日 10μg，共 7 日，使转移病灶的吸^{131}碘率提高后，再给予治疗量碘。

注意事项 少数患者可能产生过敏反应，冠心病患者禁用。

剂型规格 注射剂：每支 10μg。

二、抗甲状腺药

丙硫氧嘧啶
Propylthiouracil

别名 丙赛优，PTV

作用用途 本品为硫脲类化合物，抑制甲状腺细胞内的过氧化酶系统，妨碍甲状腺激素的合成而发挥抗甲状腺作用。适用于甲亢的内科治疗、甲状腺危象及甲亢的术前准备等。

用法用量 口服：①甲亢的内科治疗：开始时每日 200~600mg，分 3 次服。症状缓解后，改用维持量，每日 50~100mg。②甲状腺危象：每日 800~1000mg，疗程不超过 1 周，作为综合治疗措施的一部分。③甲亢的术前准备：术前用本品使甲状腺功能控制到接近正常后，加服碘剂约 2 周，进行手术。

注意事项 ①一般不良反应有头痛、关节痛、唾液腺肿大、淋巴结肿大及胃肠道症状，偶可发生中毒性肝炎，可对症处理。②用于术前准备，会使甲状腺组织充血肥大，导致手术中出血，且不便操作，因此术前须加服大剂量碘剂，使甲状腺变硬。减少充血，以便于手术。③孕妇、哺乳期妇女慎用。④偶见粒细胞缺乏症，应定期查血象。

剂型规格 片剂：每片 50mg；100mg。

甲巯咪唑
Thiamazole

别名 赛治，甲硫噻唑，他巴唑，Methimazole，Tapazole

作用用途 本品为咪唑类抗甲状腺药，能抑制甲状腺激素的合成。用于甲状腺功能亢进症、甲状腺手术后复发，但又不适于放射性治疗者、手术前准备、作为^{131}I 放疗的辅助治疗。

用法用量 口服：**成人**，初始剂量，每日 30~60mg，分 3 次服。维持量，每日 5~10mg。**儿童**，每日 0.4mg/kg，分 3 次服用。维持量为每日 0.2mg/kg。

注意事项 同丙硫氧嘧啶。

剂型规格 片剂：每片 5mg；10mg。

卡比马唑
Carbimazole

别名 甲亢平，新麦苄唑，Basolest，Neo-Mercazole，

Neo-Tomizol

作用用途 本品在体内游离出甲巯咪唑，其作用与甲巯咪唑相似。作用开始较慢，维持时间较长。甲状腺危象时不宜用。用于甲状腺功能亢进，甲亢的术前准备，放射性碘治疗的辅助用药等。

用法用量 口服：每次 10~20mg，每日 3 次；维持量，每日 5~10mg。

注意事项 与甲巯咪唑相同。

剂型规格 片剂：每片 5mg。

复方碘溶液

别名 卢戈液，Lugol's Solution

作用用途 本品中所含的碘为合成甲状腺激素的原料。当人体缺碘时，甲状腺体呈代偿性肥大，引起地方性甲状腺肿，可食用含碘食盐或海带及其他海产品。缺碘不仅可以引起甲状腺肿大和呆小病，也可以影响人的体力和智力。给予小剂量的碘制剂可以促进人体甲状腺激素的合成，而大剂量的碘的作用则转化为抗甲状腺作用。主要用于预防缺碘引起的地方性甲状腺肿和地方性呆小病、地方性甲状腺肿的治疗、甲状腺危象的治疗、甲状腺切除的手术前准备。

用法用量 口服：①地方性甲状腺肿的治疗：每日 1~2 滴。3 周为一疗程，休息 30~40 日再进行下一疗程，可治疗半年。②甲状腺切除的手术前准备用药：术前，每次 5~10 滴，每日 3 次，为时 2~3 周，使甲状腺变硬利于手术操作，用药不能超过 3 周。

注意事项 ①少数对碘过敏患者，在用药后立即或几小时后发生血管神经性水肿、上呼吸道黏膜刺激症状，甚至喉头水肿引起窒息。②对碘有过敏史者禁用。③大量饮水和增加食盐，均能加速碘的排泄。

剂型规格 溶液剂：含碘 5%、碘化钾 10% 的水溶液。

第五节　调节钙代射药

钙离子在体内是保持神经、肌肉和骨骼功能正常所必需的离子，对维持正常的心、肾、肺和凝血功能及细胞膜和毛细血管通透性也起重要作用。钙调节药是影响钙离子吸收、排泄、分布的药物。

人在 30 岁以后骨量会逐渐减少，当骨量降至正常人骨峰值-2 或-2.5 标准差时，即诊断为骨质疏松。

防治骨质疏松的药物分类如下。①抑制骨吸收的药物：如钙剂、维生素 D、双膦酸盐、降钙素、雌激素等。②刺激骨形成的药物：如氟制剂、同化类固醇等。

骨化二醇
Calcifediol

别名 25-羟胆骨化醇

作用用途 本品为维生素 D_2 和维生素 D_3 在肝脏的代谢产物，维生素 D_2 和 D_3 在吸收后首先经肝脏维生素 D-25 羟化酶系统羟基化为 25-羟代谢物，即骨化二醇，然后骨化二醇还要在肾脏经维生素 D_1-羟化酶系统催化才能代谢为具有生物活性的骨化三醇。骨化二醇半衰期为 10~22 天，平均 16 天，血药浓度达峰时间约 4 小时，作用持续时间为 15~20 天，肾功能衰竭时作用时间延长 2~3 倍。常见的维生素 D 包括维生素 D_2 和维生素 D_3，两者作用相同。用于防治维生素 D 缺乏症；也用于治疗慢性低钙血症、低磷血症、佝偻病、慢性肾功能衰竭、早产儿低钙搐搦、绝经后及老年性骨质疏松。

用法用量 口服：成人，每周 0.3~0.35mg，每日或隔日 1 次，需要时 4 周后增加用量。多数病人每日 0.05~0.1mg 或隔日服 0.1~0.2mg 可有效。血钙正常病人隔日服 0.02mg 可有疗效。儿童，2 岁以上，每日 0.02~0.05mg；2~10 岁，每日 0.05mg；10 岁以上用量可参照成人用量。

注意事项 可参见维生素 D_3。

剂型规格 胶囊剂：每粒 0.02mg；0.05mg。

骨化三醇
Calcitriol

别名 二羟维 D_3，钙化三醇，盖三淳，溉纯，钙三醇，罗钙全，罗盖全，1,25-Dihydroxycholecalciferol，Rocaltrol

作用用途 本品为维生素 D 经肝脏和肾脏羟化酶代谢后抗佝偻病活性最强的 1,25-双羟代谢物。能促进钙、磷在小肠内吸收，其代谢活性物质能促进肾小管对钙的吸收，也可能促进对磷的吸收。用于甲状旁腺功能低下症及血液透析患者的肾性营养不良。

用法用量 口服：①血液透析患者的肾性营养不良，如患者血钙水平正常或略低，口服 0.25μg 已足够。如果 2~4 周内病情无明显改变，日剂量可增至 0.5μg。其间应每周至少测两次血钙浓度，且可随时调整剂量。大部分血液透析患者剂量在 0.5~1.0μg。②治甲状腺旁腺功能低下，成人和 6 岁以上儿童，每日 0.5~2μg；1~5 岁，每日 0.25~0.75μg。剂量须个体化。③绝经后及老年性骨质疏松，治疗剂量为每次 0.25μg，每日 2 次，最大剂量 0.5μg。

注意事项 ①高血钙有关的各种疾病患者禁用。②一经发现有高血钙，应立即停用，给低钙饮食，每日监测血钙使其维持在正常水平。一般于2~7日恢复之后重新开始以合适的剂量继续治疗。偶然误服大量本品，可采取催吐、洗胃、导泻等方法，并注意保持水、电解质平衡及心电监测、低钙饮食。通常由于本品作用时间短不需要作进一步处理。但如老年人血钙持续明显升高，应采用其他治疗，如使用磷酸盐、皮质激素、利尿药等。也可用无钙透析液透析。③过量出现高血钙综合征或钙中毒。④考来烯胺能降低肠道对脂溶性维生素的吸收，因而可能影响本品的肠道吸收。

剂型规格 胶囊剂：每粒0.25μg；0.5μg。

阿法骨化醇
Alfacalcidol

别名 1α-Hydroxycholecaciferol

作用用途 本品用于慢性肾衰合并骨质疏松症、甲状腺功能低下及抗维生素D的佝偻病患者。

用法用量 口服：剂量应按血钙水平作个体调整。①慢性肾衰合并骨质疏松，每次0.5~1.0μg，每日1次。②甲状腺功能低下及抗维生素D的佝偻病及骨软化，每日1.0~4.0μg。

注意事项 ①服药期间应定期测血钙，并根据测定数据调整用药。②少数出现胃肠道反应、肝功能异常、精神和神经系统症状等。

剂型规格 胶囊剂：每粒0.25μg；0.5μg；1.0μg。

双氢速甾醇
Dihydrotachysterol

别名 双氢速变固醇，优降盖素，Dichysterol

作用用途 本品用于甲状旁腺功能低下及术后引起的急性、慢性或潜在的手足搐搦症以及特发性的手足搐搦症。

用法用量 口服：成人，初始量每日0.8~2.4mg，数日后维持量每日0.2~1.0mg，维持血钙正常，根据病情调整剂量。儿童，初始量每日1~5mg，服用4日，随后持续用此剂量或降至1/4，维持量每日0.5~1.5mg。

注意事项 ①孕妇或有肾结石患者慎用。②因治疗量和中毒量接近，故剂量必须个体化，并应定期进行再评价，尤其要定期查血钙。

剂型规格 油溶液剂：每瓶100mg（100ml）。

替勃龙
Tibolone

别名 甲异炔诺酮，Livial，Org-OD-14，7α-Methylnooretynodrel

作用用途 本品为激素类药。具有弱雌激素、雄激素和孕激素活性的甾体激素，对绝经后妇女具有明显抑制血浆中促卵泡激素水平的作用，但对黄体生成素抑制则较轻，不影响泌乳素；对育龄妇女有抑制排卵的作用。此外，本品还可预防绝经后骨质疏松，提高情感和性欲等作用。用于更年期综合征、绝经后骨质疏松等的治疗。

用法用量 口服：每次2.5mg，每日1次。

注意事项 ①绝经前妇女或绝经不满一年的妇女禁用，以免发生不规则阴道出血。②不良反应偶可引起体重增加、阴道出血、恶心、头痛等，但发生率低，与安慰剂治疗相似。

剂型规格 片剂：每片2.5mg。

鲑鱼降钙素
Calcitonin

别名 降钙素，密钙息，考克，山德士降钙素，Calcimar，Cibacalcin，Miacalcic，Nosal

作用用途 本品的作用主要是通过对骨、肾和胃肠道的调节而使血钙降低。治疗变形性骨炎，可使骨痛缓解。用于治疗多种原因维生素D中毒、甲状旁腺癌、甲状腺及甲状旁腺功能亢进等引起的高钙血症，对伴有骨质更新加速的患者效果最佳。用于老年性、绝经期骨吸收障碍引起的骨质疏松症，对皮质类固醇引起的骨质疏松症也有一定疗效。直接抑制胃壁细胞分泌胃酸和胃泌素，对胃、十二指肠溃疡及急性胰腺炎产生治疗作用。亦用于肿瘤骨转移所致疼痛。

用法用量 皮下或肌内注射：①变形性骨炎，隔日1次，或肌内注射每周3次，每次50~100IU，1~2周后骨痛减轻，3~6个月骨痛消失。②高钙血症，每12小时4IU/kg体重，需要时可增至每12小时8IU/kg体重。高钙血症危象的急症治疗，静脉滴注，每日5~10IU/kg体重，6小时滴完，或缓慢静脉注射，每日5~10IU/kg体重，分2~3次。③骨质疏松，每次50~100IU，每周3次；口服，每日60~120mg。④肿瘤骨转移所致疼痛，每次50IU，每周3次。

注意事项 ①有过敏史者用前应先做皮试（1∶100稀释），出现过敏、眩晕、耳鸣等不良反应时应立即停药。孕妇、哺乳期妇女最好不用。②长期使用血中可产生抗体，一般并不影响疗效，但要随时注意其对内分泌系统的影响。③小剂量较安全；大剂量作短期治疗时，少数患者易引起继发性甲状腺功能低下。④睡前给药可减轻不良反应。喷鼻给药的不良反应明显较注射少，适于长期给药，但剂量为加倍的注射用量。⑤常见不良反应有恶心、面部及手部潮红，较少见胃肠道功能失调和尿频，可在继续治疗过程中消失。

剂型规格 ①注射剂：每支50IU（1ml）；100IU（1ml）。②喷鼻剂：每掀200IU（每瓶14掀）。

雷尼酸锶
Strontium Ranelate

别名 普特罗思

作用用途 本品是用于预防和治疗妇女绝经后骨质疏松的药物。

用法用量 口服：每日 2g，夜间和餐后至少 2 小时服用。

注意事项 ①有血栓性疾病风险或病史患者慎用。②本品含有锶，在诊断检验时，锶可干扰血清钙、尿钙的某些检测方法。③不良反应：能增加静脉血栓栓塞（包括肺栓塞）的发生率、头痛、意识障碍、癫痫、胃肠道功能紊乱、肌酸激酶活性一过性和可逆性增强、皮炎、湿疹等。

剂型规格 颗粒剂：每袋 2g。

依降钙素
Elcatonin

别名 益钙宁，Calcinil，Carbicalcin，Carbocalcitonin，Diatin，Turbocalcin

作用用途 本品为人工合成的降钙素衍生物，其活性结构主要是将鳗鱼降钙素结构中的二硫键转换为双键，使分子结构更稳定并提高了活性。本品具有降低血清钙素的作用，还可抑制骨的吸收，减少血中钙向血液游离，降低血清钙浓度。此外可抑制各种骨吸收促进因子引起的骨内钙游离。适用于骨质疏松症引起的疼痛。也用于临床上各种疾病引起的高钙血症及变形性骨炎。

用法用量 肌内注射：①骨质疏松症引起的疼痛，通常成人每次 10IU，每周 2 次。②高钙血症，每次 40IU，每日 2 次。③变形性骨炎，每次 40IU，每日 1 次。可随年龄和病情适当增减。

注意事项 ①易引起皮疹等过敏症状的患者及气管哮喘或有既往史的患者慎用。②本品不宜长期使用。③肌内注射应避开神经走向，左右两侧交替变换注射部位；注射时，若有剧痛或血液逆流，应迅速拔针换位注射。④不良反应有休克、皮疹、荨麻疹、颜面潮红、热感、胸部压迫感、心悸、恶心、呕吐、腹泻、食欲不振、胃灼热、腹痛、口渴、头痛眩晕、步态不稳、手足搐搦、耳鸣、GOT 升高、GPT 升高、低钠血症、注射部位局部疼痛、浮肿、瘙痒感、发热、寒战、全身乏力、哮喘发作、发汗、指端麻木、咽喉部薄荷样清凉感、尿频、视物模糊、乏力感。

剂型规格 注射剂：每支 10IU；20IU；40IU。

唑来膦酸
Zoledronic Acid

别名 密固达，唑来膦酸注射液，Aclasta

作用用途 本品的活性成分为唑来磷酸，主要作用于人体骨骼，通过对破骨细胞的抑制，从而抑制骨吸收，增加骨密度。本品为新一代双膦酸盐，与其他双膦酸盐相比与骨质的结合力更强，抗骨吸收能力更强，较帕米膦酸钠、阿仑膦酸钠抑制骨吸收的作用更强，持续作用时间更长。本品注射后 24 小时内，61% 直接与骨组织结合，缓慢释放，作用于破骨细胞，抑制骨吸收过程，39% 以原型排出体外。本品的生物利用度为 100%。临床用于治疗 Paget's 病（变形性骨炎）和治疗绝经期妇女的骨质疏松症。

用法用量 静脉滴注：①对于骨质疏松症的治疗，推荐剂量为每次 5mg（密固达），每年 1 次。目前尚无足够证据支持，可连续用药 3 年以上。②用于 Paget's（变形性骨炎）的治疗，推荐剂量为每次 5mg（密固达）。用药后要根据患者骨转换水平来测定下一次用药时间。本品通过输液管以恒定速度滴注，滴注时间不得少于 15 分钟。本品给药前患者必须进行适当的补水，特别是同时接受利尿剂治疗的患者。对于骨质疏松症女性患者，若饮食摄入量不足，有必要适当补充钙剂和维生素 D。对于 Paget's 病患者，必须在接受本品治疗后 10 天内确保补充维生素 D 和足量的钙剂，保证每次至少补充元素钙 500mg 和维生素 D，每日 2 次。

注意事项 ①对唑来膦酸或其他双膦酸盐或药品成分过敏者、孕妇和哺乳期妇女、严重肾功能不全的肾转移瘤患者、低钙血症患者禁用。②肾功能不全的患者、有甲状旁腺功能减退史者、有阿司匹林敏感哮喘者或儿童慎用。③在本品治疗之前必须测定的血浆肌酐水平。给药前必须进行适当的补水，对老年患者和接受利尿剂治疗的患者尤为重要。④当同时使用本品与其他能明显导致肾功能损伤的药物（如氨基糖苷类药物等）进行治疗时尤应慎重。⑤对于开始本品治疗之前存在低钙血症的患者，必须给予适量钙与维生素 D。对其他矿物质代谢异常（如甲状旁腺贮备降低、肠内钙离子吸水不良）也应给予有效治疗。⑥对使用双膦酸盐（含本品）的患者，严重及偶发的骨骼、关节或肌肉疼痛罕有报道。⑦颌骨骨坏死主要出现在双膦酸盐治疗的肿瘤患者（含本品），这些病例大部分显示与牙科手术有关。⑧不良反应：通常为一过性和轻度，常见发热、头痛、头晕、恶心、呕吐、腹泻、肌痛、关节痛、骨痛、背痛、肌体疼痛、流感样症状、呼吸困难、低钙血症和僵直等。罕见有支气管狭窄，荨麻疹和血管性水肿及过敏性反应（或休克）。

剂型规格 注射剂：每瓶 100ml，含唑来膦酸 5mg（以唑来膦酸无水物计）。

说明 目前国内市场供应的通用名称为"唑来膦酸"的药品其商品名有：择泰、天晴依泰、密固达。它们虽然活性成分都是唑来膦酸，但产品的适应证却不同。择泰和天晴依泰是用于治疗骨转移瘤和恶性肿瘤引起的高钙血症。而密固达是用于治疗变形性骨炎和绝经期妇女的骨质疏松症。因此，医药人员应根据患者病情正确选用上述药品，以防发生用药差错。

阿仑膦酸钠
Sodium Alendronate

别名 阿屈膦酸钠，福善美，Fosamax

作用用途 本品是一种新型二磷酸盐，二磷酸盐类药物通过对成骨细胞（形成骨质的细胞）的作用而产生疗效。这类药物是骨质再吸收的抑制剂。它们可直接作用于破骨细胞（再吸收骨质的细胞）。能增加骨骼中矿物质的密度。适用于绝经后妇女骨质疏松症，与降钙素或雌激素联合治疗效果最佳。

用法用量 口服：①治疗骨质疏松和预防骨折，每次10mg，每日1次。②预防骨质疏松症，每次5mg，每日1次。③治疗变形性骨炎，每次40mg，每日1次，空腹服用。

注意事项 ①对本品过敏者、低钙血症者、孕妇、哺乳期妇女以及食管异常而又不能站立或坐立30分钟的患者禁用。②中、重度肾功能不全患者不宜服用本品。③至少要在早饭前半小时服用。因和食物同服，会大大降低吸收。④不良反应主要为胃肠道反应。

剂型规格 ①片剂：每片5mg；10mg。②胶囊剂：每粒5mg；10mg。

利塞膦酸钠
Risedronate Sodium

别名 昂太年，吉威，利塞膦酸，唯善，Risedronic Acid

作用用途 本品用于治疗和预防绝经后妇女的骨质疏松症，也可治疗佩吉特病（国外资料）。

用法用量 口服 ①治疗和预防慢性疾病患者在开始或持续进行全身糖皮质激素治疗（日剂量≥7.5mg泼尼松或相当于此剂量的其他糖皮质激素）引起的骨质疏松症，治疗绝经后妇女的骨质疏松症：每次5mg，每日1次。②佩吉特病：起始剂量为每次30mg，每日1次，连用2个月。若要重复给药应观察2个月以上，重复用量同起始剂量。

注意事项 ①禁忌证：对本品过敏者、低钙血症、难以坚持站立或端坐位30分钟者、对其他二磷酸盐过敏者。②严重肾功能不全者慎用。③哺乳期妇女用药时应停止哺乳。④孕妇应权衡利弊后再用。⑤老人、儿童慎用。⑥本药应在餐前至少30分钟直立位服用，用200ml左右清水送服，服药后30分钟内不宜卧床。⑦本品不可嚼碎或吸吮。⑧饮食中钙或维生素D摄入不足者，应适当增加本药剂量。⑨用于治疗和预防糖皮质激素引起的骨质疏松症前，应确定患者体内的激素水平。⑩不良反应：头痛、胸骨痛、吞咽痛、食管灼痛、食管溃疡、胃灼热、食管炎、关节痛、便秘、肌无力、皮疹、虹膜炎等。

剂型规格 ①片剂：每片5mg。②胶囊剂：每粒5mg。

依替膦酸二钠
Etidronate Disodium

别名 羟乙膦酸二钠，伊屈膦酸钠，Didrondl

作用用途 本品为二膦酸酯类化合物，可使破骨细胞的作用减慢，与此偶联的成骨细胞的活性也相应减低，适用于有症状的Paget's病患者，本品还可使血清碱性磷酸酶活力及尿中羟脯氨酸排出量减少，减少骨血流量以使心排出量减少，并可使骨组织学征象改善，骨痛减轻。经多年长期间断治疗，可使骨折发生率减少。本品对中等程度的病例疗效最佳，缓解期间复发病例只能间断治疗。恶性病变者的血钙增高，静脉注射本品并同时给予生理盐水和利尿剂可使骨吸收减少，从而使血钙降低。本品还可防治骨髓损伤和全髋置换所致的异位骨化。本品周期性使用，对于绝经后骨质疏松症亦有效。

用法用量 口服：①治疗Paget's病，每日1次，每次以水送服，服药前、后2小时内不宜进食。初始剂量每日5mg/kg体重，疗程不得超过6个月。较大剂量只限用于要求迅速抑制骨更新率的增加或使增高的心排出量及时减低时。若剂量超过每日10mg/kg体重时，疗程应以3个月为限。继续治疗症状可消失，也可继续存在。如发生骨折，即应停药，直至已有骨痂生成征象出现。治疗期间及其后，应注意监测血清碱性磷酸酶和尿中羟脯氨酸水平。如有提示病情活动的生化、症状或其他依据，应至少停药3个月后方可复治。②治疗脊髓损伤所致的异位骨化，每日20mg/kg体重，2周后改为每日10mg/kg体重，再治疗10周。③治疗全髋置换后异位骨化，每日20mg/kg体重，术前1月开始至术后3个月，共4个月。④治疗恶性病变所致的高钙血症，作为静脉给药的继续治疗，每日20mg/kg体重，共30日，但对患者的监护须持续90日。静脉滴注：治疗恶性病变的高钙血症，初始剂量为每日7.5mg/kg体重，至少用250ml氯化钠注射液稀释，静脉滴注时间不少于2小时，连续给药3日。如血钙再次升高，可按初始剂量再给药一个疗程进行复治，但两次给药必须至少间隔7日。

注意事项 ①肾功能障碍者应减小用量，并须严密进行用药监护。②不良反应：一般剂量时，可出现恶心和腹泻，但患者均可耐受。若剂量为每日10~20mg/kg体重时，可将总量分次服用，不良反应可减少。最严重的是抑制骨矿化，以长期大剂量用药为常见，长期小剂量用药亦可发生。

剂型规格 ①片剂：每片200mg；400mg。②注射剂：每支300mg。

氯屈膦酸二钠
Disodium Clodronate

别名 骨膦，BM-06011，Bonefos

作用用途 本品为第二代双膦酸盐制剂，具有一定骨吸收和骨钙化、阻滞骨形成的作用。适用于恶性肿瘤常见并发症转移及其引起的难忍疼痛、高钙血症、病理性骨折等的治疗。

用法用量 ①口服：每次 1200mg，分 2 次服用，或每次 800mg，每日 3 次，餐前服用。②**静脉滴注**：每日 3~5mg/kg 体重，500ml 生理盐水可稀释 300mg，控制在 3~4 小时内静脉滴注完毕，可连续输注 3~5 日，一般不应超过 7 日。浓液稀释后须在 12 小时内使用。

注意事项 ①注射剂禁用于严重肾功能不全者。②一般情况下，除危及生命的高钙血症，本品不得用于儿童。③治疗初期，部分患者可引起腹痛、腹胀、腹泻或乏力等不良反应，但常随治疗的继续而消失。④若静脉给药剂量过大或静脉注射速度过快，可导致肾功能受损。

剂型规格 ①胶囊剂：每粒 400mg。②注射剂：每支 300mg。

帕米膦酸二钠
Pamidronate Disodium

别名 阿可达，氨羟丙双膦酸二钠，博宁，帕米膦酸钠，Aredia，Bonin，Pamidronate

作用用途 本品为第二代二膦酸类药物，是抗肿瘤辅助药。具有强烈抑制破骨细胞活性的作用，其作用强度为氯屈膦酸盐的 10 倍，羟乙双磷酸盐的 100 倍。其药理作用主要表现在：①可广泛分布在骨小梁表面，阻挡破骨细胞对骨的溶解。②抑制破骨细胞活性。③抑制破骨细胞前体向破骨细胞转化。用于多种原因引起的高钙血症、变形性骨炎及多种原因引起的骨质疏松症、甲状旁腺功能亢进症、多发性骨髓瘤、肿瘤骨转移所引起的过度溶解性骨破坏及并发症的治疗。

用法用量 静脉滴注 成人及老年人：①一般用量，每次 30~90mg，加入 0.9% 氯化钠注射液或 5% 葡萄糖注射液 250~500ml 中，静脉滴注 4 小时以上。②早期骨转移，每次 60mg，静脉滴注时间不少于 2 小时。③广泛骨转移或多发生性骨髓瘤，每月 90mg，静脉滴注时间不少于 4 小时。④肿瘤性高钙血症，每次 30~90mg 或多次静脉滴注。⑤变形性骨炎（Paget's 病），每日 300~600mg，分 2~3 次服用。总剂量为 180~210mg。

注意事项 ①对本品或其他二膦酸盐过敏者禁用。②严重肾功能损害、心血管疾病、驾驶员、儿童、孕妇及哺乳期妇女慎用。③常见的不良反应：一过性轻度发热、淋巴细胞减少、轻度低血钙和低磷酸血症等。④偶可引起静脉滴注部位反应、一过性肌肉疼痛、胃肠道症状、低镁血症等。⑤个别患者可出现明显低血钙，原有肾功能障碍恶化、血小板减少症、癫痫发作等不良反应。

剂型规格 注射剂：每支 15mg；30mg（附加注射用水 10ml）。

特立帕肽
Teriparatide

别名 复泰奥

作用用途 本品可显著降低绝经后妇女椎骨和非椎骨骨折风险，但对降低髋部骨折风险的效果尚未证实。适用于有骨折高发风险的绝经后妇女骨质疏松症的治疗。

用法用量 皮下注射：每次 20μg，每日 1 次，注射部位大腿或腹部。每位患者终身仅可接受一次治疗，接受治疗的最长时间为 24 个月。停止使用本品治疗后，患者可以继续其他骨质疏松治疗方法。

注意事项 ①当膳食不能满足需要时，应当补钙、维生素 D。②禁用于 18 岁以下青少年和开放性骨骺的青年以及严重肾功能不全患者。慎用于中度肾功能不全患者。③本品为预装笔式注射器，患者应按照使用手册正确使用注射笔。④育龄妇女在使用本品时应采取有效的避孕措施，如果怀孕应停用本品。⑤用药后采用俯卧位，可缓解一过性直立性低血压，通常几分钟至数小时后可自行恢复，并且不妨碍继续治疗。长期给药可能会使骨肉瘤发生率增加。

剂型规格 注射剂：每支 20μg（2.4ml）。

金葡液
Aureus Injection Staphylococcin

别名 骨折愈合刺激素

作用用途 本品系微生物代谢产物经加工处理制成的注射液。主要通过多种生物活性因子如酶和生长因子等的协同作用，使骨折区产生大量微血管，促进细胞周围及自身血液增加，并提供丰富的营养物，激活骨细胞代谢，加速新骨形成，使坏死区消失，骨小梁重建。临床主要用于治疗各类骨折，尤其对骨不愈合、粉碎性骨折、骨无菌性坏死等病有效。

用法用量 注射用：①先做皮试，将原药液用氯化钠注射液稀释 100 倍，取 0.1ml，行前臂皮内试敏 15 分钟后观察结果。注射处皮丘在 1.5cm 以内者为阴性。皮试阴性者方可用药。②骨折端局部注射，首次量为 0.5ml，以后可增至 2ml，每隔 4~6 日注射 1 次。一疗程用药 4~6 支。根据病情，可适当调节用药间隔和用药剂量。

注意事项 用药前需做皮试。

剂型规格 注射剂：每支 0.5ml。

氟钙定
Tridin

别名 特乐定，一氟磷酸谷酰胺-葡萄糖酸钙-枸橼酸钙

作用用途 本品所含的单氟磷酸谷氨酰胺对成骨有刺激作用，配合钙盐有好的预防及治疗骨质疏松作用。用于治疗骨质疏松症，减轻绝经后骨质疏松引起的疼痛，增加骨密度，降低骨折率。

用法用量 口服：每次 1 片，每日 3 次，在进餐时或餐后嚼碎吞服。应每日按时服用，其疗程可持续 1 年以上。

注意事项 ①儿童、生长发育期青少年、孕妇、哺乳

期妇女、严重肾功能衰竭患者、骨软化症患者、高钙血症及尿钙患者应避免服用本品治疗。②长期治疗后偶出现关节的疼痛，特别是在下肢关节，在这种情况下应减量或暂停用药。③偶有患者产生上消化道不适，减量或停药后症状可消失。

剂型规格 咀嚼片：每片含氟 5mg、钙 150mg（每片含单氟磷酸谷氨酰胺 134.4mg，右旋葡萄糖酸钙 500mg，枸橼酸钙 500mg）。

雷洛昔芬
Raloxifene

别名 易维特，盐酸雷洛昔芬，Bonmax，Celvista

作用用途 本品为选择性雌激素受体调节剂，对雌激素作用的组织有选择性的激动或拮抗活性。还是对骨骼和部分对胆固醇代谢（降低总胆固醇和 LDL-胆固醇）的激动剂，但对下丘脑、子宫和乳腺组织无作用。本品同雌激素一样是通过与高亲和力的雌激素受体结合和基因表达的调节为介导的。这种结合引起不同组织的多种雌激素调节基因的不同表达。主要用于预防和治疗绝经后妇女的骨质疏松症。

用法用量 口服：每次 60mg，每日 1 次。可以在一天中的任何时候服用且不受进餐的限制。老年人无需调整剂量。由于疾病的自然过程，雷洛昔芬需要长期使用。建议饮食钙摄入量不足的妇女服用钙剂和维生素 D 或遵医嘱。

注意事项 ①可能妊娠的妇女、正在或既往患有静脉血栓栓塞性疾病者、肝功能减退者、严重肾功能减退者、难以解释的子宫出血者禁用。②不宜用于有子宫内膜癌症状和体征者。③因雷洛昔芬可能影响婴儿的发育，哺乳期妇女不推荐使用。④本品能轻度减少凝血酶原时间，当与华法林或其他香豆素类衍生物合用时需要监测凝血酶原时间。

剂型规格 片剂：每片 60mg。

氯化钙
Calcium Chloride

别名 无水氯化钙，Calc Chlor，Calcii Chloridum，Calcium Chloratum，Chloride Dihydrate Chloride Calcium

作用用途 本品所含的钙离子是体液中重要的阳离子，涉及多种生理功能，能维持神经肌肉正常的兴奋性，降低毛细血管通透性，增加毛细血管壁的致密性，使渗出减少。与镁离子有竞争性拮抗作用。用于急性血钙缺乏症（手足搐搦症），如婴儿手足搐搦症、碱血症时或由手术切除甲状腺时损伤甲状旁腺引起的低血钙等；用于防治慢性钙缺乏症；治疗荨麻疹、湿疹、接触性皮炎、血清病等；作为镁中毒的对抗剂等。

用法用量 ①静脉注射：低钙血症：单次给药 0.5～1g，根据临床反应和血钙浓度，必要时 1～3 日后重复给药。心脏复苏：每次 0.2～0.4g，避免注入心肌内。高钾血症：在心电监测下用药，并根据病情决定剂量。②静脉滴注：骨饥饿综合征，可将本品溶于右旋糖酐注射液内滴注，0.5～1mg/min（最大速度为 2mg/min）。用作强心剂，每次 0.5～1g 用右旋糖酐注射液稀释后静脉滴注。

注意事项 ①高钙血症及高钙尿症患者、患有含钙肾结石或有肾结石病史者、结节症患者禁用。②慢性肾功能不全者、呼吸性酸中毒者慎用。③本品口服对胃肠道有一定刺激性。静脉注射可出现全身发热、皮肤红热、注射部位疼痛。注射液漏出血管外可引起组织坏死。

剂型规格 注射剂：每支 0.3g（10ml）；0.5g（10ml）；0.6g（20ml）；1g（20ml）。

碳酸钙
Calcium Carbonate

别名 凯思立，健骨钙，凯方，兰达，Calcichew

作用用途 本品为无机碳酸钙盐，临床上作为钙补充剂。用于预防骨质疏松症，亦作为孕妇、哺乳期妇女的补钙剂，或用于食物中缺钙造成的营养不良。

用法用量 口服：①低钙血症，每次 1.25～1.5g，每日 1～3 次，进食时或进食后服用。尤适用于慢性肾功能衰竭患者伴高磷血症。②抗酸，每次 0.5～2g，每日 3～4 次。③高磷血症，每日 5～13g，分次在进食时服用。④防治骨质疏松，与维生素 D 配伍，每次 0.5g，每日 3 次。

注意事项 ①高钙血症或高钙尿症者、正在服用洋地黄类药物者、有含钙肾结石或有肾结石病史者禁用。②心、肾功能不全者慎用。③长期应用，特别同时使用维生素 D 者，可发生高钙血症。

剂型规格 ①片剂：每片 0.2g；0.5g；0.75g。②胶囊剂：每粒 0.1g。

碳酸钙-维生素 D_3
Calcium Carbonate and Vitamin D_3

别名 钙尔奇，钙尔奇 D，碳酸钙维生素 D，Caltrate with Vitamin D，Compound Calcium Carbonate

作用用途 本品为碳酸钙、维生素 D_3 复合物。碳酸钙能调节骨代谢，并维持神经与肌肉的正常兴奋性及降低毛细血管的通透性。维生素 D_3 能促进小肠黏膜刷状缘吸收钙及肾小管重吸收钙、磷。本品可促进钙、磷在肠内的吸收，并促进骨骼的正常钙化。用于钙和维生素 D 缺乏所引起的疾病，如低钙血症、骨软化症、佝偻病、骨质疏松及肾性骨病等。也可作为补钙剂，尤其适用于儿童期、青春期、妊娠期、哺乳期和绝经期的钙剂补充。

用法用量 口服：①治疗，每次 600mg（以元素钙计），每日 3 次。②预防，每日 600～1200mg（以元素钙计）。本品宜在餐后服用，因空腹服用可能引起胃部不适。

注意事项 ①对本品过敏者、尿钙或血钙浓度过高者、维生素 D 增多症患者、高磷血症伴肾性佝偻病患者、洋地黄中毒或洋地黄化患者、肾功能不全者禁用。②冠心病、动脉硬化者、心功能不全者、婴幼儿、高胆固醇血症者、对维生素 D 高度敏感者慎用。③因婴幼儿对维生素 D 的敏感性个体差异很大，为防止维生素 D 过量应慎用。④药物对妊娠和哺乳的影响尚不明确。⑤使用时间超过 2 周时，应进行血钙、血磷的监测。⑥可能出现的不良反应有嗳气、便秘、奶-碱综合征（表现为高血钙、碱中毒及肾功能不全）。⑦长期或大剂量用药可能引起维生素 D 中毒、高钙血症，男性易发生泌尿系结石。⑧因本品需在胃酸作用下转化为可溶性钙盐而吸收，故胃酸缺乏者用本品可能无效。⑨避光、密闭、室温保存。

剂型规格 ①碳酸钙-维生素 D_3 片：每片含碳酸钙 1500mg（元素钙 600mg），含维生素 D_3 125IU。②碳酸钙 D_3 咀嚼片：每片含碳酸钙 750mg（元素钙 300mg）含维生素 D_3 60IU；每片含碳酸钙 1.25g（元素钙 0.5g），含维生素 D_3 200IU。

钙维 D_3
Calcium Carbonate and Vitamin D_3

别名 凯思立 D_3，维 D_3 碳酸钙，Calcichew D_3

作用用途 本品为极细的纯碳酸钙粉末与维生素 D_3 的复方制剂。可作为钙与维生素 D_3 的补充源，用于预防或治疗骨质疏松症及其他由于缺乏钙和维生素 D 所引起的疾病，也可用于妊娠期、哺乳期妇女的钙补充剂。

用法用量 口服：每日 1~2 片，或遵医嘱。

注意事项 ①极少数患者有口干、恶心、腹泻、胃痛等不良反应。②尿钙或血钙过高、肾功能失调及洋地黄化患者慎用。

剂型规格 ①片剂：每片含元素钙 500mg（碳酸钙 1250mg），维生素 D_3 200IU。②凯思立片：每片含元素钙 500mg（碳酸钙 1250mg）。

维 D 钙咀嚼片
Calcium Carbonate with Vitamin D
Chewable Tablets

别名 迪巧，D-Cal

作用用途 本品可促进骨骼生长，预防骨质疏松，是孕妇、哺乳期妇女、胎儿生长及儿童发育的基本营养成分。用于补钙。

用法用量 嚼碎后口服：成人，每日 2 片；儿童，每日 1 片。

注意事项 高钙血症患者禁用。

剂型规格 片剂：每片含碳酸钙 750 mg，维生素 D 100IU。

葡萄糖酸钙
Calcium Gluconate

作用用途 本品能降低毛细血管通透性，增加毛细血管壁的致密性，使渗出减少，有消炎、消肿及抗过敏等作用。与镁离子有竞争性拮抗作用，可解救镁盐中毒。用于治疗急性低钙血症、慢性低钙血症、高镁血症、钙缺乏、高钾血症、心脏骤停的复苏、治疗铅中毒所致的肠痉挛。

用法用量 （1）口服：①补钙，单纯钙缺乏，成人，每次 0.5~2.0g，每日 3 次；儿童，每次 0.5~1.0g，每日 3 次。由维生素 D 缺乏引起的应同时补充维生素 D。②氟中毒解救：服用本品 1% 口服液，使氟化物成为不溶性氟化钙。（2）静脉注射：①急性低血钙和低血钙抽搐，10% 注射液 10~20ml 加等量 5%~25% 葡萄糖注射液稀释后缓慢静脉注射，每分钟不超过 2ml，必要时可重复静脉注射。②心脏复苏，静脉注射 10% 溶液 10ml。③荨麻疹、急性湿疹、皮炎等的止痒，口服或静脉注射同等剂量，每次 1g。

注意事项 ①高钙血症、肾结石或有肾结石病史、类肉瘤病、洋地黄中毒患者禁用。②脱水或低钾血症等电解质紊乱时应先纠正低钾，再纠正低钙，以免增加心肌应激性；慢性肾功能不全者慎用，因钙的排泄减少，易致高钙血症、心室颤动。③静脉用药尤其是静脉注射速度较快时，可见全身发热或皮肤发红、心律失常、恶心呕吐、出汗、皮肤刺麻感。少见的不良反应包括高钙血症和肾结石。④因可致组织坏死，在婴儿，除紧急情况外，葡萄糖酸钙不做肌内注射，而应静脉注射。⑤老年人可能由于维生素 D_3 分泌减少肠道对钙的吸收降低，口服剂量需相应增大。⑥因血钙浓度突然升高可致心律失常，注射应缓慢。⑦除紧急情况外，注射钙剂前应加热至 37℃。⑧注射后应平卧片刻，以免出现头晕现象等。⑨当静脉注射出现明显心电图异常或不适时，应立即停止注射，待上述异常现象消失后再缓慢注射。⑩注射部位皮肤发红、皮疹和疼痛，提示可能有钙剂外渗，并可随后出现脱皮及皮肤坏死。如发现钙剂渗出血管外，应立即停止注射，并用氯化钠注射液做局部冲洗注射，局部应用氢化可的松、1% 利多卡因和透明质酸，并抬高局部肢体及热敷。

剂型规格 ①片剂：每片 0.1g；0.5g；②口含片剂：每片 0.1g；0.15g；0.2g；③溶液剂：每支 1g（10ml）。④注射剂：每支 1g（10ml）。

活性钙
Activated Calcium

别名 钙力昂，益钙灵，Calium

作用用途 本品适用于治疗各种缺钙病，如成人手足搐搦、婴儿低钙抽搐、小儿佝偻病、骨质疏松、骨质增生以及因缺钙引起的神经过敏、湿疹、荨麻疹、血管神经性水肿、神经痛、皮肤瘙痒等，还可用于镁中毒。

用法用量 口服：成人，每次 200~300mg（以钙计算），每日 2~3 次；小儿，每次 5~10mg/kg 体重，每日 2~3 次，一般疗程 3~5 日，或遵医嘱。

剂型规格 ①片剂：每片 25mg（以钙计）。②胶囊剂：每粒 300mg。③颗粒剂：每袋 5g（含钙 50mg）。

氨基葡萄糖
Glucosamine

别名 奥泰灵，硫酸氨基葡萄糖，培古力，葡立，萄糖胺，盐酸氨基葡萄糖，葡萄胺硫酸黄，维骨力，Viartril-S

作用用途 本品中的天然氨基单糖即氨基葡萄糖，能刺激软骨细胞产生有正常多聚体结构的蛋白多糖，是生理必须物质。也可抑制损伤软骨的胶原酶和磷脂酶 A_2，并可防止损伤细胞的超氧化物自由基的产生。防止皮质激素及某些非甾体抗炎药对软骨细胞的损害，减少损伤细胞的内毒素因子的释放。可直接抗炎，缓解骨性关节炎的疼痛症状，改善关节功能，并阻止骨性关节炎病程的发展。适用于预防和治疗各类型的骨关节炎（膝关节、髋关节、脊椎、肩、手、腕关节和踝关节等）的治疗。

用法用量 口服：每次 1~2 粒，每日 3 次。最好饭时服用，持续服用 4~12 周或根据需要延长。每年重复治疗 2~3 次。

注意事项 ①对硫酸氨基葡萄糖过敏的患者应避免服用。②偶见有轻微短暂的胃肠道反应，如恶心及便秘。

剂型规格 ①硫酸氨基葡萄糖胶囊：每粒含氨基葡萄糖晶体 314mg（相当于 250mg 硫酸氨基葡萄糖）。②盐酸氨基葡萄糖胶囊：每粒 240mg。

氨基酸螯合钙
Calcium Amino Acid Chelate

别名 乐力，Osteoform

作用用途 本品系由人体成骨所必需的钙及多种微量元素通过配位键与氨基酸形成螯合物，并辅以维生素 D_3 和维生素 C 制成的复合剂。其主要成分氨基酸螯合钙及其他氨基酸螯合矿物质，均为可溶性有机矿物质，在酸性胃液及碱性肠液中均能够稳定地溶解而不产生沉淀，其所含的钙及微量元素能够在小肠绒毛上皮细胞主动转运氨基酸的同时被吸收入血，故具有很高的吸收率。由于氨基酸螯合钙在血浆中的持续解离，在体内形成一个长时间的释钙周期，故能提高组织细胞对钙的利用率。此外，维生素 D_3 可促进人体对钙的吸收和利用，维生素 C 和微量元素则能促进骨基质生成，增强成骨功能。本品是钼、微量元素和维生素 D_3 等的补充源，适用于预防和治疗钙和微量元素缺乏引起的各种疾病，尤适用于防治骨质疏松症、儿童佝偻病、缺钙引起的神经痛、肌肉抽搐等；也可作为孕妇、哺乳期妇女和儿童钙和维生素 D_3 的补充。

用法用量 口服：温开水送下。成人，每日 1 粒。6 岁以下儿童，每日半粒；6 岁以上儿童，按成人剂量，遵医嘱。幼儿吞服不便者，可打开胶囊，用适量酸性果汁冲服药粉。

注意事项 肾功能不全、血钙浓度过高者禁用。

剂型规格 胶囊剂：每粒含氨基酸螯合钙 523.6mg，维生素 C 钙 145.0mg，磷酸氢钙 110.0mg，氨基酸螯合镁 167.0，氨基酸螯合锌 40.0mg，维生素 D_3 200IU，氨基酸螯合铜 1.47mg，氨基酸螯合锰 8.2mg，氨基酸螯合钒 0.1mg，氨基酸螯合硅 3.3mg，氨基酸螯合硼 0.9mg。

维丁胶性钙
Calciferol and Calcium Colloidal

作用用途 本品有助于骨质的形成，并维持神经与肌肉的正常兴奋性。用于缺钙症、预防佝偻病及骨质软化病。

用法用量 咀嚼或含服：儿童，每次 1~2 片，每日 3 次。

剂型规格 片剂：每片含葡萄糖酸钙 300mg，维生素 D_3 12IU。

金天格胶囊
Jintiange Jiaonang

作用用途 本品主要成分是人工虎骨粉，它含有 18 种氨基酸成分，总氨基酸量、13 种无机元素与微量元素与天然虎骨基本一致。本品能提高成骨细胞活性，促进骨痂生长，促进骨折愈合；能改善骨小梁结构，增加骨小梁愈合总数、愈合面积，提高骨的生物力学。本品具有一定促进骨生长的作用和健骨作用。用于腰背疼痛，腰膝酸软，下肢痿弱，步履艰难等症状的改善。

作用用途 口服：每次 3 粒，每日 3 次。一个疗程为 3 个月。

注意事项 目前尚未发现不良反应或禁忌证。

剂型规格 胶囊剂：每粒 0.4g。

强骨胶囊
Qianggu Jiaonang

作用用途 本品主要成分为骨碎补总黄酮，可增加骨密度，提高骨骼抗外力冲击能力；可调节血钙、甲状旁腺素（PTH）、降钙素（CT）、骨和血中的碱性磷酸酶、骨钙素水平，促进骨形成，抑制骨吸收。同时还有镇痛、抗炎作用。补肾，强骨，止痛。用于肾阳不足所致的骨痿，症见骨脆易折、腰背或四肢关节疼痛、畏寒肢冷或抽筋、下肢无力、夜尿频多；原发性骨质疏松症、骨量减少等症。

用法用量 口服：每次 0.25g，每日 3 次。饭后用温开水送服，3 个月为一疗程。

注意事项 目前尚无孕妇服用本品的经验。

剂型规格 胶囊剂：每粒 0.25g。

依普黄酮
Ipriflavone

别名 固苏桉、信依生、安体芬

作用用途 本品临床用于改善骨质疏松症的骨量减少。

用法用量 口服：饭后服，每次 1 片（200mg），每日 3 次。

注意事项 ①可导致消化系统不良反应症状。重度食道炎、胃炎、十二指肠炎、溃疡病和胃肠功能紊乱患者慎用。②服药期间需补钙。③中重度肝肾功能不全者慎用。

剂型规格 ①片剂：每片 0.2g。②胶囊剂：每粒 0.2g。

第六节　其　他　药

左旋肉碱
Levo Carnitine

别名 东维力，Dongweili

作用用途 本品用于防治左旋肉碱缺乏，如慢性肾衰患者因血液透析所致的左旋肉碱缺乏。

用法用量 口服：成人，每日 1g，分 2~3 次服用。儿童，50~100mg 缓慢增量，成人最大剂量每日不超过 3g。

注意事项 ①对乙醇过敏者慎用。②用胰岛素或口服降糖药治疗的糖尿病患者，在服用本品时要监测血糖。③偶有口干、胃肠道不适。

剂型规格 溶液剂：每支 1g（10ml）。

鹿瓜多肽
Cervus and Cucumis Polypeptide

别名 松梅乐注射液

作用用途 本品为复方制剂，其组分为：鹿科动物梅花鹿的骨骼和葫芦科植物甜瓜的干燥成熟种子，经分别提取后制成的灭菌水溶液。本品中骨诱导多肽类生物因子可有效促进机体内影响骨形成和吸收的骨源性生长因子的合成，从而具有多种生物活性，其主要药理作用有：促进细胞有丝分裂、分化作用、趋化作用和溶骨活性。甜瓜籽提取物能减少炎性渗出，促进局部血运障碍的恢复，降低全血黏度及红细胞聚集程度，改善骨痂局部的血液循环；本品富含的多种游离氨基酸，为骨细胞合成 BMPs、TGF-β、FGF 等骨源性生物因子提供原料，促进骨源性生物因子的合成。有机钙、磷离子可参与钙磷代谢，维持骨容量。用于风湿、类风湿性关节炎、强直性脊柱炎、各种类型骨折、创伤修复及腰腿疼痛等。

用法用量 ①静脉滴注：每日 8~12ml，加入 250~500ml 5% 葡萄糖注射液或 0.9% 氯化钠注射液中应用。②肌内注射：每次 2~4ml，每日 2 次。10~15 日为一疗程或遵医嘱，小儿酌减。

注意事项 ①对本品过敏者禁用。②如出现发热或皮疹，酌情减少用量或停药。③静脉滴注给药时，本品宜单独使用，不宜与其他药物同时滴注。④孕妇及哺乳期妇女用药安全性尚不明确。

剂型规格 注射剂：每支 4mg（2ml）；8mg（4ml）。

玻璃酸钠
Sodium Hyaluronate

别名 阿尔治，爱丽，爱维，百耐，海诺特，海尔根，透明质酸钠，施沛特，Hyalgan，Sofast

作用用途 本品为关节滑液的主要成分，是软骨基质的成分之一，在关节膜内起润滑作用，减少组织间的摩擦。关节腔内注入本品明显改善滑液组织的炎症反应，提高滑液中玻璃酸钠含量，增强关节液的黏稠性和润滑功能，保护关节软骨，促进关节软骨的愈合与再生，缓解疼痛，增加关节活动度。本品用于治疗创伤性退行性关节病变，矫形外科手术的辅助用药。也可用于白内障囊内、囊外摘除术、抗青光眼手术、角膜移植手术、视网膜手术、眼前节重建手术等。还可用于干燥性角结膜炎及角膜内皮的保护，角膜上皮机械性损伤等。

用法用量 ①关节腔内注射：每次 25mg，每周 1 次。根据病情可连续用药 3~5 周。②滴眼：每次 1~2 滴，每日 5~6 次。

注意事项 ①对本品过敏者禁用。②本品不适用于关节腔感染性炎症的急性期。③少数患者在关节腔内注射后出现关节肿胀和局部疼痛、皮疹、痛痒等症状，数小时后可自行消失。若症状持续不退，应立即停用，并进行必要的处理。④应在无菌条件下操作。

剂型规格 ①注射剂：每支 10mg（1ml）；20mg（2ml）。②滴眼剂：每支 5mg（5ml）。

考尼伐坦
Conivaptan

作用用途 本品在临床主要用于低钠血症或试用于心力衰竭。

用法用量 ①口服：用于低钠血症：每次 20mg，每日 2 次，口服 3 个月，曾用于伴 SIADH 的低钠血症者有效。每次 10mg，每日 2 次；每次 20mg，每日 2 次；每次 40mg，每日 2 次或每次 60mg，每日 2 次；曾用于伴有充血性心力衰竭的移植前低钠血症患者有效。②**静脉给药**：心力衰竭，单剂量每次 10mg、20mg 或 40mg，有益于重度心力衰竭患者的血流动力学和肾脏改变。

注意事项 ①对本品过敏者禁用。②严重肝功能不全者慎用。③不良反应：低血压、眩晕、口渴、便秘等。④儿童、孕妇、哺乳期妇女的用药安全性尚不明确。⑤用药期间应检查血清钠和血清钾。⑥用药时要检测血压、心率。

剂型规格 ①片剂。②注射剂：每支 20mg。

苯丁酸钠
Sodium Phenylbutyrate

别名 苯基丁酸钠，Ammonaps，Buphenyl

作用用途 本品在临床主要治疗尿素循环障碍。

用法用量 口服：进餐时服用，每日 9.9~13g/m²，每日大于 20g 的安全性及有效性尚未确定。**儿童**，体重小于 20kg，每日 450~600mg/kg；体重大于 20kg，用量同成人。

注意事项 ①禁忌证：对本品或乙酸苯酯过敏者、重度高血压、心力衰竭、肾功能不全者、急性高氨血症的紧急处理。②下列情况慎用：轻中度高血压、与钠潴留有关的水肿状态、肝功能不全者、肾功能不全者、肥胖患者。③不良反应：踝部及外周水肿、血压改变、心律失常、昏厥、头痛、抑郁、低白蛋白血症、代谢性酸中毒、碱中毒、高氯血症、高尿酸血症、低钾血症、低磷血症、高磷血症、高钠血症、贫血、血小板减少、腹痛、恶心、消化性溃疡、直肠出血、便秘、胰腺炎、肾小管酸中毒等。

剂型规格 片剂：每片 500mg。

14

激素、胰岛素、口服降血糖药及调节钙代谢药

第十五章 维生素类药

维生素是维持人体健康所必需的一类低分子有机化合物。人体每日对维生素的需要量不大，常以 mg 或 μg 计算，可是多数维生素不能在体内合成，即使能合成的少数几种维生素，在数量上也不能满足机体的需要，所以必须由动、植物食品中获得。当缺乏维生素时，会导致物质代谢障碍而致病，称维生素缺乏症。

维生素种类繁多，化学结构和功能各异，一般分成水溶性和脂溶性维生素两大类。维生素的主要用途是防治维生素缺乏症，临床上也用于某些疾病的辅助治疗。

第一节 维生素 A、D 属药

维生素 A
Vitamin A

别名 抗干眼病维生素，甲种维生素，视黄醇，维生素甲，Retinol

作用用途 本品可促进生长，维持上皮组织如皮肤、结膜、角膜等的正常功能，并参与视紫红质的合成，增强视网膜感光力，还参与体内许多氧化过程，尤其是不饱和脂肪酸的氧化。口服极易吸收，吸收后贮存于肝脏中，几乎在体内全部代谢分解后经尿及粪便排出。临床上用于治疗维生素 A 缺乏症，如夜盲症、干眼病、角膜软化症及皮肤粗糙等，也可用于孕妇、哺乳期妇女及婴幼儿等促进机体的生长发育，还可用来增强机体免疫反应和抵抗力，预防上皮癌、食管癌的发生，加速伤口愈合等。

用法用量 (1) 口服：①严重维生素 A 缺乏，每日 10 万 IU，3 日后改为每日 5 万 IU，2 周后改为每日 1 万~2 万 IU，用药 2 月。②轻度维生素 A 缺乏，每日 1 万~2.5 万 IU，分 2~3 次给药，症状改善后减量。③其他，**成人**，每日 4000IU；**婴儿**，每日 600~1000IU；**儿童**，每日 2000~3000IU。(2) 肌内注射：吸收功能障碍或口服困难，每日 5 万~10 万 IU，3 日后改为每日 5 万 IU，用药 2 周；**1~8 岁儿童**，每日 0.5 万~1.5 万 IU，用药 10 日；**婴儿**，每日 0.5 万~1 万 IU，用药 10 日。

注意事项 ①食物中脂肪、蛋白质与体内的胆盐和维生素 E 与本品的吸收有密切关系，缺乏这些物质可导致吸收降低。②长期大量用药可引起维生素 A 过多症，甚至发生急性或慢性中毒。以婴幼儿较为多见，表现为食欲不振、皮肤发痒、毛发干枯、脱发、口唇龟裂、易激动、骨痛骨折、颅内压增高、前囟宽而隆起、肝肾损害、软组织钙化等。停药 2 周后可消失。一般成人一次量超过 100 万 IU，儿童一次量超过 30 万 IU，即可致急性中毒。不论成人或儿童，连续每日服 10 万 IU 超过 6 个月可导致慢性中毒。③孕妇用量每日不超过 6000IU。

剂型规格 ①胶丸剂：每粒 5000IU，25000IU。②注射剂：每支含维生素 A 25000IU，维生素 D 2500IU（0.5ml）。

维生素 D₃
Vitamin D₃

别名 胆钙化醇，胆骨化醇，维生素丁₃，Cholecalciferol，Delsterol

作用用途 维生素 D 常与维生素 A 共存于鱼肝油中，常见的维生素 D 包括维生素 D₂ 和维生素 D₃，两者的作用相同。本品为提纯的维生素 D₃，摄入后，在肝脏经 25–羟化酶催化生成骨化二醇，再经肾近曲小管细胞在羟化酶催化下生成骨化三醇后才能发挥药理作用。本品对钙、磷代谢及小儿骨骼生长有重要影响，能促进钙、磷在小肠中的吸收，其代谢活性物质能促进肾小管对钙的吸收。本品胃肠道吸收良好，起效慢，作用持续时间长，大部分经肝脏代谢后，由胆汁、粪便排出。临床上用于治疗佝偻病、骨软化症、婴儿手足搐搦症；或用于预防维生素 D 缺乏症。

用法用量 口服：①治疗佝偻病：每日 2500~5000U，1~2 月后待症状开始消失时改用预防量。②治疗婴儿手足搐搦症：每日 2000~5000U，1 月后改为每日 400U。③用于预防维生素 D 缺乏症：婴儿，每日 400U；孕妇必要时口服，每日 400U。**肌内注射**：不能口服及重症患者：30 万~60 万 U，如病情需要可在 1 个月后再注射一次，但是两次的总量不可超过 90 万 U。

注意事项 ①高血钙、高磷血症伴肾性佝偻病者禁用；肾功能不全者慎用。②长期大量用药可引起高血钙、食欲不振、呕吐、腹泻，甚至软组织异位骨化、肾功能受损等，应及时停用本品及钙剂。③孕妇使用过量可致新生儿出现长期低血糖抽搐。④治疗佝偻病时，应选用纯维生素 D 制剂，不要使用市售鱼肝油制剂，以免引起维生素A中毒。⑤伍用含镁制酸药，可引起高镁血症。同时伍用酶诱导剂如巴比妥、苯妥英钠等可降低维生素D的效应。考来烯胺、考来替泊、硫糖铝等可减少维生素D的吸收。

剂型规格 ①胶丸剂：每粒1μg ②注射剂：3.75mg（0.5ml，含15万U）；7.5mg（1ml，含30万U）；15mg（1ml，含60万U）。

维丁胶性钙
Calciferol and Calcium Colloidal

别名 维生素D₂胶性钙

作用用途 本品作用同维生素D₃。

用法用量 肌内注射或皮下注射：每次1ml，1~2日1次，或每次2ml，2日1次。

注意事项 如有油、水分离现象时不可再用。

剂型规格 注射剂：每支1ml；10ml。每毫升含维生素D₂为5万IU，胶性钙0.5mg。

骨化三醇
Calcitriol

别名 钙三醇，罗钙全，罗盖全，Rocaltrol

作用用途 本品为维生素D₃的活性代谢产物之一，可促进肠道钙的吸收，调节骨骼钙化；口服吸收迅速，3~6小时即可达峰浓度，血清半衰期为3~6小时；单剂量口服药理活性持续3~5日。可用于肾病性佝偻病、甲状旁腺功能低下、维生素D依赖性佝偻病及低磷酸盐血症性抗维生素D佝偻病。

用法用量 口服：初始量，每日0.25μg，根据血钙浓度监测情况进行调整。

注意事项 ①血钙水平较高的患者禁用。不宜与维生素类药物同时使用。②用药量超过个体需要量时，可产生类似维生素D₃过量时出现的毒副作用，因此用药过程中特别是用药初期应作血钙浓度监测，并相应调整剂量。③伍用巴比妥类药物、抗惊厥药可加速本品代谢；考来烯胺可降低本品的肠道吸收。

剂型规格 胶囊剂：每粒0.25μg；0.5μg。

阿法骨化醇
Alfacalcidol

别名 阿法D₃，阿法迪三，法能，盖诺真，立庆，龙百利，萌格旺，诺贝，霜叶红，依安凡，Alpha D₃，Bon-One

作用用途 本品是骨化三醇类似物，经肠道吸收后只需在肝脏羟化即成为具有活性的1,25-二羟维生素D₃。健康成人口服4μg/kg体重，8~24小时达峰浓度，半衰期为2~4日，无明显蓄积作用。用于慢性肾衰合并骨质疏松症、甲状旁腺功能低下及抗维生素D的佝偻病患者。

用法用量 口服：①慢性肾衰合并骨质疏松，成人，每次0.5~1.0μg，每日1次。②甲状旁腺功能低下和抗维生素D的佝偻病，成人，每日1.0~4.0μg。剂量可按个体血钙水平进行调整。

注意事项 ①孕妇、高钙血症患者禁用。②少数患者出现胃肠道反应、肝功能异常、精神和神经系统症状等。③治疗期间应定期测血钙，以便调整剂量。

剂型规格 胶囊剂：每粒0.25μg；0.5μg；1.0μg。

双氢速甾醇
Dihydrotachysterol

别名 双氢速变固醇，双氢速变固醇油液，DHT，Dichysterol，Hytakerol

作用用途 本品为维生素D₂的同分异构体，能促使磷排泄和钙吸收，升高血钙。其升高血钙的作用比维生素D强，比甲状旁腺素弱。起效缓慢而作用持久，一般口服给药1周后才能充分生效。主要用于因甲状腺功能不足引起的血钙低下症。

用法用量 口服：每次0.8~2.4mg，每日1次。维持量，每次0.25~1.75mg，每日或数日1次。

注意事项 ①严重肾功能损害者禁用，肾功能不全者慎用。②出现急性血钙不足时，因本品起效慢，应先给予注射钙剂。③服用过量可引起口渴，头晕，耳鸣，恶心，腹泻，多尿等。久服可能发生高钙血症。

剂型规格 溶液剂：每瓶100ml，1mg（1ml）；0.25mg（1ml）。

β-胡萝卜素
β-Carotene

别名 倍他胡萝卜素，延安，卡洛，康宝顺，克瑞特，乐波素，叶红素

作用用途 本品属维生素A类药，是维生素A的前体，能够清除日光照射原卟啉所产生的过氧化基。在人体内通过氧化酶的作用，游离出两分子维生素A，起着维生素A的作用。本品口服后，由饮食中的脂肪作为载体，在小肠中存在胆汁的情况下而被吸收，大部分以原型贮存在各种组织中，特别是贮存在脂肪中，小部分在肝脏通过氧合酶的作用，转变成维生素A，主要经肠道代谢随粪便排出。用于红细胞生成性原卟啉症。

用法用量 口服：成人，每次60mg，每日3次，每日30~200mg，饭后服用，一个疗程8周左右。小儿，每日30~150mg，分2~3次服用。

注意事项 ①对本品过敏者禁用。有严重肝、肾功能损害者、孕妇和哺乳期妇女慎用。服用本品期间不宜再服维生素A。②本品大多在服药后2~6周内出现疗效，如6周后未见疗效者可适当加大剂量，直至掌心皮肤出现黄染，然后逐渐减量。③服药期间可能出现不同程度的皮肤黄染、稀便，个别患者有瘀斑和关节痛，停药后均可自行消失。

剂型规格 丸剂：每粒15mg。

维生素 AD
Vitamin A and D

别名 鱼肝油制剂，Cod Liver Oil

作用用途 本品作用见维生素 A 与维生素 D_3。临床可用于维生素 A、D 缺乏症的防治，如佝偻病、软骨病及夜盲症等。

用法用量 ①口服：每次 1 粒，每日 3 次。乳剂，每次 5~10ml，每日 3 次。②肌内注射：每次 0.5ml。

注意事项 宜饭后服。其他见维生素 A，维生素 D_3。

剂型规格 ①胶丸剂：每粒含维生素 A 3000U、维生素 D 300U。②浓缩维生素 AD 胶丸剂：每粒含维生素 A 1万 U、维生素 D 1000U。③滴剂：每 1g 含维生素 A 5000U、维生素 D 500U；每 1g 含维生素 A 5 万 U、维生素 D 5000U；每 1g 含维生素 A 9000U、维生素 D 3000U。④乳剂：50% 浓度。⑤注射剂：每 0.5ml 含维生素 A 25000U、维生素 D 2500U。

碳酸钙-维生素 D_3
Calcium Carbonate and Vitamin D_3

别名 钙尔奇，钙尔奇 D，钙尔奇 D600，钙尔奇 D300，碳酸钙维生素 D，Caltrate with Vitamin D，Compound Calcium Carbonate

作用用途 本品含维生素 D_3 及钙，可促进人体对钙、磷的吸收利用及骨的正常钙化作用。维生素 D_3 口服吸收迅速完全，主要分布于肝及脂肪中，并经肾、肝代谢为活性物质，从胆汁排泄。临床用于预防或治疗由于缺乏钙和维生素 D 所引起的症状或疾病，如骨质疏松症、佝偻病及妊娠期缺钙等。

用法用量 口服：成人，每日 1~2 片（钙尔奇 D600）。②儿童，每次 1 片（钙尔奇 D300），每日 1~2 次，咀嚼后咽下。

注意事项 ①长期用药可致维生素 D 中毒伴高钙血

症，出现恶心、呕吐、乏力、便秘、腹泻、头痛等症状。②高钙血症、维生素 D 增多症、高磷血症伴肾性佝偻症者禁用。

剂型规格 片剂：①钙尔奇 D600：每片含碳酸钙 1.5g（相当于元素钙 600mg），维生素 D_3 125IU。②钙尔奇 D300：每片含碳酸钙 0.75g（相当于元素钙 300mg），维生素 D_3 60U。

钙维 D_3
Calcium Carbonate and Vitamin D_3

别名 凯思立 D_3，维 D_3 碳酸钙，Calcichew D_3

作用用途 本品为极细的纯碳酸钙粉末与维生素 D_3 的复方制剂。可作为钙与维生素 D_3 的补充源，用于预防或治疗骨质疏松症及其他由于缺乏钙和维生素 D 所引起的疾病，也可用于孕妇、哺乳期妇女的钙补充剂。

用法用量 口服：每日 1~2 片，或遵医嘱。

注意事项 ①极少数患者有口干、恶心、腹泻、胃痛等不良反应。②尿钙或血钙过高、肾功能失调及服用洋地黄患者慎用。

剂型规格 片剂：每片含元素钙 500mg（碳酸钙 1250mg），维生素 D_3 200IU。

维 D 钙咀嚼片
Calcium Carbonate with Vitamin D
Chewable Tablets

别名 迪巧，D-Cal

作用用途 本品可促进骨骼生长，预防骨质疏松，是孕妇、哺乳期妇女、胎儿生长及儿童发育的基本营养成分。用于补钙。

用法用量 口服：成人，每日 2 片；儿童，每日 1 片。

注意事项 高钙血症患者禁用。

剂型规格 片剂：每片含碳酸钙 750mg，维生素 D 100IU。

第二节　维生素 B 属药

维生素 B_1
Vitamin B_1

别名 硫胺，硫胺素，Thiamine

作用用途 本品为水溶性维生素，参与糖代谢中丙酮酸和 α-酮戊二酸的氧化脱羧反应，是体内糖类代谢所必需的。缺乏时可导致感觉神经与运动神经均受影响的多发性周围神经炎及心脏功能不全症状。本品在十二指肠吸收后，可分布于各个组织，经肝脏代谢、肾脏排泄。临床常用于维生素 B_1 缺乏导致的胃肠道张力不足、消化

不良，防治脚气病及各种疾病的辅助治疗。常用本品盐酸盐。

用法用量 ①口服：每次 10~30mg，每日 3 次。②肌内注射或皮下注射：每次 50~100mg，每日 1 次。

注意事项 ①增大口服量时并不能相应增加吸收量。②注射时偶见过敏反应，个别患者甚至有过敏性休克，故除急需补充本品的情况外，一般不采用注射方式给药。

剂型规格 ①片剂：每片 5mg；10mg。②注射剂：每支 50mg（1ml）；100mg（2ml）。

丙硫硫胺
Thiamine Propyldisulfide

别名 优硫胺，Neothiamine，TPD

作用用途 本品为人工合成的维生素 B_1 衍生物，其作用用途与维生素 B_1 相同，而吸收快，排泄缓慢；因不被硫胺酶分解而具有维持时间长、作用强等特点。

用法用量 ①口服：每次 5~10mg，每日 3 次。②肌内注射或静脉注射：每日 5~10mg。

注意事项 ①本品毒性较维生素 B_1 大，有头晕、眼花、焦虑不安等。②临产妇大量注射可引起出血不止，应慎用。

剂型规格 ①片剂：每片 5mg。②注射剂：每支 10mg（2ml）。

呋喃硫胺
Fursultiamine

别名 Thiamine Tenahydrofuryl Disulfide，TTFD

作用用途 本品为维生素 B_1 的衍生物，在体内迅速转变为活性硫胺，吸收快且维持时间长。为一种疗效较好、毒性较低的长效化合物。临床用途与维生素 B_1 相同，还可用于消除运动后疲劳、手术后麻醉、感觉障碍及解除某些药物的不良反应如氨基糖苷类引起的听觉障碍、酒石酸锑钾引起的头昏、头痛、乏力、食欲不振等。

用法用量 ①口服：每次 25~50mg，每日 3 次。②肌内注射：每日 20~40mg。

注意事项 偶有头昏、乏力、恶心等，停药后即可消失；注射部位可出现硬块。

剂型规格 ①片剂：每片 25mg。②注射剂：每支 20mg（2ml）。

维生素 B_2
Vitamin B_2

别名 核黄素，维生素乙$_2$，乙二素，Riboflavin

作用用途 本品为体内黄素酶类辅基的组成部分，缺乏时可影响机体的生物氧化，使代谢发生障碍。其病变表现多为口、眼和外生殖器部位的炎症，如口角炎、舌炎、唇炎、眼结膜炎、色觉障碍及阴囊炎等。本品临床多用于上述疾病的防治，及难治性低血红蛋白性贫血。

用法用量 ①口服：每次 5~10mg，每日 3 次。②皮下注射或肌内注射：每次 5~10mg，每日 1 次，连用数周直到病势减退。难治性低血红蛋白性贫血，每日 10~60mg。

注意事项 ①本品空腹用药时的吸收较差，宜在进食时服或食后立即服用。②用药后尿液可能呈黄绿色。③本品对光不稳定，遇碱或加热时易分解。

剂型规格 ①片剂：每片 5mg；10mg。②注射剂：每支 1mg（2ml）；5mg（2ml）；10mg（2ml）。

长效核黄素
Riboflavin Laurate

别名 长效维生素 B_2，月桂酸核黄素

作用用途 本品为核黄素月桂酸酯，可在体内缓慢释放出游离型核黄素，发挥长效作用。一次肌内注射可维持体内有效浓度 60~90 日。临床上用于病后恢复期及因缺乏核黄素而引起的各种疾病。

用法用量 肌内注射：每次 150mg，有效时间可维持 2~3 个月。

剂型规格 注射剂：每支 150mg（1ml）。

维生素 B_6
Vitamin B_6

别名 菲力古，洁傲，抗神经炎维生素，抗炎素，申凯能，吡多醇，昊强，吡多辛，Beesix，Gravidox，Pyridox，Pyridoxine

作用用途 本品在体内与 ATP 经酶作用生成具有生理活性的磷酸吡多醛和磷酸吡多胺，参与许多氨基酸的体内代谢过程。本品主要在空肠吸收，半衰期为 15~20 日，经肝脏代谢，经肾脏排泄。临床上用于：防治药源性周围神经炎及失眠不安；减轻放疗与化疗引起的恶心呕吐及妊娠呕吐等；治疗婴儿惊厥或给孕妇服用以预防婴儿惊厥；白细胞减少症；局部涂抹治疗痤疮、酒渣鼻及脂溢性皮疹等。

用法用量 ①口服：每次 10~20mg，每日 3 次。缓释片，每次 50mg，每日 1~2 次。②皮下注射、肌内注射、静脉注射：每次 50~100mg。治疗白细胞减少症时，用本品 50~100mg 加入 5% 葡萄糖注射液 20ml 中静脉注射，每日 1 次。

注意事项 ①一次注射剂量达 200~250mg 时，可引起头痛、腹痛，偶有皮疹或过敏性休克。长期用药可抑制抗凝系统。②与左旋多巴合用可拮抗后者的抗震颤麻痹作用。③孕妇接受大剂量维生素 B_6，可导致新生儿产生维生素 B_6 依赖症。④与氯霉素、环丝氨酸、免疫抑制药等的配伍使用，可引起贫血或周围神经炎。

剂型规格 ①片剂：每片 10mg。②缓释片：每片 50mg。③注射剂：每支 25mg（1ml）；50mg（1ml）；100mg（2ml）。

维生素 B_{12}
Vitamin B_{12}

别名 钴胺素，氰钴氨素，氰钴胺，维克斯，维斯克

作用用途 本品适用于以下疾病：①用于巨幼细胞性贫血，临床上主要用于治疗原发性或继发性内因子缺乏所致的巨幼细胞性贫血。②用于神经炎的辅助治疗。③用于热带性或非热带性口炎性腹泻、肠道切除后引起的盲端形成和小肠憩室、短二叶裂头绦虫肠道寄生虫等

所致维生素 B_{12} 吸收障碍。④用于维生素 B_{12} 的补充。⑤用于神经萎缩、肝炎、再生障碍性贫血、白细胞减少等。⑥外用给药可治疗放射性皮肤损伤（Ⅰ～Ⅱ度）。⑦经眼给药用于眼部不适症状（如眼疲劳等）。

用法用量 成人　①肌内注射：维生素 B_{12} 缺乏症：起始剂量，每日 25～100μg，或隔日 50～200μg，共用 2 周。对伴神经系统表现者，可将剂量增至每日 500μg，以后每次 50～100μg，每周 2 次。②经眼给药：每次 2～3 滴，每日 3 次，可根据患者年龄和病情适当增减剂量。③外用：用本品外用溶液剂浸湿无菌纱布，再将纱布敷在创面上，以后每隔 4～5 小时，在纱布上滴加外用溶液 1 次，以保持敷料湿润，每日更换纱布 1 次。

儿童　肌内注射：治疗维生素 B_{12} 缺乏症，每次 25～50μg，隔日 1 次，共用 2 周；维持剂量，每次 25～50μg，每月 1 次。

注意事项 ①对本品过敏者、家族遗传性球后神经炎（利伯病）及抽烟性弱视患者禁用。②心脏病、青光眼、眼剧烈疼痛、恶性肿瘤患者慎用。③用药前后及用药时应当检查或监测血清维生素 B_{12} 浓度及血钾浓度。

剂型规格 ①注射剂：每支 0.05mg（1ml）；0.1mg（1ml）；0.25mg（1ml）；0.5mg（1ml）；1mg（1ml）。②溶液剂：每支 5ml（含维生素 B_{12} 2.5mg，氯化钠 45mg）。③滴眼剂：10ml 含 2mg。

复合维生素 B
Compound Vitamin B

作用用途 本品含有多种 B 族维生素，适用于营养不良、厌食、脚气病、糙皮病等因缺乏维生素 B 所引起的疾病的辅助治疗；也可用于孕妇、哺乳期妇女等对维生素 B 需要量增加者。

用法用量 ①口服：每次 1～2 片，每日 3 次。②肌内注射：每次 2ml，每日 1 次。

注意事项 忌与钙类药物合并使用。

剂型规格 ①片剂：每片含维生素 B_1 3mg、维生素 B_2 1.5mg、维生素 B_6 0.2mg、烟酰胺 10mg。②注射剂：每支 2ml，内含维生素 B_1 20mg、维生素 B_2 2mg、维生素 B_6 2mg、烟酰胺 30mg。

干酵母
Dried Yeast

别名 食母生，Yeast

作用用途 本品含多种 B 族维生素，可防脚气病、多发性神经炎、糙皮病等。

用法用量 口服（嚼碎服用）：每次 0.5～4g，每日 3 次。

剂型规格 片剂：每片 0.3g；0.5g。

泛酸钙
Calcium Pantothenate

别名 本多生酸钙，Calcium D-Pantothenate

作用用途 本品为辅酶 A 的组成部分，参与体内蛋白质、脂肪、糖的代谢，临床用于维生素 B 缺乏症、周围神经炎及手术后肠绞痛等。

用法用量 ①口服：每次 10～20mg，每日 3 次。②肌内注射：治疗手术后肠绞痛，每次 50mg，每日 1～3 次。

剂型规格 ①片剂：每片 10mg；20mg。②注射剂：每支 50mg。

烟酰胺
Nicotinamide

别名 Nicotinic Acid Amide

作用用途 本品为辅酶Ⅰ及Ⅱ的组成部分，可成为许多脱氢酶的辅酶。缺乏时可影响细胞的正常呼吸和代谢而引起糙皮病。主要用于防治糙皮病、口炎、舌炎，还具有防治心脏传导阻滞、提高窦房结功能及抗快速型实验性心律失常的作用。

用法用量 （1）口服：防治糙皮病、口炎、舌炎，每次 50～200mg，每日 3 次。（2）静脉滴注：①防治糙皮病、口炎、舌炎，与葡萄糖注射液混合，每次 25mg，每日 2 次，同时加服其他 B 族维生素及维生素 C。②防治心脏传导阻滞，每次 300～400mg，每日 1 次，加入 10% 葡萄糖注射液 250ml 中，30 日为一疗程。

注意事项 ①肌内注射可引起疼痛，一般少用。②常见不良反应为皮肤潮红和瘙痒，偶可引起头晕、恶心、腹泻、上腹不适、食欲不振等，可自行消失；严重者可致肝功能损害，还可引起过敏性休克；妊娠初期过量服用有致畸的可能。③本品与异烟肼有拮抗作用，长期用异烟肼时应补充烟酰胺。

剂型规格 ①片剂：每片 50mg；100mg。②注射剂：每支 50mg（1ml）；100mg（1ml）。

维多美静针
Injectio Vitamedin Intravenous

别名 复合三 B，三 B 针

作用特点 本品中所含 3 种 B 族维生素对神经组织有较强的亲和力，是抗神经炎和营养神经的良好药物，它具有维生素 B_1、维生素 B_6 及维生素 B_{12} 的综合作用，因此有速效、高效、长效等特点。对神经性疾病的治疗能起到十分有益的作用，对某些疾病所致的麻木、感觉异常等及促进神经再生、恢复神经功能均有显著疗效。用于周围神经损伤、外伤性神经功能恢复、多发性神经炎、神经痛、关节痛，以及营养障碍或消耗性疾病引起的神经疾病、无力症、周围神经麻痹等神经代谢障碍。

用法用量 成人　静脉注射或静脉滴注：每日 1 支，将本品溶于 20ml 的注射用水、葡萄糖注射液或生理盐水注射液中使用。剂量可随年龄及症状适当增减。

注意事项 ①对本品或二硫化磷酸硫胺有过敏反应者禁用。②不良反应有恶心、呕吐、血压下降、胸闷、呼吸困难等；少数患者可有皮疹、瘙痒等过敏反应；偶尔还有发热、寒战、休克等。③静脉注射速度太快会引起血管痛、肛门及全身刺痛感等不良反应，应缓慢注射（3 分钟以上）或静脉滴注。④本制剂中含有维生素 B_6，故能降低左旋多巴的作用。

剂型规格 注射剂：每支含维生素 B_1 100mg、维生素 B_6 100mg、维生素 B_{12} 10mg。

第三节　维生素 C 及其他药

维生素 C
Vitamin C

别名 丙素，丙种维生素，高喜，果味 VC，果味维 C，力度伸，抗坏血酸，维生素丙，Ascorbic Acid

作用用途 本品参与机体内氧化还原反应及细胞间质的合成；能降低毛细血管通透性，促进伤口愈合；可促进叶酸生成四氢叶酸，保护亚铁离子；大剂量用药可减轻肝细胞脂肪变性，促进肝细胞再生，增强机体对传染病的抵抗能力，并减少主动脉胆固醇堆积；还可缓解过敏性疾病症状。本品易自胃肠道吸收，分布广泛，血浆蛋白结合率 25%，经肝脏代谢为草酸等排出，超过机体所需的部分迅速经尿排出。可透过胎盘，进入乳汁。临床用于防治坏血病、增强传染病患者抵抗能力、抢救克山病患者的心源性休克，治疗持发性高铁血红蛋白血症，酸化尿液，也可作为各种贫血、肝炎、过敏性疾病及动脉粥样硬化症等的辅助用药。

用法用量 ①口服：每次 0.1 ~ 1g，每日 3 次。②静脉滴注或肌内注射：每次 0.1 ~ 1g，每日 1 次。治疗克山病，首剂量用 5 ~ 10g 加 25% 葡萄糖注射液中缓慢静脉注射，3 ~ 4 小时后重复用药 1 次，24 小时用量可达 15g。

注意事项 ①本品可导致肾草酸钙结石的形成，尿草酸盐过多者慎用，孕妇不宜大量连续服用，以免导致婴儿坏血病。②大剂量用药时可导致恶心呕吐、腹泻、胃酸增多、胃液反流及肠蠕动亢进等；宜饭后用药。不可突然停药，以免出现坏血病症状。偶有过敏反应。③注射剂以生理盐水或 5% 葡萄糖注射液稀释后静脉滴注为宜。④不宜与碱性药物、维生素 K_3 配伍或与肝素、去铁胺、华法林等并用。⑤久置颜色变黄后不可再用。

剂型规格 ①片剂：每片 0.1g。②泡腾片剂：每片 500mg；1g。③注射剂：每支 100mg（2ml）；250mg（2ml）；500mg（5ml）；2.5g（20ml）。

维生素 E
Vitamin E

别名 产妊酚，来益，生育酚，维生素戊，Focopherol，Tocopherol

作用用途 本品通过促使垂体前叶促性腺体分泌细胞亢进，影响生殖功能；可改善体内脂质代谢，增强细胞的抗氧化作用，对延缓衰老有一定的作用。作为抗氧化剂，可保护体内自由基免受损伤，保护红细胞免于溶血，维持神经、肌肉的正常发育与功能。大剂量应用维生素 E，可增加皮肤毛细血管血流、升高皮肤温度、增强对寒冷的抵御能力；维持毛细血管的正常通透性。临床上用于习惯性流产、先兆流产、不孕症、更年期障碍、进行性营养不良症、外阴萎缩症及外阴瘙痒症、早产儿溶血性贫血、间歇性跛行等。亦可用于冠心病、高脂血症、动脉粥样硬化症等的防治、延缓衰老及浸出性或炎症性皮肤病、皮肤角化症等，但是疗效未能肯定。常用本品乙酸盐。

用法用量 ①口服：每次 10 ~ 100mg，每日 2 ~ 3 次。②肌内注射：每次 5 ~ 10mg，每日 1 次。

注意事项 ①本品可导致凝血时间延长，因此与抗凝血药合用时可能导致出血。②长期用药（6 个月以上）易引起血小板聚集和血栓形成。③大剂量长时间用药，部分患者可有恶心、头痛、眩晕、疲劳、视物模糊、胃肠功能紊乱、肌无力、男子女性化、女子月经紊乱等不良反应，停药后可逐渐消失；偶有低血糖、血栓性静脉炎等。

剂型规格 ①片剂：每片 5mg；10mg；50mg。②胶丸剂：每粒 50mg；100mg。③注射剂：每支 50mg（1ml）。

生物素
Biotin

别名 促生素，辅酶 R，维生素 H

作用用途 本品属于维生素 B 族，以低浓度广泛分布于所有的动物和植物组织中，作为羧化酶的辅酶，参与体内的很多羧化反应；是每一个活细胞都含有的微量生长因子，是维持正常生长发育、保持皮肤和骨髓不可缺少的。本品经肠道吸收，大部分以原形经尿排出。人体肠道细菌能合成并被较好吸收。长期采用胃肠外营养的患者，以及某些缺乏生物素代谢基因的儿童，大量应用抗生素导致肠道内产生物素细菌抑制的患者，高龄人群等因生物素缺乏会出现脂溢性皮炎、厌食、肌肉痛和脱发症状。本品在临床上用于生物素缺乏症、生物素酶缺失儿童及婴儿脱屑性红皮病等。

用法用量 口服：成人，每日 30 ~ 100μg；小儿，每日 30μg。

注意事项 长期大量使用抗生素可导致生物素缺乏，应予以补充。

剂型规格 ①片剂：每片 30μg；50μg。②注射剂：每支 60μg（5ml）。

15

维生素类药

曲克芦丁
Troxerutin

别名 安体维乐，布瑞金，迪维欣，福尔通，络通，芦丁，路丁，路通，维脑路通，维脑络通，维生素 P，芸香甙，Birutan，Rutin，Rutozyd

作用用途 本品能保持毛细血管的抵抗力，降低其通透性。临床上用于防治高血压脑溢血、糖尿病视网膜出血、出血性紫癜、急性出血性肾炎等。

用法用量 口服：每次 20~40mg，每日 3 次。

注意事项 ①对本品过敏者禁用，有过敏史者慎用。②孕妇、哺乳期妇女、老年人用药安全性尚不明确。③儿童不推荐使用。④偶见胃肠道反应、过敏反应。⑤有报道，静脉滴注给药后偶出现心血管系统反应、肝脏毒性反应、急性脑水肿。

剂型规格 片剂：每片 20mg。

维尔康
Wei'Erkang

作用用途 本品由维生素 E、维生素 C、人参、黄芪、灵芝等药物组成。用于治疗老年性大脑功能衰退、妇女更年期综合征、老年皮肤色素斑等；也可用于甲状腺功能低下、慢性肝病、慢性支气管炎等的辅助治疗。

用法用量 口服：每次 2 粒，每日 2 次，连用 2~9 个月。

注意事项 偶见咽干、失眠、烦躁、血压偏高等。

剂型规格 胶囊剂。

第四节　多种维生素药

多种维生素片
Multivitamin and Minerats Tablet

别名 九维他

作用用途 本品为多种重要维生素的复方制剂，可作为成人或儿童发育的食物辅助剂，防治因维生素缺乏引起的各种疾病。临床用于营养不良、病后失调、新陈代谢障碍、肝肾功能不全及多发性神经炎等。

用法用量 口服：每次 1 片，每日 2 次。

注意事项 用药过程中尿液可显现黄色，为正常现象。

剂型规格 片剂：每片含维生素 A 2500IU、维生素 B_1 2mg、维生素 B_2 1mg、维生素 B_6 1mg、维生素 C 35mg、维生素 D_2 200IU，维生素 E 1mg，烟酰胺 10mg，右旋泛酸钙 2mg。

复方维生素（4）
Compound Vitamine（4）

作用用途 本品是由四种维生素组成的复方制剂。其中维生素 A 为促进生长的必要成分，保持视网膜的视觉功能，有维持正常细胞膜稳定的作用，缺乏后身体停止生长、夜盲、眼球干燥及角膜软化。维生素 D 可形成骨组织，增加钙及磷的吸收，缺乏后发生骨软化症。维生素 E 对细胞膜的抗氧化作用，为氧自由基清除剂，缺乏后使红细胞破坏而溶血，骨骼肌与心肌变性。维生素 K 能形成凝血酶原，维持血液凝固酶功能正常，缺乏时造成凝血酶原缺乏性出血。本品适用于不能经消化道正常进食的病人，维生素 A、D_2、E、E_1 的肠外补充。

用法用量 静脉滴注：将本品 2ml 加入 500ml 葡萄糖注射液、0.9%氯化钠注射液或氨基酸注射液中，在避光条件下静脉滴注。用量依病情而定。

注意事项 ①过敏体质及肝肾功能异常者慎用。②本品必须加入注射液中稀释后使用，不得直接静脉注射或肌内注射。③本品稀释后应加避光罩，500ml 注射液滴注不短于 1 小时。④谨防过敏反应发生，特别是在初次使用时，应严密注意可能发生的过敏反应。使用中发生异常者如溶血现象等，应立即停用。严重时，应采取相应的治疗措施。⑤长期大量使用应注意产生脂溶性维生素过多综合征。⑥孕妇、哺乳期妇女、儿童和老年人，应在医生指导下用药。

剂型规格 注射剂：每支 2ml。含维生素 A 2500IU、维生素 D_2 200IU、维生素 E 15mg、维生素 K_1 2mg。

21-金维他
21-Super-Vita

作用用途 本品为多种维生素、矿物质的复方制剂。可用于营养不良、新陈代谢障碍、肝肾功能不全、甲状腺功能亢进症、贫血、食欲不振、多发性神经炎、脚气病、口角炎、舌炎等的治疗。也可作为高温、高湿、寒冷、地下环境作业、剧烈运动及紧张脑力劳动人员的营养补给；以及预防或治疗坏血病、皮疹、角膜炎、夜盲症、眼睛干燥症等。

用法用量 口服：成人，每日 2 片。孕妇及哺乳期妇女，每日 2~4 片。高湿、高温、严寒环境工作者，每日 4 片。儿童，每日 0.5~2 片。

剂型规格 片剂：每片含维生素 A 2500IU，维生素 B_1 2.5mg，维生素 B_6 250μg，烟酰胺 7.5mg，胆碱 25mg，维生素 C 25mg，赖氨酸 12.5mg，铁 5mg，钾 5mg，铜 500μg，锰 500μg，维生素 D 200IU，维生素 B_2 2.5mg，

维生素 B_{12} 0.5μg，泛酸钙 2.5mg，肌醇 25mg，维生素 E 5mg，磷酸氢钙 279mg，碘 50μg，锌 250μg，镁 500μg。

玛特纳
Materna

作用用途 本品为复方制剂，内含 13 种维生素、8 种矿物质。可预防和治疗由于维生素和矿物质不足所引起的症状或疾病，如妊娠期缺铁性贫血、妊娠期缺钙、胎儿宫内发育不良、产妇的营养补充等。

用法用量 口服：每日 1 片。

剂型规格 片剂：每片含维生素 A 1500IU，β-胡萝卜素 1500IU，维生素 D 250IU，维生素 E 30IU，维生素 B_1 3mg，维生素 B_2 3.4mg，维生素 B_6 10mg，维生素 B_{12} 12μg，维生素 C 100mg，生物素 30μg，叶酸 1mg，烟酰胺 20mg，泛酸 10mg，碘 150μg，钼 25μg，钙 250mg，锌 25mg，铁 60mg，铜 2mg，铬 25μg，锰 5mg。

注射用九维他
Injiectio Nonavitaminum

作用用途 本品含有的维生素是人体必需的六大营养要素之一，B 族维生素是机体中某些酶的辅酶（或酶基）的组成部分。因此，当机体缺乏某些维生素时，会影响合成相应的辅酶（或酶基），从而引起机体不同程度的代谢失调。当患者手术后、较大面积的烧伤、严重感染、高热、肿瘤（特别是经化疗药物治疗后引起的胃肠道反应，如食欲减退、恶心呕吐、腹泻）、长期腹泻、坏死性小肠结肠炎以及其他各种原因引起暂时不能进食，可在静脉补液的同时加用本品。用于防治水溶性维生素缺乏症。

用法用量 静脉滴注：每日 1 支，小儿剂量酌减。临用前加入 500ml 5%、10% 葡萄糖或 0.9% 氯化钠注射液中使用。

注意事项 ①对本品中任何一种成分过敏者禁用；过敏体质患者慎用。②本品必须加入规定量的注射液中供静脉滴注，不得直接静脉注射。③本品稀释后应加遮光罩且在 2 小时内使用。④个别患者可能发生变态反应。

剂型规格 注射剂：含 9 种水溶性维生素，每支含硝酸硫胺 3.1mg、核黄素磷酸钠 4.92mg、烟酰胺 40mg、维生素 B_6 4.86mg、泛酸钠 16.5mg、维生素 C 100mg，生物素 60μg，叶酸 0.4mg，维生素 B_{12} 5.0μg。

善存
Centrum

作用用途 本品为多种维生素与矿物质组成的复方制剂，具有补充营养作用。用于饮食营养不足的辅助治疗。

用法用量 口服：每日 1 片，或遵医嘱。

剂型规格 片剂：每片含维生素 A 5000IU，维生素 E 30IU，维生素 C 90mg，叶酸 4mg，维生素 B_1 2.25mg，维生素 B_2 2.6mg，烟酰胺 20mg，维生素 B_6 3mg，维生素 B_{12} 90μg，维生素 D 400IU，生物素 450μg，泛酸 10mg，钙 162mg，磷 125mg，碘 1.5mg，铁 27mg，镁 100mg，铜 2mg，锰 5mg，钾 30mg，氯 27.2mg，铬 250μg，钼 250μg，硒 250μg，锌 150mg，维生素 K_1 250μg。

维多
Vital-HN

作用用途 本品为高能胃肠道内营养剂，含有大量维生素和微量元素，易于吸收、消化，粪便残渣很少。临床应用于外科手术前后、严重创伤后、癌症、消化道瘘、肠道炎症、胆囊纤维化、心脏手术、胰腺炎、短肠综合征、慢性肾病以及有合并症的妊娠等。可供口服或经鼻胃管、鼻十二指肠/空肠管、穿刺空肠置管给药，且适合家庭管饲。

用法用量 口服或鼻饲：一般每日 1 次，每次 1 袋。标准调配法：每袋 75g，加于 255ml 冷水中配成 300ml 的溶液，搅拌至完全溶解。口服，可用作全营养剂或餐间添加剂。管饲，必须按医嘱执行，根据患者情况决定用量、速度、总量分配，所需的液体量用水来补足。

注意事项 ①每次只配当日所用量，配好的溶液应冷藏，散剂也应放在阴凉干燥处。②本品不能胃肠道外使用。

剂型规格 散剂：每袋 75g。

维康福
Vitamin B Complex

作用用途 本品含 B 族维生素，可改善食欲，消除疲劳，帮助手术后机体的恢复，预防贫血、口腔炎、心肌炎及脚气病。适用于手术后恢复中的患者及经常处于紧张状态的工作人员。

用法用量 口服：每日 1 粒。

剂型规格 胶囊剂：每粒含维生素 B_1 2mg、维生素 B_2 2mg、维生素 B_6 2mg、维生素 B_{12} 2μg、泛酸钙 5mg、烟酰胺 15mg。

安尔康
Engran-HP

作用用途 本品为专供孕妇及哺乳期妇女用的多种维生素含矿物质片剂。含有钙、铁、多种维生素及微量元素。预防产妇缺铁性贫血。促进胎儿血液、骨骼及神经系统的健康成长。

用法用量 口服：每次 1 片，每日 1~2 次。

剂型规格 片剂：每片含碘 75μg、钙 325mg、镁 50mg、铁 9mg、叶酸 400μg、维生素 A 2000IU、维生素 D 200IU、维生素 E 15IU、维生素 C 30mg、维生素 B_1 850μg、维生素 B_2 1mg、烟酰胺 10mg、维生素 B_6

1. 25mg、维生素 B₁₂4μg。

复合维生素
Vitamin Complex

别名 爱乐维，Elevit Pronatal

作用用途 本品是专为计划怀孕、孕妇和哺乳期妇女研制的复合制剂，含有 12 种维生素和 7 种矿物质和微量元素。可预防孕期疾病和胎儿出生缺陷的发生，补充孕产妇专用复合维生素及微量元素。本品用于满足妇女怀孕时及产后对维生素、矿物质和微量元素的额外需求。预防孕期由于缺铁和缺乏叶酸所引起的贫血。

用法用量 口服：每日 1 片，与早餐一起服用，或遵医嘱服用。如存在晨起恶心现象，可在中午或晚上服用。

注意事项 ①已有维生素 A 及维生素 D 过多症、肾功能减退者、铁蓄积、铁利用障碍者、血钙过多或尿钙增多症、对本品的成分过敏者禁用。②不良反应：少数会出现胃肠道功能紊乱（如便秘），但一般不需停药。某些敏感的妇女可能会出现一定程度的过度兴奋，故此类药病人避免晚间服用。③本品不宜与四环素、卡马西平、苯妥英、扑米酮及巴妥类药并用。④请严格按推荐剂量服用。⑤本品不推荐儿童使用。⑥由于本品含铁，故可改变粪便的颜色使之变黑。

剂型规格 片剂：每片含维生素 A（4000IU）1.2mg、维生素 B₁ 1.6mg、维生素 B₂ 1.8mg、维生素 B₆ 2.6mg、维生素 B₁₂ 4.0μg、维生素 C 0.1g、维生素 D₃（500IU）12.5μg、维生素 E 15mg、生物素 0.2mg、叶酸 0.8mg、烟酰胺 19mg、泛酸钙 10mg、钙 0.125mg、镁 0.1g、磷 0.125g、铜 1mg、铁 60mg、锰 1mg、锌 7.5mg。

维铁
Ferrous Sulfate and Vitamin

别名 伯拉得，福乃得，硫酸亚铁维生素复合物，维铁控释片，Ferroids

作用用途 本品为控释制剂，与维生素 C 共用使铁处于还原状态，易于吸收，且对胃肠道刺激作用明显减少。主要用于各种病因引起的缺铁性贫血及维生素 C 和 B 族维生素缺乏症，特别适合儿童增长期、孕期及大运动量的运动员使用。

用法用量 口服：每次 1 片，每日 1 次，饭后整片吞服或遵医嘱。连服 4~6 周。

注意事项 ①服药期间不要喝浓茶及食用鞣酸多的食物。②本品须整片吞服。③个别患者有轻度的胃肠道不适反应，继续使用症状会逐渐消失。④贮存于避光、凉暗、干燥处。⑤与四环素同服可形成不溶性络合物，难以吸收。

剂型规格 片剂：每片含有硫酸亚铁 525mg、维生素 C 500mg、维生素 B₁ 6mg、维生素 B₂ 6mg、维生素 B₆ 5mg、维生素 B₁₂ 25μg、烟酰胺 30mg、泛酸钙 10mg。

维多宝
Supradyn

作用用途 本品含多种维生素、矿物质与微量元素，可参与机体的新陈代谢。用于饮食营养不足、营养不良所致的维生素、矿物质与微量元素缺乏引起的代谢紊乱或体内需要量增加的补充。

用法用量 口服：每日 1 粒，或遵医嘱，餐间服用更佳。泡腾片可溶于适量水中，作饮料服用。

注意事项 高钙血症、维生素 A 血症、肾功能衰竭患者禁用。

剂型规格 胶囊剂：每粒 1.2g。每粒含维生素 A 3333IU，维生素 B₁ 20mg，维生素 B₂ 5mg，维生素 B₆ 10mg，维生素 B₁₂ 5μg，维生素 C 150mg，维生素 D₂ 25μg，维生素 E 10mg，生物素 250μg，叶酸 1mg，烟酰胺 50mg，Dwxpanthenol 10mg，钙 100mg，磷 84mg，铁 10mg，镁 5mg，铜 1mg，锌 0.5mg，钼 0.1μg。

爱得力-M-500
Opeilets-M-500

作用用途 本品为多种维生素与微量元素的复方制剂。用于补充人体缺乏的维生素与微量元素。可用于治疗眼炎、维生素缺乏症。

用法用量 口服：每日 1 片。

剂型规格 片剂：每片含维生素 C 500mg，烟酰胺 100mg，泛酸钙 20mg，硝酸硫胺 15μg，核黄素 10mg，盐酸吡多醇 5mg，维生素 A 10000IU，氰钴胺 12μg，维生素 D₂ 400IU，维生素 E 30IU，铁 20mg，镁 80mg，铜 2mg，锌 1.5mg，锰 1mg，碘 0.15mg。

复方水溶性维生素
Compound Water-Soluble Vitamin

别名 水乐维他，水乐维他 N，维佳林，欣维，Pancebrin，Sohvita，Soluvit N

作用用途 本品含有多种水溶性维生素。维生素是长期使用肠道外全营养液时不可缺少的组成部分，本品可补充每日所需各种水溶性维生素，使机体各有关生化反应能正常进行。本品作为静脉营养的一部分，以补充每日各种水溶性维生素的生理需要。

用法用量 静脉滴注 ①成人：常规剂量，每日 1 支。②儿童：常规剂量，体重大于 10kg 者，用量同成人；体重小于 10kg 者，按每千克体重每日给予 1/10 支。本品为冻干粉针剂，用前可用脂肪乳（或葡萄糖注射液或注射用水）10ml 混合后，再加入脂肪乳注射液中溶解后使用。

注意事项 ①本品不可一次性大量静脉注射。②某些高敏病人可能发生过敏反应。③本品配制混合后，应在避光条件下于 24 小时内使用。

剂型规格 注射剂：每支含有维生素 B$_1$ 3.2mg、维生素 B$_2$ 3.6mg、维生素 B$_6$ 4mg、烟酰胺 40mg、泛酸 15mg、维生素 C 100mg、生物素 60μg、维生素 B$_{12}$ 5μg、叶酸 0.4mg、甘氨酸 300mg。

复方脂溶性维生素
Compound Fat-Soluble Vitamin

别名 维他利匹特，维他利匹特 N，脂溶性维生素，Vitalipid，Vitalipid N Adult，Vitalipid N Infant，Vitalipid Nadut

作用用途 本品为静脉营养必不可少的组成部分之一。长期全肠道外营养患者应补充需要量的脂溶性维生素 A、D、E、K。本品可满足人体对脂溶性维生素 A、维生素 D、维生素 E 和维生素 K$_1$ 的每日需要。

用法用量 静脉滴注：应在用药前 1 小时，将本品 10ml 加入 10% 或 20% 脂肪乳注射液 500ml 中，轻摇混合均匀后，在 24 小时内使用。①成人：常规剂量，每日 10ml。②儿童：11 岁以下，每日 1ml/kg，总量不超过 10ml。11 岁以上，使用成人剂型，每日 10ml。

注意事项 ①使用前必须稀释。②使用前 1 小时，应在无菌条件下将本品加入到脂肪乳剂中混匀。③本品含维生素 K，能与香豆素类抗凝剂发生作用，故不宜合用。④本品应在 2~10℃避光保存。

剂型规格 注射剂：①成人型，每支 10ml，内含：维生素 A 99μg、维生素 D$_2$ 0.5μg、维生素 E 0.91mg、维生素 K$_1$ 15μg、精制大豆油 100mg、精制卵黄磷脂 12mg、甘油 22.5mg 及适量氢氧化钠。②儿童型，每支 10ml，内含：维生素 A 69μg、维生素 D$_2$ 1μg、维生素 E 0.64mg、维生素 K$_1$ 20μg、精制大豆油 100mg、精制卵黄磷脂 12mg、甘油 22.5mg 及适量氢氧化钠。

第十六章 氨基酸类及脂肪乳类药

氨基酸类及脂肪乳类药物临床上主要作为肠外营养支持用药，用于需要营养支持但不能口服，或因严重分解代谢出现明显蛋白质丢失或重度营养不良，以及因病自身合成不足须额外供给的患者。通常可配合糖、维生素和微量元素等，作为"全合一"营养液通过专门的静脉途径给予，首选外周静脉途径，但当渗透压较高时推荐中心静脉途径。

第一节 氨基酸类药

氨基酸是体内蛋白质和一些重要物质的组成单元，也是机体的重要营养物质。在正常情况下，人体可由食物取得各种需要氨基酸。但在机体不能正常摄取食物或患有疾病的情况下，就要采取措施补充氨基酸。

氨基酸的复方制剂品种较多，各种制剂中所含氨基酸的种类及含量都有所不同。在临床应用时，应根据患者病情合理地选用药物。

复方氨基酸注射液（3AA）
Compoud Amino Acids Injection（3AA）

别名 侧链氨基酸，肝活命，肝用氨基酸注射液，支链氨基酸-3H注射液，Falkamin

作用用途 本品是一种治疗肝性脑病和肝功能不全患者的静脉营养氨基酸制剂。用于活化肝脏内氨解毒作用，还含有提供平衡配比的非必需氨基酸。可治疗肝功能不全时氨基酸代谢紊乱，促使肝昏迷患者苏醒。本品稳定，可改善血浆蛋白含量，降低血浆非蛋白氮和尿素氮含量，改善营养状况，有利于肝细胞的增生和肝功能的恢复，对神经系统无不良影响。适用于肝昏迷，急性，亚急性，慢性重症肝炎，肝硬化，慢性活动性肝炎，严重肝功能不全的蛋白质营养缺乏症、肝胆外科手术前、后患者。

用法用量 静脉滴注：5%，每小时1.7~2.1ml/kg体重，最大剂量以70kg体重计算约为每日2100ml；8%，每小时1.3~1.5ml/kg体重，最大剂量为每日1300ml。

注意事项 ①氨基酸代谢失调、浮肿、低血钠、低血钾、肾功能不全、严重心脏功能不全者禁用。②尚未用于孕妇和儿童。③使用时应对Na^+、Cl^-的量及酸碱平衡等进行监测。④合用电解质和碳水化合物应按配比平衡加入或从旁路加入。⑤置阴暗处保存，避免过热或过冷（防止冻结）。⑥使用前应检查药液，如有浑浊、包装破裂等切勿使用。剩余药液切勿保存再用。⑦食管静脉曲张患者，注意滴注速度和用量，以免静脉压增高。⑧静脉滴注速度过快可致恶心、呕吐、发热等，应控制在每分钟40滴以内。

剂型规格 注射剂：每瓶5%（500ml）；8%（500ml）。本品每100ml中内含L-异亮氨酸1.35g；L-亮氨酸1.65g；L-缬氨酸1.26g。本品的pH为5.5~7.5，渗透压为382mOsm/L。

葡萄糖氨基酸注射液
AKE 1100 Plus Glucose Injection

作用用途 本品是3%左旋氨基酸溶液，并含碳水化合物和电解质。可满足人体对氨基酸、碳水化合物、电解质的需要，3000ml本品提供1100kcal的热量，约等于4500kJ，达到人体对热量的最低需要。用于静脉营养，预防和治疗体内蛋白质缺乏症，作为一般性体液补充。

用法用量 静脉滴注：每日40ml/kg体重，最高剂量约为每日3000ml，每小时1.7ml/kg体重，约为每分钟40滴，连续使用不超过5日。

注意事项 ①高血糖、浮肿、高血钾、急慢性肾功能不全、心脏病、氨基酸代谢紊乱、肝细胞损伤者禁用。②可引起胃酸分泌，溃疡加重，必要时加服酸抑制剂。③使用时应不断检查血糖、乳酸盐和酮体含量。④如有乳酸中毒存在时，加入碳水化合物须小心。⑤对于需要比本品更多氨基酸和碳水化合物的患者，建议使用高浓度的氨基酸和碳水化合物。⑥25℃以下避光保存。

剂型规格 注射剂：每瓶500ml；1000ml。
组成成分：

必需氨基酸（g/L）：L-异亮氨酸1.5，L-亮氨酸2.22，L-赖氨酸单分子盐酸盐2.47（约等于L-赖氨酸1.98），L-蛋氨酸1.06，L-苯丙氨酸1.53，L-苏氨酸1.32，L-色氨酸0.60，L-缬氨酸1.86。半必需氨基酸（g/L）：L-精氨酸3.6，L-组氨酸0.9。热量360kcal/L（约等于1500 kJ/L），总氮量4.93g/L，理论渗透压788mOsm/L。非必需氨基酸（g/L）：氨基乙酸4.2，L-丙氨酸4.5，L-脯氨酸4.5，乙酰半胱氨酸0.25（约等于L-半胱氨酸0.19），氨基酸总量30.02g/L，葡萄糖

60g/L。电解质（mmol/L≙mEq/L）：Na⁺ 50、50，K⁺ 25、25，Ca²⁺ 3、6，Mg²⁺ 3、6，Zn²⁺ 0.022、0.044，Cl⁻ 80.6、80.6，苹果酸根²⁻ 19.7、39.4，丙三醇磷酸酯⁻ 10、20。

5%氨基酸注射液
5% Amino Acid Injection

别名 安米诺，5%普洛氨，Aminosteril L，Propleamin

作用用途 本品含有多种碳酸水化合物和电解质，能满足体内蛋白质合成的需要，临床用于非胃肠道营养，预防和治疗蛋白质缺乏症。

用法用量 静脉滴注：每小时 1.70ml/kg 体重，滴速为每分钟 40 滴。

注意事项 ①氨基酸代谢紊乱、肝、肾功能不全、心功能不全、高血钾、1,6-二磷酸果糖缺乏、甲醇中毒者禁用。②年老及重症患者应根据症状、年龄调整剂量及减慢滴速。大量输入氨基酸注射液可导致胃液增加并加重溃疡。③为防止发生上述不良反应，应定期检测 H⁺浓度，并根据情况给予抗酸剂。④25℃以下避光保存。

剂型规格 注射剂：每瓶 250ml；500ml。每 100ml 内含色氨酸 0.09g，亮氨酸 0.49g，蛋氨酸 0.225g，苏氨酸 0.25g，盐酸精氨酸 0.5g，甘氨酸 0.76g，谷氨酸 0.075g，脯氨酸 0.1g，酪氨酸 0.025g，异亮氨酸 0.352g，盐酸赖氨酸 0.43g，苯丙氨酸 0.533g，缬氨酸 0.36g，盐酸组氨酸 0.25g，丙氨酸 0.2g，天门冬氨酸 0.25g，丝氨酸 0.1g，胱氨酸 0.01g，钠离子 34mmol/L，氯离子 59mmol/L，其 pH 约5.0~6.5。

氨基酸-山梨醇
Amino Acid-Sorbitoli

别名 妙取素，Nutrisol-S 5%

作用用途 本品能有效地改善负氮平衡，配方按人乳蛋白质内必需氨基酸的比例组成，在人体内转化蛋白质效率最高。山梨醇可提高氨基酸在体内的利用率。用于低蛋白血症，营养不良和术前、术后患者恢复并维持其氮平衡。

用法用量 静脉滴注：每次 500ml，以每分钟 80~130 滴速度滴入，约 1~1.5 小时滴完。剂量可随患者年龄、体重和病情调整。必要时也可作皮下或肌内注射。

注意事项 ①肝昏迷、严重肾功能不全、高氮血症和代谢障碍者禁用。②严重酸中毒和充血性心力衰竭的患者慎用。③本品中含 Na⁺和 Cl⁻，若用量较大或配合其他电解质液使用时，应注意保持电解质平衡。④偶见有恶心、呕吐、胸部不适、心动过速、寒战、发烧、头痛、血管痛等。罕见有皮疹。大量快速输入可发生酸中毒。⑤20℃以下保存。

剂型规格 注射剂：5%，每瓶 500ml；12%，每瓶 200ml。每 100ml 氨基酸含（mg/ml）：L-异亮氨酸 352，L-亮氨酸 490，L-盐酸赖氨酸 430，L-蛋氨酸 225，L-苯丙氨酸 533，L-苏氨酸 250，L-色氨酸 90，L-缬氨酸 360，L-盐酸精氨酸 500，L-盐酸组氨酸 250，L-天冬氨酸 250，L-谷氨酸 75，L-丙氨酸 200，L-胱氨酸 10，甘氨酸 760，L-脯氨酸 100，L-丝氨酸 100，L-酪氨酸 25，总氨基酸 5000，D-山梨醇 5000。pH5.0~7.0，与生理盐水之渗透压比率约 3，游离氨基酸含量 4760mg/ml，总含量 725mg/ml。电解质（mEq/L）：Na⁺约 37，Cl⁻约 59。热量 40kcal/dl。

左旋氨基酸注射液
L-Amino-Acid Injection

别名 安米诺 KE，Aminosteril KE

作用用途 本品能迅速恢复氮平衡，保持手术后血浆氨基酸的稳定，恢复手术后蛋白质平衡状态。用于非胃肠外营养患者，提供氨基酸、电解质和水，用于蛋白质缺乏症。

用法用量 静脉滴注：每小时 1.3ml/kg 体重，滴速为每分钟 20~30 滴。每日最大剂量以 70kg 计算为 1000ml。

注意事项 ①严重肾衰竭、果糖不耐受者、甲醇中毒、肝病引起的氨基酸代谢失调和心力衰竭引起的代谢失调者禁用。②不良反应与常用氨基酸相似。③20℃以下保存。

剂型规格 注射剂：每瓶 5%（500ml）；10%（500ml）。

结晶氨基酸注射液
Crystal Amino Acid Injection

别名 美乐氨基酸，美乐欣，Aminosyn

作用用途 本品为复方氨基酸注射液，含多种氨基酸及矿物质，成分配比兼顾了衰弱成年患者和早产婴幼儿的需要。作为静脉营养补液，对一些不能经口服补给营养的患者，可用本品提供氮源，供体内蛋白质的合成。与高渗葡萄糖注射液一起中心静脉给药，可用于下列情况下氮的丢失或逆转负氮平衡：施行胃造口术、空肠造口术不能口服给药者；胃肠道蛋白质摄取不足；大面积烧伤等引起的蛋白质消耗增加。也可单独或加葡萄糖和电解质，经周围静脉滴注，以减少蛋白质消耗。

用法用量 静脉滴注：用量视病情而定，通常为每日 1.0~1.5g/kg 体重总氨基酸。可与葡萄糖注射液混合缓慢滴入。为减少蛋白质消耗而经周围静脉滴注时，每日 1~1.5g/kg 体重。

注意事项 ①肝昏迷、氨基酸代谢紊乱者禁用。②孕妇用药安全性未确定。可由医师来决定是否使用。③如同时给高渗葡萄糖液，需注入胰岛素以免血糖过分升高。④不要与脂肪乳剂混合，如需同时给药，应分开服用。⑤使用期间应定期测血氨浓度。⑥血钾过高、严重肾衰竭、肝功能不全者慎用。⑦静脉给药时出现面红、发热、恶心，局部可能出现过敏、红斑、静脉炎和栓塞。⑧25℃以下保存。

剂型规格 注射剂：每瓶 250ml；500ml。有 5%，

7%，10%三种浓度，三种不同浓度的本品每100ml中各种氨基酸的含量分别为：

成分	5%	7%	10%
必需氨基酸（mg）			
L-亮氨酸	470	660	940
L-异亮氨酸	360	510	720
L-蛋氨酸	200	280	400
L-赖氨酸（醋酸盐）	360	510	720
L-缬氨酸	400	560	800
L-色氨酸	80	120	160
L-苏氨酸	260	370	520
L-苯丙氨酸	220	310	440
非必需氨基酸（mg）			
L-丙氨酸	640	900	1280
L-组氨酸	150	210	300
L-精氨酸	490	690	980
L-脯氨酸	430	610	860
L-酪氨酸	44	44	44
L-丝氨酸	210	300	420
甘氨酸（氨基乙酸）	640	900	1280
电解质(mEq/L)			
Zn^+	—	—	—
K^+	5.4	5.4	5.4
Mg^{2+}	—	—	—
P^{5+}	—	3.5(mmol/L)	—
Cl^-	—	—	—
CH_3COO^-	86	105	148
含等量的蛋白质（g/L）	50	70	100
总氮量（g/L）	7.86	11.0	15.72
渗透压（mOsm/L）	500	700	1000
酸碱度	5.3	5.3	5.3

N(2)-L-丙氨酰-L-谷氨酰胺
N(2)-L-Alanyl-L-glutamine

别名 莱美活力

作用用途 本品具有在体内分解为谷氨酰胺和丙氨酸的特性，使经由肠外营养输液补充谷氨酰胺成为可能。双肽分解释放出的氨基酸作为营养物质各自储存身体的相应部位并随机体的需要进行代谢。谷氨酰胺在肌肉蛋白质和血浆蛋白质中含量分别约为75%和26%，是目前公认的条件必需氨基酸。对许多病症应用肠外营养支持时，病人均可能出现体内谷氨酰胺的耗减，而本品的输注可阻止这一症状的出现。本品是肠外营养的一个组成部分，适应于需要补充谷氨酰胺的患者，包括处于分解代谢和高代谢状况的患者，如创伤、烧伤、大小型手术后、骨髓及其他脏器移植、胃肠道症候群、肿瘤、严重感染及其他处于应激状态的ICU患者。

用法用量 静脉滴注：本品是一种高浓度溶液，不可直接输注，必须与可配伍的氨基酸溶液或含氨基酸的注射液相混合，然后与载体溶液一起输注（例如：100ml本品应加入至少500ml载体溶液）。混合液中本品的最大浓度不超过3.5%。剂量应根据分解代谢的程度和氨基酸的需要量而定，胃肠营养每天供给氨基酸的最大剂量为2g/kg体重，通过本品供给的丙氨酸和谷氨酰胺量应计算在内，本品供给的氨基酸量不应超过全部氨基酸供给量的20%。每日1.5~2.0ml/kg体重，相当于0.3~0.4g N(2)-L-丙氨酰-L-谷氨酰胺/kg体重。每日最大剂量为2.0ml/kg体重。连续使用时间不应超过3周。

注意事项 ①严重肾功能不全或严重肝功能不全的患者禁用。②使用时应监测病人的碱性磷酸酶、谷丙转氨酶、谷草转氨酶和酸碱平衡。③对于代偿性肝功能不全患者，建议定期监控肝功能。④本品与载体溶液配伍时，必须混合均匀。⑤孕妇、哺乳期妇女慎用。⑥当输入速度过快时会出现寒战、恶心、呕吐，出现这种情况应立即停药。

剂型规格 注射剂：每支10g（50ml）；20g（100ml）。

谷氨酰胺
Glutamine

别名 安凯舒

作用用途 本品为氨基酸类药物。谷氨酰胺有提高机体免疫功能、维护肠道功能、保护肠黏膜屏障、促进蛋白质合成、加快创面愈合等功能。由于本品能促进胃黏膜己糖胺和葡萄糖胺的合成，对多种致伤因素造成的胃黏膜损伤有保护作用。在临床主要适应于烧伤、创伤、大手术后需要补充谷氨酰胺的患者，也可辅助治疗各种病理状态下处于高分解代谢的患者。

用法用量 口服：成人，每次5~10g，每日3次。儿童，每次0.1~0.2g/kg体重，每日3次。用温开水溶解后服用，即配即用，1周为一疗程。

注意事项 ①本品不能用于严重肾功能不全或严重肝功能不全的患者。对于代偿性肝功能不全的患者，建议定期监控肝功能。②本品宜用温开水溶解，不可用开水溶解，应即配即用。③长时间大量应用本品，应定期监测ALP、SGPT、SGOT和酸碱平衡。④偶见恶心、呕吐、胃部不适。长期服用本品，个别患者可出现便秘，增加饮水可缓解。

剂型规格 颗粒剂：每袋2.5g。

六合氨基酸注射液
6 Amino Acid Injection

别名 肝宁复合氨基酸，肝醒灵注射液

作用用途 本品含亮氨酸、异亮氨酸、缬氨酸3种支链氨基酸，调节肝病患者氨基酸代谢紊乱及支链氨基酸与芳香族氨基酸比例失调引起的假性神经递质出现的肝性脑病。用于肝性脑病、慢性活动性肝炎、慢性迁延性肝炎、亚急性、慢性重型肝炎引起的氨基酸代谢紊乱。

用法用量 静脉滴注：每日250~500ml，使用时将本品与等量 10% 葡萄糖注射液稀释后，缓慢滴注。

注意事项 ①在高度食管静脉曲张时，应注意本品滴注速度和用量。②在高度腹水、胸水时，应注意水和电解质平衡。③本品滴注过快时，如发现恶心、呕吐等不良反应时，应及时减慢给药速度，滴注速度每分钟不超过 40 滴。④使用本品时，应注意水和电解质平衡。⑤使用本品前应详细检查药液，如发现浑浊，请勿使用。滴注时剩余药液不可再用。

剂型规格 注射剂：每瓶 250ml，含亮氨酸，异亮氨酸，天门冬氨酸，缬氨酸，谷氨酸，精氨酸。每 100ml 中含氨基酸总量为 8.48g。

六合氨基酸颗粒
Hexamino Acid Granules

别名 肝醒灵颗粒，星工甘泰

作用用途 本品为口服氨基酸复方制剂，可以改善肝病患者血浆中支/芳（BCAA/AAA）比值，降低血氨水平，促进蛋白质合成，提高血浆白蛋白水平，有利于肝细胞的修复和再生。本品在胃肠道吸收良好，可以充分被细胞利用，口服本品后血浆中支/芳比值可升高，随后缓慢下降，6 小时时血浆中支/芳比值仍明显高于用药前水平。在维持血中 BCAA 高浓度时间和降低血氨作用上优于六合氨基酸注射液。本品用于肝硬化伴支/芳氨基酸失调的患者，降低血氨。

用法用量 口服：每次 30g，每日 2~3 次。

注意事项 ①对重度肝昏迷患者可先用六合氨基酸注射液进行抢救，待清醒后改用六合氨基酸颗粒进行预防和治疗。②个别患者服药期间可出现轻度恶心，可自行消失，不影响继续治疗。

剂型规格 颗粒剂：每袋 15g。

7%左旋氨基酸注射液
7%L-Amino Acid Injection

别名 聂波斯特立尔，Nephrosteril

作用用途 本品为治疗肾衰竭的氨基酸注射液。可改善肾功能不全患者的临床症状，降低血清尿素氮水平，使肾衰患者的氨基酸代谢趋向好转，从而改善尿毒症状，转负氮平衡为正氮平衡。适用于急性或慢性肾功能不全患者的长期完或部分胃肠道外营养；大手术、外伤或脓毒血症引起的严重肾衰竭；急、慢性肾衰竭。

用法用量 静脉滴注：不进行血液透析的急、慢性肾功能不全者，以 70kg 体重计算约每日 500ml；进行透析的急慢性肾功能不全患者，每日 1000ml，每日极量 1500ml。滴速不宜超过每分钟 20 滴。

注意事项 ①氨基酸代谢紊乱、严重肝功能损害、心功能不全、水肿、低血钾、低血钠患者禁用。②本品可引起胃酸过多或加重溃疡。注射速度过快可引起恶心、寒战和呕吐。③溶液不含电解质，须观察血中电解质浓度。定时测水、电解质、酸碱平衡、血清尿素值。④必

要时补钾以保证氨基酸的代谢。⑤避免加入可引起氨基酸溶液起化学变化的药物。⑥急性肾功能不全者应持续应用，最多 2 周。不进行透析的慢性肾功能不全者，可连续使用至可以口服蛋白质为止。⑦25℃以下保存。

剂型规格 注射剂：7%，每瓶 500ml。必需氨基酸（g/L）：L-异亮氨酸 5.10，L-亮氨酸 10.30，L-赖氨酸乙酸酯 10.01（约等于 L-赖氨基酸 7.1g），L-蛋氨酸 2.8，L-苯丙氨酸 3.8，L-苏氨酸 4.8，L-色氨酸 1.9，L-缬氨酸 6.2。半必需氨基酸：L-精氨酸 4.9，L-组氨酸 4.3。非必需氨基酸（g/L）：氨基乙酸 3.2，L-丙氨酸 6.3，L-脯氨酸 4.3，L-丝氨酸 4.5，乙酰半胱氨酸 0.5（约等于 L-半胱氨酸 0.37g），L-苹果酸 1.5，冰醋酸 1.38，总热量 280 kcal/L（约等于 1210 kJ/L）。总氮量 10.80g/L，理论渗透压 635mOsm/L。

复合氨基酸 9R 注射液
Compound Amino Acid 9R Injection

别名 9-氨基酸注射液，9-复合结晶氨基酸注射液，肾安注射液，肾必氨注射液

作用用途 本品具有缓解尿毒症症状，纠正氮质血症，改善营养状况，降低血磷和增加机体抵抗力等作用。主要用于非终末期慢性肾衰患者，尤其是负氮平衡而低蛋白饮食不能纠正者，以及各种透析患者营养状况不良者。急性肾衰非高分解状态者也可适用。

用法用量 静脉滴注：经肌酐清除率在 5~20mg/min，或血清肌酐 5~10mg/dl，或血尿素氮 40~70mg/dl，限制蛋白摄入在 30~35g，两周左右，可再将饮食蛋白限制为每日 20g 的基础上，加用复合氨基酸 9R 注射液。当肌酐清除率在 2~10ml/min，或血清肌酐 10~15mg/dl 时，或血尿素氮 70~150mg/dl 时，蛋白摄入应限制在每日 20g 左右，此时必须给予本品，患者应在每日食用低蛋白饮食 20g 1~2 周后再加用本品。常用量，每日 250ml 或按每日 0.2g/kg 体重给予，静脉缓慢滴注，每分钟 15 滴，至少 4 小时滴完，小儿用量遵医嘱。

注意事项 ①严格控制给药速度（每分钟 15 滴）。②使用中监测血糖、血清蛋白、肾功能、肝功能、电解质、二氧化碳结合力、血钙、血磷等，必要时查血镁和血氨。③本品遇冷偶见结晶析出，可置于 50~60℃ 热水中使溶解后再使用。④肝功能衰竭、高氨血症、严重脱水、血容量不足等情况下不宜使用。⑤处于尿毒症期的患者，宜在补充葡萄糖同时给予少量胰岛素。糖尿病患者应注意给予足量胰岛素。防止高血糖出现。⑥本品除可与葡萄糖注射液混合滴注外，不宜与其他药物混合。⑦剩余药液切勿保存使用。⑧药品置凉暗处保存。

剂型规格 注射剂：每瓶 250ml。①肾必氨注射液系 9 种结晶 L-型氨基酸组成的无色或微黄色澄明水溶液。每 100ml 中内含 L-异亮氨酸 0.56g，L-亮氨酸 0.88g，L-苏氨酸 0.40g，L-缬氨酸 0.65g，L-盐酸赖氨酸 0.64g，L-色氨酸 0.20g，L-蛋氨酸 0.88g，L-盐酸组氨酸

0.44g，L-苯丙氨酸0.88g。本品总氨基酸量为5.53g/dl，总氮量为0.65g/dl，渗透压约为430mOsm/L。

②新肾必氨注射液 100ml 中含有：L-异亮氨酸0.56g，L-缬氨酸0.64g，L-亮氨酸0.88g，L-色氨酸0.20g，L-赖氨酸0.90g，L-组氨酸0.25g，L-蛋氨酸0.88g，L-苯丙氨酸0.88g，L-苏氨酸0.40g，总氨基酸量5.59g，总氮量0.65g，渗透压43.5mOsm/L。

低分子右旋糖酐氨基酸注射液
Dextran and Amino Acid Injection

作用用途 本品是营养性血容量补充药，用于治疗兼有蛋白质缺乏的血容量减少症。

用法用量 静脉滴注：每次500ml，每日1次，可连续用药4~5日或遵医嘱。

注意事项 ①充血性心力衰竭和有严重出血性疾病患者忌用，心、肝、肾功能不全者慎用。②偶有过敏反应。③药液须澄清透明方可应用。开启后应一次用完，滴注速度宜慢。④遇冷易析出结晶，可微温溶解后再使用。⑤置冷暗处保存，防止冻结。

剂型规格 注射剂：每瓶250ml；500ml。

本品含有低分子右旋糖酐（平均分子量约为4万）6%和11种氨基酸制成的含总氨基酸为2.72%的无色或微黄色稍带黏性的澄明无菌溶液。每毫升含右旋糖酐为60mg，氨基酸总量为27.2mg，有效含氮量为4.2mg。每100ml中含L-亮氨酸0.41g，L-异亮氨酸0.18g，L-苯丙氨酸0.29g，L-苏氨酸0.18g，L-缬氨酸0.20g，L-蛋氨酸0.24g，L-色氨酸0.06g，L-赖氨酸0.50g，L-精氨酸0.22g，L-组氨酸0.10g，甘氨酸0.34g，低分子右旋糖酐6.0g。本品电解质浓度：钾离子约为7mmol/L，氯离子约为53mmol/L。pH约为6.0。渗透压约为300mOsm/L。

复方结晶氨基酸注射液
Compound Crystal Amino Acid Injection

别名 氨复命11S注射液

作用用途 本品是由11种氨基酸组成的胃肠外营养液，提供机体合成蛋白质所需的原料。本品适用于胃肠道疾病引起的消化、吸收功能障碍造成的蛋白质缺乏，烧伤、严重创伤、感染所致的蛋白质损失，各种疾病引起的低蛋白血症，手术前、后以改善患者营养状态。

用法用量 静脉滴注：常用量每日250~1000ml。中心静脉插管滴注，滴速宜缓慢，或将本品稀释后用10%葡萄糖注射液或生理盐水稀释1倍或适当体积后由周围静脉缓缓滴注，每分钟滴速不超过40滴。滴注本品时应另外补充糖类、电解质、维生素及微量元素，以提高氨基酸在体内的利用率。

注意事项 ①严重肝、肾功能损害的患者不宜使用本品。②长期使用本品应监测肝、肾功能的变化。③对年老、危重患者应注意滴速，如发生恶心、呕吐、发热

反应，应及时减速。④应防止输液装置处理不当或污染所引起的并发症。⑤长期用药应防止与糖、磷、钙、钾、镁等代谢有关的并发症。⑥使用前应洋细检查，若药液浑浊、瓶身或瓶口破裂、封口松动、胶塞破裂漏气，切勿使用。⑦药液应一次用完，剩余药液切勿再用。⑧本品遇冷易析出结晶，使用前可将瓶置于50~60℃水中使溶解，再放凉后使用。置冷暗处保存。

剂型规格 注射剂：每瓶 250ml，本品含有亮氨酸、异亮氨酸、赖氨酸、苯丙氨酸、缬氨酸、蛋氨酸、色氨酸、苏氨酸、精氨酸、组氨酸、甘氨酸等11种氨基酸和山梨醇组成，含氮总量为1.3%，含山梨醇5%。

11 氨基酸注射液-833
11 Amino Acid Injection-833

作用用途 本品是按人体生理氨基酸需要量的比例而配制的含11种L-氨基酸的无色澄明灭菌溶液。其中必需氨基酸和非必需氨基酸的比例，可供机体有效利用。主要用于改善大型手术前的营养状态。供给消化吸收障碍患者蛋白质营养成分。用于创伤、烧伤、骨折、化脓及术后蛋白质严重损失的低蛋白血症患者。

用法用量 静脉滴注：常用量，每日250~1000ml，经中心静脉插管滴注或与高渗葡萄糖（25%以上）混合后经中心静脉滴注。与10%葡萄糖注射液混合，由周围静脉缓慢滴注，成人滴速每分钟不超过40滴。儿童、老人及重病者滴速宜更慢，按年龄、病情和体重增减剂量。本品不含非蛋白能源，使用时需与葡萄糖注射液等混合使用，以提高氨基酸利用率。用量遵医嘱，严重消耗性疾病可采用中心静脉给药，但一般应尽量采用周围静脉给药。

注意事项 ①注射速度过快可引起恶心、呕吐、心悸、胸闷和头痛等，肝昏迷、氮质血症、严重肾功能障碍、氨基酸代谢障碍的患者禁用。酸中毒、充血性心衰患者慎用。②使用时应供给足够量的葡萄糖，以防止氨基酸进入体内后被消耗。长期使用应加强电解质、pH及肝功能的监测，及时纠正代谢性酸中毒和肝功能异常的发生。③易繁殖微生物，使用前应仔细检查，如外观异常则不能应用，药瓶开启后，剩余溶液不可再使用。④同时用电解质液时，注意本品的钠、氯离子量。⑤冬季使用前，将本品加热至接近体温。⑥置25℃以下冷暗处保存。本品遇冷易析出结晶，用前可置于50℃热水中使完全溶解后，放置接近体温时再用。

剂型规格 注射剂：每瓶200ml；250ml；1000ml。每100ml中含11种氨基酸8.33g，赖氨酸1.54g，苏氨酸0.70g，蛋氨酸0.68g；色氨酸0.30g，亮氨酸1.00g，异亮氨酸0.66g，苯丙氨酸0.96g，缬氨酸0.64g，精氨酸0.90g，组氨酸0.35g，甘氨酸0.60g。每毫升内含氨基酸总量为83.3mg，有效氮量为13.13mg。本品的电解质浓度：钠离子约为17.3mmol/L，氯离子约为162mmol/L。pH约为6.0，渗透压约为770mOsm/L水。不含异性蛋白、过敏肽、组胺样物质等。

宝滴氨命 12X（XT）
Proteamin 12X（TX）

别名 普安命

作用用途 本品由 8 种必需氨基酸和 10 种非必需氨基酸组成，含等量的钠和氯，对人体酸碱平衡影响小，配以 50% 的木糖醇为糖源，机体利用率高于山梨醇。血中消除快，不增加血糖浓度，尤适用于糖尿病患者。但本品 Cl⁻ 偏高。临床用于低蛋白血症，各种胃肠功能紊乱和胃肠手术前、后的吸收障碍和消化障碍，由于手术、大面积烧伤等引起的严重蛋白质缺乏症。

用法用量 静脉滴注：每次 200ml，约 120 分钟滴完；每次 500ml，约 100 分钟滴完。

注意事项 ①肝昏迷、重氮血症患者禁用。②木糖醇剂量过大或滴速过快可能减弱肝、肾功能，成人每日少于 100g，滴速慢于每小时 0.3g/kg 体重。③剩余药液勿再用。④注意剂量和滴注速度，特别是肝病患者，滴注过快，会引起氨基酸利用不充分。⑤偶可引起恶心、呕吐、发热和头痛。⑥25℃以下保存，不能冻结。

剂型规格 注射剂：每瓶 12X（200ml）；XT（500ml）。2 种不同浓度的注射液每 100ml 中所含成分如下（mg）：

成分	12X	XT
L-异亮氨酸	597	158
L-亮氨酸	1138	301
盐酸赖氨酸	980	259
L-蛋氨酸	433	114
L-苯丙氨酸	974	257
L-苏氨酸	504	133
L-色氨酸	187	49
L-缬氨酸	690	182
L-半胱氨酸	23	6
L-精氨酸盐酸盐	1488	393
L-组氨酸盐酸盐	706	187
L-丙氨酸	821	217
甘氨酸	1568	414
L-脯氨酸	1063	281
L-丝氨酸	467	123
总游离氨基酸	11362	3000
总氮	1815	479
木糖醇	5000	5000
电解质（mEq/L）		
Na⁺	约 15	约 4
Cl⁻	约 15	约 4
pH	5.7~6.7	
渗透压比	约 6	约 2

14 氨基酸注射液
14 Amino Acid Injection

别名 氨复命 14S 注射液

作用用途 本品是由 14 种结晶氨基酸和山梨醇配制而成的灭菌水溶液，是一种新型高渗的胃肠外营养液，可以直接作为氮源参与体内蛋白质的合成，山梨醇可提高氨基酸的利用率。使用本品后，可以改善氮平衡，生成酶类激素、抗体及机体结构蛋白，从而提高机体营养，增强免疫力，促进伤口愈合及生理功能恢复。本品适用于因消化系统功能障碍、不能经消化道摄取食物而造成的营养不良、低蛋白血症、免疫功能下降，大面积烧伤、创伤、严重感染患者代谢分解旺盛，蛋白质大量丢失，机体需氮量增加时。手术前、后，消化道炎症、手术造成的胃肠瘘、短肠综合征。肿瘤化疗、放疗时的辅助支持治疗。

用法用量 静脉滴注：每日 250~1000ml，完全胃肠外营养时，需与足量的高渗葡萄糖或脂肪乳、维生素、电解质注射液配合使用，由中心静脉恒速缓慢滴注。对分解代谢中等或消耗性疾病，可由外周静脉输入，但是必须稀释成等渗溶液，注意保持足够热量，应用适量的脂肪乳，以提高氮的利用率。外周静脉滴速以每分钟 30~40 滴为宜。

注意事项 ①应用本品作完全胃肠外营养疗法时，应定期监测患者的代谢及电解质、酸碱平衡的变化，防止各种合并症的发生。②应监测肝肾功能的变化，肝肾功能恶化时，应及时停用本品。③本品输注过快可引起恶心、呕吐、心悸、发热等不良反应。④使用前应详细检查，如发现药液浑浊、瓶身和瓶口破裂、封口松动、漏气等情况，切勿使用。⑤药液应一次用完，剩余药液不可再用。⑥本品遇冷易析出结晶，使用前可将瓶置于 50~60℃ 水浴中，使溶解，放至近体温后再用。⑦严寒季节应将本品加温至正常体温后再用。

剂型规格 注射剂：每瓶 250ml。

14 氨基酸注射液-800
14 Amino Acid Injection-800

作用用途 本品是由 14 种氨基酸按一定比例配制而成的复合氨基酸制剂。在肝功能不全或肝昏迷患者的血浆中，芳香氨基酸的浓度升高，支链氨基酸的浓度普遍降低，导致脑内儿茶酚胺合成障碍和假性神经递质的形成，因而干扰了神经细胞的正常功能。本品含有较高浓度的 3 种支链氨基酸，有利于改善血浆氨基酸谱，改变脑内氨基酸的组成，调整神经递质的代谢。能促进肝内蛋白质的合成，改善患者的营养状态。主要用于肝性昏迷、严重肝功能不全的蛋白质营养缺乏症。

用法用量 静脉滴注：成人，常用量，每日 250~500ml。外周静脉给药时，与等量 5%~10% 葡萄糖注射液混合。中心静脉给药时，与等量 25%~50% 葡萄糖注射液混匀。缓慢滴注，滴速为每分钟 40 滴。

注意事项 本品不能与 11 氨基酸注射液混用，因后者的氨基酸组成不利于肝昏迷的治疗。注意水、电解质平衡的监测，滴速过快可引起恶心、呕吐等。

剂型规格 注射剂：每瓶 250ml。每 100ml 内含：L-亮氨酸 1.1g，L-异亮氨酸 0.9g，L-盐酸赖氨酸 0.76g，L-蛋氨酸 0.1g，L-苯丙氨酸 0.1g，L-苏氨酸 0.45g，L-色氨酸 0.076g，L-缬氨酸 0.84g，L-丙氨酸 0.75g，L-盐酸精氨酸 0.726g，L-盐酸组氨酸 0.324g，L-脯氨酸 0.8g，L-丝氨酸 0.5g，甘氨酸 0.9g，每 1ml 内含氨基酸总量为 80mg，其 pH 为 6.15。

14 氨基酸注射液-823
14 Amino Acid Injection-823

作用用途 本品由人体 8 种必需氨基酸和 6 种非必需氨基酸组成，含有人体合成蛋白时可利用的各种氨基酸。静脉给药，可防止氮的丢失，纠正氮平衡，减少蛋白质消耗。本品主要用于手术前后、创伤、烧伤、骨折等分解代谢旺盛及低蛋白质血症等患者，由于肠道功能失调引起消化和吸收障碍的患者，由于厌食、拒食或限食等引起蛋白质摄取量不足所致的营养不良者，其他原因引起的慢性消耗性疾病。

用法用量 静脉滴注：常用量，每日 250~500ml，严重消耗性疾病可增至 1000ml，与高渗葡萄糖（25% 以上）混匀后经中心静脉插管滴注，与 5%~10% 葡萄糖注射液混匀后经外周静脉缓慢滴注。滴注速度宜慢，以每分钟 20~30 滴为宜。

注意事项 同 11 氨基酸注射液-833。

剂型规格 注射剂：每瓶 250ml；500ml。每 100ml 中含有 14 种氨基酸 8.24g。本品系 14 种氨基酸组成的无色或几乎无色的澄明灭菌溶液。每 100ml 含 L-亮氨酸 0.77g，L-异亮氨酸 0.59g，L 赖氨酸 0.62g（0.87g 乙酸盐），L-蛋氨酸 0.45g，L-苯丙氨酸 0.48g，L-苏氨酸 0.34g，L-色氨酸 0.13g，L-缬氨酸 0.56g，L-丙氨酸 0.60g，L-精氨酸 0.81g，L-组氨酸 0.24g，L-脯氨酸 0.95g，L-丝氨酸 0.50g，甘氨酸 1.19g。每毫升内含氨基酸总量为 82.3mg。有效含氮量为 13mg。电解质浓度：钠离子约为 8mmol/L；乙酸根离子约为 96mmol/L；氯离子<2mmol/L。pH 约为 6.0，渗透压约为 850mOsm/L。

复方氨基酸注射液（14AA）
Compound Amino Acid Injection（14AA）

作用用途 本品为氨基酸类静脉营养药，由 8 种人体必需氨基酸和 6 种非必需氨基酸组成，含有人体合成蛋白质时可利用的各种氨基酸。经静脉给药后可防止氮的丢失，纠正负氮平衡及减少蛋白质的消耗。临床用于改善手术前后患者的营养状况。用于蛋白质消化和吸收障碍、蛋白质摄取不足或消耗过多等所致的轻度营养不良。

用法用量 成人 静脉滴注：通常每日 250~500ml，

严重消耗性疾病可增至 1000ml。滴速以每分钟 15~20 滴为宜。可与高渗葡萄糖注射液混匀后经中心静脉插管滴注，或与 5%~10% 葡萄糖注射液混匀后经外周静脉缓慢滴注。

儿童 静脉滴注：新生儿，每日 20ml，滴速为每分钟 15 滴（婴儿滴管）或 2 小时滴完。婴幼儿，每日 50~100ml，滴速为每分钟 10~12 滴。

注意事项 ①尿毒症患者、肝性脑病患者、氨基酸代谢障碍者禁用。②严重酸中毒患者和充血性心力衰竭患者慎用。③用药时应监测电解质、pH 及肝功能。④滴注速度过快时，易产生发热、心悸、头痛、胸闷及胃肠道反应。⑤使用时应供给足量葡萄糖，以防止氨基酸进入体内后被消耗。⑥用药时应严格控制滴速。⑦用药后如出现代谢性酸中毒和肝功能异常，应及时治疗。⑧本品遇冷可能出现结晶，可加热至 60℃ 并缓慢摇动，使结晶完全溶解，待药液降至 37℃ 左右再使用。⑨药液起封后应立即使用，剩余药液不可再用。

剂型规格 注射剂：①3%，250ml：7.5g（总氨基酸）；②8.5%，250ml：21.2g（总氨基酸）。

两种不同浓度的注射液，每 1000ml 中所含成分如下：

成分	3%	8.5%	成分	3%	8.5%
异亮氨酸	2.1g	5.9g	丙氨酸	2.1g	6.0g
亮氨酸	2.7g	7.7g	精氨酸	2.9g	8.1g
醋酸赖氨酸	3.1g	8.7g	组氨酸	0.85g	2.4g
甲硫氨酸	1.6g	4.5g	脯氨酸	3.4g	9.5g
苯丙氨酸	1.7g	4.8g	丝氨酸	1.8g	5.0g
苏氨酸	1.2g	3.4g	甘氨酸	4.2g	11.9g
色氨酸	0.46g	1.3g	亚硫酸氢钠	0.5g	0.5g
缬氨酸	2.0g	5.6g	甘油		30g

复方氨基酸注射液（15-HBC）
Compound Amino Acid Injection（15-HBC）

别名 氨复命，高支链氨基酸；15-HBC

作用用途 本品是由 15 种氨基酸组成的复方注射液，含支链氨基酸浓度高，可以抑制严重创伤、感染、应激状态的患者肌肉蛋白分解。在能量供应特别充分时，本品可以进入组织细胞当中，参与蛋白质的合成，改善氮平衡，以利创伤修复及抗感染。在应激状态下，本品可以提供能量，减轻患者体重下降幅度和负氮平衡，有利于伤口愈合及器官生理功能恢复。本品用于大面积烧伤、创伤、严重感染等应激状态下肌肉分解代谢亢进、消化系统功能障碍、营养恶化、免疫功能下降的患者的营养支持。亦用于手术后患者，以改善其营养状态。

用法用量 静脉滴注：成人，常用量，每日 250~1000ml。经中心静脉长时间应用时，应与高渗葡萄糖或脂肪乳、维生素、电解质、微量元素等注射液联合应用，以达到营养支持的目的。由外周静脉输入时，可以用等量5%葡萄糖注射液稀释后，缓慢滴注，每分钟 30~40 滴为宜。

注意事项 ①严重肝、肾功能障碍的患者禁用。②肝功能明显异常时慎用。③输注过快、过浓会发生呕吐、发热等不良反应。使用时应监测肝功能。④如有药液浑浊、生霉、瓶身和瓶口破裂、漏气等情况时切勿使用。剩余药液不可再用。⑤本品遇冷析出结晶，用前可将瓶置于 40~50℃ 的温水中使其溶解，再放至体温后应用。药品应放置凉暗处保存。

剂型规格 注射剂：每瓶 250ml：17.25g（总氨基酸）。本品每 1000ml 含有：亮氨酸 13.78g、异亮氨酸 7.66g、赖氨酸 4.1g、组氨酸 1.6g、丝氨酸 3.3g、脯氨酸 6.3g、甘氨酸 3.3g、半胱氨酸<0.2g、缬氨酸 8.86g、丙氨酸 4g、精氨酸 5.8g、甲硫氨酸 2.5g、苯丙氨酸 3.2g、苏氨酸 2g、色氨酸 0.9g。氨基酸总量 69g/L（其中支链氨基酸为 45%，其他氨基酸为 55%），总氮量 9.75g/L。

复方氨基酸注射液（15AA）
Compound Amino Acid Injection（15AA）

作用用途 本品是由 15 种氨基酸组成的静脉营养药，其中含支链氨基酸占总氨基酸量的 45%，具有调整肝病患者的血浆氨基酸谱，升高支链氨基酸与芳香氨基酸的比值和营养机体的作用。临床用于改善手术前后患者的营养状况；用于蛋白质消化、吸收障碍，应激状态下肌肉分解代谢亢进，营养恶化及免疫功能下降者的营养支持。

用法用量 成人 ①周围静脉滴注：每日 250~500ml，分 1~2 次给药。②中心静脉滴注：每日 250~750ml（按氨基酸计算为0.5~1.2g/kg）。

注意事项 ①严重肾功能损害或尿毒症患者、严重肝功能损害或肝性脑病患者、氨基酸代谢障碍者禁用。②严重酸中毒和充血性心力衰竭者慎用。③经中心静脉长时间应用时，应与高渗葡萄糖或脂肪乳、维生素、电解质、微量元素等注射液联合应用，给予全面、合理的营养支持。④滴注速度应以患者年龄、体重、营养状况、病情不同而定。一般以每分钟 15~20 滴为宜。对年老、体弱、重病患者，滴速应减慢。⑤滴速过快可引起恶心、呕吐、头痛、发热、心悸等反应，尤其是肝病患者。因滴速过快出现不良反应应立即减慢给药速度或暂停给药。⑥本品遇冷可能有结晶析出，应微温使其溶解，待药液降至37℃并澄明后方可使用。⑦药液启封后应立即使用，剩余药液不能再用。

剂型规格 注射剂：①6.9%，每瓶 250ml（17.25g 总氨基酸）。②8%，每瓶 250ml（20g 总氨基酸）。

两种不同浓度的注射液每 1000ml 中所含成分如下：

成分	6.9%	8%	成分	6.9%	8%
脯氨酸	6.3g	8.0g			
色氨酸	0.9g	0.66g	异亮氨酸	7.66g	9.0g
丝氨酸	3.3g	5.0g	苯丙氨酸	3.2g	1.0g
缬氨酸	8.86g	8.4g	醋酸赖氨酸	5.8g	8.6g
丙氨酸	4.0g	7.7g	半胱氨酸	小于 0.2g	小于 0.2g
苏氨酸	2.0g	4.5g			
精氨酸	5.8g	6.0g	甘氨酸	3.3g	9.0g
亮氨酸	13.78g	11.0g	组氨酸	1.6g	2.4g
甲硫氨酸	2.5g	1.0g	亚硫酸氢钠		0.5g

17 复合结晶氨基酸注射液
17 Compound Crystal Amino Acid Injection

作用用途 本品有促使人体蛋白质代谢正常，扭转负氮平衡，补充蛋白质营养，加速伤口愈合的作用。适用于手术、严重创伤、大面积烧伤引起的严重氨基酸缺乏，以及各种疾病引起的低蛋白血症等。

用法用量 静脉滴注：采用中心静脉插管 24 小时恒速滴注或由周围静脉滴注，每分钟 40~50 滴。每日 250~1000ml，或由医师根据病情酌定。输注本品时按每克氮供给 150~200kcal 非蛋白质热量计算，用时补足热量。

注意事项 ①严重肝肾功能障碍患者禁用，氮质血症、无尿症、心力衰竭及酸中毒等未纠正前禁用。②注射后剩余药液不能贮存后再用。③本品遇冷能析出结晶，应使其溶解，再冷至37℃，澄明后方可使用。但药液如发生浑浊，沉淀时不可使用。④注射速度不宜过快，防止引起恶心、呕吐、头痛、气喘等不良反应。⑤本品不宜与磺胺类等碱性药物配伍。⑥置凉暗处保存。

剂型规格 注射剂：每瓶 250ml。总氨基酸 18.125g；山梨醇 12.5g。本品每 100ml 内含 L-异亮氨酸 0.21g，L-亮氨酸 0.285g，L-赖氨酸（盐酸）0.421g，L-蛋氨酸 0.27g，L-苯丙氨酸 0.25g，L-苏氨酸 0.27g，L-色氨酸 0.105g，L-缬氨酸 0.23g，L-精氨酸（盐酸）0.847g，L-组氨酸（盐酸·水）0.236g，甘氨酸 0.78g，L-丙氨酸 1.3g，L-酪氨酸 0.0398g，L-丝氨酸 0.7g；L-脯氨酸 0.7g，L-谷氨酸 0.55g，L-半胱氨酸 0.054g，山梨醇 5g。本品的 pH 约 5.5~7.0。渗透压约为 1050mOsm/L。

复方氨基酸注射液（17）
Compound Amino Acid Injection（17）

别名 凡命，绿甘安，Vamin

作用用途 本品含人体所需的 17 种必需氨基酸和非必需氨基酸，能维持营养不良患者的正氮平衡。浓度为 7%。本品不含有过量的甘氨酸，可避免发生高氨血症。用于不能口服营养的患者，如手术前后的营养治疗、创伤、严重烧伤、营养不良性肝硬化、糖尿病及胃肠疾病、恶病质引起的低蛋白血症和营养不良症。

用法用量 静脉滴注：成人，每24小时输注0.5~2.0L，滴速为每分钟40~55滴。如同时输注长链脂肪乳注射液，1L本品注射液滴速控制在每分钟40滴，而0.5L的长链脂肪乳滴速为每分钟20滴左右。新生儿和婴儿，在出生后第1周内，每24小时剂量为30ml/kg体重。为使氨基酸被充分用来合成蛋白质，应在给药时给予足够的能源，如葡萄糖注射液、脂肪乳剂、电解质、微量元素和维生素。

注意事项 ①严重肝损害和尿毒症患者禁用。②极少数患者可引起恶心。③同所有高渗溶液一样，使用外周静脉输注时，应避免由于输注技术不当而引起血栓性静脉炎。④应在5~25℃保存。⑤严重疾病早产儿，由于有高苯丙氨酸血症的危险，应注意使用。⑥输注本品时不得加入其他药品。注射液发生浑浊或有沉淀不能使用。⑦肾功能不全和用洋地黄治疗的心脏病患者慎用，因血钾和组织内水平可能不一致，补充钾时要注意。

剂型规格 注射剂：每瓶250ml；500ml。

本品每1000ml含有：氨基酸70.0g，Mg^{2+} 1.5mmol，氮9.4g，Cl^- 50mmol，Na^+ 50mmol，总能量（mmol）1.0MJ（250kcal），K^+ 20mmol，渗透压约700mOsm/kg水，Ca^{2+} 2.5mmol，pH约5.2。

本品每1000ml含有：L-丙氨酸4.3g，L-丝氨酸7.5g，L-精氨酸3.3g，L-苏氨酸3.0g，L-天冬氨酸4.1g，L-色氨酸1.0g，L-谷氨酸9.0g，L-酪氨酸0.4g，甘氨酸2.1g，L-缬氨酸4.3g，L-组氨酸2.4g，氯化钙（$CaCl_2 \cdot 2H_2O$）368mg，L-异亮氨酸3.9g，硫酸镁（$MgSO_4 \cdot 7H_2O$）370mg，L-亮氨酸5.3g，氯化钾1.08g，L-赖氨酸3.9g，氢氧化钾（100%）309mg，L-蛋氨酸1.9g，氢氧化钠1.87g，L-苯丙氨酸5.5g，焦亚硫酸钠300mg，L-脯氨酸8.1g，注射用水加至1000ml。

结晶左旋氨基酸注射液（17）
Crystalline L-Amino Acid Injection（17）

别名 德安能，Vitaplasmal

作用用途 本品为肠道外营养药，用于预防及治疗蛋白质缺乏症。适用于手术前、后，严重创伤，感染性肠炎，恶病质及消化道瘘管等。

用法用量 中心静脉滴注：成人，一般每日20~30ml/kg体重。以每小时2ml/kg体重的速度经中心静脉滴注。

注意事项 ①氨基酸代谢紊乱、严重肝病、非蛋白氮升高性肾病、酸中毒、水肿、休克、高血钾、不耐受果糖-山梨醇、甲醇中毒等禁用。②使用本品时应监测水、电解质和酸碱平衡，按血清离子谱补充电解质，为增加所输氨基酸的同化作用，应用时输入能源物质（葡萄糖及脂肪），给成人的非蛋白质能量范围为每日25~35kcal/kg体重。③注意调节肝肾功能不全患者的剂量。④输注前必须排除患者不耐受果糖-山梨醇的可能性。

⑤输注速度不宜过快。⑥将氨基酸溶液与其他溶液或药物混合，会增加理化不溶性及有被微生物污染的危险，所以只有在相溶及无菌条件下才可进行混合。应在25℃以下保存。

剂型规格 注射剂：每瓶250ml；500ml。每1000ml含5%氨基酸，山梨醇50g，钠49mmol/L，钾32mmol/L，钙3.5mmol/L，镁3.5mmol/L，乙酸盐44mmol/L，氯60mmol/L，总氮量7.8g/L，总热量400kcaL/L，渗透压1100mOsm/L。

复合氨基酸注射液（18-F）
Compound Amino Acid Injection（18-F）

别名 沙维雅18种氨基酸，18 Amino Acid Salvia

作用用途 本品由18种氨基酸构成。必需氨基酸和非必需氨基酸之比为1.09∶1进入组织参与蛋白质的合成。具有保持蛋白质水平、维持氨基酸含量的稳定、有利于恢复氮平衡、维持酸碱平衡等作用。能满足损伤和外科术后新陈代谢的需要。用于烧伤、骨折、组织创伤及手术后、急性和慢性疾病等引起的低蛋白血症及营养不良。

用法用量 成人 ①周围静脉滴注：每次250~750ml，按每分钟25滴速度缓慢滴注。年老及重症患者更需缓慢滴注。为提高氨基酸利用率，应与葡萄糖注射液或脂肪乳剂并用。②中心静脉滴注：每日750~1000ml，按完全胃肠外支持的方法，与葡萄糖注射液、脂肪乳剂及其他营养物质混合后经中心静脉连续24小时滴注，并应根据病情、体重及年龄等调整用量。

注意事项 ①氨基酸代谢紊乱、酸中毒、失代偿性心力衰竭、水肿、高血钾、晚期肝功能衰竭以及肾功能衰竭患者禁用。②如同时给高渗葡萄糖注射液，则可能需要注入胰岛素以免血糖过分升高。③使用期间定期测血清蛋白电泳、水分平衡、酸碱平衡和血糖。④避免将其他药物加入氨基酸注射液内。⑤不适合新生儿及小儿作静脉营养。⑥滴速太快可导致氨基酸从肾脏大量丢失。⑦应在25℃以下保存。

剂型规格 注射剂：每瓶250ml。本品系由18种氨基酸组成的无色或微黄色澄明溶液。每100ml内含L-异亮氨酸0.56g，L-亮氨酸1.25g，L-乙酸赖氨酸1.24g，L-蛋氨酸0.35g，L-苯丙氨酸0.935g，L-苏氨酸0.65g，L-色氨酸0.13g，L-缬氨酸0.45g，L-精氨酸0.79g，L-天冬氨酸0.38g，L-半胱氨酸0.1g，L-谷氨酸0.65g，L-组氨酸0.6g，L-脯氨酸0.33g，L-丝氨酸0.22g，L-酪氨酸0.035g，甘氨酸1.07g，L-丙氨酸0.62g。本品电解质浓度：钠离子<1.2mmol/L，乙酸盐约60mmoL/L。其pH约5.2~6.8。含氮量1.52%。

复方氨基酸注射液（18AA）
Compound Amino Acid Injection（18AA）

别名 18种复合氨基酸，18种结晶氨基酸，复方氨基酸（18），乐凡命，绿安，侨光18，维力宝，Compound

Amino Acid (18), Novamin, Vamin N

作用用途 本品可提供完全、平衡的18种必需氨基酸和非必需氨基酸，用以满足机体合成蛋白质的需要，改善氮平衡。对于不能口服或经肠道补给营养，以及营养不能满足需要的患者，为满足机体合成蛋白质的需要，可静脉滴注本品。临床用于低蛋白血症（见于多种原因所致的蛋白质摄入不足、吸收障碍和消耗过多，如胃肠疾病、创伤、烧伤、营养不良性肝硬化、糖尿病、恶病质和严重感染等）。

用法用量 成人　①**周围静脉滴注**：每次250~750ml，每日1次，缓慢滴注。②**中心静脉滴注**：每日1次，500~750ml，24小时连续滴注。

儿童　**静脉滴注**：每次35~50ml/kg，每日1次。

注意事项 ①肝昏迷和无条件透析的尿毒症患者以及对本品过敏者禁用。②肝、肾功能不全者慎用。③本品滴注过快或给肝、肾功能不全患者使用时，有可能导致高氨血症和血浆尿素氮的升高。④极个别患者可能会出现恶心、面部潮红、多汗。同所有高渗溶液一样，周围静脉滴注时（尤其乐凡命11.4%）有可能会导致血栓性静脉炎。⑤由于含有抗氧化剂焦亚硫酸钠，因此偶有可能会诱发过敏反应（尤其哮喘患者）。⑥开瓶后一次未使用完的药液应予丢弃，不得再次使用。⑦应在5℃~25℃遮光、密闭保存。

剂型规格 注射剂：① 18AA：5%，每瓶250ml。②18AA：12%，每瓶250ml。③乐凡命：8.5%，每瓶250ml；500ml。④乐凡命：11.4%，每瓶250ml；500ml。

每1000ml含有：①18AA：5%含L-丙氨酸2.0g，L-精氨酸5.0g，L-天冬氨酸2.5g，L-胱氨酸0.1g，L-谷氨酸0.75g，甘氨酸7.6g，L-组氨酸2.5g，L-异亮氨酸3.52g，L-亮氨酸4.9g，L-乙酸赖氨酸4.3g，L-蛋氨酸2.25g，L-苯丙氨酸5.33g，L-脯氨酸1.0g，L-丝氨酸1.0g，L-苏氨酸2.5g，L-色氨酸0.9g，L-酪氨酸0.25g，L-缬氨酸3.6g。②18AA：12%含L-丙氨酸4.8g，L-精氨酸12.0g，L-天冬氨酸6.0g，L-胱氨酸0.24g，L-谷氨酸1.8g，甘氨酸18.24g，L-组氨酸6.0g，L-异亮氨酸8.45g，L-亮氨酸11.76g，L-乙酸赖氨酸10.32g，L-蛋氨酸5.4g，L-苯丙氨酸12.8g，L-脯氨酸2.4g，L-丝氨酸2.4g，L-苏氨酸6.0g，L-色氨酸2.16g，L-酪氨酸0.6g，L-缬氨酸8.64g。③乐凡命：8.5%含L-丙氨酸12.2g，L-精氨酸8.4g，L-天冬氨酸2.5g，L-胱氨酸0.2g，L-谷氨酸4.2g，甘氨酸5.9g，L-组氨酸5.0g，L-异亮氨酸4.2g，L-亮氨酸5.9g，L-乙酸赖氨酸9.5g，L-蛋氨酸4.2g，L-苯丙氨酸5.9g，L-脯氨酸5.0g，L-丝氨酸3.4g，L-苏氨酸4.2g，L-色氨酸1.4g，L-酪氨酸0.2g，L-缬氨酸5.5g，焦亚硫酸钠0.3g，冰醋酸约2.5ml，注射用水加至1000ml，氨基酸85g，氮14g，总能量1.46MJ（350kcal），pH值约5.6，渗透压约810mOsm/kg水。④乐凡命：11.4%含L-丙氨酸16.3g，L-精氨酸11.2g，L-天冬氨酸3.3g，L-胱氨酸0.2g，L-谷氨酸5.7g，甘氨酸7.9g，L-组氨酸6.8g，L-异亮氨酸

5.7g，L-亮氨酸7.9g，L-乙酸赖氨酸12.7g，L-蛋氨酸5.7g，L-苯丙氨酸7.9g，L-脯氨酸6.8g，L-丝氨酸4.5g，L-苏氨酸5.7g，L-色氨酸1.9g，L-酪氨酸0.3g，L-缬氨酸7.3g，焦亚硫酸钠0.3g，冰醋酸约2.75ml，注射用水加至1000ml，氨基酸114g，氮18g，总能量1.92MJ（460kcal），pH值约5.6，渗透压约1130mOsm/kg水。

复方氨基酸注射液（18AA-1）
Compound Amino Acid Injection（18AA-1）

作用用途 本品由18种氨基酸与钾、钠、钙、镁等无机盐组成。在能量供给充足的情况下，氨基酸可进入组织细胞，参与蛋白质的合成代谢，达到正氮平衡，并生成酶类、激素、抗体、结构蛋白，以促进组织愈合，恢复正常生理功能。本品用于低蛋白血症和用于改善患者手术前后的营养状况。

用法用量 成人　①**周围静脉滴注**：每日250~750ml。②**中心静脉滴注**：每日500~750ml。

注意事项 ①严重肾功能不全或尿毒症患者、严重肝功能不全或肝性脑病（或有此倾向）患者、氨基酸代谢障碍者禁用。②孕妇和哺乳期妇女慎用。③静脉滴注速度过快时，可产生恶心、呕吐、发热等反应。④本品应与葡萄糖注射液或脂肪乳合用，以提高氨基酸的利用率。⑤本品遇冷可能出现结晶，可将药液加热至60℃，缓慢摇动，使结晶完全溶解，温度接近体温后再用。⑥用前药液应无浑浊，无沉淀。开瓶后一次性使用，剩余药液不能贮存再用。

剂型规格 注射剂：①每瓶17.5g（总氨基酸）（250ml）；②每瓶35g（总氨基酸）（500ml）。本品每1000ml中含有：谷氨酸9.0g、脯氨酸8.1g、丝氨酸7.5g、苯丙氨酸5.5g、亮氨酸5.3g、缬氨酸4.3g、门冬氨酸4.1g、异亮氨酸3.9g、赖氨酸4.9g、精氨酸3.3g、苏氨酸3.0g、丙氨酸3.0g、组氨酸2.4g、甘氨酸2.1g、甲硫氨酸1.9g、半胱氨酸0.145g、色氨酸1.0g、酪氨酸0.5g、氯化钙0.368g、氯化钾0.375g、硫酸镁0.37g、氢氧化钠2.0g、氢氧化钾0.84g、焦亚硫酸钠0.3g。

复方氨基酸注射液（18-B）
Compoud Amino Acid Injection（18-B）

别名 绿支安，Aminic

作用用途 本品为氨基酸类静脉营养药。可补充氨基酸，调节氮平衡，促进机体蛋白质合成和创伤的愈合。临床用于低蛋白血症，改善手术前后患者的营养状况，可作为营养状态差者的氨基酸补充。

用法用量 成人　①**周围静脉滴注**：每日200~400ml。②**中心静脉滴注**：每日400~800ml。用量可根据年龄、症状、体重适当增减。

注意事项 ①严重肾功能不全和肝性脑病患者、高

氨血症患者和氨基酸代谢异常者禁用。②严重酸中毒者、充血性心功能不全者和低钠血症者慎用。③孕妇、哺乳期妇女和儿童慎用。④老年患者应减少用量并减慢滴注速度。⑤大剂量应用或与电解质同用时，应注意监测电解质。⑥偶见：发热、畏寒、恶心、呕吐、头痛、心悸等。罕见：皮疹、肝功能障碍、肾功能障碍。⑦静脉滴注部位可出现疼痛。⑧用药后如出现皮疹等过敏反应时应停药。⑨经周围静脉滴注给药时，须缓慢滴注，滴速为每分钟25滴，每200ml药液的输注时间不应少于120分钟。老人、小儿、危重患者更应减慢。⑩经中心静脉给药时，可与糖类等注射液混合后24小时持续滴注。⑪本品如有结晶析出，应加热至50~60℃使结晶溶解，待温度降至近体温时再用。

剂型规格 注射剂：每瓶 20.65g（总氨基酸）（200ml）。本品每200ml中含有：异亮氨酸1.82g、亮氨酸2.58g、赖氨酸2.0g、甲硫氨酸0.88g、苯丙氨酸1.4g、苏氨酸1.5g、色氨酸0.26g、缬氨酸2.8g、丙氨酸1.42g、精氨酸1.8g、门冬氨酸0.2g、谷氨酸0.1g、组氨酸1.0g、脯氨酸1.0g、丝氨酸0.34g、酪氨酸0.08g、甘氨酸1.4g、半胱氨酸0.07g、亚硫酸氢钠0.06g。

脑蛋白水解物
Cerebroprotein Hydrolysate

别名 施普善，奥迪金，奥利达，毕奥星，低分子肽，丽珠赛乐，丽珠脑乐，脑活素，脑神经生长素，猪脑提取肽制剂，Cerebrolysin

作用用途 本品内含器官特异性游离氨基酸和低分子多肽。由于85%为氨基酸，且其氨基酸彼此间恒定的天然比例与正常脑组织相似，故仍保持其器官特异的"氨基酸"型。15%为低分子多肽，易透过血脑屏障，不具抗原性。本品可通过血脑屏障进入脑神经元，促进蛋白质合成及影响其呼吸链，增强抗缺氧能力，促使脑内葡萄糖转运正常化，还可提供神经递质、肽类、激素及辅酶的前体物质，具有类似神经生长因子的作用。另外，能够激活腺苷酸环化酶和催化其他激素系统，增加脑中毛细血管网的密度，改善记忆过程，增强记忆力，同时具有保护中枢神经系统免受有毒物质侵害的作用。本品用于颅脑外伤、脑血管病后遗症伴有的记忆减退及注意力集中障碍的症状改善。

用法用量 静脉滴注：将10ml本品用250ml生理盐水稀释后作静脉滴注（慢滴），每日1次，连续使用10~14日为一疗程。

注意事项 ①癫痫持续状态、癫痫大发作间歇期，严重肾功能不良患者及孕妇禁用。②过敏体质，哺乳期妇女慎用。③与抗抑郁药合用可发生不良的相互作用，导致精神过度紧张，此时应减少抗抑郁药的剂量。④与单胺氧化酶抑制剂合用有相加作用。⑤脑蛋白水解物注射液不能与平衡氨基酸注射液在同一注射液瓶中滴注。⑥应注意可能出现的氨基酸不平衡。⑦本品偶见轻微的

GTP升高及过敏性皮疹、胃寒或体温稍增高等不良反应。

剂型规格 注射剂：每支2ml；5ml；10ml。

小儿用氨基酸注射液（18）
Pediatric Amino Acid Compound Injection（18）

别名 爱咪特

作用用途 本品是仿人奶氨基酸成分而制成的氨基酸液。氨基酸在婴幼儿与成人体内有不同代谢作用，婴幼儿体内苯丙氨酸羟化酶和胱硫醚酯的活性低，易产生高苯丙氨酸血症和高蛋氨酸血症，又因丝氨酸合成速度较慢，易产生低丝氨酸血症。本品符合早产儿、新生儿和儿童的特殊要求，充分提供正常、自然增长的、高需要量的必需和非必需氨基酸。适用于3岁以下婴幼儿和早产儿对氨基酸的需求：如小儿消化系统疾病不能由胃肠摄取食物者；小儿严重创伤、烧伤及败血症等体内氮平衡失调者；小儿由各种疾病引起的低蛋白血症。

用法用量 静脉滴注：一般用量，开始时氨基酸每日15ml/kg体重（相当于氨基酸约1g），以后递增至每日39ml/kg体重（相当于氨基酸约2.5g），疗程结束时应逐渐减量，防止低血糖症。

注意事项 ①氨基酸代谢失调、休克、肾功能不全、肝细胞损伤、水肿、代谢性酸中毒、败血症患者禁用。②有时引起代谢性酸中毒、血氨过高等；注入速度过快时可引起肾氨基酸的丢失，同时伴有不能耐受的反应；滴注局部尚可引起血栓。③使用期间应定期检查尿氮值、酸碱平衡、肝酶等，必要时测血内氨基酸、血脂、血糖量。④因本品不含碳水化合物、脂肪和电解质，所以可分别摄取，也可同时静脉滴注。⑤室温保存。

剂型规格 注射剂：每瓶20ml；100ml；250ml。本品每100ml内含L-异亮氨酸0.31g，L-亮氨酸0.7g，L-赖氨酸0.56g，L-蛋氨酸0.13g，L-苯丙氨酸0.27g，L-苏氨酸0.36g，L-色氨酸0.14g，L-缬氨酸0.36g，L-组氨酸0.21g，L-丙氨酸0.63g，L-脯氨酸0.56g，L-精氨酸0.41g，L-丝氨酸0.38g，L-天冬氨酸0.41g，L-谷氨酸0.71g，甘氨酸0.21g，L-酪氨酸0.05g，L-盐酸半胱氨酸0.1g。本品电解质浓度：钠离子约64mmoL/L，氯离子约9mmoL/L，乙酸盐约38mmoL/L。其中pH约5.5~7.0。含氯量924mg/100ml，渗透压约619mOsm/L。

复方氨基酸注射液（小儿用）
Compound Amino Acid Injection

作用用途 本品含有较高浓度的小儿必需氨基酸、组氨酸、酪氨酸、半胱氨酸等。苯丙氨酸可代谢成酪氨酸，由于小儿肝酶不健全，代谢不能有效地进行，所以通过增大酪氨酸的含量，并且减少苯丙氨酸来维持血浆中浓度的平衡。蛋氨酸是半胱氨酸和牛磺酸的前体，亦于小儿肝酶系统不健全，加入牛磺酸并且在应用时酌小儿身体情况再增补适量半胱氨酸，所以本品含蛋氨酸的

量就比较低。本品含甘氨酸的量也较低，以防血氨过高。本品含有适量的谷氨酸和天冬氨酸，这是因为人乳中两者的含量较高。牛磺酸是蛋氨酸、半胱氨酸的代谢产物，人乳中含量亦丰富，有保护细胞膜、促进脑发育、维持视网膜正常功能和防止胆汁瘀积及增强心肌细胞功能等作用。本品为静脉用胃肠外营养注射液，适用于早产儿、低体重儿及各种病因引起不能经口服用或摄入蛋白质量不足的新生儿。适用于各种创伤、外伤及手术后等高代谢状态的小儿，各种不能经口摄食或摄食不足的急、慢性营养不良的小儿，如坏死性小肠结肠炎、急性坏死性胰腺炎、化疗药物反应等。

用法用量 **静脉滴注**：用中心静脉插管 24 小时恒速滴注或周围静脉缓慢滴注，每日 35～50ml/kg 体重或遵医嘱。滴注时每克氮应同时供给 150～200cal 非蛋白质热量（葡萄糖、脂肪乳），另加维生素、微量元素等。

注意事项 ①氨基酸代谢障碍者，氨质血症患者禁用。②肝、肾功能严重障碍者慎用。与其他药物配伍时，应慎重。③应用本品时，需按时监测代谢、电解质及酸碱平衡等，防止并发症。如发现过敏性皮疹，应立即停药。④静脉滴注速度不宜过快，一般不宜超过每分钟 40 滴。药液开瓶后一次用完，切勿贮存。⑤药液发生浑浊或沉淀时，不可使用。遇冷析出结晶时可将瓶置于 50～60℃水浴中使溶解，再冷至 37℃且澄明后再用。⑥滴注本品过快时，可引起恶心、呕吐、心悸、发热等。

剂型规格 注射剂：每瓶 50ml；100ml；250ml。本品 1000ml 含有：L-亮氨酸 8.4g，L-异亮氨酸 4.9g，L-赖氨酸 4.9g，L-蛋氨酸 2g，L-苯丙氨酸 2.9g，L-苏氨酸 2.5g，L-缬氨酸 4.7g，L-色氨酸 1.2g，L-组氨酸 2.9g，L-丙氨酸 3.2g，L-脯氨酸 4.1g，L-谷氨酸 3g，甘氨酸 2.2g，L-精氨酸 7.3g，L-丝氨酸 2.3g，L-天冬氨酸 1.9g，L-酪氨酸 1.4g，牛磺酸 0.15g，L-半胱氨酸（HCl·H$_2$O）0.2g，总氨基酸量 60g/L，总氮量 9.3g/L。

丙氨酰谷氨酰胺注射液
Alanyl Glutamine Injection

别名 莱美活力，力太，Dipeptiven

作用用途 本品为肠外营养支持制剂。适用于在肠外营养支持中需要补充谷氨酰胺的病人，包括处于分解代谢和高代谢状态的病人。

用法用量 **静脉滴注**：剂量应根据分解代谢的程度和氨基酸的需要量而定。①每日 1.5～2ml/kg（相当于 0.3～0.4g/kg）。每日最大剂量为 2ml/kg。②加入载体溶液时的用量调整＝当氨基酸需要量为每日 1.5g/kg 时，其中 0.3g 氨基酸由本品提供，1.2g 氨基酸由载体溶液提供；当氨基酸需要量为每日 2g/kg 时，其中 0.4g 氨基酸由本品提供，1.6g 氨基酸由载体溶液提供。静注速度根据载体溶液而定，但不应超过每小时 0.1g/kg。③本品连续使用不应超过 3 周。

注意事项 ①禁忌证：严重肾功能不全、严重肝功能不全者。②孕妇、哺乳期妇女、儿童的用药安全性尚不明确，不推荐使用。③用药前后及用药时应检查和监测：碱性磷酸酶、丙氨酸氨基转移酶、天门冬氨酸氨基转移酶和酸碱平衡；对代偿性肝功能不全患者，建议定期监测肝功能。④输液速度过快时，可出现寒战、恶心、呕吐等，应立即停药。⑤本品为高浓度溶液，不可直接使用，必须与可配伍的氨基酸注射液或含有氨基酸的注射液混合后滴注。

剂型规格 注射剂：每瓶 50ml；100ml。

安平
Aminoplasmal Hepa

别名 贝朗 B，Braun

作用用途 本品是一种含有 20 种左旋结构氨基酸的溶液。可满足肝功能衰竭状态下的特殊代谢需要。肝功能衰竭是以氨基酸失调，尤其是支链氨基酸与芳香氨基酸之间的不平衡为特征。本品适于肝病患者对特殊蛋白质的需要，特别适用于肝病患者的非肠道营养，使用足量的氨基酸能达到有效的蛋白质平衡，而没有诱发肝性脑病的危险。本品主要适用于防治肝性脑病，作为肝性脑病急性期或发作期的静脉营养。

用法用量 **静脉滴注**：根据个人需求而定，一般每日 7～10ml/kg 体重；最大剂量，每日 15ml/kg 体重。通过中心静脉导管进行静脉滴注。滴速：维持非肠道营养需求，每小时 1ml/kg 体重。肝昏迷的治疗，第 1～2 小时：每小时 2ml/kg 体重（每分钟 50 滴），约为每小时 150ml；第 3～4 小时：每小时 1.5ml/kg 体重（每分钟 25 滴），约为每小时 75ml；自第 5 小时以后：每小时 1ml/kg 体重（每分钟 15 滴），约为每小时 45ml。

注意事项 ①非肝原性的氨基酸代谢紊乱，肾功能衰竭伴非蛋白氮升高，酸中毒、水潴留、休克者禁用。②密切注意水、电解质和酸碱平衡，根据血清离子谱补充电解质。为了支持滴注氨基酸参与合成代谢，能量物质（葡萄糖和脂肪）应同时滴注。③患严重肝病的成人非蛋白热卡的供应为每日 128～149kJ/kg 体重（30～35kcal）。滴注速度过快可导致不耐受和肾氨基酸丢失，使氨基酸平衡失调。对肾功能不全患者，使用氨基酸的剂量应根据血浆尿素和肌酐值进行调节。④滴注速度过快，可能出现不耐受。⑤不与其他药物合用。⑥25℃以下保存。

剂型规格 注射剂：每 1000ml 静脉注射剂含异亮氨酸 8.8g，亮氨酸 13.6g，赖氨酸乙酸盐 10.6g，蛋氨酸 1.2g，苯丙氨酸 1.6g，苏氨酸 4.6g，色氨酸 1.5g，缬氨酸 10.6g，精氨酸 8.8g，组氨酸 4.7g，甘氨酸 6.3g，丙氨酸 8.3g，脯氨酸 7.1g，天冬氨酸 2.5g，天冬酰胺 480mg，乙酰半胱氨酸 800mg，谷氨酸 5.7g，鸟氨酸盐酸盐 1.66g，丝氨酸 3.7g，乙酰酪氨酸 860mg，热量 400kcal/L。

复方 α-酮酸
Compound α-Keto Acid

别名 开同，肾灵片，Ketosteril

作用用途 本品为多种氨基酸和矿物质组成的复方制剂。在低蛋白饮食情况下，补充必需氨基酸，但不增加氮的负荷；重复利用含氮代谢物；促进蛋白质合成，同时降低血尿素氮；改善氮平衡和血氨基酸不平衡状态；有降低血中钾离子和磷酸根离子浓度的作用，从而改善尿毒症的症状，并可延迟慢性肾功能不全者开始进行透析的时间。配合低蛋白和高热量饮食，用于慢性肾功能不全的代偿期和失代偿期慢性肾功能不全。

用法用量 口服：慢性肾功能不全，一般每次 200～400mg，每日 3 次，配合低蛋白、高热量饮食，蛋白质摄入量为 0.3～0.4g/kg 体重，高热量饮食为每日 35～40kcal/kg 体重。

注意事项 ①高钙血症患者禁用。②必须保证足够的热量饮食供给，患者的热量摄入必须达到每日 35～40kcal/kg 体重。③必须定期测定血钙浓度，为保证本品的吸收，凡含钙的微溶配伍药物（如四环素等）不能合并使用。④为避免低磷血症，用药期间应减少氢氧化铝的摄入量。⑤妊娠期和小儿疗效尚未确定。⑥室温保存。

剂型规格 片剂：每片 50mg。组成：D,L-异亮氨酸的 α-酮衍生物钙盐 67mg，赖氨酸的 α-酮衍生物钙盐 101mg，苯丙氨酸的 α-酮衍生物钙盐 68mg，缬氨酸的 α-酮衍生物钙盐 86mg，蛋氨酸的 α-羟衍生物钙盐 59mg，L-赖氨酸（约等于赖氨酸乙酸酯 105mg）75mg，L-苏氨酸 53mg，L-色氨酸 23mg，L-组氨酸 38mg，L-酪氨酸 30mg，总量 600mg。每片总氮量 36mg，总钙量 1.25mmol（约等于 0.05g）。

复合氨基酸胶囊
Moriamin Forte Capsules

作用用途 本品用于各种疾病引起的蛋白质缺乏症，营养失调；重症患者以及各种癌症引起的机体衰竭；外科手术前后辅助治疗；肝、肾功能不全引起的新陈代谢障碍；婴幼儿、孕妇和哺乳期妇女营养补充；维持健康、保持充沛精力、缓解疲劳。

用法用量 口服：每日 350～1050mg，根据需要可适当增减，餐中或餐后服用。小儿可取内含物与牛奶、饮料一起服。疗程 1 个月。

剂型规格 胶囊剂：每粒 350mg。

每粒胶囊含主要成分如下：L-亮氨酸 18.3mg，L-异亮氨酸 5.9mg，L-赖氨酸盐酸盐 25.0mg，L-苯丙氨酸 5.0mg，L-苏氨酸 4.2mg，L-缬氨酸 6.7mg，L-色氨酸 5.0mg，L-蛋氨酸 18.4mg，泛酸钙 5.0mg，维生素 B_{12} 1.0μg，5-羟基磷氨苯甲酸盐酸盐 0.2mg，维生素 A2000IU，维生素 D_2 2200IU，维生素 B_1 硝酸盐 5.0mg，维生素 B_2 3.0mg，烟酰胺 20.0mg，维生素 B_6 2.5mg，叶酸 0.2mg，维生素 C 20.0mg，维生素 E 1.0mg。

阿司帕坦
Aspartame

别名 阿斯巴酯，阿斯帕甜，蛋白糖，天苯甲醇，天冬甜二肽，天冬甜精，甜乐，依括片，α-APM，Canderel，Dsucril，Equal，Nutra Sweet，SC-18862

作用用途 本品为蛋白型非糖甜味剂，一种氨基酸甜味剂，具有很强的甜味，其甜是蔗糖甜度的 180～200 倍，甜味纯净可口，无人造甜味品的苦味、土味、化学及金属味。本品含热量低，1g 产生热量为 16.74kJ，而相当此甜度的蔗糖（200g）所产生的热量高达 1882.8kJ，故有利于减肥健美。本品的消化、吸收和代谢过程与普通食品中的蛋白质相同，使用安全。作为甜味品用于糖尿病患者及老年人。

用法用量 口服：视患者的口味取适量溶于温开水和饮料中服用。

注意事项 ①小儿苯丙酮尿症患者禁用。②本品不宜蒸煮或溶于沸水中，以免分解，最适宜溶于清凉饮料中服用。③因本品是甜味调节剂，所以用量要按个人需要而定。

剂型规格 ①片剂：每片 18mg。②颗粒剂：每袋 38mg。

第二节　脂肪乳类药

脂肪乳，为机体提供能量和必需脂肪酸，可用于胃肠外补充营养和必需脂肪酸，预防和治疗人体必需脂肪酸缺乏症等。

脂肪乳注射剂系由注射用大豆油经注射用卵磷脂乳化并加注射用甘油而制成的灭菌乳状注射液。脂肪乳注射剂为复方制剂，根据三种主要成分的含量不同即可制成不同制剂。

目前临床最常用的脂肪乳注射剂有两类。①长链脂肪乳：如英脱利匹特、卡里、力邦英特、乐可仙等。②中长链脂肪乳：如脂肪乳注射液（C14-24）、卡路、力能、力文、力保肪宁、力能 MCT 等。

长链脂肪乳
Fat Emulsion

别名 脂肪乳注射液，卡里，力邦英特，力基，乐补欣，乐可仙，英脱利匹特，Intralipid，Liposyn，Infatmul

作用用途 本品为一种静脉用脂肪乳剂，含有精制卵磷脂乳化的精制豆油，其中约55%的脂肪酸是必需脂肪酸，其粒子大小和生物活性与天然乳糜微粒相似。除每升提供4.6 MJ（1100 kcal）能量外，还提供必需的脂肪酸。临床用于必需脂肪酸缺乏及需补充能量的患者，如手术前后营养失调、营养障碍或氮平衡失调、烧伤、长期昏迷、肾功能损伤、肿瘤患者等。

用法用量 静脉滴注：应根据患者廓清脂肪的能力来掌握剂量。①成人，剂量一般不超过每日3g/kg体重，开始10分钟滴速为每分钟20滴，然后持续增加，30分钟可以稳定在每分钟60滴的速度上，3～5小时内滴完500ml，滴注时间绝不能少于3小时。②新生儿和婴儿，建议剂量每日为0.5～4g/kg体重，日剂量最好用输注泵24小时连续滴注。

注意事项 ①脂肪代谢严重失调时禁用。②肝、肾功能不全，失代偿性糖尿病，代谢功能紊乱和脓毒症等情况下，脂肪代谢可能失调，所以对上以患者每日应检查脂肪的离子廓清情况。在开始滴注前，要取禁食血样作红细胞沉降率试验，如血浆呈乳状或明显地发乳光，滴注应推迟。③脂溶性维生素可直接与本品混合滴注。水溶性维生素需先用10ml注射用水、无电解质的葡萄糖注射液或脂溶多维注射液溶解后，再加入本品内混合滴注。混合后的溶液要避光。④肝功能不全者，注射时必须密切注意。⑤偶见有体温上升和寒战。经6～8周滴注后曾见有转氨酶、碱性磷酸酯酶和胆红素上升现象，减量或暂停给药可恢复正常。⑥25℃以下保存，不得冷冻。

剂型规格 注射剂：①10%：每瓶100ml；250ml；500ml。②20%，每瓶100ml；250ml；500ml。③30%，每瓶100ml；250ml。

三种不同浓度注射剂每1000ml的组成如下：

成　分	10%	20%	30%
注射用大豆油	100g	200g	300g
注射用卵磷脂	12g	12g	12g
注射用甘油	22g	22g	16.7g
pH（大约）	8	8	8
渗透压（mOsm/kg水）	300	350	310
能量（MJ）	4.6	8.4	12.6

中-长链脂肪乳
Medium and Long Chain Fat Emulsion

别名 卡路，力保肪宁，力能，力文，力能MCT，脂肪乳中链及长链复合剂，Lipofundin，Lipofundin MCT/LCT，Lipovenoes MCT

作用用途 本品500ml含2301.2kJ热量，脂肪热值高于糖2倍多，因加入甘油后乳化脂肪成为等渗溶液，可以作静脉滴注营养剂。高热量摄取可抑制体内蛋白质和其他氮源的消耗，维持身体能量和使体力恢复，并加速伤口愈合。本品还可提供人体必需脂肪酸。临床用于必需脂肪酸缺乏及需补充能量的患者，如术前或术后、急、慢性消化系统疾病、身体虚弱、烧伤、创伤、长期昏迷、肾功能不全患者及早产儿。

用法用量 静脉滴注：每日250ml或500ml，以每秒12～15滴的速度缓慢滴注，约3～4小时滴完。剂量根据体重和病情调整。1%的本品最初15分钟内滴注速度不应超过每小时0.5～1.0ml/kg体重。此期间若无不良反应。可将速度增至每小时2ml/kg体重。20%本品最初15分钟滴注速度不应超过每小时0.25～0.5ml/kg体重，此期间若无不良反应，可将速度增至每小时1ml/kg体重。患者第一日的治疗量只能用10%本品500ml或250ml。如患者无不良反应，随后的治疗剂量可增加。新生儿剂量递增至每日3g/kg体重，速度递增至每日0.15g/kg体重。

注意事项 ①鸡蛋或大豆蛋白过敏者、噬红细胞综合征、急性休克、水中毒、失代偿性心功能不全者、严重肝损害、血栓形成或凝血功能障碍、高血脂、糖尿病伴酮中毒者禁用。②轻度肝功能不全、凝血功能障碍、严重败血症、代谢性酸中毒患者、温箱中的早产儿慎用。③新生儿（特别是呼吸功能紊乱和酸中毒的新生儿）、早产儿脂代谢能力差，应慎用。④给药速度尽可能慢，不要超过每小时0.8ml/kg体重，以免引起恶心、呕吐、发热、寒战、胸部压迫感等急性症状；应测定血脂浓度，滴注速度以不增加血脂浓度为宜。⑤本品不可与其他药物并用，在使用扩容剂（右旋糖酐、胶体制剂等）96小时后方可用本品。⑥不作皮下或肌内注射。⑦静脉滴注时药液温度必须保持在室温水平，以免发生静脉炎和血管痛。⑧本品一旦冰冻后即不能再用。⑨连续使用本品时，要定期查血象及凝血功能、肝功能、血脂水平。⑩可发生恶心、呕吐、腹泻、发热、口渴、寒战、面部潮红、浮肿、嗅觉异常、过敏、静脉炎、血管痛及有出血倾向，偶见静脉血栓形成。长期使用可引起肝功能障碍，故需减量。偶见血压降低、心动过速、气促、呼吸困难、发冷等。⑪避免冻结，如偶遇冻结，丢弃不用。

剂型规格 注射剂：①中-长链脂肪乳注射液：每瓶250ml（大豆油25g、MCT25g、卵磷脂3g）；500ml（大豆油25g、MCT25g、卵磷脂3g），每瓶500ml（大豆油50g、MCT50g、卵磷脂6g）。②含量10%、20%；每瓶100ml；250ml；500ml。

ω-3鱼油脂肪乳
ω-3 Fish Oil Fat Emulsion

别名 尤文，Omegaven

作用用途 本品为肠外营养剂，补充长链ω-3脂肪酸（尤其是EPA或DHA）。长链ω-3脂肪酸可作为血浆与组织脂肪的组成部分。其中DHA为膜磷脂结构的重要组成部分；EPA是二十烷类（如前列腺素、血栓烷、白细胞介素及其他脂类介质）合成的前体物质，其介质类衍生物合成的增加，能促进抗凝和抗炎作用，调节免疫功能。另外，本品所含卵磷脂是细胞膜的重要组成部分。所含甘油可在体内经代谢后进入糖酵解而供能，也可与游离脂肪酸结合，重新酯化，生成三酰甘油。

用法用量 成人 静脉滴注：本品应与其他脂肪乳同时使用。脂肪滴注总剂量为每日 1~2g/kg，本品所提供的鱼油应占脂肪输入的 10%~20%。通过中心静脉或外周静脉滴注。每日 1~2ml/kg（相当于鱼油 0.1~0.2g/kg），最大滴注速度不超过每小时 0.5ml/kg（相当于不超过鱼油每小时 0.05g/kg）。连续用药时间不超过 4 周。

注意事项 ①对鱼或鸡蛋蛋白过敏者、严重出血性疾病患者、未控制的糖尿病患者、脂质代谢受损者、虚脱、近期心肌梗死、脑卒中、栓塞及不明原因昏迷等急症或危及生命的患者、严重肝功能不全者、严重肾功能不全者、儿童、孕妇、哺乳期妇女、低钾血症、低渗性脱水、代谢不稳定和酸中毒患者禁用。②接受抗凝治疗者慎用。③用药期间应检查血清三酰甘油水平，并定期检查血糖、酸碱平衡、血电解质、血细胞计数。接受抗凝治疗的患者还应定期检查出血时间。④本品渗透压为 308~376mOsm/kg，pH 为 7.5~8.7。每 100ml 药液可供能 112kcal（或 470kJ）。⑤使用本药前应摇匀。轻摇药液，检查溶液是否均匀，容器是否破损。⑥用药后可能出现出血时间延长及血小板凝集抑制。⑦可能出现以下不良反应：体温轻微升高、头痛、胸痛、冷感、寒战、恶心、呕吐、呼吸困难、阴茎异常勃起等。⑧本品在 25℃下保存不得冰冻。

剂型规格 每瓶 50ml（含 5g 精制鱼油、0.6g 卵磷脂）；100ml（含 10g 精制鱼油、1.2g 卵磷脂）。

10%静脉注射乳剂
Intralipos

别名 引身力补输液，里波文纽斯，营得惠，脂肪乳剂，Emulsion，Intrafat，Lipovenos

作用用途 本品每 500ml 中含 550cal，脂肪的热量值高于糖 2 倍多，本品因加入甘油成为等渗溶液，所以充足的热量经过浅表的毛细血管，可作长期的完全静脉滴注营养剂。因此本品能抑制体内蛋白质和其他氮源的消耗，促进氨基酸利用，改善机体氮的平衡，以利患者维持身体能量和体力恢复，并加速伤口的愈合。用于补充必需的脂肪酸。临床用于术前和术后、急性和慢性消化系统疾病、烧伤和创伤，长时期昏迷者，肾功能不全及早产儿等的治疗和营养补充。

用法用量 静脉滴注：通常每日 500ml，以 20 秒 12~15 滴的速度缓慢输入，约 3~4 小时滴完。剂量可根据体重和病情做调整。

注意事项 ①血栓患者、严重肝损害和凝血障碍的患者，高血脂患者、糖尿病伴酮中毒者禁用。②轻度肝功能不全和凝血功能障碍者，患严重细菌性败血症者，在温箱中的早产儿慎用。③勿将本品与其他药物并用，

在使用血浆扩容剂（右旋糖酐、胶体制剂等）96 小时后方可用本品。④不能作皮下或肌内注射。⑤静脉滴注速度不宜太快，以免引起恶心、呕吐、发热、寒战、胸部压迫感等急性症状。⑥静脉滴注时药液必须保持室温，以免发生静脉炎和血管痛。⑦本品一旦冰冻后即不可再使用。⑧当连续使用脂肪乳时，要定期查血象以及凝血机制、肝功能、血脂水平。当新生儿，特别是呼吸功能紊乱和酸中毒的新生儿、早产儿脂肪代谢能力差，应慎用。用本品时速度尽可能慢，不超过每小时 0.8ml/kg 体重，并测定血脂浓度，滴注速率以不增加血脂浓度为宜。⑨血液和血管：偶尔可以发生静脉炎、血管痛及出血倾向，少见有静脉血栓形成，过敏。⑩肝脏：长期使用可引起肝功能障碍，可采取减量措施。⑪循环系统：偶见血压降低，心动过速，气促，呼吸困难，发冷等。⑫消化系统：偶见恶心、呕吐、腹泻、口渴。⑬其他方面，有发热、寒战、面部潮红、浮肿和嗅觉异常等。⑭2~25℃避光保存，避免冻结。

剂型规格 注射剂：每瓶 10%（500ml）。

脂肪乳氨基酸（17）葡萄糖（11%）注射液
Fat Emulsion，Amino Acids（17）and Glucose（11%）Injection

别名 卡文，Kabiven

作用用途 本品包装袋分为内袋和外袋，在内袋与外袋之间放置氧吸收剂。内袋由二条可剥离封条分隔成三个独立的腔室，分别装有葡萄糖注射液、氨基酸注射液及脂肪乳注射液。本品用于功能不全或被禁忌经口/肠道摄取营养的成人患者。

用法用量 周围静脉或中心静脉滴注：使用前开通腔室间的可剥离封条，使三腔内液体混合均匀，混合液在 25℃下可放置 24 小时。

维持机体氮平衡所需的氮量应根据患者实际情况决定。一般营养状况或轻度应激的患者，其氮的需要量为每日 0.10~0.15g/kg 体重；有中度或重度代谢应激（无论有无营养不良）的患者，其氮需要量为每日 0.15~0.30g/kg 体重（相当于氨基酸量每日 1.0~2.0g/kg）。而葡萄糖与脂肪一般推荐需要量分别按每日 2.0~6.0g/kg 体重与 1.0~2.0g/kg 体重。患者总的能量需要量由实际临床状况决定，通常情况下为每日 20~30kcal/kg 体重。肥胖患者则根据其理想体重决定。本品滴注速率按患者体重不宜超过 1 小时 3.7ml/kg（相当于 0.25g 葡萄糖、0.09g 氨基酸、0.13g 脂肪/kg）。推荐滴注时间为 12~24 小时。为了避免可能发生的静脉炎，建议每日更换滴注针刺的位置。

注意事项 ①对鸡蛋或大豆蛋白或处方中任一成分过敏者；重度高脂血症；严重肝功能不全；严重凝血机制障碍；先天性氨基酸代谢异常；严重肾功能不全且无法进行腹透者；急性休克；高糖血症；血电解质水平出现异常升高者禁用；其他禁忌（急性肺水肿、水潴留、

失代偿性心功能不全、低渗性脱水）；吞噬血细胞综合征；疾病状态处于非稳定期（如严重创伤后期，失代偿性糖尿病，急性心梗，代谢性酸中毒，严重败血症，高渗性昏迷等禁用）。②禁止本品与输血/血制品同用一根（套）注射器（管）。③只有在氨基酸溶液与葡萄糖溶液澄清无色/微黄、脂肪乳溶液呈白色均质状态方可使用本品，使用前需将本品充分混匀。④如患者出现高糖血症需另外补充胰岛素。⑤如采用周围静脉滴注高渗溶液有可能发生静脉炎。⑥从中心静脉滴注时，由于中心静脉可能会增加感染的机会，因此应注意在无菌条件下进行静脉插管，一旦滴注过程中出现异常现象应立即停止滴注。⑦须经常检测脂肪廓清能力。⑧水、电解质代谢紊乱的患者在使用本品前须对有关指标予以纠正。⑨应监测血糖、血电解质、血浆渗透压、水电解质平衡与酸碱平衡以及肝功能酶的情况。⑩出现过敏性反应（如发热、寒战、皮疹、呼吸困难）的患者应立即停止输注。⑪本品不适宜新生儿与2岁以下小儿使用。⑫本品应在25℃以下保存，但不得冰冻。包装应完整，如发生破损不得使用。

剂型规格 注射剂：每袋1440ml；1920ml；2400ml。每1000ml混合液中含：精制大豆油35g、丙氨酸3.3g、门冬氨酸0.71g、谷氨酸1.2g、组氨酸1.4g、亮氨酸1.6g、蛋氨酸1.2g、丝氨酸0.94g、色氨酸0.40g、缬氨酸1.5g、精氨酸2.4g、苯丙氨酸1.6g、甘氨酸1.6g、异亮氨酸1.2g、赖氨酸1.9g、脯氨酸1.4g、苏氨酸1.2g、酪氨酸0.05g、无水葡萄糖68g、氯化钙0.15g、硫酸铁0.33g、甘油磷酸钠（无水）1.0g、氯化钾1.2g、醋酸钠1.0g。折合：氨基酸24g、氮3.8g、脂肪35g、葡萄糖（无水）68g。总能量720kcal，非蛋白热卡620kcal。

脂肪乳（20%）氨基酸（17）葡萄糖（19%）注射液
Fat Emulsion（20%）Amino Acids（17）Glucose（19%）Injection

别名 卡全

作用用途 本品是葡萄糖（19%）、氨基酸17种、脂肪乳（20%）组成的复方注射剂。临床用于功能不全或被禁忌经口/肠道摄取营养的成人患者。

用法用量 本品的包装袋分为内袋与外袋，在内袋与外袋之间放置氧吸收剂。内袋由2条可撕裂封条分隔成3个独立的腔室，分别装有葡萄糖注射液、氨基酸注射液及脂肪乳注射液。本品仅推荐经中心静脉进行输注。根据患者临床情况、体重以及营养需求选择不同规格的本品。为满足患者全部的营养需求，应考虑添加微量元素以及维生素。维持机体氮平衡所需的氮量应根据患者实际情况决定。一般营养状况或轻度代谢应激的患者，其氮的需要量为每日0.10~0.15g/kg体重；有中度或重度代谢应激的患者，其氮需要量为每日0.15~0.30g/kg体重。而葡萄糖与脂肪一般推荐需要量分别为每日2.0~6.0g/kg体重与1.0~2.0g/kg体重。输注速率：按患者体重葡萄糖最大输注速率为1小时0.25g/kg，氨基酸输注速率为1小时0.1g/kg，脂肪则不超过1小时0.15g/kg。本品输注速率按患者体重不宜超过1小时2.6ml/kg。推荐输注时间为12~24小时。本品使用时间长短由患者临床营养状况而定。使用前需将3腔内液体互相混合。当打开可撕裂封条、3腔内液体互相混合后，在25℃下其物理与化学性质能稳定24小时。

注意事项 ①禁忌证：对鸡蛋或大豆蛋白或处方中任何一成分过敏者、重度高脂血症、严重肝功能不全、严重凝血机制障碍、先天性氨基酸代谢异常、严重肾功能不全且无法进行腹透与血透者、急性休克、高糖血症、血电解质水平出现异常升高、有其他一般禁忌（如急性肺水肿、水潴留，失代偿性心功能不全、低渗性脱水）、吞噬细胞综合征、疾病状态处于非稳定期（如严重创伤后期、失代偿性糖尿病、急性心梗、代谢性酸中毒、严重败血症、高渗性昏迷等）的患者。②本品可用于成人和老年患者，孕妇和哺乳期妇女其安全性尚不明确，本品不适宜新生儿与2岁以下婴幼儿使用。

剂型规格 注射剂：每袋1026ml；1540ml；2053ml；2566ml。

第十七章　微量元素类药、钙制剂及营养药

第一节　微量元素类药

微量元素在体内的含量较低，但却是维持人体正常生命活动所必需的，具有重要的生化活性和营养作用，在营养、免疫、遗传、优生、优育、儿童及孕妇保健、地方病、心血管疾病等多种临床疾病的预防、诊断和治疗的重要因素。

甘油磷酸钠注射液
Sodium Glycerophosphate Injection

别名 格利福斯，Glycophos

作用用途 本品为含磷制剂，是α-甘油磷酸钠和β-甘油磷酸钠的混合物。磷参与骨质的形成，以磷脂形式参与细胞膜的组成；磷与许多代谢中的酶活性有关，在能量代谢中的作用至关重要。本品为成人静脉营养的磷补充剂，用以满足人体每日对磷的需要。用于磷缺乏症。

用法用量 静脉滴注：通常为每日10ml，在静脉营养注射液中应根据患者的需要酌情增减。本品应加入复方氨基酸注射液或葡萄糖注射液内滴注。在周围静脉给药时，本品10ml可加入复方氨基酸注射液或葡萄糖注射液（5%、10%）500ml中，并在4~6小时内缓慢滴注。本品应在无菌条件下，在使用前1小时内稀释，稀释后应在24小时内用完，以免污染。

注意事项 ①严重肾功能不全、休克和脱水患者、对本品过敏者禁用。②肾功能障碍患者慎用。③本品系高渗溶液，未经稀释不能注射。④注意控制给药速度。⑤长期使用时，注意血磷、血钙浓度的变化。⑥本品使用前应在无菌条件下稀释，并在24小时内用完，以免发生污染。

剂型规格 注射剂：每支10ml。每毫升含无水甘油磷酸钠216mg（相当于磷1mmol，钠2mmol）。

磷酸钠
Sodium Phosphate

别名 D酸性磷酸钠，D重磷酸钠，辉力，磷酸氢二钠，磷酸二氢钠，Dilasic Sodium Phosphate

作用用途 本品为磷酸盐，常用磷酸二氢钠（酸性）和磷酸氢二钠（碱性）。临床上测定的血磷为血液中的无机磷。正常成人血磷浓度为0.87~1.45mmol/L，儿童为1.45~1.78mmol/L。血磷与血钙浓度有密切关系，正常时钙磷乘积维持在一定范围内（成人不大于60，儿童不大于40），当血钙浓度升高时，给予磷酸盐可降低血钙浓度。磷酸二氢钠盐，可酸化尿液，增加钙在尿液中的溶解度，防止钙沉积，从而预防含钙肾结石的复发。也可消除尿路感染时含氨尿液的气味和浑浊现象。本品在临床用于预防和治疗低磷血症，可作为全静脉高营养疗法中组分之一。磷酸二氢钠可酸化尿液，作为尿路感染的辅助用药及含钙肾结石的预防用药。

用法用量 成人 （1）口服：①低磷血症，磷酸钠口服液可用磷酸二氢钠2份、磷酸氢二钠1份配成中性溶液，也可用磷酸二氢钠1份、磷酸氢二钠4份配成碱性溶液（pH7.4）。一般用量为每次250mg（以磷计），每日2~4次。用于抗维生素D性佝偻病的低磷血症，每次用量可加至500mg（以磷计）。②酸化尿液，一般用磷酸二氢钠和磷酸钾，约按2∶1的比例组成合剂。磷酸盐一次1g，用1杯水稀释，餐后及睡前服用，每日4次。如上述剂量未满意酸化尿液，则可每2小时给药1次，24小时总量不超过8g。（2）静脉滴注：低磷血症，配制成每1ml含磷酸二氢钠276mg、磷酸氢二钠142mg（即磷3mmol或93mg）的溶液，每日310~465mg或10~15mmol（以磷计）。

儿童 静脉滴注：低磷血症，每日31~62mg/kg或1~2mmol/kg（以磷计）。溶液配方同成人。

注意事项 ①高磷血症患者、肾结石患者（感染所致的含磷酸铵镁盐的结石）、严重肾功能不全者（内生肌酐清除率低于正常值的30%）禁用。②可能出现高磷血症或低钙血症的患者，如甲状旁腺功能减退、慢性肾脏疾病、骨软化症、急性胰腺炎及佝偻病患者。充血性心力衰竭、急性肺水肿、严重肝脏病变等水肿性疾病、高血压、高钠血症、妊娠高血压综合征、孕妇和哺乳期妇女慎用。③用药前后及用药时，应当检查或监测：肾功能、血磷、钙、钠的浓度。④可出现恶心、呕吐、腹痛、大便次数增多或腹泻。⑤可出现高磷血症，并诱发低钙血症，表现为手足麻木、肌痉挛、呼吸困难等。⑥可导致水钠潴留，表现为水肿、体重增加等。⑦应在进餐时或餐后即服。

剂型规格 ①溶液剂。②注射剂。

磷酸钾
Potassium Phosphate

别名 磷酸二氢钾，磷酸氢二钾，二盐基磷酸钾，一盐基磷酸钾

作用用途 本品为一种磷酸盐，常用磷酸二氢钾（酸性）和磷酸氢二钾（碱性），药理作用可参见"磷酸钠"。在临床用于预防和治疗低磷血症。本品可作为磷添加剂，用于全静脉高营养治疗方案。磷酸二氢钾可酸化尿液，作为尿路感染的辅助用药及含钙肾结石的预防用药。

用法用量 成人 口服：①低磷血症，磷酸钾口服液，每次 75mg（含磷 250mg），每日 2~4 次。②酸化尿液，磷酸二氢钾片，每次 1g（含磷 228mg），溶于 180~240ml 水中服用，每日 4 次。

儿童 口服：治疗低磷血症，4 岁以下，每次 60ml（含磷 200mg），每日 4 次；4 岁以上，剂量参见成人。

注意事项 ①高磷血症患者、肾结石患者（感染所致的含磷酸铵镁盐结石）、严重肾功能不全者（内生肌酐清除率低于正常值的 30%）禁用。②下列情况慎用：可能出现高磷血症或低钙血症的患者，如甲状旁腺功能减退、慢性肾脏疾病、骨软化症、急性胰腺炎及佝偻病患者；心脏疾病患者（尤其是应用洋地黄者）；可能出现高钾血症者，如严重肾上腺皮质功能减退症、急性脱水、重度肾功能不全、严重创伤（如烧伤或挤压伤）、先天性肌强直患者、孕妇和哺乳期妇女慎用。③用药前后及用药时应检查或监测：肾功能、血磷、钙、钠浓度。④可出现恶心、呕吐、腹痛、大便次数增多或腹泻。⑤可出现高钾血症表现，如心律失常、口唇麻木或刺痛、四肢乏力等。⑥高磷血症或低钙血症，如手足麻木、肌痉挛、呼吸困难等。

剂型规格 ①片剂：磷酸二氢钾片，每片 500mg（含磷 114mg、钾 144mg）。②溶液剂：磷酸钾口服液，75ml（含磷 250mg，钾 556mg）。

复合磷酸氢钾注射液
Compound Potassium Phosphates Injection

作用用途 本品中的磷参与糖代谢过程中糖的磷酸化，是构成膜成分的磷脂质，是组成细胞内 RNA、DNA 及许多辅酶的重要成分之一。磷还参与能量的贮藏转运、输送及体液缓冲功能的调节。健康成人每日需 0.9% 磷，每日排泄量与之相当，所需之磷约 60% 由空肠迅速吸收，余者在肠道其他部位吸收。本品主要用于完全胃肠外营养疗法中磷的补充剂，如中等以上手术或其他创伤需禁食 5 日以上患者的磷补充剂。本品也可用于某些疾病所致的低磷血症。

用法用量 静脉滴注：对长期不能进食的患者，根据病情、监测结果由医生决定用量。宜将本品稀释 200 倍以上，供静脉滴注。一般在完全胃肠外营养疗法中，每 4.184kJ（约 1000cal）热量加入本品 2.5ml（相当于 $[PO_4^{3-}]$ 8mmol），并控制滴注速度。

注意事项 ①肾功能衰竭患者禁止使用。②本品严禁直接注射，必须在医师指导下稀释 200 倍以上，方可经静脉滴注，并必须注意控制滴注速度。③本品仅限于不能进食的患者使用。④本品与钙注射液配伍时易析出沉淀，不宜合用。

剂型规格 注射剂：每支 2ml。本品主要含三水合磷酸氢二钾和磷酸二氢钾，渗透压约 7.4mmol/ml。遮光，密闭保存。

硫酸锌
Zinc Sulfate

作用用途 本品所含的锌能参与多种酶的合成与激活，参与核酸、蛋白质、胶原的合成，能加速创伤的愈合，增强机体免疫能力，改善机体的营养和功能状态，改善食欲和消化功能，有加速人体生长发育，提高智力，抗衰老，增强性功能等作用。本品用于治疗缺锌引起的儿童生长发育迟缓、营养不良、厌食、异食癖、口腔溃疡、术后创伤愈合等。

用法用量 口服：每次 25~50mg。儿童，每日 2~4mg/kg 体重，分 3 次服用，饭后服用，或遵医嘱。

注意事项 ①本品禁止与四环素、多价磷酸盐、青霉胺等药物同时服用。②长期过量服用易影响铜、铁离子的代谢。③本品不宜过量服用，不宜空腹口服。④本品偶有消化道刺激症状。如恶心、呕吐、胃部烧灼感等，减量或饭后服症状可消失，必要时可暂停用药。

剂型规格 ①片剂：每片 25mg；50mg。②溶液剂：每瓶 100ml（200mg）。

葡萄糖酸锌
Zinc Gluconate

别名 星感灵，星瑞灵，Zinc Glucoonate Mixture

作用用途 本品为补锌药，用于缺锌引起的生长发育迟缓、营养不良、游走性舌炎、类风湿性关节炎、间歇性跛行以及男性性功能低下等。本品可用于不能用青霉胺治疗的肝豆状核变性。本品鼻喷剂可用于防治感冒、可缓解感冒初期鼻充血、鼻塞、打喷嚏、流涕、咳嗽、咽喉肿痛、全身酸痛等症状，并有效缩短其病程。本品可用于治疗非胰岛素依赖性糖尿病，还可提高机体免疫能力，并延缓衰老。

用法用量 成人 口服（以下均以锌计算）：①片剂，每次 10~20mg，每日 2 次；②胶囊剂，每次 25mg，每日 2 次；③颗粒剂，每次 10~20mg，每日 2 次。经鼻给药：本品滴鼻剂，每 2~4 小时双侧鼻孔各喷 1 次，每日不超过 6 次，症状消退后可继续使用 1 日。

儿童：

片剂用量

年龄（岁）	标准体重（kg）	用量（mg）	用法
1~3	10~14	10	每日2次
4~6	16~20	15	每日2次
7~9	22~26	20	每日2次
10~12	28~32	20	每日2次

颗粒剂用量

年龄（岁）	标准体重（kg）	用量（mg）	用法
1~3	10~14	10	分3次服用
4~6	16~20	15	分3次服用
7~9	22~26	20	分3次服用
10~12	28~32	20	分3次服用

注意事项 ①青光眼患者慎用锌滴眼液。②血色沉着病纯合子患者慎用。③用药前后和用药中，应测定血清锌浓度，以确定用量。④在治疗肝豆状核变性时应监测尿铜。⑤3岁以下儿童应慎用本品滴鼻剂。⑥本品不能与多价磷酸盐等药物同时服用。⑦补锌时应在确认缺锌后才能使用本品，宜在餐后服用，以减少胃肠道刺激。⑧服用本品时，不能进食牛奶、面包、含纤维素和植物酸多的食物（如芹菜、菠菜、柠檬等）。⑨用药后可有胃部不适、恶心、呕吐等胃肠道刺激症状，偶有过敏性皮疹。

剂型规格 ①片剂：每片35mg（相当于锌5mg）；70mg（相当于锌10mg）。②胶囊剂：每粒174mg（相当于锌25mg）。③颗粒剂：10g（相当于锌10mg）；10g（相当于锌15mg）④合剂：5ml：35mg（相当于锌5mg）；10ml：50mg（相当于锌7mg）；10ml：70mg（相当于锌10mg）；100ml：350mg（相当于锌50mg）。⑤糖浆剂：10ml：70mg（相当于锌10mg）；100ml：350mg（相当于锌50mg）。⑥鼻喷剂：200mg。

枸橼酸锌
Zinc Citrate

作用用途 本品中所含锌可参与核糖核酸和脱氧核糖核酸的合成，因而可促进创口愈合，促进生长，促进体内含锌酶的功能。本品适用于治疗因缺锌引起的儿童生长发育迟缓、营养不良、厌食症、异食癖等。

用法用量 口服：儿童，按每日2mg/kg体重给药，分2~3次服用，或遵医嘱。

注意事项 ①本品禁止与四环素、多价磷酸盐、青霉胺等药物同时服用。②过量服用可影响铜、铁离子的代谢。③本品主要有胃部不适、恶心、呕吐等消化道刺激症状，一般减少药量或停药后反应可减少或消失。

剂型规格 片剂：每片含元素锌39mg。

甘草锌
Licorzinc

别名 伊甘锌，Licor Zinc，Licorzine，Zinc Glycyrrhizinate

作用用途 本品中所含甘草的抗溃疡成分能增加胃黏膜细胞的己糖胺成分，提高胃黏膜的防御能力，延长胃上皮细胞的寿命，加速溃疡愈合；锌也有促进黏膜再生和加速胃溃疡愈合的作用。两者结合对抗溃疡可能有协同作用或相加作用。口服甘草锌2~4小时血锌达到最高浓度，6小时后恢复正常，不会造成蓄积。本品适用于口腔、胃、十二指肠及其他部位的溃疡，还可用于促进刀口、创伤、烧伤愈合；儿童厌食、异食癖、生长发育不良、肠病性肢端皮炎及其他锌缺乏症；成人锌缺乏症；寻常型痤疮。

用法用量 口服：（1）片剂 ①治疗消化性溃疡，每次0.5g，每日3次，一个疗程4~6周，必要时可减半再服一个疗程，以巩固疗效。②治疗青年痤疮和口腔溃疡及其他疾病，每次0.25g，每日2~3次，治疗青年痤疮一个疗程4~6周，愈后每日0.25g，每日1次，再服4~6周，可减少复发。治疗其他疾病疗程酌情而定。③保健营养性补锌，每日0.25g，1次或分2次服用。儿童用量按每日0.5~1.5mg/kg体重元素锌计算，分3次服用。（2）颗粒剂 ①成人，每次5g，每日2~3次。②儿童，1~5岁，每次0.75g，每日2~3次；6~10岁，每次1.5g，每日2~3次；11~15岁，每次2.5g，每日2~3次；保健营养性补锌，每次1.5g，每日2~3次。

注意事项 ①在治疗胃溃疡过程中，由于用量较大，疗程又长，个别人可出现排钾潴钠和轻度浮肿的不良反应，停药后症状可自行消失，必要时可通过限制钠盐摄入量或加服氢氯噻嗪和枸橼酸钾或服小剂量螺内酯等对症处理，并不妨碍继续服用甘草锌。②在治疗其他疾病时，因用量小，出现不良反应的比例更小。

剂型规格 ①片剂：每片0.25g，相当于元素锌12.5mg，甘草锌87.5mg。②颗粒剂：每袋1.5g（相当于元素锌3.6~4.35mg）。

葡萄糖酸钙锌
Calcium and Zinc Gluconate

别名 锌钙特

作用用途 本品为钙锌复合剂。锌不仅通过生长介素的作用增加蛋白质合成，更能促使钙盐迅速而有效地沉积在骨骼中。在补钙的同时，加入不高于每日25mg的锌元素（儿童每日10mg）能够显著增加人体对钙的吸收利用。本品含有的L-赖氨酸等钙吸收促进剂能显著增加人体小肠黏膜内钙结合蛋白的含量，使摄入体内的钙能被有效地吸收，这样不仅促进了小肠对药物的吸收，也同时增加了对食物中钙的吸收效率。锌是维持人体正常生理功能所必需的微量元素，锌的摄入可增加食欲，并能促进儿童的生长。本品适用于治疗缺钙及锌性疾病：如佝偻病、骨质疏松及缺锌引起的儿童生长和智力发育迟缓、食欲不振等。

用法用量 口服：婴幼儿，每日5~10ml；成人，每日20~30ml，分2~3次饭后服用或遵医嘱。

注意事项 ①血钙、血锌过高及甲状旁腺功能亢进者禁用。②勿与四环素、多价磷酸盐、青霉胺等同用。

剂型规格 溶液剂：每支 10ml，内含葡萄糖酸钙 600mg、葡萄糖酸锌 30mg、盐酸赖氨酸 100mg。

赖氨葡锌颗粒

别名 Compound Lysine Hydrochloride and Zine Gluconate Granules

作用用途 本品用于防治小儿及青少年因缺乏赖氨酸和锌而引起的疾病。本品所含赖氨酸是维持人体氮平衡的必需氨基酸之一，具有促进人体生长的作用；锌为体内多种酶的重要组成成分，具有促进生长发育、改善味觉的作用。

用法用量 口服：1~6 个月新生儿每日 0.5 包；7~12 个月儿童每日 1 包；1~10 岁儿童每日 2 包；10 岁以上儿童及成人，每日 3 包；孕妇每日 4 包；哺乳期妇女每日 5 包。

注意事项 ①应按推荐剂量服用。②应餐后服用，可减少胃肠道刺激性。③高氯血症、酸中毒及肾功能不全者慎用。④对本品过敏者禁用，过敏体质者慎用。⑤本品性状发生改变时禁止使用。⑥请将本品放在儿童不能接触的地方。⑦儿童必须在成人监护下使用。⑧如正在使用其他药品，使用本品前请咨询医师或药师。⑨禁忌：急性或活动性溃疡病患者禁用。⑩药物相互作用：本品与铝盐、钙盐、碳酸盐等不可同用；本品可降低青霉胺及四环素类药品的作用。

剂型规格 颗粒剂：每包含赖氨酸 125 毫克，葡萄糖酸锌 35 毫克（相当于锌 5 毫克）。

硒酵母

Xijiaomu

别名 西维尔，富希康

作用用途 硒是人体必需的微量元素，适量摄入硒能够提高体内硒水平，使体内谷胱甘肽过氧化酶（GSH-PX）活性增加，由于 GSH-PX 在体内有保护细胞膜完整性，消除自由基，增加体内免疫功能等作用，因而起到防病治病的作用。硒还有减轻心肌梗死时心肌损伤程度、促进心肌细胞修复的作用。本品适用于防治大骨节病、克山病及缺硒引起的疾病。

用法用量 口服 ①片剂：每次 100~200μg，每日 1 次，或遵医嘱。②混悬液：每次 100~200μg（20~40ml），每日 1~2 次。

注意事项 本品用于低硒营养状态的人群，必须在医师的指导下用药。

剂型规格 ①片剂：每片 50μg。②混悬剂：0.5mg（100ml）；1.25mg（250ml）。③胶囊剂：每片含硒 100μg。

硒杞补肝合剂

Xiqi Bugan Heji

作用用途 本品具有补肝益肾，滋阴生津功能。适用于肿瘤患者放化疗后出现肝肾阴虚证，症见头昏目眩，口燥咽干，腰膝酸软，寐差耳鸣等的辅助治疗。

用法用量 口服：缺硒患者每日 20~40ml，癌症患者每日 40~60ml，2 月为 1 个疗程。

注意事项 服药期间应测定血硒水平，应在医生指导下服用。

剂型规格 合剂：每支 10ml；250ml

亚硒酸钠

Sodium Selenite

作用用途 本品用于长期依靠静脉营养的患者，以及其他原因引起的硒缺乏症，如癌症、心血管疾病、克山病及手术后硒反应综合征等。

用法用量 口服 ①成人：每次 1~2mg，每日 1 次。②儿童：均为每日 1 次，饭后服用。2~4 岁，每次 0.5mg；5~10 岁，每次 1mg；11 岁以上，每次 1~2mg。

注意事项 过量的硒进入人体内可出现急性或慢性中毒症状，如呕吐、腹痛、腹泻、失明、麻痹和呼吸困难。

剂型规格 片剂：每片 1mg。

浓维磷糖浆

别名 浓维磷补汁，健脑康糖浆，Ditiamins and Sodium Phosphate Syrup

作用用途 本品对咖啡因能提高细胞内环磷腺苷（cANP）含量。小剂量能增强大脑皮层兴奋过程、振奋精神，解除疲劳。大剂量有兴奋延脑中枢作用。维生素 B_1 结合三磷酸腺苷形成维生素 B_1 焦磷酸盐、是碳水化合物代谢时所必需的辅酶。维生素 B_1 能抑制胆碱酯酶的活性，缺乏时胆碱酯酶活性增强，乙酰胆碱水解加速，致神经冲动传导障碍，影响胃肠、心肌功能。烟碱在体内能转化为烟酰胺，再与核糖腺嘌呤等组成烟酰胺腺嘌呤二核苷酸（辅酶 I）和烟酰胺腺嘌呤二核苷酸磷酸（辅酶 II），为脂质、氨基酸、蛋白、嘌呤代谢、组织呼吸的氧化作用和糖元分解所必需。烟碱可降解辅酶 A 的作用；通过抑制极低密度脂蛋白（VLDL）的合成而影响血中胆固醇的运载。烟碱尚有周围血管扩张作用。甘油磷酸钠是磷补充剂，用以满足人体每天对磷的需要，磷参与骨质的形成，以磷脂形式参与细胞膜的组成，同时磷与许多代谢中的酶活性有关、在能量代谢中的作用至关重要。

用法用量 口服：每次 10ml，每日 3 次。

注意事项 ①本品中咖啡因能促进血浆内肾素的活

性、儿茶酚胺的释放也增加，但破坏亦快，不一定出现血压升高。②本品对前列腺素受体是弱激动强拮抗。③本品能使血糖微升。④长期大量服用本品，有耐受性和习惯性。⑤本品复方中咖啡因服用过量可引起恶心、头痛或失眠。长期过多服用，可出现头痛、紧张、激动和焦虑。咖啡因的致死量为10g。⑥对甘油磷酸钠过敏者、胃溃疡患者、严重肾功能不全患者、休克和失水患者禁用。⑦异烟肼和甲丙氨酯能促使咖啡因增效，提高后者脑组织内浓度55%，肝和肾内浓度则有所下降。⑧口服避孕药有可能减慢咖啡因的清除率。⑨同时服用钙盐、氢氧化铝或氧化镁等能减少磷的吸收。⑩与肾上腺皮质激素，尤其是盐皮质激素、促肾上腺皮质激素、雄激素等合用，可增加水钠潴留。⑪维生素D能增加口服磷的吸收，合用时易发生高磷血症。⑫儿童、老年患者用药尚无相关的研究结果。⑬不推荐孕妇及哺乳期妇女使用。

剂型规格 糖浆剂：每1000ml含50%液状甘油磷酸钠21g、咖啡因3g、维生素0.6g、烟酸0.06g、磷酸0.54g。

维铁
Ferrous Sulfate and Vitamin

别名 伯拉得，福乃得，硫酸亚铁维生素复合物，维铁控释片，Ferroids

作用用途 本品是硫酸亚铁与维生素的复合制剂。铁是血红素合成不可缺少的原料，又是肌红蛋白、细胞色素酶、过氧化酶的组成成分，因此铁对于红细胞生成及机体的物质代谢、细胞呼吸均起重要作用。口服铁吸收主要在十二指肠和小肠段。由于小肠腔内的碱性较大，形成不溶解的高铁盐沉淀，使小肠以下部位吸收较少。Fe^{2+}是铁盐的主要吸收形式，故铁盐与维生素C并用时可促进铁的吸收，原因在于维生素C可保证铁处于还原状态。铁吸收后贮存于肝、脾、骨髓等组织，供造血用。口服不吸收的铁全部由大便排出。维生素B族对于糖类、蛋白质、脂肪转化成组织和能量是必需的，它能促进新陈代谢以增强造血功能，控释辅料能使药物在胃肠道中均匀缓慢地释放，从而能稳定血药浓度，延长药效时间，提高药物生物利用度。本品适用于预防和治疗各种原因所致的缺铁性贫血，各种慢性失血，如溃疡出血、钩虫病、痔疮出血、功能性子宫出血、疟疾等。特别适合处于营养缺乏状态或需要补充大量营养时，如饮食不够，胃肠吸收障碍，病后恢复，月经过多，儿童生长发育，孕妇及哺乳期妇女，大运动量的运动员使用。还适合吸收能力差或需增加复合维生素B、维生素C的患者使用。

用法用量 口服：每次1片，每日1次，饭后整片吞服，连服4~6周。

注意事项 ①服药期间不要喝浓茶及食用鞣酸过多的食物。②偶见肠胃不适。③不能与四环素同服，影响吸收。

剂型规格 片剂：每片含硫酸亚铁525mg，维生素C

500mg、烟酰胺30mg、泛酸钙10mg、维生素$B_1$6mg、维生素$B_2$6mg、维生素$B_6$5mg、腺苷辅酶维生素B_{12}0.05mg及控释辅料等。

十维铁咀嚼片
Ferrous Fumarate Chewable Vitamin Tablets

别名 铁龙

作用用途 本品含有富马酸亚铁和3种脂溶性维生素、维生素C和多种B族维生素。此组方可以促进铁的吸收利用，改善机体代谢，增强治疗效果。铁是构成血红蛋白和辅酶的主要原料，缺铁可导致食欲不振、吸收障碍、免疫力降低、儿童大脑和中枢神经的发育缓慢，胎儿发育迟缓，严重时引起缺铁性贫血。维生素和铁元素均为维持机体正常代谢和身体健康必不可少的重要物质，缺乏时可导致代谢障碍，而使多种疾病发生。本品为补铁及维生素类药。适用于四岁以上儿童、成人及老年人铁元素及维生素的补充。

用法用量 口服：每日1片或遵医嘱。

注意事项 ①本品含维生素A，可从乳汁分泌，哺乳期妇女过量服用可致婴儿出现食欲不振现象。②抗酸药可影响本品中维生素A的吸收，故不应同时服用。③儿童用法用量请咨询医师或药师。

剂型规格 片剂：每片含富马亚铁12mg、维生素A2500IU、维生素C60mg、维生素D400IU、维生素E15IU、维生素$B_1$1.05mg、维生素$B_2$1.2mg、维生素$B_6$1.05mg、烟酰胺13.5mg、叶酸300mg、维生素B_{12}4.5mg。

复方β-胡萝卜素胶囊
β-carotene Compound Capsules

别名 贝西伊

作用用途 本品为三种抗氧化维生素复方药物。其中β-胡萝卜素在体内转化为视黄酸或视黄醇（维生素A）（视黄醇的吸收较β-胡萝卜素快7~30倍），在维持上皮结构完整、暗适应、骨骼生长、卵巢和睾丸功能以及胚胎发育中起重要作用。维生素E具有抗氧化作用，可保护多聚不饱和脂肪酸、某些酶中的巯基、维生素A、胡萝卜素及细胞膜等免受氧化破坏，在核酸代谢及红细胞生成中起重要作用；此外，维生素E与生殖功能有关，缺乏时可致不育。维生素C在体内和脱氢抗坏血酸形成一种可逆的氧化还原系统，因而在生物氧化及还原作用（如保护巯基酶的活性）以及细胞呼吸中起重要作用；还参与氨基酸代谢、神经递质合成、胶原蛋白及组织细胞间质的生成，促进铁在肠内的吸收，促进血脂下降，对毛细血管壁、骨骼、肉芽组织等形成起重要作用。毒理：本品小鼠灌服LD_{50}>10g/kg。本品用于各种原因所致的β-胡萝卜素、维生素C和维生素E不足、缺乏症或需求增加。

用法用量 口服：成人，每次1粒，每日1次，或遵医嘱。

注意事项 ①有严重肝、肾功能损害者慎用。②服用本品期间不宜再服维生素 A。③大剂量应用维生素 A 时，红细胞和白细胞计数可下降，血沉增快，凝血酶原时间缩短；对维生素 K 缺乏引起的低凝血酶原血症及缺铁性贫血病人，应慎用维生素 E，以免病情加重。④特殊患者，需长期大量服用 β-胡萝卜素和维生素 A 时，应随访监测血细胞计数、暗适应试验、血沉、凝血酶原时间、眼震颤电动图、血浆胡萝卜素及维生素 A 含量测定。⑤大量维生素 E 可导致血胆固醇及甘油三酯浓度升高。⑥胃酸缺乏者，维生素 C 可能在胃肠道被破坏。⑦大量服用维生素 C 可能影响以下诊断性试验的结果：大便隐血假阴性；尿糖假阳性；影响血糖、血清乳酸脱氢酶和转氨酶的结果；血清胆红素浓度下降；尿草酸盐、尿酸盐及半胱氨酸等浓度增高；尿液 pH 下降。⑧下列疾病患者慎用维生素 C：半胱氨酸尿症，高草酸盐尿症，高尿酸盐尿症，痛风，草酸盐沉积症，尿酸盐性肾结石，糖尿病，6-磷酸葡萄糖脱氢酶缺乏症（可致溶血性贫血），镰形红细胞贫血（可致溶血危象），铁粒细胞性贫血或地中海贫血（可致铁吸收增加），血色病。

剂型规格 胶囊剂：每粒含 β 胡萝卜素 6mg，维生素 E100mg，维生素 C200mg。

多种微量元素注射液（Ⅱ）
Multi-Trace Elements Injection（Ⅱ）

别名 安达美，复合微量元素，微量元素（成人），Addamel N

作用用途 本品用时需加入 Vamin 注射液中或葡萄糖注射液中，以满足接受静脉营养的成年患者每日对微量元素的基本需要或中等程度增加需要量。

用法用量 静脉滴注：成人，每日 10ml，能满足基本或中等的需要。本品与复方氨基酸注射（17 种氨基酸）和葡萄糖注射液能很好地配伍。本品 10ml 应加入复方氨基酸注射液（17）或 5%、10%、25%、50% 葡萄糖注射液 500ml 内滴注，其时间为 6~8 小时。本品加入 25% 或 50% 葡萄糖注射液内不能经外周静脉滴注。**体重超过 15kg 的儿童**，按每日 0.1ml/kg 体重滴注本品。

注意事项 ①不能耐受果糖的患者禁用。②本品必须稀释后使用。③对有胆道损伤和（或）肾功能损害的患者，必须在严密观察下使用。④婴儿不宜使用本品。⑤必须在输液前 1 小时内，无菌条件下，将本品加入混合液内，以减少发生感染的危险。混合液必须在 12 小时内使用。⑥凉暗处避光保存。

剂型规格 注射剂：每支 10ml。组成如下：氯化铬 5.33μg、氯化铁 0.54mg、钼酸钠 4.85μg、氯化锌 1.36mg、氟化钠 0.21mg、氯化铜 0.34mg、氯化锰 99μg、亚硒酸钠 10.5μg、碘化钾 16.6μg、山梨醇 300mg、铬 0.2μmol、铜 20μmol、铁 20μmol、锰 5μmol、钼 0.2μmol、硒 0.4μmol、锌 100μmol、氟 1μmol、碘 1μmol。

第二节　钙　制　剂

钙是健康骨骼发育和维护的基本要素，它是人体维持正常血钙平衡的必需元素，也是骨矿化的基本矿物质。钙剂通过协助调节神经介质及内分泌的释放和贮存，维持神经、肌肉的正常兴奋性、促进神经肌肉的兴奋升高。

骨质疏松是由于生理（年龄、绝经）和病理（运动损伤、炎症、代谢内分泌疾病）等原因使骨组织中的钙含量丢失、骨空隙增加、机械性能下降诱发的病理性骨折。补钙的同时应补充维生素 D。因维生素 D 是有效钙吸收过程所必需的，钙加维生素 D 是骨质疏松的基础治疗方案。

目前市场上钙制剂大致有四类。①无机钙类：如碳酸钙、氧化钙、氯化钙等（商品名为钙尔奇 D、凯思立 D 等）。②有机钙类：如醋酸钙、枸橼酸钙、乳酸钙、葡萄糖酸钙等。③天然生物钙：由天然贝壳经高温煅烧后制得（商品名有盖天力、活性钙、珍珠钙、龙牡壮骨颗粒等）。④氨基螯合钙：商品名为乐力胶囊、巨能钙等。

乳酸钙
Calcium Lactate

别名 钙中钙，新盖中盖，Calcii Lactas，Calcinol

作用用途 本品为补钙药，能提高血钙浓度，因其水溶性较小，一般均供口服，吸收缓慢。主要用于预防和治疗钙缺乏症（如手足抽搐症，骨骼发育不全佝偻病）以及儿童、孕妇、哺乳期妇女的钙盐补充。也可用于慢性肾衰竭患者的低钙血症。还可用于过敏性疾病及结核病的辅助治疗。

用法用量 成人　口服：①片剂，每次 1~2g（1g 含钙 130mg），每日 2~3 次。②咀嚼片，每次 600mg，每日 2~3 次，嚼碎服。③口服溶液剂，每日 250~1200mg（以钙计），分次服用。可根据人体需要及膳食钙的供应情况酌情补充。

儿童　口服：片剂，45~65mg/kg，每日 2~3 次。

注意事项 ①高钙血症及高钙尿症患者、患有含钙肾结石或有肾结石病患者、结节病患者（可加重高钙血症），正在服用洋地黄类药物者禁用。②慢性肾功能不全者、呼吸性酸中毒者、慢性腹泻或胃肠道吸收功能障碍者慎用。③不良反应可出现嗳气、便秘、腹部不适等。④服用本品时，应同时加服维生素D，每日1万IU，以促进钙的吸收。⑤本品口服液如低温时可析出结晶，可温热溶化后服用。

剂型规格 ①片剂：每片250mg；300mg；500mg。②咀嚼片：每片300mg。③溶液剂：10ml含130mg（以钙计）。

活性钙
Active Calciunm

别名 钙力昂，盖天力，氧力钙，益钙灵

作用用途 本品为补钙剂，能促进牙齿和骨骼的钙化，维持神经与肌肉正常兴奋性，降低毛细血管渗透性等作用。本品由肠道吸收，经肾排泄，未吸收部分可随粪便排出。用于预防和治疗钙缺乏症。

用法用量 含服或口服：每次100mg（按钙计算），每日3~4次。或遵医嘱。

注意事项 不可冲服或嚼服，忌与牛奶同服，以免影响吸收，用药后应多饮水。

剂型规格 片剂：每片25mg；50mg。

肾骨胶囊
Shengu Jiaonang

作用用途 本品主要功能是促进骨质形式，维持神经传导、肌肉收缩、毛细血管正常渗透压，保持血液酸碱平衡，用于儿童、成人和老年人缺钙引起的骨质疏松、骨质增生、骨痛、肌肉痉挛、小儿佝偻病。

用法用量 口服：每次1~2粒，每日3次，孕妇和儿童遵医嘱。

剂型规格 胶囊剂：每粒含钙100mg。

葡萄糖酸钙
Calcium Gluconate

别名 弘泰，Calciofon，Calglucon，Ebucin

作用用途 本品进入机体后，其钙离子维持神经肌肉组织的正常兴奋性；降低毛细血管的通透性，有消化形式；对抗中毒量氨基糖苷类抗生素引起的呼吸肌麻痹；同时本品与镁离子有拮抗作用。本品主要用于由血钙降低引起的手足搐搦症、皮肤黏膜过敏性疾病、佝偻病、软骨病、氨基糖苷类抗生素中毒以及镁中毒；也用于妊娠或哺乳期妇女的钙盐补充。

用法用量 ①口服：成人，每次0.5~2g，每日3次。儿童，每次0.5~1g，每日3次。②静脉注射：每次10~20ml，小儿，每次5~10ml，加等量5%~25%葡萄糖注射液稀释后缓慢静脉注射（每分钟不超过2ml）。

注意事项 ①服用洋地黄者慎用。②静脉注射速度宜控制在每分钟2ml以内，以免因血钙升高导致心脏兴奋，引起心律失常。③有强烈刺激性，不宜做皮内注射及肌内注射。

剂型规格 ①片剂：每片0.1g；0.5g。②口含片剂：0.1g、0.15g、0.2g。③溶液剂：每支1g（10ml）。④注射剂：每支1g（10ml）。

葡萄糖酸钙维D₂散
Calcium Gluconate and Vitamin D₂ Powder

作用用途 本品用于妊娠和哺乳期妇女补充钙质。

用法用量 口服：每次1包，每日1次。

注意事项 ①心、肾功能不全者慎用。②肾结石患者应在医师指导下使用。③对本品过敏者禁用，过敏体质者慎用。④本品性状发生改变时禁止使用。⑤请将本品放在儿童不能接触的地方。⑥儿童必须在成人监护下使用。⑦禁忌：不宜与洋地黄类药物同时使用；高钙血症，维生素D增多症，高磷血症伴肾性佝偻病患者禁用。

剂型规格 散剂：每包3克，每克含葡糖糖酸钙150毫克（相当于钙13.5毫克），葡萄糖150毫克，维生素D₂70单位

小儿四维葡钙颗粒
Xiao'er Siwei Pugai Keli

别名 盖无双

作用用途 本品为复方制剂，含有维生素B₁、维生素B₂、维生素C、维生素D₂、葡萄糖酸钙、葡萄糖。用于小儿骨骼发育不全，出牙齿迟缓等缺钙症；也用于孕妇、哺乳期妇女的维生素及钙缺乏症。

用法用量 口服：每次2~3g，每日3次。

注意事项 未见明显不良反应。

剂型规格 颗粒剂：每袋10g。每袋含有维生素B₁ 2mg、维生素B₂ 1mg、维生素C 25mg、维生素D₂ 700IU、葡萄糖酸钙1500mg、葡萄糖1500mg。

碳酸钙
Calcium Carbonate

别名 健骨钙，凯方，兰达，纳米钙，纳诺卡

作用用途 本品参与骨髓的形成与骨折后骨组织的再建，以及肌肉收缩、神经传递凝血机制，并降低毛细血管的渗透性等。本品为补钙剂，用于预防和治疗钙缺乏症，如骨质疏松，手足抽搐症，骨发育不全，佝偻病，以及孕妇、哺乳期妇女、绝经期妇女钙的补充。

用法用量 口服：每日1~4片，分次饭后服用。

注意事项 ①高钙血症、高尿血症、含钙肾结石或有肾结石者、服用洋地黄类药物期间、当药品性状发生改变时禁用。②心肾功能不全患者慎用。③大量饮酒和含咖啡因的饮料以及大量吸烟均会抑制口服钙的吸收。④大量进食富含纤维素的食物能抑制钙的吸收。⑤本品与苯妥英钠以及四环素同用，二者吸收均降低。⑥维生

素 D、避孕药、雌激素能增加钙的吸收。⑦含铝的抗酸药与本品同服时，铝的吸收增加。⑧与钙通道阻滞剂同用，血钙可升高。但盐酸维拉帕米的作用则降低。⑨本品与噻嗪类利尿药合用，产生高钙血症。⑩本品与含钾药物合用时应注意心律失常。⑪与氧化镁等有轻泻作用的制酸药合用或交叉应用，可减少嗳气，便秘等副作用。⑫有时有不良反应发生，如嗳气、便秘，偶可发生奶-碱综合征，表现为高血钙、碱中毒及肾功能不全。过量长期服用可引起胃酸分泌增多，并可发生高钙血症。

[剂型规格] 片剂：每片含碳酸钙 0.75g（相当于钙 0.3g）。

复方碳酸钙泡腾颗粒
Fufang Tansuangai Paoteng Keli

[别名] 盖笛欣

[作用用途] 本品是由碳酸钙与维生素 D₃ 为主要成分，辅加枸橼酸、乳糖、甜蜜素、麦芽糊精等制成的泡腾颗粒剂。用于妊娠和哺乳期妇女、更年期妇女、老人、儿童等的钙补充剂，并帮助防治骨质疏松症。

[用法用量] 口服：将颗粒溶于适量温开水中，泡腾完全后服用。**7~12 个月婴儿**，每次 1 袋，每日 1 次；**13~36 个月幼儿**，每次 2 袋，每日 1 次；**大于 3 岁儿童**，每次 2 袋，每日 1~2 次；**成人**，每次 4 袋，每日 1~2 次。

[剂型规格] 颗粒剂：每袋 1.5g〔含碳酸钙 0.375 克（以元素钙计 0.15g）、含维生素 D₃ 1.25 国际单位〕。

维 D 钙咀嚼片
Calcium Carbonate with Vitamin D Chewable Tablets

[别名] 迪巧，D-Cal

[作用用途] 本品能促进骨骼生长，预防骨质疏松，是孕妇、哺乳期妇女、胎儿生长及儿童发育的基本营养成分。本品适用于孕妇、哺乳期妇女和老人等。

[用法用量] 嚼碎口服：**成人**，每日 2 片。**儿童**，每日 1 片。

[注意事项] 高钙血症患者禁用。

[剂型规格] 片剂：每片含碳酸钙 750mg，维生素 D 100IU。

枸橼酸钙
Calcium Citrate

[别名] 司特立

[作用用途] 本品为补钙剂，含钙量较高。主要有促进牙齿和骨骼的钙化，维持神经与肌肉正常兴奋性，降低毛细血管渗透性等作用。本品由肠道吸收、经肾排泄，未吸收部分可随粪便排出。本品主要用于钙缺乏患者。

[用法用量] 口服：每次 1g，每日 3 次。或遵医嘱。

[剂型规格] 片剂：每片 0.5g。

醋酸钙颗粒
Calcium Acetate Granules

[别名] 金丐

[作用用途] 本品用于预防和治疗钙缺乏症，如骨质疏松、手足抽搐症、骨发育不全、佝偻病以及儿童、孕妇和哺乳期妇女、绝经期妇女、青年人钙的补充。

[用法用量] 口服：①成人，每次 5g（内含醋酸钙 0.6g），每日 1 次，温开水冲服。②儿童，每次 5g（内含醋酸钙 0.2g），每日 1 次，温开水冲服。

[注意事项] ①高钙血症、高钙尿症、含钙肾结石或有肾结石病史者禁用。②糖尿病患者、心肾功能不全者、过敏体质者慎用。③本品不宜与洋地黄类药物合用。④大量饮用含酒精和咖啡因的饮料及大量吸烟，均会抑制钙剂的吸收。

[剂型规格] 颗粒剂：每袋 5g（含醋酸钙 0.2g）；每袋 5g（含醋酸钙 0.6g）。

门冬氨酸钙
Calcium Aspartate

[别名] 阿斯卡，Calciretard

[作用用途] 本品为补钙药。本品具有减轻炎症和非特异性抗过敏作用。门冬氨酸还是一种离子传递体，它具有选择性定向传递作用，二者结合而成的门冬氨酸钙在细胞膜产生皂化作用，从而阻碍有害物质进入，而营养成分及重要矿物质仍能通过。同时，由于门冬氨酸对成盐钙离子很少解离，且同步运转，可作为细胞代谢的基质优先在所需的地方释放钙，从而发挥出强有力的抗炎作用。本品主要适用于变态反应性疾病，如湿疹、荨麻疹、渗出性多形性红斑等。

[用法用量] 静脉注射：每次 0.75g，每日 1 次，5 次为一个疗程。连续使用不超过两个疗程。本品注射速度为每分钟 1ml。

[注意事项] ①孕妇、哺乳期妇女禁用。有心、肝和肾以及神经系统病变和电解质异常的患者慎用。②如发生心脏严重不适现象，立即停止，必要时可用门冬氨酸钾镁 10~20ml 溶于 5% 葡萄糖注射液 500ml 中，缓慢静脉滴注。③注射时少数患者有灼热感、面部潮红，偶有头晕、恶心、心悸、胸闷等不良反应，所以，注射速度宜慢，以免产生不良反应。

[剂型规格] 注射剂：每支 50%，0.75g（10ml）。

三维葡磷钙咀嚼片

[别名] 多能钙，Trivitamin and Calcium Gluconate, Calcium Hydrogen Phosphate Chewable Tablets

[作用用途] 本品用于妊娠期、哺乳期妇女、儿童、青少年以及老年人的钙质补充。本品所含钙离子参与骨骼

的形成与骨折后骨组织的重建，以及肌肉收缩、神经传递、凝血机制，并降低毛细血管的通透性；所含三种维生素均是维持机体正常代谢和生长发育必不可少的物质。

用法用量 口服：成人，每次1~2片，每日3次；儿童，每次1片，每日3次，含服或嚼碎后服用。

注意事项 ①慢性肾功能不全、心功能不全、慢性腹泻或胃肠道吸收障碍患者慎用。②对本品过敏者禁用，过敏体质者慎用。③本品性状发生改变时禁止使用。④请将本品放在儿童不能接触的地方。⑤儿童必须在成人监护下使用。⑥如正在使用其他药品，使用本品前请咨询医师或药师。⑦禁忌：高钙血症、高钙尿症以及维生素D增多症患者禁用；含钙肾结石或有肾结石病史患者禁用；高磷血症伴肾性佝偻病禁用。⑧药物相互作用：本品不宜与洋地黄类药物同时使用；大量饮用含酒精的饮料会抑制钙的吸收；本品与苯妥英钠类、四环素类药物同用，二者吸收均减少；维生素D、避孕药、雌激素能增加钙的吸收；本品与噻嗪类利尿药合用时，易发生高钙血症；本品与含钾药物合用时，应注意发生心律失常。

剂型规格 片剂：每片含葡萄糖酸钙150毫克，（相当于钙13.5毫克），磷酸氢钙100毫克，（相当于钙24毫克），维生素B₁0.5毫克，维生素B₂0.5毫克，维生素D21.5微克（60单位）。

磷酸氢钙
Calcium Hydrogenposphate

别名 二碱式磷酸钙，Dibasic Calcium Phosphate

作用用途 本品中所含的钙能促进骨骼和牙齿的钙化成形。本品能够补充钙质的不足，用于治疗佝偻病、软骨病、骨发育不全、手足搐搦症等。

用法用量 口服：每次0.6~2g，每日3次。

注意事项 ①偶有便秘，停药后自行消失。②可与维生素D同服。

剂型规格 片剂：每片0.3g。

碳酸钙−维生素 D₃
Calcium Carbonate and Vitamin D₃

别名 钙尔奇，钙尔奇D，钙尔奇D 600，钙尔奇D 300，碳酸钙维生素D，Caltrate with Vitamin D，Compoud Calcium Carbonate

作用用途 本品为钙与维生素D的复合制剂，钙是维持人体神经、肌肉、骨骼系统、细胞膜和毛细血管通透性正常功能所必需的。维生素D能参与钙和磷的代谢，促进其吸收，并对骨质形成有重要作用。本品为孕妇、哺乳期妇女、更年期妇女、老年人等的钙补充剂，也用于防治骨质疏松。

用法用量 口服：成人（钙尔奇D 600），每次1片，每日1~2次。儿童（钙尔奇D 300），每次1片，每日1~2次，咀嚼后咽下。

注意事项 ①尿钙或血钙浓度过高者、洋地黄化的患者，当本品性状发生改变时禁用。②心肾功能不全患者慎用。如正在服用其他药品，使用本品前请咨询医师或药师。③本品不良反应偶有嗳气、便秘。④过量服用可发生高钙血症，奶−碱综合征，表现为高血钙，碱中毒及肾功能不全。

剂型规格 片剂：①钙尔奇D 600：每片含碳酸钙1.5g（相当于元素钙600mg），维生素D₃ 125IU。②钙尔奇D 300：每片含碳酸钙0.75g（相当于元素钙300mg），维生素D₃ 60IU。

碳酸钙 D₃ 颗粒
Calcium Carbonate and Vitamin D₃ Granules

作用用途 本品用于儿童的钙补充。钙是维持人体神经，肌肉，骨骼系统，细胞膜和毛细血管通透性正常功能所必需。维生素D₃能参与钙和磷的代谢，促进其吸收并对骨质形成有重要作用。

用法用量 口服：儿童，每次1袋，每日1次，适量温开水冲服。或遵医嘱。

注意事项 ①心肾功能不全者慎用。②如服用过量或出现严重不良反应，应立即就医。③对本品过敏者禁用，过敏体质者慎用。④本品性状发生改变时禁止使用。⑤请将本品放在儿童不能接触的地方。⑥如正在使用其他药品，使用本品前请咨询医师或药师。⑦高钙血症高尿酸血症含钙肾结石或有肾结石病史者禁用。⑧不宜与洋地黄类药物合用；大量饮用含酒精和咖啡因的饮料以及大量吸烟均会抑制钙剂的吸收；大量进食富含纤维素的食物能抑制钙的吸收，因钙与纤维素结合成不易吸收的化合物；与苯妥英钠类及四环素类同用二者吸收减低；维生素D避孕药雌激素能增加钙的吸收；含铝的抗酸药与本品同服时铝的吸收增多；与噻嗪类利尿药合用时因增加肾小管对钙的重吸收而易发生高钙血症；与含钾药物合用时应注意心律失常。

剂型规格 颗粒剂：每袋含碳酸钙0.75克（相当于钙300毫克），维生素D3100国际单位。辅料为：麦芽糖糊精、葡萄糖、柠檬酸钠。

逸得乐
Idcos

作用用途 本品是高效补钙剂，碳酸钙吸收率高，耐受性好，钙刺激成骨细胞的形成，促进骨基质合成和矿化，增加骨质密度。维生素D促进钙的吸收，恢复血钙的正常含量，恢复活性维生素D和甲状旁腺素的正常浓度，抑制破骨细胞的形成，减少骨质的吸收，减少骨质的丢失。本品用于预防和治疗骨质疏松症。本品不含蔗糖和钠，糖尿病患者可使用。

用法用量 口服（咀嚼）：每次1~2片，每日1次。

注意事项 高钙血症患者禁用。柠檬酸口味（赋形剂中的木糖醇和山梨糖醇），可长期服用。

钙维 D₃ 咀嚼片
Calcium Carbonate and Vitamin D₃ Chenable Tablets

别名 凯思立 D，Calcichew D₃

作用用途 本品为补钙药，碳酸钙为重要的骨代谢调节剂，并能维持神经与肌肉的正常兴奋性和降低毛细血管的通透性。维生素 D₃ 能促进小肠黏膜刷状缘对钙的吸收及肾小管对钙、磷重吸收。本品适用于钙缺乏症。

用法用量 嚼碎口服：根据人体需要及膳食钙的供给情况，酌情进行补充。每日 500～1000mg（以钙计算），分次服用，或遵医嘱。

注意事项 ①对本品过敏者、肾功能不全、尿钙或血钙浓度过高者、维生素 D 增多症、高磷血症、肾性佝偻病患者禁用。②动脉硬化、心功能不全、高胆固醇血症、高磷血症、对维生素 D 高度敏感者慎用。③避免儿童擅自服用。④不良反应见嗳气、便秘。慎与洋地黄类药物联合使用。

剂型规格 片剂：每片含碳酸钙 1.25g（相当于元素钙 0.5g），维生素 D₃ 200IU。

维 D₂ 乳酸钙片

别名 凯合荣，Vitamin D₂ and Calcium Lactate Tablets

作用用途 本品用于儿童、孕妇、哺乳期妇女钙的补充。维生素 D2 是人体生长发育的必需物质，尤对胎儿、婴幼儿更为重要，此外还参与钙、磷代谢，促进其吸收，并对骨质形成有重要作用；钙在参与人体骨骼的形成、骨组织的重建、肌肉收缩、神经传递、凝血机制以及维持毛细血管通透性等方面具有重要作用。

用法用量 口服：成人及小儿每次 1 片，每日 1 次。

注意事项 ①心肾功能不全者慎用。②服用过量或出现严重不良反应，应立即就医。③对本品过敏者禁用，过敏体质者慎用。④本品性状发生改变时禁止使用。⑤请将本品放在儿童不能接触的地方。⑥儿童必须在成人监护下使用。⑦药物相互作用：本品不宜与洋地黄类药物合用；大量饮用含酒精和咖啡因的饮料以及大量吸烟，均会抑制钙剂的吸收；大量进食富含纤维素的食物能抑制钙的吸收，因钙与纤维素结合成不易吸收的化合物；本品与苯妥英钠类及四环素类同用，二者吸收减低；维生素 D、避孕药、雌激素能增加钙的吸收；含铝的抗酸药与本品同服时，铝的吸收增多；本品与噻嗪类利尿药合用时，因增加肾小管对钙的重吸收而易发生高钙血症；本品与含钾药物合用时，应注意心律失常。

剂型规格 片剂：每片含维生素 D20.0126 毫克（500 单位），乳酸钙 0.16 克。

氨基酸螯合钙
Calcium Amino Acid Chelate

别名 复方氨基酸螯合钙，钙氨基酸螯合物，乐力，乐力钙，Osteoform

作用用途 本品为人体成骨所必需的钙及多种微量元素通过配位键与氨基酸形成的螯合物，并辅以维生素 D₃ 和维生素 C 制成的复合制剂。本品均为可溶性有机矿物质，在酸性胃液及碱性肠液中均能稳定地溶解而不产生沉淀，其所含的钙及微量元素能在小肠绒毛上皮细胞主动转运氨基酸的同时被吸收入血，故具有很高的吸收率。由于氨基酸螯合钙在血浆中的持续解离，在体内形成一个时间的释钙周期，故能提高组织细胞对钙的利用率。此外，维生素 D₃ 可促进人体对钙的吸收和利用；维生素 C 和微量元素则能促进骨基质生成，增强成骨功能。本品是钙、微量元素等的补充源，适用于预防和治疗钙和微量元素缺乏引起的各种疾病，尤其用于防治骨质疏松症、儿童佝偻病、缺钙引起的神经痛、肌肉抽搐等；也可作为孕妇、哺乳期妇女、儿童和老人钙和维生素 D₃ 的补充剂。

用法用量 口服：温开水送下。成人，每日 1 粒，或遵医嘱；6 岁以下儿童，每日半粒；6 岁以上儿童，按成人剂量，或遵医嘱。幼儿及吞服不便者，可打开胶囊用适量酸性果汁冲服。

注意事项 肾功能不全、血钙浓度过高者忌用，或遵医嘱。

剂型规格 胶囊剂：每粒 1000mg。每粒含氨基酸螯合钙 523.6mg，维生素 C 钙 145.0mg，磷酸氢钙 110.0mg，氨基酸螯合镁 167.0mg，氨基酸螯合锌 40.0mg，维生素 D₃ 200IU、氨基酸螯合铜 1.7mg、氨基酸螯合锰 8.2mg、氨基酸螯合钒 0.1mg、氨基酸螯合硅 3.3mg、氨基酸螯合硼 0.9mg。

氟钙定
Tridin

别名 特乐定，一氟磷酸谷酰胺-葡萄糖酸钙-枸橼酸钙

作用用途 本品是氟和钙的复合制剂。氟能促使成骨细胞的形成并刺激其活性，因此，其主要作用是能够增强骨组织的小梁部分的生成，同时又有利于钙质在骨组织固着，并促使骨骼矿物质部分变得坚实。本品中的有机盐很易被吸收，吸收后向骨组织供应基层矿物质。本品中所含的氟以氟磷酸左旋谷酰胺形式存在，不会在胃中释出。因此可防止其他生成氢氟酸的氟盐在盐酸存在下引起的胃部功能失调。氟磷酸盐离子在肠道内被吸收，在酶的作用下水解成氟和磷酸盐离子。所以，我们只能在末梢血管中发现氟，它几乎完全被吸收。本品可

17

微量元素类药、钙制剂及营养药

有效缓解骨质疏松患者的症状，增加骨密度，降低骨折发生率。本品适用于原发及继发的骨质疏松症。

用法用量 口服：根据病情，每次 1~2 片，每日 3 次，咀嚼服用，由于在生理上，骨骼再补充钙质的进行程序要持续一段时间，所以治疗应持续至少一年。氟钙定中氟的吸收不受食物中钙的影响，甚至有利于钙在骨骼内固定，故本品可以在进食时服用。

注意事项 ①在生长发育阶段、孕妇及哺乳期妇女以及软骨病患者禁用。②在服本品治疗期间，要避免怀孕，此外，患严重肾衰竭，血钙过多或尿钙过多者禁用。③长期（1年以上）大量服用，少数患者可能会发生关节痛，尤其是下肢关节痛，减量及停药后症状可消失。④偶有患者产生上消化道不适，一般症状轻，减量或停药后症状消失。⑤长期使用本品，可能引起氟慢性中毒的危险（氟中毒），小梁骨严重异常，且末端骨折增加。⑥钙盐可能降低对铁质和四环素的吸收能力。

剂型规格 片剂：每片含单氟磷酸谷氨酰胺 134.4mg，葡萄糖酸钙 500mg，枸橼酸钙 500mg。

氯化钙
Calcium Chloride

作用用途 本品可降低神经肌肉组织的兴奋性，促进骨骼和牙齿的钙化。适用于急性血钙降低引起的手足搐搦症，亦用于防治慢性缺钙引起的佝偻病、软弱病和老年骨质疏松症。本品可降低毛细血管通透性，使渗出减少。有消炎、消肿和抗过敏作用，用于皮肤黏膜变态反应性疾病的辅助治疗。本品还可对抗镁离子的作用，用于镁中毒时解毒剂。并能对抗中毒量氨基糖苷类抗生素引起的呼吸麻痹，与新期的明合用疗效增加。

用法用量 ①静脉注射：每次 0.15~1g，用等量 25% 葡萄糖注射液稀释后，缓慢注射。②静脉滴注：10% 葡萄糖注射液，每次 30~40ml，加入 500~1000ml 生理盐水或 5% 葡萄糖注射液中（浓度 0.3%~0.8%），于 3~12 小时内滴完。儿童，每小时 500mg/kg 体重，分次用。③口服：每次 0.3~1g，每日 3 次。

注意事项 ①禁与四环素类药物同时口服，以防影响其吸收。②在应用强心苷期间及停药 1 周内忌用本品。③口服有胃肠道刺激，静脉注射有全身发热感，并可兴奋心脏，注射过快可引起心律失常，甚至心脏骤停。④静脉注射时药液外漏可引起剧痛及组织坏死。⑤本品可增加强心苷的作用和毒性。

剂型规格 ①片剂：每片 0.3g。②注射剂：每支 0.3g（10ml）；0.5g（10ml）；0.6g（20ml）；1g（20ml）。

果糖酸钙
Calcium Laevulinate

别名 块茎糖酸钙，戊酮酸钙，乙酰丙酸钙，左旋糖酸钙

作用用途 本品作用与葡萄糖酸钙相似，能提高血钙，降低毛细血管通透性，临床用于治疗低血钙、荨麻疹、血管神经性水肿等。

用法用量 ①静脉注射：每次 1g，缓慢注入。②口服：每次 0.5~2g，每日 3 次。

注意事项 服用强心苷患者慎用。静脉注射时，个别患者可有发热感。

剂型规格 ①片剂：每片 0.5g。②注射剂：每支 1g（10ml）。

维 D_2 果糖酸钙注射液
Vitamin D_2 and Calcium Colloid Injection

作用用途 本品用于缺乏维生素 D 所引起的钙质代谢障碍。维生素 D_2 必须经过肝和肾的双重转化才变成有生物活性的维生素 D_3，起调节钙磷代谢的作用。在这个转化过程中，只有一部分的维生素 D_2 最终转化成维生素 D_3。所以维生素 D_2 的生物活性远远差于维生素 D_3。

用法用量 肌内或皮下注射：每日或隔日注射 1 次，小儿每日 1ml，用前必须摇匀。

注意事项 ①钙血症、维生素 D 增多症、高磷血症伴肾性佝偻病患者禁用。②动脉硬化．心功能不全、高胆固醇血症慎用。③对维生素 D 高度敏感慎用。④肾功能不全者慎用。⑤疗程中应注意定期检查以下项目：血清尿素氮、肌酐和肌酐清除率，血清骨碱性磷酸酶、血磷、血钙，24 小时尿钙，尿钙与肌酐的比值以及骨 X 线检查等。⑥全母乳喂养婴儿易发生维生素 D 缺乏，皮肤黝黑母亲婴儿尤易发生。婴儿对维生素 D 敏感性个体间差异大。有些婴儿对小剂量维生素 D 即很敏感。血清钙和磷浓度的乘积［Ca］×［P］（mg/dl）不得大于 58。⑦儿童长期应用维生素 D2 每日 1800 单位后，可致生长停滞。老年人可能由于活性维生素 D 即维生素 D3 分泌减少，肠道对钙的吸收降低，故口服剂量应相应增加。⑧孕妇及哺乳期妇女一般需补充钙剂，但用法用量应遵医嘱。⑨目前尚无钙剂对胎儿影响的动物和人体实验。⑩孕妇及哺乳妇女慎用维生素 D 制剂。高钙血症孕妇可伴有对维生素 D 敏感，应注意剂量调整，功能上又能抑制甲状旁腺活动，以致婴儿有特殊面容，智力低下及患遗传主动脉弓缩窄。⑪正常的用法和用量，很少出现不良反应。偶见食欲不振，呕吐等胃肠反应。⑫短期内摄入超量或长期服用大量维生素 D，可导致严重中毒反应。例如婴幼儿每日 20 万~40 万单位，连续服用数周或数月可致严重毒性反应。

剂型规格 注射剂：每支 1ml 含钙 0.5mg、维生素 D20.125mg

第三节 营养药

营养支持已成为临床危重病人不可缺少的治疗措施。其主要目的是维持复杂的氮和能量平衡。营养支持主要包括蛋白质和氨基酸供氮、碳水化合物和脂肪供给能量。尤其是在长期治疗时，液体、电解质和维生素也应满足需要。补充营养的途径有胃肠道和胃肠道外两种。

人血清蛋白液
Human Serum Protein Solution

别名 补血康，全谱稳定血清蛋白，Biseko

作用用途 本品含有标准化的和具有生物活性的全谱稳定血清蛋白；含有活性蛋白酶抑制剂，所以能抑制血浆中的非特异性蛋白分解活动；还含有免疫球蛋白M（IgM）和免疫球蛋白G（IgG），以提高体液免疫力，增加机体抵抗力。临床用于低蛋白血症，低丙种球蛋白血症，低白蛋白血症，营养不良，防止感染、烧伤、休克、血容量补充等。

用法用量 静脉注射、静脉滴注：给药前，先将药液热至室温，初始滴注速度小于每分钟1ml，待滴注10ml后，速度可调整到每分钟3~4ml。

注意事项 ①对同种血清蛋白过敏者禁用。②滴注前应检查药液是否澄明，温度与室温相同时才可滴注。③出现头痛、呼吸困难、颈静脉充血等循环超负荷的症状时，应立即停止滴注。④反复给药会导致过敏反应，甚至引起过敏性休克。

剂型规格 注射剂：每支50ml。每1000ml中含有：蛋白质50.0g，人体白蛋白约31.0g，IgG约8.0g，IgA约1.6g，IgM约0.65g，血清蛋白约0.75g，Na^+ 155.0mmol，K^+ 4.0mmol，Ca^{2+} 2.1mmol，Mg^{2+} 1.0mmol，Cl^- 103.0mmol，注射用水加至1000ml。

加营素
Ensure Powder

别名 氨素，ENS

作用用途 本品为复合制剂，含有人体所需的各种营养物质，C/N比为178，可充分起到节约蛋白质的作用，不增加肾脏负担。不含乳糖，故适合乳糖不耐受者使用。胆固醇低，长期饮用对心血管疾病、动脉硬化无影响。1cal/1ml热量易计算，便于控制进食量。提供每日14种维生素和11种矿物质的基本需求量。临床用于无法进食固体食物的下列患者：术前和术后，外伤、慢性病和年老体质虚弱者，孕妇及产后妇女，某些必须限制饮食的骨科疾病，婴儿等。

用法用量 口服或鼻饲：取5量匙本品，加入200ml开水至完全溶解，再加水至250ml。患者每日用量可由医师按1ml标准液提供1cal热量计算决定。

注意事项 ①国内临床用于胃癌全胃切除术后管饲本品时见有轻度腹胀，减慢管饲速度即可缓解。②密闭、干燥处保存。

剂型规格 粉剂：每瓶400g。本品参照每日饮食建议量的比例配成，含有人体所需的糖类、蛋白质、脂肪、维生素、电解质、微量元素等各种营养素。每100g粉剂含蛋白质15.9g，脂肪15.9g，亚油酸8.7g，碳水化合物61.8g，矿物质2.5g（内含钠0.36g、钾0.67g、钙0.23g、磷0.23g、氯0.61g、镁90mg、铁4.05mg、锌5.1mg、铜0.45mg、碘34μg、锰1.12mg），维生素A 1130 IU、维生素D 90IU、维生素E 10IU、维生素K_1 16μg、维生素C 68mg、维生素B_1 0.68mg、维生素B_2 0.77mg、维生素B_6 0.9mg、维生素B_{12} 2.7mg、烟酸9mg、叶酸9μg、泛酸2.3mg、生物素63μg、胆碱136mg。

泻粉
Isomil Powder

作用用途 本品的营养成分近似母乳。蛋白质：从大豆中提取的蛋白质再加上蛋氨酸，在婴儿肠胃中容易消化，且减少引起过敏性的可能。脂肪：由粟米及椰子中提取，含不饱和脂肪酸，吸收率达90%。碳水化合物：含蔗糖及麦芽精，不含乳糖，容易吸收和代谢，避免因乳糖酶不足而引起的腹泻。维生素：含足够婴儿每日所需的各种维生素，促进新陈代谢。矿物质：铁质供给造血需要，其他矿物质可满足婴儿生长的需要。可作为患有腹泻、吐奶、湿疹、腹痛、乳糖不耐受、非特异性呼吸疾病、生长发育障碍等婴儿的代乳品。

用法用量 口服：剂量可参考下表。

婴儿年龄	体重（kg）	用量		
		奶粉平匙	温开水（ml）	24小时喂食次数
2~3天	2.6~3.5	3/4	75	7
4~7天	2.6~3.5	1	75	7
1~2周	2.9~3.7	1.5	90	7
2~4周	3.5~40	1.5	105	7
4~6周	4.0	2	120	6
7~8周	4.0~5.0	2.5	150	6
2~4个月	5.0~5.9	3	180	5
4~6个月	5.9~6.8	3.5	210	5
6~8个月	6.8~7.7	4	240	4
8~12个月	8.2~10.9	4.5	270	4
1岁以上	8.2~10.9以上	4.5	270	3~4

注意事项 ①调和时不需另加葡萄糖。②调和用的器皿，煮沸消毒5分钟。③喂食期间，婴儿每日大便3次，且呈糊状，仍是正常现象。④一经打开，3个月内

用完。⑤密封、室温保存。

剂型规格 粉剂：每瓶400mg。成分与含量如下：

组分	粉末 （g/100g）	标准稀 释液（g/L）	每升含 维生素	标准稀 释液（g/L）
蛋白质	15.25	20.0g	维生素A	2500*
脂肪	27.35	36.0g	维生素D	400*
碳水化合物	51.65	68.0g	维生素E	5IU
矿物质	3.75	4.9g	维生素B_1	0.65mg
钙	0.53	0.70g	维生素B_2	1.00mg
磷	0.38	0.50g	维生素B_6	0.40mg
钠	0.23	0.30g	烟酰胺	6.00mg
钾	0.54	0.71g	维生素C	50.00mg
氯	0.40	0.53g	叶酸	0.10mg
镁	0.04	0.05g	维生素B_{12}	3.00mg
铁	0.0093	12.00mg	泛酸	5.00mg
锌	0.0015	200mg	生物素	0.15mg
铜	0.00038	0.50mg		
碘	0.00011	0.15mg		
水	2.00	—		

*单位为 U.S.P. units

爱伦多粉
Elental Powder

别名 要素营养，氨基酸型肠内营养剂，高能要素，维沃，Elementaldiet，Tolerex，Vivonex TEN

作用用途 本品为一种易吸收的肠内用的营养剂。可提供充分的热量和蛋白质，能有效地改善患者营养不良状况，促进疾病缓解，并防止复发。特别在维持氮平衡方面较肠外营养支持有更好的效果。本品因富含谷氨酰胺（24.15/kg体重），可促进肠黏膜细胞再生，可维护肠黏膜的屏障功能，从而降低细菌和毒素进入血液，减少发生感染等并发症。本品通常可用于手术前后患者的营养支持，尤适用于以下情况：不能接受含有蛋白质的肠内营养剂的患者，需要保持肠内净化时的患者，刚接受手术后患者，消化道异常疾病，如愈合不良、短肠综合征、各种消化瘘管等患者，患克隆病、溃疡性大肠炎、消化不良综合征、胰脏疾病、蛋白漏出性肠炎等特殊疾病患者，大面积烧伤者。

用法用量 鼻饲或胃管饲人、口服：成人，标准量为每日480~640g（1800~2400kcal），可依据年龄、体重或病情适当调整剂量。一般初始量为60~80g，根据病情逐渐加量，4~10日后达标准量。使用时将80g本品用饮用水300ml溶解后连续输入十二指肠或空肠内，速度为每小时50~100ml。

注意事项 ①重症糖尿病者，用大量激素后出现糖代谢异常者禁用。②老年糖尿病患者慎用。③肠道手术后患者用本品后易出现肠道吸收能力下降，故应在术后第4日开始慎重给药。④短肠综合征患者慎用，特别注意不要引起腹泻。⑤孕妇和儿童如需长期使用时，应注意用法用量，应相应补充维生素和电解质。⑥本品不能用于静脉注射。溶解后的溶液应在12小时内用完，过期

不能再使用。⑦对长期鼻饲者，偶见逆流现象，应注意。⑧如使用期内发现腹泻，应暂停用药，以后改为小量服用。⑨给药过量会引起腹泻、腹胀、恶心、腹痛等胃肠道反应。极少数患者会有SGPT、SGOT、尿素氮值升高及血糖升高现象。⑩用鼻饲法进行持续注入时，由于鼻饲管内端的插入位置、注入速度或患者的病情等因素，偶尔也会造成逆流现象。因此，应注意鼻饲管内端的留置位置及注入速度。⑪密闭、避潮、室温保存。

剂型规格 粉剂：每袋80g。每100g本品中含（mg）：L-异亮氨酸803，L-亮氨酸1124，盐酸赖氨酸1110，L-蛋氨酸810，L-苯丙氨酸1089，L-苏氨酸654，L-色氨酸189，L-缬氨酸874，L-组氨酸盐酸盐（一水合物）626，L-精氨酸盐酸盐1406，L-丙氨酸1124，L-天冬氨酸钾镁1295，L-天冬氨酸钠1084，L-谷氨酸胺2415，甘氨酸631，L-脯氨酸788，L-赖氨酸1449，L-酪氨酸138，糊精79.37g，柠檬酸钠（二水合物）770，氯化钾188，甘油磷酸钙1031，葡萄糖酸铁（二水化合物）19.4，硫酸锌（七水化合物）9.85，硫酸锰（五水化合物）1.63，硫酸铜（五水化合物）1.03，碘化钾24.5μg，盐酸硫胺素242μg，磷酸核黄素钠320μg，盐酸吡哆醇334μg，氰钴胺0.9μg，泛酸钙1.49，烟酰胺2.75，叶酸55μg，生物素49μg，重酒石酸胆碱22.41，维生素C 9.75，乙酸维生素A颗粒16.2，乙酸维生素E颗粒20.63，维生素D_2 1.6μg，植物甲苯醌11μg，大豆油636。

木糖醇
Xylitol

作用用途 本品为营养药，能补充人体热量，改善糖代谢。本品在体内代谢不依赖胰岛素，直接通过细胞膜参与糖代谢。它不增加血糖浓度，而且有刺激胰岛产生胰岛素的作用。本品的热量及甜味与葡萄糖相似。还有抑制酮体生成的作用，能使血浆脂肪酸生成减少。用于糖尿病患者作为糖的代用品，也可作为糖尿病、手术麻醉时酮中毒的合并用药。

用法用量 ①口服：每日25~50g，分3~4次服用。②静脉注射：每次25~30g。

注意事项 ①胰岛素诱发的低血糖症禁用。②静脉注射浓度过高或速度过快，可致代谢性酸中毒，引起肾脏、大脑功能损伤。③口服偶见腹泻、肠鸣。

剂型规格 ①粉剂：每袋500g。②注射剂：每支25g（500ml）；50g（500ml）。

善存
Centrum

别名 Multivitamins

作用用途 本品由多种维生素和矿物质组成。用于成年人多种维生素、矿物质和微量元素的补充。

用法用量 口服：每日1片，或遵医嘱。

注意事项 本品适用于成年人服用。4~12岁儿童应服用小儿善存。

剂型规格 片剂：本品每片含如下成分：

维生素A（用乙酸酯及β-胡萝卜素）5000IU，维生素D（用维生素D_2）400IU，维生素E（用消旋阿尔法乙酸生育酚）30IU，维生素B_1（用硝酸硫胺）1.5mg，维生素B_2（用核黄素）1.7mg，维生素B_6（用盐酸吡哆素）2mg，维生素C 60mg，维生素B_{12}（用氰钴胺素）6μg，维生素K_1 25μg，生物素30μg，叶酸400μg，烟酰胺20mg，泛酸（用泛酸钙）10mg，钙（用磷酸氢钙）162mg，磷（用磷酸氢钙）125mg，钾（用氯化钾）40mg，氯（用氯化钾）36.3mg，镁（用氧化镁）100mg，铁（用富马酸亚铁）18mg，铜（用氧化铜）2mg，锌（用氧化锌）15mg，锰（用硫酸锰）2.5mg，碘（用碘化钾）150μg，铬（用氯化铬）25μg，钼（用钼酸钠）25μg，硒（用硒酸钠）25μg，镍（用硫酸镍）5μg，锡（用氯化亚锡）10μg，硅（用硅酸钠）10μg，钒（用偏钒酸钠）10μg。

小儿善存
Centrum Jr

作用用途 本品含10种维生素，2种矿物质（钙、磷），可补充儿童成长发育中所需的5种营养元素。能帮助儿童骨骼生长、视力正常发育，促进红细胞形成，能增进食欲，使儿童健康成长。

用法用量 嚼碎口服：每日1片或遵医嘱。

剂型规格 咀嚼片：每片含维生素A 5000IU，维生素D 400IU，维生素B_1 1.5mg，维生素B_2 1.7mg，维生素B_6 2mg，维生素C 50mg，维生素B_{12} 4μg，叶酸100μg，烟酰胺20mg，泛酸10mg，钙162mg，磷125mg。

善存银片
Centrum Silver

作用用途 本品是由多种维生素、多种矿物质和微量元素组成的复方片剂。用于补充50岁以上成人所需的多种维生素、矿物质和微量元素。

用法用量 口服：每次1片，每日1次。

注意事项 ①慢性肾功能衰竭、高钙血症、高磷血症伴肾性佝偻病患者禁用。②对本品成分过敏及过敏体质者慎用。

剂型规格 片剂：每片含：维生素A（醋酸酯）4000IU，β-胡萝卜素（相当于维生素A）2000IU，维生素D 400IU，维生素E 45IU，维生素B_1 1.5mg，维生素B_2 1.7mg，维生素B_6 3mg，维生素C 60mg，维生素B_{12} 25μg，维生素K_1 10μg，生物素30μg，叶酸200μg，烟酰胺20mg，泛酸10mg，钙200mg，磷48mg，钾80mg，氯72mg，镁100mg，铁9mg，铜2mg，锌15mg，锰2.5mg，碘150μg，铬100μg，钼25μg，硒25μg，镍5μg，硅10μg，钒10μg。

安尔康
Engran-HP

作用用途 本品含有多种维生素、钙、镁及微量元素。用于补充人体所需的各种维生素及铁、钙、微量元素的不足。本品适用于孕妇、哺乳期妇女的维生素和矿物质补充。

用法用量 口服：每次1片，每日1~2次。

剂型规格 片剂：每片含维生素A 2000IU、维生素D 200IU、维生素E 15IU、维生素C 30mg、维生素B_1 850μg、维生素B_2 1mg、烟酸胺10mg、维生素B_6 1.25mg、维生素B_{12} 4μg、叶酸400μg、碘75μg、铁9mg、镁50mg、钙325mg。

复合维生素
Compoud Vitamin

别名 爱乐维，Elevit Pronatal

作用用途 本品是专为计划怀孕、妊娠期和哺乳期妇女研制的复合制剂。本品含有12种维生素和7种矿物质和微量元素。可预防孕期疾病和胎儿出生缺陷的发生，补充孕产妇专用复合维生素及微量元素。本品用于满足妇女怀孕时及产后对维生素、矿物质和微量元素的额外需求。预防孕期由于缺铁和缺乏叶酸引起的贫血。

用法用量 口服：每日1片，与早餐一起服用，或遵医嘱服用。

注意事项 ①禁忌证：已有维生素A及维生素D过多症，肾功能减退者、铁蓄积、铁利用障碍者，血钙过多或尿钙增多症，对本品成分过敏者。②不良反应：少数病例会出现胃肠道功能紊乱（如便秘），但一般不需停药。某些敏感的妇女可能会出现一定程度的过度兴奋，故此类药病人避免晚间服用。③本品不宜与四环素、卡马西平、苯妥英、扑米酮及巴比妥类药并用。④请严格按推荐剂量服用。⑤本品不推荐儿童使用。⑥由于本品含铁故可改变粪便的颜色使之变黑。

剂型规格 片剂：每片含维生素A（4000IU）1.2mg、维生素B_1 1.6mg、维生素B_2 1.8mg、维生素B_6 2.6mg、维生素B_{12} 4.0μg、维生素C 0.1g、维生素D_3（500IU）12.5μg、维生素E 15mg、生物素0.2mg、叶酸0.8mg、烟酰胺19mg、泛酸钙10mg、钙0.125g、镁0.1g、磷0.125g、铜1mg、铁60mg、锰1mg、锌7.5mg。

三维B片

别名 维生乐片 Trivitamins B Tablets

作用用途 本品所含维生素B_1在体内形成焦磷酸硫胺，是碳水化合物代谢时所必需的辅酶，可维持心脏、神经及消化系统的正常功能。维生素B_1能抑制胆碱酯酶的活性，缺乏时胆碱酯酶活性增强，乙酰胆碱水解加速，致神经冲动传导障碍，影响胃肠、心肌功能。维生素 B_6 在红细胞内转化为磷酸吡哆醛，作为辅酶对蛋白质、碳水化合物、脂类的各种代谢功能起作用，维生素 B_6 还参与色氨酸转化成烟酸或 5-羟色胺。维生素 B_{12} 参与体内甲基转换及叶酸代谢，促进 5-甲基四氢叶酸转变为四氢叶酸。缺乏时，导致 DNA 合成障碍，影响红细胞的成熟。本品还促使甲基丙二酸转变为琥珀酸，参与三羧酸循环。此作用关系到神经髓鞘脂类的合成及维持神经纤维功能完整，维生素 B_{12} 缺乏症的神经损害可能与此有关。本品用于维生素 B_1、B_6、B_{12} 缺乏症的预防和治疗。亦适用于不同病因所致单神经病变或多发性周围神经炎、神经痛治疗。

用法用量 口服：每次 1~2 片，每日 3 次。

注意事项 ①大剂量应用时，测定血清茶碱浓度可受到干扰。测定尿酸浓度可呈假性增高，尿胆原可呈假阳性。②维生素 B_1 一般可由正常食物中摄取，较少发生单一维生素 B_1 缺乏。如有缺乏症状表现，使用复合维生素 B 制剂较宜。③恶性贫血病人，内因子缺乏，口服本品后维生素 B_{12} 吸收障碍。④本品中维生素 B_6 可影响左旋多巴治疗帕金森病的疗效，但对卡比多巴疗效无影响。⑤维生素 B_1 在碱性溶液中易分解，如与碳酸氢钠、枸橼酸钠配伍，可引起本品中维生素 B_1 失效。⑥孕妇接受大量维生素 B_6，可致新生儿维生素 B_6 依赖综合征。⑦尚未见有关本品不良反应的报道。

剂型规格 片剂：每片含维生素 B_1 0.1g，维生素 B_6 0.1g，维生素 B_{12} 0.2mg。

施尔康
Theragran-M

作用用途 本品是机体正常代谢所必需的多种维生素及微量元素的营养补充药，用于预防因维生素和微量元素缺乏所引起的各种疾病。

用法用量 口服：12 岁以上，每日 1 片，饭中或饭后服用。

剂型规格 片剂：每片含碘 150μg、镁 65mg、锰 1mg、铁 12mg、铜 2mg、维生素 A 5000IU、锌 15mg、维生素 D 400IU、维生素 E 15IU、维生素 C 200mg、维生素 B_1 10.3mg、维生素 B_2 10mg、烟酰胺 100mg、维生素 B_6 4.1mg、维生素 B_{12} 5μg、泛酸 18.4mg。

多维元素胶囊（13）
Duowiyuansu Jiaonang（13）

别名 康耐得，十维锌铁钙胶囊

作用用途 本品为专为孕产妇配制的维生素制剂，其中含有十种维生素及锌、铁、钙等微量元素，能适度补充在怀孕与哺乳期间，机体内降低的维生素水平，帮助预防缺铁性贫血，促进婴儿的骨骼、血液及神经系统的健康生长及脑细胞发育，确保孕妇和婴儿的健康。本品用于妊娠期和哺乳期妇女维生素与矿物质的补充。

用法用量 成人 口服：每日 1 粒。

注意事项 ①慢性肾功能衰竭、高钙血症、高磷血症伴肾性佝偻病患者禁用。②偶见胃部不适。③请按说明书或在医师指导下使用。

剂型规格 胶囊剂：每粒含维生素 A 4000IU、维生素 E 11mg、维生素 B_1 1.5mg、维生素 B_6 2.6mg、维生素 D 400 IU、维生素 C 100mg、维生素 B_2 1.7mg、维生素 B_{12} 4μg、叶酸 0.8mg、烟酰胺 18mg、钙 58.8mg、铁 19.8mg、锌 20mg。

金施尔康
Gold Theragran

别名 多维元素片，Multi-Vitamin Formula with Minerals

作用用途 本品含 25 种维生素及微量元素。具有抗癌、延缓衰老及预防心血管疾病的作用。

用法用量 口服：每日 1 粒。

剂型规格 片剂：每片含维生素 A 500IU、维生素 B_1 3mg、维生素 B_2 3.4mg、维生素 B_6 3mg、维生素 B_{12} 9μg、维生素 C 90mg、维生素 D 400IU、维生素 E 30IU、烟酰胺 20mg、叶酸 400 单位、铁 27mg、铜 2mg、碘 150μg、锌 15mg、镁 100mg、钙 40mg、磷 31mg、铬 15μg、钼 15μg、硒 10μg、锰 5mg、氯 7.5mg、钾 7.5mg、泛酸 10mg、生物素 30μg。

小施尔康
Xiaoshi'erkang

作用用途 本品含 10 种维生素。增强儿童抵抗力，促进儿童智力和身体发育。

用法用量 口服：嚼碎服用，每日 1 片。

剂型规格 片剂：每片含维生素 B_{12} 6μg、维生素 A 5000IU、维生素 D 400IU、维生素 E 30IU、维生素 C 60mg、叶酸 400μg、维生素 B_1 1.5mg、维生素 B_2 1.7mg、烟酰胺 20mg、维生素 B_6 2mg。

21-金维他
21-Super-Vita

作用用途 本品能增强生理功能，增强新陈代谢，预防过早衰老，减少疾病，预防骨质疏松症，供给营养，维护健康，预防或减少孕妇贫血、妊娠反应，促进和满足胎儿、婴儿和儿童的生长发育。适用于营养不良、新陈代谢障碍、肝肾功能不全、甲状腺功能亢进、贫血、食欲不振、多发性神经炎、脚气病、口角炎、舌炎等。高温、高湿、寒冷、缺少阳光日环境作业，重体力劳动，剧烈运动及紧张性脑力劳动和营养补给，如癞皮病，皮肤炎，湿疹，角膜炎，夜盲症，视力衰退，眼睛疲劳，眼球干燥症，防治坏血病，牙龈炎，牙质细胞萎缩和退化。

用法用量 口服：①成人，每日 2 片；孕妇及哺乳期妇女，每日 2~4 片；高温、高湿、严寒环境中操作者，每日 4 片。②儿童，每日 2 片或半片。

剂型规格 片剂：每片含维生素 A 2500IU，维生素 B_1 2.5mg，维生素 B_6 250μg，烟酰胺 7.5mg，胆碱 25mg，维生素 C 25mg，赖氨酸 12.5mg，铁 5mg，钾 5mg，铜 500μg，锰 500μg，维生素 D 200IU，维生素 B_2 2.5mg，维生素 B_{12} 0.5μg，泛酸钙 2.5mg，肌醇 25mg，维生素 E 5mg，磷酸氢钙 279mg，碘 50μg，锌 250μg，镁 500μg。

短肽型肠内营养剂
Entoral Nutrition

别名 百普素，维多粉，Pepti-2000 Variant

作用用途 本品含有短肽链乳清蛋白，游离氨基酸，植物脂肪，中链甘油三酯，麦芽糖糊精等基本要素。用于代谢性胃肠道功能紊乱、克隆病、短肠综合征、肠瘘、胰腺炎、感染性肠道疾病、慢性胃炎、胃及十二指肠溃疡；脓毒病等危重疾病；营养不良患者的手术前喂养；手术前净化肠道；手术后恢复期的营养支持；严重的创伤，应激患者；上消化道肿瘤妨碍消化功能者；放射性（化疗）肠炎；大面积烧伤患者；烧伤合并感染的患者；也可用于糖尿病患者。

用法用量 胃肠管喂养：在容器内注入 50ml 预先煮沸过的水，加入本品 1 袋（126g），用搅拌器使其完全溶解。再加入预先煮沸过的水直至 500ml，调匀即可。每日用 4 袋冲调成 2000ml 溶液，即可满足机体对所有营养的需求。

注意事项 ①肠道阻塞者、有高血糖倾向者、肾衰竭未进行透析者、肝脑病变患者都应慎用本品。②配制好的溶液应置于冰箱冷藏，但不能超过 24 小时。③使用前将溶液加温，但不能煮沸溶液。

剂型规格 粉剂：每袋 126g。本品含有麦芽糖糊精、葡萄糖浆、水解乳清蛋白、植物油、中链脂肪酸、矿物质、维生素、微量元素等。

肠内高能营养多聚合剂
Nutrison Fiber

别名 能全力（纤维素型）

作用用途 本品是一种以整蛋白为基础的肠内营养制剂。其营养素全面、容易消化、吸收完全、生物利用度高。其渗透压低，可预防渗透性腹泻，适用于有胃肠道功能，而不能或不愿进食的患者的肠内营养支持。主要用于：①厌食和其相关的疾病、代谢应激，如创伤、烧伤而引起的食欲不振；神经性、精神性疾病或损伤、意识障碍；心、肺疾病的恶病质；癌性恶病质和癌肿治疗的后期；艾滋病病毒、艾滋病。②机械性胃肠功能紊乱、颌面部损伤、头颈部癌肿、吞咽障碍、上消化道阻塞，如食管狭窄；③危重疾病：大面积烧伤、创伤、脓毒血症、大手术后恢复期。④营养不良患者的手术前营养。本品也能用于糖尿病患者。

用法用量 管饲喂养或口服：事前置入一根喂养管

到胃、十二指肠或空肠上段部分。能量密度为 1kcal/ml，正常滴速为每小时 100~125ml，开始滴速宜慢，剂量应根据患者的需要而定。一般患者，每日给予 2000kcal，高代谢患者（严重烧伤、创伤）4000kcal，初始剂量最好每日 1000kcal，在 2~3 日内逐渐增加至需要量。

注意事项 ①胃肠道功能衰竭、完全性肠梗阻、严重的腹腔内感染禁用。②本品在室温下使用，打开前先摇匀，适用全浓度输注者，本品不需要稀释，操作过程须谨慎，以保证产品无菌，已打开的瓶子在冰箱内最多能存放 24 小时。本品不适用于 1 岁以内的婴儿，不宜作为 1~5 岁儿童的单一营养来源。③本品不能用于静脉注射。④使用过程中需注意液体平衡，保证足够的液体摄入。以补充纤维素排泄时所带走的水分。

剂型规格 溶液剂：每瓶 500ml；1000ml。500ml 溶液剂中含蛋白质 20g，脂肪 19.5g，碳水化合物 61.5g，膳食纤维 7.5g，矿物质 2.5g，维生素 150mg，能量为 500kcal（2100kJ）。

肠内营养粉剂（TP）
Enleral Nutritionl Powder（TP）

别名 整蛋白型肠内营养粉剂，Ensure，Protein Enteral Nutritionl Powder

作用用途 本品主要成分为蛋白质、脂肪、碳水化合物、维生素、矿物质。本品与水混合后成为低渣流质，可作为日常营养补充或完全饮食替代，口服或管饲后能提供全面均衡的营养供给。本品可用于药物、手术或心理方面的原因而导致的不能正常进食或营养不良的患者。本品可作为唯一营养来源或部分营养补充，适用于成人及 4 岁或 4 岁以上儿童。

用法用量 ①口服：制备 250ml 服用量，在杯中加入 200ml 温开水，缓慢地搅拌下加入安素粉剂 55.8g，搅拌直到溶解。400g 的安素粉剂可制备 7 份 250ml 的标准冲调液。②管饲：遵医嘱使用。根据患者的病情和耐受性调整滴速、用量和浓度。额外需要的液体应通过每餐和两餐之间给予温水来补充。在服用时，通过常规管饲给予，也可通过治疗前后给予温水补足所需水分。连续管饲时，胃内的残留物应每 2~4 小时检查一次；间歇管饲时，在每次管饲前检查一次，如果患者表现出不能耐受（例如恶心、腹部抽筋、腹胀或腹泻），给药速度应减至 25 ml/h，接着再缓慢地增加至正常速度，此时应全浓度供给，速度和浓度不宜同时改变。如果患者仍不能忍受可将配方稀释。再连续进食 3~6 小时或每次间歇进食后，应用温水 25~100ml 清洗管道，预防管道堵塞并且提供额外的水分。作为营养补充，每次 250ml，每日 3 次。

注意事项 ①本品禁止用于胃肠外注射或静脉内使用。②肠梗阻、严重的短肠综合征或高排泄量的瘘、半乳糖血症患者禁用。③4 岁以下儿童不宜服用。④孕妇及哺乳期妇女，应根据营养需求来调整用量。⑤本品调好后应该立即服用或加盖冰箱保存，在 24 小时内服完。干粉罐子应在取药后立即盖严盖子，贮存在阴凉、干燥处，不用冷藏。一旦打开，安素粉剂应该在 3 星期内用完。

剂型规格 粉剂：每听 400g。安素粉剂能提供 1.06kcal/ml 能量。它的热量分配为 14.2% 蛋白质，54% 碳水化合物，31.8% 脂肪。

整蛋白型肠内营养剂
Nutrison

别名 能全素

作用用途 本品含有酪蛋白、植物脂肪、麦芽糖糊精等人体必需的基本营养成分，营养完全，均衡，冲调后经管道喂养或直接饮用提供人体对营养的需求。适用于有厌食和其相关的疾病，机械性胃肠道功能障碍，危重疾病，营养不良患者的手术前喂养，净化肠道，也可用于糖尿病患者。

用法用量 鼻饲：在容器内注入 700ml 预先煮沸过的水，加入本品 1 听（430g），用搅拌器使其完全溶解。再加入预先煮沸过的水直至 2000ml，调匀即可。每日用 1 听本品（430g）冲成 2000ml 溶液，即可满足机体对所有营养的需求。

注意事项 ①配制好的溶液应置于冰箱冷藏，但不能超过 24 小时。②使用前将溶液加温，但不能煮沸溶液。③少数患者可能有腹胀、腹泻、腹痛等不良反应。

剂型规格 粉剂：每听 430g。本品含有酪蛋白、植物油、麦芽糖糊精、矿物质、卵磷脂、维生素、微量元素、热量 8368kJ（2000kcal）、pH6.8、大豆多糖纤维。

复方营养混悬剂
Compound Nutrition Suspension

别名 海汇要素

作用用途 本品含有麦芽糖糊精、酪蛋白、大豆油、脂肪酸、维生素、矿物质和微量元素等。本品为耐受性良好的整蛋白型肠内营养配方，适合中国人胃肠道特点，不增加胃肠负担，流动性好，不易发生堵管。用于严重创伤、消耗性疾病、术前术后、产后营养不足的补充，以及肿瘤放化疗的支持治疗。

用法用量 口服、鼻饲或胃管滴入：干混悬剂用 40~50℃温开水稀释 4 倍后（约 125g 用 500ml 水）使用，第一天用量 500~1000ml（125~250g），每日剂量按人体重计算，推荐剂量为每日 10g/kg 体重（约每日 40ml/kg 体重），分 4~6 次服完，每次间隔 1~2 小时，配制后应放冰箱存放，当日用完，以后逐渐增加或遵医嘱使用。

注意事项 ①三个月以下婴儿、不适于用肠内营养的疾病以及有严重消化道和吸收功能障碍的疾病禁用。②糖尿病、高剂量类固醇类药物治疗与其他糖代谢异常者慎用。③偶有恶心、呕吐、腹胀、腹泻等胃肠道反应。

剂型规格 干混悬剂：每袋 125g。本品每 1000g 中含

酪蛋白钠盐 160g、大豆油 9g、糊精 800g、钠 2.6g、镁 0.5g、磷 1.75g、钾 3.32g、钙 2g、氯 5g、锌 38mg、铜 2.5mg、钼 0.25mg、硒 0.15mg、铁 30mg、锰 5mg、碘 0.25mg、铬 0.2mg、维生素 C 0.6g、维生素 E 50mg、维生素 B_2 5mg、维生素 K 0.15mg、维生素 B_1 5mg、维生素 B_6 10mg、维生素 B_{12} 20μg、维生素 A 33.2μg、烟酰胺 50mg、叶酸 1g、泛酸 20mg、稳定剂适量。

肠内营养乳剂（TP）
Enteral Nutrition Emulsion（TP）

别名 瑞素，Fresubin

作用用途 本品可提供人体必需的营养物质和能量，能满足患者对必需氨基酸、必需脂肪酸、维生素、矿物质和微量元素的需要。本品所含营养成分来源于天然食品，与正常人普通饮食成分相类似，对人体无毒性作用。本品在体内消化吸收过程同正常食物。本品适用于有营养摄入障碍但无严重消化或吸收功能障碍的患者，如颅面或颈部创伤或颅颈部手术后，咀嚼和吞咽功能性或神经性损害，或咽下困难，术前和术手高能量营养阶段，上消化道食物通过障碍，意识丧失的患者和接受机械通气的患者，高分解代谢状态，如癌症、烧伤、颅脑创伤患者，影响进食的心理障碍、神经性厌食、疾病恢复期，与年龄有关的摄食障碍。本品作为不含膳食纤维的肠内营养制剂，适用于需减少肠道内容物的情况：直肠功能紊乱，如憩室炎、结肠炎、直肠炎检查准备期，结肠手术准备期间。

用法用量 口服或鼻饲：应按照患者体重和营养状况计算每日用量。①以本品为唯一营养来源的患者，推荐剂量为每日 30ml/kg 体重（30kcal），平均剂量每日为 2000ml（2000kcal）。②以本品补充营养的患者，根据需要，每日使用 500~1000ml。鼻饲给药时，应逐渐增加剂量，第一日的速度为每小时 20ml，以后每日增加每小时 20ml，最大滴速每小时 150ml。通过重力或泵调整给药速度。

注意事项 ①有严重消化吸收功能障碍的患者，如急腹症、腹膜炎、胃肠道张力下降、肠梗阻、急性胰腺炎、肾功能不全、肝昏迷、特殊代谢紊乱、不耐受果糖等禁用。②以本品提供全部营养的患者，应监测液体平衡。③根据个体代谢状态，决定是否需要额外补充钠。④以本品提供长期营养时，适用于禁用膳食纤维的患者，否则应选用含膳食纤维的营养制剂。⑤使用前摇匀，有效期内使用。⑥妊娠期给予高剂量维生素 A（每日量超过 10000IU）可能增加产生畸形的危险。妊娠期前三个月的孕妇和可能怀孕的育龄妇女，每日维生素 A 剂量不应超过 10000IU。本品与其他含维生素 A 的营养物质使用时，应考虑这一因素。⑦本品主要应用于成年患者，儿童较少应用。⑧本品含维生素 K，对使用香豆素类抗凝剂的患者应注意药物相互作用。⑨如给药过量，则会

发生胃肠道反应、恶心、呕吐、腹泻等。

剂型规格 乳剂：每瓶 500ml。每 100ml 含蛋白质 3.8g，脂肪 3.4g，饱和脂肪酸 1.6g，不饱和脂肪酸 1.3g，中链甘油三酯 1.2g，碳水化合物 13.8g，糖 0.5g，乳糖 < 0.1g 水 8.4ml，钠 7.5mg，氯化物 < 8.5mg，钙 60mg，磷 47mg，镁 20mg，铁 1 mg，锌 0.5mg，铜 0.75mg，锰 0.1mg，碘化物 0.2mg，铬 10μg，钼 5μg，氟化物 0.1mg，硒 3.75μg，维生素 A60μg，维生素 D 0.35μg，维生素 E 0.75mg，维生素 K 15μg，维生素 B_1 0.1mg，维生素 B_2 0.13mg，烟酰胺 0.9mg，维生素 B_6 0.12mg，维生素 B_{12} 0.2μg，泛酸 0.35mg，生物素 10μg，叶酸 10μg，维生素 C 4.5mg，胆碱 20mg。渗透压 250mOsm/L，能量 420kJ（100kcal），能量来源：15% 蛋白质，30% 脂肪，55% 碳水化合物。

肠内营养混悬液 Ⅱ（TP）
Enteral Nutritional Suspension Ⅱ（TP）

别名 益菲佳

作用用途 本品是专门用于肺部疾病患者的营养制剂，是高脂、低碳水化合物的肠内营养配方，可减少二氧化碳的生成，从而减少慢性阻塞性肺部疾病（COPD）或急性呼吸衰竭引起的二氧化碳滞留，适用于 COPD、不卧床、囊性纤维化或依赖呼吸机的患者。用于慢性阻塞性肺部疾病、呼吸衰竭、呼吸机依赖、囊性纤维化的肺部表现。

用法用量 管饲或口服：本品可以单独作为全营养来源使用，或者在饮食中及两餐之间使用，作为额外的营养支持。管道给食：因为低温可增加本品的粘性，所以应在室温下进行管饲。应根据患者的营养需要和耐受性来调节管道给食的容量、流动速度和强度。开始给食时，根据患者的情况和耐受性来确定给食的流动速度和容量。如果没有发生不良反应，给食的速度和容量可以逐渐增加，直至达到所需要的能量摄入。使用过程中应注意避免污染。应根据能量的需要或患者的耐受性来决定持续或间歇使用。当需要进行低速给食或使用小直径管道（<8F）给食时，要持续使用泵。使用泵也可降低不可控制给食的可能性，不能控制的给食可能造成体内物质的外吸。进行管道给食时，要根据以下的说明进行：当进行胃内给食时，每次间歇给食之间或持续给食每 2~4 小时要检查胃的残留。如果出现胃肠道的不适（如恶心、腹部绞痛、腹胀、腹泻），要降低或回到先前能够耐受的速度，患者情况稳定后再增加到所希望达到的速度。每次间歇给食后或持续给食每 3~4 小时要用水（25~100ml）冲洗管道。冲洗管道可以帮助避免阻塞管道并能提供额外的水分。为保证有足够的液体摄入，必须仔细监控液体和电解质的平衡，提供所需额外的水分和电解质。异常液体丢失的患者需要补充额外的水分。在每次给食或药物治疗前后给予饮用水满足额外

的水分需要。对没有异常水分丢失的管饲患者，每次给食后用 50~75ml 冲洗给食管道通常就可以保证足够的水分摄入。为了防止阻塞，应保证用水冲洗管道的频率。推荐用量补充营养：本品作为口服营养支持，根据个人能量需要，推荐用量为 1~3 听。全营养：本品用于口服或管饲可作为营养的唯一来源。根据个人能量需要决定用量。本品可提供 100% RDIs 的营养需要，包括 24 种关键维生素和微量元素及 1420 cal 的热量。

注意事项 ①本品不能胃肠道外或静脉使用。②开始给药时可使用较低速度，耐受后可增高。可通过给予额外的饮用水来达到额外的液体需要。③使用药物的前后，用饮用水冲洗管饲管道，可以降低药物-营养物不相容的可能性。④对本品任何组分敏感的患者禁用，对牛乳糖和牛乳蛋白质过敏的个体禁用。⑤1 岁以下儿童不能使用，4 岁以下儿童慎用。⑥本品可能出现的胃肠道不适包括恶心、呕吐、腹部绞痛、腹胀、腹泻。⑦在使用过程中避免细菌污染，使用前应洗手。

剂型规格 混悬剂：每听 237ml（1.5 kcal/ml），成分：蛋白质 16.7%，脂肪 55.1%，碳水化合物 28.2%，抗氧化剂，包括 β 胡萝卜素 5mg/L，维生素 E 85 IU，维生素 C 317mg /L，微量元素，包括肉碱 152mg/L，牛磺酸 152mg/L，硒 74μg /L，铬 106μg /L，钼 159μg /L，其他维生素，矿物质。

肠内营养乳剂（TPF）
Enteral Nutritional Emulsion（TPF）

别名 瑞先

作用用途 本品可作为全部营养来源或营养补充剂提供给无法正常进食的病人，尤其是不能耐受大容量喂养或需要高能量的病人。适用于以下情况：高分解代谢状况、液体入量受限（如心功能不全病人）、恶液质、厌食症、康复期、咀嚼或吞咽困难以及营养不良病人的术前准备。本品含丰富的膳食纤维，有利于维持患者肠道结构和功能，适于长期应用。本品是一种高能量的平衡的肠内全营养制剂，为不能耐受大容量喂养的患者或需要高能量的患者提供全部营养或营养补充。本品含膳食纤维，有利于维持胃肠道的生理功能。

用法用量 管饲或口服：本品通过管饲或口服使用，应按照患者体重和营养状况计算每日剂量。以本品为唯一营养来源的患者，一般能量需求：推荐剂量按体重一日 20ml（30 kcal）/kg；高能量需求：推荐剂量按体重一日 30ml（45 kcal）/kg。以本品补充营养的患者：根据患者需要 1 日使用约 1 瓶。管饲给药时，应逐渐增加剂量，第 1 天的速度约为 1 小时 20ml。以后逐日增加 1 小时 20ml，直至达到患者所需的每日剂量，最大滴速 1 小时 125ml。通过重力或泵

调整输注速度。

注意事项 ①本品是高浓度营养液，使用过程中必须监测液体平衡。②本品含维生素 K，对使用香豆素类抗凝剂的患者应注意药物相互作用。③使用前摇匀。④胃肠道功能衰竭、严重消化不良或吸收不良、肠梗阻、急性胰腺炎、腹膜炎；严重肝、肾功能不全；对本品所含营养物质有先天性代谢障碍者禁用。⑤处于妊娠期前 3 个月的孕妇和育龄妇女每日摄入维生素 A 不应超过 10000 IU。⑥本品与含维生素 A 的其他营养制剂一起使用时，应考虑这一因素。⑦本品根据成年人的营养需求量制定处方，主要应用于成年患者，较少儿童应用的临床经验。⑧本品适用于老年患者。⑨本品含维生素 K，对使用香豆素类抗凝剂的患者应注意药物相互作用。⑩输入过快或严重超量时，可能出现恶心、呕吐或腹泻等胃肠道反应。

剂型规格 乳剂：每袋 500ml

肠内营养乳剂（TPF-T）
Enteral Nutritional Emulsion（TPF-T）

别名 瑞能

作用用途 本品为复方制剂，其组分为：蛋白质、铬、脂肪、钼、碳水化合物、硒、纤维、维生素 A、水、维生素 D3、钠、维生素 E、钾、维生素 K1、氯、维生素 B1、钙、维生素 B2、镁、烟酰胺、磷、维生素 B6、铁、维生素 B12、锌、泛酸、铜、生物素、锰、叶酸、碘、维生素 C、氟、胆碱。本品适用于营养不良的肿瘤患者，包括恶病质、厌食症、咀嚼及吞咽障碍等病况，也适用于脂肪或 ω-3 脂肪酸需要量增高的其他疾病患者，为患者提供全部营养或营养补充。病人胃肠道功能应适用肠内营养。本品是一种高脂肪、高能量、低碳水化合物含量的肠内全营养制剂，特别适合于癌症患者的代谢需要。本品所含 ω-3 脂肪酸以及维生素 A、维生素 C 和维生素 E 能够促进免疫功能，增强机体抵抗力。此外，膳食纤维有助于维持胃肠道功能。本品所含营养成分来源于天然食品，与正常人普通饮食成分相类似，对人体无毒性作用。

用法用量 管饲或口服：本品通过管饲或口服使用，应按照患者体重和营养状况计算每日剂量。①以本品为唯一营养来源的患者，一般能量需求：推荐剂量按体重一日 20ml（30kcal）/kg；高能量需求：推荐剂量按体重每日 30m1（45kcal）/kg。②以本品补充营养的患者：根据患者需要每日使用约 1 瓶。③管饲给药时，应逐渐增加剂量，第一天的速度约为一小时 2ml、以后逐日增加一小时 20ml，直至达到患者所需的每日剂量，最大滴速一小时 12ml。④通过重力或泵调整输注速度。

注意事项 ①本品是高浓度营养液，使用过程中必须监测液体平衡。②本品含维生素 K，对使用香豆素类抗凝剂的患者应注意药物相互作用。③使用前摇

匀。④处于妊娠期前三个月的孕妇和育龄妇女每日摄入维生素 A 不应超过 10000IU。⑤本品与含维生素 A 的其他营养制剂一起使用时，应考虑这一因素。⑥本品根据成年人的营养需求量制定处方，主要应用于成年患者，较少儿童应用的临床经验。⑦本品适用于老年患者。⑨8.25℃ 以下，不得冰冻，密闭保存。⑩本品含维生素 K，对使用香豆素类抗凝剂的患者应注意药物相互作用。

剂型规格 乳剂：每袋 200ml；500ml

肠内营养乳剂（TPF-D）
Enteral Nutritional Emulsion（TPF-D）

别名 瑞代，Fresubin Diabetes

作用用途 本品适用于糖尿病患者，可为有以下症状的糖尿病患者提供全部肠内营养：①咀嚼和吞咽障碍者；②食管梗阻者；③中风后意识丧失者；④恶病质、厌食或疾病康复期；⑤糖尿病合并营养不良者；⑥其他糖尿病患者补充营养。

用法用量 管饲或口服：应按照患者体重和消耗状况计算每日用量。①以本品作为唯一营养来源的患者：推荐剂量为每日 30ml/kg，平均剂量为每日 2000ml（1800kcal）。②以本品补充营养的患者：根据患者需要使用，推荐剂量为每日 500ml（450kcal）。④管饲给药时，应逐渐增加剂量，第一天的速度约为每小时 20ml，以后逐日增加每小时 20ml，最大滴速每小时 125ml，通过重力或泵调整给药速度。

注意事项 ①所有不适应于肠内营养的患者，如胃肠道张力下降、急性胰腺炎以及有严重消化和吸收功能障碍者；其他严重的脏器疾病（如肝功能不全、肾功能不全）；对本品所含成分有先天性代谢障碍者；对果糖有先天性不耐受者禁用。②妊娠期前 3 个月的孕妇和哺乳期妇女，每日摄入维生素 A 不应超过 10000IU。③如给药过量，会发生胃肠道反应，如恶心、呕吐或腹泻。④使用本品前应摇匀。⑤本品开启后在冰箱内（2～10℃）最多保存 24 小时。

剂型规格 混悬剂：每瓶（袋）500ml；1000ml。

本品为复方制剂，其组分为：

成分	500ml/袋（瓶）	1000ml/袋
蛋白质	17g	34g
脂肪	16g	32g
饱和脂肪酸	2.5g	5g
必需脂肪酸	9.5g	19g
碳水化合物	60g	120g
糖	17.5g	35g
乳糖	—	—
膳食纤维	7.5g	15g
钠	315mg	630mg

成分	500ml/袋（瓶）	1000ml/袋
钾	535mg	1.07g
氯化物	320mg	640mg
钙	300mg	600mg
镁	100mg	200mg
磷	235mg	470mg
铁	5mg	10mg
锌	3.75mg	7.5mg
铜	0.5mg	1mg
锰	1mg	2mg
碘化物	50μg	100μg
铬	25μg	50μg
钼	50μg	100μg
氟化物	0.5mg	1mg
硒	18.75μg	37.5μg
维生素 A	0.3mg	0.6mg
维生素 D$_3$	1.75μg	3.5μg
维生素 E	3.75mg	7.5mg
维生素 K$_1$	25μg	50μg
维生素 B$_1$	0.5mg	1mg
维生素 B$_2$	0.65mg	1.3mg
烟酰胺	4.5mg	9mg
维生素 B$_6$	0.6mg	1.2mg
维生素 B$_{12}$	1μg	2μg
泛酸	1.75mg	3.5mg
生物素	50μg	100μg
叶酸	50μg	100μg
维生素 C	22.5mg	45mg
胆碱	100mg	200mg
渗透压	320mOsm/L	320mOsm/L
能量	1890kJ（450kcal）	3780kJ（900kcal）
能量来源	15%蛋白质	15%蛋白质
	32%脂肪	32%脂肪
	53%碳水化合物	53%碳水化合物

肠内营养混悬液（TPF-DM）
Enteral Nutritional Suspension（TPF-DM）

作用用途 本品提供人体日常生理功能所需的能量及营养成分，包括蛋白质、脂肪、碳水化合物、膳食纤维、维生素、矿物质和微量元素。其中碳水化合物主要来源于木薯淀粉和果糖。本品使用的木薯淀粉是一种缓慢水解的多糖，可使血葡萄糖不会增高过多。果糖可以不需要胰岛素即转运入细胞中。本品单不饱和脂肪酸的含量高，膳食纤维包括3种可溶性纤维和3种不可溶性纤维，可能对控制血糖和血脂有益。本品所含营养成分与正常人普通饮食成分类似，对人体无毒性作用。本品适用于有部分胃肠道功能，而不能或不愿进食足够数量常规食物以满足机体营养需求，并且需要控制血糖水平的患者，主要适用人群为

糖尿病患者。

用法用量 管饲或口服：管饲喂养时，滴速建议从每小时20ml开始，由慢到快；最高不宜超过每小时125ml。剂量应由医师或营养师决定，并且根据患者的个体需要不同而调整。作为单一营养来源时：推荐剂量为平均每日25 kcal/kg，平均每日2000ml（1500 kcal）；作为营养补充时：根据患者需要使用，推荐剂量为平均每日1000ml（750kcal）。

注意事项 ①仅供肠内使用，严禁静脉输注；②使用前请摇匀；③一旦开启，在无菌输注条件下，请于24小时内使用完毕；④伴有重度胃麻痹的患者，请实施空肠喂养；⑤在使用过程中，须注意液体平衡，足够的液体摄入，以补充由纤维素排泄所带走的水分；⑥胃肠道功能衰竭、完全性小肠梗阻、严重的腹腔内感染禁用；⑦严重肝肾功能不全的患者慎用。⑧不适用于1岁以内的婴儿以及1~5岁儿童的单一营养来源。⑨本品为肠内营养治疗药物，对人体无严重不良反应。

剂型规格 混悬剂：每瓶500ml（0.75kcal/ml）

肠内营养混悬液（TPF-FOS）
Enteral Nutritional Suspension（TPF-FOS）

别名 佳维体

作用用途 本品适用于有胃肠道功能或部分胃肠道功能而不能或不愿吃足够数量的常规食物以满足机体营养需求的肠内营养治疗病人。主要用于：①代谢性胃肠道功能障碍、胰腺炎、肠道炎性疾病、放射性肠炎和化疗、肠癌、短肠综合征、艾滋病；②危重疾病、大面积烧伤、创伤、脓毒血症、大手术后的恢复期；③营养不良病人的手术前喂养；④肠道准备；⑤糖尿病。

用法用量 管饲或口服：本品取来即可用于管道喂养。如瓶盖为皇冠盖，则先卸去皇冠盖，插上专用胶塞，插进输液导管；如瓶盖为输液瓶盖，则直接插进输液导管。连接前植入一根喂养管到胃、十二指肠或空肠上段部分，能量密度是1kcal/ml；正常速度是100~125ml/h（开始时速度宜慢），剂量根据病人的需要，由医师处方而定。①一般病人，每天给予2000kcal（4瓶）用可满足机体对营养的需求。②高代谢病人（烧伤，多发性创伤），每天可用到4000kcal（8瓶）以适应机体对能量需求的增加。③对初次胃肠道喂养的病人，初始剂量最好从1000kcal（2瓶）开始，在2~3天内逐渐增加至需要量。本品在室温下使用，打开前先摇匀，适应全浓度喂养者，本品不需要稀释，操作过程须谨慎，以保证产品的无菌。

注意事项 ①不适宜用于胃肠道功能衰竭、完全性小肠梗阻、严重的腹腔内感染、1岁以内的婴儿。②不宜作为1~5岁儿童的单一营养来源。③不能经静脉输注。

剂型规格 混悬剂：每瓶500ml，1000ml（1.0kcal/ml）。

成分	单位	每100ml	每500ml
能量	千卡	105	525
蛋白质	克	4.00	20
脂肪	克	3.47	17
碳水化合物	克	14.05	70
总膳食纤维	克	1.06	5.3
低聚果糖	克	0.70	3.5
水	克	83.3	4.17
牛磺酸	毫克	10	50
L-肉碱	毫克	8.4	42
维生素			
维生素 A	微克 RE	51	258
维生素 D	微克	0.75	3.8
维生素 E	微克 a-TE	2.3	11
维生素 K_1	微克	6.2	31
维生素 C	毫克	10	50
叶酸	微克	27	135
维生素 B_1	毫克	0.17	0.85
维生素 B_2	毫克	0.20	1.0
维生素 B_6	毫克	0.23	1.2
维生素 B_{12}	微克	0.39	2.0
烟酸	毫克 NE	1.8	9.0
泛酸	毫克	0.93	4.7
生物素	微克	5.0	25
胆碱	毫克	46	230
矿物质			
钠	毫克	93	465
钾	毫克	157	785
氯	毫克	131	655
钙	毫克	92	460
磷	毫克	72	360
镁	毫克	22	110
铁	毫克	1.4	7.0
锌	毫克	1.1	5.5
锰	毫克	0.15	1.8
铜	毫克	13	5.75
碘	微克	13	65
硒	微克	5.3	27
铬	微克	6.8	34
钼	微克	11	55
氟	微克	0.13	0.65

肠内营养混悬液（TPSPA）
Enteral Nutritional Suspension（TPSPA）

别名 士强

作用用途 本品是一种主要对于重症病人，尤其是 ICU 的重症监护病人的肠内营养配方制剂，能促进蛋白质合成，减轻负氮平衡，增强机体细胞和体液免疫力，减少并发症，加快伤口愈合，改善危重病人的预后。本品中的成分均为日常饮食中存在的营养要素，未见有毒性反应的报告。本

品为复方制剂，主要成分为：水，麦芽糊精，水解小麦蛋白（谷氨酰胺肽），酪蛋白，中链脂肪酸甘油三酯，膳食纤维，L-精氨酸，鱼油，大豆磷脂，植物油，各种矿物质和维生素（包括 β-胡萝卜素）及微量元素等。

用法用量 管饲或口服：本品取来即可用于管饲喂养。事前置入一根喂养管到胃，十二指肠或空肠上段部分。正常滴速是 100～125ml/h（开始时滴速宜慢），能量密度是 1.25kcal/ml，非蛋白能量与氮的比值 79∶1，剂量根据病人的需要，由医师处方而定。一般病人，每天给予 2000kcal（大约 1500ml）即可满足机体对营养的需求。对数日未进食的病人，初始剂量最好从每天 500～1000ml 开始，在 2～3 天内逐渐增加至需要量，最好使用肠内输注泵以便控制输注速率。本品在室温下使用，打开前先摇匀，操作过程须注意卫生，以保证产品不受污染。若制剂开封后，请在冰箱内保存，本品开封后请在 24 小时内用完，如有剩余，则丢弃。

注意事项 ①未经肾功能替代治疗的肾功能衰竭；②完全性肠道梗阻；③存在肝性脑病风险的肝功能衰竭；④严重酸中毒；⑤因有引起肝昏迷的风险，本品禁用于有肝硬化的病人。⑥因其胃肠道功能尚未发育完全，不可用于 1 岁以内的婴儿；⑦因对维生素及微量元素的需求量不同，本品不适用于 1～5 岁儿童的单一营养来源；⑧本品根据成人的营养需求量制定处方，主要应用于成年患者，较少儿童应用的临床经验。⑨本品为肠内营养治疗药物，对人体无严重不良反应。

剂型规格 混悬剂：每瓶 500ml（1.25kcal/ml）

肠内营养乳剂（TP-HE）
Enteral Nutrition Emulsion（TP-HE）

别名 瑞高，Fresubin 750 MCT

作用用途 本品是一种高分子量、易于代谢的肠内营养剂，用于分解代谢和液体入量受限患者的均衡营养治疗，能够满足患者的能量需求和增加蛋白质需要量，减少氮丢失，促进蛋白质合成。本品含有小肠容易吸收的中链甘油三酯，创伤后的代谢提供大量的优质的能量底物。本品所含营养成分来源于天然食品，与正常人普通饮食成分类似，所以在体内的消化吸收过程同正常食物。本品适用代谢应激患者，特别是烧伤患者，心功能不全患者的营养治疗，持续性腹膜透析患者，黏稠物阻塞症（胰纤维性囊肿病）。

用法用量 管饲或口服：应按照患者体重和营养状况计算每日用量。①以本品作为唯一营养来源时，推荐的平均剂量为 20～30ml/kg 体重（30～40kcal）。②以本品补充营养的患者，每日使用 500ml（750kcal），管饲给药时，应逐渐增加剂量，第一日的速度约为每小时 20ml，以后逐日增加每小时 20ml，最大滴速每小时 125ml，或根据患者的耐受程度，通过重力或泵调整滴注速度。

注意事项 ①肠梗阻，小肠无力，急性胰腺炎，严重肝肾功能不全，蛋白质耐量下降，对本品所含营养物质

有先天性代谢障碍等禁用。②本品含维生素 K，对使用香豆素类抗凝剂的患者应注意药物的相互作用，如给药速度太快或过量，可能发生胃肠道反应、恶心、呕吐或腹泻等。③以本品提供全部营养的患者，应监测液体平衡。根据个体代谢状态，决定是否需要额外补充钠。④在 25℃ 以下密闭保存，不得冰冻，开启后最多可在冰箱内（2~10℃）保存 24 小时。

剂型规格 乳剂：每瓶 500ml。每 100ml 含蛋白质 7.5g，脂肪 5.8g，饱和脂肪酸 3.5g，不饱和脂肪酸 1.6g，中链甘油三酯 3.3g，碳水化合物 17g，糖 1g，乳糖 ≤ 0.06g，水 79ml，钠 120mg，钾 234mg，氯化物 184mg，钙 80mg，磷 63mg，镁 27 mg，铁 1.33mg，锌 1mg，铜 0.13mg，锰 0.27mg，碘化物 13.3μg，铬 6.67μg，钼 10μg，氟化物 0.13mg，硒 5μg，维生素 A 0.07mg，维生素 D 30.46μg，维生素 E 1mg，维生素 K 16.7μg，维生素 B_1 0.13mg，维生素 B_2 0.17mg，烟酰胺 1.2mg，维生素 B_6 0.16mg，维生素 B_{12} 0.26μg，泛酸 0.46mg，生物素 13μg，叶酸 13μg，维生素 C 6mg，胆碱 26.7mg，渗透压 300mOsm/L，能量 150kcal，能量来源：20% 蛋白质，35% 脂肪，45% 碳水化合物。

肠内营养混悬液（TP-MCT）
Enteral Nutritional Suspension（TP-MCT）

别名 康全甘

作用用途 本品适用于有胃肠道功能或部分胃肠道功能而不能或不愿吃足够 数量的常规的食物以满足机体营养需求的肠内营养治疗的病人。主要用于：①代谢性胃肠道功能障碍、胰腺炎、肠道炎性疾病、放射性肠炎和化疗、肠癌、短肠综合征、艾滋病病毒/艾滋病。②危重疾病、大面积烧伤、创伤、脓毒血症、大手术后的恢复期。③营养不良病人的手术前喂养。④肠道准备。⑤本品能用于糖尿病病人。

用法用量 管饲或口服：本品取来即可用于管道喂养。如瓶盖为皇冠盖，则先卸去皇冠盖，插上专用胶塞，插进输液导管：如瓶盖为输液瓶盖，则直接插进输液导管。连接 前植入一根喂养管到胃、十二指肠或空肠上段部分，能量密度是 1kcal/ml；正常速度是 100~125ml/h（开始时速度宜慢），剂量根据病人的需要，由医师处 方而定。一般病人，每日给予 2000kcal（4 瓶）用可满足机体对营养的需求。高代谢病人（烧伤，多发性创伤），每日可用到 4000kcal（8 瓶）以适应机体对能量需求的增加。对初次胃肠道喂养的病人，初始剂量最好从 1000kcal。

注意事项 ①胃肠道功能衰竭禁忌。②完全性小肠梗阻禁忌。③严重的腹腔内感染禁忌。④不适用于 1 岁以内的婴儿；不适用于 1~5 岁儿童的单一营养来源。

剂型规格 混悬剂：每瓶 500ml（1kcal/ml）。

肠内营养混悬液（TP-TW）
Enteral Nutritional Suspension（TP-TW）

别名 茚沛

作用用途 本品含有三种免疫增强剂——精氨酸，RNA，ω-3 脂肪酸的肠内营养制剂。本品能显著增强患者免疫功能，特别适用于危重患者的营养支持治疗，如创伤、烧伤、肿瘤、外科大手术、脓毒败血症、呼吸机依赖者。

用法用量 口服：即开即用，无须配制，根据患者情况服用。

剂型规格 乳剂：每瓶 250ml；1000ml。

250ml 营养成分为：热量 250kcal，蛋白质 14g，碳水化合物 32.9g，脂肪 6.9g，钠 267mg，钾 350mg，维生素 A 1670IU，维生素 C 20mg，维生素 B_1 0.5mg，维生素 B_2 0.43mg，烟酸 5.0mg，钙 200mg，铁 3.0mg，维生素 D 66.7IU，维生素 E 15IU，维生素 B_6 0.37mg，叶酸 100mg，维生素 B_{12} 2.0mg，磷 25mg，镁 66.7mg，锌 3.75mg，铜 0.42mg，生物素 50mg，泛酸 1.67mg，维生素 K 16.7mg，胆碱 66.7mg，氯化物 333mg，锰 0.5mg，硒 25mg，铬 25mg，钼 50mg。

1000ml 营养成分为：热量 1000kcal，蛋白质 56g，碳水化合物 130g，脂肪 28g，钠 1100mg，钾 1400mg，维生素 A 6700IU，维生素 C 80mg，维生素 B_1 2.0mg，维生素 B_2 1.7mg，烟酸 20mg，钙 800mg，铁 12mg，维生素 D 270IU，维生素 E 60IU，维生素 B_6 1.5mg，叶酸 400mg，维生素 B_{12} 8.0mg，磷 800mg，碘 100mg，镁 2~70mg，锌 15mg，铜 1.7mg，生物素 200mg，泛酸 6.7mg，维生素 K 67mg，胆碱 270mg，氯化物 1300mg，锰 2.0mg，硒 100mg，铬 100mg，钼 200mg。

肠内营养混悬液（SP）
Enteral Nutritional Suspension（SP）

别名 百普力

作用用途 本品适用于有胃肠道功能或部分胃肠道功能而不能或不愿吃足够数量的常规的食物以满足机体营养需求的肠内营养治疗的病人。主要用于：①代谢性胃肠道功能障碍、胰腺炎、肠道炎性疾病、放射性肠炎和化疗、肠癌、短肠综合征、艾滋病病毒/艾滋病。②危重疾病、大面积烧伤、创伤、脓毒血症、大手术后的恢复期。③营养不良病人的手术前喂养。④肠道准备。⑤本品能用于糖尿病病人。⑥具有良好的营养作用，以水解蛋白为氮源所组成，也含有少量谷氨酰胺成分，口服经肠黏膜可吸收。

用法用量 管饲或口服：本品取来即可用于管道喂养。如瓶盖为皇冠盖，则先卸去皇冠盖，插上专用胶塞，插进输液导管：如瓶盖为输液瓶盖，则直接插进输液导管。连接前植入一根喂养管到胃、十二指肠或空肠上段部分，能量密度是 1kcal/ml；正常速度是 100~125ml/h

（开始时速度宜慢），剂量根据病人的需要，由医师处方而定。一般病人，每天给予 2000kcal（4 瓶）用可满足机体对营养的需求。高代谢病人（烧伤，多发性创伤），每天可用到 4000kcal（8 瓶）以适应机体对能量需求的增加。对初次胃肠道喂养的病人，初始剂量最好从 1000kcal（2 瓶）开始，在 2～3 天内逐渐增加至需要量。本品在室温下使用，打开前先摇匀，适应全浓度喂养者，本品不需要稀释，操作过程须谨慎，以保证产品的无菌。

注意事项 ①胃肠道功能衰竭。②完全性小肠梗阻。③严重的腹腔内感染。④不适用于 1 岁以内的婴儿。⑤不适用于1～5 岁儿童的单一营养来源。⑥不能经静脉输注。

剂型规格 口服混悬剂：每瓶 500ml（1.0kcal/ml）

复合微量元素
Fuhe Weiliangyuansu

别名 安达美，多种微量元素，派达益儿，Addamel N

作用用途 本品用于新生儿和婴儿全胃肠外营养时作为 5%（或 10%）葡萄糖注射液的添加剂，补充电解质和微量元素的日常消耗。本品须在肾功能健全之后，通常是在出生第二日，才能给药。

用法用量 静脉滴注：①成人，每日 10ml，加入 500ml 复方氨基酸注射液或 5% 葡萄糖注射液中滴注，静脉滴注时间为 6～8 小时。②新生儿及婴儿，使用剂量建议如下：每日 4ml/kg 体重，能满足 15kg 以下的新生儿和婴（幼）儿对电解质和微量元素的基本需要。本品加入 100ml 5% 葡萄糖注射液的量不超过 3ml。静滴时间 8～12 小时。

注意事项 ①肾功能障碍和不耐受果糖患者禁用。②由于本品的渗透压高，pH 低，应首选凡命或加入 5% 葡萄糖注射液应用，给药速度要很慢（8～12 小时），最好用带有自动滴速计数器或用适宜的输注泵。③由于极高的渗透压（约 2400ml 克分子/kg 水）及低 pH（约 2.1），本品必须稀释后使用。④不可添加其他药物，避免可能发生的沉淀。⑤必须在开始静脉滴注前 1 小时内，在无菌条件下，将本品加入凡命或葡萄糖注射液内，静脉滴注时间不超过 12 小时，以免被污染。⑥在冷处（0～10℃），避光保存。

剂型规格 注射剂：每支 10ml。本品 1ml 含：铜 0.075μmol、铁 0.5μmol、锰 0.25μmol、锌 0.15μmol、氰 0.75μmol、碘 0.01μmol、钙 0.15mmol、镁 25μmol、磷 75μmol、氯 0.35μmol。

液平疗
Osmolite

作用用途 本品为多种维生素类营养剂。每毫升含 4.4kJ 热量，热量来源比例如下：蛋白质 14%，脂肪 31.4%，碳水化合物 54.6%。1.89ml 本品可满足美国 FDA 规定的成人或 4 岁以上年龄组人群日常维生素和矿物质要求。本品与血浆等渗，不含乳糖，不会引起乳糖相应性腹泻。本品属低渣营养剂。

用法用量 口服或鼻饲：遵医嘱使用。

注意事项 ①本品不能作注射用。②应保存在室温下，启封后于 48 小时内用完，并且应在冰箱内密闭保存。

剂型规格 溶液剂：维生素/矿物质含量如下：维生素 A 625IU，维生素 D 50IU，维生素 E 5.63IU，维生素 K_1 10μg，维生素 C 37.5mg，叶酸 100μg，维生素 B_1 0.38mg，维生素 B_2 0.43mg，维生素 B_6 0.5mg，维生素 B_{12} 1.5μg，烟酸 5.0mg，胆碱 75mg，生物素 75μg，泛酸 2.50mg，钠 150mg，钾 240mg，氯 200mg，钙 125mg，磷 125mg，镁 50mg，碘 18.8μg，锰 0.62mg，铜 0.25mg，锌 2.82mg，铁 2.25mg，硒 9μg，铬 13μg，钼 19μg。

玛特纳
Materna

作用用途 本品专为孕产妇而配制的维生素、矿物质及微量元素补充剂。丰富的多种维生素、矿物质可满足孕产妇的需要，保障母婴健康。丰富的叶酸可预防胎儿神经管畸形，充足的锌质可帮助胎儿早期的发育、预防怀孕早期流产、胎儿畸形；充足的铁质可预防母体及胎儿患者缺铁性贫血，减低早产及导致低出生体重儿生存机会。本品还富含 β-胡萝卜素，有助改善免疫功能，也是维生素 A 的重要来源。

用法用量 口服：每日 1 粒。

剂型规格 胶囊剂：每粒含维生素 A 1500IU、β-胡萝卜素 1500IU、维生素 D 250IU、维生素 B_6 10mg、维生素 E 30IU、维生素 B_1 3mg、维生素 B_2 3.4mg、维生素 C 100mg、生物素 30μg、叶酸 1mg、烟酰胺 20mg、泛酸 10mg、碘 150μg、钼 25μg、钙 250mg、锌 25mg、铁 60mg、铜 2mg、铬 25μg、锌 25mg、维生素 B_{12} 12μg、锰 5mg。

盖福润胶囊
Gavrine Capsule

作用用途 本品含有铁、碘、钙、铜、锰、锌、维生素 E、维生素 C、维生素 B_1、维生素 B_2、维生素 B_{12}、维生素 A、赖氨酸、炔雌醇、甲睾酮、人参提取物等。作为营养补充剂和激素补充药服用。

用法用量 口服：每次 2 粒，每日 1 次，饭后 1 小时服用，21 天为 1 个疗程。疗程间应停药 1 周。

注意事项 ①禁忌证：患有肺癌、生殖道癌、前列腺癌、前列腺肥大及有转化上述病变倾向的病人。②本品不适用于儿童。

剂型规格 胶囊剂。

复方 α-酮酸
Compound α-Keto Acid

别名 开同，肾灵片，Ketosteril

作用用途 本品配合低蛋白饮食，预防和治疗慢性肾功能衰竭的蛋白代谢失调。用于每日食摄蛋白质量在40g（成人）或低于40g的患者，即肾小球滤过率在每分钟 5~15ml。

用法用量 口服：每次 4~8 片，每日 3 次，用餐期间，整片服下。必要时遵医嘱。这一剂量是按70kg成人体重计算的。

注意事项 ①高钙血症和氨基酸代谢紊乱者禁用。②与其他含钙药物并用，可使血钙水平升高。③注意血磷水平的下降。④服用本品症状得到改善后，如使用氢氧化铝药物，需减少氢氧化铝的服用量。⑤为了不影响药物的吸收，凡与钙结合可形成难溶复合物的药物（为四环素）不应与本品同时使用。⑥为避免加重高钙血症，定期检测血钙水平，保证足够的热卡供给。⑦对于肾小球滤过率每分钟 5~15ml 的患者可长期服用本品。同时，食摄蛋白质不超过每日 40g。⑧25℃以下，干燥保存。

剂型规格 片剂：每片含 D，L-3-甲基-2-氧基-戊酸钙 67mg、4-甲基-2-氧基-戊酸钙 101mg、2-氧基-3-苯基-丙酸钙 68mg、3-甲基-2-氧基-丁酸钙 86mg、D，L-2-羟基-4-甲硫基-丁酸钙 59mg、L-赖氨酸乙酸盐 105mg、L-苏氨酸 53mg、L-色氨酸 23mg、L-组氨酸 38mg，L-酪氨酸 30mg，每片总氮量 36mg，每片总钙量 1.25mmol（0.05mg）。

纽纤素
Complete Nutrition

作用用途 本品为纤维型营养配方粉，纽纤素含有水溶性纤维、非水溶性纤维及促双歧杆菌纤维。作为完全营养支持管饲和口服营养补充剂，本品独特的纤维配方有益于维护正常的肠道功能和促进双歧杆菌和乳酸杆菌的生长。本品适用于糖尿病患者，腹泻，便秘者，长期应用抗生素者，长期依靠营养素者，胃肠道吸收功能正常者，纠正或预防营养不良，特别适用于长期管饲。

用法用量 ①管饲：按配制营养液，用 8 号以上大的饲管，起始流速为每小时 25~30ml，8~24 小时后，如患者耐受良好，可加大流速至每小时 100~150ml。②口服：手术后，轻度营养不良，身体虚弱之患者，除正常饮食外，每日按配制营养液早、晚各 250ml。一般发热患者、老年人，每日 250ml。作为营养补充剂添加入米粥、粟米羹中。

配制比例：

纽纤素粉量	加水量	营养液总量
55g（7 量勺）	210ml	250ml
110g（14 量勺）	425ml	500ml
220g（28 量勺）	850ml	1000ml

注意事项 严禁静脉给药，放置于阴凉干燥处。

剂型规格 粉剂：每瓶 400g，每 100g 含有以下成分：

营养成分（单位）	每 100 克粉剂	每 1 升营养液
能量（kcal）	430	1000
脂肪（g）	16.3	38
蛋白质（g）	17.2	40.1
碳水化合物（g）	54.3	126.5
膳食纤维（g）	6.5	15.1
低聚果糖（g）	2.2	5
维生素 A（IU）	1700	4000
维生素 D（IU）	120	280
维生素 E（IU）	12	28
生物素（μg）	170	400
胆碱（mg）	190	450
牛磺酸（mg）	34	80
肉碱（mg）	34	80
钠（mg）	375	870
钾（mg）	540	1260
氯（mg）	515	1200
钙（mg）	290	680
磷（mg）	290	680
维生素 K（μg）	21	50
维生素 C（mg）	60	140
维生素 B_1（mg）	0.86	2
维生素 B_2（mg）	1	2.4
烟酸（mg）	12	28
维生素 B_6（mg）	1.7	4
叶酸（μg）	230	540
泛酸（mg）	6	14
维生素 B_{12}（μg）	3.4	8
镁（mg）	115	268
锰（μg）	1155	2700
铁（mg）	5.2	12
碘（μg）	43	100
铜（mg）	0.6	1.4
锌（mg）	6	14
硒（μg）	17	40
铬（μg）	17	40
钼（μg）	52	120

纽纯素
Nutren

作用用途 本品为营养配方粉剂，其营养均衡全面，可作为患者的唯一营养源。每日服用 400g 即可满足人体所有营养要求，不需另服用其他饮食。本品含有 50% 酪蛋白，营养价值高，容易消化，利用率高；50% 乳清蛋白，可减少胃排空时间，减少食管反流；不含乳糖，避免乳糖不耐受性引起的腹泻；25% 为中链脂肪酸，补充必需脂肪酸，中链脂肪酸可不需肝、胆、胰的帮助而直接被吸收利用，这对肝、胆、胰等发生病变的患者有重要意义。含ω-3脂肪酸，可增强免疫，减少心血管疾病发生的危险。15种维生素，其中生物素、胆碱、牛磺酸、肉碱，在其他同类产品中罕见，可满足人体在疾病状态时对维生素的所有要求。14种矿物质和微量元素除含有丰富的铁、钙外，还有锌、硒、铬、钼，可增强免疫功能，促进创伤愈合，增强肌肉组织，改善心肌功能，维持葡萄糖的正常代谢，改善神经系统功能。本品渗透压低，溶解度高，口感好，不易产生腹泻，不会堵塞饲管，冲饮省时。本品适用于无出血性胃及十二指肠溃疡，上消化道梗阻，各种手术后恢复，头颈部及口腔手术、放疗、化疗、危重症患者、烧伤、中风、偏瘫、脑血管意外、体弱多病、营养不良、孕妇、产妇等。

用法用量 配制比例表如下：

纽纯素粉量	加水量	营养液总量
55g（7量勺）	210ml	250ml
110g（14量勺）	425ml	500ml
220g（28量勺）	850ml	1000ml

口服：①中度和重度营养不良者，应由医生或营养师对患者进行营养状态评估，并决定所需营养液量及服用方法。②手术后轻度营养不良，身体虚弱的患者，除正常饮食外，每日按配制营养液，早晚各250ml。③老年人及体弱者，每日250ml。④可作为营养补充剂添加于米粥、粟米羹中。

注意事项 ①本品禁止静脉给药。②配制时先放水，后放入营养粉。

剂型规格 粉剂：每瓶400g。每100g粉剂营养成分如下：

能量461kcal，脂肪17.5g，蛋白质18.4g，碳水化合物58.2g，维生素A1800IU，维生素D 130IU，维生素E 13IU，维生素K 23μg，维生素C 65mg，维生素B₁ 0.92mg，维生素B₂ 1.1mg，维生素B₆ 1.8mg，烟酸13mg，叶酸250μg，泛酸6.5mg，维生素B₁₂ 3.7μg，生物素180μg，钠402mg，钾573mg，氯551mg，磷307mg，钙207mg，镁123mg，锰1239μg，铁5.5mg，碘46μg，铜0.65mg，锌6.5mg，硒18μg，铬18μg，钼55μg，胆碱210mg，牛磺酸37mg，肉碱37mg。

蛋白质粉
Protein Powder

别名 美康普，Makeup

作用用途 本品是采用东北天然优质大豆和北部草原牛奶，自然的供给源自食物的所有必需氨基酸。蛋白质是人体所必需的营养素，它是肌肉、大脑、内脏、血液、骨骼等构成的主要材料，并维持机体的基本生命活力和免疫功能。人体每天有3%左右的蛋白质参与更新并被代谢出体外。蛋白质缺乏将造成一系列疾病和影响身体健康。需要补充蛋白质的人群较多，如糖尿病、高血压、冠心病、血脂异常、肥胖症、肿瘤、支气管哮喘、心脑血管疾病、脱发、贫血、消化系统疾病等。对成长发育中的儿童、青少年、老年人都需补充蛋白质。

用法用量 口服：在少量常温水中加入10g（约两勺）本品，搅拌均匀成糊状，然后用约200ml温开水冲入调匀，即可食用。亦可根据个人口味用牛奶、豆浆、果汁或其他饮料冲食。

剂型规格 粉剂：每100g美康普蛋白粉含有蛋白质90.2g、碳水化合物2.5g、脂肪1g、钙6.3g，热量400kcal。

益菲佳
Pulmocare

作用用途 本品含有多种维生素，微量元素等营养成分，为高脂肪低糖营养配方，适用于肺部疾病患者。

用法用量 口服或管饲：剂量个体化，详细用法可参阅产品说明书。

注意事项 1岁以下儿童不能使用，4岁以下儿童慎用。

剂型规格 溶液剂：每瓶237ml，含有蛋白质16.7%，脂肪55.1%，碳水化合物28.2%，抗氧化剂，包括β-胡萝卜素5mg/L，维生素E 85IU，维生素C 317mg/L，微量元素，包括肉碱152mg/L，牛磺酸152mg/L，硒74μg/L，铬106μg/L，钼159μg/L，矿物质。

幼儿乐
Progress

作用用途 本品为含有多种维生素、微量元素和其他营养成分的奶粉，适用于1~3岁幼儿的特殊营养需要。

用法用量 口服：一般用温开水或冷开水175ml、加入5匙，冲调成200ml溶液，每日喂哺2~3次。

注意事项 ①未启用的奶粉应放在干燥、阴凉处。②为了确保奶粉的新鲜，开瓶后盖紧瓶盖，并存放在阴凉、干燥的地方。③开瓶后应在4星期内用完及避免将奶粉长时间放在高温的地方。开瓶后请勿放入冰箱冷藏。

剂型规格 粉剂：每瓶400g；900g。本品含以下成分：脱脂奶、植物油、麦芽糖糊精、浓缩乳清蛋白、蔗糖、大豆卵磷脂、乙基香草醛、核苷酸。矿物质：氢氧化钾、碳酸氢钾、硫酸亚铁、硫酸锌、硫酸铜、硫酸锰。多种维生素，包括天然胡萝卜素。每100ml奶液含维生素A 280IU、维生素B₁ 90μg、维生素B₆ 100μg、维生素B₂ 160μg、维生素C 12mg、维生素E 1.25IU、烟酸1.15mg、叶酸5μg、维生素K₁ 5μg、生物素2.5μg、泛酸360μg、硫胺90μg，矿物质：钙100mg、磷80mg、铁10.5mg、铜70~100μg、锌1mg、碘6.5~33.5μg、钠47mg、镁11mg、钾180mg、氯化物110mg、锰90~130μg。

爱儿乐妈妈
S-26MAMA

作用用途 本品含有多种维生素、微量元素和其他营养成分，每日2份（每份240ml），可为孕妇提供每日饮食推荐量的50%或以上的叶酸、维生素C、维生素B复合物、维生素D和镁，40%或以上的钙、磷、锌，30%的蛋白质和铁质。可作为孕妇和哺乳期妇女的日常饮食之外的营养补充。

用法用量 口服：冲调一杯240ml，可先在一个大杯中放3匙，再加入200ml的温水，摇动或搅拌，直至混合均匀。也可根据个人的情况来冲调。

注意事项 ①如果不立即饮用冲调好的本品，应加上盖、放入冰箱内保存，并于24小时之内用完。②未启用本品应存放在干燥、阴凉的地方。③开瓶后务必盖紧盖，并存放在阴凉、干燥的地方。④开瓶后应在4星期内用完，勿将奶粉长时间放在高温的地方。

剂型规格 粉剂：450g；1000g。每100ml溶液热能100kcal、蛋白质4.16g、碳水化合物17g、植物脂肪1.6g、叶酸44μg、钙100mg，维生素13种、矿物质11种、β-胡萝卜素。每100g粉末含蛋白质16.3g、碳水化合物69.9g、脂肪6.8g、麦芽糖精36.6g、乳糖24.8g、蔗糖8.5g、维生素C 102mg、维生素E 10IU、维生素A 2033IU、维生素B₁ 650μg、维生素B₆ 980μg、维生素B₂ 810μg、β-胡萝卜素、烟酸7.7mg、叶酸179μg、维生素K41 μg、生物素122 μg、维生素D 163IU、维生素B₁₂ 2.4μg、泛酸5.3mg，矿物质：钙407g、磷386mg、铁7.3mg、铜160 μg、锌5.3mg、碘53μg、钠285mg、镁130mg、钾772mg、氯化物528mg、锰800μg。

爱儿乐
S-26

作用用途 本品以乳清蛋白为主，其营养价值接近母乳，是完整、均衡的婴儿食品。用于满足初生婴儿营养所需，并且为婴儿的生长、发育提供所有必需的营养素。

用法用量 口服：3kg的婴儿，每次60ml，每日8次。4～5kg的婴儿，每次120ml，每日6次。5kg的婴儿，每次120ml，每日6次。6.5kg的婴儿，每次180ml，每日5次。7.5kg的婴儿，每次240ml，每日4次。每60ml的温开水加入1量匙本品，摇动直至溶解后饮用。

注意事项 ①婴儿奶粉应该在每次喂哺前冲调，也可以一次冲调1瓶以上，放入冰箱，并在24小时内用完。未启用的奶粉应存放在干燥、阴凉的地方。②开瓶后务必盖紧盖，并存放阴凉干燥地方。开瓶后4个星期内用完及避免将奶粉长时间放置高温的地方。

剂型规格 粉剂：每瓶450g；1000g。每100ml溶液热能67kcal，蛋白质1.5g，乳糖7.2g，脂肪3.6g，维生素15种，矿物质12种，β-胡萝卜素，核苷酸。每100g

粉末含蛋白质12g，乳清7.2g，乳酪4.8g，碳水化合物56g，脂肪28g，亚油酸4.56g。维生素C 70.8mg、维生素E 5.8mg、维生素A 590μg、维生素B₁ 786μg、维生素B₆ 472μg、维生素B₂ 1.179mg、β-胡萝卜素、烟酸7.075mg、叶酸62.9μg、维生素K₁ 53μg、生物素15.7μg、维生素D 8.4μg、维生素B₁₂ 1.6μg。胆碱78.6mg、钙362mg、磷261.8mg、铁7.9mg、铜262μg、锌4.72mg、碘78.6μg、钠125.8mg、镁52.7mg、钾511mg、氯化物340.4mg、锰78.6μg。

爱儿素
Nursoy

作用用途 本品为豆类配方，适用于对牛奶过敏及对乳糖不耐受的婴幼儿。

用法用量 口服：3kg的婴儿，每次60ml，每日8次。4～5kg的婴儿，每次120ml，每日6次。5kg的婴儿，每次120ml，每日6次。6.5kg的婴儿，每次180ml，每日5次。7.5kg的婴儿，每次240ml，每日4次。每60ml的温开水加入1量匙本品，摇动直到溶解后饮用。

注意事项 ①婴儿奶粉应在每次喂哺前冲调，也可一次冲调1瓶或以上，但冲调后要立即放入冰箱，并于24小时内用完。②开启后的本品应存放于干燥、阴凉的地方。③本品开瓶后应在4星期内用完。

剂型规格 粉剂：每瓶400g，每100g粉末含蛋白质14g，脂肪27g，碳水化合物53.5g，矿物质3g，亚油酸4.394g，维生素A 1894IU，维生素D 322IU，维生素C 68mg，维生素E 8.3IU，维生素B₁ 758μg、维生素B₆ 455μg，维生素B₂ 1.136mg，天然萝卜素、烟酸4.545mg，叶酸61μg，泛酸2.273mg，维生素K₁ 761μg，生物素27μg，维生素B₁₂ 2.3μg。胆碱64mg，肌醇76mg，钙508mg，磷379mg，铁9.1mg，铜424μg，锌4.5mg，碘114μg，钠144μg，镁51mg，钾545mg，锰152μg，氯化物328mg。

爱心美
Isomil

作用用途 本品由大豆蛋白提炼，加入蛋氨酸，适合于对牛奶蛋白敏感的婴儿，且容易消化。含精制植物油，丰富的亚油酸、亚麻酸，并领先加入氨基乙磺酸，提供更完美的氨基酸组合，帮助脑部细胞及视网膜组织的健康发育。本品尚添加β-胡萝卜素，有助保护细胞免受损害。不含乳糖，以蔗糖及玉米糖浆代替，可消除因乳糖不耐受而产生的腹泻。钙、铁、各种维生素及矿物质含量充足，足够婴儿生长的需要。本品适用于不能使用一般奶粉，对牛奶过敏及乳糖不耐受的婴儿。

用法用量 口服：每量匙本品加入60ml温开水冲调。7日以下的新生儿，每次60ml，每日6次。2～4周的新生儿，每次90ml，每日6次。2个月的婴儿，每次120ml，每日6次。4～5个月的婴儿，每次180ml，每日

5次。**6个月及以上的婴儿**，每次240ml，每日4次，并添加辅食。

注意事项 ①用煮沸过的水（最少煮沸5分钟）冲调，冲调好的奶液需冷藏，并在48小时内食完。②未开罐的奶粉可放于室温下。开罐后的奶粉应将盖盖好，置于阴凉干燥处，并于3周内用完。

剂型规格 粉剂：每瓶400g；1000g。本品每100g粉剂含蛋白质13.7g，脂肪28.1g，亚油酸5.1g，碳水化合物52.5g，水分2.4g，热量517kcal，钙530mg，磷380mg，镁41mg，钠234mg，钾578mg，氯449mg，锌6mg，铁7.8mg，铜357μg，锰304μg，碘76μg，氨基乙磺酸34mg，左旋肉碱9mg，维生素A 600μg，维生素D7.6μg，维生素E 12.9mg，维生素K_1 42μg，维生素C53mg，维生素B_1 494μg，维生素B_2 456μg，维生素B_6 304μg，维生素B_{12} 2.3μg，烟酸5.3mg，叶酸100μg，泛酸3.8mg，生物素23μg，胆碱60mg。

产前喜康素
Formance

作用用途 本品是专为孕妇配制的均衡营养素，含充足叶酸，可预防胎儿神经发育畸形。含丰富的钙、铁，能满足胎儿骨骼和造血系统发育的需要。含加强锌，可改善妊娠呕吐及帮助胎儿正常发育。本品应用于怀孕妇女。

用法用量 口服：以2~4勺粉末加入240ml水中，每日2~3杯，浓淡可随个人口味调节。

剂型规格 粉剂：每听300g；700g。每100g粉剂中含蛋白质22.6g、碳水化合物67.7g、脂肪0.7mg、矿物质6g、热量365kcal、钠290mg、钾1.1g、氯750mg、钙755mg、磷625mg、镁200mg、铁11.3mg、碘190μg、铜1.25mg、锌11.25mg、锰1.5mg、水分3g、维生素A200IU、维生素D250IU、维生素E18.8IU、维生素B_2 2.15mg、烟酸10.1mg、维生素$B_6$1.25mg、叶酸0.74mg、维生素B_{12} 6μg、生物素19μg、泛酸7.5mg。

喜康宝
Similac Advance

作用用途 本品含有与母乳相当的核苷酸，对婴儿发育中的免疫系统有所补益。精制植物油含丰富的亚油酸，亚麻酸，氨基乙磺酸，有助婴儿脑部和眼睛的发育。此外尚含有β-胡萝卜素和硒。本品适用于出生至12个月的婴儿。

用法用量 口服：使用时参阅包装上的说明书。

剂型规格 粉剂：每瓶400g；900g。每100ml溶液：热能67.6kcal，蛋白质1.5g，碳水化合物7g，脂肪3.7g，亚油酸676mg，亚麻酸72mg，核苷酸7.2mg，氨基乙磺酸4.5mg，矿物质，维生素。

健儿乐
Promil

作用用途 本品为蛋白质、碳水化合物、维生素、微量元素等复合营养剂。长链多不饱和脂肪酸能帮助较大婴儿脑和视力发育；核苷酸能帮助较大婴儿增强免疫力，促进肠道代谢，减少腹泻机会，天然胡萝卜素和硒是重要的抗氧化物质可帮助较大婴儿提高抵抗力，蛋白质、乳清蛋白、酪蛋白、铁、钙、多种维生素和矿物质，提供均衡营养。每日进食800ml本品，可提供6个月或以上婴儿100%的蛋白质需要量和50%的热量需要量。用于6个月或以上婴幼儿转食固体食物时的不足。

用法用量 口服：添加本品于饮食中时，应继续用婴儿当时的喂食时间表，依照婴儿的年龄、胃口以及固体食物量来决定本品的每次喂哺量与喂哺次数。**6个月或以上的婴儿**，一般用温开水180ml，加入奶粉3匙，每日4次。本品可用水冲调：将适量奶粉加入盛温开水的奶杯或奶瓶中，摇动或搅拌直至完全溶解；也可以用稀饭或谷类混合喂哺。

注意事项 ①不可替代母乳喂哺婴儿。②冲调好的本品应立刻用来喂哺婴儿，如要保存，必须放在冰箱中，并在24小时内使用。③未启用的奶粉应存放在干燥，阴凉的地方。开罐后务必盖紧盖，并存放在阴凉，干燥的地方。开罐后应在4个星期内用完及避免将奶粉长时间放在高温的地方。

剂型规格 粉剂：每瓶450g；1000g。每100g粉末含蛋白质18g，碳水化合物56g，脂肪20g，亚油酸3.169g，维生素A75μg，维生素B_1 100μg，维生素B_6 60μg，维生素B_2 150μg，维生素C 9mg，β-胡萝卜素，烟酸900μg，叶酸8μg，泛酸300μg，生物素2μg，维生素D1.1μg，维生素E 740μg，维生素K_1 6.7μg，维生素B_{12} 0.2μg。胆碱10mg，钙115mg，磷70mg，铁1mg，铜40μg，锌600μg，碘12μg，钠37.5μg，镁8.8mg，钾125mg，氯化物80mg，锰10μg。

优质恩美力
Gain Plus

作用用途 本品是专为亚太地区较大婴幼儿断奶后受膳食结构的影响，容易出现缺钙、缺铁和蛋白质摄入不足的问题而设计的配方。它含有高钙、高铁、高蛋白，且热量比一般的婴幼儿配方多出10%，更符合婴幼儿的生理和营养要求；而且，它采用精制植物油，促进钙和脂肪的吸收；它提供充足的必需脂肪酸，并加入氨基乙磺酸，有助于大脑和视网膜的发育；此外尚添加β-胡萝卜素，有助于保护细胞免受损害。

用法用量 口服：每量匙本品加入60ml的温开水冲调，建议每日给予500~700ml作为婴幼儿固体食物的营养补充。**6~12个月婴幼儿**，每次180ml，每日4次；**12个月以上的婴幼儿**，每次240ml，每日3次。

注意事项 本品是根据6个月或以上婴儿所需营养而设的配方，不能用作母乳代替品。

剂型规格 粉剂：每瓶450g；1000g。本品每100g粉剂含蛋白质18.8g，脂肪24.3g，亚油酸9.3g，碳水化合物

50.3g，氨基乙磺酸 33.5mg，钙 771mg，磷 444mg，镁 58mg，钠 244mg，钾 858mg，氯 565mg，铁 8mg，锌 3.7mg，碘 150mg，铜 380μg，锰 63.71μg，维生素 A 635μg，维生素 D 8.4μg，维生素 E 13mg，维生素 C 73mg，维生素 B_1 480μg，维生素 B_2 800μg，维生素 B_6 300μg，烟酸 5.4mg，泛酸 2.9mg，叶酸 88μg，生物素 22μg，维生素 K_1 41μg，维生素 B_{12} 2μg。每 30ml 含热量 22kcal。

心美力/铁质心美力
Simil AC/Simil AC with Iron

作用用途 本品含有优质酪蛋白，精制植物油含丰富的亚油酸、亚麻酸，有助于婴儿脑部和眼睛的发育。此外尚添加 β-胡萝卜素，有助保护细胞免受损害。本品还含有 13 种维生素，其营养组成成分很接近母乳。本品适用于初生至 3 个月的婴儿。铁质心美力适用于 4 个月至 1 岁的婴儿。

用法用量 口服：由心美力转用铁质心美力时，应为渐进式，通常先每餐用 1/2 量匙铁质心美力代替 1/2 量匙心美力，以后每 2~3 日，加用 1/2 量匙铁质心美力代替心美力，直至全部转为铁质心美力。

剂型规格 粉剂：铁质心美力，每瓶 450g；1000g。心美力，每瓶 450g；1000g。每 100g（铁质心美力）粉剂含蛋白质 11.8g、碳水化合物 55.4g、脂肪 27.6g、矿物质 3g、维生素、氨基乙磺酸 34mg、铁 9.1mg、亚油酸 5.1g。每 100g（心美力）粉剂含蛋白质 11.8g、碳水化合物 55.4g、脂肪 27.6g、矿物质 3g、维生素、氨基乙磺酸 34mg。

喜康力
Gain Advance

作用用途 本品是专为亚太地区较大婴幼儿特别设计的营养均衡配方奶粉。它添加与母乳相同的核苷酸，有助增强体质较弱婴幼儿的抵抗力。本品高钙、高铁、高蛋白，热量比一般的婴幼儿奶粉高 10%，更符合他们的生理和营养需求。本品为 6 个月及以上婴幼儿的配方奶粉，不能用作母乳代替品。

用法用量 口服：每 60ml 温开水加 1 量匙粉剂，每日给予 500~700ml，作为婴幼儿固体食物的营养补充。

注意事项 未开瓶的奶粉可放室温、阴凉、干燥处，无须冷藏。开瓶后，将瓶盖关紧，于 3 周内用完。

剂型规格 粉剂：每瓶 450g；1000g。每 100g 粉剂含蛋白质 18.8g、碳水化合物 50.3g、脂肪 24.3g、能量 495kcal、牛磺酸 33.5mg、维生素 A 176IU、维生素 D 335IU、维生素 E 13 IU、维生素 K 41μg、维生素 C 73mg、叶酸 88μg、维生素 B_1 0.65mg、维生素 B_2 0.8mg、维生素 B_6 0.94mg、维生素 B_{12} 2mg、烟酸 8.38mg、泛酸 2.9mg、生物素 22μg、胆碱 118.3mg、钠 244mg、钾 858mg、氯 565mg、钙 771mg、磷 444mg、镁 58mg、铁

8mg、锌 3.7mg、锰 63.7μg、铜 0.44mg、碘 150μg。

小安素
Pediasure

作用用途 本品营养全面均衡，且容易消化吸收。它含有高蛋白及高热量，比一般婴幼儿配方多 50%，充分满足营养不足、营养不良、生病儿童的特殊需求；它含有中链三酰甘油，不需胆汁乳化即可直接吸收，且含有两种碳水化合物，采用优质酪蛋白和精制植物油，可提高营养素的消化吸收和生物利用率，它还含有微量元素硒、钼、铬，能够改善儿童的新陈代谢，帮助身体恢复。此外，本品尚加半必需营养素氨基乙磺酸和左旋肉碱及含有多种维生素和矿物质，最适合于生长快速、活动量大以及生病、偏食、食欲不振、体弱多病的儿童。其特有的低乳糖成分，也适用于不能使用牛奶的儿童，是 1 岁以上儿童的营养补充剂。

用法用量 口服：以 190ml 的温开水加入 5 平匙（或 45.4g），搅拌约 1 分钟至溶解，每日 2~4 杯。可以口服和管饲。

注意事项 ①冲后如没喝完，请冷藏，并在 24 小时内用完。②开瓶后在 3 周内用完，保存于阴凉干燥处。

剂型规格 粉剂：每瓶 400g；900g。每 100g 粉剂含蛋白质 14.9g，脂肪 24.7g，碳水化合物 54.3g，肌醇 40mg，氨基乙磺酸 36mg，能量 496kcal，钙 486mg，磷酸盐 397mg，镁 99.2mg，钠 228mg，钾 645mg，氯 496mg，锌 6mg，铁 7mg，铜 500μg，锰 1.2mg，碘 48μg，硒 11.4μg，铬 15μg，钼 18μg，维生素 A1280IU，维生素 D 2530IU，维生素 E 11.4IU，维生素 K 119μg，维生素 C 50mg，维生素 B_1 1.3mg，维生素 B_2 1mg，维生素 B_6 1.3mg，维生素 B_{12} 123μg，尼克酸 9.9mg，泛酸 5 mg，叶酸 184μg，生物素 159μg，胆碱 149mg，亚油酸 5g。

学儿乐
Promise

作用用途 本品含有多种维生素、微量元素和营养物质，可作为 3~7 岁儿童的营养补充剂。

用法用量 口服：一般用温开水或冷开水 200ml，加入 5 匙奶粉，冲调成 240ml 溶液，每天喂食 2~3 次。

剂型规格 粉剂：每瓶 400g；900g。每 240ml 溶液含热量 240kcal，脂肪 8g，碳水化合物 33g，蛋白质 8.9g，维生素 A 864IU，维生素 D 192IU，维生素 E 3IU，维生素 B_1 220μg，维生素 B_2 380μg，维生素 B_6 240μg，维生素 B_{12} 1.1μg，烟酸 2.2mg，叶酸 12μg，泛酸 720μg，生物素 4.8μg，维生素 C 24mg，钙 264mg，磷 240mg，镁 24mg，铁 3mg，锌 2.9mg，铜 70μg，碘 24μg，钠 132mg，钾 384mg，氯 240mg。

第十八章 减 肥 药

肥胖是指体内脂肪蓄积过多。除肌肉发达者外，体系指数 BMI 超过 30kg/m² 即可诊断为肥胖（正常 BMI 范围为 18.5~24.9kg/m²）。肥胖是一种发病率很高的疾病，除少数由于内分泌失调或遗传等因素外，多数是由于摄入食物的热量大于人体活动消耗量，致使体内脂肪组织异常堆积引起。对肥胖症的防治，除采取控制饮食和增加运动外，也可根据个人情况适当应用药物治疗。

芬氟拉明
Fenfluramine

别名　氟苯丙胺，Obed，Ponderal，Ponderax

作用用途　本品能促使下丘脑释放 5-羟色胺，阻断 5-羟色胺的再摄取，增强下丘脑饱感中枢活性，从而降低食欲，降低人体脂肪组织内甘油三酯的合成，降低人体对脂肪的吸收与合成。同时增加脂肪和胆酸的排泄，增加机体外周组织对糖的摄取和对胰岛素的敏感性。本品治疗单纯性肥胖有一定疗效，同时还有降低血压、降低胆固醇、甘油三酯和总血浆脂质的作用。适用于体重超过正常值 20% 以上者，也可用于改善糖尿病代谢和纠正前列环素与血栓素平衡失调。

用法用量　口服：①用于减肥，第 1 周为每日 40mg，于早、晚餐前 30~60 分钟各服 20mg；第 2~4 周为每日 60mg，于早、中、晚餐前 30~60 分钟各服 20mg；第 5~6 周起可根据服药者疗效及副作用，给予每日 60~80mg；第 9~10 周递减为每日 40~60mg；第 11 周每日 40mg；第 12 周为每日 20mg。长效胶囊剂：每次 60mg（饭前 2 小时内服用），每日 1 次；必要时可在开始 3~4 周内每次 120mg，每日 1 次。②用于糖尿病改善糖代谢和纠正前列环素与血栓素平衡失调，第 1 周每日 40mg，早、晚餐前 30 分钟各服 20mg；第 2~4 周每日 60mg，早、中、晚餐前 30 分钟各服 20mg；第 5~8 周可根据情况每日给予 60~80mg；自第 9 周递减剂量为每日 60mg；第 12 周后为每日 20mg。

注意事项　①精神抑郁症、癫痫、孕妇及青光眼患者禁用。②高血压、心血管疾病、情绪低落的患者慎用。③服药后可能出现恶心、食欲减退、大便次数增加、腹部隐痛、头晕、乏力、口干等。④偶见轻度脱发，夜尿增多。⑤治疗期间不宜中断用药。⑥本品的副作用均能耐受，用药中可逐渐消失。⑦国外有此药可引起瓣膜性心脏病和原发性肺动脉高压的报道。

剂型规格　①片剂：每片 10mg；20mg。②胶囊剂：每粒 60mg。

右芬氟拉明
Dexfenfluramine

别名　右旋芬氟拉明，Isomeride

作用用途　本品能选择性抑制葡萄糖的消耗，从而降低总热量消耗，但不影响蛋白质的摄入。作用与芬氟拉明相同，但活性较强，服用剂量较小。没有精神兴奋作用和升血压作用，无成瘾性。口服吸收完全，代谢物几乎全部从尿中排泄。适用于各种肥胖症。

用法用量　口服：每次 15mg，每日 2 次，早晚进餐时服用，每个疗程不超过 3 个月。

注意事项　①孕妇、哺乳期妇女、青光眼患者禁用。②心律失常、肝、肾功能不全者慎用。③如有动脉压升高，应停药。④有口干、恶心、腹泻、便秘、乏力等，继续用药上述症状可消失。⑤与抗高血压药、磺酰脲类降糖药、三环类抗抑郁药有协同作用。⑥不能与单胺氧化酶抑制剂同用。

剂型规格　胶囊剂：每粒 15mg。

右苯丙胺
Dexamfetamine

别名　右族苯丙胺，Dexamine，Dexamphate，Dexamphetamine

作用用途　本品为食欲抑制剂，中枢兴奋作用比苯丙胺强，对心血管的影响较小，食欲抑制作用约是苯丙胺的 2 倍，为左旋苯丙胺的 3~4 倍。本品能刺激下丘脑饱感中枢，从而抑制食欲中枢，使食欲减退，用于治疗肥胖症、发作性睡眠及抑郁症辅助治疗大于 6 岁的难治性注意缺陷障碍。（多动症）。

用法用量　口服：每次 2~10mg，每日 2~3 次，饭前半小时服用，最后一次服药应在睡前数小时，以免失眠。6~12 周为 1 疗程。极量，每日 30mg，每次 20mg。

注意事项　①心血管疾病、甲状腺功能亢进、高血压患者禁用。②有头晕、头痛、心悸、恶心、口干、失眠、血压升高、散瞳等。③对本品过敏者慎用。④本品能产生欣快感，易成瘾和产生精神依赖性，故不宜长期大量应用。⑤不能同时与单胺氧化酶抑制剂同服。⑥常见不良反应有失眠，惊梦、紧张，还可能发生口干、厌食、腹部痉挛，头晕、出汗、心动过速。⑦也有报道横纹肌溶解、肾损伤及精神异常，长期使用可致心肌病。⑧儿童如使用过久可引起发育延缓。

剂型规格　片剂：每片 2.5mg；5mg；10mg。

安非拉酮
Amfepramone

别名 丽姿片，盐酸二乙胺苯酮，Anorex，Diethylpropion

作用用途 本品能兴奋下丘脑腹内侧的饱感中枢，使之产生饱食感，同时可产生中枢神经系统的兴奋作用，增加机体代谢，减轻体重。本品也有降血压、降血糖和改善血脂胆固醇的作用。本品长期服用安全性和耐受性较好，不会产生依赖性。适用于单纯性肥胖症、伴有高血压、高血糖性糖尿病、冠心病的肥胖症。

用法用量 口服：①片剂，每次 25mg，每日 1～3 次，饭前 0.5～1 小时服用。如果疗效不显著，但耐受良好时，可增加剂量至每日 100mg，即在傍晚加服 1 次（25mg）。每一疗程为 1.5～2.5 个月，必要时可隔 3 个月重复疗程。②长效胶囊剂，每次 75mg，每日 1 次，饭前 2 小时内服用，连服 3～6 周。

注意事项 ①孕妇、哺乳期妇女禁用。②甲状腺功能亢进者慎用。③不良反应有时出现恶心、便秘、腹泻、口干、失眠、激动等。④长期服用，尤其是过量时，会产生依赖性心理。⑤治疗期间应采用低热量饮食。

剂型规格 ①片剂：每片 25mg。②胶囊剂：每粒 75mg。

氯苄雷司
Clobenzorex

别名 Dinintel

作用用途 本品为苯丙胺类的食欲抑制剂，适用于各种肥胖症。

用法用量 口服：早晨起床时服 30mg，午饭前 1 小时服 30mg。

注意事项 ①高血压、心血管疾病、甲状腺功能亢进者禁用。②对本品过敏者慎用。③不良反应有口干、恶心、头痛、心悸、头晕、失眠、不安、血压升高等。④长期大量服用易成瘾和产生精神依赖性。⑤不能与单胺氧化酶抑制剂同时服用。

剂型规格 胶囊剂：每粒 30mg。

芬普雷司
Fenproporex

作用用途 本品为苯丙胺类食物抑制剂，适用于各种肥胖症。

用法用量 口服：早晨或习惯性饥饿前半小时，每次 20mg，每日 1 次。

注意事项 参见右苯丙胺。

剂型规格 片剂：每片 20mg。

美芬雷司
Mefenorex

别名 Incital

作用用途 本品为苯丙胺类食物抑制剂，适用于各种肥胖症。

用法用量 口服：每次 40mg，每日早晨服 1 次。

注意事项 参见右苯丙胺。

剂型规格 片剂：每片 40mg。

奥利司他
Orlistat

别名 赛尼可，Xenical，Orlipastate，Tetrahydolipstatin

作用用途 本品是长效和强效的特异性胃肠道脂肪酶抑制剂，通过胃和小肠腔内胃脂肪酶和胰脂肪酶的活性丝氨酸部位形成共价键使酶失活而发挥治疗作用，失活的酶不能将食物中的脂肪，主要是甘油三酯水解为可吸收的游离脂肪酸和单酰基甘油。未消化的甘油三酯不能被身体吸收，从而减少热量的摄入，控制体重。本品无需通过全身吸收发挥药效，具有长期控制体重（减轻体重、维持体重的预防反弹）的疗效。可以降低与肥胖相关的危险因素和与肥胖相关的其他疾病的发病率，包括高胆固醇血症、2 型糖尿病、糖耐量低减，高胰岛素血症、高血压，并可减少脏器中的脂肪含量。临床用于肥胖症和高脂血症。

用法用量 口服：每次 120mg，每日 3 次，于餐时或餐后 1 小时内服用。服用 2 周后体重开始下降。可连续服用 6～12 个月。但无证据表明每次超过 120mg，每日 3 次能增强疗效。肝、肾功能不全及老年患者应用本品时无需调整剂量。

注意事项 ①患慢性吸收不良综合征或胆汁淤积症及对本品或药物制剂中任何一种其他成分过敏的患者禁用，哺乳期妇女禁用。②如果有一餐未进食或食物中不含脂肪，则可省略 1 次服用。③患者应均衡营养，微低热量饮食，如高脂成分饮食（每日 2000cal 热能）与本品合用，可增加胃肠道反应。④常见的不良反应有：一过性油性斑点、胃肠排气增多、大便紧急感、脂肪油性大便、脂肪泻、大便次数增多和大便失禁。常见的有胃肠道急性反应如腹痛、腹部不适、胃肠胀气、水样便、软便、直肠痛、牙齿不适。偶有头痛、月经失调、焦虑、疲劳、泌尿道感染。也有对本品过敏的报道，表现为皮疹、荨麻疹、血管神经性水肿。⑤本品可使维生素 D、维生素 E 和胡萝卜素吸收减少，应在服用本品 2 小时后服用复合维生素或睡前服用。本品可使环孢素的血浆浓度降低。⑥本品在减轻体重的同时常伴随有血糖的改善，可适量减少口服降糖药的剂量（磺酰脲类）。

剂型规格 ①片剂：每片 120mg。②胶囊剂：每粒 120mg。

西布曲明
Sibutramine

别名 奥丽娜，可秀，诺美亭，曲美，澳曲轻，神秀，衡韵，西丽亭，希青，Kexiu，Reductil

作用用途 本品为非苯丙胺类食欲抑制药,用于中枢神经系统的肥胖症治疗。主要通过其胺类(仲胺和伯胺类)代谢产物而产生作用。其主要机制为抑制去甲肾上腺素、5-羟色胺和多巴胺的再摄取,增强饱食感,而对去甲肾上腺素、5-羟色胺和多巴胺的释放无明显影响。本品及胺类活性代谢产物无明显抗胆碱、抗组胺和单胺氧化酶抑制作用。适用于饮食控制、运动不能减轻和控制重的肥胖症,包括减轻体重或维持体重的减轻,治疗应与低热量饮食和运动结合 进行。用于运动及饮食控制仍不能减轻和控制的肥胖症,可减轻体重和维持已减轻的体重。

用法用量 口服:推荐起始剂量:每次 10mg,每日 1 次,早晨单独服用或与食物同服。如体重减轻不足,4 周后剂量可调整至每日 15mg。若患者无法耐受 10mg 剂量可降至 5mg。不推荐使用每日 15mg 以上剂量。

注意事项 ①对本品过敏者、神经性厌食症患者、接受单胺氧化酶制剂或其他中枢性食欲抑制或治疗的患者禁用;血压不能有效控制的高血压患者和心血管病史及中风病史的患者禁用;孕妇、哺乳期妇女及 16 岁以下儿童禁用;严重肝肾功能不全的患者禁用。②胆结石患者、闭角型青光眼、癫痫病史的患者慎用。③使用本品前和用药期间必须定期监测血压和脉搏。④气质性肥胖(如没有治疗的甲状腺功能低下)者应排除在本品的治疗范围之外。⑤常见的不良反应有口干、厌食、失眠、便秘、心率增快、呼吸困难、腹泻、胃肠炎、胃肠胀气、牙病、不安、肢体痉挛、张力增加、癫痫发作、间质性肾炎、月经紊乱、因出血时间延长引起的皮肤瘀斑、外周性水肿、关节炎、瘙痒、弱视、肝功能异常(常随着进一步的治疗而消失,没有明显的剂量反应关系)。⑥本品不能与单胺氧化酶制剂同服,至少停用 2 周;本品可抑制 5-羟色胺的再摄取,不宜同服。⑦正在服用去甲麻黄碱、麻黄碱或伪麻黄碱成分药物的患者慎用。⑧本品与酮康唑和红霉素有潜在相互作用,但影响不大。

剂型规格 ①片剂:每片 50mg;10mg。②胶囊剂:每粒 5mg;10mg。

马吲哚
Mazindol

作用用途 本品通过大脑中隔区调节逆交感神经,刺激饱腹中枢,产生饱食感,抑制胃酸分泌,促进体内代谢,减轻体重,并有降低对胰岛素的抵抗和调脂作用,用药 3~4 日即可产生食欲抑制作用。用于治疗非气质性单纯性肥胖症。

用法用量 口服:每次 0.5mg,每日 1 次,饭前服。最大剂量不超过 1.5mg(每日 2~3 次,分服),每 8~12 周为一疗程。

注意事项 ①严重肾、肝、心功能不全及心律失常、高血压、青光眼、孕妇、哺乳期妇女及少儿禁用。气质性病变引起的肥胖症患者禁用。②本品具有兴奋作用,司机或操纵机器者慎用。③糖尿病患者使用本品可影响

胰岛素和降糖药的效果,应予监测并适当调整剂量,高血压患者应用本品应注意监测血压变化。④服用本品偶可引起口干、头痛、神经过敏、恶心、便秘、失眠、心动过速、皮疹、排尿困难及月经失调等过敏反应。⑤本品可增强外源性儿茶酚胺的效应,合用肾上腺素类药物时应监测心血管系统反应。⑥禁止合用神经节阻断药(如胍乙啶)。⑦服用单胺氧化酶抑制剂期间或用后 2 周内不可用本品。

剂型规格 片剂:每片 0.5mg;1mg

防风通圣散
Fangfeng Tongsheng San

作用用途 本品是由防风、麻黄、荆芥、薄荷、连翘、桔梗、川芎、当归、白术、黑山栀、大黄(酒制)、芒硝、石膏、黄芩、滑石、甘草、白芍等组成的中草药。肥胖患者服用 1 周后,可见体重降低和胸围、腹围减少,至 3 个月后变明显。对有高血压和高脂血症的肥胖患者,也可使血压和血脂下降。还有通便作用。对水肿样肥胖症患者,每日加服 5g 防己黄芪汤(有防己、黄芪、白术、甘草等组成),效果更佳。

用法用量 口服:每次 3~5g,每日 1 次,连服 1~3 个月,多则半年。

注意事项 ①开始服用时大便次数略有增加。②未见其他不良反应。

剂型规格 水丸:每袋 12g。

轻身减肥片
Qingshen Jianfei Pian

作用用途 本品为中药黄芪、防己、白术、泽泻、山楂、水牛角、丹参、川芎、茵陈、大黄等的配伍组方。具有减肥、降脂作用,能改善疲倦乏力和胸闷气促等症状。适用于单纯性肥胖并伴有冠心病、高血压、高脂血症、糖尿病的患者,并有较好的减肥效果。

用法用量 口服:每次 5 片,每日 3 次。

注意事项 未见明显不良反应。

剂型规格 片剂。

白金降脂丸
Baijin Jiangzhi Wan

作用用途 本品为郁金和明矾组成的降脂减肥药。对高脂血症有降血清胆固醇和甘油三酯的作用。用于高脂血症,并对肥胖者有一定的减肥作用。能明显改善患者头昏、头痛、心悸、胸闷、失眠、肢体麻木等症状。

用法用量 口服:每次 6g,每日 3 次,饭后温开水送服,20 日为一疗程,连服 2~3 疗程。

注意事项 少数患者服药初期有胃部不适等,一般可自行消失。

剂型规格 水丸:每丸 0.15g。

第十九章 生物制品、酶类及其他生化药

第一节 生物制品

生物制品是指微生物（细菌、噬菌体、立克次体、病毒等）的代谢产物、寄生虫、动物毒素、人或动物的血液或组织等，用现代生物技术、化学方法或直接制备的产品，临床应用广泛。生物制品可分为：疫苗、菌苗、抗血清、抗毒素、类毒素、免疫制剂、血液制剂、诊断用品等。

一、疫苗

Ⅰ型单纯疱疹灭活疫苗

作用用途 本品系将Ⅰ型单纯疱疹病毒接种人的二倍体细胞培养，收获无菌病毒液，然后加温或经甲醛灭活而制成。适用于单纯疱疹病毒引起的原发感染性和复发感染性角膜炎。

用法用量 皮下注射：冻干疫苗，用前加注射用水1ml溶化，在患角膜炎眼同侧的耳前淋巴结处皮下注射，每周1次，**成人**，每次1ml，**7岁以下儿童**，0.2~0.3ml，**7岁及7岁以上儿童**，0.5ml，**老年体弱患者**，剂量酌减，但不低于0.5ml。双眼患者两侧各注射0.5~1ml。免疫4次为一疗程。一般单疱角膜炎使用一疗程（注射疫苗4次）即可收效，对反复发作的顽固角膜炎，宜用2个疗程。

注意事项 无全身反应或发热反应，部分患者于注射后1~2日内局部可出现红肿、压痛，以后逐渐消失。

剂型规格 注射用冻干疫苗。

冻干麻疹活疫苗
Freeze Dried Measles Vaccine，Live

别名 Vaccinum Morbillorum Vivum Cryodesiccatum

作用用途 本品预防麻疹。我国定为出生后8个月为初种最低年龄，一般认为在无感染情况下，1次接种可维持12年，有再感染者可达15年。

用法用量 皮下注射：**儿童及成人**，注射量均为0.2ml（可增至0.5ml），于上臂外侧三角肌附着处（简称三角肌）皮下注射。

注意事项 ①发烧、患急性传染病、急性中耳炎、活动性结核及有严重过敏史的患者禁用。②液体如发黄变紫、混浊及有摇不散的絮状物时禁用。③瓶开后，应于1小时内用完。④1月内注射过丙种球蛋白者不宜用。

剂型规格 注射剂：每支10人份（临用时用注射用水溶解成2ml）。

脊髓灰质炎活疫苗
Poliomyelitis Vaccine，Live

别名 脊髓灰质炎活疫苗糖丸，口服脊髓灰质炎活疫苗（糖丸），小儿麻痹活毒疫苗

作用用途 本品预防脊髓灰质炎。儿童初免疫年龄为2个月，到入学年龄及15~19岁时各再免疫1次。若遇到周围有患者时，不论成人、儿童、过去有无免疫过，均再行免疫。服用全过程后10个月，抗体阳转率在90%~98%以上。

用法用量 口服：主要用于2个月至7岁的儿童，可按Ⅰ型（红）→Ⅲ型（绿）→Ⅱ型（黄）顺序服用，每次间隔1个月。也可先服Ⅰ型，1月后同时服Ⅱ、Ⅲ。第二年、第三年以同法各服1次。

注意事项 ①发烧、严重佝偻症、活动性结核或其他严重疾病及最近1周内每日腹泻4次者禁用。②服用时间应为春季、咬碎、溶化后用凉开水送下，禁用热开水，以免失效。

剂型规格 糖丸剂：每丸约含20万~50万（半数组织培养感染剂量）。Ⅰ型，红色；Ⅱ型，黄色；Ⅲ型，绿色；Ⅱ+Ⅲ型，蓝色；Ⅰ+Ⅱ+Ⅲ型，白色。

流感活疫苗
Influenza A Virus Vsccine

别名 Vaccinum Influenzae Vivum

作用用途 本品用于预防流感。

用法用量 接种对象为15岁以上健康人，不适用于少年儿童（因反应强烈）。用喷雾法经呼吸道给药接种（大小型喷雾器均可用），每人约用0.5ml。

注意事项 ①患急慢性呼吸道疾病、活动性结核、心脏病、发烧患者以及过敏体质者、孕妇均禁用。②不良反应为发热、头痛、流涕等上呼吸道感染症状。

剂型规格 溶液剂。

23 价肺炎球菌疫苗
Pneumococcal Vaccine Polyvalent

别名 纽莫法 23，Pneumovax 23

作用用途 本品是一种无菌的液体疫苗，它含有混合的经高度提纯的 23 种最广泛流行、最具侵袭性的肺炎球菌荚膜多糖；本品至少代表了 90% 从血液中分离的肺炎球菌菌型及 85% 从一般无菌部分分离的肺炎球菌的菌型。覆盖了最常报道的近 90% 的荚膜型。现已证实这种提纯了的肺炎球菌荚膜多糖可引起抗体的产生，以有效地预防肺炎球菌疾病。多价疫苗用于人体的研究表明，对 23 种荚膜型的每一种都可产生免疫力（抗体——刺激能力）。本品适用于已出现对多种抗生素耐药的肺炎球菌菌株。适用于老年人、患有慢性疾病如心脏病和肺病的患者，脾缺失或脾功能低下，包括镰状细胞性贫血和其他有严重血红蛋白病等高危人群。本品保护性作用持续时间目前尚不清楚，但其他肺炎球菌疫苗的研究显示由疫苗诱导的抗体作用可持续长达 5 年。

用法用量 皮下或肌内注射：最好是在上臂外侧三角肌或大腿外侧注射本品 0.5ml。使用时用无菌针头和无防腐剂的清洁灭菌注射器从安瓿中抽取本品 0.5ml。给每位接种者使用一次性无菌注射器及针头。

注意事项 ①严禁静脉注射或皮内注射。②孕妇、哺乳期妇女、有严重心脏病或肺部功能障碍的患者慎用。③对本品过敏者、发热性的呼吸系统疾病患者及一些活动性感染患者、2 岁以下的幼儿禁用。④应贮存在 2~8℃冰箱中。⑤用本品后注射区局部有疼痛、红肿及硬结。⑥偶有低热反应。

剂型规格 注射剂：每支 0.5ml。

流行性感冒流行毒株病毒亚单位灭活疫苗
Agrippal SI

别名 爱力保 SI

作用用途 本品注射后 10~15 日机体产生免疫力，注射后第 1 年有效率 75%，1 年后保护率降低，2 年后无效，所以应每年注射该疫苗。用于预防流行性感冒，特别推荐以下人员使用：患有严重慢性呼吸道、心血管和泌尿道器官疾病；造血系统疾病；糖尿病或其他代谢性疾病；肠吸收不良综合征；胰腺囊性纤维病变；免疫力低下和需要进行大手术者；65 岁以上老人，公共服务及高感染危险行业人员或其家庭成员；风湿病和长期接受乙酰水杨酸治疗的儿童。

用法用量 肌内注射：①12 岁以上，每次 1 个剂量（0.5ml），最好在上臂外侧三角肌内注射。②4~12 岁儿童，每次 1 个剂量（0.5ml），臀部肌内注射。③6~35 个月龄儿童，给予半量（0.25ml），初免后至少 4 周再重复注射 0.25ml。最好在秋、冬季进行注射。

注意事项 ①使用前充分摇匀。注意注射针头勿穿透血管。②可能出现超敏反应，应作好急救准备。③孕妇慎用。④对鸡蛋蛋白或疫苗的其他成分过敏者、发热性疾病患者禁用。⑤注射后可出现神经系统反应。⑥注射部位有可能出现红肿、轻微疼痛；偶见发热、头痛和不适；罕见神经综合征。⑦保存于 2~8℃，不可冻结。

剂型规格 注射剂：每支 0.5ml。

b 型流感嗜血杆菌多糖与破伤风蛋白结合物
ACT-HIB

别名 安尔宝

作用用途 本品将 b 型流感嗜血杆菌荚膜多糖和破伤风类毒素蛋白质以共价键结合，使之成为 T 细胞依赖型抗原，从而使结合疫苗能在新生儿体内产生特异性抗 PRP 的 IgG 抗体反应，并形成免疫记忆。活性研究表明，由 b 型流感嗜血杆菌结合疫苗在新生儿和儿童体内诱导出的特异性抗 PRP 抗体具有杀菌和调理素功能。此疫苗用于 2 个月至 5 岁之间的儿童预防 b 型流感嗜血杆菌引起的感染性疾病，如脑炎、肺炎败血症、会厌炎等。此疫苗不能预防其他病菌引起的感染，亦不能预防其他原因引起的脑膜炎、肺炎。

用法用量 注射用：①6 月龄以下的婴儿，间隔 1 或 2 个月注射 1 次，共 3 次。可与国家计划免疫程序中百日咳、白喉、破伤风和脊髓灰质炎的免疫接种同时进行。②6~12 个月龄的婴儿，间隔 1 或 2 个月注射 1 次，共 2 次。1~5 岁的儿童，注射 1 次。

注意事项 ①对疫苗的成分，尤其是对破伤风类毒素过敏者禁用。②在发热或急性感染期尽量避免接种。③如果本品与麻疹、风疹和腮腺炎疫苗同时接种时，则必须在不同部位注射。

剂型规格 注射剂：每支 10μg。

流行性感冒病毒灭活疫苗
Inactivated Influenza Vaccine

别名 凡尔灵，Vaxigrip

作用用途 本品为流感病毒在鸡胚胎中培养，用 Octoxynol-9 裂解，福尔马林灭活、纯化的疫苗。用于预防流行性感冒，尤其是易发生相关并发症的人群。

用法用量 注射用：成人及 36 个月以上儿童，0.5ml。用前充分摇匀，然后肌内或皮下注射。由于流感季节性发生，建议每年接种流感疫苗。温带地区秋季开始时接种，热带地区流行高峰到来前接种。

注意事项 ①对疫苗中任何一种成分，尤其是卵蛋白过敏者禁用。发热或急性感染期最好推迟接种。②该疫苗可能引起或轻或重的不良反应，局部反应：红、肿、疼、硬结，全身反应：发热、头晕、寒战、虚弱、头疼、出汗、肌痛、关节痛。

剂型规格 注射剂：每支 0.5ml。

兰菌净
Lantigen B

作用用途 本品是由一些经常引起呼吸道感染的微生物菌种自溶所得到的多价细菌抗原悬浮液。舌下给药能激发局部免疫，通过口咽部黏膜对细菌抗原的吸收，导致黏膜下浆细胞产生分泌型免疫球蛋白A（IgA-S），已证实它们对保护呼吸道表面具有重要意义。预防和治疗上呼吸道细菌感染（如鼻炎、鼻咽炎、鼻窦炎、扁桃体炎、支气管炎）。

用法用量 **口服：成人和10岁以上的儿童**，每次15滴（按压2次药瓶），早餐前和临睡前各1次。**3个月至10岁儿童**，每次7滴（按压1次药瓶），早餐前和临睡前各1次，或早餐前15滴。疗程：成人服完2瓶，10岁以下儿童服完1瓶，停药2~3周后，为了增强疗效，成人加服1瓶，10岁以下儿童加服半瓶，给药时将药瓶对准舌下或唇与齿龈之间，按压药瓶，药液必须含在口中，保持几分钟，不要马上吞咽，以使菌苗可以溶于唾液中，并经口咽黏膜吸收。为了在寒冷季节建立和维持保护作用，在其初期就必须开始服用，并于3~4个月后重复1个疗程。

注意事项 ①已知对本品成分过敏者禁用。②第一次用药后可能会出现症状短暂加重，偶见轻度恶心。

剂型规格 滴剂：每瓶18ml。

冻干黄热活疫苗
Freeze Dried Yellow Fever
Vaccine，Live

别名 Vaccinum Febris Flavae Vivum

作用用途 本品系将弱毒黄热病毒接种在鸡胚的卵黄囊内，培育后收集存活胚胎，经研磨、离心、取上清液冻干制成。用于预防黄热病。接种对象为进入或经过黄热病流行地区的人员。

用法用量 **皮下注射**：每次0.5ml，于上臂外侧三角肌处注射。临用前用0.9%氯化钠注射液稀释后应用。

注意事项 ①发热及急性疾病患者，严重心、肝、肾等慢性病患者，有过敏史，尤其是对鸡蛋过敏者及孕妇禁用。②若开瓶和注射时，切勿使消毒剂接触疫苗。③溶解不好不能使用。④安瓿开启后，应于1小时内用完。⑤在0℃以下暗处保存。

剂型规格 注射剂：每支10人份。

流行性腮腺炎活疫苗
Live Mumps Virus Vaccine

别名 Vaccinum Parotiditis Vivum

作用用途 本品为用流行性腮腺炎病毒减毒株制成的鸡胚尿液活疫苗，专供预防流行性 腮腺炎。

用法用量 最好用气雾法接种，如条件不具备时，也可用喷鼻法接种。①**气雾法**：将疫苗在临用前用生理盐水稀释10倍，混匀后倒入雾化器内，在密闭的气雾室内，用2~4kg/cm² 的压力进行雾化（80%雾滴直径应为3~5μm），疫苗用量按1ml/m³ 计算，先雾化疫苗用量的一半，然后开门放免疫对象进入，闭门再雾化剩余的一半量。疫苗雾化完毕后，停留10分钟。在同一雾化室进行第二批接种时，则疫苗用量应按每人0.3ml 计算，受免疫者进入气雾室开始雾化，等雾化完毕再停留10分钟，即接种完毕。②**喷鼻法**：将疫苗用生理盐水稀释5倍，混匀后，倒入灭菌喉头喷雾器，先将喷雾器对准一刻度试管观察喷出的疫苗量，算出0.25ml 应喷射的次数，受免疫者坐位头后仰、每侧鼻孔各喷半量，喷射时受免疫者应深吸气。

注意事项 ①严重慢性病、发烧、对鸡蛋过敏、急性疾病患者以及孕妇禁用。②本品仅供喷雾用，不得注射。③稀释后应于4小时内用完；过时应弃去。④给儿童免疫时，孕妇切勿进免疫间。

剂型规格 溶液剂：每支5ml；10ml。

冻干流行性腮腺炎活疫苗
Freeze Dried Mumps Vaccine，Live

作用用途 本品系将流行性腮腺炎病毒减毒株接种鸡胚细胞，经培育收获病毒液后冻干制成。用于预防流行性腮腺炎。接种对象为出生8个月以上的腮腺炎易感者。

用法用量 **皮下注射**：于上臂外侧三角肌附着处皮下注射0.5ml。临用前，加灭菌注射用水适量使溶解。

注意事项 ①严重疾病，急性及慢性感染，发热或有过敏史者不宜接种，孕妇禁用。②注射后6~10日时少数人可能发热，一般不超过2日。③开启安瓿和注射时切勿使消毒酒精接触疫苗。④安瓿开启后，疫苗应在1小时内用完。⑤2~8℃暗处保存。

剂型规格 注射剂。

麻疹，腮腺炎，风疹活病毒疫苗
Live Measles，Mumps and
Rubella Virus Vaccine

作用用途 本品是用于免疫预防的活病毒疫苗，包括麻疹减毒株、腮腺炎病毒株、风疹减毒株。三种病毒首先混合，然后冻干，再配制而成。本品是高度致免疫的，易感人群注射一次疫苗，能诱导产生95%的麻疹血凝抑制（HI）抗体、96%腮腺炎中性抗体和99%风疹血凝抑制（HI）抗体。本品中的RA27/3风疹病毒株，在接种后立即诱导产生高水平的HI抗体、补体结合抗体和中和抗体，而且更接近自然的感染。本品所诱导的高水平、分布广的抗体，使人体对于病毒亚临床再感染具有更大的抵抗力，并且能延长持续免疫时间，接种后，诱导产生的抗体可持续11年以上。本品用于出生15个月以上的人群，免疫预防麻疹、腮腺炎和风疹。

用法用量 皮下注射：0.5ml，于上臂外侧三角肌皮下注射。按规定加定量灭菌水，待疫苗复溶并摇匀使用。

注意事项 ①有下列情况者禁用本品：孕妇、对本品任一成分或鸡蛋过敏者、发热性疾病患者、活动性或未治疗的结核病患者、接受免疫抑制治疗的患者。血恶液质、白血病、淋巴瘤或其他影响骨髓或淋巴系统的恶性肿瘤患者。免疫缺陷患者，包括 AIDS 患者、由人类免疫缺陷病毒引起临床多发感染的患者、细胞免疫缺陷的患者，如血内丙种球蛋白过少和异常的患者，家族中有先天性或遗传性免疫缺陷史者，只有证实了具有免疫能力后才能接种疫苗。②对于难以实施免疫计划的遥远偏僻地区的人群，以及 15 个月以下自然麻疹感染的高危人群，早期免疫接种可能是更好的方法。③本品应与其他疫苗间隔 1 个月或以上使用。④本品对个别人的结核菌素实验可能产生暂时性的抑制，所以要作结核菌素实验，应先于接种或同时进行。⑤孕妇不应接种疫苗，而接种了疫苗的妇女在 3 个月内应避免妊娠。⑥哺乳期妇女慎用。⑦有以下不良反应：注射部位出现短时间的烧痛或刺痛。偶见发烧，接种后 5~12 日也可能出现皮疹，罕见局部红肿、变硬、腮腺炎、恶心、呕吐、血小板减少症、关节痛、视网膜炎、神经性耳聋、睾丸炎。儿童可出现惊厥或癫痫、头痛、多发性神经炎。罕见亚急性硬化性全脑炎（SSPE）。⑧配药时必须使用专用的稀释液，将稀释液注入小瓶后，应摇动至完全混匀。⑨疫苗配制后仍应在 2~8℃避光保存，且在 8 小时内用完。

剂型规格 注射剂：每支 0.5ml。

流行性乙型脑炎灭活疫苗
Japanese Encephalitis Vaccine Inactivated

作用用途 本品系用流行性乙型脑炎病毒接种地鼠肾细胞，培育后收获病毒液，用甲醛溶液灭活制成的。用于预防流行性乙型脑炎。接种对象主要为 6 个月至 10 周岁儿童和由非疫区进入疫区的儿童和成人。

用法用量 皮下注射：于上臂外侧三角肌附着处注射。**6 个月~7 岁**，第 1 针 0.5ml；第 2 针 0.5ml；加强针 0.5ml。**7 岁以上**，第 1 针 1.0ml；第 2 针 1.0ml；加强针 1.0ml。第 1 针与第 2 针间隔 7~10 日。

注意事项 ①发热、急性疾病及严重慢性病、神经系统疾病、过敏性疾病及既往对抗生素、生物制品有过敏史者均禁用。②个别有发热、头晕或皮疹者应注意观察，必要时给予适当治疗。③2~8℃暗处保存。

剂型规格 注射剂。

流行性乙型脑炎疫苗
Japanese Encephzalitis Vaccine

别名 乙脑疫苗，Vaccinum Encephalitidis Epidemicae

作用用途 本品预防流行性乙型脑炎。接种对象主要为 1~16 岁儿童，南方 4 月底前，北方 5 月底完成，免疫力 4~6 个月。

用法用量 皮下注射：在上臂外侧三角肌皮下注射，第一年 2 针，相隔 7~10 日。第二年开始，每年注射 1 针。**1~6 岁**，每针 0.5ml。**7~14 岁**，每针 1ml；**15 岁以上**，每针 2ml。在流行区 6~12 个月幼儿也需注射，每次 0.25ml。

注意事项 ①严重慢性病、发热及急性病患者禁用。②疫苗附有无色亚硫酸氢钠液 1 小瓶，临用前每 5ml 疫苗加入 0.1ml 亚硫酸氢钠液（也有在制造过程中加入的），加入量要准确。

剂型规格 注射剂：每支 5ml（每盒中附有 35% 亚硫酸氢钠注射液 2ml）。

森林脑炎疫苗
Tick-Brone Encephalitis Vaccine

作用用途 本品系用森林脑炎病毒"森张"株，接种于地鼠肾单层细胞上，培养后收集病毒液，经甲醛溶液杀灭病毒后制成的。用于预防森林脑炎。接种对象为森林脑炎发生地区的居民及进入该地区的人员。

用法用量 皮下注射：于上臂外侧三角肌处注射。第 1 年注射 2 次，间隔 7~10 日，以后每年加强注射 1 次。**2~6 岁**，每次 0.5ml；**7~10 岁**，每次 1ml；**11~15 岁**，每次 1.5ml；**16 岁以上**，第 1 次 2.0ml，以后每次 3.0ml。为减轻注射时疼痛，注射前每 5ml 疫苗加入亚硫酸氢钠液 0.2ml，疫苗由红色变黄色即可注射。

注意事项 ①发热、急性疾病及严重慢性疾病、神经系统疾病、过敏性疾病及既往对抗生素、生物制品有过敏史者、哺乳期妇女、孕妇均禁用。②个别有发热、头晕。有皮疹者注意观察，必要时给予适当治疗。③药瓶有裂纹、药液冻结、颜色异常或有异物者均不能使用。④2~8℃暗处存放。

剂型规格 注射剂：每支 5ml（每盒附有 3.5% 亚硫酸氢钠注射液 2 支）。注射混悬液，每瓶 1ml，1 人用量。

甲型肝炎纯化灭活疫苗
Hepatitis A Purified Inactivated Vaccine

作用用途 本品是一种经高度提纯和灭活的全病毒疫苗，来源于生长在人类 MRC-5 二倍体纤维细胞培养基中的甲型肝炎（甲肝）病毒。它含有通过对原始的减毒病株。这种病毒再经物理技术与默克实验室建立的高效液相色谱技术相结合的方法培养、收获和纯化，福尔马林液灭活，然后吸附到氢氧化铝上。1ml 疫苗含高度纯化、无防腐剂的甲肝抗原约 50IU，能诱导抗甲肝病毒蛋白的抗体。本品适用于接触前的主动免疫，以预防甲型肝炎病毒引起的疾病。首次免疫应在预计接触前至少两周进行。疫苗接种建议在 2 岁以上的儿童、青少年和有接触或传播危险，或如果感染会危及生命的成人中进行。

用法用量 肌内注射：上臂外侧三角肌是肌内注射较理想的部位。免疫次数包括一次基础注射和一次加强注射，按下列程序进行接种：**2~17岁儿童、青少年**，应先给予一剂 0.5ml（约 50IU）的疫苗，并在 6~18 个月后再给予一剂 0.5ml（约 25IU）的加强剂量。**18 岁以上者**，应先给予一剂 1.0ml（约 50IU）的疫苗，并在 6 个月后再给予一剂 1.0ml（约 50IU）的加强剂量。

【注意事项】①对本疫苗任何成分过敏者禁用。禁止静脉、皮下注射本疫苗。②已知或可能会接触甲型肝炎病毒或去地方性流行地旅行，应同时注射免疫球蛋白。③本品可以在不同部位、用不同的注射器与免疫球蛋白同时注射。④如果对恶性肿瘤患者、正在接受免疫抑制疗法者或免疫功能障碍者进行本疫苗注射，可能不会获得所期望的免疫应答。④本疫苗不能预防非甲型肝炎病毒引起的肝炎。⑤由于甲型肝炎潜伏期长（约20~50日），给予疫苗时，可能潜在的甲型肝炎感染已存在，本疫苗可能不能预防这种人群的甲型肝炎。⑥与其他疫苗一样，如果发生过敏反应或类过敏反应，应及时采取适当的措施，包括使用肾上腺素。⑦本疫苗免疫后不是所有的敏感对象都可产生免疫应答。⑧任何急性感染或发热性疾病都需推迟注射本疫苗，除非不注射会导致更大的危险。⑨不良反应：注射部位的反应（一般轻微、短暂），疼痛、触痛、发热、红斑、肿胀、瘀斑；全身症状，发热、腹痛。⑩注射后接种部位按压（不可摩擦）至少 2 分钟。

【剂型规格】注射剂：每支 25IU（0.5ml）；50IU（1ml）。

乙型肝炎血源疫苗
Hepatitis B Vaccine Prepared From Plasma

【别名】乙型肝炎灭活疫苗

【作用用途】本品系从带毒者血浆中提纯的 22nm 小颗粒乙型肝炎表面抗原，经灭活后加入氧化铝吸附剂制成，并含有硫柳汞作防腐剂。免疫对象为乙型肝炎易感者（乙肝表面抗原阴性，转氨酶正常），主要用于婴儿。

【用法用量】**肌内注射**：于上臂外侧三角肌处注射。免疫程序均按 0、1、6 个月各注射 1 针。孕妇不进行乙肝感染指标检测时，所有新生儿均注射每支 30μg、10μg、10μg 疫苗 3 针。孕妇进行乙肝感染指标检测时，乙肝表面抗原（特别是 e 抗原）阳性母亲的新生儿，注射每支 30μg 疫苗 3 针。乙肝表面抗原阴性母亲的新生儿，注射每次 30μg、10μg、10μg 疫苗 3 针。高危人群，为肾透析以及其他职业性与乙肝密切接触者，注射每支 30μg 疫苗 3 针。一般易感者（包括婴幼儿、儿童及成人）注射每支 10μg 疫苗 3 针。

【注意事项】①患有肝炎、发热、急性或慢性严重疾病，或有过敏史者，禁止注射。②如安瓿破裂、变质，有摇不散的块状物时则不得使用。③2~8℃暗处保存，严防冻结。

【剂型规格】注射剂：每支 10μg；20μg；30μg。

重组酵母乙肝疫苗
Chongzu Jiaomu Yigan Yimiao

【作用用途】本品为 adw 亚型，用于预防所有已知亚型的乙肝病毒感染。接种对象应为乙肝病毒表面抗原阴性和转氨酶正常者，适用于乙肝易感染者。

【用法用量】**肌内注射**：注射部位为上臂外侧三角肌，注射 3 次，即选定的接种日期、1 个月后、6 个月后分别注射 0.5ml（5μg）。为阻断乙肝病毒从母亲传至新生儿，乙肝病毒表面抗原阳性母亲所生新生儿按出生后 24 小时内、1 个月后、6 个月后分别注射 0.5ml（5μg）。

【注意事项】①患有肝炎，急性感染或其他严重疾病者禁用，对酵母或疫苗中任何成分过敏者禁用。②用前摇匀，安瓿破裂，有摇不散块状物时不得使用，应备有肾上腺素，当过敏反应发生时应用，每一接种对象使用单独注射器及注射针头，以防致病因子的相互传染。③本品应在 2~8℃条件下贮存，并置暗处，切勿冷冻。④偶见注射部位红肿或疼痛，发烧和头痛。

【剂型规格】注射剂：每支 0.5ml（内含 5μg 乙肝病毒表面抗原）。

流行性斑疹伤寒疫苗
Typhus Vaccine

【别名】Vaccinum Typthi Exanthematici

【作用用途】本品主要用于斑疹伤寒的自动免疫。适用于重点疫区的居民和工作人员，不受年龄限制。

【用法用量】**皮下注射**：在上臂外侧三角肌注射。第一年注射 3 次，每次间隔 5~10 日，以后每年注射 1 次。用量：第一次，15 岁以上，0.5ml；14 岁以下，0.3~0.4ml。以后各次，15 岁以上，1ml；14 岁以下，0.6~0.8ml。

【注意事项】①患急性疾病，正在发热及有显著症状的肾炎、糖尿病、结核病、心脏病、支气管哮喘患者、过敏体质者和孕妇禁用。②在 2~10℃的暗处保存。③注射后部分人有轻微反应，如发热及局部红肿等，但均可自行消失。

【剂型规格】注射剂：每支 5ml。

人用狂犬病疫苗
Adsorbed Rabies Vaccine Human

【别名】吸附人用狂犬病疫苗，Vaccinum Rabiei Adusm Humanum Adsoreatum

【作用用途】本品为预防狂犬病疫苗，目前我国用的主要为原代地鼠肾细胞培养的疫苗。免疫有效期为 6 个月。

【用法用量】**腹部注射或在两肩胛下缘皮下注射**（严禁注射到肌内或血管内，以免引起严重反应）：每日 1 次，**1 岁以内婴儿**，0.5ml；**6 岁以下**，1ml；**6 岁以上及成人**，2ml；连续注射 14 日为一疗程。若伤在头颈部及上肢且伤势较重者，前7日每日上、下午各注2ml，后7日每日2ml。咬后头3日可联用抗狂犬病血清。

注意事项 ①注射期间不可饮酒、喝浓茶及吃有刺激性的食物，不要过冷过热及过度疲劳。②注射后有一般反应及异常反应，异常反应可出现变态反应性脑脊髓膜炎。

剂型规格 ①注射剂：每支2ml。②冻干粉针剂：每支2.5IU，临用时用2ml注射液稀释。

人用浓缩狂犬病疫苗
Concentrata Rabies Vaccine
for Human Use

作用用途 本品系用狂犬病固定毒种，接种于原代地鼠肾单层细胞，培养后收获病毒液，经甲醛溶液灭活浓缩后，再加氢氧化铝溶液制成液体制剂；原液灭活后经超滤浓缩冻干制成冻干制剂。用于预防狂犬病。凡被狂犬或其他疯动物咬伤、抓伤时，应立即处理局部伤口（用肥皂水反复冲洗后，再用碘酊消毒数次），并及时注射本品。

用法用量 肌内注射：上臂三角肌外侧或臀部肌内注射。一般咬伤者于0（第1日，注射当日）、3（第4日，以下类推）、7、14、30日各注射本品1安瓿（液体疫苗2ml，冻干疫苗1ml或2ml），儿童用量相同。严重咬伤者（头、面、颈、手指、多部位3处以上咬伤、咬穿皮肤或舐触黏膜者），应按上述方法注射本品，并于0、3日注射加倍量疫苗，于0日注射疫苗的同时合用抗狂犬病血清（咬伤局部浸润与肌内注射）。凡联合使用抗狂犬病血清者，必须在全程 疫苗注射完毕后再注射2~3针加强针，即在全程注射后第15、75日，或第10、20、90日加强。对未咬伤的健康者预防注射，可于第1、8、21日注射3针。

注意事项 ①注射疫苗期间可照常工作，切忌饮酒、浓茶等刺激性食物及剧烈劳动与运动等，以免引起反应。②使用前将疫苗振摇成均匀混悬液，冻干疫苗则加入等量灭菌注射用水溶解。③伤口不宜包扎或缝口。

剂型规格 注射剂：每支：2ml。

狂犬病疫苗
Rabies Vaccine

别名 维尔博，Verorab

作用用途 本品为冻干狂犬病疫苗。狂犬病病毒是经VERO传代细胞培养、β-丙内酯灭活获得。其他成分包括麦芽糖、人血白蛋白及0.4%的氯化钠溶液。适用于经常暴露于污染环境的人员，被患狂犬病或可疑狂犬病的动物咬伤者，以及与被咬伤者有接触者。

用法用量 注射用：①暴露前免疫，采用WHO推荐方案，共接种3次（当日，第7日、第28日）：一年后加强注射一次。②暴露后免疫，对从未接种过狂犬疫苗者，治疗方案为接种5次，每次0.5ml，分别于接触狂犬

病或疑有狂犬病动物的当日、第3日、第7日、第14日、第28日，经皮下或肌内注射。根据WHO的推荐，对Ⅲ度咬伤者应同时使用抗狂犬病血清，马抗狂犬病血清40IU/kg体重，人抗狂犬病免疫球蛋白20IU/kg体重。对既往曾接受过全程接种者：对接种尚在5年内者，于当日和第三日加强注射2次，每次0.5ml皮下或肌内注射；对于接种已过5年者，应进行全程免疫接种。

注意事项 ①对链霉素或新霉素过敏者慎用。②妊娠或患急性发热性疾病时，可延迟进行预防或加强接种。③注射局部发红或轻度硬结。极少见发热反应。④用过的注射器应销毁。

剂型规格 注射剂：每支2.5IU。

二、菌苗

风疹减毒活病毒
Rudivax

别名 护贝法

作用用途 本品可预防风疹感染，适用于12个月以上儿童。

用法用量 皮下或肌内注射：一人份，只接种一次。

注意事项 ①禁忌证：孕妇，急性感染疾病，先天性或获得性免疫功能缺陷，近期有活动性疾病者，HIV感染患者禁用。对新霉素超敏者慎用。②1岁以内婴儿接种风疹疫苗虽不属禁忌证，但因此期的儿童体内可能仍有母源抗体可导致接种失败。因此1岁以内接种过此疫苗，仍需二次接种。③不良反应：青春前期接种耐受性好，罕见体温升高，局部红斑或硬结。可能会伴有局部淋巴结肿大。青春期后接种，可见一过性轻度反应，淋巴结轻度肿大，耳后可见稀疏的风疹样皮疹，关节炎症及关节痛，特别是双膝和腕部，上述反应多发生在接种后10~15日，属一过性。

剂型规格 注射剂：每支1人份；10人份。

冻干布氏菌病活菌苗
Freeze Dried Brucellosis Vaccine, Live

别名 Vaccinum Brucellae Vivum Cryodesiccatum

作用用途 本品用于预防布氏菌病。布氏菌病（波浪热病）是由布氏菌引起的一种人畜共患的传染病。本品是用弱毒布氏菌培养后制成的活菌悬液，加保护剂经冷冻干燥制成。

用法用量 皮肤划痕法：主要接种对象为接触牲畜的人员，免疫力可保持1年。使用时按菌苗标签所注的人份数，加入生理盐水0.5ml溶解摇匀，吸入注射器内。接种部位为上臂外侧三角肌中部。儿童，滴1滴，划痕长1~1.5cm，划一个"#"字；成人，滴2滴，划两个"#"字，两滴间隔2~3cm。复种者1滴，划一个"#"字。

注意事项 ①严重肾脏、肝病、活动性结核、心脏代

偿功能不全、过敏性体质、发热、急性传染病、孕妇及哺乳期妇女均禁用。②本品专供皮上划痕，严禁注射用。③菌苗溶解后应在3小时内用完。④如干燥制品稀释后有不溶解的凝块，瓶子有裂纹，标签不清者，均不得使用。

剂型规格 注射剂：每支10人份（含菌体750亿～1000亿个）。

炭疽活菌苗
Anthrax Live Vaccine

别名 皮上划痕用炭疽活菌苗，人用皮上划痕炭疽活菌苗，Anthrax Viru Vaccine，Vaccinum Anthracis Vivum Oernicum

作用用途 本品系用弱毒炭疽菌株制成的活芽孢悬液。用于预防炭疽病。凡在流行地区经常与畜类接触者及皮毛、肉食加工人员均应接种。

用法用量 划痕接种：在上臂外侧三角肌上部滴菌苗2滴，相距3～4cm。用消毒划痕针在每滴菌苗处作"#"字划痕，每条痕长约1～1.5cm。划破皮肤以出现间断小血点为度。划痕后裸露5～10分钟，用消毒干棉球擦净。以后每0.5～1年复种1次。接种24小时划痕部无任何反应者应重新接种。

注意事项 ①本品只供皮上划痕用，严禁注射。②使用前应充分摇匀，安瓿开启后于3小时内用完。消毒皮肤只能用酒精，不用碘酒。③患严重疾病、免疫缺陷病、严重皮肤病患者，用多种免疫抑制剂治疗者，有严重过敏史者，不予接种。④本品应在2～10℃暗处保存。

剂型规格 注射剂：每支1ml；2ml（每毫升含40亿个菌苗芽孢，存活率在50%以上）。

卡介苗
Calmete-Guerin Vaccine

别名 结核活菌苗，BCG

作用用途 本品以无毒牛型结核菌悬液制成。用于预防结核，属特异性免疫制剂，还具有促进巨噬细胞吞噬功能的作用。为非特异性免疫增加剂。用于恶性黑色素瘤或在肺、急性白血病、恶性淋巴瘤根治性手术或化疗后作为辅助治疗。此卡介苗还用于小儿哮喘性支气管炎的防治。

用法用量 用于肿瘤的辅助治疗：①瘤内注射：将卡介苗注入肿瘤结节内，多用于恶性黑色素瘤，剂量为卡介苗悬液0.05～0.15ml。②口服：每周75～150mg（最多200mg），分1～2次给药。1个月后改为每周或两周1次，第三个月后，每月1次，直至1年以上。服时或将卡介苗置于胶囊中或混在一杯橘子水中一次服下。③胸腔内注射：应用于肺癌手术后，在术后3～5日由胸腔引流管内注入卡介苗活菌。

预防结核：1岁以内健康婴儿，一般可直接接种结核活菌苗。但有明显结核病接触史者及应用皮内注射菌苗时，以1岁以上的儿童或成年人，必须先作结核菌素试

验，阴性方可接种。接种后4～8周才产生免疫力（可维持3～4年）。接种后还要和结核患者隔离2个月，以免受传染。2～3月后再做结核菌素试验。接种方法：①口服：限用于出生后2个月以内婴儿，生后次日开始服用，隔日1次，共服3次；或每日1次，连服3次，每次1ml；②皮上划痕法，主要用于1岁以下健康儿童（1岁以上也可用），用乙醇消毒三角肌外侧皮肤，待干后滴1～2滴菌苗，用针通过菌苗划长1～1.5cm的"#"字，以划破表皮略有出血为度，划后针，涂抹数次，使菌苗充分渗入划痕处，等5～10分钟局部隆起时再穿衣服；③皮内注射法，主要用于1岁以上健康儿童，每次0.1ml。

治疗小儿哮喘性支气管炎及预防小儿感冒：小儿手臂或下腿内侧皮肤以75%酒精消毒，干后滴本品1滴，用消毒针划痕（长1cm），以不出血为度。每周1次，共50次。

注意事项 ①皮内注射时切不可注射到皮下，否则会引起严重深部脓肿，长期不愈。②本品是活菌苗，用时禁日光曝晒。注射器要专用。③有活动性结核病的患者忌用，结核菌素反应强阳性的患者慎用。④瘤内注射、胸腔内注射及皮肤划痕均可引起全身性反应（如发热），应用乙酰水杨酸及苯海拉明对症治疗2日。

剂型规格 ①混悬剂：每支10mg。②注射剂：每支1ml；2ml。

卡介苗多糖核酸
BCG-Polysaccharide Nucleic Acid

别名 斯奇康，唯尔本，BCG-PSN

作用用途 本品是卡介苗菌体热酚乙醇提取物的灭菌生理盐水溶液，其主要成分为多糖核酸等多种具有免疫活性的物质。作为一种新型免疫调节剂，其主要作用是调节机体免疫水平，增强机体的抗感染和抗过敏能力。临床主要用于慢性支气管炎、哮喘、感冒、慢性感染（如慢性肾炎）、过敏性疾病（荨麻疹、过敏性皮炎）、免疫复合物疫病（肾小球肾炎）、系统性红斑狼疮、风湿性关节炎、免疫功能缺陷（肿瘤）以及神经性皮炎、尖锐湿疣等。

用法用量 肌内注射：每次0.5mg，每周3次，3个月为一疗程。

注意事项 未见明显副作用。

剂型规格 注射剂：每支0.5mg。含核酸14.663%，水分10.005%，钙0.782%，无机磷0.270%，多糖61.145%，蛋白质0.005%，钾0.558%。

伤寒菌苗
Typhoid Vaccine

作用用途 本品用于预防伤寒。

用法用量 皮下注射：于上臂外侧三角肌皮下注射，连续3次，每次间隔7～10日。**1～6岁**，第1次0.2ml，

第 2 次 0.3ml，第 3 次 0.3ml；**6~14 岁**，三次分别为 0.3、0.5、0.5ml；**14 岁以上**，3 次分别为 0.5、1、1ml。次年的加强剂量与第 3 次相同。

注意事项 ①发热、严重高血压及心、肝、肾疾病，活动性肺结核、孕妇、月经期妇女、哺乳期妇女、有过敏史者禁用。②局部有红肿反应，全身有发热、头痛等反应。

剂型规格 注射剂：每支 2ml。

伤寒、副伤寒甲二联菌苗
Typhoid and Paratyphoid A Vaccine

作用用途 本品是用于预防伤寒、副伤寒的甲乙菌苗。

用法用量 皮下注射：于上臂外侧三角肌皮下注射，初次免疫需注射 3 次，每次间隔 7~10 日。**1~6 岁**，注射 3 次，分别为 0.2、0.3、0.3ml。**7~14岁**，3 次分别为 0.3、0.5、0.5ml；**14 岁以上**，3 次分别为 0.5、1.0、1.0ml。次年的加强剂量与第 3 次相同。

注意事项 ①发烧、严重心脏病、高血压和肝、肾疾病，活动性肺结核、孕妇、月经期妇女、哺乳期妇女及有过敏史者禁用。②局部有红肿反应，全身有寒热头痛等反应。

剂型规格 注射剂：每支 2ml；5ml。

伤寒、副伤寒甲乙三联菌苗
Typhoid and Paratyphoid A，B Vaccine

别名 TAB，Vaccinum Typho Paratyphosum

作用用途 本品是由伤寒和副伤寒甲、乙 3 种杆菌，经培养及甲醛灭活，用生理盐水稀释后制成的乳白色混悬注射液，对伤寒和副伤寒甲、乙有免疫作用，免疫力在 3 次接种后产生，可维持 0.5~1 年。用于预防伤寒和甲、乙型副伤寒。

用法用量 肌内注射：在上臂外侧三角肌内深部注射，7~10 日 1 次，共 3 次。**1~6 岁**，第 1 次 0.2ml，第 2、3 次各 0.3ml；**7~14 岁**，第 1 次 0.3ml，第 2、3 次各 0.5ml；**15 岁以上**，第 1 次 0.5ml，第 2、3 次各 1ml；以后每年按第 2 次剂量加强注射 1 次。

注意事项 ①严重心、肝、肾病，高血压、活动性结核病、发烧、过敏体质者以及孕妇禁用。②本品偶可引起心血管反应、关节病、脑炎、肾炎等严重反应，还可激发潜伏的疱疹、多发性脊髓炎和肺结核。

剂型规格 注射剂：每支 10ml（每毫升含伤寒杆菌 1.5 亿个，副伤寒甲、乙杆菌各 0.75 亿个）。

吸附霍乱菌苗
Cholera Vaccine Absorbed

别名 Absorbed Cholera Vaccine

作用用途 本品是由小川型和稻叶型霍乱和副霍乱弧菌菌种分别培养后收集的菌苔经甲醛溶液杀菌后，用灭菌缓冲生理盐水稀释，再经氢氧化铝吸附制成的注射液，本品产生抗体，不产生抗毒素，免疫力较强，保护率 50%~80%。用于霍乱和副霍乱的预防。

用法用量 肌内注射：第 1 年注射 2 次，以后每年流行前加强注射 1 次。**6 岁以下儿童**，每次 0.3ml，**6 岁以上**，每次 0.5ml，第 1 年两次的注射间隔为 4~8 周。

注意事项 ①有发热、心脏病等患者禁用。心脏代偿功能不全者易引起休克、脑溢血、心力衰竭等，故慎用。②除具有菌苗的一般毒副作用外，尚有迟发反应，接种 4~12 日后可出现局部疼痛、肿胀和发热等。

剂型规格 注射剂：每支 10ml（小川型和稻叶型霍乱弧菌各 46 亿个或单一血清型菌体 92 亿个，国产品）；1.5ml；10ml（英国等国外产品每毫升含 80 亿个弧菌）。

吸附霍乱类毒素菌苗
Absorbed Cholera Vaccine and Toxoid

作用用途 本品含霍乱、副霍乱弧菌菌体及霍乱类毒素，是用氢氧化铝吸附制成的注射剂。注射后，除产生杀灭弧菌的抗体和凝集素外，还能产生抗菌素。用于霍乱的预防。

用法用量 肌内注射：第 1 年注射 2 次，每间隔 4~8 周注射 1 次，以后每年流行前加强注射 1 次剂量同前，**6 岁以下儿童**，每次 0.2ml，**6~14 岁**，每次 0.3ml，**14 岁以上**，每次 0.5ml。

剂型规格 注射剂：每支 10ml。

冻干鼠疫活菌苗
Freeze Dried Plaque Vaccine，Live

别名 冻干皮上划痕用鼠疫活疫苗，干燥鼠疫活菌苗，Plague Vaccine，Siccus Plague Live Vaccine

作用用途 本品系用弱毒鼠疫杆菌菌种，经培育后，冷冻干燥制成。用于预防鼠疫。

用法用量 皮上划痕用：①临用前，用氯化钠注射液，按说明书规定溶解后应用，每安瓿 30 人份加入 1.5ml，10 人份加入 0.5ml，溶解后应在 3 小时内用完。②在上臂外侧三角肌上部划"#"痕接种，每人份滴 0.05ml。划痕长度约 1~1.5cm。**14 岁以下儿童**，划 2 个"#"字菌苗滴 2 处，**14 岁以上者**，划 3 个"#"字菌苗滴于 3 处。"#"字间隔 2~3cm。**在疫源地或通过疫源地区的人员**，每年应免疫 1 次。

注意事项 ①接种后反应较轻，少数人划痕处出现浸润，一般不影响劳动，有个别人体温稍高。②患严重疾病、用免疫抑制剂治疗者、免疫缺陷者及妊娠期或前 6 个月的哺乳期妇女禁用。③本品应在 2~8℃ 的暗处保存。

剂型规格 注射剂：每安瓿 10 人份；30 人份。

百日咳菌苗
Pertussis Vaccine

作用用途 本品主要用于百日咳的预防，免疫有效期为1~2年。

用法用量 皮下注射：主要用于6个月至6岁的婴幼儿，于上臂外侧三角肌皮下注射，第1年基础免疫注射3针，第1针0.5ml，第2、3针均为1ml，每针间隔1~4周，以后每1~2年注射1ml。必须注完全程（3针）才有效。

注意事项 ①发热、急性疾病、过敏体质或有神经系统病史（脑炎、癫痫、小儿麻痹等）患者禁用。②婴幼儿注射本品后，易感染流行性乙型脑炎和小儿麻痹症，故在这两种病流行期间，不应接种本品。

剂型规格 注射剂：每支2ml；5ml；10ml。

吸附百日咳菌苗、白喉类毒素混合制剂
Diphtheia and Pertussis Vaccine

别名 百白

作用用途 本品用于6个月至6岁儿童，预防百日咳及白喉。

用法用量 皮下注射：最好于出生后6个月进行第一次注射，第一次0.5ml，每隔4~6周注射第二次和第三次，每次1ml。到2岁左右注射1ml。到4~5岁再注射1ml。

注意事项 同百日咳菌苗。

剂型规格 注射剂：每支5ml。

四联菌苗
Silian Junmiao

作用用途 本品含有伤寒、甲、乙副伤寒菌苗及霍乱菌苗。用于预防霍乱，伤寒，甲、乙型副伤寒。

用法用量 皮下注射：上臂外侧三角肌皮下注射。第一年注射2次，每次间隔7~10日，以后每年注射1次。**6岁以下**，每次0.2ml；**7~14岁**，每次0.3ml；**15岁以上**，每次0.5ml，以后每次用量加倍。在有疫情时，应立即进行接种，第1次1ml，隔7~10日后再接种1ml。

注意事项 ①孕妇及哺乳期妇女、心脏病、肾病、重症高血压、活动性结核、发烧、有过敏史者禁用。②应放冰箱内保存。

剂型规格 注射剂：每支0.5ml；1ml；2ml；5ml。

五联菌苗
Wulian Junmiao

作用用途 本品含有伤寒、甲、乙副伤寒菌苗、霍乱及破伤风类毒素。用于伤寒，甲、乙型副伤寒，霍乱及破伤风。供15岁以上人群作基础免疫用。

用法用量 皮下注射：第1次0.5ml，第2、3次各1ml，每次间隔2~4周。1年后再注射1次，用量为1ml。以后不再使用本品。但对伤寒、副伤寒、霍乱每年还需加强注射1次。

注意事项 ①孕妇及哺乳期妇女或有过敏史者禁用。②有心脏病、肾病、重症高血压、活动性结核、发烧者禁用。③应放冰箱内保存。

剂型规格 注射剂。

流行性脑脊髓膜炎菌苗
Meningococcal Vaccine

别名 流脑菌苗

作用用途 本品主要用于6个月到15岁的儿童，必要时成人也可注射。用于预防流行性脑脊髓膜炎。

用法用量 皮下注射：吸附流脑菌苗用法，用前摇匀，于上臂外侧三角肌皮下注射。6个月至15岁儿童应注射2针，每针0.5ml，间隔3~4周。以后每年可加强注射1次，用量为0.5ml。

注意事项 癫痫、痉挛、发烧、急性传染病、心肾疾病、活动性结核、荨麻疹及哮喘患者禁用。

剂型规格 注射剂。

脑膜炎球菌多糖菌苗（A群）
Meninqoccus Polysaccharide Vaccine

别名 冻干A群脑脊髓膜炎多糖菌苗，Group A流脑菌苗，流行性脑膜炎多糖菌苗，Meningococus Vaccine

作用用途 本品系用A群脑膜炎球菌菌种，经提纯的多糖抗原，用于预防A群脑膜炎球菌引起的流行性脑脊髓膜炎。

用法用量 皮下注射：于上臂外侧三角肌处注射，每次0.5ml。

注意事项 ①用所附缓冲生理盐水溶解干燥菌苗后，摇匀，立即使用（溶解后应无色澄明）。②癫痫、惊厥、脑部疾病、过敏史、心脏病、肾病、活动性结核及急性传染病、发热等均禁用。③皮下注射后，反应轻微，偶有短暂低热，局部有压痛。④本品在2~8℃的暗处保存。

剂型规格 注射剂：稀释成每毫升含多糖抗原60~100μg。

钩端螺旋体菌苗
Leptospira Vaccine

作用用途 本品用不同型别的钩端螺旋体菌株分别培育杀菌后，按各地区流行菌型酿成的单价或多价菌苗。供预防钩端螺旋体病用。

用法用量 皮下注射：于上臂外侧三角肌处注射。第1针0.5ml，第2针1ml。间隔7~10日。7~13岁用量减半，7岁以下儿童酌量皮下注射，但不超过成人量的1/4。

注意事项 ①全身及局部反应一般轻微，偶有发烧及局部疼痛、红肿症状。②严重心脏病，肝肾疾病，高血压，神经和精神病，急性传染病，发热，孕妇，哺乳期妇女及有过敏史者禁用。③月经期间暂缓用。④本品应在2～10℃暗处保存。

剂型规格 注射剂：每支10ml。

尿路感染菌苗
Niaolu Ganran Junmiao

作用用途 本品用于治疗各种细菌引起的急、慢性尿路感染。

用法用量 上臂外侧三角肌皮下注射或臀部肌内注射：在感染期者，第一周注射2次，第1次0.2ml或0.3ml；第2次0.4ml或0.5ml（间隔3日），以后每日1次，每次0.5ml，也可以增加至每次1ml，3个月为1个疗程。在恢复期，第一周0.3ml，第2～4周，每周0.5ml，以后每隔2周或1个月注射1次，每次0.5ml，6次左右为1个疗程。

注意事项 ①活动性肝炎、结核、心脏病、慢性肾炎、过敏性疾病、发烧38℃以上及孕妇禁用。②有时局部有红肿，注射1～2次常逐渐减轻，少数患者有发热反应。③体弱者首次用量可从0.1ml开始，注射如有发热反应，下次剂量可暂不增加。应视病情而增减剂量与次数。④急性尿路感染患者，发病2周内应合并使用抗生素等。⑤菌液中有异物或絮状物等均不能使用。

剂型规格 注射剂。

短小棒状杆菌菌苗
Corynebacterium Parvum

别名 短棒菌苗，厌氧棒状杆菌菌苗，CP
作用用途 本品系用具有免疫调节及抑瘤等活性的厌氧短棒状杆菌制成。主要用于癌性胸水，结合手术治疗早、中期肺癌和合理配合常规治疗方法进行乳腺癌、鼻咽癌、黑色素瘤以及癌症的体表转移灶及晚期肺癌等的治疗。本品对再生障碍性贫血、感染性哮喘、牛皮癣、女阴白斑等有一定疗效。

用法用量 ①皮下、肌内或腔内注射：每毫升60亿的菌苗，初次注射0.5～1.0ml，以后可逐次酌情增加0.5ml，直至2.0ml。肌内、腔内注射可最多增到4.0ml。腔内注射以氯化钠注射液进行适当稀释。②多点注射：瘤内或瘤周采用上述量可行多点注射，以减轻局部反应。③外用：局部涂擦，每次1～2ml，每日1次，涂擦女阴白斑等，症状减轻后，根据需要，可延长用药间隔。

注意事项 ①用药后有时有寒战、发热，注射局部有肿痛、硬结。②胸腔注射可有一过性反应加重及发热，可对症处理。③发热在38℃以上，重症心血管疾病、肝、肾功能异常者禁用。④治疗前后，宜作血、尿常规及免疫功能等检查，出现常规或免疫指标持续下降者停用，

注射后当日勿过度疲劳。⑤菌苗4℃以下保存。

剂型规格 注射剂：含死菌7mg（1ml），35mg（5ml）。

冻干治疗用母牛分枝杆菌菌苗
Freeze-Dried M. Vaccae Vaccine for Therapy

别名 微卡
作用用途 本品为双向免疫调节剂，能促进巨噬细胞、CD4（Th1）细胞的增殖与活化，增强机体免疫功能、抗病毒和细菌感染。可缩短结核病化疗疗程，加快痰菌阴转和病灶吸收，减少复发，尤其适用于难治和耐药性疾病，能减弱过敏原引起的变态反应。临床用于结核、哮喘、乙肝、过敏性鼻炎等防治。

用法用量 肌内注射：每1～2周用药1次，每次1支。用1ml注射用水或生理盐水溶解，作臀部深部肌内注射。免疫调节疗程2～3个月。结核或乙肝疗程6个月，难治者可延长3～6个月。

注意事项 偶见局部皮疹、低热。

剂型规格 注射剂：每支22.5μg。

三、类毒素、免疫血清及其他

吸附精制白喉类毒素
Adsorbed Purified Diphtheria Toxoid

别名 吸精白类，Toxoidum Diphtherieum Purificatum Adsorbatum
作用用途 本品是将白喉类毒素液加入甲醛解毒后，经提纯再加吸附剂制成。用于预防白喉感染。免疫期为3～5年。

用法用量 皮下注射：主要用于7岁以上儿童，注射前先做白喉感受性（锡克氏）试验。阳性反应表明没有感染过白喉，体内无白喉抗体，要进行注射。阴性反应则不必注射。用前充分摇匀，在上臂外侧三角肌皮下注射（不可过浅），每次0.5ml，第一年注射2次，间隔4～8周，第二年注射1次，每次0.5ml，以后每隔3～5年注射1次，以加强和巩固免疫力。

注意事项 ①发烧、急性传染病、肝病、心脏病、肾病、活动性肺结核、血液病、皮肤病、神经系统疾病（乙型脑炎、脑膜炎、脊髓灰质炎等）后遗症及对某些食物、药物过敏者禁用。②本品应防冻，如冻后有凝块者不能用。③皮内接种过结核活菌苗的婴儿，4周内不得在同一胳臂上接种本品，以免引起寒性脓肿。④保存于25℃暗处（最好2～10℃，不得冻冰）。

剂型规格 注射剂：每支5ml；10ml。

吸附精制破伤风类毒素
Adsorbed Purified Tetanus Toxoid

别名 吸精破类，Toxoidum Tetanicum Purificatum

Adsorbatum

作用用途 本品用于预防破伤风感染。免疫有效期在 5 年以上。

用法用量 皮下注射：用前摇匀，在上臂外侧三角肌皮下注射（不宜过浅），第一年注射 2 次（间隔 4~8 周），每次 0.5ml，第二年注射 0.5ml，以后每 5~10 年注射 0.5ml。如遇外伤再注射 0.5ml，一般即不再注射抗毒素。近年已有浓缩吸附精制破伤风类毒素制品，每次肌内接种用量为 0.2ml，其他均与上述方法同。

注意事项 发烧、急性传染病、肝、心、肾病、高血压、活动性结核、血液病、牛皮癣、癔病、有癫痫病史者、习惯性流产的妇女、荨麻疹、皮炎、湿疹或其他过敏性疾病者及过敏体质者禁用。

剂型规格 注射剂：每支 2ml；5ml；10ml。

吸附精制白喉、破伤风二联类毒素
Adsorbed Purified Diphtheria and Tetanus Toxoid

作用用途 本品系由精制白喉类毒素及精制破伤风类毒素加氢氧化铝吸附剂制成。用于预防白喉及破伤风。仅供7~12 岁儿童作加强注射用。

用法用量 肌内注射：上臂外三角肌内注射，12 岁以下儿童，每次 0.5ml。

注意事项 ①患有严重疾病、发热或有过敏史者及注射白喉或破伤风类毒素发生神经系统反应者禁用。②2℃~8℃暗处保存。

剂型规格 注射剂。

吸附百日咳菌苗、白喉、破伤风类毒素混合制剂
Adsorbed Diphtheria, Tetanus Toxoid and Pertussis Vaccine

别名 百白破

作用用途 本品系用百日咳菌苗、精制白喉类毒素及精制破伤风类毒素以氢氧化铝吸附制成的混合制剂。用于预防百日咳、白喉、破伤风。适合 3 个月~6 岁儿童。

用法用量 肌内注射：臀部外上或上臂外三角肌内注射。自3~12 月龄完成三针免疫，每针间隔 4~6 周。18~24 月龄注射第 4 针，每次 0.5ml。

注意事项 ①有癫痫、神经系统疾病及有抽风史者禁用。发热及急性传染病（包括恢复期）暂缓注射。②注射后局部有红肿、疼痛、发痒或红斑、疲倦、头痛等反应，一般不必处理。硬结可自行吸收。③2℃~8℃暗处保存。

剂型规格 注射剂。

四、抗毒素及抗血清

精制破伤风抗毒素
Purified Tetanus Antitoxin

别名 精破抗，Antitoxonum Tetanicum Purificatum

作用用途 本品用于治疗及预防破伤风。

用法用量 ①预防：皮下、肌内注射：凡 5 年内没有经过破伤风类毒素全过程免疫而有发生破伤风危险的人都可用本品，每次 1500~3000IU。情况严重者用量可 1~2 倍。用本品 1500IU，类毒素 0.5ml，同时分两处皮下注射。为提高免疫力，1 月后再注射 0.5ml 类毒素。②治疗：静脉注射、静脉滴注、肌内注射：病情严重可一次静脉注射或静脉滴注 5 万~10 万 IU，滴速应慢，成人每次不超过 40ml，儿童不超过 0.8ml/kg 体重，以后可每日静脉注射 3~5IU，如有严重反应可改为肌内注射。1 周后再根据病情肌内注射 2 万~5 万 IU（用前做皮试），直至病愈为止。病情较轻者，肌内注射，第一日每 12 小时注 5 万 IU，第二日注2 万~3 万 IU，第 3~7 日每日 1 万 IU，肌内注射或静脉注射，共注射 5~7 日，新生儿破伤风，可在 24 小时内一次或分次肌内注射本品 2 万~10 万 IU，重者可静脉注射。重症者还可行鞘内注射，剂量为 5000~1 万 IU，一次即可。

注意事项 ①注射前必须做皮试。方法：取本品 0.1ml，用生理盐水稀释至 1ml，在前臂掌侧皮内注入 0.1ml，10~30 分钟内注射处如有红肿、皮丘为阳性反应，否则为阴性。②阳性反应而必需注射者须按下法进行脱敏：将本品稀释 10 倍，分 3~4 次皮下或肌内注射完，每次观察 10~30 分钟，无反应再注射第 2 次。③液体制品在 2℃~10℃保存。干燥制品 25℃以下暗处保存。④一个疗程总量不超过 40 万 IU。⑤必须配合清创，以及镇静、冬眠等疗法。

剂型规格 注射剂：每支 2000IU；3000IU；1 万 IU。预防用 1500IU/瓶；治疗用 10000IU/瓶。

精制白喉抗毒素
Purified Diphtheria Antitoxin

别名 精白抗，DAT

作用用途 本品是经白喉类毒素免疫马所得血浆或血清，经胃蛋白酶消化后，用硫酸铵盐析法制成的抗毒素球蛋白制剂，用于治疗和预防白喉。

用法用量 皮下或肌内注射：预防，1000~2000IU；治疗，10000~40000IU。

注意事项 ①注射用具必须严格消毒。②使用前应做过敏性试验。有过敏反应者禁用或作脱敏处理后使用。③2℃~8℃暗处保存。

剂型规格 ①注射剂：每支 2000 单位（1ml）；3000 单位（1ml）。②冻干注射剂：每支 30000IU。

冻干精制白喉抗毒素
Freeze Dried Purified Diphtheria Antitoxin

别名 Cryodesicant Diphtheria Antioxin Purified

作用用途 本品系用精制白喉抗毒素经冷冻干燥制成。每克中含白喉抗毒素不得少于 30000IU。用于治疗白喉。

用法用量 皮下或肌内注射：临用前加灭菌注射用水溶解后应用。预防，1000~2000IU；治疗，10000~40000IU。

注意事项 同精制白喉抗毒素。

剂型规格 注射剂：每支 30000IU。

多价精制气性坏疽抗毒素
Gas Gangrene Antitoxin

别名 Antitoxinum Clostridium Purificatum Mixture

作用用途 本品用于预防及治疗气性坏疽杆菌感染，配合抗生素治疗。

用法用量 皮下或肌内注射：①预防，每次 10000IU，必要时每隔 5~10 日再重复注射。②治疗，肌内或静脉注射每次 30000~50000IU，必要时每隔 4~6 小时按前量或减量反复肌内注射，直至病情好转为止。

注意事项 ①为辅助治疗剂，必须与清创术、抗菌药物及给氧治疗紧密配合，才有显著疗效。②用前做皮试，阳性反应者可采用脱敏法注射（皮试及脱敏法均见精破抗）。③在紧急情况下，可采用静脉注射或静脉滴注，每次 30000~50000IU。

剂型规格 注射剂：每支 5 万单位。

精制肉毒抗毒素
Purified Botulism Antitoxin

别名 Antitoxinum Botulinium Purificatum

作用用途 本品系用含 A、B、E 等三型肉毒抗毒素的免疫马血浆所制得的球蛋白制剂。预防及治疗肉毒中毒。

用法用量 ①皮下或肌内注射：预防，每次 1000~2000 单位（一个型），情况紧急可酌情静脉注射。②肌内或静脉滴注：治疗，第 1 次注射 10000~20000 单位（一个型），以后视病情可每 12 小时注 1 次，病情好转后减量或延长间隔时间。中毒型未确定前可同时用三型。

注意事项 ①注射前，必须先做过敏试验，如为阳性反应则应采用脱敏注射（方法见精制破伤风抗毒素）。②用药后 5~13 日可出现荨麻疹、发热、瘙痒等。毒素一旦与组织结合，抗毒素即不能发挥作用，故应用越早越好。

剂型规格 注射剂：①A 型，每支 10000 单位；②B 型，每支 10000 单位；③E 型，每支 10000 单位。④多价：含 A、B、E 型，每支各 10000 单位。

精制抗狂犬病血清
Purified Antirabies Serum

作用用途 本品用于中和狂犬病患者体液中的游离病毒，用于配合狂犬病疫苗以预防狂犬病发作，使用越早越好，对已有狂犬病症状者无效。

用法用量 肌内注射：0.5ml/kg 体重，一般成人为 25~30ml（特别严重者可酌情加量），在咬伤后 3 日内分数次肌内注射完毕。受伤部位也应进行局部周围浸润注射，如头部被咬伤可注射颈背部肌肉，同时注射狂犬病疫苗。

注意事项 干燥品用蒸馏水按瓶签规定量稀释，待全部溶解后，做皮试，阳性反应者采用脱敏法注射（方法见精制破伤风抗毒素）。

剂型规格 注射剂：每支 700 单位。

精制抗蛇毒血清
Purified Agxistrodon Halys Antivenin

作用用途 本品系用蛇毒免疫马血浆所制成的球蛋白制剂。供治疗蛇咬伤用。其中蝮蛇抗血清对竹叶青和烙铁头咬伤亦有效。

用法用量 静脉注射、肌内或皮下注射：抗蝮蛇血清，每次 6000~1600IU；抗五步蛇血清，每次 8000IU；银环蛇，每次 10000IU；眼镜蛇，每次 2500~10000IU。

注意事项 ①遇有血清反应，立即肌内注射扑尔敏。②不管是否毒蛇咬伤，伤口有污染者，应同时注射破伤风抗毒素 1500~3000IU。③注射前先做过敏试验，阴性者方可注全量。

剂型规格 注射剂。

精制抗炭疽血清
Purified Antianehrax Serum

别名 抗炭疽血清

作用用途 本品系由炭疽杆菌抗原免疫的马血浆制成的球蛋白制剂。用于配合抗生素（青霉素）治疗和预防炭疽病。

用法用量 ①皮下或肌内注射：预防，一次 20ml。②肌内注射或静脉滴注：治疗，应早期给以大剂量，第一日可注 20~30ml，以后医师可根据病情给予维持量。

注意事项 不良反应较少，但可引起过敏反应。用前需做皮试。皮试阳性者采用脱敏方法注射。应备有 1:1000 肾上腺素，以供遇有发生过敏性休克时抢救之用。冻干品使用前用注射用水溶解。本品如有摇不散的凝块或已过有效期，均不得使用。

剂型规格 注射剂：每支 20ml。

五、人血液制品

人免疫球蛋白
Human Immunoglobulin

别名 丙种球蛋白，博欣，伽玛莱士，华兰肌丙，人胎盘丙种球蛋白，人血丙种球蛋白，人血免疫球蛋白，蓉生静丙，胎盘球蛋白，Gmmaraas，Human Normal Immunoglobulin，Human Placental Immunoglobulin，Human γ-Globulin，Interavenous Gamma Globulin（Human），Placental Globulin，γ-Globulin

作用用途 本品是用乙型肝炎疫苗免疫健康人后，取其血浆成血清，经低温乙醇法纯化制备的免疫球蛋白制剂，含有丙种球蛋白。各种抗体，故可在短期内为机体提供被动免疫，加强其免疫状态。用于预防麻疹或减轻症状。防治传染性肝炎、麻疹、水痘、腮腺炎、带状疱疹等病毒性感染。用于哮喘、过敏性鼻炎、湿疹等内源性过敏性疾病。也用于提高下列患者的机体免疫功能：原发性免疫球蛋白缺乏症如 X 连锁低免疫球蛋白血症、常见异变性免疫缺陷病人、免疫球蛋白 G 亚型缺陷病等；继发性免疫球蛋白缺陷病如重症感染、新生儿败血症等；自身免疫性疾病如原发性血小板减少性紫癜、川崎病。

用法用量 （1）肌内注射：①预防麻疹，在与麻疹患者接触后 7 日内注射 5～15mg/kg，一次注射后预防作用通常维持 2～4 周。②预防甲型肝炎，按 5～10mg/kg 注射，或每次注射 300mg，一次注射后预防作用通常维持 1 个月左右。③内源性过敏性疾病，每次 1g，3 周内注射 2 次。（2）静脉滴注 ①原发性免疫球蛋白缺乏或低下症，首次剂量 400mg/kg，维持剂量 200～400mg/kg，给药间隔时间视病人血清 IgG 水平和病情而定，一般一月 1 次。②原发性血小板减少性紫癜，每日 400mg/kg，连续 5 日，维持剂量一次 400mg/kg，间隔时间视血小板计数和病情而定，一般一周 1 次。③川崎病，儿童，每日 100～200mg/kg，可视病情连续多日用药，也可与阿司匹林联合治疗。④重症感染，每日 200～300mg/kg，连续 2～3 日。

注意事项 ①禁用于对本品过敏或有其他严重过敏史者、有抗 IgA 抗体的选择性 IgA 缺乏者。慎用于严重酸碱代谢紊乱患者、孕妇。②个别病人在静脉滴注时出现一过性头痛、心慌、恶心等不良反应，大多轻微且常发生在输液开始 1 小时内。可能与滴注速度过快或个体差异有关。③肌内注射制剂不得用于静脉滴注，静脉注射液只能作静脉滴注。④静脉滴注开始滴注速度约为 1ml/min，持续 15 分钟后若无不良反应，可逐渐加快速度，最快滴注速度不得超过 3ml/min。

剂型规格 注射剂：①肌内注射用，每支 150mg（1.5ml）；150mg（3ml）；300mg（3ml）；500mg（5ml）。②静脉注射用，每支 1.25g；2.5g；5g。

人胎盘血丙种球蛋白
Human Placental Globulin

别名 Human Placental Serum γ-Globulin

作用用途 本品是从健康人胎盘血液中提制的一种血液蛋白制剂。每毫升含丙种球蛋白 45mg 以上。

用法用量 肌内注射：方法与人血丙种球蛋白同，唯用量较大，儿童，每次 0.2～0.8ml/kg 体重，成人，每次 6～9ml。

注意事项 同人血丙种球蛋白。

剂型规格 注射剂：每支 3ml。

人血白蛋白
Human Serum Albumin

别名 拜斯明，白蛋白，基立福，康达明，冻干人血白蛋白，人血浆白蛋白，人血清白蛋白，Human Albumin，Normal Human Serum Albumin Vial

作用用途 本品系由经乙肝疫苗免疫，健康人的血浆中分离提取制成，不含抗生素及防腐剂，可加适宜的稳定剂。主要用于治疗因失血、创伤及烧伤等引起的休克、脑水肿及大脑损伤所致的脑压增高，防治低蛋白血症以及肝硬化或肾病引起的水肿和腹水，有良好疗效。

用法用量 静脉滴注 ①成人：每日总量相当于人血白蛋白 25～75g，平均每日用量为 20～30g。建议首次用量为 20g，维持剂量根据病情而定。应缓慢注射。②儿童：用量根据病情和体重而定，一般为成人剂量的 1/4～1/2。新生儿 1～2g；婴儿 2～8g；儿童 8～16g。应缓慢滴注。

注意事项 ①不得分次用，或用后再给第二人应用。②有不良反应时，应立即停用。③一切稀释、注射操作，均应按严格的消毒手续进行。④按说明书要求保存。

剂型规格 ①注射剂：每瓶 5g（50ml）；10g（50ml）；12.5g（250ml）。②冻干注射剂：每瓶 2g；5g；10g；20g。

人胎盘血白蛋白
Human Placental Serum Albumin

别名 冻干人胎盘血白蛋白，Human Placental Albumin

作用用途 本品系由健康人胎盘血中提取，不含抗生素及防腐剂，可加适宜的稳定剂。主要作为血容量扩充剂，还有补充机体白蛋白的功能。主要用于失血性休克、严重烧伤、脑水肿及肝、肾疾病等引起的低蛋白血症。

用法用量 ①静脉注射：25% 溶液，每次 5～50ml，用量及给药间隔依病情而定。②静脉滴注：以 5% 葡萄糖注射液或生理盐水将本品稀释至 5%，速度以每分钟不超过 2ml 为宜。

注意事项 ①肾病患者不用生理盐水稀释。②大量注射或静脉滴注过快可使循环系统有负担以及引起脱水。

③液体在 2~10℃保存，冻干制品在 25℃暗处保存。

剂型规格 ①注射剂：每瓶 5%；10%；20%；25%。
②冻干制剂：每瓶 2g；5g；10g。

人血清蛋白液
Human Serum Prorein Solution

别名 补血康，全谱稳定血清蛋白，Biseko

作用用途 本品含有标准化的和具有生物活性的全谱稳定血清蛋白；含有活性蛋白酶抑制剂，能抑制血浆中的非特异性蛋白分解活动，还含有 IgM 和 IgM 类免疫球蛋白，提高体液免疫力，从而增加机体抵抗力。用于低蛋白血症，低丙种球蛋白血症，营养不良，防止感染，烧伤，休克，血容量补充等。

用法用量 静脉注射、静脉滴注：给药前，先将药液热至室温，初始滴注速度<1ml/min，待输液达 10ml 后，速度可调整到 3~4ml/min。

注意事项 ①出现头痛、呼吸困难、颈静脉充血等循环超负荷的症状时，应立刻停止滴注。②输注前应检查药液是否澄明，并热至室温才可输入。③反复给药会导致过敏反应，甚至引起过敏性休克。对同种血清蛋白过敏者禁用。

剂型规格 注射剂：每瓶 50ml。

乙型肝炎免疫球蛋白
Hepatitis B Immunoglobulin

别名 华兰确安

作用用途 本品系用乙型肝炎疫苗免疫健康人后，采集的高效价血浆或血清分离提取制备的免疫球蛋白制剂。主要用于乙型肝炎的预防。

用法用量 肌内注射：冻干制剂用灭菌注射用水溶解，根据标示单位数加入溶剂，使成每毫升含 100 单位的溶液。①乙型肝炎预防，儿童 100 单位，成人 200 单位，必要时可间隔 3~4 周再注射 1 次。②母婴阻断，婴儿出生 24 小时注射 100 单位，隔 1、2 及 6 个月分别注射乙型肝炎疫苗 30μg 或遵医嘱。

注意事项 ①不可静脉注射。②液体制剂久贮后可能有微量沉淀，但可摇散。如有摇不散的沉淀或异物则不可再用。③液体制剂在 2~8℃暗处保存，冻干制剂在 10℃以下干燥处保存。

剂型规格 注射剂：每支 100IU；200IU；400IU。

人破伤风免疫球蛋白
Tetanus Immunoglobulin

别名 华兰迪安，蓉生逸普，抗破伤风人免疫球蛋白，人抗破伤风免疫球蛋白，Human Tetanus Antitoxin

作用用途 本品系由乙型肝炎疫苗免疫后，再经吸附破伤风疫苗免疫的献血人员中采集破伤风抗体效价高的血浆，经低温乙醇分离法，分离提纯得到的特异性免疫球蛋

白液体制剂。本品除含一般的 IgG 抗体外，还特别含有高效价破伤风抗体，可以中和破伤风毒素，随后被免疫系统清除。一般说来血清中破伤风效价达到 0.01IU/ml 即可达到预防作用。此外，被动免疫的保护作用持续时间较短，若需获得更多的保护，可以注射破伤风类毒素进行主动免疫。主要是用于预防和治疗破伤风，尤其适宜于对马血清破伤风抗毒素（TAT）有过敏反应者。

用法用量 注射用：本品仅供臀部肌内注射用，不需作皮试，不得作血管内注射。①预防，儿童、成人，一次用量 250IU。②治疗，创面严重或污染严重者，治疗开始第一次剂量为 3000~6000IU，可分为两个部位注射，随后每次给予 3000IU，注射的间隔时间及治疗的持续时间视临床情况而定。

注意事项 ①不能进行血管内注射。②当制品出现絮状物或含有摇不散的颗粒状物质时不可使用。③制品应一次注射完毕，不得分次使用。④本品不得与其他药物混合使用。⑤应用本品作被动免疫的同时，可使用破伤风疫苗进行主动免疫，但注射部位和用具应分开。

剂型规格 注射剂：每支 100IU，200IU，250IU。

人狂犬病免疫球蛋白
Human Rabies Immunoglobulin

别名 狂犬病免疫球蛋白，Immunoglobulin Against, Rabies Immunoglobulin

作用用途 本品系由乙型肝炎疫苗免疫后再经狂犬病疫苗免疫的献血人员中，采集狂犬病抗体效价较高的血浆，经低温乙醇法提取并经病毒灭活处理的特异性免疫球蛋白制剂。用于被狂犬或其他动物咬伤（或抓伤）者在进行狂犬病疫苗预防注射的同时，配合进行被动免疫，以提高预防效果。

用法用量 肌内注射：成人，常用量，按 20U/kg（特别严重者可酌情增至 40U/kg）给药，一次性注射。如所需总剂量大于 10ml，可在 1~2 日内分次注射。注射完毕后即可进行狂犬病疫苗的注射。

注意事项 ①液体制剂可直接使用。冻干制剂每支安瓿开启后，加灭菌注射用水 1ml，轻摇使其溶解后一次注射，不得分次使用。②本品一般无过敏反应，故使用时不需作过敏试验。③可同时注射疫苗，但两种制品不宜注射于同一部位。④应及时、彻底处理动物咬伤或抓伤的伤口，然后在受伤部位用所需总量的 1/2 作皮下浸润注射，余下剂量进行肌内注射（头部咬伤，可注射于背部肌肉）。⑤为减少可能出现的严重不良反应，不应静脉给药。⑥本品在 2~8℃，暗处保存。

剂型规格 注射剂：每支 100U；200U；500U。

马抗狂犬病免疫球蛋白 F(ab)₂ 片段
Favirab

别名 法瑞博

作用用途 本品来自被患狂犬病或可疑狂犬病的动

物咬伤者的狂犬病血清。用于预防尤其是严重的咬伤（如面部、头部、颈部、手等多处被驯养、野生或不能确定的动物咬伤），儿童咬伤。本品只能和狂犬病疫苗联合使用。

用法用量 肌内注射：成人或儿童，均为40IU/kg体重，肌内缓慢注射。尽可能地浸润伤口及伤口内部，剩余的剂量应远离投苗注射部位一次性肌内注射（臀部）。

注意事项 ①禁止静脉注射。②对本品过敏者禁用。③被咬伤后必须尽可能的早的使用本品。④任何情况下都不可超剂量使用。⑤本品只能在专业临床监控下，由卫生防疫部门为患者注射使用。⑥注射前应先做皮试，使用1∶10稀释液在小臂前内侧皮内注射约0.1ml，皮试阴性者方可使用。⑦本品不能反复使用，与狂犬病疫苗联合使用时，狂犬病疫苗应注射于注射本品的身体另外一侧（对侧），并使用不同注射器。

剂型规格 注射剂：每支5ml。

六、体内诊断制品

冻干精制白喉抗毒素
Freeze Dried Purified Diphtheria Antitoxin Old Tubrculin

别名 Tuberculin Pristinum

作用用途 本品专供临床结核病诊断用。

用法用量 皮内注射：先将本品用无菌生理盐水稀释1000倍、10000倍、10万倍，在前臂掌侧皮内注射：0.1ml，48~72小时后观察局部反应。①阴性：局部无红肿或红肿直径小于0.5cm。②阳性（+）：局部红肿硬结直径超过0.5cm，但小于1cm者；阳性（++）：局部红肿硬结直径在1~2cm者；阳性（+++）：局部红肿硬结直径超过2cm，可伴有小水泡；阳性（++++）：局部红肿，并有水泡或脓泡坏死样改变，伴有淋巴结炎。

注意事项 ①本品供测定人体是否感染过结核菌用，阳性反应者表示曾有结核感染。②人体对旧结核菌素可有变态反应。③本品在2~8℃的暗处保存。

剂型规格 注射剂：每支50IU/mg。

结核菌素纯蛋白衍化物
Purified Protein Derivative Tuberculin

别名 Aplisol，Aplitest，Tine Test，Tuberculin PPD，Tuberculin Purified Protein Derivative，Tubersol

作用用途 本品为每毫升含1μg结核菌素纯蛋白衍化物（PPD）的稀释制剂（即每毫升含50IU），为无色澄明液体，不得有不溶物或杂质。专供临床结核病诊断用。婴儿、儿童及成人均可使用。

用法用量 皮内注射：吸取上述稀释液0.1ml（5IU）、采取孟氏法注射于前臂掌侧皮内，于注射后48~72小时检查注射部位反应。反应平均直径≥5mm，为阳性反应。凡有水泡、坏死、淋巴管炎者均属强阳性反应，应详细

注明。

注意事项 ①患急性传染病（如麻疹、百日咳、流行性感冒、肺炎等）、急性眼结膜炎、急性中耳炎、广泛性皮肤病及有过敏史者暂不宜使用。②注射本品的针头，不得用于其他注射用。③本品内含苯酚防腐剂。④2~8℃暗处保存。

剂型规格 注射剂：每支40IU（2ml）50IU（1ml）。

布氏菌素
Brucellin

作用用途 本品系用布氏杆菌菌种，在适宜的培养液中培养，加热杀菌后，除菌过滤制成。专供布氏菌病诊断及检查机体免疫反应用。

用法用量 皮内注射：皮内注射0.1ml，注射时，不应过深。注射后，注射局部有小白泡隆起，注射液不得从针口漏出，48小时后观察反应。局部红肿达4cm×4cm~6cm×6cm以上者或凡有水泡、坏死、淋巴管炎者均为强阳性反应；局部红肿达2cm×6cm~4cm×6cm者为阳性反应；局部无反应或红肿在2cm×2cm以下者为阴性反应。

注意事项 ①既往有各种过敏史者、支气管哮喘者等不可使用。②不用碘酊消毒皮肤，以免引起假阳性反应。③部分人的阳性反应只有浮肿而不发红，因此在检查反应结果时，应用手指触摸注射部位，判明浸润范围大小，不能单独以皮肤变态反应为诊断依据，因患过布氏菌病或接种过布氏菌活菌苗者，也有呈布氏菌素反应阴性者。④本品在2~8℃暗处保存。

剂型规格 注射剂：1ml，2ml。

锡克试验毒素
Shick Test Toxin

别名 白喉感受性试验毒素，锡克氏试验液，诊断用白喉毒素，Diagnostic Diphtheria Toxin

作用用途 本品系用精制白喉毒素稀释而成。供测定人体对白喉敏感性之用。阳性反应说明对白喉无免疫力，应进行白喉类毒素预防注射；阴性反应则不必注射。

用法用量 皮内注射：于前掌侧下1/3处皮内注射0.1ml，注射部位应有小皮丘隆起。注射后72小时判定反应。10mm×10mm或以上的红肿判为阳性，阳性者表示对白喉无免疫力；以下者或无反应，判为阴性，阴性反应表示有免疫力。

注意事项 本品出现混浊或曾经冻结及过期失效时，均不能再使用。

剂型规格 注射剂：1ml含白喉毒素0.2MLD。

志贺菌属诊断血清
Diagnostic Serum for Shigella

作用用途 本品供凝集试验诊断各型志贺菌。

用法用量 于玻片上将被检菌苔与少量血清混合，轻轻摇动玻片，2 分钟内观察。阴性反应：菌液显均匀混浊。阳性反应：出现凝集。每次以生理盐水作对照，观察有无自发凝集。

注意事项 2~10℃保存（或冷暗处，防止冻结）。

剂型规格 溶液剂：1ml×21 种（23 瓶）；1ml×50 种（51 瓶）。

第二节 酶 类 药 物

酶是由活细胞所产生的一类特殊蛋白质，是生物体内化学反应的催化剂。生物体内新陈代谢的复杂生化过程都是在各种酶的催化下进行的。酶的缺乏就会引起代谢障碍或相应的疾病。临床应用的某些酶制品，是用来补充或纠正体内酶系统的失调，恢复机体的正常代谢或用来防治某些疾病的。

舍雷肽酶
Serrapeptase

别名 达先，敦净，沙雷肽酶，释炎达，Dasen

作用用途 本品的酶活性较高，具有很强的消炎、消肿胀作用，以及很强的缓激酶分解功能和纤维蛋白块溶解功能。临床因其有缓解炎症和肿胀的作用、有除黏性脓液和净化炎症病灶面的作用等，用于手术后和外伤后的肿胀、副鼻窦炎、伴有乳腺炎的肿胀、麻醉后和支气管炎、支气管哮喘等伴随的排痰困难等。

用法用量 口服：成人，每日 15~30mg（3~6 片），分 3 次于食后服用，可根据年龄和症状适当增减。

注意事项 ①血液凝固异常者、严重肝功能障碍和肾功能障碍者、与抗凝血剂并用时应注意观察，慎重给药。②不良反应：过敏性反应，皮疹、皮肤潮红等；消化道反应，食欲不振、胃部感觉不适、恶心、呕吐等症状；血液，偶见鼻出血、血痰等出血倾向。

剂型规格 片剂：每片 5mg。

抑肽酶
Aprotinin

别名 赫泰林，屈来赛多，胰蛋白酶抑制剂，特斯乐，特血乐，Tissucol，Trasylol，Antikrein，Gordox Zymofren，Repulson，Trasylol，Traslolan

作用用途 本品为广谱蛋白酶抑制剂，对各种激肽释放酶、胰蛋白酶、糜蛋白酶、纤维蛋白溶解酶和凝血酶等有抑制作用。对溶酶体内的水解酶可能也有抑制作用。但不抑制胃蛋白酶，也不为胃蛋白酶所降解。在腹腔手术后，直接将本品注入腹腔内，能有效地降低白细胞浸润，减少肉芽组织及瘢痕粘连，稳定新形成的纤维蛋白，从而预防肠粘连的发生。本品口服不吸收。注射给药时，以静脉给药血药浓度最高。静脉注射 1000~2000U/kg 体重时，血清半衰期约为 20 分钟，1~5 小时几乎全部经肾排泄。主要用于急性出血性、坏死性、水肿性胰腺炎及慢性胰腺炎的急性发作；各种纤维蛋白溶解引起的出血，包括白血病、癌肿、肝硬化引起的出血、妇产科出血、外科及泌尿术后出血；脓毒性、创伤性或失血性休克；蛋白水解酶活力增高引起的十二指肠、小肠瘘不愈；术后肠粘连的预防；急性心肌梗死等。

用法用量 ①静脉注射：试验剂量，每次 1000kIU，10 分钟后无反应可进行治疗。②静脉滴注：体外循环心脏直观手术中及术后减少渗血：成人每次 300 万~500 万 kIU，小儿每次 150 万~200 万 kIU，在体外循环前全量一次加预充液中。③静脉泵入：用于止血：患者仰卧，给药 50 万~100 万 kIU，最大速率为 5 万 kIU/min，继之在 1~4 小时内再泵入 20 万 kIU，直到出血被控制。④宫腔滴注：每次 2 万 kIU。⑤腹腔注射：防止术后肠粘连：可在手术切口闭合前，直接注入腹腔 2 万~4 万 kIU，注意勿与创口接触。

注意事项 ①本品可引起过敏反应，过敏性休克、心悸、胸闷、呼吸困难、寒战、发热、恶心、呕吐等。②可出现血小板减少、充血性心力衰竭、心肌缺血、脑血管意外、高血糖、酸中毒、肺炎、关节痛等。避免与 β-内酰胺类抗生素合用。

剂型规格 注射剂：每支 5 万 IU（5ml）；10 万 IU（5ml）；50 万 IU（5ml）。

链激酶
Streptokinase

别名 溶栓酶，思凯通，法链吉，德链，Awelysin，Kabikinase，Plasminokinase，Streptase

作用用途 本品为外源性纤溶系统激活剂，可与纤维蛋白溶酶原结合，促使其转变为纤维蛋白溶解酶，引起血栓内部崩解和血栓表面溶解。用于急性心肌梗死、导管给药所致血栓、深部静脉血栓、肺栓塞、急性周围动脉血栓、中央视网膜动静脉血栓、血液透析分流术中形成的凝血、溶血性和创伤性休克及并发弥散性血管内凝血（DIC）的败血症休克等。

用法用量 静脉滴注：严重肺栓塞时，用导管直接导入至肺动脉，通常开始使用剂量，将本品 10 万~50 万 IU 溶于 100ml 生理盐水或 5% 葡萄糖注射液中，约 30 分钟滴完；维持剂量：将本品 60 万 IU 溶于 250~500ml 5% 葡萄糖注射液中，6 小时滴完，每日 4 次，直至血栓溶解或病情不再发展为止。疗程视病种及病情而定，一般不超过

6~7 日。急性心肌梗死用药 18~20 小时，动静脉血栓用药 3 日。小儿初始剂量视抗链激酶值的高低决定，维持剂量根据血容量计算。维持血容量每小时每毫升 20IU。

注意事项 ①有严重高血压，出血性疾病，近期（10 日内）做过手术，糖尿病视网膜病、恶急性心内膜炎及近期患链球菌感染，抗链激酶值大于 100 万 IU 者禁用。②慢性胃肠溃疡、活动性肺结核、肿瘤、严重肝病伴出血倾向，潜在性心脏栓塞伴心房纤颤，对本品有过敏史及 1~2 年内用过本品者慎用。③孕妇、产后期、外科手术后应用本品时，应注意出血的危险。④近期用过链激酶疗法，故体内常有链激酶抗体存在，故用本品前须先用足量药物将其中和。⑤为避免过敏反应，使用本品前预先给予皮质激素进行预防（15mg 泼尼松或相当剂量的肾上腺皮质激素）。⑥治疗结束后 4 小时内用抗凝剂（如肝素），以防血栓再形成。⑦使用本品避免肌内注射和动脉穿刺，以防止血肿。⑧溶解本品时避免剧烈振摇，以防止降低效价。⑨本品不能并用抗凝剂或血小板聚集抑制剂，如肝素、双香豆素、阿司匹林等。⑩忌与蛋白沉淀剂、生物碱等配伍。⑪室温、避光、干燥处保存。

剂型规格 注射剂：每支 25 万 IU。

链脱酶
Streptodornase

别名 DNA 酶，脱氧核糖核酸酶，胰道酶，DNAase Deoxyribonuclease

作用用途 本品具有使脱氧核糖核酸和脱氧核糖核蛋白解聚的作用，吸入本品气溶胶可使含有大量脱氧核糖核蛋白的渗出物和浓痰液化，易于咳出。用于支气管扩张、肺脓疡等。

用法用量 ①吸入或腔内注射：每次可达 5 万 IU。②肌内注射：每次 100 万 IU，每 2 日 1 次。③局部涂擦：浓度为每毫升 1250~2500IU。常与链激酶合用。

注意事项 ①注射后可能引起无力、胃肠道反应，偶见皮疹。②急性化脓性蜂窝组织炎、有支气管胸腔瘘管的活动性结核患者忌用。

剂型规格 注射剂：每支含本品 2.5 万 IU；10 万 IU（供局部或注入用）。

双链酶
Streptokinase-Streptodornase

别名 SK-SD，Varidase

作用用途 本品是链激酶（SK）与脱氧核糖核酸酶（SD）的混合酶，其中 SK 能溶解血栓和渗出物的纤维部分，SD 能分解大分子的脱氧核糖核酸及核蛋白。因此，本品能溶解血栓、血块、清洁创面、清除炎症、液化脓液及痰液，使之易于排除或引流。

用法用量 ①腔内注射：对血胸和脓胸，可用 10 万 IU SK 和 5 万 IU SD 溶于 10ml 以上的生理盐水中注入。对上颌窦积脓，可注射 1 万~1.5 万 IU 的 SK 和 5000~

7500IU SD（溶于 2~3ml 生理盐水中）。腔内注射时应作脓液液化后的引流准备。②局部注射：用于眼前房出血及玻璃体积血，可球后注射、球结膜下注射、病灶周围注射，每次 1000~2000IU。③含服：每次含 1 片，每日 4 次，因本品可部分吸收，对多种炎症有一定缓解作用。④局部外用：湿敷或撒粉。对各种伤口、术后感染、一般化脓性疾病（如乳腺炎、蜂窝组织炎等）、各种烫伤感染等。可清洗后在湿润状态下撒一薄层外用粉，覆以湿纱布或凡士林纱布；也可以 1 片外用片剂溶于 10ml 冷水中，采用湿敷、滴注等方法用于患部，上覆以湿纱布或凡士林纱布。⑤外用：对化脓性齿龈炎、化脓性中耳炎、卡他性结膜炎、卡他性鼻炎、角膜溃疡，用每毫升 1000 IU 的溶液局部滴入，1~2 小时 1 次。

注意事项 ①急性非化脓性蜂窝组织炎、活动性肺结核或支气管胸腔瘘者禁用。②低纤维蛋白原、低纤溶酶原及肝功能、血象异常者禁用。③本品只能在抗菌治疗和外科清创、引流等基础上应用。④本品不能作静脉注射。⑤本品片剂或注射制备的溶液，应放冰箱中保存，药效可保持 24 小时。⑥腔内注射可引起发热和出血；发热可用糖皮质激素治疗；出血用氨己酸治疗。⑦本品不宜与一些杀菌剂或重金属剂，如红汞、呋喃西林等一起使用。

剂型规格 ①注射剂：每支含 SK 和 SD 各 2500 IU；5000IU。②口含片剂：每片含 SK 1 万 IU；SD 5000IU。③外用片剂：每片含 SK 1 万 IU；SD 5000 IU。④外用粉剂：每支含 SK 1 万 IU；SD 5000 IU，适量磺酰胺。

尿激酶
Urokinase

别名 嘉泰，尿活素，天普洛欣，雅激酶，Actosolv，Purochin，Winkinase，Abbokinase，UK

作用用途 本品能降低纤维蛋白原的浓度，减少血栓形成的基质，抑制血栓形成。能增强 t-PA 的活性，促进纤维蛋白溶酶原转变为纤维蛋白溶酶，以起到溶解血栓的作用。能抑制红细胞的凝集，降低血液黏度，防止血栓形成。能降低血管阻力，加速血液流动，改善微循环。用于治疗脑梗死、血栓闭塞性脉管炎、股动脉栓塞、肺栓塞。

用法用量 静脉注射或静脉滴注：①急性脑血栓、脑栓塞和外周动静脉血栓，每日 2 万~4 万 IU，1 次或分 2 次给药，溶于 20~40ml 0.9% 氯化钠注射液中静脉注射或溶于 5% 葡萄糖或 0.9% 氯化钠注射液 500ml 中静脉滴注。②急性心肌梗死，每日 50 万~150 万 IU 溶于注射用生理盐水或 5% 葡萄糖注射液 50~100ml 中，约 30~60 分钟静脉滴注，按每分钟 1 万~2 万 IU 速度滴入。疗程根据病情而定，一般为 5~10 日。

注意事项 ①有出血史和手术后不久的患者，严重肝、肾功能不全患者，对本品过敏者禁用。②有内源性出血倾向者、消化道溃疡史者、脑血管病后遗症者以及过敏体质和 70 岁以上患者慎用。③不能与抗凝血药和抑制血小板药物同时使用。

剂型规格 注射剂：每瓶1万IU；5万IU；10万IU；20万IU；25万IU；50万IU。

蚓激酶
Lumbrukinase

别名 博洛克，普恩复，百奥，乐佰欣，Bolucke，Lumberokinase

作用用途 本品是从特种蚯蚓中分离的一种蛋白水解酶。具有直接溶解蛋白和间接溶解纤维蛋白（通过激活物激活酶原进而纤溶）的双重功能，可降低血液黏度，改善血小板 聚集功能。与链激酶和尿激酶相比，没有后二者应用过程中引起高纤溶酶血症进而引起出血的危险。可降低纤维蛋白酶原激活物抑制物活性，增加纤维蛋白降解。适用于治疗和预防血栓及栓塞性疾病、缺血性脑血管病中纤维蛋白原增高及血小板聚集增高的患者。

用法用量 口服：每次2粒，每日3次或遵医嘱。饭前半小时服用。3~4周为一疗程，可以连续服用。维持用药与预防应用可酌减剂量。

注意事项 ①有出血倾向者慎用。②个别患者出现皮疹、皮肤瘙痒、恶心。

剂型规格 胶囊剂：每粒20mg。

东菱精纯克栓酶
Defibrin

别名 巴曲酶，DF-521

作用用途 本品是由巴西茂基蝮蛇（Bothrops moojeni）蛇毒分离到的巴曲霉，具有去纤维蛋白原作用，是一种新型强力单成分溶血栓改善微循环治疗剂，具有以下药理作用：分解纤维蛋白原，抑制血栓形成；增强纤溶系统的活性，主要通过促使组织型纤维蛋白溶酶原活化物（t-PA）由内皮细胞释放，增强t-PA的作用，降低血纤维蛋白溶酶原活化物的抑制因子（PAI）的活性，减少α_2-纤维蛋白溶酶抑制因子（α_2-P1），减少纤维蛋白溶酶原，增加活性纤维蛋白溶酶，并能活化C蛋白，增加纤维蛋白原及纤维蛋白分解产物FDP，缩短优球蛋白的溶解时间（ELT）等作用；能改变血液流变学上的某些因素，如降低血黏度、抑制红细胞聚集、抑制红细胞沉降、增强红细胞的血管通透性及变形能力，使血液流动性增强，防止血栓形成的增大；降低血管阻力，加快血流速度，增加血流量，从而有改善微循环的作用；对血液凝固因子如血小板计数、出血时间无影响。

健康成人10BU静脉滴注，隔日1次，共3次，$t_{1/2}$首次给药为5.9小时，第2次给药为3.0小时，第3次给药为2.8小时。本品体内分布以肝、肾中浓度较高，其次为血液、脾和肺，而脑、脂肪、肌肉中分布较低。本品大部分随尿排出，小部分由粪便中排出。临床主要用于急性缺血性脑血管病（慢性也有效）、突发性耳聋、慢性动脉闭塞症（闭塞性血栓脉管炎、闭塞性动脉硬化症）和末梢循环障碍等。

用法用量 静脉滴注：成人，首次10BU，以后维持量为5BU，隔日1次。使用前用100ml以上氯化钠注射液稀释，静脉滴注1小时以上。对突发性耳聋及用药前血纤维蛋白原浓度达400mg/ml以上时，首次剂量可增至20BU，维持量为5BU。通常疗程为1周，必要时可增至3周。慢性期治疗可增至6周。

注意事项 ①有药物过敏史，消化道溃疡史者，患有脑血管病后遗症者及70岁以上老年患者慎用。孕妇应权衡利弊决定是否使用。②哺乳期妇女避免使用，如必须用应停止哺乳。③儿童用药安全性尚未确立，暂不推荐使用。④本品有降低血纤维蛋白原的作用，用药后可能引起出血或止血延缓现象。因此，用药前或期间应进行血纤维蛋白原和血小板凝集情况的检查，并注意临床症状。一旦出现上述症状，应终止给药并采取处理措施。⑤用药后，血纤维蛋白原浓度不降低时应停止给药。⑥避免与水杨酸类药物，抗纤溶剂合用。⑦有出血史或出血倾向者、正在使用抗纤溶制剂或抗凝作用及抑制血小板功能药物者、严重肝、肾功能障碍者或其他脏器功能衰竭者、对本品过敏者禁用。⑧本品可引起注射部位出血、创面出血、头痛、头晕、头重感。还见有SGPT、SGOT值升高。⑨避光5℃以下保存（避免冻结）。

剂型规格 注射剂：每支5BU（0.5ml）；10BU（1ml）。

注射用血凝酶
Hemocoagulase Atrox for Injection

别名 巴曲亭，蛇凝血素酶，立止血，立芷雪，血凝酶，凝血酶素，Batroxobin，Botropase，Reptilase

作用用途 本品是由巴西矛头蝮蛇（Bothrops Atrox）的蛇毒中分离、提纯的蛇毒血凝酶。所含的类凝血酶与凝血酶为相似的酶活性物，在Ca^{2+}存在下，能活化凝血因子Ⅴ、Ⅶ和ⅩⅢ，刺激血小板聚集；类凝血酶在血小板因子Ⅲ存在下，可促使凝血酶原转变为凝血酶，也可活化凝血因子Ⅴ，并影响凝血因子Ⅹ，因而具有凝血和止血作用，可缩短出血时间。本品疗效确切，不被纤维蛋白吸收，也不受肝素和免疫型抗凝血酶的干扰和抑制。用于手术前后出血、胃肠及肾等内脏出血、各种癌症和肿瘤出血、药物引起的出血、拔牙出血、新生儿出血等。

用法用量 静脉注射、肌内注射或皮下注射：每日1次，每次1~2KU。若出血严重，则于肌内注射或皮下注射的同时，再静脉注射1KU。手术前预防用药，术前半小时肌内注射或皮下注射1KU，或术前10~15分钟静脉注射1KU。术后预防用药，肌内注射或皮下注射每日1KU。小儿用量：一般为1/5~1/2成人量。

注意事项 ①有血栓或栓塞史患者以及DIC导致的出血时禁用。②除非紧急出血，妊娠初期3个月内和孕妇不应使用本品。③血中缺乏纤维蛋白原、血小板、纤维蛋白稳定因子（Ⅻ）时，应在补充这些成分后再给予本品，效果更佳。④在纤维蛋白分解物过多时，纤维蛋白的聚合作用被延缓，可将抗纤溶酶药物与本品合用。⑤动脉或大静脉出血时，仍需手术处理，但配合应用本品可减少出血，赢得手术时间。⑥用于新生儿出血，宜与维生素 K 合用。⑦本品每支附有 1 支 2ml 注射用水作为溶剂。⑧本品 1KU 相当于 0.04NIH 凝血酶单位；相当于 0.3IU 的凝血酶，1 巴曲酶单位（BU）相当于 0.17NIH 凝血酶单位。⑨巴曲酶（Batroxobin）是世界卫生组织（WHO）对大具窍蝮蛇、矛头蛇、枪蝰等毒蛇中毒液所含的纤维蛋白原促凝蛋白酶所命名的通用名（INN）。但 Bothrops atrox 有 5 个亚种，每个亚种蛇毒中所含的纤维蛋白原理化性质和药理作用均不相同。其中 1 个亚种 Bothrops atrox 蛇毒中分离精制的巴曲酶（商品名为立芷雪）有促凝血作用；而由另一亚种 Bothrops mojeni 蛇毒中分离精制的巴曲酶（商品名为东菱精纯克栓酶，Defibrin）有抗凝血作用，故使用时需特别注意。

剂型规格 注射剂：每支 1KU。

胰蛋白酶
Trypsin

别名 Parenzyme，Tryptar，Trypure

作用用途 本品有分解肽链和抗炎作用。在临床上用于脓胸、血胸、外科炎症、溃疡、创伤性损伤、瘘管等所产生的局部水肿、血肿、脓肿等。喷雾吸入，用于呼吸道疾病。本品也可用于毒蛇咬伤（蛇毒的毒成分亦为一种蛋白质，本品能使其分解破坏）。

用法用量 ①肌内注射：一般应用，每次 5000IU，每日 1 次，用量酌情况而定，为防止疼痛，可加适量普鲁卡因。②浸润注射：蛇毒，取注射用结晶胰蛋白酶 2000IU 1~3 支，加 0.25%~0.5% 盐酸普鲁卡因（氯化钠注射液或注射用水）4~20ml 稀释，以牙痕为中心，在伤口周围作浸润注射，或在肿胀部位上方作环状封闭 1~2 次。如病情需要可重复使用。若伤肢肿胀明显。可于注射本品 30 分钟后，切开伤口排毒减压（严重出血者例外），也可在肿胀部位针刺排毒。如伤口已坏死、溃烂，可用其 0.1% 溶液湿敷患处。③体腔内注射、患部注射、喷雾、湿敷、涂搽等：局部用药视情况而定，可配成溶液剂（pH7.4~8.2. 微碱性时活性最强），喷雾剂、粉剂、油膏等。④滴眼：0.25% 溶液，1 日 4~6 次，球后注射 1 次 1~2.5mg，隔日一次。球结膜下注射 1 次 0.5~2.5mg，一日一次或隔日一次，肌内注射 1 次 2.5~5mg，一日 1~2 次。

注意事项 ①不可用于急性炎症及出血空腔中。②肝、肾损伤、血液凝固异常和有出血倾向的患者忌用。③吸取注射液后应另换针头，以免注射时疼痛。④不可静脉注射，用前须作划痕试验，应注意可能产生过敏反应。⑤外用时可采用注射用制剂以缓冲液溶解，但必须在 3 小时内用毕。

剂型规格 注射剂：每支 1.25 万 IU，2.5 万 IU，5 万 IU，10 万 IU（附灭菌缓冲液 1 瓶）。

糜蛋白酶
Chymotrypsin

别名 α-糜蛋白酶，胰凝乳蛋白酶，Chymar

作用用途 本品能迅速分解蛋白质，用于创伤或手术后伤口愈合、抗炎及防止局部水肿，积血、扭伤血肿、乳房手术后浮肿，中耳炎，鼻炎等，还用于呼吸道黏痰的液化。

用法用量 肌内或患部注射：①以生理盐水 5ml 溶解本品 4000IU。②湿敷、喷雾吸入（配成 0.5mg/ml 浓度，每次 5mg）。③本品对眼球睫状韧带有选择性松解作用，故可用于白内障摘除，使晶状体比较容易地移去。操作时以生理盐水溶解本品配成 1∶5000 溶液，由瞳孔注入后房，经 2~3 分钟，在晶状体浮动后以生理盐水冲洗，即可取出晶状体。④处理软组织炎症或创伤，800IU 溶于 1ml 0.9%NaCl 注于创面。

注意事项 ①本品不可静脉注射。忌用于严重肝病及血凝功能不正常的患者。②不满 20 岁的眼病患者或玻璃体液不固定的创伤性白内障患者忌用，因可导致玻璃体液丧失。③如引起过敏反应，可用抗组织胺类药治疗。④本品水溶液极不稳定，必须临用前以注射用水现配。⑤用前需做过敏试验。

剂型规格 注射剂：每支 800IU；4000IU。

玻璃酸酶
Hyaluronidase

别名 阿尔治，爱维，玻利酸，海而根，海诺特，施沛特，透明质酸聚糖水解酶，玻糖酸酶，透明质酸酶，Ronidase

作用用途 本品为一种糖苷内切酶，催化透明质酸等酸性黏多糖水解，产生以丁糖为主的偶寡糖，致使其黏滞性明显下降。透明质酸是组织基质的主要成分，可限制水分和其他细胞内容物的扩散。本品能解聚透明质酸，提高毛细血管和组织通透性，加速细胞内容物扩散。作为组织中药物的扩散剂以及促进外伤或手术后水肿或血肿的吸收。

用法用量 ①关节腔内注射：成人，每次 25mg，每周 1 次，5 周为 1 疗程，按症状轻重适当增减给药次数。②滴眼用：成人，治疗干燥性角结膜炎和角膜内皮的保护：用 0.1%~0.3% 滴眼液滴眼，每日数次。③眼前房注射：白内障手术，在晶体摘出前，前房注入本品 1%~3% 注射液，全部操作过程应用 0.5ml。

注意事项 ①感染区和肿瘤部位禁用，以防扩散。②本品不能做静脉注射。③应现用现配。④有时可出现过敏反应，用前最好先做皮试。

剂型规格 ①注射剂：每支 150IU，1500IU。②滴眼剂：每支 5mg（5ml）。

木瓜酶
Papain

别名 番木瓜蛋白酶，木瓜蛋白酶，Benase，Papayatin，

Vegetable Pepsin

作用用途 本品是酶的混合物，含有番木瓜蛋白酶、凝乳蛋白酶、蛋白水解酶等。本品能水解酰胺、酯类及多肽，尤其能水解碱性氨基酸、甘氨酸、亮氨酸。本品有助于减少手术后的炎症、水肿等反应。用于术后各种炎症，也可用于食品工业作为嫩肉剂等。

用法用量 口服：每次1万~2万IU，每日3~4次。

注意事项 ①孕妇和严重肝、肾疾病患者慎用。②患有全身性感染或血凝障碍的患者禁用。③本品不能与抗凝血剂同时使用。④偶见过敏反应。⑤多次吸入本品粉末，可诱发支气管哮喘、荨麻疹等。

剂型规格 片剂：每片1万IU。

菠萝蛋白酶
Bromelains

别名 菠萝酶

作用用途 本品能水解血红蛋白、酪蛋白及水解纤维蛋白，口服后能通过疏通炎症部位的循环而有一定的抗炎和消除水肿的作用。本品与抗生素或化疗药物并用，可促进药物对病灶的渗透和扩散。用于治疗因外伤或手术引起的软组织炎症、水肿和血肿。可用于各种血栓症，包括中心视网膜静脉血栓或闭塞性脉管炎等。另外，还可用于鼻窦炎。

用法用量 ①口服：一般开始每次10万IU，每日4次；以后改为每次5万IU，每日4次。②外用：对坏死组织较多的创面和慢性溃疡，可用0.1%~0.2%溶液外敷。

注意事项 ①胃肠道溃疡、肝、肾功能严重障碍者或血凝功能不全者禁用。②可引起腹泻、呕吐等胃肠道反应。③偶见皮疹和月经过多。④本品为肠溶片，应吞服，不可嚼碎。

剂型规格 ①片剂：每片5万IU。②粉剂：临用时用生理盐水配成0.1%~0.2%溶液，供外敷用。

溶菌酶
Lysozyme

别名 胞壁质酶，球蛋白G，细胞壁溶解酶，Globulin G

作用用途 本品有抗菌、抗病毒、止血、消肿及加快组织恢复功能等作用。临床用于慢性鼻炎、急慢性咽喉炎、口腔溃疡、水痘、带状疱疹和扁平疣等。

用法用量 ①口服：每次30~50mg（肠溶片），每日3次。②口含：每次20mg，每日4~6次。③外用：用生理盐水或注射用水或甘油配成1%~2%溶液外涂。治水痘时，每日10mg/kg体重，分3~4次服。

剂型规格 ①片剂：每片10mg；②口含片剂：每片20mg。

超氧化物歧化酶
Superoxide Dismutase

别名 奥骨蛋白，Orgotein，Ormetein，SOD

作用用途 本品系由红细胞、肝和其他哺乳动物组织分离的一种肽链大分子金属酶，是一类清除含氧自由基的金属酶。需氧生物的体内普遍存在分子氧，因能接受电子而派生出自由基，因而它也是正常生理、病理或毒理反应中的介质或产物。SOD是催化发生歧化O_2反应的酶，可使氧无害化，铁SOD在无氧时可以产生，是防御氧损害的基本酶；铜、锌SOD及锰SOD由O_2诱导生成。SOD是生物体内合成的抗氧化酶，可阻止毒性较大的脂质过氧化物的形成。主要用于治疗一些病变过程中产生自由基的疾病，对炎症疾病、自身免疫性疾病、放射治疗后遗症、肿瘤、心肌缺血、心肌肥厚、衰老、变态反应、动脉粥样硬化有效。

用法用量 ①肌内注射：用于慢性风湿性关节炎，每次8mg，每周3~4次。②关节腔内注射：骨关节炎，每次4mg，每两周1次。③深部肌内注射：放射治疗后遗症，如放射性膀胱炎，每次4mg，在放疗后0.5小时注射。

注意事项 注射后少数患者可出现局部疼痛、荨麻疹和蛋白尿等。

剂型规格 注射剂：每支4mg；8mg。

复合磷酸酯酶
Phosphoesterases Complex

作用用途 本品能促进或调节人体的正常代谢，用于迁延性肝炎、慢性肝炎、早期肝硬化、冠心病、硬皮病、小儿顽固性牛皮癣、再生障碍性贫血、血细胞减少症等的辅助治疗。

用法用量 口服：常用量，每次100~150mg，每日3次，饭后服，1~2个月为一疗程。

剂型规格 片剂：每片50mg；75mg。

第三节　其他生化药

三磷腺苷
Adenosine Triphosphate

别名 三磷酸腺苷，腺三磷，ATP，Atriphos

作用用途 本品为一种辅酶，有改善机体代谢的作用。用于因细胞损伤后细胞酶减退所引起的疾病，如心力衰竭、心肌炎、心肌梗死、冠状动脉硬化症、脑血管硬化症、中风后遗症、心绞痛、阵发性心动过速等；进行性肌萎缩症、肌无力症、眼睛疲劳、萎缩性皮炎、湿疹等；还用于肝炎、肾炎、美尼尔综合征等。

用法用量 ①肌内注射、静脉注射：每次 20mg，每日 1~3 次，用所附缓冲液溶解后注射，也可溶于 10~20ml 葡萄糖注射液中缓慢静脉注射。②口服：每次 1~2 片，每日 3 次。③可用 5%~10% 葡萄糖注射液稀释后静脉滴注。④1% 生理盐水溶液滴眼治疗弥漫性表层角膜炎和角膜外伤。

注意事项 ①脑出血初期、房室传导阻滞、急性心肌梗死患者忌用。②静脉注射宜慢，以免引起低血压等反应。③一般肌内注射用水针剂，粉针剂作静脉注射用。④偶有胸闷、咳嗽、呃逆、无力感，静脉注射速度过快可引起眩晕、低血压。

剂型规格 ①片剂：每片 20mg。②注射剂：每支 20mg（另附磷酸缓冲液 2ml），20mg（2ml）。

细胞色素 C
Cytochrome C

别名 施托乐-S，Cytochrom-S

作用用途 本品为含铁卟啉的色蛋白质，作用原理与辅酶相似，在生物氧化体系中，有酶存在的情况下，对组织中的氧化还原具有迅速的酶促作用。当组织缺氧时，细胞通透性增高，给予本品可起到矫正细胞呼吸与物质代谢的作用。用于脑、心肌及其他组织缺氧而引起的一系列症状，特别是用于病情恶化抢救时疗效最好，早期应用疗效更显著。注射本品后除被缺氧组织利用外，余下的残存于心脏组织中，逐渐经肝、肾还原后由尿排出。临床主要用于脑溢血后遗症、脑出血、脑软化症、脑血栓、脑动脉硬化症等脑血管障碍引起的缺氧；用于改善因肺部疾病、尿毒症等引起的呼吸困难；一氧化碳中毒，催眠药中毒，白细胞减少症等。

用法用量 **静脉注射：成人**，每次 15mg，每日 1 次；病情较重者，每次 30mg，每日 2 次。**儿童**，可酌量减少。

注意事项 ①用药前做过敏试验、阳性者忌用。②治疗中一经停药，再次用药易发生休克，可给予强心药、升压药、抗组胺药、肾上腺皮质激素进行解救。③本品无毒性，但制剂不纯时，易混有热原。④本品是一种异性蛋白，可能会引起过敏反应。⑤室温，避光保存。

剂型规格 注射剂：每支 15mg（5ml）。

生长激素
Recombnant Somatropin

别名 第三代人促生长激素，基因重组人生长激素，健高灵，生长素，速迈个，DNA-rhGH，Genotropin，Growth Hormone，HG，Hrmatrope，Norditropin，Somatotropin，Sma tonorm，Smatrem

作用用途 本品具有促进生长、调节代谢等多种生理作用。健高灵（Genotropin）与天然垂体 hGH（191 个氨基酸）结构完全相同，而速迈个（Smatonorm）则是由 192 个氨基酸组成的单链多肽，其氨基酸序列与天然垂体 hGH 完全相同，仅 N 末端多一个甲硫氨基酸。药理研究表明这两种 hGH 与垂体提取的 hGH 生物效应极为相似，而且纯度有显著提高，使机体产生抗体的机会减少或减弱。主要用于脑垂体生长激素分泌不足或不分泌所致的侏儒症、矮小病患儿。

用法用量 **肌内注射、皮下注射**：本品给药剂量的个体差异很大，视患者情况而定。一般剂量是每周 0.5~0.7IU/kg 体重或每周按体表面积 12IU/m^2，分 2~4 次肌内注射或 6~7 次皮下注射，且多采用后一种剂量给药。使用时用 12ml 注射用水溶解，轻轻缓慢转动，切忌振摇药液，以防止活性成分变性。配制的注射液 pH 约为 7.8，应正确选用注射部位，若注射时发生剧痛或抽空针见血，必须换部位，避免在同一部位反复注射。

注意事项 ①恶性肿瘤、糖尿病患者及孕妇禁用。对脑肿瘤引起的脑下垂体性侏儒症，心脏或肾病患者慎用。②使用本品前，应有准确的诊断，为此，需对脑垂体功能作详细检查，包括做专门的刺激试验。③长期连续用本品诱发抗体反应，可能降低本品疗效，应停药进行适当治疗，并定期采用放射免疫法正确检测抗体浓度。

剂型规格 注射剂：每支 4IU。

醋酸兰瑞肽
Lanreotide Acetate

别名 索马杜林，Somatuline

作用用途 本品是许多内分泌、神经内分泌、外分泌和旁分泌功能的肽抑制剂。临床用于肢端肥大症：外科手术或放射治疗之后生长激素分泌异常时。类癌临床症状的治疗：试验性注射之后。

用法用量 **肌内注射**：在正规治疗前作一次试验性注射，然后观察生长激素的分泌情况、类癌的相关症状及瘤分泌情况。如果反应不敏感，应考虑是否要实施这种治疗。缓释制剂的给药方法，每次 1 支，最初可定为每 14 天 1 次。如果认为治疗反应不显著可增至每 10 天 1 次。

注意事项 ①对本品过敏者禁用。②孕妇、哺乳期妇女禁用。③肝肾功能不全者，应定期监测肝、肾功能。④糖尿病患者应在医生指导下使用。⑤不良反应：腹泻、呕吐、腹痛、胃肠胀气等。⑥应在 2~8℃ 保存。

剂型规格 注射剂：每支 40mg。

第二十章 调节水、电解质及酸碱平衡药

水、电解质和酸碱平衡是维持人体内环境衡定，保证细胞进行正常代谢和维持各脏器正常生理功能所必需。危重患者尤其是严重创伤、烧伤病人常可发生水、电解质、酸碱失调，如果失去警惕，不及时处理，严重的水、电解质、酸碱平衡失调也会导致病人的死亡。

第一节 电解质平衡调节药

氯化钠
Sodium Chloride

作用用途 本品是调节体液酸碱平衡的重要物质。钠离子是维持细胞外液容量和渗透压所必需，与体内水分平衡、血液循环等均有密切关系。临床上用于各种缺盐性失水症。如大面积烧伤、严重吐泻、大量发汗、使用强利尿药等。还作为某些注射药物的溶剂和稀释剂，外用洗涤眼鼻及冲洗创口等。

用法用量 静脉滴注：剂量根据病情而定，一般每次 500～1000ml。

注意事项 ①肺水肿患者禁用。②脑、肾、心脏功能不全及血浆蛋白过低者慎用。

剂型规格 ①注射剂：每支 0.018g（2ml）；0.09g（10ml）；0.9g（100ml）；2.25g（250ml）；4.5g（500ml）；9g（1000ml）。②冲洗剂：4.5g（1000ml）；9g（1000ml）；18g（2000ml）；27g（3000ml）。

浓氯化钠注射液
Concentrated Sodium Chloride Injection

作用用途 本品为 10% 的氯化钠注射液，用于各种原因所致的水中毒及严重的低钠血症。本品能迅速提高细胞外液的渗透压，从而使细胞内液的水分移向细胞外。在增加细胞液容量的同时，可提高细胞内液的渗透压。

用法用量 静脉滴注：严重低渗性失水时，脑细胞内溶质减少以维持细胞容积。若治疗使血浆和细胞外液钠浓度和渗透压迅速回升，可致脑细胞损伤。一般认为，当血钠低于 120mmol/L 时，治疗使血钠上升速度在每小时 0.5mmol/L，不得超过每小时 1.5mmol/L。当血钠低于 120mmol/L 或出现中枢神经系统症状时。可给予 3%～5%氯化钠注射液缓慢滴注。一般要求在 6 小时内将血钠浓度提高至 120mmol/L 以上。补钠量（mmol）=［142-实际血钠浓度（mmol/L）］×体重（kg）×0.2。待血钠回升至 120～125mmol/L 以上，可改用等渗液或等渗溶液中酌情加入高渗葡萄糖注射液或 10%氯化钠注射液。

注意事项 水肿性疾病，如肾病综合征、肝硬化腹水、充血性心力衰竭、急性左心衰竭、脑水肿及特发性水肿等，急性肾功能衰竭少尿期、慢性肾功能衰竭尿量减少而对利尿药反应不佳者；高血压、低钾血症；高渗或等渗性失水；妊娠高血压综合征患者禁用。②老年人、儿童应慎用。③根据临床需要检查血清中钠、钾、氯浓度；血液中酸碱浓度平衡指标、肾功能及血压和心肺功能。④药物过量，可致高钠血症和低钾血症，并能引起碳酸氢盐丢失。

剂型规格 注射剂：每支 0.3g（10ml）；1g（10ml）。

复方氯化钠
Compound Sodium Chloride

别名 林格，林格注射液，林格氏液，复方氯化钠注射液，Ringer's Solution，Liquor Ringer

作用用途 本品是一种补充体液，调节水和电解质平衡的药物，内含钠离子，氯离子，少量的钾离子和钙离子。钠离子和氯离子主要存在于细胞外液，维持细胞外液的渗透压和容量。正常人体内钠的总量为 150g，血钠浓度为 136～145mmol/L，此浓度可维持细胞的兴奋性和神经肌肉的应激状态，同时对细胞内外液的渗透压也起着决定性作用；钠还以碳酸氢钠形式构成体内的缓冲体系，对调节体液的酸碱平衡有重要作用。故本品可补充血容量和钠离子，用于各种缺盐性失水（如进食不足，呕吐，腹泻，烧伤，大量出汗及利尿药引起失水等）；主要用于下列情况补充血容量和钠盐：各种原因引起的失水，包括低渗性，等渗性和高渗性失水；高渗性非酮症昏迷；低氯性代谢性碱中毒；大量失血而又不能输血时，用以维持血容量进行急救以及各种原因不能进食或进食不足时，用以补充生理需要量。

用法用量 静脉滴注 ①高渗性失水：在开始治疗的 48 小时内，血钠浓度每小时下降不得超过 0.5mmol/L。若患者伴有休克，先给氯化钠注射液，并适当补充胶体，在休克纠正，血钠浓度大于 155mmol/L，血浆渗透浓度大于 350mOsm/L 后，可给 0.6% 低渗氯化

钠注射液。当血浆渗透浓度小于 330mOsm/L，改用 0.9%氯化钠注射液。补液总量根据下列公式计算，作为参考：

$$所需补液量（L）= \frac{[血钠浓度（mmol/L）-142]}{血钠浓度（mmol/L）}×0.6×体重（kg）$$

第一日给予半量，余量根据心、肺、肾功能状况在 2~3 日内补给。②等渗性失水：原则上用等渗溶液（如 0.9% 氯化钠注射液或复方氯化钠注射液），但上述溶液氯离子浓度比血浆高，单独大量使用可致高氯血症，故可将 0.9%氯化钠注射液与 1.25%碳酸氢钠或 1.86%乳酸钠以 7：3 的比例配制后补充。后者氯离子浓度为 107mmol/L，并可纠正代谢性酸中毒。③低渗性失水：严重低渗性失水时，脑细胞内溶质减少以维持细胞容积，如果补液使血浆和细胞外液钠浓度和渗透浓度回升过快，可致脑细胞损伤。当血钠低于 120mmol/L，补液时血钠上升速度控制在 0.5mmol/（L·h），不得超过 1.5mmol/（L·h）。当血钠低于 120mmol/L 时或伴有中枢神经系统症状时，可同时缓慢滴注 3%~5%氯化钠注射液，要求在 6 小时内将血钠浓度提高到 120mmol/L 以上。④低氯性碱中毒：用 0.9%氯化钠注射液或复方氯化钠注射液 500~1000ml，以后根据碱中毒情况调节用量。

注意事项 ①肺水肿、心功能不全、脑水肿、颅内压增高、肝硬化腹水、急性肾衰竭少尿期、慢性肾衰竭对利尿剂反应不佳时、高钠血症患者等禁用。②水肿性疾病（如肾病综合征、特发性水肿、周围水肿等）患者、脑功能不全者、高血压患者、低钾血症者、血浆蛋白过低者、妊娠伴浮肿者、先兆子痫患者、轻度心功能不全者、轻度肾功能不全者慎用。③特殊人群用药安全性尚不明确。④用药前后及用药时应当检查或监测血清钠、钾、氯浓度、血液酸碱平衡指标、肾功能、血压和心肺功能。⑤一般无不良反应，给药过快、过多时可出现头痛、头昏、血压升高、体重增加、水肿、心率加快、胸闷、呼吸困难、肺部哮鸣音等。⑥与下列药物合用可能存在相互作用：含铝的制酸药、苯妥英钠、氟化物、四环素、降钙素、肾上腺盐皮质激素和促肾上腺皮质激素（ACTH）、两性霉素 B、利血平、多粘菌素 B 硫酸盐、多粘菌素 E 硫酸盐及头孢噻吩等。⑦静脉滴注时按无菌操作规则进行，防止污染。在夏季开瓶 24 小时后，不宜继续使用。治疗失水时，应根据失水程度、类型等，决定补液量、种类、速度和途径。输液过多、过快，可导致水钠潴留，出现头痛、头昏、水肿、血压升高、心率加快、胸闷、呼吸困难、肺部哮鸣音，甚至急性左心衰竭。还可引起高钠血症，丢失碳酸氢盐。与含钾药物合用，应监测心律。与保钾药同用时慎重。严格控制老人和儿童补液的量和速度。肾功能不全患者易发生高钾血症，故补钾时应了解肾功能情况，密切观察尿量。如发生输液反应，要及时检查并对症处理。

剂型规格 注射剂：每支 2ml；每瓶 50ml；250ml；500ml；每袋 1000ml（每 100ml 中含氯化钠 0.85g，氯化钾 0.03g，氯化钙结晶 0.003g）。

氯化钾
Potassium Chloride

别名 施乐凯，舒立达，补达秀，Bristol Camcopot，Chloride Potassium，Chloropotassuril，Controlled Release Potassium Chloride，Kaleorid，Kalii Chlordum

作用用途 本品钾离子是维持机体细胞膜新陈代谢、细胞内渗透压和酸碱平衡、神经冲动传导、肌肉收缩、心肌收缩所必需的物质。正常的细胞内外 K^+ 浓度及浓度差与细胞的某些功能有密切关系，当钾摄入量不足，排出量增多或在体内分布异常时，可引起低钾血症。口服钾全部由胃肠道吸收，肾小球滤过液中的钾盐在近曲小管内几乎完全被重吸收。在远曲小管和集合管通过钠泵使 K^+ 与管腔内 Na^+ 交换而被排泄。钾 90% 由肾脏排泄，10%从粪便排出，另有少量自唾液、汗腺、胆汁和胰液排出。用于预防低钾血症，治疗各种原因引起的低钾血症和洋地黄类药物中毒引起的频发、多源性期前收缩或快速型心律失常等。

用法用量 ①口服：低钾血症，每次 0.5~1g，每日 2~4 次，按病情需要调整剂量。最大剂量每日 6g；氯化钾控释片：每次 2 片，每日 2 次。儿童，宜用口服溶液，每日 1~3g/m²，分次服用。②静脉滴注：低钾血症，每次 10%氯化钾 10~15ml 加入 5%-10%葡萄糖注射液 500ml 中静脉滴注。每日补钾总量为 3.4~5g。体内缺钾引起的严重快速室性异位心律失常，补钾浓度要高（0.5%~1%）以 1.5g/h 速度滴注，补钾量可达每日 10g 或更高。但应严密动态观察血钾及心电图，防止高钾血症。

注意事项 ①高钾血症，急慢性肾功能不全者，严重脱水者禁用。②代谢性酸中毒伴有少尿者，肾上腺皮质功能减弱者，传导阻滞性心律失常，大面积烧创伤和严重感染者，肾上腺性征异常综合征伴盐皮质激素分泌不足者慎用。③老年人，孕妇慎用，用药前后及用药时应检查和监测血钾、血镁、钠、钙、心电图、酸碱平衡指标、肾功能和尿量。④口服可有胃肠道刺激症状，甚至消化性溃疡和胃肠道出血；静脉滴注浓度较高，速度较快或滴注的静脉较细时，患者有疼痛感。过量应用本品易导致高钾血症。⑤本品不宜与血管紧张素转换酶抑制剂、抗胆碱药物、肾上腺糖皮质激素等合用，以免增加毒副作用和降低疗效。⑥口服液宜用温开水稀释后或餐后服用；片剂应整片吞服，不得嚼碎。静脉滴注适用于严重低钾血症或不能口服者。静脉补钾同时滴注钠盐和高浓度葡萄糖会降低钾的作用，如需迅速纠正低钾血症时，应以 5%葡萄糖注射液稀释。⑦家族性周期性麻痹患者在用药前须鉴别高钾性或正常性血钾性周期性麻痹；静脉补钾浓度一般不超过 40mmol/L（0.3%），速度不超过 0.75g/h，否则不仅引起局部疼痛，且有导致心脏停搏的危险；在低血钾未得到纠正前，尤其是应用洋地黄类药物治疗时，不应突然停止补钾；出现高钾血症时，应立即停止补钾，并采取积极处理措施。

剂型规格 ①片剂：每片含氯化钾 0.25g；0.5g。②缓释片：每片含氯化钾 0.5g。③控释片剂：每片 0.6g；④微囊片剂：每片 0.75g。⑤胶囊剂：每粒含氯化钾 0.6g；0.75g。⑥颗粒剂：每袋含氯化钾 1.6g（相当于钾 0.524g）⑦注射剂：每支 1g（10ml）；1.5g（10ml）。⑧溶液剂：每瓶 10g（100ml）。

枸橼酸钾
Potassium Citrate

别名 可维加，Keweijia

作用用途 本品为补钾剂。钾离子为维持细胞新陈代谢、细胞内渗透压和酸碱平衡、神经冲动传导、肌肉收缩、心肌收缩所必需。用于防治各种原因引起的低钾血症；低枸橼酸性草酸钙结石，尿酸结石伴或不伴有含钙结石；远端肾小管酸中毒。

用法用量 口服：每次 2~4g，每日 3 次，餐后 30 分钟用 200ml 温开水冲服。

注意事项 ①伴有少尿或氮质血症的严重肾功能损害患者、未经治疗的阿狄森病、急性脱水、中暑性痉挛、无尿、严重心肌损害、家族性周期性麻痹和各种原因引起的高血钾患者禁用。②本品口服可有异味感及胃肠道刺激症状，如恶心、呕吐、腹痛、腹泻。空腹，剂量较大及原有胃肠道疾病者更易发生。③高钾血症，应用过量或原有肾功能损害时易发生，表现为软弱、乏力、手足口唇麻木、不明原因的焦虑、意识模糊、呼吸困难、心率减慢、心律失常、传导阻滞，甚至心脏骤停。④用药期间注意复查血钾浓度。排尿量低于正常水平的患者慎用。⑤应餐后服用本品以避免其缓泻作用。⑥应当用适量液体冲服，防止摄入高浓度钾盐而产生对胃肠道损伤作用。

剂型规格 颗粒剂：每袋 2g。口服液：每瓶 100ml（10%）。

氯化钙
Calcium Chloride

别名 无水氯化钙, Calc Chlor, Calcii Chloridi, Calcii Chloridum, Calcium Chloratum, Chloride Dihydrate Chloride Calcium, Cloruro de Calcio Cristalizado

作用用途 本品钙能促进骨骼与牙齿的钙化形成。正常骨骼的钙化，有赖于人体充足的钙储备，骨钙与血钙不断地交换以保持动态平衡，当机体摄取钙不足或需要量突然增加时，骨中的贮存钙释放出来，以满足机体需要。用于治疗钙缺乏。如新生儿低钙搐搦症、碱中毒及甲状旁腺功能低下所致的手足搐搦症、甲状旁腺功能亢进症手术后的"骨饥饿综合征"、软骨病、维生素 D 缺乏病等；血钙降低引起的肠绞痛、输尿管绞痛；作为孕妇及哺乳期妇女钙盐补充；治疗过敏性疾病，如虫咬性皮炎、药物过敏等。亦用于镁中毒及氟中毒时的解救。作为强心剂，用于心脏复苏，如高血钾、低血钙或钙通道阻滞等原因引起的心功能异常的解救。

用法用量 ①**静脉注射**：成人，低钙血症，单次给药 500~1000mg，根据临床反应和血钙浓度，必要时 1~3 后重复给药；心脏复苏，每次 200~400mg，避免注入心肌内；高钾血症，在心电监测下用药，并根据病情决定剂量，一般先给予 500~1000mg；高镁血症：先给予 500mg，以后酌情重复用药。儿童，低钙血症，每次 25mg/kg，缓慢静脉注射。②**静脉滴注**：甲状旁腺功能亢进症手术后的"骨饥饿综合征"，可将本品用生理盐水稀释，每分钟滴注 0.5~1mg（最大速度为 2mg/min）；用作强心剂：每次 500~1000mg，稀释后静脉滴注。③**心室腔内注射**：心脏复苏，每次 200~400mg，应避免注入心肌内。儿童心脏复苏，每次 10mg/kg，间隔 10 分钟可重复用药。

注意事项 ①高钙血症及高钙尿症患者、患有含钙肾结石或有肾结石病史者、结节病患者、有肾功能不全的低钙血症患者及呼吸性酸中毒衰竭者不宜使用本品。②慢性肾功能不全者、呼吸性酸中毒者慎用；本品刺激性较大，故一般不用于儿童。③本品口服对胃肠道有一定刺激性。静脉注射给药可出现全身发热、皮肤红热、注射部位疼痛。如静脉注射过快可产生恶心、呕吐、血压下降、心律失常，甚至心跳停止，使用洋地黄治疗的患者反应尤其明显。用药过量或注射过快可致血钙过高，血钙过高早期可表现为便秘、倦睡、持续头痛、食欲缺乏、口腔金属味、异常口干等，晚期表现为精神错乱、高血压、眼和皮肤对光敏感、恶心、呕吐、心律失常等。血钙过高还可导致钙沉积在眼结膜和角膜上，影响视觉。如注射液漏出血管外，可引起组织坏死，有报道静脉内给药可能会导致静脉血栓形成。④与下列药物存在相互作用：维生素 D、雌激素、钙通道阻滞剂、噻嗪类利尿药、其他含钙或含镁药物、降钙素、苯妥英或氟化物、硫酸镁、肌松药、四环素、含钾药物等。⑤大量饮用酒精的饮料或大量吸烟，可抑制口服钙的吸收；大量进食富含纤维素的食物（如麸糠等）可抑制钙的吸收；食物中的磷（如奶制品中的磷）或植物酸（如草酸）可与钙离子结合为不能溶解的混合物，影响钙的吸收；大量饮用含咖啡因的饮料，可抑制口服钙的吸收。⑥使用强心苷者（或停药后 7 日内）或洋地黄中毒时禁止静脉给药。本品应予 10%~25% 葡萄糖注射液稀释后缓慢注射，速度不超过 50mg/min；注射后应平卧片刻，以免头晕等。本品有强烈刺激性，不宜皮下或肌内注射。静脉注射当患者出现不适或有明显心电图异常时，应立即停用，待心电图异常消失后再缓慢注射。

剂型规格 注射剂：每支 300mg（10ml）；500mg（10ml）；600mg（20ml）；1000mg（20ml）。每 1000mg 含钙量为 6.8mmol（273mg）。

葡萄糖酸钙
Calcium Gluconate

别名 弘泰，Calcii Gluconas，Calglucon，D-Calcium Gluconate Hydrate，Gluconate Calcium

作用用途 本品为钙离子的补充药，药理作用可参见"氯化钙"。本药含钙量较氯化钙低，对组织的刺激性较小，注射给药比氯化钙安全，常与镇静剂并用。用于治疗钙缺乏。急性钙缺乏，如新生儿低钙搐搦症、碱中毒及甲状旁腺功能低下所致的手足搐搦症、甲状旁腺功能亢进症手术后的"骨饥饿综合征"、维生素D缺乏症等。儿童、孕妇、青春发育期青少年、绝经前后妇女以及老年人的钙盐补充。也可用于大量输血所致的低钙血症。口服给药还可用于其他一些慢性低钙血症，如慢性甲状旁腺功能低下、假性甲状旁腺功能低下、骨软化症、慢性肾衰竭和应用抗惊厥药后继发的低钙血症。治疗过敏性疾病，如虫咬性皮炎、瘙痒性皮炎、荨麻疹、渗出性水肿、药物过敏等。亦用于镁中毒及氟中毒时的解救。作为强心剂，用于心脏复苏，如高血钾、低血钙或钙通道阻滞及心脏手术等原因引起的心功能异常的解救。

用法用量 ①口服：成人，钙缺乏：每次0.5～2g，每日3次。氟中毒的解救：服用本品1%口服液，使氟化物成为不溶性氟化钙。儿童，钙缺乏：每日0.5～0.7g/kg，分次服用。②静脉注射：成人，急性低钙血症和过敏性疾病：每次1g（10%葡萄糖酸钙10ml），必要时可重复。高镁血症和高钾血症：首剂应用1～2g，必要时可重复，最大剂量不超过每日10g。慢性肾衰竭时低钙血症：每日1～2g。氟中毒的解救：首次1g，1小时后重复给药，如有搐搦可注射3g。如有皮肤组织氟化物损伤，按受损面积给予10%的注射液50mg/cm²。用量不超过每日15g。儿童，低钙血症：单剂量25mg/kg。

注意事项 ①高钙血症及高钙尿症患者、患有含钙肾结石或有肾结石病史者、结节病患者禁用。②慢性肾功能不全者、呼吸性酸中毒者慎用。③因本品刺激性较大，故一般不用于小儿。老人活性维生素D₃的分泌减少，且肠道吸收钙减少，排出增加，故老年人用量需酌情增加。目前尚无钙剂对胎儿影响的报道。④静脉注射给药可出现全身发热。如静脉注射过快可产生恶心、呕吐、血压下降、心律失常，甚至心跳停止，同时使用洋地黄类药治疗的患者反应尤其明显。静脉注射时如药液外漏，可致静脉炎及注射部位皮肤发红、皮疹和疼痛，随后可出现脱皮和皮肤坏死。用药过量或注射过快可致血钙过高，早期可表现为便秘、嗜睡、持续头痛、食欲缺乏、口腔金属味、异常口干等，晚期表现为精神错乱、高血压、眼和皮肤对光敏感、恶心、呕吐、心律失常等。血钙过高还可导致钙沉积在眼结膜和角膜上，影响视觉。口服本药对胃肠道刺激性较小，可有胃肠不适，偶引起便秘。本品与氧化剂、枸橼酸盐、可溶性碳酸盐、磷酸盐、硫酸盐等存在配伍禁忌。使用强心苷者或洋地黄中毒时禁用本品注射液。⑥本品刺激性较大，不宜皮下或肌内注射，应缓慢静脉注射或静脉滴注。若注射时药液漏出血管外，应立即停用，并用氯化钠注射液作局部冲洗，局部给予氢化可的松，1%利多卡因或玻璃酸，热敷并抬高肢体。静脉注射当患者出现不适或有明显心电图异常时，应立即停用，待心电图异常消失后再缓慢注射。脱水或低钾血症等电解质紊乱时应先纠正低钾，再纠正低钙，以免增加心肌应激性。当血钙浓度超过2.9mmol/L（120mg/L）时，需立即采取相应措施，并密切随访血钙浓度。⑦长期或大量给药后可使血清磷酸盐浓度降低，用药时应注意检查血清钙、尿钙及其他血清电解质（钾、镁、磷）浓度和心电图。

剂型规格 ①片剂：每片0.1g；0.5g。②口含片剂：每片0.1g；0.15g；0.2g。③颗粒剂：每袋1g（3.5g）。④溶液剂：1g（10ml）。⑤注射剂：每支1g（10ml），每克葡萄糖酸钙含钙量为90mg。

葡萄糖氯化钙注射液
Glucose and Calcium Chloride Injection

作用用途 本品为补钙药。葡萄糖是人体主要的热量来源之一。钙可以维持神经肌肉的正常兴奋性，促进神经末梢分泌乙酰胆碱。血清钙降低时可出现神经肌肉兴奋性升高，发生抽搐，血钙过高则兴奋性降低，出现软弱无力等。钙离子能改善细胞膜的通透性，增加毛细血管的致密性，使渗出减少，起抗过敏作用。钙离子能促进骨骼与牙齿的钙化形成，高浓度钙离子与镁离子之间存在竞争性拮抗作用，可用于镁中毒的解救。用于治疗钙缺乏、急性血钙过低、碱中毒及甲状旁腺功能低下所致的手足搐搦症、维生素D缺乏症、荨麻疹及皮肤黏膜过敏等以及镁中毒时的解救。

用法用量 静脉注射：每次10～20ml，每日或隔日1次。

注意事项 ①静脉注射可有全身发热，注射速度过快可产生恶心、呕吐、心律失常甚至心跳停止。②注射本品宜缓慢，每分钟不超过1～2ml。③氯化钙有强烈的刺激性，不宜皮下或肌肉注射；静脉注射时如漏出血管外，可引起组织坏死；一般情况下，本品不用于小儿。④可使血清淀粉酶增高，血清羟基皮质醇浓度短暂升高。长期或大量应用本品，血清磷酸盐浓度降低。⑤应用强心苷期间禁止静脉注射本品。与雌激素、苯妥英钠、四环素、噻嗪类利尿药、新斯的明有药物相互作用。⑥不宜用于肾功能不全、低钙患者及呼吸性酸中毒患者。肠道吸收钙的作用随年龄增长而减少，排出增加，对老年人用量需增加。⑦药物过量可出现高钙血症，高钙血症早期可表现为便秘、倦睡、持续头痛、食欲不振、口中有金属味、异常口干等，晚期征象表现为精神错乱、高血压、眼和皮肤对光敏感、恶心、呕吐、心律失常等。

剂型规格 注射剂：每支20ml（葡萄糖5g与氯化钙

1g）；每支 20ml（葡萄糖 2g 与氯化钙 0.4g）。

果糖酸钙
Calcium Levulinate

别名 β-乙酰丙酸钙，乙酰丙酸钙，戊酮酸钙，Calcium Laevulinate，Levulinatede Calcium，Laevulinate Calcium，Calcii Laevulas，Calcii Levulinas，Calcium-4-Oxovalerate Dihydrate，Calcium Pharmakon

作用用途 本品为补钙药。钙离子可保持神经、肌肉和骨骼的正常功能，对维持心、肾、肺、凝血功能及细胞膜和毛细血管通透性也有重要作用。此外，钙离子还参与调节神经递质和激素的分泌与贮存、氨基酸的摄取与结合、维生素 B_{12} 的吸收等。在体内分布广泛，以骨内最多，肌肉次之，血浆蛋白结合率约为 45%。主要随尿排泄，少量随粪便排出，也可经胆汁、胰液、唾液、汗腺及乳汁排泄。用于急慢性低钙血症，高磷血症及铅中毒。亦用于荨麻疹、血管神经性水肿等过敏性疾病及心脏停搏的复苏、高镁血症及高钾血症的辅助治疗。

用法用量 ①口服：每次 0.5~2g，每日 3 次。②静脉注射：每次 1g，加等量葡萄糖注射液稀释。

注意事项 ①使用强心苷的患者禁用注射液。②肾功能不全患者，使用强心苷的患者慎用片剂。③静脉注射可有全身发热感，药液外溢可引起静脉炎。注射速度过快可出现血压下降、心律失常、心脏停搏、晕厥、恶心、呕吐等。④与下列药物存在相互作用：噻嗪类利尿药、洋地黄类药、溴苄胺、硫酸镁、肌松药（琥珀胆碱除外）等。⑤静脉注射时速度不能过快，以每分钟不超过 12mg 钙为宜。注射前应将其加热至 37℃。注射后患者应平卧片刻，以免头晕。与含钾药物合用时应注意患者是否发生心律失常。静脉注射时若患者出现不适或明显心电图异常应立即停止注射，待异常情况消失后再酌情缓慢注射。

剂型规格 ①片剂：每片 0.5g。②注射剂：每支 1g（10ml）。

聚苯乙烯磺酸钙散剂
Calcium Polystyrene Sulphonate Powder

别名 聚苯乙烯磺酸钙，盖利生

作用用途 本品是一种离子交换树脂，推荐用于治疗无尿或严重少尿相关的高钾血症。也用于治疗需要透析以及接受常规血液透析或长期腹膜透析患者的高钾血症。

用法用量 ①口服：成人，常规剂量，每次 15g，每日 3~4 次。将本品溶于少量水中口服，或制成加入某些甜味剂的糊状物服用。儿童，急性高钾血症时，每日 1g/kg 体重，分次给药。维持治疗时应减量至分次给药，每日 0.5g/kg 体重。口服给予时最好同时给予一点饮料（鲜榨果汁含钾较高而不用）或一点果酱或蜂蜜。②直肠内给药：将 30mg 树脂溶于 100ml 的 2% 甲基纤维素

450BP（黏性介质）和 100ml 的水中制成悬浮液，每日 1 次灌肠。如果可能，灌肠应至少维持 9 个小时，刺激结肠而排出树脂。在治疗开始阶段，通过灌肠和口服同时给药能很快降低血清钾水平。如果开始就同时通过以上两条途径给药，一旦口服给药的树脂到达直肠，就可能不需要继续直肠给药了。儿童采用直肠给药时，剂量至少和口服剂量相同，且稀释比例和成年人相同；新生儿不应口服给予。直肠给药时，应使用最小有效剂量 0.5~1.0g/kg 体重，稀释比例和成年人所用的相同以刺激结肠确保树脂的排出。

注意事项 ①血浆钾水平低于 5mmol/L 的患者和高钙血症相关的病理情况（如甲状旁腺亢进症、多发性骨髓瘤、类肉瘤病或转移性癌）；有对磺酸聚苯乙烯树脂过敏的病史者；梗阻性肠病者禁用。新生儿不能口服给药，在胃肠道运动减弱（手术后或药物诱导）的新生儿禁用。②根据本品的药理学作用，树脂可能引起低钾血症和高钙血症以及它们相应的临床表现；可能有胃部刺激、厌食、恶心、呕吐、便秘和偶发的腹泻。③接受钙离子树脂充分透析的患者及偶有慢性肾功能衰竭患者发生高钙血症的报道。④有服药后能导致肠道穿孔的胃肠道溃疡或坏死的报道。⑤孕妇和哺乳期妇女，在医师指导下方可使用。⑥治疗期间应进行适当的临床和生化学监测，尤其是服用洋地黄的患者。当血清钾低于 5mmol/L 应停止使用本品。⑦可能会发生低镁血症或高钙血症。⑧当摄入树脂时，患者应取合适体位，避免误吸，后者可导致气管和肺的并发症。⑨儿童和新生儿直肠给药时，由于过量或稀释不够可能导致树脂的嵌塞，应特别注意。由于存在发生消化道出血和结肠坏死的可能，在早产儿或低体重婴儿中使用需特别小心。⑩本品过量所导致的生化异常可引起低钾血症的相应临床症状，包括易激动、混乱、思维过程延迟、肌肉无力、反射低下直至麻痹。窒息是病情发展的严重结果。心电图变化符合低钾血症和高钙血症；可能发生心律失常。应采取适当的措施纠正血清电解质的异常，适当使用泻药或灌肠剂清除消化道的树脂。

剂型规格 散剂：每袋 300g。

聚磺苯乙烯钠
Polystyrene Sodium Sulfanate

别名 降血钾树脂，聚磺苯乙烯，Kayexalate，Reronioma

作用用途 本品为钠型阳离子交换树脂，口服后在胃部酸性环境中，其分子上的钠离子被氢离子取代成氢型树脂。当氢型树脂进入肠内即与肠道中的钾、铵等离子进行交换，从而清除体内钾离子。本品尚可少量与镁、钙离子交换。开始作用时间需数小时至数日。虽然每克干树脂含 4.1mmol 钠，15g 树脂含 46.5mmol 钠可等量交换 46.5mmol 钾，但本品实际有效交换量约为 33%。本品在肠道不被吸收，主要在大肠内与钾离子等交换后，随粪便排出体外。用于急、慢性肾功能不全所致轻度高钾

血症。

用法用量 口服：每次 15~30g，每日 1~3 次。用温水或饮料 20~100ml 调匀后服用，连用 2~3 日。复查血钾后酌情调整剂量。**直肠给药**：灌肠清洗肠腔后，将本品 30~60g 溶解于 50~100ml 液体中，经 Foley 导管注入肠腔，保留时间从 30~45 分钟至 4~10 小时，时间愈长效果更好。儿童用法同成人，剂量为每日 1g/kg。

注意事项 ①对本品过敏患者、低钾血症患者禁用。②严重高血压患者、水肿患者、充血性心力衰竭患者慎用。③可出现恶心、呕吐、腹痛、食欲缺乏、便秘等不良反应；长期过量使用可致低钾血症、高钠血症及低钙、低镁血症；对老年病例尚应注意长期服用引起肠腔阻塞、结肠坏死等，用药前后及用药时应当检查或监测血钾、钠、钙浓度和酸碱平衡。⑤与下列药物存在相互作用：镁和钙、左旋甲状腺素、抗酸药、缓泻剂、潴钾利尿剂等。⑥适用于轻型高血钾的治疗与高血钾的预防。对严重高血钾者降低血钾有限，应选用其他快速降低血钾的措施。⑦应用洋地黄的患者应慎用本品；经肛门给药（若病人呕吐、禁食或上消化道病变不能口服给药），效果逊于口服；当血清钾水平降至 4 或 5mEq/L 时应减量或停药，若有便秘，可合并甘露醇粉或山梨醇粉等量同时服用。

剂型规格 粉剂：每袋 15g。

复方电解质注射液
Multiple Electrolytes Injection

作用用途 本品是水、电解质的补充源和碱化剂，pH 为 7.4。其葡萄糖酸根和醋酸根在体内经氧化后最终代谢为二氧化碳和水。可作为水、电解质的补充源和碱化剂。本品与血液和血液成分相容，可使用同一给药装置在输血前或输血后滴注（即作为预充液），可加入正在滴注的血液组分中，或作为血细胞的稀释液。

用法用量 静脉滴注（无菌操作，详见包装袋使用说明）：用量视病人年龄、体重、临床症状和实验室检查结果而定，遵医嘱。

注意事项 ①心、肝、肾功能不全、高血钾、高血钠、代谢性或呼吸性碱中毒病人；对接受类固醇激素或促肾上腺皮质激素治疗的患者需慎用。②输液时由于溶液或操作可能产生发热反应、注射部位局部感染、静脉栓塞、静脉炎、液体外渗和循环血容量过多。如有任何不良反应发生，应立即停止输液，对病人进行评估以制定适当的治疗方案。如有必要，保留剩余药液以供测试。③静脉滴注本品可能会引起液体和（或）溶质过量，导致血清电解质浓度降低、体内水分过多、充血、肺水肿。过量给药会导致代谢性碱中毒。对需长期注射治疗的患者，须根据临床症状和定期实验室检查监测其体液平衡、电解质平衡、酸碱平衡的变化。④只有在药液澄清，密封良好的情况下方可使用。遵医嘱，用无菌技术添加药物，充分混匀。添加药物可能产生配伍禁忌，目前尚无

完整的资料，不得使用已知有配伍禁忌的添加物。

剂型规格 注射剂：每瓶 500ml；每袋 1000ml。本品为复方制剂，其组分为：每 1000ml 含氯化钠 5.26g，葡萄糖酸钠 5.02g，醋酸钠 3.68g，氯化钾 0.37g，氯化镁 0.30g。

复方电解质葡萄糖注射液 R2A
Compound Electrolytes and
Glucose Injection R2A

别名 细胞内液补充输液

作用用途 本品供一般脱水状态下的患者补充水分用。最适用于小儿。本品又可用于修复时的重度呼吸性及代谢性酸中毒、重度中毒症状及合并代谢性酸中毒的患者。本品为电解质水分补充剂，用于脱水症及手术前、后水分和电解质的补充和调整。

用法用量 静脉滴注：成人，每次 500~1000ml；给药速度，成人，每小时 300~500ml（每分钟约 80~130 滴）；小儿，每小时 50~100ml。按年龄、体重及症状的不同可适量增减。临床上最好在患者的尿量为每日 500ml 或每小时 20ml 以上时使用本品。

注意事项 ①乳酸血症、高钾血症、少尿、阿狄森病、重症灼伤、高氮血症、高磷血症、低钙血症、副甲状腺功能低下症、高镁血症、甲状腺功能低下症患者禁用。②不伴有高钾血症的肾功能不全患者、心功能不全患者、重症肝障碍患者、因阻塞性尿路疾病而尿量减少的患者、糖尿病患者慎用。③急速大量给药时，有可能出现脑水肿、肺水肿、末梢水肿、高钾血症。④对未满 1 周岁的小儿急速给药每小时超过 100ml 时，有可能出现高钾血症。⑤本品遇钙离子会产生沉淀，因此不能与含钙的药剂配合使用。

剂型规格 注射剂：每瓶 500ml。每 100ml 含氯化钠 0.192g，氯化钾 0.10g，乳酸钠 0.28g，氯化镁 0.01g，磷酸二氢钠 0.014g，磷酸氢二钾 0.10g，葡萄糖 2.35g。

复方电解质葡萄糖-M3A
Compound Electrolyte and Glucose-M3A

作用用途 本品为体液和电解质补充药。动物实验显示，可使电解质（Na^+，K^+，Cl^-）的摄入与排出维持在良好的平衡状态。故本品是有效的术后维持液。用于不能经口摄取或经口摄取量不足时，补充并维持水分和电解质，具体如下：用于已可利尿，并需输入钾离子的患者；用于不能经口摄取食物或摄取受限制，而其利尿功能正常的患者；全身性疾病、衰老、发热性疾病；脑疾病，如脑卒中、脑肿瘤、脑性麻痹及昏迷；消化系统疾病，如消化系统溃疡、癌、术后及伤寒患者；对稍有低钾倾向的高张性脱水者及食欲缺乏者，用作维持输液；用于因给予的多种药物而导致低钾倾向的患者及因肠瘘及胆瘘导致体液丢失者和术后利尿期、糖尿病、尿崩症引起多尿的患者。与复方乳酸钠林格注射液、复方电解

质葡萄糖注射液合用于中毒性消化不良及腹泻。

用法用量 静脉滴注：成人，每次 500~1000ml，滴速为每小时 300~500ml（每分钟 80~130 滴）；儿童，每小时 50~100ml。可按年龄、体重及症状适当增减用量。

注意事项 ①乳酸血症患者、高钾血症患者、艾迪生病患者、重症烧伤患者、高氮质血症患者、少尿患者禁用。②不伴有高钾血症的肾功能不全者、心功能不全者、重症肝功能障碍者、糖尿病患者、因阻塞性尿路疾病所致的尿量减少者慎用。③用于老年患者，一般情况下，因老年患者生理功能降低，故宜减量减速给药。④快速大量给药时，可能出现肺水肿、脑水肿、末梢水肿、高容量性低钠血症（水中毒）、高钾血症等。⑤患者宜在尿量为每日 500ml 或每小时 20ml 以上时使用本品。

剂型规格 注射剂：每瓶500ml。每1000ml含氯化钠 2.34g，氯化钾 0.75g，乳酸钠 2.24g，葡萄糖 27g。

复方电解质葡萄糖-M3B
Compound Electrolyte and Glucose-M3B

作用用途 本品为体液和电解质补充药。动物实验显示，对于接受手术的家兔，术后 4 日内按 50ml/（kg·d）静脉滴注本品，结果显示，从术后第 1 日至第 4 日，电解质（Na^+，K^+，Cl^-）的摄入与排出维持在良好的平衡状态。术后第 5 日，血 pH，PCO_2，HCO_3^- 可恢复至术前水平。术后第 3 日，血浆非蛋白氮（NPN）浓度也可降至术前水平。故本品是有效的术后维持液。用于不能经口摄取或经口摄取量不足时，补充并维持水分和电解质，具体如下：用于已可利尿，并需输入钾离子的患者。用于不能经口摄取食物或摄取受限制，而其利尿功能正常的患者：如全身性疾病、衰老、发热性疾病；脑疾病，如脑卒中、脑肿瘤、脑性麻痹及昏迷；消化系统疾病，如消化系统溃疡、癌、术后及伤寒患者。对稍有低钾倾向的高张性脱水者及食欲缺乏者，用作维持输液。用于因给予的多种药物而导致低钾倾向的患者和因肠瘘及胆瘘导致体液丢失者。也用于术后利尿期、糖尿病、尿崩症引起多尿的患者。与复方乳酸钠林格注射液，复方电解质葡萄糖-R_2A 注射液合用于中毒性消化不良及腹泻。

用法用量 静脉滴注：每次 500~1000ml，滴速为每小时 300~500ml（每分钟 80~130 滴）；儿童滴速不宜过快，应按每小时 50~100ml 给予。可按年龄、体重及症状适当增减用量。

注意事项 ①乳酸血症患者、高钾血症患者、艾迪生病患者、重症烧伤患者、高氮质血症患者、少尿患者禁用。②不伴有高钾血症的肾功能不全者、心功能不全者、重症肝功能障碍者、糖尿病患者、因阻塞性尿路疾病所致的尿量减少者慎用。③老人用药：一般情况下，因老年患者生理功能降低，故宜减量减速给药。④快速大量给药时，可能出现肺水肿、脑水肿、末梢水肿、高容量性低钠血症（水中毒），高钾血症等。⑤患者宜在尿量为每日 500ml 或每小时 20ml 以上时使用本品。遇寒冷季

节，宜将药液加热至体温后再使用。药液开封后应立即使用，并限单次使用。

剂型规格 注射剂：每瓶500ml。每1000ml含氯化钠 1.75g，氯化钾 1.5g，乳酸钠 2.24g，葡萄糖 27g。

复方电解质葡萄糖-MG3
Compound Electrolyte and Glucose MG3

作用用途 本品为电解质和热量补充药。用于脱水症及调节体内水分和电解质的平衡，补充一天所需的水分和电解质，为维持输液配有 10% 的葡萄糖。其电解质组成是根据正常人的水分和电解质的平均需要量算出，对一般因手术等经口摄取水分和电解质发生困难时，或对伴有低钾血症的高渗性脱水，作为维持输液使用。内科用于不能经口摄取或经口摄取量不足时（如因脑卒中等丧失神志时、恶性肿瘤、食欲缺乏、消化系统疾病、全身衰竭等）、糖尿病性酸中毒、多种脱水症、呼吸系统疾病、使用利尿药及甾体激素时。儿科用于急性消化不良、中毒性消化不良、脑膜炎、脑炎、因肺炎或营养失调所致的食欲缺乏、新生儿及早产儿的水分补充。外科用于手术前脱水状态（伴有消化道进食障碍的患者）、术后输液。妇产科用于术前术后的水分和电解质的补充。

用法用量 静脉滴注：成人，每次 500~1000ml，滴速为每小时 300~500ml（每分钟约80~130滴）。儿童，每次 50~100ml。可按年龄，体重及症状适当增减用量。

注意事项 ①乳酸血症患者、高钾血症患者、艾迪生病患者，重症烧伤患者、高氮质血症患者、少尿患者禁用。②不伴有高钾血症的肾功能不全者、心功能不全者、重症肝功能障碍者、因阻塞性尿路疾病所致尿量减少者、糖尿病患者慎用。③偶可出现血栓性静脉炎；快速大量给药时，可能出现肺水肿、脑水肿、末梢水肿、高容量性低钠血症（水中毒）、高钾血症等。尤其是原有心功能不全者，小儿及老年人补液过快过多，更易出现心悸、心律失常，甚至急性左心衰竭。④患者宜在尿量为每日 500ml 或每小时 20ml 以上时使用本品。

剂型规格 注射剂：每瓶500ml。每1000ml含氯化钠 1.75g，氯化钾 1.5g，乳酸钠 2.24g，葡萄糖 100g。

复方电解质葡萄糖-R4A
Compound Electrolyte and Glucose-R4A

作用用途 本品为体液和电解质补充药。病理状态可造成机体失水的同时丧失少量电解质，故补充水分与糖的同时，应补充低量的 Na^+，Cl^-。本品是不含钾的低钠、低氯注射液、宜用于肾脏发育不成熟的患儿、肾功能障碍者（排钾功能障碍）、因组织破坏而致高血钾者。

本品用于手术后早期及婴幼儿手术后补充并维持水分和电解质，以及不需补钾或可能有钾潴留时的水分和电解质的补充。

用法用量 静脉滴注：成人，每次 500~1000ml，滴速为每小时 300~500ml（每分钟 80~130 滴）。儿童，每

小时 50~100ml。可按年龄，体重及症状适当增减用量。

注意事项 ①因肾脏疾病所致的肾功能不全者、心功能不全者、重症肝功能障碍者、糖尿病患者、因阻塞性尿路疾病所致的尿量减少者、乳酸血症患者慎用。②快速大量给药时，可能出现肺水肿、脑水肿、末梢水肿、高容量性低钠血症（水中毒）等。

剂型规格 注射剂：每瓶 500ml。每 1000ml 含氯化钠 1.17g，乳酸钠 1.12g，葡萄糖 40g。

葡萄糖氯化钠钾注射液
Glucose and Sodium Chloride, Potassium Chloride Injection

作用用途 本品为体液和电解质补充药。葡萄糖是人体主要的能量来源之一，钠和氯是机体内重要的电解质，对维持人体正常的血液和细胞外液的容量和渗透压起着非常重要的作用。钾是细胞内的主要阳离子，正常的细胞内外钾离子浓度及浓度差与细胞的某些功能有着密切的关系，如碳水化合物代谢、糖原贮存和蛋白质代谢、神经、肌肉包括心肌的兴奋性和传导性等。用于补充体液、维持体内电解质平衡，并供给糖类，多用于小儿补液。

用法用量 静脉滴注：每日 250~500ml 或遵医嘱，滴注速度不应超过 300ml/小时（100 滴/分钟）。

注意事项 ①高钾血症患者、对本品过敏者禁用。②静脉滴注速度较快或静脉较细时，易刺激静脉内膜引起疼痛。③急、慢性肾功能不全者慎用。④肾脏清除钾功能下降，应用钾盐时较易发生高钾血症。补液量和速度应严格控制。⑤儿童用药，补液量和速度应严格控制；老年人肾脏清除 K$^+$离子功能下降，应用钾盐时较易发生高钾血症。⑥使用前请仔细检查本品，容器及外包膜应完好，如有漏液、溶液浑浊或有可见微粒，请勿使用。本品一经使用，即有空气进入，剩余药液切勿贮存后再用。

剂型规格 注射剂：每瓶 500ml（其组分为葡萄糖 8.0%，氯化钠 0.18%，氯化钾 0.15%）。

碳酸氢钾-氯化钾
Potassium Bicarbonate-Potassium Chloride

别名 迪佳

作用用途 本品为电解质补充药，其所含的 K$^+$是维持细胞新陈代谢、细胞内渗透压和酸碱平衡、神经冲动传导和心肌收缩的重要成分。本品主要用于多种原因引起的低钾血症。

用法用量 口服：每次 1~2 片，每日 2~6 次，用温水溶解后服用。

注意事项 ①禁忌证：急性脱水者、中暑性痉挛者、无尿患者、伴有少尿或氮质血症的严重肾功能损害者、严重心肌损害者、家族性周期性麻痹患者、多种原因引

起的高血钾患者、未经治疗的艾迪生病患者。②慎用于排尿量低于正常水平的患者。③口服可有异味感及胃肠道刺激症状，如恶心、呕吐、腹痛、腹泻。空腹服用，用药量较大及有胃肠道疾病史者更易出现以上现象。可出现高钾血症，表现为不明原因的焦虑、意识模糊、呼吸困难、乏力、手、足及口唇麻木，以及心率减慢、心律失常、传导阻滞，甚至心脏停搏。心电图表现为高而尖的 T 波，并逐渐出现 PR 间期延长、P 波消失、QRS 波群变宽及正弦波。用药过量或有肾功能损害史者更易出现以上现象。④用药前后及用药时应当检查或监测血钾浓度。⑤为避免本品盐类引起缓泻作用，应于餐后服用。应用适量液体冲服本品，以避免摄入高浓度的钾盐对胃肠产生损伤。

剂型规格 泡腾片剂：每片含钾 0.5245g，氯 0.0952g。

腹膜透析液（乳酸盐）
Peritoneal Dialysis Solution

作用用途 本品为腹膜透析用制剂。腹膜透析是以腹膜为半透膜，腹膜毛细血管与透析液之间进行水和溶质的交换，电解质及小分子物质从浓度高的一侧向低的一侧移动（弥散作用），水分子则从渗透浓度低的一侧向渗透浓度高的一侧移动（渗透作用）。提高透析液浓度可达到清除体内水的目的。通过溶质浓度梯度差可使血液中尿毒物质从透析液中清除，并维持电解质及酸碱平衡，代替了肾脏的部分功能。用于急性肾功能衰竭、慢性肾功能衰竭、急性药物或毒物中毒、顽固性心力衰竭、顽固性水肿和电解质紊乱及酸碱平衡失调。

用法用量 透析用：①治疗急、慢性肾功能衰竭伴水潴留者，用间歇性腹膜透析，每次 2L，留置 1~2 小时，每日交换 4~6 次。无水潴留者，用连续性不卧床腹膜透析（CAPD），一般每日 4 次，每次 2L，日间每次间隔 4~5 小时，夜间每次留置 9~12 小时，以增加中分子尿毒症毒素清除。一般每日透析液量为 8L。②治疗急性左心衰竭，酌情用 2.5% 或 4.25% 葡萄糖透析液 2L；后者留置 30 分钟，可脱水 300~500ml；前者留置 1 小时，可脱水 100~300ml。儿童用药，每次交换量一般为 50ml/kg 体重。

注意事项 ①广泛肠粘连及肠梗阻、严重呼吸功能不全、腹部皮肤广泛感染、腹部手术 3 日以内且腹部有外科引流者、腹腔内血管疾病、腹腔内巨大肿瘤、多囊肾等，高分解代谢者、长期不能摄入足够蛋白质及热量者、疝未修补者、不合作或精神病患者禁用。②腹膜透析液常见不良反应有脱水、低钾血症、高糖血症、低钠低氯血症、代谢性碱中毒、化学性腹膜炎等。③妊娠晚期禁忌腹膜透析；老年患者、糖尿病患者应严密观察血糖，并应注意心血管功能是否适宜做腹膜透析；若肝功能不全时，不宜使用含乳酸盐的腹膜透析液。④每日多次灌入或放出腹膜透析液，应严格按腹膜透析常规进行无菌操作；注意水、电解质、酸碱平衡；腹膜透析时以

含 1.5%~2.5% 葡萄糖的透析液为主，超滤脱水欠佳者只能间歇用 4.25%；尽可能不用高渗透析液，以免高糖血症及蛋白质丢失过多。⑤剩余药液不得再用。若较长时间使用本品，应遵医嘱补钾。⑥本品不能用于静脉注射。⑦使用前应加热至 37℃ 左右，并应检查透析液是否有渗漏、颗粒物质、絮状物及变色、混浊等。一般情况下，不得随意向腹膜透析液内加药，特殊情况可根据病情变化做加药处理，但应注意避免刺激腹膜。

剂型规格 腹膜透析液：每袋 1000ml；2000ml。本品为复方制剂，其不同规格每 1000ml 所含组分见下表：

葡萄糖含量（%）	1.5	2.5	4.25
葡萄糖（g）	15	25	42.5
氯化钠（g）	5.67	5.67	5.67
氯化钙（g）	0.257	0.257	0.257
氯化镁（g）	0.152	0.152	0.152
乳酸钠（g）	5.0	5.0	5.0

血液透析液
Blood Dialyzate

作用用途 本品用于体外血液透析。A 液和 B 液按 1：2 的比例混合后使用。

血液透析液组成

配方	血液透析液组成（g/L）					
	氯化钠	氯化钾	氯化钙（含 $2H_2O$）	氯化镁（含 $6H_2O$）	碳酸氢钠	醋酸（100%）
A 液	161.3	5.48	9.48	3.76		11.06
B 液	30.6	—	—	—	66.0	—

注意事项 本品的 B 液需新鲜配制，配制后 24 小时内使用。

口服补液盐
Oral Rehydration Salt

别名 奥尔舒，口服补液盐Ⅰ，口服补液盐Ⅱ

作用用途 本品含有葡萄糖，肠黏膜吸收葡萄糖的同时可吸收一定量的钠离子，从而使肠黏膜对肠液的吸收增加。除补充水、钠和钾外，尚对急性腹泻有治疗作用。作用达峰时间为 8~12 小时。预防和治疗体内失水，对腹泻、呕吐、经皮肤和呼吸道等液体丢失引起的急、慢性腹泻造成的轻度脱水、补充水、钾和钠。

用法用量 成人 口服：①轻度失水，开始时 50ml/kg，4~6 小时内饮完。以后酌情调整剂量。②中度失水，开始时 50ml/kg，6 小时内饮完，其余应给予静脉补液。③轻度腹泻，每日 50ml/kg。④严重腹泻，应以静脉滴注为主，直至腹泻停止。

儿童 口服：治疗轻度失水，开始时 50ml/kg，4 小时内服用，直至腹泻停止。

注意事项 ①心功能不全患者、高钾血症患者、急慢性肾衰竭患者、少尿或无尿患者、葡萄糖吸收障碍患者、由于严重呕吐等原因不能口服者、肠梗阻、肠麻痹和肠穿孔患者禁用。②脑部疾病患者慎用。③一般不用于早产儿。④用药前后及用药时应当检查或监测血压、体重、血电解质（主要为 Na^+ 和 K^+）、血 pH、失水体征和粪便量。⑤常见不良反应为高钠血症、水过多、呕吐、多为轻度，常发生于开始服用时；偶有消化道刺激。⑥严重失水或应用本品后失水无明显纠正者需改为静脉补液。当剂量超过每日 100ml/kg 时，需饮水，以免发生高钠血症；出现高钠血症及水过多时应停药，如出现轻度呕吐，可分次少量服用；严重失水、有休克征象时应静脉补液；严重腹泻、粪便量超过每小时 30ml/kg，此时病人往往不能口服足够量的本品；腹泻停止后应立即停用本品。⑦婴幼儿应用本品时需少量多次给予。

剂型规格 粉剂：①口服补液盐Ⅰ：每袋 14.75g（500ml 用量：葡萄糖 11g，氯化钠 1.75g；小袋：氯化钾 0.75g，碳酸氢钠 1.25g）；每袋 13.75g（含氯化钠 1.75g，氯化钾 0.75g，碳酸氢钠 1.25g，无水葡萄糖 10.0g）。②口服补液盐Ⅱ：每袋 13.95g（氯化钠 1.75g，氯化钾 0.75g，枸橼酸钠 1.45g，无水葡萄糖 10.0g）。（500ml，用量）

口服补液盐Ⅲ
Oral Rehydration Salts Ⅲ

作用用途 本品用于治疗腹泻引起的轻、中度脱水，并可用于补充钠、钾、氯。

用法用量 口服：临用前，将一袋量溶解于 250ml 温开水中，随时口服。①成人开始时 50ml/kg，4~6 小时内服完，以后根据患者脱水程度调整剂量直至腹泻停止。②儿童开始时 50ml/kg，4 小时内服用，以后根据患者脱水程度调整剂量直至腹泻停止。婴幼儿应用本品时需少量多次给予。③重度脱水或严重腹泻应以静脉补液为主，直至腹泻停止。

注意事项 ①脑、肾、心功能不全及高钾血症患者慎用。②腹泻停止后应立即停用。③儿童用量请咨询医师或药师。④如服用过量或出现严重不良反应，应立即就医。⑤对本品过敏者禁用，过敏体质者慎用。⑥本品性状发生改变时禁止使用。⑦请将本品放在儿童不能接触的地方。⑧儿童必须在成人监护下使用。⑨如正在使用其他药品，使用本品前请咨询医师或药师。⑩少尿或无尿；严重失水、有休克征象时应静脉补液；严重腹泻，粪便量超过每小时 30ml/kg，此时病人往往不能口服足够量的口服补液盐；葡萄糖吸收障碍、肠梗阻、肠麻痹和肠穿孔以及由于严重呕吐等原因不能口服者不推荐使用本品。⑪孕妇用药：尚不明确。⑫儿童用药：婴幼儿应用本品时需少量多次给予，当剂量超过每日

100ml/kg 时，需给予饮水、以免发生高钠血症。⑬老年用药：老年人应用本品无特殊注意事项。⑭不良反应：高钠血症；水过多；出现上述两种情况应立即停药；呕吐，多为轻度；常发生于开始服用时，此时可分次少量服用。

剂型规格 散剂：每袋 5.125g：氯化钠 0.65g，枸橼酸钠 0.725g，氯化钾 0.375g 和无水葡萄糖 3.375g。

硫酸镁
Magnesium Sulfate

别名 苦盐，硫苦，麻苦乐儿，镁磺善泻利盐酰基辅氨酸，泻利盐，泻盐，Addex-Magnesium，Epsom Salt，Epsonite，Magnesii Sulfatis

作用用途 本品可因给药途径不同呈现不同的药理作用：①抗惊厥和肌肉痉挛作用：注射本品后，镁离子能抑制中枢神经系统，减少神经肌肉接头乙酰胆碱的释放，并降低运动神经元终板对乙酰胆碱的敏感性，产生镇静，解除或降低横纹肌收缩作用，也能降低颅内压，对子痫有预防和治疗作用。本品尚可抑制子宫平滑肌细胞的动作电位，使宫缩频率减少、强度减弱，故可用于治疗早产。②导泻作用：本品口服吸收少，在肠内形成一定的渗透压，使肠内保有大量的水分，刺激肠蠕动而起导泻作用。③利胆作用：小剂量硫酸镁可刺激十二指肠黏膜，反射性地引起胆总管括约肌松弛，胆囊收缩，加强胆汁引流，促进胆囊排空，起利胆作用。④对心血管系统的作用：注射给药，过量镁离子可直接舒张外周血管平滑肌及引起交感神经节冲动传递障碍，从而使血管扩张、血压下降。此外，静脉用药能延长心脏传导系统的有效不应期，提高室颤阈值，并使心肌复极均匀，减少或消除折返激动，有利于快速型室性心律失常的控制。⑤消炎去肿：本品 50% 溶液外用热敷患处，有消炎去肿的作用。

本品口服约有 20% 吸收，1 小时起效，作用持续 1～4 小时；静脉注射起效快，作用持续约 30 分钟；肌内注射后约 20 分钟起效，作用持续 3～4 小时。治疗先兆子痫和子痫的有效血镁浓度为 2～3.5mmol/L，治疗早产的有效血镁浓度为 2.1～2.9mmol/L，个体差异较大。少量药物可通过胎盘，蛋白结合率为 25%～30%。肌内注射或静脉注射后主要经肾脏排泄，排泄速度与血镁浓度和肾小球滤过率有关，有相当大的比例在近端小管被重吸收。少量药物可分泌入乳汁。主要作为抗惊厥药。用于妊娠高血压综合征、降低血压，防治先兆子痫及子痫。也可用于治疗早产；低镁血症的预防及治疗，尤其是急性低镁血症伴肌肉痉挛、手足搐搦等症状；作为容积性泻药，口服用于治疗便秘、肠内异常发酵、食物或药物中毒（与活性炭合用）；也可用于驱虫前肠道准备；作为利胆解痉药，用于十二指肠引流，可治疗阻塞性黄疸及慢性胆囊炎，也可用于治疗胆绞痛；用于室性心动过速，包括尖端扭转型室性心动过速及室颤的预防，对洋地黄、奎尼丁中毒引起的室性心动过速及发作频繁且其他治疗效果不好的心绞痛患者；还可用于尿毒症、破伤风、高血压脑病、急性肾性高血压危象；外用热敷可消炎去肿。

用法用量 （1）口服：①导泻：每次 5～20g，清晨空腹服用，同时饮 200～400ml 水，也可用水溶解后服用。②利胆：每次 2～5g，每日 3 次，饭前或两餐间服用。也可配制成 33% 或 50% 的溶液服用。（2）肌内注射：①抗惊厥：每次 1g；②轻度妊娠高血压综合征：每次 5g，根据病情每日 4 次或每 4 小时 1 次；③先兆子痫和子痫：将本品 1～2.5g 配成 25%～50% 注射液，根据病情决定剂量，最多每日 6 次，并监测心电图、肌腱反射、呼吸和血压；④防治低镁血症：轻度镁缺乏，每次 1g（25% 硫酸镁注射液 4ml），每日 2g；重度镁缺乏，每次 0.03g/kg。（3）静脉注射：①中、重度妊娠高血压综合征、先兆子痫、子痫：首次剂量为 2.5～4g，以 25% 葡萄糖注射液 20ml 稀释，缓慢注入（不低于 5 分钟），极量为 4g。以后用静脉滴注维持，滴速约为 2g/h 或 0.03g/（kg·h），每日总量不超过 30g。②用于先兆子痫和子痫，也可将 1～2g 硫酸镁配成 10%～20% 注射液，注射速度不超过 0.15g/min。③早产：首次负荷量为 4g，以 25% 葡萄糖注射液 20ml 稀释后，5 分钟内缓慢静脉注射，此后用 25% 硫酸镁注射液 60ml，加于 5% 葡萄糖注射液 1000ml 中静脉滴注，速度为 2g/h，直到宫缩停止后 2 小时。④心律失常：首次注射 2g，给药时间不低于 2 分钟，以后以 0.003～0.02g/min 静脉滴注。（4）静脉滴注：①抗惊厥：每次 1～2.5g，以 5% 葡萄糖注射液稀释至浓度为 1% 的溶液后缓慢滴注；②轻度妊娠高血压综合征：以 1.5～2g/h 的速度静脉滴注，每日 15g；③重度妊娠高血压综合征：参见静脉注射项相关内容；④治疗先兆子痫和子痫：4g 硫酸镁加入 5% 葡萄糖注射液（或生理盐水）250ml 内，滴注速度不超过 4ml/min。也可参照静脉注射项相关内容；⑤早产：参见静脉注射项相关内容；⑥防治低镁血症：将 2.5g 硫酸镁溶于 5% 葡萄糖注射液（或生理盐水）中，缓慢滴注 3 小时；⑦心律失常：参见静脉注射项相关内容；⑧全静脉内营养：每日 0.03～0.06g/kg。儿童，老年人剂量遵医嘱。

注意事项 ①对本品过敏者、严重心功能不全者（心脏传导阻滞、心肌损害等）、严重肾功能不全者（肌酐清除率低于 20ml/min）禁用注射液；经期妇女及孕妇和哺乳期妇女，急腹症患者，肠道出血者禁用于导泻。②肾功能不全者慎用本品注射液（因肾功能下降导致镁排泄减少，镁蓄积而易发生镁中毒），呼吸系统疾病患者，特别是呼吸衰竭者、低血压患者慎用。③儿童、老年患者（尤其年龄在 60 岁以上者）慎用。④本品可通过胎盘进入胎儿血循环，胎儿的血药浓度与母亲的相等。可引起新生儿高镁血症，表现为肌张力低、吸吮力差、不活跃、哭声不响亮等，少数有呼吸抑制现象。故产前 2 小时内，不应使用。⑤导泻时服用浓度过高的溶液或用量过大会导致脱水；连续使用可引起便秘，部分病人可出现麻痹性肠梗阻；在大剂量灌肠时，血清镁会升高，可引起中枢症状；静脉注射常引起潮热、出汗、口干等症状，快速静脉注射时可引起恶心、呕吐、心慌、头晕，个别出现眼球震颤；静脉滴注过快也可引起血压下降、呼吸骤停。也有出现暂时性肌腱反射消失、心悸、胸闷的报道；另有部分孕妇用药后可出现肺水肿、罕见血钙降低，出现低钙血症。⑥与下列药物存在相互作用：多克钙化醇、保钾利尿药、肾上腺素β受体激动药、拉贝洛尔、甲芬那酸的吸收、活性炭、氯化钡、尿激酶、双氢吡啶类钙通道阻滞药、顺阿曲库铵、氯氮䓬、氯丙嗪、氨基糖苷类抗生素、奎尼丁、土霉素、加替沙星和诺氟沙星、双香豆素、地高辛或异烟肼、灰黄霉素等。⑦已洋地黄化的患者应用本品时可发生严重的心脏传导阻滞甚至心脏停搏；可降低缩宫素刺激子宫作用。

剂型规格 ①溶液剂：每支3.3g（10ml），每瓶33g（100ml）。②粉剂：每袋500g。③外用溶液剂：每瓶100ml（50%）。④注射剂：每支1g（10ml）；2.5g（10ml）；2g（20ml）。⑤硫酸镁葡萄糖注射剂：100ml（含硫酸镁1g，葡萄糖5g）；250ml（含硫酸镁2.5g，葡萄糖12.5g）。

第二节　酸碱平衡调节药

碳酸氢钠
Sodium Bicarbonate

别名 莎波立，酸式碳酸钠，酸性碳酸钠，小苏打，重曹，重碳酸钠，Baking Soda，Bicarbonate Sodium，Natrii Bicarbonatis

作用用途 本品能直接增加机体的碱储备，其解离度大，可提供较多碳酸氢根离子（HCO_3^-）以中和氢离子（H^+），使血中pH较快上升，纠正代谢性酸中毒。能使尿中HCO_3^-浓度升高，尿液pH升高，从而使尿酸，血红蛋白等不易在尿中形成结晶或聚集，使尿酸结石或磺胺类药物得以溶解，碱化尿液。口服后能迅速中和或缓冲胃酸，缓解胃酸过多引起的症状，对胃酸分泌无直接作用。口服在肠道易吸收。当机体呈酸中毒时，HCO_3^-与H^+结合成碳酸，再分解为水和CO_2，后者经呼气排出；当酸碱平衡时，本品则以原形自尿中排出。用于治疗代谢性酸中毒；碱化尿液，以预防尿酸性肾结石，减少磺胺类药物的肾毒性及防止急性溶血时血红蛋白的肾小管沉积。作为制酸药，可治疗胃酸过多引起的症状。静脉滴注可治疗某些药物中毒（如甲醇、巴比妥类及水杨酸类药等）。也可用于高钾血症、早期脑栓塞、多种原因引起的休克（伴有酸中毒症状）、严重哮喘持续状态经其他药物治疗无效者。用作全静脉内营养要素之一，也用于配制腹膜透析液或血液透析液。外用可治疗真菌性阴道炎。滴耳可用于软化耵聍，冲洗耳道。

用法用量 （1）口服：①制酸，每次0.3~1g，每日3次。②碱化尿液，首剂量4g，以后每4小时1~2g。③代谢性酸中毒，每次0.5~2g，每日3次。（2）静脉滴注：①代谢性酸中毒，所需剂量按以下两个公式之一计算：a. 补碱量（mmol）=（-2.3-实际测得的BE值）×0.25×体重（kg）。b. 补碱量（mmol）=正常CO_2CP-实际测得的CO_2CP（mmol）×0.25×体重（kg）。如有体内丢失碳酸氢盐，则一般先给计算剂量的1/3~1/2，于4~8小时内滴注完毕，以后根据血气分析结果等调整用量。②严重酸中毒，直接予本品5%注射液静脉滴注，2小时内可使用200~300ml，必要时于4~5小时后重复上述剂量的1/2。③心肺复苏抢救，首剂量1mmol/kg，以后根据血气分析结果等调整用量。④碱化尿液，单剂2~5mmol/kg，滴注时间为4~8小时。⑤早期脑栓塞、休克（伴有水、电解质紊乱及酸碱平衡失调），予本品5%溶液滴注（无需稀释），每次100~200ml。（3）阴道给药：予本品4%溶液阴道冲洗或坐浴，每次500~1000ml，每晚1次，连用7日。（4）滴耳：予本品5%溶液滴耳，每日3~4次。

注意事项 ①限制钠摄入的患者禁用。②少尿或无尿患者、钠潴留并有水肿的患者、高血压患者、6岁以下儿童、孕妇应慎用。本品可影响胃酸分泌试验及血、尿pH测定结果，用药前后及用药时应当检查或监测动脉血气分析或二氧化碳结合力、血清HCO_3^-浓度及血清钠、钾、氯、钙浓度、肾功能、尿pH。③大剂量静脉注射时可出现心律失常。口服后在胃内产生大量二氧化碳，可引起呃逆、嗳气、胃胀等，并刺激溃疡面，对严重溃疡病患者有致胃、十二指肠溃疡穿孔的危险。长期应用可有尿频、尿急等症状。大剂量静脉注射时可出现肌肉痉挛性疼痛，或引起低钾血症而致疲乏无力。长期应用可引起头痛。肾功能不全者或用量偏大时，可引起水肿、精神症状、肌肉疼痛或抽搐、口腔异味、呼吸缓慢等。④与排钾利尿药合用，导致低氯性碱中毒的危险性增加。与含钙药物、乳及乳制品合用，可致奶-碱综合征。⑤本品不宜与重酒石酸间羟胺、四环素、庆大霉素、肾上腺素、多巴酚丁胺、苯妥英钠、钙盐等药物配伍。⑥治疗强酸中毒时，不宜使用本品洗胃。口服本品后1~2小时内不宜服用其他药物。疗程不宜过长，以免发生代谢性碱中毒和钠大量潴留。用药2周以上无效或复发者不宜再使用本品。治疗轻至中度代谢性酸中毒时，宜口服药；治疗重度代谢性酸中毒（如严重肾脏疾病、循环衰竭、心肺复苏、体外循环及严重的原发性乳酸性酸中毒、糖尿病酮症酸中毒等）时，则应静脉给药。⑦口服用药应注意下列问题：本品制酸作用迅速，强烈而短暂；成人每日最大用量，60 岁以下者为 16.6g（200mmol 钠），60 岁以上者为 8.3g（100mmol 钠）；用作制酸药并使用最大剂量时疗程一般不应超过 2 周；用作制酸药，应于餐后 1~3 小时及睡前服用。因本品所致的腹胀、腹痛可影响疾病诊断，故有原因不明的消化道出血、疑为阑尾炎或其他类似疾病时不宜口服给药。⑧静脉用药应注意下列问题：静脉给药的浓度范围为 1.5%（等渗）~8.4%；应从小剂量开始，根据血 pH 值，HCO_3^- 浓度变化决定追加剂量；短期大量静脉滴注可致严重碱中毒，低钾血症和低钙血症。当高渗溶液用量每分钟超过 10ml 时，可导致高钠血症，脑脊液压力降低甚至颅内出血，新生儿及 2 岁以下小儿更易发生。因此，滴注本品 5% 溶液时，速度每分钟不能超过 8mmol（以钠计算）。在心肺复苏时，因存在致命的酸中毒，则应快速静脉滴注；下列情况时不能静脉给药：代谢性或呼吸性碱中毒；呕吐或持续胃肠引流；低钙血症。⑨本品经耳给药时，应大剂量使用，使耳内充满药液。

剂型规格 ①片剂：每片 0.25g；0.3g；0.5g。②注射液：每支 0.5g（10ml）；每瓶 5g（100ml），12.5g（250ml）。③滴耳剂：4%（8ml）；4%（10ml）。

乳酸钠

Sodium Lactate

别名 Lacolin，Natril Lactas

作用用途 本品静脉注射后直接进入血循环。在肝脏氧化生成二氧化碳和水，两者经碳酸酐酶催化生成碳酸，再解离成碳酸氢根离子而发挥药效。本品能碱化尿液，纠正代谢性酸中毒。高钾血症伴酸中毒时，本品可纠正酸中毒，并使钾离子自血及细胞外液进入细胞内。乳酸降解的主要脏器为肝脏、肾脏。本品作用不及碳酸氢钠迅速，故伴有休克、缺氧、肝功能不全或右心衰竭的酸中毒患者宜选用碳酸氢钠。用本品替代醋酸钠作腹膜透析液的缓冲剂，可减少腹膜刺激，减弱心肌抑制作用和对周围血管阻力的影响。对于高钾血症或普鲁卡因胺等引起的心律失常伴酸中毒，本品疗效较佳。主要适用于纠正代谢性酸中毒；用作腹膜透析液中的缓冲剂；用于伴严重心律失常，QRS 波增宽的高钾血症；也用于碱化尿液，预防和治疗尿酸结石、婴儿肠炎等。

用法用量 静脉滴注 ①代谢性酸中毒：应根据患者碱缺失情况计算给药量，所需乳酸钠（mol/L）的体积（ml）= 碱缺失（mmol/L）×0.3×体重（kg）。目前已不常采用本品纠正代谢性酸中毒。②高钾血症：首次可静脉滴注本品 11.2% 注射液 40~60ml，以后酌情给药。

注意事项 ①心力衰竭及急性肺水肿患者、脑水肿患者、严重乳酸性酸中毒患者、严重肝功能不全者、严重肾衰竭（少尿或无尿时）者禁用。②水肿患者伴有钠潴留倾向时、轻中度肾功能不全者、高血压患者（包括妊娠高血压综合征）、心功能不全者、肝功能不全者、缺氧及休克患者、存在隐匿性心、肾功能不全的老年患者、

脚气病患者、酗酒、水杨酸中毒或 1 型糖原沉积病患者、服用双胍类药物（尤其是苯乙双胍）治疗糖尿病者或糖尿病酮症酸中毒患者应慎用。③严重高钾血症患者应于心电图监护下给药，有时用量需高达 200ml 方可显效，应注意监测，以防出现血钠过高及心力衰竭。④老年患者各组织器官功能下降，常存在隐匿性心、肾功能不全，应谨慎用药。⑤用药前后及用药时应当检查或监测：血气分析或二氧化碳结合力、血清钠、钾、钙、氯浓度和肝肾功能、血压、心肺功能、必要时测定静脉压或中心静脉压。⑥本品常见不良反应有手足发麻、疼痛、搐搦、呼吸困难等症状，心力衰竭、肺水肿的表现，如心率加速、胸闷、气急等。另有血压升高、体重增加、水肿、低钾血症、焦虑、惊恐、出汗、感觉异常、震颤、眩晕等反应。过量可致碱中毒、钠潴留等。⑦皮质激素与本品合用可增高血钠浓度。⑧据报道，本品与下列注射剂存在配伍禁忌：氨苄西林、羧苄西林、氯唑西林、依地酸钙二钠、肝素、亚胺培南/西司他丁、甲氧西林、土霉素、碳酸氢钠、替卡西林、新生霉素钠、盐酸四环素、磺胺嘧啶钠。⑨滴注速度不宜过快，以免发生碱中毒，低钾及低钙血症。本品不宜用生理盐水或其他含氯化钠的溶液稀释，以免渗透压增高。临床应用时，可根据需要使用本品的高渗溶液制剂（11.2%）配制成不同渗透压浓度的溶液。5% 或 10% 葡萄糖注射液 5 份加入 11.2% 乳酸钠溶液 1 份，即配制成本品等渗溶液（浓度为 1.86%）。

剂型规格 注射剂：每支 1.12g（11.2%，10ml）；2.24g（11.2%，20ml）；5.6g（11.2%，50ml）。

谷氨酸

Glutamic Acid

别名 L-谷氨酸，麸氨酸，谷氨酸钙，左旋谷氨酸，Glutacid，Glutamate Calcium，L-Glutamate Calcium，L-Glutamic Acid

作用用途 本品与精氨酸的摄入有利于降低及消除血氨，从而改善脑病症状。在 ATP 供能和谷氨酰胺合成酶的催化下，能通过肝脏细胞与血中过多的氨结合，成为无害的谷氨酰胺随尿排出，使血氨下降；同时也有利于门冬氨酸生成，帮助鸟氨酸循环促进尿素合成，解除氨中毒。本品还参与脑蛋白质代谢及糖代谢，促进氧化过程，改善中枢神经系统的功能。本品在肠黏膜上通过转氨基作用生成丙氨酸，分布于肝脏。主要随尿排出体外。是否经乳汁排泄尚不清楚。用作肝性脑病治疗的辅助用药，也可用作某些精神神经系统疾病（如精神分裂症和癫痫小发作）治疗的辅助用药和用于胃酸不足和胃酸过少症。

用法用量 口服 ①预防肝性脑病：每次 2.5~5g，每日 4 次。②癫痫小发作：每次 2~3g，每日 3~4 次。③胃酸不足：每次 0.3g，每日 3 次。

注意事项 ①胃酸过多或消化性溃疡患者（国外资

料）禁用。②肾功能不全者或无尿患者慎用。口服后约20分钟可见面部潮红；大量口服可见恶心、呕吐、腹泻等。③用药前后及用药时应当检查或监测，用药期间应监测二氧化碳结合力及血清 K^+、Na^+、Cl^- 含量。④与常用的抗癫痫药联用，可提高对癫痫小发作及精神运动性发作的疗效。⑤本品可减弱长春新碱、抗胆碱药的药效。

剂型规格 片剂：每片 0.3g；0.5g。

乳酸钠林格
Sodium Lactate Ringer's

别名 复方乳酸钠，Compound Sodium Lactate

作用用途 本品用于补充体液、电解质，调节体内酸碱平衡。可代替生理盐水，用于酸中毒或有酸中毒倾向的脱水患者。

用法用量 静脉滴注：每次 500~1000ml。

注意事项 ①乳酸血症患者禁用。②心、肾功能不全，重症肝功能不全，高渗性脱水症患者慎用。

剂型规格 注射剂：每瓶 500ml。每 100ml 中含氯化钙（结晶）0.02g、氯化钾 0.03g、氯化钠 0.6g、乳酸钠 0.31g。

乳酸钠葡萄糖
Sodium Lactate and Glucose

作用用途 本品为电解质、热能补充剂。

用法用量 静脉滴注：每次 500~1000ml。

注意事项 ①乳酸血症患者禁用。②高渗性脱水症、糖尿病、心肾功能不全及严重肝功能不全患者慎用。

剂型规格 注射剂：每瓶 500ml。

复方乳酸钠葡萄糖
Compound Sodium Lactate and Glucose

别名 Sodium Lactate Compound and Glucose, Sod Lactate Co & Glucose

作用用途 本品为调节体液、电解质及酸碱平衡药，可调节体液容量、渗透压，补充钾、钠、钙及氯离子并供给热量。钠是细胞外液最重要的阳离子，系维持恒定的体液渗透压和细胞外容量的主要物质；钾是细胞内主要的阳离子，对保持正常的神经肌肉兴奋性有重要作用；钙离子在细胞内作为第二信使与机体许多功能密切相关；乳酸钠在体内可代谢转化为碳酸氢根离子，能纠正酸中毒，使钾离子自细胞外进入细胞内，调节酸碱平衡，从而维持正常生理功能；葡萄糖可供给热量。本品与血浆及细胞外液的电解质组成相似，在体内循环血液量减少，大量体液丢失（如手术中、休克等）等情况下，宜用本品补充体液，从而纠正电解质紊乱及酸中毒等。用于代谢性酸中毒或有代谢性酸中毒倾向并需要补充热量的脱水患者，以及预防失血、缺水症、电解质紊乱。

用法用量 静脉滴注：每次 500~1000ml，滴速为每

小时 300~500ml。成人和儿童按年龄、体重及病情计算用量。

注意事项 ①乳酸血症患者、艾迪生病患者、糖尿病患者、高钾血症患者、高氮质血症患者、重症烧伤患者、少尿患者禁用。②水肿性疾病（如肾病综合征、肝硬化伴腹水、充血性心力衰竭、急性左心衰竭、脑水肿及特发性水肿）患者、因阻塞性尿路疾病所致的尿量减少、急性肾衰竭少尿、慢性肾衰竭尿量减少而对利尿药疗效不佳的患者、高血压患者、重症肝病患者、高渗性脱水患者、心肾功能不全者慎用。③老年患者常有潜在的心、肾功能不全，应慎用。有妊娠高血压综合征的孕妇用药后可能导致水肿加剧，血压升高。用药前后及用药时应当检查或监测：血气分析或血二氧化碳结合力、血清钠、钾、钙、氯浓度、肾功能（包括血尿素氮、肌酸酐等）、血压、静脉压或中心静脉压等。④快速大量给药时，可能出现水钠潴留，引起水肿（如脑水肿、肺水肿、末梢水肿）、血压升高、心率加快、胸闷、呼吸困难，甚至急性左心衰竭。⑤本品与大环内酯类抗生素、生物碱、磺胺类药、用枸橼酸抗凝的血液、磷酸根离子、碳酸根离子存在配伍禁忌。用药期间应注意观察心肺功能状态，如浮肿、颈静脉充盈、肝-颈静脉反流等，肝功能不全表现，如黄疸、神志改变、腹水等。应严格按需用药，以防止体液形成新的不平衡。注意给药速度不能过快，用药过量可能引起水肿或体内电解质失衡。

剂型规格 注射剂：每瓶 500ml。每 1000ml 中含氯化钠 6g，氯化钾 0.3g，氯化钙（$CaCl_2 \cdot 2H_2O$）0.2g，乳酸钠 3.1g，无水葡萄糖 50g。

复方乳酸钠山梨醇
Compound Sodium Lactate and Sorbitol

别名 乳酸钠山梨醇

作用用途 本品为调节体液，电解质及酸碱平衡药。本品成分与细胞外液的电解质组成相似。乳酸钠在体内经代谢生成碳酸氢钠，可调节酸碱平衡。钠离子是细胞外液最重要的阳离子，是维持体液渗透压和细胞外液容量恒定的主要物质。钾离子是细胞内主要的阳离子，对保持正常的神经肌肉兴奋性有重要作用。钙离子在细胞内作为第二信使，参与机体许多生理功能。山梨醇在体内大部分转化为糖原以供给热量，对血糖几乎无影响。当循环血容量及组织间液量减少时，本品可为人体补充适当的电解质、水分、热量，并纠正代谢性酸中毒。用于代谢性酸中毒或有代谢性酸中毒并需补充热量的脱水患者，尤适用于糖代谢障碍（如糖尿病）患者。

用法用量 静脉滴注：每次 500~1000ml，据年龄、体重及病情适量增减。滴注速度为 300~500ml/h［如按山梨醇计算应低于 0.5g/（kg·h）］。

注意事项 ①高乳酸血症患者、遗传性果糖不耐受症患者、高钾血症患者、肾上腺皮质功能不全患者、严重烧伤者、高氮血症患者、少尿患者禁用。②肾功能不

全者、心功能不全者、严重肝功能不全者、高渗性脱水者、因尿路阻塞而引起尿量减少者、老人应慎用。③患妊娠高血压综合征的孕妇应用本品可能导致水肿加重，血压进一步增高。④用药前后及用药时应当检查或监测：血气分析或二氧化碳结合力、血清钠、钾、钙、氯浓度、肾功能（包括血尿素氮、肌酸酐等）、血压、心、肺功能，必要时测定静脉压或中心静脉压、肝功能。⑤快速大剂量给药可能导致心力衰竭、肺水肿、脑水肿、肢体水肿等。⑥本品禁与含磷酸根离子、碳酸根离子的制剂配伍使用，否则可产生沉淀。本品禁与含枸橼酸盐的血液混合后滴注，否则可导致凝血。⑦应严格按需用药，给药速度不能过快。过量可导致水肿或电解质紊乱。

剂型规格 注射剂：每瓶 500ml。每 1000ml 含乳酸钠 3.1g，氯化钠 6g，氯化钾 0.3g，氯化钙 0.2g，D-山梨醇 50g。

氨丁三醇
Trometamole

别名 氨基丁三醇，丁三醇胺，三羟甲胺，三羟甲基甲烷，三羟甲基氨基甲烷，三羟甲基甲胺，缓血酸胺，缓血酸铵，萨姆，萨母，Trometamoli，Tris，Trishydroxyme，Thylaminomethane，Trizma，Tromethamine，Tromethamolun，Trimethamine，Trimethylol，Aminomethane，Trometamol

作用用途 本品为氨基缓冲剂。在体液中与 CO_2 结合，或与 H_2CO_3 生成 HCO_3^-，再与 H^+ 结合，纠正酸中毒，提高体液的 pH。本品比碳酸氢钠作用强，易透过细胞膜，能在细胞内、外液中同时起作用，既纠正代谢性酸中毒，也纠正呼吸性酸中毒。可从尿液中排出，有碱化尿液的作用。经静脉给药后，30~40 分钟即可发挥作用，4~6 小时达血药浓度峰值。在体内不代谢，部分药物通过肾小球滤出或经肾小管直接排出，24 小时排出率约 60%。用于急性代谢性和呼吸性酸血症。用于巴比妥及水杨酸类中毒及纠正器官移植后缺血性细胞内酸中毒。也可用于限钠时的酸血症。

用法用量 静脉滴注：通常用 3.64% 溶液静脉滴注，也可将 7.28% 溶液（即 0.6mol/L 溶液）在临用前用等量 5% 或 10% 葡萄糖注射液稀释后使用。急症时用 7.28% 溶液，每次按 2~3mg/kg 给药，在 1~2 小时内滴完，必要时可重复 1 次。水分摄入受限的患者可直接用 7.28% 溶液静脉滴注。

注意事项 ①慢性呼吸性酸血症、肾性酸血症患者禁用。②本品碱性强，对注射部位刺激性大，可引起静脉炎或血栓；若药液外漏，可引起组织炎症或坏死。③大量快速用药可因 CO_2 张力下降过快而抑制呼吸中枢，导致肺泡通气量显著减少，出现呼吸困难甚至停止呼吸；也可见恶心、呕吐、低血糖、低血压、血清电解质紊乱等。④本品常在注射后 30~40 分钟内纠正酸度，也有4~6 小时才好转的情况。注射时药液不能溢出血管外，以免引起局部组织坏死。⑤用于呼吸性酸中毒时，必须同时给氧，以防肺泡通气量显著减少。用于心脏复苏时纠正酸血症，宜与碳酸氢钠合用。用药时剂量不能过大，滴速不能过快。用药过量或肾功能不全时可引起碱中毒。⑥本品 0.2mol/L 溶液和碳酸氢钠 0.1mol/L 溶液混合后使用可避免呼吸抑制。

剂型规格 注射剂：每支 728mg（10ml）；1.456g（20ml）；7.28g（100ml）。

第三节 葡萄糖及其他药

葡萄糖
Glucose

别名 右旋糖，Dextrose

作用用途 本品为机体所需能量的主要来源。本品等渗注射液用于高热、昏迷时补充体液及热量，促进肝脏解毒功能，用于化学药物、细菌毒素中毒、肝炎、肝昏迷及妊娠中毒等；高渗溶液，用于补充热量、降低颅内压，有暂时性利尿作用；与胰岛素配伍治疗高钾血症。

用法用量 ①静脉滴注：失血、失水时可静脉滴注 5%~10% 注射液 200~1000ml，同时静脉滴注适量生理盐水。②静脉注射：50% 注射液 40~100ml 用于血糖过低症或胰岛素过量时，以保护肝脏。对糖尿病的酮中毒须同用胰岛素。

注意事项 ①冬季在注射前先将安瓿加热至与体温相等，再徐徐注入，可避免痉挛。②高渗溶液应缓慢注射。切勿使药液漏于血管外。

剂型规格 ① 注射剂：每支 5g（20ml）；10g（20ml）；50g（100ml）；5g（100ml）；12.5g（250ml）；10g（100ml）；25g（500ml）；50g（500ml）；50g（1000ml）；100g（1000ml）；25g（250ml）；2g（10ml）；1g（20ml）；0.5g（10ml）。②散剂：每袋 250g；500g。

葡萄糖氯化钠
Glucose and Sodium Chloride

别名 葡萄糖盐水，糖盐水

作用用途 本品用于补充机体的水、能量以及电解质（如钠、氯化物）。用于脱水症及调节体内水与电解质的平衡。还用作其他静脉用药的混合（稀释）溶液。

用法用量 静脉滴注：用量视病情需要而定，每次 500~1000ml。

注意事项 ①心、肾功能不全者应慎用。②可能出现

调节水、电解质及酸碱平衡药

20

注射部位的发红或疼痛。将本品用于婴幼儿时需谨慎，因为他们可能对本品的不良反应更加敏感。

剂型规格 注射剂：每瓶 100ml（葡萄糖 10g 与氯化钠 0.9g）；250ml（葡萄糖 25g 与氯化钠 2.25g）；500ml（葡萄糖 25g 与氯化钠 4.5g）；500ml（葡萄糖 50g 与氯化钠 4.5g）；1000ml（葡萄糖 50g 与氯化钠 9g）。

血液滤过置换液
Hemofiltration Solution

作用用途 本品为血液滤过的专用置换药，用于血液滤过疗法时置换体内的水分和电解质，替代肾脏部分功能。

用法用量 通过血液滤过装置输入体内：每次 18000~22000ml，或视病情而定。

注意事项 ①乳酸盐耐受不良者慎用。②使用前用力挤压塑料袋，并仔细检查，如发现有渗漏或药液不澄明者，不得使用。③药液应一次用完，切勿贮藏使用。④管道仪器的不洁，破损或重复使用及温度过低易引起发冷、发热等输液反应症状。由于本品每次均为大量使用，应充分注意此点。

剂型规格 无菌溶液剂：每袋 1000ml；2000ml。每 1000ml 中含有以下成分：氯化钠、氯化钙、氯化镁、氯化钾、乳酸钠、葡萄糖。

第二十一章 抗肿瘤药

肿瘤已是严重威胁人类健康的常见病、多发病。其病因、发病机制、临床表现尚未阐明，故防治效果并不理想。目前肿瘤采用综合疗法，以手术切除、放射治疗、化学治疗和免疫治疗相结合。

抗肿瘤药，依其作用靶点和性质不同可分为六类。①烷化剂：属细胞毒类，可与多种细胞物质的基因结合，而起杀伤作用，如环磷酰胺、卡莫司汀、雷莫司汀、氮芥等。②抗代谢药：掺入代谢过程中，干扰核酸的合成。如亚叶酸钙、氟尿嘧啶、替加氟、硫嘌呤、阿糖胞苷、卡培他滨、羟基脲等。③抗肿瘤抗生素：如表柔比星、吡柔比星、丝裂霉素、博来霉素、柔红霉素、普卡霉素等。④抗肿瘤动物、植物成分药：如华蟾素、斑蝥素、甲基斑蝥胺、猪苓多糖、紫杉醇、香菇多糖、榄香烯、苦参总碱等。⑤抗肿瘤激素类：如来曲唑、阿那曲唑、亮丙瑞林、他莫昔芬、戈舍瑞林、甲地孕酮、氟他胺等。⑥其他类：如卡铂、顺铂、吉非替尼、伊马替尼、利妥昔单抗等。

第一节 烷 化 剂

环磷酰胺
Cyclophosphamide

别名 癌得量，癌得散，癌得新，癌得星，安道生，环磷氮芥，CPA，CPM，Cttophana，CTX，Cyclophosphamid，Cyclophosphamidum， Cyclophosphane， CYP， Cytoxan， Cytoxan Endoxan，Endoxan，Neosar

作用用途 本品为氮芥类双功能烷化剂，既是广谱抗肿瘤药，又可作为免疫抑制剂。其作用机制如下：①抗肿瘤：本品具有细胞周期非特异性，在体外无抗肿瘤活性，进入体内后先在肝脏经微粒体功能氧化酶转化成醛磷酰胺，醛磷酰胺在肿瘤细胞内分解成磷酰胺氮芥及丙烯醛。磷酰胺氮芥对肿瘤细胞有细胞毒作用，可干扰 DNA 及 RNA 功能，尤其对 DNA 的影响更大，可与 DNA 发生交叉联结，抑制 DNA 合成，对 S 期细胞作用最明显。②作为免疫抑制剂：本品可抑制细胞的增殖，非特异性地杀伤抗原敏感性小淋巴细胞，限制其转化为免疫母细胞。在抗原刺激后给药最有效，但在抗原刺激前给以大剂量也有一定作用。本品对受抗原刺激进入分裂期的 B 细胞和 T 细胞有相等的作用，因此对体液免疫和细胞免疫均有抑制作用。③此外，还具有直接的抗炎作用。本品口服后吸收完全，约 1 小时后血药浓度达峰值，生物利用度为 74% ~ 97%。吸收后迅速分布到全身，在肿瘤组织中浓度较正常组织高，脏器中以肝脏浓度较高。少量药物可通过血脑屏障，脑脊液中的浓度为血浆的20%。药物本身不与白蛋白结合，其代谢物约 50% 与血浆蛋白结合。静脉注射后血浆半衰期为 4 ~ 6.5 小时，50% ~ 70% 在 48 小时内通过肾脏排泄（大部分为代谢物，仅 10% 为原形）。本品及其代谢产物可经透析清除。作为抗肿瘤药，用于恶性淋巴瘤、多发性骨髓瘤、乳腺癌、小细胞肺癌、卵巢癌、神经母细胞瘤、视网膜母细胞瘤、尤因肉瘤、软组织肉瘤以及急性白血病和慢性淋巴细胞白血病等。对睾丸肿瘤、头颈部鳞癌、鼻咽癌、横纹肌瘤、骨肉瘤也有一定疗效。目前多与其他抗癌药组成联合化疗方案。作为免疫抑制剂，用于各种自身免疫性疾病，如严重类风湿性关节炎、全身性红斑狼疮、儿童肾病综合征、多发性肉芽肿、天疱疮以及溃疡性结肠炎、特发性血小板减少性紫癜等。也用于器官移植时抗排斥反应，通常与泼尼松、抗淋巴细胞球蛋白合用。滴眼液可用于翼状胬肉术后、角膜移植术后、蚕蚀性角膜溃疡等。

用法用量 成人 ①口服：抗肿瘤：每日2~4mg/kg，连用 10 ~ 14 日，休息 1 ~ 2 周重复给药。作为免疫抑制剂：每次 50 ~ 150mg，每日 2 ~ 3 次，连服 4 ~ 6 周，一个疗程总量 10 ~ 15g。②经眼给药：1% 滴眼液滴眼。③静脉注射：抗肿瘤：单药治疗，每次 500 ~ 1000mg/m²，加生理盐水 20 ~ 30ml，静脉注射，每周 1 次，连用 2 次，休息 1 ~ 2 周重复给药。联合用药，每次500~600mg/m²，每周 1 次，连用 2 次，3 ~ 4 周为一疗程。作为免疫抑制剂：每次 100 ~ 200mg，每日 1 次或隔日 1 次，连用 4 ~ 6 周。

儿童 ①口服：抗肿瘤：每日 2~6mg/kg，连用 10 ~ 14 日，休息 1 ~ 2 周重复给药。②静脉注射：抗肿瘤：每次 10~15mg/kg，加生理盐水 20ml 稀释后缓慢注射，每周 1 次，连用 2 次，休息 1 ~ 2 周重复给药。

注意事项 ①对本品过敏者、孕妇、哺乳期妇女禁用。②有骨髓抑制者、有痛风病史者、肝肾功能不全者、感染患者、肿瘤细胞浸润至骨髓者、有泌尿系统结石史者、有多程化疗或放疗史者慎用。③大剂量（120 ~

240mg/kg）可能引起出血性心肌坏死（包括病灶部位出血、冠脉血管炎等），甚至在停药后 2 周仍可见心力衰竭。胃肠道，可有食欲减退、恶心、呕吐，停药后 2~3 日可消失。也可见口腔炎。肝脏，罕见肝脏损害，可因本品的主要代谢物丙烯醛而致肝毒性，引起肝细胞坏死、肝小叶中心充血，并伴氨基转移酶升高。泌尿生殖系统，大剂量给药时，本品的代谢产物丙烯醛可以引起肾出血、膀胱纤维化及出血性膀胱炎、肾盂积水、膀胱尿道反流。用于白血病或淋巴瘤治疗时，易发生高尿酸血症及尿酸性肾病。此外，本品可引起生殖毒性，如停经或精子缺乏。呼吸系统，偶有肺纤维化，个别报道有肺炎。皮肤，可有皮肤及指甲色素沉着、黏膜溃疡、荨麻疹、脱发、药物性皮炎。偶见指甲脱落。眼，可有视物模糊。致癌，长期使用本品可致继发性肿瘤。血液，对骨髓抑制的严重程度与使用剂量相关。白细胞多于给药后 10~14 日达最低值，停药后 21 日左右恢复正常，血小板减少比其他烷化剂少见。代谢/内分泌系统，大剂量给药（50mg/kg）并同时给予大量液体时，可产生水中毒。用药后偶见发热、过敏反应。④与下列药物有相互作用：别嘌醇、大剂量巴比妥类、皮质激素类、多柔比星、琥珀胆碱等。⑤口服制剂一般应空腹服用，如发生胃部不适，可分次服用或进食时服用。注射剂稀释后不稳定，应于 2~3 小时内使用。静脉给药时，注意勿漏出血管外。为预防肾毒性，患者用药时需大量饮水，必要时静脉补液，以保证足够的液体入量和尿量，也可给予尿路保护剂（如美司钠）。为预防白血病及淋巴瘤患者出现尿酸性肾病，可大量补液、碱化尿液和（或）给予别嘌醇。为预防水中毒，可同时给予呋塞米。当出现有肿瘤转移或骨髓抑制时，或患者伴有肝、肾功能损害时，本品用量应减少至治疗量的 1/3~1/2。如有明显的白细胞减少（特别是粒细胞）或血小板减少，应停用本品，直至白细胞及血小板恢复至正常水平。⑥用药期间须定期检查血象、尿常规、肝肾功能。

剂型规格 ①片剂：每片 50mg。②滴眼剂：每支 1%。③注射剂：每支 100mg；200mg。

复方环磷酰胺
Compound Cyclophosphamide

作用用途 本品主要成分为环磷酰胺、人参茎叶总皂苷。环磷酰胺是双功能烷化剂，为细胞周期非特异性药物。在体外无抗肿瘤活性，进入体内后先在肝脏中经微粒体功能氧化酶转化成醛磷酰胺，而醛磷酰胺不稳定，在肿瘤细胞内分解成磷酰胺氮芥及丙烯醛，磷酰胺氮芥对肿瘤细胞有细胞毒作用，可干扰脱氧核糖核酸（DNA）及核糖核酸（RNA）功能，尤其对前者的影响更大，它与 DNA 发生交叉联结，抑制 DNA 合成。人参茎叶总皂苷有增强机体免疫功能及强心、抗疲劳的作用。口服吸收完全，约 1 小时后血浆浓度达峰值。吸收后迅速分布到全身。少量可通过血-脑屏障。环磷酰胺本身不

与白蛋白结合，其代谢物约 50% 与蛋白结合。用于血液系统肿瘤，包括淋巴瘤、多发性骨髓瘤、淋巴细胞白血病。其他实体瘤，如视神经母细胞瘤、卵巢癌、乳腺癌、各种肉瘤及肺癌等。

用法用量 口服：每次 100mg，每日 3~4 次。肾功能损害时，剂量应减少至治疗量的 1/3~1/2。当肿瘤细胞浸润骨髓或以往的化疗或放射治疗引起严重骨髓抑制时，本品的剂量应减少至治疗量的 1/3~1/2。

注意事项 ①孕妇、哺乳期妇女禁用。②骨髓抑制者、有痛风病史者、肝功能损害者、肾功能损害者、感染患者、肿瘤细胞已浸润骨髓者、有泌尿道结石史者、有放化疗史者慎用。③不良反应：心血管系统，常规剂量时无心脏毒性，但当高剂量时可致心肌坏死。胃肠道常见恶心、呕吐，其严重程度与剂量有关。泌尿生殖系统可产生严重的出血性膀胱炎，也可致膀胱纤维化。用于治疗白血病或淋巴瘤时，易发生高尿酸血症及尿酸性肾病。本品有生殖系统毒性，可见停经或精子缺乏。呼吸系统高剂量时偶可发生肺纤维化。血液、骨髓抑制为最常见的毒性。白细胞往往在给药后 10~14 天最低，多在第 21 天恢复正常。血小板减少比其他烷化剂少见。肝脏，谷丙氨基转移酶升高。皮肤，个别患者出现皮肤及指甲色素沉着等。眼，可见视物模糊。过敏反应，发热、过敏、荨麻疹等。其他可见口咽部感觉、黏膜溃疡。长期使用本品可产生继发性肿瘤。妊娠初期给药可致畸胎。④与下列药物有相互作用：环磷酰胺、抗痛风药如别嘌呤醇、秋水仙碱、丙磺舒等、大剂量巴比妥、皮质激素或氯霉素、阿霉素、琥珀胆碱等。⑤白血病、淋巴瘤病人使用本品后出现尿酸性肾病时，可采用以下的方法：大量补液、碱化尿液及（或）给予别嘌醇。预先服用呋塞米可防止大剂量环磷酰胺（按体重 50mg/kg）与大量液体同时给予时所致的水中毒。如有明显的白细胞（特别是粒细胞）或血小板减少，应停用。⑥本品可使血清胆碱酯酶降低，血及尿中尿酸水平升高。用药期间须定期检查血常规（白细胞计数及分类、血小板计数）、肾功能（尿素氮、肌酐消除率）、肝功能（血清胆红素、丙氨酸氨基转移酶）及血清尿酸水平。

剂型规格 片剂：每片 100mg（环磷酰胺 50mg，人参茎叶总皂苷 50mg）。

异环磷酰胺
Ifosfamide

别名 异磷酰胺，和乐生，宜佛斯酰胺，Holoxan，Ifomide，IFO，Isophosphamide

作用用途 本品与环磷酰胺一样，是一种需在体内经细胞色素 P450 混合功能氧化酶系统活化发挥细胞毒活性的前体药物。是环磷酰胺的异构体，仅一个氯乙基的位置不同，要进入体内活化后才有活性。此结构的差异使其理化性质改变，如异环磷酰胺的溶解度增加，使代谢活性亦增强。活化过程主要是第 4 位碳的水解，4-羟

基异环磷酰胺自动形成醛异环磷酰胺，后者分解成磷酰胺氮芥及丙烯醛。细胞毒作用是与 DNA 发生交叉联结，为细胞周期非特异性药物。给予异环磷酰胺后，细胞周期示 G_2+M 比例增加，示细胞经过 G_2 期延迟。其抗瘤谱与毒性与 CTX 不完全相同。经静脉注射和口服后的药动学性质不取决于所用剂量，而是与给药时间顺序有关。单次口服后 1 小时内可达血药峰浓度，口服的生物利用度为 100%。本品的 53% 由尿排泄，脑脊液浓度为血浆浓度的 20%。本品的抗瘤谱较广，主要适用于软组织肿瘤、睾丸肿瘤、恶性淋巴瘤、肺癌、乳腺癌、卵巢癌、子宫颈癌及儿童肿瘤。用于抗肿瘤：白血病、精原细胞睾丸癌、肺癌、非霍奇金淋巴瘤、宫颈癌、卵巢癌及复发性、难治性实体瘤。

用法用量 静脉滴注：初治病例，每日 1.5~1.8mg/m²，复治病例为 1.2~1.5g/m²，加注射用水 50ml 完全溶解后置于生理盐水或林格液 500ml 中静脉滴注，常连用 5 日。每 3~4 周重复 1 次。但剂量和给药时间应根据白细胞和血小板数量的情况进行调整。

注意事项 ①肝、肾功能不良者禁用；一侧肾切除、脑转移者慎用。②应用异环磷酰胺的同时应该使用泌尿系统保护剂，以减少膀胱炎和血尿的发生。应确保无泌尿道阻塞，并应给予充分的水分。对不同的患者肾毒性不同，对曾用顺铂治疗并已有肾损害的患者，过去肾功能受损，一侧肾切除的病例肾毒性增加，应用异环磷酰胺后血清的尿素氮、肌酐增加及肌酐清除率下降为可逆的。③骨髓抑制较严重，白细胞及血小板最低时间分别为第 14 日及第 8 日，恢复至正常时间约需 1~2 周。以往应用化疗曾引起骨髓明显抑制的患者应适当减量；中枢神经系统不良反应发生率为 20%，典型症状为嗜睡、昏睡、定向力障碍及幻觉，个别可出现昏迷。中枢神经系统毒副作用较严重，常常与以往有顺铂在体内积聚和肾或肝功能不良有关；停用后，脑病常常很快自发缓解；大多数患者均有恶心、呕吐及脱发。④与下列药物有相互作用：顺铂、阿糖胞苷和氟尿嘧啶、长春新碱、环磷酰胺等常用烷化剂、磺酰脲类降糖药、苯巴比妥、苯妥英钠、水合氯醛等。⑤本品溶解后应在 24 小时内使用。

剂型规格 注射剂：每支 0.5g；1.0g；2.0g；3.0g。

氮芥

Chlormethine

别名 恩比兴，甲氯乙胺，甲氯乙胺盐酸盐，盐酸氮芥，Chiorethazine，Chlormethine Hydrochloride，Chlormethinum，Embichin，Emhichen，Emlikhine，HN₂，Miloxine，Mustargen，Mustargen Hydrochloride，Mustine，Mustine Hydrochloride，Nitrogen Mustard，N-Lost，Sticktofflost

作用用途 本品为一种双功能烷化剂类抗癌药，具有细胞周期非特异性。对各期细胞均有杀伤作用，但对 G_1 期和 M 期细胞作用最强。本品可与 DNA 交叉联结，或在 DNA 和蛋白质之间交叉联结，阻止 DNA 复制，同时对 RNA 和蛋白质合成也有抑制作用。从而造成细胞损伤或死亡。静脉注射后，迅速分布于肺、小肠、脾、肾和肌肉中，脑组织中含量最少。主要在体液和组织中代谢。半衰期很短。主要用于霍奇金病及其他恶性淋巴瘤、肺癌，也用于恶性腔内积液、上腔静脉综合征以及头颈部癌等。外用可治疗皮肤蕈样真菌病。

用法用量 ①外用：皮肤蕈样真菌病：注射液，每次 5mg，以生理盐水 50ml 稀释后，局部涂抹皮肤，每日 1~2 次；搽剂，每 1ml 用乙醇稀释成 200ml（浓度为 500mg/L）后，涂擦患处。②腔内注射：每次 5~10mg，加生理盐水 20~40ml 稀释后立即注入，每周 1 次，必要时可重复。③静脉注射：每次 4~6mg（0.1mg/kg），加生理盐水 10ml，由侧管冲入，再滴注适量生理盐水或 5% 葡萄糖注射液。每周 1 次，连用 2 次，休息 1~2 周后重复给药。④动脉注射：每次 5~10mg（0.1~0.2mg/kg），用生理盐水稀释，每日或隔日 1 次。

注意事项 ①对本品过敏者、孕妇、哺乳期妇女禁用。②有骨髓抑制者或肿瘤已浸润至骨髓者、有感染者、曾接受过化疗或放疗者慎用。③本品最常见的不良反应为骨髓抑制。可显著降低白细胞及血小板计数，严重者可出现全血细胞减少。白细胞最低值一般于给药后第 7~15 日出现，停药后 2~4 周一般可恢复。消化系统可有食欲减退、恶心、呕吐或腹泻，常出现于注射后 3~6 小时，持续约 24 小时。泌尿生殖系统可致月经紊乱、卵巢功能衰竭、睾丸萎缩、精子减少等。可见血、尿中尿酸含量增加。本品局部刺激作用较强，多次注射可引起血管硬化、疼痛及血栓性静脉炎。高浓度局部灌注，可导致严重的外周静脉炎、肌肉坏死及脱皮。如药液外漏可致局部肿胀、疼痛，甚至组织坏死、溃疡。局部给药可产生迟发性皮肤过敏反应。长期用药者，继发性肿瘤的危险性增加。神经系统可有头晕、乏力。其他可见脱发等。④本品可经动脉、静脉及腔内注射，但很少用于腹腔注射（因可引起严重疼痛、肠梗阻）；不能口服、肌内注射或皮下注射。因本品稀释后不稳定，稀释后应于 10 分钟内注射，不可作静脉滴注；注射时应防止药液漏出血管外；用药前后给予止吐剂、镇静剂可减轻胃肠道反应；应避免用于面部（有色素沉着危险）、黏膜及口腔等天然管腔开口处；用药时不能接受紫外线治疗；剂量超过 0.6mg/kg 时，可引起中枢神经系统毒性、低钙血症、严重骨髓抑制及心脏损伤。⑤用药期间须每周检查血常规及血小板计数 1~2 次，应定期检查肝、肾功能及血清尿酸。有严重呕吐者应测定血电解质。

剂型规格 ①溶液剂：每瓶 10g（100ml）；50g（500ml）。②注射剂：每支 5mg（1ml）；10mg（2ml）。

氮甲

Formylmerphalan

别名 N-甲酰溶肉瘤素，甲酰溶肉瘤素，Formylmerphalanum, Formylsarcolysin, N-formylsarcolysin

作用用途 本品为细胞周期非特异性药物，可发挥烷化作用，亦能抑制肿瘤细胞脱氧核糖核酸（DNA）、核糖核酸（RNA）和蛋白质的合成。口服吸收迅速，1小时后达血药浓度峰值。在组织中分布广泛，以肾中浓度最高，肝、脾、肺和血液次之。口服后30分钟即可随尿排出，尿中代谢产物为羟基水解物，24小时内随尿排出给药量的10%。8小时后血中已不能测出本品，消除半衰期为15分钟。用于睾丸精原细胞瘤，亦用于多发骨髓瘤、恶性淋巴瘤。

用法用量 口服：每次150~200mg或3~4mg/kg，分3~4次或于睡前1次服用。一疗程总剂量为6~8g。

注意事项 ①骨髓抑制患者、严重感染患者、肿瘤细胞浸润骨髓患者、曾接受过化疗或放射治疗的患者慎用。烷化剂有致突变或致畸作用，可造成胎儿死亡或先天性畸形，孕妇（尤其是妊娠早期妇女）使用应权衡利弊。②不良反应可见骨髓抑制，表现为白细胞减少、血小板减少，一般在停药后2~3周即可恢复。胃肠道可见食欲缺乏、恶心，少数患者可出现呕吐和腹泻。少数患者可出现乏力和头晕等。③本品起效剂量多在3g以下，起效时间多在3周以内。睡前1次口服时，可与镇静药和止吐药同服以减轻不良反应。若白细胞减少速度较快，应暂停用药或减少剂量。④用药期间应定期检查白细胞计数及分类计数，并测定血清尿酸水平。

剂型规格 片剂：每片50mg；100mg。

甘磷酰芥
Glyforfin

别名 磷酰胺氮芥双甘氨酸乙酯，甘磷酰氮芥，双甘氨酸乙酯，双甘氨酸乙酯磷酰胺氮芥，Glyciphosphoramide，M-25，Gtyciphosphoramidum

作用用途 本品为甘氨酸磷酰氮芥化合物，属环磷酰胺衍生物，可直接起烷化作用，其作用机制主要为抑制脱氧核糖核酸（DNA）的合成。口服后吸收缓慢，8小时后血药浓度达峰值，48小时仍可维持一定的血药浓度。在组织中广泛分布，其中以肝、肾含量最高，肿瘤组织、肺、脾、胸腺、心脏次之，肌肉、睾丸、脑、脂肪中含量较低。本品排泄较慢。局部外用治疗乳腺癌和子宫颈癌等的癌性溃疡。口服用于恶性淋巴瘤、乳腺癌、小细胞肺癌、子宫肉瘤和慢性白血病。

用法用量 ①外用：本品的20%二甲基亚砜溶液喷敷或1%~2%的硅酸软膏涂于溃疡面，每日2次，连用20~30日为一疗程。②口服：间歇给药，每次0.5g，每日2次，每周连用4日，停药3日，一疗程总量为20g。连续给药，每次0.5g，每日2次，连续服用，一疗程总量为15~20g。

注意事项 ①对本品过敏者、严重骨髓抑制患者、感染患者、妊娠早期妇女禁用。②口服给药时可见以下不良反应：骨髓抑制，表现为白细胞减少和血小板减少，

多在用药后期出现。胃肠道，食欲缺乏、恶心、呕吐、腹胀等，程度均较轻。其他有轻度头晕、乏力、色素沉着。③本品目前已不口服给药，主要为局部外用。外用时，在二甲基亚砜溶液内易被破坏，故需在用药前临时配制。④用药期间及用药后应密切观察血象。

剂型规格 ①片剂：每片0.1g；0.25g。②溶液剂：20%（100ml）。

硝卡芥
Nitrocaphane

别名 消瘤芥，硝卡芒芥，AT-1258

作用用途 本品为溶肉瘤素脂肪族的异构体，为我国开发的烷化剂类抗肿瘤药，属细胞周期非特异性药，对癌细胞分裂各期均有影响，对增殖和非增殖细胞均有作用。可抑制DNA及RNA的合成，其中抑制DNA的合成更为显著。本品静脉注射1小时后药物分布至全身各组织，以胆囊和肾中最多，肿瘤、肝、肺次之，脑中最少。能通过血脑屏障。血中维持时间较长，24小时后减少54%。主要通过肾脏排泄，24小时后排出给药量的53%。用于肺癌、淋巴瘤、头颈部癌、子宫颈癌、癌性胸腹水、精原细胞瘤、鼻咽癌及食管癌。

用法用量 ①外用：用70%二甲基亚砜溶液将本品溶解为20~30mg/ml，作肿瘤局部外敷，每日1~2次。②瘤内注射：每次20~40mg，溶于氯化钠注射液中，于肿瘤四周分点注入。③腔内注射：每次40~60mg，每周1~2次。④静脉或动脉注射：每次20~40mg，每日或隔日1次，总量为200~400mg。

注意事项 ①肝肾功能不全患者禁用。②骨髓抑制者、严重感染者、肿瘤细胞浸至骨髓者、既往曾接受过化疗或放疗者、肝肾功能不全者慎用。③不良反应主要为胃肠道反应，包括恶心、呕吐、食欲缺乏。可出现骨髓抑制，可见白细胞及血小板减少，少数患者较严重。可见脱发、乏力、皮疹等。个别出现血栓性静脉炎。④使用本品应新鲜配制；用药期间应监测血常规和血小板。

剂型规格 注射剂：每支20mg；40mg。

氧氮芥
Mechlorethamine

别名 氧化氮芥，甲氧氮芥，癌得命，癌得平，Nitrobin，Nitrohin，Nitromin，Mustard，N-oxide，Mustron，Mitomen，Mechlorethaminoxide，Mechlorethaminoxidum

作用用途 本品在体内被还原成氮芥而起作用，抑制癌细胞的核分裂过程，使前、中、后各期的分裂现象减少，对癌细胞核酸代谢也有一定的抑制作用。本品起效慢，对骨髓抑制时间较长。静脉注射后几分钟内90%药物即可水解消失。口服吸收快，半小时后血药浓度较高，以后逐渐下降，3小时后下降至较低水平。吸收后药物可通过与生理胺、胆碱共享的一种输送机制穿透细

胞，分布于多脏器及肿瘤组织中，以骨髓、肾和肝中最高。24 小时内约 50% 代谢产物由尿排出，其中以原形排出量少于 0.01%。亦有少量从粪便中排出。主要用于恶性淋巴瘤、癌性胸膜、心包及腹腔积液、慢性白血病、胃癌、乳腺癌、绒毛膜上皮癌、多发性骨髓瘤、骨转移性癌、肺癌等。

用法用量 ①口服：每次 15mg，每日 3 次。②**瘤体局部注射**：每次 100mg，溶于 10ml 生理盐水后注射，每 5~7 日注射 1 次，一疗程总量为 500mg。③**胸腹腔内注射**：每次 100mg，溶于 10ml 生理盐水后注射，每 5~7 日注射 1 次，一疗程总量为 500mg。④**肌内注射**：每次 0.5~1mg/kg，每日或隔日给药 1 次，总量达 500~1000mg 为一疗程。⑤**静脉注射**：每次 0.5~1mg/kg，每日或隔日给药 1 次，总量达 500~1000mg 为一疗程。

注意事项 ①对本品过敏者、感染性疾病患者禁用。②高尿酸血症患者、免疫抑制者、癌症患者放、化疗期间慎用。③不良反应：血液系统，主要毒性反应是骨髓抑制，约 1/3 患者有白细胞减少。少数患者有血小板减少和出血倾向。胃肠道可见恶心、呕吐、黄疸。泌尿生殖系统，可出现精子形成受阻、完全性性腺发育不良、月经失调、闭经。内分泌系统，淋巴瘤病人可发生血尿酸过多。皮肤可见斑丘疹样疹疹。局部应用常出现变应性的过敏反应。其他可见脱发、听力丧失和耳鸣、眩晕，本品有致畸性、诱变性和致癌性。④使用本品时接种活疫苗会导致严重甚至致命的感染，故两者不可同时使用。与别嘌呤醇、巴比妥不相溶，静脉注射时不可同时给药。⑤本品有一定蓄积作用，故不宜大剂量连续用药。给药前应适量饮水或服用别嘌呤醇以防止尿酸性肾病。与碳酸氢钠 1g 同服可减少胃肠道反应。本品遇还原剂易分解，变色后不能使用。

剂型规格 ①片剂：每片 20mg；25mg；50mg。②注射剂：每支 50mg。

嘧啶苯芥
Uraphetin

别名 乌拉非丁，尿嘧啶芳芥，合 - 520，氮芥苯氧基尿嘧啶，Uraphetinum

作用用途 本品为氮芥衍生物，作用机制与氮芥相同。抗瘤谱广。口服易吸收，30~60 分钟血药浓度达到峰值，胃和胆汁中分布最多，肠、肾、肝、肺及瘤组织中亦有分布，24 小时内可排出 84%。可用于治疗慢性粒细胞白血病。对霍奇金病、淋巴肉瘤、蕈样真菌病、乳腺癌、睾丸精原细胞瘤、鼻咽癌、扁桃体癌等有一定疗效。外用可治疗癌性皮肤溃疡。

用法用量 口服 成人：①白血病，每次 2.5mg，每日 2~3 次。至总量为 100~150mg 时，改为间歇给药，每次 2.5~5mg，每日 2 次，连服 3 日后，停药 4 日，总量为 100~150mg。②实体瘤，每次 2.5~5mg，每日 2~3 次，连服 5 日，间隔 1 周。儿童：每日 2.5~5mg，分 2~

3 次给药，连服 5 日，间隔 1 周。**外用**：局部外搽，每日 1~2 次。

注意事项 ①溃疡病史者、出血倾向者慎用。②不良反应，对骨髓有明显抑制作用，表现为白细胞及血小板下降，多在服药后期出现，且持续时间较长。胃肠道可见食欲缺乏、恶心、呕吐、腹泻。③使用本品 1 个月无明显疗效则应停药，改用其他治疗方法。④用药前直至停药后 1~3 个月应定期复查血象。

剂型规格 ①片剂：每片 2.5mg。②膜剂：每片 2.5mg。③软膏剂：0.5%。

卡莫司汀
Carmustine

别名 卡氮芥，氯乙亚硝脲，双氯乙基亚硝脲，双氯乙亚硝脲，亚硝基脲氮芥，亚硝脲氮芥，BCNU，Becenum，BiCNU，Carmubris，Carmustinum

作用用途 本品为亚硝脲类烷化剂，属细胞周期非特异性抗癌药。能与 DNA 发生共价结合，使 DNA 的结构和功能破坏；还可抑制 DNA 聚合酶，抑制 DNA 与 RNA 的合成。对 G-S 过渡期细胞作用最强，对 S 期有延缓作用，也可作用于 G2 期。本品的特点是抗瘤谱较广、显效快、脂溶性高，与其他烷化剂之间有不完全的交叉耐药性。静脉注射后，本品进入血循环后迅速分解。血浆半衰期为 15~30 分钟。本品脂溶性强，可透过血脑屏障，在脑脊液中的浓度为血浆浓度的 50%~70%。主要在肝脏代谢，代谢物可在血浆中停留数日，仍有抗癌作用，且与蛋白结合后缓慢释放，作用持久。本品可能有肠肝循环。主要以代谢物形式由肾排出。常用于治疗原发和继发脑部恶性肿瘤、脑膜白血病。也用于治疗多发性骨髓瘤、恶性淋巴瘤、黑色素瘤、肺癌，与氟尿嘧啶合用可治疗胃癌及直肠癌。对头颈部癌和睾丸肿瘤也有效。

用法用量 静脉滴注：每次 100mg/m²，溶入 5% 葡萄糖注射液或生理盐水 150ml 中快速滴注，每日 1 次，连用 2~3 日；或单次给药 200mg/m²，每 6~8 周重复。

注意事项 ①对本品过敏者、孕妇、哺乳期妇女禁用。②骨髓抑制者、感染患者、肝、肾功能不全者、接受过放疗或其他抗癌药治疗者慎用。老年人易伴有肾功能减退，可影响本品排泄，用药时应谨慎。③不良反应主要为迟发性骨髓抑制，是本品剂量限制性毒性。治疗多发性骨髓瘤时，有出现继发急性白血病的报道，罕见骨髓发育不良（见于长期用药患者）。消化系统可有恶心、呕吐、食欲缺乏。可有轻度肝功能损害，出现氨基转移酶、碱性磷酸酶、胆红素升高。大剂量用药时，有出现门静脉高压、腹水、肝坏死的报道。泌尿生殖系统可出现肾体积缩小、氮质血症、肾功能不全，罕见出血性膀胱炎。本品可抑制睾丸或卵巢功能，引起精子缺乏或闭经。呼吸系统长期治疗可导致间质性肺炎或肺纤维化。部分患者使用 1~2 个疗程后即出现肺并发症，部分患者不能恢复。罕见视网膜炎、侧眼眶痛及巩膜红斑、视网膜动脉狭窄、视网膜出血、视神经纤维层梗死而致盲。尚可见视网膜色素沉着。可有皮肤瘙痒、脱发，滴速过快时皮肤可呈红色。可导致血栓性静脉炎，大剂量给药时可导致脑脊髓病变。④与西咪替丁合用时，可加重骨髓抑制作用。长期使用苯妥英的患者在加用本品后，可致苯妥英血药浓度减低，药效下降。使用本品时接种活疫苗（如轮状病毒疫苗），将增加活疫苗感染的风险。⑤用药期间应注意预防感染。两次给药间歇不应短于6周。皮肤意外接触本品可导致受累区域暂时性色素沉着，若皮肤或黏膜接触本品，应立即用肥皂水冲洗。药物过量时尚无特效解毒剂，出现严重骨髓抑制时，可静脉输注成分血或合用非格司亭。⑥用药期间应注意检查血常规、肝肾功能及肺功能。

剂型规格 注射剂：每支100mg；125mg（2ml）。

福莫司汀
Fotemustine

别名 武活龙，Muphoran

作用用途 本品为亚硝脲类烷化剂，是一种周期非特异性抗肿瘤药。在体内可通过抑制DNA聚合酶而抑制DNA和RNA的合成，其作用机制与卡莫司汀相似。血浆蛋白结合率低（25%~30%），容易穿透细胞及血脑屏障。本品在体内几乎完全被代谢，母体药物的消除半衰期为20~90分钟。用于治疗原发性恶性脑部肿瘤及播散性恶性黑色素瘤。

用法用量 静脉滴注 单药治疗：每次100mg/m²，稀释于5%葡萄糖注射液中静脉滴注，一次滴注时间至少为1小时。诱导治疗一周给药1次，连用3次；停药4~5周后开始维持治疗，每3周1次。联合化疗：诱导治疗共用药2次，其余同"单药治疗"。

注意事项 ①对本品过敏者、孕妇、哺乳期妇女、血小板计数低于$100×10^9$/L或白细胞计数低于$2×10^9$/L者禁用。②肝、肾疾病患者（国外资料）慎用。③主要不良反应为血小板减少（40.3%）和白细胞减少（46.3%），血小板和白细胞计数最低值分别出现于首剂给药后的4~5周和5~6周。常见恶心及呕吐（46.7%），多出现于给药后2小时内。此外，氨基转移酶、碱性磷酸酶和血胆红素增高也常见（29.5%），多为中度、可逆性。较为少见的不良反应有发热、注射局部静脉炎、腹泻、腹痛、瘙痒以及意识障碍和感觉异常等。④与达卡巴嗪在同一日使用时，有出现致死性肺毒性（成人呼吸窘迫综合征）的个案报道，故建议使用本品后第2日再给予达卡巴嗪。⑤不推荐4周内接受过化疗（或6周内接受过亚硝脲类药物治疗）的患者使用。本品注射用粉末应现配现用，每200mg粉末用无菌乙醇溶液4ml溶解。配制药液时，应戴口罩和保护手套。如有药液意外溅出，应用水彻底冲洗。使用本品后接种活疫苗（如轮状病毒疫苗、黄热病疫苗），将增加活疫苗感染的风险。接受免疫抑制化疗的患者不能接种活疫苗。药物过量时目前尚无特效解毒剂。

剂型规格 注射剂：每支200mg。

洛莫司汀
Lomustine

别名 环己亚硝脲，氯乙环己亚硝脲，罗氮芥，CCNU

作用用途 本品为细胞周期非特异性药，对处于G_1-S边界，或S早期的细胞最敏感，对G_2期亦有抑制作用。口服易吸收，体内迅速变为代谢产物。器官分布以肝（胆汁）、肾、脾为多，次为肺、心、肌肉、小肠、大肠等。能透过血脑屏障，脑脊液中药物浓度为血浆浓度的15%~30%。可经胆汁排入肠道，形成肝肠循环，故药效持久。血浆蛋白结合率为50%（代谢物）。$t_{1/2}$为15分钟，但代谢物血浆$t_{1/2}$为16~48小时。其持久存在可能引起迟发性骨髓抑制。可进入脑脊液，能口服。主要用于脑部原发肿瘤（如成胶质细胞瘤）及继发肿瘤、非小细胞肺癌；治疗实体瘤，如与氟尿嘧啶合用治疗胃癌及直肠癌，与甲氨蝶呤、环磷酰胺合用治疗支气管肺癌；治疗多发性骨髓瘤、恶性黑色素瘤。

用法用量 口服：每次120~140mg/m²，间隔6~8周。

注意事项 ①有肝功能损害、白细胞低于4000、血小板低于5万者、孕妇及哺乳期妇女禁用。②骨髓抑制、感染、肾功能不全、经过放射治疗或抗癌药治疗的患者或有白细胞低下史者、有溃疡病或食管静脉曲张者慎用。③迟发性骨髓抑制，服药后3~5周可见血小板减少，白细胞降低可在服药后第1及第4周先后出现两次，第6~8周才恢复；但骨髓抑制有累积性。用药期间应注意随访检查血常规及血小板、血尿素氮、血尿酸、肌酐清除率、血胆红素、丙氨酸氨基转移酶。口服后6小时内可发生恶心、呕吐，预先用镇静药或甲氧氯普胺并空腹服药可减轻；少数患者发生胃肠道出血及肝功能损害。偶见全身性皮疹、肺纤维病变。有报道长期用此药可致肾毒性作用的发生率增高。可产生剂量依赖性的神经毒性，当与卡莫司汀联用时表现得尤为突出。④以本品组成联合化疗方案时，应避免合用有严重降低白细胞和血小板作用的抗癌药。

剂型规格 胶囊剂：每粒40mg；50mg；100mg。

司莫司汀
Semustine

别名 甲环亚硝脲，甲基氯乙环己亚硝脲，甲基罗氮芥，甲基-CCNU，甲基己亚硝脲，甲环亚硝脲，赛氮芥，Me-CCNU，Methyl Lomustine，Metyl Lomustine，Semustinum

作用用途 本品为细胞周期非特异性抗癌药，对处于G_1-S边界或S早期的细胞最敏感，对G_2期也有抑制作用。本品作用与卡莫司汀、洛莫司汀相似，但对Lewis

肺癌、小鼠自发乳腺癌、B16恶性黑色素瘤疗效优于卡莫司汀及洛莫司汀，治疗指数为此二药的2~4倍，且毒性较低。吸收入血后迅即分解，以肝、肾、胃、肺、肠中分布浓度较高，脂溶性强，可透过血脑屏障，常用于脑部原发肿瘤（如胶质细胞瘤）及继发肿瘤，实体瘤，如与氟尿嘧啶合用治疗胃癌、直肠癌、肝癌，也可用于治疗黑色素瘤、恶性淋巴瘤、肺癌，对多发性骨髓瘤、乳腺癌、睾丸肿瘤有一定疗效。

用法用量 口服：单用，每次125~200mg/m²，每6~8周1次；也可每次36mg/m²，每周1次，6周为一疗程。与其他药物合用，每次75~150mg/m²，每6周1次；或每次30mg/m²，每周1次，连用6周。**儿童**，每次100~120mg/m²，每6~8周1次。

注意事项 ①对本品过敏者、白细胞计数低于4×10⁹/L或血小板低于50×10⁹/L者、孕妇、哺乳期妇女禁用。②有骨髓抑制者或曾有白细胞低下者、患有溃疡病、食管静脉曲张者、肝肾功能不全者、感染患者慎用。③不良反应可出现血小板减少、白细胞降低。血小板和白细胞最低值分别出现在服药后4周和5~6周左右，持续6~10日。本品对骨髓的抑制具有累积性。消化系统出现恶心、呕吐最早可在口服后45分钟出现，迟者在6小时左右出现，通常在次日可消失。另可见口腔炎以及肝功能一过性异常。泌尿生殖系统可能抑制睾丸或卵巢功能，引起闭经或精子缺乏。也可影响肾功能。其他可引起乏力、轻度脱发，偶见全身性皮疹。另有报道，本品可能导致其他原发肿瘤。④与氯霉素、氨基比林、磺胺药合用，可加重骨髓抑制作用。与皮质激素合用，可加重免疫抑制作用。用药后接种疫苗，不能激发机体产生抗体，故用药后3个月内不宜接种活疫苗。⑤如患者伴有感染，使用本品前应先治疗感染。如在服药前给予止吐药，或于睡前服药，均可减轻胃肠道反应。以本品组成联合化疗方案时，应避免与可严重降低白细胞和血小板的抗癌药合用。⑥用药期间应注意检查血常规及肝肾功能。

剂型规格 胶囊剂：每粒10mg；50mg。

雌莫司汀磷酸钠
Estramustine Phosphate Sodium

别名 癌腺治，艾去适，雌氮芥磷酸钠，雌二醇氮芥，雌莫司汀，雌莫司汀磷酸二钠，雌甾醇氮芥，雌甾氮芥，磷雌醇氮芥，磷雌醇氮芥钠，磷雌氮芥，磷雌氮芥钠，磷酸雌二醇氮芥，磷酸雌莫司汀，依立适，Emcyt，Emecyt，Estracyt，Estramustin Phosphate，Estramustine，Estramustine Phosphate，Estramustine Phosphate Disodium，Estramustinum

作用用途 本品以雌二醇-17-磷酸酯为载体的一种氮芥类烷化剂，具有烷化剂及雌激素的双重作用。可通过类固醇受体特异性地将药物导入前列腺组织，阻止前列腺癌细胞的有丝分裂，裂解已形成的微管，并阻止微管的再形成，同时促使前列腺癌细胞中谷胱甘肽的排空，

从而达到破坏癌细胞的目的。由于本品对肿瘤的作用具有专一性，故可提高疗效，减轻不良反应。使用推荐剂量时，本品对骨髓的抑制极轻，甚至没有骨髓抑制作用，可用于长期治疗。口服后吸收良好，吸收率约为75%，药物被浓集于前列腺组织中。给药后，迅速脱磷氧基成为雌二醇氮芥（口服时，脱磷氧基作用在胃肠道进行），大部分再被氧化为雌酮氮芥（雌酮氮芥的血浆半衰期为10~12小时）。部分活性代谢产物蓄积在脂肪组织内，经过进一步代谢而消除。代谢产物大部分从胆道排泄，少量从肾脏排泄，能否经乳汁分泌尚不清楚。主要用于晚期前列腺癌，特别是对激素治疗无效的患者。

用法用量 ①口服：每次200~300mg，每日2次。连服3~4周后仍无效，则应停药；如病情好转，应按原剂量继续服用3~4月。必要时应根据疗程、疗效和不良反应等适当调整剂量。②**静脉注射**：用于治疗的开始阶段，每日300mg，连用3周。以后改为口服给药，也可继续静脉注射（每次300mg，每周2次）。

注意事项 ①对雌二醇或氮芥类药物过敏者、严重肝脏或心脏疾病患者、活动性血栓性静脉炎或血栓栓塞性疾病患者禁用。②有水钠潴留者、糖尿病患者、冠心病及高血压患者、消化性溃疡患者、脑血管疾病患者慎用。③可出现暂时性恶心、呕吐、腹泻，少数患者出现白细胞和血小板减少、肝功能损害、皮疹、水肿、咽痛、血压升高及血栓栓塞。男性可出现乳房增大、性欲减退及勃起不良。④含钙药物（如含钙的抗酸剂）与本品同服，可降低本品血药浓度；使用本品时接种活疫苗（如轮状病毒疫苗），将增加活疫苗感染的风险。接受免疫抑制化疗的患者不能接种活疫苗。缓解期白血病患者，至少要停止化疗3个月，才允许接种活疫苗；服药时进食奶制品或其他含钙食物，可降低本品血药浓度。⑤配制注射液时，予8ml稀释液（不可用氯化钠注射液）缓缓注入本品包装瓶内，不能振荡，以防产生泡沫。静脉注射应使用细针缓慢注射（3~5分钟），如药液漏出血管外，应立即停止注射。也可用于静脉滴注（稀释于5%葡萄糖注射液250ml中），但滴注时间不能超过3小时；本品口服制剂应于饭前1小时或饭后2小时服用。

剂型规格 ①胶囊剂：每粒100mg；140mg。②注射剂：每支150mg；300mg。

尼莫司汀
Nimustine

别名 里莫斯定，嘧啶亚硝脲，尼氮芥，宁得朗，盐酸里莫斯定，盐酸嘧啶亚硝脲，盐酸尼莫司汀，Nidran，Nimustine Hydrochloride，Nimustinum，Pimustine

作用用途 本品为亚硝脲类烷化剂，作用与卡莫司汀相似。可烷化DNA，防止DNA修复；也可改变RNA结构，改变靶细胞的蛋白质、酶结构和功能。可通过血脑屏障。静脉滴注5分钟后开始分布于脑室，30分钟后脑脊液中药物浓度达到峰值，半衰期为0.49小时。主要

用于治疗脑肿瘤，也曾用于治疗消化道癌（食管、胃、肝、结肠、直肠癌）、肺癌、恶性淋巴瘤、慢性白血病。

用法用量 ①口服：每次100~200mg/m²，每6~8周1次。②静脉注射或静脉滴注：每次2~3mg/kg（或90~100mg/m²），以注射用水溶解后（溶解后浓度为5mg/ml）缓慢注射。6周后可重复给药，总剂量300~500mg。应观察血常规变化以决定用药量及间隔时间。

注意事项 ①对本品有严重过敏史者、有骨髓抑制者禁用。②肝、肾功能不全者、水痘患者、合并感染者慎用。儿童因生理功能尚未成熟，易出现不良反应（白细胞减少等），故应注意观察，慎重给药。孕妇或计划怀孕的妇女不宜使用。哺乳期妇女用药的安全性尚未明确，必须用药时应停止哺乳。③本品主要不良反应为迟发性及累积性骨髓抑制（为本品剂量限制性毒性），可有白细胞减少（31.52%）、血小板减少（30%）及贫血等。白细胞、血小板计数一般在用药后4~6周降到最低点，持续约5~10日，多于6~8周恢复。消化系统可有食欲缺乏（12.48%）、恶心（8.93%）、呕吐（13.4%），有时出现口腔炎、腹泻以及血天门冬氨酸氨基转移酶（3.55%）及丙氨酸氨基转移酶（3.5%）升高。泌尿生殖系统有时出现血尿素氮升高、蛋白尿。呼吸系统偶出现间质性肺炎及肺纤维化。过敏反应有时出现皮疹。局部给药时若药液漏于血管外，会引起注射部位硬结及坏死。其他有时出现全身乏力感、发热、头痛、眩晕、痉挛、脱发、低蛋白血症。④与其他抗肿瘤药合用，可加重骨髓抑制。⑤不可用于肌内注射或皮下注射，可静脉给药、膀胱内给药、腔内注射、动脉注射。用药期间患者如出现感染，或有出血倾向时，或出现类似皮疹的过敏反应时，应停药。⑥用药时应每周检查血常规、肝肾功能，尤其对长期用药者。

剂型规格 ①胶囊剂：每粒10mg；50mg。②注射剂：每支25mg；50mg。

雷莫司汀
Ranimustine

别名 雷诺氮芥，雷尼司汀，Cymerine，MCNU

作用用途 本品为亚硝脲类抗恶性肿瘤药。分子结构内氯乙基亚硝基能起烷基化及氨基甲酰化作用，故能与癌细胞的脱氧核糖核酸（DNA）、蛋白质和核糖核酸（RNA）结合，高度抑制DNA、RNA合成，抑制程度与剂量呈正相关。此外，本品还能抑制核糖体RNA的加工，从而抑制癌细胞的增殖。本品静脉注射剂量为15mg/kg时，可使73%的肿瘤消退。其抗肿瘤作用较尼莫司汀、洛莫司汀强。静脉注射本品后，血药浓度呈双相性消除，连续使用可在脂肪、脑垂体、甲状腺和肾上腺内蓄积，但无残留性，脑肿瘤患者静脉给药后50分钟，脑肿瘤内药物浓度达峰值。用于慢性骨髓性白血病。还可用于脑胶质细胞瘤、骨髓瘤、淋巴瘤、真性红细胞增多症和原发性血小板增多症等。配合放疗，可有效改善原发性或转移性肿瘤患者症状。

用法用量 ①静脉注射：每次50~90mg/m²，6~8周重复1次，用生理盐水10~20ml溶解，缓慢静脉注射。②静脉滴注：每次50~90mg/m²，6~8周重复1次，用生理盐水或5%葡萄糖注射液100~250ml溶解后滴注。

注意事项 ①哺乳期妇女禁用。②骨髓抑制者、肝肾功能不全者、并发感染者、小儿、高龄患者慎用。③不良反应骨髓抑制较重，可见血小板、白细胞减少、贫血，偶有出血倾向。胃肠道可见食欲缺乏、恶心、呕吐，便血、腹泻少见。肝功能异常、肾功能异常。皮肤可见皮疹、色素沉着、毛囊炎等。其他见乏力、发热、耳鸣、头晕和手指麻木。④与其他抗恶性肿瘤药合用，可增强对骨髓功能的抑制。⑤不可皮下或肌内注射。勿使本品接触眼部，一旦入眼应立即用水冲洗。不可与碱性药物、含有氨基的药物配伍。静脉滴注须30~90分钟内滴注完毕。⑥本品引起严重的延迟性骨髓抑制，故在用药6周内应每周检查血象、肝肾功能，一旦出现异常应减量、停药或输血。

剂型规格 注射剂：每支50mg；100mg。

异芳芥
Betamerphalan

别名 异位氨基溶肉瘤素，异位溶肉瘤素，抗瘤氨酸，合-14，Betamerphalanum

作用用途 本品为溶肉瘤素的异构体，属细胞周期非特异性药物。对肿瘤细胞核酸代谢及蛋白质的生物合成有明显抑制作用，对多种动物肿瘤有抑制能力。其毒性低于溶肉瘤素，等毒性剂量时，疗效高于溶肉瘤素。口服后吸收较慢，6小时后血药浓度达峰值。静脉注射后在血中维持作用时间较长，24小时排出53%，主要经尿排出，少量从粪便中排出。可用于慢性粒细胞白血病、睾丸精原细胞瘤、网织细胞瘤，疗效较好。用于淋巴瘤、乳腺癌、蕈样肉芽肿，对骨转移瘤有止痛作用。

用法用量 口服：每日25mg，每日1次，以后视血象改变调整剂量至25~75mg。1疗程总量为500~2000mg。维持量每次12.5mg，每周1~3次。

注意事项 ①恶病质、出血倾向者、白细胞计数低下者禁用。②主要的不良反应为骨髓抑制，可见白细胞和血小板减少，一般停药后可恢复；个别患者停药后白细胞仍继续下降，停药后9日降到最低点，2周后恢复。部分病人可有出血倾向。还可见食欲缺乏、恶心、呕吐、腹泻，全身反应，如头昏、疲乏无力。③服用本品时同时给予碳酸氢钠1g，可减轻胃肠道反应。白细胞降至4×10⁹/L时应停药，慢性粒细胞白血病患者治疗期间白细胞骤减或降至2×10⁹/L时应暂时停药。本品有蓄积作用，不可超量长期服用。

剂型规格 片剂：每片25mg。

二溴甘露醇
Dibromomannitol

别名 DBM, Dibrommanit, Mitobronitol, Myelobromol, NSC-94100

作用用途 本品为卤化的糖醇类化合物，在体内脱去溴化氢而成环氧乙烷类烷化剂。口服后吸收完全，体内分布均匀，因有肠肝循环，故半衰期长达 5~10 小时。70%在 24 小时内以代谢产物的形式由肾排泄，粪中仅排出 1%。用于慢性粒细胞白血病及真性红细胞增多症，疗效较好。用药后短期内白细胞数下降、脾脏缩小、贫血好转、自觉症状改善。据报道，治疗早期宫外孕疗效良好，因本品能破坏胎盘和血管，又可有效控制胚胎细胞生长，且不妨碍以后再孕。

用法用量 口服：开始每日 300~400mg（相当 5~8mg/kg），分 3 次服。白细胞降至原来半数开始减量，降到1.5 万~3 万停药。待白细胞开始回升，再以小剂量维持（从每日 200mg 到每周 200mg），需根据白细胞数进行调整。

注意事项 主要不良反应为骨髓抑制、白细胞及血小板减少。胃肠道反应较轻，偶有脱发及皮肤色素沉着。有高尿酸血症报道，肾功能不良患者慎用。

剂型规格 ①片剂：每片 5mg；250mg。②胶囊剂：每粒 250mg。

二溴卫矛醇
Mitolactol

作用用途 本品的作用与二溴甘露醇相似。用于慢性粒细胞白血病、乳腺癌、肾癌。

用法用量 口服：每次 0.25g，每日 1 次，以后用量酌减，每次 125mg 或 18mg/kg，每周 1 次。

注意事项 可引起胃肠道反应、骨髓抑制，少数病人可出现皮疹，引起肝损害。

剂型规格 片剂：每片 125mg；250mg。

去水卫矛醇
Dianhydrodulcitol

别名 卫康醇，二去水卫矛醇，DAG，Dianhydrodulcitolum

作用用途 本品为二溴卫矛醇溴化氢的双环氧化物，属细胞周期性非特异性抗癌药。对动物肿瘤模型有广谱抗癌活性，对小鼠 L 1210、P 388、B 16 黑色素瘤、脑室管膜细胞瘤等有抑制作用，对 L 1210 白血病的疗效较二溴卫矛醇强 3 倍。具有烷化作用，能与脱氧核糖核酸（DNA）形成交联，能抑制 DNA、RNA 合成，阻止细胞分裂。本品能进入脑脊液，且药物浓度可达所给剂量的30%。药物在肿瘤中分布比脑白质内多，在脑瘤中的半衰期为 20 小时，主要经肾脏排泄。用于慢性粒细胞白血病、脑瘤、卵巢癌、宫颈癌、肺癌、胃肠道肿瘤、多发

性骨髓瘤和鼻咽癌等。

用法用量 静脉注射或静脉滴注：成人，慢性粒细胞白血病：每次 40mg，每日 1 次，连用 5~7 日为 1 个疗程。停药 2 周后进行下一个疗程。病情缓解后，剂量减至每日25mg，一月连用 5 日作为维持治疗，维持用药半年以上。肺癌、骨髓瘤等实体瘤：用法用量同"慢性粒细胞白血病"项，2 个疗程之间应间隔 2 周，或待血象恢复正常后再进行下一个疗程。儿童，慢性粒细胞白血病：每次0.6~1mg/kg，每日 1 次，连用 5~7 日为一个疗程。停药 2周后进行下一个疗程。病情缓解后，维持剂量为每日0.3~0.5mg/kg，肺癌、骨髓瘤等实体瘤：用法用量同"慢性白血病"项，疗程之间应间隔 2 周，或待血象恢复正常再进行下一个疗程。静脉滴注时用生理盐水 5ml 溶解后，加入 5%葡萄糖注射液或糖盐水 250~500ml 中应用。

注意事项 ①不良反应：血液主要为骨髓抑制，可有白细胞、血小板减少，两者分别于用药后 14~21 日和 7~8 日降至最低点，偶见贫血。胃肠道可见食欲减退、恶心、呕吐、稀便等。其他可见皮疹、乏力、头昏和口炎等，停药后症状可消失。②本品静脉滴注时注意勿漏出血管。

剂型规格 注射剂：每支 10mg；25mg；40mg。

塞替派
Thiotepa

别名 噻替哌，塞替哌，三胺硫磷，三乙撑硫代磷酰胺，三乙烯硫代磷酰胺，Thiophosphoramide，Tespamin，TSPA

作用用途 本品为细胞周期非特异性药物，其代谢与化学分解过程非常复杂，可产生几种双功能烷化剂，其特征性代谢产物是三乙撑磷酰胺（TEPA），同塞替派相比很不稳定。不稳定的代谢产物，具有较强的细胞毒作用。塞替派干扰 DNA 和 RNA 的功能，也能与 DNA 发生交叉联结，抑制 DNA 合成。塞替派对富氧肿瘤细胞的毒性比对乏氧肿瘤细胞要强。本品对酸不稳定，故不能口服。静脉注射在肝脏被细胞色素酶 P450 氧化成 TEPA，在血浆中迅速消失，$t_{1/2\alpha}$ 6 分钟，$t_{1/2\beta}$ 10 分钟。清除半衰期随给药剂量的增加而缩短，TEPA 的半衰期为 3~12 小时。广泛分布在各组织内，原药不足 1%可通过血脑屏障。主要通过肾脏排泄，24~48 小时大部分以代谢物形式由尿中排出。对多种恶性肿瘤均有效，主要用于乳腺癌、卵巢癌、癌性体腔积液的腔内注射以及膀胱癌的局部灌注等，也可用于原发性肝癌、子宫颈癌、胃肠道癌和黑色素瘤等。

用法用量 ①肿瘤内注射：单处或多处注射，每次不超过 10mg。②膀胱腔内灌注：每次排空尿液后将导尿管插入膀胱腔内，再自导尿管内注入塞替派 50~100mg（溶于 50~100ml 氯化钠注射液中），变换体位，保留 2小时，每周 1~2 次，10 次为一疗程。③胸腹腔或心包腔内注射：每次 10~50mg，每周 1~2 次。注射前应尽量抽

尽积液。④**静脉注射或肌内注射**：每次 10mg（0.2mg/kg），用氯化钠注射液溶解，每日 1 次，连续 5 次后改为每周 3 次，一疗程总量 300mg，如血象良好，在第一疗程结束后 1.5~2 月可重复疗程。也可每次 20~30mg，每 1~2 周注射 1 次，总量 200~300mg 为一疗程，最多可至 400mg。⑤**动脉注射或区域性灌注**：每次 10~20mg，每日 1 次，总量 200~300mg。

注意事项 ①妊娠初期的 3 个月应避免使用此药，因其有致突变或致畸胎作用，可增加胎儿死亡及先天性畸形，应禁用。②骨髓抑制、有痛风病史、肝功能损害、感染、肾功能损害、肿瘤细胞浸润骨髓、有泌尿系结石史慎用。③不良反应主要为骨髓抑制及消化道反应，但一般较轻微。用药期间须定期检查外周血象、白细胞与血小板及肝、肾功能。肝肾功能较差时，本品应用较低的剂量。在白血病、淋巴瘤患者中为防止尿酸性肾病或高尿酸血症，可给予大量补液、尿碱化及（或）给予别嘌呤醇。个别有发热及皮疹。④本品可增加血尿酸水平，为了控制高尿酸血症可给予别嘌醇。与放射同时应用时，应适当调整剂量。与琥珀胆碱同时应用可使呼吸暂停延长，在接受塞替派治疗的病人，应用琥珀胆碱前必须测定血中假胆碱酯酶水平。

剂型规格 注射剂：每支 5mg；10mg。

亚胺醌
Solaziquone

别名 瘤抑散，环胺醚醌，癌抑散，二亚胺醌，亚氨醌，A-139，Solaziquonum，Hydraziriquonum，Ethyleniminoquinone

作用用途 本品与噻替派同属乙烯亚胺类，为细胞周期非特异性药物。本品的脂溶性较大，可透过血脑屏障进入中枢神经系统。在生理条件下形成活泼的乙烯亚胺基，具有烷化作用，作用于肿瘤细胞核，有较强的细胞毒性作用，干扰 DNA 的功能，并和 DNA 发生交叉联结，影响核酸结构功能与代谢。在乏氧细胞中，本品在 NADPH 酶系统还原的速率较在富氧细胞中迅速，因此它和丝裂霉素一样具有生物还原性烷化作用。对肿瘤的糖酵解和呼吸亦有一定影响。用于淋巴瘤、原发性脑瘤、晚期乳腺癌、卵巢癌、胃癌、胰腺癌、胆囊癌、直肠癌和肺癌、慢性淋巴细胞白血病、急性白血病。可作为放疗增敏剂与放疗合用。

用法用量 ①**口服**：每次 10mg，每日 1 次。②**静脉注射**：每次 10mg，每日 1 次，总量 200~400mg。或 40mg/m²，每 3 周 1 次。最大量为 700~800mg。③**瘤体内注射、腹腔注射**：每次 5~20mg，每周 1 次。

注意事项 ①骨髓功能障碍者慎用。②不良反应有较强的骨髓抑制，可引起白细胞和血小板减少，部分患者有出血现象。静脉注射浓度过高，可致血栓性静脉炎。轻微的胃肠道反应，恶心、呕吐、食欲缺乏等。可出现肝功能不良。有局部刺激作用，静脉注射漏于皮下可致局部组织炎症、坏死，或疼痛、硬结。③与氯霉素、磺

胺类药物、氨基比林同用，可使骨髓抑制加重。与皮质激素同用，可加重免疫系统的抑制。④静脉注射时应低浓度、缓慢推注，切勿漏出血管外；本品只能用生理盐水溶解，不可用葡萄糖溶液稀释，亦不能肌内注射；注射液需新配制，药液出现混浊、变色、结晶，则不可使用。

剂型规格 ①片剂：每片 10mg。②注射剂：每支 10mg。

三亚胺醌
Triaziquone

别名 三乙烯亚胺苯醌，Bayer-3231，Trenimon

作用用途 本品属烷化剂，作用于细胞的核仁，减少核仁蛋白质合成，亦可抑制糖酵解。有效率较亚胺醌高且毒性较小。口服吸收良好。用于恶性淋巴瘤、霍奇金病、卵巢癌、乳腺癌、宫颈癌、白血病及真性红细胞增多症。

用法用量 ①**口服**：维持剂量，每次 1mg，每周 2~3 次。②**静脉注射**：每隔 2 日 1 次，连续使用 4 次，剂量依次为每次 0.2mg、0.4mg、0.6mg、1mg，然后每 4 日注射 1mg，总量 7mg，停药 4 周后可口服维持。也可每次 1mg，隔日 1 次，连续使用 5 次后改用口服维持，每次 1mg，每周 2~3 次。血象下降则停药。

注意事项 不良反应轻微，有骨髓抑制和胃肠道反应。

剂型规格 ①片剂：每片 1mg。②注射剂：每支 1mg。

白消安
Busulfan

别名 白血福恩，二甲磺酸丁酯，马利兰，麦里浪，BSF，BUS，Busulfanum，Busulfex，Busulphan，Mielucin，Misulban，Mitostan，Mylecytan，Myleran

作用用途 本品属双甲基磺酸酯类的双功能烷化剂，是细胞周期非特异性药物，主要作用于 G_1 及 G_0 期细胞，对非增殖细胞也有效。药物进入人体后，其磺酸酯基团的环状结构打开，通过与细胞核中 DNA 内的鸟嘌呤起烷化作用而破坏靶细胞 DNA 的结构和功能。本品的细胞毒作用几乎完全表现为对造血功能的抑制，特别是对粒细胞生成的明显抑制；其次，本品对血小板及红细胞也有一定抑制作用；对淋巴细胞的抑制作用很弱，仅在大剂量时才出现。口服后吸收良好。吸收后很快自血浆消失（用药后 3~5 分钟有 90% 从血浆消失），反复给药则逐渐在体内蓄积。在体内水解为 4-甲磺基氧丁醇，然后经环化作用变为 4-羟呋喃等中间产物。主要在肝内代谢，半衰期约 2~3 小时。主要以甲烷磺酸及其他代谢物形式从尿中排出，24 小时内约可排出 1/3。长期用药可使药物代谢加快。主要适用于慢性粒细胞白血病的慢性期（但对费城 1 号染色体阴性患者效果不佳）、原发性血小板增多症、真性红细胞增多症、骨髓纤维化等慢性骨髓增殖性疾病。近来还用于骨髓移植和外周血干细胞移植的预

处理。

用法用量 成人 口服：慢性粒细胞白血病，每日 4~6mg/m²，直至白细胞计数低于 15×10⁹/L 时停药。如服药 3 周，白细胞计数仍不见下降，可适当增加剂量。对缓解期短于 3 个月的患者可给予维持量，每次 2mg，每周 2 次。真性红细胞增多症，原发性血小板增多症，每日 4~6mg，分次口服，以后根据血象、病情及疗效调整剂量。

儿童 口服：慢性粒细胞白血病，诱导治疗，每日 0.06~0.12mg/kg（或 1.8~3.6mg/m²）。以后根据血象、病情及疗效调整剂量，以维持白细胞计数高于 20×10⁹/L。

注意事项 ①妊娠早期禁用。②有骨髓抑制者、有痛风病史者、感染患者、有尿酸性肾结石病史者、曾接受过细胞毒药物或放射治疗者慎用。③本品和其他烷化剂相似，有增加胎儿死亡及先天性畸形的危险，故妊娠早期禁用，妊娠中晚期用药时也应慎重（可能引起胎儿基因突变及胎儿畸变）。④常致血小板减少、粒细胞缺乏。剂量过大或用药过久时，可引起长期骨髓抑制，还可并发药物性再生障碍性贫血，严重者需及时停药。轻度食欲减退，恶心或腹泻。据报道，可见肝静脉闭锁。可有男性乳房女性化、睾丸萎缩、脱发、皮疹、皮肤色素沉着。罕见结节性多动脉炎、多型性红斑等。个别患者有头昏。曾有个别报道，高剂量给药后有患者出现癫痫发作。⑤与下列药物有相互作用：凯托米酮、环磷酰胺、对乙酰氨基酚、伊曲康唑、苯妥英或磷苯妥英、硫鸟嘌呤、接种活疫苗（如轮状病毒疫苗）。⑥服本品时，需根据患者对药物的反应、骨髓抑制的程度、个体差异而调整剂量；用药时应告诫患者增加液体摄入量，并碱化尿液；或服用别嘌醇，以防高尿酸血症及尿酸性肾病。对原已合并痛风的患者，更应注意；如患者在服用其他骨髓抑制剂（或放射治疗）时，应根据病情减量或暂停给药。慢性粒细胞白血病出现急变时，应停药；发现粒细胞或血小板数有迅速大幅度下降的征象时，应立即停药或减少用药剂量，以防止骨髓的不可逆抑制。

剂型规格 片剂：每片 0.5mg；2mg。

苯丁酸氮芥
Chlorambucil

别名 苯丁酰氮芥，流克伦，留可然，瘤可宁，氯氨布布西，氯氨布西，氯恩巴锡，Ambochlorin，Chlorambucile，Chlorambucilum，Chloraminophane，Chloraminophene，Chlorobulin，CLB，Ecloril，Leukeran，Linfolysin，Lympholysin，Chlorbutinum

作用用途 本品是人工合成的氮芥的苯丁酸衍生物，为双功能烷化剂。是细胞周期非特异性抗肿瘤药，对 M 期及 G₁ 期细胞的作用最强。可与 DNA 发生交叉联结，干扰 DNA 及 RNA 的功能。通过形成不稳定的亚乙基亚胺而产生细胞毒性作用，作用出现较慢，骨髓抑制的出现及恢复也较慢。同时也是一种免疫抑制剂，其免疫抑制诱导时间明显长于环磷酰胺，但较少引起严重的骨髓抑制。低剂量时选择性地抑制淋巴细胞，使淋巴组织萎缩，抑制抗体的合成；较大剂量可致各类白细胞减少，造成严重的骨髓抑制。口服后吸收完全，生物利用度大于 70%，血药浓度达峰时间约为 40~70 分钟。本品及其代谢物与血浆蛋白结合广泛，蛋白结合率约 99%。不能通过血脑屏障。半衰期为 1.5 小时，在体内代谢完全，代谢物苯乙酸氮芥仍有一定的抗癌作用。主要由肾排泄，总量的 50% 在 24 小时内随尿液排出。对多种人类恶性肿瘤有效。主要用于慢性淋巴细胞白血病，也适用于恶性淋巴瘤、多发性骨髓瘤、卵巢癌等。用于免疫抑制：切特综合征（生殖器溃疡、口疮及眼色素层炎综合征）、红斑狼疮、韦氏肉芽肿病；类风湿性关节炎并发脉管炎；皮质激素依赖性肾病综合征；硬皮病。

用法用量 口服：①抗肿瘤：每日 0.1~0.2mg/kg（6~10mg 或 4~8mg/m²），每日 1 次或分 3~4 次服用，连用 3~6 周，一个疗程总量可达 300~500mg。②免疫抑制：每日 3~6mg，早饭前 1 小时或晚饭后 2 小时服用，连服数周，待出现疗效后或发现有骨髓抑制时减量，总量一般为 300~500mg。儿童，常用量为每日 0.1~0.2mg/kg。

注意事项 ①对本品过敏者、孕妇（尤其是妊娠早期）禁用。有骨髓抑制者、痛风患者或有泌尿道结石史者、感染患者慎用。②最常见的不良反应为骨髓抑制，主要为淋巴细胞减少，对粒细胞和血小板的抑制较轻。此外，白血病患者长期用药有继发其他肿瘤的风险。用药期间可能会出现尿酸性肾病或高尿酸血症；消化系统可有轻度食欲缺乏、恶心或呕吐以及腹泻及口腔溃疡。偶见黄疸和肝功能异常；神经系统有震颤、肌张力增加、神志不清、易激动、共济失调等，偶报道有昏迷。罕见神经毒性。呼吸系统少见肺纤维化，长期或高剂量应用可导致间质性肺炎。泌尿生殖系统少见膀胱炎。用药后可见精子减少，累积剂量达 400mg 时曾见精子活力缺乏。青春期患者长期用药可导致精子缺乏或持久不育。另可有卵巢功能失常（与剂量及年龄有关）。其他少见药物热、皮肤过敏、皮疹。③与其他骨髓抑制剂同时应用可增强疗效，合用时应注意调整剂量。使用本品时接种活疫苗（如轮状病毒疫苗），将增加活疫苗感染的风险。接受免疫抑制化疗的病人不能接种活疫苗。缓解期白血病病人，至少要停止化疗 3 个月，才允许接种活疫苗。⑤为防止用药期间出现尿酸性肾病或高尿酸血症，可大量补液、碱化尿液，或给予别嘌醇治疗。如患者白细胞（特别是粒细胞）突然减少，应减量给药。连续服用 300mg 以上，易出现药物蓄积，长期连续服用应谨慎，并注意用药总量。儿童用药过量时可出现罕见的神经毒性。

剂型规格 ①片剂：每片 1mg；2mg。②纸型片剂：每片 2mg。

尿嘧啶氮芥
Uramustine

别名 Uracil Mustard

作用用途 本品为烷化剂类抗肿瘤药。用于慢性粒细胞及淋巴细胞白血病、恶性淋巴瘤。

用法用量 口服：每日 1~5mg，3~4 周为一疗程。

注意事项 ①有消化道反应。②可发生骨髓抑制，但较轻。③可发生皮炎、神经炎、脱发、色素沉着等。

剂型规格 片剂：每片 0.5mg；1.0mg。

甘露醇氮芥
Mannomustine

别名 BCM，Degranol，Mannitol Mustard

作用用途 本品为氮芥类的糖类衍生物。用于慢性白血病、淋巴肉瘤、多发性骨髓瘤等。

用法用量 静脉、动脉、腔内注射：1mg/kg 体重，每周 3 次，总量 500~1000mg 为一疗程。

注意事项 ①可有骨髓抑制。②有消化道反应。③有脱发，注于血管外可引起组织坏死。④长期大量使用可引起肝功能损伤。

剂型规格 注射剂：每支 50mg。

邻脂苯芥
Ocaphane

别名 抗瘤新芥，邻丙氨酸苄芥，Ocaphan，Ocaphanum，AT-581

作用用途 本品为我国研制的一种氮芥类抗肿瘤药物，作用机制与氮芥相同，属细胞周期非特异性药物，对癌细胞各期均有影响，但以 G_1、G_2 期最为明显。本品可使癌细胞排列紊乱，细胞总数下降，部分细胞体积变大，染色质疏松，核内空泡形成或核固缩及坏死，明显地抑制 DNA 与 RNA 的代谢。本品疗效比氮芥高，而毒性比氮芥低。口服吸收较慢，6 小时后血药浓度达峰值；静脉注射后在血中维持作用时间较长。可透过血脑屏障。24 小时排出 53%，主要从尿中排出，少量从粪中排泄。用于癌性胸水、头颈部癌、脑瘤、肺癌、乳腺癌、肝癌、淋巴肉瘤等。

用法用量 ①口服：每日 20~30mg，分 3 次给药，10~14 日为一疗程。②胸腔内注射：每次 20~30mg，每周 1~2 次。③静脉注射或静脉滴注：每次 5~10mg，每日或 3 日注射 1 次，10~14 次为一疗程。④动脉注射：每次 10mg，每日或隔日 1 次，总量 100~140mg。

注意事项 ①本品主要不良反应为胃肠道反应，表现为恶心、呕吐、腹部不适等。有骨髓抑制作用，可见白细胞明显下降，停药后可恢复。②对血小板、血红蛋白影响较小。抑制程度较氮芥轻。部分患者可出现脱发。③溶液稀释后应立即使用，不宜放置过久。预先给予镇静剂、止吐剂及碳酸氢钠可减轻胃肠道反应。

剂型规格 ①片剂：每片 10mg。②注射剂：每支 10mg。

甲氧氮芥
Mechlorethaminoxide

别名 癌得平，氧化氮芥

作用用途 本品作用与应用基本与氮芥同。在体内还原成氮芥而起作用。局部刺激较轻，可用于口服及肌内注射，但见效慢，对骨髓抑制时间较长。主要用于恶性淋巴瘤等。

用法用量 ①口服：每次 15mg，每日 3 次。②静脉注射：每日或隔日 50mg，总量 500~1000mg 为一疗程。

注意事项 ①可见骨髓抑制。②常见消化道反应及脱发。③遇还原剂分解。

剂型规格 ①片剂：每片 15mg。②注射剂：每支 50mg。

甲氧芳芥
Methoxymerphalan

别名 甲氧基溶肉瘤素，甲氧基苯丙氨酸氮芥，O-Methoxyl Sarcolysinum，Methoxymerphalan，Methoxymerphalanum

作用用途 本品为氮芥类衍生物，是在我国研制成功的一种烷化剂类抗癌药。抗癌谱广，对小鼠肉瘤 180、肉瘤 37、脑癌 B-22、大鼠瓦克癌、吉田肉瘤和金生肉瘤均有抑制作用。慢性粒细胞白血病用本品治疗，缓解期明显延长。作用机制主要抑制癌细胞的核分裂过程，使前、中、后各期的分裂现象减少，对癌细胞核酸代谢也有一定的抑制作用。口服迅速吸收，半小时后血药浓度较高，以后逐渐下降，3 小时后下降至较低水平。吸收后可分布在多脏器组织及肿瘤中，以骨髓、肾和肝中最高。主要从尿中排出，但排泄较缓慢，24 小时内约排出 40%，少量从粪便排出。在体内有一定蓄积。适用于慢性粒细胞白血病、淋巴瘤、多发性骨髓瘤、骨转移性癌、乳腺癌、肺癌、胃转移性癌及精原细胞癌等。

用法用量 口服：慢性粒细胞白血病，起始剂量为每日 50~100mg，当白细胞迅速下降或低于 $20×10^9$ 时，则减少日剂量，白细胞降至正常范围时给予维持量。其他肿瘤，每日 25~50mg，总量达 500mg 以上时，逐渐减量至每日 25mg，总量 1000mg 为一疗程。维持剂量视白细胞数及耐受情况而定，一般每次 25mg，每周 1~2 次。

注意事项 ①骨髓抑制者、严重感染者、肿瘤细胞已浸润至骨髓者、有放、化疗史者慎用。②烷化剂有致突变或致畸胎作用，可造成胎儿死亡或先天畸形。妊娠早期用药须慎重。③不良反应主要为骨髓抑制，白细胞及血小板减少。约 1/3 患者出现白细胞减少，与日剂量有关；血小板减少占 12%。少数病例有出血倾向，个别病例停药后白细胞仍继续下降。少数病例出现皮肤瘙痒等。可见胃肠道反应，如食欲缺乏、恶心、呕吐。④与氯霉素、磺胺药、氨基比林合用，可加重骨髓抑制。与皮质激素合用，可加重对免疫系统的抑制。⑤不宜大剂量连续用药（日剂量不大于 50mg，总量不超过 1000mg），因本品有一定蓄积作用；总剂量超过 700mg 时，应密切注意血象变化。服用时可同时给予碳酸氢钠 1g，以减少胃肠道反应。⑥用药期间须定期检查血象（白细胞计数及分类、血小板），测定血尿酸水平。停药后 1~2 周内仍应观察血象。

剂型规格 ①片剂：每片 25mg。②胶囊剂：每粒 25mg。

胸腺嘧啶氮芥
Thyminalkylamine

别名 胸氮芥，胸嘧啶芥，Thyminalkylaminum

作用用途 本品为抗肿瘤药，主要与 DNA 结合，抑制 S 期细胞增殖，G_1 期细胞亦可受损害。主要适用于卵巢癌、骨肉瘤、淋巴瘤、乳腺癌、肺癌、宫颈癌及其肺转移等。

用法用量 ①静脉注射：每次 1mg，每日 1 次。总量 40~80mg 为一疗程。②静脉滴注：每次 4mg，每日或隔日 1 次。总量 40~80mg 为一疗程。

注意事项 ①可见骨髓抑制，主要为白细胞、血小板减少。②胃肠道可见轻度食欲缺乏、恶心、呕吐等反应。出现肝功能损害。③用药不能过量，总量超过 80mg 时，白细胞及血小板可明显下降，且可引起肝功能损害。④用药期间及停药后均应检查血象。

剂型规格 注射剂：每支 1mg；5mg。

美法仑
Melphalan

别名 癌克安，爱克兰，苯丙氨酸氮芥，马法兰，美尔法仑，美法化，美法兰，米尔法兰，米特兰，左旋肉瘤素，CB - 3025，Phenylalanine，L-Sarcolysine Alkeran，L-PAM，NSC-8806，Phenylanine，MEL

作用用途 本品为由脂溶性氨基酸-苯丙氨酸衍化成的氮芥，其消旋体名为溶肉瘤素。肿瘤细胞合成新蛋白活跃，因此药物可选择性地作用于肿瘤细胞。细胞对本品的摄取是一个载体介导的活性过程，药物进入细胞后直接与细胞 DNA 结合，导致细胞死亡。细胞对该药的摄取减弱和巯基依赖性的代谢加速可能是其耐药机制。静脉与口服应用具有相同的循环半衰期，但口服吸收个体差异较大，药物代谢呈二室模型，$t_{1/2\alpha}$ 为 6~10 分钟，$t_{1/2\beta}$ 为 40~60 分钟。48 小时后从尿中排出，原形不足 15%，大部分为代谢物。脑脊液浓度不足血浆浓度的 10%。为多发性骨髓瘤的首选药，无论是单一给药，还是联合应用均可取得较好的疗效，但疗效维持时间很短。单一静脉给药用于多种实体瘤。临床用于乳腺癌、卵巢癌、慢性白血病、恶性淋巴瘤、骨软骨病等。大剂量给药用于造血干细胞移植的预处理。动脉灌注治疗肢体恶性黑色素瘤、软组织肉瘤及骨肉瘤。

用法用量 ①口服或静脉注射：每次 8~10mg/m²，每日 1 次，共 4~6 日，间隔 6 周重复。溶肉瘤素，每次 25~50mg（0.5~1.0mg/kg），每周 1 次，总量 150~250mg 为 1 疗程。②动脉灌注：每次 20~40mg，视情况而定。

注意事项 ①骨髓抑制，可致严重贫血、血小板和白细胞减少，应定期监测血象，当中性粒细胞低于 200 时应停药。近期内用过化疗或放疗而有白细胞减少者不宜用。②本品可使血中尿素氮升高，肾功能不良者慎用，用药期间应监测血中尿素氮水平。③胃肠道反应，可出现恶心、呕吐。大剂量可出现皮疹、瘙痒等症状。④同泼尼松、长春新碱或其他烷化剂（如环磷酰胺）联用治疗多发性骨髓瘤有显著活性。

剂型规格 ①片剂：每片 2mg；10mg。②注射剂：每支 20mg；40mg。

达卡巴嗪
Dacarbazine

别名 氮烯咪胺，甲氮烯咪胺，甲氮咪胺，抗黑瘤素，甲嗪咪唑胺，三嗪咪唑胺，DTIC，DIC

作用用途 本品是一种单功能抗肿瘤烷化剂，为嘌呤生物合成的中间体，进入体内后由肝微粒体去甲基形成单甲基化合物，具有直接的细胞毒性，主要作用于 G_2 期，抑制 RNA、DNA 和蛋白质的合成，对 RNA、蛋白质合成的抑制作用比 DNA 大，是细胞周期非特异性药物。一次静脉注射后 30 分钟达血浆峰浓度，血浆中消失呈二室模型，$t_{1/2}\alpha$ 为 19 分钟，$t_{1/2}\beta$ 为 5 小时，在血浆中蛋白结合率为 20~28%，不易通过血脑屏障，药物的 30%~45% 在 6 小时由尿中排出（50% 原形药，50% 为代谢物）。用于恶性黑色素瘤、软组织肿瘤、恶性淋巴瘤等。联合用药可用于霍奇金或非霍奇金淋巴瘤。

用法用量 ①静脉注射：每次 200~400mg，连用 5 日。②静脉滴注：单药疗法：每日 150~250mg/m²，用氯化钠注射液溶解后静脉注射，为减少对血管的刺激，也可用 5% 葡萄糖注射液 250ml 稀释后静脉滴注。静脉滴注 4~5 天，间歇 21 天重复。联合用药：每日 100mg/m²，静脉滴注 4~5 天，间歇 21 天重复。

注意事项 ①孕妇禁用。哺乳期妇女用药期间禁止哺乳。肝肾功能损害、感染患者慎用。②本品不良反应：常见有血液毒性：白细胞减少、血小板减少；消化道毒性：恶心、呕吐、腹泻、腹痛、便秘、黏膜溃疡；生殖器毒性：闭经、精子缺乏；神经毒性：长期用药时可出现头晕、精神症状、烦躁、外周感觉和运动神经病变；假性感冒综合征：乏力、发热、肌痛、头痛。③与免疫抑制剂环孢素合用，可用于一些耐药的肿瘤。避免与减毒活疫苗、阿霉素合用。本品与其他对骨髓有抑制的药物或放射联合应用时，应减少本品的剂量。④严密监测血象。用药前建议收集精子以便评估生育力。⑤有血管刺激作用，静脉注射时如漏至血管外，应立即停止注射，用药期间应定期检查血尿素氮、肌酐、尿酸、血清胆红素、丙氨酸氨基转移酶、门冬氨酸氨基转移酶、乳酸脱氢酶。

剂型规格 注射剂：每支 100mg；200mg。

多潘
Dopan

别名 甲尿嘧啶氮芥，Chlorethylaminouracil

作用用途 本品对慢性粒细胞白血病和霍奇金病有效，对部分慢性淋巴细胞白血病、网状细胞肉瘤也有一定疗效。

用法用量 口服：每次 8~10mg，每 4~6 日 1 次，每 5~7 次为一疗程。

注意事项 可有消化道反应和骨髓抑制。

剂型规格 片剂：每片 1mg；2mg；5mg。

卡波醌
Carboquone

别名 爱健宁，爱去适，爱斯醌，卡巴苯醌，咔巴醌，卡巴醌，Carbazilquinone，CQ，CS310，Esquinon Vial，NSC-134679，Esquinon，Carboquonum

作用用途 本品为烷化剂类抗癌药，具有与丝裂霉素相同的氨甲酸酯、环乙胺和醌型的有效功能团，可视为丝裂霉素类似物。作用机制是抑制肿瘤细胞脱氧核糖核酸（DNA）、核糖核酸（RNA）的生物合成，尤以抑制 DNA 作用显著。口服后 1 小时、静脉注射后 10~30 分

钟，高浓度的药物分布于肝、肾、胆囊、膀胱、肠道，其次为肺、脑垂体、毛囊。半衰期为 15 分钟。主要经尿和粪便排泄。用于治疗肺癌、恶性淋巴瘤、胃癌、卵巢癌、淋巴瘤、慢性粒细胞白血病。

用法用量 ①口服：每次 0.5mg，每日 2~3 次。②静脉注射：每次 1mg，每日 1 次，连续给药；或每周 4~6mg，分 2~3 次给药。③动脉注射：每次 4~6mg，每周 1 次。

注意事项 ①对本品过敏者、严重骨髓抑制者、水痘患者、孕妇和哺乳期妇女禁用。肝肾功能不全者、有出血倾向者、并发感染者慎用。②小儿和育龄妇女使用应注意对性腺的影响。③主要不良反应为骨髓抑制，出现白细胞减少、血小板减少、贫血。可见胃肠道功能紊乱，恶心、呕吐、食欲缺乏等。可见肝肾功能异常。其他少见副作用有过敏、皮疹等。④与其他抗癌药如阿糖胞苷、阿霉素、氟尿嘧啶、丝裂霉素 C、色霉素 A$_3$ 等合用有协同或相加作用。⑤可引起骨髓抑制、过敏反应、肝功能不良、乏力等。⑥不可作皮下或肌内注射，静脉注射时应小心勿使药液外漏以避免注射部位硬结坏死。避免与其他抗癌药物混合注射，因混合后的 pH 为酸性（5 以下）或碱性（9 以上），易使本品分解。避免与其他含还原性物质的药剂配伍，因可使本品分解。不可与含钙化合物配伍，因可形成卡波醌钙螯合物沉淀。一旦溶解后立即使用，不可放置留用。⑦一旦溶解后即速使用，不可留用。

剂型规格 ①片剂：每片 0.25mg；0.5mg。②注射剂：每支 1mg（附溶剂）。

第二节　抗代谢药

氨蝶呤
Aminopterin

别名 氨基叶酸，癌得宁，白血宁

作用用途 本品作用与甲氨蝶呤相同，主要用于急性白血病。

用法用量 口服：每日 0.5~1mg，一般服 3~4 周开始见效。

注意事项 毒性作用与甲氨蝶呤相同，但对中枢神经系统毒性大，慢性白血病及肾功能不全患者禁用。

剂型规格 片剂：每片 0.5mg。

甲氨蝶呤
Methotrexate

别名 氨甲蝶呤，氨甲呀酸，氨克生，美素生，Amethopterin，Farmotrex，MTX

作用用途 本品为抗叶酸类抗肿瘤药物。作为一种

叶酸还原酶抑制剂，主要抑制二氢叶酸还原酶而使二氢叶酸不能被还原成具有生理活性的四氢叶酸，从而使嘌呤核苷酸和嘧啶核苷酸的生物合成过程中一碳基团的转移作用受阻，导致 DNA 的生物合成明显受到抑制。此外，本品也有对胸腺核苷酸合成酶的抑制作用，但抑制 RNA 与蛋白质合成的作用则较弱。使用后几分钟内抑制二氢叶酸还原酶，1~24 日后胸腺嘧啶核苷合成酶也受到抑制。这样甲氨蝶呤可使细胞阻断在 S 期。由于还原型叶酸不足，可导致嘌呤及胸腺嘧啶核苷合成的障碍，从而引起 DNA、RNA 及蛋白质合成的抑制。选择性作用于 DNA 合成期。口服吸收良好，1~5 小时血药浓度达最高峰；肌内注射后达峰时间为 0.5~1 小时。血浆蛋白结合率约为 50%。本品透过血脑屏障的量甚微，但鞘内注射后则有相当量可达全身循环。部分经肝细胞代谢转化为多谷氨酸盐，部分通过胃肠道细菌代谢。主要经由肾（约 40%~90%）排泄，大多以原形药排出体外。适用于各类型急性白血病，特别是急性淋巴细胞白血病、恶性葡萄胎、绒毛膜上皮癌、乳腺癌、恶性淋巴瘤，特别是非何杰金恶性淋巴瘤和蕈样肉芽肿、头颈部癌、卵巢癌、

宫颈癌、睾丸癌、支气管肺癌、多发性骨髓瘤和各种软组织肉瘤。鞘内注射可用于预防和治疗脑膜白血病以及恶性淋巴瘤的神经系统侵犯。本品对银屑病也有一定疗效。

用法用量 ①口服：成人，每次 10~15mg，每周 1~2 次。蕈样肉芽肿，每日 2.5~5mg，连服数周甚或数月。小儿，每日 0.1~0.2mg/kg，每日 1 次。急性淋巴细胞白血病，维持治疗，一般 15~20mg/m²，每周 1 次，连用 4 周。②肌内注射或静脉注射：成人，每次 15~50mg，每周 1~2 次。小儿，20~30mg/m²，每周 1 次。甲氨蝶呤大剂量疗法：每次 1~5g/m²，溶于氯化钠注射液或葡萄糖氯化钠注射液中于 4~6 小时滴完。自用药前 1 日开始至用药后 1~2 日每天补液 3000ml，并用碳酸氢钠碱化尿液，每日尿量不少于 2000ml。开始用药后 24 小时起每 3 小时肌内注射亚叶酸钙 9~12mg，连用 3~6 次。③鞘内注射：每次 10~15mg，每 3~7 日 1 次，注射速度宜缓慢，注入溶液量不能超过抽出脑脊液量。④腔内注射：每次 30~40mg，每周 1 次，抽出胸腔积液量少于 500ml 时酌减。⑤联合化疗 CMF（环磷酰胺、甲氨蝶呤和氟尿嘧啶）主要用于乳腺癌；CMC（环己亚硝脲、甲氨蝶呤和环磷酰胺）主要用于支气管肺癌；COMP（环磷酰胺、长春新碱、甲氨蝶呤和泼尼松）以及 CAMP（环磷酰胺、阿霉素、甲氨蝶呤和泼尼松或甲基苄肼）主要用于恶性淋巴瘤等。

注意事项 ①全身极度衰竭、恶液质或并发感染、心、肺、肝、肾功能不全时、孕妇禁用。②与下列药物有相互作用：乙醇和其他对肝脏有损害药物、抗凝药、保泰松和磺胺类药物、卡那霉素、弱有机酸和水杨酸盐、氨苯蝶啶、乙胺嘧啶、氟尿嘧啶等。③连续滴注，无论是动脉或静脉滴注，毒性均较单次给药提高数倍。在静脉滴注前后，必须大量补充水分，并使血液碱化，同时还应避免摄入含酸成分的饮食。在应用大剂量治疗期间及停药后一段时间内，摄入含酸性成分饮食能使尿液碱化，可能引起肾中毒，可有致命危险。④停药后仍有血象下降，故在停药后 10 日内仍需继续观察。⑤不良反应：包括口腔炎、口腔溃疡、咽喉炎、恶心、呕吐、腹痛、腹泻、消化道出血，食欲减退常见，偶见伪膜性或出血性肠炎等；肝功能损害；大剂量应用时，出现血尿、蛋白尿、尿少、氮质血症甚或尿毒症；长期用药可引起咳嗽、气短、肺炎或肺纤维化；骨髓抑制；脱发、皮肤发红、瘙痒或皮疹；鞘内注射后可能出现视物模糊、眩晕、头痛、意识障碍，甚至嗜睡或抽搐等。

剂型规格 ①片剂：每片 2.5mg；5mg；10mg。②注射剂：每支 5mg；10mg；25mg；50mg；100mg；1000mg。

威力甲氨蝶呤
Methotrexate-Ebewe

别名 密锭，Emthexate

作用用途 本品为甲氨蝶呤的大含量制剂，是专为

进行高剂量甲氨蝶呤-亚叶酸钙解救（HD-MTX-CFR）的特殊产品。主要用于骨肉瘤的治疗。

用法用量 静脉滴注：本品作为骨肉瘤的高剂量突击疗法的用法与用量必须由有专科经验的医生来决定。首先提出治疗方案，备好解毒药醛氢叶酸、输液及小便碱化和血清 MTX 浓度测定设备。通常每隔 1~4 周给药 1 次，剂量视个体需要由医师确定。

注意事项 ①这种疗法一定要有专科医师来确定适应证，拟定治疗、监护方案。以避免可能发生的危险。②必须住院治疗。③当发现有严重骨髓抑制、肝和肾功能损害时应即停药，并进行急救处理。④本疗法必须只能与亚叶酸钙保护剂合用，否则有致命的危险。⑤药液勿接触皮肤和黏膜。

剂型规格 注射剂：每支 1000mg，附 10ml 溶剂。

三甲氧蝶呤
Trimethxate

别名 神经氨素，TMTX

作用用途 本品为喹唑啉类抗叶酸化合物，为合成的二氢叶酸还原酶抑制剂，与 MTX 的不同点在于其细胞转运不需要还原型叶酸载体系统，并缺乏聚谷氨酸化的能力。像 MTX 一样，它是 DHFR 的强抑制剂并通过与 MTX 相同的机制产生代谢抑制，这些性质将使得通过膜转运减少或聚谷氨酸化作用减弱，而对 MTX 耐药的癌细胞对这些新的抗叶酸化合物敏感。因为本品不以聚谷氨酸化形式存在，其细胞内半衰期比 MTX 短，必需频繁或连续用药。本品为结合 P 蛋白流出泵的底物，因此对过度表达这一多耐药蛋白的细胞天然化疗药物一样不敏感。本品蛋白结合率较高（大于 90%），主要通过肝脏代谢排出体外，药物的终末血浆半衰期为 12~20 小时。用于头颈部癌和非小细胞肺癌有效率最高，该药对胃肠道癌基本无效。FDA 已批准本品用于治疗对甲氧苄胺嘧啶-磺胺甲基异噁唑耐药或不能耐受这一标准治疗的人类免疫缺陷性病毒感染患者的卡氏肺囊虫肺炎。

用法用量 静脉滴注：每日 8~12mg/m²，连续 5 日，每 3~4 周重复。

注意事项 本品不良反应为剂量限制毒性为骨髓抑制，表现为白细胞、血小板减少，其他毒性反应有皮疹、发热、黏膜炎、恶心、呕吐、可逆性转氨酶升高等。高剂量下可有神经毒性，偶有心律不齐。肝、肾功能不全者慎用。

剂型规格 注射剂：每支 5mg；10mg。

亚叶酸钙
Calcium Folinate

别名 安曲希，法益宁，福能，盖尔青，甲酰四喋酸钙，甲酰四氢叶酸钙，甲酰叶酸，甲叶钙，立可林，欧力，醛氢叶酸，醛氢叶酸钙，确呋力，世明，同奥，威力醛氢叶酸钙，亚复欣，亚叶酸，亚乙酸，Antrex，Ca

Folinate, Calcii Folinas, Calcium Leucovorin, Calciumfolinat, Calciumfolinate, Citrovorum Factor, Folinic Acid, FTHF, Lederfoline, Leucocorin, Leucovorin, Wellcovorin

作用用途 本品为四氢叶酸的甲酰衍生物，主要用于高剂量甲氨蝶呤等叶酸拮抗剂的解救。进入体内后，通过四氢叶酸还原酶转变为四氢叶酸，能有效地对抗甲氨蝶呤引起的毒性反应，但对已存在的甲氨蝶呤神经毒性则无明显作用。与氟尿嘧啶合用，氟尿嘧啶在体内活化为氟尿嘧啶脱氧核苷，从而取代脱氧尿苷酸、胸苷酸合成酶、甲基四氢叶酸形成三联复合物，这一复合物比正常代谢状态下脱氧尿苷酸、胸苷酸合成酶、甲基四氢叶酸的三联复合物更稳定，不易解离，使胸苷酸合成酶失活，不能生成脱氧胸苷酸，从而抑制 DNA 生成，抑制癌细胞增殖。外源给予足量本品，经体内转变为甲基四氢叶酸，可进一步增加氟尿嘧啶脱氧核苷三联复合物的形成，增强氟尿嘧啶的作用。口服易吸收。血清还原叶酸的达峰时间口服（1.72±0.8）小时，肌内或静脉注射0.6~0.8小时。无论何种给药途径，药物作用的持续时间均为3~6小时。经肝脏和肠黏膜作用后代谢为5-甲基四氢叶酸，且口服代谢较肌内注射快而充分。80%~90%的代谢产物随肾脏排泄，5%~8%从粪便排出。肌内或静脉注射时，血清还原叶酸的半衰期为3.5~6.2小时。主要用作叶酸拮抗药（如甲氨蝶呤、乙胺嘧啶及甲氧苄啶等）的"解救"治疗，常用于预防大剂量甲氨蝶呤（MTX）或用药过量所引起的严重毒性作用。与氟尿嘧啶联用，治疗晚期结肠及直肠癌。叶酸治疗口炎性腹泻、营养不良、妊娠期或婴儿期引起的巨幼细胞贫血疗效不佳时，可选用本品。还可用于白细胞减少。

用法用量 ①口服：MTX 的"解救"治疗：每次5~15mg，每6~8小时1次，连用2日，使MTX血药浓度在$5×10^{-8}mol/L$以下。②肌内注射：MTX 的"解救"治疗：每次9~15mg/m²，每6~8小时1次，连用2日。作为乙胺嘧啶或甲氧苄啶等的解毒药：每次9~15mg，持续用药时间视中毒情况而定。叶酸缺乏所致的巨幼细胞贫血：每日1mg。目前尚未证明疗效随剂量增加而增强。白细胞减少：每次3~6mg，每日1次。③静脉注射：治疗晚期结肠及直肠癌，与氟尿嘧啶联用：先用本品200mg/m²静脉注射，再使用氟尿嘧啶370mg/m²静脉注射。每日1次，连用5日为1疗程，间隔4周，用第2疗程。MTX 的"解救"治疗使用指导剂量：参见"口服"项下"亚叶酸钙用于MTX的'解救'治疗指导剂量"。MTX不慎超剂量使用或清除不畅时：参见"肌内注射"。

注意事项 ①恶性贫血患者、维生素 B_{12} 缺乏引起的巨幼细胞贫血患者禁用。②服用抗癫痫药的儿童、老年患者、哺乳期妇女慎用。③本品的不良反应很少见，偶有皮疹、荨麻疹、哮喘等过敏反应。④本品较大剂量与巴比妥、扑米酮或苯妥英钠合用，可对抗这些药物的抗癫痫作用，并可使某些患者（如正在服用抗癫痫药的儿童）癫痫发作频率增加。⑤高剂量的亚叶酸可能降低MTX鞘内给药的疗效。因全身给药时，少量亚叶酸以5-甲基四氢叶酸的形式进入脊髓，可使MTX鞘内给药后的血药浓度降低。⑥本品应避免与氟尿嘧啶混合后给药，因可能产生沉淀。本品禁止鞘内注射。因本品含钙，故静脉注射速度不宜超过160mg/min。本品不宜与MTX同用，以免影响后者抗叶酸作用。本品应避免光线直接照射及与热源接触。使用本品粉针剂应新鲜配制。

剂型规格 ①片剂：每片5mg；10mg；15mg；25mg。②胶囊剂：每粒15mg；25mg。③注射剂：每支3mg；5mg；25mg；30mg；50mg；100mg；200mg；300mg。④亚叶酸钙氯化钠注射剂：每瓶100ml（亚叶酸钙200mg和氯化钠900mg）。

巯嘌呤
Mercaptopurine

别名 乐疾宁，6-巯基嘌呤，6-MP，巯唑嘌呤，6-巯嘌呤，Mercaptopurine，Mercaptopurinum，Purinethol

作用用途 本品为抗嘌呤类药物，属于抑制嘌呤合成途径的细胞周期特异性药物，化学结构与次黄嘌呤相似，因而能竞争性地抑制次黄嘌呤的转变过程。本品进入体内，在细胞内必须由磷酸核糖转移酶转为6-巯基嘌呤核糖核苷酸后才具有活性。其主要的作用环节有：通过负反馈作用抑制酰胺转移酶，因而阻止1-焦磷酸-5-磷酸核糖（PRPP）转为1-氨基-5-磷酸核糖（PRA）的过程，干扰了嘌呤核苷酸合成的起始阶段；抑制复杂的嘌呤间的相互转变，即能抑制次黄嘌呤核苷酸转为腺嘌呤核苷酸及次黄嘌呤核苷酸转为黄嘌呤核苷酸、鸟嘌呤核苷酸的过程，同时本品还抑制辅酶 I（NAD⁺）的合成，并减少了生物合成 DNA 所必需的脱氧三磷酸腺苷（dATP）及脱氧三磷酸鸟苷（dGTP），因而肿瘤细胞不能增殖，对处于 S 增殖周期的细胞较敏感，除能抑制细胞 DNA 的合成外，对细胞 RNA 的合成亦有轻度的抑制作用。口服后可迅速经胃肠道吸收。广泛分布于体液内，仅有较小量可渗入血脑屏障，因而一般口服的剂量，对预防和治疗脑膜白血病无效；血浆蛋白结合率约为20%；本品吸收后的活化分解代谢过程主要在肝脏内进行，在肝内经黄嘌呤氧化酶等氧化及甲基化作用后分解为硫尿酸等产物而失去活性。静脉注射后的 $t_{1/2}$ 约为90分钟。约半量经代谢后在24小时即迅速从肾脏排出，其中7%~39%以原形药排出，最慢的于开始服药后17日才经肾脏排出。适用于绒毛膜上皮癌、恶性葡萄胎、急性淋巴细胞白血病及急性非淋巴细胞白血病、慢性粒细胞白血病的急变期。对恶性淋巴瘤、多发性骨髓瘤也有一定疗效，与硫鸟嘌呤有交叉耐药性。

用法用量 口服：成人，常用量：绒毛膜上皮癌，每日6~6.5mg/kg，分2次口服，以10日为一疗程，疗程间歇为3~4周。白血病，开始每日2.5mg/kg或80~100mg/m²，每日1次或分次服用。小儿，常用量：每日1.5~2.5mg/kg或50mg/m²，1次或分次口服。白血病：每日1.5~3mg/kg，分2~3次口服，视血象改变调整剂量，每疗程2~4月。绒毛膜上皮癌：每日6mg/kg，连用10日为一疗程，隔3~4周可重复疗程。

注意事项 ①妊娠初期、老年患者禁用。②下列情况应慎用：骨髓已有显著的抑制现象，血象表现有白细胞减少或血小板显著降低，并出现相应的严重感染或明显的出血现象者；有肝功能损害、肾功能损害、胆道疾病患者；有痛风病史、尿酸盐肾结石病史者；4~6周内已接受过细胞毒药物或放射治疗者；有肾或肝功能不全的患者。③不良反应较常见的为骨髓抑制、肝脏损害、高尿酸血症、口腔炎、腹泻、间质性肺炎及肺纤维化。剂量过大有头晕、头痛、腹痛、皮疹。④不宜与别嘌醇、对肝细胞有毒性的药物、其他对骨髓有抑制的抗肿瘤药物或放射治疗、华法林合用。服用本品时，应适当增加患者液体的摄入量，并使尿液保持碱性，以阻止患者血清尿酸含量的增高及尿酸性肾病的发展。用药期间应注意定期检查周围血象及肝、肾功能。每周应随访白细胞计数及分类、血小板计数、血红蛋白量1~2次。

剂型规格 片剂：每片25mg；50mg；100mg。

氟尿嘧啶
Fluorouracil

别名 5-氟尿嘧啶，氟优，鹤原服能，5-Fluorouracil，5-Fu，Adrucil，Aduracil，Arumel，Flopholin，Fluoracil，Fluorouracilum，Fluracil，Fluril，Fluro Uracil，FU，NSC-19893，ULUP，Efudex，Fluracil，Kecimeton

作用用途 本品为细胞周期特异性抗肿瘤药，主要作用于S期细胞。在体内先转变为5-氟-2-脱氧尿嘧啶核苷酸，后者抑制胸腺嘧啶核苷酸合成酶，阻断脱氧尿嘧啶核苷酸转变为脱氧胸腺嘧啶核苷酸，从而抑制DNA的生物合成。此外，还可以三磷酸氟尿嘧啶核苷（伪代谢物）的形式渗入RNA中，通过阻止尿嘧啶和乳清酸掺入RNA而抑制RNA合成，影响蛋白质的生物合成，从而抑制肉芽组织增殖，防止瘢痕形成。大剂量给药时，本品可透过血脑屏障，静脉注射后约0.5小时到达脑脊液中，并可维持3小时。$t_{1/2}\alpha$ 10~20分钟、$t_{1/2}\beta$ 20小时。主要经肝脏分解代谢，大部分分解为二氧化碳经呼吸道排出体外。本品凝胶经人皮肤吸收研究结果表明（用^{14}C标记），整个面颈部单次涂搽50mg，保留12小时后，用药量的5.98%被吸收。用作治疗恶性葡萄胎和绒毛膜癌的主要化疗药物。还用于乳腺癌、消化道肿瘤（包括原发性和转移性肝癌、胆道系统肿瘤、胃癌、结肠癌和胰腺癌）、卵巢癌、支气管肺癌、头颈部恶性肿瘤和癌性胸腹水的辅助化疗和姑息治疗。也常用于宫颈癌、膀胱癌及皮肤癌等。本品软膏用于皮肤癌、外阴白斑以及乳腺癌的胸壁转移等。凝胶用于光线性角化、日光性唇炎、博温病、Queyrat红斑增殖病、博温样丘疹病、尖锐湿疣、白癜风、淀粉样变苔藓、播散性表浅性汗孔角化症、寻常疣、扁平疣、银屑病、着色性干皮病、表浅性基底细胞上皮瘤等。栓剂仅用于结肠癌。结膜下给药

可用于青光眼术后，通过抑制术后伤口愈合进程，防止瘢痕形成而增加手术的成功性。

用法用量 成人 ①口服：每日150~300mg，分3~4次服用。每个疗程总量为10~15g。②直肠给药：结肠癌：患者取侧卧位，将本品栓剂塞入肛门，根据具体肿瘤部位而决定深度。于手术前10日开始用药。每次1粒，每日早晨和睡前各1次，疗程为10日。③腹腔内注射：每次500~600mg/m²，每周1次，2~4次为一疗程。④静脉注射：单药治疗，每日10~20mg/kg，连用5~10日，每个疗程5~7g（甚至10g）。⑤静脉滴注：每次10~20mg/kg，每日500~1000mg，溶入5%葡萄糖注射液500~1000ml中缓慢静脉滴注，每3~4周连用5日。也可每次500~750mg，每周1次，连用2~4周后休息2周为一疗程。治疗绒毛膜癌，每日25~30mg/kg，连用10日为一个疗程。⑥动脉滴注：单次5~10mg/kg，溶入5%葡萄糖注射液500~1000ml中，滴注6~8小时。⑦动脉插管注射：原发性或转移性肝癌：每次750~1000mg。⑧结膜下注射：每次5mg，每个疗程总量为50mg。⑨外用：凝胶剂：涂搽患处，每日1~2次。软膏剂：5%~10%软膏局部涂抹患处。

儿童 静脉滴注：每次10~12mg/kg，每日1次或隔日1次。

注意事项 ①对本品严重过敏者、伴发水痘或带状疱疹者、孕妇（尤其是妊娠早期）、哺乳期妇女、衰弱患者禁用。②肝功能明显异常者、周围血白细胞计数低于$3.5×10^9/L$、血小板低于$50×10^9/L$者、感染、出血或发热超过38℃者、有明显胃肠道梗阻者、水、电解质或酸碱平衡失调者慎用。③不良反应，胃肠道可有恶心、食欲减退或呕吐，常规剂量下该反应多不严重。偶见口腔黏膜炎或溃疡、腹部不适或腹泻，严重时可有血性腹泻。血液可出现白细胞减少（大多在疗程开始后2~3周内达最低点，停药后约3~4周恢复正常），血小板减少罕见。心血管系统，偶出现心肌缺血，可出现心绞痛和心电图改变。长期动脉插管给药，可引起动脉栓塞或血栓形成等。神经系统可有小脑共济失调，可致器质性脑病。呼吸系统极少见咳嗽、气急。静脉注射本品可致刺激性结膜炎、睑缘炎、泪腺分泌过多，也可致眼球运动异常，甚至发生视神经病。可引起肝细胞坏死伴暂时性氨基转移酶升高，与给药剂量有关。皮肤可见皮肤色素沉着（多见于面部、双手皮肤褶皱、指甲等处）、脱发、皮炎、皮疹（主要见于手、足掌）、荨麻疹和皮肤光过敏反应。局部注射给药时可出现注射局部疼痛、静脉炎，药液外溢可引起组织坏死或蜂窝组织炎。植入给药可出现植入局部红肿、硬结、疼痛、溃疡、皮肤色素沉着。在人类其致畸、致癌性明显低于氮芥类或其他细胞毒性药物，长期应用本品后发生第二个原发恶性肿瘤的危险低于氮芥等烷化剂。④与下列药物有相互作用：亚叶酸钙、亚叶酸、干扰素α合用，可增加本品的胃肠道反应、甲硝唑、西咪替丁、氢氯噻嗪、左旋咪唑、新霉素、他莫昔芬、长春瑞滨、别嘌醇、甲氨蝶呤、华法林等。

⑤本品具神经毒性，不可用作鞘内注射；凝胶不可用于黏膜；一般不宜和放疗同用；用于眼科时，注射液不能外漏，一旦外漏应立即冲洗结膜囊。

剂型规格 ①片剂：每片 50mg。②软膏剂：每支 4g（20mg）；4g（100mg）。③凝胶剂：每支 5%（10g）。④栓剂：每枚 200mg。⑤注射剂：每支 125mg（5ml）；250mg（10ml）。⑥氟尿嘧啶氯化钠注射剂：每瓶 100ml（含氟尿嘧啶 250mg、氯化钠 0.9g）；100ml（含氟尿嘧啶 500mg、氯化钠 0.9g）；200ml（含氟尿嘧啶 500mg、氯化钠 1.8g）；250ml（含氟尿嘧啶 250mg、氯化钠 2.25g）；250ml（含氟尿嘧啶 500mg、氯化钠 2.25g）；500ml（含氟尿嘧啶 500mg、氯化钠 4.5g）。⑦氟尿嘧啶葡萄糖注射剂：每瓶 250ml（含氟尿嘧啶 250mg、葡萄糖 12.5g）；250ml（含氟尿嘧啶 500mg、葡萄糖 12.5g）；500ml（含氟尿嘧啶 500mg、葡萄糖 25g）。

复方氟尿嘧啶环磷酰胺
Compound Fluorouracili and
Cyclophosphamide

别名 复方氟尿嘧啶，5-Fu Co.，Fluorouracil Compound

作用用途 本品为氟尿嘧啶、环磷酰胺、鲨肝醇、奋乃静、白及粉、乌贼骨粉等的复方制剂。用途同氟尿嘧啶。氟尿嘧啶为抗嘧啶类抗代谢药，通过抑制胸腺嘧啶核苷酸合成酶而影响 DNA 生物合成，还可作用于 RNA。环磷酰胺是双功能烷化剂及细胞周期非特异性药物，可干扰 DNA 及 RNA 功能，尤以对前者的影响更大，它与 DNA 发生交叉联结，抑制 DNA 合成，对 S 期作用最明显。鲨肝醇有升白细胞作用，奋乃静可抑制氟尿嘧啶、环磷酰胺引起的呕吐。本品用于消化道肿瘤，如胃癌、结肠癌、肝癌、胰腺癌、食管癌等，还用于乳腺癌、卵巢癌、宫颈癌、绒毛膜上皮癌、恶性葡萄胎、膀胱癌、肺癌、头颈部癌。外用可治疗皮肤癌。

用法用量 口服：每次 1~2 片，每日 3 次。

注意事项 参见氟尿嘧啶、环磷酰胺。

剂型规格 片剂：每片含氟尿嘧啶 50mg、环磷酰胺 5mg、鲨肝醇、奋乃静、白及粉、乌贼骨粉等。

植入用缓释氟尿嘧啶
Sinofuan

别名 中人氟安，中人氟安化疗粒子

作用用途 本品为氟尿嘧啶的新剂型——化疗粒子。通过植入到瘤体内或瘤体周围，按照一定的速率缓慢释放药物，在瘤体周围和肿瘤组织内形成极高的药物浓度，破坏肿瘤细胞的生存条件，延长药物与癌细胞的作用时间，促使肿瘤细胞迅速凋亡。本品可经皮穿刺直接在肿瘤部位植药，每次植入在给药区域产生的药物浓度及持续时间相当于静脉化疗的几十倍至几百倍，通过大幅度减少或不给人体正常组织供药降低或消除全身性毒副作用。主要用于颅内肿瘤、胃癌、胰腺癌、口腔癌等恶性

实体肿瘤。对早、中晚期及恶液质的肿瘤患者均可使用。

用法用量 ①皮下植入：老年晚期癌症患者的姑息性化疗：每次 200mg/m²，每 10 日 1 次，连用 2 次后休息 10 日为一疗程。作为联合化疗方案之一：每次 500mg/m²，每 3 周 1 次，2~4 次为一疗程。②局部植入：体表肿瘤或肿瘤生长部位，每次 200~500mg/m²。植入方法：手术时对不能切除的肿瘤在直视下植入；在肿瘤可能扩散的部位进行预防性植入；在头架、体架引导下精确穿刺植入；通过各种内窥镜穿刺植入；在 X 射线、B 超引导下经皮穿刺植入。舌癌、眼眶内肿瘤、体表单发肿瘤：经舌部、眼眶内、氩氦刀冷冻单一通道植入给药，剂量 100~300mg；头颈部癌、宫颈癌、胰腺癌、胆管癌经瘤内及瘤周植入，剂量 200~500mg；乳腺癌经患侧腋窝、胸大小肌间、侧胸壁肌内、锁骨下肌肉植入，剂量 300~800mg；胃癌经残留胃周围、胰周、肝门附近、淋巴及易发部位植入，食管癌经病灶切除区域、肿瘤易转移区域、未切除肿瘤内植入，结肠癌经肠系膜动脉根部淋巴结区域、后腹膜及肿瘤易于转移复发部位植入，卵巢癌经子宫直肠凹盆腔腹膜后淋巴结、无法切除复发或转移病灶植入，剂量 400~1000mg；中晚期减荷手术及探查手术的肿瘤经瘤内及瘤周植入，剂量 500~1200mg。

注意事项 ①植入后维持与癌细胞作用时间长达 360~720 小时。②少数患者有局部疼痛，数天后自行缓解；基本上无胃肠道、骨髓抑制、肝肾功能损伤等毒副作用。③皮下植入时可选择患者双上臂内外侧、下腹部腹壁等部位（需没有急、慢性皮肤病或结节状疤痕）。常规消毒后，用 0.5% 利多卡因在植药区域皮下做辐射状组织浸润麻醉，浸润范围视植药区域大小而定。局麻后持专用植药针沿深筋膜与肌肉之间缓慢进针，穿刺 3~5cm 后，将植药针后退 1cm，植入本品约 20mg（一管装药量），植药针再后退 1cm 植入第二个 20mg，依次植入。一个植药通道不得超过 80mg。完成第一植药通道植药后，呈辐射状进行第二个植药通道穿刺并植入药物。一个植药区域呈辐射状分布植药通道 5~6 个。每一植药区域植药总量为：腹部不超过 460mg，上臂不超过 300mg。植药完毕后，穿刺点用 75% 酒精棉球压迫 1~2 分钟，用创可贴保护创面。

剂型规格 植入剂：每支 100mg，直径 0.8mm，长度 4mm。

双呋氟啶
Tegadifur

别名 双四氢呋喃氟尿嘧啶，三呋氟啶，双呋氟啶，双呋啶，双呋氟脲嘧啶，双呋喃氟尿嘧啶，双呋尿嘧啶，二呋氟啶，Tegadifurum，FD1，FD-1

作用用途 本品为氟尿嘧啶的衍生物，是一种具有潜在活性的抗癌药，通过在体内代谢生成氟尿嘧啶而起抗肿瘤作用。口服后在胃中几乎不吸收，主要在小肠吸收。体内代谢缓慢，能在血中、组织内长时间稳定地维

持氟尿嘧啶的有效浓度，主要代谢产物为替加氟。主要是通过氟尿嘧啶的药理作用抑制胸腺嘧啶脱氧核苷合成酶而干扰胸腺核酸 DNA 的生物合成，对 RNA 及蛋白质合成也有阻碍作用。用于胃癌、直肠癌、胆道癌、肝癌、乳腺癌、卵巢癌、甲状腺癌、肺癌等。

用法用量 口服：每次 200mg，每日 3 次，连服两周后可减为每日 400mg，4~6 周为一疗程，停药 1~2 周后再进行下一疗程。

注意事项 ①肝功能障碍患者对本品代谢比较困难，不宜服用。②不良反应可有恶心、呕吐、头晕、心悸、食欲不振、轻度骨髓抑制，少数患者有白细胞减少、血小板减少或贫血等。其他可见头晕、心悸等，个别出现共济失调。③用药过程中应经常验血，根据血中浓度而增减用药量，必要时可停药一段时间后再用药。④与氯霉素、磺胺、氨基比林合用，可使骨髓抑制加重。与皮质激素合用，可使免疫系统抑制加重。⑤本品宜饭后服用，以利吸收。用药期间若出现神经系统症状应立即停药。

剂型规格 ①片剂：每片 50mg；100mg。②胶囊剂：每粒 50mg；100mg。

替加氟
Tegafur

别名 喃氟啶，呋氟尿嘧啶，呋喃氟尿嘧啶，夫洛夫脱兰，呋氟啶，Ftorafur，FT－207，Fluorofur，Futraful，Futraqul，Coprogin

作用用途 本品为氟尿嘧啶的衍生物，在体内经肝脏活化逐渐转变为氟尿嘧啶而起抗肿瘤作用，在体内干扰、阻断 DNA、RNA 及蛋白质合成，是抗嘧啶类药物，为细胞周期特异性药物，化疗指数为氟尿嘧啶的 2 倍，毒性仅为氟尿嘧啶的 1/4~1/7。口服吸收良好，给药后 2 小时作用达最高峰，血浆 $t_{1/2}$ 为 5 小时，以较高的浓度均匀分布于肝、肾、小肠、脾和脑，以肝、肾中的浓度为最高。由于本品具有较高的脂溶性，可通过血脑屏障，在脑脊液中浓度比氟尿嘧啶高。本品经肝脏代谢，主要由尿和呼吸道排出，给药后 24 小时内由尿中以原形排出 23%，由呼吸道以二氧化碳形式排出 55%。主要治疗消化道肿瘤，例如胃癌、结肠癌、直肠癌和胰腺癌，也可用于治疗乳腺癌、支气管肺癌和肝癌等。

用法用量 ①口服：成人，每日 0.6~1.2g，分 2~4 次服用，总量 20~40g 为一疗程。小儿，每日 16~24mg/kg，分 4 次服用。②直肠给药：每次 0.5~1g，每日 1 次，总量 20~40g 为一疗程。③静脉滴注：每日 15~20mg/kg，每日 1g/m²，总量 20~40g 为一疗程。

注意事项 ①妊娠初期 3 个月以内妇女禁用。②有肝、肾功能障碍的患者使用时应慎重。③不良反应：轻度骨髓抑制表现为白细胞和血小板减少；轻度胃肠道反应以食欲减退和恶心为主，个别患者可出现呕吐、腹泻和腹痛；其他反应有乏力、寒战、发热、头痛、眩晕、

运动失调、皮肤瘙痒、色素沉着、黏膜炎及注射部位血管疼痛等。④注射用替加氟若遇冷析出结晶，温热可使溶解并摇匀后使用。本品呈碱性且含碳酸盐，避免与含钙、镁离子及酸性较强的药物合用。

剂型规格 ①片剂：每片 50mg；100mg；200mg。②胶囊剂：每粒 100mg；200mg。③栓剂：每枚 500mg；750mg。④注射剂：每支 200mg。

替加氟－尿嘧啶
Tegafur-Uracil

别名 复方替加氟，优福定，喃氟啶脲嘧啶，优氟泰，UFT

作用用途 本品是替加氟与尿嘧啶 1：4 的混合物。在体内替加氟逐渐转变为氟尿嘧啶而起干扰、阻断 DNA、RNA 及蛋白质合成的作用。尿嘧啶可抑制氟尿嘧啶在肿瘤组织的分解，提高浓度而增强疗效。尿嘧啶可阻断替加氟的降解作用，特异性地提高肿瘤组织中氟尿嘧啶及其活性代谢产物的浓度。当替加氟与尿嘧啶以 1：4 配比时，氟尿嘧啶在肿瘤和血液中的浓度比值最大。尿嘧啶可增强替加氟的作用。主要用于消化系统肿瘤，如胃癌、结肠直肠癌，也用于乳腺癌、甲状腺癌等。目前将本品与丝裂霉素联合应用治疗晚期胃癌，为我国和日本广泛应用的方案。与多柔比星、平阳霉素联合应用治疗食管癌也有一定疗效。

用法用量 口服：①片剂，每次 2~3 片，每日 3~4 次，总量 400~600 片为一疗程。②胶囊剂，每次 1~2 粒，每日 3~4 次。小儿用量酌减。

注意事项 ①对替加氟、氟尿嘧啶类衍生物有过敏史者、孕妇、哺乳期妇女禁用。②有骨髓功能抑制、肾功能损害、合并感染、水痘患者、胃溃疡患者等慎用。③不良反应有轻微的骨髓抑制反应、白细胞、血小板下降；胃肠道反应主要表现为食欲缺乏、恶心、呕吐、腹泻、口腔炎，一般较替加氟略重；对血象影响轻微；少数患者出现乏力、头晕、头痛、瘙痒、皮炎、色素沉着、脱发和肝功能损害；肝、肾功能可能受影响。④严重感染者服用本品应注意出血倾向，或加重感染症状。服用本品应定期检查血象、肝肾功能。⑤使用替加氟期间接种活疫苗（如轮状病毒疫苗），将增加活疫苗感染的风险。接受免疫抑制化疗的病人不能接种活疫苗。缓解期白血病病人，至少要停止化疗 3 个月，才允许接种活疫苗。

剂型规格 ①片剂：每片 162mg（含替加氟 50mg，尿嘧啶 112mg）。②胶囊剂：每粒 324mg（含替加氟 100mg，尿嘧啶 224mg）。

去氧氟尿苷
Doxifluridine

别名 氟铁龙，多西氟尿啶，艾丰，可弗克托，迈韦斯，脱氧氟尿苷，奇诺必通，Furtulon，Doxifluridinum，

Fortulon, Furzron, 5-DFUR

作用用途 本品是一种氟尿嘧啶类衍生物，由肿瘤组织中高活性的嘧啶核苷磷酸化酶转化成氟尿嘧啶，发挥其选择性抗肿瘤作用。适用于胃癌、结肠癌、直肠癌、乳腺癌、宫颈癌、膀胱癌、鼻咽癌。

用法用量 口服：成人，每次 200~300mg，每日 3~4 次。

注意事项 ①对本品有过敏史的患者、孕妇及哺乳期妇女、正在接受索立夫定（Sorivudine）治疗患者禁用。②可能引起骨髓功能抑制等严重不良反应，骨髓功能抑制的患者慎用。③肝肾功能障碍的患者、并发感染的患者、心脏病患者、水痘患者（有可能导致致命性的全身障碍）、消化道溃疡或出血的患者慎用。④儿童及生育年龄的患者用药时应考虑到对性腺的影响。⑤可能会引起严重的肠炎（出血性肠炎、缺血性肠炎、坏死性肠炎）和脱水，当发生严重的腹部疼痛、腹泻和其他的症状时，应立即停药并对症治疗。⑥合并使用其他抗恶性肿瘤药物时，可能加重骨髓抑制等不良反应。

剂型规格 ①胶囊剂：每粒 100mg；200mg。②片剂：每片 200mg。

卡莫氟
Carmofur

别名 氟脲己胺，嘧福禄，孕贝，乙胺酰氟脲嘧啶，Mifurol，Yamafur，HCFU，MCFU，Carmofurum，Vamaful，Vamafur，Vamfur

作用用途 本品为氟尿嘧啶的衍生物，在体内缓慢释放出氟尿嘧啶而起抗肿瘤作用，属细胞周期特异性药物。药理作用可参见"氟尿嘧啶"。口服后经肠道迅速吸收，给药 2~4 小时后血药浓度达峰值，有效血药浓度可维持 9 小时（当口服本品 5mg/kg 时，血液中氟尿嘧啶浓度超过 0.1μg/ml）。在体内经多种途径代谢（可在肝外代谢），缓慢释放出氟尿嘧啶。脑脊液中氟尿嘧啶浓度较其他衍生物低。口服后约 15% 以氟尿嘧啶或其代谢物形式从尿液排出。主要用于治疗消化道肿瘤，如胃癌、大肠癌、肝癌等，也用于乳腺癌的治疗。

用法用量 口服：①单药治疗：每日 600~800mg，分 3~4 次服用，连用 4~6 周为一疗程。②联合用药：每日 600mg，分 3 次服用，连用 2 周为一疗程。

注意事项 ①对本品过敏者、妊娠早期、哺乳期妇女禁用。②高龄老年患者、恶病质或营养不良患者、肝肾功能不全者慎用。③不良反应：心血管系统偶见心悸、胸痛、心电图异常；中枢神经系统可出现眩晕、麻木感、头痛、乏力、记忆力下降，偶见言语障碍、锥体外系症状、尿失禁；泌尿生殖系统罕见血尿、蛋白尿、少尿、排尿障碍、排尿疼痛、肾功能异常等；消化系统可有畏食、恶心、呕吐、腹泻、口炎、味觉异常、腹部不适、肝功能障碍；罕见胃肠道溃疡、便秘等；血液系统偶见红细胞、白细胞、血小板减少和出血倾向；皮肤出现发红、肿胀、水疱、色素沉着、瘙痒，有时出现皮疹及光敏反应；其他可有颜面、腹部、肛门灼热感，偶出现全身倦怠、发热等症状。④与胸腺嘧啶、氟尿嘧啶同服，可提高肿瘤组织中氟尿嘧啶的浓度，从而提高疗效；与抗胆碱药、镇静药并用，作用相互拮抗；服药后摄入酒精，可引起脑缺血样症状及意识模糊。⑤本品可单用或与其他抗肿瘤药联合应用。与其他细胞毒药物联用时应酌情减量。患者血白细胞计数低于 3×10^9/L 时应停用。发现脑白质病初期症状时应立即终止用药。⑥用药期间定期检查白细胞、血小板计数。

剂型规格 ①片剂：每片 50mg；100mg。②颗粒剂：每袋 1g（200mg）。

阿糖胞苷
Cytarabine

别名 阿糖胞贰，阿糖胞嘧啶，胞嘧啶阿拉伯糖贰，爱力生，赛德萨，寒德威，胞核嘧啶阿拉伯糖苷，胞嘧啶阿拉伯糖苷，雅玛山阿糖胞苷，盐酸阿糖胞苷，Cytarabine，Cytosine，Ara-C，Cytosar，CAR，Alesan，Arabinlside，Arabitin，Aracytin，Cytarabine Hydrochloride，Cytarabinum，Cytarbel，Cytosar，Cytosar-U，Cytosine Arabinoside

作用用途 本品为主要作用于细胞 S 增殖时相的嘧啶类抗代谢药物，通过抑制细胞 DNA 的合成，干扰细胞的增殖；对单纯疱疹病毒、牛痘病毒的繁殖及免疫反应亦均有抑制作用。进入人体后经激酶磷酸化后转为阿糖胞苷三磷酸及阿糖胞苷二磷酸，前者能强有力地抑制 DNA 聚合酶的合成，后者能抑制二磷酸胞苷转变为二磷酸脱氧胞苷，从而抑制细胞 DNA 聚合及合成。口服吸收量少，又极易被胃肠道黏膜及肝脏的胞嘧啶核苷酸的脱氨作用而失活，故不宜口服。可经静脉、皮下、肌内或鞘内注射而吸收。静脉注射后能广泛分布于体液、组织及细胞内，静脉滴注后约有中等量的药物可透入血脑屏障，其浓度约为血浆浓度的 40%。在肝、肾等组织内代谢，在血及组织中很容易被嘧啶核苷酸迅速脱氨而形成无活性的尿嘧啶阿拉伯糖苷。在脑脊液内，由于脱氨酸含量较低，故其脱氨作用较缓慢。静脉给药时，24 小时内约 10% 以阿糖胞苷，90% 以尿嘧啶阿糖胞苷为主的无活性物质形式从肾脏排泄。适用于急性淋巴细胞及非淋巴细胞白血病的诱导缓解期及维持巩固期；慢性粒细胞白血病的急变期。本品亦适用于恶性淋巴瘤。对肺癌、消化道癌、头颈部癌也有一定疗效。对病毒性角膜炎及流行性角膜炎亦有一定疗效，可用于治疗眼部病毒感染。

用法用量 ①静脉注射：成人，常用量，诱导，每日 2mg/kg，连用 10 日，如无明显不良反应，剂量可增大每日 4mg/kg。小儿，常用量，诱导，皮下、肌内注射或静脉注射，每日 100mg/m²，连用 5~7 日。静脉注射：每次 1~3mg/kg，每日 1 次，连用 10~15 日，或 4~6mg/kg，每周 2 次。②静脉滴注：成人，每日 0.5~1mg/kg，持续 1~24 小时，连用 10 日，如无明显不良反应，剂量可增大至每日 2mg/kg。完全缓解后改用继续治疗量，皮下注射，每次 1mg/kg，每日 1~2 次。**小儿**，每日 5~7.5mg/kg，连用 4~5 天。治眼病毒感染，每次 50mg，隔日 1 次，总量 150~300mg，同时用本品滴眼剂及氯霉素滴眼。③**皮下注射**：用于维持治疗，每次 1~2mg/kg，每周 1~2 次。

注意事项 ①下列情况应慎用：骨髓抑制、白细胞及血小板显著减低者、肝肾功能不全、有胆道疾病患者、有痛风病史、尿酸盐肾结石病史、近期接受过细胞毒药物或放射治疗、妊娠初期、哺乳期妇女。②不良反应：对造血系统可有白细胞及血小板减少，严重者可发生再生障碍性贫血；白血病、淋巴瘤患者治疗初期可发生高尿酸血症，严重者可发生尿酸性肾病；较少见的有口腔炎、食管炎、肝功能损害、血栓性静脉炎。胃肠道反应，恶心、呕吐、食欲不振。骨髓抑制，白细胞及血小板减少、贫血。发热、脱发、皮疹，可引起肝损害。可有过敏反应、头痛、烦躁不安、心律失常。可引起肝脏中心静脉及肝小叶静脉闭塞，导致黄疸、肝肿大、腹痛、腹水及脑病。应用大剂量常出现眼毒性作用，也可致男性生殖功能失常。③与其他骨髓抑制剂合用可增强其骨髓抑制作用，需谨慎。不可与氟尿嘧啶、庆大霉素、青霉素、肝素、胰岛素、L-门冬酰胺酶、甲泼尼龙和甲氨蝶呤合用。④使用本品时，应适当增加患者液体的摄入量，使尿液保持碱性，必要时可同用别嘌醇以防止血清尿酸增高及尿酸性肾病的形成。快速静脉注射虽引起的恶心、呕吐反应较严重，但对骨髓的抑制较轻，患者亦更能耐受大的阿糖胞苷剂量。⑤用药期间应定期检查：周围血象、血细胞和血小板计数、骨髓涂片以及肝肾功能。

剂型规格 ① 滴眼剂：0.1%。②注射剂：每支 40mg；50mg；100mg；500mg；1000mg；2000mg。

氟尿嘧啶脱氧核苷
Floxuridine

别名 5-氟脱氧尿苷

作用用途 本品为作用于 S 期的周期特异性药物。本品在体内经胸腺嘧啶核苷激酶作用下转化为活性型氟苷单磷酸盐，从而抑制脱氧胸苷酸合成酶，阻止脱尿苷酸甲基化转变为脱氧胸苷酸，从而影响 DNA 的生物合成，致使癌细胞不能生长。适用于肝癌、直肠癌、结肠癌、食管癌、胃癌和肺癌。也可用于无法手术切除的原发性肝癌。

用法用量 ①**静脉滴注**：用法用量参考氟尿嘧啶。②**肝动脉插管**：治疗肝癌疗效较好，每次 250~500mg，每日 1 次。③**动脉灌注**：每瓶加入 8~10ml 注射用水溶解即可。④**静脉灌注**：每瓶加入 8~10ml 注射用水溶解，掺入 5% 葡萄糖注射液中即可。

注意事项 ①对本品过敏者、孕妇及哺乳期妇女禁用。②可有骨髓抑制，应经常做各种化验检查（如血液、肝功、肾功检查），观察患者状态，发现异常时应减量或停药。③有轻度胃肠道反应，如恶心、呕吐、食欲不振和腹泻，持续用药 14 日后可见有 28% 的患者出现胆红素及转氨酶升高。④还可见白细胞减少。

剂型规格 注射剂：每支 250mg。

安西他滨
Ancitabine

别名 环胞苷，环胞贰，环胞啶，Anatabine，Ancitabinum，Cyclo-C CC，Cyclocytidine

作用用途 本品为阿糖胞苷的脱水衍生物，是一种细胞周期特异性药物，主要作用于细胞周期的 S 期，在体内转变为阿糖胞苷而起作用，并对 G_1/S 及 S/G_2 转换期也有作用。其特点为不易被灭活，对代谢酶稳定，故在体内维持作用时间长。在实验抗肿瘤药中，治疗指数最高为 50（阿糖胞苷为 12，甲氨蝶呤为 12，柔红霉素为 8.3）。对单纯疱疹病毒也有抑制作用。口服可吸收，且不易被体内灭活。药物在血液和脏器内停留时间较长，半衰期为 8 小时。主要以原型从尿中排泄，单次静脉注射本品 20mg/m²，于 24 小时内排泄 95%，其中 85% 为原形，10% 为阿糖胞苷和阿糖尿苷。用于急性粒细胞白血病、脑膜白血病等各类急性白血病。可与其他抗肿瘤药物联用，治疗实体瘤和淋巴瘤。本品滴眼液可用于疱疹病毒角膜炎和虹膜炎。

用法用量 ①**口服**：每日 5~10mg/kg，5~10 日为一疗程，间隔 7~14 日进行下一疗程。②**肌内注射或静脉注射**：每日 5~10mg/kg，5~10 日为一疗程，间隔 7~14 日进行下一疗程。可根据幼稚细胞消失或白细胞下降等情况适当调整剂量。③**静脉滴注**：每次 4~12mg/kg，每日 1 次，连用 5~10 日为一疗程。④**鞘内注射**：适用于脑膜白血病，每次 50~100mg，每周 2~3 次，用生理盐水 2ml 稀释后注射。⑤**经眼给药**：每 1~2 小时滴眼 1 次，晚间加用眼膏 1 次；或单用眼膏每日 4~6 次，待溃疡愈合，实质层浸润消失后，再减为每日 4 次，维持用药 2 周以上。

注意事项 ①孕妇慎用。②不良反应，血液系统可出现骨髓抑制，白细胞、血小板减少。静脉注射部位可出现静脉炎。胃肠道可见食欲缺乏、恶心、呕吐。心血管系统个别出现直立性低血压。呼吸系统个别可出现肺部炎症。肝脏，个别出现肝功能异常。皮肤可出现皮疹。其他，个别可出现头痛、结膜充血、流涎、鼻黏膜肿胀、用量过大可出现腮腺疼痛。③使用滴眼液时，必须同时应用抗生素及抗真菌滴眼液，以防止细菌和真菌混合感染。滴眼液若有结晶析出可加温溶解后再使用。本品用量过大时可出现腮腺疼痛，可局部冷敷以缓解症状。④用药期间应定期检查血象。

剂型规格 ①片剂：每片 100mg。②滴眼剂：每支 0.05%。③眼膏剂：每支 0.05%；0.1%。④注射剂：每支 50mg；100mg；200mg。

盐酸吉西他滨
Gemcitabine Hydrochloride

别名 吉西他滨，健择，泽菲，Gemcitabine，Gemzar，Gemzer

作用用途 本品为细胞周期特异性抗代谢类抗癌药，主要作用于 S 期细胞，也可阻断细胞增殖由 G_1 期过渡至 S 期。静脉滴注后，很快分布到体内各组织，滴注时间越长，分布就越广，半衰期也越长。主要在肝脏、肾、血液和其他组织中快速而完全地代谢。个体差异较大，与性别、年龄相关。本品用于胰腺癌时，作为晚期病人在氟尿嘧啶类药物失败后的二线用药，能改善病人的生活质量。用于非小细胞肺癌时，可作为局部晚期（Ⅲ期）和已有转移（Ⅳ期）的非小细胞肺癌的一线用药。主要用于治疗非小细胞肺癌和胰腺癌。本品对卵巢癌、乳腺癌、子宫颈癌、膀胱癌、肝癌、胆道癌、鼻咽癌、睾丸肿瘤、淋巴瘤、间皮瘤和头颈癌也具有姑息性疗效。

用法用量 静脉滴注：非小细胞肺癌：每次 $1g/m^2$，静脉滴注 30 分钟，每周 1 次，连续 3 周，休息 1 周，每 4 周重复 1 次。

注意事项 ①对本品过敏者、孕妇、哺乳期妇女禁用。②肝肾功能不全者、有骨髓抑制者慎用。③不良反应，血液系统可出现轻至中度的骨髓抑制，多为中性粒细胞减少，血小板减少，还可出现贫血。消化系统可出现肝脏损害（约 67%）、恶心、呕吐（20% 患者需要药物治疗）、腹泻（8%）、便秘（6%）及口腔毒性（口腔溃疡及红斑，发生率约 7%）等。泌尿生殖系统可出现轻度蛋白尿和血尿（约 50%）。心血管系统有低血压、心肌梗死、充血性心力衰竭及心律失常。中枢神经系统可出现轻至中度困倦（10%）。过敏反应有皮疹（约 25%）、瘙痒（10%）。其他约 20% 患者出现类似于流感的症状，约 30% 患者出现周围性水肿，约 13% 患者出现脱发（常为轻度）。④本品单次静脉滴注时间通常是 30 分钟，最长不超过 60 分钟；本品是一种辐射增敏剂，接受放疗时使用本品，可产生严重毒性。⑤药物过量时尚无解毒剂。临床上怀疑有过量情况时，应监测血液学指标，必要时对症支持治疗。

剂型规格 ①注射用盐酸吉西他滨：每支 0.2g；1g。②吉西他滨注射剂：每支 2g。

卡培他滨
Capecitabine

别名 希罗达，卡倍他滨，Xeloda

作用用途 本品是一种对肿瘤细胞有选择性的口服细胞毒性药物。药物自身无细胞毒性，但可在肿瘤所在部位经胸苷磷酸化酶（肿瘤相关性血管因子）作用下转化为具有细胞毒性的氟尿嘧啶而发挥作用，从而最大程度地降低氟尿嘧啶对正常人体细胞的损害。口服后以原形经肠黏膜完全而迅速地吸收，食物可影响其吸收率。

主要在肝脏和肿瘤组织内代谢，代谢产物主要由肾脏排泄，71% 在尿中恢复原形。适用于对紫杉类和蒽环类药化疗方案治疗无效（或不能使用）的晚期原发性乳腺癌，或与多西紫杉醇联合用于蒽环类药物治疗无效的转移性乳腺癌。也适用于治疗结肠、直肠癌。适用于紫杉醇和包括有蒽环类抗生素化疗方案治疗无效的晚期原发性或转移性乳腺癌的进一步治疗。

用法用量 口服：每日 $2.5g/m^2$，分早晚 2 次给药，于饭后半小时吞服，连用 2 周，间歇 1 周，3 周为一疗程。如病情继续恶化或产生不能耐受的不良反应时应停止治疗。肌酐清除率为 51~80ml/min 时，无需调整剂量；肌酐清除率为 30~50ml/min 时，使用常规剂量的 75%。

注意事项 ①对本品及其代谢产物有过敏史或曾经出现过严重不良反应者、肌酐清除率小于 30ml/min 的严重肾功能不全者、孕妇、哺乳期妇女禁用。②老年人、现有或既往有冠心病者、中度肾功能不全者、肝功能不全者慎用。③不良反应：中枢神经系统，疲乏、感觉异常、头痛、头昏、失眠、易激惹、镇静、共济失调、震颤、眩晕、言语困难、脑病、异常共济失调、构音障碍、意识丧失、平衡受损、抑郁、精神错乱。代谢/内分泌系统，脱水、水肿、体重增加、高脂血症、低钾血症、低镁血症、淋巴水肿。肌肉骨骼系统，四肢疼痛、肌痛、肌无力。肝脏，高胆红素血症、肝纤维化、肝炎、胆汁淤积性肝炎、肝功能试验异常、肝衰竭。血液，中性粒细胞减少、血小板减少、贫血、淋巴细胞减少、出血、败血症、白细胞减少、凝血障碍、特发性血小板减少性紫癜、全血细胞减少。皮肤，手足综合征、皮炎、指甲疾病、出汗增多、光敏反应、皮肤溃疡、瘙痒、辐射撤销综合征、热潮红。心血管系统，心动过速、心动过缓、房性纤颤、室性期外收缩、期外收缩、心肌炎、心包积液、低血压、高血压、脑血管意外。呼吸系统，咳嗽、鼻出血、哮喘、咯血、呼吸窘迫、呼吸困难、支气管炎、肺炎、支气管肺炎、肺栓塞。胃肠道，腹胀、腹泻、腹痛、便秘、消化不良、恶心、呕吐、吞咽困难、肛部痛、腹水、胃溃疡、肠梗阻、肠毒性扩张、胃肠炎、口渴、喉炎。其他，有发热、胸痛、胸部肿块、流感样疾病、嘶哑、步行困难、虚脱、纤维化、恶病质、真菌感染、药物过敏等。④与亚叶酸钙、口服抗凝药、苯妥英等有相互作用。

剂型规格 片剂：每片 0.15g；0.5g。

羟基脲
Hydroxyurea

别名 氨基甲酰基羟胺，氨甲酰基胺，羟基脲素，羟脲，Hydroxycarbamide，Hudura，Hydrea，Hydroxicarbamidum，Hydroxyurea，Idroxicarbamidum，HU，Hydrea，Litalir

作用用途 本品是一种核苷二磷酸还原酶抑制剂，可以阻止核苷酸还原为脱氧核苷酸，因而选择性地抑制

DNA 的合成，能抑制胸腺嘧啶核苷酸掺入 DNA，并能直接损伤 DNA，但对 RNA 及蛋白质的合成并无抑制作用。本品作用于 S 期，并能使部分细胞阻滞在 G_1/S 期的边缘，故可用作使癌细胞部分同步化或放射增敏的药物。口服吸收较快，2 小时后血清浓度已达高峰，6 小时后消失，$t_{1/2}$ 为 3～4 小时，可透过血脑屏障。主要在肝内代谢，由尿中排泄。主要用于治疗慢性粒细胞白血病（慢粒）、慢粒的加速期和急变期、真性红细胞增多症。另对头颈部原发性鳞癌、复发性转移性卵巢癌等亦有一定疗效；与放射治疗同时应用或作为放射增敏剂，可增加治疗头颈部肿瘤的疗效。

用法用量 口服：①慢性粒细胞白血病，一般开始剂量为每日 20～30mg/kg，1 次或分 2 次应用，当白细胞下降至 $10×10^9/L$ 以下时减量至约为每日 20mg/kg，口服维持或改间歇服用。②头颈癌、卵巢癌等，每次 60～80mg/kg，每 3 日 1 次。单独服用或与放疗合用，每日 20～30mg/kg，每日 1 次。③顽固和脓疱性银屑病，每日 0.5～1.5g，4～8 周一疗程。小儿常用量尚未确定。

注意事项 ①水痘、带状疱疹及各种严重感染、妊娠初期、哺乳期妇女禁用。②严重贫血未纠正前、骨髓抑制、肾功能不全、痛风、尿酸盐结石史等慎用。③造血系统较常见的有白细胞减少、贫血或红细胞形态的异常。消化系统较常见的有胃纳减退、恶心、呕吐，较少见的有便秘，长期服用本品可发生口腔黏膜炎、口腔溃疡等。其他有皮疹、红斑、瘙痒等皮肤反应，脱发较为少见，偶见血尿酸增高或尿酸性肾病、头痛、倦睡、头晕、幻觉、惊厥等神经毒性表现。有报道可引起睾丸缩小及致畸胎作用。其他还有色素沉着、药物热、超敏反应、局部损伤及对射线过敏等。④与别嘌醇、秋水仙碱、丙磺舒、与能引起白细胞或血小板减低的药物存在相互作用。⑤服用本品时应适量增加液体的摄入量，以增加尿量及尿酸的排出；治疗前后及治疗期要严密定期随访血常规、血小板计数、血尿素氮、尿酸、肌酐浓度。

剂型规格 ①片剂：每片 500mg。②胶囊剂：每粒 400mg。

乙双吗啉
Bimolane

别名 AT-1727，Nec-3513558

作用用途 本品为我国设计合成的一种抗肿瘤药。对 S 期有抑制作用，故能抑制 DNA 的生物合成，对体液免疫有轻度抑制作用，但不能抑制细胞免疫。可减少肿瘤四周血管形成，防止肿瘤转移，对放疗有增效作用，与放疗合用则抗肿瘤作用明显增强。适用于银屑病、扁平疣、眼科葡萄膜炎、淋巴肉瘤、肺癌、胃癌等。

用法用量 口服：①治疗肿瘤及恶性肿瘤，每次 0.4～0.6g，每日 3～4 次，10～14 日为一疗程。②治疗银屑病，每日 0.6～0.8g，分 3～4 次服，每四周一疗程。③治疗眼科葡萄膜炎，每日 1.2g，分 3 次服，服一周停

药或连续服用。痊愈后不良反应需服用维持量以巩固疗效。

注意事项 ①有肝病史者、儿童、孕妇或哺乳期妇女禁用。②有肾病及消化道溃疡者慎用。③不良反应有恶心、呕吐、食欲减退、白细胞下降、GPT 升高等。④服药期间出现消化道出血、胃痛剧烈或白细胞减少到 $400/\mu l$ 以下时应停药。对症处理后视情况决定是否继续用药。

剂型规格 胶囊剂：每粒 200mg。

硫鸟嘌呤
Tioguanine

别名 6-硫代鸟嘌呤，6-TG

作用用途 本品是鸟嘌呤的同类物，属于抑制嘌呤合成途径的另一常用嘌呤代谢拮抗物，是细胞周期特异性药物。在人体内必须由磷酸核糖转移酶转为 6-TG 核糖核苷酸后方具活性。作用环节与硫嘌呤相似，对处于 S 周期的细胞最敏感，除能抑制细胞 DNA 的合成外，对 RNA 的合成亦有轻度抑制作用。口服后吸收不完全，约 30%。仅有较小量药物能从血液渗透入血脑屏障，因而一般口服量不足以预防和治疗脑膜白血病。静脉注射的 $t_{1/2}$ 为 25～240 分钟，平均为 80 分钟。经肾脏排泄，每次口服，约 40% 的药物在 24 小时内以代谢产物形式经尿液排出，尿中仅能测出微量的硫鸟嘌呤。适用于急性淋巴细胞白血病及急性非淋巴细胞白血病的诱导缓解期及继续治疗期，慢性粒细胞白血病的慢性期及急变期。

用法用量 口服：开始时，每日 2mg/kg 或 $100mg/m^2$，每日 1 次或分次服用。维持量，每周 2～3mg/kg 或按 $100mg/m^2$。小儿，每日 2.5mg/kg，分 1～2 次服用。

注意事项 ①妊娠初期妇女禁用。②骨髓已有显著的抑制现象、血象表现有白细胞减少或血小板显著降低，并出现相应严重的感染或明显的出血现象者；有肝肾功能损害、胆道疾病患者；有痛风病史、尿酸盐结石病史者；4～6 周内已接受过细胞毒药物或放射治疗者慎用。③常见的毒性反应为骨髓抑制，可有白细胞及血小板减少。消化系统反应有恶心呕吐、食欲减退等胃肠道反应及肝功能损害，可伴有黄疸。开始治疗的白血病及淋巴瘤患者可出现高尿酸血症，严重者可发生尿酸性肾病。本品有抑制睾丸或卵巢功能的可能，引起闭经。服用本品时，应适当增加患者水的摄入量，并使尿液保持碱性，或同时服用别嘌醇以防止患者血清尿酸含量的增高及尿酸性肾病的形成。⑤本品可有迟缓作用，因此在疗程中首次出现血细胞减少症特别是粒细胞减少症、血小板减少症、黄疸、出血或出血倾向时，即应迅速停药，当各检验值恢复后可从小剂量开始重新服药。

剂型规格 片剂：每片 25mg；50mg；100mg。

硫唑嘌呤
Azathioprine

别名 依木兰，AZP，Imuran，Imurel，Imurek

作用用途 本品为硫嘌呤的衍生物，在体内几乎全部转变为6-硫基嘌呤而起作用。化疗指数高，其免疫抑制作用机制与硫嘌呤相同，即具有嘌呤拮抗作用。由于免疫活性细胞在抗原刺激后的增殖期需要嘌呤类物质，此时给以嘌呤拮抗剂即能抑制DNA的合成，从而抑制淋巴细胞的增殖，产生免疫抑制作用。用于自身免疫性疾病，如类风湿性关节炎、全身性红斑狼疮、溶血性贫血、特发性血小板减少性紫癜、活动性慢性肝炎、溃疡性结肠炎、重症肌无力、硬皮病等；亦可用于肾脏移植及肾炎。

用法用量 口服：①白血病、免疫性疾病，每日1.5~3mg/kg体重，分2次服用。②肾移植，每日2~5mg/kg体重，分2~3次服，维持量，每日0.5~3mg/kg体重。

注意事项 ①肝病患者忌用。②注意并发感染。③不良反应：食欲不振、恶心、呕吐、腹泻、白细胞减少、轻度贫血，偶见发热、皮疹、脱发、黏膜溃疡、神经症状；大剂量损害肝脏、抑制骨髓、降低机体抵抗力，应定期检查血象。

剂型规格 片剂：每片25mg；50mg；100mg。

六甲蜜胺
Altretamine

别名 六甲密案，六甲三聚氰胺，六甲嘧胺，Hexamethylmelamine，Hexastat，Hexinawas，Hexalen，HMM

作用用途 本品抗肿瘤作用机制仍不清楚，化学结构与烷化剂三乙烯三聚氰胺（癌宁，TEM）相似，但作用方式不同，与烷化剂无交叉抗药性，类似抗代谢类药物作用，抑制DNA、RNA和蛋白质合成。口服给药后吸收快，1~3小时血药浓度达高峰，血浆 $t_{1/2}$ 为2.9~10.2小时，生物利用度个体差异大，脑脊液中浓度是血浆浓度的6%。在体内经肝脏内的微粒体混合功能氧化酶可被迅速去甲基化形成一类 N-去甲基代谢物，代谢物主要经尿排出，尿中无原型药存在，24小时内尿中排出61%，72小时内排出89%。代谢物更易进入脑脊液中。主要治疗卵巢癌，也可用于治疗支气管肺癌、乳腺癌和恶性淋巴瘤等。

用法用量 口服：单药，每日4~12mg/kg，或每日150~300mg/m²，分3~4次服，连续14~21日为一疗程，间隔2~3周开始下一疗程。联合应用，每日100~200mg/m²，连续14日，每月为一疗程。

注意事项 ①肝病患者、孕妇及哺乳期妇女慎用。②不良反应，骨髓抑制较轻，包括白细胞减少和血小板减少，见于给药后3~4周，停药后一周内可恢复；剂量限制毒性是胃肠道和神经系统毒性，前者主要表现为厌食、恶心、腹泻和腹痛，后者主要表现为感觉异常、肌无力、共济失调、静止性震颤、反射亢进、焦虑不安、幻觉、抑郁症、锥体外系症状和癫痫，以上毒副作用是可逆的，停药后可恢复。③与其他细胞毒药物联合应用需减量；与抗抑郁药联合应用，可产生直立性低血压；与甲氧氯普胺合用可产生肌张力障碍；与维生素 B_6 同时使用，可能减轻周围神经毒性。④本品有刺激性，避免与皮肤和黏膜直接接触。⑤用药期间定期检查白细胞、血小板计数。

剂型规格 ①片剂：每片50mg；100mg。②胶囊剂：每粒100mg；200mg。

喷司他汀
Pentostatin

别名 2-脱氧咖啡霉素，喷妥司汀，脱氧考福霉素，脱氧助间型霉素，2-Deoxycoformycin，Nipent

作用用途 本品为一种嘌呤类似物，可通过不可逆的腺苷和脱氧腺苷脱氨作用，抑制腺苷脱氨酶（ADA），阻止ADA控制细胞内的腺苷水平，从而导致脱氧腺苷（dAdo）和5′-三磷酸脱氧腺苷（dATP）的蓄积。后者的蓄积将导致细胞死亡，机制可能是通过抑制脱氧核糖核酸（DNA）或核糖核酸（RNA）的合成。单次给药后，本品可抑制ADA一周以上。本品的血浆蛋白结合率为4%，分布半衰期为11~85分钟。50%~96%经肾排泄，总清除率为68ml/（min·m²），消除半衰期为3~15小时（平均5.7小时）。用于多毛细胞白血病。

用法用量 静脉注射：每次4mg/m²，每两周1次。注射前静脉滴注500~1000ml的5%葡萄糖溶液或等量其他溶液进行水化，注射后再静脉滴注500ml的5%葡萄糖注射液或等量其他溶液。

注意事项 ①对本品过敏者禁用。②骨髓抑制患者、感染患者、肾功能不全患者、肝功能检测值升高（一般可逆）患者、偶发的严重皮疹患者、中枢神经系统中毒患者慎用。③不良反应可见骨髓抑制、心律失常、恶心、呕吐、腹泻、肝功能异常、角膜结膜炎、皮疹等。④与下列药物有相互作用：环磷酰胺、氟达拉滨、卡氮芥、依托泊苷、大剂量环磷酰胺、活疫苗、阿糖腺苷、腺苷脱氨酶等。⑤出现严重皮疹、急性感染或神经中毒的患者，应停药。对于伴发贫血、血小板减少症或中性粒细胞减少症的患者不必减量。但若中性粒细胞的绝对计数下降到200个/m³时，则应停药。过量用药可出现嗜睡、昏迷、癫痫发作、血尿、血尿素氮升高、血清肌酐升高等，甚至出现急性肾衰竭。

剂型规格 注射剂：每支10mg。

替莫唑胺
Temozolomide

别名 泰道，蒂清，Methazolastone，Temodal，Temodar，Temoxol

作用用途 本品可在生理 pH 条件下经快速非酶催化转变为活性化合物 5-（3-甲基三嗪-1-基）咪唑-4-酰胺（MTIC），后者再通过脱氧核糖核酸（DNA）鸟嘌呤的 O_6 和 N_7 位点上的甲基化发挥细胞毒作用。动物实验表明，本品可使中枢神经系统肿瘤异种移植的小鼠寿命显著延长，且对肿瘤细胞株的作用强于卡莫司汀，为甲基苄肼的 4 倍。此外，本品还对包括对卡莫司汀耐受的肿瘤在内的多种中枢神经系统肿瘤有作用。口服吸收迅速而完全，1 小时后达血药浓度峰值，生物利用度为 96%~100%。在生理 pH 条件下，本品能迅速分解为活性物质 MTIC 和酸性代谢物。在 7 日后约可排泄给药量的 38%，其中 37.7% 随尿排泄，0.8% 随粪便排泄。用于多形性胶质母细胞瘤、间变性星形细胞瘤。

用法用量 口服：最初剂量，每次 150mg/m²，每日 1 次，连服 5 日，28 日为一周期。若治疗周期内，第 22 日与第 29 日（下一周期的第一日）测得的中性粒细胞计数（ANC）≥1.5×10⁹/L，血小板≥100×10⁹/L 时，下一周期剂量增加为每次 200mg/m²。在任意治疗周期内，若测得的中性粒细胞计数（ANC）<1.0×10⁹/L 或血小板<50×10⁹/L 时，下一周期的剂量减少 50mg/m²，但不得低于最低剂量 100mg/m²。

注意事项 ①对本品过敏者、对达卡巴嗪（因其同样代谢为 MTIC）过敏者、孕妇或计划妊娠妇女禁用。②肝、肾功能不全患者、70 岁以上患者、细菌或病毒感染患者、骨髓抑制患者、之前接受过化疗或放射治疗的患者慎用。儿童服用本品的安全性尚未确立，故儿童不宜使用。③不良反应可见恶心、呕吐、便秘、疲乏、头痛、眩晕、呼吸短促、脱发、贫血、发热、免疫力下降等。骨髓抑制（中性粒细胞减少症和血小板减少症）为剂量限制性不良反应，通常发生在第 1 个治疗周期，可恢复。本品有致癌、致畸和生殖毒性。④食物可降低本品的吸收速率，并减少其吸收量。⑤本品可影响睾丸的功能，男性患者用药时应采取避孕措施。空腹或睡前服用可减少恶心和呕吐的发生率，并可同时服用止吐药昂丹司琼。

剂型规格 胶囊剂：每粒 5mg；20mg；50mg；100mg；250mg。

色他巴
Bromebrate Sodium

别名 Cytembena

作用用途 本品通过抑制嘌呤合成、四氢叶酸甲酰化酶及氨基酸的摄入，从而发挥抗肿瘤作用。用于卵巢癌、宫颈癌、乳腺癌、骨肉瘤等。

用法用量 ①肌内注射：每日 250mg/m²，连用 5 日为一疗程；停药 1 周后，再行下一疗程治疗。②静脉注射：每日 250mg/m²，连用 5 日为一疗程；停药 1 周后，再行下一疗程治疗。

注意事项 ①本品可见骨髓抑制、恶心、呕吐、鼻黏

膜及面部烧灼感。②注射部位可有疼痛，甚至可延及肩臂。③本品尚未观察到肾毒性。

剂型规格 注射剂：每支 50mg。

依诺他滨
Enocitabine

别名 依诺他宾，散瘤星，散癌星，Sunrabin，BH-AC

作用用途 本品是山俞酰基取代阿糖胞苷的 N_4 位氢离子而成，取代后亲脂性提高，在血中及组织内的浓度能维持较长时间。本品在肝、脾、肾及白血病细胞中逐渐代谢转化成阿糖胞苷，后者可抑制脱氧核糖核酸（DNA）合成而显示抗肿瘤作用。急性白血病患者在 1.5 小时内静脉滴注本品 200mg 后，血浆中本品浓度的变化显示两相性，第一相及第二相的半衰期分别为 0.37±0.25 小时及 5.3±4.8 小时。血细胞中药物浓度为血浆中浓度的 10 倍。骨髓中药物浓度也显著高于血浆。主要以代谢产物形式从尿中排泄，给药后 24 小时，0.5% 以阿糖胞苷排泄，72% 以阿糖尿苷排泄。适用于各类急性白血病、慢性白血病急性病变。

用法用量 静脉滴注：每日 3.5~6mg/kg，分 1~2 次使用，连用 10~14 日，停药 6~10 日后可重复给药。

注意事项 ①对本品过敏者禁用。②骨髓抑制者、合并感染者、肝病患者、孕妇慎用。③不良反应可出现骨髓抑制、白细胞和血小板减少；偶有出血、贫血、食欲缺乏、恶心、呕吐、腹痛、腹泻。可见皮疹、皮肤潮红、胸部压迫感及血压下降等严重过敏反应。可出现肝功能异常、皮肤瘙痒、头痛。其他可见倦怠、腰痛、发热等。④与其他抗肿瘤药物合用，可能会增加其骨髓抑制。⑤用药期间应定期检查血象和肝肾功能。

剂型规格 注射剂：每支 150mg；200mg；250mg。

氨蝶呤钠
Aminopterin Sodium

别名 癌得宁，氨基叶酸，白血宁，Aminopterin Sodium

作用用途 本品结构与叶酸相似，但与叶酸作用相拮抗，影响叶酸参与核酸代谢，从而抑制肿瘤细胞代谢。本品作用机制与甲氨蝶呤相似。用于急性淋巴细胞白血病、绒毛膜上皮癌、恶性葡萄胎、乳腺癌、卵巢癌等。也可用于银屑病。

用法用量 口服：成人，每日 0.5~1mg，总量约为环磷酰胺的 1/10。儿童，2 岁以下，每日 0.125mg，2~5 岁，每日 0.25mg，5 岁以上，每日 0.5mg，分 1~2 次给药，连服 3 日，停药 3~5 日后减量，连服 3 周为一疗程。

注意事项 ①慢性白血病患者、肝肾功能不全者、骨髓抑制者、孕妇慎用。②不良反应见中枢神经系统有较大毒性；血液系统有骨髓抑制作用，可见白细胞减少，严重者全血均有改变，甚至出现恶性贫血；胃肠道早期有恶心、呕吐、畏食、腹泻、口腔溃疡，晚期可出现肛门直肠黏膜炎、便血等。肝脏可见黄疸；其他可见脱发、

色素沉着、胎儿发育障碍。③本品不可作鞘内注射。出现明显不良反应时应减量或停药，一般停药3~7天后可恢复。④本品治疗有效量与中毒量接近，用药时必须监测血象。

剂型规格 片剂：每片0.5mg。

氟尿苷
Floxuridine

别名 5-氟尿嘧啶脱氧核糖酸钠，5-氟去氧尿苷，5-氟脱氧尿苷，氟苷，氟尿脱氧核苷，氟尿嘧啶脱氧核糖核酸，氟脱氧尿苷，2-氟阿糖腺苷酸，5-氟尿嘧啶-2-脱氧核苷，Floxuridinum，Fluxuridine

作用用途 本品为氟尿嘧啶的脱氧核苷衍生物，作用机制与氟尿嘧啶相似。氟尿嘧啶在体内先转变为5-氟-2-脱氧尿嘧啶核苷酸，后者抑制胸腺嘧啶核苷酸合成酶，阻断脱氧尿嘧啶核苷酸转变为脱氧胸腺嘧啶核苷酸，从而抑制DNA的生物合成。此外，还能掺入RNA，通过阻止尿嘧啶和乳清酸掺入RNA而达到抑制RNA合成的作用，致使癌细胞不能生长，为作用于S期周期的特异性药物。其疗效为氟尿嘧啶的2~3倍，而毒性仅为其1/6~1/5，但对RNA的抑制作用不如氟尿嘧啶。胃肠道吸收差，通常采用注射给药。可通过血脑屏障。主要经由肝脏分解代谢，大部分分解为二氧化碳经呼吸道排出体外。约15%在给药1小时内经肾以原形排出体外。主要用于肝癌、胃癌、肠癌、乳腺癌、肺癌及头颈部癌。对无法手术的原发性肝癌疗效较好。

用法用量 ①静脉滴注：每日50mg，10日一疗程。②动脉滴注：每日0.1~0.4g，10日一疗程。治疗肝癌以肝动脉插管给药疗效较好，每次250~500mg，每日1次。③静脉灌注：每支加入8~10ml注射用水溶解，掺入5%葡萄糖注射液中即可。④动脉灌注：每瓶加入8~10ml注射用水溶解即可。

注意事项 ①骨髓抑制患者、营养状况差者、潜在严重感染者禁用。②肝功能不全者、肾功能不全者、曾接受大剂量盆腔放疗者、曾使用烷化剂类抗肿瘤药者、孕妇、哺乳期妇女慎用。③不良反应：中枢神经系统，出现急性和延迟性中枢神经系统毒性反应，表现为共济失调、视物模糊、抑郁、眼球震颤、眩晕和嗜睡；肝胆可致碱性磷酸酶、氨基转移酶、血清胆红素和乳酸脱氢酶等增高。肝动脉注射给药，曾出现严重的硬化性胆管炎或严重肝功能损害；胃肠道常见恶心、呕吐、腹泻、口腔炎。也可见畏食、痉挛性腹痛、舌炎、咽炎、十二指肠溃疡；血液可出现骨髓抑制，导致贫血和白细胞减少，偶见血小板减少；皮肤可有脱发、皮炎、瘙痒及溃疡；其他，本品全身反应与氟尿嘧啶相似。动脉注射后，局部反应（如黏膜炎、局部红斑）比全身反应明显。④任何一种可抑制骨髓功能、损害营养状况的药物均可加重本品不良反应。⑤本品可引起严重的不良反应，患者在接受第一

个疗程治疗时应住院观察。肝功能不全的病人经肝动脉注射给药时要谨慎。出现以下治疗反应时，必须立即停药：口腔炎、咽炎、食管炎、胃肠道溃疡及出血、腹泻（大便次数多于4次）、顽固性呕吐、白细胞计数低于$3.5×10^9$/L或白细胞计数迅速下降、血小板计数低于$100×10^9$/L或有任何部位出血。

剂型规格 注射剂：每支250mg；500mg。

雷替曲塞
Raltitrexed

别名 拉替群司德，Raltitresed，Tomudex

作用用途 本品系高选择性胸苷酸合成酶（TS）抑制药，通过细胞膜上还原型叶酸甲氨蝶呤载体而被细胞主动摄取。进入细胞后，被叶酸基聚谷氨酸合成酶快速、完全地代谢为一系列多聚谷氨酸类化合物。这些化合物具有更强的抑制胸腺嘧啶合成酶的作用，可抑制细胞DNA的合成，发挥细胞毒性。因本品能在细胞潴留，故可较长时间的发挥作用。主要以原型经肾排泄，患有轻、中度肾功能不全的患者的半衰期明显延长。用于直肠和结肠癌晚期的治疗。单独使用，用于治疗乳腺癌、卵巢癌、非小细胞肺癌、胰腺癌和肝细胞癌。联合治疗：①与taxane类（如紫杉醇和紫杉特尔等）联用治疗实体瘤；与紫杉醇、卡铂联合治疗非小细胞肺癌。②与蒽环霉素（anthracycline）类（如阿霉素和柔红霉素等）联用治疗局部晚期或转移性胃癌。③与铂类药物（如奥沙利铂等）联合治疗转移性结肠和直肠癌。④与拓扑异构酶抑制药联合（如依林特肯）治疗直肠癌。⑤与氟尿嘧啶联合治疗结肠和直肠癌。

用法用量 静脉滴注：每次$3mg/m^2$，每3周1次。用50ml生理盐水或5%葡萄糖注射液稀释后给药15分钟，极量为$3.5mg/m^2$。

注意事项 ①对本品过敏者、有严重并发症的患者、肌酐清除率低于25ml/min的患者、急性感染者、腹泻未得到控制的患者、显著的骨髓抑制患者、孕妇、哺乳妇女禁用。②接受化疗不足1月者、腹泻易感者、轻度骨髓抑制或未缓解的化疗毒性患者、8周内曾放疗或放射超过30%的骨髓部位者慎用。儿童使用本品的安全性尚未确立，建议慎用。肾功能损伤的老年患者血浆清除率降低，可发生体内积蓄，应降低本品的剂量。③不良反应，血液可见剂量相关性骨髓抑制。中枢神经系统可见剂量相关性的乏力和不适。胃肠道可见腹泻（常为重度）、恶心、呕吐、畏食和口腔炎。泌尿生殖系统有因腹泻和长时间的呕吐引起血容量下降，进一步导致肾功能不全和急性肾衰竭的报道。肝脏常见血清氨基转移酶增高，偶见胆红素和碱性磷酸酶升高。呼吸系统可见呼吸困难，有因肺出血引起死亡的报道。皮肤可见皮疹、脱发。过敏反应有首次给药后出现吸气性喘鸣和严重哮喘的报道。其他可见全身不良反应、暂时性体温升高等。

④本品只能单独给药，应避免与其他药物混合使用；本品稀释后应避光保存，在24小时内使用。输液过程中，应遮盖输液瓶，以避免光的降解作用；建议本品不与亚叶酸钙、叶酸和维生素制剂合用。

剂型规格 注射剂：每支2mg。

氟达拉滨
Fludarabine

别名 福达华，磷酸氟达拉滨，Fludara，Fludarabine Phosphate

作用用途 本品系阿糖腺苷的2-氟，5-磷酸化衍生物。阿糖腺苷是一种合成的嘌呤类抗代谢药，虽然它是一种有效的抗病毒药，但由于它的低溶解度和腺嘌呤脱氨基酶的快速脱氨基作用，使体内抗肿瘤活性受到限制，因此被视为一种潜在的抗癌药。在体内被血清磷酸酶去磷酸化成为2-氟-阿糖腺苷（9-β-D-阿拉伯呋喃糖-2-氟腺嘌呤）后，可被细胞摄取，然后被转化为有活性的三磷酸盐。该代谢产物是DNA合成的竞争性抑制剂。用于慢性淋巴细胞性白血病时，静脉注射后7~21周可起效。口服给药1.1~1.2小时可达血药峰浓度。口服后生物利用度为54%~56%，皮下给药的生物利用度为静脉注射的1.05倍。代谢产物为2-氟-阿糖腺苷（有活性）和2-氟-腺嘌呤-5-三磷酸盐。约40%经肾排泄。原型药物的清除半衰期为10.3~20小时。用于难治性或进展性的B细胞性慢性淋巴细胞性白血病（国外资料）。

用法用量 静脉滴注：每日25mg/m²，持续30分钟，连用5日。然后停药23日（即28日为1个疗程）。疗程取决于疗效及患者对药物的耐受性（一般至少需6个疗程）。对肾功能不全患者的剂量应作相应的调整。肌酐清除率为30~70ml/min时，剂量应减少50%，且应严密检测血液学改变以评价药物的毒性。

注意事项 ①对本品过敏者、严重肾功能不全的患者、失代偿性溶血性贫血的患者、孕妇、哺乳期妇女禁用。②骨髓抑制者、肾功能不全者、有免疫缺陷的患者、有机会性感染病史的患者、肝功能不全者慎用。③不良反应：心血管系统可见水肿，罕见心衰和心律失常。中枢神经系统，常见周围神经病，少见精神紊乱，罕见昏迷和焦虑不安。高剂量 静脉内给药4倍于推荐剂量（每日96mg/m²，连用5~7日）后，36%的患者出现严重的中枢神经系统毒性。呼吸系统常见肺炎。泌尿生殖系统罕见出血性膀胱炎。少见肝酶和胰腺相关酶的改变。胃肠道常见胃肠异常、与血小板减少相关的消化道出血。血液系统大多数患者可见血液学改变。骨髓抑制可能是严重和有累积效应的。皮肤常见皮肤红斑，罕见Stevens-Johnson综合征或毒性表皮坏死（Lyells综合征）。眼常有视觉障碍，罕见视神经炎、视神经病变和失明。过敏反应少见。其他有出现肿瘤溶解综合征的报道，腰疼和血尿可以是该综合征的首发症状。④与喷司他丁合用，可增加发生严重肺毒性的风险，腺苷吸收抑制药（如双嘧达莫）可减弱本品的疗效。⑤尽管目前尚无其他给药途径引起的严重局部不良反应的病例报道，但仍建议本品仅用于静脉滴注。操作和配制本品时应谨慎。男性患者用药期间及用药后6个月内，必须采取避孕措施。

剂型规格 注射剂：每支50mg。

甲异靛
Meisoindigo

作用用途 本品为靛玉红的类似物，能破坏白血病瘤细胞。口服本品后，血药浓度达峰时间为1小时，主要分布于肝、肾、骨髓、脾及肺等组织；绝大部分代谢产物随尿和粪排出。用于治疗慢性粒细胞白血病。

用法用量 口服：每次50mg，每日2~3次。

注意事项 ①对本品及其中任何成分过敏者、婴幼儿、孕妇及哺乳期妇女禁用。②不良反应：偶见骨髓抑制，停药后可恢复。肌肉骨骼系统偶见骨关节和肌肉疼痛，严重肢体疼痛可于停药后消除。胃肠道可见恶心、呕吐、食欲缺乏、腹痛、腹胀及腹泻等。肝功能损害，如丙氨酸氨基转移酶（ALT）轻度升高。皮肤瘙痒及颜面色素沉着。其他见头痛、头胀及颜面、双下肢浮肿。③本品需饭后服用，日剂量不宜超过150mg。出现不良反应后，应酌情减量或停药，并给予对症处理。④治疗过程中定期监测白细胞和血小板数量。

剂型规格 片剂：每片25mg。

氯氧喹
Chloroxoquinoline

别名 安体舒

作用用途 本品可抑制小鼠肉瘤S180和艾氏癌腹水型，其作用机制可能与抑制肿瘤细胞脱氧核糖核酸（DNA）合成有关。口服后胃肠道吸收迅速，健康成人1.25小时达血药浓度峰值，分布半衰期为2.094±0.958小时，消除半衰期为20.283±1.491小时；鼻咽癌患者1.6小时达血药浓度峰值，分布半衰期为1.91±0.07小时，消除半衰期为16.93±1.29小时。用于乳腺癌、非小细胞肺癌。

用法用量 口服：每次400mg，每日3次；或每日20~30mg/kg，分3次服用。4周为一疗程。

注意事项 ①对本品过敏者禁用。②不良反应：胃肠道可见胃部不适、食欲缺乏、恶心、呕吐等。血液可见血红蛋白减少、白细胞减少。③本品有中枢抑制作用，故与中枢抑制药合用时后者应减量。本品可诱导肝药酶，故可能影响其他药物的药效。④长期用药应定期检查血象及肝功能。

剂型规格 胶囊剂：每粒0.2g。

靛玉红
Indirubin

别名 玉红，炮弹树碱B，靛红玉，Indirubinum，

Couroupitine B

作用用途 本品是由中药青黛中提取、合成精制而获得的吲哚类抗肿瘤药物,可破坏骨髓幼稚粒细胞,使其细胞脱核、肿胀、溶解、变性、坏死,从而有效杀灭白血病细胞。本品对慢性期的慢性粒细胞白血病细胞核、细胞质均能破坏。此外,还能迅速而明显地缩小脾脏,使血红蛋白上升而达到正常,也能使肿大的肝脏缩小。口服仅约半量被吸收,吸收差而分布广,消除慢。本品静脉或口服给药均在肝胆代谢,主要从粪便排出。主要用于治疗慢性粒细胞白血病。亦可用于急性粒细胞白血病、骨髓异常增生综合征和嗜酸性粒细胞增多症的治疗。对缩小伴有巨脾的骨髓纤维化患者的脾脏也可能有一定疗效。

用法用量 口服:每日 50~300mg,分 3~4 次口服,3 个月为一疗程。

注意事项 ①肝肾功能不全者、心功能不全者、胃肠道活动性溃疡或炎症病变者慎用。②孕妇、哺乳期妇女应避免使用。③消化系统常见轻重程度不一的腹痛、恶心、呕吐、大便次数增多和里急后重等胃肠道反应,大多停药即消失。还可见肠套叠;少数严重的不良反应有便血;血液,个别患者可出现白细胞减低、骨髓轻度抑制;心血管系统个别患者长期用药后 2~3 年发生胸闷、气促等不适,检查显示心脏扩大、肺动脉增宽、肺动脉高压,心电图示电轴右偏、肺型 P 波,停药后即消失;可见肝功能损害。其他,个别患者出现头痛、失眠、关节痛、骨痛、眼睑及下肢浮肿等。④需根据患者的耐受性及疗效而调节剂量。服药过程出现腹痛、便血、腹泻、呕吐、肠套叠、头痛和心血管异常等严重的不良反应时立即停药,并严密观察其病情,做出鉴别诊断并采取相应的处理。若慢性粒细胞白血病等患者服药 6~8 周而临床及血或骨髓象均未见明显改善,则应考虑停药,改用其他治疗。

剂型规格 片剂:每片 25mg;50mg;100mg。

吉非替尼
Gefitinib

别名 易瑞沙,Iressa

作用用途 本品系苯胺喹唑啉衍生物,是一种选择性的表皮生长因子受体(EGFR)——酪氨酸激酶抑制药,可妨碍肿瘤的生长、转移和血管生成,并增加肿瘤细胞的凋亡。主要机制是通过与三磷酸腺苷竞争性结合,抑制 EGFR 细胞内的酪氨酸激酶域,它抑制 EGFR 的自磷酸化作用,并阻断信号传递,从而抑制 EGFR 的活性。本品对晚期或转移性非小细胞肺癌具有抗肿瘤活性,可改善临床症状。口服后 3~7 小时达血药峰浓度,10 日后血药浓度即可稳定。总蛋白结合率可达 90%,主要在肝内代谢,有 5 种代谢产物,仅氧-去甲基吉非替尼化合物具有药理活性(为本品活性的 7%)。主要经粪便排泄,亦可经肾脏排泄,清除半衰期为 6~49 小时。本品作为

二线或三线用药,适用于治疗既往接受化学治疗(主要指铂类和紫杉醇类)失败的局部晚期或转移性非小细胞肺癌。

用法用量 口服:每日 250mg。

注意事项 ①对本品过敏者禁用。②细菌或病毒感染者、严重肾功能不全者、肝功能不全者、间质性肺病患者、骨髓抑制者慎用。儿童不推荐使用。③不良反应,心血管系统,可引起周围性水肿(与剂量无关);呼吸系统约 1% 的患者可见间质性肺病,其中 33% 可致命。伴发先天性肺纤维化、间质性肺炎、肺尘病、放射性肺炎、药物诱发性肺炎的患者,导致死亡的危险性增加;偶有氨基转移酶和碱性磷酸酶升高。部分患者的氨基转移酶升高可达 3 级,且与剂量限制相关。但本品对肝脏的影响是可逆的;消化系统常见腹泻,主要为轻度(CTC1 级),鲜有中度(CTC2 级),亦有导致脱水(CTC3 级)(有剂量限制性,常在一日剂量超过 700mg 时出现)。也可见恶心(轻度)、呕吐(轻至中度)、畏食(轻至中度)、体重下降和口腔黏膜炎;中性粒细胞减少和血小板减少;皮肤常见皮疹、瘙痒、皮肤干燥和痤疮,多位于颜面部,但大剂量时会累及上部躯干;有引起结膜炎、弱视、睫毛异常生长有关的眼痛和角膜糜烂(或溃疡),罕见角膜腐肉形成和视网膜缺血;其他,可引起乏力。④与伊曲康唑、酮康唑、苯妥英、利福平、雷尼替丁、西咪替丁、华法林合用,有不良相互作用。⑤如出现气短、咳嗽和发热等呼吸道症状加重,应停止治疗。对间质性肺病的患者,不再使用。药物过量的主要反应可能是腹泻和皮疹,此时应停药并对症治疗。

剂型规格 片剂:每片 250mg。

厄洛替尼
Erlotinib

别名 特罗凯,盐酸厄洛替尼,Tarceva,Erlotinib Hydrochloride

作用用途 本品能抑制与表皮生长因子受体(EGFR)相关的细胞内酪氨酸激酶的磷酸化。对其他酪氨酸激酶受体是否有特异性抑制作用尚未完全明确。EGFR 表达于正常细胞和肿瘤细胞的表面。本品可试用于两个或两个以上化疗方案失败的局部晚期或转移的非小细胞肺癌的三线治疗。

用法用量 口服:单药的推荐剂量为每日 150mg,持续用药直到疾病进展或出现不能耐受的毒性反应。如果必须减量,应每次减少 50mg。应在餐前 1 小时或餐后 2 小时服用。

注意事项 ①对本品成分过敏者禁用。②本品必须在有此类药物使用经验的医指导下使用,并仅在国家肿瘤药物临床试验基地或三级甲等医院使用。③不良反应,可见间质性肺病、心肌梗死、心肌缺血脑血管意外、血

小板减少引起的微血管溶血性贫血、肝脏毒性、妊娠 D 类药物。

剂型规格 片剂：每片 25mg；100mg；150mg。

阿法替尼
Afatinib

别名 Gilotrif

作用用途 本品是表皮生长因子受体（EGFR）和人表皮生长因子受体 2（HER2）酪氨酸激酶的强效、不可逆的双重抑制剂。适用于晚期非小细胞肺癌（NSCLC）的一线治疗及 HER2 阳性的晚期乳腺癌患者。

用法用量 口服：推荐剂量为每次 40mg，每日 1 次，直至疾病进展或患者无较长耐受。在餐前至少一个小时或餐后 2 个小时服用。

注意事项 ①以下情况者终止使用本品：威胁生命大疱、起泡，或剥脱性皮肤病变；确诊间质性肺病；严重药物诱导肝损害；持久性溃疡性角膜炎；症状性左室功能障碍。②最常见的不良反应是腹泻、皮疹、皮肤干燥、瘙痒、口腔炎症、甲沟炎、恶心、厌食、无症状的 QT 间期延长和蛋白尿。随着剂量增加，可能出现低钾血症、毛囊炎、转氨酶升高、非特异性肠梗阻、血小板减小、充血性心衰、深静脉血栓、肺栓塞等。

剂型规格 片剂：每片 20mg；30mg；40mg。

阿西替尼
Axitinib

别名 Inlyta

作用用途 本品是多靶点酪氨酸激酶抑制剂，可以抑制血管内皮细胞生长因子受体（Vascular Endothelial Growth Factor Receptor，VEGFR）VEGFR1，VEGFR2，VEGFR3，血小板衍生生长因子受体（Platelet-derived growth factor receptor，PDGFR），和 c-KIT。用于其他系统治疗无效的晚期肾癌。

用法用量 口服：每次 5mg，每日 2 次。

注意事项 ①最常见不良反应是腹泻，高血压，胃肠不适，乏力，食欲下降，恶心，呕吐，发音障碍，手掌、足底红肿（手足）综合征，体重下降，便秘等。②手术前至少 24 小时停止使用本品。③对中度肝受损患者，减低开始剂量约半量。④如需要使用强 CYP3A4/5 抑制剂，减低阿西替尼剂量约半量。

剂型规格 片剂：每片 1mg；5mg。

曲美替尼
Trametinib

作用用途 本品能够抑制 BRAF V600 突变-阳性黑色素瘤细胞在体外和体内生长。用于治疗不可切除或已经转移的 BRAF V600E 或 V600K 基因突变型黑色素瘤，但不适用于之前已经接受 BRAF 抑制剂治疗的患者。

用法用量 口服：推荐剂量是每次 2mg，每日 1 次，至少 1 小时前或进餐后至少 2 小时服用。

注意事项 ①使用本品过程中对任何视觉障碍进行眼科评价，如被诊断视网膜色素上皮脱落（RPED），应停药；如果 3 个月后无改善，应停止用药。如出现视网膜静脉阻塞（RVO），应停药。②若出现新的或进展性不能解释的肺症状，例如咳嗽，呼吸困难，缺氧，或浸润时，应停药。③密切监视皮肤毒性和继发感染。④可能致胎儿危害，忠告有生殖潜能女性对胎儿的潜在风险。⑤常见不良反应为皮疹，腹泻和淋巴水肿。

剂型规格 片剂：每片 0.5mg；1mg；2mg。

依鲁替尼
Ibrutinib

别名 依布鲁替尼，伊布替尼，Imbruvica

作用用途 本品是一种靶向制剂，可选择性地抑制布鲁顿酪氨酸激酶（BTK），用于治疗曾接受至少 1 次既往治疗的套细胞淋巴瘤（MCL）以及治疗曾接受至少 1 次既往治疗的慢性淋巴细胞性白血病（CLL）。

用法用量 口服 ①治疗套细胞淋巴瘤：每次 560mg，每日 1 次。②治疗慢性淋巴细胞性白血病：每次 420mg，每日 1 次。

注意事项 ①妊娠妇女慎用。②最常见不良反应（≥20%）是血小板减少，腹泻，中性粒细胞减少，贫血，疲乏，肌肉骨骼痛，外周性水肿，上呼吸道感染，恶心，瘀伤，呼吸困难，便秘，皮疹，腹痛，呕吐和食欲减低。

剂型规格 胶囊剂：每粒 100mg。

油酸多相脂质体
Polyphase Liposome

别名 油酸多相脂质体 139，多相脂质体 139，Polyphase Liposoma，Polyphase Liposoma-139，Polyphase Liposome 139，Polyphase Liposomini Oleatis 139

作用用途 本品为一种药物载体，主要由大豆磷脂、胆固醇、非离子型表面活性剂等构成。可渗透或主动转运透入真核细胞的浆膜，载体破坏而释放药物，从而发挥药物治疗作用。脂质体具有和细胞膜十分相似的组成和结构，有不同于其他载体的吸收和分布特点，化疗药物包封成脂质体后可以减少药物剂量、降低毒性、减轻变态和免疫反应、延缓释放、降低体内消除速度、改变药物在体内的分布、提高药物选择性，除作用于病灶部位外，对身体其他部位无明显影响，避免伤害正常组织。油酸多相脂质体的抗癌作用主要是抑制癌细胞 DNA 与蛋白质合成。脂质体具有细胞膜表面活性作用，通过此作用来强化肿瘤细胞膜抗原，在一定浓度下，可直接改变细胞膜通透性，影响呼吸膜的有效面积，致使肿瘤细胞在能量缺乏情况下死亡。此外本品还能增强巨噬细胞吞噬能力，提高机体免疫功能。用于各种消化道肿瘤，如食管癌、胃癌、结肠癌、肝癌、胰腺癌等。也可用于肺癌、淋巴瘤、乳腺癌、卵巢癌。本品与放射治疗或化学治疗同用，可提高抗肿瘤疗效。

用法用量 静脉滴注：起始量，每次 20ml，第 2 日起逐渐增加剂量，一般增加至每日 50ml，最大量不超过 70ml。每个疗程总量为 1200~1500ml。每个疗程结束后，停药 7~10 日，复查后酌情用第 2 个疗程。与化、放疗合用：先用一个疗程后，停药 1 周，再按常规使用化疗或放疗，用量同静脉滴注。肿瘤术后：术后 2 周开始用药，每日 50ml，每周 2 次，连用 1 个月。

注意事项 ①不良反应见注射部位出现静脉炎、静脉硬化。②个别可见一过性血红蛋白尿、头晕、面部潮红、腹胀等。③本品与放、化疗药合用，可减轻化疗药物的不良反应，提高机体免疫功能，保护骨髓造血功能。④本品不可直接静脉注射，以免发生危险。静脉滴注前将本品摇匀后与生理盐水混匀，不可直接静脉滴注。滴速控制在每分钟 40~60 滴；出现一过性血红蛋白尿、头晕等不良反应时，减慢滴速可使全身症状自行消失。

剂型规格 注射剂：每瓶 10ml；20ml；50ml。

安吖啶
Amsacrine

别名 安沙吖啶，胺苯吖啶，胺苯压丫啶，Acridinyl Anisidide，Acridiylaminom，Amekrin，AMSA，Amsacrinum，Amsidine，Amsine，M-AMSA

作用用途 本品为合成的吖啶类抗癌药，其作用机制与蒽环类抗肿瘤药类似。通过插入细胞 DNA 的碱基对之间，干扰 RNA 的合成及 DNA 的复制，并干扰细胞膜蛋白的构象，从而阻止肿瘤细胞的增殖。本品主要作用于 S 期和 G_2 期，属于细胞周期特异性药物。口服后吸收慢而差，高峰于 4~6 小时才出现。静脉给药后血浆蛋白结合率为 98%，主要分布于肝、胆、肾，在肺、睾丸、肌肉、胰、结肠的浓度较低，在脑脊液中浓度极低。肝功能严重损害的患者本品消除半衰期延长。主要经胆汁排泄，不到 20% 以原形经尿液排出。用于治疗急性白血病（尤其是成人急性非淋巴细胞白血病）和恶性淋巴瘤。也用于慢性非淋巴细胞白血病的急性期。

用法用量 静脉滴注：①急性白血病：每次 75mg/m^2，每日 1 次，连用 7 日，最大耐受剂量为 150mg/m^2。②实体瘤：每次 75~120mg/m^2，每 3~4 周 1 次。

注意事项 ①对本品过敏者禁用。②有骨髓抑制者、肝、肾功能不全者、患有神经系统疾病者、心律失常或心肌病患者、曾大量使用过化疗药物者、孕妇、哺乳期妇女慎用。③不良反应，骨髓抑制为本品剂量限制性毒性。胃肠道有口腔炎、黏膜炎、食欲缺乏较常见，恶心、呃逆、呕吐、腹泻等较少见；心血管系统不良反应虽较少，但如发生也可能很严重。心律失常多发生于伴有低钾血症或既往用过蒽环类药物的患者中，偶有严重致死者；可见血胆红素增高，约 30% 患者用药后血丙氨酸氨基转移酶轻度升高，少数患者出现严重肝功能损害；神经系统可有感觉异常、头痛、头晕。少见癫痫发作；皮肤常见脱发，可见皮疹；其他较少出现过敏反应及注射局部静脉炎。药液外漏可引起周围组织坏死。④圣约翰草中的金丝桃素可能会拮抗拓扑异构酶 Ⅱ 的效应，降低本品的疗效，故最好避免合用。⑤在使用本品前，应先纠正低钾血症等电解质紊乱。不能与含有氯离子的溶液配伍，否则易产生沉淀。给药时要避免皮肤或黏膜接触药液，并注意防止药液漏出血管外。当出现严重的骨髓抑制、心律失常及其他不良反应时，应立即停药，并积极对症治疗。⑥用药期间应密切观察血常规、血小板计数、血电解质以及肝、肾功能等。

剂型规格 注射剂：每支 50mg（1ml）；75mg（1.5ml）。

第三节　抗肿瘤抗生素

假单胞菌
Pseudomonas Vaccine

别名 佳代胞，PVI

作用用途 本品是从土壤中分离的济南假单胞菌精制而成。对免疫系统有促进作用，使巨噬细胞功能增强，提高 NK、K、LAK 细胞活性，诱导机体产生干扰素、白介素及肿瘤坏死因子，使胸膜肥厚、粘连、通透性降低、控制胸水产生。主要用于各种肿瘤引起的恶性胸腔积液。

用法用量 胸腔注射：先尽量抽净胸水，然后取本品 2~4ml 用 10~20ml 生理盐水稀释，注入胸膜腔内，使患者平卧，变换体位，以使药物与胸膜腔均匀接触，每周 1 次，2~3 次为一疗程。

注意事项 ①高热者及对本品过敏者禁用。②可有发热，少数人有一过性轻度胸痛。

剂型规格 注射剂：每支 2ml（120 亿菌）。

表柔比星
Epirubicin

别名 表阿霉素，法玛新，恩得通，表比星，表柔米星，盐酸表阿霉素，盐酸表柔比星，阿表比星，海正力星，Pharmorubicin，4'-Epiadri-amycin，4'-Epidoxorubicin，Pidorubicin，E-ADM，EPI，4'-Epi-ADE

作用用途 本品为阿霉素的同分异构体，是一种新的蒽环类抗生素。其作用机制与其他蒽环类抗生素类似，是通过嵌入 DNA 双螺旋结构，抑制 DNA 和 RNA 的合成，对拓扑异构酶 II 也有抑制作用，对细胞周期各阶段均有作用，进而抑制肿瘤细胞的生长，为细胞周期非特异性药物。与阿霉素在体内分布相近，但在给药后 1~46 小时内阿霉素在心、脾、肾的浓度高于本品，给药后 1~6 小时内两药在肿瘤中的浓度无明显差别，不能透过血脑屏障。在体内的代谢和排出比阿霉素快，$t_{1/2}$ 各为 30 小时及 43 小时。主要经胆道排出，48 小时从尿中排出约 10%；胆道排出物绝大部分为原形及其与葡萄糖醛酸的结合物。主要用于各种急性白血病、多发性骨髓瘤、支气管肺癌、肾母细胞瘤、膀胱癌、睾丸癌、前列腺癌、食管癌、肝癌、胰腺癌、甲状腺髓样癌。对恶性黑色瘤、结肠癌也有抗瘤活性。与其他抗癌药联合使用，可用于治疗肺癌和卵巢癌。

用法用量 静脉注射：单一用药剂量为每次 60~90mg/m^2，3~5 分钟注入体内，根据病人骨髓象的情况，上述剂量可间隔三周后重复使用。也可每次 40~50mg/m^2，连续给药 2 天，每 3 周重复 1 次。累积用量不超过 1000mg/m^2。检查针头确定在静脉内之后，经通畅的生理盐水输液管内给药，给药后静脉用盐水冲洗。

注意事项 ①既往用过抗肿瘤药物治疗或放疗，而造成显著骨髓抑制的病人、已用过大剂量蒽环类药物治疗的病人、有严重心脏病患者、孕妇、哺乳期妇女禁用。②不能与肝素合并使用。和其他细胞毒制剂一样，可以造成高尿酸血症。③与阿霉素相近，但骨髓抑制和心脏毒性略低。有延缓性心脏毒性，引起心脏毒性的平均剂量为 935mg/m^2，阿霉素为 468mg/m^2。脱发：约 60%~90% 病例可出现，一般是可逆的，男性可见胡须生长受抑。黏膜炎：一般表现为胃炎伴糜烂，舌两侧及舌下腺炎。胃肠道反应如恶心、呕吐、腹泻。少数病例可见发热、寒战、荨麻疹及过敏反应。静脉注射溢出可引起局部组织坏死。④口服、肌内注射、皮下注射无效。可出现尿液红染。

剂型规格 注射剂：每支 10mg；50mg。

吡柔比星
Pirarubicin

别名 盐酸阿克拉霉素 B，盐酸吡喃阿霉素，盐酸吡柔比星，阿克拉霉素 B，吡喃阿霉素，Aclacinomycin B，Aclarubicin B，Pinorubicin，Pirarubicin-Hydrochloride，THP-ADM

作用用途 本品为半合成的蒽环类抗癌药，进入细胞核内迅速嵌入 DNA 核酸碱基之间，干扰 DNA、mRNA 合成，抑制 DNA 聚合酶及 DNA 拓扑异构酶 II（Topoisomerase II，Topo II）活性，在细胞分裂的 G$_2$ 期阻断而导致肿瘤细胞死亡，抑制肿瘤生长。静脉注射后迅速吸收，组织分布广，以脾、肺及肾组织浓度高，心脏内较低，有选择性作用于瘤细胞的作用。其半衰期明

显低于阿霉素（ADM）。人静脉注射本品 30mg/m^2 后血浆浓度迅速减少，6~8 小时后为 11ng/ml 左右，$t_{1/2}\alpha$ 0.89 分钟、$t_{1/2}\beta$ 0.46 小时及 $t_{1/2}\gamma$ 14.2 小时。在体内分布较快，主要经胆道从粪便排出。本品用于头颈部癌、乳腺癌、膀胱癌、输尿管癌、肾盂癌、卵巢癌、宫颈癌、恶性淋巴瘤和急性白血病。对耐 ADM 肿瘤细胞也有效。

用法用量 ①静脉注射：每次 25~40mg/m^2，以 5% 葡萄糖注射液或注射用水 10ml 溶液溶解。3~4 周重复；或每次 7~20mg/m^2，每日 1 次，连用 5 天，3~4 周重复。②膀胱内注射：每次 15~30mg，保留 1~2 小时，每周 3 次，2~3 周为 1 疗程。

注意事项 ①孕妇、哺乳期妇女及育龄期妇女、严重器质性心脏病或心功能异常者、对本品过敏者禁用。②对合并感染、水痘等症状的患者、高龄者慎用。③骨髓抑制为剂量限制性毒性，主要为粒细胞减少。心脏毒性低于 ADM，急性心脏毒性主要为可逆性心电图变化。胃肠道反应可出现恶心、呕吐、食欲不振、口腔黏膜炎，有时出现腹泻。其他有肝肾功能异常、脱发、皮肤色素沉着等，偶有皮疹。膀胱内注入可出现尿频、排尿痛、血尿等膀胱刺激症状，甚至膀胱萎缩。④与多种化疗药物如氟尿嘧啶、环磷酰胺、顺铂等联合应用抗癌作用增强。⑤溶解本品只能用 5% 葡萄糖注射液或注射用水，以免 pH 的原因影响效价或浑浊。

剂型规格 注射剂：每支 5mg；10mg；20mg。

脱甲氧柔红霉素
Idarubicin

别名 去甲柔毛霉素，4-去甲氧基柔毛霉素，去甲基道诺霉素，4-Demethoxydaunomycin，Idamycin

作用用途 本品为蒽环类抗生素，因蒽环第 4 位缺少一个甲氧基，故比柔红霉素的脂溶性更高，更易透过细胞膜，提高了细胞对药物的摄入。作用机制与阿霉素相似，有抗有丝分裂和细胞毒作用。本品的活性为柔红霉素的 8 倍，阿霉素的 4~5 倍。本品可以口服吸收，静脉注射后血浆迅速达峰值并很快分布至组织中，肝、肾、肺中浓度较高。主要代谢产物为伊达比星醇（idarubicinol）和 1，3-二氢去甲柔红霉素。伊达比星醇为活性代谢产物，其治疗指数不低于伊达比星，在血液中存留时间较长，$t_{1/2}$ 为 60 小时（伊达比星为 12 小时）。在尿中，伊达比星醇的浓度大于伊达比星。本品的蛋白结合率为 97%，主要以 1，3-二氢去甲柔红霉素的形式从胆汁排出，少部分（<5%）从肾脏排出。用于成人急性非淋巴细胞性白血病的诱导缓解，复发、难治病人的诱导缓解，急性淋巴细胞白血病的二线治疗，还可用于联合化疗方案，与其他细胞毒药物联合使用。

用法用量 静脉注射：①急性非淋巴细胞白血病，每日 12mg/m^2，疗程为 3 日；单独或联合用药：每日 8mg/m^2，疗程为 5 日。②急性淋巴细胞白血病，每日 12mg/m^2，疗程 3 日。

注意事项 ①严重肝肾功能不全、感染未得到控制、曾接受药物或放射治疗引起骨髓抑制、心脏病患者、孕妇及哺乳期妇女禁用。②老年人、高尿酸血症患者及全身性感染病人慎用。③不宜与其他有骨髓抑制作用的药物、碱性溶液、肝素合用。④不良反应有严重骨髓抑制和心脏毒性，致死性的感染；可逆性脱发，胃肠道反应，发热，寒战，皮疹；肝酶和胆红素增高。使用1~2天后尿液呈现红色。⑤本品是骨髓抑制剂，已有髓抑制的病人不可使用。静脉注射外渗会引起严重的局部组织坏死。医护人员应避免接触本品，一旦与皮肤或眼睛接触，立即用大量的清水冲洗，随后涂以药物。

剂型规格 ①胶囊剂：每粒10mg。②注射剂：每支5mg；10mg。

培洛霉素
Peplomycin

作用用途 本品是博来霉素的衍生物，作用机制是通过裂解单链和双链DNA而抑制肿瘤细胞DNA的合成。静脉注射后，约15分钟达血药峰浓度。在血中消失较快，广泛分布于肝、脾、肾等各组织中，尤以皮肤和肺较多。除皮肤和肺以外，本品在其他正常组织中均很快失活。主要经肾排泄，肾功能不全患者对本品的排泄减慢，故本品的血消除半衰期延长。用于治疗鳞癌、头颈部鳞癌、皮肤鳞癌、恶性淋巴瘤等。对肺癌、前列腺癌和恶性黑色素瘤也有一定疗效。

用法用量 ①肌内注射或静脉注射：每次10mg（初次5mg），每周2~3次，总量0.15~0.2g。②胸腔内注射：每次20mg。③动脉注射或肿瘤内注射：同静脉注射。根据患者的情况，可增加为每日1次或减少为每周1次，但每周总剂量不应超过150mg。

注意事项 ①对本品或博来霉素过敏者、患有较严重的肺功能不全、胸部X光片上呈现弥漫性纤维化病变及明显病变的患者、在接受肺部放射线治疗者、患有较严重的肾功能不全的患者、患有较严重的心脏疾病的患者、发热患者、白细胞低于2500/mm³者、孕妇禁用。②有肺部疾病或肺部疾病史、肝肾功能不全、心脏病、曾接受过或正在接受胸部放射线治疗及水痘患者、老人、儿童慎用。③本品不宜与经胃肠道吸收的药物、顺铂、其他抗恶性肿瘤药合用；与放射方法并用，可加剧肺部不良反应；对头颈部恶性肿瘤进行放射治疗时使用本品，可能加剧口内炎症。④本品胃肠道的不良反应明显；长期使用可致间质性肺炎、肺纤维化；常见发热反应，可见轻微骨髓抑制；过敏反应主要表现为皮疹、荨麻疹、发烧性红皮症等；偶见过敏性休克；给药量达100mg左右时，皮肤、黏膜可发生皮肤硬化、肥厚、色素沉着、指甲变色脱落、脱发、口内炎、口角炎等；偶可发生肝功能障碍；偶见红细胞与白细胞减少、贫血等；偶见尿频、膀胱炎、倦怠感、头痛、头重感等；偶可出现肌内注射部位的硬结、疼痛等。

剂型规格 注射剂：每支5mg（按培洛霉素计）。

博安霉素
Boanmycin

别名 盐酸博安霉素，业立宁，Boanmycin Hydrochloride

作用用途 本品为抗肿瘤药，是从我国土壤中分离得到的轮枝链霉菌平阳新变种产生的有效抗癌物质。本品可明显抑制包括肉瘤180、肝癌、艾氏癌（实体型）、食管癌SGA-73和黑色素瘤HP在内的多种小鼠移植性肿瘤，对在裸鼠移植的人体肝癌、胃癌和结肠癌亦有显著抑制作用。体外试验中，对数种人癌细胞株有明显杀伤作用，其中对肝癌BEL-7402细胞的杀伤作用最强。肌内注射后吸收迅速，血药浓度达峰时间平均为18.6分钟，平均峰浓度为0.2μg/ml，240分钟后降至0.01μg/ml。用于头颈部鳞癌、食管癌、鼻咽癌、恶性淋巴瘤、乳腺癌等。

用法用量 肌内注射或静脉注射：单独用药，每次5~6mg/m²，用2~4ml生理盐水溶解，每周3次，连用4周。联合用药，每次5~6mg/m²，用2~4ml生理盐水溶解，每周2次，连用2周，停药1~2周后再开始下一疗程。

注意事项 ①对博来霉素类抗生素有过敏史的患者、老年性慢性支气管炎及严重肺功能不全患者禁用。②肺、肝、肾功能不全患者慎用。儿童、孕妇、哺乳期妇女使用应权衡利弊。③不良反应可见发热、寒战、皮肤色素沉着、肌肉疼痛、胃肠道反应；少数患者可出现过敏反应。肺毒性较同类药物轻，但长期用药可能导致肺纤维化。④正接受肺放射治疗的患者慎用。若出现发热，可给予解热药。对出现高热的患者，应减少剂量，缩短药时间，并在给药前后给予解热药或抗过敏药。若出现休克症状，应停药，并对症处理。

剂型规格 注射剂：每支10mg。

平阳霉素
Bleomycin A₅

别名 博来霉素A₅，盐酸博来霉素，盐酸博莱霉素A₅，盐酸平阳霉素，盐酸争光霉素，争光霉素A₅，PYM，Bleomycin A₅ Hydrochloride，Bleomycin Hydrochloride，Pingyangmycin，Pingyangmycin Hydrochloride，Pingyangmycini Hydrochloride，Pingyangmycinum

作用用途 本品为从放线菌培养液中分离得到的抗生素类抗肿瘤药，与博来霉素成分相近，博来霉素主要成分为A₂，本品为单一组分A₅。其作用机制与博来霉素相似，主要抑制胸腺嘧啶核苷渗入DNA，并与DNA结合使之破坏。另外也能使DNA单链断裂，破坏DNA模板，阻止DNA的复制。静脉注射后30分钟血药浓度达最高峰，以后迅速下降。半衰期为1.5小时，在24小时内由尿液排出25%~50%。主要用于治疗头颈癌、鳞癌（唇癌、舌癌、齿龈癌、鼻咽癌等），也可用于治疗皮肤癌、乳腺癌、食管癌、肺癌、宫颈癌、外阴癌、阴茎癌及恶性淋巴瘤、坏死性肉芽肿、睾丸肿瘤等。对肝癌也有一定疗效。

用法用量 ①**肌内注射或动脉注射**：每次 8mg，每周 2~3 次（可根据患者情况，增加至每日 1 次或减少至每周 1 次）。一个疗程总量为 240mg，有效剂量一般为 80~160mg。②**静脉注射**：剂量同肌内注射。肿瘤消失后，给维持量：每次 8mg，每周 1 次，共注射 10 次左右。

注意事项 ①对博来霉素过敏者可能对本品过敏。②对本品或博来霉素过敏者禁用。③老年患者、有慢性呼吸道疾病、有肺部放疗史或肺功能不全者、肝、肾功能不全者慎用。④过敏反应，偶见过敏性休克样症状，可有血压低下、喘息、呼吸困难、意识不清等；呼吸系统，可出现咳嗽、咳痰、呼吸困难，胸部 X 线片可有肺炎样变或肺纤维化表现。与博来霉素相比，较少引起非特异性肺炎或肺纤维化；消化系统可出现食欲缺乏、恶心、呕吐、腹泻、口腔炎；皮肤可出现皮炎、皮疹、色素沉着、皮肤角质增厚及脱发；其他有发热，少数患者有肢端麻木、疼痛等。⑤为防止高热反应，初用时可从小剂量开始（如 1~4mg），逐渐增至常规剂量；一旦发生过敏性休克，应立即停药，并采取急救措施，使用肾上腺素、糖皮质激素、升压药及吸氧等。用药期间出现肺炎样病变应停药，必要时用泼尼松、抗菌药物治疗。

剂型规格 注射剂：每支 4mg；8mg；10mg。

博来霉素
Bleomycin

别名 琥珀酰博来霉素，琥珀酰争光霉素，硫酸博来霉素，争光霉素，Blenoxane，Bleo，Bleocamicina，Bleocin，Bleomycin A$_2$，Bleomycin Succinate，Bleomycin Sulfate，Bleomycinum，Verrublen

作用用途 本品为抗生素类抗肿瘤药。与铁的复合物嵌入 DNA，引起 DNA 链断裂而破坏癌细胞，但不引起 RNA 链断裂。口服无效。注射给药后，广泛分布到肝、脾、肾、肺、皮肤、腹膜及淋巴等各组织中，以皮肤和肺浓度较高（因该处细胞中酰胺酶活性低，药物水解失活少），可透过血脑屏障。在组织细胞内由酰胺酶水解而失活，在血中消失较快。24 小时内，静脉注射量的 38.3%、肌内注射量的 19.2% 随尿排泄。本品不能通过透析清除。用于皮肤恶性肿瘤、头颈部肿瘤（颌癌、舌癌、唇癌、咽部癌、口腔癌等）、肺癌（尤其是原发和转移性磷癌）、食管癌、恶性淋巴瘤（网状细胞肉瘤、淋巴肉瘤、霍奇金病）、子宫颈癌、神经胶质瘤、甲状腺癌。亦用于阴道、外阴、阴茎的鳞癌及睾丸癌等。还用于治疗银屑病。

用法用量 **成人** ①**肌内注射**：每次 15~30mg，每周 2 次，根据病情可增加为每日 1 次或减少为每周 1 次。②**皮下注射**：用量参见肌内注射。若病变周边皮下注射，

浓度不宜高于 1mg/ml。③**静脉注射**：用量参见肌内注射。出现严重发热反应时，剂量应减少到每次 5mg 以下。④**动脉注射**：用量参见肌内注射。直接弹丸式动脉内注射或连续灌注。⑤**胸腔内注射**：在尽量抽尽胸腔积液后注入 20~40mg，嘱患者变换体位使药液分布均匀。60 岁以上患者的总剂量应在 150mg 以下。

儿童 **肌内注射**：每次 10mg/m^2，每日 1 次或每周 2~3 次。

注意事项 ①对本品及其同类药物（培洛霉素等）过敏者、严重肺部疾病、严重弥漫性肺纤维化患者、严重肾功能不全患者、严重心脏病患者、水痘患者、白细胞计数低于 2.5×10^9/L 者、发热患者、孕妇、哺乳期妇女禁用。②70 岁以上老年患者、肺功能不全者、肝、肾功能不全者慎用。③不良反应，可引起手指、脚趾、关节处皮肤肥厚及色素沉着，引起指甲变色脱落、脱发、皮炎、发红、糜烂、坏死、皮疹、荨麻疹、发热伴红皮症；10%~23% 的用药患者可出现肺毒性；可有心电图改变、心包炎症状；可引起肝细胞脂肪浸润伴肝肿大，1% 以下的患者出现肝功能异常；少数患者有食欲缺乏、恶心，少见呕吐、腹泻、口腔炎及口腔溃疡；1% 以下的患者出现残尿感、尿频、尿痛；可见头痛、嗜睡。约 1/3 患者于用药后 3~5 小时可出现发热，偶见过敏反应，甚至过敏性休克；注射部位可出现静脉壁肥厚、管腔狭窄、硬结；还可见肿瘤部位疼痛。④不宜与下列药物合用：顺铂、地高辛、苯妥英等。与放射治疗合用有诱发间质性肺炎、肺纤维化的可能；与头颈部放疗合用可加重口内炎、口角炎、喉头黏膜炎及诱发黏膜炎症。⑤胸部及其周围接受放射治疗的患者禁用。本品不良反应个体差异显著，应从小剂量开始使用，且总剂量不可超过 300mg。淋巴瘤患者用药后易引起高热、过敏，甚至休克。

剂型规格 注射剂：每支 10mg；15mg。

丝裂霉素
Mitomycin

别名 丝裂霉素 C，自力霉素，突变霉素，自力霉素 C，嘧吐霉素 C，嘧吡霉素，Ametycine，MIT-C，Mitomycin C，Mitomycinum，MMC，MTC，Mutamycin，Mitocin-C，Mitomycin C，Mutamycin，Oncostatin K

作用用途 本品为细胞周期非特异性抗肿瘤药，但对肿瘤细胞的 G$_1$ 期最敏感，特别是晚 G$_1$ 期及早 S 期。从结构上看本品具有苯醌、乌拉坦及乙烯亚胺基三种有效基团，抑制 DNA 的复制，高浓度时对 RNA 也有抑制作用，可用于防止瘢痕形成。静脉注射后，迅速进入细胞内，以肌肉、心、肺、肾和腹水中的药物浓度较高，不能透过血脑屏障。在肝脏代谢，半衰期 α 相和 β 相分别为 5~10 分钟、50 分钟。主要通过肾脏随尿排出。用于治疗消化道癌，如食管癌、胃癌、肝癌、胰腺癌、结肠和直肠癌。也用于治疗肺癌、乳腺癌、卵巢癌及癌性

腔内积液。本品滴眼液有防止瘢痕形成作用，可用于青光眼滤过手术。

用法用量 ①静脉注射或动脉注射：每次 6～8mg，以生理盐水溶解后注射，每周 1 次，连用 2 周，每 3～4 周重复。也可每次 10～20mg，每 3～4 周重复 1 个疗程。②胸膜腔内注射：使用前尽量抽尽积液，每次 4～10mg，以生理盐水稀释后注入，每 5～7 日 1 次，4～6 次为 1 个疗程。③经眼给药：用 0.04%滴眼液滴眼。

注意事项 ①对本品过敏者、血小板减少、凝血障碍或其他原因导致有出血倾向者、水痘或带状疱疹患者、孕妇、哺乳期妇女禁用。②老年患者，肝、肾功能不全者、有骨髓抑制者慎用。③不良反应：血液系统骨髓抑制具有剂量限制性，为本品最严重的不良反应；胃肠道可出现食欲缺乏、恶心、呕吐、腹泻；心血管系统心肌损害较少见，本品可引起静脉闭塞性疾病；泌尿生殖系统可抑制卵巢及睾丸功能，造成闭经或精子缺乏，膀胱内灌注治疗膀胱癌时，可刺激膀胱及尿道，偶致局部损害，引起膀胱炎和血尿。此外，有报道本品可致肾小管坏死或溶血性尿毒症；呼吸系统间质性肺炎、肺纤维化较少见；个别患者有脱发，尚可见皮肤红斑、皮肤瘙痒或蚁走感，手掌及足底出现发泡性皮肤糜烂。若药液漏出血管外，对局部组织有较强的刺激，可引起局部疼痛、坏死和溃疡。滴眼液对眼内结构毒性很大，须严密观察，避免透入眼内。其他有个别患者还可出现发热、乏力、肌痛、头痛、眩晕、嗜睡等。④与他莫昔芬、长春碱、长春瑞滨、多柔比星、维生素 C、维生素 B_1、维生素 B_6 等合用有相互作用。⑤本品不可肌内注射、皮下注射、口服。

剂型规格 ①注射剂：每支 2mg；4mg；8mg；10mg。②滴眼剂：0.04%。

阿柔比星
Aclarubicin

别名 阿克拉比星，阿克拉霉素，阿克拉霉素 A，阿拉霉素，安乐霉素，阿克拉宁霉素 A，盐酸阿克拉霉素，盐酸阿克拉霉素 A，盐酸阿拉霉素，盐酸阿柔比星，Aclacin，Aclacinomycin，Aclacinomycin A，Aclacinomycine，Aclacinon，Aclaplastin，Aclarubicin A，Aclarubicinum，Jaclacin

作用用途 本品与多柔比星相似，为一种新型蒽环类抗生素，是细胞周期非特异性抗癌药。体外实验中对 DNA、RNA、蛋白质的生物合成以及 DNA 多聚酶 I 等都具有较强的抑制作用。对肿瘤细胞株如 S180、L1210 有肯定的抑制作用。主要特点是心脏毒性较小。静脉注射后很快分布于机体组织，如肾、肝、脾、肺，其中肝中浓度较高，不易透过血脑屏障。主要在肝中代谢。原形药和糖苷类代谢物在胆汁中排泄较多，在尿中排泄较少；配基类代谢物主要由尿、粪排泄。主要用于治疗急性白血病、恶性淋巴瘤，对胃癌、肺癌、乳腺癌、卵巢癌也

有效。

用法用量 静脉滴注或静脉注射：实体瘤：每日 0.8～1mg/kg（常用 40mg），每日 1 次，第 1、2 日（或第 1、4 日）给药，间隔 21 日可重复使用。急性白血病：每日 0.4mg/kg（常用 10～20mg），7 日为一疗程，间隔 2～3 周可重复给药。

注意事项 ①对本品过敏者、心功能不全者或有严重心脏病史者、肝、肾功能不全者、严重感染者、孕妇（国外资料）、哺乳期妇女禁用。②心脏病患者，尤其是有传导异常者，严重骨髓抑制或骨髓发育不全者、既往使用多柔比星或柔红霉素曾出现心脏毒性者慎用。③不良反应：心血管系统可出现心律失常，偶有严重者可出现心力衰竭；可出现白细胞、血小板减少或贫血；消化系统可有畏食、恶心、呕吐、口腔炎或腹泻等及肝功能损害；泌尿生殖系统可有肾功能损害；其他，可有发热、皮疹、脱发、色素沉着。注射时如漏出血管外，可致局部组织坏死。④与曲妥珠单抗合用时，将增加心功能不全的发生率和严重性。用药期间接种活疫苗，将增加感染活疫苗的危险。⑤大剂量给药时，应嘱患者多饮水并碱化尿液，以预防高尿酸血症和尿酸盐沉淀。本品有刺激性，不能用于肌内注射或皮下注射，静脉注射时勿漏出血管外。

剂型规格 注射剂：每支 6mg；10mg；20mg。

多柔比星
Doxorubicin

别名 14-羟基柔红霉素，14-羟基正定霉素，阿得里亚霉素，阿霉素，多索柔比星，法唯实，羟基红比霉素，羟基柔红霉素，威力阿霉素，亚德理亚霉素，亚法里，亚霉素，盐酸阿霉素，盐酸多柔比星，14-Hydroxydaunomycin，ADM，Adriacin，Adriamycin，Adriblastin，Adriblastina，Doxorubicin Hydrochloride，Doxorubicinum，Rubex

作用用途 本品是一种细胞周期非特异性抗肿瘤药，对各期细胞均有作用，其中对 S 早期细胞最为敏感，M 期次之，对 G_1 期最不敏感，对 G_1、S 和 G_2 期有延缓作用。既含有脂溶性的蒽环配基，又有水溶性的柔红糖胺基，并有酸性酚羟基和碱性氨基，因此具有很强的抗癌活性。可嵌入 DNA 的碱基对之间，使 DNA 链裂解，阻碍 DNA 及 RNA 的合成。此外，在酶的作用下还原为半醌自由基，与氧反应可导致氧自由基的形成，并有破坏细胞膜结构及功能的特殊作用。抗瘤谱广，对无氧代谢细胞也有效，在肿瘤的化疗中占有重要地位。静脉注射后，迅速分布于心、肾、肝、脾、肺组织中，不能透过血脑屏障。主要在肝脏代谢，代谢产物主要为阿霉素醇和配氧糖基，后者与本品的心脏毒性有关。主要经胆汁排泄，4 日内胆道排出 40%，2 日内仅 10% 经尿液排出。排泄物中 50% 为原形、23% 为阿霉素醇。适用于治疗多种恶性肿瘤，如急性白血病、恶性淋巴瘤、乳腺癌、支气管肺癌（小细胞肺癌和非小细胞肺癌）、卵巢癌、软

组织肉瘤、骨肉瘤、横纹肌肉瘤、尤因肉瘤、肾母细胞癌及神经母细胞瘤。对膀胱癌、甲状腺癌、前列腺癌、头颈部癌、睾丸癌、胃癌及肝癌等也有一定的疗效。

用法用量 ①**静脉注射**：成人，单药治疗，有两种给药方案：每次 60~75mg/m² （或 1.2~2.4mg/kg），缓慢注射，每 3 周 1 次；每周 20~35mg/m² （或 0.4~0.8mg/kg），连用 3 周，停 2~3 周后重复。联合用药，与其他化疗药联用，每次 30~40mg/m²。肝功能不全时剂量：血清胆红素为 1.2~3mg/dl 时，使用常规剂量的 50%；血胆红素为 3.1~5mg/dl，使用常规剂量的 25%。儿童，剂量为成人的 1/2，用法相同。②**膀胱内注射**：每次 30~40mg。③**胸腔内注射**：每次 30~40mg。

注意事项 ①对本品及蒽环类过敏者、心肺功能不全者、明显感染或发热者、恶病质者、胃肠道梗阻者、明显黄疸或肝功能损害者、水痘或带状疱疹患者、孕妇、哺乳期妇女、水电解质、酸碱平衡失调者、白细胞计数低于 3.5×10⁹/L 或血小板计数低于 50×10⁹/L 者、过去曾用过足量多柔比星、柔红霉素或表柔比星者、既往放疗或化疗后造成严重骨髓抑制者禁用。②老年患者、2 岁以下幼儿、既往有心脏病史者慎用。③本品不良反应主要为心脏毒性，可引起迟发性严重心力衰竭，有时可在停药半年后发生。常见不良反应为脱发（约见于 90% 的患者）、骨髓抑制、胃肠道反应。药物浓度过高可引起静脉炎，给药时药液外渗可引起组织溃烂和坏死。少数患者有发热、出血性红斑、肝功能异常与蛋白尿。个别患者出现荨麻疹、过敏反应、结膜炎、流泪、甲床部位色素沉着、皮肤褶痕、指甲松离。少数患者可在原放疗区出现皮肤发红。白血病和恶性淋巴瘤患者用药时，引起血尿酸增高，可导致关节疼痛及肾功能损害。④与下列药物有相互作用：链佐星、可能导致肝功能损害的药物、阿糖胞苷。与肝素、头孢菌素等有配伍禁忌。用药期间接种活疫苗，将增加感染活疫苗的危险。⑤本品不能鞘内注射，可通过浆膜腔内给药和膀胱灌注。

剂型规格 注射剂：每支 10mg；20mg；50mg。

柔红霉素
Daunorubicin

别名 多诺霉素，红保霉素，红比霉素，红比胨，红卫霉素，柔毛霉素，盐酸柔红霉素，盐酸正定霉素，正定霉素，去甲氧基柔红霉素，DNR，DRB，Zavedos，Cerubidine，Danomycin，Daunoblastin，Daunoblastina，Daunomycin，Daunorubicinum，Daunorubicn，Ondena，Rubidomycin，Rubomycin，Rubomycin C

作用用途 本品为第一代蒽环类抗生素，为细胞周期非特异性抗癌药。其作用机制酷似多柔比星，可嵌入DNA，进而抑制 RNA 和 DNA 的合成，对 RNA 的影响尤为明显。本品的抗瘤谱远较多柔比星窄，对实体瘤疗效也远不如多柔比星和表柔比星。本品与多柔比星之间可能有交叉耐药性，但与阿糖胞苷、甲氨蝶呤、环磷酰胺和亚硝脲类药物之间无交叉耐药。静脉注射给药后，在肝内代谢成具有抗癌活性的柔红霉素醇（Daunorubicinol），并与本品原形一起分布至全身，以肾、脾、肝和心脏浓度较高，不能透过血脑屏障。本品半衰期 α 相为 45 分钟，β 相为 18.5 小时；柔红霉素醇半衰期为 26.7 小时，其他代谢产物半衰期约为 50~55 小时，故本品的血药浓度维持时间较长。主要经胆汁（达 40%）排泄，仅 13%~25% 经肾排泄（其中约 25% 为具有抗癌活性的代谢物）。主要用于治疗各种类型的急性白血病、慢性粒细胞白血病及恶性淋巴瘤。也可用于治疗神经母细胞瘤、尤因肉瘤、肾母细胞癌、横纹肌肉瘤等。

用法用量 静脉注射：①成人，有以下 3 种方案：每次 0.5~1mg/kg，重复注射须间隔 1 日或以上；每次 2mg/kg，重复注射须间隔 4 日或以上；每次 2.5~3mg/kg，重复注射须间隔 7~14 日。②**肝、肾功能不全者**，剂量酌减。③**年龄大于 65 岁的老年患者**，单独给药时应减至每次 45mg/m²，联合给药时应减至每次 30mg/m²。④**儿童**，每次 20mg/m²，每周 1 次。2 岁以下幼儿及体表面积小于 0.5m² 者，每次 0.5~1mg/kg，每周 1 次（或 3~4 周内连用 2~3 次），3~4 周为一疗程。

注意事项 ①对多柔比星或表柔比星过敏者，可能对本品也过敏。②对本品、多柔比星或表柔比星过敏者、白细胞计数低于 3.5×10⁹/L 或血小板计数低于 50×10⁹/L 者、发热或伴明显感染者、恶病质者、水、电解质或酸碱平衡紊乱者、胃肠道梗阻者，严重肝、肾功能及心肺功能不全者、既往用过足量多柔比星或表柔比星者、妊娠早期、哺乳期妇女禁用。③不良反应：胃肠道，恶心、呕吐、口腔炎和食管炎较常见，偶有胃痛、腹泻或全胃肠炎；本品骨髓抑制较严重，几乎全部患者出现白细胞减少；心血管系统主要表现为心肌毒性，儿童年龄越小发生心肌病的风险越高；泌尿生殖系统可致高尿酸血症和肾脏损害；皮肤脱发常见，较少见过敏性皮炎、瘙痒；肝脏可见肝中心静脉及肝小叶静脉闭塞，表现为黄疸、腹水、肝肿大及肝性脑病。药液漏出血管外可导致局部疼痛、组织坏死、蜂窝组织炎。其他罕见药物热、潜在致畸、致突变和致癌作用，单次大剂量使用可导致急性心肌变性。④与氧烯洛尔合用可加重心脏毒性；用药期间接种活疫苗，将增加感染活疫苗的危险；与肝素钠、地塞米松磷酸钠、氨曲南、别嘌醇、氟达拉滨、哌拉西林-三唑巴坦、氨茶碱呈配伍禁忌，亦不宜与其他抗肿瘤药配伍；不能与有心脏或肝脏毒性的药物联合给药。⑤本品不宜静脉滴注，仅能静脉注射。注射时避免药液外漏或接触皮肤。用药期间不能进行放疗，特别是胸部放疗。用药期间需保持足够的尿量，可给予别嘌醇以预防高尿酸血症，因本品骨髓抑制较严重，故用药时间不宜过长。用药后 48 小时内尿色可呈红色。男性患者用药时应采取避孕措施。

剂型规格 ①胶囊剂：每粒 5mg；10mg。②注射剂：每支 5mg；10mg，20mg。

放线菌素 D
Dactinomycin

别名 放线菌素，放线菌素 23~21，放线菌素 C_1，更生霉素，更新霉素，可美净，新福菌素，ACTD，Actinomycin，Actinomycin D，Auranthin C，Cosmegen，Dactinomycin D，Dactinomycinum，Daitinomycinum，Lyovac，Meractinomycin

作用用途 本品为一种抗生素类抗肿瘤药，具有细胞周期非特异性，但对 G_1 前半期最敏感。能选择性地与 DNA 中的鸟嘌呤结合，插入 DNA 分子的鸟嘌呤和胞嘧啶碱基结构中，抑制以 DNA 为模板的 RNA 多聚酶，从而抑制 RNA 的合成，使蛋白质合成受阻。本品不与缺乏鸟嘌呤碱基的 DNA 结合。口服吸收差。静脉注射后迅速分布至各组织，广泛地与组织结合，以颌下腺、肝、胃中分布的浓度较高，但不易透过血脑屏障。在体内代谢量很少，半衰期为 36 小时。原形药的 10% 经尿液、50% 由胆道经粪便排出。本品排泄缓慢，9 日后体内尚剩余注射剂量的 30%。主要用于治疗绒毛膜癌、睾丸肿瘤、肾母细胞瘤（Wilm's 瘤）、神经母细胞瘤、软组织肉瘤及恶性淋巴瘤、恶性葡萄胎等。也用于治疗横纹肌肉瘤、尤因肉瘤。还可用于提高肿瘤对放疗的敏感性。

用法用量 ①静脉注射：成人，每次 300 ~ 400μg（6~8μg/kg），溶于生理盐水 20~40ml 中静脉注射，每日 1 次，10 次为一疗程。间隔3~4 周重复。儿童，每次 450μg/m²，每日 1 次，连用 5 日，3 ~ 6 周为一疗程。②静脉滴注：每次 300~400μg（6~8μg/kg），每日 1 次，10 次为一疗程；或每次 10~15μg/kg，每日 1 次，连用 5 日为一疗程。间隔 3~4 周重复。溶于 5% 葡萄糖注射液 500ml 中静脉滴注。

注意事项 ①水痘及带状疱疹患者、孕妇、小于 6 月的婴儿禁用。②骨髓功能低下者、有痛风或尿酸盐性肾结石病史者、肝功能不全者、近期有感染者、近期接受过放射或抗癌药治疗者、哺乳期妇女慎用。③不良反应：胃肠道表现为食欲下降、恶心、呕吐、腹泻，少数患者可出现口腔溃疡；骨髓抑制为本品剂量限制性毒性，血小板及白细胞减少最低值见于给药后 10~21 日，尤以血小板下降为著；皮肤可有脱发（始于给药后7~10 日，可逆）、皮肤红斑、脱屑、色素沉着、皮炎等；泌尿生殖系统可见尿酸浓度升高。长期应用可抑制睾丸或卵巢功能，引起闭经或精子缺乏；可有肝功能异常；静脉给药可引起静脉炎，漏出血管可导致疼痛、局部硬结及溃破。其他可见发热等。④不宜与氯霉素、磺胺药、氨基比林、维生素 K 合用。使用本品时接种活疫苗（如轮状病毒疫苗），将增加活疫苗感染的风险。⑤与非格司亭混合，立即形成在高强光下肉眼可见的颗粒和少数丝状物；与含苯甲基乙醇的注射用抑菌液或含对苯基的注射用抑菌液会生成沉淀，故不能配伍；与维生素 B_2 不能配伍。本品对光敏感，配备及使用本品时应在避光下进行。用药的同时接受放疗，可加重放疗所致的降低白细胞及局部组织损害反应。

剂型规格 注射剂：每支 100μg；200μg；500μg。

链黑霉素
Rufocromomycin

作用用途 本品是一种广谱抗生素，为细胞周期非特异性药。对各种肿瘤抑制作用强，选择性抑制 DNA 的合成，一个分子的链黑霉素可与 2000 个分子的脱氧核苷酸稳定地结合，并能使瘤细胞染色体继裂，使已形成的 DNA 降解，在体外对 Hela 细胞呈强大的细胞毒作用。本品主要作用于 S 期。口服吸收良好，消除半衰期小于 2 小时，24 小时尿中排出仅 18%。可用于慢性粒细胞与淋巴细胞白血病、急性淋巴白血病、淋巴瘤、淋巴肉芽肿、肾母细胞瘤、恶性黑色素瘤、宫颈癌、乳腺癌肝转移、胃肠道癌、胰腺癌、胆管癌、真性红细胞增多症、原发性血小板增多症。

用法用量 ①口服：每日 0.2~0.4mg，1 次或分次口服，总量为 5 ~ 10mg。②静脉注射：首次给药 0.15 ~ 0.2mg，以后每 48~72 小时 1 次，每次 0.4~0.5mg，或每日 5~7μg/kg。

注意事项 ①晚期癌症患者、对本品过敏者、肝肾功能严重损害者、孕妇禁用。②不良反应有延缓性骨髓抑制，一般发生在治疗后 3~5 周，表现为白细胞、血小板下降等，并有出血倾向；可见静脉炎；心血管系统可见心动过速；胃肠道可见食欲缺乏、恶心、呕吐、腹痛、腹泻、口腔炎等；肝脏可见谷丙转氨酶升高；泌尿生殖系统可出现肾功能异常；可出现皮疹、脱发。③如有心血管系统不良反应时应立即停药。如有口腔炎、牙龈炎时应给予抗霉菌药物治疗。

剂型规格 ①片剂：每片 0.05mg；0.1mg；0.2mg。②胶囊剂：每粒 0.05mg；0.1mg。③注射剂：每支 0.2mg；0.5mg。

色霉素 A_3
Chromomycin A_3

别名 阿布拉霉素 B，东洋霉素，色霉素，Aburamycin B，NSC-58514，Toycin，Toyomycin

作用用途 本品为抗肿瘤药。主要与肿瘤细胞 DNA 的鸟嘌呤结合，抑制依赖 DNA 的 RNA 聚合酶，从而抑制 RNA 合成，产生细胞毒作用。本品为细胞周期非特异性药物，其特点为在淋巴组织分布较多，对骨髓抑制较轻。用于缓解淋巴瘤、霍奇金病的病情。可用于食管癌、胃癌、肝癌。对乳腺癌、宫颈癌、卵巢癌、绒毛膜上皮癌，可有不同程度缓解。其他还可治疗膀胱癌、肺癌等。

用法用量 ①静脉注射：每次 10μg/kg，每日或隔 1 次，疗程总量为 10~20mg。②腹腔、动脉或肿瘤内注射：每次 0.5~1mg。

注意事项 ①不良反应有口腔炎、舌炎、口唇皲裂、牙龈炎、咽痛、溃疡、胃肠道反应和轻度骨髓抑制及肾功能损害（血肌酐升高和蛋白尿）。②静脉注射可引起静脉炎，外漏可使局部组织坏死。③本品不可皮下或肌内注射。注射速度应慢，药液勿漏出血管外。

剂型规格 注射剂：每支 0.5mg。

伊达比星
Idarubicin

别名 去甲柔红霉素，去甲氧基柔毛霉素，去甲氧柔红霉素，去甲氧正定霉素，善唯达，盐酸去甲氧基柔红霉素，盐酸伊达比星，4-Demethoxy Dazcnorubicin，Demethoxydaunorubicin，Edarubicin，Idamycin，Idarubicin Hydrochloride，InA，Ldamycin，Zavedos

作用用途 本品为柔红霉素的合成类似物，属蒽环类，为细胞周期非特异性抗肿瘤药。通过嵌入 DNA 双螺旋的碱基对之间，与 DNA 结合成复合体，阻碍 RNA 聚合酶的功能，阻止 RNA 转录过程，从而抑制 RNA 的合成，阻止 DNA 的复制。此外，还可抑制 DNA 拓扑异构酶Ⅱ，并产生自由基，使 DNA 链断裂，从而产生较强的细胞毒性。其抗癌活性较多柔比星和柔红霉素分别约强 4~5 倍和 8 倍，而心脏毒性较前两者都低。口服吸收不完全，平均生物利用度为 30%，口服 2~4 小时后达血药浓度峰值。在肝脏被迅速转化为有活性的伊达比醇（伊达比醇的血浆浓度常超过本品的血浆浓度）。静脉注射后可迅速达到血药峰浓度。主要经胆汁排泄，经肾脏排出不足 5%。用于成人未经治疗的急性非淋巴细胞白血病的诱导缓解和成人复发和难治性急性非淋巴细胞白血病的诱导缓解。亦用于成人和儿童急性淋巴细胞白血病的二线治疗及晚期乳腺癌。还用于治疗骨髓增生异常综合征、非霍奇金淋巴瘤（国外资料）。

用法用量 ①口服：急性非淋巴细胞白血病：单独应用，每日 30mg/m²，连用 3 日。与其他化疗药物联合应用，每日 15~30mg/m²，连用 3 日；晚期乳腺癌：单独应用，单次 45mg/m²，或每日 15mg/m²，连用 3 日。根据血象的恢复情况每 3~4 周重复应用。与其他化疗药物联合应用，每次 35mg/m²，每日 1 次。②静脉注射：成人，急性白血病：与阿糖胞苷联合应用，每日 12mg/m²，缓慢静脉注射（10~15 分钟），连用 3 日。阿糖胞苷每日 100mg/m²，静脉滴注 7 日（阿糖胞苷也可先静脉注射 25mg/m²，以后每日静脉滴注 200mg/m²，连用 5 日）。另一用法为单独和联合应用，每日 8mg/m²，连用 5 日。若血清胆红素水平超过 2mg/100ml，应停药；若血清胆红素水平在 1.2~2mg/100ml，剂量应减半。儿童，急性淋巴细胞白血病或急性非淋巴细胞白血病：每次 8~10mg/m²，连续使用 3 日。

注意事项 ①对其他蒽环类药物过敏者，也可能对本品过敏。②对本品或其他蒽环类抗肿瘤药过敏者、严重肝、肾功能不全患者、孕妇、感染未得到控制的患者禁用。③心脏病患者、骨髓抑制患者，肝、肾功能不全患者、曾使用过蒽环类抗肿瘤药者、老年人慎用。④不良反应：骨髓抑制为本品最常见的不良反应，与给药剂量有关，静脉给药重于口服给药；心血管系统可见致命性充血性心力衰竭、急性心律失常及心肌病；消化系统可有恶心、呕吐、腹泻、腹痛、黏膜炎、食管炎，肝脏酶类和胆红素升高。已有严重的回肠结肠炎伴穿孔的报道，罕见胃溃疡和（或）出血；其他可见发热、寒战、脱发、皮疹、感染，偶见肾功能损害。⑤与依托泊苷合用时，可增强治疗白血病的疗效；与曲妥珠单抗（Trastuzumab）合用时，心功能不全的发生率和严重性增加；与阿糖胞苷合用时，感染和黏膜炎等不良反应的发生率和严重性增加。⑥正在进行放疗和骨髓移植的患者不可使用；本品与肝素呈配伍禁忌，亦不得与其他药物混合；小静脉注射或在同一静脉内反复注射可能造成静脉硬化；使用本品 1~2 日后，尿液可呈红色；若出现心脏毒性，可采用洋地黄、利尿剂、限制饮食钠的摄入及卧床休息等治疗措施。用药过量可能在 24 小时内引起急性心肌中毒，1~2 周内产生严重的骨髓抑制。

剂型规格 ①胶囊剂：每粒 10mg。②注射剂：每支 5mg；10mg。

普卡霉素
Plicamycin

别名 光辉霉素，光神霉素，米拉霉素，Mithracin，Mithramycin，Mitramycin，MTM

作用用途 本品是从放线菌属 *Streptomyces tanashiensis* 培养液中提取的抗生素，结构与色霉素相似，具有抗癌和降血钙作用。为细胞周期非特异性药物，但对 S 期稍有选择性。能与 DNA 紧密结合，但不嵌入，从而抑制核酸、特别是 RNA 的合成，起到抗癌的作用。此外，本品还能抑制破骨细胞，减少钙由骨组织的释出以及阻断甲状旁腺素引起的钙释放，起到降低血钙和尿钙浓度及改善钙、磷平衡的作用。口服吸收差，一般静脉给药。可通过血脑屏障，所到达的浓度与给药后 4~6 小时的血药浓度相当。主要从尿中排出。用于晚期睾丸胚胎癌和常规疗法无效的高钙血症（如由骨髓肿瘤或甲状旁腺素产生过多所致）。

用法用量 静脉滴注 ①睾丸癌：每次 25~30μg/kg，4~5 小时内滴完，每日或隔日 1 次，8~10 次为一疗程。②高钙血症：每次用量及滴速同睾丸癌，只需使用 1~2 次。

注意事项 ①出血倾向者、骨髓抑制者、血小板减少、血液凝固障碍者、孕妇禁用。②肝、肾功能不全者、血液电解质失调者慎用。③不良反应：血液系统对骨髓有抑制作用，可见血小板减少，还抑制各种凝血因子合成，造成凝血时间延长，可见鼻出血、皮下出血、便血，甚至严重的出血倾向；胃肠道可见恶心、呕吐、腹泻等胃肠道反应及胃炎；肝脏可见肝功能损害，少数患者可出现血清丙氨酸氨基转移酶（ALT）升高；泌尿生殖系统可见肾功能损害，少数患者可出现蛋白尿；皮肤可见皮肤色素沉着、药疹；其他少数患者可出现头痛、脱发、血钙降低等。④本品与下列中草药合用会增加肝毒性：查帕拉尔灌木、聚合草、桉叶、立浪草、金不换、卡瓦根、薄荷油、黄芩、缬草。⑤静脉滴注本品前，应先用1000ml 5%的葡萄糖注射液稀释。静脉给药时避免溢出血管外。本品对免疫系统有抑制作用，使用过程中不可接种活疫苗，以免引起严重感染。本品不可与铁剂同用。

剂型规格 注射剂：每支2mg；4mg；6mg。

第四节 抗肿瘤动、植物成分药及其衍生物

硫酸长春碱
Vinblastine Sulfate

别名 癌备，长春花碱，长春碱，硫酸长春花碱，威保定，威保啶，Exal，Velban，Velbe，Vinblastine，Vinblastinum，Vincaleukoblastine

作用用途 本品是从夹竹桃科植物长春花中提取的一种生物碱，为细胞周期特异性抗肿瘤药，作用于 M 期细胞。主要通过抑制微管蛋白的聚合，妨碍纺锤体微管的形成，从而使肿瘤细胞停止于有丝分裂中期（M 期）；也可通过干扰细胞膜对氨基酸的转运，使蛋白质的合成受抑制；还可通过抑制 RNA 聚合酶而阻碍 RNA 的合成。口服吸收差，需静脉注射给药。静脉注射后迅速分布至体内各组织，但很少透过血脑屏障。血浆蛋白结合率为75%（大部分与 α、β 球蛋白结合）。三相半衰期分别为3.7分钟、1.64小时、24.8小时。主要在肝脏代谢成脱乙酰长春碱。33% 经胆汁随粪便排泄，21% 以原形随尿液排出。主要用于实体瘤的治疗。对恶性淋巴瘤、睾丸肿瘤、绒毛膜癌疗效较好，对肺癌、乳腺癌、卵巢癌、皮肤癌、肾母细胞瘤、单核细胞白血病、头颈部癌、Kaposi's 肉瘤、黑色素瘤等也有一定疗效。

用法用量 静脉注射：成人，每次 10mg（或 6mg/m²），用生理盐水或 5% 葡萄糖注射液 20~30ml 稀释后应用，每周 1 次，一个疗程总量 60~80mg。儿童，每次0.1~0.15mg/kg，每周 1 次。

注意事项 ①禁忌证：对本品或长春花生物碱过敏者、严重粒细胞减少者、未控制的细菌感染者。②慎用：已接受过放射治疗者、有骨髓抑制者或当肿瘤已侵犯骨髓时、有痛风病史或有尿酸性肾结石病史者、肝功能不全者、急性发作的气短及支气管痉挛，尤其是已使用丝裂霉素而肺功能障碍者、哺乳期妇女。③交叉过敏：对其他长春花生物碱过敏者，也可能对本品过敏。④本品骨髓抑制较显著，静脉注射后白细胞及血小板下降迅速，但可在停药后 2~3 周内恢复正常；胃肠道偶有恶心、呕吐、食欲减退、腹泻、口腔炎，剂量大时可致便秘；神经系统可出现周围神经炎，如指（趾）尖麻木，也可致四肢疼痛、肌肉震颤、腱反射消失、头痛等；泌尿生殖系统可导致血及尿中尿酸浓度升高；长期应用可抑制卵巢或睾丸功能，引起闭经或精子缺乏；局部注射时漏至血管外可造成局部组织坏死；少数患者可有直立性低血压、脱发、失眠、乏力、皮疹等。⑤不宜与伊曲康唑、红霉素、丝裂霉素、齐多夫定合用。⑥本品不能作肌内、皮下或鞘内注射。与其他可能降低白细胞的药物组成联合化疗方案，或与由胆汁排泄的抗癌药（如多柔比星）合用时，应减量。本品可升高血尿酸浓度，必要时应加用抗尿酸药（如别嘌醇、秋水仙碱或丙磺舒）或调整抗尿酸药的剂量。

剂型规格 注射剂：每支 10mg；15mg。

硫酸长春新碱
Vincristine Sulfate

别名 安可平，长春新碱，硫酸长春醛碱，硫酸醛基长春碱，醛基长春碱，新长春碱，Kyocristine，LCR，Leucid，Leurocristine，Oncovin，Vencrex，Vincristine，Vincristinum，Vincrisul

作用用途 本品为主要作用于 M 期的细胞周期特异性抗肿瘤药。是由长春花中提取的一种生物碱，其化学结构和作用机制与长春碱相似，但疗效优于长春碱。除作用于微管蛋白外，也可干扰蛋白质代谢和抑制 RNA 多聚酶的活力，还可抑制细胞膜类脂质的合成及细胞膜对氨基酸的转运。口服吸收差。静脉注射后迅速分布至各组织，肿瘤组织可选择性地浓集本品，神经细胞内浓度较高。本品很少透过血脑屏障。血浆蛋白结合率为75%。静脉注射后半衰期 α 相为 4.2 分钟，β 相为 2.27 小时，γ 相为 85 小时。主要在肝脏代谢，通过胆汁排泄，有肠肝循环。给药总量的 70% 随粪便排泄，仅 5%~16% 随尿排泄。用于治疗急性白血病、恶性淋巴瘤、肾母细胞瘤、尤因肉瘤、儿童横纹肌肉瘤、神经母细胞瘤、多发性骨髓瘤和绒毛膜癌。也用于乳腺癌、小细胞肺癌、宫颈癌、睾丸肿瘤、卵巢癌、消化道癌、恶性黑色素瘤、慢性淋巴细胞白血病和软组织肉瘤的治疗。

用法用量 静脉注射：成人，每次 1~1.4mg/m² 或 0.02~0.04mg/kg（不能超过 2mg，大于 65 岁者不超过 1mg），每周 1 次，临用前加适量氯化钠注射液溶解后静脉注射，每个疗程总量为 20mg。儿童，每次0.05~0.075mg/kg，每周 1 次。

注意事项 ①交叉过敏：对其他长春花生物碱过敏者，也可能对本品过敏。②禁忌证：对本品或其他长春花生物碱过敏者、孕妇、Charcot-Marie-Tooth 综合征引起的脱髓鞘患者。③慎用：急性尿酸性肾病患者、有痛风

病史或有尿酸盐性肾结石病史者、患有神经肌肉性疾病者、肺功能不全者、近期进行过放疗或化疗者、有肝功能损害者、感染患者、白细胞计数减少者、哺乳期妇女、2岁以下幼儿。④不良反应：神经毒性为本品剂量限制性毒性；泌尿生殖系统，用药后可致血及尿中尿酸升高；消化系统，胃肠道反应较轻，可有腹痛、便秘及较轻的恶心、呕吐等反应；对局部组织刺激性较强，反复静脉注射可致血栓性静脉炎，漏出血管外可引起局部组织坏死；其他可见血钾升高、脱发，偶见血压改变。⑤不宜与甲氨蝶呤、门冬酰胺酶、异烟肼、非格司亭、沙莫司亭、含铂制剂、齐多夫定、地高辛、卡马西平、磷苯妥英、苯妥英、伊曲康唑等合用。⑥不能用于肌内注射、皮下注射或鞘内注射，宜采取静脉冲入给药。如药液漏出血管外，应立即停止注射，以氯化钠注射液冲洗局部，温湿敷或冷敷，如皮肤发生破溃则按溃疡常规方法处理。使用本品时进行脊髓放疗可加重本品所致的神经毒性。

剂型规格 注射剂：每支 0.5mg；1mg。

硫酸长春地辛
Vindesine Sulfate

别名 癌的散，艾得新，长春地辛，长春花碱酰胺，长春碱酰胺，长春酰胺，丽珠艾得新，硫酸长春碱酰胺，去乙酰长春花碱酰胺，托马克，闻得星，西艾克，Desacetylvinblastine Amide，Eldisine，Vindesine，Vindesinum

作用用途 本品有效成分长春地辛为长春花碱的衍生物，作用机制参见硫酸长春碱。静脉注射后广泛分布于组织中，脾、肺、肝、周围神经和淋巴结等组织中的药物浓度高于血浆药物浓度数倍，但在脑脊液中浓度很低。不与血浆蛋白结合，半衰期 α 相、β 相、γ 相分别约为 2 分钟、1 小时、24 小时。大部分以药物原形由胆汁分泌，经肠道排出，约 10% 经尿排出。常用于治疗乳腺癌、卵巢癌、食管癌、头颈部癌、睾丸肿瘤、淋巴细胞白血病、慢性粒细胞白血病急变以及支气管肺癌、恶性淋巴瘤、恶性黑色素瘤等。也可用于治疗软组织肉瘤等。

用法用量 ①静脉注射：单药常用剂量为 3mg/m²，每 7~10 日 1 次，生理盐水溶解后注射，4~6 周为一疗程。②静脉滴注：单药治疗，用量同静脉注射，溶于 5% 葡萄糖注射液 500~1000ml 中，缓慢静脉滴注，持续 6~12 小时。联合用药，每次 3mg/m²，每周 1 次，连用 2 周、休息 1 周为一疗程。

注意事项 ①交叉过敏：对其他长春花生物碱过敏者也可能对本品过敏。②禁忌证：对本品或其他长春花生物碱过敏者、孕妇、哺乳期妇女。③慎用：有骨髓抑制者、有痛风病史或有尿酸盐性肾结石史者、胆管阻塞者、近期有感染者、经过多程化疗或有放疗史者，肝、肾功能不全者、神经肌肉疾病患者、年老体弱者、2 岁以下儿童、心血管疾病患者。④主要不良反应为骨髓抑制，骨髓抑制轻于长春碱，重于长春新碱。主要表现为

白细胞或血小板减少，也可影响红细胞。神经毒性也是本品的主要不良反应，程度仅为长春碱的 1/2。胃肠道可引起轻度食欲缺乏、恶心、呕吐及腹胀、便秘，也可出现腹痛。心血管系统常见静脉炎，心肌缺血。常见脱发，可有皮疹。泌尿生殖系统可见血及尿中尿酸值升高，长期用药可抑制睾丸或卵巢功能。注射时药液外漏可引起局部疼痛、坏死及溃疡等。其他常见发热。⑤本品不可肌内注射、皮下注射或鞘内注射。静脉注射时，应避免药液漏出血管外或溅入眼内，一旦药液外漏，应立即停止注射，局部冷敷，并用 1% 普鲁卡因封闭。如患者同时接受脊髓放疗，肝功能不全时合用其他由胆汁排泄的抗癌药（如多柔比星），本品应减量。当白细胞计数低于 3×10⁹/L 及血小板计数低于 50×10⁹/L 时，应停药。

剂型规格 注射剂：每支 1mg；4mg。

重酒石酸长春瑞滨
Vinorelbine Bitartrate

别名 长春瑞宾重酒石酸盐，长春烯碱，长春瑞滨，盖诺，民诺宾，诺威本，诺维本，去甲长春花碱，失碳长春碱，双酒石酸盐去甲长春花碱，异长春花碱，5'-Noranhydro-Vinblastine，Eunades，Navelnine，Vinorelbine Ditartrate，Vinorelbinum

作用用途 本品是一种半合成的长春花生物碱，为细胞周期特异性抗癌药。本品作用与长春新碱（VCR）相似，主要通过与微管蛋白结合，使细胞在有丝分裂过程中出现微管形成障碍；在高浓度时，本品尚可阻断细胞从 G₂ 期进入 M 期。本品除了作用于有丝分裂的微管以外，也作用于神经轴突微管，故可引起神经毒性。静脉给药后 80% 与血浆蛋白结合（96 小时后仍有 50%），本品的组织吸收迅速，并广泛分布于组织中，组织与血之比为 20：80，在肝脏的浓度最高，其次为肺、脾、淋巴器官和股骨，几乎不透过脑组织。主要在细胞外代谢，其代谢属三室模型，血清半衰期为 21 小时。大部分代谢物通过胆道由粪便排出（持续 3~5 周），仅10%~15% 随尿排泄（持续 3~5 日）。主要用于治疗非小细胞肺癌、转移性乳腺癌、晚期卵巢癌、恶性淋巴瘤等。

用法用量 静脉滴注：单药治疗，每次 25~30mg/m²，稀释于生理盐水 125ml 中，滴注 15~20 分钟。21 日为一周期（分别于第 1、8 日各给药 1 次），2~3 个周期为一疗程。联合用药时，给药剂量和时间随化疗方案而有所不同。

注意事项 ①禁忌证：对本品过敏者、粒细胞计数低于 1×10⁹/L 者、严重肝功能不全者、孕妇、哺乳期妇女。②慎用：曾接受过放疗者、周围神经病变及有该病史者、正在使用肝脏细胞色素 P450-3A 抑制剂者、肾功能不全者。③骨髓抑制为本品剂量限制性毒性，表现在粒细胞减少，贫血，偶见血小板降低；神经系统约 25% 患者出现腱反射降低，个别患者有肠麻痹，麻痹性肠梗阻罕见；指（趾）麻木约 2%~6%，少见感觉异常，长期用药可

出现下肢无力；消化系统常见恶心、呕吐，可有畏食、便秘（17%~41%），偶见肝功能异常；呼吸系统偶见呼吸困难或支气管痉挛；可引起进行性中度脱发；静脉可出现不同程度的刺激反应，有时可出现静脉炎；其他偶见心律失常，尚可见发热、疲劳、下颌痛等。④与顺铂、氟尿嘧啶、甲酰四氢叶酸、丝裂霉素合用将增加毒性。⑤本品禁止鞘内注射（因可致死）。有胆管阻塞者用药时应减量。

剂型规格 注射剂：每支 10mg（1ml）；50mg（1ml）。

伊立替康
Irinotecan

别名 艾力，开普拓，盐酸伊立替康，Campto，Camptosar，Irinotecan Hydrochloride，Topotecin

作用用途 本品为喜树碱的半合成衍生物，是一种作用于 S 期的周期特异性抗癌药。在大多数组织中被羧酸酯酶代谢为 SN-38（7-Ethyl-10-Hydroxycamptothecin），本品及 SN-38 通过抑制拓扑异构酶I、诱导单链 DNA 损伤、阻断 DNA 复制，从而产生细胞毒性。单用本品治疗成人转移性大肠癌，可作为使用氟尿嘧啶治疗失败后的二线用药，联合化疗（与氟尿嘧啶、亚叶酸联合给药）则为一线用药。适用于治疗成人转移性大肠癌，也可用于其他肿瘤（如胃癌、胰腺癌、宫颈癌、卵巢上皮细胞癌等）。

用法用量 静脉滴注：每次 350mg/m²，每 3 周 1 次。

注意事项 ①禁忌证：肝、肾功能不全者或血胆红素超过正常值上限 1.5 倍的患者、有慢性肠炎和（或）肠梗阻的患者、对本品有严重过敏史者、严重骨髓抑制者、WHO 行为状态评分（Baseline Performance）大于 2 的患者、孕妇、哺乳期妇女。②慎用：WHO 行为状态评分为 2 的患者、老年患者。③血液系统可见中性粒细胞减少、贫血、嗜酸性粒细胞增多和血小板减少；心血管系统有心律失常、心肌缺血、心功能异常；中枢神经系统可有眩晕、失眠、构音障碍；胃肠道出现腹泻；泌尿生殖系统有 7.3% 的患者出现短暂的轻至中度血清肌酐升高；偶有患者发生肾衰竭，肝可出现氨基转移酶、碱性磷酸酶、胆红素水平轻至中度短暂升高；呼吸系统可有呼吸困难和咳嗽，尚报道有肺炎；皮肤较常见多汗、皮肤潮红、皮肤温暖感，少见皮疹、静脉滴注部位疼痛。脱发的发生率为 12%~70%；骨骼肌肉系统肌无力发生率为 76%。有 9% 的患者出现短暂严重的急性胆碱能综合征。④不宜与具有抗胆碱酯酶活性的药物、地塞米松、奥沙利铂合用。⑤本品应静脉滴注给药，不能静脉注射。⑥用药期间，应避免使用具有通便作用的药物，因为可能会加重腹泻。

剂型规格 注射剂：每支 40mg（2ml）；100mg（5ml）。

依利诺替康
Irinotecam

别名 喜树碱-11，依林特肯，依莲洛特肯，

Topotecin，CPT-11

作用用途 本品是喜树碱的水溶性衍生物。其代谢产物 SN-38 对细胞周期 S 期具有特异性作用，抑制 I 型 DNA 拓扑构型异构酶而阻碍 DNA 的合成，从而显示抗肿瘤活性。对肺癌、子宫颈癌、卵巢癌等有效。对长春新碱、阿霉素等耐药肿瘤 P_{388}/ADM 都有抗肿瘤作用。单次静脉滴注给药后，血浆中本品 $t_{1/2}$ 为 3.7~5.8 小时，而其活性代谢产物 SN-38 的 $t_{1/2}$ 为 11.4~18.5 小时。给药 72 小时左右几乎完全从血浆消失。本品代谢通过酯酶作用，一部分成为 SN-38，与葡萄糖醛酸结合，由尿排出，而胆汁中的葡萄糖醛酸结合物，在肠管内解脱结合，由粪便排出。由尿排泄 30%，由粪便排泄 70%。与 CPA、嘧啶亚硝脲、ADM、顺铂、鬼臼乙叉苷、氟尿嘧啶等并用，可增强抗肿瘤作用。本品抗肿瘤谱广，而且与现有抗肿瘤药物有交叉耐药性。常用于小细胞性肺癌、非小细胞性肺癌、子宫颈癌、卵巢癌、结直肠癌、恶性淋巴瘤、急性粒细胞白血病等。

用法用量 静脉滴注：小细胞性肺癌及非小细胞性肺癌，每次 100mg/m²，间隔 1 周再重复静脉滴注 1 次，3~4 次为一疗程。子宫颈癌、卵巢癌，每次 150mg/m²，停药 2 周。如此重复 2~3 次为一疗程。本品使用时，需与 500ml 以上生理盐水、葡萄糖注射液或电解质注射液混合后，缓慢静脉滴注 90 分钟以上。

注意事项 ①禁忌证：骨髓移植、合并感染、腹泻、肠麻痹、肠梗阻、间质性肺炎或肺纤维化、大量腹水或胸水患者、对本品过敏者、孕妇、哺乳期妇女。②与周围性肌肉松弛剂并用可降低肌松作用。③本品可致白细胞、血小板、贫血及骨髓严重抑制或合并严重感染；可引起腹泻、恶心、呕吐、食欲不振、腹痛、肠麻痹、口腔炎等，重症腹泻可致水电解质紊乱，循环衰竭；可引起肺炎、呼吸困难；有时出现皮疹、瘙痒、脱发、皮肤色素沉着、水肿等；有时出现麻木感等周围神经损害及头痛、眩晕、倦怠、发热、出汗、颜面潮红等；有时有糖尿、蛋白尿或血尿。实验室检查，可有 GOT、GPT、ALP、胆红素、LDH、BUN、肌酐升高，电解质、尿酸异常，白蛋白、总蛋白减少。④本品静脉滴注使用，注意出现过敏症状，一旦发生，立即停用，适当处理。⑤用药期间要注意感染、假膜性肠炎、出血倾向、肺炎等并发症。出现恶心、呕吐、食欲不振等应适当处理。

剂型规格 注射剂：每支 10mg（2ml）；100mg（5ml）。

拓扑替康
Topotecan

别名 奥罗那，和美新，金喜素，胜城，拓泊替康，艾妥，喜典，Aoluona

作用用途 本品为广谱抗癌药。具有很强的抗肿瘤活性。它为拓扑异构酶I的抑制剂。拓扑异构酶I可诱导 DNA 单链的可逆性断裂，使 DNA 螺旋链松解。本品可与拓扑异构酶I-DNA 复合物结合，并阻止这些单股断链的

重新连接，是作用于细胞周期 S 期的特异性药物。适用于小细胞肺癌、晚期转移性卵巢癌经一线化疗失败者。

用法用量 静脉注射：每次 1.2mg/㎡，每日 1 次，静脉滴注 30 分钟。持续 5 日，21 日为一疗程。

注意事项 ①使用本品可能发生严重的骨髓抑制，出现中性粒细胞减少，可导致患者感染甚至死亡。治疗期间密切观察患者有无感染及出血倾向，检测外周血象，一旦发生异常应减药或停药。②可有白细胞减少、血小板减少、贫血等反应。③有恶心、呕吐、腹泻、便秘、肠梗阻、腹痛、口腔炎、厌食。④偶见严重皮炎及瘙痒、脱发。⑤头痛、关节痛、肌肉痛、全身痛、感觉异常等神经肌肉症状也有发生。⑥可致呼吸困难。⑦有肝功能异常发生及乏力、不适、发热等。⑧本品与其他细胞毒性药联合应用时可加重骨髓抑制。

剂型规格 注射剂：每支 4mg。

秋水仙碱
Colchicine

别名 阿马因，秋水仙素，Colcemide，Colchicina，Colcin

作用用途 本品对细胞有丝分裂有抑制作用，能抑制癌细胞增长，属周期特异性药物。本品复方注射剂（争光 81），主要用于治疗急性痛风性关节炎、乳腺癌，对皮肤癌、白血病也有一定作用。还可用于假痛风、家族性地中海热、血清病、结节红斑、羟磷灰石钙化性腱鞘炎、白血病、硬皮病、淀粉样变等。

用法用量 ①口服：每次 0.5～1mg，每日 2～3 次。②静脉滴注：每次 2～4ml（1～2mg），每日 1 次，每疗程 40～80ml。③静脉注射：每次 2ml，稀释后缓慢注射。

注意事项 ①心、肝、肾功能不佳者慎用。②有局部刺激。③不良反应有骨髓抑制、恶心、呕吐、食欲减退、腹泻、便秘，并有麻痹性肠梗阻、四肢酸痛等。

剂型规格 ①片剂：每片 0.5mg；1mg。②注射剂：每支 1mg。

喜树碱
Camptothecin

别名 喜树素

作用用途 本品是 DNA 合成抑制剂，主要作用于 DNA 合成期（即 S 期），对 G_0 期细胞没有作用，对 G_1、G_2 与 M 期细胞有轻微杀伤力，与常用抗肿瘤药物均无交叉耐药性。静脉注射后大部分与血浆蛋白结合，在血浆内存留时间可长达 6 天以上。主要由尿中以原形排出，48 小时排出量为 17%。用于消化系癌：对胃癌的疗效较好，显效快，但维持时间不长，对食管癌、贲门癌、结肠癌、直肠癌、肝癌等也有一定疗效。对急性白血病和慢性粒细胞白血病、绒毛膜上皮癌、肺癌、膀胱癌等也有一定疗效。

用法用量 ①静脉注射：每次 10mg，用生理盐水

20ml 溶解，每日 1 次，或每次 20mg，隔日 1 次，140～200mg 一疗程。②肌内注射：每次 5mg，每日 1～2 次，140～200mg 为 1 疗程。③动脉注射：头颈部肿瘤，肝癌通过动脉插管，每 1～2 日注射 10mg，生理盐水 20ml 溶解。④肿瘤内注射：5～10mg 直接注于肿瘤结节，每 1～2 日 1 次。⑤胸腹腔注射：抽出积液后，20～30mg 溶于生理盐水 20ml，每周 1 次。⑥膀胱灌注：膀胱癌，30～40mg，生理盐水 50ml 溶解，每周 2 次，4 周一疗程。⑦口服：每次 5mg，每日 2 次，一般用于维持治疗。

注意事项 ①常见不良反应为血尿、尿频、尿急、骨髓抑制、白细胞及血小板减少。②可引起胃肠道反应，如恶心、食欲不振，多见腹泻、电解质紊乱、肠麻痹。③可引起指（趾）尖端麻木、四肢疼痛、肌肉震颤、腱反射消失，少数患者可有头痛、精神抑郁或发生肠麻痹。还可引起眼肌麻痹，表现为复视、睑下垂及兔眼。④可致脱发，并引起男、女性的生殖腺功能失常。⑤孕妇忌用。

剂型规格 ①片剂：每片 5mg。②注射剂：每支 5mg；10mg。

羟喜树碱
Hydroxycamptothecin

别名 10-羟基喜树碱，羟基喜树碱，拓僖，喜得欣，喜素，Hydroxycamptothecine，Hydroxycamptothecinum，OPT

作用用途 本品为喜树碱的 10 位羟基衍生物，药理作用与喜树碱相似，但抗瘤谱较广，毒性较小。本药主要作用于 S 期细胞，对 G_1、G_2、M 期细胞有轻微杀伤力，对 G_0 期细胞无作用。通过抑制 DNA 拓扑异构酶 I 而使 DNA 不能复制，造成 DNA 链不可逆破坏，从而导致细胞死亡。本品与常用抗肿瘤药之间无交叉耐药性。静脉注射后，胆囊内药物浓度最高，其次为癌细胞、小肠、肝、骨髓、胃及肺。静脉注射后，半衰期 α 相为 4.5 分钟，β 相为 29 分钟。主要从粪便排出，12 小时排出 29.6%，48 小时排出 47.8%。主要用于治疗原发性肝癌、胃癌、头颈部癌、膀胱癌、结肠癌、直肠癌、白血病及肺癌。

用法用量 ①膀胱灌注：每次 10～20mg，每周 2 次，15～20 次为一疗程。膀胱灌注后加高频透热 100 分钟。②静脉注射：胃癌、头颈部上皮癌：每日 4～6mg，稀释于 0.9% 氯化钠注射液 20ml 中，缓缓注射。③静脉滴注：白血病：每日 6～8mg/m²，稀释后静脉滴注，连续给药 30 日为一疗程。④动脉滴注：直肠癌：每次 6～8mg，稀释于 0.9% 氯化钠注射液 500ml 中，经肠系膜下动脉插管滴注，每日 1 次，15～20 次为一疗程。

注意事项 ①禁忌证：对本品过敏者。②慎用：孕妇。③不良反应较常见骨髓抑制，表现为白细胞下降，对红细胞及血小板无明显影响。胃肠道可有食欲减退、恶心、呕吐及腹泻。泌尿系统偶见尿道刺激症状（如尿频、尿急）、血尿、轻度蛋白尿等，停药一周后消失。少

数病人有脱发、心电图改变。④本品只能用 0.9% 氯化钠注射液稀释。不能用葡萄糖注射液或其他酸性溶液稀释，否则会出现沉淀。⑤本品一般经静脉注射给药，也可动脉注射及腔内注射。静脉给药时，药液切勿外溢，否则会引起局部疼痛及炎症。⑥在用药期间同服碳酸氢钠及甘草绿豆汤（绿豆 100g、甘草 10g），可减轻对肾脏的损伤。可使用中草药以提高血象，如鸡血藤、虎杖、黄精等。

剂型规格 注射剂：每支 2mg；5mg；8mg；10mg。

高三尖杉酯碱
Homoharringtonine

别名 高粗榧碱，高哈林通碱，三尖杉酯碱，石莫哈林通碱，Homoharringtoninum

作用用途 本品是从三尖杉属植物中提取的生物酯碱，为细胞周期非特异性抗癌药，对 G_1、G_2 期细胞杀伤作用最强，对 S 期细胞作用较小。可使多聚核糖体解聚，从而抑制真核细胞蛋白质的合成，但对 mRNA 或 tRNA 与核糖体的结合无抑制作用。也可抑制 DNA 的合成。肌内注射或口服给药吸收慢而不完全，静脉注射后骨髓内浓度最高，肾、肝、肺、脾、心及胃肠次之，肌肉及脑组织最低。静脉注射 2 小时后，本品在各组织的浓度迅速下降，而在骨髓中浓度下降较慢。半衰期 α 相为 2.1 分钟，β 相为 53.7 分钟。在体内代谢较为活跃，主要在肝脏进行，但其代谢物尚不明确。主要经肾脏及胆道排泄，少量经粪便排泄。适用于急性非淋巴细胞白血病的诱导缓解及缓解后维持治疗，对骨髓增生异常综合征（MDS）、慢性粒细胞白血病、真性红细胞增多症及恶性淋巴瘤等也有一定疗效。

用法用量 ①肌内注射：成人，每日 1~2mg，加于苯甲醇 2ml 中注射，以 4~6 月为一疗程，间歇 1~2 周重复。治疗骨髓增殖性疾病时，每日 2mg，14~21 日为一疗程，间歇 4~6 周重复。儿童，治疗骨髓增殖性疾病，每日 0.04mg/kg，疗程同成人。②静脉滴注：成人，每日 1~4mg，临用时加至 5% 葡萄糖注射液 250~500ml 中摇匀，滴注时间应在 3 小时以上，4~6 日为一疗程，间歇 1~2 周重复。也有每日 4~6mg，来治疗急性粒细胞白血病。儿童，每日 0.05~0.1mg/kg，以 4~6 日为一疗程。或采用间歇给药法，每日 0.1~0.15mg/kg，5~10 日为一疗程，1~2 周后重复。

注意事项 ①禁忌证：对本品过敏者、严重或频发的心律失常及器质性心血管疾病患者。②慎用：严重粒细胞减少或血小板减少等显著骨髓抑制者、肝肾功能不全者、痛风或尿酸盐肾结石史者、心律失常及各类器质性心血管疾病者、孕妇、哺乳期妇女。③本品对骨髓各系造血细胞均有抑制作用。对粒细胞的抑制较重，红细胞次之，巨核细胞较轻。心血管系统较常见的心脏毒性有窦性心动过速、房性或室性期外收缩，以及心电图出现 S-T 段变化及 T 波平坦等心肌缺血表现，极少数患者可

出现奔马律，程度不一的房室传导阻滞及束支传导阻滞、心房颤动等。消化系统常见畏食、恶心、呕吐、口干等，少数患者可产生肝功能损害。个别患者脱发、出现皮疹。泌尿生殖系统用药后可导致血及尿中尿酸浓度增高。其他可有乏力。少数有药物热，停用本品后即消失。可致严重过敏性休克。④不宜与其他可能抑制骨髓功能的抗癌药、蒽环类抗癌药合用。⑤静脉滴注时速度要慢，含有本品的 500ml 稀释液要求滴注 3 小时以上，尤其对已有心血管疾病者。用药时应适当增加患者的液体摄入量，以防尿酸增高及尿酸性肾病。放疗患者用药应调整剂量及疗程。

剂型规格 ①注射剂：每支 1mg；2mg。②高三尖杉酯碱氯化钠注射液：每瓶 100ml（高三尖杉酯碱 2mg、氯化钠 0.9g）；250ml（高三尖杉酯碱 2mg、氯化钠 2.25g）。

三尖杉酯碱
Harringtonine

别名 HRT

作用用途 本品系我国自三尖杉属植物提取的生物碱，能使核糖体解聚、蛋白质合成停止，为周期非特异性药物，但对 S 期作用更显著。对急性非淋巴细胞白血病疗效好，完全缓解率可达 20%~25%。对急性单核细胞性白血病、急慢性粒细胞白血病也有效。对急性粒细胞性白血病，与长春新碱、阿糖胞苷、泼尼松联用（HOAP 方案），能使疗效提高。对较难治疗的早幼粒细胞白血病有效。也用于治疗恶性淋巴瘤真性红细胞增多症。

用法用量 静脉滴注：每次 1~4mg，每日 1 次，加于 5% 或 10% 葡萄糖注射液中，缓慢滴注 3 小时以上，5~10 日为一疗程，间隔 14 日可重复使用。

注意事项 ①本品不宜静脉注射给药（可抑制呼吸而致死）。②可有恶性、呕吐、食欲减退及口干等胃肠道反应。少数患者有白细胞减少（比喜树碱轻），停药后可恢复。部分患者可有心脏反应，出现窦性心动过速，少数可见心肌损害（心悸、T 波改变），如出现心房扑动，应立即停药。③通过调整剂量和疗程可控制不良反应，停药后一般均能消失。④不宜与碱性药物配伍。

剂型规格 注射剂：每支 1mg（ml）。

依托泊苷
Etoposide

别名 表鬼臼毒吡喃葡萄糖苷，泊瑞，凡毕复，泛必治，鬼臼乙叉苷，拉司太特，依托扑沙，威克，磷酸鬼臼贰，磷酸依托泊贰，依托泊贰磷酸酯，足叶乙苷，Epipodophyllotoxin，Etopophos，Etoposide Phosphate，Etoposidum，Vepesid，Vepeside

作用用途 本品为鬼臼脂的半合成衍生物，为细胞周期特异性抗肿瘤药。可作用于 DNA 拓扑异构酶 II

（topo Ⅱ），形成"药物-酶-DNA"复合物，阻碍 topo Ⅱ 对 DNA 的修复，导致 DNA 复制受阻，从而抑制肿瘤细胞的增殖。本品主要作用于 S 期、G_2 期细胞，使细胞阻滞于 G_2 期。口服后生物利用度平均为 48%。血浆蛋白结合率为 97%，脑脊液中药物浓度为血药浓度的 1%～10%。半衰期平均为 7 小时。给药总量的 44%～60% 由肾排泄（其中 67% 以原形排泄），由胆道随粪便排泄仅占 16%。主要用于治疗小细胞肺癌、恶性淋巴瘤、恶性生殖细胞肿瘤。也可用于治疗尤因肉瘤、急性非淋巴细胞白血病、消化道恶性肿瘤。对神经母细胞瘤、横纹肌肉瘤、Kaposi's 肉瘤等有一定疗效。

用法用量 成人 ①口服：每日 70～100mg/m²，连续 5 日；或每日 30mg/m²，连用 10 日。每 3～4 周为一疗程。②静脉滴注：睾丸癌、支气管肺癌，与其他药物联用，每日 50～100mg/m²，连续 3～5 日，每 3～4 周为一疗程。白血病，每日 60～100mg/m²，连续 5 日，根据血象情况，间隔一定时间重复给药。

儿童 静脉注射：每日 100～150mg/m²，连用 3～4 日。

注意事项 ①禁忌证：对本品过敏者、白细胞和血小板明显低下者、心、肝、肾功能严重不全者、孕妇、哺乳期妇女。②儿童慎用。③过敏反应，可出现皮疹、寒战、发热、支气管痉挛、呼吸困难等过敏反应。骨髓抑制反应较明显，包括贫血、白细胞及血小板减少。消化系统可有食欲减退、恶心、呕吐、口炎、腹泻、腹痛、便秘等。肝毒性罕见，可有天门冬氨酸氨基转移酶（AST）、丙氨酸氨基转移酶（ALT）、碱性磷酸酶（ALP）、乳酸脱氢酶（LDH）、胆红素等升高。泌尿生殖系统有时出现血尿素氮升高。神经系统可出现头晕、倦怠、疲劳，偶有四肢麻木、头痛等。心血管系统可出现心悸、心电图改变、低血压等。呼吸系统可出现间质性肺炎。脱发常见。④不宜与其他抗肿瘤药物、环孢素、他莫昔芬等合用。⑤本品疗效高低受给药方案影响，不宜静脉注射，也不宜腔内给药（胸腔、腹腔或鞘内给药）。在 5% 葡萄糖注射液中不稳定，可形成微细沉淀。应使用生理盐水、无菌注射用水、苯甲醇抑菌注射液或苯甲醇抑菌注射用氯化钠液稀释后立即使用。⑥本品有剧毒，现尚无用于人类的特殊解毒剂。

剂型规格 ①片剂：每片 100mg。②胶囊剂：每粒 25mg；50mg；100mg。③注射剂：每支 40mg（2ml）；50mg（2ml）；100mg（5ml）。

替尼泊苷
Teniposide

别名 邦莱，表鬼臼毒噻吩糖苷，鬼臼甲叉苷，替尼泊甙，特尼泊甙，足叶毒硫茂亚甲基葡萄糖甙鬼臼噻吩苷，尼臼噻吩苷，威猛，卫萌，足叶噻吩苷，Epidophyllotoxin，Tenipodai，Teniposidum，Vehem，Vumon

作用用途 本品为鬼臼脂的半合成衍生物，是细胞周期特异性抗癌药。作用机制与依托泊苷相似，通过抑制拓扑异构酶Ⅱ而引起 DNA 链断裂，使细胞停滞于 S 晚期或 G_2 早期。其特点是抗瘤谱广、毒性低，抗瘤作用为依托泊苷的 5～10 倍，与依托泊苷有交叉耐药性。口服后吸收不规则，静脉滴注后主要分布于血液中，其浓度相当于组织内均匀分布浓度的 5 倍，血药浓度峰值可维持 2 小时。易透过血脑屏障，脑脊液中的浓度相当于血浆浓度的 10%，在体内几乎全部与血浆蛋白结合（大于 99%）。主要在肝脏代谢（86%），代谢产物为羟基酸、苦味酸内酯衍生物及其糖苷基等。大部分以葡萄糖醛酸或硫酸盐结合物形式从胆汁排出，不足 10% 以原形从尿中排出。与其他抗肿瘤药物联合用于治疗恶性淋巴瘤、霍奇金病、急性淋巴细胞白血病、胶质母细胞瘤、星形细胞瘤、膀胱癌、神经母细胞瘤和儿童的其他实体瘤。也用于治疗小细胞肺癌、卵巢癌、乳腺癌、多发性骨髓瘤、非小细胞肺癌（国外资料）等。

用法用量 静脉滴注：每次 50～100mg，溶于生理盐水中（浓度为 0.5～1mg/ml）静脉滴注 30～60 分钟，每日 1 次，连用 3～5 日，3～4 周重复。

注意事项 ①禁忌证：对本品有过敏史者、粒细胞计数低于 2×10⁹/L 和（或）血小板计数低于 75×10⁹/L 者、孕妇。②慎用：明显肝、肾功能不全者、肿瘤已侵犯至骨髓或骨髓功能明显损害者、未得到控制的细菌感染患者。③骨髓抑制是本品剂量限制性毒性。表现为白细胞、血小板降低。消化系统常见食欲减退、恶心、呕吐，还可见口炎、畏食、腹泻、腹痛、肝功能异常。偶于用药后立即出现过敏反应，表现为寒战、发热、心动过速、支气管痉挛、呼吸困难及低血压。可引起局部刺激症状、静脉炎。静脉注射时药液外渗可致皮肤坏死。其他可出现黏膜炎、头痛、精神异常、水肿、高血压、脱发、皮肤潮红、汗多、皮疹、瘙痒、荨麻疹、肾功能损害、肌无力。本品尚有致癌性、致突变性和生殖毒性。④与磷苯妥英、苯妥英或其他镇静催眠药合用，可降低疗效。与肝素有配伍禁忌。⑤不可用 5% 葡萄糖注射液稀释，否则易产生沉淀，应以生理盐水稀释。不可静脉注射或滴注过快，以免发生低血压。发生严重过敏反应时应立即停药，并同时给予升压药、皮质激素、抗组胺药、吸氧等治疗。

剂型规格 注射剂：每支 50mg（5ml）。

葫芦素
Cucurbitacinum

别名 葫芦苦素 E，Cucurbitacin，Cucurbitacin E

作用用途 本品由甜瓜蒂提取所得的有效成分。可抑制肿瘤细胞的生长，用于原发性肝癌，可见临床症状改善、肝区隐痛及腹胀明显减轻、食欲增加、肝脏缩小，但经一定时间（约 5～10 个月）的稳定后，上述症状又多出现，肝脏增大，虽加大药物剂量，也未见明显疗效。

用法用量 口服：开始每次 0.2mg，每日 3 次。饭后服，如无胃肠道反应，1 周后增至每次 0.3～0.4mg，每日 3 次，每疗程为 3 个月。

注意事项 ①孕妇忌服。②严重消化道溃疡患者慎用。③少数患者服药初期出现食欲不佳、恶心等反应。

剂型规格 片剂：每片 0.2mg。

石蒜内铵
Lycobetaine

别名 氧化石蒜碱，石蒜碱内铵盐，Ungeremine，Oxylycorine，Lycobetainum，AT-1840

作用用途 本品系我国从石蒜等植物中获得的一种生物碱经氧化所得的半合成品。用于卵巢癌、胃癌疗效好。也可用于肝癌、肺癌、头颈部癌、鼻咽癌及淋巴瘤等。

用法用量 ①**口服**：每次 100mg，每日 3 次，14 日为一疗程。两个疗程间隔 10 日，用药 4～10 个疗程。②**静脉滴注**：每次 100～150mg，每日或隔日 1 次，以葡萄糖注射液 250ml 或 500ml 稀释后缓慢滴注，1500mg 为一疗程，停药 1 周后可继续使用。

注意事项 ①不良反应偶见心悸、胃部不适。可见骨髓抑制现象。少数病人可出现静脉炎。②本品不可静脉注射。③不可用生理盐水或葡萄糖盐水稀释，以免析出结晶。④应用本品期间应注意观察血象和血小板计数。

剂型规格 片剂：每片 50mg。

榄香烯
Elemene

作用用途 本品是从温郁金中提取的抗癌有效成分，能降低肿瘤细胞有丝分裂作用，抑制肿瘤细胞的 DNA、RNA 及蛋白质合成，使肿瘤细胞生长停滞而凋亡；还能直接作用于细胞膜，使肿瘤细胞破裂，可改变和增强肿瘤细胞的免疫原性，诱发和促进机体对肿瘤细胞的免疫反应。口服吸收较差，生物利用度仅为 18.8%。静脉注射 15 分钟后，药物在脑、心、肺、肾、脾、脂肪和肝中含量较高。腹腔注射，脂肪组织含量最高。无论何种给药途径，主要脏器含药量均高于血浆。平均血浆蛋白结合率为 97.7%。血浆中药物的动态变化属二室模型，自血浆消除较快，且呈线性动力学，在各组织中药物浓度降低速度较慢。在体内经生物转化后从呼吸道排出可能是其重要的消除途径，自尿、粪、胆汁中的排出量很小。用于某些恶性实体瘤及癌性胸、腹水的辅助治疗。与放化疗同步治疗，可增强疗效，可用于介入、腔内化疗。口服乳剂可用于食管癌及胃癌的辅助治疗。

用法用量 ①**口服**：每次 20ml，每日 3 次，连服 4～8 周为一个疗程。②**局部瘤体注射**：每次 50～75mg。先用局麻药（如利多卡因等），对瘤体进行多点注射。3～5 分钟后，再视瘤体大小多点注入本品。③**腹腔滴注**：抽尽腹水后，先注入 5～10ml 利多卡因和 5～10mg 地塞米松，再取本品 500～800mg 用 1500～2000ml 生理盐水稀释后，缓缓向腹腔内滴注，滴注速度视患者耐受能力而定。注药后，嘱患者变换体位，1～3 次为一疗程。④**胸腔注射**：放尽胸水后，先注入 10ml 普鲁卡因注射液，再将本品以 200～300mg/m² 的剂量注入胸腔。注药后，嘱患者变换体位，以增大药液接触面积，1～3 次为一疗程。⑤**介入给药**：每次 600～800mg，每月 1 次，同时配合静脉给药疗效更佳。⑥**静脉注射**：每次 0.4～0.6g，每日 1 次，2～3 周为一疗程。

注意事项 ①禁忌证：高热患者。②慎用：胸腹水合并感染、血小板减少或进行性出血倾向者、孕妇、哺乳期妇女。③部分病人用药后可有轻度胃肠道反应，如恶心、呕吐、腹泻等，偶有食欲减退。还可有静脉炎、血红蛋白下降、白细胞减少等。可有过敏反应。其他见发热、局部疼痛。④本品可加强催眠药物的中枢抑制作用。⑤腔内注射本药前可酌情使用局麻药，减轻或缓解腔内注射所致的疼痛。静脉注射应选取较粗血管（锁骨下静脉最佳），两臂交替使用，最好使用套管针。口服本品需饭前空腹吞咽。

剂型规格 ①口服乳剂：每支 0.1g（10ml）；0.2g（20ml）。②注射剂：每支 25mg（5ml）；100mg（20ml）。

安替可
Antike

作用用途 本品为中药制剂，其主要成分为蟾皮。本品具有软坚散结，解毒定痛，养血活血之功能。可单独应用于肿瘤治疗，与放疗合用，可增强疗效。用于喉癌、胃癌和宫颈癌。

用法用量 口服：每次 2 粒，每日 3 次。疗程 6 周或遵医嘱。

注意事项 ①孕妇禁用。②心脏病患者慎用。③少数患者可出现恶心，血象降低。④过量或连续久服可致心慌。

剂型规格 胶囊剂：每粒 0.22g。

苦参素
Marine

别名 奥麦特林，博尔泰力，盖特，欧美特，沃森干泰，氧化苦参碱，逸舒松，Oxymatrine

作用用途 本品能降低乙型肝炎病毒（HBV）感染鸭的血清 DHBV-DNA 水平，减轻肝脏的病变的程度。临床用于：治疗慢性乙型病毒性肝炎，肿瘤放疗、化疗引起的白细胞低下和其他原因引起的白细胞减少。

用法用量 成人 ①**口服**：常规剂量，每次 0.2～0.3g，每日 3 次，12 周为一疗程。②**肌内注射**：用于慢性乙型肝炎的治疗：每次 0.4～0.6g，每日 1 次，12 周为一疗程。肌内注射时每支（0.2g）用注射用水 2ml 溶解。用于升高白细胞：每次 0.2g，每日 2 次。③**静脉滴注**：每次 0.6g，每日 1 次。2 个月为一疗程。粉针剂可于临用前用 0.9% 氯化钠注射液（或 5% 葡萄糖注射液）250~500ml 溶解后滴注。

老年人 剂量酌减。

注意事项 ①禁忌证：对本品过敏者、过敏性休克患者、严重血液、心脏及内分泌疾病患者。②慎用：严重肾功能不全者或肝功能衰竭、孕妇、儿童、哺乳期妇女。③严重肝功能不全者长期用药时，应密切注意肝功能变化。④用药如出现药疹，应停药。⑤不良反应发生率较低，常见头晕、恶心、呕吐、口苦、腹泻、腹痛。偶见皮疹、胸闷、发热。⑥个别患者出现注射部位发红、局部疼痛，可改为深部肌内注射。

剂型规格 ①胶囊剂（或软胶囊剂）：每粒 0.1g。②注射剂：每支 0.2g。③苦参素葡萄糖注射液（以氧化苦参碱计）：每瓶 50ml，含苦参素 0.2g、葡萄糖 2.5g；每瓶 100ml，含苦参素 0.6g、葡萄糖 5g；每瓶 200ml：含苦参素 0.2g。④苦参素氯化钠注射液（以氧化苦参碱计）：每瓶 100ml，含苦参素 0.6g、氯化钠 0.9g。

苦参碱
Matrine

作用用途 本品能抑制乙型肝炎病毒复制、改善病理性肝炎症状与体征。另外，还具有抗癌作用，可抑制肿瘤细胞恶病质素的产生，亦可抑制其对正常细胞的影响，从而预防肿瘤患者恶病质。静脉注射后，主要分布在内脏器官，肝、脾、肾含量较高，而脑、脂肪、肌肉中分布很少。消除相半衰期为 76 分钟。本品在体内无积累，24 小时内 60% 以原形从尿液排泄，从粪便排泄的量很少。外用有抗菌消炎作用。用于使慢性活动性和慢性迁延性肝炎患者的丙氨酸氨基转移酶及胆红素恢复正常。可作为抗肿瘤辅助药，用于预防肿瘤患者出现恶病质。本品栓剂可用于滴虫或念珠菌性阴道炎、慢性宫颈炎、老年性阴道炎、盆腔炎等。

用法用量 ①阴道给药：塞入阴道深部，每日 1 粒，睡前给药。②肌内注射：每次 0.4~0.6g，每日 1 次。注射用苦参碱用灭菌注射用水 2ml 溶解。③静脉滴注：治疗慢性肝炎，每次 150mg，每日 1 次，2 个月为一个疗程。用于辅助抗肿瘤，每次 80mg，每日 1 次。

注意事项 ①禁忌证：对本品过敏者。②慎用：严重肾功能不全者、严重肝功能不全者、孕妇、哺乳期妇女。③个别患者可见头痛及眩晕、恶心、口苦、腹胀、腹泻、腹痛、胸闷、皮疹、发热，症状可自行缓解。还可出现注射局部疼痛、发红，改为深部注射后可减轻。④与水合氯醛等中枢抑制剂有协同作用；与苯丙胺等中枢兴奋剂有拮抗作用；可易化士的宁的惊厥效应。⑤静脉滴注速度每分钟不超过 60 滴，滴注时间不应少于 40 分钟。如药液混浊变色禁用。避免长期在一个部位注射而造成血管及局部组织损伤。本品葡萄糖制剂不可用于糖耐量降低患者。

剂型规格 ①栓剂：每枚 50mg。②注射剂：每支

50mg；150mg；200mg。③苦参碱氯化钠注射液：每瓶 100ml（苦参碱 80mg，氯化钠 900mg）；250ml（苦参碱 150mg，氯化钠 2250mg）。④苦参碱葡萄糖注射液：75mg（250ml）；150mg（500ml）；500mg（500ml）。

苦参总碱
Alkaloids of Sophora Flavescens

别名 地槐，苦骨

作用用途 本品为自豆科植物苦参干燥根中提取而得的总生物碱。具有抗癌作用，能增强巨噬细胞的吞噬功能，升高白细胞数，加强机体免疫力，有抗痢疾杆菌、皮肤真菌、阿米巴原虫、滴虫等感染的作用。此外，尚有利尿、平喘、催眠、抗心律失常等作用。静脉给药主要用于治疗消化道及生殖系统恶性肿瘤。内服可用于治疗急性菌痢、扁桃体炎、乳腺炎、盆腔炎、淋巴结炎、上呼吸道感染、支气管炎、喘息、牛皮癣和失眠。还用于肿瘤放疗、化疗或其他原因引起的白细胞低下及氯化钡、乌头碱、三氯甲烷、肾上腺素引起的心律失常。外用可治疗阴道滴虫病、宫颈炎、外阴瘙痒、湿疹等。

用法用量 ①口服：每次 0.1~0.2g，每日 3 次。②肌内注射：每次 0.2g，每日 2 次。③静脉注射：每次 0.5~1g，每日 1 次，加入 25% 葡萄糖注射液 40ml 中。④静脉滴注：每次 0.5~1g，每日 1 次，用 5% 或 10% 葡萄糖注射液 250ml 稀释后给药。

注意事项 ①孕妇、哺乳期妇女慎用。②静脉给药时可有轻度恶心、腹胀、头痛、眩晕等，可自行消失。大剂量给药可抑制中枢神经系统，严重者可因呼吸麻痹而致死。肌内注射部位可有刺痛。

剂型规格 ①片剂：每片 50mg。②浸膏片剂：每片含干浸膏 0.25g（含总生物碱不少于 20mg）。③栓剂：每枚 5mg。④注射剂：每支 50mg（2ml）；250mg（5ml）；1g（20ml）。

复方苦参素
Fufang Kushensu

作用用途 本品是由苦参等中药经现代技术加工精制而成的注射液，对肿瘤细胞与内皮细胞的黏附具有明显的抑制作用，并可明显抑制 CD44、CD49 黏附因子的表达，还可以减轻内皮细胞的通透性，保护内皮细胞的完整，阻断肿瘤细胞与基质的黏附，从而减少肿瘤转移。对肺癌和胃癌细胞诱导的血管内皮细胞 VEC 增殖具有抑制作用。本品对各种实体细胞均有显著的抑制作用，与常规的化疗药物相比结果相近或略低，临床对各种癌症的总有效率为 78%。本品能缓解癌症疼痛，镇痛强度与哌替啶相近。能明显缩短和控制癌症引起的出血时间，且有提高人体免疫功能的作用。

用法用量 ①静脉滴注：本品 12~20ml 加入生理盐水 200ml 滴注，每日 1 次，或本品 8~10ml 加入 100ml 生理盐水中滴注，每日 2 次。滴注速度以每分钟 40~60 滴

为宜。②肌内注射：每次 2~4ml，每日 2 次。③肿瘤内注射：视肿瘤的大小而定，一般每次 2~4ml，每周 2 次。④介入治疗：导管注入，每次以不超过 20ml 为宜。

注意事项 ①使用前若发现药液浑浊、有沉淀、安瓿破裂等现象则勿使用。②严重心、肾功能不全者慎用。③局部使用有轻度刺激感。

剂型规格 注射剂：每支 2ml；5ml。

安多霖
Anduolin

作用用途 本品能益气补血、扶正解毒。对气血两虚证，各种原因引起的，尤其是放、化疗引起的白细胞、红细胞、血小板减少症有明显的治疗作用。本品不但能保护造血功能，还能明显缓解放、化疗引起的各种毒副作用，使放、化疗能顺利进行，提高疗效。适用于放、化疗引起的白细胞减少、免疫功能低下、食欲不振、精神乏力、头晕气短等。

用法用量 口服：每次 3~4 粒，每日 3 次。

剂型规格 胶囊剂：每粒 0.32g。

猪苓多糖
Zhuling Duotang

别名 757

作用用途 本品对实验性肿瘤有抑制作用，用于肺癌、食管癌的辅助治疗。

用法用量 肌内注射：每次 40mg，每日 1 次。

注意事项 不可静脉注射。

剂型规格 注射剂：每支 20mg（2ml）。

紫杉醇
Paclitaxel

别名 安素泰，泰素，特素，紫素，Anzatax，Paclitaxel-Hualian，Paclitaxelum，Taxol

作用用途 本品是从短叶紫杉中提取或半合成的一种抗癌药。可作用于细胞微管、微管蛋白系统，促进微管蛋白装配成微管，但同时抑制微管的解聚，从而导致微管束的排列异常，形成星状体，使纺锤体失去正常功能，从而导致细胞死亡。本品还可在缺少三磷酸鸟苷（GTP）与微管相关蛋白（MAP）的条件下，诱导形成无功能的微管。对多种肿瘤均有效，属于广谱抗肿瘤药。对顺铂、多柔比星耐药者也有效。具有放射增敏作用，可能使细胞中止于对放疗敏感的 G_2 和 M 期。血浆蛋白结合率为 89%~98%。在血浆内消除呈二室模型，清除半衰期为 5.3~17.4 小时。主要在肝脏代谢，经胆汁随粪便排泄，仅有少量（约占给药量的 13%）以原形从尿中排出。主要用于治疗卵巢癌、乳腺癌和非小细胞肺癌（经一线化疗或多次化疗失败的卵巢癌。经联合化疗失败的转移性乳腺癌，或经辅助性化疗后 6 个月内复发的乳

腺癌）。对头颈癌、食管癌、精原细胞瘤、恶性淋巴瘤、胃癌、膀胱癌、恶性黑色素瘤等有一定疗效。

用法用量 静脉滴注：单药治疗，每次 135~200mg/m²，静脉滴注 3 小时，每 3 周 1 次。如配合使用 G-CSF，剂量可达 250mg/m²。也可采用每周方案，即每次 50~80mg/m²，每周 1 次，连用 2~3 周，每 3~4 周重复一个疗程。联合用药，每次 135~175mg/m²，3~4 周重复。

注意事项 ①禁忌证：对本品过敏者、白细胞计数低于 $1.5×10^9/L$ 的严重骨髓抑制者、中性粒细胞计数低于 $1×10^9/L$ 的艾滋病相关性 Kaposi's 肉瘤患者、感染患者、孕妇、哺乳期妇女。②慎用：有心脏传导功能异常者、低血压或心动过缓者、有周围神经病变者。③骨髓抑制是本品主要的剂量限制性毒性。62% 的患者可感觉轻度四肢麻木（严重神经毒性发生率为 6%），约 4% 的患者可出现明显的感觉、运动障碍、腱反射减弱（尤其在使用高剂量时），偶见肌无力、癫痫大发作。心血管系统较常见一过性心动过缓和低血压，约 30% 的患者有心电图异常改变，尚可见严重传导阻滞。肌肉骨骼系统约 55% 的患者在用药后 2~3 日出现关节、肌肉疼痛，与所用剂量相关。使用本品后约 8% 的患者有胆红素升高，23% 的患者碱性磷酸酶升高，18% 的患者丙氨酸氨基转移酶升高。几乎 100% 的患者有轻度脱发。胃肠道常见恶心、呕吐、腹泻和黏膜炎等，发生率分别为 59%、43% 和 39%。过敏反应发生率为 39%，几乎均发生于最初用药后 10 分钟内。药液外漏可致局部静脉炎、蜂窝组织炎。④不宜与奎奴普丁-达福普汀、曲妥珠单抗、顺铂、多柔比星、表柔比星、酮康唑、磷苯妥英、苯妥英合用。⑤配制应注意防护。患者用药时必须住院，使用前须备有抗过敏的药物以及相应的抢救器械。滴注时应采用非聚氯乙烯材料的输液器具，并使用孔径小于 0.22μm 的微孔膜过滤器。单次滴注时间不宜过长，以免药液漏出血管。

剂型规格 注射剂：每支 20mg；30mg；100mg；150mg。

多西他赛
Docetaxel

别名 艾素，多帕菲，多西紫杉，多烯紫杉醇，泰索帝，泰索帝，紫杉特尔，脱乙酰基紫杉，Taxotere

作用用途 本品属紫杉醇类，为细胞周期特异性抗肿瘤药，可特异性作用于 M 期细胞。本品可促进小管聚合成为稳定的微管，并抑制其解聚，以显著减少小管的数量，也可通过破坏微管的网状结构，抑制细胞有丝分裂，从而达到抗肿瘤的目的。抗瘤谱较紫杉醇广。对 5 种人体卵巢癌细胞株的疗效优于顺铂、环磷酰胺和多柔比星。静脉滴注，可分布于全身各脏器，以肝脏、胆汁、肠、胃中含量较高，中枢神经系统中含量极少。蛋白结合率高于 95%。主要在肝脏代谢，三相半衰期（α、β、 γ）分别为 4 分钟、36 分钟及 11.1 小时。主要以代谢产物形式随粪便排泄（占给药量的 75%），经尿液排泄仅占 6%，仅有小部分以药物原形排出体外。用于治疗晚期乳腺癌、非小细胞肺癌，也用于治疗头颈部癌、小细胞肺癌、胃癌、卵巢癌等肿瘤。

用法用量 **静脉滴注**：单药治疗，每次 100mg/m²，静脉滴注 1 小时，每 3 周 1 次。联合用药，每次 75mg/m²（每次 60mg/m²，耐受较好），每 3 周 1 次。

注意事项 ①禁忌证：对本品有严重过敏史者、白细胞计数低于 1.5×10⁹/L 者、严重肝功能不全者、孕妇。②慎用：肝功能不全者、严重衰弱者、严重水潴留者、严重感觉神经疾病患者。③不良反应可见贫血（85.5%）、白细胞减少（4 度白细胞减少达 55%）及血小板减少（12.9%）。以中性粒细胞减少最常见。消化系统可有以下胃肠道反应：恶心呕吐（45%）、腹泻（40%）、黏膜炎（34%）、便秘（12%），尚有 12.9% 的患者出现肝功能损害。代谢、内分泌系统可出现体液潴留，体重增加，发生率约为 13%。皮肤反应常表现为皮疹，主要见于手、足，亦可在手臂、面部和胸部出现，常于用药后 1 周内发生。约 25% 的患者用药后出现过敏反应。心血管系统可能发生低血压、窦性心动过速、心悸、肺水肿及高血压等。其他可有肌肉关节疼痛（27%）、感染（21%）、头痛（11%）、感觉障碍（5%），尚可见溢泪、脱发、乏力、注射部位反应。④不宜与顺铂、伊曲康唑、细胞色素 P450 3A4 抑制剂、托泊替康合用。用药期间接种活疫苗，将增加感染活疫苗的危险。⑤本品注射液可能含有聚山梨酯 80 对其有严重过敏史者不能使用。在使用本品的最初几分钟内，可能发生过敏反应，应具备相应的急救设施。对已发生过严重不良反应者，不能再次使用本品。当血胆红素高于正常值上限、氨基转移酶高于正常上限 1.5 倍、ALP 高于正常上限 2.5 倍时，应停用本品治疗。

剂型规格 注射剂：每支 20mg（1ml）；20mg（2ml）；80mg（8ml）。

紫杉醇脂质体
Paclitaxe Liposome

别名 力扑素

作用用途 本品为紫杉醇靶向给药系统的一种新剂型。它具有类生物膜结构，并改变被包封药物体内药代动力学性质并降低毒性。使药物增加了与肿瘤细胞的亲和力，克服耐药性；增加药物被癌细胞摄取量，延长体内半衰期。作用与紫杉醇相同，但副作用明显减弱，外周血和肝毒性、骨髓抑制等显著减弱。主要用于卵巢癌、乳腺癌、非小细胞肺癌、胃癌、晚期鼻咽癌等。还可用于广泛型小细胞肺癌、转移性食管癌、肝癌、子宫癌、膀胱癌、前列腺癌、头颈部鳞癌、恶性黑色素瘤等。

用法用量 **静脉滴注**：常用剂量为 135～175mg/m²，使用前先向瓶内加入 10ml 5% 葡萄糖注射液，置专用震荡器上震荡 5 分钟以上，待完全溶解后，注入 250～500ml 5% 葡萄糖注射液中，滴注 3 小时。每 3 周重复，为 1 周期，共 2 周期。

注意事项 不得使用除 5% 葡萄糖注射液以外的其他溶液作溶剂。

剂型规格 注射剂：每支 30mg。

肿节风
Zhongjiefeng

别名 草珊瑚，九节风

作用用途 本品对多种动物肿瘤有抑制作用，临床用于胃、直肠、胰腺癌等。此外尚有抗菌消炎作用，用于菌痢、胃肠炎、蜂窝组织炎等。

用法用量 ①口服：每次 3～4 片，每日 3 次。②肌内注射或静脉滴注：每日 1～2 支。

注意事项 无明显副作用，如胃肠道反应，注射后局部反应较轻。

剂型规格 ①片剂：每片 0.25g。②注射剂：每支相当本品 20g。

香菇多糖
Lentinan

别名 单香菇多糖，力提能，瘤停能，能治难，天地欣，香菇菌多糖，香菇糖，Entnan，Lentinane，Lentinanum，Polysaccharide Lentine Edodate，Roussel-Morishita

作用用途 本品为香菇子实体中提取、纯化的多糖类物质，是生物反应调节药。具有增强患者的细胞免疫功能，与放、化疗合用有增效减毒作用，对抗肿瘤微转移有较肯定效果。本品不直接对肿瘤细胞产生细胞毒作用，而是通过激活宿主的防病机制，包括激活杀伤 T 细胞、巨噬细胞、自然杀伤细胞（NK）和抗体依赖性巨噬细胞的细胞毒作用（ADMC），以协同抗肿瘤及抗病毒，并使受抑制的辅助性 T 淋巴细胞恢复功能。此外，也可增加血中干扰素浓度从而协同发挥抗肿瘤作用。静脉注射 5 分钟后在各脏器中均有分布，主要分布于肝、脾、肺、肾。其血药浓度先迅速降低，以后下降缓慢。本品大部分从尿液排出，少量从粪便排出，几乎不通过胎盘，不分泌入乳汁。肿瘤组织对本品无特异性的摄取。适用于各期、各种肿瘤的辅助治疗，如胃癌、非小细胞肺癌、肝癌、肠癌、乳腺癌、食管癌、胰腺癌、宫颈癌、鼻咽癌、非霍奇金淋巴瘤、恶性（癌性）胸腹水；常与替加氟、多柔比星、丝裂霉素等合用治疗不能手术或手术后复发的胃癌，与卡铂、足叶乙苷（VP-16）并用治疗小细胞肺癌。老年患者反复出现呼吸道感染者或各类免疫功能低下者。亦用于慢性乙型肝炎、肝中毒、肝硬化、带状疱疹及艾滋病等疾病的治疗。

用法用量 ①口服：成人，每次 12.5mg，每日 2 次。儿童，每次 5～7.5mg，每日 2 次。②静脉注射：每次 2mg，每周 1 次，或每次 1mg，每周 2 次，可用 5% 葡萄糖注射液 20ml 稀释后静脉注射，3 个月为一疗程。③**静脉滴注**：每次 2mg，每周 1 次（或每次 1mg，每周 2 次），予注射用水按 1mg/ml 比例溶解后，加入 250ml 生理盐水或 5% 葡萄糖注射液中静脉滴注。当溶解液超过 2ml 时，须用生理盐水或 5% 葡萄糖注射液调节药液的渗透压，再加入 5% 葡萄糖注射液 250ml 中滴注，3 个月为一疗程。

注意事项 ①禁忌证：对本品过敏者。②孕妇、哺乳妇女、儿童尚无使用的临床经验，其安全性有待进一步研究。③不良反应偶见头痛、头重、头晕、胸部压迫感、咽喉狭窄感、恶心、呕吐、食欲缺乏、红细胞、白细胞及血红蛋白减少、皮疹、发红、发热、出汗、面部潮红等症状。罕见休克。用药过量可能会引起血黏度升高。④本品用注射用水稀释时须强烈振摇，完全溶解后应尽快使用。应避免与维生素 A 制剂混合使用，以免出现混浊。若出现口内异常感、畏寒、心律失常、血压下降、呼吸困难等休克表现时，应立即停药并给予适当处理。出现皮疹、发红应停药。出现胸部压迫感、咽喉狭窄感应密切观察，并减慢给药速度，可改为静脉注射或减慢滴注速度。

剂型规格 ① 片剂：每片 2.5mg；10mg；15mg。②注射剂：每支 1mg（2ml）；2mg（2ml）；4mg（2ml）。

云芝胞内多糖
Polysaccharide-K

别名 云星，PS-K

作用用途 本品为免疫增强剂。它是用现代生物工程技术从云芝菌中提取精制的具有生理活性的蛋白多糖物质。其功效成他含量高于云芝菌本身，且易于被人体吸收。本品中的蛋白多糖在人体内能水解成赖氨酸、亮氨酸等 8 种人体必需氨基酸及其他十余种氨基酸和甘露糖、半乳糖等单糖。本品有显著保护肝细胞作用，能选择性抑制肿瘤、癌细胞，有明显升高白细胞、血小板的作用，能降低血液黏度，提高血液供氧能力、抗疲劳、抗辐射，增强机体免疫功能。用于慢性肝炎、肝损伤、肿瘤、癌症、放疗、化疗、手术后白细胞减少，免疫功能低下以及体弱、头昏、乏力、精神不振、食欲不佳等。

用法用量 口服：①慢性肝炎、肿瘤、癌症等，每次 0.5~1.0g，每日 3 次，2 个月为一疗程。②增强免疫力，每次 0.25~0.5g，每日 2 次，可长期服用。

注意事项 密闭、低温干燥处保存。

剂型规格 胶囊剂：每粒 0.25g。

安康欣
Ankangxin

别名 安康胶囊

作用用途 本品为纯中药制剂。具有活血化瘀、软坚散结、清热解毒、扶正固本功能。能促进抗体（Ab）生成和淋巴细胞增殖，增强体液与细胞免疫功能，增加非特异性免疫功能，促进 WBC 和巨噬细胞的吞噬能力，显著增加生物膜的流动性，减少 LPO 堆积，同时增强 SOD 的活性，具有抗氧自由基的作用。对艾氏实体瘤（EC）、Lewis 的肺癌、黑色素瘤有显著的抑瘤作用。与化疗药伍用，有增效减毒作用。对化疗药物引起的 WBC 减少有一定保护作用，尤其对 X 线引起的 WBC 减少有显著的保护作用。本品适用于肺癌、胃癌、肝癌、食管癌、直肠癌、鼻咽癌、乳腺癌、骨癌、膀胱癌、子宫颈癌、恶性淋巴癌、淋巴细胞性白血病、颅内肿瘤等。

用法用量 口服：每次 4~6 粒，每日 3 次，饭后温开水送服。

注意事项 孕妇慎用或遵医嘱服用。

剂型规格 胶囊剂：每粒 500mg。

千金藤素
Cepharanthine

别名 豆花藤碱，千金藤碱，头花千金藤素，西法安生，Cepharanthinum

作用用途 本品为千金藤属植物中分离获得的生物碱，可促进骨髓组织增生，从而升高白细胞，使周围血白细胞增多。用于肿瘤化疗、放疗引起的粒细胞缺乏、也用于其他原因引起的白细胞减少。

用法用量 口服：每次 20mg，每日 3 次。1~2 个月为一疗程。

注意事项 ①孕妇禁用。②本品偶见恶心、呕吐、腹泻等轻度胃肠道反应；不可与茶水同服。

剂型规格 片剂：每片 20mg。

羟胍
Hydroxyguanidine

别名 羟基胍，Hydroxyguanidinum

作用用途 本品为胍类化合物，结构类似羟基脲，可抑制核苷二磷酸还原酶，抑制 DNA 合成，作用于细胞分裂的 S 期。用于慢性粒细胞白血病、淋巴瘤、癌性胸腹水，对食管癌、贲门癌、胃癌、肝癌、直肠癌、霍奇金病等亦有效。

用法用量 ①口服：每次 0.25~0.5g，每日 3 次。②灌肠给药：每次 0.5~1.0g，溶于 20~40ml 注射用水中，每日 1 次。③**胸、腹腔注射**：每次 0.5~1.0g，溶于 20ml 注射用水中，每日或隔日 1 次。④**瘤体内注射**：每次 0.5g，溶于 3~6ml 注射用水中，每日或隔日 1 次。⑤**静脉注射或静脉滴注**：每次 0.25~0.5g，每日 1 次，10 次为一疗程，停药 3~4 日后进行下一疗程。

注意事项 ①不良反应可出现骨髓抑制，可见白细胞减少。胃肠道可见恶心、呕吐、腹泻。②静脉注射时，沿静脉走向的皮肤可发生色素沉着，但未见血管损伤。个别出现唇部麻木、头昏。③口服给药时需用温开水溶解本品后送服（水温不超过 60℃）。

剂型规格 ①片剂：每片 0.25g；0.4g。②注射剂：

每支 0.25g；0.5g。

米托蒽醌
Mitoxantrone

别名 二羟蒽二酮，二羟基蒽醌，恒恩，米西宁，能减瘤，诺安托，诺肖林，丝裂蒽醌，DAD，Militant，Mitoxantrone Dihydrochloride，Mitoxantronum，Mitozantrone，Novantron，Novantrone

作用用途 本品为细胞周期非特异性抗肿瘤药，属含氨基的蒽环类。其结构与多柔比星类似，属广谱抗肿瘤药物，对各期肿瘤细胞均有抑制作用，但主要作用于 S 后期。本品毒性（尤其是对心脏毒性）很小，常作为复发或难治性急性非淋巴细胞白血病和恶性淋巴瘤的二线治疗用药。其抗肿瘤活性略高于多柔比星，明显高于环磷酰胺、氟尿嘧啶、甲氨蝶呤、长春新碱和阿糖胞苷。在体内广泛分布于各器官，血浆蛋白结合率为 78%。半衰期为 40 ~ 120 小时，有腹水者半衰期可进一步延长。主要在肝脏代谢（通过氧化或与葡萄糖醛酸及硫酸盐结合）。代谢物主要由粪便排出，6% ~ 11% 经肾脏排泄（其中 65% 为原形药），可分泌入乳汁。主要用于治疗恶性淋巴瘤、乳腺癌和急性白血病。对肺癌、黑色素瘤、软组织肉瘤、多发性骨髓瘤、肝癌、大肠癌、肾癌、前列腺癌、子宫内膜癌、睾丸肿瘤、卵巢癌和头颈部癌，也有一定疗效。

用法用量 静脉滴注：单药治疗，每次 12 ~ 14mg/m²，溶于生理盐水或 5% 葡萄糖注射液中（至少 50ml）静脉滴注，时间不少于 30 分钟，每 3 ~ 4 周 1 次。或每次 4 ~ 8mg/m²，每日 1 次，连用 3 ~ 5 日，间隔 2 ~ 3 周重复。儿童，单次剂量最高可达 24mg/m²。联合用药，每次 5 ~ 10mg/m²。

注意事项 ①禁忌证：对本品过敏者、有骨髓抑制者、肝功能不全者，伴有心、肺功能不全的恶病质患者、孕妇、哺乳期妇女。②慎用：肝、肾疾病患者，老年患者。③骨髓抑制为本品剂量限制性毒性。白细胞减少常见，血小板减少较轻。多个疗程后可导致轻度贫血。胃肠道可有恶心、呕吐、食欲减退、腹泻等。心血管系统心脏毒性较多柔比星轻。泌尿生殖系统可引起闭经、精子缺乏及肾功能异常。偶有尿道感染等。偶见注射局部红斑和轻度肿胀，静脉注射药液外漏时，会发生严重的局部反应。其他可有脱发、皮疹、口腔炎、肝功能异常，偶有发热、呼吸困难等。④与多柔比星合用，可加重心脏毒性。⑤不可通过动脉内、皮下、肌内或鞘内注射给药，鞘内注射有导致截瘫的可能。本品遇低温可能析出晶体。不宜与其他药物混合使用。给药时避免溶液与皮肤、黏膜或眼接触。用药时可大量饮水、碱化尿液以预防高尿酸血症及尿酸盐沉淀。使用本品后，患者的尿液及巩膜可呈蓝色。

剂型规格 注射剂：2mg（2ml）；5mg（5ml）；10mg（10ml）；20mg（10ml）；25mg（12.5ml）；30mg

（15ml）。

大麻隆
Nabilone

别名 纳必隆，Cesamet，Cesametic，Nabilonum

作用用途 本品为人工合成的大麻酚类似物，具有四氢大麻酚的某些药理活性，特别是对中枢神经系统的效应，但并无天然大麻酚样的心动过速和其他心血管不良反应。本品的止吐作用强于丙氯拉嗪，研究提示其作用部位在前脑和延髓，这与常用的止吐药不同。口服或胃肠外给药均有效。口服后在小肠吸收，吸收后广泛快速地分布于体内组织。口服生物利用度为 95.6%。口服后 60 ~ 90 分钟出现止吐作用，可持续 8 ~ 12 小时。大部分在肝脏迅速代谢为一种或多种活性代谢产物。主要经胆汁排泄，约 65% 随粪便排出，另有约 20% 经肾脏排泄。主要用于癌症病人化疗时引起的严重恶心和呕吐及术后恶心和呕吐（国外资料）。亦用于抗焦虑（国外资料）。

用法用量 口服：每次 1mg，每日 2 次。

注意事项 ①禁忌证：严重肝功能损害者、对大麻或其他大麻酚类药物过敏者、孕妇、哺乳期妇女。②慎用：轻中度肝功能不全者、高血压、低血压或心脏疾病患者、儿童、老年患者、有精神病史者。③不良反应可有嗜睡、眩晕、口干、共济失调、头痛、视物模糊、睡眠障碍、直立性低血压、幻觉及定向力障碍等，也可引起欣快感等。容易产生耐药性，与其他大麻酚也有交叉耐药性。④与地西泮或其他中枢神经系统抑制药合用时，可增加中枢抑制的不良反应。与乙醇一起使用时，可增加中枢抑制的不良反应。⑤用药期间应避免驾驶或进行其他危险操作。

剂型规格 胶囊剂：每粒 1mg。

马蔺子素
Irisquinone

作用用途 本品主要成分为马蔺子甲素和马蔺子乙素，为放射增敏药。本品能抑制恶性肿瘤细胞呼吸、降低耗氧量；选择性降低恶性肿瘤细胞内谷胱甘肽含量；抑制恶性肿瘤细胞 DNA 合成及断裂后的修复；阻滞恶性肿瘤细胞生长周期于对射线敏感的 G_1 期。口服后迅速吸收，其血浆浓度呈双室模型，半衰期 $t_{1/2\alpha}$ 为 0.096 小时，$t_{1/2\beta}$ 为 73.72 小时，在肿瘤内浓度最高，消化道内、肺和胸腺浓度较高，脑和肌肉中最低。一次性给予本品，0.5 小时后尿中可见排泄，24 小时后粪及尿中的排出率分别为 14.8% 和 30.3%。为肺癌、食管癌和头颈部癌等放射治疗的辅助用药。

用法用量 口服：成人，每次 110mg，每日 2 次，分别于放疗前、后服用。儿童剂量酌减。

注意事项 ①不良反应：部分患者有恶心、呕吐、腹泻等轻度胃肠道反应，其发生率较单纯放射治疗时高，一般不影响继续用药。②本品应饭后服用，可减轻胃肠道反应。建议从小剂量开始（每日55~110mg），如出现胃肠道反应时，可减量或给予对症治疗。③应从放疗前2~3日开始服用直至放疗结束，整个放疗期间应持续服药，以免影响疗效。

剂型规格 胶囊剂：每粒5mg。

平消胶囊
Pingxiao Jiaonang

作用用途 本品为郁金、马钱子、仙鹤草、五灵脂、白矾等中药的胶囊剂。具活血化瘀，止痛散结，清热解毒，扶正祛邪功能。对肿瘤具有一定的缓解症状、缩小瘤体、抑制肿瘤生长、提高人体免疫力、延长患者生命的作用。

用法用量 口服：每次4~8粒，每日3次。

注意事项 本品未发现明显的不良反应。可与手术治疗、放疗、化疗同时进行。

剂型规格 胶囊剂：每粒0.23g。

康艾注射液
Kang'ai Zhusheye

作用用途 本品主要成分为黄芪、人参、苦参素。具有益气扶正，增强机体免疫功能。本品对抑制肿瘤生长、增强机体免疫功能、各种原因引起的白细胞低下及减少症、慢性乙型肝炎有很好的治疗作用。单独临床应用，能缩小肿块、止痛，适合晚期失去手术机会不能放、化疗、不能饮食、食管梗阻、肠阻塞的重症患者，可以争取治疗机会、缓解病情、延长寿命。手术期间应用，可帮助刀口愈合、增加病人体质、有效杀死体内残留的癌细胞、防止复发。放、化疗期间应用，可升高白细胞，明显改善放化疗后呕吐、腹泻等症状。能切断乙肝病毒DNA分子链、抑制乙肝病毒分子复制。用于原发性肝癌、直肠癌、恶性淋巴瘤、妇科肿瘤；各种原因引起的白细胞低下及减少症以及慢性乙型肝炎的治疗。

用法用量 静脉注射或静脉滴注：每日40~60ml，每日1~2次，用5%葡萄糖或0.9%生理盐水250~500ml稀释后使用。缓慢给药，30天为一疗程或遵医嘱。

注意事项 未见明显的不良反应。给药速度不宜过快。

剂型规格 注射剂：每支10ml。

艾迪注射液
Aidi Zhusheye

作用用途 本品具有清热解毒、消瘀散结功能。实验表明：本品对癌细胞有直接杀伤和抑制作用。适用于原发性肝癌、肺癌、肠癌、鼻咽癌、泌尿系统肿瘤、恶性淋巴瘤、妇科恶性肿瘤等多种肿瘤的治疗，各类肿瘤术后的巩固治疗。

用法用量 静脉注射或静脉滴注：成人，每次50~100ml，加入0.9%氯化钠注射液或10%葡萄糖注射液400~450ml中静脉滴注，每日1次；与放、化疗合用时，疗程与放、化疗同步；手术前后使用本品10天为一疗程；介入治疗10天为一疗程；单独使用15天为一周期，间隔3天，2周期为一疗程；晚期恶病质病人，连用30天为一个疗程，或视病情而定。

注意事项 ①首次应用本品，偶有患者出现面红、荨麻疹、发热等反应，极个别患者有心悸、胸闷、恶心等反应。②首次用药应在医师指导下，给药速度开始每分钟15滴，30分钟后如无不良反应，给药速度控制每分钟50滴。③如有不良反应发生应停药并作相应处理。再次应用时，用量从20~30ml开始，加入0.9%氯化钠注射液或5%~10%葡萄糖注射液400~450ml，同时可加入地塞米松注射液5~10mg。④因本品含有微量斑蝥素，外周静脉给药对注射部位有一定刺激，可在静脉滴注本品前后给予2%利多卡因5ml加入0.9%氯化钠注射液100ml静脉滴注。

剂型规格 注射剂：每支10ml。

得力生注射液
Delisheng Zhusheye

作用用途 本品具有益气扶正，消癥散结作用。能促进癌细胞再分化及癌细胞凋亡；在体内、体外均能抑制多种癌细胞的生长；对化疗、放疗不敏感的腺型癌细胞，也有很强的抑制作用；能使癌组织cAMP/cGMP比值加大，提高免疫功能，有效清除体内自由基。适用于原发性肝癌、肺癌、胃癌、食管癌、肠癌、乳腺癌、恶性淋巴瘤及对放疗、化疗不敏感或难于耐受放化疗副作用的肿瘤病人；联合放、化疗减轻毒副作用，减低放、化疗剂量，尤其适用于联合小剂量化疗使用。也用于中晚期原发性肝癌气虚瘀滞证，症见右肋腹积块，疼痛不移，腹胀食少，倦怠乏力等。

用法用量 静脉滴注：成人，每次40~60ml稀释于5%葡萄糖注射液或生理盐水500ml中，每日1次。每疗程首次用量减半，并将药液稀释至不低于1:20，每分钟不超过15滴，如无不良反应，半小时后可逐渐增加滴速，但以每分钟不超过50滴为宜。如病人出现尿路刺激，可按1:20稀释使用。每疗程45天，停药1周后，可进行下一疗程，或遵医嘱。

注意事项 ①不良反应：过敏反应：少数病人可出现荨麻疹，偶可出现胸闷、喘息、气短、心悸、眩晕、耳鸣等，应停药。泌尿系统：少数病人在用药后可出现尿频、尿急等泌尿系统刺激症状，偶可致血尿和蛋白尿，如出现上述不良反应，应停药，如再应用时应稀释药液1:20或减慢滴速，一般不超过每分钟40滴，或多饮水。消化系统：少数病人用药后可能出现肝、肾损害，偶见恶心呕吐、腹胀、腹部不适等，多数在减缓滴速或减少用量即消失。用药期间注意肝、肾功能检测。②对外周静脉刺激反应：本品含斑蝥素和华蟾蜍次素，严禁未经适当稀释使用，不可加入滴壶滴入或静脉注射，稀释浓度一般不应低于1:10。如需避免输液量过大，最高稀释浓度不能低于1:5，并应在1:10以上浓度使用2天后，无任何不良反应，才能使用1:5浓度滴入，此浓度滴速每分钟不宜超过50滴。静脉输入后特别是长期从外周静脉输入多系局部刺激，因此建议采用锁骨下静脉穿刺，腔静脉给药。③心肾功能不良及急性泌尿系统感染者慎用，如病人出现胸闷、心悸、气短等反应需立即停药。④本品除可与维生素C混合静脉滴注以外不得与任何其他药品混合使用。⑤使用本品均宜从低剂量开始，如无不良反应，再增至高剂量，稀释度不宜低于1:10；⑥本品如有微量沉淀析出（为斑蝥素析出），可适当加温、摇匀或加液体稀释后即溶解。

剂型规格 注射剂：每支10ml。

消癌平
Xiao'aiping

作用用途 本品为乌骨藤提取物，内含多种生物活性碱和高分子多糖。乌骨藤具有诱导和促使微管（肿瘤细胞赖以分裂，扩散的载体）蛋白聚合，微管装配与微管稳定的独特作用，从而抑制肿瘤细胞的有丝分裂，达到抑癌、治癌的目的。具有抗癌、消炎、平喘作用。用于食管癌、胃癌、肺癌，对大肠癌、宫颈癌、白血病等多种恶性肿瘤亦有一定疗效，亦可配合放疗、化疗及手术后治疗，并用于治疗慢性气管炎和支气管哮喘。

用法用量 ①口服：片剂，每次8~10片，每日3次。口服液，每次10~20ml，每日3次。糖浆剂：每次10~20ml，每日3次，1个月为1疗程。②肌内注射：每次2~4ml（1~2支），每日1~2次；或遵医嘱。③静脉滴注：用5%或10%葡萄糖注射液稀释后滴注，每次20~100ml（1~5支），每日1次；或遵医嘱。

注意事项 ①个别患者在用药期间有低热，多汗，游走性肌肉、关节疼痛等不适，一般无须特殊处理。②个别病例使用后可出现食欲减退、白细胞下降、转氨酶升高、发热、药物疹等，一般无须特殊处理。③服药后如有口干现象，宜多饮水。

剂型规格 ①片剂：每片0.3g。②溶液剂：每支10ml。③糖浆剂：每支10ml。④注射剂：每支20ml。

抗癌平丸
Kang'aiping Wan

作用用途 本品以半枝莲、香茶菜、蛇毒、蟾酥等为主的十一味中草药组成，具有清热解毒、消肿止痛的功效。通过抑制消化系统癌细胞增殖、调节细胞免疫及体液免疫功能，促进肿瘤细胞逆转分化等环节达到治疗目的。经大量的实验研究表明，其抗肿瘤机制：①诱导消化系统癌细胞发生细胞周期阻滞，抑制肿瘤细胞分裂增殖，促使其分化，阻碍肿瘤生长，可使瘤体缩小或消失。②增加$CD4^+/CD8^+$比值，刺激网状内皮系统增生。增强

吞噬细胞活力，提高免疫系统功能。③通过消化系统癌细胞内信号传导系统，选择性抑制Na^+、K^+-ATP酶活性，下调癌基因表达，诱导肿瘤细胞凋亡。④控制原发灶的转移及转移灶的继续扩散，明显缓解临床症状，提高生存质量。⑤保护骨髓造血功能，增加白细胞数，降低放化疗及癌性毒素对造血系统的损伤，与化疗、放疗合用有明显的减毒增效的作用。⑥改善机体代谢，保护心、肝、肾功能。用于各种恶性肿瘤的治疗，还用于肺癌、恶性淋巴瘤、急性粒细胞白血病、宫颈癌等。

用法用量 口服：每次0.5~1g，每日3次，饭后半小时服，或遵医嘱。

注意事项 ①初服时可由少到多，逐步增加，如胃部有发胀感，可酌情减少。②服药期间忌食霉菌类食物。

剂型规格 丸剂：每瓶1g。

参一胶囊
Shenyi Jiaonang

别名 人参皂苷Rg_3

作用用途 本品能明显抑制血管内皮生长因子、碱性成纤维生长因子的表达，减少金属酶的数量，从而控制肿瘤新生血管的形成，抑制肿瘤复发、扩散和转移。适用于肺癌、胃癌、肠癌、肝癌及乳腺癌等恶性肿瘤。

用法用量 口服：每次2粒，每日2次。八周为1个疗程，饭前空腹口服，重症遵医嘱加量。

注意事项 ①有出血倾向者忌用。②火热证或阴虚内热证者慎用。③偶有口干舌燥，可自行缓解、消失。

剂型规格 胶囊剂：每粒10mg

鸦胆子油乳
Yadanzi Youru

别名 艾亭

作用用途 本品为鸦胆子油与乳化剂制成的灭菌乳状液。鸦胆子油乳（包括注射液和口服液）的主要成分油酸，是一种新型的具有靶向性的纯中药抗癌制剂，它能够抑制拓扑异构酶活性，从而抑制细胞DNA的合成及生长，阻断癌细胞的增殖。经动物和人体实验，对多种肿瘤有抑制作用，可见药液的小油滴与癌细胞有较好的亲合力，癌周黏附时间长，在体内有定向分布的作用，为其网状内皮系统的吞噬细胞所潴留，使抗肿瘤药物在该处有较高的浓度。对体液免疫有促进作用，对癌细胞的G_1、S、G_2期均有一定的损伤或抑制作用，抑制癌细胞DNA合成，因而可能属于细胞周期非特异性药物。鸦胆子油乳对癌细胞具有选择性，即选择性破坏癌细胞膜和线粒体等膜性系统，使癌细胞变性坏死，而对正常细胞无损害。它具有促进骨髓干细胞的造血功能作用。抑制肿瘤、预防转移。对肺癌、食管癌、原发性肝癌、大肠癌、胰腺癌、肺癌、宫颈癌、膀胱癌、前列腺癌及其他实体瘤，转移癌：如肺癌脑转移、转移性肝癌等及癌性

胸腹水有较好的疗效。

用法用量 ①口服：每次 20ml，每日 2~3 次，30 天为一个疗程。②静脉滴注：每次 10~30ml，每日 1 次（本品须加灭菌生理盐水 250ml，稀释后立即使用）。③静脉注射：每次 10~30ml，每日 1 次，一个月为一个疗程，使用时加生理盐水 250ml，稀释后立即使用。

注意事项 ①禁忌证：在脂代谢严重失调时（急性休克、急性胰腺炎、病理性高脂血症、脂性肾病变等患者）禁用，对本品过敏者、孕妇、哺乳期妇女禁用。②过敏体质者、心律失常患者慎用。③本品出现分层现象时不能使用。④本品呈酸性，不可与碱性药物伍用（如环磷酰胺），否则可发生沉淀。④如有轻度静脉炎出现，可在注射本品前后适量输注 0.9% 氯化钠注射液或 5% 葡萄糖注射液，或对症处理。⑤少数病人有腹痛、皮疹、腹泻、脱发等；首次用药宜使用较低剂量，若无不良反应，2~3 天后可逐渐增加至最大剂量；对血管有轻微刺激作用，久用可致静脉炎或血栓形成；偶致过敏性休克及心律失常。

剂型规格 ①溶液剂：每支 10ml。②注射剂：每支 10ml。

康莱特
Kanglaite

作用用途 本品是传统抗癌中药提取精制的薏苡仁油甘油三酯，具有较强的抗癌作用。既能直接杀伤癌细胞，又能增强机体的免疫功能，提高机体抗癌的能力，起到祛邪扶正作用。乳剂对癌细胞具有很好的定向性，可提高抗癌作用。药效学研究证明，本品对肺癌、肝癌、结肠癌及抗肺转移癌有很好的治疗作用，对人体肝癌的抑制率几乎接近环磷酰胺（91%），优于其他一些西药。临床研究证明，本品尤其对肺癌、肝癌及其他伴有转移肿瘤的中、晚期治疗均满意。本品具有益气养阴，消肿散结作用。适用于不宜手术的气阴两虚，脾虚湿困型原发性非小细胞肺癌及原发性肝癌，配合放、化疗有一定的增效作用。对中晚期肿瘤患者具有一定的抗恶病员和止痛作用。适用于手术前及不宜手术的脾虚痰湿型、气阴两虚型原发性非小细胞肺癌。

用法用量 ①口服：每次 6 粒，每日 4 次。宜联合放、化疗使用。②静脉滴注：每次 200ml，每日 1 次，缓慢静脉滴注，21 天为 1 疗程，间隔 3~5 天，可进行下一疗程。联合放、化疗时，可酌减剂量，首次使用，滴注速度应缓慢，开始 10 分钟滴速为每分钟 20 滴，20 分钟后可持续增加，30 分钟后可控制在每分钟 40~60 滴。③动脉插管：每次 50~100ml，每周 1 次，3 周为 1 疗程。

注意事项 ①禁忌证：急性休克、急性胰腺炎、病理性高脂血症、脂性肾病变等患者、孕妇禁用。②静脉滴注时应小心，防止渗漏血管外而引起刺激疼痛；冬季可用 30℃ 温水预热，以免除物理性刺激。偶见轻度静脉炎。如有轻度静脉炎出现，可在注射本品前和后适量（50~100ml）输注 0.9% 氯化钠注射液或 5% 葡萄糖注射

液。③严格控制滴速，100ml 输入时间不少于 1 小时。如有过敏反应（如呼吸急促、寒战），可注射地塞米松。如出现高热酌情停用。本品主要在肝脏内代谢，因此不适用病理性高脂血症、脂性肾病变或伴有高血脂的急性胰腺炎以及长期肝硬化患者。④如患者出现严重脂过敏现象可对症处理，并酌情停止使用。⑤本品不宜加入其他药物混合使用。使用本品应采用一次性输液器（带终端滤器）。如发现本品出现油、水分层（乳析）现象，严禁静脉使用。

剂型规格 ①胶囊剂：每粒 0.45g。②注射剂：每瓶 100ml：10g。

紫龙金
Zilongjin

别名 隆顺榕

作用用途 本品为中药制剂。具有多靶位调控肿瘤细胞的生物调节作用。可激活细胞周期蛋白激酶与抑癌基因与周期蛋白激酶的活性，从而阻止细胞癌变；激活癌细胞内环腺苷酸/蛋白激酶 A II 型酶信号通路的同时，抑制二酰基甘油/蛋白激酶 C III 型酶信号通路，有效抑制细胞增殖；激活抑癌基因 P53，P21，R6 等，同时抑制癌基因 C-myc，C-Hras 等。可使异常肿瘤细胞转化成为正常细胞，强化放，化疗疗效，提高免疫功能，控制肿瘤进展。适用于各种肿瘤。

用法用量 口服：每次 4 片，每天 3 次，64 天为一疗程。

注意事项 未见明显的毒副作用。

剂型规格 片剂：每片 0.65g。

金菌灵胶囊
Flammulina Velatipes Capsules

别名 大洋扶生

作用用途 本品是将朴菇素添加锗制成锗-朴菇多糖络合物。本品能抑制肿瘤细胞的增殖，对瘤组织的非特异酯酶及癌细胞的端粒酶有显著抑制作用。能调节，恢复机体免疫功能，激活肿瘤杀伤细胞，能修复强化肝细胞、免疫细胞、胃黏膜细胞，抵御致癌物质、病毒、化学品和放射线的侵蚀。本品为双向免疫调节剂，用于癌症、肝炎、神经性皮炎、胃炎及自身免疫系统紊乱性疾病治疗。

用法用量 口服：成人，每次 4 粒，儿童，每次 2 粒，每日 2~3 次。

注意事项 未见明显毒副作用。

剂型规格 胶囊剂：每粒 0.25g。

金龙胶囊
Jinlong Jiaonang

作用用途 本品主要成分为鲜活守宫、鲜活金钱白

花蛇等，含有 19 种游离氨基酸、18 种水解氨基酸及多肽、核苷、多种维生素和多种对人体有益的微量元素，具有增强免疫功能、促进新陈代谢、抑制多种肿瘤、改善体质、延缓衰老等作用。对肝、胃、肠、乳腺等多种癌症以及自身免疫性疾病等多种疑难重症，疗效显著。

用法用量 口服：每次 2~4 粒，每日 3 次，30~60 日为一疗程。

注意事项 ①服药期间忌食咖啡、辛辣食物和烟、酒等。②可配合放疗、化疗使用，最好在放、化疗前一周即开始服用本品。③少数患者服药有过敏反应。如发现过敏反应，应立即停药，并采取相应抗过敏治疗措施。

剂型规格 胶囊剂：每粒 0.25g。

槐耳颗粒
Huai'er Keli

别名 金克

作用用途 本品主要成分为槐耳菌质，既具有直接的细胞毒性（直接杀灭肿瘤细胞），同时具有生物治疗及免疫治疗多项功效。对消化系统的恶性肿瘤有明显疗效。尤其是对中、晚期各类肝癌，有明显的抑制肿瘤生长，延长患者生存期，缓解肝区疼痛，减轻腹胀，增加食欲作用。对其他肿瘤亦有改善，延长患者生命。本品有显著的增强机体免疫力的作用，诱导人体产生干扰素 α、γ，促使 T 淋巴细胞（TL）分裂，繁殖，成熟，分化，调整抑制性与辅助性 T 细胞的比例，产生某些细胞激活因子，如白细胞介素-2，使 NK 活性有协同作用。用于不宜手术和化疗原发性肝癌的辅助治疗。

用法用量 口服：每次 20g，每日 3 次。1 个月为一疗程，或遵医嘱。

注意事项 偶见恶心、呕吐、白细胞减少。

剂型规格 颗粒剂：每袋 20g。

博尔宁
Bo'erning

作用用途 本品由黄芪、光慈菇、重楼、龙葵、紫苏子、僵蚕等十多种中药组成。本品直接抑制肿瘤细胞生长，使瘤体缩小或消失。能减轻患者恶心、呕吐等症状，增加患者食欲及体重。减轻患者的癌性疼痛。明显改善和提高患者免疫力。适用于中、晚期癌症患者，有非常好的疗效。对原发、继发恶性肿瘤、免疫力低下患者，如白血病、血友病有较好疗效。

用法用量 口服：①常规剂量，每次 60mg，每日 3 次，3 个月一疗程。②冲击剂量，每次 90mg，每日 3 次，1.5 个月一疗程。③维持剂量，每次 30mg，每日 3 次，时间遵医嘱。

剂型规格 胶囊剂：每粒 15mg。

复方斑蝥胶囊
Fufang Banmao Jiaonang

别名 康赛迪

作用用途 本品为纯中药制剂。具有清热解毒，消瘀散结功能。影响癌细胞 DNA 和 RNA 的生物合成及癌基因的表达、诱导癌细胞凋亡和分化、抵抗癌细胞侵袭及转移，同时也可提高免疫功能，促进骨髓造血干细胞的成熟与分化，具有升白作用。适用于原发肝癌、消化道肿瘤、肺癌、鼻咽癌、泌尿系肿瘤、恶性淋巴瘤、妇科恶性肿瘤等多种肿瘤的治疗，各类肿瘤术后的巩固治疗。也可与化疗、放疗配合使用，增效减毒。

用法用量 口服：每次 3 粒，每日 2 次。恶病质患者，连用 30 天为一疗程，或视病情而定。

注意事项 本品未见明显的不良反应，偶见消化道不适。糖尿病患者及糖代谢紊乱者慎用。

剂型规格 胶囊剂：每粒 0.25g。

多糖蛋白
Duotang Danbai

作用用途 本品为菌菇中得到的一种侧链聚糖，具有广泛的药理活性，是一种免疫增强剂。它对移植性肿瘤有较强的抗肿瘤作用，主要用于头颈部肿瘤、肺癌、胃癌、宫颈癌、原发性肿瘤术后或放、化疗后单独或合并用药，可拮抗化疗药物所致的机体免疫功能降低。也适用于多种免疫缺陷、免疫受损的疾病，也可用于白细胞减少症、病毒性肝炎、AIDS、与免疫受损有关的慢性疾病、皮肤病、自身免疫性疾病、神经系统疾病，调节免疫功能、治疗心血管疾病等。

用法用量 口服：每次 4~6 片，每日 3~4 次。

注意事项 未见明显的毒副作用。

剂型规格 片剂：每片 0.3g。

复方红豆杉胶囊
Fufang Hongdoushan Jiaonang

作用用途 本品为红豆杉皮、红参、甘草提取物制成的胶囊剂。具有祛邪散结作用。紫杉醇通过抑制微管解聚，从而达到抑制肿瘤的作用。人参皂苷和甘草甜素等可明显提高机体免疫能力，此外，甘草甜素可降低药物毒副作用。本品抗肿瘤和调节机体免疫力，用于中、晚期肿瘤患者的治疗。

用法用量 口服：每次 2 粒，每日 3 次。21 日为 1 疗程。

注意事项 近 10% 的患者可出现轻度胃肠道反应，表现为恶心呕吐；轻度的白细胞降低，一般不低于 3000；偶见肌肉酸痛，加服维生素 B_6 可消除神经肌肉症状，不影响继续治疗。白细胞低于 2000/μl 时，不宜服用。

剂型规格 胶囊剂：每粒 0.3g。

斑蝥素
Cantharidin

别名 洁尤平，Cantharides Camphor，Cantharidine，Cantharidinum，Cantharone

作用用途 本品是从斑蝥中提炼的抗肿瘤药，可抑制癌细胞蛋白质、RNA、DNA 的合成，从而抑制癌细胞生长，延长患者生命。也可通过增强机体免疫力来达到抗癌作用。国外资料提示，本品外用治疗甲周疣较好，对寻常疣和跖疣也有效，一般不用于嵌合体疣。尚有研究证实，本品能有效治疗寻常疣，眼睑疣，传染性软疣，指甲下疣和甲沟疣。本品乳膏由斑蝥素溶于脂肪而制成，易经皮肤吸收。在血液、肝、胆、消化道、肺有较高的药物浓度。脂溶性斑蝥素经胆道从肠道排出体外；在体内分散溶于水中的斑蝥素经尿排出体外。对原发性肝癌有一定的近期疗效，可改善自觉症状，延长生存时间。与其他抗肿瘤药合用，对食管癌、肺癌、直肠癌、乳腺癌有一定的疗效。本品乳膏外用可治疗尖锐湿疣，国外常用于治疗寻常疣、甲周疣、跖疣、眼睑疣、传染性软疣等。

用法用量 ①口服：每次 0.25～0.5mg，每日 2～3 次，饭后服用，1～3 月为一疗程。②外用：生殖器尖锐湿疣：乳膏，在疣体上均匀地涂上一薄层（1g 乳膏涂布面积应为 200～300cm²），每日 1 次，10 次为一疗程。每日用量不应超过 3g。③静脉滴注：每次 0.5～1mg，溶于5% 葡萄糖注射液 250～500ml 中滴注。

注意事项 ①禁忌证：心肾功能不全者、严重消化道溃疡患者、有出血倾向者、孕妇。②全身用药有强烈刺激性，可引起尿道刺激症状（如尿频、尿急、尿痛）、血尿，少数患者可出现蛋白管型。也可引起恶心、呕吐、腹泻。个别患者可出现阵发性心动过速、手指及面部麻木等。局部用药尚未发现全身不良反应。可有轻微的灼痛或灼热感，疣体脱落处可有浅表糜烂，可自愈，一般不形成瘢痕。③局部给药时，应使用涂药器或牙签直接小心地将本品涂搽于病变部位，不要涂搽在脐凹部及破损的皮肤上。本品尚无特效解毒剂，若出现不良反应，应及时对症处理，较严重时暂停给药，反应一般很快消失。鉴于本品的毒性，美国 FDA 已于 1992 年将全身用斑蝥素撤出美国市场。

剂型规格 ①片剂：每片 0.25mg。②乳膏剂：每支 2g（0.5mg）；4g（1mg）。③注射剂：每支 0.5mg。

斑蝥酸钠
Disodium Cantharidinate

别名 奇宁注射液

作用用途 本品可降低肿瘤细胞 cAMP 磷酸二酯酶活性，提高过氧化氢酶活力。本品尚能刺激骨髓造血系统，升高白细胞。临床用于原发性肝癌等肿瘤和白细胞减少症。亦可用于肝炎、肝硬化及乙型肝炎病毒携带者。

用法用量 静脉滴注：每次 2～10ml，每日 1 次，用 0.9% 氯化钠或 5%～10% 葡萄糖注射液适量稀释后滴注。

注意事项 ①孕妇、哺乳期妇女禁用。②肾功能不全者慎用。③泌尿系统出现刺激反应，可降低用量或暂时停药。④局部静脉注射时偶见红肿、疼痛、压痛。

剂型规格 注射剂：每支 0.1mg（2ml）。

去甲斑蝥素
Norcantharidin

别名 利佳，依尔康

作用用途 本品对肝癌、食管癌等细胞株的形态，增殖有破坏或抑制作用，可提高癌细胞呼吸控制率及溶酶体酶活性，干扰癌细胞分裂，抑制其 DNA 合成。对骨髓细胞无抑制作用，并能升高白细胞。临床用于原发性肝癌、食管癌、胃及贲门癌。也可用于联合化疗，与其他化疗物联用能提高疗效，减少副作用，对乙型肝炎有效。

用法用量 ①口服：每次 5～20mg，重症可加至 30mg，每日 3 次，空腹服用。②静脉注射、静脉滴注：每日 10～20mg，溶于适量葡萄糖注射液中缓慢给药，或加入葡萄糖注射液 250～500ml 中缓慢滴注。

注意事项 口服剂量过大时可能出现恶心、呕吐等症状，应减量或停药。

剂型规格 ①片剂：每片 5mg。②注射剂：每支 10mg（2ml）。

甲基斑蝥胺
Jiaji Banmao'an

作用用途 本品系斑蝥素的衍生物。对腹水型肝癌的核酸和蛋白质合成有干扰作用，可增强机体巨噬细胞的吞噬作用。对多种肿瘤有抑制作用，可直接杀伤癌细胞。本品在体内吸收、分布和排泄速度较快，口服后在机体内较易达到有效血药浓度。主要分布于胆、肝，与癌细胞有一定的亲和作用。24 小时内部分从尿粪中排出，无蓄积现象。主要用于肝癌。对肺癌、食管癌、结肠癌和乳腺癌也有较好的疗效。

用法用量 口服：每次 5～10 片，每日 3 次，1～2 个月为一疗程。

注意事项 不良反应主要有口干，无一般抗癌药物的消化道反应和泌尿系统反应。

剂型规格 片剂：每片 10mg。

去甲斑蝥酸钠注射液
Sodium Demethylcantharidate Injection

别名 优一欣

作用用途 本品可使癌细胞骨架破坏（微丝、微管），影响癌细胞超微结构，导致线粒体、微绒毛及质膜损伤等。能抑制癌细胞 DNA 合成，但对正常骨髓细胞不抑制,并能升高白细胞。适用于肝癌、食管癌、胃和贲门癌、肺癌等及白细胞低下症。亦可作为癌瘤术前用药或联合化疗中。

用法用量 ①**静脉注射**:用5%葡萄糖注射液稀释后,缓慢静脉注射。每次10~30mg或遵医嘱。静脉滴注时加入5%葡萄糖注射液250~500ml中缓慢滴入。②**肝动脉插管**:每次10~30mg,每日2次。一个月为一个疗程,一般持续2~3个疗程。③**瘤内注射**:每次10~30mg,每周1次,4次为1个疗程,可持续4个疗程。

注意事项 ①对本品过敏者禁用。②一次注射量若超过30mg,部分患者出现恶心、呕吐等消化道症状,可减量或对症处理。③静脉给药时,注意避免药液漏出血管壁外;瘤内注射时,防止药液溢出瘤体外。④药物过量,部分患者可能出现消化道反应和心、肝、肾损伤,可酌情减量或对症处理。⑤少数患者使用本品可能出现体温增高,使用高剂量应注意体温的改变。若体温升高,可对症处理。⑥对有出血倾向的患者,应慎用较高剂量。孕妇及哺乳期用药宜在医生指导下,酌情使用。儿童用量酌减,一般为成人量的25%~50%。

剂型规格 注射剂:每支10mg。

蟾酥
Chansu

别名 吲哚碱衍生物,佳素
作用用途 本品来源于中华大蟾蜍或黑眶蟾蜍的耳后腺及皮肤的白色浆液干燥物。本品具有抑制肿瘤细胞增殖、增强免疫功能、镇痛和减毒作用。本品适用于热毒内蕴型原发性肝癌、肺癌、胃肠道肿瘤、食管癌、乳腺癌等恶性肿瘤的治疗。对各种恶性肿瘤的放、化疗,手术治疗有一定的辅助作用,对各种癌性疼痛有明显的缓解作用。

用法用量 **静脉滴注**:每日10~20ml,5%葡萄糖注射液500ml稀释后缓慢滴注,30天为一疗程。

注意事项 尚未见不良反应报道。
剂型规格 注射剂:每支2ml;10ml。

华蟾素
Huachansu

作用用途 本品为干蟾皮提取物,具有解毒,消肿,止痛作用。试验表明华蟾素对三种消化系统肿瘤株(人肝癌SMMC-7721、人胃癌MKN45、人结肠癌LOVO)均有杀伤作用。本品具有增强体液免疫和细胞免疫的功能。用于中、晚期肿瘤、慢性乙型肝炎等。可用于肝癌、胃癌、乳腺癌、肺癌、食管癌、宫颈癌等的治疗。

用法用量 ①**口服**:片剂,每次3~4片,每日3~4次。胶囊剂,每次3~4片,每日3~4次。②**肌内注射**:每次4ml,每日2次。

注意事项 ①应用时,注意观察病人的心脏功能,避免与剧烈兴奋心脏药物配伍。②口服初期偶有腹痛、腹泻等胃肠道刺激反应。少数病人用药后有轻度恶心、发冷现象。如无其他严重情况,无需停药,继续使用,症状会减轻或消失。③使用本品,应避免与氨茶碱、异丙肾上腺素等同时应用。

剂型规格 ①片剂:每片0.3g。②胶囊剂:每粒0.25g。③注射剂:每支2ml(相当原生药1g)。

天蟾胶囊
Tianchan Jiaonang

作用用途 本品是由蟾酥、制川乌、白屈菜、白芷、白芍、川芎、祖师麻、甘草等组成的中药复方制剂。本品具有行气活血,通络止痛功能。主要用于肝癌、肺癌、胃癌、卵巢癌、宫颈癌、白血病的治疗,及其引起的轻、中度癌性疼痛。

用法用量 **口服**:每次3粒,每日3次,饭后服用,5天为一个疗程。

注意事项 ①孕妇、哺乳期妇女禁用。②心脏病患者慎用。③用药过程中偶见嗜睡、口干、恶心呕吐、食欲不振、便秘、背部灼热。

剂型规格 胶囊剂:每粒0.5g。

参蟾消解胶囊
Shenchan Xiaojie Jiaonang

作用用途 本品为人参、雄黄、蟾酥(酒制)、西红花、人工牛黄、人工麝香、冰片、三七、天竺黄、芦荟等组成的胶囊剂。具有化瘀解毒,豁痰浮肿功能,可阻止早、中期患者癌细胞新陈代谢,破坏细胞增殖,防止病灶扩大,抑制肿瘤生长、转移和扩散,提高患者自身免疫功能。可防止手术患者复发和转移,消除体内残留癌细胞和微小病灶,加速伤口愈合。放、化疗中服用可提高治疗效果,抑制毒副作用,有增加食欲、改善睡眠、提高白细胞等作用。对肺癌、胃癌有非常好的疗效。

用法用量 **口服**:每次1粒,每日3次,饭后服用。连用1周后无恶心、呕吐现象,可每次2粒,每日3次,或遵医嘱。

注意事项 ①对个别患者,有轻微不良反应,脾胃弱的患者服后有胃部不适,甚至恶心呕吐,减量服用或停用后即可消失。②本品注意在饭后服用,以减少对胃肠道的刺激。③心脏病患者慎服,或在医生指导下服用。④孕妇禁用。

剂型规格 片剂:每片0.3g。

宫瘤消胶囊
Gongliuxiao Jiaonang

作用用途 本品由牡蛎、香附(制)、土鳖虫、三棱、莪术、白花蛇舌草、仙鹤草、牡丹皮、党参、白术、吴茱萸等组成。活血化瘀、软坚散结。用于子宫肌瘤属气滞血瘀证。证见:月经量多、夹有大小血块、经期延长或有腹痛、舌暗红、瘀斑、脉细弦或细涩。

用法用量 口服：每次 3~4 粒，每日 3 次，一个月经周期为一个疗程，连续服用 3 个疗程。

注意事项 经期停服。孕妇忌用。

剂型规格 胶囊剂：每粒 0.5g。

宫瘤清胶囊
Gongliuqing Jiaonang

作用用途 本品由熟大黄、土鳖虫、水蛭、桃仁、蒲黄、黄芩、枳实、牡蛎、地黄、白芍、甘草等组成。具有活血祛瘀、消癥破积、养血清热的功效。用于子宫壁间肌瘤及浆膜下肌瘤以及瘀血内停所致的小腹胀痛，经色紫暗有块见上述证候者。

用法用量 口服：每次 3 粒，每日 3 次。

注意事项 孕妇禁用。经期停服。

剂型规格 胶囊剂：每粒 0.37g。

宫瘤宁片
Gongliuning Pian

作用用途 本品由海藻、三棱、蛇毒、石见穿、党参、山药等组成。软坚散结，活血化瘀，扶正固本。本品具有提高机体非特异性免疫和细胞免疫功能、活血化瘀、改善子宫微循环障碍、抗肉芽组织增生、止血等作用。不影响妇女雌激素水平，且能显著降低子宫内膜及肌瘤组织胞核雌二醇受体（EnR）、孕酮受体（PnR）的含量，对红细胞总数及血色素的恢复有明显的作用，可有效改善贫血症状，能降低血液黏滞度，改善血液循环状态。对经期延长、经量过多、经色紫暗有块、小腹或乳房胀痛及倦怠乏力等症状，有非常明显的改善作用。用于子宫肌瘤（肌壁间、浆膜下）气滞血瘀证，症见经期延长、经量过多、经色紫暗有块、小腹或乳房胀痛等。

用法用量 口服：每次 6 片，每日 3 次，3 个月经周期为一疗程。

注意事项 未见明显的不良反应。

剂型规格 片剂：每片 0.3g。

第五节 其他抗肿瘤药

他莫昔芬
Tamoxifen

别名 枸橼酸他莫昔芬，枸橼酸三苯氧胺柠檬酸三苯氧胺，诺瓦得士，三苯氧胺三芳乙烯，它莫酚，昔芬，抑乳癌，Tamoxifen Citrate, Noltam, Nolvadex, Tamaxin, Tamofen, Tamoxifenum, Tamoxin, Xifen, Zitazonium, Tamofen

作用用途 本品为化学合成的非甾体抗雌激素类抗癌药。其结构与雌激素相似，存在 Z 型和 E 型两个异构体（本品为 Z 型异构体），两者物理化学性质各异，生理活性也不同，E 型具有弱雌激素活性，Z 型则具有抗雌激素作用。如果乳腺癌细胞内有雌激素受体（ER），当雌激素进入肿瘤细胞内并与其结合，促使肿瘤细胞的 DNA 和 mRNA 的合成，从而可刺激肿瘤细胞生长。当本品进入细胞内并与 ER 竞争结合，形成受体复合物，抑制雌激素的作用发挥，从而可抑制乳腺癌细胞的增殖。单次给药，抗雌激素作用约持续数周。在肝脏代谢，主要代谢物为 N-去甲基三苯氧胺和 4-羟基三苯氧胺。大部分以结合物形式由粪便排出（约占 4/5），少量从尿液排出（约 1/5）。半衰期 α 相为 7~14 小时，β 相大于 7 日。本品治疗晚期乳腺癌有效，国外将本品列为绝经期妇女晚期乳腺癌姑息疗法的第一线药物，其疗效略优于其他同类激素，而不良反应明显较低。此外，雌激素受体或孕激素受体阳性患者较易出现疗效，接受过化疗者不影响其疗效。用于治疗雌激素受体或孕激素受体阳性的女性转移性乳腺癌。用作乳腺癌手术后的辅助治疗，以预防复发。也用于治疗卵巢癌、子宫内膜癌及子宫内膜异位症等。

用法用量 口服：每次 10~20mg，每日 2 次（早晚各 1 次）。

注意事项 ①禁忌证：对本品过敏者、有眼底疾病者、有深部静脉血栓史，肺栓塞史或正在接受抗凝治疗的患者，孕妇、哺乳期妇女。②慎用：肝功能不全者、白细胞、血小板减少者。③代谢、内分泌系统常见面部潮红、潮热、体重增加。胃肠道可见食欲缺乏、恶心、呕吐或腹泻。肝脏，个别患者可发生胆汁淤积，氨基转移酶升高以及脂肪肝等。心血管系统罕见血栓形成（表现为下肢肿痛等），个别患者出现心肌梗死。精神神经系统罕见头痛，记忆减退、抑郁、眩晕、精神错乱、晕厥、小脑功能障碍、错觉、无力、嗜睡。呼吸系统罕见肺栓塞。泌尿生殖系统少见月经紊乱、外阴瘙痒。少数绝经前妇女可出现卵巢囊肿。罕见子宫内膜瘤、子宫内膜增生、内膜息肉。国外报道，有患者用药后引起性功能减退、肾病综合征。皮肤可出现皮肤干燥、皮疹、脱发。眼可出现视物模糊、视敏度降低、角膜混浊及视网膜病变。其他可出现骨和肿瘤疼痛一过性加剧。④不宜与抗凝血药（如华法林、香豆素类抗凝药）、抗酸药、雌激素、他克莫司、丝裂霉素、雷藤内酯、别嘌醇、其他细胞毒性药物合用。⑤由于本品可促进排卵，因此有导致怀孕的可能，若绝经前必须使用本品，应同时服用抗促性腺激素药物。治疗期间及停药后 2 个月，患者应严格避孕。不得使用雌激素类药物进行避孕。

剂型规格 片剂：每片 10mg；20mg。

氨鲁米特
Aminoglutethimide

别名 氨苯哌酮，氨苯乙哌酮，氨格鲁米特，氨基苯乙哌啶酮，氨基导眠能，奥美定，乙苯胺哌啶，氨苯哌啶酮，氨格鲁米特，氨基乙哌啶酮，ACL，AG，Aminoblastin，Aminoglutethimidum，Cytadren，Dlipten，Elimina，Elipten，Orimenten，Orimeten，Orimetene，Orimetine

作用用途 本品作为芳香化酶抑制剂，可抑制胆固醇转变为孕烯醇酮的裂解酶系，从而阻断肾上腺皮质激素的合成。此外，对皮质激素合成和代谢的其他转变过程也有一定抑制作用。在外周组织中，能通过阻断芳香化酶而抑制雌激素的生成，减少雌激素对乳腺癌的促进作用，从而起到抑制肿瘤生长的效果。口服吸收良好，生物利用度约为 75%，1.5 小时血药浓度达峰值。主要经肝脏代谢，代谢产物主要为 N-乙酰氨鲁米特。50% 以药物原形随尿液排泄，25% 以代谢物形式排泄，胆汁中排出量很低。用于治疗绝经后晚期乳腺癌，有效率约 30%（对雌激素受体阳性患者有效率可达 50%~60%）；治疗有骨转移者，疗效优于他莫昔芬；对软组织转移者，疗效不如他莫昔芬；对有肝转移者疗效差。主要用于治疗晚期乳腺癌（绝经后及雌激素受体阳性者疗效较好）、卵巢癌、前列腺癌和肾上腺皮质癌。也用于皮质醇增多症（库欣综合征），国外有用于治疗肾上腺肿瘤所致的类库欣综合征。

用法用量 口服：每次 250mg，开始时每日 2 次，可于 1~2 周后改为每日 3~4 次，每日总量不超过 1000mg。8 周后改为维持量：每次 250mg，每日 2 次。用药的同时应服用氢化可的松，开始每次 20mg，每日 4 次，1~2 周后减为每日 2 次。

注意事项 ①禁忌证：对本品过敏者、卟啉病患者、儿童、带状疱疹患者或有其他感染者、肝肾功能不全者、甲状腺功能减退者、休克期、病情未控制的糖尿病患者、孕妇、哺乳期妇女。②慎用：手术、创伤等应激情况、低血压患者。③神经系统可有嗜睡、眩晕、头痛、失眠、共济失调、眼球震颤。消化系统可出现食欲缺乏、恶心、呕吐、腹泻、便秘以及肝炎，出现血清碱性磷酸酶、胆红素、天门冬氨酸氨基转移酶升高。皮肤可有皮疹、瘙痒。极罕见剥脱性皮炎、Stevens-Johnson 综合征、Lyell 综合征。皮疹常出现于用药后 10~15 日，多数持续约 5 日后自行消退。个别患者用药后可致皮肤发黑。呼吸系统可有过敏性肺炎（肺嗜酸性粒细胞浸润）。血液偶可出现白细胞减少、血小板减少以及全血细胞减少。代谢、内分泌系统，可有血浆皮质激素、尿醛固酮浓度减低、促甲状腺素（TSH）浓度增高。个别有肾上腺功能减退（低钠血症、直立性低血压、低血糖）、甲状腺功能减退、女性男性化等。④不宜与香豆素类抗凝药、口服降糖药及皮质激素等药物、洋地黄及茶碱类药物、他莫昔芬等合用。⑤服用本品的女性应采取非激素方法避孕。本品不适用于绝经前患者。

剂型规格 片剂：每片 125mg；250mg。

尼鲁米特
Nilutamide

别名 尼鲁他胺，Anandron，Nilandron

作用用途 本品是抗雄性激素药物。主要作用是与雄性激素的受体结合，阻止雄性激素与相应的受体结合，发挥抗雄性激素作用。但是本品对雌性激素、孕激素、盐或糖皮质激素受体基本无作用，因此减少了抗其他激素的副作用。本品在体内稳定，化学结构很少改变，同受体结合持久，维持作用时间长，不产生雄激素作用。口服吸收迅速而完全，在血液中的药物基本上呈原药，消除半衰期约 5~6 小时，血浆蛋白结合率约 80%~84%，结合在红细胞中的药物占血药的 36%。本品在肝脏中同葡萄糖醛酸或硫酸结合后经肾由尿排出，尿中原药量少，绝大部分在 24 小时内排出。连续多次给药，经二周才达到稳态血药浓度，其浓度高低与药量相关，无蓄积作用。主要用于前列腺癌或转移性前列腺癌治疗，一般与手术治疗和化学治疗合并应用。

用法用量 口服：在手术和化疗方法时，开始诱导剂量每日 300mg，连续 4 周，维持剂量，每日 150mg，一次服用或分几次服用，效果一样。如出现副作用时，特别是胃肠道反应时，可以缩短诱导期，提前进入维持剂量。

注意事项 ①禁忌证：肝功能受损者、有呼吸功能不良者。②慎用：机动车驾驶者、一般肝功能不良者。③应用本品患者可能出现黑夜中视力调节障碍和色觉障碍，发生率约 20%，停药可恢复；少数病人可能有肝功能影响，转氨酶短时性升高，可自行恢复，不必停药；胃肠道可出现恶心、呕吐、食欲减退等；部分用药患者可发生呼吸困难；少数患者阳萎、性功能减退、面部潮红。

剂型规格 片剂：每片 50mg。

卡巴他赛
Cabazitaxel

别名 Jevtana

作用用途 本品是一种微管抑制剂，用于与泼尼松联用治疗既往用含多烯紫杉醇治疗方案激素难治转移性前列腺癌患者。

用法用量 静脉滴注：$25mg/m^2$ 1 小时内静脉输注与

口服泼尼松 10mg 联用，每三周一次。

注意事项 ①以下情况者禁用本品：中性粒细胞计数≤1500/mm³ 者；对本品或山梨醇 80 严重超敏性史者。②肝功能不全患者慎用本品。③给药前本品需要两次稀释。④不应使用聚氯乙烯（PVC）仪器。

剂型规格 注射剂：每支 60mg（1.5ml）。

氯化镭-223 注射液
Radium Ra 223 dichloride

别名 Xofigo

作用用途 本品是一种 α 粒子发射放射性治疗药物，镭通过模拟钙离子，从而靶向骨组织，释放出高能量的 α 粒子，破坏双链 DNA，杀死癌细胞。用于治疗晚期骨转移型去势抵抗前列腺癌，但不用于转移至其他器官的前列腺癌。

用法用量 静脉注射：在跨越 1 分钟缓慢静脉注射，50 kBq（1.35 微居里）每 kg 体重，给予 4 周间隔共 6 次注射。

注意事项 ①妊娠期妇女禁用。②本品存在骨髓抑制的副作用，放疗后出现红细胞减少、淋巴细胞减少、白细胞减少、血小板减少、中性粒细胞减少等症状。③常见不良反应为恶心，腹泻，呕吐，和周围水肿。

剂型规格 注射剂：每支 6000kBq（6ml）。

米托蒽醌
Mitoxantrone

别名 二羟基蒽酮，米西宁，盐酸能灭瘤，DHAD，Militant，Novantrone

作用用途 本品为合成的蒽环类抗肿瘤药。主要作用为嵌入 DNA 和形成交叉连接而发挥作用，对 RNA 的合成也有抑制，为周期非特异性药。对乳腺癌、恶性淋巴瘤疗效较好。对消化道癌、白血病、肺癌、黑色素瘤、软组织肉瘤、肾癌、前列腺癌、子宫内膜癌、睾丸肿瘤、头颈部癌、膀胱癌、卵巢癌、原发性肝癌、多发性骨髓瘤等也有一些疗效。

用法用量 静脉滴注：成人，12～14mg/m²，3～4 周 1 次。用 50ml 以上生理盐水或 5% 葡萄糖注射液稀释后于 30 分钟内静脉滴注。

注意事项 ①消化道反应如恶心、呕吐。个别有发热、烦躁、呼吸困难、口腔炎、骨髓抑制。②心脏毒性低于阿霉素。③有脱发、肝、肾功能损伤及静脉炎等。

剂型规格 注射剂：每支 4mg；10mg。

托瑞米芬
Toremifene

别名 法乐通，Fareston

作用用途 本品为他莫昔芬氯乙基衍生物，可竞争性地与乳腺癌细胞浆内的雌激素受体相结合，进入细胞

核内调节 mRNA 和蛋白质的合成，阻止癌细胞的增殖分化。口服吸收安全，4 小时内达血浆浓度峰值。$t_{1/2}$ 为 4 小时，与血浆蛋白结合高达 99%。主要在肝内代谢，只有小部分代谢物从肾脏排出，大部分通过大便排出体外，因此可出现肝肠循环。有抗雌激素、抗肿瘤作用。本品特别结合在雌激素受体，阻止由雌激素引起的染色体基因合成及肿瘤细胞生长。适用于绝经后乳腺癌与治疗术后复发的乳腺癌。无论长期用药还是短期用药者没有明显毒性。

用法用量 口服：每次 60mg，每日 1 次。

注意事项 ①禁忌证：对本品过敏者、有骨髓抑制者、肝功能不全者、伴有心肺功能不全的恶病质患者、孕妇、哺乳期妇女或曾患有血栓塞性疾病的患者禁用。②肝、肾疾病、老年人慎用。③不良反应：常见的有潮红、眩晕、水肿、抑郁症、脑血栓、高血钙、心血管意外。停药后副作用立即消失。

剂型规格 片剂：每片 60mg。

甲地孕酮
Megestrol

别名 爱克，醋酸甲地孕酮，醋酸去氢甲孕酮，妇宁，米托索，宜利治，佳迪，梅格施，美可治，曼婷，Megace，Mingest

作用用途 本品为孕酮的衍生物，作用与甲羟孕酮相同。抑制雌激素产生，比甲羟孕酮作用强 25 倍。作用于雌激素受体，干扰多种胞浆雌激素受体再生，直接抑制癌细胞的生长。对乳腺癌、子宫内膜癌、前列腺癌、肾癌有效。还用于晚期肿瘤患者的厌食和恶液质。

用法用量 成人 口服：①用于闭经、功能性出血、子宫内膜异位症：通常每次 4mg，每日 2～3 次。②乳腺癌：每次 40mg，每日 4 次，连用 2 个月。③子宫内膜癌：每次 10～80mg，每日 4 次，连用 2 个月。④探亲避孕：服甲地孕酮探亲片，探亲当日中午服 2mg，当晚 2mg，以后每晚 2mg，直至探亲结束，次日再服 2mg。

注意事项 ①禁忌证：对本品过敏、严重肝肾功能不全、高血压等心血管疾病、血栓栓塞性疾病、糖尿病、胆囊疾病、哮喘、因肿瘤骨转移而产生的高钙血症、癫痫、偏头痛、未明确诊断的阴道出血、乳房肿块、孕妇、哺乳期妇女。②卟啉病、精神抑郁、子宫肌瘤、有血栓病史者慎用。③不良反应：恶心、呕吐、水肿、秃发、气急、皮疹、抑郁、热潮红、阴道排出增多或出血等。④常见食欲增加、体重增加。

剂型规格 ①片剂：每片 1mg；2mg；4mg；40mg；160mg。②胶囊剂：每粒 40mg；80mg；160mg。

醋酸甲羟孕酮
Medroxyprogesterone Acetate

别名 安宫黄体酮，倍恩，雌二醇酯，醋羟孕酮，醋酸甲孕酮，得普乐，得普乐 150，狄波普维拉，法

禄达，甲羟孕酮，甲羟孕酮醋酸酯，甲孕酮，麦普安，曼普斯同，美曲罗，普维拉，普维增，Beien，Carretab，Depogeston，Depoprovera，Deporone，DMPA，Farluta，Gesinal，Gestapuran，Hysron，Hysronuran，MAP，Medroxyprogesterone，Methypregnone，Metigesterona，Metipregnone，MPA，Provera

作用用途 本品为作用较强的孕激素，口服或注射均有效。皮下注射时，其孕激素活性为黄体酮的20~30倍；口服时为炔孕酮的10~15倍。口服或注射后在体内适量内源性雌激素对子宫内膜作用的基础上，可将增生期子宫内膜转变为分泌期内膜，为受精卵植入作准备。本品也有抗雌激素作用，但不对抗雌激素对脂蛋白的良性作用，亦无明显雄激素效应，最接近天然的孕酮。本品抗癌作用可能与其抗雌激素作用有关。大剂量时可使细胞内的雌激素受体（ER）不能更新，抵消雌激素促进肿瘤细胞生长的效应（但对耐药的细胞无此作用），对敏感细胞直接具有细胞毒性作用。也可通过增强 E_2-脱氧酶的活性而降低细胞内雌激素的水平，诱导芳5α-还原酶而使雄激素不能转变为雌激素等作用，产生其抗癌效应。此外，还可通过对腺垂体的负反馈作用，抑制LH，促肾上腺皮质激素（ACTH）及其他生长因子的产生。肌内注射或口服给药后血药浓度均迅速上升。口服吸收良好，血药浓度峰值较高，但持续时间较短；肌内注射时血药浓度峰值低于口服，但持续时间较长。在肝内降解，以硫酸盐和葡萄糖醛酸盐形式主要随尿排泄。临床用于痛经、月经不调、功能性闭经、功能性子宫出血、先兆流产或习惯性流产及子宫内膜异位症等。也用于不能手术、复发性或转移性激素依赖性肿瘤的姑息治疗或辅助治疗，如子宫内膜癌、乳腺癌、肾癌和前列腺癌等。本品注射剂可用作长效避孕药。也可用于治疗女性多毛症。

用法用量 ①口服：功能性闭经：每日4~8mg，连服5~10日。痛经：于月经周期第6日开始，每次2~4mg，每日1次，连服20日。功能性子宫出血和继发性闭经：自月经周期第16~21日开始，每日2.5~10mg，连服5~10日。子宫内膜异位症：可从每日6~8mg开始，逐渐增加至每日20~30mg，连用6~8周。乳腺癌：每次500mg，每日1~2次，至少服用1个月。有效者可长期服用。子宫内膜癌：每次100mg，每日3次；或每次500mg，每日1~2次，至少服用1个月，有效者可长期服用，作为肌内注射后的维持量。前列腺癌：每次500mg，每日1~2次，至少服用1个月。有效者可长期服用。肾癌：每日200~400mg。对各种癌症化疗时保护骨髓作用：分散片，每日0.5~1g，由化疗前1周用至1个疗程后1周。②肌内注射：子宫内膜癌或肾癌：起始剂量，每次0.4~1g，1周后可重复1次，待病情改善和稳定后，剂量改为每次400mg，每月1次。避孕：于月经周期第2~7日内开始用药，每次150mg，每3个月1次。产妇分娩4周后才能开始使用本品。子宫内膜异位症：每次50mg，每周1次；或每次100mg，每2周1次。连

用6个月以上。女性多毛症：每次100mg，每月2次。

注意事项 ①禁忌证：对本品过敏、血栓栓塞性疾病及有血栓栓塞性疾病病史、骨转移产生的高钙血症、肝肾功能不全、已知或怀疑乳房或生殖器恶性肿瘤、未明确诊断的性器官出血、过期流产、月经过多、孕妇、哺乳期妇女。②慎用：心脏病、哮喘、糖尿病、癫痫、精神抑郁、偏头痛。③生殖系统可见阴道出血（如突破出血、点滴出血）、经量改变、闭经、子宫颈糜烂或子宫颈分泌异常。精神神经系统可见神经质、失眠、嗜睡、疲乏、头晕。代谢、内分泌系统可见水肿、体重变化、乳房痛、溢乳、男性乳房女性化等。也可出现类肾上腺皮质醇反应，如手颤、出汗、血糖升高以及高血钙。长期应用也有肾上腺皮质功能亢进的表现，如满月脸、柯兴氏征。消化系统可见轻度恶心及消化不良。也可出现肝功能异常，偶有阻塞性黄疸。皮肤少见痤疮、秃头或多毛。过敏反应可见瘙痒、麻疹、血管神经性水肿，曾有发生全身性皮疹及无防御性反应的报道。④本品可显著降低氨鲁米特的生物利用度。⑤本品注射剂用前应摇匀，并不得与其他药物混合使用。大剂量（500mg以上）服用时，应取坐位或立位，饮足量水。必要时，可将片剂分为两半服用。⑥使用孕激素治疗可能会掩盖绝经期的开始。已绝经的妇女，长期服用可出现阴道流血。

剂型规格 ①片剂：每片2mg；3mg；4mg；5mg；10mg；200mg；250mg；500mg。②胶囊剂：每粒100mg；250mg。③注射剂：每支100mg；150mg。

比生群
Bisantrene

别名 C1216942，Zantrene，BIS

作用用途 本品是蒽二酮衍生物，抗肿瘤谱类似多柔比星（阿霉素），但心脏毒性较其弱。本品对多柔比星耐药的亚系 P_{388} 有全交叉耐药性。腹腔注射、静脉注射及皮下给药均有效，但口服无效。本品通过激活巨噬细胞而显示直接的细胞毒性作用。适用于治疗成髓细胞白血病。对乳腺癌、非小细胞肺癌、淋巴瘤、骨髓瘤、膀胱癌、恶性肾细胞癌及恶性胃癌。

用法用量 静脉滴注：每次 $150 \sim 300mg/m^2$，溶于5%葡萄糖注射液中，每周1次，3~4周为一疗程，停药2周，或每3周给药1次，多疗程效果较好。

注意事项 ①不良反应，主要为白细胞、血小板减少。可有恶心、呕吐、不适、发热、静脉炎、头晕、肌肉痛、寒战及局部反应。轻度至重度的手臂肿胀、荨麻疹、红肿、疼痛。②静脉滴注前，给予苯海拉明可减轻过敏反应。

剂型规格 注射剂：每支50mg；250mg；500mg。

比卡鲁胺
Bicalutamide

别名 卡索地，康士得，比卡米特，岩列舒，Casodex

作用用途 本品属非甾体抗雄激素类药物，没有其他激素类影响性功能的不良作用。它可与雄激素类药物结合，从而使其无法与前列腺癌细胞中的受体相结合，因而抑制了雄激素的刺激，导致前列腺癌的萎缩。与促性腺激素释放激素（LHRH）类似物或外科睾丸切除术联合用于晚期前列腺癌的治疗。也用于治疗局部晚期、无远处转移的前列腺患者，这些患者不适宜或不愿意接受外科去势术或其他内科治疗。国外尚用于多毛症的治疗。

用法用量 口服：①与促性腺激素释放激素（LHRH）类似物或外科睾丸切除术联合用于晚期前列腺癌的治疗：**成人**，男性，每次 50mg，每日 1 次。②用于治疗局部晚期、无远处转移的前列腺患者：**成人**，男性，每次 150mg，每日 1 次。

注意事项 ①妇女、儿童和对本品过敏者禁用。②中、重度肝功能损害者、有氟他胺或尼鲁米特过敏史或严重不良反应病史患者慎用。③不良反应：可出现面部潮红、瘙痒、乳房触痛和男性乳房女性化、厌食、消化不良、便秘、腹痛、腹泻、恶心、呕吐、乏力、肝功能改变、心力衰竭、头晕、头痛、失眠、嗜睡、性欲减低、阳萎、夜尿增多、呼吸困难、贫血、脱发、皮疹、出汗、多毛、糖尿病、高血糖、周围性水肿、体重增加或减轻、胸痛、骨盆痛、寒战。④在接受双香豆素抗凝剂治疗的患者，如果开始服用本品应密切监测凝血酶原时间。因本品可与双香豆素类抗凝剂，如华法林竞争其血浆蛋白结合点。⑤本品不可与特非那定，阿司咪唑或西沙比利联合使用。

剂型规格 ①片剂：每片 50mg；150mg。②胶囊剂：每粒 50mg。

氟他胺
Flutamide

别名 氟利坦，氟硝丁酰胺，氟他米特，氟硝胺，缓退瘤，Drogenil，Eulexin，Flutan，Fugerel

作用用途 本品为取代酰苯胺类药物。具有抗雄激素活性，而不具有其他主要激素的作用。在前列腺内，在细胞水平上阻断二氢睾丸素与细胞核内受体的结合，而二氢睾丸素是睾丸素在细胞内的活性形式。本品能抑制睾丸素转变为二氢睾丸素。因此能使雄激素对前列腺的性激素作用在相当大程度上受到抑制，这表现在 DNA 的合成明显受抑制，其代谢物羟基氟硝丁酰胺可能是真正的活性形式。适用于激素治疗无反应或耐药及不能进行手术根治或进行放射治疗的晚期前列腺癌。

用法用量 口服：推荐剂量，每次 250mg，每日 3 次，饭后服用。本品可单一用药，也可用于睾丸切除术后，以及与激素联合治疗。

注意事项 ①对本品过敏者禁用。②长期服药者应定期检查肝功能及精子数。③本品可能增加体内血浆睾丸酮和雌二醇的水平，有可能出现液体潴留。④与促黄体素释放激素合用时，要考虑每种药物可能出现的不良反应。⑤可出现男性乳房发育。偶见乳腺发生小结节状改变和出现泌乳。⑥少见有恶心、呕吐、食欲增加、食欲不振、胃部灼痛、溃疡样疼痛、腹泻或便秘、水肿、瘀斑、带状疱疹、瘙痒、狼疮样综合征、失眠、疲劳、头痛、眩晕、虚弱、视物模糊、口渴、忧虑及淋巴性水肿等。

剂型规格 ①片剂：每片 250mg。②胶囊剂：每粒 125mg。

阿那曲唑
Anastrozole

别名 阿纳托唑，瑞佳，瑞宁得，瑞斯意，瑞婷，Arimidex

作用用途 本品为一种高效、选择性非甾体类芳香化酶抑制剂。雄甾烷二醇在外周组织中的芳香化酶复合物的作用下转化为雌酮，雌酮最后转化为雌二醇，此为绝经后妇女体内雌二醇的主要来源。乳腺癌细胞的增殖部分依赖雌激素的存在，故减少血液循环中的雌二醇水平，有利于妇女乳腺癌的治疗。本品对可的松和醛固酮没有明显影响［基线水平或对促皮质素（ACTH）的反应］，且不会诱导促甲状腺素（TSH）水平的增加。口服吸收迅速，生物利用度约为 80%。血药峰浓度通常出现在服药后 2 小时内（禁食条件下）。食物对吸收速度略有影响，但不影响吸收程度。血浆蛋白结合率约为 40%。在肝脏代谢，代谢过程包括 N-去碱基、羟化和葡萄糖醛酸化，主要代谢产物三唑（Trizole）无生物活性。其代谢产物首先经尿排出（仅约 10% 以原形从尿中排出），少量代谢物经粪便排泄。药物能否经乳汁排泄尚不清楚。

适用于他莫昔芬及其他抗雌激素疗法不能控制的绝经后妇女的晚期乳腺癌治疗及早期乳腺癌的辅助治疗。

用法用量 口服：每次 1mg，每日 1 次。

注意事项 ①禁忌证：对本品过敏者、严重肾功能不全者（肌酐清除率小于 20ml/min）、中重度肝功能不全者、绝经前妇女、孕妇、哺乳期妇女、儿童。②慎用：有血栓性疾病者（脑卒中，肺栓塞等）。③不良反应通常为轻度或中度，多易为患者所耐受。主要包括皮肤潮红、阴道干涩、头发油脂过度分泌，胃肠功能紊乱（如畏食、恶心、呕吐、腹泻等）、乏力、关节强直或疼痛、头痛、皮疹、忧郁及嗜睡等。此外，尚可出现肝功能异常，也偶有致阴道出血的报道。临床观察表明本品可以轻微升高血浆总胆固醇水平。④与雌激素同用可能降低本品疗效，两者不宜合用。⑤使用本品治疗乳腺癌期间，无需进行糖皮质激素或盐皮质激素替代治疗。⑥由于用本品可能出现无力和嗜睡，因此此药中应避免驾车或操作机械。

剂型规格 片剂：每片 1mg。

来曲唑
Letrozole

别名 弗隆，芙瑞，Femara，Lelrozol，Letrazole

作用用途 本品为芳香酶抑制剂类抗肿瘤药，具有非类固醇三唑结构。约 1/3 ~ 1/2 的各种乳腺癌的继续生长依赖于雌激素对肿瘤细胞的刺激，因此，抑制雌激素的生物合成是治疗乳腺癌的有效方法。由于绝经后妇女雌激素主要通过外周组织中的雄激素在芳香化酶作用下转化而产生，故通过抑制芳香酶的活性可减少雌激素的产生，已证实芳香酶抑制剂治疗晚期乳腺癌有效。本品对芳香酶抑制具有选择性、竞争性及效果强的特点。经胃肠道迅速吸收，生物利用度为 99.9%，食物不影响其吸收。本品分布容积为 1.9L/kg，与蛋白质结合率低。在肝脏经细胞色素 P450 2A6 和 3A4 缓慢代谢，65% 以上的代谢物及 5% 原形药经肾排出，消除半衰期为 2 日。用于治疗绝经后晚期乳腺癌（雌激素受体、孕激素受体阳性者），多用于抗雌激素治疗失败后的二线治疗。

用法用量 口服：每次 2.5mg，每日 1 次。

注意事项 ①禁忌证：对本品过敏者、严重肝功能不全者、绝经前妇女、哺乳期妇女、孕妇、儿童。②慎用：严重肾功能不全者。③不良反应多为轻至中度，主要表现为恶心、头痛、骨痛、潮热和体重增加。少见便秘、腹泻、腹痛、皮疹、关节痛、疲倦、失眠、头晕、水肿、高血压、心律失常、血栓形成、阴道出血、胸痛、呼吸困难、咳嗽等。④不宜与他莫昔芬合用。

剂型规格 片剂：每片 2.5mg。

亮丙瑞林
Leuprorelin

别名 醋酸亮丙瑞林，利普安，亮氨，酰基辅氨酸，抑那通，Carcinil，Enantone，Leuprlide，Lupron

作用用途 本品为黄体生成素释放激素的九肽合成类似物，为微囊型缓释制剂。在首次给药后能立即产生一过性的垂体-性腺系统兴奋作用（急性作用），然后抑制垂体生成和释放促性腺激素。它还进一步抑制卵巢和睾丸对促性腺激素的反应，从而降低雌二醇和睾酮的生成（慢性作用），能有效地抑制垂体-性腺系统的功能。由于它是一种缓释制剂，恒量的释放亮丙瑞林，故能有效地降低卵巢和睾丸的反应，产生高度有效的垂体-性腺系统的抑制作用。由于它刺激促性腺激素的分泌，提高睾酮和二氢睾酮的血药浓度，抑制黄体生成激素释放激素（LHRH）的分泌，导致前列腺缩小，用于前列腺癌及子宫内膜癌。

用法用量 皮下或肌内注射：每次 3.75mg，每 4 周 1 次，首剂注射前最好先使用雄激素拮抗剂 1 周。长效缓释剂 11.25mg，3 个月或 4 个月皮下注射 1 次。

注意事项 ①禁忌：孕妇或准备妊娠的妇女；对本药、促性腺激素释放激素（GnRH）、GnRH 类似物或其药品中的任何成分过敏者。②慎用：充血性心力衰竭或有心血管疾病病史者；血栓栓塞患者；限制钠盐摄入者；有骨质疏松史者，本品会导致前列腺癌和骨质疏松症（包括药物诱导的）症状加重；伴有脊髓压迫者；输尿管梗阻患者；肾功能障碍者；老年患者生理功能低下者；抑郁者。③使用本药，睾酮血药浓度增加，可一过性加重前列腺癌的症状。④乙醇可加重本品的不良反应。⑤首次注射时，特别是在未使用雌激素拮抗药前应用，患者可出现暂时性骨痛加剧。首次治疗后 1 个月内，有可能引起输尿管梗阻或脊髓压迫。所以建议首先使用雌激素拮抗药，然后再注射该药，至少应同时使用。⑥用药期间 PSA 上升或肿瘤增大，症状加剧，应立即停药。⑦哺乳期妇女使用对乳儿的危害不能排除。

剂型规格 注射剂：①注射用醋酸亮丙瑞林：每支 3.75mg。②注射用醋酸亮丙瑞林微球：每支 1.88mg；3.75mg；11.25mg。③注射用缓释醋酸亮丙瑞林：每支 1.88mg。④注射用醋酸亮丙瑞林缓释微球：每支 3.75mg。

戈那瑞林
Gonadorelin

别名 促黄体激素释放因子，促黄体生成素释放激素，促性腺激素释放素，高那瑞林，奇多可，Cryptocur，Furtiral，HRF，LHRH

作用用途 本品为一种人工合成的 10 肽促性腺激素释放激素（GnRH）。本品与垂体促性腺激素分泌细胞膜的特异受体结合后，通过打开细胞膜钙离子通道及激活蛋白激酶 C 与基因转录，促进促性腺激素的生物合成及释放，据此可探测垂体促性腺激素储备功能。临床连续使用时，GnRH 对垂体具有双相作用，开始时能促进垂体分泌黄体生成素（LH）和卵泡刺激素（FSH），使血浆中 LH-FSH 和性激素升高，久之则可导致垂体中 GnRH 受体数目减少，阻止垂体的 LH 分泌，在男性可阻断睾酮的合成与分泌，达到与睾丸切除相当的效果。对女性则阻断雌激素的合成与分泌，而达到相当于切除卵巢的效果，故可用于治疗激素依赖性前列腺癌和乳腺癌，也适用于子宫内膜异位症。

用法用量 （1）**静脉注射** 成人，常规剂量：①垂体兴奋试验：女性每次 25μg 或男性每次 100μg，溶于生理盐水 2ml 内静脉注射，分别于注射前、注射后 25、45、90、180 分钟测定 LH、FSH 值。②下丘脑异常所致无排卵性女性不育：使用定时自动注射泵，每隔 90 ~ 120 分钟注入 5 ~ 15μg，昼夜不停，连续使用 14 日。③男性生精异常所致不育：使用定时自动注射泵，每隔 90 ~ 120 分钟注入 5 ~ 15μg，昼夜不停，连续使用至少 14 日。（2）**皮下注射** 成人，常规剂量：①下丘脑异常所致无排卵性女性不育。同静脉注射。②男性生精异常所致不育：同静脉注射。（3）**静脉滴注** 治疗不孕：每次按每分钟 5 ~ 20μg 的速度，共给药 90 分钟，于月经周期的第 2 ~ 4 天给药。如无排卵，可重新给药。排卵后肌内注射

HCG 1500U，3 日后再注射 1500U，一般 2~4 个周期后可受孕。

注意事项 ①禁忌证：对本品过敏性、腺垂体瘤患者、因卵巢囊肿或非下丘脑性不排卵者、患有激素依赖性肿瘤者以及其他任何可由于性激素增加而导致病情恶化的疾病患者、孕妇。②不良反应：恶心、腹痛、过敏、支气管痉挛等；可引起多囊卵泡形成及多胎妊娠；偶有暂时性阴茎肥大、精子生成受抑制；月经过多、阴道干燥、卵巢肥大、卵巢癌等。

剂型规格 ①注射剂：每支 25μg；50μg；100μg；200μg；500μg；800μg；3200μg。②喷鼻剂：每支 10g（含 20mg）。

戈舍瑞林
Goserelin

别名 醋酸戈舍瑞林，醋酸性瑞林，诺雷德，Goserelin Acetate，Goserelinum，Zoladex

作用用途 本品是一种合成的十肽促性腺素释放激素（GnRH）强效类似物。可促使脑垂体释放黄体生成素（LH）和卵泡刺激素（FSH），其作用比天然激素强 40~200 倍。对脑垂体的作用取决于给药后的持续时间，开始一周对垂体-性腺起兴奋作用，性激素水平升高；继续用药则起抑制作用，性激素水平下降，3 周后降至最低，这种反应的确切机制尚不明确。口服不能被利用，皮下注射吸收迅速。治疗前列腺癌的起效时间为 2~4 周，血清睾酮浓度可降至男性睾丸切除的水平。治疗乳腺癌的起效时间为 3 周，黄体酮浓度显著降低，血清雌二醇水平可被抑制到接近于绝经后妇女的水平。前列腺体积缩小的最大效应出现在给药后第 3 月。本品在肝脏通过 C-末端氨基酸的水解进行代谢，肾排泄率为 90%，母体化合物的清除半衰期为 4.2 小时（男性），2.3 小时（女性），总体清除率为 163.9ml/min（女性），110.5ml/min（男性）。适用于可用激素治疗的前列腺癌。适用于可用激素治疗的绝经前期及绝经期妇女乳腺癌。也可用于子宫内膜异位症和子宫平滑肌瘤以及使子宫内膜变薄等。

用法用量 皮下注射：本品长效制剂，每次 3.6mg，腹壁皮下注射，每 4 周 1 次。

注意事项 ①禁忌证：对本品或其激动剂类似物过敏者、孕妇及在治疗期间可能受孕的妇女、哺乳期妇女。②慎用：有尿道梗阻的男性患者、脊髓压迫的男性患者、有骨密度降低可能性的患者。③交叉过敏：对 GnRH 或其激动剂类似物过敏者，也可能对本品过敏。④代谢、内分泌系统常见面部发热、多汗、潮红、可见乳房肿胀及触痛（男性）或乳房大小变化（女性）。精神神经系统可见头痛、抑郁。消化系统可见恶心、腹痛或腹部不适，少见味觉障碍、腹泻、齿龈萎缩。泌尿生殖系统少数患者用药早期可出现血尿、尿道阻塞加重。国外偶有子宫肌瘤、淋巴细胞浸润的报道。可导致男性患者出现阳萎；女性阴道干燥、月经失调，子宫内膜异位症者用

药后可出现不可逆性闭经。男女患者均可有性欲下降。皮肤可见皮疹、皮肤瘙痒。肌肉骨骼系统，男性患者可有骨骼疼痛、脊髓压缩等反应，治疗前列腺癌初期可有骨痛加剧，个别患者有下肢软弱无力和感觉异常，也有个别发生软骨炎。局部反应可有注射部位淤血、疼痛。⑤常用的注射部位为上腹壁，但也可在下腹中线，可先局部使用麻醉剂。本品 10.8mg 植入制剂仅用于男性。男性晚期前列腺癌治疗开始时可合用氟他胺。

剂型规格 ①植入剂：每支 3.6mg；10.8mg。②缓释植入剂：每支 3.6mg。

甲磺酸艾瑞布林
Eribulin Mesylate

别名 Halaven

作用用途 本品通过对微管的抗有丝分裂作用，破坏有丝分裂纺锤体，阻滞在细胞 G2/M 周期，抑制微管生长，促使细胞凋亡从而发挥抗肿瘤作用。用于既往至少接受 2 次化疗（蒽环类化疗药和紫杉烷类化疗药为基础的化疗方案）的转移性乳腺癌患者。

用法用量 静脉注射：本品以 21 天为一疗程，第 1 天和第 8 天静注本品，每次推荐剂量为 1.4mg/m²，静脉注射历时 2~5 分钟。

注意事项 ①若中性粒细胞计数 <1 000 /mm³ 以及血小板计数 <75 000 /mm³ 时应停止用药。②儿童、老人、妊娠期妇女及哺乳期妇女慎用。③严重肝、肾受损者慎用。④最常见不良反应为中性粒细胞减少、外周神经病变、贫血、疲劳、脱发、恶心和便秘。

剂型规格 注射剂：每支 1mg（2ml）。

曲普瑞林
Triptorelin

别名 醋酸曲普瑞林，达必佳，达菲林，色氨瑞林，Decapeptyl，Diphereline

作用用途 本品的活性成分是合成的促性腺激素释放激素的类似物。其结构改良是将天然分子结构中的第六个左旋甘氨酸被右旋色氨酸所取代，使其促效作用更为显著，血浆半衰期更长。使用本品后最初会刺激垂体释放促黄体生成素及促卵泡成熟素。适用于前列腺癌，子宫内膜异位症，子宫肌瘤等。100μg 注射剂还可用于辅助生育技术中，如体外受精术。

用法用量 皮下或肌内注射：①控释注射剂，每次 3.75mg，每 4 周 1 次。每次注射应在身体不同部位进行。②100μg 注射剂，常用剂量为 500μg，每日 1 次，连续 7 日，然后采用维持量，每次 100μg，每日 1 次，皮下注射。③体外受精术，每次 500μg，每日 1 次，皮下注射，7~10 日后，每次 100μg，每日 1 次。

注意事项 ①对本品过敏者、孕妇、非激素依赖性的前列腺癌或前列腺切除过的患者禁用。②治疗期间应密切监测性激素血清水平。男性患者在疗程开始时

应使用抗雄激素药物，以防止血清睾酮水平暂时性增加，女性患者应采用激素药物以外的方法避孕。在治疗期间不得使用雌激素类药物。③在治疗子宫肌瘤时，偶见子宫缩小速率与肌瘤缩小速率不成比例时致出血及脓毒症，应经常超声影像检查子宫及肌瘤的大小。治疗期间月经应该停止，若正常月经仍继续时就应作适当处理。④男性可出现阳萎、性欲减退、女性化乳房、出血或出血斑、头痛、疲惫、睡眠紊乱、酶活性增加（如 CDH、γ-GT、SGOT、SGPT）和血栓性静脉炎及肺栓塞。⑤女性可出现阴道干燥、轻微的肾小梁基质的流失。超敏反应，如发痒、皮疹、高烧，还可见抑郁、酶水平增高、感觉异常及视觉障碍。⑥控释注射剂 2~8℃ 避光贮存，100μg 注射剂 8℃ 以下贮存。

剂型规格 ①注射剂：每支 100μg。②控释注射剂：每支 3.75mg。③注射用双羟萘酸曲普瑞林：每支 15mg。④醋酸曲普瑞林注射液：每支 0.1mg（1ml）（以曲普瑞林计为 95.6μg）。

氯屈膦酸二钠
Clodronate Disodium

别名 德维，迪盖纳，二氯甲双磷酸钠，固令，氯得磷酸，氯得磷酸二钠，氯甲双磷酸钠，氯膦酸，氯膦酸二钠，氯屈膦酸钠，洛屈，无水氯磷酸二钠，雅坤宇，骨膦，氯膦酸二钠，Bonefos，Clodroate Disodium，Clodronate，Clodronic Acid，Difosfonal，Ostac

作用用途 本品为骨代谢调节剂。可进入骨基质羟磷灰石晶体中，通过抑制破骨细胞或巨噬细胞功能，最终导致破骨细胞发生形态学变化而抑制其破骨活性，防止高钙血症；同时也通过成骨细胞间接地抑制骨吸收。与机体的保护因子焦磷酸相似，可阻断磷酸钙在尿液和其他体液中沉积，使骨骼以外的其他组织不被钙化。本品尚可减少肿瘤对骨的直接浸润；可抑制前列腺素的生成，因而可减轻疼痛，减少病理性骨折的发生。口服吸收很少，且易受高钙食物的影响，口服后生物利用度约为 1%~2%。血浆蛋白结合率很低，同时服用钙剂可影响本品蛋白结合率。单次静脉给药后，约 20%~40% 药物沉积在骨骼中。静脉给药后 48 小时，约 60%~80% 以原形随尿液排泄，约 5% 从粪便中排出。本品在血浆中半衰期约为 2 小时。用于骨转移癌、多发性骨髓瘤、Paget's 病，可预防或推迟恶性肿瘤溶骨性骨转移，减少溶骨性骨转移发生骨折的可能性，减轻或消除溶骨性癌转移引起的骨痛。治疗因恶性肿瘤引起的高钙血症。预防及治疗骨质疏松症。

用法用量 ①口服：恶性肿瘤患者，每日 2.4g，分 2~3 次口服；血钙正常者可减为每日 1.6g；若伴有高钙血症，可增加至每日 3.2g。骨质疏松症，早期或未发生骨痛者，每日 0.4g，连用 3 个月为 1 疗程，必要时可重复疗程。严重或已发生骨痛者，每日

1.6g，分两次服用。②静脉滴注，Paget's 病，每日 0.3g，3 小时以上静脉滴注，共用 5 日，以后改为口服给药。高钙血症，每日 0.3g，静脉滴注 3~5 日或单次给药 1.5g，血钙正常后改为口服给药。

注意事项 ①禁忌证：对本品或其他双膦酸盐类过敏者、孕妇、哺乳期妇女。②慎用：肾功能不全者、小儿。③开始服用时，可出现轻度腹泻、腹痛、腹胀，少数患者出现眩晕和疲劳，但可随着治疗的继续而消失。也可发生恶心、呕吐，但多见于大剂量给药时。静脉给药期间偶可发生无症状性低血钙。在有阿司匹林敏感性哮喘的患者中，个别患者可出现呼吸功能受损。有报道，用药后可出现可逆性蛋白尿、血清肌酸酐升高及肾功能不全。长期和大剂量用药，可能引起骨钙丢失而发生病理性骨折。④不宜与雌莫司汀磷酸钠、氨基糖苷类药物、非甾体解热镇痛药、抗酸药、铁剂等含二价阳离子的药物合用。⑤口服制剂应于餐前 1 小时空腹服用。用药期间应保持适量的液体摄入，尤其是静脉给药以及有高钙血症或肾衰竭的患者；不宜静脉注射。静脉滴注时，每 0.3g 稀释于生理盐水 500ml 中，滴注 3~4 小时；高钙血症伴脱水的患者，静脉滴注前应纠正水电解质紊乱；不能与其他双膦酸盐合用；用药期间如需要可补充钙剂。

剂型规格 ①片剂（以无水物 $CH_2Cl_2Na_2O_6P_2$ 计）：每片 0.2g；0.4g；0.8g。②胶囊剂（以无水物 $CH_2Cl_2Na_2O_6P_2$ 计）：每粒 0.3g；0.4g；0.6g。③注射剂：每支 0.3g。

伊班膦酸钠
Ibandronate Monosodium

别名 艾本，Aiben

作用用途 本品为双膦酸盐类骨吸收抑制剂，主要通过与骨内羟基磷灰石结合，抑制其溶解和形成，从而产生抗骨吸收的作用，其作用机制可能还与直接改变破骨细胞的形态学或直接抑制成骨细胞介导的细胞因子有关。用于伴有或不伴有骨转移的恶性肿瘤引起的高钙血症。

用法用量 静脉注射：将本品 1~4mg 稀释于不含钙离子的 0.9% 生理盐水或 5% 的葡萄糖注射液 500~750ml 中，缓慢静脉滴注，滴注时间不少于 2 小时。治疗高钙血症，应严格按照血钙浓度，治疗前适当给予 0.9% 生理盐水进行水化治疗，中、高度高钙血症患者，可单剂量给予 2~4mg。

注意事项 ①对本品或其他双膦酸盐过敏者、儿童、孕妇、哺乳期妇女及严重肾功能不全者禁用。②肝功能不全者慎用。③可有体温升高、寒战、骨骼肌肉疼痛、胃肠道不适、血清磷酸盐降低、血清钙水平下降。④有心功能衰竭危险的患者应避免过度水化治疗。⑤不得与其他种类膦酸药物合并使用。

剂型规格 注射剂：每支 1mg（以伊班膦酸计）。

帕米膦酸二钠
Pamidronate Disodium

别名 阿可达，博宁，帕米膦酸，帕米膦酸钠，氨羟丙基双膦酸二钠，Aredia, Bonin, Pamidronate

作用用途 本品对磷酸钙有很强的亲和性，能抑制人体异常钙化和过量骨吸收，减轻骨痛，降低血清碱性磷酸酶和尿羟脯氨酸的浓度。本品抑制吸收作用比氯屈膦酸二钠（骨膦）强10倍，比依屈膦酸二钠强100倍，在对骨质生长和矿质化无明显不良影响的剂量下本品有很强的抑制骨质再吸收的作用。对各种病理骨转化增加的疾病，本品为一强效的骨吸收抑制剂。临床用于溶骨性癌转移引起的骨痛、恶性肿瘤并发的高钙血症、骨质疏松症及骨愈合不良等疾病。

用法用量 静脉滴注：①治疗癌症骨转移性疼痛，每4周90mg（每4周静脉滴注1次，每次90mg，或30mg静脉滴注，连续3日，4周后重复），临床前用不含钙离子的0.9%氯化钠注射液或5%葡萄糖注射液稀释，缓慢静脉滴注4小时以上，浓度不得超过12mg（125ml），滴速每小时不得高于15mg。②治疗高钙血症，应严格按照血钙浓度，在医生指导下酌情用药。③防治骨质疏松，用于治疗，每月1次，每次30mg，连续6个月，改为预防量。用于预防，每3个月30mg，连续2年。④治疗变形性骨炎及骨质愈合不良，每日30～60mg，连续1～3日，或每周30mg，连续6周。⑤预防癌症骨转移，每4周30～60mg。

注意事项 ①对本品或其他二膦酸盐过敏者禁用。②严重肾功能损害者、心血管疾病者、驾驶员、儿童、孕妇及哺乳期妇女慎用。③15mg干粉应以注射用水配制至5ml，30mg干粉应以注射用水配制至10ml，稀释后缓慢滴注。不应将其加入含钙的溶液中滴注。④本品不可一次静脉注射，不应将本品与其他二膦酸盐合用治疗高钙血症。治疗期间应定期检查血清电解质，尤其是钙和磷，血小板计数及肾功能。⑤用于治疗高钙血症时，应同时注意补充液体，使每日尿量达2L以上。⑥有时会出现一过性感冒样症状，一般在滴注后3～24小时发生。⑦大量使用时可见轻度及暂时性低钙血症，惟一的症状是轻度麻痹，应对患者进行密切监测，如出现明显的低钙血症，应静脉滴注葡萄糖酸钙治疗。

剂型规格 注射剂：每支15mg；30mg。

丙卡巴肼
Procarbazine

别名 甲基苄肼，甲苄肼，盐酸丙卡巴肼，盐酸甲基苄肼，异丙胺酰苄肼，甲基巴肼，疗治癌，普罗苄肼，普罗卡巴兴，盐酸甲基苄肼，异丙胺酰苄肼，Ibenzmethyzin, Matulan, Matulane, Methylhydrazine, Natulane, Ibenzmethyzin Hydrochloride, MIH, Natulan, Natulanar, Procarbazine Hydrochloride, Procarbazinum

作用用途 本品在体内通过红细胞及肝微粒体酶作用，氧化成具抗肿瘤作用的代谢产物偶氮甲基苄肼，通过其末端N甲基的转甲基作用，将甲基移转到鸟嘌呤的7位及腺嘌呤的1位上，使之烷化，甲基亦可转移到tRNA上，抑制DNA、RNA合成外，对蛋白质合成亦有抑制作用。口服吸收完全。吸收后迅速分布至各组织，肝肾中浓度最高，并易透过血脑屏障。30～60分钟达血药峰值。$t_{1/2}$约为10分钟，在肝内代谢，尿中排泄70%，仅5%为原形物。亦可自呼吸道随呼气排出。适用于霍奇金病和其他恶性淋巴瘤，可透过血脑屏障，因此可用于脑肿瘤。

用法用量 ①口服：成人，每次50mg，每日3次，连服2周，每4周重复。小儿，每日3～5mg/kg或100mg/m²，分次口服，服药2周后停药2周。②静脉注射：每次2～7mg/kg，剂量从小逐渐增加，每疗程总量7～10g。

注意事项 ①禁忌证：孕妇、哺乳期妇女（特别是妊娠初期3个月）。②下列情况应慎用：骨髓功能低下、糖尿病（本品能加强降血糖药的作用）、肝肾功能损害、感染、经过放射治疗或抗癌药治疗的患者、白细胞或血小板减少、出血、过敏、口腔炎的患者，服安眠药、降压药、噻嗪类利尿药、抗组胺药、麻醉药的患者。③用药期间应注意定期检查周围血象、肝肾功能及测定血尿酸值。肝、肾功能不全患者应减量。④不良反应主要为骨髓抑制，可致白细胞及血小板减少，也可引起溶血；胃肠道反应有恶心、呕吐、食欲不振及口腔炎等；也有眩晕、嗜睡、精神错乱及脑电图异常等中枢神经系统毒性反应。其他有肝功能损害、皮炎、色素沉着、外周神经炎及脱发等。⑤不宜与其他单胺氧化酶抑制剂、三环类抗抑郁药（如丙米嗪等）、拟交感胺类药物如苯丙胺、麻黄碱、巴比妥、抗组胺药、麻醉药及降压药（如利血平、胍乙啶、甲基多巴、噻嗪类利尿药）、降血糖药等合用。

剂型规格 片剂：每片50mg。

门冬酰胺酶
Asparaginase

别名 爱施巴，左旋门冬酰胺酶，优适宝，天门冬胺酶，ASP, L-Asparaginase, Crasnitin, Elspar, Erwinase, Laspar, Leucigen, Leunase

作用用途 本品为埃希属大肠杆菌EC-2中分离提取的制品。因肿瘤细胞不能合成门冬酰胺，需依靠血液中的门冬酰胺。本品能分解血液中的门冬酰胺成为门冬氨酸，而使肿瘤细胞缺乏门冬酰胺，而致蛋白质合成受阻，从而抑制癌细胞增殖。用于急性淋巴细胞白血病、急性粒细胞白血病和急性单核细胞白血病、慢性淋巴细胞白血病、恶性淋巴瘤、黑色素瘤等。对儿童急淋的诱导缓解疗效较好。通常与化疗药物合用为好，尤其治疗儿童白血病，单用易产生耐药。

用法用量 静脉滴注、静脉注射、肌内注射：根据不同病种，不同治疗方案，本品用量有较大差异。急淋诱导缓解：每日 500IU/m² 或 1000IU/m²，最高可达 2000IU/m²，每 10 日为一疗程。肌内注射，用 2ml 生理盐水注射液溶解 1 万 IU。静脉注射，以生理盐水注射液 20~40ml 稀释。静脉滴注，用生理盐水或 5% 葡萄糖注射液 500ml 稀释。

注意事项 ①肝、肾功能损害，或有胰腺炎史者及孕妇禁用。②可出现过敏反应，或致热原反应。给药前做皮肤过敏试验，皮试液可按下列方法制备：取本品 1 万 IU 加入 5ml 灭菌注射用水或 0.9% 氯化钠注射液溶解，然后取 0.1ml（每 1ml 含 2000IU），加入 9.9ml 稀释液，即成 20IU/ml 的皮试液。皮试结果如有红肿、斑块为过敏反应。如发生过敏反应需慎用或不用。③半数患者可有骨髓抑制、贫血、局部出血及脱发、蛋白尿等。④胃肠道反应、腹泻、恶心、呕吐及头痛、头昏、嗜睡等神经症状。

剂型规格 注射剂：每支 1000IU；2000IU；1 万 IU（10ml）。

培门冬酶
Pegaspargase

别名 PEG-天门冬酰胺酶，培加帕酶，Oncaspar

作用用途 本品可使进入肿瘤的 L-天门冬酰胺水解，肿瘤细胞得不到 L-天门冬酰胺，而影响其蛋白质的合成，最终使肿瘤细胞的增长繁殖受到抑制。一般本品与其他化疗药物并用，如长春新碱、甲氨蝶呤、阿糖胞苷、柔红霉素和阿霉素。只有在确认多种化疗药物不适用时才可单用本品。用于治疗急性淋巴细胞白血病（适用于对门冬酰胺酶过敏者）。国外资料提示可用于治疗非霍奇金淋巴瘤。

用法用量 ①肌内注射：成人，每次 2500U/m²，每 14 天 1 次，10 周为一疗程。儿童，体表面积达 0.6 m² 者，每次 2500U/m²，每 14 天 1 次；体表面积 < 0.6m²，每次 82.5U/kg，每 14 天 1 次。②静脉滴注：成人，慢性粒细胞危象：每次 200U，每 14 天 1 次；非霍奇金淋巴瘤：每次 100U，每 7 天 1 次。使用 3 周后改为每次 200U，每 14 天 1 次，再连续用 5 周。儿童，同肌内注射。

注意事项 ①禁忌证：对本品过敏者、胰腺炎患者或有胰腺炎病史者、使用门冬酰胺酶时有明显出血者。②慎用：对门冬酰胺酶过敏者、糖尿病患者或血糖高于正常者、肝功能不全者。③主要不良反应为恶心、呕吐、腹泻、腹痛。多数患者的凝血酶原时间（PT）和凝血因子 I 出现异常。此外，尚可见发热、体重减轻、嗜睡、精神错乱、血脂异常、低血钙和氮质血症等。④不宜与甲氨蝶呤、香荚兰醛、肝素、双嘧达莫、阿司匹林合用。⑤建议给药前做皮肤过敏试验。本品一般不单独使用，应与其他细胞毒药物联合应用。⑥本品须冷藏，但不可冻结。

剂型规格 注射剂：每支 2500U（5ml）；3750U（5ml）。

天冬酰胺
Asparagine

别名 门冬酰胺，门冬素

作用用途 本品属氨基酸类药。用于乳腺小叶增生的辅助治疗。也用于治疗男性乳房发育症，对改善男性性功能和前列腺炎也有一定的作用。

用法用量 口服：每次 0.25~0.5g，每日 2~3 次，2~3 月为一疗程。

注意事项 本品偶有胃部不适、恶心、呕吐、头昏等。

剂型规格 片剂：每片 0.25g。

雷佐生
Razoxane

别名 丙亚胺，丙二胺亚胺，丙乙胺亚胺，双哌嗪二酮丙烷，丙二胺四乙酸亚胺，抗癌 173，抗癌 -173，抗癌散，抗癌 1 号，Razoxanum，Razoxin，Troxozone，TIMP，Tepiron，Propylenediamide Tatraacetylimide，Propylenediamine Tatraacetylimide，Propyliminum，Bisdiketo-Piperazine

作用用途 本品结构和作用机制与常用的抗肿瘤药不同，它具有双内酰亚胺结构，能与肿瘤细胞的核酸和蛋白质中的氨基、巯基发生酰化作用，抑制 DNA、RNA 和蛋白质的合成。本品是细胞周期特异性药物，抑制增殖细胞由 G₂ 期进入 M 期，阻止增殖细胞进入有丝分裂期；还可使肿瘤周围血管形态发生改变甚至正常化，减少肿瘤的血液供应，抑制肿瘤细胞的生长和转移灶形成。口服吸收个体差异大，口服后 2 小时达血药浓度峰值，半衰期为 3.5 小时，在体内分布广泛，能通过血脑屏障。本品通过肠肝循环，代谢物主要由尿排出。本品与放疗结合治疗包括卡波齐肉瘤在内的各种肉瘤，也用于急性白血病、恶性淋巴瘤、肺癌、胃肠道癌、乳癌、肾癌等，可于手术后使用，预防远处转移特别是肺转移的发生。近期有一定疗效，远期疗效尚不明确，现已不再广泛使用。

用法用量 口服 ①肉瘤：每日 125mg，分 2 次服用。②白血病：参考肉瘤用法用量，可增加剂量。③防止癌转移：每日 25mg，用 4 日停 3 日，可较长时间服用。

注意事项 ①肝肾功能不全者慎用。②不良反应主要为骨髓抑制，表现为白细胞下降及血小板减少，一般均不严重。有发生急性髓细胞性白血病的个案报道。胃肠道可见恶心、食欲减退、腹痛、腹泻、剂量加大时可引起呕吐。皮肤可出现皮炎。用药后有引起上皮癌的个案报道。其他可见脱发、肌肉痛。

剂型规格 片剂：每片 25mg；50mg。

右雷佐生
Dexrazoxane

别名 得拉唑沙，右丙亚胺，敌拉造可散，右雷唑烷，Cardioxane，Dextrazoxane，Eucardion，Zinecard

作用用途 本品为雷佐生的右旋异构体，是哌嗪乙二胺四乙酸的一种衍生物。也是螯合剂乙二胺四乙酸（EDTA）的亲脂性衍生物，能迅速透过细胞膜，降低多柔比星等蒽环类抗肿瘤抗生素的心脏毒性，本品在细胞内水解为 TCRE-198，再与细胞内的铁螯合，使三价铁离子与多柔比星等蒽环类抗肿瘤药物的复合物减少，防止自由基的形成而起效。具有抑制 DNA 合成作用，在细胞分裂前期末和分裂中期之初时最强，因此可以作为烷化剂。还能抑制拓扑异构酶 II 产生的细胞毒性作用，可能还有抗转移作用，可能与其他细胞毒性药物产生协同作用。适用于与阿霉素并用治疗转移性乳腺癌。用于减轻或减少蒽环类抗生素（如阿霉素）化疗引起的心肌毒性（国外资料）。

用法用量 静脉注射或静脉滴注：用量为阿霉素剂量的 10 倍。从开始给予本品计算，至少 30 分钟后方可使用阿霉素。给药时应采取缓慢注射或较快的滴注。既往使用了亚硝基脲的患者，最大耐受量为 750mg/m²；而既往无亚硝基脲使用史的患者，最大耐受量为 1250mg/m²。

注意事项 ①禁忌证：对本品过敏者。②慎用：同时使用其他骨髓抑制药的患者。③不良反应：与化疗药物联用时，严重者可导致骨髓抑制（儿童发生血液毒性和凝血障碍的危险性更大）。常见白细胞和血小板减少，高剂量本品治疗时更明显。骨髓抑制为本品最主要的毒性，亦可见凝血障碍和贫血。代谢、内分泌系统可能引起高三酰甘油血症；增高血清铁浓度，降低血清锌和钙的浓度，同时促进铁、锌和钙经尿排泄。可见肝酶升高。胃肠道可有恶心、呕吐、腹泻。少数患者有畏食、胃肠不适、血清淀粉酶升高，但随后出现胰腺炎的可能性很小。皮肤注射局部可发生炎症，亦有皮肤及皮下坏死和脂膜炎的报道。高剂量的本品治疗时，可引起脱发。④溶液的配制：先用浓度为 0.167mol 的乳酸钠注射液将本品配制至 10mg/ml。然后用生理盐水或 5% 葡萄糖注射液将本品稀释成 1.3~5mg/ml 备用。稀释后的本品在 2~8℃ 或室温条件下可稳定 6 小时。本品不能用于非蒽环霉素类药物引起的心脏毒性。尽管本品对心脏有保护作用，但不能消除心脏中毒的风险。⑤用药前后及用药时应当检查或监测血常规、肝功能、血清铁、锌浓度。

剂型规格 注射剂：每支 250mg；500mg（并备有 25ml 或 50ml 的 0.167mol 乳酸钠注射液作为溶剂）。

维 A 酸
Tretinoin

别名 艾力可，邦力迪维，德美克 A，迪维，蕾婷 A，罗复生，唯爱，维甲酸，维生素 A 酸，维生素甲酸，维特明，Aberet，Acticin，Airol，Arotinoid，ATRA，Avita，Dermairol，Penederm，Retinoic Acid，Retinoids，Retinova，Topicare，Tretinoinum，Vesanoid，Vitamin A Acid，Vitinoin

作用用途 本品系体内维生素 A（维甲醇）的代谢中间产物，主要影响骨的生长和上皮代谢。通过调节表皮细胞的有丝分裂和更新，使病变皮肤的增生和分化恢复正常。它能促进毛囊上皮的更新，防止角质栓的堵塞，抑制角蛋白的合成，从而使角质层细胞黏合疏松，容易脱落，促使已有的粉刺消退，同时抑制新的粉刺形成。外用于慢性日光性皮肤损害时，可作用于黑色素细胞和真皮成纤维细胞，有助于改善因光损伤所致色素过度沉着，纠正或预防生理性老化，光辐射等对真皮结缔组织生化成分及形态结构引起的异常。另外，本品可诱导 APL 细胞分化成熟，抑制 APL 细胞的增殖，使来源于白血病纯系细胞的原始早幼粒细胞初步成熟，正常的多细胞系的造血细胞使骨髓和外周血再生。本品不同外用制剂的透皮吸收与皮肤健康状况有关，吸收范围为使用量的 1%~31%。外用可有少量被皮肤吸收，大面积或长期应用于慢性泛发性皮肤病（如鱼鳞病）时吸收量增加。约有外用量的 5% 随尿排出。口服吸收良好，3 小时后达血药浓度峰值。吸收后与维生素 A 在体内的主要代谢产物和活性形式相同，主要在葡萄糖醛酸转移酶的催化下生成葡萄糖醛酸酯化物。60% 由肾脏排泄，亦可经胆汁排出。用于寻常痤疮、角化异常性疾病、如鱼鳞病、毛囊角化病、日光性皮肤萎缩等；也可用于银屑病、扁平苔癣、白斑、毛发红糠疹、面部单纯糠疹、扁平疣、色素沉着等。口服可治疗急性早幼粒细胞白血病，并可作为维持治疗。

用法用量 ①外用：寻常痤疮，每日 1 次，于睡前药轻涂于患处。鱼鳞病、银屑病等，每日 1~2 次。面部单纯糠疹，每日 2 次。扁平苔癣、毛发红糠疹、白斑等，每日 2 次。②口服：急性早幼粒细胞白血病，每日 45mg/m²（或 40~80mg），分 2~4 次服用，每日最大量不超过 120mg，疗程 4~8 周。痤疮等皮肤疾病，每次 10mg，每日 2~3 次。

注意事项 ①禁忌证：对本品及阿维 A 酯，异维 A 酸或其他维生素 A 衍生物过敏者、急性和亚急性皮炎、湿疹类皮肤病、孕妇。②慎用：肝肾功能不全者、皮肤晒伤者、对阳光非常敏感者不应使用乳膏。儿童用药安全性尚不明确，应慎用。③不良反应，神经精神系统可见头晕（50 岁以下患者较老人为多）、头痛、颅内压升高、目眩、混淆、忧郁、沮丧、疲劳、嗜睡。心血管系统可见心律不齐。呼吸系统可见咳嗽、呼吸困难、胸膜渗出、胸痛、鼻充血、喉头水肿、肺炎、肺水肿、哮喘等。肌肉骨骼系统可见关节、骨骼肌肉疼痛。消化系统常见口干，可见恶心、呕吐、畏食、腹胀、腹痛、腹泻、便秘、消化性溃疡出血、氨基转移酶升高。血液可见血胆固醇，甘油三酯升高。此外，一些患者可出现维 A 酸-急性早幼粒细胞白血病综合征（RA-APL 综合征），表现为白细胞增多等，一些病人因缺氧及多器官功能衰竭而导致死亡。皮肤常见皮肤干燥、皮疹、水肿等，可见红斑、瘙痒、汗水增加、蜂窝组织炎、黏膜干燥、鳞片样脱皮、皮肤出血。眼可见视觉障碍、干眼病。耳可见听力障碍。其他可见脱发、发热、颤抖、体重改变、出血疾病、败血病、虚弱。外用本品在治疗早期可能出现脱屑、干燥、灼热、红斑、刺痛和瘙痒等皮肤刺激症状，可能使皮损更明显，一般为轻至中度。若刺激现象持续，应减少药物用量或用药次数、暂停用药或停止用药。另外，治疗部位皮肤也可起疱、结痂、色素增加或减退以及有温热感、轻度刺痛感。④与下列药物有相互作用：皮质激素、抗生素等、西咪替丁、环孢素、地尔硫䓬、维拉帕米、酮康唑、异维A酸、抗角化药（如间苯二酚、水杨酸、硫黄等）及其他治疗痤疮的药物等、光敏感药（如噻唑类、四环素类、氟喹诺酮类、酚噻嗪类、磺胺类）、戊巴比妥、苯巴比妥、利福平、过氧苯甲酰等。其他相互作用：与肥皂、香波等清洁剂、收敛剂、脱毛剂、发蜡、电解质、具有强烈干燥作用的化妆品、含香料或石灰的产品以及其他对皮肤有刺激性的产品合用可加剧皮肤刺激或干燥。⑤用药部位应避免强烈阳光照晒，宜夜间使用。天气过度变化，如风或冷，可加重使用本品的刺激。外用时应避免接触眼、口、鼻腔、黏膜部位以及皮肤较薄的皱褶部位，并注意浓度不宜过高（0.3%以下较为适宜），以免引起红斑、脱皮、灼热或微痛等局部刺激。

剂型规格 ①片剂：每片 5mg；10mg；20mg。②胶囊剂：每粒 20mg。③乳膏剂：每支 10g（含 5mg）；10g（含 10mg）。④霜剂：每支 10g（含 2.5mg）；10g（含 5mg）；10g（含 10mg）。⑤凝胶剂：每支 10g（含 2.5mg）；10g（含 5mg）；10g（含 10mg）。⑥溶液剂（外用）：0.05%。⑦醇溶液剂：0.05% ~ 0.1%。

顺铂
Cisplatin

别名 氯氨铂，诺欣，施铂锭，顺氯氨铂，威力顺铂 IA，锡铂，吕氨铂，顺式铂，顺双氨双氯铂，威力顺铂，DDP，Briplatin，CACP，Cis Platino，Cis-Damminei Chloroplatium，Cisplatin-Faulding，Cisplatinum，Cisplatyl，CPDC，DDP，Diaminodichloride，Lederplatin，Metaplatin，Neoplatin，Neoplatiu，PDD，Plasistin，Plastistil，Platamine，Platiblastin，Platil，Platinex，Platinol，Platistin，Platosin，Randa

作用用途 本品为目前常用的金属铂类络合物，为细胞周期非特异性抗肿瘤药，具有抗瘤谱广，对厌氧细胞有效的特点。本品分子中的中心铂原子对其抗肿瘤作用具有重要意义，只有顺式有效，反式则无效。本品作用与双功能烷化剂相似，能与 DNA 产生交联，或形成 DNA 与蛋白质的交联，从而抑制 DNA 复制和转录，导致 DNA 链断裂或误码，使细胞有丝分裂受到抑制。对 RNA

的影响较小。瘤细胞由于增殖较快而对本品的细胞毒作用较正常细胞更为敏感。静脉给药后迅速吸收，分布于全身各组织，其中肾、肝、卵巢、子宫、皮肤、骨等含量较多，而脾、胰、肠、心、肌肉、脑中较少。腹腔给药时，腹腔器官内的药物浓度较静脉给药时高 2.5 ~ 8 倍。大部分和血浆蛋白结合，其代谢呈双相性，半衰期 α 相为 25 ~ 49 分钟，表示游离铂的血浆清除率；半衰期 β 相为 58 ~ 73 小时，表示结合铂的排泄率。清除缓慢，5 日内从尿排泄为给药量的 27% ~ 54%，少量经胆道排泄。用于睾丸癌、卵巢癌、膀胱癌、乳腺癌、宫颈癌、子宫内膜癌、肾癌、肾上腺癌、前列腺癌、头颈部鳞癌、食管癌、胃癌、肺癌、恶性淋巴瘤、软组织肉瘤、儿童神经母细胞瘤、骨肉瘤、黑色素瘤。也常用于癌性胸腹水的治疗。与放疗合用，可增加放疗的敏感性。

用法用量 ①胸腹腔内注射：每次 30 ~ 60mg，每 7 ~ 10 日 1 次。②静脉滴注：剂量视化疗效果和个体反应而定，用量可参考下表。疗程依临床疗效而定，每 3 ~ 4 周重复一疗程。联合用药时，用量需随疗程作适当调整。顺铂给药剂量（适用于成年人及儿童）：每 4 周 1 次，每次 $50 ~ 120mg/m^2$；每周 1 次，共 2 次，每次 $50mg/m^2$；每日 1 次，连用 5 日，每次 $15 ~ 20mg/m^2$。③动脉注射：每次 $80 ~ 100mg/m^2$，每周 1 次。

注意事项 ①交叉过敏：对其他铂制剂过敏者，也可能对本品过敏。②禁忌证：对本品或其他铂制剂过敏者、肾功能不全者、听力受损者、因本品引起的外周神经病变患者、水痘及带状疱疹患者或近期有感染者、痛风患者或有高尿酸血症者、脱水患者、孕妇、哺乳期妇女、严重骨髓抑制者。③慎用：有肾病史者、造血功能不全者、非顺铂引起的外周神经炎患者、曾接受过其他化疗或放疗者。④不良反应：心血管系统少见心律失常、心电图改变、心动过缓或过速、心功能不全等。少见血管性病变，如脑缺血、冠状动脉缺血、外周血管病变。神经毒性多见于总剂量超过 $300mg/m^2$ 的患者、多见周围神经损伤。也可有癫痫、球后视神经炎等。代谢、内分泌系统可出现血电解质紊乱，如低镁血症、低钙血症等。可出现高尿酸血症，表现为关节肿胀、疼痛。肾毒性与给药剂量有关。肝脏可有低蛋白血症。偶见氨基转移酶升高，停药后可恢复。胃肠道可见恶心、呕吐、食欲减退和腹泻等。通常在给药后 1 ~ 6 小时出现，最长不超过 24 ~ 48 小时。尚可见牙龈铂金属沉积。血液表现为白细胞和（或）血小板减少，一般与给药剂量有关（剂量低于 2.5mg/kg 时，发生率为 10% ~ 20%；高于 3mg/kg 时，发生率约为 40%）。骨髓抑制一般在 3 周左右达高峰，4 ~ 6 周恢复。皮肤可能出现脱发。对耳蜗管及前庭有毒性作用，可导致耳鸣、听力减退（尤其是高频听力）甚至听力丧失及眩晕等，多为可逆性，不需特殊处理。过敏反应较少见，通常在给药后数分钟内发生，表现为心率加快、血压降低、呼吸困难、面部水肿、发热等。其他有致癌、致突变和致畸作用，继发性非淋巴细胞白血病，少见胰腺损害而诱发糖尿，罕见视物不清、色觉改变、自发性眼球震颤或体位性震颤，可出现免疫抑制反应。可出现局部肿胀、疼痛、红斑及皮肤溃疡、局部静脉炎等，但均少见。⑤与下列药物有相互作用：抗组胺药、吩噻嗪类或噻吨类药物、博来霉素、各种可抑制骨髓的药物、抗惊厥药、多柔比星、青霉胺或其他的螯合剂、异环磷酰胺、锂剂、紫杉醇、硫辛酸、妥布霉素等。⑥本品可能使血尿酸水平升高，必要时应调整秋水仙碱、丙磺舒或磺吡酮等药物剂量，以控制高尿酸血症及痛风。本品只能经静脉、动脉或腔内注射给药。本品可能影响注意力集中，驾驶和机械操作机器时应谨慎。使用剂量过大时，可在给药后 3 小时内采用透析，以清除本品。

剂型规格 注射剂：每支 10mg；20mg；30mg；50mg。

卡铂
Carboplatin

别名 卡波铂，伯尔定，铂尔定，卡波铂，顺二氨环丁铂，顺二氨环丁烷羧酸铂，碳铂，Carboplat，Ercar，CBP，Parapfatin，Carboplatine，Carboplatino，Carboplatinum，CBDCA，Gadoplatina，Paraplatin，Paraplatine

作用用途 本品为细胞周期非特异性抗肿瘤药，属第二代铂类，作用机制与顺铂相同。本品的不良反应低于顺铂，尤其是胃肠道反应。在体内的分布与顺铂相似，在肝、肾、皮肤和肿瘤组织中浓度最高。血浆蛋白结合率很低，且不可逆（结合后被缓慢排出体外）。半衰期 α 相为 1~2 小时，β 相为 2.6~5.9 小时，γ 相至少为 5 日，肌酐清除率低的患者药物半衰期延长。主要由肾排泄，当肌酐清除率为 60ml/min 时，24 小时内由肾脏清除 71%，本品在体内代谢量极少。不经肾小管分泌，这可能是其肾毒性低于顺铂的原因。主要用于治疗小细胞肺癌、卵巢癌、睾丸癌、鼻咽癌，也可用于子宫颈癌、非小细胞肺癌、食管癌、精原细胞瘤、膀胱癌、间皮瘤、小儿脑部肿瘤及其他头颈部癌等恶性肿瘤。

用法用量 静脉滴注：每次 200~400mg/m²，每 3~4 周 1 次，2~4 次为一个疗程。也可每次 50mg/m²，每日 1 次，连用 5 日，间隔 4 周重复。应根据上次用药后白细胞、血小板计数调整本次给药剂量。

注意事项 ①交叉过敏：对其他铂制剂过敏者，也可能对本品过敏。②禁忌证：对本品或其他铂类药过敏者、严重骨髓抑制或出血者、严重肝、肾功能不全者、孕妇。③慎用：水痘及带状疱疹患者或其他感染者、肾功能不全者、老年患者、曾使用过顺铂者。哺乳期妇女不用或慎用。④不良反应：心血管系统有患者因心血管不良反应而致死的报道，但死亡是否与本品有关尚不清楚。中枢神经系统较少见，指趾麻木或麻刺感。偶见味觉减退。泌尿生殖系统约 15% 的病人血尿素氮（BUN）或血浆肌酸酐浓度升高，25% 的病人肌酐清除率下降至 60ml/min 以下。少见肝功能异常（如血胆红素、氨基酸转移酶或碱性磷酸酶升高）。胃肠道约 15% 的患者出现恶心，65% 出现呕吐（其中有 1/3 病人呕吐严重），恶心和呕吐通常

在治疗后 24 小时消失。少见便秘或腹泻、食欲减退、黏膜炎或口腔炎。血液常见骨髓抑制，白细胞与血小板在用药 21 日后达最低点。骨髓抑制为本品剂量限制毒性，有蓄积性。皮肤偶见脱发。单次用药后脱发轻微，但用药超过 3 个疗程或联合化疗时脱发发生率和严重程度增加。较少见高频听觉丧失，偶出现耳鸣、视物模糊。过敏反应约 2% 的患者出现皮疹，皮肤瘙痒等，偶出现喘鸣。其他常见注射部位疼痛。少见"流感样综合征"。此外，本品有致癌，致畸性。⑤与下列药物有相互作用：环孢素、氨基糖苷类抗生素、苯妥英、甲氧氯普胺或 5-羟色胺受体拮抗剂等。⑥本品注射剂配方中含有甘露醇或右旋糖酐，故对甘露醇或右旋糖酐过敏者禁用。注射用粉末溶解稀释方法，先用 5% 葡萄糖注射液制成浓度为 10mg/ml 的溶液，再加入 5% 葡萄糖注射液 250~500ml 中稀释后使用。用药过量时可引起骨髓抑制及肝、肾功能损伤有关的反应。高剂量时会导致极少出现的失明。本品还没有特效解毒剂。

剂型规格 注射剂：每支 50mg；100mg；150mg；450mg。

异丙铂
Iproplatin

别名 氯羟丙胺铂，JM-9，CHIP，顺-二氯-反二羟-双（2-异丙胺）铂

作用用途 本品作用与顺铂相当，与顺铂极少有交叉耐药性，但其作用机制与顺铂不同。用于卵巢癌及小细胞肺癌。对顺铂耐药者亦有一定疗效。

用法用量 静脉滴注：每次 180~300mg/m²；联用环磷酰胺 600mg/m²，4 周为 1 个周期，可用 6 个周期。

注意事项 ①不良反应：骨髓抑制为剂量限制性毒性，白细胞、血小板下降。胃肠道反应：恶心、呕吐比顺铂轻缓，但未见腹泻。过敏反应：有皮疹、瘙痒等。②肾毒性比顺铂低。

剂型规格 注射剂：每支 60mg。

依络铂
Enloplatin

别名 英络铂，伊络铂，ENP

作用用途 本品对耐顺铂的 L1210 有效，且对结肠癌 26 及肉瘤 5076 细胞作用强于顺铂。其肾毒性比顺铂低，治疗剂量范围较顺铂宽。用于白血病晚期实体瘤。

用法用量 静脉注射：每次 1023mg/m²。

注意事项 不良反应见白细胞减少，无神经毒性及耳毒性，偶有恶心、呕吐等。

剂型规格 注射剂：每支 1000mg。

环硫铂
Sulfatodiamino Cyclohexane Platinum

别名 环己二胺硫酸铂，Sulfatodiamino Cyclohexane

Platinum，SHP

作用用途 本品为顺铂的同类药，属细胞周期非特异性药物。其特点为抗瘤谱广，抗肿瘤活性低。用于泌尿生殖系统恶性肿瘤，如睾丸恶性肿瘤、卵巢癌、膀胱癌、前列腺癌和子宫颈癌。也用于头颈部肿瘤、肺癌、乳腺癌、肝癌、食管癌、软组织肉瘤、骨肉瘤、淋巴瘤、急慢性白血病及癌性胸腹水等。还可用于放疗增敏。

用法用量 ①胸腹腔注射：每次 15～30mg，加入 5%葡萄糖注射液（或注射用水）50ml 中，在抽胸腹水后注入胸或腹腔。②静脉注射：每次 15～30mg，每日 1 次，连用 5 日，21 日为一周期，2～3 周期为一疗程，用注射用水 2～3ml 溶解后，再加入 5%葡萄糖注射液 20ml 静脉注射。或每次 50～60mg，每周 1 次，连用 4～6 周为一个疗程。③静脉滴注：先用注射用水 2～3ml 溶解后，加入 5%葡萄糖注射液 250ml 静脉滴注，用量及疗程同静脉注射。

注意事项 ①孕妇禁用。②不良反应为骨髓抑制，包括白细胞开始减少、血小板减少，持续给药可加重骨髓抑制。胃肠道反应，如恶心、呕吐等。可发生肾功能损害、肝功能损害。③不可用含氯化钠的任何液体溶解或稀释，以防药物分解。每次用药需用"水化"，并多饮水，保持足够尿量。治疗中密切观察患者，出现严重不良反应时立即停药。

剂型规格 注射剂：每支 30mg。

洛铂
Lobaplatin

别名 乐铂，洛巴铂，D19466

作用用途 本品为第三代铂类化合物，具有烷化作用。与顺铂一样，本品可与 DNA 结合，引起链间交叉和 DNA 变性。此外，本品还可能延迟或抑制 DNA 修复。对顺铂有抗药性的细胞株，本品仍有一定作用。本品与卡铂间存在有限的交叉耐药性。静脉注射后，游离铂的终末半衰期为（131±15）分钟，总铂为（6.8±4.3）日。主要经肾排泄。用于不能手术的转移性乳腺癌、不能手术的转移性小细胞肺癌。也用于慢性粒细胞白血病。

用法用量 静脉注射：一般剂量：每次 50mg/m²。再次使用时，应待血液毒性或其他不良反应完全恢复，推荐间歇期为 3 周。如不良反应恢复较慢，可延长间歇期。疗程应根据疗效确定，一般为 2～6 个疗程。若发生严重不良反应，应减量（如每次 40mg/m²）。注射前每 50mg 用注射用水 5ml 溶解，4 小时内使用（存放温度 2℃～8℃）。

注意事项 ①禁忌证：对本品及其他铂类过敏者、有凝血障碍者、孕妇、哺乳期妇女、肾功能不全者、有骨髓抑制者。②慎用：细菌或病毒感染患者、胃肠道功能紊乱者、有神经疾病病史者、肝功能不全者。③常见血小板减少、白细胞减少。胃肠道约 34.3%的患者出现呕吐，仅有 6.7%的患者较严重。约 14.8%的患者出现恶心

（建议使用止吐药进行预防）。3.5%的患者出现腹泻。不到 10%的患者出现便秘。精神神经系统约 1.3%的患者出现感觉异常。不到 0.5%的患者出现神经病变、神经痛、耳毒性及精神错乱和视觉异常等。罕见肾功能异常。但食欲缺乏患者用药后，若伴有液体摄入不足、严重呕吐等，可引起急性肾衰竭。偶见轻度的可逆性血清天门冬氨酸氨基转移酶（AST）和血清丙氨酸氨基转移酶（ALT）升高。过敏反应：约 1.9%的患者出现过敏性反应（如紫癜、皮肤潮红、皮肤反应）。这些反应常出现在过去大量使用铂类化合物治疗的卵巢癌患者中。在慢性粒细胞白血病中，未见该不良反应。有潜在的致畸和致癌作用。亦可能对男性生育能力产生影响。④氯化钠可促使本品降解，与氯化钠注射液呈配伍禁忌。若每 4 周注射 1 次，最大耐受剂量（MTD）为 60mg/m²。对于肾功能正常的患者，当总给药时间为 5 日时，报道的 MTD 稍微增高（达 85mg/m²），此时，血小板减少的程度（或 MTD）与肌酐清除率有关。

剂型规格 注射剂：每支 50mg。

奥沙利铂
Oxaliplatin

别名 艾恒，艾克博康，奥铂，奥克赛铂，奥乐铂，奥正南，草酸铂，乐沙定，Eloxatin，L-OHP，OXA

作用用途 本品为铂络合物类抗癌药，是第三代铂类衍生物，通过产生烷化络合物作用于 DNA，形成链内和链间交联，从而抑制 DNA 的合成及复制。本品的抗癌活性超过顺铂，无顺铂的肾脏毒性，也无卡铂的骨髓毒性。红细胞结合铂清除很慢，给药后 22 日，红细胞结合铂为血药峰浓度的 50%（此时血浆铂大部分已被清除）。在以后的给药周期中，血浆铂无显著升高，而红细胞结合铂出现明显的早期累积。本品 48 小时内经尿液排出多达 50%；由粪便排出量有限。单用或联用氟尿嘧啶，用于经氟尿嘧啶治疗失败的转移性结直肠癌。可用于治疗乳腺癌、食管癌、头颈癌、非小细胞肺癌、非霍奇金淋巴瘤、卵巢癌、胰腺癌等（国外资料）。

用法用量 静脉滴注：推荐剂量为 130mg/m²，加入 5%葡萄糖注射液 250～500ml 中，滴注 2～6 小时，每 3 周 1 次。

注意事项 ①交叉过敏：对其他铂类衍生物过敏者，也可能对本品过敏。②禁忌证：对本品或其他铂类衍生物过敏者、严重肾功能不全者、孕妇。③慎用：肝肾脏功能不全者、有感染者、严重骨髓抑制者、现有或既往有外周神经病变者。④胃肠道可引起恶心、呕吐、腹泻（与氟尿嘧啶联用时更明显）。可引起贫血、白细胞减少、血小板减少（有时可达 3～4 级）。当与氟尿嘧啶联用时，中性粒细胞减少及血小板减少等反应更明显。神经系统以末梢神经炎为主要表现，有时可有口腔周围、上呼吸道和上消化道的痉挛及感觉障碍。一般可自行恢复，常因感冒而激发或加重，感觉异常可在治疗休息期

减轻。当累积剂量大于 800mg/m² (6 个周期) 时，有可能导致永久性感觉异常和功能障碍。其他可见发热、皮疹和不适。临床试验中，尚未见脱发及耳、肾、肝或心脏毒性。⑤与依立替康合用，发生胆碱能综合征（腹痛，唾液分泌过多等）的危险性增高，可用阿托品预防。使用时接种活疫苗（如轮状病毒疫苗），可增加活疫苗感染的风险。⑥不能与氯化物（包括各种浓度的氯化物溶液）或其他药物配伍。不可与碱性药物同时使用，以免导致本品降解（特别是氟尿嘧啶、氨丁三醇的碱性溶液）。配制本品时，如皮肤接触到药液，应立即用大量清水冲洗。本品不可静脉注射。应以神经系统不良反应的持续时间和严重程度为依据调整给药剂量。本品尚无特效解毒剂。用药过量时，不良反应加剧，此时应进行血液学监测，给予对症治疗。

剂型规格 注射剂：每支 2mg；4mg；15mg；40mg；50mg；100mg；200mg。

奈达铂
Nedapiatin

别名 捷佰舒，奥先达，鲁贝，泉铂，Aqupla

作用用途 本品为顺铂类似物。以与顺铂相同的方式与脱氧核糖核酸（DNA）结合，抑制 DNA 复制，从而产生抗肿瘤活性。其作用机制为：当其进入细胞后，甘醇酸酯配基上的醇性氧与铂之间的键断裂，水与铂结合，形成离子型物质（活性物质或水合物），而断裂的甘醇酸酯配基被释放，产生多种离子型物质并与 DNA 结合，且结合的碱基位点与顺铂相同。动物试验表明，本品在肾脏及膀胱分布较多，组织浓度高于血浆浓度。本品主要经肾排泄，消除半衰期为 2~13 小时，平均 9 小时。主要用于头颈部癌、小细胞肺癌、食管癌、膀胱癌、睾丸肿瘤、卵巢癌、子宫颈癌等实体瘤。

用法用量 静脉滴注：每次 80~100mg，用 0.9% 氯化钠注射液溶解后，再稀释至 500ml，滴注时间不应少于 1 小时，滴完后需继续滴注 0.9% 氯化钠注射液 1000ml以上。每疗程给药 1 次，间隔 3~4 周后可进行下一疗程。

注意事项 ①禁忌证：有明显骨髓抑制患者、严重肝肾功能不全患者、对本品及其他铂制剂过敏者、对右旋糖酐过敏者、孕妇、可能妊娠的患者。②慎用：听力损害患者、骨髓功能不全患者、肝肾功能不全患者、感染患者、水痘患者、老年患者、胃肠道疾病患者、神经系统疾病或有既往史尤其是外周神经病变或癫痫患者。③严重不良反应：过敏性休克、骨髓抑制、肾功能异常、耳神经系统毒性反应、间质性肺炎、抗利尿激素分泌失调综合征（SIADH）等。其他不良反应：心血管系统发生率约为 0.1%~5%。神经系统发生率约为 0.1%~5%。代谢、内分泌系统发生率约为 0.1%~5%。泌尿生殖系统发生率约为 0.1%~5%。肝脏、胃肠道、血液、皮肤等也出现不同程度的不良反应。④与其他抗恶性肿瘤药物（氮芥类、代谢拮抗类、生物碱、抗生素等）合用可

能加重骨髓抑制。与氨基糖苷类抗生素及盐酸万古霉素合用时，可能加重对肾功能和听力的损害。与放射治疗并用可能加重骨髓抑制。⑤本品与其他抗肿瘤药呈配伍禁忌，也不宜用氨基酸注射液、pH5 以下的酸性注射液（如电解质注射液、5% 葡萄糖注射液或葡萄糖氯化钠注射液等）配制。本品只作静脉滴注，滴注时应避免漏于血管外，且滴注时间应在 1 小时以上。

剂型规格 注射剂：每支 10mg；50mg。

瑞格非尼
Regorafenib

别名 Stivarga

作用用途 本品是一种多靶点的酪氨酸激酶抑制剂，不仅对与肿瘤血管生成密切相关的 VEGFR、PDGFR、成纤维细胞生长因子受体（FGFR）、上皮生长因子样酪氨酸激酶具有较好的抑制活性，而且对突变致癌的激酶，如 Tie、重排期间转染（RET）、B-raf 也具有较好的抑制活性。用于转移性结直肠癌的治疗。

用法用量 口服：推荐剂量为每次 160mg，每日 1 次，28 天为 1 疗程，前 21 天给药。

注意事项 ①以下情况者应终止使用本品：对严重或威胁生命出血者；对严重或不能控制的高血压者；可逆性后部白质脑病综合征（RPLS）；胃肠道穿孔或瘘管者。②孕妇慎用。③不良反应为乏力，食欲降低，手足皮肤反应（HFSR），掌足红肿（PPE），腹泻，口腔黏膜炎，体重减轻，感染，高血压和发音困难。

剂型规格 片剂：每片 40mg。

达拉非尼
Dabrafenib

别名 甲磺酸达拉非尼，Tafinlar

作用用途 本品是一种 BRAF 抑制剂，用于不可切除或已经转移的 BRAF V600E 基因突变型黑色素瘤，不适用于 BRAF 野生型黑色素瘤。

用法用量 口服：推荐剂量为每次 150mg，每日 2 次，饭前 1 小时或饭后 2 小时口服。

注意事项 ①孕妇慎用。②不良反应为角化过度，头痛，发热，关节炎，乳头状瘤，脱发和掌跖红肿疼痛综合征。③监视皮肤毒性和继发感染，对不可耐受的 2 级，3 级和 4 级皮疹尽快中断 TAFINLAR，3 周内不改善中断用药。④应用本品应注意眼毒性，对任何视力障碍应进行眼科评价。⑤可能会出现葡萄糖-6-磷酸脱氢酶缺乏，应密切监视溶血性贫血。

剂型规格 胶囊剂：每粒 50mg；70mg。

维莫德吉
Erivedge

作用用途 本品通过抑制 Hedgehog 通路起效，这种

通路在大多数基底细胞癌中活跃，但仅在少许正常组织中（如毛囊）活跃。用于治疗已经不能开刀或是化疗的局部晚期基底细胞患者，或是癌变已经扩散到身体其他器官的基底细胞患者。

用法用量 口服：推荐剂量是每次 150mg，每日 1 次。

注意事项 ①妊娠期和哺乳期妇女慎用。②使用药物后至少 7 个月不宜献血。③常见不良反应为肌肉痉挛、脱发、体重下降、恶心、呕吐、腹泻、疲劳、味觉紊乱、食欲下降、便秘以及舌头味觉功能丧失等。

剂型规格 胶囊剂：每粒 150mg。

培美曲塞
Pemetrexed

别名 力比泰，培美曲塞二钠，卡帕邦，Alimta，Pemetrexed Disodium

作用用途 本品是一种结构上含有核心为吡咯嘧啶基团的抗叶酸制剂，通过破坏细胞内叶酸依赖性的正常代谢过程，抑制细胞复制，从而抑制肿瘤的生长。本品联合顺铂用于治疗无法手术的恶性胸膜间皮瘤。

用法用量 静脉滴注：①本品联合顺铂用于治疗恶性胸膜间皮瘤，推荐剂量，每 21 天 500mg/m² 滴注本品超过 10 分钟，顺铂的推荐剂量为 75mg/m²，滴注超过 2 小时，应在本品给药结束 30 分钟后再给顺铂滴注。接受顺铂治疗要有水化方案，具体可参见顺铂。②预服药物：未预服皮质类固醇药物的患者，应用本品皮疹发生率较高。预服地塞米松可以降低皮肤反应的发生率及其严重程度。给药方法：口服，地塞米松 4mg，每日 2 次，本品给药前 1 天，给药当天和给药后 1 天连服 3 天。本品治疗时必须同时服用低剂量叶酸或其他含有叶酸的复合维生素制剂以减少毒性反应。第一次给予本品治疗开始前 7 天至少服用 5 次日剂量的叶酸，整个治疗周期都需服，在最后 1 次本品给药后 21 天可停服。患者还需在第一次本品给药前 7 天内肌内注射维生素 B₁₂ 1 次，以后每 3 个周期肌内注射 1 次，以后的维生素 B₁₂ 给药可与本品用药同一天进行。叶酸给药剂量：350~1000μg，常用剂量是 400μg；维生素 B₁₂ 剂量是 1000μg。

注意事项 ①对本品或药品中其他成分有严重过敏者禁用。②本品对胎儿有毒性并能致畸，孕妇及哺乳期妇女尽量不用。③用药后常见胃肠道异常、血液和淋巴系统异常、神经系统和肾脏异常、皮肤及皮下组织异常等。

剂型规格 注射剂：每支 500mg。

卡迪莱德
Shark Cartilage

别名 美国鲨鱼软骨片，鲨鱼软骨片

作用用途 本品富含蛋白质，具有抑制血管生长，防止毛细血管细胞聚合及转移，能有效地抑制肿瘤生长。

适用于乳腺癌、子宫癌、前列腺癌、胰腺癌、中枢神经癌、皮肤癌、骨髓癌、肺癌、大脑癌、肠癌。

用法用量 口服：每次 3 片，每日 1 次，饭前 0.5 小时开水服。2~3 个月一疗程。

注意事项 儿童、孕妇、哺乳期妇女、心脏病复发后或术后不足 3 个月者，暂时不适用。

剂型规格 片剂：每片 250mg；750mg。

达卡巴嗪
Dacarbazine

别名 甲嗪咪唑胺，氮烯咪胺，DTIC

作用用途 本品为嘌呤生物合成的中间体，进入体内后由肝微粒体去甲基形成单甲基化合物。具有直接细胞毒作用。主要作用于 G₂ 期，抑制嘌呤、RNA 和蛋白质合成，也影响 DNA 合成。用于黑色素瘤、软组织肿瘤、恶性淋巴瘤、霍奇金病。

用法用量 ①静脉注射：每日 200~400mg/m²，连用 5~10 日，也可用 5% 葡萄糖注射液 25ml 稀释后快速滴注。间隔 4~8 周后可进行第 2 疗程。②静脉滴注：联合用药时，每次 200mg/m²，连用 5 日，3 周重复 1 次。对于四肢的黑色素瘤，可用同样剂量作动脉内滴注。

注意事项 ①有致突变或致畸作用，可能有致癌作用，孕妇禁用。用药期间应停止哺乳。②水痘或带状疱疹患者禁用，用药期间禁止活病毒疫苗接种。③肝肾功能损害、感染患者慎用。④骨髓抑制、白细胞减少发生于给药后 16~20 日，白细胞最低见于给药后 21~25 日，血小板减少发生于给药后 16 日。⑤胃肠道反应常见，有食欲不振、恶心、呕吐，一般发生于给药后 1~12 小时，偶有黏膜炎。⑥偶有流感样综合征，发生于给药后 7 日，持续 1~3 周。也可有面部麻木、脱发。⑦对诊断的干扰：使用本品时可引起血清尿素氮、碱性磷酸酶、丙氨酸氨基转移酶及门冬氨酸氨基转移酶暂时升高。⑧用药期间应定期检查血尿素氮、肌酐、尿酸、血清胆红素、丙氨酸氨基转移酶、门冬氨酸氨基转移酶、乳酸脱氢酶。⑨避光、冰箱内保存。

剂型规格 注射剂：每支 200mg。

盐酸昂丹司琼
Ondansetron Hydrochloride

别名 安美舒，昂丹司琼，奥丹色创，奥丹色子，奥丹西酮，奥坦西隆，奥一麦，恩丹西降，恩丹西酮，蒽丹色创，蒽丹色子，富来汀，富米汀，欧贝，时泰，枢丹，枢复宁，翁达司群，翁旦斯隆，Emeset，Ondansetron，Ondansetronum，Zofran，Zophren，Zudan

作用用途 本品为选择性 5-羟色胺 3（5-HT₃）受体拮抗剂，是一种新型强效止吐药。本品选择性较高，因而没有其他止吐药的不良反应。口服吸收迅速，食物可提高生物利用度。口服后迅速分布到全身各组织，但在脑脊液中含量很少。血浆蛋白结合率为 70%~76%，表

观分布容积为 140L。无论口服给药或静脉注射，在体内的代谢相似，主要经肝脏代谢，消除半衰期约为 3 小时。肾脏清除率为 0.262～0.381L/（kg·h），代谢产物约 44%～60% 经肾脏排泄（其中原形药物不足 50%），约 25% 随粪便排出。用于放疗和化疗引起的呕吐。也可用于防治手术引起的恶心呕吐。

用法用量 ①口服：由化疗和放疗引起的恶心呕吐，对于高度催吐的化疗药引起的呕吐和对于催吐程度一般的化疗药引起的呕吐，参见静脉注射。对于放疗引起的呕吐，每次 8mg，每 8 小时 1 次，首次需于放疗前 1～2 小时给药，疗程视放疗的程度而定。预防手术后呕吐：每次 8mg，于麻醉前 1 小时及麻醉后 8 小时各服用 1 次。②静脉注射：由化疗和放疗引起的恶心呕吐，对于高度催吐的化疗药引起的呕吐，在化疗前 15 分钟，化疗后 4 小时，8 小时各注射 8mg，停止化疗后口服给药，每次 8mg，每 8～12 小时 1 次，连用 5 日。对于催吐程度一般的化疗药引起的呕吐，化疗前 15 分钟注射 8mg，此后改为口服（每次 8mg，每 8～12 小时 1 次，连用 5 日）。③静脉滴注：防治手术后呕吐，于麻醉诱导的同时静脉滴注 4mg；已出现呕吐时，可缓慢静脉滴注 4mg 进行治疗。

儿童 化疗和放疗引起的恶心呕吐：化疗前静脉注射 $5mg/m^2$，12 小时后再口服 4mg；化疗后口服，每次 4mg，每日 2 次，连服 5 日。静脉注射：参见口服给药。对于 3～12 岁儿童，体重超过 40kg 者，单次给予 4mg；低于 40kg 者，单次给予 0.1mg/kg，静脉注射时间不低于 2～5 分钟。

注意事项 ①交叉过敏：对其他选择性 5-HT₃ 受体拮抗药过敏者，也可能对本品过敏。②禁忌证：对本品过敏者、胃肠道梗阻患者、腹部手术后不宜使用，不宜用于心功能不全者。③哺乳期妇女慎用。④不良反应可有头痛、头部和上腹部温热感、口干、腹部不适、便秘、腹泻、皮疹、乏力、嗜睡等。偶有支气管哮喘或过敏反应，无症状的氨基转移酶短暂性升高以及运动失调，心律不齐，胸痛，低血压，癫痫发作，心动过缓。罕见低钾血症，心电图改变及注射局部反应。⑥使用何种给药途径和剂量应视病情因人而异。本品注射剂不宜与其他药物配伍。治疗腹部手术后或化疗引起的恶心、呕吐时，本品可能掩盖进行性肠梗阻和（或）肠胀气的发生。

剂型规格 ①片剂（以昂丹司琼计）：每片 4mg；8mg。②胶囊剂（以昂丹司琼计）：每粒 8mg。③注射剂（以昂丹司琼计）：每支 4mg（1ml）；4mg（2ml）；8mg（2ml）。④盐酸昂丹司琼氯化钠注射剂：每瓶 50ml（昂丹司琼 8mg，氯化钠 0.45g）；100ml（昂丹司琼 8mg，氯化钠 0.9g）。⑤盐酸昂丹司琼葡萄糖注射剂：每瓶 50ml（昂丹司琼 8mg，葡萄糖 2.5g）；100ml（昂丹司琼 8mg，葡萄糖 5g）。

盐酸格拉司琼
Granisetron Hydrochloride

别名 达芬可泉，格拉司琼，格雷西龙，格列西隆，

谷尼色创，凯瑞特，凯特瑞，康泉，雷赛隆，欧普定，欧智宁，枢星，盐酸格兰西龙，盐酸格雷西龙，Dapenkequan，Granisetron，Granisetronum，Kytril

作用用途 本品是一种高选择性的 5-羟色胺 3（5-HT₃）受体拮抗药，与盐酸托烷司琼相似，也具有双重作用机制。与 5-HT₃ 受体的亲和力比与其他受体（包括 5-HT₁，5-HT₂，多巴胺 D₂，组胺 H₁，苯二氮卓和阿片受体等）的亲和力高 13000 倍。与盐酸昂丹司琼比较，治疗中等致吐的抗肿瘤化疗时，两者的疗效相同；治疗由顺铂引起的强烈呕吐时，疗效优于盐酸昂丹司琼。本品在体内分布广泛，血浆蛋白结合率约为 65%。给药后，大部分药物很快在肝脏代谢（由肝微粒体酶 P450 3A 介导），代谢途径主要是 N-去烷基化及芳香环氧化后再被共轭化。8%～9% 的药物以原形，70% 以代谢物形式从尿中排出；15% 从粪便中排出（几乎全部为代谢物形式）。主要用于防治因化疗、放疗引起的恶心、呕吐。也用于防治手术后恶心、呕吐。

用法用量 ①口服：每次 1mg，每日 2 次（或每次 2mg，每日 1 次）。24 小时最大量不超过 9mg。于化疗前 1 小时（首次）及首次给药后 12 小时服用（第 2 次）。②静脉注射：每次 3mg（或 40μg/kg），稀释于 20～50ml 注射液中，在化疗、放疗前静脉注射（注射时间不少于 5 分钟）。大多数患者只需单次给药，必要时可增加 1～2 次。24 小时内最大剂量不超过 9mg，每一疗程可连续使用 5 日。2～16 岁儿童，每次 10μg/kg。

注意事项 ①交叉过敏：对其他选择性 5-HT₃ 受体拮抗药过敏者，也可能对本品过敏。②禁忌证：对本品过敏者、胃肠道梗阻患者。③慎用：肝脏疾病患者、哺乳期妇女。④患者对本品的耐受性较好，常见不良反应为头痛、倦怠、发热、便秘、少见过敏反应，嗜睡、腹泻、丙氨酸氨基转移酶（ALT）和天门冬氨酸氨基转移酶（AST）暂时性升高等，罕有过敏性休克。此外，尚可有血压变化（但停药即消失，一般不需处理）。未发现有锥体外系反应。⑤本品注射液不宜与其他药物混合后给药。⑥高血压未控制者使用本品的每日剂量不宜超过 10mg，以免引起血压进一步升高。

剂型规格 ①片剂（以格拉司琼计）：每片 1mg。②胶囊剂（以格拉司琼计）：每粒 1mg。③注射剂（以格拉司琼计）：每支 1mg（1ml）；3mg（3ml）。④盐酸格拉司琼葡萄糖注射液：每瓶 50ml（格拉司琼 3mg，葡萄糖 2.5g）；100ml（格拉司琼 3mg，葡萄糖 5g）。⑤盐酸格拉司琼氯化钠注射液：每瓶 50ml（格拉司琼 3mg，氯化钠 0.45g）；100ml（格拉司琼 3mg，氯化钠 0.9g）。

盐酸托烷司琼
Tropisetron Hydrochloride

别名 欧必亭，呕必停，曲匹西龙，赛格恩，普洛林，托品西隆，托普西龙，托烷司琼，盐酸曲匹西龙，盐酸托拉司琼，盐酸托品西隆，Navoban，

Tropisetron，Tropisetronum

作用用途 本品是一种高选择性5-羟色胺3（5-HT₃）受体拮抗药，与盐酸昂丹司琼不同的是，本品具有双重作用：除选择性阻断周围神经元中的5-HT₃受体外，还可直接阻断中枢5-HT₃受体而抑制极后区迷走神经刺激。对其他受体如组胺H₁和H₂受体，多巴胺受体以及α₁，α₂，β₁和β₂肾上腺素受体无亲和力。口服后自胃肠道吸收迅速且完全，其绝对生物利用度与给药剂量有关，作用可维持24小时。本品约71%以非特异的方式与血浆蛋白结合（主要为α₁-糖蛋白）。正常者，约8%以原形从尿中排出，70%以代谢物从尿中排出，15%几乎完全以代谢物形式经粪便排出。主要用于预防和治疗肿瘤化疗引起的恶心和呕吐。

用法用量 口服、静脉注射、静脉滴注：防治肿瘤化疗引起的恶心和呕吐：疗程第1日，在化疗前将本品5mg溶于100ml常用的注射液中静脉滴注（不少于15分钟），或缓慢静脉注射（注射速度为2mg/min，5mg/5ml的安瓿约3分钟注射完）。

注意事项 ①交叉过敏：本品与其他5-HT₃受体拮抗药之间可能存在交叉过敏。②禁忌证：对本品及其他5-HT₃受体拮抗药过敏者、严重肝、肾功能不全者、孕妇、哺乳期妇女。③慎用：有心血管疾病者、肝肾功能不全者、高血压患者。④常规剂量下，本品的不良反应多为一过性。最常见头痛（2mg时）和便秘（5mg时），在代谢不良者中发生率更高。其他常见的不良反应有头晕、疲劳和胃肠功能紊乱（如腹痛、腹泻）。个别患者可发生Ⅰ型变态反应。与其他5-HT₃受体拮抗药相似，个别病例可出现虚脱、晕厥、心血管意外，但未明确本品与这些不良反应的关系，有可能是由于患者正在使用的细胞毒药物或原有疾病所引起。⑤利福平或其他肝酶诱导剂（如苯巴比妥和保泰松）可使本品的代谢加速、血药浓度降低、作用减弱。合用时，代谢正常者需增加本品剂量。进食时服用本品，可能延缓本品的吸收。⑥高血压未控制者使用本品的日剂量不宜超过10mg。单用本品效果不佳时，可合用地塞米松，不需要增加本品剂量。

剂型规格 ①胶囊剂：每粒5mg。②注射剂：每支5mg（1ml）；5mg（5ml）。

阿扎司琼
Azasetron

别名 欧立康定，欧立亭，苏罗同，坦斯克，万唯，盐酸阿扎司琼，Azasetron Hydrochloride，Serotone

作用用途 本品为选择性5-羟色胺（5-HT₃）受体拮抗剂，通过阻断腹部迷走神经向心性纤维上的5-HT₃受体，可明显抑制抗肿瘤药引起的恶心及呕吐。主要随尿排泄，消除半衰期为4.3小时。用于预防和治疗细胞毒类药物化疗引起的恶心、呕吐。

用法用量 ①口服：每次10mg，每日1次，于化疗前60分钟服用。对高度催吐的化疗药物引起的严重呕吐，可于化疗后8~12小时加服5~10mg。②静脉滴注：每次10mg，每日1次，于化疗前30分钟缓慢滴注。

注意事项 ①禁忌证：对本品及其他5-HT₃受体拮抗剂过敏者、胃肠道梗阻患者。②慎用：严重肝肾功能不全患者、哺乳期妇女。③不良反应，心血管系统可见心悸、血管疼痛。中枢神经系统可见头痛、眩晕、头昏、易怒。肌肉骨骼系统可见僵直、下肢抽搐、乏力。肾脏可见血尿素氮（BUN）升高。肝脏可见天冬氨酸氨基转移酶（AST）、丙氨酸氨基转移酶（ALT）、总胆红素、γ-谷氨酰转肽酶（γGTP）、碱性磷酸酶、乳酸脱氢酶（LDH）升高。胃肠道可见口渴、腹泻、腹痛、便秘。皮肤可见面部潮红、面部苍白、瘙痒、荨麻疹、皮疹。可见过敏性休克。其他还可见发热、发冷、休克、呃逆。④与碱性药物（如呋喃苯胺酸、甲氨蝶呤、氟尿嘧啶、吡咯他尼等）、鬼臼乙叉苷、地西泮呈配伍禁忌。⑤与氟氧头孢钠配伍应在配制后6小时内使用，因两者配伍可能会使本品的含量降低。

剂型规格 ①片剂：每片10mg。②注射剂：每支10mg（2ml）。③盐酸阿扎司琼氯化钠注射剂：每瓶50ml（含盐酸阿扎司琼10mg与氯化钠0.45g）。

盐酸雷莫司琼
Ramosetron Hydrochloride

别名 奈西雅，Nasea

作用用途 本品为选择性5-羟色胺3（5-HT₃）受体拮抗剂，具有强力、持久的5-HT₃受体拮抗作用，能有效地抑制化疗药物（如顺铂）诱发的呕吐。本品是通过阻断此处的5-HT₃受体而发挥止吐作用，对外周5-HT₃受体的抑制作用强于中枢5-HT₃受体。吸收后迅速向各组织分布，以肾、肺、肝、肾上腺、胰等处浓度高。血浆蛋白结合率恒定，与其血药浓度无关。主要在肝脏代谢，在体内呈双相性消除，$t_{1/2\beta}$为4.33~5.78小时。可经乳汁排泄，在乳汁中的浓度约为血药浓度的5~23.3倍；也可透过胎盘。用于预防恶性肿瘤治疗时出现的恶心、呕吐等消化道症状。也可用于肠易激综合征（国外资料）。

用法用量 ①口服：每次0.1mg，每日1次，于化疗药物给药前1小时服用。必要时可根据年龄、症状酌情增减。②静脉注射：每次0.3mg，每日1次。可根据年龄、症状不同适当增减用量。效果不明显时，可以追加相同剂量，但每日总量不能超过0.6mg。

注意事项 ①禁忌证：对本品有过敏史者。②主要不良反应为头昏、头痛、潮热、舌麻木、腹泻等，也可出现丙氨酸氨基转移酶（ALT）、天门冬氨酸氨基转移酶（AST），胆红素升高。动物实验未见致畸、致癌、致突变，也无抗原性及局部刺激作用。③本品口腔内崩解片主要用于预防恶心、呕吐，可在口腔内崩解，但不会经口腔黏膜吸收。可用水送服。建议在抗恶性肿瘤治疗前给药，已出现恶心、呕吐等症状的患者只能注射给药。④特殊人群应慎重给药。

剂型规格 ①口腔内崩解片剂：每片 0.1mg。②注射剂：每支 0.3mg（2ml）。

阿立必利
Alizapride

别名 阿列必利，盐酸阿立必利，Alizapride Hydrochloride，Alizapridum，Gastriveran，Limican，Litican，Liticum，Lyostene，Nausilen，Pesalin，Plitican，Superan，Vergentan

作用用途 本品系抗多巴胺能药物，其化学结构和药理作用与甲氧氯普胺（胃复安）相似，为强效止吐药。能拮抗中枢多巴胺 D_2 受体，大剂量时则可选择性地拮抗 5-羟色胺 3（5-HT$_3$）受体，从而起到止吐作用。口服或注射均吸收良好，口服和肌内注射的生物利用度为 81%～87%。静脉注射、肌内注射或口服剂量的 80% 可在 5 日内以原形随尿排出，而直肠栓剂给药后大约 62% 以原形随尿排出。是否可经乳汁排泌尚不明确。药物的消除半衰期为 3 小时，总体清除率约为 500ml/min。主要用于肿瘤化疗引起的恶心及呕吐。还可用于术后恶心及呕吐，对接受矫形外科治疗的患者有效。

用法用量 ①口服：成人，每日 100～200mg，分 2 次服用。儿童，每日 2～4mg/kg，分 2 次服用。均为第一次在用抗癌药之前用药，第二次在用抗癌药 4～8 小时之后用药。②肌内注射、静脉注射：同口服给药。

注意事项 ①交叉过敏：本品与甲氧氯普胺存在交叉过敏。②禁忌证：对本品过敏者。③慎用：对甲氧氯普胺过敏者、癫痫或其他中枢神经系统疾病患者、高血压、心脏病或有心律不齐史的患者、正在接受精神安定药治疗的患者、曾因药物导致锥体外系反应者、肾功能损害者。④不良反应罕见类似酰苯胺类作用的过敏反应、局部或全身肌肉痉挛等神经系统反应及闭经、溢乳等内分泌系统反应。⑤与溴哌利多合用时，可加重锥体外系的不良反应。⑥经静脉给药时，通常用 50～100ml 生理盐水稀释，并须静脉滴注 15 分钟。可与地塞米松或甲泼尼龙联合应用，以防治因强烈催吐的化疗方案所致的呕吐。

剂型规格 ①片剂：每片 50mg。②注射剂：每支 50mg。

美司钠
Mesna

别名 美安，美钠，巯乙磺酸钠，Mesnaum，Mesnex，Mesnum，Mistabron，Mucofluid，Uromitexan，Uroprotector

作用用途 本品可与丙烯醛的双链结合，形成稳定的硫醚化合物；还可降低尿中 4-羟基代谢产物的降解速度，形成一种相对稳定的 4-羟基环磷酰胺（或 4-羟基异环磷酰胺）与美司钠缩合而成的物质，此物质对膀胱无毒性，由此起到良好的解毒作用。对环磷酰胺类化疗药在体内产生的丙烯醛和 4-羟基代谢物对泌尿道毒性有解毒作用。此外，美司钠可使痰液粘蛋白的二硫键断裂，降低痰液黏度，局部给药可作为速效、强效的粘痰稀释剂。口服吸收良好，但吸收较静脉注射略慢。注射后，主要分布于肾脏，并迅速在组织中转化为无生物活性的二硫化物，经肾小球滤过，在肾小管上皮再转化为二巯乙磺酸钠。本品吸收后立即开始代谢，大部分在 8 小时内清除。原形药和代谢物血浆半衰期分别为 15～30 分钟、70 分钟，24 小时内约有 80% 的药物经尿液排泄。用于预防异环磷酰胺（IFO）或环磷酰胺（CTX）等药物的泌尿道毒性，使用异环磷酰胺和大剂量环磷酰胺时均应配合使用美司钠。用于慢性支气管炎、阻塞性肺炎、术后肺不张等痰液黏稠而咳痰困难者。

用法用量 ①雾化吸入：使用本品气雾剂，每次 100～200mg（1～2ml）。②气管滴入：同雾化吸入。③静脉注射或静脉滴注：常用量为 IFO 或 CTX 剂量的 20%，例如用异环磷酰胺 2000mg，美司钠剂量则为每次 400mg。分别于 IFO 或 CTX 给药的 0 小时、4 小时、8 小时，各注射 1 次。使用 CTX 作连续性静脉滴注时，在 CTX 给药的 0 小时，每次大剂量静脉注射本品，然后将其加入 CTX 注射液中同时给药（剂量可达 CTX 剂量的 100%），在输液完后 6～12 小时内再连续使用本品（剂量可达 CTX 剂量的 50%）。

注意事项 ①交叉过敏：对其他含巯基化合物过敏者，也可能对本品过敏。②禁忌证：对含巯基化合物过敏者。哺乳期妇女用药时应谨慎。③常规剂量一般无不良反应。单剂量超过 60mg/kg 时，可能出现恶心、呕吐、腹痛和腹泻，且可加重 IFO 的中枢神经系统不良反应。极少有静脉刺激症状或皮肤、黏膜过敏反应。④与华法林合用，出血的危险性增加，机制尚不清楚。⑤与顺铂、氮芥不能配伍，也不宜与红霉素、四环素和氨茶碱等配伍。有消化道吸收障碍者，不宜采用口服给药。儿童用药时应酌情减少剂量，或缩短给药间隔时间，增加给药次数。⑥本品的解毒保护作用只限于泌尿系统，所有其他对使用 CTX 治疗时所采取的预防及治疗措施均不受本品影响。

剂型规格 ①片剂：每片 200mg。②溶液剂：10% 水溶液。③气雾剂：200mg（1ml）。④注射剂：每支 200mg（2ml）；400mg（4ml）；200mg；400mg；600mg。

依西美坦
Exemestane

别名 阿诺新，可怡，疗朴立，如苏美，速莱，优可依，尤尼坦，Aromasin，Exemestance，Exemstane

作用用途 本品为甾体芳香酶灭活剂，结构上与芳香酶的自然底物雄烯二酮相似，为芳香酶的伪底物。由于绝经后妇女的雌激素主要是由雄激素（肾上腺皮质产生）在外周组织中的芳香化酶作用下转化而产生，通过与该酶的活性位点不可逆性结合而使其失活，从而明显降低绝经妇女血循环中的雌激素水平。本品对肾上腺皮质激素的生物合成无明显影响，即使浓度高于抑制芳香酶作用浓度的 600 倍时，对皮质激素生成途径中的其他酶仍无明显影响。口服后吸收迅速，吸收受食物影响显著，口服生物利用度为 42%。绝经后乳腺癌妇女对药物的吸收率比健康受试者高。患者口服后 2~4 小时达血药峰浓度，达峰时间平均为 1.2 小时，主要与 α_1-酸性糖蛋白及白蛋白结合，总蛋白结合率为 90%。据推测，药物主要经肝脏代谢，代谢物无活性。药物母体清除半衰期为 24 小时，主要经尿液和粪便排泄（各约 42%）。适用于雌、孕激素受体阳性的绝经后晚期乳腺癌。

用法用量 口服：每次 25mg，每日 1 次，饭后服用。应坚持治疗，直至病情进展（恶化）。

注意事项 ①禁忌证：对本品过敏者、孕妇、哺乳期妇女、儿童、绝经前妇女。②慎用：心血管疾病或高脂血症患者、胃肠道疾病患者、中重度肝肾功能不全者。③主要不良反应有恶心、口干、便秘、腹泻、头晕、失眠、皮疹等。文献报道有疲劳、发热、浮肿、疼痛、高血压、抑郁、焦虑、呼吸困难、咳嗽、呕吐、腹痛、食欲增加、体重增加等。尚有淋巴细胞计数下降、肝功能异常（如丙氨酸氨基转移酶升高）等。④高脂食物可促进本品吸收，使其血药浓度增加约 40%。⑤因雌激素可抵消本品作用，故不能与含有雌激素的制剂联用。

剂型规格 ①片剂：每片 25mg。②胶囊剂：每粒 25mg。

胆维他
Anethol Trithione

别名 舒飞乐，环戊硫酮，Sialor

作用用途 本品为催涎剂，其活性成分为环戊硫酮。专为治疗由于服食药物或接受放射治疗而引起的唾液分泌不足，如因服食抗高血压药、利尿剂、抗精神病药物、镇静剂、抗抑郁药、抗帕金森病等类药物引起的唾液不足，口干症状。或对头颈部、口腔部接受放射治疗后引起的口干有效。

用法用量 口服：每次 25mg，每日 3 次，饭前服用，也可连续或间歇法服用。如因放射治疗而引起者，可长期连续服用，不必中断；如因服食上述各类药而引起者，在连续服用时，每月停服 5 日；一般情况下，在服药几日后才有显著疗效出现，要耐心服用。

注意事项 ①黄疸、肝硬化、胆道或总胆管堵塞者禁用，孕妇及哺乳期妇女禁用。儿童、老年人慎用。②个别出现稀软便，如这种情况持续不变，剂量以每日 3 片减至 2 片，即早、晚各 1 片。③长期服用可致甲状腺功能亢进。胆道阻塞病人忌用。如出现荨麻疹样红斑，应立即停药，可消失。服药期间，尿液可呈黄色，属正常现象。

剂型规格 片剂：每片 12.5mg；25mg。

重组人白介素-2
Recombinant Human Interleukin-2

别名 阿地白介素，白介素-2，阿地流津，安捷索，安特鲁志，人白细胞介素 2，德路生，金路康，赛迪思，辛洛尔，欣吉尔，因特康，英路因，悦康仙，重组人白细胞介素 2，Prolerkin，TCGF，Aldesleukin，Interleukin-2

作用用途 本品的生物活性作用与天然的人体 IL-2 相似，能产生淋巴因子（淋巴激活素），不但有助于调节细胞的正常生长，而且促进免疫系统细胞的分化；IL-2 与具专一性、高度亲合力的细胞表面受体结合，以活化的 T 细胞表达。此外它还存在于某些淋巴细胞内；IL-2 使细胞毒淋巴细胞活化及活化的 T 细胞分化；IL-2 激发免疫效应器细胞，产生各种继发的细胞因子，如 γ 干扰素和肿瘤坏死因子（TNF）等。静脉滴注后 2 小时达到与剂量成正比的稳坪状态，一旦停止滴注后血药浓度迅速下降。本品主要通过肾脏排泄。用于治疗成人（18 岁以上）转移性肾细胞癌。

用法用量 （1）**静脉滴注**：①肿瘤，每次 10 万~20 万 U/m^2，用 500ml 生理盐水稀释后，静注 2~3 小时，每日 1 次，4 周为一疗程。②乙型或丙型肝炎，每次 2.5 万~5 万 U，用 100~250ml 生理盐水溶解后，每日 1 次，每周注射 5 日，3 周一疗程。（2）**皮下注射**：①结核，每次 20 万 U，每日 1 次，第 1、3 月分别连续使用 30 日。②肿瘤，每次 50 万~100 万 U/m^2，用 2ml 灭菌生理盐水溶解，每周 2~3 次，6 周为一疗程。

注意事项 ①禁忌证：孕期、哺乳期妇女、儿童、严重心脏病、严重的感染、缺氧症、主要器官功能障碍、中枢神经系统转移瘤或癫痫及自体免疫病患者、对本品或本品制剂中任何组分发生过敏者、肺功能试验严重异常者、同种器官移植者、早期治疗使用本品曾发生不良反应者、心律失常不能控制或兼有 FCG 变化的反复胸痛、心绞痛或心肌梗死、心包填塞、肾功能障碍需透析 72 小时以上者、昏迷或中毒性精神病持续 48 小时以上者、反复发作或难以控制的癫痫者、肠缺血（穿孔）、胃肠道出血需手术者。②慎用：老年人、肾或肝功能不良者、毛细血管渗漏综合征者、严重贫血、白细胞或血小板减少者。③最常见的不良反应有发热、寒战、体重增加和低血压、心肌梗死、肠穿孔（梗阻）、坏疽。最常见的严重不良反应包括低血压、肾功能障碍（尿少或无尿）、呼吸困难或肺充血、精神状态变化（如昏睡、瞌睡、意识模糊和焦虑）。其他不良反应包括：心肌缺血、心肌炎、呼吸衰竭、胃肠道出血（需手术）、肠穿孔（肠梗阻）、昏迷、癫痫发作、脓毒症和肾功能损害（需透析）。罕见关节痛、腹水、肌痛、甲状腺功能减退、高血糖、低血钙、高血钾等。④本品仅用于住院病人，并在应用抗肿瘤药有经验的医师监督下使用。

剂型规格 注射剂：每支 5 万 U；10 万 U；20 万 U；

50 万 U；100 万 U；200 万 U。

重组人白细胞介素 11
Recombinant Human Interleukin Eleven

别名 白细胞介素-11，吉巨芬，巨和粒，迈格尔，依星，重组人白介素-11，Oprelvekin

作用用途 本品是一种新型血小板生长因子，为免疫增强药。能促进初级造血干细胞的生长，促使巨核细胞母细胞增殖，诱导巨核细胞分化，从而增加血小板数量，缓解骨髓抑制引起的血小板减少症。本品清除率随年龄增加而降低，8 月~11 岁婴儿及儿童本品清除率约为成人及青少年（大于 12 岁）的 1.2~1.6 倍。对接受化疗的肿瘤患者多次皮下注射 25μg/kg 和 50μg/kg，未见药物蓄积，多次注射后其清除率并未降低。用于预防非髓性恶性肿瘤患者化疗后的血小板减少症；对化疗后发生的血小板减少症。可单独应用，也可与非格司亭（RHG-CSF）合用于伴有白细胞减少的患者；也可用于骨髓移植时促进血小板数量的增加及治疗再生障碍性贫血引起的血小板减少以及先天性、原发性血小板减少症。

用法用量 皮下注射：推荐剂量为 25~50μg/kg，注射于腹部、上臂、大腿及臀部皮下，每日 1 次，用 7~14 日为一疗程。轻度血小板减少症剂量可调整为 12.5μg/kg 体重。血小板计数恢复后应及时停药。

注意事项 ①对本品过敏者、孕妇禁用。②慎用：慢性充血性心力衰竭患者、心功能不全较易发展为急性心力衰竭者、有心力衰竭病史、目前正接受治疗或心功能代偿良好者、充血性心衰及房颤、房扑病史的患者、长期接受利尿药或抗肿瘤药异环磷酰胺治疗者、曾接受多柔比星治疗者、有视乳头水肿病史或肿瘤累及中枢神经系统者、胸腔积液或腹水患者、肝肾功能不全者、有血栓栓塞性疾病史者、呼吸系统疾病患者、低钾血症患者、对血液制品及大肠杆菌表达的其他生物制剂有过敏史者、哺乳期妇女、儿童。③部分患者可见皮疹、水肿、注射局部疼痛、关节肌肉疼痛、心悸、结膜一过性充血及发热；少数患者可出现轻微的一过性房性心律不齐，可自行缓解，不需停药。部分患者可出现可逆性贫血，但红细胞总数未见降低，可能是由于血容量增加而引起的稀释性贫血。极个别患者可出现较严重的乏力、头晕、头痛、失眠及结膜出血，但不需特殊处理，停药后可自行缓解。④应在化疗后使用，不宜在化疗前或化疗过程中使用。不能与其他任何药物混合注射。本品每 3mg 应以 1ml 注射用水稀释后立即皮下注射，不应作肌内注射或静脉注射。稀释时不能用力振荡。对化疗引起的血小板明显减少及诱发出血，可使用。

剂型规格 注射剂：每支 0.75mg（600 万 U）；1.5mg（1200 万 U）；3mg；4mg。

干扰素
Interferon

别名 干灵素，人白细胞干扰素，重组干扰素，Interferon Alfa-2b，Human Gamma Interferon，IFn

作用用途 本品是一类具有多种生物活性的糖蛋白，干扰素本身并无直接抗病毒作用，而是在细胞表面与特殊的受体结合，诱导细胞产生一种抗病毒蛋白（AVP），它可选择性地阻断宿主细胞 mRNA 的传递和蛋白质合成，使病毒不能复制。干扰素有 α，β 及 γ 三种类型，分别来自人体白细胞，纤维母细胞及淋巴细胞。三种类型干扰素在对抗病毒侵袭及免疫调节方面起重要作用，干扰素 α 与干扰素 β 作用类似，有抗增殖和抗病毒作用，干扰素 γ 则有较强的免疫调节功能。利用基因工程可大量生产干扰素，目前临床上已大量应用重组干扰素 α-2b 和 α-n3。口服不吸收，肌内注射干扰素 α 300 万 IU 后，4~6 小时可达血药峰浓度，半衰期为 6~12 小时，24 小时仍可测出其活力。在体内不能通过血脑屏障、胎盘和血、肺屏障以及眼房水、玻璃体。主要在肾及肝内代谢，体内灭活，少量由尿排出。本品是目前治疗慢性活动性乙肝、丙肝及丁型肝炎较为有效的药物，如与 ACV、Ara-A 及皮质激素等合用，可望提高 HBeAg 的阴转率。此外，可用于治疗毛细胞白血病、慢性髓细胞白血病、多发性骨髓瘤及 AIDS 病患者的卡波西肉瘤、免疫缺陷者和肾移植者，预防 CMV、EBV 及 HSV 等病毒感染。对多种实体瘤如肝癌、乳癌、肠癌亦有效。

用法用量 肌内注射：每次 1000 万 IU，每日 1 次，1~2 周一疗程。治疗慢性活动性肝炎、治疗毛细胞白血病，每次 300 万 IU，每周 3 次，疗程 3~6 月；治疗 AIDS 卡波西肉瘤须用大剂量维持 8~12 周。本品可外用局部涂布。

注意事项 ①禁忌证：对本品过敏者。②慎用：有严重肝肾、脑病变、精神障碍及骨髓抑制者、孕妇、哺乳期妇女。③有流感样症状（发热、头痛、倦怠、乏力、肌肉痛、食欲减退等）；反复用药可有白细胞下降等血象变化；其间可有转氨酶升高；大剂量使用时偶可致癫痫及电解质异常。④与其他抗病毒药、免疫调节剂合用可提高疗效。

剂型规格 注射剂：每支 100 万 IU；300 万 IU；500 万 IU。

重组人干扰素 α-2a
Recombinant Human Interferon α-2a

别名 α-2a 干扰素，奥平，贝尔芬，长生抚平，福康泰，干扰素 α_{2a}，干扰能，甘乐能，隆化诺，罗荛愫，淑润，万复洛，因特芬，重组干扰素 α_{2a}，基因工程干扰素 α_{2a}，Intefen，Interferon α_{2a}，Opin，Recombinant Human Interferon α_{2a}，Recombinated Interferon α-2a，Roferon-A，Intron-A

作用用途 本品是一种含有165种氨基酸的高纯度蛋白质，用带有人α-2a型干扰素基因重组质粒的大肠杆菌，经发酵培养及单克隆抗体亲和层析后精制而得，具有天然的人α-2a干扰素的特性。与细胞表面的特殊膜受体结合后，刺激细胞产生2′,5′-寡腺苷酸合成酶、dsRNA-依赖性蛋白激酶和Mx蛋白等，这些产物可抑制病毒蛋白质的合成和病毒核酸密码的转录，并分解病毒的RNA。另外，本品可以调节免疫，影响细胞膜表面抗原的表达。还可影响细胞毒性T细胞，自然杀伤细胞及B细胞的作用。体外试验发现有抗肿瘤细胞增殖的作用，其抗肿瘤作用在治疗多毛细胞白血病和艾滋病相关性卡波西肉瘤（Kaposi肉瘤）时也已得到证实。健康人使用本品3600万U，肌内注射后吸收率超过80%，平均达峰时间为3.8小时；皮下注射后平均达峰时间为7.3小时。主要清除途径为经肾脏分解代谢，次要途径为经胆汁分泌及肝脏代谢清除。本品栓剂经阴道给药可通过阴道黏膜上皮吸收，直接在局部发挥抗病毒作用，进入体内的干扰素一部分经蛋白酶水解，另一部分经尿液原形排出体外。用于治疗某些病毒性疾病，如乙型肝炎、丙型肝炎及带状疱疹和尖锐湿疣等。治疗肿瘤性疾病，如多毛细胞白血病、慢性粒细胞白血病、多发性骨髓瘤、非霍奇金淋巴瘤、T细胞淋巴瘤、膀胱上皮癌等。栓剂可用于治疗阴道病毒性感染引起的阴道炎、慢性宫颈炎、宫颈糜烂。软膏剂用于单纯疱疹病毒Ⅰ、Ⅱ型感染引起的颜面疱疹和生殖器疱疹。

用法用量 (1) **皮下注射**：①慢性活动性乙型肝炎：每次500万U，每周3次，共用6个月。②急、慢性丙型肝炎：起始剂量，每次300万~500万U，每周3次，持续3个月。对ALT正常的患者需要维持治疗，每次300万U，每周3次，持续3个月；ALT异常者应停用本品。③多发性骨髓瘤：开始剂量，每次300万U，每周3次，可根据患者的耐受性，逐渐增加剂量，直至最大耐受剂量（900万U）为止。④多毛细胞白血病：初始剂量，每次300万U，每日1次，持续16~24周；如果患者难以耐受，则剂量减为每次150万U，每周3次。维持量，每次300万U，每周3次；如果患者难以耐受，则剂量减为每次150万U，每周3次。⑤慢性粒细胞白血病：第1~3日，每日300万U；第4~6日，每日600万U；第7~84日，每日900万U。使用8~12周后，根据其疗效决定是否继续用药。⑥非霍奇金淋巴瘤：作为化疗的辅助用药，每次300万U，每周3次，至少持续12周。⑦尖锐湿疣：每次100万~300万U，每周3次，使用1~2个月。(2) **肌内注射**：急性丙型肝炎、多发性骨髓瘤、多毛细胞白血病、慢性粒细胞白血病：同皮下注射。(3) **局部给药**：①尖锐湿疣：每次100万U注射于病损基底部，隔日1次，连用3周。②单纯疱疹病毒：本品软膏剂均匀涂于患处，每日5次，至皮损痊愈。(4) **阴道给药**：每次6万U，隔日1次，睡前使用，6~10次为一个疗程。

注意事项 ①交叉过敏：对其他干扰素α过敏者也

可能对本品过敏。②禁忌证：对本品或其他干扰素α过敏者、有自身免疫性肝炎或其他自身免疫性疾病史者、进展很快的或将危及生命的Kaposi肉瘤患者、器官移植后正接受免疫抑制治疗者、哺乳期妇女、患有严重心脏病者、有癫痫等中枢神经系统疾病者、严重肾功能或骨髓功能不全者、伴有晚期失代偿性肝病或肝硬化的肝炎患者、即将接受同种异体骨髓移植的HLA抗体识别相关的慢性粒细胞白血病患者、正在接受或近期内接受免疫抑制药治疗的慢性肝炎患者。儿童禁用栓剂。③慎用：抑郁患者或有自杀倾向者、正在使用其他可引起骨髓抑制的药物者、糖尿病患者、未控制的甲状腺疾病患者、正在使用白细胞介素-2的患者。④不良反应：心血管系统约1/5的癌症病人出现短暂低血压、高血压、水肿、发绀、心律失常、心悸和胸痛等异常情况。神经系统少见头昏、眩晕、视力障碍、记忆力下降、抑郁、嗜睡、焦虑、神经过敏以及失眠等，偶有发生感觉异常、麻木、神经病变、瘙痒以及震颤等。泌尿生殖系统肾功能降低少见。电解质紊乱有所发生。使用栓剂极少数病人初次用药后出现轻微腰腹酸痛，偶见外阴、阴道不适，下腹坠胀。偶有导致肝炎的报道。胃肠道有畏食、恶心和呕吐，味觉改变，体重减轻等。约1/3~1/2患者发生短暂白细胞减少，但极少需要减少用药剂量。皮肤有反复发作性口唇疱疹、皮疹、瘙痒、皮肤黏膜干燥，偶有流涕。约1/5患者伴有轻至中度脱发。⑤不宜与安眠药或镇静剂、卡托普利、依那普利、齐多夫定、苯巴比妥、茶碱合用。用药期间接种活疫苗，被活疫苗感染的风险增加。⑥本品栓剂经期停止用药，并且用药时禁止坐浴及性生活。栓剂药物过量时，应立即停止用药，也可用扑热息痛、阿司匹林、吲哚美辛或抗组胺药物使之缓解。对病情严重的颜面疱疹和生殖器疱疹应与核苷类药物合用。

剂型规格 ①软膏剂：每支10万U。②栓剂：每枚6万U。③注射剂（每支附1ml注射用水）：每支100万U；300万U；450万U；500万U；600万U；900万U；1800万U。

重组人干扰素α-1b
Recombinant Human Interferon α-1b

别名 滴宁，干扰灵，干扰素α_{1b}，赛诺金，赛若金，运德素，重组干扰素α-1b，基因工程干扰素α_{1b}，Interferon Alpha-1b Recombinate，Recombinant Human Interferon α_{1b}，Sinogen

作用用途 本品是通过重组质粒转染大肠杆菌，使后者高效表达，再经高度纯化制备而得，具有广谱的抗病毒、抗肿瘤及免疫调节功能。作用机制同"重组人干扰素α-2b"。健康志愿者单次皮下注射本品60μg，血药浓度达峰时间为3.99小时。吸收后分布于各脏器，于注射局部含量最高，其次为肾、脾、肺、肝、心脏、脑及脂肪组织。在体内降解，清除半衰期为4.53小时。少量随尿及粪便排泄。适用于治疗病毒性疾病和某些恶性肿瘤，已批准的临床应用有慢性乙型肝炎、丙型肝炎和多毛细胞白血病。已有临床试验结果和文献报道的应用有：带状疱疹、尖锐湿疣、流行性出血热和小儿呼吸道合胞病毒肺炎等病毒性疾病以及慢性粒细胞白血病。可用于治疗恶性肿瘤如黑色素瘤、淋巴瘤、肝细胞癌、肺癌、直肠癌、膀胱癌、多发性骨髓瘤等恶性肿瘤。滴眼剂用于眼部病毒性疾病，如病毒性角膜炎、流行性出血性角膜炎等。软膏用于初发或复发颜面部单纯疱疹、皮肤带状疱疹的治疗。

用法用量 ①外用：涂擦患处，每日 3 次，至皮损痊愈。②局部给药：尖锐湿疣，每次 10μg，疣体下局部注射，连续 3 周为一疗程。③经眼给药：眼部病毒性疾病：滴眼液，每次 1 滴，滴于结膜囊内，滴后闭眼 1~2 分钟。急性炎症期，每日 4~6 次，随病情好转逐渐减为每日 2~3 次，基本痊愈后改为每日 1 次，持续用药 1 周。④皮下注射或肌内注射：慢性乙型肝炎：每次 30~50μg，隔日 1 次，疗程为 4~6 个月，可根据病情延长疗程至 1 年。慢性丙型肝炎：每次 30~50μg，隔日 1 次（第 1 个月为每日 1 次），使用 4~6 个月，必要时可延长至 18 个月。多毛细胞白血病、慢性粒细胞白血病：每次 30~50μg，每日 1 次，至少使用 6 个月。缓解后可改为隔日 1 次。尖锐湿疣：每次 10~30μg，隔日 1 次，连续 3 周为一疗程。肿瘤：每次 30~50μg，每日 1 次或隔日 1 次，至少使用 6 个月。可根据病情延长疗程。

注意事项 ①禁忌证：对本品过敏者、有心绞痛、心肌梗死病史及其他严重心血管疾病史者、患有其他严重疾病且不能耐受者、癫痫患者或其他中枢神经系统功能紊乱者。②慎用：有明显过敏体质、特别是对抗生素过敏者、孕妇、哺乳期妇女。③最常见的不良反应为发热、疲劳等，多数为一过性低热（38℃左右），常在开始用药阶段出现。可有头痛、肌痛、关节痛、恶心、食欲缺乏等症状。亦可出现粒细胞减少、血小板减少等。使用滴眼剂后，偶见一过性轻度结膜充血、少量分泌物、黏涩感、眼部刺痛、痒感等症状。④使用前应先做皮试（1∶100 溶液，皮内注射），阴性者方可使用。本品宜夜间给药，不得静脉注射。注射剂溶解后不得分次使用。滴眼剂稀释后应连续使用，在一个月内用完。⑤使用本品时应慎用安眠药及镇静药。

剂型规格 ①软膏剂：每支 5g（含 25 万 U）。②滴眼剂：每支 1ml：10μg（100 万 U）；400mg 含 200 万 U（另含 2ml 稀释液）。③注射剂：每支 100 万 U；300 万 U；500 万 U（本品 10μg 相当于 100 万 U）。

重组人干扰素 α-2b
Recombinant Human Interferon α-2b

别名 安达芬，安福隆，干扰素 α-2b，捷抚，利芬能，利能，万复因，辛化诺，尤靖安，远策素，重组 α-2b 干扰素，重组干扰素 α-2b，基因工程干扰素 α₂ᵦ，Interferon Alfa-2b，Interferon Alpha-2b Recombinate，Jaferon，Recombinant Human Interferon α₂ᵦ，Recombinant Interferon α-2b

作用用途 本品是由经遗传工程处理过质粒的大肠杆菌与人体白细胞中的干扰素 α-2b 基因杂交后，经无性繁殖而得。其药理作用有：①在细胞表面与特殊的膜受体结合而发挥抗 DNA 和 RNA 作用，包括对某些酶的诱导作用。②能阻止病毒感染的细胞中病毒的复制。③可抑制细胞增殖。④有免疫调节作用，可增强巨噬细胞的吞噬活性和淋巴细胞对靶细胞的特殊细胞毒性。此外，本品与放疗或其他抗癌药尚有协同作用。皮下或肌内注射后 1~2 月起效。主要在肾脏被降解，仅极微量以原型重新进入血循环。血液透析不能清除本品。本品喷雾剂可通过皮肤和黏膜上皮吸收，直接在局部发挥抗病毒作用，部分由皮肤分泌作用以原型清除。用于治疗急慢性乙型、丙型、丁型肝炎及尖锐湿疣；用于治疗肿瘤性疾病，如多毛细胞白血病、肾细胞癌、艾滋病相关性卡波西肉瘤（Kaposi 肉瘤）、慢性粒细胞白血病及与之有关的血小板增多症、非霍奇金淋巴瘤、多发性骨髓瘤、恶性黑素瘤、喉乳头状瘤、转移性类癌瘤（胰腺内分泌瘤）以及头颈部癌、膀胱癌、骨肉瘤、乳腺癌、卵巢癌等。栓剂阴道给药，适用于治疗病毒感染引起（或同时存在）的宫颈糜烂。软膏、乳膏用于治疗由人乳头瘤病毒引起的尖锐湿疣，也可用于治疗由单纯疱疹病毒引起的口唇疱疹及生殖器疱疹。喷雾剂用于病毒引起的初发或复发性皮肤单纯疱疹（口唇疱疹、生殖器疱疹）；也用于尖锐湿疣的辅助治疗。

用法用量 ①外用：尖锐湿疣：乳膏剂，涂患处，每日 4 次，连续用药 6~8 周；喷雾剂，喷涂患处，每日 3 次，连续用药 6 周。口唇疱疹或生殖器疱疹：乳膏剂，涂患处，每日 4 次，连续用药 1 周；喷雾剂，喷涂患处，每次 1~2 喷，每日 3 次，用药 1 周。②局部注射：尖锐湿疣：将本品配制成浓度为 1000 万 U/ml 的溶液，再用细针头（30 号）从病灶的底部注入，每次 0.1ml，每周 3 次（隔日 1 次），连用 3 周。每次可处理 5 个病灶，但 1 周的最大总剂量不超过 1500 万 U。大病灶可多位点注射（每日总剂量不超过 500 万 U）或相继注射病灶的不同部位，通常治疗 4~8 周后病情得到改善。必要时可重复一个疗程。③阴道给药：睡前用药，每次 10 万 U，隔日 1 次，90 万 U 为一个疗程。④皮下注射：慢性乙型肝炎：每次 300 万~500 万 U，每日或隔日注射 1 次。3~6 个月为一个疗程；慢性丙型肝炎：每次 300 万~500 万 U，每日或隔日注射 1 次。3~6 个月为一个疗程；慢性丁型肝炎：每次 500 万 U/m²，每周 3 次。至少使用 3~4 个月或更长时间；喉乳头状瘤：每次 300 万 U/m²，每周 3 次（隔日 1 次），至少治疗 6 个月。于外科（激光）切除肿瘤组织后开始给药；多毛细胞白血病：每次 300 万 U/m²，每周 3 次（隔日 1 次）。出现疗效的中位时间为 1~2 个月；慢性粒细胞白血病：单药治疗，每次 400 万~500 万 U/m²，每日 1 次。当白细胞计数得到控制后，给予最大耐受剂量（每日 400 万~1000 万 U/m²）以维持治疗；与阿糖胞苷合用，先用本品每日 500 万 U/m²，两周后加用阿糖胞苷。多发性骨髓瘤：每次 300 万~500 万 U/m²，每周 3 次（隔日 1 次）；非霍奇金淋巴瘤：每次 500 万 U，每周 3 次（隔日 1 次）。Kaposi 肉瘤：尚无最佳的剂量方案，可采用每次 3000 万 U/m²，每周 3~5 次，也可用较低剂量：每日 1000 万~1200 万 U/m²。肾细胞癌：单药治疗，每次 300 万~3000 万 U/m²，可每周 3 次，每周 5 次或每日 1 次；与其他药物合用（如白细胞介素-2），可每次 300 万~2000 万 U/m²。转移性类癌瘤（胰腺内分泌瘤）：每次 300 万~400 万 U/m²，每日或隔日 1 次。恶性黑素瘤：可先静脉给药，每次 2000 万 U/m²，每周 5 次，共 4 周。然后皮下注射，每次 1000 万 U/m²，每周 3 次，共用药 48 周；尖锐湿疣：每次 100 万~300 万 U，每周隔日注射 3 次。1~2 个月为一个疗程。⑤肌内注射：慢性乙型肝炎：每次 500 万 U，每日 1 次；或每次 1000 万 U，每周 3 次（隔日 1 次），共用 16~24 周；多毛细胞白血病、Kaposi 肉瘤、尖锐湿疣：同皮下注射。⑥静脉滴注：肾细胞癌：单药治疗每次 300 万~3000 万 U/m²，可每周 3 次，每周 5 次或每日 1 次；恶性黑素瘤：见皮下注射。

注意事项 ①交叉过敏：对其他干扰素 α 过敏者也可能对本品过敏。②禁忌证：对本品或其他干扰素制剂有过敏史者，严重心、肝、肾、骨髓功能不全及其他严重疾病不能耐受本品的患者，中枢神经功能紊乱者。孕妇、哺乳期妇女禁用本栓剂。③慎用：严重抑郁或有自杀倾向的患者及其他精神疾病患者、有骨髓抑制者、糖尿病、甲状腺功能异常等内分泌疾病患者、心血管及肺部疾病患者、肝肾功能不全者、癫痫等中枢神经系统疾病患者。④最常见的不良反应为类似流感样症状、胃肠道反应、心血管系统、血液系统、神经系统反应、皮肤局部反应及肝功能异常等。⑤栓剂阴道给药后，可出现轻微下腹坠胀、腰酸、阴道刺痛或烧灼感、一过性低热、白带增多等。乳膏外用后，个别患者偶可出现轻度瘙痒、灼痛等，一般不引起局部刺激反应、过敏反应及其他全身不良反应。喷雾剂经皮肤或黏膜给药后，偶见灼痛、瘙痒等局部轻微刺激反应。⑥其他见"基因工程干扰素 α-1b"项下。

剂型规格 ①乳膏剂：每支 5g（含 25 万 U）；5g（含 100 万 U）。②喷雾剂：每支 100 万 U（10ml）。③栓剂：每枚 10 万 U。④注射剂：每支 100 万 U；300 万 U；500 万 U；600 万 U；1000 万 U；3000 万 U。

重组人干扰素 β-1a
Recombinant Human Interferon β-1a

别名 利比，重组干扰素 β-1a，基因工程干扰素 β-1a，Avonex，Interferon Beta-1a，Rebif，Recombinant Human Interferon Beta

作用用途 本品为全身性抗病毒、抗肿瘤和免疫调节药。由哺乳动物（中国仓鼠）的卵巢细胞产生，因而糖基转化方式与天然蛋白相似，其氨基酸序列以内源性干扰素 β 完全相同。本品用于治疗多发性硬化症的作用机制尚不明确，有观点认为本品有干扰干扰素 γ 的作用，而后者可使多发性硬化症恶化。与干扰素 β-1b 比较，两者的生物学活性和临床疗效相似，但在降低复发缓解型多发性硬化症恶化的严重程度和发生率方面，本品更有效，且注射部位坏死率较低。本品的药效不受给药途径的影响。皮下或肌内注射后，血清中的干扰素 β 保持低浓度水平，但在注射后 12~24 小时仍可检出。主要在肝脏代谢，经肾脏排泄。肌内、静脉和皮下给药的清除半衰期分别为 10 小时、4 小时和 5 小时。主要用于复发缓解型多发性硬化症。可降低其发生率，并延缓患者机体功能的丧失。用于急、慢性及复发性病毒感染性疾病，如生殖器疱疹、乳头瘤病毒（HPV）感染、扁平疣、尖锐湿疣、带状疱疹，以及慢性活动性乙型肝炎、慢性活动性丙型肝炎等病毒性肝炎。也用于某些肿瘤，如宫颈上皮内肿瘤、多毛细胞白血病、肿瘤性胸腔积液以及即将接受激素治疗的乳腺癌或子宫内膜癌患者的甾体激素受体诱导。

用法用量 （1）局部给药：①扁平疣及尖锐湿疣，每日 100 万~300 万 U，于病灶内或病灶周围注射，连用 5 日。7 日为一个周期，每次用药 1~3 个周期。②宫颈上皮内肿瘤，每日 300 万 U 于病灶内注射，连用 5 日；然后每次 300 万 U，隔日 1 次，连用 2 周。（2）皮下注射：复发缓解型多发性硬化症，每次 44μg（1200 万 U），每周 3 次；不能耐受大剂量者，每次 22μg（600 万 U），每周 3 次。首次使用本品时，为产生快速免疫以减少不良反应，在最初 2 周内，每次 8.8μg（240 万 U），每周 3 次；第 3~4 周给予 1 次 22μg（600 万 U），每周 3 次；从第 5 周起给予全量，每次 44μg（1200 万 U），每周 3 次。（3）肌内注射：①生殖器疱疹和带状疱疹，每日 200 万 U，连用 10 日。②扁平疣及尖锐湿疣，每日 200 万 U，连用 10 日。③慢性病毒性肝炎，乙型肝炎，每次 500 万 U/m²，每周 3 次，连用 6 个月。丙型肝炎，每次 600 万 U/m²，前 2 个月每周 3 次，然后改为每次 300 万 U/m²，每周 3 次，连用 3~6 个月。④乳腺癌和子宫内膜癌甾体激素受体的诱导，每次 200 万~600 万 U，隔日 1 次，共用 2 周。（4）胸膜腔内注射：肿瘤性胸腔积液，胸膜腔穿刺后，将本品 500 万 U 以 50ml 生理盐水稀释后注入胸膜腔；如 7~15 后又出现积液，应再做胸膜腔穿刺，并将本品 1000 万 U 以 50ml 生理盐水稀释后注入；如 15 日后再复发，则将本品 2000 万 U 以 50ml 生理盐水稀释后注入。（5）静脉滴注：多毛细胞白血病，诱导剂量，每日 600 万 U/m² 缓慢静脉滴注，连用 7 日，共用 3 个周期，每个周期间隔 1 周。维持剂量，每次 600 万 U/m²，缓慢静脉滴注，每周 2 次，连用 24 周。

注意事项 ①禁忌证：对本品或其他干扰素或人白蛋白过敏者、严重抑郁和（或）有自杀倾向者、未充分控制的癫痫和（或）中枢神经系统功能受损者、严重心脏病患者、严重肾功能不全者、伴晚期失代偿肝硬化的慢性肝炎、正在或近期使用免疫抑制药的慢性肝炎及自身免疫性肝炎患者、常规治疗未控制的甲状腺疾病患者、孕妇。②慎用：抑郁患者、心脏病患者、临床确诊的活动性肝炎及丙氨酸氨基转移酶（ALT）高于正常值上限2.5倍者、严重骨髓抑制者、自身免疫性疾病者、有癫痫病史者、酒精成瘾者。③最常见的不良反应与流感样综合征有关。表现为发热、寒战、无力、头痛、肌肉痛、关节痛、嗜睡、恶心，这些症状通常轻微。常见氨基转移酶无症状升高（尤其是 ALT）。可能引起过敏反应，包括血管神经性水肿及荨麻疹。少见畏食、呕吐、腹泻、失眠、头晕、焦虑、皮疹、血管舒张及心悸、心律不齐。偶见甲状腺功能障碍。延长治疗时间可能引起白细胞或血小板减少、凝血因子 II 时间延长、氨基转移酶一过性升高、贫血、心动过速、食欲缺乏、骨及关节疼痛、嗜睡、失眠、腹泻、低血压、呼吸困难及脱发。④药物相互作用参见"基因工程干扰素 α-2a"。

剂型规格 注射剂：每支 300 万 U；600 万 U（0.5ml，22μg）；1200 万 U（0.5ml，44μg）。

基因工程干扰素 γ
Recombinant Interferon γ

别名 伽玛，上生雷泰，重组人干扰素 γ，干扰素 γ，克隆伽玛，丽珠因得福，Recombinant Human Interferon γ

作用用途 本品具有抑制肿瘤增殖、抗病毒和增强机体免疫调节功能的作用。能增强细胞的功能，加快免疫复合物清除和提高吞噬异物的功能，对淋巴细胞具有双向调节功能，提高抗体依赖的细胞反应、增强某些免疫活性细胞 HLA-II 类抗原表达、抑制皮肤成纤维细胞胶原合成及其增殖活性、I 型和 III 型胶原 mRNA 的水平。用于治疗类风湿性关节炎、肿瘤、病毒性疾病。

用法用量 ①肌内注射：成人，类风湿性关节炎：开始时每次 50 万 U，每日 1 次，连续 3~4 日。剂量可增至每次 100 万 U。肝纤维化：前 3 个月，每次 50 万 U，每日 1 次；6 个月后，每次 100 万 U，隔日 1 次。总疗程为 9 个月。②皮下注射：类风湿性关节炎、肝纤维化，剂量同肌内注射；慢性肉芽肿性疾病：体表面积大于 0.5m² 者，每次 100 万 U/m²，每周 3 次；体表面积小于 0.5m² 者，每次 3 万 U/kg，每周 3 次。

注意事项 ①对干扰素制品过敏者、心绞痛、有心肌梗死史以及其他严重心血管病史者、有其他严重疾病而不能耐受本品，可能出现严重不良反应的患者、癫痫和其他中枢神经系统功能紊乱患者禁用。②明显过敏体质，特别是对抗生素有过敏史者应慎用，必须使用时，应先用本品作皮肤试验（5000IU 皮内注射），阴性者方能使用。在使用过程中如发生过敏反应应立即停药，并给予相应治疗。③儿童，特别是幼儿应慎用。④开始使用常见不良反应有发热，偶有疲劳、不适、头痛、肌肉痛、关节痛、食欲不振、恶心等。还可出现粒细胞减少及血小板减少。⑤本品在加入注射用水后稍加振荡，如有不能溶解的块状或絮状

物时，不得使用。⑥贮存于 4℃ 左右，避光保存。

剂型规格 注射剂：每支 100 万 IU。

人白细胞干扰素
Leukocytal Interferon

作用用途 本品可用于某些病毒性疾病和肿瘤的辅助治疗，对免疫缺陷性疾病也有一定疗效。其作用机制除有直接抗病毒作用外，还能增强机体细胞免疫功能，具体表现为：间接增强自然杀伤细胞（NK 细胞）活性，加强免疫杀伤力；提高白介素-2 水平，从而使内源性干扰素增强抗病毒作用。口服无效，通常在肌内注射或皮下注射后 4~8 小时内达血药峰浓度。清除半衰期为 3~4 小时。干扰素主要在体内灭活，仅少部分随尿排出。主要用于治疗病毒性肝炎（如慢性乙型肝炎、丙型肝炎、庚型肝炎）、流行性出血热、尖锐湿疣、多毛细胞白血病、小儿或婴幼儿病毒性肺炎、宫颈炎、疱疹性角膜炎、带状疱疹、流行性腮腺炎及乙型脑炎等。与化疗、放疗配合治疗肿瘤（如肝癌、淋巴瘤、成骨肉瘤等），可改善患者血象和全身症状。

用法用量 ①肌内注射：一般用法：每次 100 万~300 万 U，每日 1 次，连续 5~10 日为一疗程，每疗程间隔 2~3 日。治疗带状疱疹：每日 100 万 U，连用 5 日。治疗病毒性肝炎、肿瘤：每次 300 万~500 万 U，每日 1 次，连用 4 周，第 5~14 周改为隔日 1 次。②皮下注射：治疗恶性肿瘤，每次 100 万~500 万 U，每日 1 次。③静脉滴注：治疗恶性肿瘤，每次 100 万~500 万 U，每日 1 次。④局部给药：治疗带状疱疹：局部涂抹，每日 4~6 次。病灶周围注射：每次 100 万~300 万 U，每日 1 次。⑤喷雾给药：防治呼吸道感染：每日 3 次。⑥经鼻给药：用于防治呼吸道感染。⑦经眼给药：治疗疱疹性角膜炎，滴眼用，每日 3 次，每次 1~2 滴。

注意事项 ①禁忌证：过敏体质者、肝肾功能损害者、血象严重减少者、对鸡蛋过敏者、心肌梗死患者、重症高血压患者。②慎用：儿童、有心肌梗死或心律不齐史的患者、孕妇、哺乳期妇女。③一般无特殊反应。常见不良反应为局部红斑。部分患者有暂时性骨髓抑制或肝、肾功能异常，停药后可恢复。此外，1/3 的患者可有轻度脱发。少数患者有过敏反应及寒战、发热、恶心、呕吐、肌痛等。偶见白细胞下降等。大剂量可致脑病、癫痫样发作及低钙血症和高钾血症等代谢异常。④与安眠药或镇静药合用，可加重不良反应。

剂型规格 注射剂：每支 100 万 U；300 万 U；500 万 U。

胸腺肽 α₁
Thymosin α₁

别名 日达仙，迈普新，赛特定，胸腺肽 7-α₁，Zadaxin

作用用途 本品为免疫增强剂。促使有丝分裂原激

活后的外周血淋巴细胞的 T 细胞成熟作用，增加 T 细胞在各种抗原或有丝分裂原激活后产生各种淋巴因子，例如干扰素 α、γ，白介素-2 和白介素-3 的分泌和增加 T 细胞上的淋巴因子受体的水平，它同时通过对 T4（帮助者、诱导者）细胞的激活作用来增强异体和自体上的人类混合的淋巴细胞反应。适用于治疗慢性乙型肝炎，作为免疫损害者的疫苗增强剂。

用法用量 皮下注射：①慢性乙型肝炎：推荐剂量为 1.6mg，每周 2 次，每次大约相隔 3~4 日，治疗连续 6 个月（52 针），期间不得中断。假如与干扰素 α 联合使用，应参考干扰素 α 的用法用量和注意事项。当两药物在同一天使用时，本品一般是早上给药，干扰素 α 则是在晚上给药。②免疫损害者的疫苗增强剂，推荐剂量是 1.6mg，每周 2 次，每次相隔 3~4 日，4 周（共 8 针）为一疗程，第一针应在疫苗后马上给予。

注意事项 ①对本品过敏者、器官移植受者禁用。②不应与任何药物作混合注射用。③孕妇及哺乳期妇女、18 岁以下慎用。④慢性乙肝患者使用本品时，可能 ALT 短暂上升到基础值的两倍以上，遇此情况通常可继续使用，除非有肝衰竭的症状和预兆出现。⑤本品不应做肌内注射或静脉注射，应使用随盒的 1.0ml 注射用水溶解后立即皮下注射。⑥本品应于 2~8℃贮存。

剂型规格 注射剂：每支 1.6mg。

胸腺五肽

Thymopoietin

别名 胸腺喷丁，Pentapeptide，Timopentin

作用用途 本品为免疫双向调节药。具有诱导和促进 T 淋巴细胞及其亚群分化、成熟和活化的功能，调节 T 淋巴细胞的比例，使 $CD4^+/CD8^+$ 趋于正常；调节和增强人体细胞免疫功能的作用，能促进有丝分裂原激活后的外周血中的 T 淋巴细胞成熟，增加 T 细胞在各种抗原或致有丝分裂原激活后各种淋巴因子（如：干扰素 α、γ、白介素-2 和白介素-3）的分泌，增加 T 淋巴细胞上淋巴因子受体的水平。它同时通过对 T 辅助细胞的激活作用来增强淋巴细胞反应。此外，本品可能影响 NK 前体细胞的趋化，该前体细胞在暴露于干扰素后变得更有细胞毒性。因此具有调节和增强人体细胞免疫功能的作用。本品可增强巨噬细胞吞噬功能及增强红细胞免疫功能，提高自然杀伤细胞活性和白介素-2 的产生水平与受体表达水平，增强外周血单核细胞干扰素 γ 的产生，增强血清中超氧化物歧化酶活性。用于 18 岁以上的慢性乙型肝炎患者；各种原发性或继发性 T 细胞缺陷病（如儿童先天性免疫缺陷病）；某些自身免疫性疾病（如类风湿性关节炎、系统性红斑狼疮等）；各种细胞免疫功能低下的疾病（严重免疫缺陷、HIV 患者、极度免疫低下或先天性胸腺功能不全或无胸腺等）；肿瘤的辅助治疗；外科手术及严重感染手术的患者。

用法用量 ①肌内注射：每次 1mg，每日 1~2 次或

者每次 10mg，每周 1~2 次，15~30 日为一个疗程，或遵医嘱；②静脉滴注：剂量同上。可溶于 250ml 0.9% 氯化钠注射液慢速单独滴注。

注意事项 ①慢性乙型肝炎患者治疗期间应定期检查肝功能。对本品有过敏反应者或器官移植初期需免疫抑制者禁用。②18 岁以下患者、孕妇及哺乳期妇女慎用。③不与其他药物混合注射。④本品与许多常用药物合并使用，其中包括干扰素、消炎药、抗生素、激素、镇痛药、降压药、利尿药、治疗心血管疾病的药物、中枢神经系统药物、避孕药等，没有任何干扰现象出现。但不应与其他任何药物混合注射。本品与干扰素合用，对于改善免疫功能有协同作用。⑤少数病人有注射部位疼痛和硬结，个别可见恶心、发热、头晕、胸闷、无力等不良反应，少数患者偶有嗜睡感，但不影响继续用药。

剂型规格 注射剂：每支 1mg；10mg。

利妥昔单抗

Rituximab

别名 美罗华，Mabthera，Rituxan，Bexxar

作用用途 本品是一种嵌合鼠/人的单克隆抗体，为抗肿瘤药。95% 以上 B 淋巴细胞非霍奇金淋巴瘤有 CD_{20} 抗原表达，与纵贯细胞膜的 CD_{20} 抗原特异性结合，可特异性地诱导淋巴瘤细胞中的 B 淋巴细胞，使之迅速清除，从而使肿瘤消除或体积缩小。此外，体外研究证明，本品可提高耐药的人体淋巴细胞对某些细胞毒性药物的敏感性。静脉滴注平均血清半衰期 68.1 小时。用于治疗复发或化疗耐药的惰性 B 细胞性非霍奇金淋巴瘤。

用法用量 静脉滴注：每次 $375mg/m^2$，每周 1 次，共 4 次；与其他化疗药联合，也可每 3 周给药 1 次。

注意事项 ①禁忌证：对本品或鼠源蛋白过敏者、儿童、孕妇、哺乳期妇女。②慎用：有药物过敏史者、血液循环中恶性细胞含量高者、有心肺疾病史者、曾用过鼠源性单克隆抗体者、中性粒细胞计数低于 $1.5×10^9/L$ 或血小板计数低于 $75×10^9/L$ 者。③不良反应可出现血小板减少，中性粒细胞减少。罕见一过性再生障碍性贫血和溶血性贫血、凝血障碍、全血细胞减少。心血管系统可见高血压、低血压、心功能异常、严重的心血管事件等。中枢神经系统可有头痛、乏力、眩晕、失眠、紧张、嗜睡、抑郁、感觉异常、感觉减退、神经质、味觉障碍。代谢、内分泌系统可发生高血糖和周围性水肿、高钾血症、低钙血症、高尿酸血症和高磷血症。胃肠道可见消化不良、食欲缺乏、恶心、呕吐、腹痛、腹泻。泌尿生殖系统可见排尿困难、血尿，可出现急性肾衰竭，重者可死亡。有报道，7% 的患者乳酸脱氢酶升高。呼吸系统可出现咳嗽、鼻炎、鼻窦炎、气管炎、呼吸困难、支气管痉挛，罕见呼吸功能衰竭。皮肤用药过程中可出现盗汗、皮疹、皮肤瘙痒、荨麻疹、单纯性疱疹、带状疱疹，可引起致命的皮肤黏膜反应。骨骼肌肉系统可见肌痛、关节痛、骨痛、背痛、胸痛。可出现低血压、支气管痉

喉和血管神经性水肿等过敏反应。其他有发热、感染、淋巴结病。④与顺铂合用可能会导致严重的肾毒性，与CHOP（环磷酰胺、阿霉素、长春新碱、泼尼松）方案合用时未观察到毒性相加。⑤给药时不得与其他药物混合。不得静脉注射给药。育龄妇女用药期间及治疗结束后12个月内应采取避孕措施。⑥用药前30~60分钟可酌情给予对乙酰氨基酚、苯海拉明、肾上腺皮质激素以预防过敏反应。

剂型规格 注射剂：每支100mg（10ml）；500mg（50ml）。

帕妥珠单抗
Pertuzumab

别名 Perjeta、2C4

作用用途 本品通过结合HER2，阻滞了HER2与其他HER受体的杂二聚，从而减缓了肿瘤的生长，用于治疗HER2阳性的转移性乳腺癌。

用法用量 静脉滴注：初始剂量为840mg，历时60分钟静脉滴注完毕。其后每3周420mg，历时30至60分钟静脉输注。

注意事项 ①妊娠妇女慎用。②常见不良反应为腹泻，脱发，中性粒细胞减少，恶心，疲乏，皮疹，和周围神经病。

剂型规格 注射剂：每支420mg（14ml）。

曲妥珠单抗
Trastuzumab

别名 赫赛汀，群司珠单抗，HER-2单抗，Herceptin，Trastuzumab

作用用途 本品是一种重组DNA衍生的人源化单克隆抗体，选择性地作用于人表皮生长因子受体-2（HER-2）的细胞外部位。据观察，有25%~30%的乳腺癌患者HER-2过度表达，其预后差于无过度表达者。可抑制HER-2过度表达的肿瘤细胞增殖。另外，本品是抗体依赖的细胞介导的细胞毒反应（ADCC）潜在介质，在HER-2过度表达的乳腺癌患者中，更易产生由本品介导的ADCC。与化疗和激素治疗相比，该抗体可作用于静止期细胞，从而破坏癌细胞的微转移。与化疗相反，该抗体不破坏正常健康细胞，故不良反应明显减少。克服了既往的单克隆药物不能被人体认同的缺点，不会被人体排斥。还能促进肿瘤细胞的凋亡，抑制肿瘤细胞的增殖，使已经耐药的肿瘤细胞对化疗药物重新敏感，增强标准化疗药物和激素治疗药物的疗效，从而有效延长患者的生存期。药代动力学特征呈剂量依赖性，随剂量水平的提高，平均消除半衰期延长，清除率下降。用于治疗人表皮生长因子受体-2（HER-2）蛋白过度表达的转移性乳腺癌。

用法用量 静脉滴注：一周方案：初次负荷剂量：4mg/kg，滴注时间90分钟；维持剂量：每次2mg/kg，每周1次，如初次负荷量可耐受，此剂量可于30分钟内

滴注完。本品可持续使用，直至病情恶化。三周方案：初次负荷剂量：8mg/kg，滴注时间180分钟；维持剂量：每次6mg/kg，滴注120分钟，每3周1次。

注意事项 ①禁忌证：对本品过敏者、孕妇。②慎用：对其他鼠源性或人源性单克隆抗体制剂过敏或有不适反应者、高血压或冠心病患者、曾用或正在使用蒽环类抗癌药、环磷酰胺或进行胸部放疗者、患有肺部疾病者、有充血性心力衰竭或心功能不全者、肝肾功能不全者、老年人，小于18岁的患者使用的安全性和有效性尚未确立，灭菌注射用水中的防腐剂苯乙醇对新生儿和3岁以下的儿童有毒性。③下列不良反应发生率≥5%：心血管系统可见血管扩张、低血压、中至重度心功能不全。中枢神经系统可见乏力、头痛、焦虑、抑郁、眩晕、失眠、感觉异常、嗜睡。代谢、内分泌系统可见周围水肿、水肿。呼吸系统可见哮喘、咳嗽增多、呼吸困难、鼻出血、肺部疾病、胸腔积液、咽炎、鼻炎、鼻窦炎。肌肉骨骼系统可见关节痛、肌肉疼痛、背痛、胸痛、颈痛。消化系统可见畏食、便秘、腹痛、腹泻、消化不良、胃肠胀气、恶心、呕吐，12%的患者发生中至重度肝毒性反应。皮肤可见瘙痒、皮疹。其他还可见意外损伤、寒战、发热、感冒样症状、感染。少见血液毒性、白细胞减少、血小板减少和贫血。④与紫杉醇合用，本品的血清谷浓度水平增加约1.5倍。与蒽环类或环磷酰胺合用，血液及心血管毒性增加。与华法林合用，有增加出血的危险。⑤本品仅用于过度表达HER-2蛋白的转移性乳腺癌患者，且作为单一药物用于已接受过1个或多个化疗方案的转移性乳腺癌患者。⑥不能用于静脉注射。用药中出现左心功能不全时，应停用。为防止发生输液反应，建议可预先使用苯海拉明、对乙酰氨基酚。

剂型规格 注射剂：每支440mg。

波替单抗
Bortezomib

别名 万珂，Velcade

作用用途 本品（PS-341）是一种硼酸二肽衍生物，是26S蛋白酶体的选择性抑制药。通过抑制26S蛋白酶体而使这些调节蛋白稳定，使其调节作用被抑制，最终破坏细胞增殖，引起细胞凋亡。凋亡可发生于细胞内存在p_{21}和p_{27}时，而且不受p_{53}状态影响。据报道，本品可通过抑制IkB的降解，阻断NF-kB活化，从而有可能提高细胞对凋亡的易患性，并降低对细胞毒药物的耐受性。多发性骨髓瘤患者静脉注射本品；1小时后可达血药峰浓度，且无论单次还是多次给药，药效皆可持续48~72小时。在体内分布广泛，以肝和胃肠道浓度最高，皮肤和肌肉组织浓度最低，未能在睾丸、眼和中枢神经系统中检出。本品总蛋白结合率为83%，分布容积不低于500L。主要在肝脏内经细胞色素P450酶（3A4，2D6，2C19，2C9和1A2）代谢。可经粪便及尿液排泄。用于多发性骨髓瘤。

用法用量 静脉注射：每次 1.3mg/m²，每周 2 次，连续给药 2 周，停药 10 日，3 周为一疗程（即第 1、4、8、11 日给药，第 12~21 日停药）。症状改善的患者可再接受 2 个疗程的治疗。

注意事项 ①禁忌证：对本品过敏者。②慎用：有过敏、哮喘或对其他药物有过敏样反应病史的患者，同时进行可引起周围神经病变或血压降低的药物治疗的患者，电解质或酸碱平衡紊乱者，肝脏疾病或肝血流量减少者，低血压（特别是直立性低血压）患者，脱水患者，骨髓抑制者，现患或曾有周围神经病变或其他神经疾病史者，肾功能损害的患者。③不良反应有：心血管系统，低血压。神经系统，虚弱、周围神经病、头痛、失眠、感觉异常和迟钝、眩晕、焦虑、认知不全。代谢、内分泌系统，水肿、脱水。呼吸系统，呼吸困难、上呼吸道感染、咳嗽、肺炎。肌肉骨骼系统，关节痛、肢体痛、骨痛、肌痛、背痛、肌肉痉挛、僵直。胃肠道，恶心、腹泻、食欲缺乏、便秘、呕吐、消化不良、腹痛。血液，血小板减少、贫血、中性粒细胞减少。皮肤有皮疹、带状疱疹、瘙痒。眼，视物模糊。④与口服抗糖尿病药合用，可能出现低血糖症和高血糖症。⑤本品注射液含有硼酸，甘露醇作为附加剂，对此附加剂过敏者，不可使用。粉针剂须用 3.5ml 生理盐水完全溶解后在 3~5 秒内通过导管静脉注射，随用后 0.9% 氯化钠注射液冲洗。

剂型规格 注射剂：每支 3.5mg。

西妥昔单抗
Cetuximab

别名 爱必妥，Erbitux

作用用途 本品与伊立替康联合用于治疗表皮生长因子受体（EGFR）过表达、经含伊立替康细胞毒治疗失败后的转移性结肠直肠癌。也可试用于头颈部复发或难治性肿瘤。

用法用量 静脉滴注 ①转移性结肠直肠癌：与伊立替康联用，起始量 400mg/m²（在多于 120 分钟滴注完），每周 1 次。以后每周 250mg/m²，60 分钟滴完，滴速要每分钟小于或等于 5ml。本药滴注结束 1 小时后用伊立替康。②头颈部复发或难治性肿瘤：以铂类抗肿瘤药为主的联合疗法：本药起始量 400mg/m²，静脉滴注（≥120 分钟），此后每周 250mg/m²（>60 分钟）。

注意事项 ①对本品有严重过敏反应者禁用。②下述情况慎用：孕妇、哺乳期妇女、儿童、对鼠类蛋白过敏者。③治疗前、中、后检测人抗嵌合抗体（HACA）；治疗期间，定期检查肝功能，全血细胞计数；治疗期间和治疗完成后 8 周内，定期检测电解质。④不良反应：嗜睡、失眠、眩晕、抑郁、低镁血症、外周性水肿、贫血、腹泻、恶心、便秘、腹痛、呼吸困难、间质性肺炎、肾衰竭、肌痛、关节痛、背痛、丘疹、脱发、脓疱、输液反应等。

剂型规格 注射剂：每瓶 100mg（50ml）。

帕尼单抗
Panitumumab

别名 Vectibix

作用用途 本品第一个完全人源化单克隆抗体，是一种表皮生长因子受体（EGFR）配体的竞争性抑制剂。用于治疗表皮生长因子受体（EGFR）表达阳性且在含氟尿嘧啶、奥沙利铂和伊立替康的化疗方案后病情仍然进展或转移的结直肠癌。

用法用量 静脉滴注：6mg/kg 静脉滴注 60 分钟以上，每 14 天 1 次；剂量超过 1000mg 时输注时间应超过 90 分钟。患者如果出现轻或中度的滴注反应，滴注速率应降低 50%，如果出现了严重的滴注反应，应立即且永久停用帕尼单抗。

注意事项 ①肺纤维化，肺间质疾病，肺炎，肺浸润的患者慎用。②使用本品会出现皮肤学毒性，限制暴露阳光。③不推荐同时含有伊立替康，5-氟尿嘧啶和亚叶酸的治疗方案，因为可能增加腹泻的发生率和严重程度。④使用帕尼单抗可能发生电解质紊乱，高镁血症，同时合并低钙的可能。⑤出现急性或恶化角膜炎时应立即中断或终止帕尼单抗。

剂型规格 注射剂：每支 100mg（5ml）；200mg（10ml）；400mg（20ml）。

甘露聚糖肽
Mannatide

别名 多抗甲素，多康住，福星维益，华宝，疗维适，诺林康，Polyactina

作用用途 本品是一种超抗原物质。可增强单核-巨噬细胞的吞噬功能，激活淋巴细胞，促进机体免疫应答，增强和调节体液免疫功能，增强 NK、K 和 LAK 细胞结合及杀伤肿瘤细胞的活性，增加白介素（IL-1，IL-2）的生成和反应，增加外周白细胞，增强骨髓造血干细胞功能。适用于治疗：各类难治性病毒性肝炎；再生障碍性贫血及各种原因引起的 WBC、血小板减少症；各类免疫缺陷性疾病；风湿性及类风湿性关节炎；各类栓塞心脑血管病的治疗和预防；改善血液流变学状态；反复呼吸道感染；反复感冒及慢性支气管炎；各类妇科肿瘤及宫颈糜烂、阴道炎、附件炎；各类结缔组织病；黏膜系统损伤及难治性溃疡；胃肠道溃疡、胃炎、慢性萎缩性胃炎；可提高各种恶性肿瘤放化疗的疗效。

用法用量 ①口服：片剂，每次 5~10mg，每日 3 次，1 个月为一疗程；胶囊剂，每次 1~2 粒，每日 3 次，1 个月为一疗程；口服液，每次 10mg，每日 3 次，4~6 周为一疗程。②肌内注射：每次 5~10mg，每日 1~2 次或隔日 1 次。③静脉注射：每次 10~20mg，每日 1 次。

注意事项 ①风湿性心脏病患者慎用。②静脉注射时可能发生一过性反应。③偶见皮疹炎症反应。④此药在临床使用中，有致患者死亡的报道。用药时严格观察，如发现异常怕光及时对症处理。

剂型规格 ①片剂：每片 5mg。②胶囊剂：每粒 5mg。③溶液剂：10mg（10ml）。④注射剂：每支 2.5mg；5mg；10mg。

力尔凡
Lifein

作用用途 本品含有 α-甘露聚糖肽及 SLS，对原发性、移植性肿瘤有较强杀死及抑制作用，能促进肿瘤组织坏死和癌巢解体，并能显著改善和增强机体的免疫功能，有良好的升白功能，缓解和减少癌痛，提高肿瘤患者的生存质量以及中远期生存率。适用于各种原发性及转移性恶性肿瘤的治疗。

用法用量（1）肌内注射、静脉滴注：不同肿瘤治疗应选用不同的给药途径，推荐静脉滴注为一般的给药方法，即将本品 10mg 用 5% 葡萄糖或生理盐水溶液 250ml 溶解，稀释备用。①姑息患者的治疗，一般每次 10mg，每日 1 次。对胃肠道肿瘤的姑息患者，采用皮下注射可获较好疗效。②配合化学治疗，本品对 ADM、MMC 及氟尿嘧啶等药物都有较好增效作用，与 ADM、MMC 可同时使用；与氟尿嘧啶联合使用时，可先使用氟尿嘧啶，5~7 日后再用本品，每次 10mg，每日 1 次。③配合放射治疗，可先用本品 5~6 日，待患者各种生化指标稳定后，再作治疗，每次 5~10mg，每日 1 次。④配合手术治疗，对各种肿瘤的手术治疗，术后在病灶周围肌内注射本品，可以预防肿瘤的复发、转移，每次 5~10mg，每日 1 次。（2）**瘤体内注射**：对易于瘤体内注射的患者，瘤体注射的疗效比其他方法给药疗效更好，按肿瘤直径 2cm 给药 5mg。肝癌的治疗，除可瘤体内注射外，可采用动脉注射或合并肝动脉栓塞给药。如用 ADM 合并本品动脉给药，可明显增加 ADM 给药量和延长给药天数。两周 1 疗程，连续使用几个疗程，疗效更佳。（3）**体腔内注射**：对于体腔积水的患者，可先抽出积水，再注入本品；胸腔每次 20~30mg，腹腔每次 20mg，每周 1~2 次。（4）**皮内注射**：要降低其发热反应，最好开始给药 4~5 日时应用本法，但不能长期采用，以免发生溃疡，每次 2.5~5mg，每日 1 次。

注意事项 ①患者首次使用前应作青霉素皮试，皮试阴性者可以使用；皮试阳性者再用本品作皮试，方法如下：取本品 5mg（1 支），用 2ml 生理盐水或注射用水溶解，取 0.1ml 溶解液皮内注射，注射后 30 分钟时观察，阳性者不宜使用本品。②风湿性心脏病及风湿患者禁用。③少数患者有一过性发烧现象。

剂型规格 注射剂：每支 2.5mg；5mg；10mg。

鱼肝油酸钠注射液
Sodium Morrhuate Injection

作用用途 本品主要成分为鱼肝油中各种脂肪酸钠盐。本品为血管硬化剂，局部注射有较强的刺激作用，导致血管内皮损伤，成纤维化增生，而使血管闭塞。用于血管瘤、静脉曲张、内痔、颞合关节病（脱位或半脱位者），也用于妇科、外科等创面渗血或出血。

用法用量 ①静脉曲张腔内注射：第一次注射 5% 溶液（内含 2% 苯甲醇作为局部止痛剂）0.5~1ml。如无不良反应，24 小时以后可继续注射，每次 0.5~2ml（一般为 1ml），每日不超过 5ml，每隔 3~5 日在不同部位注射。②痔核内注射：治疗内痔时，以 5% 溶液 0.5ml 注射于痔核内，每周 1 次。常用量：局部注射，每次 0.5~5ml。极量：局部注射每次 5ml。

注意事项 ①有深部静脉血栓形成者禁用。②急性感染、慢性全身性疾病、心脏功能失调的患者禁用。③偶有严重过敏反应，注射前应先作过敏试验。过敏体质者慎用。④偶有引起皮疹等不良反应，也可引起注射区疼痛、肿胀不适。⑤孕妇及哺乳期妇女，用药后的不良反应尚不明确。⑥本品在气候较冷时，如有微小固体物质形成，可微微加热，使之溶解。

剂型规格 注射剂：每支 0.1g（2ml）。

三氧化二砷
Arsenic Trioxide

别名 纳维雅，亚砷酐，亚砷酸，亚砷酸酐，Arseni Trioxydi，Arsenious Acid，Trisenox

作用用途 本品治疗急性早幼粒细胞白血病的机制尚不明确。有研究显示，本品可显著抑制人肝癌细胞株 SMMC-7721 细胞生长，其机制与诱导肝癌细胞发生凋亡有关，该细胞凋亡与用药剂量及时间相关。细胞周期分析显示，在 $1\mu g/ml$ 浓度下作用 24~72 小时，可使细胞生长受阻于 G2/M 期。经本品处理 4 日后的食管癌细胞株 EC-8712 和 EC-171，可出现显著的凋亡特征。本品可作为治疗 APL 的二线药物，更适用于经全反式维甲酸及化疗治疗后的复发病例或无反应的病例。静脉给药后广泛分布于各组织（砷可分泌入乳汁）。停药时检测组织中砷的含量，由高到低依次为：皮肤、卵巢、肝、肾、脾、肌肉、睾丸、脂肪、脑等。停药 4 周后，脑组织中砷含量有所增加，皮肤含量与停药时基本相同，其他组织中砷含量均有所下降。适用于急性早幼粒细胞白血病，原发性肝癌晚期。

用法用量 静脉滴注：成人，每次 5~10mg，每日 1 次，用 5% 葡萄糖注射液或 0.9% 氯化钠注射液 500ml 稀释后滴注 3~4 小时。4 周为一疗程，间歇 1~2 周，也可连续用药。原发性肝癌晚期：每次 $7~8mg/m^2$，每日 1 次，用 5% 葡萄糖注射液或 0.9% 氯化钠注射液 500ml 稀释后滴注 3~4 小时。2 周为一疗程，间歇 1~2 周后可进行下一疗程。儿童，每次 0.16mg/kg，用法同成人。

注意事项 ①禁忌证：对本品或其他砷剂过敏者、非白血病所致的严重肝、肾功能不全者、长期接触砷或有砷中毒者、孕妇。②慎用：已有心血管疾病者、糖尿病患者、现患（或曾患）周围神经病者、低钾血症、低镁血症患者或同时使用排钾利尿药者、肝肾功能不全者。③本品的不良反应与患者个体对砷化物的解毒和排泄功能以及对砷的敏感性有关。较少出现骨髓抑制和外周血象（主要是白细胞）的下降，极少见精神及神经症状。较常见的不良反应为：胃肠道食欲缺乏、腹胀、腹部不适、恶心、呕吐及腹泻等。肝脏有天门冬氨酸氨基转移酶（AST）升高、丙氨酸氨基转移酶（ALT）升高、γ-谷氨酰转肽酶（γ-GT）升高、血清胆红素升高等。皮肤干燥、红斑、色素沉着、丘疹。其他有关节或肌肉酸痛、浮肿、轻度心电图异常、血尿素氮升高、头痛、指尖麻木。④与硫利达嗪、齐拉西酮合用，有增加心脏毒性的危险。⑤用药期间，应避免使用含硒药品及食用含硒食品。用药过量引起急性中毒，可用二巯基丙磺酸钠类药物解救。

剂型规格 注射剂：每支 5mg（5ml）；10mg（10ml）。

福美司坦
Formestane

别名 福美坦，4-羟基雄甾烯二酮，4-羟雄甾烯二酮，福美坦，兰特隆，兰他隆，Lentare，Lentaron Formestane

作用用途 本品与氨鲁米特同属芳香酶抑制剂，为激素类抗肿瘤药。芳香酶作用于雌激素生物合成的最终阶段，即雄激素转化为雌激素的过程。本品通过抑制芳香酶，阻断雄激素转化为雌激素，使雌激素生成减少，从而阻止激素依赖型乳腺癌的生长。本品在体外对芳香酶的抑制作用比氨鲁米特强 60 倍。单用本品不能显著降低绝经前妇女血中雌激素水平。口服后可经胃肠道快速吸收，血药浓度达峰时间为 1~1.5 小时，但血药浓度峰值个体差异较大；肌内注射后，可存积于注射部位而缓慢吸收，血药浓度达峰时间为 1~2 日。口服后主要在肝脏代谢，以糖苷酸类代谢产物的形式从尿液中排泄，是否经乳汁分泌尚不清楚；肌内注射后代谢情况尚无研究报道。本品肾脏清除率为 50%。用于治疗自然或人工绝经后乳腺癌。

用法用量 ① 口服：绝经后晚期乳腺癌：每次 250mg，每日 1 次。②肌内注射：每次 250mg，每 2 周 1 次，深部肌内注射。

注意事项 ①禁忌证：对本品过敏者、绝经前妇女、孕妇、哺乳期妇女。②慎用：有凝血功能异常或正在使用抗凝剂者、肝功能不全者、肾功能不全者、糖尿病患者。③不良反应，皮肤可出现全身瘙痒、荨麻疹、斑丘疹和面部水肿。很少引起脱发，个别乳腺癌患者面部毛发增多。肌内注射后常见局部疼痛、瘙痒和注射部位肿块（可伴有疼痛），偶见无菌性脓肿。消化系统，肌内注射后少数患者出现恶心、消化不良、腹部疼挛和便秘，少见呕吐。中枢神经系统可见头晕、嗜睡、情绪不稳定（由雌激素抑制引起）、共济失调和非特异性不适感。血液系统白细胞减少极少见。心血管系统周围性水肿很少见。其他，长期大量使用可出现视力障碍。④本品不得

与其他任何注射液混合使用。给药时不得注射在有硬结或炎症的区域内。⑤肌内注射时若误入血管内，患者可立即出现口苦、面色潮红、心动过速、呼吸困难、眩晕等症状。

剂型规格 注射剂：每支 250mg。

甲磺酸伊马替尼
Imatinib Mesylate

别名 格列卫，伊马替尼，Gleevec，Glivec，Imatinib，Zimakastine，Zimapapkin

作用用途 本品为苯氨嘧啶的衍生物，属新型酪氨酸激酶抑制药。约 95% 的 CML 患者均有 Ph1 染色体阳性，即 9 号染色体的原癌基因 ABL 异位到 22 号染色体的一段称为断裂点成簇区（BCR）的癌基因上，两种基因重组在一起，产生融合蛋白 p-210，与正常的 C-ABL 蛋白 p-150 相比，p-210 为具有较高的酪氨酸激酶活性，可刺激白细胞增殖，导致白血病。本品在体内外均可强烈抑制 ABL 酪氨酸激酶的活性，特异性地抑制 ABL 的表达和 BCR-ABL 细胞的增殖，从而可用于治疗 CML。此外，尚可抑制血小板衍化生长因子（PDGF）和干细胞因子（Stem cell factor，SCF）受体的酪氨酸激酶，并可抑制 PDGF 和 SCF 介导的生化反应，但不影响其他刺激因子（如表皮生长因子等）的信号传导。口服易于吸收，2~4 小时后达血药浓度峰值，口服生物利用度为 98%，蛋白结合率为 95%。不易通过血脑屏障。主要在肝脏被代谢为具有药理活性的代谢物（N-去甲基哌嗪衍生物），原形药和代谢物的半衰期分别为 18 小时、40 小时。口服本品后，7 日内约有 81% 排出体外（68% 经粪便排泄，13% 经尿液排出），其中约 25% 为药物原形（尿中占 5%、粪便中占 20%）。用于治疗各期慢性粒细胞白血病（CML）。也用于治疗 CD117 阳性的胃肠道间质细胞瘤（GIST）。

用法用量 口服：慢性粒细胞白血病急变期和加速期患者：开始剂量，每次 600mg，每日 1 次，用药后如病情继续进展，且患者没有出现严重不良反应时，可增加至每日 800mg（每次 400mg，每日 2 次），持续服用，直至治疗无效。干扰素治疗失败的慢性粒细胞白血病慢性期患者：开始剂量，每次 400mg，每日 1 次，用药后如病情继续进展，且患者没有出现严重不良反应时，可增加至每日 600mg，持续服用。出现血液学不良反应时：①慢性粒细胞白血病加速期或急变期患者：当中性粒细胞计数少于 0.5×10^9/L 或血小板计数少于 10×10^9/L 时，每日 400mg。如血细胞减少持续 2 周，则应进一步减量至每日 300mg；如血细胞减少持续 4 周，应停止治疗。②干扰素 α 治疗失败的慢性粒细胞白血病慢性期患者：当中性粒细胞计数少于 1.0×10^9/L，血小板计数少于 50×10^9/L 时应停药；只有当中性粒细胞计数高于 1.5×10^9/L，血小板计数高于 75×10^9/L 后，才能再恢复用药，每日 400mg；当中性粒细胞计数或血小板计数再次降低

时，以后恢复用药，剂量应减至每日 300mg。

注意事项 ①禁忌证：对本品过敏者、孕妇、哺乳期妇女。②慎用：肝功能不全者、严重心力衰竭者、胃肠功能紊乱者、骨髓抑制者、病毒或细菌感染患者。③不良反应可见中性粒细胞减少（14%）、血小板减少（14%）和贫血（11%）。中性粒细胞减少性发热、全血细胞减少也常见。代谢/内分泌系统常见食欲缺乏、食欲增加、脱水、血尿酸及血钾升高或血钾及血钠降低不常见。精神神经系统，常见头痛（11%）、头晕、味觉障碍、失眠，不常见出血性卒中、晕厥、周围神经病变、感觉减退、嗜睡、偏头痛及抑郁。眼、耳常见结膜炎、泪多，不常见眼刺激症状、视物模糊、结膜出血、眼干、眶周浮肿及耳和迷路异常。心血管系统可有心力衰竭、肺水肿、心动过速、高血压、低血压、皮肤潮红、四肢发冷及血肿。呼吸系统，常见胸水、鼻出血、不常见呼吸困难、咳嗽。消化系统，常见恶心（56%）、呕吐（33%）、腹泻（24%）、消化不良（12%）、腹痛、腹胀、便秘、口干，不常见胃肠出血、腹水、胃溃疡、胃炎、胃食管反流、口腔溃疡以及肝功能异常。皮肤常见全身浮肿（30%）、各类皮炎及皮疹（约25%）、皮肤瘙痒、红皮症、皮肤干燥、脱发、盗汗，不常见瘀斑、多汗、荨麻疹、指甲断裂、光过敏反应、紫癜。肌肉骨骼系统可有肌肉痉挛（33%）、关节肿胀及疼痛（25%）、坐骨神经痛不常见。其他常见水潴留（10%）、发热、疲劳乏力、畏寒和体重增加。④不宜与克拉霉素、红霉素、磺胺异噁唑、伊曲康唑、酮康唑、苯妥英、环孢素、匹莫齐特、辛伐他汀、华法林合用。⑤本品宜进食时服用，且服药时应多饮水，以减轻胃肠道不良反应。用药过程中，如体重快速增加，应作详细检查，必要时采取适当对症治疗措施。

剂型规格 ①片剂：每片 100mg；400mg。②胶囊剂：每粒 100mg。

甲磺酸索拉非尼
Structure Yosylate

别名 名吉美，索拉非尼，Nexavar，Structure

作用用途 本品是一种多激酶抑制剂，临床前研究显示，本品能同时抑制多种存在于细胞内和细胞表面的激酶，能阻断 Raf 激酶（是一种苏氨酸/丝氨酸蛋白激酶），抑制肿瘤血管发生。研究表明，索拉非尼具有双重抗肿瘤作用，一方面通过抑 Raf/MEK/ERK 信号传导途径直接抑制肿瘤生长；另一方面又通过阻断 VEGFR 和 PDGFR 而阻断肿瘤新生血管的形成，间接抑制肿瘤细胞生长。本品用于治疗晚期肾细胞癌。

用法用量 口服：美国 FDA 推荐剂量为每次 0.4g，每日 2 次，饭前 1 小时或饭后 2 小时服用。若无不良反应发生可持续用药，当出现不可耐受的不良反应时可减少给药剂量，此时推荐剂量为每次 0.2g，每日 1 次，也可进一步减少为每次 0.4g，隔日 1 次。对轻度至中度肝

功能不全患者、老年患者无需调整剂量。我国推荐剂量为每次 0.4g，每日 2 次，空腹或伴低脂、中脂饮食服用。应持续治疗直至患者不能临床受益或出现不可逆的毒性反应。对疑似不良反应的处理包括暂停或减少本品用量。如必需，本品的用量减为每次 0.4g，每日 1 次或隔日 1 次。

注意事项 ①对本品成分有严重过敏症状患者禁用。②不良反应：有高血压、脱发、腹泻、贫血、低磷血症、皮疹（40%）、淀粉酶水平升高、手-足综合征（30%）、瘙痒、淋巴细胞减少（238）、疲劳、便秘、食欲不振、恶心、中性粒细胞减少、头痛、关节痛、腹痛、血小板减少、体重减轻等。③动物实验可产生致畸性和胎儿毒性，故不推荐孕妇使用。

剂型规格 片剂：每片 0.2g。

拉帕替尼
Lapatinib

别名 Tykerb

作用用途 本品为表皮生长因子受体（EGFR，ErbB1）和 2 型人表皮受体（HER2，ErbB2）的细胞内酪氨酸激酶区域的靶向型激酶抑制剂，可阻断 EGFR 和 HER2 下游区发信号途经，通过抑制受体自磷化作用，对 HER2 过度表达的乳腺癌起作用。本品可抑制 ErbB 支配的肿瘤细胞的生长。本品与卡培他滨联合，用于曾接受过蒽环类抗生素、紫杉醇和曲妥珠单抗治疗失败的 HER2 过度表达的晚期或转移性乳腺癌病人。

用法用量 口服：每次 1250mg，每日 1 次，3 周为一疗程；同时联合应用卡培他滨，用药 2 周后停药 1 周。本品在饭前或饭后至少 1 小时服用，每日 1 次，不得将每日总药量分次服用；卡培他滨则应与食物同服，或饭后 30 分钟内服用。如果忘记服药，不必在第 2 天加倍剂量服药。除非病情加重或者发生严重的毒性反应，治疗应不间断。

注意事项 ①本品明显禁忌证可参见卡培他滨的禁忌证。②孕妇禁用。③哺乳期妇女用药时应停止哺乳。④用药时可能出现腹泻，甚至严重腹泻，可用止泻药物积极治疗，严重时应口服或静脉注射电解质和体液，并停止或暂停服用拉帕替尼。⑤用药后可能引起 Q-T 间期延长。有 Q-T 间期延长的病人应慎用。⑥常见不良反应：胃肠道反应（腹泻、恶心、呕吐）、皮肤反应（手足综合征、皮疹）和疲劳。

剂型规格 片剂：每片 250mg。

盐酸厄洛替尼
Erlotininb Hydrochloride

别名 特罗凯

作用用途 本品的临床抗肿瘤作用机制尚未完全明确。本品能抑制与表皮生长因子受体（EGFR）相关的细胞内酪氨酸激酶的磷酸化。对其他酪氨酸激酶受体是

否有特异性抑制作用尚未完全明确。EGFR 表达于正常细胞和肿瘤细胞的表面。本品可试用于两个或两个以上化疗方案失败的局部晚期或转移的非小细胞肺癌的三线治疗。

用法用量 口服：本品必须在有此类药物使用经验的医生指导下使用。本品单药用于非小细胞肺癌的推荐剂量为每次 150mg，每日 1 次。应在进食 1 小时或进食后 2 小时服用。持续用药直到疾病进展或出现不能耐受的毒性反应。无证据表明进展后继续治疗能使患者受益。在治疗过程中，应根据患者的病情及症状调整剂量，出现严重不良反应时可暂时停止治疗。

注意事项 ①对本品及成分过敏者禁用。②用药时，患者出现新的急性发作或进行性的肺部症状，如呼吸困难、咳嗽和发热，应暂停治疗，进行诊断评估。③如果确诊是间质性肺病，则应停用本品，并给予适当治疗。④因 NSCLC、胰腺癌或其他实体瘤接受本品治疗的患者偶有报道引起间质性肺病样事件，包括致命的情况。⑤孕妇、哺乳期妇女、儿童使用，常见的不良反应是皮疹和腹泻。

剂型规格 片剂：每片 150mg。

舒尼替尼
Sunitinib

别名 苹果酸，Sutent

作用用途 本品是一种抑制多种受体酪氨酸激酶的小分子化合物，而一些酪氨酸激酶参与了恶性肿瘤的生长、病理性血管生成以及肿瘤转移扩散的过程。在表达酪氨酸激酶的肿瘤表达体系中，本品能够抑制多种酪氨酸激酶的磷酸化过程。对于酪氨酸激酶调控失灵肿瘤细胞，舒尼替尼能够抑制其生长。本品主要用于使用甲磺酸伊马替尼不耐受或者病情恶化的胃肠道间质细胞瘤，还可用于治疗晚期肾细胞癌。

用法用量 口服：每次 50mg，每日 1 次，连服 4 周，停药 2 周后进行下一个疗程。必要时可以 12.5mg 为梯度增加或降低剂量，最高剂量为每日 87.5mg。

注意事项 ①对本品成分过敏者禁用。②服药期间哺乳妇女宜暂停哺乳。③本品会使左心室射血分数降低至正常值以下。服用本品前 12 月内曾发生心梗等心血管事件的患者，在使用本品期间，需要密切观察左心室射血分数。对用药后出现充血性心力衰竭的患者，建议立即停药。④对于高血压患者可给予常规的降压治疗。在严重高血压的情况下，需要停药直到血压得到控制。⑤每个疗程前，应做血小板计数、血磷等生化检查。⑥本品无特效解毒剂。过量时以催吐或导泻等一般解救措施为宜。⑦常见不良反应：疲劳、腹泻、食欲减退、恶心、胃炎、呕吐、腹痛等。⑧用药后约有 1/3 患者会出现皮肤变色。表现为黏膜组织病变、皮疹、水疱、高血压、出血、水肿等。

剂型规格 胶囊剂：每粒 12.5mg；25mg；50mg。

唑来膦酸
Zoledronic Acid

别名 艾朗，艾瑞宁，博来宁，盖柠，苏奇，天晴依泰，因力达，择泰，震达，卓莱，佐锐，唑米膦酸，Zomera，Zometa

作用用途 本品系一种杂环咪唑二膦酸盐，其作用如下：与羟基磷灰石结合，抑制破骨细胞引起的骨吸收；干扰破骨细胞募集与细胞活性，并通过成骨细胞介导，导致破骨细胞凋亡；本品亦可刺激骨的形成。除可与骨多细胞单位的接触，抑制其整个生命周期（大约 3 个月）的活性外，还能在成骨细胞或静息骨表面蓄积，妨碍这些骨骼表面以后骨多细胞单位的发育。本品可通过抑制降解骨基质的蛋白水解酶，而起到抑制肿瘤细胞（乳腺癌和前列腺癌）侵袭的作用。可能有直接的抗肿瘤作用。本品在体内不被生物转化，主要（约95%）以原形经肾排泄，血浆清除率为 5.6L/h，三相半衰期分别为 0.24 小时、1.87 小时、146 小时。用于恶性肿瘤溶骨性骨转移引起的骨痛。亦用于恶性肿瘤引起的高钙血症。

用法用量 静脉滴注：每次 4mg，每 3～4 周 1 次。

注意事项 ①禁忌证：对本品或其他二膦酸盐过敏者、严重肾功能不全患者、孕妇、哺乳期妇女。②慎用：肾脏损害（包括肾切除）者、有甲状旁腺功能减退史者、同时使用髓袢利尿药、氨基葡糖苷类抗生素或其他肾毒性药物的患者、有阿司匹林敏感性哮喘的患者。③最常见的不良反应为发热，其他不良反应主要包括：心血管系统，可见低血压。中枢神经系统，可见失眠、焦虑、兴奋、头痛、嗜睡、乏力。代谢/内分泌系统，可见腿浮肿、低钾血症、低镁血症、低钙血症、低磷血症、体重下降、脱水。呼吸系统，可见呼吸困难、咳嗽、胸腔积液、上呼吸道感染。肌肉骨骼系统，可见胸痛、骨痛、关节痛、肌肉痛。泌尿生殖系统，可见血清肌酐升高（与给药时间有关）、泌尿道感染。胃肠道可见恶心、呕吐、便秘、腹泻、腹痛、吞咽困难、畏食。血液可见贫血、粒细胞减少、血小板减少、全血细胞减少。眼可见结膜炎。其他还可见流感样症状及注射部位出现红肿、皮疹、瘙痒等。④与氨基糖苷类药物合用可能延长低血钙的持续时间，故合用时应慎重；与利尿剂合用时可能会增大低血钙的危险性，应在充分补水之后两者才能合用；有肾功能恶化的恶性肿瘤高钙血症患者，合用沙利度胺，可增加引起肾功能不全的危险性。⑤伴有恶性高钙血症的患者用药前应充分补水。与具有肾毒性的药物合用时应慎重。用药后，若非病情恶化，不宜中断本品治疗。

剂型规格 ①注射剂：每支 1mg；4mg。

氨磷汀
Amifostine

别名 阿米福汀，安福定，采福，天地达，Ethyol

作用用途 本品为一种前体药，可在组织中碱性磷酸酶参与下，通过脱磷酸作用被激活为有药理活性的自由硫醇代谢物，后者可减弱顺铂和其他烷化剂的毒性，增加肿瘤和正常组织的敏感性差异，因而可针对性地保护正常组织。与化疗合用，可增加化疗药物的剂量而不增强其毒性；与放疗合用，可提高放疗患者的耐受性，增加照射量。同时，对化疗及放疗的疗效无影响。口服无效。静脉滴注后，蛋白结合率较低，分布容积为6L，分布半衰期小于1分钟。消除半衰期约8分钟。用于反复接受顺铂治疗的晚期卵巢癌或非小细胞肺癌的患者，降低顺铂对肾脏的蓄积性毒性。对于接受术后放疗且照射窗包括大部分腮腺的头颈部癌患者，可用于降低中、重度口干的发生率。

用法用量 静脉滴注：① 化疗患者：每次500~600mg/m²，每日1次。在化疗前30分钟给予，15分钟内滴注完。② 放疗患者：每次200mg/m²，每日1次。在常规分次放疗（1.8~2Gy）前15~30分钟给予，3分钟内滴注完。

注意事项 ① 禁忌证：对本品及氨基硫醇化合物及甘露醇过敏者、低血压患者、脱水患者、严重肝肾功能不全患者、孕妇、儿童、70岁以上患者。② 心血管系统常见一过性收缩压降低，少见舒张压降低，血压在5~15分钟后恢复正常；还可见心动过速、心动过缓、期外收缩、心肌缺血，罕见心肌梗死、心脏停搏、心律失常。中枢神经系统可见头晕、困倦、惊厥，罕见癫痫发作、晕厥，大剂量使用可见焦虑。代谢、内分泌系统可见低钙血症。呼吸系统可见打喷嚏、呼吸困难、缺氧、呼吸暂停、喉部水肿，罕见呼吸停止。泌尿生殖系统罕见肾衰竭，大剂量使用可见可逆性尿潴留。胃肠道可见恶心、呕吐、呃逆。皮肤可见面部潮红、皮疹、荨麻疹、多形性红斑，罕见剥脱性皮炎、Stevens-Johnson综合征、中毒性表皮坏死松解症。其他可见发热、寒战、胸部紧束感、胸痛。③ 对于化疗、放疗可以产生显著治疗效果或治愈的肿瘤患者，不建议使用本品。有缺血性心脏病、心律失常、充血性心力衰竭、脑卒中或一过性心肌缺血病史的患者用药的安全性尚未确立。正使用抗高血压药或其他可引起低血压的药物的患者慎用本品。④ 本品可与头孢菌素类药、氨苄西林钠、氨苄西林钠-舒巴坦钠、哌拉西林钠、美洛西林、替卡西林二钠、替卡西林二钠-克拉维酸钾、氨曲南、亚胺培南-西司他丁钠、硫酸庆大霉素、硫酸妥布霉素、硫酸阿米卡星、萘替米星、盐酸万古霉素、克林霉素、磺胺甲噁唑-甲氧苄啶、环丙沙星、甲硝唑、氟康唑、齐多夫定、博来霉素、丝裂霉素、放线菌素、盐酸柔红霉素、盐酸伊达比星、米托蒽醌、盐酸阿霉素、盐酸强力霉素、普卡霉素、链霉素、氟尿苷、氟尿嘧啶、盐酸氮芥、环磷酰胺、卡莫司汀、达卡巴嗪、甲氨蝶呤钠、阿糖胞苷、硫酸长春碱、依托泊苷、替尼泊苷、噻替哌、磷酸氟达拉滨、葡萄糖醛酸三甲曲沙、卡铂、美司钠、盐酸格拉司琼、盐酸昂丹司琼、依那普利拉、氨茶碱、盐酸西咪替丁、法莫替丁、盐酸雷尼替丁、盐酸甲氧氯普胺、肝素钠、磷酸地塞米松、氢化可的松磷酸钠、氢化可的松琥珀酸钠、甲基泼尼松龙琥珀酸钠、盐酸苯海拉明、呋塞米、布美他尼、甘露醇、硫酸镁、盐酸多巴胺、盐酸多巴酚丁胺、氟哌啶醇、盐酸异丙嗪、劳拉西泮、硫酸吗啡、盐酸二氢吗啡酮、盐酸纳布啡、盐酸哌替啶、盐酸丁丙诺啡、酒石酸布托啡诺、葡萄糖酸钙、亚叶酸钙、氯化钾、碳酸氢钠配伍；与顺铂、盐酸米诺环素、咪康唑、两性霉素B、阿昔洛韦钠、更昔洛韦钠、氯丙嗪、乙二磺酸甲哌氯丙嗪、盐酸羟嗪呈配伍禁忌。⑤ 用药过量可能出现低血压。

剂型规格 注射剂：每支0.4g（按无水物计）；0.5g（按无水物计）。

谷胱甘肽
Glutathione

别名 L-谷胱甘肽，L-谷胱甘肽还原型，阿拓莫兰，得视安，古拉定，绿汀诺，乃奇安，巯基三肽，去白障，泰特，依士安，益视安，双益健，Agifutol，Atomolan，Beamthion，Glutathiol，Glutathionum，Gluthion，Isethion，L-Glutathione，Neuthione，Reduced Glutathione，Reglution，Tad，Tathion，Thioglutan

作用用途 本品是由谷氨酸、胱氨酸及甘氨酸组成的一种三肽，它是甘油醛磷酸脱氢酶的辅基，又是乙二醛酶及磷酸丙糖脱氢酶的辅酶，参与体内三羧酸循环及糖代谢，使人体获得高能量。谷胱甘肽能激活多种酶，从而促进糖类、脂肪及蛋白质代谢，并能影响细胞的代谢过程，是一种细胞内重要的调节代谢物质。此外，谷胱甘肽在体内以还原型谷胱甘肽（GSH）和氧化型谷胱甘肽（GSSG）两种形式存在，其活性成分为还原型谷胱甘肽，能参与体内氧化还原过程。在谷胱甘肽转移酶的作用下，还原型谷胱甘肽能和过氧化物及自由基相结合，以对抗氧化剂对巯基的破坏，保护细胞膜中含巯基的蛋白质和含巯基的酶不被破坏，同时还可对抗自由基对重要脏器的损害。代谢以肝脏为主，并广泛分布于机体各器官内，在维持细胞生物功能方面起重要作用。清除半衰期约为24小时。用于保护肝脏，抑制脂肪肝的形成，对于酒精中毒性肝炎、药物中毒性肝炎（包括抗癌药、抗结核药、精神神经系统药物、抗抑郁药、对乙酰氨基酚和中药等）、慢性活动型病毒性肝炎（乙型、丙型）及感染性肝病等多种肝脏疾病亦有改善症状、体征和恢复肝功能的作用。用于接受放射治疗及化疗（包括用顺铂、环磷酰胺、阿霉素、柔红霉素、博来霉素化疗）的患者。

用法用量 (1) 口服：每次50~100mg，每日1~3次。(2) 肌内注射：肝脏疾病，每日300mg或600mg。30日为一疗程。其他疾病：参见静脉注射项。(3) 静脉注射或静脉滴注：① 化疗患者：一般用法，首次给药1.5g/m²，溶于100ml生理盐水中静脉滴注，于给化疗药物前15分钟内滴注完。第2~5日每日600mg。② 应用环磷酰胺化疗：为预防泌尿系统损害，建议在环磷酰胺注射完后立即静脉注射本品，于15分钟内注完。③应用顺氯铵铂化疗：建议本品用量与顺铂用量之比不宜超过35：1，以免影响化疗效果。其他疾病：如低氧血症，可将1.5g/m² 本品溶解于100ml 生理盐水中静脉滴注，病情好转后每日肌内注射 300~600mg 维持。④胃癌：对于使用顺铂化疗的进展期胃癌病人，可在给予顺铂前15分钟静脉给予谷胱甘肽 1500mg/m²，之后的第2日到第5日再肌内注射谷胱甘肽每日 600mg/m²，可起到对抗顺铂毒性的保护作用。⑤卵巢癌：对于单用顺铂或以顺铂为基础治疗的卵巢癌病人，可在化疗前静脉给予谷胱甘肽 2500~5000mg 或 1500mg/m²。

注意事项 ①禁忌证：对本品过敏者。②不良反应，用药后可有皮疹、胃痛、恶心、呕吐等，注射局部可有轻度疼痛。少数患者使用本品滴眼剂后可能出现瘙痒感、刺激感、眼部充血、一过性视物模糊等症状，停药后即消失。③不宜与磺胺类、四环素类药合用。本品可减轻丝裂霉素的毒副作用。④与维生素 B₁₂、甲萘醌、泛酸钙、乳清酸及抗组胺制剂呈配伍禁忌。

剂型规格 ①片剂：每片 50mg；100mg。②注射剂：每支 50mg；300mg；600mg；1200mg；1500mg；1800mg。③滴眼剂：2%。

纳米炭
Carbon Nanonarticles

别名 卡纳琳

作用用途 本品为淋巴示踪剂，由炭黑处理精制得到。本品具有淋巴系统趋向性，注射到恶性肿瘤周缘组织后，可被巨噬细胞吞噬，迅速进入淋巴管，滞留集聚到淋巴结，使淋巴结染成黑色，实现了肿瘤区域引流淋巴结的活体染色；从而有利于手术中肉眼辨认，便于摘除区域引流淋巴结，减少组织损伤，缩短手术时间，增加淋巴结清除数量，达到彻底清扫淋巴的目的，减少恶性肿瘤复发率。本品不进入血液循环，目前尚无法了解其全部药动学性质。局部注射后迅速到达肿瘤的区域引流淋巴结，随肿瘤切除和淋巴结清扫而消除；进入体内的少量微小炭颗粒被巨噬细胞捕获后，可在数月内通过肺和肠道排泄而消除。用于胃癌区域引流淋巴结的示踪。

用法用量 局部注射：暴露术野后，取本品 50mg，用皮试针头在肿瘤周缘分 4~6 点浆膜下缓慢推注，一个点注射 5~15mg，约 3 分钟完成。

注意事项 ①禁忌证：对本品过敏者。②本品混悬注射液未见明显不良反应报道。注射后偶见低热，通常能耐受，无需特殊处理。本品炭黑致突变试验显示无致突变性，对接触炭黑的人群长期观察也没有发现致癌性。③本品为活性炭颗粒，和其他药物同时混合使用时可改变其他药物在体内的分布和释放特征，但对不与本品同时混合使用的药物吸收和代谢无影响。④本品应避免直接注入血管。⑤本品注射时应缓慢；为防渗漏，针头应在组织中潜行一段距离后再缓慢注射，抽出针头时用纱布轻压注射点。

剂型规格 注射剂：每支 50mg（1ml）。

血卟啉
Hematoporphyrine

作用用途 本品与激光联合应用，能杀伤癌细胞。用于治疗口腔、膀胱等部位的浅表癌症。

用法用量 静脉滴注：皮肤划痕试验阴性者，本品 5mg/kg 与生理盐水 250ml 混合后使用。于 48~72 小时内，观察荧光并进行激光治疗。如需进行第二次治疗，应相隔 1 个月。

注意事项 ①禁忌证：皮肤划痕试验阳性者，晚期肿瘤或肿瘤已扩散至其他部位者，光导纤维不能到达的深部肿瘤患者。②不良反应，部分患者可出现一过性肝、肾功能损伤，个别患者可出现暴露部位红肿及严重恶心。③使用本品前应先在病人前臂做皮肤划痕试验，观察 15 分钟后，如无红肿硬结，则为阴性。④患者用药后应严格避光 1 个月，以免暴光部位出现红肿，色素沉着等。一旦发生，可给予抗过敏药和外用皮质激素搽剂。⑤使用时，将药物于室温、避光下溶化后使用。用药期间应密切观察血常规及肝、肾功能。

剂型规格 注射剂：每支 25mg（5ml）；100mg（20ml）。

西佐喃
Sizofiran

别名 西佐糖，裂裥多糖，西索非兰，Sonifilan，SPG，Schizofilan

作用用途 本品为抗肿瘤辅助药，系由裂褶菌培养所得的葡萄糖。本品无直接杀死细胞的作用，但给药后可出现白介素类物质，能活化 Tc 细胞、NK 细胞，增强巨噬细胞的活力，能促进 IL-1、IL-2、IL-3、IFN 等各种淋巴因子的分泌，从而起到增强免疫功能的作用。本品与放疗并用后，病理切片显示肿瘤部位出现以淋巴细胞为主的细胞浸润，伴有强烈纤维化的间质反应增强。肌内注射后 12~24 小时达到血药浓度峰值，以后呈双相消除，半衰期为 5.6~18 小时。作为抗肿瘤的辅助用药，与放疗及化疗并用于子宫颈癌等恶性肿瘤。

用法用量 肌内注射：每周 40mg，分 1~2 次注射，可视症状增减剂量。

注意事项 ①有药物过敏史者或本人或双亲兄弟有过敏体质的患者、孕妇慎用。②不良反应：消化道，可有恶心、呕吐、食欲缺乏等。心血管系统，可见血压降低或上升。呼吸系统，可见胸部不适、支气管哮喘样症状。皮肤可见皮疹。其他可有发热、寒战、颜面潮红、出汗、淋巴结肿胀，注射部位可有发红、硬结、肿胀、疼痛、灼热感等。③同一注射部位不可反复注射，注射针刺入时有回血或痛时，应拔出针头，调换注射部位。出现严重不良反应时应减量或停药，并给予适当处理。④注射部位应避开神经走行部位，避免影响组织、神经。

21

抗肿瘤药

阿瑞吡坦
Aprepitant

别名 Emend

作用用途 本品系神经激肽-1（NK-1）受体拮抗药（P 物质拮抗剂），对人 NK-1 受体有高选择性的亲和力，对 5-羟色胺（5-HT$_3$）、多巴胺和皮质激素受体的亲和力很低。P 物质是一种位于中枢和外周神经系统神经元中的速激肽（神经激肽），它与许多种功能有关，包括呕吐、抑郁、炎性疼痛，以及哮喘和其他疾病的炎症、免疫反应。P 物质的作用通过 NK-1 受体介导，NK-1 受体是一种 G 蛋白受体，与磷酸肌醇信号通路耦合。本品与大脑中 NK1 受体结合，对该受体进行拮抗，从而治疗由 P 物质介导的疾病。本品与 5-HT$_3$ 受体抑制药（如昂丹司琼及皮质激素地塞米松）合用，可进一步减轻顺铂诱发的急性和（或）延迟性呕吐。口服后 4 小时可达血药峰浓度。生物利用度为 60%～65%。血浆蛋白结合率不低于 95%，可通过血脑屏障，在脑脊液中分布亦较多。在稳态时本品的分布容积约为 70L。主要在肝内代谢。用于化疗后的急性和延迟性恶心或呕吐发作（国外资料）。还可用于重度抑郁症。

用法用量 口服：化疗诱发的恶心和呕吐，初始剂量为首日 125mg，化疗前 1 小时服用；第 2～3 日，每日 80mg，化疗前 1 小时服用。无须根据性别或种族调整剂量。

注意事项 ①禁忌证：有本品过敏史者。②慎用：严重肝功能不全者。③不良反应常见嗜睡和虚弱（或疲乏）；可引起呃逆、血清氨基转移酶升高。用于预防化疗诱发的呕吐时，可能会发生腹泻。偶见史-约综合征、血管性水肿和荨麻疹。④与下列药物有相互作用：可抑制 CYP 3A4 活性的药物、经 CYP 3A4 代谢的药物、诱导 CYP 3A4 活性的强效药物、经过 CYP 2C9 代谢的药物、口服避孕药、帕罗西汀等。⑤本品不能阻止已经发生的恶心和呕吐。用于化疗诱发的恶心和呕吐时，常与昂丹司琼（仅首日使用）及地塞米松合用。⑥对于控制顺铂诱发的呕吐，单用本品并不能达到最佳疗效，应该与地塞米松合用。

剂型规格 胶囊剂：每粒 80mg；125mg。

保尔佳
Polyerga

作用用途 本品为抗肿瘤辅助用药，是从动物脾脏中提取的一种活性肽。可刺激免疫系统，促进干扰素释放，使淋巴母细胞数量增多，并刺激细胞分裂抑制素增加，提高整体的机体免疫力和抗癌能力；亦可抑制糖酵解，使以高度糖酵解为特征的肿瘤细胞缺乏能量来源，分裂增殖受到抑制而死亡，从而起抗肿瘤作用。体外实验证明它主要作用于 G$_0$ 和 G$_1$ 期的肿瘤细胞。作为抗肿瘤辅助药，可单独或和手术、放疗、化疗、生物治疗联合应用于各种原发及转移性恶性肿瘤。也用于免疫缺陷或免疫低下性疾病，如各种急慢性肝病、肾病、病毒性心肌炎、血液病、慢性胃肠疾病、营养不良等。

用法用量 ①口服：冲击疗法：参见肌内注射。一般疗法：参见肌内注射。维持疗法：每次 100mg，每日 3 次。起效时间为 2～4 周，12 周为一个疗程。②肌内注射：冲击疗法：每日 30μg 或隔日 60μg。合并使用片剂，每次 100mg，每日 3 次；一般疗法：每次 30μg，每周 3 次。合并使用片剂，每次 100mg，每日 3 次；维持疗法：每周 30μg。合并使用片剂，每次 100mg，每日 3 次。

注意事项 ①孕妇禁用。②目前尚无不良反应报道。③不可与蛋白分解酶类同时使用。

剂型规格 ①片剂：每片 100mg。②注射剂：每支 30μg（1ml）。

短小棒状杆菌菌苗
Corynebacterium Parvum

别名 短棒疫苗，短棒菌苗，短小棒状杆菌菌苗，可化舒，Corynebacterin Parvin，Coparvax

作用用途 本品是一种小棒状的革兰阳性厌氧菌，为短棒状杆菌经加热及甲醛灭活制成的菌苗，属非特异性免疫增强药，具有免疫调节及抑制肿瘤等活性。作用机制可能主要是通过激活巨噬细胞，使其吞噬活性加强，亦有认为系刺激 B 细胞增生，促进高效价 IgM、IgG 抗体的合成。主要用于治疗癌性胸水和腹水。常联合手术、化疗或放疗用于肿瘤及其他免疫病的非特异性治疗，如黑色素瘤、淋巴瘤、鼻咽癌、乳腺癌、肝癌、肺癌及癌症的体表转移灶等，可改善患者症状，延长其生存时间。亦可治疗银屑病、痤疮、酒渣鼻、女性外阴白斑、感染性哮喘、再生障碍性贫血等。

用法用量 ①皮内注射：注射部位最好在淋巴结引流区内，每点给药 0.5mg，共 8 点，也可增加到 12 点，两点相距 1～2cm，每周 1～2 次。②皮下注射或肌内注射：一般选择上臂外侧三角肌，每次 3.5～4mg，每周 2 次，2～4 周为一疗程。③胸腔注射或腹腔注射：抽干胸（腹）水后，将本品 7～14mg 溶于 10～20ml 生理盐水中立即注入，必要时可隔 1～4 周重复注射。④瘤内或瘤周注射：根据肿瘤大小，采取多点注射，初次注射 0.5～1.0ml，以后可酌情逐次增加 0.5ml，直至 2ml。⑤静脉滴注：每次 4～10mg，加于生理盐水或 5% 葡萄糖注射液 250～500ml 中 1～4 小时内滴完，每日 1～2 次。⑥外用：女性外阴白斑：可涂抹于患处，每次 7～14mg，每日 1 次；如症状减轻后，可根据需要，延长用药间隔。

注意事项 ①禁忌证：对本品及其辅料过敏者、发热 38℃ 以上患者、重症心血管疾病患者、肝肾功能不全患者、儿童、孕妇、哺乳期妇女、胸腹腔手术后 10 天内患者。②慎用：心血管疾病患者。③不良反应可有头痛、嗜睡、肾功能损害、心率加快、血压升高、氨基转移酶升高等。皮下注射可引起疼痛、肿胀、硬结，有时出现一过性发热。胸腔注射可有一过性反应加重，发热及胸痛，少数患者可有恶心、呕吐。腹腔内注射可有腹部不适感和腹痛，注射第2次后个别患者可发生严重呼吸困难及低血压。静脉注射可引起寒战、发热、血压降低、恶心、呕吐等。④与全麻药、催眠药合用，本品可增强后两者的作用，故不宜合用。⑤使用本品注射液前须充分摇匀，配成菌苗溶液应在24小时内用完，口服本品无效。需避免本品渗入皮下组织，引起局部触痛。使用本品期间，如出现血、尿常规检查异常或免疫指标持续下降者应停用。患者寒战时可给予热饮料，体温高于39℃以上时可采取物理降温或给予解热药，必要时可给予输液或其他支持治疗。

剂型规格 注射剂：每支7mg（1ml）；14mg（2ml）；35mg（5ml）。

红色诺卡菌细胞壁骨架
Nocardia Rubra Cell Wall Skeleton

别名 诺卡放线菌壁骨架，胞必佳，冻干N-CWS

作用用途 本品是一种非特异性免疫调节剂。能增强体内巨噬细胞和自然杀伤细胞的免疫活性，具有抑制癌细胞，减少肿瘤复发的功能，可显著延长肿瘤患者的生存期。同时，也能提高人体抗感染的能力，迅速消除局部炎症，加快糜烂面的愈合。本品与化疗、放疗、手术联合治疗，均有延长生存期，提高缓解率等疗效。用于控制多种肿瘤引起的胸水、腹水。也可用于肺癌、食管癌、膀胱癌、恶性淋巴癌、晚期胃癌、黑色素瘤、宫颈糜烂。

用法用量 ①口服、皮下注射、皮内注射或瘤内注射：肺癌、恶性黑色素瘤、恶性淋巴瘤、晚期胃癌、食管癌患者，手术后可使用本品辅助放疗或化疗。每次200~400μg，每周1次，1个月为一疗程。停药2周后重复疗程或改为每月1次。晚期癌症可3个月为一疗程。注射同时合用本品口服制剂，每次800μg，每3~7日1次。②胸、腹腔内注射：对恶性胸、腹水，可预先尽量抽空胸、腹水后，胸腔内注射，每次600μg（以生理盐水20ml稀释后注入）；腹腔内注射，每次800μg（以生理盐水50ml稀释后注入），每周1~2次，共2~4次。③膀胱灌注：膀胱癌术后做膀胱保留灌注：每次800μg（以生理盐水50ml稀释后注入），保留2小时，每周1次，连续5~6次后，改为每月1次，第2年改为每2月1次。④宫颈给药：宫颈糜烂，于月经结束后2~3日开始用药。用药前先将宫颈糜烂处分泌物处理干净，取本品60μg（以生理盐水2.0ml稀释）浸湿带尾棉球，将其置于患处并保留24小时后取出。每次60μg，每周2次，6次为一疗程。未治愈者需继续用药。

注意事项 ①禁忌证：对红色诺卡菌及其制剂过敏者。②慎用：高热及有过敏反应的患者。③部分患者皮下注射本品有轻微的不良反应，常见为注射局部轻至中度的红肿；个别患者出现溃疡或轻至中度的发热。偶有患者使用本品外用粉剂治疗宫颈糜烂后有轻微的阴道不适感，停药后症状自行消失。④胸腹水灌注时如出现剧痛，可用适量利多卡因缓解。个别患者用药后如有较重烧灼感，可能系药物过敏，应停止用药。

剂型规格 ①注射剂：每支200μg。②粉剂（外用）：每支60μg。

劳拉西泮
Lorazepam

别名 黑乐眠，氯羟安定，氯羟去甲安定，罗拉，洛拉酮，思力佳，苏拉西泮，Ativan，Lora，Lorax，Lorazepamum，Quait，Trapax，Wypax

作用用途 本品为中效的苯二氮䓬类中枢神经抑制药，可引起中枢神经系统不同部位的抑制，随着用量的增加，可引起自轻度的镇静到催眠，甚至昏迷。具体的作用如下：具有抗焦虑、镇静催眠、遗忘、抗惊厥作用、骨骼肌松弛作用。口服吸收良好、迅速；肌内注射吸收迅速、完全。本品易通过胎盘屏障，但胎儿的血药浓度并不更高。本品的血浆蛋白结合率约为85%。经肝脏代谢，主要代谢物经过肾脏由尿排出（66%在4日内排出）。主要用于抗焦虑、镇静催眠、抗惊厥及癫痫持续状态。注射剂可用于癌症化疗时止吐。

用法用量 ①口服：常规剂量，每日2~6mg，分次服用，最大剂量为睡前给予，每日1~10mg。②静脉注射：癌症化疗止吐，每次2~4mg，在化疗前30分钟注射。必要时重复注射，可与奋乃静合用。注射速度应低于2mg/min。最大剂量为4mg，建议联合使用其他止吐药。

注意事项 ①交叉过敏：对其他苯二氮䓬类药物过敏者也可对本品过敏。②禁忌证：对苯二氮䓬类药物过敏者、重症肌无力患者、青光眼患者、睡眠呼吸暂停综合征患者、对聚乙二醇、丙二醇及苯甲醇过敏者、严重呼吸功能不全者。③慎用：中枢神经系统处于抑制状态的急性酒精中毒者、有药物滥用或成瘾史者、癫痫患者、运动过多症患者、低蛋白血症患者、严重精神抑郁者、严重慢性阻塞性肺疾病患者、伴呼吸困难的重症肌无力患者、肝肾功能不全者、哺乳期妇女。④不良反应：可出现疲劳、共济失调、肌力减弱、恶心、胃不适、头痛、头晕、乏力、定向障碍、抑郁、食欲改变、睡眠障碍、激动、眼功能障碍及便秘等。偶见不安、精神紊乱、视物模糊等。有发生血管升压素分泌增多、性欲丧失（男性）的报道。在使用苯二氮䓬类药物的患者中还有发生短暂性遗忘的报道。长期用药可有巴比妥-乙醇样依赖性；骤然停药偶可产生惊厥。大剂量用药可出现无尿、皮疹、粒细胞减少。静脉注射可引起静脉炎、静脉血栓形成。⑤不宜与丙磺舒、丙戊酸、洛沙平、氯氮平、口服避孕药、乙胺嘧啶合用。

剂型规格 ①片剂：每片0.5mg；1mg；2mg。②注射

剂：每支 2mg（1ml）；4mg（1ml）；2mg（2ml）；4mg（2ml）。

溶链菌制剂
Picibanil

别名 溶血性链球菌制剂，溶血性链球菌 Su，注射用链球菌制剂，溶链菌 Su，沙培林，A 群链球菌冻干制剂，Sapylin，OK-432，PC-B-45，NSC-B-116209，Streptococcus A Group

作用用途 本品为非特异性的免疫增强剂，对机体的免疫功能有多方面的促进作用：能提高淋巴母细胞转化率，使 T 淋巴细胞比率上升、数目增加，对辅助性 T 淋巴细胞有激活作用，能活化自然杀伤（NK）细胞，对 B 淋巴细胞数无影响；增强迟发型皮肤反应，使 IgG、IgM 略有上升；促进各种淋巴因子（干扰素、白介素-2、TNF、NK 因子）的分泌；促进单核巨噬细胞系统功能的作用，增强巨噬细胞的吞噬功能。与化疗药物合用时，可预防单核巨噬细胞系统功能降低，可使白细胞数增加。本品能增强多种荷瘤动物的细胞毒作用，增强带瘤机体的免疫功能。与肿瘤细胞（对 AH-B、艾氏腹水癌）接触 1~3 小时，可溶解肿瘤细胞，抑制其增殖，其作用机制主要是抑制 RNA 和 DNA 的合成。用于消化道癌（胃癌、肝癌、胆道癌、大肠癌、直肠癌）、头颈部癌（上颌癌、舌癌、咽喉癌）、甲状腺癌、肺癌等恶性肿瘤的辅助治疗。

用法用量 ①局部注射：每次 5~10KE，每日或数日 1 次。用生理盐水稀释后直接注入肿瘤，肿瘤周围或浆膜腔内。②肌内注射或皮下注射：开始每次 0.2~0.5KE，每日或隔日 1 次，每 3~5 日增加剂量 1 次，渐增至每日 1~5KE。维持量，每次 1~5KE，每周 1~3 次。③静脉注射或静脉滴注：开始每次 0.2~1KE，每周 2~3 次。根据病情增减用量，可逐渐增至每次 1~3KE，每周 2~3 次，用生理盐水或 5% 葡萄糖注射液稀释后注射。

注意事项 ①慎用：有心肾疾病患者，孕妇，过敏体质者。②常见发热反应和注射部位疼痛，尚见有食欲减退、恶心、呕吐、倦怠、头痛、关节痛、皮疹以及轻度贫血等。长期大量用药可能产生溶血性链球菌感染所致的心肾损伤。偶见血中碱性磷酸酶、氨基转移酶升高和过敏性休克。③与化疗药物合用有协同作用，保护并提高机体的造血和免疫功能，增强化疗效果，降低药物的不良反应。④本品含有青霉素 G，注射前应做皮试，以防出现过敏性休克。给药时若出现不适、口内异常感、眩晕、耳鸣等症状应停药。从小剂量开始使用，逐渐增大剂量，患者易耐受。血中碱性磷酸酶、氨基转移酶升高时应停药。药物过量时可见寒战、战栗、高热等现象。

剂型规格 注射剂：每支 0.2KE；0.5KE；1KE；2KE；5KE。

英卡膦酸二钠
Incadronate Disodium

别名 丽珠密固，英卡膦酸，Incadronate Disodium，Incadronic Acid

作用用途 本品为骨代谢改善药，是第三代双膦酸盐类骨吸收抑制药。具有抑制骨钙吸收，防止其骨丢失的作用，对全身性钙代谢无显著影响。本品静脉滴注可治疗恶性肿瘤引起的高钙血症。口服后吸收迅速，一次性给药后 0.58~1.25 小时达血药峰浓度。药物可迅速从血浆清除，血浆清除半衰期为 2.27~3.78 小时。餐后服药，血药峰浓度、曲线下面积、尿中排泄率均减少至空腹时给药的 1/4。主要分布于骨骼中，其次为肾脏，其他组织器官则低于血浆，脑部最低。可长期滞留于骨中，骨中半衰期可长达 351 日。药物主要随尿液排泄，少量从粪便排出，经胆汁排出量极少。主要用于治疗绝经后骨质疏松症和骨量减少及恶性肿瘤引起的骨转移疼痛。

用法用量 ①口服：每日 5mg，于早餐前半小时服用。②静脉滴注：每次用量不超过 10mg，加入生理盐水 500ml 中应用。

注意事项 ①禁忌证：对本品及其他双膦酸类药过敏者。②慎用：严重肾功能不全者、肝功能受损者、低钙血症患者、身体状况极度不佳的患者、心脏疾病患者、老人、儿童。③不良反应：心血管系统偶见血压降低。中枢神经系统较少出现意识障碍。代谢、内分泌系统可见血磷减少、代谢性酸中毒。泌尿生殖系统可出现尿蛋白、尿糖、尿胆红素、尿沉淀。极少出现急性肾功能不全的报道。肝脏可见总胆红素、天门冬氨酸氨基转移酶、丙氨酸氨基转移酶、γ-谷氨酰转移酶，乳酸脱氢酶升高。偶有黄疸、肝功能受损。胃肠道可见嗳气。少数患者有腹痛、腹胀、胃不适、食欲缺乏，均为轻度。血液可见白细胞增多、中性粒细胞增多、淋巴细胞减少。过敏反应可见出疹。其他见发热、口腔内出血以及总蛋白、总胆固醇降低，少数患者有倦怠、头痛，偶有小腿发麻。④不宜与抗酸剂等含二价阳离子的药物、降钙素及含二价阳离子的食物合用。不能与含有钙和镁的制剂、蛋白质与氨基酸制剂、利尿药、磺胺类药混合服用。⑤片剂宜空腹时用清水送服，服药前后半小时不能进食。用药期间宜每晚加服适量钙剂。

剂型规格 ①片剂：每片 5mg。②注射剂：每支 10mg。

乌苯美司
Ubenimex

别名 百士欣

作用用途 本品为免疫调节药和抗肿瘤药，是从链霉菌属的培养液中分离所得的二肽化合物，能竞争性地抑制氨基肽酶 B 和亮氨酸肽酶，增强了细胞的功能，使 NK 细胞的杀伤活力增强，且可使集落刺激因子合成增加而刺激骨髓细胞的再生及分化。本品能干扰肿瘤细胞的代谢，抑制肿瘤细胞增生，使肿瘤细胞凋亡，并激活人体细胞免疫功能，刺激细胞因子的生成和分泌，促进抗肿瘤效应细胞的产生和增殖。本品口服吸收良好、迅速，1小时后血药浓度达峰值，约有15%在肝脏中被代谢为羟基乌苯美司，80~85%以原型自尿中排出。用于抗癌化疗、放疗的辅助治疗、老年性免疫功能缺陷等，可配合化疗、放疗及联合应用于白血病多发性骨髓瘤、骨髓增生异常综合征及造血干细胞移植后，以及其他实体瘤患者。

用法用量 口服：成人，每次30mg，每日1次，早晨空腹口服。或每次10mg，每日3次。儿童酌减，也可每周2~3次，1个月为一疗程。

注意事项 ①剂量每日超过200mg，可使T细胞减少。偶有皮疹、瘙痒、头痛、面部浮肿和一些消化道反应，如恶心、呕吐、腹泻、软便。个别患者可出现一过性轻度AST升高，一般在口服过程中或停药后消失。②婴幼儿、孕妇及哺乳期妇女宜慎用。

剂型规格 胶囊剂：每粒10mg。

重组人粒细胞巨噬细胞集落刺激因子
Recombinant Human Granulocyte Macrophage Colony Stimulating Factor

别名 保粒津，格宁，莫拉司亭，海之林，尤尼芬，华北吉姆欣，吉姆欣，里亚尔，利百多，粒细胞巨噬细胞集落细胞刺激因子，赛源，沙格司亭，生白能，特尔立，先特能，CSF-GM，Granulocyte-Macrophage Colony Stimulating Factor，Leucomax，leukine，Mielogen，Molgramostimum，rhGM-CSF，Molgramostim

作用用途 本品是由127个氨基酸组成的蛋白质，可与粒细胞及单核巨噬细胞前体细胞表面的特异性受体相结合，促进其增殖分化，产生中性粒细胞、嗜酸粒细胞及单核巨噬细胞。体外研究表明，本品尚可促进单核巨噬细胞对肿瘤细胞的裂解作用。注射后体内分布广泛。皮下注射后达峰时间为3~4小时，静脉与皮下注射的清除半衰期分别为1~2小时及3~4小时。主要用于多种原因引起的白细胞或粒细胞减少，包括药物反应性引起的白细胞减少、慢性周期性白细胞减少、恶性肿瘤放疗和（或）化疗引起的白细胞减少及其并发的感染；骨髓移植后造血功能的恢复及后期移植排斥的治疗，以及与非格司亭等联合应用于外周血造血干细胞移植前的干细胞动员；治疗骨髓增生异常综合征与再生障碍性贫血等骨髓衰竭性疾病。尚可与抗逆转录病毒药如叠氮胞苷合用，治疗艾滋病伴发的白细胞减少。

用法用量 ①静脉滴注：造血干细胞移植，在移植后2~4小时即可给药，每日250μg/m²，约2小时滴完，连续用药21日；或每日5~10μg/kg，在4~6小时内滴完。②皮下注射：造血干细胞移植及白血病化疗，每日5μg/kg。再生障碍性贫血，骨髓增生异常综合征，每日3μg/kg，以后调整剂量，使白细胞升至所需水平。与重组人粒细胞集落刺激因子联合用于外周血干细胞移植前的干细胞动员，每日5μg/kg，至白细胞升至$5×10^9$/L以上时开始采集干细胞，采集期间继续用药，直至采集完毕。肿瘤化疗，每日5~10μg/kg，在化疗停止1日后开始使用本品，持续7~10日。艾滋病，单独用药时，每日1μg/kg；与叠氮胞苷或叠氮胞苷/干扰素α合用时，每日3~5μg/kg；与更昔洛韦合用时，每日3~5μg/kg。

注意事项 ①对酵母制品或大肠杆菌蛋白过敏者，可对本品过敏。②禁忌证：对本品过敏者、自身免疫性血小板减少性紫癜者、骨髓及外周血中存在过多未成熟细胞（≥10%）者。③恶性骨髓肿瘤患者慎用。④最常见的不良反应为发热、骨痛及关节肌肉酸痛、皮疹或瘙痒、胸膜渗液、腹痛、腹泻、静脉炎、嗜睡、乏力、短暂心律失常、肾功能减退，严重者可见心包炎、血栓形成、心力衰竭、呼吸困难。少数患者初次用药可出现首剂反应，表现为面部潮红、出汗及血压下降、血氧饱和度降低。罕见而严重的不良反应为心功能不全、室上性心动过速、高血压或低血压、毛细血管渗漏综合征、脑血管疾病、精神错乱、惊厥、颅内高压、浆膜腔积液、肺水肿和晕厥，甚至发生急性过敏反应，表现为过敏性休克、血管神经性水肿及支气管痉挛等。⑤静脉给药前先用无菌注射用水溶解，再以生理盐水稀释，浓度应不低于7μg/ml。用无菌溶剂溶解后置于冰箱内（2~8℃）可保存1周，冻存28日，冻融2次。静脉注射稀释液置冰箱内（2~8℃）可保存24小时。用药过程中若出现急性过敏反应，应立即停药并及时处理。

剂型规格 注射剂：每支50μg；75μg；100μg；150μg；250μg；300μg；400μg；700μg。

第二十二章　调节免疫功能药

免疫系统包括参与免疫反应的各种细胞、组织和器官，如胸腺、骨髓、淋巴结、脾、扁桃体及分布在全身组织中的淋巴细胞和浆细胞等。正常的免疫功能对机体的防御反应、自我稳定及免疫监视等诸方面是必不可少的。当免疫功能异常时，可出现免疫病理反应、包括变态反应、自身免疫性疾病、免疫缺陷病和免疫增殖病等，严重的甚至死亡。

免疫调节剂能通过增强巨噬细胞吞噬功能，提高细胞免疫或影响体液免疫等方式，增加机体的免疫功能，提高机体抗病原体侵害的能力、抑制肿瘤细胞增殖，以及纠正免疫缺陷病。

免疫功能抑制剂指用药物抑制有关免疫细胞的增殖和功能，降低机体免疫反应。免疫功能增强剂指用药物促进低下免疫功能恢复，增强免疫反应。

第一节　免疫功能抑制剂

环孢素
Cyclosporin

别名　环孢多肽 A，环孢菌素，环孢灵，环孢霉素 A，环孢素 A，赛斯平，山地明，田可，新赛斯平，因普兰他，金格福，丽珠环明，Cyclosporin A，Sandimmune

作用用途　本品系含 11 个氨基酸的环状多肽，能特异而可逆地作用于淋巴细胞，抑制 T 细胞产生生长因子，表现出很强的免疫抑制作用。本品通过可逆性的抑制 T 细胞增殖，作用于细胞增殖周期的 G_0 或 G_1 期的休止细胞，抑制抗原激活的 T 细胞来抑制包括白细胞介素-2 在内的淋巴因子的生成和释放。本品作用于免疫反应的诱导期和 T 细胞分化增殖的早期，不影响造血及吞噬细胞的功能，较少诱发或加重感染。口服后吸收缓慢且不完全，一般在 1~6 小时达峰浓度，其消除半衰期差异很大，一般为 19 小时左右。临床用于器官移植如肾、肝、心、心肺联合、肺或胰等同种异体器官移植以及骨髓移植后的排斥反应，也可用于某些自身免疫性疾病，如内源性葡萄膜炎、肾病综合征、类风湿性关节炎、银屑病的治疗。

用法用量　(1) 口服：①器官移植，初始剂量为 6~11mg/kg 体重；可根据血药浓度调整剂量，每 2 周减量 0.5~1mg/kg 体重，②其他自身免疫性疾病，初始口服剂量为每日 3~6mg/kg 体重，分 2~3 次服用，有明显疗效后缓慢减量至每日 2~3mg/kg 体重。总疗程约在 3~6 个月或以上。维持剂量，每日 2~6mg/kg 体重，分 2 次服用。(2) **静脉滴注**：骨髓移植，预防，移植前一天，每日 2.5mg/kg 体重，分 2 次滴注，然后改为口服维持治疗，剂量为每日 6mg/kg 体重，分 2 次服用，1 个月以后逐渐减量。总过程自手术起至停药约需半年。治疗，单独或在原用肾上腺皮质激素的基础上加用本品，用量为

2~3mg/kg 体重，分 2 次服用。病情稳定后逐渐减量，总疗程半年以上。

注意事项　①1 岁以下的小儿、孕妇和哺乳期妇女、未控制的高血压、未控制的感染、恶性肿瘤患者以及对本品及其所含成分过敏的患者禁用。严重肝、肾功能不全者慎用或剂量酌减。②用药量过大易引起肝、肾毒性，过小又会出现免疫排斥，因此患者的用药剂量必须在专科医师指导下使用；在最初 4~7 日内，应监测环孢素的全血谷浓度，在最初的 2 个月内，应对临床安全性指标诸如血清肌酐和血压进行监测。用药期间定期监测肝、肾功能和血药浓度。③部分患者可出现可逆性肾损害。其他不良反应表现有高血压（一般用药数周内发生）、痛性痉挛、水肿、高血糖、男性乳房增大、可逆性肝损害、继发感染、贫血、白细胞减少、血小板减少、淋巴瘤、毛发、齿龈增生及震颤等。静脉给药偶可出现罕见而严重的过敏反应，在给药最初 30 分钟内应持续观察，以后应定时观察；如有胸、面部发红，呼吸困难、喘息、血压变化和心动过速等症状，可采取对症措施。④除皮质激素外，本品不应与其他免疫抑制剂合用。因过度使用免疫抑制剂会增加被感染机会及有产生淋巴瘤的可能性。同时应避免高血钾饮食、含钾药物或保钾利尿药，因为本品偶可引起高钾血症或加重原已存在的高钾血症。不可与钙剂、储钙利尿剂等合用，并避免进食高钙食物，以免影响本品的分布。⑤酮康唑、西咪替丁、交沙霉素、多西环素、红霉素、H_2 受体拮抗剂（如雷尼替丁等）、钙通道阻滞剂（硝苯地平等）、雄激素、口服避孕药等药物可使本品的代谢速率降低，血药浓度增高；苯妥英钠、苯巴比妥、卡马西平、异烟肼、利福平等均能加速本品代谢，降低血药浓度；两性霉素 B、氨基糖苷类抗生素、左旋苯丙氨酸氮芥、复方新诺明、TMP、头孢菌素（头孢噻肟、头孢呋辛）、氮芥、非甾体抗炎药、甘露醇、呋塞米等可加重本品的肾毒性，联用时需谨慎。

与氨基糖苷类、两性霉素 B、环丙沙星、美法仑以及甲氧苄胺嘧啶等合用时，应严密监测肾功能。⑥接种疫苗可减弱本品的免疫抑制活性，应避免使用。⑦全日用量分 2 次给予。静脉滴注的推荐剂量为口服剂量的 1/3 左右。口服液勿用葡萄柚汁稀释，一经打开，应在 30℃以下保存，2 个月内服完。

剂型规格 ①胶囊剂：每粒 25mg；100mg。②溶液剂（以橄榄油作溶剂）：每瓶 5000mg（50ml），配有量管。③注射剂（用聚氧乙烯蓖麻油和乙醇作混合溶剂）：每支 250mg（5ml）。

微乳化环孢素
Ciclosporin

别名 新山地明

作用用途 本品受进食和昼夜节律的影响较环孢素小，其谷浓度与 AUC 的相关性极好。所以选择服药时间时不必考虑用餐问题。而且在用药的全天以及采用维持量的每一天，产生的 AUC 更为均一。本品软胶囊和口服液的生物效价相同。在以 1∶1 由环孢素转换为本品后，患者换药前后的全血谷浓度相似，仍维持在希望的治疗浓度范围内。与环孢素的其他口服剂型相比，本品吸收更迅速，平均达峰时间提早 1 小时，平均峰浓度提高 59%，平均生物利用度提高 29%。临床用于器官移植如肾、肝、心、心肺联合、肺或胰等同种异体器官移植以及骨髓移植后的排斥反应，也可用于某些自身免疫性疾病，如内源性葡萄膜炎、肾病综合征、类风湿性关节炎、银屑病的治疗。

用法用量 （1）口服 ①器官移植：初剂量为 10～15mg/kg 体重，手术前 12 小时内分 2 次服。手术后以每日 10～15mg/kg 体重的剂量维持 1～2 周，以后根据血药浓度逐渐减至每日 2～6mg/kg 体重。若静脉滴注，推荐剂量为口服剂量的 1/3，并应尽早转为口服用药。②内源性葡萄膜炎：初始剂量为每日 5mg/kg 体重，炎症减轻、视力改善后的维持剂量不超过每日 5mg/kg 体重。③肾病综合征：肾功能正常者，**成人**，每日 5mg/kg 体重；**儿童**，每日 6mg/kg 体重。肾功能不全患者，初始剂量应减半。④类风湿性关节炎：每日 3mg/kg 体重，口服 6 周。最大剂量不超过每日 5mg/kg 体重。⑤银屑病：初始剂量为每日 2.5mg/kg 体重。最大剂量不超过每日 5mg/kg 体重。6 周内无效须停用。（2）**静脉滴注** 骨髓移植：移植前一天给予每日 3～5mg/kg 体重，连续 2 周（如口服，推荐剂量为每日 12.5～15mg/kg 体重），然后改为口服维持治疗，剂量为每日 12.5mg/kg 体重，分 2 次服用，至少需 3～6 个月。

注意事项 ①由环孢素换用本品，应以 1∶1 的比例转换。②当本品与其他免疫抑制剂合用时，应采用较低的初始剂量。过度使用免疫抑制剂会增加感染机会及产生淋巴瘤的可能性。③全日用量必须分 2 次给予。静脉滴注的推荐剂量为口服剂量的 1/3 左右。④静脉给药只

用于无法口服的患者，用生理盐水或 5% 葡萄糖以 1∶20～1∶100 稀释后，缓慢静脉滴注 2～6 小时，稀释液应在 48 小时内用完。口服液可用软饮料稀释（勿用葡萄柚汁稀释，因为它可能干扰 P450 依赖的酶系）后，立即饮用。口服液限于开瓶后 2 个月内使用。⑤其他见环孢素项下。

剂型规格 ①胶囊剂：每粒 10mg；25mg；50mg；100mg。②溶液剂：每瓶 5000mg（50ml）。③注射剂：每支 250mg。

巯嘌呤
Mercaptopurine

别名 乐疾宁，6-巯基嘌呤，6-MP，Purinethol

作用用途 本品为嘌呤拮抗剂，对 T 细胞有明显的抑制作用，可用于对抗移植物的排斥及全身免疫性疾病，也可用于抑制体液性及细胞性免疫。详见抗肿瘤药物。

用法用量 口服：每日 1～3mg/kg 体重，分 3 次服用。

注意事项 ①孕妇忌用，肝、肾功能不良者慎用。②本品不良反应有胃肠道反应，还可致白细胞和血小板减少，伴有出血症状，过量可引起骨髓抑制；偶有黄疸。③用于治疗白血病时可能发生高尿酸血症。

剂型规格 片剂：每片 25mg；50mg；100mg。

硫唑嘌呤
Azathioprine

别名 咪唑硫嘌呤，依木兰，义美仁，Azamun，Azanin，Imuran，Imurek，Imurel

作用用途 本品在体内可缓慢分解产生巯嘌呤，抑制 DNA 的合成，并抑制淋巴细胞的增殖而产生免疫抑制作用。主要用于异体移植时抑制免疫排斥；也广泛用于自身免疫性疾病，如全身性红斑狼疮、自身免疫性溶血性贫血、特发性血小板减少性紫癜、活动性慢性肝炎、溃疡性结肠炎、重症肌无力、硬皮病等的治疗。

用法用量 口服：①器官移植，开始每日 2～5mg/kg 体重，维持量，每日 0.5～3mg/kg 体重，可视临床需要与患者情况酌定。②自身免疫性疾病，开始每日 1～5mg/kg 体重，以后可根据具体情况调整，每日 100mg，连服数月。

注意事项 ①有肝炎史或肝功能损伤患者禁用，孕妇及对本品过敏者、肾功能不全者慎用。②用药剂量较大或用药过久可出现严重骨髓抑制，导致粒细胞减少，甚至再生障碍性贫血，因此在用药期间应注意监测，头 2 个月内，至少每周检查 1 次血象。③其他不良反应有中毒性肝损害、继发感染、胰腺炎、黏膜溃疡、脱发、腹膜出血、视网膜出血、肺水肿及恶心纳差、口腔炎等。④别嘌呤醇、巯嘌呤可抑制本品的代谢，联用时需减少用量至常用量的 1/4。⑤过量时可用透析法排出。

霉酚酸酯
Mycophenolate Mofetil

别名 麦考酚酸酯，骁悉，Cell Cept，MMF

作用用途 本品口服后迅速大量吸收，并代谢为活性成分霉酚酸（MPA）。MPA 是高效、选择性、非竞争性、可逆性的次黄嘌呤单核苷酸脱氢酶抑制剂，可抑制鸟嘌呤核苷酸的经典合成途径，对淋巴细胞具有高度选择作用。临床上主要用于预防同种肾移植患者的排斥反应及治疗难治性排斥反应，可与环孢素和肾上腺皮质激素同时应用。肾移植患者口服霉酚酸酯，其吸收不受食物影响，但进食后血 MPA 峰值将降低40%。由于肠肝循环作用，服药后 6~12 小时将出现第二个血浆 MPA 高峰。血浆蛋白结合率为 97%。约 87% 的 MPA 通过葡萄糖醛酸转移酶，代谢成无药理活性的酚化葡萄糖苷糖（MPAG）由尿液排出，另有少量 MPA 以原形排出。临床用于预防肾移植患者的排斥反应或治疗难治性排斥反应，也可与环孢素和肾上腺皮质激素同时应用。

用法用量 口服：①预防排斥反应，每次 1g，每日 2次。应于肾移植 72 小时内开始服用。②治疗难治性排斥反应，每次 1.5g，每日 2 次。

注意事项 ①孕妇和对本品过敏者禁用。②哺乳期妇女、儿童慎用。③患者用药第一个月每周 1 次进行全血细胞计数，第二个月和第三个月每月 2 次，余下的一年中每月 1 次，如果发生中性粒细胞减少，应停药或减量，并密切观察。对有严重慢性肾功能损害的患者（肾小球滤过率每分钟小于 25ml/1.73m²），应避免超过每次 1g，每日 2 次的剂量（移植后即刻使用除外）。用药过量时血透不能清除 MPA，可给予消胆胺增加药物排出。④主要的不良反应有呕吐、腹泻等胃肠道症状，白细胞减少症，尿频以及某些类型感染的发生率增加。偶见血尿酸升高、高血钾、肌痛或嗜睡。⑤与其他免疫抑制药物，如环孢素和皮质激素类药物联用时，有增加淋巴瘤和其他恶性肿瘤（特别是皮肤瘤）发生的危险。这一危险性与免疫抑制的强度和持续时间有关，而不是与某一特定药物有关。免疫系统的过度抑制也可能导致对感染的易感性增加。同时服用制酸剂时，霉酚酸酯的吸收减少。伍用通过肾小管排出的药物如阿昔洛韦，可能会增加两者的体内浓度。

剂型规格 ①片剂：每片 500mg。②胶囊剂：每粒 250mg。

西罗莫司
Sirolimus

别名 雷帕霉素，Rapamycin，Rapamune，Rapmic

作用用途 本品为 T 细胞抑制剂，具有优于环孢素、他克莫司的免疫抑制活性。本品的消除半衰期为 60 小时。临床用于治疗器官移植抗排异反应及自身免疫性疾病。

用法用量 首天负荷剂量单剂量 6mg，2 周内每日 2mg，2 周后每日 1~2mg。

注意事项 ①对西罗莫司、西罗莫司的衍生物或西罗莫司口服液中任何成分过敏的患者禁用。②不推荐用于肝或肺移植患者，本品可增加感染机会也可能引发淋巴瘤及其他恶性肿瘤。③可见厌食、腹泻及呕吐，严重者可出现消化性溃疡、脉管炎和间质性肺炎。④可出现血小板减少症、贫血、高血压或高脂血症。

剂型规格 ①片剂：每片 1mg。②胶囊剂：每粒 0.5mg；1mg；③溶液剂：每瓶 20mg（20ml）；30mg（30ml）；50mg（50ml）。

胍立莫司
Gasperimus

别名 吉期利姆，古司培莫斯，脱氧司加林，脱氧精胍菌素，Deoxyspergualin，DSG，Spanidin

作用用途 本品的免疫抑制作用主要通过 T 细胞增殖、分化为效应性细胞毒 T 细胞，还可通过干扰核转录因子 NFkB 而抑制 B 细胞成熟。短期经静脉给药用于肾移植的急性排异反应，与皮质激素或环孢素合用可增效。也可用于各种自身免疫性疾病，对全身性红斑狼疮、肾小球肾炎、类风湿性关节炎有一定疗效。

用法用量 静脉滴注：成人，每次 3~5mg/kg 体重，每日 1 次，用注射用生理盐水或 5% 葡萄糖注射液 250~500ml 稀释，在 3 小时以上缓慢滴完。根据病情连用 5~7日，一般不宜超过 10 日。

注意事项 ①孕妇和哺乳期妇女禁用，有肝肾功能不全及出血倾向者慎用。②本品有骨髓抑制作用，可出现红细胞、白细胞及血小板减少，应定期反复检查血常规，必要时输血。③可见恶心、呕吐等胃肠道反应及麻木、头痛等。④本品应在 15℃ 以下保存。

剂型规格 注射剂：每支 100mg；250mg；500mg。

他克莫司
Tacrolimus

别名 普乐可复，他克罗姆，FK-506，Prograf

作用用途 本品为免疫折制性大环内酯类药，具有高度免疫抑制作用。与细胞性蛋白质专一性结合，抑制 T 细胞中所产生钙离子依赖型讯息传导路径作用，阻止不连续性淋巴因子基因的转录，抑制淋巴因子的生成，抑制 T 细胞的活化作用以及 T 辅助细胞依赖型 B 细胞的增生作用，抑制白介素-2、白介素-3 及干扰素 γ 等淋巴因子的生成与白介素-2 受体的表达。本品口服胃肠道吸收差异大，约 1~3 小时左右可达血药峰浓度。体内分布广泛，血浆蛋白结合率高，半衰期长且不固定，约为11.7~43 小时；体内经肝酶代谢后经胆汁清除；已知的 8 种代谢物中只有一种有免疫抑制活性。肝脏移植患者口服用药 3 日后可以达到稳定状态。含脂肪较多食物影响口服生物利用度，进食的同时服药可降低吸收速率。通过监测血药谷浓度可以提供良好的全身吸收评估。临床用于肝、肾移植后的排斥反应，以及对传统免疫抑制方案耐药的患者的替换治疗。

用法用量 ①首次免疫抑制，**成人**，肝脏移植患者，**口服**，每日 0.1~0.2mg/kg 体重，肾脏移植患者，每日 0.15~0.3mg/kg 体重，分 2 次空腹（至少进食前 1 小时或进食后 2~3 小时）。首剂量应该在肝脏移植手术后 6 小时或肾脏移植手术后 24 小时内开始给药。如果不能口服给药，则应该给予连续 24 小时的静脉滴注。起始静脉注射剂量，肝脏移植患者为每日 0.01~0.05mg/kg 体重，肾脏移植患者为每日 0.05~0.1mg/kg 体重。静脉注射疗法不应该连续超过 7 日，应尽快改为口服疗法。**儿童**，为成人建议剂量的 1.5~2 倍。肝脏及肾脏移植，每日 0.3mg/kg，分 2 次口服。如果不能口服给药，应该给予连续 24 小时的静脉滴注，肝脏移植为每日 0.05mg/kg 体重，肾脏移植为每日 0.1mg/kg 体重。移植后初期，血谷浓度应在 5~20mg/ml。②**维持治疗**，可根据患者个体对于排斥及耐受性的临床评估并辅以血药浓度监测以调整剂量。手术后恢复期，药物动力学可能会改变。注意维持全血浓度在 20mg/ml 以下，多数患者病情可得到控制。③对传统免疫抑制治疗无效时，可按首次免疫抑制所建议的初始剂量给药，同时应考虑环孢素的血药浓度以及临床状况；通常在停止给予环孢素后 12~24 小时才开始使用本品。由于应用本品可使环孢素的清除减慢，换药后仍应继续监测环孢素的血药浓度。

注意事项 ①孕妇及过敏者禁用。②下列情况慎用：肝肾功能不全、糖尿病、高钾血症、心室肥大、有神经毒性表现者。③用药期间不可驾驶车辆或操作危险的器械。④应经常测试肾功能，术后第一天应监测排尿量。必须定期监测血压、心电图、视觉状况、血糖值、血钾及其他电解质浓度、血肌酐、尿素氮、血液学参数、凝血值及肝功能。如果有变，须再次评估用药剂量。应监测血药浓度，维持全血浓度在 20mg/ml 以下。⑤本品无特定解毒剂；如用药过量，透析无效，可使用血液过滤方式。⑥如产生排斥现象，必须更换免疫抑制疗法，例如增用激素、使用抗体或增加药量等。如果有明显不良反应，必须减量。和激素合用时，激素量可减低。⑦不良反应表现有恶心、便秘或腹泻、震颤、头痛、失眠、知觉失常、视觉异常、血栓塞、高钙、高糖、低磷、肝肾功能异常、感染易发或加重、过敏性反应、自身免疫反应等；在治疗过程中可能发生良性或恶性肿瘤。剂量大时可出现肾脏、葡萄糖耐受性的变化、高血压以及电解质失调。过度免疫抑制会增加严重感染的危险性。⑧唑类抗真菌药、大环内酯类抗生素、奥美拉唑等，可增加本品血药浓度；而利福平会降低本品血药浓度。同用环孢素、两性霉素 B 或布洛芬会发生协同的肾毒性。本品为强效肝酶抑制剂，理论上会减少其他药物的代谢。⑨经稀释混合后的溶液必须在 24 小时内用完。胶囊铝箔包装打开后，必须在 12 个月内用完。

剂型规格 ①胶囊剂：每粒 1mg；5mg。②注射剂：每支 5mg（1ml）。

布雷迪宁
Bredinin

别名 咪唑立宾，优青糖苷，布雷青霉素，咪唑糖苷，Mizoribine

作用用途 本品具有免疫抑制作用，可拮抗性地抑制嘌呤合成系统的肌苷酸至鸟苷酸途径，从而抑制核酸合成。高度选择性的抑制人淋巴细胞的活化。与硫唑嘌呤相比，本品骨髓抑制作用较轻。本品主要从肾脏排泄，肾功能良好的患者口服本品后 2 小时即可达血药峰浓度，半衰期为 2.2 小时，大部分于 6 小时内经尿排泄，无体内蓄积。临床用于肝、肾移植时的排斥反应，以及自身免疫性疾病的治疗。

用法用量 口服：移植，初始剂量每日 2~3mg/kg 体重，维持剂量每日 1~3mg/kg 体重，分 1~3 次口服。类风湿性关节炎，每日 300mg。

注意事项 ①对本品严重过敏的患者、白细胞计数下降的患者以及孕妇或可能妊娠的妇女禁用。骨髓功能抑制患者、合并细菌、病毒、真菌等感染症患者、有出血倾向患者、肾功能受损患者慎用。②肾功异常患者药物排泄延迟，不同个体间差异明显，应充分观察患者状态，慎重增减用量，以取得最佳的治疗效果和较少的不良反应。③本品可能导致骨髓功能抑制如白细胞减少、血小板减少、红细胞减少、红细胞压积值降低等严重副作用，因此应经常进行血液检查、肝功能及肾功能等检查。若有异常应减量或停药。其他不良反应表现有腹痛、食欲不振、白细胞减少、皮疹、蛋白尿、血尿、BUN、肌酐上升、肝功能异常、间质性肺炎、恶心及呕吐、腹泻、腹痛、腹部胀满感、消化道出血、便秘、口炎、发热、高血糖、尿酸值上升、脱毛发、眩晕、头痛、味觉异常、全身乏力感、浮肿、口渴、丙种球蛋白降低、心悸等。有时可出现肺炎、脑膜炎、败血症、带状疱疹等。④作为接受免疫抑制剂治疗的患者，有淋巴瘤、皮肤癌等发生率增高的可能。

剂型规格 片剂：每片 25mg；50mg。

吗替麦考酚酯
Mycophenolate Mofetil

别名 扶异、麦考酚酸酯、霉酚酸酯、弥他乐、派悦、赛可平、顺友、素能、骁悉、欣复同、Cellcept、Munoloc、Mycophenolate

作用用途 本品口服后可迅速吸收并水解为 MPA 的形式，是活性代谢产物。吗替麦考酚酯 MPA 能特异性地抑制淋巴细胞嘌呤从头合成途径中次黄嘌呤核苷酸脱氢酸（IMPDH）的活性，因而具有强大的抑制淋巴细胞增殖的作用。MPA 是强效的、选择性的、非竞争性和可逆性的 IMPDH 抑制剂，因此能够抑制鸟嘌呤核苷的从头合成途径使之不能形成 DNA。因为 T 和 B 淋巴细胞的增殖严格依赖于嘌呤的从头合成，而其他的细胞可以利用补救途径，因此 MPA 有抑制淋巴细胞增殖的作用。MPA 可以抑制有丝分裂原和同种特异性刺激物引起的 T 和 B 淋巴细胞增殖。MPA 还可以抑制 B 淋巴细胞产生抗体。MPA 可以抑制淋巴细胞和单核细胞糖蛋白的糖基化，而糖蛋白的糖基化是细胞与内皮细胞黏附相关的，因此可抑制白细胞进入炎症和移植物排斥反应的部位。本品不能抑制外周血单核细胞活化的早期反应，如白介素-1 和白介素-2 的产生等，但可以抑制这些早期反应所导致的 DNA 合成和增殖反应。用于接受同种异体肾脏或肝脏移植的患者中预防器官的排斥反应。本品应该与环孢素 A 或他克莫司和皮质类固醇同时应用。

用法用量 口服：①肾脏移植，**成人**，推荐剂量为每次 1g，每日 2 次。**儿童**，推荐剂量为每次 600mg/m²，每日 2 次（最大至每次 1g，每日 2 次）②肝脏移植，**成人**，推荐剂量为每次 0.5~1g，每日两次。**静脉滴注**：本品首次剂量应在肾移植后 24 小时内使用，溶液配制使用两步稀释法，推荐剂量为 1 克，每日 2 次，持续 14 日。

注意事项 ①禁用于对于吗替麦考酚酯、麦考酚酸或药物中的其他成分有超敏反应的患者。②接受免疫抑制方案的患者，包括合并药物的患者，接受本品作为部分免疫抑制的患者，发生淋巴瘤和恶性肿瘤的危险性增加，尤其是皮肤发生的危险性增加。③在对肾脏，心脏和肝脏移植随访至少 1 年的患者进行的对照临床试验当中，接受本品治疗（2g 或者 3g 每日）联合其他免疫抑制剂治疗的患者，有 0.4% 到 1% 发生淋巴增殖性疾病或者淋巴瘤；1.6% 到 3.2% 的患者出现非黑色素瘤型皮肤癌；0.7% 到 2.1% 的患者出现其他类型的恶性肿瘤。在肾脏和心脏移植的患者的 3 年安全性资料当中，恶性肿瘤的发病率与 1 年的资料相比，并没有发现任何意外改变。在治疗难治性肾移植的对照试验中，平均随访为期 42 个月的淋巴瘤发生率为 3.9%。④接受免疫抑制疗法的病人常采用联合用药方式，服用本品作为联合应用免疫抑制药物时，有增加淋巴瘤和其他恶性肿瘤（特别是皮肤癌）发生的危险。

剂型规格 ①片剂：每片 250mg。②胶囊剂：每粒 250mg。③注射剂：每瓶 0.5g。

达利珠单抗
Daclizumab

别名 抗 Tac 单抗，赛尼哌，达昔单抗，达克珠马，Zenapax

作用用途 本品是一种重组并人源化 G 亚型免疫球蛋白抗 Tac 抗体拮抗剂，可抑制白介素-2（IL-2）与受体的结合，抑制其生物活性，从而抑制 IL-2 介导的淋巴细胞激活，抑制移植排斥过程中细胞免疫反应的关键通道。采用推荐剂量时，本品可使 Tac 受体饱和约 120 日。

为达到和维持使 Tac 受体饱和的血清水平（5~10mg/ml），可每 14 日给药 1 次，以保证在移植后最关键的 3 个月内维持血清受体饱和浓度。本品的半衰期在异体肾移植患者中为 270~919 小时（平均 480 小时）。主要用于预防肾移植后的急性排斥反应，可与环孢素和皮质类固醇激素一起使用，不增加免疫抑制方案的毒性，不增加感染发生率。

用法用量 静脉滴注：每次 1mg/kg 体重，加入 0.9% 生理盐水 50ml 中，由周围或中央静脉滴注 15 分钟以上。本品首剂应在移植前 24 小时内给药，以后每隔 14 日给药 1 次，5 次为一疗程。每次给药必须在预定给药时间的前后一日内进行。

注意事项 ①孕妇、哺乳期妇女和老年患者慎用。对本品或其中任何成分具高敏性的患者禁用。②本品没有明显毒性，常见不良反应为胃肠道紊乱。③本品不能直接注射，应在静脉给药前用 0.9% 氯化钠溶液 50ml 稀释。当混合溶液时，不要摇荡，应轻轻翻转以防止起泡沫。

剂型规格 注射剂：每瓶 25mg（5ml）。

巴利昔单抗
Basilximab

别名 巴西单抗，舒莱，Simulect

作用用途 本药为鼠/人嵌合的单克隆抗体（IgGIK），能定向拮抗白细胞介素-2(IL-2) 的受体 α 链（CD25 抗原），阻断 T 细胞增殖。半衰期为 7.2±3.2 日。临床用于预防首次肾移植术后的急性器官排斥反应，常与环孢素微乳剂及含皮质激素的免疫抑制剂联用。

用法用量 静脉注射或静脉滴注：推荐总剂量为 40mg，分 2 次使用。首次 20mg 于移植术前 2 小时内给予，剩余 20mg 于移植术后 4 月给予，如发生术后并发症（如移植功能丧失等），应停止第 2 次给药。**儿童**，高于 40kg 者同成人给药；低于 40kg 者，推荐总剂量为 20mg，分 2 次使用。首次 10mg 于移植术前 2 小时内给予，剩余 10mg 于移植术后 4 日给予，如发生术后并发症（如移植功能丧失等），应停止第 2 次给药。

注意事项 ①对本品过敏者禁用。②不良反应有便秘、尿道感染、疼痛、恶心、周围性水肿、高血压、贫血、头痛、高血钾。③本药不会加重器官移植患者的基本疾病增加免疫抑制药或与其他药联用所发生的不良反应。④用药前后及用药时应进行肾功能检查、疑似排斥反应的活组织检查。⑤本品不会导致细胞因子释放或骨髓抑制，故无需使用激素预防。⑥与他克莫司合用，可使后者血浆谷浓度升高，必要时据此调整剂量。

剂型规格 注射剂：每支 20mg。

奥马佐单抗
Omalizumab

别名 Xolair

作用用途 本药为抗免疫球蛋白 E（IgE）的重组人

源化单克隆抗体。能特异性结合游离 IgE，阻断 IgE 与其高亲和力受体结合；而不与结合在肥大细胞或嗜碱粒细胞上的 IgE 结合；并抑制产 IgE 培养细胞合成 IgE。静脉给药后 1~2 小时，血浆 IgE 开始降低。单次或多次静脉给药血浆 IgE 显著抑制的持续时间均为 2~4 周。用于治疗过敏性哮喘。

用法用量 静脉滴注：中度或重度常年性过敏性哮喘，本药 2.5μg/kg 或 5.8μg/kg（按血清 IgE 的 ng/ml 计），与口服和（或）吸入糖皮质激素联用。其中，第 1、4 日给予半量，第 7 日给予全量，以后每 2 周给予全量 1 次，共 20 周。皮下注射：皮肤试验阳性或常年吸入性致敏原体外反应阳性、吸入糖皮质激素不能完全控制症状的中至重度常年性哮喘，每次 150~375mg，每 2~4 周 1 次。常年过敏性鼻炎：每次 16μg/kg（按血清 IgE 的 U/ml 计），每 4 周 1~2 次。季节性过敏性鼻炎：每次 150~300mg，每 3~4 周 1 次，给药次数根据血清总 IgE 而定（IgE 水平在 150U/ml 以上时，每 3 周用药 1 次；IgE 水平为 30~150U/ml 时，每 4 周用药 1 次）。

注意事项 ①对本品过敏者禁用。急性支气管痉挛或哮喘持续状态患者、肝肾功能不全者慎用。②不良反应可见头痛、眩晕、疲乏、哮喘加重及急性而轻微的哮喘发作、上呼吸道感染和病毒性感染；偶可出现风疹样皮疹，发生率为 0.5%~7%。③本品开始治疗后，不可突然停止全身性或吸入性糖皮质激素用药。④本品用量以治疗前测得血清 IgE 量（以 ng 或 U 计）及体重为依据，不应以本品治疗后测得 IgE 值为依据，因治疗后 IgE 升高可长达 1 年。

剂型规格 注射剂：每支 202.5mg（有效剂量为 1.2ml，150mg）。

英利西单抗
Infliximab

别名 因福利美，Remicade，Revellex

作用用途 本药为 α-肿瘤坏死因子（TNF-α）的人鼠嵌合单克隆抗体，TNF-α 是一种炎性细胞因子，可参与银屑病、类风湿性关节炎、感染性休克、克隆病、多发性硬化病等多种疾病的发病过程。本品与膜结合肿瘤坏死因子结合，通过线粒体释放细胞色素 C，导致单核细胞凋亡，使到达炎症部位的活性细胞数减少，从而减轻慢性活动性克隆病患者炎性反应。静脉给药后 1~2 周起效。对克隆病患者，药效可维持 8~48 周；对类风湿性关节炎患者，多次给药后药效可维持 6~12 周。可用于克隆病、类风湿性关节炎、强直性脊柱炎等的治疗。

用法用量 静脉滴注：克隆病，初始剂量，每次 5mg/kg，至少持续 2 小时；第 2 周和第 6 周再分别给药 1 次；维持剂量，每次 5mg/kg，每 8 周 1 次。对于初始治疗有效，但随后治疗效果降低的患者，维持剂量可考虑增加到 10mg/kg；瘘管形成性克隆病 3 次以上给药的安全性和有效性尚未确证。类风湿性关节炎，与甲氨蝶呤合用；初始剂量，每次 3mg/kg，至少持续 2 小时；第 2 周和第 6 周再分别给药一次；维持剂量，每次 3mg/kg，每 8 周 1 次。对疗效差的患者，可考虑将剂量调整为 10mg/kg，或每 4 周 1 次。

8~18 岁儿童 中重度非瘘管形成性克隆病，单剂量 5mg/kg 即可有效缓解症状。幼年慢性关节炎，每次 10mg/kg，至少持续 2 小时，1 周后再按相同剂量给药 1 次，可使发热与浆膜炎得到改善，但对关节症状无效。

注意事项 ①对本品或小鼠蛋白质过敏者、严重的临床活动性感染者、中到重度充血性心力衰竭者禁用。慢性或复发性感染史者、轻度充血性心力衰竭、新近中枢神经系统脱髓鞘疾病患者、癫痫患者、血清病样反应者慎用。②不良反应有发热与寒战、低血压、胸痛、疲劳、头痛、头晕、肺炎、支气管炎、咽炎、鼻窦炎、咳嗽及鼻炎、关节痛、肌痛、背痛、暂时的、轻至中度肝酶升高、恶心、呕吐、腹痛、贫血、全血细胞减少、皮疹、瘙痒、荨麻疹、过敏等。③治疗前，患者应接受结核菌素皮试。如有潜伏期结核病，应先进行抗结核治疗。④对本品有超敏反应的克隆病患者，可选用 11 步浓度递增的脱敏方案。

剂型规格 注射剂：每支含英利西单抗 100mg、蔗糖 500mg。

抗淋巴细胞球蛋白
Antilymphocyte Globulin

别名 抗人淋巴细胞免疫球蛋白，立复宁，Ahlbulin

作用用途 本品为强免疫抑制剂，作用机制是在补体协助下对淋巴细胞产生溶解作用，封闭或部分封闭了抗原识别部位，从而阻止其发现靶细胞而产生免疫抑制作用。临床用于抑制器官移植时的免疫排斥反应；也可用于治疗自身免疫性疾病，如肾小球肾炎、红斑狼疮、类风湿性关节炎、重症肌无力等。

用法用量 ①肌内注射：马 ALG 每次 4~20mg/kg 体重，兔 ALG 每次 0.5~1mg/kg 体重，每日 1 次或隔日 1 次，14 日为 1 个疗程。②静脉滴注：马 ALG 每次 7~20mg/kg 体重，用 50~100ml 生理盐水稀释，于 4~6 小时内滴完，再滴入适量生理盐水，每日 1 次。

注意事项 ①过敏体质者禁用；有急性感染者慎用；长期使用本品治疗自身免疫性疾病时可能因机体的免疫监视作用被降低而增高肿瘤发病率。②肌内注射可引起局部疼痛、红肿、发热、荨麻疹等，甚至有过敏性休克。静脉注射可致短时高热（38~40℃持续 3 小时），偶有关节痛和气短。静脉滴注也可见一过性体温升高、低血压、心率加快等，多在 1~2 小时内消退。一般兔 ALG 比马 ALG 的不良反应较轻。③本品的分子量较大，主要停留在血液循环中，组织中浓度甚低，因而主要是对器官移植的急性排斥期有效，对体液免疫所致的超急性排斥无效。

剂型规格 注射剂：含马或兔 ALG，每支 500mg

(10ml)。

抗胸腺细胞球蛋白
Antithymocyte Globuin

别名 即复宁，抗人 T 细胞球蛋白，抗人胸腺球蛋白，抗胸腺细胞免疫球蛋白，Anti-Human Thymus Globulin，Antithymocyte Immunoglobulin，Lymphoglobuline，Thymoglobuline

作用用途 本品以人的胸腺细胞做免疫抗原，免疫马、兔等动物，然后从免疫动物中采集血液，分离并纯化得到的。临床用于预防或治疗器官移植的排斥反应，也可用于自身免疫性疾病。

用法用量 静脉滴注：预防移植排斥反应，每日 1.25~2.5mg/kg，肾脏、胰腺、肝脏移植术后连用 1~3 周，心脏移植术后连用 3~10 日。治疗移植排斥反应和急性移植物抗宿主病，每日 2.5~5mg/kg，至临床症状和生物学指标改善。再生障碍性贫血，每日 2.5~5mg/kg，连用 5 日。静脉滴注时间不可短于 4 小时。

注意事项 ①对兔蛋白或本品其他成分过敏者、急性感染病人、接种减毒活疫苗者禁用。②不良反应表现有寒战、发热、头昏、血压低、心跳过速、呕吐和呼吸困难等；静脉滴注时可能出现局部疼痛及末梢血栓性静脉炎；罕见过敏反应、中性粒细胞降低和淋巴细胞降低、继发感染。③本品须在住院并有严密监护下使用。治疗结束后，应继续观察 2 周血细胞计数。当器官移植者血小板计数低于 8 万/mm³，或白细胞计数少于 25000/mm³ 时应考虑减量，当进一步严重并持续发展时应中止治疗。

剂型规格 注射剂：每瓶 25mg。

泼尼松
Prednisone

别名 强的松，去氢可的松，Dehydrocortisone，Deltacortone

作用用途 本品具较强的免疫抑制作用，且副作用较少。可用于治疗自身免疫性疾病及抑制器官移植时的免疫排斥反应等。其他见第十四章激素药项下。

用法用量 口服：成人，每次 5~10mg，每日 3~4 次；儿童，每日 1mg/kg 体重，分 3~4 次应用。

注意事项 ①本品须经肝脏代谢活化，肝功能不良者不宜应用。②长期大量使用时，不良反应较多（见激素类药物注意事项项下）。③停药时宜逐渐减量，不可骤停。

剂型规格 片剂：每片 5mg。

泼尼松龙
Prednisolone

别名 氢化泼尼松，强的松龙，去氢氢化可的松，Hydroprednisolone

作用用途 作用用途同泼尼松，具有免疫抑制作用，且副作用较少。其他见激素药项下。

用法用量 口服：成人，每次 5~10mg，每日 3~4 次；儿童，每日 1~2mg/kg 体重，分 3~4 次应用。

注意事项 详见第十四章，同泼尼松。

剂型规格 片剂：每片 5mg。

环磷酰胺
Cyclophosphamide

别名 癌得星，环磷氮芥，CTX，Cytoxan，Endoxan

作用用途 本品有较强的免疫抑制作用，主要通过抑制细胞增殖，非特异性地杀伤抗原敏感性小淋巴细胞，限制其转化为免疫母细胞而起作用。临床上多用于对抗移植物的排斥及自身免疫性疾病，如类风湿性关节炎、全身性红斑狼疮、儿童肾病综合征、多发肉芽肿、溃疡性结肠炎等。其他见抗肿瘤药项下。

用法用量 ①口服：每次 50~150mg，每日 3 次；儿童，每日 1.5~3mg/kg 体重，分 3 次服用。②静脉注射：每次 100~200mg，每日或隔日 1 次。连用 4~6 周。

注意事项 ①具骨髓抑制作用，常见白细胞下降，停药后可恢复。②脱发较多见，一般在用药后 3~4 周出现，停药后可再生。③有胃肠道反应、头昏、不安及恶心呕吐等不良反应。④可导致肝功能受损。原有肝病者慎用。

剂型规格 ①片剂：每片 50mg。②注射剂：每支 100mg；200mg。

甲氨蝶呤
Methotrexate

别名 氨甲蝶呤，氨甲叶酸，安克生，密都，美素生，威力氨甲蝶呤，MTX

作用用途 本品可通过阻止免疫母细胞的分裂、增殖，抑制小淋巴细胞与浆细胞继续增殖，起到免疫抑制作用。临床用于治疗急性白血病、恶性淋巴瘤、蕈样肉芽肿、多发性骨髓瘤、头颈部癌、支气管肺癌、各种软组织肉瘤、乳腺癌、卵巢癌、子宫颈癌、睾丸癌、恶性葡萄胎、绒毛膜癌。大剂量给药时可用于骨肉瘤。也可用于治疗银屑病、多肌炎、皮肌炎、多发性肉芽肿、脑膜白血病、恶性淋巴瘤的神经系统转移。

用法用量 ①口服：每日 2~5mg，分 2~3 次服用，7~14 日为一疗程；小儿，每日 0.07~0.14mg/kg 体重。②肌内注射、静脉注射、鞘内注射：成人，每次 25~50mg，每周 1 次；儿童，静脉注射，每次 0.05~0.1mg/kg 体重，鞘内注射，每次 0.3~0.4mg。

注意事项 ①妊娠早期可致畸胎，孕妇禁用。肝、肾功能不全者慎用。②静脉滴注前后应碱化尿液并避免酸性食物，以免使尿液酸化致肾中毒。③本品具有骨髓抑制作用、胃肠道反应、发热、脱发及抽搐等；长期用药可导致肾功能受损与药物性肝炎。④停药后仍可有血象下降，因此停药后 10 日内应继续观察血常规。

剂型规格 ①片剂：每片 2.5mg；5mg；10mg。②注射剂：每支 5mg；10mg；25mg；50mg；100mg；1000mg。

苯丁酸氮芥
Chlorambucil

别名 瘤可宁，留可然，氯氨布西，Leukeran

作用用途 本品为免疫抑制剂，对淋巴组织有较高的选择性抑制作用。临床上用于治疗类风湿性关节炎、系统性红斑狼疮、肾病综合征、硬皮病及自身免疫性溶血性疾病等。其他见抗肿瘤药项下。

用法用量 口服：每日 3~6mg，早饭前 1 小时或晚饭后 2 小时服，连服数周；小儿，每日 0.1~0.2mg/kg 体重，每日 1 次。

注意事项 ①有骨髓抑制作用，主要表现为淋巴细胞减少；小儿应在用药 2~3 周后根据血象对剂量进行调整。②可见胃肠道反应，偶有黄疸与肝功能异常。③可致精子减少。

剂型规格 ①片剂：每片 1mg；2mg；2.5mg。②纸型片剂：每片 2mg。

青霉胺
Penicillamine

作用用途 本品具有明显的免疫抑制作用，能抑制 IgG、IgM 的产生，减少血清中抗原抗体复合物，降低血清类风湿因子的水平。胃肠道吸收约 57%，达峰时间 1 小时，半衰期为 90 小时，经肝脏代谢后由尿液排出，24 小时排出 80% 的量。用于重金属中毒、肝豆核变性、脱氨酸尿及其结石，亦治疗其他药物无效的严重活动性类风湿性关节炎。

用法用量 口服：每日 0.5~1.5g，分次服用。①肝豆状核变性：每公斤体重每日 20mg，分 3 次服用。②慢性铅、汞中毒：每日 1g，分 3~4 次服用，5~7 日为 1 疗程，停药 2 天后开始下一疗程，一般用 1~3 个疗程。③免疫性疾病：每日 1.5g，分 3~4 次服用。

注意事项 ①肾功能不良的患者禁用。妊娠期大量用药可致胎儿发育异常，孕妇慎用。②不良反应常见味觉迟钝或味觉异常，偶见皮肤瘙痒、皮疹、恶心呕吐、白细胞及血小板减少、蛋白尿、肌无力等，偶有转氨酶升高。③青霉素过敏患者对本品可能有交叉过敏，如果不连续用药，即使暂停用药数日，再次用药都有可能发生过敏反应。④长期用药者需加服维生素 B_6，每日 25mg。

剂型规格 片剂：每片 125mg。

特立氟胺
Teriflunomide

别名 Aubagio

作用用途 本品通过抑制二氢乳清酸脱氢酶进而阻止淋巴细胞中嘧啶的源合成，以及干扰酪氨酸激酶的活性，致使 DNA 合成障碍，抑制活化的 T 淋巴细胞 B 淋巴细胞以及肿瘤细胞的增殖。用于治疗成人复发性多发性硬化症（multiple sclerosis，MS）。

用法用量 口服：每次 7mg 或 14mg，每日 1 次。

注意事项 ①以下情况者禁用本品：严重肝受损者；妊娠期妇女；当前来氟米特治疗者。②常见不良反应为肝功能异常（ALT 增加），脱发，腹泻，恶心，流感，感觉异常。③应用本品可能降低白细胞数（WBC），使用前应得到最近全血球计数（CBC）。

剂型规格 片剂：每片 7mg；14mg。

羟基脲
Hydroxycarbamide

别名 氨基甲基羟胺，氨甲酰羟基脲，羟脲

作用用途 本品为核苷酸还原酶抑制剂。毒性较小，适用于肝功能受损又不宜应用甲氨蝶呤的银屑病患者。用于治疗顽固性银屑病和脓疱性银屑病。

用法用量 口服：每日 0.5~1.5g，4~8 周为 1 疗程。

注意事项 ①孕妇、哺乳期妇女、水痘和带状疱疹患者及各种严重感染患者禁用。严重贫血、骨髓抑制、肾功能不全、痛风等患者慎用。②有骨髓抑制作用，可使白细胞与血小板下降，停药 1~2 周后可恢复。

剂型规格 ①片剂：每片 500mg。②胶囊剂：每粒 400mg；500mg。

乙亚胺
Ethylenediamine Tetraacetylimide

别名 双酮嗪，乙二胺四乙酰亚胺，宁癌 - 154，ICRF-154

作用用途 本品通过抑制细胞内脱氧核糖核酸的合成，产生抑制细胞生长的作用。对增殖期的细胞较敏感，对正常细胞损伤小，因而毒性也较小。可用于治疗各种银屑病，特别是经其他药物治疗无效或复发者。

用法用量 ①口服：每日 300~400mg，分 2~3 次于饭后服用，30 日左右为一疗程。②肌内注射：每日 50~100mg，1 次或分 2 次用，14 日为 1 个疗程。

注意事项 可引起白细胞减少、头晕、乏力、胃肠道不适等不良反应；肝、肾功能不良、消化道溃疡患者及孕妇、哺乳期妇女禁用。

剂型规格 ①片剂：每片 100mg。②注射剂：每支 50mg（2ml）；100mg（2ml）。

乙双吗啉
Bimolane

别名 乙双吗啡

作用用途 本品为细胞周期特异性药物，可抑制 DNA 的生物合成，对体液免疫有抑制作用。用于治疗银屑病、扁平疣、淋巴肉瘤、肺癌、胃癌和眼科葡萄膜炎。

用法用量 口服：①治疗银屑病，每次 200mg，每日 3~4 次。②眼病，每次 400mg，每日 3 次，7 日为一疗程，停药 1 周后可继续服用。

注意事项 ①孕妇、哺乳期妇女禁用，肝、肾功能不良及消化道溃疡患者慎用。②剂量过大时可有消化道反应；偶有白细胞减少。③因有致白血病的报道，近年已少用于内服。

剂型规格 胶囊剂：每粒 200mg。

雷公藤总苷
Tripterygium Glycosides

别名 雷公藤多苷，雷公藤甙

作用用途 本品从雷公藤提取精制而成，有强抗炎作用，并能抑制体液免疫和细胞免疫。其作用与皮质激素相似，但无皮质激素的副作用。用于治疗类风湿性关节炎、原发性肾小球肾炎、肾病综合征、红斑狼疮、麻风反应、慢性活动性肝炎等自身免疫性疾病。

用法用量 口服：每日 1~1.5mg/kg 体重，分 3 次饭后服。病情控制后可减量或间歇治疗，1 月为一疗程。

注意事项 ①老年伴有严重心血管疾病者慎用。②用药首剂应足量，症状控制后减量，可骤停，无反跳现象。③可有 20% 患者出现消化道反应，但可耐受；6% 患者有白细胞减少，偶有血小板下降，此外可致月经紊乱、精子数减少，也可出现皮肤黏膜反应，如眼干、黏膜溃疡及色素加深等。

剂型规格 片剂：每片 10mg。

第二节 免疫功能增强剂

保尔佳
Polyerga

作用用途 本品是用特殊的技术从动物脾脏中提取的活性肽类物质。可抑制糖酵解，使肿瘤生长消退，从而起抗癌作用。因高度糖酵解可促使癌细胞分裂，而较低的糖酵解可导致癌细胞缺乏营养而死亡。也可通过刺激免疫系统，促使干扰素释放，提高 T 细胞活性，使细胞分裂抑制素增加，提高整体的机体免疫力和抗癌作用。临床可单独或和手术、放疗、化疗、生物治疗联合应用于各种原发及转移性恶性肿瘤；也可用于免疫缺陷病及免疫低下疾病如各种急慢性肝病、肾病、病毒性心肌炎、血液病、免疫力低下的感染等的治疗。

用法用量 肌内注射或口服：①冲击疗法，每日 1 支或隔日肌内注射 2 支。也可合并口服，每日 3 次，每次 1 片。②一般疗法，每周 3 次，每次 1 支，隔日肌内注射。也可合并口服，每日 3 次，每次 1 片。③维持疗法，肌内注射，每次 1 支，每周 1 次。合并使用片剂，每次 1 片，每日 3 次。或单独使用片剂，每次 1 片，每日 3 次。治疗后 2~4 周起效，12 周为一疗程。

注意事项 ①孕妇禁用。②勿与蛋白分解酶类同时使用。

剂型规格 ①片剂：每片 100mg。②注射剂：每支 30µg。

必思添
Biostim

作用用途 本品为克雷伯肺炎杆菌中提取的糖蛋白，可显著增强人体的免疫功能，临床上用于预防慢性反复性的呼吸道感染。

用法用量 口服：1 疗程需 3 个月，首次治疗需 8 日，每日 2mg，停服 3 周，第二次治疗 8 日，每日 1mg，停服 3 周，第三次治疗 8 日，每日 1mg。

注意事项 ①少数人有消化道不良反应。②本品不可用于有免疫缺陷的患者及 1 岁以下的儿童。③一般 1 年内只用 1 个疗程。

剂型规格 胶囊剂：每粒 1mg。

泛福舒
Broncho-Vaxom

别名 细菌溶解产物，Bacterid Lysates

作用用途 在人体中，本品可加快 T 淋巴细胞的循环，提高唾液中分泌型 IgA 的分泌水平，增进多克隆有丝分裂原的非特异性反应和增强混合的异源淋巴细胞的反应。未发现本品有任何毒性作用。适用于免疫治疗。可预防呼吸道的反复感染及慢性支气管炎急性发作。可作为急性呼吸道感染治疗的合并用药。

用法用量 口服：预防和/或巩固治疗，每日空腹口服 1 粒，每月连用 10 日，连续使用 3 个月为一疗程。急性期的治疗，每日空腹口服 1 粒，直至症状消失（但至少用 10 日）。如需使用抗生素，则最好从治疗开始就同时服用本品。6 个月至 12 岁儿童，服用儿童规格胶囊，用药方案与成人相同。

注意事项 ①对泛福舒成分过敏的患者禁用。6 个月以下婴儿的免疫系统尚不成熟，不推荐服用。②如有持续胃肠功能紊乱，可中断治疗；如有长时间持续的皮肤反应和呼吸道症状，可能为对本品的过敏反应，应中断治疗。

剂型规格 胶囊剂：每粒 7mg；儿童规格，每粒

3.5mg。含下列几种细菌的冻干溶解物：流感嗜血杆菌、肺炎双球菌、肺炎克雷伯菌、金黄色葡萄球菌、化脓性链球菌、草绿色链球菌、卡他奈瑟菌。

溶链菌制剂
Picibanil

作用用途 本品为非特异性免疫增强剂，用于各种消化道癌、头颈部癌、甲状腺癌、肺癌等恶性肿瘤的辅助治疗。

用法用量 ①肌内注射、皮下注射：开始时每次 0.2~0.5KE（KE 为临床单位，1 个临床单位相当于 0.1mg 干燥菌体），每日或隔日 1 次，每 3~5 日增量 1 次，直至达到维持量，每次 1~5KE，每周 1~3 次。②静脉注射、静脉滴注：开始时每次 0.2~1KE，每周 2~3 次，逐渐增量到维持量，每次 1~3KE，每周 2~3 次。③局部注射：每次 5~10KE，一日或数日 1 次，注入肿瘤内。

注意事项 ①不良反应较多，常见有发热、用药局部疼痛、恶心呕吐、头痛、关节痛及轻度贫血等。②剂量过大可出现寒战、发热，可对症处理或停药。③因含有青霉素 G，偶见过敏性休克。过敏体质患者慎用。④长期大量用药可能出现心、肾损伤，因此有心、肾疾病患者慎用，孕妇慎用。

剂型规格 注射剂：每支 0.2KE；0.5KE；1KE；5KE。

防感灵
Vaxigrip

作用用途 本品为预防流行性感冒的疫苗，适用于易发生流感并发症的人群：如体弱多病的儿童、老年人、慢性心脏病患者、慢性肾功能不全患者、糖尿病患者、免疫缺陷患者，以及危险职业人群，如医护工作者、保育员、群居人群或其他自愿接种者。

用法用量 肌内注射或皮下注射：6~36 个月儿童，每次 0.25ml，共 2 次，间隔 4 周。成人及 36 个月以上儿童，每次 0.5ml。

注意事项 ①对疫苗中任何一种成分过敏者禁用；孕妇和哺乳期妇女慎用；免疫功能低下者、对新霉素过敏者（疫苗生产过程中使用该物质）慎用。②由于流感呈季节性发病，建议每年接种流感疫苗，温带地区在干燥季节前接种，热带地区在流行高峰来临前接种。③发热或急性感染期患者最好推迟接种。④与其他疫苗同时接种时，应接种在不同部位。

剂型规格 注射剂：每支 0.5ml。含有在鸡胚中培养的、经裂解、灭活、纯化的流感病毒抗原。

爱力保 SI
Agrippal SI

作用用途 本品为流行性感冒流行毒株病毒亚单位

灭活疫苗，含有高纯度的甲型和乙型流感病毒表面抗原。是将流感病毒鸡胚培养后经提纯、超滤浓缩处理，提取而得的具有免疫活性的抗原成分。注射后 10~15 日机体产生免疫力，注射后第 1 年有效率 75%，1 年后保护率降低，2 年后无效。适用于预防流行性感冒，特别适用于下列人员：患有严重慢性呼吸道、心血管和泌尿系统疾病、造血系统疾病、糖尿病或其他代谢性疾病、肠吸收不良综合征、胰腺囊性纤维病变、免疫力低下患者、65 岁以上老人、公共服务及有高度被感染危险的职业人员或其家属、风湿病和长期接受乙酰水杨酸治疗的儿童。

用法用量 肌内注射：12 岁以上儿童，上臂三角肌给药，每次 0.5ml。12 岁以下儿童，臀部肌内注射，每次 0.5ml。6~35 个月龄儿童，每次 0.25ml，初次用药后至少 4 周再重复注射 0.25ml。最好在秋冬季进行注射。

注意事项 ①对鸡蛋蛋白或疫苗的其他成分过敏者、正患发热性疾病患者、注射后曾出现神经系统反应者禁用。孕妇慎用。②可能出现超敏反应，应作好急救准备。③注射部位有可能出现红肿、轻微疼痛；偶见发热、头痛和不适；罕见神经综合征。④使用前充分摇匀。注射针头勿穿透血管。

剂型规格 注射剂：每支 0.5ml。

b 型流感嗜血杆菌偶联疫苗
Pedvaxhib

作用用途 本疫苗是供肌内注射的轻微混浊的白色无菌溶液，是一种多糖-蛋白偶联疫苗，能诱导机体产生抗 b 型流感嗜血杆菌荚膜多糖抗体。适用于 2~71 月龄婴幼儿常规免疫接种，预防由 b 型流感嗜血杆菌引起的侵袭性疾病。

用法用量 肌内注射：每次 0.5ml，首选接种部位为大腿前外侧或上臂外侧三角肌。2~14 月龄婴幼儿，2 月龄时接种第一针，间隔 2 个月后接种第二针。12 月龄之前已完成两针基础免疫接种的婴幼儿，应在 12~15 月龄期间再加强免疫接种一针；加强免疫与基础免疫第二针之间的间隔不得少于 2 个月。15 月龄或更大月龄幼儿，只需接种一针本疫苗。

注意事项 ①对疫苗任何成分或稀释剂过敏者禁用。6 岁及 6 岁以上个体不要接种本疫苗。②任何急性感染或发热性疾病期间，应暂缓接种本疫苗，除非医师认为不接种疫苗会更有危险。接种本疫苗一周内，在诱导机体产生针对细菌的保护性效应前，仍可能出现 b 型流感嗜血杆菌致病菌。③接种时要特别小心，一定不要将本疫苗注射到血管内。④不良反应表现有过敏、发热、接种部位红斑、接种部位肿块、硬结、烦躁、嗜睡、异常哭闹、腹泻、呕吐、中耳炎、皮疹和上呼吸道感染、血小板减低、荨麻疹、气管炎、淋巴结病、血管神经性水肿（极少）、癫痫等。⑤恶性肿瘤患者、正在接受免疫抑制治疗的患者或存在其他免疫功能缺陷者，接种本疫苗后不能立即诱导机体产生达到保护作用水平的抗体，可能无法获得应有的免疫保护效果。

剂型规格 注射剂：每支 0.5ml。含 b 型流感 PRP 活性成分 7.5μg 和脑膜炎球菌外膜蛋白复合物 125μg。

优博 23
Pneumo 23

作用用途 本品为预防肺炎球菌感染尤其是呼吸型感染的疫苗。原则上适用于 2 周岁以上人群，并特别推荐给高危人群，如 65 岁以上的老人、免疫能力低下者、因糖尿病、慢性支气管炎、呼吸功能不全、心衰、烟草或酒精依赖而经常住院者，以及因脾切除、镰状细胞贫血、肾病综合征致免疫缺陷者。

用法用量 皮下或肌内注射：首次 1 针 0.5ml；加强 1 针 0.5ml。

注意事项 ①3 年内接种过本疫苗者或对疫苗中的成分过敏者禁用。孕妇、哺乳期妇女慎用。②发热、急性病或慢性病急性发作情况下，最好推迟接种。怀疑或已确诊的肺炎球菌感染患者，应根据潜在的危险情况而决定是否接种疫苗。③不良反应是注射部位偶有轻微的硬结、发红、疼痛和肿胀；肺炎球菌抗体处于初期高水平者罕有严重的局部不良反应。罕见 24 小时内中度发热、淋巴结炎、皮疹、关节痛、荨麻疹、过敏样反应。

剂型规格 注射剂：每支 0.5ml。本品含 25μg 纯化肺炎双球菌荚膜多糖。

兰菌净
Lantigen B

作用用途 本品是一些引起呼吸道感染的常见病原菌经过特殊的溶解后所得的细菌抗原混悬液。舌下给药能激发局部免疫；口咽部黏膜吸收细菌抗原后，可促进黏膜下浆细胞产生对保护呼吸道黏膜具有重要意义的分泌型免疫球蛋白。本品有明显免疫增强作用，可增加唾液和循环中 IgA、IgM、IgG 的产生，帮助免疫功能低下患者的免疫系统恢复到正常状态，从而降低感染发作的频率和强度，并减少抗生素的应用。临床适用于反复的上呼吸道细菌感染（鼻炎、鼻咽炎、鼻窦炎、扁桃体炎、支气管炎）的预防和治疗。

用法用量 口服：成人，每次 15 滴，置于舌下或唇与牙龈之间，早晚各 1 次。首次连续用药 3~4 周；间隔 2~3 周后，再用药 2 周。儿童，每次 7 滴，置于舌下或唇与牙龈之间，每日 2 次；或者每日早餐前用 15 滴，每日 1 次；首次连续用药 3~4 周；间隔 2~3 周后，再用药 3~4 周。

注意事项 ①已知对本品的成分过敏者禁用。药液必须含在口中，保持几分钟，不吞咽，以使疫苗溶于唾液中并经口咽黏膜吸收。②宜在寒冷季节开始前使用，以达到较好的预防保护作用。必要时可在 3~4 个月后重复一个疗程。③首次用药可能出现暂时性的感冒样症状恶化。

剂型规格 溶液剂：每支含 18ml 溶解的细菌抗原混悬液。每毫升含肺炎链球菌 3 型抗原提取物 63.2 抗原单位，酿脓性链球菌 A 型抗原提取物 126.2 抗原单位，卡他布兰汉菌抗原提取物 39.9 抗原单位，金黄色葡萄球菌抗原提取物 79.6 抗原单位，流感嗜血杆菌 B 型抗原提取物 50.2 抗原单位，肺炎克雷伯菌抗原提取物 39.8 抗原单位。

泊马度胺
Pomalidomide

别名 Pomalyst

作用用途 本品能够增强 T 细胞和自然杀伤细胞介导的免疫反应，同时抑制单核细胞产生促炎细胞因子。此外，泊马度胺能够抑制肿瘤细胞增长并诱导细胞凋亡，对来那度胺耐药的多发性骨髓瘤细胞株亦有较强的增殖抑制作用。用于经至少两种治疗方案治疗无效或无应答和采用其他药物治疗后 60 天内病情发展的多发性骨髓瘤患者。

用法用量 口服：重复 28 天疗程在第 1-21 天每天口服 4mg 直至疾病进展。

注意事项 ①孕妇禁用。②主要不良反应有白细胞减少、疲劳和虚弱、红贫血、便秘、腹泻、血小板减少症、上呼吸道感染、背部疼痛和发烧。

剂型规格 胶囊剂：每粒 1mg；2mg；3mg；4mg。

来那度胺
Lenalidomide

别名 雷利度胺，瑞复美

作用用途 本品可抑制某些造血系统肿瘤细胞（包括多发性骨髓瘤浆细胞和存在 5 号染色体缺失的肿瘤细胞）的增殖，提高 T 细胞和自然杀伤细胞介导的免疫功能，提高自然杀伤 T 细胞的数量，通过阻止内皮细胞的迁移和黏附以及阻止微血管形成来抑制血管生成，通过 CD34+ 造血干细胞增加胎儿血红蛋白的生成，抑制由单核细胞产生的促炎性细胞因子（如 TNF-α 和 IL-6）的生成。具有抗肿瘤、抗血管生成、促红细胞生成和免疫调节等特性。用于治疗骨髓增生异常综合征，多发性骨髓瘤，以及标准疗法治疗后复发或进展的套细胞淋巴瘤。

用法用量 口服：①骨髓异常增殖综合征：推荐初始剂量为每天 10mg，治疗周期为 28d，每天连续给药。②骨髓增生异常综合征：推荐初始剂量为每天 25mg，治疗周期为 28d，第 1~21 天给药。

注意事项 ①孕妇禁用。②不良反应为：疲乏，中性粒细胞减少，便秘，腹泻，肌肉痉挛，贫血，血小板减少，和皮疹（21.2%）。③本品会导致显著的中性粒细胞减少和血小板减少。患者在使用本品治疗多发性骨髓瘤的前 12 周内，应每 2 周进行一次全血细胞计数监测，之后则每月一次。④本品可显著升高出现深静脉血栓和肺栓塞的风险，患者应密切注意血栓的症状和体征，如果出现症状（如气短、胸痛、手臂或大腿肿胀）应寻求医疗救治。⑤尚无儿童和青少年患者的用药经验，0~17岁患者慎重使用本品。

剂型规格 胶囊剂：每粒5mg；10mg；15mg；25mg。

红色诺卡菌细胞壁骨架
Lyophized Nocardiarubra-Cell
Wall Skeleton

别名 胞必佳，N-CWS

作用用途 本品能抑制癌细胞，并增强体内巨噬细胞、T细胞和自然杀伤细胞的活性，还可诱导机体产生干扰素、LAK细胞和肿瘤坏死因子，从而抑制癌细胞、预防癌转移、延长患者生存期。可用于肝癌、食道癌、肠癌、乳腺癌、膀胱癌、淋巴瘤等患者。

用法用量 ①皮下（或皮内）注射：每次400μg，每周1次，1个月为一疗程，停药后15日重复。②腔内注射：每次800μg，每周1~2次，连续2~4次，至胸腹水消失，同时皮下注射，治疗原发性癌。③膀胱保留灌注：每次800μg，每周1次，连续6次后，改为每月1次，第二年改为每2个月1次。④瘤内注射：每次100~200μg，每周1次，同时皮下注射。

注意事项 部分患者皮下注射处出现红、肿、痛或硬结，少数患者有中度发热，一般1~2日消失。

剂型规格 注射剂：每瓶200μg。

A群链球菌冻干制剂
Sapylin

别名 康塞宁，沙培林

作用用途 本品系用β溶血性链球菌A群经培养、增殖及青霉素处理后冻干制成的。主要用于癌性胸水的非特异性免疫治疗。

用法用量 浆膜腔内注射：通常第1次1KE，第2次2KE，第3次5KE，维持量一次5~10KE，用适量注射用生理盐水溶解后进行注射，每周2~3次。疗程2周，或遵医嘱。

注意事项 ①心脏病、肾病、风湿患者慎用；青霉素、头孢菌素过敏，本人或家族内有哮喘、皮疹、荨麻疹等变态反应的患者禁用。孕妇慎用或不用。②本制剂含青霉素，用前应详细问诊有无青霉素过敏史。一般很少发生休克、过敏等反应，但当发现眩晕、耳鸣、便意、皮疹以及血压下降等异常感觉时要停止给药。③注射部位有疼痛、肿胀及灼热感等症状，可给镇痛药及局部麻醉药。给药后有发热、全身倦怠、头痛、关节痛症状，可给予解热药作适当处理；有暂时性白细胞增多、肝功异常表现，以及恶心、呕吐、食欲不振、腹泻等症状；有时表现出轻度的、暂时性的贫血现象。④停药后重新使用宜从少量开始。

剂型规格 注射剂：每支0.2KE；1KE；5KE；10KE。

短小棒状杆菌菌苗
Corynebacterium Parvum

别名 丙酸杆菌，短棒菌苗，可化舒，厌氧棒状杆菌菌苗，Corymbactere，Coparvax，Propioinibacterium Acnes

作用用途 本品促进网状内皮系统增生，提高巨嗜细胞的吞嗜活性及其溶酶体的活性，增强体液免疫反应。用于晚期癌瘤如恶性黑色素瘤、乳腺癌及肺小细胞型未分化癌等的辅助治疗。

用法用量 ①皮下注射、肌内注射：每次3.5mg，每周2次。②静脉滴注：4~10mg，加250~500ml生理盐水或5%葡萄糖注射液中1~4小时内滴完。2~4周为一疗程。

注意事项 注射局部肿胀，可能出现寒战、发热；偶有胃肠道反应和转氨酶升高等。

剂型规格 注射剂：每支5ml（含死菌35mg）；1ml（含死菌7mg）。

治疗用绿脓杆菌菌苗
Pezudomonaz Aernginosa MSHA
Strais Vacine for Treat

别名 绿慕安

作用用途 本品具有双向免疫调节和广谱抗感染作用。能调整人体体液免疫细胞免疫的不平衡状态，增加巨噬细胞及NK细胞的活性，维持T细胞的数量与比值，调节白细胞介素、干扰素与抗体的协同作用。作为恶性肿瘤手术、放疗、化疗的辅助治疗剂；对多种免疫失调性疾病和细菌感染均有良好的治疗效果，如对寻常性银屑病、过敏性鼻炎、哮喘反复发作的尿路感染、老年性痴呆、更年期综合征、肺结核等疗效显著。此外，尚有减少感冒、增进食欲、改善睡眠、加速创伤愈合和保持皮肤柔嫩的作用。

用法用量 上臂皮下注射：膀胱癌、脂肪瘤可局部注射。各种病症首次注射0.5ml，以后每次注射1ml。儿童减半，幼儿为成人的1/4。①恶性肿瘤：每次1ml，隔日注射1次，30次为一疗程，根据病情适当增加疗程。②各种炎症、免疫失调性疾病：每次1ml，3~5日注射1次，10次为一疗程，一般1~3个疗程。③预防保健：每次1ml，隔5日注射1次，连续10次，以后每隔6个月注射1个疗程。

注意事项 ①注射后局部有轻度红肿，极少数有低烧症状，无需处理能自然消退。②用药时应无感冒、过度疲劳等不适症状，恢复后可使用。③不得与其他药液混合注射。④对本品过敏者禁用（脱敏之后除外）。⑤孕妇及婴儿慎用。⑥2~8℃暗处保存。须将冷藏药液恢复至常温并充分摇匀后使用，存放后有少量沉淀，但不应有摇不散的凝块或异物。

剂型规格 注射剂：每支1ml。

气管炎菌苗
TrachitisVaccine

作用用途 本品是纯生物制剂，主要成分是三种经过培育的微生物灭活菌体。这三种菌含有丰富的胞壁酸和脂多糖。胞壁酸有明显的镇咳作用，脂多糖能改变机体细胞代谢，进入机体后可以直接激活补体 C3 侧路，从而调动机体网状内皮系统功能，引起各种非特异性免疫因素的变化，抑制细菌、病毒的生长和繁殖，从而起到脱敏、止咳、平喘作用。应用后可提高调理素、溶菌酶、干扰素、IgA、IgG、吞噬指数以及淋巴细胞转化率等，从而增强机体对病毒、病原菌以及其他外来抗原的抵抗力，起到预防感冒、呼吸道感染及过敏反应发生的作用。适用于治疗和预防急慢性气管炎、支气管炎、哮喘、过敏性鼻炎等呼吸系统疾病，以及小儿反复呼吸道感染、哮喘及流感期抵抗能力弱者。对长期吸烟以及接触粉尘、异味、各种有害气体导致的咳嗽、痰多也有较好的疗效。

用法用量 口服：①慢性支气管炎、哮喘，预防及缓解期，每次 2 片，每日 2 次，连用 2~4 月；治疗期，每次 2~4 片，每日 3 次，连用 2~4 月。②小儿反复呼吸道感染、哮喘，预防，每次 1~2 片，每日 2 次，连用 4 周；治疗，每次 2 片，每日 2 次，连用 2~4 周。

注意事项 在疾病急发期，应结合其他治疗手段。

剂型规格 片剂：每片 0.2mg。

灵菌素
Prodigiosin

别名 灵杆菌素

作用用途 本品能强烈刺激机体产生多种内源性集落刺激因子，刺激骨髓造血细胞增殖与分化，增加外周血白细胞数量和增强白细胞吞噬功能。能激活机体非特异免疫防御系统，增强巨噬细胞吞噬活性，提高机体特异性免疫功能。此外具有激活脑下垂体-肾上腺皮质系统的作用。临床适用于治疗和预防因肿瘤放、化疗引起的白细胞减少；加速因放射损伤和骨髓移植后造血和免疫功能的恢复；造血功能障碍和不明原因引起的白细胞减少；与抗生素合用，治疗慢性和复发性感染，如慢性盆腔炎、慢性附件炎、慢性支气管炎等。

用法用量 皮下或肌内注射：①治疗各种原因引起的白细胞减少，每次 50IU，每周 2 次。白细胞恢复正常水平 2 日后停药。②与抗生素合用抗感染，每次 50IU，每日 1 次。一疗程后根据病情可改为每 3 日注射 50IU。

注意事项 ①用药期间应隔日检查白细胞直至正常后维持给药 2 日后停药。②孕妇应慎用或遵医嘱。③冠心病、过敏性体质和中枢神经系统损伤者忌用。

剂型规格 注射剂：每支 50IU。

薄芝糖肽
Bozhi Glycopeptide

别名 赛生

作用用途 本品是双向免疫调节剂，对人体免疫功能具有明显调节作用，能促进脾细胞核 DNA、RNA 合成，使促免疫细胞中 DNA 的合成及细胞增殖。明显促进脾细胞的增殖。本品具有广谱抑瘤效应，增强杀伤性 T 细胞杀伤 S180 的细胞毒效应，活化腹腔巨噬细胞的功能，增强其吞噬杀菌效应，促进白细胞介素-2 和干扰素的产生，达到特异杀伤作用和免疫监视作用。本品还有保肝解毒作用和抗衰老作用，保护细胞，延缓细胞的衰老。

用法用量 ①静脉滴注：用于抗恶性肿瘤，每次 4ml，每日 2 次，1~3 个月为一疗程；用于抗乙型肝炎，每次 4ml，每日 1 次，3 个月为一疗程；治疗肝中毒，每次 4ml，每日 1 次，3 个月为一疗程。以上均用 250ml 0.9% 氯化钠注射液或 5% 葡萄糖注射液稀释后静脉滴注。②肌内注射：治疗银屑病、红斑狼疮、湿疹等皮肤病，每次 4ml，每日 2 次，1~2 个月为一疗程。

注意事项 ①本品能加强利血平、氯丙嗪的中枢镇静作用，拮抗苯丙胺的中枢兴奋作用，延长戊巴比妥钠和巴比妥钠的睡眠时间，加强戊巴妥钠阈下剂量的睡眠作用。②偶有发热、皮疹等。

剂型规格 注射剂：每支 2ml；5mg（多糖）：1mg（多肽）。

免疫核糖核酸
Immune-RNA

别名 免疫核酸，iRNA

作用用途 本品通过使未致敏的淋巴细胞转变为免疫活性细胞而提高机体的免疫能力。具有一定的特异性且不存在滴注免疫活性细胞的配型及排斥作用。临床主要用于恶性肿瘤，如肾癌、肺癌、消化道癌等的辅助治疗，也可用于乙型肝炎及流行性脑炎等。

用法用量 ①皮下注射：多注射于引流淋巴区的皮下，如腋下及腹股沟，每次 2~4mg，每周 2~3 次，连用 2~3 月。②静脉滴注：溶于 5% 葡萄糖注射液中滴注。

注意事项 由于制备过程不同，有些产品含微量蛋白，可能出现过敏反应，应从低剂量开始使用。

剂型规格 注射剂：①正常人周围血白细胞免疫核糖核酸，每支 3mg；②正常人脾血白细胞免疫核糖核酸，每支 2mg。

胸腺素
Thymosin

别名 迪赛，康司艾，奇莫欣，万原，胸腺多肽，胸腺肽，胸腺因子 D，Thymopeptide

作用用途 本品是由猪或牛的胸腺中提取的富含多种胸腺激素的多肽水溶液。可促使由骨髓产生的干细胞转变成有细胞免疫功能的 T 淋巴细胞，增强细胞免疫功能。用于原发性和继发性 T 淋巴细胞缺陷症和某些自身免疫性疾病如肝炎、红斑狼疮、类风湿性关节炎、哮喘等的治疗，亦可用于肿瘤、白血病的免疫治疗。

用法用量 ①肌内注射：每次 5~10mg，每日或隔日 1 次。连续 1 个月。②静脉滴注：重症可静脉滴注，每次 10~30mg，每日 1 次；2~4 周为 1 疗程。

注意事项 ①对本品过敏者禁用。注射前及停药后再用药时应作皮试。②常见不良反应为发热，少量患者有荨麻疹、皮疹等；偶有头昏。③长期大量用药须补充微量元素。

剂型规格 注射剂：每支 4mg；50mg。

胸腺肽 α_1
Thymosin α_1

别名 日达仙，基泰，迈普新，赛特定，胸腺肽 7-α_1，Zadaxin

作用用途 本品是由 32 个氨基酸组合而成的乙酰化多肽。可促使致有丝分裂原激活后的外周血淋巴细胞的 T 细胞成熟，使 T 细胞在各种抗原或致有丝分裂原激活后，能更多的产生各种淋巴因子，如干扰素 α、β、白介素-2 和白介素-3，并增加 T 细胞上的淋巴因子受体的水平，增强白介素-2 受体的表达作用。同时激活 T_4 辅助细胞，增强淋巴细胞反应。皮下注射约 1 小时达血药浓度峰值，并持续 6 小时后逐步回复到基础水平。临床用于治疗慢性乙型肝炎，可除去血清表面抗原，产生病毒性缓解，并使转氨酶水平恢复正常。如用于免疫受损患者，可增强患者对病毒性疫苗，如流感疫苗或乙肝疫苗的免疫应答。

用法用量 皮下注射：①慢性乙型肝炎，每次 1.6mg，每周 2 次，两剂量大约相隔 3~4 日。连续 6 个月（52 针），其间不得中断。②免疫受损患者的疫苗增强剂，每次 1.6mg，每周 2 次，每次相隔 3~4 日，持续 4 周（共 8 针），第 1 针应在疫苗后马上给予。

注意事项 ①有过敏史的患者及接受免疫抑制治疗的患者禁用。哺乳期妇女和儿童慎用。只能在十分必要时才给孕妇使用。②本品的耐受性良好。大剂量应用时会出现发热、恶心。③慎与其他免疫调节药物同时给药。

剂型规格 注射剂：每支 1.6mg（另含 50mg 甘露醇，并用磷酸钠缓冲剂调整到 pH 为 6.8）。

胸腺五肽
Thymopentin

别名 替波定，胸腺喷丁，胸腺增生素，Immunox

作用用途 本品是胸腺分泌物——胸腺生成素Ⅱ的有效部分，由精氨酸、赖氨酸、天门冬氨酸、缬氨酸、酪氨酸 5 种氨基酸组成，有着与胸腺生成素Ⅱ相同的全部生理功能。其作用之一是诱导 T 细胞分化。它可选择性地诱导 $Thy\text{-}1^-$ 的前胸腺细胞转化为 $Thy\text{-}1^+$ 的 T 细胞。其 T 细胞分化作用由胞内 cAMP 水平升高介导。其作用之二是与成熟外周血 T 细胞的特异受体结合，使胞内 cAMP 水平上升，从而诱发一系列胞内反应，这也是它免疫调节功能的基础。在正常机体状态下胸腺五肽呈现免疫刺激作用，显著增高脾淋巴细胞的 E 玫瑰花结形成率及转化率，对免疫应答的初次或再次反应的不同阶段都有增强作用。胸腺五肽还可增强巨噬细胞的吞噬功能，增加多形核嗜中性白细胞的酶和吞噬功能，升高循环抗体含量，增强红细胞免疫功能。胸腺五肽通过增进 T 细胞活性，显现抗感染作用和治疗作用。胸腺五肽进入人体血浆中能很快降解为氨基酸，其半衰期约为 30 秒，但在注射给药后，胸腺五肽能很快作用于靶细胞，通过胞内第二信使（cAMP）的反应，使体内效应维持数天至数周，维持药效。临床用于恶性肿瘤患者行放化疗后致免疫功能损伤者、自身免疫性疾病如类风湿性关节炎、红斑狼疮患者、重大外科手术及严重感染、Ⅱ型糖尿病、年老体衰、免疫功能低下者，以及乙型肝炎患者的治疗。

用法用量 肌内注射：每次 1mg，每日或隔日 1 次，疗程根据病情决定。也可加入葡萄糖中静脉点滴。

注意事项 ①幼儿及青少年慎用。②少数患者偶有嗜睡感。

剂型规格 注射剂：每支 1mg。

静注人免疫球蛋白
Human Immunoglobulin For Intravenous Injection

作用用途 本品蛋白质中 95% 以上为人免疫球蛋白，含有广谱抗病毒、细菌或其他病原体的 IgG 抗体。经静脉输注后，能迅速提高受者血液中的 IgG 水平，增强机体的抗感染能力和免疫调节功能。用于原发性免疫球蛋白缺乏症，如 X 连锁低免疫球蛋白血症，常见变异性免疫缺陷病，免疫球蛋白 G 亚型缺陷病等；继发性免疫球蛋白缺陷病，如重症感染，新生儿败血症等；自身免疫性疾病，如原发性血小板减少性紫癜，川崎病。

用法用量 静脉滴注：静脉滴注或以 5% 葡萄糖溶液稀释 1~2 倍作静脉滴注，开始滴注速度为 1.0ml/分（约 20 滴/分），持续 15 分钟后若无不良反应，可逐渐加快速度，最快滴注速度不得超过 3.0ml/分（约 60 滴/分）。儿童滴速酌情减慢。

注意事项 ①本品专供静脉输注用。②本品开启后，应一次输注完毕，不得分次或给第二人输用。③一般无不良反应，极个别病人在输注时出现一过性头痛、心慌、恶心等不良反应，可能与输注速度过快或个体差异有关。④本品应单独输注，不得与其他药物混合输用。

剂型规格 注射剂：每瓶 1.25g，5%；2.5g，5%；5g，5%；10g，5%。

干扰素 α
Interferon α

别名 复合 α 干扰素，干复津，惠福仁，Infergen

作用用途 干扰素是细胞对病毒感染或各种合成、生物诱生作用反应而产生、分泌的一类天然小蛋白分子，分子量为 15000～21000。已经确定的干扰素有两大类（即 I 型和 II 型），包括 25 种以上的干扰素 α、β、γ，可诱导出多效性生物应答，包括抗病毒、抗增殖和免疫调节作用。所有的干扰素 α 生物作用相似，但在许多情况下，每一干扰素亚型的活性程度差别很大。本品具抗病毒、抗肿瘤增殖、激活天然杀伤细胞（NK）、调节免疫功能作用，和其他的重组干扰素 α 活性范围相似，试管内特异性活性比干扰素 α$_{2a}$ 和 α$_{2b}$ 高 5 倍。临床用于治疗 18 岁或 18 岁以上的代偿期肝病患者的慢性丙型肝炎病毒（HCV）感染。还用于毛状细胞白血病、慢性骨髓白血病、肾细胞癌的治疗。

用法用量 皮下注射：①治疗慢性 HCV 感染，每次 9μg，每周 3 次，连续 24 周。两次注射之间至少隔 48 小时。②无应答或复发的再治疗患者，每次 15μg，每周 3 次，连续 6 个月。③毛状细胞白血病、慢性骨髓白血病、肾细胞癌，每日 3μg。

注意事项 ①已知对干扰素 α 及本品的任何组分有过敏反应的患者禁用，自身免疫性肝炎患者禁用；其他自身免疫性疾病患者慎用，有抑郁症病史的患者、心脏病患者、外周血 细胞计数低下者、接受会引起骨髓抑制药物的患者、有内分泌病史者慎用。②不良反应为类似流感的症状，如头痛、乏力、发热、寒战、肌痛、多汗、关节痛。大多数反应为时短暂，可对症治疗。患者如对本品有严重不良反应，应暂时减量。如仍不能耐受，应终止治疗。但当减量至小于 7.5μg 时，可能疗效降低。③初次接受治疗者及不能耐受初始量者，不可采用每次 15μg、每周 3 次的大剂量疗法。

剂型规格 注射剂：①干复津（商品名）：每支 9μg；15μg。②惠福仁（商品名）：每支 300 万 IU；500 万 IU。

干扰素 α-nl
Interferon α-nl

作用用途 本品类似人体白细胞干扰素，是许多天然亚型的混合物，至今已确定最少有 22 种亚型。具广谱抗病毒、抗肿瘤作用及免疫调节作用。主要用于毛状细胞白血病、慢性活动性乙型肝炎的治疗。

用法用量 肌内或皮下注射：①毛状细胞白血病，每日 300 万 IU，周围血液学指标改善后（2～16 周）改为每周 3 次，如要从骨髓中清除毛状细胞，则需加长治疗 6 个月或更长时间。②慢性活动性乙型肝炎每日 100 万～150 万 IU，每周 3 次，12 周为一个疗程。治疗期长达 6 个月者，可采用 500 万～1000 万 IU，每周 3 次。

注意事项 ①已知对干扰素 α 及本品的任何组分有过敏反应的患者禁用；孕妇、哺乳期妇女慎用。②不良反应为类似流感的症状，如头痛、乏力、发热、寒战、肌痛、嗜睡、疲乏、凝血异常等。③接受治疗者不可同时使用免疫抑制药、肝细胞毒性药物。

剂型规格 注射剂：每支 300 万 IU；1000 万 IU。每支含氨基丁三醇-氨基乙酸（缓冲剂）和 1.5mg/ml 人血浆白蛋白（稳定剂）。

重组人干扰素 α-2a
Human Recombinant Interferon α-2a

别名 α-2a 干扰素，奥平，贝尔芬，福康泰，干扰素 α-2a，罗荛愫，淑润，万复洛，罗扰素，因特芬，Interieron Alpha-2a，Intefen，Roferon-A

作用用途 本品含有 165 种氨基酸，分子量约 19600，效价 2×10^8 IU/mg，是由遗传工程处理人蛋白质基因密码的大肠埃希菌株重组 DNA 制成的。本品具有天然人类干扰素 α-2a 的特性，对不同人体肿瘤的抗增生作用已在毛状细胞白血病和卡波济肉瘤患者中获得证实；本品与特殊膜受体结合后，可刺激机体产生抑制病毒蛋白质合成的物质；另外还可调节免疫力。健康人肌内注射后 80% 被吸收，平均达峰时间为 3.8 小时。皮下注射后平均达峰时间为 7.3 小时。可用于慢性活动性乙型肝炎、丙型肝炎、尖锐湿疣、毛状细胞白血病、慢性粒细胞白血病、多发性骨髓瘤、非霍奇金淋巴瘤、与骨髓增生疾病相关的血小板增多、卡波济氏肉瘤、恶性黑色素瘤、肾细胞癌患者。

用法用量 肌内注射或皮下注射：①毛状细胞白血病，每日 300 万 IU，持续 16～24 周。维持量，每次 150 万～300 万 IU，每周 3 次，在疗程持续 6 个月后，可按医嘱决定是否继续用药。②非霍奇金淋巴瘤，每次 600 万 IU，每周 3 次。持续 12 周后改为维持量，每次 600 万 IU，每周 1 次，持续 6 个月。③慢性活动性肝炎，每次 450 万 IU，皮下注射，每周 3 次，持续 4～6 个月。一个月后病毒复制标志没有下降，可考虑增加剂量。3～4 个月后未获改善，可考虑停药。④丙型肝炎，每次 300 万～600 万 IU，肌内注射或皮下注射，每周 3 次，持续 12 个月。

注意事项 ①对干扰素制品过敏者禁用，有严重心脏病史、惊厥、神经系统功能损伤、严重肝、肾、骨髓功能不全者忌用；孕妇、哺乳期妇女慎用。②在使用过程中如发生过敏反应，应立即停药，并给予相应治疗。最常见的流感样不良反应表现有头痛、肌痛、发热、食欲不振、恶心、疲乏无力，其他不良反应有粒细胞减少和血小板减少、低血压、心悸；少见脱发、嗜睡。

剂型规格 注射剂：每支 300 万 IU；400 万 IU。附灭菌注射用水 1ml。

重组人干扰素 α-1b
Human Recombinant Interferon α-1b

别名 运德素，Hapgen

作用用途 本品适用于慢性乙型肝炎、慢性丙型肝炎、慢性粒细胞白血病、尖锐湿疣、慢性宫颈炎、毛细胞白血病、疱疹性角膜炎、传染性疾病、肿瘤等患者。

用法用量 肌内或皮下注射：①慢性乙型肝炎，每次30~50μg，每日1次。②慢性粒细胞白血病，每次10μg，每日1次，第二周后改为每次30μg，每日1次。③尖锐湿疣，每次10μg，用注射用水或生理盐水0.5~1ml稀释，均匀注射于各患处基底部，隔日注射，连续3周，共注射9次，不能采用此法时可行肌内注射。④慢性宫颈炎，每次10μg，局部敷用，每周2次，连续3周。⑤肿瘤，每次30μg，每日或隔日注射，疗程视病情而定。

注意事项 ①儿童慎用；有明显过敏体质者、有严重心脏病、癫痫和其他中枢神经功能紊乱以及不能忍受本品不良反应的患者应慎用。②最常见不良反应是发热、疲劳，其他有头痛、肌痛、关节痛、食欲不振、恶心，少数患者可能出现粒细胞减少、血小板减少等血象异常。

剂型规格 注射剂：每支10μg；30μg；50μg。

重组人干扰素 α-2b
Recombinant Human Interferon α-2b

别名 安福隆，安达芬，甘乐能，干扰能，丽珠因得福，利芬能，莱福隆，隆化诺，万复因，远策素，英特龙，龙靖安，Intron

作用用途 本品适用于慢性乙型、丙型及丁型肝炎，毛细胞性白血病，慢性粒细胞性白血病，多发性骨髓瘤，非霍奇金淋巴瘤，膀胱癌，卵巢癌，恶性黑色素瘤，尖锐湿疣，与艾滋病相关的卡波济氏瘤，喉乳头状瘤及其他病毒性疾病。

用法用量 肌内注射：每次100万~300万IU，每日1次；两周后改为隔日给药1次，连续3个月为一个疗程。

注意事项 ①对本品过敏者禁用。②本品可根据病情，选择肌内注射或注入损害部位。③常见不良反应有发热、头痛、疲劳、不适，停药2~3日后恢复正常。④本品溶解时轻摇，不能剧烈振动，溶解后应为透明液。

剂型规格 注射剂：每支100万IU；300万IU；500万IU；1000万IU。

基因工程干扰素 β-1α
Recombinant Interferon β-1α

别名 干扰素β，重组人干扰素β，利比，重组干扰素β-1α，Avonex，Rebif

作用用途 本品是由哺乳动物（中国仓鼠卵巢）细胞产生，因而糖基化方式与天然蛋白相似。适用于患有多发性硬化症（MS）且在过去2年内至少有2次复发患者。可降低其发生率，并延缓患者机体功能的丧失。也用于急慢性及复发性病毒感染性疾病，如生殖器疱疹、乳头瘤病毒（HPV）感染、扁平疣、尖锐湿疣、带状疱疹、慢性活动性乙型肝炎、慢性活动性丙型肝炎等病毒性肝炎。还可用于某些肿瘤，如宫颈上皮内肿瘤、多毛细胞白血病、肿瘤性胸腔积液，及即将接受激素治疗的乳腺癌或子宫内膜癌患者的甾体激素受体诱导。

用法用量 皮下注射：推荐剂量为每次44μg，每周3次。对不能耐受高剂量的患者。推荐剂量为每次22μg，每周3次。

注意事项 孕妇、哺乳期妇女、16岁以下儿童、严重抑郁症者、有癫痫病史且未控制发作者、对本品或人血白蛋白过敏者禁用。

剂型规格 注射剂：每支22μg（0.5ml，600万U）；44μg（0.5ml，1200万U）；300万U。

重组人干扰素 γ
Recombinant Human Interferon γ

别名 伽玛，上生雷泰，Recombinant Human Interferon-G-Clonbiotech

作用用途 本品是采用生物高新技术，由带有人干扰素γ基因的工程菌经高效表达，并高度纯化、冷冻干燥制成的。具有较强的免疫调节功能，能增强抗原提呈细胞功能、加快免疫复合物清除和提高吞噬异物功能。对淋巴细胞具有双向调节功能，提高抗体依赖的细胞毒反应，增强某些免疫活性细胞HLA-Ⅱ类抗原表达，抑制皮肤成纤维细胞胶原合成及其增殖活性，减少Ⅰ型和Ⅲ型胶原mRNA的水平。本品具有抑制肿瘤增殖、抗病毒和增强机体免疫调节功能的作用。适用于治疗类风湿性关节炎，亦用于治疗肿瘤、病毒性疾病。

用法用量 肌内注射：开始时每日50万IU，连续3~4日后如无明显不良反应，可将剂量增到每日100万IU，每二个月开始改为隔日150万~200万IU，总疗程3个月。

注意事项 ①有明显过敏体质，特别是对抗菌药有过敏史者应慎用。必须使用时，应先做皮试，阴性者方可使用。儿童慎用，特别是幼儿。对干扰素制品过敏者、有心绞痛、心肌梗死史以及其他严重心血管病史者、严重疾病不能耐受本品者、癫痫和其他中枢神经系统功能紊乱者禁用。②在使用过程中如发生过敏反应，应立即停药，并给予相应治疗。最常见的不良反应是发热，常在开始用药阶段发生，在注射3~4小时后出现，多数为低热，持续数小时自行消退。一般用药2~4日后即不再有发热反应。其他不良反应有疲劳、不适、头痛、肌痛、关节痛、食欲不振、恶心。可有粒细胞减少和血小板减少，一般为一过性和可逆性，能自行恢复。如不良反应严重，患者不能忍受时，应减少剂量或停药，并给予对症治疗。

剂型规格 注射剂：每支100万IU。

重组人白介素-11
Recombinant Human Interleukin-11

别名 迈格尔，巨和粒，吉巨芬，依星 rhIL-11

作用用途 本品是采用基因重组技术生产的一种促血小板生长因子，可直接刺激骨髓造血干细胞和巨核祖细胞的增殖，诱导巨核细胞的成熟分化，增加体内血小板的生成，从而提高血液血小板计数，而血小板能无明显改变。适用于实体瘤和白血病放、化疗后血小板减少症的预防和治疗及其他原因引起的血小板减少症的治疗。

用法用量 皮下注射：推荐剂量为 25～50μg/kg 体重，于化疗结束后 24～48 小时起或发生血小板减少症后皮下注射，每日 1 次，一般 7～14 天为一疗程。轻度血小板减少症剂量可调整为 12.5μg/kg 体重。血小板计数恢复后应及时停药。

注意事项 ①对本品过敏者禁用。②肿瘤化疗患者应在化疗后使用，不宜在化疗前或化疗中使用。③器质性心脏病患者，尤其充血性心衰及心房纤颤、心房扑动病史的患者慎用。④使用期间应注意毛细血管渗漏综合征的监测。⑤使用本品时应定期检查血象。⑥本品有轻中度不良反应，如水肿、头痛、发热、心悸等，停药后即迅速消失。⑦应在 2～8℃ 存放。

剂型规格 注射剂：每支 600 万 IU；1200 万 IU。每 800 万 IU 相当于 1mg。

重组人生长激素
Recombinant Human Growh Hormone

别名 安苏萌，分泌型基因重组人生长素 rhGH，金磊，赛增，思真，珍怡，海亡元，rhGH

作用用途 本品能促进全身蛋白质合成，纠正手术等创伤后的负氮平衡状态，刺激免疫球蛋白合成，刺激淋巴样组织、巨噬细胞和淋巴细胞的增殖，增强抗感染能力，刺激烧创面及切口胶原细胞、巨噬细胞分裂增殖，加速伤口愈合。皮下、肌内注射给药效果相同，血浆浓度在注射 3～5 小时达到最高峰，半衰期为 2～3 小时。肝、肾清除，成人快于儿童，尿中排泄未经代谢的 GH 极其微量。血液循环中几乎都与高亲和力的 GH 结合蛋白结合在一起，使其在血液中的半衰期延长。适用于各种原因引起的人生长激素缺乏致生长缓慢、身材矮小；以及手术、创伤、烧伤、严重感染和慢性消耗性疾病患者，注射本品可逆转机体的负氮平衡，加速伤口愈合。

用法用量 皮下或肌内注射：使用前将冻干的本品用附带的注射用水溶解，注意应使注射用水缓慢地注入药品，以减少溶解过程中泡沫的产生。本品全部溶解需 2 分钟，在此期间切记剧烈震荡。①外科手术、创伤，推荐剂量为每日 4.5～10IU，每个疗程 7～10 日。②烧伤：开始剂量宜低，每日 0.1IU/kg 体重，患者耐受，血糖控制良好后逐渐增加用量。常用剂量每日 0.2～0.4IU/kg 体重，每个疗程 2～4 周。③术后呼吸衰竭，推荐剂量，每日 0.1～0.4IU/kg 体重，每个疗程 3～7 周。

注意事项 ①有肿瘤进展症状的患者慎用。②对由脑瘤造成生长激素缺乏的患者或有颅内伤病史的患者，必须注意观察潜在疾病进展及复发的可能性。③对糖尿病患者可能要调整降糖药物的剂量。④由于生长激素可导致过度胰岛素状态，因此，必须注意患者是否有葡萄糖耐量降低的现象。⑤请勿过量用药，一次注射过量的生长激素可导致低血糖，继之出现高血糖。⑥本品应在有丰富临床经验医师指导下使用。⑦常见注射部位一过性局部疼痛、发红、发麻及肿胀等。⑧体液潴留的症状有周围水肿、关节痛、肌痛等。⑨在治疗开始后，上述不良反应发生较早，且多能耐受。⑩本品应在 2～8℃ 保存，配成的药液，可置于 2～8℃ 冰箱中保存 72 小时。

剂型规格 注射剂：每支 4.5IU（1.7mg）或 10IU（3.7mg）。

转移因子
Transfer Factor

别名 正常人白细胞转移因子，TF

作用用途 本品为免疫增强剂，是健康人白细胞提取的一种多核苷酸肽，可将供体的细胞免疫信息转给受体，并使受体的淋巴细胞增敏，以获得供者的特异和非特异性细胞免疫功能，从而提高免疫缺陷患者免疫功能，改善患者的感染情况。用于白血病、肝癌、肺癌等恶性肿瘤的辅助治疗，也可用于乙型脑炎、病毒性心肌炎、白色念珠菌病及带状疱疹等难治性感染和免疫缺陷病。

用法用量 肌内注射：每次 2ml，每周 1～2 次，1 个月后改为每 2 周 1 次。

注意事项 ①细胞免疫功能亢进性疾病患者和脏器移植患者禁用。慢性活动性肝炎患者慎用。②注射部位常有酸、胀、痛感，个别人可出现皮疹、发热，偶有肝功能损害加重、淋巴增殖等。③本品宜低温冰冻保存。

剂型规格 注射剂：每支 1IU；2IU；3IU；4IU。1IU 相当于 $5×10^9$～$10×10^9$ 白细胞提取物。

乌苯美司
Ubenimex

别名 百士欣，抑氨肽酶 A，抑氨肽酶素，优必尼美，由必尼美，Bestafin，Bestatin，Ubenimexum

作用用途 本品为免疫调节药和抗肿瘤药，是在放线菌橄榄网状链霉素培养液中发现的二肽，能竞争性抑制氨基肽酶 B 和亮氨酸氨基肽酶。本品通过增强 T 细胞的功能、增加集落刺激因子（CSF）的合成，增强免疫功能并促进骨髓细胞的再生及分化。口服吸收迅速，1 小时后血药浓度达峰值。临床用于癌症化疗、放疗的辅助治疗，增强免疫功能，还用于白血病、多发性骨髓瘤、骨髓增生异常综合征及造血干细胞移植后，也用于其他实体瘤以及老年性免疫功能缺陷等。

用法用量 口服：每日 30mg，早晨空腹顿服或分 3 次服用。症状减轻或长期服用时，可一周服用 2～3 次，10 个月为一疗程。

注意事项 ①婴幼儿、哺乳期妇女、孕妇慎用。②不良反应有皮疹、瘙痒、恶心、呕吐、腹泻、头痛、麻木感等，个别可出现血清天门冬氨酸氨基转移酶（AST）一过性轻度升高。③本品一日总量不宜超过200mg，以避免T细胞减少。

剂型规格 ①片剂：每片10mg。②胶囊剂：每粒10mg；30mg。

复可托
Fuketuo

别名 体活素

作用用途 本品是采用生物工程技术从健康新鲜猪脾中提取精制的冻干粉末。主要成分为肽及核苷酸类复合物。本品能增强免疫功能，作用迅速，生物效应维持时间长，其获得性免疫不产生抗原抗体反应，口服吸收较好。主要用于治疗细胞免疫功能低下、免疫缺陷和自身免疫功能紊乱性疾病、恶性肿瘤患者的放疗化疗、乙型肝炎、反复呼吸道感染、支气管哮喘、肺结核、腮腺炎、复发性扁桃体炎、口腔溃疡、过敏性鼻炎、病毒性心肌炎、带状疱疹、类风湿、牛皮癣、红斑狼疮、流感等的治疗和预防。

用法用量 口服：每次1~2支，每支用10ml凉开水溶解后口服，隔日或每日1次，1个月为一疗程。慢性肝炎、红斑狼疮及肿瘤放、化疗患者等需3个疗程以上或遵医嘱。

注意事项 禁与热的饮料、食品同服，以免影响疗效。

剂型规格 粉剂：每支2mg。

角鲨烯胶丸
Squalene Capsules

别名 福尔丁角鲨烯，海力生，Faulding Squalene

作用用途 本品具有生物氧化还原作用，可提高能量的效率，从而增强机体的耐力，改善心功能，并增加体内铜蓝蛋白与转铁蛋白水平，提高超氧化物歧化酶与乳酸脱氢酶的活性。同时还具有类似红细胞样摄取氧的功能，生成活化的氧化鲨烯，随血液被运输到机体末端细胞，增加机体组织的利用能力，促进肝脏功能与胆汁分泌，从而增进食欲，对缺氧性疾病有防治作用。用于各种缺氧性疾病、心脏病、肝炎和癌症的防治，防止癌转移，用于强化体质，消除疲劳，促进生长，提高机体的免疫功能等。

用法用量 口服：每次0.5g，每日2次，早晚空腹服用。

注意事项 未见明显的不良反应。

剂型规格 胶囊剂：每粒0.25g。

葡萄糖酸锌
Zinc Gluconate

别名 星感灵，星瑞灵

作用用途 本品在体内解离成锌离子和葡萄糖酸，参与核糖核酸和脱氧核糖核酸的合成，可促进伤口愈合，促进生长，促进体内含锌酶的功能。主要用于缺锌引起的生长发育迟缓、营养不良、游走性舌炎、口腔溃疡、小儿厌食症、各种皮肤痤疮，可提高机体免疫功能，并延缓衰老。

用法用量 口服：①治疗小儿厌食症，每次1~2mg/kg体重，每日2次，饭后服。②治疗皮肤痤疮，每次25mg，每日2次，饭后服。3周为1疗程，每疗程间停药1周。③治疗复发性口腔溃疡，每次25mg，每日2次，饭后服。1~2周为1疗程。

注意事项 ①少见恶心、胃不适、便秘、腹痛、过敏性皮疹等。②不宜空腹或过量服用，过量会影响铜、铁离子代谢。③禁止与四环素、纤维素和植物酸盐、青霉胺等同时服用。

剂型规格 ①片剂：每片5mg；10mg。②胶囊剂：每粒25mg。③溶液剂：每支10mg（10ml）。

左旋咪唑
Levamisole

别名 左咪唑，L-Tetramisol

作用用途 本品可促使受到抑制、功能低下的T细胞与吞噬细胞的功能恢复到正常水平，故也可称为免疫恢复剂。用于原发性免疫缺陷病、儿童复发性和慢性感染等；也可用于肺癌、乳腺癌、多种自身免疫性疾病及呼吸道感染等。

用法用量 口服：①自身免疫性疾病，每次50mg，每日3次，连服3日，停药7日，一疗程为6个月；儿童，每日0.8~1mg/kg体重，分2次服。②类风湿性关节炎，每次50mg，每日2~3次，连服6个月以上。

注意事项 ①肝炎活动期患者禁用，孕妇、肝肾功能异常者慎用。②用药剂量应随病情增减，因剂量过大有免疫抑制作用。③用药期间应定期检查血象，出现异常时停服。④不良反应有胃肠反应、流感样症状，以及肝损害、白细胞减少、血小板减少及皮疹、剥脱性皮炎等。

剂型规格 片剂：每片15mg；25mg；50mg。

异丙肌苷
Inosine Pranobex

别名 Anavir, Imunovir, Inosiplex, Isoprinosine, Isoviral, Methisoprinol

作用用途 本品为肌苷与乙酰胺基苯甲酸二甲胺基异丙醇酯以1:3组成的复合物。本品可增加有丝分裂因子所致的增殖，可增加抗体或淋巴激活素的生长，从而兼有抗病毒作用与免疫调节作用。用于病毒感染性疾病，如病毒性肝炎、疱疹病毒角膜炎、自身免疫性疾病、艾滋病、亚急性硬化性全脑炎、多发性口角炎、局灶性生殖器的治疗。也常用于肿瘤患者的免疫功能调节。

用法用量 口服：每次1~1.5g，每日2~3次。

注意事项 本品毒性低，每日 8g，连服 7 年无明显副作用，仅在吞咽大量药片时有短暂的恶心等。

剂型规格 片剂：每片 0.5g。

甘露聚糖肽
Manatide

别名 多抗甲素，多康佳，Polyactina

作用用途 本品是由正常人咽喉分离的甲型溶血性链球菌 33#株的深层培养液中经乙醇提取得到的一种 α-甘露聚糖肽，其蛋白质含量为 4.5%～6.2%，含有 14 种氨基酸，分子量为 717000。对人和动物的淋巴细胞有直接激活效应，能促进胸腺淋巴细胞分化和增殖，促进机体的抗肿瘤免疫功能；能激活吞噬细胞，使白细胞生成增加，促进补体生成，促进白细胞介素的生成，提高骨髓造血功能。可用于免疫功能低下、反复呼吸道感染、白细胞减少症和再生障碍性贫血及肿瘤治疗的佐剂。也可用于宫颈糜烂、黏膜溃疡等。

用法用量 口服：每次 5～10mg，每日 3 次，4～6 周为 1 个疗程。儿童用量酌减，或遵医嘱。

注意事项 ①少数患者可出现发热、心慌等不良反应。②本品在临床使用中，有致患者死亡的报道。要严格按说明书用药，加强用药后观察，如发现异常情况及时对症处理。

剂型规格 ①片剂：每片 5mg。②溶液剂：1%，每支 5mg（5ml）；10mg（10ml）。

匹多莫特
Pidotimod

别名 万适宁，普利莫

作用用途 本品是一种能调节细胞免疫功能的全合成免疫刺激药。临床用于治疗细胞免疫功能低下，对上、下呼吸道反复感染（咽炎、气管炎、支气管炎、扁桃体炎）、耳鼻喉反复感染（鼻炎、鼻窦炎、耳炎）、泌尿系统感染、妇科感染等患者，作为抗菌治疗的辅助用药，可起到缩短病程、减轻病症的作用；也可用于预防发病。

用法用量 口服：成人，急性期，每次 800mg，每日 2 次，共 2 周，以后每次 800mg，每日 1 次，至少 60 日或遵医嘱；预防期，每次 800mg，每日 1 次，至少 60 日或遵医嘱。儿童，急性期，每次 400mg，每日 2 次，共 2 周或遵医嘱；预防期，每次 400mg，每日 1 次，至少 60 日或遵医嘱。

注意事项 ①妊娠头三个月的妇女应慎用。既往有严重过敏史者慎用。②因食物会影响药物吸收，故服药与进食应隔开一段时间。

剂型规格 溶液剂：每支 400mg（7ml）。

益康升血肽
Eakan Forming Blood Peptide

作用用途 本品含有氨基酸组成的低分子肽、人体必需的游离氨基酸、微量元素，为天然细胞调节剂，可增强细胞免疫功能；促进骨髓造血功能，升高白细胞，增强体质。适用于自身免疫功能降低或失调引起的疾病，如各种肿瘤患者因化疗、放疗引起的白细胞减少，肝硬化、脾功能亢进引起的白细胞减少及不明原因的白细胞减少症、血象降低症；以及妇科、皮肤科、某些慢性炎症溃疡和手术后粘连。

用法用量 肌内注射：每次 2～4ml，每日 1 次。10 日为 1 疗程；每疗程之间间隔 1 周。

注意事项 出现浑浊时不得使用。

剂型规格 注射剂：每支 2ml。

聚肌苷酸-聚胞苷酸
Polyinosinic Acid-Polycytidylic Acid

别名 聚肌胞苷酸，聚肌苷酸胞嘧啶核苷酸

作用用途 本品能高效诱导干扰素的作用，抑制已感染的病毒的复制，另外还能加强吞噬细胞活性、改善机体免疫功能。临床适用于慢性病毒性肝炎、疱疹、扁平疣、寻常疣、病毒性角膜炎等。

用法用量 肌内注射：每次 2mg，3 日 1 次，或遵医嘱。

注意事项 ①孕妇禁用。②注射本品后偶见发热反应。

剂型规格 注射剂：每支 2mg（2ml）。

抑氨肽酶 B
Bestatin

别名 苯丁亮氨酸

作用用途 本品为细胞膜表面抑制剂，可抑制细胞膜表面的氨肽酶和亮氨酸氨肽酶的活性。加速 T 淋巴细胞的 DNA 合成，促进 T 淋巴细胞的分化增殖，并增强 T 淋巴细胞。本品配合手术切除、化疗、放射治疗等手段治疗恶性肿瘤。

用法用量 口服：每日 30mg，分 2～3 次服用。最大剂量每日 100mg。

注意事项 未发现有明显毒副作用。

剂型规格 片剂：每片 10mg。

马蔺子素
Irisquinone

别名 安卡

作用用途 本品是从中药马蔺子中提取的有效成分，具有显著的放疗增敏及抗癌作用，并可增强免疫功能。口服后迅速吸收，并分布在瘤体、肺及胸腺等部位，大部分经粪排泄，尿中排泄约 1/3。临床用于肺、食管、头颈部肿瘤的放疗增敏作用。

用法用量 口服：成人，每日 3～4 粒，分 2～3 次给药。小儿酌减。

①部分患者有恶心、呕吐、腹泻等胃肠道反应，如若反应较重者可减量用药或对症治疗，饭后服可减轻胃肠道反应。②本品应在放疗前 2~3 日开始服用，连续用至放疗结束。

剂型规格 胶囊剂：每粒 55mg。

刺五加
Ciwujia

作用用途 本品可调节机体紊乱的功能并使趋于正常，增加机体的非特异性抵抗力。适用于慢性气管炎、神经衰弱、性功能减退、身体虚弱及化疗与放疗引起的白细胞减少等。

用法用量 口服：每次 2~3 片，每日 3 次。

注意事项 未发现明显不良反应。

剂型规格 ①片剂：每片相当于生药 3g。②胶囊剂：每粒相当于生药 3g。

植物血凝素
Phytohemagglutinin

别名 植物血细胞凝集素，PHA

作用用途 本品能激活小淋巴细胞转化为淋巴细胞，继而分裂增殖，释放淋巴因子，并能提高巨噬细胞的吞噬功能。尚能促进骨髓造血功能，使白细胞数上升；对病毒侵袭的细胞有杀伤作用，并有诱生干扰素的作用。用于免疫功能受损引起的疾病，如急性白血病（急淋，急粒）、晚期绒癌及恶性葡萄胎、乳腺癌、肠癌、鼻咽癌、再生障碍性贫血、迁延性肝炎。

用法用量 静脉注射、静脉滴注或肌内注射：①用于肿瘤，每日 20~40mg，溶于 5% 葡萄糖氯化钠注射液 250~500ml 中静脉滴注，或溶于 5% 葡萄糖注射液或 0.9% 氯化钠注射液 40ml 中静脉缓慢注射，也可溶于 0.9% 氯化钠注射液供肌内注射。②用于迁延性肝炎，每日 10~20mg，每日 1 次，静脉滴注，20 日为一疗程。

注意事项 少数患者会出现一过性过敏反应，偶见过敏性休克。

剂型规格 注射剂：每支 10mg。

云芝胞内多糖
Polysaccharide

别名 云星，PS-K

作用用途 本品的抗肿瘤作用与兴奋机体的免疫功能有关；同时还可降低血液黏度和血脂成分，调节胆固醇代谢，增强免疫功能。临床用于放、化疗的辅助治疗，以及肝脏疾病、高血压、冠心病的辅助治疗。

用法用量 口服：每次 2 粒，每日 2~3 次。

剂型规格 胶囊剂：每粒 0.37g。

灵孢多糖
Polysacharidum of G. Lucidum Karst

别名 肌生注射液

作用用途 本品主要成分为赤芝孢子粉经提取后制得的无菌注射液。本品有调整自主神经功能、改善微循环、增强机体免疫力等作用。适用于治疗神经官能症、多发性肌炎、皮肌炎、萎缩性肌强直与进行性肌营养不良以及因免疫功能所致的各种疾病。

用法用量 肌内注射：每次 2ml，每日 1 次。每 1~3 个月为一疗程或遵医嘱。

注意事项 ①个别患者有过敏反应。②药液出现浑浊或沉淀不宜使用。③孕妇、哺乳期妇女的用药安全性尚不明确。

剂型规格 注射剂：每支 2ml，含 4.5mg。

人参多糖
Ginseng Polysacchride Injection

别名 亿美奇，癌得安注射液

作用用途 本品由从人参中提纯的酸性杂多糖，即人参多糖组成，主要含半乳糖醛酸、半乳糖、阿拉伯糖、鼠李糖、木糖及 17 种氨基酸等。能增强机体免疫力，激活 NK 细胞活性；增加淋巴细胞转化率，抑制及杀伤肿瘤细胞；保护骨髓造血功能，升高白细胞及血小板。提高肝脏细胞吞噬功能，促进损伤肝组织的恢复。对应激性胃溃疡、消炎痛型、醋酸型和结扎胃幽门型溃疡有一定抑制作用。具有保肝、护肝、促进损伤肝组织恢复及促进细胞免疫的双重作用，降低谷丙转氨酶。用于各种恶性肿瘤放、化疗的综合配合治疗，急慢性肝炎及各种肝损伤、慢性感染及免疫性疾病等，亦可单独使用。

用法用量 肌内注射：每次 4ml，每日 2 次。肿瘤患者 30 天为一疗程，其他疾病 15~20 天为一疗程，效果随疗程增加而提高。

注意事项 ①对本品过敏者禁用。②长期注射，可出现局部红、肿等反应。

剂型规格 注射剂：每支 12mg。

蛹虫草菌粉胶囊
Yangchongcaojunfen Jiaonang

别名 欣科奇

作用用途 本品为胶囊剂，内容物为浅棕色蛹虫草菌粉。具有补肺益肾、镇咳祛痰、解除支气管平滑肌痉挛的作用。用于证属肺气虚、肾阳虚、咳声无力、少量咯痰、自汗、形寒肢冷的慢性支气管炎迁延期者。

用法用量 口服：每次 4 粒，每日 3 次。一疗程 2 个月。

注意事项 ①慢性支气管炎急性期患者忌用。过敏者忌用。②感冒发热病人不宜服用。

至灵胶囊
Zhiling Jiaonang

作用用途 本品是从灌丛草甸中的新鲜冬虫夏草中分离出的一种真菌，经现代生物工程技术制成的菌丝体制剂。本品具有补肺益肾功能，用于肺肾两虚所致咳喘、浮肿等症，亦可用于各类肾病、慢性支气管哮喘、慢性肝炎及肿瘤的辅助治疗。

用法用量 口服：每次 2~3 粒，每日 2~3 次，或遵医嘱。

注意事项 本品不良反应及禁忌证等尚不明确。

剂型规格 胶囊剂：每粒 0.25g。

螺旋藻
Luoxuanzao

别名 蓝藻

作用用途 本品含有多种人体所需的氨基酸、γ-次亚麻酸、微量元素、维生素、矿物质等。本品能有效地促进骨髓造血功能，维持放、化疗过程中白细胞及红细胞、血小板、血色素水平的稳定，增强人体免疫力，降低血脂及胆固醇，预防和延缓动脉粥样硬化，保护免疫器官，并有抗辐射等作用。适用于放、化疗的患者、白细胞水平低下者、高血脂、高血压、肝炎、慢性消化性疾病（如慢性胃炎，胃及十二指肠溃疡）、胰腺炎、贫血、糖尿病、营养不良、病后体弱者。对便秘、痔疮、青光眼、老年性白内障、气管及支气管喘息、风湿病、慢性肾功能不全等均有疗效。

用法用量 口服：每次 2~4 粒，每日 3 次，或遵医嘱。

剂型规格 胶囊剂：每粒含螺旋藻精粉 350mg。

肾衰宁
Shenshuaining

作用用途 本品是由太子参、大黄、红花、甘草、丹参、牛膝等中药经提取而制成的复方制剂。本品可调节免疫功能，使之保持正常；临床用于多种病因所致慢性肾功能不全；可快速有效降低血尿素氮、肌酐；改善和保护肾功能，改善肾性贫血，减少血液透析次数。

用法用量 口服：每次 4~6 粒，每日 3~4 次，45 日为一疗程。

注意事项 ①服药期间，慎用植物蛋白类食物，如豆类相关食品。②服药后大便每日 2~3 次为宜，超过 4 次者需减量服用。

剂型规格 胶囊剂：每粒 0.35g。

得力
Deli

作用用途 本品采用拟黑多刺蚁为原料，经提取精制而成的胶囊制剂。含有 27 种氨基酸，28 种微量元素，维生素 B$_1$、维生素 B$_2$、维生素 B$_{12}$、维生素 E 等，是一种治补兼优的新型昆虫类药物。本品具有明显的壮阳补肾作用，有明显的增强细胞免疫和体液免疫的功能。本品所含微量元素，能够清除自由基，对病理免疫反应有明显的抑制作用。还具有安神益智、镇痛消炎、活血化瘀、护肝、抗应激等功效。适用于阳萎、早泄、性功能减退、失眠健忘、头晕目眩、精神萎靡、口淡、心悸、神疲乏力、胃纳不振、腰膝酸软、尿有余沥等。

用法用量 口服：每次 2~4 粒，每日 3 次。

剂型规格 胶囊剂：每粒 500mg。

第二十三章　解毒药及消毒、防腐药

第一节　解　毒　药

解毒药是一类能直接对抗毒物或解除毒物引起的毒性反应的药物，根据其作用特点，解毒药可分为非特异性和特异性两类，前者主要指催吐剂、活性炭、导泻剂及利尿剂，后者是一类专一性较强的药物。

一、金属中毒解毒药

谷胱甘肽
Glutathion

别名　阿拓莫兰，古拉定，还原型谷胱甘肽，泰特，得视安，绿汀诺，乃奇安，去白障，依土安，益视安，Agifutol，Glutathione，Reduced，TAD，Tathion

作用用途　谷胱甘肽是甘油醛磷酸脱氢酶的辅基，又是乙二醛酶及磷酸丙糖脱氢酶的辅酶，参与体内三羧酸循环及糖代谢，使人体获得高能量。①解毒：对丙烯腈、氟化物、一氧化碳、重金属及有机溶剂等的中毒均有解毒作用。对红细胞膜有保护作用，故可防止溶血，从而减少高铁血红蛋白。②对某些损伤的保护作用：由于放射线治疗，放射性药物或由于使用抗肿瘤药物所引起白细胞减少症以及由于放射线引起的骨髓组织炎症，本品均可改善其症状。③保护肝脏：能抑制脂肪肝的形成，也能改善中毒性肝炎和感染性肝炎的症状。④抗过敏：能纠正乙酰胆碱、胆碱酯酶的不平衡，从而消除由于这种不平衡所引起的过敏症状。⑤改善某些疾病的症状：对缺氧血症的不适，恶心、呕吐、瘙痒等症状以及由于肝脏疾病引起的其他症状，本品均有改善作用。⑥防止皮肤色素沉着：本品可防止新的黑色素形成并减少其氧化。⑦眼科疾病：可抑制晶体蛋白质巯基的不稳定，因而可以抑制进行性白内障及控制角膜及视网膜疾病的发展等。

用法用量　①**口服**：成人，每次 50～100mg，每日 1～3 次。应随年龄及症状适当增减。②**肌内注射**：每日 300～600mg，一般每 30 日为一疗程。③**静脉滴注**：化疗患者：一般首次给药 $1.5g/m^2$，溶于 100ml 生理盐水中静滴，于给化疗药物前 15 分钟内滴注完。第 2～5 日肌内注射每日 600mg。其他疾病：如低氧血症，可将 $1.5g/m^2$ 本品溶于 100ml 生理盐水中静滴，病情好转后肌内注射每日 300～600mg 维持。④**滴眼**：每次 1～2 滴，每日 3～5 次。

注意事项　①偶有皮疹等过敏症状，此时应停药。②偶有食欲不振、恶心、呕吐、胃痛等症状。③本品注射时不得与维生素 B_{12}、维生素 K_3、泛酸钙、乳清酸、抗组胺制剂、磺胺制剂及四环素制剂混合使用。应在包装所注明的使用期限内使用。室温避光保存。

剂型规格　①片剂：每片 50mg；100mg。②注射剂：每支 50mg；300mg；600mg。③滴眼剂：2%。

依地酸钙钠
Calcium Disodium Edetate

别名　依地钙，乙二胺四乙酸二钠钙，Calcium Disodium Versenate，EDTA Ca-Na₂，EDTA Na-Ca

作用用途　本品能与多种金属结合成为稳定而可溶的络合物，由尿中排泄，故用于一些金属的中毒，尤其对无机铅中毒效果好（但对四乙基铅中毒无效），对钴、铜、铬、镉、锰及放射性元素（如镭、钚、铀、钍等）均有解毒作用，但对锶无效。本品胃肠道吸收差，不宜口服给药。静脉注射后在体内不被破坏，迅速自尿排出，1 小时内排出 50%，24 小时排出 95% 以上。仅少量通过脑屏障。依地酸或依地酸钠由于易与钙结合，静脉注射时（特别在静脉注射速度快时）能使血中游离钙浓度迅速下降，严重者引起抽搐甚至心脏停搏，因此不作为金属解毒剂。本品与汞的络合力不强，很少用于汞中毒的解毒。

用法用量　①**口服**：成人，每次 1～2g，每日 2～4 次。②**静脉滴注**：每次 0.5～1g，每日 2 次，用生理盐水或 5%～10% 葡萄糖注射液稀释成 0.25%～0.5% 浓度，总剂量不宜超过 30g。③**肌内注射或皮下注射**：每次 0.2～0.5g，每日 2 次，每次加 2% 奴夫卡因 2ml。④**局部用药**：0.5% 溶液于每日早晨作电离子透入 1 次，然后每 0.5～1 小时滴眼 1 次，每晚结膜下注射 1 次，治眼部金属异物损害。一般以连用 3 日休息 4 日为一疗程，注射一般可连续 3～5 个疗程。必要时，可间隔 3～6 个月再重复。以静脉滴注疗效最高。

注意事项　①部分患者可有短暂的头晕、恶心、关节酸痛、腹痛、乏力等反应。②大剂量时可有肾小管水肿等，用药期间应注意查尿，若出现管型蛋白、红细胞、白细胞甚至少尿或肾功能衰竭等，应立即停药，停药后可逐渐恢复正常。③如静脉注射过快，血药浓度超过 0.5% 时，可引起血栓性静脉炎。④个别患者注入 4～8 小时后可出现全身反应，症状为疲乏无力、过度口渴、突然发热及寒战，继以严重肌痛、前头痛、食欲不振等。也有报道出现类组胺反应和维生素 B₆ 缺乏样皮炎者。⑤对铅脑病的疗效不高，与二巯基丙醇合用可提高疗效和减轻神经症状。治疗铅脑病及脑压增高时，应避免给予过多水分。可由肌内注射给药，同时给予甘露醇等脱水剂。

剂型规格 ①片剂：每片 0.5g。②注射剂：每支 0.2g（2ml）；1g（5ml）。

青霉胺
Penicillamine

别名 D-盐酸青霉胺，D 青霉胺，盐酸青霉胺，D-Penicillamine Hydrochloride

作用用途 本品为青霉素的代谢产物，是含有巯基的氨基酸，对铜、汞、铅等重金属离子有较强的络合作用。形成稳定的可溶性复合物并由尿排出。广泛用于肝豆状核变性病。用药后，可使尿铜排出增加 5~20 倍，症状也可改善，作用比二巯丙醇强，对铅、汞中毒亦有解毒作用，但不及依地酸钙钠及二巯丙磺钠效果好。本品用于治疗重金属中毒、肝豆状核变性、胱氨酸尿症。也可用于其他药物治疗无效的严重活动性类风湿性关节炎。也可治疗结缔组织病如硬皮病、多发性肌炎、肺纤维化、慢性肝炎等。滴眼液用于石灰等碱烧伤、病毒性角膜溃疡及角膜水肿等。

用法用量 (1)口服：①治疗肝豆状核变性病，每日 20~25mg/kg 体重，长期服用。症状改善后可间歇给药。②铅、汞中毒，每日 1g，分 4 次服，5~7 日为一疗程。停药 2 日开始下一疗程，一般可用 1~3 个疗程。③免疫性疾病，每日 1.5~1.8g，分 3~4 次服，可用 6 个月以上，以上均宜空腹服用。(2)滴眼：每次 1~2 滴，每 1~2 小时 1 次。

注意事项 ①对肾脏有刺激，可出现蛋白尿及肾病综合征，故用药时应经常检查尿蛋白。肾脏疾病患者忌用。②用前应做青霉素皮试。③偶可引起头痛、咽痛、乏力、恶心、腹泻等反应。还可出现发热、皮疹、白细胞减少、血小板减少。④长期服用，可引起视神经炎（由于抗吡哆醛所致，可用维生素 B₆ 治疗）。

剂型规格 ①片剂：每片 100mg；125mg；250mg。②胶囊剂：每粒 125mg；250mg。③滴眼剂：每支 417mg（15ml）。

二巯丙醇
Dimercaprol

别名 巴尔，二巯基丙醇，双硫代甘油，BAL，Dimercaptopropanol

作用用途 本品因分子中具有两个活性巯基，与金属亲和力大，能夺取已与组织中酶系统结合的金属，形成不易离解的无毒性络合物而由尿排出，使巯基酶恢复活性，从而解除金属引起的中毒症状。这是一种竞争性解毒剂，因此必须及早并足量使用。当大量重金属中毒或解救过迟时疗效不佳。由于形成的络合物可有一部分逐渐离解出二巯丙醇并很快被氧化，游离的金属仍然能引起中毒，因此必须反复给予足够量，使游离的金属再度与二巯丙醇相结合，直至排出为止。肌内注射后 30 分钟，血药浓度达最高峰，吸收与解毒于 4 小时内完成，经肾排出。对砷、汞及金的中毒有解救作用，但治疗慢性汞中毒效果差。对锑中毒的作用因锑化合物的不同而异，它能减轻酒石酸锑钾的毒性而能增加锑波芬与新斯锑波散等的毒性。能减轻镉对肺的损害，它能影响镉在体内的分布及排出，增加了它对肾脏的损害，故使用时要注意掌握。它还能减轻发泡性砷化合物战争毒气所引起的损害。

用法用量 肌内注射：2.5~4mg/kg 体重，前两日每 4~6 小时 1 次，第三日每 6~12 小时 1 次，以后每日 1 次，7~14 日一疗程。

注意事项 ①对肝、肾有损害，肝、肾功能不良应慎用。碱化尿液可以减少络合物的离解而减轻肾损害。②有恶心、头痛、流涎、腹痛、口咽部烧灼感、视物模糊、手麻等反应。③有收缩小动脉作用，可使血压上升，心跳加快，大剂量能损伤毛细血管，而使血压下降。

剂型规格 注射剂：每支 0.1g；0.2g。

二巯丁二钠
Sodium Dimercaptosuccinate

别名 二巯琥珀酸钠，二巯琥钠，DMS

作用用途 本品分子中有两个活性巯基，与金属亲和力大，能夺取已与组织中酶系统结合的金属，形成不易离解的无毒性络合物而由尿排出，从而解除金属引起的中毒症状。从血液中消失快，4 小时排出 80%。用于治疗锑、铅、汞、砷的中毒及预防镉、钴、镍中毒，对肝豆状核变性病有驱铜及减轻症状的效果。

用法用量 ①肌内注射：每次 0.5g，每日 2 次。②静脉注射：急性中毒，用 10~20ml 注射用水稀释，首次 2g，以后每次 1g，每小时 1 次，共 4~5 次。亚急性中毒，每次 1g，每日 2~3 次，共 3~5 日。慢性中毒，每次 1g，每日 1 次，5~7 日为 1 疗程，可间断用 2~3 疗程。

注意事项 ①有口臭、头痛、恶心、乏力、四肢酸痛等反应。②水溶液现用现配，如呈土黄色或混浊则不可用。③肌内注射时为防止疼痛可加 2% 普鲁卡因 2ml，且应先做皮试。

剂型规格 注射剂：每支 0.5g；1.0g。

喷替酸
Pentetic Acid

别名 促排灵，二乙撑三胺五醋酸，五醋三胺

作用用途 本品静脉注射后可增加钚的尿排出量达 50~100 倍。本品口服不易吸收，注射后 2 小时自尿中排出 40%，34 小时基本完全排出。本品用于铅、铁、

钴、锌、铬中毒。治疗铀、锶、钚、钇等放射性元素对机体的损伤。

用法用量 ①静脉滴注：每日 0.5~4g，溶于生理盐水或葡萄糖注射液中，剂量可由小到大，每周 2~3 次，间歇应用效果较好。②肌内注射：每次 0.25~0.5g，每日 2 次，3 日为一疗程。

注意事项 ①肾功能减退者禁用。②可引起轻度头昏、恶心、食欲不振、无力、皮炎等，大剂量可引起腹泻。

剂型规格 注射剂：每支 0.25g；0.5g；1g。

二、有机磷中毒解毒药

碘解磷定

Pralidoxime Iodide

别名 碘磷定，解磷定，派姆，α-Aldoxime，Methiodide，PAM，Pyridine

作用用途 本品在体内能与磷酰化胆碱酯酶中的磷酰基结合，而使其中胆碱酯酶游离，恢复其水解乙酰胆碱的活性，故又称胆碱酯酶复活剂。碘解磷定尚能与血中有机磷酸酯类直接结合，成为无毒物质由尿排出。中毒早期用药效果较好，治疗慢性中毒则无效。对有机磷的解毒作用有一定选择性。如对 1605、1059、特普、乙硫磷效果较好；而对敌敌畏、乐果、敌百虫、马拉硫磷的效果较差或无效。对二嗪农、甲氟磷、丙胺氟磷及八甲磷中毒则无效。对轻度有机磷中毒，可单独应用本品或阿托品以控制症状；中度、重度中毒时则必须合并应用阿托品，因对体内已蓄积的乙酰胆碱几无作用。静脉给药后，血中很快达到有效浓度，大剂量时还能通过血脑屏障进入脑组织。由肾很快排出，无蓄积中毒现象。

用法用量 静脉注射、静脉滴注：①治疗轻度中毒：成人，每次 0.4g，以葡萄糖注射液或生理盐水稀释后静脉滴注或缓慢静脉注射。必要时 2~4 小时重复 1 次。小儿，每次 15mg/kg 体重。②治疗中度中毒：成人，首次 0.8~1.2g，以后每 2 小时 0.4~0.8g，共 2~3 次；或以静脉滴注给药维持，每小时 0.4g，共 4~6 次。小儿，每次 20~30mg/kg 体重。③治疗重度中毒：成人，首次用 1~1.2g，30 分钟后如无效可再给 0.8~1.2g，以后每小时每次 0.4g。小儿，每次 30mg/kg 体重，静脉滴注或缓慢静脉注射。

注意事项 ①有时可引起咽痛及腮腺肿大，注射过速可引起眩晕、视物模糊、恶心、呕吐、心动过缓，严重者可发生阵挛性抽搐，甚至抑制呼吸中枢，引起呼吸衰竭。②在体内迅速被分解而维持时间短（1.5~2 小时），故根据病情必须反复给药。③在碱性溶液中易水解为氰化物，故忌与碱性药物配伍。④应避光贮存。

剂型规格 注射剂：每支 0.4g（10ml）。

氯解磷定

Pralidoxime Chloride

别名 氯化派姆，氯化吡啶甲肟，氯磷定，消磷定，2-FMPOCL，Chloride Pralidoxime，Combo Pen，DMD-4，PAM-CI

作用用途 本品用于解救多种有机磷酸酯类杀虫剂的中毒。

用法用量 注射用：①一般中毒：每次 0.5~1g，肌内注射或缓慢静脉注射，以后根据临床病情和血胆碱酯酶水平，每 1.5~2 小时可重复 1~3 次。②严重中毒：每次 1~1.5g，肌内注射或缓慢静脉注射，以后根据临床病情和血胆碱酯酶水平，每 1.5~2 小时可重复 1~3 次。国外参考信息：对重度中毒：每次 0.75~1g，用 0.9% 氯化钠注射液 20~40ml 稀释后缓慢静脉注射，30~60 分钟后可重复注射 0.75~1g，以后改为静脉滴注，每小时不得超过 0.5g，视病情应用 4~6 小时左右停药。③儿童：多种有机磷酸酯类杀虫剂的中毒：每次 20mg/kg，肌内注射，用法参见成人。

注意事项 ①用药期间随时测定血胆碱酯酶浓度作为用药监护指标，要求血胆碱酯酶浓度维持在 50%~60%。②本药在碱性溶液中易分解，禁与碱性药物配伍。③本药不含碘，故无碘解磷引起的口苦和腮腺肿胀。④其他不良反应可参见"碘解磷定。"

剂型规格 注射剂：每支 0.25g（2ml）；0.5（2ml）；0.5g（5ml）。

盐酸戊乙奎醚

Penehyclidine Hydrochloride

别名 长托宁

作用用途 本品系新型选择性胆碱药，能通过血脑屏障进入脑内。它能阻断乙酰胆碱对脑内毒蕈碱受体（M 受体）和烟碱受体（N 受体）的激动作用；因此，能较好地拮抗有机磷毒物（农药）中毒引起的中枢中毒症状。同时，在外周也有较强的阻断乙酰胆碱对 M 受体的激动作用；因而，能较好地拮抗有机磷毒物（农药）中毒引起的毒蕈碱样中毒症状。它还能增加呼吸频率和呼吸流量，但由于本品对 M_2 受体无明显作用，故对心率无明显影响；对外周 N 受体无明显拮抗作用。用于有机磷毒物（农药）中毒急救治疗和中毒后期或胆碱酯酶老化后维持阿托品化。

用法用量 肌内注射：根据中毒程度选用首次用量。①轻度中毒 1~2mg，必要时伍用氯解磷定 500~750mg。②中度中毒 2~4mg，同时伍用氯解磷定 750~1500mg。③重度中毒 4~6mg，同时伍用氯解磷定 1500~2500mg。

首次用药 45 分钟后，如仅有恶心、呕吐、出汗、流涎等毒蕈碱样症状时只应用盐酸戊乙奎醚 1~2mg；仅有肌颤、肌无力等烟碱样症状或 ChE 活力低于 50% 时只应用氯解磷定 1000mg，无氯解磷定时可用解磷定代替。如上述症状均有时重复应用盐酸戊乙奎醚和氯解磷定的首次半量 1~2 次。中毒后期或 ChE 老化后可用盐酸戊乙奎醚 1~2mg 维持阿托品化，每次间隔 8~12 小时。

注意事项 ①青光眼患者禁用。②儿童对本类药物较敏感，应慎用；伴有高热的患者更应慎用。③本品对前列腺肥大的老年患者可加重排尿困难，用药时应严密观察。常伴有口干、面红和皮肤干燥等反应。④当用本品治疗有机磷毒物中毒时，不能以心跳加快来判断是否"阿托品化"，而应以口干和出汗消失或皮肤干燥等症状判断"阿托品化"。⑤当本品与其他抗胆碱药（阿托品、东莨菪碱和山莨菪碱等）伍用时有协同作用，应酌情减量。心跳不低于正常值时，一般不需伍用阿托品。

剂型规格 注射剂：每支 1mg（1ml）。

三、氰化物中毒解毒药

亚甲蓝
Methylthioninium Chloride

别名 次甲蓝，美蓝，Methylene Blue，Methylenum，Caeruleum

作用用途 本品为一氧化还原剂。临床使用本品低浓度（1~2mg/kg，1% 溶液 5~10ml）以治疗由亚硝酸盐、氯酸盐、醌类、醌亚胺类、苯胺及硝基苯等所引起的高铁血红蛋白血症；高浓度的本品 5~10mg/kg，1% 溶液 25~50ml 则对血红蛋白起氧化作用。使生成高铁血红蛋白。所以用本品治疗氰化物中毒。小剂量在临床上用于治疗高铁血红蛋白血症（如硝基苯、硝酸甘油、苯胺、非那西丁、伯氨喹啉、肠原性青紫症），注意此时剂量切忌过大，否则会生成高铁血红蛋白而使症状加重。大剂量用于轻度氰化物中毒，并在静脉注射本品后，再给予硫代硫酸钠静脉注射，以使游离的氰离子和已与高铁血红蛋白结合的氰离子结合成硫氰酸盐（毒性仅为氰化物的 1/200）而从尿中排出。大量维生素 C 和葡萄糖对高铁血红蛋白亦有还原作用，故可与本品合用。本品亦可外用于口腔溃疡的涂布。

用法用量 静脉注射：①治疗亚硝酸盐（包括烂白菜及腌渍不好的蔬菜，酸菜等）及苯胺类引起的中毒：1% 溶液 5~10ml，用 25% 葡萄糖注射液 20~40ml 稀释，静脉注射。或口服本品 150~250mg，每 4 小时 1 次。②治疗氰化物中毒：用 1% 溶液 50~100ml 静脉注射，再注入硫代硫酸钠。二者交替使用。

注意事项 ①本品不可作皮下、肌内或鞘内注射，以免造成损害。②静脉注射剂量过大（500mg 时），可引起恶心、腹痛、心前区痛、眩晕、头痛、出汗和神志不清等反应。

剂型规格 注射剂：每支 20mg（2ml）。

硫代硫酸钠
Sodium Thiosulfate

别名 次亚硫酸钠，大苏打，海波，Hypo，Sodium Hyposulfide

作用用途 本品为氰化物的解毒剂，在酶的参与下能和体内游离的（或与高铁血红蛋白结合的）氰离子相结合，使变为无毒的硫氰酸盐排出体外而解毒。此外，尚有抗过敏作用。临床用于皮肤瘙痒症、慢性荨麻疹、药疹和氰化物及砷剂等的中毒。

用法用量 ①洗胃：口服中毒者须用 5% 溶液洗胃，洗后留本品溶液适量于胃内。②静脉注射：抗过敏：每分钟静脉注射 5% 溶液 10~20ml，每日 1 次，10~14 日为一疗程。抢救氰化物中毒：由于本品解毒作用缓慢，须先用作用迅速的亚硝酸钠、亚硝戊酯或亚甲蓝，然后缓慢静脉注射 12.5~25g（25%~50% 溶液 50ml）。

注意事项 ①有头晕、乏力、恶心、呕吐等反应。②静脉注射不宜过快，以免引起血压下降。

剂型规格 ①注射剂：每支 0.32g；0.5g；0.64g。

亚硝酸钠
Sodium Nitrite

作用用途 本品治疗氰化物中毒的机制为使血红蛋白变成高铁血红蛋白，其解毒过程与亚甲蓝同，但作用较强。本品能扩张血管平滑肌，故静脉注射时不能过快，以免引起血压骤降。

用法用量 静脉注射：3% 溶液每次 10~20ml（或 6~12mg/kg），注射速度宜慢（每分钟 2ml）。由于氰离子与细胞色素氧化酶的亲和力稍小于与高铁血红蛋白的亲和力，故本品的用量不可过小，应使患者稍呈青紫，即有相当量的高铁血红蛋白以使其充分与氰离子结合，才能迅速有效地解毒。

剂型规格 注射剂：每支 0.3g（10ml）。

四、有机氟中毒解毒药及其他解毒药

乙酰胺
Acetamide

别名 解氟灵

作用用途 本品为氟乙酰胺（一种有机氟杀虫农药）中毒的解毒剂，具有延长中毒潜伏期、减轻发病症状或制止发病的作用。其解毒机制可能是由于本品的化学结构和氟乙酰胺相似，故能竞争某些酶（如酰胺酶）使不产生氟乙酸，从而消除氟乙酸对机体三羧酸循环的毒性作用。

用法用量 肌内注射：每次 2.5~5g，每日 2~4 次。或每日 0.1~0.3g/kg 体重，分 2~4 次注射。一般连续注射 5~7 日。

注意事项 ①所有氟乙酰胺中毒，包括可疑中毒者，不管发病与否，都应及时给予本品，尤其在早期，应给予足量，危重病例每次可给予 5~10g。②本品 pH 低，刺激性较大，注射可引起局部疼痛，故本品每次量（2.5~5g）需加普鲁卡因 20~40mg 混合注射以减轻疼痛。③本品与解痉药、半胱氨酸合用，效果好。

剂型规格 注射剂：每支 2.5g（5ml）。

去铁胺
Deferoxamine

别名 得斯芬，甲磺酸去铁胺，去铁敏，DFM，DFOM，Desferal，Desferrioxamine，Mesylate

作用用途 本品为一种螯合剂，主要与三价铁离子和三价铝离子形成复合物。对二价离子如 Fe^{2+}、Cu^{2+}、Zn^{2+}、Ca^{2+} 的亲和力降低。由于其螯合特性，无论是游离的，或者与铁蛋白和含铁黄素结合的铁离子，去铁胺均能与之结合，形成铁胺复合物。去铁胺还可动员组织结合铝，并与之螯合，形成铝胺复合物。由于铁胺与铝胺这两种复合物可完全排出，去铁胺能促进铁和铝从小便和粪便中排泄，并因此减少铁和铝在器官的病理性沉积。单一铁螯合物用于治疗慢性铁负荷过重（例如输血引起的含铁血黄素沉积症，重度地中海贫血和慢性贫血；特发性血色素沉着的患者，其病症妨碍进行静脉切开；迟发性皮肤卟啉症而不能承受静脉切开术者）、急性铁中毒、持续透析的肾病患者铝超负荷（例如铝相关的骨疾患和脑病）、诊断铁和铝超负荷。

用法用量 （1）**肌内注射**：①用于铁中毒，开始 1g，以后每 4 小时 1 次，每次 0.5g，注射 2 次后每 4~12 小时 1 次，每日总量不超过 6g。②慢性铝超负荷过量：5mg/kg 体重，每周 1 次。③慢性铁负荷过量：每日 0.5~1g。（2）**静脉滴注**：急性铁中毒，每次 0.5g，滴注速度不超过 15mg/（kg·h），24 小时总剂量不超过 90mg/kg。

注意事项 ①对活性物质过敏者禁用，不包括脱敏后进行治疗的患者。②孕妇及哺乳期妇女慎用。③本品的溶液浓度大于 10% 可引起肾功能损害，视力与听力障碍、发育迟缓、急性呼吸窘迫症。④大剂量使用本品可使铝相关脑疾病患者的神经功能障碍恶化。⑤注射局部有疼痛，并可有腹泻、腹部不适、腿肌震颤等。

剂型规格 ①片剂：每片 0.1g。②注射剂：每支 500mg。

纳洛芬
Nalorphine

别名 烯丙吗啡

作用用途 本品有对抗吗啡的作用，并有一定的镇痛作用，用于抢救吗啡、哌替啶等的急性中毒，并用于分娩前以防止由于哌替啶所致的新生儿呼吸抑制。

用法用量 **静脉注射（肌内注射、皮下注射）**：每次 5~10mg，必要时隔 10~15 分钟再注，总量不超过 40mg；对新生儿每次 0.2mg，必要时可加至每次 0.5mg。

注意事项 不良反应可见眩晕、嗜睡、无力、出汗、感觉异常、幻视等。

剂型规格 注射剂：5mg（1ml）；10mg（1ml）。

纳洛酮
Naloxone

别名 苏诺，金尔伦，烯丙羟吗啡酮，盐酸纳洛酮，烯丙羟吗啡酮，Nalone，Narcanti，Narcon

作用用途 本品为阿片受体特异拮抗剂，对阿片受体的亲和力比吗啡大，能阻止吗啡样物质与阿片受体结合。小剂量（0.4~0.8mg）肌内注射或静脉注射能迅速翻转吗啡的作用，静脉注射 1~3 分钟就能消除呼吸抑制，增加呼吸频率，并能对抗镇静作用及使血压上升。本品吸收迅速，易透过血脑屏障，代谢很快，作用持续 45~90 分钟。用于解救麻醉性镇痛药和非麻醉性镇痛药的过中毒、麻醉性镇痛药成瘾者、吸毒成瘾的催促戒断综合征、安眠药和乙醇中毒的促醒、急性呼吸衰竭、老年性痴呆、慢性阻塞性肺疾病等。

用法用量 **肌内注射或静脉注射：成人**，常用量，每次 0.4~0.8mg。重度酒精中毒，每次 0.8~1.2mg，1 小时后重复给药 0.4~0.8mg。儿童酌减，根据病情可重复给药。

注意事项 ①心功能障碍或高血压患者慎用。②用于复合麻醉催醒时少数患者有轻微躁动。

剂型规格 注射剂：每支 0.4mg。

纳曲酮
Naltrexone

别名 环丙羟酮吗啡，Trexan

作用用途 本品为一纯粹的阿片类药物拮抗剂，能显著减弱或完全阻断静脉注射的阿片类药物的作用。如与吗啡长期同用，本品可阻止人体生理上对吗啡的依赖性。可消除对阿片类药物成瘾者的戒断症状，其本身不产生任何依赖性和耐药性。可用于阻断阿片类药物的药理作用，也可以保持有阿片瘾者戒断后的正常生活。

用法用量 **口服**：每次 50rug，每日 1 次，连续 1 周，周末应用 100mg，也可隔日 100mg 或每 3 日 150mg。当选用较高剂量和间隔较长时间阿片戒断症状可以减轻时，可改为 48~72 小时给药 1 次。

注意事项 ①对本品过敏者、急性肝炎或肝功能衰竭者、正在使用阿片类镇痛药者、正在迅速停用阿片类药物者禁用。②可有入睡困难、焦虑、神经质、腹痛或痉挛、恶心、呕吐、全身乏力、肌肉痛、关节痛、食欲不振、腹泻或便秘、口渴、情绪低落、易激怒、眩晕、皮疹、性功能减退、寒战等。

剂型规格 片剂：每片 50mg。

双解磷
Trimedoxime

别名 TMB₄

作用用途 本品是由 2 个分子解磷定连结而成，作用同解磷定，但作用强而持久，尤其在解除腹痛和减轻恶心、呕吐方面效果较佳，不易透过血脑屏障。

用法用量 ①轻度中毒：肌内注射 0.15g。②中度中毒：肌内注射或静脉注射 0.3～0.45g，4 小时后注射 0.15g，必要时重复 2～3 次。③重度中毒：静脉注射 0.3～0.75g，4 小时后 0.3g，以后酌情使用。静脉注射时应用 50% 葡萄糖注射液 20ml 稀释后使用。

注意事项 ①应缓慢静脉注射。②可见阵发性抽搐、心律失常、心动过速、阿斯综合征，并可引起肝损害。

剂型规格 注射剂：每支 0.15g。

双复磷
Obidoxime

别名 DMB₄，Toxogonin

作用用途 本品是由 2 个分子解磷定复合而成。作用同解磷定，但起效快，作用持久，能通过血脑屏障，对中枢神经系统的症状消除作用较强。

用法用量 肌内注射或静脉注射：①轻度中毒，肌内注射，每次 0.125～0.25g。②中度中毒，肌内注射或静脉注射，每次 0.5g，2～3 小时后再注射 0.25g，必要时可重复2～3 次。③重度中毒，静脉注射，每次 0.5～0.75g，2 小时后再注射 0.5g，以后酌情用药。

注意事项 ①静脉注射速度宜缓慢，注射过快可出现全身发热、口干、颜面潮红，少数患者有头胀、心律失常、口舌发麻等。②应避光贮存。

剂型规格 注射剂：每支 0.25g（2ml）。

二巯丙磺钠
Unithiol

别名 二巯基丙醇磺酸钠，解砷灵

作用用途 本品对汞中毒效力较二巯基丙醇好，毒性则较低。对砷、铬、铋、铜、锑等中毒亦有效。

用法用量 静脉注射：①急性中毒，每次 5mg/kg 体重，每4～5 小时 1 次。第二日每日 2～3 次，以后每日 1～2 次，7 日一疗程。②慢性中毒，每次 2.5～5mg/kg 体重，每日 1 次。用药 3 日停，4 日为一疗程，一般 3～5 个疗程。

注意事项 ①可有恶心、心动过速、头晕等，不久可消失。②个别有过敏反应，如皮疹、寒战、发热，甚至过敏性休克、剥脱性皮炎。

剂型规格 注射剂：每支 0.25g（5ml）。

氟马西尼
Flumazenil

别名 安易醒，Anexate

作用用途 本品适用于扭转苯二氮䓬中枢镇静作用。

用法用量 静脉注射：必须由麻醉师及有经验的内科医生进行静脉注射。可用 5% 右旋糖酐或 0.9% 氯化钠注射液稀释，可以与其他复苏方法同时使用。

注意事项 ①少数患者在麻醉时，会出现恶心或呕吐。②在快速注射后，偶尔会有焦虑、心悸、恐惧等不适感。通常不需特殊处理。③手术结束时，请勿在周围肌肉松弛消失前注射。

剂型规格 注射剂：0.2mg（2ml）；0.5mg（5ml）；1mg（10ml）。

亚硝酸异戊酯
Amyl Nitrite

别名 亚硝戊酯

作用用途 本品用于氰化物中毒，亦用于心绞痛急性发作。但作用时间短，可供应急之用。

用法用量 鼻吸入：用时将安瓿包在一层手帕或纱布内，折断，由鼻腔吸入，每次 15 秒。氰化物中毒时，每次 1～2 支，2～3 分钟可重复 1 次，总量不超过 5～6 支。心绞痛急性发作时，每次 1 支。用药过程中，需观察血压，出现低血压时，应停药。

注意事项 ①本品有扩张血管作用，降低血压，故对老年人和有心血管疾病的患者，应慎用或禁用。②吸入本品后可有头痛、心动过速、体位性低血压，且尚有不良刺激性气味。③本品系 3-甲基-1-丁醇-亚硝酸酯和 2-甲基-1-丁基醇-亚硝酸酯两药的混合剂，易燃，不可近火。

剂型规格 吸入剂：每支 0.2ml。

盐酸安非他酮缓释片
Bupropion Hydrochloride Sustained-Release Tablets

别名 悦亭，Zyban

作用用途 本品为非尼古丁戒烟药。临床试验表明，本品能有效改善戒烟患者抑郁症状，帮助缓解戒烟后的心境障碍。对慢性阻塞性肺病患者和冠心病患者的戒烟效果明显。其戒烟效果优于尼古丁贴剂，戒烟同时不引起体重增加，不影响性功能。戒烟无成瘾性，不引起头痛、抑郁等副作用。临床用于戒烟。

用法用量 口服：用药开始第一日为每次 150mg，每日 1 次；第4～7 日改为每次 150mg，每日 2 次，两次用药间隔大于 8 小时；第 8 日开始为每次 150mg，每日 1～2 次。疗程7～12 周或更长，可同时使用尼古丁替代药物。

注意事项 尚未见不良反应报道。

剂型规格 片剂：每片 150mg。

尼古丁
Nicotine

别名 力克雷，Nicorette

作用用途 本品为一种戒烟药。它通过缓解戒烟时出现尼古丁戒断引起的不适症状，帮助吸烟者集中精力戒掉吸烟习惯。通常停用本品并不困难。

用法用量 ①口服：咀嚼胶，**成人**，每次 2~4mg，每日 16~24mg，3 个月为 1 疗程，然后逐渐减少用量，当每天只需要 2~4mg 时，疗程便可结束，不主张使用咀嚼胶超过 1 年。咀嚼胶的使用：将一片咀嚼胶放入口内，慢慢地咀嚼，每次咀嚼时间应间隔几秒钟，咀嚼 10 下后，需停止 1~2 分钟，此时可将咀嚼胶置于唇旁或颊旁。接着可进行另一周期的咀嚼及休息，如此进行 30 分钟，然后吐掉咀嚼胶。适应咀嚼胶的口味后可适当增加咀嚼频度。②外用：贴剂，推荐在开始的大约 12 周时间内，每日 1 片（15mg/16 小时）的贴剂，随后的大约 2 周时间内，每日 1 片（10mg/16 小时）的贴剂，最后的大约 2 周时间内，每日 1 片（5mg/16 小时）的贴剂，整个疗程应大于 16 周，不主张使用贴剂超过 6 个月。贴剂的使用：将本品贴于清洁、干爽、完好及最好无毛的皮肤上，如上臂或臀部，早晨贴上，晚上睡觉前除去，沐浴时无须除去本品。

注意事项 ①对本品过敏者、近期心肌梗死、不稳定型或严重心绞痛，严重心律失常及急性中风患者禁用。②可出现眩晕、失眠、头痛、恶心、胃肠道不适、呃逆、颚肌疼痛、口腔或喉咙痛、心跳加快、皮肤红斑、瘙痒、局部疼痛、风疹等反应。

剂型规格 ①咀嚼剂：每片 2mg；4mg。②贴片剂：每片 5mg（16 小时）；10mg（16 小时）；15mg（16 小时）。

药用炭
Medicinal Charcoal

别名 活性炭

作用用途 本品有吸着胃肠内有害物质的作用。服后可减轻肠内容物对肠壁的刺激，使肠蠕动减少。用于腹泻、胃肠胀气、食物中毒等。

用法用量 口服：每片 1.5~3g，每日 2~3 次，饭前服。食物中毒者可用本品后再服硫酸镁以排出有毒物质。

注意事项 能吸附多种药物，如抗生素、维生素、激素、磺胺类等，对蛋白酶、胰酶的活性亦有影响，均不宜合用。

剂型规格 片剂：每片 0.15g；0.3g；0.5g。

贝美格
Bemegride

别名 美解眠，Megimide

作用用途 本品对巴比妥类及其他催眠药有对抗作用。用于巴比妥类、水合氯醛等中枢抑制剂中毒。亦用于减少硫喷妥钠麻醉的深度，以加速其恢复。也可作其他静脉麻醉药的催醒剂。

用法用量 静脉滴注或静脉注射：每次 50mg，以 5% 葡萄糖注射液稀释后在 3~5 分钟静脉滴注，或每 3~5 分钟静脉注射 50mg，直到病情改善或出现中毒症状为止。

注意事项 ①本品用量过大或滴速过快，可引起呕吐、腱反射增强、肌肉抽搐、惊厥等。中毒后还表现为情绪不安、精神错乱、幻视等迟发毒性反应。②注射时须准备短时巴比妥类药，以便惊厥时解救。

剂型规格 注射剂：每支 50mg（10ml）。

阿坎酸钙
Acamprosate Calcium

别名 坎普拉尔，Campral

作用用途 本品为化学合成产物，其结构类似于人内源性神经介质 γ-氨基丁酸或神经调节氨基酸——人牛磺酸。阿坎酸在维持乙醇戒除治疗方面的作用机制尚不清楚。有一种假设认为长期摄入乙醇会破坏神经系统的兴奋和抑制平衡。实验表明，阿坎酸在中枢神经系统中与谷氨酸和 GABA 神经递质系统作用，恢复神经系统的兴奋和抑制平衡。临床用于酒精依赖患者的戒断、替代治疗。

用法用量 口服：常用量为每次 2 片，每日 3 次。老年人和肾功能不良者应适当减量。

注意事项 ①对本品过敏者、严重肾功能损害（肌酐清除率≤30ml/min）孕妇和哺乳期妇女禁用。②不良反应有腹泻、厌食、胀气、恶心、焦虑、口干、疼痛、皮肤瘙痒等。

剂型规格 缓释片剂：每片 333mg。

五、蛇药

南通蛇药
Nantong Sheyao

别名 季德胜蛇药

作用用途 本品用于治毒虫、毒蛇咬伤，有解毒、止痛、消肿功效。

用法用量 口服：毒蛇咬伤后，立即服药 5 片，同时将药片以温开水溶化后涂于伤口周围约半寸处。轻症每次 5 片，每日 3 次，连续服至症状消失为止。重症每次 10~15 片，每 4~6 小时 1 次。服药期间，同时服解毒片，每次 2~4 片，每日 2 次。

注意事项 在咬伤后，除应用药物外，还须尽早采取阻止毒素吸收（结扎止血带，每隔 15~20 分钟，放松 1~2 分钟）、清除毒素（用盐水冲洗伤口，挤出或吸出毒液）等措施。

剂型规格 片剂：每片 0.3g。

南通蛇药二号片
Nantong Sheyao Erhao Pian

作用用途 本品为南通蛇药的改进片，药效较好，每次服药量较小。

用法用量 口服：每次 5 片，每 6 小时 1 次，首次量加倍。但一次不得超过 15 片。必要时伤口可进行穿刺或切开排脓。其他同南通蛇药。

剂型规格 片剂。

上海蛇药
Shanghai Sheyao

作用用途 本品由多种中草药配成，具有解蛇毒以及消炎、强心、利尿、止血、抗溶血等作用。用于治疗蝮蛇、竹叶青等毒蛇咬伤，亦可治疗眼镜蛇、银环蛇、五步蛇等咬伤。

用法用量 ①口服：片剂，首次 10 片，以后每 4 小时 5 片，病情减轻后可每 6 小时 5 片。一般疗程 3~5 日。危重病例可酌情增加。冲剂：开水冲服，首次 2 袋，以后每次 1 袋，每日 3 次，一疗程 3~5 日（不宜单独使用，应配合片剂或注射液同用，以加强疗效）。②肌内注射：适用于临床抢救。1 号针第一日每 4 小时 1 支（2ml），以后每次 1 支，每日 3 次，一般总量约 10 余支。2 号针，每 4~6 小时 1 支（2ml），一般疗程 3~5 日。③静脉滴注：必要时可取 1~2 支，加入 5%~10% 葡萄糖注射液 500ml 中静脉滴注，或用 25%~50% 葡萄糖注射液 20ml 稀释后，缓慢静脉注射。

注意事项 ①1 号注射液含强心苷，在使用中宜作心电图检查，心率低于每分钟 60 次时要考虑停药，必要时酌情应用阿托品。危重病例可适当增量，但要注意心率变化。②片剂、冲剂对呕吐患者可少量多次服用。③除应用本品外，还需积极配合局部处理，如清创扩创、上部结扎（每隔 10~15 分钟放松 1~2 分钟）及伤肢肿胀上缘套式封闭等。

剂型规格 ①注射剂：每支 2ml。②颗粒剂：每袋 26g。③片剂。

精制抗蝮蛇毒血清
Purified Antivenene Agkistrodon Halys

别名 蝮蛇抗毒素

作用用途 本品系用蝮蛇毒素免疫马匹，所得血浆或血清，经胃蛋白酶消化后，用硫酸铵盐析法制成的抗蝮蛇毒球蛋白制剂。每毫升含抗蝮蛇毒血清不得少于 500IU。

用法用量 静脉注射：抢救时多采用静脉注射，每次 10ml（8000IU），用 20~40ml 生理盐水或 25%~50% 葡萄糖注射液稀释后缓慢静脉注射。

注意事项 ①可引起血清过敏：如发热、麻疹样皮疹、荨麻疹、胸闷、气短、苍白、恶心、呕吐、腹痛、抽搐等。②为预防血清过敏反应，注射前应做皮试：取本品 0.1ml，加 1.9ml 生理盐水稀释，在前臂掌侧皮内注射 0.1ml，观察 15~20 分钟，周围无红晕及蜘蛛足者为阴性。但皮试也有假阴性或假阳性者。③在用以前肌内注射苯海拉明 20mg，或将地塞米松 5mg 加入 25%~50% 葡萄糖注射液 20ml 内静脉注射。15 分钟后再注射本品，可防止产生过敏。即使反应亦可较快消失。

剂型规格 注射剂：每支 8000IU（10ml）。

精制抗银环蛇毒血清
Purified Antivenene
Bungarus Multicinctus

别名 Blyth

作用用途 本品主要用于银环蛇咬伤的治疗。

用法用量 静脉注射、肌内注射或皮下注射：一般成人用 8000~16000IU。儿童与成人剂量相同。

注意事项 ①用前做过敏试验，阳性反应者作脱敏处理后注射，但其注射局部皮丘应在 2cm 以下，且其周围无红晕及伪足者为阴性反应。②咬伤后注射本品越早越好。

剂型规格 注射剂：每毫升中含抗银环蛇毒血清不得少于 800IU。

精制抗五步蛇毒血清
Purified Antivenene
Agkistrodon Acutus

别名 Guenther

作用用途 本品主要用于五步蛇咬伤的治疗。

用法用量 静脉注射、肌内注射或皮下注射：一般用 4000~8000IU。儿童用量同成人。

注意事项 ①用前做过敏试验，阳性者作脱敏处理后使用。②咬伤后应尽早注射本品。

剂型规格 注射剂：每毫升中含抗五步蛇毒血清不得少于 180IU。

冻干抗眼镜蛇毒血清
Lyophilized Snake Antivenins

作用用途 本品为经胃酶消化后的马蛇毒免疫球蛋白，含有特异性抗体，具有中和相应蛇毒的作用。用于蛇咬伤者的治疗，其中蝮蛇毒血清，对竹叶青蛇和烙铁头蛇咬伤亦有疗效。咬伤后，应迅速注射本品，愈早愈好。

用法用量 静脉注射、肌内或皮下注射：一次完成。用量：①一般蝮蛇咬伤：注射抗蝮蛇毒血清 6000U；②五步蛇咬伤：注射抗五步蛇毒血清 8000U；③银环蛇或眼镜蛇咬伤：注射抗银环蛇毒血清10000U或抗眼镜蛇毒血清2000U。以上剂量约可中和一条相应蛇的排毒量。视病情可酌情增减。注射前必须做过敏试验，阴性者才可全量注射。

注意事项 ①使用抗血清须特别注意防止过敏反应。注射前必须先做过敏试验并详细询问既往过敏史。凡本人及其直系亲属曾有支气管哮喘、枯草热、湿疹或血管神经性水肿等病史，或对某种物质过敏，或本人过去曾注射马血清制剂者，均须特别提防过敏反应的发生。遇有血清过敏反应，用抗过敏治疗。即肌内注射扑尔敏。必要时，应用地塞米松5mg加入25%（或50%）葡萄糖注射液20ml中静脉注射或氢化可的松琥珀酸钠135mg或氢化可的松100mg加入25%（或50%）葡萄糖注射液40ml中静脉注射，亦可静脉滴注。②每次注射须保存详细记录，包括姓名、性别、年龄、住址、注射次数、上次注射后的反应情况、本次过敏试验结果及注射后反应情况、所用抗血清的生产单位名称及批号等。③对蛇咬伤者，应同时注射破伤风抗毒素1500IU~3000IU。④门诊病人注射抗血清后，需观察至少30分钟方可离开。

剂型规格 注射剂：每支1000IU。

六、防治矽肺的药物

克矽平
Polyvinylpyridine-*N*-Oxide

别名 防矽一号

作用用途 本品为α-乙烯吡啶-*N*-氧化物，是一个高分子化合物，分子量2000~200万。我国制品其分子量为1万左右。可使吸入肺内的硅尘排出量明显增加，并能保护吞噬细胞，使其免受硅尘的损害，能减轻肺内纤维化病变的发展。经本品治疗后，症状有不同程度的改善，对早期矽肺有一定疗效，对急性矽肺疗效显著。

用法用量 ①雾化吸入：4%水溶液，每周6次，每次5~10ml，每次吸入30分钟。②肌内注射：也可将吸入改为每周3次，同时肌内注射4%水溶液，每次4~6ml，每周3次。必要时也可单独肌注4%水溶液，每次4ml，每周6次，肌内注射时可加2%奴夫卡因数滴以减轻刺激。单用不如同时合并雾化吸入疗效好。一般3个月1个疗程，连续应用2~4疗程，每疗程间隔1~2月。

注意事项 ①对肝病、肾病、心脏病及较严重的高血压不宜使用。②肌内注射后有刺激（可加少许局麻药），偶有过敏反应。部分患者可出现血清氨基转移酶暂时升高。

剂型规格 ①注射剂：每支80mg（2ml）；200mg（5ml）。②喷雾剂：每瓶10g（250ml）；20g（500ml）。

七、防治放射病的药物

巯乙胺
Mercaptamine

别名 半胱胺，β-巯基乙胺，Becaptan，Cysteamine，Mercamine

作用用途 本品可用于预防和治疗因X线或其他放射能引起的放射病综合征（表现为恶心、呕吐、全身乏力、嗅觉及味觉障碍等）。当机体应用本品后受到照射时，产生大量的游离羟基（OH），从而出现抗氧化作用。亦能与体内某些酶相互作用，因而使之对放射能稳定。还能解除金属对细胞中酶系统活动的抑制，用于急性四乙基铅中毒，解除其症状（尤其是神经系统症状）。

用法用量 ①肌内注射：治疗慢性中毒，每次0.2g，每日1次，10~20日为一疗程。②静脉注射、静脉滴注：治疗金属急性中毒（如四乙基铅中毒），每次0.2g，每日1~2次，症状改善后可逐渐减量；亦可加入5%~10%葡萄糖注射液中静脉滴注。防治放射病，预防时，首次照射10~30分钟后，静脉注射10%盐酸盐溶液1~2ml，必要时每隔5~7日进行重复注射，在放射疗程中共注射4~7次。

注意事项 ①肝、肾功能不良的患者禁用。②注射中可能出现呼吸抑制，故速度宜缓慢，宜取卧位。忌与金属接触，必须用玻璃注射器和不锈钢针头。

剂型规格 ①片剂：每片0.2g；0.3g。②注射剂：每支0.2g（2ml）。

半胱氨酸
Cysteine

别名 L-半胱氨酸

作用用途 本品由白头发中提制而得，为一种含巯基的氨基酸。参与细胞的还原过程和肝脏内磷脂代谢，保护肝细胞不受损害，使肝脏活动功能旺盛。用于放射性药物中毒、锑剂中毒、肝炎，预防肝坏死。

用法用量 肌内注射：每次0.1~0.2g，每日1~2次，用前溶于附加的磷酸氢二钠缓冲液2ml中注射。

剂型规格 注射剂：每支0.1g。

喷替酸钙三钠
Pentetate Calcium Trisodium

别名 三胺戊乙酸钙三钠，Ca-DTPA

作用用途 本品为防治放射病用药。临床用于：FDA批准已知或疑似体内钚、镅或锔污染的放射性损伤（国外资料），铅雾误吸入中毒（国外资料）。

用法用量 （1）静脉注射：用于体内钚、镅或锔污染的放射损伤：**成人**，推荐首剂1g，静脉注射（3~4分钟）；或静脉滴注（以5%葡萄糖注射液、乳酸林格注射液或生理盐水注射液 100~250ml 稀释）。维持给药最好改用喷替酸锌钠（Zn-DTPA），仅在无 Zn-DTPA 时才用本品，每次 1g，每日 1 次。**儿童**：12 岁以上同成人。小于 12 岁，首剂 14mg/kg（总量≤1g），维持给药最好改用 Zn-DTPA，仅在无 Zn-DTPA 时，才用本品，每次 14mg/kg（总量≤1g），每日 1 次。（2）**雾化吸入**：24 小时内吸入而造成体内污染者，用注射用水或生理盐水按 1∶1 比例稀释本药后，吸入后不应服用任何祛痰药。③**肌内注射**：对不能静脉给药者，可肌内注射（其安全性和有效性尚未评价）。肌内注射可引起显著的注射部位疼痛。推荐注射前加入 1%~2% 普鲁卡因。肾功能不全时，无需调整剂量。

注意事项 ①禁忌证：尚不明确。②孕妇：仅在用药的可能益处胜过对胎儿的潜在危险时才用。③哺乳期妇女：用药时不应哺乳。④慎用：哮喘、严重血色病、先前已有肾脏疾病或髓细胞生成功能降低。⑤不良反应：胸痛、头痛、头晕、嗅觉丧失、骨骼肌肉痛性痉挛、咳嗽和喘鸣、过敏反应等。

剂型规格 注射剂：每支 0.25g；0.5g；1g。

喷替酸锌钠
Pentetate Zinc Trisodium

别名 Zn-DTPA

作用用途 本品为防治放射病用药。临床用途：FDA 已批准用于已知或疑为体内钚、镅或锔污染的放射性损伤（国外资料）。

用法用量 ①**静脉注射成静脉滴注**：体内钚、镅或锔污染的放射性损伤：成人常规剂量，推荐首剂 1g，静脉注射（3~4 分钟），或静脉滴注（以 5% 葡萄糖注射液、乳酸林格注射液或生理盐水注射液 100~250ml 稀释）。在体内污染后的 24 小时内，首次给药最好用喷替酸钙钠（Ca-DTPA），再以本品维持。维持治疗时，推荐每次 1g，每日 1 次，静脉滴注。**儿童**：>12 岁，用量同成人。<12 岁，首剂 14mg/kg（总量≤1g），维持给药时，Zn-DTPA 每次 14mg/kg，每日 1 次（总量≤1g），静脉给药。②**雾化吸入**：对 24 小时内吸入而造成体内污染者，按 1∶1 的比例用注射用水或生理盐水稀释本药后，吸入后不应服任何祛痰药。③**肌内注射**：不能静脉给药者，可肌内注射（其安全性、有效性尚未评价）。肌内注射可引起显著的注射部位疼痛，推荐在注射前加入 1%~2% 普鲁卡因。肾功能不全时，无需调整用量。

注意事项 ①禁忌证：尚不明确。②疑似或已有体内污染的妇女，不应哺乳。③哮喘患者慎用。④不良反应：头痛、关晕、恶心、呕吐、骨骼肌肉痛性痉挛、骨盆疼痛、皮肤瘙痒等。

剂型规格 注射剂：每支 1g（5ml）。

第二节 消毒防腐药

消毒药是指能迅速杀灭病原微生物的药物，防腐药是指能杀灭或抑制微生物生长繁殖的药物。但这两类药物之间并没有严格的界限，一般统称为消毒防腐剂。与抗生素不同，本类药没有严格的抗菌谱，在杀灭或抑制病原体的浓度下，也能损害人体，故不作为全身用药。

乙醇
Alcohol

别名 酒精

作用用途 本品有各种不同浓度的溶液，根据浓度的不同作用也就不同。75% 用于灭菌消毒，50% 用于预防褥疮。25%~50% 擦浴用于高热患者的物理退热。还可用于小面积烫伤的湿敷浸泡。在配制剂时作溶剂用。

用法用量 外用：按需要而定。

剂型规格 溶液剂。

过氧乙酸
Peracetic Acid

别名 过醋酸

作用用途 本品为强氧化剂，遇有机物放出新生态氧而起氧化作用，可用作消毒杀菌。

用法用量 外用：最常用的稀释倍数为 500 倍(1∶500)，由本品 20% 溶液 2ml 加水 998ml 制得，含乙酸实际浓度为 0.04%。①空气消毒：1∶200 液对空喷雾，每立方米空间用 30ml。②预防性消毒：1∶500 液洗刷浸泡，禽蛋用 1∶1000 液浸泡。③诊查后洗手：1∶500 液洗刷。接触肺结核用 1∶200 液。④体温表：1∶200 液浸泡。⑤衣服、被单、玩具：用 1∶1000 液浸泡；肺结核患者用品：用 1∶200 液；肺结核患者的物品用 1∶100 液。⑥生活污水：用 1∶10 万液。

注意事项 ①对金属有腐蚀性，勿用于金属器械的消毒。②其稀释液易分解，宜随配随用。③本品的作用与温度有关系，气温低于 10℃ 时，应延长消毒时间。④保存于阴凉处，贮存中有分解，应注意有效期。

剂型规格 溶液剂。

碘酊
Iodine Tincture

作用用途 本品用作皮肤及手术部位消毒。

用法用量 外用：皮肤及手术部位消毒。用 2% 碘酊或 3%~5% 碘酊涂搽皮肤，待稍干后再用 70% 乙醇将碘擦去。

注意事项 ①禁与红汞同涂一处皮肤。②禁用于碘过敏者，外涂可致发热及全身皮疹。③新生儿慎用。④不宜用于破损皮肤、眼及口腔黏膜的消毒。⑤用碘酊消毒皮肤后，常需用酒精脱碘。

剂型规格 溶液剂：含碘、碘化物及乙醇，常用浓度为 2%；5%。

碘甘油
Iodine Glycerol

作用用途 本品为消毒防腐剂，其作用机制是使菌体蛋白质变性、死亡，对细菌、真菌、病毒均有杀灭作用。用于口腔黏膜溃疡，牙龈炎及冠周炎。

用法用量 外用：用棉签蘸取少量本品涂于患处，每日 2～4 次。

注意事项 新生儿慎用。

剂型规格 溶液剂：1%，每瓶 20ml。

聚维酮碘
Povidone Iodine

别名 碘伏，碘附，强力碘，丽泽，Betadine，Iodophor

作用用途 本品为广谱杀菌剂，是由碘和载体络合而成的不稳定络合物。能杀死病毒、细菌、芽孢、真菌、原虫。在 15ppm（$15×10^{-6}$）的浓度下 1 分钟内能杀死各种细菌的繁殖体，杀死结核杆菌需要较长时间，杀死真菌需 1.5 小时，对芽孢则需更长时间，在 15ppm 的浓度下 10 分钟即能破坏乙肝表面抗原（HBsAg）。本品除用于皮肤消毒以外，还可用于金属医疗器械、食具等的消毒，可以直接用于手术患者切口部位的皮肤和黏膜，也可供妇产科、泌尿科体外冲洗之用。其消毒浓度为红色或琥珀色，浓度下降为 10ppm 以下时变为白色或黄色，失去杀菌活性。

用法用量 外用：0.1% 溶液用于冲洗；5%～10% 的软膏或栓剂治疗炎症或溃疡，0.05% 溶液浸泡 5 分钟用于餐具消毒。

注意事项 ①对碘过敏者慎用。②烧伤面积大于20% 者不宜使用。

剂型规格 溶液剂：每瓶 500g，含量 0.5%（有效碘）。

术洁碘消毒液
Shujiedian Xiaoduye

作用用途 本品是以碘伏消毒液为主要成分而配制的复方消毒液，主要有效成分为碘，有效碘含量为 2.7～3.0g/L（W/V）。本品为广谱杀菌剂，杀菌速度快，效果好，涂抹擦拭于皮肤表面，作用 1 分钟，对皮肤表面的杀菌效果优于 5g/L 的碘伏消毒液或 2% 碘酊溶液。本品

性质稳定，不易挥发、易溶于水、无黄染。涂在皮肤表面时，有印迹但不深，无需用酒精脱碘。用于注射、采血和穿刺部位皮肤的消毒。

用法用量 外用：将原液均匀涂擦皮肤表面一遍即可。手术与换药部位皮肤的消毒，用原液均匀涂擦一遍，消毒作用 1 分钟。

注意事项 ①本品为外用消毒液，不得内服。②消毒前必须使被消毒部位保持清洁干燥。③使用后若有过敏反应，停药后过敏症状即可消失。④本品不要用于黏膜消毒。⑤在室温下，阴凉处保存。

剂型规格 溶液剂：每瓶 60ml。

碘洁露消毒液
Dianjielu Xiaoduye

作用用途 本品是聚氧乙烯脂肪醇醚络含碘为主要有效成分的消毒液，有效碘含量为 2250～2750mg/L，可杀灭化脓性球菌、致病性酵母菌和医院感染常见细菌（如各种细菌繁殖体、真菌、病毒和分枝杆菌等）。可广泛用于肌内注射、静脉注射和穿刺皮肤的消毒、外科手术野的消毒。本品对皮肤无刺激性，对皮肤表面的杀菌效果与碘伏或 2% 碘酊相一致。

用法用量 外用：消毒时，用本品在手术和注射部位皮肤涂抹擦拭均匀，消毒作用 1 分钟。

注意事项 ①本品为外用消毒液，不可内服。②消毒前必须使被消毒部位保持清洁干燥。③使用后若有过敏反应，停用后过敏症状即可消失。④本品对二价金属有腐蚀作用，不应与金属制品接触。⑤放阴凉干燥处保存。

剂型规格 溶液剂：每瓶 60ml。

安尔碘皮肤消毒剂
An'erdian Pifu Xiaoduji

作用用途 本品为红棕色澄明液体，含有效碘 0.2%（W/V），能够杀灭大肠埃希菌、金黄色葡萄球菌等细菌繁殖体，对皮肤无刺激。适用于外科术前洗手消毒；肌肉、静脉等皮肤穿刺前消毒；手术部位皮肤、黏膜消毒；外科换药消毒等。

用法用量 外用：供肌内注射或静脉注射等皮肤穿刺前消毒，用原液涂抹擦拭 1 次；手术部位，外科换药，口腔黏膜，腰穿及采血等特殊部位消毒，用原液涂擦 2次。术前洗手，先用肥皂清洗 1 遍，擦干，然后用本品均匀涂擦1~2 分钟，自然干燥后戴无菌手套。

注意事项 对碘严重过敏者慎用。

剂型规格 酊剂：0.2%。

84 清洗消毒液
Basiqingxi Xiaoduye

作用用途 本品主要成分为次氯酸钠，可杀灭细菌繁殖体、真菌、分枝杆菌、病毒和细菌芽孢等各种微生

物。使用范围：①日常卫生消毒：餐具和炊事用具（刀案、灶台、锅碗瓢盆等）。②擦拭和洗涤消毒：便器、痰盂等卫生洁具、地面、厕所等环境表面的擦拭和喷洒消毒、桌椅台面、门窗、把手等家具表面擦拭消毒。③传染病的预防和疫源地消毒：肝炎、结核、痢疾、伤寒等传染病疫源地消毒；病人分泌物、排泄物及血液污染物品、病人污染的日常生活用品等随时消毒和终末消毒。

用法用量 外用：餐饭具、炊具，1∶124（≥400mg/L），浸泡15分钟；卫生洁具和家具表面，1∶99（≥500mg/L），擦拭10分钟；环境表面，1∶99（≥500mg/L），擦拭或喷洒至湿润10分钟；病人排泄物、呕吐物，1∶9（≥5000mg/L），搅拌均匀60分钟；血液污染物，1∶9（≥5000mg/L）浸泡60分钟；病人污染的用具用品，1∶9（≥5000mg/L）浸泡30分钟。

注意事项 ①本品为外用消毒液，不得口服。②本品有漂白脱色作用，对金属物品有腐蚀作用，使用时注意防腐蚀。③冬季可用40℃左右温水配制，消毒洗涤效果更好。④室温下、阴凉、通风处保存，避免高温和光照。

剂型规格 溶液剂：每瓶450ml；每桶5L。

氯己定
Chlorhexidine

别名 双氯苯双胍乙烷，洗必泰，Hibitane

作用用途 本品具有相当强的广谱抑菌、杀菌作用，是一种较好的杀菌消毒药。即使在有血清、血液等存在时仍有效。局部刺激性及过敏反应都很少见。

用法用量 外用：①手的灭菌：以1∶5000泡手3分钟。②术野准备：用70%溶液，其效力约与碘酊相等，但无皮肤刺激，亦不染色，因而特别适用于面部。会阴部及儿童的术野准备。③冲洗创伤伤口：用1∶2000水溶液。④含漱消炎：以1∶5000溶液漱口，对咽峡炎及口腔溃疡有效。⑤烧伤、烫伤：用0.5%乳膏或气雾剂。⑥分娩时产妇外阴及其周围皮肤消毒、阴道镜检滑润剂：用0.1%乳膏。⑦器械消毒：消毒用1∶1000水溶液，贮存用1∶5000水溶液，加入0.1%亚硝酸钠浸泡，隔两周换1次。⑧房间、家具等消毒：用1∶200水溶液喷雾或擦拭。

剂型规格 ①片剂：每片5mg。②溶液剂：1∶1000；1∶5000。

甲酚磺酸
Cresol Sulfonic Acid

别名 煤酚磺酸

作用用途 本品是一种杀菌力强、溶解度高、毒性较小的杀菌消毒剂。由于酚类用作消毒剂对环境污染有一定影响。甲酚经磺化后，降低了毒性，提高了水溶性。甲酚磺酸的杀菌力较煤酚皂溶液强，0.1%溶液的消毒作用与70%乙醇、0.1%过氧乙酸、3%煤酚皂溶液相当。因其水溶性良好，故能配成多种制剂供用。

用法用量 外用：消毒。
剂型规格 溶液剂：0.1%。

戊二醛
Glutaral

别名 Glutaraldehyde，Glutaric Dialdehyde，Pentanedial，Sonacid

作用用途 本品原为一种病理标本固定剂，后发现其具有较好的杀菌作用，故开始推广使用。①本品的碱性水溶液有较好的杀菌作用，当pH为7.5~8.5时作用最强，可杀灭细菌繁殖体、芽孢、真菌、病毒。②1.5%碱性水溶液（加入0.3%碳酸氢钠，将pH调为7.7~8.3），20℃下，可以杀灭金黄色葡萄球菌、酿脓链球菌、肺炎双球菌、大肠埃希菌、铜绿假单胞菌等繁殖体，作用时间只需1~2分钟。③2%碱性异丙醇水溶液（70%异丙醇加0.3%碳酸氢钠），能在数分钟内杀灭结核杆菌，于2~3小时杀灭枯草杆菌、短小杆菌、破伤风杆菌、产胞杆菌等的芽孢，可用于消毒内窥镜、温度计、橡胶与塑料制品以及不能用加热法来消毒的各种医疗器械。

用法用量 外用：①碱性戊二醛水溶液或异丙醇溶液（浓度为2%，pH为7.5~8.5）：对细菌繁殖体的作用时间为10~20分钟，对细菌芽孢为4~12小时。用于消毒不宜加温处理的内窥镜等器械。②酸性强化戊二醛液：是在2%戊二醛溶液中加入某些非离子型化合物作为强化剂配制而成。③人造心脏瓣膜消毒液：0.65%溶液，pH（7.4）与血液相似，为磷酸盐缓冲液，每100ml中含KH_2PO_4 1.82g，$Na_2HPO_4 \cdot 12H_2O$ 19.10g。④戊二醛气体：用于密闭空间内表面的熏蒸消毒。

注意事项 ①对皮肤与黏膜的刺激性较甲醛小，但重复使用，也可使皮肤出现过敏反应。2%碱性水溶液对眼黏膜的刺激作用轻于4%甲醛溶液。对人体组织具有中等毒性。②各种物品消毒后，放置2小时以上未用时，需重新消毒后再使用。③戊二醛可以凝固蛋白，但菌悬液中若存在有20%血清，对其杀菌效果影响不大。④温度增加，其杀菌效果增强，但温度系数（指在一定条件下，温度每增加10℃杀灭微生物所需的时间）变化较甲醛低。⑤其碱性溶液对光学仪器无损害，但可腐蚀铝制品。

剂型规格 溶液剂：浓度为25%，供配制各种消毒液用。

康克消毒片
Kangke Xiaodu Pian

作用用途 本品是一种含氯的泡腾片剂，在水中溶解速度快，消毒液呈无色透明，消毒片稳定性好。本品主要有效成分为二氯异氰尿酸钠，有效氯含量0.25g/片（250mg/片）。可杀灭细菌繁殖体、真菌、分枝杆菌、病毒及细菌芽孢等各种微生物。适用于污染物品与器械、餐饮具、水果蔬菜及环境表面的消毒。

用法用量 外用：污染物品（1500mg/L），浸泡洗涤15~30分钟；物体表面（1000mg/L），擦拭喷雾15~30分钟；餐具、茶具（5000mg/L），浸泡清洗15~30分钟；水果、蔬菜（250mg/L），浸泡清洗5~15分钟；游泳池水（5mg/L），水体投放，余氯0.3~0.5mg/L。

注意事项 ①本产品为外用消毒剂，不得口服。②本产品有漂白脱色作用，对金属有腐蚀作用，使用时注意。③消毒液须在使用前新鲜配制。④室温下、阴凉、通风、干燥处保存。

剂型规格 片剂；每片250mg。

洗消净
Xixiaojing

作用用途 本品由次氯酸钠溶液（含氯量不得低于5%）和40%十二烷基磺酸钠溶液等量混合配制而成。它是一种新型的含氯消毒洗涤剂，可杀灭细菌、芽孢、病毒，为广谱、高效、快速的杀菌剂。使用范围广泛，可供下列物品消毒之用。医疗单位的医疗器械及各种用具，饭店、招待所的餐具、用具，传染患者的用具、内衣裤及排泄物等。

用法用量 外用：取本品25ml，用5kg水稀释，将被洗涤物品放在上述溶液中刷洗，即可达到消毒洗净的目的。油污较多的物品需在溶液中浸泡3~5分钟，然后再刷洗，刷洗后用自来水冲洗干净即可。配制本品可用自来水。

注意事项 ①冬季油垢易凝固，故水温应保持在40℃左右，不宜在高温和强光下存放。②未经稀释的原液，有较大的漂白及腐蚀作用，故使用时注意不要滴在带色衣物上。

剂型规格 溶液剂。

复方多酶清洗剂
Fufang Duomei Qingxiji

别名 万福金安，万金
作用用途 本品主要成分是水解蛋白酶、淀粉酶、脂肪酶等，并配以高效洗涤剂、增效剂。本品中的淀粉酶、糖酶等会分解消融覆盖在用具最表层的淀粉和碳水化合物形成的保护层；而脂肪酶分解并消融"脂肪层"；使之水解蛋白酶将完全暴露出来的蛋白质分解消融，达到清洁的目的。本品可用于自动超声波清洗机、管道清洗机、容器清洗机，也适合手工清洗。本品呈弱碱性，无腐蚀性，对医疗器械及用品无任何损害。可用于污染过的各种金属、非金属医疗器械及医疗用品，如外科、妇产科、牙科等的手术器械及用品；软式和硬式内窥镜及其附件；供应室的医疗器械、污染的衣被等。

用法用量 外用：①复方多酶清洗剂（粉剂）：一包复合酶清洗剂加水5L（水温30~50℃），将使用过的医疗器械和物品放入溶液中浸泡2~10分钟，并配和清洗（须戴手套），取出后用清水冲洗干净即可。②复方多酶

清洗剂（液体、低泡型）：手术及检查的各种医疗器械及物品的清洗，包括：内窥镜及其附件、金属器械、导管、塑料等。将污染的器械或物品用清水冲洗，再用一定比例的稀释液，浸泡清洗2~10分钟，流动水冲洗干净后，即可进行消毒灭菌。重度污染，1:100浸泡10分钟，1:200浸泡5分钟；中度污染，1:150浸泡10分钟，1:300浸泡5分钟；轻度污染，1:200浸泡2~5分钟，1:400浸泡2分钟；污物变干，1:100浸泡20分钟，1:200浸泡10分钟。

注意事项 ①本品应避免与皮肤接触。②不可口服，置儿童不可及处。③原液（粉）应密闭保存，避免与水接触。④宜现配现用，不宜反复使用。

剂型规格 ①溶液剂：每桶10L。②粉剂：每包20g。

氯溴异氰酸
Chloro-bromo-trisocyanic Acid

别名 氯溴三聚异氰酸，691饮水消毒剂
作用用途 本品为氯化异氰尿类消毒药之一。杀菌谱广，对细菌繁殖体、病毒、真菌孢子及细菌芽孢等都有较强的杀灭作用。其pH偏低（<7），能保持次氯酸的较高浓度。可用作局部抗感染药，也可用以处理污染物品和粪便等排泄物。在卫生防疫方面，除用于饮水消毒外，还可用以配制去垢消毒剂、去污粉和餐具洗涤液等。

用法用量 ①**喷洒消毒**，可用于病室的墙壁、地面以及用具、器械等的消毒。每平方米用药液25L（浓度为0.5%~1%，临用新配），喷洒后保持湿润0.5小时，即可达到消毒目的（对病毒效果不好）。②**烟熏消毒**，对于喷洒消毒不便或不彻底者可采用本品。每立方米空间用防消散5g，与1/2量的助燃剂混合后点燃于室内，密闭门窗2~12小时后开窗通风即可。③**干粉处理**，可用于含水分较多的排泄物或潮湿地面的消毒。用量可按排泄物量的1/15~1/10计算，处理时应略加搅拌。待作用2~4小时（必要时可延长为6~12小时）后再清除。

注意事项 ①本品具有腐蚀和漂白作用，用于墙壁、地面、用具消毒时，应戴好口罩、手套等防护用具。②如喷于织物或金属器械上时，应于消毒后用水冲洗干净，防止其腐蚀和漂白。③如用其烟熏消毒时，消毒完毕后，应打开门窗通风。

剂型规格 粉剂。

苯酚
Phenol

别名 酚，石炭酸，Carbolic Acid
作用用途 本品为外用消毒防腐剂。常用于消毒痰、脓、粪便和医疗器械。

用法用量 外用：液化苯酚（加水10%加温制得），用于涂拭阑尾残端。苯酚软膏用于皮科防腐止痒。苯酚甘油用于中耳炎。

剂型规格 ①溶液剂：浓度为1%~2%溶液。②软膏

剂：含 2%。③甘油剂：含 2%。

甲酚
Cresol

别名 煤酚

作用用途 本品为外用消毒防腐剂，杀菌力强于苯酚，腐蚀性及毒性则较低。

用法用量 外用：常用的是甲酚皂溶液，其 2%~5% 溶液，供手术部位、用具、痰、绷带等的消毒。

剂型规格 甲酚皂溶液（来苏儿）：由甲酚 500ml，植物油 300g，氢氧化钠 43g 配成。

间苯二酚
Resorcinol

别名 雷锁辛，Resorcin

作用用途 本品杀菌力弱于苯酚，腐蚀性也较小。常用于皮肤科癣症、湿疹的止痒、防腐。

用法用量 外用：供配制剂用。雷酚溶液涂搽治脚癣。

剂型规格 雷酚溶液：雷锁辛 8g，苯酚 4g，硼酸 0.8g，丙酮 4g，加水至 100ml。

甲醛
Formaldehyde

别名 福尔马林，Formalin

作用用途 本品 15ml 加水 20ml，加热蒸发可消毒空气 1cm^3（4 小时）。稀释 10 倍，可用于生物标本的防腐。5%~10% 溶液用于止汗及表面消毒等。

用法用量 外用：按需要稀释后使用。

注意事项 外用消毒。产生白色絮状物为多聚甲醛，加少量乙醇可防止。已产生的絮状物可加热使之分解为甲醛。

剂型规格 溶液剂。

乳酸
Lactic Acid

作用用途 本品用于空气灭菌：每立方米用 1ml，稀释 10 倍后加热熏蒸；1% 溶液用于阴道滴虫病；也可代替枸橼酸配制盐汽水。

用法用量 外用：按需要而定。

剂型规格 溶液剂。

硼酸
Boric Acid

作用用途 本品防腐作用不强，但刺激性小，可用于眼、口腔、膀胱、子宫等的冲洗；或用于皮肤疾病的湿敷。

用法用量 外用：按需要配成不同含量的制剂。

注意事项 禁止内服。

剂型规格 ①溶液剂：含 3%。②软膏剂：含 10%。③醋剂：含 2%。

硼砂
Borax

作用用途 本品为天然硼酸钠，有防腐作用。毒性极低。

用法用量 外用：用量按需要而定。一般配成复方硼砂溶液。

剂型规格 粉剂。

碘仿
Iodoform

作用用途 本品有防腐、除臭作用，可用于充填口腔、会阴等深而易污染的伤口。

用法用量 外用：4%~6% 碘仿纱布。

剂型规格 粉剂。

含氯石灰
Chlorinated Lime

别名 漂白粉

作用用途 本品有杀菌消毒作用，消毒粪、痰等用 10%~20% 乳状液或干粉；饮水消毒用 0.03%~0.15%；消毒用具用 0.5%；喷洒浴室厕所用 1%~3%。

用法用量 外用：优琐（含氯石灰、硼酸各 1.25%），供外用，根据需要而定。

剂型规格 ①粉剂。②溶液剂。

氯胺 T
Chloramine-T

别名 氯甲明

作用用途 本品外用消毒作用缓慢持久，且无异臭。

用法用量 外用：食具、水果、蔬菜消毒用 0.05%~0.1% 溶液；饮用水消毒用 0.0004%。

注意事项 ①密闭，暗处贮存。②溶液可存放 1 个月。

剂型规格 ①粉剂。②溶液剂。

甲紫
Methylorosanilinium Chloride

别名 龙胆紫，Gentian Violet，Methyl Violet

作用用途 本品有较好的杀菌作用，且无刺激性及毒性。主要为外用。

用法用量 外用：溶液适量用于表浅创面、糜烂、溃疡及皮肤感染。糊剂用于足癣继发感染及脓皮病等。

剂型规格 ①溶液剂：含1%。②糊剂：含1%。

高锰酸钾
Patassium Permanganate

别名 灰猛氧

作用用途 本品有强氧化作用。可除臭消毒，但作用短暂表浅。

用法用量 外用：冲洗感染创面及膀胱用0.1%～0.5%溶液。眼科用0.01%～0.02%溶液。洗胃1：1000～5000。坐浴0.02%。水果、食具消毒0.1%。

注意事项 ①溶液应新配，久置或加温可迅速失效。②其褐色斑可用双氧水或草酸溶液拭去。

剂型规格 粉剂。

过氧化氢溶液
Hydrogen Peroxide Solution

别名 双氧水

作用用途 本品为强氧化剂，具有消毒、防腐、除臭及清洁作用。用于清洗创面、溃疡、脓窦、耳内脓液；涂搽治疗面部褐斑（肝斑）；在换药时用以去痂皮和黏附在伤口上的敷料（可减轻疼痛）；稀释至1%，用于扁桃体炎、口腔炎、白喉等含嗽。除用于有恶臭不洁的创面外，尤适用于厌气菌感染以及破伤风、气性坏疽的创面，用3%溶液冲洗或湿敷。

用法用量 外用：根据情况每日可多次使用。

剂型规格 溶液剂：含3%。

升汞
Mercuric Chloride

别名 二氧化汞，氯化高汞，氯化汞

作用用途 本品杀菌力极强，但对组织有刺激陲。不能用于金属器械的消毒和粪便消毒。

用法用量 外用：多用于非金属用具及聚乙烯类制品的消毒。

注意事项 本品有剧毒，不可内服，不可与伤口接触，应妥善保管。溶液应着色，以引起警惕。

剂型规格 溶液剂：含0.1%。

硫柳汞
Thiomersal

作用用途 本品消毒防腐作用强，刺激性小，可用于皮肤或黏膜的消毒。

用法用量 外用：用于药剂的防腐，浓度为0.005%～0.02%。

注意事项 避光保存。

剂型规格 酊剂：含0.1%。

氯化氨基汞
Aminomercuric Chloride

别名 白降汞

作用用途 本品有收剑和防腐作用，无腐蚀性。

用法用量 外用：软膏剂，治疗各种皮肤病及褐斑（汗斑）用。

注意事项 密闭避光保存。

剂型规格 软膏剂：含2.5%～5%。

苯扎溴铵
Benzalkonium Bromide

别名 新洁尔灭，Bromo-Geramine

作用用途 本品为一种季铵盐阳离子型表面活性广谱杀菌剂，杀菌力强，对皮肤和组织无刺激性，对金属、橡胶制品无腐蚀作用。

用法用量 外用：1：1000～1：2000溶液广泛用于手、皮肤、黏膜、器械等的消毒。

注意事项 ①不可与普通肥皂配伍。②泡器械加0.5%亚硝酸钠。③不适用于膀胱镜、眼科器械、橡胶及铝制品的消毒。④可长期保存，效力不减。

剂型规格 溶液剂：含5%，每瓶500ml。

度米芬
Domiphen Bromide

别名 杜灭芬

作用用途 本品为表面活性广谱杀菌剂，其作用在碱性中增强，在普通肥皂、酸性有机物质、脓血存在的情况下则下降，可用于口腔感染的辅助治疗及皮肤消毒。

用法用量 ①片剂：含化，每日4次。②外用：皮肤消毒用0.5%醇溶液；局部湿敷用0.02%水溶液；泡器械用0.05%水溶液（加亚硝酸钠0.5%）。

剂型规格 ①片剂：每片0.5mg。②溶液剂：0.02%水溶液；0.5%醇溶液。

必洁美
Bijiemei

别名 多本科清洗剂

作用用途 本品含有多种生物酶、清洁剂等成分，溶液呈弱碱性，无毒、无腐蚀性。用于手术器械、检验器械、管道、金属、医用塑料、仪器、医用台布等物品的清洗。

用法用量 外用：将20g必洁美加入4000ml常温水中（适宜温度20℃～50℃）使本品迅速溶解，将张开的器械等物品全部浸入溶液中，浸泡2～10分钟，取出后用清水冲净无需再刷，即可进行消毒或无菌。亦可将必洁美放入自动器械洗涤机中使用。

注意事项 ①本品不可与其他洗涤剂同时使用。②本品使用前不能接触水等物，因水能激活生物酶，应现配现用，不宜反复使用。③避免接触皮肤、黏膜，不慎误入应尽快用大量流动水冲洗。④瓶装清洗剂应轻轻开启避免产生粉尘，以免个别敏感者吸入粉尘过敏。

剂型规格 粉剂：每瓶 150g。

赛绿素
Selusu

别名 快速多酶清洗剂，内镜多酶清洗剂

作用用途 本品是一种稳定型多酶白色粉剂，能快速分解所有人体分泌物。溶解蛋白、油脂、脂肪等。用酶的生物功能快捷分解蛋白质、淀粉和纤维素。可使粘在器械上的物质松动和分解，加快废物脱落，便于清洗，同时消除异味。本品适用医院的消毒和灭菌前的有效清洗，同时不会对环境造成二次污染。特别适用于医院各种软式及硬式内窥镜，各类外科用具、管道、橡胶、医用塑料、仪器、实验器皿等各种医疗器械的清洗。

用法用量 外用：①依消毒器械污染程度，按比例将本品用水溶解。重度污染，每袋加 5 升水溶解，浸泡 10 分钟；中度污染，每袋加 7 升水溶解，浸泡 10 分钟；轻度污染，每袋加 10 升水溶解，浸泡 3~5 分钟；对严重污染且变干的，至少要浸泡 20 分钟。②把溶解后的清洗液倒入已摆入了使用过的胃镜、胸腹镜等各种内窥镜，以及其他各类手术器械的容器内；或将用过的器械浸泡在盛有本品溶液中。浸泡时间为 3~10 分钟左右。

注意事项 ①配好的溶液不能直接接触皮肤、黏膜，如不慎误入应尽快用大量流动水冲洗。②在使用时操作人员应戴手套和眼罩。③本溶液用前不可接触水等异物，应现用现配，不可重复使用。④最佳温度 38℃，在 25℃~40℃之间使用，低于 25℃ 要增加浸泡时间，高于 40℃，生物酶将死掉，降低清洗效果。

剂型规格 粉剂：每袋 12g。

消毒净
Myristylpicoline

作用用途 本品为阳离子型表面活性广谱杀菌剂。杀菌力极强。常用于手、皮肤、黏膜、器械等的消毒。

用法用量 外用：根据情况使用。

注意事项 ①不可与合成洗涤剂或阴离子型表面活性剂接触，以免失效，亦不可与普通肥皂配伍（因普通肥皂为阴离子皂）。②泡器械加 0.5% 亚硝酸钠。③在水质硬度过高的地区应用时，药物浓度应适当提高。

剂型规格 溶液剂：1∶1000 或 1∶2000 溶液。

乙酸
Acetic Acid

别名 醋酸

作用用途 本品有预防流感及感冒的作用。

用法用量 外用：0.1%~0.5%溶液，用于阴道滴虫；1%~3% 溶液，用于绿脓杆菌感染；0.3% 溶液，50~200ml 加温口服，用于缓解胆道蛔虫的疼痛；食醋薰蒸（每立方米 2ml），预防流感及感冒。

剂型规格 溶液剂。

苯甲酸
Benzoic Acid

别名 安息香酸

作用用途 本品有抗真菌作用，除供配制外用药剂外，还可用于各种药剂的防腐。

用法用量 外用：浓度为 0.2%~0.3%，中性或微碱性药剂可用苯甲酸钠，浓度为 0.5%。常与水杨酸配伍制备各种复方外用药剂。

剂型规格 粉剂。

氧氯灵
Yanglüling

作用用途 本品含二氧化氯的新型复方消毒剂。具有广谱杀菌作用，可快速灭活甲型与乙型肝炎病毒。适用于内窥镜、医疗器械与卫生防疫消毒。

用法用量 外用：临用前，将大小两袋药物倒入容器中，加入 100ml 自来水溶解混匀，即成含二氧化氯的淡绿色消毒液。消毒时，将器械用此溶解浸泡或擦拭 1~2 分钟，然后用清水冲干净。若用于灭菌则加 500ml 水，作用 30 分钟。药液 24 小时后失效。

注意事项 本产品存放在阴凉避光处。

剂型规格 粉剂。

第二十四章 眼科用药

治疗眼科疾病的药物种类很多，用药方法包括局部用药和全身用药两大类，有些药物既可局部用药，也可全身用药。局部用药在眼科药物治疗中占有重要地位。眼科局部用药包括洗眼、滴眼、眼膏、眼膜、结膜下注射、球后注射及电离子透入等多种剂型或给药方法，应根据具体病情选用合适剂型和药物。

第一节 滴 眼 剂

一、抗感染药

氯霉素滴眼液
Chloramphenicol Eye Drops

别名 爱明，润舒

作用用途 本品为抗生素类药。用于沙眼、结膜炎、角膜炎、眼睑缘炎、麦粒肿等。

用法用量 滴入眼睑内：每次1~2滴，每日4~6次。

剂型规格 滴眼剂：0.25%，每支10ml。

利福平滴眼液
Rifampicin Eye Drops

别名 甲哌利福平滴眼剂，甲哌利福霉素滴眼剂

作用用途 本品为抗生素类药。主要用于金黄色葡萄球菌感染，也可用于厌氧菌感染所引起的角膜炎、结膜炎及沙眼等。

用法用量 滴入眼睑内：每次1~2滴，每日3~5次。

剂型规格 滴眼剂：0.1%，每支5ml。

庆大霉素滴眼液
Gentamicin Eye Drops

作用用途 本品为抗生素类药。用于结膜炎、角膜炎等。

用法用量 滴入眼睑内：每次1~2滴，每日3~5次。

剂型规格 滴眼剂：0.3%，每支10ml。

盐酸林可霉素滴眼液
Lincomycin Hydrochloride Eye Drops

作用用途 本品对革兰阳性菌如葡萄球菌属（包括耐青霉素株），链球菌等有较高抗菌活性。对阴性菌也有良好抗菌活性。本品系抑菌药，高浓度时，对高度敏感细菌也有杀菌作用。用于敏感菌感染所致结膜炎，角膜炎等。

用法用量 滴于眼睑内：每次1~2滴，每日3~5次。

注意事项 ①对本品过敏者禁用。②一个月以内的婴儿禁用。③林可霉素与新生霉素、卡那霉素有配伍禁忌。④偶可有皮疹、瘙痒等过敏反应；过量使用并吸收可致中性粒细胞减低，血小板减低，念珠菌感染等，且有耳鸣、眩晕等副作用。

剂型规格 滴眼剂：2.5%，每支8ml。

新霉素滴眼液
Neomycin Eye Drops

作用用途 本品为抗菌药。用于结膜炎、角膜炎、中耳炎等，对铜绿假单胞菌感染有效。

用法用量 滴入眼睑内：每日3~6次。

剂型规格 滴眼剂：0.5%，每支5ml。

那他霉素滴眼液
Natacyn Eye Drops

别名 那特真，Natacyn

作用用途 本品为抗真菌眼药，对镰刀菌、曲霉菌和白色念珠菌有很好疗效。主要适用于真菌性眼睑炎、结膜炎和角膜炎。

用法用量 滴入眼睑内：每次1~2滴，每日3~6次。

剂型规格 滴眼剂：5%，每支15ml。

诺氟沙星滴眼液
Norfloxacin Eye Drops

别名 氟哌酸滴眼液

作用用途 本品适用于多种病原菌引起的外眼部感染，如结膜炎、角膜炎等，铜绿假单胞菌引起的角膜溃疡。可用于眼科手术前后的预防、抗感染。

用法用量 滴入眼睑内：每次1~2滴，每日3~6次。或遵医嘱。

注意事项 ①对喹诺酮类药物有过敏史者忌用。②有轻微一过性局部刺激，如刺痛、痒、异物感。

氧氟沙星滴眼液
Ofloxacin Eye Drops

别名 安利滴眼剂，泰利必妥滴眼剂，信利妥，Ofloxacin Ophthalmic Solution, Tarivid Ophthalmic Solution

作用用途 本品为广谱抗菌滴眼剂，对厌氧菌在内的革兰阳性菌及革兰阴性菌具有广谱抗菌作用。用于眼睑炎、麦粒肿、泪囊炎、结膜炎、睑板腺炎、角膜炎、角膜溃疡，手术后感染。

用法用量 滴入眼睑内：每次 1 滴，一般每日 3~6 次，可根据症状适当增减。

注意事项 ①偶尔会发生休克症状（恶心、四肢寒冷、呼吸困难等），发现异常时应中止给药。②偶见皮疹、荨麻疹、瘙痒、眼睑发红和浮肿、结膜充血等，一旦出现症状应中止用药。③孕妇禁用。

剂型规格 滴眼剂：0.3%，每支 5ml。

氧氟沙星-透明质酸钠
Ofloxacin–Sodium Hyaluronate

别名 迪可罗，Dikeluo Eye Drops Ointment

作用用途 本品中氧氟沙星为第三代喹诺酮类广谱抗生素，通过对细菌 DNA 螺旋酶的抑制来达到抗菌目的，对革兰阳性菌、革兰阴性菌、部分厌氧菌、沙眼衣原体等有较强的抗菌作用。适用于眼部非手术治疗和检查的使用，如感染性结膜炎、角膜炎，泪道感染，沙眼，房角镜、B 超检查介质等，也可用于手术前后的使用，术前三天使用可减少结膜囊内细菌的负荷，术后可用于抗感染。

用法用量 ①滴入眼睑内：滴眼液，每次 1~2 滴，每日 4 次。②涂于眼睑内：眼膏剂，适量，每日 4 次。

注意事项 ①对本品成分过敏者禁用。②使用过程中一旦出现过敏症状，应立即停用。③孕妇及婴儿慎用。

剂型规格 ①滴眼剂：3%，每支 5ml。②眼膏剂：0.3%，每支 3.5g。

左氧氟沙星滴眼液
Levofloxacin Eye Drops

别名 海伦，Hailun

作用用途 本品为抗生素类药，临床用于敏感细菌引起的细菌性结膜炎、细菌性角膜炎。

用法用量 滴入眼睑内：每次 1~2 滴，每日 3~5 次。推荐疗程：结膜炎 7 日，角膜炎 9~14 日。

注意事项 ①对本品或喹诺酮类药物过敏者禁用。②用药期间，建议不戴隐形眼镜。

剂型规格 滴眼剂：每支 15mg（5ml）。

磺胺醋酰钠滴眼液
Sulfacetamide Sodium Eye Drops

作用用途 本品为磺胺类药。用于结膜炎、沙眼、角膜炎及其他眼部感染。

用法用量 滴入眼睑内：每次 1~2 滴，每日 3~5 次。

注意事项 可加 0.1% 硫代硫酸钠抗氧化。

剂型规格 滴眼剂：10%，每支 10ml。

卡那霉素滴眼液
Kanamycin Eye Drops

作用用途 本品为抗生素类药。用于结膜炎、泪囊炎、眼睑炎、睑板腺炎等。

用法用量 滴入眼结膜囊内：每次 1~2 滴，每日 3~5 次。

剂型规格 滴眼剂：0.5%，每支 8ml。

妥布霉素滴眼液
Tobramycin Eye Drops

别名 艾若，佳诺泰，托百士，Eyebrex，Tobrex

作用用途 本品为抗生素类药，适用于敏感致病菌引起的外眼及附属器的感染。

用法用量 ①滴入眼睑内：滴眼剂，轻、中度感染，每次 1~2 滴，每日 6 次；重度感染，每次 2 滴，每小时 1 次；②涂于患眼结膜囊内：眼膏剂，每次取 1.5cm 长的药膏轻中度感染，每日 2~3 次；重度感染，每 3~4 小时 1 次。

注意事项 ①对妥布霉素及其他氨基糖苷类抗生素过敏者禁用。②本品不能用于眼内注射。③听力减退、重听或肾病患者慎用。④若患者同时接受氨基糖苷类抗生素的全身用药，应监测其血药浓度。⑤偶有局部刺激症状，如眼睑灼痛或肿胀，结膜充血。

剂型规格 ①滴眼剂：0.3%，每支 5ml。②眼膏剂：每支 3.5g。

妥布霉素-地塞米松
Tobramycin and Dexamethasone

别名 佳名滴眼液，美必舒，典必舒，复方妥布霉素，Tobradex

作用用途 本品的有效成分为妥布霉素和地塞米松。妥布霉素为氨基糖苷类广谱抗生素，作用于细菌体内的 30s 和 50s 核糖体亚单位，可影响肽链的延长，有强效的杀菌作用。地塞米松为肾上腺皮质激素，有抗炎及免疫抑制作用，可减轻眼部水肿及炎症。本品滴眼后吸收完全，有很强的眼内通透性，对眼组织的损伤小，适用于对肾上腺皮质激素具有感受性的眼部疾病及眼部细菌感染，还可用于眼睑、球结膜、角膜、眼球前段组织及传染性结膜炎等炎症性疾病、慢性前葡萄膜炎、化学性、放射性及异物穿透性角膜损伤，治疗、预防可能的眼部细菌感染。

用法用量 ①滴入眼睑内：滴眼液，每次 1~2 滴，每日 4~6 次，或遵医嘱。在初期 1~2 日剂量可加至每 2 小时 1 次。②涂于眼睑内：眼膏剂，适量，每日 2~4 次。

注意事项 ①对本品任何成分过敏和角膜上异物未清除者、树枝状角膜炎患者、因滤过性病毒引起的角膜炎、结膜炎、眼部分枝杆菌、真菌感染禁用。②孕妇及哺乳期妇女、儿童、对氨基糖苷类抗生素有过敏史者、青光眼患者、肾功能不全者慎用。③少数患者偶有发痒、红肿、结膜充血，长期使用可能引起二重感染及真菌感染。④本品可累加利尿剂的耳毒性作用，与其他药物同时使用时应遵医嘱。⑤本品可加剧横纹肌弛缓剂的神经阻滞作用。⑥本品与某些肾毒性药物同时应用时，可在肾脏毒性上发生累加或协同作用。⑦本品已被抗假单胞青霉素灭活。

剂型规格 ①滴眼剂：每支 5ml（含妥布霉素 15mg，地塞米松 5mg）。②眼膏剂：每支 3g（含妥布霉素 9mg，地塞米松 3mg）；3.5g。

洛美沙星滴眼液
Lomefloxacin Eye Drops

别名 乐芬滴眼剂，Lomefloxacin Hydrochloride Eye Drops

作用用途 本品为第三代喹诺酮类抗生素，适用于急慢性细菌性结膜炎、睑缘炎、麦粒肿、睑板腺炎、泪囊炎、角膜炎和角膜溃疡。

用法用量 滴入眼睑内：每次 1~2 滴，每日 3~4 次。

注意事项 ①对喹诺酮类药物过敏者禁用。②偶见眼部刺痛感觉。

剂型规格 滴眼剂：0.3%，每支 5ml。

环丙沙星滴眼液
Ciprofloxacin Eye Drops

别名 巴姜洛，悉复明

作用用途 本品为第三代喹诺酮类抗生素，适用于由敏感菌引起的结膜炎、角膜溃疡、沙眼、泪囊炎及眼睑炎。

用法用量 滴入眼睑内：每次 1~2 滴，每日 3~5 次。

注意事项 ①对喹诺酮类药物过敏者禁用。②偶见一过性局部刺激症状。

剂型规格 滴眼剂：0.3%，每支 5ml。

加替沙星滴眼液
Gatifloxacin Eye Drops

别名 祝宁，迪友

作用用途 本品为甲氧氟喹诺酮类外消旋化合物，

体外具有广谱的抗革兰氏阴性和阳性微生物的活性，其 R-和 S-对映体抗菌活性相同。抗菌作用是通过抑制细菌的 DNA 旋转酶和拓扑异构酶 IV，从而抑制细菌 DNA 复制、转录和修复过程。用于敏感菌所引起的急性细菌性结膜炎。

用法用量 滴入眼睑内：第 1~2 天，清醒状态下，每次 1 滴，每 2 时 1 次，每天 8 次；第 3~7 天，清醒状态下，每次 1 滴，每天 4 次。

注意事项 ①对加替沙星及其他喹诺酮类药物过敏者禁用。②本品只限于滴眼用，不能结膜下注射使用，也不能直接注入眼前节。③常见不良反应为结膜刺激、流泪、角膜炎和乳头状结膜炎。④1 岁以下婴儿使用本品的安全性和有效性尚未建立，婴儿慎用。

剂型规格 滴眼剂：0.3%，每支 5ml。

氟康唑滴眼液
Fuconazole Eye Drops

别名 普芬

作用用途 本品为广谱抗真菌药，组织穿透性好，体内维持时间长，临床治疗真菌性角膜炎。

用法用量 滴入眼睑内：每次 1~2 滴，每日 3~5 次。

剂型规格 滴眼剂：每支 25mg（5ml）。

的确当滴眼液
Diquedang Eye Drops

别名 科恒，Fredex

作用用途 本品主要成分为地塞米松磷酸钠和新霉素，适用于急慢性结膜炎、角膜炎、巩膜炎、葡萄膜炎、急性虹膜炎、白内障、青光眼、角膜移植术后、眼部机械或化学烧伤处理，也可用于外耳炎。

用法用量 滴入眼睑内：每次 2~3 滴，每日 4~8 次。

注意事项 ①霉菌性角膜溃疡者、树枝状、地图状病毒性角膜炎者禁用。②化脓性角膜溃疡者慎用。

剂型规格 滴眼剂：每支 6ml。

阿糖胞苷滴眼液
Cytarabine Eye Drops

作用用途 本品为抗嘧啶药物，可用于病毒性眼病，如树枝状角膜炎、角膜虹膜炎、流行性角膜结膜炎等。

用法用量 滴入眼睑内：每次 1~2 滴，每日 3~5 次。

注意事项 应将 pH 调为 6.5~6.9，以免疗效下降。

剂型规格 滴眼剂：0.2%，每支 5ml。

酞丁胺滴眼液
Ftibamzone Eye Drops

别名 乐克沙，增光素滴眼剂，Phthiopuzone Eye Drops

作用用途 本品可抗沙眼病毒，对沙眼衣原体具有较强的抑制作用。适用于治疗各型沙眼及一些病毒性角膜炎。还有抗革兰阴性球菌作用。

用法用量 滴入眼睑内：每次 1~2 滴，每日 2~4 次，每 4 周一个疗程。

注意事项 本品为混悬液，用前摇匀。

剂型规格 滴眼剂：0.1%，每支 5ml；8ml。

碘苷滴眼液
Idoxuridine Eye Drops

别名 疱疹净滴眼剂

作用用途 本品为抗病毒药。用于眼科治疗单纯疱疹性角膜炎、牛痘病毒性角膜炎及其他疱疹性眼病。

用法用量 滴入眼睑内：每次 1 滴，白天每小时 1 次，夜间每 2 小时 1 次，或遵医嘱。

注意事项 ①避光、凉处保存。②可有畏光、局部充血、水肿、痒或疼痛等过敏反应。

剂型规格 滴眼剂：0.1%，每支 5ml。

阿昔洛韦滴眼液
Aciclovir Eye Drops

别名 甘泰滴眼剂，无环鸟苷滴眼剂，Acyclovir Eye Drops

作用用途 本品为抗病毒药，适用于单纯疱疹性角膜炎的治疗。

用法用量 滴入眼睑内：每 2 小时 1 次。

注意事项 如出现结晶，加温溶解使用。

剂型规格 滴眼剂：0.1%，每支 8ml。

更昔洛韦滴眼液
Ganciclovir Eye Drops

别名 丽科明

作用用途 本品是一种 2'-脱氧鸟嘌呤核苷酸的类似物，可抑制疱疹病毒的复制，用于单纯疱疹病毒性角膜炎。

用法用量 滴入结膜囊中：每次 1 滴，每日 4 次，疗程为 3 周。

注意事项 ①对更昔洛韦过敏者禁用。②严重中性粒细胞减少（少于 $0.5×10^9$/L）或严重血小板减少（小于 $25×10^9$/L）的患者禁用。③孕妇、哺乳期妇女及儿童慎用。④治疗中可能发生短暂的眼痒、灼热感、针刺感及轻微视力模糊，但很快消失，不影响治疗。

剂型规格 滴眼剂：0.1%，每支 8ml。

利巴韦林滴眼液
Rifavirin Eye Drops

别名 病毒唑，利美普辛，三氮唑核苷滴眼剂，Tribavirin Eye Drops

作用用途 本品为广谱抗病毒药，对多种 RNA 和 DNA 病毒有抑制作用。用于病毒性眼科疾病、单疱性角膜炎、表层点状角膜炎、急性流行性结膜炎和沙眼等。

用法用量 滴入眼睑内：每次 1~2 滴，每小时 1 次，病情好转后，改为每 2~3 小时 1 次，逐步递减。

剂型规格 滴眼剂：含药 10mg；50mg，每支 10ml。

重组人干扰素 α2b 滴眼液
Recombinant Human Interferon α2b Eye Drop

别名 安达芬滴眼液

作用用途 本品具有广谱抗病毒、抑制细胞增殖以及提高免疫功能等作用，可增强巨噬细胞的吞噬作用，增强淋巴细胞对靶细胞的细胞毒性和天然杀伤细胞的功能，可用于治疗单纯疱疹等病毒性角膜炎。

用法用量 直接滴入患眼的结膜囊内：滴后闭目 1~2 分钟，每次 1~2 滴，每日 6 次，一般 2 周为一疗程，或遵医嘱。

注意事项 ①对本品过敏者禁用。②对干扰素有过敏史者、孕妇及哺乳期妇女慎用。③儿童及老年患者尚缺乏详细的研究资料，慎用。④本品应为无色或微黄色澄明液体，如出现浑浊、异物等异常现象，不得使用。⑤滴药时注意药品不要触及眼部，以免污染药物。⑥本品为无菌制剂，打开瓶盖后，应尽快用完，不得长时间储存后再用，每次用药后应将瓶盖旋紧。

剂型规格 滴眼剂：100 万 IU，每支 5ml。

重组人干扰素 α1b 滴眼液
Recombinant Human Interferon α1b Eye Drop

别名 长生扶明，滴宁

作用用途 本品具有广泛的抗病毒及免疫调节功能。干扰素与细胞表面受体结合，诱导细胞产生多种抗病毒蛋白，从而抑制病毒在细胞内的复制；可通过调节免疫功能增强巨噬细胞、淋巴细胞对靶细胞的特异细胞毒作用，有效的遏制病毒侵袭和感染的发生，适用于治疗眼部病毒性疾病，对单纯疱疹性眼病，包括眼睑单纯疱疹，单疱性结膜炎，角膜炎（树枝状，地图状，盘状，实质性角膜炎），单疱性虹膜睫状体炎疗效显著；对带状疱疹性眼病（如眼睑带状疱疹、带状疱疹性角膜炎、巩膜炎、虹膜睫状体炎）、腺病毒性结膜角膜炎、流行性出血性结膜炎等也有良好效果。

用法用量 直接滴入患眼的结膜囊内：滴后闭目 1~2 分钟，急性炎症期，每日 4~6 次，随病情好转逐渐减为每日 2~3 次，基本痊愈后改为每日 1 次，继续用药 1 周后停药；有多次复发史的单疱性角膜炎患者，每遇感冒、发烧或其他诱因，如疲劳，生活不规律可滴用本品，每日 2 次，连续 3 日，以预防复发。

注意事项 ①对本品过敏者禁用。②对干扰素有过敏史者、孕妇及哺乳期妇女慎用。③本品应为微黄色澄明液体，如出现浑浊、异物等异常现象，不得使用。④一般无不良反应，偶见一过性轻度眼结膜充血，少量分泌物，粘涩感，眼部刺痛，痒感等症状，但可耐受继续用药，病情好转时酌减滴药次数，症状即缓解消失。⑤滴药时注意药瓶不要触及眼部，以免污染药物。⑥本品开盖后一周内用完，每次用药后应将瓶盖旋紧。

剂型规格 滴眼剂：20万IU，每支2ml。

牛磺酸滴眼液
Taurine Eye Drops

别名 奥视明

作用用途 本品具有防辐射、抗氧化、抗病毒、抗菌、营养、保湿、润滑作用。临床用于白内障、青光眼的辅助治疗、抗疲劳、急性结膜炎、病毒性结膜炎。

用法用量 滴入眼睑内：每次1~2滴，每日3~5次。

剂型规格 滴眼剂：每支400mg（8ml）。

环胞苷滴眼液
Cyclocytidine Eye Drops

作用用途 本品为抗病毒药，可用于上浅层单疱病毒性角膜炎，以及实质层单疱病毒性角膜炎、虹膜炎。

用法用量 滴入眼睑内：每1~2小时1次，溃疡愈合、实质层浸润消失后再减至每日3~4次，维持用药2周以上。

注意事项 应用本品时，宜同时应用抗生素类滴眼液以控制感染。

剂型规格 滴眼剂：0.05%；0.1%。每支5ml。

硝酸银滴眼液
Silver Nitrate Eye Drops

作用用途 本品为杀菌、收敛药。用于急性结膜炎和防止新生儿淋病性结膜炎。

用法用量 滴入眼睑内：每次1~2滴，滴眼后，立即用灭菌生理盐水冲洗。

剂型规格 滴眼剂：0.5%；1%。每支5ml。

二、治疗青光眼药

肾上腺素滴眼液
Adrenaline Eye Drops

作用用途 本品可同时兴奋α受体及β受体，使血管收缩，扩大瞳孔，减少房水生成，使房水容易排出，有降低眼内压的作用，用于单纯性青光眼。

用法用量 滴入眼睑内：次数按需要而定。

注意事项 糖尿病、心脏病、甲亢及血压过高患者忌用。

剂型规格 滴眼剂：1%，每支5ml。

毛果芸香碱滴眼液
Pilocarpine Eye Drops

别名 乐清，匹罗杰，匹罗卡品滴眼剂，真瑞

作用用途 本品为拟胆碱药，有缩瞳及降低眼压的作用，可用于青光眼及作为阿托品的对抗剂。

用法用量 滴入眼睑内：每次1~2滴，每日2~3次。

注意事项 虹膜睫状体炎患者禁用。

剂型规格 滴眼剂：0.5%；1%；2%；每支5ml。

毒扁豆碱滴眼液
Physostigmine Eye Drops

别名 依色林滴眼剂，Eserine Eye Drops

作用用途 本品为拟胆碱药，有缩瞳及降低眼压的作用，用于原发性和急性青光眼及阿托品的对抗剂。

用法用量 滴入眼睑内：用量视病情而定。

注意事项 用药后要压迫泪囊，以防吸收中毒。溶液避光保存，变红则不宜用。

剂型规格 ①滴眼剂：0.25%；0.5%。每支5ml。②眼膏剂：0.5%，每支5g。

马来酸噻吗洛尔滴眼液
Timolol Maleate Eye Drops

别名 诚瑞，噻吗心安滴眼剂，Chengrui

作用用途 本品属于一种非选择性β受体阻滞剂，具有明显降低眼内压作用，用于原发性开角型青光型、无晶状体青光眼、继发性青光眼及高眼压。

用法用量 滴入眼睑内：每次1滴，每日1~2次。

注意事项 ①对本品过敏及心动过缓者禁用。②有心力衰竭和支气管哮喘的患者慎用。孕妇和儿童最好不用。③少数患者有眼干、眼灼热感、眼痛、视力减退、头晕、血压下降、胃肠不适等。偶可出现心率减慢。

剂型规格 滴眼剂：0.25%；0.5%。每支5ml。

马来酸右旋噻吗洛尔滴眼液
Dextimolo Maleate Eye Drop

别名 迪立见

作用用途 本品为非选择性β受体阻滞剂，没有明显的内源性拟交感活性，有心肌直接抑制和局部麻醉作用，可增加眼血流，保护视神经，保护视野，对高眼压患者和正常人均有降眼内压的作用。适用于原发性开角型青光眼，继发性青光眼及高眼压症。部分原发性闭角型青光眼，其他药物或手术治疗无效的青光眼也可应用。

用法用量 滴入眼睑内：每次1~2滴，每日1~2次，如眼压已控制，可改为每日1次。如原用其他药物，在

改用本品治疗时，原药物不宜突然停用，应自滴用本品的次日逐渐停用。

注意事项 本品的不良反应有异物感、烧灼感、干燥、刺痒、畏光、流泪、雾视、头痛等，多为轻度，可以耐受。

剂型规格 滴眼剂：1%，每支5ml。

卡替洛尔滴眼液
Carteolol Eye Drops

别名 喹诺酮心安，美开朗，美特朗，Carbonlol，Mikelan

作用用途 本品为β受体阻滞剂，通过抑制房水产生使眼压下降，对瞳孔径和瞳孔反射几乎无影响。用药后30分钟内起效，24小时内滴眼量的16%以原形由尿中排出，而血药浓度非常低。适用于青光眼、高眼压症。

用法用量 滴入眼睑内：每次1滴，每日2次。

注意事项 ①下列情况禁用：不易控制的心功能不全、哮喘、支气管痉挛患者及对本品成分有过敏史者。②下列情况慎用：窦性心率过缓、房室传导阻滞（Ⅱ、Ⅲ度）、心源性休克、肺动脉高压引起的右心功能不全、缺血性心功能不全、禁用β受体阻滞剂的患者、不易控制的糖尿病患者（易引起低血糖症状，因易掩盖症状，故需注意血糖值）。③孕妇和哺乳期妇女及儿童慎用本品。④眼睛偶有刺激感、痒、干、发热、雾视等症状。⑤长期用于无水玻璃体眼或眼底有病变患者时，偶在眼底黄斑部出现浮肿、混浊，故需定期测定视力，进行眼底检查。⑥偶见呼吸不畅、头痛、头晕、倦怠、恶心。

剂型规格 滴眼剂：1%；2%。每支5ml；10ml。

倍他洛尔滴眼液
Betaxolol Eye Drops

别名 倍他索洛尔，贝特舒，Betoptic

作用用途 本品为眼用β₁受体阻滞剂，同时具有Ca^{2+}拮抗作用，可降低眼内压，增加眼血流，对青光眼具有双重治疗作用，适用于慢性开角型青光眼、高眼压病。

用法用量 滴入眼睑内：每次1~2滴，每日2次。

注意事项 对本品任一成分（盐酸倍他洛尔、氯化苄烷胺）过敏者，患有窦性心动过缓、Ⅰ度以上房室传导阻滞，有明显心脏衰竭的患者禁用。

剂型规格 滴眼剂：每支5ml。

左布诺洛尔滴眼液
Levobunolol Eye Drops

别名 贝他根液膜，盐酸左布诺洛尔滴眼剂，Betagan

作用用途 本品是一类非选择性β受体阻滞剂，对β₁和β₂受体具有同样的作用。本品在降低眼压时与噻吗洛尔同样有效。不管是否伴有青光眼，本品对已有眼压升高和眼压正常患者同样具有降眼压作用。滴入1滴本品1小时内可检测到其药物作用，2~6小时作用达高峰，药效可维持24小时。适用于慢性开角型青光眼及高眼压患者的眼内压控制。

用法用量 滴入眼睑内：每次1滴，每日1~2次。

注意事项 ①下列情况禁用：支气管哮喘或有支气管哮喘史的患者、有严重的慢性阻塞性肺部疾病、窦性心动过缓、2~3度房室传导阻滞、明显的心衰、心源性休克以及对本品过敏者、全身应用β肾上腺素能受体阻滞剂者。②本品滴眼可能有全身吸收。③异常心动过缓、1度以上的传导阻滞的患者慎用。④先天性心功能衰竭应得到适当的控制后，才能使用本品。⑤有肺功能低下的患者、有自发性低血糖及正在应用胰岛素或降血糖药物的糖尿病患者慎用。⑥本品含有苯扎氯铵，戴隐形眼镜者，不宜用本品。⑦应用全身性降血压药物患者，应用本品后有相加作用。⑧哺乳期妇女应慎用。⑨儿童应用的安全性和有效性尚未确定。局部应用本品，部分患者可出现心率及血压下降。

剂型规格 滴眼剂：每支5ml；10ml。本品每毫升中含有盐酸左布诺洛尔5mg、聚乙烯醇14mg、苯扎氯铵0.04mg、乙二胺四乙酸二钠、焦亚硫酸钠、磷酸二氢钾、磷酸氢二钠、氯化钠、纯净水。

呋索碘铵滴眼液
Furtrethonium Iodide Eye Drops

别名 碘化三甲基糠铵，碘甲基呋喃胺，碘三甲糠胺，呋喃胺，糠甲碘，青光安，Furamon，Furanol，Furmethide，Furmethide Iodide，Furtrethonii Iodidum

作用用途 本品为类似毛果芸香碱的拟胆碱药，可兴奋M-胆碱受体产生典型的毒蕈碱作用，使瞳孔缩小、眼压降低，起到预防失明的作用。并具有缩瞳见效快（点眼后几分钟）、不良反应较少的特点。临床用于多种类型青光眼，由于起效较快，适用于急性发作的患者。

用法用量 滴入眼睑内：患侧每次1滴，每日1~6次。先以低浓度及小剂量试用，以后根据疗效增减用量。

注意事项 ①长期使用本品滴眼液，偶见双眼结膜炎样充血水肿、流泪、泪道阻塞。还可出现类似毛果芸香碱样暂时性远视力下降。②长期使用本品引起的双眼结膜炎样充血水肿、流泪、泪道阻塞症状可使用可的松滴眼液滴眼来改善。

剂型规格 滴眼剂：2.5%；5%；10%。

酒石酸溴莫尼定滴眼液
Brimonidine Tartrate Eye Drops

别名 阿法根，Alphagan

作用用途 本品既减少房水的生成，又增加葡萄膜、巩膜的外流，适用于开角型青光眼和高眼压症者的眼内压控制。

用法用量 滴入眼睑内：每次1滴，每日1~2次，必要时下午可增加 1 滴。

注意事项 ①使用单胺氧化酶抑制剂者禁用，儿童禁用。②有严重心血管疾病者、精神抑郁者、大脑或冠状动脉功能不全者、雷诺现象者、直立性低血压、血栓闭塞性脉管炎者慎用。孕妇及哺乳期妇女慎用。③有时可见口干、烧灼感及刺痛感、倦怠及眼部过敏等不良反应。④与中枢神经系统抑制药可产生相互作用，使之作用加强。当患者同时使用 β 受体阻滞剂、抗高血压药、糖苷类心脏病药时，应予以注意。⑤当患者同时使用能影响循环中胺类代谢或摄取的三环类抗抑郁药时，应慎用。⑥本品可使注意力下降，从事危险作业的患者应注意。

剂型规格 滴眼剂：0.2%，每支 5ml；10ml。

拉坦前列素滴眼液
Latanoprost Eye Drops

别名 适利达，Xalatan

作用用途 本品是一种新的苯基替代的前列腺衍生物，能有效降低眼内压，通过增加眼内房水的流出而达到降低眼内压的效果。适用于开角型青光眼、高眼压症以及各种眼内压增高的控制治疗。

用法用量 滴入眼睑内：每次 1 滴，每日 1 次，最好于夜间使用。

注意事项 ①孕妇及哺乳期妇女禁用，儿童慎用。②偶见皮疹、眼部异物感等不良反应。③如果还需用其他滴眼剂时，用本品至少 5 分钟后方可。

剂型规格 滴眼剂：0.005%，每支 2.5ml。

曲伏前列素滴眼液
Travoprost Eye Drops

别名 苏为坦，Travatan

作用用途 本品是一种选择性的 FP 前列腺类受体激动剂。可通过增加葡萄膜巩膜通路房水外流的机制来降低眼压。临床用于降低开角型青光眼或高眼压症患者升高的眼压，这些患者对使用其他降眼压药不耐受或疗效不佳时使用。

用法用量 滴入眼睑内：每晚 1 滴，每晚 1 次。剂量不能超过每日 1 次，因为频繁使用会降低药物的降眼压效应。本品用药约 2 小时后开始降低眼，在 12 小时达到最大。

注意事项 ①对本品过敏者慎用。②孕妇、哺乳期妇女，用本品要特别慎重。③本品可引起色素组织变化，这些变化可增加虹膜和眼眶周围组织（眼睑）的色素沉着并增加睫毛的颜色和生长，这些变化可能是永久的。④应用本品有眼睑皮肤变黑的报道。⑤用本品后，可使睫毛变长、变密、色素或睫毛数量增加。⑥用药后可使虹膜、眶周或眼睑组织和睫毛的棕色素增加，如单眼治疗，会使双眼出现色彩差异。也会出现双眼睫毛长度、密度、数量的不同。⑦常见不良反应是眼充血，少见视

力下降、眼部不适、疼痛、畏光、流泪、心绞痛、尿失禁等。

剂型规格 滴眼剂：每支 2.5ml（含 0.1mg）。

贝美前列素滴眼液
Bimatoprost Ophthalmic Solution

别名 卢美根、Lumigan

作用用途 本品为一种合成的前列酰胺，是具有降低眼内压活性的前列腺素结构类似物，选择性地模拟了天然存在的前列酰胺的作用。用于降低对其他降眼压制剂不能耐受或不够敏感（多次用药无法达到目标眼内压值）的开角型青光眼及高眼压症患者的眼内压。

用法用量 滴入眼睑内：推荐剂量为每次 1 滴，每日晚一次，每日使用本品的次数不得超过一次，如果同时使用多种治疗药物，则每两种药物的使用应至少间隔五分钟。

注意事项 ①对贝美前列素或本品中其他任何成分过敏者禁用。②患有活动性内眼炎症（如葡萄膜炎）的患者须慎用本品。③配戴有隐形眼镜时不应使用本品。④有些患者使用本品后虹膜颜色会慢慢加深，可能是永久性的。

剂型规格 滴眼剂：30%，每支 3ml；5ml。

他氟前列素滴眼液
Tafluprost Eye Drops

别名 Zioptan、Tafluprost Ophthalmic Solution

作用用途 本品是一种新型 $PGF_{2\alpha}$ 衍生物，通过促进房水经葡萄膜巩膜途径排出降低眼压，用于治疗开角型青光眼或高眼压症。

用法用量 滴入眼睑内：每次 1 滴，每日晚上 1 次。

注意事项 ①最常见眼的不良反应是结膜充血。②可能发生虹膜，眼周组织（眼睑）和眼睫毛色素沉着。虹膜色素沉着很可能是永久性的。③对眼睫毛的影响，包括增长、增厚和睫毛数改变，一般为不可逆的。④儿童患者不宜使用，因为长期慢性使用后色素沉着增加相关的潜在的安全性关注。

剂型规格 滴眼剂：0.0015%，每支 0.3ml。

盐酸杜塞酰胺滴眼液
Dorzolamide Hydrochloride Eye Drops

别名 多唑胺，添素得，Trusopt

作用用途 本品是一种可供眼部使用的碳酸酐酶抑制剂，它能降低眼球内部的压力，临床用于治疗青光眼。

用法用量 滴入眼睑内：每次 1 滴，每日早、中、晚各 1 次。如果医生建议同时使用 β 受体阻滞剂眼液时，两种滴眼液的使用时间需相隔最少 10 分钟。

注意事项 ①肾脏或肝脏有严重受损的患者，应在医生的指导下使用本品。②儿童禁用，孕妇和哺乳期妇

女慎用。③用药后有时会出现灼热、刺痛、视物模糊、瘙痒、流泪、出现红筋或眼皮浮肿等。④本品需在开启1个月内用完。

剂型规格 滴眼剂：2%，每支5ml。

地匹福林滴眼液
Dipivefrine Eye Drops

别名 保目明，二匹弗福林，普鲁品，普罗品，特戊酰肾上腺素，Propine，Diopine

作用用途 本品是肾上腺素的前体药物，具有亲脂性，较肾上腺素更易穿透角膜上皮，在较低浓度时就能降低眼压，适用于开角型青光眼及闭角型青光眼术后未完全控制者。

用法用量 滴入眼睑内：每次1滴，每日2次。

注意事项 ①对本品过敏者禁用。糖尿病、心脏病、甲亢及高血压患者、未经手术的闭角型青光眼患者禁用。②无晶体性青光眼患者慎用，高血压、心功能不全患者及甲状腺功能亢进患者慎用。③常见灼痛感或刺痛感，少数患者可出现结膜充血，畏光流泪，轻度头痛、头晕等症状，可自行缓解。长期滴用本品，可出现角膜色素沉着。

剂型规格 滴眼剂：0.1%，每支5ml；8ml。0.25%，每支5ml；8ml。

可乐定滴眼液
Clonidine Eye Drops

作用用途 本品可激活α_2受体，减少房水生成，降低眼压，适用于各型青光眼。

用法用量 滴入眼睑内：每次1~2滴，每日2次。

注意事项 有轻度降血压作用，低血压者使用本品时应用手压迫泪囊，以减少药物的全身吸收。

剂型规格 滴眼剂：0.1%，0.5%；每支5ml。

布林佐胺滴眼液
Brinzolamide Eye Drop

别名 派立明，Azopt

作用用途 本品为碳酸酐酶抑制剂，杂环磺胺类的局部碳酸酐酶抑制剂，对人睫状体内占优势的碳酸酐酶同工酶，具有很强的亲和力的抑制作用，可有效降低眼压，不会出现酸中毒或其他与口服碳酸酐酶抑制剂有关的不良反应。适用于原发性开角型青光眼或高眼压症，可用于不能耐受β受体阻滞剂及有哮喘、心脏病的青光眼患者。

用法用量 滴入眼睑内：每次1滴，每日2次，用前摇匀。点药后压迫鼻泪道或轻轻闭上眼睛，以减少全身吸收。当用本品代替其他抗青光眼眼药时，应在停药后第二天开始使用本品。当使用一种以上眼药时，应至少间隔5分钟。

注意事项 ①对本品或其成分过敏者禁用。②已知对磺胺过敏者，严重肾功能不全和高氮性酸中毒者禁用。③可出现视物模糊及口干、口酸、味觉异常等现象，可自行缓解。还可出现味觉改变（嗜味异常）、头疼等副作用。④佩戴接触镜时不要使用本品，滴用本品后应等15分钟再佩戴接触镜。

剂型规格 滴眼剂：1%，每支5ml。

阿可乐定滴眼液
Apraclonidine Eye Drops

别名 爱必定，安普乐定，辰泽，盐酸阿可乐定，盐酸安普乐定，Apractonidine，Iopidine

作用用途 本品为降眼内压药，用于预防和控制氩激光穿刺术、氩激光虹膜切除术或Nd：YAG后房穿刺后眼内压升高。还可用于青光眼的辅助治疗。

用法用量 滴入眼睑内：①术后眼压升高：激光手术前1小时，在需手术的眼内滴入1滴，第2滴应在手术后立即滴入该眼。每1滴眼液用单独的容器，使用1滴后弃去。②青光眼的辅助治疗：0.5%滴眼液，每次1滴，每日3次，可延迟激光治疗或手术治疗时间。

注意事项 ①对本品或可乐定过敏者禁用。②下列情况慎用：肝、肾功能不全者、严重心血管疾病（包括高血压、冠状动脉功能不全、近期出现的心肌梗死）患者、脑血管疾病患者、雷诺病患者、血栓闭塞脉管炎患者、抑郁患者、激光手术期间有血管迷走神经反应既往史者。③孕妇、哺乳期妇女权衡利弊后再用。④儿童、老人的用药安全性尚不明确。⑤不良反应：心律不齐、心动过缓、心悸、血压降低、外周水肿、易怒、头痛、四肢疼痛、抑郁、腹痛、腹泻、呕吐、胸闷气短、性欲减退；激光治疗时：上眼睑隆凸，结膜变白、瞳孔放大等；作激光治疗时：眼痛、眼刺激、灼烧感、异物感、接触性过敏性皮炎（眼睛瘙痒、眼睑水肿、红斑和流泪），停药5~7天缓解。

剂型规格 滴眼剂：每支2.5mg（0.25ml）（盐酸盐）。

弗迪滴眼液
Fotil Eye Drops

作用用途 本品含0.5%的马来酸噻吗洛尔和2%的盐酸毛果芸香碱，其中马来酸噻吗洛尔可使房水产生减少，毛果芸香碱促进房水流出，适用于各型青光眼的治疗。

用法用量 滴入眼睑内：每次1~2滴，每日2次。

注意事项 ①对本品过敏及心动过缓者禁用。②孕妇、儿童、心力衰竭、支气管哮喘者慎用。③少数患者可出现眼干，眼灼热感，眼痛，视力下降，头晕，血压下降，肠胃不适等现象，偶见心率减慢。

剂型规格 滴眼剂：每支8ml。

弗迪丰滴眼液
Fotilforte Eye Drops

作用用途 本品含 0.5% 的马来酸噻吗洛尔和 0.4% 的盐酸毛果芸香碱，其中马来酸噻吗洛尔可使房水产生减少，毛果芸香碱促进房水流出。适用于各型青光眼的治疗。

用法用量 滴入眼睑内：每次 1~2 滴，每日 2 次。

注意事项 ①对本品过敏及心动过缓者禁用。②孕妇、儿童、心力衰竭及有支气管哮喘者慎用。③少数患者可出现眼干，眼灼热感，眼痛，视力下降，头晕，血压下降，肠胃不适等现象，偶见心率减慢。

剂型规格 滴眼剂：每支 8ml。

乙酰唑胺
Acetazolamide

别名 醋氮酰胺，醋唑磺胺片，丹木斯，利水胺，乙酰偶氮胺，Acetazolamide Sodium，Albox，Diuramid，Edemox，Diamox

作用用途 本品为碳酸酐酶抑制剂，可减少房水产生，降低眼压，适用于各类青光眼如开角型（慢性单纯性）青光眼、闭角型青光眼急性期、继发性青光眼以及内眼手术前降压和术后前房形成迟缓者。

用法用量 (1)口服：①用于开角型青光眼，首次剂量 250mg，每日 1~3 次，维持量应根据患者对药物的反应决定，尽量使用较小的剂量使眼压得到控制，一般每次 250mg，每日 2 次，就可使眼压控制在正常范围。②用于继发性青光眼和手术前降眼压，每次 250mg，每日 2~3 次。③用于青光眼急性发作，首次药量加倍到 500mg，以后用 125~250mg 维持量，每日 2~3 次。(2)肌内注射或静脉滴注：用于青光眼急性发作时的抢救，每次 250~500mg，或静脉注射 250mg 与肌内注射 250mg 交替使用，可在 2~4 小时内重复上述剂量，但继续治疗则应根据患者的情况改为口服给药。

注意事项 ①对本品过敏者禁用，有磺胺过敏史，不能耐受磺胺类药物或其他磺胺衍生物利尿药的患者可能对本品交叉过敏。②肝、肾功能不全致低钠血症、低钾血症、高氯性酸中毒患者禁用，肾上腺衰竭及肾上腺皮质功能减退（阿狄森病）患者、肝昏迷患者、代谢性酸血症患者、心力衰竭患者、肺心病患者禁用。③孕妇及哺乳期妇女禁用。④糖尿病、肺栓塞或肺气肿、老年患者慎用。⑤常见不良反应有四肢麻木及刺痛感，金属样味觉、恶心、食欲不振、消化不良、腹泻、疲劳、体重减轻、困倦抑郁、嗜睡、性欲减低等，首次用药后可出现暂时性近视，也可发生磺胺样皮疹，罕见剥脱性皮炎。长期用药可加重低钾血症、低钠血症、电解质紊乱及代谢性酸中毒等症状，对肾结石病人，本品可诱发或加重病情，如出现肾绞痛和血尿应立即停药。最严重的不良反应是造血系统障碍：急性溶血性贫血、粒细胞减少症、血小板减少症、嗜伊红细胞增多症、再生障碍性贫血和肾功能衰竭。⑥与食物同服可减少胃肠道反应。⑦本品与缩瞳药合用时作用增强；与促肾上腺皮质激素、糖皮质激素尤其与盐皮质激素联合使用，可导致严重的低血钾，在联合用药时应注意监护血清钾的浓度及心脏功能。亦应估计到长期同时使用有增加低血钙的危险，可以造成骨质疏松；与苯丙胺、抗 M 胆碱药尤其是和阿托品、奎尼丁联合应用时，可使不良反应加重或延长；与洋地黄类合用时，可提高洋地黄的毒性，并可发生低钾血症；与甘露醇或尿素联合应用，在增强降低眼内压作用的同时，可增加尿量；与抗糖尿病药（如胰岛素）联合应用时，可以减少低血糖反应，应调整抗糖尿病药剂量；与苯巴比妥、卡马西平或苯妥英等联合应用，可引起骨软化发病率上升。⑧急性青光眼及青光眼急性发作时，使用本品后在眼压控制后应根据青光眼类型、前房角改变及眼压描记情况，调整用药剂量及选择适宜的抗青光眼手术。需延期施行抗青光眼手术的病人，较长期使用本品，除应加服钾盐外，在治疗前还需有 24 小时有眼压、视力、视野、血压、血象及尿常规等记录，以便在治疗过程中评价疗效及发现可能产生的不良反应，根据病情调整药量。⑨对于不能耐受本品不良反应或久服无效者，可改用其他碳酸酐酶抑制剂，如双氯非那胺。

剂型规格 ①片剂：每片 0.25g。②注射剂：每支 0.25g。

卡巴胆碱
Carbachol

别名 氨甲酸胆碱，卡巴可，卡米可林，迈斯特，匹斯特，碳酰胆碱，Carbach，Carbacholine Chloride，Doryl，Miostat

作用用途 本品适用于以下病症：①眼用注射液用于人工晶体植入、白内障摘除、角膜移植等需缩瞳的眼科手术。②滴眼液用于开角型青光眼或单用毛果芸香碱过敏、无效或产生耐受者。③非眼用制剂用于术后腹部胀气、尿潴留及其他原因所致的胃肠或膀胱功能异常，也可用于缓解口干。

用法用量 ①注射用：术前用药，前房内注射，每次 0.02mg。②滴眼用：0.75%~1.5% 的滴眼液，每日 2~3 次。

注意事项 ①禁忌证：对本品过敏者、瞳孔功能不良者、闭角型青光眼、甲状腺功能亢进、低血压、心律失常等心脏病、消化性溃疡、机械性肠梗阻、哮喘、癫痫、震颤麻痹、尿路梗阻、痉挛等。②下列情况慎用：哺乳期妇女、有视网膜剥离史者、角膜擦伤者、近期发生过心肌梗死者、原发性高血压者、胃肠道痉挛者。③本品禁用于静脉注射或肌内注射。④不良反应：头痛、流涎、腹部绞痛、腹泻、膀胱紧缩感、出汗等。

剂型规格 ①片剂：每片 2mg。②注射剂：每支 0.1mg（1ml）；0.25mg（1ml）。③滴眼剂：0.75%~3%。

双氯非那胺
Diclofenamide

作用用途 本品含有 2 个磺酰胺基团，故具有较强的碳酸酐酶抑制功能，除抑制 Na^+、K^+ 再吸收外，还增加 Cl^- 的排出，故代谢性酸中毒的发生缓慢。用于治疗各种类型的青光眼，对各种类型青光眼急性发作时的短期给药控制眼压，是一种有效的辅助药物。特别适用于急性闭角型青光眼急性发作期、急性眼压升高的继发性青光眼及对乙酰唑胺不敏感的病例。亦可作为抗青光眼手术的术前降压剂。本品也和其他碳酸酐酶抑制剂一样，不能长期用于控制眼压。

用法用量 口服：成人常用量，每次 2~4 片，每日 2~6 片。抗青光眼，成人，口服首量 100mg，以后每 12 小时服 1 次，直至获得满意的效果。维持量 25~50mg，每日 1~3 次。

注意事项 ①以下情况者禁用：肝、肾功能不全致低钠血症、低钾血症、高氯性酸中毒，肾上腺衰竭及肾上腺皮质机能减退（阿狄森病），肝昏迷。②询问病人有否磺胺过敏史，不能耐受磺胺类药物或其他磺胺衍生物利尿药的患者，也不能耐受本品。③本品可增高血糖及尿糖浓度，故糖尿病患者应慎用。④酸中毒及肝、肾功能不全者慎用。⑤常见的不良反应有：四肢麻木及刺痛感；全身不适症候群：疲劳、体重减轻、困倦抑郁、嗜睡、性欲减低等；更易出现精神错乱；胃肠道反应：金属样味觉、恶心、消化不良、腹泻；更易出现厌食；肾脏反应：多尿、夜尿、肾及泌尿道结石等；可出现暂时性近视，也可发生磺胺样皮疹，剥脱性皮炎。

剂型规格 片剂：每片 25mg。

三、治疗白内障药

吡诺克辛钠滴眼液
Pirenoxine Sodium Eye Drops

别名 白内停滴眼剂，卡林-U，卡他灵滴眼剂，Bernetine Eye Drops，Catalin Ophthalmic Solution，Kary Uni

作用用途 本品可竞争性地抑制醌类物质对晶体可溶性蛋白质的作用，可防止白内障病情发展，主要用于老年性白内障、糖尿病性白内障，亦可用于外伤白内障和先天性白内障。

用法用量 滴入眼睑内：使用前将药片放入配备的药瓶（15ml 溶液）中待完全溶解后，每次 1~2 滴，每日 3~5 次。

注意事项 ①可能发生弥散性浅层角膜炎、睑缘炎、结膜充血、刺痛或发痒。②当滴药时，避免将滴管头接触眼部。③一旦溶解后，应将眼药水贮存于冷暗处。④本品遇见金属铁时，会改变颜色。

剂型规格 滴眼剂：0.005%，每支 15ml。

谷胱甘肽滴眼液
Glutathione Eye Drops

别名 得视安，乃奇安，去白障，Neuthione，Tathion，Thioglutan

作用用途 本品为纯合成还原型谷胱甘肽制剂，用于眼科白内障疾病，眼角膜疱疹，表在性角膜炎，角膜溃疡，角膜外伤，流行性角膜炎，点状表层角膜炎，角膜损伤的促进治疗等眼科疾病。

用法用量 滴入眼睑内：使用时将附带的药丸（或颗粒）放入眼药水中，在 5 分钟内完全溶解。每次 1~2 滴，每日 4~8 次。

注意事项 每次用完后将瓶盖密封，放阴凉处（或冷藏）保存，需在 1 个月内使用。

剂型规格 滴眼剂：2%，每支 5ml。

法可林滴眼液
Phacolysin Eye Drops

别名 白可明，睛可明，内障宁，消白灵，障眼净，治障宁，Phacolin，Phacolysinum

作用用途 本品对水晶体可溶性蛋白中活性基因具有较强的亲和性，可透过晶体囊，激活前旁水中的蛋白分解酶，分解和吸收已经混浊变性的蛋白质。因而可防止水晶体的氧化变性和混浊，促进水晶体新陈代谢，使其蛋白代谢机制发挥有效作用，从而维持水晶体的透明性，预防发生白内障和控制白内障症状的发展。适用于老年性白内障、外伤性白内障、先天性白内障、继发性白内障，能较好地控制老年性白内障的生成与发展。

用法用量 滴入眼睑内：每次 1~2 滴，每日 3 次。

注意事项 ①如发生结膜充血等过敏反应应停止用药。②症状改善后，不宜过早中断用药，应继续治疗一段时间。③对于并发症、糖尿病性白内障等，可在治疗原发性疾病的同时，采用本品治疗。

剂型规格 滴眼剂：1.5%，每支 10ml。

莎普爱思滴眼液
Shapuaisi Eye Drops

别名 百达克

作用用途 本品含 0.5% 苄达赖氨酸，具有抗蛋白质凝固、抗氧化作用，抑制醛糖还原酶活性。适用于白内障的治疗。

用法用量 滴入眼睑内：每次 1~2 滴，每日 3~4 次。

注意事项 未见有不良反应的报道。

剂型规格 滴眼剂：0.5%，每支 8ml。

复方碘化钾滴眼液
Compound Potassium Iodide Eye Drops

别名 利明滴眼剂

作用用途 本品可增加眼的局部代谢，补充金属离子及维生素，用于早期白内障。

用法用量 滴入眼睑内：每次1~2滴，每日3~4次。

剂型规格 滴眼剂：每支5ml。

氨肽碘滴眼液
Antaidian Eye Drops

作用用途 本品为纯生化制剂，含有机碘和谷氨酸等18种氨基酸、多肽、核苷酸和多种微量元素等有效成分，能改善眼部血液循环和新陈代谢，促进玻璃体混浊吸收，促进组织修复再生，阻止白内障发展，提高视觉功能。用于初期老年性白内障、玻璃体混浊等眼疾的治疗。

用法用量 滴入眼睑内：每次1~2滴，每日3~4次，一般30日为一疗程，或遵医嘱。

注意事项 ①少数病例滴眼后有局部刺激感和（或）结膜囊分泌物增多，极少数病例滴眼后有结膜、眼睑充血和不适感，一般在继续用药过程中症状会减退或消失。②用药期间如有持续性结膜充血或刺痛不适感，应停药就诊。③滴眼剂开启使用后要避免污染，如发现药液混浊，切勿再用。用毕后密闭存放于阴凉避光处。④为维持疗效，本品宜长期使用。

剂型规格 滴眼剂：每支5ml，每支含有甲状腺特有的有机化合碘0.125~0.20mg。

珍珠明目滴眼液
Zhenzhu Mingmu Diyanye

别名 海宝

作用用途 本品含有珍珠液、冰片等，具有清热泻火，养肝明目功能，用于肝虚火旺引起的视力疲劳和慢性结膜炎。

用法用量 滴入眼睑内：滴后闭目片刻，每次1~2滴，每日3~5次。

剂型规格 滴眼剂：每支8ml；10ml；12ml；15ml。

四、散瞳药

阿托品滴眼液
Atropine Eye Drops

作用用途 本品为抗胆碱药，可阻断乙酰胆碱的作用，使瞳孔括约肌和睫状肌麻痹而引起散瞳及调节麻痹。作用长达10~12日，用于角膜炎、虹膜睫状体炎、白内障手术前后及验光等。

用法用量 滴入眼睑内：次数根据需要而定。

注意事项 小儿对本品易中毒，滴时应压迫泪囊，以防进入鼻腔吸收而致中毒，青光眼患者禁用。

剂型规格 滴眼剂：0.5%；1%；2%。每支5ml。

后马托品滴眼液
Homatropine Eye Drops

作用用途 本品为抗胆碱药，为散瞳药。散大瞳孔作用比阿托品快而弱，持续时间短（1~3日）。常用于麻痹瞳孔括约肌和睫状体的调节。1%的溶液常用于散瞳，以检查眼底；2%的溶液用于麻痹睫状肌，以测定屈光度。

用法用量 滴入眼睑内：次数根据需要而定。

注意事项 青光眼患者禁用。

剂型规格 滴眼剂：1%；2%。每支5ml。

去氧肾上腺素滴眼液
Phenylephrine Eye Drops

别名 新福林滴眼剂，Neo-synephrine Eye Drops

作用用途 本品为散瞳药。散瞳作用快而短，几无调节麻痹作用，可用于检查眼底及晶状体，鉴别闭角型或开角型青光眼（后者用此药后眼压不升高）。

用法用量 滴入眼睑内：必要时用，或每次1~2滴。

注意事项 急性青光眼及高血压患者禁用。

剂型规格 滴眼剂：2.5%；5%。每支5ml。

托吡卡胺滴眼液
Tropiamide Eye Drops

别名 美多丽-M，美多丽满，双星明，托品酰胺，卓比安

作用用途 本品为阿托品类扩瞳剂，且有短暂且作用较弱的睫状肌麻醉作用，适用于治疗性散瞳、医疗检查性散瞳。

用法用量 滴入眼睑内：每次1~2滴，于检查前或手术开始前15分钟左右滴入。

注意事项 ①有出现急性闭角型青光眼倾向的患者禁用。②前列腺肥大患者、孕妇及哺乳期妇女慎用。④驾驶员及机器操作患者，应予以注意。⑤长期或大量使用时可出现发热、心动过速、口干、头痛、便秘、面部潮红等不良反应。老年患者可出精神错乱，持久性扩瞳。

剂型规格 滴眼剂：0.5%，每支5ml。

复方托吡卡胺滴眼液
Compound Tropicamide Eye Drops

别名 复方托品酰胺，美多丽，美多丽-P，米多林，Mydrin-P，Tropmil

作用用途 本品由0.5%托吡卡胺与0.5%去氧肾上腺素配制而成，用于眼底检查和诊断时的散瞳，散瞳作用快，恢复期短。

用法用量 滴入眼睑内：滴眼后5~15分钟即开始散瞳。

剂型规格 滴眼剂：0.5%，每支 5ml；10ml。

五、抗过敏药

萘扑维滴眼液
Naipuwei Diyanye

别名 艾唯多滴眼液

作用用途 本品为一含有维生素 B_{12} 的复方滴眼液，有助于视觉器官调节系统的功能改善，具有对神经组织的高亲和性，营养眼部神经，缓解眼部疲劳及神经疼痛。可通过收缩局部血管，对发生炎症的局部病变组织起到消炎镇痛的作用，消除由于疲劳或其他原因引起的充血，并具有抗过敏作用。用于过敏性结膜炎、春季卡他性结膜炎，缓解眼部疲劳、干涩、眼痒、眼痛等不适症状。

用法用量 滴入眼睑内：每次 2~3 滴，每日 3 次，可根据年龄、症状适当增减。

注意事项 ①出现眼充血、眼痒、肿胀等过敏症状时需终止使用。②眼疼痛剧烈者，曾用眼药引起过敏者慎用。③不得做软隐形眼镜的安装液或在佩戴隐形眼镜时使用。④避免阳光直射，阴凉处保存。

剂型规格 滴眼剂：每 1000ml 中含盐酸萘甲唑林 0.02g、马来酸氯苯那敏 0.2g、维生素 B_{12} 0.1g、甘油、缓冲剂、抑菌剂、pH 调节剂等。

那素达滴眼液
Naphcona Eye Drops

别名 萘甲唑啉滴眼液

作用用途 本品主要成分为盐酸萘甲唑啉、马来酸非尼拉敏。适用于各种原因引起的眼部充血和瘙痒，各种眼部过敏和炎症。

用法用量 滴入眼睑内：每次 1~2 滴，每日 6~8 次，依症状情况而定或遵医嘱。

注意事项 ①对本品过敏者禁用。②窄角型青光眼患者禁用。③服用单胺氧化酶者及患严重心血管疾病患者慎用。

剂型规格 滴眼剂：每支 15ml。

洛度沙胺滴眼液
Lodoxamide Eye Drops

别名 阿乐迈，乐免敏，Alomide

作用用途 本品是一种肥大细胞稳定剂，通过抑制肥大细胞脱颗粒，降低靶细胞膜对钙离子的通透性，而抑制 I 型速发变态反应，防止致敏原导致的支气管痉挛及肺功能的降低，也可抑制由于反应素、IgE 及抗原介导反应出现的皮肤血管通透性的增加。适用于各种急慢性过敏性眼病，如季节性角结膜炎，特应性角结膜炎也可用于各种原因不明引起的过敏反应，对由 I 型速发性变态反应（或肥大细胞）引起的炎症性眼病有效。

用法用量 滴入眼睑内：每次 1~2 滴，每日 4 次。

注意事项 ①对本品过敏者禁用，孕妇及哺乳期妇女慎用，4 岁以下儿童用药的安全及有效性尚未确定，应慎用。②用药时不可佩戴隐形眼镜。③偶见短暂轻微不适，如眼部灼热感、刺痛感及流泪。④用药后症状改善（如不适、痒感、异物感、畏光、刺痛、流泪、发红及肿胀等）通常需数天，有时需持续治疗达 4 周。用药后若症状减轻，应坚持用药至进一步改善，必要时可与皮质激素类药物同用。

剂型规格 滴眼剂：0.1%，每支 5ml。

酮咯酸氨丁三醇滴眼液
Ketorolac Tromethamine Eye Drops

别名 安贺拉，Acular

作用用途 本品适用于季节性过敏性结膜炎和各种眼科手术后炎症。

用法用量 滴入眼睑内：过敏性结膜炎，每次 1 滴，每日 3 次；眼科手术后炎症，手术开始前一日开始滴用，每次 1~2 滴，每日 1~3 次，术后继续用 3~4 周。

注意事项 ①戴隐形眼镜者禁用。②有出血倾向者慎用。③可见短暂的烧灼及刺痛感。

剂型规格 滴眼剂：0.5%，每支 3ml；5ml；10ml。

富马酸依美斯汀滴眼液
Emedastine Difumarate Eye Drops

别名 埃美丁

作用用途 本品是一种相对选择性的组胺 H_1 受体拮抗剂。本品对组胺引起的结膜血管渗透性的改变存在着浓度相关的抑制关系。临床用于暂时缓解过敏性结膜炎的体征和症状。

用法用量 滴入眼睑内：每次 1 滴，每日 2 次，如需要可增加到每日 4 次。

注意事项 ①对本品过敏者禁用。②孕妇及哺乳期妇女如使用要特别慎重。③3 岁以下儿童慎用。④常见不良反应是头痛。⑤少见乏力、眼部灼热或刺痛、皮炎、眼干、充血、角膜炎、鼻炎、流泪等。

剂型规格 滴眼剂：每支 5ml，含 2.5mg。

吡嘧司特钾滴眼液
Pemirolast Potassium Eye Drops

别名 研立双，眼立爽，倍米司特，吡嘧那斯特钾，吡嘧司特，哌罗司特钾，Pemirolast，Alegysal

作用用途 本品为抗过敏滴眼剂，具有稳定肥大细胞的作用，具有极强的抑制化学介质游离的作用。用于过敏性结膜炎、春季卡他性结膜炎的治疗。

用法用量 滴入眼睑内：每次 1 滴，每日 2 次。

注意事项 ①对本品过敏者禁用，肝肾功能不全者、孕妇及哺乳期妇女、儿童慎用。②有时会出现结膜充血、刺激感等症状，还可出现眼睑炎、眼睑皮肤炎等，一旦出现上述过敏症状应立即停止用药。长期用药应定期检查肝功能、血常规及血生化。③本品不适用于结膜炎以外其他眼部不适或损伤。

剂型规格 滴眼剂：0.1%，每支5ml。

色甘酸钠滴眼液
Sodium Cromoglicate Eye Drops

别名 宁敏，润博，色甘酸二钠，五景，衍行，Cromolyn Sodium

作用用途 本品为过敏介质阻释剂，通过稳定肥大细胞的细胞膜，阻止肥大细胞颗粒，从而抑制组胺、5-羟色胺慢反应物质的释放，适用于治疗和预防卡他性角膜炎、结膜炎。

用法用量 滴入眼睑内：每次1~2滴，每日4次，重症可适当增加到每日6次。在多发季节提前2~3周使用。

注意事项 ①偶见一过性轻微刺痛感及烧灼感。②对本品过敏者禁用，过敏体质慎用。

剂型规格 滴眼剂：2%，每支8ml。

奥洛他定滴眼液
Olopatadine Eye Drops

别名 帕坦洛，盐酸奥帕他定，Olopatadine Hydrochloride，Patanol

作用用途 本品为一种相对选择性组胺 H_1 受体阻断剂及肥大细胞膜稳定剂，可防止其脱颗粒、释放过敏介质，同时又有拮抗组胺的作用，对 I 型变态反应有效，适用于过敏性结膜炎引起的眼痒，口服还可用于哮喘和季节性过敏性鼻炎。

用法用量 滴入眼睑内：每次1~2滴，每日2次，6周为1个疗程。

注意事项 ①对本品过敏者禁用。②孕妇及哺乳期妇女慎用。③儿童及老年患者用药安全性和有效性尚不明确。④常见不良反应有眼烧灼感或刺痛感、眼干、异物感、充血、角膜炎、眼睑水肿和瘙痒，还可出现乏力、感冒症状、咽炎、鼻炎、鼻窦炎及味觉异常等。

剂型规格 滴眼剂：0.1%，每支5ml。

六、消炎止痛药

双氯芬酸钠滴眼液
Sodium Diclofenac Eye Drops

别名 迪非，乐可，Luck

作用用途 本品为抗炎镇痛药，适用于眼科临床治疗白内障囊外摘除，人工晶体植入术中缩瞳，术后炎症及合并症，也可以用于巩膜炎、角膜炎、结膜炎、葡萄膜炎、虹膜睫状体炎。

用法用量 滴入眼睑内：每次1~2滴，于手术前3、2、1、0.5小时各滴1次，手术后每日3次滴眼。

注意事项 ①眼部出现明显感染者禁用。②偶有一过性疼痛及烧灼感。③不得与匹罗卡品合用。

剂型规格 滴眼剂：0.1%，每支5ml。

氟比洛芬钠滴眼液
Sodium Flurbiprofen Eye Drops

别名 欧可芬，Ocufen

作用用途 本品为抗炎镇痛药，适用于抑制内眼手术时的瞳孔缩小及术后炎症，还可治疗激光小梁成形术后及其他眼前段的炎症反应。

用法用量 ①滴入眼睑内：抑制内眼手术的瞳孔缩小，每次1滴，术前2小时开始，每0.5小时1次，共4次。一般抗炎及术后炎症，每次1滴，每日6次，连用2~3周。②滴入结膜囊内：激光小梁成形术后，每次1滴，每日6次，连用1周。

注意事项 ①单纯疱疹病毒性角膜炎患者禁用。②有出血倾向者或服用其他延长出血时间药物者慎用。③部分患者可有短暂的刺痛感、烧灼感及其他轻微的刺激症状。

剂型规格 滴眼剂：0.03%，每支5ml。

普拉洛芬滴眼液
Pranoprofen Eye Drops

别名 普南扑灵，Pranopulin

作用用途 本品为非甾体抗炎药，它是一个具有三环结构的丙酸类化合物。本品对结膜炎、角膜炎、眼睑炎、虹膜睫状体炎、巩膜炎、浅层巩膜炎、术后炎症等外眼部以及眼前部的炎症具有良好的临床疗效。

用法用量 滴入眼睑内：每次1~2滴，每日4次。

注意事项 ①对本品有过敏史者禁用。②孕妇及哺乳期妇女慎用。③对早产儿、新生儿和婴儿还缺少使用经验。④用药后少见有刺激感、结膜充血、瘙痒感、眼睑发红、肿胀、眼睑炎等。

剂型规格 滴眼剂：0.1%，每支5ml。

盐酸羟苄唑滴眼液
Hydrobenzole Hydrochloride Eye Drops

作用用途 本品能选择性抑制被感染细胞的微小RNA病毒聚合酶，用于急性流行性出血性结膜炎。

用法用量 滴入眼睑内：每次1~2滴，每小时1~2次，病情严重者每小时3~4次。

注意事项 ①对本品过敏者禁用。②本品防止阳光直射。

剂型规格 滴眼剂：1%，每支8ml。

四味珍层冰硼滴眼液
Siwei Zhenceng Bingpeng Diyanye

作用用途 本品主要成份为珍珠层粉、天然冰片、硼砂、硼酸，具有清热解痉，去翳明目作用，用于肝阴不足，肝气偏盛所致的不能久视、青少年远视力下降；青少年假性近视、视力疲劳。

用法用量 滴于眼睑内：每次 1~2 滴，每日 4—6 次。

注意事项 ①对本品过敏者禁用，过敏体质者慎用。②有沙涩磨痛、流泪频频，或眼痒，眼睑皮肤潮红，眼胀者停用。③盖后，15 天内用完。

剂型规格 滴眼剂：每瓶 8ml；13ml；15ml。

小牛血清去蛋白眼用凝胶
Deproteinised Calf Serum Eye Gel

作用用途 本品能促进眼部组织及细胞对葡萄糖和氧的摄取与利用，可促进细胞能量代谢，从而改善组织营养，刺激细胞再生和加速组织修复。用于各种起因的角膜溃疡，角膜损伤，由碱或酸引起的角膜灼伤，大泡性角膜炎，神经麻痹性角膜炎，角膜和结膜变性。

用法用量 滴入眼睑内：每次 1 滴，每日 3~4 次。

注意事项 ①对本品所含成分或同类药品过敏者禁用。②用药期间，请勿配戴隐形眼镜。③本品无抗炎及抗病毒作用。

剂型规格 凝胶剂：50%，每支 5g。

七、其他药

可的松滴眼液
Cortisone Eye Drops

作用用途 本品为皮质激素类药物，可抑制炎性反应、组织敏感及上皮生长等，常用于角膜炎、巩膜炎、虹膜炎、疱疹性眼炎、交感性眼炎、白内障术后等。

用法用量 滴入眼睑内：每次 2 滴，每日 6 次，用前摇匀。

注意事项 树枝状角膜炎患者慎用。

剂型规格 ①滴眼剂：0.5%，每支 5ml。②眼膏剂：0.25%；0.5%；1%。每支 5g。

氢化可的松滴眼液
Hydrocortisone Eye Drops

作用用途 本品为皮质激素类药。具有抑制血管新生和结缔组织增生作用，可减少炎性渗出和抗体产生，抑制组胺及其他介质的形成和释放，抗炎作用为可的松的 1.5 倍。适用于治疗非特异性炎症，如葡萄膜炎、视神经炎、视网膜炎及过敏性眼炎、内眼术后眼外伤反

应等。

用法用量 滴入眼睑内：每次 1~2 滴，每日 3~4 次。

注意事项 树枝状角膜炎患者慎用。

剂型规格 滴眼剂：0.5%，每支 8ml。

乙酸泼尼松龙无菌混悬眼液
Prednisolone Acetate Sterile Ophthalmic Suspension

别名 百力特，Pred Fore

作用用途 本品为眼部用皮质类固醇激素，用于治疗睑球结膜、角膜及其他眼前段组织对糖皮质激素敏感的炎症。

用法用量 滴入眼睑内：每次 1~2 滴，每日 2~4 次。

注意事项 ①未行抗感染治疗的急性化脓性眼部感染、急性单纯疱疹病毒性角膜炎、牛痘、水痘及其他感染性疾病、角膜及结膜的病毒感染、眼结核、眼部真菌感染禁用。②有单纯疱疹病毒性角膜炎病史患者慎用。③长期或大量使用本品可导致眼内压升高，视神经损害，视野缺损，后囊膜下白内障，继发眼部的真菌和病毒感染，部分角膜及巩膜变薄的患者长期使用时还可导致眼球穿孔。

剂型规格 滴眼剂：1%，每支 5ml；10ml。

拂雷滴眼液
Flarex Eye Drops

别名 拂炎

作用用途 本品为眼用皮质激素类药。主要含有 0.1%醋酸氟美松龙，抗炎作用强、副作用较小。临床用于治疗外眼及眼前段组织炎症和眼科术后抗炎治疗。

用法用量 滴入眼睑内：每次 1~2 滴，每日 4 次。

注意事项 ①急性单纯疱疹病毒性角膜炎、病毒性角膜和结膜感染、眼组织的真菌感染、牛痘及水痘感染、结核禁用。②孕妇和 2 岁以下儿童慎用。③有单纯疱疹病毒感染史者、眼部急性化脓感染者慎用。④治疗期间正常测眼内压。⑤长期眼部使用可能引起眼压升高，甚至青光眼。

剂型规格 滴眼剂：每支 5ml。

氟米龙滴眼液
Fluorometholone Eye Drops

别名 艾氟龙，氟美童，迪立消，FML

作用用途 本品为眼部用皮质类固醇激素，可抑制具有机械、化学或免疫特性等刺激因子所致的炎症。用于治疗对糖皮质激素敏感的睑球结膜、角膜及其他眼前段组织的炎症。本品对眼压的影响比地塞米松小。

用法用量 滴入眼睑内：每次 1~2 滴，每日 2~4 次，治疗开始的 24~48 小时可酌情增加至每小时 2 滴，应逐步减量至停药。

注意事项 ①急性单纯疱疹病毒性角膜炎、眼组织的真菌感染、牛痘及水痘感染、病毒性角膜和结膜感染、结核、对本品成分过敏者禁用。②孕妇或2岁以下儿童慎用。③有单疱疹病毒感染病史者、眼部急性化脓感染者慎用。④长期眼部使用糖皮质激素可能导致真菌感染，角膜溃疡者尤甚。⑤治疗期间正常测眼内压。⑥长期使用可能引起眼压升高，甚至青光眼。⑦偶致视神经损害，后囊膜下白内障，继发性眼部感染，眼球穿孔和延缓伤口愈合。

剂型规格 滴眼剂：0.1%；0.02%。每支5ml；10ml。

帕利百滴眼液
Poly Pred Eye Drops

作用用途 本品主要成分含乙酸泼尼松龙、硫酸新霉素、硫酸多粘菌素B。适用于需要抗炎治疗的眼部疾病，如非化脓性结膜炎、睑炎、巩膜炎、非疱疹性角膜炎、泪囊炎、眼科手术后、异物去除后、化学或热烧伤、擦伤、裂伤或其他眼部创伤时作预防性治疗。

用法用量 滴入眼睑内：每次1滴，3~4小时1次，将药液滴于患部，必要时可加大用药频度。

注意事项 ①急性单纯疱疹病毒性角膜炎（树枝状角膜炎）、牛痘、水痘及其他大多数角膜、结膜的病毒感染、眼结核、眼部真菌感染、对本品成分过敏者禁用。②有单纯疱疹病毒感染史者、眼部急性化脓性炎症、孕妇及儿童慎用。③眼部长期应用类固醇，可能使眼内压升高而致青光眼，也可能致后囊膜下白内障形成。④眼部长期应用皮质类固醇也可能引起角膜变薄，在角膜和巩膜已变薄的患者应用类固醇可能引起眼球穿孔。⑤长期应用本品可能导致非敏感菌过度生长，如果发生双重感染，即应停药并进行适当的治疗。⑥长期用药后若有眼部慢性炎症的表现，应考虑角膜真菌感染的可能，局部应用皮质类固醇可使伤口愈合延迟。⑦贮于15~25℃，勿冰冻。

剂型规格 滴眼剂：每支5ml。每毫升眼用混悬液中含乙酸泼尼松龙5mg、硫酸新霉素（相当于3.5mg新霉素）5mg、硫酸多粘菌素B 10000IU、聚乙烯醇14mg、硫柳汞10μg等。

润尔乐滴眼液
Frecoseryl Eye Drops

别名 角膜宁

作用用途 本品每毫升中含有硫酸软骨素30mg，玻璃酸钠2mg。临床用于角膜炎、角膜溃疡、角膜损伤或其他化学、物理因素所致的角膜灼伤。

用法用量 滴入眼睑内：每次1~2滴，每日3~4次。

注意事项 当眼部伴有明显细菌感染时，要与抗生素合用。

剂型规格 滴眼剂：每支5ml。

碘化钾滴眼液
Potassium Iodide Eye Drops

作用用途 本品对晶体的再生具有良好的作用，可使晶体上皮损害减少。用于真菌性角膜炎，病毒性眼炎，青光眼术后预防瘢痕形成，玻璃体混浊及角膜薄翳等。

用法用量 滴入眼睑内：每次1滴，每日3次。

剂型规格 滴眼剂：5%，每支5ml。

丙美卡因滴眼液
Proxymetacaine Eye Drops

别名 盐酸丙美卡因，爱尔凯因，Alcaine

作用用途 本品为眼科表面麻醉药，起效迅速、作用强且维持时间长，其刺激性和不良反应较少。

用法用量 滴入眼睑内：①深部眼球麻醉手术：每5~10分钟6滴，滴5~7次。②眼异物摘除术：术前滴眼1~2滴。③术后拆线：拆线前2~3分钟，滴眼1~2滴。④用于测定眼压：滴眼1~2滴，约20分钟即可充分发挥作用，持续15分钟。

注意事项 ①对本品过敏者禁用。②心脏病患者、甲状腺功能亢进者慎用。③偶有短暂的刺痛、灼痛、流泪，但较轻微。④国外有滴眼后引起癫痫发作的个案报道。

剂型规格 滴眼剂：0.5%，每支15ml。

丁卡因滴眼液
Tetracaine Eye Drops

别名 地卡因滴眼剂

作用用途 本品为局部麻醉药。用于表面麻醉测量眼压、眼部手术麻醉与术后或电光性眼炎止痛。

用法用量 滴入眼睑内：每次1~2滴，每1~2小时1次。

剂型规格 滴眼剂：0.5%；1%；2%。每支5ml。

人工泪液滴眼液
Artificial Lachrymal Eye Drops

作用用途 本品可代替泪液，湿润眼球。用于无泪液的患者或干燥性角膜炎及实质性眼干燥症。

用法用量 滴入眼睑内：每次2~3滴，每日3~4次。

注意事项 本品尽可能保证新鲜。

剂型规格 滴眼剂：每支5ml。

怡然眼液
Isopto Tears

作用用途 本品含羟丙甲纤维素和泪液中的某些成分，可减轻各种原因造成的眼部干涩、灼热感、刺激感等不适症状，减轻由于暴露于风沙或阳光下造成的眼部不适。

用法用量 滴入眼睑内：每次 1 滴，每日 3 次。

注意事项 未见有不良反应的报道。

剂型规格 滴眼剂：每支 5ml；8ml，15ml。本品含有 0.5% 羟丙甲纤维素。

泪然滴眼液
Tears Naturle Ⅱ

别名 右旋糖酐 70 滴眼液

作用用途 本品为拟天然泪液的灭菌滴眼液，活性成分为 0.1% 右旋糖酐 70、0.3% 羟丙基纤维素 2910、0.001% Polyquaternium-1 模拟人体黏蛋白，形成坚固稳定的泪膜，减轻眼部干燥引起灼热、刺激感等不适症状。保护眼球免受刺激，减轻由于暴露于风沙或阳光下造成的眼部不适。用于轻、中度干眼症，眼部干涩。

用法用量 滴入眼睑内：根据病情需要滴眼，每次 1~2 滴。

注意事项 使用后如感到眼部疼痛、视物模糊、持续性充血及刺激感，或病情加重持续 72 小时以上时，应停药并请医师诊治；药液变色或混浊时请勿使用。

剂型规格 滴眼剂：每支 15ml。

羟糖甘滴眼液
Hypromellose 2910, Dextran 70 and Glycerol Eye Drops

别名 新泪然，Tears Naturale Forte，Trisorb

作用用途 本品为复方制剂，其组分为右旋糖酐 70 (0.1%)、羟丙甲纤维素 2910 (0.3%) 和甘油 (0.2%)、硼酸、氯化钠、氯化钾、氯化钙、氯化镁、氯化锌、甘氨酸等。本品能减轻由于泪液分泌不足或暴露在风沙、阳光下、久视屏幕等原因引起的眼部干涩、刺痛等不适症状，保护眼球免受刺激。

用法用量 滴入眼睑内：根据病情需要，滴入患眼 1~2 滴。

注意事项 ①使用本品后如果感到眼部疼痛、视物模糊、持续充血刺激感加重或滴眼后病情加重或持续 72 小时以上，应停用本品，并请医师诊治。②本品变色或混浊，请勿使用。③对本品过敏者勿用。④使用前摘掉隐形眼镜。⑤孕妇、哺乳期妇女和儿童慎用。

剂型规格 滴眼剂：每支 5ml，含右旋糖酐 70 5mg，羟丙甲纤维素 2910 15mg、甘油 10mg。

倍然滴眼液
Bion Tears

作用用途 本品活性成分为 0.1% 右旋糖酐 70、0.3% 羟丙甲纤维素 2910，能减轻由于泪液分泌不足或暴露风沙、阳光下、久视屏幕等原因引起的眼部干涩、刺痛等不适等症状。

用法用量 滴入眼睑内：根据病情需要使用，每次 1~2 滴。

注意事项 与泪然滴眼液相似。

剂型规格 滴眼剂：每支 0.4ml。

复方盐酸萘甲唑林滴眼液
Compound Naphazoline Hydrochloride Eye Drops

别名 消疲灵

作用用途 本品能迅速消除眼充血，有营养、滋润作用，使眼睛明亮。临床用于非感染性眼充血、角膜炎、结膜炎、眼干等眼症。

用法用量 滴入眼睑内：每次 1 滴，每日 2~3 次。

注意事项 青光眼或其他严重眼部疾病者禁用。

剂型规格 滴眼剂：0.012%，每支 8ml。

双黄连滴眼液
Shuanghuanglian Diyanye

作用用途 本品有驱风、清热解毒、退翳、抗病毒、去火作用。

用法用量 滴入眼睑内：每次 1~2 滴，每日 3~5 次。

剂型规格 滴眼剂：每支 5ml。

甲基纤维素滴眼液
Methylcellulose Eye Drops

作用用途 本品可治疗某些眼球干燥症，或在前房角镜及眼底接触镜检查时作介质用。

用法用量 滴入眼睑内：按需要使用。

剂型规格 滴眼剂：1%，每支 5ml。

羧甲基纤维素钠滴眼液
Sodium Carboxymethylcellulose Eye Drops

别名 瑞新，潇莱威，Celluvisc，Refreshplus

作用用途 本品可缓解眼部干燥或由于暴露于阳光、风所引起的眼部烧灼、刺痛等不适，也可作为防止眼部受进一步刺激的保护剂。

用法用量 滴入眼睑内：按需要每次 1~2 滴。

注意事项 用药后有短暂的视物模糊，可自行缓解。

剂型规格 滴眼剂：1%，每支 0.4ml。

聚乙二醇滴眼液
Polyethylene Glycol Eye Drops

别名 思然

作用用途 本品属高分子聚合物，具有亲水性和成膜性，在适宜浓度下，能起人工泪液的作用。用于暂时缓解由于眼睛干涩引起的灼热和刺痛症状。

用法用量 滴入眼睑内：根据病情需要每次1~2滴，使用前摇匀。

注意事项 ①对本品成分过敏者禁用。②偶有眼部刺激症状和过敏反应。

剂型规格 滴眼剂：每支5ml，含聚乙二醇400（0.4%）和丙二醇（0.3%）。

聚乙烯醇滴眼液
Polyving Alcohol Eye Drops

别名 利奎芬无菌眼液，Liquifilm Tears

作用用途 本品可作为一种润滑剂预防或治疗眼部刺激症或改善眼部的干燥。

用法用量 滴入眼睑内：遵医嘱或需要时以1滴滴患眼。

注意事项 ①偶尔有眼部的刺激症和过敏反应。②配戴软性隐形眼镜时勿用本品。

剂型规格 滴眼剂：每支15ml，每毫升含聚乙烯乙醇14mg。

羟甲唑啉滴眼液
Oxymetazolin Eye Drops

别名 欧斯啉无菌眼液，迪立托，Oxylin

作用用途 本品作为一种长效的局部血管收缩剂可用于缓解过敏性结膜炎、非感染性结膜炎的眼部症状，以及解除由过敏、干眼、游泳、烟雾、配戴隐形眼镜、眼疲劳等因素所引起的眼部充血。

用法用量 滴入眼睑内：每次1~2滴，每8小时1次滴患眼。

注意事项 ①不能散瞳的患者，如闭角型青光眼及重度窄角型的患者禁用。②未经控制的高血压、心律失常、高血糖（糖尿病）、甲亢以及正在进行其他药物治疗的患者慎用。

剂型规格 滴眼剂：为0.025%盐酸间羟唑啉含液膜成分的无菌眼液。每支5ml；10ml；15ml。

复方尿维氨滴眼液
Aminoethylsulfonic Acid Eye Drops

作用用途 本品为复方制剂，其组份为：硫酸软骨素、尿囊素、维生素E、维生素B_6、牛磺酸。用于治疗慢性结膜炎、角膜损伤、结膜充血、预防眼病（游泳后、尘埃吹进或汗水流入眼睛），紫外线或受其他光线影响之眼炎，眼睑炎；缓解因配戴隐形眼镜引起的不适，眼睛疲劳，眼痒、眼朦胧等症状；还用于眼部调节功能下降、屈光不正的辅助治疗。

用法用量 滴入眼睑内：每次2~3滴，每日4~6次。

注意事项 ①对本品成分过敏者禁用。②开盖1个月后建议不可使用。

剂型规格 滴眼剂：每支10ml（含硫酸软骨素10mg、尿囊素20mg、维生素B6 1mg、维生素E 1mg、牛磺酸20mg）；15ml（含硫酸软骨素15mg、尿囊素30mg、维生素E 1.5mg、维生素B6 1.5mg、牛磺酸30mg）。

复方门冬维甘滴眼液
Dipotassium Glycyrrhetate Eye Drops

别名 新乐敦、Compound Aspartate

作用用途 本品所含门冬氨酸、维生素B6在糖、蛋白质、脂肪代谢中起重要作用，可维持角膜与虹膜、睫状体的新陈代谢。用于抗眼疲劳，减轻结膜充血症状。

用法用量 滴入眼睑内：每次1~2滴，每日4~6次。

注意事项 ①请勿在佩戴隐形眼镜时使用。②闭角型青光眼慎用。

剂型规格 滴眼剂：每支13ml；15ml。

润洁滴眼液
Runjie Diyanye

作用用途 本品含有维生素B_6、玻璃酸钠、牛磺酸等。临床用于预防和缓解长时间电脑操作、看书或电视、戴隐形眼镜、游泳、尘埃或汗水入眼等引起的视物模糊、结膜充血、眼睛干、涩、痒、痛及异物感等不适；视力疲劳诱发的眼睛酸胀或视力衰退；缓解眼干燥。

用法用量 滴入眼睑内：每次1~2滴，每日3~4次，滴入后闭目片刻。

注意事项 青光眼或眼部有剧痛者禁用。

剂型规格 滴眼剂：每支10ml。

正大维他滴眼液
Zhengda Weita Diyanye

作用用途 本品用于防治结膜炎、球结膜下出血、结膜充血、角膜损伤、视疲劳、戴隐形眼镜引起的不适及眼病。

用法用量 滴入眼睑内：每次1~2滴，每日5~6次。

剂型规格 滴眼剂：每支5ml。每毫升含有硫酸锌1mg，尿囊素1mg，玻璃酸钠2mg。

透明质酸钠滴眼液
Sodium Hyaluronate Ophthalmic Solution

别名 爱丽，尖峰，润怡，信润明，玻璃酸钠滴眼液，Hialid

作用用途 本品具有促进角膜上皮创伤愈合、促进角膜上皮伸展作用和保水作用。对由于干燥综合征、眼干燥症等内因性疾病、干燥性角膜炎及手术后、药物性、外伤和戴隐形眼镜等外因疾病引起的角膜、结膜上皮损伤有效。

用法用量 滴入眼睑内：每次1滴，每日5~6次，或遵医嘱。

注意事项 ①对本品过敏者禁用。②肝功能障碍者慎用，孕妇及哺乳期妇女慎用。③儿童及老年患者用药安全性和有效性尚不明确，应慎用。④有时会出现瘙痒感、充血、刺激感、弥漫性表层角膜炎等症状，还可出现眼睑炎、眼睑皮肤炎等，一旦出现上述症状应立即停止用药。⑤眼科手术后本品留在眼内与血液或残余晶体混合后，可延迟吸收而发生炎症，并出现眼压的短暂升高。⑥对于无晶体的糖尿病患者，施行后术手术时，禁止使用大量本品。⑦不要在未取下角膜接触镜的情况下使用本品。

剂型规格 滴眼剂：0.1%，每支 5ml。

硫酸锌滴眼液
Zinc Sulfate Eye Drops

作用用途 本品为消毒防腐及收敛药。用于治疗慢性结膜炎、沙眼及睑缘炎等。

用法用量 滴入眼睑内：每次 1~2 滴，每日 3~5 次。

注意事项 滴眼剂：0.25%；0.5%。每支 5ml。

依地酸二钠滴眼液
Disodium Edetate Eye Drops

别名 依地酸钠滴眼剂，乙二胺四乙酸二钠滴眼剂，EDTA-2Na Eye Drops

作用用途 本品可与钙离子络合，有抑制胶原酶的作用。用于石灰等碱烧伤及病毒性角膜溃疡及角膜水肿等疾病。

用法用量 滴入眼睑内：用量遵医嘱。

注意事项 局部应用可引起暂时的轻度角膜和结膜水肿及虹膜充血。

剂型规格 滴眼剂：0.5%，每支 5ml。

卡波姆滴眼液
Carbomer Eye Drops

别名 唯地息、立宝舒、Vidisic

作用用途 本品可被泪液中的盐份破坏并释放出水分，用于泪液产生不足的干眼症，辅助治疗各种眼表疾病，包括角膜上皮的损伤，大疱及手术后创伤愈合等。还可用于眼科检查（如三面镜、房角镜检查等）的润滑剂。

用法用量 滴入结膜囊内：白天和睡前使用，每次 1 滴，每日 3~5 次，症状严重可增加次数。

注意事项 ①对西曲溴胺过敏者禁用。②戴隐形眼镜时不宜使用本品。③使用本品时可有短暂视力模糊现象。因此，病人在车辆或操作机械前使用本品时应当小心，待视力影响消除后再开始工作。

剂型规格 滴眼剂：0.2%，每支 10g；凝胶剂：0.2%，每支 10g。

贝复舒滴眼液
Beifushu Diyanye

作用用途 本品主要成分为重组牛碱性成纤维细胞生长因子（bFGF）。适用于治疗角膜上皮缺损和点状角膜病变，如复发性浅层点状角膜病变，轻中度干眼症，角膜擦伤，轻中度化学烧伤，角膜手术及术后愈合不良，地图状或营养性单疱性角膜溃疡和大泡性角膜炎。

用法用量 滴入眼睑内：每次 1~2 滴，每日 4~6 次。

注意事项 对感染性或急性炎症期角膜炎患者须同时局部或全身使用抗生素。

剂型规格 滴眼剂：12000IU，每支 5ml。

盐酸奥布卡因滴眼液
Oxybuprocaine Hydrochloride Eye Drops

别名 倍诺喜，Benoxil

作用用途 本品为眼科用表面麻醉剂，可以满足速效性、麻醉深度、麻醉的持续性、对角膜的安全性等各种条件。

用法用量 滴入眼睑内：每次 1 滴。

注意事项 ①对本品或安息香酸酯（可卡因除外）类局部麻醉剂有过敏史者禁用。②应避免作为镇痛剂使用。③孕妇及哺乳期妇女慎用。④有可能引起角膜损害，不可频繁使用。其他不良反应还有休克、过敏、角膜糜烂等。

剂型规格 滴眼剂：0.4%，每支 20ml。

乙基吗啡滴眼液
Ethylmorphine Eye Drops

别名 狄奥宁滴眼剂，Dioin Eye Drops

作用用途 本品有局部刺激作用，能使局部充血，以改善眼部血液循环，使组织新陈代谢旺盛，并有镇痛作用。用于虹膜睫状体炎、巩膜炎、角膜浑浊等。

用法用量 滴入眼睑内：每次 1~2 滴，每日 3 次。

注意事项 本品成分为麻醉药，连续使用易产生耐受性，要间歇使用，逐渐提高浓度，严加管理。滴眼后结膜可能水肿充血，亦可有麻木感或刺激感。

剂型规格 滴眼剂：0.5%；1%；2%。每支 5ml。

七叶洋地黄双苷滴眼液
Esculin and Digitalisglycosides Eye Drops

别名 施图伦

作用用途 本品为洋地黄苷和七叶亭苷的复方制剂，洋地黄苷对睫状肌的作用为收缩力加强；七叶亭苷能增强血管的封闭性，增加虹膜和睫状体中毛细血管的阻力。这两种成分的联合作用使视网膜的血流灌注得到改善，用于眼底黄斑变性以及所有类型的眼疲劳，包括眼肌性、神经性和适应性的。

用法用量 黄斑变性：滴入眼结膜囊内（近耳侧外眼角），每次 1 滴，每日 3 次。**眼疲劳**：滴入眼结膜囊内（近耳侧外眼角），每次 1 滴，每日 3 次，延续 1 周或至病情好转，建议每次 1 滴，每日 2 次。

注意事项 佩戴隐性眼镜时，滴药前请摘除，滴后至少 15 分钟后戴回。

剂型规格 滴眼剂：每支 0.4ml［含洋地黄苷（按洋地黄毒苷计）0.006mg，七叶亭苷 0.040mg］。

乐诚滴眼液
Lecheng Diyanye

作用用途 本品主要成分为消旋山莨菪碱，适用于青少年假性近视。

用法用量 滴入眼睑内：每次 1~2 滴，每日 2 次，3 个月为一个疗程。

剂型规格 滴眼剂：每支 4mg（8ml）。

塞替派滴眼液
Thiotepa Eye Drops

作用用途 本品为细胞毒类抗癌药。对创面的新生上皮细胞及新生结缔组织有明显的抑制作用。用于翼状胬肉术后，可抑制血管新生，有抑制血管纤维及细胞分裂作用。

用法用量 滴入眼睑内：每日 3~5 次，于术后第 2~3 日使用。

注意事项 ①长期使用会引起睫毛变白与眼睑皮肤脱色。②新鲜配制，低温保存，有效期 1 个月。

剂型规格 滴眼剂：0.05%，每支 5ml。

荧光素钠滴眼液
Fluorescein Sodium Eye Drops

别名 立摄得

作用用途 本品为诊断用药。可使病变的角膜表层组织染色，以诊断角膜表层损伤。

用法用量 滴入眼睑内：每次 1~2 滴，滴后 5 分钟用灭菌生理盐水冲洗。可见病变处或异物周围有一黄绿色荧光环，角膜溃疡呈绿色，角膜缺损呈黄色，以明确定位和诊断。

注意事项 ①本品系眼角膜损伤用药，应严防细菌污染，尤其是铜绿假单胞菌，故分装于安瓿内，启封后不宜多次使用。②少数患者可发生过敏反应，应用时须注意。

剂型规格 滴眼剂：1%；2%。每支 2ml。

第二节　眼　膏　剂

金霉素眼膏药
Chlortetracycline Eye Ointment

作用用途 本品为抗生素类药，可用于砂眼、结膜炎、角膜炎等。

用法用量 涂入眼睑内：每日 3~4 次。

剂型规格 眼膏剂：0.5%，每支 2g。

四环素眼膏
Tetracycline Eye Ointment

作用用途 本品为抗生素类药，用于敏感病原菌所致结膜炎、眼睑炎、角膜炎、沙眼。

用法用量 涂入眼睑内：每日 1~2 次。

剂型规格 眼膏剂：0.5%，每支 2g。

红霉素眼膏
Erythromycin Eye Ointment

作用用途 本品为抗生素类药，可用于砂眼、结膜炎、角膜炎等。

用法用量 涂入眼睑内：每日 2~3 次，最后一次宜在睡前使用。

剂型规格 眼膏剂：0.5%，每支 2g；2.5g。

磺胺嘧啶眼膏
Sulfadiazine Eye Ointment

作用用途 本品为广谱抑菌剂，在结构上类似对氨基苯甲酸（PABA），可与 PABA 竞争性作用于细菌体内的二氢叶酸合成酶，从而阻止 PABA 作为原料合成细菌所需的叶酸，减少了具有代谢活性的四氢叶酸的量，而后者则是细菌合成嘌呤、胸腺嘧啶核苷和脱氧核糖核酸（DNA）的必需物质，因此抑制了细菌的生长繁殖。用于沙眼，结膜炎。

用法用量 涂于眼睑内：每日 2 次，每次适量。

注意事项 对磺胺药过敏的患者禁用。

剂型规格 眼膏剂：5%。

毛果芸香碱眼膏
Pilocarpine Eye Ointment

别名 匹罗卡品眼膏

作用用途 本品有缩瞳及降低眼内压作用。用于治疗原发性青光眼。

用法用量 涂入眼睑内：每晚1次。

剂型规格 眼膏剂：1%；2%。每支5g。

阿托品眼膏
Atropine Eye Ointment

作用用途 本品为抗胆碱药，有散瞳作用。用于角膜炎、虹膜睫状体炎等。

用法用量 涂入眼睑内：每晚1次或需要时1次。

注意事项 青光眼患者忌用。

剂型规格 眼膏剂：0.5%；1%；2%；3%。每支5g。

后马托品眼膏
Homatropine Eye Ointment

作用用途 本品为散瞳药，用于眼底检查。

用法用量 涂入眼睑内：涂适量，检查前用。

注意事项 用后瞳孔恢复较快。

剂型规格 眼膏剂：1%；2%。每支5g。

黄氧化汞眼膏
Yellow Mercuric Oxide Eye Ointment

别名 黄降汞眼膏

作用用途 本品为消毒杀菌药。用于睑缘炎、深层角膜炎和巩膜炎等。

用法用量 涂入眼睑内：每日2~3次。

注意事项 本品不宜久用。

剂型规格 眼膏剂：1%。

素高捷疗眼膏
Solcoseryl Eye-Gel

作用用途 本品主要成分是含脱蛋白质的幼牛血液抽取物，能够提高体内组织对氧的利用率，并促进主要代谢产物的吸收，具有特别显著的复原和再生功能。用于各种原因的角膜溃疡，角膜损害，由碱或酸引起的角膜灼伤，大泡性角膜炎，神经麻痹性角膜炎、角膜和结膜变质性变化。

用法用量 涂入眼睑内：每日数次或按医嘱使用。

剂型规格 眼膏剂：每支5g。

乙基吗啡眼膏
Ethylmorphine Eye Ointment

别名 狄奥宁眼膏

作用用途 本品为局部刺激药。能使局部充血，以改善眼部血液循环，使组织新陈代谢旺盛，并有镇痛作用。用于虹膜睫状体炎、巩膜炎、角膜浑浊等。

用法用量 涂入眼睑内：每日2~3次。

剂型规格 眼膏剂：1%；2%；3%。每支5g。

马应龙八宝眼膏
Mayinglong Babao Yangao

作用用途 本品是由炉甘石、琥珀、麝香、牛黄、珍珠、冰片、硼砂、硇砂为主要成分为制得的眼膏。本品有退赤、去翳功能。临床用于眼睛红肿痛痒，流泪，砂眼，眼睑红烂等。

用法用量 涂于眼睑内：每次将少许眼膏涂于眼睑内，每日2~3次。

剂型规格 眼膏剂。

第三节 其 他 药

复方电解质眼内冲洗液
Fufang Dianjiezhi Yannei Chongxiye

别名 世可

作用用途 本品有保护角膜内皮及视网膜，保持角膜透明作用。

用法用量 眼内冲洗：按医嘱使用。

剂型规格 溶液剂：每瓶250ml。

眼氨肽
Ocular Extractives

别名 必润，奥曼特，示强，叶里清，眼生素

作用用途 本品为牛或猪眼球经消毒后以乙醇提取除去蛋白质的灭菌水溶液，1ml相当于鲜牛眼球2.5g，含多种氨基酸、多肽、核苷酸及微量钙、镁等，有促进眼组织的新陈代谢伤痕愈合、吸收炎性渗出，并能促进眼角膜上皮组织的再生。适用于角膜炎、视力疲劳及青少年假性近视。

用法用量 ①滴入眼睑内：滴眼剂，每次2~3滴，每日3~4次。②肌内注射：注射剂，每次1~2ml，每日1次；③球结膜下注射：注射剂，每次0.5~1ml，隔日1次。

注意事项 ①少数病例滴眼后有局部刺激感和（或）结膜囊分泌物增多，极少数病例滴眼后有结膜、眼睑充血和不适感，一般在继续用药过程中症状会减退

或消失。②用药期间如有持续性结膜充血或刺痛不适感，应停药就诊。③滴眼剂开启使用后要避免污染，如发现药液混浊，切勿再用。用毕后密闭存放于阴凉避光处。④为维持疗效，本品宜长期使用。

剂型规格 ①滴眼剂：12.5g，每支 5ml。②注射剂：每支 1g；2g。

普罗碘胺
Prolonium Iodide

别名 安妥碘，Entodon，Entoidin

作用用途 本品为眼病的辅助治疗药。吸收后能促进组织内病理沉着物的吸收和慢性炎症的消散，主要用于晚期眼底出血，玻璃体积血或浑浊、虹膜睫状体炎、视网膜脉络膜炎及角膜斑翳。

用法用量 肌内注射：每次 2ml，每日或隔日 1 次。10 次为一疗程，一般用 2~3 疗程，中间休息 1~2 周。

注意事项 ①如发现皮疹、恶心等，可减量或暂时停药。②对碘过敏者忌用。③本品不得与甘汞制剂合并使用。

剂型规格 注射剂：0.4%，每支 2ml。

珍珠八宝眼药
Zhenzhu Babao Yanyao

作用用途 本品具有消障明目，止痛退肿作用。用于红筋，白障，赤肿烂眼，畏日羞明，迎风流泪。

用法用量 点入眼角，合眼片刻，每日 3 次。

注意事项 ①对本品过敏者及孕妇禁用。②对因肝肾阴虚而致头晕耳鸣、迎风流泪者慎用。

剂型规格 散剂：每瓶 1.2g。

复方樟柳碱
Compound Anisodine

别名 灵光

作用用途 本品主要成分为氢溴酸樟柳碱、盐酸普鲁卡因，适用于缺血性视神经、视网膜脉络膜病变及萎缩、外伤性视神经、视网膜脉络膜病变及萎缩。

用法用量 皮下注射：患侧颞浅动脉旁，每次 2ml，每日 1 次，必要时可加球旁注射，14 次为 1 疗程。可根据病情注射 2~4 个疗程。

注意事项 ①脑出血、眼出血急性期禁用。②有普鲁卡因过敏史者禁用。③扩血管药和皮质类固醇治疗无效者可适当增加疗程。④偶见口干等不良反应。

剂型规格 注射剂：每支 2ml。

维替泊芬
Verteporfin

别名 维速达尔，Visudyne

作用用途 本品为苯唑卟啉衍生物，第二代卟啉类光敏剂。可选择性地进入不正常的血管，通过非热能激光照射患者的视网膜，而产生一种活性氧，闭塞不正常血管，从而终止血管的渗漏。正常的视网膜血管不受影响。可限制异常细胞生长而造成的视力损失。本品在光的作用下产生毒性的氧基导致癌细胞死亡，用于皮肤癌的治疗。

用法用量 静脉滴注：静脉滴注本品并配合激光，用于继发于年龄相关性黄斑变性，病理性近视或下脉络膜新生血管形成等症。此疗法还可用于治疗巴雷特食管病、近视眼、皮肤癌、牛皮癣等疾病。治疗分为两个步骤，第一步静脉滴注维替泊芬，第二步用非热性二极管激光活化维替泊芬。

用于黄斑退化的治疗：按 6mg/m² 体表面积剂量配制，溶解于 5% 葡萄糖注射液，配成 30ml 溶液。用合适的注射泵和过滤器，以每分钟 3ml 的速度在 10 分钟完全经静脉输注完毕。自输注开始后 15 分钟，用波长 689nm 激光照射患者。维替泊芬的光活性程度由所接受的激光总量决定。治疗脉络膜新生血管形成时，在病灶局部推荐使用激光剂量为 50 J/cm²，激光强度 600 mW/cm²。此剂量在 83 秒内照射完毕。每支维替泊芬用 7ml 无菌注射用水配成 7.5ml 浓度为 2mg/ml 的注射液。配好后的溶液必须避光保存，并在 4 小时内使用。

注意事项 ①对本品或其他卟啉类衍生物有高度过敏反应者，在 3 个月内接受了其他光敏剂治疗的患者及伴有任何卟啉症的患者禁用。②有肝肾功能不全的患者和以前对光动力学疗法不适应的患者慎用。③患者在注射此药后 6 天内要避免阳光直射皮肤、眼睛。④多见头痛、注射局部反应（包括药液外渗和皮疹）和视力障碍。⑤注射前要观察配好的溶液是否出现沉淀和变色。配好的溶液是一种深绿色的透明液体。

剂型规格 注射剂：每支 15mg。

哌加他尼
Pegaptanib

别名 哌加他尼钠，Macugen，Pegaptanib Sodium

作用用途 本品用于渗出性（湿性）年龄相关性黄斑变性。

用法用量 玻璃体内注射：推荐剂量，每次 0.3mg。每 6 周 1 次，患眼给药。双眼同时用药的安全性和有效性尚未确定。注射前应充分麻醉，并给予广谱抗菌药物。

注意事项 ①对本品过敏者、眼或眼周感染者禁用。②孕妇、哺乳期妇女、儿童慎用。③炎症性眼病、高眼压慎用。④用药时应定期检测视敏度和眼内压。⑤不良反应：高血压、疲乏、肌无力（静脉）、荨麻疹（静脉）、前房炎症、白内障、视物模糊、角膜水肿、眼痛、视觉障碍、眼睑炎、畏光、视网膜脱离、创伤性白内障等。

剂型规格 注射剂：每支 1ml，内含 0.3mg（90μl）。

注射用胞磷胆碱钠肌苷
Citicoline Sodium and Inosine for Injection

别名 注射用胞肌，英迪特

作用用途 本品主要成分为胞磷胆碱钠和肌苷。胞磷胆碱钠为核苷衍生物，具有参与卵磷脂的生物合成等作用，肌苷参与体内能量代谢及蛋白质的合成。适用于多种原因引起的视神经萎缩症（外伤性、视网膜色素变性、视神经炎、缺血性视神经病变、遗传性视神经萎缩、青光眼眼压控制正常者）。

用法用量 眼球后注射：注射前用2ml灭菌生理盐水溶解，每次0.3g，隔日1次，40日为1个疗程。

注意事项 ①糖尿病、出血性疾病及心、肝、肾等脏器严重损害者禁用。②孕妇及哺乳期妇女慎用。③儿童及老年患者用药遵医嘱。④注射后略感眶内肿胀，3~5小时可自行消失。

剂型规格 注射剂：每支0.3g（含胞磷胆碱钠250mg，肌苷50mg）。

卡巴胆碱注射液
Carbamylcholine Chloride Injection

别名 卡米可林

作用用途 本品为人工合成的拟胆碱药，是快速强力缩瞳剂。能直接作用于瞳孔括约肌产生即刻的缩瞳效果，同时还有抗胆碱酯酶作用，能维持较长的缩瞳时间。适用于人工晶体植入、白内障摘除、角膜移植等需要缩瞳的眼科手术。

用法用量 眼前房内注射：每次0.2~0.5ml。

注意事项 未见有报道的明显全身不良反应。

剂型规格 注射剂：0.01%，每支1ml。

注射用糜蛋白酶
Chymotrypsin for Injection

作用用途 本品活性成分为糜蛋白酶，系自牛胰脏中提取的一种蛋白分解酶。①用于眼科手术松弛睫状韧带、减轻创伤性虹膜睫状体炎；也可用于白内障摘除，使晶体易于移去。②用于创伤或手术后伤口愈合、抗炎及防止局部水肿、积血、扭伤血肿、乳房手术后浮肿、中耳炎、鼻炎等。③用于慢性支气管炎、支气管扩张或肺脓肿的治疗，可使脓性或非脓性痰液均可液化，易于咳出。

④毒蛇咬伤的处理。

用法用量 ①肌内注射：通常一次4000单位（5mg），用前以氯化钠注射液5ml溶解。②经眼给药：用于眼科作为酶性分解晶状体悬韧带，以氯化钠注射液溶解本品，配成1:5000溶液，从瞳孔注入后房，经2~3分钟，在晶体浮动后，用氯化钠注射液冲洗，即可取出晶状体。③喷雾吸入：用于液化痰液，可制成0.05%

溶液雾化吸入。④局部注射：在处理软组织炎症或创伤时，可用800单位（1mg）溶于1ml的生理氯化钠溶液的药液局部注于创面。

毒蛇咬伤，糜蛋白酶10~20mg，每瓶用注射用水4ml稀释后，以蛇牙痕为中心向周围作浸润注射，并在伤口中心区域注射2针，再在肿胀上方3cm许作环状封闭1~2层，根据不同部位每针0.3~0.7ml，至少10针，最多26针。⑤外用：寻常痤疮，糜蛋白酶局部涂搽，一日2次。慢性皮肤溃疡，糜蛋白酶（400μg/ml）水溶液，湿敷创面，每次1-2小时。

注意事项 ①以下情况者禁用本品：20岁以下患者，由于晶体囊膜玻璃体韧带相连牢固，眼球较小，巩膜弹性强可致玻璃体脱出，或玻璃体液不固定的创伤性白内障病人，因可导致玻璃体液丧失，故均禁用；眼压高或伴有角膜变性的白内障患者，以及玻璃体有液化倾向者；严重肝、肾疾病、凝血功能异常及正在应用抗凝药者。②本品肌内注射前需做过敏试验，并禁止静脉注射。③如引起过敏反应，应立即停止使用，并用抗组胺类药物治疗。④本品对视网膜有较强的毒性，由于可造成晶体损坏，应用时勿使药液透入玻璃体。⑤本品遇血液迅速失活，因此在用药部位不得有未凝固血液。

剂型规格 注射剂：每支800单位、4000单位。

此药应补加在二十四章第三节注射用胞磷胆碱钠肌苷药品之后。

地塞米松
Dexamethasone

别名 思诺迪清，Surodex

作用用途 本品为眼部用皮质类固醇激素，适用于由于白内障摘除并植入人工晶体后引起的术后眼内炎症。

用法用量 在手术结束后，将1粒本品放入眼前房或后房。如果放在前房，则将本品放置于虹膜基底12点位置；如果放在后房，则放在虹膜和人工晶体前表面之间的6点位置，然后以常规方式闭合切口。

注意事项 ①单纯疱疹性角膜炎、水痘和其他角膜、结膜的病毒性疾病患者，分枝杆菌感染者，患有眼组织真菌疾病者，青光眼或有青光眼家族史者，对肾上腺皮质激素类药过敏者禁用。②孕妇、哺乳期妇女、儿童慎用。③偶见可逆性眼压升高。④本品的内外包装只允许在临用前并且是在无菌手术室内方可拆开。

剂型规格 缓释微粒：每粒60μg。

羟苯磺酸钙
Calcium Dobesilate

别名 安多明，达士明，导喜脉，导升明，道升明-500，多贝斯，护脉钙，脉宁，美多瑞，Debesifar，Doxium，Doxium-500

作用用途 本品适用于糖尿病性微血管病变，静脉曲张综合征，微循环障碍伴静脉功能不全，也可用于静脉剥离和静脉硬化法的辅助治疗。

用法用量 口服：每日 1～1.5g，连服 3 个月以上。

注意事项 妊娠头 3 个月及哺乳期妇女慎用。偶见胃肠道不适。

剂型规格 ①片剂：每片 250mg。②胶囊剂：每粒 250mg；500mg。

依帕司他
Epalrestat

别名 唐林

作用用途 本品为醛糖还原酶抑制剂，能抑制多元醇通路，治疗糖尿病并发症；能截断高血糖诱导的氧化应激上游通道预防糖尿病并发症。临床研究表明，本品对糖尿病周围神经病变的症状和体征都有明显改善作用，对患者的角膜感觉、泪动力试验等起到明显改善作用。临床用于糖尿病神经性病变及其他微血管病变。

用法用量 口服：成人，每次 50mg，每日 3 次，饭前服用。

注意事项 ①有过敏体质者慎用，如一旦出现过敏症状，应立即停药。②偶见红斑、皮疹、水泡等。③偶见胆红素、AST、ALT、γ-GTP 升高、腹泻、恶心、呕吐、食欲不振等。④极少见眩晕、头痛、乏力等。⑤服用本品后，尿液可能出现褐红色，为正常现象。

剂型规格 ①片剂：每片 50mg。②胶囊剂：每粒 50mg。

卵磷脂络合碘制剂
Iodizelecithin

别名 沃丽汀，Jolecithin，Jolethin

作用用途 本品为碘化物制剂。碘在眼科领域长期被用作抗炎和抗变性药，尤其在视网膜疾病中，显示出相当好的临床疗效。本品是将碘和大豆中的卵磷脂合成为卵磷脂络合碘，临床用于中心性浆液性脉络膜视网膜病变、中心性渗出性脉络膜视网膜病变、玻璃体出血、玻璃体混浊、视网膜中央静脉阻塞等眼底疾病。

用法用量 口服：成人，每日 300～600μg，分 2～3 次服用。

注意事项 ①慢性甲状腺疾病患者和曾患突眼性甲状腺肿的患者慎用。②内源性甲状腺素合成不足的患者、孕妇慎用。③老年患者用本品时应适量减量。④偶见胃肠不适或过敏反应。

剂型规格 片剂：每片 50μg；100μg。

和血明目片
Hexue Mingmu Pian

作用用途 本品是由生地黄、生蒲黄、赤芍、菊花、木贼、墨旱莲、茺蔚子、夏枯草等中药组成的复方制剂。具有抗炎消肿、促血块吸收、改善微循环等作用和凉血止血、滋阴化瘀、养肝明目功能。用于阴虚肝旺，热伤络脉所引起的眼底出血。

用法用量 口服：每次 5 片，每日 3 次。

注意事项 尚未见不良反应报道。

剂型规格 片剂：每片 0.3g。

金花明目丸
Jinhua Mingmu Wang

作用用途 本品是由熟地黄、黄芪、黄精、金荞麦、菊花、党参、草决明等十七味中药组成的复方制剂。具有滋肾养肝、调补气血、化障明目功能。主治老年性白内障早、中期。

用法用量 口服：每次 4g，每日 3 次，饭后服用。1个月为一疗程，连续服用 3 个疗程。

注意事项 治疗期间请勿服用对视力有影响的药物。

剂型规格 水丸：每袋 4g。

复明胶囊
Fuming Jiaonang

作用用途 本品是由羚羊角、蒺藜、木贼、菊花、车前子、夏枯草、决明子、人参、山茱萸（制）、石斛、枸杞子、菟丝子、女贞子、石决明、黄连、谷精草、木通、熟地黄、山药、泽泻、茯苓、牡丹皮、地黄、槟榔组成的复方制剂。具有滋补肝肾，养阴生津，清肝明目等功能，用于青光眼，初、中期白内障及肝肾阴虚引起的羞明畏光、视物模糊等病。

用法用量 口服：每次 5 粒，每日 3 次，每个疗程为30 天。

注意事项 未见明显不良反应报道。

剂型规格 胶囊剂：每粒 0.3g。

第二十五章　耳鼻喉科及口腔科用药

　　耳、鼻、喉是和外界相通的腔道性器官，便于直接用药。局部用药是耳鼻喉科用药的主要途径，用药时既要根据药物的药理作用特性选药，又要兼顾药物理化性质对药物在分布、吸收等方面的影响，还需考虑是否会产生局部刺激、腔道堵塞和着色等特殊不良反应。

　　口腔科常用药物有：治疗牙龈炎、牙周炎、口腔炎、扁桃体炎、咽炎、口腔溃疡等的药物。

第一节　耳科用药

氧氟沙星滴耳剂
Ofloxocin Ear Drops

　　别名　泰利必妥滴耳剂，Tariyid Otic Solution

　　作用用途　本品适用于治疗葡萄球菌属、链球菌属、变形杆菌属、铜绿假胞菌属、流感杆菌等敏感性菌所致感染，如中耳炎、外耳道炎、鼓膜炎。

　　用法用量　滴耳：成人，一般每次6~10滴，每日2次。另外，可根据症状适当增减次数。儿童，应适当减少滴数。

　　注意事项　①使用本品时，一般可连续用药4周，其后继续用药时应谨慎，不应贸然使用。②对氧氟沙星有过敏史的患者禁用。③出现过敏症状应停止用药。④偶有耳痛现象。

　　剂型规格　滴耳剂：0.3%，每支5ml。

新霉素氢化可的松滴耳剂
Neomycin and Hydrocortisone Ear Drops

　　作用用途　本品有抗菌、消炎作用。用于急、慢性化脓性中耳炎。

　　用法用量　滴耳：每次2滴，每日3次。

　　剂型规格　滴耳剂：每支5ml。

卡那霉素滴耳剂
Kanamycin Ear Drops

　　作用用途　本品为抗生素类药，用于化脓性中耳炎。

　　用法用量　滴耳：每次2滴，每日3次。

　　剂型规格　滴耳剂：0.5%，每支5ml。

洛美沙星滴耳剂
Lomefloxacin Ear Drops

　　别名　乐芬，Lomefloxacin Hydrochloride Ear Drops

　　作用用途　本品适用于敏感细菌所致的中耳炎、外耳道炎、鼓膜炎。

　　用法用量　滴耳：每次6~10滴，每日1~2次。儿童酌减。

　　注意事项　①对喹诺酮类药物过敏者禁用。②偶见中耳痛或耳部瘙痒感。

　　剂型规格　滴耳剂：0.3%，每支5ml。

硼酸滴耳剂
Boric Acid Ear Drops

　　作用用途　本品有洁耳、消炎作用。用于外耳道感染、急慢性中耳炎。

　　用法用量　滴耳：每次2滴，每日3次。

　　剂型规格　滴耳剂：3%，每支5ml。

氯霉素丙二醇滴耳剂
Chloramphenicol Propylene Glycol Ear Drops

　　作用用途　本品有消炎、止痛作用。用于耳部各种化脓性感染，如中耳炎、外耳道炎等。

　　用法用量　滴耳：每次1~2滴，每日3次。

　　剂型规格　滴耳剂：5%，每支8ml。

酚甘油滴耳剂
Glycerine Phenol Ear Drops

　　作用用途　本品有消炎、杀菌及止痛作用。用于急性及慢性中耳炎及外耳道炎。

　　用法用量　滴耳：每次1~2滴，每日3次。

　　剂型规格　滴耳剂：1%；2%。每支5ml。

氯霉素甘油滴耳剂
Glycerine Chloramphenicol Ear Drops

　　作用用途　本品为抗生素类药。用于外耳道炎及急、慢性中耳炎。

用法用量 滴耳：每次 2~3 滴，每日 2~3 次。

剂型规格 滴耳剂：2.5%，每支 5ml。

苯氧乙醇甘油滴耳剂
Phenoxy-aethanol Glycerine Ear Drops

作用用途 本品有抗菌，消炎作用。用于铜绿假单胞菌引起的中耳炎。

用法用量 滴耳：每次 1~2 滴，每日 3 次。

注意事项 避光密闭保存。

剂型规格 滴耳剂：1%，每支 5ml。

碳酸氢钠滴耳剂
Sodium Bicarbonate Ear Drops

别名 耵聍液

作用用途 本品有软化耳耵聍（耳垢）作用。用于外耳道耵聍栓塞。

用法用量 滴耳：每次 2~3 滴，每日 3 次。

注意事项 外耳道有炎症时不宜使用。

剂型规格 滴耳剂：每支 10ml，含 5% 碳酸氢钠。

第二节 鼻科用药

一、抗过敏性鼻炎药物

氯苯那敏麻黄素滴鼻剂
Chlorpheniramine Maleatend Ephedrine Nasal Drops

别名 扑尔敏麻黄素滴鼻剂，扑麻滴鼻剂

作用用途 本品有抗过敏，收缩血管作用。用于过敏性鼻炎、鼻窦炎、鼻黏膜肿胀等。

用法用量 滴鼻：每次 1~2 滴，每日 3 次。

剂型规格 滴鼻剂：每支 10ml。

糠酸莫米松鼻喷雾剂
Mometasone Furoate Aqueous Nasal Spray

别名 内舒拿，Nasonex

作用用途 本品是一种局部用糖皮质激素，发挥局部抗炎作用，用于治疗成人、青少年和 3 至 11 岁儿童季节性或常年性鼻炎，对于曾有中至重度季节性过敏性鼻炎症状的患者，主张在花粉季节开始前 2-4 周用本品作预防性治疗。

用法用量 鼻喷剂：成人（包括老年患者）和青年，常用推荐量为每侧鼻孔 2 揿（每揿为 50μg），每日 1 次（总量为 200μg），一旦症状被控制后，剂量可减至每侧鼻孔 1 揿（总量 100μg），即能维持疗效。如果症状未被有效控制，可增加剂量至每侧鼻孔 4 揿的最大每日剂量，一日 1 次（总量 400μg），在症状控制后减小剂量。3 至 11 岁儿童：常用推荐量为每侧鼻孔 1 揿（每揿为 50μg），每日 1 次（总量为 100μg）。

注意事项 ①对本品中任何成分（活性成分：糠酸莫米松一水合物；非活性成分：纤维素、甘油、柠檬酸钠二水合物、柠檬酸水化物、聚山梨醇酯 80、苯扎氯铵、纯水）过敏者禁用。②对于涉及鼻黏膜的未经治疗的局部感染，不应使用本品。③对于活动性或静止性呼吸道结核感染、未经治疗的真菌、细菌、全身性病毒感染或眼单纯疱疹的患者慎用本品。

剂型规格 喷雾剂：0.05%，每瓶 60 揿、140 揿（每揿含糠酸莫米松 50μg）。

盐酸氮卓斯汀鼻喷雾剂
Azelastine Hydrochloride Nasal Spray

别名 敏奇

作用用途 本品及其主要代谢产物是组胺 H_1 受体拮抗剂，具有抗组胺及抗过敏作用。用于治疗过敏性季节性鼻炎和过敏性常年性鼻炎。如多鼻液、打喷嚏及鼻痒。适用于成人或 12 岁及 12 岁以上儿童。

用法用量 鼻喷雾吸入：每侧每次 2 喷，每日 2 次。

注意事项 ①对盐酸氮卓斯汀过敏者禁用。②在饮酒或使用中枢神经系统抑制剂时，禁用本品，否则会加重中枢神经系统抑制。③不良反应为嗜睡、鼻干、口干、多梦、腹痛、头晕、眩晕、咳嗽、脸红等。

剂型规格 喷雾剂：1%，每支 0.07ml

羟甲唑啉
Oxymetazoline

别名 叔丁羟甲唑啉，必通，达芬霖，欧斯啉，安福能，阿弗林，Drixine，Hazol，Nasivin，Afrin，Atomol

作用用途 本品为拟肾上腺素药，属于非选择性 α 受体激动药，可直接作用于血管平滑肌上的 α 受体而引起血管收缩，减少已充血血管的血流量及缓解组织水肿，适用于鼻充血、鼻炎的治疗。

用法用量 ①滴鼻：成人和 6 岁以上儿童，0.05% 滴鼻剂，2~5 岁儿童，0.025% 滴鼻剂。每次 2~4 滴，每日 2 次。②鼻喷雾吸入：鼻喷雾剂，每侧每次 1~3 滴，早晚各 1 次。

注意事项 ①对本品过敏者、正在使用单胺氧化酶抑制剂的患者、孕妇、2 岁以下儿童、不能散瞳的患者、

不适用于萎缩性鼻炎和干燥性鼻炎患者禁用。②冠心病、心律失常、高血压、糖尿病、甲状腺功能亢进、前列腺增生患者慎用。③偶见局部刺激感或烧灼感，可引起喷嚏、口及咽喉干燥。④久用可引起反应性充血及药物诱导性鼻炎。

剂型规格 ①滴鼻剂：0.025%；0.05%；每支 20ml。②喷雾剂：0.05%，每支 15ml。

萘甲唑林
Nanphazoline

别名 鼻眼净，萘唑林，Naphtazoline

作用用途 本品为拟肾上腺素药，属于非选择性 α 受体激动药，具有局部血管收缩作用，适用于过敏性及炎症性鼻充血、急慢性鼻炎，对麻黄碱耐受者也可选用本品。

用法用量 滴鼻：成人，用 0.1% 溶液，儿童，用 0.05% 溶液，每次 1~2 滴，每日 2~3 次。

注意事项 ①萎缩性鼻炎患者禁用。②高血压和甲亢患者慎用。③本品不宜长期使用，否则可能引起萎缩性鼻炎，如必须长期使用，应在使用 10 日后停药数日后再继续使用。另外，本品不宜一次滴入太多或一日使用次数太多，滴药的间隔时间不得少于 4~6 小时。

剂型规格 滴鼻剂：0.05%，0.1%。每支 10ml。

康鼻素喷剂
Humoxal Nasal Solution

作用用途 本品主要成分为盐酸苯肾上腺素、苯扎溴铵和佛手柑油，有较强的血管收缩作用和广谱杀菌或抑菌作用。用于急性鼻炎、慢性单纯性鼻炎、过敏性鼻炎、急慢性鼻窦炎、各种鼻腔、鼻窦术后消肿、消炎、引流、恢复黏膜功能、鼻腔激光治疗、鼻中隔前下方糜烂、麻黄素不能耐受者。

用法用量 鼻喷雾吸入：成人，每日 3~5 次。3 岁以上儿童，每日 2~3 次。

注意事项 ①青光眼患者忌用。②高血压、心脏病、甲亢患者慎用或酌情减量。③3 岁以下小儿不宜使用。

剂型规格 气雾剂：每瓶 15ml。

布地奈德
Budesonide

别名 乐冰，雷诺考特，普米克，普米克都保，普米克令舒，吉舒，布德松，拉埃诺考特，英福美，Infiammide，Pulimicort

作用用途 本品为外用皮质激素类药物，具有显著的抗炎、抗过敏、止痒及抗渗出的作用。本品的糖皮质激素作用较强，而盐皮质激素作用较弱。气雾吸入后 10 分钟可达峰浓度。体内吸收后在肝脏内失去活性，作用持久，用药约 2~3 日后方可充分发挥作用。可改善肺功能，降低气道高反应性，缓解症状。适用于支气管哮喘症状和体征的长期控制。也可用于过敏性鼻炎、血管运动性鼻炎的治疗。

用法用量 鼻喷雾吸入：成人和 12 岁以上儿童，初始剂量为每日 400~2400μg，分 2~4 次给药；维持剂量通常为 200~400μg，每日 2 次。6~12 岁儿童，在儿童严重哮喘期的初始治疗以及口服皮质类固醇减量或停用时，每日剂量应为 200~400μg，每日 2 次。对 6 岁以下的儿童患者，不推荐使用。

注意事项 ①中度及重度支气管扩张症患者禁用。②常见不良反应有皮肤过敏、咽部轻微刺激作用、咳嗽及多数为可逆性的声音嘶哑。这些症状可通过吸入辅助装置的应用而得到改善。③吸入皮质激素为控制呼吸道炎症的预防性药物，其起效慢，即使是在患者无症状时仍应规律使用。④吸入糖皮质激素仅能较低程度地起到急性支气管扩张作用，故不应作为哮喘发作的首要治疗手段。

剂型规格 气雾剂：每瓶 5ml；10ml；15ml，每喷 50μg；100μg；200μg。

阿伐斯汀
Axrivastine

别名 艾克维斯定，新敏乐，新敏灵，欣民立，阿化司丁，Acrivastine，Semprex，Acrivastinum，Duact

作用用途 本品为曲普利定的衍生物，具有选择性地阻断组胺 H_1 受体的作用，具有良好的抗组胺作用。因不易通过血脑屏障，故无镇静作用。也无抗毒蕈碱样胆碱作用。口服后吸收良好，1.5 小时后血药浓度达峰值。有少量在肝中被代谢，代谢产物仍具有药理活性。由尿排泄，原型药物占 80%。适用于治疗过敏性鼻炎、枯草热、荨麻疹、湿疹、皮肤瘙痒症等。

用法用量 口服：每次 8mg，每日 3 次。

注意事项 ①对本品或其他烷基胺抗组胺剂、伪麻黄碱、其他拟交感神经胺过敏的患者禁用，12 岁以下儿童禁用，孕妇及哺乳期妇女禁用，肌酐清除率小于 50ml/min 及血清肌酐浓度大于 150μg/L 的肾功能损害者最好不用，重度高血压及严重冠状动脉疾病患者禁用，同时服用单胺氧化酶抑制剂的患者禁用。②老年人慎用。③不良反应较少，偶见皮疹、恶心、腹泻、口干、消化不良，罕见嗜睡及严重恶心。④常饮酒者或服用中枢神经系统抑制药后服用本品，则不良反应可增多，应避免从事需要保持高度警觉性的工作。

剂型规格 ①胶囊剂：每粒 8mg。②溶液剂：0.04%；0.08%，每支 5ml。

阿司咪唑
Astemizole

别名 息斯敏，阿司唑，安敏，吡氯苄氧胺，速力敏，Alermizol，Asimizuo，Hismanal，Lembil，R43521

作用用途 本品为一种强效及长效的组胺 H_1 受体拮抗剂，因其难以通过血脑屏障，所以没有中枢镇静和抗胆碱能作用。作用时间持久，每日 1 次可控制过敏症状 24 小时，停药后还可维持作用达数周。口服吸收快，服药后 1～4 小时血药浓度可达峰值，可以通过胎盘屏障，但不易通过血脑屏障。适用于治疗季节性或常年性过敏性鼻炎、过敏性结膜炎、荨麻疹、皮肤瘙痒及过敏性皮炎等，对瘙痒症、刺激性皮炎等其他过敏症状。

用法用量 口服：成人，每次 10mg，每日 1 次；**6 岁以下儿童**，每日 0.2mg/kg，**6～12 岁儿童**，每次 5mg，每日 1 次。

注意事项 ①对本品过敏者、孕妇及哺乳期妇女、有严重肝功能障碍者、存在 QT 间期延长和低钾血症患者禁用。②肾功能不全者慎用，现有或曾有心脏病病史尤其是心律失常者慎用。③6 岁以下儿童用药的安全性尚未明确，应慎用。④偶见皮疹、皮肤瘙痒、皮肤局限性水肿，支气管痉挛或光敏性皮炎，极少数患者出现头晕、头痛、嗜睡、倦怠、意识障碍、肌肉痛、关节痛或肝功能改变，但这些症状是否由本品造成尚未明确。⑤连续用药 1 个月以上者，可能出现体重轻度增加，长期服药时应定期监测体重，如有增加趋势，宜减量用药或更换其他药物，同时注意节食。⑥本品与大环内酯类抗生素或抗真菌药合用时，可出现尖端扭转型室性心动过速；与普瑞博斯合用，可导致严重的心律失常，应禁止合用；与酶抑制剂合用可导致严重的心脏不良反应，应禁止合用；与氟西汀、舍曲林、帕罗西汀、奈法唑酮、齐留通等联用时，血药浓度明显升高，可导致严重的不良反应，应避免合用。⑦应避免与延长 QT_c 间期的药物合用，如奎宁、司巴沙星、多拉西隆、匹莫齐特、特非那丁等，还应避免与艾滋病病毒蛋白酶抑制剂合用，如利托那韦、茚地那韦等。⑧本品与食物同服可明显降低其生物利用度，最好空腹服用，并且服药后 1 小时内应禁食，一般在晚上或早晨顿服，对于症状定时发作的患者也可以于发病前 1 小时服药 1 次。⑨长期服用本品可能产生耐药性或蓄积作用，连续用药 1 个月以上者应适当更换其他种类的抗组胺药。用药时应严格采用常规剂量，不可因疗效不佳而随意增量，以防发生毒性反应。过量毒性反应首先出现的是晕厥、心悸、心律失常，应立即停药并采用支持疗法，必要时给予洗胃或催吐，同时进行心电监护，若 QT 间期延长还可给予适当的抗心律失常药，但应避免给予使 QT 间期延长的药物。

剂型规格 ①片剂：每片 3mg；5mg；10mg。②混悬剂：0.1%；0.2%，每支 1ml。

苯海拉明
Diphenhydramine

别名 苯那君，苯那坐尔，二苯甲氧乙胺，可他敏，Antistominum，Antomin，Benadryl，Carphenamine，Bax

作用用途 本品为乙醇胺的衍生物，作用时间较短，有抗组胺、中枢抑制、镇咳、局麻、镇吐等作用，可口服或注射给药，吸收快而完全，经肝脏代谢，适用于荨麻疹、血管神经性水肿、过敏性鼻炎、肛门瘙痒、外阴瘙痒、药疹或黄疸时的皮肤瘙痒等，还可用于输血或血浆所致的急性过敏反应，也可用于晕动病的治疗或用于帕金森病、椎体外系症状、催眠、术前给药、牙科局麻、镇咳等。

用法用量 ①口服：每次 25～50mg，每日 2～3 次。②肌内注射：每次 20mg，每日 1～2 次。③局部注射：口腔手术麻醉时，可用 1% 的溶液局部浸润注射。④外用：涂患处，每日 1～2 次。

注意事项 ①对本品及其他乙醇胺类药物过敏者、孕妇及哺乳期妇女、新生儿及早产儿、重症肌无力者、闭角型青光眼、胃肠道或泌尿生殖系统梗阻者禁用。②慢性肺部疾病患者、低血压、高血压、甲状腺功能亢进、青光眼患者老年人慎用。③司机、操作机器或高空作业人员、下呼吸道感染及哮喘患者也应避免使用。④不良反应有头晕、头痛、呆滞、嗜睡、口干、共济失调、恶心、呕吐、厌食、疲倦、痰液黏稠、上腹不适等，停药后可自行消失。少见呼吸困难、胸闷、咳嗽、肌张力障碍等，偶可见粒细胞减少，长期应用达 6 个月以上可引起贫血。⑤本品与 H_2 受体阻断剂联用可增强抗过敏效果；与单胺氧化酶抑制剂合用时不良反应增加；与对氨基水杨酸合用可降低后者的血药浓度；可增强中枢抑制剂的作用，应避免同时使用；可掩盖链霉素等氨基糖苷类抗生素及其他具有耳毒性药物的耳毒性；可治疗三氟拉嗪、甲氧氯普胺等药物的椎体外系症状；大剂量时可降低肝素的抗凝作用；可拮抗肾上腺素能神经阻滞药的作用；可短暂地影响巴比妥类药物和磺胺醋酰钠的吸收。⑥过量时可引起昏睡、心悸、肌震颤、视物模糊、精神错乱甚至惊厥等中毒反应，以意识障碍最常见。对中毒的患者应先洗胃，给予活性炭和硫酸钠，吸氧，控制惊厥，必要时可进行血液透析和血滤法治疗，惊厥时只能用短效或超短效巴比妥类对抗，禁用中枢兴奋药。

剂型规格 ①片剂：每片 12.5mg；25mg；50mg。②糖浆剂：0.25%，每瓶 100ml。③注射剂：2%，每支 1ml。④乳膏剂：1%；2%，每支 20g。

氯雷他定
Loratadine

别名 开瑞坦，克敏能，雷宁，诺那他定，Claritin，Clarityne，Lisino，Sch-29851，SCH-434

作用用途 本品为三环类长效抗组胺药，选择性拮抗外周 H_1 受体，不易通过血脑屏障，无中枢镇静作用，无明显抗胆碱作用。口服后可被胃肠黏膜吸收，血浆蛋白结合率高，大部分在肝脏中被代谢，首过代谢后的代谢产物仍有抗组胺活性，适用于急慢性荨麻疹、血管性水肿、寒冷性荨麻疹、皮肤划痕症、湿疹及其他过敏性皮肤病、过敏性鼻炎、过敏性结膜炎、花粉症、过敏性喉水肿、过敏性咳嗽，也可用于支气管哮喘的延缓相反应的辅助治疗。

用法用量 口服：①片剂：成人或 12 岁以上儿童，每次 10mg，每日 1 次，日夜均有发作者可改为每次 5mg，每日 2 次；6～12 岁儿童，每次 5mg，每日 1 次；6 岁以下儿童，体重超过 30kg 者，每日 2.5～5mg，使用时应将药片研碎后顿服。②糖浆剂：一般用于儿童，2～12 岁儿童，体重大于 30kg 者，每次 10mg，每日 1 次，体重不大于 30kg 者，每次 5mg，每日 1 次。

注意事项 ①对本品及其所含的药物添加剂过敏者、孕妇及哺乳期妇女、2 岁以下儿童禁用。②严重肝肾功能损害者慎用，司机、操作机器或高空作业人员、参赛前的运动员等从事高度精神集中职业者用药量应严格控制在安全范围内，作皮试前 48 小时应终止使用本品，因抗组胺药能防止或减轻皮肤对所用抗原的阳性反应。③极少数患者可能会出现皮疹、皮肤瘙痒、头痛、嗜睡、疲乏、口干、恶心、呕吐等反应，也曾有肝功能受损、脱发、晕厥、心悸等的报道。④本品与其他中枢神经系统抑制剂或三环类抗抑郁药合用可引起极度的嗜睡；与单胺氧化酶抑制剂合用可增加本品的不良反应；与酒精合用可引起极度的嗜睡，用药期间应停止饮酒或饮用酒精类饮料。⑤食物可增加本品的生物利用度。⑥服药期间如出现皮疹、皮肤瘙痒、恶心、呕吐等过敏反应时，应及时停药并选用对患者无过敏反应的药物进行对症处理。⑦本品对过敏性鼻炎患者的喷嚏、流涕、鼻痒等症状控制有较满意的效果，但对于鼻塞症状的疗效较差，必要时可加用血管收缩药如麻黄素、伪麻黄碱等。

剂型规格 ①片剂：每片 10mg。②糖浆剂：0.1%，每瓶 100ml。

氯雷他定-伪麻黄碱
Loratadine-Pseudoephedrine

别名 复方开瑞坦，复方氯雷他定，开瑞能，琦克，Clarinase

作用用途 本品为氯雷他定和硫酸伪麻黄碱的复方制剂。硫酸伪麻黄碱是来自麻黄的天然生物碱，是一种血管收缩药，能通过交感神经逐渐且持续地减轻上呼吸道充血的症状。氯雷他定为三环类长效抗组胺药，选择性拮抗外周 H1 受体，不易通过血脑屏障，无中枢镇静作用，无明显抗胆碱作用。适用于缓解过敏性鼻炎和感冒的伴发症状，如鼻充血、打喷嚏、流涕、皮肤瘙痒、流泪等。

用法用量 口服：片剂：成人或 12 岁以上儿童，每次 1 片，每日 1 次。

注意事项 ①对肾上腺素能制剂或与本品化学结构相似的药物有过敏或特异性反应的患者禁用，正在接受单胺氧化酶抑制剂治疗或停止治疗在 10 日之内的患者禁用，有闭角型青光眼、尿潴留、严重高血压、严重冠状动脉疾病或甲状腺功能亢进患者、孕妇及哺乳期妇女、12 岁以下儿童禁用。②青光眼、消化性溃疡、幽门梗阻、前列腺增生、心血管疾病、眼内压增高、糖尿病、正在服用洋地黄制剂的患者、60 或 60 岁以上老年患者慎用。③常见不良反应有失眠症、口干、头痛、嗜睡、偶见紧张、头晕、乏力、精神症状、发音困难、运动功能亢进、性欲减低、感觉异常、震颤、眩晕、味觉异常、激动、淡漠、抑郁、欣快、恶梦、恶心、呕吐、腹部不适、畏食、渴感、食欲增加、排便习惯改变、消化不良、嗳气、痔疮、一过性肝功能异常、心动过速、潮红、体位性低血压或高血压、心悸、多汗、咽部和鼻部刺激症、痤疮、瘙痒、皮疹、荨麻疹、关节痛、体重增加、支气管痉挛、尿痛、排尿困难、多尿症、尿潴留、虚弱、背痛、小腿痛性痉挛、寒战等。④本品与洋地黄同用，可能增加异位起搏点的活性；与抗酸药合用可增加伪麻黄碱的吸收率；与单胺氧化酶同时服用可能发生高血压反应，甚至引发高血压危象；与甲基多巴、美加明、利血平、藜芦生物碱等合用时，可降低后者的降血压作用。⑤用药过量时可表现为中枢神经系统的抑制或兴奋，有欣快感、心动过速、口渴、多汗、共济失调、视物模糊等，少数患者可能还会发展成心律不齐、循环性虚脱、惊厥、昏迷、呼吸衰竭等。对于过量用药的患者意识清醒者可服用吐根糖浆催吐，若 15 分钟内不发生呕吐应重复给予，同时服用活性炭和水，作为吸附剂去除在胃内的残留药物。若呕吐不成功或为禁忌，应洗胃，首选生理盐水作为灌洗液，特别是儿童，成人可选用普通水，另外可用血管加压药治疗低血压，用短效巴比妥药、地西泮或三聚乙醛控制癫痫发作，还应给予适当的退热处理，儿童可采用物理降温，呼吸暂停时可加用呼吸机。

剂型规格 片剂：每片含氯雷他定 5mg，硫酸伪麻黄碱 120mg。

咪唑斯汀
Mizolastine

别名 皿治林，Mizollen

作用用途 本品为一种强效高选择性组胺 H1 受体阻滞剂，有抗炎症介质的作用，常量时无抗胆碱和抗 5-羟色胺作用，无明显中枢镇静作用。口服吸收快，服药后 1.5 小时血药浓度可达峰值，血浆蛋白结合率高，在体内主要通过葡萄糖醛酸结合成苷而消除，细胞色素 P450 酶系对本品的代谢影响较轻，代谢产物无药理活性，适用于成人或 12 岁以上的儿童所患的荨麻疹等皮肤过敏症状以及季节性或常年性过敏性鼻炎。

用法用量 口服：每次 10mg，每日 1 次，或遵医嘱。

注意事项 ①对本品过敏者、孕妇及哺乳期妇女、有严重肝功能障碍者、严重心脏病或有心律失常病史者、有晕厥病史者、存在 Q-T 间期延长和低钾血症患者禁用。②禁止与咪唑类抗真菌药（全身用药）或大环内酯类抗生素合用。③偶见疲乏、食欲增加伴体重增加，罕见口干、腹泻、腹痛或头痛，极个别患者可出现低血压、迷走神经异常、焦虑、抑郁、白细胞计数降低、肝酶升高等，极罕见过敏反应、血管性水肿、全身性皮疹、荨麻疹、瘙痒和低血压，也曾有支气管痉挛及哮喘加重的报道，与某些抗组胺药合用时还可增加高危人群发生严重心律失常的风险。本品含蓖麻油，可能还会有患者出现消化道不适如恶心、呕吐等。④肾功能不全者慎用，慎与肝氧化酶CYP3A4的强效抑制剂如西咪替丁、环孢素、硝苯地平等合用。⑤过量用药时，在用常规方法清除未吸收药物的同时，应进行至少24小时的包括心脏监测（QT间期和心率）在内的全面症状监护，但应注意血液透析不会增加药物的清除。

剂型规格 片剂：每片10mg。

赛洛唑啉
Xylometazoline

别名 丁苄唑啉，恶涕完，诺通，叔丁甲苄咪唑，天诚洛尔，盐酸塞洛唑啉，盐酸赛洛唑啉，Nasengel，Nasentropfen，Nuotong，Otrivine，Otwin

作用用途 本品属于肾上腺素受体激动剂，对肾上腺素α受体有特殊的兴奋作用，通过直接作用于拟交感神经胺和鼻黏膜小血管上的肾上腺素α受体，产生血管收缩作用，从而减少血流量，解除鼻黏膜的充血肿胀。本品滴鼻后可从鼻黏膜和消化道吸收（故可引起全身性不良反应，尤其是过量给药后），局部作用可于5～10分钟内起效，单次给药作用可持续5～6小时，随后鼻黏膜血管有不同程度反跳扩张，鼻塞再度出现。适用于缓解和消除急慢性鼻炎、鼻窦炎、过敏性鼻炎等鼻腔疾病的鼻塞症状，也可用于感冒所致的鼻塞，还可用于中耳炎，有助于因黏膜肿胀而阻塞的咽鼓管再通。

用法用量 滴鼻：成人，使用0.1%的溶液，每次2～3滴，每日2次；儿童，使用0.05%的溶液，3～5岁，每次1滴，6～12岁，每次2～3滴，每日2次，连续用药不得超过7日。

注意事项 ①对本品过敏者、3岁以下儿童、孕妇及哺乳期妇女、接受单胺氧化酶抑制剂或三环类抗抑郁药治疗的患者、干燥性或萎缩性鼻炎患者禁用。②冠心病、高血压等心血管疾病患者、闭角型青光眼、糖尿病、甲状腺功能亢进、嗜铬细胞瘤、前列腺增生、药物性鼻炎患者慎用。③偶见鼻腔内一过性的轻微烧灼感或干燥感、头痛、头晕、心率加快等，全身性反应最常见于婴儿、年幼儿和老人。④本品与单胺氧化酶抑制剂（如异卡波肼、丙卡巴肼）合用，可引起严重头痛、高血压危象等，其他潜在的不良反应还包括恶心、呕吐、胸痛、颅内出血、循环衰竭、高热甚至死亡等，应避免合用。⑤慢性鼻炎患者不宜常规使用，除非在急性加重或需临时解除鼻塞时使用。⑥应用本品时避免戴角膜接触镜。停药时可先只停一侧鼻孔用药，而另一侧鼻孔仍继续给药，待反跳症状消失后再完全停药。停药期间可使用生理盐水喷雾剂作为替代药使用，或者鼻内使用吸收量很

小的皮质激素类药物（如丙酸倍氯米松、地塞米松等）。有严重充血或对这些方法无反应的患者，可使用口服血管收缩药或皮质激素。⑦为防止反跳性鼻出血，一般1个疗程连续使用3～5天。本品应尽量避免久用，否则会影响嗅神经，可导致嗅觉异常。如因病情需要必须长期使用，疗程之间需有间隔，并应同时配合病因治疗。

剂型规格 滴鼻剂：0.05%；0.1%，每支10ml。

特非那定
Terfenadine

别名 敏迪，得敏功，丁苯哌丁醇，敏必治，叔哌丁醇，司立泰，特西利，泰芬纳啶，Aldaban，Cyater，Seldane，Tamagon，Triludan

作用用途 本品为无困倦感的第二代抗组胺药，起效时间较阿司咪唑快，持续时间较阿司咪唑短，具有良好的抗组胺、抗胆碱、抗肾上腺素能的作用，适用于急慢性荨麻疹、血管性水肿、寒冷性荨麻疹、皮肤划痕症、异位性皮炎及其他过敏性皮肤病、过敏性鼻炎、过敏性结膜炎、枯草热、花粉症、过敏性喉水肿、过敏性咳嗽等。

用法用量 口服：成人或12岁以上儿童，每次60mg，每日2次，每日清晨发作过敏性鼻炎的患者，可在发作前顿服60～120mg，每日晚间发作的荨麻疹患者可每晚临睡前顿服60～120mg；6～12岁儿童，每次30～60mg，每日2次；3～6岁儿童，每次15mg，每日2次。

注意事项 ①对本品过敏者、心律失常或正在使用抗心律失常药以及其他心脏疾病患者、孕妇及哺乳期妇女、3岁以下儿童、过敏性抗原特异性皮肤试验、抗原激发试验或气道反应性测定前最好不用本品。②肝、肾功能损害者慎用，司机、操作机器或高空作业人员、参赛前的运动员等从事高度精神集中职业者慎用。③偶见头痛、胃肠道紊乱，少见精神抑郁、心悸、失眠、肝功能异常、月经失调、肌肉关节痛、盗汗、尿频、视力障碍、皮肤感觉异常等，一般停药后即可自然缓解。极少见皮疹、皮肤瘙痒等过敏反应，一旦出现应及时停药并对症处理。④本品不宜与大环内酯类抗生素合用，也不宜与伊曲康唑等抗真菌药合用，不能与胺碘酮、阿斯咪唑、奎尼丁类等可能引起心律失常的药物合用。⑤食物可增加本品的生物利用度。⑥过量用药或出现头晕、头痛、心悸、胃肠不适、疲倦等不良反应时，应及时停药并采用洗胃、催吐等对症处理。⑦本品单用对鼻塞、鼻充血的疗效较差，必要时可加用减充血药如麻黄素、伪麻黄碱等。

剂型规格 ①片剂：每片60mg。②胶囊剂：每粒30mg；60mg。

盐酸西替利嗪
Cetirizine Hydrochloride

别名 二盐酸西替利嗪，仙特明，仙特敏，赛特赞，

斯特林，疾立静，Cetrine，Cetrizet，Zyriec

作用用途 本品为选择性组胺 H_1 受体拮抗剂，能特异性地拮抗 H_1 受体并能抑制过敏反应中嗜酸细胞的活化及趋势。可明显地减少与迟发性皮肤变态反应相关的炎性细胞的移动及炎性介质的释放。作用时间持久，半衰期约为 10 小时，口服后与血浆蛋白结合牢固，代谢无首过效应，适用于治疗季节性或常年性过敏性鼻炎、非鼻部症状结膜炎、过敏性喉水肿、过敏性咳嗽，以及由过敏引起的瘙痒、荨麻疹等症状。

用法用量 口服：成人或 **12 岁以上儿童**，每次 10mg，每日 1 次；6~11 岁，每次 5~10mg，每日 1 次；2~5 岁，起始剂量，每次 2.5mg，每日 1 次，最大剂量可增加至每次 5mg，每日 1 次，或每次 2.5mg，每日 2 次；**1~2 岁儿童**，用滴剂，每次 2.5mg（约 0.25ml，5 滴），每日 2 次；1 岁以下儿童遵医嘱。

注意事项 ①对本品过敏者、孕妇及哺乳期妇女、有严重肾功能障碍者禁用。②肾功能不全者慎用，避免酒后使用，司机、操作机器或高空作业人员慎用。③不良反应轻微且为一过性，有困倦、嗜睡、头痛、眩晕、激动、口干及胃肠道不适等，偶有天门冬氨酸氨基转移酶轻度升高。④口服 50mg 即可引起嗜睡，到目前为止尚无特异的解毒剂。如过量用药须尽快洗胃，除进行一般支持性治疗外，还必须规律地监测所有的生命体征。⑤尚未发现本品与其他药物相互作用的报道，但如同时服用镇静药时应慎重。

剂型规格 ①片剂：每片 10mg。②滴剂：1%，每支 20ml。

盐酸左卡巴斯汀
Levocabastine Hydrochloride

别名 立复汀，左卡巴司丁盐酸盐，Livostin

作用用途 本品为卡巴斯汀的左旋体，是一种强效、速效、具有高度选择性的新型组胺 H_1 受体拮抗剂。本品可局部给药，经鼻腔给药后 5~10 分钟内即可产生抗组胺作用，治疗剂量无中枢抑制作用，对精神活动、运动无影响，驾驶汽车和操纵机器的患者也可以使用，适用于缓解或消除过敏性鼻炎的典型症状，如鼻充血、打喷嚏、鼻痒、流涕等，还可用于过敏性结膜炎。

用法用量 ①喷鼻：每鼻孔 2 喷，每日 2 次，症状严重者可增加至每日 4 次。②滴入眼睑内：每次双眼各 1 滴，每日 2 次，如有必要可增加至每日 3~4 次。

注意事项 ①对本品所含成分过敏者禁用，孕妇禁用。②肾功能不全者慎用。③本品耐受性好，一般无不良反应，偶见轻微头痛、嗜睡、口干以及鼻或眼的刺激感，停药后无反跳现象，鼻腔应用本品未发现对纤毛运动有影响。④长期、大剂量使用本品可能出现活动能力降低、进食量及体重下降等反应，极高剂量时可能导致血中催乳素水平上升，还可出现血清胆固醇和白细胞略有下降，结合球蛋白稍增加，肾小管略有肿胀，尿液中

肌酐略有下降，精子减少及变性等。⑤本品与酒精可能有轻微的相互作用，应引起注意。⑥目前尚无使用本品过量中毒的报道，一旦误服，建议大量饮水以促进肾排泄。

剂型规格 ①气雾剂：0.05%，每支 1ml。②滴眼剂：0.05%，每支 1ml。

鼻宝
Rinobol

别名 鼻炎之宝

作用用途 本品针对外来致敏源所致的鼻黏膜红肿、发胀、鼻水分泌增加、喷嚏不停、呼吸不畅等症状而配制，内含抗组胺成分（马来酸苯吡胺）及鼻黏膜血管收缩剂（盐酸苯福林），口服药效迅速发挥，能收干鼻水，停止喷嚏，令鼻黏膜血管收缩，畅通呼吸。

用法用量 口服：成人，每次 1~2 粒，每日 3 次，遵医嘱。

注意事项 ①窄角型青光眼、心脏病、怀孕及糖尿病患者宜在医师指导下用药。②癫痫及脑部有损伤的患者不宜服用本品。③本品可使人产生昏昏欲睡的感觉，因此患者服药后不宜驾车或操纵机械。

剂型规格 胶囊剂。

复方鼻炎膏
Fufang Biyan Gao

作用用途 本品是由穿心莲、鹅不食草、薄荷油、桉油、盐酸麻黄碱、盐酸苯海拉明组成的复方制剂。具有消炎，通窍功能，用于过敏性鼻炎，急、慢性鼻炎及鼻窦炎。

用法用量 外用：将软膏尖端插入鼻腔挤入油膏，每日 3 次。

注意事项 ①以下情况者禁用：高血压、动脉硬化、心绞痛、甲状腺功能亢进等患者；孕妇和哺乳期妇女；鼻腔干燥、萎缩性鼻炎患者。②鼻黏膜损伤者慎用。③不宜在用药期间同时服用温补性中药。④本品含盐酸麻黄碱、盐酸苯海拉明，运动员慎用；膀胱颈梗阻、青光眼和前列腺肥大者慎用；服药期间不得驾驶机、车、船、从事高空作业、机械作业及操作精密仪器。⑤心脏病患者慎用。⑥本品不宜与以下药物同时应用：优降宁等单胺氧化酶抑制剂、磺胺嘧啶、呋喃妥因、洋地黄类药物、三环类抗抑郁剂。

剂型规格 软膏剂：每支 10 克（含盐酸麻黄碱 50 毫克）。

辛苓颗粒
Xinlin Keli

作用用途 本品主要成分有细辛、黄芩、荆芥、白芷、桂枝、苍耳子、石菖蒲、黄芪、白术、防风等，有

益气固表、疏风除邪之功效。其中黄芪、白术、防风能扶正除邪，则本品有预防复发之作用。故对过敏性鼻炎及表虚感冒有明显疗效，用方指征为鼻流清涕不止，鼻塞不知香臭、头痛、头昏、微恶风寒，舌淡红，苔黄，脉浮等征。主由肺窍被郁，肺热不宣所致，常用于下列症状：鼻鼽，症见鼻窍不通、鼻流清涕、头晕脑胀等症，西医诊断为过敏性鼻炎、慢性副鼻窦炎；感冒，症见恶寒发热、头痛鼻塞、鼻流清涕，西医诊断之感冒、流行性感冒等均可辨证使用，也可用于治疗多种过敏性疾病，如过敏性咽炎、春季卡他性结膜炎等，对治疗和预防支气管哮喘也有一定疗效。

用法用量 口服：成人，直接倒入口中，温开水冲服，每次 5g，每日 3 次。3 岁以下儿童，每次 2.5g 或遵医嘱，20 天为 1 个疗程。

注意事项 本品尚未见不良反应报道。

剂型规格 颗粒剂：每袋 5g。

香菊片
Xiangju Pian

作用用途 本品是由化香树果序、野菊花、夏枯草、辛夷、防风、黄芪、白芷、川芎、甘草等中药组成的复方制剂。具有辛散祛风、清热通窍功能。临床用于急慢性鼻炎、鼻窦炎、过敏性鼻炎、上呼吸道感染、咽炎、扁桃体炎及由单纯疱疹病毒引起的口周疱疹、口腔溃疡、滤泡性口腔炎等。

用法用量 口服：每次 2~4 片，每日 3 次。或遵医嘱，儿童酌减。

注意事项 尚未见不良反应报道。

剂型规格 片剂：每片 0.3g。

千柏鼻炎片
Qianbai Biyan Pian

作用用途 本品是由千里光、卷柏、羌活、决明子、麻黄、川芎、白芷组成的复方中药制剂。具有清热解毒、活血祛风、宣肺通窍等功能。临床用于急慢性鼻炎、鼻窦炎、过敏性鼻炎等。

用法用量 口服：每次 3~4 片，每日 3 次，2 周为一疗程。

注意事项 ①不宜在服药期间同时服用温补性中成药。②运动员慎用。

剂型规格 片剂：每片 0.3g。

二、其他鼻科用药

盐酸麻黄素滴鼻剂
Ephedrine Hydrochloride Nasal Drops

作用用途 本品有收缩血管作用。用于鼻黏膜充血、急性鼻炎、鼻窦炎及慢性肥大性鼻炎。

用法用量 滴鼻：每次 2~3 滴，每日数次。

注意事项 本品不宜长期使用。患有高血压、冠状动脉疾病及甲状腺功能亢进者禁用。

剂型规格 滴鼻剂：1%，每支 5ml。

复方呋喃西林滴鼻剂
Compound Furacilin Nasal Drops

别名 呋麻滴鼻剂，呋麻滴鼻液

作用用途 本品有消炎、收缩血管作用。用于鼻黏膜充血、急性鼻炎、鼻窦炎及慢性肥大性鼻炎。

用法用量 滴鼻：每次 2~3 滴，每日数次。

注意事项 本品不宜长期使用。患有高血压、冠状动脉疾病及甲状腺功能亢进者禁用。

剂型规格 滴鼻剂：每支 10ml。

氯己定鱼肝油滴鼻剂
Chlorhexidine and Cod-Liver Oil Nasal Drops

别名 洗必泰鱼肝油滴鼻液

作用用途 本品有消炎、除臭、滋润鼻黏膜作用。用于鼻黏膜充血、干性鼻炎、萎缩性鼻炎、急性鼻炎、鼻窦炎及慢性肥大性鼻炎。

用法用量 滴鼻：每次 1~2 滴，每日 3 次。

剂型规格 滴鼻剂：0.1%，每支 10ml。

鼻通滴鼻剂
Bitong Dibiji

作用用途 本品是由中药苍耳子（炒）、辛夷、白芷、鹅不食草、薄荷、黄芩、甘草经提取有效成分而制得的滴鼻剂。本品具有清风热，通鼻窍功能。用于外感风热或风寒化热、鼻塞流涕、头痛流泪，慢性鼻炎。

用法用量 外用：滴鼻，每次 2~3 滴，每日 3~4 次。

注意事项 ①本品仅供滴鼻用，禁止内服。②忌烟酒、辛辣、鱼腥食物。③切勿接触眼睛，鼻黏膜损伤者慎用。④不宜在用药期间同时服用温补性中药。⑤本品不宜长期使用，用药 3 天症状无缓解，应去医院就诊。⑥对本品及乙醇过敏者禁用，过敏体质者慎用。⑦本品性状发生改变的禁用。⑧儿童必须在成人的监护下使用。⑨如正在使用其他药品，使用本品前请咨询医师或药师。⑩不良反应有鼻腔干燥。

剂型规格 滴鼻剂：每支 10ml。

鼻通宁滴剂
Bitongning Diji

作用用途 本品是由鹅不食草，辛夷组成的复方中药制剂。具有通利鼻窍功能，用于鼻塞不通。

用法用量 滴鼻：每次 1~2 滴，每日 2~3 次。

注意事项 ①对本品过敏者禁用，过敏体质者慎用。

②本品仅用于感冒鼻炎所引起的鼻塞，不可长期应用。

剂型规格 滴鼻剂：每支 10ml、15ml。

赛洛唑啉滴鼻剂
Xylometazoline Nasal Drops

作用用途 本品结构类似羟甲唑啉（少一个羟基），性质和应用与羟甲唑啉相同，但作用较持久。局部应用于黏膜，可引起微、小血管收缩，减少血流和分泌，减轻炎症症状所致的充血和肿胀。临床作为局部血管收缩药。

用法用量 滴鼻：成人（用 0.1% 浓度），每次 1~3 滴，每日 2 次。儿童（用 0.05% 浓度），每次 1 滴，每日 1~2 次。

复方薄荷脑滴鼻剂
Compound Menthole Nasal Drops

作用用途 本品有除臭、润泽鼻腔作用。用于鼻炎、萎缩性鼻炎及鼻黏膜干燥。

用法用量 滴鼻：每次 2~3 滴，每日 3~4 次。

剂型规格 滴鼻剂：每支 10ml。

欧龙马滴剂
Sinupret Drops

别名 仙璐贝

作用用途 本品是由欧龙胆、报春花、酸模、洋接骨木、马鞭草组成的复方中药制剂。为分泌物化解药，用于急性鼻窦炎（含慢性鼻窦炎急性发作）。

用法用量 口服：第 1~5 天，每次 100 滴（约 6.2ml）；第 6~10 天，一次 50 滴（约 3.1ml）。每日 3 次。

注意事项 ①酒精过敏者禁用。②酒精中毒患者禁用。③肝病患者禁用。④用药期间禁止从事饮酒性工作。

剂型规格 溶液剂：每瓶 50ml。

安乃近滴鼻剂
Analgine Nasal Drops

作用用途 本品有解热作用，用于幼儿退热。

用法用量 滴鼻：每次 4~6 滴。

剂型规格 滴鼻剂：50%，每支 5ml。

左西替利嗪
Levocetirizine

别名 安施达，畅然，迪皿，西可新，优泽

作用用途 本品为抗组胺可新药，临床用于荨麻疹、湿疹、皮炎、过敏性鼻炎、皮肤瘙痒症等。

用法用量 口服：①成人：每次 5mg，每日 1 次（口服液应在餐前半小时服用）②儿童：2~6 岁，每次 2.5mg，每日 1 次（口服液应在餐前半小时服用）；6 岁

以上儿童，每次 5mg，每日 1 次。③老年人：根据肾功能调节剂量。

注意事项 ①对本品过敏或有过敏史者禁用。②哺乳期妇女应暂停用药。③老人、孕妇、肝、肾功能不全者慎用。④有嗜睡感、头痛、乏力、口干、皮疹等。故用药期间应避免喝酒，不宜从事驾驶、操作机器及高空作用。⑤如服用过量应立即洗胃。

剂型规格 ①片剂：每片 5mg。②口服溶液：5mg（10ml）。

鼻渊通窍颗粒
Biyuan Tongqiao Keli

作用用途 本品是由辛夷、苍耳子（炒）、麻黄、白芷、薄荷、藁本、黄芩、连翘、野菊花、天花粉、地黄、丹参、茯苓、甘草组成的复方中药制剂。具有疏风清热，宣肺通窍等功能。用于急鼻渊（急性鼻窦炎）属外邪犯肺证，症见：前额或颧骨部压痛，鼻塞时作，流涕粘白或粘黄，或头痛，或发热，苔薄黄或白，脉浮。

用法用量 口服：开水冲服，每次 15g，每日 3 次。

注意事项 ①脾虚腹胀者慎用。②运动员慎用。

剂型规格 颗粒剂：每袋 15g。

通窍鼻炎片
Tongqiao Biyan Pian

作用用途 本品是由苍耳子（炒）、防风、黄芪、白芷、辛夷、白术（炒）、薄荷组成的复方中药制剂。具有散风固表，宣肺通窍等功能。用于风热蕴肺、表虚不固所致的鼻塞时轻时重、鼻流清涕或浊涕、前额头痛；慢性鼻炎、过敏性鼻炎、鼻窦炎见上述证候者。

用法用量 口服：每次 5~7 片，每日 3 次。

注意事项 不宜在服药期间同时服用滋补性中药。

剂型规格 片剂：每片 300mg。

藿胆片
Huodan Pian

作用用途 本品是由广藿香提取物、猪胆粉组成的中药制剂。具有芳香化浊，清热通窍的作用。用于湿浊内蕴、胆经郁火所致的鼻塞、流清涕或浊涕、前额头痛。

用法用量 口服：每次 3~5 片，每日 2~3 次，儿童酌减或饭后服用，应遵医嘱。

注意事项 ①忌辛辣、鱼腥食物。②凡脾气虚，症见鼻涕清稀者，应在医生指导下使用。③急性鼻炎服药 3 天后症状无改善，或出现其他症状，应去医院就诊。

剂型规格 片剂：每片 0.2g。

碘甘油
Iodine Glycerine

作用用途 本品有防腐、消毒作用，用于咽部慢性炎

症及角化症，也可用于慢性萎缩性鼻炎。

用法用量 外用：按医嘱涂抹患处，每日 2~3 次。

第三节　喉科及口腔科用药

碘喉片
Dianhou Pian

别名 含碘喉片

作用用途 本品用于喉炎、扁桃腺炎等。

用法用量 口含：每隔 1~2 小时含 1~2 片。

剂型规格 片剂。

西地碘含片
Cydiodine Buccal Tablets

别名 华素片

作用用途 本品为口腔、咽喉局部消毒抗感染药物。用于治疗慢性咽喉炎、白色念珠菌感染口炎、口腔溃疡、慢性牙龈炎、牙周炎症以及糜烂型扁平苔癣等。

用法用量 口含：每次 1 片，每日 3~5 片。或遵医嘱。

剂型规格 片剂：每片 1.5mg。

草珊瑚含片
Caoshanhu Hanpian

作用用途 本品有抗菌消炎、止血、止痛作用。用于口腔咽喉的炎症。

用法用量 口含：每次 1~2 片，每小时 2~4 片，每日 10~20 片。

剂型规格 片剂。

银黄含化片
Yinhuang Hanhuapian

作用用途 本品含金银花提取物及黄芩提取物，对金黄色葡萄球菌、表皮葡萄球菌、大肠埃希菌、普通变形杆菌、肺炎球菌、蜡样芽脆杆菌等具有较好的抗菌活性，对流感病毒及腺病毒的致死细胞病变具有抑制作用。适用于治疗急慢性扁桃体炎、咽炎、上呼吸道感染。

用法用量 口含：每次 1~2 片，每日 3~4 次。

注意事项 未见有严重不良反应的报道。

剂型规格 片剂。

度米芬含片
Domiphen Bromide Buccal Tablets

作用用途 本品为阳离子表面活性剂，具有广谱杀菌作用。用于咽炎、鹅口疮和口腔溃疡。

用法用量 口含：每次 1~2 片，每隔 2~3 小时含服 1 次。

剂型规格 片剂：每片 0.5mg。

金嗓子喉片
Jinsangzi Houpian

别名 金嗓子喉宝

作用用途 本品由西青果、罗汉果、薄荷脑等成分组成，为黄棕色至棕色片，有特殊的芳香气，微似樟脑，有凉喉感，味甜。本品体外对乙型链球菌、金黄色葡糖球菌、大肠埃希菌、铜绿假单胞菌均有一定的抗菌作用，疏风清热，解毒消肿，利咽止痛，芳香辟秽。适用于咽喉肿痛，声音嘶哑，口臭，急性咽炎，急性喉炎等。

用法用量 口含：每次 2g，每日 6 次。

注意事项 ①孕妇及脾虚、大便溏虚者慎用。②忌烟酒、辛辣、鱼腥食物。

剂型规格 片剂：每片 2g。

金嗓散结胶囊
Jinsang Sanjie Jiaonang

作用用途 本品是由马勃、金银花、玄参、红花、板蓝根、浙贝母、鸡内金（炒）、木蝴蝶、莪术（醋炒）、桃仁（去皮）、三棱（醋炒）、丹参、麦冬、泽泻、蝉蜕、蒲公英组成的复方中药制剂。具有清热解毒，活血化瘀，利湿化痰等功能。用于热毒蓄结、气滞血瘀而形成的慢喉喑（声带小结、声带息肉、声带黏膜增厚）及由此而引起的声音嘶哑等症。

用法用量 口服：每次 2~4 粒，每日 2 次。

注意事项 未见明显不良反应。

剂型规格 胶囊剂：每粒 0.4g。

口炎清颗粒
Kouyanqing Keli

作用用途 本品是由天冬、麦冬、玄参、山银花、甘草组成的复方中药制剂。具有滋阴清热，解毒消肿等功能，用于阴虚火旺所致的口腔炎症。

用法用量 口服：每次 6 克，每日 1~2 次。

注意事项 未见明显不良反应。

剂型规格 颗粒剂：每袋 3g。

咽炎片
Yanyan Pian

作用用途 本品是由玄参、百部（制）、天冬、牡丹皮、麦冬、款冬花（制）、木蝴蝶、地黄、板蓝根、青果、蝉蜕、薄荷油组成的复方中药制剂。具有养阴润肺，清热解毒，清利咽喉，镇咳止痒等功能，用于慢性咽炎引起的咽干，咽痒，刺激性咳嗽。

用法用量 口服：每次 5 片，每日 3 次。

注意事项 孕妇慎用。

剂型规格 片剂：每片 0.26g。

咽立爽口含滴丸
Yanlishuang Kouhan Diwan

作用用途 本品为白色至浅黄色滴丸，主要成分有艾纳香油、天然冰片、薄荷素油、薄荷脑、甘草酸单胺盐等，辅料为聚乙二醇6000，有特殊香味，味甜，微苦，在苗医中用于迫喔劫漳凯，浃安当孟，旭嘎洼嘎宏，陡：纳、拉蒙宁宫；阶：蒙给宁宫，干宫检，罗项；在中医中用于疏风散热，消肿止痛，清利咽喉，可用于急性咽炎、慢性咽炎急性发作、咽痛、咽黏膜红肿、咽干、口臭等症。

用法用量 口含：每次 2~4 丸，每日 4 次。

注意事项 ①对本品过敏者禁用。②过敏体质者慎用，孕妇慎用，儿童应在医师指导下服用。③药品性状发生改变时禁止服用，但如表面出现龟裂纹，或颜色稍变浅，属正常范围，不影响药效。④忌辛辣、鱼腥食物。⑤不宜在服药期间同时服用温补性中药。⑥勿空腹服用或一次大剂量服用，勿直接吞入胃肠道，避免引起胃肠刺激。⑦如服药 3 天症状仍无缓解，应去医院就诊。⑧请将本品放在儿童不能接触的地方，如儿童需使用，则必须在成人监护下使用。⑨如正在服用其他药品，使用本品前请咨询医师或药师。

剂型规格 滴丸剂：每丸 0.025g。

清咽滴丸
Qingyan Diwan

作用用途 本品是由薄荷脑、青黛、冰片、河子、甘草、人工牛黄组成的复方中药制剂。具有疏风清热、解毒利咽等功能。用于风热喉痹，咽痛，咽干，口渴；或微恶风，发热，咽部红肿，急性咽炎见上述症状者。

用法用量 含服：每次 4~6 丸，每日 3 次。

注意事项 ①忌辛辣、鱼腥食物。②孕妇和过敏体质者慎用。③在服药期间不宜服用温补性中成药。④儿童应在医师指导下服用。

剂型规格 丸剂：每瓶 50 粒。

呋喃西林漱口片
Compound Nitrofural for Garngle Tablets

作用用途 本品适用于口腔炎、咽喉炎及扁桃体炎等。

用法用量 含漱用：1 片溶于 500ml，温开水中含漱，每日多次。

剂型规格 片剂：每片含呋喃西林 50mg。

地喹氯铵
Dequalinium Chloride

别名 泰乐奇，克菌定，特快灵，Delin，Labosept，Decamethylene Bis，Dequaver

作用用途 本品是以地喹氯铵为主药的广谱抗菌口含片，对革兰阳性菌、革兰阴性菌、抗酸菌及真菌均有较强的抗菌作用，对厌氧菌也有抑菌作用，如金黄色葡萄球菌、铜绿假胞菌、化脓性链球菌、肺炎球菌、白色念珠菌、制霉菌素等。主要用于治疗和预防口腔炎、咽喉炎、扁桃体炎等，亦用于牙科疾患（包括拔牙创面的内的口腔感染）的局部治疗，并能防治口臭。

用法用量 口含：每次 0.25mg，每日 6~8 次，放入口中徐徐含化。可根据症状适当增减用量。

注意事项 本品在口腔内靠唾液慢慢溶解，不要嚼碎，不要整咽，尽量长时间含在口腔内，以便让有效成分在口腔中长时间发挥作用。

剂型规格 片剂：每片含地喹氯铵 0.25mg。

西吡氯铵
Cetylpyridnium Chloride

别名 爱诺天健，Ainuo Tianjian

作用用途 本品主要治疗白色念珠菌感染，对菌斑形成有一定抑制作用，可用于口腔疾病的辅助治疗，也可用作日常口腔护理及清洁口腔。

用法用量 含漱用：刷牙前后或需要使用时，每次 15ml，强力漱口 1 分钟，每日至少 2 次。

注意事项 如包装有破损，请勿使用。

剂型规格 溶液剂：每支 30mg（30ml）；120mg（120ml）；240mg（240ml）。

氯化克菌定
Dequalinium Chloride

别名 利林喉片，清利含片，Delin

作用用途 本品为一较新的化学杀菌药，对许多细菌包括革兰阳性及阴性细菌、白色念珠菌及发癣菌都有杀灭使用。不受血清影响，对组织无刺激。主要用于急性咽喉炎、喉炎、舌炎、口炎、牙龈炎、扁桃体炎、拔牙创面等口腔创伤感染。还可改善抽烟引起的咽部不适，白色念珠菌引起的急性假膜性念珠菌病。

用法用量 口含：每2~3小时含1片。

剂型规格 片剂：每片0.25mg。

复方克菌定片
Compound Dequalinium Tablets

别名 得益喉片，复方地喹氯铵，利喉，DEQ

作用用途 本品以一较新的化学杀菌药为主，组成复方制剂，对许多细菌包括革兰阳性及阴性细菌、白色念珠菌及发癣菌都有杀灭作用。不受血清影响，对组织无刺激，主要用于严重慢性咽炎、扁桃体炎、口腔炎、舌炎、咽炎、喉痛等。

用法用量 口含：每2~3小时含1片，严重患者可每小时含1片。

剂型规格 片剂：每片含克菌定0.25mg，酪菌素1.00mg。

乙酰吉他霉素
Acetylkitasamycin Troches

别名 爽宁，安吉含片

作用用途 本品属于大环内酯类抗生素，是吉他霉素的乙酰化衍生物，其抗菌谱与红霉素相似，对革兰阳性菌和某些阴性菌、支原体、立克体、螺旋体等有抗菌作用，口服后可迅速吸收，在脏器内有较高浓度，在肝和胆汁中浓度最高，主要经胆排泄，适用于治疗对本品敏感的葡萄球菌、链球菌（肠球菌除外）等所引起的咽炎、扁桃体炎及牙龈炎、冠周炎及其他口腔炎症。

用法用量 口含：每次1片，每日4~6次。

注意事项 ①对本品过敏者禁用。②偶见胃肠道不适、皮疹等。③服药期间如出现皮肤发红、皮疹等症状，应立即终止服用。④为防止产生耐药菌，服药期间须限定在治疗所需最短期限内。

剂型规格 片剂：每片4mg。

溶菌酶
Lysozyme

别名 胞壁质酶，球蛋白G，细胞壁溶解酶，盐酸溶菌酶，Globulin G$_1$，Lysozyme Hydrochloride，Lysozymum，Muramidase，Neuzym

作用用途 本品是从鲜鸡蛋清中提取的一种能分解黏多糖的多酶，是一种具有杀菌作用的天然抗感染物质，具有抗菌、抗病毒、止血、消肿、增强抗生素疗效及加快组织恢复的作用，还能分解稠厚的黏蛋白，使炎性分泌物和黏痰液化而易排除，对于革兰阳性菌，能够液化其细胞壁的不溶性多糖，将水解成可溶性黏肽；对于革兰阴性菌，在抗体存在下，其脂糖和脂蛋白受到破坏后，也能发挥同样的抗菌作用。适用于慢性鼻炎、急慢性咽炎、口腔炎、口腔溃疡、水痘、带状疱疹和扁平

疣等。

用法用量 ①口服：肠溶片，每次50~100mg，每日3次；用于水痘时，还可每日10mg/kg，分3~4次服用；②口含：含片，每次20mg，每日4~6次；③含漱用：1%~2%溶液，每日3~4次；④外用：用生理盐水或注射用水或甘油配成1%~2%溶液外敷。

注意事项 ①对本品及鸡蛋清过敏者禁用。②3岁以下儿童肌内注射易出现严重过敏反应，一般不采用注射给药。③偶见过敏反应、皮疹、头晕、头痛、关节痛、全身刺痛、足冷感及恶心、呕吐等胃肠道反应。④本品与青霉素、氯霉素、呋喃妥因等合用，可增强它们对细菌的渗透作用而提高抗菌活性。

剂型规格 ①片剂：每片10mg。②口含片剂：每片20mg。

浓替硝唑含漱液
Concentrated Tinidazole Gargles

作用用途 本品具有广谱的抗原虫和抗厌氧菌作用，脆弱拟杆菌、牙龈卟啉菌、厌氧消化链球菌、产黑色素类杆菌、梭状芽孢杆菌等均对本品敏感，其作用机制为替硝唑的硝基被厌氧菌还原，产生细胞毒物质，抑制了敏感菌的脱氧核糖核酸合成，促使细菌死亡。含漱后本品主要存在于口腔的唾液、牙龈表面和口腔黏膜中，吞咽进入体内后大部分随尿排出，小部分随粪便排出，临床上适用于厌氧菌感染引起的牙龈炎、牙周炎、冠周炎等口腔疾病的辅助治疗。

用法用量 含漱用：每50ml水中加药液2ml，含漱1分钟，每日3次。

注意事项 ①对替硝唑和一般硝基咪唑类药物过敏者禁用，孕妇及哺乳期妇女禁用。②过敏体质及血液病患者慎用，儿童剂量应减半使用。③本品为浓含漱液，不可口服。④本品与酒精饮料同服可引起腹部痉挛、面部潮红或呕吐。⑤一旦出现神经系统反应应及时停药。⑥如含漱治疗后症状未缓解，应及时请医生诊治。⑦本品可抑制华法林的代谢，联用时必须充分注意。

剂型规格 溶液剂：0.2%，每瓶100ml。

复方硼砂漱口片
Compound Borax for Gargle Tablets

别名 朵贝尔漱口片，Dobell's Tablets

作用用途 本品有防腐、消炎的作用，其水溶液用于口腔炎、咽喉炎及扁桃体炎。

用法用量 含漱用：每1片加入温开水60~90ml使溶解后含漱，每日数次。

注意事项 本药应用水溶化后含漱用，不能口服咽下。

剂型规格 片剂。

复方樟脑涂剂
Compound Camphor Paint

作用用途 本品具有消毒止痛作用。用于牙髓炎、龋齿窝洞及牙根管的消毒。

用法用量 急性牙髓炎开髓后，放入髓洞处止痛；牙龈脓肿时，用线条蘸取本品，置牙周袋中。

剂型规格 涂剂。

复方碘甘油
Compound Iodine Glycerine

别名 浓台氏液

作用用途 本品可腐蚀上皮和肉芽组织，用于牙龈炎、牙间乳头炎、冠周炎和牙周炎。

用法用量 遵医嘱使用。

剂型规格 溶液剂。

甲醛甲酚涂剂
Formaldehyde and Cresol Paint

别名 牙髓镇静消毒剂

作用用途 本品有凝固蛋白、杀菌止痛作用。常用于坏疽或有严重感染根管的消毒，又可用于处理干髓治疗时的根髓断面，以及根管内有少量残髓时，封入本品可使残髓失去活力且起到杀菌作用。

用法用量 用棉捻或小棉球蘸药封于根管或髓腔中。

剂型规格 涂剂。

复方亚砷酸糊
Compound Arsenical Paste

别名 失活剂

作用用途 本品具有使牙髓神经纤维及髓鞘破坏，使牙髓细胞坏死的作用。用于牙失活。

用法用量 遵医嘱使用。

注意事项 本品含砷量较大，毒性大，操作时应仔细慎重。

剂型规格 糊剂。

氯己定口腔溃疡膜
Lüyiding Kouqiang Kuiyang Mo

别名 洗必泰口腔溃疡膜

作用用途 本品常用于口腔黏膜溃疡，对其他部位的黏膜疾病亦有效。

用法用量 口腔内用：将药膜贴于患处，每次 1 片，每日 4 次。

注意事项 凉暗干燥处保存。

剂型规格 膜剂：每包 20 片。

康宁乐口内膏
Kenalogin Orabase

作用用途 本品含有曲安奈德，属中效糖皮质激素，具有显著的抗炎、止痒、抗过敏等作用。本品对口腔溃疡、触痛、发炎等有理想的疗效。本品独特之处是选用一种全新的粘胶剂作为口内膏的基质，当药膏涂于口腔黏膜表面或患处时，可长久而紧密接触，能形成一保护层，使药物发挥更好疗效。本品能抑制或改善急、慢性口腔溃疡、间歇溃疡性口炎、糜烂性扁平苔癣、口炎等。

用法用量 口腔内用：一般应在睡前使用，以使药物与患处整夜接触。将药膏涂于患处，每日涂按 2~3 次，餐后使用。

注意事项 ①患有结核病、胃溃疡、糖尿病的患者不得使用肾上腺皮质激素药物，包括本品在内。②本品禁止用于病毒所引起的疱疹损害，如唇疱疹、原发性疱疹性龈口炎、疱疹性咽峡炎等。

剂型规格 软膏剂：0.1%，每支 5g。

醋酸地塞米松口腔粘贴片
Dexamethasone Acetate
Adhesive Tablets

别名 意可贴

作用用途 本品采用透皮技术，药物可直接作用于溃疡表面。本品主要成分为地塞米松，具有抗炎、抗过敏作用。用药后 5 分钟即可止痛，药效持续 2~3 小时。适用于口腔溃疡、口腔扁平苔癣、牙痛、牙龈肿痛。

用法用量 口腔内用：稍微擦于患部，用粘湿唾液的手指粘起黄色面，将片剂的白色面贴于患部，用手指轻压10~15 秒。本品贴于患处的牙龈上，可有效缓解牙痛和牙龈肿痛。常用量，每次 1~2 片，每日不超过 8 片。

注意事项 未见有严重不良反应。

剂型规格 贴片剂：每片 0.3mg。

口腔炎喷雾剂
Kouqiangyan Penwuji

作用用途 本品是由蒲公英、皂角刺等中药，经提取后而制成的喷雾剂。本品有清热解毒、消炎止痛作用。用于治疗口腔炎、口腔溃疡、咽喉炎、扁桃体炎等，对小儿口腔炎症有特效。

用法用量 口腔喷雾用：每次向口腔喷药液适量，每日 3~4 次，小儿酌减。

剂型规格 喷雾剂：每瓶 20ml。

素高捷疗口腔膏
Solcoseryl Dental Adhesive Paste

作用用途 本品适用于口腔黏膜、牙龈及嘴唇的损伤、溃疡、炎症，也可用作拔牙术及牙石刮除术后的敷料等。

【用法用量】 口腔内用：每日 3~5 次，其中临睡前须使用 1 次。

【注意事项】 涂药时切忌在患处反复涂抹，否则本品将变成沙状而破坏其黏附性。

【剂型规格】 乳膏剂：5%，每支 5g。

舒雅乐
Sialor

【作用用途】 本品化学成分主要为茴三硫。用于治疗口干症等口腔症状、纠正因服用某些药品（抗高血压药、利尿剂、安定剂、镇静剂、抗抑郁剂、抗帕金森病合成药等）引起的唾液分泌过少以及口咽区接受放射治疗后的口干症状。

【用法用量】 口服：每次 1 片，每日 3 次，饭前服。

【注意事项】 服药期间尿液可呈黄色，属正常现象。胆道及总胆管有闭塞者禁用。

【剂型规格】 片剂：每片 25mg。

米诺环素
Minocyline

【别名】 二甲胺四环素，派丽奥，Periocline，Perio

【作用用途】 本品对葡萄球菌、肺炎球菌等革兰阳性菌以及大肠埃希菌、克雷伯杆菌、肠杆菌具有广谱抗菌作用。本品对类杆菌属等牙周炎病原菌及龈下斑菌中的细菌具有强大的抗菌作用，能明显抑制与破坏牙周组织和形成牙周袋有关的胶原酶的活性。临床用于牙周炎（慢性边缘性牙周炎）。

【用法用量】 口腔内用：本软膏已装入注射器中，龈下刮治或洁治后，将软膏注入患部的牙周袋内，注满，每周 1 次，共用 4 周。本品为一次性使用品，一只注射器只限一位患者使用。

【注意事项】 ①对四环素有过敏史者禁用。②孕妇及小儿慎用。③如局部出现对本品有耐药性或不敏感的细菌所致的感染症，即应停药。④注入本品时，患者可出现一时的疼痛和刺激，缓慢注入可明显减轻此症状。

【剂型规格】 软膏剂：每支注射器内含 0.5g 软膏，其中含盐酸米诺环素 10mg。

丁细牙痛胶囊
Dingxi Yatong Jiaonang

【作用用途】 本品主要成分是紫丁香叶、细辛。本品具有清热解毒，疏风止痛功能。用于风火牙痛，症见：牙痛阵作，遇风即发，受热力重，甚则齿痛连及头部、面部。本品对急性牙髓炎、慢性牙髓炎和牙本质过敏等各种原因引起的牙痛也有较好疗效。

【用法用量】 口服：每日 3 次，每次 4 粒，饭后白开水送服，疗程 7 天。

【注意事项】 偶有空腹服后出现轻度胃部不适感。

【剂型规格】 胶囊剂：每粒 0.3g。

第二十六章　皮肤科及外用药

皮肤科用药包括外用和内服两种。外用药在皮肤病治疗中起重要作用，需透过皮肤吸收后才能发挥作用。药物的经皮吸收也遵循药物吸收的一般规律，由于皮肤的解剖和生理特点，药物经皮吸收机制及其影响因素与内用药有一定差别。

第一节　溶液剂

聚维酮碘
Povidone Iodine

别名　黛卫，碘伏，碘附，强力碘，Iodophor，Gelatum Povidoni Iodi

作用用途　本品为广谱杀菌剂，对多种细菌、细菌芽孢、病毒、真菌等有杀灭作用，接触创面或患处后，能解聚释放出所含碘发挥杀菌作用，对组织刺激性小。适用于手术部位和皮肤消毒，治疗滴虫性阴道炎、烫伤、化脓性皮肤炎症及皮肤真菌感染、金属医疗器械和食具的消毒。

用法用量　外用　①外科手术消毒：0.5%溶液刷洗5分钟。注射部位消毒，30秒以上。②术野皮肤消毒：0.5%溶液均匀涂擦2次。③黏膜创伤或感染：用0.1%～0.025%溶液冲洗或涂擦。④皮肤感染：0.5%溶液局部涂擦。

注意事项　①对碘过敏者及妊娠头3个月妇女禁用，烧伤面积大于20%者不宜使用。②甲状腺疾病患者慎用。③孕妇、哺乳期妇女、18岁以下女性使用前应咨询医师。④偶见过敏和局部刺激、烧灼感和瘙痒。⑤使用时如出现严重刺激或不适，应停止使用并咨询医师。感染较重、创面较深的患者如有短期不适，属正常现象。⑥本品凝胶剂无着色，使用时若沾染到衣物上，用清水漂洗即可，建议使用时侧卧，并垫上一块卫生巾。

剂型规格　①溶液剂：0.5%～10%。②凝胶剂：1%；0.5%，每支5g。

磷酸氯洁霉素溶液
Clidamycin Phosphote Solution

别名　特丽仙暗疮水，特丽仙痤疮液，Dalacin T

作用用途　本品主要成分为磷酸氯洁霉素，试验表明，本品对痤疮丙酸杆菌有抑制作用。用于寻常性痤疮。

用法用量　外用：将本品在患部涂一薄层，每日2次。使用前先清洁及抹干患处，小心地轻涂本品于患处。涂药时，以涂抹器端轻触压患处较涂擦患处为佳。若涂抹器变干则倒转瓶身，然后轻压涂抹器端数次，直到湿润。

注意事项　①下列情况禁用本品：对氯洁霉素或洁霉素有过敏史者；禁用于肠系内某部位曾发生肠炎或溃疡性结肠炎病者；抗生素相关的结肠炎病史患者。②哺乳期妇女用本品时应停止哺乳，孕妇慎用。③本品含有乙醇，会刺激眼睛产生烧灼感，若不慎接触敏感部位，应以大量冷水冲洗。④据报道曾出现下痢、血痢或结肠炎，这些现象可能在停药后数周出现。⑤用本品后常见皮肤干燥，有时出现腹痛、刺激、接触性皮炎、胃肠不适、过敏、毛囊炎、眼睛刺痛。

剂型规格　溶液剂：1%，每瓶30ml，每毫升含氯洁霉素10mg。

环吡酮溶液
Ciclopirox Solution

别名　巴特芬，Batrafen

作用用途　本品为合成的抗真菌药，治疗指甲真菌感染。

用法用量　外用：适量，涂抹患处，在治疗的第1个月内，隔日1次；在治疗的第2个月内，每周2次；在治疗的第3个月内，每周1次。

注意事项　①儿童禁用。②孕妇慎用。③本品接触到患甲附近的皮肤时，部分患者可出现皮肤发红或鳞屑现象。

剂型规格　溶液剂：每瓶2.5g。

呋喃西林溶液
Nitrofural Solution

别名　Furacillin Solution

作用用途　本品为消毒防腐剂。用于黏膜、腔道皮肤炎症、感染伤口、溃疡面、烧伤面的冲洗和湿敷。

用法用量　含漱、冲洗或湿敷患处。

注意事项　本品久置日光下色泽变深，故应遮光保存。

剂型规格 溶液剂: 0.02%, 每瓶 500ml。

米诺地尔溶液
Minoxidil Solution

别名 达霏欣, 斯必申

作用用途 本品是一种周围血管舒张药, 局部长期使用时, 可刺激男性型脱发和斑秃患者的毛发生长。本品治疗脱发的确切机理尚不清楚。临床研究表明, 血压正常及未经过治疗的高血压病人局部使用时, 没有显示出由于米诺地尔外用吸收而引起的全身作用, 用于治疗男性型脱发和斑秃。

用法用量 外用: 涂患处, 每次 1ml (含米诺地尔 20mg, 约喷 6 次), 从患处的中心开始涂抹, 并用手按摩 3~5 分钟。不管患处的大小如何, 均使用该剂量。每日总用量不超过 2ml。

注意事项 ①对米诺地尔或本品其他任何一种成分过敏者禁用。②本品临床上常见的不良反应是头皮的轻度皮炎。③本品仅限于头皮局部使用, 不能口服或将本品涂于身体的其他区域。

剂型规格 溶液剂: 2%, 每瓶 60ml。

硼酸溶液
Boric Acid Solution

作用用途 本品为消毒防腐剂。可治疗急性湿疹、皮炎的糜烂渗出及其他糜烂渗出性皮肤病。

用法用量 外用: 2% 硼酸溶液, 用于眼、口腔及尿道等黏膜冲洗; 3% 硼酸溶液, 用于创伤及皮肤炎症消毒。

注意事项 硼酸有较高毒性, 多次大面积使用可致吸收中毒。

剂型规格 溶液剂: 2%; 3%。每瓶 500ml。

汞溴红溶液
Mercurochrome Solution

别名 红汞溶液

作用用途 本品为皮肤消毒防腐剂。用于皮肤、黏膜小伤口及表皮创伤消毒。

用法用量 外用: 涂患处。

注意事项 本品需密闭保存。

剂型规格 溶液剂: 1%; 2%。

甲紫溶液
Gentian Violet Solution

别名 龙胆紫溶液

作用用途 本品为消毒防腐剂。用于革兰阳性菌或霉菌感染, 以及皮肤黏膜溃疡等。

用法用量 外用: 涂患处。

剂型规格 溶液剂: 1%; 2%。

氯己定溶液
Chlrohexidine Solution

别名 洗必泰溶液

作用用途 本品为消毒防腐剂, 稀释后用于黏膜、皮肤消毒及器械浸泡消毒等。

用法用量 外用: 0.02% 溶液, 用于口腔及手消毒; 0.05% 溶液, 用于创面消毒; 0.1% 溶液, 用于创面消毒。

注意事项 本品需遮光密闭保存。

剂型规格 溶液: 0.02%; 0.05%; 0.1%。

苯扎氯铵溶液
Benzalkonium Chloride Solut ion

作用用途 本品为阳离子表面活性剂, 系广谱杀菌剂, 能改变细菌胞浆膜通透性, 使菌体胞浆物质外渗, 阻碍其代谢而起杀灭作用。对革兰阳性细菌作用较强, 对绿脓杆菌、抗酸杆菌和细菌芽孢无效。能与蛋白质迅速结合, 遇有血、棉花、纤维素和有机物存在, 作用显著降低。0.1% 以下浓度对皮肤无刺激性。用于手术前皮肤消毒, 黏膜和伤口消毒。

用法用量 外用: 皮肤消毒用 0.1% 溶液, 黏膜消毒用 0.05% 溶液, 创面消毒用 0.01% 溶液。

注意事项 ①对本品过敏者禁用②曾报道引起变态反应性结膜炎、视力减退、接触性皮炎, 也有报道 3% 溶液灌肠数分钟后引起恶心、出冷汗终致死亡。③低温时可能出现混浊或沉淀, 可置于温水中加温, 振摇使溶后使用。

剂型规格 溶液剂: 0.10%, 每瓶 150ml

碱式硫酸铁溶液
Basic Ferric Sulfate Solution

别名 孟氏溶液, Monsell's Solution

作用用途 本品为局部止血剂。用于鼻出血、拔牙后止血、扁桃体摘除术后止血、胃镜活检止血、消化道出血的止血。

用法用量 用灭菌生理盐水稀释成 5% ~ 10% 的溶液, 注于胃腔内, 每次 20~30ml。

注意事项 本品具有腐蚀性, 不可口服。

剂型规格 溶液剂: 本品含铁为 2.0% ~ 2.2%。

万花油
Wanhuayou

作用用途 本品有止血、止痛、消炎、生肌等作用, 适用于跌打、刀伤、火伤、烫伤等。

用法用量 外用: ①跌打伤痛: 用药棉蘸本品搽擦患处, 每日搽擦 2~3 次。②刀伤、火伤、烫伤: 用药棉铺薄浸润药油涂敷患处, 每天换敷 1 次。

剂型规格 溶液(油)剂:每瓶 15ml。

白花油
Baihuayou

作用用途 本品系由薄荷脑、桉叶油、樟脑、冬绿油等制成的溶液。有驱风、兴奋、局部止痛作用，用于伤风鼻塞、风湿骨痛、蚊虫叮咬等。

用法用量 ①口服：每次 3~4 滴，每日 2 次。②外用：涂擦患部，每日 2~3 次。

剂型规格 溶液剂：每瓶 18ml。

第二节 醇溶液、酊剂及醑剂

甲紫醇溶液
Gentian Violet Alcoholic Solution

别名 龙胆紫醇溶液

作用用途 本品为消毒防腐剂。用于革兰阳性细菌及霉菌的感染及皮肤、黏膜溃疡。

用法用量 外用：涂擦局部感染部位。

注意事项 本品需密闭、遮光保存。

剂型规格 溶液剂：1%；2%。

碘酊
Iodine Tincture

作用用途 本品为消毒防腐剂。用于皮肤消毒。

用法用量 外用：涂于皮肤，用后以 75% 乙醇擦去。

注意事项 本品应置遮光的玻璃塞瓶中密闭保存。

剂型规格 酊剂：2%；2.5%。

复方土槿皮酊
Fufang Tujinpi Ding

作用用途 本品能杀菌，止痒，用于趾痒、皮肤瘙痒、一般癣疾。

用法用量 外用：涂患处，每日 1~2 次

注意事项 ①以下情况者禁用本品：儿童、妇女、水疱型、糜烂型手足癣，皮肤破溃处，对本品及酒精过敏者。②哺乳期妇女慎用③避免接触眼睛和其他黏膜（如口、鼻等）。④本品避免与铁器接触。

剂型规格 溶液剂：每瓶 15ml（每 1 毫升的总酸量为 187.5 毫克）。

硼酸醇溶液
Boric Acid Alcoholic Solution

作用用途 本品为消毒防腐剂。用于中耳炎及外耳道炎等。

用法用量 滴耳：滴入耳道内，每次 1~2 滴。

注意事项 需密闭保存。

剂型规格 溶液剂：3%。

复方苯甲酸醇溶液
Compound Benzoic Acid Alcoholic Solution

别名 惠氏溶液

作用用途 本品为消毒防腐剂，能溶解角质，有抑制真菌生长及收敛作用。用于手癣、脚癣、体癣。

用法用量 外用：局部涂擦，每日 2 次。

注意事项 遮光密封保存。

剂型规格 溶液剂：25%；50%；100%。

补骨脂酊
Fructus Psoralea Tincture

别名 补骨脂内酯酊，制斑素酊

作用用途 本品涂布皮肤后，经紫外线照射能抑制表皮细胞的分裂增殖，促进黑色素的生成，且能活血通络，用于治疗白癜风、疣、斑秃。

用法用量 外用：局部涂擦，每日 1~2 次，擦后经紫外线或阳光照射适当时间。

注意事项 本品需密封、遮光，置阴凉处保存。

剂型规格 酊剂：20%。

樟脑醑
Camphor Spirit

别名 樟脑酒精

作用用途 本品口服为驱风、中枢兴奋剂。外用为局部刺激剂，用于各种神经痛、肌肉痛、关节痛及未破的冻疮等。

用法用量 ①口服：每次 0.01~0.03ml，每日 3 次。②外用：局部涂擦，每日 3~4 次。

注意事项 本品应避光、密闭保存。

剂型规格 醑剂：10%。

乳酸碘酒
Iodine and Lactic Acid Tincture

作用用途 本品可抑制霉菌，溶解角质，用于治疗甲癣、疣等。

用法用量 外用：涂于患处。

注意事项 本品需密闭、遮光保存。不可用木塞、橡

皮塞或金属塞。

剂型规格 酊剂：含80%乳酸，8%碘酊。

山宝皮宁
Shanbaopining

作用用途 本品系复方中药外用酊剂，对病毒蛋白

和化脓性球菌等多种致病菌有抑制和杀灭作用。本品有解毒、消炎、止痛、止痒、消肿散瘀、疏经止痛作用。适用于各种疱疹、疔痈疖肿痛、虫咬皮炎、皮肤瘙痒等感染性和瘙痒性皮病及流行性腮腺炎等。

用法用量 外用：用药液擦抹患处，每日3~4次。

剂型规格 酊剂：每瓶10ml。

第三节 洗 剂

复方硫黄洗剂
Compound Sulfur Lotion

作用用途 本品抑制皮脂溢出，有杀菌收敛作用。用于疥疮、痤疮和皮脂溢出症。

用法用量 外用：临用前摇匀，涂于患处，每日2~3次。

注意事项 需密闭保存。

剂型规格 洗剂：每瓶50ml；100ml。

酮康唑洗剂
Ketoconazole Lotion

别名 采乐，皮康王，Triatop

作用用途 本品为抗真菌药，用于治疗和预防由糠秕孢子菌引起的各种感染，如脂溢性皮炎、头皮糠疹、花斑癣等。

用法用量 外用：用前摇匀，①治疗花斑癣：每日1次，涂患处，连用5次。②治疗脂溢性皮炎和头皮糠疹：每周2次，涂患处，连用2~4周；③预防花斑癣，夏季开始前每日1次，涂患处，3日为1疗程；④预防脂溢性皮炎和头皮糠疹，每周1次，涂患处。

注意事项 ①对酮康唑过敏者禁用。②本品为混悬剂，用前应摇匀。

剂型规格 洗剂：2%，每支50ml。

金百洗剂
Jinbai Xiji

作用用途 本品具有清热解毒，祛风除湿，活血止痒作用，用于滴虫性阴道炎所致的带下量多及外阴瘙痒。

用法用量 外用：将本品用温水稀释成10%的浓度洗浴外阴及阴道，每日1次，7天为一个疗程。

注意事项 ①对本品过敏者禁用，皮肤破溃处禁用。②过敏体质者慎用。③切勿接触眼睛、口腔等黏膜处。④外阴白色病变、糖尿病所致的瘙痒不宜使用。⑤带下伴血性分泌物，或伴有尿频、尿急、尿痛者，应去医院就诊。

剂型规格 洗剂：每瓶80ml。

甘霖洗剂
Ganlin Xiji

作用用途 本品是由甘草、苦参、土荆皮、白鲜皮、薄荷脑、冰片6种中药材，经科学方法精制而成的。具有清热除湿、祛风止痒作用，用于风湿热蕴肌肤所致皮肤瘙痒和下焦湿热导致的外阴瘙痒。

用法用量 外用：①皮肤瘙痒：取本品适量，稀释20倍，外搽患处，每日3次；②外阴瘙痒：取本品适量，稀释10倍，冲洗外阴和阴道，再用带尾线的棉球浸稀释5倍的药液，置于阴道内，次日取出，每日1次。

注意事项 ①妇女妊娠期忌用。②月经期禁用于阴道。③局部有明显皮肤破损者忌用。④对本品及酒精过敏者禁用。⑤过敏体质者慎用。⑥因糖尿病、肝病、肾病、肿瘤等引起皮肤瘙痒，不属于本品适用范围。

剂型规格 溶液剂：每瓶150ml。

含酚炉甘石洗剂
Phenolic Calamine Lotion

作用用途 本品为收敛、消毒防腐剂，用于湿疹、皮炎、皮肤瘙痒症。

用法用量 外用：临用时摇匀，涂于患处，每日数次。

注意事项 本品为混悬剂，用前应摇匀。

剂型规格 洗剂：氧化锌含量不少于10%，每瓶100ml。

头皮洗剂
Epicranium Lotion

作用用途 本品有止痒、除头皮屑作用。用于干性皮脂溢出、脂溢性皮炎和头皮瘙痒症等。

用法用量 外用：局部涂擦，每日2次。

注意事项 遮光密闭保存，避免接触铜、铁器。

剂型规格 洗剂：每瓶100ml。

皮肤康洗液
Pifukang Xiye

作用用途 本品系由金银花、龙胆草、蛇床子、土茯

苓等中药，经提取有效成分而制得的洗液。具有清热解毒、凉血祛湿、杀虫止痒等功能。主治湿热阻于皮肤所致湿疹，见有瘙痒、红斑、丘疹、水泡、渗出、糜烂等和湿热下注所致阴痒、白带过多。

用法用量 外用：①皮肤湿疹，取适量药液直接涂抹于患处，有糜烂面者可稀释 5 倍后湿敷，每日 2 次。②妇科用药，先洗净局部，取适量药液用温开水稀释 5 倍，用阴道冲洗器将药液注入阴道内保留几分钟，每日 2 次。

注意事项 ①酒精过敏者慎用。②用药期间患者忌辛辣食品

剂型规格 溶液剂：每瓶 50ml。

止痒洗剂
Antipruritic Lotion

作用用途 本品有止痒作用。常用于皮肤瘙痒症、皮肤干燥症、丘疹性荨麻疹、湿疹等。

用法用量 外用：局部涂擦，每日 2~3 次。

注意事项 密闭、遮光、凉处保存。

剂型规格 洗剂：每瓶 100ml。

甘油止痒洗剂
Glycerin and Antipruritic Lotion

作用用途 本品有止痒和保湿作用。常用于皮肤瘙痒症、皮肤干燥症、丘疹性荨麻疹、湿疹等。

用法用量 外用：局部涂擦，每日 2~3 次。

注意事项 密闭、遮光、凉处保存。

剂型规格 洗剂：每瓶 100ml。

煤焦油
Whole Coal Tar

别名 泽它，Zetar

作用用途 本品用于治疗头部银屑病、脂溢性皮炎、头皮屑。

用法用量 外用：①头部银屑病，每次 5ml，每周 2~3 次，疗程 4~8 周。②脂溢性皮炎、头皮屑，每次

5ml，每周 1~2 次，疗程 2~4 周。

注意事项 ①避免与眼部接触。②偶见局部刺激，浅色毛发暂时性的色泽改变。

剂型规格 洗剂：1%，每支 60ml；100ml。

二硫化硒
Selenium Suifide

别名 硫化硒，舒爽，硒硫砂，潇洒，Exsel，Selenium Sulphide，Selenol，Selsorin，Selukos

作用用途 本品具有角质促成、抗皮脂溢出、抗真菌、细菌及杀灭寄生虫的作用，能抑制核分裂，造成表皮细胞更替减少，起到止痒、消炎、减少脱屑的作用，适用于去头屑及治疗皮脂溢出、头皮脂溢性皮炎（合并粉刺、外耳炎、睑炎等）、花斑癣等，也可用于杀灭蚤类寄生虫。

用法用量 外用：①花斑癣，涂患处，保留 10~30 分钟后用温水洗净，每周 2 次，2~4 周为 1 个疗程，必要时可重复 1~2 个疗程。②头皮屑多及脂溢性皮炎，用温水清洗头发及头皮，再将 5~10ml 药液洒于头部，用手轻轻搓擦使起泡沫，保留 3~5 分钟后用水洗净，必要时可重复 1 次，每周 2 次，2~4 周为 1 个疗程，必要时可重复 1~2 个疗程。

注意事项 ①对本药过敏者、孕妇禁用。②皮肤有炎症、渗出者慎用。③对儿童的安全性及有效性尚未确定，2 岁以下儿童慎用本品的 1% 洗剂。④本品对黏膜有刺激作用，偶可引起刺激性皮炎、头发或头皮干燥或油腻、脱发、头发脱色，一旦出现过敏反应应立即停药。⑤本品中毒症状可表现为呼吸有蒜味、畏食、呕吐、贫血等。⑥本品仅供外用，不可内服，应避免接触眼睛、正常皮肤黏膜及皱褶。若不慎接触，应立即用大量清水冲洗。⑦本品不能与金属物件接触，在使用期间，所有银器手饰、发夹和其他金属物体均应除去。⑧染发和烫发后 2 天内不得使用本品。⑨治疗后应注意清洗双手以及将头发冲洗干净，以减少着色的可能，同时也可以避免和减少头发脱落、褪色的不良反应。

剂型规格 ①洗剂：1%；2.5%，每瓶 50ml；100ml；120ml。②混悬剂：2.5%，每瓶 120ml。

第四节　软膏剂、乳膏剂及霜剂

一、抗感染药

金霉素软膏
Chlortetracycline Ointment

作用用途 本品为抗生素类药，有消毒作用。1% 金霉素软膏可治疗扁平疣。

用法用量 外用：涂擦患处，每日 2 次。

注意事项 密闭遮光保存。

剂型规格 软膏剂：0.5%；1%。

红霉素软膏
Erythromycin Ointment

作用用途 本品为大环内酯类抗生素，用于脓疱疮

等化脓性皮肤病、小面积烧伤、溃疡面的感染和寻常痤疮。

用法用量 外用：涂患处，每日 2 次

注意事项 ①对本品过敏者禁用，过敏体质者慎用。②避免接触眼睛和其他黏膜（如口、鼻等）。

剂型规格 软膏剂：1%，每支 10g。

四环素软膏
Tetracyclini Ointment

作用用途 本品为广谱抑菌剂，高浓度时具杀菌作用，用于敏感革兰阳性菌、革兰阴性菌所致的皮肤表面感染。

用法用量 外用：涂患处，每日 2~3 次。

注意事项 四环素类药物过敏者禁用。

剂型规格 软膏剂：3%，每支 10g。

诺氟沙星软膏
Norfloxacin Ointment

作用用途 本品为氟喹诺酮类抗菌药，具广谱抗菌作用，尤其对需氧革兰阴性杆菌抗菌活性高，对下列细菌在体外具良好抗菌作用：肠杆菌科的大部分细菌，包括枸橼酸杆菌属、阴沟肠杆菌、产气肠杆菌等肠杆菌属、大肠埃希菌、克雷伯菌属、变形菌属、沙门菌属、志贺菌属、弧菌属、耶尔森菌等。诺氟沙星体外对多重耐药菌亦具抗菌活性。对青霉素耐药的淋病奈瑟球菌、流感嗜血杆菌和卡他莫拉菌亦有良好抗菌作用。诺氟沙星为杀菌剂，通过作用于细菌 DNA 螺旋酶的 A 亚单位，抑制 DNA 的合成和复制而导致细菌死亡。用于毛囊炎，疖。

用法用量 外用：涂患处，每日 1~2 次

注意事项 ①对本品及氟喹诺酮类药过敏的患者禁用。②严重肾功能不全者慎用。③过敏体质的患者，有时会出现轻度瘙痒、少许丘疹及红斑。也有个别患者用时有一过性疼痛。

剂型规格 软膏剂：1%，每支 10g；250g。

氧氟沙星乳膏
Ofloxacin Cream

作用用途 本品具有广谱高效抗菌作用。用于治疗脓疱疮、疖疮、毛囊炎、湿疹合并感染、淋病感染、外伤感染及烧伤、烫伤感染、癣病合并感染及其他化脓性皮肤感染等。

用法用量 外用：涂患处，每日 2~3 次或遵医嘱。

注意事项 ①对本品或其他喹诺酮类药物有过敏史者禁用。②使用本品偶有轻微刺激感，但不影响继续治疗和疗效。

剂型规格 乳膏剂：每支 10g（含 30mg）。

盐酸环丙沙星软膏
Ciprofloxacin Hydrochloride Ointment

作用用途 本品为广谱抗菌药。用于治疗脓疱疮、疖疮、毛囊炎、外伤创面感染、术后切口感染、湿疹合并感染、足癣合并感染等皮肤软组织感染性疾病。

用法用量 外用：涂患处，每日 2~3 次或遵医嘱。

注意事项 ①对本品或其他喹诺酮类药物有过敏史者禁用。②使用本品偶有轻微刺激症状。但不影响继续治疗。③使用中出现过敏症状者应立即停用。

剂型规格 软膏剂：每支 10g（含 30mg）。

盐酸林可霉素软膏
Lincomycin Hydrochloride Ointment

作用用途 本品对需氧革兰阳性菌，如葡萄球菌属（包括耐青霉素株）、链球菌属、白喉杆菌、炭疽杆菌等高效抗菌活性。对革兰阴性厌氧菌也有良好抗菌活性。拟杆菌属包括脆弱拟杆菌、梭杆菌等高度敏感。本品作用于敏感菌核糖体的 50S 亚基，阻止肽链的延长，从而抑制细菌细胞的蛋白质合成。本品系菌剂，在高浓度下对高度敏感细菌也具有杀菌作用。用于外科烧伤及敏感菌所引起的各种皮肤感染。

用法用量 外用：涂患处，每日 2~3 次

注意事项 ①对林可霉素过敏者禁用。②肝、肾功能减退者慎用。③不宜与氯霉素或红霉素合用。④偶可有皮疹、瘙痒等过敏反应。⑤本品吸收后，经胎盘进入胎儿，可在肝中浓缩，本品吸收后也可经母乳分泌。⑥1 个月以内婴儿不宜应用。

剂型规格 软膏剂：0.5%，每支 10g。

莫匹罗星软膏
Mupirocin Ointment

别名 百多邦

作用用途 本品为外用抗生素，对革兰阳性球菌和念珠菌高度敏感，对多种耐药菌有效。治疗脓疱疮、疖疮、毛囊炎等原发性皮肤感染及湿疹合并感染、溃疡合并感染、创伤合并感染等继发性感染。

用法用量 外用：涂患处，每日 3 次，5 日为一疗程。

注意事项 ①有中度或严重肾损害者，孕妇慎用。②不可用于眼内或鼻内。

剂型规格 软膏剂：5g（含莫匹罗星 0.1g）。

甲硝唑霜剂
Metronidazole Cream

别名 耐瑞，Noritate

作用用途 本品为硝咪唑类合成抗菌药，可明显减

轻酒渣鼻的丘疹及脓胞引起的炎性皮肤损害，常外用治疗酒渣鼻炎性皮肤损害和红斑。

用法用量 外用：涂患处，每日1次。

注意事项 ①避免接触眼部。②血恶液质患者、使用抗凝剂的患者慎用。③儿童、孕妇及哺乳期妇女慎用。④患者用药期间应戒酒。⑤部分患者可出现暂时性皮肤干燥、瘙痒，偶见接触性皮炎。还可出现恶心、呕吐、便秘等胃肠道症状。

剂型规格 霜剂：1%，每支10g。

环吡酮胺软膏
Ciclopirox Olamine Ointment

别名 环利软膏

作用用途 本品为广谱抗真菌药。对能使皮肤角化的真菌病有效。适用于脚癣、体癣、股癣、花斑癣、白色念珠菌及指甲真菌病。

用法用量 外用：涂患处，每日2次。

注意事项 ①本品不可用于眼部，不可内服。②个别患者局部出现红斑、瘙痒现象，停药后症状即会消失。③有过敏史者禁用。

剂型规格 软膏剂：1%，每支10g。

咪康唑霜
Miconazole Cream

别名 达克宁霜

作用用途 本品主要成分为咪康唑，是广谱抗真菌药，对皮肤真菌、念球菌、酵母菌等有抑制和杀灭作用。用于由皮肤真菌、酵母菌及其他真菌引起的皮肤、指（趾）甲感染，如体股癣、手足癣、花斑癣、头癣、须癣、甲癣；皮肤、指（趾）甲念珠菌病；口角炎、外耳炎；由酵母菌（如念珠菌等）和革兰阳性细菌引起的阴道感染和继发性感染。

用法用量 外用：①皮肤感染：涂患处，每日2次，一般连续用药10日。②指（趾）甲感染：尽量剪尽患甲，涂患处，每日1次。患甲松动后（约需2~3周）应继续用药至新甲开始生长。③念珠菌阴道炎：阴道给药，每日睡前用5g，必须连续用2周。月经期内也可进行。二次复发后再用，仍有效。

注意事项 极少数病例可能有灼烧和刺激感。

剂型规格 霜剂：每支15g（每克含20mg）。

卢立康唑乳膏
Luliconazole Cream

别名 路利特

作用用途 本品广谱强效抗菌性，用于敏感菌引起的皮肤浅表真菌感染：足癣、体癣、股癣，也可用于皮肤念珠菌病和花斑癣。

用法用量 外用：涂患处，每日一次。

注意事项 ①皮肤表面高度溃烂者禁用。②皮肤表面破裂、溃烂者慎用。

剂型规格 乳膏剂：1%，每支5g；10g。

特比萘芬乳膏
Terbinafine Cream

别名 丁克乳膏，兰美抒

作用用途 本品为烯丙胺类抗真菌药，用于治疗足癣、体癣、股癣及花斑癣。

用法用量 外用：适量，涂患处，每日2次，疗程1~2周。

注意事项 ①避免接触眼睛。②偶见烧灼感、发红、瘙痒等过敏反应。

剂型规格 乳膏剂：1%，每支5g；10g；15g。

布替萘芬
Butenafine

别名 布特那芬，嘉瑞，迈可抒，爽尔康特，盐酸布替萘芬，Butenafine Hydrochloride，Butinafine Hydrochloride，Mentax

作用用途 本品为具有抗真菌活性的烯丙胺类化合物，通过抑制真菌的角鲨烯环氧化酶，阻止真菌细胞膜主要成分麦角固醇合成，较高浓度时还可破坏真菌细胞膜，具有抗念珠菌作用。不管在体内还是在体外，本品均对大多数絮状表皮癣菌、须疮癣菌、红色发癣菌和断发发癣菌有抗菌活性。适用于浅部皮肤真菌感染，主要用于敏感真菌所致的手癣、足癣、体癣、股癣及花斑癣等。

用法用量 外用：①用于足癣，在患处及周边区域皮肤涂抹或喷涂足够剂量，每日2次，连用7日，或每日1次，连用4周。②用于体癣或股癣，涂患处，每日1次，连用2周，如治疗1个疗程后未见改善，应重新进行诊断。

注意事项 ①对本品过敏者禁用。②对其他烯丙胺类抗真菌药物过敏者可能对本品也过敏，应慎用。③孕妇及哺乳期妇女慎用，12岁以下儿童慎用。④常见局部刺激、红斑、瘙痒、灼热感、刺痛、接触性皮炎等，罕见皮肤真菌感染恶化，尚未见有因严重不良反应而停药的报道。⑤本品仅限外用，禁用于眼、口和外阴等黏膜部位。用药后应洗手，避免接触眼、鼻、口和其他黏膜组织。⑥局部应清洁且完全干燥后方可使用，且尽量避免敷料覆盖。⑦出现刺激或过敏反应时应停药，采取相应措施，如出现症状加重时应谨慎。

剂型规格 ①乳膏剂：1%，每支10g。②搽剂：1%，每支10g。③喷剂：1%，每瓶10g。

联苯苄唑霜
Bifonazole Cream

别名 必伏，孚琪乳膏，霉克，美克，Mycospor

作用用途 本品为一咪唑类抗真菌外用药，对丝状菌类、酵母类、二相性真菌类有强的抗菌作用。用于治疗体癣、股癣、手足癣、花斑癣等。对皮肤、指（趾）甲内念珠菌等和革兰阳性细菌引起的感染和继发性感染有良好作用。

用法用量 外用：涂患处，每日 1 次，2~4 周为一疗程。

注意事项 本品最好在晚间睡前使用。

剂型规格 霜剂、乳膏剂：1%；每支 15g。

氯碘喹乳膏
Clioquinol Cream

别名 氯碘喹啉，氯碘羟喹，慰欧仿，维沃仿，消虫痢，Mycoquin，Rheaform，Vioforin

作用用途 本品为抗阿米巴病药，适用于治疗化脓性皮肤病、毛囊炎、传染性湿疹性皮炎、继发性感染性皮肤病、手足癣、体癣、股癣、急性湿疹性皮炎、细菌、真菌混合感染性皮肤病。

用法用量 外用：适量，涂患处，每日 2~3 次。

注意事项 ①对碘过敏者、甲状腺肿大及肝功能不良者慎用。②偶见轻度刺痛，红斑，烧灼感等。

剂型规格 乳膏剂：每支 10g。

复方克霉唑
Compound Clotrimazole

别名 荷洛松，Clotrasone

作用用途 本品用于治疗手足癣、体癣、股癣及皮肤念珠菌病。

用法用量 外用：适量，涂患处，体癣、股癣及皮肤念珠菌病的疗程为 2 周，手癣、足癣的疗程为 4 周。

注意事项 ①皮质类固醇及咪唑类药物过敏者禁用。②12岁以下的儿童、孕妇及哺乳期妇女慎用。③不宜长期大面积给药，不得采用封包的给药方式。④偶见感觉异常、斑丘疹、水肿、局部刺激、继发感染、过敏等不良反应。

剂型规格 乳膏剂：每支 5g，含克霉唑 50mg，倍他米松 2.5mg。

双唑泰乳膏
Metronidazole，Clotrimazole And Chlorhexidine Acetate Cream

作用用途 本品为复方制剂，所含甲硝唑为抗厌氧菌与抗滴虫药；克霉唑为广谱抗真菌药，对浅表、深部的多种真菌均有抗菌作用，其作用机制是抑制真菌细胞膜的合成和影响其代谢过程；醋酸氯己定为季铵盐类阳离子表面活性剂，对革兰阳性细菌有杀菌作用。用于细菌性阴道病、念珠菌性外阴阴道病、滴虫性阴道炎以及细菌、真菌、滴虫混合感染性阴道炎。

用法用量 外用：阴道给药，每次一支，每隔一日，晚睡前给药一次，4 次为一疗程。

注意事项 ①以下情况者禁用本品：对吡咯类（咪唑类）药物过敏患者；有活动性中枢神经疾病和血液病患者；孕妇。②老年人慎用。③使用本品时应避开月经期。④哺乳期妇女应用本品时应停止哺乳。⑤使用中若出现过敏症状或中枢神经系统不良反应，应立即停药。⑥治疗阴道滴虫病时，需同时治疗其性伴侣。⑦服用本品期间不得饮酒或含有酒精的饮料。

剂型规格 乳膏剂：每支 4g（含甲硝唑 200mg，克霉唑 160mg，醋酸氯己定 8mg）。

酮康唑乳膏
Ketoconazole Cream

作用用途 本品为抗真菌药，对皮肤癣菌如毛发癣菌属、表皮癣菌属、小孢子菌属及酵母菌属如念珠菌有抑制作用。局部外用几乎不经皮肤吸收。用于手癣、足癣、体癣、股癣、花斑癣以及皮肤念珠菌病。

用法用量 外用：涂患处，每日 2-3 次

注意事项 ①对本品过敏者禁用，过敏体质者慎用。②避免接触眼睛和其他黏膜（如口、鼻等）。

剂型规格 乳膏剂：2%，每支 10g。

妥善
Tioconazole

别名 Trosyd

作用用途 本品主要成分为咪唑类化合物，是一种广谱的抗霉菌药。适用于治疗因致病性霉菌（致病性皮肤真菌与酵母菌）引发的皮肤感染，和因致病性革兰阳性细菌感染而引起的并发症。本品对脚癣、股癣和体癣等感染都有较好疗效。

用法用量 外用：涂患处，并轻轻按摩患处及周围的皮肤，每日早晚各 1 次。对擦烂的部位，应小心轻轻涂上霜剂，以免引起触痛。对花斑癣一般治疗 7 日即可痊愈。对严重脚癣或慢性表皮角化过度者，可能需治疗 6 周之久。对于其他部位的致病性皮肤真菌、念珠菌病，通常需要治疗 2~4 周。

注意事项 ①对咪唑类药物过敏者禁用。②本品不能用于眼部。③偶有局部刺激感。

剂型规格 霜剂：1%，每支 5g；30g。

盐酸萘替芬软膏
Naftifine Hydrochloride Ointment

作用用途 本品为烯丙胺类外用抗真菌药。对敏感皮肤真菌如毛癣菌、小孢子菌和表皮癣菌等具有杀菌作用。对念珠菌和酵母菌具有抑菌作用。其作用机制可能是通过抑制角鲨烯单氧化酶，干扰真菌固醇的生物合成，导致细胞内固醇数量减少以及角鲨烯（酶底物）的堆

26

皮肤科及外用药

积，使真菌的脂质代谢发生紊乱而起作用的。皮肤外用萘替芬的半衰期约为 2~3 日。适用于治疗敏感真菌所引起的体癣、股癣、手癣、足癣和花斑癣。

用法用量 外用：适量，涂敷患处及其周围，每日 2 次。体股癣，连续用药 2~4 周。手足癣、花斑癣，连续用药 4~6 周，严重感染可适当延长治疗时间或遵医嘱。

注意事项 ①对萘替芬或特比萘芬过敏者禁用。②偶有局部一过性烧灼感和刺痛感、干燥、红斑、瘙痒和局部刺激症状，个别患者可有接触性皮炎发生。③本品仅供皮肤涂敷用，不能用于眼内。要避免与鼻、口腔及其他黏膜接触。④孕妇及哺乳期妇女慎用。⑤开放性伤口不宜使用本品。⑥连续用药 4 周后，若症状无改善，则请再到医院就诊。

剂型规格 软膏剂：1%，每支 10g。

萘替芬酮康唑乳膏
Naftifine Hydrochloride and Ketoconazole Cream

别名 必亮

作用用途 本品是外用抗真菌药，是由萘替芬和酮康唑组成的复方制剂。上述两种药可以不同的机制抑制真菌细胞膜麦角固醇的合成，使膜结构破坏从而抑制真菌细胞的生长。本品适用于治疗真菌性皮肤病，如手足癣、体股癣、头癣、皮肤念珠菌病等。

用法用量 外用：均匀涂患处及周围皮肤，每日 1~2 次，一般 2~4 周为一疗程。

注意事项 ①对本品成分过敏者禁用。②孕妇慎用，哺乳期妇女使用本品时应停止哺乳。③本品避免接触眼睛和其他黏膜。④用药期间如出现严重的局部刺激症状和过敏反应时，应停止用药并采取相应治疗措施。⑤不良反应：偶见灼热、刺痛、皮肤干燥、红斑、瘙痒、过敏或引起接触性皮炎。

剂型规格 乳膏剂：每支 10g，含盐酸萘替芬 100mg，酮康唑 25mg。

全福四联亲水性软膏
Quadricrem Cream

作用用途 本品含有多种抗微生物药物以及抗炎、抗过敏的类固醇药物。适用于各类过敏、过敏性皮炎、皮肤瘙痒、各类湿疹、皮炎以及细菌感染和念珠菌病。

用法用量 外用：涂患处，每日 2~3 次或遵医嘱。

注意事项 ①本品不得用于治疗天花、水痘。②不得用于眼及眼圈附近。

剂型规格 软膏剂：3g；5g；10g；15g。管装 100g；瓶装 450g。

复方健疗霜
Compound Kenil Cream

作用用途 本品具有强效抗炎、抗过敏作用，尤其对

金葡菌、大肠埃希菌、铜绿假单胞菌、变形杆菌的感染有好的治疗效果；同时对过敏性皮炎、神经性皮炎、瘙痒症、虫蚊叮咬所致的过敏有效。对多种致病真菌如白色念珠菌、球孢子菌和表皮真菌、各种皮肤癣均有强大的抑菌作用。

用法用量 外用：洗净及擦干患处，将本品适量涂搽于患处及其周围，每日 2 次，病情改善后再继续使用数日以达到完全根治效果，或遵医嘱。

注意事项 未见明显不良反应。

剂型规格 霜剂：每支 20g，每支含乙酸曲安奈德 5mg、硫酸新霉素 10mg、硝酸咪康唑 40mg、盐酸苯海拉明 20mg。

冰黄肤乐软膏
Binghuang Fule Ruangao

作用用途 本品是由中药大黄、姜黄、硫黄、黄芩、甘草、冰片、薄荷脑为主要成分制得的软膏剂，软膏中不含激素。本品具有清热燥湿，活血祛风，止痒消炎功效。用于湿热蕴结或血热风燥引起的皮肤瘙痒、神经性皮炎、湿疹、足癣及银屑病等瘙痒性皮肤病见上述证候者。

用法用量 外用：涂患处，每日 3 次。

注意事项 治疗期间忌酒等辛辣发物。

剂型规格 软膏剂：每支 15g。

冰黄软膏
Binghuang Ruangao

作用用途 本品是由大黄、硫黄、黄连、冰片、氯霉素经科学方法精制而成的。具有清热除湿，解毒化瘀作用，用于肺热血瘀所致寻常型痤疮。

用法用量 外用：温水洗脸后取软膏剂适量涂于面部。

注意事项 ①皮肤过敏及皮肤已破溃者慎用。

剂型规格 软膏剂：每支 30g。

复方益康唑乳膏
Compound Econazole Nitrate and Triamcinolone Acetonide Cream

别名 复方达克宁，复方硝盐益康唑，派瑞松，瑞方，扶严宁，益肤清乳膏，益富清乳膏

作用用途 本品由益康唑和曲安奈德组成。益康唑为合成咪唑类抗真菌药，具有改变病原体细胞膜通透性及干扰细胞内酵素合成的作用；可阻断羊毛脂醇的去甲基化作用而抑制细胞膜固醇的合成，抑制麦角固醇的合成，并导致细胞膜穿透性的改变。视药物浓度及对病原菌的敏感性而定，益康唑具有抑制真菌或杀真菌的作用，并且对于部分的革兰阳性细菌（金黄色葡萄球菌、表皮葡萄球菌、白喉杆菌）亦呈现抗菌效果，高浓度时对阴

道滴虫有效。曲安奈德为合成皮质类固醇，具有强力的消炎、止痒及抗过敏作用，可有效缓解各种皮肤症状。临床用于足癣（香港脚）、圆癣、股癣、发癣、须癣、甲癣、皮癣、花斑癣（汗斑）、甲沟炎、女性阴道炎、龟头炎、湿疹、尿布疹、蚊虫叮咬、皮肤过敏症、多种皮肤瘙痒症等。

用法用量 外用：涂患处，稍加按摩，每日早晚各1次，持续使用2~4周。

注意事项 ①罕有皮肤发红及刺激症状发生。②对本品过敏及结核性损害或病毒性皮肤病如疱疹、水痘、牛痘患者禁用。③治疗皮肤癣菌症时，即使患处症状已经消失，也应继续使用至1个疗程。

剂型规格 乳膏剂：每支15g；每克含益康唑10mg、曲安奈德1mg。

阿昔洛韦软膏
Aciclovir Cream

别名 无环鸟苷、苏维乐

作用用途 本品为合成的核苷类抗病毒药，作用机制是干扰病毒DNA多聚酶而抑制病毒的复制，对单纯疱疹病毒、水痘带状疱疹病毒、巨细胞病毒等具有抑制作用。用于单纯疱疹病毒引起的皮肤感染。

用法用量 外用：涂患处，白天每2小时1次，每日4~6次，共7日。

注意事项 ①本品仅用于皮肤黏膜，不能用于眼部。②孕妇、哺乳期妇女慎用。③可见轻度疼痛、灼痛、刺痛、瘙痒以及皮疹等。④涂药时需戴指套或手套。

剂型规格 软膏剂：3%，每支10g。

二、激素类药

己烯雌酚软膏
Diethylstilbestrol Ointment

作用用途 本品局部应用可使阴道上皮增生，并加强局部的抗菌力，用于绝经期症状、老年阴道炎、外阴瘙痒、枯干等。

用法用量 外用：涂患处，每日2~3次。

注意事项 密闭保存。

剂型规格 软膏剂：0.05%。

丙酸倍氯美松乳膏
Cremor Beclomethasoni Dipropionatis

作用用途 本品为激素类药物。适用于湿疹、过敏性皮炎、接触性皮炎、神经性皮炎、干癣及牛皮癣等。

用法用量 外用：涂患处，每日2~3次，必要时包扎之。

注意事项 密闭在凉处保存。

剂型规格 乳膏剂：0.025%，每支10g。

氟西奈德醋酸酯乳膏
Fluocinonide Acetate Cream

别名 醋酸肤轻松软膏，醋酸氟轻松软膏，Fluocinonide Ointment

作用用途 本品为肾上腺皮质激素药。用于过敏性皮炎、接触性皮炎、脂溢性皮炎及湿疹等。

用法用量 外用：涂患处，每日2~3次。1周总量不超过50g。

注意事项 ①长期应用可引起皮肤萎缩及毛细血管扩张。②密闭在凉处保存。

剂型规格 软膏剂：每支10g（含2.5mg）。

醋酸可的松冷霜
Cortisone Acetate Cream

作用用途 本品为外用皮质激素类药物，抗炎、抗过敏、止痒，用于治疗湿疹、皮炎及过敏性皮肤病等。

用法用量 外用：涂患处，每日2~3次。

注意事项 置阴凉干燥处保存。

剂型规格 霜剂：0.5%。

丁酸氢化可的松软膏
Hydrocortisone Butyras

别名 来可得，尤卓尔

作用用途 本品为不含氟的中效皮质激素。对非感染引起的皮肤病有显著抗炎作用。适用于各种湿疹、牛皮癣、接触性皮炎、神经性皮炎及尿布疹等。

用法用量 外用：涂患处，轻揉1分钟后再涂药1次。

注意事项 ①禁止与眼睛接触。②孕妇、哺乳期妇女、儿童慎用。③应注意皮质激素类药物与其他药物合用时的相互作用。④其他注意事项与一般皮质激素类外用药相同。

剂型规格 软膏剂：每支10mg（10g）。

丙酸氯倍他索软膏
Clobetasoli Propionas Cream

别名 丙酸氯氟美松，恩肤霜，特美肤，Dermoral，Dermoxin，Dermoxinale，Dermovate

作用用途 本品为肾上腺皮质激素类药。用于神经性皮炎、慢性湿疹、银屑病、盘状红斑狼疮、扁平苔癣等。

用法用量 外用：涂患处，每日2~3次。

注意事项 避光，置阴凉处保存。未见有报道的严重不良反应，但不宜长期使用，以防产生皮质激素的全身作用。

剂型规格 ①溶液剂：0.05%；每支25ml。②软膏剂：每支 10g。③ 霜剂：每支 25g。④ 乳膏剂：每支 25g。

哈西奈德乳膏
Halclinonide Cream

别名 肤乐，哈西缩松，氯氟轻松，氯氟舒松

作用用途 本品为激素类药。用于牛皮癣、异位性皮炎、湿疹、神经性皮炎、接触性皮炎等皮肤病。

用法用量 外用：涂患处，每日 2～3 次，必要时可采用包封疗法。

注意事项 密闭，阴凉处保存。

剂型规格 乳膏剂：0.1%，每支 10g。

复方氟米松软膏
Compound Flumetasone Ointment

别名 奥深

作用用途 本品是由匹伐酸氟米松和水杨酸组成的复方软膏剂，对于皮质类固醇治疗有效的非感染性炎症性皮肤病，尤其是和皂化过度症有关的皮肤病，如脂溢性皮炎、接触性皮炎、异位性皮炎、局部性神经性皮炎、寻常型银屑病、扁平苔癣以及掌跖角化过度症。

用法用量 外用：涂患处，每日 2～3 次。

注意事项 ①皮肤的病毒感染（如水痘、接种疫苗后引发的皮疹、单纯疱疹、带状疱疹）、细菌感染、真菌感染、牛痘、梅毒、皮肤结核、红斑痤疮、口周围皮炎及寻常痤疮禁用。

剂型规格 软膏剂：每支 15g。每克含匹伐酸氟米松 0.2mg，水杨酸 30mg。

复方地塞米松软膏
Compound Dexamethasone Ointment

别名 富伊松

作用用途 本品为肾上腺皮质激素类药，具有抗炎、抗过敏作用，能抑制结缔组织的增生，降低毛细血管壁和细胞膜的通透性，减少炎性渗出量，抑制组胺及其他毒性物质的形成和释放。用于神经性皮炎、慢性湿疹、虫咬性皮炎及瘙痒性皮肤病的局部治疗。

用法用量 外用：涂患处，每日 2～3 次

注意事项 ①真菌性或病毒性皮肤病禁用，对本药及其他皮质类固醇过敏者禁用。②孕妇、哺乳期妇女及小儿慎用。③破损皮肤及黏膜部位不宜使用。④长期大量使用可继发细菌、真菌感染，局部可发生痤疮、酒渣样皮炎、皮肤萎缩及毛细血管扩张，并可有瘙痒、色素沉着、颜面红斑、创伤愈合障碍等反应。

剂型规格 软膏剂：0.02%，每支 20g。

醋酸去炎松软膏
Triamicinoloni Acetonidi
Acetatis Ointment

别名 醋酸曲安奈德，曲安奈德，康纳乐，曲安缩松，去炎舒松，丙炎松，Kenalog，Nincort，Rineton

作用用途 本品为皮质激素类药。适用于局限性皮肤病，如局限性瘙痒症、神经性皮炎、接触性皮炎、脂溢性皮炎，湿疹和多形红斑等，亦可用于牛皮癣和扁平苔癣。

用法用量 外用：涂患处，每日 2～3 次。

注意事项 密闭保存。

剂型规格 ① 软膏剂：0.025%；0.05%；0.1%；0.5%，每支 10g。②霜剂：0.1%，每支 5g；15g。

复方康纳乐霜
Compound Kenacomb Cream

别名 复方曲安缩松霜

作用用途 本品具有抗炎、止痒、抗真菌和抗细菌感染的作用。用于治疗异位性湿疹、钱币性湿疹、接触性皮炎、脂溢性皮炎、神经性皮炎、中毒性皮炎、外阴瘙痒、肛门瘙痒和婴儿湿疹等。

用法用量 外用：涂患处，每日 2～3 次。

注意事项 ①本品含有多种抗生素，长期使用易引起二重感染。②孕妇不得大剂量长期使用。

剂型规格 霜剂：每支 5g；15g。

卤米松
Halometasone

别名 澳能，卤美他松，卤米松单水合物，氯二氟美松，三卤米他松，适确得，Sicorten，Monohydra，Halometasoum

作用用途 本品为局部外用皮质固醇类药物，具有较强的消炎、止痒、抗过敏、抗渗出、收缩血管和抗表皮增生作用，适用于急性接触性湿疹、慢性内源性湿疹、钱币状湿疹、特异性皮炎、脂溢性皮炎、单纯性苔藓、寻常型银屑病、白癜风等。

用法用量 外用：每日 2 次，将药膏涂于患处并轻轻揉擦。如疗效不理想，可用封闭型辅料覆盖，以增强疗效。

注意事项 ①对本品过敏者、细菌及病毒感染性皮肤病（如脓皮病、单纯疱疹、带状疱疹、水痘、梅毒性皮肤病变、皮肤结核病等）、皮肤真菌感染（各种浅部和深部真菌病）、酒渣鼻、口周皮炎、寻常痤疮禁用。②孕妇慎用。③面部及皮肤皱褶部位慎用。④应避免长期、大面积使用，一旦患处有皮肤反应或继发性感染，应立即停药，并给予适当治疗。⑤切忌接触眼结膜。⑥偶见局部刺激症状，如烧灼感、瘙痒等，罕见皮肤干

燥、皮肤萎缩、红斑、毛囊炎、痤疮、脓疱等，长期应用可出现毛细血管扩张、色素沉着及毛发增生，腋下和腹股沟等皱褶部位可因药物吸收过多而引起全身不良反应（如肾上腺皮质功能抑制等），停药后可恢复。

剂型规格 霜剂：每支 5g；10g（含 0.05% 卤米松、1%三氯生）。

复方卤米松
Compound Halometasone

别名 复方适确得，新适确得，复方卤美他松，卤米松-三氯生，Sicorten

作用用途 本品为卤米松和三氯生的复方制剂，卤米松有较强的消炎、止痒、抗过敏、抗渗出、收缩血管和抗表皮增生作用，三氯生有广谱抗菌作用。适用于急性接触性皮炎、湿疹、特异性皮炎、脂溢性皮炎、神经性皮炎、传染性湿疹样皮炎、毛囊炎、须疮、脓疮、擦疹等的早期治疗。

用法用量 外用：将药膏涂于患处并轻轻揉擦，每日2次。

注意事项 ①对本品过敏者、皮肤结核病患者、梅毒性皮肤病变、病毒感染性皮肤病、预防接种时如有皮肤反应的患者也禁用。②孕妇及哺乳期妇女慎用。③儿童连续使用不得超过2周，2岁以下幼儿不得超过1周，用药时应慎重。④切忌接触眼结膜。⑤偶见局部刺激症状，如烧灼感、瘙痒、发红等，极少数患者可出现皮肤接触性过敏或萎缩。⑥应避免长期、大面积使用。⑦白癜风患者使用本品后如出现痤疮样丘疹，可减量或加新霉素硫黄霜治疗。

剂型规格 霜剂：每支 5g；10g（含 0.05% 卤米松、1%的三氯生）。

糠酸莫美他松
Mometasone

别名 艾洛松，内舒拿，莫美达松，莫米松，Eloson

作用用途 本品是一种合成的皮质类固醇，有消炎、止痒和消除红肿的疗效。以本品所配成的乳膏、软膏和洗剂有减轻炎症和瘙痒作用。适用于对皮质类固醇治疗有效的皮肤病，如银屑病和异位性皮炎；洗剂可外用于头皮损害处。

用法用量 外用：①本品乳膏或软膏涂于患处，每日1次。②皮肤损害包括头皮，每次外用几滴本品洗剂，每日1次，轻柔的按摩，直到药物完全吸收。

注意事项 ①乳膏剂有局部副作用，如感觉异常、瘙痒和皮肤萎缩很少见。②应用软膏剂偶见烧灼感、瘙痒刺痛和皮肤萎缩。③用洗剂偶见烧灼感、毛囊炎、痤疮样反应、瘙痒和皮肤萎缩。④对本品或其他类固醇激素过敏者禁用。⑤用本品如产生刺激和过敏，应停药而采取适当治疗措施。⑥孕妇和哺乳期妇女及儿童应慎用。

剂型规格 ①乳膏剂和软膏剂：0.1%，每支 5g。

②洗剂：0.1%，每支 75ml。

皮炎平软膏
Piyanping Ruangao

作用用途 本品可抗过敏、消炎止痒。用于治疗各型湿疹、皮炎及丘疹性荨麻疹、多形性红斑、冻疮红斑、皮肤瘙痒等。

用法用量 外用：涂患处，每日 5~8 次，重者 2~3 小时 1 次。

剂型规格 软膏剂：每支 20g。

三、其他药

喜疗妥乳膏
Hirudoid Cream

别名 静脉炎膏，美德喜乳膏，多磺酸粘多糖

作用用途 本品含有的聚硫酸粘多糖能有效地控制发炎病症、改善局部血循环、吸收渗液、治愈水肿及浮肿，治疗血管栓塞、静脉曲张、浅表静脉炎、注射局部疼痛、淋巴腺炎、乳腺炎，软化瘢痕等。

用法用量 外用：涂患处，每日 1~2 次。

注意事项 本品含有酒精，故不宜涂在黏膜、流血的伤口及眼睛处。

剂型规格 乳膏剂：每支 14g；40g。

创灼膏
Chuangzhuo Gao

作用用途 本品是由炉甘石（煅）、石膏（煅）、虎杖、地榆、苍术、黄柏、白及、冰片组成的中药复方制剂。本品有一定的抗渗消肿作用，对伤口有明显的愈合作用，溶痂作用较强。具有排脓、拔毒、去腐、生皮、长肉功能。活血消肿作用较迅速，止痛止痒作用较快和持久。临床上主治烧伤、烫伤、挫裂创口、老烂脚、褥疮、手术后创口感染、冻疮溃烂、慢性湿疹及常见疮疖。

用法用量 外用：涂患处，如分泌物较多，每日换药1次；如分泌物较少，2~3日换药1次。

剂型规格 软膏剂：每支 35g。

叶绿素铜钠乳膏
Chlorophyllin Cupper Complex Sodium Cream

作用用途 本品为白细胞增生药，用于治疗冻疮、烧伤、烫伤急性或慢性皮肤溃疡、褥疮，可用于革兰阳性菌感染引起的溃疡。

用法用量 外用：涂患处，每日 1~4 次。

注意事项 不良反应为皮肤过敏反应。

剂型规格 乳膏剂：0.2%。每盒 10g。

复方苯甲酸软膏
Compound Benzoic Acid Ointment

别名 复方水杨酸软膏，惠氏软膏

作用用途 本品为消毒防腐剂，具有软化角质、杀菌、抑制真菌生长的作用，高浓度主要用于头及手足癣等，低浓度主要适用人体、股癣等。

用法用量 外用：涂患处，每日2~3次。

注意事项 密闭保存。

剂型规格 软膏剂：25%；50%；100%。

止痒软膏
Antipruritic Ointment

别名 薄荷酚软膏

作用用途 本品用于止痒，适用于治疗瘙痒性皮肤病。

用法用量 外用：涂患处，每日2~3次。

注意事项 密闭冷处保存。

剂型规格 软膏剂：每盒30g。

赛庚啶乳膏
Cyproheptadine Cream

作用用途 本品为抗组胺药，可缓解组胺所致的过敏反应。用于过敏性皮炎、接触性皮炎、丘疹性荨麻疹、皮肤瘙痒症以及湿疹等。

用法用量 外用：涂患处，每日2~3次。

注意事项 ①急性炎症、糜烂、或有渗出的皮肤损害处禁用。②对本品过敏者禁用，过敏体质者慎用。③青光眼、前列腺肥大患者慎用。④服药期间不得驾驶机、车、船、从事高空作业、机械作业及操作精密仪器。

剂型规格 乳膏剂：0.5%，每支1g。

尿素软膏
Urea Ointment

作用用途 本品具抗菌、止痒、促进肉芽生长作用。用于老年斑、鱼鳞癣、软甲、手足皲裂。

用法用量 外用：涂擦患处，每日2~3次。

注意事项 密闭置阴凉处保存。

剂型规格 软膏剂：10%，每支10g。

尿素维E乳膏
Urea and Vitamin E Cream

作用用途 本品所含尿素能使皮肤角蛋白溶解变性，增进角质层水合作用，从而使皮肤柔软，防止干裂。维生素E是一种抗氧化剂，可以维持肌肉、神经正常发育和功能。适用于手足皲裂，也可用于角化型手足癣引起的皲裂。

用法用量 外用：涂患处，每日2~3次

注意事项 ①对本品过敏者禁用，过敏体质者慎用。②偶见皮肤刺激如烧灼感，或过敏反应如皮疹、瘙痒等。

剂型规格 乳膏剂：15%，每支10克（每克含尿素150毫克、维生素E10毫克）

硼酸软膏
Boric Acid Ointment

作用用途 本品为皮肤消毒滋润药。本品对细菌和真菌有较弱的抑制作用。虽不易穿透皮肤，但可从损伤皮肤、伤口和黏膜等处吸收，用于轻度、小面积急性湿疹、急性皮炎、脓疱疮、褥疮。

用法用量 外用：涂敷患处，每日1~2次。

注意事项 ①对本品过敏者禁用，过敏体质者慎用。②避免接触眼睛和其他黏膜（如口、鼻等）③不宜用于婴儿。

剂型规格 软膏剂：3%；5%；10%。

水杨酸软膏
Salicylic Acid Ointment

作用用途 本品局部应用具有角质溶解作用，是一种角质软化剂。但因制剂的浓度不同而作用各异。1%~3%浓度有角化促成和止痒作用；5%~10%有角质溶解作用，能将角质层中连接鳞屑的细胞间黏合质溶解，并由此亦可产生抗真菌作用。用于头癣、足癣及局部角质增生。

用法用量 外用：涂患处，每日2次

注意事项 ①对本品过敏者禁用，过敏体质者慎用。②避免接触眼睛和其他黏膜（如口、鼻等）。③大面积使用吸收后可出现水杨酸全身中毒症状，如头晕、神志模糊、精神错乱、呼吸急促、持续耳鸣、剧烈或持续头痛、刺痛。

剂型规格 软膏剂：2%，每支10g、20g。

鞣酸软膏
Tannic Acid Ointment

作用用途 本品有收敛作用。用于烫伤、婴儿臀红、褥疮湿疹等。

用法用量 外用：涂患处，每日2~3次。

注意事项 密闭保存，避免接触铁器。

剂型规格 软膏剂：10%；20%。

蜈黛软膏
Wudai Ruangao

作用用途 本品是由蜈蚣、蛇床子、硫黄、白矾、浙贝母、青黛、黄柏、山慈菇、五倍子、冰片、荆芥、莪术12种中药材，经科学方法精制而成的。具有清热燥湿，祛风止痒作用，用于风湿热邪所致亚急性、慢性湿疹的辅助治疗，疥疮。

用法用量 外用：涂患处，每日 2 次。

注意事项 局部皮肤糜烂、红肿、灼热、疼痛及渗出严重者慎用。

剂型规格 软膏剂：每支 10g、20g。

氧化锌软膏
Zinc Oxide Ointment

作用用途 本品对皮肤有弱收敛、滋润和保护作用，又有吸着及干燥功能。用于急性或亚急性皮炎、湿疹、痱子及轻度、小面积的皮肤溃疡。

用法用量 外用：涂患处，每日 2 次

注意事项 ①对本品过敏者禁用，过敏体质者慎用。②避免接触眼睛和其他黏膜（如口、鼻等）。

剂型规格 软膏剂：15%，每盒 20g。

复方连翘软膏
Compound Forsythiae Ointment

作用用途 本品由连翘等多味中药组成，具有消炎、止痒、止血作用。用于治疗疖肿。

用法用量 外用：涂患处，每日 2~3 次。

注意事项 密闭、阴凉处保存。

剂型规格 软膏剂：每盒 30g。每 100 克中含连翘、黄芩、五味子、五倍子细粉各 10g，冰片 1g，凡士林 100g。

鱼石脂软膏
Ichthammol Ointment

作用用途 本品为消毒防腐药，具有温和刺激性和消炎、防腐及消肿作用，用于疖肿。

用法用量 外用：涂患处，每日 2 次

注意事项 ①对本品过敏者和皮肤破溃处禁用，过敏体质者慎用。②避免接触眼睛和其他黏膜（如口、鼻等）。③偶见皮肤刺激和过敏反应，连续使用一般不超过 7 日。

剂型规格 软膏剂：10%，每瓶 25g、400g。

肤痔清软膏
Fuzhiqing Ruangao

作用用途 本品为苗族民间验方，主要成分为金果榄、土大黄、苦参、野菊花、紫花地丁、朱砂根、雪胆、重楼、黄药子、姜黄、地榆等 15 味中药。具有清热解毒、化瘀水肿、除湿止痒等功能。用于湿热蕴结所致手足癣、体癣、股癣、湿疹、毛囊炎、内痔、外痔、混合痔、带下病（阴道炎）等。

用法用量 外用：先用温开水洗净患处，取本品适量直接涂于患处或注入患处，轻症每日 1 次，重症早晚各

1 次。

注意事项 ①孕妇和对本品过敏者禁用。②涂药处皮肤出现小疹和稍红肿。③治疗妇科带下病时，将药注入阴道深部。外阴及阴道用药后不凉爽感觉属正常现象。④治疗痔疮及肛周疾病，刚涂抹时略感轻微刺激，数秒后可感舒适。⑤治疗皮肤瘙痒、癣病时，用药后轻轻按摩 2 分钟，以提高疗效。

剂型规格 软膏剂：每支 10g；15g；35g。

他扎罗汀乳膏
Tazarotene Cream

别名 乐为

作用用途 本品与皮肤中的主要维 A 酸受体 RAR-β 等结合后通过"维 A 酸反应元体"的介导，促进某些基因的转录，从而调节细胞分化与增殖，并具有抗炎作用。本品能改善皮脂腺导管过度角化，疏通导管；抑制皮脂分泌，溶解粉刺；改善痤疮丙酸杆菌繁殖环境；抑制白细胞活性和炎症因子和介质的释放。外用治疗寻常型斑块状银屑病及寻常痤疮。

用法用量 外用：将适量乳膏涂于患处，每晚 1 次。

注意事项 ①孕妇、哺乳期妇女及近期有生育愿望的妇女禁用。②对本品或其他维 A 酸类药物过敏者禁用。③避免药物与眼睛、口腔和黏膜接触，并尽量避免药物与正常皮肤接触。④本品不宜用于急性湿疹类皮肤病。⑤治疗期间，要避免在阳光下过多暴露。⑥如出现瘙痒等皮肤刺激作用，尽量不要搔抓，可涂少量润肤剂；严重时，医生应建议患者停用本品或隔天使用 1 次。⑦不良反应：刺激、脱屑、红斑、干燥、烧灼感和瘙痒。⑧应避免同时使用能使皮肤干燥的药物和化妆品。

剂型规格 乳膏剂：0.1%，每支 15g。

硫黄乳膏
Sulfur Cream

作用用途 本品有抑制皮脂分泌、止痒和角质促成等作用。用于脂溢性皮炎、痤疮、单纯糠疹等。

用法用量 外用：涂擦患处，每日 2~3 次。

注意事项 密闭保存。

剂型规格 乳膏剂：5%；10%。

硫黄软皂
Sulfur Sapo

作用用途 本品有去头皮屑、止痒、去油脂、去污作用。用于脂溢性皮炎、头皮糠疹及痤疮等。

用法用量 外用：洗头或洗面，每次适量，每周 2 次。

注意事项 密闭常温保存，忌与酸类药物配伍。

剂型规格 软皂剂：5%。

黑豆馏油
Heidouliuyou

作用用途 本品有止痒和溶解角质等作用，用于神经性皮炎、湿疹等。

用法用量 外用：将软膏或糊剂涂患处，每日 2~3 次，硬膏可贴敷患处。

剂型规格 ①软膏剂：10%。②糊剂：2% ~ 10%。③硬膏剂：5%。

糠馏油
Pityrol

作用用途 本品有促使角质新生和消炎、止痒、收敛等作用，用于皮炎、湿疹等。

用法用量 外用：涂患处，每日 2~3 次。

剂型规格 软膏剂。

松馏油
Pine Tar

作用用途 本品有止痒、收敛及溶解角质及防腐作用，用于湿疹等皮肤病。

用法用量 外用：涂患处，每日 2~3 次。

剂型规格 软膏剂：10% ~ 50%。

顽癣敌软膏
Wanxiandi Ruangao

作用用途 本品具有消炎解毒、止痒作用，用于干癣、风癣、牛皮癣多年蔓延不愈的皮肤病。

用法用量 外用：涂患处

注意事项 本品尚未见不良反应报道。

剂型规格 软膏剂：每支 9g。

间苯二酚
Resorcinol

别名 雷琐辛，Resorcin，Resorcinolum

作用用途 本品具有抗细菌、抗真菌以及角质促进作用，高浓度时（20%）有角质溶解作用。其抗细菌和抗真菌作用可能是使蛋白质沉淀所致，其角质溶解作用可能是因本品能将角质层剥脱，其抗菌作用比苯酚弱，腐蚀性及毒性则较低，可经皮肤或溃疡面吸收。适用于湿疹、银屑病、脂溢性皮炎、痤疮、浅部皮肤真菌感染、花斑癣、皮肤念珠菌感染、鸡眼、寻常疣等。

用法用量 外用：涂患处。

注意事项 ①皮肤黝黑者慎用。②儿童和婴幼儿不宜高浓度、大面积使用，以防过量吸收。儿童在伤口上应用可发生正铁血红蛋白血症。③孕妇及哺乳期妇女慎用。④本品与治疗痤疮的药物如维 A 酸、含乙醇的制剂、肥皂、清洁剂或有较强干燥作用的化妆品合用时，可引起皮肤过度刺激或干燥。⑤本品有抗甲状腺作用，长期使用（特别在溃疡面上使用）可导致黏液性水肿。⑥本品 10% 以上的制剂有刺激性，可引起刺激性皮炎，用药数日内可使皮肤发红和脱屑，另外还可引起色素形成，使皮肤色素加重，使浅色头发变黑。⑦本品还可引起血红蛋白尿、尿色变绿、溶血性贫血，偶见过敏反应。⑧使用本品时应避免接触眼睛。⑨本品的中毒症状有腹泻、恶心、呕吐、胃痛、头晕、剧烈或持续性头痛、疲乏或虚弱、易激动或烦躁、嗜睡、出汗、心动过缓、呼吸短促等，还可能引起血液系统不良反应、惊厥，甚至死亡等。⑩本品使用过量时可采用下列方法解救：误服本品时可洗胃，但不推荐催吐（因可引起食管刺激、烧伤和惊厥），或导泻，但只用 1 次。为控制惊厥，可静脉内使用苯二氮䓬类药物如地西泮等，如再次出现惊厥，可考虑使用苯巴比妥、苯妥英钠。为治疗高铁血红蛋白血症，可缓慢静脉给予亚甲蓝 1~2mg/kg，如有必要可重复使用。另外应检测低血压、心律不齐、呼吸抑制、低血糖、缺氧和电解质紊乱情况。

剂型规格 ①洗剂：2% ~ 10%。②软膏剂：2% ~ 20%。

苯西卤铵
Benzalkonium Chloride and Cetrimonium Bromide

别名 保英，Drapolene

作用用途 本品由苯扎氯铵和西曲溴铵组成，两种成分均为季铵类消毒剂，具有典型的阳离子表面活性剂的特点，可抑制一定环境下产氨微生物的生长，适用于预防和缓解尿布疹及成人阴部皮炎，也可用于轻微烫伤、局限性日光灼伤等。

用法用量 外用：①用于成人阴部皮炎，清洗并擦干后涂患处。②用于婴儿尿布疹，涂患处，每次换尿布时，在婴儿臀部（尤其是臀部皮肤皱褶处）清洗并擦干后再涂上药物。

注意事项 ①对本品过敏者禁用，当按照相应指征使用时，不会遇到特效成分的系统吸收，因此对妊娠期和哺乳期的妇女无特殊的警告和注意事项。②偶见接触性过敏性皮炎，严重时可出现皮疹。③如出现非系统性的不良反应，应暂停用药，局部作冷湿外敷处理。用药时不可靠近热源。

剂型规格 乳膏剂：每支 55g，含苯扎溴铵 0.0055g，西曲溴铵 0.11g。

喷昔洛韦乳膏
Penciclovir Cream

别名 夫坦，可由

作用用途 本品为抗病毒药，适用于治疗口唇部及面部单纯疱疹、水痘、生殖器疱疹、带状疱疹。

用法用量 外用：将本品适量涂于患处，每日 4 ~

5次。

注意事项 ①避免与眼部接触。②孕妇、哺乳期妇女慎用。③严重免疫功能缺陷者（如艾滋病、进行骨髓移植者）慎用。④偶见局部疼痛、瘙痒感、灼热感。⑥本品与更昔洛韦（静脉滴注）或阿昔洛韦（口服或静脉滴注）联用时，可产生相加的抗病毒作用。

剂型规格 乳膏剂：1%；每支10g。

芥子气软膏
Dichlorodiethyl Sulfide Ointment

别名 牛皮癣软膏，Mustard Gas Ointment

作用用途 本品有抑制细胞核分裂的作用，用于治疗牛皮癣。

用法用量 外用：涂患处，每日2~3次。

注意事项 密闭、阴处保存。

剂型规格 软膏剂：每20000g中含芥子气1g。

他卡西醇软膏
Tacalcitol Cream

别名 萌尔夫，他卡苷醇，Bonalfa

作用用途 本品用于治疗寻常性银屑病。

用法用量 外用：适量，每日2次。

注意事项 ①孕妇及可能怀孕的妇女应避免长期大量或大面积使用。②老年患者应注意不要过量使用。③应避免接触到眼的角膜、结膜。④有时可出现瘙痒、发红、刺痛感等。

剂型规格 软膏剂：每支10g；100g。

他扎罗汀
Tazarotene

别名 乐为，炔维，他扎洛替，他佐罗汀，Tazorac

作用用途 本品为一种合成的乙烯视黄醛，局部用药后可快速转化为他扎罗汀酸（AGN190299）而发挥药理作用。他扎罗汀酸与皮肤中的RAR-γ（皮肤中的主要RAR受体族）结合后，可能通过恢复正常的皮肤分化及减少皮肤炎变而达到改善皮肤病临床症状的目的，其血浆蛋白结合率高于99%，适用于治疗寻常性斑块型银屑病和寻常痤疮。

用法用量 外用：①用于银屑病，清洗患处并待皮肤干爽后，将本品的乳膏或凝胶均匀涂布于皮损上（涂布面积不能超过体表面积的20%），形成一层薄膜，并轻轻揉擦，以促进药物吸收。②用于痤疮，于每晚临睡前半小时先彻底清洁面部，待皮肤干爽后，取适量（2mg/cm²）乳膏均匀涂布于患处，形成一层薄膜。

注意事项 ①对本品、其他视黄醛类或其他维生素A衍生物过敏者禁用，孕妇及哺乳期妇女禁用，急性湿疹类皮肤病患者禁用。②本品对12岁以下儿童及18岁以

下的银屑病患者的疗效和安全性尚不明确，应慎用。在临床试验中，治疗寻常痤疮时，本品乳膏尚未用于年龄大于65岁的患者，应慎用。③长期用药时，建议常规监测血生化（包括氨基转移酶）。④本品用于银屑病时出现的不良反应大多为瘙痒、红斑和灼热，少数患者可出现皮肤刺痛、干燥和水肿，有的会出现皮炎、湿疹和银屑病恶化。用于寻常痤疮时，出现的不良反应主要为脱屑、皮肤干燥、红斑、灼热，少数患者可出现瘙痒、皮肤刺激、疼痛和刺痛。⑤本品与光敏药物合用，可加剧光敏作用。治疗期间应避免皮肤过多暴露于光线下（包括日光灯）。⑥应避免药物接触眼睛、口腔和黏膜以及正常皮肤，如不慎眼睛接触本品，应立即用清水彻底冲洗。每次用药后，应用肥皂将手洗净。用药期间如出现瘙痒等反应，尽量不要搔抓，可先涂少量润肤剂，严重时可暂停用药，或隔日用药1次。⑦用药期间应避免同时使用可使皮肤干燥的药物和化妆品。⑧育龄妇女用药前应确认未怀孕，于正常月经周期的第2~3天开始治疗，治疗期间和治疗结束后一段时间内，必须使用有效的避孕方法，不可单纯依赖避孕药。

剂型规格 ①乳膏剂：10%，每支15g；30g。②凝胶剂：5%，每支15g；30g。

地蒽酚
Dithraol

别名 蒽林，蒽三酚，二羟蒽酚，去甲基苛垭素，三羟蒽，勇三酚，Anthralinum，Batidrol，Chrysodermol，Dioxyanthranol，Lasan，Psoradrate

作用用途 本品为合成的焦油衍生物，属于羟基蒽酮类抗角化药，可抗上皮细胞增殖，诱导上皮细胞分化及抗炎，可阻断银屑病免疫异常表达的病理信号物质，通过减少角质形成细胞中转化生长因子α量及其与表皮生长因子受体的亲和力而发挥抗角质形成细胞增殖的作用，但本品不稳定，在暗处即可自身氧化为1,8-二羟蒽醌、地蒽酚二聚体和蒽醌二聚体等，其中1,8-二羟蒽醌可被进一步氧化，最终形成稳定而不可溶的地蒽酚衍生物。经皮吸收率非常低，主要以氧化产物的形式从尿中排出。适用于治疗银屑病，如寻常型斑块状银屑病、点滴型银屑病等，也可用于治疗斑秃。

用法用量 外用：①用于斑秃，涂患处，每日1次。②用于银屑病，采用浓度递增疗法时，先从0.05%浓度开始，逐渐递增至0.1%、0.25%、0.5%、0.8%、1%直至3%，在低浓度用药至少5日，待皮肤适应后再增加浓度。门诊患者可采用每日1次疗法，于睡前涂药，次日清晨再以肥皂洗去，白天涂润肤剂保持皮肤润滑；住院患者可采用每日2次疗法，每次治疗前均进行焦油浴以增加疗效。采用短程接触疗法时，以3%的浓度为终浓度涂药，保留20分钟后洗去，每日1次，也可涂0.1%的软膏于患处，保留5~20分钟，或1%软膏保留5分钟后洗去的疗法，该疗法不良反应最小，适用于静止期皮损。

大面积持久性皮损可采用1%软膏涂抹患处，保留10~20分钟后洗去，每日1次，以后逐渐延长药物保留时间至30、40、60分钟，直至出现轻度红斑。

注意事项 ①对地蒽酚类化合物过敏者禁用，进展期脓疱型银屑病禁用，红皮病禁用。禁用于急性皮炎、有糜烂或渗出的皮损部位以及面部、生殖器及皱褶部位。②肝肾功能不全者慎用，孕妇及哺乳期妇女慎用。③常见不良反应有局部出现皮肤发红、灼热、瘙痒等刺激症状，可引起皮肤、毛发及指趾甲染色，接触眼部可致严重结膜炎、角膜炎或角膜混浊。全身吸收可致呕吐、腹泻及肾毒性，大量用药还可引起肝脏、肠道及神经系统中毒反应。④严禁口服，并应避免接触眼及其他黏膜部位，涂药后应立即洗手，以防刺激皮肤。⑤本品治疗应从低浓度、小面积及短疗程开始，以后根据皮肤的耐受性及皮损的反应，逐渐增加浓度、扩大范围及增加药物接触时间。用药期间，如邻近正常皮肤出现红斑、灼热等，提示药物过量，应降低药物浓度、给药频率及药物保留时间。⑥与皮质激素合用时，可减轻本品的刺激性，并缩短皮损的清除期，但两者合用时银屑病的复发率较高，且可引起脓疱型银屑病反跳，应慎与皮质激素类药物合用。⑦本品与光敏感药物合用时可增强光敏作用。⑧胺类药物可通过促进本品氧化而使其失活，故可用脂溶性胺抑制存留于角质层中的本品所引起的炎症反应。⑨本品可引起皮肤、毛发、衣物等染色，用药时应注意保护。若不慎皮肤染色，可于治疗结束后用外用水杨酸软膏清除，时间约需2~3周。⑩短程接触疗法与中波紫外线照射联合应用，可显著延缓银屑病复发，并能减轻红斑等刺激症状，对于较厚的皮损，可先用角质溶解剂处理后再用本品。

剂型规格 软膏剂：0.05%；0.1%；0.25%；0.5%；1%；2%；3%；每支1g。

咪喹莫特
Imiquimod

别名 艾达乐，丽科杰，联邦艾德欣，明欣利迪，南博，顺峰疣特，天锐，Aidara

作用用途 本品用于成人外生殖器和肛周尖锐湿疣，也可用于光化性角化病、表浅基底细胞癌。

用法用量 外用：①一般用法：每周3次（每周隔日用药），临睡前用药。将药膏均匀涂抹一层于疣患处，轻轻按摩至药物完全吸收，并保留6~10小时，用药部位不要封包。每5g乳膏可涂抹面积为400cm²的疣体。患者应持续使用药膏，直到疣体完全清除；疣体最快2~4周清除，一般多在8~12周清除，用药最多不超过16周。②光化性角化病：每周2次（周一、四，或周二、五）脸部或头皮相邻的两个患处一次用药量不得超过1包（0.25g），用药后需保留8h，疗程需持续16周。③表浅基底细胞癌：适于直径≤2cm的肿瘤直径>0.5cm、<1cm者，使用直径为4mm的本药乳滴（约

10mg乳膏）；直径1cm、<1.5cm者，用直径5mm的乳滴（约25mg乳膏）；直径为1.5cm~2cm者，用直径7mm的乳滴（约40mg）。具体方法为：每周5次，连用6周。治疗范围应当包括肿瘤周围1cm的区域，用药后保留约8h。

注意事项 ①对本品过敏者禁用。②孕妇、哺乳期妇女、儿童慎用。③皮炎患者慎用（本药可加重皮肤炎症反应）。④避免用于局部破损处，避免接触眼睛、口鼻等部位。⑤不良反应：低血压、头痛、肌痛、腹泻、呕吐、排尿困难烧灼、瘙痒、刺痛、触痛、疼痛、溃疡、水肿、红肿等。

剂型规格 乳膏剂：250mg（12.5mg）；2g（0.1g）；5g（0.25g）。

尤齐去疣擦剂
Youqi Quyou Caji

作用用途 本品为纯中药制剂，药性温和，其主要成分为鸦胆子、白花蛇舌草、黄柏、苦参等，只针对尖锐湿疣有效，对尖锐湿疣的病毒细胞有独特的亲和性，可以将尖锐湿疣的复发率有效的控制在10%以下。本品所含成分中的不饱和脂肪酸（特别是油酸和亚油酸）可强烈抑制疣体细胞对氧的摄取，致使细胞死亡，同时脂肪酸还具有表面活性作用，与疣体细胞有较好的亲和力，可使细胞的-SH基含量下降，细胞膜变薄，从而增加对药物的渗透性，提高药物在细胞内的浓度，产生杀灭疣体细胞的效果。针对疣体和亚临床感染黏膜的不同特性，本品分两种：一种是A盒药液，主要作用为去除疣体。另一种为B盒药液，主要用于抗复发方面的治疗，消除残余的病毒，杀灭萌芽状态的疣体及治疗亚临床感染。适用于男性阴茎、龟头、尿道口、阴囊、肛周部位；女性外阴、尿道口、阴道口、阴道内、宫颈、肛周及身体其他部位皮肤黏膜表面的疣体，且以单个疣体不超过黄豆粒大小为宜，可清除尖锐湿疣疣体，治疗尖锐湿疣亚临床感染，清除处于萌芽状态的微小疣体，防止尖锐湿疣复发。

用法用量 外用：涂患处，涂A药时将2~3滴药液滴在棉签上，仅涂疣体部位，不要涂及正常皮肤及黏膜，每日3次，涂4日后停3日共7为1个疗程，若没有不适，也可连续涂药，使用至疣体发白、变硬、缩小、脱落为止，一般情况下3~5日左右疣体脱落，脱落后即可停药，停药5~7日，待疣体脱落处创面愈合开始使用B药。涂B药时将2~3滴药液滴在棉签上，每日2次，涂抹在已脱落的疣体部位及疣体周围约1~2cm左右的范围之内。涂3日停4日为1个疗程，可连用3个疗程。

注意事项 ①孕妇禁用，疣体在尿道内的患者禁用，单个疣体超过花生米粒大小的患者禁用，对于疣体长在阴囊处的患者，不宜大面积涂药，只用A药去掉疣体即可。②本产品是浓缩型的，涂药时只涂薄薄的一层即可，不要将棉签全部浸透，如果涂药部位药量过大，药液不

容易晾干，同时容易引起局部的副作用。涂药期间局部可能有发痒或疣体发白现象，这属于正常反应，可以继续用药。若发痒比较严重或有疼痛感时，要将药量减小或停药几天。无论是 A 盒或者是 B 盒涂抹时间均不能超过 3 个疗程。三个疗程后无效应该进一步确诊。③本品药性比较温和，不会对皮肤产生腐蚀作用，即使发生了用药过量的情况，也不会对皮肤造成诸如留疤痕等严重的副作用，仅有可能会出现皮肤涂药部位发痒、疼痛、红肿现象，只要及时停药或将药量减小即可，不需特殊处理，3 天左右这些症状就会缓解或消失，皮肤恢复正常。④治疗后 3 个月内禁酒。少吃辛辣食品，海鲜产品及牛、羊肉。⑤便前便后要洗手，内衣要每天换洗、消毒，避免自身感染。两个月内禁止夫妻生活，两个月后要使用安全套。⑥生活用品要与他人分开，避免相互传染。⑦对于免疫力十分低下的患者，使用本品并不能保证绝对不会复发，但能够做到延长复发间隔，减少复发次数；如果同时配合其他中药或免疫增强制剂治疗可以逐渐达到治愈的效果。

剂型规格 溶液剂。

尿囊素
Aliantoin

别名 5-脲基乙内酰脲，结癥剂，脲基醋酸内酰胺，脲基海因，脲咪唑二酮，Alyonyldiurened，Cordianine，Egopsoryl，Glyoxyldiureide，Sebical

作用用途 本品是一种保湿剂和角质剥脱剂，一方面能直接作用于角质蛋白，加强其结合水的能力，增加皮肤角质层生成细胞的吸湿能力，另一方面还可使角质蛋白分解，鳞屑松解、脱落，使皮肤光滑柔软。此外本品还具有局部麻醉作用，能对刺激物起到缓和作用，达到止痒效果，还可刺激上皮增生，促进肉芽组织生长以及创伤愈合。适用于治疗皮肤干燥、手足皲裂、鱼鳞病、老年性瘙痒症等皮肤病，也可用于皮肤溃疡的愈合，也可利用本品的收敛作用治疗痔疮和其他肛门直肠疾病。

用法用量 外用：涂患处，每日 2~3 次。

注意事项 ①外用时注意勿让药物进入眼内。②罕见皮肤刺激症状。

剂型规格 ①乳膏剂：1%，每支 20g。②软膏剂：1%，每支 20g。

维胺酯乳膏
Wei'anzhi Rugao

别名 邦力痤疮王

作用用途 本品局部使用具有促进上皮细胞分化和脱落，抑制角化过程，皮脂分泌；抑制痤疮丙酸菌，逆转鱼鳞上皮分化等作用。用于治疗各型痤疮、颜面播散性粟粒狼疮、毛发红糠疹、角化异常性皮肤病。

用法用量 外用：每日 2~3 次，早或晚先将患部皮肤用温水洗净后涂于患处，睡前使用更佳。

注意事项 ①过量时，极个别患者的患处皮肤有温感。②不要与具有干燥作用的局部外用品同时使用。

剂型规格 软膏剂：每支 15g。

玫芦消痤膏
Meilu Xiaocuo Gao

作用用途 本品是以玫瑰和鲜芦荟原汁为主要原料，加以苦参、杠板归、冰片、薄荷素油等而制成的软膏剂。本品具有清热燥湿、杀虫止痒功能和抗炎、抗菌作用。用于痤疮、皮肤瘙痒、湿疹及晒疮等。

用法用量 外用：将患处用温水清洗干净后涂抹适量本品，每日 3~4 次。

注意事项 ①对花粉和芦荟有过敏史者慎用。②用药时偶见用药部位出现发热现象，最严重的情况是红肿，大多（1~2 小时）自然消退。

剂型规格 软膏剂：每支 15g；30g。

六氯苯霜剂
LiulKüben Shuangji

别名 丙体六六六乳膏，疥得治乳膏，疥灵霜，林丹，林旦，γ-666 霜

作用用途 本品为高效灭疥药，对疥虫有直接杀灭作用。本品不仅对疥疮有效，而且还可以杀灭体虱。用于疥疮及体虱等。

用法用量 外用：将患处洗净，外搽本品，每周 1~2 次，颈下全身涂擦，**成人**，每次 2~3 支，搽后保留 4 小时，洗澡更衣。如果未治愈，还可以再治疗 1~2 次。

注意事项 ①孕妇、婴幼儿及癫痫患者禁用。②10 岁以下儿童和精神病患者应遵医嘱用药。③不能涂外伤破损处，不能与眼、口部接触。④患者用药前后的衣裤和被褥等均应清洁，最好煮沸灭菌，以防止治愈后再感染。

剂型规格 乳膏剂：含 1%，每支 10g。

盐酸多塞平乳膏
Doxepin Hydrochloride Cream

别名 丽科宁，普爱宁

作用用途 本品所含多塞平可拮抗组胺 H1 和 H2 受体，从而抑制组胺受体的生物活性。用于异位性皮炎，慢性单纯性苔藓和过敏性接触性皮炎等皮肤病引起的成人轻度瘙痒的短期治疗。

用法用量 外用：涂患处，每日 3 次。每次涂布一薄层，且每次涂布面积不超过总体表面积的 5%，两次使用需间隔 4 小时，总疗程为 7 天。

注意事项 ①以下情况者禁用本品：未治疗的窄角性青光眼或有尿潴留倾向患者，心功能不全、心肌梗死恢复期、严重肝、肾损伤者以及有癫痫病史者，对三环类抗抑郁药过敏者。②使用本品可能引起困倦，患者在

用药期间不应从事驾驶、精密和危险工作，以防发生意外。③本品只用于局部皮肤、不能用于眼部及黏膜部位。④使用本品前至少两周应停用单胺氧化酶（MAO）抑制剂。

剂型规格 乳膏剂：5%，每支10g。

克罗米通
Crotamiton

别名 巴酰乙胺，丙烯酰苄胺，克鲁塔米通，克罗他米通，优乐散，优力肤，优力斯，Crotamitonum，Cutisan，Eurax，Euraxil，Vetensan

作用用途 本品具有局部麻醉作用，可治疗各种类型瘙痒症，并有特异性杀灭疥螨的作用，可作用于疥螨的神经系统，从而使疥螨麻痹而死亡，对链球菌和葡萄球菌的生长也有抑制作用，易于透入皮肤而不在皮肤表面留下任何油脂或发亮的痕迹，适用于治疗疥疮、皮肤瘙痒和继发性皮肤感染。

用法用量 外用：①用于疥疮，治疗前应洗澡并擦干，将本品从颈部以下涂擦全身皮肤，皱褶、手足、指趾间、潮湿部位（如腋下和腹股沟）等处应特别涂擦，24小时后涂第2次，再隔48小时将药洗去，更换干净衣服和床单，对顽固性病例，可1周后重复1次，也可每日1次，连续用5~7日。②用于瘙痒症，局部涂患处，每日3次。③用于脓性皮肤病，用浸渍本品的敷料覆盖患处。

注意事项 ①对本品过敏者禁用。急性炎症性、糜烂性或渗出性皮肤损害患者禁用。②儿童和婴幼儿应慎用，不宜大面积使用。③孕妇及哺乳期妇女慎用。④部分患者可出现接触性皮炎，偶见过敏反应。⑤勿接触眼或黏膜。⑥疥疮治疗期间不应洗浴，在完成治疗后再彻底清洗，与患者同住的人应一起治疗。

剂型规格 ①洗剂：10%，每瓶10g；30g。②乳膏剂：10%，每支10g；30g。③霜剂：10%，每支1g。

素高捷疗软膏
Solcoseryl Jelly

作用用途 本品是呼吸赋活物质，能促进细胞内线粒体的呼吸过程，加强氧的利用，提高ATP的产生，有利于组织的修复，适用于一切溃疡、损伤及烧伤。

用法用量 外用：病情不太严重者用药前患处应用湿敷布（硼酸水、吕金氏溶液）清洁后再敷用软膏；严重溃疡或疮伤，应局部涂用本品，每日2~6次，且宜配合素高捷疗针剂并用。

剂型规格 软膏剂：每支20g。

依托芬那酯
Etofenamate Cream

别名 优迈霜，Afrolate，Bayrogel，Rheumon，Roiplon

作用用途 本品可抑制缓激肽、环氧化酶、酯氧化酶、组胺、5-羟色胺、透明质酸和总补体的释放和作用，稳定溶酶体膜，减少对外来物质的反应。本品有良好的穿透皮肤的性能，用于骨骼肌肉系统的软组织风湿性疾病，如肌肉风湿症、肩痛及僵硬、肌肉痉挛（肩周炎的关节周围痛）、腰痛、坐骨神经痛、腱鞘炎、滑囊炎、过度劳累或退行性病变所致脊柱病和关节病、外伤，如挫伤、扭伤及劳损。

用法用量 外用：将本品适量，涂于患处，并轻轻按摩，每日3~4次。

注意事项 ①孕妇、哺乳期妇女及婴幼儿禁用。②对本品和其他非甾体抗炎药过敏者禁用。③注意不要接触黏膜和眼睛。④偶见皮肤过敏反应。⑤用药过量短时间内全身皮肤使用1支以上本品，可引起头痛、眩晕或上腹痛。如有用药过量反应，用水洗去药物，如误服，应予洗胃或使用催吐剂。

剂型规格 霜剂：10%，每支20g；40g。

斑蝥素乳膏
Cantharidin Cream

别名 尤斯洛

作用用途 本品适用于治疗尖锐湿疣。

用法用量 外用：①宫颈及阴道内尖锐湿疣，每日1~2次。②尿道口内尖锐湿疣：每日4~5次。每日用量不得超过4g。

注意事项 ①孕妇慎用。②心、肾功能不全者慎用。③不得在破损的皮肤处及脐部涂药。④用药的局部可有轻微灼痛感，疣体脱落会出现浅表糜烂，可自行愈合，无疤痕形成。⑤本品未见有全身毒性反应的报道。

剂型规格 乳膏剂：2.5%，每支4g（1mg）。

爱疗素
Iruxol Mono

作用用途 本品是一种溶组织梭状芽孢杆菌的酶制剂。本品能与进一步降解胶原片段的非特异性蛋白酶共同作用，并有助于降解其他腐痂蛋白。本品是治疗坏死伤口的安全有效药物，清创效果呈剂量依赖性。主要用于温和的无创性清创，能够溶解腐痂或使其局限以便在换药时更早、更方便地将其去除。本品也能促进肉芽和上皮的再生，故其总体疗效是可加速伤口的清洁和愈合。也可用于对坏死创面如腿部溃疡和褥疮进行酶性清创。

用法用量 外用：一般每日只需涂用1次，在重病症例中为增加疗效可以每日涂用2次。使用时在整个创面均匀涂布薄层2mm软膏。使用本品时，保持创面足够的温度十分重要，只有在湿润环境下酶制剂才能起效。若伤口较干燥则在使用软膏前须对伤口进行湿润（如使用生理盐水或林格液），干燥坚硬的痂皮应先用潮湿的敷料加以软化。腿部溃疡患者使用本品时可辅以弹力绷带，而动脉血流障碍患者需要加用药物治疗。

注意事项 ①对本品成分过敏者禁用。②有时出现局部疼痛、烧灼或刺痛感。③应避免与其他外用酶制剂合并使用。④当出现感染时，应考虑使用适当的抗生素。⑤本品不宜与短杆菌素、短杆菌肽和四环素类局部合用。⑥本品的活性成分（基诺胶原酶）需在伤口底部的 pH 和体温下才能充分发挥其胶原溶解作用。基诺胶原酶在 pH 为 6~8 的酸碱度下最为有效，pH 过低可使酶不可逆性灭活。

剂型规格 软膏剂：每支 15g。

奇正青鹏膏
Qizheng Qingpeng Gao

作用用途 本品为藏药经典名方，主要成分有：镰形棘豆、亚大黄、诃子、余甘子、安息香、毛诃子、铁棒锤、宽筋藤、人工麝香等。本品有止痛消肿功能。用于骨性关节炎、痛风性关节炎、风湿、类风湿性关节炎、肩周炎及急慢性扭伤等引起的关节和肌肉疼痛、肿胀、软组织损伤等。

用法用量 外用：取本品适量涂于患处，每日 2 次。严重疼痛患者，可增加涂抹次数至每日 3~4 次，每次涂药量达到完全覆盖疼痛部位，轻轻揉搓，使药物均匀渗透皮肤，可达到良好效果。

剂型规格 软膏剂：每支 20g。

布洛芬乳膏
Ibrprofen Cream

别名 芬必得，Fenbid Cream

作用用途 本品为抗炎镇痛药，适用于局部疼痛及炎症的缓解，包括局部软组织疼痛及炎症，如拉伤、扭伤、肩周炎、劳损、滑囊炎、类风湿性关节炎和骨关节炎。

用法用量 外用：将本品适量涂于患处，每日 3~4 次。

注意事项 ①对非甾体抗炎药过敏者禁用。对丙二醇及对羟基苯甲酸甲酯钠过敏者禁用。②本品不可用于破损皮肤，不得与眼睛及黏膜接触。③孕妇及哺乳期妇女慎用。④偶见皮肤瘙痒、发红、皮疹等现象，用药片刻后即可消失，一般不影响使用。极个别患者可出现轻度头晕及轻度的胃肠道不适。

剂型规格 乳膏剂：5%，每支 20g。

氟酚那酸丁酯
Butyl Flufenamate

别名 布特，氟灭酸丁酯

作用用途 本品为外用非甾体抗炎镇痛药，其作用机制可能与其膜稳定作用及对某些炎性介质生成的抑制有关，经健康皮肤吸收的药量约为 7%，擦伤皮肤的吸收量微有增加，在浅表皮肤中的蓄积量可达 95%，以原形存在，在循环血液中浓度甚低，经水解代谢。适用于治疗非感染性亚急性湿疹、慢性湿疹、慢性单纯性苔藓等皮肤疾病。

用法用量 外用：涂患处，每日 2 次。

注意事项 ①对本品过敏者禁用。②孕妇、哺乳期妇女慎用。③儿童使用本品的安全性和疗效尚未确立，应慎用。④老年患者虽可以使用，但缺乏详细的研究资料。⑤本品仅供外用，应避免接触眼睛，严禁口服。⑥常见不良反应有刺激感、灼热感和干燥等皮肤刺激反应，以及瘙痒、刺痛、红斑等皮肤过敏反应。⑦如因使用不当或误服而引起不良反应（包括全身及局部反应），可采用非甾体类抗炎药物中毒的治疗措施。

剂型规格 软膏剂：5%，每支 10g。

鬼臼毒素
Podopphyllotoxin

别名 慷定来，普达非伦毒素，尤特，尤脱欣，疣敌，足叶草毒素，足叶草酯毒素，足叶毒素，Condyline，Tinctura Pldophyllotoxini，Tinctura Podophyllotoxinum，Wartec，Warticon

作用用途 本品为细胞毒性药物，活性成分为足叶草毒素，是一种容易穿过细胞膜的脂溶性化合物，有抗肿瘤活性，能抑制微管聚合，抑制细胞核有丝分裂，使其停止于中期，抑制正常人皮肤角质形成细胞和宫颈癌上皮细胞的脱氧核苷渗入和 DNA 合成，阻碍其分裂和增殖。其外用治疗尖锐湿疣的机制是通过抑制被人乳头瘤病毒感染的上皮细胞分裂增殖，使之坏死脱落，从而起到治疗尖锐湿疣的作用。口服不易吸收，外涂可全身性吸收，外涂在松脆、出血和新近活组织检查过的病损处，可增加其吸收。适用于局部外用治疗生殖器或肛门部位的尖锐湿疣，也可用于其他病毒疣。

用法用量 外用：用药前在病变周围以凡士林保护或病变部位涂药后立即以滑石粉撒布，避免药物污染正常皮肤。用药时，先用消毒、收敛溶液（如高锰酸钾溶液）清洗患处、擦干，再用牙签、棉签或玻璃棒蘸本品后，均匀涂布于疣体表面，涂药后暴露患处使药液干燥。每日 2 次（包皮过长者每日 1 次），连用 3 日，然后停药观察 4 日，此为 1 个疗程。若疣体未消退，可按上述方法重复治疗，最多不超过 3 个疗程。对复发病例可仍按上述方法外用治疗。

注意事项 ①对本品过敏者禁用，孕妇及哺乳期妇女禁用，儿童禁用，松脆、出血、炎症或新近做活检的疣、痣、胎记等禁用，术后开放性伤口禁用，疣体直径大于 2cm 或病损巨大、范围广泛者禁用。②局部外用后常有灼热、疼痛、红斑、疣体脱落后可出现浅表溃疡或糜烂面，少数男性患者在用药治疗生殖器周围尖锐湿疣时，局部会出现明显水肿、糜烂。③如出现非系统性的不良反应，应暂停用药，局部作冷湿外敷处理。用药时不可靠近热源。④如不慎将药物用于正常皮肤或黏膜，可增加系统中毒的危险性。如不慎接触眼睛，应以大量流动水冲洗 15 分钟，接触正常皮肤，应以肥皂水洗净，如制剂中含安息香酊，应以酒精棉球擦抹。⑤误服本品可引起系统性中毒，通常是可逆的，但也有致死的报道。口服本品 300mg 即可致死，大面积、过量、过长时间使用可增加全身性中毒的危险性。严重系统中毒临床表现有肾衰竭、肝功能障碍、中枢神经系统障碍等。系统性中毒临床表现为初起时腹部或胃部疼痛，手脚不灵活或步态不稳，精神错乱，反射减弱或消失，激动，兴奋，出现幻觉，恶心，呕吐，腹泻，延缓症状为自主神经紊乱（如排尿困难、头晕、心率加快）以及呼吸困难、嗜睡、麻痹性肠梗阻、周围神经病变（如麻木、刺痛或手足软弱）、抽搐、白细胞和血小板减少。抢救时主要采用支持疗法，若误服本品需立即催吐或洗胃，也可给活性炭，并注意血中电解质、血红蛋白改变，在危及生命或情况恶化时可进行活性炭血液透析。

剂型规格 ①软膏剂：0.5%，每支 5g。②酊剂：0.5%，每支 3ml。

硅霜
Dimethicone Cream

作用用途 本品用于保护皮肤、防晒、防裂、滋润等。

用法用量 外用：涂擦局部，每日 2~3 次。

注意事项 密闭、置凉处保存。

剂型规格 霜剂：每盒 30g。

孕宜去纹膏
Vergeturine

作用用途 本品适用于预防孕妇的妊娠纹，预防青春期或肥胖后皮肤牵拉所引起的皱纹。对去除脸上皱纹及丧失弹性的老年性皮肤也有良好疗效。

用法用量 外用：从妊娠第 4 个月起，至分娩后，每日 1 次。

注意事项 未见本品不良反应的报道。

剂型规格 霜剂：每支 125ml，含卵磷脂，维生素，天然油脂。

康瑞保
Contractubex

作用用途 本品适用于治疗肥厚性瘢痕和瘢痕疙瘩，继发于手术、截肢、烧伤和其他意外事件的限制活动且影响外在美观的瘢痕，挛缩，如 Dupuytren's 挛缩、创伤性肌腱挛缩，瘢痕性狭窄等。

用法用量 外用：将本品适量涂于患处，每日 3~4 次，并轻揉使药物完全吸收到皮肤或瘢痕组织中去，对于陈旧、旧硬的瘢痕可以涂药后用敷料封包一夜，使药

物完全发挥作用。

注意事项 未见不良反应的报道。

剂型规格 乳膏剂：每支 10g；29g。含洋葱浸出液 10g，肝素钠 5000IU，尿囊素 1g。

恩纳
Emla

作用用途 本品作用于无损的皮肤表面，覆盖密封的敷膜，通过释放利多卡因和丙胺卡因而达到皮层麻醉作用。利多卡因和丙胺卡因都是酰胺类局部麻醉药，二者通过阻滞神经冲动激发和传导所需的离子流而稳定神经细胞膜，从而产生局部麻醉作用。本品能产生双相血管反应，即用药初期导致局部血管收缩，随之导致血管舒张。有特异反应性皮炎的患者在使用乳膏 30~60 分钟后会出现相似但较短的反应，而且也有红斑出现，这表明这类皮肤更易吸收药物。本品的乳膏剂适用于针穿刺如导管或取血样本、浅层外科手术等情况下的皮层局部麻醉，贴片适用于无损皮肤进行小手术时的表层麻醉，如穿刺和局部损伤的外科治疗。

用法用量 外用 ①乳膏剂：涂在皮肤表面，上盖一密封的敷料，约 $1.5g/10cm^2$，成人和 1 岁以上的儿童的小手术（如针穿刺和局部损伤的外科治疗），使用约 2g 的乳膏，涂药时间至少 1 小时；成人和 1 岁以上的儿童的大面积皮肤手术（如分层皮移植手术），使用约 $1.5~2g/10cm^2$ 的乳膏，涂药时间至少 2 小时，至多 5 小时；3~12 个月的婴儿，在 $16cm^2$ 面积的皮肤上最多涂 2g 的乳膏，涂药时间约 1 小时。用于成人生殖器黏膜，局部损伤的外科治疗（如生殖器疣的切除手术），使用 5~10g 的乳膏 5~10 分钟，不需要覆盖密封的敷料，即可开始手术。②贴片剂：贴于被选用的皮肤表面，最短贴用 1 小时。3~12 个月的婴儿，将贴片贴于被选用的皮肤表面，贴用时间约 1 小时。不能同时使用两张以上的贴片。

注意事项 ①对酰胺类局部麻醉药过敏者禁用，患先天性或特发性高铁血红蛋白血症者禁用。开放性伤口、儿童生殖器黏膜、受损的耳鼓膜、3 个月以下的婴儿和正在接受高铁血红蛋白诱发剂治疗的 3~12 个月的婴儿禁用。②用于眼睛附近时应特别小心，因为本品易引起角膜刺激反应。③在应用部位可见短暂而轻微的局部反应，如苍白、红斑和水肿，使用初期可有烧灼感或瘙痒感。④本品可能加重正在接受能导致高铁血红蛋白血症的其他药物治疗的患者的高铁血红蛋白的形成，如磺胺。⑤大剂量使用时对正在接受其他局部麻醉药或分子结构与局部麻醉药相似的其他药物治疗的患者，可能有增加其全身毒性作用的危险，如妥卡因。⑥本品的乳膏剂在手术开始前必须使用至少 1 小时以上，也可保留数小时以维持作用。

剂型规格 ①乳膏剂：每支 5g。②贴片剂：1 贴。

第五节　凝胶剂及糊剂

丁胺卡那霉素凝胶
Amikacin Gel

作用用途　本品对多种革兰阳性菌和阴性菌有抗菌活性，用药后有效治疗时间保持 10～12 小时。用于严重的革兰阴性菌，通常为耐药菌株引起感染的短期治疗。

用法用量　外用：根据病灶范围大小，每日 1 次。用 3～5cm 或更多涂于皮肤，并轻轻涂擦，使易于吸收。

注意事项　①对硫酸丁胺卡那霉素及其他氨基糖苷类药过敏者禁用。②孕妇和婴儿慎用，或遵医嘱。

剂型规格　凝胶剂：每支 10g；30g。

甲硝唑凝胶
Metronidazole Gel

别名　丽芙

作用用途　本品具有抗厌氧菌作用，作用机制为阻碍细菌代谢，促其死亡。用于炎症性丘疹、脓疱疮、酒渣鼻红斑的局部治疗。

用法用量　外用：每日早晚各一次。酒渣鼻红斑以 2 周为一疗程，连用 8 周；炎症性丘疹、脓疱以 4 周为一疗程。

注意事项　①孕妇及哺乳期妇女禁用。②对本品过敏者禁用，过敏体质者慎用。③避免接触眼睛和其他黏膜（如口、鼻等）。

剂型规格　凝胶剂：0.75%，每支 20g。

过氧化苯甲酰凝胶
Benzoyl Peroxide Gel

别名　班赛，痤疮平，过氧苯甲酰，Benzihex

作用用途　本品为强氧化剂，极易分解，遇有机物分解出新生态氧而发挥杀菌除臭作用，对厌氧菌感染有效，适用于寻常痤疮的局部治疗，也可用于慢性皮肤溃疡的治疗。

用法用量　外用：将本品适量涂于患处，每日 1～2 次。

注意事项　①本品仅供外用，不得用于眼睛周围或黏膜处。②如出现严重刺激反应须立即停药，并予以适当治疗，待症状消退后可重新开始治疗，注意开始时用药次数应酌量减少。③儿童、孕妇及哺乳期妇女慎用。④有的患者可能出现过敏性皮炎和干燥现象。

剂型规格　凝胶剂：2.5%；5%；10%。每支 15g。

阿达帕林凝胶
Adapalene Gel

别名　达芙文，达芙文凝胶，Differin，Differin Gel

作用用途　本品为含阿达帕林的无色水性凝胶，能选择性结合于皮肤角质细胞增生与分化有调节作用的维 A 酸受体 g（RAR-g），从而调节毛囊、皮肤腺上细胞的分化，减少粉刺的形成，治疗痤疮。同时，本品可以抑制人类多形核粒细胞的趋化，抑制花生四烯酸经脂氧化生成炎症介质，从而在治疗痤疮过程中起到抗炎作用，改善炎性皮损。适用于 12 岁以上儿童及成人寻常痤疮。

用法用量　外用：每日 1 次，涂于痤疮发病部位，8～12 周为一疗程。

注意事项　①对本品过敏者禁用。②少见皮肤刺激症状。③本品不推荐与其他维 A 酸药物同时使用。

剂型规格　凝胶剂：含 0.1%，每支 15g；30g。

红霉素-过氧苯甲酰
Erythromycin and Benzoyl Peroxide

别名　必麦森，Benzamycin，Benzoyl Peroxide-ErythromycimTopical Gel

作用用途　本品含有红霉素，高浓度时有杀菌作用。在治疗痤疮类炎症皮损时的作用机制可能与红霉素的抗菌作用有关，所含过氧苯甲酰可通过释放活性氧起到抑制厌氧痤疮丙酸杆菌的作用。另外，过氧苯甲酰有脱屑和角质层分离作用。

用法用量　外用：涂患处，每日 2 次或遵医嘱。

注意事项　①对红霉素和过氧苯甲酰及其他成分有过敏史者勿用。②孕妇、哺乳期妇女及儿童慎用。③偶见皮肤干燥、红斑和瘙痒等副作用。

剂型规格　凝胶剂：含 3% 红霉素和 5% 过氧苯甲酰。

酮基布洛芬凝胶
Ketoprofen Gel

别名　法斯通，洛恩，普菲尼德，Fastum

作用用途　本品为抗炎镇痛药，适用于类风湿性关节炎，骨关节炎的症状缓解，急性软组织损伤。

用法用量　外用：将本品适量涂于患处，每日 2～4 次，充分按摩使之易于吸收。

注意事项　①本品不可用于眼部、黏膜、皮肤破损处。②长期局部用药可增加皮肤的敏感性。③偶见轻度的皮肤刺激。

剂型规格　凝胶剂：2.5%，每支 30g；50g。3%，每支 10g；50g。

双氯芬酸钠凝胶
Sodium Diclofenac Gel

别名　英太青凝胶

作用用途 本品为抗炎镇痛药,适用于治疗类风湿性关节炎、骨关节炎、肩周炎、关节肌肉疼痛、腰背痛、扭伤、劳损、软组织损伤的炎症或疼痛缓解。

用法用量 外用:将本品适量涂于患处,每日 3~4 次,每日用量不超过 30g。

注意事项 ①不可用于破损皮肤。避免与眼部及黏膜接触。②常见不良反应有局部水肿,炎症,瘙痒,皮疹,恶心,呕吐,便秘,腹泻等。

剂型规格 凝胶剂:1%,每支 15g。

曲金刚胺凝胶
Tromantadine Gel

别名 威怡宁,Virumerz

作用用途 本品适用于治疗原发性和复发性皮肤和黏膜单纯性疱疹,如唇、面部单纯疱疹、水痘、生殖器疱疹、带状疱疹,对于单纯疱疹的早期有良好疗效。

用法用量 外用:将本品适量涂于患处,每日 4~5 次。

注意事项 ①单纯疱疹水痘已破者不宜使用。②对烷基-4-羟苯甲酸(副苯)过敏者禁用。③带状疱疹患者,若用药后局部更红、出现水肿或水疱播散,则停用。④可能会使单纯疱疹的症状加重,如疼痛敏感性和紧绷感加重、皮肤更红或形成结节。

剂型规格 凝胶剂:1%,每支 5g;10g。

利百素凝胶
Reparil-Gel N

作用用途 本品适用于治疗由炎症、退行性病变及创伤引起的局部肿胀,痛性脊柱疾病,如椎间盘损伤、颈僵直、腰痛及坐骨神经痛,压伤,扭伤,挫伤,血肿及腱鞘炎,浅表血栓,静脉曲张,静脉滴注及静脉注射后的局部护理。

用法用量 外用:将本品适量涂于患处,每日 1~3 次。

注意事项 不可用于黏膜组织,避免接触溃疡面。

剂型规格 凝胶剂:每支 20g,含 1% 七叶皂苷,5% 二乙胺水杨酸。

通益乐平
Dolobene

作用用途 本品适用于治疗肌肉、肌腱、腱鞘、韧带、关节受伤后的肿胀、瘀血和炎症,还可用于挫伤、挤压、拉伤和扭伤,网球肘,肌腱炎,腱鞘炎,滑囊炎,急性神经痛和肩关节周围炎。

用法用量 外用:适量,每日 1~3 次。也可用于电离子渗透疗法中。

注意事项 ①哮喘、肝肾功能严重不全者、血循环不稳定者、5 岁以下儿童禁用。②孕妇及哺乳期妇女慎用。③不得将本品涂布于黏膜组织、有病变、暴露创伤或已受损之皮肤、辐射治疗后、严重日光性皮炎及手术瘢痕处。④常见不良反应有皮肤过敏,皮肤红斑,烧灼感及瘙痒感,口臭及味觉变化。⑤本品与二甲基亚砜和含舒林酸的药物同时使用时,可引起毒性反应(外周性神经病)。

剂型规格 凝胶剂:每支 20g;50g。含右泛醇、二甲基亚砜、肝素钠。

止痒龙胆紫锌糊
Gentian Violet and Zinic Antipuritic Paste

作用用途 本品有收敛、防腐、止痒、消炎作用。用于治疗亚急性皮炎、湿疹类皮肤病。

用法用量 外用:涂患处,每日 2~3 次。

注意事项 密闭阴凉处保存。

剂型规格 糊剂:每盒 30g。

第六节　其他外用药

阿莫罗芬
Amorolfine

别名 罗每乐,罗噻尼尔,Loceryl

作用用途 本品为抗真菌药,适用于真菌引起的指(趾)甲感染。

用法用量 外用:将本品适量涂于患处,每周 1~2 次,首先锉光和清洁受感染的病甲,然后将搽剂均匀涂布于整个病甲,晾干 3 分钟。一般指甲用药需持续 6 个月,趾甲则需持续 9~12 个月。

注意事项 ①孕妇及可能或准备怀孕者禁用。②哺乳期妇女慎用。③治疗期间,应避免使用指甲油或戴人工指甲。④偶见局部轻微烧灼感。

剂型规格 ①搽剂:5%,每支 2.5ml;5ml。②乳膏剂:3%,每支 10g。

芬替康唑
Fenticonazole

别名 Lonexin

作用用途 本品为广谱抗真菌药,可作用于羊毛甾醇脱甲基酶,使真菌细胞壳多糖的合成、脂肪酸和磷脂的代谢受到破坏,阻断真菌细胞的生长,可用于治疗皮肤真菌、花斑糠疹、体癣、酵母菌以及其他真菌引起的感染。

用法用量 ①外用：将本品适量涂于患处，每日 1~2 次。②阴道给药：每次 1 枚，每晚临睡前塞入阴道。

注意事项 ①对本品过敏者禁用。②孕妇及婴幼儿慎用。分娩期不可涂于胸部。

剂型规格 ①溶液剂：2%，每瓶 100ml。②乳膏剂：2%，每支 2g。③栓剂：每枚 200mg。

双氯芬酸二乙胺乳胶剂
Diclofenac Diethylamine

别名 扶他林乳胶剂，Votalin Emulgel

作用用途 本品为抗炎镇痛药，适用于肌腱、韧带、肌肉和关节创伤性炎症的局部治疗，如挫伤、扭伤、劳损；局限性软组织风湿病，如肩手综合征、腱鞘炎和滑囊炎；局限性风湿性疾病，如周围关节和脊柱的骨关节疾病，关节周围病变。

用法用量 外用：将本品适量涂于患处，每日 2~3 次。

注意事项 ①孕妇及哺乳期妇女慎用。②不得用于皮肤损伤或开放性创伤处。避免接触眼部和黏膜或口服。③偶见皮疹、皮肤瘙痒、发红等不良反应。

剂型规格 乳胶剂：每支 20g。

辣椒碱软膏
Capsaicin Ointment

作用用途 本品主要通过影响神经肽 P 物质的释放合成和储藏而起镇痛和止痒作用。P 物质是一种十一肽，是一种重要的神经传导介质，可把疼痛和瘙痒由外周神经传入脊髓神经和高级中枢神经，辣椒碱主要作用于 C 型感觉神经元上的 P 物质，而传导皮肤痛觉和病态瘙痒的正是 C 型神经纤维中的一些无髓慢传导纤维。局部外用辣椒碱作用于外周神经轴突，可导致来自所有神经元（外周和中枢）P 物质的减少，从而实现镇痛和止痒的作用。适用于缓解由风湿引起的肌肉和关节疼痛，以及背部疼痛和扭伤、拉伤引起的疼痛。

用法用量 外用：涂疼痛处，每日 3~4 次，每次 1~2 个黄豆粒大小的用量，2 岁以下儿童使用须遵医嘱。

注意事项 ①对本品及其成分过敏者禁用。②孕妇及哺乳期妇女慎用。③偶在用药部位会出现烧灼感和刺痛感，但随着时间的延长和反复用药会减轻或消失。④本品仅可用于完整皮肤，不可用于皮肤损伤部位。⑤不建议大面积使用和热敷治疗。

剂型规格 软膏剂：0.025%，每支 10g。

卡泊三醇
Calcipotriol

别名 达力士，Daivonex，Dovonex

作用用途 本品具有抑制人体角化细胞增生及分化的强效性和低钙血活性的独特作用，适用于头部及寻常性银屑病的治疗。

用法用量 外用：①头部银屑病，将搽剂少许涂布于头部皮肤，每日 2 次，每周用量不可超过 60ml。②寻常性银屑病，将软膏少许涂布于患处皮肤，每日 2 次，生效后可逐渐减少用药次数，每周用量不可超过 100g。

注意事项 ①对本品、酶或钙代谢失调者禁用，孕妇慎用。②不可直接用于面部，用后应及时洗手。③少数患者可能出现病损皮肤周围的暂时性局部刺激，非皮损性红斑、浸润、脱皮，面部、头皮病损刺激反应和其他皮肤病，但一般无须停药。极少数患者还可出现面部皮炎。

剂型规格 ①搽剂：每支 30ml。②软膏剂：0.005%，每支 15g；30g。

重组牛碱性成纤维细胞生长因子
Recombinant Bovine Basic Fibroblast Growth Factor

别名 贝复济，BFCF-TORITA

作用用途 本品是一种多功能细胞生长因子，能刺激来源于中胚层和神经外胚层细胞的生长，因而具有广泛的生物活性。本品对损伤组织部位神经纤维的再生有显著的促进作用，加速损伤组织功能的恢复。在组织重建期本品通过促进上皮细胞迅速增殖，并向创面中心覆盖，而加速伤口愈合。用于各种急慢性溃疡（包括糖尿病性溃疡、放射性溃疡、压疮、瘘窦）。各种原因引起的创伤（包括外伤、刀伤、冻伤、激光创面、手术、医学美容、换肤、祛斑、祛暗疮引起的创面及局部性萎缩）、烧烫伤、灼伤（浅Ⅱ度、深度、肉芽创面）。

用法用量 外用：将药液直接喷涂（涂抹）于清创后的伤患处，或在伤患处覆盖适当大小的消毒纱布，用药液均匀喷湿（浸润）纱布（以药液不溢出为准），常规包扎即可。冻干粉剂使用前须用溶剂溶解。①喷雾剂：各种溃疡，包括糖尿病性溃疡、放射性溃疡、褥疮、瘘窦，新鲜创面，包括外伤、刀割伤、冻伤、激光创面、美容术后创面、手术伤口。烧烫伤，包括浅Ⅱ度、深Ⅱ度、肉芽创面，50~300AU/cm^2，以 150AU/cm^2 为宜，每日 3~4 次。②粉剂：各种外伤、骨创伤、软组织及各种手术伤口所造成的组织损伤和功能障碍，美容、整形中的手术、磨剥术、换皮及祛斑、祛暗疮、祛痤疮造成的创面及局部性萎缩，各种皮肤溃疡、压疮、瘘窦，50~300AU/cm^2，以 150AU/cm^2 为宜。

注意事项 ①勿将本品置于高温或冰冻环境中。②本品为无菌包装，用后应立即盖上喷头盖。③高浓度的碘酒、乙醇、双氧水、重金属等蛋白质变性剂会影响本品活性。因此，常规清创后，建议以生理盐水冲洗后再使用。④对感染性创面或溃疡，可针对病原体酌情联合局部或全身应用抗生素。⑤本品贮存于 2~8℃ 避光保存。

剂型规格 ①喷雾剂：每瓶 36000AU（15ml）。②粉剂：每瓶 4000AU。

外用重组人表皮生长因子衍生物
Recombinant Human Epidermal Growth Factor Derivative（rhEGF）for External Use

别名 金因肽，依济复，EGF，Genetime，rhEGF

作用用途 本品促进皮肤与黏膜创面组织修复过程中的 DNA、RNA 和羟脯氨酸的合成，加速创面肉芽组织生成和上皮细胞增殖，从而缩短伤面的愈合时间。适用于烧伤创面（包括浅 II 度和深 II 度烧伤创面）、残余小创面、各类慢性溃疡创面（包括血管性、放射性、糖尿病性溃疡）以及供皮区新鲜创面等。

用法用量 外用：常规清创后，用本品局部均匀喷湿创面，每日 1 次，约每次 4000IU（10cm×10cm）（每喷次约 200IU rhEGF），再根据创面情况作相应处理。

注意事项 ①对天然和重组 rhEGF、甘油、甘露醇有过敏反应者禁用。②孕妇和哺乳期妇女慎用。③操作过程中应避免污染。④对感染性创面，可局部或全身联合使用抗生素，亦可联合使用磺胺嘧啶银。⑤本品应在 2~8℃贮存，应避免在高温环境长期存放。

剂型规格 喷雾剂：每支 5ml；15ml。每毫升含 2000IU。

枯草芽孢杆菌喷雾剂
Bacillus Subtilis Spray

别名 白天鹅，White Swan Spray

作用用途 本品适用于防治 I 度、II 度烧伤的创面感染，对于 III 度烧伤可用于保痂，还可用于各种外伤、擦伤、刀割伤创面感染，手术刀口感染，创伤、冻伤创面感染，以及湿疹等体表疾病的细菌性感染。

用法用量 外用：1% 体表面积创面，每次 5ml，每日1~3次，连用 3 日。制剂完全均匀覆盖全部创面，成膜坚实后，即不再喷涂药物。

注意事项 应用本品时无需包扎，也不用其他外用药。

剂型规格 喷雾剂：每支 10ml；30ml。

吡硫翁锌
Pyrithione Zine

别名 适今可，皮定康，吡硫翁锌气雾剂，吡啶硫锌，Skin-Cap

作用用途 本品是一种非激素类制剂，具有抑制表皮角朊细胞增殖过速，促进角质形成和分离以及抗角化过度的作用，并有抗炎和止痒作用。本品能抑制皮脂过度分泌，可减轻皮损处的炎性反应，缓解皮损处的瘙痒及疼痛。临床用于银屑病、脂溢性皮炎、皮脂溢出及其他鳞屑性皮肤病。

用法用量 外用：使用前用力振摇，喷洒时手持喷雾器正对皮损处 15cm，尽量保持喷雾器头向上的垂直位置。喷洒量以薄层药液覆盖皮肤损区为度。每日在皮损区使用 2~3 次，每次喷洒 1~3 秒钟，用量相当于 1ml 气雾剂溶液，在症状消失后应继续治疗 1 周左右。

注意事项 ①对本品过敏者禁用。②避免与眼睛接触，若发生此情况，应马上用大量冷水冲洗。③意外吞服本品可致中毒，出现恶心、呕吐及贫血。若发生此情况应立即洗胃并服用盐类泻药。④本品几乎不经皮吸收，故孕妇和哺乳期妇女可以使用。⑤婴幼儿使用需经医生同意。

剂型规格 气雾剂：每瓶 100ml，内含吡硫翁锌 0.14g。

真爱喷剂
Epigen

别名 Epigen Nebulizer

作用用途 本品主要成分为甘草酸锌化合物。本品的作用机制是阻断多种 DNA 病毒（如人体乳头瘤病毒、疱疹病毒）和 RNA 病毒（如水痘、带状疱疹病毒）。能作用于磷酸激酶，抑制蛋白磷酸化，通过抑制前列腺素 E_2 的产生达到消炎的功效。本品采用喷雾方法直接将药液喷于皮肤表面或黏膜上，附着性强。治疗疱疹起效较快，治疗尖锐湿疣药效温和并穿透力较强。适用于尖锐湿疣、生殖器疱疹、龟头炎、水痘、带状疱疹、湿疹样疱疹、疱疹性结膜炎、疱疹性口腔炎、非特异性阴道炎等。

用法用量 ①外用：喷洒于患处，每日 6 次。②阴道给药：打开顶盖，套入特地设计的妇女导管，插入仰卧妇女的阴道，轻按瓶顶喷洒于患部，保持该体位 5~10 分钟，每日 3~4 次。③预防用药：在性交之前或之后用药。根据不同的病症，按说明书的详细用药方法使用。

注意事项 ①对甘草酸锌过敏者禁用。②对于治疗大的、陈旧性湿疣者建议先用物理方法除疣体后，再使用本品。

剂型规格 喷雾剂：每瓶 30ml；60ml；250ml。

脱苦海喷射液
Analgesic Spray

别名 Tokubon

作用用途 本品是一种外用喷射药，含有薄荷脑、冬绿油、樟脑、维生素 E、单糖水杨酸、苯甲基烟酸等。本品可以减轻及舒缓肌肉疼痛、颈肩僵硬所引起的关节疼痛、扭痛、肌肉疲劳、用力过度、瘀伤、挫伤等。

用法用量 外用：用前先摇匀，离患处 10cm 处喷射，每次不超过 3 秒，每日 2~3 次。

注意事项 ①本品只可外用，不能向眼睛、患有湿疹及红肿或受伤的皮肤上喷射。②儿童使用时，必须有家长从旁指导或监督。③本品应存放在儿童无法拿到的地方。④请勿接近火源或喷射时请勿对着火焰。

剂型规格 喷射剂：每瓶 50ml。

伤痛一喷灵
Shangtong Yipenling

别名 冰栀伤痛气雾剂

作用用途 本品是由樟树根、大黄、生栀子等 16 味中药经加工提取后，配以适宜基质而制成的涂膜气雾剂，有清热凉血、活血散瘀、消肿止痛的作用，可用于治疗轻度水火烫伤（Ⅰ度、浅Ⅱ度烧伤）、伤筋（急性软组织损伤）所致的瘀肿疼痛等。

用法用量 外用：将本品摇匀后，喷头距离患处约 15~20cm，按动喷头使药液连续均匀地喷在患处，每次喷涂覆盖患处 2 次，每日 1~2 次，烧伤患者隔日 1 次或遵医嘱。

注意事项 ①孕妇禁用。②禁止儿童玩耍本品。③若想除去已形成的药膜，可用酒精棉擦去即可。④皮肤破损后，使用本品可能会有短暂的刺痛感，是因溶剂所致，待溶剂挥发后则刺痛感消失，不影响疗效。⑤用后须旋紧瓶盖，若出现药膜阻塞喷头，可用酒精擦洗。⑥因本品装于压力容器中，则禁止击打容器，存放环境温度不得超过 50℃。

剂型规格 气雾剂：每瓶 60g。

四氢唑林
Tetrahydroline

别名 四氢萘咪唑，眼圣，Rhinopront，Tyzine，Tetryzoline，Visine

作用用途 本品为拟交感神经药，血管收缩剂，适用于过敏性及炎症性鼻充血、急慢性鼻炎。

用法用量 ①滴入眼睑内：滴眼剂，每次 1~2 滴，每日 2~3 次。②滴鼻：每次 1~2 滴，每日 2~3 次。

注意事项 未见严重不良反应的报道。

剂型规格 ①滴眼剂：0.05%，15ml。②滴鼻剂：0.1%，15ml。

玻特利
Posterisan

别名 伯尔定，铂尔定

作用用途 本品适用于治疗痔疮顽固的并发症，如肛门区域的急、慢性或溃疡性湿疹、瘙痒、痛性裂口或裂伤。

用法用量 外用：适量，早晚各 1 次，最好在排便后使用。

注意事项 ①对本品的某种成分过敏者，治疗区域的特异性皮肤病（如结核、梅毒、淋病）、水痘、有疫苗接种反应、真菌病、面部炎性皮肤改变（口周皮炎）和红斑狼疮者禁用。②治疗应当仅持续到症状消失，如症状重新出现，可再次使用本品。③长期大量使用可导致皮肤萎缩，毛细血管扩张，皮肤条纹和类固醇引起的痤疮，以及全身的不良反应。④本品与皮质类固醇药物同时使用时，可使后者的作用加强。

剂型规格 软膏剂：每支 25g（每克软膏含 166.7mg 细菌水悬液，其中含有 5 亿个灭活的大肠埃希杆菌和 3.3mg 液体苯酚，2.5mg 氢化可的松）。

糜蛋白酶注射剂
Chymotypsin Injection

别名 胰凝乳蛋白酶，Chymar

作用用途 本品能迅速分解蛋白质，用于眼科手术中，通过松弛睫状韧带，减轻创伤性虹膜睫状体炎，也可用于创口或局部炎症，以减少局部分泌和水肿。

用法用量 ①肌内注射：每次 4000IU。②眼科后房注射：每次 800IU，3 分钟后用注射液冲洗前后房中遗留的药物。

注意事项 ①20 岁以下患者、眼内压高者、伴有角膜变形的白内障者、玻璃体有液化倾向者、肝功能严重不全者、凝血功能异常者禁用。②对本品引起的青光眼症状，可术后滴用 β 受体阻滞剂，如噻吗洛尔或口服碳酸酐酶抑制剂（如乙酰唑胺），减轻其症状。③本品对视网膜有较强的毒性，可造成晶状体损坏，使用时应勿使药物透入玻璃体。④本品遇血液迅速失活，在用药部位不得有未凝固的血液。⑤本品肌内注射时偶可致过敏性休克，用前须做皮肤过敏试验。眼科局部应用可引起短期眼内压增高，导致眼痛和角膜水肿，青光眼症状持续 1 周后可消退。可使组胺释放，引起局部肿胀、疼痛。还可引起角膜线状浑浊、葡萄膜炎，以及创口开裂或愈合延迟。

剂型规格 注射剂：每支 800IU；4000IU。

创可贴
Chuangketie

别名 邦迪，杀菌弹性创可贴，Flexible Fabric Bandages

作用用途 本品含有广谱杀菌作用的苯扎溴铵，具有杀菌、防止炎症、止血、护创等作用。本品为含药吸收性复合垫，固定部分为弹性纤维，贴在关节处也能伸缩自如，黏性持久，浸在水中也不会脱落。用于宜封合的小伤口或结扎部位的压迫止血。

用法用量 外用：将创可贴的封贴膜揭除，贴于小伤口的适当部位。在贴前最好将创面消毒处理。

剂型规格 外贴剂：每片含苯扎溴铵 0.5mg。

沈阳红药贴膏
Shenyang Hongyao Tiegao

作用用途 本品含有三七、土鳖虫、红花等，经科学方法制成贴膏。本品具有活血化瘀、止痛生新等功效。用于跌打损伤、筋骨肿痛、关节疼痛等。

用法用量 外用：洗净，将贴膏贴敷于患处，每1~2日更换1次。

注意事项 对橡皮膏过敏者或皮肤有破伤出血者不宜用本品。

剂型规格 贴膏剂：每袋4贴。

活血止痛膏
Huoxue Zhitong Gao

作用用途 本品是由干姜、白芷、大黄、乳香、陈皮、桂枝、独活等28种中药材，经科学方法精制而成的。具有活血止痛、舒经通络作用。用于筋骨疼痛，肌肉麻痹，痰核流柱，关节酸痛等。

用法用量 外用：将本膏贴于患处

注意事项 ①以下情况者禁用本品：孕妇，对本品过敏者，皮肤破溃或感染处。②经期、哺乳期妇女、过敏体质者慎用，儿童、年老体弱者、青光眼患者以及前列腺肥大患者应在医师指导下使用。③忌食生冷、油腻食物。④本品不宜长期或大面积使用，用药后皮肤过敏如出现瘙痒、皮疹等现象时，应停止使用，症状严重者应去医院就诊。

剂型规格 贴膏剂：每盒3袋，每袋2贴。

麝香壮骨膏
Shexiang Zhuanggu Gao

作用用途 本品是由八角茴香、山柰、生川乌、生草乌、麻黄、白芷、苍术、当归、干姜、人工麝香、薄荷脑等，经科学方法精制而成的。具有镇痛、消炎作用。用于风湿痛，关节痛，腰痛，神经痛，肌肉酸痛，扭伤，挫伤。

用法用量 外用：将本膏贴于患处。

注意事项 ①对本品过敏者、孕妇禁用。②皮肤破溃或感染处禁用。③开放性伤口忌用。④本品含苯海拉明、硫酸软骨素，哺乳期妇女慎用。⑤不宜长期大面积使用，使用中如有皮肤发痒、变红或其他不适等过敏现象时，应立即取下，症状严重者应去医院就诊。

剂型规格 贴膏剂：每袋5贴。

狗皮膏
Goupigao

作用用途 本品是由天麻、杜仲、乳香、没药、血竭、细辛、肉桂等44种中药材，经科学方法精制而成的，具有祛风散寒、舒筋活血、和络止痛作用。用于风寒湿痹，肩、臂、腰、腿疼痛，肢体麻木，跌打损伤等。

用法用量 外用：将本膏贴于患处，1~2日更换1次。

注意事项 对橡皮膏过敏者不宜使用本品。

剂型规格 贴膏剂：每袋4贴。

安普贴
Algoplaque

作用用途 本品是由半透性聚氨酯背衬和水胶黏性物质组成，安普贴骶部——是专门用于骶尾部褥疮治疗的水胶敷料。本品的特点是：湿性愈合环境，加快愈合，更换无痛，避免细菌和水侵入，降低伤口感染的可能性；柔软舒适，防水，可淋浴或擦洗；半透明，便于监测伤口愈合情况。临床用于慢性伤口（褥疮、小腿溃疡、糖尿病足）的肉芽生长期（红期）、Ⅱ度烧伤、供皮区。

用法用量 外敷：2~6天更换1次。

注意事项 ①严重感染伤口请勿使用。②敷料大小应超出伤口外缘3cm。③安普贴开始吸收伤口渗液时，伤口敷盖处的水胶吸收渗液后膨胀变色，变成柔软发白的水凝胶，请勿认为伤口化脓。④粘贴时先从敷料中心处开始，然后向四周抚平。⑤更换时，先按住皮肤，由本品一角开始慢慢开启。⑥如粘贴在易摩擦部位，可用纸胶带加强固定。⑦如有渗液流出或卷边，请及时更换。⑧用于预防褥疮时，请勿频繁更换。

剂型规格 贴剂：①安普贴：每贴10cm×10cm；15cm×15cm；20cm×20cm。②安普贴骶部：每贴14cm×16cm。

安普贴薄膜
Algoplaque Film

作用用途 本品为超薄水胶敷料，厚度350μm，由半透性聚氨酯背衬和水胶黏性物质组成。本品的特点：透明，便于监测伤口愈合情况；湿性愈合环境，加快愈合，更换无痛；避免细菌和水侵入，降低伤口感染的可能性；柔软舒适，防止水，可淋浴或擦洗。临床用于：①慢性伤口：（褥疮、小腿溃疡、糖尿病足）的上皮形成期（粉期）、褥疮预防。②急性伤口：表皮擦伤、浅表烧伤、外科术后缝合伤口、敏感皮肤上导管的固定。

用法用量 外敷：4~7天更换1次。

注意事项 使用时注意事项与"安普贴"相同。

剂型规格 贴剂：每贴14cm×16cm。

安普贴膏剂
Algoplaque Paste

作用用途 本品为获得性的水胶颗粒均匀散布于凡士林中。本品特点是：创造适宜的湿性愈合环境，加快愈合，更换无痛，可配合安普贴薄膜使用，疗效更佳。临床用于：深度慢性伤口（褥疮、小腿溃疡、糖尿病溃疡）、不规则伤口、肉芽生长期（红期）填塞。

用法用量 外用：将适量软膏涂于患处。

剂型规格 软膏剂：每支30g。

痤疮涂膜剂
Cuochuang Tumoji

作用用途 本品是由石膏、大黄、黄芩、连翘、牡丹皮、赤芍、白茅根、夏枯草、苍术、白术、薏苡仁、苦参、玫瑰花、鸡冠花组成的复方制剂，经提取有效成分而制得的棕黄色黏稠液体。本品具有清热燥湿、凉血解毒、化瘀散结功能。适用于湿热郁结、血热瘀滞型寻常痤疮的辅助治疗。

用法用量 外用：将面部洗净拭干，沿同方向涂敷本品于面部，厚约 0.5~1mm，20~30 分钟后可以成膜，成膜后 20 分钟揭去膜体，每日 1 次。

注意事项 ①本品为外用药，禁止内服。②忌烟酒、辛辣油腻及腥发食物。③切忌用水挤压患处。④用药期间不宜同时服用湿热性药物。⑤儿童、孕妇应在医师指导下使用。⑥用药 2 周症状无缓解，应去医院就诊。⑦如有多量结节、囊肿、脓疱等应去医院就诊。⑧不宜滥用化妆品及外涂药物，必要时应在医师指导下使用。

剂型规格 溶液剂：每支 30g。

解痉镇痛酊
Jiejing Zhentong Ding

作用用途 本品有辣椒浸出液和水杨酸甲酯、薄荷脑等。本品有活血化瘀、解痉镇痛、消肿祛伤、温经活络等功效。主要用于急性软组织损伤（腰、关节扭伤，胸壁挫伤等）、肩周炎、腱鞘炎、骨折后遗酸痛、冻疮、落枕等症。

用法用量 外用：涂患处、痛处（颈、腰部擦两侧），每次 1~3ml，每日 2~3 次，配合功能锻炼，疗效更佳。

注意事项 ①明显内出血者，宜先止血后再用药。②孕妇禁用。③擦药处禁贴膏药。④本品为外用擦剂，勿入口、眼。⑤擦药后表皮有灼热感，属药物渗透的正常现象。

剂型规格 酊剂：每瓶 30ml。

优拓
Urgotul

作用用途 本品是由独特的水胶颗粒和凡士林结合，覆盖在编制紧密的聚酯网上。本品特点是：不粘伤口、更换无痛、无出血；适宜的湿性愈合环境、促进人纤维细胞 48 小时增殖 45%，加速伤口愈合；使用方便、无油腻感；柔软舒适。特别适用于手、脚、四肢等难固定部位。临床用于：擦伤、创伤、截肢；Ⅱ度烧伤、皮肤移植；拔甲、术后伤口；慢性伤口：压力性溃疡、小腿溃疡、糖尿病足、大疱表皮松解症。

用法用量 外敷：先用生理盐水清创；如果使用洗必泰或碘制剂，请用生理盐水冲洗干净。一般情况下，根据伤口情况决定换药时间：每 2~3 天更换 1 次，最长保留 7 天。

注意事项 ①因优拓和优拓 S.S.D 中所含的水胶会同橡胶粘着，推荐换药时将外科手术套或换药镊子用盐水浸湿一下，可避免这种情况。②将优拓或优拓 S.S.D 直接覆盖在伤口上。可根据伤口情况进行剪裁，边缘应超过伤口外缘 3cm，保护周围易损皮肤，请勿折叠使用。③纱布或棉垫为二级敷料。自粘弹力绷带耐乐康加压包扎。

剂型规格 贴剂：每片 5cm×5cm；10cm×10cm；15cm×20cm。

优拓 S.S.D
Urgotul S.S.D

作用用途 本品是由磺胺嘧啶银、水胶颗粒和凡士林相结合，均匀覆盖在聚酯网上制得的一种抗感染无痛促皮生长的贴剂。本品特点是：有较好的抗菌作用，不粘伤口，更换无痛，无出血；有适宜的湿性愈合环境，促进人纤维母细胞 48 小时增殖 45%，加速伤口愈合，缓解创面疼痛；无油腻感，无药物残留；柔软舒适，特别适于手、脚、四肢等难固定部位。临床用于：Ⅱ度烧伤，供皮区；急性感染伤口；慢性感染伤口；预防伤口感染，包括污染伤口、手术切口、引流口、造瘘口、压力性溃疡、下肢溃疡等。

用法用量 外敷：每 1~2 天更换 1 次，最长可保留 5 天。

注意事项 孕妇、新生儿避免使用；口服磺胺药物过敏者慎用。

剂型规格 贴剂：每片 10cm×12cm；15cm×20cm。

优洁系列
Urgocell Range

作用用途 本品是一种脂质水胶高吸收敷料。由半透性聚亚氨酯防水背衬、泡沫高吸收层和独特的脂质水胶聚酯网面构成。本品特点：超强垂直吸收，避免浸渍；TLC 技术，适宜的湿性环境，加速愈合，不粘伤口，更换无疼，保护易损皮肤，柔软舒适，防水透气。临床用于：①慢性渗出性伤口（压力性溃疡、动脉溃疡、静脉溃疡、糖尿病溃疡、癌性溃疡等）的治疗。②急性伤口（Ⅲ度烧伤、供皮区、皮肤擦伤、创伤和术手伤口等）的治疗。

用法用量 外敷：最长可保留 7 天。

剂型规格 贴剂：①优洁粘贴型：每片 13cm×13cm；15cm×20cm。②优洁超薄粘贴型：每片 13cm×13cm。③优洁非粘贴型：每片 10cm×12cm；15cm×20cm。

第七节　皮肤科用口服药

达英-35
Diane-35

作用用途 本品适用于妇女雄激素依赖性疾病，如痤疮、脂溢性皮炎、雄激素性脱发和轻型多毛症。

用法用量 口服：每次1片，每日1次，连续服用21日，停药7日后重新开始用药。

注意事项 ①哺乳期及妊娠期、严重肝功能损害、黄疸及在妊娠期内有持续瘙痒综合征、肝脏肿瘤或有肝脏肿瘤史者、血栓栓塞或有血管栓塞病史者、镰状细胞性贫血、乳腺癌或子宫内膜癌、伴有血管变化的严重糖尿病史者、脂质代谢紊乱者禁用。男性患者禁用。②糖尿病或有糖尿病倾向者、高血压、静脉曲张、静脉炎、多发性硬化症、癫痫、卟啉病、手足抽搐、患小舞蹈病者慎用。③偶见头痛、恶心、乳房胀满感、体重或性欲改变、情绪低落等不良反应。④服用本品时，如同时服用胰岛素或抗糖尿病药物，可能须修改其用量。与巴比妥类、保泰松、乙内酰脲类、利福平及氨苄西林联用时，会减弱本品的作用。

剂型规格 片剂：每片含乙酸环丙孕酮2mg，乙炔雌二醇35μg。

百癣夏塔热片
Baixuan Xiatare Pian

作用用途 本品成分为地锦草、坷子肉、毛坷子肉、司卡摩尼亚脂、芦荟、西青果等，通过抑制过度激活的T淋巴细胞免疫功能，抑制肥大细胞脱颗粒，稳定细胞膜，拮抗组胺等炎症介质的活性，从而达到消炎、抗过敏、止痒等功效，可清除异常黏液质、胆液质及败血，消肿止痒，用于治疗手癣、体癣、足癣、花斑癣、银屑病、过敏性皮炎、带状疱疹、痤疮等。

用法用量 口服：每次1~2片，每日3次。

注意事项 本品尚未见不良反应报道。

剂型规格 片剂：每片0.3g。

8-甲氧补骨脂素
8-Methoxypsoralen

别名 花椒毒素，甲氧沙林，敏白灵，敏柏宁，制斑素，Ammoidin，Meladinine，Methoxypsoralen，Meloxine，Methoxsalen，8-MOP，Oxoralen，Soloxselen

作用用途 本品为色素形成剂，具有加速黑色素形成的作用，用于治疗寻常性银屑病。

用法用量 ①口服：初始剂量为10mg，逐渐增加至每日20~40mg，服药2~3小时后照射日光或紫外线，首

次照射10~15分钟，然后根据皮肤的耐受力，逐渐增加照射时间，每次增加5分钟，最多不超过1小时，每周2~3次。巩固治疗期，每周1次，照射时间一般为30分钟。②外用：将本品用75%的酒精稀释后涂于患处，涂药1~2小时后照射日光或紫外线，首次1分钟，然后每周增加1分钟，出现明显红斑反应时不再增加照射时间，每日或隔日1次。

注意事项 ①以下情况禁用本品：孕妇及不满18岁者，严重肝肾功能不全者，有心脏病或高血压疾病者，红斑狼疮，卟啉病者，着色性干皮病及其他光敏疾病者，有皮肤癌过往史，使用含砷药物或放疗者。②用药期间不宜进食具有光敏作用的蔬菜或水果。③涂用酊剂并进行照射后，应及时清洗患处，并遮盖治疗部位，以免过度照射。④由于照射时间过长、光线过强或用药过量引起的皮肤变深红色或起水泡，应停用数日，直至症状消失。⑤有时可出现恶心，头痛，头晕，皮肤瘙痒，精神抑郁，神经质，失眠等。过度紫外线照射可引起日光性皮炎，部分患者可出现雀斑或色素沉着。⑥本品不宜与磺胺类药物合用。

剂型规格 ①片剂：每片10mg。②搽剂：0.75%，每支24ml。

维A酸
Tretinoin

别名 艾力可，邦力迪维，德美克A，迪维，蕾婷A，罗复生，全反式黄酸，唯爱，维特明，Dermairol，Pendeerm，Retinic Acid，Tretinoinum

作用用途 本品为体内维生素A（维甲醇）的代谢中间产物，主要影响骨的生长和上皮代谢，通过调节表皮细胞的有丝分裂和更新，使病变皮肤的增生和分化恢复正常，能促进毛囊上皮的更新、防止角质栓的堵塞、抑制角蛋白的合成，从而使角质层细胞黏合疏松、容易脱落，促使已有的粉刺消退，同时抑制新的粉刺形成，外用于慢性日光性皮肤损害时，可作用于黑色素细胞和真皮成纤维细胞，有助于改善因光损伤所致色素过度沉着，纠正或预防生理性老化、光辐射等对真皮结缔组织生化成分及形态结构引起的异常。口服吸收良好，多次口服给药未见体内蓄积，外用透皮吸收与皮肤健康状况有关。适用于治疗寻常痤疮，但对重症囊肿性结节型无效，还可用于角化异常性疾病，如鱼鳞病、毛囊角化病、日光性皮肤萎缩等，也可用于银屑病、扁平苔藓、白斑、毛发红糠疹、面部单纯糠疹、扁平疣、色素沉着等，如口服还可治疗急性早幼粒细胞白血病（APL），并可作为维持治疗。

用法用量 （1）口服：①用于急性早幼粒细胞白血病，

每日 40~80mg，分 2~4 次服用，每日最大量不得超过 120mg，疗程为 4~8 周，病情完全缓解后，还应给予标准化疗。②用于痤疮等皮肤疾病，每次 10mg，每日 2~3 次。（2）外用：①用于寻常痤疮，每日睡前将患处洗净并晾干，20 分钟后涂患处。②用于鱼鳞病、银屑病，涂患处，每日 1~2 次。③用于面部单纯糠疹，用 0.025% 的软膏或乳膏涂患处，每日 2 次。④用于扁平苔藓、毛发红糠疹、白斑，用 0.1% 的软膏或乳膏涂患处，每日 2 次。

注意事项 ①对本品及阿维 A 酯、异维 A 酸或其他维生素 A 衍生物过敏者、急性和亚急性皮炎、湿疹类皮肤病患者、孕妇及哺乳期妇女禁用。②肝肾功能不全者慎用，皮肤晒伤者慎用，对阳光非常过敏者不应使用，老年人和儿童用药安全性均不明确，应慎用。用药前后及用药时应注意监测血象、血脂、肝功能。③常见不良反应有头晕、头痛、颅内压升高、目眩、忧郁、嗜睡、心律不齐、咳嗽、呼吸困难、胸膜渗出、胸痛、鼻充血、喉头水肿、肺炎、肺水肿、哮喘、关节骨骼肌肉疼痛、口干、恶心、腹胀、腹泻、便秘、消化性溃疡出血、氨基转移酶升高、皮肤干燥、皮疹、瘙痒、蜂窝炎、鳞片样脱皮、耳部可见听力障碍，还可见脱发、败血病，部分患者还可出现维 A 酸-急性早幼粒细胞白血病综合征（RA-APL 综合征），表现为白细胞增多等，有的患者还可因缺氧及多器官功能衰竭而导致死亡。④本品用于治疗痤疮时，起初数周原有症状可能暂时加剧，此时应继续治疗。部分患者的治疗效果在 2~3 周后出现，6 周以上可达到最佳疗效，但也有部分患者需连续治疗至少 3 个月方有疗效，但如出现药物过敏、化学刺激或全身不良反应，应停药。治疗刚开始时可采用隔日用药或每 3 日用药 1 次的方案，并先采用刺激性小和浓度低的乳膏或凝胶，待患者耐受后再改用效应强或浓度高的制剂，且不宜大面积使用本品，每日用量不应超过 20g。外用时应避免接触眼、口、鼻、黏膜部位以及皮肤较薄的皱褶部位，并注意浓度不宜过高（以不超过 0.3% 较为适宜），以免引起红斑、脱皮、灼热或微痛等局部刺激。这些反应如果轻微，应坚持继续治疗，如果反应严重，则应停药。用毕洗手。⑤应注意监测患者是否有 RA-APL 综合征的症状（如呼吸系统症状、白细胞计数等），出现时应立即给予高剂量的激素（如地塞米松）治疗，激素治疗应至少持续 3 日，直到症状缓解。为缓解逐渐加重的缺氧，可使用呼吸机。多数患者在针对这些症状治疗时，无需停用本品。

剂型规格 ①片剂：每片 5mg；10mg；20mg。②胶囊剂：每粒 20mg。③乳膏剂：0.025%；0.05%；0.1%，每支 10g。④软膏剂：0.025%；0.05%；0.1%，每支 10g；25g。⑤霜剂：0.025%；0.05%；0.1%，每支 10g；25g。⑥凝胶剂：0.025%；0.05%；0.1%，每支 10g；25g。⑦溶液剂：0.05%。⑧酊剂：0.05%~0.1%。

阿维 A
Axitretin

别名 阿曲汀，艾维甲酸，方希，新体卡松，新银屑灵，Etrtin，Neotigason，Roaecutane，Soriatane

作用用途 本品属于口服视黄醛类药物，是阿维 A 酯的活性代谢产物，可由阿维 A 酯在肠内经酶水解而成，也可由储存于脂肪组织中的阿维 A 酯再进入血液循环而生成。本品具有调节表皮细胞分化和增殖等作用，但其治疗银屑病和其他角化性皮肤病的作用机制可能是增强炎性反应，促进上皮黏液样物质累积和角质层再生，抑制皮肤毛细血管内中性粒细胞浸润，降低上皮细胞内多胺（调节细胞生长、增生、分化）的浓度。其血浆蛋白总结合率大于 99%，脂溶性低于阿维 A 酯，不能在组织中大量储存，在肝脏代谢，主要代谢产物（13-顺势异构体）具有生物活性，不能经透析清除。临床可用于严重银屑病，包括红皮病型银屑病、脓疱型银屑病等，也可用于痤疮、淀粉样变性、砷中毒角化病、皮肤红斑狼疮、非银屑性皮肤病、疣状表皮发育不全、角化不全、苔藓样淀粉样变性、扁平苔藓、硬化萎缩性苔藓、玫瑰糠疹、鳞状细胞癌等。

用法用量 口服：①用于银屑病，常规初始治疗时剂量为每次 25~30mg，每日 1 次，主餐时服用，如用药 4 周仍未达满意疗效，且无毒性反应，最大剂量可逐渐增加至 75mg，维持治疗时维持剂量为每日 25~50mg，必要时可逐渐增加至 75mg，维持剂量应根据临床效果和患者耐受情况及时调整，待皮损充分消退后，应停药，如再次复发则按初始治疗的方法再治疗。②用于其他角化性疾病，维持剂量为每日 10mg，最大剂量为每次 50mg。

注意事项 ①对本品过敏者、对阿维 A 酯、维生素 A 及其代谢物和其他视黄醛或维甲酸类药物过敏者、维生素 A 过多症患者、高脂血症患者或血脂长期异常升高者、严重肝肾功能不全者、孕妇及哺乳期妇女、计划 2 年内怀孕者禁用。②肾功能不全者、可能恶化的肝病患者、胰腺炎患者、有心血管疾病史或家族史者慎用。③本品仅用于患严重角化异常疾病，且无有效替代疗法的儿童患者。④用药前后及用药时应注意监测血象、血脂、肝功能，育龄妇女治疗前 2 周应进行妊娠试验，以确保未有妊娠，长期服药者应定期检查有无骨异常。⑤本品常见的不良反应为维生素 A 过多综合征样反应，主要出现在皮肤黏膜、肌肉骨骼、肝和中枢神经系统。皮肤为唇炎、瘙痒、红斑、鳞屑、甲沟炎；眼部较常见眼干燥、结膜炎等；肌肉骨骼系统常见骨或关节疼痛、肌痛、骨性关节炎等；神经系统为头痛、疲乏、步态改变、颅内压升高；胃肠道系统为口干、畏食、食欲改变、恶心、腹痛等；肝脏系统为血清丙氨酸氨基转移酶（ALT）、天门冬氨酸氨基转移酶（AST）、碱性磷酸酶、胆红素等短暂性轻度升高，继续治疗或停药后即可恢复。⑥育龄妇女开始治疗前，经确认妊娠试验为阴性后，在下次月经周期的第 2 日或第 3 日再开始用本品开始治疗。开始治疗前、治疗期间和停止治疗后至少 2 年内需避孕。接受本品治疗的患者即使停药后 2 年内也不能献血。⑦用药期间应避免强烈阳光照晒。⑧银屑病患者治疗期间，应密切注意观察患者症状、皮损的百分率和严重程度的改善情况。如出现用药过量，应立即停药，采取将本品从体内排出的措施，并密切监测颅内压升高的体征。

剂型规格 胶囊剂：每粒 10mg。

异维 A 酸
Isotretinoin

别名 13-顺式视黄酸，13-顺式维 A 酸，13-顺式维甲酸，顺式维 A 酸，保肤灵，保肤宁，罗可坦，泰尔丝，异曲替酯，13-Cisretinoicacid，Accutane，Isotretinoinum，Isotrex，Roaccutan

作用用途 本品为第一代维甲酸，是全反式维 A 酸的立体异构体，口服具有抗油脂作用，对严重痤疮有特殊疗效。本品具有缩小皮脂腺、抑制皮脂腺活性、减少皮脂腺分泌的作用，可以抑制脂质环境生长的痤疮丙酸杆菌的繁殖，还有抗角化、抑制表皮细胞过度增殖和促进分化的作用，减轻毛囊口和皮脂腺导管口的角化，还可影响单核细胞的细胞功能，抑制中性粒细胞的趋化而具有抗炎活性。口服后迅速自胃肠道吸收，2~4 小时即可达峰值，与血浆蛋白结合率大于 99%，以原形及代谢产物的形式随胆汁和尿排出。临床用于治疗重度痤疮，如囊肿性痤疮、聚合性痤疮、玫瑰痤疮等，也可用于角化异常性皮肤病，如毛发红糠疹、毛周角化病、鱼鳞病等。

用法用量 口服：开始时剂量为每次 10mg，每日 2~3 次，或每日 0.5mg/kg，分 2 次服用，最高剂量不得超过每日 1mg/kg，饭后服用，6~8 周为 1 个疗程，1 个疗程后改为每次 10mg，每日 1~2 次，疗程之间停药 8 周。

注意事项 ①对本品及阿维 A 酯、维 A 酸或其他维生素 A 衍生物过敏、对羟苯甲酸酯过敏者禁用，孕妇及哺乳期妇女、儿童、肝肾功能不全者、维生素 A 过量患者、高脂血症患者禁用。②脂质代谢紊乱患者、糖尿病、肥胖症、酗酒患者慎用。③接受治疗前的 2 周应做妊娠试验，以后每月 1 次，确保无妊娠。治疗期间和治疗后需常规监测血象、血脂、血糖和肝功能。④本品出现的不良反应大多为可逆性，停药后即可逐渐得到恢复，其轻重与用药剂量的大小、疗程长短及个体耐受性有关。常见的不良反应有头痛、头晕、流汗、血糖增高、口干、口唇发红、干燥、脱屑、鼻黏膜干燥、咽干、黏膜炎症、骨质疏松、肌肉无力、白内障、角膜混浊、结膜炎、夜间视力减退、指甲变软等，少见精神抑郁、疲乏，也有出现良性颅内压增高（停药后好转）以及大脑假性肿瘤的报道，偶见肌肉疼痛、炎性肠病、肝肾功能受损，部分患者还可出现血小板减少、红细胞增多、白细胞减少以及血小板计数增加、红细胞计数降低，罕见齿龈出血

或发炎，约 40% 的患者会出现血沉增快的现象。⑤用于治疗痤疮时，初期症状可能有短暂性加重现象，若无其他异常情况，可在严密观察情况下继续用药，不宜同时服用其他角质剥离剂或表皮剥脱性抗痤疮药，必要时可用温和的外用药做辅助治疗。⑥使用本品期间如出现轻度不良反应可不必停药，或减量使用，重度不良反应应立即停药，并做相应的处理。⑦长期使用大剂量维持的患者，可发生骨骼变化或良性颅内压升高。

剂型规格 ①胶囊剂：每粒 5mg；10mg；20mg；40mg。②胶丸剂：每粒 10mg。

阿维 A 酯
Etretinate

别名 艾吹停，苯壬四烯酸，抗癣灵，壬四烯酯，体卡松，替维甲，维甲灵，依曲昔酯，银屑灵，Etretinatum，Isoetretin，Tegason，Tigason

作用用途 本品是一种合成的芳香维生素 A 酸类衍生物，可促进表皮细胞增生，角质溶解，适用于治疗顽固性银屑病，尤其是红皮性银屑病、局部及全身性脓疱银屑病，鱼鳞病，毛发红糠疹，毛囊角化病及其他角化异常的皮肤病。

用法用量 口服：每日 0.25~0.5mg/kg 体重，每日 2~3 次，2~4 周为一疗程，最高剂量不得超过每日 75mg，剂量须根据疗效及耐受程度而定。银屑病患者痊愈后即可停药，如复发，可根据上法再用药治疗。

注意事项 ①孕妇、哺乳期妇女、肝肾功能严重不全、维生素 A 过量者、对本品过敏者、体内脂质过高者禁用。②用药前、用药后 1 个月及用药后 3 个月须检查肝功能，一旦出现肝功能异常，则须每周检查 1 次。如短期内肝功能不能恢复正常，或出现恶化迹象，应立即停药。③用药期间应监测甘油三酯水平。④治疗初期会引起不良反应，一般可耐受，减量即可消失。过量使用本品会引起口干、唇炎及皲裂、黏膜干涸或发炎，口渴及流汗。少数患者可出现可逆性脱发、皮肤变薄、氨基转移酶及碱性磷酸酶短暂性升高，尤其糖尿病、肥胖、酗酒、脂代谢不良患者更易发生。⑤本品应避免与维生素 A 同时服用。⑥本品与糖皮质激素、抗生素合用时，可增加疗效；与谷维素、维生素 B_1、维生素 B_6 合用，可降低副作用；与苯妥英钠合用时，可使后者的血浆蛋白结合率降低。

剂型规格 胶囊剂：每粒 10mg；25mg；50mg。

乙双吗啉
Bimolane

别名 AT-1727，Nsc-3513558

作用用途 本品为细胞周期特异性药物，主要作用于 S 期细胞，可减少肿瘤四周血管形成，防止肿瘤转移，对放疗有增效作用，与放疗合用时抗肿瘤作用明显增强，对体液免疫有轻度抑制作用，但不能抑制细胞免疫，适

用于银屑病、扁平疣、眼葡萄膜炎以及淋巴肉瘤、肺癌、胃癌等的治疗。

【用法用量】 口服：①肿瘤治疗，每次 0.4g，每日 3～4 次。②银屑病，每次 0.2g，每日 3～4 次，4 周为一疗程。③眼葡萄膜炎，每次 0.4g，每日 3～4 次，服 1 周后停药或连续服用。④恶性肿瘤，每次 0.4～0.6g，每日 3 次，10～14 日为一疗程。儿童酌减。痊愈后仍须服用维持量以巩固疗效。

【注意事项】 ①儿童、孕妇及哺乳期妇女、有肝炎病史者禁用。②本品应在严密监视下使用，少数患者出现消化道出血、胃痛剧烈或白细胞减少到 4000/μl 以下时则应停药，对症处理后视情况决定是否继续用药。③肝肾功能不全者或消化道溃疡者慎用。④常见的不良反应有恶心，呕吐，食欲减退，一般不影响继续用药。少数患者可出现白细胞下降，CPT 升高等现象，停药后可恢复。

【剂型规格】 胶囊剂：每粒 0.2g。

维胺酯
Viaminate

【别名】 痤疮王，三蕊，维甲酰胺，Viaminati，Viaminatum

【作用用途】 本品为维 A 酸类衍化物之一，具有调节和控制上皮细胞分化及增生、抑制角化异常以及抗炎、抑制痤疮丙酸杆菌的作用，并能提高细胞免疫功能，还具有除皱、减轻色斑、增加皮肤弹性、减少皮脂分泌的作用，适用于治疗中重度寻常痤疮，寻常性银屑病，角化异常性疾病如鱼鳞病、毛囊角化症、毛发红糠疹、掌拓角化症等，也可用于其他疾病如扁平疣、蕈样肉芽肿早期皮损等。

【用法用量】 口服：每次 25～50mg，每日 2～3 次，治疗痤疮的疗程为 6 周，治疗脂溢性皮炎的疗程为 4 周。

【注意事项】 ①体内维生素 A 过多者、重症糖尿病患者、脂代谢障碍患者、孕妇及哺乳期妇女禁用。②肝肾功能不全者、酗酒者、老年人和儿童慎用。③用药前后及用药时应注意监测血象、血脂、肝功能。④本品引起的不良反应与异维 A 酸相似，但相对较轻，且多为可逆性。常见不良反应有头晕、头痛、良性颅内压升高、忧郁、骨质疏松、肌肉无力、皮肤干燥、脱屑、瘙痒、皮疹、瘀斑、口腔黏膜干燥、鼻出血以及胃肠道症状等，眼部可出现结膜炎，严重者可出现角膜混浊、视力障碍、视乳头水肿等。⑤本品与异维 A 酸及四环素类抗生素合用时，可导致"假性脑瘤"，引起颅内压增高、头痛和视力障碍，与维生素 A 合用，可产生维生素 A 过量的相似症状，两者不宜合用。⑥用药期间应避免强烈日光或紫外线过度照射。⑦女性患者服药期间及停药后半年内应采用严格避孕措施。⑧本品不良反应的轻重与剂量、疗程及个体耐受性有关，轻度不良反应可不必停药，但发生严重不良反应时应停药，并及时进行相应处理。

【剂型规格】 ①胶囊剂：每粒 25mg。②胶丸剂：每粒 25mg。

非那雄胺
Finasteride

【别名】 保法止，Propecia

【作用用途】 本品是一种合成的甾体类化合物，对雄激素受体没有亲和力，也没有雄激素样、抗雄激素样等作用。本品能使血清中双氢睾酮浓度迅速下降，在给药后 24 小时内使之显著减少。毛囊内含有 Ⅱ 型 5α-还原酶，在男性秃发患者的秃发区，头皮内毛囊变小，并且双氢睾酮增加。给予本品可使这些患者头皮及血清中的双氢睾酮浓度下降，能抑制头皮毛囊变小，逆转脱发过程。临床用于治疗男性秃发（雄激素性秃发），能促进头发生长并防止继续脱发。

【用法用量】 口服：推荐剂量，每次 1mg，每日 1 次，可与或不与食物同服。一般在连续用药 3 个月或更长时间才能观察到头发生长增加，头发数目增加或达到防止脱发的效果。建议持续用药以取得最大疗效。停止用药后疗效可在 12 个月内发生逆转。

【注意事项】 对本品过敏者或妇女、儿童禁用。

【剂型规格】 片剂：每片 1mg。

皮敏消胶囊
Piminxiao Jiaonang

【作用用途】 本品是由苦参、苍术、防风、荆芥、蒺藜、白鲜皮、蛇床子、苍耳子、蜈蚣、青黛、蒲公英、紫花地丁、黄芩、黄柏、黄连、蝉蜕、地黄、牡丹皮、西河柳、紫草、地骨皮组成的中药复方制剂。具有祛风除湿、清热解毒、凉血止痒功能。用于急慢性荨麻疹、急性湿疹属风热证或风热挟湿证者。

【用法用量】 口服：每次 4 粒，每日 3 次。急性荨麻疹疗程 1 周，慢性荨麻疹和急性湿疹疗程 2 周。

【注意事项】 ①孕妇、产妇忌用。②肝肾功能不全者慎用。③偶见轻度腹泻、恶心、大便不畅。停药后可恢复。④连续服药不宜超过 1 个月。

【剂型规格】 胶囊剂：每粒 0.4g。

湿毒清胶囊
Shiduqing Jiaonang

【作用用途】 本品是由中药地黄、当归、丹参、苦参、黄芩、白鲜皮、土茯苓、甘草组成的复方制剂。本品中地黄、丹参有滋阴润燥、养血祛风、活血除烦功能；蝉蜕散风透疹；白鲜皮、苦参有清热燥湿、祛风止痒作用。本品有养血润燥，化湿解毒，祛风止痒功能。有明显的止痒作用，可明显提高对皮肤瘙痒反应的致痒阈，对皮肤过敏反应有显著的抑制作用。对老年人皮肤萎缩干燥引起的皮肤瘙痒有较好疗效。适用于皮肤瘙痒症属血虚湿蕴皮肤证者。

【用法用量】 口服：每次 3～4 粒，每日 3 次。15 天为一疗程，可服 1~2 疗程。

注意事项 本品不含糖，适合糖尿病患者使用。

剂型规格 胶囊剂：每粒 0.5g。

消银颗粒

Xiaoyin Keli

作用用途 本品由生地、当归、苦参等十三味中药组成，清热凉血，养血润燥，祛风止痒，具有抗炎、抗过敏、增强细胞免疫功能等作用，适用于血热风燥型银屑病和血虚风燥型银屑病，证见风疹为点滴状，基底鲜红色，表面覆盖有银白色鳞屑，或皮疹表面覆盖有较厚白色鳞屑，较干燥，基底淡红色瘙痒较甚等，对扁平疣、湿疹、丘疹性荨麻疹等多种皮肤病也有一定疗效。

用法用量 口服：每次 3.5g，每日 3 次。

注意事项 本品尚未见不良反应报道。

剂型规格 颗粒剂：每袋 3.5g。

复方青黛胶囊

Fufang Qingdai Jiaonang

作用用途 本品是由青黛、紫草、白鲜皮、土茯苓、蒲公英、马齿苋、丹参、贯众等 14 味中药组成的复方制剂。本品具有清热解毒、化瘀消斑、祛风止痒功能。用于进行期银屑病、玫瑰糠疹、药疹。

用法用量 口服：每次 4 粒，每日 3 次。

注意事项 ①孕妇、脾胃虚寒及胃部不适者慎用。②个别患者服药后可出现胃部不适、腹痛、稀便等消化道症状。

剂型规格 胶囊剂：每粒 0.5g。

第二十七章　诊断用药及防治放射病药

药物不仅用于治疗疾病，也可用于诊断疾病。了解用于诊断疾病药物的药理特点，对于正确选用药物，提高诊断率和避免或减少毒副反应十分重要。常用的诊断药物有 X 射线诊断药、器官功能诊断药及某些疾病的辅助诊断药等。

第一节　X 线造影剂

碘化油
Iodinated Oil

别名 Iodised Oil，Iodized Oil

作用用途 本品为植物油与碘结合的一种有机碘化合物，含碘应为 37%~41%（g/g）。本品注入体内后由于比周围软组织更能吸收 X 线，因而在 X 线照射下形成密度对比，显示出所在腔道的形态结构。口服后和植物油同样在肠道碱性消化液辅助下吸收入血液中，但部分碘化油可能在肠道中释放出碘，注射后较长期贮留在局部组织中，持续而均衡地释放碘进入血液。口服半衰期 1.6 日，而肌内注射为 5~7 日。注射含碘 30% 的本品 2ml，可维持有效血浓度（60~80μg/L）达 2 年以上。注入支气管和子宫、输卵管内几乎不被吸收，绝大部分直接排出体外。用于支气管、子宫、输卵管、副鼻窦、腮腺管、其他某些腔道及瘘管的造影，亦用于防治地方性甲状腺肿。

用法用量 ①注射用：支气管、子宫、输卵管造影，通常用 40% 注射液，每次 10~40ml。腔道造影，可直接注射于待诊断的器官、腔道内。用量按部位大小而定。②口服：学龄前儿童，每次 0.2~0.3g；学龄期至成人，服 0.4~0.6g，每 1~2 年服 1 次。

注意事项 ①月经期或其他子宫出血情况以及孕妇、甲状腺功能亢进、老年结节性甲状腺肿、严重心、肺、肝疾病患者、发烧、过敏体质者禁用。②少数患者对碘发生过敏反应。作支气管等造影时应先做口服碘过敏试验。③药物变棕色后不能应用。④本品对聚苯乙烯有吸收作用，不可使用聚苯乙烯塑料注射器或容器。⑤可产生轻微的呛咳、不适、头痛、低热等反应，数小时后可自行消失。

剂型规格 ①胶囊剂：每粒 100mg；200mg。②注射剂：每支含碘 40%（10ml）。

甲泛葡胺
Metrizamide

别名 甲泛影酰胺造影胺，室椎影，Amipaque

作用用途 本品为水溶性三碘环造影剂，属非离子型。本品渗透压低，无钠离子影响，吸收排泄快，黏度低，是水溶性脑室、椎管造影剂中可用于颈椎及胸椎的药物。适用于神经根鞘、椎管、脑池、脑室等，亦用于电子计算机体层摄影，其他部位造影也适用。可用于危重患者。

用法用量 注射用：成人，每次不超过 6.3g（相当于碘 300mg），常用 36% 注射液（含碘 17%）10ml 或 60% 注射液（含碘 28%）5~6ml。椎管造影，腰椎穿刺放出脑脊液 5ml 与 60% 药液混合后注入。注入药液时，应移动病人体位，使药液到达造影部位。

注意事项 ①对碘过敏者忌用，有哮喘、严重肝、肾疾病、肾功能不全、严重心血管疾病、癫痫、甲亢患者慎用。忌与其他药液配伍。②注入药液时，应移动患者体位，使药液到达造影部位。③临床现配，多余药液应弃去。

剂型规格 注射剂：每支 3.75g（冷冻干结晶），另附 0.005% 碳酸氢钠注射液 20ml。

碘卡酸
Iocarmic Acid

别名 碘卡明酸，双碘肽葡胺

作用用途 本品为离子型二聚体三碘环造影剂。渗透压低，对神经系统毒性小，造影效果好。主要用于脑室及腰段以下椎管造影，尤其适用于脑室系统阻塞而脑室扩大不严重的疾病及腰段椎管占位性病变，椎间盘突出，椎管狭窄症的造影。

用法用量 注射用：脑室造影时通过颅骨钻孔，穿刺导管抽出的脑脊液 5ml 与 60% 碘卡酸液 5ml 混合后注入，必要时可用 10ml。椎管造影时，可通过腰椎穿刺，抽出的脑脊液 5ml 与药液 5ml 混合后注入。注入时变动患者头位和体位以使药液分布均匀。

注意事项 ①用药前先做碘过敏试验，对碘过敏者，有哮喘及低血压患者忌用。②本品不可与任何药物配伍使用。③椎管造影时应避免药液上行刺激脊髓。④有较多药液进入颅内或颈、胸段蛛网膜下腔，则反应明显，甚至发生抽搐，应注意避免。⑤少数患者可能有轻度头痛、腰痛、恶心、呕吐、寒战、发热、下肢肌肉痉挛、低血压、晕厥等症状，1~2日内消失。

剂型规格 注射剂：每支60%（5ml）。

胆影葡胺
Meglumire Adipiodon

别名 必利格兰芬，胆影酸葡甲胺，甲基葡胺碘肥胺，己乌洛康，Cholografin

作用用途 本品为静脉胆道造影剂，注射后26分钟，在胆管即有足够的造影浓度，注射后2~2.5小时，胆囊中浓度最高。本品显影清晰，故也可用于胆功能减退者。胆囊显影一般主张先做口服胆囊造影，不成功再用本品。

用法用量 ①静脉滴注：用30%注射剂20~40ml，加入5%葡萄糖注射液100~200ml，于30分钟内静脉滴注完毕。②静脉注射：一般用30%注射剂20ml，肥胖者用50%注射剂20ml。注射速度不超过每分钟4ml。小儿用30%注射剂0.4~0.6ml/kg体重。用前必须做碘过敏试验。造影当日早晨应禁食。造影前一日可用缓泻药以排除肠中积气。

注意事项 ①肝、肾功能严重减退，甲亢及对碘过敏者禁用。②静脉注射必须非常缓慢，如注射过快，可出现不安、上腹发闷、恶心、呕吐等反应。也可静脉滴注，在20分钟内滴完。

剂型规格 注射剂：每支30%（20ml），供过敏试验用；50%（20ml）。

胆影钠
Iodipamide Sodium

别名 胆影酸钠，碘肥胺，碘肥酸钠，己乌洛康钠，Adipiodone Sodium，Bilignost

作用用途 本品经静脉注射后，能迅速以原形由肝脏分泌入胆道及胆囊，胆管在给药后25~35分钟即显影，2~2.5小时胆囊显影最好。药物经胆管排入胆道后，无明显的回吸收，仅少量由肾脏及肠黏膜排泄。肝功能受损时，经肾排泄增加。本品主要用于静脉胆道、胆囊造影。适合于口服造影剂失败或有胃肠道疾病不适于口服的患者、胆囊摘除前后检查或要求迅速显影者。

用法用量 静脉注射：20%，成人，每次20~40ml，小儿，0.6~1.2ml/kg体重，缓慢注入。

注意事项 ①肝、肾功能严重减退、心血管功能不全、甲亢及碘过敏者忌用。②孕妇慎用。③静脉注射速度过快，可发生潮红、恶心、呕吐、上腹发闷、不安等不良反应。④应缓慢注射。⑤用药前须做碘过敏试验。造影前1日晚服泻药，当日晨禁食。避光保存。

剂型规格 注射剂：每支20%（20ml）；30%（20ml）；50%（20ml）。

碘番酸
Iopanoic Acid

别名 三碘氨苯乙基丙酸，Cistobil

作用用途 本品为口服胆囊造影剂，服用后在肠道吸收，经门静脉入血循环。部分由肝分泌入胆汁，被胆囊浓缩而显影。本品也可用于胆道造影。

用法用量 口服：在少量晚餐（忌脂肪）后用温开水吞服，每隔5分钟吞服1片，半小时内服完6片，一直到次晨拍片前不可进食。在服本品前6小时，服高脂肪餐1份，可提高胆囊显影率。胆道结石造影，每次1g，每日3次，饭前服，连服4日，第5日晨空腹摄片。

注意事项 ①肾功能衰竭、急性胃肠功能失调患者禁用。②严重肝功能减退患者不能显影，故不宜用。③不良反应可有轻度恶心、呕吐、腹泻、咽喉灼热感、小便烧灼感及假性蛋白尿等。④本品只可口服，绝不能作静脉注射用。

剂型规格 片剂：每片0.5g。

碘阿芬酸
Iodoalphionic Acid

别名 必立达，碘苯丙酸，酚碘，双碘苯酸丙酸，双碘双苯丙酸

作用用途 本品为口服胆囊造影剂。口服吸收良好，部分经肝分泌进入胆汁，被胆囊浓缩而显影。本品口服24小时后可有50%以上由尿排出，所以肠内显影干扰较少。但是含碘量低于碘番酸，显影效果较差。

用法用量 口服：胆囊造影，总量为3g，于造影前一日晚20时服用，每5分钟服0.5g，次晨8~9时摄片。

注意事项 ①严重肝、肾功能不良及阻塞性黄疸患者忌用。②用药后易引起恶心、呕吐及尿痛等反应。③急性肾炎、尿毒症、急性胃肠功能失调患者最好选用其他产品。

剂型规格 片剂：每片0.5g。

硫酸钡
Barium Sulfate

别名 沉淀硫酸钡

作用用途 本品能吸收较多的X线，进入胃肠道后与周围组织结构在X线图像上形成密度差，从而显示出胃肠道的位置、轮廓、形态、表面结构和功能活动等情况。本品口服或灌入肠道后不被吸收以原形从粪便中排出。临床常用阿拉伯胶或糖浆配制成低黏度、高浓度的硫酸钡混悬剂，用于胃肠X线造影，也可作结肠造影、支气管、脑脓肿造影。

用法用量 口服：临用前加温水，充分振摇得均匀混悬剂。①上消化道X线检查，口服剂量范围为40~600g。②灌肠检查：取本品200g，加水及其他辅料制成1000ml

供用。

注意事项 ①肠道梗阻、胃肠道穿孔、急性溃疡性结肠炎、直肠或结肠梗阻患者，老年人以及心脏病患者等禁用。②可导致梗阻的幽门狭窄或损伤者慎用。③本品灌肠后可引起便秘、腹泻、梗阻及阑尾炎，肠穿孔可导致腹膜炎、粘连、肉芽肿及死亡。灌肠可引起心律失常。钡剂灌肠前1~2小时须做清洁灌肠。口服钡剂检查前6~12小时内禁食、24小时禁用泻药、制酸剂、胃肠解痉药，3日内禁用铋、钙药物。

剂型规格 混悬剂：每瓶（g/ml）100%；120%；130%；140%。

乙碘油
Ethiodized Oil

别名 碘化桃油酸乙酯，Ethiodol，Iodized Oil

作用用途 本品为碘与罂粟属植物性脂肪酸乙酯的加成产物，含碘约38%。其特点是油质较碘化油稀，易流动，功效同碘化油，但更适宜于细小腔道瘘管的造影。由于其油质太稀，易流失，故不适合气管、支气管的造影。主要用于淋巴管、淋巴结、泪管等的造影。也用于预防和治疗缺碘性地方病。本品注入输卵管可促使纤毛运动，使其畅通，使少数不孕症患者可妊娠。

用法用量 ①腔道瘘管造影：用量视造影部位大小而定。②淋巴造影：可直接注入上肢或下肢的淋巴管中，剂量为15~18ml，注入速度为0.1~0.2ml/min。③子宫输卵管造影：局部注射5~20ml。

注意事项 ①对碘过敏者、活动性肺结核、支气管急性炎症期、甲亢患者禁用。②使用前应做碘过敏试验。③注射时不宜使用一般性塑料注射器。④本品暴露空气中或强光下易分解变色。⑤副作用有体温升高、胸闷、气急、恶心、呕吐等。⑥因油质易流动，如侵入肺泡，易造成显影不清，引起咳呛等，严重并发症为肺脂滴栓塞。⑦避光，在阴凉处保存。

剂型规格 油溶液剂：38%（3ml；10ml）。

碘奥酮
Diodone

别名 吡啦啥通，碘吡啦啥，碘比显，碘诺啥尔，Diatrast，Diodrast，Iodopyracet，Juduron，Leodrast，Noviotrast，Palitrast，Pylumbrin，Pyraceton，Umbradil，Uriodon，Urognost，Urograf，Vasiodon

作用用途 本品为吡啶酮类碘造影剂。由于碘与吡啶酮结合牢固，不易游离析出，所以毒性小、刺激性小、显影效果好。静脉注射本品后，可迅速从尿中排出，无蓄积作用。但是本品黏稠度较高，毒性略高于泛影钠。可用于静脉肾盂、脑血管、心血管造影。

用法用量 **静脉注射**：①静脉肾盂造影：35%，静脉注射20ml，于2~3分钟内缓慢注射，分别于注射后5、15、30、45分钟后摄取X光片。儿童：1岁以下，35%，

7~10ml；1~3岁，10~15ml；4~10岁，16~20ml。②心脏、冠状动脉、主动脉弓造影，在X线透视下静脉注射70%，30~45ml，于3~4秒钟内快速注入。③脑血管造影，35%，静脉注射20ml。

注意事项 ①肾炎、尿毒症、甲亢、肝脏疾病及碘过敏者忌用。②使用前做过敏试验。③造影前晚20时服泻药，当日晨空腹摄影。本品析出结晶，须加温溶解放冷至体温时再注射。④药液不可与金属接触。⑤注射后有暂时性低血压，还可出现头晕、恶心、热感、咳嗽、呼吸急促、荨麻疹等不良反应。

剂型规格 注射剂：每支35%（7g，20ml）；70%（14g，20ml）。

复方泛影葡胺钠
Compound Meglumine Diatrizoate

别名 泛影葡胺钠，尿路维显，乌赖加芬，乌洛维新，优路芬，Gastrografin，Hypaque M，Meglumine Diatrizoate Sodium，Renografin，Renovist，Urovison

作用用途 本品为有机碘造影剂，60%及76%是泛影钠及泛影葡胺钠按比例混合而成的水溶液。本品注入血管后迅速从肾排泄，只有少量经肝、胆排泄，在肾功能不佳或用量较大时，经肝、胆排泄比例增大。在体内代谢过程中一般不放出或极少放出游离碘。用于尿路造影、血管造影，也用于瘘管、精囊、关节、输卵管、食管及术中胆管造影，CT头、胸和腹部增强扫描。

用法用量 **静脉注射**：尿路造影，**成人**，20ml，必要时可增至30~40ml；一般儿童用成人量；婴幼儿由于肾脏发育未成熟，造影效果较成人差，所以可适当提高用量来增加造影效果，推荐剂量，泛影葡胺钠76%不得少于12ml。造影时间：注射后3~5分钟进行第1次照片；第2次照片，于注射后10~12分钟进行；年老及肾功能不全者，必须在注射后30~40分钟或更长时间进行照片。**肌内注射**：对不能静脉注射进行尿路造影者，可肌注给药，最好与透明质酸酶并用，以便加快吸收。为此，本品76%（成人20ml，14岁以下儿童10ml，婴儿6~8ml）须用同体积蒸馏水稀释，在臀内两侧各注射150IU透明质酸酶后，立即注射稀释后的本品，注射后15~60分钟内进行造影。血管造影及其他检查时，剂量由医师决定。

注意事项 ①对含碘造影剂过敏者，患严重甲亢、多发性骨髓瘤者禁用。有过敏史患者，虽前次接受含碘造影剂时无反应，但再次使用含碘造影剂时仍极易发生过敏反应，用时须小心。②不宜作骨髓造影用。③使用本品前，若患者水、电解质不平衡应预先纠正。④在使用含碘同位素作甲状腺诊断时，应注意患者接受含碘造影剂的影响。⑤用前应做过敏试验。注后有过敏性休克及低血压时，可用肾上腺素抢救。⑥可引起恶心、呕吐、流涎、出汗、灼热、潮红、眩晕、肌颤、皮肤过敏，严重的可引起喉痉挛、哮喘、惊厥等。

剂型规格 注射剂：每支 60%（20ml）；76%（20ml；100ml）。

泛影葡胺
Meglumine Diatrizoate

别名 安其格纳芬，安之奥格兰芬，泛影酸葡甲胺，双醋胺碘苯酸甲葡胺，双醋碘苯酸葡胺，乌洛格兰芬，Cardiografin，Meglumine Amidotrizoate Hypaqua-Cysto，Radialar-280，Urovist

作用用途 本品为水溶性有机碘造影剂。静脉注射后绝大部分经肾小球滤过，随尿排出体外。通常用于尿路造影，也用于心血管、脑血管、四肢及骨盆主动脉、颈动脉、脊椎血管、腹部及胸部主动脉造影，尚用于 CT 扫描。

用法用量 静脉注射或肌内注射：剂量和用法由医生根据实际需要而定。①尿路造影：成人 60% 或 76% 20ml；14 岁以下儿童 12~15ml；婴儿 7~10ml。②逆行尿路摄影：用 30% 的溶液即可，可将 65% 的本品稀释后再用，如需特别强的对照，也可直接用本品。一般给药后 15~60 分钟之后进行摄片。③脑血管造影：60% 20ml。④心血管造影：76% 40ml。

注意事项 ①对含碘造影剂过敏者、活动性结核、严重甲亢、多发性骨髓瘤患者禁用。②孕妇及严重肝肾功能损害者慎用。③给药时加热造影剂至体温可降低黏度，易于注射，且避免血管受冷的刺激。④肌注时，最好加用透明质酸酶以加快吸收。⑤可引起微热、恶心等轻微不适。用作颈动脉造影时可能会引起血压变化。

剂型规格 注射剂：每支 30%（1ml，供过敏试验用）；76%（20ml）；60%（20ml）。

葡甲胺
Meglumine

别名 碘羟拉酸葡胺钠，碘异肽葡胺钠，显影葡胺钠 38，Telebri 38，Telebrix 30，Telebrix Hystero

作用用途 本品用于尿路造影，除大脑动脉外的血管造影，CT 扫描。

用法用量 静脉注射：①尿路造影，成人，1ml/kg 体重；儿童，0.75ml/kg 体重。②血管造影：各种部位血管所需剂量有别，重复注射最大剂量 4.5ml/kg 体重，每次不可超过 10ml。

注意事项 ①肝肾功能不全，心脏病患者，有过敏史，呼吸困难者慎用。②对易过敏者应做过敏试验。③使用期间应监测心跳、血压。④对肾功能不全、糖尿病及骨髓瘤患者，特别是老年人及幼儿使用本品时应避免引起脱水，必要时，应先补充水分。⑤肝肾功能严重受损，甲亢、对碘过敏及活动性肺结核患者忌用。骶椎骨造影禁用。⑥用后有恶心、呕吐、流涎、眩晕、潮红、肌颤、荨麻疹。

剂型规格 注射剂：每支 38%（20ml；40ml，100ml；200ml）。

低渗显影葡胺钠液
Hexabrix Solution

别名 碘克沙酸葡胺钠，Sodium-Megluinine Ioxaglate

作用用途 本品与一般高渗透压造影剂相比，具有对血液动力学、电解质及水平衡影响小、痛苦及灼热感觉小等优点。320mgI/ml 规格的适用于腹部血管造影，周围血管造影，心血管造影，大脑血管造影，DSA 数字减数血管造影，尿路造影，输卵管造影，关节造影。160mgI/ml 的适用于动脉数字减数血管造影。200mgI/ml 用于各种静脉造影。

用法用量 ①注射血管造影：剂量及注射速度取决于造影部位，但重复注射时，不超过 4~5ml/kg 体重。②尿路造影：剂量根据体重及肾功能决定。③子宫输卵管造影：10~20ml，根据子宫容积决定。④关节造影：20±2ml，根据其部位决定。

注意事项 ①蛛网膜下腔（或硬膜外）禁用。对碘过敏者、甲亢患者等禁用。②对肝肾功能不全、心脏病、呼吸困难者、糖尿病及有过敏史者慎用。③静脉用药有时引起急性肾功能衰竭，婴儿尤其在反复给药时易引起惊厥、呼吸困难、心搏徐缓或不规则。老年人、氮质血症、衰弱患者使用中易加剧脱水，也有引起休克和死亡的报道。④对易引起过敏或对碘酒有反应者应做过敏试验。⑤用药期间应监测心跳和血压。

剂型规格 注射剂：每支 320mgI/ml；200mgI/ml；160mgI/ml（以上三种含量的分别有三种包装规格：20ml；50ml；100ml）。

碘曲西酸
Iotroxic Acid

别名 必利显胆，必露胆造影剂，碘曲酸葡胺盐，碘曲西酸葡胺盐，碘托葡胺，Meglumine Iotroxinate

作用用途 本品用于胆囊及胆管造影。

用法用量 静脉注射：成人体重较轻或敏感患者，一般剂量为 20ml，注射速度不宜超过每分钟 6ml；儿童，1 岁以下，0.7ml/kg 体重；1~6 岁，0.5ml/kg 体重；超过 6 岁，0.3ml/kg 体重。注射时间不得少于 10 分钟。

注意事项 ①严重的心脏及循环功能障碍，特别是右心衰竭，或是心脏代偿功能失调，甲状腺功能亢进，严重肝、肾功能损害及对碘造影剂过敏者禁用。②多发性骨髓瘤或其他严重疾病者，有过敏史者及体弱患者慎用。③孕妇用本品的安全性未确定。④注射速度必须非常缓慢，否则降低患者耐受性。⑤注射时宜将造影剂加热至体温，以便降低其黏性。⑥给药时，患者应静卧，并注意监护。⑦静脉滴注漏液会导致局部疼痛，但极少导致严重的组织损害，局麻药能缓解疼痛。⑧药液使用剩余部分不可再用。⑨避光、阴凉处保存。

剂型规格 注射剂：每支 380mgI/ml（30ml；100ml）。

碘帕醇
Iopamidol

别名 碘比多，碘必乐，碘派米托，碘五醇，碘异肽醇，Iopamiron，Isovue，Niopam，Solutrast

作用用途 本品为非离子型水溶性造影剂，对血管壁及神经毒性低，局部及全身耐受性好。渗透压低，体内脱碘少。主要经肾排泄，半衰期因肾功能而异，一般为 2~4 小时。用于腰、胸及颈段脊髓造影，脑血管造影，周围动脉及静脉造影，心血管造影，冠状动脉造影，尿路、关节造影，CT 增强扫描等。

用法用量 注射用：剂量根据检查项目及采用技术决定。

检查项目	浓度	用量
脊髓造影	200~300mgI/ml	成人 5~15ml
大脑血管造影	300mgI/ml	成人 5~10ml*，儿童 3~7ml**
周围动、静脉造影	300mgI/ml	成人 20~50ml*
心血管及左心室造影	370mgI/ml	成人 30~80ml
主动脉造影	370mgI/ml	成人 50~80ml
冠状动脉造影	370mgI/ml	成人每动脉 4~8ml
肾动脉造影	370mgI/ml	成人 5~10ml
关节造影	300mgI/ml	成人 2~10ml
尿路造影	300~370mgI/ml	成人 20~50ml，儿童 1~2.5ml
CT 扫描	300~370mgI/ml	成人 50~100ml

* 可在需要情况下重复使用。一剂量有别于不同体型及年龄。

注意事项 ①对碘过敏者、甲亢患者、心脏代偿不全及癫痫患者忌用。②肝肾功能不全者，患心血管疾病、糖尿病、老人及具有过敏或气喘史者慎用。③孕妇不宜作腹部造影。④忌与其他药配合使用。⑤可引起脱水，尤其老年患者，患氮质血症或衰弱患者可能出现休克。另外，也见有眩晕、恶心、呕吐、精神症状等。⑥避强光、防冻保存。

剂型规格 注射剂：每支 200mgI/ml（20ml）；300mgI/ml（20ml）；370mgI/ml（20ml）。

碘海醇
Iohexol

别名 碘苯六醇，碘海索，碘六醇，欧苏，欧乃派克，三碘三酰胺六醇苯，三碘三酰苯，Exypaque，Omnipaque，Iohexol

作用用途 本品为单环非离子型水溶性造影剂。蛋白结合率 2%，1 小时血中浓度达高峰，24 小时内以原型经肾全部排出。主要用于脊椎造影，亦可用于心血管造影，动、静脉造影，尿路造影及增强 CT 扫描等。

用法用量 ①椎管内注射：剂量根据检查项目及采用的技术决定。

检查项目	浓度	用量
腰、胸段造影	180mgI/ml 或	每次 10~15ml
	240mgI/ml	每次 8~12ml
颈段造影	240mgI/ml	每次 10~12ml
CT 扫描脑	180mgI/ml 或	每次 5~15ml
池造影	240mgI/ml	每次 4~12ml
儿科脊髓造影		
<2 岁	180mgI/ml	每次 2~6ml
2~6	180mgI/ml	每次 4~8ml
>6 岁	180mgI/ml	每次 6~12ml

②用于心血管、动静脉及尿路造影：所用的碘浓度和用量一般与现在采用的其他各种血管造影剂相同。

注意事项 ①癫痫患者不宜蛛网膜下腔使用。严重甲亢患者禁用。②有过敏反应或气喘史，以及曾对含碘造影剂有反应者慎用，在这种情况下，可考虑造影前给予皮质激素或抗组胺药。③肝及肾功能不全、心脏和循环系统功能不全、体质虚弱、进行性脑动脉硬化、糖尿病、脑痉挛、甲状腺肿及骨髓白血病患者慎用。④使用中避免脱水。⑤有严重局部感染而可能引起菌血症者，不应采用腰椎穿刺术。⑥一旦发现有大量造影剂流入患者脑内的迹象，可考虑用巴比妥酸钠进行抗惊厥处理。⑦如某种原因使造影失败，不宜马上进行重复造影。⑧孕妇、哺乳期妇女用药安全性未确定。⑨勿与其他药物混用，并使用专用注射器。

剂型规格 注射剂：每支 140mgI/ml（50ml）；180mgI/ml（15ml）；240mgI/ml（20ml）；300mgI/ml（20ml）；350mgI/ml（20ml）。

碘普罗胺
Iopromide

别名 碘普胺，碘普罗酰胺，二丙醇胺己酰氨酸，优维显，Ultravist

作用用途 本品为非离子型低渗造影剂。具有非离子化、低渗透压、对血管刺激小、不影响心律、神经系统耐受性好的特点。主要用于直接血管造影，如动脉、冠状动脉及静脉造影，数字减数血管造影，计算体层摄影及尿路造影，关节腔及输卵管造影。但不用于蛛网膜下腔造影。

用法用量 注射用：动、静脉内给药根据检查项目及采用技术决定。

检查项目	浓度	用量
脑血管造影		
主动脉弓造影	300mgI/ml	50~80ml
选择性血管造影	300mgI/ml	6~15ml（1~2次注射）
胸主动脉造影	300mgI/ml	50~80ml
腹主动脉造影	300mgI/ml	40~60ml
双侧股动脉造影	300mgI/ml	40~60ml
外周血管造影		
上肢动脉造影	300mgI/ml	8~12ml
上肢静脉造影	300mgI/ml	15~30ml
下肢静脉造影	300mgI/ml	30~60ml
下肢动脉造影	300mgI/ml	20~30ml
心血管造影		
心室造影	370mgI/ml	40~60ml
冠状动脉造影	370mgI/ml	5~8ml
尿路造影	240mgI/ml	1.3m/kg体重
	300mgI/ml	1.01ml/kg体重
	370mgI/ml	0.8ml/kg体重
数字减数血管造影		
静脉注射	240~370mgI/ml	30~60ml
动脉注射		
计算体层摄影		
头部	240mgI/ml	1.5~2.5ml/kg体重
	300mgI/ml	1.0~2.0ml/kg体重
	370mgI/ml	1.0~1.5m/kg体重
全身		视临床需要定

注意事项 ①严重甲状腺功能亢进者、急性盆腔炎者、孕妇禁用。②对碘造影剂过敏，严重肝、肾功能不全，心脏及循环功能不全，肺气肿，活动性肺结核，健康状况差，进行性脑动脉硬化症，长期患糖尿病，脑痉挛，潜在性甲亢，多发性骨髓瘤等患者慎用。③嗜铬细胞瘤者，用药后易引起高血压危象。

剂型规格 注射剂：每支 240mgI/ml（20ml）；300mgI/ml（20ml；50ml）；370mgI/ml（20ml）。

碘曲仑
Iotrolan

别名 碘十醇，伊索显，Iotrol，Isovist，ZK39482

作用用途 本品为第一种非离子型二聚体三碘环造影剂。临床用于脊神经根、颈段、胸段、腰段脊髓及全脊髓造影术，CT脑池造影术，及其他体腔检查。

用法用量 椎管内注射：剂量根据检查项目及采用的技术决定。

检查项目	浓度	用量
脊神经根造影	190mgI/ml	7~10ml
腰脊髓造影	190mgI/ml	10~15ml
胸段脊髓造影	240 或 300mgI/ml	10~15ml/8~12ml
颈脊髓（直接从 C_1/C_2 间外侧注入）	240 或 300mgI/ml	8~12ml/7~10ml
颈脊髓（间接从腰部注入）	240mgI/ml	15ml
	300mgI/ml	8~15ml
全脊髓造影	300mgI/ml	10~15ml
脑室造影	240 或 300mgI/ml	3~15ml
	190mgI/ml	5~15ml
CT 扫描（脑池）	240mgI/ml	3~12ml
淋巴管间接造影	300mgI/ml	5~20ml
关节腔造影	240 或 300mgI/ml	2~15ml
子宫输卵管造影	240 或 300mgI/ml	10~25ml
乳腺造影	240 或 300mgI/ml	1~3ml
内窥镜的逆行胆、胰管造影	240 或 300mgI/ml	10~30ml
食管-胃-肠腔管造影	300mgI/ml	10~100ml

注意事项 ①严重的甲状腺功能亢进者禁用。大脑痉挛性疾病为蛛网膜下腔造影的相对禁忌证。孕妇及患急性盆腔炎者禁止作输卵管造影。②对碘过敏者，患潜在性甲亢及轻度结节性甲状腺肿者慎用。③安定药或抗抑郁药可能降低癫痫阈值，应停药 48 小时后方可用造影剂。④酗酒及吸毒者也可降低癫痫阈值，使用造影剂时应加倍小心。⑤用药后可能会发生持续数天的严重头痛。如患者发生痉挛，应缓慢静脉注射 10mg 地西泮，痉挛停止后给予苯巴比妥 0.2g，以防复发。⑥有过敏反应征兆或肌肉震颤现象时应静脉注射地西泮。⑦30℃ 以下，避光和避 X 线存放。

剂型规格 注射剂：每支 190mgI/ml（10ml）；240mgI/ml（10ml）；300mgI/ml（10ml）。

碘酞葡胺
Meglumine Iothalamate

别名 康瑞，异泛影葡胺，Conray，Conray-Meglumin，Contrix "28"，Cysto-Conray

作用用途 本品适用于肾盂尿路造影、心血管造影及周围血管造影、脑血管造影、CT 增强扫描、逆行肾盂造影。

用法用量 静脉注射：肾盂尿路造影，20ml；心血管造影，30~40ml；周围血管造影，10~40ml；脑血管造影，7~15ml，必要时可重复 1 次；逆行肾盂造影，30%溶液，每次 5~20ml。

注意事项 ①甲状腺功能亢进、心脏代偿不全、尿闭及对本品过敏者禁用。②肝、肾功能严重损害，糖尿病及脱水患者慎用。③不宜与其他药物配合使用。

剂型规格 注射剂：60%（30ml）。

碘佛醇
Ioversol

别名 安射力，Optiray

作用用途 本品为水溶液，用作经血管给药的诊断用不透X线非离子型造影剂。适用于脑血管、周围动脉、内脏动脉、肾动脉、主动脉、冠状动脉、左室造影；儿童心血管、静脉、头部CT、体部CT、静脉性数字减影、血管、静脉性尿路造影。

用法用量 注射用：①脑血管造影、周围动脉造影：使用安射力320，单次注射颈动脉或椎动脉造影，成人剂量为5～10ml，需要时可重复注射，主动脉弓及其4个主要分支造影需20～50ml，总剂量不超过200ml。各种注射量为：主动脉，髂动脉及以下分支为60ml（20～90ml）；髂总、股动脉为40ml（10～50ml）；锁骨下、肱动脉为20ml（15～30ml）。以上剂量需要时可重复，总剂量不超过250ml。②内脏动脉、肾动脉和主动脉造影，安射力320。主动脉及腹部各血管分支的剂量为：主动脉45ml（10～80ml）；腹腔动脉45ml（12～60ml）；肠系膜上动脉45ml（15～60ml）；肾及肠系膜下动脉9ml（6～15ml）。以上剂量需要时可重复，总剂量不超过250ml。③冠状动脉和左室造影，安射力320或350。左冠状动脉8ml（2～10ml），右冠状动脉6ml（1～10ml），左心室40ml（30～50ml），以上剂量必要时可重复，总剂量不超过250ml。当使用单次大剂量时如作心室和主动脉造影，建议每次注射后等候数分钟，使可能发生的血液动力学变化得以恢复。④儿童心血管造影，安射力320，单次注射剂量为1.25ml/kg体重，其范围为1～1.5ml/kg体重。作多次注射时，总量不超过5ml/kg体重，每次使用总量不超过250ml。⑤静脉造影，安射力350，每个肢体50～100ml，根据情况有所增减，一般不超过250ml。检查完后，应使用氯化钠注射液或5%右旋糖溶液冲静脉，按摩及抬高患肢也有利于造影剂的廓清。⑥头部CT：成人，一般剂量为安射力320 50～150ml，剂量不超过150ml；儿童，1～3ml/kg体重。⑦体部CT：可以用安射力350或安射力320，注射方法可采用团注、快速滴注或二者结合。成人常用剂量如下：安射力350，团注25～75ml，滴注50～150ml；安射力320，团注25～75ml，滴注50～150ml。

安射力350、320的最大使用剂量不应超过150ml。儿童使用安射力320，推荐剂量为1～3ml/kg体重，一般用2ml/kg体重。⑧静脉数字减影血管造影，安射力350注射于中心静脉，如上、下腔静脉或右房或周围静脉如臂部静脉。作中心注射时，可在肘前窝处插入导管使进入贵要静脉或头静脉，也可从腿部进入股静脉，最后达相应的腔静脉远侧段。作周围注射时，导管在肘前窝处进入合适大小的臂静脉。每次剂量为30～50ml，必要时

可重复注射。总剂量不超过250ml。中心注射速度为每秒10～30ml。周围注射每秒12～20ml。注完造影剂后立即用20～25ml氯化钠注射液或5%右旋糖水溶液冲刷静脉。⑨静脉性尿路造影，成人用50～75ml安射力350或安射力320，如显影不良可使用更高剂量，用安射力350最大量140ml，安射力320最大量150ml。儿童，安射力320剂量0.5～3ml/kg体重，通常儿童所用剂量为1～1.5ml/kg体重。婴儿和儿童剂量应根据年龄和体重按比例而定。总剂量不超过3ml/kg体重。

注意事项 ①经非肠道注射的含碘造影剂都会出现以下副作用。严重的危及生命，甚至死亡。死亡的发生都在注射中或注射后5～10分钟内。②过量注射应立即进行对症治疗。本品不与血浆蛋白结合，因此是可透析的。③脑血管造影注意会出现心动过缓、血压升高或降低、抽搐、轻瘫、视力障碍。④周围动脉造影注射的动脉必须有搏动，对闭塞性血栓性脉管炎或严重缺血性疾患伴向上蔓延感染，造影应极谨慎。⑤主动脉造影可能有邻近器官损伤、胸膜穿破、肾损伤。采用腰部技术可能有腹膜后出血、脊髓损伤及横断性脊髓炎症状。⑥冠脉造影应对心电图及生命指征进行监测。⑦患有血栓、静脉炎、严重缺血、局部感染或静脉系统完全阻塞，建议在透视下操作，防止注射时造影剂溢出血管外。⑧30℃以下储存。造影剂对光敏感，必需避免强日光，也不能直接暴露在太阳下。如果产品冻结或有结晶出现则不能使用。

剂型规格 注射剂：①安射力350，每毫升可提供有机结合碘350mg，每支50ml；100ml；125ml。②安射力320，每毫升可提供有机结合碘320mg，每支20ml；50ml；75ml；100ml；125ml。

碘克沙醇
Iodixanol

别名 威视派克，Visipaque

作用用途 本品是一非离子型双体六碘水溶性的X线造影剂。与全血和其他相应规格的非离子型单位造影剂相比，所有临床使用浓度的纯碘克沙醇水溶液具有较低的渗透压，通过加入电解质，本品和正常的体液等渗。注射时，有机结合碘在血管、组织中吸收射线。本品为X线造影剂，用于成人的心血管造影、脑血管造影、尿路造影、静脉造影以及CT增强检查；儿童心血管造影、尿路造影和CT增强检查。

用法用量 给药剂量取决于检查的类型、年龄、体重、心输出量和病人全身情况及所使用的技术，通常使用量与其他当今使用的含碘X线造影剂相似，但在一些研究中使用较低碘浓度的碘克沙醇注射的诊断信息，与其他造影剂一样，在给药前后应给病人充足的水分。

下列推荐的剂量可作为指导，用于动脉内注射的单次剂量，可重复使用。

动脉内使用： ①动脉造影，选择性脑动脉造影，

270/320* mg I/ml，每次 5～10ml；选择性 i. a. DSA，150mg I/ml，每次 5～10ml；主动脉造影，270/320mg I/ml，每次40～60ml；外周动脉造影，270/320mg I/ml，每次 30～60ml；外周 i. a. DSA，150mg I/ml，每次 30～60ml；选择性内脏 i. a. DSA，270mg I/ml，每次 10～40ml；②心血管造影，左心室与主动脉根注射，320mg I/ml，每次 30～60ml；选择性冠状动脉造影，320mg I/ml，每次 4～8ml；儿童，270/320mg I/ml，根据年龄、体重和病理情况（推荐最大总剂量为按体重 10ml/kg）。

静脉内使用： ①尿路造影，成人，270/320mg I/ml，40～80ml**，儿童＜7kg，270/320mg I/ml，按体重 2～4ml/kg，儿童＞7kg，270/320mg I/ml，按体重 2～3ml/kg，所有剂量均根据年龄、体重及病理情况（最大剂量为50ml）。②静脉造影，270mg I/ml，每腿 50～150ml，CT增强，成人：头部 CT，270/320mg I/ml，50～150ml，成人：体部 CT，270/320mg I/ml，75～150ml，儿童：头、体部 CT，270/320mg I/ml，按体重 2～3ml/kg 可至 50ml（少数病例可至 150ml）。

*两种规格都有文献记载，但是多数病例推荐使用270mgI/ml。**在高剂量的尿路造影中可以使用较高剂量。

老年人 与其他成年人剂量相同。

注意事项 ①未经控制症状的甲亢患者及既往对本品有严重不良反应史的患者禁用。②孕妇及哺乳期妇女，使用本品的安全性并未确定。本品不应用于孕妇，除非利大于弊，并且临床医师认为必需。③有过敏、哮喘和对碘制剂有不良反应者要慎用。④含碘造影剂可激发过敏样反应或其他过敏反应的表现。⑤有严重心脏病和肺动脉高压的病人应慎用。⑥有急性脑病、脑瘤、癫痫病史的病人要慎用。⑦使用造影剂的病人应至少观察 30 分钟，有的过敏反应可能发生在几小时甚至几天后。

剂型规格 注射剂：每瓶 13.5g（50ml）；16g（50ml）；27g（100ml）；32g（100ml）。

碘苯酯
Iophendylate

别名 磺苯十一酸酯，碘芬酯，Myodil

作用用途 本品为 X 线诊断用阳性造影剂。能被吸收和排空完全。不良反应较碘化油少。主要用于椎管内蛛网膜下腔造影（脊髓造影），也用于脑室和脑池造影、淋巴造影。

用法用量 椎管内注射：每次 2~5ml，在抽出等量脑脊液后缓慢注入。淋巴造影，可直接注入。

注意事项 ①有脑脊髓疾病及碘过敏者忌用。②用药前须做碘过敏试验。③淋巴结或附近淋巴管内，用量酌定。有头痛、背痛、体温轻度升高及暂时性下肢疼痛。④造影后应尽可能抽出药物，以减少后遗症。

剂型规格 注射剂：30%，每支3ml。

钆喷酸葡胺
Dimeglumine Gadopentetate

别名 加都三胺五乙酸，马根维显，钆-DTPA 二甲葡胺，钆喷酸二甲葡胺盐，Gd-DTPA，Magnevist

作用用途 本品为第一种用于磁共振成像术的静脉造影剂。本品经静脉注射后约 1 分钟，血和组织中浓度已达高峰，清除半衰期约 20 分钟，大部以原药由肾排泄。进入体内后能缩短不同组织中质子的弛豫时间，从而增强 MR 图像的清晰度和对比度。用于脑和脊髓管的磁共振成像。特别是用于肿瘤的诊断，以及怀疑脑（脊）膜瘤、听神经瘤、神经胶质瘤和瘤转移时的进一步鉴别诊断，还用于小型或不易与健康组织区分的肿瘤、罕见的肿瘤（如垂体微腺瘤）等的鉴别诊断。尚可用于识别肿瘤位于脊髓内还是脊髓外及其在脊髓内的扩散情况。

用法用量 静脉注射：成人和 2 岁以上儿童，0.2ml/kg 体重，就能得到良好的影像。如需要时，可在第 1 次给药后 30 分钟按上述剂量再注射 1 次，于 90 分钟内进行磁共振成像术。

注意事项 ①磁共振检查禁忌者禁用。肾功能严重损害时，要严格对症用药。②孕妇应权衡利弊用药。③为了及时处理造影剂可能引起的不良反应，必需备好急救药物和器材，气管导管和人工呼吸器等。④在进行磁共振成像术时，应脱开心脏起搏器、铁磁的血管夹。⑤溶液一经打开应即时使用，4 小时内未用完的溶液应弃去。⑥个别有过敏性的皮肤和黏膜反应；罕见有过敏性休克；快速给药可能出现短暂性味觉感；给予造影剂后，血清铁值和血清胆红素值可能稍有上升，但一般在 24 小时内恢复正常值。⑦25℃以下，避光保存。

剂型规格 注射剂：每支 7.42g（20ml）、5.57g（15ml）、3.71g（10ml）。

钆磷维塞
Gadofosveset

作用用途 本品为诊断造影药，用于磁共振血管造影术，颈动脉磁共振成像。

用法用量 静脉注射：①磁共振血管造影术：检测外用动脉闭塞性疾病时，推荐的安全量和最低有效量为每次 0.03mmol/kg，静脉给药 30 秒。②颈动脉磁共振成像：0.01mmol/kg、0.03mmol/kg、0.05mmol/kg，静脉滴注，给药 5 分钟或 50 分钟后可得影像。

注意事项 ①对本品或其他钆化合物过敏者禁用。②下列情况慎用：严重肾功能损害者、镰细胞性贫血、同用布洛芬或萘普生时。③用药时要监测血清肌酐、血清钙浓度。④不良反应：感觉异常、血钙降低、恶心、口中金属味、AST 升高、瘙痒等。

剂型规格 注射剂：每支 0.25mmol/ml（10ml）；0.25mmol/ml（15ml）；0.25mmol/ml（20ml）。

第二节 器官功能检查及其他诊断剂

五肽胃泌素
Pentagastrin

作用用途 本品是一种胃泌素类似物，能促使胃体分泌胃液，具有与胃泌素相同的生理功能，临床上用于胃功能测定。

用法用量 皮下注射：每次 6μg/kg 体重，或按此剂量在 1 小时内静脉滴注。

剂型规格 注射剂：每支 400μg（2ml）。

荧光素钠
Fluorescein Sodium

别名 可溶性荧光素，荧光红钠，荧光黄钠

作用用途 滴眼液用于眼科诊断。滴眼后正常角膜不显色，异常角膜显色。注射剂用于测血液循环时间，静脉注射后，在紫外线灯下观察，以 10~16 秒内唇部黏膜能见到黄绿色荧光为正常。

用法用量 ①滴眼：滴眼后于角膜显微镜下观察颜色。②静脉注射：测血循环时间，于臂静脉注射 2ml，每次用量 0.4~0.8g（2~4ml）。

注意事项 ①滴眼剂应注意灭菌并防止污染。②测血循环时，先天性缺血性心脏病患者，肝、肾功能严重不良者及孕妇禁用，有药物过敏史者慎用。

剂型规格 ①滴眼剂：每支 2%（5ml）。②注射剂：每支 0.4g（2ml）。

胰功肽
N-Benzoyl-L-tyrosyl-
P-aminobenzoic Acid

别名 胺桂苯酸，苯酪肽，N-苯甲酰-L-酪氨酰对苯甲酸，胰功定，胰糜定，BT-PABA

作用用途 本品为安息香酸、酪氨酸、对氨基苯甲酸合成的三肽化合物。口服后，在十二指肠和小肠中不受消化液中其他酶的影响，仅胰腺外分泌的糜蛋白酶对本品有特异的分解能力，分解产物之一为对氨基苯甲酸（PABA），PABA 在小肠被吸收，在肝脏代谢后由肾脏从尿中排出。如胰功能障碍，胰分泌糜蛋白酶减少，利用这一特点，口服本品后测定规定时间内尿中 PABA 的排出率，可间接反应胰腺外分泌功能状态，以诊断胰腺外分泌功能。适用于慢性胰腺炎、胰腺癌、胰硬化和糖尿病等胰腺外分泌功能障碍的诊断。

用法用量 口服：每次 0.5g，当日早晨空腹服留小量尿液作对照。用药时应记下实际含量，再饮水 300ml，

为利尿起见，服药后 1 小时再饮 200ml 水，从服药起收集 6 小时内的全部尿量待查。

注意事项 ①急性胰腺炎、肝炎和肝、肾功能严重衰竭及小肠吸收不良者禁用。②服药前 3 日禁用胰酶制剂、磺胺类、氯霉素、利尿剂、利胆剂、复合维生素 B 等药物，以免干扰诊断。③检查前 1 日晚饭后直到服药后 6 小时之内禁食，可饮水。

剂型规格 溶液剂：每 10ml 含 0.5g。

妊娠诊断剂
Renchen Zhenduanji

作用用途 本品用于诊断妊娠。由于孕妇尿中绒毛膜促性腺激素含量高，可与抗血清作用，而使乳胶抗原加入后不起作用而呈均匀乳液，而非孕妇尿则不妨碍抗血清与乳胶抗原结合而出现均匀一致的凝集颗粒。

用法用量 在黑色方格内滴尿 1 滴，再加滴抗血清 1 滴，用玻棒搅匀，然后滴加 1 滴乳胶抗原，继续摇动 2~3 分钟，在较强光线下观察，出现明显均匀一致的凝集颗粒为阴性，仍保持乳状液为阳性。

结核菌素纯蛋白衍生物
Purified Protein Derivative of Tuberculin

别名 TB-PPD

作用用途 本品系用结核杆菌经培养后的滤液提纯制成，用于结核病的临床诊断、卡介苗接种对象的选择及卡介苗接种后机体免疫反应的监测。

用法用量 皮内注射：吸取本品 0.1ml，采取孟都氏法注射于前臂掌侧皮内。于注射后 48~72 小时检查注射部位反应。测量应以硬结的横径及纵径的 mm 数记录之。反应平均直径应不低于 5mm 为阳性反应。凡有水泡、坏死、淋巴管炎者均属强阳性反应，应详细注明。

注意事项 ①患急性传染病（如麻疹、百日咳、流行性感冒、肺炎等）、急性眼结合膜炎、急性中耳炎、广泛皮肤病者及过敏体质者暂不宜使用。②安瓿开启后在半小时内使用。

剂型规格 注射剂：每支 20IU（1ml）；50IU（1ml）；50IU（2ml）。

组胺
Histamine

别名 组织胺

作用用途 本品能使平滑肌痉挛，毛细血管扩张和通透性增加，对胃液分泌有高度选择作用，小剂量即可

促使其分泌。主要用于胃分泌功能的检查、麻风病的辅助诊断及脱敏。

用法用量 皮下注射：①胃分泌功能检查：晨起空腹时，皮下注射本品 0.25～0.5mg 后化验胃液，如仍无胃酸分泌，即可断定为真性胃酸缺乏症。②麻风病辅助诊断：皮内注射 1：1000 磷酸组胺，观察反应，皮肤出现完整的三联反应可排除麻风病，否则有患麻风病可能。③脱敏：皮下注射 0.00001mg/ml 本品 0.5～1ml，以后每日增加 10 倍浓度，直至 0.1mg/ml，即可达到脱敏目的。

注意事项 ①孕妇、支气管哮喘及有过敏史者禁用。②如发生过敏性休克时用肾上腺素解救。③脱敏时用的注射液应酌加抑菌剂。

剂型规格 注射剂：每支 1mg（1ml）。

吲哚菁绿
Indocya Nine Viride

别名 诊断绿

作用用途 本品用于临床检查循环功能及肝功能。前者按染料稀释法，可以测定心脏排出量、循环时间、心室血管的分流、瓣返流等；后者按 ICG 试验，通过测定血中消失率、滞留率，判断肝功能状态及肝血流量等。

用法用量 静脉注射：临床使用时，用注射用水溶解，每次 0.5mg/kg 体重计算用量。

注意事项 ①对碘有过敏症既往史者禁用，过敏体质者慎用。②用时应准备抗休克的药品和装置，临用前一定要用附带的无菌注射用水溶解，不得使用其他溶液。③本品避光保存，溶解后立即使用。

剂型规格 注射剂：每支 25mg。

糖精钠
Saccharin Sodium

别名 可溶性糖精，可溶性甜精，甜精钠

作用用途 本品用于测定血循环时间。

用法用量 静脉注射：每次 1g，由臂静脉迅速注射至感到有甜味为止，正常者为 8～16 秒，心力衰竭患者显著延长，可超过 45 秒。

注意事项 ①有明显的心力衰竭者禁用。②注射时不能溢漏出血管外。③长期使用可影响消化功能。④注射用药偶可致皮肤过敏反应。⑤密闭保存。

剂型规格 注射剂：每支 1g（2ml）。

乙醚
Ether

作用用途 本品用于测定血循环时间，主要应用于测定臂到肺的血循环。

用法用量 静脉注射：将 1ml 乙醚与 2ml 灭菌生理盐水混合，自臂静脉注入至嗅到乙醚味为止，正常者为 4～6 秒。

注意事项 ①注射部位有疼痛感。②勿漏出血管外。③明显的心力衰竭者禁用。

剂型规格 注射剂：每支 3ml。

磺溴酞钠
Sulfobromophthalein Sodium

别名 酚四溴酞钠，酚四溴酞磺酸钠，磺酰溴酞钠，磺溴酚酞钠，溴磺酞钠

作用用途 本品为一种染料。静脉注射后，可与血浆蛋白结合，然后释放到肝细胞内，约有 80% 与谷胱甘肽、甘氨酸等结合并排入胆汁。该染料从血液中的清除速率取决于肝细胞对它摄取、结合和排泄的能力。临床用于测定肝功能。

用法用量 静脉注射：每次 5mg/kg 体重，应缓慢注射，注射时间持续 3 分钟以上。注射后 45 分钟从另一侧臂静脉抽血，测定血清中本品的含量。正常人应少于 5%，若超过 5% 则提示肝功能不良。

注意事项 ①对本品过敏者、肝癌、肝硬化、肝脂肪变性、黄疸患者忌用。②静脉注射可致血栓性静脉炎，注射时外漏可致局部炎症反应，故应缓慢注射，切勿漏出血管外。③偶致过敏反应，甚至出现类似过敏性休克的全身症状，用药前应做过敏试验。

剂型规格 注射剂：每支 0.15g；0.25g。

酚磺酞
Phenolsulfonphthalein

别名 二羟二苯基苯甲砜，酚红，酚酞砜，磺溴酞，Phenol Red，PSP

作用用途 本品用于肾功能诊断，静脉注射后，根据尿内排泄的快慢，以测定肾功能是否正常。静脉注射后约 96% 与血浆蛋白结合。游离型药物由肾小球滤过，结合型药物约 80% 由肾小管分泌，约 20% 经肝胆排泄。

用法用量 静脉注射：每次 1ml，15 分钟后，尿量超过 50ml，尿中本品含量应占注入量的 25% 以上，1 小时应排出 35%～40%，2 小时应排出 55%～75%。

注意事项 ①注射前应饮水 300～400ml，并把尿排空。静脉注射时勿漏出血管外。②服用青霉素、丙磺舒、某些磺胺类及水杨酸盐等药物，可以影响本品的排泄。心力衰竭、水肿、休克、脱水等由于尿量减少，影响检查结果。

剂型规格 注射剂：每支 6mg（1ml）。

注射用六氟化硫微泡
Sulphur Hexafluoride Microbubbles for Injection

别名 声诺维

作用用途 本品仅用于临床诊断。超声心动（检查）本品是一种可以通过肺循环的超声心动图对比剂，在用于已确诊或怀疑为心血管疾病的患者时可以增强心

脏腔室的浑浊度，从而清楚地描绘出左室心内膜边缘线。大血管多普勒（检查）本品可以提高多普勒信噪比，从而提高发现及排除脑动脉、颅外颈动脉或外周动脉疾病的准确性。本品可以提高成像质量，在门静脉方面还可以延长有临床意义的信号增强时间。小血管多普勒（检查）在多普勒检查时，本品增强肝脏和乳腺病变血管形成的显像效果，从而可以更准确地定性。

用法用量 静脉注射：在使用前向小瓶内注入注射用生理盐水，即 0.9%（W/V）无菌氯化钠注射液 5ml，然后用力振摇瓶子，直至冻干粉末完全分散。将微泡混悬液抽吸至注射器后应立即注入外周静脉。混悬液配制后 6 小时内的任何时候都可将所需容量抽吸到注射器中使用。在使用前，应振摇瓶子使微泡重新均匀分散后，抽吸至注射器中立即注射。每次注射本品混悬液后，应随之应用 0.9%（W/V）无菌氯化钠注射液 5ml 冲注。**本品推荐剂量**：心脏 B 型超声成像（常规或负荷检查）时用量为：2ml；血管多普勒成像时用量为：2.4ml。在单次检查过程中，如果医生认为有必要，可以第二次注射推荐剂量的本品。除注射用生理盐水外，注射用六氟化硫微泡不能与其他药品混合。

注意事项 ①以下情况者禁用本品：已知对六氟化硫或其他组分有过敏史的病人；近期急性冠脉综合征或临床不稳定性缺血性心脏病的病人，包括正渐变为或进行性心肌梗死；过去 7 天内，安静状态下出现典型性心绞痛；过去 7 天内，心脏症状出现明显恶化；刚接受了冠脉介入手术或其他提示临床不稳定的因素（如最近心电图、实验室或临床所见提示的恶化）；急性心衰，心功能衰竭 III/IV 级及严重心律失常；伴有右向左分流的心脏病患者、重度肺高压患者（肺动脉压>90mmHg）、未控制的系统高血压患者和成人呼吸窘迫综合征患者②不适用于使用呼吸机的患者和不稳定性神经疾病患者。③注射本品的过程中及注射后至少 30 分钟对病人进行密切医学观察。④严重的慢性阻塞性肺病的患者慎用。⑤孕妇、哺乳期妇女及 18 岁以下患者慎用。

剂型规格 注射剂：每支含六氟化硫 59mg。

氨乙吡唑
Betazole

别名 Histalog

作用用途 本品为组胺的同分异构体，作用比较缓慢、明显而且持久，不良反应较少。主要是用于胃酸分泌功能的检查。

用法用量 肌内或皮下注射：每次 0.5mg/kg 体重。

剂型规格 注射剂：50mg（1ml）。

靛胭脂
Indicarmine

别名 靛蓝二磺酸钠，靛红，靛卡红，可溶性靛蓝，Indigo Carmine

作用用途 本品为蓝色染料，主要由肾小管排泄。正常情况下，静脉注射后 10 分钟内，尿液显蓝色，在 3 小时内几乎全部排出，肾功能减退时，排出时间延迟，量少色浅。本品用于测定肾功能，也用于瘘管造影以及用作食物、药品、化妆品等的着色剂。

用法用量 静脉或肌内注射：应用后 10 分钟内，尿液如显蓝色为正常。

注意事项 注射后有恶心、呕吐、心动过缓等反应。偶可致过敏反应，表现为瘙痒、皮疹、支气管痉挛。故有过敏史的患者给药前应做过敏试验。

剂型规格 注射剂：每支 40mg（10ml）。

偶氮蓝
Azoblue

别名 依文斯蓝，依文思蓝，依文氏蓝，Evan's Blue，T-1824

作用用途 本品用于测定血浆和血容量，也可作动脉插管（化疗）时定位用。

用法用量 静脉注射：每次 25mg，用 1~2ml 生理盐水稀释后空腹时静脉注射，9 分钟后抽血测定。

注意事项 ①剂量和时间要求准确。②不可漏出血管外。

剂型规格 注射剂：25mg（5ml）。

刚果红
Congo Red

别名 茶红

作用用途 本品用于诊断淀粉样病变。注射后 1 小时内自血浆排出不超过 40%，尿中排泄亦不显著者为正常。如血浆中排出超过 60%，尿中排出仍不显著者，则可能有淀粉样病变。如尿中有大量刚果红，表示可能有肾小管脂肪性病变或类似病变。

用法用量 静脉注射：用于诊断，每次 0.1g。用于止血，1% 溶液，每次 50~100mg，必要时隔 4~6 小时再注射。

注意事项 ①本品为澄清的亮红溶液，如稍有沉淀析出，即有毒性，不可使用。②忌与氯化钠或葡萄糖注射液配伍。③缓慢注射，以防血栓形成。

剂型规格 注射剂：0.15g（15ml）。

第三节 药用放射性核素

喷替酸钙三钠
Pentetate Calcium Trisodium

别名 三胺戊乙酸钙三钠，Ca-DTPA

作用用途 本品为防治放射病用药。FDA 批准用于已知或疑似体内钚、镅或锔污染的放射性损伤，也用于铅雾误吸中毒。

用法用量 静脉滴注或静脉注射：①推荐，首剂 1g，静脉注射（3~4 分钟）或静脉滴注（以 5% 葡萄糖注射液、乳酸林格注射液或生理盐水 100~250ml 稀释）。最好以喷替酸锌钠（Zn-DTPA）维持，仅在无 Zn-DTPA 时，才用本品，每次 1g，每日 1 次。②对 24 小时内吸入而造成体内污染者，用灭菌注射用水或生理盐水按 1:1 稀释后，雾化吸入（吸入后不应服用任何祛痰药）。③对不能静脉给药者，可肌内注射（其安全性、有效性尚未评价）。肌内注射可引起显著的注射部位疼痛；推荐注射前加入 1%~2% 普鲁卡因注射液。

注意事项 ①禁忌证尚不明确。②孕妇、哺乳期妇女慎用。③哮喘、先前已有肾脏疾病或骨髓细胞生成功能降低者、严重血色病者慎用。④不良反应：胸痛、头痛、头晕、嗅觉丧失、血色病、腹泻、中口金属味、恶心、呕吐、咳嗽或哮喘、痛性痉挛、皮炎、过敏反应等。

剂型规格 注射剂：每支 0.25g；0.5g；1g。

喷替酸锌钠
Pentetate Zinc Trisodium

别名 Zn-DTPA

作用用途 本品为防治放射病用药。FDA 已批准用于已知或疑似体内钚、镅或锔污染的放射性损伤。

用法用量 静脉滴注或静脉注射：①推荐首剂 1g，静脉注射（3~4 分钟）或静脉滴注（以 5% 葡萄糖注射液、乳酸林格注射液或生理盐水 100~250ml 稀释）。在体内污染后的 24 小时内，首次给药最好用喷替酸钙三钠（Ca-DTPA），再以本品维持，维持治疗时，推荐本品每次 1g，每日 1 次，静脉滴注；持续时间取决于体内污染的程度及患者对治疗的反应。②对 24 小时内吸入而造成体内污染者，按 1:1 用灭菌注射用水或生理盐水稀释本品后，雾化吸入（吸入后不应服用任何祛痰药）。③不能静脉给药者，可肌内注射。肌注可引起显著的注射部位疼痛；推荐注射前加入 1%~2% 的普鲁卡因注射液。

注意事项 ①禁忌证尚不明确。②孕妇、哺乳期妇女慎用。③不良反应：头痛、头晕、恶心、呕吐、肌肉痛性痉挛、骨盆疼痛、瘙痒等。

剂型规格 注射剂：每支 1g（5ml）。

邻碘 ［^{131}I］ 马尿酸钠注射液
Iodine ［^{131}I］ –o–Iodohippurate Sodium Injection

别名 放射性邻碘^{131}I 马尿酸钠注射液，^{131}I-Hippuran

作用用途 本品为含^{131}I 的同位素制剂，用于检查双侧肾功能和上尿路通畅情况。马尿酸为体内代谢产物，主要在肝脏由苯甲酸与甘氨酸结合而成，由肾脏排泄。本品静脉注入后随血流经过肾脏时，80% 左右由肾小管近端小管上皮细胞吸收，然后分泌到管腔，汇集直接由肾小球滤出的其余 20%，随尿液排出体外，30 分钟可排出 70% 左右。本品主要用于肾图检查、肾有效血浆流量测定、肾动态显像。

用法用量 静脉注射：①肾图检查，静脉注射 0.185~0.370MBq 后立即进行检查。②肾有效血浆流量测定，静脉注射 1.1MBq 后立即进行测定。③肾动态显像，静脉注射 11.1~18.5MBq 后立即进行显像。常用邻^{131}碘马尿酸钠的生理盐水稀释液，注射后立即描记 15 分钟，必要时可延长记时时间。

注意事项 ①一般检查前饮水 300~500ml。饮水愈多，尿量愈多，流速愈快，肾图顶峰愈尖，升降愈速。必要时可禁水或大量饮水，分别作肾图进行比较，有助于了解肾功能。②药液内游离的^{131}I 和^{131}碘苯甲酸的含量越少越好，应在 5% 以下，不能超过 10%，否则肾图明显失真。用药后甲状腺肿的患者偶会出现严重的甲状腺肿大，年轻患者偶可致甲状腺癌。③少数有甲状腺功能亢进症的患者用药后会出现为甲状腺机能减退。

剂型规格 注射剂：每支 37MBq；111MBq；185MBq；370MBq。

邻碘 ［^{131}I］ 玫瑰红钠注射液
Iodine ［^{131}I］ Rose Bengal Sodiam Injection

别名 放射性碘玫瑰红钠 ［^{131}I］ 注射液，放射性四氯四碘荧光素钠

作用用途 本品为含^{131}碘的同位素制剂。注射后可被肝细胞摄取，通过胆道排泄。当肝实质细胞受损或胆道阻塞时，肝脏的摄取和排泄均有改变。故可用于测定肝功能和鉴别黄疸。亦可用于肝胆扫描。

用法用量 静脉注射：①肝功能测定，每次 10~30μCi。②肝脏和胆囊扫描，每次 200~500μCi，注射后 5~10 分钟开始扫描，90 分钟扫描结束，150 分钟后胆囊显影，可作鉴别黄疸原因的参考。

注意事项 ①20 岁以下、孕妇、哺乳期妇女及肾功

能不全者忌用。②检查前1个月停服含碘丰富的药物、食物、甲状腺素及抗甲状腺药物、肾上腺皮质激素药物、磺胺类药、避孕药、抗结核病药、碘剂造影等。③用药后偶可致甲状腺炎，可致甲状腺肿患者的甲状腺肿大，年轻患者偶可致甲状腺癌，少数患有甲状腺毒症的患者偶可致甲状腺功能减退。④大剂量可致恶心、呕吐及骨髓抑制。⑤检查前应空腹。⑥保存于铅容器内。

剂型规格 注射剂：每支 5mCi；10mCi；15mCi。

碘［131I］人血清白蛋白注射液
Iodine［131I］Human Seroalbumin Injection

别名 放射性碘人血清白蛋白［131I］注射液，Radioiodinated Serum Albumin Injection

作用用途 本品为放射性碘［131I］标记的人血清白蛋白的灭菌溶液或其冻干品。能释放出 γ 射线，适用于测定心排血量、冠状循环指数测定脑扫描、循环血量测定、循环时间测定、脊髓扫描。

用法用量 静脉注射：①心排血量测定，测量探头对准心脏，快速静脉注射本品 10～30μCi，可记录到心放射图，根据公式求出心排血量。②血容量测定，每次 2～20μCi。胎盘：每次 5μCi。

注意事项 ①20 岁以下患者、孕妇、哺乳期妇女、肾功能不全者禁用。②检查前应空腹。③检查前 1 个月停用含碘、甲状腺素、抗甲状腺药物、泼尼松、磺胺类药、避孕药、抗结核病药、碘造影剂等。用药后偶可致甲状腺炎；甲状腺肿患者偶可致甲状腺肿大。年轻患者偶可致白血病及甲状腺癌。④少数甲状腺毒症的患者用药后可致甲状腺功能减退。⑤大剂量可致恶心、呕吐及骨髓抑制。

剂型规格 注射剂：每支 2mCi；5mCi；10mCi。

碘［131I］化钠口服溶液
Iodine［131I］Sodium Solution

别名 131碘化钠溶液，放射性碘化钠［131I］溶液，Radioactive Iodine Solution，Sodium Radio-iodide［131I］Solution

作用用途 本品为放射性碘，能被甲状腺所摄取，并参与甲状腺激素的合成。服用较大剂量的131I 可使甲状腺组织受到 β 射线的破坏。131I 主要释放 β 射线（约99%），β 射线的射程约 0.5～2mm，应用适量，辐射作用只限于甲状腺内，增生的甲状腺细胞对 β 射线较敏感，因而对周围组织损害较少。本品适用于甲状腺功能亢进患者，疗效相当于手术大部切除。用药后约 2 个月放射性消失。131I 还可产生 γ 射线（约1%），服用示踪量的本品后，可借助仪器在体外测定并计算出甲状腺吸收131I 的百分率，可用来作甲状腺摄碘功能的测定。所以本品也可用于甲状腺扫描和治疗顽固性心绞痛。

用法用量 口服：①甲状腺功能测定，每块 2μCi，空腹服用。服药后1、3、24 小时分别由体外计数测定甲状腺的放射性，3 小时摄碘率小于30%，24 小时小于45%，甲亢患者高于此值，甲状腺功能低下患者小于此值。②甲状腺扫描，每次 50～100μCi，用药后可描绘出甲状腺的形态和大小。治疗甲亢或控制甲状腺癌，每次 1.5～10mCi。

注意事项 ①20 岁以下、孕妇、哺乳期妇女及肾功能不全者禁用。②用于治疗甲亢，容易造成甲状腺功能低下，白细胞减少，偶可发生甲状腺癌。③检查前 1 个月停服含碘丰富的药物、食物、甲状腺素、抗甲状腺药、可的松类药物、磺胺类药物、避孕药、抗结核病药和碘造影剂。

剂型规格 溶液剂：每支 25mCi；50mCi；100mCi；200mCi。

氙［133Xe］注射液
Xenon［133Xe］Injection

别名 放射性氙［133Xe］注射液，133氙生理盐水，Radio-Xenon［133Xe］Injection，Xenon-133Saline

作用用途 本品（氙）在水溶液中溶解度很小，当含有［133Xe］从溶液通过含气肺泡时，95% 注射的［133Xe］从溶液中溢出，它的分布与肺毛细血管血流量成正比。本品能迅速通过肺泡，很容易从呼出的空气中排出而迅速从人体内清除，所以一般并不产生明显的不良反应。

用法用量 （1）静脉注射：①肺功能检查，每次 0.5～1.0mCi。②肺 γ 闪烁照像，每次 3～10mCi。③器官血流量测定，每次 0.03～0.15mCi。（2）肌内注射：测定上肢血流量，每次 1mci。

注意事项 置特制包装容器内于 0～4℃保存。

剂型规格 注射剂：每毫升 1～20mCi。

二乙三胺五醋酸镱［169Yb］
Ytterbium-［169Yb］Diethyl Triamine Pentaacetic Acid

别名 放射性二乙三胺五醋酸镱，［169Yb］镱-二乙三胺五醋酸，Ytterbium-169DTPA

作用用途 本品为169Yb 标记的螯合物，为快速通过显影剂。本品主要由肾小球滤过而排泄，适用于检查上尿道有无梗阻等。169Yb 半衰期为 32 日。本品作为快速通过显影剂，也用于心脏大血管疾病动态 γ 照像的示踪剂。颅内病变时，血脑屏障破坏，本品在病变区浓度增高，所以用于脑肿瘤、脑血管病变、脑部炎症等病变的定位扫描。

用法用量 （1）静脉注射：①肾扫描：每次 1mCi。②脑扫描：每次 5～10mCi。（2）蛛网膜下腔或脑室注射：脑池、脑室扫描，每次 1mCi，注射后立即扫描。

注意事项 ①肾功能明显减退患者不宜用本品做脑部扫描。②本品静脉注射后，第一日99%由肾脏排出，辐射剂量低而半衰期长，第一日的尿要作放射性废物处理，以免污染环境。③于铅容器内保存。

剂型规格 注射剂：每支 10mCi；20mCi；50mCi。

高锝 [^{99m}Tc] 酸钠注射液
Pertechnetate [^{99m}Tc]
Sodium Injection

别名 锝 [^{99m}Tc] 发生器，放射性高锝酸钠 [^{99m}Tc] 注射液，高^{99m}锝酸钠注射液，[^{99m}Tc] Generator

作用用途 本品为放射性高锝酸钠的灭菌等渗溶液，能放出 γ 射线。进入体内后，积聚在甲状腺、唾液腺和胃等组织内，又可选择性地被脑脊液排出。故可用以显示甲状腺和唾液腺并测定其功能。胃黏膜上皮细胞也有类似功能，食管和肠黏膜不聚集^{99m}TcO$_4$，因此可用于胃黏膜异位的诊断和定位。也可用于口－眼干燥－关节炎综合征，腮腺淋巴乳头状囊腺瘤等的诊断。

用法用量 静脉注射：①甲状腺功能测定，每次7.4~74MBq，在甲状腺部位连续计数 20 分钟，根据计数高低判断甲状腺功能。②甲状腺显像，静脉注射74MBq或口服148MBq，1 小时后进行甲状腺显像。③腮腺淋巴乳头状囊腺瘤的诊断，静脉注射 111MBq，30 分钟后进行腮腺显像。本法对诊断本病的准确率达 90% 左右。④口－眼干燥－关节炎综合征的诊断，静脉注射74MBq 后对腮腺进行动态显像，影像稳定后，需迅速嚼碎维生素 C 200mg，观察促排情况。⑤胃黏膜异位的诊断和定位，静脉注射 74~148MBq 后 24 小时内多次显像，灵敏度为85%左右，特异性为95%左右。

注意事项 ①本品制备的^{99m}Tc 标记化合物注射液若发生变色或沉淀，则不宜用。②发生器使用时，可用一个模拟标准溶液，供相对测定^{99m}Tc 的放射线浓度用。③使用本品如发生混浊应停止使用。④不能用本品诊断异位甲状腺和功能性甲状腺癌转移灶，这点与^{131}I 不同。胃黏膜异位的诊断显像前要排尿，并注意肠道内放射线的影响，发生器置于铅保护套中。

剂型规格 注射剂：每支 18.5GBq；29.6GBq；37GBq。

锝 [^{99m}Tc] 亚甲基二磷酸注射液
Technete [^{99m}Tc] Methylene
Diphosphate Injection

别名 ^{99m}锝－亚甲基二磷酸盐注射液，放射性锝亚甲基二磷酸盐 [^{99m}Tc] 注射液

作用用途 本品静脉注入体内后，约 50% 被骨的主要无机盐成分——羟基磷灰石晶体吸附和被未成熟的骨胶原结合，其余部分经尿排出，不聚集在其他脏器组织，所以可以特异地显示骨骼影像。用于探测骨转移

灶，确定骨原发肿瘤范围，诊断急性骨髓炎和细微骨裂，诊断股骨头坏死并进行分期，监测移植骨，观察疗效等。

用法用量 静脉注射：骨扫描，740~1110MBq 后 3~4 小时进行显像。必要时静脉注射后立即进行局部的血流灌注显像和血池显像。用药后多饮水排尿，显像前排尽尿。

注意事项 ①本品如发生变色或沉淀，应停止使用，须临用前新鲜配制。②临用前取高锝 [^{99m}Tc] 酸钠注射液4~10ml，注入亚锡亚甲基二磷酸盐冻干品瓶中，充分振荡使溶解，静置 5 分钟使溶液澄明即成。③4 小时内使用。④铅容器内保存。

剂型规格 注射剂：每支 740~2960MBq（5mg）。

锝 [^{99m}Tc] 植酸盐注射液
Technetium [^{99m}Tc] Phytate
Injection

别名 放射性锝植酸盐注射液

作用用途 本品静脉注入体内后在血液中与钙离子螯合，形成不溶性^{99m}Tc 植酸钙胶体颗粒，由网状内皮系统从血中清除，$t_{1/2}$ 3 分钟，90% 聚集在肝脏细胞内，2%~3%进入脾，8% 进入骨髓。所以可使肝显像。肝内的占位性、破坏性或缺血性病变，都不能聚集植酸钙胶体颗粒，故出现放射性减低区或缺损区，病变得以显示。肝功能明显低下时，脾和骨髓内代偿性聚集此胶体颗粒，也可显影，有时甚至肺亦显影。当脾功能亢进时，也有不同程度的显影。本品适用于肝显像剂，了解肝脏位置、大小和形态，发现和定位肝内病变。

用法用量 静脉注射：肝扫描，静脉注射 111~185MBq，最大注入量不得超过 6ml。15 分钟后进行肝显像，肝功能不良者稍延迟。

注意事项 ①本品如发生沉淀或变色则不能使用，须临用前新鲜配制。②铅容器内保存。

剂型规格 注射剂：每支 111~1850MBq（10.0mg）。

锝 [^{99m}Tc] 依替菲宁注射液
Etifenin Technetium [^{99m}Tc]
Complex Injection

别名 [^{99m}Tc]－EHIDA

作用用途 本品由肝细胞自血液中迅速摄取并分泌入胆汁，经胆系进入肠道而排出体外。动态 γ 照相可以显示肝实质影像，胆汁流经胆系进入肠道的速度，也能显示左右胆管、肝管、胆囊和胆总管的形态和功能及有无梗阻、有无胆汁反流入胃。分化较好的肝癌细胞具有少量摄^{99m}Tc－EHIDA 的功能，但缺乏正常的胆管系统供它排出，因此当静脉注射本品后 2~5 小时，正常肝内放射性已基本经胆道排出，只有肝癌组织内存留放射性乃可显像。静脉注射后被肝细胞摄取，血浆清除 $t_{1/2\alpha}$ 和 $t_{1/2\beta}$ 分别为 0.93 分钟和 57.47 分钟。3~5 分钟肝脏清晰显

影，左、右肝管 5~10 分钟可显影，15~30 分钟胆囊、胆总管及十二指肠开始出现放射性、充盈的胆囊于餐后迅速收缩，肝影于 10~20 分钟逐渐明显消退，在正常情况下，胆囊及肠道显影均不迟于 60 分钟。本品经胆汁排出率每小时约 70%，3 小时经尿排出 6% 左右。本品作为肝、胆显像剂适用于胆囊显影、胆囊功能测定和急性胆囊炎、胆管阻塞的诊断，肝性、胆道性黄疸的鉴别。胆汁反流、胆细胞肝癌的定位性诊断。

用法用量 静脉注射：空腹 2 小时以上，静脉注射 74~185MBq（最大注入量不得超过 8ml），2 小时内在上腹部间断显像得胆系动态影像。黄疸患者使用剂量酌情增加并且延迟显像。肝癌诊断时需延迟 2~5 小时显像。

注意事项 ①当血清胆红素每日 >12mg 时，难以显影。②黄疸鉴别诊断有时需延迟显像，甚至长达 24 小时以上。③本品如发生变色或沉淀则不得使用。④室温下存放 2 小时内使用。

剂型规格 注射剂：每支 42.7mg>111MBq。

锝 ［^{99m}Tc］双半胱乙酯注射液
Technetium ［^{99m}Tc］Cysteinate Dimer Ⅱ-Ethy Injection

别名 ［^{99m}Tc］-ECD

作用用途 本品是一种中性脂溶性物质，静脉注入后可穿过完整的血脑屏障而进入脑细胞，经水解酶或脱脂酶作用，由脂溶性变为水溶性，乃不能反扩散出脑细胞而停留在内。它进入脑细胞的量与局部脑血流量成正比，因此可用以进行脑血流显像和定量测定。静脉注射后 1 分钟脑内放射性达高峰，随后缓慢下降，注射后 2 小时入脑量为注入量的 4% 左右。血内清除很快，体内放射性主要通过尿排泄。2 小时肝内占 5% 左右，经肝胆排至肠道约 10%，经肾排入膀胱约 67%，肺、肌肉轻微显像。24 小时体内放射线存留仅为注入量的 12% 左右。

用法用量 静脉注射：每次 740~1110MBq，注射前 30 分钟口服过氯酸钾 400mg，注射前 10 分钟给患者戴眼罩、耳塞，注射后 5 分钟取下，注射后 15~60 分钟进行脑血流显像。

注意事项 本品如发生混浊或者变色应停止使用。室温下存放，6 小时内用完。

剂型规格 注射剂：每支 1.0mg（含 370~5550MBq）。

锝 ［^{99m}Tc］甲氧异腈注射液
Technetium ［^{99m}Tc］Methoxyisobutylisonitrile Injection

别名 ［^{99m}Tc］-MIBI

作用用途 本品为正一价、亲脂性阳离子化合物，它可以浓聚并较长时间存留在正常的心肌组织。与 ^{201}Ti 相似，心肌每个部位聚集 ^{99m}Tc-MIBI 的多少与心肌细胞功能有关，且与该部位冠状动脉灌注血流量呈正相关。正常人心肌总摄取量约为注入量的 4% 左右，注药后 1 小时，心肌内放射线浓度较邻近脏器肺和肝高出 1 倍，故得以显像。本品适用于心肌梗死和心肌缺血的诊断和定位、心肌病的诊断。本品能被正常甲状腺组织和功能亢进的甲状旁腺组织摄取，但从甲状腺组织内清除较快，故比较早期和延迟影像，可以发现有无功能亢进的甲状旁腺并定位。本品也能被某些肿瘤摄取，如乳腺癌、肺癌、骨转移癌等诊断。本品主要由肝、肾排泄、胆囊影像明显，于注药后 30 分钟服用脂肪餐以加速本品自胆囊排出，减少对心肌影像干扰。

用法用量 静脉注射：①心肌梗死，心肌病静息状态下静脉注射本品 740MBq，1~2 小时后作心肌多体位或断层显像。②心肌缺血，先作次极量运动负荷，达终点时由预置静脉导管注入 ^{99m}Tc-MIBI 740MBq，继续运动 30~60 秒，0.5~1 小时后进行心肌显像。若心肌局部出现放射性减低，次日后再作静息状态心肌显像 1 次，若此时原有的放射性减低区消失，表明该处为心肌缺血；若无改变则为心肌梗死。③甲状旁腺功能亢进性腺瘤的诊断和定位，静脉注射 370MBq 后，15 分钟和 2 小时分别在颈部显像。④乳腺癌等恶性肿瘤的诊断，静脉注射本品 740MBq 后 1 小时显像。

注意事项 ①给药后本品有一过性异腈臭味，伴口苦，偶有面部潮红，均能自行消失。②本品如有混浊或沉淀应停止使用。

剂型规格 注射剂：每支 1.0mg（含 740~5550MBq）。

锝 ［^{99m}Tc］泮替酸注射液
Technetium ［^{99m}Tc］Pentetate Injection

别名 ［^{99m}Tc］-DTPA

作用用途 本品在肾实质聚集，由肾小球过滤，再经肾盏、肾盂和输尿管排入膀胱，此动态过程可以用 γ 相机快速摄像，不仅能显示分侧肾实质影像，并可根据肾内放射性浓聚量和消散速度来估量肾功能，也可观察到上下尿路的形态和通畅情况，判断有无梗阻和尿逆流存在。本品经腰穿注入脊髓蛛网膜下腔后，在脑脊液中扩散和泳动，数小时后达脑部蛛网膜下腔（包括脑池），24 小时达大脑凸面的蛛网膜颗粒部位被吸收回血，再经肾小球滤过排出体外。根据上述动态过程，可以显示脊髓和脑部蛛网膜下腔和脑池的形态和通畅情况。由于正常脑有泵功能，本品与脑室以外脑脊液一样，不进入脑室系统，但当脑室泵功能减弱或脑脊液回流障碍，则可反流入脑室。口服本品后，不被食管和胃黏膜吸收，完全随大便排出，可用以测定通过食管时间，胃排空时间和胃食管反流时间。本品适用于肾动态显像：诊断肾性高血压、肾内占位病变、尿路梗阻性疾病和先天性泌尿系统疾病，用于了解肾功能等；肾小球滤过率测定；脊髓蛛网膜下腔和脑池显像；食管通过功能测定；胃通过功能测定；胃、食管反流测定。

用法用量 静脉注射：①肾动态显像，静脉注射 111~296MBq 后，用 γ 相机快速连续采集包括双肾和部分膀胱区域的放射性影像，如双肾系列影像。②肾小球滤过率测定，肾动态显像前测得静脉注入显像剂的总计数，显像结束后再用计算机 ROI 技术测得双肾峰时计数，除以注入显像剂总计数得双肾摄取率。根据 Gates 公式计算肾小球滤过率。③脊髓蛛网膜下腔和脑池显像，在腰部脊髓蛛网膜下腔内注入本品 74MBq，24 小时内间断显像。④胃通过功能测定，口服 14.8~37MBq 本品溶液或有该溶液的面包，连续摄取胃部放射性动态影像，计算出胃排空时间。⑤食管通过功能测定，吞咽 37MBq 本品溶液后，连续摄取食管内放射性的动态影像，计算食管通过时间。⑥胃、食管反流测定，口服本品溶液 14.8~37MBq，待其完全进入胃内后胃部逐渐加压，观察食管有无放射性出现和压力大小的关系。

注意事项 ①本品溶液如出现变色或混浊禁止使用。②室温下存放，6 小时内使用。

剂型规格 注射剂：每支 2.1mg（含 185MBq）。

锝［^{99m}Tc］亚乙双半胱氨酸
Technetium［^{99m}Tc］
Ethlenedicysceine Injection

别名 ［^{99m}Tc］–EC

作用用途 本品在肾实质聚集。由肾小管上皮细胞吸收、分泌，然后随尿流经肾盏、肾盂和输尿管及排入膀胱的动态过程可用 γ 相机快速摄像，不仅能显示分侧肾实质影像，并可根据肾内放射性浓聚量和消散速度来估量肾功能，也可观察到上、下尿路的形态和通畅情况，判断有无梗阻和尿逆流存在。本品血液清除快，注药后 2 分钟血浆内仅存留注入量的 30% 左右，1 小时血浆浓度仅存在 3%。30 分钟由尿排出约 70%。本品主要用于肾动态显像。

用法用量 静脉注射：本品静脉注射 111~296MBq 后，用 γ 相机快速连续采集包括双肾和部分膀胱区域的放射性影像，即得双肾系列影像。

注意事项 ①本品如变色或混浊则禁止使用。②室温存放，6 小时内使用。

剂型规格 注射剂：每支 1.0mg（含 74~5550MBq）。

锝［^{99m}Tc］聚合白蛋白注射液
Technetium［^{99m}Tc］Albumin
Aggregate Injection

别名 ［^{99m}Tc］–MAA

作用用途 本品颗粒直径为 5~100μm，60% 以上为 10~20μm，直径>100μm 者小于 100%。静脉注射后左右心内与血液混匀，随血流随机灌注到肺动脉系统，绝大部分可以通过毛细血管前血管（此血管直径约 35μm），而被阻拦在直径为 7~10μm 的毛细血管中。其在肺内的分布与局部血流灌注量呈正比，故分布影像反映肺内局部血流灌注情况。一次显像约需注入 10~30 万颗粒，相当于 0.5~1.5mg。正常人约有 $2.8×10^{11}$ 支毛细血管和 $2.5×10^8$ 支毛细血管前血管，因此一次注射阻塞约百万分之一的毛细血管和万分之一的毛细血管前血管。静脉注射后首次到达肺时，90% 以上被阻拦于肺血管床内，仅有少部分直径< 7μm 的小颗粒能通过肺毛细血管至肝和脾，被网状内皮细胞吞噬。拦阻在肺内的颗粒逐渐分解，阻塞逐渐消失，$t_{1/2}$ 4~6 小时，24 小时内经尿排出 65%~75%。本品主要用于诊断肺栓塞。

用法用量 静脉注射：本品用量为 111MBq，注射后立即显像。静脉注射前要摇匀颗粒，缓慢注入，回血尽量少，以防血凝块聚集［^{99m}Tc］–MAA，入肺会形成"热点"。

注意事项 ①过敏体质者禁用。②先天性心脏病由右向左分流者禁用。③肺血管床明显减少者和严重的肺动脉高压患者慎用。④静脉注射前摇匀颗粒，缓缓注入。⑤本品出现肉眼可见的颗粒或絮状物时则不可使用。

剂型规格 注射剂：每支 0.5~1.0mg（含 111MBq）。

锝［^{99m}Tc］二巯丁二酸注射液
Technetium［^{99m}Tc］Succimer Injection

别名 ［^{99m}Tc］–DMSA

作用用途 本品具有很高的蛋白结合能力，因此［^{99m}Tc］–DMSA–血浆蛋白络合物在肾小球滤过缓慢，而是与肾小管上皮细胞中的含巯蛋白配体交换而被较长时间地保留在肾内，故可使肾实质显像。双肾聚集量与肾功能和血流量相关，肾实质内占位性、破坏性或缺血性病变由于没有正常肾组织或血流明显减少而不难聚集本品，在肾影像上表现为放射性缺损或减低区。静脉注射后与血浆蛋白结合 60% 以上，血浆清除 $t_{1/2}$ 为 45~62 分钟，1 小时后肾皮质聚集 50% 左右，5 小时内肾内放射性变化不大，只有少量快成分排至肾盏、肾盂，但很快随尿排出，故肾盏、肾盂内无明显放射性（除非有上尿路梗阻）。1 小时内经尿排出 8%，肾功能不良时，血浆清除延缓，肾聚集速度减慢，常需 24 小时后肾才能清晰显示。本品作为肾实质显像剂，可用于肾脏位置、形态和大小的测定，肾内占位性、破坏性和缺血性病变（φ>1.5cm）。了解分侧肾功能和血流情况。尿毒症时，静脉肾盂造影不显影，用本品仍可显示肾影。了解腹部肿物与肾脏的关系。

用法用量 静脉注射：静脉注入本品 37~111MBq 后 1 小时显像，肾功能不良者适当延迟显像时间。

注意事项 ①本品如有沉淀或变色则禁止使用。②肾功能不良患者，需适当延迟显像时间。③需新鲜配制，于 30 分钟内用完。

剂型规格 注射剂：每支 0.679mg（>111MBq）。

枸橼酸镓［^{67}Ga］注射液
Gallium［^{67}Ga］Citrate Injection

别名 ^{67}Ga 枸橼酸盐注射液，^{67}镓柠檬酸盐注射液，^{67}Gallous Citrate Injection

作用用途 本品经静脉注射 24 小时后，约 12% 经肾排出，以后主要进入肝脏经胆道排入肠腔，故肠道内有较多的放射性镓。正常人体内 ^{67}Ga 可聚集在肝、脾、肾、骨等组织，此外尚可浓集于增殖活跃的淋巴系统肿瘤和其他软组织肿瘤细胞内。本品适用于肺癌和肝癌的诊断、淋巴系统肿瘤的诊断和分期、肿瘤疗效和活动性炎症病灶的探查，也用于全身扫描寻找转移病灶。

用法用量 静脉注射：成人，静脉注射 74～148MBq 后 48 或 72 小时 γ 照相。若肠道放射性多，将影响结果分析，可在检查前两天服用缓泻剂。

注意事项 ①本品在乳腺中浓集较多，孕妇及哺乳期妇女禁用。②^{67}Ga 可被吞噬细胞摄取，出现于炎症组织，应注意鉴别。③制备成枸橼酸镓（^{67}Ga）后 9 日内使用。置适宜的屏蔽容器内密闭保存，容器表面辐射水平应符合规定。

剂型规格 注射剂：每支 185MBq；370MBq；740MBq。

氯化铊［^{201}Ti］
Thallous［^{201}Ti］Chloride

别名 ^{201}Ti，^{201}TiCL

作用用途 本品正一价的 ^{201}Ti 离子，能被心脏细胞摄取，然后又通过弥散而缓慢逸出。摄取量与心肌细胞的功能有关，与局部的血流量呈线性关系。逸出的快慢也与这些因素有关。正常人心肌总摄取量约为注入量的 4%，心肌内放射性浓度较邻近脏器肺和肝高出 1 倍，故得以显像。左心室心肌较厚显像清晰，放射性分布均匀，右室则隐约可见。心肌梗死和心肌病灶处由于没有血流或心肌细胞已无功能，^{201}Ti 不能被摄取，在心肌影像上该处呈现局部放射性减低或缺损。当冠状动脉某分枝未完全阻塞而只是明显狭窄时，其灌注区血流相对减少。但静息状态下，正常心肌的血流量一般，缺血区又常有侧枝循环，故该区实际血流量并不明显增加时，正常的冠状动脉分枝可以扩张 3～4 倍以适应心肌对血量的要求，但有病的分枝不能相应扩张，以致其供应区的血流量不能相应增加，与正常心肌血流量的差别明显起来，这时静脉注射 ^{201}Ti，其进入缺血区的量会明显低于正常心肌影像上的局部放射性减低区。减少心脏负荷量后心肌细胞内 ^{201}Ti 渐渐逸出，正常心肌逸出速率大于缺血心肌者，经过 2～6 小时，两处的 ^{201}Ti 量趋于平衡，原有心肌影像上的放射性减低区消失，这被称为再分布，据此可以鉴别心肌缺血和心肌梗死。本品作为心肌灌注显像剂，诊断心肌梗死和心肌缺血并定位。也可用于诊断乳腺癌、脑瘤、甲状腺癌等的显像。

用法用量 静脉注射：①心肌显像，为诊断心肌梗死

和心肌病，静息状态下静脉注射本品 74MBq 10 分钟后显像。心肌缺血，次极量运动负荷达终点时静脉注射 74MBq 10 分钟内开始显像，静息 2～6 小时后再显像 1 次，观察再分布情况。②乳腺癌等肿瘤显像，静脉注射本品 74MBq，10 分钟后进行早期显像，1～4 小时后进行延迟显像。

注意事项 置铅容器内密闭保存，铅容器表面辐射水平应符合要求。

剂型规格 注射剂：每支 185MBq；370MBq；555MBq；740MBq。

磷［^{32}P］酸钠
Phosphate［^{32}P］Sodium

别名 放射性磷酸钠［^{32}P］，^{32}磷酸钠

作用用途 本品所含磷酸根为体内组织代谢所必需。增生迅速的肿瘤组织对磷的吸收和代谢均增加，其组织内的蓄积量也比正常组织高，而恶性者又高于良性，故可利用此差异，以判断浅表肿瘤的性质。适用于诊断体表肿块、食管及胃肿瘤的诊断、红细胞、白细胞、血小板寿命、循环红细胞容量、组织血流测定。治疗某些血液病、腔内治疗、外照射、静脉注射或口服本品后，^{32}P 主要被造血器官和骨髓所吸收，由于 β 射线的照射，可抑制造血功能，临床上可用于治疗真性红细胞增多症。此外，将本品制成密封的敷贴器供局部照射，可治疗皮肤病，如神经性皮炎、慢性湿疹、毛细血管瘤、瘢痕疙瘩等。

用法用量 口服：一个疗程包括空腹口服 74MBq Na$_2$H^{32}PO$_4$ 和两周后再服 74MBq。约在 3～6 周后出现疗效，一个疗程可使症状及血象缓解 1～3 年。当症状再次出现，血象再次明显异常，可再进行一个疗程，以此类推，疗程数不限。服药前 1 周及服药后两周进低磷饮食。服药后注意观察血象。按规定妥善处理大小便、以防沾染衣物、地面和水源。

注意事项 ①白细胞 ＜ 3.0×10^9/L，血小板 ＜ 8.0×10^9/L，有严重肝肾功能不全、活动性结核、孕妇、哺乳期妇女禁用。②治疗期间应禁食含磷药物。③主要不良反应为骨髓抑制，偶可引起急性白血病，口服 Na$_2$H^{32}PO$_4$ 1～2 日内可有胃部不适和恶心。1 个月内正常血细胞可以有轻度或中度下降，2 个月内逐渐恢复正常。

剂型规格 ①溶液剂：每支 370MBq；740MBq；1850MBq；3700MBq。②注射剂：185MBq；370MBq；925MBq；1850MBq。

胶体磷［^{32}P］酸铬注射液
Collioidal Chromium Phosphate［^{32}P］Injection

别名 放射性胶体磷酸铬［^{32}P］注射液

作用用途 本品直接注入体腔后，不被吸收，胶体颗粒将附着在体腔内壁和肿瘤组织表面。^{32}P 发射 β 射线，可对渗出液内的游离癌细胞和散播在浆膜表面的肿瘤结

节进行照射，浆膜组织及其小血管和淋巴管也会受辐照而纤维化和闭塞其管腔，由此达到抑制肿瘤细胞生长和减少渗出液的目的。磷[^{32}P]酸铬注入体腔后最初 1 小时内基本存留在体腔内，以后迅速下降，至 24 小时，停留在体腔内者仅 10% 左右，大多数经血管和淋巴系聚集在肝、脾内，1% 在血液中出现，尿中排出量为 5% 左右。本品可用于控制癌性腹水及某些恶性肿瘤的辅助治疗。

用法用量 ①腹腔内注射：每次 370~555MBq。②胸腔内注射：每次 185~277.5MBq。本品需用生理盐水稀释后注入体腔，注射后 24 小时内经常变换体位，以保证药物在腔内均匀分布。

注意事项 ①患者情况严重、有明显恶病质、明显贫血、白细胞<$3.0×10^9$/L，血小板<$8.0×10^9$/L。②包裹性积液。③若胶体磷[^{32}P]注入其中，可引起局部放射性炎症，甚至坏死。④体壁有伤口与体腔相通，^{32}P会由此外溢，达不到预期效果，而将污染衣物和环境。患以上疾病者禁止使用本品。本品分解后，部分游离^{32}P被吸收进入血循环，导致轻度的全身反应，如乏力、食欲不振、腹痛等，也可有轻度的一时性血细胞下降。

剂型规格 注射剂：每支 185MBq；370MBq。

第二十八章　常用中成药

中药成药简称中成药，它是为适应预防、诊断、医疗的需要，以中药材为原料，在中医理论指导下，按规定的处方和固定的工艺批量生产，具特有名称，并标明功能主治、用法用量和规格的药品。中成药包括处方药和非处方药。在使用中成药时，必须要全面了解药物的功能主治、注意事项和禁忌，掌握正确的用法用量。

第一节　解　表　剂

一、辛温解表剂

小青龙颗粒（合剂、糖浆）
Xiaoqinglong Keli

药物组成　麻黄、白芍、细辛、干姜、甘草、桂枝、法半夏、五味子。

功能主治　解表化饮，止咳平喘，用于风寒水饮，恶寒发热，无汗，喘咳痰稀。

用法用量　口服：①合剂，每次 10~20ml，每日 3次，用时摇匀；②颗粒剂，以温开水冲服，成人，每次 1 袋，每日 3 次，儿童酌减。

注意事项　①阴虚干咳无痰者禁用。凡是风热咳喘及正气不足的虚喘不宜用。②内热咳喘及虚喘者不适用。③支气管扩张、肺脓肿、肺心病、肺结核患者出现咳嗽时应去医院就诊。④高血压、心脏病患者慎用。有肝病、糖尿病、肾病等慢性病严重者应在医师指导下服用。⑤儿童、孕妇、哺乳期妇女、年老体弱者应在医师指导下服用。⑥服药期间，若患者发热体温超过 38.5℃，或出现喘促气急者，或咳嗽加重、痰量明显增多者应去医院就诊。⑦过敏体质者慎用。

剂型规格　① 颗粒剂：每袋 13g。② 合剂：每瓶 100ml（每毫升相当于生药 0.8g）。③糖浆剂。

正柴胡饮颗粒
Zhengchaihuyin Keli

药物组成　柴胡、陈皮、防风、赤芍、甘草、生姜。

功能主治　发散风寒，解热止痛。用于外感风寒初起，恶寒发热、无汗、头痛、鼻塞、喷嚏、咽痒、咳嗽、四肢酸痛等。

用法用量　口服：用开水冲服，每次 1 袋，每日 3次，小儿酌减或遵医嘱。

注意事项　①孕妇禁用；糖尿病患者禁服含糖颗粒。②风热感冒者不适用，其表现为发热明显，微恶风，有

汗，口渴，鼻流浊涕，咽喉肿痛，咳吐黄痰。③高血压、心脏病、肝病、糖尿病、肾病等慢性病严重者应在医师指导下服用。④服药 3 天症状无缓解，应去医院就诊。⑤儿童、年老体弱者应在医师指导下服用。⑥过敏体质者慎用。⑦极个别患者服药后有胃部不适感，停药后消失。

剂型规格　颗粒剂：每袋 10g（含糖），3g（无糖）。

荆防颗粒（合剂）
Jingfang Keli

药物组成　荆芥、防风、羌活、独活、柴胡、前胡、川芎、枳壳、茯苓、桔梗、甘草。

功能主治　发汗解表，散风祛湿。用于感冒风寒，头痛身痛，恶寒无汗，鼻塞流涕，咳嗽等流行性感冒和轻度上呼吸道感染。

用法用量　口服：①颗粒剂，用开水冲服，每次 1袋，每日 3 次。②合剂，每次 10~20ml，每日 3 次。

注意事项　①风热感冒者不适用，其表现为发热重，微恶风，有汗，口渴，鼻流浊涕，咽喉红肿热痛，咳吐黄痰。②糖尿病患者及有高血压、心脏病、肝病、肾病等慢性病严重者、孕妇或正在接受其他治疗患者，均应在医师指导下服用。③服药三天后症状无改善，或出现发热咳嗽加重，并有其他严重症状如胸闷、心悸等时应去医院就诊。④儿童、年老体虚者应在医师指导下服用。⑤过敏体质者慎用。

剂型规格　① 颗粒剂：每袋 15g。② 合剂：每瓶 100ml。

桂枝颗粒（合剂）
Guizhi Keli

药物组成　桂枝、白芍、生姜、大枣、甘草。

功能主治　解肌发表，调和营卫。用于外感风寒表虚证所致的发热头痛，汗出恶风，鼻塞干呕，舌苔薄白，脉浮缓等。

用法用量 口服：①颗粒剂，每次 1 袋，每日 3 次，开水冲服；②合剂，每次 15~20ml，每日 3 次。

注意事项 ①表实无汗者或温病内热口渴者忌用。②高血压、心脏病、肝病、肾病、糖尿病等慢性病严重者应在医生指导下服用。③服药 3 天后或服药期间症状无改善，或症状加重，或出现新的严重症状如胸闷、心悸等应立即停药，并去医院就诊。④小儿、孕妇、年老体弱者应在医师指导下服用。⑤过敏体质者慎用。

剂型规格 ①颗粒剂：每袋 5g；②合剂：每瓶 100ml。

感冒清热颗粒
Ganmao Qingre Keli

药物组成 荆芥穗、薄荷、防风、柴胡、紫苏叶、葛根、桔梗、苦杏仁、白芷、苦地丁、芦根。

功能主治 疏风散寒，解表清热。用于风寒感冒，头痛发热，恶寒身痛，鼻流清涕，咳嗽咽干。适用于一般感冒发冷，鼻流清涕，兼咳嗽口渴者。

用法用量 口服：每次 1 袋，每日 2 次，开水冲服。

注意事项 ①糖尿病患者及有高血压、心脏病、肝病、肾病等慢性病严重者应在医师指导下服用。②儿童、孕妇、哺乳期妇女、年老体弱者应在医师指导下服用。③发热体温超过 38.5℃ 的患者，应去医院就诊。④服药 3 天症状无缓解，应去医院就诊。⑤过敏体质者慎用。另：与环孢素 A 同用，可能引起环孢素 A 血药浓度升高。

剂型规格 颗粒剂：每袋 12g（含糖型）；6g（无糖型）。

二、辛凉解表剂

小儿至宝丸
Xiao'er Zhibao Wan

药物组成 紫苏叶、广藿香、薄荷、羌活、陈皮、白附子（制）、胆南星、白芥子（炒）、川贝母、槟榔、山楂（炒）、茯苓、六神曲（炒）、麦芽（炒）、琥珀、冰片、天麻、钩藤、僵蚕（炒）、蝉蜕、全蝎、牛黄、雄黄、滑石、朱砂。

功能主治 疏风清热，消食导滞，化痰熄风。用于小儿风寒感冒，停食停乳，发热鼻塞，咳嗽痰多，呕吐泄泻，惊厥抽搐。

用法用量 口服：每次 1 丸，每日 2~3 次，温开水送服，6 个月以下小儿酌减。

注意事项 ①本品处方中含朱砂、雄黄，不宜过量久服，肝肾功能不全者慎用。②服用前应除去蜡皮、塑料球壳。③本品可嚼服，也可分份吞服。

剂型规格 蜜丸剂：每丸 1.5g。

抗感灵片
Kangganling Pian

药物组成 牛黄、对乙酰氨基酚、板蓝根、北豆根提取物、菊花等。

功能主治 解热镇痛、消炎。用于感冒引起的鼻塞、流涕、咽部痒痛、咳嗽头痛、周身酸痛、高热不退，以及由感冒引起的扁桃体炎等。

用法用量 口服：每次 3~4 片，每日 3 次，饭后服。

注意事项 ①严重肝肾功能不全者禁用。②忌烟、酒及辛辣、生冷、油腻食物。③不宜在服药期间同时服用滋补性中成药。④本品含对乙酰氨基酚。服用本品期间不得饮酒或含有酒精的饮料；不能同时服用与本品成分相似的其他抗感冒药；肝、肾功能不全者慎用；孕妇及哺乳期妇女慎用。⑤高血压、心脏病、糖尿病等慢性病严重者应在医师指导下服用。⑥儿童、年老体弱者应在医师指导下服用。⑦脾胃虚寒，症见腹痛、喜暖、泄泻者慎用。⑧服药 3 天后症状无改善，或症状加重，或出现新的严重症状如胸闷、心悸等应立即停药，并去医院就诊。⑨过敏体质者慎用。⑩如正在使用其他药品，使用本品前请咨询医师或药师。

剂型规格 片剂：每盒 24 片，每片相当于原药材 0.9g。

重感灵片
Zhongganling Pian

药物组成 毛冬青、石膏、青蒿、羌活、马鞭草、马来酸氯苯那敏、葛根、板蓝根、安乃近。

功能主治 解毒清热，疏风止痛。用于表邪未解，郁里化热引起的重症感冒，症见恶寒、高热、头痛、四肢酸痛、咽痛、鼻塞、咳嗽等。

用法用量 口服：每次 6~8 片，每日 3~4 次。

注意事项 ①有嗜睡等不良反应，用药期间不宜驾驶车辆、管理机器及高空作业等。②个别患者较长时间服用，偶见引起粒细胞减少，血小板减少性紫癜，严重者可致再生障碍性贫血。

剂型规格 片剂：每片 0.25g（含安乃近 31.25mg，马来酸氯苯那敏 0.375mg）。

桑菊银翘片（散）
Sangju Yinqiao Pian

药物组成 桑叶、菊花、金银花、连翘、川贝母、桔梗、薄荷、淡竹叶、荆芥、杏仁、牛蒡子、芦根、僵蚕、蝉蜕、滑石、绿豆、淡豆豉、甘草。

功能主治 辛凉解表、疏风宣肺、清热解毒。用于外感风热及温病初起邪在卫分，发热恶风、头痛、咳嗽、口渴、咽红肿痛、舌苔薄黄、脉浮数等。

注意事项 ①高血压、心脏病、肝病、糖尿病、肾病等慢性病严重者应在医师指导下服用。②过敏体质者慎用。

用法用量 口服：①片剂，每次 6 片，每日 2 次。②散剂，每次 10g，每日 2~3 次。

剂型规格 ①片剂。②散剂：每包 10g。

桑菊感冒片（颗粒、丸、糖浆、合剂）
Sangju Ganmao Pian

药物组成 桑叶、菊花、薄荷（油）、苦杏仁、桔梗、连翘、芦根、甘草。

功能主治 疏风清热、宣肺止咳。用于风热感冒或温病初起所致的发热头痛，微恶风寒，口微渴，咳嗽，鼻塞，咽微痛，舌苔薄白或薄黄，脉浮数等病。

用法用量 口服：①片剂，每次 4~8 片，每日 2~3 次；②颗粒剂，每次1~2袋，每日2~3 次；③丸剂，水泛丸，每次 25~30 粒，每日 2~3 次；④糖浆剂，每次 20ml，每日 2~3 次；⑤合剂，每次 15~20ml，每日 3 次，用时摇匀；⑥散剂，每次 7.5g，每日 2 次，温开水送服。

注意事项 ①服药期间忌油腻荤腥食物。风寒感冒者不宜应用。②有高血压、心脏病、肝病、糖尿病、肾病等慢性病严重者应在医师指导下服用。③儿童、孕妇、哺乳期妇女、年老体弱及脾虚便溏者应在医师指导下服用。④服药 3 天症状无缓解，应去医院就诊。⑤过敏体质者慎用。

剂型规格 ①片剂：每片 0.5g。②颗粒剂：每袋 7.5g。③丸剂：每 100 粒重 15g。④糖浆剂：每瓶 100ml。⑤合剂：每瓶 150ml。⑥散剂：每袋 9g。

银翘解毒片（丸、颗粒、胶囊、合剂）
Yinqiao Jiedu Pian

药物组成 金银花、连翘、薄荷、淡豆豉、荆芥、牛蒡子、桔梗、淡竹叶、甘草。

功能主治 辛凉解表，清热解毒。用于风热感冒，头痛发热，咳嗽口干，咽喉疼痛。

用法用量 口服：①片剂，每次 4 片，每日2~3次；②丸剂，每次 1 丸，每日 2~3 次，以芦根汤或温开水送服；包衣浓缩水丸，每次0.7~0.8g，每日 3 次；③颗粒剂，开水冲服，每次 15g，每日 3 次，重症者加服 1 次；④胶囊剂，每次 3 粒，每日 3 次；⑤合剂，每次 10ml，每日 3 次，用时摇匀。

注意事项 ①服药期间忌油腻及生冷食物。风寒感冒者忌用。②高血压、心脏病、肝病、糖尿病、肾病等慢性病严重者应在医师指导下服用。③服药 3 天后或服药期间症状无改善，或症状加重，或出现新的严重症状如胸闷、心悸等应立即停药，并去医院就诊。④儿童、孕妇、年老体虚者应在医师指导下服用。⑤过敏体质者慎用。

剂型规格 ①片剂：每袋 16 片。②浓缩蜜丸剂：每丸重 3g。③包衣浓缩水丸剂：每 10 丸 1.5g。④颗粒剂：每袋 15g。⑤胶囊剂：每粒装 0.5g。⑥合剂：10ml×10 支。

芎菊上清片（颗粒、丸）
Xiongju Shangqing Pian

药物组成 川芎、菊花、黄芩、栀子、蔓荆子（炒）、黄连、薄荷、连翘、荆芥穗、羌活、藁本、桔梗、防风、甘草、白芷。

功能主治 清热解表，散风止痛。用于外感风邪引起的恶风身热、偏正头痛、鼻流清涕、牙疼喉痛。

用法用量 口服：①片剂，每次 4 片，每日 2 次。②颗粒剂，温开水冲服，每次 1 袋，每日 3 次。③丸剂，每次 6g，每日 2 次。

注意事项 ①不宜在服药期间同时服用滋补性中药。②服药后大便次数增多且不成形者，应酌情减量。③体虚者慎用。④过敏体质者慎用。

剂型规格 ①片剂：每片 0.25g。②颗粒剂：每袋 10g。③丸剂：水丸：每 100 粒 6g，每袋 6g。

牛黄清感胶囊
Niuhuang Qinggan Jiaonang

药物组成 黄芩、金银花、连翘、人工牛黄、珍珠母、滑石粉。

功能主治 疏风解表，清热解毒。用于外感风热所致的感冒发热，咳嗽，咽痛。

用法用量 口服：每次 2~4 粒，每日 3 次。

注意事项 ①孕妇禁用。②不宜在服药期间同时服用滋补性中药。③风寒感冒者不适用，其表现为恶寒重，发热轻，无汗，头痛，鼻塞，流清涕，喉痒咳嗽。④脾胃虚寒症见腹痛、喜暖、泄泻者慎用。⑤过敏体质者慎用。

剂型规格 胶囊剂：每粒 0.3g。

小儿宝康泰颗粒
Xiaoer Baokangtai Keli

药物组成 连翘、地黄、竹叶柴胡、玄参、桑叶、浙贝母、蒲公英、南板蓝根、滇紫草、桔梗、莱菔子、甘草。

功能主治 解表清热，止咳化痰。用于小儿风热外感。

用法用量 口服：温开水冲服，1 岁以下每次 2.6g，1 岁至 3 岁每次 4g，3 岁至 12 岁每次 8g，每日 3 次。

注意事项 ①糖尿病患儿禁服。②风寒感冒者不适用。③婴儿应在医师指导下服用。④脾虚易腹泻者慎服。⑤过敏体质者慎用。

剂型规格 颗粒剂：每袋 4g。

祖卡木颗粒
Zukamu Keli

药物组成 山奈、睡莲花、破布木果、薄荷、大枣、洋甘菊、甘草、蜀葵子、大黄、罂粟壳。

功能主治 调节异常气质，清热，发汗，通窍。用于感冒咳嗽，发热无汗，咽喉肿痛，鼻塞流涕。

用法用量 口服：每次1袋，每日3次。

注意事项 ①运动员慎用。②糖尿病患者遵医嘱。

剂型规格 颗粒剂：每袋12g。

维C银翘片
WeiC Yinqiao Pian

药物组成 金银花、连翘、荆芥、淡豆豉、牛蒡子、淡竹叶、芦根、桔梗、甘草、薄荷油、对乙酰氨基酚、马来酸氯苯那敏、维生素C。

功能主治 辛凉解表，清热解毒。用于外感风热邪毒引起的发热头痛，咳嗽，口干心烦，咽喉疼痛。

用法用量 口服：每次2片，每日3次。

注意事项 ①3岁以下儿童及新生儿、肝肾功能不全者应避免使用。②不适用于风寒感冒，表现为恶寒明显，无汗，头痛身酸，鼻塞流清涕。③本品含马来酸氯苯那敏、对乙酰氨基酚、维生素C。服用本品期间可见困倦、嗜睡、口渴、虚弱感；偶见皮疹、荨麻疹、药热及粒细胞减少，过敏性休克、重症多形红斑型药疹、大疱性表皮松解症；长期大量用药会导致肝肾功能异常。④不得饮酒或含有酒精的饮料；不能同时服用与本品成分相似的其他抗感冒药；膀胱颈梗阻、甲状腺功能亢进、青光眼、高血压和前列腺肥大者慎用；孕妇及哺乳期妇女慎用。⑤服药期间不得驾驶机、车、船、从事高空作业、机械作业及操作精密仪器。⑥心脏病、糖尿病等慢性病严重者应在医师指导下服用。⑦儿童、年老体弱者应在医师指导下服用。⑧服药3天后症状无改善，或症状加重，或出现新的严重症状如胸闷、心悸等应立即停药，并去医院就诊。⑨过敏体质者慎用。

剂型规格 片剂：每片含维生素C 49.5mg，对乙酰氨基酚105mg，马来酸氯苯那敏1.05mg。

羚羊感冒片（胶囊）
Lingyang Ganmao Pian

药物组成 羚羊角粉、金银花、连翘、淡竹叶、牛蒡子、淡豆豉、桔梗、荆芥、薄荷、甘草。

功能主治 清热解表。用于外感风热、风温初起、发热、头痛、咳嗽、咽痛、舌苔薄黄、脉浮数等。

用法用量 口服：①片剂，每次4~6片，每日2次。②胶囊剂，每次2粒，每日2~3次。

注意事项 ①外感风寒者忌用。②忌食辛辣刺激物。③有高血压、心脏病、肝病、糖尿病、肾病等慢性病严重者应在医师指导下服用。④儿童、孕妇、哺乳期妇女、年老体弱及脾虚便溏者应在医师指导下服用。⑤发热体温超过38.5℃的患者，应去医院就诊。⑥服药3天症状无缓解，应去医院就诊。⑦过敏体质者慎用。

剂型规格 ①片剂：每片0.3g，每袋20片。②胶囊剂：每粒0.42g。

羚翘解毒片（丸、颗粒）
Lingqiao Jiedu Pian

药物组成 羚羊角粉、金银花、桔梗、淡竹叶、淡豆豉、甘草、荆芥、牛蒡子、连翘、薄荷。

功能主治 疏风清热，解毒。用于风热感冒，恶寒发热，咳嗽，头晕目眩，咽痛，两腮赤肿等。

用法用量 口服：①片剂，每次4~6片，每日2次，用温开水煎鲜芦根汤送服；②蜜丸，成人，每次1丸，每日2~3次，小儿酌减；③水丸，每次5g，每日2~3次；④浓缩丸，每次8丸，每日3次；⑤颗粒剂，开水冲服，每次10g，每日2~3次。

注意事项 ①风寒感冒者不适用，其表现为恶寒重，发热轻，无汗，鼻塞流清涕，口不渴，咳吐稀白痰。②高血压、心脏病、肝病、糖尿病、肾病等慢性病严重者应在医师指导下服用。③过敏体质者慎用。

剂型规格 ①片剂：每片0.55g。②蜜丸剂：每丸9g。③水丸剂：每袋5g。④浓缩丸剂：每8丸相当于原药材4g。⑤颗粒剂：每袋10g。

感冒清片（胶囊）
Ganmaoqing Pian

药物组成 南板蓝根、大青叶、金盏银盘（鬼针草）、山芝麻、穿心莲叶、马来酸氯苯那敏、对乙酰氨基酚等。

功能主治 疏风解表，清热解毒。用于风热感冒，发烧，头痛，鼻塞流涕，喷嚏，咽喉肿痛，全身酸痛等。

用法用量 口服：①片剂，每次3~4片，每日3次；②胶囊剂，每次1~2粒，每日3次。

注意事项 用药期间不宜驾驶车辆、操纵机器及高空作业等。

剂型规格 ①片剂：每片0.22g（含对乙酰氨基酚12mg）。②胶囊剂：每粒0.5g（含对乙酰氨基酚24mg）。

感冒退热颗粒
Ganmao Tuire Keli

药物组成 大青叶、板蓝根、连翘、拳参。

功能主治 清热解毒。用于风热感冒或温毒所致发热重，恶寒轻，全身酸痛，咳嗽，咽痛咽干，鼻流浊涕，舌苔薄黄，脉浮数等。

用法用量 口服：成人，每次1~2袋，每日3次；6岁以上儿童，每次1/2袋，每日2次；6岁以下儿童，每次1/3袋，每日 2 次，温开水送服。

注意事项 ①脾胃虚寒者忌用。②风寒感冒者不适用。③有高血压、心脏病、肝病、糖尿病、肾病等慢性病严重者应在医师指导下服用。④儿童、孕妇、哺乳期妇女、年老体弱及脾虚便溏者应在医师指导下服用。⑤扁桃体有化脓或发热体温超过 38.5℃ 的患者应去医院就诊。⑥服药 3 天症状无缓解，应去医院就诊。⑦过敏体质者慎用。

剂型规格 颗粒剂：每袋 18g。

精制银翘解毒片
Jingzhi Yinqiao Jiedu Pian

药物组成 扑热息痛、桔梗、连翘、淡豆豉、甘草、淡竹叶、金银花、牛蒡子、荆芥穗、薄荷脑。

功能主治 清热息风，解表退烧。用于流行性感冒，发热发冷，四肢酸懒，头痛，咳嗽，咽喉肿痛，两目赤肿。

用法用量 口服：每次 3~5 片，每日 2 次，儿童酌减。

注意事项 ①严重肝肾功能不全者禁用。②脾胃虚寒，症见腹痛、喜暖、泄泻者慎用。③偶见皮疹、荨麻疹、药热及粒细胞减少。长期大量用药会导致肝肾功能异常。④本品含对乙酰氨基酚。服用本品期间不得饮酒或含有酒精的饮料；不能同时服用与本品成分相似的其他抗感冒药；肝、肾功能不全者慎用；孕妇及哺乳期妇女慎用。⑤高血压、心脏病、糖尿病等慢性病严重者应在医师指导下服用。⑥儿童、年老体弱者应在医师指导下服用。⑦服药 3 天后症状无改善，或症状加重，或出现新的严重症状如胸闷、心悸等应立即停药，并去医院就诊。⑧过敏体质者慎用。

剂型规格 片剂：每片含扑热息痛 44mg。

三、解表祛湿剂

九味羌活丸（颗粒）
Jiuwei Qianghuo Wan

药物组成 羌活、防风、苍术、细辛、川芎、白芷、黄芩、生地黄、甘草。

功能主治 解表除湿。用于恶寒发热，头痛无汗，口干，肢体酸痛。

用法用量 口服：①丸剂，每次 6~9g。②颗粒剂，每次 15g，每日2~3 次。用姜葱汤或温开水送服。

注意事项 ①肾脏病患者、孕妇、新生儿禁用。②本品含有马兜铃科植物细辛，不宜长期使用，应在医生指导下服用；定期复查肾功能。③儿童及老人一般不宜使用；阳虚气虚者慎用。

剂型规格 ①颗粒剂：每袋 15g。②水丸剂：每 500粒 30g，每袋 18g。

保济丸
Baoji Wan

药物组成 钩藤、菊花、蒺藜、厚朴、木香、苍术、天花粉、广藿香、葛根、茯苓、薄荷、化橘红、白芷、薏苡仁、神曲茶、稻芽。

功能主治 解表，祛湿，和中。用于腹痛吐泻，噫食嗳酸，恶心呕吐，肠胃不适，晕车晕船，四时感冒，发热头痛等。

用法用量 口服：①丸剂，每日 3 次；每次 1.85~3.7g。②浓缩丸，每日 3 次，每次 1.2g。③口服液，每日 3 次，每次 10~20ml。儿童酌减。

注意事项 ①忌食生冷油腻食物，外感燥热者不宜服用。②有高血压、心脏病、肝病、糖尿病、肾病等慢性病严重者应在医师指导下服用。③儿童、孕妇、哺乳期妇女、年老体弱者应在医师指导下服用。④发热体温超过 38.5℃ 的患者，应去医院就诊。⑤吐泻严重者应及时去医院就诊。⑥过敏体质慎用。

剂型规格 ①小水泛丸剂：每袋 1.85g；3.7g。②浓缩丸剂：每瓶 1.2g。③溶液剂：每支 10ml。

四、解表消食剂

儿童清热导滞丸
Ertong Qingre Daozhi Wan

药物组成 鸡内金、莪术、厚朴、枳实、山楂、青皮、半夏、六神曲、麦芽、槟榔、使君子（仁）、胡黄连、苦楝子、知母、青蒿、黄芩、薄荷、钩藤、车前子。

功能主治 健胃导滞，消积化虫。用于小儿蓄乳宿食引起的胸膈满闷，积聚痞块，虫积腹痛，面黄肌瘦，消化不良，躁烦口渴，不思饮食。

用法用量 口服：每次 1 丸，每日 3 次，周岁以内小儿酌减。

注意事项 目前尚未见不良反应报道。

剂型规格 大蜜丸剂：每丸 3g。

五、扶正解表剂

参苏丸（片、颗粒）
Shensu Wan

药物组成 党参、紫苏叶、葛根、前胡、茯苓、半夏（制）、陈皮、枳壳（炒）、桔梗、甘草、木香、生姜、大枣。

功能主治 益气解表，理气化痰。用于虚人外感风寒，内有痰饮，症见恶寒发热，无汗头痛，鼻塞咳嗽，胸膈满闷，唾涕黏稠。

用法用量 口服：①丸剂，每次 6~9g，每日 2~3 次；②片剂，每次 5 片，每日 3 次；③颗粒剂，开水冲服，每次 20g，每日 2 次。

注意事项 ①风热感冒者不适用。②有高血压、心脏病、肝病、糖尿病、肾病等慢性病严重者应在医师指导下服用。③儿童、孕妇、哺乳期妇女应在医师指导下服用。④发热体温超过 38.5℃ 的患者，应去医院就诊。⑤服药 3 天症状无缓解，应去医院就诊。⑥过敏体质者慎用。

剂型规格 ①片剂：每片 0.5g。②颗粒剂：每袋 20g。③水泛丸剂：每 30g 约 500 粒，每袋 9g。

童康片
Tongkang Pian

药物组成 黄芪、防风、白术、山药、陈皮、生牡蛎。

功能主治 补肺固表，健脾益胃，提高机体免疫功能。用于体虚多汗，易患感冒，倦怠乏力，食欲不振。

用法用量 口服：每次 3~4 片，每日 4 次，嚼碎后吞服。需连服 3 个月。

注意事项 ①忌油腻食物。②本品宜饭前服用。③小儿及孕妇应在医师指导下服用。④服药 2 周或服药期间症状未明显改善，或症状加重者，应立即停药并到医院就诊。⑤过敏体质者慎用。

剂型规格 片剂：每片 0.2g。

六、宣肺通窍剂

鼻炎丸
Biyan Wan

药物组成 辛夷花、苍耳子、藿香、薄荷、紫苏叶、鱼腥草、鹅不食草等。

功能主治 祛风清热，消肿解毒，通鼻窍。用于风邪或风热引起的鼻塞不通，时出浊涕，头痛流泪，眉棱骨痛。

用法用量 口服：每次 6g，每日 2 次，温开水送服。

注意事项 忌食辛辣食物，忌吸烟。

剂型规格 水泛丸剂：每 10 粒 1g。

鼻炎片
Biyan Pian

药物组成 苍耳子、辛夷、野菊花、五味子、白芷、防风、连翘、甘草、荆芥、知母、桔梗、黄柏、细辛、麻黄。

功能主治 祛风宣肺、清热解毒。用于急、慢性鼻炎。

用法用量 口服：每次 2 片，每日 3 次。小儿酌减。

注意事项 ①高血压、心脏病患者慎用。有肝病、糖尿病、肾病等慢性病严重者应在医师指导下服用。②儿童、孕妇、哺乳期妇女、年老体弱、脾虚便溏者应在医师指导下服用。③严格按用法用量服用，本品不宜长期服用。④服药 3 天症状无缓解，应去医院就诊。⑤过敏体质者慎用。

剂型规格 片剂：每片 0.5g，每瓶 100 片。

藿胆丸（片）
Huodan Wan

药物组成 广藿香叶、猪胆粉。

功能主治 清风热、通鼻窍。慢性鼻炎，慢性副鼻窦炎，由于风热上扰引起的鼻塞欠通，时流浊涕。

用法用量 口服：①丸剂，每次 3~6g，每日 2 次；②片剂，每次 3~5 片，每日 2~3 次。

注意事项 ①凡脾气虚，症见鼻涕清稀者，应在医生指导下使用。①有高血压、心脏病、肝病、糖尿病、肾病等慢性病严重者应在医师指导下服用。②儿童、孕妇、哺乳期妇女、年老体弱、脾虚便溏者应在医师指导下服用。③服药 3 天症状无缓解，应去医院就诊。④过敏体质者慎用。

剂型规格 ①片剂：每片 0.2g。②丸剂：每瓶 36g。

第二节　清　热　剂

一、清热泻火剂

小儿清热解毒口服液
Xiao'er Qingre Jiedu Koufuye

药物组成 生石膏、知母、地丁、金银花、麦冬、黄芩、玄参、连翘、龙胆草、生地黄、栀子、板蓝根。

功能主治 疏风解表、清热散瘟、解毒利咽、生津止渴。用于流感、急性咽炎、急性扁桃体炎等上呼吸道感染和各种发热疾病。

用法用量 口服：1~3 岁，每次 5ml；4~10 岁，每次 5~10ml；10 岁以上，每次 10~20ml。每日 3 次。

注意事项 阳虚便溏者不宜使用。

剂型规格 溶液剂：每支 10ml 或每瓶 60ml。

连花清瘟胶囊（颗粒）
Lianhuaqingwen Jiaonang

药物组成 虎杖、连翘、板蓝根、柴胡、败酱草、马鞭草、芦根、甘草。

功能主治 疏风清热，解毒利咽。本品用于急性上呼吸道感染属风热症，症见发热，恶风，咽痛，头痛，鼻塞，流浊涕，咳嗽等。

用法用量 口服：胶囊，每次 4 粒，每日 3 次；颗粒，每次 1 袋，每日 3 次。

注意事项 目前尚未见不良反应报道。

剂型规格 ①胶囊剂：每粒 0.52g。②颗粒剂：每袋 6g。

白虎合剂
Baihu Heji

药物组成 石膏、知母、甘草、粳糠。

功能主治 清热生津。用于阳明气分热证或外感热病的气分热证，症见发热面赤、烦渴引饮、汗出恶热等。

用法用量 口服：成人，每次 15~20ml；4~6 岁，每次 10~15ml；3 岁以内，每次 5~10ml。每日 3 次。

注意事项 凡虚热或假热者不可用。

剂型规格 合剂：每瓶 100ml；120ml。

二、清热凉血剂

小儿牛黄散（颗粒）
Xiao'er Niuhuang San

药物组成 钩藤、僵蚕（麸炒）、天麻、全蝎、黄连、大黄、胆南星（酒炙）、浙贝母、天竺黄、法半夏、化橘红、滑石、牛黄、麝香、朱砂、冰片。

功能主治 清热镇惊，散风化痰。用于小儿食滞内热引起的咳嗽身烧，呕吐痰涎，烦躁起急，睡卧不安，惊风抽搐，神志昏迷，大便燥结。

用法用量 口服：①散剂，每次 0.9g；②颗粒剂，每次 0.5g，开水冲服。均每日 2 次。周岁以内小儿酌减。

注意事项 本品处方中含朱砂，不宜过量久服，肝肾功能不全者慎用。

剂型规格 ①散剂：每瓶 0.9g。②颗粒剂：每袋 0.5g。

皮肤病血毒丸
Pifubing Xuedu Wan

药物组成 连翘、紫草、紫荆皮、赤芍、蛇蜕等。

功能主治 清热解毒，凉血消肿，搜风止痒。用于经络不和，湿热血燥引起的风疹、湿疹、皮肤刺痒、雀斑刺痒、面赤鼻齄、疮疡肿毒、脚气疥癣、头晕目眩、大便燥结。

用法用量 口服：每次 20 粒，每日 2 次。

注意事项 ①孕妇禁服；忌辛辣厚味，感冒期间应停服。②风寒证或肺脾气虚证荨麻疹不宜使用。③月经期或哺乳期慎用。④忌食鱼、虾、油腻食品；忌酒、辛辣刺激食物。⑤体弱、慢性腹泻者慎用。⑥过敏体质者慎用。

剂型规格 水丸剂：每 100 粒 18g。

消炎利胆片（胶囊）
Xiaoyan Lidan Pian

药物组成 溪黄草、穿心莲、苦木。

功能主治 清热、祛湿、利胆、消炎。用于急性胆囊炎、胆道炎、肝胆结石并发感染。

用法用量 口服：片剂，每次 6 片，每日 3 次。

注意事项 ①孕妇忌服、对本品过敏者禁用。②非肝胆湿热证患者，如脾胃虚寒证等不宜使用。③肝肾功能不全者慎用，如使用应定期监测肝肾功能。④合并胆道梗阻时不宜使用。⑤使用过程中应密切观察病情变化，如发热、黄疸、上腹痛等症加重时应及时请外科诊治。⑥本品中苦木有小毒，不宜久服。⑦过敏体质者，有高血压、心脏病、糖尿病、肝病、肾病等慢性病严重者慎用。⑧本品不良反应可有药疹、过敏性休克及全身抽搐、剧烈咳嗽等。

剂型规格 ①片剂：每片 0.26g，每瓶 100 片。每片含穿心莲内酯应在 15mg 以上。②胶囊剂：每粒 0.45g。

紫草丸
Zicao Wan

药物组成 犀角、紫草、金银花、天竺黄、贝母、青黛、地丁、雄黄、菊花、珍珠、制没药、制乳香、朱砂、琥珀、羌活、牛黄、冰片、甘草。

功能主治 清热凉血、化痰祛风、凉血化斑。用于温邪疫毒、热入营血之壮热神昏，心烦不寐，口渴欲饮，斑疹显露，舌质红绛，脉象细数等。

用法用量 口服：每次 1 丸，每日 1~2 次，温开水送服或遵医嘱。

注意事项 用药期间忌油腻食物。

剂型规格 丸剂：每丸 1.75g。

三、清热解毒剂

三金片（胶囊、颗粒）
Sanjin Pian

药物组成 金樱根、金刚刺（菝葜）、金沙藤、羊开口等。

功能主治 清热解毒，利湿通淋，益肾。用于下焦湿热，热淋，小便短赤，淋沥涩痛；急、慢性肾盂肾炎，膀胱炎，尿路感染属肾虚湿热下注证者。

用法用量 口服：①片剂，大片每次 3 片，小片每次 5 片，每日 3~4 次；②胶囊剂，每次 2 粒，每日 3~4 次；③颗粒剂，开水冲服，每次 14g，每日 3~4 次。

注意事项 目前尚未见不良反应报道。

剂型规格 ①片剂：大片每片相当于原药材 3.5g，小片相当于原药材 2.1g。②胶囊剂：每粒重 0.35g（相当于原药材 5.25g）。③颗粒剂：每袋 14g（相当于原药材 10.5g）。

三黄片（丸、散、注射液）
Sanhuang Pian

药物组成 大黄、黄芩浸膏、盐酸小檗碱。

功能主治 泻火解毒，燥湿止痛，凉血。用于三焦热盛，湿毒蕴结所致的痢疾，吐衄便血，黄疸痞满，目赤口疮，疮痈，便秘等。

用法用量 （1）**口服**：①片剂，每次 4 片，每日 2~3 次，小儿酌减。②丸剂，**成人**，每次 6~9g；**7 岁以上儿童**，服成人 1/2 量；**3~7 岁儿童**，服成人 1/3 量。每日 3 次，温开水送服。（2）**外用**：①散剂，局部外用。②膏剂，局部外贴。（3）**直肠给药或灌注引流**：三黄液。（4）**肌内注射**：每次 2~4ml，每日 2~3 次。（5）**静脉注射**：每次 30~50ml，加 5% 葡萄糖或 5% 葡萄糖盐水 500ml，每分钟 40~60 滴，每日 2 次。

注意事项 ①溶血性贫血患者及葡萄糖-6-磷酸脱氢酶缺乏患者禁用。②服药后大便次数增多且不成形者，应酌情减量。③本品含盐酸小檗碱。儿童、哺乳期妇女、年老体弱及脾虚便溏者应在医师指导下服用。④服药 3 天症状无缓解，应去医院就诊。⑤本品不宜长期服用。⑥过敏体质者慎用。⑦易致恶心、呕吐、头昏、腹绞痛、黄疸。

剂型规格 ①片剂：每片 0.25g。②丸剂：每 500 丸 30g。③散剂。④膏剂。⑤溶液剂。⑥注射剂：每支 2ml 或 10ml。

鼻炎康片
Biyankang Pian

药物组成 广藿香、苍耳子、鹅不食草、野菊花、当归、猪胆粉、黄芩、麻黄、薄荷油、氯苯那敏。

功能主治 清热解毒，宣肺通窍，消肿止痛。用于急慢性鼻炎，过敏性鼻炎等。

用法用量 口服：每次 2~4 片，每日 3 次。

注意事项 ①用药期间不宜驾驶车辆、操纵机器及高空作业等。②凡过敏性鼻炎属虚寒症者慎用；运动员慎用。③本品含马来酸氯苯那敏。膀胱颈梗阻、甲状腺功能亢进、青光眼、高血压和前列腺肥大者慎用；孕妇及哺乳期妇女慎用。④有心脏病等慢性病者，应

在医师指导下服用。⑤儿童、老年患者应在医师指导下使用。⑥个别患者服药后偶有胃部不适，停药后可消失；建议饭后服用。⑦急性鼻炎服药 3 天后症状无改善，或出现其他症状，应去医院就诊。⑧过敏体质者慎用。

剂型规格 片剂：每瓶 30 片；60 片。每片含马来酸氯苯那敏 1mg。

辛夷鼻炎丸
Xinyi Biyan Wan

药物组成 板蓝根、薄荷、苍耳子、鹅不食草、防风、甘草、广藿香、菊花、三叉苦、山白芷、辛夷、鱼腥草、紫苏叶。

功能主治 祛风，清热，解毒；用于鼻炎。

用法用量 口服：每次 3g，每日 3 次。

注意事项 ①孕妇忌服。②用药后如感觉唇部麻木者应停药。③过敏体质者慎用。④不宜久服。

剂型规格 丸剂：每 10 粒 0.75g。

辛芩颗粒
Xinqin Keli

药物组成 细辛、黄芩、荆芥、防风、白芷、苍耳子、黄芪、白术、桂枝、石菖蒲。

功能主治 益气固表，祛风通窍，用于肺气不足、风邪外袭所致的鼻痒、喷嚏、流清涕，易感冒；过敏性鼻炎见上述证候者。

用法用量 口服：开水冲服，每次 1 袋，每日 3 次。20 日为一个疗程。

注意事项 ①孕妇及过敏体质者慎用。②服用后如有胃痛不适，应慎用。③不宜过量久服。

剂型规格 颗粒剂：每袋 20g。

香菊片（胶囊，颗粒）
Xiangju Pian

药物组成 化香树果序、夏枯草、野菊花、生黄芪、辛夷、防风、白芷、甘草、川芎。

功能主治 辛散祛风，清热通窍。用于治疗急、慢性鼻窦炎、鼻炎。

用法用量 口服：①片剂：每次 2~4 片，每日 3 次。②胶囊剂：每次 2~4 粒，每日 3 次。③颗粒剂：开水冲服，每次 1~2 袋，每日 3 次。

注意事项 ①孕妇慎用。②凡外感风寒之鼻塞、流清涕者，应在医师指导下使用。③过敏体质者慎用。

剂型规格 ①片剂：每片 0.3g。②胶囊剂：每粒 0.3g。③颗粒剂：每袋 0.3g。

千柏鼻炎片（胶囊）
Qianbai Biyan Pian

药物组成 千里光、卷柏、草决明、川芎、白芷、羌

活、麻黄。

功能主治 活血祛瘀、清热祛风、宣肺通窍。用于邪毒久留、慢性肥厚性鼻炎、过敏性鼻炎等。

用法用量 口服：①片剂，每次 3~4 片，每日 3 次；②胶囊剂，每次 2 粒，每日 3 次，2 周为一疗程，症状减轻后，减量维持，或遵医嘱。

注意事项 ①少见，服药后，出现胸肩颈部疼痛、额部出汗、咽部发干，停药后消失。

剂型规格 ①片剂：每瓶 100 片。②胶囊剂：每粒 0.5g。

小儿热速清口服液
Xiao'er Resuqing Koufuye

药物组成 柴胡、葛根、黄芩、金银花、板蓝根、大黄等。

功能主治 清热解毒，泻火利咽。用于小儿外感高热。临床治疗小儿急性呼吸道感染。

用法用量 口服：剂量按年龄服用，1 岁以内，每次 2.5~5ml；1~3 岁，每次 5~10ml；3~7 岁，每次 10~15ml；7~12 岁，每次 15~20ml，每日 3 次。

注意事项 目前尚未见不良反应报道。①婴儿应在医师指导下服用。②风寒感冒者不适用。③脾虚易腹泻者应在医师指导下服用。④发热体温超过 38.5℃的患者，应去医院就诊。⑤严格按用法用量服用，本品不宜长期服用。⑥如病情较重或服药 24 小时后疗效不明显者应及时去医院就诊。⑦过敏体质者慎用。

剂型规格 溶液剂：每支 10ml。

小儿清热颗粒
Xiao'er Qingre Keli

药物组成 连翘、黄芩、大青叶、甘草。

功能主治 清热、凉血、解毒。主治热病。主要用于小儿上呼吸道感染。

用法用量 口服：用开水冲服，1 岁以上，每次 1 袋，每日 2 次；1 岁以下减半。

注意事项 目前尚未见不良反应报道。

剂型规格 颗粒剂：每袋 15g。

牛黄上清丸（片）
Niuhuang Shangqing Wan

药物组成 牛黄、黄连、黄芩、黄柏、石膏、栀子、大黄、薄荷、菊花、荆芥穗、白芷、川芎、连翘、赤芍、当归、地黄、桔梗、甘草、冰片。

功能主治 清热泻火，散风止痛。用于风热感冒，胃热嘈杂泛酸，湿热痢疾，头痛眩晕，目赤耳鸣，咽喉肿痛，牙龈肿痛，溲赤便秘。

用法用量 口服：①丸剂，每次 1~2 丸，每日 2 次。②片剂，每次 4 片，每日 2 次。温开水送服。

注意事项 ①忌辛辣食物。孕妇及年老体弱、大便溏薄者忌服。②致过敏性休克、药疹等。③服药后大便次数增多且不成形者，应酌情减量。

剂型规格 ①片剂：每片 0.32g。②丸剂：每丸 6g。

牛黄解毒丸（片）
Niuhuang Jiedu Wan

药物组成 牛黄、雄黄、冰片、石膏、黄芩、大黄、桔梗、甘草。

功能主治 清热解毒、消肿止痛。用于火热毒邪炽盛于内所致的咽喉、牙龈肿痛，口舌生疮，头晕目赤。

用法用量 口服：①片剂，每次 2~4 片，每日 2 次。②丸剂，每次 1 丸，每日 1~2 次。

注意事项 ①孕妇禁用，因易致流产；新生儿慎用；不宜与四环素、磷酸盐、硫酸盐类及含生物碱、金属离子的药物合用。②常用剂量时，偶见过敏反应、出血倾向、膀胱炎。③剂量过大及给婴儿滥用，可致中毒。④过敏反应：偶致全身皮肤剧痒、潮红、粟粒样丘疹、猩红热样皮疹，也可出现过敏性休克。⑤出血倾向：过量用药，出现流鼻血、口腔黏膜溃疡，继之颜面、四肢、皮肤出现出血点，牙龈缘有血痂。⑥膀胱炎：出现腰部酸痛、尿频、尿急、尿痛、尿血。⑦新生儿滥用引起中毒反应：过量引起嗜睡、拒奶、大便次数增加、呕吐、气急，伴有脱水、酸中毒。⑧造血系统损害：可引起血小板减少、单纯红细胞再障性贫血。⑨此外有服用本品引起成瘾的报道。⑩其他：偶致支气管哮喘、喉头水肿、肝功能损害。

剂型规格 ①片剂：每片 0.4g。②蜜丸剂：每丸 3g。

片仔癀
Pianzaihuang

药物组成 麝香、牛黄、三七、蛇胆等。

功能主治 清热解毒、消肿止痛。用于目赤肿痛、牙龈肿痛、耳鸣耳痛、咽喉肿痛、烫伤、灼伤、跌打损伤、蜂蛇咬伤、疔疮及无名肿毒，或胁痛、黄疸、口苦咽干、舌苔黄腻、脉弦滑等。

用法用量 口服：①片剂，1~8 岁，每次 0.15~0.3g；8 岁以上，每次 0.6g。②胶囊剂，每次 2 粒，每日 2~3 次。**外用：**散剂，用冷开水调化，涂敷患处，每日数次，保持湿润。如有伤口，应敷于患处周围。

注意事项 ①孕妇忌用，忌涂于创口上。②偶有过敏反应，可引起固定性红斑。③对局部病变切忌碰撞、挤压。④局部病灶红肿热痛反应剧烈，初起疮顶即有多个脓头者均应到医院就诊。⑤过敏体质者慎用。

剂型规格 ①片剂：每片 0.3g。②胶囊剂：每粒 0.3g。③散剂。

胆舒胶囊
Danshu Jiaonang

药物组成 茵陈、栀子、黄芩、枳实、大黄、柴胡、金钱草、木香、延胡索。

功能主治 清热解毒，舒肝利胆。用于肝胆湿热所致的面目俱黄，黄色鲜明，腹微满，口渴，小便短赤，舌苔黄腻，脉沉数。

用法用量 口服：每次1~2粒，每日3次。或遵医嘱。

注意事项 目前尚未见不良反应报道。

剂型规格 胶囊剂：每盒30粒；60粒。

瓜霜退热灵胶囊
Guashuang Tuireling Jiaonang

药物组成 羚羊角、麝香、西瓜霜、朱砂、冰片等。

功能主治 清热解毒、开窍镇静。用于热痉、高烧、惊厥、抽搐、咽喉肿痛、舌疗等病。

用法用量 口服：周岁小儿，每次0.15~0.3g；1~3岁，每次0.3~0.6g；3~6岁，每次0.6~0.75g；6~9岁，每次0.75~0.9g；9岁以上，每次0.9~1.2g；成人，每次1.2~1.8g。每日3~4次。

注意事项 ①孕妇忌服。②不宜久服。

剂型规格 胶囊剂：每粒0.3g。

齐墩果酸片
Qidunguosuan Pian

药物组成 齐墩果酸。

功能主治 降酶、降浊、纠正异常蛋白质代谢、改善肝病的症状与体征。临床治疗急性黄疸型肝炎，慢性迁延型与活动型肝炎。

用法用量 口服：急性肝炎，每次1~2片，每日3次，以一个月为一疗程；慢性肝炎，每次3~4片，每日3次，连续服3个月为一个疗程。

注意事项 忌辛辣食物。

剂型规格 片剂：每片含齐墩果酸20mg。

克银丸
Keyin Wan

药物组成 土茯苓、白鲜皮、北豆根、拳参。

功能主治 清热解毒、祛风止痒。用于治疗牛皮癣皮损基底层脱屑发痒，便秘尿黄，属血热风燥者。

用法用量 口服：①浓缩大蜜丸，每次2丸；②浓缩小蜜丸，每次10g。均每日2次，重症者可适当加量服用。儿童酌减。

注意事项 ①血虚风燥者，不宜使用。②忌食白酒、羊肉等辛辣、厚味、刺激或致敏性食物。③避免

感冒发热、扁桃体发炎。④患处忌用热水烫洗。⑤不可滥涂外用药物。⑥可引起剥落性皮炎型药疹、中毒性肝炎。

剂型规格 ①大蜜丸剂：每丸10g。②小蜜丸剂：每袋20g。

抗病毒口服液（胶囊）
Kangbingdu Koufuye

药物组成 板蓝根、广藿香、石膏、知母、石菖蒲、连翘、生地黄、芦根、郁金。

功能主治 清热凉血、解毒祛湿。用于时行感冒和疫毒侵袭之证。风热感冒，温病发热。

用法用量 口服：①口服液，每次1~2支，每日2~3次，饭后服用，小儿酌减；②胶囊剂，成人，每次4~6粒；3~7岁，每次2粒；2岁以下，每次1粒，每日3次。

注意事项 ①孕妇、哺乳期妇女禁用。②过敏体质者慎用。

剂型规格 ①胶囊剂：每粒0.3g。②溶液剂：每支10ml。

抗腮灵糖浆
Kangsailing Tangjiang

药物组成 夏枯草、柴胡、枳壳、甘草、竹茹、大青叶、牛蒡子、大黄、生石膏。

功能主治 清热泻火，解毒散结。用于邪热侵袭、毒热壅聚之痄腮、喉痹、乳蛾、大头瘟、痈肿。

用法用量 口服：每次20~30ml，每日2次。

注意事项 忌服辛辣食物。

剂型规格 糖浆剂：每瓶120ml。

板蓝根颗粒（片、胶囊、糖浆、注射液）
Banlangen Keli

药物组成 板蓝根。

功能主治 清热解毒、凉血、利咽、消肿。用于温病发热、热毒发斑、喉痹、痄腮、火眼、丹毒、痈肿等。

用法用量 （1）口服：①颗粒剂，成人，每次5~10g（1/2~1袋）；儿童，每次1/4袋，每4小时1次，温开水送服或冲服；②片剂，每次2~4片，每日3次或遵医嘱；③胶囊剂，每次4粒，每日3次；④糖浆剂，每次15ml，每日3次。（2）肌内注射：每次2ml，每日1~2次。

注意事项 ①非实火热毒者忌服。②少见有皮疹、眼膜充血、呼吸急促、心悸、胸闷、头晕、过敏性休克、肾损害、溶血反应等。③扁桃体有化脓或发热体温超过38.5℃的患者应去医院就诊。

剂型规格 ①片剂。②胶囊剂。③颗粒剂：每袋10g（相当于原生药166g）。④糖浆剂。⑤注射剂：每

支 2ml。

小儿化毒胶囊（散）
Xiao'er Huadu Jiaonang

药物组成 牛黄、珍珠、雄黄、甘草、天花粉、川贝母、赤芍、乳香、没药、冰片、大黄。

功能主治 清热解毒，活血消肿。用于小儿疹后余毒未尽，烦躁，口渴，口疮，便秘，疮肿溃烂。

用法用量 口服：①胶囊剂：每次 2 粒，每日 1~2 次。三岁以内小儿酌减。②散剂：每次 0.6g，每日 1~2 次。三岁以内小儿酌减。外敷：适量，敷于患处。

注意事项 ①腹泻患儿忌服。②绞窄性肠梗阻患者忌服。③本品为肺胃火盛急喉痹所设。若属肺胃阴虚火旺慢喉痹者不宜应用。④本品主治心脾积热之口疮，若阴虚火旺，虚火上炎的口疮不宜应用。⑤本品含有大黄、黄连、牛黄苦寒泻热之品，脾胃虚弱、体质弱者慎服。⑥本品含有雄黄，不宜过量久服。⑦饮食宜清淡，忌用辛辣、油腻之品。

剂型规格 ①胶囊剂：每粒 0.3g。②散剂：每袋 0.6g。

疏风解毒胶囊
Shufengjiedu Jiaonang

药物组成 虎杖、连翘、板蓝根、柴胡、败酱草、马鞭草、芦根、甘草。

功能主治 疏风清热，解毒利咽。本品用于急性上呼吸道感染属风热症，症见发热，恶风，咽痛，头痛，鼻塞，流浊涕，咳嗽等。

用法用量 口服：每次 4 粒，每日 3 次。

注意事项 目前尚未见不良反应报道。

剂型规格 胶囊剂：每粒 0.52g。

金莲花片（口服液）
Jinlianhua Pian

药物组成 金莲花。

功能主治 清热解毒，抗菌消炎。用于上呼吸道感染，扁桃体炎，气管炎，肠炎，痢疾，胆囊炎，阑尾炎，外伤感染，结膜炎等一切炎症。

用法用量 含服：①片剂，每次 3~4 片，每日 3 次。②口服液，每次 10ml，每日 3 次，用时摇匀。

注意事项 虚寒者不宜用；过敏体质者慎用。

剂型规格 ①片剂：每片相当于原药材 1.5g；②溶液剂：每支 10ml。

胡氏六神丸
Hushi Liushen Wan

药物组成 牛黄、冰片、朱砂、薄荷、麝香、熊胆、

板蓝根、雄黄、甘草、金银花、蟾酥。

功能主治 消肿解毒、止痛退热、镇惊安神。主治喉风喉痹、双单乳蛾等咽喉诸症，以及疗毒、痈疮、小儿急性热惊风、一般红肿热痛等症。

用法用量 含服：咽喉痛，成人，每次 10~15 丸；5 岁，每次 5 丸；婴儿，每次 1~2 丸，每日均 2 次。

注意事项 运动员慎用。

剂型规格 微丸剂：每 100 粒 0.26g。

消炎止痢丸
Xiaoyan Zhili Wan

药物组成 翻白草、焦山楂、白头翁、地榆炭、委陵菜。

功能主治 清热解毒，消炎止痢。主治菌痢、阿米巴痢疾、肠炎腹泻、消化不良。

用法用量 口服：每次 3~6g，每日 2~3 次。

注意事项 目前尚未见不良反应报道。

剂型规格 丸剂：每 20 粒 1g。

梅花点舌丸
Meihua Dianshe Wan

药物组成 藏红花、牛黄、珍珠、麝香、蟾酥（制）、熊胆、雄黄、朱砂、硼砂、葶苈子、乳香（制）、没药（制）、血竭、沉香、冰片、蜈蚣、穿山甲、蒲公英、大黄、金银花、红花。

功能主治 清热解毒、散瘀消肿止痛。主治疗疮、无名肿毒、喉痹、龈舌肿痛等。临床主要用于治疗化脓性感染、慢性非特异性溃疡性结肠炎、咽炎、扁桃腺炎、麻疹、肿瘤、银屑病等。

用法用量 口服：每次 2 丸，每日 2~3 次，小儿酌减。外用时用醋化开敷上。

注意事项 孕妇忌服，体虚者慎用，按剂量服用，不可过量。

剂型规格 水泛丸：每丸 0.125g，每瓶 6 丸。

银黄片（口服液、注射液、颗粒）
Yinhuang Pian

药物组成 金银花提取物、黄芩提取物。

功能主治 抗菌消炎、清热解毒。用于风热外感所致的咽喉肿痛、咳嗽、痰黄、痄腮、丹毒等。

用法用量 口服：①片剂，每次 2~4 片，每日 3~4 次；②口服液，每次 10~20ml，每日 3 次。③颗粒剂，开水冲服，每次 1~2 袋，每日 2 次。含服：每次 1~2 片，每日 10~20 片，分次含服。肌内注射：注射剂，每次 2~4ml，每日 2 次。

注意事项 ①本品含苯甲醇，禁止用于儿童肌肉注射。②银黄注射液临床应用时有个别病例出现过敏性休克，但未见口服出现过敏的报道。③脾气虚寒症见有大

便溏者慎用。

剂型规格 ①片剂：每片 0.3g，含黄芩素 50mg、绿原酸 40mg。②溶液剂：每支 10ml。③颗粒剂：每袋 4g。④注射剂：每支 2ml，内含绿原酸 25mg，黄芩苷 40mg。

清热解毒口服液（片、注射液）
Qingre Jiedu Koufuye

药物组成 生石膏、知母、甜地丁、金银花、麦冬、黄芩、玄参、连翘、龙胆草、生地黄、栀子、板蓝根。

功能主治 清热解毒。主治外感时邪，内有蕴热所致的身热汗出、头痛身痛、心烦口渴、微恶寒或反恶热。

用法用量 口服：①口服液，每次 10~20ml，每日 3 次，或遵医嘱。②片剂，每次 4 片，每日 3 次。肌内注射：每次 2~4ml，每日 2~4 次。儿童酌减量。

注意事项 ①阳虚便溏者不宜使用。②过敏体质者慎用。

剂型规格 ①片剂：每片 0.7g。②溶液剂：每支 10ml。③注射剂：每支 2ml。

紫草膏
Zicao Gao

药物组成 紫草、忍冬藤、白芷、冰片。

功能主治 清热解毒、消肿止痛。主治烫伤、丹毒、疔疮等病。

用法用量 外用：①油剂，涂患处，每日 2~3 次；②软膏剂，摊于纱布上贴患处，每隔 1~2 日换药 1 次。

注意事项 ①冻疮患者不可用；凡疱疖脓已成或脓已溃者不可用。②疮疡溃后仍有全身发热等症状时应到医院就诊。③用药后局部出现皮疹等过敏表现者应停用。④过敏体质者慎用。

剂型规格 ①油剂：每瓶 100g。②软膏剂。

紫雪
Zixue

药物组成 石膏、寒水石、滑石、磁石、玄参、木香、沉香、升麻、甘草、丁香、芒硝（制）、硝石（精制）、水牛角浓缩粉、羚羊角、麝香、朱砂。

功能主治 清热解毒、止痉开窍。用于热病、高热烦躁、神昏谵语、惊厥抽搐、斑疹吐衄、尿赤便秘。

用法用量 口服：每次 1.5~3g，每日 2 次；周岁小儿，每次 0.3g；5 岁以内小儿每增一岁递增 0.3g，每日 1 次；5 岁以上小儿遵医嘱。

注意事项 ①孕妇禁用，忌食辛辣食物，不宜过量。②本品处方中含朱砂，不宜过量久服，肝肾功能不全者慎用。

剂型规格 散剂：每瓶 1.5g；3g。

新雪颗粒（片）
Xinxue Keli

药物组成 磁石、寒水石、石膏、硝石、滑石、芒硝、栀子、牛黄、穿心莲、竹叶卷心、珍珠层粉、广升麻、沉香、冰片。

功能主治 清热解毒。用于温热病所致的高热烦躁、咽喉肿痛、咳嗽、胸痛等。

用法用量 口服：①颗粒剂，每次 1 袋，每日 2 次；②片剂，小片，每次 4 片；大片，每次 2 片，每日 3 次。

注意事项 脾胃虚寒者慎用。

剂型规格 ①片剂：每片 0.27g；0.54g。②颗粒剂：每袋 1.5g。

新清宁片
Xinqingning Pian

药物组成 熟大黄。

功能主治 清热解毒、活血化瘀、缓下。主治内结实热，喉肿牙痛、目赤、便秘、下痢，以及感染性的炎症、发烧等。

用法用量 口服：片剂，每次 5 片，每日 3 次；用于便秘，临睡前服 5 片即可；3 岁以上，每次 3~4 片，每日 3 次；3 岁以下，每次不少于 2 片，每日 3 次。

注意事项 ①过敏体质者慎用。②用于通便，不可与抗生素、磺胺类药物同用。③服药后尿液为深黄色。

剂型规格 片剂：每片相当于生药 0.3g，含总蒽醌衍生物不低于 7mg。

新癀片
Xinhuang Pian

药物组成 人工牛黄、肿节风、三七、珍珠层粉等。

功能主治 消炎止痛、清热解毒、散瘀消肿。用于风湿性关节炎、急性黄疸型肝炎、胆囊炎、外伤手术后无名肿毒，能缓解食管贲门癌症状。

用法用量 口服：每次 2~3 片，每日 3 次。外用：适量，用冷开水调化涂患处。

注意事项 ①忌辛辣、厚味食物，孕妇慎用，非实热不宜用，患胃溃疡以及出血倾向者慎用。②胃及十二指肠溃疡者，肾功能不全者及孕妇慎用。③个别患者空腹服药后有眩晕、咽干、倦怠、胃部嘈乱不适、轻度腹泻，停药后自行消失。

剂型规格 片剂：每片 0.32g。

穿心莲片
Chuanxinlian Pian

药物组成 穿心莲。

功能主治 清热解毒，凉血消肿。用于感冒发热，咽喉肿痛，口舌生疮，顿咳劳嗽，泄泻痢疾，热淋涩痛，痈肿疮疡，毒蛇咬伤。

用法用量 口服：每次2~3片（小片），每日3~4次；或每次1~2片（大片），每日3次。

注意事项 ①偶见急性荨麻疹及血尿。②过敏体质者慎用。

剂型规格 片剂：每片含穿心莲干浸膏0.105g（小片）；0.210g（大片）。

穿琥宁注射液
Chuanhuning Zhusheye

药物组成 穿心莲叶提取的有效成分，穿心莲内酯与琥珀酸酐反应所得穿心莲内酯琥珀酸半酯单钾盐的灭菌水溶液。

功能主治 清热解毒，消炎解热。用于各种炎症引起的发热，咳嗽痰黄，舌红苔黄，脉浮数等。

用法用量 ①肌内注射：上呼吸道感染及流感，每次1~2支，每日2次。②静脉滴注：病毒性肺炎、菌痢，每日10~16支，分2次静脉滴注，用5%葡萄糖注射液或葡萄糖盐水按1ml液体含1mg穿琥宁的浓度稀释。小儿用量遵医嘱。

注意事项 ①孕妇慎用；②忌与酸性或碱性药物合用。③近年在临床应用中，本品过敏反应有上升趋势，在使用过程中如有发热、憋气现象应立即停止用药。一旦出现过敏性休克表现，立即采取相应的急救措施。④肌内注射有局部疼痛感，少数患者出现皮疹等过敏反应。⑤用药过程应定期检查血象，发现血小板减少应及时停药，并进行相应处理。

剂型规格 注射剂：每支2ml，内含穿心莲内酯琥珀酸半酯单钾盐40mg。

滴耳油
Di'er You

药物组成 胡桃油、黄柏、五倍子、薄荷油、冰片。

功能主治 清热解毒，消肿止痛。用于肝经湿热上攻，耳鸣耳聋，耳内生疮，肿痛刺痒，破流脓水，久不收敛。

用法用量 外用：滴耳，先擦净脓水，每次2~3滴，每日3~5次。

注意事项 ①凡耳病如化脓性中耳炎出现头痛重者忌用。②外耳道破溃者慎用。③过敏体质慎用。

剂型规格 油剂：每支3g。

季德胜蛇药片
Jidesheng Sheyao Pian

药物组成 七叶一枝花、半枝莲、蜈蚣等。

功能主治 清热解毒，消肿止痛。专治毒蛇、毒虫咬伤，咬伤后及时用药，疗效更佳。

用法用量 （1）口服：被毒蛇咬伤后，首次20片，捻碎后用烧酒30ml（儿童或不饮酒者可减少酒量），加等量温开水送服。以后每6小时服10片，服用本品同时，要配合服用"解毒片"，每次2~4片，每日3次，至患者蛇毒症状明显消失为止。（2）外用：本品用水调外擦伤口周围。被毒蛇咬伤后在服药的同时，立即将伤口挑破，以引流排毒。如手足部被咬伤肿胀，上肢者穿刺八邪穴（即4个手指指缝间），以钝头平刺直入2cm，以排除毒液，加速消肿。若患者出现神志不清、牙关紧闭、颈项强直、呼吸困难及心力衰竭等危重症状，内服剂量可增加10~20片，并可适当缩短服药间隔时间。不能口服者可用鼻饲法给药。如伤口因感染而溃烂，应配合外科治疗。被毒虫咬伤后一般不需要内服，以本品与水调和外擦即可消肿止痛。

注意事项 ①被毒蛇咬伤后除服本品外，应将伤口挑破，引流排毒。为阻止毒素被吸收，要扎止血带，每隔15~20分钟放松1~2分钟。清除毒素可用盐水冲洗伤口，挤出或吸出毒液。②本品对腹蛇咬伤疗效显著，对五步蛇、眼镜蛇咬伤也能治愈，唯独对竹叶青蛇咬伤疗效较差。用本品治疗蛇伤，还应按不同蛇类、咬伤季节、咬伤部位、中毒时间长短、患者健康情况灵活用药。③本品外用时，将药涂在伤口周围约16~17毫米（半寸）处，不要涂在伤口上。④服用本品时，可配合必要的针灸及其他对症治疗。伤口如有感染，应按外科治疗原则进行治疗，危重患者应住院观察。

剂型规格 片剂：每片0.4g。

烧伤喷雾剂
Shaoshang Penwuji

药物组成 黄连、黄柏、大黄、地榆、白芷、紫草、榆树皮、酸枣树皮、红花、细辛、冰片等。

功能主治 泻火解毒、化瘀止痛。多用于治疗轻度水火烫伤、跌仆闪挫、痈疮肿毒等病。

用法用量 外用：用前先清洁创面，水泡者可将泡液放去，尽量不伤表皮，将雾状药液喷在创面，每2~3小时喷1次。必要时可同时配合抗生素。烧伤面积大时，应在医生指导下使用。第1次喷药，创面有疼痛，次日减轻。

注意事项 ①严禁同时使用油、灰膏、紫药水等。②本品为外用药，不可内服。③用药前应先清洁好创面，保持环境清洁，防止感染。④受伤肢体放置稳妥，以利休息和有效治疗。⑤最好局部不用包扎，采取暴露疗法。⑥用药一天症状无改善，或创面出现脓苔应去医院就诊。⑦过敏体质者慎用。

剂型规格 喷雾剂：大瓶500ml，小瓶40ml。

口腔溃疡药膜
Kouqiang Kuiyang Yaomo

药物组成 硼砂、冰片、朱砂、寒水石、儿茶、白及胶、甘油。

功能主治 清热解毒,消肿止痛。多用于治疗口疮病,症见口腔溃疡,或大或小,纳食疼痛。

用法用量 外用:将药膜贴于患处,每日 2~3 次,饭后和晚上贴敷。

注意事项 ①贴药膜前先用淡盐水漱口,药膜贴上后不得立即漱口和进饮食。②不宜久用。

剂型规格 薄膜剂:2cm×2cm。

口腔溃疡散
Kouqiang Kuiyang San

药物组成 青黛、冰片、明矾。

功能主治 消溃止痛。用于复发性口腔溃疡,疱疹性口腔溃疡。

用法用量 外用:用消毒棉球蘸药涂于患处,每日 2~3 次,饭后和晚上贴敷。

注意事项 ①本品不可内服。②一般症状在一周内未改善,或加重者,应去医院就诊。③过敏体质者慎用。

剂型规格 散剂:每瓶 3g。

青黛散(丸)
Qingdai San

药物组成 青黛、甘草、硼砂(煅)、冰片、薄荷、黄连、儿茶、人中白(煅)。

功能主治 清热解毒、消肿止痛、敛疮生肌。用于口疮、咽喉肿痛、牙疳出血、单乳蛾等症。

用法用量 ①外用:先用凉开水或淡盐水洗净口腔,将药少许吹撒患处,每日 2~3 次。如药流入喉内,可以下咽;乳头破裂或糜烂时,用麻油少许调敷,敷前用吸奶器吸尽乳汁,再以温水洗净乳头,然后把药敷于患处,以隔纸纱布和橡皮膏固定。②口服:丸剂,每次 1 丸,每日 2~3 次。

注意事项 ①忌辛辣饮食。②孕妇慎用。③不适用于阴虚、虚火上炎引起的咽喉肿痛,声哑。④注意喷药时不要吸气,以防药粉进入呼吸道而引起呛咳。⑤过敏体质者慎用。

剂型规格 ①散剂:每瓶 1.5g。②丸剂:每丸 1.563g。

拔毒膏
Badu Gao

药物组成 白蔹、苍术、连翘、黄芩、白芷、木鳖子、穿山甲、赤芍、栀子、大黄、蜈蚣、蓖麻子、金银花、地黄、当归、黄柏、黄连、乳香、没药、血竭、儿茶、轻粉、樟脑、红粉、植物油、红丹。

功能主治 拔毒止痛,化腐生肌。用于疮疖初起,坚硬不消,红肿疼痛,或已溃流脓,久不收口等症。

用法用量 外用:温热化开,贴于患处。

注意事项 ①忌食辛辣食物、鱼腥发物。②溃疡创面不宜使用。

剂型规格 贴膏剂:净重 0.5g。

野菊花栓
Yejuhua Shuan

药物组成 野菊花。

功能主治 清热解毒、抗菌消炎。主治慢性前列腺炎、慢性盆腔炎等疾病。

用法用量 外用:肛门给药,每次 1 粒,每日 1 次,便后或睡前塞入肛门。

注意事项 ①30℃ 以上易变形,但不影响疗效,可将栓剂冷却后再使用。②肝郁气滞、肾阴不足、脾肾两虚所致的淋症不宜使用。③脾肾两虚,寒湿带下不宜使用。④饮食宜清淡,忌饮酒,辛辣食物。

剂型规格 栓剂:每枚 2.4g。

四、清脏腑热剂

乙肝清热解毒颗粒(胶囊)
Yigan Qingre Jiedu Keli

药物组成 白花蛇舌草、虎杖、茵陈、白茅根、茜草、土茯苓、蚕砂、野菊花等 13 味药。

功能主治 清肝利胆,解毒逐瘟。肝胆湿热型急、慢性病毒性乙型肝炎初期或活动期,乙型肝炎病毒携带者,症见黄疸(或无黄疸),发烧(或低烧),舌质红,舌苔厚腻,脉弦滑数,口干苦或口黏臭,厌油,胃肠不适等。

用法用量 口服:①颗粒剂,每次 1 袋,每日 3 次,开水冲服。②胶囊剂,每次 6 粒,每日 3 次。

注意事项 脾虚便溏者慎用或减量服用;忌烟、酒、油腻。

剂型规格 ①胶囊剂:每粒 0.4g。②颗粒剂:每袋 10g。

牛黄清胃丸
Niuhuang Qingwei Wan

药物组成 牛黄、大黄、菊花、麦冬、薄荷、石膏、栀子、玄参、番泻叶、黄芩、甘草、桔梗、黄柏、连翘、牵牛子、枳实、冰片。

功能主治 清胃泻火,润燥通便。主治心胃火盛,头晕目眩,口舌生疮,牙龈肿痛,乳蛾咽痛,便秘尿赤。

用法用量 口服:每次 2 丸,每日 2 次。

注意事项 ①孕妇忌服。②脾胃虚弱者慎用。③正在服用环孢素的器官移植患者,同时服用本品时,应加强环孢素监测。

剂型规格 蜜丸剂:每丸 6g。

龙胆泻肝丸（片、颗粒、口服液）
Longdan Xiegan Wan

药物组成 龙胆草、黄芩、栀子、泽泻、车前子、关木通、当归、生地、柴胡、甘草。

功能主治 清肝胆、利湿热。主治肝胆实火上扰之头痛目赤，胁痛口苦，耳聋，湿热下注之阴肿阴痒，小便淋浊，妇女湿热带下等。

用法用量 口服：①水丸剂，每次3~6g，每日2次；蜜丸，每次1~2丸，每日2次；②片剂，每次4~6片，每日2~3次；③颗粒剂，每次6g，每日2次；④口服液，每次3ml，每日3次。儿童酌减。

注意事项 本品性味苦寒，久服易伤脾胃，故凡脾胃虚弱者，不宜久服，孕妇及有胃寒者慎用。

剂型规格 ①片剂：每片0.4g，相当于生药0.84g。②水丸剂：每100粒重6g；蜜丸剂：每丸6g。③颗粒剂：每袋6g。④溶液剂：每支10ml。

通窍耳聋丸
Tongqiao Erlong Wan

药物组成 柴胡、龙胆、芦荟、熟大黄、黄芩、青黛、栀子、天南星、陈皮、当归、木香、青皮。

功能主治 清肝泻火，通窍润便。用于肝经热盛，头目眩晕，耳聋蝉鸣，耳底肿痛，目赤口苦，胸膈满闷，大便燥结。

用法用量 口服：每次6g，每日2次。

注意事项 ①孕妇忌服。②忌食辛辣、鱼腥刺激性食物。③年老体弱、大便溏软及脾肾两虚寒症者慎用。④不宜在服药期间同时服用温补性中成药。

剂型规格 丸剂：每100粒6g。

血宁颗粒
Xuening Keli

药物组成 大黄、黄芩、黄连。

功能主治 泻火解毒，化湿泻热，凉血止血。主治肝火犯胃型或胃中积热型吐血，肺热壅盛型或肝火犯肺型咯血。

用法用量 口服：颗粒剂，每次1~2袋，每日2~3次。

注意事项 虚寒型出血症忌用。

剂型规格 颗粒剂：每袋7.5g。

苦胆丸（片）
Kudan Wan

药物组成 苦参、龙胆草、黄柏、神曲、大黄、郁金、茵陈、胆汁膏。

功能主治 清热消炎、利胆退黄、舒肝健胃。主治湿热蕴结、肝胃不和所致的黄疸或无黄疸型肝炎，胁肋胀痛、胸闷、时时泛恶、厌食油腻、大便秘结、小便黄数、舌质红、苔黄厚或腻、脉弦或濡。

用法用量 口服：①片剂，每次5片，每日3次；②蜜丸，每次1~2丸，每日2~3次，空腹温开水送下。

注意事项 ①肝炎属寒湿症者忌用。②孕妇忌用。③个别患者空腹服用时出现恶心、胃纳减退等不良反应。

剂型规格 ①片剂：每片0.3g。②蜜丸剂：每丸5g。

黄连上清丸
Huanglian Shangqing Wan

药物组成 黄连、黄芩、黄柏、石膏、栀子、酒大黄、川芎、荆芥穗、防风、桔梗、连翘、菊花、薄荷、白芷、旋覆花、蔓荆子、甘草。

功能主治 泻火解毒，疏散风热。主治上焦风热或肺胃热盛所致的头晕耳鸣，口舌生疮，牙龈肿痛，暴发火眼，小便黄赤，大便秘结，舌尖红，苔黄，脉滑数或弦数。

用法用量 口服：每次6g，每日2次，儿童酌减。

注意事项 ①脾胃虚寒者禁用。②孕妇忌用。③老年、体弱、大便溏薄者慎用。④有本品可诱发急性胃黏膜病变的报道。⑤服药后大便次数增多且不成形者，应酌情减量。⑥过敏体质者慎用。

剂型规格 蜜丸剂：每丸6g。

羚羊清肺丸（散）
Lingyang Qingfei Wan

药物组成 羚羊角粉、陈皮、石斛、熟大黄、金果榄、前胡、桑白皮、苦杏仁、板蓝根、生地黄、金银花、天花粉、大青叶、天门冬、麦门冬、薄荷、牡丹皮、黄芩、栀子、枇杷叶、玄参、桔梗、浙贝母、甘草。

功能主治 清热利咽、润肺化痰。用于肺热咳嗽、咽喉肿痛、口干舌燥。

用法用量 口服：①丸剂，每次1丸，每日3次，饭后温开水送服。②散剂，每次1g，每日2次。

注意事项 ①风寒咳嗽者禁用，孕妇慎用。②本品可嚼服，也可分份吞服。

剂型规格 ①大蜜丸剂：每丸6g。②散剂：每袋1g。

小儿消积止咳颗粒（口服液）
Xiao'er Xiaoji Zhike Keli

药物组成 山楂（炒）、槟榔、枳实、枇杷叶（蜜炙）、瓜蒌、莱菔子（炒）、葶苈子（炒）、桔梗、连翘、蝉蜕。

功能主治 清热理肺，消积止咳。用于小儿食积咳嗽属痰热证，症见：咳嗽，以夜重，喉间痰鸣，腹胀，口臭等。

用法用量 口服：①颗粒剂：周岁以内每次 2g，1 岁至 2 岁每次 4g，3 岁至 4 岁每次 6g，5 岁以上每次 8g，每日 3 次。②合剂：周岁以内每次 5ml，1 岁至 2 岁每次 10ml，3 岁至 4 岁每次 15ml，5 岁以上每次 20ml，每日 3 次。

注意事项 目前尚未见不良反应报道。

剂型规格 ①颗粒剂：每袋 3g。②合剂：每支 10ml。

双黄连片（颗粒、口服液、注射液）
Shuanghuanglian Pian

药物组成 连翘、金银花、黄芩。

功能主治 清热解毒，辛凉解表。用于外感风热，邪在肺卫，热毒内盛，证见发热，微恶风寒或不恶寒，咳嗽气促，咳痰色黄，咽红肿痛；急性上呼吸道感染、急性支气管炎、急性扁桃腺炎、轻型肺炎见上述证候者。

用法用量 口服：①片剂，每次 4 片，每日 3 次；②颗粒剂，开水冲服，每次 5g，每日 3 次，6 个月以下小儿，每次 1.0~1.5g；6 个月至 1 岁，每次 1.5~2.0g；1~3 岁，每次 2.0~2.5g；3 岁以上儿童酌量或遵医嘱；③口服液，每次 20ml，每日 3 次。**静脉滴注**：每次每公斤体重 60mg，每日 1 次，或遵医嘱。临用前，先以适量灭菌注射用水充分溶解，再用氯化钠注射液或 5% 葡萄糖注射液 500ml 稀释。儿童酌量或遵医嘱。

注意事项 ①勿与氨基糖苷类（庆大霉素、卡那霉素、链霉素）及大环内酯类（红霉素、白霉素）等配伍使用（因易产生浑浊或沉淀）。②有双黄连注射液使用后发生过敏的报道；③本品与青霉素等药物配伍时仍需做过敏试验。④风寒感冒者不适用。⑤过敏体质者慎用。

剂型规格 ①片剂：每片 0.5g。②颗粒剂：每袋 5g。③溶液剂：每支 10ml。④注射剂：每支 600mg。

鱼腥草片（注射液）
Yuxingcao Pian

药物组成 鱼腥草。

功能主治 清热解毒，消肿排脓，利尿通淋。用于肺痈吐血，痰热喘咳，热痢热淋，尿道灼热胀痛，痈肿疮毒，赤白带下等症。

用法用量 ①口服：每次 2~3 片，每日 2~3 次。②肌内注射：每次 2~4ml，每日 4~6ml。③**静脉滴注**：每次 20~100ml，用 5%~10% 葡萄糖注射液稀释后应用，或遵医嘱。

注意事项 过敏体质者慎用。

剂型规格 ①片剂：每片 0.03g，每瓶 100 片。②注射剂：每支 2ml；10ml；50ml；100ml。

五、清热燥湿剂

一清胶囊（颗粒）
Yiqing Jiaonang

药物组成 黄连、大黄、黄芩。

功能主治 清热燥湿，泻火解毒，化瘀止血。用于湿热毒邪所致的身热烦躁，目赤口疮，咽喉牙龈肿痛，大便秘结等症。

用法用量 口服：①胶囊剂，每次 2 粒，每日 3 次；②颗粒剂，每次 1 袋，每日 3~4 次，开水冲服。儿童酌减。

注意事项 ①个别患者出现轻微腹泻、腹痛，服药后大便次数每日 2~3 次者，应减量；每日 3 次以上者，应停用并向医师咨询。②过敏体质者慎用。

剂型规格 ①胶囊剂：每粒 25mg；50mg。②颗粒剂：每袋 7.5g（相当于原生药 7.32g）。

小儿泻速停颗粒
Xiao'er Xiesuting Keli

药物组成 地锦草、儿茶、乌梅、北山楂（炒焦）、茯苓、白芍、甘草。

功能主治 清热利湿，健脾止泻，解痉止痛。用于治疗小儿泄泻、腹痛、纳差（尤适用秋季腹泻及急、慢性腹泻）。

用法用量 口服：开水冲服，每日 3~4 次；一岁以内，每次 1/2~1 袋；一岁至三岁，每次 1~2 袋；三岁至七岁，每次 2~3 袋。

注意事项 ①过敏体质者慎用。②虚寒泄泻者不宜使用。③脱水者可口服或静脉补液。

剂型规格 颗粒剂：每袋 3g。

香连丸（片）
Xianglian Wan

药物组成 黄连（吴茱萸制）、木香。

功能主治 清热燥湿，行气止痛。用于湿热痢疾，里急后重，腹痛腹泻等证，以及痢疾、肠炎。

用法用量 口服：①片剂，成人，每次 5 片（大片），每日 3 次；小儿，每次 2~3 片（小片），每日 3 次；②水丸，每次 3~6g，每日 2~3 次。

注意事项 ①忌食生冷油腻。②孕妇慎用。

剂型规格 ①片剂：每片含黄连以盐酸小檗碱计，小片不得少于 7.0mg，大片不得少于 20mg。②水丸剂：每 1g 含总生物碱以盐酸小檗碱计，不得少于 56mg。

苦参片
Kushen Pian

药物组成 苦参。

功能主治 清热燥湿，解毒，杀虫，利尿。主治热痢便血，黄疸水肿，赤白带下，阴肿阴痒，皮肤瘙痒等症。

用法用量 口服：①浸膏片，每次4~6片；无味片，每次2片；②总碱片，每次2~4片。均每日3次，饭后服。

注意事项 ①胃虚寒者忌服。②个别患者出现头晕、便秘、胃纳减退、恶心等反应，均较轻微，能自行消失。

剂型规格 片剂：每片50mg（含总生物碱片）；每片0.25g（含总提取物片）。

复方黄连素片
Fufang Huangliansu Pian

药物组成 盐酸小檗碱、木香、吴茱萸、白芍。

功能主治 行气止痛，清热止痢。用于湿热下注所致的脘腹胀痛，泄泻，下痢赤白，里急后重。

用法用量 口服：每次3~4片，每日2~3次，温开水送服。

注意事项 ①孕妇慎用。②忌辛辣、刺激、油腻饮食。③可引起皮肤过敏现象。

剂型规格 片剂：每片0.2g，含盐酸小檗碱30mg。

癣灵药水
Xuanling Yaoshui

药物组成 土槿皮、徐长卿、黄柏、苦参、白鲜皮、石榴皮、洋金花、南天仙子、地肤子、樟脑。

功能主治 清热除湿，杀虫止痒。主治脚癣、手癣、体癣、股癣等各类皮肤顽癣及各种局部性皮肤瘙痒等。

用法用量 外用：①酊剂，涂患处；②喷雾剂，喷于患处，用前先将患处洗净擦干，每日2~3次。

注意事项 本品不可内服，不能喷入眼内。

剂型规格 ①酊剂：每瓶60ml。②喷雾剂：每瓶25ml。

妇宁栓
Funing Shuan

药物组成 苦参、黄柏、黄芩、莪术、儿茶、樟丹。

功能主治 清热解毒，燥湿杀虫，祛腐生肌，化瘀止痛。用于湿热带下，阴痒。

用法用量 外用：每日1枚，睡前洗净外阴，将栓剂送入阴道深处。

注意事项 ①孕妇禁用。②少数病人出现局部瘙痒、红肿、疼痛，请立即停药，详情请咨询医师或药师。

剂型规格 栓剂：每枚1.6g。

花红片（胶囊、颗粒）
Huahong Pian

药物组成 一点红、白花蛇舌草、地桃花、白背叶根、桃金娘根、菥蓂、鸡血藤。

功能主治 清热解毒，燥湿止带，祛瘀止痛。用于湿热下注，带下黄稠，月经不调，痛经等症；附件炎见上述证候者。

用法用量 口服：①片剂，每次4~5片，每日3次，7天为一疗程。②胶囊剂，每次3粒，每日3次，7天为一疗程，必要时可连服2~3疗程，每疗程之间休息3天。③颗粒剂，用开水冲服，每次10g，每日3次，7天为一疗程。

注意事项 ①孕妇禁用。②妇女经期、哺乳期慎用。月经过多者慎用。③带下清稀者不宜选用。伴有赤带者，应去医院就诊。④过敏体质者慎用。

剂型规格 ①片剂：每片0.29g。②胶囊剂：每粒0.25g。③颗粒剂：每袋10g。

妇炎消胶囊
Fuyanxiao Jiaonang

药物组成 败酱草、天花粉、大黄、牡丹皮、苍术、乌药、酢浆草。

功能主治 清热解毒，行气化瘀，除湿止带。本品用于湿热所致的带下，痛经。

用法用量 口服：片剂：每次3片，每日3次。

注意事项 ①孕妇及哺乳期妇女禁用。②脾虚大便溏者慎用。③带下清稀不宜选用。带下伴阴痒或有赤带者应去医院就诊。④严格按照用法用量服用，服药2周症状无缓解，应去医院就诊。本品不宜长期服用。⑤过敏体质者慎用。

剂型规格 胶囊剂：每粒0.45g。

宫炎平片（胶囊、滴丸）
Gongyanping Pian

药物组成 地稔、五指毛桃、两面针、穿破石、当归。

功能主治 清热利湿，祛瘀止痛，收敛止带。用于急、慢性盆腔炎见下腹胀痛、腰痛、带下增多、月经不调等症属于湿热下注、瘀阻胞宫所致者。

用法用量 口服：①片剂：每次3~4片，每日3次。②胶囊剂：每次3~4粒，每日3次。③滴丸剂：每次15~20丸，每日3次。

注意事项 ①孕妇禁用。②本品不能过量服用。③忌与酸味食物同服。④血虚失荣腹痛及寒湿带下者慎用。

剂型规格 ①片剂：每片 0.26g。②胶囊剂：每粒 0.25g。③丸剂：每丸 50mg。

甘霖洗剂
Ganlin Xiji

药物组成 甘草、苦参、白鲜皮、土荆皮等。

功能主治 清热除湿、祛风止痒。用于风湿热蕴于肌肤所致皮肤瘙痒和下焦湿热所致外阴瘙痒。

用法用量 外用：皮肤瘙痒取本品适量，稀释 20 倍，外搽患处，每日 3 次。外阴瘙痒取本品适量，稀释 10 倍，冲洗外阴和阴道，再用带尾线的卫生棉球浸稀释 5 倍的药液，置于阴道内，次日取出，每日 1 次。患者使用本品后，无需再用水冲洗。

注意事项 ①孕妇、对乙醇过敏者、局部明显皮肤破损者忌用。②月经期禁用于阴道。③本品为外用药，切忌内服；严防接触眼、口、鼻等黏膜处。④妇科阴道内用药宜由医生进行操作。⑤阴道内使用有轻度清凉感为药物正常反应。⑥因糖尿病、肝病、肾病、肿瘤等引起皮肤瘙痒，不属于本品适用范围。⑦患处出现红、肿、热、痛时，应停用本品，去医院就诊。⑧患处不宜用热水洗烫。⑨妇科使用时，阴道洗涤器用前用后必须洗净，并在清洁处保存。⑩偶见皮肤刺激现象。

剂型规格 溶液剂：每瓶 150ml。

六、清虚热剂

青蒿鳖甲片
Qinghao Biejia Pian

药物组成 鳖甲、青蒿、地黄、知母、牡丹皮。

功能主治 养阴，清热，润燥。主治温病后期，夜热早凉，热退无汗，五心烦热，口燥咽干，两颧潮红，人体消瘦或盗汗头晕等。

用法用量 口服：每次 4~6 片，每日 3 次，儿童酌减。

注意事项 忌食辛辣刺激食物。

剂型规格 片剂：每片 0.45g，相当于原生药 1.5g。

地骨皮露
Digupi Lu

药物组成 地骨皮。

功能主治 清营凉血，透热解肌。用于阴虚内热，骨蒸潮热，五心烦热，口燥咽干，两颧红赤，形体消瘦，盗汗头晕等。

用法用量 口服：每次 60~120ml，每日 2 次。

注意事项 ①孕妇慎用。②有报道，服地骨皮煎液可

引起心律失常。

剂型规格 溶液剂：每瓶 500ml。

七、清热利咽剂

六神丸
Liushen Wan

药物组成 珍珠粉、牛黄、麝香、雄黄、冰片、蟾酥，以百草霜为衣。

功能主治 清热解毒、消肿止痛。烂喉丹痧、喉风、乳蛾、咽喉肿痛、喉痹失音、口舌糜烂、痈疽疮疖等无名肿毒。

用法用量 ①口服：含服、温开水送服，成人，每次 10 粒，每日 2 次；1 岁，每次 1 粒；2 岁，每次 2 粒；3 岁，每次 3~4 粒；4~8 岁，每次 5~6 粒；9~15 岁，每次 8~9 粒。②外用：取数粒用温开水或米醋少许溶成糊状，每日敷搽。

注意事项 ①孕妇禁用。②忌烟、酒及辛辣食物。③不宜与酶制剂（胃蛋白酶、胰酶、淀粉酶等）、硫酸亚铁、亚硫酸盐、腌制食品同服，疮疡化脓者不可外敷。④过量引起中毒症状，有恶心、呕吐、腹泻、新生儿吐奶；四肢冰冷、末梢发绀、心动过缓、心律不齐，严重者出现房室传导阻滞及循环衰竭，甚至死亡；还可能出现胸闷、气急、呼吸加快、过敏型药疹、过敏性休克等。⑤过敏体质者慎用。⑥本品含有麝香，运动员慎用。

剂型规格 丸剂：每瓶 10 粒（重约 0.03g）；60 粒。

冬凌草片
Donglingcao Pian

药物组成 冬凌草。

功能主治 清热消肿。用于急慢性扁桃体炎、咽炎、喉炎、口腔炎。用于抗炎。

用法用量 口服：每次 2~5 片，每日 3 次。

注意事项 ①少数人服药后有轻度腹胀肠鸣及大便增加，一般不需处理，减少药物用量即可。②忌辛辣、鱼腥食物。③用于咽炎、扁桃体炎之轻症，凡体温高、扁桃体化脓者慎用。④过敏体质者慎用。

剂型规格 片剂：每片含原药材 3g。

西瓜霜润喉片
Xiguashuang Runhou Pian

药物组成 西瓜霜、冰片、薄荷脑等。

功能主治 清音利咽，消肿止痛。用于咽喉肿痛，声音嘶哑，喉痹，喉痛，喉蛾，口糜，口舌生疮，牙痛；急、慢性咽喉炎，扁桃体炎，口腔溃疡，口腔炎，牙龈

肿痛等上呼吸道及口腔疾病。

用法用量 含服：每小时含小片 2~4 片或大片 1~2 片。

注意事项 ①扁桃体有化脓或发热体温超过 38.5℃ 的患者应去医院就诊。②过敏体质者慎用。

剂型规格 片剂：每片 0.6g，1.2g。

桂林西瓜霜（片、胶囊、散）
Guilin Xigua Shuang

药物组成 西瓜霜、黄连、黄芩、黄柏、山豆根、青黛、冰片等。

功能主治 清热解毒，消肿止痛。用于肺、胃热盛或风热、痰热所致的咽喉肿痛，口舌生疮，牙龈肿痛或出血；急、慢性咽喉炎，扁桃体炎，口腔炎，口腔溃疡，小儿鹅口疮及轻度烫火伤与创伤出血。

用法用量 ①含服：口含片，每次 2 片，每日 5 次，5~7 日 1 疗程。②口服：胶囊剂，每次2~4粒，每日 3 次。③外用：散（喷）剂，喷（吹）敷患处，每次适量，每日数次；重症者兼服，每次 1~2g，每日 3 次。

注意事项 ①口腔内喷或敷药时请不要呼吸，以防药粉进入呼吸道而引起呛咳。②用药后半小时内不得进食、饮水。

剂型规格 ①口含片剂：每片 0.6g。②胶囊剂：每粒 0.5g。③散剂：每瓶 1g；2g；2.5g；3g。

复方草珊瑚含片
Fufang Caoshanhu Hanpian

药物组成 草珊瑚、薄荷等。

功能主治 疏风清热，消肿止痛，清利咽喉。用于外感风热所致的风热型咽喉炎，口腔干痒疼痛，吞咽困难，声音嘶哑，发热，微恶寒，舌边微红，苔薄白或薄黄，脉浮数。

用法用量 口服：每次 1~2 片，每小时 2~4 片，每日 10~20 片。

注意事项 少见含服引起药疹、过敏反应。

剂型规格 片剂：每盒 48 片。

健民咽喉片
Jianmin Yanhou Pian

药物组成 玄参、生地、麦冬、桔梗、胖大海、板蓝根、藏青果等13种中药。

功能主治 清咽利喉，养阴生津，解毒泻火。主治急慢性咽喉炎，咽喉肿痛，失音及上呼吸道炎症。

用法用量 含服：每次 2~4 片，每小时 1 次，每日总量 16~20 片。

注意事项 过敏体质者慎用。

剂型规格 口含片剂：每片 0.6g。

清音丸（片）
Qingyin Wan

药物组成 桔梗、寒水石、薄荷、诃子、乌梅、青黛、冰片、硼砂、甘草。

功能主治 清热，利咽。主治肺热、胃热之口干舌燥，声哑失音。

用法用量 口服或含化：①蜜丸，每次 1 丸，每日 2 次。②片剂，每次 4~6 片，每日 2 次。

注意事项 ①忌烟、酒、辛辣食物，风寒音哑者忌用。②过敏体质者慎用。

剂型规格 ①片剂。②蜜丸剂：每丸 3g。

清咽润喉丸
Qingyan Runhou Wan

药物组成 射干、山豆根、桔梗、僵蚕、栀子、牡丹皮、青果、金果榄、麦冬、玄参、知母、地黄、白芍、浙贝母、甘草、冰片、水牛角浓缩粉。

功能主治 清热利咽，消肿止痛。用于风热内壅，肺胃热盛引起的咽喉肿痛，声哑失音，单双乳蛾，胸膈不利，口渴心烦。临床多用于急性咽炎、急性扁桃体炎。

用法用量 口服或含服：温开水送服或含化，每次 2 丸，每日 2 次。

注意事项 忌食辛辣食物。

剂型规格 蜜丸剂：每丸 3g。

西瓜霜
Xigua Shuang

药物组成 西瓜、火硝、芒硝、冰片。

功能主治 清热解毒，消肿止痛。主治咽喉红肿，单双乳蛾，喉痹，水浆不下，以及口舌生疮，牙龈肿痛。

用法用量 外用：用消毒棉签蘸药粉少许（约 0.3g）涂患处，或吹敷患处，每日数次。

注意事项 ①口腔内喷或敷药时请不要呼吸，以防药粉进入呼吸道而引起呛咳。②用药后半小时内不得进食、饮水。

剂型规格 散剂：每瓶 1.5g。

黄氏响声丸
Huangshi Xiangsheng Wan

药物组成 薄荷、浙贝母、连翘、蝉蜕、胖大海、酒大黄、川芎、儿茶、桔梗、诃子肉、甘草、薄荷脑。

功能主治 疏风清热，化痰散结，利咽开音。用于急、慢喉瘖，风热外束，痰热内盛，声音嘶哑，咽喉肿痛，咽干灼热，咽中有痰，或寒热头痛，便秘尿赤；急、慢性喉炎及声带小结、声带息肉初起见上述证候者。

用法用量 口服：①炭衣丸，每次 8 丸（每丸 0.1g）或 6 丸（每丸 0.133g）；②糖衣丸，每次 20 丸，每日 3 次，饭后服用，儿童减半。

注意事项 ①胃寒便溏者慎用，外感风寒风热引起的声音嘶哑禁用。②用于声带小结、息肉之初起，凡声带小结、息肉较重者应当在医生指导下使用。③过敏体质者慎用。

剂型规格 ①炭衣丸剂：每丸 0.1g；每丸 0.133g；②糖衣丸剂：每瓶 400 丸。

喉症丸
Houzheng Wan

药物组成 板蓝根、人工牛黄、猪胆汁、冰片、雄黄、硼砂、蟾酥、元明粉、百草霜、青黛。

功能主治 清热解毒，消肿止痛。主治咽喉红肿疼痛，单双乳蛾及一般疮疖肿痛等症。

用法用量 口服：水丸，成人，每次 5~10 粒；3~10 岁，每次 3~5 粒，每日 2~3 次。外用：疮疖初起，红肿热痛未破者将丸用开水化开，涂于红肿处，每日数次。

注意事项 ①孕妇忌服。②疮已溃破者不可外敷。③忌辛辣、刺激、油腻饮食。本品含蟾酥，有剧毒，不可过量服用。④过量服用本品可引起心率减慢、血压升高。偶有过敏反应。⑤本品不宜过量服用或长期服用。⑥本品外用时不可入眼。⑦咽炎、喉炎、扁桃体炎感染严重，有发热等全身症状者，应在医师指导下酌情应用抗生素，以促使炎症尽快消退。⑧用本品治疗急性咽炎时，可在医师指导下配合漱口液含漱，以保持口腔清洁。⑨本品为治疗肺胃热盛所致的喉痹、喉痈、乳蛾的常用中成药，若属阴虚火旺者忌用。

剂型规格 水泛丸剂：每 30 粒重 0.1g，每瓶 30 粒。

清咽滴丸
Qingyan Diwan

药物组成 薄荷脑、青黛、冰片、诃子、甘草、人工牛黄。

功能主治 疏风清热，解毒利咽。本品用于风热喉痹，咽痛，咽干，口渴，或微恶风，发热，咽部红肿，急性咽炎见上述症候者。

用法用量 口服：每次 4~6 丸，每日 3 次。

注意事项 ①孕妇慎用。②不宜在服药期间同时服用温补性中成药。③过敏体质者慎用。

剂型规格 滴丸剂：每丸 20mg。

玄麦甘桔胶囊（颗粒）
Xuanmai Ganju Jiaonang

药物组成 玄参、麦冬、甘草、桔梗。

功能主治 清热滋阴，祛痰利咽。用于阴虚火旺，虚火上浮，口鼻干燥，咽喉肿痛。

用法用量 口服：①胶囊剂：每次 3~4 粒，每日 3 次。②颗粒剂：开水冲服，每次 10g，每日 3~4 次。

注意事项 ①风热喉痹、乳蛾者慎用。②过敏体质者慎用。

剂型规格 ①胶囊剂：每粒 0.35g。②颗粒剂：每袋 10g。

双料喉风散
Shuangliao Houfeng San

药物组成 珍珠、人工牛黄、冰片、黄连、山豆根、青黛、甘草等。

功能主治 清热解毒，消炎止痛。用于咽喉肿痛，口腔糜烂，牙龈肿痛，鼻窦脓肿，中耳化脓，皮肤溃烂等。

用法用量 外用：口腔咽喉诸症，每瓶分 6 次（或酌情加减）吹敷患处，每日 3 次，用药 30~60 分钟后可进食；鼻窦脓肿，取药粉少许吹入鼻内，每日 5 次；中耳化脓、皮肤溃烂者，应清洁患处，然后喷药，每日 1 次。一般不作内服用。

注意事项 ①禁烟酒及辛辣肥甘之物。②孕妇忌服。③脾虚大便溏者慎用。④属风寒感冒咽痛者，症见恶寒发热、无汗、鼻流清涕者慎用。⑤咽喉肿痛者，喷药时不要吸气，防止把药粉呛入气管。⑥过敏体质者慎用。

剂型规格 ①散剂：每瓶 1g；②喷剂：每瓶 2.2g。

冰硼散
Bingpeng San

药物组成 冰片、硼砂、朱砂、玄明粉。

功能主治 清热解毒，消肿止痛，防腐生肌。主治咽喉肿痛，牙龈肿痛，口舌生疮。

用法用量 外用：吹敷患处，每次少许，每日数次。

注意事项 ①忌食辛辣油腻之物，虚寒性溃疡者不用。②有报道冰硼散致严重过敏性口腔炎 1 例，致腹部剧痛 1 例。本品吹喉致荨麻疹，引起新生儿中毒死亡。③本品为治疗热毒蕴结所致急喉痹、口疮的常用中成药，若病属虚火上炎者慎用。④本品含有辛香走窜、苦寒清热之品，有碍胎气，孕妇慎用。⑤本品含朱砂有小毒，不宜长期大剂量使用，以免引起蓄积中毒。

剂型规格 散剂：每瓶 3g。

锡类散（片）
Xilei San

药物组成 青黛、壁钱炭、人指甲、珍珠、冰片、牛黄等。

功能主治 清热解毒，去腐生肌。主治单双乳蛾，喉风，白喉，口疮，牙疳等病。

用法用量 ①含服：片剂，每隔 1 小时含化 1~2 片，或遵医嘱。②口服：散剂，每次 0.3~0.6g，每日 1~2 次。③外用：散剂，每次将少许药粉吹敷患处，每日 2~3 次。

注意事项 ①忌食辛辣腥物。②内服不可过量。③不是因风热、火毒而致的喉痹等症忌用。

剂型规格 ①片剂：每片 0.3g。②散剂：每瓶 0.3g。

八、清热明目剂

明目上清丸（片）
Mingmu Shangqing Wan

药物组成 桔梗、熟大黄、天花粉、石膏、麦冬、玄参、栀子等 21 味中药。

功能主治 清热散风，明目止痛。主治暴发火眼，红肿作痛，头晕目眩，眼边刺痒，大便秘结，小便黄赤。

用法用量 口服：①片剂，每次 4 片，每日 2 次；②蜜丸，每次 1 丸，每日 2~3 次；③水丸，成人每次 6~9g，每日 2 次；3~7 岁，成人的 1/3 量；7 岁以上儿童，成人的 1/2 量。

注意事项 ①孕妇及白内障患者忌服。②忌辛辣厚味饮食。③暴发火眼，表现为眼白充血发红，怕光、流泪、眼屎多，易起变证，常有角膜疾患并发，如出现头痛眼痛、视力明显下降，并伴有呕吐、恶心，应及时去医院就诊。④应用本药时一般应配合治疗暴发火眼的外用眼药，不能仅用本药。⑤过敏体质者慎用。

剂型规格 ①片剂：每片 0.6g 相当于原药材 1.04g。②水丸剂：每 200 粒 12g。③蜜丸剂：每丸 9g。

八宝眼药
Babao Yanyao

药物组成 珍珠、牛黄、冰片、炉甘石、麝香、熊胆、朱砂等。

功能主治 清热消肿，止痛止痒，明目退翳。用于目赤肿痛，眼缘溃烂，畏光怕风，眼角涩痒，迎风流泪，白眼红肿，黑眼错暗及翳障遮眼等。

用法用量 外用：用玻璃棒沾凉开水，再沾药少许，点入眼大眦角部，点后休息片刻，每日 2~3 次。如眼睑有赤烂溃疡者，需先用生理盐水或温开水将脓痂洗净，暴露鲜红疮面，然后再涂敷。

注意事项 ①不可用药太多，否则眼睛会干涩刺痛。②如与其他眼药同用，应在间隔 1 小时后方可。③药物应用后应无明显沙涩磨痛方可应用。④过敏体质者慎用。

剂型规格 散剂：每瓶 0.6g；0.9g。

马应龙八宝眼膏
Mayinglong Babao Yangao

药物组成 炉甘石、琥珀、麝香、牛黄、珍珠、冰片、硼砂、硇砂。

功能主治 退赤，去翳。主治眼睛红肿痛痒，流泪，沙眼，眼睑红烂等。

用法用量 涂入眼睑内：每日 2~3 次。用于防治老年白内障，每晚上药 1 次，每次点半粒（芝麻粒大小）。

注意事项 ①孕妇禁用。②如与其他眼药同用，应在间隔 1 小时后方可。③药物应用后应无明显沙涩磨痛方可应用。④过敏体质者慎用。

剂型规格 眼膏剂：每支 2g。

保眼散
Baoyan San

药物组成 冰片、珍珠、炉甘石（制）、马蹄粉（制）、硼砂（炒）。

功能主治 明目退翳，清热止痛。用于聚星翳、凝脂翳、宿翳等。基本指征为：眼睑肿胀、羞明流泪、灼热刺痛、黑睛生翳、宿翳光滑等黑睛生翳的全过程。

用法用量 外用：用消毒玻璃点眼棒，取药粉如小米粒大小，点下睑缘处，每日 3 次。

注意事项 ①忌用量过多，且不可点于下睑穹窿部，最好点在眼睑边缘。②用药期间不可服食辛辣刺激油腻之物，且忌烟酒。

剂型规格 散剂：每瓶 0.2g。

熊胆眼药水
Xiongdan Yanyaoshui

药物组成 熊胆粉。

功能主治 抗菌消炎，收敛止痛，祛翳明目。用于结膜炎、外伤性角膜炎、睑缘炎、沙眼、麦粒肿等。

用法用量 滴入眼睑内：每次 1~3 滴，每日 3~5 次。

注意事项 ①眼外伤患者禁用。②本品为外用滴眼药，禁止内服。③孕妇慎用。儿童应在医师指导下使用。④本品适用于白睛红赤、目眵胶粘或白睛微红、干涩不适者。⑤打开瓶盖后，7 天内用完。

剂型规格 滴眼剂：每支 10ml。

珍珠明目滴眼液
Zhenzhu Mingmu Diyanye

药物组成 珍珠液、冰片。

功能主治 清热泻火，养肝明目，用于肝虚火旺引起视力疲劳症和慢性结膜炎，长期使用可以保护视力。

用法用量 滴入眼睑内：每次 1~2 滴，每日 3~5 次。

注意事项 ①药物滴入有沙涩磨痛、流泪频频者停用。②用药后有眼痒，眼睑皮肤潮红，结膜水肿者停用，并到医院就诊。③用药一周后症状未减者应到医院就诊。④过敏体质者慎用。

剂型规格 滴眼剂：每支8ml；10ml。

明目蒺藜丸
Mingmu Jili Wan

药物组成 黄连、川芎、白芷、蒺藜（盐水炙）、地黄、荆芥、旋覆花、菊花、薄荷、蔓荆子（微炒）、黄柏、连翘、密蒙花、防风、赤芍、栀子（姜水炙）、当归、甘草、决明子（炒）、黄芩、蝉蜕、石决明、木贼。

功能主治 清热散风，明目退翳。用于上焦火盛引起的暴发火眼，云蒙障翳，羞明多眵，眼边赤烂，红肿痛痒，迎风流泪。

用法用量 口服：每次9克，每日2次。

注意事项 ①对脾胃虚寒，大便溏薄者慎用，对小儿、老人用量酌减。②过敏体质者慎用。

黄连羊肝丸
Huanglian Yanggan Wan

药物组成 黄连、胡黄连、黄芩、黄柏、龙胆、柴胡、青皮（醋炒）、木贼、密蒙花、茺蔚子、决明子（炒）、石决明（煅）、夜明砂、鲜羊肝。

功能主治 泻火明目。用于肝火旺盛，目赤肿痛，视物昏暗，羞明流泪。

用法用量 口服：丸剂：大蜜丸每次1丸；水蜜丸每次6g；小蜜丸每次9g。每日1~2次。

注意事项 ①孕妇禁服。②感冒时不宜服用。③儿童、孕妇及哺乳期妇女、年老体弱、脾虚便溏者应在医师指导下服用。④平时有头痛、眼胀、虹视或青光眼等症状的患者应去医院就诊。⑤眼部如有炎症或眼底病者应去医院就诊。⑥过敏体质者慎用。

剂型规格 丸剂：大蜜丸每丸9g，水蜜丸每20丸1g，小蜜丸每100丸20g。

第三节　泻　下　剂

九制大黄丸
Jiuzhi Dahuang Wan

药物组成 大黄。

功能主治 通便润燥，消食化滞。用于胃肠积滞所致的食积不化，大便燥结不通，心胸烦热，小便短赤等，或湿热下痢，口渴不止，伤食停水，或妇人月经错后，经期腹痛，色黑有块等。

用法用量 口服：①大蜜丸，每次9g，每日1~2次，温开水送服。②水丸，每次6g，每日1次。

注意事项 ①孕妇忌用，久病、体弱者慎用。②过敏体质者慎用。

剂型规格 ①大蜜丸剂：每丸9g。②水丸剂：每瓶125g，每50粒3g。

大黄通便颗粒
Dahuang Tongbian Keli

药物组成 大黄流浸膏。

功能主治 清热通便。用于实热食滞、便秘以及温热型食欲不振。

用法用量 口服：每次1袋，每日1次，睡前开水冲溶服用。

注意事项 ①糖尿病患者禁用。②过敏体质者慎用。

剂型规格 颗粒剂：每袋12g（相当于大黄流浸膏2ml）。

大黄清胃丸
Dahuang Qingwei Wan

药物组成 大黄、芒硝、牵牛子（炒）、槟榔、滑石粉、关木通、黄芩、白芷、羌活、胆南星。

功能主治 清热解毒，通便。用于胃火上攻所致的口苦口燥，牙龈肿痛，前额与眉棱骨痛，腹胀且痛，大便秘结，小便黄赤或口渴喜饮，胃纳不适等。

用法用量 口服：每次1丸，每日2次。

注意事项 孕妇忌服。

剂型规格 大蜜丸剂：每丸9g。

导赤丸
Daochi Wan

药物组成 黄连、黄芩、大黄、连翘、栀子（姜炒）、关木通、玄参、天花粉、赤芍、滑石。

功能主治 清热泻火，利尿通便。用于口舌生疮、咽喉疼痛、心胸烦热、小便黄短赤、大便秘结。

用法用量 口服：每次1丸，每日2次，周岁以内小儿酌减。

注意事项 ①脾胃虚弱，内寒者忌用。②服药后大便次数增多且不成形者，应酌情减量。③过敏体质者慎用。

剂型规格 大蜜丸剂：每丸3g。

半硫丸
Banliu Wan

药物组成 半夏（姜制）、硫黄（制）。

功能主治 温肾通便。老年阳虚便秘，年老体弱，脏冷而血脉枯，或脏寒而气道涩，阴寒内生，阳气不适所致的阳明传导失职，症见面色苍白或暗淡无华，腹中气攻或疼痛，大便艰涩，小便清长，甚则四肢不温，喜热畏寒。

用法用量 口服：成人，每次 3~6g，每日 2 次。

注意事项 老人气虚，产后血枯，肠胃燥热便秘，以及小儿便秘者，切勿服用。孕妇忌服。

剂型规格 水泛丸剂：每 15 粒 1g。

通便灵胶囊
Tongbianling Jiaonang

药物组成 肉苁蓉、番泻叶、当归等。

功能主治 泻热导滞，润肠通便。用于热结便秘，长期卧床便秘，一时性腹胀便秘，老年习惯性便秘。

用法用量 口服：成人，每次 5~6 粒，每日 2 次，空腹温开水送下。

注意事项 ①孕妇忌用，胃肠实热积滞，舌苔黄厚者不宜用。②服后有轻微的腹痛。③过敏体质者慎用。④长期使用可能出现依赖性。

剂型规格 胶囊剂：每粒 0.25g。

复方芦荟胶囊
Fufang Luhui Jiaonang

药物组成 芦荟、青黛、朱砂、琥珀。

功能主治 清热润肠，宁心安神。用于习惯性便秘，大便燥结或因大便数日不通引起的腹胀、腹痛等。

用法用量 口服：每次 1~2 粒，每日 1~2 次。

注意事项 ①孕妇禁用；肾功能不全者慎用；老年气虚便秘者不宜应用。②不宜长期服用，哺乳期妇女及肝肾功能不全者慎用。

剂型规格 胶囊剂：每粒 0.5g。

麻仁丸（胶囊）
Maren Wan

药物组成 火麻仁、白芍（炒）、苦杏仁、枳实（炒）、厚朴（姜制）、大黄。

功能主治 润肠通便。用于肠胃燥热，症见大便干结、小便频数、面红身热或兼有腹胀腹痛、口干口臭。

用法用量 口服：①胶囊剂，每次 3 粒，每日 2 次；②大蜜丸，每次 9g；③小蜜丸，每次 9g，每日 1~2 次；④水蜜丸，每次 6g，每日 1~2 次，温开水送服。

注意事项 ①孕妇忌服，习惯性流产、体虚、年老者不宜常服，血少阴亏的便秘也应慎用。②年轻体壮者便秘时不宜用本药。③常见恶心、呕吐、腹泻等消化系统症状，重者常见烦躁不安、精神错乱、昏迷等神经系统症状。④过量中毒：由于火麻仁中含有毒蕈碱及胆碱等，如大量食入可致中毒。⑤过敏体质者慎用。

剂型规格 ①胶囊剂：每粒 0.35g；②大蜜丸剂：每丸 9g；③水蜜丸剂：每瓶 125g；④小蜜丸剂：每瓶 60g。

麻仁润肠丸
Maren Runchang Wan

药物组成 火麻仁、大黄、陈皮、木香、苦杏仁（去皮炒）、白芍。

功能主治 润肠通便。用于肠胃积热、脘腹胀满、大便秘结等症。

用法用量 口服：每次 1~2 丸，每日 2 次，温开水送服。

注意事项 ①孕妇忌服。②严重器质性引起的排便困难，如结肠癌，严重的肠道憩室，肠梗阻及炎症性肠病等忌用。③有慢性病史，小儿及年老体虚者不宜长期服用，应在医师指导下使用。

剂型规格 蜜丸剂：每丸 6g。

麻仁滋脾丸
Maren Zipi Wan

药物组成 厚朴、枳实、熟大黄、白芍、火麻仁。

功能主治 润肠通便。大肠燥热引起的腹部胀满，大便秘结。

用法用量 口服：每次 1 丸，每日 2 次。

注意事项 过敏体质者慎用。

剂型规格 蜜丸剂：每丸 9g。

第四节 逐水剂

十枣丸
Shizao Wan

药物组成 甘遂、芫花、大戟、大枣。

功能主治 攻逐水饮。用于水饮变盛于里所致的咳唾胸胁引痛，心下痞硬，干呕短气，头痛目眩，胸背掣痛不得息，脉沉弦之悬饮。或一身悉肿，尤以下半身为甚，腹胀喘满，二便不利之实水证。

用法用量 口服：丸剂，每次 3g，温开水或米汤送下，每日 1 次。

注意事项 ①本品为逐水峻剂，泻下作用强烈，故体虚者慎用，且不宜久用，以防伤正，注意配合扶正法善其后。②用药期间忌服甘草制剂，忌食盐，孕妇忌用。③临床常有恶心、胃肠道不适感。

剂型规格 水蜜丸剂：每 50 粒 3g。

四消丸
Sixiao Wan

药物组成 牵牛子、五灵脂（醋炒）、香附（醋炒）、大黄（酒炒）、猪牙皂（炒）、槟榔。

功能主治 消水消痰，消食消气，导滞通便。用于一切气食痰水，停积不化，胸腔饱闷，腹胀疼痛，大便秘结。

用法用量 口服：每次 30~60 丸，每日 2 次，每日 3 次。

注意事项 孕妇忌服，身体虚弱、脾虚便溏者勿用。

剂型规格 醋泛丸剂：每 20 丸 1g。

消水导滞丸
Xiaoshui Daozhi Wan

药物组成 牵牛子、山楂（焦）、大黄、猪牙皂。

功能主治 利水通腑，消食化滞。用于肠胃积滞，宿食难消，蓄水腹胀。

用法用量 口服：每次 6g，每日 2 次。

注意事项 体虚及孕妇忌用。

剂型规格 水泛丸剂：每 10 粒 0.5g。

第五节 和 解 剂

小柴胡丸（片、颗粒）
Xiaochaihu Wan

药物组成 柴胡、姜半夏、黄芩、党参、甘草、生姜、大枣。

功能主治 解表散热，疏肝和胃。用于寒热往来，胸胁苦满，不欲饮食，心烦喜吐，口苦咽干。

用法用量 口服：①浓缩丸，每次 9g。②片剂，每次 4~6 片。③颗粒剂，开水冲服，每次 10~20g。均每日 3 次。

注意事项 ①忌食生冷辛辣刺激食物。②上盛下虚或肝火偏盛者，用本品后若出现头晕目眩或齿龈出血等症状时则不宜服用。③阳虚吐血或肝阳上亢之高血压病者不宜用。④风寒感冒者不适用。⑤过敏体质者慎用。

剂型规格 ①片剂：每片 0.4g（相当于总药材 1.5g）；②颗粒剂：每袋 10g；③浓缩丸剂：每 8 丸相当于原生药 3g。

四逆散
Sini San

药物组成 柴胡、枳壳（麸炒）、白芍、甘草。

功能主治 透解郁热，舒肝理脾。用于热厥手足不温，脘腹胁痛，泄痢下重。

用法用量 口服：每次 4.5~9g，每日 2 次，温开水调服。

注意事项 肝血虚者不宜用，阳虚寒厥者禁用。

剂型规格 散剂：每袋 9g。

加味逍遥丸（片）
Jiawei Xiaoyao Wan

药物组成 当归、白芍、茯苓、白术（麸炒）、柴胡、牡丹皮、栀子（姜制）、甘草、薄荷、生姜。

功能主治 舒肝清热，健脾养血。用于肝郁血虚，肝脾不和，两胁胀痛，头晕目眩，倦怠食少，月经不调，脐腹胀痛。

用法用量 口服：①水丸，每次 6g；②大蜜丸，每次 1 丸。③片剂，每次 6~8 片。均每日 2 次。

注意事项 ①忌气恼劳碌，忌食生冷油腻，虚寒体质者忌服。②服药期间要保持情绪乐观，切忌生气恼怒。③平素月经正常，突然出现经量过多，经期延长，或月经过少，经期错后，或阴道不规则出血者应去医院就诊。④脐腹胀痛严重者应去医院就诊。⑤过敏体质者慎用。

剂型规格 ①片剂：每片 0.35g。②水丸剂：每 100 粒重 6g。③大蜜丸剂：每丸 9g。

逍遥丸（颗粒）
Xiaoyao Wan

药物组成 柴胡、当归、白芍、白术（炒）、茯苓、甘草（蜜炙）、薄荷、生姜。

功能主治 疏肝解郁，健脾养血。用于肝气不舒，胸胁胀痛，头晕目眩，食欲减退，月经不调。

用法用量 口服：①水丸，每次 6~9g，每日 1~2 次。②大蜜丸，每次 1 丸，每日 2 次。③浓缩丸，每次 8 丸，每日 3 次。④颗粒剂，开水冲服，每次 15g，每日 2 次。⑤合剂，每次 10~15ml，每日 2 次。

注意事项 ①忌辛辣、生冷食物，孕妇忌服。②本品可致嗜睡、大汗及白带过多。③月经过多者不宜服用本药。④平素月经正常，突然出现月经量少，或月经错后，或阴道不规则出血应去医院就诊。⑤过敏体质者慎用。

剂型规格 ①颗粒剂：每袋15g。②水丸剂：每50粒3g。③大蜜丸剂：每丸9g。④浓缩丸剂：每8丸相当于原药材3g。⑤合剂。

加味左金丸
Jiawei Zuojin Wan

药物组成 白芍、柴胡、陈皮、当归、甘草、黄连、黄芩、木香、青皮、吴茱萸、香附、延胡索、郁金、枳壳。

功能主治 平肝降逆，疏郁止痛。用于肝郁化火、肝胃不和引起的胸脘痞闷、急躁易怒、嗳气吞酸、胃痛少食。

用法用量 口服：每次6g，每日2次。

注意事项 ①忌气怒，忌食辛辣食物。②重度胃痛应在医师指导下服用。③过敏体质者慎用。

剂型规格 丸剂：每100丸6g。

舒肝保坤丸
Shugan Baokun Wan

药物组成 香附（醋制）、白术（麸炒）、陈皮、山药、法半夏、草果仁、槟榔、桃仁（去皮）、五灵脂（醋制）、蒲黄（炭）、枳实（沙烫）、官桂、莱菔子（炒）、砂仁、石菖蒲、木香、茯苓、黄芪（蜜炙）、当归、红花、生阿胶、白芍、黄芩、木瓜、川芎、山萸肉（酒制）、益母草、厚朴（姜制）、山楂（炒）、沉香、干姜、艾叶炭、防风。

功能主治 舒肝调经，益气养血。用于血虚肝郁，寒湿凝滞所致的月经不调，痛经，闭经，产后腹痛，产后腰腿痛。

用法用量 口服：每次1丸，每日2次。

注意事项 忌气恼忧思，孕妇忌服。

剂型规格 大蜜丸剂：每丸9g。

小半夏合剂
Xiaobanxia Heji

药物组成 姜半夏、生姜。

功能主治 止呕降逆，燥湿化痰。用于水停中脘，胃气上逆，呕吐不止等症。

用法用量 口服：每次10~15ml，每日3次，温开水送服。

注意事项 忌食生冷食物。

剂型规格 合剂：每瓶100ml；500ml。

生姜泻心片
Shengjiang Xiexin Pian

药物组成 生姜、甘草、人参、干姜、黄芩、半夏（姜制）、黄连、大枣。

功能主治 和胃散痞。湿热互结，胃中不和，心下痞满，干噫食臭，肠鸣下痢等。

用法用量 口服：每次4~6片，每日3次。

注意事项 忌恼怒寒凉。

剂型规格 片剂：每片0.38g。

柴胡注射液（口服液）
Chaihu Zhusheye

药物组成 柴胡挥发油。

功能主治 清热解表。用于外感发热。

用法用量 ①口服：每次10~20ml，每日3次，小儿酌减。②滴鼻：小儿，每次0.3~0.5ml；成人，每次0.5~0.8ml。③肌内注射：每日2次，成人，首次用4ml，以后每次2ml；儿童，每次1~1.5ml。

注意事项 有报道本品可致过敏性反应、过敏性休克、药疹。过敏体质者慎用，真阴亏损者慎用。

剂型规格 ①溶液剂：每支10ml，相当于原药材10g。②注射剂：每支2ml，相当于生药4g。

第六节　表里双解剂

防风通圣丸
Fangfeng Tongsheng Wan

药物组成 防风、荆芥穗、薄荷、麻黄、大黄、芒硝、栀子、滑石、桔梗、石膏、川芎、当归、白芍、黄芩、连翘、甘草、白术。

功能主治 解表通里，清热解毒。用于外寒内热，表里俱实之恶寒壮热、头痛咽干、头目昏眩、口苦口干、咽喉不利、胸膈痞闷、咳呕喘满、涕唾稠黏、小便短赤、大便秘结、瘰疬初起、风疹湿疹。

用法用量 口服：每次6g，每日2次，用温开水送服。

注意事项 ①体虚便溏者慎用。②孕妇忌服。③本品不宜久服，服药三天后症状未改善或皮疹面积扩大加重，应去医院就诊。④因服用或注射某种药物后出现荨麻疹等相似的皮肤症状者属于药物过敏（药疹），应立即去医院就诊。⑤服药后大便次数增多且不成形者，应酌情减量。⑥过敏体质者慎用。

剂型规格 水丸剂：每50粒6g（另每20粒1g）。

上清丸
Shangqing Wan

药物组成 大黄（酒炒）、黄芩（酒炒）、黄柏（酒炒）、栀子、连翘、防风、菊花、薄荷、川芎、白芷、荆芥、桔梗。

功能主治 清散风热，泻火解毒。用于风热邪毒侵犯上、中二焦所致的头痛耳鸣、目赤、口舌生疮、牙龈肿痛、大便秘结等，以及上、中二焦热盛诸症。

用法用量 口服：成人，每次6g，每日1~2次；7岁以上儿童，每次3g，每日2次，温开水送服。

注意事项 ①孕妇忌服。②偶有恶心、胃肠不适等反应。③正在服用环孢素A的器官移植患者，应用本品时应加强监测。④服药后大便次数每日2到3次者，应减量；每日3次以上者，应停用并向医师咨询。⑤过敏体质者慎用。

剂型规格 水丸剂：每50粒3g。

当归龙荟丸
Danggui Longhui Wan

药物组成 当归（酒炒）、龙胆（酒炒）、芦荟、青黛、栀子、黄连（酒炒）、黄芩（酒炒）、黄柏（盐炒）、大黄（酒炒）、木香、麝香。

功能主治 泻火通便。用于肝胆火旺，心烦不宁，头晕目眩，耳鸣耳聋，胁肋疼痛，脘腹胀痛，大便秘结。

用法用量 口服：每次6g，每日2次。

注意事项 ①孕妇禁用。②本方多由苦寒之品所组成，非实火不可轻用。③中病即止，不可久服，避伤脾胃；④脾虚便溏者忌用。⑤服药后大便次数增多且不成

形者，应酌情减量。⑥过敏体质者慎用。

剂型规格 丸剂：每100粒6g。

清瘟解毒丸（片）
Qingwen Jiedu Wan

药物组成 大青叶、连翘、玄参、天花粉、桔梗、牛蒡子、羌活、防风、葛根、柴胡、黄芩、白芷、川芎、赤芍、甘草、淡竹叶。

功能主治 清热解毒，驱邪透表。用于温病发热泪盈眶，无汗，头痛，口渴，咽干。治疗流感、流行性腮腺炎、急性扁桃体炎等疾病。

用法用量 口服：①蜜丸，每次2丸，每日2次，小儿酌减。②片剂：每次6片。

注意事项 ①忌生气恼怒；忌食辛辣腥味，忌饮酒。②本品可嚼服，也可分份吞服。

剂型规格 ①片剂：每片0.3g。②蜜丸剂：每丸9g。

葛根芩连微丸（片）
Gegen Qinlian Weiwan

药物组成 葛根、黄芩、黄连、炙甘草。

功能主治 解肌，清热，解毒。止泻止痛，用于身热，喘而汗出，烦躁口渴，腹痛下痢。

用法用量 口服：①丸剂，成人，每次3g，每日3次或遵医嘱；1岁左右患儿，每次1g。②片剂，每次3~4片，每日3次，温开水送服。

注意事项 ①非湿热证的患者慎用。②有慢性结肠炎、溃疡性结肠炎便脓血等慢性病史者，患泄泻后应去医院就诊。③脾胃虚寒腹泻者不适用。④过敏体质者慎用。

剂型规格 ①片剂：每片0.6g（相当于原药材2g），每瓶80g。②丸剂：每瓶3g。

第七节 祛暑剂

小儿暑感宁糖浆
Xiao'er Shuganning Tangjiang

药物组成 扁豆花、佩兰、苦杏仁、薄荷、芦根、滑石粉、青蒿、香薷、厚朴、荆芥穗、黄芩、黄连、甘草、蔗糖。

功能主治 清暑解表，退热。主治小儿暑季外感发热，高热不退，头痛少汗，咽喉肿痛，食饮不振，二便不畅。

用法用量 口服：1岁以下，每次5ml；2~3岁，每次5~10ml；4~6岁，每次10~15ml；7~12岁，每次15~20ml。每日3~4次或遵医嘱。

注意事项 ①忌冷饮，忌冰镇食品及油腻辛辣食品，

脾虚溏泄者慎用。②本品适用于夏季感冒，对风寒或风热感冒均不适宜。③过敏体质者慎用。

剂型规格 糖浆剂：每瓶100ml，相当于生药99.9g。

清凉防暑颗粒
Qingliang Fangshu Keli

药物组成 白茅根、芦根、淡竹叶、牛筋草、滑石（飞）、甘草。

功能主治 清热祛暑，利尿生津。用于暑热，身热，口干，溲赤。也能预防中暑。

用法用量 口服：用开水冲服，每次10g，每日1~2次。

注意事项 目前尚未见不良反应报道。

剂型规格 颗粒剂：每袋 10g。

暑热感冒颗粒
Shure Ganmao Keli

药物组成 香薷、连翘、扁豆花、菊花、荷叶、丝瓜络、佩兰、知母、生石膏、北沙参、竹茹等。

功能主治 祛暑解表，清热生津。用于夏月外受暑热之感冒。

用法用量 口服：成人，每次 1~2 袋，小儿酌减，每日 3 次，温开水送服。

注意事项 ①风寒感冒者不适用，其表现为恶寒重，发热轻，无汗，头痛，鼻塞，流清涕，喉痒咳嗽。②过敏体质者慎用。

剂型规格 颗粒剂：每袋 10g。

解暑片
Jieshu Pian

药物组成 麝香、冰片、雌黄、朱砂、雄黄、大黄、苍术、肉桂、天麻、山慈菇、公丁香、沉香、硼砂、苏合香、红大戟、五倍子、细辛、檀香、千金子霜、降香、麻黄、鬼箭羽

功能主治 辟秽开窍，止吐止泻。治疗时行疹疫，头胀眼花，胸闷作恶，腹痛吐泻，甚至昏厥等症，或感受山岚瘴气，水土不服。

用法用量 口服：每次 8 片，温开水送服。

注意事项 孕妇忌服。

剂型规格 片剂：每片 0.22g。

十滴水（酊、胶囊）
Shidi Shui

药物组成 樟脑、大黄、干姜、肉桂、辣椒、小茴香、桉油。

功能主治 健胃，驱风。用于由中暑引起的头晕、恶心、腹痛、胃肠不适等。

用法用量 口服：①酊剂：每次 2.5~5ml。②软胶囊：每次 4 粒；温开水送下，小儿用量酌减。

注意事项 ①驾驶员、高空作业者慎用。②过敏体质者慎用。

剂型规格 ①酊剂，黄褐色透明溶液，每瓶 5ml；10ml。②胶囊剂：每粒 0.425g。

周氏回生丸
Zhoushi Huisheng Wan

药物组成 檀香、木香、沉香、丁香、麝香、冰片、山慈菇、红大戟（醋制）、千金子霜、六神曲（麦炒）、朱砂、五倍子、甘草。

功能主治 祛暑散寒、解毒辟秽、化湿止痛。主治寒霍乱、干霍乱及痧胀等症。

用法用量 口服：每次 10 粒，每日 2 次，姜水或温开水送服。

注意事项 ①孕妇忌服。②运动员慎用。

剂型规格 水泛丸剂：每 10 粒 1.5g。

藿香正气丸（片、胶囊、颗粒）
Huoxiang Zhengqi Wan

药物组成 藿香、大腹皮、白芷、紫苏叶、茯苓、半夏、白术、陈皮、厚朴、桔梗、甘草、大枣、生姜。

功能主治 解表化湿，理气和中。用于外感风寒，内伤湿滞，霍乱吐泻，发热恶寒，头痛，胸膈满闷，脘腹疼痛，以及山岚瘴疟等。

用法用量 口服：①水丸，成人，每次 6g，每日 2~3 次；②浓缩丸，每次 8 丸，每日 3 次；③片剂，每次 4~8 片，每日 2 次；④胶囊剂，成人，每次 3~4 粒，每日 2~3 次；⑤颗粒剂，冲服，每次 10g，每日 2 次；⑥合剂，每次 10~15ml，每日 3 次；⑦水剂，成人，每次 5~10ml，每日 2 次，急性患者宜频服加量，儿童酌减。

注意事项 ①阴虚火旺者忌服。②忌食生冷油腻食物。③本品含乙醇（酒精）40%~50%，服药后不得驾驶机、车、船、从事高空作业、机械作业及操作精密仪器。④对本品及酒精过敏者禁用，过敏体质者慎用。

剂型规格 ①片剂：每片 0.3g。②颗粒剂：每袋 10g。③胶囊剂：每粒 0.45g。④水丸剂：每瓶 6g。⑤浓缩丸剂：每 8 丸相当于原生药 3g。⑥溶液剂：每瓶 10ml。⑦合剂：每瓶 10ml。

藿香祛暑水
Huoxiang Qushu Shui

药物组成 广藿香、香薷、白芷、紫苏叶、苍术、丁香、陈皮、大腹皮、法半夏、茯苓、甘草、生姜。

功能主治 祛暑化湿，解表和中。用于内蕴湿滞，受暑感寒引起的恶寒发热，头痛无汗，四肢酸懒，恶心呕吐，腹痛腹泻。

用法用量 口服：每次 7.5ml，每日 2 次。

注意事项 本品适用于暑湿吐泻偏寒者，其表现为呕吐泄泻，排泄物清稀，甚至如水样，头昏胸闷，脘痞纳呆，恶寒，怕风或伴有发热，头昏身重，肢体酸痛，舌苔白腻，脉濡。

剂型规格 酊剂：每瓶 15ml。

鸡苏散（丸）
Jisu San

药物组成 麻黄、苦杏仁（炒）、石膏、甘草、黄芩、葶苈子、桑白皮（蜜炙）、马兜铃（蜜炙）、麦冬、天冬、北沙参、五味子（醋蒸）、白芍、知母、百合、紫菀、款冬花、瓜蒌仁（蜜炙）、桔梗、前胡、紫苏子（炒）、橘红、法半夏、陈皮、远志（制）、鲜姜、大枣。

功能主治 宣肺平喘，润燥止咳，化痰除痞。用于肺热喘咳，气急鼻煽，燥咳痰黏，咽干鼻燥，劳嗽咳血，

颧红盗汗，痰黏难咯，胸膈满闷。

用法用量 口服：①散剂，**成人**，每次 3~6g，每日 2~3 次；**7 岁以上儿童**，服成人 1/2 量；**3~7 岁儿童**，服成人 1/3 量。②水丸剂，**成人**，每次 3~6g，每日 2~3 次，儿童酌减。

注意事项 痰湿壅肺、寒痰停饮犯肺引起的气喘咳嗽应忌服。

剂型规格 ①散剂：每袋 18g。②水丸剂：每 100 粒 12g。

无极丸
Wuji Wan

药物组成 甘草、石膏、滑石粉、糯米（蒸熟）、薄荷脑、冰片、丁香、砂仁、白豆蔻、肉桂、牛黄、人工麝香。

功能主治 清热祛暑，辟秽止呕。用于中暑受热，呕吐恶心，身烧烦倦，头晕目眩，伤酒伤食，消化不良，水土不服，晕车晕船。

用法用量 口服：每次 10~20 粒，小儿酌减。

注意事项 孕妇忌服。

剂型规格 糊丸剂：每 60 粒 3g。

仁丹
Rendan

药物组成 陈皮、檀香、砂仁、豆蔻（去果皮）、甘草、木香、广藿香叶、儿茶、肉桂、薄荷脑、冰片、朱砂。

功能主治 清暑开窍，辟秽排浊。用于中暑呕吐，烦躁恶心，胸中满闷，头晕目眩，晕车晕船，水土不服。

用法用量 口服或含服：每次 10~20 粒。

注意事项 ①服药一天，症状无改善，应去医院就诊。②过敏体质者慎用。

剂型规格 水丸剂：每 10 丸 0.3g。

梅苏颗粒
Meisu Keli

药物组成 乌梅、薄荷、紫苏叶、葛根。

功能主治 清热解暑，生津止渴。用于感冒暑热引起

的口渴、咽干、胸中满闷、头晕目眩。

用法用量 口服：每次 10g，每日 3~4 次。

注意事项 ①外感无津伤者不用。②风寒感冒者不适用，其表现为恶寒重，发热轻，无汗，头痛，鼻塞，流清涕，喉痒咳嗽。③过敏体质者慎用。

剂型规格 颗粒剂：每袋 10g。

六一散
Liuyi San

药物组成 滑石，甘草。

功能主治 清暑利湿。主治暑热身倦，口渴泄泻，小便黄少，或小便淋涩不畅。外治湿疹及痱子刺痒。

用法用量 口服：调服或包煎，每次 6~9g，每日 1~2 次。**外用**：扑撒患处。

注意事项 ①阴亏、液伤者不宜使用。②外用时用毕洗手，切勿接触眼睛，皮肤破溃处禁用。③本品中滑石粉在皮肤内、阴道内如聚集，可引起肉芽肿。④过敏体质者慎用。

剂型规格 散剂：每袋 18g。

紫金锭
Zijin Ding

药物组成 红大戟、山慈菇、千金子霜、麝香、雄黄、朱砂、五倍子。

功能主治 清瘟解毒，祛痰开窍，消肿止痛。用于中暑痧胀胸闷疼痛，呕吐泄泻，以及小儿痰厥、喉痹、喉风等。外治疔疮疖肿，痄腮、丹毒等。

用法用量 口服：①锭剂，每次 0.6~1.5g，每日 1~2 次，磨服或捣碎冲服，儿童用量酌减。②散剂，每次 1.5g，每日 2 次。**外用**：适量锭剂用冷开水或食醋磨调涂患处，次数不限。

注意事项 ①孕妇忌服，年老体弱者忌服。②运动员慎用。

剂型规格 ①锭剂：每锭 0.3g；3g。②散剂：每瓶 3g。

第八节 温里剂

一、温中祛寒剂

小建中合剂（颗粒）
Xiaojianzhong Heji

药物组成 桂枝、白芍、炙甘草、生姜、大枣、

饴糖。

功能主治 温中补益，缓急止痛。用于脾胃虚寒，脘腹挛痛，喜温喜按，或虚劳发热，或心悸不宁、食少、面色无华等症。临床治疗消化性溃疡，胃肠功能紊乱等疾病。

用法用量 口服：①合剂，每次 20~30ml，每日 3 次，用时摇匀。②颗粒剂，每次 1 袋，每日 3 次。

注意事项 ①实热或阴虚火旺之证均忌用。②忌愤怒、忧郁，保持心情舒畅。③外感风热表证未清患者及脾胃湿热或明显胃肠道出血症状者不宜服用。④过敏体质者慎用。

剂型规格 ①合剂：每瓶100ml。②颗粒剂：每袋15g。

止泻保童颗粒
Zhixie Baotong Keli

药物组成 人参、白术（麸炒）、茯苓、白扁豆、苍术（制）、广藿香、木香、丁香、檀香、砂仁、肉豆蔻（煨）、肉桂、吴茱萸（甘草水炙）、芡实、薏苡仁（麸炒）、车前草、滑石、黄连、诃子肉、天冬、麦冬、槟榔。

功能主治 健脾止泻，温中化痢。小儿脾胃虚弱，寒热凝结引起的水泻痢疾，脘腹疼痛，口干舌燥，四肢倦怠，恶心呕吐，小便不利。

用法用量 口服：开水冲服，每次2.5g，每日2次，周岁内小儿酌减。

注意事项 目前尚未见不良反应报道。

剂型规格 颗粒剂：每袋5g。

理中丸
Lizhong Wan

药物组成 党参、白术（土炒）、炙甘草、炮姜。

功能主治 温中散寒，健胃。用于脾胃虚寒，呕吐泄泻，胸满腹痛，消化不良。

用法用量 口服：每次1丸，每日2次。小儿酌减。

注意事项 ①泄泻时腹部热胀痛者忌服。②感冒发热者慎用。③孕妇慎用。④有慢性结肠炎、溃疡性结肠炎便脓血等慢性病史者，患泄泻后应在医师指导下使用。⑤小儿用法用量，请咨询医师或药师。⑥过敏体质者慎用。

剂型规格 丸剂：每丸9g。

附子理中丸
Fuzi Lizhong Wan

药物组成 附子（制）、党参、白术（炒）、干姜、甘草。

功能主治 温阳祛寒、益气健脾。用于脾胃虚寒，风冷相乘，脘腹疼痛、呕吐泄泻、手足不温。

用法用量 口服：成人，每次1丸，每日2~3次，空腹温开水送服，小儿用量酌减。

注意事项 ①孕妇慎服；阴虚阳盛，热证疼痛患者忌用；②温热燥气之失血者禁用。③忌不易消化食物。

④感冒发热病人不宜服用。⑤过敏体质者慎用。⑥个别患者服后舌头卷缩，失去味觉，同时甲状腺微肿，呼吸有紧迫感觉。⑦偶有服本品过敏及中毒致心律失常的报道。⑧吐泻严重者应及时去医院就诊。

剂型规格 蜜丸剂：每丸6g。

桂附理中丸
Guifu Lizhong Wan

药物组成 党参、肉桂、炮姜、白术、附子、炙甘草。

功能主治 温中散寒，理脾止痛。用于脾胃虚寒，腹痛泄泻，寒痰咳喘，阴证霍乱。临床主要用于慢性胃肠炎，胃及十二指肠溃疡等。

用法用量 口服：①蜜丸：每次10g，每日2次；②小蜜丸：每次6~9g，每日2次，温开水送服。

注意事项 ①伤风感冒及实热者忌用。②感冒发热病人不宜服用。③孕妇慎用，哺乳期妇女、儿童应在医师指导下服用。④过敏体质者慎用。⑤吐泻严重者应及时去医院就诊。

剂型规格 ①蜜丸剂：每丸10g。②小蜜丸剂：每瓶120g。

二、回阳救逆剂

四逆汤口服液
Sinitang Koufuye

药物组成 附子，干姜，甘草。

功能主治 回阳救逆。用于阳气虚衰，阴寒内盛所致的四肢厥逆，恶寒蜷卧，神疲欲寐，下利清谷，腹中冷痛，口淡不渴，舌淡苔白，脉沉微等症。临床用于抗休克、腹泻、胃下垂、阳虚发热等。

用法用量 口服：每次10ml，每日3次。

注意事项 ①非属阳虚者勿用。②服药呕吐可用冷服法。③阴竭虚脱者禁用。

剂型规格 溶液剂：每支10ml（每毫升相当于3味生药各0.6g）。

三、温经散寒剂

艾附暖宫丸
Aifu Nuangong Wan

药物组成 艾叶（炭）、香附（醋制）、吴茱萸（制）、肉桂、当归、川芎、白芍（酒炒）、地黄、黄芪（蜜炙）、续断。

功能主治 理气补血，暖宫调经。用于子宫虚寒，月经不调，经来腹痛，腰酸带下。临床用于不孕症，痛经，腹痛，带下等症。

用法用量 口服：①大蜜丸，每次 1 丸；②小蜜丸，每次 9g；每日 2~3 次，温开水送服。

注意事项 ①实热证禁用；服药期间忌食生冷食物，避免受寒。②感冒时不宜服用。患有其他疾病者，应在医师指导下服用。③经行有块伴腹痛拒按或胸胁胀痛者不宜选用。④平素月经正常，突然出现月经过少，或经期错后，或阴道不规则出血或带下伴阴痒，或赤带者应去医院就诊。⑤治疗痛经，宜在经前 3~5 天开始服药，连服 1 周。如有生育要求应在医师指导下服用。⑥服药后痛经不减轻，或重度痛经者，应到医院诊治。⑦过敏体质者慎用。

剂型规格 ①大蜜丸剂：每丸 9g。②小蜜丸剂：每袋 18g。

散结灵片（胶囊）
Sanjieling Pian

药物组成 草乌、木鳖子、五灵脂、白胶香、地龙、当归、菖蒲、乳香、没药、京墨。

功能主治 活血散结，温经通络，消肿止痛。用于寒邪阻络，结聚瘀阻所致的肤生肿块，皮色不变，亦不破溃，或皮肤浸肿色白，胖肿骨胀，疼痛彻骨，溃后难敛，舌质淡白有瘀斑，脉象细涩等阴疽、瘰疬、痰核病证。临床主要治疗慢性骨及关节结核、慢性骨髓炎、颈淋巴结结核、乳房纤维腺瘤、慢性乳腺增生病及皮肤癌等。

用法用量 口服：成人，片剂，每次 3~4 片，每日 2~3 次；胶囊剂，每次 3 粒，每日 3 次。

注意事项 ①儿童、孕妇、哺乳期妇女及心、肝、肾功能不全者禁用。②阳证疮疡慎用。③妇女月经期慎用。④胃弱者及过敏体质者慎服。⑤本品不宜长期使用。

剂型规格 ①片剂：每片含生药 0.2g。②胶囊剂：每粒 0.4g。

附桂骨痛胶囊
Fugui Gutong Jiaonang

药物组成 附子、肉桂、白芍、制川乌、淫羊藿、乳香、党参等。

功能主治 温阳散寒，益气活血，消肿止痛。用于颈椎病及腰膝关节增生性关节炎。局部骨节疼痛，屈伸不利，麻木或肿胀，遇热则减，畏寒肢冷、腰膝酸软等。

用法用量 口服：每次 4~6 粒，每日 3 次，饭后服用。

注意事项 ①孕妇及有出血倾向者阴虚内热者禁用。②极少数患者用后出现胃脘不舒，停药后可自行消除。③服药期间应注意血压变化；高血压、严重消化道疾病患者慎用。

剂型规格 胶囊剂：每粒 0.33g。

阳和解凝膏
Yanghe Jiening Gao

药物组成 鲜牛蒡草（或干品）、鲜凤仙透骨草（或干品）、生川乌、桂枝、大黄、当归、生草乌、生附子、地龙、僵蚕、赤芍、白芷、白蔹、白及、川芎、续断、防风、荆芥、五灵脂、木香、香橼、陈皮、肉桂、乳香、没药、苏合香、麝香、植物油、红丹。

功能主治 温阳化湿，消肿痹痛。用于阴疽，瘰疬未溃，寒湿痹痛。临床治疗乳腺增生，乳腺纤维瘤，软骨增生，肋软骨炎，甲状腺囊肿，甲状腺瘤等。

用法用量 外用：将膏药加温软化，贴于患处，若治疟疾贴大椎穴。

注意事项 ①阴虚阳实之证不宜用。②偶见皮肤潮红及药疹，停药后可消失。③运动员慎用。

剂型规格 贴膏剂：每贴净重 1.55g；3g；6g；9g。

狗皮膏
Goupi Gao

药物组成 枳壳、青皮、大枫子、赤石脂、赤芍、天麻、甘草、乌药、牛膝、羌活、黄柏、补骨脂、威灵仙、生川乌、续断、白薇、桃仁、生附子、川芎、生草乌、杜仲、远志、穿山甲、香附、白术、川楝子、僵蚕、小茴香、蛇床子、当归、细辛、菟丝子、陈皮、海风藤、木香、肉桂、轻粉、儿茶、丁香、乳香、没药、血竭、樟脑。

功能主治 祛风散寒，舒筋活血，止痛。用于风寒湿痹，肩臂腰腿疼痛，肢体麻木，跌打损伤。主要治疗风湿病、跌打损伤、腰腿疼痛等。

用法用量 外用：加温软化，贴于患处。

注意事项 ①患处皮肤破损者忌用。②皮肤过敏者慎用。③本品不宜长期或大面积使用，用药后皮肤过敏如出现瘙痒、皮疹等现象时，应停止使用，症状严重者应去医院就诊。

剂型规格 贴膏剂：每贴 12g；15g；24g；30g。

暖脐膏
Nuanqi Gao

药物组成 当归、白芷、乌药、木香、八角茴香、小茴香、生香附、乳香、母丁香、没药、肉桂、沉香、麝香。

功能主治 暖脐散寒，温阳止痛。用于寒凝气滞引起的少腹疼痛，大便痞满。并治肾寒腰痛（贴腰部），妇女子宫寒冷，少腹作痛。

用法用量 外用：外贴脐腹部。

注意事项 孕妇慎用，或遵医嘱。

剂型规格 贴膏剂：每贴 5g；10g；20g。

精制狗皮膏
Jingzhi Goupi Gao

药物组成 生川乌、防己、山柰、透骨草、延胡索、干姜、辣椒、蟾酥、樟脑、冰片、薄荷脑、水杨酸甲酯。

功能主治 舒筋，活血，散寒，止痛。主治筋骨痛，急性挫伤，扭伤，风湿痛，关节痛，胁痛，肌肉酸痛等症。

用法用量 贴患处。

注意事项 偶见皮肤过敏症。凡对橡胶膏过敏、皮肤破裂、糜烂者不宜贴用。

剂型规格 贴膏剂。

第九节　补　益　剂

一、补气剂

人参健脾丸（片）
Renshen Jianpi Wan

药物组成 人参、白术、茯苓、山药、陈皮、木香、砂仁、黄芪、当归、酸枣仁、远志。

功能主治 健脾益气，和胃止泻。用于脾虚弱所致的食欲不振、恶心呕吐、便溏泄泻等症。治疗食欲不振、腹泻、营养不良等。

用法用量 口服：①片剂，每次 4 片，每日 2 次，温开水或淡姜汤送服，小儿酌减；②大蜜丸，每次 2 丸；③水蜜丸，每次 8g；④水丸，每次 6~9g。

注意事项 ①孕妇慎用。②感冒发热患者不宜使用。③过敏体质者慎用。

剂型规格 ①片剂：每片 0.3g。②大蜜丸剂：每丸 6g。③水蜜丸剂：每丸 4g。④水丸剂，每 1000 粒 20g。

云芝多糖胶囊
Yunzhi Duotang Jiaonang

药物组成 云芝菌。

功能主治 益气补血，养血安神，滋补强壮，健脑益智。主治慢性乙型肝炎、肝癌及老年免疫功能低下症。

用法用量 口服：每次 1~2 粒，每日 3 次。

注意事项 凡内有实热湿热者，不宜服用。

剂型规格 胶囊剂：每粒含 0.5g，每瓶 50 粒。

六君子丸
Liujunzi Wan

药物组成 党参、白术、茯苓、甘草、法半夏、陈皮。

功能主治 益气健脾，燥湿化痰。用于脾胃气虚所致的食少神倦、咳嗽痰多、胸满腹胀、大便溏薄等。临床治疗慢性胃炎，消化性溃疡，慢性肾炎，慢性支气管炎，乳糜尿，妊娠呕吐等。

用法用量 口服：每次 9g，每日 2 次，温开水送服，小儿酌减。

注意事项 ①不适用于脾胃阴虚，主要表现为口干、舌红少津、大便干。②过敏体质者慎用。

剂型规格 水丸剂：每瓶 60g；120g。

四君子丸（合剂）
Sijunzi Wan

药物组成 党参、白术（炒）、茯苓、甘草（蜜炙）。

功能主治 益气健脾。用于脾胃气虚所致的胃纳不佳、食少便溏、气短乏力等症。临床治疗消化性溃疡，慢性结肠炎，慢性肝炎，慢性低热，冠心病等。

用法用量 口服：①水丸：每次 6g，每日 3 次。②合剂：每次 20ml，每日 3 次。

注意事项 ①阴虚内热者慎用。②感冒发热患者不宜使用。③过敏体质者慎用。

剂型规格 ①水丸剂：每瓶 60g；100g。②合剂：每瓶 100ml。

补中益气丸（口服液、合剂）
Buzhong Yiqi Wan

药物组成 黄芪（蜜炙）、党参、甘草（蜜炙）、白术、当归、升麻、柴胡、陈皮。

功能主治 补中益气，升阳举陷。用于脾胃虚弱，中气下陷，体倦乏力，食少腹胀，久泻，脱肛，子宫脱垂等。

用法用量 口服：①水丸，每次 6g，每日 2~3 次；②蜜丸：每次 1 丸，每日 2~3 次；③口服液，每次 10ml，每日 2~3 次；④合剂：每次 10~15ml，每日 3 次。

注意事项 ①凡阴虚发热、阳气欲脱、实热证者不宜应用。②本品不适用于恶寒发热表证者，暴饮暴食脘腹胀满实证者。③不宜和感冒类药同时服用。④高血压患者慎服。⑤服本药时不宜同时服用藜芦或其制剂。⑥本品宜空腹或饭前服为佳，亦可在进食同时服。⑦过敏体质者慎用。

剂型规格 ①水丸剂：每瓶 60g。②大蜜丸剂：每丸 9g。③溶液剂：每支 10ml。④合剂：每支 10ml。

安胃疡胶囊
Anweiyang Jiaonang

药物组成 甘草黄酮类化合物。

功能主治 补中益气，解毒生肌。主治胃及十二指肠球部溃疡。对虚寒型和气滞型患者有较好的疗效。并可用于溃疡愈合后的维持治疗。

用法用量 口服：每次2粒，每日4次（三餐后和睡前）。

注意事项 忌食生冷及过度辛辣刺激食物。

剂型规格 胶囊剂：每粒含黄酮类化合物0.2g。

灵芝胶囊
Lingzhi Jiaonang

药物组成 灵芝。

功能主治 宁心安神，益气补血，健脾和胃，止咳平喘。用于神经衰弱，心悸怔忡，食欲不振，气血亏，便秘等。临床治疗慢性支气管炎，白细胞减少症，冠心病，急性传染性肝炎等。

用法用量 口服：每次2粒，每日3次，饭后半小时用温开水送服。

注意事项 ①外感发热患者忌服。②本品宜餐后服。③服本品一周后症状未见改善，或症状加重者，应立即停药并去医院就诊。④个别患者对灵芝偶有过敏反应，轻者有荨麻疹，皮肤瘙痒，喉头水肿。重者可出现过敏性休克。

剂型规格 胶囊剂：每粒含1.5g原生药。

刺五加片（胶囊、浸膏、注射液）
Ciwujia Pian

药物组成 刺五加。

功能主治 益气健脾，补肾安神。用于脾肾阳虚之体虚乏力、食欲不振、腰膝酸痛、失眠多梦等症。

用法用量 口服：①片剂，每次2~3片，每日2次；②胶囊剂，每次0.5~0.75g，每日3次；③浸膏剂，每次0.3~0.45g，每日3次。**静脉滴注**：注射剂，每次20ml，每日20~40ml，加入葡萄糖注射液中。

注意事项 ①凡阴虚内热者不宜服用。②感冒发热病人不宜服用。③过敏体质者慎用。④本品注射液加入5%或10%葡萄糖中静脉滴注，偶见严重性过敏反应，过敏性腹泻，过敏性皮疹。⑤本品糖浆剂可引起斑秃。

剂型规格 ①片剂：每片0.15g，每瓶100片。②胶囊剂：每粒0.25g，每瓶60粒。③浸膏剂：每瓶200g。④注射剂：每支20ml。

参苓白术丸（散）
Shenlin Baizhu Wan

药物组成 人参、山药、茯苓、白术、莲子、白扁豆、薏苡仁、砂仁、桔梗、甘草。

功能主治 补脾健胃，益肺气，利湿止泻。用于脾胃虚弱，食少便溏，气短咳嗽，肢倦乏力等症。临床常用于治疗慢性胃炎，慢性肠炎，小儿营养不良，慢性肾炎，经期泻泄等。

用法用量 口服：①丸剂，每次6g，每日2次；②散剂，每次9g，每日2~3次，温开水送服。

注意事项 ①实热便秘者忌用。②高血压者及孕妇忌用。③泄泻兼有大便不通畅，肛门有下坠感者忌服。④服本药时不宜同时服用藜芦、五灵脂、皂荚或其制剂。⑤不宜喝茶和吃萝卜以免影响药效。⑥本品宜饭前服用或进食同时服。⑦过敏体质者慎用。

剂型规格 ①水丸剂：每袋6g。②散剂：每袋6g。

香砂六君丸
Xiangsha Liujun Wan

药物组成 木香、砂仁、党参、白术（炒）、茯苓、甘草、陈皮、法半夏。

功能主治 益气健脾，和胃，燥湿化痰。用于脾虚气滞，消化不良，嗳气食少，脘腹胀满，大便溏泄，痰饮积滞等症。临床治疗胃炎及胃、十二指肠溃疡，妊娠恶阻，氮质血症等。

用法用量 口服：成人，每次6~9g，每日2~3次，空腹用温开水送服；7岁以下儿童，服成人1/2量。

注意事项 ①孕妇忌服。②忌食生冷油腻不易消化食物。③不适用于口干、舌少津、大便干者。④不适用于急性胃肠炎、主要表现为恶心、呕吐、大便水泻频频、脘腹作痛。⑤过敏体质者慎用。

剂型规格 水丸剂：每瓶54g，每8丸相当于原生药3g。

前列康胶囊
Qianliekang Jiaonang

药物组成 油菜蜂花粉。

功能主治 补肾健脾，清利湿浊，益气消瘀。用于前列腺增生，前列腺炎引起的尿急尿频、尿后潴留、性功能障碍、尿道流白等症。

用法用量 口服：每次4~6粒，每日3次。

注意事项 过敏体质者慎用。

剂型规格 胶囊剂：每粒含0.375g，每瓶60粒。

朝阳丹
Chaoyang Dan

药物组成 黄芪、鹿茸、干姜、大枣、鹿角霜、硫黄、玄参、核桃仁、木香、川楝子、青皮、生石膏、大黄、黄芩、薄荷、冰片、甘草等。

功能主治 益气健脾、疏肝补肾、化湿解毒。用于脾肾虚损、肝郁血滞、痰湿内阻、慢性迁延性肝炎等。

用法用量 口服：每次 1 丸，每日 2~3 次，饭后服，连服 6~10 个月。

注意事项 ①忌食生、冷、酒、蒜。②不宜吃油腻食品。③黄疸者（属阳黄）不宜服用朝阳丸。④证见肝肾阴虚及湿热甚者慎用，或遵医嘱服用。⑤偶见消化道刺激呈轻度不适。

剂型规格 丸剂：每丸 3g；每丸含铜绿 0.025mg。

稳心颗粒
Wenxin Keli

药物组成 党参、黄精、三七、琥珀、甘松。

功能主治 益气养阴，定悸复脉，活血化瘀。用于气阴两虚兼心脉瘀阻所致的心悸不宁、气短乏力、头晕心悸、胸闷胸痛，适用于心律失常，室性早搏，房性早搏等属上述症候者。

用法用量 口服：开水冲服，每次 1 袋，每日 3 次或遵医嘱。

注意事项 ①孕妇慎用。②偶见轻度头晕，恶心，一般不影响用药。③用前请将药液充分搅匀，勿将杯底药粉丢弃。

剂型规格 颗粒剂：每袋 9g。

生脉注射液（颗粒、胶囊、口服液）
Shengmai Zhusheye

药物组成 人参、麦冬、五味子。

功能主治 益气复脉，养阴生津。用于气阴两亏，心悸气短，自汗，脉微。

用法用量 **肌内注射**：每次 2~4ml，每日 1~2 次。**静脉滴注**：每次 20~60ml，加入 5% 葡萄糖注射液 250ml，每日 1~2 次，也可用 10% 葡萄糖注射液或生理盐水配用。**口服**：颗粒剂，每次 10g，每日 3 次；胶囊剂，每次 3 粒，每日 3 次；口服液，每次 1 支，每日 3 次。或遵医嘱。儿童减量慎用。

注意事项 ①新生儿，婴幼儿禁用。②表证未解者忌用。③本品使用前必须对光检查，发现药液出现混浊、沉淀、变色、漏气、变质等现象时不能使用。④儿童、年老体弱者、心肺严重疾患者、肝肾功能异常者和初次使用中药注射剂的患者要加强临床监护。⑤本品不与其他药物在同一容器内混合使用。⑥本品需滴注前新鲜配制。稀释后及输注前均应对光检查，若出现浑浊或沉淀不得使用。⑦临床应用时，滴速不宜过快，儿童及年老体弱者以 20~40 滴/分为宜，成年人以 40~60 滴/分为宜。静滴初始 30 分钟内应加强监护，发现异常应立即停药，处理遵医嘱。⑧本品含有皂苷，摇动时产生泡沫是正常现象，不影响疗效。⑨对本品有过敏者或有严重不良反应病史者禁用。⑩本品不宜与藜芦或五灵脂的药物同时使用。⑪停药后偶尔出现面部潮热感，不需特殊处理。

剂型规格 ①注射剂：每支 2ml；10ml；20ml。②颗粒剂：每袋 10g。③胶囊剂：每粒 0.3g。④溶液剂：每支 10ml。

参附注射液
Shenfu Zhusheye

药物组成 红参、附片。

功能主治 回阳救逆，益气固脱。用于阳气暴脱的厥脱证；也可用于阳虚所致的惊悸、怔忡、咳喘、胃疼、泄泻、痹症等。

用法用量 **肌内注射**：每次 2~4ml，每日 1~2 次。**静脉推注**：每次 5~20ml（用 5%~10% 葡萄糖注射液 20ml 稀释后使用）**静脉滴注**每次 20~100ml（用 5%~10% 葡萄糖注射液 250~500ml 稀释使用）

注意事项 ①新生儿、婴幼儿禁用。②年老体弱者、心肺严重疾病患者用药要加强临床监护。③本品不与其他药物在同一容器内混合使用。④孕妇及过敏体质者慎用。⑤本品不宜与中药半夏、瓜蒌、贝母、白蔹、白芨、五灵脂、藜芦等同时使用。⑥治疗期间，心绞痛持续发作，宜加服硝酸酯类药物。⑦本品含有皂苷，摇动时产生泡沫是正常现象，不影响疗效。本品使用前必须对光检查，如发现药液出现浑浊、沉淀、变色、漏气或瓶身细微破裂者，均不能使用。⑧本品稀释后出现浑浊或沉淀不得使用。⑨据文献报道临床偶有头痛、心动过速、过敏反应等。

剂型规格 注射剂：每支 2ml。

参麦注射液
Shenmai Zhusheye

药物组成 红参、麦冬。

功能主治 益气生津，止渴固脱。用于气虚、津亏所致的眩晕，自汗心悸，口渴，脉微等厥证、虚证。临床用于休克、低血压、心律失常、冠心病、流行性出血热及心肌炎等。

用法用量 **肌内注射**：成人，每次 2~4ml，每日 2 次。**静脉滴注**：每次 20~100ml，加入 5% 葡萄糖注射液 250ml 静脉滴注。小儿酌减。

注意事项 ①阴盛阳衰者不宜用。②本品使用前必须对光检查，发现药液出现混浊、沉淀、变色、漏气等现象时不能使用。③本品含有皂苷，不要与其他药物同时滴注。④适宜单独使用，不能与其他药物在同一容器中混合使用。⑤儿童用药应严格按公斤体重计算。⑥静脉滴注时，建议稀释以后使用。严格控制滴注速度和用药剂量。建议滴速小于 40 滴/分，一般控制在 15~30 滴/分。抢救危急重症每日用量不宜低于 200ml，剂量太小可能影响疗效。⑦用量过大或应用不当，可引起心动过速，晕厥等症。⑧务必加强全程用药监护和安全性监测，密切观察用药反应，特别是开始 30 分钟，发现异常，立即停药。⑨本品不能与藜芦、五灵脂配伍使用；本品不能与甘油果糖注射液、抗生素类药物配伍使用，尤其不能与青霉素类高敏类药物合并使用。⑩对老人、儿童、心脏严重疾患、肝肾功能异常患者等特殊人群和初次使用的患者应慎重使用。⑪溶媒宜用5%葡萄糖注射液，且应现配现用。⑫临床用药时，建议根据患者年龄、病情、体征等从低剂量开始，缓慢滴入，1个疗程不宜大于2周。对长期使用的在每疗程间要有一定的时间间隔。⑬禁止使用静脉推注的方法给药。⑭本品静脉滴注一疗程（15日）后约有4%的患者谷丙转氨酶轻度升高。有的还可出现黄疸及肝功能改变，停药后黄疸消失。5%的患者有口干、口渴、舌燥反应，极个别有口角、嘴唇疱疹，停药后消失。静脉注射后罕见诱发左心衰而死亡，面部潮红、荨麻疹样皮疹、胸闷气急等症状，经用地塞米松缓解。

剂型规格 注射剂：每支0.2g（1ml）。

人参注射液
Renshen Zhusheye

药物组成 红参、葡萄糖。

功能主治 补气固脱，生津，安神。主治元气不足所致的虚脱，眩晕，心悸，消渴，劳损等证。临床用于休克、糖尿病、肿瘤、低血压性神经衰弱等。

用法用量 肌内注射：成人，每次2ml，每日1~2次，小儿减半。穴位注射：每穴0.3~0.5ml。

注意事项 ①表证及阴虚火旺者忌用。②本品临床中使用偶见失眠、头痛、心悸、血压升高，停药后可自行消失。

剂型规格 注射剂：每支2ml（每支含原生药0.2g）。

二、补血剂

人参归脾丸
Renshen Guipi Wan

药物组成 人参、薏苡仁、酸枣仁（炒）、远志（制）、甘草、白术（炒）、黄芪、当归、木香、茯苓、龙眼肉等。

功能主治 益气健脾，养气安神。用于心脾两虚之心悸气短，贫血失眠，头昏头晕，肢倦乏力，食欲不振，崩漏便血等症。临床治疗神经衰弱，脑外伤综合征，血小板减少性紫癜，更年期综合征。贫血，再生障碍性贫血，椎管内麻醉后并发头晕，头痛，功能性子宫出血，崩漏，甲状腺功能亢进，胃溃疡，冠心病，心律失常，高血压等。

用法用量 口服：①大蜜丸，每次1丸；②水蜜丸，每次1丸。均每日2次。

注意事项 ①糖尿病患者忌服。②感冒发热病人不宜服用。③本品宜饭前服用。④不宜喝茶和吃萝卜，以免影响药效。⑤服本药时不宜同时服用藜芦、五灵脂、皂荚或其制剂。⑥过敏体质者慎用。⑦个别患者服药后出现口干鼻燥，便秘等副作用，长期服用偶有皮肤干燥、

肝功能异常。停药后可恢复。

剂型规格 ①大蜜丸剂：每丸9g。②水蜜丸剂：每丸6g。

四物丸（合剂）
Siwu Wan

药物组成 熟地黄，白芍，当归，川芎。

功能主治 补血调经。用于冲任虚损，月经不调，血虚血滞，脐腹疼痛，崩中漏下，血瘕硬块等。

用法用量 口服：①水丸，每次30粒；②合剂，每次10~15ml。均每日2~3次，空腹或饭后用温开水送服。少女青春期功能性子宫出血时，每次20粒，每日2次。

注意事项 阴虚血热、肝火旺盛所致的月经多等症不宜选用，孕妇慎用。

剂型规格 ①水丸剂：每9粒1g。②合剂：每瓶90ml。

螺旋藻胶囊（片）
Luoxuanzao Jiaonang

药物组成 螺旋藻（粉）。

功能主治 益气养血，健脾化痰，软坚散结。用于气血亏损所致的四肢乏力，头昏，食欲不振，以及病后体虚，贫血等。还可用于肿瘤放化疗及手术后白细胞减少，免疫功能低下等的辅助治疗。

用法用量 口服：①胶囊剂，每次2~4粒，每日3次；②片剂，每次4~8片，每日3次。

注意事项 ①本品宜饭前服用。②偶见高蛋白过敏症状。③过敏体质者慎用。

剂型规格 ①片剂：每片含螺旋藻粉0.2g。②胶囊剂：每粒0.35g。

猪苓多糖注射液
Zhuling Duotang Zhusheye

药物组成 猪苓多糖。

功能主治 调节机体免疫功能，与抗肿瘤化疗药物合用，可增强疗效，减轻毒副作用，用于慢性肝炎、肿瘤的辅助治疗。

用法用量 肌内注射：每次2~4ml，小儿酌减或遵医嘱。

注意事项 本品不可静脉注射。

剂型规格 注射剂：每支2ml（含猪苓多糖20mg）。

妇科千金片
Fuke Qianjin Pian

药物组成 党参、当归、千斤拔、金樱根、鸡血藤、

穿心莲、单面针、功劳木。

功能主治 益气养血，清热解毒，强腰通络。主治带下病，腹痛，月经失调，急慢性盆腔炎等。

用法用量 口服：每次6片，每日3次，温开水送服。

注意事项 ①孕妇慎服。②用药期间忌辛辣油腻及烟酒。③少女、孕妇、绝经后患者均应在医师指导下服用。④伴有赤带者，应去医院就诊。⑤腹痛较重者，应及时去医院就诊。⑥过敏体质者慎用。

剂型规格 片剂：每片0.32g。

妇科金丹
Fukejin Dan

药物组成 人参、白术、茯苓、甘草、当归、白芍、川芎、熟地、黄芪、肉桂、阿胶、杜仲、续断、菟丝子、鹿角、山药、锁阳、陈皮、延胡索、鸡冠花、乳香、没药、红花、血余炭、松香、艾叶炭、小茴香、白芷、藁本、苏叶、黄芩、黄柏、白薇、赤石脂、青蒿、益母草、补骨脂、丹皮、砂仁。

功能主治 补血调经，理气止痛，活血祛瘀。用于气血两亏之月经不调，宫寒不孕，带下血崩，腰酸背痛，肚腹疼痛等。

用法用量 口服：每次1丸，每日2次，温开水送服。

注意事项 实热证者忌用，孕妇忌服。

剂型规格 蜜丸剂：每丸9g。

鸡血藤膏（胶）
Jixueteng Gao

药物组成 鸡血藤煎膏、续断、川牛膝、黑豆、红花。

功能主治 补血，活血，调经，舒筋活络。用于血虚、手足麻木，关节酸痛，月经不调，赤白带下，遗精白浊，胃寒痛，跌打损伤等。

用法用量 口服：①浸膏剂，每次6~10g；②胶剂，每次9~15g，用水酒各半炖化。均每日2次。

注意事项 脾虚便溏者勿服，孕妇慎用。

剂型规格 ①浸膏剂：每瓶500g；125g。②胶剂：每盒（块）30g；60g。

通乳颗粒
Tongru Keli

药物组成 黄芪、熟地黄、通草、天花粉、党参、路路通、当归、川芎、白芍、柴胡、王不留行、穿山甲、鹿角霜、瞿麦、漏芦。

功能主治 补气养血，通络行乳，舒肝解郁。用于产后气血亏虚，乳少或乳汁不通，或因肝气郁结、气机不畅所致的乳脉不通，乳汁不下。

用法用量 口服：每次20~30g，每日3次，温开水冲服，3~5日为一疗程。

注意事项 ①体虚有热者不宜用。②忌食辛辣，勿过食咸味、酸味，宜食富有营养的食物。③恶露过多者不宜服用。④感冒发热病人不宜服用。合并有肝病、肾病、心脏病、结核病等疾病者，应向医师咨询。糖尿病患者应在医师指导下服用。⑤若乳房红肿热痛，或乳汁突然减少，应去医院就诊。⑥过敏体质慎用。

剂型规格 颗粒剂：每袋15g；20g。

岩鹿乳康胶囊
Yanlu Rukang Jiaonang

药物组成 鹿角霜、岩陀、鹿衔草。

功能主治 益肾温经、行气化瘀、消肿止痛、调理冲任、消核散结、调节内分泌等功效。主治各种乳腺增生病、子宫肌瘤、功能性子宫出血。

用法用量 口服：成人，每次3~5粒、每日3次，饭后服用，一个月经周期（15~20天）为一个疗程，行经期停药，一般1~2个疗程痊愈。

注意事项 孕妇忌服。

剂型规格 胶囊剂：每粒0.4g。

定坤丸
Dingkun Wan

药物组成 人参、鹿茸、西红花、鸡血藤膏、三七、白芍、熟地、当归、白术、枸杞、黄芩、香附、茺蔚子、川芎、鹿角霜、阿胶、延胡索。

功能主治 补气养血，舒郁调经，暖宫止痛，祛瘀止痛，平肝益肾。用于气血两虚兼郁滞的月经不调，行经腹痛，崩漏下血，赤白带下，贫血衰弱，产后诸虚，骨蒸潮热；功能性子宫出血、青春期、更年期子宫出血等。

用法用量 口服：每次1丸，每日2次，温黄酒或温开水送服。

注意事项 ①伤风感冒时停服，孕妇禁服。②非气血不足而挟瘀滞者忌用。③忌食生冷油腻等刺激性食物。

剂型规格 大蜜丸剂：每丸10.8g；12g。

妇科得生丸
Fuke Desheng Wan

药物组成 益母草、柴胡、当归、白芍、羌活、木香。

功能主治 解郁和肝，化瘀调经。用于肝郁不舒，气凝血滞引起的经期不准，行经腹痛，胸满肋痛，午后身热，倦怠食少。

用法用量 口服：每次1丸，每日2次。

注意事项 ①孕妇忌用。②本药不宜和感冒药同时服用。③月经错后时，应注意早孕，已孕者应停服。

④痛经伴月经过多者应在医师指导下服用。⑤过敏体质者慎用。

剂型规格 丸剂：每丸 9g。

润肌皮肤膏
Runji Pifu Gao

药物组成 大枫子仁、红粉、核桃仁、松香、蓖麻仁、樟脑、蜂蜡、麻油。

功能主治 燥湿解毒，活血消斑，润肤止痒，治癣杀虫。用于湿毒风盛、血虚风燥所致的皮肤病，如鹅掌风，汗斑脚气，湿疮顽癣，酒渣鼻，粉刺等。

用法用量 外用：适量涂患处，每日 2~3 次。

注意事项 ①糜烂型手足癣、急性湿疹、神经性皮炎进行期、有炎症者禁用。②如有过敏反应，应即停药。

剂型规格 软膏剂：每支 10g。

当归注射液（丸、流浸膏、颗粒）
Danggui Zhusheye

药物组成 当归。

功能主治 补血生血，活血散瘀，调经止痛。用于血虚瘀阻所致经闭、痛经、月经不调，或因经络阻隔所致诸痛，局部闪、扭、挫伤疼痛。

用法用量 肌内注射或穴位注射：成人，肌内注射]，每次 2~5ml，每日 1 次；穴位注射，每穴每次 0.3~0.5ml，每次 2~6 穴，每日或隔日 1 次，儿童酌减或遵医嘱。静脉注射：用生理盐水或葡萄糖注射液稀释使用，每次 20~40ml。口服：蜜丸，每次 1 丸，每日 2 次；水丸及浓缩丸，每次 15~20 粒，每日 2 次；流浸膏，每次 3~5ml，每日 9~15ml；颗粒剂，每次 1 袋，每日 2~3 次。

注意事项 ①血虚发热者不宜用，孕妇慎用。②湿阻中满及便溏者慎用。③注射时有剧痛感，个别有全身发热、恶寒、头痛、口干、恶心等反应；鞘内注射后数小时，可出现局部肿胀，疼痛剧烈，少数静注可见体温升高。以上不良反应均不需处理可自行缓解。④曾有引起过敏反应报道。

剂型规格 ①蜜丸剂：每丸 9g。②水丸及浓缩丸剂：每 10 粒相当于原药材 2.5g。③注射剂：每支 2ml，5ml。④流浸膏剂：每瓶 250g；400g。⑤颗粒剂：每袋 10g。

三、气血双补剂

十全大补丸
Shiquan Dabu Wan

药物组成 党参、炒白术、炙甘草、茯苓、当归、白芍、熟地黄、黄芪、肉桂、川芎。

功能主治 养气育神，醒脾健胃，温暖命门，养血调经，温补气血。用于气血两虚，面色苍白，气短心悸，

食欲不振，贫血。

用法用量 口服：大蜜丸，每次 1 丸，每日 2~3 次。

注意事项 ①内有实热及阴虚阳旺，咳嗽失血者禁用。②本品为纯补之剂，凡病邪未尽者不宜用。③忌食生冷、油腻食物。④外感风寒、风热，实热内盛者不宜服用。⑤本品宜饭前服用或进食时服。⑥过敏体质者慎用。⑦用本品防治癌症化疗药副作用时，发现少数患者出现便软，停药后消失。

剂型规格 大蜜丸剂：每丸 9g。

八宝坤顺丸（坤顺丹）
Babao Kunshun Wan

药物组成 熟地黄、地黄、白芍、当归、川芎、人参等。

功能主治 养血调经，补气解郁。用于气血两虚，月经不调，经期腹痛，腰酸腿痛，足跗浮肿。

用法用量 口服：每次 1 丸，每日 2 次。

注意事项 ①月经过多者及孕妇禁用，感冒发烧者慎用。②感冒发热病人不宜服用。③青春期少女及更年期妇女应在医师指导下服用。④平素月经正常，突然出现月经过少，或经期错后，或阴道不规则出血者应去医院就诊。⑤过敏体质者慎用。

剂型规格 大蜜丸剂：每丸 9g。

八珍颗粒（丸）
Bazhen Keli

药物组成 党参、白术、炙甘草、茯苓、白芍、当归、熟地黄、川芎。

功能主治 补气益血。用于气血两虚之面色萎黄，食欲不振，四肢乏力，月经过多等症。

用法用量 口服：颗粒剂，每次 1 袋，每日 2~3 次，温开水冲服；大蜜丸，每次 1~2 丸；水蜜丸，每次 6g，均每日 3 次，温开水送服。

注意事项 ①体实有热者慎用。②不宜与感冒类药品同时服用。③服用本药时不宜同时服用藜芦或其制剂。④本品宜饭前服用或与进食同时服。⑤本品为气血双补之药，性质较粘腻，有碍消化，故咳嗽痰多，脘腹胀痛，纳食不消，腹胀便溏者忌服。⑥过敏体质者慎用。

剂型规格 ①颗粒剂：每袋 10g。②大蜜丸剂：每丸 9g。③水蜜丸剂：每袋 18g。

八珍益母丸
Bazhen Yimu Wan

药物组成 益母草、党参、白术、茯苓、甘草、当归、白芍、川芎、熟地黄。

功能主治 补气养血，调月经。主治妇女气血两虚之体弱无力，月经不调，行经腹痛，白带过多，腰酸倦怠，

不思饮食等。

用法用量 口服：大蜜丸，每次1丸；小蜜丸，每次9g；水蜜丸，每次6g。每日2次，温开水冲服。

注意事项 ①孕妇慎用，月经频至、月经量多者忌服。②感冒发热病人不宜服用。③青春期少女及更年期妇女应在医师指导下服用。④平素月经正常，突然出现月经过少，或经期错后，或阴道不规则出血者应去医院就诊。⑤对本品过敏者禁用，过敏体质者慎用。

剂型规格 ①大蜜丸剂：每丸9g。②小蜜丸剂：每100粒10g。③水蜜丸剂：每100粒10g。

人参养荣丸
Renshen Yangrong Wan

药物组成 人参、白术（炒）、茯苓、甘草、当归、熟地黄、白芍、炙黄芪、陈皮、远志（制）、肉桂、五味子。

功能主治 温补气血，健脾安神。用于心脾不和、气血两亏、五脏失养之形瘦神疲、食少便溏、病后虚弱、惊悸健忘、精神不振。

用法用量 口服：每次1丸，每日2次，温开水或姜枣汤冲服。

注意事项 ①心火亢盛、灼伤阴液所致的心悸失眠等忌用，风寒、风热感冒及消化不良、烦躁不安等症不宜服用。②感冒发热病人不宜服用。③过敏体质者慎用。

剂型规格 大蜜丸剂：每丸9g。

山东阿胶膏
Shandong Ejiao Gao

药物组成 阿胶、党参、黄芪等。

功能主治 养血止血，补虚润燥。用于气血不足之虚劳咳嗽，肢体酸痛，肺痿吐血，妇女崩漏，胎动不安。

用法用量 口服：每次20g，每日3次，开水冲服。

注意事项 ①忌油腻食物。②凡脾胃虚弱，呕吐泄泻，腹胀便溏、咳嗽痰多者慎用 ③感冒病人不宜服用。④本品宜饭前服用。⑤过敏体质者慎用。⑥用量过大有引起体重增长的趋势。

剂型规格 流浸膏剂：每瓶80g；200g；400g。

女金丸（糖浆）
Nüjin Wan

药物组成 当归、白芍、川芎、熟地黄、党参等。

功能主治 调经养血，理气止痛。主治月经不调、痛经、小腹胀痛、腰腿酸痛。

用法用量 口服：每次1丸，每日2次，姜汤或温开水送服；糖浆剂：每次10ml，每日2次。

注意事项 ①偏于实热或湿热者忌用，孕妇慎用，忌食生冷食物。②感冒发热病人不宜服用。③青春期少女及更年期妇女应在医师指导下服用。④平素月经正常，

突然出现月经过少，或经期错后，或阴道不规则出血者应去医院就诊。⑤月经量多者，服药后经量不减，应及时去医院就诊。⑥过敏体质者慎用。

剂型规格 ①大蜜丸剂：每丸9g；②水丸剂：每瓶60g。③糖浆剂。

乌鸡白凤丸
Wuji Baifeng Wan

药物组成 乌鸡、鹿角胶、黄芪、白芍、当归等。

功能主治 补气养血，调经止带。用于治疗气血两虚，身体瘦弱，腰膝酸软，月经不调，崩漏带下。

用法用量 口服：每次1丸，每日2次。

注意事项 ①实证者慎用。②孕妇忌服。③服药期间忌食辛辣生冷食物。④感冒发热病人不宜服用。⑤青春期少女及更年期妇女应在医师指导下服用。⑥平素月经正常，突然出现月经过少，或经期错后，或阴道不规则出血者应去医院就诊。⑦伴有赤带者，应去医院就诊。⑧过敏体质者慎用。

剂型规格 小蜜丸剂：每丸6g。

龙牡壮骨颗粒
Longmu Zhuanggu Keli

药物组成 党参、茯苓、白术、龙骨、牡蛎、龟板、黄芪、怀山药、五味子、麦冬等。

功能主治 健脾益气，补中和胃，补肾益精，强筋壮骨，潜阳敛汗，镇惊。用于治疗疳积，小儿营养性佝偻病，小儿消化不良，发育迟钝，老年人内分泌失调所致的骨质疏松以及因缺钙导致的症状。

用法用量 口服：2岁以下，每次5g；2~7岁，每次7.5g；7岁以上，每次10g。均每日3次。

注意事项 ①感冒发烧时忌服。②服药期间应多晒太阳，多食含钙及易消化的食品。③婴儿及糖尿病患儿应在医师指导下服用。④本品含维生素D$_2$、乳酸钙、葡萄糖酸钙。请按推荐剂量服用，不可超量服用。⑤感冒发热病人不宜服用。⑥本品冲服时有微量不溶物，须搅匀服下。⑦过敏体质者慎用。

剂型规格 颗粒剂：每袋5g。

归脾丸（合剂）
Guipi Wan

药物组成 党参、白术（炒）、炙黄芪、炙甘草、茯苓等。

功能主治 益气健脾，养血安神。用于心脾两虚之气短心悸，失眠多梦，头昏头晕，肢倦乏力，食欲不振，崩漏便血；又治营血不足之眩晕健忘，怔忡易惊，面色萎黄和脾虚不能统血所致的各种出血症。

用法用量 口服：大蜜丸，每次1丸，每日3次，用温开水或生姜汤送服。小蜜丸，每次9g，每日3次。水

蜜丸，每次 6g，每日 3 次。合剂：每次 10~20ml，每日 3 次。

注意事项 ①有痰湿、瘀血、外邪者不宜用。②外感或实热内盛者不宜服用。③本品宜饭前服用。

剂型规格 ①大蜜丸剂：每丸 9g。②小蜜丸剂：每瓶 120g。③水蜜丸剂：每瓶 120g。④合剂：每瓶 100ml。

健脾生血片（颗粒）
Jianpi Shengxue Pian

药物组成 党参、茯苓、白术（炒）、甘草、黄芪、山药、鸡内金（炒）、龟甲（醋制）、麦冬、南五味子（醋制）、龙骨、牡蛎（煅）、大枣、硫酸亚铁、维生素 C。

功能主治 健脾和胃，养血安神。用于脾胃虚弱及心脾两虚所致的血虚证，症见面色萎黄或无华、食少纳呆、脘腹胀闷、大便不调、烦躁多汗、倦怠乏力、舌胖色淡、苔薄白、脉细弱；缺铁性贫血见上述证候者。

用法用量 口服：①片剂，饭后口服。1 岁以内每次 0.5 片；1~3 岁每次 1 片；3~5 岁每次 1.5 片；5~12 岁每次 2 片；成人每次 3 片；每日 3 次或遵医嘱。②颗粒剂，饭后用开水冲服。一岁以内每次 2.5g，1~3 岁每次 5g，3~5 岁每次 7.5g，5~12 岁每次 10g，成人每次 15g（3 袋），每日 3 次或遵医嘱。

注意事项 ①非缺铁性贫血（如地中海贫血）患者禁用。②感冒病人不宜服用。③勿与含鞣酸类药物合用。④本品含硫酸亚铁。下列情况慎用：酒精中毒、肝炎、急性感染、肠道炎症、胰腺炎、胃与十二指肠溃疡、溃疡性肠炎。⑤本品宜饭后服用。⑥过敏体质者慎用。

剂型规格 ①z 片剂：每片 0.6g。②颗粒剂：每袋 5g。

生血宝颗粒（合剂）
Shengxuebao Keli

药物组成 制何首乌、女贞子、桑椹、墨旱莲、白芍、黄芪、狗脊。

功能主治 养肝肾，益气血。用于恶性肿瘤放化疗所致的白细胞减少及神疲乏力，腰膝酸软，头晕耳鸣，心悸，气短，失眠，咽干，纳差食少等症。

用法用量 口服：①颗粒剂，开水冲服。每次 8g，每日 2~3 次。②合剂，每次 15ml，每日 3 次。

注意事项 体实者，感冒，脘腹痞满、痰多湿盛者慎用。

剂型规格 ①颗粒剂：每袋 8g。②合剂：每瓶 100ml。

当归补血丸（流浸膏）
Danggui Buxue Wan

药物组成 当归、黄芪。

功能主治 补气生血。用于血虚发热，气虚血弱之出血症，疮疡溃后久不愈合等。

用法用量 成人 口服：①蜜丸，每次 1 丸，每日 2~3 次；②水蜜丸，每次 6g，每日 2~3 次，空腹或温开水送服；③流浸膏：每次 15~20ml，早晚各 1 次。

注意事项 ①阴虚潮热者慎用，感冒发热者忌服。②本品宜饭前服用。③月经提前量多，色深红或经前、经期腹痛拒按，乳房胀痛者不宜服用。④过敏体质者慎用。

剂型规格 ①蜜丸剂：每丸 9g。②水蜜丸剂：每瓶 60g。③流浸膏剂。

产复康颗粒（益坤颗粒）
Chanfukang Keli

药物组成 益母草、当归、人参、黄芪、何首乌等。

功能主治 补气养血，排瘀生新。用于产后出血过多，气血两亏；促进产后康复，防治产后疾病等。

用法用量 口服：用开水冲服，产后每次 20g，每日 3 次，5~7 日为一疗程，产褥期可长期服用。

注意事项 ①高血压、外感及局部感染严重者忌用，产生实热、湿热诸证不宜服用。②服药期间禁食生冷、油腻、辛辣、刺激之物。

剂型规格 颗粒剂：每袋 10g。

安坤赞育丸
Ankun Zanyu Wan

药物组成 鸡冠花，乳香，赤石脂，青蒿等。

功能主治 补气养血，益肝肾，调节冲任，调经止带。用于妇女气血亏损，肝肾不足所致的经水失调诸症。

用法用量 口服：每次 1 丸，每日 2 次，空腹温开水送服。

注意事项 ①本品宜用于虚损疾病，大实大热者和孕妇忌服。②本品为峻补之品，故多用于短期内救急服用。本品药性偏温热，血热引起的月经不调不宜用。③初服时本药可能有口干上火感，一般几剂后适应。④本品可嚼服，也可分份吞服。

剂型规格 蜜丸剂：每丸 9g；12g。

安坤颗粒
Ankun Keli

药物组成 益母草、女贞子、墨旱莲、牡丹皮、当归、白芍、栀子、白术、茯苓。

功能主治 滋阴清热，健脾养血。用于放环后引起的出血，月经提前、量多或月经紊乱，腰骶酸痛，下腹坠胀，心烦易怒，手足心热。

用法用量 口服：每次 10g，每日 2 次。

注意事项 目前尚未见不良反应报道。

剂型规格 颗粒剂：每袋 10g。

参茸白凤丸
Shenrong Baifeng Wan

药物组成 人参、鹿茸、党参、黄芪、白术、当归等。

功能主治 益气补血，调经，安胎。用于月经不调，经期腹痛，经漏早产及男子肾精亏损、气血不足所致之疾病。

用法用量 口服：每次 1 丸，每日 1 次，温开水送服。

注意事项 ①感冒发热、食滞时忌服。②青春期少女及更年期妇女应在医师指导下服用。③平素月经正常，突然出现月经过少，或经期错后，或阴道不规则出血者应去医院就诊。④过敏体质者慎用。

剂型规格 蜜丸剂：每丸 9g。

复方阿胶浆（颗粒、胶囊）
Fufang Ejiao Jiang

药物组成 阿胶、熟地、红参、党参、山楂、蔗糖。

功能主治 补血滋阴，益气养荣，填精生髓。主治虚劳，惊悸，怔忡，不寐，健忘，眩晕，贫血等。临床用于白细胞减少、缺铁性贫血及血小板减少性紫癜。

用法用量 口服：①胶囊剂，每次 6 粒；②颗粒剂，每次 4g，每日 3 次；③糖浆剂，每次 20ml。儿童酌减。

注意事项 ①糖尿病及温病发热者慎用。②服用本品同时不宜服用藜芦、五灵脂、皂荚或其制剂；不宜喝茶和吃萝卜，以免影响药效。③凡脾胃虚弱，呕吐泄泻，腹胀便溏、咳嗽痰多者慎用。④感冒病人不宜服用。⑤本品宜饭前服用。⑥过敏体质者慎用。⑦少数患者有泛酸、恶心、纳差及上腹烧灼感等不适。

剂型规格 ①胶囊剂：每粒 0.45g。②颗粒剂：每袋 4g。③糖浆剂：每瓶 20ml；200ml；250ml。

障眼明片
Zhangyanming Pian

药物组成 肉苁蓉、山茱萸、枸杞子、蕤仁、党参、黄芪等。

功能主治 补益肝肾，健脾调中，升阳利窍，退翳明目，强身。主治初期或中期老年性白内障，陈旧性眼底病。并适用于视力疲劳、精神困倦、头晕眼花、腰酸健忘等。

用法用量 口服：每次 4 片，每日 3 次，3~6 个月为一疗程。若视力稳定，停药观察。如疗效不显著者进行第二疗程治疗，中间停药 1 个月。如口干可用淡盐水或菊花水送服。

注意事项 ①脾胃虚寒、消化不良及老人用量酌减。②如遇外感发热等应停用本药。③过敏体质者慎用。

剂型规格 片剂：每瓶 100 片。

四、补阴剂

七宝美髯颗粒（丸、口服液）
Qibao Meiran Keli

药物组成 首乌、当归、补骨脂、枸杞、菟丝子、茯苓、牛膝。

功能主治 滋补肝肾。用于肝肾不足，须发早白，遗精早泄，目眩耳鸣，腰酸背痛。

用法用量 口服：①颗粒剂，每次 8g，每日 2 次，开水冲服；②丸剂，每次 1 丸，淡盐水或温开水送服；③口服液，每次 1 支，每日 2 次。

注意事项 ①阴虚阳亢者慎用。②凡脾胃虚弱，呕吐泄泻，腹胀便溏，咳嗽痰多者慎用。③感冒病人不宜服用。④孕妇慎用。⑤本品宜饭前服用。⑥过敏体质者慎用。

剂型规格 ①颗粒剂：每袋 8g。②蜜丸剂：每丸 9g。③溶液剂：每支 10ml。

大补阴丸
Dabuyin Wan

药物组成 熟地、知母、黄柏、龟甲、猪脊髓。

功能主治 滋阴降火。用于阴虚火旺。潮热盗汗，咳嗽咯血，耳鸣遗精。

用法用量 口服：①大蜜丸，每次 1 丸，每日 2~3 次，温开水送服。②水蜜丸，每次 6g，每日 2~3 次。

注意事项 ①忌食辛辣食物；脾胃虚弱者不宜用。②忌食不易消化食物。③感冒发热病人不宜服用。④过敏体质者慎用。

剂型规格 ①大蜜丸剂：每丸 9g。②水蜜丸剂：每袋 6g。

六味地黄丸（片、颗粒、胶囊、口服液）
Liuwei Dihuang Wan

药物组成 熟地、山茱萸、山药、泽泻、茯苓、丹皮。

功能主治 滋补肝肾。主治肾阴亏损之头晕耳鸣，腰膝酸软，骨蒸潮热，盗汗遗精，消渴，失血失音，舌燥喉痛，虚火牙痛，小便淋沥等。

用法用量 口服：①片剂，每次 8 片，每日 2 次；②颗粒剂，每次 1 袋，每日 3 次；③胶囊剂，每次 2 粒，每日 2 次；④大蜜丸，每次 1 丸，每日 2 次；⑤口服液，每次 10ml，每日 2 次。

注意事项 ①脾虚食少便溏者慎用；②忌辛辣食物。③感冒发热病人不宜服用。④服药期间出现食欲不振，胃脘不适，大便稀，腹痛等症状时，应去医院就诊。⑤过敏体质者慎用。⑥个别患者偶有反胃、口淡、唾清涩、胃纳欠佳等反应。

剂型规格 ①片剂：每片 0.3g。②胶囊剂：每粒 0.5g。③颗粒剂：每袋 5g。④大蜜丸剂：每丸 9g。⑤口服液：每支 10ml。

加味都气丸
Jiawei Duqi Wan

药物组成 熟地、山茱萸、山药、茯苓、泽泻等。

功能主治 补肾纳气，涩精止遗。用于肾虚不能纳气，呼多吸少，喘促胸闷，久咳咽干，气短，遗精盗汗，小便频数。

用法用量 口服：每次 9g，每日 2 次，温开水或淡盐水送服。小儿酌减。

注意事项 实证咳喘或肾阳不足之遗精尿频者忌用。

剂型规格 水蜜丸剂：每 40 粒约 3g，每袋 250g。

耳聋左慈丸
Erlong Zuoci Wan

药物组成 熟地黄、山茱萸（制）、山药、丹皮、泽泻、茯苓、煅磁石等。

功能主治 滋肾平肝。用于肝肾阴虚，耳鸣耳聋，头晕目眩，视物不清。

用法用量 口服：大蜜丸，每次 1 丸；小蜜丸，每次 9g；水蜜丸，每次 6g，每日 2 次；小儿用量酌减。

注意事项 ①禁与四环素类药物合用。②突发耳鸣耳聋者禁用。③本药只用于肝肾阴虚证之听力逐渐减退，耳鸣如蝉声者，凡属外耳、中耳病变而出现的耳鸣，如外耳道异物等，应去医院就诊。④按照用法用量服用，长期服用应向医师咨询。⑤对本品过敏者禁用，过敏体质者慎用。

剂型规格 ①大蜜丸剂，每丸 9g。②小蜜丸剂，每 20 粒约 3g。③水蜜丸剂：每瓶 60g，每 100 粒 10g。

麦味地黄丸（口服液）
Maiwei Dihuang Wan

药物组成 麦冬、五味子、熟地、山茱萸（制）、丹皮、山药、泽泻、茯苓。

功能主治 滋肾养肺。主治肺肾阴亏之潮热盗汗，咽干咳血，眩晕耳鸣，腰膝酸软，消渴等。

用法用量 成人 口服：①大蜜丸，每次 1 丸，每日 2 次；②水蜜丸，每次 6g，每日 2 次；③口服液，每次 10ml，每日 2 次。

注意事项 ①脾虚便溏、消化不良、感冒咳嗽表证未除者忌用。②忌不易消化食物。③感冒发热病人不宜服用。④过敏体质者慎用。

剂型规格 ①大蜜丸剂：每丸 9g。②水蜜丸剂：每 30 粒 6g。③溶液剂：每支 10ml。

杞菊地黄丸（片、胶囊、口服液）
Qiju Dihuang Wan

药物组成 枸杞、菊花、熟地、山茱萸、丹皮、山药、泽泻、茯苓。

功能主治 滋肾养肝。用于肝肾阴亏之眩晕耳鸣，羞明畏光，迎风流泪，视物昏花，两目干涩；高血压病属阴虚阳亢者。

用法用量 口服：①片剂，每次 3~4 片，每日 3 次。②胶囊剂，每次 5~6 粒，每日 3 次。③大蜜丸，每次 1 丸，每日 2 次。④水蜜丸，每次 6g，每日 2 次。⑤浓缩丸，每次 8 丸，每日 3 次。⑥口服液，每次 10ml，每日 2~3 次。

注意事项 ①忌食酸性及生冷食物。②忌不易消化食物。③感冒发热病人不宜服用。④服用本品个别患者偶见过敏反应，如四肢及全身出现疱疹、瘙痒或轻度蚁走感，或伴有轻度发热，停药治疗后症状消失。过敏体质者慎用。

剂型规格 ①片剂：每片 0.42g。②胶囊剂：每粒 0.3g。③口服液：每支 10ml。④大蜜丸：每丸 9g。⑤水蜜丸：每瓶 60g。⑥浓缩丸：每 8 丸相当于原生药 3g。

补肾固齿丸
Bushen Guchi Wan

药物组成 熟地、生地、丹参等。

功能主治 补肾固齿，活血解毒，滋阴潜阳。用于肾虚血热型牙周病（即牙周变性），牙齿酸软，咀嚼无力，松动移位，牙龈出血，常生脓肿，牙周袋深。

用法用量 口服：每次 4g，每日 2 次，连服 3 个月为一疗程。温盐开水送服。

注意事项 ①牙痛属实火者慎用。②忌烟、酒及辛辣、油腻食物，不要吃过硬食品。③服药时最好配合口腔科治疗。④过敏体质者慎用。

剂型规格 丸剂：每 30 丸 1g，每瓶 80g。

明目地黄丸
Mingmu Dihuang Wan

药物组成 熟地、山茱萸、丹皮、山药、茯苓等。

功能主治 滋肾，养肝，明目。用于肝肾阴虚之目涩畏光、视物模糊、迎风流泪。

用法用量 口服：①大蜜丸，每次 1 丸，每日 2 次；②小蜜丸，每次 9g，每日 2 次，空腹温开水送服。

注意事项 ①有外感及风热目疾者勿用。②忌辛辣刺激之物。③不宜与四环素类抗生素同服。④平时有头痛，眼胀，虹视或青光眼等症状的患者应去医院就诊。⑤眼部如有炎症或眼底病者应去医院就诊。⑥用药后如视力下降明显应去医院就诊。⑦过敏体质者慎用。

剂型规格 ①大蜜丸剂：每丸 9g。②小蜜丸剂：每剂 120g。

知柏地黄丸（口服液）
Zhibai Dihuang Wan

药物组成 知母、黄柏、熟地、山茱萸、丹皮、山药、泽泻、茯苓。

功能主治 滋阴降火。用于阴虚火旺之潮热盗汗、口干咽痛、耳鸣遗精，小便短赤。

用法用量 口服：①大蜜丸，每次 1 丸，每日 2 次；②小蜜丸，每次 6g；③水蜜丸，每次 6g；④口服液：每次 10~20ml。均每日 2 次。

注意事项 ①脾虚便溏、消化不良者勿用。②忌不易消化食物。③感冒发热病人不宜服用。④过敏体质者慎用。⑤有口服本品出现肛门周围瘙痒，刺痛，痔疮发作，大便带血，鼻腔黏膜渗血少见。

剂型规格 ①大蜜丸剂：每丸 9g。②小蜜丸或水蜜丸剂：每瓶 54g；60g；120g；250g。③ 溶液剂：每支 10ml。

石斛明目丸
Shihu Mingmu Wan

药物组成 石斛、青葙子、决明子（炒）、蒺藜（去刺盐炒）、地黄、熟地黄、枸杞子、菟丝子、肉苁蓉（酒炙）、人参、山药、茯苓、天冬、麦冬、五味子（醋炙）、甘草、枳壳（麸炒）、菊花、防风、黄连、牛膝、川芎、苦杏仁（去皮炒）、石膏、磁石（煅醋淬）、水牛角浓缩粉。

功能主治 平肝清热，滋肾明目。用于肝肾两亏，虚火上升引起的瞳孔散大，视物不清，内障抽痛，头目眩晕，精神疲倦。

用法用量 口服：每次 6g，每日 2 次。

注意事项 ①忌食辛辣食物。②孕妇慎用。

剂型规格 水丸剂：每 100 粒 12g。

前列舒丸
Qianlieshu Wan

药物组成 熟地、薏苡仁、冬瓜仁、山茱萸、山药、丹皮、苍术、桃仁、泽泻等。

功能主治 扶正固本，滋阴益肾，利尿。用于尿频、尿急，尿滴沥，血尿。

用法用量 口服：①大蜜丸，每次 1~2g；②水蜜丸，每次 6g，均每日 3 次，或遵医嘱。服 4 周为一疗程。

注意事项 ①尿闭不通者不宜用。②膀胱湿热，肝郁气滞所致的淋证不宜使用。③肝郁气滞，脾虚气陷所致癃闭不宜使用。

剂型规格 ①大蜜丸剂：每丸 9g。②水蜜丸剂：10 丸 3g。

消渴灵片
Xiaokeling Pian

药物组成 生地、五味子、麦冬、丹皮、黄芪等。

功能主治 滋补肾阴，生津止渴，益气降糖。用于成年非胰岛素依赖型轻、中型糖尿病。

用法用量 口服：每次 8 片，每日 3 次。

注意事项 孕妇忌服，忌食辛辣食物。

剂型规格 片剂：每片含原生药 0.75g。

五、益气养阴剂

糖脉康颗粒
Tangmaikang Keli

药物组成 黄芪、生地黄、丹参、牛膝、麦冬、黄精等。

功能主治 养阴清热，活血化瘀，益气固肾。用于糖尿病气阴两虚证兼血瘀所致倦怠乏力，气短懒言，自汗盗汗，五心烦热，口渴喜饮，胸中闷痛，肢体麻木或刺痛，便秘，舌质红少津，舌体胖大、苔薄或花剥，或舌黯有瘀斑，脉弦细或细数或沉涩等症。亦用于糖尿病 II 型及并发症见有上述证候者。

用法用量 口服：用开水冲服，每次 1 袋，每日 2~3 次。

注意事项 孕妇慎服。

剂型规格 颗粒剂：每袋 5g。

玉泉丸（胶囊、颗粒、散、片）
Yuquan Wan

药物组成 葛根、天花粉、生地、麦冬、五味子、甘草、糯米。

功能主治 养阴生津，止咳除烦，益气和中。用于全身乏力、肌肉消瘦、口渴多饮之消渴症，凡属肺、胃、肾阴亏者均可应用。临床多用于治疗糖尿病。

用法用量 口服：①胶囊剂，每次 5 粒，每日 4 次；②颗粒剂，每次 1 袋，每日 3 次；③散剂，每次 9~15g，每日 1~3 次；④丸剂，成人，每次 40（6g）粒，每日 4 次，**7 岁以上儿童**，服成人量的 1/2，**3~7 岁**，服成人量的 1/3，每疗程一个月，温开水送服。⑤片剂，每次 8 片，每日 4 次。

注意事项 ①孕妇禁用。②属阴阳两虚消渴者慎用。③本品性凉滋腻，脾胃虚弱，脘腹胀满，食少便溏者慎用。④服药期间忌食肥甘、辛辣之品，控制饮食，注意合理的饮食结构，忌烟酒。⑤服用本品偶见腹泻，停药后可缓解，偶见腹胀、稀便，不需停药，继续服用，症状消失。⑥对重症病例，应合用其他降糖药物治疗，以防病情加重。⑦在治疗过程中，尤其是与西药降糖药联合用药时，要及时监测血糖，避免低血糖反应发生。

剂型规格 ①胶囊剂：每粒 0.5g；②颗粒剂：每袋 5g；③散剂：每瓶 30g；④浓缩丸剂：10 粒 1.5g，每瓶 300 粒；⑤片剂：每片 0.65g。

石斛夜光丸
Shihu Yeguang Wan

药物组成 人参、石斛、山药、茯苓、枸杞、菟丝子、生地、天冬、麦冬、甘草、肉苁蓉、熟地、五味子、防风、牛膝、菊花、青葙子、决明子、黄连、羚羊角等。

功能主治 平肝，滋阴补肾，清肝明目。主治肝肾两亏，阴虚火旺，内障目暗，视物昏花，夜盲。临床用于治疗老年性白内障，肝肾阴虚所致的视力下降等。

用法用量 口服：①大蜜丸，每次 1 丸，每日 2 次；②水蜜丸，每次 6g，每日 2 次。

注意事项 ①糖尿病患者禁服。②脾虚便溏者慎用。③本品适用于早期圆翳内障（老年性白内障）。④过敏体质者慎用。

剂型规格 ①水蜜丸剂：每瓶 24g。②大蜜丸剂：每丸 9g。

生脉饮
Shengmai Yin

药物组成 人参、麦冬、五味子。

功能主治 益气复脉，养阴生津。主治气血两亏，心悸气短，脉微虚汗引起的心脏病、肺心病、冠心病、急性心肌梗死、心律失常。

用法用量 口服：①胶囊剂，每次 3 粒，每日 3 次；②口服液，每次 10ml，每日 3 次。**肌内注射**：每次 2~4ml。**静脉注射**：每次 10~20ml，加入葡萄糖注射液中缓慢静脉注射，必要时每日静脉滴注总量可达 40~80ml。

注意事项 ①感冒发热病人不宜服用。②心悸气短严重者应去医院就诊。③过敏体质者慎用。④每次用量过大可见静脉炎，但少见。本品还可引起皮肤过敏、药疹、腹胀。

剂型规格 ①胶囊剂：每粒 0.3g。②溶液剂：每支 10ml。③注射剂：每支 2ml、10ml、20ml。

槐杞黄颗粒
Huaiqihuang Keli

药物组成 槐耳菌质、枸杞子、黄精。

功能主治 益气养阴。适用于气阴两虚引起的儿童体质虚弱，反复感冒或老年人病后体虚，头晕，头昏，神疲乏力，口干气短，心悸，易出汗，食欲不振，大便秘结，舌红少苔，脉细等症。

用法用量 口服：开水冲服。成人：每次 1~2 袋，每日 2 次；儿童：1~3 岁，每次半袋，每日 2 次；3~12 岁；每次 1 袋，每日 2 次。

注意事项 ①糖尿病患者禁服。②感冒发热病人不宜服用。③本品宜饭前服用。④过敏体质者慎用。⑤偶见轻微腹泻。

剂型规格 颗粒剂：每袋 10g。

贞芪扶正颗粒（胶囊）
Zhenqi Fuzheng Keli

药物组成 黄芪、女贞子等。

功能主治 补气升阳，补肾养肝益阴。用于腰膝酸痛，疲乏无力，气短懒言，头晕目眩，耳鸣如蝉，自汗盗汗，五心烦热，恶风怕冷，舌淡苔白。

用法用量 口服：胶囊剂，每次 3~4 粒，每日 3 次；颗粒剂，每次 1 袋，每日 3 次，温开水冲服。每疗程 2 个月。

注意事项 ①本品极易吸潮，用后请立即加盖并拧紧。②临床上偶见口干、口苦，无明显虚症的患者应少用。

剂型规格 ①胶囊剂：6 粒相当于原生药 12.5g。②颗粒剂：每袋 12g。

参芪片
Shenqi Pian

药物组成 人参、黄芪、当归、鹿角胶、菟丝子、细辛、枸杞子、熟地黄、决明子、天麻、泽泻。

功能主治 补气养血，健脾益肾。用于阴阳两虚所致头晕头昏，倦怠乏力，消瘦，恶心呕吐，血虚发热，脉洪大而虚，重按无力。

用法用量 口服：每次 4 片，每日 3 次。

注意事项 ①忌油腻食物。②凡脾胃虚弱，呕吐泄泻，腹胀便溏，咳嗽痰多者慎用。③感冒病人不宜服用。④宜饭前服用。⑤过敏体质者慎用。

剂型规格 片剂：每片 0.25g。

首乌丸
Shouwu Wan

药物组成 何首乌、地黄、牛膝、桑椹、女贞子、金樱子、补骨脂、黑芝麻、旱莲草等。

功能主治 补肝肾，强筋骨，乌须发。用于肝肾两虚，头晕目花，耳鸣，腰酸肢麻，须发早白。

用法用量 口服：每次 6g，每日 2 次。

注意事项 ①脾胃虚弱者慎用。②忌不易消化食物。③感冒发热病人不宜服用。④过敏体质者慎用。

剂型规格 水泛丸剂：每 50 粒 3g，每瓶 250g。

六、滋阴养血剂

二至丸
Erzhi Wan

药物组成 女贞子、旱莲草。

功能主治 滋阴，补肝肾，止血。主治肝肾阴虚引起的头昏目眩，耳鸣，鼻咽干燥，腰膝酸软，烦躁失眠，月经量多。

用法用量 口服：水蜜丸，每次 9g（120 粒），每日 2 次。

注意事项 ①脾胃虚寒，大便溏薄者慎用。②忌不易消化食物。③感冒发热病人不宜服用。④过敏体质者慎用。

剂型规格 水蜜丸剂：每 40 粒 3g。

河车大造丸
Heche Dazao Wan

药物组成 紫河车、熟地、天冬、麦冬、杜仲、黄柏、龟甲、牛膝。

功能主治 滋阴清热，补肾润肺，填精补血。

用法用量 口服：①大蜜丸，每次 1 丸，每日 2 次；②水蜜丸，每次 6g，每日 2 次，温开水或淡盐水送服。③小蜜丸，每次 9g。

注意事项 ①体虚便溏、食欲不振者不宜用。②忌不易消化食物。③感冒发热病人不宜服用。④过敏体质者慎用。

剂型规格 ①大蜜丸剂：每丸 9g。②水蜜丸剂：每瓶 120g；250g。③小蜜丸剂：每丸 3g。

骨仙片
Guxian Pian

药物组成 骨碎补、熟地、女贞子、菟丝子、牛膝、广防己、黑豆、仙茅、枸杞。

功能主治 填精益髓，壮腰健肾，强壮筋骨，舒筋活络，养血止痛。用于骨质增生引起的疾病。

用法用量 口服：每次 4~6 片，每日 3 次。

注意事项 感冒发热勿服。

剂型规格 片剂：每片含干浸膏 0.28g。

养血生发胶囊
Yangxue Shengfa Jiaonang

药物组成 首乌、当归、熟地、天麻、川芎、羌活、木瓜、白芍、菟丝子。

功能主治 养血补肾，祛风生发。用于斑秃、全秃与脂溢性脱发，头皮发痒，头屑多，油脂多。

用法用量 口服：每次 4 粒，每日 2 次。

注意事项 ①孕妇禁用。②忌不易消化食物。③感冒发热病人不宜服用。④过敏体质者慎用。⑤偶见口干、喜饮、药疹等不良反应，停药后消失。

剂型规格 胶囊剂：每粒 0.5g。

健步丸
Jianbu Wan

药物组成 黄柏、知母、熟地、当归、白芍、牛膝、

锁阳、龟甲、干姜、陈皮等。

功能主治 补肝肾，强筋骨。主治肝肾不足引起的腰膝酸软，下肢萎弱，步履艰难。临床上多以本品治疗重症肌无力，小儿进行性肌营养不良，小儿麻痹后遗症，进行性肌萎缩等。

用法用量 口服：①蜜丸：每次 9g，每日 2 次。②糊丸：每次 9g，每日 2 次。温开水或淡盐水送服。

注意事项 ①风寒湿痰所致的痿症忌用，忌食辣香燥食物。②感冒发热病人不宜服用。③过敏体质者慎用。

剂型规格 ①蜜丸剂：每丸 9g。②糊丸剂：每 8 丸约 1g。

七、补阳剂

金匮肾气丸
Jinkui Shenqi Wan

药物组成 地黄、山药、山茱萸（酒炙）、茯苓、牡丹皮、泽泻、桂枝、附子（炙）、车前子（盐炙）等。

功能主治 温补肾阳，化气行水。用于肾虚水肿，腰膝酸软，小便不利，畏寒肢冷。

用法用量 口服：每次 1 丸，每日 2 次。

注意事项 ①孕妇禁忌。②忌房欲、气恼，忌食生冷食物。

剂型规格 大蜜丸剂：每丸 6g。

桂附地黄丸（胶囊）
Guifu Dihuang Wan

药物组成 熟地黄、山茱萸（制）、山药、肉桂、附子（制）、茯苓、牡丹皮、泽泻。

功能主治 温补肾阳。用于肾阳不足，腰膝酸冷，肢体浮肿，小便不利或反多，痰饮喘咳，消渴。

用法用量 口服：①胶囊剂，每次 7 粒，每日 2 次；②水蜜丸，每次 6g，每日 2 次；③小蜜丸，每次 9g，每日 2 次；④大蜜丸，每次 1 丸，每日 2 次。

注意事项 ①孕妇忌服；②忌食生冷油腻。③不宜和外感药同时服用。④不宜同时服用赤石脂或其制剂。⑤本品中有肉桂属温热药，不适用于具有口干舌燥、烦躁气急，便干尿黄症状的糖尿病，慢性肾炎，高血压，心脏病的患者。⑥本品宜饭前服或进食同时服。⑦治疗期间，宜节制房事。⑧阴虚内热者不适用。⑨过敏体质者慎用。

剂型规格 ①胶囊剂：每粒 0.34g。②小蜜丸剂：每 8 丸相当于原生药 3g。③水蜜丸剂：每瓶 360 丸，每 100 丸 20g。④大蜜丸剂：每丸 9g。

五子衍宗丸（片、口服液）
Wuzi Yanzong Wan

药物组成 枸杞子、覆盆子、菟丝子、车前子、五

味子。

功能主治 填精补髓，益肾补阳。用于身体亏虚，梦遗滑精，尿液混浊，肾虚腰痛，阳痿不育。

用法用量 口服：①片剂，每次 6 片，每日 3 次；②大蜜丸，每次 1 丸，每日 2 次；③口服液，每次 30ml，每日 1 次。

注意事项 ① 治疗期间，宜节制房事。②过敏体质者慎用。

剂型规格 ①片剂。②大蜜丸剂：每丸 9g。③溶液剂：每支 10ml；30ml。

生血丸
Shengxue Wan

药物组成 鹿茸、黄柏、山药、白术（炒）、紫河车等。

功能主治 补肾健脾，填精补髓。用于放、化疗后全血细胞减少及再生障碍性贫血。

用法用量 口服：每次 5g，每日 3 次，小儿酌减。

注意事项 阴虚内热，舌质红少苔，或口干舌燥者慎用。

剂型规格 水蜜丸剂：每袋 5g。

龟龄集
Guiling Ji

药物组成 人参、海马、鹿茸、枸杞子、丁香、穿山甲、雀脑、牛膝、锁阳、熟地、补骨脂、菟丝子、杜仲、石燕、肉苁蓉、甘草、天冬、淫羊藿、大青盐、砂仁等。

功能主治 强身补脑，固肾补气，增进食欲。主治肾亏阳弱，记忆衰退，夜梦精遗，腰酸腿软，气虚咳嗽，五更溏泻，食欲不振。

用法用量 口服：①胶囊剂，每次 0.6g，每日 1 次，早饭前 2 小时淡盐水送服；②酊剂，每次 15~30ml，每日 3~4 次。

注意事项 孕妇禁用，伤风感冒时停服。

剂型规格 ① 胶囊剂：每粒 0.3g。② 酊剂：每瓶 500ml。

消渴丸
Xiaoke Wan

药物组成 黄芪、地黄、天花粉、格列本脲（每 10 丸含 2.5mg）等。

功能主治 滋肾养阴，益气生津。用于多饮，多尿，多食，消瘦，体倦无力，眠差腰痛，尿糖及血糖升高之"消渴症"。

用法用量 口服：每日 3 次。初服者每日饭后服药，以后根据病情控制情况，从每次 1.25g（约 5 丸）递增至 2.5g 出现疗效时，逐渐减少为每日 2 次的维持量。或遵医嘱。

注意事项 ①孕妇、哺乳期妇女不宜服用。②1 型糖尿病患者，2 型糖尿病患者伴有酮症酸中毒、昏迷、严重烧伤、感染、严重外伤和重大手术者禁用。③肝、肾功能不全者，对磺胺类药物过敏者，白细胞减少者禁用。④本品是中西药复方制剂，含格列本脲。提示医生、患者在使用本品时予以关注。⑤本品服用量应根据病情从每次 5 丸起逐渐递增。每次服用量不超过 10 丸，每日不超过 30 丸；至疗效满意时，可逐渐减少每次服用量或减少服用次数至每日 2 次的维持剂量。每日服用 2 次时，应在早餐及午餐前各服用 1 次，晚餐前尽量不服用。请在医生指导下，进行服量控制。⑥年龄超过 65 岁的糖尿病患者对低血糖耐受差，对此类糖尿病患者用药时应密切注意避免低血糖反应。⑦用药期间应定期监测血糖、尿糖、尿酮体、尿蛋白和肝肾功能、血象，并进行眼科检查。⑧体质虚弱、高热、恶心和呕吐、肾上腺皮质功能减退或垂体前叶功能减退者慎用。⑨少见服用消渴丸后，可引起低血糖昏迷、脑梗死伴糖尿病药物性低血糖昏迷。

剂型规格 浓缩丸剂：每瓶 30g。

玉液消渴颗粒
Yuye Xiaoke Keli

药物组成 黄芪、太子参、山药、知母、天花粉、葛根、五味子、鸡内金。

功能主治 益气滋阴，具有改善血管、脏腑和神经功能，防止并发症的发生，能有效控制血糖指标，用于糖尿病消渴乏力，口渴多饮，多尿症。

用法用量 口服：每次 1 袋，每日 3 次。

注意事项 目前尚未见不良反应报道。

剂型规格 颗粒剂：每袋 15g。

地麦消渴胶囊
Dimai Xiaoke Jiaonang

药物组成 黄芪、知母、地黄、麦冬、天花粉、五味子、山药、黄精、葛根、乌梅。

功能主治 益气健脾、清热生津。用于气阴两虚，里热内盛型糖尿病的治疗，可改善其口渴多饮，倦怠乏力，心烦，便秘等症状。

用法用量 口服：每次 4 粒，每日 2 次。

注意事项 偶见消化道不适。

剂型规格 胶囊剂：每粒 0.35g。

八、阴阳并补剂

抗骨增生丸（片、胶囊、糖浆）
Kanggu Zengsheng Wan

药物组成 熟地、肉苁蓉、狗脊、女贞子、淫羊藿、鸡血藤、莱菔子、骨碎补、牛膝。

功能主治 补腰肾，强筋骨，活血，利气，止痛。主治增生性脊椎炎（肥大性胸椎炎，肥大性腰椎炎），颈椎综合征，骨刺等。

用法用量 口服：①片剂，每次 4 片，每日 2 次；②胶囊剂，每次 5 粒，每日 3 次；③蜜丸，每次 1 丸，每日 3 次；④水蜜丸，每次 2.2g，温开水送服，每日 3 次；⑤糖浆剂，每次 10~15ml，每日 3 次。

注意事项 ①痹证属风湿热邪所致者不宜用；②感冒发热或其他原因引起的高热禁用；③孕妇禁用。

剂型规格 ①片剂：每瓶 100 片。②胶囊剂：每粒装 0.35g。③蜜丸剂：每丸 3g。④水蜜丸剂：每丸 0.2g。⑤糖浆剂：每支 10ml。

参茸保胎丸
Shenrong Baotai Wan

药物组成 党参、龙眼肉、菟丝子、香附、茯苓、山药、艾叶、白术、黄芩、熟地、白芍、阿胶、甘草、当归、桑寄生、川芎、羌活、续断、鹿茸、杜仲、川贝、砂仁、化橘红。

功能主治 滋养肝肾，补血安胎。用于肝肾不足，营血亏虚，身体虚弱，腰膝酸痛，少腹坠胀，妊娠下血，胎动不安。

用法用量 口服：每次 15g，每日 2 次，温开水送服。

注意事项 ①感冒发热者禁忌。②外感或实热内盛者不宜用。③本品宜饭前服用。④过敏体质者慎用。

剂型规格 水蜜丸剂：每袋 30g。

固肾安胎丸
Gushen Antai Wan

药物组成 制何首乌、续断、地黄、桑寄生、菟丝子、白术（炒）、黄芩、钩藤、白芍、肉苁蓉（制）。

功能主治 滋阴补肾，固肾安胎。用于早期先兆流产属中医肾阴虚证，症见腰酸胀痛、小腹坠痛、阴道流血，可伴有头晕、耳鸣、口干、咽燥、神疲乏力、手足心热。

用法用量 口服：每次 1 袋，每日 3 次；连续服用 14 天为一疗程。

注意事项 目前尚未见不良反应报道。

剂型规格 丸剂：每袋 6g。

康宝口服液
Kangbao Koufuye

药物组成 刺五加、淫羊藿、黄精、枸杞、熟地、黄

芪、山楂、人参、蜂王浆等。

功能主治 健脑补肾，强心健体，养心安神。用于头晕耳鸣，视减听衰，健忘失眠，食欲不振，腰膝酸软，心慌气短，胸闷，胸痛、半身不遂，产后失调等。

用法用量 口服：每次 10~20ml，每日 2~3 次。

注意事项 温热病或阴虚阳亢，虚火上炎者不宜用。

剂型规格 溶液剂：每瓶 150ml；250ml。

九、气血阴阳并补剂

龟鹿补肾丸（口服液）
Guilu Bushen Wan

药物组成 菟丝子、锁阳、首乌、鹿角胶、金樱子、覆盆子、淫羊藿、狗脊、炙甘草、熟地、炙黄芪、续断、酸枣仁、陈皮、龟甲胶、山药。

功能主治 壮筋骨，益气血，补肾壮阳，涩精止遗，纳气平喘。用于肝肾不足，精血亏虚而致的筋骨萎软，腰膝酸痛，头昏眼花，梦遗滑精及虚喘等。

用法用量 口服：①大蜜丸，每次 6~12g，每日 2 次；②水蜜丸，每次 4.5~9g，每日 2 次；③口服液，每次 10~20ml，每日 2 次。儿童酌减。

注意事项 ①感冒发热，舌苔厚腻者忌服。②孕妇忌服，儿童禁用。③凡脾胃虚弱，呕吐泄泻，腹胀便溏、咳嗽痰多者慎用。④本品宜饭前服用。⑤过敏体质者慎用。

剂型规格 ①大蜜丸剂：每丸 6g 或 12g。②水蜜丸剂：每 15 粒 1g。③溶液剂：每支 10ml。

复方皂矾丸
Fufang Zaofan Wan

药物组成 皂矾、西洋参、海马、肉桂、核桃仁、大枣。

功能主治 温肾健髓，益气养阴，生血止血。主治再生障碍性贫血，白细胞减少症，血小板减少症，骨髓增生异常综合征及恶性肿瘤放、化疗引起的骨髓损伤、血细胞减少症。

用法用量 口服：每次 7~9 丸，每日 3 次，或遵医嘱，小儿酌减，饭后即服。

注意事项 ①忌茶水。②少数病例初服本品有轻微消化道反应，减量服用数日，即可耐受。

剂型规格 小蜜丸剂：每丸 0.2g。

第十节　理血剂

一、活血化瘀剂

元胡止痛片（胶囊、颗粒）
Yuanhu Zhitong Pian

药物组成 延胡索（醋制）、白芷。

功能主治 理气，活血，止痛。用于气滞血瘀的胃痛、胁痛、头痛及月经痛等。

用法用量 口服：①片剂，每次4~6片；②胶囊剂，每次4~6粒；③颗粒剂，开水冲服，每次1袋。均每日3次，或遵医嘱。

注意事项 ①忌愤怒、忧郁，保持心情舒畅。②阴虚火旺者、过敏体质者慎用。③本品不宜用于虚证痛经，其表现为经期或经后小腹隐痛喜按，月经质稀或色淡，伴有头晕目花，心悸气短等症者。④偶有恶心、眩晕、乏力，但过量可出现呼吸抑制、帕金森氏综合征等表现。

剂型规格 ①片剂：每片0.3g（相当于原生药0.67g）。②胶囊剂：每粒含原生药0.67g。③颗粒剂：每袋5g。

中风回春丸（片）
Zhongfeng Huichun Wan

药物组成 当归（酒制）、川芎（酒制）、红花、桃仁、丹参、鸡血藤、忍冬藤、络石藤、地龙（炒）、土鳖虫（炒）、伸筋草、川牛膝、蜈蚣、茺蔚子（炒）、全蝎、威灵仙（酒制）、僵蚕（麸炒）、木瓜、金钱白花蛇（炒）。

功能主治 活血化瘀，舒筋通络。主治中风偏瘫，口眼歪斜，半身不遂，肢体麻木等症。

用法用量 口服：①片剂，每次4~6片，每日3次；②浓缩丸，每次1.2~1.8g，每日3次，或遵医嘱。

注意事项 急性脑出血患者忌服。

剂型规格 ①片剂：每片0.3g。②浓缩水丸剂：每瓶16g。

脉管复康片（胶囊）
Maiguan Fukang Pian

药物组成 丹参、鸡血藤、郁金、乳香、没药。

功能主治 活血化瘀、通经活络。本品主要用于瘀血阻滞，脉管不通引起的脉管炎、硬皮病、动脉硬化性下肢血管闭塞症。

用法用量 口服：①片剂：每次4片，每日3次。②胶囊剂：每次4粒，每日3次。

注意事项 经期减量，孕妇及肺结核患者遵医嘱服用。

剂型规格 ①片剂：每片0.3g、0.6g。②胶囊剂：每粒0.45g。

地奥心血康胶囊
Di'ao Xinxuekang Jiaonang

药物组成 黄山药总皂苷。

功能主治 活血化瘀，行气止痛。用于防治冠心病心绞痛，心律失常，高血压，高脂血症。

用法用量 口服：每次1~2粒，每日3次，首次服药者，初期（15~30日）每次2粒，每日3次，病情好转后可改为每次1粒。

注意事项 ①偶有头晕、头痛，可自行缓解。②极少数病例空腹服用有胃肠道不适。

剂型规格 胶囊剂：每粒含甾体总皂苷100mg。

冠心苏合胶囊（软胶囊、丸、滴丸）
Guanxin Suhe Jiaonang

药物组成 苏合香、冰片、乳香、檀香、土木香。

功能主治 理气，宽胸，止痛。用于寒凝气滞，心脉不通所至的胸痹，症见胸闷，心前区疼痛；冠心病心绞痛见上述证候者。

用法用量 口服：①胶囊剂：含服或吞服，每次2粒，每日1~3次。临睡前或发病时服用。②软胶囊剂：每次2粒，每日3次。③丸剂：大蜜丸，嚼碎服，每次1丸，每日1~3次。④滴丸：含服或口服，每次10~15丸，一日3次，或遵医嘱。

注意事项 ①孕妇禁用。②消化道溃疡活动期，大出血的病人或月经过多者亦应慎用。③本品辛温，久服易伤阴耗气。冠心病病情稳定后，适当服相应的补益药，或使用其他类型的宽胸通脉中成药如参芍片、冠心安口服液、营心丹等。④个别病人出现胃肠道不适反应，胃痛，咽痛，面部皮疹等轻微副作用，一般在开始用药时出现，继续用药则消失。⑤偶有月经过多，停药后恢复正常。

剂型规格 ①胶囊剂：每粒0.35g。②软胶囊：每粒0.31g。③丸剂：大蜜丸剂，每丸1g。④滴丸剂：每丸40mg。

华佗再造丸
Huatuo Zaizao Wan

药物组成 当归、川芎、红花、吴茱萸、天南星、马钱子、冰片等。

功能主治 活血化瘀，化痰通络，行气止痛。用于瘀血或痰湿闭阻经络之中风瘫痪，拘挛麻木，口眼歪斜，言语不清，胸闷憋气，心前区疼痛等。

用法用量 口服：每次 8g（约 48～50 粒），每日 2～3 次，连服 10 日，停药 1 日，30 日为一疗程；预防量和维持量，每次 4g，每日 2 次。

注意事项 ①孕妇忌服。肝阳上亢、痰热壅盛者不宜使用。忌食生冷，勿食雄鸡、鲤鱼及橡皮鱼。②少数患者可出现口干、舌燥、恶心、食欲减退、胃脘不适、皮肤瘙痒等症。③服药期间如有燥热感，可用白菊花蜜糖水送服，或减半服用，必要时暂停服用 1～2 天。

剂型规格 浓缩水蜜丸剂：每瓶 80g。

血栓心脉宁胶囊
Xueshuan Xinmaining Jiaonang

药物组成 川芎、槐米、丹参、水蛭、毛冬青、牛黄、麝香、人参茎叶皂苷、蟾酥、冰片。

功能主治 芳香开窍，活血散瘀。用于脑血栓、冠心病、心绞痛属气滞血瘀证者。

用法用量 口服：每次 4 粒，每日 3 次。

注意事项 孕妇忌服。

剂型规格 胶囊剂：每粒 0.5g。

通脉颗粒
Tongmai Keli

药物组成 丹参、川芎、葛根。

功能主治 活血通脉。用于缺血性心脑血管疾病，动脉硬化、脑血栓、脑缺血、冠心病、心绞痛。

用法用量 口服：每次 1 袋，每日 2～3 次。

注意事项 目前尚未见不良反应报道。

剂型规格 颗粒剂：每袋 10g。

妇女痛经丸
Funü Tongjing Wan

药物组成 延胡索（醋制）、丹参、五灵脂（醋炒）、蒲黄（炭）。

功能主治 活血化瘀，调经止痛。主治瘀血阻滞之痛经、闭经、产后腹痛等妇产科疾病。

用法用量 口服：每次 50 粒，每日 2 次。

注意事项 ①孕妇忌服。②经期忌生冷饮食、不宜洗凉水澡。③服本药时不宜服用人参或其制剂。④气血亏虚所致的痛经不宜选用，其表现为经期或经后小腹隐痛喜按。⑤痛经伴有其他疾病者，应在医师指导下服用。⑥服药时间：一般宜在月经来潮前 3～7 天开始，服至疼痛缓解。⑦如有生育要求（未避孕）宜经行当日开始服药。⑧过敏体质者慎用。

剂型规格 浓缩丸剂：每 10 粒 1.8g。

痛经灵颗粒
Tongjingling Keli

药物组成 丹参、赤芍、香附（醋制）、延胡索（醋制）、乌药、红花、五灵脂（制）、蒲黄、玫瑰花、桂枝。

功能主治 活血化瘀、理气止痛。用于气滞血瘀所致痛经。

用法用量 口服：开水服用，月经来潮前 5 天开始服药，隔日服，每次 1～2 袋，每日 2 次。经期开始后连服 2 日，3 个月经周期为一疗程。

注意事项 ①孕妇禁用，糖尿病患者禁服。②经期忌生冷饮食、不宜洗凉水澡。③服本药时不宜服用人参或其制剂。④气血亏虚所致的痛经不宜选用，其表现为经期或经后小腹隐痛喜按。⑤痛经伴有其他疾病者，应在医师指导下服用。⑥过敏体质者慎用。

剂型规格 颗粒剂：每袋 10g。

复方紫参颗粒
Fufang Zishen Keli

药物组成 石见穿、丹参、鸡血藤、当归、香附、郁金、红花、鳖甲。

功能主治 舒肝理气，活血散结。用于气滞血瘀所致的腹中痞块。

用法用量 口服：每次 1 袋，每日 3 次，开水冲服。

注意事项 孕妇忌服。

剂型规格 颗粒剂：每袋 22g。

冠心丹参片
Guanxin Danshen Pian

药物组成 丹参、三七、降香油。

功能主治 活血化瘀，理气定痛。用于气滞血瘀所致的胸闷、胸痹、心悸气短。

用法用量 口服：每次 3 片，每日 3 次。

注意事项 ①有出血倾向、严重贫血者慎用。②孕妇慎用。③月经过多、血管性头痛者应慎用。④偶有口干、胃轻度不适，但继续服药或稍停药后即减轻或消失。⑤过敏体质者慎用。

剂型规格 片剂：每片相当于原药材 0.5g。

速效救心丸
Suxiao Jiuxin Wan

药物组成 川芎、冰片。

功能主治 行气活血，祛瘀止痛。用于气滞血瘀冠心病、心绞痛。

用法用量 含服：每次 4～6 粒，每日 3 次；急性发作时，每次 10～15 粒。

注意事项 可引起口腔溃疡和全身性皮疹，过敏体质者慎用。

剂型规格 滴丸剂：每粒 40mg。

可舒片（胶囊、颗粒、丸）
Keshu Pian

药物组成 山楂、丹参、粉葛、三七、木香。

功能主治 活血化瘀，行气止痛。用于气滞血瘀型冠心病引起的胸闷、心绞痛、高血压、头晕、头痛、颈项疼痛及心律失常，高血脂等症。

用法用量 口服：①片剂：每次 4 片，每日 3 次，或遵医嘱。②胶囊剂：每次 4 粒，每日 3 次，或遵医嘱。③颗粒剂：每次 1 袋，每日 3 次。④丸剂：每次 8 丸，每日 3 次，或遵医嘱。

注意事项 ①孕妇慎用。②偶见口干、肠鸣亢进。

剂型规格 ①片剂：每片 0.31g。②胶囊剂：每粒 0.3g。③颗粒剂：每袋 3g。④丸剂：每 10 丸 1.9g。

益母草膏（流浸膏、口服液、颗粒）
Yimucao Gao

药物组成 益母草。

功能主治 活血化瘀，调经止痛，利水消肿。用于妇女月经不调、痛经、难产、产后腹痛、恶露不尽、胞衣不下，腰酸。

用法用量 口服：①膏剂，每次 10g；②流浸膏，每次 5~10ml；③口服液，每次 1~2 支。均每日 3 次。④颗粒剂：每次 1 袋，每日 2 次。

注意事项 ①孕妇禁用，崩漏经多而无瘀滞，血寒血虚无瘀及瞳孔大者不宜用。②青春期少女及更年期妇女应在医师指导下服用。③各种流产后腹痛伴有阴道出血应去医院就诊。④平素月经正常，突然出现月经过少，或经期错后，或阴道不规则出血者应去医院就诊。⑤过敏体质者慎用。⑥偶见全身性过敏反应。

剂型规格 ①膏剂：每瓶 120g。②流浸膏：每瓶 500ml。③溶液剂：每支 10ml。④颗粒剂：每袋 15g。

新生化颗粒
Xingshenghua Keli

药物组成 当归、益母草、川芎、桃仁、红花、炙甘草、干姜（炭）。

功能主治 活血、祛瘀、止痛。用于产后恶露不行，小腹疼痛，也可试用于上节育环后引起的阴道流血，月经过多。

用法用量 口服：热水冲服，每次 2 袋，每日 2~3 次。

注意事项 血热有瘀者忌用。

剂型规格 颗粒剂：每袋 6g。

调经丸
Tiaojing Wan

药物组成 当归、川芎、熟地黄、白芍（酒炒）、白术（炒）、茯苓、甘草、法半夏、艾叶炭、小茴香（盐炒）、吴茱萸（制）、香附（醋制）、陈皮、丹皮、没药（醋制）、元胡（醋制）、益母草、续断、黄芩（酒炒）、麦冬、生阿胶。

功能主治 温经散寒，调经止痛。气血凝滞、子宫寒冷引起的冲任阻滞，血行不畅所致的少腹冷痛、月经不调、痛经、闭经等。

用法用量 口服：每次 1 丸，每日 2 次。

注意事项 ①孕妇禁用。②感冒时不宜服用本药。③月经过多者不宜服用本药。④平素月经正常，突然出现月经量少，或月经错后，或阴道不规则出血应去医院就诊。⑤过敏体质者慎用。

剂型规格 大蜜丸剂：每丸 9g。

舒胸片
Shuxiong Pian

药物组成 三七、红花、川芎。

功能主治 活血，祛瘀，止痛。用于瘀血阻滞，胸痹心痛；跌打损伤，瘀血肿痛；冠心病、心绞痛、心律失常；软组织挫伤。

用法用量 口服：每次 5 片，每日 3 次。

注意事项 孕妇慎服，热证所致的瘀血证忌用。

剂型规格 片剂：每片含原生药 0.4g。

灯盏花素片（颗粒、口服液、注射液）
Dengzhanhuasu Pian

药物组成 灯盏花素（灯盏花黄酮）。

功能主治 活血化瘀，通络止痛。用于中风后遗症，偏瘫，失语等。

用法用量 ①口服：片剂，每次 2 片，每日 3 次；颗粒剂，每次 5~10g，每日 3 次；口服液，每次 1~2 支，每日 3 次。②**穴位注射**，每穴 0.5~1ml，多穴总量 2~4ml；③**静脉注射或静脉滴注**：每次 6~12ml，用 5% 或 10% 葡萄糖 50ml 稀释注射，每日 1 次，或将 10~20mg 加入 5%~10% 葡萄糖注射液 500ml 中静脉滴注。

注意事项 ①不宜用于脑出血急性期或有出血倾向患者。②个别患者出现皮肤瘙痒，停药后自动消失。③副作用少见，个别有皮疹、乏力、口干等。

剂型规格 ①片剂：每片含灯盏花素 20mg。②溶液剂：每支含灯盏花总黄酮 70mg。③注射剂：每支 2ml，含总黄酮 9mg。④颗粒剂：每袋 5g。

丹参片（口服液、注射液）
Danshen Pian

药物组成 丹参。

功能主治 活血化瘀、通络止痛。用于血脉瘀阻的胸痹、心痛、肝肾疾病、筋骨劳损等。

用法用量 ①口服：口服液，每次 10ml，每日 3 次。片剂，每次 3~4 片，每日 3 次。②肌内注射：每次 2~4ml，每日1~2 次。③静脉注射：4ml 加 50% 葡萄糖注射液 20ml 稀释后用，每日1~2 次。④静脉滴注：10ml 用 5% 葡萄糖注射液 100~500ml 稀释后用，每日 1 次。

注意事项 偶有过敏反应。

剂型规格 ①片剂：每片含丹参生药 1g。②溶液剂：每毫升含丹参生药 1.8g。③注射剂：每支 2ml，每毫升含丹参生药 1.5g。

茜芷片（胶囊）
Qianzhi Pian

药物组成 川牛膝、三七、茜草、白芷。

功能主治 活血止血，祛瘀生新，消肿止痛，促进子宫内膜生长。用于药物流产后子宫出血量多，出血时间延长，淋漓不止。中医证候属于瘀血阻滞证者。证见药物流产后见有子宫出血过多，时间延长，或淋漓不止，色紫暗或紫红，加有血块，流产后子宫收缩不良，出血量多，小腹疼痛等。

用法用量 口服：①片剂：每次 4 片，每日 3 次。②胶囊剂：每次 4 粒，每日 3 次。

注意事项 经期减量，孕妇及肺结核患者遵医嘱服用。

剂型规格 ①片剂：每片 0.3g、0.6g。②胶囊剂：每粒 0.4g。

血塞通注射液（片）
Xuesaitong Zhusheye

药物组成 三七总皂苷。

功能主治 活血祛瘀，通脉活络。用于冠心病，心肌梗死，脑血栓形成等。

用法用量 ①口服：每次 50~100mg，每日 3 次。②肌内注射：每次 100mg，每日1~2次；③静脉注射：每次 200~400mg，以 5% 葡萄糖注射液 250~500ml 稀释后缓缓滴注，每日 1 次。

注意事项 ①脑出血急性期及有出血倾向者不宜用注射剂。②阴虚阳亢或肝阳化风者，不宜单独使用本品。③孕妇慎用。④肌内注射若出现疼痛、肿块时应改为静脉注射或静脉滴注。⑤颜面潮红，轻微头胀痛不影响本品的使用。⑥偶有轻微皮疹出现，可继续使用。⑦若发现严重不良反应，应立即停药，并进行相应处理。

剂型规格 ①片剂：每片 25mg；50mg；100mg。②注射剂：每支 100mg（2ml）；200mg（2ml）；250mg（5ml）；250mg（10ml）。

复方丹参片（颗粒、片、注射液）
Fufang Danshen Pian

药物组成 丹参、降香。

功能主治 祛痰止痛，活血通经，清心除烦。用于胸中憋闷，心绞痛，心肌梗死，慢性肝炎和肾功能不全。

用法用量 口服：①片剂，每次 3 片，每日 3 次。②颗粒剂，每次 1 袋，每日 3 次，开水冲服。③肌内注射：每次 2ml，每日 1~2 次，2~4 周为一疗程。④静脉滴注：每次 10~20ml 加入 5% 葡萄糖注射液 500ml 内滴注。⑤静脉注射：1ml 加入 50% 葡萄糖注射液 20ml 缓慢注射。

注意事项 ①孕妇慎用。血分有热者禁用，不宜与抗癌药、细胞色素 C 等合用。②本品不宜与其他药物在同一容器中混合使用。③本品是纯中药制剂，用前必须对光检查，发现药液出现浑浊、变色、沉淀等现象时不能使用。④少见过敏反应。

剂型规格 ①片剂：每片 0.47g。②颗粒剂：每袋 1g。③注射剂：每支 2ml，每毫升相当于原生药各 1g。

二、益气活血剂

通心络胶囊
Tongxinluo Jiaonang

药物组成 人参、水蛭、全蝎、土鳖虫、蜈蚣、蝉蜕、赤芍、冰片等。

功能主治 益气活血，通络止痛。用于冠心病、心绞痛属于心气虚乏、血瘀阻络者。症见：胸部憋闷，刺痛，绞痛，气短乏力，心悸自汗，舌紫暗或有瘀斑，脉细涩或结代。亦可用于气虚血瘀阻络型中风病，症见：半身不遂或偏身麻木，口舌歪斜，言语不利等。

用法用量 口服：每次 2~4 粒，每日 3 次，四周为一疗程。

注意事项 ①出血性疾患，孕妇及妇女经期及阴虚火旺型中风禁用。②服药后胃部不适者宜改为饭后服用。

剂型规格 胶囊剂：每粒 0.26g。

脑心通片（胶囊、丸）
Naoxintong Pian

药物组成 黄芪、丹参、当归、川芎、赤芍、红花、乳香（制）、没药（制）、桂枝、全蝎、地龙、水蛭等十六味。

功能主治 益气活血，化瘀通络。用于气虚血滞、脉络瘀阻所致中风中经络，半身不遂、肢体麻木、口眼歪斜、舌强语謇及胸痹心痛、胸闷、心悸、气短；脑梗死、冠心病心绞痛属上述证候者。

用法用量 口服：①片剂：每次 2~4 片，每日 3 次或遵医嘱。②胶囊剂：每次 2~4 粒，每日 3 次。③丸剂：水蜜丸，每次 1 袋，每日 3 次。

注意事项 ①孕妇禁用。②胃病患者饭后服用。

剂型规格 ①片剂：每片 0.45g。②胶囊剂：每粒 0.4g。③水蜜丸：每袋 0.8g。

诺迪康胶囊
Nuodikang Jiaonang

药物组成 圣地红景天。

功能主治 益气活血，通脉止痛。用于气虚血瘀所致胸闷、心悸气短、神疲乏力、少气懒言、头晕目眩。

用法用量 口服：每次 1~2 粒，每日 3 次。

注意事项 ①孕妇慎用。②感冒发热病人不宜服用。③本品宜饭前服用。④过敏体质者慎用。

剂型规格 胶囊剂：每粒 0.28g。

参松养心胶囊
Shensong Yangxin Jiaonang

药物组成 人参、麦冬、山茱萸、丹参、炒酸枣仁、桑寄生、赤芍、土鳖虫、甘松、黄连、南五味子、龙骨。

功能主治 益气养阴，活血通络，清心安神。用于治疗气阴两虚，心络瘀阻引起的冠心病室性早搏，症见心悸不安、气短乏力，动则加剧，胸部闷痛，失眠多梦，盗汗，神倦懒言等。

用法用量 口服：每次 4 粒，每日 3 次。

注意事项 ①孕妇慎用。②应注意配合原发性疾病的治疗。③个别患者服药期间可出现胃胀。

剂型规格 胶囊剂：每粒 0.4g。

益心舒片（胶囊、颗粒）
Yixinshu Pian

药物组成 人参、麦冬、五味子、黄芪、丹参、川芎、山楂。

功能主治 益气复脉，活血化瘀，养阴生津。用于气阴两虚，心悸脉结代，胸闷不舒、胸痛及冠心病心绞痛见有上述症状者。

用法用量 口服：①片剂，每次 3 片，每日 3 次。②胶囊剂，每次 3 粒，每日 3 次。③颗粒剂，开水冲服，每次 1 袋，每日 3 次。

注意事项 ①孕妇慎用。②心绞痛持续发作及严重心律失常者，应及时救治。

剂型规格 ①片剂：每粒 0.4g。②胶囊剂：每粒 0.4g。③颗粒剂：每袋 4g。

复方血栓通片（胶囊、软胶囊、颗粒、滴丸）
Fufang Xueshuantong Pian

药物组成 三七、黄芪、丹参、玄参。

功能主治 活血化瘀，益气养阴。用于治疗血瘀兼气阴两虚证的视网膜静脉阻塞，症见视力下降或视觉异常，眼底瘀血征象，神疲乏力，咽干、口干等；以及用于血淤兼气阴两虚的稳定型劳累型心绞痛，症见胸闷痛、心悸、心慌、气短乏力、心烦口干者。

用法用量 口服：①片剂：每次 2 片，每日 3 次。②胶囊剂：每次 3 粒，每日 3 次。③软胶囊：每次 3 粒，每日 3 次。④颗粒剂：开水冲服，每次 1 袋，每日 3 次。⑤滴丸：每次 30 丸，每日 3 次。

注意事项 ①孕妇慎用。②偶见兴奋。

剂型规格 ①片剂：每片 0.35g。②胶囊剂：每粒 0.5g。③软胶囊剂：每粒 0.74g。④颗粒剂：每袋 3g。⑤滴丸：每丸 50mg。

山海丹胶囊
Shanhaidan Jiaonang

药物组成 人参、三七、丹参、葛根、海藻、红花等。

功能主治 益气活血，通络止痛。用于冠心病心绞痛证属心气虚乏、血瘀阻络者。症见胸部憋闷、刺痛、绞痛、气短乏力、心悸自汗、舌质紫暗或有瘀斑、脉细涩或结代。

用法用量 口服：每次 5 粒，每日 3 次。4 周为 1 个疗程，或遵医嘱。

注意事项 服药期间少数病人有口舌干燥感，应多饮水。

剂型规格 胶囊剂：每粒 0.5g。

血康口服液
Xuekang Koufuye

药物组成 肿节风（草珊瑚）等。

功能主治 活血化瘀，消肿散结，止血。用于气不摄血和阴虚火旺型紫癜。

用法用量 口服：每次 10~20ml，每日 3~4 次，连服一个月，小儿酌减。

注意事项 服药后个别患者如有轻微恶心、嗜睡现象，继续服药后可自行消失。

剂型规格 溶液剂：每支 10ml。

消栓通络片（胶囊）
Xiaoshuan Tongluo Pian

药物组成 三七、黄芪、郁金、桂枝、冰片、川芎、丹参、泽泻、槐米、桔梗、木香、山楂。

功能主治 活血消栓，温经通络。用于血脂增高，脑血管硬化引起的神情呆滞、言语迟涩、脑血栓。

用法用量 口服：①片剂：每次 6~8 片，每日 3 次。②胶囊剂：每次 6 粒，每日 3 次。

剂型规格 ①片剂：每片 0.37g（相当于原药材 1.8g）。②胶囊剂：每粒 0.35g。

银杏叶片（胶囊）
Yinxingye Pian

药物组成 银杏黄酮苷、银杏内酯。

功能主治 活血化瘀，通脉舒络。用于血瘀引起的胸痹、中风，症见胸痛、心悸、舌强语謇、半身不遂等。

用法用量 口服：①片剂，每次 2 片，每日 3 次，或遵医嘱；②胶囊剂，每次 1 粒，每日 3 次。

注意事项 ①孕妇及心力衰竭者慎用。②偶有胃部不适。

剂型规格 ①片剂：每片含黄酮醇苷 9.6mg，萜类内酯 2.4mg。②胶囊剂：每粒 0.2g。

颈复康颗粒
Jingfukang Keli

药物组成 黄芪、党参、川芎、白芍、桃仁、生地黄、红花、地龙、葛根、穿山甲、威灵仙、丹参、王不留行、羌活、秦艽、乳香、没药、生石决明。

功能主治 益气养血，活血通络，散风止痛。用于颈椎骨质增生引起的脑供血不足，症见头痛、头晕、颈项僵痛、肩背酸痛、手臂麻木等。

用法用量 口服：开水冲服，每次 1~2 袋，每日 2 次，饭后服为宜。

注意事项 ①孕妇忌服。②消化道溃疡、肾性高血压患者慎服或遵医嘱。③如有感冒、发烧、鼻咽痛等患者，应暂停服用。④头晕或手臂麻木严重者，应去医院就诊。⑤过敏体质者慎用。

剂型规格 颗粒剂：每袋 5g。

舒心丸（口服液）
Shuxin Wan

药物组成 人参、附子、蟾酥、灵芝、牛黄、麝香、红花。

功能主治 活血化瘀，理气镇痛。用于冠心病及其他心脏疾病引起的心绞痛、心肌缺血、心功能不全等。

用法用量 口服：①水丸，每次 1~2 丸，每日 1~3 次，舌下含服或嚼后服；②口服液，每次 1 支，每日 2 支，2 个月为一疗程，服药期间停服扩血管药。

注意事项 孕妇慎服。

剂型规格 ①水丸剂：每瓶 150g。②口服液，每支 20ml。

心脑康胶囊
Xinnaokang Jiaonang

药物组成 丹参、赤芍、制何首乌、枸杞子、葛根、

川芎、红花、地龙、鹿心粉、九节菖蒲等。

功能主治 活血化瘀，通窍止痛，扩张血管，增加冠状动脉血流量。用于冠心病，心绞痛及脑动脉硬化症等。

用法用量 口服：每次 4 粒，每日 3 次。

注意事项 孕妇禁用。

剂型规格 胶囊剂：每粒 0.25g。

麝香保心丸
Shexiang Baoxin Wan

药物组成 麝香、苏合香脂、蟾酥、牛黄、肉桂、冰片、人参提取物。

功能主治 芳香温通，益气强心。用于心肌缺血引起的心绞痛、胸闷及心肌梗死。

用法用量 口服：每次 1~2 粒，每日 3 次，或在症状发作时吞服。

注意事项 ①孕妇禁用，服药后有荨麻疹者慎用。②个别患者用药后有口干、头胀、中上腹不适及轻度唇舌麻木感。

剂型规格 微丸剂：每丸 22.5mg。

愈风宁心片（口服液）
Yufeng Ningxin Pian

药物组成 葛根。

功能主治 解痉止痛，活血通脉。主治头晕头痛，颈项疼痛等。

用法用量 口服：①片剂，每次 5 片；②口服液，每次 10ml。均每日 3 次。

注意事项 ①胃寒者慎用。②少见头胀感，个别溃疡患者服药第一周内有轻度腹胀及腹部不适感。

剂型规格 ①片剂：每片含总黄酮 60mg。②溶液剂：每支 10ml。

康莱特注射液
Kanglaite Zhusheye

药物组成 薏苡仁等。

功能主治 益气养阴，消癥散结。用于手术前及不宜手术的原发性肺癌、肝癌等恶性肿瘤。

用法用量 静脉滴注：缓慢滴注 100~200ml，每日 1 次，20 日为一疗程，间隔 3~5 日，可进行下一疗程。联合化疗、放疗时剂量可酌减。首次使用，滴注速度应缓慢，开始 10 分钟滴速应为每分钟 20 滴，20 分钟后可持续增加，30 分钟后可控制在每分钟 40~60 滴。

注意事项 ①在脂肪代谢严重失调时（如严重肝硬化、急性休克、急性胰腺炎、病理性高脂血症、脂性肾病等患者）禁用。如偶有患者出现严重脂过敏现象时，可对症处理（如注射地塞米松等抗过敏药），并停止使用。②本品不宜加入其他药物混合滴注或配伍使用。静脉滴注时应小心，防止渗漏血管外而引起刺激疼痛，冬

季可用30℃温水预热，以免除物理性刺激。③使用本品应采用专门一次性输液器（带终端滤器），如发现本品油、水分层（乳析）现象，严禁静脉滴注使用。

剂型规格 注射剂：每瓶100ml（10g）。

三、温经活血剂

少腹逐瘀丸
Shaofu Zhuyu Wan

药物组成 当归、赤芍、川芎、延胡索（醋制）、没药（炒）、肉桂、炮姜、蒲黄、小茴香（盐炒）、五灵脂（醋炒）等。

功能主治 活血逐瘀，祛寒止痛。用于少腹寒凝血瘀，少腹瘀血积块疼痛或不痛，或疼痛无积块，或少腹胀痛，或经期腰酸腹胀，月经紫暗或有瘀块，崩漏兼少腹疼痛等。

用法用量 口服：每次1丸，每日2次，温黄酒送服。

注意事项 ①孕妇及气虚崩漏者忌服。②忌生冷食物，不宜洗凉水澡。③服药期间不宜同时服用人参或其制剂。④感冒发热病人不宜服用。⑤青春期少女及更年期妇女应在医师指导下服用。⑥月经过多者，应及时去医院就诊。⑦平素月经正常，突然出现月经过少，或经期错后，或阴道不规则出血者应去医院就诊。⑧治疗痛经，宜在经前3~5天开始服药，连服1周。如有生育要求应在医师指导下服用。⑨过敏体质者慎用。

剂型规格 大蜜丸剂：每丸9g。

保妇康栓
Baofukang Shuan

药物组成 莪术油、冰片。

功能主治 行气破瘀，生肌止痛。用于湿热瘀滞所致的带下病，症见带下量多、色黄、时有阴部瘙痒；霉菌性阴道炎、老年性阴道炎、宫颈糜烂见上述证候者。

用法用量 外用：洗净外阴部，将栓剂塞入阴道深部或在医生指导下用药，每晚1粒。

注意事项 ①孕妇禁用。②如遇天热，栓剂变软，切勿挤压，可在用药前将药放入冰箱内或冷水中冷冻5~10分钟，即可使用，外形改变不影响疗效。③本品在阴道内缓缓溶化，因有效成分为挥发性，可均匀分布整个阴道壁及子宫颈，并渗入到黏膜皱褶深部，充分发挥疗效。用后清凉舒适。④本品为水溶性，不污染皮肤和衣物。

剂型规格 栓剂：每枚1.74g。

宫炎康颗粒
Gongyankang Keli

药物组成 当归、赤芍、北败酱、炮姜、泽兰、川

芎、红花、柴胡、海藻、延胡索、香附、车前子。

功能主治 活血化瘀，解毒消肿。用于慢性盆腔炎。

用法用量 口服：开水冲服，每次18g，每日2次。

注意事项 ①孕妇忌用。②乳块坚硬，经后无变化及月经量多，面白脉弱者慎用。③服后偶见头晕，可自行消失。

剂型规格 颗粒剂：每袋9g。

四、养血活血剂

正天丸
Zhengtian Wan

药物组成 钩藤、白芍、川芎、当归、地黄、防风、羌活、桃仁、红花、细辛、独活、麻黄、附片、鸡血藤。

功能主治 疏风活血，养血平肝，通络止痛。主治外感风邪、瘀血阻络、血虚失养、肝阳上亢引起的多种头痛、神经性头痛，颈椎病型头痛，经前头痛。

用法用量 口服：每次6g，每日2~3次，饭后服用，15日为一个疗程。

注意事项 ①孕妇禁用。②高血压头痛及不明原因的头痛，应去医院就诊。③初发头痛服药3天症状无缓解，应去医院就诊。经常性头痛服药15天症状无缓解，应去医院就诊。④过敏体质者慎用。⑤运动员慎用。⑥个别病例服药后谷丙转氨酶轻度升高；偶有口干、口苦、腹痛及腹泻。⑦少见固定性药疹、大疱性表皮坏死松解型药疹、胃黏膜出血。

剂型规格 水丸剂：每袋6g，每瓶60g。

血府逐瘀丸（胶囊、口服液）
Xuefu Zhuyu Wan

药物组成 柴胡、当归、地黄、赤芍、红花、桃仁、枳壳（麸炒）、甘草、川芎、牛膝、桔梗。

功能主治 活血祛瘀，行气止痛。用于瘀血内阻，头痛或胸痛，内热憋闷，失眠多梦，心悸怔忡，急躁善怒。

用法用量 口服：①胶囊剂，每次6粒，每日2次；②大蜜丸，每次1~2丸，每日2次，空腹用红糖水送服；③口服液，每次10ml，每日3次。

注意事项 忌食辛冷；孕妇忌服。

剂型规格 ①胶囊剂：每粒0.4g。②大蜜丸剂：每丸9g。③溶液剂：每支10ml。

血脂宁丸（颗粒）
Xuezhining Wan

药物组成 山楂、何首乌、荷叶等。

功能主治 活血化瘀，清肝益肾。用于肝肾阴虚，阴虚阳亢，心血瘀阻，胸痹肥胖等病证。

用法用量 口服：①丸剂，每次2丸，每日2~3次。

②颗粒剂，每次 1 袋；每日 2~3 次。

注意事项 严重胃溃疡、胃酸分泌多者禁用或慎用。

剂型规格 ①大蜜丸剂：每丸 9g。②颗粒剂：每袋 10g。

脂康颗粒
Zhikang Keli

药物组成 决明子、枸杞子、桑椹、红花、山楂等。

功能主治 滋阴清肝，活血通络。用于肝肾阴虚挟瘀之高脂血症。症见头晕或胀或痛，耳鸣眼花，腰膝酸软，手足心热，胸闷，口干，大便干结。

用法用量 口服：开水冲服，每次 1 袋，每日 2 次，8 周为一疗程。

注意事项 ①孕妇、月经过多忌用。②禁烟酒及高脂饮食。

剂型规格 颗粒剂：每袋 8g。

血脂康胶囊
Xuezhikang Jiaonang

药物组成 红曲。

功能主治 除湿祛痰，活血化瘀，健脾消食。用于脾虚痰淤阻滞症的气短、乏力、头晕、头痛、胸闷、腹胀、食少纳呆等；高脂血症；也可用于由高脂血症及动脉粥样硬化引起的心脑血管疾病的辅助治疗。

用法用量 口服：每次 2 粒，每日 2 次，早晚饭后服用；轻、中度患者每日 2 粒，晚饭后服用或遵医嘱。

注意事项 ①对本品过敏者禁用。②活动性肝炎或无法解释的血清氨基转移酶升高者禁用。③用药期间应定期检查血脂、血清氨基转移酶和肌酸磷酸激酶；有肝病史者服用本品尤其要注意肝功能的监测。④在本品治疗过程中，偶可引起血清氨基转移酶和肌酸磷酸激酶可逆性升高。如发生血清氨基转移酶增高达正常高限 3 倍，或血清肌酸磷酸激酶显著增高时，应停用本品。⑤本品常见不良反应为肠胃道不适，如胃痛、腹胀、胃部灼热等。罕见乏力、口干、头晕、头痛、肌痛、皮疹、胆囊疼痛、浮肿、结膜充血和泌尿道刺激症状。

剂型规格 胶囊剂：每粒 0.3g。

壮骨关节丸
Zhuanggu Guanjie Wan

药物组成 狗脊、续断、淫羊藿、独活、骨碎补、木香、鸡血藤、熟地等。

功能主治 补益肝肾，养血活血，舒筋活络，理气止痛。肝肾不足、气滞血瘀、经络痹阻的病证，各种退行性骨关节病、腰肌劳损。

用法用量 口服：浓缩丸，每次 10 丸，水丸，每次 6g，均每日 2 次。早晚饭后服用。

注意事项 ①本品可能引起肝损伤、肝功能不良、肝肾阴虚、特异体质以及既往有肝病史、药物性肝损害的患者慎用。②孕妇及哺乳期妇女禁用。③在治疗期间应注意肝功能监测，如发现肝功能异常，应立即停药，并采取相应的处理。④应在医生指导下严格按照适应症使用，避免大剂量、长疗程服用。⑤使用本品出现乏力、纳差、尿黄、皮肤瘙痒、大便颜色灰白等症状。⑥偶有皮疹、瘙痒、恶心、呕吐、腹痛、腹泻、胃痛、血压升高等不良反应报告。

剂型规格 浓缩丸、水丸剂：每瓶 60g。

复方丹参片（滴丸）
Fufang Danshen Pian

药物组成 丹参浸膏、三七、冰片。

功能主治 活血化瘀，理气止痛。用于胸中憋闷，心绞痛。

用法用量 ①口服：片剂，每次 3 片，每日 3 次。②口服或舌下含服：滴丸剂，每次 10 粒，每日 1 次。

注意事项 ①个别患者服药后可见胃肠不适、作呕、口腔多处溃疡、药疹、窦性心动过缓。②孕妇慎用。

剂型规格 ①片剂：每片 0.25g，每袋 60 片。②滴丸剂：每粒 25mg。

脑得生片（蜜丸）
Naodesheng Pian

药物组成 三七、红花、葛根、川芎、山楂（去核）。

功能主治 活血化瘀，疏通经络，醒脑开窍。主治脑动脉硬化、缺血性脑中风及脑出血后遗症等。

用法用量 口服：片剂，每次 6 片，每日 3 次；大蜜丸，每次 1 丸，每日 3 次。

注意事项 孕妇忌服。脑出血急性期不可使用。

剂型规格 ①片剂：每片 0.3g。②大蜜丸剂：每丸 9g。

得生丸（片）
Desheng Wan

药物组成 益母草、当归、白芍、柴胡、木香、川芎。

功能主治 养血化瘀，调经止痛。用于血瘀气滞，月经不调，经期腹痛，癥瘕痞块。

用法用量 口服：片剂，每次 4 片；大蜜丸，每次 1 丸。均每日 2 次。

注意事项 ①孕妇忌服；忌思虑劳伤。②感冒发热病人不宜服用。③青春期少女及更年期妇女应在医师指导下服用。④平素月经正常，突然出现月经过少，或经期错后，或阴道不规则出血应去医院就诊。⑤过敏体质者慎用。

剂型规格 ①片剂：每片含原生药 1.13g。②大蜜丸剂：每丸 9g。

痛经丸（片）
Tongjing Wan

药物组成 当归、白芍、川芎、熟地、香附（醋制）、木香、青皮、山楂（炭）、延胡索、炮姜、肉桂、丹参、莪术子、红花、益母草、五灵脂（醋炒）。

功能主治 活血散寒，调经止痛。用于寒凝血滞，经来腹痛。

用法用量 口服：①片剂，每次 8 片，每日 3 次；②水丸，每次 6~9g，每日 1~2 次，临经时服用。

注意事项 ①孕妇禁用。②忌生冷食物、不宜洗凉水澡。③服药期间不宜同时服用人参或其制剂。④感冒发热病人不宜服用。⑤青春期少女及更年期妇女应在医师指导下服用。⑥痛经伴月经过多者，应及时去医院就诊。⑦服药后痛经不减轻，或重度痛经者，应去医院就诊。⑧过敏体质者慎用。

剂型规格 ①片剂：每片含原生药 0.74g。②水丸剂：每袋 18g。

五、凉血散瘀剂

槐角丸
Huaijiao Wan

药物组成 槐角（炒）、地榆（炭）、黄芩、枳壳（炒）、当归、防风。

功能主治 清肠疏风，凉血止血。用于肠风便血，痔疮肿痛。

用法用量 口服：大蜜丸，每次 1 丸；小蜜丸，每次 9g；水蜜丸，每次 6g。均每日 2 次。

注意事项 ①忌烟酒及辛辣、油腻、刺激性食物。②儿童、孕妇、哺乳期妇女、年老体弱及脾虚大便溏者应在医师指导下服用。③内痔出血过多或原因不明的便血应去医院就诊。④过敏体质者慎用。⑤部分患者服药后可有轻度腹泻。⑥过敏反应少见，表现为过敏性荨麻疹及固定性药疹，停药及抗过敏治疗后，症状均消失。

剂型规格 ①大蜜丸剂：每丸 9g。②水蜜丸、小蜜丸剂：每瓶 100g。

槐角地榆丸
Huaijiao Diyu Wan

药物组成 槐角（炒）、枳壳（炒）、地榆（炭）、栀子（炒）、地黄、白芍（酒炒）、荆芥、椿皮（炒）、黄芩。

功能主治 清热止血，消肿止痛。大便下血，大肠积热，痔疮肿痛。

用法用量 口服：每次 1 丸，每日 2 次。

注意事项 ①忌辛辣食物。②孕妇慎用。③痔疮便血呈喷射状、全身虚弱者应去医院就诊。④未明确诊断的便血，黏液血便患者应去医院就诊。⑤过敏体质者慎用。

剂型规格 大蜜丸剂：每丸 10g。

化痔栓
Huazhi Shuan

药物组成 次没食子酸、苦参、黄柏、洋金花、冰片。

功能主治 止血，止痛，消炎，解毒，收敛。用于内外痔疮，混合痔疮。

用法用量 外用：患者取侧卧位，置入肛门2~2.5厘米深处，每次 1 粒，每日 1~2 次，便后或睡前使用。

注意事项 ①儿童、孕妇及哺乳期妇女禁用。②本品为直肠给药，禁止内服。③肛裂患者不宜使用。内痔出血过多或原因不明的便血，或内痔脱出不能自行还纳，均应去医院就诊。④过敏体质者慎用。

剂型规格 栓剂：每枚 1.4g。

安阳精制膏
Anyang Jingzhi Gao

药物组成 生川乌、生草乌、乌药、白蔹、白芷、白及、木鳖子、关木通、木瓜、三棱、莪术、当归、赤芍、肉桂、大黄、连翘、血竭、阿魏、乳香、没药、儿茶、薄荷脑、冰片、水杨酸甲酯。

功能主治 消积化块，逐瘀止痛，舒筋活血，驱风散寒。癥瘕积聚，风寒湿痹，胃寒疼痛，手足麻木。

用法用量 外用：贴患处。

注意事项 ①疮疡见火热内盛或已化脓者禁用。②孕妇忌贴。

剂型规格 贴膏剂：8cm×9.5cm。

脉络宁注射液
Mailuoning Zhusheye

药物组成 牛膝、玄参、石斛、金银花。

功能主治 清热养阴，活血化瘀。主治血栓闭塞性脉管炎，静脉血栓形成，动脉硬化性闭塞症，脑血栓形成及后遗症等。

用法用量 静脉滴注：每次 10~20ml，每日 1 次，用5% 葡萄糖注射液或氯化钠注射液 250~500ml 稀释后使用，10~14 日为 1 个疗程，重症患者可连续使用 2~3 个疗程。

注意事项 ①孕妇及过敏体质者慎用。②偶有头晕、恶心、心悸等症状出现。偶见过敏反应。③静脉滴注时，初始速度应缓慢，观察 15~20 分钟，并注意巡视。④本品不宜与其他药物在同一容器中混合滴注。⑤本品出现混浊、沉淀、颜色异常加深等现象不能使用。

剂型规格 注射剂：每支 10ml（相当于总药材 100g）。

紫草膏
Zicao Gao

药物组成 紫草、当归、防风、地黄、白芷、乳香、没药。

功能主治 化腐生肌。主治疮疡，痈疽已溃。

用法用量 外用：摊于纱布上贴患处，每隔1~2日换药1次。

注意事项 ①忌食辛辣刺激性食物。②本品为外用药，禁止内服。③疮疡溃后仍有全身发热等症状时应到医院就诊。④用药后局部出现皮疹等过敏表现者应停用。⑤过敏体质者慎用。

剂型规格 软膏剂：每支 10g。

六、化瘀消癥剂

大黄䗪虫丸
Dahuang Zhechong Wan

药物组成 熟大黄、土鳖虫（炒）、水蛭（制）、虻虫（去翅足，炒）、蛴螬（炒）、干漆（煅）、桃仁、苦杏仁（炒）、黄芩、地黄、白芍、甘草。

功能主治 活血破瘀，通经消痞。用于瘀血内停，腹部肿块，肌肤甲错，目眶黯黑，潮热瘦弱，经闭不行。

用法用量 口服：①大蜜丸，每次 1~2 丸，每日 1~2 次；②小蜜丸，每次 3~6g，每日1~2次；③水蜜丸，每次 3g，每日 1~2 次。

注意事项 ①血虚经闭者不可用，孕妇禁用；皮肤过敏者停用。②偶有过敏反应，可出现皮肤潮红、发痒，停药后即消失。③初服时有的病例有轻微泄泻，一周后能消失。有出血倾向者可加重齿龈出血或鼻衄。

剂型规格 ①大蜜丸剂：每丸 3g。②小蜜丸剂：每瓶 60g；③水蜜丸剂：每瓶 60g。

小金丸
Xiaojin Wan

药物组成 枫香脂、草乌（制）、五灵脂（醋炒）、地龙、木鳖子（去壳去油）、乳香（制）、没药（制）、当归（酒炒）、麝香、香墨。

功能主治 散结消肿，化瘀止痛。用于阴疽初起，皮色不变，肿硬作痛，多发性脓肿，瘰疬，痰核，乳癖。

用法用量 口服：打碎后服用，每次 2~5 丸，每日 2 次，小儿酌减，温黄酒或温开水送服。

注意事项 ①本品含有毒性、活血药物，孕妇禁用。疮疡阳证者禁用。②本品含制草乌，不可久服。③本品含有乳香、没药，胃弱者慎用。④丸内有五灵脂，不可

与参剂同服。⑤运动员慎用。⑥有报道小金丸口服后可引起比较严重的皮肤过敏性反应。⑦少见胃部不适胃纳欠佳等不良反应。⑧外用偶有皮肤过敏。

剂型规格 糊丸剂：每丸 0.6g。

化癥回生片
Huazheng Huisheng Pian

药物组成 益母草、红花、花椒（炭）、水蛭（制）、当归、苏木、三棱（醋制）、两头尖、川芎、降香、香附（醋制）、人参、高良姜、姜黄、没药（醋制）、苦杏仁（炒）、大黄、麝香、小茴香（盐炒）、桃仁、五灵脂（醋制）等。

功能主治 消癥化瘀。用于癥积血闭，妇女干血痨，产后瘀血，少腹疼痛拒按。

用法用量 口服：饭前温酒送服，每次 5~6 片，每日 2 次。

注意事项 孕妇禁用。

剂型规格 片剂：每片含原生药 0.82g。

桂枝茯苓片（胶囊、丸）
Guizhi Fuling Pian

药物组成 桂枝、茯苓、桃仁、白芍、牡丹皮。

功能主治 活血、化瘀、消癥。①妇人瘀血阻络所致癥块、经闭、痛经、产后恶露不尽。子宫肌瘤，慢性盆腔炎包块，痛经，子宫内膜异位症，卵巢囊肿见上述证候者。或用于女性乳腺囊性增生病属瘀血阻络证，症见乳房疼痛、乳房肿块、胸胁胀闷。或用于前列腺增生属瘀阻膀胱证，症见小便不爽、尿细如线、或点滴而下、小腹胀痛者。

用法用量 口服：①片剂：每次 3 片，每日 3 次。饭后服。经期停服。疗程 3 个月，或遵医嘱。②胶囊剂：每次 3 粒，每日 3 次。饭后服。前列腺增生疗程 8 周，其余适应症疗程 12 周，或遵医嘱。③丸剂：大蜜丸：每次 1 丸，每日 1~2 次。水蜜丸：小丸每次 9 丸，大丸每次 6 丸，每日1~2 次。

注意事项 孕妇慎服。

剂型规格 ①片剂：每片 0.32g。②胶囊剂：每粒 0.31g。③丸剂：大蜜丸：每丸 6g。水蜜丸：每 10 丸 1.5g 或 2.2g。

宫瘤清片（胶囊、颗粒）
Gongliuqing Pian

药物组成 熟大黄、土鳖虫、水蛭、桃仁、蒲黄、黄芩、枳实、牡蛎、地黄、白芍、甘草。

功能主治 活血逐瘀，消癥破积。用于瘀血内停所致的妇女癥瘕，症见小腹胀痛、经色紫暗有块、经行不爽，子宫肌瘤见上述证候者。

用法用量 口服：①片剂：每次 3 片，每日 3 次，或

遵医嘱。②胶囊剂：每次 3 粒，每日三次，或遵医嘱。③颗粒剂：每次 1 袋，每日 3 次，或遵医嘱。

注意事项 ①孕妇禁服。②经期停服。

剂型规格 ①片剂：每片 0.4g。②胶囊剂：每粒 0.37g。③颗粒剂：每袋 4g。

平消片（胶囊）
Pingxiao Pian

药物组成 仙鹤草、枳壳、郁金、干漆、五灵脂、净火硝、白矾等。

功能主治 顺气活血，祛痰，通络，软坚散结，扶助正气。主治气血郁滞，痰湿结聚症。

用法用量 口服：①片剂，每次 4~8 片，每日 3 次。②胶囊剂，每次 4~8 粒，每日 3 次。

注意事项 ①孕妇忌服。②过敏体质者慎用。③本品含有硝石、马钱子、干漆，有毒，应在医生指导下使用，不可过量、久服。④运动员慎用。

剂型规格 ①片剂：每片 0.23g。②胶囊剂：每粒 0.23g，每瓶 100 粒。

乳块消片
Rukuaixiao Pian

药物组成 橘叶、丹参、皂角刺、王不留行、川楝子、地龙。

功能主治 疏肝理气，活血化瘀，消散乳块。用于肝气郁结、气滞血瘀的乳腺增生症、乳房胀痛。

用法用量 口服：每次 4~6 片，每日 3 次。

注意事项 ①孕妇忌用。②个别患者服药后月经提前。

剂型规格 片剂：每片 0.3g（含生药 1.5g）。

乳癖消片（胶囊）
Rupixiao Pian

药物组成 鹿角、蒲公英、鸡血藤、海藻、玄参、红花等。

功能主治 软坚散结，活血消痈，清热解毒。用于乳癖结块，乳痈初起。

用法用量 口服：片剂，每次 5~6 片；胶囊剂，每次 4~5 粒。均每日 3 次。

注意事项 孕妇慎用。

剂型规格 ①片剂：每片 0.32g。②胶囊剂：每粒 0.5g。

乳康软胶囊
Rukang Ruanjiaonang

药物组成 黄芪、丹参、夏枯草、海藻、牡蛎、瓜蒌、玄参、三棱、莪术、没药、乳香、浙贝母等 15 味药。

功能主治 疏肝解郁、理气止痛、活血破瘀、消积化痰、软坚散结、补气健脾。用于乳腺囊性增生、乳腺小叶性增生、乳房胀痛、乳腺肿瘤。

用法用量 口服：每次 2~3 粒，每日 2 次，饭后服用，20 天为一个疗程，间隔 5~7 天，继续第二个疗程，亦可连续用药。

注意事项 孕妇（前三个月内禁服）慎服。女性患者宜于月经来潮前 10~15 日开始服用。

剂型规格 胶囊剂：每粒 0.5g。

槐耳颗粒
Huai'er Keli

药物组成 槐耳菌质。

功能主治 扶正抑瘤，用于原发性肝癌。

用法用量 口服：开水冲服，每次 1 袋，每日 3 次，或遵医嘱。

注意事项 ①偶见恶心、呕吐。②偶见白细胞下降，目前未有证实与使用本品有关。

剂型规格 颗粒剂：每袋 20g。

华蟾素注射液（片）
Huachansu Zhusheye

药物组成 干蟾皮。

功能主治 解毒，消肿，止痛。用于中晚期肿瘤，慢性乙型肝炎等。

用法用量 ①肌内注射：每次 2~4ml，每日 2 次。②静脉注射：每次 10~20ml，用 5% 葡萄糖注射液 500ml 稀释后缓缓滴注，用药 7 天，休息 1~2 天，4 周为 1 个疗程，或遵医嘱。③局部瘤体注射：3 个月为 1 个疗程。④口服：每次 3~4 片，每日 3~4 次。

注意事项 ①避免与剧烈兴奋心脏药物配伍。②个别病人如用量过大或两次用药间隔不足 6~8 小时，用药后 30 分钟左右，可能出现发冷发热现象；少数患者长期静滴后有局部刺激感或静脉炎，可使滴速减慢，极个别病人还可能出现荨麻疹、皮炎等。③片剂口服初期偶有腹痛、腹泻等胃肠道刺激反应。如无其他严重情况，不需停药，继续使用，症状会减轻或消失。④个别病人出现不良反应时，应停止用药作对症治疗，待反应消失后仍可正常用药。

剂型规格 ①注射剂：每支 2ml；5ml；每支 10ml。②片剂：每片 0.3g。

七、散瘀止痛剂

云南白药散（胶囊、贴膏、酊剂）
Yunnan Baiyao San

功能主治 止血愈伤，活血散瘀，消肿止痛，排毒去脓。用于跌打损伤，外伤出血，瘀血肿痛，呕血、咯血、鼻衄，妇科血症，胃痛，胃及十二指肠球部溃疡出血及红肿毒疮。

用法用量 ①口服：跌打损伤、出血者用温开水调服，瘀血肿痛未出血者用酒调服；妇科月经过多，血崩，用温水调服；其他用酒调服。成人，每次 0.25～0.5g，每日 4 次。每次剂量不得超过 0.5g。2～5 岁，给予成人剂量的 1/4；5～12 岁，给予成人剂量的 1/2，重症跌打损伤、枪伤用酒服保险子 1 粒。②外用：出血性创口，清创后伤口敷以散剂并加以包扎。用量：消肿止痛，每次 0.3～0.4g。③内服外敷并用：外伤肿胀，口服散剂或胶囊剂，散剂调酒外敷；毒疮初起，可内服外敷，已化脓时仅可内服。④膏剂：贴患处。⑤酊剂：常用量每次 3～5ml，每日 3 次。

注意事项 ①孕妇忌服，对本品有过敏史、中毒史者禁用，伴严重心律失常者禁用。服药一日之内，忌食鱼腥豆类及辛辣酸冷食物。②过敏体质者慎用。③服药后上腹部不适、恶心者，应减量或停服。④少见过敏反应，轻者表现为荨麻疹，重者可有过敏性休克。⑤长期使用可发生血小板减少、溶血，过量可发生毒性反应（急性肾衰、心律失常、血压降低等）。

剂型规格 ①散剂：每瓶 4g，保险子 1 粒。②胶囊剂：每粒含药粉 0.25g，保险子 1 粒。③膏剂：6.5 厘米×10 厘米，6.5 厘米×4 厘米。④酊剂：每瓶 30ml；50ml；100ml。

七厘散（胶囊）
Qili San

药物组成 血竭、红花、乳香（制）、没药（制）、麝香、冰片、儿茶、朱砂。

功能主治 化瘀消肿，止痛止血。用于跌打损伤，血瘀疼痛，外伤出血。

用法用量 （1）口服：①散剂，每次 1～1.5g，每日 1～3 次，小儿酌减，温开水或黄酒送服。②胶囊剂，每次 2～3 粒，每日 1～3 次。（2）外用：散剂，调敷患处。

注意事项 ①孕妇忌用；内服剂量不宜过大。②外用本品可发生瘙痒、红斑、水泡、过敏反应等。③本品含朱砂，不宜长期使用。

剂型规格 ①散剂：每瓶 1.5g；3g。②胶囊剂：每粒 0.5g。

接骨七厘散
Jiegu Qili San

药物组成 乳香（制）、没药（制）、骨碎补（烫）、熟大黄（酒蒸）、当归、土鳖虫、血竭、硼砂、自然铜（醋煅）。

功能主治 活血化瘀，接骨止痛。用于跌打损伤、续筋接骨、血瘀疼痛。

用法用量 口服：每次 1.5g，每日 2 次，小儿酌减。

注意事项 孕妇忌服。
剂型规格 散剂：每袋 1.5g。

三七伤药片
Sanqi Shangyao Pian

药物组成 三七、草乌（蒸）、雪上一枝蒿、冰片、骨碎补、红花、接骨木、赤芍。

功能主治 舒筋活络，散瘀止痛。用于急慢性挫伤、扭伤、关节痛、跌打损伤。

用法用量 口服：每次 3 片，每日 3 次，或遵医嘱。

注意事项 ①孕妇忌用，有心血管疾病者慎用。②心血管疾病患者及过敏体质者慎用。③服药后偶可出现皮肤红疹、胸闷气短、眼花、周身不适、心慌，甚至出现窦性心动过缓或室上性心动过速，呼吸困难，甚至死亡。

剂型规格 片剂：每片 0.3g。

止痛紫金丸
Zhitong Zijin Wan

药物组成 丁香、血竭、当归、熟大黄、木香、儿茶、红花、骨碎补（汤）、土鳖虫、乳香（制）、没药（制）、赤芍、自然铜（煅）、甘草。

功能主治 舒筋活血，消瘀止痛。用于闪腰岔气，瘀血作痛，筋骨疼痛。

用法用量 口服：每次 1 丸，每日 2 次。

注意事项 孕妇忌服。

剂型规格 大蜜丸剂：每丸 6g。

中华跌打丸（酊剂）
Zhonghua Dieda Wan

药物组成 金不换、地耳草、牛尾蕨、鹅不食草、牛膝、乌药、红杜仲、鬼画符、大力王、刘寄奴、过江龙、毛老虎、穿破石、两面针、鸡血藤等。

功能主治 消肿止痛，舒筋活络，止血生肌，活血祛瘀。用于挫伤筋骨，新旧瘀患，创伤出血，风湿瘀痛。

用法用量 ①口服：大蜜丸，每次 1 丸，每日 2 次，儿童及体虚者减半；酒剂，每次 15～20ml，每日 2 次。②外用：大蜜丸，外伤出血者，将丸研细，外敷患处；酒剂，取适量擦患处。

注意事项 孕妇忌服。

剂型规格 ①大蜜丸剂：每丸 6g。②酊剂：每瓶 250ml；500ml。

独一味片（胶囊）
Duyiwei Pian

药物组成 独一味。

功能主治 活血止痛。用于跌打损伤，筋骨扭伤，风湿痹痛等。

【用法用量】口服：每次3片（粒），每日3次，温开水送服。一周为一疗程，或必要时服。

【注意事项】①孕妇慎用。②偶见恶心，腹泻，停药后自愈。

【剂型规格】①片剂：每片0.28g（相当于原生药1g）。②胶囊剂：每粒装0.3g。

活血止痛散（胶囊）
Huoxue Zhitong San

【药物组成】当归、三七、乳香（制）、冰片、土鳖虫、自然铜（煅）。

【功能主治】活血散瘀，消肿止痛。用于跌打损伤，瘀血肿痛。

【用法用量】口服：①胶囊剂：每次4粒；②散剂：每次1.5g。均每日2次，温黄酒或温开水送服。

【注意事项】①孕妇及六岁以下儿童禁用。②肝肾功能异常者禁用。③饮酒不适者可用温开水送服。④过敏体质慎用。

【剂型规格】①胶囊剂：每粒0.25g。②散剂：每瓶3g。

跌打丸
Dieda Wan

【药物组成】三七、当归、白芍、赤芍、桃仁、红花、血竭、北刘寄奴、骨碎补（烫）、续断、苏木、牡丹皮、乳香（制）、没药（制）、姜黄、三棱（醋制）、防风、甜瓜子、枳实（炒）、桔梗、甘草、关木通、自然铜（煅）、土鳖虫。

【功能主治】活血化瘀，消肿止痛。用于跌打损伤，筋断骨折，瘀血肿痛，闪腰岔气。

【用法用量】口服：①片剂，每次4~8片，每日2~3次；②大蜜丸，每次1丸，每日2次。

【注意事项】①孕妇忌服。②可致过敏性肾炎，过敏体质者慎用。

【剂型规格】①片剂：每片0.34g。②大蜜丸剂：每丸3g。

沈阳红药片（胶囊、气雾剂）
Shenyang Hongyao Pian

【药物组成】三七、川芎、白芷、当归、土鳖虫、红花、延胡索。

【功能主治】活血止痛，祛瘀生新。用于跌打损伤，筋骨肿痛，也可用于血瘀阻络的风湿麻木。

【用法用量】（1）口服：①片剂，每次2片，每日2次；②胶囊剂，每次2粒，每日3次。儿童减半。（2）外用：喷于患处，气雾剂，每日4~6次。

【注意事项】①妇女月经期停止用药。②过敏体质者慎用。

【剂型规格】①片剂：每片约0.25g。②胶囊剂：每粒0.25g。③气雾剂：每瓶30g；50g；60g；100g。

红药贴膏
Hongyao Tiegao

【药物组成】三七、白芷、土鳖虫、红花等。

【功能主治】祛瘀生新，活血止痛。用于跌打损伤，筋骨瘀痛。

【用法用量】外用：洗净患外，贴敷，1~2日更换一次。

【注意事项】①本品为外用药，禁止内服。②皮肤破溃、感染者禁用。对橡皮膏过敏者不宜帖敷。③经期及哺乳期妇女慎用。儿童、年老体弱者应在医师指导下使用。④本品含苯海拉明，孕妇及哺乳期妇女慎用。⑤青光眼、前列腺肥大患者应在医师指导下使用。⑥本品不宜长期或大面积使用，用药后皮肤过敏者应停止使用，症状严重者应去医院就诊。⑦过敏体质者慎用。

【剂型规格】贴膏剂：每贴7厘米×10厘米。

关节止痛膏
Guanjie Zhitong Gao

【药物组成】辣椒流浸膏、颠茄流浸膏、薄荷油、水杨酸甲酯、樟脑、盐酸苯海拉明。

【功能主治】活血、消炎、镇痛。对局部血管有扩张作用。用于风湿性关节痛，关节扭伤及寒湿引起的其他疼痛。

【用法用量】外用：先将皮肤用温水洗净擦干，将药贴于患处，按摩药膏，使其与皮肤贴牢。

【注意事项】①孕妇禁用；开放性创口忌用；②本品含有刺激性药物，皮肤破损处忌用。③该药品含有刺激性药物，忌贴于创伤处，有皮肤病者慎用，皮肤过敏者停用。④该药品含盐酸苯海拉明，哺乳期妇女慎用。⑤青光眼、前列腺肥大患者应在医师指导下使用。⑥该药品不宜长期或大面积使用，用药后皮肤过敏如出现瘙痒、皮疹等现象时，应停止使用，症状严重者应去医院就诊。⑦过敏体质者慎用。

【剂型规格】贴膏剂：每贴11cm×15cm。

骨友灵擦剂
Guyouling Caji

【药物组成】红花、川乌（制）、制何首乌、续断、威灵仙、延胡索、防风、鸡血藤、蝉蜕、二甲基亚砜。

【功能主治】活血化瘀，消肿止痛。主治风寒湿气伴跌打损伤所致的瘀肿疼痛、活动障碍而无骨折的病证。

【用法用量】外用：涂于患处，热敷20~30分钟，每次2~5ml，每日2~3次，14日为一疗程，间隔一周，一般用药两疗程或遵医嘱。

【注意事项】①孕妇禁用；虚人慎服。②本品为外用药，禁止内服。③切勿接触眼睛、口腔等黏膜处。皮肤破溃或感染处禁用。有出血倾向者慎用。④个别患者用药后出现皮肤瘙痒、发热及潮红，切忌用手挠，停药后症状即可消失。

剂型规格 酊剂：每瓶 50ml；100ml。

跌打万花油
Dieda Wanhua You

药物组成 野菊花、乌药、徐长卿、大蒜、马齿苋、葱、金银花叶、黑老虎、威灵仙、木棉皮、土细辛、葛花、伸筋藤、蛇床子、铁包金、倒扣草、苏木、大黄、山白芷、朱砂根、过塘蛇、九节茶等。

功能主治 止血止痛，消炎生肌，消肿散瘀，舒筋活络。用于跌打损伤，撞击扭伤，刀伤出血，烫伤等症。

用法用量 外用：擦敷患处。

注意事项 ①孕妇忌用。②本品为外用药，禁止内服。③切勿接触眼睛、口腔等黏膜处。皮肤破溃或感染处禁用。④经期及哺乳期妇女慎用。儿童、年老体弱者应在医师指导下使用。⑤本品不宜长期或大面积使用，可导致过敏性皮炎。用药后皮肤过敏者应停止使用，症状严重者应去医院就诊。⑥过敏体质者慎用。

剂型规格 油剂：每瓶 10ml；15ml；25ml；50ml。

正红花油
Zheng Honghua You

药物组成 血竭、冬青油、人造桂油、桂叶油、桂醛、白樟油、白油。

功能主治 活血化瘀，舒筋活络，消炎祛肿，止痒止痛。用于风湿骨痛、跌打扭伤。

用法用量 外用：每日 2~3 次，涂于患处及周围。

注意事项 ①孕妇忌用；②皮肤破损、外伤出血及其他合并症者禁用；③本品为外用药，禁止内服。④切勿接触眼睛、口腔等黏膜处。皮肤破溃处禁用。有出血倾向者慎用。⑤经期及哺乳期妇女慎用。儿童、年老体弱者应在医师指导下使用。⑥可引起接触性皮炎，用药后皮肤过敏者应停止使用，症状严重者应去医院就诊。⑦用药 3 天症状无缓解，或出现局部红肿、疼痛、活动受限等不适症状时应去医院就诊。⑧过敏体质者慎用。

剂型规格 溶液剂：每瓶 100ml。

舒筋活血片
Shujin Huoxue Pian

药物组成 红花、香附（制）、狗脊（制）、络石藤、伸筋草、泽兰叶、槲寄生、鸡血藤、自然铜（煅）等。

功能主治 舒筋活络，活血散瘀。用于筋骨疼痛，肢体拘挛，腰背酸痛，跌打损伤。

用法用量 口服：每次 5 片，每日 3 次。

注意事项 孕妇忌服。

剂型规格 片剂，每片 0.3g。

元和接骨片
Yuanhe Jiegu Pian

药物组成 川芎、乳香（醋炙）、没药（醋炙）、自然铜、制首乌、当归、铜粉。

功能主治 本品中所含的铜粉是采用纳米技术加工成为纳米级铜粉，大大提高了吸收速度和生物利用度。纳米铜由血浆铜蓝蛋白、血浆蛋白运送到全身，使骨痂铜含量在骨折愈合期能出现一个高峰，促进骨蛋白及弹性蛋白形成交联，铜离子快速在骨折处聚合，增加了骨内纤维连接，促进骨痂形成。本品具有散瘀、活血、止痛功能。用于跌打损伤，筋伤骨折、瘀血肿痛。

用法用量 口服：每次 2 片，每日 2 次，用热黄酒或温开水送服。

注意事项 孕妇忌服。

剂型规格 片剂：每盒 12 片。

正骨水
Zhenggu Shui

药物组成 土鳖虫、九龙川、海风藤、买麻藤、过江龙、千斤拔、鹰不扑、朱砂根、羊耳菊等。

功能主治 活血祛瘀，舒筋活络，消肿止痛。用于跌打扭伤，各种骨折，脱臼，运动前后搽用，能消除疲劳。

用法用量 用药棉蘸药液轻搽患处，重症者用药液湿透药棉敷患处 1 小时，每日 2~3 次。

注意事项 ①孕妇禁用；②血虚无瘀者禁用。③本品为外用药，忌内服。④用毕洗手，切勿接触眼睛、口腔等黏膜处。不能搽入伤口。⑤本品不宜长期或大面积使用，用药过程中如有瘙痒起疹，暂停使用。⑥过敏体质者慎用。⑦偶发皮肤瘙痒起疹。

剂型规格 溶液剂：每瓶 12ml；30ml；45ml；88ml。

骨康胶囊
Gukang Jiaonang

药物组成 补骨脂、续断、三七、芭蕉根、酢浆草。

功能主治 滋补肝肾，强筋壮骨，通络止痛。用于骨折、骨性关节炎、骨质疏松症属肝肾不足、经络瘀阻者。

用法用量 口服：每次 3~4 粒，每日 3 次。

注意事项 目前尚未见不良反应报道。

剂型规格 胶囊剂：每粒 0.4g。

骨仙片
Guxian Pian

药物组成 骨碎补、熟地黄、黑豆、女贞子、牛膝、仙茅、广防己、枸杞子等。

功能主治 填精益髓，壮腰健肾，强壮筋骨，舒筋活络，养血止痛。用于因骨质增生引起的病症。

用法用量 口服：每次 4~6 片，每日 3 次。

注意事项 感冒发热勿服。

剂型规格 片剂：每片含干浸膏 0.28g。

骨刺丸
Guci Wan

药物组成 制川乌、制草乌、天南星（制）、秦艽、白芷、当归、甘草、薏苡仁（炒）、穿山龙、绵萆薢、红花、徐长卿。

功能主治 祛风止痛。具有镇痛、抗炎、解热、消肿等作用，用于骨质增生、风湿性关节炎、风湿痛。适应病症：①颈椎增生引起的颈部僵硬、疼痛、活动受限、肩背部沉重、上肢麻木等症。②腰椎增生引起的腰痛、下肢肿胀、麻木、疼痛等症。③膝关节增生引起的关节疼痛及足跟增生引起的疼痛。④肩周炎引起的疼痛、活动障碍等。⑤软组织损伤引起的酸、肿、胀、疼等。

用法用量 口服：每次 1 袋，每日 2~3 次。

注意事项 ①孕妇忌服。②本品温热，湿热痹证忌用。

剂型规格 水蜜丸剂：每袋 6g（每 100 丸 20g）。

八、接筋续骨剂

京万红
Jingwanhong

药物组成 地榆、栀子、大黄、穿山甲、冰片等。

功能主治 解毒，消肿，止痛，生肌。用于烧伤、烫伤、电灼伤引起的红肿起疱、疮面溃烂、化脓等。

用法用量 外用：涂敷患处，每日 1 次。

注意事项 ①本品为外用药，不可内服。孕妇慎用。②本药使用时应注意全身情况，如有高烧、全身发抖等症状时，应及时去医院就诊。③烫伤局部用药一定要注意创面的清洁干净，在清洁的环境下最好采用暴露疗法。④轻度烧烫伤者，用药一天内症状无改善或创面有脓苔应去医院就诊。⑤可引起接触性皮炎、过敏反应。

剂型规格 软膏剂：每支 10g。

九、止血剂

三七片（胶囊）
Sanqi Pian

药物组成 三七。

功能主治 散瘀止血，消肿止痛。用于咯血，吐血，衄血，便血，崩漏，外伤出血，胸腹刺痛，跌扑肿痛。

用法用量 口服：①片剂，每次 2~6 片，每日 3 次；②胶囊剂，每次 3~5 粒，每日 1~2 次或遵医嘱，12 日为一疗程。

注意事项 ①孕妇忌用。②如出血较多或不止者，应及时去医院就诊。③过敏体质者慎用。

剂型规格 ①片剂：每片 0.25g。②胶囊剂，每粒 0.3g。

地榆槐角丸
Diyu Huaijiao Wan

药物组成 地榆（炭）、槐角（蜜炙）、槐花（炒）、大黄、黄芩、地黄、当归、赤芍、红花、防风、荆芥穗、枳壳（麸炒）。

功能主治 疏风凉血、泻热润燥。用于脏腑实热，大肠火盛，肠风便血，湿热便秘，肛门肿痛。

用法用量 口服：每次 1 丸，每日 2 次。

注意事项 ①忌食辛辣；孕妇忌服。②三岁以下儿童慎用。③失血过多，身体虚弱者禁用。④痔疮便血，发炎肿痛严重和便血呈喷射状者，应去医院就诊。⑤明确诊断的便血，必须去医院就诊。⑥过敏体质者慎用。

剂型规格 大蜜丸剂：每丸 9g。

荷叶丸
Heye Wan

药物组成 荷叶、藕节、大蓟（炭）、知母、黄芩（炭）、地黄（炭）、棕榈（炭）、栀子（焦）、香墨、白茅根（炭）、玄参、白芍、当归、小蓟（炭）。

功能主治 凉血止血，用于咯血，衄血，尿血，便血，崩漏。

用法用量 口服：每次 1 丸，每日 2~3 次。

注意事项 ①忌食辛辣油腻食物，忌气恼。②本品可嚼服，也可分份吞服。

剂型规格 大蜜丸剂：每丸 9g。

断血流片
Duanxueliu Pian

药物组成 断血流。

功能主治 凉血止血。用于功能性子宫出血、月经过多、产后出血、子宫肌瘤出血及咯血、吐血、尿血、便血、皮肤紫癜等。

用法用量 口服：片剂，每次 3~6 片，每日 3 次。

注意事项 极少数患者有胃部不适感觉，减量或停药后自行消失。

剂型规格 片剂：每片含干浸膏 0.3g。

脏连丸
Zanglian Wan

药物组成 黄连、黄芩、地黄、赤芍、当归、槐角、槐花、荆芥穗、地榆（炭）、阿胶。

功能主治 清肠止血。用于肠热便血，肛门灼热，痔疮肿痛。

用法用量 口服：大蜜丸，每次 1 丸；小蜜丸，每次

9g；水蜜丸，每次 6~9g。均每日 2 次。

注意事项 ①经期及哺乳期妇女慎用，儿童、孕妇、哺乳期妇女、年老体弱及脾虚大便溏者应在医师指导下服用。②过敏体质者慎用。

剂型规格 ①大蜜丸剂：每丸 9g。②小蜜丸、水蜜丸剂：每袋 18g。

宫血宁胶囊
Gongxuening Jiaonang

药物组成 重楼。

功能主治 凉血，止血，清热解毒。用于崩漏下血，月经过多，产后或流产后宫缩不良出血及功能性子宫出血属血热妄行证者。

用法用量 口服：每次 1~2 粒，每日 3 次。在月经期或子宫出血期服用。

注意事项 ①孕妇忌服。②胃肠道疾病患者慎用或减量服用。

剂型规格 胶囊剂：每粒 0.13g。

妇月康胶囊
Fuyuekang Jiaonang

药物组成 当归、川芎、益母草、桃仁、红花、徐长卿、炙甘草。

功能主治 活血，祛瘀，止痛。用于产后恶露不尽，小腹疼痛，也可用于上节育环后引起的阴道流血，月经过多。

用法用量 口服：每次 4 粒，每日 2 次。

注意事项 孕妇忌服。

剂型规格 胶囊剂：每粒 0.6g。

葆宫止血颗粒
Baogong Zhixue keli

药物组成 牡蛎、白芍、侧柏叶、地黄、金樱子、柴胡、三七、椿皮、仙鹤草、大青叶。

功能主治 固经止血，滋阴清热，用于子宫出血，功能性子宫出血，上环后子宫出血，月经过多，经期延长，产后出血，流产后出血。

用法用量 口服：开水冲服，每次 1 袋，每天 2 次。月经来后开始服药，14 天为一个疗程，连续服用 2 个月经周期。

注意事项 目前尚未见不良反应报道。

剂型规格 颗粒剂：每袋 15g。

第十一节　安　神　剂

一、重镇安神剂

朱砂安神丸
Zhusha Anshen Wan

药物组成 朱砂，当归，地黄，黄连，炙甘草。

功能主治 清心养血，镇惊安神。用于心火亢盛，心神不宁，胸中烦热，心悸易惊，失眠多梦。

用法用量 口服：大蜜丸，每次 1 丸；小蜜丸，每次 9g；水蜜丸，每次 6g。每日 1~2 次，温开水送服。

注意事项 ①不宜多服或久服，儿童尤不宜久用；心气不足，心神不安者勿用。②孕妇忌服。

剂型规格 ①大蜜丸剂：每丸 9g。②小蜜丸或水蜜丸剂：每瓶 40g。

清心沉香八味丸
Qingxin Chenxiang Bawei Wan

药物组成 沉香、广枣、檀香、紫檀香、红花、肉豆蔻、天竺黄、北沙参。

功能主治 清心肺，理气，镇静安神。用于心肺火盛，胸闷不舒，胸肋闷痛，心慌气短。

用法用量 口服：每次 20~25 粒，每日 1~2 次。

注意事项 孕妇忌服。

剂型规格 丸剂：每 8 粒 1g。

磁朱丸
Cizhu Wan

药物组成 磁石（煅）、朱砂（水飞）、六神曲（炒）。

功能主治 摄纳潜阳，镇惊安神，清心明目。用于心肾阴虚、心阳偏亢、心悸失眠、耳鸣耳聋、视物昏花。

用法用量 口服：每日 2 次，每次 3~6g，空腹温开水送服，7 岁以下，服成人量的 1/2。

注意事项 ①脾胃虚弱而胃脘疼痛者慎用；②气虚下陷、急性眼痛、孕妇及胃溃疡、肝肾功能差者禁用；③不宜多服或久服；不宜与碘、溴化物并用。④偶见胃不适，皮疹等不良反应。

剂型规格 水丸剂：每 30 粒 3g。

二、滋养安神剂

天王补心丸
Tianwang Buxin Wan

药物组成 丹参、当归、石菖蒲、党参、茯苓、五味子、麦冬、天冬、地黄、玄参、远志、酸枣仁、柏子仁、桔梗、甘草、朱砂。

功能主治 滋阴养血，养心安神。用于心阴不足、心悸健忘、失眠多梦、大便干燥。

用法用量 口服：大蜜丸，每次1丸；小蜜丸，每次9g；水蜜丸，每次6g。均每日2次，温开水送服。

注意事项 ①脾胃虚寒、胃纳欠佳、痰湿留滞者均不宜服用。②偶见全身皮肤红疹发痒，消化不良，轻度腹泻。③不宜长期服用。

剂型规格 ①大蜜丸剂：每丸9g。②小蜜丸、水蜜丸剂：每瓶60g；100g；250g。

宁心宝胶囊
Ningxinbao Jiaonang

药物组成 冬虫夏草菌体培养物（虫草头孢菌粉）。

功能主治 益肝肾，补精髓，止血化痰。用于虚劳咳嗽，吐血，阳痿，腰膝酸痛，遗精，肺结核咳血，老年人虚弱性慢性咳喘，病后盗汗，自汗或贫血等。

用法用量 口服：每次2粒，每日3次，饭前温开水送服，疗程2周。

注意事项 ①凡阴虚火旺，血分有热，胃火炽盛，肺有痰热，外感热病者禁用。②忌油腻食物。③本品宜饭前服用。

剂型规格 胶囊剂：每粒含纯菌丝粉0.25g。

安神补心丸
Anshen Buxin Wan

药物组成 丹参、五味子、石菖蒲、合欢皮、旱莲草、女贞子、夜交藤、生地、珍珠母等。

功能主治 养心安神。用于心悸、失眠、头晕耳鸣、健忘、神志不宁。

用法用量 口服：成人，每次15粒，每日3次，温开水送服。

注意事项 ①外感发热患者忌服。②偶有胃痛、食欲减退等不良反应。③服药期间要保持情绪乐观，切忌生气恼怒。④过敏体质者慎用。

剂型规格 丸剂：每15粒2g。

安神补脑液
Anshen Bunao Ye

药物组成 干姜、鹿茸、制何首乌、淫羊藿、红枣等。

功能主治 生精补髓，滋生气血，安神补脑。用于头晕耳鸣，恍惚健忘，失眠心悸等症。

用法用量 口服：每次10ml，每日2次，早晚服用，60支为一疗程。

注意事项 ①服药期间要保持情绪乐观，切忌生气恼怒。②感冒发热病人不宜服用。③过敏体质者慎用。

剂型规格 溶液剂：每支10ml。

安神健脑液
Anshen Jiannao Ye

药物组成 人参、麦冬、枸杞等。

功能主治 养心安神，益气生津，活血固肾。用于心血不足、气阴两虚或肝肾两虚引起的失眠、多梦、心悸乏力、口渴津少、虚汗较多等。

用法用量 口服：每次10ml，每日3次。

注意事项 ①外感发热患者忌服。②本品宜餐后服。③服本药时不宜同时服用藜芦、五灵脂、皂荚或其制剂；不宜喝茶和吃萝卜，以免影响药力。④过敏体质者慎用。

剂型规格 溶液剂：每支10ml（每毫升含生药1g）。

枣仁安神液
Zaoren Anshen Ye

药物组成 酸枣仁、丹参、五味子。

功能主治 补心养肝，安神益智。用于心肝血虚、神经衰弱引起的失眠健忘、头晕、头痛等症。

用法用量 口服：每次10~20ml，睡前服用，用时摇匀。

注意事项 ①孕妇慎用。②由于消化不良所导致的睡眠差者忌用。③过敏体质者慎用。

剂型规格 溶液剂：每支10ml。

柏子养心丸
Baizi Yangxin Wan

药物组成 柏子仁、党参、黄芪（蜜炙）、川芎、当归、茯苓、远志（制）、酸枣仁、肉桂、五味子（蒸）、半夏曲、朱砂、甘草（蜜炙）。

功能主治 补血养血，安神。用于心气虚寒，心悸易惊，失眠多梦，健忘。

用法用量 口服：大蜜丸，每次1丸；小蜜丸，每次9g；水蜜丸，每次6g；每日2次，温开水送服。

注意事项 ①阴虚火旺或肝阳上亢者禁用。②保持精神舒畅，劳逸适度；忌过度思维，避免恼怒、抑郁、惊恐等不良情绪。③失眠患者睡前不宜饮用浓茶、咖啡等兴奋性饮品。④宜饭后服用。⑤本品处方中含朱砂，不可过服、久服；不可与溴化物、碘化物药物同服。⑥孕妇及哺乳期妇女、儿童、老年人使用本品应遵医嘱。⑦过敏体质者慎用。

剂型规格 ①大蜜丸剂：每丸 9g。②小蜜丸、水蜜丸剂：每瓶 18g；60g；120g。

坤泰胶囊
Kuntai Jiaonang

药物组成 熟地黄、黄连、白芍、黄芩、阿胶、茯苓。

功能主治 滋阴清热，安神除烦。用于绝经期前后诸证。阴虚火旺者，症见潮热面红、自汗盗汗、心烦不宁、失眠多梦、头晕耳鸣、腰膝酸软、手足心热，妇女卵巢功能衰退、更年期综合征见上述表现者。

用法用量 口服：每次 4 粒，每日 3 次，2~4 周为一疗程，或遵医嘱。

注意事项 服药后腹胀，胃痛，可改为饭后服药或停药处理。

剂型规格 胶囊剂：每粒 0.5g。

第十二节　固　涩　剂

玉屏风丸（片、颗粒、散、口服液、袋泡茶）
Yupingfeng Wan

药物组成 黄芪、白术（炒）、防风。

功能主治 益气固表止汗。用于表虚自汗，易感风邪。

用法用量 口服：①片剂，每次 7 片，每日 2 次。②水丸，成人，每次 6~9g，儿童，每次 2~4g，每日 3 次。③颗粒剂，每次 1 袋，每日 3 次，开水冲服。④散剂，每次 6g，每日 2 次，温开水冲服。⑤口服液：每次 10ml，每日 3 次。⑥袋泡茶，每次 3g，开水浸泡 15 分钟后饮服，每日 2~3 次。

注意事项 偶见轻度口干。

剂型规格 ①片剂。②水丸：每袋 18g。③颗粒剂：每袋 10g。④散剂：每袋 12g。⑤袋泡剂：每袋 3g。⑥口服液：每支 10ml。

四神丸
Sishen Wan

药物组成 肉豆蔻、补骨脂、五味子、吴茱萸、大枣。

功能主治 温肾暖脾，涩肠止泻。用于五更泄泻，久泻不愈，食少不化，腰酸腹痛，肢冷乏力等。

用法用量 口服：每次 9g，每日 1~2 次，早晚淡盐汤或温开水送服。

注意事项 胃肠实热所致的泻泄及腹痛者忌用。

剂型规格 水丸剂：每袋 9 克。

金锁固精丸
Jinsuo Gujing Wan

药物组成 沙苑子、芡实、莲须、煅龙骨、莲子粉、煅牡蛎。

功能主治 补肾养精，固涩止遗。主治肾虚精关不固，梦遗滑泻，目眩耳鸣，腰膝酸痛，四肢无力，烦躁盗汗，失眠多梦等。

用法用量 口服：每次 9g，每日 2 次，空腹淡盐水或温开水送服。

注意事项 感冒发热勿服，肝经湿热下注或阴虚火旺而致的遗精不宜使用。

剂型规格 水丸剂：每袋 9g。

缩尿丸
Suoniao Wan

药物组成 益智仁，乌药，山药。

功能主治 温肾止遗。用于下元虚冷，小便频数，以及小儿遗尿等病症。

用法用量 口服：成人，每次 3~6g，每日 3 次，空腹温开水送服，儿童遵医嘱。

注意事项 ①忌辛辣、刺激性食物。②感冒发热病人不宜服用。③本品宜饭前服用。④过敏体质者慎用。

剂型规格 水丸剂：每 20 粒 1g。

固精丸
Gujing Wan

药物组成 黄柏（盐炒）、黄芩（酒炒）、椿皮（炒）、香附（醋制）、白芍（炒）、龟板（制）。

功能主治 滋阴清热，固精止带。用于阴虚血热，月经先期，量多，色紫黑，赤白带下。又可用于经水频来，淋漓不断，崩漏，胎漏及产后恶露不尽。

用法用量 口服：每次 6g，每日 2 次。

注意事项 ①气血虚弱者慎用；②忌食辛辣油腻食物。

剂型规格 水丸剂：每袋 18g。

第十三节 祛痰剂

一、燥湿化痰剂

二陈丸（合剂）
Erchen Wan

药物组成 陈皮、半夏、茯苓、甘草（炙）。

功能主治 燥湿化痰，理气和胃。用于湿痰咳嗽，痰白量多，胸膈胀满，恶心呕吐，头晕心悸。

用法用量 口服：①丸剂，每次9~15g，每日2次，温开水送服。②浓缩丸，每次12~16丸，每日3次。③合剂，每次10~15ml，每日3次，用时摇匀。

注意事项 ①本品辛香温燥易伤阴津，不宜长期服用，对已有咯血、吐血、消渴、阴虚、血虚者均忌用。②忌生冷油腻。③不宜在服药期间同时服用滋补性中药。④肺阴虚所致的燥咳不适用。⑤支气管扩张、肺脓疡、肺心病、肺结核患者出现咳嗽时应去医院就诊。⑥过敏体质者慎用。

剂型规格 ①水泛丸剂：每50粒3g，每袋9g。②浓缩丸剂：每8丸相当于原生药3g。③合剂：每瓶150ml。

橘红丸（片、颗粒、口服液）
Juhong Wan

药物组成 化橘红、陈皮、半夏（制）、茯苓、甘草、桔梗、苦杏仁、紫苏子（炒）、紫菀、款冬花、瓜蒌皮、浙贝母、生地黄、麦冬、石膏。

功能主治 清肺，化痰，止咳。主治咳嗽痰多，痰不易出，胸闷口干。

用法用量 口服：①片剂，每次4~6片，每日2次；②颗粒剂，开水冲服，每次11g，每日2次；③大蜜丸，每次2丸；小蜜丸，每次12g，均每日2次；④口服液，每次10ml，每日2~3次。

注意事项 ①忌食辛辣油腻食物，慎风寒，孕妇慎服。②不宜在服药期间同时服用滋补性中药。③气虚咳喘及阴虚燥咳者不适用。④支气管扩张、肺脓疡、肺心病、肺结核患者出现咳嗽时应去医院就诊。⑤过敏体质者慎用。

剂型规格 ①片剂：每片0.42g。②颗粒剂：每袋11g（相当于原生药7g）。③大蜜丸剂：每丸重6g；④小蜜丸剂：每。⑤溶液剂：每支10ml。

二、清热化痰剂

小儿止咳糖浆
Xiao'er Zhike Tangjiang

药物组成 氯化铵、甘草流浸膏、桔梗流浸膏、橙皮酊。

功能主治 镇咳祛痰。用于小儿感冒引起的咳嗽。

用法用量 口服：2岁以下遵医嘱；2~5岁，每次5ml；5岁以上，每次5~10ml。每日3~4次，服药期间多饮开水。

注意事项 ①本品含氯化铵。肝肾功能异常者慎用；消化性溃疡患者应在医师指导下使用。②2岁以下用量应咨询医师或药师。③本品不宜久服。④过敏体质者慎用。

剂型规格 糖浆剂：每瓶100ml。

王氏保赤丸
Wangshi Baochi Wan

药物组成 大黄、黄连、巴豆霜、川贝母、姜淀粉、荸荠粉、天南星（制）、朱砂。

功能主治 清热泻火，涤痰平喘，消积导滞。用于小儿乳滞疳积、感冒发热、喘咳痰鸣、胃呆食减、呕泻腹胀、痰厥急惊。对成人肠胃不清、痰食阻滞者亦有疗效。

用法用量 口服：本品丸粒很小，哺乳期妇女哺乳时，可将丸药附在乳头上，使丸药与乳汁一起呷下，但不宜用水灌服，以免停留口内舌底，不能一次吞下。6个月以内婴儿，每次服5粒；6个月至3岁，每超过一个月加一粒（不足一个月者按一个月计算）；3岁以上，每超过一岁加5粒；8~14岁，每次60粒；成人，每次120粒（0.3g）。每日1次，重症每日2次，或遵医嘱。

注意事项 目前尚未见不良反应报道。

剂型规格 微丸剂：每120丸0.3g，每支60丸。

贝羚散（胶囊）
Beiling San

药物组成 川贝母、羚羊角、猪胆汁、麝香、沉香、青礞石、硼砂等。

功能主治 清热化痰。用于痰热喘咳。

用法用量 口服：①胶囊剂，成人，每次0.6g，每日3次；小儿，每次0.15~0.6g，周岁以内酌减，每日2次；②散剂，每次1~2瓶，每日3次，温开水送服，儿童酌减。

注意事项 大便溏薄者停用。

剂型规格 ①胶囊剂：每粒0.3g。②散剂：每瓶0.3g。

竹沥达痰丸
Zhuli Datan Wan

药物组成 大黄（酒制）、黄芩、橘红、硝石、青礞石、沉香、生姜、半夏（制）、竹沥、甘草。

功能主治 豁除顽痰，清火顺气。用于痰热上壅，顽痰交结，咳喘痰多，大便干燥，烦闷癫狂。

用法用量 口服：每次6~9g。

注意事项 忌食辛辣生冷，孕妇忌服。

剂型规格 水丸剂：每50粒3g。

鲜竹沥
Xianzhuli

药物组成 鲜竹沥。

功能主治 清热镇惊，润燥涤痰。用于咳嗽痰多，中风舌强，气喘胸闷，以及小儿痰热惊风等症。

用法用量 口服：每次15~30ml，每日2次，小儿酌减，或遵医嘱。

注意事项 ①寒痰、湿痰、饮食生痰、脾虚便溏等有寒湿症象患者忌服。②在有效药期内，有少许沉淀并非变质，摇匀即服，疗效正常。

剂型规格 溶液剂：每瓶100ml。

蛇胆陈皮散（片、胶囊、口服液）
Shedan Chenpi San

药物组成 蛇胆汁、陈皮（蒸）。

功能主治 顺气化痰，祛风健胃。用于风寒咳嗽，痰多呕逆。

用法用量 口服：①片剂，每次2~4片，每日3次；②胶囊剂，每次1~2粒，每日2~3次；③散剂，成人，每次0.3~0.6g，2岁以下儿童每次0.3g，每日2~3次；④口服液，每次1支。

禁忌 孕妇禁用。应注意患者有无合并症，如有肺炎、肺结核、中耳炎等，需配合适当的药物治疗。

注意事项 ①忌食辛辣、油腻食物。②不宜在服药期间同时服用滋补性中药。③本品适用于痰热阻肺，咳嗽痰多火热壅盛者。④支气管扩张、肺脓疡、肺心病、肺结核患者出现咳嗽时应去医院就诊。⑤过敏体质者慎用。

剂型规格 ①片剂：每片含蛇胆汁26mg。②胶囊剂：每粒0.34g。③散剂：每瓶0.3g。④溶液剂：每支20ml。

清肺抑火丸（片）
Qingfei Yihuo Wan

药物组成 黄芩、栀子、大黄、黄柏、苦参、前胡、桔梗、浙贝母、知母、天花粉。

功能主治 清肺止咳，化痰通便。用于肺热咳嗽、咽喉肿痛、衄血、便秘等。

用法用量 口服：①片剂，每次4片，每日2次，用温开水送服。②水丸，每次6g，每日2~3次。

注意事项 ①风寒咳嗽者及孕妇忌服，体弱便溏者勿服。②忌食辛辣、油腻食物。③本品适用于痰热阻肺，咳嗽痰多火热壅盛者。④支气管扩张、肺脓疡、肺心病、

肺结核患者出现咳嗽时应去医院就诊。⑤过敏体质者慎用。

剂型规格 ①片剂：每片0.6g。②水丸剂：每50丸6g。

礞石滚痰丸（片）
Mengshi Guntan Wan

药物组成 金礞石（煅）、沉香、黄芩、熟大黄。

功能主治 降火逐痰，通便散结。用于顽痰壅肺，咳喘痰稠，躁狂，大便秘结。

用法用量 口服：①片剂，每次8片，每日1次；②水泛丸，成人，每次9g，每日1~2次；空腹温开水送服，儿童遵医嘱。

注意事项 ①本方攻逐之力峻猛，非痰热实证者忌用。②体虚者及孕妇忌用。③限用于急惊实热，小儿虚寒成惊者忌用。④病好即止，切勿久服过量。

剂型规格 ①水泛丸：每瓶60g。②片剂：每片0.32g。

三、润燥化痰剂

贝母二冬膏
Beimu Erdong Gao

药物组成 川贝母、天冬、麦冬。

功能主治 润燥化痰，止咳。用于肺阴虚损之咳嗽，干咳少痰，舌红无苔或少苔，脉细数。

用法用量 口服：每次9~20g，每日2次，热开水冲服。

注意事项 ①风寒咳嗽所致痰多、白沫患者忌服。②肺寒咳嗽者禁服。③本品适用于阴虚燥咳，其表现为干咳，咳声短促，痰少质粘，口干咽燥，或手足心热，盗汗。④支气管扩张、肺脓疡、肺心病、肺结核、糖尿病患者应在医师指导下服用。⑤过敏体质者慎用。

剂型规格 浸膏剂：每瓶300g。

二母宁嗽片（颗粒、丸）
Ermu Ningsou Pian

药物组成 川贝母、知母、石膏、栀子（炒）、黄芩、桑白皮（蜜炙）、茯苓、瓜蒌子（炒）、陈皮、枳实（麸炒）、甘草（蜜炙）、五味子（蒸）。

功能主治 清肺润燥，化痰止咳。用于燥热蕴肺所致的咳嗽，痰黄而黏不易咳出，胸闷气促，久咳不止，声哑喉痛。

用法用量 口服：①片剂：每次4片，每日2次。②颗粒剂：每次1袋，每日2次。③丸剂：大蜜丸，每次1丸，每天2次；水蜜丸，每次6g，一日2次。

注意事项 ①孕妇禁用。②外感风寒，痰涎壅盛者禁用。③不宜在服药期间同时服用滋补性中药。④脾胃虚

寒症见：腹痛、喜暖、泄泻者慎服。⑤有支气管扩张、肺脓疡、肺心病、肺结核患者出现咳嗽时应去医院就诊。⑥过敏体质者慎用。

剂型规格 ①片剂：每片 0.55g。②颗粒剂：每袋 10g。③丸剂：大蜜丸剂，每丸 9g；水蜜丸剂：每 100 丸 10g。

润肺膏
Runfei Gao

药物组成 莱阳梨清膏、党参、黄芪（蜜炙）、紫菀（蜜炙）、百部（蜜炙）、川贝母。

功能主治 润肺益气，止咳化痰。用于肺虚气弱，胸闷不畅，久咳痰嗽，气喘自汗。

用法用量 口服：开水冲服，每次 15g，每日 2 次。

注意事项 ①本品适用于气虚咳嗽，其表现为咳嗽短气，咳声低弱，痰吐稀薄，自汗畏风，体虚乏力。②服药期间，若患者出现寒热表现，或出现喘促气急者，或咳嗽加重，痰量明显增多者应到医院就诊。③过敏体质者慎用。

剂型规格 膏剂：每瓶 250g。

四、温化寒痰剂

痰饮丸
Tanyin Wan

药物组成 附子、肉桂、干姜、白术、苍术、白芥子、苏子、莱菔子、甘草。

功能主治 温补脾肾，助阳化饮，止咳平喘。用于脾肾阳虚、痰饮阻肺引起的虚寒性咳嗽，痰多气喘等症。

用法用量 口服：成人，每次 14 粒；11~16 岁，每次 7 粒；5~10 岁，每次 5 粒；每日早晚各 1 次。

注意事项 ①孕妇禁用。②热性咳嗽、阴虚咳嗽、痰色黄稠者禁用。③少数患者服药后可出现头晕、口干、恶心、便秘等副作用，多数症状可自行消失。

剂型规格 浓缩丸剂：每 10 丸 1.8g。

祛痰止咳颗粒
Qutan Zhike Keli

药物组成 党参、水半夏、芫花（醋制）、甘遂（醋制）、紫花杜鹃、明矾等。

功能主治 健脾燥湿，祛痰止咳。主要用于慢性支气管炎及支气管炎合并肺气肿、肺心病所引起的痰多、咳嗽、喘息等症。

用法用量 口服：温开水冲服，每次 12g，每日 2 次，小儿酌减。

注意事项 孕妇慎用。

剂型规格 颗粒剂：每袋 6g。

五、治风化痰剂

小儿百寿丸
Xiao'er Baishou Wan

药物组成 钩藤、僵蚕（麸炒）、胆南星（酒制）、天竺黄、桔梗、木香、砂仁、陈皮、苍术（制）、茯苓、山楂（炒）、六神曲（麸炒）、麦芽（炒）、薄荷、滑石、甘草、朱砂、牛黄。

功能主治 清热散风，消食化滞，镇惊熄风，化痰止咳。用于小儿外感风热，发热头痛，消化不良，停食停乳，厌食嗳气，咳嗽痰多，内热惊风。

用法用量 口服：每次 1 丸，每日 2 次，周岁以内小儿酌减。

注意事项 ①忌食油腻。②本品处方中含朱砂，不宜过量久服，肝肾功能不全者慎用。③本品可嚼服，也可分份吞服。

剂型规格 蜜丸剂：每丸 3g。

医痫丸
Yixian Wan

药物组成 生白附子、天南星（制）、半夏（制）、猪牙皂、僵蚕（炒）、乌梢蛇（制）、蜈蚣、全蝎、白矾、雄黄、朱砂。

功能主治 祛风化痰，定痫止痛。用于癫痫抽搐，时发时止。

用法用量 口服：每次 3g，每日 2~3 次，小儿酌减。

注意事项 ①孕妇禁用。②本品含剧毒药，不宜多服。③体虚正气不足者慎用。④如服药期间出现恶心呕吐，心率过缓等不适症状，应及时就医。⑤合并慢性胃肠病、心血管病、肝肾功能不全者忌用。⑥忌食辛辣、肥甘厚味之品。⑦临床应用有恶心、呕吐、心率过缓的副作用。

剂型规格 水泛丸剂：每袋 3g。

六、化痰散结剂

夏枯草膏
Xiakucao Gao

药物组成 夏枯草。

功能主治 清火，明目，散结，消肿。用于头痛眩晕，瘰疬，瘿瘤，乳痈肿痛，甲状腺肿大，淋巴结核，乳腺增生症，高血压症。

用法用量 口服：成人，每次 9g，每日 2 次；7 岁以下儿童，服成人 1/2 量；3~7 岁，服成人 1/3 量。

注意事项 ①孕妇忌服。②体虚者慎服。

剂型规格 浸膏剂：每瓶 120g。

消瘿丸
Xiaoying Wan

药物组成 昆布、海藻、蛤壳、浙贝母、桔梗、陈

皮、夏枯草，槟榔。

功能主治 散结消瘿。用于瘿瘤初起；单纯型地方性甲状腺肿。

用法用量 口服：每次 1 丸，每日 3 次，饭前服用，小儿酌减。

注意事项 忌食辛辣刺激之品。

剂型规格 蜜丸剂：每丸 3g。

第十四节　止咳平喘剂

一、止咳剂

儿童清肺丸
Ertong Qingfei Wan

药物组成 麻黄、紫苏叶、细辛、薄荷、前胡、浙贝、橘红、半夏、瓜蒌皮、生石膏、黄芩、天花粉、板蓝根、杏仁、苏子、桑叶、枇杷叶、葶苈子、白前、青礞石、菖蒲、甘草。

功能主治 清肺，化痰，止咳。用于小儿外感咳嗽，发热，恶寒或恶风，痰多稀白等。

用法用量 口服：1 岁以下，每日 2 次，每次半丸；1~3 岁，每次 1 丸，每日 2 次；3 岁以上，每次 1 丸，每日 3 次。

注意事项 ①忌油腻生冷食物。体弱久嗽及喘息病者慎用。②不宜在服药期间同时服用滋补性中药。③婴幼儿应在医师指导下服用。④内蕴痰热咳嗽，阴虚燥咳、体弱久嗽者不适用。⑤喘憋、面青唇紫者，应及时就医。⑥严格按用法用量服用，本品不宜长期服用。⑦过敏体质者慎用。⑧本品可嚼服，也可分份吞服。

剂型规格 蜜丸剂：每丸 3g。

三蛇胆川贝母
Sanshedan Chuanbeimu

药物组成 眼镜蛇胆汁、金环蛇胆汁、过树榕蛇胆汁、川贝母。

功能主治 清肺止咳，祛痰。用于肺热咳嗽、痰多。

用法用量 口服：每次 0.3~0.6g，每日 2~3 次，开水冲服，小儿酌减。

注意事项 ①阳虚肢冷、脾胃虚弱、便溏者慎用。②支气管扩张、肺脓疡、肺心病、肺结核患者应在医师指导下服用。③孕妇、体质虚弱及脾胃虚寒者慎用。④过敏体质者慎用。

剂型规格 散剂：每瓶 0.6g。

小儿清脾热咳嗽颗粒
Xiao'er Qingpire Kesou Keli

药物组成 银花、连翘、板蓝根、生石膏、麻黄、杏仁、鱼腥草、黄芩、知母、麦冬、甘草。

功能主治 清热解毒，宣肺止咳，化痰平喘。用于发热，口渴欲饮，呼吸气促，喘憋鼻煽，咳声不断、烦躁不安，夜寐不宁，便干尿黄等。

用法用量 口服：不满周岁的小儿，每次 4g；1~3 岁，每次 6g；3~5 岁，每次 8g；5 岁以上，每次 12g，每日 3 次，开水冲服。

注意事项 目前尚未见不良反应报道。

剂型规格 颗粒剂：每袋 12g。

止咳橘红丸（片、口服液）
Zhike Juhong Wan

药物组成 橘红、陈皮、茯苓、苦杏仁、麦冬、瓜蒌皮、地黄、石膏、半夏、紫苏子、紫菀、桔梗、知母、款冬花、甘草。

功能主治 清热止咳，润肺化痰。用于痰热阻肺引起的咳嗽痰多、胸满气短、咽干喉痒。

用法用量 口服：①片剂，每次 4~6g，每日 2 次。②丸剂，每次 2 丸，每日 2 次；③口服液，每次 10ml，每日 2~3 次。小儿酌减。

注意事项 ①忌食辛辣油腻食物。②本品适用于肺热燥咳，其表现为干咳，咽喉干燥，痰少而质粘，不易咯出。③支气管扩张、肺脓疡、肺心病、肺结核患者应在医师指导下服用。④过敏体质者慎用。⑤偶可出现口干，停药 2~3 日后自行消失。

剂型规格 ①片剂：每片 0.42g。②蜜丸剂：每丸 6g。③溶液剂：每支 10ml。

羊胆丸
Yangdan Wan

药物组成 羊胆干膏、百部、白及、浙贝母、甘草。

功能主治 止咳化痰，止血。用于咳嗽，痰中带血，百日咳。

用法用量 口服：每次 3g，每日 3 次。

注意事项 孕妇慎用，忌食辛冷油腻之物。

剂型规格 水丸剂：每瓶 60g。

急支糖浆（颗粒）
Jizhi Tangjiang

药物组成 金荞麦、四季青、鱼腥草、麻黄等。

功能主治 清热化痰，宣肺止咳。用于风热犯肺或痰热壅肺所致的咳嗽痰黄，发热面赤，胸闷，口渴引饮，小便短赤。

用法用量 口服：①糖浆剂，每次 20～30ml，每日 3～4 次，小儿酌减。②颗粒剂，每次 4g，每日 3 次，或遵医嘱。

注意事项 ①寒证者忌服。②忌食辛辣燥热之品。③不宜在服药期间同时服用滋补性中药。④支气管扩张、肺脓疡、肺心病、肺结核患者出现咳嗽时应去医院就诊。⑤过敏体质者慎用。⑥运动员慎用。

剂型规格 ①糖浆剂：每瓶 100ml；200ml；②颗粒剂：每袋 4g。

蛇胆川贝枇杷膏
Shedan Chuanbei Pipa Gao

药物组成 蛇胆汁、川贝母、枇杷叶、半夏、桔梗、薄荷脑。

功能主治 润肺止咳、祛痰平喘。用于咳嗽，痰黏，咯之不爽，胸闷气喘。

用法用量 口服：每次 15ml，每日 3 次，小儿酌减。

注意事项 ①糖尿病患者禁服。②不宜在服药期间同时服用滋补性中药。③有支气管扩张、肺脓疡、肺心病、肺结核患者出现咳嗽时应去医院就诊。④风寒表证引起的咳嗽慎服。⑤过敏体质者慎用。

剂型规格 流浸膏剂：每瓶 75ml；100ml。

京制咳嗽痰喘丸
Jingzhi Kesou Tanchuan Wan

药物组成 前胡、白前、枇杷叶、款冬花、杏仁、紫菀、旋复花、紫苏子、百部、浙贝母等。

功能主治 散风清热，宣肺止咳，祛痰定喘。用于外感风邪，痰热阻肺，咳嗽痰盛，气促哮喘，不能躺卧，喉中作痒，胸膈满闷，老年痰喘。

用法用量 口服：每次 30 粒，每日 2 次。8 岁以内小儿酌减。

注意事项 ① 本品含马兜铃药材，马兜铃酸可引起肾脏损害等不良反应。②本品为处方药，必须凭医师处方购买，在医师指导下使用，并定期检查肾功能，如发现肾功能异常应立即停药。③儿童及老年人慎用，孕妇、

婴幼儿及肾功能不全者禁用。④运动员慎用。

剂型规格 丸剂：每 100 粒 21g。

强力枇杷露
Qiangli Pipa Lu

药物组成 枇杷叶、罂粟壳、百部、白前、桑白皮、桔梗等。

功能主治 养阴敛肺，镇咳祛痰。用于久咳劳嗽，支气管炎等。

用法用量 口服：每次 15ml，每日 3 次，小儿酌减。

注意事项 ①儿童、孕妇、哺乳期妇女禁用；②糖尿病患者禁服。③不宜在服药期间同时服用滋补性中药。④有支气管扩张、肺脓疡、肺心病、肺结核患者出现咳嗽时应去医院就诊。⑤本品不宜长期服用，服药 3 天症状无缓解，应去医院就诊。⑥过敏体质者慎用。

剂型规格 溶液剂：每瓶 100ml；120ml；150ml；200ml。

解肌宁嗽丸（口服液）
Jieji Ningsou Wan

药物组成 紫苏叶、前胡、葛根、苦杏仁、桔梗、制半夏、陈皮、贝母、天花粉、枳壳、茯苓、木香、玄参、甘草。

功能主治 解表宣肺，止咳化痰。用于小儿风寒外感，肺气不宣，外风挟痰所致的恶寒发热，鼻流清涕，咳嗽痰多，口渴咽干等症。

用法用量 口服：①蜜丸，周岁以下小儿，每次半丸；2～3 岁，每次 1 丸。每日 2 次，用温开水送服。②口服液，3 岁以内，每次 2～5ml；3～12 岁，每次 5～10ml，每日 3 次。

注意事项 ①在服用咳嗽药时，应停止服用补益中成药。②过敏体质者慎用。

剂型规格 ①蜜丸剂：每丸 3g。②溶液剂。

鹭鸶咯丸
Lusiluo Wan

药物组成 麻黄、苦杏仁、石膏、甘草、细辛、紫苏子（炒）、白芥子（炒）、牛蒡子（炒）、瓜蒌皮、射干、青黛、蛤壳、天花粉、栀子（姜制）、牛黄。

功能主治 宣肺、化痰、止咳。用于痰浊阻肺引起的阵阵咳嗽、痰鸣气促、咽干声哑及百日咳症。

用法用量 口服：梨汤或温开水送服，每次 1 丸，每日 2 次。

注意事项 ①孕妇忌用，体虚便溏者勿服。

剂型规格 大蜜丸剂：每丸 1.5g。

止咳宝片
Zhikebao Pian

药物组成 紫菀、橘红、桔梗、枳壳、百部、五味

子、陈皮、干姜、荆芥、罂粟壳浸膏、甘草等。

功能主治 理肺祛痰，止咳平喘。用于外感咳嗽，痰多清稀，色白而粘，咳甚则喘，或原有咳喘，因寒而发，痰多不易咯出，以及慢性支气管炎与上呼吸道感染所致的久咳。

用法用量 口服：每次 2 片，每日 3 次，或遵医嘱。

注意事项 ①孕妇、婴儿及哺乳期妇女忌用。②肺热、肺痨之干咳及咳痰带血者慎用。③服药期间不宜再受风寒，并禁食冷物、辣椒及酒类。④不宜在服药期间同时服用滋补性中药。⑤本品含氯化铵，肝肾功能异常者及老年患者慎用。⑥消化性溃疡患者应在医师指导下使用。⑦支气管扩张、肺脓疡、肺心病、肺结核患者出现咳嗽时应去医院就诊。⑧过敏体质者慎用。

剂型规格 片剂：每片 0.35g。

止咳川贝枇杷膏
Zhike Chuanbei Pipa Gao

药物组成 平贝母流浸膏、枇杷叶、桔梗、半夏、薄荷脑。

功能主治 润肺，止咳，祛痰。用于咳嗽痰多，色白、黏稠而不宜咳出，伴见胸闷，舌苔白腻偏干，脉弦滑。

用法用量 口服：每次 10~20ml，每日 3 次。

注意事项 目前尚未见不良反应报道。

剂型规格 流浸膏剂：每瓶 300ml。

通宣理肺丸（胶囊、口服液）
Tongxuan Lifei Wan

药物组成 麻黄、紫苏叶、前胡、陈皮、桔梗、甘草、杏仁、半夏、茯苓、枳壳、黄芩。

功能主治 解表散寒，宣肺止咳。用于感冒咳嗽，发热恶寒，鼻流清涕，头痛无汗，肢体酸痛。

用法用量 口服：①丸剂：成人，每次 2 丸，每日 2~3 次；**7 岁以上儿童**，服成人 1/2 量；3~7 岁，服成人 1/3 量。②胶囊剂：每次 2 粒，每日 2~3 次；③口服液：每次 20ml，每日 2~3 次。

注意事项 ①孕妇禁用。②不宜在服药期间同时服用滋补性中药。③风热或痰热咳嗽、阴虚干咳者不适用。④有支气管扩张、肺脓疡、肺心病、肺结核患者出现咳嗽时应去医院就诊。⑤过敏体质者慎用。

剂型规格 ①蜜丸剂：每丸 6g。②胶囊剂：每粒 0.36g。③溶液剂：每支 10ml。

固本咳喘片
Guben Kechuan Pian

药物组成 固本 1 号：黄芪、党参、白术、防风、茯苓、甘草、陈皮、半夏、补骨脂、紫河车。固本 2 号：党参、白术、茯苓、甘草、五味子、补骨脂。

功能主治 益气固表，健脾益肾，祛痰止咳。用于慢性支气管炎等。

用法用量 口服：**成人**，每次 3 片，每日 3 次，温开水送服。脾肾阳虚、肺气虚损者服 1 号，素体阴虚或久服固本 1 号引起津液不足者服 2 号。

注意事项 ①感冒发热病人不宜服用。②支气管扩张、肺脓疡、肺心病、肺结核患者出现咳嗽时应去医院就诊。③本品仅用于慢性支气管炎缓解期，发作期不宜服用。④过敏体质者慎用。

剂型规格 片剂：每片含浸膏 0.3g。

苏子降气丸
Suzi Jiangqi Wan

药物组成 紫苏子（炒）、沉香、姜半夏、厚朴、前胡、陈皮、当归、甘草。

功能主治 降气化痰，温肾纳气。用于气逆痰壅，咳嗽喘息，胸膈痞塞。

用法用量 口服：每次 6g，每日 1~2 次。

注意事项 ①阴虚见舌红，无苔者忌服。②阴虚燥咳者忌服，其表现为干咳少痰、咽干咽痛、口干舌燥。③有支气管扩张、肺脓疡、肺结核、肺心病的患者及孕妇，应在医师指导下服用。④过敏体质者慎用。

剂型规格 丸剂：每 13 粒重 1g。

复方川贝精片
Fufang Chuanbeijing Pian

药物组成 麻黄浸膏、五味子（醋制）、川贝母、远志（去心，甘草制）、陈皮、法半夏、桔梗、甘草浸膏。

功能主治 化痰止咳，宣肺平喘。用于痰涎壅肺、肺失宣降所致的急慢性支气管炎、支气管扩张、咳嗽、痰喘。

用法用量 口服：每次 3~6 片，每日 3 次。

注意事项 ①高血压、心脏病、冠状动脉硬化患者忌服或遵医嘱；②孕妇慎用。③不宜在服药期间同时服用滋补性中药。④支气管扩张、肺脓疡、肺心病、肺结核患者出现咳嗽时应去医院就诊。⑤过敏体质者慎用。

剂型规格 片剂：每片 0.5g，含生药 0.25g。

痰咳净（片、散）
Tankejing

药物组成 桔梗、远志、咖啡因、杏仁、冰片、甘草。

功能主治 宣肺降气，消炎镇咳、促进排痰。用于咽喉炎，急、慢性支气管炎，哮喘，肺气肿，扁桃体炎，以及吸烟过度等外界刺激引起的咳嗽、痰多、气喘、胸闷等症。

用法用量 口服：①片剂，每次 1 片，每日 3~6 次；②散剂，将本品置口腔中含化吞服，**成人**，每次 0.2g，每日 3~6 次，小儿酌减。

注意事项 ①孕妇慎用。②本品为口含片，不宜吞服，糖尿病及脾胃虚寒泄泻者慎服。③不宜在服药期间同时服用滋补性中药。④有支气管扩张、肺脓疡、肺心病、肺结核患者出现咳嗽时应去医院就诊。⑤过敏体质者慎用。⑥本品含咖啡因。

剂型规格 ①片剂：每片 0.2g（含咖啡咽 20mg）。②散剂：每盒 5g 或 10g。

止喘灵注射液
Zhichuanling Zhusheye

药物组成 麻黄、杏仁等。

功能主治 平喘，止咳，祛痰。用于实喘，症见咳嗽有痰，气喘气短，伴胸部胀闷等。

用法用量 肌内注射：每次 2ml，每日 2~3 次。7 岁以下儿童酌减。

注意事项 ①青光眼患者禁用，婴幼儿慎用。②有严重高血压、心脏病、前列腺肥大者慎用。

剂型规格 注射剂：每支 2ml。

二、平喘剂

海珠喘息定片
Haizhu Chuanxiding Pian

药物组成 珍珠层粉、胡颓子叶、蝉蜕、防风、冰片、甘草、盐酸去氯羟嗪等。

功能主治 平喘，祛痰，镇静，止咳。用于支气管哮喘，慢性气管炎。

用法用量 口服：每次 2~4 片，每日 3 次。

禁忌 ①忌食生冷、辛辣、油腻、刺激性食物；②甲亢、心律不齐或高血压合并症、糖尿病以及前列腺增生而致排尿困难者慎用。③孕妇及哺乳妇女慎用。④老年人慎用。⑤过敏体质者慎用。⑥驾驶机、车、船、从事高空作业、机械作业工作期间慎用。

注意事项 目前尚未见不良反应报道。

剂型规格 片剂：每片 0.5g。

止咳定喘丸
Zhike Dingchuan Wan

药物组成 麻黄、杏仁、石膏、甘草等。

功能主治 镇咳平喘，通宣理肺。用于风邪化热，热壅于肺所致的咳嗽痰喘，胸满作喘，呼吸急促，喉中作响，咽干口渴，发热，有汗或无汗。

用法用量 口服：①丸剂：每次 6g，每日 2 次，温开水送服；②口服液：每次 10ml，每日 2~3次。小儿酌减。

注意事项 目前尚未见不良反应报道。

剂型规格 ①水丸剂：每袋 9g。②溶液剂：每支 10ml。

华山参气雾剂（片）
Huashanshen Qiwuji

药物组成 华山参。

功能主治 祛痰止咳，平喘宣肺。用于痰多咳喘，肺胀气满等症。

用法用量 口服：①片剂，每次 1~2 片，每日 3 次；极量，每次 4 片，每日 3 次。②口腔吸入：气雾剂，每日 3 次，每次喷 3 下，于喘息发作时立即使用，每瓶可喷 200 次左右。

注意事项 ①青光眼患者忌用。②孕妇、前列腺增生患者慎用。

剂型规格 ①片剂：每片 0.12mg。②气雾剂：每瓶 20ml。

消咳喘糖浆（片）
Xiaokechuan Tangjiang

药物组成 满山红

功能主治 止咳、祛痰、平喘。用于咳嗽、气喘、短气等。

用法用量 口服：①片剂，每次 4~5 片，每日 3 次。②糖浆剂，每次 10ml，每日 3 次。小儿酌减。

注意事项 本品有少许沉淀，服时振摇。

剂型规格 ①片剂：每片 0.3g。②糖浆剂：每瓶 100ml。

桂龙咳喘宁胶囊
Guilong Kechuanning Jiaonang

药物组成 瓜蒌皮、杏仁、大枣、生姜、桂枝、龙骨、半夏、黄连、甘草、白芍、牡蛎。

功能主治 止咳化痰，降逆平喘。用于风寒或痰湿阻肺引起的咳嗽、气喘、痰涎壅盛等。

用法用量 口服：每次 5 粒，每日 2~3 次。小儿酌减。

注意事项 ①忌生冷食物。②不宜在服药期间同时服用滋补性中药。③支气管扩张、肺脓疡、肺心病、肺结核患者出现咳嗽时应去医院就诊。④过敏体质者慎用。

剂型规格 胶囊剂：每粒 0.3g。

蛤蚧定喘胶囊（丸）
Gejie Dingchuan Jiaonang

药物组成 蛤蚧、瓜蒌子、麻黄、甘草等。

功能主治 滋阴清肺，祛痰平喘。用于虚劳久咳，年老哮喘，气短发热，胸满郁闷，自汗盗汗，不思饮食等。

用法用量 口服：①胶囊剂，每次 3 粒，每日 2 次，或遵医嘱；②大蜜丸，每次 1 丸，每日 2 次；③小蜜丸，每次 9g，每日 2 次。

注意事项 ①本品适用于肺肾两虚，痰浊阻肺，症见：虚痨久咳，动则气短，胸满郁闷，五心烦热，自汗盗汗，咽干口燥。②服药期间，若患者哮喘又急性发作或是出现寒热表证，或是咳嗽喘息加重，痰量明显增多者均应停药，并到医院就诊。③儿童、孕妇及脾胃虚寒者慎用。④过敏体质者慎用。

剂型规格 ①胶囊剂：每粒 0.5g。②大蜜丸剂：每丸 9g。③小蜜丸剂：每 60 粒 9g。

百令胶囊
Bailing Jiaonang

药物组成 发酵虫草菌丝体干粉。

功能主治 补肺肾，益精气。用于肺肾两虚引起的咳嗽、气喘、咯血、腰酸背痛及慢性支气管炎等症。

用法用量 口服：每次 5 粒，每日 3 次，儿童酌减。

饭后服用。

注意事项 ①感冒发热病人不宜服用。②过敏体质者慎用。

剂型规格 胶囊剂：每粒含原粉 0.2g。

固肾定喘丸
Gushen Dingchuan Wan

药物组成 附子、肉桂油、补骨脂、益智仁、金樱子（肉）、熟地黄、牡丹皮、泽泻、茯苓、车前子、牛膝、山药、砂仁。

功能主治 温阳补脾，利水消肿，纳气定喘。用于咳嗽、哮喘等病，症见气短喘息，心悸怔忡，腰酸腿软，倦怠肢冷，水肿等。

用法用量 口服：成人，每次 1.5~2g，每日 3 次。

注意事项 阴虚证勿服，感冒时停用。目前尚未见不良反应报道。

剂型规格 水丸剂：每瓶 35g。

第十五节 消导化积剂

一捻金（丸）
Yinianjin

药物组成 大黄、牵牛子（炒）、槟榔、人参、朱砂。

功能主治 清热、消食导滞，祛痰，通便。用于小儿内热积滞，停食停乳引起的痰涎壅盛、咳喘气促、胸腹胀满、惊悸不安、二便不利。

用法用量 口服：①散剂，1 岁以内，每次 0.3g；1~3 岁，每次 0.6g；4~6 岁，每次 1g。每日 1~2 次，温开水送服，或遵医嘱。②蜜丸，按说明书或遵医嘱服用。

注意事项 ①忌食生冷、油腻等物；②不宜过量服用，病好即停用；③脾肺两虚及患慢脾风者勿服。

剂型规格 ①散剂：每袋 0.4g；0.6g；1.2g；1.5g。②蜜丸剂：每丸 0.6g。

大山楂丸（口服液）
Dashanzha Wan

药物组成 山楂、六神曲（麸炒）、麦芽（炒）。

功能主治 开胃消食。用于食积停滞，脘腹胀满，消化不良等症。

用法用量 口服：①蜜丸，每次 1~2 丸，每日 1~3 次，温开水送服，小儿减半。②口服液：每次 1 支，每日 2 次。

注意事项 ①孕妇忌服，忌食生冷及刺激食物，慎油

腻，胃酸多者慎用。②不宜在服药期间同时服用滋补性中药。③脾胃虚弱，无积滞而食欲不振者不适用。④过敏体质者慎用。

剂型规格 ①蜜丸剂：每丸 6；9；10g。②溶液剂：每支 10ml。

小儿化食丸
Xiao'er Huashi Wan

药物组成 六神曲（炒焦）、山楂（焦）、麦芽（炒焦）、槟榔（炒焦）、莪术（醋制）、三棱（炒）、牵牛子（炒焦）、大黄。

功能主治 消食导滞，泻火通便。用于伤食伤乳引起的腹胀便秘，肚大青筋，红白痢疾和小儿胃热停食引起的肚腹胀满，恶心呕吐，烦躁口渴，大便干燥。

用法用量 口服：1 岁，每次 1 丸；1 岁以上，每次 2 丸，每日 2 次；1 岁以下酌减。

注意事项 ①脾虚腹胀泄泻者慎服。②忌食辛辣油腻之物。

剂型规格 蜜丸剂：每丸 1.5g。

至宝锭
Zhibao Ding

药物组成 紫苏叶、广藿香、薄荷、羌活、陈皮、白附子（制）、胆南星、白芥子、川贝母、槟榔、山楂（炒）、茯苓、六神曲（炒）、麦芽（炒）、琥珀、冰片、天麻、钩藤、僵蚕（炒）、蝉蜕、全蝎、牛黄、雄黄、滑

石、朱砂。

功能主治 散风清热，化痰消食。用于由外感风寒、停乳伤食引起的发热咳嗽、呕吐泄泻等症。

用法用量 口服：每次 1 丸，每日 2～3 次，周岁以内小儿酌减，温开水送服。

注意事项 ①忌食生冷、油腻之物。②脾胃虚寒者忌用。③本品内含朱砂、雄黄、全蝎、白附子等有毒药物，不可久用过量，以免中毒。

剂型规格 蜜丸剂：每丸 1.5g。

枳术丸
Zhizhu Wan

药物组成 枳实（炒）、白术（炒）。

功能主治 健脾消食，行气化湿。用于脾胃虚弱，食少不化，脘腹胀满。

用法用量 口服：每次 6g，每日 2 次，温开水送服，小儿酌减。

注意事项 ①忌食生冷及刺激性食物。②不宜在服药期间同时服用滋补性中药。③过敏体质者慎用。

剂型规格 水泛丸剂：每袋 6g；12g。

枳实导滞丸
Zhishi Daozhi Wan

药物组成 枳实（炒）、大黄、黄连（姜汁炒）、黄芩、六神曲（炒）、白术（炒）、茯苓、泽泻。

功能主治 消积导滞，清热利湿。用于食积气滞，脘腹胀痛，不思饮食，大便秘结，痢疾里急后重。

用法用量 口服：每次 6～9g，每日 2 次，空腹温开水送服，小儿酌减。

注意事项 ①忌食生冷食物。②孕妇及过敏体质者慎用。

剂型规格 水泛丸剂：每袋 6g；18g。

保和丸（片、合剂）
Baohe Wan

药物组成 山楂（焦）、六神曲（炒）、半夏（制）、茯苓、陈皮、连翘、莱菔子（炒）、麦芽（炒）。

功能主治 消食，导滞，和胃。用于食积停滞，消化不良，脘腹胀满，嗳腐吞酸，不思饮食等。

用法用量 口服：①片剂：每次 4 片，每日 2～3 次，小儿酌减；②大蜜丸：每次 1 丸，每日 2 次；③水丸：每次 6～9g，每日 2 次，温开水送服；④合剂：每次 10～30ml，每日 3 次。

注意事项 ①体虚无积滞者不宜服用。②孕妇慎用。③饮食宜清淡，忌酒及辛辣、生冷、油腻食物。④不适用于因肝病或心肾功能不全所致之饮食不消化，不欲饮食，脘腹胀满者。⑤身体虚弱或老年人不宜长期服用。⑥哺乳期妇女慎用。

剂型规格 ①片剂：每瓶 60 片。②大蜜丸剂：每丸 9g。③水泛丸剂：每 100 粒 6g。④合剂：每瓶 120ml。

加味保和丸
Jiawei Baohe Wan

药物组成 山楂（炒）、六神曲、麦芽（炒）、白术（炒）、香附（醋炙）、陈皮、茯苓、半夏（制）、枳实、枳壳（麸炒）、厚朴。

功能主治 消食健脾，理气和中。用于饮食不消，胸膈闷满，嗳气呕恶。

用法用量 口服：每次 6g，每日 2 次。

注意事项 ①孕妇慎用；②体虚无积滞者忌服。

剂型规格 丸剂：每 100 粒 6g。

消食退热糖浆
Xiaoshi Tuire Tangjiang

药物组成 柴胡、青蒿、知母、槟榔、荆芥穗、水牛角浓缩粉等。

功能主治 清热解毒，消食通便。主治儿童外感夹滞的实热证。

用法用量 口服：周岁以内，每次 5ml；1～3 岁，每次 10ml；4～6 岁，每次 15ml；7～10 岁，每次 20ml；10 岁以上，每次 25ml；每日 2～3 次。

注意事项 脾虚腹泻者忌服。

剂型规格 糖浆剂：每瓶 60ml；100ml；120ml。

槟榔四消丸
Binlang Sixiao Wan

药物组成 槟榔、大黄（酒炒）、牵牛子（炒）、猪牙皂（炒）、香附（醋炒）、五灵脂（醋炒）。

功能主治 消食导滞，行气泻水。用于食积痰饮，消化不良，脘腹胀满，嗳气吞酸，大便秘结。

用法用量 口服：①大蜜丸：每次 1 丸，每日 2 次；②水丸：每次 3g，每日 3 次，温开水送服。小儿遵医嘱服用。

注意事项 ①孕妇忌服，年老体弱者勿服。②饮食宜清淡，忌酒及辛辣、生冷、油腻食物。③不宜在服药期间同时服用滋补性中药、人参或其制剂。④少见腹泻。

剂型规格 ①水丸剂：每 50 粒 3g。②大蜜丸剂：每丸 9g。

启脾丸
Qipi Wan

药物组成 人参、白术（炒）、茯苓、甘草、陈皮、山药、莲子（炒）、山楂（炒）、六神曲（炒）、麦芽（炒）、泽泻。

功能主治 健脾和胃，消食止泻。脾胃虚弱，消化不良，腹胀便溏。

用法用量 口服：蜜丸，每次 1 丸，每日 3 次。3 岁以内小儿酌减。

注意事项 ①忌食生冷、油腻、不易消化的食物。②婴幼儿应在医师指导下服用。③感冒时不宜服用。④长期厌食、体弱消瘦者，及腹胀重、腹泻次数增多者应去医院就诊。⑤过敏体质者慎用。

剂型规格 蜜丸剂：每丸 3g。

香苏正胃丸
Xiangsu Zhengwei Wan

药物组成 广藿香、紫苏叶、香薷、陈皮、厚朴（姜制）、枳壳（炒）、砂仁（炒）、山楂（炒）、六神曲（炒）、麦芽（炒）、茯苓、甘草、滑石、朱砂、白扁豆（炒）。

功能主治 解表和中，消食行滞。用于由感冒暑湿、食积停滞而致的发热怕冷，头痛身倦，呕吐乳食，腹痛泄泻，小便不利。

用法用量 口服：每次 1 丸，每日 1～2 次，温开水送服。半岁以内小儿酌减。

注意事项 ①忌食生冷油腻食物。②本品含朱砂，不宜过量久服，肝肾功能不全者慎用。

剂型规格 蜜丸剂：每丸 3g。

绞股蓝总贰片（胶囊）
Jiaogulan Zongdai Pian

药物组成 绞股蓝。

功能主治 养心健脾、益气和血、除痰化瘀。用于心脾气虚、痰阻血瘀的高脂血症及动脉粥样硬化、心血管疾病。

用法用量 口服：①片剂，**成人**，每次 2～3 片，每日 3 次，温开水送服；②胶囊剂，每次 2～3 粒，每日 3 次或遵医嘱。

注意事项 ①伴有其他严重的慢性病，或在治疗期间又患有其他疾病，应去医院就诊，在医师指导下服药。②极少病人偶有胃部不适，继续服药而自行消失。③过敏体质者慎用。

剂型规格 ①片剂：每片 20mg。②胶囊剂：每粒 20mg。

健胃消食片
Jianwei Xiaoshi Pian

药物组成 太子参、陈皮、山药、麦芽、山楂。

功能主治 健胃消食。用于脾胃虚弱，消化不良。

用法用量 口服：可以咀嚼，每次 3 片，每日 3 次，小儿酌减。

注意事项 ①中焦实热、阴虚火旺者忌服。②饮食宜清淡，忌酒及辛辣、生冷、油腻食物。③过敏体质者

慎用。

剂型规格 片剂：每片 0.8g。

健脾丸
Jianpi Wan

药物组成 党参、白术（炒）、陈皮、枳实（炒）、山楂（炒）、麦芽（炒）。

功能主治 健脾，开胃，消食。用于脾胃虚弱，脘腹胀满，食少便溏。

用法用量 口服：大蜜丸，每次 1 丸；小蜜丸，每次 9g。均每日 2 次，温开水送服，小儿酌减。

注意事项 ①实热证者不宜用。②忌食生冷油腻不易消化食物。③不适用于急性肠炎腹泻，主要表现为腹痛、水样大便频繁或发烧。④不适用于口干、舌少津，或手足心热，脘腹作胀，不欲饮食。⑤孕妇及哺乳期妇女慎用。⑥过敏体质者慎用。

剂型规格 ①大蜜丸剂：每丸 9g。②小蜜丸剂：每瓶 60g。

婴儿散胶囊（散）
Ying'er San Jiaonang

药物组成 鸡内金（炒）、白扁豆（炒）、山药、白术（炒）、木香（炒）、川贝母、牛黄、碳酸氢钠。

功能主治 健脾、消食、止泻。用于脾胃气虚而消化不良者，形体消瘦，面色无华，食欲减退，脘腹痞闷，便溏或腹泻等。

用法用量 口服：①胶囊剂，1 岁以内，每次 1 粒；1～3 岁，每次 2～4 粒，每日 2 次；②散剂，1 岁以下，每次 0.25g；1～3 岁，每次 0.5～1.0g，每日 2 次。

注意事项 ①忌食生冷、油腻及不易消化食物。②患寒热病者不宜服用。

剂型规格 ①胶囊剂：每粒 0.32g。②散剂：每袋 0.5g。

摩罗丹（口服液）
Moluo Dan

药物组成 茵陈、鸡内金、白芍、玄胡、百合等。

功能主治 和胃降逆，健脾消胀、通络定痛。用于慢性萎缩性胃炎及胃疼，胀满痞闷，嗳气，烧心等。

用法用量 口服：①蜜丸，每次 1～2 丸，每日 3 次，饭前用米汤或白开水送服，或遵医嘱服用，3 个月为 1 疗程；②口服液，每次 1 支，每日 3 次。

注意事项 ①忌食刺激性食品及酒、浓茶、咖啡等饮料。②孕妇慎用。③忌情绪激动及生闷气。④过敏体质者慎用。⑤咀嚼服用，忌整丸吞服。

剂型规格 ①蜜丸剂：每丸 9g。②溶液剂：每支 10ml，含生药 10g。

化积口服液
Huaji Koufuye

药物组成 茯苓、莪术（醋制）、红花、鸡内金等。

功能主治 消积治疳。用于小儿疳积，腹胀腹痛，面黄肌瘦，消化不良。

用法用量 口服：1 岁以内，每次 5ml，每日 2 次；2~5 岁，每次 10ml，每日 2 次；5 岁以上，每次 10ml，每日 3 次。

注意事项 ①婴儿及糖尿病患儿应在医师指导下服用。②感冒时不宜服用。③本品不宜长期服用。④过敏体质者慎用。

剂型规格 溶液剂：每支 10ml。

枳实消痞丸
Zhishi Xiaopi Wan

药物组成 枳实、黄连、炙甘草、麦芽曲、白茯苓、白术、半夏、党参、厚朴。

功能主治 消痞除满，健脾和胃。用于脾虚气滞，寒热互结，升降失司，气壅湿聚所致的心下痞满，不思饮食，食少不化，倦怠无力，大便不调等。

用法用量 口服：**成人**，每次 9g；**7 岁以上**，每次 6g；**3~7 岁**，每次 3g。每日 3 次，空腹温开水送服。

注意事项 忌食生冷油腻及煎炸等不易消化食物。

剂型规格 水丸剂：每 12 粒 1g。

肥儿丸
Fei'er Wan

药物组成 肉豆蔻、木香、六神曲（炒）、麦芽（炒）、胡黄连、槟榔、使君子仁。

功能主治 健胃，消积，驱虫。用于小儿消化不良，虫积腹痛，面黄肌瘦，食少腹泻。

用法用量 口服：每次 3~6g，每日 1~2 次，温开水送服。3 岁以内的小儿酌减。

注意事项 ①本品为驱虫消积药，不可作为补品长期服用，非因虫积所致消化不良不宜用。②忌食生冷、油腻食物。③与该品仅一字之差的肥儿散，是以调中为主的成药，具有健脾、和胃、止泻的作用，两者一攻一补，临证要分辨清楚。

剂型规格 蜜丸剂：每丸 3g。

第十六节 开窍剂

一、凉开剂

十香返生丸
Shixiang Fansheng Wan

药物组成 沉香、丁香、乳香（醋制）、檀香、土木香、藿香、降香、麝香、苏合香、安息香、僵蚕（麸炒）、金礞石（煅）、瓜蒌子（蜜炙）、香附（醋制）、莲子心、诃子肉、郁金、天麻、甘草、琥珀、朱砂、牛黄、冰片。

功能主治 开窍化痰，镇静安神。用于中风痰迷心窍引起的言语不清，神志昏迷，痰涎壅盛，牙关紧闭，颈项强直，癫痫惊狂等症。

用法用量 口服：每次 1 丸，每日 2 次，7 岁以上儿童服成人 1/2 量，3~7 岁服成人 1/3 量，或遵医嘱。

注意事项 ①孕妇忌服；忌气恼；慎食辛辣动火之品。②本品处方中含朱砂，不宜过量久服，肝肾功能不全者慎用。

剂型规格 大蜜丸剂：每丸 6g。

牛黄至宝丸
Niuhuang Zhibao Wan

药物组成 牛黄、大黄、芒硝、石膏、栀子、连翘、陈皮、木香、广藿香、青蒿、冰片、雄黄。

功能主治 清热解毒，泻火通便。用于胃肠积热引起的头痛眩晕，目赤耳鸣，口燥咽干，大便燥结。

用法用量 口服：每次 1~2 丸，每日 2 次，用温开水送服。

注意事项 ①孕妇忌服。②脾胃虚寒便秘者慎用。③本品不宜久服，肝肾功能不全者慎用。④忌食辛辣香燥刺激性食物。

剂型规格 丸剂：每丸 6g。

万氏牛黄清心丸
Wanshi Niuhuang Qingxin Wan

药物组成 牛黄、黄芩、黄连、栀子、郁金、朱砂等。

功能主治 清热解毒，镇惊安神。用于邪热内闭，烦躁不安，神昏谵语，小儿高热惊厥。

用法用量 口服：小丸，每次 2 丸，大丸，每次 1 丸，每日 2~3 次。

注意事项 ①孕妇慎用；②感冒发热等表证未解者不宜用。③过敏体质者慎用。④本品内含朱砂，用量宜严格，中病即止，不可久服。

剂型规格 丸剂：每丸 1.5g；3g。

安宫牛黄丸（胶囊）
Angong Niuhuang Wan

药物组成 牛黄、黄芩、黄连、栀子、郁金、朱砂、麝香、水牛角浓缩粉、冰片、珍珠、雄黄、金箔衣。

功能主治 清热解毒，镇惊开窍。用于热病，邪入心包，神昏谵语，高热惊厥。

用法用量 ①蜜丸：成人，每次1丸，每日1次；3岁以内，每次1/4丸；4~6岁，每次1/2丸，每日1次。②胶囊剂：成人，每次4粒（1.6g），3岁以内，每次1/4量；4~6岁，每次1/2量，每日2~3次。

注意事项 ①孕妇禁用；舌苔白腻，痰湿阻窍证勿用；中风脱证神昏勿用。②本品为热闭神昏所设，寒闭神昏不得使用。③本品处方中含朱砂、雄黄，不宜过量久服，肝肾功能不全者慎用。④在治疗过程中如出现肢寒畏冷，面色苍白，冷汗不止，脉微欲绝，由闭证变为脱证时，应立即停药。⑤高热神昏，中风昏迷等口服本品困难者，当鼻饲给药。⑥儿童、老年人使用本品应遵医嘱。⑦服用本品应定期检查血、尿中汞、砷离子浓度，检查肝、肾功能，如超过规定限度者立即停用。⑧过敏体质者慎用。

剂型规格 ①蜜丸剂：每丸3g；1.5g。②胶囊剂：每粒0.4g。

牛黄清热散
Niuhuang Qingre San

药物组成 牛黄，胆南星，黄连，天麻，全蝎，僵蚕，甘草，朱砂，冰片。

功能主治 清热化痰，镇惊定搐。用于小儿脏腑积热，痰火内闭引起的高烧惊风，手足抽搐，痰涎壅盛，烦躁口渴，睡卧不宁等症。

用法用量 口服：每次0.2克，每日2次，周岁以下小儿酌减。

注意事项 凡腹泻、腹痛或阳虚之体者忌用本品。

剂型规格 散剂：每瓶0.6g；0.9g；1.8g；3g。

红灵散
Hongling San

药物组成 麝香，雄黄，朱砂，硼砂，金礞石（煅），硝石（精制），冰片。

功能主治 祛暑开窍，辟瘟解毒。用于中暑昏厥，头晕胸闷，恶心呕吐，腹痛泄泻，流脑，乙脑，霍乱等暑秽瘟毒。

用法用量 口服：每次0.3~0.6g，每日1次，小儿酌减，温开水送下。外用适量搽患处。

注意事项 ①孕妇禁用；②小儿、老人及体弱者慎用；运动员慎用。③不宜多服。

剂型规格 散剂：每瓶1.2g。

灵宝护心丹
Lingbao Huxin Dan

药物组成 麝香，蟾酥，牛黄，冰片，红参，三七，琥珀，丹参，苏合香油。

功能主治 强心益气，通阳复脉，芳香开窍，活血镇痛。主治心动过缓型病症，窦房结综合征及冠心病、心绞痛等。

用法用量 口服：每次3~4丸，每日3次，饭后服用或遵医嘱。

注意事项 ①孕妇禁服。②服药初期偶见轻度腹胀、口干，继续服药可以自行消失。

剂型规格 水丸剂：每10丸0.08g。

清开灵胶囊（注射液、颗粒、口服液）
Qingkailing Jiaonang

药物组成 水牛角、胆酸、珍珠母、猪去氧胆酸、栀子、板蓝根、黄芩苷、金银花。

功能主治 清热解毒，化痰通络，醒神开窍。用于热病神昏，中风偏瘫，神志不清。亦可用于急、慢性肝炎，乙型肝炎，上呼吸道感染，肺炎，高热以及脑血栓形成、脑出血见上述证候者。

用法用量 ①肌内注射：每次2~4ml。②静脉滴注：重症患者每日20~40ml，用10%葡萄糖注射液200ml或生理盐水注射液100ml稀释后使用。③口服：颗粒剂，每次1~2袋，每日3次；胶囊剂，每次2~4粒，每日3次；口服液，每次20~30ml，每日2次。或遵医嘱。儿童酌减。

注意事项 ①有表证恶寒发热者慎用；②有药物过敏史者慎用。③如出现过敏反应及时停药并做脱敏处理。④本品如产生沉淀或浑浊时不得使用。⑤避免与抗菌药品，青霉素类高敏类药物合用，尤其不能与抗生素类药物混合应用。⑥清开灵注射液稀释以后，必须在4小时以内使用。⑦输液速度：注意滴速勿快，儿童以20~40滴/分为宜，成年人以40~60滴/分为宜。⑧禁止使用静脉推注的方法给药。⑨避免空腹用药。⑩过敏体质者慎用。

剂型规格 ①注射剂：每支2ml；5ml；10ml。②颗粒剂：每袋3g。③胶囊剂：每粒0.25g。④溶注剂：每支10ml。

醒脑静注射液
Xingnao Jing Zhusheye

药物组成 黄芩、黄连、栀子、郁金、麝香、冰片。

功能主治 清热泻火，凉血解毒，开窍醒脑。用于流行性乙型脑炎，肝昏迷，热入营血，内陷心包，高热烦躁，神昏谵语，舌绛脉数。

用法用量 ①肌内注射：每次2~4ml，每日1~2次，或遵医嘱。②**静脉注射**：可用高渗葡萄糖稀释。

注意事项 ①孕妇慎用。②本品偶见皮疹等过敏反应。③过敏体质者慎用。④运动员慎用。

剂型规格 注射剂：每支 2ml；5ml；10ml。

二、温开剂

暑症片
Shuzheng Pian

药物组成 猪牙皂、细辛、薄荷、广藿香、木香、白芷、防风、陈皮、半夏（制）、桔梗、甘草、贯众、白矾（煅）、雄黄、朱砂。

功能主治 祛寒辟瘟，化浊开窍。用于夏令中暑昏厥，牙关紧闭，腹痛吐泻，四肢发麻。

用法用量 口服：每次 2 片，每日 2~3 次。必要时将片研成细粉，取少量吹入鼻腔内。

注意事项 孕妇禁用。

剂型规格 片剂：每片含生药 0.8g。

通关散
Tongguan San

药物组成 猪牙皂、鹅不食草、细辛。

功能主治 通关开窍。用于突然气闭昏厥，牙关紧闭，不省人事。

用法用量 外用：每次使用少许涂抹鼻腔内取嚏。

注意事项 ①孕妇、脱症忌用。②癫痫、脑血管意外、颅脑损伤所致的昏厥亦不宜用。病即止。

剂型规格 散剂：每瓶 1.5g。

第十七节 理 气 剂

一、理气疏肝剂

九气拈痛丸
Jiuqi Niantong Wan

药物组成 香附（醋制）、木香、高良姜、陈皮、郁金、莪术（醋制）、延胡索（醋制）、槟榔、甘草、五灵脂（醋制）。

功能主治 理气，活血，止痛。主治胸胁胀满疼痛，痛经。亦用于治疗急慢性胃炎、胃及十二指肠球部溃疡、肋间神经痛等属于寒凝气滞兼有血瘀者。

用法用量 口服：每次 6~9g，每日 2 次。温开水送服。儿童酌减。

注意事项 ①孕妇禁用。②忌食生冷油腻食物。胃热引起的疼痛，不宜使用。

剂型规格 水丸剂：每 50 粒 3g，每袋 18g。

开胸顺气丸
Kaixiong Shunqi Wan

药物组成 方剂 1：槟榔，枳实，厚朴，莱菔子，大黄，木香，青皮，乌药，山楂，神曲，麦芽，甘草。方剂 2：槟榔，牵牛子（炒），陈皮，木香，厚朴（姜制），三棱（醋制），莪术（醋制），猪牙皂。

功能主治 方剂 1：顺气宽胸，消积化滞。方剂 2：消积化滞，行气止痛。主治饮食不节、气滞郁结所致之胸腹胀满、胃脘疼痛、便秘痢疾、里急后重等症。

用法用量 口服：方剂 1，每次 6g，每日 2~3 次；7岁以下，服成人 1/3 量。方剂 2，每次 3~9g，每日 1~2

次，温开水送服。

注意事项 ①孕妇、年老体弱者忌服。②消化不良、脾胃虚弱或已有大便溏薄者不宜应用。

剂型规格 水丸剂：每 50 粒约 3g。每袋 18g。

气滞胃痛颗粒
Qizhi Weitong Keli

药物组成 柴胡、枳壳、白芍、炙甘草、延胡索、香附。

功能主治 舒肝和胃，止痛消胀。用于肝郁气滞，胸痞胀满，胃脘疼痛等。临床治疗慢性胃炎、消化性溃疡、慢性无黄疸型肝炎、胃节律紊乱综合征等。

用法用量 口服：每次 1 袋，每日 2~3 次，开水冲服。

注意事项 忌恼怒，忌食辛辣食物，气郁化火者不宜服，孕妇慎服。

剂型规格 颗粒剂：每袋 5g。

平肝舒络丸
Pinggan Shuluo Wan

药物组成 人参、丁香、豆蔻仁、川芎、乳香（醋制）、木香、陈皮、熟地、白术、茯苓、没药（醋制）、乌药、香附（醋制）、佛手、檀香、厚朴（姜制）、威灵仙（酒制）、防风、龟甲（沙烫醋淬）、木瓜、延胡索（醋制）、砂仁、细辛、怀牛膝、沉香、肉桂、白芷、青皮（醋制）、天竺黄、桑寄生、枳壳（麸炒）、藿香、黄连、首乌（黑豆酒制）、白及、钩藤、僵蚕（麸炒）、柴胡、胆南星（酒制）、冰片、朱砂、羚羊角。

功能主治 平肝疏络，活血祛风。用于肝气郁结，经络不疏引起的胸胁胀痛，肩背串痛，手足麻木，筋脉拘挛。

用法用量 口服：每次 1 丸，每日 1~2 次，温黄酒或温开水送服。

注意事项 ①纯属虚证者慎用。②不宜长期服用。

剂型规格 大蜜丸剂：每丸 6g。

护肝片
Hugan Pian

药物组成 柴胡、茵陈、板蓝根、五味子、猪胆粉、绿豆。

功能主治 疏肝理气，健脾消食。主治慢性肝炎、迁延性肝炎及早期肝硬化。

用法用量 口服：每次 4 片，每日 3 次。

注意事项 目前尚未见不良反应报道。

剂型规格 片剂：每片 0.35g。

柴胡舒肝丸
Chaihu Shugan Wan

药物组成 茯苓、枳壳（炒）、豆蔻、白芍（酒炒）、甘草、香附（醋制）、陈皮、桔梗、厚朴（姜制）、山楂（炒）、防风、六神曲（炒）、柴胡、黄芩、薄荷、紫苏梗、木香、槟榔（炒）、三棱（醋制）、大黄（酒炒）、青皮（炒）、当归、姜半夏、乌药、莪术（醋制）。

功能主治 舒肝理气，消胀止痛。主治肝气不舒，胸胁痞满，食滞不清，呕吐酸水。

用法用量 口服：每次 1 丸，每日 2 次。

注意事项 ①服药期间要保持情绪乐观，切忌生气恼怒。②儿童、年老体弱、孕妇、哺乳期妇女及月经量多者应在医师指导下服用。③该药品不宜长期服用。④过敏体质者慎用。

剂型规格 蜜丸剂：每丸 10g。

越鞠丸（片）
Yueju Wan

药物组成 香附（醋制）、川芎、苍术（炒）、栀子（炒）、六神曲（炒）。

功能主治 理气解郁，宽中除满。用于胸脘痞闷，脘腹胀满，饮食停滞，嗳气吞酸。

用法用量 口服：①片剂，每次 5~6 片，每日 2 次；②水丸，每次 6~9g，每日 2 次。

注意事项 ①忌忧思恼怒，虚证郁滞者不宜单独使用。②忌生冷及油腻难消化的食物。③服药期间要保持情绪乐观，切忌生气恼怒。④过敏体质者慎用。

剂型规格 ①片剂：每片 0.43g。②水丸剂：每 100 丸 6g，每袋 18g。

妇科十味片
Fuke Shiwei Pian

药物组成 香附（醋炙）、川芎、当归、延胡索（醋炙）、白术、甘草、红枣、白芍、赤芍、熟地黄等。

功能主治 舒肝理气，养血调经。用于肝郁血虚，月经不调，行经腹痛，闭经等病证。

用法用量 口服：每次 4 片，每日 3 次。

注意事项 ①忌辛辣、生冷食物。②感冒发热病人不宜服用。③青春期少女及更年期妇女应在医师指导下服用。④平素月经正常，突然出现月经过少，或经期错后，或阴道不规则出血者应去医院就诊。⑤过敏体质者慎用。

剂型规格 片剂：每片 0.3g。

舒肝丸（片）
Shugan Wan

药物组成 川楝子、延胡索（醋制）、白芍（酒炒）、片姜黄、木香、沉香、豆蔻仁、砂仁、厚朴（姜制）、陈皮、枳壳（炒）、茯苓、朱砂。

功能主治 舒肝和胃，理气止痛。用于肝郁气滞，胸胁胀满，胃脘疼痛，嘈杂呕吐，嗳腐吞酸。

用法用量 口服：①片剂，每次 4 片，每日 2 次；②大蜜丸，每次 1 丸，每日 2 次；③浓缩丸，每次 6 丸，每日 2 次。

注意事项 ①孕妇慎用。②本品处方中含朱砂，不宜过量久服，肝肾功能不全者慎用。③可引起功能性消化不良。

剂型规格 ①片剂：每片 0.6g。②大蜜丸剂：每丸 6g。③浓缩丸剂：每 6 丸相当于原药材 2.182g。

舒肝止痛丸
Shugan Zhitong Wan

药物组成 柴胡、当归、白芍、赤芍、白术（炒）、薄荷、甘草、生姜、香附（醋制）、郁金、川楝子、延胡索（醋制）、木香、陈皮、半夏（制）、黄芩、川芎、莱菔子（炒）。

功能主治 舒肝理气，和胃止痛。用于肝气郁结，肝胃不和，胸胁胀满，脘腹疼痛，呃逆吞酸。

用法用量 口服：每次 4~4.5g，每日 2 次。

注意事项 ①孕妇慎用。②服药期间忌气怒，忌食生冷油腻不消化之食物。③过敏体质者慎用。

剂型规格 浓缩丸剂：每瓶 100 粒（10g）。

东保肝泰片
Dongbao Gantai Pian

药物组成 蛋氨酸、重酒石酸胆碱、维生素 B_{12} 等。

功能主治 用于脂肪肝、肝硬化、急慢性肝炎等肝脏疾病的预防和辅助治疗。

用法用量 口服：每次 3 片，每日 3 次，2 个月为 1 个疗程。或遵医嘱。

注意事项 肝昏迷者禁用。

剂型规格 片剂：每片 0.3g。

二、疏肝散结剂

丹栀逍遥丸
Danzhi Xiaoyao Wan

药物组成 丹皮、栀子（炒焦）、柴胡（酒制）、白芍（酒炒）、当归、茯苓、白术（土炒）、薄荷、甘草（蜜炙）。

功能主治 舒肝解郁，清热调经。用于肝郁化火，胸胁胀痛，烦闷急躁，颊赤口干，食欲不振或有潮热，以及妇女月经先期，经行不畅，胸乳或少腹胀痛。

用法用量 口服：①蜜丸，每次 1 丸，每日 2 次；②水丸，成人，每次 6~9g，每日 2 次。儿童酌减。

注意事项 ①忌食生冷、辛辣食物。②服药期间要保持情绪乐观，切忌生气恼怒。③孕妇慎用。④过敏体质者慎用。

剂型规格 ①蜜丸剂：每丸 6g。②水丸剂：每 20 粒 3g。

内消瘰疬丸
Neixiao Luoli Wan

药物组成 夏枯草、玄参、海藻、浙贝母、薄荷、天花粉、白蔹、连翘、熟大黄、甘草、地黄、桔梗、枳壳、当归、玄明粉等。

功能主治 软坚散结。用于瘰疬痰核或肿或痛。

用法用量 口服：每次 8g，每日 3 次。

注意事项 ①孕妇忌用。②大便稀溏者慎用。

剂型规格 水丸剂：每 10 丸 1.85g。

五灵止痛胶囊
Wuling Zhitong Jiaonang

药物组成 五灵脂、蒲黄、冰片。

功能主治 行气止痛，通经活络，祛瘀散结，开窍辟秽。主治因气滞血瘀、邪闭所致的各种痛症。

用法用量 口服：每次 1~2 粒，痛时服用。

注意事项 ①孕妇慎用。②不适用于消化道溃疡出血，主要表现为大便稀呈黑色。③孕妇及妇女月经量多者不宜服用。④不宜与含有人参成分药物同时服用。⑤过敏体质者慎用。

剂型规格 胶囊剂：每粒 0.3g（相当于原药材 0.5g）。

茴香橘核丸
Huixiang Juhe Wan

药物组成 小茴香（盐炒）、八角茴香、肉桂、橘核（盐炒）、荔枝核、补骨脂（炒）、川楝子、延胡索（醋制）、莪术（醋制）、桃仁、木香、香附（醋制）、昆布、青皮（醋制）、槟榔、乳香（制）、穿山甲（制）。

功能主治 散寒行气，消肿止痛。主治寒疝，睾丸肿痛。

用法用量 口服：每次 6~9g，每日 2 次，空腹服，姜汤、淡盐水或温开水送下。

注意事项 ①有热象者慎用。②湿热下注睾丸红肿胀痛者不宜使用。③服药期间忌食生冷食物。④若伴睾丸肿物或阴囊溃破者需配合外科治疗。

剂型规格 水丸剂：每 100 粒 6g，每袋 9g。

橘核丸
Juhe Wan

药物组成 橘核（炒）、川楝子（炒）、海藻、海带、延胡索（醋制）、桃仁、肉桂、厚朴（姜制）、川木通、木香、昆布、枳实（麸炒）。

功能主治 理疝软坚。用于小肠疝气，睾丸偏大，阴囊肿胀，气结作痛。

用法用量 口服：每次 6~12g，每日 1~2 次，空腹温开水送服。

注意事项 忌气恼寒凉。

剂型规格 水丸剂：每 50 粒 6g。

三、理气和中剂

胃苏颗粒
Weisu Keli

药物组成 紫苏梗、香附、陈皮、香橼、佛手、枳壳、槟榔、鸡内金（制）。

功能主治 理气消胀，和胃止痛。主治胃脘胀痛。

用法用量 口服：每次 1 袋，每日 3 次，15 日为一个疗程。

注意事项 ①孕妇忌服。②服药期间要保持情绪稳定，切忌恼怒、抑郁。③少吃生冷及油腻难以消化的食物。④偶有口干，嘈杂。⑤过敏体质者慎用。

剂型规格 颗粒剂：每袋 15g。

健儿消食口服液
Jianér Xiaoshi Koufuye

药物组成 炙黄芪、白术（麸炒）、麦冬、陈皮、山楂（炒）、莱菔子（炒）、黄芩。

功能主治 健脾益胃，理气消食。用于小儿饮食不节损伤脾胃引起的纳呆食少，脘胀腹满，手足心热，自汗乏力，大便不调，以至厌食、恶食。

用法用量 口服：3岁以内每次5~10ml，3岁以上每次10~20ml，每日2次。

注意事项 ①胃阴不足者慎用。②患儿平时应少吃巧克力及带颜色的饮料和油腻厚味等不易消化的食品。③过敏体质者慎用。

剂型规格 合剂：每支10ml。

醒脾养儿颗粒
Xingpi Yanger Keli

药物组成 一点红、毛大丁草、山栀茶、蜘蛛香。

功能主治 醒脾开胃，养血安神，固肠止泻。用于脾气虚所致的儿童厌食，腹泻便溏，烦躁盗汗，遗尿夜啼。

用法用量 口服：温开水冲服。一岁以内每次2g，每日2次；一岁至二岁每次4g，每日2次；三岁至六岁每次4g，每日3次；七岁至十四岁每次6~8g，每日2次。

注意事项 ①糖尿病患儿禁服。②婴儿应在医师指导下服用。③过敏体质者慎用。

剂型规格 颗粒剂：每袋2g。

十香止痛丸
Shixiang Zhitong Wan

药物组成 香附（醋制）、乌药、檀香、延胡索（醋制）、香橼、蒲黄、沉香、厚朴（姜制）、零陵香、降香、丁香、五灵脂（醋制）、木香、砂仁、乳香（醋制）、高良姜、熟地黄等。

功能主治 疏气解郁，散寒止痛。用于气滞胃痛，两胁胀痛，胃脘刺痛，腹部隐痛。

用法用量 口服：每次1丸，每日2次，空腹温开水送服。

注意事项 ①本品香燥辛温，易耗气伤阴，不可过量服用。②孕妇忌用。③忌愤怒、忧郁，保持心情舒畅。④服药期间不宜同时用人参或其制剂。⑤过敏体质者慎用。

剂型规格 大蜜丸剂：每丸6g。

三九胃泰颗粒（胶囊）
Sanjiu Weitai Keli

药物组成 三叉苦、黄芩、九里香、两面针、木香、茯苓、白芍、地黄。

功能主治 清热燥湿，行气活血，柔肝止痛。用于中焦气滞所致之胃脘疼痛不适，纳差，腹胀等症。主治浅表性胃炎、糜烂性胃炎、萎缩性胃炎。

用法用量 口服：①胶囊剂，每次2~4粒，每日2次；②颗粒剂，每次1~2袋，每日2~4次。

注意事项 ①忌食辛辣、油炸、过酸食物及酒类。②偶致过敏、皮疹、过敏性鼻炎等。

剂型规格 ①胶囊剂：每粒0.5g。②颗粒剂：每袋20g。

木香分气丸
Muxiang Fenqi Wan

药物组成 木香、枳实、厚朴（姜制）、山楂（炒）、莪术（醋制）、香附（醋制）、白术（麸炒）、白豆蔻、丁香、槟榔、陈皮、藿香、砂仁、甘松、甘草。

功能主治 宽胸消胀，止呕。用于肝郁气滞、脾胃不和所致的胸胁痞痛，胃脘疼痛，倒饱嘈杂，呕吐恶心，嗳气吞酸。

用法用量 口服：每次6g，每日2次，饭后温开水送服。

注意事项 ①忌恼怒，忌食生冷食品。②孕妇忌用。③不宜在服药期间同时服用滋补性中药。④对本品过敏者禁用。⑤过敏体质者慎用。

剂型规格 水丸剂：每100粒约6g。

木香顺气丸
Muxiang Shunqi Wan

药物组成 木香、砂仁、香附（醋制）、槟榔、甘草、陈皮、厚朴（姜制）、枳壳（炒）、苍术（炒）、青皮（炒）。

功能主治 行气化湿，健脾和胃。用于湿浊阻滞气机，胸膈痞闷，脘腹胀痛，呕吐恶心，嗳气纳呆。

用法用量 口服：水丸，每次6~9g，每日2~3次，温开水送服。

注意事项 ①中气不足，阴液亏损，脾胃虚弱，大便溏薄者不宜应用②孕妇禁服③忌食生冷油腻，年老体弱者慎用。④本药宜空腹用温开水送服。⑤本药为香燥之品组成，如遇口干舌燥，手心足心发热感的阴液亏损者慎用。⑥本药对气机郁滞，肝气犯胃的胃痛窜走者效果好，不适用于其他证候的胃痛。

剂型规格 水丸剂：每50粒3g，每袋18g。

香砂养胃丸（颗粒）
Xiangsha Yangwei Wan

药物组成 白术、香附（醋制）、陈皮、广藿香、茯苓、豆蔻、厚朴（姜制）、枳实（炒）、半夏（制）、木香、砂仁、甘草、生姜、大枣。

功能主治 温中和胃。用于不思饮食，呕吐酸水，胃脘满闷，四肢倦怠。临床治疗消化不良、慢性浅表性胃炎等。

用法用量 口服：①水泛丸，每次 9g，每日 2 次；②浓缩丸，每次 8 丸，每日 3 次；③颗粒剂，每次 1 袋，每日 2 次，开水冲服。儿童酌减，空腹服用。

注意事项 ①忌生冷油腻食物。②忌情绪激动及生闷气。③胃阴虚者不宜用，主要表现为口干欲饮、大便干结、小便短少。④过敏体质者慎用。

剂型规格 ①水丸剂：每 100 粒 10g。②浓缩丸剂：每 8 丸相当于原药材 3g。③颗粒剂：每袋 5g。

香砂平胃颗粒
Xiangsha Pingwei Keli

药物组成 苍术（炒）、陈皮、厚朴（姜炙）、香附（醋炙）、甘草、砂仁。

功能主治 健脾、温中、燥湿。用于胃脘胀痛，饮食不节，食湿互滞，消化不良。

用法用量 口服：开水冲服，每次 1 袋，每日 2 次，或遵医嘱。

注意事项 ①脾胃阴虚者慎用，其表现为食欲不振，口干舌燥，手足心热等。②忌食生冷食物。③过敏体质者慎用。

剂型规格 颗粒剂：每袋 10g。

舒肝和胃丸
Shugan Hewei Wan

药物组成 香附（醋制）、白芍、佛手、木香、郁金、白术（炒）、陈皮、柴胡、广藿香、甘草（蜜炙）、莱菔子、槟榔（炒焦）、乌药。

功能主治 平肝舒郁，和胃止痛。用于两胁胀痛，食欲不振，恶心呕吐，胃脘疼痛，大便不调。

用法用量 口服：每次 2 丸，每日 2 次，饭后温开水送服。

注意事项 忌恼怒、辛辣及寒凉食物，孕妇忌用。

剂型规格 大蜜丸剂：每丸 6g。

四、理气止痛剂

香砂枳术丸
Xiangsha Zhizhu Wan

药物组成 木香、枳实（麸炒）、砂仁、白术（麸炒）。

功能主治 健脾开胃，行气消痞。用于脾虚气滞，脘腹痞闷，食欲不振，大便溏软。

用法用量 口服：每次 10g，每日 2 次，空腹温开水送下。

注意事项 ①忌情绪激动及生闷气。②不宜在服药期间同时服用滋补性中药。③胃阴虚者不宜用，主要表现为口干欲饮、大便干结、小便短少。④过敏体质者慎用。⑤忌食生冷油腻食物。⑥舌红无苔，口干咽燥等阴虚者忌服。

剂型规格 水丸剂：每 50 粒约 3g，每袋 10g。

冠心苏合丸（胶囊、滴丸）
Guanxin Suhe Wan

药物组成 苏合香、冰片、乳香（制）、檀香、土木香。

功能主治 理气宽胸，止痛。主治心绞痛、胸闷憋气等症。

用法用量 口服或含服：①胶囊剂，含服或吞服，每次 2 粒，每日 1~3 次；②大蜜丸，嚼碎服，每次 1 丸，每日 1~3 次；③滴丸，含服或吞服，每次 10~15 丸，每日 3 次。

注意事项 ①孕妇忌服，胃肠道溃疡者不宜用，热郁神昏、气虚津伤者禁用。②个别出现腹部不适、胃痛、咽痛、胸痛等反应。

剂型规格 ①胶囊剂：每粒 0.35g。②大蜜丸剂：每丸 9g；③滴丸剂：每丸 40mg。

五、降气丸

沉香舒气丸
Chenxiang Shuqi Wan

药物组成 沉香、木香、砂仁、青皮（醋制）、厚朴（姜制）、香附（醋制）、乌药、枳壳（麸炒）、草果仁、豆蔻、片姜黄、郁金、延胡索（醋制）、五灵脂（醋制）、柴胡、槟榔、山楂（炒）、甘草。

功能主治 舒气化郁，和胃止痛。用于肝郁气滞、肝胃不和引起的胃脘胀痛、两胁胀满疼痛或刺痛、嗳腐吞酸、烦躁易怒等症。

用法用量 口服：每次 2 丸，每日 2~3 次。

注意事项 ①忌食油腻及辛辣刺激性食物。②忌情绪激动或生闷气。③不适用于脾胃阴虚，主要表现为口干、舌红少津、大便干。④按照用法用量服用，小儿、年老体弱者应在医师指导下服用。⑤孕妇慎用。⑥不宜与含有人参成分药物同时服用。⑦过敏体质者慎用。

剂型规格 大蜜丸剂：每丸 3g。

第十八节 治风剂

一、疏散外风剂

川芎茶调散（片、颗粒、丸）
Chuanxiong Chatiao San

药物组成 川芎、荆芥、白芷、羌活、甘草、细辛、防风、薄荷。

功能主治 疏风止痛。主治风邪头痛，或有恶寒、发热、鼻塞等症。

用法用量 口服：①片剂，每次4~6片，每日3次；②颗粒剂，每次1袋，每日2次，饭后清茶冲服；③袋泡茶，每次2袋，每日2~3次；④散剂，每次3~6g，每日2次；⑤水丸，每次3~6g，每日2次；⑥浓缩丸，每次8g，每日3次；儿童酌减。

注意事项 ①孕妇慎服，阴虚、实热证之头痛不宜使用。②高血压头痛及不明原因的头痛，应去医院就诊。③严格按用法用量服用，本品不宜长期服用。④过敏体质者慎用。⑤内服可引起麻疹、猩红热样药疹。⑥长期服用偶有嘴唇变厚和肿胀等不良反应出现。

剂型规格 ①片剂：每片0.48g。②颗粒剂：每袋7.8g。③袋泡茶：每袋1.6g。④散剂：每袋18g。⑤水丸剂：每20粒1g。⑥浓缩丸剂：每8g相当于原药材3g。

天麻丸
Tianma Wan

药物组成 天麻、羌活、独活、杜仲（盐炒）、牛膝、粉萆薢、附子（制）、当归、地黄、玄参。

功能主治 祛风除湿，舒筋通络，活血止痛，强壮筋骨。用于肝肾不足，风邪侵入经络所致的风湿痹痛、关节疼痛及中风后遗症。

用法用量 口服：①片剂，每次6片，每日2次；②胶囊剂，每次6粒，每日2次；③大蜜丸，每次1丸，每日2次；④水蜜丸，每次6g，每日2次。

注意事项 ①孕妇忌服。②忌寒凉及油腻食物。③本品宜饭后服用。④不宜在服药期间同时服用其他泻火及滋补性中药。⑤热痹者不适用，主要表现为关节肿痛如灼、痛处发热、疼痛窜痛无定处，口干唇燥。⑥偶有轻度口渴感。

剂型规格 ①片剂：每瓶60片。②胶囊剂：每粒0.25g。③大蜜丸剂：每丸9g。④水蜜丸剂：每袋18g。

活络丸
Huoluo Wan

药物组成 蕲蛇（酒制）、羌活、乌梢蛇（酒制）、

威灵仙、虎骨、全蝎、天麻、当归、麝香、牛黄、水牛角浓缩粉、人参、血竭等。

功能主治 祛风、舒筋、活络、除湿。风寒湿痹引起之肢体疼痛，手足麻木，筋脉拘挛，中风瘫痪，口眼歪斜，半身不遂，言语不清。

用法用量 口服：每次1丸，每日2次，温黄酒或开水送服。

注意事项 孕妇忌服，阳虚有热者慎用。

剂型规格 大蜜丸剂：每丸3g。

玉真散（胶囊）
Yuzhen San

药物组成 生白附子、防风、白芷、生天南星、天麻、羌活。

功能主治 祛风，解痉，止痛。用于破伤风，恶寒发热，牙关紧闭，肢体抽搐，角弓反张。外用治跌倒损伤，瘀血肿痛。

用法用量 口服：①胶囊剂，每次2~3粒，服用次数遵医嘱，热黄酒送服；②散剂，每次1~1.5g。外用：适量敷患处，每日1~2次。

注意事项 ①破伤风后期、津伤气脱、出血过多者不宜服用；②孕妇忌服。③本品有毒，内服不可过量或久服。④本品中白附子可致中毒死亡；⑤另外本品中生天南星毒性较大，误食中毒可有咽喉烧灼感，口舌麻木，黏膜糜烂，水肿，流涎等，严重者可窒息。

剂型规格 ①胶囊剂：每粒0.5g。②散剂：每袋3g。

复方牵正膏
Fufang Qianzheng Gao

药物组成 复方牵正流浸膏、樟脑、冰片、薄荷脑、麝香草酚等。

功能主治 舒经活络，调和气血。用于风邪中络，口眼歪斜，肌肉麻木，筋骨疼痛。

用法用量 外用：根据患部面积将膏药剪开，局部取穴贴敷（敷前将患部用酒或温水洗净，擦净）。

注意事项 ①使用过程中如有皮肤过敏，可暂停用药；②开放性创伤忌用；③贴敷膏药期间要防止受风寒，忌用止血、补益剂。④偶有贴敷局部发红、作痒，停药后很快恢复正常。

剂型规格 贴膏剂：4cm×6.5cm；6.5cm×10cm。

疤痕止痒软化膏
Bahen Zhiyang Ruanhua Gao

药物组成 五倍子、丹皮、泽兰、冰片、薄荷脑等。

功能主治 理气活血，解毒散结。用于烧伤或手术后的增殖性疤痕。

用法用量 外用：按疤痕大小剪取本品，贴在疤痕表面，每2~3日换一次药，疤痕处若有漏口，将漏口处的橡皮膏剪去，以便脓水外流。

注意事项 偶有局部起水泡、痒感加剧的不良反应。

剂型规格 贴膏剂：1.5cm×7cm；2.7cm×10cm。

二、平息内风剂

七珍丸
Qizhen Wan

药物组成 僵蚕（炒）、全蝎、麝香、朱砂、雄黄、胆南星、天竺黄、巴豆霜等。

功能主治 定惊豁痰，消积通便。用于小儿急惊风，身热，昏睡，气粗，烦躁，痰涎壅盛，停乳停食，大便秘结。

用法用量 口服：儿童，3~4个月，每次3丸；5~6个月，每次4~5丸；1岁，每次6~7丸，每日1~2次；1岁以上及体实者酌加用量，或遵医嘱。

注意事项 麻疹及久泻气虚患者忌服。

剂型规格 水丸剂：每200丸约3g。

小儿金丹片（丸）
Xiao'er Jindan Pian

药物组成 朱砂、橘红、川贝母、前胡、胆南星、玄参、清半夏、大青叶、关木通、桔梗、荆芥穗、羌活、西河柳、枳壳（炒）、地黄、赤芍、钩藤、葛根、牛蒡子、天麻、防风、甘草、冰片、水牛角浓缩粉、羚羊角粉、薄荷脑。

功能主治 祛风化痰，清热解毒。用于小儿感冒发热，咳嗽气喘，咽喉肿痛，呕吐，高热惊风。

用法用量 口服：①片剂，每次2片，每日3次；②蜜丸，每次1丸，每日2次，1岁以内酌减。

注意事项 体质虚寒者及慢脾风者忌用。目前尚未见不良反应报道。

剂型规格 ①片剂：每片0.3g。②蜜丸剂：每丸1.5g。

小儿惊风散
Xiao'er Jingfeng San

药物组成 全蝎、僵蚕（炒）、雄黄、朱砂、甘草。

功能主治 镇惊熄风。用于小儿惊风，抽搐神昏。

用法用量 口服：散剂，1岁小儿，每次1袋，每日2次，1岁以内酌减。

注意事项 大便溏薄者慎用。

剂型规格 散剂：每袋1.5g。

牛黄千金散
Niuhuang Qianjin San

药物组成 牛黄、胆南星、天麻、全蝎、僵蚕、黄连、朱砂、冰片、甘草等。

功能主治 清热解毒，解痉定惊。用于小儿高热惊风，手足抽搐，痰涎壅盛，神昏谵语。

用法用量 口服：百日内小儿，每次0.15g；1岁以内，每次0.3g；1~3岁，每次0.6g；3岁以上，每次0.6~0.9g。每日2~3次。

注意事项 ①忌辛辣食物（乳母同忌），慢惊风禁服。②本品处方中含朱砂，不宜过量久服，肝肾功能不全者慎用。

剂型规格 散剂：每袋0.9g。

天麻钩藤颗粒
Tianma Gouteng Keli

药物组成 天麻、钩藤、石决明、栀子、黄芩、川牛膝、杜仲（盐制）、益母草、桑寄生、茯苓、首乌藤。

功能主治 平肝熄风，清热安神。用于肝阳上亢，肝风内动，高血压所引起的头痛、眩晕、耳鸣眼花、震颤失眠，半身不遂等症。

用法用量 口服：开水冲服，每次1袋，每日3次，或遵医嘱。

注意事项 舌绛无苔的阴虚动风证不宜用。

剂型规格 颗粒剂：每袋5g。

牛黄抱龙丸（片）
Niuhuang Baolong Wan

药物组成 牛黄、胆南星、天竺黄、茯苓、琥珀、麝香、全蝎、僵蚕（炒）、雄黄、朱砂。

功能主治 清热镇惊，祛风化痰。用于小儿风痰壅盛，高热神昏，惊风抽搐。

用法用量 口服：①片剂，每次2片，每日1~2次；②蜜丸，每次1丸，每日1~2次；1岁以内小儿酌减。

注意事项 ①忌辛辣食物（乳母同忌）。②无实热及慢惊风者禁用。③偶可引起腹泻。

剂型规格 ①片剂：每片0.42g；②蜜丸剂：每丸1.5g。

牛黄降压丸（片、胶囊）
Niuhuang Jiangya Wan

药物组成 羚羊角、珍珠、水牛角浓缩粉、牛黄、冰片、雄黄、草决明、党参、黄芪、白芍、川芎、黄芩、甘松、薄荷、郁金。

功能主治 清心化痰，镇静降压。主治肝火亢盛，头晕目眩，烦躁不安，痰火壅盛，高血压。

用法用量 口服：①片剂，每次 1~2 片，每日 1 次。②胶囊剂，每次 2~4 粒，每日 1 次；③大蜜丸，每次 1~2 丸，每日 1 次；④小蜜丸，每次 20~40 丸，每日 2 次；

注意事项 ①孕妇禁服。②偶有腹泻、便溏。

剂型规格 ①片剂：每片 0.32g。②胶囊剂：每粒 0.4g。③大蜜丸剂：每丸 1.6g。④小蜜丸剂：每 20 丸 1.3g。

牛黄清心丸
Niuhuang Qingxin Wan

药物组成 牛黄、当归、川芎、甘草、山药、黄芩、苦杏仁（炒）、大豆黄卷、大枣（去核）、白术（炒）、茯苓、桔梗、防风、柴胡、阿胶、干姜、白芍、人参、六神曲（炒）、肉桂、麦冬、白蔹、蒲黄（炒）、麝香、冰片、水牛角浓缩粉、羚羊角、朱砂、雄黄。

功能主治 清心化痰，镇惊祛风。用于神志混乱，言语不清，痰涎壅盛，头晕目眩，癫痫惊风，痰迷心窍，痰火痰厥。

用法用量 口服：每次 1 丸，重者 2 丸，每日 2 次。

注意事项 ①孕妇忌服；温热病狂躁谵语神昏者不宜。②本品处方中含朱砂、雄黄，不宜过量久服，肝肾功能不全者慎用。

剂型规格 大蜜丸剂：每丸 3g。

牛黄镇惊丸
Niuhuang Zhenjing Wan

药物组成 牛黄、全蝎、僵蚕（炒）、珍珠、麝香、朱砂、雄黄、天麻、钩藤、防风、琥珀、胆南星、白附子（制）、半夏（制）、天竺黄、冰片、薄荷、甘草。

功能主治 镇惊安神，祛风豁痰。用于小儿惊风，高热抽搐，牙关紧闭，烦躁不安。

用法用量 口服：大蜜丸，每次 1 丸，每日 1~3 次；小蜜丸，每次 1.5g；水蜜丸，每次 1g。3 以内小儿酌减。

注意事项 ①忌食辛辣食物（乳母同忌），慢惊风者禁用。②本品处方中含朱砂、雄黄，不宜过量久服，肝肾功能不全者慎用。

剂型规格 ①大蜜丸剂：每丸 1.5g；②小蜜丸剂；③水蜜丸剂：每袋 1g。

天蚕片
Tiancan Pian

药物组成 白僵蛹。

功能主治 祛风定惊，化痰散结。用于惊风抽搐，咽喉肿痛，颌下淋结炎，面神经麻痹，皮肤瘙痒等。

用法用量 口服：每次 0.6~1.5g，每次用量不得超过 3g，每日 3 次。

注意事项 本片剂具有特殊腥臭气。

剂型规格 片剂：每片 0.3g。

再造丸
Zaizao Wan

药物组成 蕲蛇肉、全蝎、地龙、僵蚕、穿山甲、麝香、龟甲、川芎、玄参、当归、附子、人参、黄芪、黄连、葛根、三七、大黄、茯苓、桑寄生、肉桂等。

功能主治 祛风化痰，活血通络。用于中风，口眼歪斜，半身不遂，手足麻木，疼痛拘挛，语言謇涩。

用法用量 口服：每次 1 丸，每日 2 次。温开水或菊花茶送服。

注意事项 ①孕妇禁用。②本品处方中含朱砂，不宜过量久服，肝肾功能不全者慎用。

剂型规格 大蜜丸剂：每丸 9g。

人参再造丸
Renshen Zaizao Wan

药物组成 人参（去芦）、蕲蛇（黄酒浸制）、广藿香、檀香、母丁香、玄参、细辛、香附（醋制）、地龙、熟地黄、三七、乳香（醋制）、青皮、豆蔻、防风、何首乌（制）、川芎、片姜黄、黄芪、粉甘草、黄连、茯苓、赤芍、大黄、桑寄生、葛根、麻黄、骨碎补（炒）、全蝎、豹骨（制）、僵蚕（炒）、制附子、琥珀、龟板（制）、白术（麸炒）、沉香、天麻、肉桂、白芷、没药（醋制）、当归、草豆蔻、威灵仙、乌药、羌活、橘红、六神曲（麸炒）、朱砂（水飞）、血竭、麝香、冰片、牛黄、天竺黄、胆南星、水牛角浓缩粉等。

功能主治 祛风化痰，活血通络。用于中风口眼歪斜，半身不遂，手足麻木，疼痛，拘挛，言语不清。

用法用量 口服：每次 1 丸，每日 2 次。

注意事项 ①孕妇忌服。②本品含朱砂及马兜铃科植物细辛，不宜长期服用；③本品为处方药，须在医生指导下使用。④儿童及老人一般不宜使用。⑤服用本品应定期检查血、尿中汞离子浓度，肝、肾功能，超过规定限度者立即停用。

剂型规格 蜜丸剂：每丸 3g。

脑脉泰胶囊
Naomaitai Jiaonang

药物组成 三七，红参，银杏片，当归，红花，丹参，山楂，鸡血藤，菊花，石决明，何首乌，石菖蒲，葛根。

功能主治 益气活血，熄风豁痰。用于缺血性中风（脑梗死）恢复期中经络属于气虚血瘀证、风痰瘀血闭阻脉络证者。症见半身不遂，口舌歪斜，舌强言謇或不语，头晕目眩，偏身麻木、面色萎白，气轻乏力，口角流涎等。也可用于急性期以上病证的轻症。

用法用量 口服：每次 2 粒，每日 3 次。

注意事项 ①忌厚腻肥甘之品。②夹有感冒发热、目赤、咽痛等火热症者慎用。

　　剂型规格　胶囊剂：每粒0.5g。

更年安片（胶囊）
Gengnian'an Pian

　　药物组成　地黄、熟地黄、泽泻、麦冬、玄参、牡丹皮、茯苓、珍珠母、仙茅、五味子、磁石、夜交藤、钩藤、何首乌（制）、浮小麦。

　　功能主治　滋阴潜阳，除烦安神。用于妇女更年期潮热汗出，耳鸣眩晕，失眠多梦，烦躁不安，血压不稳。

　　用法用量　口服：①片剂，每次6片，每日2~3次；②胶囊剂，每次3粒，每日3次。空腹温开水送服。

　　注意事项　①忌食辛辣油腻之物。②感冒发热病人不宜服用。③伴有月经紊乱者，应在医师指导下服用。④眩晕症状较重者，应及时去医院就诊。⑤过敏体质者慎用。

　　剂型规格　①片剂：每片0.3g。②胶囊剂：每粒0.3g。

保赤散
Baochi San

　　药物组成　巴豆霜、天南星（制）、六神曲（炒）、朱砂。

　　功能主治　消食导滞，镇惊化痰。用于小儿冷积，停乳停食，大便秘结，腹部胀满，痰多。

　　用法用量　口服：6个月~1岁，每次0.09g；2~4岁，每次0.18g。白糖开水调和，空腹温服，6个月内婴儿酌减。

　　注意事项　①感冒、泻肚、身体虚弱或疹后泻痢者忌服。②忌食生冷油腻及不易消化之物。③病好即止，不可过量。

　　剂型规格　散剂：每袋0.09g。

脑立清丸（片、胶囊）
Naoliqing Wan

　　药物组成　赭石、磁石、珍珠母、猪胆汁（或猪胆膏、猪胆粉）、冰片、薄荷脑、清半夏、牛膝等。

　　功能主治　平肝潜阳，醒脑安神。主治肝阳上亢之头晕目眩，耳鸣口苦，心烦难寐及高血压等症。

　　用法用量　口服：片剂，每次5片；胶囊剂，每次3粒；水丸，每次10粒。均每日2次，空腹温开水送服。

　　注意事项　①孕妇及体弱虚寒者忌服。②忌生冷及油腻难消化的食物。③服药期间要保持情绪乐观，切忌生气恼怒。④体弱虚寒者不宜服，其表现为气短乏力，倦怠食少，面色白，大便稀溏。⑤有肝脏疾病、肾脏疾病患者应在医师指导下服用。⑥过敏体质者慎用。

　　剂型规格　①片剂：每片0.5g。②胶囊剂：每粒0.33g。③水丸剂，每10粒重1.1g。

清眩丸（片）
Qingxuan Wan

　　药物组成　川芎、白芷、石膏、薄荷、荆芥穗。

　　功能主治　散风清热。用于风热头晕目眩，偏正头痛，鼻塞牙痛。

　　用法用量　口服：①片剂，每次4片，每日2次；②大蜜丸，每次1~2丸，每日2次。

　　注意事项　①阴虚阳亢引起之头痛、眩晕不宜。②服药期间要保持情绪乐观，切忌生气恼怒。③过敏体质者慎用。

　　剂型规格　片剂：每片含原生药1.4g。大蜜丸剂：每丸6g。

罗布麻降压片
Luobuma Jiangya Pian

　　药物组成　罗布麻、夏枯草、钩藤、珍珠母、泽泻、菊花、牛膝、山楂。

　　功能主治　平肝潜阳、熄风活血、通络止痛。用于肝阳上亢、淤血阻络、头晕、目眩、头痛、烦躁及高血压、高血脂、动脉硬化见上述证候者。

　　用法用量　口服：每次4~6片，每日3次。

　　注意事项　①服药期间忌食辛辣，油腻食物。②孕妇慎用。

　　剂型规格　片剂：每片0.25g。

清肝降压胶囊
Qinggan Jiangya Jiaonang

　　药物组成　制何首乌、夏枯草、槐花（炒）、桑寄生、丹参、葛根、泽泻（盐炒）、小蓟、远志（去心）、川牛膝。

　　功能主治　清热平肝，补益肝肾。用于高血压痛，肝火亢盛，肝肾阴虚证，症见眩晕、头痛、面红目赤、急躁易怒、口干口苦、腰膝酸软、心悸不寐、耳鸣健忘、便秘溲黄。

　　用法用量　口服：每次3粒，每日3次，或遵医嘱。

　　注意事项　孕妇慎用。

　　剂型规格　胶囊剂：每粒0.5g。

清脑降压片
Qingnao Jiangya Pian

　　药物组成　夏枯草、黄芩、地黄、决明子、磁石（煅）、钩藤、地龙、珍珠母、丹参、槐米、当归、牛膝、水蛭。

　　功能主治　平肝潜阳，清脑降压。用于肝阳上亢，血压偏高，头昏头晕，失眠健忘。

　　用法用量　口服：每次4~6片，每日3次。

注意事项 ①忌恼怒忧伤，忌食辛辣及甘肥食物，忌烟酒。②孕妇禁服。

剂型规格 片剂：每片含原生药0.76g。

松龄血脉康胶囊
Songling Xuemaikang Jiaonang

药物组成 葛根、珍珠层粉等。

功能主治 平肝潜阳，镇心安神。用于高血压病见有头痛眩晕、急躁易怒、心悸失眠等属于肝阳上亢证者。

用法用量 口服：每次3粒，每日3次；病情较重者可增为每次4粒，或遵医嘱；病情稳定后每日2次维持。

注意事项 个别患者服药后可出现轻度腹泻，胃脘胀满等，饭后服用有助于减轻或改善这些症状。

剂型规格 胶囊剂：每粒0.5g。

第十九节　治　燥　剂

一、轻宣润燥剂

杏苏二陈丸
Xingsu Erchen Wan

药物组成 杏仁、紫苏叶、陈皮、前胡、桔梗、茯苓、半夏（姜制）、炙甘草。

功能主治 解表化痰，畅肺调气。用于感冒、咳嗽等病。

用法用量 口服：成人，每次6g，每日3次，空腹温开水送服。7岁以上，服成人1/2量；3~7岁，服成人1/3量。

注意事项 ①忌食生冷油腻食物。②忌烟、酒及辛辣、生冷、油腻食物。③不宜在服药期间同时服用滋补性中成药。④风热感冒者不适用，其表现为发热明显，微恶风，有汗，口渴，鼻流浊涕，咽喉肿痛，咳吐黄痰。⑤过敏体质者慎用。

剂型规格 水丸剂：每18粒1g。

二、滋阴润燥剂

口炎清颗粒
Kouyanqing Keli

药物组成 口炎清干浸膏（天冬、麦冬、玄参、金银花、甘草）、蔗糖。

功能主治 滋阴降火，清热解毒。用于因虚火上炎所致的虚火喉痹、口疮等病。

用法用量 口服：每次1袋，每日2~3次，开水冲服。

注意事项 ①糖尿病患者及有高血压、心脏病、肝病、肾病等慢性病严重者应在医师指导下服用。②儿童、孕妇、哺乳期妇女、年老体弱、脾虚便溏者应在医师指导下服用。③过敏体质者慎用。

剂型规格 颗粒剂：每袋10g。

青果丸
Qingguo Wan

药物组成 青果、金银花、黄芩、麦门冬、玄参、桔梗、北豆根、白芍。

功能主治 清热，利咽，消肿。主治肺胃热蒸引起的咽喉肿痛、声哑失音、口燥舌干、咳嗽痰黄。

用法用量 口服：成人，每次2丸，每日2次；7岁以上，服成人的1/2量；3~7岁，服成人的1/3量。

注意事项 ①忌食辛辣之物。②外感风寒，寒热头痛，咽喉疼痛，声音嘶哑，苔白脉浮者不宜服用。③不宜在服药期间同时服用滋补性中药。④过敏体质者慎用。

剂型规格 大蜜丸剂：每丸6g。

养阴清肺丸（糖浆、浸膏、颗粒、口服液）
Yangyin Qingfei Wan

药物组成 地黄、玄参、麦冬、川贝母、牡丹皮、白芍、薄荷、甘草。

功能主治 养阴润燥，清肺利咽。用于阴虚肺燥，咽喉干痛，鼻干唇燥口渴，干咳少痰，或痰中带血。

用法用量 口服：①丸剂：每次1丸，每日2次；②浸膏剂，每次15g，每日2次，7岁以下，服成人1/2量；③口服液，每次1支，每日2次。④糖浆剂，每次10ml，每日2次。⑤颗粒剂，每次1袋，每日2次。

注意事项 ①咳嗽痰多，或舌苔厚腻者慎用。②支气管扩张、肺脓疡、肺心病、肺结核患者出现咳嗽时应去医院就诊。③过敏体质者慎用。

剂型规格 ①丸剂：每丸9g。②浸膏剂，每瓶100g。③溶液剂：每支10ml。④糖浆剂：每瓶装120ml；60ml；10ml。⑤颗粒剂：每袋15g。

蜜炼川贝枇杷膏
Milian Chuanbei Pipa Gao

药物组成 川贝母、枇杷叶、北沙参、桔梗、陈皮、半夏、北五味子、款冬花、北杏仁、薄荷脑、生姜、甘草、茯神、橘红、蜂蜜。

功能主治 清热理气，化痰，润肺止咳平喘。用于风热型、痰热型、肺燥型之咳嗽。

用法用量 口服：冲服，每次 1 匙，每日 3 次。

注意事项 ①忌食辛辣、油腻食物。②本品适用于肺

燥咳嗽，其表现为干咳，咽喉疼痛，鼻唇干燥，痰少而质粘，不易咯出。③支气管扩张、肺脓疡、肺心病、肺结核、糖尿病患者应在医师指导下服用。④过敏体质者慎用。

剂型规格 流浸膏剂：每瓶 100g。

第二十节 祛 湿 剂

一、燥湿和中剂

黛蛤散
Daige San

药物组成 青黛、蛤壳。

功能主治 清热化痰。主治头晕耳鸣，咳痰带血，咽喉不利等症。

用法用量 口服：每次 1.5~3g，每日 1~2 次；布包水煎服，每次 9~15g，每日 1~2 次。

注意事项 目前尚未见不良反应报道。

剂型规格 散剂：每袋 30g。

小儿腹泻外敷散
Xiao'er Fuxie Waifu San

药物组成 吴茱萸、肉桂、公丁香等。

功能主治 温里散寒，健脾和胃，燥湿止泻。用于脾胃虚寒所致之泄泻、腹痛等。

用法用量 外用：食醋调成糊状，敷于脐部。2 岁以下，每次 1/4 瓶；2 岁以上，每次 1/3 瓶。久泻、腹泻次数多者，可加敷涌泉穴，用量为 1/4 瓶，每 24 小时换药 1 次。

注意事项 ①热泻勿服。②本品为外用药，禁止内服。③用毕洗手，切勿接触眼睛、口腔等黏膜处，皮肤破溃处禁用。脐部有疮疖者不宜使用。④忌生冷油腻及不易消化食物。⑤婴儿应在医师指导下使用。⑥急性湿热腹泻者不适用。⑦腹痛泄泻严重或有脱水表现者，应及时去医院就诊。⑧过敏体质者慎用。

剂型规格 散剂：每瓶 5g。

二、清热利湿剂

三妙丸
Sanmiao Wan

药物组成 苍术、(炒)、黄柏（炒）、牛膝。

功能主治 燥湿清热。用于湿热下注，足膝红肿热痛，下肢沉重，小便黄少。

用法用量 口服：每次 6~9g，每日 2 次，儿童酌减，

温开水、姜汤或黄酒适量送服。

注意事项 妇女月经过多者及孕妇忌用。

剂型规格 水丸剂：每 50 粒约 3g。

结石通
Jieshitong

药物组成 广金钱草、玉米须、石韦、鸡骨草、车前草、海金沙、白茅根等。

功能主治 清热利湿，通淋排石，镇痛止血。用于泌尿系统感染、膀胱炎、肾炎水肿、尿路结石、血尿、淋沥浑浊、尿道灼痛等。

用法用量 口服：每次 5 片，每日 3 次。

注意事项 ①孕妇忌服。②忌食辛、燥、酸、辣食物。

剂型规格 片剂：每片含干浸膏 0.25g（相当于原药材 2g）。

分清五淋丸
Fenqing Wulin Wan

药物组成 木通、车前子（盐炒）、黄芩、茯苓、猪苓、黄柏、大黄、萹蓄、瞿麦、知母、泽泻、栀子、甘草、滑石。

功能主治 清热泻火，利水通淋。用于因湿热下注蕴于膀胱所致的石淋、热淋以及膏淋等。

用法用量 口服：每次 9g，每日 1~2 次。

注意事项 ①淋症日久，体质虚弱者，以及孕妇均不宜用。②通常结石直径≤0.5cm 排石成功率较高；双肾结石或结石直径≥5cm 或结石嵌顿时间长的病例忌用。③淋证属于肝郁气滞或脾肾两虚，膀胱气化不行者不宜使用。④方中含苦寒通利之品，有碍胎气，孕妇忌用。⑤服药期间饮食宜清淡，忌烟酒及辛辣食品，以免助湿生热。⑥本品苦寒，不宜过量、久服。⑦注意多饮水，避免过度劳累。

剂型规格 水丸剂：每 50 粒 3g。

白带丸
Baidai Wan

药物组成 黄柏（酒炒）、椿皮、白芍、当归、香附

（醋制）。

功能主治 清湿热，止带下。用于湿热下注，赤白带下。

用法用量 口服：每次6～9g，每日2次，温开水送服。

注意事项 ①带下属虚寒者忌服。②有高血压、心脏病、肝病、糖尿病、肾病等慢性病严重者应在医师指导下服用。③少女、孕妇、绝经后患者均应在医师指导下服用。④伴有赤带者，应去医院就诊。⑤过敏体质者慎用。

剂型规格 蜜丸剂：每丸9g。

妇炎净胶囊
Fuyanjing Jiaonang

药物组成 苦玄参、地胆草、当归、鸡血藤、两面针等。

功能主治 清热祛湿，行气止痛。用于湿热带下，月经不调，痛经，附件炎，盆腔炎，子宫内膜炎。

用法用量 口服：每次3粒，每日3次。

注意事项 ①孕妇忌服。②少女、绝经后患者及脾虚大便溏者均应在医师指导下服用。③伴有赤带者，应去医院就诊。④经期腹痛喜按、经色淡，或经期腹痛拒按伴畏寒肢凉者不宜选用。⑤月经过多或腹痛较重者，应及时去医院就诊。⑥平素月经正常，突然出现月经过少，或经期错后，或阴道不规则出血者，应去医院就诊。⑦过敏体质者慎用。

剂型规格 胶囊剂：每粒0.4g。

妇科分清丸
Fuke Fenqing Wan

药物组成 当归、白芍、川芎、地黄、栀子、黄连、石韦、海金沙、甘草、关木通、滑石。

功能主治 清热利湿，活血止痛。用于湿热下注膀胱，尿频涩痛，短赤浑浊，尿道刺痛，尿路感染。

用法用量 口服：每次1袋，每日2次。

注意事项 孕妇宜遵医嘱服用。

剂型规格 丸剂：每50粒约3g，每袋9g。

利胆排石片（颗粒）
Lidan Paishi Pian

药物组成 金钱草、茵陈、黄芩、木香、郁金、大黄、槟榔、枳实（炒）、芒硝（精制）、厚朴（姜制）。

功能主治 清热利湿，利胆排石。用于胆道结石，胆道感染，胆囊炎。

用法用量 口服：①片剂，排石，每次6～10片，每日2次；炎症，每次4～6片，每日2次。②颗粒剂，冲服，排石，每次2袋，每日2次；炎症，每次1袋，每日2次。

注意事项 ①服药期间，忌生冷油腻。②避免气恼寒凉。体弱，肝功能不良者慎用。③孕妇禁用。④避免和含碱性药物同时服用。

剂型规格 ①片剂：每片0.3g。②颗粒剂：每袋3g。

茵栀黄注射液（口服液）
Yinzhihuang Zhusheye

药物组成 茵陈、栀子、金银花、黄芩苷。

功能主治 清热解毒，利湿退热，降低谷丙转氨酶。用于急慢性、迁延性肝炎和黄疸型肝炎，新生儿ABO型溶血性黄疸及重症有肝炎的综合治疗。

用法用量 ①口服：每次10ml，每日3次。②静脉滴注：每次10～20ml，用10%葡萄糖注射液250ml或500ml稀释后滴注。③肌内注射，每日2～4ml。

注意事项 ①对其他药物过敏史者慎用。②黄疸属寒湿阴黄者不宜使用。③本品使用前必须仔细检查，如发现药液出现浑浊、沉淀、变色、漏气等现象时不得使用。④如出现不良反应时及时停药并给予脱敏处理，对症治疗。⑤用药期间不宜与其他药物同时使用。⑥本品偶有结晶或固体析出，可将安瓿置于热水中使之溶解后再将安瓿打开使用。⑦使用时滴注速度不宜过快，同时应注意观察病人的血压。⑧请严格按规定剂量用药，不得过量使用。⑨少数病人使用本品可出现过敏性皮疹、荨麻疹、皮肤瘙痒等过敏反应，偶见过敏性休克。⑩本品偶可引起发热现象，发热患者体温升高前常伴有畏寒、寒战及全身不适，少数伴有头痛、头晕、心悸等。⑪另有少数病人可出现消化道症状，主要表现为恶心、呕吐、腹痛、甚至腹泻。⑫极少数病人可出现呼吸困难，多伴有胸闷、喘憋及发绀。

剂型规格 ①溶液剂：每支10ml（含黄芩苷0.4g）。②注射剂：每支2ml。10ml。

普乐安胶囊（片）
Pule'an Jiaonang

药物组成 油菜花花粉。

功能主治 补肾固本。用于肾气不固、腰膝酸软、尿后余沥或失禁，或慢性前列腺炎，前列腺增生见有上述证候者。

用法用量 口服：①片剂：每次3～4片，每日3次。②胶囊剂：每次4～6粒，每日3次；

注意事项 ①少数患者用药后有轻度大便溏薄现象，但不影响继续治疗。②过敏体质者慎用。

剂型规格 ①片剂：每片0.50g。②胶囊剂：每粒0.375g。

排石颗粒
Paishi Keli

药物组成 金钱草、车前子（盐水炒）、关木通、徐长卿、忍冬藤、瞿麦、石韦、滑石、甘草等。

功能主治 清热利水,通淋排石。用于输尿管结石、膀胱结石等属下焦湿热证者。

用法用量 口服:开水冲服,每次1袋,每日3次。或遵医嘱。

注意事项 ①孕妇慎用。②脾虚便溏者及孕妇慎用。③服药期间应要多饮水并适当活动。

剂型规格 颗粒剂:每袋5g(无糖颗粒);20g(含糖颗粒)。

癃闭舒胶囊
Longbishu Jiaonang

药物组成 补骨脂、益母草、金钱草、海金沙、琥珀、山慈菇。

功能主治 温肾化气,清热通淋,活血化瘀,散结止痛。用于肾气不足、湿热瘀阻之癃闭所致尿频、尿急、尿痛、尿细如线、小腹拘急疼痛、腰膝酸软等症,前列腺增生见有以上证候者也可以应用。

用法用量 口服:每次3粒,每日2次。

注意事项 个别患者服药后有轻微的口渴感,胃部不适、轻度腹泻,不影响继续服药。

剂型规格 胶囊剂:每粒0.3g。

癃清片(胶囊)
Longqingpian

药物组成 白花蛇舌草、败酱草、车前子、赤芍、黄柏、黄连、金银花、牡丹皮、仙鹤草、泽泻。

功能主治 清热解毒,凉血通淋。用于热淋所致的尿频、尿急、尿痛、尿短、腰痛、小腹坠胀等症。

用法用量 口服:①片剂:每次6片,每日2次,重症每次8片,每日3次。②胶囊剂:每次4粒,重症每次5~6粒,每日3次。

注意事项 体虚胃寒者不宜服用。

剂型规格 ①片剂:每片0.6g。②胶囊剂:每粒0.5g。

九圣散
Jiusheng San

药物组成 苍术、黄柏、紫苏叶、杏仁、薄荷、乳香、没药、轻粉、红粉。

功能主治 解毒消肿,除湿止痒。用于湿疹、黄水疮、足癣等流脓流水,肿痛溃烂,经年不愈。

用法用量 外用:用花椒油或食用植物油调敷或撒布患处。

注意事项 外用药,切勿内服。

剂型规格 散剂:每袋6g。

三、利水渗湿剂

济生肾气丸
Jisheng Shenqi Wan

药物组成 熟地黄、山茱萸、牡丹皮、山药、茯苓、泽泻、肉桂、附子(制)、牛膝、车前子。

功能主治 温肾化气,利水消肿。用于肾虚水肿,腰膝酸重,小便不利,痰饮喘咳。

用法用量 口服:大蜜丸,每次1丸,每日2~3次。

注意事项 目前尚未见不良反应报道。

剂型规格 大蜜丸剂:每丸9g。

肾炎四味片
Shenyan Siwei Pian

药物组成 细梗胡枝子、黄芩、北京石韦、黄芪。

功能主治 活血化瘀,清热解毒,补肾益气。用于慢性肾炎。

用法用量 口服:每次8片,每日3次。小儿酌减,3个月为一个疗程。

注意事项 目前尚未见不良反应报道。

剂型规格 片剂:每片约含2.5g生药,每瓶100片。

肾炎舒片
Shenyanshu Pian

药物组成 苍术、茯苓、白茅根、防己、生晒参、黄精、菟丝子、枸杞子、金银花、蒲公英等。

功能主治 益肾健脾,利水消肿。用于脾肾阳虚型肾炎。

用法用量 口服:每次6片,每日3次,小儿酌减。

注意事项 目前尚未见不良反应报道。

剂型规格 片剂:每片0.25g。

尿毒清颗粒
Niaoduqing Keli

药物组成 大黄、黄芪、白术、桑白皮、茯苓、川芎、丹参、何首乌(制)、党参、苦参、车前草、半夏(姜制)、柴胡、菊花、白芍、甘草。

功能主治 通腑降浊、健脾利湿、活血化瘀。用于慢性肾功能衰竭,氮质血症期和尿毒症早期、中医辨证属脾虚湿浊症和脾虚血瘀症者。可降低肌酐、尿素氮、稳定肾功能,延缓透析时间;对改善肾性贫血,提高血钙、降低血磷也有一定作用。

用法用量 口服:温开水冲服。每日4次:6、12、18时各服1袋,22时服2袋,每日最大量8袋,也可另订服药时间,但两次服药间隔勿超过8小时。

注意事项 ①应在医生指导下按主治证候用药,按时按量服用。②按肾功能衰竭程度，采用相应的肾衰饮食，忌豆类食品。③服药后大便呈半糊状为正常现象，如呈水样需减量使用。④本品可与对肾功能无损害的抗生素、化学药降压、利尿、抗酸、降尿酸药并用。⑤忌与氧化淀粉等化学吸附剂合用。

剂型规格 颗粒剂：每袋5g。

四、温化水湿剂

五苓丸（片、散）
Wuling Wan

药物组成 茯苓、泽泻、猪苓、肉桂、白术（炒）。

功能主治 温阳化气，利湿行水，和胃止呕。用于小便不利，水肿腹胀，呕逆泄泻，渴不思饮。

用法用量 口服：①丸剂：每次6~9g，每日2次。②片剂：每次4~5片，每日3次；③散剂：每次6~9g，每日2次；

注意事项 ①肾亏脾损小便已利者不用，温病高热伤津者慎用，属于阴虚津液不足者不用。②本品药性偏渗利，故脾气亏损、肾气虚弱者，如服用过多可出现头晕、目眩、口淡、食欲减退等反应。

剂型规格 ①丸剂：每袋7g；9g；12g。②片剂：每片0.35g。③散剂：每袋18g。

五、祛风胜湿剂

骨刺片
Guci Pian

药物组成 昆布、骨碎补、党参、桂枝、威灵仙、鸡血藤、附片、制川乌、制草乌、延胡索（制）、白芍、三七、马钱子粉等。

功能主治 散风邪，祛寒湿，舒筋活血，通络止痛。用于颈椎、胸椎、腰椎、跟骨等骨关节增生性疾病，对风湿、类风湿性关节炎有一定疗效。

用法用量 口服：饭后服用，每次3片，每日3次，或遵医嘱。

注意事项 ①本品含士的宁、乌头碱，应严格在医生指导下服用，不得任意增加服用量，不宜长期连续服用；②严重心脏病，高血压，肝、肾疾病患者及孕妇忌服。

剂型规格 片剂：每片0.3g。

骨刺丸
Guci Wan

药物组成 制川乌、制草乌、穿山龙、秦艽、天南星（制）、徐长卿、薏苡仁（炒）、绵萆薢、白芷、当归、红花、甘草。

功能主治 祛风除湿，散寒止痛。用于骨质增生，风

湿性关节炎，风湿痛。

用法用量 口服：每次1丸，每日2~3次。

注意事项 本品温热，湿热痹证忌用。

剂型规格 丸剂：每丸9g。

大活络丸
Dahuoluo Wan

药物组成 羌活、竹节、香附、人参（红参）、茯苓、白术、甘草、熟地、赤芍、川芎、当归、蕲蛇（去头）、乌梢蛇（去头）、地龙、僵蚕、虎骨、骨碎补、威灵仙、麻黄、防风、羌活、草乌（制）、葛根、肉桂、丁香、沉香、木香、香附、乌药、藿香、青皮、豆蔻、乳香、没药、血竭、松香、首乌（制）、熟地、龟板、大黄、黄连、黄芩、玄参、贯众、细辛、麝香、安息香、冰片、天麻、全蝎、天南星、牛黄、犀角。

功能主治 舒筋活络，驱风定痛，散寒祛湿。用于半身不遂，口眼歪斜，腰腿疼痛，周身麻木，筋肉拘挛，两足痿软。

用法用量 口服：每次1丸，每日2次，温黄酒或温开水送服。

注意事项 ①肝肾阴虚者慎用，孕妇忌服。②本品含有马兜铃科植物细辛，在医生指导下使用，定期复查肾功能。

剂型规格 蜜丸剂：每丸3.5g。

大活络胶囊
Dahuoluo Jiaonang

药物组成 红参、甘草、何首乌、水牛角浓缩粉、人工麝香、沉香、人工牛黄、豹骨（油酥）、天麻、黄芩、赤芍等50多味中药组成。

功能主治 祛风止痛，除湿豁痰，舒筋活络。用于缺血性中风引起的偏瘫、风湿痹证（风湿性关节炎）引起的疼痛、筋脉拘急腰腿痛及跌打损伤引起的行走不便和胸痹心痛证。

用法用量 口服：每次4粒，每日3次。

注意事项 ①孕妇忌服。②使用本品后，少数患者出现口干、大便偏干、胃部短暂不适。

剂型规格 胶囊剂：每粒0.25g。

木瓜丸
Mugua Wan

药物组成 木瓜、当归、川芎、白芷、威灵仙、狗脊、牛膝、鸡血藤、海风藤、人参、川乌、草乌。

功能主治 祛风散寒，活络止痛。用于风寒湿痹，四肢麻木，周身疼痛，腰膝无力，步履艰难。

用法用量 口服：成人，每次50粒（9g），每日2次。7岁以上儿童，服成人1/2量。

注意事项 ①忌生冷食物，孕妇禁服。②湿热痹证不宜用。

剂型规格 浓缩丸剂：每10粒1.8g。

小活络丸
Xiaohuoluo Wan

药物组成 制川乌、制草乌、胆南星、广地龙、乳香（制）、没药（制）。

功能主治 祛风除湿，活络通痹。用于风寒湿痹，肢体疼痛，麻木拘挛。

用法用量 黄酒或温开水送服，每次1丸，每日2次。

注意事项 ①孕妇及哺乳期妇女禁服。②严重心脏病，高血压，肝、肾疾病忌服。③本品含乌头碱，应严格在医生指导下按规定量服用。④不得任意增加服用量和服用时间。⑤服药后如果出现唇舌发麻、头痛头昏、腹痛腹泻、心烦欲呕、呼吸困难等情况，应立即停药并到医院就治。

剂型规格 丸剂：每丸3g。

复方风湿宁片（胶囊、颗粒、注射液）
Fufang Fengshining Pian

药物组成 七叶莲、两面针、宽筋藤、过岗龙、威灵仙、鸡骨香。

功能主治 祛风除湿，活血止痛。用于风湿痛，关节疼痛。

用法用量 口服：①片剂：每次5片，每日3~4次。②胶囊剂：每次5粒，每日3~4次。③颗粒剂：温开水冲服。每次1袋，每日3~4次。④肌肉注射：每次2~4ml，每日1~2次。

注意事项 ①儿童，孕妇忌用。②忌寒凉及油腻食物。③本品宜饭后服用。④不宜在服药期间同时服用其他泻火及滋补性中药。⑤热痹者不适用，主要表现为关节肿痛如灼、痛处发热，疼痛窜痛无定处，口干唇燥。⑥过敏体质者慎用。⑦文献报道，处方中两面针所含的生物碱过量使用可导致平滑肌松弛，心脏及呼吸肌抑制等。⑧本品不得与其他药物在同一容器内混合使用。谨慎与其他药品联合注射，如确需联合注射其他药品时，应谨慎考虑中药注射剂与其他药品注射的间隔时间以及药物相互作用。⑨本品保存不当可能影响产品质量。故使用前必须对光检查，发现溶液出现浑浊、沉淀、漏气、瓶身出现裂痕或破裂等异常情况者，均不能使用。

剂型规格 ①片剂：每片0.2g；0.21g；0.48g。②胶囊剂：每粒0.3g。③颗粒剂：每袋4g。④注射剂：每支10ml。

冯了性药酒
Fengliaoxing Yaojiu

药物组成 羌活、威灵仙、五加皮、丁公藤、桂枝、独活、青蒿子、麻黄、白芷、小茴香、当归、川芎（酒制）、栀子、白酒（50度）、防己。

功能主治 散风祛湿，舒筋止痛。用于风湿痹痛，筋脉拘挛，屈伸不利，腰腿疼痛，四肢麻木，风湿性关节炎，类风湿性关节炎，中风后遗症等。

用法用量 口服：成人，每次10~15ml，每日2次。也可外擦患部。

注意事项 ①孕妇忌服；阴虚有热或外感发热者不宜服用；②切勿兑入其他酒类饮用；切勿多饮。③服后可能有出汗、多涎、胸闷、皮肤红痒等反应，偶有荨麻疹，可自行解除。

剂型规格 酊剂：每瓶250ml；500ml。

尪痹颗粒
Wangpi Keli

药物组成 续断、附片（制）、熟地黄、淫羊藿、骨碎补、独活、桂枝、白芍、牛膝、苍术、威灵仙、知母、防风、伸筋草、红花、皂刺、地黄、羊骨、狗脊。

功能主治 补肝肾，强筋骨，祛风湿，通经络。用于肝肾两虚型痹证，筋脉拘急，僵硬畸形，关节疼痛，局部肿大，或腰腿疼痛，活动不利及足瘘痹痛等。

用法用量 口服：每次6g，每日3次，开水冲服。

注意事项 孕妇慎用。

剂型规格 颗粒剂：每袋6g。

壮骨关节丸
Zhuanggu Guanjie Wan

药物组成 桑寄生、独活、鸡血藤、狗脊、川续断、骨碎补、补骨脂、淫羊藿、熟地黄、木香、乳香、没药。

功能主治 补益肝肾，养血活血，舒筋活络，理气止痛。用于肝肾不足，气滞血瘀，经络痹阻，各种退行性骨关节痛，腰肌劳损等。

用法用量 口服：早、晚各6g，温开水吞服。1个月为1个疗程，一般需服1~3个疗程，连服3个疗程以上者效果更佳。

注意事项 ①肝功能不良或特异体质者慎用，定期检查肝功能或遵医嘱。②三十天为一疗程，长期服用者每疗程之间应间隔10~20天。

剂型规格 丸剂：每瓶60g。

风湿液
Fengshi Ye

药物组成 防风、秦艽、鹿角胶、鳖甲胶、牛膝、当归、白芍、川芎、红花、甘草等。

功能主治 补养肝肾，养血通络，祛风除湿。用于肝肾血亏、风寒湿痹引起的骨节疼痛、四肢麻木以及风湿性、类风湿性关节病见上述证候者。

用法用量 口服：每次10~15ml。每日2~3次。

注意事项 ①孕妇忌服。②忌寒凉及油腻食物。③本品宜饭后服用。④不宜在服药期间同时服用其他泻火及滋补性中药。⑤热痹者不适用，主要表现为关节肿痛如灼、痛处发热，疼痛窜痛无定处，口干唇燥。⑥过敏体质者慎用。

剂型规格 溶液剂：每瓶10ml；100ml；250ml；500ml。

追风透骨丸
Zhuifeng Tougu Wan

药物组成 制川乌、制草乌、香附（制）、甘草、白术（炒）、没药（制）、麻黄、川芎、乳香（制）、秦艽、地龙、当归、茯苓、羌活、天麻、赤芍、细辛、防风、桂枝、甘松、朱砂等。

功能主治 祛风除湿，通经活络，散寒止痛。用于风寒湿痹、肢节疼痛、肢体麻木。

用法用量 口服：每次6g，每日2次。

注意事项 不宜久服，热痹及孕妇忌服。

剂型规格 丸剂：每10丸1g。

风湿骨痛片（胶囊）
Fengshi Gutong Pian

药物组成 制川乌、制草乌、麻黄、木瓜、红花、乌梅、甘草。

功能主治 温经散寒，通络止痛。风湿骨痛片用于风寒湿痹所致的手足四肢腰脊疼痛；风湿性关节炎见以上证候者。

用法用量 口服：①片剂：每次4~6片，每日2次。②胶囊剂：每次2~4粒，每日2次。

注意事项 ①孕妇及哺乳期妇女禁服。②严重心脏病，高血压，肝、肾疾病忌服。③本品含乌头碱，应严格在医生指导下按规定量服用。④不得任意增加服用量和服用时间。⑤服药后如果出现唇舌发麻、头痛头昏、腹痛腹泻、心烦欲呕、呼吸困难等情况，应立即停药并到医院就治。

剂型规格 ①片剂：每片0.36g。②胶囊剂：每粒0.3g。

妙济丸
Miaoji Wan

药物组成 黑木耳、当归、白芍、川芎、木瓜、杜仲、续断、川牛膝、苍术、小茴香、木香、公丁香、母丁香、乳香、茯苓、土茯苓、龟板。

功能主治 强筋壮骨，祛湿通络，活血止痛。用于四肢麻木拘挛，骨节疼痛，腰腿酸软。

用法用量 口服：成人，每次1丸，每日3次，空腹温开水送下。

注意事项 ①服药期间忌恼怒，忌食生冷酸味食物。②感冒发热病人不宜服用。③过敏体质者慎用。

剂型规格 蜜丸剂：每丸6g。

昆明山海棠片
Kunming Shanhaitang Pian

药物组成 昆明山海棠根皮。

功能主治 祛风除湿，舒筋活络，清热解毒。用于类风湿性关节炎，慢性肾炎，红斑狼疮。

用法用量 口服：每次2~3片，每日3次，饭后服。

注意事项 ①孕妇、哺乳期妇女或患有肝脏疾病等严重全身疾病者禁用。②处于生长发育期的婴幼儿、青少年及生育年龄有孕育要求者不宜使用，或全面权衡利弊后遵医嘱使用。③患有骨髓造血障碍的疾病者禁用。④胃、十二指肠溃疡活动期禁用。⑤严重心律紊乱者禁用。⑥常见胃肠道反应，如食欲减退、胃痛、呕吐、腹胀、腹泻；此外还有口干、面部色素沉着、小便增多、皮下出血。女性患者可出现月经延迟、闭经。除闭经外，其他症状经减量或停药后均可消失。

剂型规格 片剂：每片含昆明山海棠干浸膏250mg。

疏风定痛丸
Shufeng Dingtong Wan

药物组成 马钱子（制）、乳香（醋制）、没药（醋制）、麻黄、防风、羌活、独活、桂枝、木瓜、千年健、追地风、自然铜（醋煅）、牛膝、杜仲（盐炒）、甘草。

功能主治 祛风散湿，活血止痛。用于风寒湿痹，筋络不舒，四肢麻木，腰腿疼痛，跌打损伤，血瘀作痛。

用法用量 口服：成人，每次1丸，每日2次。小儿酌减。

注意事项 ①体弱者慎服，孕妇禁用。②本方所含马钱子有大毒，服过量可引起中毒，表现为神经性兴奋、颤栗、恐惧之后突然发作剧烈的肌肉强直性痉挛，严重者可致片断髓麻痹而死亡，可能与其所含士的宁生物碱有关，故须严防过量。

剂型规格 蜜丸剂：每丸6g。

雷公藤片
Leigongteng Pian

药物组成 雷公藤提取物。

功能主治 祛风除湿，活血止痛。用于类风湿性关节炎。

用法用量 口服：每次1~2片，每日2~3次。

注意事项 ①心、肝、肾有器质性损害、功能异常者，严重心律紊乱者，胃及十二指肠活动性溃疡者，孕妇及哺乳期妇女忌用。②过敏体质者慎用。③年老体弱者及儿童慎用或小剂量使用。④临床上部分患者初用时出现胃肠道反应和皮肤黏膜反应；⑤少数育龄妇女长时间服用后出现月经量减少或闭经，停药后可恢复。

剂型规格 片剂：每瓶 50 片。

豨莶丸
Xiqian Wan

药物组成 豨莶草。

功能主治 祛风湿，利关节，解毒。用于风湿痹痛，筋骨无力，腰膝萎软，四肢麻痹，半身不遂，风疹湿疮。

用法用量 口服：每次 1 丸，每日 2~3 次。

注意事项 避风寒湿邪；血虚及孕妇忌用，少年儿童慎用。

剂型规格 蜜丸：每丸 9g。

老鹳草软膏
Laoguancao Ruangao

药物组成 老鹳草。

功能主治 内服祛风除湿，舒筋活络，止痛，止泻。外用消炎解毒，收敛生肌。内服用于因感受风湿引起的筋脉不舒、手足麻木、关节肿痛、胃肠炎及痢疾等。外用可治疗湿疹、痛、疔疮、疖及小面积水、火烫伤。

用法用量 ①口服：浸膏剂，每次 9~15g，每日 3 次；②外用：软膏剂，涂敷患处，每日 1 次。

注意事项 避风寒，忌食生冷。

剂型规格 ①浸膏剂：每瓶 100g。②软膏剂：每瓶 60g。

伤湿止痛膏
Shangshi Zhitong Gao

药物组成 生川乌、生草乌、乳香、没药、生马钱子、丁香、肉桂、荆芥、防风、老鹳草、香加皮、积雪草、骨碎补、山柰、干姜、白芷、水杨酸甲酯、薄荷脑、樟脑、冰片、芸香浸膏、颠茄流浸膏。

功能主治 祛风湿、活血止痛。用于风湿及类风湿性关节炎、肌肉痛、扭伤等。

用法用量 外用：先将皮肤用温水洗净擦干，撕去硬膏，贴于患处，用手掌将膏药按摩，使其粘在皮肤，每日 1 次。

注意事项 ①青光眼、前列腺肥大患者应在医师指导下使用。②本品为局部疼痛的对症用药，治疗风湿性关节炎应去医院就诊。③本品不宜长期或大面积使用，用药后皮肤过敏如出现瘙痒、皮疹等现象时，应停止使用，症状严重者应去医院就诊。④过敏体质者慎用。

剂型规格 贴膏剂。

伤湿祛痛膏
Shangshi Qutong Gao

药物组成 生草乌、生川乌、苍术、干姜、八角茴香、麻黄、白芷、山柰、当归、樟脑、薄荷脑、冰片、水杨酸甲酯。

功能主治 祛风散寒，除湿止痛。用于头痛，风湿痛，神经痛，扭伤及肌肉酸痛。

用法用量 外用，先将皮肤用温水洗净擦干，撕去膏面薄膜，贴于患处。

注意事项 ①孕妇及哺乳期妇女禁用。②严重心脏病、高血压、肝肾疾病忌用。③本品含乌头碱，应严格在医生指导下按规定使用，不得任意增加使用量和使用时间。

剂型规格 贴膏剂：每贴 5cm×7cm。

麝香追风膏
Shexiang Zhuifeng Gao

药物组成 麝香、冰片等。

功能主治 祛风寒，除湿痹，活血止痛。用于关节炎之筋骨疼痛，四肢麻木，步履艰难，腰痛等症。

用法用量 外用：贴患处，每日 1 次。

注意事项 ①孕妇禁贴腰脐部。②本品为外用药，禁止内服。③忌食生冷、油腻食物。④皮肤破溃处禁用。⑤经期及哺乳期妇女慎用。儿童、年老体弱者应在医师指导下使用。⑥本品不宜长期或大面积使用，用药后皮肤过敏者应停止使用，症状严重者应去医院就诊。⑦过敏体质者慎用。

剂型规格 贴膏剂。

麝香壮骨膏
Shexiang Zhuanggu Gao

药物组成 人工麝香、豹骨、生川乌、生草乌、薄荷脑、水杨酸甲酯、冰片、山柰、松香、樟脑、硫酸软骨素、苯海拉明等。

功能主治 镇痛、消炎。用于风湿痛、腰痛、神经痛、肌肉酸痛、扭伤、挫伤。

用法用量 外用：将患处皮肤表面洗净、擦干。撕去盖在膏布上的隔离层，将膏面贴于患处的皮肤上。天冷时可辅以按摩与热敷。

注意事项 ①孕妇禁用。开放性伤口忌用，有皮肤病者慎用。忌食生冷、油腻食物。②哺乳期妇女慎重。用药 3 天症状无缓解，应去医院就诊。

剂型规格 贴膏剂：每贴 7cm×10cm。

第二十一节 杀 虫 剂

小儿疳积散
Xiao'er Ganji San

药物组成 石燕（煅）、谷精草、石决明（煅）、使君子仁、鸡内金（炒）、威灵仙、茯苓。

功能主治 消积治疳。用于小儿疳积，面黄肌瘦，腹部膨胀，消化不良，目翳夜盲。

用法用量 口服：每次1袋，每日2次，3岁以内小儿酌减，用热米汤加食糖少许调服。

禁忌 尚不明确。

注意事项 目前尚未见不良反应报道。

剂型规格 散剂：每袋9g。

驱蛔丸
Quhui Wan

药物组成 苦楝皮、槟榔、雷丸、使君子、芜荑、雄黄、神曲、木香、厚朴、花椒、细辛、大黄、巴豆霜、砂仁、玄明粉。

功能主治 驱蛔杀虫。用于蛔虫证，面色萎黄，或面生白斑，口馋消瘦，腹部疼痛，舌苔剥落，脉乍大乍小，或见洪大等。

用法用量 口服：3~5岁，每次3~6g；5~10岁，每次6~9g；10岁以上剂量酌增。每日1次，早晨空腹时用白糖水送服。服药后4小时再进饮食。

注意事项 ①忌辛辣油腻不易消化的食物。②本品有毒性，用药不宜过量过久，孕妇禁服。③肝病者慎用。

剂型规格 水泛丸剂：每50粒3g。

擦癣药水
Caxuan Yaoshui

药物组成 百部、斑蝥、大枫子、紫荆皮、花椒。

功能主治 燥湿杀虫，祛风解毒。用于鹅掌风、脚癣、圆癣、阴癣、头癣，牛皮癣等出现的皮肤增厚、粗糙干燥，瘙痒起屑，反复不愈。

用法用量 外用：摇匀后以棉球或棉签浸湿擦患处，每日2~3次。

注意事项 ①3岁以内小儿禁用。②本品为外用药，谨防入口。因具有毒性和刺激性，眼周及会阴部不宜使用。③本品遇冷有白色结晶析出，可在15℃放置片刻待溶解后再用。④涂患处有皮红起泡者，建议停药。⑤肝功能不全者慎用。

剂型规格 溶液剂：每瓶20ml。

癣药玉红膏
Xuanyao Yuhong Gao

药物组成 斑蝥、全蝎、雄黄、轻粉、赤石脂、细辛。

功能主治 解毒杀虫，止痒祛风。用于鹅掌风、脚气，灰指甲等。

用法用量 外用：涂患处，厚约1~2毫米，每日1~2次。

注意事项 ①患处湿烂渗水，基底鲜红者忌用；②用药后患处红赤肿，痒痛相兼者，如禀性不耐，立即停用。③孕妇慎用。④年老及小儿不宜涂用。⑤勿涂腋下与下身等处。

剂型规格 油膏剂：每支12g。

第二十二节 治 疡 剂

西黄丸（胶囊）
Xihuang Wan

药物组成 牛黄、麝香、乳香（制）、没药（制）。

功能主治 解毒消痈，化痰散结，活血祛瘀。用于痈疽疔毒、瘰疬、痰核、流注、肺痈、小肠痈、癌肿等。

用法用量 口服：①糊丸，每次3g，每日2次，温开水或黄酒送服。②胶囊剂，每次4~8粒，每日2次。

注意事项 ①不宜久服。有虚火者不宜。②孕妇禁用。③运动员慎用。④可引起药物性皮炎。

剂型规格 ①糊丸剂：每袋6g。②胶囊剂：每粒0.25g。

连翘败毒丸（浸膏）
Lianqiao Baidu Wan

药物组成 连翘、金银花、地丁、蒲公英、栀子、白芷、黄芩、赤芍、浙贝母、玄参、桔梗、木通、防风、白鲜皮、甘草、蝉蜕、天花粉、大黄。

功能主治 清热解毒，消肿止痛。用于疮疖溃烂，灼热流脓，丹毒，疥癣痛痒等。

用法用量 口服：①水丸，每次6~9g，每日2次，温开水送服。②浸膏剂，每次15g，每日2次。

①气血两虚者忌用。②孕妇忌服。③忌烟、酒及辛辣食物。④不宜在服药期间同时服用滋补性中药。⑤运动员慎用。⑥过敏体质者慎用。

剂型规格 ①水丸剂：每50粒3g；每袋9g；18g。②浸膏剂：每瓶装30g；60g；120g。

马应龙麝香痔疮膏
Mayinglong Shexiang Zhichuang Gao

药物组成 由麝香等中药组成。

功能主治 清热解毒，消肿止痛，止血生肌。用于各类痔疮。

用法用量 外用：用软膏少许涂敷患处，每日换药1次。

注意事项 ①孕妇慎用或遵医嘱。②本品为外用药，禁止内服。③忌烟酒及辛辣、油腻、刺激性食物。④内痔出血过多或原因不明的便血应去医院就诊。⑤过敏体质者慎用。⑥运动员慎用。

剂型规格 软膏剂：每支10g。

牙痛一粒丸
Yatong Yili Wan

药物组成 蟾酥、朱砂、雄黄、甘草。

功能主治 镇痛消肿。用于各种风火牙痛、牙龈肿痛和龋齿引起的疼痛。

用法用量 外用：每次取1~2粒，填入龋齿洞内或肿痛和齿缝处，外塞一块消毒棉花，防止药丸滑脱，并注意将含药后渗透出的唾液吐出，不可咽下。

注意事项 有麻舌感。

剂型规格 水丸剂：每125粒0.3g。

康复新滴剂
Kangfuxin Diji

药物组成 美洲大蠊、澳洲大蠊虫体。

功能主治 化瘀祛腐，生肌敛口。用于金创、水火烫伤及其他的原因所致的皮肤溃烂，经久不愈，或窦道脓水淋沥不尽，久不收口等症。

用法用量 ①口服：每日3次，每次5ml。②外用：将纱布浸透药液，经高温或高压灭菌后，根据创面的大小，剪取适当含药纱布敷患处，再盖一层干纱布包扎。也可用纱布条浸透药液填入瘘管内。对较小创面可直接将药液涂入患处，再用纱布包扎。每日或隔日换药1次。

注意事项 在使用本品前，应将创面先用生理盐水、双氧水或抗生素类药液清创消毒干净后再使用。

剂型规格 溶液剂：每瓶60ml；120ml。

如意金黄散（浸膏）
Ruyi Jinhuang San

药物组成 姜黄、大黄、黄柏、苍术、厚朴、陈皮、甘草、生天南星、白芷、天花粉。

功能主治 清热解毒，散瘀化结，消肿止痛。用于丹毒、体表疮毒、脓肿、乳痈、疮疡及无名肿毒等症。

用法用量 ①口服：散剂，每次1.5g，每日6次，空腹服用。②外用：浸膏剂，研成细粉，过100目筛，用食醋或白蜜，或饴糖，或麻油，加黄蜡调成糊状外敷，也可用80%凡士林调成软膏外敷患处，6~12小时换1次。

注意事项 ①如需口服须将生天南星改成制天南星以减少毒性。②外敷面积最好超出肿胀范围，且中间留孔，以利透气。③忌食烟酒、辛辣食物。④本品为外用药，不可内服。⑤用毕洗手，切勿接触眼睛、口腔等黏膜处。皮肤破溃处禁用。⑥忌辛辣刺激性食物。⑦本品不宜长期或大面积使用，用药后局部出现皮疹等过敏表现者应停用。⑧过敏体质者慎用。

剂型规格 ①散剂：每袋3g；6g；9g；15g。②浸膏剂。

獾油
Huanyou

药物组成 獾油、冰片。

功能主治 清热解毒，活血消肿，润肤止痛。用于烧伤，烫伤，皮肤肿痛。

用法用量 外用：取适量直接涂擦患处，或制成油纱条巾敷患处，每日1~2次。

注意事项 ①外用药，不可内服。②本品只适用于轻度小面积烫伤，重度烫伤不宜自我治疗，应去医院就诊。③烫伤局部一定要注意创面清洁干净，在清洁环境下最好采用暴露疗法。④过敏体质者慎用。

剂型规格 油剂：每瓶内装15g，30g。

祛腐生肌散
Qufu Shengji San

药物组成 红粉、铅粉、轻粉、生龙骨、象皮、制乳香、制没药、冰片。

功能主治 蚀疮祛腐，拔毒生肌，消肿止痛。用于各种湿热火毒所致的痈疽疮毒溃后脓出不畅，腐肉不去，新肉难生，久不收口，或成瘘管、伴有微热等皮肤疮疡之病证。

用法用量 外用：取适量粉剂撒于疮面腐肉上，或制成药捻纳入瘘道内，隔日或每日换药1次。

注意事项 本品刺激性较强，眼及口唇部位慎用，对汞剂过敏者禁用。

剂型规格 散剂。

一扫光
Yisaoguang

药物组成 铅粉、松香、枯矾、红丹、轻粉、石膏。

功能主治 祛湿止痒，收敛生肌。用于疥疮，脓疱疮，牛皮癣，湿疮。

用法用量 外用：干敷患处或用麻油调涂患处，每日或隔日1次。

注意事项 急性湿疹，流水浸淫者酌用。

剂型规格 ①散剂：每袋3.5；6；10g。②软膏剂：每支3.5g。

银屑灵
Yinxieling

药物组成 土茯苓、苦参、黄柏、金银花、连翘、白藓皮、防风、蝉蜕、赤芍、当归、生地黄、甘草。

功能主治 清热解毒，祛风燥湿，活血化瘀。用于银屑病。

用法用量 口服，每次33g，每日2次。或遵医嘱。

注意事项 ①忌食刺激性食物；②孕妇慎用。

剂型规格 散剂：每盒100g；内含樟脑1g。

烫伤膏
Tangshang Gao

药物组成 大黄、地榆炭、生地、黄柏、寒水石、生石膏、甘草、冰片。

功能主治 泻火解毒，凉血止痛。主治水火烫烧伤，亦可用于治疗火毒炽盛蕴蒸肌肤之抱头火、流火、缠腰火丹。

用法用量 外用：每日1~2次，敷药厚约1~2毫米。

注意事项 目前尚未见不良反应报道。

剂型规格 软膏剂：每支30g。

冻疮膏
Dongchuang Gao

药物组成 樟脑、蟹壳粉、凡士林。

功能主治 消肿止痒。用于受寒后，寒气郁于肌肤所致的皮肤苍白，继而红肿、灼痛或瘙痒、麻木等。

用法用量 外用：取少量涂患处，每日数次。

注意事项 ①已溃破者不宜用本品。②用药部位如有烧灼感、红肿等情况应停药，并将局部药物洗净，必要时向医师咨询。③避免接触眼睛和其他黏膜（如口、鼻等）。④不得用于皮肤破溃处。⑤小儿和老年人应避免大面积使用。⑥过敏体质者慎用。⑦可有刺激和烧灼感，偶见过敏反应。

剂型规格 软膏剂：每盒10g，内含樟脑1g。

消痔灵注射液
Xiaozhiling Zhusheye

药物组成 五倍子、明矾。

功能主治 消赘去肿，收敛固脱。用于各期内痔，尤其是晚期内痔发展所致的静脉曲张性混合痔。

用法用量 肛门镜下内痔局部注射：分四步操作，第一步，将消痔灵注射液加等量1%普鲁卡因稀释成1：1浓度，在痔上方直肠上动脉区注射，每个内痔上方注射2~3ml；第二步，将消痔灵注射液加半量1%普鲁卡因稀释成2：1浓度，注射到内痔黏膜下层，每个痔核注射3~6ml；第三步，将消痔灵2：1浓度，注射到内痔黏膜固有层，每个痔核注药3~6ml；第四步，将消痔灵1：1浓度注射到齿线上方的内痔最低部位"洞状静脉"区。上述四步注射的用药总量为20~40ml，平均25ml，一般只需注射1次，7天即可治愈。

本注射疗法，应严格遵守无菌操作，术后卧床休息2~3天。剂量不宜过大。

注意事项 ①少见感染出血、疼痛和水肿、排便困难。②局部感染和出血多见于注射后2~3天，发生率约2%；疼痛和水肿同时发生，注射后肛门轻度肿胀，6~12小时自行消失；在内痔注射术后20天，由于消痔灵的硬化萎缩作用而导致直肠黏膜粘连收缩失去弹性，会出现排便困难。③个别特异性体质患者出现快速过敏反应，应立即停药，并给予抗过敏药救治。

剂型规格 注射剂：每支10ml。

紫归治裂膏
Zigui Zhilie Gao

药物组成 当归、紫草、冰片、白蔹、松香、石蜡等。

功能主治 活血养血，生肌润肤，解毒止痛。用于手足皲裂。

用法用量 外用：洗净患处，用温热水浸泡（使局部变软）后揩干，再将膏药贴于患处，2~3天换药1次。

注意事项 ①本品为外用药，禁止内服。②孕妇慎用。③皲裂较大敷药时可能有疼痛，疼痛不剧者可继用。④有霉菌感染，或伴有足癣（脚气）者应在医师指导下配合其他药物治疗。⑤用药后局部出现皮疹等过敏表现者应停用。⑥本品含二甲基亚砜，在本品中做助溶剂，过敏体质者慎用。

剂型规格 贴膏剂：每贴5cm×7cm。

附录

附录一　用药剂量计算法

（一）按年龄计算法

年龄	剂量
初生~1 个月	成人剂量的 1/24
1~6 个月	成人剂量的 1/24~1/12
6 个月~1 岁	成人剂量的 1/12~1/8
1~2 岁	成人剂量的 1/8~1/6
2~4 岁	成人剂量的 1/6~1/4
4~7 岁	成人剂量的 1/4~1/3
7~11 岁	成人剂量的 1/3~1/2
11~14 岁	成人剂量的 1/2~2/3
14~17 岁	成人剂量的 3/4
18~65 岁	成人剂量的全量~3/4
65 岁以上	成人剂量的 3/4~1/2

注：本表仅供参考，不同文献中的用药剂量略有差异。使用时可根据患者体质、病情及药物性质等多方面因素酌情决定。

（二）小儿用药剂量计算法

1. 按小儿体重计算：

$$小儿剂量 = 成人剂量 \times \frac{小儿体重（kg）}{成人体重（60kg）}$$

如已知小儿每公斤体重的剂量，直接乘以小儿体重即得每次剂量或每日剂量。此法较简便，但计算结果对婴幼儿可能略偏低，年长儿则偏高，应视情况调整。

正常儿童体重计算法：

1~6 个月：　　月龄×0.6+3=估计体重（kg）

7~12 个月：　　月龄×0.5+3=估计体重（kg）

1 岁以上：　　实足年龄×2+8=估计体重（kg）

2. 按小儿体表面积计算：

$$小儿剂量 = \frac{成人剂量}{成人体表面积（1.73m^2）} \times 小儿体表面积（m^2）$$

大多数药物的小儿剂量采用表面积计算更接近临床实际用量。

正常儿童体表面积计算法：

（1）体表面积（m^2）= 体重（kg）×0.035（m^2/kg）+0.1m^2

（2）体表面积（m^2）= $\frac{4 \times 体重（kg）+7}{体量（kg）+90}$ = 5.99[体重(g)×身高(cm)]$^{1/2}$

（3）查阅人体体表面积表。

3. 不便直接获得的小儿体重计算。

1~6 个月：　　体重（kg）= 3（kg）+月龄×0.6

7~12 个月：　　体重（kg）= 3（kg）+月龄×0.5

1 岁以上：　　体重（kg）= 8（kg）+年龄×2

（三）每次用药剂量计算法

$$每次用药剂量（mg）=\frac{剂量（mg/kg）\times体重（kg）}{每日用药次数}$$

（四）成人剂量的百分数计算法

成人剂量的百分数＝（实足年龄+2）×5

（五）肾功能不全者用药时肾小球滤过率（GRF）计算法

1. 肾功能损害程度评定

正常值： GRF>100ml/min

轻度损害： GRF 为 40~60ml/min

中度损害： GRF 为 10~40ml/min

重度损害： GRF<10ml/min

2. 肾小球滤过率计算法

Cockcroft-Gault 计算法

$$男性肾小球滤过率（GFR）=\frac{（140-年龄）\times体重（kg）}{72\times血 Cr}$$

女性肾小球滤过率（GFR）＝GFR（男性）×0.85

Jelliffe 计算法

$$男性肾小球滤过率（GFR）=\frac{[98-0.8\times(年龄-20)]\times体表面积}{1.73\times血 Cr}$$

女性肾小球滤过率（GFR）＝GFR（男性）×0.9

附录二　皮试药物一览表

药物名称	皮试溶液的配制	皮试方法及结果观察	注意事项
青霉素钠（钾）	皮试液为青霉素 G 钠的 0.9%氯化钠的灭菌水溶液，浓度为 500 单位/ml，用无菌操作法制备。制成后装入灭菌过的小瓶中，封口备用。在室温条件下保存只限当日（24 小时内）应用。冷藏（4℃）者可用 1 周。过期废弃不用	皮内试验：1. 消毒前臂屈侧关节上 6.6cm 处皮肤 2. 抽取皮试液约 0.05ml 作皮内注射（小儿注射 0.02~0.03ml）3. 20 分钟后，如局部出现中心晕团、周围红斑，直径大于 1cm，或局部红晕或伴有小水泡者为阳性；对于可疑阳性反应者，应在另一前臂用生理盐水做对照试验	极少数患者，可在皮肤试验时发生过敏性休克，常于注射后数秒至 5 分钟内开始，先皮肤瘙痒、四肢麻木，继则气急、胸闷、发绀、心跳加快、脉细、血压下降、大量出汗等，如不及时抢救，可导致患者死亡。故应做好抢救准备，如常备盐酸肾上腺素、氢化可的松或地塞米松、中枢兴奋药和抗过敏药等
头孢菌素	用 0.9%氯化钠注射液配制成 300~500μg/ml 的溶液	与青霉素相同	1. 本类药物目前无明确规定用药前必须做皮试，其皮试溶液的浓度也不统一 2. 对青霉素过敏者或过敏体质者，应用头孢菌素时，原则上应做皮试
链霉素	1. 取链霉素 1g（100 万单位）加 0.9%氯化钠注射液 3.5ml，溶解后即成 4ml（25 万单位/ml）2. 取上液 0.1ml，加 0.9%氯化钠注射液 0.9ml 成 2.5 万单位/ml 3. 取 2 液 0.1ml，加 0.9%氯化钠注射液 0.9ml 成 2500 单位/ml 4. 取 3 液 0.2ml 加 0.9%氯化钠注射液 0.8ml 成 500 单位/ml	取皮试液 0.1ml（50 单位）做皮内试验，观察 20 分钟。其判断标准同青霉素	1. 皮试阴性的患者，注射时也可发生过敏反应，故应做好抢救准备 2. 皮试方法，目前全国尚不统一 3. 皮试液应放冰箱（4℃）贮存，有效期为 7~10 天

药物名称	皮试溶液的配制	皮试方法及结果观察	注意事项
结核菌素纯蛋白衍化物（PPD）	10IU/ml 稀释液 50IU/ml 稀释液	1. 检查结核菌感染：第一次试验用 10IU/ml 的稀释液 0.1ml 皮内注射，如呈阴性，再用 50IU/ml 的稀释液 0.1ml 皮内注射，如仍呈阴性，则可判为阴性 2. 检查卡介苗接种对象的选择及免疫效果的考核，则只以 50IU/ml 的稀释液注射即可 3. 注射方法：吸取上述稀释液 0.1ml，注射于前臂掌侧皮内，注射后 48～72 小时检查注射部位，如发现有红肿硬结其硬块纵、横直径 5mm 以上者即为阳性反应	1. 结核菌素（OT）目前已不配制和使用，而用本品取代。 2. 本品用于临床结核病的诊断，及卡介苗接种对象的选择与卡介苗接种质量监测
破伤风抗毒素血清	取 0.1ml 血清加 0.9ml 0.9% 氯化钠注射液即成	取皮试液 0.1ml 在前臂作皮内试验，观察 15 分钟后，若有 1cm 以上的红肿则为阳性。同时应以生理盐水在另一前臂做对照试验	脱敏注射法：将 10 倍稀释液，按 0.2、0.4、0.8ml 分三次注入，每次间隔 30 分钟，如无反应，再注射其余量
盐酸普鲁卡因	将盐酸普鲁卡因制成 0.25% 溶液（可取 2% 普鲁卡因注射液 0.5ml，加 0.9% 氯化钠注射液至 40ml 即得）	取皮试液 0.1ml 作皮内注射，15～20 分钟后观察结果，其判断标准同青霉素	
细胞色素 C	原液	1. 划痕法：用本品 1 滴，滴于前臂内侧皮肤上划痕，使之少量出血，观察 20 分钟，如发红 10mm 以上或肿胀在 7mm 以上为阳性 2. 皮内法：将本品稀释成 0.03mg/ml，皮内注射 0.03～0.05ml，20 分钟后，发红直径在 15mm 以上，或肿胀在 10mm 以上为阳性 3. 点眼法：将浓度为 5mg/ml 本品 1 滴，滴于眼结膜上，20 分钟后，结膜充血、水肿、痒者为阳性	据报道，国外偶可引起过敏反应，国内临床应用虽尚未发现过敏反应，但应提高警惕，尤其是停用后再次用药时更须注意
有机碘造影剂（碘吡啦啥、醋碘苯钠、泛影钠、泛影葡胺、胆影钠、碘化油等）	30% 有机碘溶液	1. 静脉注射法：用 30% 有机碘注射液 1ml 注入静脉，密切观察 10 分钟，观察有无心慌、颊膜水肿、恶心、呕吐、荨麻疹、血压下降及其他不适等反应，如有上述现象，不可注射 2. 口含试验法：以 1～5ml 造影剂含于口中，5 分钟后观察有无上述反应 3. 皮内注射法：以 0.05～0.1ml 造影剂注入皮内，10～15 分钟后，观察如有 1cm 大小的反应红斑，即为强阳性 4. 结膜试验法：以 1～2 滴造影剂滴入一侧眼结膜囊内，1 分钟后，观察结膜与巩膜充血情况（与对侧对比），如有显著充血，血管扩张、曲张，即为强阳性	过敏试验阴性者，在碘造影过程中仍可出现过敏反应，需密切注意，并作好脱敏抢救准备
门冬酰胺酶	将含本品 1000 单位的安瓿打开后加入 0.9% 氯化钠注射液 1ml，使其溶解。再取该溶液 0.1ml 加于 0.9% 氯化钠注射液 0.9ml，即成 100 单位/ml 的皮试液	取皮试液 0.1ml（10 单位）做皮内注射。结果判断同青霉素皮试。阳性反应者不可应用本品	1. 不同药厂、不同批号的产品其纯度和过敏反应均有差异 2. 对有过敏史者应十分小心或不用

附录三　常见农药、毒物、植物、动物中毒急救一览表

中毒分类	急救主要措施							注意事项
	洗胃溶液			导泻剂	抢救主要用药	对症处理	并发症处理	
	清水或微温水	1:5000高锰酸钾溶液	1%~2%碳酸氢钠溶液					
有机磷农药 乙硫磷、马拉硫磷、倍硫磷、二溴磷1605、1059、3911、甲基1059、杀暝松、特普、甲胺磷、久效磷、苯硫磷、亚胺硫磷	可以用	禁用	最好	硫酸钠40~60g溶后灌入	1. 轻度：阿托品1~2mg肌内注射。碘解磷定0.4g静脉注射（或氯磷定0.25g肌内注射）必要时重复 2. 中度：阿托品2~5mg肌内注射。同时用碘解磷定0.8~1.2g（或氯磷定0.5~0.75g）静脉注射，2~3小时重复上药半量2~3次 3. 重度：阿托品5mg肌内注射或静脉注射，尽快达到阿托品化（参见注意事项）以后静脉注射维持。碘解磷定1.2~1.6g（或氯磷定0.75~1g）静脉注射，必要时10分钟后重复上药半量，以后每1~2小时重复用2~3次	输液，缺氧者吸氧或人工呼吸及给予中枢兴奋剂	1. 肺水肿：用呋塞米20~40mg加入25%葡萄糖注射液20毫升中静脉注射。如有心衰可选用强心苷加呋塞米，限制输液量、给氧 2. 脑水肿：吸氧、冰帽、脱水剂及皮质激素	1. 阿托品化指征：面红、瞳孔大、无汗、分泌物消失、心动过速、体温上升、腹胀、尿潴留、躁动等 2. 应及时使用足量解磷定与氯磷定，但不能并用，以免过量中毒 3. 要注意鉴别阿托品中毒和有机磷中毒。一旦发生阿托品中毒，禁用胆碱酯酶抑制剂如毒扁豆碱、新斯的明等 4. 皮肤接触宜用凉肥皂水反复洗 5. 因高锰酸钾会增加毒性，故禁用（乐果、敌敌畏除外） 6. 碱性药会增加敌百虫的毒性10倍，故禁止合用
二嗪农、谷硫磷	可以用	禁用	最好	硫酸钠40~60g溶后灌入	禁用氯磷定。其他用药同上			
乐果	最好	禁用	可用	硫酸钠40~60g溶后灌入	氯磷定效差。其他用药同上			
敌敌畏	可用	可用	可用	硫酸钠40~60g溶后灌入	用阿托品、解磷定效差，其他用药同上			
敌百虫	最好	可用	禁用	硫酸钠40~60g溶后灌入	碘解磷定效果差，其他用药同上			
有机氯类 狄氏剂、艾氏粉、毒杀粉、林丹、氯丹等	可以用	可以用	最好	硫酸钠40~60g溶后灌入	保持呼吸通畅，吸出分泌物，给氧，静脉滴注氨茶碱。给予维生素B₁、维生素B₂、维生素C500~1000mg加入输液中静脉滴注，也可加保肝药	抽搐可用10%葡萄糖酸钙静脉注射，还可用苯巴比妥钠、地西泮肌内注射。其他同有机磷农药项下	肺水肿用呋塞米、强心苷及激素。呼吸衰竭时给予尼可刹米（可拉明）等中枢兴奋剂。休克用多巴胺加于输液中静脉滴注	在抢救中禁用肾上腺素
有机氮类 杀虫脒（氯苯脒）、杀螨脒	最好	可以用	可以用	内服硫酸钠25~30g	亚甲蓝按1~2mg/kg体重计，用葡萄糖注射液稀释后静脉滴注，成人首次50~100mg，隔1~2小时按上给1/2，可重复1~2次，余量视病情而定	维生素C0.5~1g加入葡萄糖注射液内可增加亚甲蓝药效	膀胱炎加输5%碳酸氢钠、止血剂，心肌炎给极化液及激素等	极化液为10%葡萄糖注射液500ml，10%氯化钾注射液10ml，胰岛素8~10单位，静脉滴注

中毒分类		急救主要措施							注意事项
		洗胃溶液			导泻剂	抢救主要用药	对症处理	并发症处理	
		清水或微温水	1:5000高锰酸钾溶液	1%~2%碳酸氢钠溶液					
氨基甲酸酯类	呋喃丹、西维因、速灭威、害朴威、叶蝉散、异索威等	最好	不用	可以用	内服硫酸钠25~30g	除禁用碘解磷定、氯磷定外,阿托品用量同有机磷类,东莨菪碱用量可按0.01~0.05mg/kg体重计,肌内注射或静脉注射,20~30分钟重复1次,至出现阿托品化指征	如出现脑、肺水肿,应限制输液速度及用量	脑水肿用脱水剂,肺水肿用强心剂、利尿剂、激素及硫代硫酸钠,发绀用亚甲蓝(1mg/kg体重)	禁用碘解磷定及氯磷定,以免降低阿托品疗效
有机氟类	氟乙酰胺、氟乙酸钠等	最好	对氟乙酰胺可用,对氟乙酸钠等改用0.5%~2%氯化钙溶液	不用	内服硫酸镁25~30g	应用乙酰胺(解氟灵),24小时用量按0.1~0.3g/kg体重计,肌内注射,首次给总量的1/2,余量分2次间隔4小时肌内注射,成人首次用量为5~10g,10%葡萄糖酸钙10ml加入25%葡萄糖注射液中静脉缓注	抽搐时给苯巴比妥或地西泮	脑水肿用脱水剂,心肌损害用肌苷	如有心肌损害则禁用葡萄糖酸钙
有机汞类	氯化乙基汞(西力生)、醋酸苯汞(赛力散)、盐酸乙基汞(谷仁乐生)	可以用	不用	最好	不用	二巯基丁二酸钠:首次2g,以后每次1g,溶于10%葡萄糖注射液中静脉滴注,每日1~2次,用3~5日 二巯丙磺酸钠:首次0.25g,肌内注射,以后每4~6小时用0.1~0.2g,1~2日后每日1次,连用3日,间隔4日为一疗程	脑水肿给脱水剂,吸氧、用冰帽,限制入水量	心肌炎用极化液。肝损害用肌苷等保肝	已有肾损害者,慎用解毒药物
无机砷类	砒霜、砷酸钙、亚砷酸钾等	可以用	用活性炭混悬液	可用	慎用	二巯基丙醇:成人用150~200mg,肌内注射,每4小时1次,第二日每6小时1次,第三日后每日2次,共5~7日,脱水者输液及给钾	洗胃后,服蛋清液、牛奶、活性炭等	有心肌损害者给极化液等	二巯基丙醇应深部肌内注射,严禁静脉注射
氰化物	氰化钠、氰化钾、氢氰酸、氰化钙、溴化氰、丙烯腈、丙酮氰醇	最好	可以用;或用5%硫代硫酸钠	不用	不用	抢救要争分夺秒,用3%亚硝酸钠注射液10~20ml静脉注射,速度为每分钟2~3ml,同时测血压,并用25%硫代硫酸钠注射液50ml静脉注射。或用1%美蓝注射液50~100ml静脉滴注,2~14小时重复	休克时用强制换气给氧法	休克或窒息应在人工呼吸下吸入亚硝酸异戊酯,每分钟吸入15~30秒,可重复1~2次	氰化物能灭活呼吸酶,阻碍组织利用氧而引起死亡
磷化锌		0.5%硫酸铜或1:5000高锰酸钾溶液反复洗胃			硫酸钠	内服0.1%~0.2%硫酸铜液100ml,液状石蜡30~45ml	抗肺水肿可限输液量及用激素、利尿剂等	心肌损害可用极化液及维生素C等	禁用碘解磷定、氯磷定。禁用硫酸镁。禁食蛋、奶、肉、油类食品

中毒分类		急救主要措施							注意事项
		洗胃溶液			导泻剂	抢救主要用药	对症处理	并发症处理	
		清水或微温水	1:5000高锰酸钾溶液	1%~2%碳酸氢钠溶液					
灭鼠药	安妥（甲萘硫脲）	最好	可用	禁用	不用	对症疗法，输液加10%葡萄糖酸钙注射液10ml，10%硫代硫酸钠注射液静脉滴注	抗肺水肿可限输液量及用激素、利尿剂等	心肌损害可用极化液及维生素C等	禁用碳酸氢钠溶液洗胃，禁食脂肪性食物
	敌鼠钠	最好	可用	禁用	硫酸钠	维生素K$_1$注射液10~2mg静脉注射，每日2~4次，重者可用至每日120mg，至出血停止后减量	重者加用激素或输血	咯血者防窒息	除维生素K外其他止血剂无效
除虫菊酯类	溴氰菊酯（又名敌杀死）、杀灭菊酯（又名速灭杀丁）、除虫精	最好	禁用	最好	不用	无特效药，重病患者发生抽搐可用地西泮或苯巴比妥，也可静脉滴注三磷酸腺苷及维生素C	脑水肿用脱水剂	皮炎可用3%硼酸水湿敷	1. 及时洗胃，洗胃不能用热水，以免加速毒物吸收 2. 反复洗胃，直至洗出液与进入液颜色一致并无味为止 3. 昏迷者洗胃时应取左侧头低位，以免液体进入气管
急性酒精中毒		可用	不用	最好	不用	胰岛素8~20单位加于输液中静脉滴注，以加速酒精氧化。应用安钠咖、尼可刹米交替注射，维生素B$_1$肌内注射或静脉注射	呼吸困难者吸氧保肝	预防肺炎，排尿困难者导尿	
巴比妥类中毒		最好	可用	不用	硫酸钠加活性炭或硫酸镁	保持呼吸通畅，输注5%碳酸氢钠注射液100~200ml，如有昏迷可用苏醒剂贝美格（美解眠）50mg稀释于25%葡萄糖注射液内静脉注射，每3~5分钟注1次，如不苏醒可再用贝美格200~300mg稀释后静脉滴注	输注利尿剂	血压低时可用低分子右旋糖酐及间羟胺、多巴胺，脑水肿用脱水剂	在使用尼可刹米或贝美格时，应注意控制药量及滴速，避免发生惊厥，增加机体氧耗
弱安定药中毒	甲丙氨酯（眠尔通）、地西泮（安定）、氯氮䓬（利眠宁）等	最好	可用	不用	硫酸钠加活性炭	治疗方法同上，昏迷者可用贝美格或尼可刹米等药物，但应注意用量不可过大，否则易因抽搐而致呼吸衰竭，加重脑缺氧状态	输注利尿剂	血压低时可用低分子右旋糖酐及间羟胺、多巴胺，脑水肿用脱水剂	
食物中毒		最好	可用	不用	硫酸钠	输液，静脉注射或口服四环素、氯霉素、磺胺嘧啶等，也可使用庆大霉素	腹痛用阿托品封闭足三里，吸氧	抗休克	
亚硝酸盐中毒（肠原性青紫病）		最好	可用	不用	硫酸钠	输液，用1%亚甲蓝注射液5~25ml静脉滴注（亚甲蓝按1~2mg/kg体重计），2小时后重复1次。输液中可加用大量维生素C	必要时吸氧及给中枢兴奋剂	重者输血	

中毒分类	急救主要措施							注意事项
	洗胃溶液			导泻剂	抢救主要用药	对症处理	并发症处理	
	清水或微温水	1：5000高锰酸钾溶液	1%～2%碳酸氢钠溶液					
发芽马铃薯中毒	不用	最好，或用0.5%～1%鞣酸或浓茶水	不用	口服硫酸钠15～20g导泻	目前无特效解毒药，可首先用手指或筷子刺激咽部催吐，发现中毒后立即用1：5000高锰酸钾溶液或1%鞣酸液、浓茶水等洗胃，维持水和电解质、酸碱平衡	呼吸中枢麻痹给予气管插管或切开、呼吸机、人工呼吸		轻者可多饮些糖水或淡盐水，重者可静脉滴注5%葡萄糖注射液促进毒素的排泄
毒蕈（毒蘑菇）中毒	不用	最好	不用	硫酸镁15～30g	刺激咽部或用阿扑吗啡催吐，用1：5000高锰酸钾液洗胃，15～30g硫酸镁导泻。若为捕蝇蕈类毒蘑菇中毒，立即皮下注射或肌内注射0.5～1mg阿托品，每15～30分钟1次，直至病情缓解为止。若为白、绿帽毒蘑菇中毒，可用5%二巯基丙醇磺酸钠5ml，用5%葡萄糖注射液20ml稀释后静脉注射，每日2次，连用5～7天，也可根据病情同时肌内注射地塞米松	洗胃后导入鞣酸、活性炭等，以减少毒素的吸收。大量补液及利尿，促进毒物的排泄。以溶血症状为主者；应给予大剂量肾上腺皮质激素治疗，甲基泼尼松龙每日0.5～1g静脉注射		1. 误食毒蘑菇后根据种类的不同，所表现的症状也不同 2. 对于毒蘑菇中毒，首先应弄清楚是哪种毒蘑菇中毒，然后清除毒物
四季豆中毒		最好		硫酸镁20～30g导泻	首先，用1：5000高锰酸钾洗胃，然后用硫酸镁20～30g导泻，并且静脉滴注10%葡萄糖注射液250ml及维生素C500～1000mg	结合症状进行治疗		四季豆中毒后患者可有上腹痛、饱胀、恶心、呕吐、腹泻等。重者可出现呕血、四肢麻木等症状
腌制食物引起的亚硝酸盐中毒	可用			硫酸钠等	中毒较重者，缺氧及发绀明显者，应立即给予亚甲蓝1～2mg/kg体重，用25%葡萄糖注射注20～40ml稀释后缓慢注射，1小时后青紫未退可重复上述剂量，并予高渗葡萄糖、维生素C静脉滴注	轻度中毒者缺氧不严重可不治疗，只需休息及饮用含糖饮料即可。中毒较重者，应立即催吐、洗胃、导泻。给予特效解毒药，必要时输新鲜血或红细胞置换治疗并给氧		1. 新腌制的咸菜、变质的蔬菜、苦井水等，被肠道细菌还原为亚硝酸盐可中毒 2. 亚甲蓝只有在低浓度（1～2mg/kg体重）时才使高铁血红蛋白还原为血红蛋白，而高浓度时则使血红蛋白氧化为高铁血红蛋白。因此，治疗时应严格控制亚甲蓝的剂量及注射速度，否则会使病情加重 3. 患者血压下降较剧或休克时可用间羟胺等缩血管药物，呼吸衰竭者给予尼可刹米等呼吸兴奋剂，惊厥时给予镇静治疗

中毒分类	急救主要措施							注意事项
	洗胃溶液			导泻剂	抢救主要用药	对症处理	并发症处理	
	清水或微温水	1：5000高锰酸钾溶液	1%～2%碳酸氢钠溶液					
河豚鱼毒素中毒		1：5000高锰酸钾或0.5%活性炭		硫酸镁	尽早应用大剂量肾上腺皮质激素，如甲泼尼松龙500mg静脉注射。应用阿托品、东莨菪碱等抗胆碱能药物，有一定抗毒素作用。肌肉麻痹者用士的宁2～3mg肌内注射或皮下注射，每日2～3次。呼吸衰竭者可用尼可刹米等呼吸兴奋剂，必要时进行气管插管或切开人工呼吸	刺激咽部或1%硫酸铜溶液100ml口服，或阿扑吗啡5mg皮下注射催吐，并以1：5000高锰酸钾溶液或0.5%药用活性炭混悬液反复洗胃，口服15～30g硫酸镁导泻，高位清洗灌肠。同时给予补液、利尿，促进毒素排泄		1. 一般食后0.5～3小时出现症状，河豚鱼毒素除作用胃肠黏膜引起胃肠炎症外，主要是麻痹中枢神经及末梢神经 2. 急救方法：主要是对症治疗，但必须迅速抢救，否则常会造成死亡 3. 河豚鱼毒素中毒，尚无特效解毒药
鱼胆中毒		可用			①解痉利尿：利其丁20mg，多巴胺20mg，呋塞米40mg，5%葡萄糖注射液500ml静脉滴注，必要时重复1次。20%甘露醇注射液250ml静脉滴注，每日1～2次。少尿期尽早作腹膜透析或血液透析。多尿期注意纠正水、水解质及酸碱平衡。②护肝治疗：每日静脉注射维生素C 120mg。可根据病情应用辅酶A等	彻底洗胃。早期应用糖皮质激素有利于肾功能恢复。抗肾衰治疗		急性肾功能衰竭是鱼胆中毒死亡的主要原因，故是治疗的关键
毒蛇咬伤					口服和外用蛇药作抗蛇毒血清皮肤过敏试验，阴性者可使用。单价抗蛇毒血清1次用量为：①一般蝮蛇咬伤：注射抗蝮蛇毒血清6000U；②五步蛇咬伤：注射抗五步蛇毒血清8000U；③银环蛇或眼镜蛇咬伤：注射抗银环蛇毒血清10000U或抗眼镜蛇毒血清2000U。用药时将蛇毒血清溶于5%葡萄糖盐水中缓慢静脉注射或静脉滴注。病情严重可重复一次剂量	立刻在伤口近心端，伤口肿胀部位上侧缚扎，沿牙痕作"一"字形切开伤口，进行冲洗和吸毒。用胰蛋白酶2000～5000U加0.25%～0.5%普鲁卡因或注射用水稀释，作局部环封。野外可用冷开水、肥皂水或新鲜尿液冲洗伤口		1. 对抗蛇毒血清皮试阳性者，必要时可采用脱敏注射 2. 毒蛇咬伤，应对症及支持治疗，防治休克、肾功能衰竭、呼吸衰竭 3. 遇有血清过敏反应，即肌内注射氯苯那敏。必要时，可用地塞米松或氢化可的松加入葡萄糖注射液中静脉注射或静脉滴注。

中毒分类	急救主要措施							注意事项
	洗胃溶液			导泻剂	抢救主要用药	对症处理	并发症处理	
	清水或微温水	1:5000高锰酸钾溶液	1%~2%碳酸氢钠溶液					
蜂类蜇伤					局部用弱酸或弱碱性溶液冲洗和冷敷。有过敏者抗过敏治疗。全身中毒症状明显者，按"毒蛇咬伤"处理	结扎被刺肢体的近心端，如有毒刺和毒囊遗留，用针挑出。可酌情给予止痛或镇静药，如肌肉痉挛可予10%葡萄糖酸钙10ml加入25%葡萄糖注射液20ml中缓慢静脉注射		1. 支气管痉挛致严重呼吸困难者吸入支气管扩张剂（如爱喘乐等），并静脉给予氨茶碱。 2. 全身中毒症状严重者，可给予蛇药片或注射剂治疗。过敏性休克者，可予1:1000肾上腺素0.5ml皮下注射，并静脉注射甲泼尼松龙40mg或其他肾上腺皮质激素药物，口服抗组胺药物
蜈蚣咬伤					同蜂类蜇伤	同蜂类蜇伤		1. 蜈蚣咬伤后主要为局部红肿、灼痛、奇痒，偶致局部淋巴管炎和组织坏死 2. 大蜈蚣咬伤，可发热、头痛、恶心、呕吐甚至昏迷等。儿童有时可危及生命
蝎子蜇伤					应用蛇药，外敷、口服，有条件者给予特殊抗蝎子毒血清治疗。过敏者给予激素、苯海拉明，肌肉痉挛者给予10%葡萄糖酸钙10ml静脉注射，高血糖者给予胰岛素，并予镇静止痛、止血等治疗防止肺水肿	在伤肢近心端用布带或止血带缚扎，切开伤口取出尾刺。用1:5000高锰酸钾溶液（野外也可用新鲜尿液）冲洗，伤口周围冰敷		使用特效抗蝎子毒血清（5000U），应溶于5%葡萄糖盐水中静脉注射或静脉滴注
毒蜘蛛蜇伤					给予蛇药口服或注射治疗，有条件者可用特异性抗毒素注射。肌肉痉挛者给予10%葡萄糖酸钙注射液10ml静脉注射，肾上腺皮质激素可减轻全身症状	四肢伤口于近心端缚扎，躯干伤口以0.5%普鲁卡因注射液环形封闭。伤口切开清创并抽吸毒液		被剧毒蜘蛛蜇伤后，可有发热、头痛、流涎、恶心、肌肉痉挛、剧烈腹痛等全身中毒症状，严重者可有休克、急性肾功能衰竭、弥漫性血管内凝血和急性呼吸窘迫综合征等
蟾蜍中毒	可用	可用		硫酸镁	有类似洋地黄中毒表现者，可按洋地黄中毒处理。患者有尿时口服或静脉滴注氯化钾1~2g。房室传导阻滞者可予阿托品0.5~1mg肌内注射或静脉注射，严重房室传导阻滞阿-斯综合征发作者应立即行电起搏治疗。室性早搏及室性心动过速可用利多卡因治疗	用清水或1:5000高锰酸钾溶液洗胃，硫酸镁导泻，大量饮水或5%葡萄糖盐水1000~2000ml		1. 有惊厥者，可予地西泮、巴比妥类药物治疗，呕吐、腹泻剧烈者注意水和电解质平衡 2. 蟾蜍中毒，尚无特效解毒药

附录四　溶液稀释通用计算法

公式：$N \times V = N' \times V'$

本公式在药剂工作中应用甚广，一般可应用于各种溶液稀释的计算。

[例1] 现需用 75% 乙醇 100ml，应取 95% 乙醇多少毫升进行稀释？

代入公式　$75\% \times 100 = 95\% \times V$，$V = 0.75 \times 100 \div 0.95 = 78.94$ml

即取 95% 乙醇 78.94ml，加水至 100ml 即得。

[例2] 现有某药物的 75% 溶液 100ml，可稀释成 20% 溶液多少毫升？欲配 20% 溶液 1000ml，需用 75% 溶液多少毫升？

1. $75\% \times 100 = 20\% \times V$，$V = 0.75 \times 100 \div 0.2 = 375$ml

可稀释成 20% 溶液 375ml。

2. $20\% \times 1000 = 75\% \times V$，$V = 0.2 \times 1000 \div 0.75 = 266.67$ml

取 75% 溶液 266.67ml，加水至 1000ml 即得。

注：按本公式计算，较为简便，但由于未考虑温度等因素的影响，所得数据则不太精确。

附录五　纠正代谢性酸血症的补给公式

纠正代谢性酸血症可根据 CO_2 结合力降低的情况按下列各公式计算药物剂量。

1. ［正常 CO_2 结合力（50%）－测得 CO_2 结合力］×0.5×体重（kg）= 5% 碳酸氢钠的体积（ml）数
2. ［正常 CO_2 结合力（50%）－测得 CO_2 结合力］×0.3×体重（kg）= 11.2% 乳酸钠的体积（ml）数
3. ［正常 CO_2 结合力（27mEq/L）－测得 CO_2 结合力］×0.6×体重（kg）= THAM 的 mEq

注：（1）临床常根据以上公式所得量的 1/2 于 6~8 小时内静脉滴注完，再抽血测 CO_2 结合力，以判断纠正的情况及确定下一步补给的方法。在没有化验的情况下，可先给予 3mEq/kg 碱性溶液，然后根据临床改善情况，再决定下一步骤。

（2）CO_2 结合力的正常值：50~65 容积%（22.29mEq/L）

（3）CO_2 结合力容积% 换算为 mEq/L 的方法：

$$mEq/L = 容积\% \times \frac{1}{22.4} \times 10 = \frac{容积\%}{2.24}$$

附录六　一些药物及化学物品的血浓度

类别	名称	治疗或正常血浓度 * （mg%）	中毒血浓度 * * （mg%）	致死血浓度 * * * （mg%）
麻醉药	乙醚	90~100	7~25	140~189
	三氯甲烷			39
	氯乙烷			40
催眠药	苯巴比妥	1.0	4~6	8~15
	巴比妥	1.0	6~8	10
	中效巴比妥类	0.1~0.5	1~3	3
	短效巴比妥类	0.1	0.7	1.0
	水合氯醛	1.0	10	25
催眠药	副醛	5.0	20~40	50
	格鲁米特	0.02	1~8	3~10
	甲喹酮	0.5	1~3	>3

类别	名称	治疗或正常血浓度 * （mg%）	中毒血浓度 * * （mg%）	致死血浓度 * * * （mg%）
镇静药	溴化物	5.0	50~150	200
抗癫痫药	苯妥英钠	0.5~2.2	5	10
	扑痫酮	1.0	5~8	10
	乙琥胺	2.5~7.5		
	甲琥胺	0.25~0.75	0.1~0.15	
	苯琥胺	1~1.9		
安定药	氯丙嗪	0.05	0.1~0.2	0.3~1.2
	甲硫达嗪	0.1~0.15	1.0	2~8
	甲哌氟丙嗪		0.1	
	奋乃静		0.1	
	氯普噻吨	0.004~0.03		
	氯氮草	0.1~0.3	0.55	2
	地西泮	0.05~0.25	0.5~0.2	>5
	甲丙氨酯	1	10	20
镇痛药	吗啡	0.00001		0.005~0.4
	可待因	0.0025		
	哌替啶	0.06~0.065	0.5	3
	美沙酮	0.048~0.086	0.2	>0.4
解热镇痛药	水杨酸盐	2~10	15~30	50
	对乙酰氨基酚	1~3	40	150
	保泰松	10		
抗痛风药	丙磺舒	10~20		
中枢兴奋药	咖啡因			>10
	茶碱	2~10		
	士的宁		0.2	0.9~1.2
抗抑郁药	苯丙胺	0.002~0.003		0.2
	阿米替林	0.005~0.02	0.04	1.0~2.0
	地昔帕明	0.059~0.14		1~2
	丙米嗪	0.005~0.016	>0.07	0.2
	去甲替林	0.00012~0.00016	0.5	1.3
	多虑平			>1.0
拟胆碱药	烟碱		1	0.5~5.2
平喘药	氨茶碱	2~10		
强心苷	洋地黄毒苷	0.00017~0.00021		0.032
	地高辛	0.00006~0.00013	0.0002~0.0009	
抗心律失常药	奎尼丁	0.3~0.6	1.0	3~5
	普鲁卡因胺	0.6	1.0	
	利多卡因	0.2	0.6	0.8~1.2
	普萘洛尔	0.0025~0.02		
利尿药	乙酰唑胺	1~1.5		
抗凝药	华法林	0.1~1.0		

类别	名称	治疗或正常血浓度* （mg%）	中毒血浓度** （mg%）	致死血浓度*** （mg%）
抗组胺药	异丙嗪	340		
	苯海拉明	0.5	1	
	氯苯那敏		2~3	
降血糖药	甲磺丁脲	5.3~9.6		
	氯磺丙脲	3.0~14.0		
磺胺类及呋喃类 药物	磺胺嘧啶	8~15		
	磺胺二甲氧嗪	8~10		
	磺胺异噁唑	9~10		
	呋喃妥因	0.18		
抗疟药	奎宁			1.2
其他	丙酮	50~170	20~30	55
	氨	0.05~0.17		
	砷	0~0.002	0.1	1.5
	苯		任何可测浓度	0.094
	一氧化碳	1%Hb 饱和	15%~35%Hb 饱和	50%Hb 饱和
	四氯化碳		2~5	
	二硝基邻甲酚		0.003~0.004	7.5
	乙醇		150	>350
	氟化物	0~0.05		0.2
	铁	50（红细胞）	0.6（血清）	
	铅	0.005~0.013	0.07	
	锂	0.42~0.83 （0.6~1.2mol/L）	1.39（2.0mmol/L）	1.39~3.47 （2.0~5.0mmol/L）
	汞	0.006~0.012		
	甲醇		20	>89
	锡	0.012		
	锌	0.008~0.136		
	三溴乙醇			9.0
	罂粟碱	0.1		

* 治疗血浓度：指服用治疗量后的血浓度

** 中毒血浓度：可致严重毒性症状的血浓度

*** 致死血浓度：根据报道可致死或判定可致死的血浓度

附
录

索引

中文药名索引
（按汉语拼音排序）

中文药名索引

中文药名索引

中文药名索引

中文药名索引

中文药名索引

中文药名索引

中文药名索引

英文药名索引

Aescin 352

Aescin 103

Aescine Sodium 352

Aescuven Forte 352

Aethroma-30 337

Aethylcarbonate 105

Aetmozine 275

Afatinib 763

Aflogualone 266

Aflogualonum 266

Afongil 78

Afrin 889

Afrolate 920

Aftach 596

AG 791

Agenerase 89

Aggrastat 344

Agifutol 450, 822, 849

Agiocur 434

Aglumin 512

Agomelatine 134

Agrimophol 119

Agrippal SI 700, 837

Agrylin 545

AH8165 265

Ahadol 188

Ahlbulin 568, 833

Ahramet 399

Ahylysantinfarctase 534

Aiben 797

Aica 447

Aicamin 447

Aidara 918

Aidecin 596

Aiglonyl 148

Ainuo Tianjian 898

Airbron 365

Airol 800

Airum 371

Airuohua 223

Aisizuolunpian 160

Akarpine 233

Akatinol 181

AKE 1100 Plus Glucose Injection 652

Akineton 173

Aktivan Thiosemicarbazone 97

Alacepril 325

Alanyl Glutamine Injection 663

Alarelin Acetate for Injection 617

Albaxin 5

Albendazole 118

Albiotic 49

Albistat 72

Albothyl 492

Albox 873

Albuterol Sulfate 369

Alcaine 879

Alcobon 71

Alcidon 587

Alcohol 858

Alcuronium Chloride 264

Aldaban 587, 893

Aldactone 473

Aldesleukin 455, 809

Aldinamide 94

Aldomet 308

Aldomethy 308

Alegysal 598, 876

Alermizol 890

Alesan 754

Alesion 589

Aleviatin 171

Alfacalcidol 633, 643

Alfenta 185, 256

Alfentanil 185, 256

Alfentanil Hydrochloride 185, 256

Alfentanili Hydrochloridum 185, 256

Alfentanilum 185, 256

Alfuzosin 312, 479

Algaphan 190

Algidon 187

Alginic Acid-Aluminium Hydroxide-Magnesium Trisilicate 394

Alginic Sodium Diester 307, 537

Alginor 413

Algobaz 336, 564

Algocor 283

Algoplaque 928

Algoplaque Film 928

Algoplaque Paste 928

Aliantoin 919

Alimemazine 589

Alimta 805

Alindapril 323

Alinor 247

Aliskiren 312

Alizapride 427, 808

Alizapride Hydrochloride 808

Alizapridum 427, 808

Alkaloids of Sophora Flavescens 779

Alkaloids of Sophora Tankinese 199

Alkaloids Sophora 582

Allergan 594

Allicin 79, 101

Allitricin 79, 101

Allitrid 79, 101

Allo Comp-ratiopharm 230

Alloca 404

Allocaine 257

Alloferin 264

Allopurinol 230

Allylestrenol 490, 612

Almarl 248, 280, 318

Almart 248, 280, 318

Almiluofen 213

Alminoprofen 213

Almitrine Raubasine 345

Almitrine-Ranbosine 177, 345

Almogran 196

Almotriptan 196

Alnert 128, 340

Alocin 9

Alodoron 223

Aloferin 264

Alofrcin 264

Alogliptin 628

Alokain 257

Alomide 876

Aloxi 428

Alpha D$_3$ 643

Alphacillin 9

Alphadione 253

Alphagan 870

Alphakinase 535

Alphaprodine 188

Alpidem 143

Alprazolam 161

Alprenolol 320

Alprostadil 340, 542

Alprostadil Cream 509

Alprostadilum 542

Alprostar 542

Alrheumat 212

Alsanate 406

Altace 324

Altacet 393

Altasil 282

Altat 398

C

英文药名索引

英文药名索引

I

英
文
药
名
索
引

N

英
文
药
名
索
引

英文药名索引

英
文
药
名
索
引

英
文
药
名
索
引

英
文
药
名
索
引